结直肠与肛门外科学

Surgery of the Anus，Rectum&Colon

（第3版）

注 意

医学在不断进步。虽然标准安全措施必须遵守，但是由于新的研究和临床实践在不断拓展我们的知识，在治疗和用药方面做出某种改变也许是必需或适宜的。建议读者核对本书所提供的每种药品的生产厂商的最新产品信息，确认推荐剂量、服用方法与时间及相关的禁忌证。确定诊断、决定患者的最佳服药剂量和最佳治疗方式以及采取适当的安全预防措施是经治医师的责任，这有赖于他（她）们的个人经验和对每一位患者的了解。在法律允许的范围内，出版商和编著者对于因本书所包含的资料而引起的任何人身损害或财产损失，均不承担任何责任。

出版者

上卷

结直肠与肛门外科学

Surgery of the Anus, Rectum & Colon

（第 3 版）

原　著

Michael R B Keighley

Norman S Williams

主　译

郑 伟　李 荣

副主译

姚宏伟　何 松

张艳君　吴 欣

北京大学医学出版社

JIEZHICHANG YU GANGMEN WAIKEXUE

图书在版编目（CIP）数据

结直肠与肛门外科学（第3版）/（英）基斯利（Keighley，M. R. B.），（英）威廉姆斯（Williams，N. S.）原著；郑伟译. —北京：北京大学医学出版社，2013.1

书名原文：Surgery of the Anus，Rectum&Colon

ISBN 978-7-5659-0472-1

Ⅰ. ①结… Ⅱ. ①基… ②威… ③郑… Ⅲ. ①结肠疾病—外科手术 ②直肠疾病—外科手术 ③肛门疾病—外科手术 Ⅳ. ①R656.9 ②R657.1

中国版本图书馆CIP数据核字（2012）第247691号

北京市版权局著作权合同登记号：图字：01-2008-5453

Surgery of the Anus，Rectum& Colon，3th edition

Michael R B Keighley，Norman S Williams

ISBN-13：978-0-7020-2723-9

ISBN-10：0-7020-2723-5

Elsevier (Singapore) Pte Ltd.

3 Killiney Road，#08-01 Winsland House I，Singapore 239519

Tel：(65) 6349-0200，Fax：(65) 6733-1817

First Published 2013

2013年初版

结直肠与肛门外科学（第3版）

主　　译：郑伟　李荣

出版发行：北京大学医学出版社（电话：010-82802230）

地　　址：（100191）北京市海淀区学院路38号　北京大学医学部院内

网　　址：http://www.pumpress.com.cn

E - mail：booksale@bjmu.edu.cn

印　　刷：北京佳信达欣艺术印刷有限公司

经　　销：新华书店

责任编辑：曹　霞　高　瑾　王智敏　　**责任校对**：金彤文　　**责任印制**：苗　旺

开　　本：889mm×1194mm　1/16　　**印张**：83.25　　**字数**：2712千字

版　　次：2013年1月第1版　2013年1月第1次印刷

书　　号：ISBN 978-7-5659-0472-1

定　　价：898.00元（全套定价）

主译简介

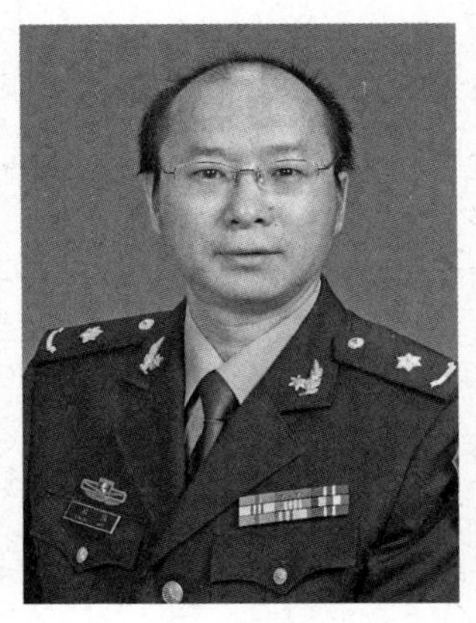

郑伟，男，医学博士，1989 年毕业于华西医科大学。现任中国人民解放军总医院肿瘤外科副主任、副教授、副主任医师；解放军医学院硕士研究生导师；全军普通外科专业委员会微创学组委员和全军结直肠病专业委员会内镜与微创学组委员；《中国医学工程》编委。从事普通外科专业二十余年，在腹腔镜结直肠癌手术、胃癌根治术以及腹膜后肿瘤术等外科治疗方面临床经验丰富。先后获得军队医疗成果二等奖 1 项，解放军总医院医疗成果一等奖 1 项。参与或主持多个国家自然基金课题、军队科研项目和医院创新基金课题；在国内外发表研究论文三十余篇，参编专著 3 部，参译医学专著 2 部。

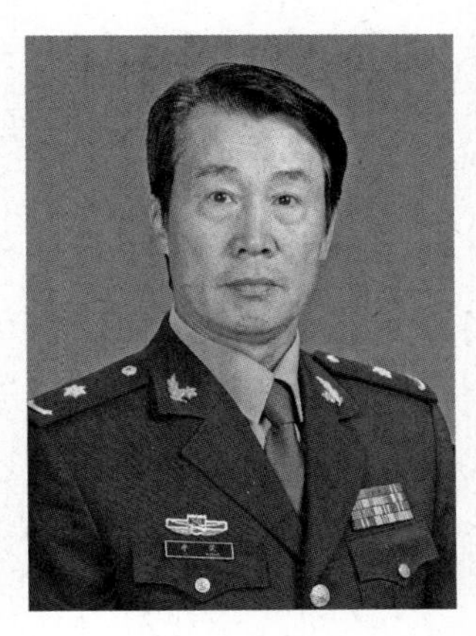

李荣，男，医学博士，现任中国人民解放军总医院外科临床部普通外科主任医师、教授、博士生导师，南开大学医学院外聘博士生导师，中国人民解放军第 307 医院客座教授；专业技术 3 级；享受政府特殊津贴；中华医学会外科学会常务委员兼内分泌外科学组副组长、全军普通外科专业委员会副主任委员、全军门脉高压及脾脏外科学组组长、全军普通外科中心主任；《中国实用外科杂志》常务编委，《中华外科杂志》、《中华实验外科杂志》、《中华普通外科杂志》、《中华胃肠外科杂志》等十余种核心期刊编委。中央保健委员会重要保健专家。从事普通外科专业 36 年，在腹腔镜直肠癌手术、胃癌根治术、腹膜后肿瘤术、乳腺癌手术等外科治疗方面，学术造诣深，临床经验丰富；特别是在腹膜后肿瘤的临床诊治和外科手术技术方面，其病人收治量、成功率、病人生存期及病情疑难程度均居国内领先、国际先进水平。先后获得军队医疗成果一等奖 1 项（2006-1），军队医疗成果二等奖 2 项（2004-1、2008-2），军队医疗成果三等奖 2 项（2007-3、2008-2），北京市科技进步奖 1 项（2007-5），解放军总医院科技成果一等奖（2008-2）。承担科研课题 9 项，国家“十一五”重大科研项目 1 项，国家自然科学基金 2 项，军队医药卫生科研项目 3 项，野战外科重点课题及院重点课题多项。以第一作者和通讯作者发表论文一百一十余篇，SCI 收录 3 篇，主编、参编专著 8 部，主译医学专著 3 部。

副主译简介

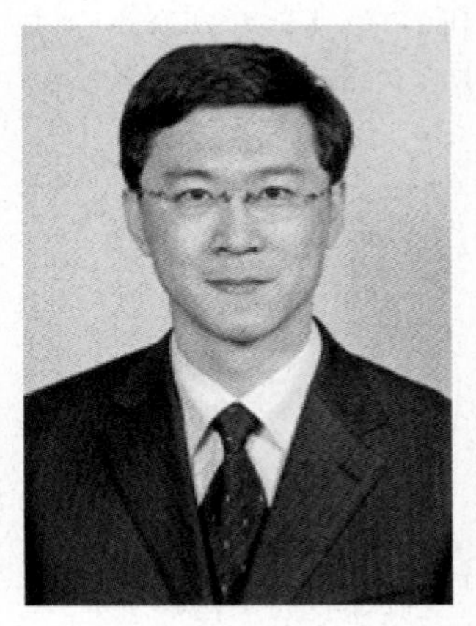

姚宏伟，北京大学第三医院普通外科主任医师，教授，硕士研究生导师，博士研究生副导师。2010 年入选“北京市优秀人才培养项目”，2012 年被评为“北京地区优秀中青年医师”。中华医学会外科学分会及肿瘤学分会青年委员，《中华胃肠外科杂志》及《中国实用外科杂志》特邀编委，《中华外科杂志》特邀审稿专家。《外科疾病决策流程》副主译，参与编译《直肠肛门部恶性肿瘤》、《腹腔镜技术的发展与争议》、《消化系统疾病药物治疗学》等著作。近年来以第一作者或通讯作者发表 SCI 收录及国内核心期刊论文三十余篇，其中与结直肠癌相关论文二十余篇。

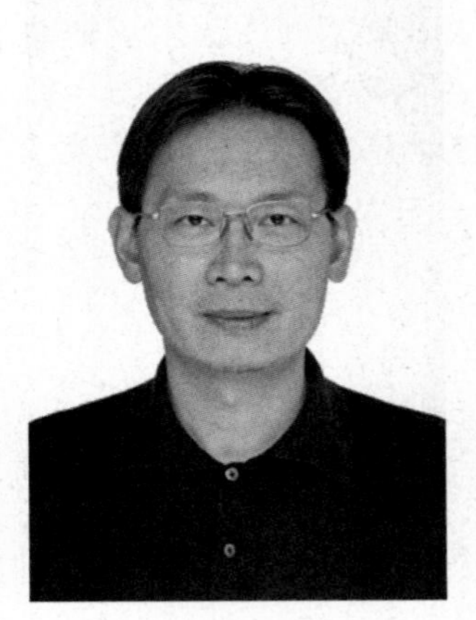

何松，重庆医科大学附属第二医院消化内科教授，主任医师，医学博士，教研室主任，硕士研究生导师，重庆医学会内科专委会委员，重庆市渝中区医学会医疗事故技术鉴定专家库成员，《世界华人消化杂志》和《重庆医学》编委，《中华肝脏病杂志》、《中华临床医师杂志》及《临床肝胆病杂志》审稿专家。1989 年 6 月毕业于华西医科大学医学系；1998 年 6 月获重庆医科大学消化专业博士学位。以第一主研人先后承担国家自然科学基金、重庆市科委、重庆市卫生局重点课题等批准和资助科研项目多项。先后发表 SCI 收录及 CSCD 核心期刊论著二十余篇，主编著作一本，参编著作两本。

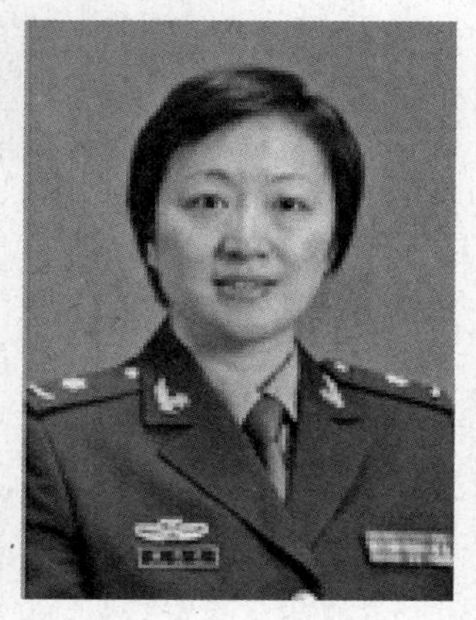

张艳君，中国人民解放军总医院副主任医师，副教授，全军内分泌乳腺外科学组委员，中国医师协会甲状腺外科分会委员兼副秘书长，中华医学会继续教育项目特邀讲师，“解放军总医院乳腺疾病诊疗协作组”成员。一直从事普外专业的日常诊疗工作和相关科研工作，擅长复杂胃肠道疾病的手术及围手术期治疗。近年来致力于乳腺、甲状腺肿瘤早期诊断、个体化治疗等方面的研究。在国内率先开展磁共振导航下的活检诊断技术及乳腺癌保乳手术联合术中放疗。在国内较早开展了腔镜辅助下乳腺、甲状腺肿瘤手术、乳腺癌术后乳房重建、乳腺微创手术、甲状腺手术神经监测等。先后在国内外发表论文三十余篇，SCI 收录 4 篇。获北京市发明专利一项。承担、参与“十一五”、“十二五”军队重大课题、国家卫生部科研课题、国家自然科学基金、解放军总医院科技创新基金等多项研究。

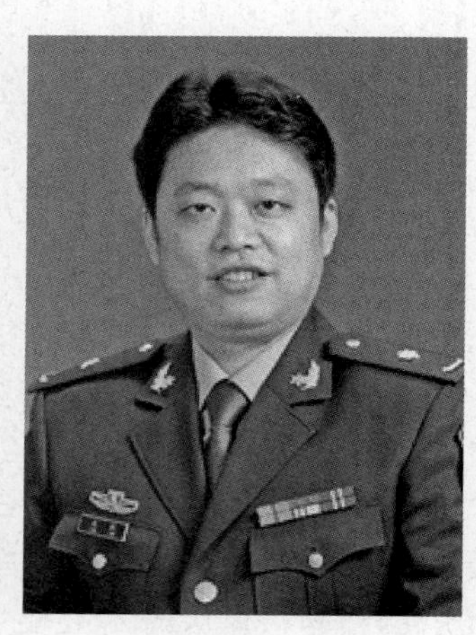

吴欣，男，医学博士。1995 年毕业于第三军医大学；现为中国人民解放军总医院普通外科副主任医师。全军普外转化医学学组委员，中华慈善总会和中华癌症基金会的特邀专家。专业特长为胃肠道肿瘤的诊断和治疗。特别致力于胃肠肿瘤规范化、微创化手术，以及术前、术后综合治疗的基础研究和临床应用；在手术化疗以及免疫治疗等联合应用中取得了良好的临床效果；同时在围手术期临床营养治疗方面有较深入的研究，使患者术后康复快，并发症少。特别擅长于胃肠道间质瘤的诊治，是国内较早开展间质瘤靶向治疗的专科医生，参与国际/国内多个相关研究，开展了间质瘤术前辅助治疗，取得了较好的临床效果。发表论文数十篇，参与数部专著的编写，参加了多个国家级和部级科研项目，获得军队科技进步奖 2 项，医疗成果奖 1 项。担任《山东医药》等杂志编委。

译者名单

主　译

郑　伟　中国人民解放军总医院
李　荣　中国人民解放军总医院

副主译

姚宏伟　北京大学第三医院
何　松　重庆医科大学附属第二医院
张艳君　中国人民解放军总医院
吴　欣　中国人民解放军总医院

编译委员会

顾倬云　蒋彦永　宋少柏　贾宝庆　刘　荣　陈　凛　胡晓东　晋援朝　董光龙　李席如
杜晓晖　夏绍友　李玉坤　刘洲禄

主译助理

何远翔　王　宇　宁　宁

译　者（按姓氏拼音排序）

白熠洲　清华大学第一附属医院
陈　姝　重庆医科大学附属第二医院
陈文政　中国人民解放军总医院
程若川　昆明医学院第一附属医院
杜　筠　北京大学首钢医院
郭　旭　中华人民解放军总医院
何　松　重庆医科大学附属第二医院
何远翔　中国人民解放军总医院
黄　文　重庆医科大学附属第一医院
黄晓辉　中国人民解放军总医院
焦华波　解放军总医院第一附属医院（304医院）
李　冰　中国人民解放军总医院
李　楠　中国人民解放军总医院
李　鹏　中国人民解放军总医院
李　荣　中国人民解放军总医院
梁　峰　中国人民解放军第307医院
刘伯涛　中国人民解放军总医院
刘洪一　中国人民解放军总医院
刘　伟　河北医科大学
刘　斌　中国人民解放军总医院
刘迎娣　中国人民解放军总医院
罗　娜　重庆医科大学附属第二医院
马　冰　中国人民解放军总医院
宁　宁　中国人民解放军总医院
潘思虎　天津市环湖医院
彭　正　中国人民解放军总医院
蒲朝煜　武警总医院
乔　治　中国人民解放军总医院
苏艳军　昆明医学院第一附属医院
孙　刚　中国人民解放军总医院
涂玉亮　解放军总医院第一附属医院（304医院）
王建东　中国人民解放军总医院
王　佳　清华大学第一附属医院
王　宁　中国人民解放军总医院

王　威　　中国人民解放军总医院
王新友　　中国人民解放军总医院
王　宇　　中国人民解放军总医院
卫　勃　　中国人民解放军总医院
吴　欣　　中国人民解放军总医院
肖元宏　　中国人民解放军总医院
薛林云　　重庆医科大学附属第二医院
姚宏伟　　北京大学第三医院
张建明　　昆明医学院第一附属医院
张艳君　　中国人民解放军总医院
赵允衫　　中国人民解放军总医院
郑　伟　　中国人民解放军总医院

著者名单

Stephen A Bustin BA（Mod）PhD
Professor of Molecular Science
Queen Mary's School of Medicine and Dentistry
University of London
London，UK

Linda Cardozo MD FRCOG
Private Practice
London，UK

Ashok Chacko MD
Professor and Head of Department
Department of Gastrointestinal Sciences
Christian Medical College
Vellore，India

James M Church BSc MB ChB MMedSci FRACS FACS
Staff Surgeon
The Cleveland Clinic Foundation
Cleveland，OH，USA

Sue Clark MD FRCS
Consultant Colorectal Surgeon
St Mark's Hospital
Harrow，UK

Colin Davis MBBS MD MRCOG
Consultant Gynaecologist and Obstetrician and Associate
Clinical Director for Gynaecology
The Royal London Hospital
Whitechapel
London，UK

Sina Dorudi BSc MBBS PhD FRCS FRCS（Gen）
Professor of Surgical Oncology
The Royal London Hospital
Centre for Academic Surgery
London，UK

Anders Ekbom MD
Professor of Medicine
Karolinska Hospital
Clinical Epidemiology Unit，Department of Medicine
Stockholm，Sweden

Victor W Fazio MD MBMS FRACS FACS
Chairman，Department of Colorectal Surgery
The Cleveland Clinic Foundation
Cleveland，OH，USA

Christopher G Fowler MS FRCP FRCS（Urol）FEBU
Director of Surgical Education
The Royal London Hospital
London，UK

Susan Galandiuk MD FACS
University of Louisville School of Medicine
Department of Surgery
Louisville，KY，USA

Lester Gottesman MD FACS FASCRS
Director，Division of Colon and Rectal Surgery
St Luke's-Roosevelt Hospital Center
New York，NY，USA

Peter J Guest MB ChB MA MRCP FRCR
Consultant Radiologist
Department of Radiology
Queen Elizabeth Hospital
University Hospital Birmingham NHS Trust
Birmingham，UK

Andrew G Hill MD FRACS
Professor of Surgery
University of Auckland
Auckland，New Zealand

Mary V Jesudason MD DCP
Professor and Head of Department
Department of Clinical Microbiology

Christian Medical College
Vellore, India

James O Lindsay MB ChB
Consultant Gatroenterologist and Honorory Senior Lecturer
Queen Mary University of London;
Barts and The London NHS Trust
The Royal London Hospital
London, UK

David Lubowski FRACS
Associate Professor
St George Private Medical Centre
Kogarah, NSW, Australia

John R T Monson MB ChB PAO MD FRCS FRCSI FACS FRCSP (Glas) FRCS (Ed)
Professor of Surgery & Head of Department
Castle Hill Hospital
Academic Surgical Unit
Cottingham, UK

Lars Pahlman MD PhD
Professor of Surgery
University Hospital
Uppsala, Sweden

David Rampton DPhil FRCP
Professor of Clinical Gastroenterology
Department of Gastroenterology
Royal London Hospital
London, UK

Risto J Rintala MD PhD
Professor of Paediatric Surgery
Children's Hospital University of Helsinki
Helsinki, Finland

Dudley Robinson MRCOG
Sub-specialty Trainee in Urogynaecology
King's College Hospital
Department of Obstetrics and Gynaecology
London, UK

Scott Sanders FRCPath
Director of Pathology
South Warwickshire General Hospitals
Warwick, UK

John H Scholefield MB ChB FRCS ChM
Professor of Surgery and Head of Department
Queen's Medical Centre
Nottingham, UK

Nigel A Scott MD FRCS
Consultant General and Colorectal Surgeon
Royal Preston Hospital
Preston, UK

John H Shepherd FRCS FRCOG
Professor of Gynaecological Oncology
St Bartholomew's Hospital
London, UK

C Paul Swain MD
Professor
Academic Department of Surgery
Imperial College
St Mary's Hospital
London, UK

Paris P Tekkis BMedSci BM BS MD FRCS (Gen Surg)
Senior Lecturer/Consultant Colorectal Surgeon
Imperial College London
St Mary's Hospital
Department of Surgical Oncology and Technology
London, UK

Larissa K F Temple MSc MD FRCS (C)
Assistant Attending
Colorectal Division
Memorial Sloan-Kettering Cancer Center
Department of Surgery
New York, NY, USA

Anthony Wilkey FRCA
Consultant Anaesthetist
Department of Anaesthesia and Intensive Care
Queen Elizabeth Hospital
Birmingham, UK

Takayuki Yamamoto MD PhD
Inflammatory Bowel Disease Centre & Department of Surgery
Yokkaichi Social Insurance Hospital
Yokkaichi, Japan

译者前言

结直肠与肛门外科学是一门极其重要的临床学科，历史悠久，是普通外科重要的组成部分，目前已逐渐向专科化发展。随着近年来基础医学和临床医学的突飞猛进，特别是基因检测、快速康复、腹腔镜技术的快速发展及机器人手术等外科微创理念的导入，这一学科也涌现了许多崭新的内容，甚至诊治观念也发生了根本性的变化，包括临床检查、诊断水平、手术技巧的提高，手术方式的改进与创新，高难度手术的开展，新器械和新材料的应用等。为了不断总结、交流、吸取国外的经验，我们组织翻译了《结直肠肛门外科学》这本权威性的著作，希望能为广大结直肠与肛门外科医师，特别是医学生和中青年医师在基础知识、基本概念、基本操作技能，以及新信息、新观念、新的诊断和手术方式等方面有所帮助，更好地为患者服务。

本书分为59章，对结直肠肛门外科领域的常见病、多发病及少见病，无论是在局部解剖、病理生理特征等基础方面，还是在诊断与外科治疗以及各种辅助治疗方面都做了详细而全面的描述；每种治疗的适应证、术前准备、手术步骤、术后处理、术后并发症以及预后等内容也进行了系统阐述。本书还涉及一些小儿外科、妇科和泌尿外科的内容，拓展了我们在临床工作中的视野。作者强调无论选择何种手术方式，都必须以安全性作为准绳，而不是以外观美容、费用或患者和术者的偏好为基础。作者通过复习大量以及最新的有价值的文献后，并结合自己在结直肠外科方面的广泛经验，向我们推荐了最好的诊治方法。本书图文并茂，便于读者理解和掌握，临床实用性极强。

在本书的翻译过程中，我们得到了中国人民解放军总医院普通外科和肿瘤外科各位同仁的大力支持和帮助；特别得到了北京大学医学出版社王凤廷社长和曹霞编辑的帮助和支持，在此表示衷心的感谢。

我们对每章都做了全面的校阅，但由于我们的知识和实践水平有限，书中不可避免地会出现翻译不当之处，甚至还可能有错误的地方，诚恳希望读者提出批评指正。不管如何，我们都期待本书的出版发行，能为我国结直肠肛门外科学的发展和专科化的发展提供一些帮助，这无疑会使各位译者感到无比欣慰。

郑伟　李荣

2012年11月

原著前言

受到本书第 2 版成功发行的鼓舞，又正值腹腔镜外科在许多结直肠手术和一些急诊处理中的广泛开展之际，我们感到必须对这一参考性的专业著作进行慎重而及时的修订了。自 1999 年以来，本书第 2 版的巨大销量，特别是在欧美的巨大销量一直鼓励着我们。第 2 版出版时，北美对腹腔镜外科达成的共识文件和英国 NICE 的批准，均允许结直肠腹腔镜外科医师在这一潜在需要的领域内实施微创外科手术。与其他腹腔镜外科不同，结直肠外科腹腔镜手术可能需要进行多个血管束的结扎、网膜粘连的分离以及体内消化道吻合重建。我们必须权衡利弊，如手术时间的延长、感染性或恶性病变扩散的可能性以及手术者失去触感知觉和未被发现的损伤等情况。这必然带来不利于实现快速恢复、快速康复到正常活动、减少住院时间和改善生活质量等微创外科的目标。无论如何，选择腹腔镜外科手术必须以安全性作为准绳，而不是以外观美容、费用或患者的偏好为基础。认识到常规开放手术，特别是在低位直肠外科和急症外科方面的重要性，并通过评估在什么部位适合微创外科技术的应用后，我们在本版保留了前两版大部分开放手术的内容。因此，腹腔镜外科已不再作为一个分开的章节在本版书中存在，而是分散在各个章节中，与各章节内容融为一体。

第 1 版最初的章节，仍然是此次新版的骨架结构。书中外科处理程序的描述大部分依然如故。我们通过复习所有最新的有价值的文献后，结合作者自己在结直肠外科方面的广泛经验，向我们的读者推荐最好的方法。前版的一些章节在本版已经合并。有关溃疡性结肠炎和克罗恩病的非外科处理问题已合并撰写。围术期的处理这一章包括了以前预防性抗生素的应用、肠道准备、麻醉和营养支持等章节。有一章单独讲述小儿结直肠外科。缩减章节减少了不必要的重复。结肠癌的筛查是新增的章节。本书用单独章节讲述了直肠阴道瘘的问题。其余有些章节均已全部重新设计，比如论述小肠瘘、低位肠梗阻、憩室病、息肉病综合征、肛门直肠脓肿和瘘管、小儿结直肠外科、溃疡性结肠炎和克罗恩病的内科治疗、进展期结肠癌的处理等章节。

我们对每章都进行了全面的校阅。这个工作不可避免地涉及许多来自大西洋两岸、亚洲、澳大利亚和新西兰的专家。也许此版是本书以书本形式发行的最后一版，期待在将来通过网上发行出版，这样就能够在结直肠外科迅速发展的领域及时修订。

我们中的一位编者（Michael R Keighley）在本版修订之际，从大学和临床公共服务部门退休了，出任印度最好的三所大学医院之一的 Vellore 基督教医学院的荣誉教授和医师。他仍然活跃在国内外的医学研究和临床领域，而且是大不列颠和爱尔兰结直肠研究基金会的主席。他仍然是鉴定专家和独立的主治医师。另一位作者（Norman S Williams）仍然是伦敦大学玛丽皇后学院外科系主任，主要在伦敦皇家医院工作。他是英国皇家外科医师学会的成员，IA（病人支持小组）和 ISG（国际外科小组）的主席。他还是 2004 年医学科学院的会员和学术及外科研究协会的新任主席，至今仍然活跃在临床医学和科学研究这两个领域。

我们相信本书仍然是结直肠外科医师的一本权威性的参考书。它的目的在于为这个酬劳丰厚但具有潜在巨大风险的外科实践领域，提供一个有关危险、利益和结果的全面均衡的观点。

致　谢

主要由我们中的两位执笔所撰写的本书的第2版，是第3版的基础，但我们仍作了相当大的修改，同时也得到了各位撰稿专家的巨大帮助。各位专家的贡献是多种多样的。一些人完全重新撰写了原书的大部分内容，而另一些仅做了少量的修订。要展示谁做了些什么工作和贡献是困难的，但是我们试图在后面的名单中这样做。我们由衷地希望我们没有对任何人的贡献有丝毫贬低，因为对每一位在我们完成这本专业性综合性参考书著作中给过我们帮助的人，我们都是非常感激的。他们是：David Lubowski（第1章），Andrew Hill（第2章），Nigel Scott（第3章，11章，33章，52章，53章），Tony Wilkey（第3章），John Scholefield（第2章，16章，23章，25章，28章，49章，50章）。Sina Dorudi和Stephen Bustin（第24章），James Church（第26章，46章），Lars Pahlman（第29章，30章，31章，51章），Sue Clarke（第32章），David Rampton（第35章），Anders Eckbom（第38章的部分），Paris Tekkis和Victor Fazio（第41章），John Monson（第4章的部分和有关腹腔镜外科方面的建议），James Lyndsay（第42章的部分），Taka Yama- moto（第42章的部分），Scott Sanders（第42章的部分），Peter Guest（第42章的部分），Paul Swain（第42章的部分），Susan Galandiuk（第48章），Lester Gottesman和Larissa Temple（第55章），Ashok Chacko和Mary Jesudason（第56章的部分），Chris Fowler（第57章），Linda Cardoza（第58章的部分），Dudley Robinson（第58章的部分），John Sheppard（第58章的部分），Colin Davis（第58章的部分），Risto Rintale（第59章）。

我们还要感谢来自伯明翰的组织病理学家Henry Thomson博士和放射学家John Lee博士对本书的巨大贡献。他们绘制的插图从最早的第1版开始就栩栩如生地存在本书中，而从来未在意他们在书中的署名。

Keighley教授非常感谢他在国内外的同事们的建议，特别是Dion Morton教授、Benjamin Perakath教授和Mark Randan Jesudason博士。他们都在结直肠外科的微创手术方面提出了特别的建议。Keighley教授还要感谢他的私人秘书Julia Reeves女士，她在第3版成书的整个过程中的事务性管理、安排上给予了巨大而慷慨的帮助。

目　录

上卷

下卷

1

第 1 章　解剖学与生理学

第一部分　外科解剖学

本章将对结直肠肛门的解剖进行全面描述，并着重强调与外科手术有关的解剖结构的重要性和特殊性。

结肠的大体位置和毗邻关系

因结肠肠腔直径较大，表面有肠脂垂和结肠带，我们极易对其进行识别，并与小肠区分开。三条结肠带由结肠肠壁纵行平滑肌纤维缩合而成，始于阑尾根部，沿整个结肠延伸；在直肠上段，三条结肠带消失，与直肠纵行平滑肌纤维融合（见图 1.1）。

盲肠是大肠最宽大的部分，它位于右侧髂窝内，在右侧腹股沟韧带外半侧的上方、髂肌表面。盲肠的位置常有变化，与升结肠完全位于腹腔内不同，因此有肠扭转的可能性。阑尾位于盲肠的下极，而回肠在盲肠的中后侧与其相连。距回盲瓣近端约 5～10cm 处回肠常因腹膜粘连而固定在后腹壁上，如要游离回盲部，则需要分离切断这些粘连组织。

整个升结肠由其前面的腹膜被固定于后腹壁上，在结肠肝曲处，有数根静脉直接走行于升结肠外侧的腹膜下，因此在游离结肠肝曲切开腹膜时，要用电刀逐一电凝这些静脉。在门静脉高压时，这些静脉明显增粗。升结肠的下段位于髂腰肌和生殖股神经的生殖支前面，而上段则位于腰方肌和腹横肌起点的表面（见图 1.2）。

结肠肝曲位于右肾下极的前面，内后侧是十二指肠的第 2、3 段。游离结肠肝曲时容易损伤十二指肠第 2、3 段，特别是在治疗结肠克罗恩病合并腹腔脓肿时，更容易损伤十二指肠第 2、3 段。

横结肠的长度变化较大，其中段可能坠入盆腔内。近侧 5～10cm 的横结肠位于腹膜后，其余肠段全在腹腔内。从胃大弯发出的大网膜覆盖在横结肠上，大网膜内衬的腹膜覆盖在横结肠的前侧部分和横结肠系膜（内有结肠中血管和淋巴组织）表面。这层腹膜可以从横结肠和横结肠系膜表面游离分开，从而将横结肠、横结肠系膜与大网膜游离开来（见图 1.3）。

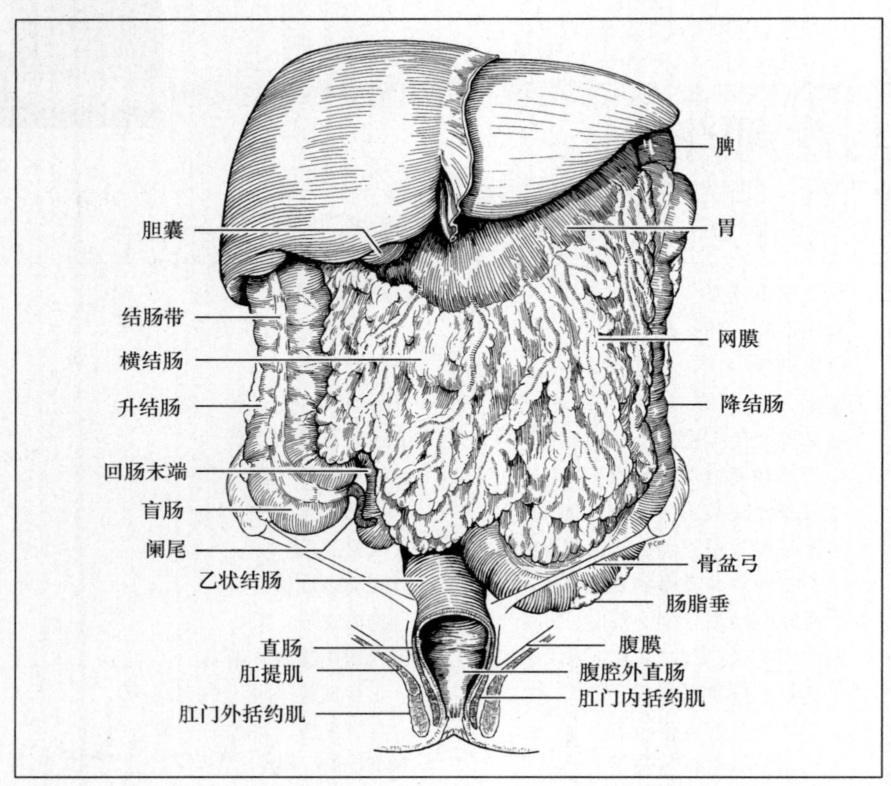

图 1.1 大肠和直肠大体位置图。图中显示了大肠与大网膜、胃、肝、胆囊和骨盆的毗邻关系。

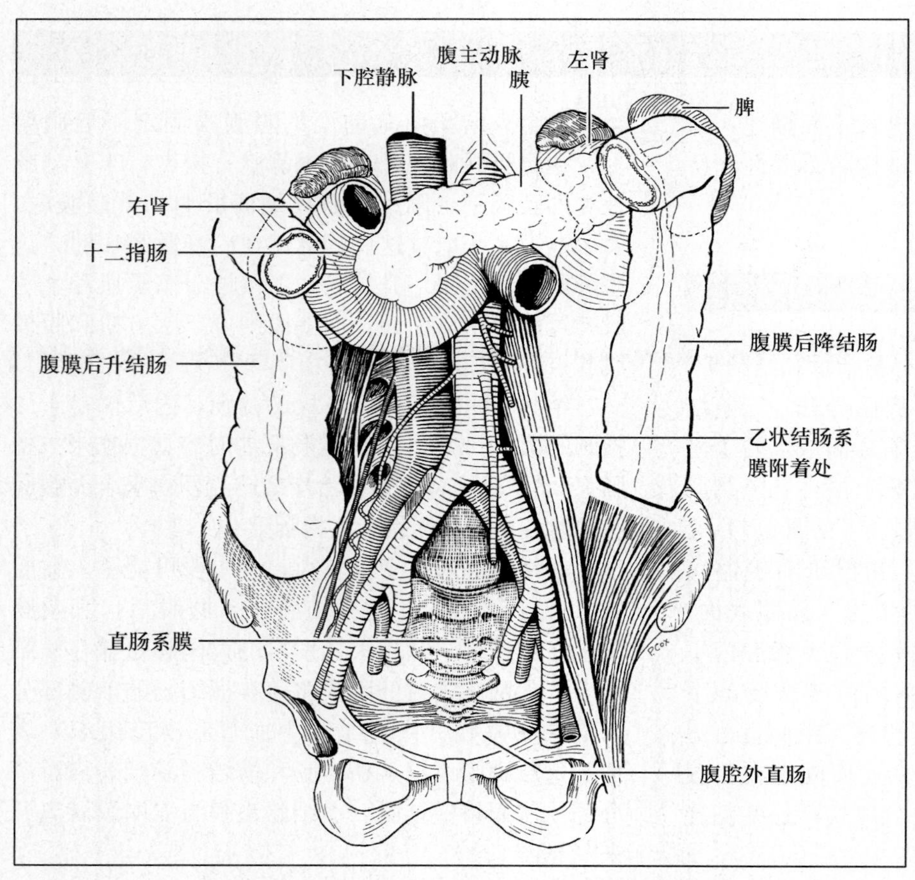

图 1.2 显示大肠和直肠后面的毗邻关系，特别是：（1）右半结肠与右肾、十二指肠和右侧髂腰肌的关系；（2）降结肠与脾、胰尾、左肾、腹横肌和髂肌的关系；（3）直肠系膜与腹主动脉分叉、左髂静脉和骶骨的关系。

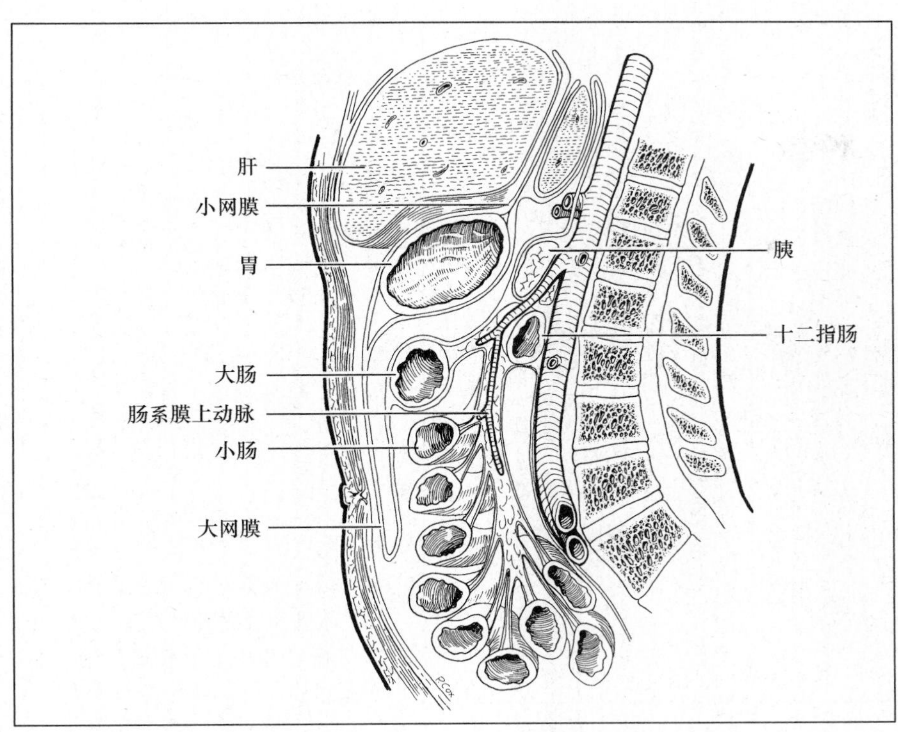

图 1.3　腹部矢状面图显示横结肠和小肠的血供，以及大网膜、大网膜囊和小网膜囊。

结肠脾曲比肝曲位置更高，且更靠外侧，不易显露。脾曲位于左肾下极的前面，可达到脾的下缘，而脾通常都在结肠脾曲的上方和外侧。在游离显露结肠脾曲时，由于拉钩的尖端或者由于过度牵拉脾胃韧带可导致脾损伤。结肠脾曲是腹膜后器官，来源于外侧的疏松结缔组织集结加强后形成韧带将结肠脾曲与膈表面下连接，这即是膈结肠韧带。脾曲的血供位于脾曲的内侧，所以在游离外侧腹膜时不会损伤血管而出血。

整个降结肠固定在后腹壁上，是腹膜后位器官。它向下依次位于腹横肌、腰方肌和髂腰肌的前面。

乙状结肠是腹腔内器官，长度变化较大，是结肠最狭窄的部分。乙状结肠始于髂前上棘水平，向下在骶骨岬水平以下终止于直肠上段。乙状结肠系膜呈 V 形向内上方走行于腰大肌、性腺血管和输尿管前面，附着在腹主动脉分叉处，而后在骶骨表面向下终止于直肠上段。乙状结肠容易形成肠扭转。

直肠及其毗邻关系

直肠始于结肠带消失并形成结肠纵行平滑肌处，直肠上 1/3 肠段由腹膜包绕，仅有后壁由直肠系膜包绕，直肠上血管走行于直肠系膜内，为直肠提供血供（见图 1.4）。直肠中段位于腹膜后，仅在前面由腹膜覆盖。从这段开始，直肠系膜变宽，而且直肠后壁完全没有腹膜覆盖。在直肠膀胱陷凹或直肠子宫陷凹处，直肠成为腹腔外器官。由于肛提肌有一定的倾斜，在直肠周围间隙中，直肠与两侧结构的关系更密切，但在下外侧与盆膈和坐骨直肠窝关系密切。直肠周围间隙是由以下组织组成的间隙，其上由盆底腹膜构成，两侧由闭孔内肌和骨盆侧壁构成，中间是直肠，其下由肛提肌构成。坐骨直肠窝则是由肛提肌为上界、肛门内外括约肌为内侧界以及坐骨和阴部管为外侧界组成的间隙。阴部管内有阴部神经和痔下血管穿行。坐骨直肠窝没有下界。

直肠在其中下 2/3 段紧贴骶骨窝走行，到达肛提肌水平进入肛管段后，转向后下走行（图 1.5）。由耻骨直肠肌悬吊直肠肛管交界处而成的肛直角，在以往被认为是控制排便的重要机制。

直肠后面是骶尾骨、耻骨直肠肌和骶中血管。直肠上段的后面有骶丛、盆腔自主神经纤维以及盆腔淋巴组织。在腹膜返折以上，直肠两侧为子宫的附件，腹膜返折以下依次为输尿管、髂内血管和有直肠中动脉在内的直肠侧韧带，在底侧则有耻尾肌、坐骨尾骨肌和髂尾肌（肛提肌的组成成分）。直肠前面的毗邻关系因性别不同而异（见图 1.5 和

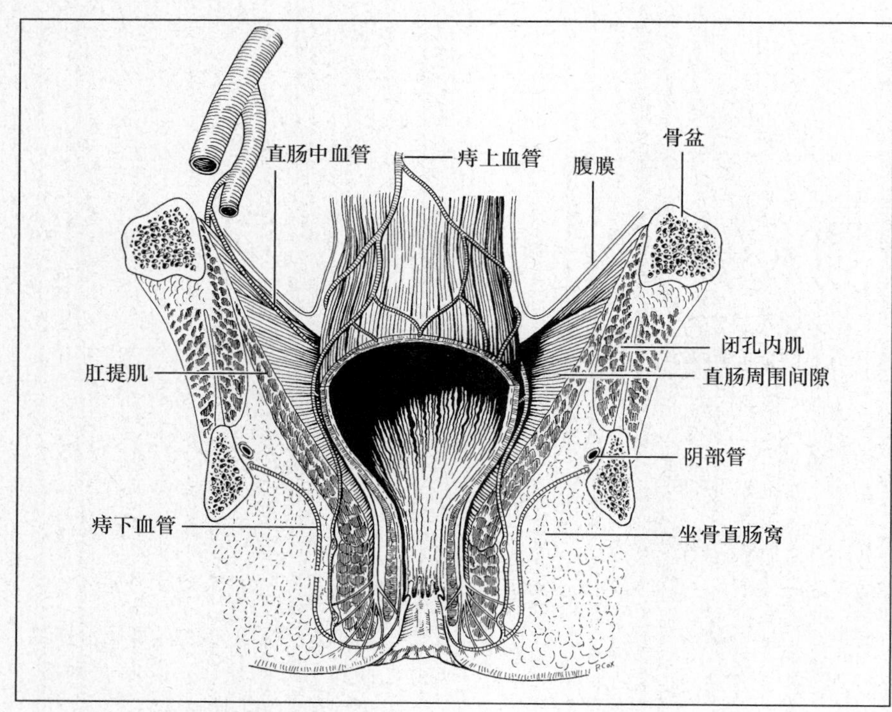

图 1.4 直肠肛门冠状面示意图 (1) 直肠和肛提肌的关系，(2) 由痔上血管和痔下血管提供给直肠的血供。

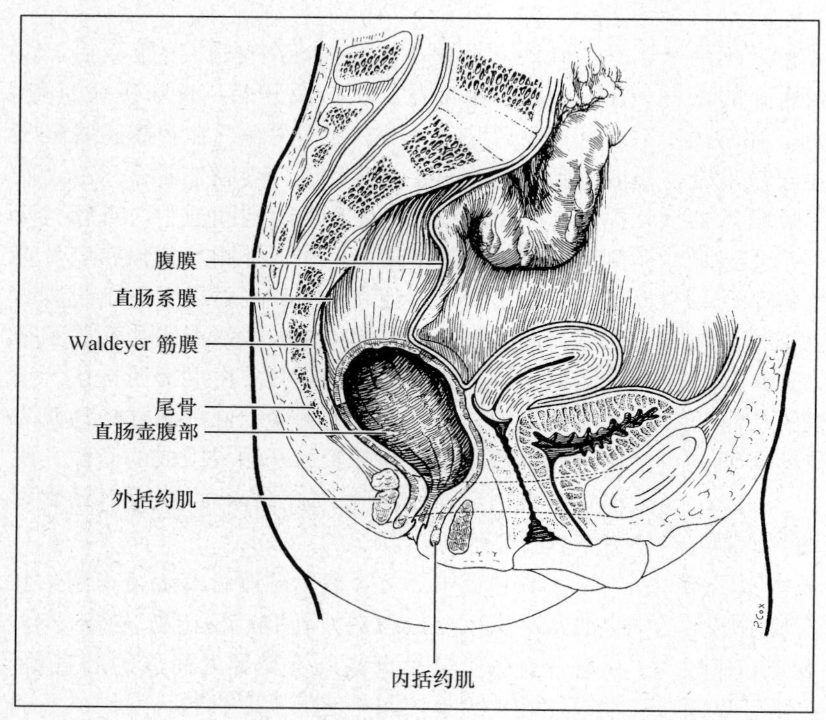

图 1.5 女性盆腔矢状面图显示直肠前壁与 Douglas 窝、子宫、阴道和膀胱的关系，直肠后壁与尾骨的关系。

图 1.6)。在男性，从下向上分别是前列腺、精囊腺、相应的血管和膀胱。女性是阴道后壁，腹膜返折以上是阴道后壁上段和子宫。在直肠前面，小肠、卵巢、输卵管和乙状结肠有时坠入 Douglas 窝内。

盆腔内的筋膜与直肠形成重要的毗邻关系。这些筋膜成分在腹膜返折以下包括一些附着于盆筋膜壁层的增厚的纤维组织。在直肠中动脉周围增厚的纤维组织形成直肠的侧韧带。直肠后侧有附着于骶尾骨壁层且表面增厚的筋膜（Waldeyer 筋膜）；这

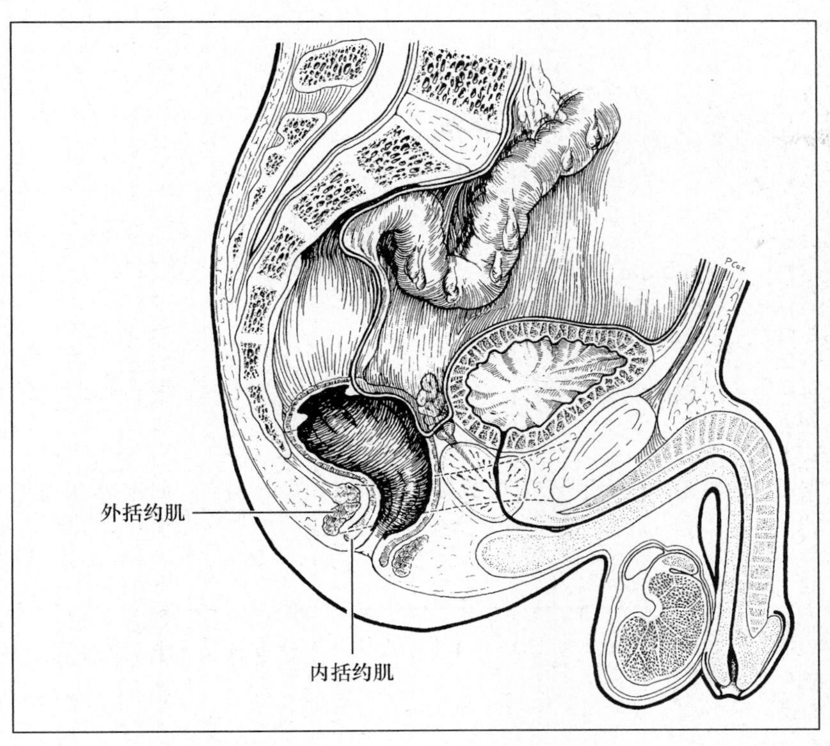

图 1.6　男性盆腔矢状面图显示直肠前壁与精囊、前列腺和膀胱的关系，直肠后壁与骶尾骨的关系。

层筋膜在直肠癌经腹会阴根治手术时，必须游离切断。如果手术时处理不当，游离层面不正确，就可能将这层筋膜从骶骨表面撕脱，损伤深面的骶前静脉丛和男性的勃起神经，引起男性患者阳痿。在直肠前面，骨盆的壁层筋膜从腹膜折返延伸至泌尿生殖膈，叫做 Denonvilliers 筋膜。在男性，Denonvilliers 筋膜位于直肠和前列腺之间，而在女性，它并不明显，介于直肠和阴道之间。

肛管

肛管有 3～4cm 长，始于肛直角处，到肛门皮缘。正常状态下，肛门处于闭合状态。肛管后面是骶骨、耻骨直肠肌和肛门括约肌，两侧是坐骨直肠窝、直肠痔下血管和阴部管（Alcock 管）内的阴部神经（见图 1.4）。肛管前面与尿道球部、泌尿生殖膈（男性），或是会阴体、阴道（女性）相邻（见图 1.5）（Goligher 等，1955；Hughes，1957；Nivatvongs 等，1981）。

在肛瓣以上，肛管内衬黏膜柱状上皮细胞；以下为鳞状上皮细胞（图 1.7 和图 1.8）。齿状线存在两种细胞，形成黏膜皮肤结合处，也是肛瓣的位置。这些肛瓣实际上是形成后尿囊腔的后肠与原肛分开的原肛膜的遗留痕迹。肛瓣与相邻肛柱下端围成的小隐窝，称肛窦，由肛门腺开口形成。肛门腺隐藏在肛门括约肌之间，分泌黏液润滑肛管。在齿状线上方的黏膜，排列成纵行的柱状，其深层为内痔血管丛。这些黏膜上皮十分松弛，但在肛瓣处通过黏膜 Park 悬韧带附着于内括约肌上。在肛瓣上方 0.5～2cm 处，黏膜变为立方形上皮细胞，而非柱状上皮细胞，这段叫做肛管过渡区（Duthie 和 Bennett，1963）。这一区域的感觉神经末梢十分丰富（Duthie 和 Gairns，1960）。肛瓣以下的上皮是鳞状细胞，但是没有毛发、皮脂腺和汗腺。只有在肛缘以外的上皮和皮下组织才是正常的皮肤。

肛门括约肌

肛门内括约肌是肠道环形平滑肌纤维增厚形成的，由内脏神经来源的神经纤维支配，由盆腔自主神经丛支配的平滑肌组成，大约有 0.2～0.3cm 厚，包绕整个肛管，至少有 1cm 长。其远侧是游离的。

肛门外括约肌由体神经支配的骨骼肌纤维环状排列在肛管一周而形成，在后侧肛门外括约肌上部肌纤维汇合入耻骨直肠肌内侧的肌纤维。肛门外括约肌环绕肛管，一些肌纤维附着到耻骨前和耻骨直肠肌上，一些肌纤维附着在尾骨上（Shafik，1975；Handley，1978）。虽然在固定标本上发现外

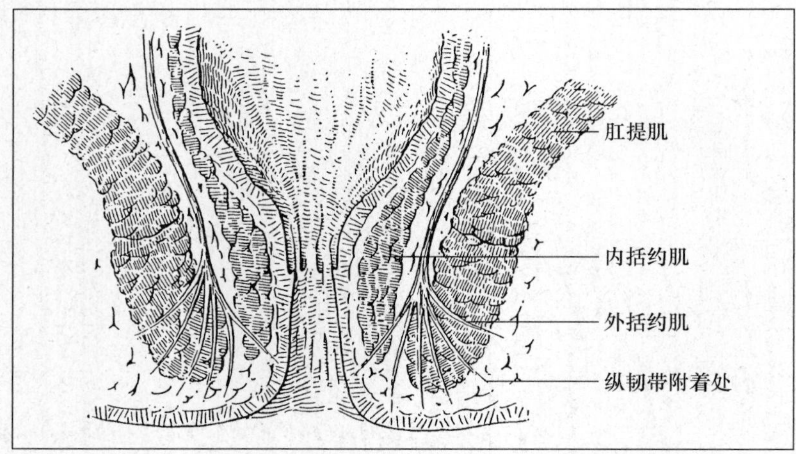

图 1.7 直肠肛管的冠状面。显示作为直肠环形肌延伸的直肠内括约肌以及肛提肌和内括约肌的组成分布。肛管下侧的纵韧带位于括约肌之间。

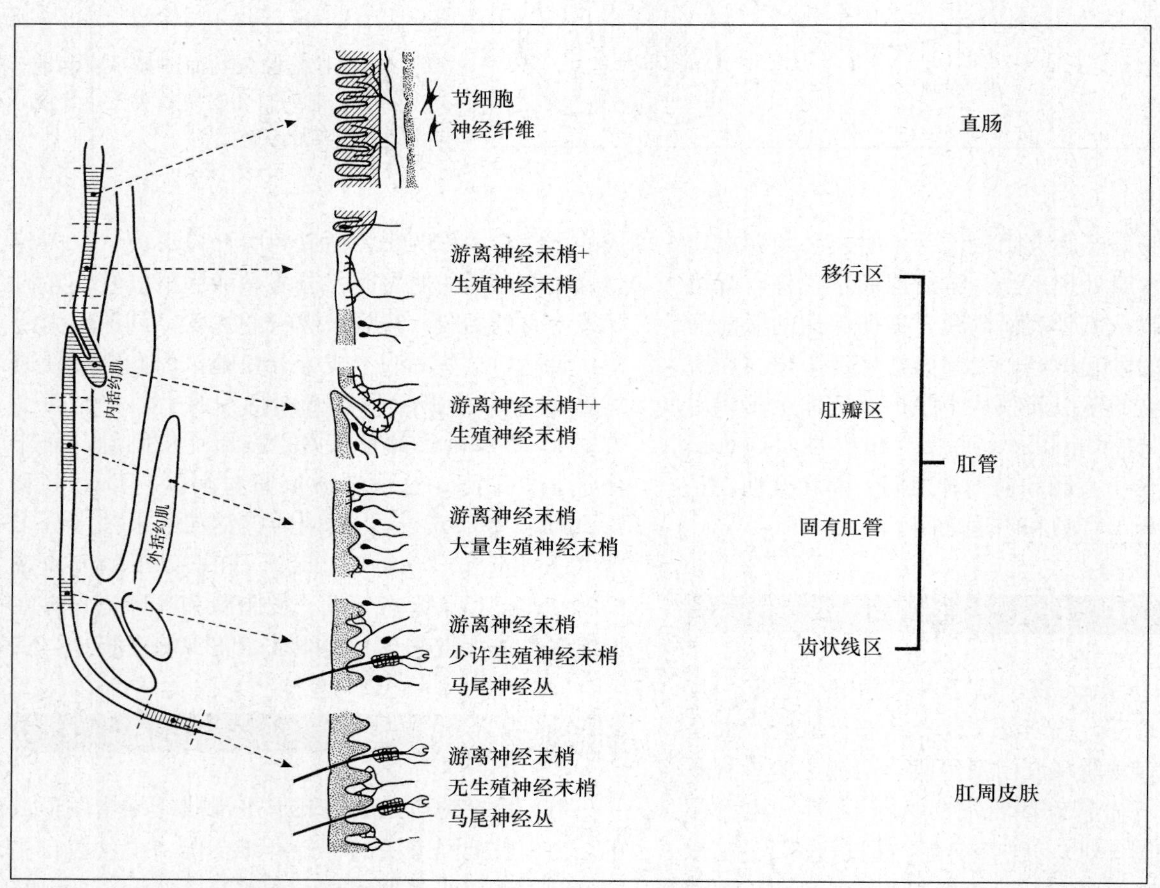

图 1.8 肛管和肛周皮肤神经支配的示意图。显示了肛管移行区和肛瓣区神经支配的特点。

括约肌在肛管内比内括约肌延伸还低，但在内括约肌切开术或肛门直肠肌切除术中发现，内括约肌比外括约肌要低。传统解剖教科书认为外括约肌有三个组成成分，但从外科学的角度上，它们是无法区分的（Ayoub，1979）。

在肛管的下侧，有一些纵行束（一些人叫它纵连韧带），散开形成一些分隔，并通过外括约肌的下侧纤维迅速延伸到肛周皮肤内。这些纵行束包括直肠纵行平滑肌纤维向下延伸的纵行的平滑肌纤维和弹力纤维。

肛提肌

肛提肌形成盆膈，将骨盆与会阴分开。起自骨盆内侧面，形成漏斗状，内有尿道、阴道和直肠肛管通过并进入会阴。肛提肌扁而薄，表面有骨盆内筋膜、淋巴脂肪组织覆盖。内侧是耻骨直肠肌，起自耻骨联合，在括约肌的上方，肌纤维沿阴道、前列腺和直肠肛门环绕排列，然后终止于耻骨联合的对侧，构成悬吊带，但前侧缺如（见图 1.9）。耻尾肌纤维起自耻骨支和闭孔肌表面的筋膜，止于尾骨。髂尾肌也起自肛提肌腱弓，止于尾骨和肛尾缝。坐骨尾骨肌（尾骨肌）起自坐骨棘，止于尾骨和骶骨下部的侧缘。坐骨尾骨肌的会阴侧覆盖着骶结节韧带和臀大肌（见图 1.10）。在前侧，耻尾肌形成两个分开的脊，止于前列腺、膀胱和直肠肛门

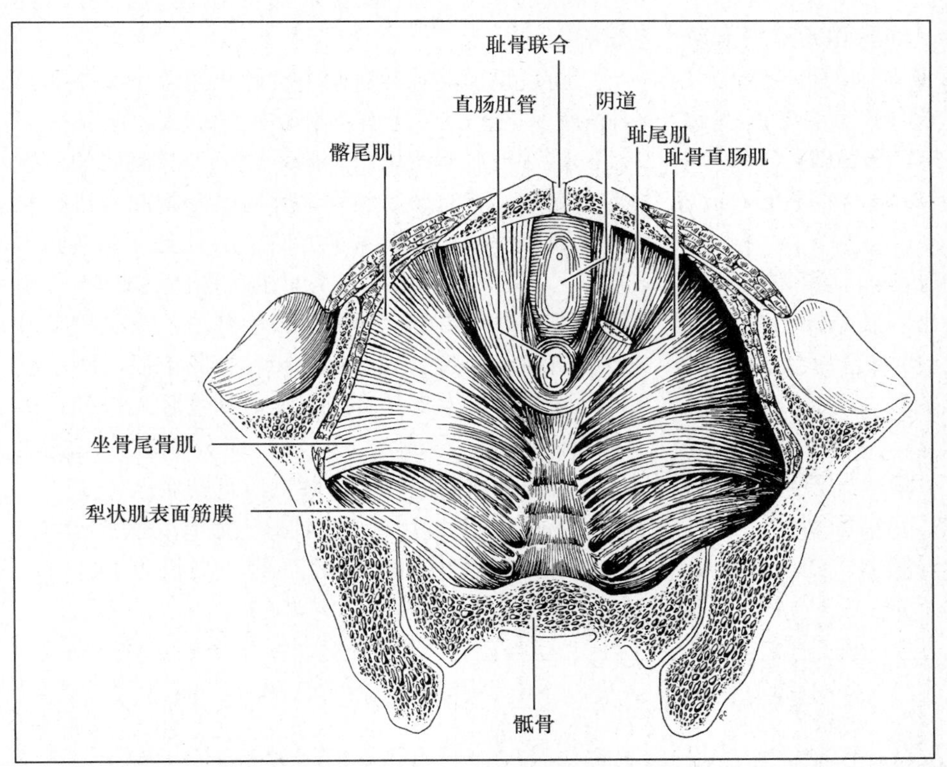

图 1.9　肛提肌组成部分的盆腔示意图，显示坐骨尾骨肌、髂尾肌、耻尾肌和耻骨直肠肌。

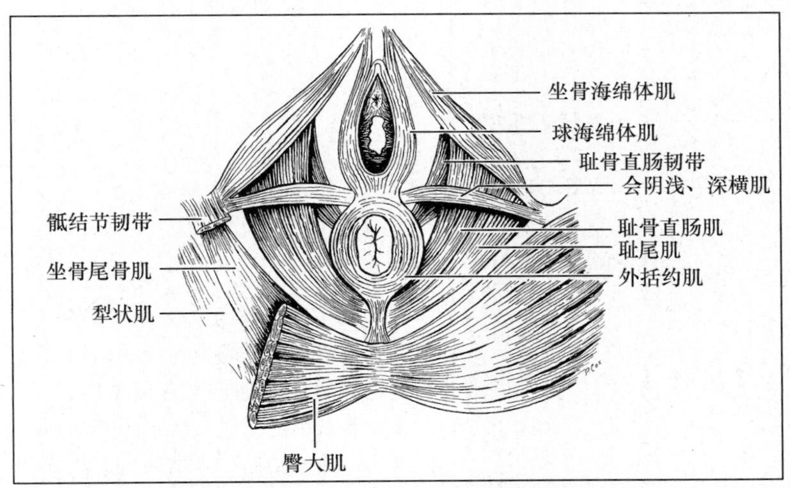

图 1.10　肛提肌的会阴侧面观。显示坐骨尾骨肌和臀大肌、耻骨直肠肌、耻尾肌的相互关系以及耻尾肌的耻骨直肠纤维、球海绵体肌、会阴横肌和坐骨海绵体肌。

的前侧，分别叫做耻骨前列腺韧带、耻骨膀胱韧带或耻骨肛门韧带。在女性，虽不明显，但同样可见从耻骨到直肠的前方有增厚的横纹肌。切除直肠，分离直肠肛门前面时，常常可以遇见这些肌纤维；它们在控制大便方面的作用还有很多方面是未知的。

结直肠的动脉血供

结直肠的血供是由肠系膜上动脉和肠系膜下动脉供应的（见图 1.11）。结直肠的血管变异较大，有关各种血管变异的细节，建议各位读者参考下列作者的文章：Goligher（1951），Griffiths（1956），Michels 等（1965），Ayoub（1978）和 Vandamme 等（1982）。

肠系膜上动脉起自腹主动脉前面，紧邻腹腔干下方。它向前下从胰腺下缘穿出，肠系膜上静脉伴行其右侧，并有淋巴组织和交感神经纤维附于周围。肠系膜上动脉主干较短，从腹主动脉发出后很快就从主干发出结肠中动脉分支。结肠中动脉在结肠系膜内分支到 2～3 个大的动脉弓。肠系膜上动脉主干随即又分成右结肠动脉、回结肠动脉，余下主干分出无数小的分支到小肠系膜内。到达回盲肠的终末支血管现在认为对于进行回肠储袋手术十分重要（图 1.12）。回结肠动脉和右结肠动脉在离升结肠内侧约 2cm 处形成结肠边缘动脉弓。回结肠动脉的终末支发出盲肠动脉前后支、阑尾系膜内的阑尾动脉和回肠支，其回肠支与肠系膜上动脉主干分出的回肠支形成回肠的动脉弓。如果小肠系膜内的动脉弓通畅且管径足够大，即使在肠系膜上动脉发出回肠弓的远端和回结肠动脉的远端切断肠系膜上动脉的主干，对回肠末端的血运也没有任何影响。

肠系膜下动脉起自腹主动脉相当于十二指肠第 3 段水平的下方，患有动脉硬化的病人，肠系膜下动脉常常被血栓所堵塞。肠系膜下动脉起始的位置常有变异。有时肠系膜下动脉向结肠脾曲发出分支（左结肠上动脉），向水平方向发出分支（左结肠下动脉）。肠系膜下动脉分支间相互吻合形成 3～4 个动脉弓，然后再分支形成次级动脉弓，由次级动脉弓发出终末动脉供应乙状结肠和直肠上段。肠系膜下动脉主干的末支一直向下走行到盆腔入口处，进入结肠系膜，形成痔上动脉，在分成左、右支之后，再次分成前后终末动脉供应直肠血运。

痔中动脉起自髂内动脉的前干或膀胱分支，在直肠侧韧带内横跨盆腔下侧，提供直肠中 1/3

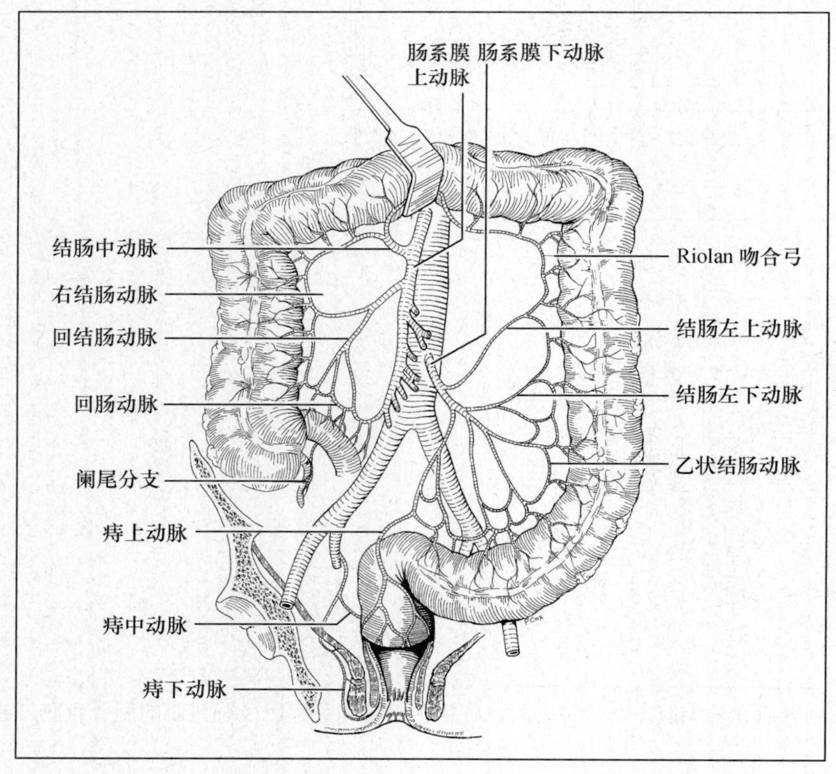

图 1.11 结直肠的血液供应分布图。图中显示结肠中动脉和回结肠动脉分布到回肠、右侧结肠、横结肠右半的血运。肠系膜下动脉为左侧横结肠、降结肠、乙状结肠和直肠上段等提供的血运分布在图中亦有所显示。

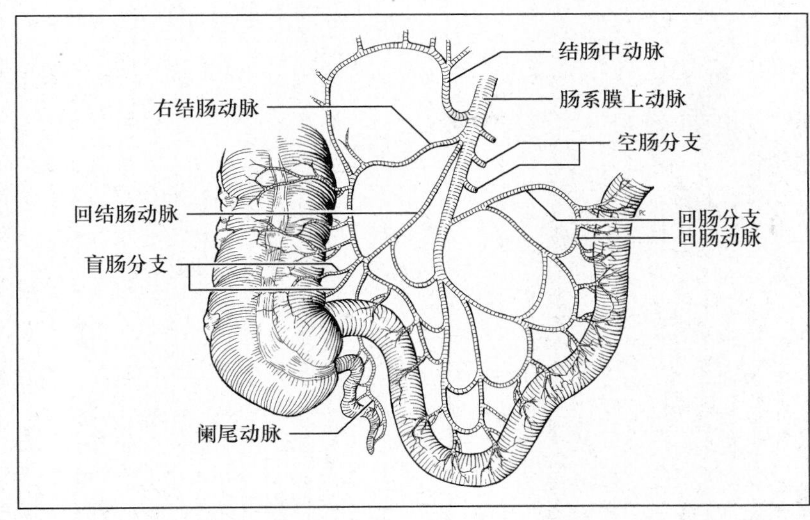

图 1.12　末端回肠和右侧结肠动脉的详细解剖，特别显示了回结肠动脉和结肠中动脉的动脉弓。

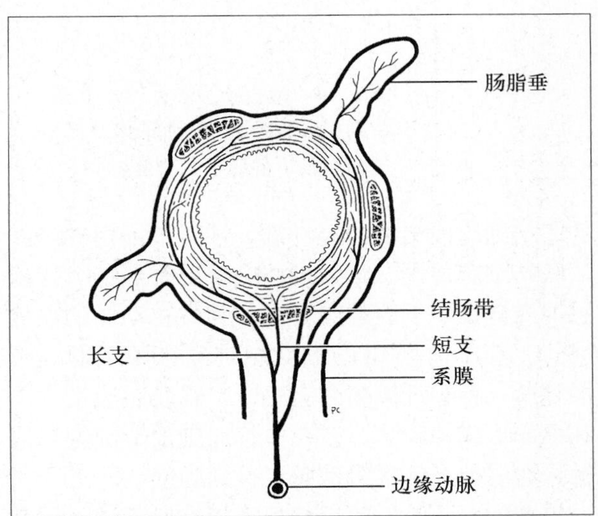

图 1.13　结肠终末动脉为结肠、结肠带和脂肪垂提供血运示意图。

的血供。痔下动脉也是从髂内动脉的前干分出的分支，它穿出盆腔后被盆内筋膜包绕，在梨状肌下方穿出坐骨大孔。痔下动脉在臀部跨越骶脊韧带前面重新进入盆腔内，在耻骨直肠窝的侧面进入肛管。痔下动脉穿过耻骨直肠窝的部位，在直肠经腹会阴手术切除直肠时可能引起出血。它为肛提肌、肛门括约肌以及低位直肠、肛管提供血供。三支痔动脉在直肠下段、肛管的黏膜下层形成丰富的侧支循环。

结肠直接由 Riolan 边缘动脉提供血运（Drummond，1913）。供应近端结肠的边缘动脉的变异较大，但为肠系膜上、下动脉提供了重要的交通支。左侧结肠的边缘动脉通常是比较恒定的，并为左侧结肠提供血运。肠系膜下动脉的起始部一旦被动脉硬化斑块阻塞或腹主动脉手术时被堵塞，边缘动脉是降结肠和乙状结肠唯一的血供来源。如果边缘动脉存在，肠系膜下动脉的高位结扎并不会影响左侧结肠的血运（Morgan 和 Griffiths，1959）。边缘动脉分出许多支终末动脉为结肠提供血运。终末动脉分出的短的直小血管提供结肠系膜侧肠壁和黏膜的血运，而长的直小血管则提供结肠系膜缘对侧的肠壁和脂肪垂的血运（见图 1.13）。

结直肠的静脉回流

结直肠静脉的回流基本上与动脉的走行是一致的，但有三个例外（见图 1.14）。第一，痔中静脉与阴道（或前列腺）和膀胱周围的静脉丛有更丰富的交通支。事实上流入直肠静脉的直肠中静脉很小。第二，痔上静脉和痔下静脉在直肠肛管黏膜下的静脉丛处有十分丰富的静脉交通支。痔下静脉经过髂内静脉进入体循环系统，而痔上静脉却进入门静脉系统。通常人们认为在门静脉高压时，这些静脉是明显扩张的，但其痔疮的发病率并未因此而增高（Keighley 等，1973）。最后，肠系膜上、下静脉的回流都是经过门静脉系统完成的，肠系膜下静脉先回流入脾静脉，再通过脾静脉汇入门静脉系统，因此肠系膜下静脉在腹腔内走行的位置比肠系膜下动脉更靠外侧、更高一些。结肠癌手术时，动静脉的高位结扎应分别进行，而静脉结扎应尽量在汇入脾静脉处进行。

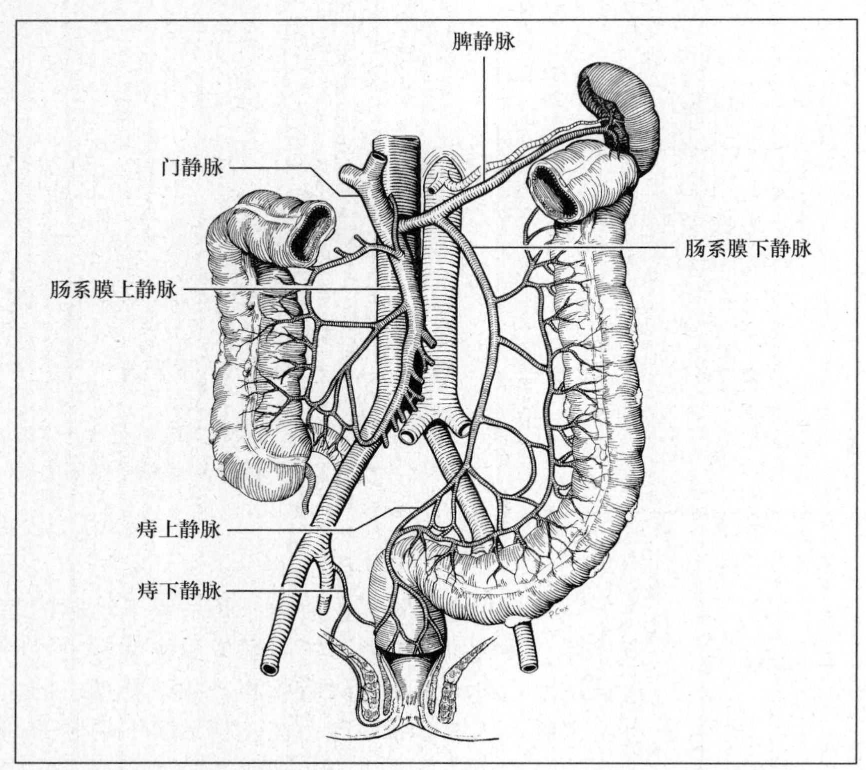

图 1.14 结直肠静脉回流示意图，特别提示左侧结肠的静脉回流经过肠系膜下静脉汇入脾静脉内。

结直肠的淋巴引流

大肠的淋巴引流与血供走行是一致的（见图 1.15）。结直肠的淋巴引流分成四站：第 1 站淋巴结靠近结肠壁，叫做结肠淋巴结，负责引流黏膜下和浆膜下淋巴丛；第 2 站淋巴结位于边缘动脉和其分支周围，叫做结肠旁淋巴结；第 3 站淋巴结（中间淋巴结）沿肠系膜上、下动脉主要分支走行；第 4 站淋巴结（血管根部淋巴结）位于肠系膜上、下动脉起点处腹主动脉前方。恶性肿瘤时，这些淋巴引流可跳跃一站或两站淋巴结出现转移，但在结肠淋巴引流范围以外的淋巴结出现转移却很少见，因此，结肠恶性肿瘤一般不会出现脾门淋巴结和胃网膜淋巴结转移。直肠肛管的淋巴引流亦与动脉走行一致。直肠和上段肛管的淋巴通过直肠周围淋巴结向头侧引流，直肠上段淋巴则顺肠系膜下动脉走行回流到腹主动脉前淋巴结，齿状线以下的肛管的淋巴向尾侧回流引流到肛周淋巴丛，然后回流到腹股沟淋巴结。

结直肠的神经支配

交感神经

支配右侧结肠的交感神经是从脊髓后 6 个胸段中的联结细胞发出的神经纤维，神经节前白神经纤维从联结细胞传出，汇入椎体旁交感神经链。这些交感神经链位于下腔静脉右后侧和腹主动脉的左侧（见图 1.16）。左侧结肠的交感神经来源于前 3 个腰段脊髓，神经纤维离开交感干，在肠系膜上、下动脉根部形成神经丛，并在血管周围的节细胞形成突触，然后神经纤维沿动脉走行到肠壁。

但支配盆腔脏器的交感神经却有所不同，因其神经纤维并不是来源于肠系膜下丛。从交感干发出的节前神经纤维在骶骨岬表面汇集，于腹主动脉分叉处形成腹下神经丛。腹下神经丛发出神经纤维与盆腔副交感神经形成骶前神经，直肠手术分离直肠后壁时骶前神经很容易看到，它们从腹主动脉分叉处的下方向盆腔两侧壁走行在盆腔腹膜的后下侧，因此它们位于直肠系膜和痔上静脉的后面。痔中动脉在髂内动脉分出处与骶前神经关系密切。从腹下神经丛发出的神经纤维与供应尿道、前列腺、精囊腺、阴茎、阴道和膀胱基底部以及直肠肛管的动脉伴行支配相应的脏器或组织。

副交感神经

支配右侧结肠的副交感神经可能来源于迷走神经，这些神经纤维加入到肠系膜上丛。支配左侧结肠、直肠、肛管和盆腔脏器的副交感神经是从第 2、

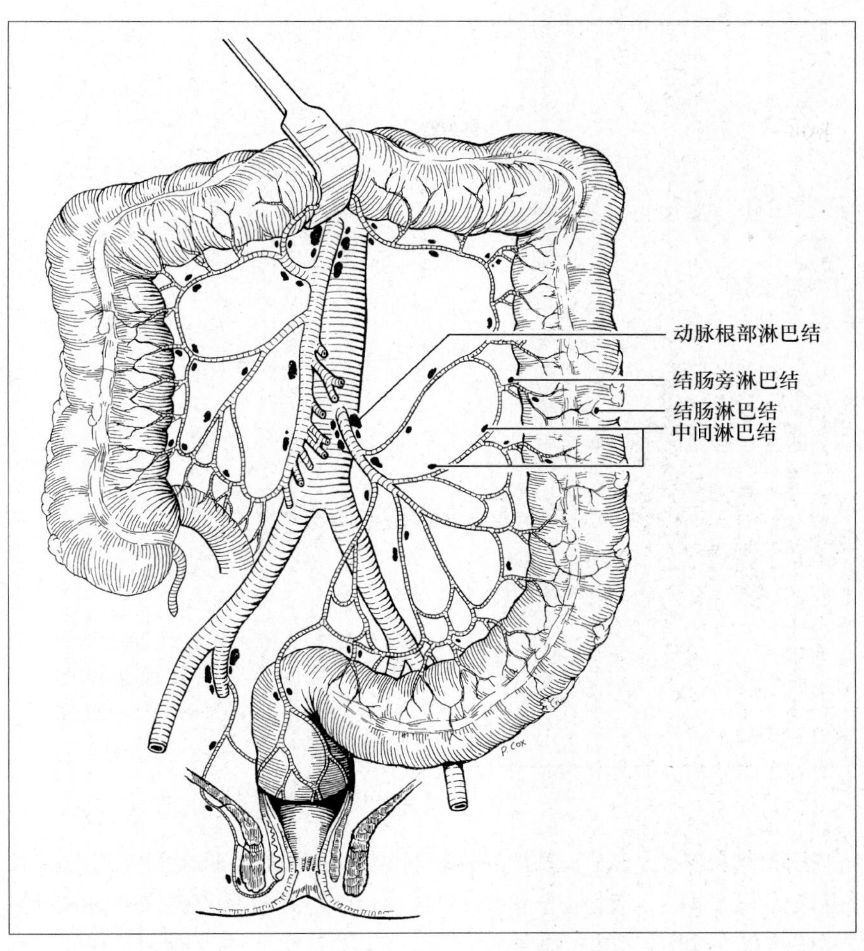

图 1.15　结直肠淋巴回流示意图示淋巴结均分布在供应结肠血运的动脉周围，共分 4 站：结肠淋巴结（第 1 站）、结肠旁淋巴结（第 2 站）、中间淋巴结（第 3 站）和动脉根部淋巴结（第 4 站）。

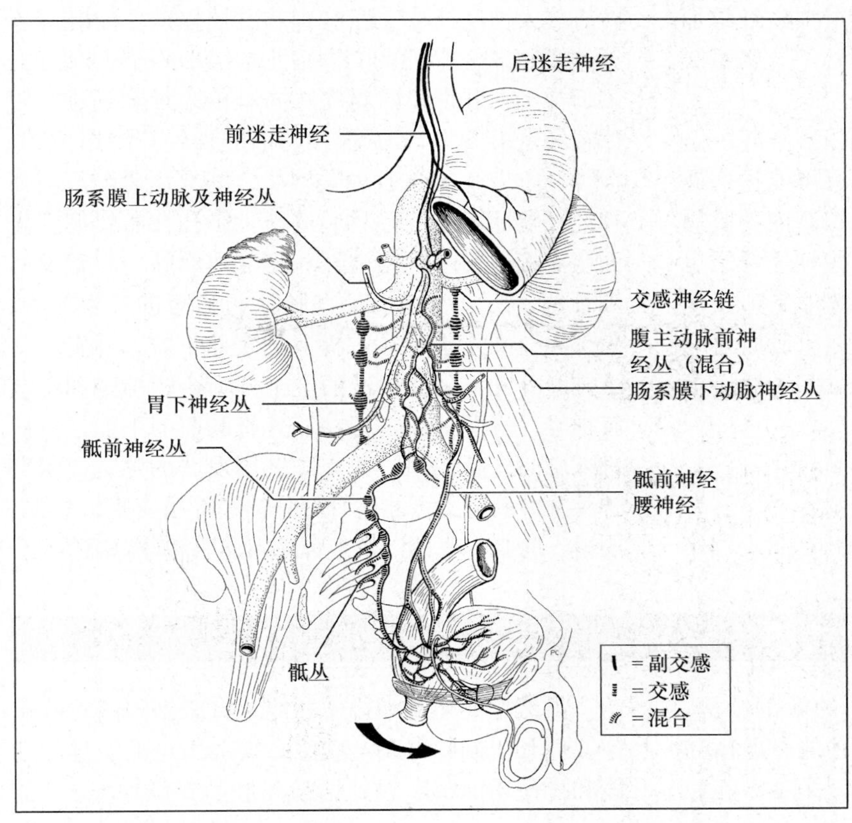

图 1.16　结直肠自主神经支配斜面示意图。图中显示迷走神经和勃起神经发出分支形成盆腔副交感神经。支配结直肠的自主神经（交感神经链和血管周围丛）在图中也有所显示。

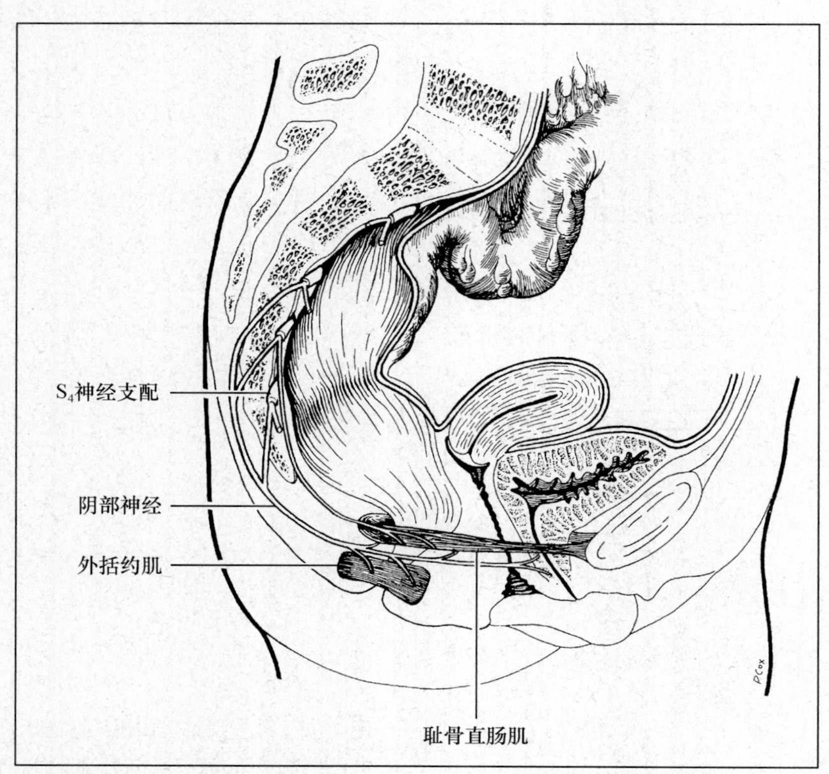

图 1.17 括约肌和耻骨直肠肌的神经支配的骨盆矢状面示意图（支配神经主要来源于阴部神经和 S_4 来源的神经纤维）。

3、4 骶神经根分出的神经纤维，它们从骶骨孔穿出，在梨状肌表面走行。副交感神经继续走行于两侧直到勃起神经汇入骶前神经内，与交感神经一起支配生殖器官、膀胱和直肠肛管。少量神经纤维加入到腹下神经丛，跨过腹主动脉分叉处，与肠系膜下丛一起支配乙状结肠和降结肠。

勃起神经在与骶前神经汇合前位于 Waldeyer 筋膜后面，将筋膜从骶骨表面撕脱时有可能损伤此神经。在游离直肠两侧或恶性肿瘤清扫髂内动脉周围淋巴结时也可能损伤骶前神经。有些神经纤维也可能在腹主动脉分叉处前面进行游离时受到损伤（见第 7 章）。从解剖角度上讲，在分离直肠时可能损伤支配直肠和膀胱的自主神经，有关问题读者可参考 Lindsey 等的文章（2000）。

盆底及外括约肌的体神经支配

肛提肌的神经支配是双重的（见图 1.17）。当第 3、4 骶神经在坐骨尾骨肌和髂尾肌之间穿过盆底从骨盆进入会阴时，分出会阴神经直接支配肛提肌。第 4 骶神经（S_4）的会阴分支还支配耻骨直肠肌，并有传入神经纤维支配肛管和肛周皮肤。而肛门外括约肌和部分外周的肛提肌则是由阴部神经支配的。阴部神经在肛管和肛周皮肤亦有传入神经纤维。阴部神经是由 $S_2 \sim S_4$ 骶神经的前股神经纤维组成的。该神经于坐骨尾骨肌和梨状肌之间穿出骨盆。阴部神经在臀部短暂走行后通过坐骨小孔在骶脊韧带表面与支配闭孔内肌的神经和阴部内动脉一起重新回到骨盆。汇合后在坐骨直肠窝的侧面进入阴部管。阴部神经继续走行在肛提肌的表面下方，并发出痔下神经分支，阴部神经的主干分为会阴神经和阴茎背神经。痔下神经走行在耻骨直肠肌的下面，然后进入肛门外括约肌，并支配肛周皮肤的感觉。阴部神经的肛周分支可能还有部分神经纤维支配肛提肌、阴道、膀胱基底部以及坐骨海绵体肌和球海绵体肌。

第二部分 肛管直肠生理学检测

正常的直肠肛门功能依赖于完整的解剖结构，也是一个复杂的生理过程；直肠肛门功能将躯体和内脏生理功能密切有机地联系在一起，是独一无二的。虽然控便功能和排便功能是完全不同的功能单位，但其机制却是相互联系、缺一不可的。控便功能和排便功能都牵涉到结肠和肛门直肠功能，“肛门直肠生理学”这个术语已不合适，因为现在如果讨论肛门直肠功能，为获得临床关联性，就必须涉及结肠以及更高层的控制中心。控便功能和排便功能取决于受试者正常的大脑功能以及对便意刺激的适当反应。例如，痴呆就是大小便失禁的重要原因。

目前检测结直肠肛门功能的方法有很多种。一些方法在临床实践中十分有用，而另外一些方法对我们研究某些疾病起到一定作用。这些检测方法现在已是肛门直肠疾病的常规检查方法，而且必须提供给从事这一研究领域的所有医师（Tjandra 和 Lubowski，2002；Yip 等，2002）。

这部分讲述一些有用的生理学检测方法，并给每一个方法进行临床术语命名。为每一个患者认真挑选能提供临床意义的检测方法十分重要，因为不同患者对肛门直肠检测方法的耐受程度不同，如果超过患者的耐受程度，患者的依从性就差，检测的结果就毫无帮助，并会起到反作用。

肛门直肠测压

操作方法

肛管附近的高压区是控便机制中最重要的组成成分。如果没有足够压力的高压区存在，控便能力就不够理想。可用很多种方法检测肛管压力。可以在肛管不同水平同时或连续检测肛管压力。传统方法是每隔 1cm 检测一次，而现在又出现了每隔 0.75cm 就检测一次的灌流系统。

同时检测肛管压的方法简单、快捷，而且每段静息压完全相同，而分次检测的静息压是各不相同的。目前已有几种检测仪：灌流导管、微气囊、袖套管、压力转换器。仪器最大直径不宜超过 5mm，因为直径超过 5mm 后会人为地增加肛管的压力（Duthie 和 Watts，1965；Gutierrez 等，1975；Gibbons 等，1986）。计算机辅助进行数据处理现在是检测仪器的标准配置，而且更加便于数据分析和数据记录保存。图表记录仪仍在使用，如果维护较好的话，十分精确，但如要改进，建议添加使用计算机辅助系统。

灌流检测系统

灌流管包括一系列较硬的管子，以一定的速度向管子内灌注水，灌注的速度一般为 0.4～0.6ml/min。灌流管一般有 4～8 个管腔，现代计算机软件系统可以调节至少 6 个管腔，但临床研究一般需要 4 个管腔的灌流管就足够了。每一个管腔的终端都有一个侧孔，第 1 个侧孔距终端约 2cm，用于记录直肠压力。距终端 3cm 是一组每隔 0.75～1cm 设置的侧孔中的第一个，这些侧孔用于检测肛管压力。有一个管腔在接头处是开放的，用于直肠气囊充气。

套管一定要放好位置，使得套管的终端和记录压力的第 1 个侧孔在直肠内，第 2 个侧孔应在上段肛管内，并且刚好在直肠和肛管交界处的下方，也正好是高压区域起始部。稳定 1～3min 后可测基础静息压。受试者然后最大可能地收缩括约肌 3 次，每次 3～5s，每次间隔 10s。静息压再次稳定后，要求受试者用力咳嗽 3 次，间隔 10s（见图 1.18）。通过这种方法可以检测肛门内、外括约肌力量。检测肛管最上端最初压力的方法可测出高压区的长度。肛管高压区是从压力超过直肠压 30%的位置算起，向肛管延伸，压力达到最高，然后到达低位肛管时压力下降（Lowry 等，2001）；高压区的长度在男性平均为 2.5cm，女性平均为 2.0cm（Sun 和 Read，1989），男性最长可达 5cm（Nivatvongs 等，1981）。

灌流管亦可采用一站拖出式方法，这样可对肛管进行分段测压。这样操作的缺点就是分段测压时，需要在每一段维持一段时间使静息压稳定后，才能检测收缩压和咳嗽压。如果使用这种检测方法，导管先插入到直肠肛管内，并使侧孔在直肠内，然后逐一拉出到肛管上段的高压区。基础压稳定后，令测试者最大可能地收缩肛门括约肌 3～5s，共 3 次，每次间隔 10s。然后套管每次拖出 1cm，重复上述操作。如果每次套管被连续拖出肛管并且速度恒定的话，我们便可得到一个连贯性的压力变化谱（Coller，1987；Keck 等，1995）。这样，我们可以在压力变化谱上，清楚地看到高压区的长度。拖出法在操作时可能对肛门外括约肌有一定刺激，引起反射性收缩，导致静息压增高。因此导管应由电动装备以恒定速度拖出来完成这一过程，以尽量避免上述情况（Coller，1987）。

拖出式方法亦可用于检测肛管四周放射压力变化情况。肛管上段前侧的静息压和收缩压比后侧要低一些，这是因为前侧无耻骨直肠肌存在（Collins 等，1969；Taylor 等，1984）（见图 1.19）。放射压可用一根在同一水平开 4 个侧孔的导管检测，采用一站拖出式或连续拖出式方法均可。

气囊检测系统

早期的气囊检测系统使用的气囊直径较大。气囊的直径大于 1cm 时可人为地增加肛管的压力，

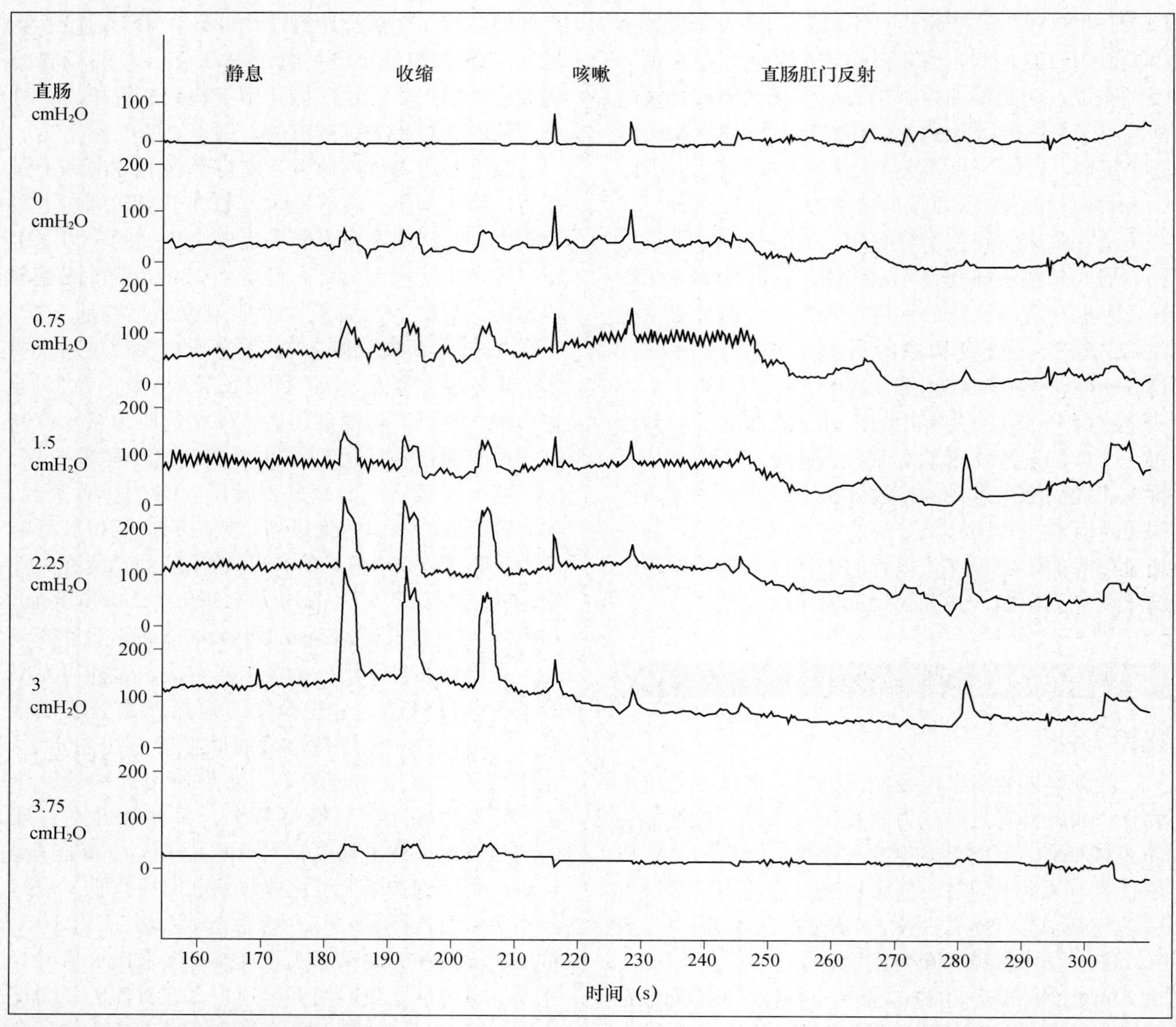

图 1.18 7 个管腔同步灌流检测肛管直肠压示意图（Medtronic Duet Encompass，Minneapolis，MN，美国）。最上的管腔记录直肠压，下面 5 个管腔记录肛管压，最低管腔记录肛门缘最小压。图中显示了静息压、外括约肌收缩压、咳嗽压等不同情况。咳嗽时直肠压增加，但随意收缩时，直肠压不增高。在图形曲线的末段可以看到直肠肛管反射（图 1.22 中亦可见到）。

因此只能使用直径小于 4mm 的微小气囊。气囊与一根不能膨胀的细管子相连，然后与压力传感器相连。气囊内通常灌水，但气囊内充气亦可得到相同的压力数据（Miller 等，1989；Orrom 等，1990）。然后采用一站拖出式方法进行检测。气囊检测系统无法检测出肛管的放射压，因为微小气囊只能检测每一位点的最大压力。

袖套管方法

袖套管系统是由一个细的管腔外包一层薄的硅胶膜，形成灌注水的腔室（Dent，1976）。袖套贯通整个肛管长度，因此可检测肛管最大压力。肛管的袖套检测方法源自食管下段压力检测系统，这套检测系统在检测食管下段压力时十分有用，因为腹部膈肌是垂直运动的。与此相同，患者坐在马桶上排便时，肛管可看成是向下运动，故可检测肛管的压力。袖套管方法通常限于研究，但经济、方便携带的袖套管系统也已用于临床，但检测出的压力比其他方法检测的结果要低，每一系统都要与公认的标准值进行校准（Simpson 等，2005）。

应变仪传感器

现在张力应变仪传感器是从电阻电桥上的半导体机及其托架演变而来的（Wankling 等，1968）。

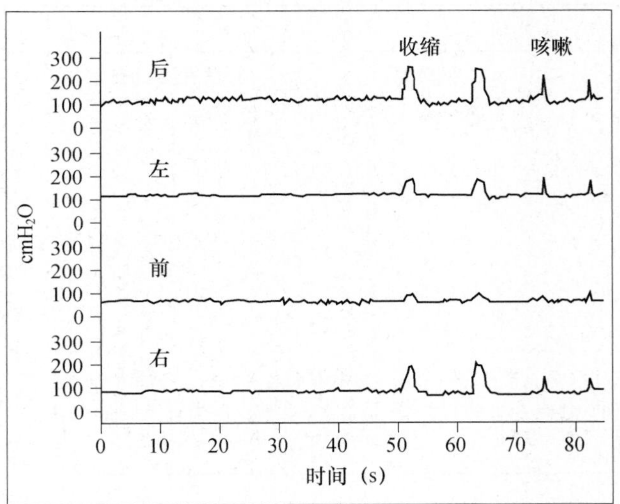

图 1.19　肛管上段放射压变化示意图。一根在同一水平有4个侧孔的导管可记录肛管的放射压（Dentsleeve，Mississaugu，Ontario，加拿大）。肛管前侧的收缩压和咳嗽压比后侧低，是因为前侧缺乏耻骨直肠肌。在记录中，前侧的静息压亦较低。

现有的张力应变仪传感器商品成品都是把金属隔膜制成真空后，在其内放入电容器，金属隔膜上承受的不同压力使电容器的电阻发生变化，通过电阻的变化可以得到相应的压力值（Schouten 和 van Vroonhoven，1983；Roberts 和 Williams，1992）。感应的导管内可以有一个或多个转换器，这样可以用一站式或连续性拖出式技术检测记录压力变化。静态或动态检测系统均可用于实时记录和检测压力变化（参见动态直肠肛门测压仪和肌电图仪部分）。

矢量测压仪

用一根灌注管记录肛管的放射压，可以通过计算机获得肛门括约肌的张力的三维影像。灌注管有8个侧孔，可用一站式拖出式检测方法（Perry 等，1990）或连续性拖出式检测方法（Yang 和 Wexner，1994）（见图 1.20a，b）。结构完整的括约肌如果存在括约肌无力，矢量测压仪可以鉴别出这种情况是由括约肌本身无力引起的，还是由于支配括约肌的神经麻痹引起的（见图 1.20c）。Perry 等（1990）通过研究发现矢量对称指数的范围在0～1.0之间，所有正常括约肌对称指数都应大于0.6，而所有括约肌损伤的患者的对称指数都小于0.6。从理论上讲，我们就可以将神经源性括约肌功能不全和需要括约肌修补的患者加以区分，当然直肠肛门腔内超声检查在这方面也可起到一定作用。Yang 和 Wexner（1994）发现，矢量测压仪检查发现括约肌功能缺乏的患者中只有13%的患者肌电图不正常，11%的患者腔内超声检查结果异常；但最近 Fynes 等（2000）再次发现矢量测压仪比腔内超声检查更有用。

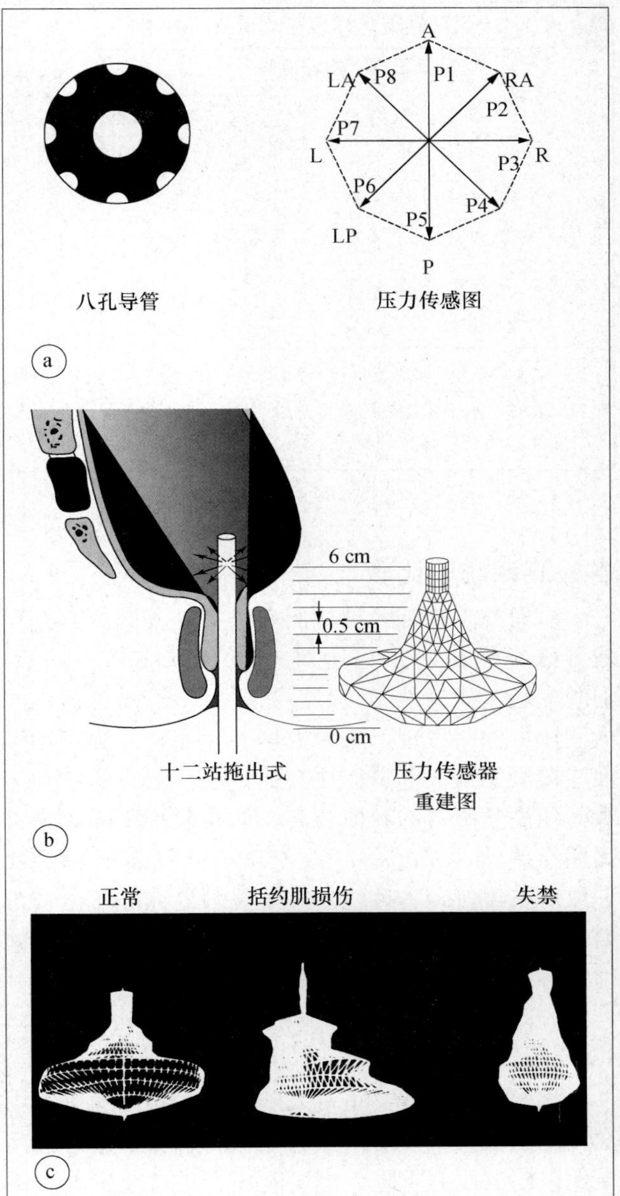

图 1.20　矢量测压仪（a）灌流管上有8个侧孔呈放射状分布；（b）每一水平的压力数据通过计算机获得括约肌的三维图像；（c）受试者括约肌收缩的图像；左侧：正常对称的括约肌，中间：括约肌功能缺乏时获得的不对称图像，右侧：神经源性括约肌功能不全产生的球形对称图像（来源于 Perry 等，1990）。

表 1.1 肛门最大静息压平均值（cmH_2O）

站	侧孔灌注		末端灌注		微传感		微气囊（充水）	
	正常	FI	正常	FI	正常	FI	正常	FI
1	68	32	62	27	56	36	66	21
2	65	39	57	31	41	33	64	25
3	67	32	56	24	49	32	57	26
4	33	21	23	20	35	27	35	28
5	21	n/a	30	n/a	22	n/a	23	n/a

注：对 21 名受试者从肛缘（1 站）到上段肛管（5 站）进行肛管测压［10 名正常对照，11 名大便失禁患者（FI）］。各种检测方法在肛管各个水平段检测的结果并无明显差异。正常人和大便失禁患者间各检测方法也无差异。n/a 表示未测（来源自：Simpson 等，2005）。

各检测系统的比较

有研究发现因各种检测系统存在不同，故在比较各研究结果时十分困难（Felt-Bersma，1990）。但我们最近研究测试 21 名受试者，比较 5 种不同的测压方法时发现，每种方法并无明显差异：用水灌注检测的最大静息压比其他方法检测时的正常人和大便失禁患者的数值要高，但在肛管不同水平都无明显差异（Simpson 等，2005）（见表 1.1）。我们以前就说过，各种检测系统技术的标准化十分重要，它能明显提高检测结果的有效性和可比性，并增加各个研究结果的可比性。

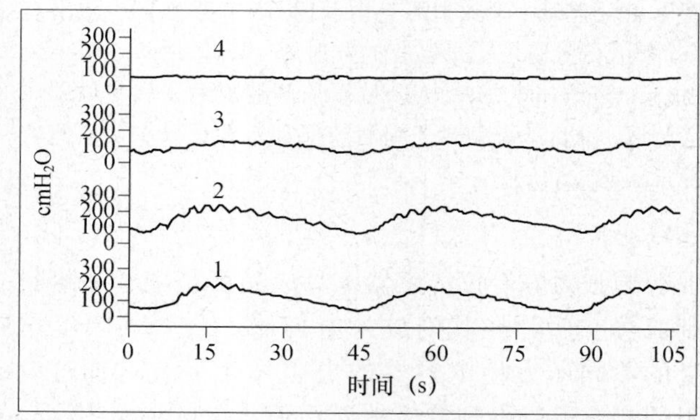

图 1.21 肛门测压图：1 为 45 秒一次的超慢波，1、2、3 分别代表低位、中段和上段肛管，4 为直肠压。超慢波重叠在慢波上（第 2 道最清晰）。

正常值范围

我们必须记住，正常人肛门压在不同的研究中变化范围很大。而对某个有症状的患者来讲，肛门压比以前的压力下降，但可能还在正常范围内。因此测压法必须与患者的体征以及其他检测方法相结合。

肛门静息压

肛门静息压在很大程度上取决于肛门内括约肌的收缩力度（见图 1.18）。肛门内括约肌本身处于持续固有的收缩状态（Frenckner 和 von Euler，1975；Gutierrez 等，1975；Lestar 等，1989），并且这种收缩状态有时相性，通常叫慢波。在通常情况下，我们可以发现肛门静息压每 6～20min 增高一次，波动范围为 10～25cmH_2O（Kerremans，1969；Hancock 和 Smith，1975）。另外，大约有 5%的健康人每 1～3min 发生一次高压波，即超慢波（Hancock，1976，1977a），但大约 50%的健康人最大静息压大于 100cmH_2O（见图 1.21）（Haynes 和 Read，1982）。患有痔疮（Hancock，1976；Deutsch 等，1987；Sun 等，1990a）和肛裂（Hancock，1977b；Gibbons 和 Read，1986；McNamara 等，1990）时，患者肛门静息压常常增高。目前我们已经知道慢性肛裂患者的肛门内括约肌压力明显增高，而产后发生的肛裂患者的肛门内括约肌压力却在正常范围内（Corby 等，1997）。但现在究竟是将超慢波的哪一部分作为最大静息压尚无统一意见；故在记录时，最好记录下慢波的波峰值、波谷值以及平均值。肛门静息压和收缩压变化范围很大，这取决于测压记录方法和检测方法；就是重复研究时，也有一定变化（Ryhammer 等，1997a）。女性的肛门静息压比男性低（Loening-Baucke 和 Anuras，1985；Sun 和 Read，1989），正常人肛门静息压会随着年龄的增长而下降（Read 等，1979；Matheson 和 Keighley，1981；Ryhammer 等，

表 1.2 各个检测方法测得的正常肛门平均压

	Sun 和 Read (1989) (cmH_2O)	Loening-Baucke 和 Anuras (1985) (mmHg)	Williams 等 (1995) (mmHg)
静息压			
平均值		60 (13)	
男性平均值	91 (5)	63 (12)	62 (5)
女性平均值	61 (6)	50 (13)	64 (5)
收缩压			
平均值		204 (54)	
男性平均值	257 (20)	238 (38)	189 (10)
女性平均值	107 (13)	159 (45)	142 (7)
检测方法	灌流法	压力传感法	灌流法

注：表中括号内的数值表示标准差（SD）值。

1997b)。一般情况下，肛门压在 50～100cmH_2O 之间是正常范围（见表 1.2）。年龄对肛门括约肌不正常的患者来说，同样也是一个影响因素：Keighley 和其同事对 194 名女性产后会阴损伤或产后肛门失禁患者研究发现，29 名患者超声检测括约肌受损，5 名为单纯的内括约肌损伤，105 名为单纯的外括约肌损伤，55 名内、外括约肌均受损（未发表）。当年龄大于 70 岁时（没有内括约肌损伤者），年龄才是引起静息压下降的自变量（$<$70 岁平均压 73cmH_2O，$>$70 岁 46cmH_2O，$P=0.0096$）。

肛门内括约肌自发地松弛大约每小时发生 7 次（Miller 等，1988a，b；Kumar 等，1989，1990；Orkin 等，1991；Ronholt 等，1999），这一结果也支持 Duthie 和 Bennet（1963）的最初的假设“样品反射”理论，即肛管上段黏膜存在感受器，可以辨别气体和大便。大便失禁患者肛门内括约肌自发松弛的频率比正常人要高一些（Miller 等，1988b；Sun 等，1990b）。这是由于直肠膨胀或收缩引起直肠压力增高所致（Denny-Brown 和 Robertson，1935；Naudy 等，1984），是通过肠壁内的神经介导完成的（Gowers，1877；Lubowski 等，1987），即所谓的直肠肛门抑制反射。

这一反射是通过直肠内气囊膨胀同时检测肛管压力得出的结果。如果用微气囊技术，将未充气的气囊与灌流管的末端或导管的末端相连后，插入直肠内，肛管静息压稳定后，向直肠内的气囊充入 20ml 气体。肛管静息压下降 20%后，随即又恢复到静息压的水平，这就是阳性反射（见图 1.22）。但必须注意记录导管切不可插入过高进入到直肠腔内，如果记录导管插入过多，就会引起静息压下降后无法恢复到基准水平，而得出错误结论。先天无

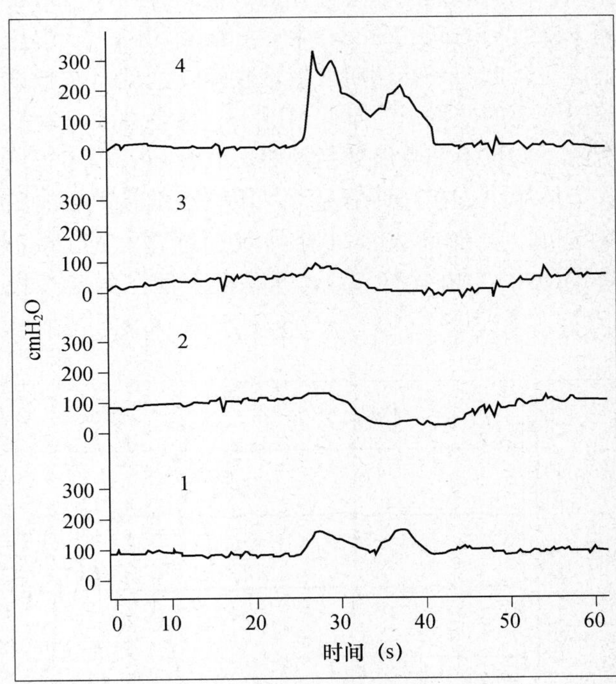

图 1.22 直肠肛管反射示意图。直肠气囊充气后，直肠压力增高（第 4 道），由于内括约肌松弛，导致上段和中段肛管压力下降（第 3 道和第 2 道），然后恢复到基准水平；而末端肛管由于外括约肌皮下部反射性收缩，肛管末端压力增高（第 1 道）。

神经节性巨结肠（Hirschsprung 病）就无这种反射存在（Lawson 和 Nixon，1967）。如果基础压较低，或在先天性巨结肠患者中进行检测时，充气体积不足，可能得到一个假的阴性反射结果。直肠切除、行回肠肛管吻合或结肠肛管吻合术后，这种反射就消失了，但部分病人几个月后又能恢复这种反射（Lane 和 Parks，1977；Nicholls 等，1988），这是由于术后神经再生长入吻合口处所致（Brookes 等，1996）。大便失禁患者括约肌松弛的程度明显高于便秘患者（Kaur 等，2002）。

随意收缩压

肛门外括约肌总是处于一种部分收缩状态，即使在睡眠时也是如此（Floyd 和 Walls，1953；Taverner 和 Smiddy，1959；Ruskin 和 Davis，1969），而且由此收缩产生的压力构成肛门静息压的 15%（Frenckner 和 von Euler，1975；Lestar 等，1989）。脊髓的 Onuf 神经元控制着肛门外括约肌的这种随意收缩，因此肛管随意收缩压是由肛门外括约肌产生的（Keighley 等，1989），而且随意收缩压比静息压要高（见图 1.18）。与肛管静息压相同，随意收缩压在女性比男性低，并随年龄增长而下降（Loening-Baucke 和 Anuras，1985）。腹压增高时，肛门外括约肌放射性收缩，这就是咳嗽试验时产生的咳嗽压。某些情况下，患者在实验室检测时，如果不能收缩外括约肌，肛管随意收缩压可人为地减小。在这种情况下，用咳嗽试验产生的咳嗽压可以更准确表示外括约肌的强度（Meagher 等，1993）（见图 1.23），这是肛管测压的常规检测项目。肛门外括约肌收缩疲劳程度可能也是检测肛门括约肌强度的有效方法，疲劳程度指数通过最大收缩压和持续收缩 20s 以上的疲劳频率计算得出，大便失禁患者的疲劳程度指数比对照组高（1.85 *vs.* 0.67，$P=0.001$），并与失禁得分呈明显相关性（$P=0.005$）（Telford 等，2004）。肛门括约肌修复后，括约肌功能改善程度与肛管收缩压呈显著相关性（Ha 等，2001）。

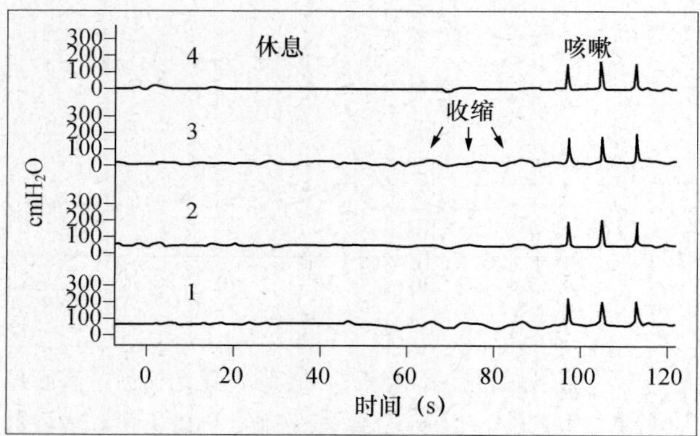

图 1.23 直肠肛管测压显示依从性差的患者收缩压很弱。如果咳嗽压正常，就可排除外括约肌无力的情况（第 1、2、3 道：肛管；第 4 道：直肠）。

会阴下降

盆底各结构位置变化的观测对大便失禁和其他形式的括约肌功能疾病、盆底肌肉疾病的诊断提供了十分重要的临床资料。通过观测会阴的位置，我们发现：在患者侧卧位时，极易在患者的臀部触及坐骨结节，而会阴应在坐骨结节平面以上。盆底的运动可通过放射学的方法或会阴收缩力仪进行检测（Henry 等，1982；Oettle 等，1985）（见图 17.27）。利用会阴收缩力仪观测时，肛外缘常是一个方便的参照点，但它并不代表盆底的位置。将会阴收缩力仪的两个侧柱固定在两侧坐骨结节上，中心柱放在肛外缘上，检测静息状态时会阴的位置。受试者用力向下排便，记录会阴下降的程度。正常人的会阴应比坐骨结节水平连线平均高出 2.5cm，用最大力排便时下降到 2.0cm（Henry 等，1982；Ambrose 和 Keighley，1986；Beevors 等，1991）。会阴下降超过 3cm 即为异常（Oettle 等，1985；Bartolo 等，1986；Jones 等，1987a）。

电生理学

直肠肛门测压法可提供检测括约肌功能的初级方法，并可帮助我们判断患者的症状是否是由括约肌无力或功能障碍引起的。同时需要其他检测方法如电生理学、超声检查以及其他一些放射方法检查以发现患者的基本病理变化。目前已有许多这类检测方法常规应用于各直肠肛门生理学临床实验室内。电生理学检查是一种非损伤性的检测方法，通常用于判断大小便失禁患者是否是由脊髓或骨盆神经损伤引起的。这种神经损伤和由此引起的神经肌肉变化，目前已从肛门括约肌的组织病理学研究中得到证实（Parks 等，1977；Beersiek 等，1979），并且电生理学研究发现其结果与组织病理学变化是一致的。

解剖因素

支配肛提肌的神经是由第 3、第 4 骶神经的分支、S_4 的会阴支以及阴部神经组成，而肛门外括约肌仅由来源于 S_2～S_4 腹支的阴部神经支配（Percy 等，1981）。阴部神经从坐骨大孔穿出骨盆，并在坐骨棘下方进入会阴。阴部神经在坐骨棘处较固定，但在其远端神经较游离，这是因为盆底肌肉由于收缩或舒张，常常发生位置变化。盆底过度下降，将导致阴部神经因过度牵拉引起损伤（Kiff 和 Swash，1984a）。正常的体神经可以耐受拉长 12%，如超过这个长度，就会引起神经损伤（Sunderland，1978）。会阴异常下降可引起阴部神经拉长 20%，而导致神经损伤（Beersiek 等，1979）。

运动神经传导检查

阴部神经运动潜伏期

牵拉引起的阴部神经损伤可能用电传导方法进行检测。Kiff 和 Swash 等建立了用电刺激方法检测位于坐骨棘以远的阴部神经是否损伤的技术（1984a）。最初是用定做的直肠指套进行检测（Kiff 和 Swash，1984a，b），随后改用一次性电极进行检测（Dantec 13L40，Skovlunde，丹麦），这样既方便又能保证无菌。一次性电极是用一个垫板套在手套的示指上，电极极其接近指尖（Rogers 等，1988a）（见图 1.24）。阴部神经亦可经阴道进行电刺激检查，但这一般用于尿失禁的评估（Bakas 等，2001）。直肠腔内的电极也可不用套在直肠指检指套上进行检查，这可减少直肠指检带来的不适感，但目前尚无商品生产（Lefaucheur 等，2001）。

操作方法和刺激参数

受试者取左侧卧位，示指插入直肠内，指尖位于左侧坐骨棘的位置。用恒流刺激器产生的方波进行刺激，每次 0.1ms，间隔 1s，电流逐渐增至 10mA，有时增加到 20mA。获得超大刺激的结果非常重要，因次大刺激可人为地延长潜伏期，因此至少要用到 10mA 大小的刺激。调整示指的位置直至示指尖触及阴部神经，这时可能获得很短暂的可重复的阴部潜伏期迹象。如果示指尖的阳极电极距离阴部神经较远，那潜伏期就会人为延长，因为增加了电流从电极到神经的传导距离。许多受试者的坐骨棘不能准确定位，因此示指的正确定位即可通过获得很短暂的可重复的潜伏期来判断。潜伏期是指从电刺激开始到在外括约肌位置的记录电极收到电刺激反馈信号的时间。由于电极的方向，使得括约肌收缩的极性呈左右侧对称性（见图 1.25）。阴部电极可与一专用的肌电图机连接（Dantec，Skovlunde，

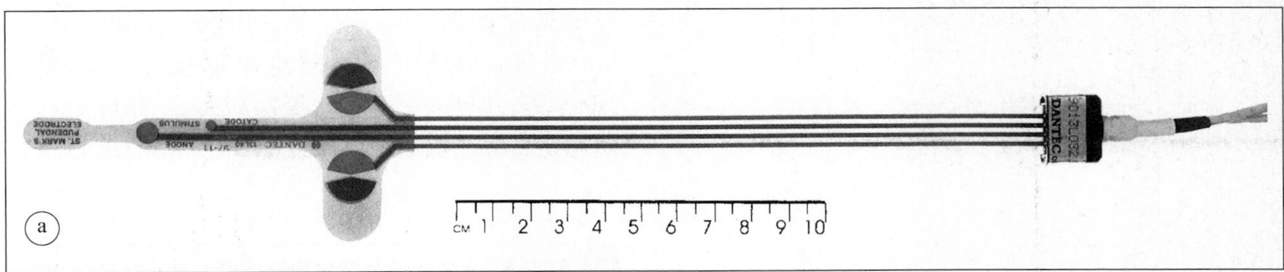

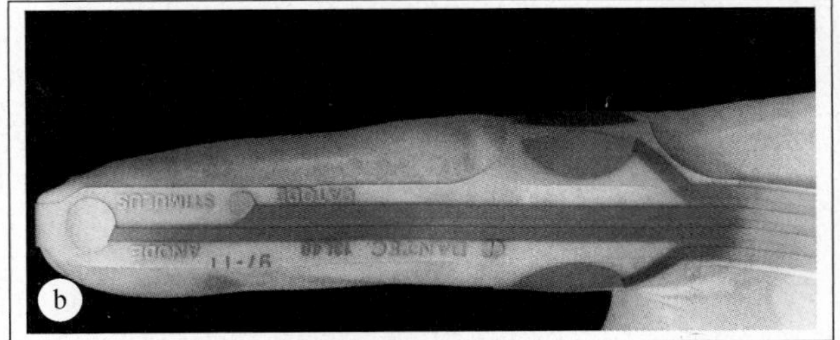

图 1.24　**(a)** 阴部一次性电极和连接器（Dantec，Skovlunde，丹麦），**(b)** 电极套在右手的示指上，阳极接近示指尖，记录电极位于示指的根部。

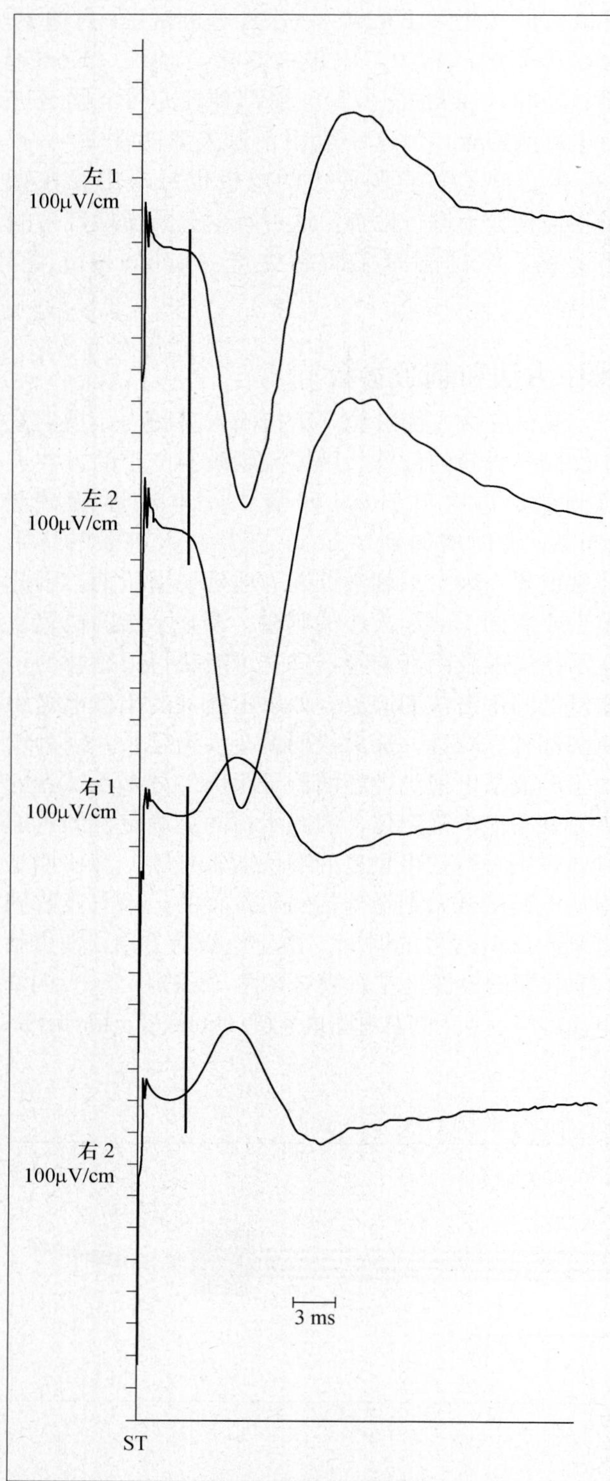

图 1.25 阴部神经末端运动神经的潜伏期（Medtronic Duet Encompass，MN，美国）。上下各两条曲线分别显示左右侧阴部神经的潜伏期，曲线起点即是刺激（ST）开始，图中的每条曲线上垂直线表示电脉冲到达外括约肌的标记。本次检查发现阴部神经潜伏期延长（左侧 2.4ms，右侧 2.3ms）。检测左右侧神经时，因记录电极的相反位置，使检测曲线呈镜像对称，注意每侧的曲线均可重复。

丹麦），最近已有能同时完成灌流测压仪、肌电图仪和阴部神经检测等多种功能的设备和软件产品（Medtronic Duet Encompass，Minneapolis，MN，美国）。肌电图仪上安装低频 20Hz 到高频 5kHz 过滤器，每部分扫描速度为 2ms。

经皮用磁性电刺激技术进行检测已有文献报道（Shafik，2001）。一个小的磁性线圈放在坐骨直肠窝上，然后用 175J/脉冲和 40Hz 的刺激，用放在肛门侧方小的表面电极记录外括约肌的反应。文献还将本技术与传统方法检测的阴部神经潜伏期进行了比较。本技术相对更简单，但需获批准才能生产使用。

正常记录结果和临床应用

起初，将左右侧阴部潜伏期的平均值记录为阴部潜伏期（Kiff 和 Swash，1984a，b）。然而，神经的损伤常常并不对称，故潜伏期应分别予以记录（Lubowski 等，1988a；Sangwan 等，1996a）。表 1.3 中列出了正常人的阴部潜伏期。正常男性的阴部潜伏期比女性略高（Jameson 等，1994），并随年龄的增长而增高（Laurberg 和 Swash，1989，Ryhammer 等，1997b；Lefaucheur 等，2001）。慢性便秘患者的阴部潜伏期无性别差异（Vaccaro 等，1994），会阴下降程度与阴部潜伏期有明显相关性（Jones 等，1987a；Laurberg 等，1988；Jameson 等，1994；Roig 等，1995；Ho 和 Goh，1995），虽然一项大型研究并不支持这一发现（Jorge 等，1993）。有人认为经阴道分娩引起急性过度牵拉损伤（Snooks 等，1984a，1986，1990；Sultan 等，1994a），或慢性便秘反复牵拉损伤（Kiff 等，1984；Snooks 等，1985a）都可引起神经损伤。有证据表明，会阴异常下降的患者收缩

表 1.3 正常人阴部潜伏期平均值

文献名称	阴部运动潜伏期（ms）
Kiff 和 Swash（1984a）	2.1（0.2）
Snooks 等（1986）	1.9（0.2）
Rogers 等（1988c）	1.95（1.7～2.25）
Beevors 等（1991）	右侧 1.9（0.2）
	左侧 2.0（0.2）

注：括号内的数值为标准差值或变化范围。

时，阴部潜伏期明显延长（Lubowski 等，1988b；Engel 和 Kamm，1994）。下列严重疾病患者的阴部潜伏期都延长：如难产或长期用力排便（包括便秘）等（Kiff 和 Swash，1984b；Snooks 等，1985b；Jones 等，1987a；Lubowski 等，1988c；Rogers 等，1988b；Vernava 等，1993；Tjandra 等，1994；Roig 等，1995）、大小便失禁（Swash 等，1985；Snooks 等，1984b，1985c）、重度便秘（Snooks 等，1985a；Vaccaro 等，1995）、痔疮（Bruck 等，1988）、子宫脱垂（Beevors 等，1991；Benson 和 McClellan，1993；Spence-Jones 等，1994）和直肠单一溃疡综合征（Snooks 等，1985d；Speakman 等，1991a）。有关股骨骨折需要做术中牵引或行延期手术的患者出现阴部神经病变亦有文献报道（Amarenco 等，2001）。

有证据表明，用阴部运动潜伏期检测结果来准确反映疾病的严重程度或预测治疗的结果，是相互对立的（Baig 和 Wexner，2000；Madoff，2004）。Bharucha 于 2004 年报道认为细针肌电图检查比检测阴部运动潜伏期能更敏感地判断是否有阴部神经损伤。不要忘记，阴部神经刺激试验评估的是神经中残存的传导最快的神经纤维，大部分神经纤维损伤后阴部运动潜伏期可能是正常的。另外，细针肌电图检查是检测神经修复状况的方法，即去神经后的代偿效果，而不是检测神经损伤本身（见单纤维肌电图检查）。阴部运动潜伏期与外括约肌疲劳指数并无相关性（Telford 等，2004），Suilleabhain 和其同事（2001）发现外括约肌压力与失禁（但有完整的括约肌）患者的阴部神经病变无相关性，这提示如果患者阴部运动潜伏期正常，也不能排除括约肌无力。Hill 等（2002）对大量患者进行了直肠肛门生理学研究后发现，双侧阴部神经病变后患者肛门收缩压比阴部运动潜伏期正常的患者明显下降。然而大约有 31%的双侧神经病变患者的收缩压在正常范围内，而且有 49%阴部运动潜伏期正常的患者收缩压比正常值低（$<50cmH_2O$）。他们因此推断：阴部神经病变并不代表有病理性过程，但与阴部运动潜伏期增高的相关性却很难解释。这一研究和类似研究的问题在于，研究对比的参数（肛门压）本身是一个有很多不足的检测参数，如前面我们所说，正常变化范围就很大，因此阴部运动潜伏期必须与其他检测方法结合在一起进行综合考虑。

在临床研究中，常用阴部运动潜伏期延长来鉴别大便轻度污染内裤和重度大便失禁患者（Kafka 等，1997）。在大便失禁但无括约肌无力的患者中，阴部神经病变比正常对照组明显增多（Oberwalder 等，2004）。阴部运动潜伏期对预测大便失禁患者的生物反馈治疗效果毫无帮助（Prather，2004）。Gardiner 及其同事（2004）呼吁应有更准确的统计方法应用于临床研究。他们用一个神经网络分析系统来分析处理临床数据，结果发现阴部运动潜伏期对括约肌是否修复成功来说是一个独立的预测因素。还有一些研究表明，阴部运动潜伏期对括约肌修复的结果是一个可靠的预测因子（Laurberg 等，1988；Londono-Schimmer 等，1994；Sangwan 等，1996a；Oliveira 等，1996；Gilliland 等，1998），提示完整的神经分布对肌肉的有效收缩是必需的前提。然而还有一些研究认为阴部运动潜伏期并不是准确的预测因子（Rasmussen 等，1990；Engel 等，1994；Nikiteas 等，1996；Chen 等，1998；Young 等，1998；Rasmussen 等，2005）。在这些研究分析中，或多或少存有不足之处，因为患者外科术式的选择以及随访时间的长短都是影响因素，并且神经研究的技术日新月异，有用的知识信息更新不断加快，对疾病的认识也会更加全面。

会阴神经运动潜伏期

阴部神经的会阴支向前走行支配尿道周围的纹状括约肌（见第 17 章）。会阴神经同样可能受到牵拉损伤，压力性尿失禁患者与大便失禁患者一样，会阴神经运动潜伏期明显延长（Snooks 等，1984b，1985e；Smith 等，1989；Bakas 等，2001）。

会阴神经潜伏期通过直肠腔内刺激进行检测，这与阴部神经运动潜伏期的检测一样，通过放在弗利气囊尿管的气囊附近的环状电极（见图 1.26），便可记录尿道周围的肌肉（而不是外括约肌）的收

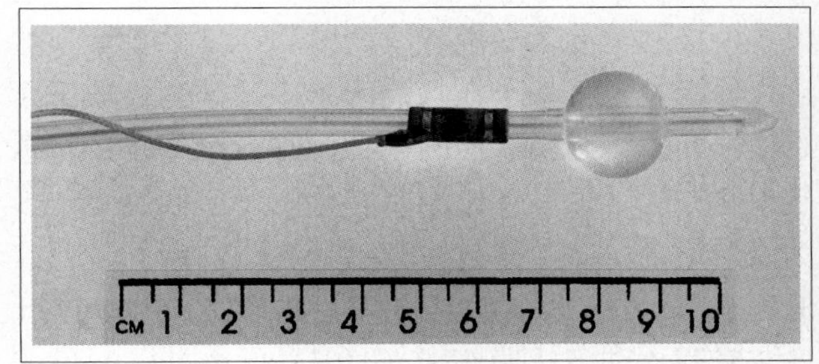

图 1.26　用于检测会阴神经运动潜伏期的环形电极（Dantec，丹麦），检测肛门直肠黏膜电生理敏感性时也用同样的电极。

缩（Dantec 21L10，Skovlunde，丹麦）。膨大的气囊放入膀胱内，尿管往下牵拉，使电极置入尿道肌肉中。正常人会阴神经运动潜伏期的平均值为2.4ms（SD 0.2）（Snooks 等，1984b）。同样也可使用尿道表面电极进行检测，将它放在阴道前壁上，紧靠中段尿道，然后进行检测（Tetzschner 等，1997；Bakas 等，2001）。

脊髓运动潜伏期

大多数情况下，神经源性便秘患者神经损伤的部位都在阴部神经的远侧段，只有少数患者是由于骨盆病灶引起近侧神经损伤或由于脊髓病变引起大便失禁。阴部神经近侧病变还应该在盆底薄弱、阴部神经运动潜伏期和黏膜电感正常的患者中加以考虑，并排除引起阴部神经远段损伤的病因。外括约肌的单一纤维肌电图不正常，可能提示神经源性的失禁。近侧神经损伤可能是核上性（运动神经元近侧）或核下性（运动神经元远侧），主要取决于损伤部位与 Onuf 神经核的关系（Lubowski 等，1988d）。核下性神经损伤更常见，主要由于以下原因引起：①外伤、椎间盘突出和肿瘤等引起马尾神经损伤；②骨盆病灶如骶前肿瘤或囊肿。

脊髓运动神经潜伏期可通过经皮刺激腰1（L_1）和腰4（L_4）水平的马尾神经检测出结果（Snooks 等，1985f；Swash 和 Snooks，1986）。可从刺激外括约肌、耻骨直肠肌或尿道周围括约肌开始检测。检测外括约肌是最简单的，用一次性的阴部神经检测电极设备即可。引起脊髓神经通路的各种疾病会延长脊髓运动潜伏期。

脊髓神经运动潜伏期一般采用高压、低阻抗的电刺激进行检测（Digitimer，Hertfordshire，英国）（见图 1.27a）。患者取左侧卧位，大腿接上接地电极，后背腰1和腰4水平的中间皮肤去毛，并将腰1和腰4位置作好标记。两个盐水浸泡的小垫组成的经皮电极发出 1500V 电压、持续 0.5ms 的刺激，然后以 50fs 的时间段衰减（见图 1.27b）。阴极放于腰1水平，阳极放于头颅处。将阴极移至腰4水平，重复检测一次。患者在检测时并无电刺激的感觉，因为衰减速度很快，只是后背感到轻微的震动，下肢肌肉抽搐。滤波器与检测阴部运动潜伏期时的相同。

脊髓运动潜伏期比率（SLR）可通过以下公式计算：

SLR＝L_1 潜伏期（ms）/L_4 潜伏期（ms）

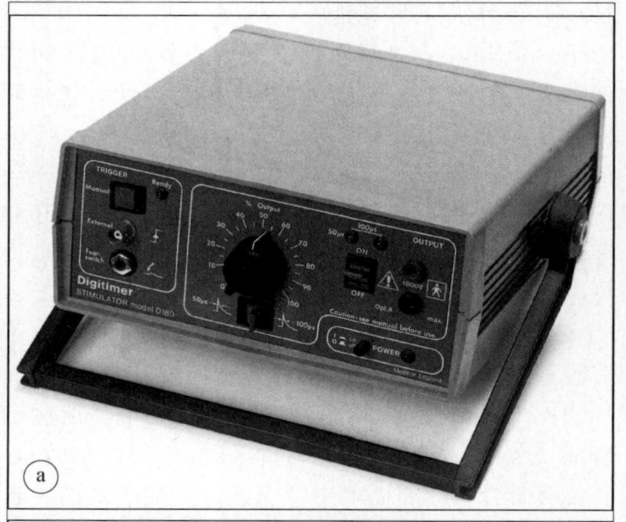

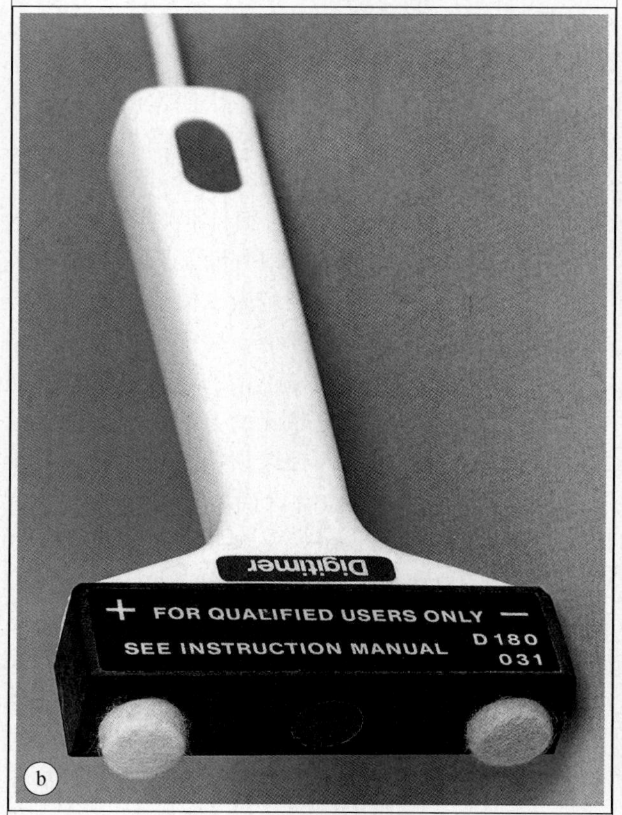

图 1.27 脊髓刺激器。(**a**) 高压刺激器：刺激由与肌电图仪相接头处触发，随后肌电图仪记录肌肉收缩的情况。(**b**) 刺激后背的电极（两个垫子）。

如病灶在骨盆，那 L_1 和 L_4 的潜伏期都会增高，但其比值 SLR 却在正常范围内（见图 1.28）。如果病变在马尾神经处，那么 L_1 的潜伏期延长，SLR 将增大。如阴部神经远段也延迟，那么 L_1 和 L_4 潜伏期将增加，但 SLR 正常。外括约肌的正常脊髓潜伏期平均值如下：

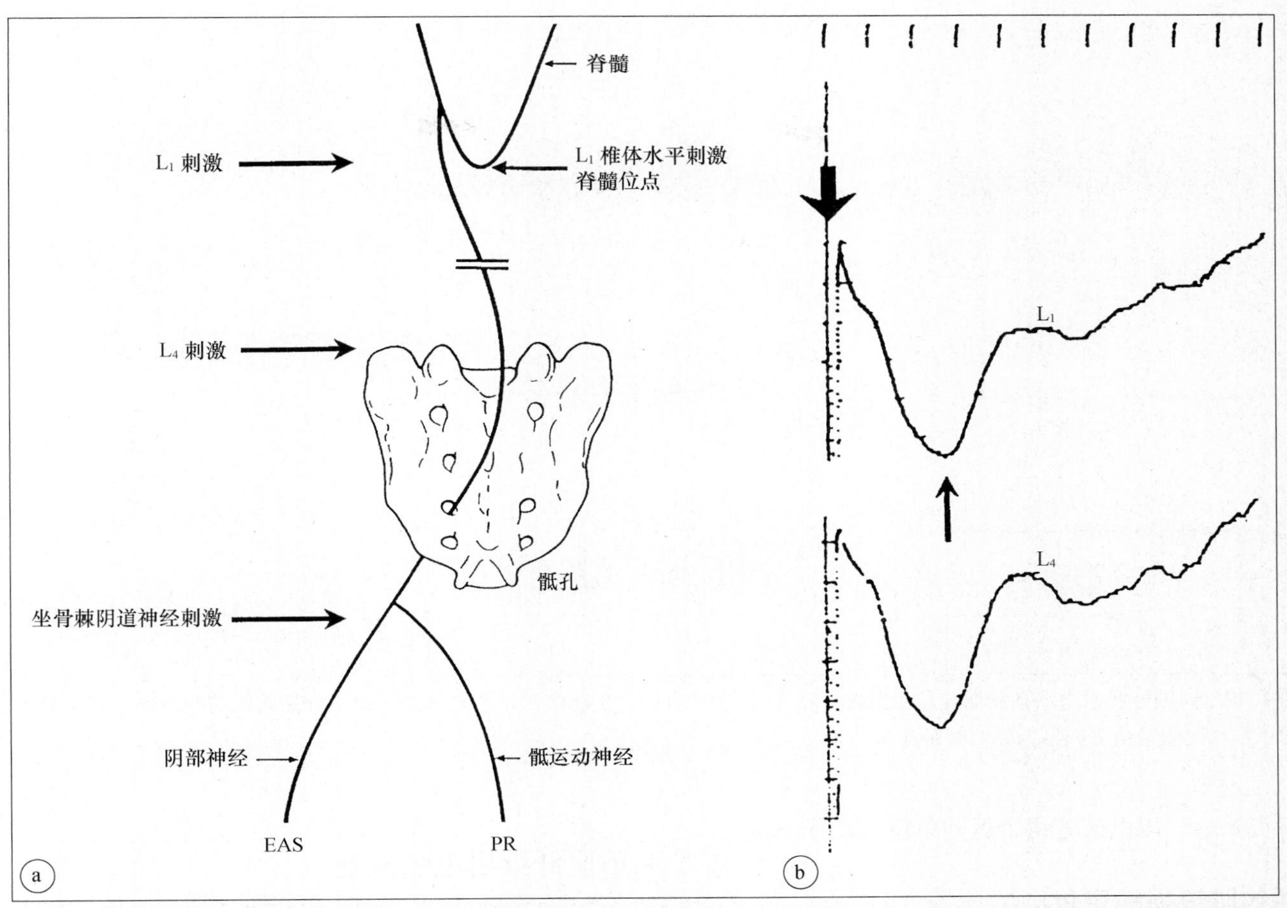

图 1.28　脊髓运动潜伏期（**a**）L_1 和 L_4 水平脊髓刺激位置与脊髓和马尾相对应的部位；（**b**）脊髓运动潜伏期的检测记录结果：上面的曲线为 L_1 潜伏期，宽箭头所指为刺激开始，细箭头所示为刺激脉冲到达外括约肌的时间。注意 L_4 潜伏期比 L_1 短。

L_1 潜伏期	5.5ms（SD 0.4）
L_4 潜伏期	4.4ms（SD 0.4）
SLR	1.33（SD 0.1）。

肌电图记录

由于同轴针状电极的使用，肌电图记录（EMG）主要应用于骨骼肌的临床研究（Adrian 和 Bronk，1929）。电极记录去极化肌肉运动单位动作电位，运动单位由神经轴突、轴突分支以及由神经轴突支配的肌纤维组成。有两种类型的肌纤维，第1型为慢收缩抗疲劳肌，第2型为快收缩肌。周围骨骼肌绝大部分为第2型肌纤维，外括约肌大约有78%的肌纤维是第1型肌纤维（Swash，1992）。在一个运动单位内所有的肌纤维都是同一型肌纤维（Stalberg 和 Ekstedt，1973；Stalberg 等，1976）。记录下的运动单位收缩产生生物电活动，我们就叫运动单位的动作电位（MUP）。

同轴针状肌电图仪

同轴针状 EMG 用于记录各种肌肉活动，或检测神经损伤情况。记录所有的肌肉活动可用于定位括约肌无力和评估盆底功能障碍。针状电极由不锈钢套管与管内的中心白金丝组成，套管与白金丝是相互绝缘的。针尖表面大小为 0.5mm×0.15mm。

运动单位动作电位持续时间

运动单位动作电位持续时间（MUPD）可用于检测肌肉的去神经和神经修复情况。正常运动单位动作电位为双相性，持续 5～7.5ms（Petersen 和 Franksson，1955）。MUPD 随年龄增长而延长（Bartolo 等，1983a），在肌肉去神经状态时如神经源性失禁，MUPD 也延长（Bartolo 等，1983b）。

针状电极每次插入外括约肌的各个方位，记录10个不同的动作电位，计算出 MUPD 的平均值。滤波器以 20Hz 低频到 5kHz 的高频，扫描速度为

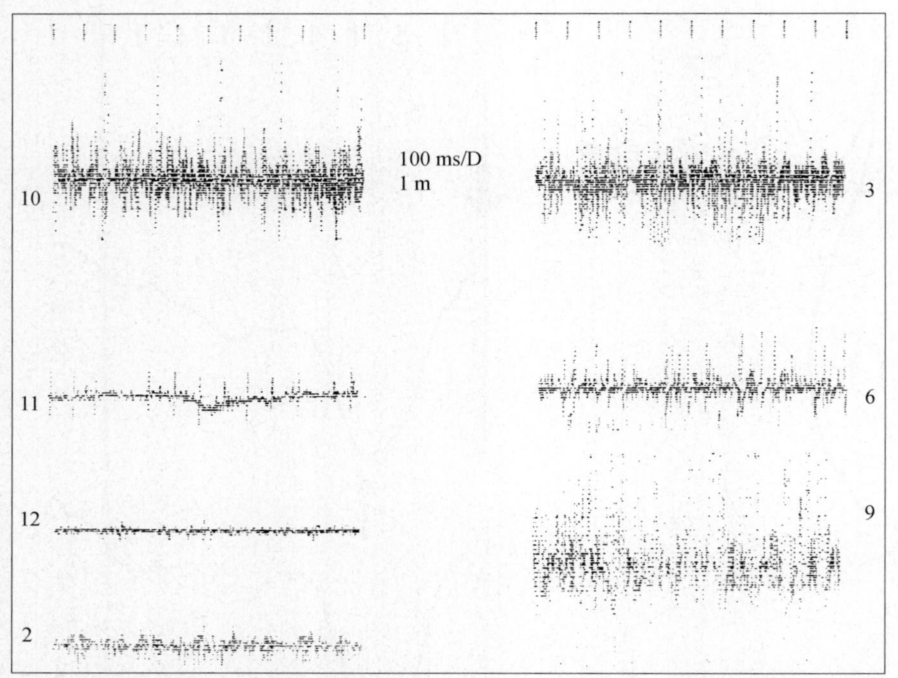

图 1.29 同轴针状肌电图括约肌定位示意图。在 11 点和 2 点间，生物电活动明显减少，提示外括约肌前侧缺损，其余各处均正常（图中数值表明肛门的时钟部位）。

每贞 2ms，用以区分每个运动单位的动作电位。

括约肌缺损的定位

括约肌缺损的定位与临床和组织学发现相关性极好（Sultan 等，1994b）。先仔细进行直肠指检后，检测针先插入括约肌边缘的正常肌肉里，随后插入缺损的部位，最后插入对侧正常肌肉内（见图 1.29）。无需局麻。滤波器以 20Hz 低频到 5kHz 高频，扫描速度很慢，为每贞 100ms，压缩动作电位并获得全貌。检测对有阴部感觉神经病变的患者会有一定疼痛感，但并不严重。在许多临床中心，直肠腔内超声检测已替代了这种检查。

盆底功能障碍的评估

正常人的外括约肌和耻骨直肠肌平常处于一种部分收缩状态，但在用力排便时，这种状态即被抑制（Porter，1961）。在向下用力排便时，各种临床情况都证实存在肌肉收缩，而且不一致的肌肉收缩是引起各种症状的原因（Lane，1974；Rutter，1974；Rutter 和 Riddell，1975；Kuijpers 和 Bleijenberg，1985；Snooks 等，1985d）。对于一些人来说，这一检测现在被认为是非生理性的，而且肌肉收缩很可能是实验室的人为现象（Jones 等，1987b；Duthie 等，1991；Duthie 和 Bartolo，1992；Lubowski 等，1992）。

单肌纤维肌电图检查

当过度牵拉引起神经损伤时，动作电位以最快的速度传导给残存的神经纤维，因此在运动潜伏期延长发生前，神经已经明显损伤了。检查神经支配的肌肉状态可更早期提供神经损伤的证据（Strijers 等，1989）。用单纤维肌电图检查记录各个肌纤维的动作电位是最准确的检测骨骼肌神经损伤和神经修复的方法（Stalberg 和 Ekstedt，1973；Lubowski 等，1988d；Swash，1992；Sangwan 等，1996b）。

骨骼肌的神经损伤可由附近的轴突修复。组织学和组织计量学研究发现由 1 型和 2 型肌纤维组替代后，两型肌纤维呈随机正态分布（Parks 等，1977；Beersiek 等，1979）。这种变化可用单纤维肌电图检查准确辨别。单纤维肌电图电极是由一根直径约 25μm 白金丝构成，电极外套绝缘的不锈钢套管，电极比不锈钢套管长 5mm，因此记录电极表面直径也是 25μm（见图 1.30a）。

去神经化和神经修复的变化可以通过计算纤维密度进行量化，即计算出在单纤维电极检测的范围内运动单位的肌纤维的数量（Stalberg 和 Thiele，1975；Trontelj 和 Stalberg，1995）（见图 1.30b）。平均纤维密度即是检测肌肉 20 处纤维数量的平均值。神经修复后，这一范围内的肌纤维数量就增多，

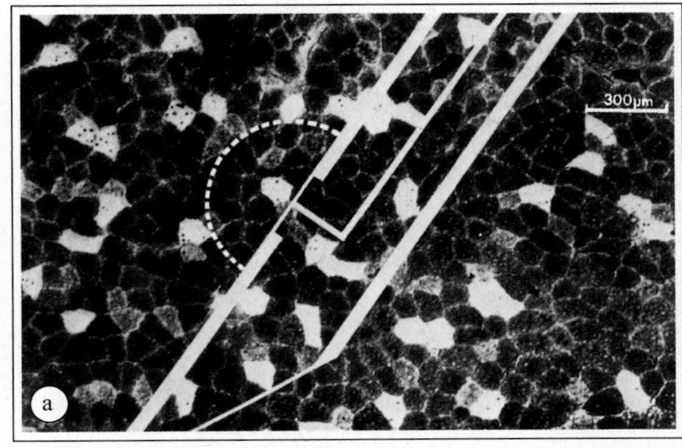

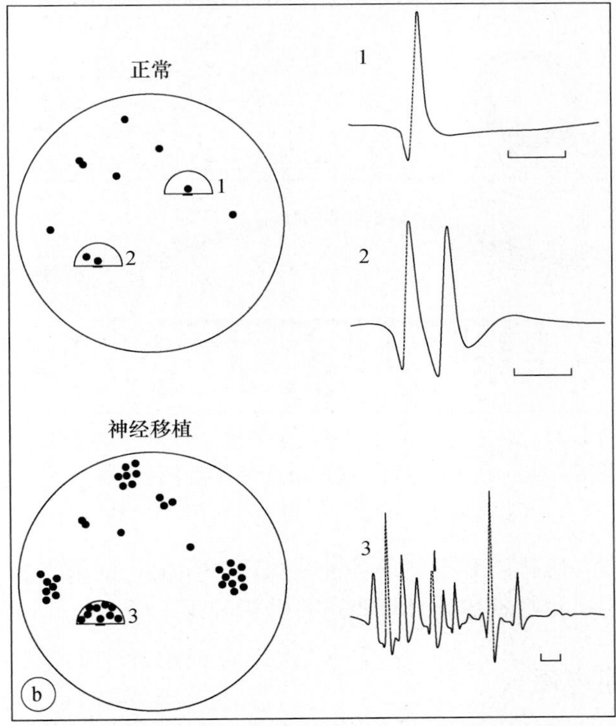

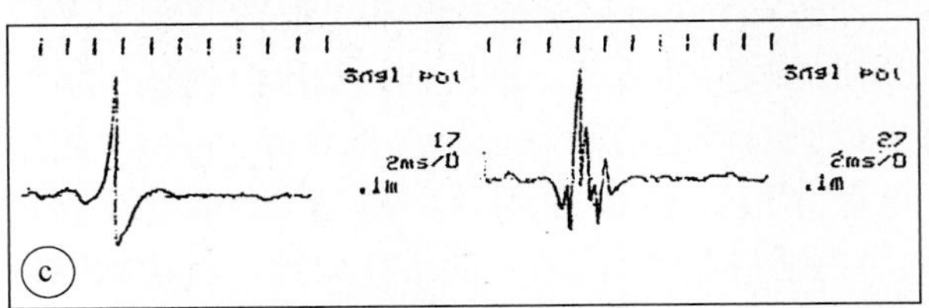

图 1.30　单纤维 EMG。(**a**) 单纤维电极重叠在正常肌肉上，显示套管一侧的金属丝电极的记录表面，电极检测的范围仅仅涉及很小数量的肌纤维（来源自：Stalberg 和 Trontelj，1979）；(**b**) 记录正常肌肉的肌纤维（上）和去神经化肌纤维（下），去神经和神经修复后的肌肉有纤维分型化，导致运动单位内肌纤维数量增多，因此图中可见多相动作电位；(**c**) 单纤维 EMG 记录了一个神经修复后的正常动作电位（左侧）和多相动作电位（右侧）。

相应地这个范围内记录的动作电位的峰电位数量也增多（见图 1.30c）。肛门外括约肌的正常纤维密度为 1.5（SD 0.16）（Neill 和 Swash，1980），纤维密度大于 2.0 时提示神经损伤和神经修复的存在。

记录方法

用适当的过滤器消除远侧肌纤维的干扰，才能记录到单个动作电位。EMG 机的触发开关只允许记录振幅大于 100μV 的动作电位，单个动作电位的电能大小从 100Hz 到 10kHz，峰值为 1.01kHz（Gath 和 Stalberg，1975）。滤过器设为低频 500Hz，高频 2kHz，扫描速度为每贞 2ms。

临床应用

单纤维 EMG 是可重复的试验（Rogers 等，1989）。纤维密度随年龄的增长而增加（Laurberg 和 Swash，1989），各种原因牵拉引起阴部神经病变使纤维密度增加，包括大便失禁（Neill 和 Swash，1980；Neill 等，1981；Lubowski 等，1988c；Fink 等，1992）、直肠脱垂（Neill 等，1981）、压迫性尿失禁（Snooks 等，1984b；Smith 等，1989）、痔疮（Bruck 等，1988）、孤立性直肠溃疡综合征（Snooks 等，1985d）以及子宫脱垂（Beevors 等，1991）。单纤维 EMG 比检测阴部功能的运动、感觉试验创伤更大一些，因此，尽管它更准确，但临床上已逐渐将它选择性地应用于那些有足够临床证据说明患者是神经源性肌无力，但阴部运动潜伏期和黏膜电感能力正常的患者。目前越来越多的证据表明神经源性失禁患者阴部神经运动潜伏期试验与神经病变程度相关性较差，而纤维密度却是更准确的检测方法（Osterberg 等，2000），这一试验对那些用新的外科技术如刺激骶神经治疗失禁的患者进行检测可能也有帮助。

内括约肌肌电图检查

肛门内括约肌的活动可通过肛门内表面电极进行检测（Lubowski 等，1988c）或用细的金属丝电极检测。对于表面记录电极，与检测会阴神经运动潜伏期相似的环形电极就十分合适（Dantec 21L11，Dantec，丹麦）。电极套在弗利气囊尿管上，气囊不充气。金属丝电极（Basmajian 和 Stecko，1963）已分别用在静态记录仪（Sorensen 等，1994）和动态记录仪上（Farouk 等，1992）（见动态测压仪和肌电图仪部分）。

附近的外括约肌的生物电活动必须滤掉，确保内括约肌活动的唯一性。这就需要特殊的滤过器：

即低频至 0.05Hz，高频至 2kHz，扫描速度为每贞 500ms。内括约肌的电生理活动为慢波，每分钟 20～30 次，偶尔可到每分钟 40 次（Wankling 等，1968；Lubowski 等，1988c）。其他研究还记录到每分钟 34～55 次（平均 47 次）（Sorensen 等，1994），但这是应用了精准的肌电图仪记录信号，以使一些阴极波能够记录在基线以上。另外，即使使用 0.5kHz 的低通滤波器，肛门外括约肌的所有电生理活动也可能无法滤掉。

生物肌电活动与测压仪的慢波活动是一致的。神经源性大便失禁的患者，内括约肌丧失了肌电活动，并伴随肛门静息压的下降（Lubowski 等，1988c）。

动态直肠肛门测压仪和肌电图仪

直肠肛门功能的静态检测方法（受试者左侧卧位）在某种程度上来讲，并非生理状态，并不能提供全面的信息。肛管压随体位的变化有所不同（Johnson 等，1990），而且仅靠检测肛管压并不总是能准确预测失禁。用动态检测技术研究失禁或排便困难患者能为我们提供更多的信息。

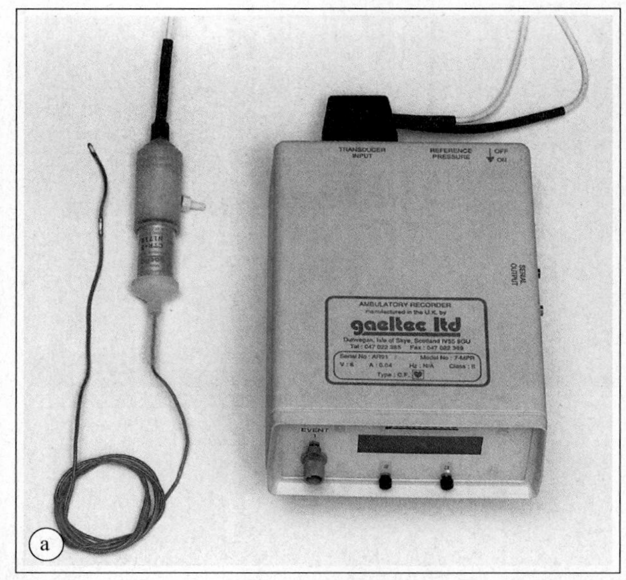

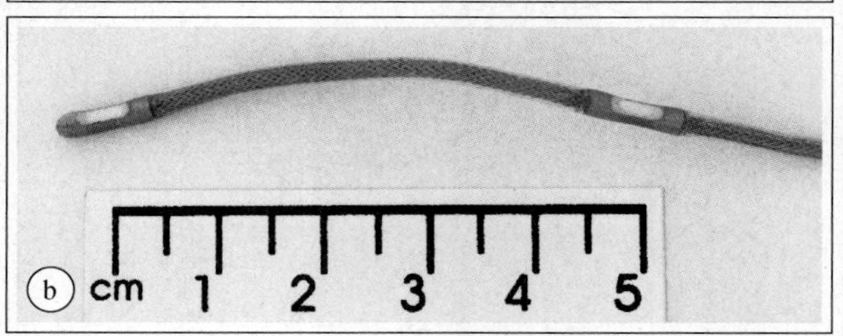

图 1.31 动态测压和肌电图记录系统（**a**）便携式数据记录箱；（**b**）压力传感测压仪记录导管有两个传感器。

设备和技术

测压法

小的便携式数据记录系统的发展，能够收集和压缩数据，使得这一技术在临床实践中能够得以应用（Gaeltec，Isle of Skye，英国）（见图 1.31），多频测压导管检测记录 24 小时变化已成为可能。目前应用的测压系统是压力传感器。这很容易做到，但含多个传感器的探针十分昂贵，动态灌流系统目前还不完善。探针应有 3 个传感器，末端记录直肠压，其余两个记录肛管压。现代科学技术表明，在软质探针上传感器间的最小距离为 2cm（见图 1.31）。如肛管很短，可能就不需要记录两个位点。如果只用一个传感器，就必须把它放在肛管的中段，因为放得过高或过低，检测就可能错过了肛管高压区。

探针插入后，用胶带将之固定在肛缘和臀沟，实时记录静息压、收缩压和咳嗽压，确保导管位置准确。检测数据记录箱随即将数据传入到带有肩带的便携式盒子里，做到动态检测和记录。事件标记和日程记录应将坐位、跑步、肛门排气、失禁发作、急排感和排便等各种情况逐一标记。记录完成后，将数据传给计算机进行分析处理。

肌电图

动态 EMG 可记录外括约肌、耻骨直肠肌和内括约肌的电生理活动。采用细的双极金属丝电极即可实现肌电活动的动态记录。将直径 0.1mm 的两个电极穿过 23G 的穿刺针，超过 3mm 后扳成钩状。穿刺针插入肌肉内，退出穿刺针，将钩状电极留在肌肉内，电极与数据记录箱连接。如果只检测一个肌肉，过滤器的设置与静态检测内括约肌肌电活动时一样，如前所述。如同步记录三个肌肉的电生理活动，滤过器应设为低频＜10Hz，并设两个高频道 10Hz 至 1kHz（Farouk 等，1993）。

临床结果

正常受试者内括约肌间歇性出现慢压波，痔疮患者约有 35%的时间出现（Waldron 等，1989）。行回肠储袋肛管吻合术的患者，术前肌电图慢波活动正常，每分钟平均循环 30 次，70%的患者术后下降至每分钟13次（Farouk等，1994a），肛门静息压下降50%。相反，直肠脱垂经腹手术固定后，内括约肌压力得以恢复并且内括约肌的肌电活动慢波频率明显增加（Farouk等，1992）。

内括约肌自发松弛最早是由Miller等（1988a）报道的，松弛时伴随内括约肌肌电活动的抑制（Farouk等，1994b）。这些活动对排便功能起到非常重要的作用，动态监测对研究这些活动十分有用（Ronholt等，1999）。肌电活动和测压检查发现神经源性大便失禁患者括约肌松弛异常（Miller等，1988b；Farouk等，1993），肛门瘙痒症患者松弛时相延长（Farouk等，1994b）。

在许多病例中，大便失禁患者肛门压都在正常范围内，在这种情况下，静态检测项目很难找到失禁的真正原因。高幅近位压力波可能与急排感有关（Roberts和Williams，1992），失禁患者结直肠外科切除恢复后也发现有此现象（Miller等，1990；Farouk等，1994a）。失禁患者直肠切除后行结肠肛管吻合、结肠会阴吻合和股薄肌成形刺激时可出现高压波（见图1.32）。

实验研究发现，梗阻型排便困难患者外括约肌存在明显的反常收缩而耻骨直肠肌却向下用力（即肛门痉挛）（Kuijpers和Bleijenberg，1985；Preston和Lennard-Jones，1985）。这种现象亦可出现在坐位状态检查的一些患者中（Womack等，1985），其他一些研究怀疑这种结果可能是人为因素造成的，因实验室检查时患者处于一种非正常生理状态（Jones等，1987a；Roberts等，1991；Duthie和Bartolo，1992）。动态肌电检测和测压检查发现，11位诊断为肛门痉挛的患者中有8位患者在家中正常生理状态下进行检查，其盆底松弛完全正常（Duthie等，1991）。

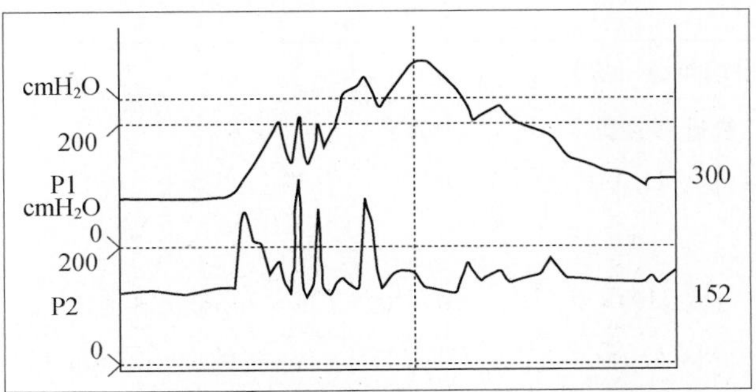

图1.32 动态直肠肛门测压显示低位直肠切除术后可记录到30秒的片段，上方曲线表示术后直肠压，下方示中段肛管压。高幅压力波到达术后直肠后，产生急排感和几次外括约肌的随意收缩。标记处新的直肠压超过肛管压，出现内裤污染现象。

直肠肛门感觉

肛门感觉

肛管黏膜电感能力的检测，与阴部神经和括约肌功能的检测相比，并未充分应用。感觉检测无痛、操作简单、重复性好；是阴部神经运动检测的补充项目，可对阴部神经运动潜伏期检测困难的患者或其他检查时很痛无法继续实施的患者进行有效检查。黏膜电感能力是对阴部神经病变的检测方法，可反映阴部神经感觉元件的功能状态，神经源性大便失禁患者的电感能力下降（Roe等，1986；Rogers等，1988c）。

肛管黏膜极富神经末梢，并对触摸、疼痛、温度和运动极其敏感（Duthie和Gairns，1960）。疼痛感向上达到齿状线上方约0.5～1.5cm处，这一点在痔疮治疗时非常重要。感觉神经纤维通过阴部神经传入S_2～S_4神经根，肛门感觉对排便机制有重要的作用，尽管它的作用十分复杂。患者切除痔疮或切除脱垂的黏膜后，并不引起大便失禁。在重建性结直肠切除时，当肛管移行带被切除后，并非所有患者因失去肛管感觉后而出现排便障碍（Keighley等，1987）。

通过肛门对温度或黏膜电感能力的检测，可得出肛门感觉是否正常。温度感的检测是用一根探针，内有三个管道并灌注不同温度的水（Miller等，1987）。温度快速升高或降低，让肛管黏膜感知这种变化，温感检查设备复杂，目前尚无商品成品。

1986年Roe等发表了通过电刺激来检测肛门感觉能力的方法。用很小的电流刺激肛管黏膜，检测出肛管的感觉阈值即可。这种检测方法操作简单，是阴部运动神经传导检测的补充项目。肛管黏膜电感能力的检测，是用恒定电流刺激肛管黏膜，恒定电流不会因周围组织的阻抗不同而发生变化。将前面描述的检测会阴神经运动潜伏期的那种环形电极（Dantec，Skovlunde，丹麦）固定在弗利气囊导管上，气囊放气不充盈，检测机通电电流持续0.1ms，每秒5转，通过变阻器将波幅从0增加到0.1mA。检测前，用测压法测出肛管的长度，以便电极检测时分别放置在肛管的上、中、下段。每一水平检测三次，计算出平均值，检测重复性较好（Rogers 等，1989；Ryhammer 等，1997a），检测结果十分准确。正常中位数及正常范围如下：

低位肛管（mA）	4.8（3.0～7.0）
中段肛管（mA）	4.2（2.0～6.0）
上段肛管（mA）	5.7（3.3～7.3）

阴部电感能力阈值可通过阴蒂反射检测，用手提式电极刺激阴蒂周围，记录患者某点第一次有感觉的电流值。刺激持续 2ms，阈值的上限为 5.2mA（Fitzpatrick 等，2003）。阈值升高，表明阴部神经感觉病变，同样，肛管电感阈值也升高。

直肠感觉

直肠感觉在排便机制中起着重要作用，直肠充盈感也是正常排便不可缺少的一部分。直肠对膨胀十分敏感，但缺乏痛觉（Duthie 和 Gairns，1960）。直肠感觉接收器的位置目前尚有争议。直肠膨胀后引起盆腔充盈感，而低位乙状结肠膨胀引起腹部内脏感觉（Goligher 和 Hughes，1951），这提示牵拉感受器应在盆底而非直肠壁内。实际上，牵拉感受器（Winckler，1958；Walls，1959）和肌梭（Swash，1992）都被发现在盆底肌肉内；在切除直肠后结肠与肛管吻合处用气囊充盈膨胀后，类似直肠膨胀的感觉同样存在（Lane 和 Parks，1977；Nicholls 等，1988）。同样，结肠肛管吻合口处的黏膜电感检测时，产生与直肠切除前一样的感觉（Meagher 等，1996）。直肠感觉的检测可通过直肠内气囊膨胀或黏膜电感试验完成。

气囊扩张法

将一个与细的导管连接的气囊插入直肠内，充盈气囊，使气囊下缘与盆底对齐，检测获得三组数据：直肠感觉阈值（RST）是指首先有膨胀感觉的容积；有急排感觉的容积；所产生的疼痛不能忍受的容积，叫最大耐受容积（MTV）。充盈气囊的方法有几种，充气和水获得的数据是相似的（Sun 等，1990c），充气最常用。一次用 10ml 气体逐渐充盈气囊十分容易。用小容量充盈气囊或慢速充盈气囊获得的感觉阈值要低一些。脉冲式充盈比连续用泵充盈测得的感觉阈值低（Sun 等，1990c），但年龄和性别无差异（Felt-Bersma 等，2000）。正常人的 RST、急排感容量以及 MTV 数据列在表 1.4 中。

直肠黏膜电感试验

直肠黏膜电感试验已由 Kamm 和 Lennard-Jones 报道（1990 年）。检测设备与肛管黏膜电感检测一样，将固定在弗利导管上的环形电极插入 6cm 处（直肠肛管交界处以上）。刺激指标为每秒钟 10 转，刺激强度 500fs，从 0～0.5mA 逐渐增加直到出现麻刺感或轻拍感。

直肠球囊排出试验

直肠排空能力可通过直肠球囊排出试验检测。患者取左侧卧位，将连接一根导管的球囊插入直肠内，球囊内注入 50ml 温水，受试者试着用力排出

表 1.4 正常人直肠感觉（气囊膨胀容积）

气囊充盈体积（ml）	参考文献	平均年龄（岁）			方法
		RST	急排感容量	MTV	
Loening-Baucke 和	29	17（8）	173（64）		分次（气）
Anuras（1985）	72	17（9）	151（61）		分次（气）
Sun 等（1990c）	22	12（1）	75（10）	10（10）	分次（气）
		20（5）	128（10）	178（20）	连续 20mL/min 气
		20（6）	130（12）	176（20）	连续 20mL/min 水
		43（10）	167（7）	230（21）	连续 100mL/min 气
		40（10）	175（10）	216（20）	连续 100mL/min 水

注：括号内数据为标准差（SD）。

球囊，如不能排出，再向球囊内注入温水，直到受试者有急排感为止。

患者如有肛门痉挛，则无法排出直肠球囊（Preston 和 Lennard-Jones，1985；Barnes 和 Lennard-Jones，1985；Fleshman 等，1992），这已被用于检测盆底肌肉失弛缓引起的出口梗阻性便秘。起初的研究表明，正常人可以排出直肠球囊，而肛门痉挛的患者无法排出球囊，但最近的研究工作开始怀疑这一试验的有效性和正确性，因为除了出口梗阻性便秘患者外，正常受试者、肛门失禁患者也无法排出球囊（Schouten 等，1997）。虽然患者测试时，处于坐位，更接近生理状态但球囊排出试验本身是非生理状态下的检测方法，对其所得结果应十分谨慎。

结肠功能检测

临床实践中，便秘是常见的问题，结肠功能检测十分必要。另外，一些与直肠肛门区明显有关的症状，其起因可能还在更高部位——结肠上，因此不能只检测直肠肛门功能，结肠活动过度可引起大便失禁，梗阻性便秘可能是整个结肠弥漫性活动障碍所致。

结肠传输试验

最早的结肠传输试验是用钡剂进行检查（Alvarez 和 Freedlander，1924；Manousos，1967；Ritchie 等，1971），但无法得出量化结果，而且钡剂可能影响结肠的传输时间。现在一般都用不透 X 线的标记物或放射性同位素进行检查。

不透 X 线标记物

Hinton 等在 1969 年报道了一种简单的结肠传输试验方法。检查前 48 小时开始停用泻药，然后吞服 20 枚标记物。在第 5 天拍摄腹部 X 光片，正常受试者至少有 14 枚（70%）的标记物被排泄出体外（见图 1.33）。这一试验检测的是整个消化道的传输时间，因结肠传输时间在其中占绝大部分，所以这一试验对检查结肠传输时间十分有用。

从结肠各段传输情况可获得更多信息。吞服标记物后，每天拍摄腹部 X 光片。腹部 X 光片将结肠分为三段：右半结肠、左半结肠和盆腔结肠（乙状结肠、直肠）（Martelli 等，1978；Arhan 等，1981）。计算出各节段传输时间和总传输时间，吞服 20 个标记物后 3 天可不行 X 光检查，减少射线照射时间，在第 4 天拍摄一次腹部 X 光片（Metcalf 等，1987）。平均总传输时间男性为 30.7h（SD：3.0）、女性为 38.3h（SD：2.9）。

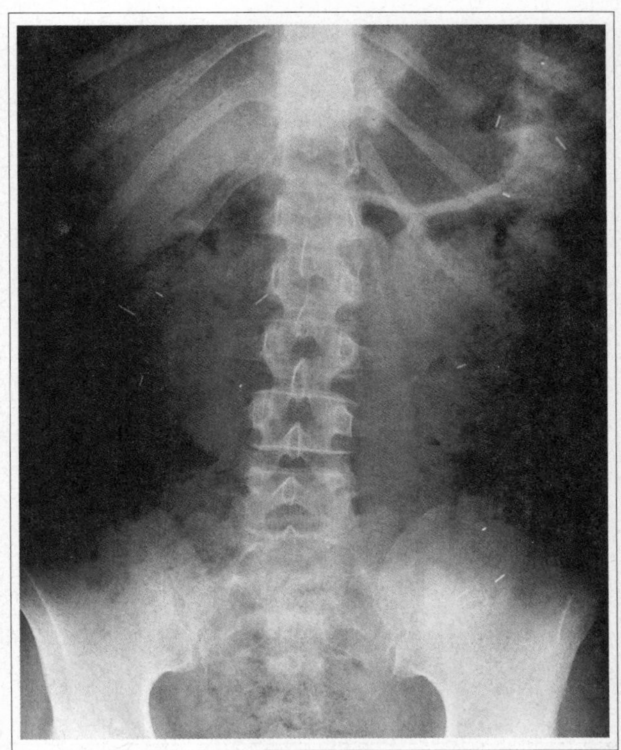

图 1.33 结肠传输试验显示便秘患者第 5 天标记物残留情况。

结肠同位素闪烁扫描

在一些临床医学中心采用放射性同位素技术代替标记物方法，检测结肠传输试验。这种检查方法复杂、费用贵，但能更加清楚地显示有关结肠传输功能的信息，特别对结肠切除术后便秘的患者十分有用。起初一般采用经鼻或经结肠镜置管将同位素注入盲肠处（Krevsky 等，1986；Spiller 等，1986；Kamm 等，1988）。根据动物模型发现，摄入^{131}碘标记纤维素检测小肠传输试验时，结肠也显影，这一技术随即应用于人体检查（McLean 等，1990；Stivland 等，1991；Kamm 等，1992）。为了简化操作方法和避免在纤维素上标记^{131}碘这一步，有人采用铟-111-DTPA 进行试验（Smart 等，1991）。

口服同位素后，分别在 6h、24h、48h、72h 和 96h 用宽屏 γ 摄像仪扫描腹部（见图 1.34）。将结肠分为右侧、左侧和乙状结肠/直肠三部分进行分

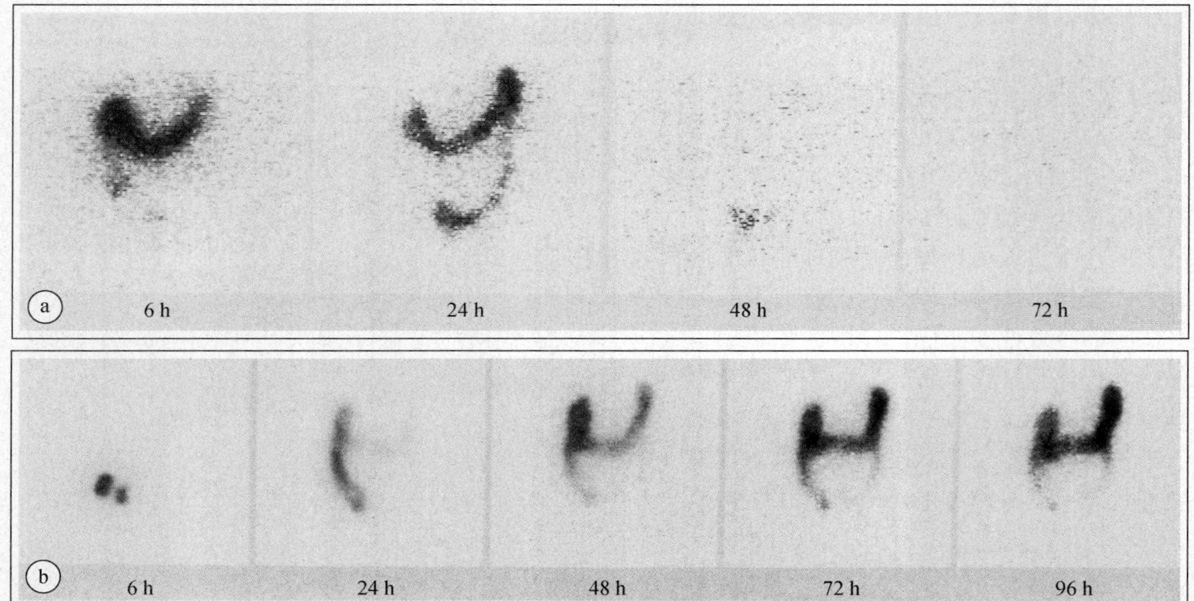

图 1.34 同位素结肠传输试验。(**a**) 正常受试者：口服同位素 6h 后，同位素到达右侧结肠，正常人大约 48h 同位素完全被排出结肠。(**b**) 严重便秘患者：96h 后同位素残留在结肠内。

表 1.5 正常人结肠节段同位素残留比例平均值和总比例

	右侧结肠	左侧结肠	直肠/乙结肠	全结肠
24h	16 (7)	26 (17)	15 (9)	48 (28)
48h	3 (3)	5 (5)	6 (7)	11 (11)
72h	0.8 (1)	1 (2)	0.5 (0.5)	2 (4)
96h	0.2 (0.6)	0.1 (0.3)	0	0.3 (0.9)

注：括号为标准差（SD）值，摘自 Smart 等（1991）。

析。节段传输时间可用两种方法中的一种表示：每段结肠残留的同位素的比例和全结肠残留的比例；或用各段结肠内同位素活性的中位数（平均活性）表示（Smart 等，1991；van der Sijp 等，1993）。表 1.5 表示正常人各节段和总的残留比例结果，特发性严重便秘患者结肠残留总的比例明显增高（Smart 等，1991）（见图 1.35）。总残留比例是一个简单方法，可应用于临床，也可绘制成图形与正常进行比较（见图 1.36）。

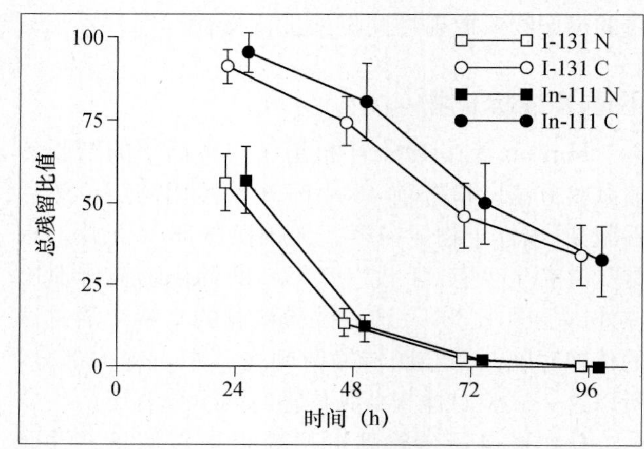

图 1.35 正常受试者（N）、重度便秘患者（C）结肠内残留同位素比值。用^{111}铟 In-111 和^{131}碘（I-131）比较，发现两者无差异。每个时间段正常受试者和便秘患者结肠残留同位素比例都有显著性差异。来源自：Smart 等（1991）。

排便闪烁扫描

近来，结肠同位素扫描传输试验已用于排便过程中检测结肠和直肠的功能。这一起因基于一种假设前提：一些梗阻型便秘患者结肠可能存在潜在性的弥漫性病变。口服^{111}铟-DTPA（4mBq）

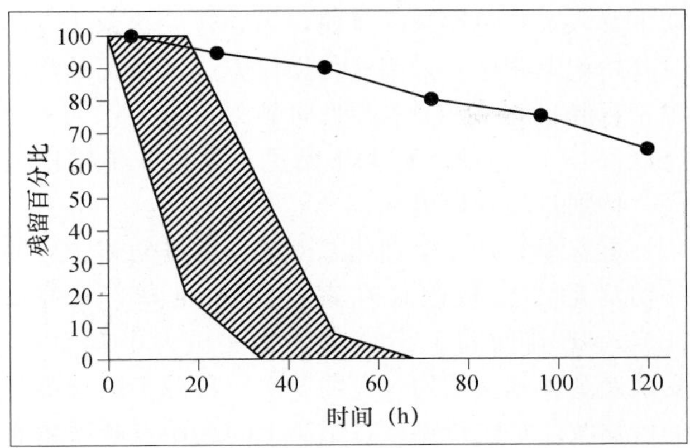

图 1.36 重度便秘患者同位素残留总比例（•—•—•）。阴影面积为正常范围（McLean 等，1992），结肠内残留同位素增多，提示结肠为慢传输。

进行正常结肠同位素扫描检查，第 2 天，当受试者想正常排便时，进行排便前、排便时和排便后结肠和直肠扫描。改进后的软件可以在患者排便时，快速收集数据（Lubowski 等，1995）。回放受试者检查影像时发现：14 名受检者中有 13 名在排便时左侧结肠部分排空（见图 1.37）。结肠同位素排空比例平均值为 67%（范围 30%～97%），左侧结肠为 32%（范围 4%～86%），右侧结肠 20%（范围 0～76%）。因此正常排便显示大部分受试者左侧结肠部分排空，一些受试者右侧结肠也排空。这一试验已准备常规用于研究排便异常的患者。

结肠测压

结肠功能与直肠和盆底肌肉的功能密切结合相关。直肠肛门动态测压检查结果表明，剧烈的结肠推进排便可引起大便失禁，因此很显然，肛门直肠病变可能还有近侧结肠的病因。同样，排便不只是直肠排空的过程，它还包括结肠推进活动。因接触整个结肠十分困难，这对研究结肠压力波的传输，无形中形成了一个明显的障碍。另外，由于结肠测压偶然事件的存在，使得检查需要超过一天或更多时间。

肠道准备后，行结肠镜检查，将测压导管放入结肠内，然后进行结肠测压检查（Narducci 等，1987；Bassotti 等，1988；Furukawa 等，1994）。结肠非传送性收缩产生的低幅波常常为爆发性，特别是在清醒状态和餐后出现（Narducci 等，1987）。结肠传输性收缩产生的高幅波每天出现 4 次，波幅在 100～200mmHg。肠道准备后进行结肠测压，在某种程度上是处于非生理状态下进行的（Bampton 等，1997）；如采用固体传感系统顺行插入未行

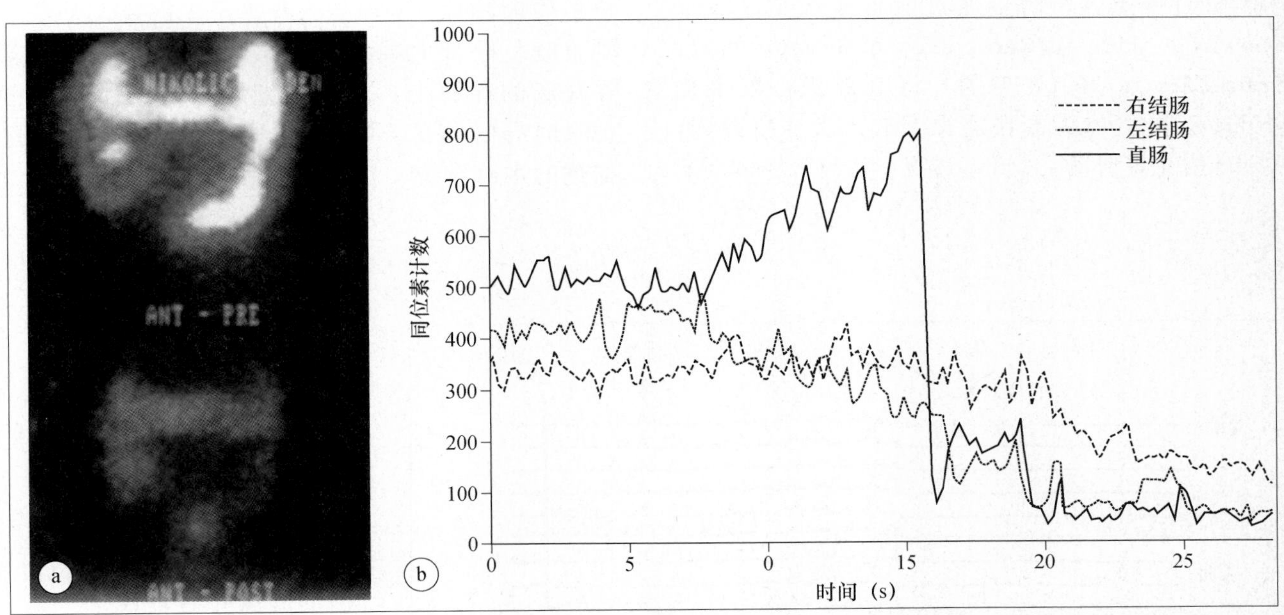

图 1.37 结肠同位素闪烁扫描检查研究生理状态下排便过程。(**a**) 显示受试者排便前后左侧结肠和右侧结肠排空情况（上面显示排便前，下面显示排便后）；(**b**) 同一受试者右侧、左侧和直肠/乙状结肠动态检测下各节段同位素计数，左侧结肠开始排空时，伴随直肠充盈。直肠排空后，接着左侧结肠排空，随后右侧结肠排空。来源自：Lubowski 等（1995），并获 Springer Science and Business Media 授权同意。

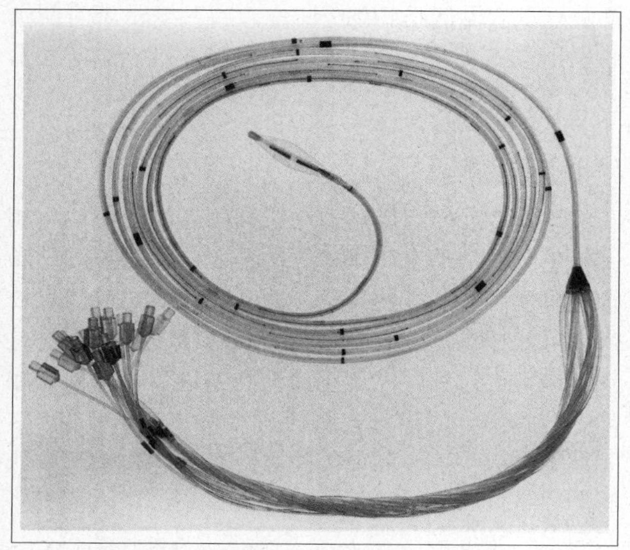

图 1.38 无需肠道准备的 16 腔结肠测压灌流导管。

肠道准备的结肠内进行测压（Soffer 等，1989），由于记录部位之间距离太长（45cm），仅能获得很少的数据。我们制成了侧孔间距 7.5cm 的 16 腔导管，将导管经鼻插入，直达直肠，对未行肠道准备的结肠进行结肠测压（Dinning 等，1998a；Bampton 等，2001）。导管长 5m，整个外径 3.5mm（见图 1.38），现已有商品出售（Dentsleeve International，Mississaugu，Ontario，加拿大）。各管腔连接压力传感器，信号通过前置放大器（AcqKnowledge 111 software，Biopac Systems Inc.，Santa Barbara，CA，美国）将其放大、数字化（10Hz）。导管的尖端在透视下放入十二指肠内，尖端球囊充盈到直径 2cm，透视下将导管经鼻逐渐向下置入，避免在胃内盘曲，当导管尖端到达直肠时开始记录测压。采用这种操作方法，发现最常起源于盲肠的顺行传输波平均频率每小时 1.53 次（SD 0.13）。逆蠕动波并不常见，可见非传输性活动，特别是在餐后出现。

更有趣的是，生理状态下的正常排便前、后的一切活动都已被记录在案（Dinning 等，1998b；2004）。在排便前 1 小时，13 个受试者中有 10 个受试者观察到一系列（大约 3 次）起源于近端结肠的传输波，每次传输波在结肠上的起始点越来越靠远端。在排便前 15 分钟，3 次序列传输波再次出现，但为反相模式，每次传输波在结肠上的起始点一次比一次靠近端。传输波的末尾，即传输波传播到最远点时，与急排感有关（见图 1.39）。梗阻型便秘患者无论是在近侧结肠或是远侧结肠，这种序列波幅明显减小甚至消失，肛门痉挛患者也是如此，这提示病变不仅仅是在直肠肛门，而是整个结肠都有病变（见图 1.40）。在生理状态下检查整个直肠肛门和结肠功能，有可能为许多种病变提供新的认识。

导管逆行插入结肠内行结肠测压需要进行肠道准备，虽然不太接近生理状态，但可让结肠适应 24 小时，恢复到符合生理状态的条件。这种方法避免了操作时间长的问题，因为在检测慢传输患者时，经鼻插入导管至少需要 3 天才达到直肠。导管尖端必须在结肠镜下用夹子固定在盲肠的黏膜上，然后用细线绑上，预防检测记录时导管移位。检测用的导管也是前面我们描述的多腔导管。

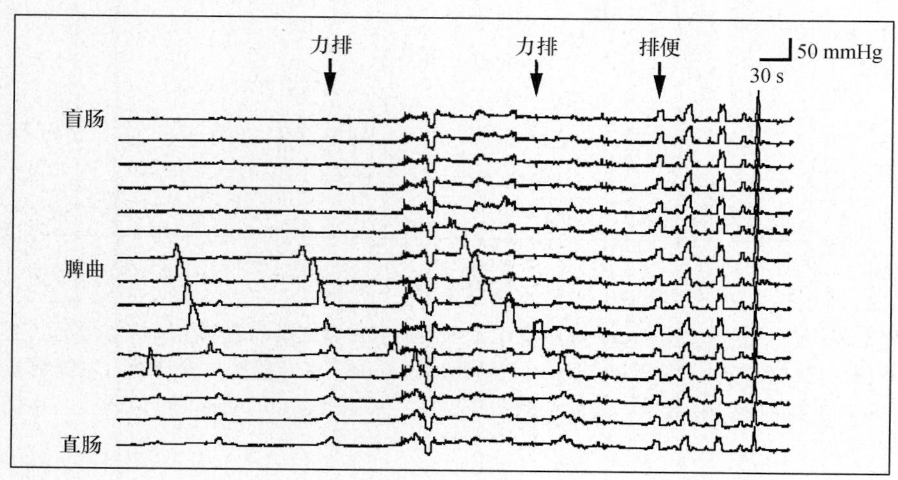

图 1.39 未行肠道准备的正常人排便时的结肠测压结果。曲线从上到下依次为盲肠到直肠，可见 3 个传输波型，第 2、3 个与急排感有关。两次急排感（Vrge）间，有一次同步用力收缩，在每一曲线上均可看到。第 2 次急排感后，开始排便，并有 4 次用力，每条曲线上都有记录。

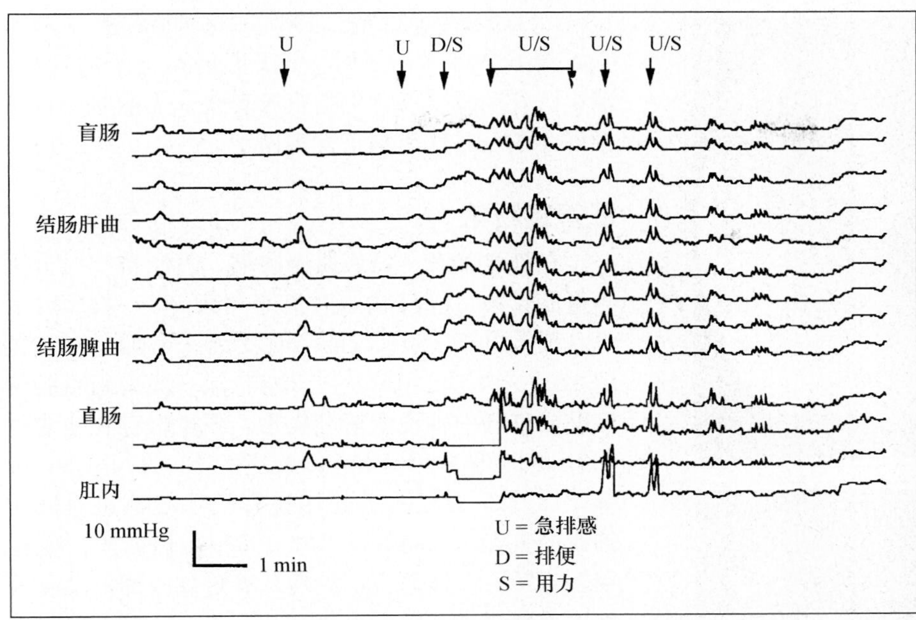

图 1.40　显示梗阻型便秘患者企图排便的测压结果。没有正常的传输压力波出现，可见几次使劲收缩，与急排感（V）有关。一次用力后有少许大便排出（D），最下两条曲线显示肛门压；一次用力，肛门压下降，随后使劲，压力增高（如果第 1 次松弛未出现，后者就可能定义为肛门痉挛）。

直肠动态成像

目前已有几种影像方法检查直肠功能。闪烁扫描可量化检查直肠排空功能，但无法显示直肠肛管的解剖结构。用钡剂行直肠排便造影目前临床已广泛应用。

排粪造影

直肠动态成像检查已在临床应用 30 多年（Burhenne，1964；Broden 和 Snellman，1968）。近来已有大量有关应用排粪造影研究梗阻性便秘、各种解剖异常和各种功能障碍的文献报道。但要意识到，排粪造影检查是在非生理状态下评估排便情况的，因它忽略了排便时正常的感觉反射以及结肠本身的运动情况。它检查的是直肠肛门和盆底的解剖结构，而非排便生理学过程。它能为影响排便的解剖结构异常的患者提供非常有用的诊断信息，如影响直肠排空的直肠前突。

操作方法

直肠排粪造影使用一些简单的设备，在一般的放射科就能完成。钡混合剂的使用差别较大，从理论上讲，最好是接近大便的容量和硬度的混合剂，但这在每个正常人的指标是各不相同的。硬度过大的混合剂可能会影响排便过程（Bannister 等，1987），十分标准的混合剂还未做成（Finlay，1988）。Mahieu 等（1984）将钡剂用水稀释1.5～4倍，然后用土豆淀粉混合成很稠的糊状物，用特殊的泵注入直肠内进行检查。将柔软的混合剂用弗利导管和注射器缓慢注入直肠内是最常用的方法。一些人将钡剂灌注到受试者有急排感为止，但这一容量变化很大，因为液体状的混合物可向上进入乙状结肠。因此大多数人主张将混合物注入直肠的容量不变，虽然容量的大小还未标准化，但有报道为 50～300ml（Finlay，1988）。注入 100ml 混合物就可以很好地显露直肠和下段乙状结肠的轮廓。

检查前无需灌肠，如有必要，可让患者在检查前排空直肠内的大便。患者取侧卧位，将混合剂注入直肠内。肛管线可用一金属链表明，或更为简单的方法是在拔出导管时，将混合物注入肛管内。为消除空气接触的界面干扰，让患者坐在充满水的环形水囊上或塑料马桶上，拍摄侧位片。在患者处于静息状态下、咳嗽时、憋气时和排出钡剂时分别拍摄 X 光片。检查的影像结果用录像带或 X 光片保存。检查室的光线要暗一点，观测者的数量应越少越好，这样可尽量避免受试者的窘态。

正常排空（见图 1.41）

正常直肠排空时，可观察到以下现象：①开始用力时，腹压增加使直肠前壁轻微凹陷；②盆底下降；③肛直角变宽；④肛管开放、变短、变成漏斗状；⑤直肠排空开始、完成；⑥可能出现直肠壁轻微套叠。

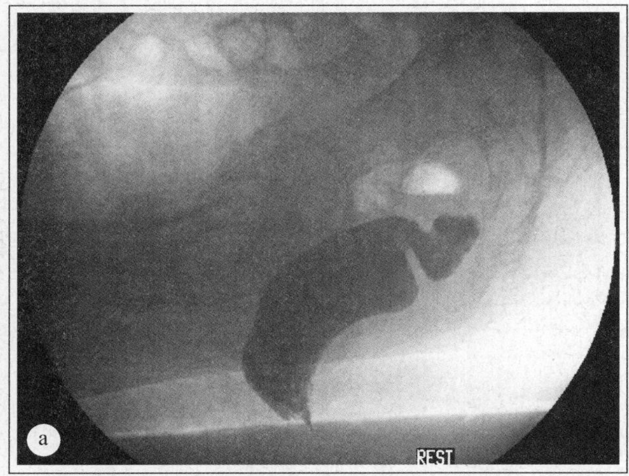

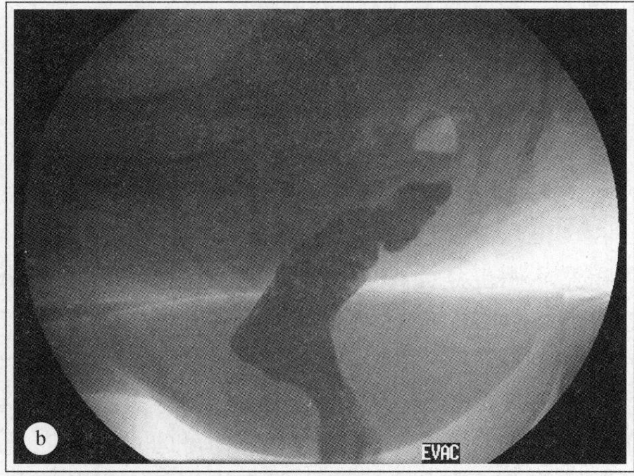

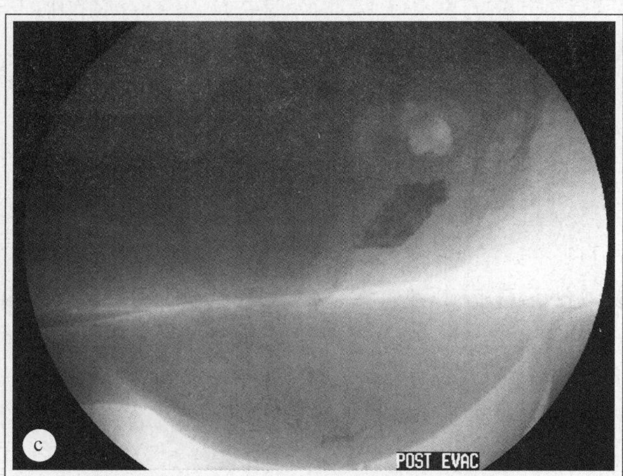

图 1.41 排粪造影检查（钡剂正常排空）。向下用力时，直肠前壁轻微凹陷，肛管开放、形成漏斗状以及排空完成清晰可见。

尽管排粪造影已广泛应用于临床，但各研究中很少有正常对照组，特别是把年轻女性作为对照组的，原因在于有射线照射。从现有的文献研究中发现，正常值变化范围很大（Mahieu 等，1984；Skomorowska 等，1987；Shorvon 等，1989；Goei 等，1989），一些起初认为是不正常的现象，现在已发生改变；特别是直肠套叠，无症状受试者也可存在，并认为是正常现象了。

肛管直肠角

在静息状态、盆底肌肉收缩、直肠排空时分别测量肛直角。静息状态时肛直角为 90°，收缩时变锐（范围 60°～80°），排空时变钝（平均 130°，范围 120°～145°）（Finlay，1988）。一般采用直肠的后壁或直肠中轴线测量肛直角。测量时存在主观性和客观性偏差（Penninckx 等，1990；Jorgensen 等，1993）。现已推荐使用计算机系统测量直肠中轴线的夹角（Keighley 等，1989），但尚未广泛应用。对某一个体而言，夹角从静息到收缩的变化程度比准确测量夹角更重要。

盆底位置

这主要检测直肠肛管交界部的位置与参考点耻骨尾骨线或坐骨结节平面的相对变化程度（见图 1.42），与坐骨结节平面进行对照更简单。盆底在静息状态下比坐骨结节平面高出约 2cm，收缩时比这一平面低 2cm（Bartram 等，1988；Shorvon 等，1989），下降不能超过 3cm。盆底下降见于老年人（Pinho 等，1990），梗阻性便秘患者、慢性排便用力者（Bartolo 等，1988）以及大便失禁患者（Pinho 等，1991）。

直肠膨出

无症状女性直肠轻微前突十分正常（Finlay，1988）。检测的方法是，沿肛管前壁向上画一条直线，测量直肠前突部分与这条线的距离。直肠前突到什么程度才会引起症状，目前尚无定论，但如果前突超过 2～3cm 就认为是不正常了。直肠膨出患者排空失败具有十分重要的意义，特别是当直肠的其他部分满意排空时（见图 1.43）。直肠壁向后膨出并不常见，是由支持盆底肌肉薄弱引起的（见图 1.44）（Halligan 和 Bartram，1996）。

直肠套叠

直肠壁脱垂有以下几种情况：如脱入直肠腔内、脱入肛管内或脱出肛门外（见图 1.45）。直肠壁少部分折叠约有 45％并无症状（Shorvon 等，1989），视为正常。直肠套叠的临床重要性，特别

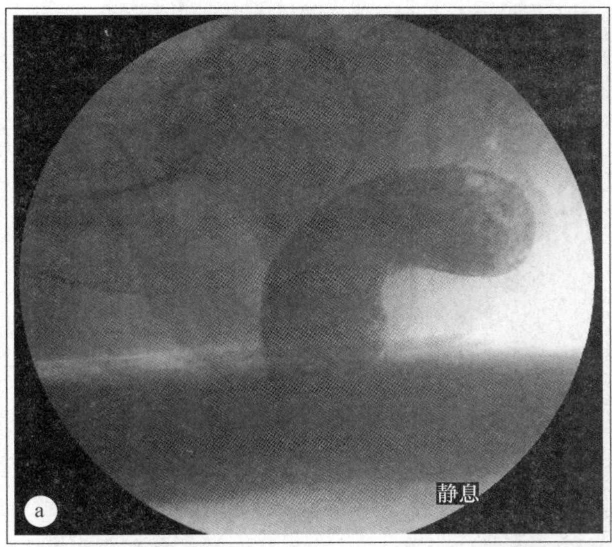

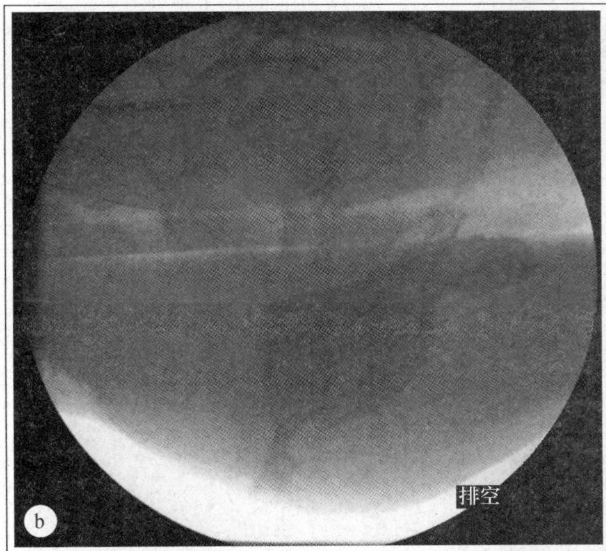

图 1.42　直肠排粪造影显示会阴从静息位下降到收缩位。下降程度可与坐骨结节连线位置比较，图中坐骨结节清晰可见。

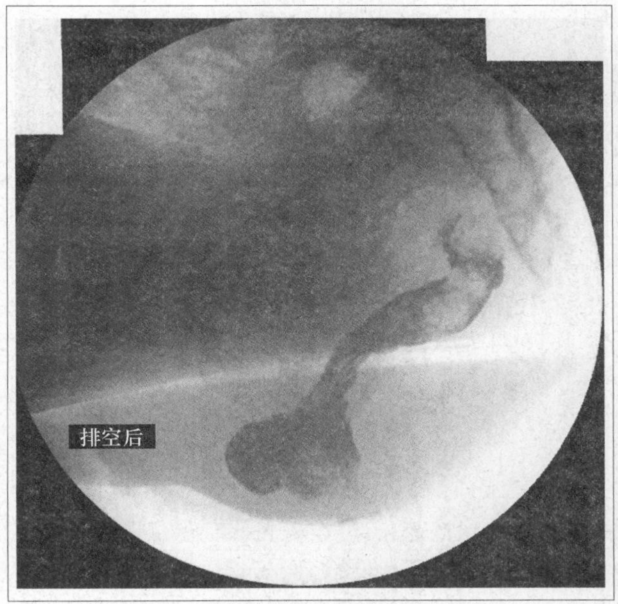

图 1.43　直肠排便造影显示直肠前突部在用力排便时排空失败。

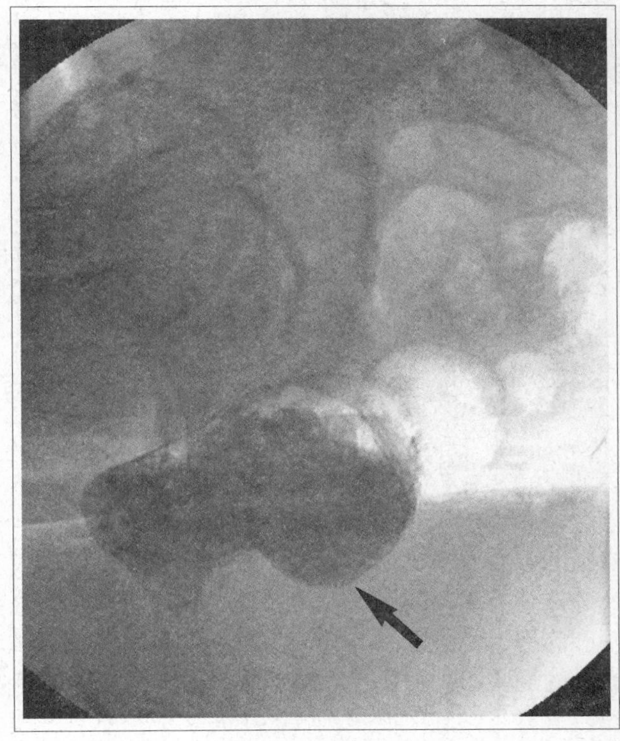

图 1.44　直肠向后膨出（箭头所指），由肛提肌薄弱引起。

是与梗阻性便秘有关的临床意义，存在争议（van Tets 和 Kuijpers，1995）。肠套叠常常是长期用力排便的结果，而不是梗阻性便秘和用力排便的病因，因此针对直肠套叠的直肠固定术并没有解除排便障碍的原因。孤立性直肠溃疡综合征与直肠套叠密切相关（Nicholls 和 Simson，1986；Womack 等，1987a，b），这种情况下直肠内套叠采用外科手术治疗对一些患者十分有效（Nicholls 和 Simson，1986；van Tets 和 Kuijpers，1995），但需要长期随访的结果证实。严重的直肠内套叠可能发展成为直肠脱垂，但未到达这一程度以前，进行外科手术是否有益尚有争议（Orrom 等，1991；van Tets 和 Kuijpers，1995）。

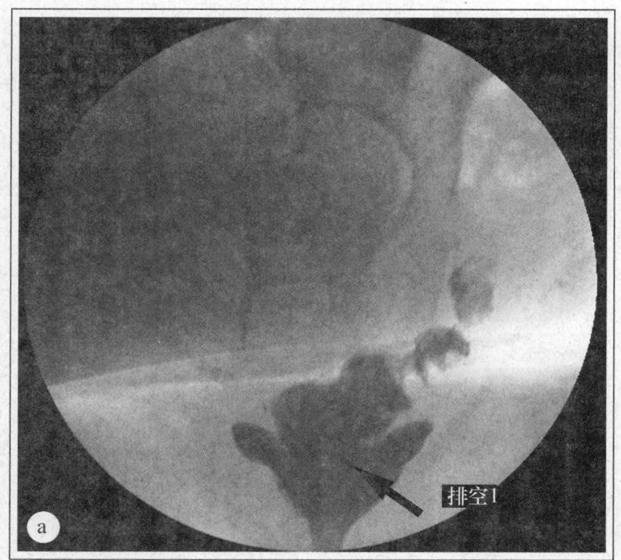

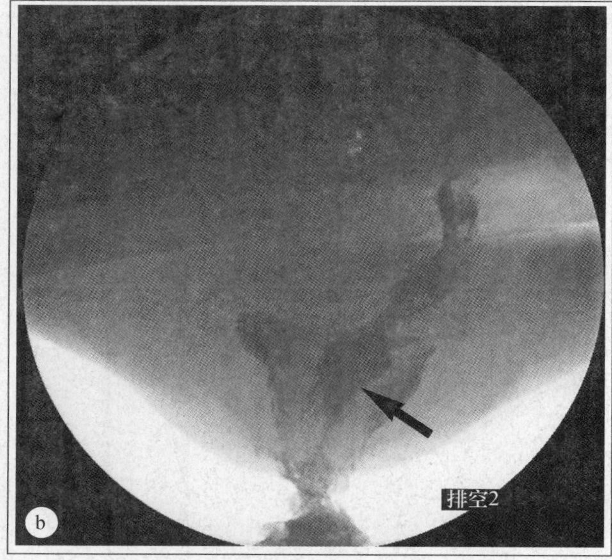

图 1.45 显示直肠套叠：图中可见典型的环形套叠形成的双重阴影（箭头所指）。

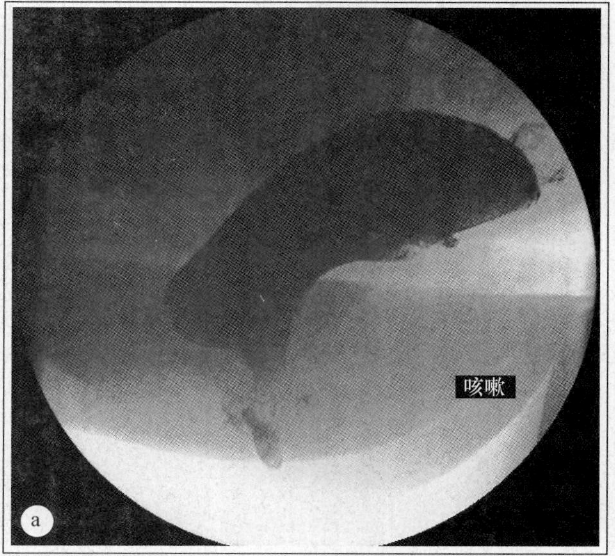

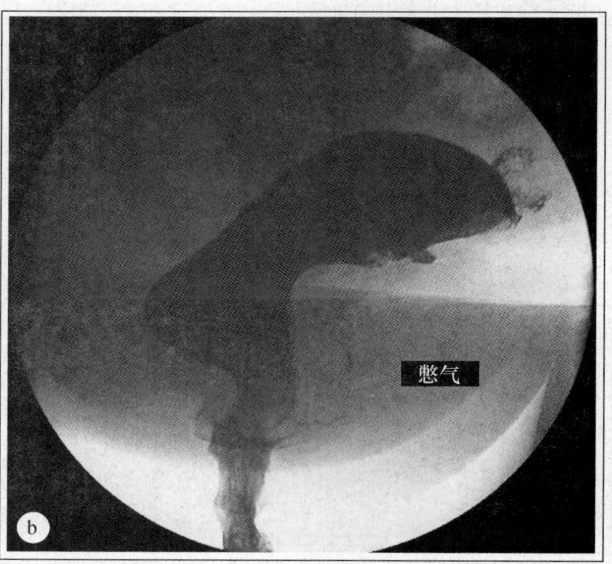

图 1.46 直肠排便造影在咳嗽和憋气试验时，显示由于括约肌薄弱引起大便失禁。

大便失禁

神经源性大便失禁在静息状态时伴有会阴下降、肛直角变宽（Pinho 等，1991）。患者咳嗽或憋气试验时，可能出现钡剂外溢，这是帮助我们鉴别肛门括约肌薄弱是否是引起大便失禁原因的简单有效的试验（见图 1.46）。如前所述，正常肛门括约肌压力变化范围很大，患者在大便失禁前，出现可疑压力值和紧迫感，结肠活动过度或括约肌薄弱可能是主要原因。增压直肠排便造影，对鉴别大便失禁的原因，可提供非常有用的线索。

同步动态排便造影

为了寻找直肠排空与肌肉活动之间的关系，Womack 等（1985）创建了同步进行直肠排便造影、直肠肌电检查和直肠测压技术。直肠排便造影时，用细金属电极同时记录肛门外括约肌和耻骨直肠肌的肌电活动和直肠测压，将肌电图和直肠测压与排便造影录像结合在一起进行分析。这一技术比单独检测复杂得多，但能在更接近生理状态下的坐位评估肌电图和测压技术。这个试验发现直肠高排泄压和直肠套叠是孤立性直肠溃疡综合征溃疡形成的原因（Womack 等，1987a）。

同位素扫描排便造影

用传统的排便造影方法无法定量评估直肠排空的程度，因为直肠表面被一层钡剂覆盖后，给人的

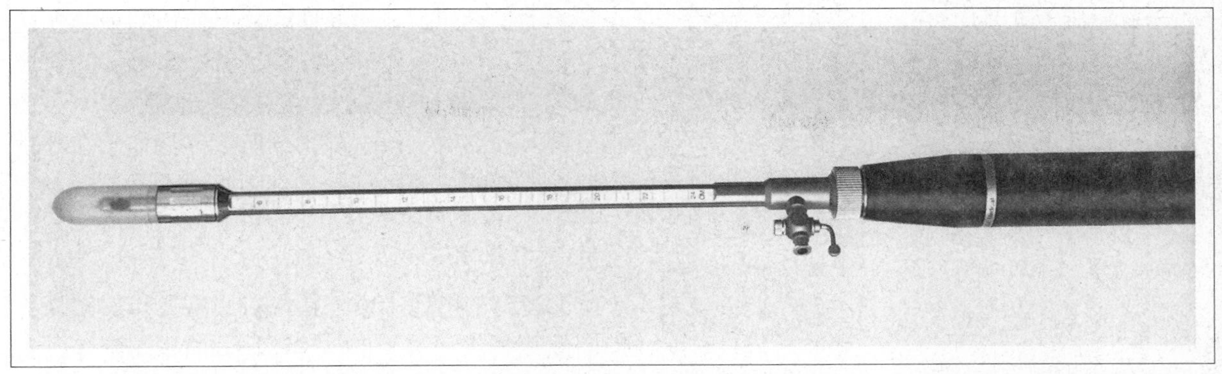

图 1.47 直肠肛门腔内超声 360°断层扫描的 10mHz 旋转探头及其包裹的锥状体（Bruel 和 Kjaer，丹麦）。

印象就像直肠未完全排空。用同位素扫描检查就可准确量化评估直肠排空情况。将[111]铟-DTPA（2mBq）与 100ml 土豆浆或麦片粥混合，慢慢注入直肠内，然后让患者舒服地坐在马桶上，进行排空前后直肠同位素扫描，计算残留比值。

文献报道，正常人的检查结果并不一致，显然与操作方法不同有关。同位素注入到使人有膨胀感的容量后，排空程度为 90%（SD 3%）（Heppell 等，1987），但如果注入剂量达到最大耐受程度时，排空程度为 60%（SD 6%）（O'Connell 等，1986）。

腔内超声检查

直肠肛门内超声检查在进行评估肛门括约肌功能时，已成为最基本的检查了，检查大便失禁的患者更是如此。用直肠肛门腔内探头检查，肛门括约肌清楚可见。有两个系统可以产生 360°横断面影像：在充满水的塑料锥体中置入一个 7MHz 或 10MHz 旋转探头（Bruel 和 Kjaer，Gentofte，丹麦）（见图 1.47）；或一个非旋转式 10MHz 电子探头（Hitachi，Cliyoda-ku，东京，日本）。非旋转探头（Hitachi EUP-R54AW-19）与数字超声仪（Hitachi EUB-5500）连接，它不像旋转探头那样需要用锥状体包裹，探头直径有所减小（见图 1.48）。直线形探头也可与一个价廉的便携式超声仪相连（Aloka SSD-500，东京，日本）（见图 1.49）。

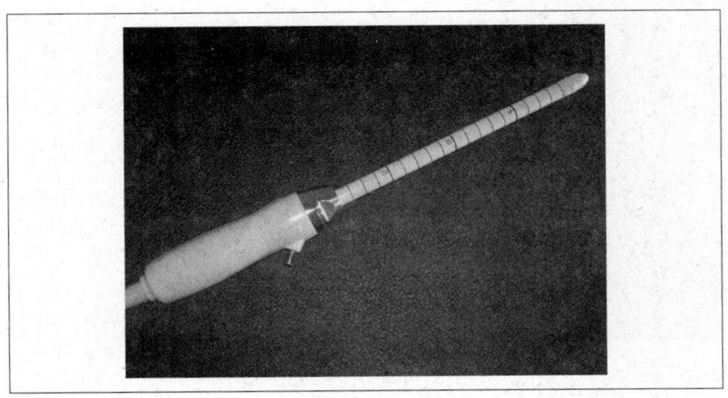

图 1.48 直肠肛门腔内超声 360°断层扫描的 10mHz 非旋转探头（Hitachi，日本）。

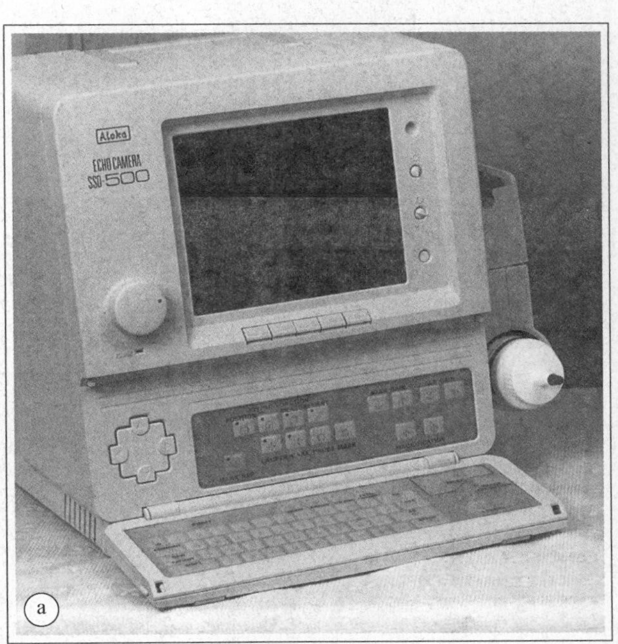

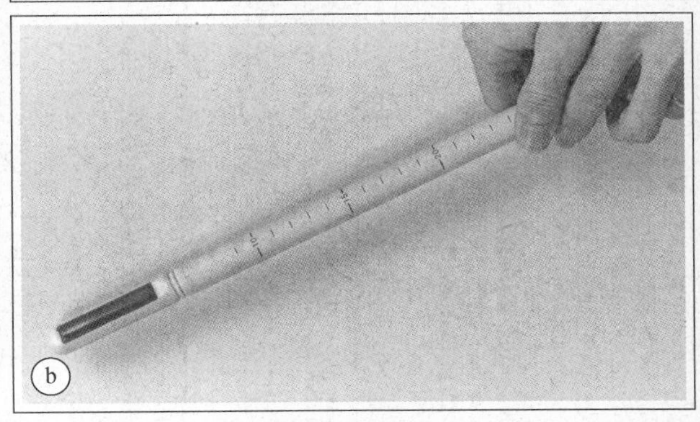

图 1.49 便携式超声仪（**a**）和 7mHz 线性探头（**b**）（Aloka，日本）。

Bruel 和 Kjaer 公司以及 Hitachi 公司生产的探头可在每一检查水平提供 360°水平横断面影像图。包绕旋转探头的塑料锥体充满无气的水，探头涂上超声导电耦合剂，插入直肠内，从肛管上缘逐渐向外拖出至肛缘。线形探头产生整个括约肌长度的纵行图像，探头插入直肠后，旋转探头记录几个位点的扇形图像。

正常图像

360°探头

旋转探头或非旋转探头显示的最内层即稍高强回声层为肛管的黏膜下层，其次是界限清楚的低回声层为内括约肌层，再外层为较厚回声的外括约肌层（见图 1.50a）。内括约肌环在肛管的最低部分缺如，只能看到外括约肌的皮下部分（见图 1.50b）。在肛管上段，外括约肌前环缺如，在外括约肌的上界的上面可见耻骨直肠肌（见图 1.50c）。

线形探头

所得到的图像中内外括约肌层所见与旋转探头的图像相似，但其图像为纵向画面（见图 1.51）。可见外括约肌的皮下部分超过了内括约肌的下限，前侧的纹状肌层比后侧或外侧短，这是因为耻骨直肠肌环存在的缘故。

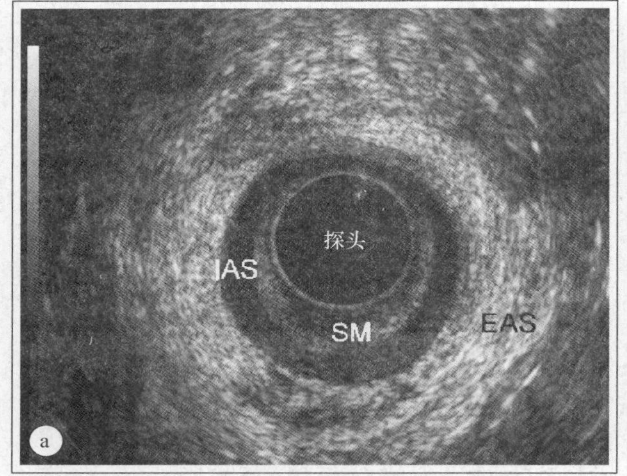

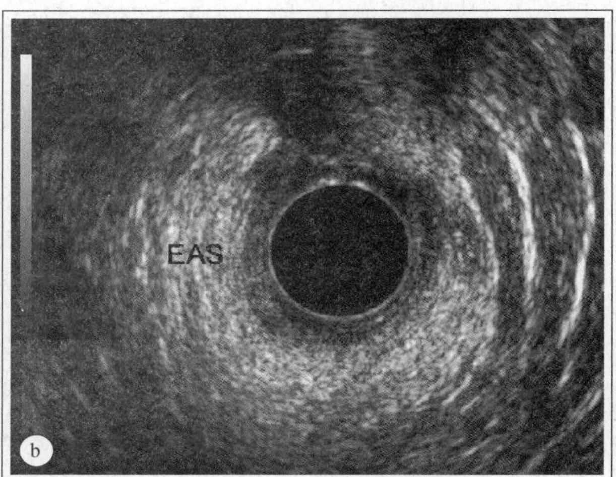

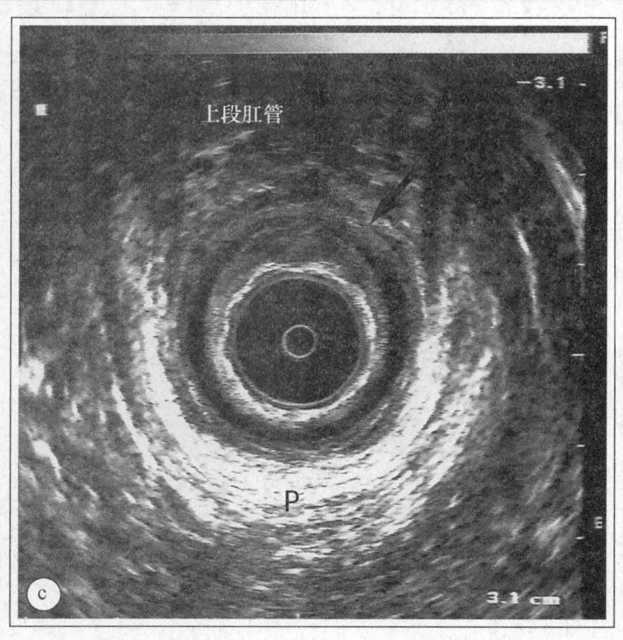

图 1.50 正常超声图像：(**a**) 中段肛管：黏膜下层（SM），内括约肌（IAS），外括约肌（EAS）；(**b**) 低段肛管，可见不完整的内括约肌的下界层，此水平以下缺如，可见外括约肌的皮下部分（EAS）；(**c**) 上段肛管：耻骨直肠肌后侧可见（P）、前侧缺如（箭头所示）。

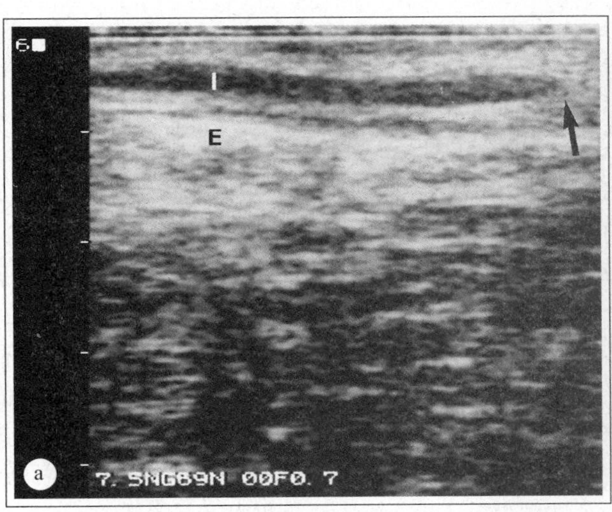

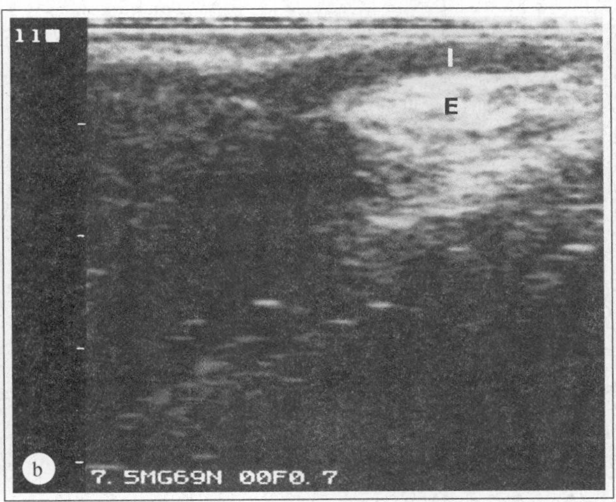

图 1.51 正常超声（线形探头图像），右侧屏幕的纵向图像显示肛缘。(**a**) 后侧图像：内括约肌（I），外括约肌（E），外括约肌的皮下部分（箭头所示）延伸超过内括约肌的下限；(**b**) 前侧图像：由于耻骨直肠肌的缘故，前侧外括约肌长度比外侧或后侧短。

异常发现

内括约肌

正常人的内括约肌厚度随年龄增长而增厚，从20岁以下的1mm增加到老年人的2～3mm（Burnett和Bartram，1991）。如果年轻人内括约肌直径为3mm，则视为异常。如用直径较大的探头检查，括约肌就被拉长，图像上就会变薄（Papachrysostomou等，1992）。孤立性直肠溃疡综合征患者内括约肌增厚是由直肠套叠引起的（Halligan等，1995），遗传性内括约肌肌病患者的内括约肌明显增厚，这是一种可引起肛门痉挛痛的少见病（Kamm等，1991）。在直肠结肠切除吻合术后内括约肌可能变薄（Silvis等，1995），神经性大便失禁患者内括约肌有时也可能变薄，与其他肌肉萎缩是一致的（Swash等，1988）。有的老年人内括约肌也可能变薄，其大便失禁可能与此有关（Vaizey等，1997）（见图1.52），但有的正常排便的患者的内括约肌也可变薄，其原因不清。

腔内超声检查内括约肌时，通过低回声层连续性中断，很容易发现内括约肌断裂（见图1.53）。外括约肌损伤与肛瘘瘘管切开、括约肌侧切以及产

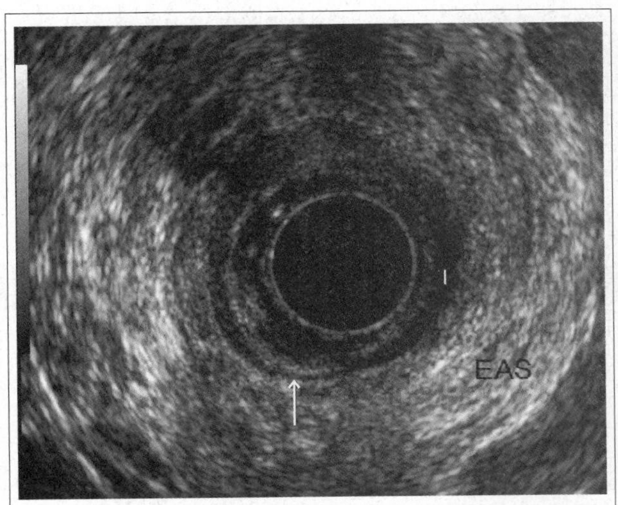

图 1.52 内括约肌（I）——老年患者内括约肌前侧断裂，后侧变薄（箭头所示）。EAS，外括约肌。

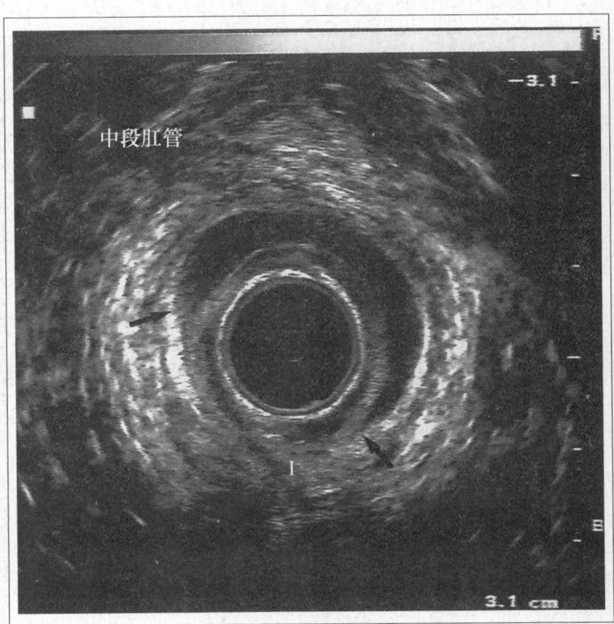

图 1.53 显示内括约肌（I）缺失（箭头之间）。

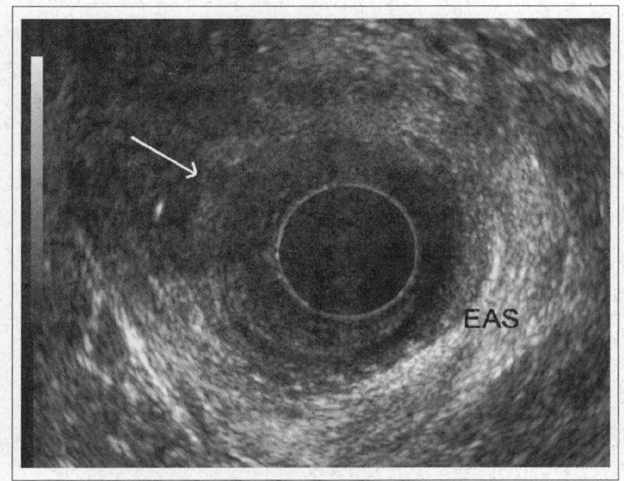

图 1.54 产伤：内外括约肌在 9 点到 1 点之间缺如（箭头所示），外括约肌（EAS）其余各处正常。

伤撕裂有关（Sultan 等，1993a，b）。肛管扩张术后，可能引起括约肌多处断裂（Speakman 等，1991b）。外科治疗内括约肌缺失比较困难（Morgan 等，1997），但可在超声引导下将硅胶 PTQ 颗粒（Uroplasty，Geleen，荷兰）注射到括约肌间的缺失处进行治疗，能明显提高客观排便评分、生活质量，此外与提高肛门静息压也有关（Tjandra 等，2004）。随着干细胞研究技术的不断深入，将来内括约肌置换可能变为现实。

外括约肌

直肠腔内超声检查对诊断外括约肌缺失与肌电图检查（Tjandra 等，1993；Sultan 等，1994b）和外科手术（Deen 等，1993）一样精确，括约肌图谱变成外科手术前必选的检查，因其比肌电图检查给患者带来更少的不适感（见图 1.54）。产伤是引起外括约肌缺失的常见原因。外括约肌缺失必须与临床症状结合进行解释，因超声检查发现多产妇括约肌缺失比例很高（Sultan 等，1993a）。超声检查如发现患者括约肌缺失，那它与直肠肛门症状密切相关，而且与产伤引起括约肌损伤的病史密切相关（de Leeuw 等，2002）。但超声检查不能预测哪些括约肌缺失的患者能从括约肌修复术中获益，它不能作为一种鉴别诊断试验，只能与临床评估相结合才能决定患者是否可行外科手术治疗。超声检查对评估前侧括约肌修复是否成功十分有用，因超声下可清楚辨认是纤维瘢痕还是断裂复发。我们发现线形超声检查对于评价松弛的泄液线的部位与肛门括约肌长度（线形超声检查或测压法测得的结果）的关系特别有用，这有利于判断瘘管切开术是否安全或是否需要行肛管内瓣修补术或行泄液线切除术（见图 1.55）。

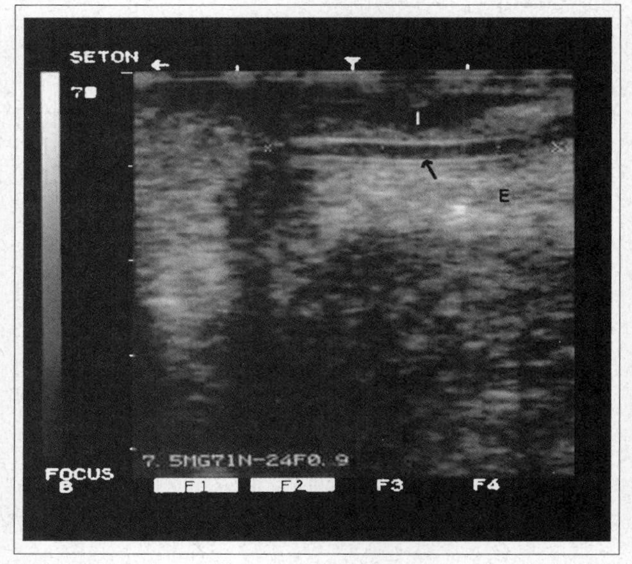

图 1.55 线形超声探头。肛缘右侧定位（见图 1.51）。泄液线（箭头所示）包绕整个低回声内括约肌（I）长度的大部分，将血管纹理当做泄液线，因其在超声下特别清晰可见。E 为外括约肌。

（郑伟 译 郑伟 校）

参考文献

Adrian ED & Bronk DV (1929) Discharge of impulses in motor nerve fibres. *J Physiol* 67：119-151.

Alvarez WC & Freedlander BL (1924) The rate of progress of food residues through the bowel. *JAMA* 83：576-580.

Amarenco G，Ismael SS，Bayle B，Denys P & Kerdracon J (2001) Electrophysiological analysis of pudendal neuropathy following traction. *Muscle and Nerve* 24：116-119.

Ambrose S & Keighley MRB (1986) Outpatient measurement of perineal descent. *Ann R Coll Surg Engl* 67：306-308.

Arhan P，Devroede G，Jehannin B et al (1981) Segmental colonic transit time. *Dis Colon Rectum* 24：625-629.

Ayoub SF (1978) Arterial supply to the human rectum. *Acta Anat* 100：317-327.

Ayoub SF (1979) Anatomy of the external sphincter in man. *Acta Anat* 105：25-36.

Baig MK & Wexner SD (2000) Factors predictive of outcome of surgery for faecal incontinence. *Br J Surg* 87：1316-1330.

Bakas P，Liapas A，Karandreas A & Creatsas G (2001) Pudendal nerve terminal motor latency in women with genuine stress incontinence and prolapse. *Gynecologic Obstet*

Investigation 51：187-190.

Bampton PA，Dinning PG，Kennedy ML，deCarle DJ，Lubowski DZ & Cook IJ（1997）The influence of bowel preparation on the frequency and characteristics of propagating pressure waves in the human colon. *Gastroenterology* 112：A694.

Bampton PA，Dinning PG，Kennedy ML，Lubowski DZ & Cook IJ（2001）Prolonged multipoint recording of colonic manometry in the unprepared human colon：providing insight into the potentially relevant pressure wave parameters. *Am J Gastroenterol* 96：1838-1848.

Bannister JJ，Davison P，Timms JM，Gibbons C & Read NW（1987）Effect of stool size and consistency on defecation. *Gut* 28：1246-1250.

Barnes PRH & Lennard-Jones JE（1985）Balloon expulsion from the rectum in constipation of different types. *Gut* 26：1049-1052.

Bartolo DCC，Jarrett JA & Read NW（1983a）The use of conventional electromyography to assess external sphincter neuropathy in man. *J Neurol Neurosurg Psychiatry* 46：1115-1118.

Bartolo DCC，Jarratt JA，Read MG，Donnelly TC & Read NW（1983b）The role of partial denervation of the puborectalis in idiopathic faecal incontinence. *Br J Surg* 70：664-667.

Bartolo DCC，Roe AM & Mortensen NJMcC（1986）The relationship between perineal descent and denervation of the puborectalis in incontinent patients. *Int J Colorectal Dis* 1：91-95.

Bartolo DCC，Roe AM，Virjee J，Mortensen NJ & Locke-Edmunds JC（1988）An analysis of rectal morphology in obstructive defaecation. *Int J Colorectal Dis* 3：17-22.

Bartram CI，Turnbull GK & Lennard-Jones JE（1988）Evacuation proctography：an investigation of rectal expulsion in 20 subjects with-out defecatory disturbance. *Gastrointest Radiol* 13：72-80.

Basmajian JV & Stecko G（1963 New bipolar electrode for electromyography. *J Appl Physiol* 17：849.

Bassotti G，Gaburri M，Imbimbo BP et al（1988）Colonic mass movements in idiopathic chronic constipation. *Gut* 29：1173-1179.

Beersiek F，Parks AG & Swash M（1979）Pathogenesis of anorectal incontinence. A histometric study of the anal sphincter musculature. *J Neurol Sci* 42：111-127.

Beevors MA，Lubowski DZ，King DW & Carlton MA（1991）Pudendal nerve damage in women with symptomatic uterovaginal prolapse. *Int J Colorectal Dis* 6：24-28.

Benson JT & McClellan E（1993）The effect of vaginal dissection on the pudendal nerve. *Obstet Gynecol* 82：387-389.

Bharucha AE（2004）Outcome measures for fecal incontinence. *Gastroenterology* 126：S90-98.

Broden B & Snellman B（1968）Procidentia of the rectum studied with cineradiography：A contribution to the discussion of causative mechanism. *Dis Colon Rectum* 11：330-347.

Brookes SJH，Lam TCF，Lubowski DZ，Costa M & King DW（1996）Regeneration of nerves across a colonic anastomosis in the guinea-pig. *J Gastroenterol Hepatol* 11：325-334.

Bruck CE，Lubowski DZ & King DW（1988）Do patients with haemorrhoids have pelvic floor denervation? *Int J Colorectal Dis* 3：210-214.

Burhenne HJ（1964 Intestinal evacuation study：A new roentgenologic technique. *Radiol Clin* 33：79-84.

Burnett SJ & Bartram CI（1991）Endosonographic variations in the normal internal anal sphincter. *Int J Colorectal Dis* 6：2-4.

Chen AS，Lutchtefeld MA，Senagore AJ，Mackeigan JM & Hoyt C（1998）Pudendal nerve latency：does it predict outcome of anal sphincter repair. *Dis Colon Rectum* 41：1005-1009.

Coller JA（1987）Clinical application of anorectal manometry. *Gastroenterol Clin North Am* 16：17-33.

Collins CD，Brown BH，Whittaker GE & Duthie HL（1969）New method of measuring forces in the anal canal. *Gut* 10：160-163.

Corby H，Donnelly VS，O'Herlihy C & O'Connell PR（1997）Anal canal pressures are low in women with postpartum anal fissure. *Br J Surg* 84：86-88.

Deen KI，Kumar D，Williams JG，Olliff J & Keighley MR（1993）Anal sphincter defects. Correlation between endoanal ultrasound and surgery. *Ann Surg* 218：201-205.

De Leeuw J-W，Vierhout ME，Struijk PC，Auwerda HJ，Bac DJ & Wallenburg HCS（2002）Anal sphincter damage after vaginal delivery：relationship of anal endosonography and manometry to anorectal complaints. *Dis Colon Rectum* 45：1004-1010.

Denny-Brown D & Robertson EG（1935）An investigation of the nervous control of defaecation. Brain 58：256-310.

Dent J（1976）A new technique for continuous sphincter pressure measurement. *Gastroenterology* 71：263-267.

Deutsch AA，Moshkovitz M，Nudelman I，Dinari G & Reiss R（1987）Anal pressure measurements in the study of hemorrhoid etiology and their relation to treatment. *Dis Colon Rectum* 30：855-857.

Dinning PG，Bampton PA，Kennedy ML，Lubowski DZ，de-Carle DJ & Cook IJ（1998a）High amplitude propagating pressure wave sequences—towards a logical definition. *Gastroenterology* 114：A716.

Dinning PG，Bampton PA，Kennedy ML，Lubowski DZ，de-Carle DJ & Cook IJ（1998b）The manometric correlates of spontaneous defeca-tion in patients with obstructed defecation. *Gastroenterology* 114：A716.

Dinning PG，Bampton PA，Andre J et al（2004）Abnormal predefecatory colonic motor patterns define severe constipation in obstructed defecation. *Gastroenterology* 127：49-56.

Drummond H（1913 The arterial supply of the rectum and pelvic colon. *Br J Surg* 1：677-685.

Duthie GS & Bartolo DCC（1992）Anismus：The cause of constipation? Results of investigation and treatment. *World J Surg* 16：831-835.

Duthie HL & Bennett RC（1963 The relations of sensation in the anal canal to the functional anal sphincter：a possible factor in anal continence. *Gut* 4：179-182.

Duthie HL & Gairns FW（1960）Sensory nerve endings and sensation in the anal region of man. *Br J Surg* 47：585-595.

Duthie HL & Watts JM（1965）Contribution of the external anal sphincter to the pressure zone in the anal canal. *Gut* 6：64-68.

Duthie HL，Bartolo DCC & Miller R（1991）Estimation of the incidence of anismus by laboratory tests. *Br J Surg* 78：747.

Engel AF & Kamm MA（1994）The acute effect of straining on pelvic floor neurological function. *Int J Colorectal Dis* 9：8-12.

Engel AF，Kamm MA，Sultan AH，Bartram CI & Nicholls RJ（1994）Anterior anal sphincter repair in patients with obstetric trauma. *Br J Surg* 81：1231-1234.

Farouk R，Duthie GS，Bartolo DC & MacGregor AB（1992）Restoration of continence following rectopexy for rectal prolapse and recovery of the internal anal sphincter electromyogram. *Br J Surg* 79：439-440.

Farouk R，Duthie GS，Pryde A，McGregor AB & Bartolo

DCC (1993) Internal anal sphincter dysfunction in neurogenic faecal inconti-nence. *Br J Surg* 80: 259-261.

Farouk R, Duthie GS & Bartolo DCC (1994a) Recovery of the internal anal sphincter and continence after restorative proctocolectomy. *Br J Surg* 81: 1065-1068.

Farouk R, Duthie GS, Pryde A & Bartolo DCC (1994b) Abnormal transient internal sphincter relaxation in idiopathic pruritis ani: physio-logical evidence from ambulatory monitoring. *Br J Surg* 81: 603-606.

Felt-Bersma RJ (1990) Clinical indications for anorectal function investigations. *Scand J Gastroenterol* 178: 1-6.

Felt-Bersma RJ, Sloots CE, Poen AC, Cuesta MA & Meuwissen SGM (2000) Rectal compliance as a routine measurement: extreme volumes have direct clinical impact and normal volumes exclude rectum as a problem. *Dis Colon Rectum* 43: 1732-1738.

Fink RL, Roberts LJ & Scott M (1992) The role of manometry, electromyography and radiology in the assessment of faecal incontinence. *Aust N Z J Surg* 62: 951-958.

Finlay IG (moderator) (1988) Symposium: Proctography. *Int J Colorectal Dis* 3: 67-89.

Fitzpatrick M, O'Brien C, O'Connell PR & O'Herlihy C (2003) Patterns of abnormal pudendal nerve function that are associated with postpartum fecal incontinence. *Am J Obstet Gynecol* 189: 730-735.

Fleshman JW, Dreznick Z, Cohen E, Fry RP & Kodner IJ (1992) Balloon expulsion test facilitates diagnosis of pelvic floor outlet obstruction due to nonrelaxing puborectalis muscle. *Dis ColonRectum* 35: 1019-1025.

Floyd WF & Walls EW (1953 Electromyography of the sphincter ani externum in man. *J Physiol* 122: 599-609.

Frenckner B & von Euler C (1975) Influence of pudendal block on the function of the anal sphincters. *Gut* 16: 482-489.

Furukawa Y, Cook IJ, Panagopoulos V, McEvoy RD, Sharp DJ & Simula M (1994) Relationship between sleep patterns and human colonic motor patterns. *Gastroenterology* 107: 1372-1381.

Fynes M, Behan M, O'Herlihy C & O'Connell PR (2000) Anal vector volume analysis complements endoanal ultrasonographic assessment of postpartum anal sphincter injury. *Br J Surg* 87: 1209-1214.

Gardiner A, Kaur G, Cundall J & Duthie GS (2004) Neural network analysis of anal sphincter repair. *Dis Colon Rectum* 47: 192-196.

Gath I & Stalberg E (1975) Frequency and time domain characteristics of single muscle fibre action potential. *Electroencephalogr Clin NeuroPhysiol* 39: 371-376.

Gibbons CP & Read NW (1986) Anal hypertonia in fissures: cause or effect? *Br J Surg* 73: 443-445.

Gibbons CP, Bannister JJ, Trowbridge GA & Read NW (1986) An analysis of anal sphincter pressure and anal compliance in normal subjects. *Int J Colorectal Dis* 1: 231-237.

Gilliland R, Altomare DF, Moreira H, Oliveira L, Gilliland JE & Wexner SD (1998) Pudendal neuropathy is predictive of failure following anterior overlapping sphincteroplasty. *Dis Colon Rectum* 41: 1516-1522.

Goei R, van Engelshoven J, Schouten H, Baeten C & Stassen C (1989) Anorectal function: defecographic measurement in asymptomatic subjects. *Radiology* 173: 137-141.

Goligher JC (1951 The functional results after sphincter saving resections of the rectum. *Ann R Coll Surg Engl* 8: 421-439.

Goligher J & Hughes F (1951 Sensibility of the rectum and colon: its role in the mechanism of anal continence. *Lancet* i: 543-548.

Goligher JC, Leacock AG & Brossy JJ (1955) The surgical anatomy of the anal canal. *Br J Surg* 43: 51-61.

Gowers WR (1877) The autonomic action of the sphincter ani. *Proc R Soc Med* 26: 77-84.

Griffiths JD (1956) Surgical anatomy of the blood supply of the distal colon. *Ann R Coll Surg Engl* 19: 241-256.

Gutierrez JG, Oliai A & Chey WY (1975) Manometric profile of the internal anal sphincter in man. *Gastroenterology* 68: 907.

Ha HT, Fleshman JW, Smith M, Read TE, Kodner IJ & Birnbaum EH (2001) Manometric squeeze pressure difference parallels functional outcome after overlapping sphincter reconstruction. *Dis Colon Rectum* 44: 655-660.

Halligan S & Bartram CI (1996) Is barium trapping in rectoceles significant? *Dis Colon Rectum* 38: 764-768.

Halligan S, Sultan A, Rottenberg G & Bartram CI (1995) Endosonography of the anal sphincters in solitary rectal ulcer syndrome. *Int J Colorectal Dis* 10: 79-82.

Hancock BD (1976) Measurement of anal pressure and motility. *Gut* 17: 645-651.

Hancock BD (1977a) Internal sphincter and the nature of haemorrhoids. *Gut* 18: 651-655.

Hancock BD (1977b) The internal anal sphincter and anal fissure. *Br J Surg* 64: 92-95.

Hancock BD & Smith K (1975) The internal sphincter and Lord's pro-cedure for haemorrhoids. *Br J Surg* 62: 833-866.

Handley PH (1978) Rubber band seton in the management of abscessanal fistula. *Ann Surg* 187: 435-437.

Haynes WG & Read NW (1982 Anorectal activity in man during rectal infusion of saline: a dynamic assessment of the anal continence mechanism. *J Physiol* 330: 45-56.

Henry MM, Parks AG & Swash M (1982 The pelvic floor musculature in the descending perineum syndrome. *Br J Surg* 69: 470-472.

Heppell J, Bellivaeu P, Taillefer R, Dube S & Derbekyan V (1987) Quantitative assessment of pelvic ileal reservoir emptying with a semisolid radionuclide enema. *Dis Colon Rectum* 30: 81-85.

Hill J, Hosker G & Kiff ES (2002) Pudendal nerve terminal motor latency measurements: what they do and do not tell us. *Br J Surg* 89: 1268-1269.

Hinton JM, Lennard-Jones JE & Young AC (1969) A new method for studying gut transit times using radio-opaque markers. *Gut* 10: 842-847.

Ho YH & Goh HS (1995) The neurophysiological significance of perineal descent. *Int J Colorectal Dis* 10: 107-111.

Hughes ESR (1957) Surgical anatomy of the anal canal. *Aust NZ J Surg* 26: 48-55.

Jameson JS, Chia YW, Kamm MA, Speakman CT, Chye YH & Henry MM (1994) Effect of age, sex and parity on anorectal function. *Br J Surg* 81: 1689-1692.

Johnson GP, Pemberton JH, Ness J, Samson N, Zinsmeister AR (1990) Transducer manometry and the effect of body position on anal canal pressures. *Dis Colon Rectum* 33: 469-475.

Jones PN, Lubowski DZ, Swash M & Henry MM (1987a) Relation between perineal descent and pudendal nerve damage in idiopathic faecal incontinence. *Int J Colorectal Dis* 2: 93-95.

Jones PN, Lubowski DZ, Swash M & Henry MM (1987b) Is paradoxical contraction of puborectalis muscle of functional importance? *Dis Colon Rectum* 30: 667-670.

Jorge JM, Wexner SD, Ehrempreis ED, Nogueras JJ & Jagelman DG (1993) Does perineal descent correlate with pudendal neuropathy? *Dis Colon Rectum* 36: 475-483.

Jorgensen J, Stein P, King DW & Lubowski DZ (1993) The anorectal angle is not a reliable parameter on defecating proctography. *Aust N Z J Surg* 63: 105-108.

Kafka NJ, Coller JA, Barrett RC, Murray JJ, Roberts PL, Rusin LC & Schoetz DJ Jr (1997) Pudendal neuropathy is the only parameter differentiating leakage from solid stool incontinence. *Dis Colon Rectum* 40: 1220-1227.

Kamm MA & Lennard-Jones JE (1990) Rectal mucosal electrosensitivity testing-evidence for a rectal sensory neuropathy in idiopathic constipation. *Dis Colon Rectum* 33: 419-423.

Kamm MA, Lennard-Jones JE, Thompson DG, Sobnack R, Garvie NW & Granowska M (1988) Dynamic scanning defines a colonic defect in severe idiopathic constipation. *Gut* 29: 1085-1092.

Kamm MA, Hoyle CH, Burleigh DE, Law PJ, Swash M & Martin JE (1991) Hereditary internal anal sphincter myopathy causing proctalgia fugax and constipation. A newly identified condition. *Gastroenterology* 100: 805-810.

Kamm MA, van der Sijp JRM & Lennard-Jones JE (1992) Observations of the characteristics of stimulated defecation in severe idiopathic constipation. *Int J Colorectal Dis* 7: 197-201.

Kaur G, Gardiner A & Duthie GS (2002) Rectoanal reflex parameters in incontinence and constipation. *Dis Colon Rectum* 45: 928-933.

Keck JO, Staniunas RJ, Coller JA, Barrett RC & Oster ME (1995) Computergenerated profiles of the anal canal in patients with anal fissure. *Dis Colon Rectum* 38: 72-79.

Keighley MRB, Ionesue MI & Wooler GH (1973 Late results of elective and emergency portocaval anastomosis: with particular reference to the type of stoma used. *Am J Surg* 126: 601-606.

Keighley MRB, Winslet MC, Yoshioka K & Lightwood R (1987) Discrimination is not impaired by excision of the anal transitional zone after restorative proctocolectomy. *Br J Surg* 74: 1118-1121.

Keighley MRB, Henry MM, Bartolo DCC & Mortensen NJMcC (1989) Anorectal physiology measurement: report of a working party. *Br J Surg* 76: 356-357.

Kerremans R (1969) *Morphological and Physiological Aspects of Anal Continence and Defecation*. Brussels: Editions Arscia.

Kiff ES & Swash M (1984a) Slowed conduction in the pudendal nerves in idiopathic (neurogenic) faecal incontinence. *Br J Surg* 71: 614-616.

Kiff ES & Swash M (1984b) Normal proximal and delayed distal conduction in the pudendal nerves of patients with idiopathic (neurogenic) faecal incontinence. *J Neurol Neurosurg Psychiatry* 47: 820-823.

Kiff ES, Barnes P & Swash M (1984 Evidence of pudendal neuropathy in patients with perineal descent and chronic straining at stool. *Gut* 25: 1279-1282.

Krevsky B, Malmud LS, D'Ercole F, Maurer AH & Fisher RS (1986) Colonic transit scintigraphy: a physiologic approach to the quanti-tative measurement of colonic transit in humans. *Gastroenterology* 91: 1102-1112.

Kuijpers HC & Bleijenberg G (1985) The spastic pelvic floor syndrome. *Dis Colon Rectum* 28: 669-672.

Kumar D, Williams NS, Waldron D & Wingate DL (1989) Prolonged manometric recording of anorectal motor activity in ambulant human subjects: evidence of periodic activity. *Gut* 30: 1007-1011.

Kumar D, Waldron D & Williams NS (1990) Prolonged anorectal manometry and external sphincter electromyography in ambulant human subjects. *Dig Dis Sci* 35: 641-648.

Lane RHS (1974 Clinical application of anorectal physiology. *Proc R Soc Med* 68: 28-30.

Lane RHS & Parks AG (1977) Function of the anal sphincters following coloanal anastomosis. *Br J Surg* 64: 596-599.

Laurberg S & Swash M (1989) Effects of ageing on the anorectal sphincters and their innervation. *Dis Colon Rectum* 32: 734-742.

Laurberg S, Swash M, Snooks SJ & Henry MM (1988) Neurologic cause of idiopathic incontinence. *Arch Neurol* 45: 1250-1253.

Lawson JON & Nixon HH (1967) Anal canal pressure in the diagnosis of Hirschsprung's disease. *J Pediatr Surg* 2: 544-552.

Lefaucheur J-P, Yiou R & Thomas C (2001) Pudendal nerve terminal motor latency: age effects and technical considerations. *Clin Neurophysiol* 112: 472-476.

Lestar B, Penninckx F & Kerremans R (1989) The composition of anal basal pressure: An in vivo and in vitro study in man. *Int J Colorectal Dis* 4: 118-122.

Lindsey I, Guy RJ, Warren BF & Mortensen NJ McC (2000) Anatomy of Denonvillier's fascia and pelvic nerves, impotence and implications for the colorectal surgeon. *Br J Surg* 87: 1288-1299.

Loening-Baucke V & Anuras S (1985) Effects of age and sex on anorectal manometry. *Am J Gastroenterol* 80: 50-53.

Londono-Schimmer EE, Nicholls RJ, Ritchie JK & Thomson JP (1994) Overlapping anal sphincter repair for faecal incontinence due to sphincter trauma: five year follow-up functional results. *Int J Colorectal Dis* 9: 110-113.

Lowry AC, Simmang CL, Boulos P et al (2001) Consensus statement of definitions for anorectal physiology and rectal cancer. *Colorectal Dis* 3: 272-275.

Lubowski DZ, Nicholls RJ, Swash M & Jordan MJ (1987) Neural control of internal anal sphincter function. *Br J Surg* 74: 668-670.

Lubowski DZ, Jones PN, Swash M & Henry MM (1988a) Asymmetrical pudendal nerve damage in pelvic floor disorders. *Int J Colorectal Dis* 3: 158-160.

Lubowski DZ, Swash M, Nicholls RJ & Henry MM (1988b) Increase in pudendal nerve terminal motor latency with defaecation straining. *Br J Surg* 75: 1095-1097.

Lubowski DZ, Nicholls RJ, Burleigh DE & Swash M (1988c) Internal anal sphincter in neurogenic fecal incontinence. *Gastroenterology* 95: 997-1002.

Lubowski DZ, Swash M & Henry MM (1988d) Neural mechanisms in disorders of defecation. In Grundy D & Read NW (eds) *Clinical Gastroenterology. Gastrointestinal Neurophysiology*, pp 201-203. London: Baillière Tindall, WB Saunders.

Lubowski DZ, King DW & Finlay IG (1992) Electromyography of the pubococcygeus muscle in patients with obstructed defaecation. *Int J Colorectal Dis* 7: 184-187.

Lubowski DZ, Meagher AP, Smart RC & Butler SP (1995) Scintigraphic assessment of colonic function during defecation. *Int J Colorectal Dis* 10: 91-93.

McLean RG, Smart RC, Gaston-Parry D et al (1990) Colon transit scintigraphy in health and constipation using I-131-cellulose. *J Nucl Med* 31: 985-989.

McLean RG, Smart RC, Lubowski DZ, King DW, Barbagello S & Talley NA (1992) Oral colon transit scintigraphy using indium-III DTPA: variability in healthy subjects. *Int J Colorectal Dis* 7: 173-176.

McNamara MJ, Percy JP & Fielding IR (1990) A manometric study of anal fissure treated by subcutaneous lateral internal sphincterotomy. *Ann Surg* 211: 235-238.

Madoff RD (2004) Surgical treatment options for fecal incontinence. *Gastroenterology* 126: S48-54.

Mahieu P, Pringot J & Bodart P (1984 I. Description of a new procedure and results in normal patients. *Gastrointestinal Radiol* 9: 247-251.

Manousos ON, Truelove SC & Lumsden K (1967) Transit

times of food in patients with diverticulosis or irritable colon syndrome and normal subjects. *BMJ* 3：760-762.

Martelli H，Devroede G，Arhan P，Duguay C，Dornic C & Faverdin C (1978) Some parameters of large bowel motility in normal man. *Gastroenterology* 75：612-618.

Matheson DM & Keighley MRB (1981 Manometric evaluation of rectal prolapse and faecal incontinence. *Gut* 22：126-129.

Meagher AP，Lubowski DZ & King DW (1993) The cough response of the anal sphincter. *Int J Colorectal Dis* 8：217.

Meagher AP，Kennedy ML & Lubowski DZ (1996) Rectal mucosal electrosensitivity—what is being tested? *Int J Colorectal Dis* 11：29-33.

Metcalf AM，Phillips SF，Zinsmeister AR，MacCarty RL，Beart RW & Wolff BG (1987) Simplified assessment of segmental colonic transit. *Gastroenterology* 92：40-47.

Michels NA，Siddarth P，Kornblith PL & Park WW (1965) The variant blood supply to the descending colon，rectosigmoid dissections：a review of medical literature. *Dis Colon Rectum* 8：251-278.

Miller R，Bartolo DCC，Cervero F & Mortensen NJMcC (1987) Anorectal temperature sensation：a comparison of normal and incontinent patients. *Br J Surg* 74：511-515.

Miller R，Lewis GT，Bartolo DCC，Cervero F & Mortensen NJMcC (1988a) Sensory discrimination and dynamic activity in the anorectum：evidence using a new ambulatory technique. *Br J Surg* 75：1003-1007.

Miller R，Bartolo DCC，Cervero F & Mortensen NJMcC (1988b) Anorectal sampling：a comparison of normal and incontinent patients. *Br J Surg* 75：44-47.

Miller R，Bartolo DCC，James D & Mortensen NJMcC (1989) Air-filled microballoon manometry for use in anorectal physiology. *Br J Surg* 76：72-75.

Miller R，Orrom WJ，Duthie G，Bartolo DCC & Mortensen NJMcC (1990) Ambulatory anorectal physiology in patients following restorative proctocolectomy for ulcerative colitis：comparison with normal controls. *Br J Surg* 77：895-897.

Morgan CN & Griffiths JD (1959) High ligation of the inferior mesenteric artery during operations for carcinoma of the distal colon and rectum. *Surg Gynecol Obstet* 108：641-650.

Morgan R，Patel B & Beynon J (1997) Surgical management of anorectal incontinence due to internal anal sphincter deficiency. *Br J Surg* 84：226-230.

Narducci F，Bassotti G，Gaburri M & Morelli A (1987) Twenty four hour manometric recording of colonic motor activity in healthy man. *Gut* 28：17-25.

Naudy B，Planche D，Monges B & Salducci J (1984) Relaxations of the internal anal sphincter elicited by rectal and extra-rectal disten-sions in man. In Roman C (ed.) *Gastrointestinal Motility*，pp 451-458. London：MTP Press.

Neill ME & Swash M (1980) Increased motor unit fibre density in the external sphincter muscle in anorectal incontinence：a single fibre EMG study. *J Neurol Neurosurg Psychiatry* 43：343-347.

Neill ME，Parks AG & Swash M (1981 Physiological studies of the pelvic floor in idiopathic faecal incontinence and rectal prolapse. *Br J Surg* 68：531-536.

Nicholls RJ & Simson JNL (1986) Anteroposterior rectopexy in the treatment of solitary rectal ulcer syndrome without overt rectal prolapse. *Br J Surg* 73：222-224.

Nicholls RJ，Lubowski DZ & Donaldson DR (1988) Comparison of colonic reservoir and straight coloanal reconstruction following rectal excision. *Br J Surg* 75：318-320.

Nikiteas N，Korsgen S，Kumar D & Keighley MRB (1996) Audit of sphincter repair. Factors associated with poor outcome. *Dis Colon Rectum* 39：1164-1170.

Nivatvongs S，Stern HS & Fryd DS (1981 The length of the anal canal. *Dis Colon Rectum* 24：600-601.

Oberwalder M，Dinnewitzer A，Baig MK et al (2004) The association between late onset fecal incontinence and obstetric anal sphincter defects. *Archiv Surg* 139：429-432.

O'Connell PR，Kelly KA & Brown ML (1986) Scintigraphic assessment of neorectal motor function. *J Nucl Med* 27：460-464.

Oettle GJ，Roe AM，Bartolo DCC & Mortensen NJMcC (1985) What is the best way of measuring perineal descent? A comparison of radiographic and clinical methods. *Br J Surg* 72：999-1001.

Oliveira L，Pfeifer J & Wexner SD (1996) Physiological and clinical outcome of anterior sphincteroplasty. *Br J Surg* 83：502-505.

Orkin BA，Hanson RB，Kelly KA，Phillips SF & Dent J (1991) Human anal motility while fasting，after feeding and during sleep. *Gastroenterology* 100：1016-1023.

Orrom WJ，Wong WD，Rothenberger DA & Jensen LL (1990) Evaluation of an air-filled microballoon and minitransducer in the clinical practice of anorectal manometry. *Dis Colon Rectum* 33：594-597.

Orrom WJ，Bartolo DCC，Miller R，Mortensen NJMcC & Roe AM (1991) Rectopexy is an effective treatment for obstructed defecation. *Dis Colon Rectum* 34：41-46.

Osterberg A，Graf W，Hynninen P & Pahlman L (2000) Results of neurophysiological evaluation in fecal incontinence. *Dis Colon Rectum* 43：1256-1261.

Papachrysostomou M，Pye SD，Wild SR & Smith AN (1992) Anal endosonography：which endprobe? *Br J Radiol* 65：715-717.

Parks AG，Swash M & Urich H (1977) Sphincter denervation in anorectal incontinence and rectal prolapse. *Gut* 18：656-665.

Penninckx F，Debruyne C，Lestar B & Kerremans R (1990) Observer variation in the radiological measurement of the anorectal angle. *Int J Colorectal Dis* 5：94-97.

Percy JP，Neill ME，Swash M & Parks AG (1981 Electrophysiological study of motor nerve supply of pelvic floor. *Lancet* i：16-17) (see also *Lancet* 1981 i：999-1000)

Perry RE，Blatchford GJ，Christensen MA，Thorson AG & Attwood SEA (1990) Manometric diagnosis of anal sphincter injuries. *Am J Surg* 159：112-117.

Petersen I & Franksson EE (1955) Electromyographic study of the striated muscles of the male urethra. *Br J Urol* 27：148-153.

Pinho M，Yoshioka K，Ortiz J，Oya M & Keighley MRB (1990) The effect of age on pelvic floor dynamics. *Int J Colorectal Dis* 5：207-208.

Pinho M，Yoshioka K & Keighley MRB (1991) Are pelvic floor movements abnormal in disordered defecation? *Dis Colon Rectum* 34：1117-1119.

Porter NH (1961 Physiological study of the pelvic floor in rectal pro-lapse. *Ann R Soc Med* 286：379-404.

Prather CM (2004) Physiologic variables that predict the outcome of treatment for fecal incontinence. *Gastroenterology* 126：S135-140.

Preston DM & Lennard-Jones JE (1985) Anismus in chronic constipation. *Dig Dis Sci* 30：413-418.

Rasmussen OO，Colstrup H，Lose G & Christiansen J (1990) A tech-nique for the dynamic assessment of anal sphincter function. *Int J Colorect Dis* 5：135-141.

Rasmussen OO，Christiansen J，Tezschner T & Sorensen M (2000) Pudendal nerve function in idiopathic fecal incontinence. *Dis Colon Rectum* 43：633-636.

Read NW，Harford WV，Schmulen AC，Read MG，Santa

Ana C & Fordtran JS (1979) A clinical study of patients with fecal incontinence and diarrhea. *Gastroenterology* 76: 747-756.

Ritchie JA, Truelove SC, Ardan GM & Tuckey MS (1971 Propulsion and retropulsion of normal colonic contents. *Dig Dis* 16: 697-704.

Roberts JP & Williams NS (1992) The role and technique of ambula-tory manometry. *Baillière's Clin Gastroenterol* 6: 163-178.

Roberts JP, Thorpe AC & Williams NS (1991) The assessment of defective rectal evacuation by dynamic integrated proctography. *Br J Surg* 78: 747.

Roe AM, Bartolo DCC & Mortensen NJMcC (1986) New method for assessment of anal sensation in various anorectal disorders. *Br J Surg* 73: 310-312.

Rogers J, Henry MM & Misiewicz JJ (1988a) Disposable pudendal nerve stimulator: evaluation of the standard instrument and the new device. *Gut* 29: 1131-1133.

Rogers J, Levy DM, Henry MM & Misiewicz JJ (1988b) Pelvic floor neuropathy: a comparative study of diabetes mellitus and idiopathic faecal incontinence. *Gut* 29: 756-761.

Rogers J, Henry MM & Misiewicz JJ (1988c) Combined sensory and motor deficit in primary neuropathic faecal incontinence. *Gut* 29: 5-9.

Rogers J, Laurberg S, Misiewicz JJ, Henry MM & Swash M (1989) Anorectal physiology validated: a repeatability study of the motor and sensory tests of anorectal function. *Br J Surg* 76: 607-609.

Roig JV, Villoslada C, Lledo S, Solana A, Buch E, Alos R & Hinojosa J (1995) Prevalence of pudendal neuropathy in faecal incontinence. Results of a prospective study. *Dis Colon Rectum* 38: 952-958.

Ronholt C, Rasmussen OO & Christiansen J (1999) Ambulatory manometric recording of anorectal activity. *Dis Colon Rectum* 45: 1551-1559.

Ruskin AP & Davis JE (1969) Anal sphincter electromyography. *Electroencephalogr Clin NeuroPhysiol* 27: 713.

Rutter KR (1974 Electromyographic changes in certain pelvic floor abnormalities. *Proc R Soc Med* 67: 53-56.

Rutter KR & Riddell RH (1975) The solitary ulcer syndrome of the rectum. *Clin Gastroenterology* 4: 503-530.

Ryhammer AM, Laurberg S & Hermann AP (1997a) Test-retest repeatability of anorectal physiology tests in healthy volunteers. *Dis Colon Rectum* 40: 287-292.

Ryhammer AM, Laurberg S & Sorensen FH (1997b) Effects of age on anal function in normal women. *Int J Colorectal Dis* 12: 225-229.

Sangwan YP, Coller JA, Barrett RC et al (1996a) Unilateral pudendal neuropathy. Impact on outcome of anal sphincter repair. *Dis Colon Rectum* 39: 686-689.

Sangwan YP, Coller JA, Barrett RC, Murray JJ, Roberts PL & Schoetz DJ (1996b) Prospective comparative study of abnormal distal rectoanal excitatory reflex, pudendal nerve terminal motor latency, and single fiber density as markers of pudendal neuropathy. *Dis Colon Rectum* 39: 794-798.

Schouten WR & van Vroonhoven TJ (1983) A simple method of anorectal manometry. *Dis Colon Rectum* 26: 721-724.

Schouten WR, Briel JW, Auwerda JJ et al (1997) Anismus: fact or fiction? *Dis Colon Rectum* 40: 1033-1041.

Shafik A (1975) A new concept of the anatomy of the anal sphincter mechanism of the physiology of defecation. The external anal sphincter: a triple-loop system. *Invest Urol* 12: 412-419.

Shafik A (2001) Magnetic pudendal neurostimulation: a novel method for measuring pudendal nerve terminal motor latency. *Clin Neurophys* 112: 1049-1052.

Shorvon PJ, McHugh S, Diament NE, Somers S & Stevenson GW (1989) Defecography in normal volunteers: normal results and implications. *Gut* 30: 1737-1749.

Silvis R, van Eekelen JW, Delemarre JB & Gooszen HG (1995) Endosonography of the anal sphincter after ileal pouchanal anastomosis. Relation with anal manometry and fecal incontinence. *Dis Colon Rectum* 38: 383-388.

Simpson RR, Kennedy ML, Nguyen H, Dinning PG & Lubowski DZ (2005) Anal manometry: a comparison of techniques. *Dis Colon Rectum* (in press).

Skomorowska E, Henrichsen S, Christiansen J & Hegedus V (1987) Videodefecography combined with measurement of the anorectal angle and perineal descent. *Acta Radiol* 28: 559-562.

Smart RC, McLean RG, Gaston-Parry D et al (1991) Comparison of oral iodine-131-cellulose and Indium-111 DTPA as tracers for colon transit scintigraphy: analysis by colon activity profiles. *J Nucl Med* 32: 1668-1674.

Smith ARB, Hosker GL & Warrell DW (1989) The role of partial denervation of the pelvic floor in the aetiology of genitourinary prolapse and stress incontinence of urine. A neurophysiological study. *Br J Obstet Gynaecol* 96: 24-28.

Snooks SJ, Setchell M, Swash M & Henry MM (1984a) Injury to the innervation of the pelvic floor musculature in childbirth. *Lancet* ii: 546-550.

Snooks SJ, Barnes RPH & Swash M (1984b) Damage to the innervation of the voluntary anal and periurethral sphincter musculature in incontinence: an electrophysiological study. *J Neurol Neurosurg Psychiatry* 47: 1269-1273.

Snooks SJ, Barnes PRH, Swash M & Henry MM (1985a) Damage to the innervation of the pelvic floor musculature in chronic constipation. *Gastroenterology* 89: 977-981.

Snooks SJ, Henry MM & Swash M (1985b) Faecal incontinence due to urethral anal sphincter division in childbirth is associated with damage to the innervation of the pelvic floor musculature: a double pathology. *Br J Obstet Gynaecol* 92: 824-828.

Snooks SJ, Henry MM & Swash M (1985c) Abnormalities in central and peripheral nerve conduction in anorectal incontinence. *J R Soc Med* 78: 294-300.

Snooks SJ, Nicholls RJ, Henry MM & Swash M (1985d) Electrophysiological and manometric assessment of the pelvic floor in the solitary rectal ulcer syndrome. *Br J Surg* 72: 131-133.

Snooks SJ, Badenoch D, Tiptaft R & Swash M (1985e) Perineal nerve damage in genuine stress urinary incontinence: an electrophysio-logical study. *Br J Urol* 57: 422-426.

Snooks SJ, Henry MM & Swash M (1985f) Anorectal incontinence and rectal prolapse: differential assessment of the innervation to puborectalis and external anal sphincter muscles. *Gut* 26: 470-476.

Snooks SJ, Swash M, Henry MM & Setchell M (1986) Risk factors in childbirth causing damage to the pelvic floor innervation: a precursor of stress incontinence. *Int J Colorectal Dis* 1: 20-24.

Snooks SJ, Swash M, Mathers SE & Henry MM (1990) Effect of vaginal delivery on the pelvic floor: a 5 year follow-up. *Br J Surg* 77: 1358-1360.

Soffer EE, Saalabrini P & Wingate DL (1989) Prolonged ambulant monitoring of human colonic motility. *Am J Physiol* 257: G601-G606.

Sorensen M, Nielsen MB, Pedersen JF & Christiansen J (1994) Electromyography of the internal anal sphincter performed under endosonographic guidance. Description of a new method. *Dis Colon Rectum* 37: 138-143.

Speakman CTM, Madden MV, Nicholls RJ & Kamm MA

(1991a) Lateral ligament division during rectopexy causes constipation but prevents recurrence: results of a prospective randomized study. *Br J Surg* 78: 1431-1433.

Speakman CT, Burnett SJ, Kamm MA & Bartram CI (1991b) Sphincter injury after anal dilatation demonstrated by anal endosonography. *Br J Surg* 78: 1429-1430.

Spence-Jones C, Kamm MA, Henry MM & Hudson CN (1994) Bowel dysfunction: a pathogenic factor in uterovaginal prolapse and urinary stress incontinence. *Br J Obstet Gynaecol* 101: 147-152.

Spiller RC, Brown ML & Phillips SF (1986) Decreased fluid intolerance accelerated transit and abnormal motility of the human colon induced by oleic acid. *Gastroenterology* 91: 100-107.

Stalberg E & Ekstedt J (1973 Single fibre EMG and microphysiology of the motor unit in normal and diseased human muscle. In Desmedt JE (ed.) *New Developments in Electromyography and Clinical NeuroPhysiology*, *Vol.* 1, pp 113-129. Basel: Karger.

Stalberg E & Thiele B (1975) Motor unit fibre density in the extensor digitorum communis muscle. *J Neurol Neurosurg Psychiatry* 38: 874-880.

Stalberg E & Trontelj J (1979) *Single Fibre Electromyography*. Surrey: Mirvalle Press.

Stalberg E, Schwartz B, Thiele B & Schiller HH (1976) The normal motor unit in man. A single fibre EMG multielectrode investigation. *J Neurol Sci* 27: 291-301.

Stivland T, Camilleri M, Vassallo M et al (1991) Scintigraphic measurement of regional gut transit in idiopathic constipation. *Gastroenterology* 101: 107-115.

Strijers RL, Felt-Bersma RJ, Visser SL & Meuwissen SG (1989) Anal sphincter EMG in anorectal disorders. *Electromyogr Clin NeuroPhysiol* 29: 405-408.

Suilleabhain CB, Horgan AF, McEnroe L, Poon FW, Finlay IG & McKee RF (2001) The relationship of pudendal nerve terminal motor latency to squeeze pressure in patients with idiopathic fecal inconti-nence. *Dis Colon Rectum* 44: 666-671.

Sultan AH, Kamm MA, Hudson CN, Thomas JM & Bartram CI (1993a) Analsphincter disruption during vaginal delivery. *N Engl J Med* 329: 1905-1911.

Sultan AH, Kamm MA, Bartram CI & Hudson CN (1993b) Anal sphincter trauma during instrumental delivery. *Int J Gynaecol Obstet* 43: 263-270.

Sultan AH, Kamm MA & Hudson CN (1994a) Pudendal nerve damage during labour: prospective study before and after childbirth. *Br J Obstet Gynaecol* 101: 22-28.

Sultan AH, Kamm MA, Talbot IC, Nicholls RJ & Bartram CI (1994b) Anal sphincter endosonography for identifying external sphincter defects confirmed histologically. *Br J Surg* 81: 463-465.

Sun WM & Read NW (1989) Anorectal function in normal subjects: the effect of gender. *Int J Colorectal Dis* 4: 188-196.

Sun WM, Read NW & Shorthouse AJ (1990a) The hypertensive anal cushion as a cause of the high anal pressures in patients with haemorrhoids. *Br J Surg* 77: 458-462.

Sun WM, Read NW, Miner PB, Kerrigan DD & Donnelly TC (1990b) The role of transient internal sphincter relaxation in faecal incontinence. *Int J Colorectal Dis* 5: 31-36.

Sun WM, Read NW, Prior A, Daly JA, Cheah SK & Grundy D (1990c) Sensory and motor responses to rectal distension vary according to rate and pattern of balloon inflation. *Gastroenterology* 99: 1008-1015.

Sunderland S (1978) *Nerves and Nerve Injuries*, 2nd edn, pp 82-86. Edinburgh: Churchill Livingstone.

Swash M (1992) Histopathology of pelvic floor muscles in pelvic floor disorders. In Henry MM & Swash M (eds) *Coloproctology and the Pelvic Floor*, 2nd edn, pp 173-183. Oxford: Butterworth-Heinemann.

Swash M & Snooks SJ (1986) Slowed motor conduction in lumbosacral nerve roots in cauda equina lesions: a new diagnostic technique. *J Neurol Neurosurg Psychiatry* 49: 808-816.

Swash M, Snooks SJ & Henry MM (1985) Unifying concept of pelvic floor disorders and incontinence. *J R Soc Med* 78: 906-911.

Swash M, Gray A, Lubowski DZ & Nicholls RJ (1988) Ultrastructural changes in internal sphincter in neurogenic faecal incontinence. *Gut* 29: 1692-1698.

Taverner D & Smiddy FG (1959) An electromyographic study of the normal function of the external anal sphincter and pelvic diaphragm. *Dis Colon Rectum* 2: 153-160.

Taylor BM, Beart RW & Phillips SF (1984 Longitudinal and radial variations of pressure in the human anal sphincter. *Gastroenterology* 86: 693-697.

Telford KJ, Ali AS, Lymer K, Hosker GL, Kiff ES & Hill J (2004) Fatigability of the external anal sphincter in anal incontinence. *Dis Colon Rectum* 47: 746-752.

Tetzschner T, Sorensen M, Lose G & Christiansen J (1997) Vaginal pudendal nerve stimulation: a new technique for assessment of pudendal nerve terminal motor latency. *Acta Obstet Gynecol Scand* 76: 294-299.

Tjandra JJ & Lubowski DZ (2002) Anorectal physiological testing in Australia. *Aust NZ J Surg* 72: 757-759.

Tjandra JJ, Milson JW, Schroeder T & Fazio VW (1993) Endoluminal ultrasound is preferable to electromyography in mapping anal sphincter defects. *Dis Colon Rectum* 36: 689-692.

Tjandra JJ, Sharma ER, McKirdy HC, Lowndes RH & Mansel RE (1994) Anorectal physiological testing in defecatory disorders: a prospec-tive study. *Aust N Z J Surg* 64: 322-326.

Tjandra JJ, Lim JF, Hiscock R & Rajendra P (2004) Injectable silicone biomaterial for fecal incontinence caused by internal anal sphincter dysfunction is effective. *Dis Colon Rectum* 47: 2138-2146.

Trontelj JV & Stalberg E (1995) Single fiber electromyography in studies of neuromuscular function. *Adv Exp Med Biol* 384: 109-119.

Vaccaro CA, Cheong DM, Wexner SD, Salanga VD, Phillips RC & Hansen MR (1994) Role of pudendal nerve terminal motor latency assessment in constipated patients. *Dis Colon Rectum* 37: 1250-1254.

Vaccaro CA, Wexner SD, Teoh TA, Choi SK, Cheong DM & Salanga VD (1995) Pudendal neuropathy is not related to physiologic pelvic outlet obstruction. *Dis Colon Rectum* 38: 630-634.

Vaizey CJ, Kamm MA & Bartram CI (1997) Primary degeneration of the internal anal sphincter as a cause of passive faecal incontinence. *Lancet* 349: 612-615.

Vandamme JP, Bonte J & van der Schueren G (1982 Re-evaluation of the colic irrigation from the inferior mesenteric artery. *Acta Anat* 112: 18-30.

van der Sijp JR, Kamm MA, Nightingale JM et al (1993) Radioisotope determination of regional colonic transit in severe constipation: comparison with radio opaque markers. *Gut* 34: 402-408.

van Tets WF & Kuijpers JHC (1995) Internal rectal intussusception—fact or fancy? *Dis Colon Rectum* 38: 1080-1083.

Vernava AM, Longo WE & Daniel GL (1993) Pudendal neuropathy and the importance of EMG evaluation of faecal incontinence. *Dis Colon Rectum* 36: 23-27.

Waldron DJ, Kumar D, Hallan RI & Williams NS (1989)

Prolonged ambulant assessment of anorectal function in patients with pro-lapsing haemorrhoids. *Dis Colon Rectum* 32：968–974.

Walls EW (1959) Recent observations on the anatomy of the anal canal. *Proc R Soc Med* 52：85–87.

Wankling WJ，Brown BH，Collins CD & Duthie HL (1968) Basal electri-cal activity in the anal canal in man. *Gut* 9：457–460.

Williams N，Barlow J，Hobson A，Scott N & Irving M (1995) Manometric asymmetry in the anal canal in controls and patients with fecal incontinence. *Dis Colon Rectum* 38：1275–1280.

Winckler G (1958) Remarques sur la morphologie et l'innervation du muscle releveur de l'anus. *Arch d'Anatom d'Histol d'Embryol* 41：77–95.

Womack NR，Williams NS，Holmfield JHM，Morrison JFB & Simpkins KC (1985) New method for the dynamic assessment of anorectal function in constipation. *Br J Surg* 72：994–998.

Womack NR，Williams NS，Holmfield JHM & Morrison JF (1987a) Pressure and prolapse—the cause of solitary rectal ulcer syndrome. *Gut* 28：1228–1233.

Womack NR，Williams NS，Holmfield JHM，Mist JH & Morrison JF (1987b) Anorectal function in the solitary rectal ulcer syndrome. *Dis Colon Rectum* 30：319–323.

Yang YK & Wexner SD (1994) Anal pressure vectography is of no apparent benefit for sphincter evaluation. *Int J Colorectal Dis* 9：92–95.

Yip B，Barrett RC，Coller JA，Schoetz FDJ et al (2002) Pudendal nerve terminal motor latency testing：assessing the educational curve—can we teach our own? *Dis Colon Rectum* 45：184–187.

Young CJ，Mathur MN，Eyers AA & Solomon MJ (1998) Successful overlapping anal sphincter repair：relationship to patient age，neuropathy and colostomy formation. *Dis Colon Rectum* 41：344–349.

2

第 2 章　开展结直肠外科服务

结直肠外科服务的主要目的是作出诊断，给患者提供相关的信息和支持，治疗疾患，并就监督、教育、随访等的基本护理与内科医师进行联络。通过这种方式获得的知识对患者具有深远的影响，如他们对于疾病的态度、处理疾病的能力以及他们的生活质量。这一过程包括信息的传播、教育以及教学（Goligher，1996）。

原则

协作的方式

过去，外科与内科存在于不同的区域，由于所存在的结构、政治和经济的壁垒，使需要内科医师提供的结直肠外科服务被分隔了出去。然而现在，在许多医院，以医疗服务为基础的，包括外科医师、内科医师、放射医师、组织病理医师、护士以及咨询师在内的完整的标准化体系已经建立。

在先进的医院和门诊，已经创建了结直肠外科单元，有专职的专家组包括胃肠病学专家、结直肠外科医师、放射科医师、组织病理学专家、护士、营养学专家以及咨询师等，他们紧密围绕基础科学和肿瘤学而开展工作。该单元具备单独的病房、示教室、门诊区域及内镜检查区域。如果这些工作都能够得到统一计划，可以大量节约资金。然而，大多数结直肠外科服务体系是在医院已有的内容范畴内发展起来的。

在建立结直肠外科服务体系之前，确定长远的计划至关重要。首先要建立起一套基础服务项目，日后逐渐增加最初不能提供的额外服务项目。三级医院应该具备本章提到的所有服务项目。规模较小的医疗单位，上述服务项目不能容纳在一个医疗机构的，城市或区域之间共享资源是比较适宜的运行模式。例如，可以实施以中心医疗机构为基础的、定期的、多学科的临床医师会议。还包括类似意义的杂志俱乐部和其他的教育会议。当出现困难时，创造性地应用现代科技手段如视频-讨论会可使这些活动得以实现，并且避免了不必要的资源浪费。

结直肠外科单元并非是“砖和砂浆”的堆砌，而是人们一起工作创造出合适的环境。勤勉、同情心、敏感、热情的团队精神和探索精神是使这项具有挑战性的事业获得成功的因素。在结直肠外科接受培训的临床医师包括内镜医师、生理学研究员以及诊断医师；其中一些是外科医师，他们的侧重点是治疗；而其他受训者是内科医师，他们在内镜检查方面起主要作用。目前，在结直肠外科单元，我们能看到集中、多学科的团队，可提供肿瘤专家服务、炎性肠病服务、功能性肠病的咨询以及家族性结直肠癌风险患者的筛查。这些团队人员也包括护理专家（Moshakis 等，1996）、生理治疗学家、营养医师（Wright 和 Scott，1997）、造口护理护士、审计员；以及涉及营养治疗的医师、放射学家、专业的组织病理学家、咨询师（Wiig 等，1996；Gerson 和 Gerson，2003）；以及麻醉师和疼痛控制专家（Kamm，1997）等。

医生-患者间的关系

其他的实践领域中很少有医生-患者关系的重要性超过结直肠外科。患者恐惧的原因是因为直肠肛门内正在发展的癌变，需要行肠造口术（Bass 等，1997）。尽管恐癌的心理已经非常可怕，但是治疗过程中必须造口则完全粉碎了患者的自尊心，原因是造口可能会导致不可控制地散发排泄物气味以及可见的粪便。患者可能意识到结直肠疾病及其治疗对性行为和功能的影响，而这将是灾难性的（Rapkin 等，1990；Wood 等，1990；Brook，1991；Black，2004）。许多患者还会有妇科或泌尿系统的症状（Farquhar 等，1990；Steege 和 Stout，1991）。

患者在就诊于结直肠外科医师之前，可能不仅会出现疼痛、腹泻或出血，而且会出现失禁现象。显然，即使结直肠疾患症状轻微，不同的患者使用同一种治疗方式也是不合适的。例如，一位同时并发疝或胆石症的患者。具有结直肠疾病症状的患者，无论其症状多么轻微，都要进行充分的评价，以便再次确定病变是否为恶性。如果确诊为恶性，则需要明确其自然病程并与肿瘤咨询师协商，以对其临床结果作出真实的评价。大多数患者需要给予信息咨询和饮食建议，可能有必要对家庭成员进行追踪；大多数患者将需要实施某种形式的内镜检查，要进行肠道准备；有些患者需要进行门诊处理或日间外科处理。患者有必要向专业的心理学医师咨询，以获得对疾病治疗的建议和评价，尤其是功能性肠病、恶性肿瘤及炎性肠病的患者（American Gastroenterological Association，2002；Sewitch，2001）。基于所有这些因素，医生与患者之间交流的方法、所采取的态度以及交流的深度对该患者治疗的成功或失败起到至关重要的作用（Svedlund 等，1983；Whorwell 等，1987；Peters 等，1991）。

信息的传播

患者应该了解他们为什么会患上此种疾病，目前对此疾患的认知程度，可供选择的治疗方法以及治疗的结果。结直肠外科应该具备所有针对一般性结直肠疾患及其治疗的小册子和 DVD 资料，尤其是涉及以下的疾病，如痔、肛裂、肛瘘、潜毛窦、疣、肠激惹综合征、结肠造口术、回肠造口术、溃疡性结肠炎、Kock 和盆腔陷凹、肠癌以及遗传性肠癌。在某种情况下，DVD 有助于信息的强化，尤其适用于那些没有阅读过相关书籍或读不懂书中内容的患者。当前，公众可以通过互联网获得最新的信息。病区网页，可以是医院网站中的组成部分，对于患者来说是有用的资料来源，尤其是当网页与其他医疗机构相连并且对某一疾患提供特别信息时。

教学

对大学生尤其是研究生的教学，一般通过模拟的临床环境，为他们提供相关症状的信息和资料，要求学生对此进行分析，并通过放射学以及内镜检查等方法，完成最具有实用价值的诊断过程以及病理组织学的评价，进而做出以证据为基础的治疗和随访的最佳决定。结直肠外科医生有责任使学生们从其他学科专家处受到教育，尤其是从护士、营养学家、理疗学家以及造口护理护士处。研究生教育可以从不同水平开展：常规的查房处理病例、审计、外科技术、以进度记录为基础的医疗活动、每周与组织病理学家、放射学家以及肿瘤、炎性肠病、功能性肠病等内科医师的讨论会等。

在现代外科实践中，为监控职业标准为目的的继续医学教育（CME）委任和证明非常必要。规律的多学科病例讨论以及杂志俱乐部讨论是非常重要的，能使临床医生保持对最新进展和技术的了解（Ziemer，1983；Bartlett，1986；Karam 等，1986；Kreps 等，1987）。在线杂志、结直肠病讨论论坛以及其他互联网资源是结直肠病外科医生可以利用的现代交流工具。

表 2.1　用于评价是否适合行门诊手术的调查表（将由 DSU 工作人员来完成）

生理学评价

1. 你以前做过手术吗？		□是	□否
详细说明：			
2. 你以前出现过麻醉问题吗？		□是	□否
详细说明：			
3. 你的亲属曾经出现过麻醉问题吗？		□是	□否
详细说明：			
4. 你有任何过敏史吗？		□是	□否
详细说明：			
5. 你过去曾经患有什么严重疾患吗？		□是	□否
详细说明：			
6. 你曾有过一时性黑矇或容易晕厥吗？		□是	□否
7. 你曾经有过抽搐或阵发抽搐吗？		□是	□否
8. 你有高血压吗？		□是	□否
9. 你患有胸痛、消化不良或胃灼热吗？		□是	□否
10. 你容易透不过气来吗？		□是	□否
11. 你患有哮喘或支气管炎吗？		□是	□否
12. 你患有贫血或其他血液疾患吗？		□是	□否
13. 你了解你的镰刀细胞性贫血的状态吗（如果有关）？		□是	□否
详细说明：			
14. 你曾有过黄疸吗？		□是	□否
15. 你有糖尿病吗？		□是	□否
16. 你正在服用什么药物吗？		□是	□否
详细说明：			
17. 你正在服用避孕药片或激素替代治疗吗？		□是	□否
18. 你吸烟吗？		□是	□否
19. 你饮酒吗？	经常□	很少□	从不□

观察

血压　　脉搏　　体重（kg）　　尿分析

如果发现患者不适合，请说明原因并且将患者提交给有关的医生。

评价

通过门诊或以门诊为基础处理可以完成大量的治疗工作。然而，由于共存的病理状态、家庭环境不满意或个性不相容，并非所有的患者均适合以此种方式来治疗，因此需要仔细地评价患者及其环境。已经设计出特殊形式来判定患者是否适合门诊处理（表 2.1）。患者经门诊护理组进行筛查，如果必要，还要经麻醉师进行复检以确定他们是否适合接受这种形式的治疗。

信息系统

为了财务及审计的需要，信息应予以保留。适宜的软件提供有失败-安全的随访程序（Kjeldsen 等，1997），能够为医院工作人员、患者、普通执业医生、医疗从业者等提供信息。计算机程序将提供入院日期、确定手术室的设备、筛查适合日间治疗的病例、花费项目编码、产生用于科学研究的文件。因此，必须完成资料表并且要定期地更新使之更具现代化。门诊、肠造口护理单位、内镜检查、手术室以及病房等位置均应该具有工作网络终端，以利于及时更新及获取患者的信息。

以计算机统计为目的的患者信息大多可以通过调查问卷获得，由患者、科研人员、低年资医生或护理组成员来完成。这给外科医生提供了调查条目列表、用于审计的特异性资料以及确定了疾病严重性的资料。考虑到财务问题，统计过程中要求人种学参数和编码的准确性。

结直肠手术及相关法规

随着社会法制化的日趋完善，要求结直肠外科服务更为细致，潜在的工作疏漏包括：①解释说明不充分使患者不能接受知情同意；②结肠穿孔的延迟诊断、吻合口瘘或恶性疾患导致并发症的发生、预期寿命的缩短；③结肠镜、腹腔镜或开腹手术造成的医源性穿孔；④以临床经验、内镜检查结果、放射学检查结果为依据导致的误诊；⑤不合适的结直肠切除或肛门手术中损伤括约肌导致的医源性失禁；⑥固定术式如腹腔镜、储袋手术或低位直肠切除术等的操作训练或经验不足。尽管有时候结直肠外科医生并非负有直接责任，但却要经常协助产科医生处理术后的失禁或瘘，处理泌尿外科或妇科手术造成的肠损伤，这可能导致脓毒症、瘘，有时候可导致死亡。

虽然内科医师不会将其归为防御性医学范畴，但是我们都应该意识到这些潜在的并发症是可以被减少或避免的。不应该由受训者来完成复杂的手术，除非同时给予正确的监督。判断是否有急诊手术的适应证，以及在合适的监督下进行手术，是应该强制遵循的原则。必须对手术操作进行合适的委任以及继续的监控，因此非常有必要对医生的工作负荷以及手术后效果进行审核，而不是既往使用那种事后批评和发表该医生不胜任手术的声明。目前，所有的医疗机构都应该周期性地召开继续医学教育委任会议，该工作是必不可少的。

目前，仔细的咨询服务以及对手术方式的解释，一定要成为术前工作评价的一个组成部分，充分地说明可能的结果和风险。还可以向患者发放小册子、DVD以及印刷品，许多执业医师还周期性地向患者发放他们与求助医师之间的通信，在这些通信中说明了疾病的风险估计以及可能的结果。信息需求量大的患者在进行手术之前一定要给予进一步的信息咨询，最好是连同家庭其他成员或其支持者。同意书的签署一定要求患者理解了陈述中要求他或她签字的全部手术计划内容。

审计

为了实现监控的标准化，合理计划未来结构、资源管理以及教育等（Holm 等，1997；Kjeldsen 等，1997；Singh 等，1997），审计是必需的。这也促进了其与初级护理更为广泛的联系。审计可以在整体或局部水平上实施。尽管整体活动审计通常相当表浅，但是对于资源的管理以及服务任务的分配却是非常必要的。可以进行短期的、更仔细的局部审计，以对特殊的事件或治疗进行检测。例如，可以通过审计来检测硝酸甘油治疗肛裂的有效性或泄液线瘘管切开术的手术效果。为获得财政信息，一些特异的局部审计是必需的，例如检测手术治疗大便失禁是否有效，或是评价低位结肠肛门吻合术效果如何。其他一些局部的短期审计可能是有意进行的，目的是给其他学组提供教育资料。

为某些特殊目的可以进行更强有力的局部审计，例如储袋手术后的疗效或克罗恩病的复发率。与资源管理体系相比，这些专业审计提供的信息量更大，对研究生教育来说更为重要。

应该由接受过专门详细训练的工作人员来进行国家级审计，对特定的机构定期进行检查。目前，用于审计的信息由自愿、专业的人员处获得，因此全部的审计实践都是自愿的而非强制的。目前需要仔细调查的信息内容包括直肠脱垂手术、肛裂的治疗、肛门固定术、腹腔镜结直肠手术以及促进疾病康复的直肠结肠切除术。

大多数区域性和国家级试验需要更强大的数据库，以便为审计提供非常有用的信息（Fielding 等，1978；Umpleby 等，1984；McArdle 和 Hole，1991；Gordon 等，1993；Ubhi 和 Kent，1995；Kapiteijn 等，2003）。

诊断

病史

全面地了解病史非常重要，尤其是要特别注意了解患者本人陈述的病史。应该获得简要的妇科、产科以及泌尿系统病史。要获得直肠结肠症状有关的关键性细节，包括疼痛、出血、肠道习惯的改变、失禁、肿胀、排液和激惹等。了解家族史非常必要，必须仔细记录，并以文件形式记录既往的妇科、泌尿系统、腹部和肛门部手术的情况。必须核对患者的麻醉风险因素列表和门诊手术病例的手术禁忌证，如高血压、糖尿病、心绞痛、慢性肾脏疾病、心脏瓣膜病、既往发作过的心肌梗死以及脑血管意外、癫痫和其他疾患。正在服用的药物，尤其是抗凝剂、糖尿病治疗用药、抗惊厥药、抗高血压药以及免疫抑制剂等均应该给予记录。还应该评价患者所处的社会环境。

有些症状需要深入探讨，腹痛就是其中之一，临床医生需要了解其部位、是否与饮食有关、有何缓解因素、疼痛是否持续或是否为绞痛、是否姿势变化、排便或药物治疗能缓解疼痛。必须要记录症状的持续时间，但是很难就其严重程度进行定量。肛门和会阴部疼痛可能与排便、姿势或性活动相关，可能呈反射性。

鼓励患者自发陈述病史，来获得有关肠道习惯的细节。要记录排便的周期性以及影响其频率的因素。必须仔细询问粪便黏稠度、粪便特点、排便困难等的细节。用力排便的病史、手指协助排便、直肠激惹、急迫、通过会阴或阴道加压来协助排便等信息，有助于评价疾患的病理生理学状况。

出血总是令患者非常着急。要记录出血与排便、用力排便、搔抓、脱垂、便秘、腹泻之间的关联，记录血的颜色以及血与粪便的关系。血液位于粪便表面或是与粪便混合能够给病理学提示。通过确定粪便是否仅位于手纸上、用力排便时滴入便盘或呈血块样排出而获得其他重要的线索以利于诊断。需要寻找便血与疼痛或肠道习惯改变之间的关系。

尽管患者很少自愿提及，但是医生一定要询问有关失禁的病史。一定要鉴别患者是真正地意识不到粪便的排出还是急迫性失禁。同样，有必要鉴别污粪与真正的失禁。失禁的频率、失禁与粪便的黏稠度与生活方式之间的关系有助于限定问题的严重程度。广泛使用的失禁分级概括于表 2.2。一定要包括其与产科、妇科以及泌尿系症状相关联的症状，以及所采取的治疗措施。

其他需要深入了解的、特异性的直肠结肠有关症状包括排液、污粪、激惹以及脱垂。

谈话可能涉及患者的亲属和朋友，有些问题属于个人隐私，应该进行一对一的交谈。谈话要在私密、协商、放松的环境中进行。

检查

总体要求

医生询问病史及进行体格检查的行为方式，常常决定了后续整个的医患交流氛围。要使患者感到放松，房间整洁，不要太病房化，通风良好，温暖，光线充足，最好使用光导纤维索灯。沙发应该具有一定的高度并且有合适的靠背以便休息，应该具备一个可供医生在检查过程中坐下来的板凳。洗手盆对患者和医生都是必备的，应该具备可供检查和治疗使用的单独的活动台。让患者独自在帘子后脱掉衣服，如果可能，要给患者提供浅色的浴衣。男女患者平躺在诊查台上时，身体一定要给予遮盖，如果患者感到紧张焦虑，则允许检查时有一个陪伴陪同。

检查的第一部分是获得一般性信息，要求医生的行为方式使患者感到非常放松。当临床医生给患者进行检查，以判断是否患有营养不良、贫血、发绀、杵状指（趾）、黄疸、淋巴结病，以及进行腹部视诊、触诊等检查时，一定要使患者感觉放松。

表 2.2　失禁的评分（Cleveland 门诊）（0～20）

	频率				
失禁的类型	从不	很少[a]	有时[b]	通常[c]	总是[d]
固态	0	1	2	3	4
液态	0	1	2	3	4
气体	0	1	2	3	4
需要垫子	0	1	2	3	4
生活方式	0	1	2	3	4

来源自：Oliveira 等（1996）。

[a] 少于一个月一次。

[b] 多于一个月一次；少于一周一次。

[c] 多于一周一次；少于每天。

[d] 每天。

体位

进行直肠肛门检查时，采用的体位不同，获得的结果也不尽相同。肘膝位检查可能获得直肠肛门部更多的解剖信息，对此观点存在争议，大多数患者认为这种体位是不庄重的，不愿接受此种体位的重复检查。与之相比，除了那些被患者会阴部遮蔽的部位，左侧卧位可以观察到大部分的病变。

患者左侧卧位于检查桌或床上，臀部凸出至检查桌或床的边缘，屈髋，膝轻微展开，右肩旋前，依据检查桌或床的高度，检查者坐着或站立。尽管这种体位对患者来说是最容易的，但是对检查者来说，却不如俯卧位方便。无证据提示体位会影响乙状结肠镜对肠腔结构的观察。

视诊

视诊是至关重要的，能揭示瘢痕、瘘、裂开、附属物、敞开的肛门、阴道和直肠脱垂或皮肤病变等问题（包括瘙痒改变）。观察静息时会阴的位置，并观察当盆底收缩和拉紧时，会阴的位置变化与坐骨粗隆的关系。当会阴拉紧时，就可以观察到直肠膨出、痔、肛门息肉、肛门内疣或直肠脱垂。扒开臀部可以发现肛裂。如果临床医生需要对直肠脱垂进行判定，则有必要让患者在盥洗室做排便动作时给予检查。

直肠检查

如果希望完成一个令人满意、合理、舒适的检查，最大程度获得局部的解剖学改变，医生有必要连续不断地向患者陈述将做什么检查、已经观察到了什么情况。如果医生的解释说明不合适，则会使患者经历一次令其沮丧、不成功的直肠检查。我们可以理解并感受到患者对这种侵入性检查的不情愿、不愉快和忍受。带有手套的示指涂以水溶性润滑剂，将指垫轻柔地放置在肛门口并加压，直到括约肌松弛、手指能顺利置入肛管和直肠。之后对肛管直肠及其周围结构进行有序的检查。女性患者，此项检查常与阴道检查相结合。

首先评价肛门括约肌的静息张力，之后评价是否存在瘢痕、硬结、局部疼痛以及排泄物。然后嘱患者最大程度收缩括约肌及盆底来测定它们的收缩力，直肠壶腹和阴道相应的位置改变及程度。一定要从两侧仔细检查直肠阴道间隔。需要深部触诊来感知前列腺和大多数的直肠肿瘤。临床医生需要将手指从前向后扫诊，清醒地意识到每一部位可能出现的病变。由于这一检查过程经常被简单、例行公事样地完成，因此必须强调要进行一个清醒、有意识的检查过程。如果存在肿瘤，则必须要记录它的位置、大小、特点，尤其是是否呈息肉样、有无蒂或溃疡，以及其累及肠管壁的深度、移动度、固定性以及与局部解剖的关系，最好是以图表的形式给予记录。最后，当手指退出时，注意观察肛门部的病理改变（例如肥大的乳头，血栓化的痔，狭窄，瘢痕）。

直肠乙状结肠镜检查

如果患者没有痛性肛门病变，则通常在完成指诊检查后，可以给未做肠道准备的患者实施硬式乙状结肠镜检查。考虑到其他疾病的传播风险，许多医疗机构使用一次性的器械，25cm 长器械通常能对 40%的患者作出明确诊断，一半以上的检查不会因粪便的存在而影响肛门直肠的充分视诊。硬式乙状结肠镜是用于直肠评价的最好器械。检查的目的是除外息肉、良性狭窄、血管异常、恶性肿瘤和直肠炎等。任何可见的病变或异常均应该进行活检，任何可触及的病变均应该行刮片细胞病理学检查和活检，腹泻的患者应该做粪便的培养。

设备

硬式乙状结肠镜种类繁多，包括可重复使用的以及一次性的；近端或远端带光源的；带有或不带有光纤结构的（图 2.1）。如果一天之内仅进行少数几例检查，则最适合应用可重复使用的器械。如果每天要做许多例检查，除非患者能够负担几项检查设备所需的花费，清洗器械的劳动和患者的花费确属合理，通常更常使用一次性器械。当使用一次性塑料器械时，一定要多涂抹一些润滑剂，因为它们不像冷钢的滑动性那么好。

器械的直径范围从 1.1～2.7cm，以 1.9cm 者为佳。大口径器械较少用于疾病的筛查，因为会给患者带来更多的不适感，但在需要摘除较大息肉时，可能会用到大口径器械。窄细的乙状结肠镜是用于筛查的良好器械，尤其适用于肛门狭窄患者，他们不适宜使用大口径器械，以及用于既往有肛门吻合术病史的患者。除了管子本身，还包括光源、近端放大透镜、空气注入附着体等设备。吸引设备用于痔的捆绑手术以及吸除液态粪便。

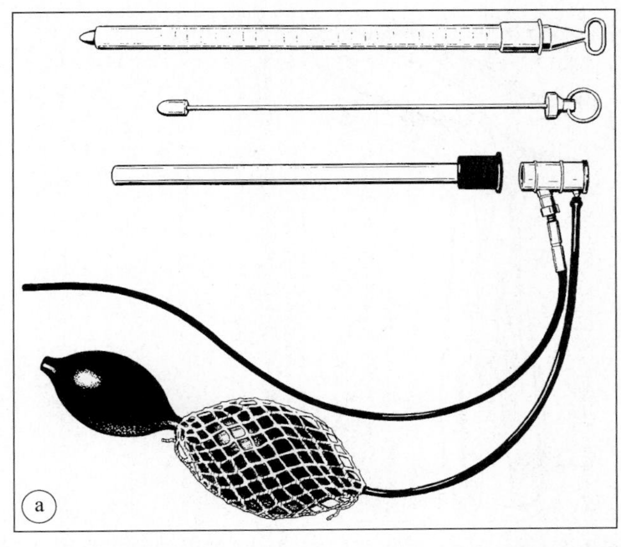
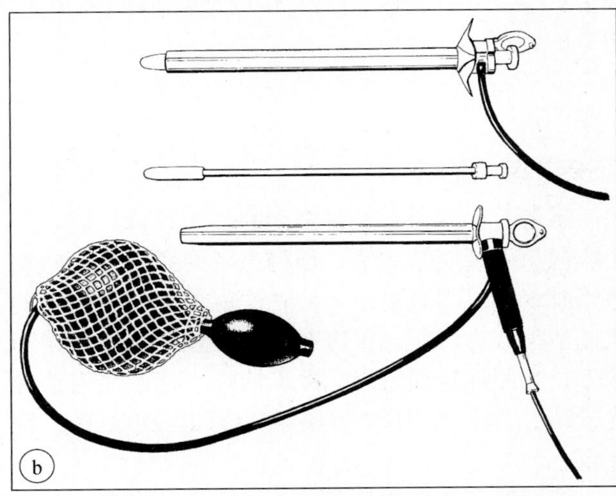
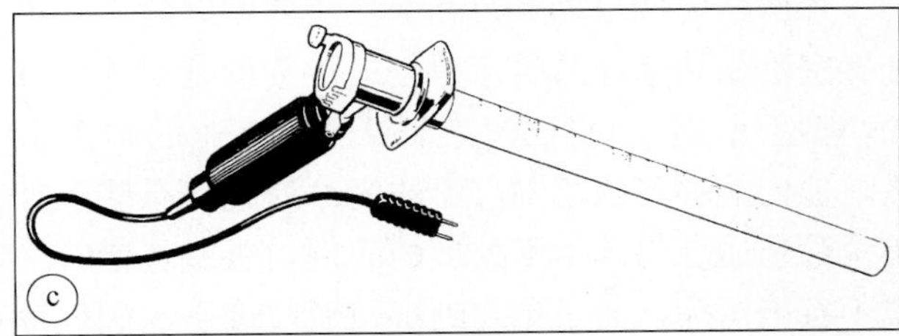

图 2.1　(**a**) 带有充填器和目镜的 Lloyd-Davies 硬式乙状结肠镜。(**b**) 带有风箱、目镜、充填器和光源的 Welsh Allen 硬式乙状结肠镜。(**c**) 可随意使用的透明的 Perspex 硬式乙状结肠镜。

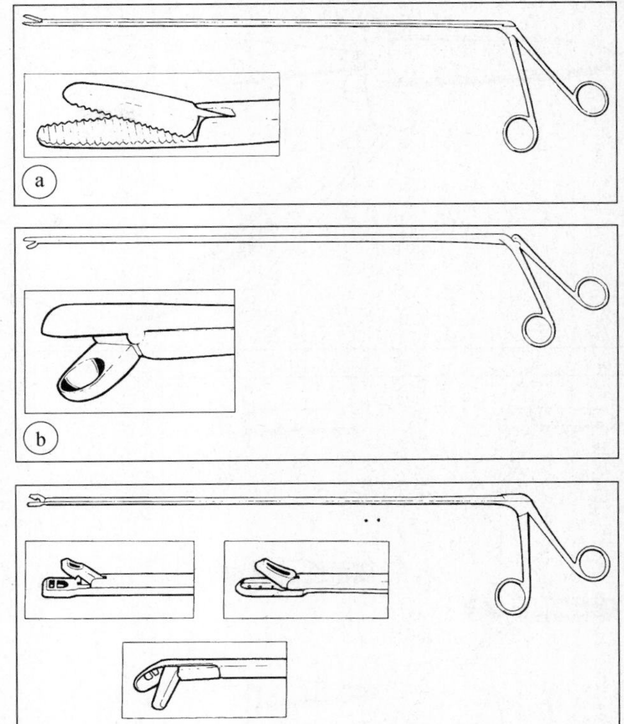

图 2.2　(**a**) 长的短吻鳄钳，用于乙状结肠镜检查时自肠内拭抹。(**b**) Lloyd-Davies 活检钳。(**c**) 切割活检钳 (Mueller 设计)。

方法

一般不需要肠道准备，器械检查前先做直肠指诊。在不引起不适的情况下，直视下尽可能快地将润滑充分、温暖的乙状结肠镜置入肠腔，并达到其所能置入的最远位置。注入气体以便显露管腔，更有助于观察黏膜，但是要注意将其控制在最小程度，因为过多的气体注入会引起疼痛。退镜观察肠管层面的各个部位，获得完整的解剖学信息。

活检

活检钳种类多种多样 (图 2.2) (Siegel 等，1983；Yang 等，1990)。有些属于电气化设施，能够进行活检和电凝。使用钳子夹住病变，然后旋转病变以防剪切黏膜时造成出血。对潜在恶性病变行细胞涂片检查，以便即刻作出诊断 (Wiig 等，1996)。炎性肠病患者，应该常规对其直肠后壁、尽可能对其 Houston 瓣进行随机活检。

直肠镜检查，阴道窥器检查以及门诊患者的治疗

直肠镜检查

在肛管静息及拉紧状态下，利用直肠镜仔细地进行视诊，以观察瘘的内口、正在破溃排液的括约肌间的脓肿、痔、尖锐湿疣以及慢性肛裂等。

直肠镜种类繁多，大部分带有光纤光源装置。Goligher 或 Eisenhammer 设计的管状直肠镜更多

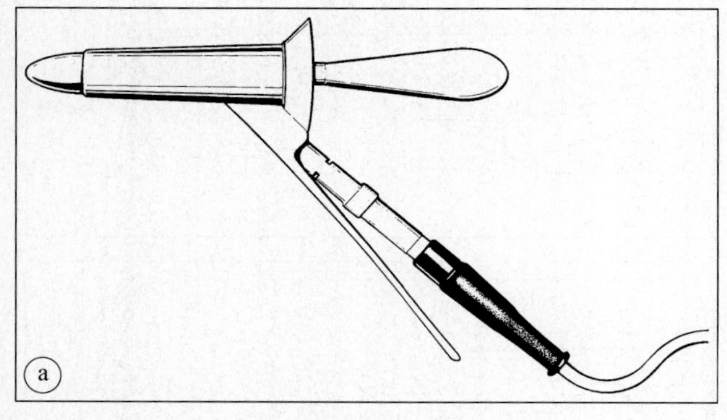
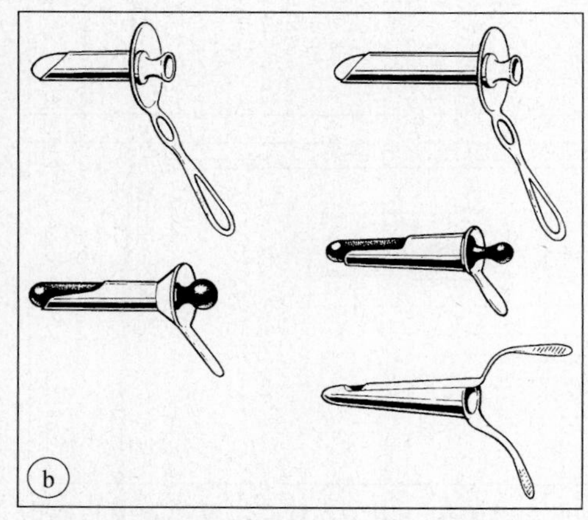
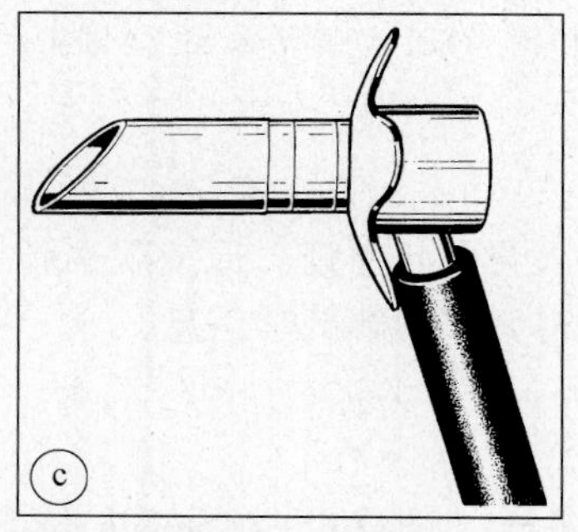

图 2.3 （**a**）带有各种 St Mark 光源的刚性直肠镜。（**b**）广泛用于临床实践的直肠镜。（**c**）带有一个倾斜梢尖的 Welsh Allen 纤维光学直肠镜。

选择双瓣窥器。直肠镜器械的一个片段可以自其一侧移走而使肛管的侧壁得以显示（图 2.3a）。过去使用这些器械进行冷冻治疗，但是很少用于诊断。环绕肛管腔旋转肛门镜，有助于再次置入填塞器。任何病变的部位都应该给予记录。

阴道窥器检查

阴道窥器检查常用，以除外瘘，并可评价子宫的下降、膀胱膨出、直肠膨出，蘸拭阴道内的慢性排泄液以除外特殊原因导致的阴道炎。

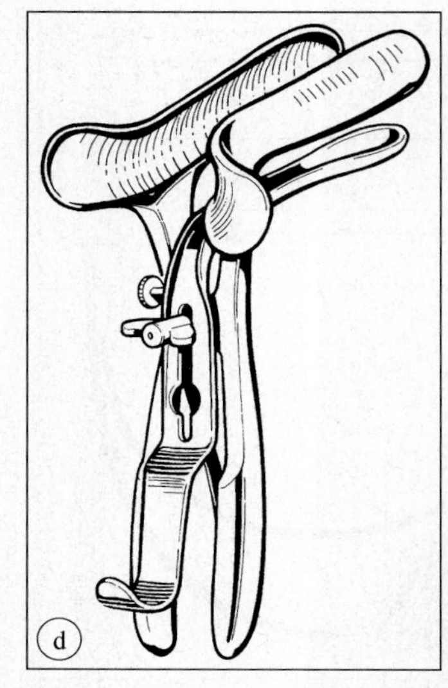

图 2.3（续）（**d**）双瓣肛门窥器，可被附加第三个刀片，用于肛门内手术。

门诊患者的治疗

患者首次就诊，经过全面的临床评价之后，医生应向患者说明其病情，征得患者同意后，某些疾患当时就可以得到治疗，使首次就诊的门诊患者的快速治疗成为可能。可以在门诊处置室实施息肉切除术、光照性凝固治疗、冷冻治疗、痔的注射或橡皮带结扎术、鬼臼树脂湿疣治疗以及藏毛窦刮除术。

不同的医疗单位具备其各自特殊的设备，具备处置室诊断和治疗的医疗单位还常常设有设备良好的小型手术室，与处置室比邻，有专业的护理人员，他们能够实施范围广泛的门诊处置。有些医疗单位筛选适合门诊手术处理的病例，首次就诊时一般不实施治疗，而是预约到小规模门诊手术病例治疗列表中。配有结直肠手术设备的小型手术室，大大增加了门诊患者治疗方法的可选择范围。局部麻醉下，可以完成开放或闭合肛门内括约肌切开术。同样，临床医生可以利用处置室的设备、于局部麻醉下行肛门直肠脓肿的引流术；对于低位肛门直肠瘘的门诊患者，有时可以在局麻下实施切开引流，或挂线术。更为简单易行的处置包括皮肤附属物的切除、诸如 Bascomb 术等的小手术治疗藏毛窦等。

生理学

某些疾患，需要了解其生理学，以便作出正确的评价和诊断，包括明显的大便失禁、曾实施过肛门直肠瘘的手术、脱垂、便秘、直肠阴道瘘、单发溃疡以及巨直肠等。有些疾患，需要选择一些生理学试验检测来决定其最佳的治疗方式，尤其是涉及结肠炎、癌或克罗恩病治疗时括约肌的保留，肛裂、瘘或痔治疗时避免括约肌的损伤等。

生理学检查要在专门的独立房间进行，需要患者身着浴衣进入生理学检测室。如果仅需要测定括约肌压力，可以使用移动检测设备，而没有转移患者的必要。

第一章已经讲述了直肠肛门生理学研究的细节，本章仅讲述结直肠外科服务的实施流程。生理学研究最初不被关注，科研人员更关注功能性疾病的研究，许多医疗单位以科研为目的，研发出各自不同的科研体系。多年的实践证实，许多试验在临床评价中非常必要，因此检测设备变得更为标准化，许多试验都被生理学科研人员采纳而成为常规的研究项目。生理学家常常是具有护理学背景的，因此侧重于测量、咨询、研究以及心理学支持等项目。目前，已经建立起有组织的专业的机构来进行造口的治疗、心理治疗、内科药物治疗、结直肠手术等，并设有针对性的培训教程。

测压

大多数测压装置是可调解、计算机化的，用于测量、诊断以及生物反馈治疗。必要的检测项目包括肛管静息压力和收缩压力，当盆底收缩、排便以及结肠（对于储袋的患者指的是回肠）运动过程时，利用层面灌注、定点牵拉导管的压力检测技术，结合肛管和直肠测压来对排便疾患进行评价（Loening-Baucke 和 Anuras，1984；Matheson 和 Keighley，1981；McHugh 和 Diamant，1987）。

肌电图

表面肌电图可用于生物反馈训练。对失禁及便秘患者行阴部神经传导检测以判断预后。精细的金属丝针状电极可用于失禁和排便异常患者肛门内括约肌 EMG 的检测、肛门外括约肌和耻骨直肠肌的功能测定。有些学者仍旧使用纤维密度来定量评价括约肌和盆底肌神经病变的程度（Kiff 和 Swash，1984；Swash 等，1985；Snooks 等，1986；Birnbaum 等，1996）。

感觉参数

直肠肛门的感觉缺失是阴部神经病变的一个特点，极大程度会影响功能和预后。

通过对球囊扩张或对电极的感受性来评价直肠的感觉，肛管对电或温度刺激的反应有助于判定包括肛管移行带在内的肛门感觉的缺失（Rao 等，1997）。

排便功能的评价

目前，大多使用核医学同位素技术或 X 线排便直肠造影来检测排便功能。目前已可将 EMG 测定和测压整合为直肠造影视频的组成部分，此技术在评价直肠排便疾患时尤其有用，但却具有潜在的、高放射性风险，特别是对年轻的女性。可通过纤维素糊剂自直肠排出来简单地进行生理学评价，或口服标记物来进行结肠传输试验研究（Ryhammer 等，1996）。

直肠肛门图像

肛门和直肠超声作为一项辅助检测项目，应该由医生来完成。肛门超声呈现出内、外括约肌图像，用于检测损伤、瘘或脓肿。直肠超声可用于息肉和肿瘤的显像和分期（Sultan 等，1993；Bipat 等，2004）。

内镜检查

尽管大多数的内镜检查需要预约，但是某些医疗单位可以完成紧急的内镜检查。特别是在硬式乙状结肠镜的检查效果不尽满意时，检查结束后给患者实施磷酸盐灌肠，10～20 分钟后患者到盥洗室排便，通常可以使肠道粪便充分排空。之后在内镜中心实施弹性乙状结肠镜检查，不必给予镇静剂。上述检测可用于溃疡性结肠炎和克罗恩病的鉴别诊断，快速诊断储袋炎以便及时治疗。最重要的是其提供了硬式乙状结肠镜不能完成的肿瘤活检功能。

经肠道准备、预约的患者所实施的其他内镜检查包括：镇静状态下的全结肠镜检查或小肠内镜检查，检查完毕患者清醒后需要给予运送。

有关内镜操作者资质的标准问题现存争论，目前更多地通过内镜来进行肠疾患的筛查、息肉以及癌症风险个体的监测等，而非采用放射性对比造影。因此在某些国家，人力资源问题显得更为突出（Achkar，2004；UK Colorectal Cancer Screening Pilot Group，2004）。护理内镜专家的操作成本比医生廉价，已经明确的重要问题是操作者的身份要符合法律规定范畴、经过充分的训练、接受严格的临床审计（Goodfellow 等，2003；Kneebone 等，2003）。在结肠镜检查操作者的资质标准出台之前，需要对他们的工作进行充分的风险分析（British Society of Gastroenterology，1994；Moshakis 等，1996）。最终，内镜执业护士队伍可能得到发展并被广泛接受（Basnyat 等，2002）。

可屈式乙状结肠镜检查

可屈式纤维乙状结肠镜已经发展成为结肠镜的一个分支，使操作更为简单，与硬式设备相比，其对肠管的检测范围更广（图 2.4）。此项检查需要技术和耐心。最好采用 Sim 侧卧位使患者感觉舒适，检查过程需要 2～5 分钟（Atkins 等，1993；British Society of Gastroenterology，1994；Vipond 和 Moshakis，1996）。

与硬式设备相比，可屈式设备更易引起出血或穿孔等并发症（参见第 48 章）；因此无论针对于何种肠疾患，都要小心谨慎地操作，尤其是针对于活动性炎性肠病的患者，要使用最小剂量的气体灌注量，当器械进入乙状结肠困难时，不要试图勉强置

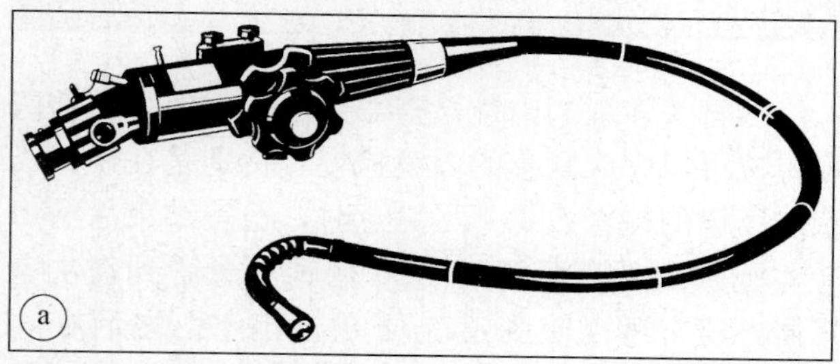

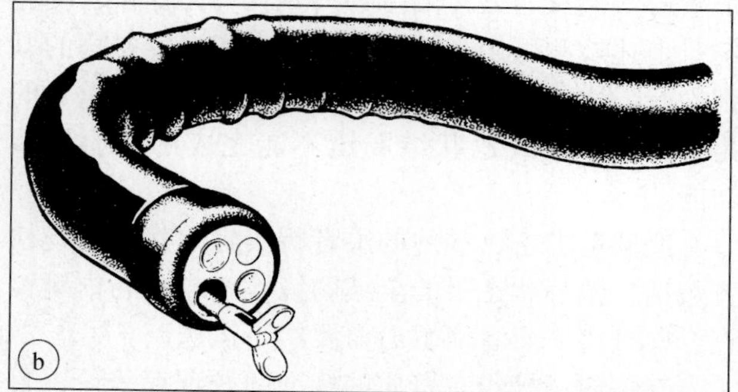

图 2.4 （a）易弯曲的纤维光学乙状结肠镜（ACMI 型）。（b）易弯曲的乙状结肠镜，带有活检钳，弯曲部分靠近。

入。在肠道准备有限的密闭肠腔中操作，有造成穿孔的潜在危险。应该使用“冷”钳进行活检，活检困难的可疑病变，可以实施细胞学检查。可屈式乙状结肠镜被证实是一种有用、相对来说物有所值、可对无症状人群进行筛查的工具，是目前阶段较为精确、能进行仔细检查的工具（Achkar，2004）。如果是已有结肠病变症状、已知患有息肉或结肠癌家族史的患者，没有必要利用可屈式乙状结肠镜检查来对疾病进行评价。

检查前仅需要进行一定程度的肠道准备，例如简单易行的磷酸盐灌肠。将润滑剂涂抹充分的一个手指探入直肠，在直视下置入器械，通过旋转大刻度盘使器械的尖端转向，小刻度盘可以使器械尖端从一端偏斜到另一端。如果检查过程受阻，则轻微后退器械，通过表盘的操作和旋转来寻找管腔，使器械被再次推进。乙状结肠的通过是操作过程中最困难的部分，器械的逆时针旋转会产生所谓的“α环”，顺时针旋转会使乙状结肠相对拉直，增加器械前进进入降结肠的机会。当乙状结肠已经被越过后向降结肠前进的另一种方法是顺时针旋转的同时后退器械。

当器械已经通过肠管全长，或达到尽可能远的位置后，仔细地缓慢地后退器械进行肠腔的观察。可屈式乙状结肠镜和结肠镜对于直肠病理的评价能力较差，记住这一点非常重要。

结肠镜检查

像做钡灌肠检查一样，充分清洁结肠的重要性不必过分强调。无论何种情况下实施乙状结肠镜检查，都建议给予镇静，肠腔内充气以及器械对肠管的牵拉会使患者感到非常不适和焦虑。我们可联合使用芬太尼和咪达唑仑来实施麻醉和镇静，所有的患者都通过脉搏血氧计来监测生命体征。

目前大多数器械均配有视频图像，这大大促进了该项技术的操作训练。如果患者愿意，也可以让他们观看结肠内的检测情况。以法律为目的，还可以将检测过程制成录像带以证实全部的结肠都已经检查完毕。视频记录有助于评价息肉病综合征患者息肉的密度，对比炎性肠病患者治疗前后结肠的病理改变。

大多数内镜专家推荐从左侧卧位开始检查，轻柔地将良好润滑的结肠镜（图 2.5）末端固定按压在肛门口处，推镜使之进入直肠，注入少量气体后开始观察。最好在直视下连续进镜，重要的原则是

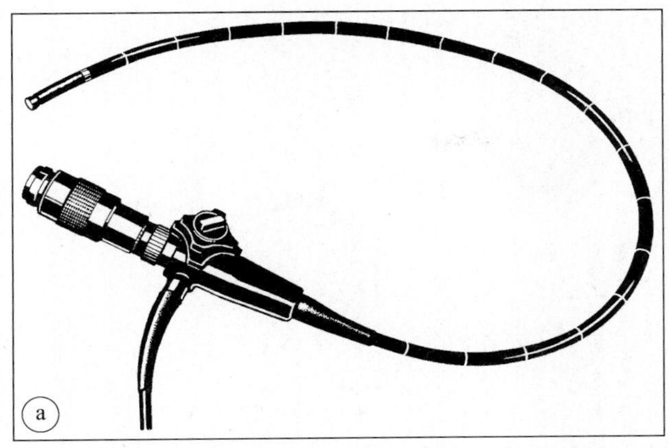

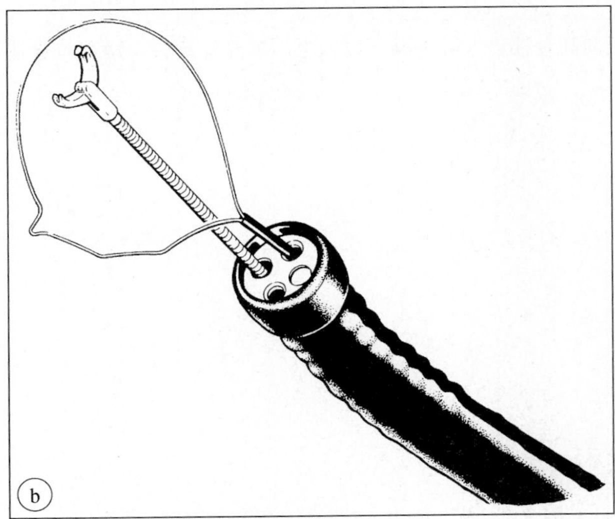

图 2.5　(**a**) Olympus 结肠镜。(**b**) Olympus 双腔结肠镜，远端装有活检钳以及从腔内凸出的勒除器。

通过一定量的气体注入、结合器械的转换角度及旋转，始终保持直视肠腔。如果出现了所谓的“红色消失”，即肠腔和黏膜的清晰视野消失，则通过轻微地退镜总是能重获清晰视野。小心地使用这些手法，通常能够顺利通过直肠乙状结肠弯曲，沿乙状结肠袢进镜入降结肠，绕过脾曲进入横结肠、右半结肠和盲肠。

结肠镜检查最困难的区域是乙状结肠袢，尤其是乙状结肠与降结肠成角的部位，解决这种困难有两种方式：一种方式是努力固定镜子的最远端并使之在乙状结肠的最上端形成角度，随后在 X 线的控制下后退器械柄以便伸直及缩短乙状结肠袢。如果器械的尖端随后脱钩的话，镜子常常要前进。另外一种处理不易通过的乙状结肠降结肠角的方式是应用所谓的“α 环操作法”，即退镜至距离肛门 25cm 处，镜子的远端朝向患者的左侧成角，随后当强力逆时针旋转接近 180 度时，将尖端转向患者的右侧，再次使镜子前进。如果此操作法成功，镜子就会呈环状转至患者的右侧，并且自肠管下方向上方进入降结肠或通过脾曲；在乙状结肠内可以结合使用轻微退镜以及顺时针旋转生成 α 环等两种方法。

结肠镜检查乙状结肠时可能遇到的另外一种困难是，会形成非常巨大的肠环，这可能导致结肠镜滞留于其中，并令患者感到相当不适。通过有力地弯曲、后退镜柄，使器械的末端固定于降结肠内，从而可避免肠环的形成。当乙状结肠被拉直后，末端肠环可能得以松解，这样器械就可以沿降结肠及横结肠前进，进一步到达盲肠（图 2.6～图 2.10）。

进镜至所能到达的极限范围，可能是盲肠或回肠末端，才开始沿肠管进行仔细和全面的检查。在缓慢退镜的过程中要观察全部肠管层面的每一部分黏膜。荧光镜检查是非常有帮助的，但没必要强制进行。

详细描述结肠镜进镜技术的论文很多（Macrae 等，1983；Greenstein 和 Sachar，1989；Kavin 等，1992），读者也可以参考有关这一问题的特异性的教科书（Hunt 和 Way，1981），有关结肠镜的治疗应用将在结直肠息肉部分进行讨论（参见第 25 章）。

内镜超声

内镜超声可用于仔细检查充盈缺损、恶性肿瘤的分期以及狭窄的评价（Ramirez 等，1994；Novell 等，1997）。旋转的探头可以提供图像以确定肠壁、肠外受累的程度，检测结肠外是否存在受累的淋巴结（Hunerbein 和 Schlag，1997）。

腹腔镜

诊断性腹腔镜检查可用于某些肿瘤的分期、妇科恶性肿瘤对肠管浆膜的浸润及腹腔种植转移、累及肠管的子宫内膜异位症的诊断和治疗。利用腹腔镜技术来治疗结直肠良、恶性疾病正在不断建立及发展，详细的腹腔镜检查技术将在第 4 章描述。

胶囊内镜检查

胶囊内镜是最近才发展起来的，用于胃肠道隐匿性出血患者小肠病变的检查，评价克罗恩病的累及范围等。目前，由于胶囊内镜的高额费用以及结果分析所需的劳动密集程度过高，从而使其广泛应用受到限制。但是毫无疑问，它对克罗恩病和隐匿

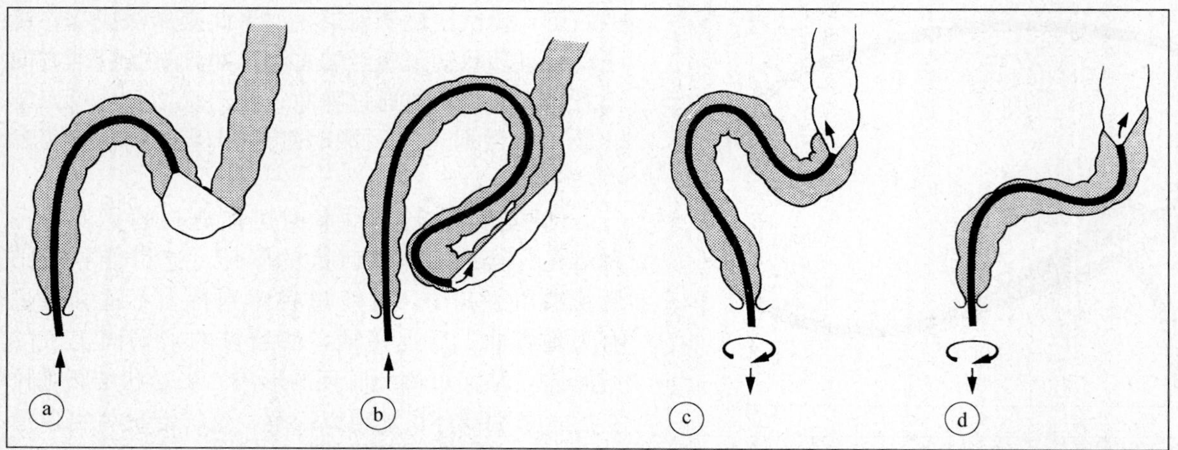

图 2. 6 位于降结肠以及乙状结肠连接部的结肠镜的构型。通过扭动和轻摇进入降结肠下段，之后顺时针旋转退镜。拉直器械进镜入降结肠。

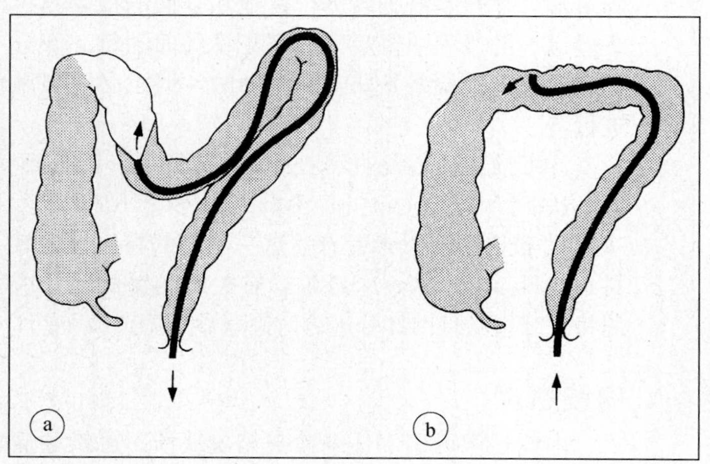

图 2. 7 横结肠中段成环。当器械末端达不到肝曲时，可以通过尖端钩住肠壁退镜的方法得到解决。当尖端拉直时会获得朝向肝曲的反向前进。

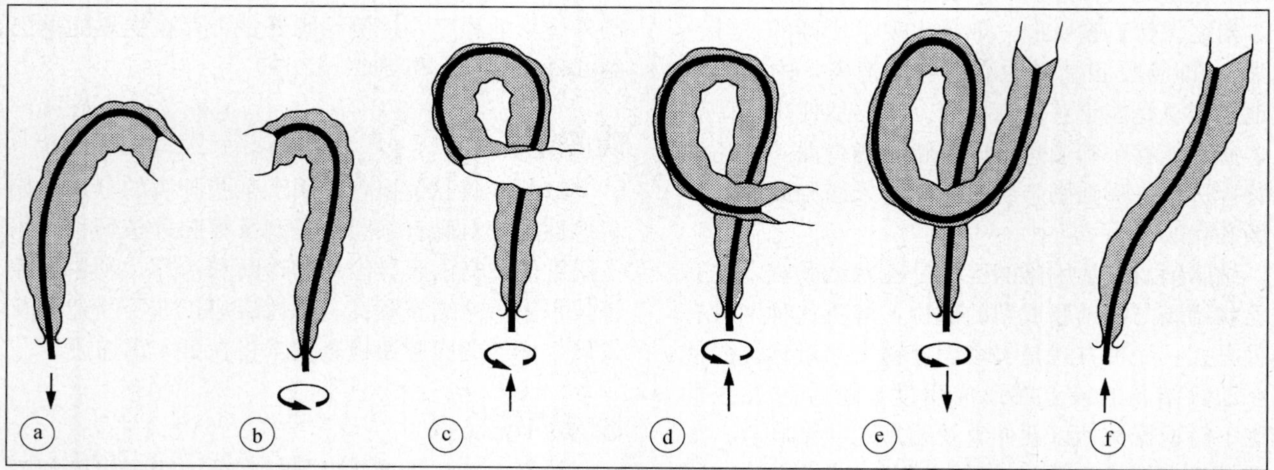

图 2. 8 通过后退器械尖端至乙状结肠顶端可以产生 α 环，首先反时针旋转 180°，然后旋转进镜。一旦乙状结肠镜的末端良好进入降结肠后，通过顺时针旋转拉直器械，与此同时，在进一步前进之前后退器械。

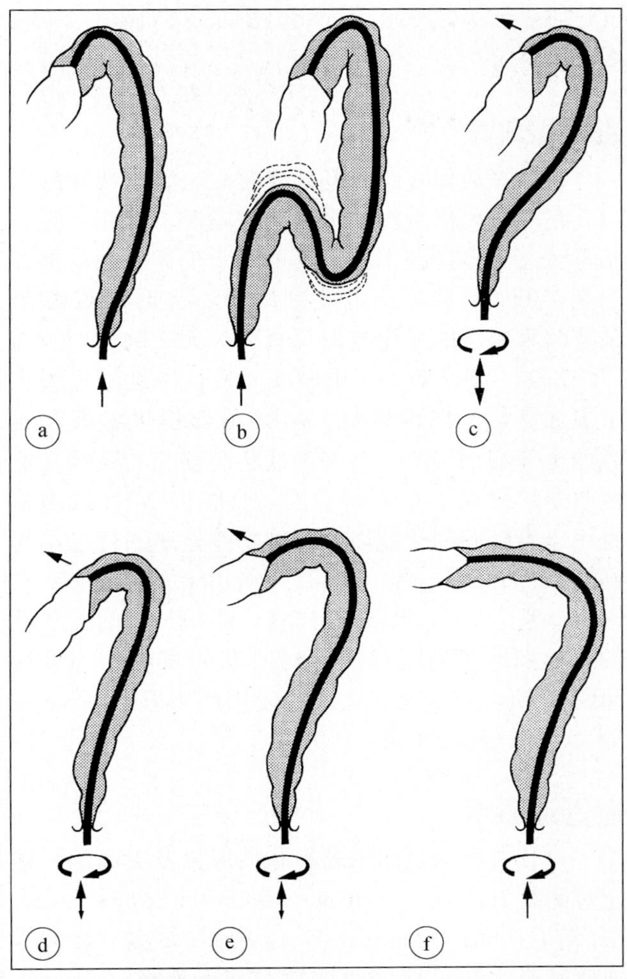

图 2.9　通过脾曲。乙状结肠镜的末端置入脾曲后，既可以牵拉脾曲，也可以牵拉乙状结肠。为了通过脾曲，顺时针旋转退镜并再次导入器械。每次退镜使呈锐角的脾曲下降、每次进镜减小了末端的屈曲。每次进镜时保持顺时针旋转来防止乙状结肠内再次呈环。

性胃肠道出血的评价有帮助（Levinthal 等，2003；Mylonaki 等，2003；Adler 等，2004）。

放射学检查

放射学诊断和处理的细节在每一章均会讲述，此处仅提供结直肠外科服务所涉及的总的要求。

对比放射学检查

作为诊断肠疾患最早的一种方法，如今钡剂灌肠仍被广泛应用。钡剂灌肠为病理改变提供可靠的证据，能够被存储并传递到其他医疗中心。钡剂灌肠和结肠镜检查均需要严格进行肠道准备，该项检查能呈现出全部肠壁的病理变化信息，尤其有助于溃疡性结肠炎和克罗恩结肠炎的鉴别诊断，复杂憩室性疾患的评价，恶性肿瘤发展程度的评价。另一方面，结肠镜检查的同时可以完成活检以及息肉的切除，不涉及电离辐射（Simpkins 和 Young，1971；Nolan 和 Gourtsoyiannis，1980；Joffe，1981；Hooyman 等，1987）。

灌肠剂或钡剂灌过小肠有助于诊断和评价小肠克罗恩病，肠切除术后的患者最好使用钡剂灌肠的检测手段（Herlinger，1978；Maglinte 等，1987；Jabra 等，1991）。

通过对比放射学的方法行瘘管成像或肠的放射学显像有助于肠皮肤瘘的评价。同样，会阴部窦道造影有助于明确持久存在的会阴部窦道的病变程度及分支情况。储袋造影用于储袋功能不良或储袋相关性瘘的评价，其作用无法估量。实施储袋肛门吻合口造影检查前，要拔除肛周导管。当结直肠外科病变或术后累及泌尿道时，有时需要行膀胱造影及

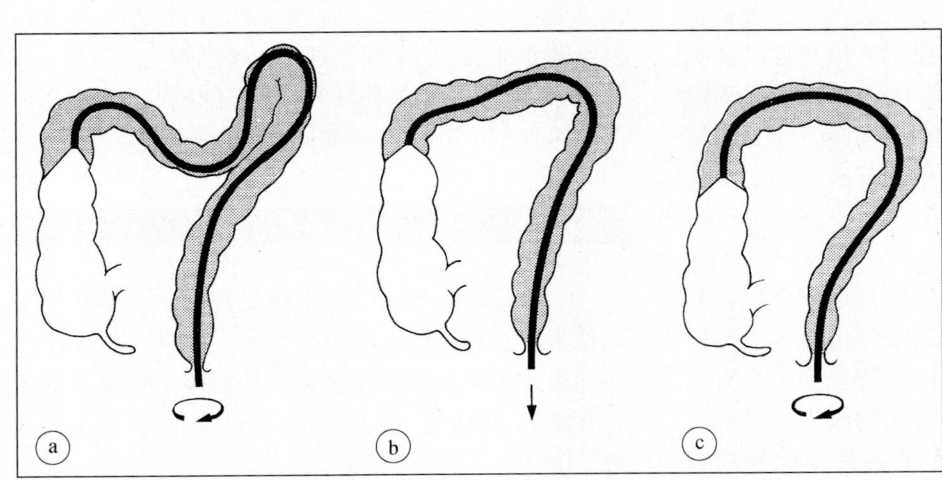

图 2.10　在肝曲仔细地操作来避免产生明显的皱褶，这样通常使升结肠得以显现。减少横结肠环的退镜产生了反向的前进。

输尿管造影。逆行性回肠造影是确定复发性克罗恩病以及回肠造口术后回肠内病理改变的最好的方法。Kock储袋造影有助于评价乳头瓣的完整性以及储袋相关并发症。

超声检查

超声检查对有潜在治愈可能的肠切除术后、无症状患者、确定是否有肝转移的患者，是性价比最好的选择。此项检查不仅廉价、非侵入性以及可被重复，其价值还包括可检测术后的脓毒症、盆腔囊肿、妇科病变、肝脏疾患、实施肿瘤的活检或炎性包块的引流。阴道超声检查有助于妇科病变的诊断，肝脏的超声检查可用于检测肝脏占位病变的性质并了解其解剖位置。

内镜和直肠超声检查对于累及肠管的恶性肿瘤分期的判断极其准确，但是对于直肠周围或结肠周围淋巴结的转移不太敏感。直肠超声检查的准确性与操作者的水平相关。直肠超声检查更适宜小体积病变的诊断，不适合于梗阻性病变的诊断（Dubbins，1984；Kimi 等，1990；Khaw 等，1991）。

CT

CT仍旧是判断结肠癌分期最好的方法，能为原发性肿瘤以及肝转移提供信息。尽管CT不能对炎症性反应、术后纤维化与肿瘤复发进行明确的鉴别诊断，但是它仍旧是确定局部复发以及远隔转移的最好的方法。与CT扫描相结合的正电子发射断层扫描（PET）对局部复发或转移的患者以及准备行肝切除术的患者的术前检查非常有用（Fernandez 等，2004；Delbeke 和 Martin，2004）。CT扫描被越来越多地被用于炎性肠病的评价，尤其是复发性克罗恩病（Ambrosetti 等，1997）。

横断面扫描图像结合对比造影提供了肠壁全层受累的证据，非常有助于克罗恩病和溃疡性结肠炎的鉴别诊断。CT能够显示瘘形成中疾患以及局限的小肠旁脓肿，以实施术前的经皮引流。CT仍旧是用于术后脓毒症的诊断和定位的最有用的显像技术（Frager 等，1983；Goldberg 等，1983；Halvorsen 等，1984）。

未来，可利用CT结肠显像筛查结直肠癌，并且用于那些存在结肠镜检查禁忌或不可能行上述检查的患者。虽然这种方法的具体实施规则还没有完全建立，但是随着技术和训练方法的改进，未来它可能找到自己的位置并且有可能替代钡灌肠检查（Pickhardt 等，2003；Cotton 等，2004；van Gelder 等，2004）。

磁共振成像

磁共振成像在结直肠外科实践中具有特殊的作用，是一种可供选择的用于研究盆腔、盆底、腹腔脓毒状态的显像技术，尤其可用于上述疾患与神经病理疾患如脊膜膨出的鉴别诊断，因此MRI在复杂肛门直肠瘘的显像方面具有独一无二的作用。与CT比较，MRI对硬纤维瘤或复发性恶性肿瘤提供了更加良好的图像资料。MRI能够提供盆底和腹腔的全部解剖细节，有关炎性肠病盆腔和腹腔功能性改变的研究正在不断发展，直肠内MRI线圈检查用于直肠癌的分期以及提供功能检测图像已经得到发展（Frager 等，1983；Koelber 等，1989；de Souza 等，1996；Hadfield 等，1997）。目前，在欧洲，越来越多的医疗机构对所有的直肠癌均进行MRI分期，对术前放化疗的应用产生影响（Kwok 等，2000；Bissett 等，2001）。

血管造影术

血管造影术是用于动静脉畸形累及大肠的术前定位的最好方法（Van der Vliet 等，1985；Browder 等，1986；Pennoyer 等，1996；Ng 等，1997），血管造影术还可以同时治疗结直肠出血（Burgess 和 Evans，2004）。

视频直肠造影术

由于需要很高的腹膜穿透性，常规的放射性盆底检查会导致高度的放射性暴露，许多患者是年轻的女性，不希望承受此种放射性照射。研究排便异常，尤其是肠疝、乙状结肠疝、肠套叠以及与妇科脱垂相关的疾患时，如果需要，可以实施阴道、膀胱、小肠以及腹腔的对比造影来提供更多的解剖学信息（Bartolo 等，1985）。可以对排便异常患者实施视频直肠造影术与括约肌EMG和测压检查同步结合的方法。

核医学

对于传输疾患，与标记物检查相比，结肠动态同位素检查提供的信息更为准确。同样，直肠或储袋同位素排空检查对排便速度和残留量提供了更为客观的检测结果（Krevsky 等，1986；Pemberton 等，1991）。

同位素骨和肝显像可用于进展期恶性肿瘤的分期的判定。对患者血液进行示踪标记有助于肠源性出血的定位。

利用铟或锝对白细胞进行扫描检查有助于判断克罗恩病是否处于活动状态，能够对肠病和脓肿进行鉴别诊断。

正电子发射扫描技术仍继续应用于结直肠外科，它可能有助于恶性肿瘤的分期，以及对癌症的复发与术后纤维化的鉴别诊断。

肿瘤学

虽然结直肠外科可以独立存在，但是如果能与化疗、放疗密切结合，尤其是当这些综合治疗措施配合可有减轻症状的护理、第一流的图像资料、基础医学实验室和国家资料库等的支持时，对患者是大有好处的。对于结直肠癌患者的临床服务，诊断设备的质量保证、鉴定以及严格的审计也强化了它的高标准化和多学科服务方式（Davies 等，1984；Jarvinen 等，1988；Lopez 和 Monafo，1993）。

组织病理学和细胞病理学

大多数门诊患者的组织病理诊断来自于活检，在实验室标本被固定、包埋、切片和染色。尤其是针对起源未确定的肿瘤，需要一个恒温切片箱。如果需要进行紧急的肿瘤学诊断，则需要制备刮片细胞或冷冻切片。另外一种可替代的方式是进行多处活检，其中之一给予横切进行涂片或痕迹细胞学检查；随后用酒精固定玻片，并且以 Papanicolaou 技术进行染色，即刻给出报告，同时剩余部分给予常规的组织学检查。同样，精细的针吸细胞学检查可用于检测皮下、肝以及会阴部病变（Bemvenuti 等，1974；Mortensen 等，1984；Ehya 和 O'Hara，1990；Farouk 等，1996，1997）。

炎性肠病的组织学和细胞病理学的报告，应该交给那些从事专业肿瘤学精确分期的科研人员以及对此病有特殊兴趣的医务人员来完成（Winawer 等，1978；Danesh 等，1985；Jeevanandam 等，1987；Lessells 等，1994）。

多学科组方式

在英国，癌症服务评价程序中最令人兴奋的结果之一，就是建立和发展了早期诊断结直肠病的快速通道团队。指定的癌症中心以及中央咨询癌症中心必备的组成成分之一就是多学科组方式对患者进行护理，这要经过外部质量认证机构的仔细检查。理想情况下，一个多学科组团队应该包括外科医生、胃肠病学专家、专业的组织病理学家、放射学专家、两个肿瘤学专家（一个主管放疗，另一个主管化疗）、结直肠护理护士、癌症咨询师、营养学专家以及一个心理学专家，同时还要有审计和秘书的支持。结直肠癌团队应该提供快速咨询通道（1 周之内）。明显的恶性肿瘤要在 1 周内给予活检以及行 CT 和 MRI 检查进行分期；可疑恶性者要给予内镜检查或 X 线检查做出诊断。需要更为细致评价的病变要在麻醉下进行检查，并安排在专门的日间病例列表中给予活检。

每周，团队医务人员都应该回顾曾在门诊就诊的患者的病理学和放射学的结果，这会提示医务人员警示那些需要给予额外研究或咨询的特殊病例。

大多数结直肠病患者病变为良性，许多病例属于轻微的肛门疾患，能够在门诊或日间单元得以治疗，大多数能够痊愈出院。

所有的患者均要在多学科组门诊给予随访，那些已知的恶性肿瘤，一旦完成最初的手术治疗，无论是否接受了化疗或放疗，都要在特异的肿瘤门诊进行随访。已确诊的炎性肠病患者要在多学科组门诊中就诊，可能需要外科治疗的功能性肠疾患者（失禁、脱垂和便秘）要在另外一个单独的门诊就诊。

筛查

具有结直肠癌家族史的高风险患者的筛查，由特异的家族癌症筛查门诊来执行，长期患有结肠炎具有结直肠癌风险患者的筛查，要通过炎性肠病门诊定期的结肠镜检查得以完成（Hardcastle 等，1989；Lieberman，1990；Jatzko 等，1992；Atkins 等，1993）。

无症状人群原则上在局部社区中进行筛查，在英国已经证实，粪便潜血试验筛查结直肠癌效果肯定，但是必须完善与之配套的内镜检查资源（UK Colorectal Cancer Screening Pilot Group，2004）。在英国，自 2006 年开始，对于年龄超过 60 岁者，已经开始使用粪便潜血试验来对人群基础上的结直肠癌进行筛查。

设备

理想情况下，应该设有一个独立、设施完备的单元，包括门诊就诊患者所需要的设备、咨询室、随访室、筛查室、紧邻的内镜检查室、放射检查室、肿瘤学检查室和结直肠生理学研究室。还应该建立康复室、候诊室、专业的日间单元、示教室、独立的示教套房、病房等。整个网络工作通过电话和计算机得以连接运行。结直肠外科单元还应该配备有衣物更换室、盥洗室、教学室、专题讨论室等。还应该为内科医生、外科医生、护士、造口护理护士、营养师等配备办公室列入计划，如有可能也应该为专业的放射学家、组织病理学家和心理学家等配备办公室。

门诊

应该具有充分的候诊空间和充足的检查用小隔间。需要一个独立的房间放置手推车，并应配备水槽、病理学实验室、更衣室、消毒室、咨询室、造口治疗室以及随访室等。需要专职人员来进行信息的计算机录入及提取。应该具备一个教学装备完善的专题讨论室，备有宣传用小册子，最好还备有一个装备有 DVD 和信息技术设备的阅读室。必须具备质量精良、装备充足的更衣设备及盥洗设备。

诊断和治疗用手推车内一定要具备光源、肛门和阴道窥器、带有活检钳的乙状结肠镜、局麻药、冲洗器、白内障刀片、敷料、橡胶结扎带、光照性凝固和注射硬化剂；必须具备显微镜玻片、细胞学固定液、甲醛瓶、培养拭子、粪便培养瓶、血液和生化试管，还需具备润滑剂凝胶、备皮工具和手套。

内镜检查

必须具备宽敞的等候区、2～3 个内镜检查套房、良好的更衣室、清洗和盥洗设施、消毒区域、肠道准备用房间、水槽、更衣柜、停放患者车的康复区域。设备的组成部分还应该包括可视教学室。对从来没有接受过内镜检查的患者，可以此完成可视的解释性程序。目前最现代化的内镜中心均具备报告设备和计算机的连接。

病房

病房应当明亮、光线充足、装饰温馨。理想情况下，病房内还应该设有资料管理室、住院单元、秘书室、学术讨论室，并设有图书馆、小型演讲示教室和专题讨论室。应当设有造口护理护士、护理人员和其他医务辅助人员的办公区，设有供工作人员放松休息的场所。患者资料要便于存储在硬盘上。还要配备有储物间，以及特定的更衣室和盥洗室。要设有患者等候区和阅读区，住院前的登记和管理区。还应该设有小型的厨房以及通往咖啡屋的便捷通道。

灵活使用床位非常必要，即使有些床位仅仅是从星期一至星期五被使用，医疗机构还是盈利的，同时还能为急诊入院提供了有效的缓冲，为不适宜一日手术治疗的患者提供了住院手术的可能。许多肛门内的手术操作，复杂肛瘘、造口的再定位、会阴部直肠切除术以及腹腔镜手术，均可以通过 5 日住院治疗单元得以完成。我们的医疗机构配备有择期手术专用设施，实际优势很多。有些治疗单元开展了康复快速通道或强化康复，1 周较早时间实施大手术后。周末，绝大多数病床都空着，将腹腔镜术后需强化康复训练的患者收入院进行康复训练，为许多医院带来了实际的收入，并使患者更早地康复，恢复到日常生活中（Wilmore 和 Kehlet，2001；Kehlet 和 Wilmore，2002）。

病房的主要区域包括中心护理站，宽敞的盥洗室，并配有充足的淋浴、浴器、坐浴盆以及洗涤用设备。大多数床位为单独房间，或四个床位的小隔间。大多数病房需要设有一个小型的特别护理间，以备患者需要密切的护理监护或照看。是否应该为肠外营养患者设有单独的、特定的单元，对此存有争论。应该设有通往重症监护病房的快捷通道，以备患者实施机械通气和心血管支持的需要。在大多数医院，患者可以急诊入院至三联病房，接受复苏，诊疗和观察；许多患者于次日出院，而需要手术或住院者则被转入结直肠单元。

手术室

应该具备单独的日间手术室、急诊手术室和择期手术室。许多大医院和门诊，结直肠手术室与病房相邻，配备有特殊的器械、纤维包扎设备、负极板、Allan 镫、托盘、特制手术床等。医务人员应该按照结直肠学科的手术操作步骤进行专门的训练。办公室内应该设有计算机终端，与手术室配套，要有单独的麻醉室、康复室、存储间、办公室等。许多不具备上述条件的医院，培养对结直肠外科兴趣浓厚的手术室护士至关重要。应该有专门的器械及设备存放区域，并有专门的医务人员妥善保管。

门诊病例单元

应该具有专门的门诊病例单元（day-care unit)，包括单独的手术室、麻醉室、恢复室，并且具有包裹好的器械托盘的存放区域、患者更衣用的衣帽柜、紧邻起居室的厨房等。患者恢复准备离开前，可以在此就餐或喝上一杯。应该配备公用电话。门诊病例单元应该具备相当大的手术潜能，必须配备协作人员，包括初级护理内科医生和护士，来提供有关的操作信息。

只有当患者接受了医生和护士的仔细筛查确定他们适合门诊病例手术，并且他们的家庭设施能充分满足康复的需要，患者才能被预定到门诊病例单元中。服药史是很重要的，因为糖尿病患者、服用抗凝剂患者、服用抗高血压药以及心脏病药物的患者都不适合门诊病例处理。不稳定的癫痫患者以及哮喘患者均需要进行仔细筛查。因此要像门诊病房一样，需要一个用于入院前评价的单元。门诊病例评价的细节列于表 2.1，入选患者可以实施的门诊病例手术包括：回肠造口再次成形术，痔切除术（常规或吻合器)，括约肌切开术，低位肛瘘和藏毛窦的敞开术，皮赘和疣的切除术，麻醉下脓肿的引流和探查等。

急诊入院

有 1/3 的结直肠癌患者会以急症为最初的临床表现，包括梗阻、疼痛、进展期病变或穿孔，此类患者预后差，快速的复苏设备、早期的影像学检查以及快速的外科治疗也常常不能弥补早期发现的延迟（Irvin 和 Greaney，1977；Phillips 等，1985；Chester 和 Britton，1989；Serpell 等，1989；Rumkel 等，1991；Anderson 等，1992）。同样，绝大多数憩室病患者也可以脓毒症或梗阻为表现就诊。大于 1/3 的炎性肠病患者急性起病，一小部分低位胃肠道出血的患者需要急诊入院诊治。当城市暴力伤及大肠时，也需要急诊入院处理。因此，结直肠病单元应该配有急诊设备，应设有专门的监护单元和急诊手术室。

造口护理

造口护理是结直肠外科的一个组成成分，这一点已经得到公认，造口护理人员在医院中对造口进行监护，使患者康复进入社区，但是由于财政限制，经过特异训练的护理人员数量不足（IAET Standards Committee，1983；Londono-Schimmer 等，1994；Cheung，1995）。造口护理护士的工作包括瘘的处理、为储袋手术后出现失禁和结肠炎的患者提供咨询服务，以及对结直肠癌患者进行护理等。

历史

造口的护理真正开始于 20 世纪 50 年代末期，当时 Cleveland 门诊的 Norma Gill 设想，对那些带有永久性结肠造口或回肠造口的患者提供护理支持，以帮助他们重新适应生活。她意识到，不仅需要对患者提供咨询和建议，而且需要合适的训练程序来使他们掌握造口的护理技巧（Devlin，1982)。后来，Barbara Saunders 和 Josephine Plant 后来在英国建立了训练程序（Plant 和 Devlin，1968)。

功能

肠造口服务的目的是为患者提供任何与肠造口处理有关的信息，包括术前给患者提供咨询（如果可能在社区进行)、标记造口的位置、与患者亲属谈话、安排已有造口的患者的访问。术后即刻安排造口护理护士教会患者如何护理造口，为可能出现的任何并发症的处理、器具的选择等提供建议。患者要熟练掌握器具的更换及清空，准备出院时要告知他们未来遇到困难时哪里可以获得建议。也要对他们提供有关饮食、药物和皮肤护理的建议。

对有额外残疾的患者，如脊柱裂瘫痪者，尤其是遇到社会和家庭问题时，可能需要家庭造口护理护士的帮助。造口护理护士也需要与社会服务处、雇佣代理处、药房，以及初级护理内科医生和社区护理服务处建立联系；需要与所有的肠道外科医生、胃肠病内科医生、器具制造商以及造口护理自愿组织成员等建立密切的联系。

目前，造口护理护士已经将他们的工作范围从造口患者的处理扩展到肠瘘、结直肠癌、炎性肠病和失禁患者的护理。在储袋重建、恶性肿瘤切除、失禁等术前的咨询方面，他们的作用是无法估量的。

有经验的造口护理护士还需要对患者进行心理护理，评价患者对造口状态的影响因素，如年龄、个性、智力及婚姻状况等。心理适应依赖于患者对性的态度、情感的稳定性、心身性疾病以及造口是永久的还是暂时的（Black，2004）。患者的反应也将受到潜在疾病的影响，尤其是恶性疾患。可能导致问题发生的潜在生理疾患包括关节炎、神经病学疾患、视力差、瘢痕和肥胖（Bierman，1966；Druss 等，1969；Prudden，1971；Rowbotham，1971；Breckman，1977；Briggs 等，1977；Burnham 等，1977）。

身体需要

造口护理服务需要一个专用咨询室，可设在门诊或紧邻外科病房。对于医院内的患者以及从社区来就诊的患者来说，这一区域应方便进入。必须具备与公共运输工具相通的良好的入口，旁边设有停车场便于停放救护车和私人汽车。医院内设有造口护理服务与胃肠病单元的联系，与其他门诊就诊患者建立联系也是非常必要的。造口护理护士还应为就诊于结直肠代理处和 Hirschsprung 病的患儿提供咨询服务。

应该配有检查室和专题讨论室，在此可以开展局部教学。要有一个房间用来进行私密的讨论以及咨询，并且装备有提供饮料的设备。必须提供给患者等候室及衣物存储室。整个区域必须通风良好、定期处理废物、提供热水和冷水。应要具有充足的照明，尤其是完成拆线和检查会阴部伤口时。盥洗室和套房是必须具备的。如果能改造出一个区域，用于示教患者如何进行结肠造口的灌洗、回肠造口储器的处理以及伤口的处理等，那将是非常令人期待的。

与患者谈话用房间应该备有多种资料，备有患者支持机构以及造口生命药学工业提供的有用的小册子，有关性适应、妊娠期造口的处理以及针对老年人的建议等资料也是必须具备的。

记录

通过一些简单、可靠的方式对造口患者保持必要的、独立的记录是必不可少的。每次当患者出现造口问题而寻求帮助时，医院提供的资料总是不尽如人意。在这一点上，由 Devlin（1983）设计的记录系统尤其有用。计算机数据库记录患者的姓名、地址以及电话号码，记录初级护理内科医生的姓名和地址，以及医院内已经被列入会诊名单的会诊师的姓名。以医院登记的号码、诊断、实施手术的日期和类型为标准来保持记录。记录明确了造口的类型（回肠造口、结肠造口、回肠通道，肠襻或末端造口）以及位置。要记录所用器具的类型以及患者出院时所开具的处方，因为药物的调整是由我们的造口护理护士来实施的，而非药学工作人员。所遇到的有关造口的任何问题都要通过处理记录得到确定。还应该记录与造口有关的心理和性问题，以及患者对器具的态度。也要记录与会阴部伤口有关的生理残疾和问题。数据库用于咨询，以便于将要实施造口的患者与已经造口的、适宜的患者取得联系。

人员

资深的造口护理护士在教学和管理方面均有经验，她能够在门诊、病房和手术室等医院内和社区环境中，与资深的医生和护士之间建立紧密的联系。工作在外科单元的医务人员应该具备炎性肠病、结肠和直肠恶性肿瘤患者的护理经验。希望他们能够具备与生理学、社会学、心理学、治疗、咨询、药学、肿瘤学、营养学等学科相关的经验和训练。希望具备科研潜能。一个成功的造口护理护士需要具备各个领域的基础知识和训练。

非常重要的是，造口护理人员不仅要得到尊重，而且应该是优秀的交流者和老师。他们要给病房工作人员、手术室全体人员、社区护士等开展教学课程、提供有关造口护理的教育，因此需要他们具备解剖学、生理学和外科学知识。

需要多个成员组成团队，成员的数量根据医院和社区的大小而定。实际上，一个人单独完成工作是不可能的，除非他与其他组之间保持有紧密的联系。门诊患者常常有产业内员工等兼职人员的帮助。

如果有机构提供教育课程，那么受教育者可以为患者提供一些护理帮助，但是不能并且也不要依靠他们来提供门诊服务。一定要对受训练者进行适宜的监督，因此，培训机构将需要更多的人员来完成监管以及培训教育，包括对医护人员讲授造口的护理课程、开展外科学和胃肠病学课程，甚至进行初级护理环境授课。需要秘书来安排、组织课程，提供报告和信件。

尽管不是核心成员，但是造口患者以及造口器具制造商的雇佣人员常常是服务团队的重要成员。

急诊覆盖

24 小时提供服务是理想的，但是几乎没有一个造口护理服务机构能够做到。因此，必须安排工作时间之外造口并发症的处理方式，一种方式是在胃肠病、普通外科以及泌尿外科单元内设置一个护理组，训练他们对造口进行咨询和定位，他们能够进入造口患者数据库，将接受急诊手术的患者他们可以随时提取数据资料。

许多大城市内，有几家医院分别提供结直肠服务，提供各自特有的造口服务。一个城市内几家医院联合的开创性工作方式，可以使护士共享各医院提供的支持服务，使 24 小时护理服务成为可能。

伦理考虑和开放的门诊

除了随访自己的患者，大多数造口护理护士还为社区内带有造口的任何人提供一个开放的门诊咨询服务。1/4 的造口者在其他地方实施了他们的手术，由于各种各样的原因搬到了另外一个地方。这些患者可能会出现造口并发症或需要咨询。出于这种原因，造口门诊就诊常采用开放方式，这也解释了为什么需要单独的系统来掌管患者的临床资料，这在前面已经描述过了。

志愿组织机构

有一些遍及世界的志愿组织机构，对造口患者的支持非常显著，英国主要的组织机构是 IA：Ileostomy and Internal Pouch Support Group and the Colostomy Welfare Group（回肠造口和内部储袋支持组以及结肠造口福利组），还有一个尿液转流组（Urostomy Association，尿造口协会）。存在三个独立机构的原因主要是历史性的，例如许多结肠造口的患者处于恶性疾患状态，远期预后差。对于这些患者来说，每年召开会议是不合适的，支持者的减少加强了其他患者对疾患自然病程的认识。相反，IA 迎合了炎性肠病的年轻患者心理，他们可能伴有代谢问题和心理的再适应问题，通过与别人的交流，他们可能获得帮助。因此，常规的会议对于回肠造口或储袋术后的患者是能够得到支持并且合适的。

北美洲，造口协会已经混合称为联合造口协会。这一组织迎合了所有的患者并且加盟国际造口协会，后者是一个国际的组织，旨在支持国内学会传播信息和造口学会的发展。

志愿组织对于鼓励术后早期康复价值无限，由联合造口协会（United Ostomy Association）以及它的英国姊妹组织提供的许多信息不仅是最高标准的，而且非常实用，是由持有造口生活经验第一手资料人员制备的（Bartlett 等，1994）。这些组织也就新的器具提供消费者的审计，确定适合作为“访问者”的人选，这些访问者都是经过仔细选择及训练的，对他们的造口持有积极态度，通常会对即将进行造口的患者提供有用的支持。

志愿组织对正在寻找工作或再训练的造口者提供指导，对造口者不太公正的法律和保险事宜，他们也会提出咨询建议。

（肖元宏　译　肖元宏　校）

参考文献

Achkar E（2004）Colorectal cancer screening in primary care：the long and short of it. *Am J Gastroenterol* 99：837-838.

Adler DG，Knipschield M & Gostout C（2004）A prospective compari-son of capsule endoscopy and push enteroscopy in patients with GI bleeding of obscure origin. *Gastrointest Endosc* 59：492-498.

Ambrosetti P，Grossholz M，Becker C，Terrier F & Morel Ph（1997）Computed tomography in acute left colonic diverticulitis. *Br J Surg* 84：532-534.

American Gastroenterological Association（2002）AGA technical review on irritable bowel syndrome. *Gastroenterol* 123：2108-2131.

Anderson JH，Hole D & McArdle CS（1992）Elective versus emergency surgery for patients with colorectal cancer. *Br J Surg* 79：706 - 709.

Atkins WS，Cuzick J，Northover JMA & Whynes DK（1993）Prevention of colorectal cancer by once only sigmoidoscopy. *Lancet* 341：736.

Bartlett EE（1986）How can patient education contribute to improved health care under prospective pricing? *Health Policy* 6：283-294.

Bartlett EE，Katam JA，Kreps GL，IAET & Ziemer MM（1994）National Guidelines for Enterostomal Patient Education. *Dis Colon Rectum* 37：559-563.

Bartolo DCC，Roe AM，Virjee J & Mortensen NJMcC（1985）Evacuation proctography in obstructed defecation and rectal intussusception. *Br J Surg* S111-116.

Basnyat PS，Gomez KF，West J，Davies PS & Foster ME（2002）Nurse-led direct access endoscopy clinics：the future? *Surg Endosc* 16：166-169.

Bass EM，Del Pino A，Tan A，Pearl RK，Orsay CP & Abcarian H（1997）Does preoperative stoma marking and education by the enteros-tomal therapist affect outcome? *Dis Colon Rectum* 40：440 - 442.

Bemvenuti GA，Prolla JC，Kirsner JB & Reilly RW（1974）

Direct vision brushing cytology in the diagnosis of colorectal malignancy. *Acta Cytol* 18: 477-481.

Bipat S, Glas AS, Slors FJ, Zwinderman AH, Bossuyt PM & Stoker J (2004) Rectal cancer: local staging and assessment of lymph node involvement with endoluminal US, CT, and MR imaging—a meta-analysis. *Radiol* 232: 773-783.

Bierman HJ (1966) Statistical survey of problems in patients with colostomy or ileostomy. *Am J Surg* 112: 647-650.

Birnbaum EH, Stamm L, Rafferty JF, Fry RD, Kodner IJ & Fleshman JW (1996) Pudendal nerve terminal motor latency influences surgical outcome in treatment of rectal prolapse. *Dis Colon Rectum* 39: 1215-1221.

Bissett IP, Fernando CC, Hough DM et al (2001) Identification of the fascia propria by magnetic resonance imaging and its relevance to preoperative assessment of rectal cancer. *Dis Col Rectum* 44: 259-265.

Black PK (2004) Psychological, sexual and cultural issues for patients with a stoma. *Br J Nurs* 13: 692-697.

Breckman BE (1977) Care of the stoma patient. *Nurs Mirror* (Suppl) 13 October: 1-10.

Briggs MK, Plant J & Devlin HB (1977) Labelling the stigmatised: the career of the colostomist. *Ann R Coll Surg Engl* 59: 248-250.

British Society of Gastroenterology (1994) *The Nurse Endoscopist. Report of the BSG Working Party*. London: BSG.

Brook A (1991) Bowel distress and emotional conflict. *J R Soc Med* 84: 39-42.

Browder W, Cerise EJ & Litwin MS (1986) Impact of emergency angiography in massive lower gastrointestinal bleeding. *Ann Surg* 204: 530-536.

Burgess AN & Evans PM (2004) Lower gastrointestinal haemorrhage and superselective angiographic embolization. *ANZ J Surg* 74: 635-638.

Burnham WR, Lennard-Jones JE & Brooke BN (1977) Sexual problems among married ileostomists. *Gut* 18: 673-677.

Chester J & Britton D (1989) Elective and emergency surgery for colorectal cancer in a district general hospital: impact of surgical training on patient survival. *Ann R Coll Surg Engl* 71: 370-374.

Cheung MT (1995) Complications of an abdominal stoma: an analy-sis of 322 stomas. *Aust NZ J Surg* 65: 808-811.

Cotton PB, Durkalski VL, Pineau BC et al (2004) Computed tomo-graphic colonography (virtual colonoscopy): a multicenter compar-ison with standard colonoscopy for detection of colorectal neoplasia. *JAMA* 291: 1713-1719.

Danesh BJ, Burke M, Newman J, Aylott A, Whitfield P & Cotton PB (1985) Comparison of weight, depth and diagnostic adequacy of specimens obtained with 16 different biopsy forceps designed for upper gastrointestinal endoscopy. *Gut* 26: 227-231.

Davies NC, Evans EB, Cohen JR & Thiele DE (1984) Staging of colo-rectal cancer. The Australian clinico-pathological staging (ACPS) system compared with Dukes' system. *Dis Colon Rectum* 27: 707-713.

de Souza NM, Hall AS, Puni R, Gilderdale DJ, Young IR & Kmiot WA (1996) High resolution magnetic resonance imaging of the anal sphincter using a dedicated endoanal coil: comparison of magnetic resonance imaging with surgical findings. *Dis Colon Rectum* 39: 926-934.

Delbeke D & Martin WH (2004) PET and PET-CT for evaluation of colorectal carcinoma. *Sem Nucl Med* 34: 209-223.

Devlin HB (1982) Stomatherapy review, part 2. *Coloproctology* 4: 250.

Devlin HB (1983) The stoma clinic. In Allan RN, Keighley MRB, Alexander-Williams J & Hawkins C (eds) *Inflammatory Bowel Diseases*, pp 262-267. London: Churchill Livingstone.

Druss RG, O'Connor JF & Stern LO (1969) Psychological response to colectomy: II. Adjustment of a permanent colostomy. *Arch Gen Psychiatr* 20: 419-427.

Dubbins PA (1984) Ultrasound demonstration of bowel wall thickness in inflammatory bowel disease. *Clin Radiol* 35: 227.

Ehya H & O'Hara (1990) Brush cytology in the diagnosis of colonic neoplasms. Cancer 66: 1563-1567.

Farouk R, Edwards J, MacDonald AW et al (1996) Brush cytology for rectal cancer. *Br J Surg* 83: 1456-1458.

Farouk R, Dodds J, MacDonald AW et al (1997) Feasibility study for use of brush cytology as a complementary method for diagnosis of rectal cancer. *Dis Colon Rectum* 40: 609-613.

Farquhar CM, Hoghton GBS & Beard RW (1990) Pelvic pain—pelvic congestion or the irritable bowel syndrome? *Eur J Obstet Gynecol Reprod Biol* 37: 71-75.

Fernandez FG, Drebin JA, Linehan DC et al (2004) Five-year survival after resection of hepatic metastases from colorectal cancer in patients screened by positron emission tomography with F-18 fluorodeoxyglucose (GDG-PET). *Ann Surg* 240: 438-450.

Fielding LP, Stewart-Brown S & Dudley HAF (1978) Surgeon-related variables and clinical trial. *Lancet* ii: 778-779.

Frager DH, Goldman M & Beneventano TC (1983) Computed tomog-raphy in Crohn's disease. *J Comput Assist Tomogr* 7: 819-824.

Gerson CD & Gerson MJ (2003) A collaborative health care model for the treatment of irritable bowel syndrome. *Clin Gastroenterol Hepatol* 1: 446-452.

Goldberg HT, Gore RM, Margulis AR et al (1983) Computed tomogra-phy in the evaluation of Crohn's disease. *Am J Roentgenol* 140: 277-282.

Goligher JC (1996) Colorectal surgery as a specialty. *J R Soc Med* 89: 601-602.

Goodfellow PB, Fretwell IA & Simms JM (2003) Nurse endoscopy in a district general hospital. *Ann Roy Coll Surg Engl* 85: 181-184.

Gordon NL, Dawson AA, Bennett B, Innes G, Eremin O & Jones PF (1993) Outcome in colorectal adenocarcinoma: two seven year studies of a population. *BMJ* 307: 707-710.

Greenstein AJ & Sachar DB (1989) Surveillance of Crohn's disease for carcinoma. In Seitz HK, Simanowski VA & Wright NA (eds) *Colorectal Cancer, from Pathogenesis to Prevention*. New York: Springer-Verlag.

Hadfield MB, Nicholson AA, MacDonald AWM et al (1997) Preoperative staging of rectal carcinoma by magnetic resonance imaging with a pelvic phased-array coil. *Br J Surg* 84: 529-531.

Halvorson RA, Korobkin M, Foster WL, Silverman PM & Thompson WM (1994) The variable CT appearance of hepatic abscess. *Am J Roentgenol* 142: 941-946.

Hardcastle JD, Thomas WM, Chamberlain J et al (1989) Randomised controlled trial of faecal occult blood screening for colorectal cancer. Results for first 107 349 subjects. *Lancet* i: 1160-1164.

Herlinger H (1978) A modified technique for the double contrast small bowel enema. *Gastrointest Radiol* 3: 201-207.

Holm T, Johansson H, Cedermark B, Ekelund G & Rutovist LE (1997) Influence of hospital and surgeon-related factors on outcome after treatment of rectal cancer with or without preoperative radiother-apy. *Br J Surg* 84: 657-663.

Hooyman JR, MacCarty RL, Carpenter HA, Schroeder KW & Carlson HC (1987) Radiographic appearance of mucosal dysplasia associ-ated with ulcerative colitis. *Am J Roentgenol* 149: 47-51.

Hunerbein M & Schlag PM (1997) Three-dimensional endosonogra-phy for staging of rectal cancer. *Ann Surg* 225: 432-438.

Hunt RH & Way ED (eds) (1981) *Colonoscopy*. London: Chapman & Hall.

IAET Standards Committee (1983) Outcome standards for the ostomy client. *J Enterostomal Ther* 10: 128-131.

Irvin TT & Greaney MG (1977) The treatment of colonic cancer pre-senting with intestinal obstruction. *Br J Surg* 64: 741-744.

Jabra O, Fishman EK & Taylor GA (1991) Crohn's disease in the paedi-atric patient: CT evaluation. *Radiology* 179: 495-498.

Jarvinen HJ, Ovaska J & Mecklin JP (1988) Improvements in the treatment and prognosis of colorectal carcinoma. *Br J Surg* 75: 25 - 27.

Jatzko G, Lisborg P & Wette V (1992) Improving survival rates for patients with colorectal cancer. *Br J Surg* 79: 588-591.

Jeevanandam V, Treat MR & Forde KA (1987) A comparison of direct brush cytology and biopsy in the diagnosis of colorectal cancer. *Gastrointest Endosc* 33: 370 - 371.

Joffe N (1981) Diffuse mucosal granularity in double contrast studies of Crohn's disease of the colon. *Clin Radiol* 32: 85-90.

Kamm MA (1997) Chronic pelvic pain in women-gastroenterological, gynaecological or psychological? *Int J Colorect Dis* 12: 57-62.

Kapiteijn E, Marijnen CA, Nagtegaal ID et al (2003) Preoperative radiotherapy combined with total mesorectal excision for resectable rectal cancer. *N Engl J Med* 345: 638-646.

Karam JA, Sundre SM & Smith GA (1986) Cost/benefit analysis of patient education. *Hosp Health Serv Adm* 31: 82-90.

Kavin H, Sinicrope F & Esker AH (1992) Management of perforation of the colon at colonoscopy. *J Gastroenterol* 8: 161-167.

Kehlet H & Wilmore DW (2002) Multimodal strategies to improve surgical outcome. *Am J Surg* 183: 630-641.

Khaw KT, Yeoman LJ, Saverymutu SH et al (1991) Ultrasonic patterns in inflammatory bowel disease. *Clin Radiol* 43: 171.

Kiff ES & Swash M (1984) Slowed conduction in the pudendal nerves in idiopathic (neurogenic) faecal incontinence. *Br J Surg* 71: 614-616.

Kimi MB, Wang KY, Huggett RC et al (1990) Diagnosis of inflamma-tory bowel disease with ultrasound: an in-vitro study. *Invest Radiol* 25: 1085.

Kjeldsen BJ, Kronborg O, Fenger C & Jorgensen OD (1997) A prospec-tive randomized study of follow-up after radical surgery for colo-rectal cancer. *Br J Surg* 84: 666 - 669.

Kneebone RL, Nestel D, Moorthy K et al (2003) Learning the skills of flexible sigmoidoscopy-the wider perspective. *Med Ed* 37 suppl: 50-58.

Koelber G, Schmiedl G, Majer MC et al (1989) Diagnosis of fistulae and sinus tracts in patients with Crohn's disease: value of MR imag-ing. *Am J Roentgenol* 152: 999-1003.

Kreps GL, Ruben BD, Baker MW & Rosenthal SR (1987) Survey of public health knowledge about digestive health and diseases: implications for health education. *Public Health Rep* 102: 270-277.

Krevsky B, Malmud LS, D'Ercole F, Maurer AH & Fisher RS (1986) Colonic transit scintigraphy: a physiologic approach to the quanti-tative measurement of colonic transit in humans. *Gastroenterology* 91: 1102-1112.

Kwok H, Bissett IP & Hill GL (2000) Preoperative staging of rectal cancer. *Int J Colorect Dis* 15: 9-20.

Lessells AM, Beck JS, Burnett RA et al (1994) Observer variability in the histopathological reporting of abnormal rectal biopsy speci-mens. *J Clin Pathol* 47: 48-52.

Levinthal GN, Burke CA & Santisi JM (2003) The accuracy of an endoscopy nurse in interpreting capsule endoscopy. *Am J Gastroenterol* 98: 2669-2671.

Lieberman DA (1990) Colon cancer screening: the dilemma of positive screening tests. *Arch Int Med* 150: 740-744.

Loening-Baucke V & Anuras S (1984) Anorectal manometryin healthy elderly subjects. *J Am Geriatr Soc* 32: 636-639.

Londono-Schimmer EE, Leong AP & Phillips RK (1994) Life table analysis of stomal complications following colostomy. *Dis Colon Rectum* 37: 916-920.

Lopez MJ & Monafo WW (1993) Role of extended resection in initial treatment of locally advanced colorectal carcinoma. *Surgery* 113: 365-372.

McArdle CS & Hole D (1991) Impact of variability among surgeons on post operative morbidity and mortality and ultimate survival. *BMJ* 302: 1501-1505.

McHugh SM & Diamant NE (1987) Effect of age, gender and parity on anal canal pressures: contribution of impaired anal sphincter func-tion to fecal incontinence. *Dig Dis Sci* 32: 726-736.

Macrae FA, Tan KG & Williams CB (1983) Towards safer colonoscopy: a report on the complications of 5000 diagnostic or therapeutic colonoscopies. *Gut* 24: 376-383.

Maglinte DDJ, Lappas JC, Delvin FM, Rex D & Chermish SM (1987) Small bowel radiography: how, when and why? *Radiology* 163: 297-305.

Matheson DM & Keighley MRB (1981) Manometric evaluation of rectal prolapse and faecal incontinence. *Gut* 22: 126-129.

Mortensen NJ, Eltringham WK, Mountford RA & Lever JV (1984) Direct vision brush cytology with colonoscopy: an aid to the accurate diagnosis of colonic strictures. *Br J Surg* 71: 930-932.

Moshakis V, Ruban R & Wood G (1996) Role of the nurse endoscopist in colorectal practice. *Br J Surg* 83: 1399.

Mylonaki M, Fritscher-Ravens A & Swain P (2003) Wireless capsule endoscopy: a comparison with push enteroscopy in patients with gastroscopy and colonoscopy negative gastrointestinal bleeding. *Gut* 52: 1122 - 1126.

Ng DA, Opelka FG, Beck DE et al (1997) Predictive value of tech-netium Tc 99m-labeled red blood cell scintigraphy for positive angiogram in massive lower gastrointestinal hemorrhage. *Dis Colon Rectum* 40: 471-477.

Nolan DJ & Gourtsoyiannis NC (1980) Crohn's disease of the small intestine: a review of the radiological appearances in 100 consecu-tive patients examined by a barium infusion technique. *Clin Radiol* 31: 597-603.

Novell F, Pascual S, Viella P & Trias M (1997) Endorectal ultrasonog-raphy in the follow-up of rectal cancer. Is it a better way to detect early local recurrence? *Int J Colorectal Dis* 12: 78-81.

Oliveira L, Pfeifer J & Wexner SD (1996) Physiological and clinical out-come of anterior sphincteroplasty. *Br J Surg* 83: 502-505.

Pemberton JH, Rath DM & Iistrup DM (1991) Evaluation and surgical treatment of severe chronic constipation. *Ann Surg* 214: 403 - 413.

Pennoyer WP, Vignati PV & Cohen JL (1996) Management of angiogram positive lower gastrointestinal hemorrhage:

long term follow-up of non-operative treatments. *Int J Colorectal Dis* 11：279-282.

Peters AA，van Dorst E，Jellis B，van Zuuren E，Hermans J & Trimbos JB (1991) A randomised clinical trial to compare two different approaches in women with chronic pelvic pain. *Obstet Gynecol* 77：740-744.

Phillips RSK，Hittinger R，Fry JS & Fielding LP (1985) Malignant large bowel obstruction. *Br J Surg* 72：296-302.

Pickhardt PJ，Choi JR，Hwang I et al (2003) Computed tomographic virtual colonoscopy to screen for colorectal neoplasia in asympto-matic adults. *N. Engl J Med* 349：2261-2264.

Plant JA & Devlin HB (1968) Ileostomy and its management. *Nurs Times* 24：711-714.

Prudden JF (1971) Psychological problems following ileostomy and colostomy. *Cancer* 28：236-238.

Ramirez JM，Mortensen NJMcC，Takeuchi N & Smilgin Humphreys MM (1994) Endoluminal ultrasonography in the follow-up of patients with rectal cancer. *Br J Surg* 81：692-694.

Rao GN，Drew PJ，Monson JRT & Duthie GS (1997) Physiology of rectal sensations：a mathematic approach. *Dis Colon Rectum* 40：298-306.

Rapkin AJ，Kames LD，Darke LL，Stampler FM & Naliboff BD (1990) History of physical and sexual abuse in women with chronic pelvic pain. *Obset Gynecol* 76：92-96.

Rowbotham JL (1971) Colostomy problems：dietary and colostomy management. *Cancer* 28：222-225.

Rumkel NS，Schlag P，Schwarz V & Herfarth C (1991) Outcome after emergency surgery for cancer of the large intestine. *Br J Surg* 78：183-188.

Ryhammer AM，Laurberg S & Hermann AP (1996) Long-term effect of vaginal deliveries on anorectal function in normal peri-menopausal women. *Dis Colon Rectum* 39：852-859.

Serpell JW，McDermott FT，Katrivessis H & Hughes ESR (1989) Obstructing carcinomas of the colon. *Br J Surg* 76：965-969.

Sewitch MJ，Abrahamowicz M，Bitton A et al (2001) Psychological distress，social support，and disease activity in patients with inflam-matory bowel disease. *Am J Gastroenterol* 96：1470-1479

Siegel M，Barkin JS，Rogers AI，Thomsen S & Clerk R (1983) Gastric biopsy：a comparison of biopsy forceps. *Gastrointest Endosc* 29：35-36.

Simpkins KC & Young AC (1971) The differential diagnosis of large bowel strictures. *Clin Radiol* 22：449-457.

Singh KK，Barry MK，Ralston P et al (1997) Audit of colorectal cancer surgery by non-specialist surgeons. *Br J Surg* 84：343-347.

Snooks SJ，Swash M，Henry MM & Setchell M (1986) Risk factors in childbirth causing damage to the pelvic floor innervation. *Int J Colorectal Dis* 1：20-24.

Steege JF & Stout AL (1991) Resolution of chronic pelvic pain after laparoscopic lysis of adhesions. *Am J Obstet Gynecol* 165：278-281.

Sultan AH，Kamm MA，Hudson CN，Thomas JM & Bartram CI (1993) Anal sphincter disruption during vaginal delivery. *N Engl J Med* 329：1905-1911.

Svedlund J，Sjodin I，Ottoson JD et al (1983) Controlled study of psychotherapy in irritable bowel syndrome. *Lancet* ii：589-591.

Swash M，Snooks SJ & Henry MM (1985) Unifying concept of pelvic floor disorders and incontinence. *J R Soc Med* 78：906-911.

Ubhi SS & Kent SJS (1995) Which surgeons in a district general hospi-tal should treat patients with carcinoma of the rectum? *J R Coll Surg Edinb* 40：52-54.

UK Colorectal Cancer Screening Pilot Group (2004) Results of the first round of a demonstration pilot of screening for colorectal cancer in the United Kingdom. *BMJ* doi：10.1136/bmj.38153.491887.7C.

Umpleby HC，Bristol JB，Rainey JB & Williamson RCN (1984) Survival of 727 patients with single carcinomas of the large bowel. *Dis Colon Rectum* 27：803-810.

van der Vliet AH，Kalff V，Sacharias N & Kelly MJ (1985) The role of contrast angiography in gastrointestinal bleeding with the advent of technetium labelled red blood cell scans. *Australas Radiol* 29：29-33.

van Gelder RE，Nio CY，Florie J et al (2004) Computed tomographic colonography compared with colonoscopy in patients at increased risk for colorectal cancer. *Gastroenterol* 127：41-48.

Vipond M & Moshakis V (1996) Four-year evaluation of a direct-access fibreoptic sigmoidoscopy service. *Ann R Coll Surg Engl* 78：23-26.

Whorwell PJ，Prior A & Colgan SM (1987) Hypnotherapy in severe irritable bowel syndrome. *Gut* 28：423-425.

Wiig JN，Berner A，Tveit KM & Giercksky EK (1996) Evaluation of dig-itally guided fine needle aspiration cytology versus fine needle core biopsy for the diagnosis of recurrent rectal cancer. *Int J Colorect Dis* 11：272-275.

Wilmore DW & Kehlet H (2001) Management of patients in fast track surgery. *BMJ* 322：473-476.

Winawer SJ，Leidner SD，Hajdu SI & Sherlock P (1978) Colonoscopic biopsy and cytology in the diagnosis of colon cancer. *Cancer* 42：2849-2853.

Wood DP，Wiesner MG & Reiter RC (1990) Psychogenic chronic pelvic pain：diagnosis and management. *Clin Obstet Gynecol* 33：179-195.

Wright N & Scott BB (1997) Dietary treatment of active Crohn's disease. *BMJ* 314：454-455.

Yang R，Vuitch F，Wright K & McCarthy J (1990) Adequacy of dispos-able biopsy forceps for gastrointestinal endoscopy：a direct compari-son with reusable forceps. *Gastrointest Endosc* 36：379-381.

Ziemer MM (1983) Effects of information on postsurgical patient coping. *Nurs Res* 32：282-287.

3

第3章　围术期处理

知情同意

结直肠外科的侵袭性手术干预措施，包括从门诊的内镜检查和影像学检查，到对复发直肠癌的盆腔清扫和骶骨切除的手术。治疗的目的就是使患者恢复健康：不仅仅是没有疾病，而是身体、精神和社会性功能完全恢复正常状态。在自然条件下，通过结直肠外科医生的手术治疗，一部分患者将出现伤病，发展成终生的残疾，甚至在某些情况下，死于手术。因此许多患者担心同意做结直肠手术可能导致伤残，包括外在形象的破坏，丧失性功能和社会功能的缺失。当计划给患者进行手术时，围术期的处理不得不考虑病人的身心健康和社会关注。

对大肠癌干预治疗中的关键因素是取得患者的知情同意。就是要患者签署知情同意书。美国医师协会将其定义为通过医患之间的沟通，使医生获得病人的授权或同意进行特定的医学治疗。英国医学会规定的原则是不仅能体现良好的实践，而且符合法律的规范：

- 病人必须是自愿同意，在不受到任何压力的情况下决定同意。
- 除非是在紧急情况或法律另有规定下，医生在进行有创的检查或治疗时都必须获得病人的同意，可以是将要接受治疗病人的口头的、书面的，或暗示能够理解的同意方式。当病人不知道干预的结果是什么或有权选择拒绝的时候，默许可能表示“不同意”。
- 医生给每个病人提供的信息是不同的，如根据自然因素，治疗的复杂程度，治疗带来的风险，以及病人自己的意愿。医生委员会要求医生们采取适当的步骤，去发现病人想要知道和应该知道的关于自己病情和治疗的情况。
- 给病人进行干预治疗的医生有责任向病人进行解释，以取得病人的同意。在医院里，做这项工作的都是资深的临床医生。由于该工作具有特殊性，获得授权的培训合格的医生，必须熟悉相关的程序和具备适当的沟通技巧。
- 一般来说，法律没有规定必须取得书面同意。同意书只是简单的文件，关于一些程序的探讨或已发生情况的调查。所提供资料的质量和清晰程度是需要首要考虑的问题。
- 知情同意书是这一过程的证据，但它并不是这一过程本身。任何讨论都应在病历中记录。
- 病人有权拒绝接受治疗，即使这样做的后果是永久性的身体伤害或者死亡。
- 英国法律规定，任何人不能代表别人同意医学治疗。医生可以在未取得同意的情况下治疗一些没有能力作决策的病人，但这样做是必要的并能使病人获益最大。在苏格兰，一些病例的治疗可由代理人决定。
- 未成年的病人由于缺乏能力，可由父母或地方当局授权的某人代表病人同意。未成年的病人可以有同意检查和治疗的权利，但不一定有拒绝的权利。英格兰、威尔士和北爱尔兰的法院已明确表示，即使未成年病人拒绝治疗，父母和法院仍有权利代表 18 岁以下的未成年人同意医学治疗。在将来，人权法有可能改变这种结果。在苏格兰，不太可能出现改变未成年人拒绝治疗的情况。

美国医学会提供的知情同意的原则是相似的（见 http://www.ama-assn.org/ama/pub/category/4608.html），包括病人和外科医生讨论的如下内容：

- 已知的情况下，病人的诊断。
- 要进行治疗的性质和目标。
- 治疗带来的利弊。
- 替代治疗（不论其成本或者由于健康保险而影响接受其治疗的选择的程度）。
- 替代治疗带来的利弊。
- 拒绝治疗带来的利弊。

病人信息

知情同意的一个关键因素是病人特殊信息的相关内容、理解程度和保密性。即使超过时限，病人和家属也有权利了解治疗的利弊，以便他们决定是否进行手术。在实践当中，病人和外科医生要讨论手术计划、相关的辅助治疗以及可能出现的并发症。在讨论相关问题的时候，有朋友或家人的陪伴，对病人是有益的。同样的对于外科医生，专业护士也会提供重要的信息。Torkington 等于 2003 年研究病人及家属作出是否接受造口手术决定的情况。术前，65 例病人中有 59 人（91%）认为，专业护士和（或）主治医生是影响他们决定的最主要因素。

相对于口头资料，手术相关的录像或影碟资料可以加深病人对于手术的了解（Rossi 等，2004）。实际上，在大肠癌的治疗中，DVD 和宣传手册对于病人更多地了解关于溃疡性肠病中癌症监测的知识是有用的，这个比例从 49%［95%可信区间（1）32.1～66］到 71%（95%可信区间 40.2～100）（Eaden 等，2002）。至于病人信息的内容，进行了一项比较，对行妇科腹腔镜手术的病人随机分组，接受两种资料内容的一种。旧的资料包括手术过程（包括骨盆区的图解）、麻醉、术前准备和术后的影响等；新的资料包括同样的内容，但有两个不同，它省略了图解，其中包括“可能发生什么风险或并发症两个简短的段落”（Garrud 等，2001）。在详细了解并发症信息的患者组，其满意度较高，而两组病人的焦虑情况是相同的。如果病人要求，在医患交流中，将所要作操作结果和风险告知病人，在临床实践中是有益的。这种交流包括所有的观点。

互联网是一个新的强大的病人的信息来源（表 3.1）。Gilliam 等（2003）研究 Barrett 食管或结肠息肉的病人。患者接受邮政问卷，寻求互联网及其他来源的疾病具体信息的细节。大多数病人（88%，n=141）想更多地了解自身的情况。有趣的是，虽然 45%（n=73）可在家里上网，另外 32%（n=52）可从其他地方上网，但只有 8%（n=12）使用互联网作为信息的来源；但对大多数（57%）的病人来说，他们将获得一个推荐网站。Al-Bahrani 和 Plusa（2004）调查了大肠癌患者使用网站的质量。在他们的分析中，在谷歌（Google）中根据搜索字词“大肠癌”可确定 55 700 个网站，根据搜索字词“肠癌”确定 214 000 个网站。而在 Hotbot 中分别为 27 700 个和 190 000 个。对其中的 400 个进行详细研究，118 个（30%）提供了资料，70 个（18%）为链接列表，27 个（7%）是广告，22 个（6%）是医疗中心信息，51 个（13%）是死链接，15 个（4%）是留言板。118 个提供资料的网站中，73 个（62%）为治疗建议，73 个（62%）是为病人设计的。55 个（47%）的资料来源是清楚的，63 个（53%）给出了信息报告的日期。网站被列为优秀的 18 例（15.3%），非常好的 19 例（16.1%），良好 28 例（23.7%），一般的 8 例（6.8%）和差的 45 例（38.1%）。作者的结论是，临床医生应指导病人关注网站的质量，避免其引起混乱和误导。

风险

风险：一个可能或不可能的事件。

衡量风险

结直肠癌术后不可预知的结果包括术后死亡、造口的形成、术后长期患病、盆腔自主神经功能丧失与疾病的复发等。这些结果当中，术后死亡和患病的风险已经涉及术前评分系统的开发。这些风险评估工具不仅提示病人个体在特定治疗中面临的风险，而且风险调整结果也可以比较整体结果和个体

表 3.1　直肠癌手术患者信息的网络资源

美国结直肠外科协会：	克罗恩病
http://www.fascrs.org	0.2%硝酸甘油软膏
肛周脓肿/肛瘘	痔疮
直肠癌	肛门内括约肌侧切术
肛裂	左半结肠切除术
外阴尖锐湿疣	息肉
大便失禁	肛周炎
肠镜检查	直肠癌
模拟结肠镜	右半结肠切除术
结直肠癌	肠道病变排查
结直肠癌手术	溃疡性结肠炎
便秘	
克罗恩病	**其他有关结直肠病变的网站**
憩室	http://www.patient.co.uk
痔疮	http://www.cancerresearchuk.org/
肠易激综合征	http://www.nice.org.uk
造瘘术	http://www.cancer.org
藏毛窦	http://www.gastro.org
结直肠息肉	http://www.ccalliance.org
肛周炎	http://www.hereditarycc.org
直肠脱垂	http://www.nci.nih.gov
脱肛	http://www.naric.com
溃疡性结肠炎	
	造口术
英国肛肠协会：	http://www.uoa.org
http://www.acpgbi.org.uk	http://www.the-ia.org.uk
顺行可控性结肠灌洗术	
后腹会阴直肠切除术	**炎性肠病**
肛周脓肿/肛瘘	http://www.nacc.org.uk
肛裂	http://www.mayoclinic.org/crohns
直肠指诊	http://www.ileostomypouch.demon.co.uk
外阴尖锐湿疣	http://www.j-pouch.org
直肠前切除术	

ACE，顺行性手控性结肠灌洗术；GTN，硝酸甘油。

的手术结果。Jones 和 de Cossart（1999）利用医学文献检索证实了术前的病情严重程度和生理分数对手术的影响。

美国麻醉师协会分级

此分级制度由美国麻醉师协会（ASA）公布（表 3.2），利用病史和检查，是麻醉前对病人的临床状况的主观评价。如果是急诊，E 表示增加了等级，意味着每个类别较差的预后（Jones 和 de Cossart，1999）。

在对 3 250 例外科病人的前瞻性研究中，Klotz 等（1996）证实，较高的 ASA 分级与随后的术后并发症相关。同样，在一个 6 301 例的血管和普通外科手术病人中，ASA 分级的增高与手术死亡和术后并发症的风险增大密切关联（Wolters 等，1996）。当评估的风险增加比率为单变量比率，并发症的风险主要受 ASA Ⅳ级（风险比值比＝4.2）和 ASA Ⅲ级（风险比值比＝2.2）影响。

表 3.2 美国麻醉师协会分级制度

分级	具体情况
Ⅰ	健康个体
Ⅱ	轻微系统性疾病，活动不受限
Ⅲ	多系统疾病，活动轻微受限
Ⅳ	全身系统性疾病，危及生命
Ⅴ	濒死，24h 内手术或非手术治疗无存活可能

由于分级的主观性及使用中可能的不一致性，引来了一些批评。Haynes 和 Lawler（1995）向在英格兰北部地区工作，经验程度不同的 113 名麻醉师发出问卷。每个麻醉师被要求给出十个假定病人的 ASA 分级。在任何情况下应该采用完全一致的 ASA 分级，但一例被评定为五个等级中的不同的两级。尽管存在这些忧虑，ASA 分级仍是一个方便工具，用来评估患者术后出现不利结果的风险。

手术的风险大小

在这个系统中，每个手术都被评分，建立起术后死亡的查询系统，形成英国最大的私人医疗保险计划的手术严重性和 ASA 分级（表 3.3）。该评分系统的开发使用，是通过在 3 144 例手术中有 134 人死亡的评估中发展，并通过在 2 024 例手术中 62 人死亡的评估中得到验证。单因素 Logistic 回归分析，手术风险程度（SRS）的评分显示，它可以明显预示死亡，并表明，对于低风险的手术它没有过度预测死亡。Brooks 等（2005）针对在一个地区综合医院住院手术并由一名外科医生负责的 949 例病人，通过手术风险程度、生理和手术严重度评分、朴次茅斯（Portsmouth）严重度评分对其死亡率和发病率进行比较。观察到 30 天的死亡率为 8.4%。用上述三种方法预计平均死亡率分别为 5.9%、12.6% 和 7.3%。三种方法无显著差异。具体的风险模型可以用来准确预测死亡率，尤其是为老年大肠癌患者所设计的模型，可通过手术干预的风险受益大小决定是否采取手术（Heriot 等，2006）。

表 3.3 手术风险规模

风险因子	评分
术后死亡调查	
非紧急性的	1
计划性	2
紧急的	3
急诊	4
英国私人健康保险计划	
低级	1
中级	2
中高级	3
高级	4
极高级	5
美国麻醉师协会	
Ⅰ	1
Ⅱ	2
Ⅲ	3
Ⅳ	4
Ⅴ	5

ASA，美国麻醉师协会；BUPA，英国私人健康保险计划；CEPOD，术后死亡调查。

心肺危险性

Goldman 心脏风险指数是专门用来预测非心脏手术出现心脏并发症的危险程度的。用 9 个因素进行评分，得出 0～53 分的总分，包括年龄，在过去 6 个月的心肌梗死，S3 gallup 或颈内静脉充血，非窦性心律和超过每分钟 5 次的心室期前收缩（Jones 和 de Cossart，1999）等。Prause 等（1997）研究了 16 227 名手术病人，在术前用 ASA 分级和 Goldman 心脏风险指数进行测定。两个指数都显示出与围术期死亡率有明显的关联，尤其是 ASA 分级与其关联更紧密。用树状回归法将其分为 5 个亚组，死亡率最低的（0.4%）是 ASA 分级≤Ⅱ和

Goldman心脏风险指数Ⅰ级（0～5分）的患者，在ASA分级＝Ⅳ和Goldman心脏风险指数≥Ⅲ级（≥13分）时候死亡率上升到7.3%。因此，结合这两方面，可以提高术前对于术后死亡率的预测结果（Prause等，1997）（图3.1）。

Gilbert等（2000）对2035名病人用4种方法预测心脏风险：ASA，Goldman心脏风险指数，修订的Detsky指数和加拿大心脏协会指数。6.4%的病人出现心脏并发症（心肌梗死、不稳定型心绞痛、急性肺水肿或死亡）。在ROC曲线下，ASA面积为0.625（95% CI为0.575～0.676），Goldman心脏风险指数面积为0.642（95% CI为0.588～0.695），修订的Detsky指数面积为0.601（95% CI为0.544～0.657），加拿大心脏协会指数面积为0.654（95% CI为0.601～0.708）。这些数值无显著差异。Gilbert等（2000）得出结论认为，现有的心脏并发症的预测指标都是比较好的，但没有一个指标明显优于其他指标。

对于非心脏手术的肺部并发症的预测，结果不理想。McAlister等（2005）研究了一所大学医院的1055例患者术后肺部并发症的发病率（平均年龄55岁，男性50%，15%有气道阻塞性疾病史）。总体而言，2.7%的患者手术后7天出现肺部并发症：13例患者为呼吸衰竭，需要通气支持；9例肺炎；5例肺不张，需要气管镜介入；1例气胸，需要处理。多变量分析显示，术前4个独立因素与肺部并发症风险的增加相关：年龄［比值比（OR）为5.9，年龄≥65岁，$P<0.001$］，咳嗽试验阳性（OR为3.8，$P=0.01$），围术期插胃管（OR为7.7，$P<0.001$）及麻醉［OR为3.3（手术时间至少2.5h），$P=0.008$］。

大肠癌评分系统

ACPGBI大肠癌模型

该模型（Tekkis等，2003b）构建于在自愿基础上的大不列颠及爱尔兰结直肠癌协会（ACPGBI）的73所医院转发的数据和包括8077例结直肠癌新病例。初步考虑的因素包括年龄、性别、ASA分级、肿瘤部位、手术、紧迫性、Dukes分期、肿瘤切除和病例数量。用该方法分析了7374名患者，有30%的患者，即2216名患者没有ASA分级的记录。整个医院术后死亡率为7.5%，独立预测死亡的因素是年龄、ASA分级、Dukes分期、手术切除肿瘤和紧迫性（表3.4）。每一项因素可以计算出评分，转换成为风险的评估。

该模型的作者（Tekkis等，2003）提出，它可以用来给予单个患者及其家属关于手术的生存概率的估计。然而，五个变量中的两个变量（切除/不切除术和Dukes分期）仅在病人手术切除后才可用。因此，该模型在术前使用受限。此外，ACPGBI大肠癌（CRC）的模式可以准确地选择病例，但对于急诊处置的死亡率的预测率似乎大为降

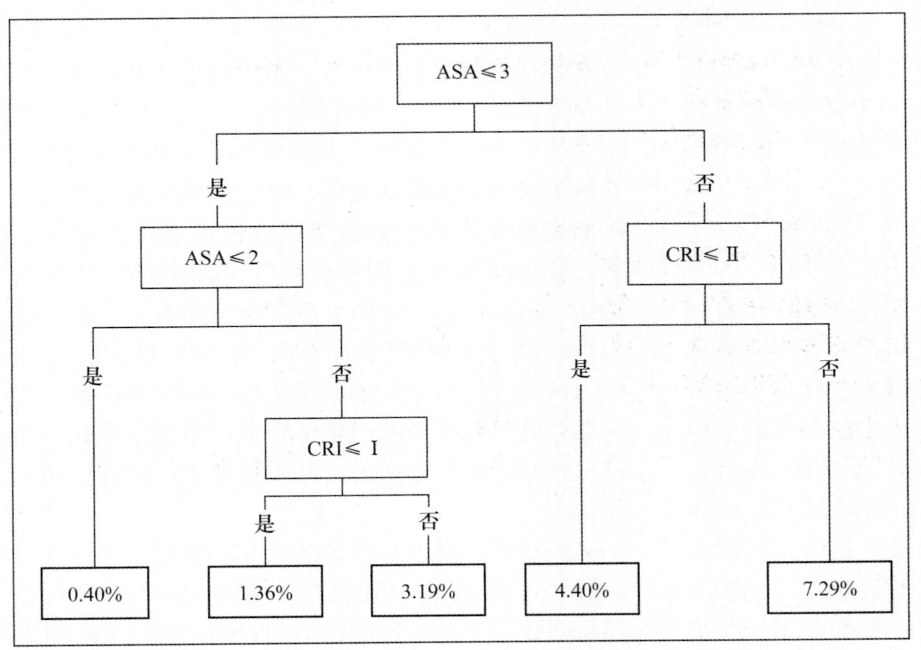

图3.1 通过分类法和树状回归分析法表明结合ASA和CRI两种评级模式增加了术前对术后死亡率的预测水平，图中数据为死亡率百分比。资料来源自：Prause等。ASA：美国麻醉师协会分级；CRI：心脏风险指数。

表 3.4 ACPGBI 大肠癌模型及 ACPGBI 预估结直肠癌手术患者术后 30 天死亡率评分换算表

风险因子	评分	ACPGBI 结直肠癌评分	预估死亡率（%）
年龄（岁）			
<65	0	0	0.8
65～74	0.7	0.1～0.4	0.9～1.1
75～84	1.1	0.5～0.8	1.3～1.7
84～95	1.3	0.9～1.2	1.9～2.5
>95	2.6	1.3～1.6	2.8～3.7
肿瘤切除			
ASA Ⅰ	0	1.7～2.0	4.1～5.4
ASA Ⅱ	0.8	2.1～2.4	6.0～7.9
ASA Ⅲ	1.6	2.5～2.8	8.6～11.3
ASA Ⅳ～Ⅴ	2.5	2.9～3.2	12.3～16.0
肿瘤未切除			
ASA Ⅰ	1.7	3.3～3.6	17.4～22.1
ASA Ⅱ	1.8	3.7～4.0	23.9～29.8
ASA Ⅲ	2.1	4.1～4.4	31.9～38.7
ASA Ⅳ～Ⅴ	2.4	4.5～4.8	41.1～48.5
肿瘤分级			
Dukes' A	0	4.9～5.2	51.0～58.4
Dukes' B	0	5.3～5.6	60.8～67.7
Dukes' C	0.2	5.7～6.0	69.9～75.8
Dukes' D 或任何转移	0.6	6.1～6.4	77.6～82.4
手术紧迫性			
非紧急性	0	6.5～6.8	83.8～87.4
紧急性	0.8		
急诊	1.1		

来源自：Tekkis 等（2003b）。

低，包括用 P-POSSUM 方法时的实际死亡率和预测死亡率的差异。这可能是由于对粪便性腹膜炎和相关问题所占的比重认识不足，未能纳入 ACPGBI 模型系统（Metcalfe 等，2005）。

克利夫兰诊所回肠储袋的失败模型

当指导病人判断回肠储袋手术的风险和益处时，有益的方法是确定哪些病人可能存在手术失败的风险（Fazio 等，2003）。用克利夫兰诊所模型分析 1965 名病人的危险因素，包括先前存在的肛门病变（肛周脓肿、肛瘘、肛裂或严重痔疮/皮赘），炎性肠病的肠外表现，患者存在的其他系统疾病（心脏、呼吸、肾功能不全，糖尿病或病态肥胖），术前诊断，肛门括约肌测压（平均静息压力和挤压压力以 mmHg 衡量）和以前做过腹部手术，其他因素包括外科手术的细节，术后病理诊断，以及早期（手术后 30 天）和晚期并发症。盆腔脓毒症被定义为形成包裹脓肿，并排除吻合口瘘和储袋瘘，并被记录为单独的并发症。慢性储袋炎的定义是每年储袋炎发生四次或更多，或慢性发作需要抗生素、免疫抑制治疗来控制症状，内镜检查可以作为证据（Fazio 等，2003）。患者中位随访 4.1 年（范围 0～19 年）。5 年生存率为 95.6%（95% CI 为 94.4～96.7）。以下为危险因素：病人的诊断，先前存在肛门病变，肛门测压异常，患者合并症，储袋-会阴或储袋-阴道瘘，盆腔脓毒症，吻合口狭窄和分离。

虽然可以通过一种有益的方法辅导和选择进行储袋手术的病人，但该模型有两个明显的问题（Marcello，2004）。首先，在模型中所考虑的因素很多，只有 4 个可以在手术前确定：先前存在肛门病变（肛周脓肿、肛瘘、肛裂、痔疮），术前诊断（克罗恩病和溃疡性结肠炎与不确定结肠炎），病人合并症（心脏、呼吸、肾功能不全，糖尿病，病态肥胖）和经肛门直肠测压。其他风险因素产生于储袋手术及术前并不能确定是否可能发生的相关并发症。第二个问题是如何在其他的大肠癌中心适用该模型（Marcello，2004）。

生理疾病的严重程度评分

POSSUM 的发展进程

Graham Copeland（Copeland 等，1991）提出 POSSUM 方法，可提供风险调整后的普通外科病人的死亡率。以测量 62 个因素为起点，研究者利用多因素分析，以确定最重要的预测因素：12 个生理因素和 6 个手术因素（表 3.5）。因此，虽然其他因素也可能会对手术结果产生重大影响，但他们不可能添加到上面选定的 18 个因素当中去。为了接近其相对的预测值，每个因素又分为 2～4 个水平，并给了 1～8 之间的加权分数。对于 177 例病人的术后死亡和发病率预测，POSSUM 优于 APACHE Ⅱ（Jones 等，1992）。

然而，Bann 和 Sarin（2001）研究了 501 例病人所进行 521 次手术后，对 POSSUM 方法普遍适用于英国普通外科病人提出了质疑。其中 162 例急诊手术，342 例择期手术，剩余 17 例为转诊病人手术。只有 155 例病人有 POSSUM 评分。他们非常质疑 POSSUM 评分对于普通外科病人的适用性。尤其是，当排除日间病例和儿童，与住院治疗相关联的术前调查不符合医院的指导原则，应用 POSSUM 评分存在明显的缺陷。

表 3.5　POSSUM 评级中的围术期和手术影响因素

生理	手术
年龄	手术复杂性
心脏病史	多次手术
心电图	失血量
腹腔污染	癌波及范围
呼吸道疾病病史	非紧急性 *vs.* 急诊手术
血压	
脉搏	
Glasgow 昏迷量表	
血红蛋白	
白细胞	
尿素	
钠	
钾	

POSSUM，预测术后死亡率和并发症的生理和手术情况危险性评分；P-POSSUM，朴次茅斯 POSSUM。

最主要的问题是，在低风险手术中往往过高地预估患者的死亡。Whiteley 等（1996）发现大部分过高预估的情况发生在风险最低的手术（预测死亡率 10%或以下），这其中高估了 6 倍。研究人员发现，该方法对于死亡率最低预期回报率为 1.08%，远大于接受较小手术的病人的预期值。Whiteley 等（1996）利用 logistic 回归方法分析 1485 例手术病人数据，创造一个预测死亡率的方程。这个预测方程可以较好地拟合观察死亡率，且预测死亡率的风险最低为 0.20%。即使在小手术死亡的风险（1∶500）仍被看做是有所高估（表 3.6）。

Prytherch 等（1998）在 1993—1995 年接受治疗的 10 000 名普通外科病人中，比较 POSSUM 和 P-POSSUM 的方程的性能。在 10 000 例病人中，按照时间顺序排列，前面的 2500 人采用改良的 P-POSSUM 预测方程。用前瞻性的方法将剩余的 7500 人按时间顺序平均分为 5 组。用 POSSUM 方程预测的死亡率明显不同于实际的死亡率。与此相反，用 P-POSSUM 方程预测的死亡率较符合实际的死亡率，并已作为衡量的标准计算方法（表 3.7）。

一项研究比较两个方程预测病人胃肠道手术后的死亡率的准确性，共 505 例病人，65%的病人进行大肠癌手术，27.5%进行上消化道手术，7.5%进行小肠手术（Tekkis 等，2000）。这样的对比中，观察到的总手术死亡率为 11.1%（择期手术

表 3.6　原始 POSSUM 和 P-POSSUM 死亡率预后方程式

	公式
POSSUM	ln R/1－R＝－7.04＋（0.13×生理评分）＋（0.16×手术评分）
P-POSSUM	ln R/1－R＝－9.065＋（0.1692×生理评分）＋（0.1550×手术评分）

来源自：Whiteley 等（1996）。

时为 3.9%，急诊手术时为 25.1%）。P-POSSUM 的方程预测的死亡率为 11.3%（$P=0.51$）。然而，用 POSSUM 方程则把死亡率高估了 2 倍，为 21.5%性（$P<0.001$）（Tekkis 等，2000）。

生理评分和直肠癌手术

在沙特阿拉伯的直肠癌患者中，POSSUM 未能准确预测接受手术的患者的结果，P-POSSUM 也过高地预测了死亡率，但程度较轻（Isbister 和 Al Sanea，2002）。整体上，POSSUM 预测（用中位数）的发病率和死亡率分别为 35.4%和 6.7%。P-POSSUM 预测（以平均数）的死亡率为 3.5%。观察到的发病率和死亡率分别为 54.5%和 1.4%。

Tekkis 等（2003）利用 POSSUM 和 P-POSSUM 法评估 1017 名大肠癌手术患者的预测结果（79%为择期手术，21%为急诊手术）。总的手术死亡率为 7.5%（POSSUM 方法估计死亡率为 8.2%；P-POSSUM 方法估计的死亡率为 7.1%）。这两个评分系统都高估了年轻病人死亡率，同时低估了老年人的死亡率（$P<0.001$）。此外，两者对于急诊手术的死亡率也是预测过低（表 3.8）。

与之相对，Poon 等（2005）发现，用这两种方法预测由于大肠癌引起恶性梗阻的患者的死亡率和实际观察到的死亡率比较一致。一共有 160 名患者纳入研究，术后 18 人死亡。因此实际的手术死亡率为 11.3%，而 P-POSSUM 方法预测的总死亡率为 15%，两者没有显著差异［卡方（chi-squared）$=5.98$，自由度$=3$，$P=0.11$］。也可用 P-POSSUM 方法准确预测大肠癌患者的 5 年生存率（Brosens 等，2006）。

对于用这两种方法预测腹腔镜辅助的结肠切除术患者的预后，面临进一步的挑战。在 250 名进行腹腔镜辅助的结肠切除术患者中，实际的发病率（6.8%）显著低于手术评分 4 分或 2 分时所预测的发病率（12.4%，$P<0.001$；9.6%，$P=0.001$）。但与手术评分为 1 分患者所预测的发病率还是比较一致的（7.0%，$P=0.325$）（Senagore 等，2003）。此外，实际的死亡率（0.8%）显著低于用 POSSUM 方法预期的死亡率（9.6%，$P=0.001$）或用 P-POSSUM 方法预期的死亡率（3.5%，$P=0.001$）。

随后，应用年龄校正后的 POSSUM 评分模型和大肠癌专用的 POSSUM 评分模型（Tekkis 等，2004），对 15 家英国医院 6 883 例大肠癌手术病人进行分析。根据从多元回归分析得出的比率，将每个因素的亚类列入最终的大肠癌专用的 POSSUM 评分模型（CR-POSSUM）。在多因素的模型中排

表 3.7　10 000 例患者的原始 POSSUM 方程式和后 1 500 例患者的 P-POSSUM 方程式

预测死亡率	手术数量	预测死亡人数	实际死亡人数
10 000 例患者原始 POSSUM 方程式			
0～5	7 034	159	22
5～15	1 879	160	68
15～50	866	227	120
50～100	221	151	77
0～100	10 000	697	287
后 1 500 例患者的 P-POSSUM 方程式			
0～5	1 331	13	13
5～15	121	10	13
15～50	37	10	9
50～100	11	8	7
0～100	1 500	41	42

来源自：Prytherch 等（1998）。

表 3.8　POSSUM 和 P-POSSUM 评级低估了急诊和老年病患中结直肠手术的死亡率

	例数	实际死亡率（范围）	P-POSSUM 评估的死亡率	POSSUM 评估的死亡率
手术				
Elective	804	3.2（2.1～4.7）	3.8	4.6
Emergency	213	23.4（18.0～30.0）	19.5	16.7
年龄				
<50	192	0.5（0.1～2.9）	2.6	3.3
50～59	149	2.7（0.7～6.7）	3.6	6.1
60～69	228	5.3（2.7～9.0）	6.2	7.5
70～79	290	8.6（5.7～12.5）	9.7	11.8
>80	158	22.0（16.0～29.4）	12.3	12.4
总数	1017	7.5（5.9～9.3）	7.1	8.2

来源自：Tekkis 等（2003a）。

除了护士结构和护理内容的变量；包括术中出血量和手术的数量（表 3.9）。

将 P-POSSUM、年龄校正后的 POSSUM 和 CR-POSSUM 进行比较，P-POSSUM 评分模型在低风险的患者组过高地预估了死亡率（0～9.9%的死亡率组），而在高风险组则过低地预估了死亡率（20%～29.9%的死亡率组），两者之间有统计学意义。年龄校正后的 POSSUM 评分模型和 CR-POSSUM 评分模型的数据拟合良好，与实际的结果没有明显差异（图 3.2）（Tekkis 等，2004）。可以看到其他人类似的报道（Ramkumar 等，2006）。

Al-Homoud 等（2004）对基于 ASA 评分的两种预测模型（ACPGBI 大肠癌模型和恶性肠梗阻模型）与基于生理学和手术得分的 CR-POSSUM 模型的正确性进行了比较。测试的 16006 例病人患有结肠和直肠的疾病，分布在英国的三个一直研究这三种预测模型的医院（Al-Homoud 等，2004）。对于这三种模式（根据 ROC 曲线下面积），ACPGBI 大肠癌模型（77.5%）和恶性肠梗阻模型（80.1%）是类似的，但与 CR-POSSUM 模型的差别比较大（89.8%）。应用 Hosmer-Lemeshow c 统计方法，这三种模型的数据拟合良好，对于观察到的死亡率和预测死亡率之间无显著差异（表 3.10）。

作者认为，这三个预测模型，可以在日常实践中对患者及其家属进行术前辅导时使用，并且可以作为知情同意书的一部分内容。此外，它们还可以用于比较多学科协作组之间的结果，因此它们不仅是达到知情同意的有力工具，而且是实现审计、研究、培训和重新认识的有力工具（Al-Homoud 等，2004）。

审计比较

在国家卫生系统中

可以探索利用风险调整后的数据信息所定义的 P-POSSUM 模型来比较不同国家的卫生保健系统（Bennett-Guerrero 等，2003）。选择 Mount Sinai 医院作为美国中心，Queen Alexandra 医院与 St Mary 医院作为英国中心，对两个中心的外科病人进行比较。在美国中心接受治疗的 1 056 名病人，POSSUM 模型的生理评分为 12～42 分，手术严重评分为 6～37 分。在英国中心接受治疗的 1 539 名病人，POSSUM 模型的生理评分和手术严重评分分别为 12～52 分和 9～40 分。在每个中心所做的手术的严重程度是相似的：美国的手术严重度评分平均值（标准差）（中位数，四分范围）为 16.7（5.7）（17，13～20），英国的是 16.5（6.2）（16，11～20）（$P=0.756$）。总体来说，对术后住院时间平均值（标准差）（中位数，四分位数范围）比较，美国的患者［10.3（12.6）（8.6～10）天］略低于英国患者［11.8（11.6）（9.5～14）天］（$P<0.001$）］（Bennett-Guerrero 等，2003）。在美国和英国的中心，随着观察到的死亡率的升高，P-POS-

表 3.9 POSSUM 结直肠评分系统

	评分				
	1	**2**	**3**	**4**	**8**
年龄分组（年）	≤60		61～70	71～80	≥81
心力衰竭	无或轻度	中等程度	重度		
收缩压（mmHg）	100～170	>170 or 90～99	<90		
脉搏（次/分）	40～100	101～120	>120 或<40		
尿素（mmol/L）	≤10	10.1～15.0	>15.0		
血红蛋白（g/dL）	13～16	10～12.9 or 16.1～18	<10 或>18		
手术情况严重性评分					
手术情况严重性	低		中	高	极高
腹腔污染	无或浆液性	局限性脓液	弥漫性脓液或粪便污染		
手术紧迫性	非紧急性		紧急		急诊
肿瘤等级	无肿瘤 Duke A，B	Duke C	Duke D		

来源自：Tekkis 等（2004）。

结直肠 POSSUM 方程式：ln［R/（1－R）］＝－9.167＋（0.338×PS）＋（0.308×OSS），其中 PS 代表总生理评分，OSS 代表手术严重情况总评分。

CR-POSSUM，结直肠 POSSUM；POSSUM，预测术后死亡率和并发症的生理和手术情况危险性评分。

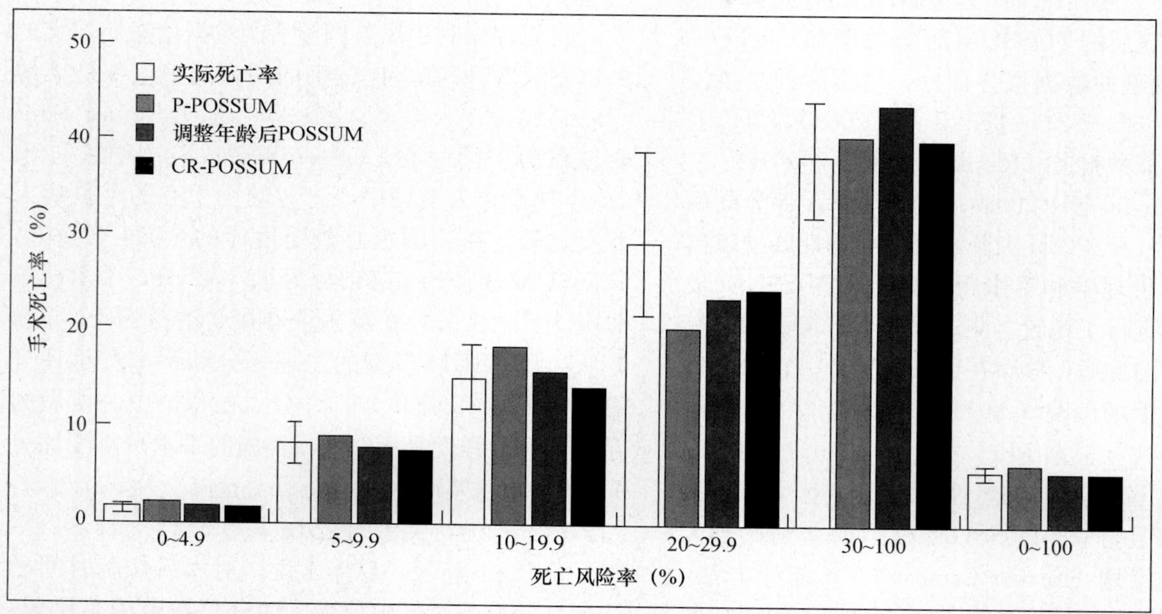

图 3.2 依据术后死亡风险将 POSSUM 评分系统分为 P-POSSUM、年龄校正后 POSSUM、CR-POSSUM。每一个数据组都代表了实际或预测的平均住院手术死亡率。误差表明对于实际死亡率有 95%的置信区间。来源自：Tekkis 等（2004）。

表 3.10　ACPGBI 结直肠癌、恶性肠梗阻评级与结直肠 POSSUM 评级系统模式性能比较

项目	模式性能（样本数据）		
	偏差[a]	校准[b]	实际与预测死亡率比值[c]（%）
ACPGBI 结直肠癌	77.5%（1.6%）	5.98，$P=0.649$	7.5∶7.5
恶性肠梗阻	80.1%（1.9%）	7.606，$P=0.473$	14.3∶13.5
结直肠 POSSUM 评级	89.8%（1.1%）	5.01，$P=0.756$	5.7∶5.7

来源自：Al-Homoud 等（2004）。

[a] 偏差的计算范围是受试者工作特征的曲线（标准差）所在区域：其中，值越高，模式偏差越大。

[b] 校准由 Hosmer-Lemeshow 统计法衡量（自由度 8）：其值越小表示校准越成功。

[c] 验证样本数据中，实际死亡率和预测死亡率比值。

SUM 预测的风险也升高（$P<0.001$）。然而，在任何给定的风险水平上（图 3.3），英国的死亡率明显高于美国［比值比 4.50（95% CI 为 2.81～7.19）；$P<0.001$］（Bennett-Guerrero 等，2003）。

虽然这些差异不能推广到整个美国和英国的卫生保健系统，但是这些研究成果应该成为进一步探索潜在原因的动力，以改善对病人的管理（Bennett-Guerrero 等，2003）。

Senagore 等（2004）在 9 个俄亥俄州克利夫兰的医院利用 POSSUM、P-POSSUM 和 CR-POSSUM 模型进行了相似的研究。总共研究了 890 例结肠癌切除的病人，每家医院的病人为 13 例至 437 例不等。观察到的死亡率从 0.8% 至 15.4% 等，总的手术死亡率为 2.3%。POSSUM、P-POSSUM 和 CR-POSSUM 预测的死亡率分别为 10.7%、11.2% 和 4.9%。POSSUM 和 P-POSSUM 模型过高地预估了死亡率（$P<0.01$），而用 CR-POSSUM 模型在 3 个医院表现出观察到的死亡率与预期死亡率比值大于 1 的情况。这可能需要调整，以便使 POSSUM 评分可以准确地反映美国的手术死亡率（Senagore 等，2004）。

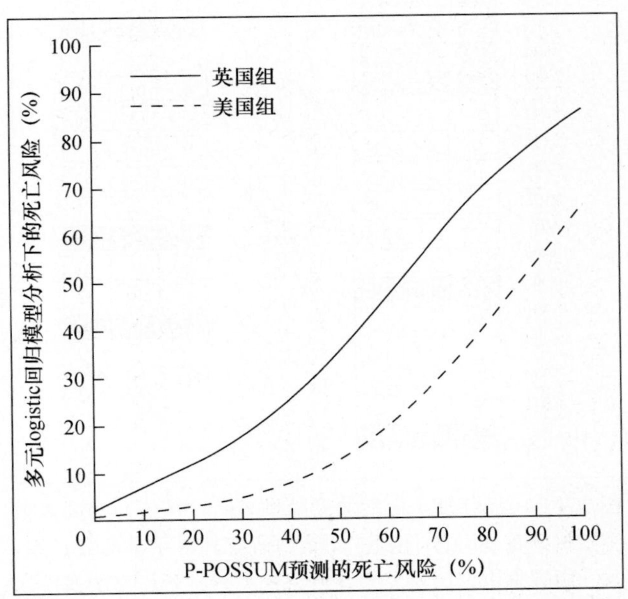

图 3.3　多元 logistic 回归模型分析下英国（$n=1\,056$）和美国（$n=539$）的风险调整后的死亡率。P-POSSUM 预测的死亡风险和多元 logistic 回归模型分析下风险调整后的每一组死亡率的关系如图所示。来源自：Bennett-Guerrero 等（2003）。

各医院间

在美国，退伍军人事务部（VA）的医疗中心负责集中管理和收集数据工作，是唯一能够比较不同医疗机构手术结果的医疗中心。这就是全国 VA 手术质量改进计划（NSQUIP）。本次统计范围主要来自 123 个 VA 医疗中心外科手术数据库的 417 944 个病例，包括术前危险因素，术中护理和术后 30 天的结果（Khuri 等，1998）。用 Logistic 回归分析研究手术死亡和并发症的预测模型。在这种模型中，手术死亡和并发症是因变量，术前危险因素（表 3.11）是独立的变量。

利用该模型，比较每个医疗机构预估的死亡率低，所有外科手术 30 天后死亡率在院外低（图 3.4）。

应该赞扬和鼓励这些医院分享 NSQIP 的过程和结构。多方面的关注和提出内部和外部的审核建议，可以改善这些医院的手术结果（Khuri 等，1998）。随后的分析表明，风险调整的 NSQUIP 模式可以适用于其他非联邦美国医院（Fink 等，2002）。

外科医生之间

人们对于医疗机构表现的兴趣不如对下列问题

感兴趣："哪个医生是最不可能杀死我，也最容易治好我的?"

这个问题符合近年来政府采取的措施，增加了医疗保健服务的公开性和透明度。在英国，这已促进了 Bristol Royal Infirmary 医院对儿科手术死亡的调查（Bridgewater，2005）。这项调查包括 198 项建议，其中两个建议是，病人必须能够获得相关信息和相关单位的信息。这就导致公众和病人越来越相信手术医生对于术后死亡率的重要性（Keogh 等，2004）。

在美国，纽约于 1991 年 12 月将个体的心脏外科医生纳入公立医院。新闻日报基于国家信息自由法起诉纽约卫生部门，这起诉讼成功了，外科的具体的死亡率数据给予了新闻日报，并在 1991 年 12 月出版（Chassin 等，1996）。有趣的是，不活动的病人在医院外死亡率高。因此，在 1989 年，8.7% 接受冠状动脉旁路移植术的患者在风险调整死亡率显著高于国家平均水平的医院进行手术，15.7% 在风险调整死亡率显著低于国家平均水平的医院进行手术。1993 年的数字分别为 9.5% 和 17.0%（Chassin 等，1996）。

最近在英格兰和威尔士，信息自由法案成为法律。这使个人有权从公共机构获取数据。根据该法案，外科医生的信息不可避免地将进入公共领域。一些私立医院把数据放在互联网上（Bridgewater，2005）。如果对于公众是有益的，对于外科医生个体是公正的（Bridgewater，2005），死亡率数据：

- 应该很容易理解；
- 必须基于可靠的数据；

表 3.11 非心脏手术死亡率中最具可预测性术前风险因素排序

风险因子	平均排名
血清白蛋白	1
ASA 分级	2
转移癌	3.3
急诊手术	4.3
年龄	5
尿素氮>40mg/dl	7
安乐死放弃授权	7.3
手术复杂性评级	11
谷草转氨酶>40IU/ml	11.3
体重丢失>10%（6 个月）	11.5
功能状态	12.3
白细胞>11 000/mm³	14

来源自：Khuri 等（1998）。

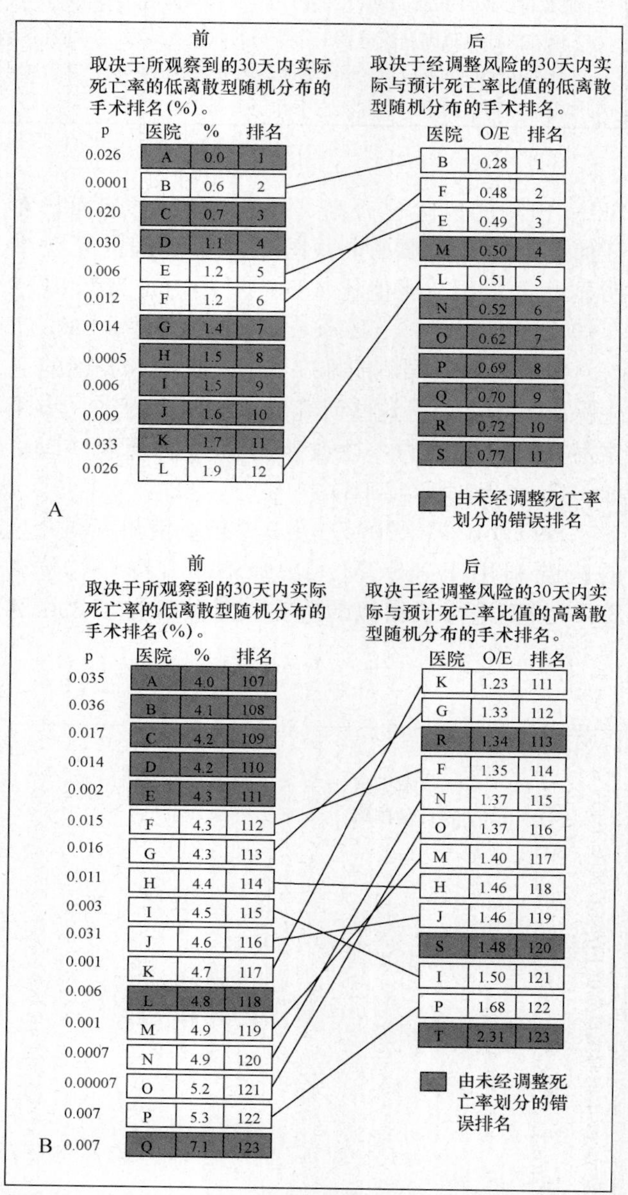

图 3.4 1997 年度，低离散型随机分布（A 组）和高离散型随机分布（B 组）医院 30 天内所有外科手术的死亡率，每一组数据中都比较了经调整和未经调整死亡率的医院名次，其中出现相同的医院以连线相连。在经调整风险的死亡率这一栏中，有 90% 置信区间的实际结果和预计结果（O/E）的比率和未经调整的相比有显著区别。而在未经调整的死亡率一栏中，通过将自家医院的实际死亡率和所有医院总体死亡率相比而得出概率值。

- 要比较类似的，如风险调整后的；
- 不应该产生拒绝接受高风险手术患者的氛围。

比较大肠癌切除后，医生个人未经调整的数据结果的巨大差异，表明：不同的发病率从13.6%到30.6%，死亡率从4.5%到6.9%。然而，基于POSSUM评分的风险调整后的分析表明，每个外科医生的综合病例的预测结果与观察到的结果非常类似（Sagar等，1996）。Tekkis等（2000）有类似的发现，四个外科医生的手术死亡率从7.6%～14.7%。所观察到的与POSSUM方程所预期的死亡比值只有0.45～0.56，但P-POSSUM方程预测的死亡率更接近四个外科医生的结果（0.905～1.067）。

Keogh等（2004）指出，虽然外科医生对于手术结果影响很大，但还有许多其他的重要因素。这些因素包括选择哪些病人手术，当地社会经济状况，合并症的发生率，全科医生的转诊门槛和外科医生所接受的阈值等。此外，还有整个卫生保健基础设施的影响：麻醉师，重症监护医生，手术/对其高度依赖的护士，服从于麻醉\手术\重症监护地方标准的初级外科医生；充足的设施和人员水平；对培训的态度；工作人员之间的人际关系以及病房的布局（例如，在一些病区的病房远离手术室，外科医生们在手术间期没有时间检查病房的病人）。

依据作者的观点，这个复杂的相互作用不能反映外科医生的具体成果。我们同意在VA医疗中心所采取的上述做法，即国家VA手术质量改进计划（NSQUIP；Khuri等，1998）。这种方法公开承认，一个外科医生的作用不能与他或她所在的医疗机构分开，质量好坏高度依赖于组织的制度。对于卫生保健系统的发展，在有效的数据收集和处理生成有意义的结果方面，审计和投资是必要的，这反过来又对积极改善服务有益。

沟通风险：风险披露

自由和知情同意权是所有医务工作者所承担的一项国际义务（Moumjid和Callu，2003）。新的医疗交流方式要求把风险交流纳入到医患交流中（Edwards，2003）。所提供的应该是简洁的、相关的、病人所需要的和有价值的信息。如果外科医生和病人都对手术的结果有同样的不确定性，需要对困难的和复杂的风险进行一系列的沟通（Edwards，2003）。

对于医患来说，第一个障碍是对于风险的数学概率大小的理解：从无知到有洞察力（Gigerenzer和Edwards，2003）。三类数字的表达方式导致由Gigerenzer和Edwards提出讨论的单事件概率、条件概率和相对风险的混乱。他们考虑如何通过有选择性的陈述来提高洞察力（表3.12）。

在多数大肠癌外科会诊的时候，往往会对单事件概率提出讨论。因此，在对要做直肠癌切除术的病人（5%的死亡率）辅导时，就应该告诉病人和

表3.12 难于理解的统计学举例，并通过其他描述加深理解

信息类型	举例	如何加深理解
单事件概率	你将有30%可能性受到该药物副作用影响	通常表述：使用该药物的10人中有3个人可能受到副作用影响
条件概率	患者已患有某种疾病经检测结果为阴性概率（敏感性） 某人未患有某疾病检测结果为阴性概率（确切性） 检测结果为阳性时患某种疾病概率（阴性预测值）	通常表述：独立或相互的条件概率
相关风险	每1000名未做过乳腺X线检查的女性（年龄大于40岁）中有4人死于乳腺癌；而每1000名做过乳腺X线检查的女性中有3人死于乳腺癌，所得出相关风险的益处为乳腺X线检查可以减少25%的乳腺癌死亡率。	运用绝对风险，独立或相互相关风险，每1000名做了乳腺X线检查女性中有1人可能免于死于乳腺癌。 通过需要治疗的数字：为预防1人死于乳腺癌，将有1000名女性接受10年的X线检查。

来源自：Gigerenzer和Edwards（2003）。

他或她的家属，每20例入院手术的病人就可能有1例在术后30天内死亡。然而，对于提供给病人的风险，不仅仅是数值，而且是其内在的意义。为了有效地进行风险的沟通，大肠癌的外科医生要同时表现能力和对患者关怀（Paling，2003）。其他的由Paling（2003）所描述的重要沟通策略包括：

- 避免只使用描述性的术语（如条款中的“低风险”）。
- 使用标准词汇（“非常普遍”、“共同”、“罕见”、“稀有”和“非常罕见”）。
- 使用相同的分母（例如40/1000和5/1000，而不是1/25和1/200）。如果使用不同的分母，很多病人会错误地认为风险增大。
- 使用绝对数字。
- 直观地表述概率。

风险管理

机械性的肠道准备

肠道准备，主要是针对结肠切除术患者，而不是因大肠疾病需要行造口术的患者（Reybar，1844，Wilkie，1938）。以往医生使用一个饥饿期（4～5天内只允许进流食），通便（通常是使用镁盐），灌肠（Rogers，1971，Miller，1975）。在20世纪70年代和80年代引入新技术，主要是改善病人依从性和缩短术前住院时间（Huddy等，1990；Lee等，1996）。在这一节中，我们准备详细介绍因结肠切除和（或）结肠镜检查患者的机械性肠道准备。这是因为很多美国和英国的结肠直肠外科医生，一直认为肠道准备是现代择期结直肠手术后预防败血症的基石（Nichols等，2005）。然而，有些人采取完全相反的观点，认为择期结肠手术前的机械性肠道准备对病人是有损害的（Fearon等，2005）。

远端肠道准备

如果因为粪便残留过多而无法进行乙状结肠镜检查，就必须灌肠。尤其重要的是，对直肠切除术后的储袋进行观察以及对回肠直肠吻合术后直肠进行检查时，必须灌肠。Devlin等（1979）比较了硫化琥珀酸二辛酯钠（1% w/v）与磷酸钠盐（10%）和肥皂水（5% w/v）。对于进行硬性乙状结肠镜检查来说，这三种准备工作都是可以的。虽然前两种方法灌肠比肥皂水灌肠贵，使用专用的筹备工作增加的成本可以通过缩短护理时间来平衡。门诊的软式乙状结肠镜通常是用来检查怀疑患有乙状结肠癌，而硬性乙状结肠镜又无法看到或活检的病人。在这种情况下，一次性磷酸盐灌肠优于小容量的Microlax灌肠（Silverman和Keighley，1985）。

结肠镜检查

据报道，口服聚乙二醇电解质的方法优于传统的灌肠（Ernstoff等，1983）。相比之下，放射诊断发现，整个肠道的灌肠使结肠黏膜层太潮湿（Skucas等，1976；Backran等，1977；Lee等，1981；Ernstoff等，1983）。传统的机械式的准备，可能引起结肠组织学的改变，可能与表面扁平上皮细胞相关，引起杯状细胞枯竭和增加固有层水肿（Gaginella和Phillips，1976；Saunders等，1977；Meisel等，1977）。相比之下，GoLytely在光学显微镜下见到了最小的变化（Pockros和Foroozan，1985）。Fa-Si-Oen和Penninckx（2004）比较了40例病人结肠活检切片，其中20例是活检前一天晚上正常进餐，另外20例是服用了聚乙二醇电解质。基于五种损害结肠壁的微观评估标准，作者的结论是，聚乙二醇没有明显地增加组织损伤。其他报告也称，磷酸钠比聚乙二醇电解质溶液更容易引起口腔溃疡（Hixson，1995；Zwas等，1996）。然而，无论是在内窥镜或切除的标本中（Kolts等，1993；Cohen等，1994；Oliveira等，1997），这些病变都没有被观察到（Curran和Plosker，2004）。此外，口服全肠泻药的耐受性往往很差，大多数患者不能完成（Burbridge等，1978年，King等，1979；Thomas等，1982；Ernstoff等，1983；Adler等，1984；DiPalma等，1984；Kohler等，1990；Cohen等，1994；Chia等，1995；Oliveira等，1997）。

结肠镜检查时用磷酸钠准备已被报告优于口服聚乙二醇电解质灌洗液（Aolams等，1994；Cohen等，1994；Chia等，1995；Golub等，1995；Hookey等，2004；Curran和Plosker，2004）。然而，最近一个更复杂的三联溶液［番泻叶糖浆（番泻苷B），枸橼酸（硫酸钠）和Klean消毒（聚乙二醇3350）］似乎优于磷-苏打水的结肠镜检查的准备，结肠清洗得更干净（三联溶液73%；磷-苏打水57%，$P=0.037$）（Chilton等，2000）。随后，对服用下面三种泻药进行肠道准备的情况进行了比较：标准的聚乙二醇电解质溶液（PEG-EL1，

Klean-Prep)；无硫酸盐 PEG-EL 溶液（PEG-EL2，Endofalk）；和磷酸钠（NaP，Fleet Phospho-Soda）。将 185 例结肠镜检查前的病人随机分配到上述三组中，PEG-EL1（Klean-Prep）组清洁肠道的情况明显优于 PEG-EL2（Endofalk）和 NaP（Fleet Phospho-Soda）组（Ell 等，2003）。

对 CT 仿真结肠镜和常规结肠镜检查进行比较，肠道准备是患者最不喜欢的（Ristvedt 等，2003）。Lefere 等（2002）研究，减少清洗结肠而保留粪便的肠道准备下，检测结肠息肉的可行性。这种粪便保留技术比传统的聚乙醇灌洗有更好的耐受性，同时可以提高有大便残留时结肠息肉的图像鉴别能力。在磁共振肠镜图像中，可利用 Gd 为基础的磁共振对比剂或灌肠剂使大便变亮或通过检查前 36h 四次服用硫酸钡使大便变暗（Debatin 和 Lauenstein，2003）。下一步，水灌肠法使结肠肿胀，静脉注射的对比剂使肠壁和肠内肿块变亮。因此，未来的结肠镜检查将不用结肠清洗，使患者更容易接受（Herfarth 和 Schreyer，2003）。

传统的术前方法

传统的肠道准备，涉及饥饿、通便、使用泻药和灌肠，耗时又费力，术前需要进行几天的护理和监督病人（Duthie 等，1990；Santos 等，1994）：

- 在一定的时间禁食。鼓励患者多喝水，既可避免脱水，又可克服饥饿感（Binder，1977；Fingl 和 Freston，1979）。为了避免粪便残留，唯一明确可以食用的是纯液体，因为低渣饮食也会导致产生粪便（Winitz 等，1966；Cooney 等，1974 年，Johnson，1974）。不允许食用奶类制品，必须中止口服铁剂治疗（Teague 和 Manning，1977）。这种准备方式不适合糖尿病患者。
- 泻药：过去广泛使用镁盐。它减少钠和水的吸收，使小肠腔产生一些分泌液，因此大容量高渗液体进入盲肠。然而尽管镁盐可以较好地清洁右半结肠，但它可能会引起相当大程度的腹部绞痛（Forth 等，1972；Jauch 等，1975）。硫酸镁的剂量为 5～15g；有些医院术前一天每 2 小时给予 10mg。柠檬酸镁较少引起绞痛，通常只应用两次 13g 的剂量便会很有效。硫酸钠有类似效果且抑制钠重吸收（Tsang 等，1992）。
- 结肠细菌可以激活番泻叶盐样化合物，直到它们到达大肠才产生通便的效果，因此对右半结肠的清洁效果不如镁盐（Hardcastle 和 Wilkins，1970）。它也会引起结肠过度收缩，造成不适的感觉（Laurence，1973 年）。吡苯氧磺钠（10mg），就如枸橼酸镁（Picolax）一样是一种泻药，其作用取决于细菌的激活。蒽醌类化合物（如比沙可啶或酚丁）也可以口服，也是由结肠细菌激活。它们作为刺激剂可经直肠给药。
- 蓖麻油可作为粪便的软化剂（Levy 等，1976；Beck 等，1985），在术前的晚上给予 45ml，同时用生理盐水灌肠和进流食（Margulis，1967；Barnes，1968；Irwin 等，1974）。替代蓖麻油的方法包括多库酯钠（灌肠前 3～4 天，每 8 小时给予 100mg）。
- 大多数传统的肠道准备就是灌肠剂和冲洗。据说盐水灌肠引起电解质紊乱的程度比自来水或肥皂灌肠更轻（Turrell 和 Landau，1959，Tyson 和 Spaulding，1959 年，Mikal，1965）。磷酸盐或比沙可啶灌肠可刺激乙状结肠强烈收缩。Corman（1993）认为，自来水灌肠是肠道准备最重要的组成部分，应该一直做到完全清洁为止。清洗远端的最积极的方式是用 Henderson 或 Suda 灌洗器或使用脉冲式的灌洗法（Kokoszka 等，1994）。大多数远端肠道准备的质量好坏，在很大程度上取决于护士的操作。De Lacey 等（1982）、Lee 和 Ferrando（1984）得出的结论是直肠冲洗的这些形式并没有影响钡剂灌肠质量。此外，直肠冲洗使结肠湿润，导致钡较少地覆盖黏膜层。

鼻胃管的全肠灌洗

用电解质溶液灌肠可以治疗霍乱（Hewitt 等，1973）和用于双向离子通道的研究（Love 等，1968）。该技术后经修改作为一种肠道准备的方法。这一程序包括放置较细的鼻胃管。静脉注射甲氧氯普胺（胃复安），可减少恶心和加速胃排空（Crapp 等，1975）。使鼻胃管通过幽门，也不能减轻腹胀和恶心的感觉（Christensen 和 Kronberg，1981）。

Walls（1980）建议在 10L 自来水中加入 90g

盐，以恒定速率注入。经过约 30min，病人通常要解大便。直到至少排泄清水半小时后，才终止肠道准备。它通常需要 4～6h 和 10～12L 的液体。如果 1h 后没有排泄，病人腹胀或反复呕吐，就应停止灌洗，以免造成梗阻。患者不喜欢这种形式的肠道准备（Downing 等，1979），虽然全肠灌洗 提供了一个高品质的肠道准备，但并不优于聚乙二醇电解质溶液或含比沙可啶的磷酸钠方法（Wolters，1994）。

等渗盐水（Hewitt 等，1973）引起水钠潴留与钾的丢失，并禁止用于肾、心或肝衰竭的患者（Crapp 等，1975）。Gilmore 等（1981）建议的解决方案中含有低钠（125 mmol/L），但包括钾和碳酸氢盐。因此乳酸林格液一直被推荐使用（Wolters 等，1994），但对于患有心脏病或肾病的患者，1～8L 的水潴留是严重的并发症。

结合了渗透性生理盐水的灌洗方法减少了灌肠剂的总量（Donovan 等，1980）。此外，在生理盐水灌洗前使用渗透性的介质，可去除水钠潴留（Minervini 等，1980a）。聚乙二醇电解质溶液作为渗透性介质的开发使用，在只用 4～5L 液体的情况下，就可以使肠道很干净，可以在 2～3h 内完成肠道准备，且不会出现水或电解质平衡紊乱（Ambrose 等，1983b）。

使用渗透性介质和平衡电解质溶液的鼻胃管全肠灌洗，也是一种结肠准备的好方法（Kohler 等，1990），它优于传统的肠道准备（Christensen 和 Kronberg，1981），但病人不喜欢。此外，急性肠炎、巨结肠引起的便秘与大肠肿瘤引起梗阻时禁忌使用。另一种方法，是在整个肠道准备之前使用 Picolax 灌洗，从而减少了准备的时间（Grace，1988）。

经口的全肠灌洗

电解质溶液

Levy 等（1976）提出了口服电解质溶液的方法。患者感觉十分恶心，37 例病人中有 4 例没有完成。病人还抱怨腹胀。然而，他们发现，口腔灌洗的痛苦小于传统的准备方法。

渗透性介质

Newstead 和 Morgan（1979）介绍了饮用渗透性介质的概念。他们选择了低聚糖甘露醇，因为它在快速通过小肠时不会被吸收，从而达到了渗透性导泻的作用（Hindle 和 Code，1962，Nasrullah 和 Iber，1969；Kreel，1975；Nagy，1981）。但是，很快就发现，甘露醇与脱水和钠的丢失有关（Gilmore 等，1981）。也有一些偶发报道称使用甘露醇进行肠道准备而发生爆炸，可能是由于结肠的大肠杆菌发酵产生甲烷引起的结果（Bigarde 等，1979；Keighley 等，1981；Taylor 等，1981；Zanoni 等，1982）。因此停止使用甘露醇。

电解质溶液和渗透性介质

Gilmore 等（1981）建议，电解质溶液联合渗透介质使用不会引起水和电解质紊乱。硫酸钠开始被使用（Davis 等，1980）。硫酸盐抑制钠的重吸收，从而减少了水钠潴留。取代甘露醇的聚乙二醇是一种惰性的不吸收的非发酵性化合物。该配方还包括碳酸氢钠，以防止酸中毒和作为一些钠的补充剂，尽量减少钾的损失。该配方可以在任何药店买到，但目前市场上有很多不同的制剂，如硫酸盐、NuLytely，Calyte 和口服电解质溶液 CP100，其中许多通过调味剂改善了口味（Berry 和 DiPalma，1994；Diab 和 Marshall，1996）。

聚乙二醇电解质溶液是安全高效的（Kolts 等，1993；Lazzaroni 等，1993；Chia 等，1995）。然而，一些病人觉得难以喝下 4 L 的液体（Goldman 和 Reichelderfer，1982；Thomas 等，1982；Girard 等，1984）。没有必要使用胃复安（Rhodes 等，1978），但比沙可啶可在不影响质量的情况下，将液体摄入量从 4L 减为 2L，这使老年患者更易接受（Adams 等，1994）。爆炸的危险只是与结肠粪便的残留量有关，也不存在电解质平衡紊乱或酸中毒的情况（Ambrose 等，1983b）。结肠镜检查前的这种准备方法比传统的方法有效（Rhodes 等，1977；Thomas 等，1982；Ernstoff 等，1983；DiPalma 等，1984；Beck 等，1985），但用于钡灌肠检查前的一切肠道灌洗形式的效率，似乎都令人失望（Skucas 等，1976；Backran 等，1977，King 等，1979；Ernstoff 等，1983）。只有 50%～65% 的病人能完成 4L 液体的肠道准备，会给很多病人造成相当大程度的恶心和痛苦（Vanner 等，1990，Marshall 等，1993；Adams 等，1994；Chia 等，1995；Golub 等，1995）。

口服电解质和聚乙二醇灌洗的方法优于大多数病人所选的常规准备和鼻饲管的全肠灌洗（Ambrose 等，1983b）。然而，依据我们的经验，Picolax 或磷酸钠的顺应性更好（Takada 等，1989；Yoshioka 等，1998）。门诊病人对聚乙二醇电解质溶液的顺应性变化较大。许多老年患者喝得不足量，无法确保粪便完全排尽。这项技术还可能引起大肠梗阻。

单一通便

比沙可啶和枸橼酸镁（Picolax）

比沙可啶和枸橼酸镁（Picolax）比番泻叶甙或甘露醇有更好的结果，因为对右半结肠清洗得更好（Lee 和 Ferrando，1984）。随机对照比沙可啶与聚乙二醇电解质在结肠镜前肠道灌洗的情况，比沙可啶效果更好，副作用更小（Regev 等，1998）。枸橼酸镁比灌肠和冲洗更有效（Roe 等，1984）。Tsang 等（1992）发现，枸橼酸镁优于口服电解质溶液（CP100），但不如硫酸钠，其稍微便宜一些。为了达到充分的肠道准备，必须确保有 24h 的清亮液体。

我们一贯的做法是只用枸橼酸镁，在手术前、内窥镜或双对比钡灌肠检查的 24h 前，每 4h 外用 2 袋，一直到液体清亮为止。顺应性好的患者通常都能取得高质量的肠道准备效果。除非给予患者静脉输液或鼓励多喝水，否则脱水比较常见（Takada 等，1993；Barker 等，1992）。

磷酸钠

它的优点是与聚乙二醇电解质溶液相比，所需的容积小：90ml 水混入 45ml 的高度渗透性泻药，并分两次服用（Chia 等，1995）。唯一的缺点是有较小风险出现高磷血症及低钙血症。高磷血症与剂量有关，在肾衰竭患者中更为常见（Afridi 等，1995）。患者在用磷酸钠作准备时，可能会发生低血钾和高血钠（Lieberman 等，1996），因此对充血性心力衰竭、腹水和肾衰竭的病人禁用（Aradhye 和 Brensilver，1991）。

除了来自加利福尼亚州的一个小规模的研究外（Marshall 等，1993），大多数研究发现，磷酸钠更便宜，耐受性更好，更容易完成，且比聚乙二醇电解质灌洗液的效果好（Vanner 等，1990；Kolts 等，1993；Cohen 等，1994；Chia 等，1995；Golub 等，1995；Hookey 等，2004；Curran 和 Plosker，2004）。可有短暂的血清磷的轻微升高，但没有副作用，也不影响钙的含量。因为它具有竞争力的价格，易于使用和病人的良好依从性，在美国结肠镜检查前普遍使用磷酸钠。它也被一致推荐为结肠镜检查前的肠道准备方法（Wexner 等，2006）。有一个试验比较了磷酸钠和聚乙二醇的灌洗液，也报告称磷酸钠顺应性更好，痛苦少，疲劳和腹胀较轻，但两种方式均造成血钙降低（Oliveira 等，1997）。同样地将磷酸钠与比沙可啶（Picolax）比较，准备不充分的情况在磷酸钠组（5/76，9%）比在比沙可啶组（13/73，18%；$P=0.084$）少见（Yoshioka 等，2000）。

带管的准备

顺行灌洗

围术期准备是一种确保在一期吻合前，结肠空虚的方法。此方式可用于因出血、局部穿孔或阻塞的紧急手术期间使用，或术前肠道准备不理想时使用（Muir，1968；Dudley 等，1980）。

适应证

由于高死亡率和高永久造口率，因此在大肠梗阻时提出术中灌洗的概念（Hughes，1966，Fielding 和 Wells，1974；Irvin 和 Greaney，1977；Stewart 等，1984；Phillips 等，1985）。目的是在切除病变肠管后，除去所有的近端结肠粪便残留物，进行一期吻合。

对于由于肠壁穿孔造成的局限性脓毒症患者，推荐使用插管灌洗，是因为传统的肠道准备更易导致穿孔。如果近端结肠保持空虚，就可以安全地完成一期吻合（Mealy 等，1988）。严重的反复结肠大出血的病人，插管灌洗将更有利于全结肠内镜检查和发现肠道出血病变的部位。

技术

- 26 号的气囊尿管通过在阑尾的基底部或结肠袋上的荷包缝合处插入盲肠。另外，应在末端回肠做回肠的襻式造口（在预定的造口处），尿管通过荷包缝合插入盲肠进行灌洗。气囊导管与输液器和 3L 袋连接（Munro 等，1987）。有些作者使用自来水，但是如果不使用等渗溶液，就会有发生水过度吸收的风险（Jones 和 Siwek，1986；Pollock 等，1987）。
- 整个结肠，包括两个结肠曲，都是可移动的，但必须谨慎行事，避免损伤肿胀和梗阻的肠道或血管弓。用带子或弯曲的主动脉夹子将肠道在梗阻的下方隔开，插管冲洗，直到肠道完全干净为止（见下文）。

- 将阻塞或穿孔下方的肠道分离。然后将结肠拉出切口。结肠排出的污水通过麻醉净化管，连接到一个塑料袋或一个专用的袋子（Koruth 等，1985b），通过荷包缝合和尼龙胶带插入近端结肠（见图 3.5）。此后，可以通过尿管灌洗。冲洗液应为室温。Jones 和 Siwek（1986）在完成近端结肠灌洗后，使用汞过氯化物进行直肠灌洗。Pollock 等（1987）通过使用 10%聚维酮碘对近端结肠进行“最后灌洗”（Banich 和 Mendak，1989）。
- 如果麻醉管是用来收集远端污水，就有必要在降结肠弄碎固体粪便，使它能够通过管道进入收集袋，如使用负压的密闭的灌洗装置就要用大口径管道。另一种灌洗技术是指将损伤上方的结肠开放，通过纵向切开结肠，使固体和液体的粪便快速引流到切口一侧的容器内，切开的结肠和病变的结肠都应包括在被切除的标本中。灌洗应持续到污水变清亮为止，整个过程不少于 20min。吻合器或缝合吻合时，都应该尽可能保持直肠和结肠近端空虚（Koruth 等，1985b）。有些作者建议通过固定肠道浆膜于壁层腹膜和腹壁后，通过给球囊加压使吻合口减压（依据肠切开的部位，进行管状的回肠造口或管状盲肠切开手术）。不过，如果肠道准备满意，我们还是喜欢做回肠襻式造口。
- 有些研究报告了插管顺行结肠灌洗，多数研究并不局限于急性肠梗阻病人，但包括那些术前肠道准备不足的病人。急诊手术并行插管结肠灌洗后进行一期吻合的患者的死亡率从 0%到 17%，具体是：3%（Radcliffe 和 Dudley，1983），13%（Koruth 等，1985a），4%（Thomson 和 Carter，1986），3%（Weaver 和 Khawaja，1986），17%（Pollock 等，1987）和 0%（Maher 等，1996）。

直肠冲洗

进行左半结肠或直肠手术，应选择直肠插管冲洗。因此，所有的病人将大号（第 30 号）尿管插入到直肠壶腹。

适应证

如果其肠道没有准备或准备欠佳，又准备进行直肠吻合，建议使用直肠冲洗，以确保直肠壶腹没有粪便。吻合器通过准备不充分的直肠壶腹，会增加骨盆感染的风险。

技术

直肠在充分游离后被夹子夹闭，在患有直肠癌的情况下，夹子应夹在低于肿瘤处。冲洗操作时使用 30 号尿管，如果位置很低，可使用 50ml 的注射器，应该冲洗到流出的水无粪便残渣为止（见图 3.6）。对于中段的直肠癌，另一种方法是在肿瘤下方钉合直肠，行远端冲洗，在第一圈钉合线以远1～2cm 放置第二圈钉合线，以此为基础，通过划分肠道进行直肠灌洗。用聚维酮碘冲洗直肠，可使直肠壶腹内的需氧菌明显减少，0.3%次氯酸钠溶液可消灭直肠残端的需氧菌和厌氧菌（Scammell 等，1985）。没有任何证据表明，直肠冲洗可减少低位直肠前切除术吻合口瘘的发生率（Cade，1981；Tagart，1981）。

疗效与手术（作者的观点）

大多数外科医生在进行择期结直肠手术时，会进行肠道准备，它们相信手术时结肠排空，是一项安全的技术，可以使败血症、吻合口瘘的危险降到最低（Nichols 和 Condon，1971）。但是最近几年，这个观念受到挑战（Irving 和 Scrimgeour，1987）。一系列报道称，对未进行机械性肠道准备而结肠穿孔的病人进行一期修补术，结果相当好，因此对择期的肠道准备提出质疑（Curran 和 Borzotta，1999；Conrad 等，2000）。在假定机械肠道准备是可取之前，必须严格评估肠道准备对感染、吻合口裂开和手术安全性的影响。

安全性

重要的是，机械性肠道准备是安全的，对病人不会带来不必要的不适或焦虑。特别需要考虑（Valantas 等，2004）有关老年人肠道准备的问题：

- 养老院老人经常存在行动不便，括约肌功能障碍，腹泻或便秘共存的问题。
- 反应迟钝的患者不应给予灌洗。
- 肾衰竭患者避免使用枸橼酸镁。
- 对肝肾功能不全的患者不给予磷酸盐。

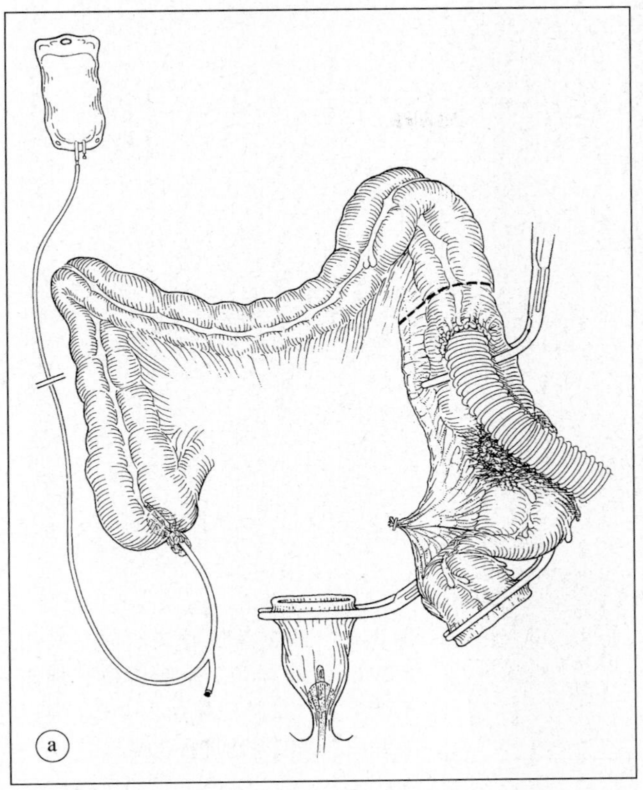

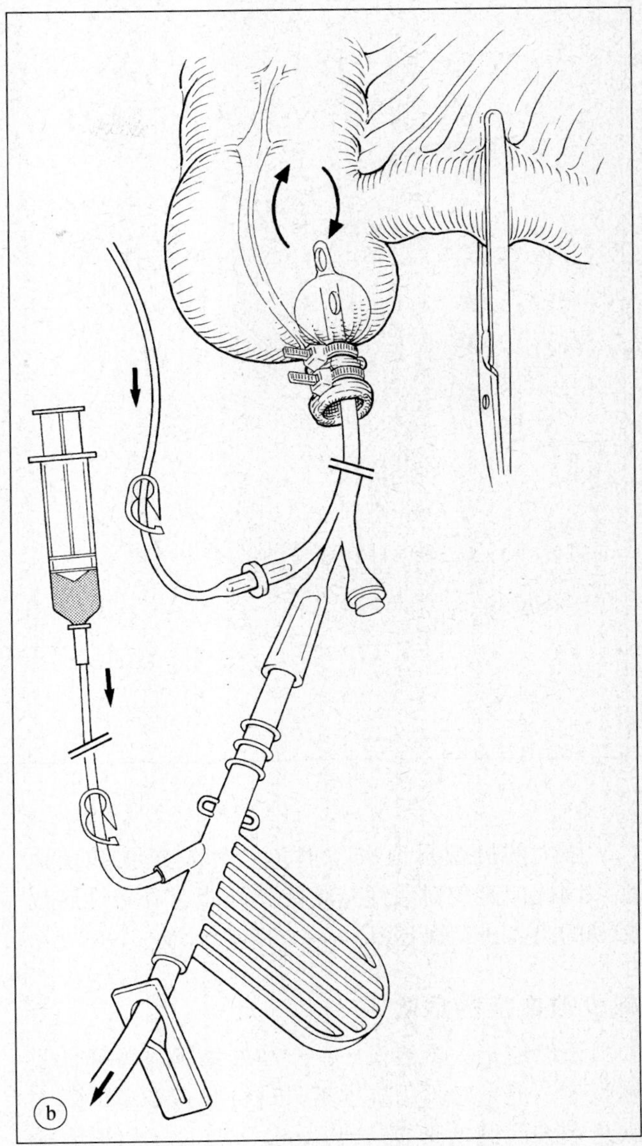

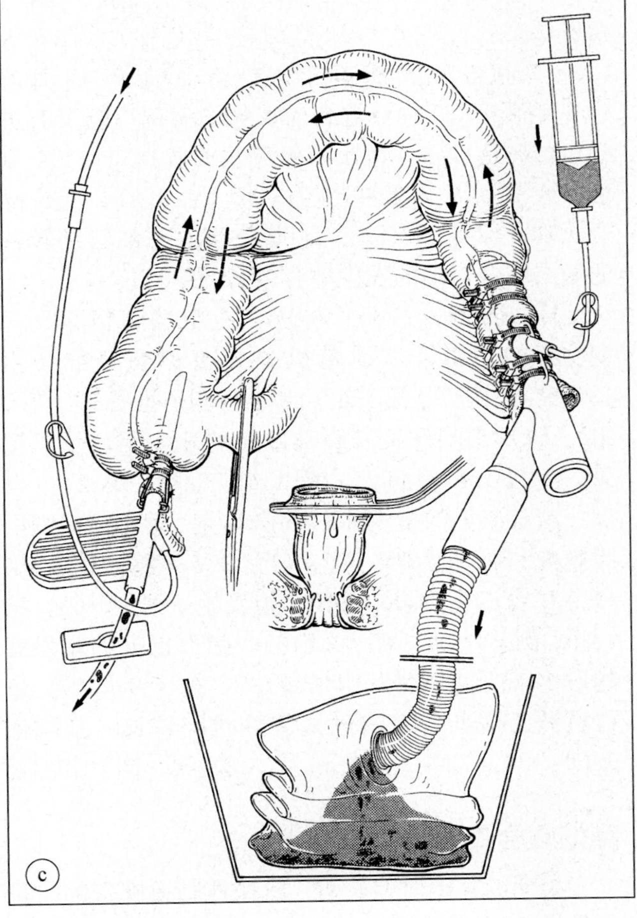

图 3.5　插管结肠灌洗过程。（**a**）将同体温的电解质溶液灌洗入阑尾造口的荷包缝线处，同体粪液残渣也从结肠近端到肿瘤处被灌洗入连接到手术台下塑料袋的麻醉废物管中。（**b**）市面上通用的插管结肠灌洗设备实现了高效的灌洗效果。（**c**）市面上的废水收集技术可使污染最小化并提供了解决漏的方法。

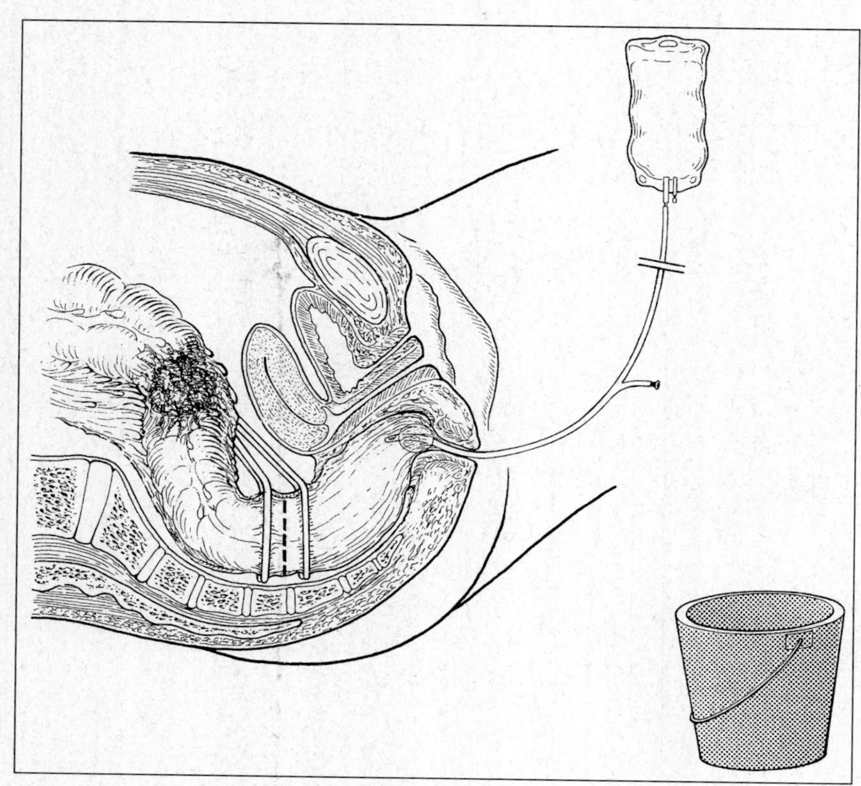

图 3.6 插管直肠冲洗，病人采用 Lloyd-Davies 体位。直肠钳位于梗阻病变下方，直肠残端插入 Foley 导尿管并用消毒液灌洗直肠残端。

强力的机械肠道准备偶尔会并发穿孔和菌血症，因此应避免对急性结肠炎和可能有局限性肠周脓肿的患者进行肠道准备（Galloway 等，1982）。

减少败血症的危险

虽然这是一个假设——干净的结肠显著降低了脓毒症，但是对不用抗生素只进行肠道准备的病人缺乏令人信服的证据（Burton，1973）。如果有效的肠道准备方法是使用抗生素，那肠道准备就不是减少败血症的独立变量（Morris 等，1983）。还有一些机械性肠道准备的配方，如低聚糖甘露醇，还可能会增加败血症的危险（Hares 等，1981a）。之前的一系列临床研究建议，联合使用某些抗生素的有效机械性肠道准备，将降低败血症的危险（Chung 等，1979；Gottrup 等，1985；Panton 等，1985；Raahave 等，1986）。在减少脓毒症方面，经口的全肠灌洗或鼻饲管灌洗不优于传统的准备形式（Christensen 和 Kronberg，1981；Fleites 等，1985）。

然而机械肠道准备对减少大肠癌手术后伤口败血症或吻合口瘘有作用吗？Jansen 等（2002）报告了 102 例因结肠癌进行右半结肠切除或扩大的右半结肠切除的病例。10 年间所有接受切除的病人都未进行肠道准备，没有发生吻合口瘘，2 例出现切口感染，1 人死亡（尸检时吻合完整）。Vlot 等（2005）报告了从 1996 年 1 月至 2001 年 12 月的 144 例择期（低位）直肠前切除的病例，既没有进行机械肠道准备，也没有做襻式回肠造口。144 例病人中只用 7 人发生吻合口瘘（4.9%）。低位吻合、吻合器钉合、$T_3 \sim T_4$ 期肿瘤或有淋巴结转移的病人吻合口瘘的发生率有增高的趋势。

Bucher 等（2005）将进行左半结肠切除且一期吻合的患者，术前随机分为机械肠道准备组（3L 聚乙二醇）（第 1 组）和不行肠道准备组（第 2 组）。术后腹部感染和腹部以外的发病率均予以记录。一共 153 例病人，第 1 组 78 例，第 2 组 75 例。腹部感染的发病率（吻合口瘘、腹腔内脓肿、腹膜炎和切口感染）第 1 组为 22%，第 2 组为 8%（P=0.028）。吻合口瘘第 1 组发生 5 例（6%），第 2 组 1 例（1%）（P=0.210）。腹部以外的并发症的发生率两组分别为 24%和 11%（P=0.034）。进行机械肠道准备组的病人住院时间较长［平均值(SD)：14.9（13.1）*vs.* 9.9（3.8）天；P=0.024］。

降低吻合口破裂的危险

早期的临床研究表明，机械性肠道准备的质量与吻合口裂开密切相关（Rosenberg 等，1971）。

Irvin 和 Goligher（1973）回顾性分析了 204 例大肠手工吻合的病人，发现决定吻合口瘘的最有说服力因素还是机械肠道准备的质量。116 例肠道准备满意的病人中有 9 例发生吻合口瘘（8%），而 59 例有粪便存留的病人中有 19 例发生吻合口瘘（32%）。Morris 等（1983）报告了 76 例肠道准备满意的病人中有 1 例出现吻合口瘘或肠周脓肿，而 13 例有粪便存留的病人中有 6 例出现吻合口瘘或肠周脓肿。其他人也报告了类似的结果（Schrock 等，1973；Walls，1980；Christensen 和 Kronberg，1981）。动物实验表明，如果粪便残渣增加（Smith 等，1983；O'Dwyer 等，1989），可能是由于胶原酶活性增加（Hawley 等，1970a，b；Ryan，1970），结肠吻合口的爆破压力就会降低。

最近，这一问题已得到临床随机试验解决。Miettinen 等（2000）随机将 267 例接受大肠癌手术的病人，分为经口聚乙二醇电解质溶液组（口服组，$n=138$）或不准备组（$n=129$）。将不能口服聚乙二醇电解质溶液或先前一周作过肠道准备的患者排除在外。两组结果无差异：吻合口瘘在口服组为 4%而在不准备组为 2%；其他手术部位感染发生率在口服组为 6%，在不准备组为 5%。同样，Ram 等（2005）对择期大肠癌手术患者进行随机对照试验，没有发现机械肠道准备的优势。

Zmora 等（2003a）将病人分组研究肠道准备的效果与败血症的关系：A 组术前 12～16h，服用 3 875ml 的聚乙二醇（$n=187$），B 组不进行术前肠道清洁（$n=193$）。两组病人的人口统计，手术适应证和手术类型完全相同。随机分组后，排除了 29 例病人（18 例经腹会阴直肠癌清洁术，11 例近端造口）。A 组比 B 组更常见肠内容物的漏出（Zmora 等，2003b）。但是，两组在术后伤口感染、吻合口瘘或腹腔脓肿（表 3.13）方面均没有差异。每组均有一名病人死于和吻合口瘘有关的败血症。

Slim 等（2004）对 11 个有无机械性肠道准备的随机对照试验进行了荟萃分析，其中的 7 个被认为可以列入分析。每个试验的方法通过随机（表 3.14），盲法来评估，当评分是 2 分或以下时，这个研究就被认为是较弱的。最终的有关肠道准备和吻合口瘘的荟萃分析显示是阴性结果。Slim 等（2004）得出结论认为，准备组吻合口瘘的发生率明显高于对照组（5.6% *vs.* 3.2%，OR1.74，95% CI 为 1.05～2.90，$P=0.032$）。他们还认为，虽然没有统计意义，肠道准备组的切口感染率较高（7.4% *vs.* 5.7%，OR1.33，95% CI 为 0.88～2.03）。

Bucher 等（2004），对 7 个随机对照试验，即 1 297 例择期进行结直肠手术病人进行荟萃分析（642 例进行机械肠道准备，655 例不准备）。在研究的随机对照试验中，吻合口瘘的发生率在机械性肠道准备组（35/642＝5.6%）明显高于不准备组（18/655＝2.8%）（OR1.84，$P=0.03$）。相反，在腹腔感染率（机械肠道准备组为 3.7%，不准备组为 2.0%），切口感染率（机械肠道准备组为 7.5%，不准备组为 5.5%），再手术率（机械肠道准备组为 5.2%，不准备组为 2.2%）无显著差异。

最近 Cochrane 评价（Guenaga 等，2005；Wille-Jørgensen 等，2005）了择期进行结直肠手术的机械性肠道准备的情况，涉及 9 个随机对照试验，1 592 例病人。其中，机械肠道准备组 789 例（A 组），不准备组 803 例（B 组）。吻合口瘘（主要成果）的发生情况如下：

- 低位直肠前切除术：9.8%（112 例中有 11 例，A 组）与 7.5%（119 例中有 9 例，B 组）；Peto OR 1.45；95% CI 0.57～3.67；两者差异不显著。
- 结肠手术：2.9%（A 组）与 1.6%（B 组）；Peto OR 1.80；95% CI 0.68～4.75；两者差异不显著。
- 切口感染的结果：7.4%（A 组）与 5.4%（B 组）；Peto OR 1.46，95% CI 0.97～2.18；$P=0.07$。

我们认为，这些研究结果对把机械性肠道准备作为防止吻合口瘘和术后创面脓毒症的一项技术提出了质疑。然而，对于在所有大肠癌切除时都不进行机械性肠道准备的选择，要相当谨慎。最终确定性的随机前瞻性研究（假设 10%的感染率），将能够探测到 5%的感染率，在一项统计试验中，假设 α 水平为 0.05，90%的统计强度，每组必须随机抽取 770 名病人（Zmora 等，2003b）。

我们同意 Zmora 和 Habr-Gama（2004）的意见，对于大肠癌手术，尤其是低位直肠癌切除，机械性肠道准备仍然有用。虽然这并不适用于右半结肠切除术，但我们主张在下列两种情况下使用机械性肠道准备：

- 所有用结肠镜进行手术操作的患者；
- 所有远端吻合，近端造瘘的患者；
- 所有进行超低位直肠前切除的患者。

表 3.13 有肠道准备与无肠道准备的对照试验

	A 组：（*n*=187）肠道准备	B 组：（*n*=193）无肠道准备	*P* 值
吻合口瘘	7（3.7%）	4（2.1%）	NS
腹腔内脓肿	2（1.1%）	2（1%）	NS
伤口感染	12（5.4%）	11（5.7%）	NS
合计	19（10.2%）	17（8.8%）	NS

来源自：Zmora 等（2003a）。
NS，差异无统计学显著性。

表 3.14 肠道准备对吻合口瘘发生率的影响

	质量评分	有肠道准备的吻合口瘘患者	无肠道准备的吻合口瘘患者
Brownson 等，1992	2	8/67	1/67
Santos 等，1994	4	7/72	4/77
Burke 等，1994	3	3/82	4/87
Miettinen 等，2000	4	5/138	3/129
Fillman 等，2001	4	2/30	1/30
Zmora 等，2003a	4	7/187	4/193
Fa-Si-Oen，2003	2	7/125	6/125
总计		39/701	23/708

来源自：Slim 等（2004）。

大肠癌手术和手术部位感染

定义和监护

伤口感染会造成相当严重的疾病，在某些情况下，会导致病人死亡（Wilson 等，2004）。出院延迟的结果，显著增加了医疗费用：1995 年治疗切口感染的费用超过六亿二千万英镑（Plowman 等，2001）。

对于手术部位感染的定义，仍然存在争议。但目前至少有 4 点共识（Wilson 等，2004）：

- 1992 年（美国）疾病控制中心（CDC）的定义：16 项外科医生的诊断标准加上切口的微生物培养结果。
- 美国国家医院感染监测系统（NINSS）：同上，但 NINSS 标准，以组织和液体的阳性培养结果，而不是切口的拭子培养结果为基础。
- 英国的 NINSS：修订 CDC 的定义，排除了外科医生诊断的需要，但要求存在切口培养的符合微生物标准的脓细胞。
- ASEPSIS：量化的评分方法，以切口的外观和临床后果为客观标准，用数值来评价切口的严重程度。

Wilson 等（2004）研究了 5 804 例手术切口，发现切口感染的平均百分比在不同定义中是不同的：CDC 定义的为 19.2%（95% CI 为 18.1%～20.4%），而 NINSS 版本为 14.6%（13.6%～15.6%），只有脓细胞的为 12.3%（11.4%～13.2%），ASEPSIS 评分>20 的为 6.8%（6.1%～7.5%）。此外，就个体的切口而言，不同定义的相同之处是很少的。因此，尽管在一个中心对手术部位感染始终使用同一个定义，但伤口感染率随时间而改变，不同的解释可能会妨碍各中心之间的比较。同样，Bruce 等（2001）系统性回顾了 7 年间

(1993—1999）发表的有关切口感染的前瞻性研究，发现在临床实践中使用不同的定义，结果差异巨大。

在英国，使用NINSS标准。医院最少需要收集超过3个月的数据，由感染控制组负责协调各医院的数据收集（Wilson等，2002)。感染控制组给予了相当大的支持，其结果被反馈回临床医生和管理人员处。结果是2/3的医院已经检讨或更改了临床实践（Wilson等，2002)。现在由卫生保护机构负责这项工作，已确定了手术部位感染监测的类别。对于大肠手术包括：切口、大肠的切除或吻合（其中包括小肠与大肠的吻合）。手术部位感染的定义见表3.15。

NNIS风险指数分层可表达手术部位感染的风险，通过是否存在三个危险因素对每例手术评分：

- ASA评分>2。
- 手术被划入被污染或感染的类别。
- 特定的持续时间（T小时），也就是手术持续时间的第75百分位数取决于所做的手术

表3.15　手术部位感染定义

表浅切口感染

定义	术后30天内，仅切口处皮肤或皮下组织感染，并符合下列至少一项标准者即表浅切口感染：
标准1	表浅切口化脓性渗出；
标准2	表浅部位分泌物或组织细菌培养或拭子检查中发现有脓细胞存在；
标准3	至少符合以下症状和体征中的两项： ● 疼痛或压痛； ● 局部脓肿； ● 发红； ● 发热以及： 　● 为控制感染，表浅伤口有意地被医师切开除非切口培养为阴性。或： 　● 临床医师诊断的表浅切口感染。
注意事项	缝线脓肿：切口缝线针脚处有轻微发炎、少许分泌物，但这都不属于切口感染。

深部切口感染

定义	无植入物术后30天内、有植入物1年内发生的与手术有关并涉及深部软组织（如筋膜和肌层的感染），并符合下列至少一项标准即为深部切口感染：
标准1	从深部切口引流脓液，但并非来自手术部位的器官腔隙；
标准2	深部切口部位分泌物或组织的细菌培养或拭子检查中发现有脓细胞存在；
标准3	深部切口自发裂开或被医生在手术中被有意地打开（当遇到下列症状或体征之一时）： ● 发热>38℃ ● 局限性疼痛或压痛 除非切口细菌培养为阴性；
标准4	每次手术中直接发现或通过组织病理学、影像学检查找到有脓肿存在或其他支持深部切口感染的迹象；
标准5	临床医师诊断为深部切口感染。
注意事项	手术切口浅部和深部均有感染时，仅报告深部感染。

器官或腔隙感染

定义	无植入物术后30天，有植入物手术后1年内发生的与手术相关器官或腔隙感染，并符合下列至少一项标准者为器官或腔隙感染：
标准1	器官或腔隙引流或穿刺有脓液；
标准2	器官或腔隙部位通过分泌物组织的细菌培养或拭子检查中发现有脓细胞存在；
标准3	再次手术中直接发现或通过组织病理学、影像检查找到有脓肿存在或其他支持器官或腔隙感染的迹象；
标准4	临床医师诊断的器官或腔隙感染。
注意事项	①经切口引流所致器官或腔隙感染，不再次进行手术者，视为深部切口感染； ②根据定义诊断所怀疑的特定部位的器官或腔隙感染。

来源自：健康保护机构（2004)。http://www.hpa.org.uk/infections/topics_az/hai/menu.htm.

（对于大肠手术，T＝3 小时）。

每个风险因素都影响风险指数，范围从 0 到 3（3 为所有的风险因素都出现）（健康预防机构，2004）。

表 3.16 显示了美国国家医院感染监测系统（NNIS）报告（2003）的外科手术部位感染率和风险指标类型的分布。

外科手术部位感染的预防

手术室常规

除了手术技术以外，许多人认为手术室的规章可以减少污染的危险和败血症的发生率（Hughes，1972；Krukowski 等，1984）。在英国和美国，聚烯吡酮碘和葡萄糖酸洗必泰作为首选的洗手消毒剂（Mangram 等，1999）。没有临床试验评估洗手剂对手术部位感染的影响。第一遍洗手应包括用指甲刷彻底清洗指甲下部位。对于减少菌落数而言，2min 和 10min 的擦洗一样有效，但最佳时间是未知的（Mangram 等，1999）。Parienti 等（2002）比较了每两个月轮流的两种洗手方法：一种洗手液为含有异丙醇溶液-1，丙醇-2 和乙硫酸美西铵的 75％酒精，另一种为 4％聚维酮碘或 4％氯己定（洗必泰）。30 天的手术部位感染率在酒精组为 55/2 252（2.44％），在另一组为 53/2 135（2.48％），两者有 0.04％的差异（95％ CI 为 0.88％～0.96％）。因此，酒精溶液可以安全地替代传统的外科洗手液。

佩戴戒指和涂指甲油被认为会降低擦洗的效果，这些被认为是细菌的避风港（在显微镜下的指甲油和戒指下的皮肤）。然而，在 Cochrane 评价中，没有随机对照试验来评估其相关性，包括手术感染与是否戴戒指和涂指甲油有关（Arrowsmith 等，2001）。在进一步的小型随机对照试验中，将护士的情况考虑其中：未涂指甲油，新鲜指甲油（不到 2 天的），陈旧的指甲油（4 天以上的）。手术前后都进行擦洗，手上的细菌数没有显著性差异。然而，带人造指甲与孤立的手术部位感染的大量出现有关（Passaro 等，1997）。

尽管可用屏障将手术区域与组织分开，但很少有对照性的研究，以支持屏障的使用（Mangram 等，1999）。一系列的临床研究表明，专门的较密的针织擦洗套装可以减少来自手术室医务人员的细菌和金黄色葡萄球菌的数量，从而降低手术切口空气污染的风险（Tammelin 等，2001）。手术部位感染与头发或头皮有关，因此帽子可减少手术区域的污染（Mangram 等，1999）。最近对是否戴口罩的随机研究的结果是，目前仍然不清楚戴口罩与否，对接受清洁手术的病人是有利还是有害（Lipp 和 Edwards，2002）。鞋套或手术室专用鞋所携带的细菌比外面穿的鞋所携带的细菌要少（Copp 等，1987）。然而，鞋套的使用并没有降低手术部位的感染率（Mangram 等，1999）。

无菌手套具有双重作用，既阻止手术人员将细菌传染给病人，又防止病人的血液和体液对手术人员的手造成污染。但手术乳胶手套上的破孔阻碍了这种双重作用。一项队列系统研究（Tanner 和 Parkinson，2002）认为，戴两双乳胶手套可大大减少内层手套的破孔数目。这些证据来自于“低风险”的专科手术，不包括关节手术。戴两双乳胶手套不会导致最外层手套更易破孔。并且戴双层乳胶手套，更容易发现外层手套的破孔（Tanner 和 Parkinson，2002）。此外，对剖宫产病人的随机比较显示，在切口缝合前更换手套，可显著减少切口的感染（2/46＝5.5％更换手套；9/46＝25％未更换手套）（Ventolini 等，2004）。

表 3.16 外科手术部位感染率和风险指标类型分布表

	风险指标类型分布	医院数量	集合平均速率
结肠	0	94	4.0％
结肠	1	102	5.64％
结肠	2	81	8.55％
结肠	3	27	11.53％

来源自：国家医院感染病例监控中心（2003）。

皮肤准备

大多数结直肠外科医生认为，消毒皮肤的准备和预防性抗生素的应用对肠道切除是有保护作用的（Ambrose 等，1983a；McDonald 等，1984）。皮肤准备应该使用以酒精为基础的两个步骤，在两个步骤间，应有足够的时间使皮肤变干（Lilly 和 Lowbury，1971；Lowbury 和 Lilly，1973 年；Lowbury 等，1974）。六氯酚可能会导致过敏性反应（Cruse 和 Foord，1973 年），通常使用洗必泰或碘溶液。一项队列系统研究（Edwards 等，2004）

用6个合格的随机对照试验来评估术前消毒剂的使用。显著的异质性意味着其结果无法融合。在一项研究中，对比皮肤准备时使用洗必泰与碘，感染率明显降低。但是，在四项试验中都没有证据表明使用浸泡碘伏的纱布可带来益处。目前的看法是，没有充分的研究表明术前对皮肤使用消毒剂，会对术后伤口感染有影响（Edwards等，2004）。

外科技术

这包括一些简单的问题，诸如确保最后离断肠道，以及用带子和吻合器来减少手术持续时间和污染程度（Keighley等，1996）。肠道被离断时，必须有足够的吸收材料，可用消毒液浸泡的大纱布擦洗，有助于减少污染（Rietz等，1984）。其他的简便措施包括在造瘘前保护肠道的断端，可用夹子或吻合器钉合，以减少对切口和造瘘口周围的污染。此外，关闭和覆盖腹部切口后才能造瘘。

处理组织时要轻柔，保持充分的肠灌注和避免肠道局部缺血是重要的手术原则（Fawcett等，1996）。至关重要的是避免吻合口或造瘘口的张力，保持充足的血供。其他的手术处理方法，如存在大量粪便或感染的情况下，应避免吻合口张力过高（Fikri和McAdams，1975；Hughes等，1982；Krukowski和Matheson，1983；Ahrendt等，1994，1996）。应用这些原则，Krukowski等（1984）报告说，择期的结直肠手术的感染率只有1.8%，急诊手术为6.7%。同步进行多个外科手术增加了败血症的危险（Simchen等，1984）。

手术技术限制手术部位的感染，包括在吻合后放置引流管，以减少或防止积液，特别是引流盆腔或腹膜腔的积血，并可通过引流管及时检查到粪便或脓液，能早期发现吻合口裂开。然而，Brown等（2001）显示腹膜返折以下的结直肠吻合的患者中，是否放置引流管的两组患者的发病率没有差异。法国外科协会（Merad等，1999）对494例患者进行了随机试验，均为结直肠癌、良性肿瘤、克罗恩病和乙状结肠憩室而行结直肠切除吻合的患者。患者被随机分为两组，一组为放置两根多孔的引流管（$n=248$），另一组为没有放置引流管（$n=246$）。两组在吻合口瘘、再手术、术后死亡率方面没有差异。Jesus等（2004）在一个对择期结直肠手术引流的回顾性分析中，入选1140例患者（6个随机对照试验），引流的为573例，没有引流的为567例。两组患者在术后并发症和死亡方面有非常相似的结果（表3.17）。其他研究者（Urbach等，1999；Petrowsky等，2004）对来自大量的相似的随机对照试验的数据进行荟萃分析后，也同样认为，对不复杂的结直肠手术，常规预防性放置引流并不能带来益处。

造瘘开放前，切口敷料需要覆盖24～48h（Mangram等，1999）。哪种切口敷料能最好地预防手术部位感染，其证据非常有限。Holm等（1998），对清洁的切口进行了较小规模的研究，分别用Mepore和Comfeel的敷料，两组病人的感染率没有差异。Burrows（2000）总结上面的提到的研究和其他两个研究，试图回答这样一个问题：闭塞性或非闭塞敷料哪个能最大程度地减少手术切口的感染。分析这三项试验结果，得出的结论是闭塞敷料的使用与切口感染率降低无关，但如果想检测到显著差异，可能需要更大规模的试验。同样，一项研究包含两组50例病人，敷料覆盖48h，切口感染的阳性率没有减少（Meylan和Tschantz，2001）。

术中消毒

消毒剂可损伤小血管和胶原，并迅速地分裂细胞（Brennan等，1986）。Kuijpers（1985）对在腹膜炎患者中应用碘-聚维酮产生质疑，因为其能引起严重的腹膜损伤。然而，在有粪便污染的情况下应用是有效的（Browne和Stoller，1970；Gilmore等，1978b；Ahrenholz和Simmons，1979；Flint等，1979；Sindelar和Mason，1979）。大多学者认为如果在粪便污染或化脓性腹膜炎时，存在确切的感染，应用消毒剂灌洗是不安全的（Lagarde等1978；McAvinchey等，1983）。结直肠外科手术后，

表3.17　结直肠手术引流随机对照试验

	引流	无引流
死亡率	18/573（3%）	25/567（4%）
吻合口瘘	11/522（2%）	7/519（1%）
放射性吻合口瘘	16/522（3%）	19/519（4%）
伤口感染	29/573（5%）	28/567（5%）
再次干预	24/542（6%）	28/539（5%）
腹部以外并发症	34/522（7%）	32/519（6%）

来源自：Jesus等（2004）。

用盐水或消毒剂持续灌洗均不影响术后脓毒症的发生（Hallerback 和 Andersson，1986；Leiboff 和 Soroff，1987；Baker 等，1994）。

肠腔内应用消毒剂可以用于直肠冲洗，因为这样可以减少肠道内细菌的数量（Jones 等，1976；Scammell 等，1985）。碘-聚维酮直肠灌洗可以逆流到结肠。1L 灌洗液在 2min 内就可到达盲肠（Mariani 等，2002）。尽管以这种方式应用碘-聚维酮能增加全身的碘吸收，但术中单一应用碘-聚维酮肠灌洗较为安全（Tsunoda 等，2000）。

消毒剂可以在手术结束时应用于切口处，以减少由于不慎污染所造成的后果（Gilmore 和 Sanderson，1975；Gilmore，1977；Stokes 等，1977；Gilmore 等，1978a；Sindelar 和 Mason，1979；Galle 和 Homersley，1980；de Jong 等，1982）。进一步的研究是通过 CO_2 和 95%酒精的结合应用，使消毒切口通气量增加（Persson 等，2003）。在滤片上，CO_2 带走从 95%酒精中蒸发的气体，暴露 5min 后就能降低菌落数（$P=0.04$），10～15min 即可杀死所有细菌（$P<0.001$）。

最优的切口环境

切口环境越来越被重视，因为其是决定切口易感性和手术区域感染的关键。肥胖也可增加切口感染机会。Tsukada 等（2004）应用经脐水平的腹部 CT 扫描统计了 139 名胃癌或结直肠癌手术患者的腹内肥胖（IAF）区域和皮下脂肪（SCF）区域。IAF 区域在腹膜腔边缘画线用于量化，并计算从 −250 至 −50 的衰减范围的 CT 值。腹部 SCF 区域通过总的腹部肥胖区域减去内脏肥胖区域计算。应用日本肥胖研究标准，IAF 区域面积的正常值是男性 $160cm^2$，女性 $120cm^2$；SCF 区域面积的正常值是男性 $180cm^2$，女性 $250cm^2$。19 名患者（Tsukada 等 2004）存在手术相关并发症（吻合口瘘、腹腔内积液、切口感染），并且并发症的发生在高 IAF 和 SCF 区域面积值患者中比正常患者中发生率要高。Kabon 等（2004）接下来的研究表明肥胖患者（$BMI>30kg/m^2$）术中皮下组织氧分压明显低于正常值（36mmHg *vs.* 57mmHg；$P=0.002$），通过辅助给氧后也较正常值低（47mmHg *vs.* 76mmHg；$P=0.014$）。术后上臂皮下组织氧分压也明显低于正常（43mmHg *vs.* 54mmHg；$P=0.011$），同样在肥胖病人近切口处组织氧分压也低于正常值（42mmHg *vs.* 62mmHg；$P=0.012$）。

Melling 等（2001）随机化研究了 421 名术后无菌切口（乳房、曲张静脉、疝气）患者的切口皮肤温度。患者被随机分到对照组（即非加热组），术前只接受常规护理，并不全身加热；全身性加热组患者术前接受相同的护理，并给予电热毯加热全身至少 30min；局部加热组的患者也接受相同的术前护理，并应用非接触性辐射热敷料给予切口局部加热至少 30min。两种加热方法均持续到手术当天。术后如出现排脓、疼痛、红肿持续 5 天，并应用抗生素 6 周按切口感染情况分类。加热组［局部和（或）全身］明显降低了术后切口感染发生率（表 3.18）。

有趣的是，局部辐射热可以在加热中断后，增加皮下脂肪组织氧分压达几小时（Ikeda 等，1998），并且切口给氧治疗已得到肯定，在结直肠术后防止切口感染是其发挥作用的一个关键因素（Gottrup，2004）。Hopf 等（1997）证明皮下组织氧分压作为切口感染的指标强于 SENIC 评分（院内感染控制效果的研究）。对 500 名结直肠手术患者的随机研究中，Greif 等（2000）比较了术后切口感染发生时两种供氧方法，即术中及术后 2h 给予 30%和 80%供氧的效果进行比较（表 3.19）。其中 80%供氧组术后感染的机会更低。

然而，最近发现术中常规给予高浓度氧疗是否可以降低手术区感染的发生是不肯定的。Pryor 等的（2004）随机研究中，对常规手术患者在术中和术后 2h 给予 80%（FiO_2 为 0.80）或 35%（FiO_2 为 0.35）供氧。总的手术区感染率是 18.1%，发生手术区感染的患者术后住院日明显延长［平均（SD）13.3（9.9）天 *vs.* 6.0（4.2）天；$P<0.001$］。与以往的研究不同，接受 FiO_2 为 0.80 比 FiO_2 为 0.35 时感染的机会明显增加（25.0% *vs.*

表 3.18 温度对切口感染的影响

	n	切口感染率
局部加热	138	5（4%）
全身加热	139	8（6%）
全部加热患者	277	13（5%）
未加热患者	139	19（14%）
P		0.001

来源自：Melling 等（2001）。

表 3.19　两种供氧模式对术后切口感染的影响

	30%供氧（n=250）	80%供氧（n=250）	P 值
切口感染	28（11.2%）	13（5.2%）	0.01
ASEPSIS 评分	5±9	3±7	0.01
进固体食物（天）	4.4	4.5	NS
拆线（天）	10.4	10.3	NS
住院天数（天）	11.9	12.2	NS

来源自：Greif 等（2000）。
NS，差异无统计学意义。

11.3%；P=0.02）。的确，这个研究中用多变量回归分析表明 FiO_2 是手术区域感染的一个重要预防指标（P=0.03）（Pryor 等，2004）。近来的研究，如鉴别切口感染的回归性研究（Akca 和 Sessler，2004；Hopf 等，2004）和随机化研究（Greif 和 Sessler，2004）已遭到了质疑。另一些学者（Urbach，2004）认为一些外科患者发生手术切口感染，给予高 FiO_2 可能带来不利影响。在临床实践中，供氧应持续给予，达到血红蛋白氧饱和度的指标，确保有足够的氧气输送，而不超过动脉氧分压的标准。

术中预防性应用抗生素

预防性应用抗生素仅限于除外确切的脓毒症的结直肠外科手术（Wittmann 和 Schein，1996）。此后，抗生素被用于并发了肛周脓肿、肛瘘或活动性肛管周围疾病等情况，不能归为预防性用药而应称为"治疗性"用药。

局部应用抗生素

局部应用抗生素已被研究，但在结直肠病中的应用却很少有给药建议（Nash 和 Hugh，1967；Anderson 等，1972；Evans 和 Pollock，1973；Stone 和 Hester，1973；Evans 等，1974；Holder，1976；Lord 等，1977；Greenhall 等，1979；Brumfitt 和 Hamilton-Miller，1980；Pitt 等，1980；Pollock，1981）。在肠道手术中，局部应用抗生素的效果不如全身应用（Finch 等，1979）。在结直肠手术中单独静脉给予广谱抗生素和局部应用并没有差别（Moesgaard 等，1988；Raahave 等，1989）。一个最新的荟萃分析表明，在清洁的切口和污染切口中局部应用氨苄西林与非预防性应用抗生素相比，其明显降低了手术切口的感染率（清洁切口 OR=0.084；95% CI 0.04～0.16；P<0.0001；污染切口 OR=0.262；95% CI 0.14～0.51；P<0.0001）。然而，局部应用氨苄西林联合全身应用抗生素与单独全身应用抗生素相比，并不能降低手术切口的感染率（Charalambous 等，2003）。在结直肠外科中，一个最新的预防性应用抗生素的健康技术评估表明，在 6 个试验中，单独肠外应用和肠外及局部切口同时预防性应用抗生素相比并无差异（Song 和 Glenny，1998）。

切口内应用抗生素

抗生素可以在剖腹探查术前皮下注射和肌内注射（Armstrong 等，1982；Taylor 等，1982；Chalkiadakis 等，1995）。这种给药途径比静脉注射能更好地维持抗生素的血清水平。临床试验表明在大肠手术中，这种给药方法比全身性给予抗生素更能预防切口脓毒症的发生（Pollock 等，1989）。在 400 个肥胖患者进行开放性胃旁路术后，在切口处输入卡那霉素，并使其停留 2h 可以降低切口的感染率（Alexander 和 Rahn，2004）。

抗生素腹腔灌洗

在结直肠患者中，无论是预防还是治疗腹腔内脓毒症，应用抗生素腹腔灌洗都是有争议的（Krukowski 和 Matheson，1983；Krukowski 等，1984）。单独使用生理盐水灌洗可能是危险的，因为微生物可以通过腹腔灌洗播散（Minervini 等，1980b；Ambrose 等，1982）。在有粪便污染或化脓性腹膜炎患者中应用抗生素腹腔灌洗可能是危险的，因为毒素可能吸收得更快，这可以通过测定毒素的血清水平来确定（Ericsson 等，1978）。在急性腹膜炎时应用抗生素腹腔灌洗可能发生肾衰竭和粘连性肠梗阻（Sandle 和 Mandell，1980；Phillips 和 Dudley，1984）。

Washington 等（1974）报道在弥漫性细菌性腹膜炎中，应用抗生素腹腔灌洗比单独应用生理盐水更能降低腹部脓毒症后遗症的发生率。Williams 和 Champion（2004）指出在邻近腹腔镜处的肠肠吻合后，会发生明显的腹腔内细菌污染，但肠外应用抗生素和腹腔抗生素灌洗后未发生临床感染。

Stephen 和 Loewenthal（1979）表明应用庆大霉素、头孢霉素和林可霉素腹腔灌洗可以提高生存率，降低残余腹腔脓肿的危险性。其他的学者认为应用广谱抗生素腹腔灌洗是有效的（Rambo，1972；Moukhtar 和 Romney，1980；Jennings 等，1982）。也有报道指出，在阑尾炎所导致的腹膜炎和结直肠手术中四环素腹腔灌洗同样可以减少脓毒症的发生，因为这种给药方法可以使腹腔内达到很高的抗生素浓度。然而这个研究不是随机化的（Steigbigel 等，1968；Stewart 和 Matheson，1978；Krukowski 等，1984）。在结直肠污染手术中，关于四环素腹腔灌洗的随机研究表明，其能降低切口感染的发生率，尽管减少了腹腔内的需氧菌和厌氧菌数量，但对腹腔内脓毒症没有影响（Silverman 等，1986）。然而最近四环素已经应用得很少了，已被其他的腹腔灌洗液如头孢噻肟所代替（1mg/ml）（Jansen 等，2002）。

正如大多数抗生素全身性给药可使其在腹腔积液中达到较高的浓度，在腹腔脓毒症的治疗中，静脉途径给药更具优势（Schiessel 等，1984）。此外，Sauven 等（1986）报道短效抗生素更优于四环素腹腔灌洗。同样，Pearl 和 Rayburn（2004）指出微量的非抗生素溶液进行腹腔灌洗足可以预防切口感染。

口服抗生素

口服抗生素是择期结直肠手术唯一的预防性应用抗生素的方法，如新霉素或磺胺类药物，虽然其吸收很差，但可以杀死粪便菌群。然而这些抗生素的临床效果很差，因为他们对肠道厌氧菌没有影响（Poth 和 Knotts，1942；Everett 等，1969；Washington 等，1974；Varquish 等，1978；Taylor 等，1979）。

新霉素和甲硝唑联用可以大大降低结肠内需氧菌和厌氧菌的数量（Arabi 等 1978），并能显著降低术后脓毒症的发生率（Matheson 等，1978）。新霉素和红霉素都能减少链球菌、大肠杆菌和拟杆菌的数量，并且临床研究表明这些抗生素能够明显降低择期结直肠手术的术后感染发生率（Nichols 等，1971，1972；Clarke 等，1977；Bartlett 等，1978）。大肠的巨大肿瘤不能应用口服抗生素以减少肠道菌群（图 3.7）。应用卡那霉素和甲硝唑能显著减少粪便菌群和术后脓毒症的发生（Goldring 等，1975；Keighley 等，1979）。除非伴有严重腹泻，否则单用甲硝唑对粪便菌群没有影响（Lewis 等，1977；Arabi 等，1978）。

Clarke 等（1977）报道的一个涉及 11 个中心的前瞻性随机对照研究结果显示，口服新霉素和红霉素可以使脓毒症的发生率从 43%降到 9%，但 407 个病人被排除，仅剩 116 名患者进行最终分析。Brass 等（1978）发现联合应用新霉素和红霉素优于新霉素和甲硝唑。Varquish 等（1978）指出新霉素和红霉素联用并不优于单用新霉素。如果应

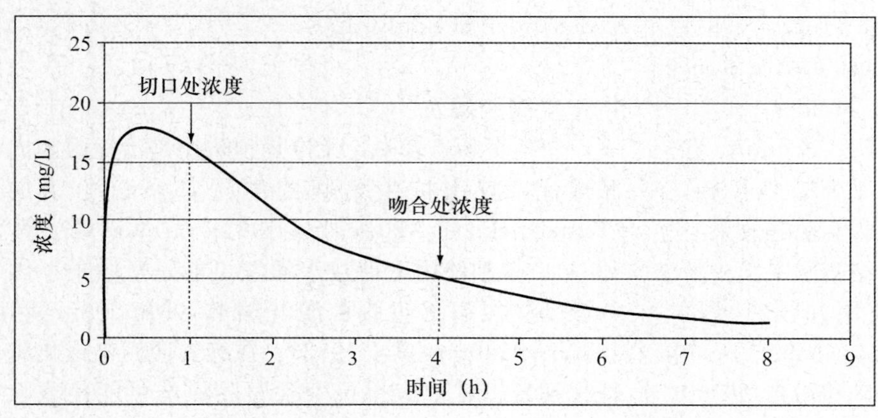

图 3.7 血清中庆大霉素浓度与时间的量变曲线图。
来源自：Zelenitsky 等（2002）。

用抗生素的目的为减少肠道菌群，环丙沙星会更有效，因为其可以更快被吸收（Taylor 和 Lindsay，1994；McArdle 等，1995）。

Weaver 等（1986）比较了联合应用口服红霉素和新霉素和全身应用抗生素，因为入组的 60 名患者中，口服抗生素组 48%的患者发生脓毒症，因此导致研究被迫中断。在结直肠手术中预防性应用抗生素的随机对照试验表明，与使用不足量的肠外抗生素相比，口服抗生素可以额外获益（Song 和 Glenny，1998）。口服抗生素的严重缺点是可使抗生素的耐药性增加（Hartley 和 Richmond，1975；Keighley 和 Burdon，1979；Lacey，1980），并增加酵母菌或葡萄球菌的感染，及抗生素性结肠炎的危险性（Keighley 等，1979）。

在北美联用新霉素和红霉素仍处于重要位置（Nichols 等，1997；Nichols，2001）。在美国结直肠手术中，管腔内应用抗生素和预防性肠外应用抗生素已成为惯例，并于术前即注射抗生素（Handelsman 等，1993；Woods 和 Dellinger，1998）。在 808 名结直肠手术患者中，共 471 名患者在择期手术前给予肠道准备。其中大多数（86.5%）给予口服和肠外应用抗生素。11.5%仅肠外应用抗生素，1.1%仅应用口服抗生素，0.9%未应用任何抗生素（Nichols 等，1997）。美国健康系统药剂师（ASHP）治疗指南推荐结直肠手术肠道准备后，给予口服新霉素 1g 和红霉素 1g，应该在术前 19h、18h、9h 前完成。指南还指出在口服抗生素禁忌的情况下，在诱导麻醉阶段可单独应用针对需氧菌和厌氧菌的头孢菌素 2g 静脉注射（ASHP，1999）。

然而，一些证据表明这样的指导方法应该被改变。Zmora 等（2003b）从 1295 份调查表中获得了 515 份应答者（81%的结直肠癌是被确诊的，平均生存期为 13.7 年）的信息。一半的应答者表明，预防性应用口服抗生素是很重要，剩下的 41%患者认为其对切口的作用值得怀疑，10%认为口服抗生素是没有必要的。尽管如此，75%的手术患者常规应用口服抗生素（96%联合应用两种药物），11%的患者选择性应用，仅 13%的患者未给予口服抗生素。同样，尽管 11%的手术患者认为静脉给予抗生素的效果是有争议的，但 98%的患者还是常规静脉应用抗生素（Zmora 等，2003b）。

全身预防性应用抗生素

很早的研究表明，预防性应用抗生素优于未用抗生素的效果（Stokes 等，1974；Griffiths 等，1976；Keighley 和 Crapp，1976；Keighley 等，1976；Downing 等，1977；Willis 等，1977；Hojer 和 Wetterfors，1978；Eykyn 等，1979）。结直肠手术预防性应用抗生素要遵循两个很重要的原则（Song 和 Glenny，1998）：

- 选择对需氧菌和厌氧菌均有作用的抗生素；
- 当细菌污染发生时，抗生素需要定时给予，确保切口部位抗生素达到较高的浓度。

全身预防性应用抗生素的原则

抗生素的给药时间

当细菌在切口内定植前给予抗生素是有效的（Burke，1961）。Stone 和他的同事证实了这项原则（1976），他们证明，如果抗生素在术后延迟给予 1～4h，脓毒症的发生率与未给予抗生素是相同的。全身性应用抗生素，应该在病房或手术室手术开始前给予（Bates 等，1989）。

Zelenitsky 等（2002）研究了在结直肠手术患者中，预防性应用庆大霉素后，切口感染的发生率。术后不同时间庆大霉素的浓度（$P=0.02$）、糖尿病（$P=0.02$）、吻合口瘘（$P=0.04$）和高龄（$P=0.05$）是感染最强的独立危险因素。切口处庆大霉素浓度小于 0.5mg/L 时，切口感染率为 80%（表示 8/10 的患者切口处庆大霉素浓度低于标准，$P=0.003$）。ROC 曲线研究表明，预防手术切口感染的有效的庆大霉素浓度是 1.6mg/L（$P=0.002$，敏感性：70.8%；特异性：65.9%）（见图 3.7）。

仍需要强调预防性应用抗生素的时间。Bratzler 等（2005）设计了 34 133 例医疗保险患者的回顾性队列研究，其中包括结直肠切除术的患者，以研究预防性应用抗生素的时间与手术时间的关系。在这个试验中，仅有 55.7%（95% CI 54.8%～56.6%）的患者，在术前 1h 接受预防性应用抗生素。Galandiuk 等（2004）发现质量控制下的医院参与，将提高结直肠切除术中患者适时应用抗生素的比率。在结肠切除术研究阶段的第一个 30 个月，66%的患者（63/96）术前接受全身性应用抗生素，98%（117/119）的患者在第二个研究阶段中期接受抗生素（$P<0.0001$）。同样，在直肠切除术中，第一个研究阶段的一半时，79%的患者术前被给予抗生素，100%的患者在研究阶段的最后一个 30 个月被给予抗生素（$P<0.0001$）。

口服或全身给药途径？

较少的试验研究口服与全身性给予预防性抗生素的效果。3 个试验表明口服抗生素优于全身给药（Keighley 等，1979；Weaver 等，1986；Lau 等，1988），尽管两个试验表明两者没有差别（Aeberhard 等，1979；Beggs 等，1982）。3 个试验表明口服和全身联合应用抗生素优于单独静脉给予抗生素（Kaiser 等，1983；Playforth 等，1988；Taylor 和 Lindsay，1994），1 个研究表明两者作用相同（Lau 等，1988），还有 1 个研究表明单独静脉给药效果更好（Coppa 和 Eng，1988）。

Espin-Basany 等（2005）将 300 名择期结直肠手术患者随机分成 3 组进行比较，第一组在肠道准备时给予 3 次口服抗生素（在同一天的 3pm、7pm、11pm 时用 1g 新霉素和 1g 甲硝唑）；第二组仅接受一次口服抗生素（在 3pm 时用 1g 新霉素和 1g 甲硝唑）；第三组不应用口服抗生素。试验表明不仅口服抗生素在降低切口脓毒症的发生率方面没有任何优势（表 3.20），而且患者会发生口服抗生素的耐药，并在术前准备时反射性地引起胃肠道症状（如恶心、呕吐）。这些表现在综合治疗组中（第一组）比未接受口服抗生素治疗和仅接受一次治疗组中更加常见。

对于粪便菌群的影响

考虑到粪便菌群的危险，对于结肠菌群可以适当考虑静脉给予抗生素。Jonkers 等（2002）研究心外科手术时对头孢唑林的应用，其作为预防性应用的抗生素（术前 2g 静脉注射，然后每 6 小时 2g 静脉注射 3 次）。但院内接受抗生素治疗的患者被除外。出院病人接受 24h 的预防性应用头孢唑林，意味着住院期为（10±5）天。大肠埃希菌对阿莫西林（$P<0.05$）、头孢唑林（$P<0.05$）和多西环素的耐药性，门诊病人（41%、12%、35%）与住院病人（28%、2%、27%）相比，发生率明显增加。静脉注射多西环素和三代头孢类抗生素能抑制肠道菌群和艰难梭状芽孢杆菌的发生（Ambrose 等，1985），然而替硝唑、甲硝唑和青霉素类药物对其作用很弱（Heimdahl 和 Nord，1979；Heimdahl 等，1982；Kager 等，1985）。

预防性治疗

选择的预防性抗生素应该能在手术中持续提供较高的抗生素血清浓度。一些头孢菌素类、青霉素类和氨基糖苷类抗生素半衰期很短。因此，如果在结直肠手术中过多失血或手术时间延长，术中使用抗生素是明确的（Burdon 等，1985）。

除了一个具有 4 个变量和小样本的研究（McArdle 等，1995）外，大多研究表明具有适当半衰期的抗生素用于预防感染，单次应用抗生素与 24h 甚至数天应用抗生素的效果是相同的（Higgens 等，1980；Giercksky 等，1982；Goransson 等，1984；

表 3.20 三个治疗小组术后并发症比较

	A 组（%）	B 组（%）	C 组（%）	*P* 值
切口感染	7	8	6	0.858
缝线漏	2	2	3	
术后肠梗阻	7	13	10	0.368
泌尿系统感染	4	4	3	
腹腔内脓肿	4	3	4	
肺炎	0	1	2	

来源自：Espin-Basany 等（2005）。

A 组：肠道准备时 3 次口服抗生素（在 3pm、7pm、11pm 时用 1g 新霉素和 1g 甲硝唑）；B 组：仅接受一次口服抗生素（在 3pm 时用 1g 新霉素和 1g 甲硝唑）；C 组：不应用口服抗生素。

Dipiro 等，1986；Juul 等，1987；Jensen 等，1990；Rowe-Jones 等，1990；Wittmann 和 Schein，1996）。头孢曲松因其具有较长的半衰期，在大肠手术中更加有效（Shepherd 等，1986；Weaver 等，1986；Morris，1993；Matikainen 和 Hiltunen，1993）。Song 和 Glenny（1998）在一个健康技术评定中，对 17 个随机对照试验进行研究，应用相同的单种或联合应用抗生素，比较单次给药与多次给药（1 次或 2 次）的不同。没有试验表明单次应用抗生素与多次应用抗生素对术后切口感染的发生的影响有显著差异。

许多研究是关于在结直肠手术中，单一或联合应用抗生素预防感染的效果（Morris 等，1984；Cunliffe 等，1985；Norwegian Study Group，1985；Roland 等，1986；Bergman 和 Solhaug，1987）。到目前为止，在结直肠手术中，单独应用广谱抗生素并不十分可靠（Hares 等，1981a；de la Hunt 和 Karran，1986；McCulloch 等，1986；Tudor 等，1988；Walker 等，1988；Hall 等，1989；Kingston 等，1989；Taylor 和 Lindsay，1994）。单独应用抗厌氧菌的抗生素足可以预防感染的发生（Cunliffe 等，1985；Roland 等，1986；Khubchandani 等，1989）。头孢菌素或青霉素与抗内酰胺酶的抗生素联合应用的效果不如它们与甲硝唑联用，因为他们没有足够抗体抵抗内厌氧菌的活性（Condon 等，1979；Hoffmann 等，1981；Kager 等，1981；Ivarsson 等，1982；Kaiser 等，1983；Peck 等，1984；Baker 等，1985；Drumm 和 Donovan，1985；de la Hunt 和 Karran，1986；Hall 等，1989；Hakansson 等，1993）。Song 和 Glenny（1998）分析了 147 个关于结直肠手术的随机对照研究。他们得出结论：许多不同的抗生素应用方案的效果是相似的。结果是不能定义出一个最好的抗生素。然而在结直肠手术中，并没有可信的证据表明，新一代的头孢菌素比第一代的头孢菌素在预防切口感染方面更加有效。

Platell 和 Hall（2001）提出，根据以前很多试验结果，在结直肠手术中将已被证实作用效果相同的抗生素进行临床试验研究，以评价抗生素预防感染的效果。与此相关的 Woodfield 等（2005）指出在腹部手术中，随机比较预防应用头孢曲松和头孢噻肟的药物经济学效应，目的是用于感染的评价，如感染严重性的直接测量。在这个研究中，被收入组的 1 013 名患者接受了急性和择期的腹部手术，研究长达 3 年。研究主要针对的是手术区浅表或深部的感染。切口感染患者的住院费用和门诊费用（门诊，意外事件和急诊护理，社区护士服务的使用，工资待遇，初级护理的应用和私人健康护理服务，保险费，社会福利供应）是明确的。

头孢曲松与头孢噻肟相比，未应用甲硝唑的阑尾切除术，切口感染的发生率（Woodfield 等，2005）在应用头孢噻肟时高（头孢曲松 6%，头孢噻肟 18%，$P<0.05$），但感染的费用是相同的［头孢曲松的平均费用是$994±（SD）$1 101，头孢噻肟为$878±$1 318］。但在其他手术中，感染的发生率是相似的（头孢曲松 8%，头孢噻肟 10%），但应用头孢曲松的费用较少（头孢曲松 $887±$1 743，头孢噻肟$2 995±$6 592；$P<0.05$）。头孢曲松降低了感染的发生率，但没有降低肺部感染和胆管感染的费用（发生率：头孢曲松 6%，头孢噻肟 11%，$P<0.02$；费用：头孢曲松 $1 273±$2 338，头孢噻肟$1 615±$4 083）。头孢曲松能降低各种术后感染的发生率和费用（表 3.21）。在将来，预防性应用抗生素后感染的费用既能增强试验比较抗生素效果的能力，又能在预防性抗生素的选择中提供一个重要因素。

耐甲氧苯青霉素的金黄色葡萄球菌

所有医院用药的不幸后果，包括结直肠手术时，是会增加耐甲氧西林的金黄色葡萄球菌（MRSA）的患病率（图 3.8），现在被认为是一种传染性的增加，因此在耐甲氧西林金黄色葡萄球菌优势菌株（EMRSA）设计中存在 MRSA 的传染一项（Leaper，2004）。

在 Detroit 医院的从 1999 年到 2001 年的一个回顾性队列研究分析了存在葡萄球菌感染的患者，比较金黄色葡萄球菌菌血症中具有 MRSA 和对甲氧西林敏感的金黄色葡萄球菌（MSSA；Lodise 和 McKinnon，2005）。控制混杂变量，伴有 MRSA 的患者比 MSSA 患者延长了 1.5 倍的住院日（19.1 天 *vs.* 14.2 天，$P<0.005$），并增加 2 倍的住院费用（$21 577 *vs.* $11 668；$P=0.001$）。另外，MRSA 患者的感染相关性死亡的发生率有所增加（表 3.22）。

在英国，MRSA 的离体菌株并不能存活多久。有三种菌株：EMRSA-1，于 20 世纪 80 年代在伦敦区域流行，并在澳大利亚被发现。EMRSA-15 和 EMRSA-16 是英国主要的流行菌株，并可能在别处爆发（Duckworth，2003）。最初在英国指导通过“调

表 3.21 表浅及深部手术部位感染费用

	头孢曲松	头孢噻肟	*P* 值
应用甲硝唑组			
患者人数	379	358	
感染人数	31 (8%)	36 (10%)	NS
平均费用 (±SD)	887 (±1 743)	2 995 (±6 592)	<0.05
费用中位数 (范围)	170 (19~6 767)	824 (21~31 914)	
未用甲硝唑组			
患者人数	83	100	
感染人数	5 (6%)	18 (18%)	<0.05
平均费用 (±SD)	994 (±1 101)	878 (±1 368)	NS
费用中位数 (范围)	614 (66~2 860)	330 (0~4 557)	

来源自：Woodfield 等 (2005)。
NS：差异无统计学意义。

查和破坏”方针来减少医院中 MRSA 的发生率，被终止是因为缺乏高级管理者的支持，缺乏隔离措施，病床的占有率和分期不足 (Duckworth，2003)。一些证据表明，一些政府的政策与感染的预防和控制是矛盾的。7/10 医院病床占用率高于卫生部规定的目标 (82%) (Kmietowicz，2005)。

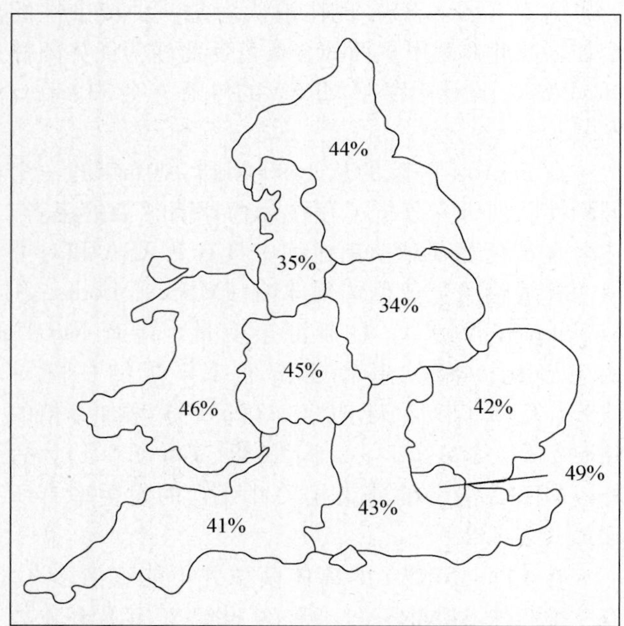

图 3.8 英格兰和威尔士地区报道的从金黄色葡萄球菌的菌血症患者中分离出耐甲氧西林的金黄色葡萄球菌株。来源自：http://www.hpa.org.uk/cdr/PDFfiles/2001/cdr0701.pdf.

在欧洲，英国 MRSA 的感染率是最高的 (Duckworth，2003)。相反的，在荷兰 MRSA 的患病率是全球最低的。在荷兰，感染金黄色葡萄球菌被隔离的患者中 MRSA 的患病率小于1%。这种成功基于“调查和消灭”政策 (Wertheim 等，2004)。除荷兰以外，患有 MRSA 患者需在医院中被隔离到 MRSA 培养阴性 (即调查) 为止，以防 MRSA 的传播，使患者持续隔离并根除 MRSA (“消灭”) (Wertheim 等，2004)。尽管有明确的证据表明 MRSA 的降低是复杂的，但对 MRSA 培养阳性患者的隔离处于重要的地位 (Cooper 等，2004；Bissett，2005)。

表 3.22 单变量分析 MRSA 对结果的影响

结果	MRSA (*n*=170)	MSSA (*n*=183)	*P* 值
感染相关情况死亡率	52 (30.6%)	28 (15.3%)	0.001
住院天数	20.1	13.7	<0.001
花费	22 735	11 205	<0.001

来源自：Lodise 和 McKinnon (2005)。

血栓栓塞的预防

病人的危险度

尽管小的直肠肛管手术，存在静脉血栓栓塞的可能性很小；但在较大的结直肠手术中，发生术后静脉血栓栓塞的危险性较高（美国结直肠手术工作常规，2000）。随机化预防试验的对照组表明，结直肠手术患者术后深静脉血栓（DVP）的发生率>30%，而普外科手术的发生率大约20%（McLeod等，2001）。Tongren（1983）发现在结直肠手术中，致死性肺栓塞（PE）的发生率为3.1%，而其他腹部手术仅有0.8%的发生率。

静脉血栓栓塞的危险因子包括年龄大于40岁，制动或麻痹，先前存在静脉血栓栓塞，恶性肿瘤，大手术，肥胖，充血性心力衰竭，心肌梗死，休克，骨盆或长骨的骨折，植入性股动脉导管，炎性肠病，高凝状态和雌激素的应用（表3.23）（Rosen和Clagett，1999）。在高凝状态下出现静脉血栓栓塞的危险因素包括激活蛋白C的抵抗（VR506Q因子的变异），凝血素20210A，抗凝血酶Ⅲ的缺乏，蛋白C、蛋白S的缺乏，抗磷脂抗体，异常纤维蛋白原血症，超均匀化，纤维蛋白原紊乱，骨髓增生疾病，骨髓增生障碍（Rosen和Clagett，1999）。

由于有可预知的静脉血栓栓塞发生风险和减少可防止性术后死亡的机会，所以依然关注由于这个原因所造成的术后死亡。应用相关的危险因子，根据病人的危险等级防止术后静脉血栓栓塞是可行的（Caprini等，1991）。防治的方法可以单独或联合应用器械预防［肺压缩和（或）分级的弹力袜］或抗凝血药物。

表3.23　静脉血栓形成的风险因子

腹部或骨盆大手术
年龄>40岁
先前存在静脉血栓事件
遗传性高凝血状态
恶性肿瘤
病态肥胖
炎性肠病
卒中伴瘫痪
长时间制动
肝素诱导的血小板减少症
充血性心力衰竭
急性心肌梗死
口服避孕药
他莫西芬
静脉血淤滞

来源自：Practice Parameters（2000）。

器械预防

Nicolaides等（2001）总结了普外科和泌尿外科手术，证明器械预防的有效性。应用静脉造影或纤维蛋白原含量评价DVT的发生情况，应用间歇性加压法和弹力袜可以降低DVT的发生率。13个研究表明间断性肺部压缩患者DVT的发生率为7.7%（776名患者），而对照组为24%（835名患者）。一个混合型的对照研究表明，间断性应用弹力袜，DVT的发生率为11%（463名患者中），而对照组为29%（446名患者中）（Nicolaides等，2001）。

在Amaragiri和Lees的系统性综述（2000）中，分析了7个随机对照试验（RCT），在536名治疗组患者中，间断应用弹力袜，其DVT的发生率为15%（通过摄取I^{125}进行评估），而491名对照组患者中有29%的发生率（Peto's OR 0.36；95% CI 0.26～0.49），使用这种渐进性的弹力袜治疗过程顺利，效果良好（$P<0.00001$）。该作者也认为这种渐进性的弹力袜治疗与其他预防性材料联合应用时效果更好（Amaragiri和Lees，2000）。

Howard等（2004）对预防DVT的弹力袜的最适长度进行了随机化研究。这个研究入组的患者包括各科手术的患者：乳房肿瘤（73名患者），耳鼻喉科（13名患者），胃肠科（122名患者），神经外科（34名患者），整形科（62名患者），泌尿外科（58名患者）和静脉血管外科（14名患者）。评估预防DVT发生率的弹力袜的长度，除外已使用低分子肝素预防血栓形成的人群。作者发现在血栓形成期，大腿长度的弹力袜在预防术后DVT时明显优于到达膝长度的弹力袜（2 *vs.* 11；OR 0.18；95% CI 0.04～0.82；$P=0.026$）（Howard等，2004）。

预防术后发生深静脉血栓/肺栓塞（DVT/PE）的可选择性的材料要求压缩腿部并间断性通气。在一定的时间内（如11s），有一个微处理器组成的连续加压装置，可以在腿周围间隙中给予安全的压力（如45mmHg）（Auguste等，2004）。连续性装置向小腿静脉产生一个波形的效果。这种压迫，通过阻止静脉血淤滞和增强纤维蛋白溶解作用来预防血栓栓塞。在一个研究中，对 21 名男性患者进行间断的压迫呼吸 120min，在 19～47 岁不吸烟的受试者中球形纤维蛋白溶解电位显著增高（Giddings 等，2004）。

Ramirez 等（2003）研究了 1 281 名患有结肠癌、直肠癌或炎性肠病的患者发生 DVT 和（或）PE 的发生率。在预防血栓栓塞的发生时，所有腹部手术或经腹部的盆腔手术均不应用持续性的压迫装置。10 例偶然发生静脉血栓栓塞，其发生率为 0.78%。其中包括 7 例血栓性静脉炎（发生率 0.55%）和 3 例 PE（发生率为 0.23%）。在 944 名因结直肠癌做过结直肠手术的患者中，静脉血栓栓塞（VTE）的发生率为 0.53%。在 337 名因炎性肠病手术的患者中，VTE 的发生率为 1.48%（Ramirez 等，2003）。作者指出与以往报道的结直肠手术的 VTE 发生率相比较，单独应用持续性的压迫装置预防 VTE，不会导致更高 VTE 的发生率。他们（Ramirez 等，2003）还指出，因为持续性的压迫装置可能会导致出血，所以在高危患者中应用这种装置可能增加由于预防 VTE 所带来的手术并发症。

预防性应用肝素

在结直肠手术中，肝素因其显著的药理作用可以预防 VTE 的发生。大约肝素一次给药量的 1/3 就作用于抗凝血酶（AT），肝素大部分的抗凝作用是通过这一过程完成的（Hirsh 等，2001）。肝素-抗凝血酶复合物使一部分的凝血酶失活，包括凝血因子（Ⅱa）和凝血因子Ⅸa、Ⅹa、Ⅺa 和Ⅻa。这些凝血酶和凝血因子Ⅹa，大多对抑制有反应，而且人凝血酶对肝素-抗凝血酶复合物抑制的敏感性是对凝血因子Ⅹa 敏感性的 10 倍（Hirsh 等，2001）（表 3.24）。

为了抑制凝血酶，肝素必须结合凝血酶和抗凝血酶，但是与酶结合并没有抑制活化的凝血因子（Ⅹa）重要。肝素分子少于 18 个糖，不能同时结合凝血酶和抗凝血酶，因此不能催化凝血酶的抑制。相反，非常小的肝素碎片含有高亲和力的戊多糖序列可通过抗凝血酶的作用催化活化的凝血因子Ⅹ的抑制作用。通过抑制凝血酶，肝素不仅能阻止纤维蛋白形成，而且能抑制由凝血酶诱导的凝血因子Ⅴ和Ⅶ的激活。未被降解的肝素（UFH）和低分子肝素（LMWH）通过血管上皮细胞诱导组织因子途径抑制物的分泌。这减少了组织因子Ⅶa 复合物的前凝血剂活性，并能促进肝素和低分子肝素的抗凝血活性（Hirsh 等，2001）。

肝素的活化部分凝血酶原时间（APTT）活动度，主要反映抗凝血因子Ⅱa 的活性。低分子肝素是通过标准的肝素商品制备的，因其分子量小，其对 APTT 的作用较小，然而它依然可以抑制活化的凝血因子Ⅹ（因子Ⅹa）（Hirsh 等，2001）。抗凝血因子Ⅱa 活性的减少，依赖于低分子肝素抑制的抗凝血因子Ⅹa 的活性，在动物实验中其优势危险比更值得关注，已经影响到它在临床中的应用（Hirsh 等，2001）。然而肝素和低分子肝素的药物代谢动力学不同，这在临床中是很重要的（Hirsh 等，2001）（表 3.25）。

与肝素相比，低分子肝素产生更多可预料的抗凝反应，表明他的生物利用度更好，半衰期和药物清除率更长（Weitz，1997）。当皮下注射低剂量的低分子肝素时，活化的抗凝血因子Ⅹa 的恢复率达 100%，而肝素仅有 30%。低分子肝素静脉注射的半衰期是 2～4h，而皮下注射的半衰期是 3～6h。低分子肝素对凝血因子Ⅹa 的抑制活性比凝血酶持续时间更长，表明长链肝素的清除更快（Weitz，

表 3.24 肝素抗凝效果

效果	评价
与 AT-Ⅲ结合并催化因子Ⅱa、Ⅹa、Ⅺa、Ⅻa 失活	抗凝作用来自于 1/3 的肝素分子（包含独特的 AT-Ⅲ结合性戊多糖）。
与肝素协同因子结合并催化因子Ⅱa 失活	欲发挥抗凝作用需高浓度肝素，并且无论肝素对 AT-Ⅲ的亲和力强或弱，抗凝作用起效的浓度不变。
结合血小板	肝素抑制血小板功能并引起出血，高分子量长段的作用强于低分子量长段。

来源自：Hirsh 等（2001）。

表 3.25　低分子肝素制剂比较

制剂	制剂方法	平均分子量	抗凝血因子 Xa 与抗凝血因子Ⅱa 比率
阿地肝素	过氧化解聚	6 000	1.9
达肝素	亚硝酸解聚	6 000	2.7
依诺肝素	苯基和碱基解聚	4 200	3.8
那曲肝素	亚硝酸解聚	4 500	3.6
瑞维肝素	亚硝酸解聚，色谱纯化	4 000	3.5
替扎肝素	肝素酶消化	4 500	1.9

来源自：Weitz (1997)，版权：马萨诸塞州医学中心，获得全部授权。

1997)。

加拿大的多中心双盲实验研究 (McLeod 等，2001)，在部分或全部结直肠切除的患者，随机性给予皮下注射肝素钙 5 000 单位 8 小时一次（低剂量肝素，LDH）或低分子肝素（LMWH）40mg 一天一次（加入盐水注射）。术后第 5 天和第 9 天，或在临床怀疑 DVT 发生时通过静脉造影评估 DVT 的发生。静脉血栓栓塞的发生率是相同的：44/468 或 9.4% (95% CI，0±3.7%)。在这些患者中，5 名患者是有症状的（肝素组 3 名，低分子肝素组 2 名)。在肝素组近端 DVT 的发生率为 2.6%，而低分子肝素组发生率为 2.8%。通过静脉造影或超声诊断并没有证据表明髂静脉血栓的形成，仅用一种肝素的病人可发生有症状的、非致死性肺栓塞。并没有因血栓栓塞而导致的死亡。而出血的发生率肝素组明显低于低分子肝素组 (6.2% *vs.* 10.1%，$P=0.003$)。最初由于低分子肝素应用过量偶尔发生少量出血 ($P=0.03$)。大量出血事件也有所增加，但并不显著 (1.5% *vs.* 2.7%，95% CI 0.4%～2.8%；$P=0.136$)。总体来讲，仅有 3 名患者需要二次手术止血，没有患者因为出血并发症导致死亡 (McLeod 等，2001)。

加拿大关于结直肠实验的研究 (Etchells 等，1999)，在结直肠手术后，应用低剂量肝素和低分子肝素比较在预防静脉血栓栓塞方面的经济学价值。在这个研究中，与低剂量的肝素相比，应用低分子肝素发生 DVT 和 PE 的相关危险度是 1.0 (95% CI 0.7～1.5)，而大出血的相关危险度是 1.8 (95% CI 0.8～3.9)。这些数据应用于基线研究，预防性应用依诺肝素发生 DVT 和 PE 的概率是相等的，每 1 000 个病人中 12 名患者发生偶发的大量出血事件，并额外花费 86 050 美元（加拿大报道）或145 667美元（美国报道)。有研究者 (Etchells 等，1999) 指出尽管肝素和低分子肝素效果相同，但低剂量肝素更加经济，因此在结直肠手术中更倾向于用其进行血栓栓塞的预防。在 Cochrane 进行系统性的研究 (Wille-Jørgensen 等，2004) 表明，在结直肠手术后预防血栓栓塞，应用肝素和器械方法是有效的。对 558 个研究进行分析，其中 477 个研究被除外。19 个研究进入分析，仅有三个是唯一研究结直肠患者的。结论如下 (WilleJørgensen 等，2004)：

- 应用肝素与未用任何肝素治疗或对照组（11 个研究）相比较：肝素对预防 DVT 和（或）PE 更有效，优势比 (Peto odds ratio) 为 0.32 (95% CI 0.20～0.53)。
- 肝素和低分子肝素相比较（4 个研究)：两种治疗对于预防 DVT 和（或）PE 的效果是相同的，优势比为 1.01 (95% CI 0.67～1.52)。
- 器械方法（2 个研究)：阶段性加压弹力袜联合应用 LDH 比单独应用 LDH 在预防 DVT 和（或）PE 更有效，优势比为 4.17 (95% CI 1.37～12.70)。

作者 (Borly 等，2005) 认为在结直肠手术中，最佳的预防静脉血栓栓塞的方法是联合应用阶段性加压弹力袜和肝素或低分子肝素。

一个相似的综述 (Bergqvist，2004) 回顾了 16 个比较性研究表明在腹部手术后预防血栓栓塞中肝素的重要地位（表 3.26)。研究表明在腹部手术后降低静脉血栓的发生率方面，低分子肝素与肝素的

表 3.26 结直肠手术中预防性应用低分子肝素的比较性临床试验总结

试验设计	患者数量	LMWH 比较	剂量（每日一次）LMWH	LMWH 对比	
				安全性	有效性
多中心双盲试验	936	依诺肝素 *vs.* UFH	40mg s. c.	大出血：2.7% *vs.* 1.5%（*P*=0.136）	静脉血栓：两组均为 9.4% 近端 DVT：2.8% *vs.* 2.6%
随机对照试验	320	依诺肝素 *vs.* 对照组	40 mg s. c.	出血并发症 6.7% *vs.* 1.8%	DVT：0 *vs.* 3%

来源自：Bergqvist（2004）。

＊对照组未预防性用药。

DVT，深静脉血栓；s. c.，皮下；UFH，普通未分段肝素。

效果是相同的，并且在适当的剂量时，可以降低出血并发症。在高危病人中，高剂量的低分子肝素在未增加出血危险的同时提高了疗效。另外，Bergqvist（2005）研究表明，在高危组将疗程延长 7～10 天将更加有益。

预防静脉血栓栓塞

在静脉血栓栓塞的预防时必须考虑的是，尽管诊断明确，但也会有个别患者从这些检查方法中被遗漏。Tooher 等（2005）分析了六个研究，并通过发布指导方针（通过国际或本地的杂志）来改变预防静脉血栓栓塞的方法。根据这个指导，这些研究的预防治疗效果并不好，不到 50%的病人接受了合适的预防治疗。相反，最有效的方法是将临床医师对患者静脉血栓栓塞危险性的评估做成一个系统，包括电子或纸质的决策支持系统，并能将审核和反馈这些干预措施变得容易实施（Tooher 等，2005）。

Mosen 等（2004）指出，计算机提醒系统在预防静脉血栓栓塞发生率中的价值。一个研究比较了有症状性 DVT 或 PE 的发生率：一组（2 077 名手术患者）在计算机提醒系统前给予预防，第二组（2 093 名患者）根据计算机提醒系统给予静脉预防。总体预防率从未完成计算机提醒系统之前的 89.9%增长到完成后的 95.0%（$P<0.0001$）。在 90 天时，提示 DVT、PE 和因 PE 导致死亡的发生率的效果也同样如此（干预前：1.0%；干预后：1.2%；优势比 1.21，95% CI 0.67～2.20）。然而，在 46 名发生静脉血栓栓塞并发症的患者中有 78%（40/46）的患者应用了美国大学胸科医生推荐的预防静脉血栓栓塞的措施（Mosen 等，2004）。

预防静脉血栓栓塞的协定应该包括在外科治疗指南、临床路径和科主任工作指导中。静脉血栓栓塞预防措施的质量和范围应该有审核规则。应该在病例中记录每一位患者静脉血栓栓塞的危险度评估和所采用的预防措施，如器械措施（阶段性加压弹力袜、间断性空气加压）和肝素或低分子肝素的应用（Fletcher，2002）。

术后患者在出院后仍容易发生静脉血栓栓塞（Kearon，2003）。在骨科手术，尤其是髋部手术后，给予低分子肝素、口服抗凝药或新一代的药物（如磺达肝素钠）抗凝时期要超过传统的术后抗凝时期。大多研究表明，延长抗凝期并不会增加大出血的机会（Blanchard 和 Ansell，2005）。Hull 等（2001）研究在择期髋部手术的患者中，院外应用低分子肝素预防静脉血栓栓塞的效果。对 6 个研究进行系统性分析，与安慰剂组相比较，延长院外应用低分子肝素时间，可以降低所有深静脉血栓栓塞的发生率［安慰剂组发生率 150/666（22.5%）；相关危险度 0.41；95% CI 0.32～0.54；$P<0.001$］，近端静脉血栓栓塞的发生率［安慰剂组发生率 76/678（11.2%）；相关危险度 0.31；95% CI 0.20～0.47；$P<0.001$］，有症状性的静脉血栓栓塞的发生率［安慰剂组发生率 36/862（4.2%）；相对危险度 0.36；95% CI 0.20～0.67；$P=0.001$］。大出血的发生是很罕见的，仅在安慰剂组发生了 1 例（Hull 等，2001）。

Bergqvist 等（2002）研究对胃肠道（除外食管癌）、泌尿系或女性生殖系恶性肿瘤给予旷置、姑息或根治性手术后，延长院外给予低分子肝素预防治疗的作用。所有患者给予 40mg 依诺肝素每日 1 次，第一次给药在术前 10～14h，持续 6～10 天。经过这个共同治疗期后，对患者随机给予 40mg 皮下注射依诺肝素或给予安慰剂每日 1 次，持续19～21 天。这种双盲的治疗，在安慰剂组持续 19.5 天，在依诺肝素治疗组持续 19.3 天。在双盲期（Bergqvist 等，2002），总体的静脉血栓栓塞的发生率是 8.4%（28/332）。对安慰剂组给予 1 周的预防治疗，静脉血栓发病率是 12.0%（20/167）；对依诺肝素组给予 4 周的治疗发病率是 4.8%（8/165）（$P=0.02$），危险度降低了 60%（95% CI 10～82）。在安慰剂组有 3 名患者发生近端深静脉血栓栓塞，而依诺肝素组仅有 1 名患者发生。在结肠癌患者中也得出了相似的结论。Rasmussen（2003）研究了 117 名因恶性肿瘤手术（大多数为结肠癌切除术）的患者，其中 63 名患者出院后未接受进一步预防治疗，53 名患者出院后给予依诺肝素 5 000IU，每日 1 次，持续 4 周。在肿瘤人群中应用依诺肝素来延长预防治疗，可使 DVT 发生率从 15.9%降到 5.6%，并使近端静脉血栓栓塞的发生率从 15.9%降为 0（$P<0.005$）（Rasmussen，2003）。

在普外科手术中，低分子肝素因为其更有效、安全和便于掌握，越来越多地被用于预防治疗和 DVT 最初的抗凝治疗（Gutt 等，2005）。在治疗静脉血栓栓塞中，一些新的抗凝药物如依诺肝素和希美加群同低分子肝素的治疗效果相似，它们可使预防效果增加 2 倍（Gutt 等，2005）。新的抗凝药分类如下（Hoppener 和 Buller，2005）。

组织因子/凝血因子Ⅶa 抑制剂

血栓形成的起始是当血管损伤时，组织因子暴露，快速与凝血因子Ⅶa 形成复合物。一个重组线虫类抗凝蛋白 C2（r-NAPc2），由于十二指肠液中存在凝集原，是一种组织因子/凝血因子Ⅶa 复合物的有效抑制剂。在全膝关节置换术后，隔日皮下注射，能有效预防静脉血栓栓塞。

凝血因子Ⅹa 抑制剂

间接抑制物是合成肝素中的戊多糖类似物，并结合天然的抗凝血酶，从而阻止了凝血因子Ⅹa。两种戊多糖皮下注射是有效的：依诺肝素的半衰期是 15～20h（适合每日 1 次注射），Idraparinux 的半衰期是 130h（可以每周 1 次注射）。

PEGASUS 研究（Bauersachs，2005）在 2 048 名腹部手术后，具有静脉血栓栓塞并发症高危因素患者中比较 fondaparinux 和低分子肝素 dalteparin 在预防静脉血栓栓塞发生方面的有效性和安全性。与 dalteparin 相比，应用 fondaparinux 的患者静脉血栓栓塞的发生率从 6.1%降低到 4.6%，优势比降低了 25.8%（95% CI 49.7%～9.5%；$P=0.14$）。在 1 408 名癌症患者中，分析抗凝药物的有效性，fondaparinux 明显降低静脉血栓栓塞的发生率（从 7.7%到 4.7%），优势比降低了 40.5%（95% CI 61.9%～7.2%；$P=0.02$）。在大出血发生率方面两组并无显著差异。

凝血酶抑制剂

凝血酶抑制剂是水蛭素的重组体。根据水蛭中抗凝血酶物的产生，并能在不依赖抗凝血酶的情况下阻止凝血酶，是直接抑制物。两个临床研究表明，在患者膝关节置换术中应用水蛭素比低分子肝素更有效，但安全性两者无差别。Melagatran（美拉加群）是另一种凝血酶抑制物，必须皮下注射。目前，需要一个更大的实验来研究能替代华法林的预防和治疗动静脉血栓栓塞的口服长效药物。Ximelagatran，是一种口服的直接凝血酶抑制剂，可能会得到推广应用（Hirsh 等，2005）。

植入腔静脉滤器和静脉血栓栓塞

自从 20 世纪早期，下腔静脉（IVC）的外科切除已经被应用于治疗静脉血栓栓塞。20 世纪 70 年代末开始生产新一代的经皮腔静脉滤器，此后它的应用范围就不断扩大（Moores 和 Tapson，2001）。对于应用抗凝药无效或禁忌的明确静脉血栓栓塞患者，植入静脉滤器逐渐成为标准治疗（Jacobs 和 Sing，2003）。滤器植入的其他适应证依然是临床要考虑的问题（表 3.27）。Girard 等（2002）进行了一个关于植入腔静脉滤器的系统性 MEDLINE 研究，包括从 1975 年到 2000 年的 568 篇文献，其中 2/3（65%）是回顾性研究或病例报告（分别为 33.3%和 31.7%）。12.9%是动物或体外实验研究，7.4%是前瞻性研究，6.7%是综述和 8.1%是与主题有关的混杂性报道。在这些前瞻性研究中，仅有 16 个研究包括 100 名患者，仅有 1

表 3.27 下腔静脉滤器植入适应证

一般适应证	潜在适应证	未经证实适应证
血栓栓塞症患者有抗凝禁忌证时	充分抗凝失败； 肺动脉血栓清除患者； 高风险外伤患者的预防； 多发游离髂股部血栓； 髂部血栓溶栓。	并存以下情况的 VTE 的治疗： ● 肿瘤患者 ● COPD 患者 ● 心肺功能差的患者 ● 妊娠 ● 器官移植 ● 有消化道出血史 ● 烧伤患者的预防性处理 ● 减肥患者的预防性处理

来源自：Hann 和 Streiff（2005）。
COPD，慢性阻塞性肺疾病；VTE，静脉血栓栓塞。

个是随机对照试验（0.02% of 568）。

下腔静脉植入滤器的并发症包括急性进展性相关并发症：如错位（1.3%）、气胸（0.02%）、血肿（0.6%）、气体栓塞（0.2%）、颈动脉损伤（0.04%）和动静脉瘘（0.02%），并有 0.13%的患病率（Hann 和 Streiff，2005）。远期并发症包括植入部位血栓形成，再发的 DVT，腔静脉血栓形成，滤器移位，腔静脉破裂和滤器破裂。

腔静脉血栓形成是令人担忧的，因为这会造成疼痛性肿胀、再发 DVT 和血栓形成后综合征的高危险，以及由血栓所导致的 PE，这将延至近端直到到达有血栓形成的滤器（Hann 和 Streiff，2005）。Crochet 等（1999）发现了在 142 名植入静脉滤器的患者中减少腔静脉开放的方法，随访 9 年时达到 66.8%。28 名患者发生完全静脉闭塞，24 例发生了与此有关的静脉缩窄。腔静脉闭塞与年龄、性别、PE 和 DVT 水平、滤器植入前潜在诱发血栓栓塞疾病的条件、滤器放置位置、抗凝治疗或随访中的死亡等因素无关。

然而于腔静脉植入滤器后，对于未治疗静脉血栓栓塞的患者，血栓栓塞后综合征也是一个常见的并发症（Hann 和 Streiff，2005）。一个研究表明加压弹力袜对减少血栓后综合征有一定作用（Brandjes 等，1997），194 例患者在第一次静脉造影时偶然发现近端 DVT，随机化给予加压弹力袜（$n=96$）或不给予弹力袜（$n=98$）。随访 76 个月后（患者年龄在 60～96 岁），在弹力袜组有 19 名（20%）患者发生轻至中度的血栓后综合征，而对照组有 46 名（47%）患者发生（$P<0.001$），同时在弹力袜组发生严重血栓后综合征的患者（评分≥4）有 11 名（11%），而对照组有 23 名患者（23%）（$P<0.001$）。在所有植入滤器患者中，鼓励常规应用弹力袜（Hann 和 Streiff，2005）。

永久滤器会带来长期并发症，所以短期滤器的有效性和安全性的发展已经被提出，在急性偶然发生的静脉血栓栓塞或对短期抗凝有禁忌的患者中，用于替代永久性滤器。两种可移除滤器装置是当前可选择的（Jacobs 和 Sing，2003）：临时滤器和可取回滤器。临时滤器附加一个经皮导管或导丝，可使滤器的移除变得更加容易。然而这些装置也带来了插入部位较高的感染率、滤器血栓形成或滤器脱位等副作用。而可取回滤器如同永久滤器一样，是不需要血管内支撑装置的，取出需要再一次经血管途径操作。然而，如果患者要求将临时性预防 PE 的滤器永久放置，这些滤器也可以在原处近似于腔静脉内永久滤器使用（Jacobs 和 Sing，2003）。以前，如果临时滤器未能达到所要的目的，则应在 10 天内取出，如果放置超过 10 天则会难以取出（Jacobs 和 Sing，2003）。然而合金材料的滤器可以在植入后 134 天内再取出（Asch，2002）。

输血和失血

大多结直肠切除术可以不输血或血制品。Mynster 等（2004）比较了直肠癌手术前（$n=246$；1991—1993）和整个系膜切除后（$n=311$；1996—1998）的失血量。之前术中平均失血量为 1 000ml（范围在 50～6 000ml），全系膜切除后平均失血量为 550ml（范围在 10～6 000ml，$P<$

0.001)。总的术中输血发生率从73%降至43%($P<0.001$)。根据年龄、性别、体重和切除类型对失血量进行校正，全系膜切除术中和术后输血的危险度减低了0.4%(95% CI 0.3～0.6)。

多数的手术可以安全完成，这使输血变成了一个伦理上进退两难的情况（Gohel等，2005）。对于择期手术的患者，术前如果出现贫血或凝血因子缺乏，需要给予适当的替代治疗。Okuyama等(2005)指出，一个贫血的结直肠癌患者，术前至少补铁治疗2周才可降低术中输血的可能性。1998年到2003年的569名结直肠癌手术患者，一组为32名贫血患者，术前接受了至少2周的补铁治疗，而另一组为84名贫血患者未治疗。贫血是以血红蛋白水平第一次检查≤10.0g/dl来定义的。而两组患者的年龄、性别、手术方式、肿瘤分期和手术时间并没有明显差别。并且两组第一次检查时血红蛋白和血细胞比容数值是相似的，但在手术前却有明显不同（均为$P<0.0001$)。两组术中的失血量没有明显不同，但第一组需要术中输血的人数明显减少（9.4% *vs.* 27.4%；$P<0.05$)。

对于需要广泛切除的肿瘤患者或患有慢性脓毒症需手术治疗的患者，交叉配血是必要的。Nakafusa等(2004)比较了早期结直肠癌患者多脏器切除和未多脏器切除的需要输血量。323名患者中，53(16.4%)名患者由于广泛转移行多脏器切除术，多脏器切除术与肿瘤的大小、深度、侵袭程度、失血量、手术时间和输血量是有关联的($P<0.0001$)。

在结直肠手术中大量失血并不常见，令人担忧的出血通常是来自于静脉的出血。来自阴部内血管或髂内动脉分支的动脉出血，因为它的侧支循环不好所以令人担忧。静脉出血如果是临近右半结肠血管，肠系膜上静脉损伤或脾门血管撕裂时，是很难控制的。最令人担忧的失血是结直肠手术不经常遇见的髂骨前静脉出血。单纯性的骨盆坠落伤可导致严重的出血，伴有低静脉压。van der Vurst等(2004)在165名患者直肠松解术中，行髂骨前解剖时遇到了5例上述问题（3%)。在这5例中，成功应用内窥镜将可吸收的止血海绵填塞到髂骨前的出血部位可以止血。

将病人置于头低仰卧位可使静脉不再出血，填塞纱布可使手术顺利进行。如果骨盆不出血，可以1小时后移去纱布，如果做了腹膜切除则应再经会阴部包裹骨盆（Metzger，1988)。在出血部位应用止血纱布，推荐应用1.8m（6英尺）长的纱布条。纱布条应是干燥的，并在术后将患者送往重症监护室或血透室。根据研究，绷带应持续应用48～72小时，并且血红蛋白值应达到正常值。

绷带撤出后需要进行功能锻炼。从髂骨绷带处抽出纱布将会导致进一步的出血。向内填塞纱布可以阻止止血剂黏附到髂骨上。

如果拆除绷带后骨盆出血仍存在，则患者需在手术室内进行开腹术，在手术医生和器械的帮助下取出纱布。在择期手术中，将包裹纱布的末端留置于开腹术切口的低位，这样可以不用再开腹而移除纱布。也可以通过开腹术实现纱布移除，此时可以在直视下检查骨盆出血情况（Curran和Scott，2005)。

结直肠患者和加强监护：外科加强监护的进展

传统的结直肠患者，行腹部手术后的术后护理由普通病房和重症监护室共同提供。两个观察提出患者需要这种过渡性护理服务有两个理由。首先，在一个一般的重症监护病房内，患者显然是在一个相对低风险并能很好地被照顾的过渡环境中。Kilpatrick等(1994)研究1168名在重症监护室住院的患者，40%的患者存在10%或更少的住院患病率，这些患者仅接受短期的重症加强护理，并在加强治疗病房有一个低的患病率。有学者（Kilpatrick等，1994）提出具有预期（和实际）较低患病率的人群更适合在加强监护病房接受治疗。其次，从外科手术的前景来看，一些患者需要在加强护理病房中持续监护，即外科重症加强监护病房(HDU)(Crosby和Rees，1994，Edbrooke，1996)。

苏格兰加强监护室的调查显示，独立的外科加强监护室占整个监护室的41%，24%是混杂的（包括内外科），16%与重症监护病房（ICU）联合，11%是内科监护室，8%是神经外科监护室(http://www.scottishintensivecare.org)。

Coggins(2000)相似的观点指出，在无外科HDU的医院，至少应将普通病房5%的床改为由需接受HDU治疗的患者占用。此外，这些患者的需要会与更多普通患者的需要相冲突，使得一个HDU患者平均每24小时被观察的次数由5.1次降到3.8次($P<0.02$)。相应的，在英国的研究表明，外科HDU的供应依赖于邻近的重症监护病房。Nehra等(1994)指出，在一个具有250000人口的地区综合医院，将需要两个独立病房（而不是临近病房）有6张重症监护病床和8张外科加强

护理病床，在这里患者可以得到不同水平的照顾。

外科 HDU 的引入将降低外科患病率。一个医院在 HDU 使用的第一个 12 个月，伴随着外科患病率从 2.16%减小到 3.2%，然而，在同样的 12 个月有一个不成比例的急诊入院（27%）和手术（12%）的增加（Davies 等，1999）。一个包括 1 363 名外科手术的研究表明了外科加强监护的成果。术后，有 349 名患者经术者和麻醉师评估认为需要进入加强监护病房，但仅有 140 人（42.3%）真正接受了加强监护。接受了适当的术后护理的患者，患病率仅有 1.2%，这明显优于没有接受这种护理的患者（Turner 等，1999）。

进一步的研究比较了在无 HDU 病房的外科手术患者，术后在普通病房治疗与在 HDU 病房中治疗对术后患病率发生的影响（Jones 等，1999）。但这两种要在生理上和手术严重度评分上具有可比性，最理想的情况是这个研究在同一个机构进行。一个外科 HDU 可以减少术后患病率的发生，尤其在降低肺部感染（25% *vs.* 41%），持续低血压状态（1% *vs.* 14%），心律失常（7% *vs.* 13%）方面和切口感染（2% *vs.* 17%）方面（Jones 等，1999）。

在结直肠患者的治疗中，外科 HDU 的另一个功能是减轻重症监护病房护理。Papagrigoriadis 等（2004）研究了 148 名憩室病患者的医院护理状态。在其 982 天住院日中，94 天在 ICU，68 天在外科 HDU（Papagrigoriadis 等，2004）。Boots 和 Lipman（2002）指出在 ICU 的每位患者都可能在某个时候成为 HDU 患者。他们认为，尽管需要每天监护超过 12～24 小时，患者可以从 ICU 转入 HDU，而不是到普通病房，其他优越性还包括：

- 增加的患者和护理需求可从入院费用中得到补偿（Armstrong 等，2003）。
- 可为外科教育和培训提供一个连贯的、有价值的临床资源（Ghosh 等，2004）。

外科加强监护病房

De Silva 等（2001）应用逻辑性的器官功能紊乱评估系统（LODS）对在外科 HDU 的患者进行监测，注意力集中在于 HDU 超过 48 小时的 100 名患者，占 HDU 患者总数的 14.5%。66 名患者的 LODS 评分在 HDU 期间有所改善，14 名患者 LODS 评分无变化，而 14 名患者 LODS 评分增加。这 14 名患者比其他两组患者年龄大，并需要更长的 HDU 住院期；在这 14 名患者中有两名患者死亡，并有 1 名患者转入 ICU（De Silva 等，2001）。

在外科 HDU 护理可能反映了患者病情的复杂性和病危特别护理准备方面的局部政策的进展。目前。在结直肠手术后，结直肠外科医生仍然负责处理常见并发症。外科 HDU 的临床作用包括精确的液体治疗，有创性的检测，充足供氧和适当缓解疼痛。另外，HDU 的外科设备可使手术后接受病危特别护理的患者维持在外科医生所关心的状态（Coggins 和 Cossart，1996）。少数需要延长在 HDU 护理时间的患者也需要进行营养评估。Kinn 和 Scott（2001）研究了 HDU 基本的营养护理：他们发现多数常规营养供应的形式是全静脉营养（TPN），选择营养供应的形式应根据手术的类型和患者的情况。

苏格兰加强监护协会在 2000 年 4 月通过电话调查评估整个苏格兰 HDU 床位的准备情况。同时判断 HDU 的数量和床位的补充。这个调查评价了每个病房可提供的护理准备的变化储备和标准护理干预的范围。大多数急诊医院均有为外科病人提供的加强监护设备。外科 HDU 提供中心静脉和动脉内压的监测，多数患者可产生气管痉挛，并通过气管切开术得以改善（图 3.9）。

Ng 和 Goh（2002）研究了 471 名患者，对其应用硬膜外置管的方法进行术后止痛。90%的患者接受持续性的局部止痛（75%罗哌卡因和 15%布比卡因），10%的患者接受间断性的吗啡止痛。很少出现严重并发症，但 60%的患者需要一次或更多的干预，主要是因为止痛不充分。1/3 的接受硬膜外止痛的患者被过早终止止痛治疗，因为止痛不够充分（14.2%）、HDU 中床位短缺（14%）和出现了其他的并发症。仅有 19%的患者未发生不良反应。在大量应用硬膜外止痛法时，Coggins 等（1998）提出了在 HDU 住院患者中尝试改变缓解疼痛的技术（图 3.10）。

Batra 等（2001）报道了 12 个月内被收入外科 HDU 的 226 名结直肠患者（结直肠癌和炎性肠病）。29 名患者（13%）在心电监护上出现明显的心律失常（平均年龄为 74 岁，范围在 35～88 岁）。有 9 名患者存在缺血性心脏病，说明这些患者大多数存在潜在性问题。在检测到的异常中，室上性和室性心律失常的患者数量是相同的。在检测到的异常中心房颤动是最常见的。23 名患者需要给予治疗性干预（纠正电解质紊乱和抗心律失常药物）。1 名发生心室颤动的患者需要进行电除

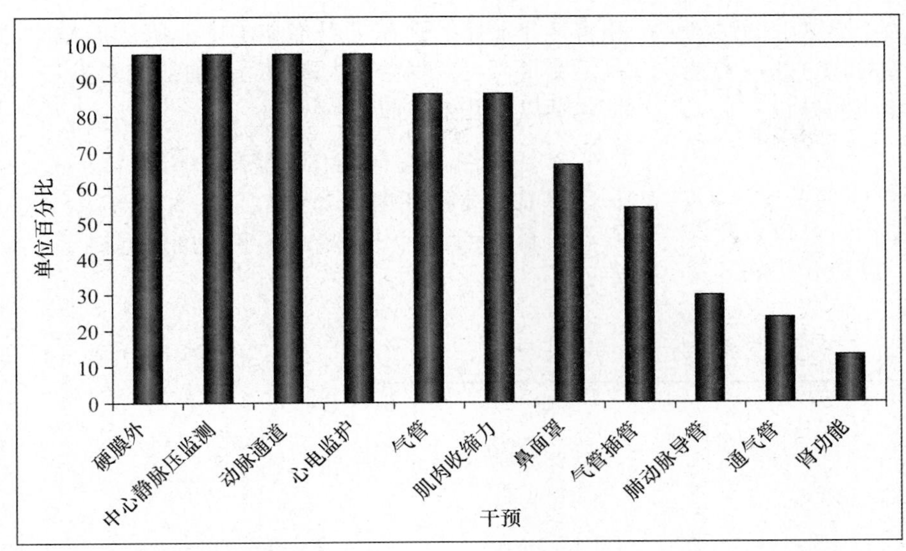

图 3.9 苏格兰重症监护病房的干预措施

颤。7名患者需要转入心内科病房或重症监护病房治疗心脏问题。2名患者因为心脏问题死亡，27名患者出院，3名患者需要给予长期抗心律失常药物。

HDU治疗成功的关键是多专业合作治疗，由HDU的护士、麻醉师和医生共同评估患者术后器官功能异常，并给予早期干预以预防器官衰竭。在本章中，接下来将给出HDU的评估和干预措施。

结直肠手术的麻醉

术前评估

充足的术前评估，对于判定现在的临床情况和潜在的麻醉困难并作出术间护理计划是很重要的。也提供了一个向患者解释麻醉并回答疑问的机会。通常麻醉师会在术前访视患者。但基本的筛选和评估可以通过任何形式进行。训练护士去判断哪些状况需要进一步检查或哪些状况需要进一步评估和指导。这样安排可以提高效率并增加对患者的护理。要使患者的情况调节在最优状态以适应手术。极少数患者被认为不适合麻醉，但许多是由于择期手术的压力所造成的不适应，并可预料术后会有一个艰难的恢复过程。本章不适合讨论详细的术前评估，在本章的末尾将给出一些参考。然而，这里列出了一些会对麻醉治疗和恢复带来影响的常规问题，许多罕见的问题可以通过网络查找和获取。

心血管疾病

缺血性心脏病

缺血性心脏病是很常见的，并且发生时通常没有症状。术前需持续给予支持治疗。术前缺氧血症可诱发心肌缺血和偶发的泵功能衰竭。术后止痛和偶发的谵妄状态可掩盖心前区疼痛。可根据临床表现、心电图和心肌酶改变作出诊断。由于相关的偶

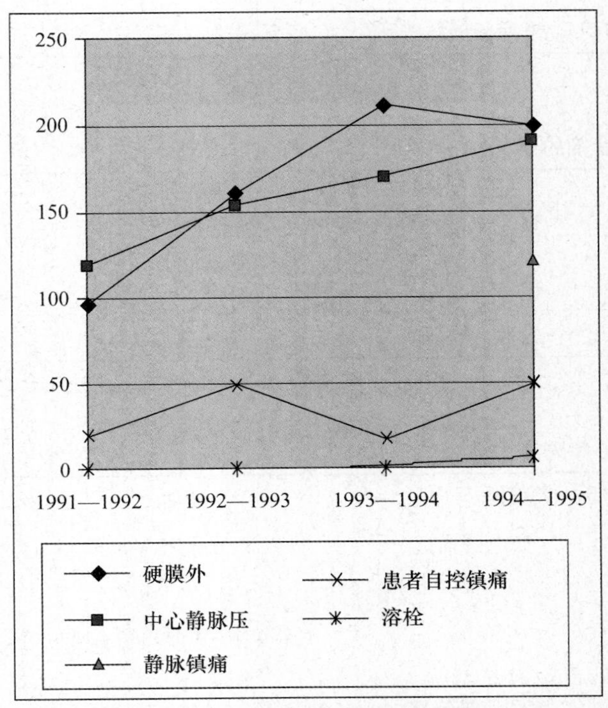

图 3.10 硬膜外麻醉在外科重症监护病房的应用变化情况。来源自：Coggins 等（1998）。

发的异常事件的高发生率，所以 60 岁以上的患者需要与术前最近的心电图进行有效对比。超声心动检查可以很好地评估左室功能和瓣膜的异常。

高血压

高血压患者手术期间的风险增高。高血压并发症包括缺血性心脏病、心力衰竭、脑血管疾病和肾损害。并发症的存在可以增加术中心脏病的危险。反复测量可以减少“白大衣型”高血压的影响。评估包括以下几个方面：

- 心电图：没有左心室肥厚、传导异常或心律失常的证据；
- 胸部 X 线片：没有心室扩大的证据；

氧合和呼吸功能

监控	评估	干预
呼吸频率	临床检查/胸部 X 线，ABG，ARDS	FiO_2 升高
		CPAP
		ITU

ABG，动脉血气；ARDS，急性呼吸窘迫综合征；CPAP，持续正压通气；ITU，重症监护病房。

血流动力学稳定性

监控	评估	干预
脉率	临床检查	造影剂
血压	观测趋势	排除出血
排尿量		多巴胺
		ITU

ITU，重症监护病房。

止痛的要求

监控	评估	干预
疼痛评分	临床检查	调整硬膜外麻醉
	尝试呼吸	PCA

PCA，患者自控镇痛。

心律失常

监控	评估	干预
心电图描记	临床检查	调整电解质水平
	K^+/Mg^{2+}	ITU/心血管会诊（抗心律失常药物/电击）
	酸碱平衡	

ITU，重症监护病房。

- 全血细胞计数：没有红细胞增多症的证据；
- 尿素和电解质：没有肾脏和内分泌异常的证据。低钾血症通常与术中的心律失常无相关性，但血钾低于 3mmol/L 应该进行干预。
- 血糖：没有糖尿病。

尽管这个证据是不明确的，但患者收缩压大于 180mmHg 或舒张压大于 110mmHg 将会推迟患者的常规手术。尽管一些急诊手术不能实现，但血压最好控制在正常范围持续几周。快速控制血压会增加发病率和死亡率。对于高血压患者会存在以下特殊问题：

- 在麻醉诱导阶段和气管插管时血压最不稳定；
- 心律失常更常见；
- 后负荷和心脏作功增加均会诱发心肌缺血或梗死；
- 应预先了解降压药和麻醉药的相互作用。

术中护理需要进行有创性监测，并在术后将患者收入 HDU。规范的术后支持治疗是很重要的。对于结肠手术应用口服药物是不适合的，这提示应该改换肠外给药或改变治疗方案。

肺部疾病

慢性阻塞性气道疾病

慢性阻塞性气道疾病（COAD）的患者与健康人相比较，术后发生肺部并发症的概率增加 20 倍。术前评估和治疗的目的是使患者的肺功能达到最佳状态。具有呼吸困难、体力活动受限、咳痰病史，结合体格检查可以很好地明确患者肺功能不良，而动脉血气分析和肺功能试验能提供有效的证据。

尽管许多病例的结局可能很容易预测到，但仅有一个研究关于术前肺功能试验的结果和术后并发症导致肺切除之间的关联。一些推论可以得出，如果潮气量（VT）接近肺活量（VC），仅有很少的通气储备量，则术后的通气将很容易因罂粟碱类和残留的神经血管阻滞剂的影响而变得较差（包括硬膜外麻醉给药）。除外这个原因，一秒钟用力呼气量（FEV_1）和最大呼气流速（PEFR）的低值可以作为不能快速排出气的一个重要指征。尽管这些值不能直接测量咳嗽的力量，但他们与排痰能力密切相关。FEV_1 小于 2L 或 FEV_1/VC 不足 50%可以作为病重的证据。上腹部手术患者，动脉血气分析 PO_2 低于 7.1kPa 并伴有安静状态下呼吸困难提示术后需要给予呼吸支持。PCO_2 升高提示患者存在低氧呼吸驱动状态，需要术后给予控制性氧疗法。

伴有显著肺功能紊乱的患者需要术后给予适当的护理程序。护理包括规律的观察分析，治疗低氧血症，精细观察体液平衡和止痛。动脉血氧测定是很有价值的。

哮喘

除了临床评估，PEFR 和 FEV_1 是支气管病变最敏感的提示。在择期手术前应控制支气管痉挛和感染，并嘱患者继续常规服药直到手术。对严重哮喘患者应给予预防性抗生素治疗。所有患者需要做胸部 X 线片，并以统一标准评价患者是否存在肺大疱和过度通气。

麻醉过程中出现的三个最常见的问题是：插管时或气体反应时出现支气管痉挛，间歇性正压通气（IPPV）时面临出现气胸的危险，和由于应用硫喷妥钠或组胺释放药（如阿曲库铵、琥珀胆碱、吗啡等）诱发的继发性气管痉挛。

如果患者紧张应给予足够的治疗，因为麻醉和手术会给患者带来恐惧感。

术后出现哮喘发作应该用常规方法治疗。术后即刻维持治疗方式应从吸入途径改为静脉途径。

糖尿病

入院时大约 1/4 的糖尿病手术患者未诊断。几乎所有的患者均为“成人型”糖尿病，即患者不能产生足够的胰岛素。因此有必要高度怀疑糖尿病可存在于任何患者中，尤其是肥胖的、60 岁以上的患者。对先前未诊断的患者手术的压力可以促进其糖尿病的发生。

与术前评估相关的糖尿病产生的广泛的生理效应，最重要的几点列出如下：

- 心血管影响：心绞痛、心肌梗死、间歇性跛行、坏疽和直立性低血压（站立时收缩压降低大于 30mmHg）。
- 神经系统并发症：已被证实的神经系统症状包括麻木、疼痛、感觉异常、小腿溃疡、卒中、间断性脑缺血发作、味觉异常或出汗。直立性低血压是自主神经病变的最晚期证据；而深吸气时心率减慢是最可靠的早期证据。

- 肾脏并发症：贫血和（或）高血压会继发肾脏并发症，范围从微量蛋白尿到慢性肾功能不全。
- 皮肤：葡萄球菌感染最常见，并增加了脓毒血症的危险，尤其是在加压区。

大多数糖尿病术中死亡是由于心血管并发症引起的，很好的代谢控制是很必要的。非胰岛素依赖型糖尿病通常得到治疗，但容易疏忽手术当天早上的低血糖症，而胰岛素依赖型糖尿病的手术患者需要在围术期给予胰岛素。应规律监测血糖和记录生命体征以利于安全治疗。

肠道准备

肠道准备的药物（如替考拉宁）会导致术中出现脱水、继发性低血压和少尿。术前应鼓励患者口服足量的液体或给予静脉补液。

手术日的选择

可以考虑适时将许多接受小手术的患者收入院行当日手术。手术过程通常持续不到 1 小时，但没有绝对的时间限制。根据医学和社会标准评估他们的适应证，并需要进行术前评估和持续记录，使他们处于较好的一般状况，并很好地控制任何慢性病（如哮喘、糖尿病、癫痫）。但应除外显著肥胖的患者。患者应在家休养，并由专人照顾至少 24 小时，如果出现任何情况可以电话询问或到医院就诊。

手术技术

给予选择性肠道切除患者很好的准备，需要的是腹部肌肉松弛和消除对手术刺激的反应，包括肠管的收缩。通过全身或局部方法达到麻醉状态，也可两者联合。在美国，在全身麻醉结合肌肉松弛下可行结肠大部分切除。这可以使手术顺利，但在术后可能出现问题（以后再述）。越来越多的，麻醉师将全身麻醉（意识丧失）和一些局部阻滞（止痛）联合应用，局部阻滞缓解疼痛可以持续到术后。在美国，高浓度的局部阻滞下患者很少发生术中清醒，尽管这在其他的欧洲国家如瑞典并不常见。某些情况（如肠梗阻），这种情况提示特殊的技术（如为防止吸入性肺炎用正压力快速持续诱导）。

局部麻醉技术

局部麻醉技术的安全性较差（尤其是免疫力低下的患者），需要观察潜在的危险。所有局部麻醉可以产生直接的毒性和不利的副作用。应用局部麻醉后，识别和治疗并发症是很重要的。基于以上原因，局部麻醉仅能用于抢救措施完善的场所，并且要求医疗人员了解这些措施如何使用。对于手术依从性不好或紧张的患者行外科手术不适合使其保持意识清醒，并且手术室人员应该知道并不断被提醒患者是清醒的。

结直肠手术仅有有限的几种麻醉方式，其中局部阻滞可以应用，并且不会影响迷走神经。手术过程中被肠系膜和内脏器官的牵拉将导致心动过缓，并在清醒患者中引起明显呕吐。

浸润麻醉

这种麻醉方法仅适于肛管部位手术，可以非常成功。从肛门后方 2.5cm 处给予（将左手示指伸入直肠内）25ml 1.5％利多卡因-肾上腺素混合液注射。仅在一个部位注射是足够的，因为肛门和肛管都可以被这种管状分布的液体覆盖。对于进行肛门附近皮赘的括约肌切开术（用橡皮筋结扎）并在低位肛瘘周围切开的患者，局部浸润麻醉是非常合适的。局部浸润麻醉也被用于藏毛窦的切开和扁平疣的切除术中。

骶管阻滞

这是一种通过骶管裂孔的硬膜外阻滞方法。通常是通过一次性操作和适当的无菌操作来完成的。除被阻滞的神经外，骶管内还包括硬脊膜囊（通常附着在第二骶椎）和静脉丛。因此很有可能大量的局麻药注入血管内和蛛网膜下腔。如果没有及时发现和治疗，则会发生相当严重的结果。

局部麻醉药注入骶管后，根据药量、注射力量、通过 8 个骶孔的渗出量和骶骨间隙内结缔组织的致密性，其在硬膜外隙以一定的距离上升。前两者是可控的，而后两者不能，所以可能发生意外的结果。一个标准体重的男性，30ml 的局麻药将阻滞 L2～L4（整个会阴部），20ml 局麻药可以顺利完成痔疮和肛裂的手术。如果手术者不喜欢术中松弛括约肌，术后患者清醒前给予阻滞，可以缓解术后疼痛。尿潴留是阻滞麻醉常见的并发症，老年人可出现功能紊乱。

硬（脊）膜外阻滞

这是在硬膜外给予的神经根阻滞。依赖于交感神经阻滞的范围，使与之有关的周围神经分布的肌肉松弛、止痛和达到一定程度的低血压。除非阻滞达到了不可预料的较高平面，可由膈肌引起自发呼吸运动，尽管肋间肌可能出现矛盾运动。如其他局部阻滞，它能继发性地抑制传入冲动所引起的痛性刺激、激素分泌和自主反应，使其有益于手术。硬膜外腔置管可以在术后给予持续阻滞。硬（脊）膜外阻滞的优势是存在麻醉平面，而不引起四肢的麻痹。

一旦硬（脊）膜外隙已经被确定，则影响阻滞平面的是药物容量、浓度、患者年龄（高龄者很少应用）、置管位置（胸部比腰部应用少）、脊柱长度和巨大腹部肿瘤。准确的根据局麻药的量估计阻滞平面是很难达到的。

硬（脊）膜外阻滞很少有并发症，经常发生在术后病房中而不是在麻醉时。最常发生的问题如下：

- 阻滞不充分：单侧阻滞或区域不对。
- 交感神经阻滞所导致的低血压和心脏血管抑制：需要给予吸氧，静脉输液，升压药，如果出现心动过缓可以给予阿托品。
- 注射部位吸收所产生的毒性（局麻药和阿片类药物）。
- 未预料的呼吸抑制。
- 未预料的脊神经麻痹，有时由于导管移入蛛网膜下腔。这将会危及生命，需要立刻处理。标准剂量的硬膜外局部阻滞药物（10ml）如注入蛛网膜下腔约在注射后 5 分钟产生相应平面的阻滞。
- 恶心、呕吐和寒战。
- 不可预料的止痛作用延长。

由于硬膜外阻滞的潜在并发症，所有硬膜外麻醉患者，术后应在适当的具备麻醉支持的环境中给予护理。所有导管应该在拔出后仔细检查并完整记录。因为硬膜外脓肿罕见，所以对于全身性脓毒症的患者麻醉时可应用硬膜外麻醉。硬膜外麻醉的绝对禁忌证是局部脓肿，患者拒绝，凝血功能障碍或治疗性应用抗凝药有导致硬膜外血肿形成和继发神经损伤的危险。对于接受低分子肝素和阿司匹林的患者能否应用这一技术还存在争议。没有明确的证据指出硬膜外麻醉可以增加硬膜外血肿的危险，但需对每一位患者评估这一技术的利与弊。如果可能，局部阻滞应在应用肝素前给予，或推迟到应用肝素后 6 小时进行（Bullingham 和 Strunin，1995）。并且推荐每隔 12 小时给予低分子肝素。相似地，一些应用肝素治疗的患者需在肝素停用 7～10 天后再行局部阻滞，或在出血前完成局部阻滞。

其他的相对禁忌证包括神经系统疾病或一些类型的心脏病（如主动脉瓣狭窄）。

蛛网膜下腔阻滞

蛛网膜下腔阻滞通过腰椎穿刺并将局部麻醉药（局麻药）直接注入脑脊液（CSF）中。尽管极细的导管的应用已经被报道，但脊髓阻滞仍是一种操作技术。不像硬膜外阻滞，当局麻药注入蛛网膜下腔，将有效地在溶液的上平面产生一个马尾和脊髓的药理学平面。阻滞作用不会遗漏任何纤维和纤维素，例如腹部被阻滞，则下肢也将被自动阻滞。最高平面的到达依赖于药物容量、浓度、注射的力量和速度、患者的体位、间隙的选择和溶液的比重。

最常见的术中并发症是由于交感神经阻滞引起的低血压，如果必要，可以给予补液和缩血管药。随着阻滞时间的延长，尿潴留可能会发生，并且如患者不活动，可能导致加压部位血栓形成。如果阻滞在预期的时间内没有恢复，则应立即请麻醉师会诊。

最常见的术后并发症是头痛。典型的脊柱性头痛是一种低颅压性头痛，在直立位时会加重头痛，平卧时缓解，这可能与假性脑脊膜炎和畏光有关。这在年轻人中常见（女性多于男性），而且这与针的类型和型号密切相关：越大的针发生头痛的机会越大。大多数脊柱性头痛可以通过卧床休息、适当的水化和简单的止痛治愈。如果头痛在一至几天内不能解决，考虑可能由于硬膜外血块形成所导致。

铅笔尖样针和细针的引入，显著降低了腰椎穿刺后头痛的发生，从此这项技术取得了满意的效果。

吻合和麻醉

胃肠道并发症导致的发病率和死亡率，包括由麻醉效应间接影响的心血管及肺部功能，或由药物和麻醉操作直接影响的肠功能。

药物和胃肠道功能

许多术中应用的药物能潜在影响胃肠功能。

胆碱酯酶抑制剂新斯的明，用于恢复神经血管阻滞剂的作用，可增加肠道运动和管腔内压力，并减少结肠血流量，因此增加吻合口瘘的发生风险（Bell 和 Lewis，1968；Whittaker，1968）。在结肠患者的临床观察中，比较新斯的明、阿托品或格隆溴铵的作用（Hunter，1996）。

氟烷抑制肠管的收缩，并拮抗吗啡和新斯的明对肠管的作用（Marshall 等，1961）。地西泮能抑制胃肠道的蠕动（Birnbaum 等，1970），甲氧氯普胺尽管能促进肠道的收缩，但其可以延长肠梗阻，因为这种收缩是不协调的和不能推进的（Jepsen 等，1986）。

吗啡能增加大小肠管的肠鸣音，但却减少了肠管活动。并且这种作用可以被纳洛酮拮抗。对于患有憩室病的患者建议避免使用吗啡，因为存在慢性痉挛和憩室部位穿孔的危险（Painter 和 Truelove，1964a）。由于吗啡有解痉的效应，所以对于进行肠吻合术的患者可用哌替啶止痛。另一方面考虑到吗啡的阿托品样作用可能导致术后梗阻（Painter 和 Truelove，1964b；Ekbom 等，1980）。

在结肠手术中，应用蛛网膜下腔麻醉和硬膜外麻醉可以增加肠蠕动，因为交感神经阻滞导致相对性的副交感神经作用增强。在术后早期，应用硬膜外阻滞有利于增加结肠吻合口的收缩（Bigler 等，1985），但更多的近期证据反对这一点（Holte 和 Kehlet，2001）。

结肠的血供

Whittaker 和他的同事（Whittaker，1968；Whittaker 等，1970）指出，结肠的血供是吻合口愈合的关键因素，由于出血使血容量减少 10%，能明显增加吻合口瘘的发生风险。Schrock 等（1973）发现当血压降到 50mmHg 以下时，吻合口瘘的发生率增高。血液黏度是切口愈合的重要因子，有证据表明适当的血细胞比容可以平衡氧气运输和携带最大的氧气量运送到组织之间的关系：血红蛋白含量大约 11g/dl，与之相符的血细胞比容为 35%（Gruber，1970）。

结肠的灌注表面上是通过交感和副交感神经系统来调节的；而在本质上，通过细胞内代谢产物调节小动脉和前毛细血管的功能，并且小动脉平滑肌对压力产生收缩性反应以提供肌源性自身调节。许多麻醉方法可以影响结肠血流。

氟烷可以降低血管阻力并增加肠系膜血流。恩氟烷产生的作用很小，但异氟烷却可增加血管阻力（Tverskoy 等，1985）。然而，异氟烷能抑制肾血管收缩和因手术刺激引起的肠道血管反应，这种影响是有益的（Ostman 等，1986）。这些挥发性药剂的效应具有剂量依赖性，药物排出后肠道活性恢复正常。这些挥发性药剂影响肠道活性但不能改变术后进程，尽管其能改变术中应用的其他药物的作用。氧化亚氮能更快地弥散到含气肠腔，而移出较慢，结果导致肠腔扩张。这种扩张会妨碍关腹，诱发肠梗阻和干扰结肠血流（Lewis，1975）；但在对患者的影响方面这些理论性的问题没有有力的数据去量化。如果一定要给予血管活性药物，需潜在考虑到其会改变结肠血流。血管收缩药物直接或间接地作用于内脏和腰部的结肠神经可以减少血供。肾上腺素和去甲肾上腺素能增加结肠血管阻力并降低血流量和携氧量。刺激迷走神经对结肠血流的作用很小，但刺激副交感骨盆神经将导致严重的充血。

应用硬膜外和蛛网膜下腔麻醉，可以引起从身体末端到阻滞高度平面的血管舒张。肠道的血流反映了血管舒张程度和降低全身性动脉灌注压之间的平衡。在狗的模型中，在硬膜外麻醉的起始阶段记录结肠血流量，显示 22%的结肠血流增加（Aitkenhead 等，1980）。在人群中，尽管回顾性的实验研究表明应用硬膜外麻醉可以降低吻合口瘘的发生，但这些并没有在前瞻性研究中得到证实（Worsley 等，1988）。尽管硬膜外麻醉可以很好地提高结肠血流量，但这种改善可因出血或应用血管收缩药而被破坏。

总体来说，目前没有明确的证据表明任何特殊的术中麻醉技术优于其他方式（假定患者得到了很好的供氧和水化）。

围术期输血

充足的术中补液对于维持生命器官的功能是很必要的。输血与许多并发症相关联，如感染和变态反应。继发的免疫抑制可能是由于供体白细胞携带了异体的抗原，并可能在结直肠手术后增加肿瘤的再发率（Wheatley 和 Veitch，1997）。为了降低这种风险，应用减白细胞的血液，正如应用各种方法降低同源输血的需求一样。经过几年的改变，人们开始接受对于适当患者术中维持更低血红蛋白水平。如果循环血容量得到维持，这样甚至可以适当提高组织灌注。

微创手术的麻醉

腹腔镜在腹部手术中具有一定优势，包括降低术后疼痛，减低术后肺功能紊乱和更快的恢复。然而，气腹的影响、位置的改变和手术的延长均会带来明显的副作用，尤其在有潜在心肺疾病的患者中。

头低脚高位（Trendelenburg 位）的体位将会导致横膈向头端移位，导致功能残气量、肺容量、肺顺应性以及通气/灌流比减少。气腹将会加重这种改变。二氧化碳作为充入气，可以全身吸收，20分钟后将会导致二氧化碳排出量进行性增加。因为血管内出现二氧化碳会致死，所以在这个重要时期要仔细监测。二氧化碳的呼出量明显降低和心功能衰竭是气体栓塞的显著特征。二氧化碳的监测是必需的，并可以作为麻醉和手术之间的很好沟通渠道。

头低脚高位会增加静脉回心血量和中心静脉压，这样可以对冠状动脉疾病和心室功能紊乱的患者产生有害的作用。腹内充气因为减少了静脉回流从而减少了心输出量而增加了血管阻力，也会对脾和肠系膜血流量产生不利的影响。如果腹腔镜操作较难和操作时间延长可使这些副作用增加。

另外，麻醉师必须处理手术并发症带来的后果，如气胸和血管损伤（Brichant，1995）。

术后护理

所有患者要在有适当人员和设备的恢复室中，从全身或局部麻醉中恢复，直到他们恢复到满意的状态再回到普通病房。恢复室有充足的加强监护病床以提供给大手术后或有明显并发症的患者，可于术后给予适当的止痛和生理性支持。加强监护病房，应用适当的加强治疗设备，提供给需要高水平呼吸和心血管支持的患者。

术后麻醉对肺部气体交换的主要作用依赖于手术部位。在术中和术后早期功能残气量（FRC）是减少的，并且右向左分流增加。原因还不清楚，但与术前相比，呼吸空气时氧分压将降低 30mmHg。通过面罩给予 30%～40%的氧气将会纠正氧分压的降低。1～2 小时后这种改变将恢复，并回到术前的正常水平。然而，肺功能正常的患者行腹部手术后这种氧分压降低至少持续 48 小时，并可能延长至 5 天，上腹部手术、胸部旁正中切口和低位剖腹术会使这种作用恶化。以下因素会加剧这种效应：伤口疼痛（患者自觉地避免深呼吸，会最多减少 50%潮气量并减少呼气力量），腹胀（固定横膈），仰卧位（FRC 与肺容量密切相关）和输液过多（肺水肿倾向）。

以上所有改变在术前肺功能较差的患者、吸烟患者、肥胖者和高龄患者中将会加剧。在感染和继发性排痰障碍的患者将更加危险。

术后疼痛缓解

有效地缓解术后疼痛是很重要的，不仅是出于人道主义精神，而且对其他方面有益：

- 缓解疼痛有助于早期活动，并能减少卧床并发症（深静脉血栓形成和压迫性褥疮）。
- 疼痛能抑制有效通气和痰排出，导致低氧血症和肺部感染的发展。很好地缓解疼痛可使物理治疗更有效。
- 疼痛可导致高血压、心动过速和睡眠减少。这在易感者中导致疲倦、易怒和心肌缺血。
- 也有很好的证据表明有效地缓解疼痛可使手术引起的代谢性应激恶化效应降低。

术后止痛的个人需求差别是很大的，这归因于手术部位、药物代谢动力学和药效学的不同，以及患者的心理构成和病房人员的期望。术后规律记录疼痛有益于适当评估、发现问题和改进止痛药物（Gould 等 1992）。应用直观模拟标度尺的形式和简单的评分系统作为标准，将疼痛的评分和止痛评分共同记录在同一张纸上，术后的观察包括呼吸、脉搏和血压。在许多医院急性疼痛的治疗被很好地制定并在教学中训练、审核、研究，并促进它的安全性。

很多方法可以治疗术后疼痛，以下具体说明。

口服止痛药

短效的口服止痛药包括对乙酰氨基酚、可待因和曲马多。与可待因相比，曲马多很少引起便秘。非甾体类抗炎药可以在小手术中缓解疼痛，也可用于大手术后吗啡作用不足时。其副作用包括肾功能不全、支气管痉挛和消化道溃疡。Royal College of Anaesthetists 制订了目前的临床指南（Royal College of Anaesthetists，1998）。环氧合酶-2 抑制物能减少一些副作用。如果胃肠功能正常口服吗啡是有效的。

肌肉注射类罂粟碱

疼痛时肌肉注射类罂粟碱使止痛剂出现顶峰和低谷，控制疼痛较差。可根据联合疼痛和止痛的评分系统，频繁地给予止痛药来改善此情况。然而，这种方法会使患者承受反复注射疼痛。

静脉阿片类药物注射

最好制定最佳的术中起始剂量和术后维持剂量。适当的治疗是非常有效的，其优势在于根据个人需要输注剂量。主要的危险是严重呼吸抑制的发生，必须进行呼吸监测。许多麻醉师的观点认为这种止痛方式在重症监护病房、加强监护病房或其他专门的环境以外不能使用。

患者自控镇痛术

病人自控镇痛术（PCA）的基础是患者能控制止痛药量，并由医生控制。安排 PCA 治疗是由很多因素决定的，如药物的类型、丸剂的大小、服药间隔、浸润速率和一次给药的允许剂量。PCA 通常用于静脉给药，但也可以用于肌肉注射、皮下注射和硬膜外注射。许多研究表明 PCA 时应用更小的剂量，会产生更加满意的止痛效果。

骶管阻滞

已经在上面提及。对于肛门和会阴部手术，应用布比卡因单药注射可以提供数小时有效的止痛。

椎管内阻滞技术

椎管内给予罂粟碱类可以用于术后止痛，因为局部止痛作用短暂，不能单独依赖椎管内阻滞。椎管内类罂粟碱受体可能在脊髓灰质内存在，他们可能作用于突触前，并减少一级疼痛神经元 P 物质的释放。鞘内注射吗啡止痛可以持续 24h，主要的危险是呼吸抑制，这可以在几个小时后发生。椎管内止痛的一些并发症已经在前文列出了。椎管内注射类罂粟碱类止痛剂后应仔细监测呼吸功能。椎管内阻滞的副作用与硬膜外阻滞相似。

硬膜外阻滞技术

硬膜外止痛技术可很好地在休息时和运动时缓解疼痛。其优势包括减少术中心肌缺血的发生、缓解压力和代谢反应、改善肺功能，及减少血栓栓塞并发症。硬膜外止痛可以减少类罂粟碱药物的全身作用和交感神经活性。这可以减少术后持续性的肠梗阻和改善肠管的血流。荟萃分析表明硬膜外止痛的效果很小，并讨论产生这样结果的原因，包括硬膜外止痛技术的变异因素、实验中硬膜外止痛的有效性和治疗终点（Ballantyne，2004）。有证据表明，在限制了包括手术创伤、体温的维持、早期的肠内营养和术后早期运动这些因素后，可以获得较好的结果（Wilmore 和 Kehlet，2001）。

为了使止痛效果覆盖创面和减少下肢的阻滞，胸椎硬膜外止痛入路是最适合的。然而，更大的技术挑战会带来更大的神经损伤。一般来讲，通过硬膜外途径给予类罂粟碱类，又如可乐定或局部止痛已被应用，可以单独或联合用药。局部止痛的低浓度的混合物，如 0.1%的布比卡因和类阿片类药物如芬太尼持续输入可以得到最好的止痛效果。单独应用局部止痛可以导致低血压，并且单纯硬膜外类罂粟碱止痛会影响肠道蠕动（Wheatley 等，2001）。单独应用局部止痛可以使肠道蠕动快速恢复到最佳状态（Holte 和 Kehlet，2000）。可通过 PCA 或丸剂给药。要对急性疼痛持续起效，硬膜外止痛需要持续管理，这也包括如果阻滞不充分时早期的导管更换方案。

术后恶心和呕吐

许多患者认为恶心和呕吐是术后过程中最令人烦恼的，但应用患者自控的止痛泵避免了这一并发症。但止痛泵会带来更加严重的影响，包括切口裂开、出血、脱水、电解质平衡紊乱，同时术后入恢复室会增加经济负担（Reynolds 和 Blogg，1995）。术后恶心和呕吐（PONV）发生率的报道是不同的，但在女性、非吸烟者、有 PONV 病史、体弱和给予麻醉剂的患者中其发生率增加。手术类型也很重要：腹部和腹腔镜手术会增加发生率。挥发性的麻醉剂会导致早期的 PONV，异丙酚可以轻度拮抗催吐剂。禁用类阿片类止痛剂也是考虑这些药物能引起 PONV 的危险。

许多药物对预防和治疗都是有效的。其作用于不同的受体，联合应用药物适合高风险的患者。有效的药物包括吩噻嗪类（如丙氯拉嗪）、苯丙甲酮（如氟哌利多）、抗组织胺类（如赛克力嗪）、5-羟色胺抑制剂（如昂丹司琼）和地塞米松。应用这些药物也会出现明显的副作用。甲氧氯普胺对 PONV 有效。有证据表明针灸是有用的治疗方法。

结直肠手术和营养

营养不良

患者住院时营养不良是较常见的（Corish 等，2004），尤其是在老年手术患者（Rosenthal，2004），并在术中会发生相关的不利影响。Windsor 和 Hill（1988）评估了 102 名大手术前患者的体重减轻，并将其分成三组：第一组（43 人）是正常的，第二组（17 人）体重减轻超过 10%，但没有生理性损伤的临床证据，第三组（42 人）体重减轻超过 10%，并伴有大于两个器官系统功能紊乱的明确证据。与其他两组相比，第三组的患者出现更显著的术后并发症（$P<0.05$），更多的脓毒症并发症（$P<0.02$），包括更高的肺炎发生率（$P<0.05$）和更长的住院期（$P<0.05$）。患有炎性肠病和结直肠肿瘤的结直肠患者发生术后营养不良的危险更大。De la Hunt（1984）特别指出，结直肠患者有较高的术后并发症，尤其是脓毒症和吻合口瘘和切口裂开。应用人体测量方法：在 30 名发生主要并发症患者中，72% 发生在低体重患者中，69%发生在前臂周径小的患者中，55%发生在最近体重下降的患者中，57% 发生在血清白蛋白低于 35g/L 的患者中。

评估

在急诊，患者、家属或陪护所述的体重减轻的病史是营养评估的基础。根据经验，患者的体重不足标准体重的 70%或不足以往体重的 80%，则认为存在严重的营养不良。然而，单纯根据体重减轻的病史进行评估的准确性是值得质疑的（Jeejeebhoy，2000）：33%体重减轻的患者被遗漏，25%体重无变化的患者被错误地归类为体重减轻患者。体格检查有助于评估患者的营养状况（Hammond，1999）。人体测量法包括肱三头肌和肩胛下肌的皮褶厚度，提供了身体脂肪的指数，而上臂肌肉的周径给出肌肉数量的估计值。这种人体测量法在人群研究中是有用的，但他们在个体中的可信度还不清楚（Jeejeebhoy，2000）。

床旁营养评估的一种有效方式是主观的全球评估技术（SGA；Jeejeebhoy，2000）。病史也应用于 SGA 决定中。

- 在前 6 个月体重丢失的百分数：轻度（<5%），中度（< 5% ~ 10%），重度（>10%）。
- 饮食摄入：饮食摄入的变化判断为正常或不正常，当前的饮食是否满足营养的需要。
- 持续性存在胃肠道症状，记录如厌食、恶心、呕吐、腹泻和腹痛，这些症状每天发生，并持续 2 周。
- 功能性容量：根据卧床不起、活动不足或全容量定义。
- 患者在疾病状态下的代谢需求：高度应激性疾病包括烧伤、巨大肿瘤和严重感染（如急性结肠炎）；中度应激性疾病包括轻度感染或局限性的恶性肿瘤。

体格检查包括评估：

- 皮下脂肪的丢失，测量肱三头肌区域和低位肋骨水平的腋中线。
- 颞区、三角区和股四头肌的肌肉萎缩表明大块的脂肪丢失，并通过触诊可以判断。
- 踝部和骶部存在水肿和（或）存在腹水。
- 记录黏膜和表皮损伤，及患者头发的颜色和外观。

根据病史和体检将患者分为：营养和发育良好、中等或可疑的营养不良，及严重的营养不良（表 3.28）。

通过主观的全球评估技术评定的营养不良患者，在大的腹部手术后会出现相关的术后并发症（Sungurtekin 等，2004）。Gupta 等（2005）研究了进展期结直肠肿瘤患者 SGA 对于预后的重要性。根据 SGA 决定营养不良患者的患病率是 52%（113/217）。SGA 的中位生存值：A. 12.8 个月（95% CI 9.1～16.5），B. 8.8 个月（95% CI 6.7～10.9），C. 6 个月（95% CI 3.9 ～ 8.1），这在统计学上有显著差异（$P=0.0013$）。此外作为临床应用的工具，SGA 可被当做一种临床技术能快速地应用于临床个体（表 3.29）。

内脏蛋白

较低的血清白蛋白与临床和手术并发症明显相关。Kudsk 等（2003）对 526 名在 1992—1996 年行食管、胃、胰十二指肠或结肠手术患者进行回顾性研究，这些患者均进行了术前血清白蛋白测定并未给予术前营养。术前血清白蛋白水平与术后并发症、住院期、术后天数、ICU 天数、死亡率和经口摄入量的恢复呈负相关（表 3.30）。行食管和胰腺手术的患者术后并发症的发生率明显增高，然而对

表 3.28 营养状况分级

营养良好	重度营养不良	严重营养不良
无体重减轻病史	日常饮食摄入减少病史	日常饮食摄入减少病史
无日常饮食摄入改变	体重减少了原体重的5%～10%（非主观）	体重减少大于原体重的10%（非主观）
无营养不良相关生理改变	体检发现轻微营养不良指征：	体检发现严重营养不良指证：
营养不良改善（近期体重增加）	皮下脂肪减少；肌肉萎缩。	皮下脂肪减少；肌肉萎缩。

来源自：Duerksen（2002）。

表 3.29 全球评估技术评定的营养不良与理想/实际体重比以及 BMI 的关系

营养不良	% 理想体重	% 实际体重	BMI kg/m²
轻	80%～90%	90%～95%	17～18.5
中	70%～79%	80%～89%	16～17
重	<70%	<80%	<16

来源自：Salvino 等（2004）和 Huckleberry（2004）。
BMI，体质指数。

于同一血清白蛋白水平患者其结肠手术的术后并发症发生率较低。

尽管，在本质上白蛋白水平不是营养状况的评价指标，但其与结局有明显相关性（Jeejeebhoy，2000）。许多手术控制血浆白蛋白浓度，包括白蛋白的合成速率、分级分解速率（FCR）、白蛋白在血管内和血管外的分布和外源性白蛋白丢失。白蛋白的合成速率受营养和炎症的影响，C反应蛋白阴性表明不存在上述因素（Don 和 Kaysen，2004）。前白蛋白作为一种内脏蛋白，反映了营养的变化。然而，它也受很多疾病相关的因子影响，使它在作为营养状况的指数方面并不可靠（Jeejeebhoy，2000）。

术中肠内营养

产生

大多数住院患者，肠内营养意味着医院食品。不幸的是，对于一些患者进食是很难的。这归因于社会、心理、生理因素的紊乱，导致发病和（或）住院的结局（Holmes，2003）。例如，住院可导致压力，并失去食欲。相似地，尽管众所周知进食可

表 3.30 术前血清白蛋白水平与手术部位和并发症发生率的关系

并发症部位	n	血清白蛋白						
		17.5	17.6～22.5	22.6～27.5	27.6～32.5	32.6～37.5	37.6～42.5	>42.5
食管	59	1/1	—	2/4	5/11	6/13	6/25	1/5
胃	140	3/4	3/6	4/16	8/27	6/33	7/46	2/8
胰腺	106	1/1	3/4	8/11	8/17	6/32	4/30	1/11
结肠	221	2/7	6/14	4/19	7/40	9/54	2/68	0/19
合计	526	7/13（54%）	12/24（50%）	18/50（36%）	28/95（29%）	27/132（20%）	19/169（11%）	4/43（9%）

来源自：Kudsk 等（2003）。

以改善病情，但医疗行为还是影响了患者进食和进食时间。人们对食物的期待是弱的，实际上对英国医院患者每天吃喝上的消耗（表 3.31）是不大的（审计委员会，2001）。Fulham（2004）指出对于结直肠或腹腔镜手术的患者恢复进食后给予一点食物是有益的（如乳酪、香蕉、易消化的饼干）。另外，对于有吻合口、吻合口颠倒和切除未有吻合口形成的患者应该为其提供食谱。

对于结直肠患者，有益的经口营养供应是一个有益的干预措施（Smedley 等，2004）。Keele 等（1997）对于结直肠癌手术患者随机化地于术后给予普通病房饮食和普通病房饮食与经口食品添加剂联合给予。在住院阶段，与对照组相比，联合给予普通病房饮食与经口食品添加剂的患者的营养摄入明显提高，体重减轻少（$P<0.001$）。联合给予组手的握力没有改变，而对照组手握力明显降低（$P<0.01$）。在对照组中，患者主观感受的疲劳程度较术前明显提高（$P<0.01$），而联合给予组无变化。对照组中有 12 名患者出现并发症，而联合给予组中只有 4 名患者出现并发症（$P<0.05$）。在择期的低位肠道手术中，仅仅给予口服食品添加剂这种高的营养摄入或术后早期肠道营养，就足够维持患者的免疫力和肌肉功能（Silk，2003）。另外，肠道营养对克罗恩病有特别的疗效。Gassull 等（2002）报道了三个随机对照试验的荟萃分析，比较了类固醇和肠内营养治疗克罗恩病的效果，结果发现尽管类固醇更有效，但应用肠内营养总体的缓解率是 60%，明显高于用其他药物治疗克罗恩病的安慰剂组。肠道营养的短期给药方法包括鼻胃管（NG；14～16）、经鼻十二指肠管和鼻空肠管（Nisim 和 Allins，2005）。这些方法不能应用于手术过程中，但可以作为短期营养应用（小于 6 周）。所需导管的长度是指从鼻子到耳垂，再到剑突。通过向导管中吹入 50ml 气体，并在上腹部或左上腹 1/4 区域听诊的方法来判断导管位置是否合适。然而，听诊是不可靠的，插管后行 X 线检查可以明确导管位置（Williams 和 Leslie，2004；Nisim 和 Allins，2005）。为了减少误吸的危险，将床头升起 30～45°角。向鼻导管内注入药物后应用水冲洗导管。

表 3.31　患者每日饮食净支出

伦敦以外地区	患者每日净支出
小量供货	£6.56
中等量供货	£5.91
大量供货	£5.46
伦敦	
	£7.64

来源自：审计委员会（2001）。

对于鼻空肠管在避免误吸方面是否优于鼻饲是存在争议的。Strong 等（1992）比较了 17 名经鼻饲的患者和 16 名经鼻空肠喂养的患者的胸部 X 线片。胸片证明在鼻饲患者中吸入性肺炎的发生率为 31.3%，而鼻空肠喂养的患者有 40% 的发生率（差异无统计学显著性）。这些数据表明导管远端无论是在胃内还是超过十二指肠第二段，肠内营养患者的并发症发生率是相同的。相似地，Neumann 和 DeLegge（2002）发现在重症监护病房，鼻胃管与鼻小肠管喂养相比并没有增加患者误吸和其他不良结局。此外，与小肠营养相比，应用胃内营养患者很快就可以得到营养从而达到置管目的（11.2h *vs.* 27.0h），而产生很少的副作用。患者应用胃管比小肠喂养更快完成喂养目的（28.8h *vs.* 43.0h）。Eatock 等（2005）报道，对于急性胰腺炎患者使用鼻胃管行肠内营养比应用鼻空肠管更加便宜和简单。

肠内营养的目的（Nisim 和 Allins，2005）是使患者接近正常的营养消耗。照这样，间断喂养（12～16h/24h）是经典的应用方法。给药的频率应根据一次向胃内输入水的容量等于频繁的喂养容量。喂养应是循序渐进地超过 1h，防止由于过高估计胃内残余量导致急性胃扩张。1h 后，将喂养管夹闭 30min。松开胃管后可以估计残余量，并排出残留的液体。如果残留不足 50% 的输注量可以应用原管喂养。长期的喂养系统（Culkin 和 Gabe，2002；Dormann 和 Huchzermeyer，2002；Gopalan 和 Khanna，2003；Nisim 和 Allins，2005）包括经皮内镜胃造瘘术（Holmes，2004），经皮内镜空肠造口术，细针导管空肠造口术，经手术胃造口术，这可能是临时的（如 Stam 技术）或永久的（Janeway 技术），以及开腹或腹腔镜空肠造口术。导管插入部位感染可能是患者发生并发症的来源。患者行胃造口术和空肠造口术后 MRSA 感染发生可以通过这些策略降低，包括筛选、皮肤消毒和糖肽的预防（Rao 等，2004）。一旦导管感染了 MRSA，根除的方法是拔除导管，如果需要长期放置则要在应用万古霉素的前提下更换。McClave 和 Chang（2003）提供了与肠内营养装置相关的并发症的概述（表 3.32）。

Murayama 等（1995）比较了腹腔镜胃造瘘术与开腹胃造口术的区别。腹腔镜组手术时间［(38±7) min］比开腹组［(62±19) min；$P<0.0001$］明显缩短。腹腔镜组主要的并发症发生率是 6%，而开腹组是 11%。作者指出腹腔镜胃造瘘术比开腹胃造口术是更安全有效的选择，尤其适用于行上胃肠道内镜检查或继续进行内镜手术的患者。Hotokezaka 等（1996）观察了 32 名腹腔镜空肠造口术的患者。腹腔镜检查在 28 名患者中成功应用，而中转开腹的只有 4 例。14 例患者有腹部手术史，这其中包括中转开腹的 3 名患者。7 名患者发生了较大的并发症，1 人进行二次手术，1 人由于吸入性肺炎死亡。所有的患者行导管喂养，20 名患者顺利转为全胃肠营养。在肠切开术后吻合口瘘和腹壁切口瘘的营养不良患者中有人发生因粪便污染喂养导管而致腹膜炎。

混合剂

喂养配方中的碳水化合物是卡路里的最初来源。多数配方包括 1～2kCal/L。碳水化合物也是配方渗透压浓度的主要决定因子，渗透压范围从 100mOsm/kg H_2O 至 280mOsm/kg H_2O。普通液体喂养配方中蛋白质含量在 35～40g/L 的范围。伴有肠道吸收减弱的患者（如炎性肠病）可以从配方中易于吸收的物质中获益。短的肽链比氨基酸类更容易被肠道黏膜吸收，因此这些患者经常接受以肽类为基础的配方。脂肪中所提供卡路里通常是来源于植物油中的长链三酰甘油。他们是高能量的化合物，其所含卡路里将近碳水化合物的三倍（9kCal/g *vs.* 3.4kCal/g）。经典的，配方中脂肪含量限制在总量的 30%。目前存在许多小肠配方。表 3.33 列出了肠内营养选择和给予的特点。

免疫营养作为一种营养素，对免疫系统格外有益，包括谷氨酰胺、精氨酸、长链多不饱和脂肪酸（PUFA）和核苷酸（Moskovitz 和 Kim，2004）。

- 谷氨酰胺是其他氨基酸、嘌呤和嘧啶合成的前体。其为许多类型细胞提供重要的营养，包括肠上皮细胞、结肠细胞和成纤维细胞。肌肉是游离谷氨酰胺的主要供应者，提供总量的 60%，如限制向免疫系统供应谷氨酰胺则导致宿主的抗感染能力下降。
- 精氨酸是氧化亚氮合成的前体，是一种非必需氨基酸。在应激状态由于内源性合成不足导致精氨酸水平降低。精氨酸的补充对免疫反应产生有益的影响，即通过提高外周血细胞对丝裂原的反应，增强自然杀伤细胞（NK 细胞）的活性，增加淋巴细胞活化的 NK 细胞的数量。
- 二十碳五烯酸（EPA）和 PUFA 能增加前列腺素 E-3 的生成，减少前列腺素 E-2 的生成。EPA 和 PUFA 能影响许多免疫系统的成分。PUFA 对脂膜的组成、细胞活素的结合、膜细胞信号的生成和基因的表达都有影响。

Grimble（2005）描述了一个“转录子位点”作为免疫营养的基础。氧化剂分子通过激活细胞核转录因子如核因子 κB（NF-κB）和激活剂蛋白 1（AP-1），从而上调细胞活素、其他的炎症介质、黏附分子和抗氧化剂相关的酶类。抗氧化剂、脂肪酸和 EPA 阻止 NF-κB 的激活，前面的物质减少细胞内的氧化应激，后面的物质稳定转录因子复合物。

Heys 等（1999）综合了 11 个随机对照试验的荟萃分析（发表在 peer-reviewed 期刊上），比较了联合应用肠内营养与关键营养素与标准肠内营养的效果，包括 1009 名患有危重病的患者。关键营养素包括 L 型精氨酸、L 型谷氨酰胺、长链氨基酸、必需脂肪酸和 RNA。尽管没有减少患者死亡，但研究是必要的。

- 在总的 OR 中显著降低了发生较大感染并发症（肺炎、腹腔脓肿、较重的切口感染、败血症）的危险（OR 0.47；95% CI 0.32～0.70）。
- 给予定向营养素的患者，住院天数明显减少，减少 2.5 天（95% CI 4.0～1.0 天；异质性卡方检验 4.73；P=NS）。

相似地，包括更多近期危重患者的随机研究的荟萃分析（Montejo 等，2003），比较应用浓缩的肠内营养和非浓缩的肠内营养的区别。评估感染并发症和各种不同结局（包括机械通气的天数、入住 ICU 的天数、住院天数和病死率）。全球 26 个相关

表 3.32　肠内营养相关并发症

方式	鼻胃管	经皮内镜下胃造口术
并发症	鼻衄 1.8%～4.7%	吸入性疾病 0.3%～1%
	吸入性疾病 0～1.8%	出血 1%
		其他检查损伤 0.5%～1.8%
		暂时性气腹 40%～56%
		长期肠梗阻 3%
具体	放管 12.5%～16%	局部感染 5.4%～30%
	移除 25%～41%	过量渗漏 1%～2%
	渗漏 11%～20%	“蘑菇头”上浮 21.8%
	堵塞 9%～20%	消化道出血 0.6%～1.2%
		无意间拔管 1.6%～4.4%

来源自：McClave 和 Chang（2003）。

表 3.33　肠内营养组成

水	原料	营养素含量	添加底物	特殊疾病
足量无水配方（1 kcal/cc）*vs* 浓缩无水配方	混合食物 *vs* 限定营养素	完整蛋白质 *vs* 氨基酸和（或）肽类；复合碳水化合物 *vs* 单纯糖类；“正常”脂肪含量 *vs* 减脂±中链三酰甘油；无乳糖。	可溶性纤维；“免疫增强作用”营养素：Ω-3 脂肪酸、RNA、精氨酸、±谷氨酸；可添加蛋白质、碳水化合物或脂肪以增加能量。	肝 肺 肾 糖尿病 危重护理

来源自：Lipman（2004）。

的原始研究指出与免疫营养疗法相关的情况：

- 感染率的降低：低的腹腔脓肿（OR 0.26，95% CI 0.12～0.55，$P=0.005$），医院性肺炎（OR 0.54，95% CI 0.35～0.84，$P=0.007$）和菌血症（OR 0.45，95% CI 0.35～0.84，$P=0.0002$）发生率。
- 机械通气时间（平均 2.25 天，95% CI 0.5～3.9，$P=0.009$），ICU 时间（平均减少 1.6 天，CI：1.9～1.2）（$P<0.0001$）和总住院时间（平均减少 3.4 天；95% CI 4.0～2.7，$P<0.0001$）的减少。
- 对于死亡率没有影响（OR 1.10，95% CI 0.85～1.42，$P=0.5$）。

在这个基础上，Montejo 等（2003）指出，在 ICU 患者中 B 级证据推荐应用免疫营养的肠内喂养。Garcia-de-Lorenzo 等（2003）描述谷氨酰胺可以改善多肿瘤患者的免疫水平，减少危重患者的花费和减少化疗后患者黏膜炎的发生（B 级推荐）。然而，Heyland 和 Samis（2003）分析了一些研究，除 Galban 等（2000）的研究外，其他研究中发生脓毒症需要危重护理的患者，接受免疫营养治疗的效果没有标准的肠内营养或静脉营养好（表 3.34）。Bertolini 等（2003）研究了在 1999 年 11 月到 2001 年 4 月 33 个重症监护病房（ICU）中随机抽取 237 名患者，其中 39 名患者有严重的脓毒血症。在这 39 名患者中，21 名患者随机性应用 TPN（59% 碳水化合物，23% 脂肪，18% 蛋白质，

表 3.34 免疫营养物与脓毒症重症监护患者死亡率之间的关系

	对照组	试验组	*P* 值	
Bower 等，1995	4/45（8.9%）	11/44（25%）	0.051	影响
Dent 等，2003	8/83（9.6%）	20/87（23%）	0.03	L-精氨酸、ω-3 脂肪酸、维生素 A 和维生素 E、β-胡萝卜素。
Galban 等，2000	28/87（32.2%）	17/89（19.1%）	0.05	影响
Bertolini 等，2003（严重败血症亚群）	3/21（14.3%）	8/18（44.4%）	0.039	L-精氨酸、ω-3 脂肪酸、维生素 E、β-胡萝卜素、锌、硒

来源自：Heyland 和 Samis（2003）。

1.2kcal/ml)，18 名患者随机接受肠内营养素方案，包括精氨酸、脂肪酸、维生素-E、β-胡萝卜素、锌和硒（55%碳水化合物，25%脂肪，21%蛋白质，1.3kcal/ml)。在 ICU，接受肠内免疫营养组的死亡率（44%）显著高于应用静脉营养组（14%）。Heyland 和 Samis（2003）推测这种具有免疫调节作用的营养素（或联合营养素）产生了所观察到的以外的害处，在这些研究中可能是精氨酸对脓毒症不利。精氨酸的补充促进了氧化亚氮的产生，这在患有脓毒症的危重患者中会产生不利的影响。Heyland 和 Samis（2003）对常规加入精氨酸前的免疫营养剂进行了研究。

Kieft 等（2005）设计了最大的随机试验，在普通 ICU 患者中进行免疫营养治疗的对照试验。对照组包括 140 名手术患者、16 名肿瘤患者和 83 名内科患者；免疫营养组包括 113 名患者，分别为 23 名肿瘤患者和 95 名内科患者。研究的配方（免疫营养）是高蛋白的肠内营养，富含谷氨酰胺、精氨酸、脂肪酸、抗氧化剂和纤维素的混合物（Stresson Multi Fibre®，Nutricia，荷兰）。为了避免这组得到的能量不同，对照组给予同等热量的肠内营养配方。根据切口愈合和治疗结果，对对照组和免疫营养组进行比较：平均 ICU 住院日是 8.0 天（IQR 5.0～16.0 天）*vs.* 7.0 天（IQR 4.0～14.0 天）；平均住院日是 20.0 天（IQR 10.0～34.0 天）*vs.* 20.0（IQR 10.0～35.0 天）天，平均机械通气天数 6.0 天（IQR 3.0～12.0 天）*vs.* 6.0 天（IQR 3.0～12.0 天）；ICU 的死亡率 26.8% *vs.* 28.2%，住院死亡率 36.4% *vs.* 38.5%；感染并发症发生率 41.7% *vs.* 43.0%。因此免疫营养对普通 ICU 患者的临床结局没有有益的影响。Heyland 和 Dhaliwal（2005）指出最近定义的关键营养素可能对危重症患者有正面的作用，但还未得到证实。一个新的焦点集中在从营养素中分离出单一营养素，在同种患者中设计大型、严格的随机临床试验以得到证实。

术中静脉营养

首席静脉营养协作研究小组（1991）研究了 395 名需要开腹术或无心脏病的胸廓切开术的营养不良患者，并随机地接受术前 7～15 天和术后 3 天的肠外营养（TPN 组）或未接受术中肠外营养（对照组）。持续 90 天监测术后患者并发症。在术后第一个 30 天两组并发症的发生率是相似的（TPN 组 25.5%，对照组 24.6%），90 天内总的发生率分别是 13.4%和 10.5%。尽管 TPN 组比对照组出现更多的感染并发症（14.1 *vs.* 6.4%，*P*=0.01，相关危险度 2.20，95% CI，1.19～4.05)，根据 SGA 或客观的营养评估所划分的濒临营养不良或轻度营养不良患者影响了这种增加。相反的，严重营养不良的患者应用肠外营养发生非感染并发症的概率小于对照组（5% *vs.* 43%，*P*=0.03，相对危险度 0.12，95% CI，0.02～0.91)，而且也未相应增加感染并发症。患者指出术中应用肠外营养应该仅限于严重营养不良的患者，除非他们有其他特殊的适应证。Heyland 等（2001）对 27 篇文章进行荟萃分析，2 907 名患者随机应用肠外营养和常规护理（口服或静脉输注葡萄糖溶液）。这些试验的综合结果表明两种方法对死亡率没有影响（RR=0.97，95% CI 0.75～1.24)。然而，肠外营养组的并发症发生率减小（RR=0.081，95% CI 0.65～1.01，*P*=0.06)。试验之间比较，在有效的试验中仅包括营养不良患者。对营养不良和营养正常的患者研究，再一次证明肠外营养对相关的发病率没有不同影响。然而，在明显的营养不良患者的试验中，肠外营养能显著降低并发症的发生率（RR＝0.52，95% CI 0.30～0.91）。作者（Heyland 等，2001）指出尽管方法学和出版年限可能影响荟萃分析的结果，在手术患者中，肠外营养能降低并发症的发生率，但没有死亡率。

Nehra 等（1999）在 100 名患者中描述了肠外营养的并发症。患者的特点包括平均体重（118%±29%）、标准体重系数［(25±6) kg/m²］和血清白蛋白水平［(28±7) g/L］。判断最初应用肠外营养而不是肠内营养最常见的原因是肠梗阻（25%）、潜在的需要纠正的酸碱平衡失调和电解质紊乱（13%），以及由于中心静脉导管置入使肠外营养容易实行（12%）。Jones（2003）指出了三种需要肠道营养的肠道衰竭类型：

- 1 型：由于腹部手术所引起的短期肠道衰竭，这种肠道衰竭是自限性的。
- 2 型：肠道衰竭发生在危重症患者，伴有大部分肠切除、脓毒症、代谢和营养的并发症，需要多学科干预并给予代谢和营养支持使其可得到恢复。
- 3 型：慢性肠衰竭需要长期的营养支持。

大多数结直肠手术实行肠外营养支持多见于 1 型患者，而 2 型很少见。

肠外营养的并发症

血液感染是最常见的通过导管途径引起的植入并发症。这是一种麻烦的短期的肠外营养（TPN）并发症，除非得到适当的治疗，否则可导致死亡。然而，脓毒症和由于重复地更换静脉通路导管所导致的静脉通路缺乏是家庭肠外营养（HPN）中决定生命质量的问题。Tay 等（2002）研究了 50 名在外科重症监护病房的患者，发现持续应用肠外营养可以导致高血糖和脓毒症的增加。Moore 等（2004）对 HPN 患者的回顾性研究指出，应用经外周插管的中心静脉导管比中心静脉置管具有较高的导管感染率（$P<0.01$）。在美国，1986—1989 年对医院获得性菌血症和败血症的研究表明凝固酶阴性葡萄球菌，是继金黄色葡萄球菌之后，最频繁被报道发生血液感染的原因，分别为 27%和 16%，但 1992—1999 年混杂的数据表明凝固酶阴性葡萄球菌，是继肠球菌之后，最频繁导致医院获得性血液感染的病原体（O'Grady 等，2002）。学者推荐减少脓毒血症的方法如下：

- 培训插入和护理导管的医护人员。
- 在中心静脉导管插入时，用最强的消毒屏障防止感染。
- 用 2%的氯己定给皮肤消毒。
- 避免常规更换中心静脉导管作为防止感染的方法。

心内膜炎是中心静脉置管最严重的并发症，可能需要反复超声心动检查以明确诊断。在瓣膜损伤时可能涉及真菌和细菌感染（Schelenz 和 Gransden，2003）。

Sutton 等（2005）指出临床护理专业人员需根据协议标准行静脉营养置管。这个协议包括导管出口的护理（出口从皮下穿出），雾化吸入聚维酮碘，带有弱安定药的敷料，带有调理素的敷料和制定护理人员对起始肠外营养的输注。制定的护理人员应接受培训并评估无菌操作和 TPN 置管。这种改革是通过节省中心静脉导管、肠外营养和手术时间来降低中心静脉导管的感染发生率（表 3.35）并减少临床护理专业人员的雇佣费用。

肝胆管功能紊乱（Porayko，1998）与肠外营

表 3.35　家庭肠外营养：经中央静脉导管营养的导管相关性败血症患者的置管前及置管后情况

	0 年 (n=56)	1 年 (n=54)	2 年 (n=49)	3 年 (n=34)	4 年 (n=40)
确诊败血症（%）	5.2	3.7	2	2.9	2.3
疑似败血症（%）	—	9.2	4	0	0
可能败血症（%）	—	5.5	4	0	0

来源自：Sutton 等（2005）。

养的使用相关，90%长期治疗的患者会发生此种并发症。Luman 和 Shaffer（2002）描述了 51 名（47.7%）伴有肝功能实验（LFT）异常的患者：9 名患者肝功能实验异常为一过性的；其他的 42 名患者（39%）在接下来的平均 18.5 个月（3～180 个月）肝功能实验持续异常。没有患者发展为失代偿肝病。在单变量分析中，如小肠的长度小于 100cm，则应用 HPN 时需要摄入更高的总热量（平均 1 117 ± 486kCal *vs.* 907 ± 576kCal，$P<0.05$），应用 HPN，每日高的热卡摄入与每日能量需求相关，并记录与肝功能实验异常的相关性（70%±32% 比 57±36%）。然而，在多因素分析中，小肠的长度小于 100cm 是肝功能实验异常的唯一显著变量。

建立外科营养

有三个基本步骤提供术中外科营养

1. 患者需要营养支持吗？
2. 应用哪种途径，肠内或肠外？
3. 营养支持的目标是否达到？

对于营养不良患者，在术中和术后发病率和致死率比营养正常的患者的危险性更大（Salvino 等，2004）。严重营养不良患者，如果其择期手术能够推迟一段时间，应该考虑给予术前营养支持。如果患者术后禁食 7～10 天应该给予术后营养支持（Salvino 等，2004）。

如果需要术中营养支持，最好的途径是肠内营养还是肠外营养呢，ASPEN 指南推荐如下：

- 计划进行大的胃肠道手术的中度到重度营养不良患者如果手术可以推迟，则术前给予 7～14 天的营养支持治疗。
- 大型胃肠道手术患者术后早期不能将肠外营养作为常规的建议。
- 如果未充足口服营养持续 7～10 天，则应给予术后营养支持。

Heyland 等（2003）对 ICU 患者的营养进行了临床对照试验的系统性分析。研究的主要结论是：

- 6 个试验表明，与肠内营养相比，肠外营养增加感染并发症的相对危险度是 0.61。相反，在死亡率和延长住院日方面没有显著的差异。
- 早期肠内营养表明在减少死亡率或感染并发症方面并没有统计学的显著差异。
- 肠内营养的精氨酸补充并没有影响死亡率或感染。
- 在异种患者中，一些试验表明给予谷氨酰胺补充可以减少感染并发症，但没有其他研究证实。
- 一项研究表明，患者半卧位给予肠内营养可以显著降低肺炎的发生率。

在其他系统性研究中，反复报道了肠内营养降低感染并发症对患者总体的发病率并没有有益影响。Braunschweig 等（2001）系统性回顾了前瞻性随机临床试验的研究结果，比较了营养干预、并发症和死亡率之间的关系。汇集了 27 个研究的 1 828 名患者结果表明，与常规护理（0.77；95% CI 0.65～0.91）相比，导管喂养（0.64，95% CI 0.54～0.76）能显著降低感染的相对危险度。然而这些研究的患者中，患有蛋白质能量营养不良症的比率很高，与肠外营养相比，这些患者在标准护理下具有一个显著性更高的死亡危险（3.0，95% CI 10.9～8.56）和趋于更高的感染危险（1.17，95% CI 0.88～1.56）。Gramlich 等（2004）对 13 项研究进行荟萃分析发现，与肠外营养相比，肠内营养能显著降低感染并发症发生率（RR＝0.64，95% CI＝0.47～0.87，$P=0.004$），但死亡率没有区别（RR＝1.08，95% CI＝0.70～1.65，$P=0.7$）。Peter 等（2005）分析了 30 个随机对照试验文章（10 个内科、11 个外科、9 个肿瘤），比较早期应用肠内营养和肠外营养的区别，对所有患者的住院死亡率、营养类型的治疗效果没有差别（0.6%，$P=0.4$）。肠外营养可以增加感染并发症发生率（7.9%，$P=0.001$），导管相关的血液感染发生率（3.5%，$P=0.003$），非感染并发症发生率（4.9%，$P=0.04$）和患者的住院日（1.2 天，$P=0.004$）。营养的类型对于各种操作的并发症没有影响（4.1%，$P=0.2$）。肠内营养会增加痢疾的发生（8.7%，$P=0.001$）。

尽管肠内营养没有降低死亡率，但可降低感染并发症的发生率，但肠内营养的缺点是什么呢？在病危患者中肠内营养的缺点是这种营养支持可能不充足。对在综合 ICU 的患者的研究，应用肠内营养仅有 56%的患者达到热量需要量的目标（Sigalet 等，2004）。营养不足归因于肠道功能紊乱和选择性的肠内营养中断。然而，在危重而不伴有营养不良和肠道功能正常的患者中，没有发现联合应用肠内营养和肠内营养的优势。Dhaliwal 等（2004）分析了对单独应用肠内营养和联合应用肠内营养与肠外营养进行比较的研究。汇集了5个研究及荟萃分析，结果表明联合应用肠内和肠外营养对死亡率没有影响（RR 1.27，95% CI 0.82～1.94，P=0.3）。

本质上，应用肠内和肠外营养没有差别。尽管肠外营养会产生更多的脓毒性并发症，但它能可靠地提供蛋白质、能量、电解质和维生素（Sigalet 等 2004）。此外，在营养不良的手术患者中，肠外营养比常规护理更能提高患者生存率。所有营养支持的成分要提供水分、电解质、热量（碳水化合物和脂肪）、蛋白质、维生素和微量营养物的适当需求。总的能量需求通过葡萄糖和脂肪以60/40的比例混合提供。然而，明显的葡萄糖耐量异常或无脂肪的肠外营养需求有时也会改变个别患者的食物疗法方案。

患者的能量需求（基础代谢率，BMR）可以应用 Schofield 或 Harris-Benedict 公式评估（Bauer 等 2004）（表3.36）。与全身创伤的程度相关的应激因子可以增加 BMR 的值，在不复杂的手术中增加5%～20%，而在复杂的手术中增加25%～40%（Reeves 和 Capra，2003）。应激因子的评估包括 Elia 作图，但这种评估证据也不够强大。

EMR 评估的准确度和一致性是足够好的（Bauer 等，2004）。McClave 等（1998）发现与间接测量静息时能量消耗相比，基于 Harris-Benedict 公式的营养疗法经常出现营养不良和营养过剩。有人提出呼吸商（RQ=VCO2/VO2）作为测量和决定热量提供的适当量。营养不良时促进内源性脂肪储备的应用，这会导致呼吸商的降低，然而营养过剩导致脂肪形成，引起呼吸商的增加。然而，McClave 等（2003）对263名接受肠内营养的患者（尽管机械通气患者改变了总体的和非蛋白质性呼吸商相关的热量提供与需求的比率）进行研究，但是低敏感性和特异性限制了它作为营养不良和营养过剩的指标。以我们的经验，典型的手术患者需要1 800kCal 的食物疗法，即平均日需要量为25kCal/(kg·d)。应该避免热量过剩，因为这样会损害肝功能和导致 CO_2 产生增加。

为了使95%的正常人体摄入足够的能量以供消耗，每千克体重0.8g 蛋白质是足够的（Bistrian 和 Babineau，1998）。手术创伤或疾病时由于厌食、活动减少、蛋白质合成代谢减少和分解代谢增加而导致蛋白质营养不良。随着全身炎症反应综合征的严重程度提高，蛋白质的需要量要高于推荐的膳食营养供给量标准以满足蛋白质的不足，但进一步的蛋白质不足很难通过每天给予每千克体重1.5g 蛋白质来补充。在多数危重症患者中，这种情况可导致早期的蛋白质丢失（Bistrian 和 Babineau，1998）。因此，大多蛋白质替代疗法包括1.2～2.0g/（kg·d）的蛋白质供给（Huckleberry，2004；Salvino 等，2004）。蛋白质提供量过多会造成尿素的增加。

促进结直肠手术后的恢复

腹腔镜结直肠手术的一个最大优点是解决了开腹或小切口手术由于术后禁食、吗啡止痛和延迟离床活动而导致的抑制术后恢复速度问题。此外延迟进食不能防止吻合口破裂。腹腔镜手术由于很少的

表3.36 基础代谢率的预估

方程	项目分类	公式
Harris 和 Benedict	男性	BMR（kJ/day）=（57.5×W）+（20.9×H）.（28.3×A）+278
	女性	BMR（kJ/day）=（40.0×W）+（7.7×H）.（19.6×A）+2741
Schofield	男性，30～60岁	BMR（MJ/day）=（0.048×W）+3.653
	女性，30～60岁	BMR（MJ/day）=（0.034×W）+3.538
	男性，>60岁	BMR（MJ/day）=（0.049×W）+2.459
	女性，>60岁	BMR（MJ/day）=（0.038×W）+2.755

来源自：Bauer 等（2004）。
BMR，基础代谢率。W，体重；H，身高；A，年龄。

麻醉需要量和快速恢复的特点，影响了外科技术并提高了恢复措施的发展（Wind 等，2006）。Basse 等（2000）研究了即将行择期的结肠切除术的 60 名患者（除外下前方切除、直肠切除和因炎性肠病手术的患者）的术后促进康复方案的作用。这个研究设计特点包括：

- 研究者通知患者术后 48h 的治疗计划。
- 无前驱药物给予。
- 对于右半结肠切除术的患者胸部硬膜外置管在 T6～7 的位置，而左半结肠或乙状结肠切除术则在 T8～10 的位置。术后应用硬膜外止痛法，持续给予布比卡因或吗啡 48h。
- 右半结肠切除术采取脐上 2～3cm 的横切口，横结肠切除术采取从脐向头侧的横切口，左结肠部分切除术和乙状结肠切除术采取左髂窝处的弧形切口，如果必要可以延长切口。所有吻合口均用手工缝合。
- 胃肠的吻合可以不用。

术后活动和进食根据常规护理计划进行（表 3.37）。

结肠切除术（Basse 等，2000）包括 23 例右半结肠切除术、2 例横结肠切除术、34 例乙状结肠或左半结肠切除术和 1 例结肠次全切除术。平均手术时间是 120min（70～360min），术中平均失血量是 100ml（50～2 450ml）。隐匿的结肠疾病有 42 名患者是癌（4 名患者为 Duke A 级，22 名患者为 Duke B 级，11 名患者为 Duke C 级，5 名患者为 Duke D 级），1 名患者是淋巴瘤，17 名患者是良性结肠疾病。总体来讲，57 名患者在 48h 内胃肠功能恢复（排便），平均住院日是 2 天。没有心肺并发症发生。再次住院率是 15%，包括 2 名患者吻合口瘘（1 名给予保守治疗，1 名给予结肠造瘘术），其他再次入院的患者仅需短期观察。

还有一个相似的研究，Delaney 等（2001）研究 60 名患者（平均年龄 44.5 岁，范围在 13～70 岁）从较大的手术到快速恢复（早期饮食和早期活动，符合出院标准）需要大于 6 周时间。未应用鼻胃管和硬膜外止痛。对患者给予早期饮食和早期活动，达到出院标准后出院。58 名患者（97%）适于这种快速恢复方案并在术后平均 4.3 天恢复。3 名患者（5%）因呕吐需要鼻导管。尽管 4 名患者（7%）在术后 30 天内因为其他原因入院，但没有因快速恢复方案失败而直接导致的再次入院。8 名依从性差的患者住院 5.1 天（与依从性好的患者相比 $P=0.02$）。

表 3.37 择期结肠切除术后护理计划及促进恢复目标

术前

在门诊反复收集患者围术期信息；与家属讨论术后 2 天的治疗方案；给予 3 天流质营养饮食（包括 4 单位蛋白质饮料）；进行肠道准备。

术后

术后 24h 内

活动：2h，术后 6h 开始。

饮水：1 000ml（包括 2 单位蛋白质饮料）。

口服：对乙酰氨基酚（扑热息痛）2g，每 12h；镁 1g，每 12h；西沙必利 20mg，每 12h（连用数天）。此外，布比卡因、布洛芬和阿片类药物仅用于爆发性疼痛。

允许正常进食。

术后第一天（24～48h）

早晨拔除尿管。

8h 活动。

给予正常食物及口服液体＞2 000ml（包括 4 单位蛋白质饮料）。

安排出院。

术后第二天（48h 以上）

早晨拔出硬膜外管。

口服布洛芬 600mg，每 8h。

充分活动，正常饮食。

停止西沙比利，除腹泻外继续口服 1 周。

午餐后出院（术后 48h）。

术后 8 天

门诊检查。

根据组织学情况拆线及制订进一步治疗计划。

术后 30 天

门诊检查。

Basse 等（2004）对结肠切除术后的患者给予常规护理和多种的快速恢复方案，对结果进行比较。然而，这两组患者的治疗是在不同的医院：一个医院的 130 名患者接受了常规护理（1 组）；另一个医院的 130 名患者接受多种的快速恢复方案（2 组）相比较。第一组的平均年龄是 74 岁，第二组的平均年龄是 72 岁，并且第二组 ASA 评分更高（$P<0.05$）。第一组患者术后排便发生在 4.5 天，而第二组是 2 天（$P<0.05$）。第一组平均住院日是 8 天，而第二组是 2 天（$P<0.05$）。总的并发症

（35人）发生率在第二组更低（$P<0.05$），尤其是心肺并发症（5人，$P<0.01$）。第一组的再次入院率是12%，第二组是20%（$P>0.05$）（Basse 等，2004）。

Nygren 等（2005）进行了一个比较性研究，即对欧洲4个国家行常规护理结直肠手术和丹麦行快速恢复方案的结果进行比较。研究的人群包括接受常规护理的451名患者（瑞典109名、英国87名、荷兰76名、挪威61名）和丹麦的118名患者。根据P-POSSUM评分，在各个中心之间的病例是相似的。在不同中心，发病率和30天的死亡率没有差别。在丹麦平均住院日是2天，而其他中心是7～9天（$P<0.05$）。在丹麦再次住院率是22%，而在其他中心是2%～16%（$P<0.05$）。与常规护理相比较，快速恢复方案可缩短住院时间，但会带来高的再次住院率（表3.38）。

Anderson 等（2003）设计了一个小型的随机对照试验比较了常规护理（11人）和最佳的护理程序（14人）对择期右半或左半结肠根治术的作用。在这个比较中，最佳的护理程序能维持患者的握力，早期活动（46h *vs.* 69h，$P=0.043$），减少疼痛和疲劳。最佳的护理程序组的患者比对照组能更早地耐受医院的常规饮食（48h *vs.* 76h；$P<0.001$）。另外，最佳的护理程序组明显减少平均住院日（3天 *vs.* 7天，$P=0.002$）（Anderson 等，2003）。

Zutshi 等（2005）对腹腔镜结肠切除并给予快速恢复方案的患者，比较了术后的胸部硬膜外止痛和应用PCA的差别。在住院日（5.8天 *vs.* 6.2天，$P=0.55$），总的住院日（包括再次住院日），疼痛评分，生活质量，并发症的发生或住院费用等方面都没有差别。他们指出，大部分肠切除患者，术后给予快速恢复方案后，应用胸部硬膜外止痛并不比PCA有优势。患有克罗恩病的患者行回结肠切除，并术后给予快速恢复方案（硬膜外止痛，术后口服营养和活动），一般住院日为2天（Andersen 和 Kehlet，2005）。32名回结肠切除术的患者，其中29名患者患有克罗恩病，平均排便时间为2.5天和术后住院日是3天。在术后30天内有2名患者再次住院，其中1名患者因为机械性肠梗阻（9天），1名因为发热和呕吐（6天）再次住院。Wind 和其他学者（2006）比较了快速恢复手术和常规手术的6个研究（3个是随机试验），结果显示快速恢复方案是安全的，并能缩短住院日，而且再次住院率没有增加。King 和其他学者（2006）发现这些优点对生活质量或卫生保健的经济支出并没有影响。

对腹腔镜下乙状结肠切除术的患者，Raue 等（2004）发现快速恢复方案（硬膜外止痛，早期的口服营养，活动）可以缩短患者的住院日。腹腔镜切除乙状结肠后比较29名接受常规护理的患者（19名男性和10名女性患者）和23名接受快速恢复方案的患者（15名男性和8名女性患者）的不同。术后第一天，快速恢复组肺功能改善（$P=0.01$），快速恢复组进食更早（$P<0.01$），更早出现排便（$P<0.01$）。腹腔镜乙状结肠切除术快速恢复的患者平均第4天出院（3～6天），而常规护理组平均第7天出院（4～14天）（$P<0.001$）。

术后加快恢复的方案（图3.11）已经在欧洲社会的临床营养和代谢（ESPEN）组织得到了一

表3.38　丹麦快速恢复方案与欧洲其他国家传统方案的结直肠手术对比结果

	总数	丹麦	荷兰	挪威	英国	瑞典
n	451	118	76	61	87	109
死亡率：*n*（%）	10（2）	6（5）	2（3）	1（2）	1（1）	0（0）
再次入院：*n*（%）	49（11）	26（22）	6（8）*	10（16）	2（2）*	5（5）*
再次手术：*n*（%）	33（7）	8（7）	7（9）	8（13）	3（3）	7（6）
住院时间：中位数（IQR）	—	2（1）	8（6）*	7（3）*	9（6）*	7（5）*

来源自：Nygren 等（2005）。

* 与丹麦比 $P<0.05$。

IQR，四分值范围。

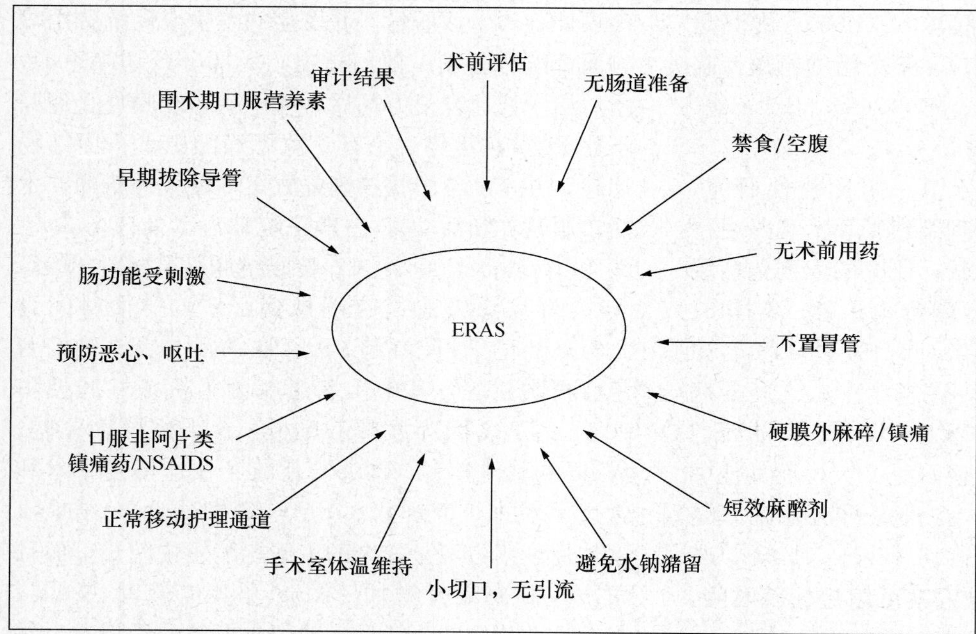

图 3.11 术后加快康复。来源自：Fearon 等（2005）。

致的认可，这个组织特别关注结直肠手术患者的治疗（Fearon 等，2005）。

总体来讲，这个用药评议小组（Fearon 等，2005）给出了 20 条术中护理的建议以促进患者恢复：

- 建议 1：应该给予患者口头或书面的入院信息，描述住院期间可能发生什么，他们必须期望什么和他们在恢复中的作用是什么。
- 建议 2：结肠切除术患者不应给予常规口服肠道准备。然而，被选择需要术中结肠内镜检查的患者进行肠道准备是必需的。
- 建议 3：术前应快速给予患者晶体液 2h 和胶体液 6h。应该给予患者口服的术前补液和碳水化合物。
- 建议 4：患者在麻醉前不应接受抗焦虑药或止痛药。
- 建议 5：局部同种族的研究表明，患者应该接受预防性的抗凝治疗。
- 建议 6：患者应该应用同时针对需氧或厌氧菌的单一的预防性抗生素。
- 建议 7：对患者麻醉时避免应用长效的类罂粟碱。麻醉应该接受术前胸中段的硬膜外麻醉和联合应用局部麻醉和小剂量的类罂粟碱。
- 建议 8：患者应用腹腔镜，仅需要很短的腹部切口。
- 建议 9：鼻胃管不应作为术后的常规操作。
- 建议 10：术中通过输注温热的液体和上身盖压力性气体加热被以维持正常的热离子应该作为常规方案。
- 建议 11：在常规结肠手术中，利尿是不被推荐的。
- 建议 12：推荐在胸部硬膜外麻醉期间进行膀胱导尿。在硬膜外麻醉终止前考虑拔除尿管。
- 建议 13：选择性应用止吐药和有计划地减少术后恶心和呕吐，并促进早期进食的恢复。
- 建议 14：术后应该给予有计划的护理防止术后肠梗阻，并促进早期进食。
- 建议 15：结肠切除术后应通过中胸段硬膜外持续给予低剂量的局部止痛或类罂粟碱制品 2 天。对乙酰氨基酚作为基础止痛药（4g/d），应在术后过程中持续给予。对于穿通的疼痛，需给予非甾体抗炎药和硬膜外应用布比卡因。非甾体抗炎药应在硬膜外止痛撤除后给予，并持续到出院时甚至出院后。
- 建议 16：手术后 4h 患者被鼓励开始进食。从手术当天到正常进食期间应该给予口服营养支持（口服营养支持大约提供 400ml

能量）。对营养不良患者推荐在家中持续给予口服营养支持。

- 建议17：患者应该在一个鼓励独立和活动的环境中护理。一个护理计划推荐患者在手术当天下床活动2h，此后改为6h。
- 建议18：出院计划在患者参加入院前咨询就已经开始了。定义出院的标准如下：
  ①口服止痛药可以很好地控制疼痛；
  ②食入固体食物，而不是静脉补液；
  ③独立运动或与入院前水平相同；
  ④满足以上条件并同意出院。
- 建议19：外科病房的加快恢复计划必须被调整以提供适当的随访和持续的护理。加快恢复计划应该被引进，制定一个明确的途径保证1%～3%在家发生吻合口瘘（或其他主要的并发症）的患者快速而安全地再次入院。
- 建议20：评估是每一个加强恢复计划的内在和本质的组成成分。

这些推荐中的许多是没有争议的，但其他人使用时会产生偏差。快速恢复方案的支持者（Lassen等，2005）指出手术患者依然遭受着不必要的饥饿、欠佳的压力恢复和液体过剩。同时进一步的研究还是需要的，结直肠手术后快速恢复是否伴有早期出院的结果值得期待。

（吴欣　译　吴欣　校）

参考文献

Adams WJ, Meagher AP, Lubowski DZ & King DW (1994) Bisacodyl reduces the volume of polyethylene glycol solution required for bowel preparation. *Dis Colon Rectum* 37: 229-234.

Adler M, Quenon M, Even-Adin D et al (1984) Whole gut lavage for colonoscopy: a comparison between two solutions. *Gastrointest Endosc* 30: 65.

Aeberhard P, Berger J & Casey P (1979) A comparison of oral bowel preparation and intravenous chemotherapy given at the time of operation. *R Soc Med Int Cong Symp Ser* 18: 173-177.

Afridi SA, Barthel JS, King PD et al (1995) Prospective randomized trial comparing a new sodium phosphate-bisacodyl regimen with conventional PEG-ES lavage for outpatient colonoscopy preparation. *Gastrointest Endosc* 41: 485-489.

Ahrendt GM, Gardner K & Barbul A (1994) Loss of colonic structural collagen impairs healing during intra-abdominal sepsis. *Arch Surg* 129: 1179-1183.

Ahrendt GM, Tantry US & Barbul A (1996) Intra-abdominal sepsis impairs colonic reparative collagen synthesis. *Am J Surg* 171: 102-108.

Ahrenholz DH & Simmons RL (1979) Povidone-iodine in peritonitis: I. Adverse effects of local instillation in experimental *E. coli* peritonitis. *J Surg Res* 26: 458-463.

Aitkenhead AR, Gilmour DG, Hothershall AP & Ledingham IMcA (1980) Effects of sub-arachnoid spinal nerve block and arterial PCO_2 on colon blood flow in the dog. *Br J Anaesth* 52: 1071-1077.

Akca O & Sessler DI (2004) Supplemental oxygen and risk of surgical site infection. *JAMA* 291 (16): 1956-1957; author reply 1958-1959.

Al-Bahrani A & Plusa S (2004) The quality of patient-orientated internet information on colorectal cancer. *Colorectal Dis* 6 (5): 323-326.

Alexander JW & Rahn R (2004) Prevention of deep wound infection in morbidly obese patients by infusion of an antibiotic into the subcutaneous space at the time of wound closure. *Obes Surg* 14 (7): 970-974.

Al-Homoud S, Purkayastha S, Aziz O et al (2004) Evaluating operative risk in colorectal cancer surgery: ASA and POSSUM-based predictive models. *Surg Oncol* 13 (2-3): 83-92.

Amaragiri SV & Lees TA (2000) Elastic compression stockings for prevention of deep vein thrombosis. The Cochrane Database of Systematic Reviews, issue 1, article no. CD001484. DOI: 10.1002/14651858.CD001484.

Ambrose NS, Donovan IA, Derges S et al (1982) The efficacy of peritoneal lavage at elective abdominal operations. *Br J Surg* 69: 143-144.

Ambrose NS, Burdon DW & Keighley MRB (1983a) A prospective randomized trial to compare mezlocillin and metronidazole with cefuroxime and metronidazole as prophylaxis in elective colorectal operations. *J Hosp Infect* 4: 375-382.

Ambrose NS, Johnson M, Burdon DW & Keighley MRB (1983b) A physiological appraisal of polyethylene glycol and a balanced electrolyte solution as bowel preparation. *Br J Surg* 70: 428-430.

Ambrose NS, Johnson M, Burdon DW & Keighley MRB (1985) The influence of single dose intravenous antibiotics on faecal flora and emergence of *Clostridium difficile*. *J Antimicrob Chemother* 15: 319-326.

American Society of Health-System Pharmacists (ASHP) (1999) Therapeutic guidelines on antimicrobial prophylaxis in surgery. *Am J Health Syst Pharm* 56 (18): 1839-1888.

Andersen J & Kehlet H (2005) Fast track open ileo-colic resections for Crohn's disease. *Colorectal Dis* 7 (4): 394-397.

Anderson B, Bendtsen A, Holbraad L et al (1972) Wound infections after appendicectomy. I. A controlled trial on the prophylactic efficacy of topical ampicillin in non-perforated appendicitis. II. A controlled trial on the prophylactic efficacy of delayed primary suture and topical ampicillin in perforated appendicitis. *Acta Chir Scand* 138: 531-536.

Anderson AD, McNaught CE, MacFie J et al (2003) Randomized clinical trial of multimodal optimization and standard perioperative surgical care, *Br J Surg* 90 (12): 1497-1504.

Arabi Y, Dimock F, Burdon DW et al (1978) Influence of bowel preparation and antimicrobials on colonic microflora. *Br J Surg* 65: 555-559.

Aradhye S & Brensilver JM (1991) Sodium phosphate-induced hypernatraemia in an elderly patient: a complex pathophysiologic state. *Am J Kidney Dis* 18: 1018-1019.

Armstrong CP, Taylor TV & Reeves DS (1982) Pre-incisional intraparietal injection of cefamandole; a new approach to wound infection prophylaxis. *Br J Surg* 69: 459-460.

Armstrong K, Young J, Hayburn A et al (2003) Evaluating the impact of a new high dependency unit. *Int J Nurs Pract* 9 (5): 285-293.

Arrowsmith VA, Maunder JA, Sargent RJ & Taylor R (2001) Removal of nail polish and finger rings to prevent surgical infection. The Cochrane Database of Systematic Reviews, issue 1, article no. CD003325. DOI: 10. 1002/14651858. CD003325.

Asch MR (2002) Initial experience in humans with a new retrievable inferior vena cava filter. *Radiology* 225 (3): 835-844.

Audit Commission (2001) Acute hospital portfolio. Catering. Review of national findings. Wetherby, UK: Audit Commission Publications.

Auguste KL Quinones-Hinojosa A & Beger MS (2004) Efficacy of mechanical prophylaxis for venous thromboembolism in patients with brain tumors. *Neurosurg Focus* 17 (4): 1-5.

Backran A, Bradley JA, Bresnihan E et al (1977) Whole gut irrigation. An adequate preparation for double contrast barium enema examination. *Gastroenterology* 73: 28-30.

Baker RJ, Donahue PE, Finegold S et al (1985) A prospective double-blind comparison of piperacillin, cephalothin and cefoxitin in the prevention of postoperative infections in patients undergoing intra-abdominal operations. *Surg Gynecol Obstet* 161: 409-415.

Baker DM, Jones JA, Nguyen-Van-Tam JS et al (1994) Taurolidine peritoneal lavage as prophylaxis against infection after elective colorectal surgery. *Br J Surg* 81: 1054-1056.

Ballantyne JC (2004) Does epidural analgesia improve surgical outcome? *Br J Anaesth* 92: 4-6.

Banich FE & Mendak SJ Jr (1989) Intraoperative colonic irrigation with povidone iodine: an effective method of wound sepsis prevention. *Dis Colon Rectum* 32: 219-222.

Bann SD & Sarin S (2001) Comparative audit: the trouble with POSSUM. *J R Soc Med* 94 (12): 632-634.

Barker P, Hanning C & Trotter T (1992). A study of the effect of Picolax on body weight, cardiovascular variables and haemoglobin concentration. *Ann R Coll Surg Engl* 74: 318-319.

Barnes MR (1968) How to get a clean colon-with less effort. *Radiology* 91: 948-953.

Bartlett JG, Onderdont AB, Louie T et al (1978) A review: lessons from an animal model of intra-abdominal sepsis. *Arch Surg* 113: 853-857.

Basse L, Hjort Jakobsen D, Billesbolle P et al (2000) A clinical pathway to accelerate recovery after colonic resection. *Ann Surg* 232 (1): 51-57.

Basse L, Thorbol J. E., Lossl K & Kehlet H (2004) Colonic surgery with accelerated rehabilitation or conventional care, *Dis Colon Rectum* 47 (3): 271-277.

Bates T, Siller G, Crathern BC et al (1989) Timing of prophylactic antibiotics in abdominal surgery: trial of a pre-operative versus an intra-operative first dose. *Br J Surg* 76: 52-56.

Batra GS, Molyneux J & Scott NA (2001) Colorectal patients and cardiac arrhythmias detected on the surgical high dependency unit. *Ann R Coll Surg Engl* 83 (3): 174-176.

Bauer J, Reeves MM, Capra S (2004) The agreement between measured and predicted resting energy expenditure in patients with pancreatic cancer: a pilot study. *JOP* 5 (1): 32-40.

Bauersachs RM (2005) Fondaparinux: an update on new study results. *Eur J Clin Invest* 35: 27-32.

Beck DE, Hartford FJ & DiPalma JA (1985) Comparison of cleansing methods in preparation for colonic surgery. *Dis Colon Rectum* 28: 491-495.

Beggs FD, Jobanputra RS & Holmes JT (1982) A comparison of intravenous and oral metronidazole as prophylactic in colorectal surgery. *Br J Surg* 69: 226-227.

Bell CMA & Lewis CB (1968) Effect of neostigmine on integrity of ileorectal anastomosis. *Br Med J* 3: 587-588.

Bennett-Guerrero E, Hyam JA, Shaefi S et al (2003) Comparison of P-POSSUM risk-adjusted mortality rates after surgery between patients in the USA and the UK. *Br J Surg* 90 (12): 1593-1598.

Bergman L & Solhaug JH (1987) Single-dose chemoprophylaxis in elective colorectal surgery. A comparison between doxycycline plus metronidazole and doxycycline. *Ann Surg* 205: 77-82.

Bergqvist D (2004) Low molecular weight heparin for the prevention of venous thromboembolism after abdominal surgery. *Br J Surg* 91 (8): 965-974.

Bergqvist D, Agnelli G, Cohen AT et al; the Enoxacan II investigators (2002) Duration of prophylaxis against venous thromboembolism with enoxaparin after surgery for cancer. *N Engl J Med* 346 (13): 975-980.

Berry MA & DiPalma JA (1994) Review article: orthograde gut lavage for colonoscopy. *Aliment Pharmacol Ther* 8: 391-395.

Bertolini G, Iapichino G, Radrizzani D et al (2003) Early enteral immunonutrition in patients with severe sepsis: results of an interim analysis of a randomized multicentre clinical trial. *Intensive Care Med* 29 (5): 834-840.

Bigarde MA, Gaucher P & Lassalle C (1979) Fatal colonic explosion during colonoscopic polypectomy. *Gastroenterology* 77: 1307-1310.

Bigler D, Hjortso N-C & Kehlet H (1985) Disruption of colonic anastomosis during continuous epidural analgesia. An early post-operative complication. *Anaesthesia* 40: 278-280.

Binder HJ (1977) Pharmacology of laxatives. *Ann Rev Pharmacol Toxicol* 17: 355-367.

Birnbaum D, Ben-Menachem J & Schwartz A (1970) The influence of oral diazepam on gastrointestinal motility. *Am J Proctol* 21: 263-267.

Bissett L (2005) Controlling the risk of MRSA infection: screening and isolating patients. *Br J Nurs* 14 (7): 386-390.

Bistrian BR & Babineau T (1998) Optimal protein intake in critical illness? *Crit Care Med* 26 (9): 1476-1477.

Blanchard E & Ansell J (2005) Extended anticoagulation therapy for the primary and secondary prevention of venous thromboembolism. *Drugs* 65 (3): 303-311.

Boots R & Lipman J (2002) High dependency units: issues to consider in their planning. *Anaesth Intensive Care* 30 (3): 348-354.

Borly L, Wille-Jørgensen P & Rasmussen MS (2005) Systematic review of thromboprophylaxis in colorectal surgery-an update. *Colorectal Dis* 7 (2): 122-127.

Brandjes DP, Buller HR, Heijboer H et al (1997) Randomised trial of effect of compression stockings in patients with symptomatic proximalvein thrombosis. *Lancet* 349 (9054): 759-762.

Brass C, Richards GK, Ruedy J et al (1978) The effect of metronidazole on the incidence of post-operative wound infection in elective colon surgery. *Am J Surg* 135: 91-96.

Bratzler DW, Houck PM, Richards C et al (2005) Use of

antimicrobial prophylaxis for major surgery: baseline results from the National Surgical Infection Prevention Project. *Arch Surg* 140 (2): 174-182.
Braunschweig CL (2001) Enteral compared with parenteral nutrition: a meta-analysis. *Am J Clin Nutr* 74: 534-542.
Brennan SS, Foster ME & Leaper DJ (1986) Antiseptic toxicity in wounds healing by secondary intention. *J Hosp Infect* 8: 263-267.
Brichant JF (1995) Anaesthesia for minimally invasive abdominal surgery. In Adams AP & Cashman JP (eds) *Recent advances in anaes-thesia and analgesia* 19, pp 33-53. Edinburgh: Churchill Livingstone.
Bridgewater B for the Adult Cardiac Surgeons of North West England (2005) Mortality data in adult cardiac surgery for named surgeons: retrospective examination of prospectively collected data on coronary artery surgery and aortic valve replacement. *Br Med J* 330 (7490): 506-510.
Brooks MJ, Sutton R & Sarin S (2005) Comparison of surgical risk score, POSSUM and P-POSSUM in higher-risk surgical patients. *Br J Surg* 24 [epub ahead of print].
Brosens RP, Oomen JL, Glas AS et al (2006) POSSUM predicts decreased overall survival in curative resection for colorectal cancer. *Dis Colon Rectum* 49: 825-832.
Brown SR, Seow-Choen F, Eu KW et al (2001) A prospective ran-domised study of drains in infra-peritoneal rectal anastomoses. *Tech Coloproctol* 5 (2): 89-92.
Browne MK & Stoller JL (1970) Intraperitoneal noxythiolin in faecal peritonitis. *Br J Surg* 57: 525-529.
Bruce J, Russell EM, Mollison J & Krukowski ZH (2001) The quality of measurement of surgical wound infection as the basis for monitoring: a systematic review. *J Hosp Infect* 49 (2): 99-108.
Brumfitt W & Hamilton-Miller JMT (1980) Dangers of chemoprophy-laxis. In Karran S (ed.) Controversies in surgical sepsis, pp 76-86. Dorset, UK: Praeger.
Bucher P, Mermillod B, Gervaz P & Morel P (2004) Mechanical bowel preparation for elective colorectal surgery: a meta-analysis. *Arch Surg* 139 (12): 1359-1364.
Bucher P, Gervaz P, Soravia C et al (2005) Randomized clinical trial of mechanical bowel preparation versus no preparation before elective left-sided colorectal surgery. *Br J Surg* 92 (4): 409-414.
Bullingham A & Strunin L (1995) Prevention of postoperative venous thromboembolism. *Br J Anaesth* 75: 622-630.
Burbridge EJ, Bourke E & Tarder G (1978) Effect of preparation for colonoscopy on fluid and electrolyte balance. *Gastrointest Endosc* 24: 286-287.
Burdon DW, Youngs DJ, Silverman SH & Keighley MRB (1985) Serum pharmacokinetics of prophylactic antibiotics during colorectal surgery. Proceedings of the 14th International Congress of Chemotherapy, pp 2431-2432, Kyoto.
Burke J (1961) Effective period of preventive antibiotic action in experimental excisions and dermal lesions. *Surgery* 50: 161-168.
Burke P, Mealy K, Gillen P et al (1994) Requirement for bowel prepa-ration in colorectal surgery. *Br J Surg* 81: 907-910.
Burrows E (2000) Effectiveness of occlusive dressings versus non-occlusive dressings for reducing infections in surgical wounds. Clayton, Australia: Southern Health Care Network/Monash Institute of Public Health & Health Services Research. Online. Available: http://www. med. monash. edu. au/publichealth/cce
Burton RC (1973) Postoperative wound infections in colonic and rectal surgery. *Br J Surg* 60: 363-365.
Cade D (1981) Complications of anterior resection of the rectum using the EEA stapling device. *Br J Surg* 68: 339-340.
Caprini JA, Arcelus JI, Hasty JH et al (1991) Clinical assessment of venous thromboembolic risk in surgical patients. *Semin Thromb Hemost* 17 (suppl 3): 304-312.
Chalkiadakis GE, Gonnianakis C, Tsatsakis A et al (1995) Preincisional single-dose Ceftriaxone for the prophylaxis of surgical wound infection. *Am J Surg* 170: 353-355.
Charalambous C, Tryfonidis M, Swindell R & Lipsett AP (2003) When should old therapies be abandoned? A modern look at old studies on topical ampicillin. *J Infect* 47 (3): 203-209.
Chassin MR, Hannan EL & DeBuono BA (1996) Benefits and hazards of reporting medical outcomes publicly. *New Engl J Med* 334: 394-398.
Chia YW, Cheng LC, Goh PMY et al (1995) Role of oral sodium phosphate and its effectiveness in large bowel preparation for out-patient colonoscopy. *J R Coll Surg Edinb* 40: 374-376.
Chilton AP, O'Sullivan M, Cox MA et al (2000) A blinded, randomized comparison of a novel, low-dose, triple regimen with fleet phosphosoda: a study of colon cleanliness, speed and success of colonoscopy. *Endoscopy* 32 (1): 37-41.
Christensen PB & Kronberg O (1981) Whole gut irrigation versus enema in elective colorectal surgery: a prospective randomised study. *Dis Colon Rectum* 24: 592-595.
Chung RS, Gurll NJ & Bergland EM (1979) A controlled clinical trial of whole gut lavage as a method of bowel preparation for colonic operations. *Am J Surg* 137: 75-81.
Coggins R (2000) Delivery of surgical care in a district general hospital without high dependency unit facilities. *Postgrad Med J* 76 (894): 223-226.
Coggins R & de Cossart L (1996) Improving postoperative care: the role of the surgeon in the high dependency unit. *Ann R Coll Surg Engl* 78: 163-167.
Coggins R, Parkin CH & De Cossart L (1998) Use of a general surgical high dependency unit in a district general hospital: the first 10 years. *J R Coll Surg Edinb* 43 (6): 381-384.
Cohen SM, Wexner SD, Binderow SR et al (1994) Prospective, randomized, endoscopic-blinded trial comparing precolonoscopy bowel cleansing methods. *Dis Colon Rectum* 37: 689-696.
Condon RE, Bartlett JG, Nichols RL et al (1979) Preoperative prophy-lactic cephalothin fails to control septic complications of colorectal operations: results of controlled clinical trial. *Am J Surg* 137: 68-74.
Conrad JK, Ferry KM, Foreman ML et al (2000) Changing manage-ment trends in penetrating colon trauma. *Dis Colon Rectum* 43 (4): 466-471.
Cooney DR, Wassner JD, Grosfeld JL et al (1974) Are elemental diets useful in bowel preparation? *Arch Surg* 109: 206-210.
Cooper BS, Stone SP, Kibbler CC et al (2004) Isolation measures in the hospital management of methicillin-resistant *Staphylococcus aureus* (MRSA): systematic review of the literature. *Br Med J* 329 (7465): 533.
Copeland GP, Jones D, Walters M (1991) POSSUM: a scoring system for surgical audit. *Br J Surg* 78 (3): 355-360.
Copp G, Slezak L, Dudley N & Mailhot CB (1987) Footwear practices and operating room contamination. *Nurs Res* 36 (6): 366-369.
Coppa GF & Eng K (1988) Factors involved in antibiotic selection in elective colon and rectal surgery. *Surgery* 104: 853-858.

Corish CA, Flood P & Kennedy NP (2004) Comparison of nutritional risk screening tools in patients on admission to hospital. *J Hum Nutr Diet* 17 (2): 133-139.

Corman ML (1993) Colon and rectal surgery, 3rd edn, pp 540-541. Philadelphia: JB Lippincott.

Crapp AR, Powis SJA, Tillotson P et al (1975) Preparation of the bowel by whole gut irrigation. Lancet ii: 1239-1240.

Crochet DP, Brunel P, Trogrlic S et al (1999) Long-term follow-up of Vena Tech-LGM filter: predictors and frequency of caval occlusion. *Vasc Interv Radiol* 10 (2 pt 1): 137-142.

Crosby DL & Rees GAD (1994) Provision of postoperative care in UK hospitals. *Ann R Coll Surg Engl* 76: 14-18.

Cruse PJE & Foord R (1973) A five year prospective study of 23649 surgical wounds. *Arch Surg* 107: 206-210.

Culkin A & Gabe SM (2002) Nutritional support: indications and techniques. *Clin Med* 2 (5): 395-401.

Cunliffe WJ, Carr N & Schofield PF (1985) Prophylactic metronidazole with and without cefuroxime in elective colorectal surgery. *J R Coll Surg Edinb* 30: 123-125.

Curran FJM & Scott NA (2005) Difficult intraoperative problems in pelvic surgery. In Beynon J & Carr ND (eds) Progress in colorectal surgery. London: Springer-Verlag.

Curran MP & Plosker GL (2004) Oral sodium phosphate solution: a review of its use as a colorectal cleanser. *Drugs* 64 (15): 1697-1714.

Curran TJ, Borzotta AP (1999) Complications of primary repair of colon injury: literature review of 2964 cases. *Am J Surg* 177 (1): 42-47.

Davies J, Tamhane R, Scholefield C & Curley P (1999) Does the intro-duction of HDU reduce surgical mortality? *Ann R Coll Surg Engl* 81: 343-347.

Davis GR, Santa Ana CA, Molawski SG & Frodstran JS (1980) Development of a lavage solution associated with minimal water and electrolyte absorption or secretion. *Gastroenterology* 78: 991-995.

de Jong TE, Vierhout RJ & van Vroonhovea TJ (1982) Povidone-iodine irrigation of the subcutaneous tissue to prevent surgical wound infections. *Surg Gynecol Obstet* 155: 221.

de la Hunt MN, Chan AYC & Karran SJ (1986) Postoperative complications: how much do they cost? *Ann R Coll Surg Engl* 68: 199-202.

De Lacey G, Beason M, Wilkins R et al (1982) Routine colonic lavage is unnecessary for double contrast barium enema in outpatients. *Br Med J* 284: 1021-1022.

De Silva RJ, Anderson A, Tempest H & Ridley S (2001) Sequential organ scoring as a measure of effectiveness of care in the high-dependency unit. *Anaesthesia* 56 (9): 850-854.

Debatin JF & Lauenstein TC (2003) Virtual magnetic resonance colonography. *Gut* 52 (suppl 4): iv17-iv22.

Delaney CP, Fazio VW, Senagore AJ et al (2001) 'Fast track' postoperative management protocol for patients with high comorbidity undergoing complex abdominal and pelvic colorectal surgery. *Br J Surg* 88 (11): 1533-1538.

Devlin HB, Sharm SD, MacRae CA & Walton EW (1979) Enema: an old remedy-brought up to date. *Coloproctology* 1: 43-45.

Dhaliwal R, Urewitsch B, Harrietha D, et al. Combination enteral and parenteral nutrition in critically ill patients: harmful or beneficial? A systematic review of the evidence. *Intensive Care Med* 2004; 30: 1666-1671.

Diab FH & Marshall JB (1996) The palatability of five colonic lavage solutions. *Aliment Pharmacol Ther* 10: 815-819.

DiPalma JA, Brady CE, Steward DL et al (1984) Comparison of colon cleansing methods in preparation for colonoscopy. *Gastroenterology* 86: 856-860.

Dipiro JT, Cheung RPF, Bowden TA Jr & Mansberger JA (1986) Single dose systemic antibiotic prophylaxis of surgical wound infections. *Am J Surg* 152: 552-559.

Don BR & Kaysen G (2004) Serum albumin: relationship to inflamma-tion and nutrition. *Semin Dial* 17 (6): 432-437.

Donovan IA, Arabi Y, Keighley MRB & Alexander-Williams J (1980) Modification of the physiological disturbances produced by whole gut irrigation by preliminary mannitol administration. *Br J Surg* 67: 138-139.

Dormann AJ & Huchzermeyer H (2002) Endoscopic techniques for enteral nutrition: standards and innovations. *Dig Dis* 20 (2): 145-153.

Downing R, McLeish AR, Buralon DW et al (1977) Duration of systemic prophylactic antibiotic cover against anaerobic sepsis of intestinal surgery. *Dis Colon Rectum* 20: 401-404.

Downing R, Dorricott NJ, Keighley MRB et al (1979) Whole gut irrigation: a survey of patient opinion. *Br J Surg* 88: 201-202.

Drumm J & Donovan IA (1985) Metronidazole and augmentin in the prevention of sepsis after appendicectomy. *Br J Surg* 72: 571-573.

Duckworth G (2003) Controlling methicillin-resistant *Staphylococcus aureus*. *Br Med J* 327: 1177-1178.

Dudley HAF, Radcliffe AG & McGeehan D (1980) Intraoperative irrigation of the colon to permit primary anastomosis. *Br J Surg* 67: 80-81.

Duerksen DR (2002) Teaching medical students the subjective global assessment. *Nutrition* 18 (4): 313-315.

Duthie GS, Foster ME, Price-Thomas JM & Leaper DJ (1990) Bowel preparation or not for elective colorectal surgery. *J R Coll Surg Edinb* 35: 169-171.

Eaden J, Abrams K, Shears J & Mayberry J (2002) Randomized controlled trial comparing the efficacy of a video and information leaflet versus information leaflet alone on patient knowledge about surveillance and cancer risk in ulcerative colitis. *Inflamm Bowel Dis* 8 (6): 407-412.

Eatock FC, Chong P, Menezes N et al (2005) A randomized study of early nasogastric versus nasojejunal feeding in severe acute pancreatitis. *Am J Gastroenterol* 100 (2): 432-439.

Edbrooke DL (1996) The high dependency unit: where to now? *Ann R Coll Surg Engl* 78 (3 pt 1): 161-162.

Edwards A (2003) Communicating risks [editorial]. *Br Med J* 327: 691-692.

Edwards PS, Lipp A, Holmes A (2004) Preoperative skin antiseptics for preventing surgical wound infections after clean surgery. The Cochrane Database of Systematic Reviews, issue 3, article no. CD003949. pub2. DOI: 10. 1002/14651858. CD003949. pub2.

Ekbom G, Schulte WJ, Condon RE et al (1980) Effects of narcotic anal-gesics on bowel motility in subhuman primates. *J Surg Res* 28: 293-296.

Ell C, Fischbach W, Veller R et al (2003) A randomized, blinded, prospective trial to compare the safety and efficacy of three bowel-cleansing solutions for colonoscopy (454-01 *) *Endoscopy* 35 (4): 300-304.

Ericsson CD, Duke JH Jr & Pickering LK (1978) Clinical pharmacology of intravenous and intraperitoneal aminoglycoside antibiotics in the prevention of wound infections. *Ann Surg* 188: 66-70.

Ernstoff JJ, Howard De Grasia A, Marshall JB et al (1983) A ran-domised blinded clinical trial of a rapid colonic lavage solution (Golytely) compared with standard preparation for colonoscopy and barium enema. *Gastroenterology* 84: 1412-1516.

Espin-Basany E, Sanchez-Garcia JL, Lopez-Cano M (2005) Prospective, randomised study on antibiotic prophylaxis in colorectal surgery. Is it really necessary to use oral antibiotics? *Int J Colorectal Dis*. Published online: 21 April 2005.

Etchells E, McLeod RS, Geerts W et al (1999) Economic analysis of low-dose heparin vs the low-molecular-weight heparin enoxaparin for prevention of venous thromboembolism after colorectal surgery. *Arch Intern Med* 159 (11): 1221-1228.

Evans C & Pollock AV (1973) The reduction of surgical wound infection by prophylactic parenteral cephaloridiae. *Br J Surg* 60: 434-437.

Evans C, Pollock AV & Rosenberg IL (1974) The reduction of surgical wound infection by topical cephaloridine: a controlled clinical trial. *Br J Surg* 61: 133-135.

Everett MT, Brogan TD & Nettleton J (1969) The place of antibiotics in colonic surgery: a clinical study. *Br J Surg* 56: 679-684.

Eykyn SJ, Jackson BT, Lockhart-Mummery HE & Phillips I (1979) Prophylactic peroperative intravenous metronidazole in elective colorectal surgery. *Lancet* ii: 761-764.

Fa-Si-Oen PR, Penninck F (2004) The effect of mechanical bowel preparation on human colonic tissue in elective open colon surgery. *Dis Colon Rectum* 47 (6): 948-949.

Fawcett A, Shembekar M, Church JS et al (1996) Smoking, hyperten-sion and colonic anastomotic healing; a combined clinical and histopathological study. *Gut* 38: 714-718.

Fazio VW, Tekkis PP, Remzi F et al (2003) Quantification of risk for pouch failure after ileal pouch anal anastomosis surgery. *Ann Surg* 238 (4): 605-614.

Fearon KCH, Ljungquist O, Von Meyenfelot M et al (2005) Enhanced recovery after surgery. A consensus review of clinical care for patients undergoing colonic resection. *Clinical Nutrition* 24 (3): 466-477.

Fielding LP & Wells BW (1974) Survival after primary and after staged resection of the colon. *Br J Surg* 61: 16-18.

Fikri E & McAdams AJ (1975) Wound infection in colonic surgery. *Ann Surg* 182: 724-726.

Finch DRA, Taylor L & Morris PJ (1979) Wound sepsis following gastrointestinal surgery: a comparison of topical and two dose systemic cephradine. *Br J Surg* 66: 580-582.

Fingl E & Freston JW (1979) Anti-diarrhoeal agents and laxatives: changing concepts. *Clin Gastroenterol* 8: 161-185.

Fink AS, Campbell DA Jr, Mentzer RM Jr et al (2002) The National Surgical Quality Improvement Program in non-veterans adminis-tration hospitals: initial demonstration of feasibility. *Ann Surg* 236 (3): 344-353.

Fleites RA, Marshall JB, Eckhauser ML et al (1985) The efficacy of polyethylene glycol-electrolyte lavage solution versus traditional mechanical bowel preparation for elective colonic surgery: a randomised, prospective blinded clinical trial. *Surgery* 98: 708-717.

Fletcher JP (2002) Venous thromboembolism prophylaxis: applying evidence-based guidelines *Aust NZ J Surg* 72 (5): 320-321.

Flint LM Jr, Beasley DJ, Richardson JD & Polk HC (1979) Topical povidone-iodine reduces mortality from bacterial peritonitis. *J Surg Res* 26: 280-284.

Forth WK, Nell G, Rummel W & Andres H (1972) The hydragogue and laxative effect of the sulphuric acid ester and the free diphenol of 4, 4-dihydroxydiphenyl (pyridyl-2) -methane. *Naunyn Schmiedebergs Arch Pharmacol* 274: 46-53.

Fulham J (2004) Improving the nutritional status of colorectal surgical and stoma patients. *Br J Nurs* 13 (12): 702-708.

Gaginella TS & Phillips SF (1976) Riconoleic acid (castor oil) alters intestinal surface structure: a scanning electron microscopic study. *Mayo Clin Proc* 51: 6-12.

Galandiuk S, Rao MK, Heine MF et al (2004) Mutual reporting of process and outcomes enhances quality outcomes for colon and rectal resections. *Surgery* 136 (4): 833-841.

Galban C, Montejo JC, Mesejo A et al (2000) An immune-enhanc-ing enteral diet reduces mortality rate and episodes of bacteremia in septic intensive care unit patients. *Crit Care Med* 28 (3): 643-648.

Galle PC & Homersley HD (1980) Ineffectiveness of povidone-iodine irrigation of abdominal incisions. *Obstet Gynecol* 55: 744-747.

Galloway D, Burns HJG, Moffat LEF et al (1982) Faecal peritonitis after laxative preparation for barium enema. *Br Med J* 284: 472.

Garcia-de-Lorenzo A, Zarazaga A, Garcia-Luna PP et al (2003) Clinical evidence for enteral nutritional support with glutamine: a systematic review. *Nutrition* 19 (9): 805-811.

Garrud P, Wood M & Stainsby L (2001) Impact of risk information in a patient education leaflet. *Patient Educ Couns* 43 (3): 301-304.

Gassull MA, Fernandez-Banares F, Cabre E et al (2002); the Eurpoean Group on Enteral Nutrition in Crohn's Disease (2002) Fat composition may be a clue to explain the primary therapeutic effect of enteral nutrition in Crohn's disease: results of a double blind randomised multicentre European trial. *Gut* 51: 164-168.

Ghosh S, Torella F, de Cossart L (2004) The surgical high dependency unit: an educational resource for surgical trainees. *Ann R Coll Surg Engl* 86 (1): 44-46.

Giddings JC, Morris RJ, Ralis HM et al (2004) Systemic haemostasis after intermittent pneumatic compression. Clues for the investigation of DVT prophylaxis and travellers thrombosis. *Clin Lab Haematol* 26 (4): 269-273.

Giercksky KE, Danielson S, Garberg O et al (1982) A single dose tinidozole and doxycycline prophylaxis in elective surgery of colon and rectum. *Ann Surg* 195: 227-231.

Gigerenzer G & Edwards A (2003) Simple tools for understanding risks: from innumeracy to insight. *Br Med J* 327: 741-744.

Gilbert K, Larocque BJ, Patrick LT (2000) Prospective evaluation of cardiac risk indices for patients undergoing noncardiac surgery. *Ann Intern Med* 133 (5): 356-359.

Gilliam AD, Speake WJ, Scholefield JH & Beckingham IJ (2003) Finding the best from the rest: evaluation of the quality of patient information on the Internet. *Ann R Coll Surg Engl* 85 (1): 44-46.

Gilmore IT, Ellis WR, Barrett GS et al (1981) A comparison of two methods of whole gut lavage for colonoscopy. *Br J Surg* 68: 388-389.

Gilmore OJA (1977) A reappraisal of the use of antiseptics in surgical practice. *Ann R Coll Surg Engl* 59: 93-102.

Gilmore OJA & Sanderson PJ (1975) Prophylactic interparenteral povidone-iodine in abdominal surgery. *Br J Surg* 62: 792-799.

Gilmore OJA, Reid C, Honang ET & Shaw EJ (1978a) Prophylactic intraperitoneal povidone-iodine in alimentary tract surgery. *Am J Surg* 135: 156-159.

Gilmore OJA, Reid C, Honang ET & Shaw EJ (1978b) Intraperitoneal povidone-iodine in peritonitis. *J Surg Res* 25: 471-476.

Girard CM, Rugh KS, DiPalma JA et al (1984) Comparison

of Golytely lavage with standard diet/cathartic preparation for double contrast barium enema. *Am J Roentgenol* 142: 1147-1149.

Girard P, Stern JB & Parent F (2002) Medical literature and vena cava filters: so far so weak. *Chest* 122 (3): 963-967.

Gohel MS, Bulbulia RA, Slim FJ et al (2005) How to approach major surgery where patients refuse blood transfusion (including Jehovah's Witnesses). *Ann R Coll Surg Engl* 87 (1): 3-14.

Goldman J & Reichelderfer M (1982) Evaluation of rapid colonoscopy preparation using a net gut lavage solution. *Gastrointest Endosc* 28: 9-11.

Goldring J, Scott A, McNaught W & Gillespie G (1975) Prophylactic oral antimicrobial agents in elective colonic surgery. *Lancet* ii: 997-1000.

Goligher JC, Graham NC & De Dombal FT (1970a) Anastomotic dehiscence after anterior resection of rectum and sigmoid. *Br J Surg* 57: 109-118.

Goligher JC, Morris C, McAdam WAF et al (1970b) A controlled clinical trial of inverting versus everting intestinal suture in clinical large bowel surgery. *Br J Surg* 57: 817.

Golub RW, Kerner BA, Wise WE et al (1995). Colonoscopic bowel preparations-Which one? A blinded, prospective randomized trial. *Dis Colon Rectum* 38: 594-599.

Gopalan S & Khanna S (2003) Enteral nutrition delivery technique. *Curr Opin Clin Nutr Metab Care* 6 (3): 313-317.

Goransson G, Nilsson-Ehle I, Olsson SA et al (1984) Single versus multiple dose doxycycline prophylaxis in elective colorectal surgery. *Acta Chir Scand* 150: 245-249.

Gottrup F (2004) Oxygen in wound healing and infection. *World J Surg* 28 (3): 312-315.

Gottrup F, Diederich P, Sorensen K et al (1985) Prophylaxis with whole gut irrigation and antimicrobials in colorectal surgery. *Am J Surg* 149: 317-322.

Gould TH, Crosby DL, Harmer M et al (1992) Policy for controlling pain after surgery: effect of sequential changes in management. *Br Med J* 305: 1187-1193.

Grace RH (1988) The role of Picolax before whole gut irrigation in the preparation of the colon for large bowel surgery. *Ann R Coll Surg Engl* 70: 322-323.

Gramlich L, Kichian K, Pinilla J et al (2004) Does enteral nutrition compared to parenteral nutrition result in better outcomes in critically ill adult patients? A systematic review of the literature. *Nutrition* 20 (10): 843-848.

Greenhall MJ, Froom K, Evans M & Pollock AY (1979) The influence of intra-incisional clindamycin on the incidence of wound sepsis after abdominal operations. *J Antimicrob Chemother* 5: 511-516.

Greif R & Sessler DI (2004) Supplemental oxygen and risk of surgical site infection. *JAMA* 291 (16): 1957; author reply 1958-1959.

Greif R, Akca O, Horn EP et al (2000) Supplemental perioperative oxygen to reduce the incidence of surgical-wound infection. Outcomes Research Group. *N Engl J Med* 342 (3): 161-167.

Griffiths DA, Simpson RA, Shorey BA & Speller DCE (1976) Single dose preoperative antibiotic prophylaxis in gastrointestinal surgery. *Lancet* ii: 325-328.

Grimble RF (2005) Immunonutrition. *Curr Opin Gastroenterol* 21 (2): 216-222.

Gruber UF (1970) Recent developments in the investigation and treatment of hypovolaemic shock. *Br J Hosp Med* 4: 631-638.

Guenaga KF, Matos D, Castro AA et al (2005) Mechanical bowel preparation for elective colorectal surgery. *Cochrane Database Syst Rev* 25 (1): CD001544.

Gupta D, Lammersfeld CA, Vashi PG et al (2005) Prognostic significance of subjective global assessment (SGA) in advanced colorectal cancer. *Eur J Clin Nutr* 59 (1): 35-40.

Gutt CN, Oniu T, Wolkener F et al (2005) Prophylaxis and treatment of deep vein thrombosis in general surgery. *Am J Surg* 189 (1): 14-22.

Habr-Gama A & Zmora O (2004) Multicenter studies required before a change can be recommended. *Tech Coloproctol* 8: 128-192.

Hakansson T, Raahave D, Hansen OH & Pedersen T (1993) Effectiveness of single dose prophylaxis with cefotaxime and metronidazole compared with three doses of cefotaxime alone in elective colorectal surgery. *Eur J Surg* 159: 177-180.

Hall C, Curran F, Burdon DW & Keighley MRB (1989) A randomized trial to compare (Augmentin) amoxycillin/clavulanate with metronidazole and gentamicin in prophylaxis in elective colorectal surgery. *J Antimicrob Chemother* 24: 1195-1202.

Hallerback B & Andersson C (1986) A prospective randomized study of continuous peritoneal lavage postoperatively in the treatment of purulent peritonitis. *Surg Gynecol Obstet* 163: 433-436.

Hammond KA (1999) The nutritional dimension of physical assessment. *Nutrition* 15 (5): 411-419.

Handelsman JC, Zeiler S, Coleman J et al (1993) Experience with ambulatory preoperative bowel preparation at the Johns Hopkins Hospital. *Arch Surg* 128: 441-444.

Hann CL & Streiff MB (2005) The role of vena caval filters in the management of venous thromboembolism. *Blood Rev* 19 (4): 179-202.

Hardcastle TD & Wilkins JL (1970) The action of sennosides and related compounds on the human colon and rectum. *Gut* 11: 1038-1042.

Hares MM, Green F, Ylungs D et al (1981a) Failure of antimicrobial prophylaxis with cefoxitin or metronidazole and gentamicin: is mannitol to blame? *J Hosp Infect* 2: 127-133.

Hares MM, Nevah E, Minervini E et al (1981b) An attempt to reduce the side effects of mannitol bowel preparation by intravenous infusion. *Dis Colon Rectum* 24: 289-291.

Hartley CL & Richmond MH (1975) Antibiotic resistance and survival of *E. coli* in the alimentary tract. *Br Med J* 4: 71-74.

Hawley PR, Page Faulk W, Hunt TK & Dunphy JE (1970a) Collagenase activity in the gastrointestinal tract. *Br J Surg* 57: 896-900.

Hawley PR, Hunt TK & Dunphy JE (1970b) Aetiology of colonic anastomotic leaks. *Proc R Soc Med* 63: 28-30.

Haynes SR, Lawler PGP (1995) An assessment of the consistency of ASA physical status classification notification. *Anesthesia* 53: 195-199.

Health Protection Agency (2004) Online. Available: http://www.hpa.org.uk/infections/topics_az/surgical_site_infection/surveillancemethods.htm

Heimdahl A & Nord CE (1979) Effect of phenoxymethylpenicillin and clindamycin on the oral, throat and faecal microflora of man. *Scand J Infect Dis* 11: 233-242.

Heimdahl A, Kager L, Malmborg AS & Nord CE (1982) Impact of different betalactam antibiotics on the normal human flora: a colonisation of the oral cavity, throat and colon. *Infection* 10: 120-124.

Herfarth H & Schreyer AG (2003) The virtuosity of virtuality or how real is virtual colonography. *Gut* 52 (12): 1662-1664.

Heriot AG, Tekkis PP, Smith JJ et al (2006) Prediction of

postoperative mortality in elderly patients with colorectal cancer. *Dis Colon Rectum* 49：816-824.

Hewitt J，Reeve J，Rigby J & Cox AG (1973) Whole gut irrigation in preparation for large bowel surgery. *Lancet* ii：337-340.

Heyland D & Dhaliwal R (2005) Immunonutrition in the critically ill：from old approaches to new paradigms. *Intensive Care Med* 31 (4)：501-503.

Heyland DK & Samis A (2003) Does immunonutrition in patients with sepsis do more harm than good? *Intensive Care Med* 29：669-671.

Heyland DK，Montalvo M，MacDonald S et al (2001) Total parenteral nutrition in the surgical patient：a meta-analysis. *Can J Surg* 44 (2)：102-111.

Heyland DK，Dhaliwal R，Drover JW，et al (the Canadian Critical Care Clinical Practice Guidelines Committee) (2003) Canadian clinical practice guidelines for nutrition support in mechanically ventilated，critically ill adult patients. *J Parenter Enteral Nutr* 27：355-373.

Heys SD，Walker LG，Smith I & Eremin O (1999) Enteral nutritional supplementation with key nutrients in patients with critical illness and cancer：a meta-analysis of randomized controlled clinical trials. *Ann Surg* 229 (4)：467-477.

Higgens AF，Lewis A，Moore P & Hole M (1980) Single and multiple dose cotrimoxazole and metronidazole in colorectal surgery. *Br J Surg* 67：90-92.

Hindle W & Code CF (1962) Some differences between duodenal and ileal sorption. *Am J Physiol* 203：215-220.

Hirsh J，Warkentin TE，Shaugnessy SG，et al (2001) Heparin and low-molecular-weight heparin：mechanisms of action，pharmacokinetics，dosing，monitoring，efficacy，and safety. *Chest* 119：64S-94S.

Hirsh J，O'Donnell M，Weitz JL (2005) New anticoagulants. *Blood* 105 (2)：453-463.

Hixson LJ (1995) Colorectal ulcers associated with sodium phosphate catharsis. *Gastrointest Endosc* 42：101-102.

Hoffmann CEJ，McDonald PJ & Watts JM (1981) Use of preoperative cefoxitin to prevent infection after colonic and rectal surgery. *Ann Surg* 193：353-356.

Hojer H & Wetterfors J (1978) Systemic prophylaxis with doxycycline in surgery of the colon and rectum. *Ann Surg* 187：362-368.

Holder IA (1976) Gentamycin resistant *Pseudomonas aeruginosa* in a burns unit. *Antimicrob Chemother* 2：309-311.

Holm C，Petersen JS，Gronboek F & Gottrup F (1998) Effects of occlusive and conventional gauze dressings on incisional healing after abdominal operations. *Eur J Surg* 164 (3)：179-183.

Holmes S (2004) Enteral feeding and percutaneous endoscopic gastrostomy. *Nurs Stand* 18 (20)：41-43.

Holmes S (2003) Undernutrition in hospital patients. *Nurs Stand* 17 (19)：45-52.

Holte K & Kehlet H (2000) Postoperative ileus：a preventable event. *Br J Surg* 87：1480-1493.

Holte K & Kehlet H (2001) Epidural analgesia and the risk of anastamotic leak. *Reg Anesth and Pain Med* 26：111-117.

Hookey LC，Depew WT & Vanner SJ (2004) A prospective randomized trial comparing low-dose oral sodium phosphate plus stimulant laxatives with large volume polyethylene glycol solution for colon cleansing. *Am J Gastroenterol* 99 (11)：2217-2222.

Hopf HW，Hunt TK，West JM et al (1997) Wound tissue oxygen tension predicts the risk of wound infection in surgical patients. *Arch Surg* 132 (9)：997-1004.

Hopf HW，Hunt TK & Rosen N (2004) Supplemental oxygen and risk of surgical site infection. *JAMA* 291 (16)：1956；author reply 1958-1959.

Hoppener MR & Buller HR (2005) New anticoagulants and thrombo-prophylaxis. *Br J Surg* 92 (3)：259-261.

Hotokezaka M，Adams RB，Miller AD et al (1996) Laparoscopic percutaneous jejunostomy for long term enteral access. *Surg Endosc* 10 (10)：1008-1011.

Howard A，Zaccagnini D，Ellis M et al (2004) Randomized clinical trial of low molecular weight heparin with thigh-length or knee-length antiembolism stockings for patients undergoing surgery. *Br J Surg* 91 (7)：842-847.

Huckleberry Y (2004) Nutritional support and the surgical patient. *Am J Health Syst Pharm* 61 (7)：671-682.

Huddy SPJ，Rayter Z，Webber PP & Southam JA (1990) Preparation of the bowel before elective surgery using a polyethylene glycol solution at home and in hospital compared with conventional preparation using magnesium sulphate. *J Coll Surg Edinb* 35：16-20.

Hughes ESR (1966) Mortality of acute bowel obstruction. *Br J Surg* 53：593-594.

Hughes ESR (1972) Asepsis in large-bowel surgery. *Ann R Coll Surg Engl* 51：347-356.

Hughes ESR，McDermott FT，Polglase AL et al (1982) Sepsis and asepsis in large bowel cancer surgery. *World J Surg* 6：160-165.

Hull RD，Pineo GF，Stein PD et al (2001) Extended out-of-hospital low-molecular-weight heparin prophylaxis against deep venous thrombosis in patients after elective hip arthroplasty：a systematic review. *Ann Intern Med* 135 (10)：858-869.

Hunt TK，Hawley PR，Hale J et al (1980) Colonic repair；the collagenous equilibrium. In Hunt TK (ed.) Wound healing and wound infection：theory and surgical practice，p 153. New York：Appleton-Century-Crofts.

Hunter JM (1996) Is it always necessary to antagonise neuromuscular block? Do children differ from adults? *Br J Anaesth* 77：707-709.

Ikeda T，Tayefeh F，Sessler DI et al (1998) Local radiant heating increases subcutaneous oxygen tension. *Am J Surg* 175 (1)：33-37.

Irvin TT & Greaney MG (1977) The treatment of colonic cancer presenting with intestinal obstruction. *Br J Surg* 64：741-744.

Irvin TT，Goligher JC & Johnston D (1975) A controlled trial of three different methods of perineal wound management following excision of the rectum. *Br J Surg* 62：287-291.

Irving AD & Scrimgeour D (1987) Mechanical bowel preparation for colonic resection and anastomosis. *Br J Surg* 74：580-581.

Ivarsson L，Darle N，Kewenter JG et al (1982) Short-term systemic prophylaxis with cefoxitin and doxycycline in colorectal surgery. *Am J Surg* 144：257-261.

Jacobs DG & Sing RF (2003) The role of vena caval filters in the management of venous thromboembolism. *Am Surg* 69 (8)：635-642.

Jansen JO，O'Kelly TJ，Krukowski ZH & Keenan RA (2002) Right hemicolectomy：mechanical bowel preparation is not required. *J R Coll Surg Edinb* 47 (3)：557-560.

Jauch R，Hawkwitz R，Beschke K & Pelzer H (1975) Bis-(p-hydroxy-phenyl)-pyridyl-2-methane：the common laxative principle of bisacodyl and sodium sulphate. *Arzneimittelforschung* 25：1796-1800.

Jeejeebhoy KN (2000) Nutritional assessment. *Nutrition* 16 (7-8)：585-590.

Jenkins TPN (1976) The burst abdominal wound：a mechanical approach. *Br J Surg* 63：873.

Jennings WC，Wood CD & Guernsey JM (1982) Continuous

postoperative lavage in the treatment of peritoneal sepsis. *Dis Colon Rectum* 25：641-643.

Jensen LS，Anderson A，Fristrup SC et al (1990) Comparison of one dose versus three doses of prophylactic antibiotics，and the influence of blood transfusion，on infectious complications in acute and elective colorectal surgery. *Br J Surg* 77：513-518.

Jepsen S，Klaerke A，Nielsen PH & Simonsen O (1986) Negative effect of metoclopramide in post-operative adynamic ileus. A prospective，randomised，double blind study. *Br J Surg* 73：290-291.

Jesus EC，Karliczek A，Matos D et al (2004) Prophylactic anastomotic drainage for colorectal surgery. The Cochrane Database of Systematic Reviews，issue 2，article no. CD002100. pub2. DOI：10.1002/14651858.CD002100.pub2.

Johnson WC (1974) Oral elemental diet：a new bowel preparation. *Arch Surg* 108：32-34.

Jones BJ (2003) Recent developments in the delivery of home parenteral nutrition in the UK. *Proc Nutr Soc* 62 (3)：719-725.

Jones FE，De Cosse JJ & Condon RE (1976) Evaluation of 'instant' preparation of the colon with povidone iodine. *Ann Surg* 184：74-79.

Jones DR，Copeland GP & de Cossart L (1992) Comparison of POSSUM with APACHE II for prediction of outcome from a surgical high-dependency unit. *Br J Surg* 79 (12)：1293-1296.

Jones HJS & de Cossart LL (1999) Risk scoring in surgical patients *Br J Surg* 86：149-157.

Jones HJS，Coggins R，Lafuente J & de Cossart L (1999) Value of a surgical high-dependency unit. *Br J Surg* 86：1578-1582.

Jones PF & Siwek RJP (1986) A colour atlas of colorectal surgery. London：Wolfe Medical.

Jonkers D，Swennen J，London N et al (2002) Influence of cefazolin prophylaxis and hospitalization on the prevalence of antibiotic-resistant bacteria in the faecal flora. *J Antimicrob Chemother* 49 (3)：567-571.

Juul P，Klaaborg KE & Kronborg O (1987) Single or multiple doses of metronidazole and ampicillin in elective colorectal surgery. A randomized trial. *Dis Colon Rectum* 30：526-528.

Kabon B，Nagele A，Reddy D et al (2004) Obesity decreases periopera-tive tissue oxygenation. *Anesthesiology* 100 (2)：274-280.

Kager L，Brismar B，Malmborg AS & Nord CE (1985) Effect of imipenem prophylaxis on colon microflora in patients undergoing colorectal surgery. Proceedings of the 14th International Congress of Chemotherapy，Kyoto.

Kager L，Ljungdahl I，Malmborg AS et al (1981) Antibiotic prophylaxis with cefoxitin in colorectal surgery. *Ann Surg* 193：277-282.

Kaiser AB，Herrington JL，Jacobs JK et al (1983) Cefoxitin versus erythromycin，neomycin and cefazolin in colorectal operations. *Ann Surg* 198：525-530.

Kearon C (2003) Duration of venous thromboembolism prophylaxis after surgery. *Chest* 124 (6 suppl)：386S-392S.

Keele AM，Bray MJ，Emery PW et al (1997) Two phase randomised controlled clinical trial of postoperative oral dietary supplements in surgical patients. *Gut* 40 (3)：393-399.

Keighley MRB & Burdon DW (eds) (1979) Antimicrobial prophylaxis in surgery. Tunbridge Wells：Pitman Medical.

Keighley MRB & Crapp AR (1976) Short-term prophylaxis with tobramycin and lincomycin in bowel surgery. *Scott Med J* 21：70-72.

Keighley MRB，Crapp AR，Burdon DW et al (1976) Prophylaxis against anaerobic sepsis in bowel surgery. *Br J Surg* 63：538-542.

Keighley MRB，Arabi Y，Alexander-Williams J et al (1979) Comparison between systemic and oral antimicrobial prophylaxis in colorectal surgery. *Lancet* i：894-897.

Keighley MRB，Taylor EW，Hares MM et al (1981) Influence of oral mannitol bowel preparation on colonic microflora and the risk of explosion during endoscopic diathermy. *Br J Surg* 68：554-556.

Keighley MRB，Pemberton JH，Fazio VW & Parc R (1996) Atlas of colorectal surgery. New York：Churchill Livingstone.

Keogh S，Spiegalhalter D，Bailey A et al (2004) The legacy of Bristol：public disclosure of individual surgeon's results. *BMJ* 329：450-454.

Khubchandani IT，Karamchandani MC，Sheets JA et al (1989) Metronidazole vs erythromycin，neomycin and cefazolin in prophylaxis for colonic surgery. *Dis Colon Rectum* 32：17-20.

Khuri SF，Daley J，Henderson W et al (1998) The Department of Veterans' Affairs' NSQIP：the first national，validated，outcome-based，risk-adjusted，and peer-controlled program for the measurement and enhancement of the quality of surgical care. National VA Surgical Quality Improvement Program. *Ann Surg* 228 (4)：491-507.

Kieft H，Roos AN，van Drunen JD et al (2005) Clinical outcome of immunonutrition in a heterogeneous intensive care population. *Int Care Med* 31 (4)：524-532.

Kilpatrick A，Ridley S & Plenderleith L (1994) A changing role for intensive therapy：is there a case for high dependency care? *Anaesthesia* 49 (8)：666-670.

King DM，Downes MO & Heddle RM (1979) An alternative method of bowel preparation for barium enemas. *Br J Radiol* 52：388-389.

King PM，Blazeby JM，Ewings P et al (2006) The influence of an enhanced recovery programme on clinical outcomes，costs and quality of life after surgery for colorectal cancer. *Colorectal Dis* 8：506-513.

Kingston RD，Kiff RS，Duthie JS et al (1989) Comparison of two prophylactic single-dose intravenous antibiotic regimes in the treatment of patients undergoing elective colorectal surgery in a district general hospital. *J R Coll Surg Edinb* 34：208-211.

Kinn S & Scott J (2001) Nutritional awareness of critically ill surgical high-dependency patients. *Br J Nursing* 10 (11)：704-709.

Klotz HP，Candinas D，Platz A et al (1996) Preoperative risk assessment in elective general surgery. *Br J Surg* 83 (12)：1788-1791.

Kmietowicz Z (2005) Little progress has been made in combating hospital infections. *Br Med J* 330 (7506)：1464.

Kohler L，Vestweber KH，Menningen R et al (1990) Whole gut irrigation and Prepacol laxative preparation for colonoscopy：a comparison. *Br J Surg* 77：527-529.

Kokoszka J，Nelson R，Falconio M & Abcarian H (1994) Treatment of fecal impaction with pulsed irrigation enhanced evacuation. *Dis Colon Rectum* 37：161-164.

Kolts BE，Lyles WE，Achem SR et al (1993). A comparison of the effectiveness and patient tolerance of oral sodium phosphate，castor oil and standard electrolyte lavage for colonoscopy or sigmoidoscopy preparation. *Am J Gastroenterol* 88：1218-1223.

Koruth NM，Hunter DC，Krukowski ZH & Matheson NA (1985a) Immediate resection in emergency large bowel surgery：a 7 year audit. *Br J Surg* 72：708-711.

Koruth NM，Krukowski ZH，Youngson GG et al (1985b) Intraoperative colonic irrigation in the management of left-

sided large bowel emergencies. *Br J Surg* 72: 708-711.
Kreel L (1975) Pharmaco-radiology in barium examinations with special reference to glucagon. *Br J Radiol* 48: 691-703.
Krukowski ZH & Matheson MA (1983) The management of peritoneal and parietal contamination in abdominal surgery. *Br J Surg* 70: 440-441.
Krukowski ZH, Stewart MPM, Alsayer HM & Matheson NA (1984) Infection after abdominal surgery: 5 years prospective study. *Br Med J* 288: 278-280.
Kudsk KA, Tolley EA, DeWitt RC et al (2003) Preoperative albumin and surgical site identify surgical risk for major postoperative complications. *J Parenter Enteral Nutr* 27 (1): 1-9.
Kuijpers HC (1985) Is prophylactic abdominal irrigation with polyvinyl pyrrolidone iodine (PVPI) safe? *Dis Colon Rectum* 28: 481-483.
Lacey RW (1980) Deployment of antibiotics to prevent resistance. In Karran S (ed.) Controversies in surgical sepsis, pp 95-105. Dorset, UK: Praeger.
Lagarde MC, Bolton JS & Cohn I (1978) Intraperitoneal povidone-iodine in experimental peritonitis. *Ann Surg* 187: 613-619.
Lassen K, Hannemann P, Ljungqvist O et al; the Enhanced Recovery After Surgery Group (2005) Patterns in current perioperative practice: survey of colorectal surgeons in five northern European countries. *Br Med J* 330 (7505): 1420-1421.
Lau WY, Chu KW, Poon GP & Ho KK (1988) Prophylactic antibiotics in elective colorectal surgery. *Br J Surg* 75: 782-785.
Laurence DR (1973) *Clinical pharmacology*, pp 21. 9-21. 14. Edinburgh: Churchill Livingstone.
Lazzaroni M, Petrillo M, Desideri S & Bianchi Porro G (1993) Efficacy and tolerability of polyethylene glycos-electrolyte lavage solution with and without simethicone in the preparation of patients with inflammatory bowel disease for colonoscopy. *Aliment Pharmacol Ther* 7: 655-659.
Lee EC, Roberts PL, Taranto R et al (1996) Inpatient vs. outpatient bowel preparation for elective colorectal surgery. *Dis Colon Rectum* 39: 369-373.
Lee JR & Ferrando JR (1984) Variables in the preparation of the large intestine for double contrast barium enema examination. *Gut* 25: 69-72.
Lee JR, Hares MM & Keighley MRB (1981) A randomised trial to investigate X-Prep, oral mannitol and colonic washout for double contrast barium enema. *Clin Radiol* 32: 591-594.
Lefere PA, Gryspeerdt SS, Dewyspelaere J et al (2002) Dietary fecal tagging as a cleansing method before CT colonography: initial results polyp detection and patient acceptance. *Radiology* 224 (2): 393-403.
Leiboff AR & Soroff HS (1987) The treatment of generalized peritonitis by closed postoperative peritoneal lavage. A critical review of the literature. *Arch Surg* 122: 1005-1010.
Leinhardt DJ, Ragavan C, O'Hanrahan T & Mughal M (1992) Endocarditis complicating parenteral nutrition: the value of repeated echocardiography. *J Parenter Enteral Nutr* 16 (2): 168-170.
Levy AG, Benson JW, Hewlett EL et al (1976) Saline lavage: a rapid, effective and acceptable method for cleansing the gastrointestinal tract. *Gastroenterology* 70: 157-161.
Lewis GBH (1975) Intestinal distension during nitrous oxide anaesthesia. *Can Anaesth Soc J* 22: 200-201.
Lewis RP, Wideman P, Sutter VL & Finegold SM (1977) The effect of metronidazole on human faecal flora. Proceedings of the International Metronidazole Conference, pp 307-309, Montreal, 1976.
Lieberman DA, Ghormley J & Flora K (1996) Effect of oral sodium phosphate colon preparation on serum electrolytes in patients with normal serum creatinine. *Gastrointest Endosc* 43: 467-469.
Lilly EJ & Lowbury EJL (1971) Disinfection of the skin: Assessment of some new preparations. *BMJ* 3: 674-680.
Lipman TO (2004) Encyclopedia of gastroenterology, pp 698-701 Elsevier, Oxford.
Lipp A & Edwards P (2002) Disposable surgical face masks for prevent-ing surgical wound infection in clean surgery. The Cochrane Database of Systematic Reviews, issue 1, article no. CD002929. DOI: 10. 1002/14651858. CD002929.
Lodise TP & McKinnon PS (2005) Clinical and economic impact of methicillin resistance in patients with *Staphylococcus aureus* bacteremia. *Diagn Microbiol Infect Dis* 52 (2): 113-122.
Lord JW Jr, Rossi G & Daliana M (1977) Intraoperative antibiotic wound lavage: an attempt to eliminate postoperative infection in arterial and general surgical procedures. *Ann Surg* 185: 634-641.
Love AHG, Mitchell NG & Phillips RA (1968) Water and sodium absorption in the human intestine. *J Physiol* 195: 133-140.
Lowbury EJL & Lilly HA (1973) Use of 4% chlorhexidine detergent (Hibiscrub) and other methods of skin disinfection. *Br Med J* 1: 510-515.
Lowbury EJL, Lilly HA, Ayliffe GAJ et al (1974) Preoperative disinfection of surgeons' hands: use of alcoholic solutions and effects of gloves on skin flora. *Br Med J* 4: 369-372.
Luman W, Shaffer JL (2002) Prevalence, outcome and associated factors of deranged liver function tests in patients on home parenteral nutrition. *Clin Nutr* 21 (4): 337-343.
Mangram AJ, Horan TC, Pearson ML et al (1999) Guideline for prevention of surgical site infection, 1999. Hospital Infection Control Practices Advisory Committee. *Infect Control Hosp Epidemio* 20 (4): 250-278.
Marcello PW (2004) Ileoanal pouch failure: can it be predicted? *Inflam Bowel Dis* 10 (3): 328-329.
Margulis AR (1967) Some new approaches to the examination of the gastrointestinal tract. *Am J Roentgenol Radium Ther Nucl Med* 101: 265-286.
Mariani PP, van Pelt JF, Ectors N et al (2002) Rectal washout with cytotoxic solution can be extended to the whole colon. *Br J Surg* 89 (12): 1540-1544.
Marshall FN, Pittinger CB & Long JP (1961) Effects of halothane on gastrointestinal motility. *Anesthesiology* 22: 363-366.
Marshall JB, Barthel JS & King PD (1993). Short report: prospective, randomized trial comparing a single dose sodium phosphate regimen with PEG-electrolyte lavage for colonoscopy preparation. *Aliment Pharmacol Ther* 7: 679-682.
Matheson DM, Arabi Y, Baxter-Smith D et al (1978) Randomised multicentre trial of oral bowel preparation and antimicrobials in elective colorectal operation. *Br J Surg* 65: 597-600.
Matikainen M & Hiltunen KM (1993) Parenteral single dose ceftriax-one with tinidatsole versus aminoglycoside with tinidatsole in colorectal surgery: a prospective single-blind randomized multicentre study. *Int J Colorectal Dis* 8: 148-150.
McAlister FA, Bertsch K, Man J et al (2005) Incidence of and risk factors for pulmonary complications after nonthoracic surgery. *Am J Respir Crit Care Med* 171 (5): 514-

517.
McArdle CS, Morran CG, Pettit L et al (1995). Value of oral antibiotic prophylaxis in colorectal surgery. *Br J Surg* 82: 1046-1048.
McAvinchey DJ, McCollum PT, McElearney NG et al (1983) Antiseptics in the treatment of bacterial peritonitis in rats. *Br J Surg* 70: 158-160.
McClave SA & Chang WK (2003) Complications of enteral access. *Gastrointest Endosc* 58 (5): 739-751.
McClave SA, Lowen CC, Kleber MJ et al (1998) Are patients fed appropriately according to their caloric requirements? *J Parenter Enteral Nutr* 22 (6): 375-381.
McClave SA, Lowen CC, Kleber MJ et al (2003) Clinical use of the respiratory quotient obtained from indirect calorimetry. *J Parenter Enteral Nutr* 27 (1): 21-26.
McCulloch PG, Blamey SL, Finlay IG et al (1986) A prospective comparison of gentamicin and metronidazole and moxalactam in the prevention of septic complications associated with elective operations of the colon and rectum. *Surg Gynecol Obstet* 162: 521-524.
McDonald PJ, Watts JMcK & Finlay-Jones JJ (1984) The antimicrobial management of gut derived sepsis complicating surgery and cancer chemotherapy. In Goodwin CS (ed.) *Microbes and infections of the gut*, pp 307-326. Oxford: Blackwell Scientific.
McLeod RS, Geerts WH, Sniderman KW et al (2001); the Canadian Colorectal Surgery DVT Prophylaxis Trial Investigators (2001) Subcutaneous heparin versus low-molecular-weight heparin as thromboprophylaxis in patients undergoing colorectal surgery: results of the Canadian colorectal DVT prophylaxis trial: a randomized, double-blind trial. *Ann Surg* 233 (3): 438-444.
Mealy K, Salman A & Arthur G (1988) Definitive one-stage emergency large bowel surgery. *Br J Surg* 75: 1216-1219.
Meisel JL, Bergman D, Graney D et al (1977) Human rectal mucosa: proctoscopic and morphological changes caused by laxatives. *Gastroenterology* 72: 1274-1279.
Melling AC, Ali B, Scott EM & Leaper DJ (2001) Effects of preoperative warming on the incidence of wound infection after clean surgery: a randomised controlled trial. *Lancet* 358 (9285): 876-880.
Merad F, Hay JM, Fingerhut A et al (1999). Is prophylactic pelvic drainage useful after elective rectal or anal anastomosis? A multicenter controlled randomized trial. French Association for Surgical Research. *Surgery* 125 (5): 529-535.
Metcalfe MS, Norwood MG, Miller AS & Hemingway D (2005) Unreasonable expectations in emergency colorectal cancer surgery. *Colorectal Dis* 7 (3): 275-278.
Metzger PP (1988) Modified packing technique for control of presacral pelvic bleeding. *Dis Colon Rectum* 31: 981-982.
Meylan G & Tschantz P (2001) Surgical wounds with or without dressings. Prospective comparative study. *Ann Chir* 126 (5): 459-462.
Miettinen RP, Laitinen ST, Makela JT & Paakkonen ME (2000) Bowel preparation with oral polyethylene glycol electrolyte solution vs. no preparation in elective open colorectal surgery: prospective, randomized study. *Dis Colon Rectum* 43 (5): 669-675.
Mikal S (1965) Metabolic effects of preoperative intestinal preparation. *Am J Proctol* 16: 437-442.
Miller RE (1975) The cleansing enema. *Radiology* 117: 483-485.
Minervini S, Alexander-Williams J, Donovan I et al (1980a) Comparison of three methods of whole-bowel irrigation. *Am J Surg* 140: 399-402.
Minervini S, Bentley S, Youngs D et al (1980b) Prophylactic saline peritoneal lavage in elective colorectal operations. *Dis Colon Rectum* 23: 392-394.
Moesgaard F, Lykkegaard & Nielsen M (1988) Failure of topically applied antibiotics, added to systemic prophylaxis, to reduce perineal wound infection in abdominoperineal excision of the rectum. *Acta Chir Scand* 154: 589-592.
Montejo JC, Zarazaga A, Lopez-Martinez J et al (2003) Immunonutrition in the intensive care unit. A systematic review and consensus statement. *Clin Nutr* 22: 221-233.
Moore NM, Gardiner SN, Borak GD & Delegge MH (2004) Catheter related infections in peripherally inserted central catheters versus other centrally placed catheters in the home parenteral nutrition patient. *J Am Dietetic Assoc* 104 (suppl 2): 25.
Moores LK & Tapson VF (2001) Vena caval filters in pulmonary embolism. *Semin Vasc Med* 1 (2): 221-228.
Morris WT (1993) Ceftriaxone is more effective than gentamicin/metronidazole prophylaxis in reducing wound and urinary tract infections after bowel operations. Results of a controlled, randomized, blind clinical trial. *Dis Colon Rectum* 36: 826-833.
Morris DL, Hares MM, Voogt RJ et al (1983) Metronidazole need not be combined with an aminoglycoside when used for prophylaxis in elective colorectal surgery. *J Hosp Infect* 4: 65-69.
Morris DL, Fabricius PJ, Ambrose NS et al (1984) A high incidence of bleeding is observed in a trial to determine whether addition of metronidazole is needed with latamoxef for prophylaxis in colorectal surgery. *J Hosp Infect* 5: 398-408.
Mosen D, Elliott CG, Egger MJ et al (2004) The effect of a computerized reminder system on the prevention of postoperative venous thromboembolism. *Chest* 125 (5): 1635-1641.
Moskovitz DN, Kim YI (2004) Does perioperative immunonutrition reduce postoperative complications in patients with gastrointestinal cancer undergoing operations. Nutr Rev 62 (11): 443-447.
Moukhtar M & Romney S (1980) Continuous intraperitoneal antibiotic lavage in the management of purulent sepsis of the pelvis. *Surg Gynec Obstet* 150: 548-550.
Moumjid N & Callu MF (2003) Informed consent and risk communication in France. *Br Med J* 327: 734-735.
Muir EG (1968) Safety in colonic resection. *J R Soc Med* 61: 401-408.
Munro A, Steele RJC & Logie JRC (1987) Technique for intra-operative colonic irrigation. *Br J Surg* 75: 1039-1040.
Murayama KM, Schneider PD & Thompson JS (1995) Laparoscopic gastrostomy: a safe method for obtaining enteral access. *J Surg Res* 58 (1): 1-5.
Mynster T, Nielsen HJ, Harling H & Bulow S; the Danish TME-group, RANX05-group (2004) Blood loss and transfusion after total mesorectal excision and conventional rectal cancer surgery. *Colorectal Dis* 6 (6): 452-457.
Nagy GS (1981) Preparing the patient. In Hunt RH & Way JR (eds) *Colonoscopy*, pp 36-44. London: Chapman & Hall.
Nakafusa Y, Tanaka T, Tanaka M et al (2004) Comparison of multivisceral resection and standard operation for locally advanced colorectal cancer: analysis of prognostic factors for short-term and long-term outcome. *Dis Colon Rectum* 47 (12): 2055-2063.
Nash AG & Hugh TB (1967) Topical ampicillin and wound infection in colon surgery. *Br Med J* 1: 471-472.
Nasrullah SM & Iber FL (1969) Mannitol absorption and metabolism in man. *Am J Med Sci* 258: 80-88.
National Nosocomial Infections Surveillance (NNIS) (2003)

System report. Data summary from January 1992 through June 2003, issued August 2003. *Am J Infect Control* 31 (8): 481-498.

Nehra D, Crumplin MK, Valijan A & Edwards AE (1994) Evolving role of intensive and high-dependency care. *Ann R Coll Surg Engl* 76 (1): 9-13.

Neumann DA & DeLegge MH (2002) Gastric versus small-bowel tube feeding in the intensive care unit: a prospective comparison of efficacy. *Crit Care Med* 30 (7): 1436-1438.

Newstead G & Morgan BP (1979) Bowel preparation with mannitol. *Med J Aust* 2: 591-593.

Ng JM & Goh MH (2002) Problems related to epidural analgesia for postoperative pain control. *Ann Acad Med Singapore* 31 (4): 509-515.

Nichols RL (2001). Preventing surgical site infections: a surgeon's perspective. *Emerg Infect Dis* 7 (2): 220-224.

Nichols RL & Condon RE (1971) Antibiotic preparation of the colon: failure of commonly used regimens. *Surg Clin North Am* 51: 223-227.

Nichols RL, Gorbach SL & Condon RE (1971) Alteration of intestinal microflora following preoperative mechanical preparation of the colon. *Dis Colon Rectum* 4: 123-127.

Nichols RL, Condon RE, Gorbach SL & Nyhus LM (1972) Efficacy of preoperative antimicrobial preparation of the bowel. *Ann Surg* 176: 217-232.

Nichols RL, Smith JW, Garcia RY et al (1997) Current practices of preoperative bowel preparation among North American colorectal surgeons. *Clin Infect Dis* 24 (4): 609-619.

Nichols RL, Choe EU & Weldon CB (2005) Mechanical and antibacterial bowel preparation in colon and rectal surgery. *Chemotherapy* 51 (suppl 1): 115-121.

Nicolaides AN, Breddin HK, Fareed J et al; the Cardiovascular Disease Educational and Research Trust and the International Union of Angiology (2001) Prevention of venous thromboem-bolism. International consensus statement. Guidelines compiled in accordance with the scientific evidence. *Int Angiol* 20 (1): 1-37.

Nisim AA, Allins AD (2005) Enteral nutrition support. *Nutrition* 21 (1): 109-112.

Norwegian Study Group for Colorectal Surgery (1985) Should antimicrobial prophylaxis in colorectal surgery include agents effective against both anaerobic and aerobic microorganisms? A double-blind, multicentre study. *Surgery* 97: 402-407.

Nygren J, Hausel J, Kehlet H (2005) A comparison in five European Centres of case mix, clinical management and outcomes following either conventional or fast-track perioperative care in colorectal surgery. *Clin Nutr* 24 (3): 455-461.

O'Dwyer PJ, Conway E, McDermott EWM & O'Higgins NJ (1989) Effect of mechanical bowel preparation on anastomotic integrity following low anterior resection in dogs. *Br J Surg* 76: 756-758.

O'Grady NP, Alexander M, Dellinger EP et al (2002) Guidelines for the prevention of intravascular catheter-related infections. Centers for Disease Control and Prevention. *MMWR Recomm Rep* 51 (RR-10): 1-29.

Okuyama M, Ikeda K, Shibata T et al (2005) Preoperative iron supplementation and intraoperative transfusion during colorectal cancer surgery. *Surg Today* 35 (1): 36-40.

Oliveira L, Wexner SD, Daniel N et al (1997) Mechanical bowel preparation for elective colorectal surgery. *Dis Colon Rectum* 40: 585-591.

Ostman M, Biber B, Martner J & Reiz S (1986) Influence of isoflurane on renal and intestinal vascular responses to stress. *Br J Anaesth* 58: 630-638.

Painter NS & Truelove SC (1964a) The intraluminal pressure patterns in diverticulosis of the colon. Part II: The effect of morphine. *Gut* 5: 201-213.

Painter NS & Truelove SC (1964b) The intraluminal pressure patterns in diverticulosis of the colon. Part IV: The effect of pethidine and probanthine. *Gut* 5: 369-373.

Paling J (2003) Strategies to help patients understand risks. *Br Med J* 327: 745-748.

Panton ONM, Atkinson KG, Crichton EP et al (1985) Mechanical preparation of the large bowel for elective surgery. Comparison of whole gut lavage with the conventional enema and purgative technique. *Am J Surg* 149: 615-619.

Papagrigoriadis S, Debrah S, Koreli A & Husain A (2004) Impact of diverticular disease on hospital costs and activity. *Colorectal Dis* 6 (2): 81-84.

Parienti JJ, Thibon P, Heller R et al (2002) Antisepsie Chirurgicale des mains Study Group. Hand-rubbing with an aqueous alcoholic solution vs traditional surgical hand-scrubbing and 30-day surgical site infection rates: a randomized equivalence study. *JAMA* 288 (6): 722-727.

Passaro DJ, Waring L, Armstrong R et al (1997) Postoperative *Serratia marcescens* wound infections traced to an out-of-hospital source. *J Infect Dis* 175 (4): 992-995.

Pearl ML & Rayburn WF (2004) Choosing abdominal incision and closure techniques: a review. *J Reprod Med* 49 (8): 662-670.

Peck JJ, Fuchs PC & Gustafson ME (1984) Antimicrobial prophylaxis in elective colon surgery. *Am J Surg* 147: 633-637.

Persson M, Flock JI & van der Linden J (2003) Antiseptic wound ventilation with a gas diffuser: a new intraoperative method to prevent surgical wound infection? *J Hosp Infect* 54 (4): 294-299.

Peter JV, Moran JL, Phillips-Hughes J (2005) A metaanalysis of treat-ment outcomes of early enteral versus early parenteral nutrition in hospitalized patients. *Crit Care Med* 33 (1): 213-220.

Petrowsky H, Demartines N, Rousson V & Clavien PA (2004) Evidence-based value of prophylactic drainage in gastrointestinal surgery: a systematic review and meta-analyses. *Ann Surg* 240 (6): 1074-1084.

Phillips RKS & Dudley HA (1984) The effect of tetracycline lavage and trauma on visceral and parietal peritoneal ultrastructure and adhesion formation. *Br J Surg* 71: 537-539.

Phillips RKS, Hittinger R, Fry JS & Fielding LP (1985) Malignant large bowel obstruction. *Br J Surg* 72: 296-302.

Pitt HA, Postier RG, MacGowen WAL et al (1980) Prophylactic antibiotics in vascular surgery. *Ann Surg* 192: 356-364.

Platell C & Hall JC (2001) The prevention of wound infection in patients undergoing colorectal surgery. *Hosp Infect* 49 (4): 233-238.

Playforth MJ, Smith GMR, Evans M & Pollock AV (1988) Antimicrobial bowel preparation: oral, parenteral or both? *Dis Colon Rectum* 31: 90-93.

Plowman R, Graves N, Griffin MA et al (2001) The rate and cost of hospital-acquired infections occurring in patients admitted to selected specialties of a district general hospital in England and the national burden imposed. *Hosp Infect* 47 (3): 198-209.

Pockros PJ & Foroozan P (1985) GoLytely lavage versus a standard colonoscopy preparation. Effect on normal colonic mucosal histology. *Gastroenterology* 88: 545-548.

Pollock AV (1981) Antibiotic prophylaxis in general surger-

y. A comparison of single-dose intravenous and single-dose intraincisional cephaloridine. *Aktuel Probl Chir Orthop* 19: 71-76.

Pollock AV, Playforth MJ & Evans M (1987) Peroperative lavage of the obstructed left colon to allow safe primary anastomosis. *Dis Colon Rectum* 30: 270-274.

Pollock AV, Evans M & Smith GMR (1989) Preincisional intraparietal Augmentin in abdominal operations. *Ann R Coll Surg* 71: 97-100.

Poon JT, Chan B & Law WL (2005) Evaluation of P-POSSUM in surgery for obstructing colorectal cancer and correlation of the predicted mortality with different surgical options. *Dis Colon Rectum* 48 (3): 493-498.

Porayko MK (1998) Liver dysfunction and parenteral nutritional therapies. *Clin Liver Dis* 2 (1): 133-147, vii.

Poth EJ & Knotts TL (1942) Clinical use of succinylsulfathiazole. *Arch Surg* 44: 208-222.

The Standards Task Force of the American Society of Colon and Rectal Surgeons (2000) Practice parameters for the prevention of venous thromboembolism. *Dis Colon Rectum* 43 (8): 1037-1047.

Prause G, Ratzenhofer-Comenda B et al (1997) Can ASA grade or Goldman's cardiac risk index predict peri-operative mortality? A study of 16, 227 patients. *Anaesthesia* 52 (3): 203-206.

Pryor KO, Fahey TJ 3rd, Lien CA & Goldstein PA (2004) Surgical site infection and the routine use of perioperative hyperoxia in a general surgical population: a randomized controlled trial. *JAMA* 291 (1): 79-87.

Prytherch DR, Whiteley MS, Higgins B et al (1998) POSSUM and Portsmouth POSSUM for predicting mortality. Physiological and Operative Severity Score for the enUmeration of Mortality and mor-bidity. *Br J Surg* 85 (9): 1217-1220.

Raahave D, Bulow S, Jakobsen BH et al (1986) Whole bowel irrigation: a bacteriologic assessment. *Infect Surg* 5: 12-23.

Raahave D, Hesselfeldt P, Pedersen T et al (1989) No effect of topical ampicillin prophylaxis in elective operations of the colon or rectum. *Surg Gynecol Obstet* 168: 112-114.

Radcliffe AG & Dudley HAF (1983) Intraoperative antegrade irrigation of the large intestine. *Surg Gynecol Obstet* 156: 721-723.

Ram E, Sherman Y, Weil R et al (2005) Is mechanical bowel preparation mandatory for elective colon surgery? A prospective randomized study. *Arch Surg* 140 (3): 285-288.

Rambo WM (1972) Irrigation of the peritoneal cavity with cephalothin. *Am J Surg* 123: 192-195.

Ramirez JI, Vassiliu P, Gonzalez-Ruiz C et al (2003) Sequential compression devices as prophylaxis for venous thromboembolism in high-risk colorectal surgery patients: reconsidering American Society of Colorectal Surgeons parameters. *Am Surg* 69 (11): 941-945.

Ramkumar T, Ng V, Fowler L & Farouk R (2006) A comparison of POSSUM, P-POSSUM and Colorectal POSSUM for the prediction of postoperative mortality in patients undergoing colorectal resection. *Dis Colon Rectum* 49: 330-335.

Rao GG, Osman M, Johnson L et al (2004) Prevention of percutaneous endoscopic gastrostomy site infections caused by methicillin-resistant *Staphylococcus aureus*. *J Hosp Infect* 58 (1): 81-83.

Rasmussen MS (2003) Does prolonged thromboprophylaxis improve outcome in patients undergoing surgery? *Cancer Treat Rev* 29 (suppl 2): 15-17.

Raue W, Haase O, Junghans T et al (2004) 'Fast-track' multimodal rehabilitation program improves outcome after laparoscopic sigmoidectomy: a controlled prospective evaluation. *Surg Endosc* 18 (10): 1463-1468.

Reeves MM & Capra S (2003) Predicting energy requirements in the clinical setting: are current methods evidence based? *Nutr Rev* 61 (4): 143-151.

Regev A, Fraser G, Delpre G et al (1998) Comparison of two bowel preparations for colonoscopy: sodium picosulphate with magnesium citrate versus sulphate-free polyethylene glycol lavage solution. *Am J Gastroenterol* 93 (9): 1478-1482.

Reybar JF (1844) *Bull Acad Med (Paris)* 9: 1031.

Reynolds DJM & Blogg CE (1995) Prevention and treatment of postoperative nausea and vomiting. *Prescribers J* 35: 111-116.

Rhodes JB, Zvargulis JE & Williams CH (1977) Oral electrolyte overload to clean the colon for colonoscopy. *Gastrointest Endosc* 24: 24-26.

Rhodes JB, Engstrom J & Stone KF (1978) Metoclopramide reduces the distress associated with colon cleansing by an oral electrolyte over-load. *Gastrointest Endosc* 24: 162-163.

Rietz KA, Altman B & Lahnborg G (1984) A simple regimen for control of postoperative sepsis in colorectal surgery. *Dis Colon Rectum* 27: 519-522.

Ristvedt SL, McFarland EG, Weinstock LB & Thyssen EP (2003) Patient preferences for CT colonography, conventional colonoscopy, and bowel preparation. *Am J Gastroenterol* 98 (3): 578-585.

Roe AM, Jamison MH & MacLennan I (1984). Colonoscopy preparation with Picolax. *J R Coll Surg Edinb* 29: 103-104.

Rogers CW (1971) Radiology's stepchild-the colon. *JAMA* 216: 1855-1856.

Roland M, Wiig JN, Odegard O et al (1986) Prophylactic regimens in colorectal surgery: an open, randomized, consecutive trial on metronidazole used alone or in combination with ampicillin or doxycycline. *World J Surg* 10: 1003-1008.

Rosen SF & Clagett GP (1999) Prevention of venous thrombo-embolism. *Curr Opin Hematol* 6 (5): 285-290.

Rosenberg IL, Graham NG, De Dombal FT & Goligher JC (1971) Preparation of the intestine in patients undergoing major large bowel surgery, mainly for neoplasms of the colon and rectum. *Br J Surg* 58: 266-269.

Rosenthal RA (2004) Nutritional concerns in the older surgical patient. *Am Coll Surg* 199 (5): 785-791.

Rossi M, McClellan R, Chou L & Davis K (2004) Informed consent for ankle fracture surgery: patient comprehension of verbal and video-taped information. *Foot Ankle Int* 25 (10): 756-762.

Rowe-Jones DC, Peel ALG, Kingston JFL et al (1990) Single dose cefotaxime plus metronidazole versus three dose cefuroxime plus metronidazole as prophylaxis against wound infection in colorectal surgery: multicentre prospective randomized study. *Br Med J* 300: 18-22.

Royal College of Anaesthetists (1998) Guidelines for the use of NSAIDs in the post-operative period. London: Royal College of Anaesthetists.

Ryan P (1970) The effect of surrounding infection upon the leaking of colonic wounds: experimental studies and clinical experiences. *Dis Colon Rectum* 13: 124-126.

Sagar PM, Hartley MN, MacFie J et al (1996) Comparison of individual surgeon's performance. Risk-adjusted analysis with POSSUM scoring system. *Dis Colon Rectum* 39 (6): 654-658.

Salvino RM, Dechicco RS & Seidner DL (2004) Perioperative nutrition support: who and how. *Cleve Clin J Med* 71 (4): 345-351.

Sandle MA & Mandell GL (1980) Antimicrobial agents: tetracycline and chloramphenicol. In Gilman AG, Goodman LS & Gilman A (eds) The pharmacological basis of therapeutics, 6th edn, pp 1181-1199. New York: Macmillan.

Santos JCM, Batista J, Sirimarco MT et al (1994). Prospective randomized trial of mechanical bowel preparation in patients undergoing elective colorectal surgery. *Br J Surg* 81: 1673-1676.

Saunders DR, Sillery J, Rachmilewitz D et al (1977) Effects of bisacodyl on the structure and function of rodent and human intestine. *Gastroenterology* 72: 849-856.

Sauven P, Playforth MJ, Smith GMR et al (1986) Single-dose antibiotic prophylaxis of abdominal surgical wound infection: a trial of preoperative latamoxef against preoperative tetracycline lavage. *J R Soc Med* 79: 137-141.

Scammell BE, Phillips RP, Brown R et al (1985) Influence of rectal washout on bacterial counts in the rectal stump. *Br J Surg* 72: 548-550.

Schelenz S & Gransden WR (2003) Candidaemia in a London teaching hospital: analysis of 128 cases over a 7-year period. *Mycoses* 46 (9-10): 390-396.

Schiessel R, Huk I, Starlinger M et al (1984) Postoperative infections in colonic surgery after enteral bacitracin-neomycin-clindamycin or parenteral mezlocillin-oxacillin prophylaxis. *J Hosp Infect* 5: 289-297.

Schrock TR, Daveney CW & Dunphy JE (1973) Factors contributing to leakage of colonic anastomoses. *Ann Surg* 177: 513-518.

Senagore AJ, Delaney CP, Duepree HJ et al (2003) Evaluation of POSSUM and P-POSSUM scoring systems in assessing outcome after laparoscopic colectomy. *Br J Surg* 90 (10): 1280-1284.

Senagore AJ, Warmuth AJ, Delaney CP et al (2004) POSSUM, P-POSSUM, and Cr-POSSUM: implementation issues in a United States health care system for prediction of outcome for colon cancer resection. *Dis Colon Rectum* 47 (9): 1435-1441.

Shepherd A, Roberts A, Ambrose NS et al (1986) Ceftriaxone (a long acting cephalosporin) with metronidazole as single dose prophyl-axis in colorectal surgery. *Coloproctology* 8: 90-94.

Sigalet DL, Mackenzie SL & Hameed SM (2004) Enteral nutrition and mucosal immunity: implications for feeding strategies in surgery and trauma. *Can J Surg* 47 (2): 109-116.

Silk DB (2003) Enteral vs parenteral clinical nutrition. *Clin Nutr* 22: Supplement 2 S43-S48.

Silverman SH & Keighley MRB (1985) Rapid bowel preparation for outpatient flexible sigmoidoscopy. *Gut* 26: A1156.

Silverman SH, Ambrose NS, Youngs DJ et al (1986) The effect of peritoneal lavage with tetracycline solution in postoperative infection. *Dis Colon Rectum* 29: 165-169.

Simchen E, Shapiro M, Sacks TG et al (1984) Determinants of wound infection after colon surgery. *Ann Surg* 199: 260-265.

Sindelar WF & Mason GR (1979) Intraperitoneal irrigation with povidone-iodine solution for the prevention of intra-abdominal abscesses in the bacterially contaminated abdomen. *Surg Gynecol Obstet* 148: 409-411.

Skucas J, Cutliff W & Fischer HW (1976) Whole gut irrigation as a means of cleaning the colon. *Radiology* 121: 303-305.

Slim K, Vicaut E, Panis Y & Chipponi J (2004) Meta-analysis of randomized clinical trials of colorectal surgery with or without mechanical bowel preparation. *Br J Surg* 91 (9): 1125-1130.

Smedley F, Bowling T, James M et al (2004) Randomized clinical trial of the effects of preoperative and postoperative oral nutritional supplements on clinical course and cost of care. *Br J Surg* 91 (8): 983-990.

Smith SRG, Connolly JC & Gilmore OJA (1983) The effect of faecal loading on colonic anastomosis healing. *Br J Surg* 70: 49-50.

Song F & Glenny AM (1998) Antibiotic prophylaxis in colorectal surgery: a systematic review of randomised controlled trials. *Health Technology Assessment* 2 (7): 1-110.

Steigbigel NH, Reed CW & Finland M (1968) Susceptibility of common pathogenic bacteria to seven tetracycline antibiotics in vitro. *Am J Med Sci* 255: 179-195.

Stephen M & Loewenthal J (1979) Continuing peritoneal lavage in high-risk peritonitis. *Surgery* 85: 603-606.

Stewart DJ & Matheson NA (1978) Peritoneal lavage in appendicular peritonitis. *Br J Surg* 65: 54-56.

Stewart J, Finan PJ, Courtney DF & Brennan TG (1984) Does a water soluble contrast enema assist in the management of acute large bowel obstruction: a prospective study of 117 cases. *Br J Surg* 71: 799-801.

Stokes EJ, Peters JL, Howard E et al (1977) Comparison of antibiotic and antiseptic prophylaxis of wound infection in acute abdominal surgery. *World J Surg* 1: 777-782.

Stokes EJ, Waterworth PM, Franks V et al (1974) Short term routine antibiotic prophylaxis in surgery. *Br J Surg* 61: 739-742.

Stone HH & Hester TR Jr (1973) Incisional and peritoneal infection after emergency celiotomy. *Ann Surg* 177: 669-678.

Stone HH, Hooper CA, Kolb LB et al (1976) Antibiotic prophylaxis in gastric, biliary and colonic surgery. *Ann Surg* 184: 443-452.

Sungurtekin H, Sungurtekin U, Balci C et al (2004) The influence of nutritional status on complications after major intraabdominal surgery. *J Am Coll Nutr* 23 (3): 227-232.

Sutton R, Bann S, Brooks M & Sarin S (2002) The surgical risk score as an improved tool for risk adjusted analysis in comparative surgical audit. *Br J Surg* 89: 763-768.

Sutton CD, Garcea G, Pollard C et al (2005) The introduction of a nutrition clinical nurse specialist results in a reduction in the rate of catheter sepsis. *Clin Nutr* 24 (2): 220-223.

Tagart REB (1981) Colorectal anastomosis: factors influencing success. *J R Soc Med* 74: 111-118.

Takada H, Ambrose NS, Galbraith K et al (1989) Quantitative appraisal of Picolax (sodium picosulfate/magnesium citrate) in the preparation of the large bowel for elective surgery. *Dis Colon Rectum* 33: 679-683.

Takada H, Hioki K, Ambrose NS et al (1993) Potentially explosive colonic gas is not eliminated by successful mechanical bowel preparation. *Dig Surg* 10: 20-23.

Tammelin A, Hambraeus A & Stahle E (2001) Routes and sources of *Staphylococcus aureus* transmitted to the surgical wound during car-diothoracic surgery: possibility of preventing wound contamination by use of special scrub suits. *Infect Control Hosp Epidemiol* 22 (6): 338-346.

Tanner J & Parkinson H (2002) Double gloving to reduce surgical cross-infection. The Cochrane Database of Systematic Reviews, issue 3, article no. CD003087. DOI: 10.1002/14651858.CD003087.

Tay SM, Ip-Yam PC, Lim BL & Chan YW (2002) Audit of total parenteral nutrition in an adult surgical intensive care. *Ann Acad Med Singapore* 31 (4): 487-492.

Taylor EW & Lindsay G (1994) Selective decontamination of the colon before elective colorectal surgery. *World J Surg* 18: 926-932.

Taylor EW, Bentley S, Youngs D & Keighley MRB (1981) Bowel preparation and the safety of colonoscopic polypectomy. *Gastroenterology* 81: 1-4.

Taylor TV, Walker WS, Mason RC et al (1982) Preoperative intraparietal (intra-incisional) cefoxitin in abdominal surgery. *Br J Surg* 69: 461-462.

Teague RH & Manning AP (1977) Preparation of the large bowel for endoscopy. *J Int Med Res* 5: 374-377.

Tekkis PP, Kocher HM, Bentley AJ (2000) Operative mortality rates among surgeons: comparison of POSSUM and P-POSSUM scoring systems in gastrointestinal surgery. *Dis Colon Rectum* 43 (11): 1528-1532.

Tekkis PP, Kessaris N, Kocher HM (2003a) Evaluation of POSSUM and P-POSSUM scoring systems in patients undergoing colorectal surgery. *Br J Surg* 90 (3): 340-345.

Tekkis PP, Poloniecki JD, Thompson MR & Stamatakis JD (2003b) Operative mortality in colorectal cancer: prospective national study. *Br Med J* 327 (7425): 1196-1201.

Tekkis PP, Prytherch DR, Kocher HM et al (2004) Development of a dedicated risk-adjustment scoring system for colorectal surgery (colorectal POSSUM). *Br J Surg* 91 (9): 1174-1182.

Thomas G, Brozinsky S & Isenberg JI (1982) Patient acceptance and effectiveness of a balanced lavage solution (Golytely) versus the standard preparation for colonoscopy. *Gastroenterology* 82: 435-437.

Thomson WHF & Carter SStC (1986) On-table lavage to achieve safe restorative rectal and emergency left colonic resection. *Br J Surg* 73: 61-63.

Tongren S (1983) Pulmonary embolism and postoperative death. *Acta Chir Scand* 149: 269-271.

Tooher R, Middleton P, Pham C et al (2005) A systematic review of strategies to improve prophylaxis for venous thromboembolism in hospitals. *Ann Surg* 241 (3): 397-415.

Torkington J, Bevan LS, Morgan AR et al (2003) Use and influence of the internet on patients undergoing ileoanal pouch surgery. *Colorectal Dis* 5 (2): 193-194.

Tsang GMK, Bacelar T & Keighley MRB (1992) Sodium sulphate is cheaper and at least as good as 'Picolax' as an oral whole bowel irrigation solution (CP100) for bowel preparation. *Dig Surg* 9: 209-211.

Tsukada K, Miyazaki T, Kato H (2004) Body fat accumulation and postoperative complications after abdominal surgery. *Am Surg* 70 (4): 347-351.

Tsunoda A, Shibusawa M, Kamiyama G et al (2000) Iodine absorption after intraoperative bowel irrigation with povidone-iodine. *Dis Colon Rectum* 43 (8): 1127-1132.

Tudor RG, Haynes I, Youngs DJ et al (1988) Comparison of short-term antibiotic cover with a third-generation cephalosporin against conventional five-day therapy using metronidazole with an amino-glycoside in emergency and complicated colorectal surgery. *Dis Colon Rectum* 31: 28-32.

Turner M, McFarlane HJ & Krukowski ZH (1999) Prospective study of high dependency care requirements and provision *J R Coll Surg Edinb* 44: 19-23.

Turrell R & Landau SJ (1959) Antibiotics in the preoperative preparation of the colon. *J Int Coll Surg* 31: 215-224.

Tverskoy CB, Gelman S, Fowler KC & Bradley EL (1985) Intestinal circulation and anaesthesia. *Anesthesiology* 62: 462-469.

Tyson RR & Spaulding EH (1959) Should antibiotics be used in large bowel preparation? *Surg Gynecol Obstet* 108: 623-626.

Urbach DR (2004) Practice commentary. *Can Med Assoc J* 170 (11): 1671.

Urbach DR, Kennedy ED & Cohen MM (1999) Colon and rectal anastomoses do not require routine drainage: a systematic review and meta-analysis. *Ann Surg* 229 (2): 174-180.

Valantas MR, Beck DE & Di Palma JA (2004) Mechanical bowel preparation in the older surgical patient. *Curr Surg* 61 (3): 320-324.

van der Vurst TJ, Bodegom ME & Rakic S (2004) Tamponade of presacral hemorrhage with hemostatic sponges fixed to the sacrum with endoscopic helical tackers: report of two cases. *Dis Colon Rectum* 47 (9): 1550-1553. Epub 19 August 2004.

Vanner SJ, MacDonald PH, Paterson WG et al (1990) A randomized prospective trial comparing oral sodium phosphate with standard polyethylene glycol-based lavage solution (Golytely) in the preparation of patients for colonoscopy. *Am J Gastroenterol* 85: 422-427.

Varquish T, Crawford LC, Stallings RA et al (1978) A randomised prospective evaluation of orally administered antibiotics in operations on the colon. *Surg Gynecol Obstet* 146: 193-198.

Ventolini G, Neiger R & McKenna D (2004) Decreasing infectious morbidity in cesarean delivery by changing gloves. *J Reprod Med* 49 (1): 13-16.

Veterans Affairs Total Parenteral Nutrition Cooperative Study Group (1991) Perioperative total parenteral nutrition in surgical patients. *N Engl J Med* 325 (8): 525-532.

Vlot EA, Zeebregts CJ, Gerritsen JJ et al (2005) Anterior resection of rectal cancer without bowel preparation and diverting stoma. *Surg Today* 35 (8): 629-633.

Walker AJ, Taylor EW, Lindsay G, Dewar EP and the West of Scotland Surgical Infection Study Group (1988) Sepsis in colorectal surgery. *J Hosp Infect* 11: 340-348.

Walls ADF (1980) Colon preparation. *J R Coll Surg Edinb* 25: 26-31.

Washington JA, Dearing WH, Judd ES & Elveback LR (1974) Effect of preoperation antibiotic regimen on development of infection after intestinal surgery. *Ann Surg* 180: 567-572.

Weaver M, Burdon DW, Youngs DJ & Keighley MRB (1986) Oral neomycin and erythromycin compared with single dose systemic metronidazole and ceftriaxone prophylaxis in elective colorectal surgery. *Am J Surg* 151: 437-442.

Weaver PC & Khawaja HT (1986) Intra-operative colonic irrigation. *Br J Surg* 73: 83-84.

Weitz JL (1997) Drug therapy: low molecular weight heparins. *New Engl J Med* 337: 688-698.

Wertheim HF, Vos MC, Boelens HA et al (2004) Low prevalence of methicillin-resistant *Staphylococcus aureus* (MRSA) at hospital admission in the Netherlands: the value of search and destroy and restrictive antibiotic use. *Hosp Infect* 56 (4): 321-325.

Wexner SD, Beck DE, Baron IH et al (2006) A consensus document on bowel preparation before colonoscopy: prepared by a task force from the American Society of Colon and Rectal Surgeons (ASCRS), the American Society for Gastrointestinal Endoscopy (ASGE), and the Society of American Gastrointestinal and Endoscopic Surgeons (SAGES). *Dis Colon Rectum* 49: 792-809.

Wheatley RG, Schug SA & Watson D (2001) Safety and efficacy of postoperative epidural analgesia. *Br J Anaesth* 87: 47-61.

Wheatley T & Veitch PS (1997) Effects of blood transfusion on postoperative immunocompetence. *Br J Anaesth* 78: 490-492.

Whiteley MS, Prytherch DR, Higgins B et al (1996) An evaluation of the POSSUM surgical scoring system. *Br J Surg* 83：812-815.

Whittaker BL (1968) Observations on the blood flow in the inferior mesenteric arterial system and the healing of colonic anastomoses. *Ann R Coll Surg Engl* 43：89-110.

Whittaker BL, Dixon RD & Greatorex G (1970) Anastomosis failure in relation to blood transfusion and blood flow. *Proc R Soc Med* 63：751-752.

Wilkie D (1938) Edinburgh postgraduate lectures in medicine. Edinburgh：Oliver & Boyd.

Wille-Jørgensen P, Guenaga KF, Matos D, Castro AA. Preoperative mechanical bowel cleansing or not? an updated meta-analysis. *Colorectal Dis*. 2005 Jul; 7 (4)：304-310.

Wille-Jørgensen P, Rasmussen MS, Andersen BR & Borly L (2004) Heparins and mechanical methods for thromboprophylaxis in colorectal surgery. The Cochrane Database of Systematic Reviews, issue 1, article no. CD001217. DOI：10.1002/14651858.CD001217.

Williams MD & Champion JK (2004) Experience with routine intraabdominal cultures during laparoscopic gastric bypass with implications for antibiotic prophylaxis. *Surg Endosc* 18 (5)：755-756.

Williams TA & Leslie GD (2004) A review of the nursing care of enteral feeding tubes in critically ill adults：part I. *Intensive Crit Care Nurs* 20 (6)：330-343.

Willis AT, Ferguson IR, Jones PH et al (1977) Metronidazole in prevention and treatment of Bacteroides infections in elective colonic surgery. *Br Med J* 1：607-610.

Wilmore DW & Kehlet H (2001) Management of patients in fast track surgery. *Br Med J* 322：473-476.

Wilson AP, Gibbons C, Reeves BC et al (2004) Surgical wound infection as a performance indicator：agreement of common definitions of wound infection in 4773 patients. *Br Med J*. 329 (7468)：720-723.

Wilson JA, Ward VP, Coello R et al (2002) A user evaluation of the Nosocomial Infection National Surveillance System：surgical site infection module. *J Hosp Infect* 52 (2)：114-121.

Wind J, Polle SW, Fung Kon Jin PHP, et al (2006) Systematic review of enhanced recovery programmes in colonic surgery. *Br J Surg* 93：800-809.

Windsor JA & Hill GL (1988) Weight loss with physiologic impairment. A basic indicator of surgical risk. *Ann Surg* 207 (3)：290-296.

Winitz M, Adams RF, Seedman DA et al (1966) Regulation of intestinal flora patterns with chemical diets. *Fed Proc* 25：343.

Wittmann DH & Schein M (1996) Let us shorten antibiotic prophylaxis and therapy in surgery. *Am J Surg* 172 (Suppl 6A)：26S-32S.

Wolters U, Keller HW, Sorgatz S et al (1994) Prospective randomized study of preoperative bowel cleansing for patients undergoing colorectal surgery. *Br J Surg* 81：598-600.

Wolters U, Wolf T, Stutzer H & Schroder T (1996) ASA classification and perioperative variables as predictors of postoperative outcome *Br J Anaesth* 77 (2)：217-222.

Woodfield JC, Van Rij AM, Pettigrew RA et al (2005) Using cost of infection as a tool to demonstrate a difference in prophylactic antibiotic efficacy：a prospective randomized comparison of the pharmacoeconomic effectiveness of ceftriaxone and cefotaxime prophylaxis in abdominal surgery. *World J Surg* 29 (1)：18-24.

Woods RK & Dellinger EP (1998) Current guidelines for antibiotic prophylaxis of surgical wounds. *Am Fam Physician* 57 (11)：2731-2740.

Worsley MH, Wishart HY, Peebles Brown DA & Aitkenhead AR (1988) High spinal nerve block for large bowel anastomosis. A prospective study. *Br J Anaesth* 60：836-840.

Yoshioka K, Connolly AB, Ogunbiyi OA (2000) Randomized trial of oral sodium phosphate compared with oral sodium picosulphate (Picolax) for elective colorectal surgery and colonoscopy. *Dig Surg* 17 (1)：66-70.

Zanoni CE, Gergamini C, Bertoncini M et al (1982) Whole gut lavage for surgery：a case of intra-operative colonic explosion after administration of mannitol. *Dis Colon Rectum* 25：580-581.

Zelenitsky SA, Ariano RE, Harding GK & Silverman RE (2002) Antibiotic pharmacodynamics in surgical prophylaxis：an association between intraoperative antibiotic concentrations and efficacy. *Antimicrob Agents Chemother* 46 (9)：3026-3030.

Zmora O, Mahajna A, Bar-Zakai B et al (2003a) Colon and rectal surgery without mechanical bowel preparation：a randomized prospective trial. *Ann Surg* 237 (3)：363-367.

Zmora O, Wexner SD, Hajjar L et al (2003b) Trends in preparation for colorectal surgery：survey of the members of the American Society of Colon and Rectal Surgeons. *Am Surg* 69 (2)：150-154.

Zutshi M, Delaney CP, Senagore AJ et al (2005) Randomized controlled trial comparing the controlled rehabilitation with early ambulation and diet pathway versus the controlled rehabilitation with early ambulation and diet with preemptive epidural anesthe-sia/analgesia after laparotomy and intestinal resection. *Am J Surg* 189 (3)：268-272.

Zwas FR, Cirillo NW, El-Serag HB & Eisen RN (1996) Colonic mucosal abnormalities associated with oral sodium phosphate solution. *Gastrointest Endosc* 42：463-466.

4

第 4 章　外科原则

切口

许多结直肠的手术仍沿用开腹手术。但近些年来，腹腔镜入路已逐渐成为常规结直肠手术的一部分。临床医生开始对这种入路显示出极大的热情，许多腹腔镜结直肠手术的实施也显示其临床应用的可能性。这种微创手术的优点在于减轻术后痛苦，快速恢复，缩短住院时间，降低经济成本。但这种最初的热情已因实际临床应用而减轻。许多结直肠外科医生认为尽管腹腔镜手术有一定的优点，但当前技术下实施腹腔镜仍有一定困难，在一些特定的情况下可能存在危险。当前在急诊结直肠手术过程中，腹腔镜手术仍未应用，尽管研究进展会使这一入路更加容易，并最终会实施。基于以上原因，在本章节，我们仍主要集中讨论开腹路径手术。

像以前所说，结直肠外科医生要了解腹腔镜在本专业中的应用是很重要的。因此在本章结尾我们提出了腹腔镜外科手术原则。在整本书中，读者将了解何种操作可用腹腔镜进行，适应证是什么，以及其与常规开腹手术的对比结果。

在对一个结直肠病患者进行开腹手术时，外科医生始终应牢记的三个准则是：

1. 入径；
2. 扩展；
3. 安全（Maingot，1969）。

采用何种切口观点不一，在很大程度上取决于个人的选择喜好。纵行切口常被用于择期及急诊手术，且常为正中切口，旁正中切口近年来引发争论（图 4.1）。与之类似的是，切开腹壁肌肉的直肠旁切口过去常被采用，现在也已被弃用。在这种手术刀横行进入侧面的过程中，切断了腹直肌运动神经。腹直肌甚至相当一部分病例中邻近的腹外斜肌及腹内斜肌因而部分或完全麻痹，失去功能，致使切口疝发生。在一些特定情况，横切口或斜切口可作为外科医生的选择（图 4.2）。

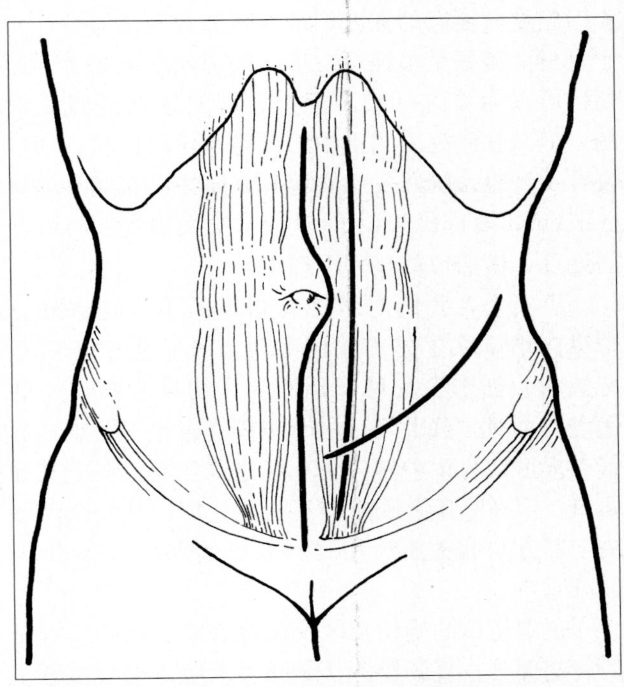

图 4.1　腹部切口：结直肠手术中进入腹腔的正中切口、旁正中切口、斜切口。

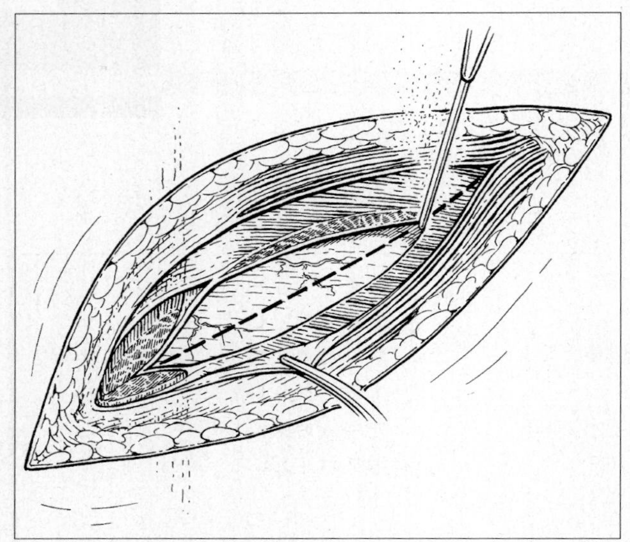

图 4.2 经肌肉斜切口解剖图。沿纤维纹理分开腹外斜肌腱膜，切断腹内斜肌及腹横肌纤维，显露腹膜。切口中间靠内侧的腹直肌已被部分分开。

Lockart-Mummery（1934）及 Turner（1955）推荐在左半结肠及右半结肠手术中采取自第十二肋顶端至脐下的经肌肉长斜行切口。这种切口充分暴露脾曲及肝曲，但对显露主要血管尤其是腹主动脉根部不理想，现在此类切口已不再应用了。横切口曾被一些外科医生极力推荐（Goldberg 等，1980；Bloch，1981），他们认为横切口充分显露腹腔，关腹后腹壁有更好的强度，术后肺部并发症减少。对于身材消瘦只是单纯行右半结肠切除术的患者，此切口可以为首选切口。但是，即便这些观点是对的，但试验研究表明正中切口与横切口比较，切口裂开及呼吸系统并发症发生率方面并没有明显差异（Greenall 等，1980a，b）。如术中发现胃部有病变需处理，横切口的显露不理想。

事实上，我们对于所有结直肠手术均选择正中纵向切口除了先前提到的优点外，正中切口还有快速、创伤小及易于延伸为纵切口和横切口的优点。而且，经此切口进一步探查胃也不困难。尽管有报道认为正中切口脐上部分愈合能力弱于其他切口，但在临床实践中并不明显。切口的安全性取决于其方法和关腹所用材料而不是部位（Dudley，1977）。

正中切口的确切长度及位置取决于结肠及直肠的病变部分。直肠及乙状结肠手术切口很少需延至脐上过远或至耻骨联合以下。其他部位切口向下延至耻骨不太常用，但常需向上延伸切口。

尽管现在腹腔镜经常被用来在初次手术时于腹腔内建立气孔，但短的横切口和斜切口仍有时被用于建立非功能性圆孔。总体来说，近些年来腹腔镜手术的变革方向是较开腹手术更小的切口。人们逐渐认识到选择小切口患者恢复更快，美容效果更好。此外，外科医生也认识到在大多数病例中并不需要纵贯腹部的大切口。

伤口关闭

腹部手术切口可通过两种方法关闭：全层缝合或逐层缝合。全层缝合是用粗线全层缝合腹壁的全肌腱膜层，包括腹膜但不包括皮下脂肪和皮肤。逐层缝合是在肌腱膜层缝两层，一层在腹直肌鞘后，包括腹膜前，另一层在腹直肌鞘前。

全层缝合可间断缝合或连续缝合，但两种均常用不可吸收缝线。现在多数外科医生采用 Prolene（聚丙烯纺织纤维）或尼龙单线。采用此类材料可能出现的相关问题是在线结周围有出现切口窦道的可能。尽管线结埋入腹膜并发症可能会减少，但窦道的形成仍是个问题，因此最近常用的材料为 Dexon（聚乙交酯纤维）或 PDS（多聚二恶烷）。Leaper 等（1976）在全层缝合中对比尼龙和金属线，发现两种材料在切口裂开及切口疝发生率方面无明显差异。同样，Pollock 及 Evans（1977）在一个全层连续缝合对照研究中发现，不锈钢金属线、单丝线及 Dexon（聚乙交酯纤维）之间切口裂开率无明显差异。尽管切口疝发生率相对较高（达到约 9%），但三种材料结果接近。

分层缝合即腹壁肌腱膜层分两层缝合。纵行切口中第一层或最深层是腹直肌后鞘及壁腹膜前层。第二层是经过腹直肌鞘前层。两层均常用连续缝合关闭，但也有外科医生间断缝合前层。在过去常用铬肠线缝合两层，但此种材料因导致不可接受的切口裂开、切口疝发生率（Goligher 等，1975），以及无法避免的感染诱因，现在已弃用。现在较常应用的是至少在腹直肌前鞘使用 Prolene（聚丙烯纺织纤维）或尼龙单线等不可吸收缝线连续缝合。事实上一些外科医生选择这些材料缝合两层（Jenkin，1976）。还有外科医生倾向于应用结实且不会吸收的材料，比如 Dexon、Vicryl（Irvin 等，1976）或 PDS。尽管 Irvin 等（1976）已证明 Dexon（聚乙醇酸）及 Vicryl（羟基乳酸聚合物）与 Prolene 在康复时间、切口感染发生率、缝线窦道发生率方面无显著性差异，但不可吸收缝线的切口感染发生率、缝线窦道发生率要远低于可吸收缝线。如分层缝合中，腹直肌后鞘及前鞘用不可吸收缝线缝合，前壁层腹膜则不必再行此缝合（Ellis 和 Heddle，1977）。

采用何种类型关腹可个人选择，尽管分层缝合似乎理论上较全层缝合安全，但无资料支持这种观点。因此 Irvin 及其团队（1977）在一个 200 例患者参加的随机对照研究中，应用不可吸收缝线，进行两种缝合方法的对比研究，全层缝合切口裂开发生率为 1%，切口疝发生率为 4.7%，但在两种关腹方法的并发症发生率上没有显著性差异。研究也发现全层缝合并不比分层缝合更易切割组织（Leaper 等，1977）。无资料显示全层间断缝合与连续缝合安全性一致。但目前趋势是关闭腹正中切口仍以 Prolene（聚丙烯纺织纤维）或尼龙单线等不可吸收缝线连续全层缝合。一种通用的也是我们推荐的方法是利用 1/0 Prolene（聚丙烯纺织纤维）或尼龙单线的双环，每个环置于切口端侧，缝针自环穿出固定，全层连续缝合自切口的两端开始直至切口中央，在此两针打结固定，包埋于腹膜。

一些外科医生主张应用不可吸收减张缝线间断全层缝合以提高关闭腹壁的安全性。但现在仍无证据支持这种缝法有益处，相反，其可能损伤肠襻，致使肠管粘连于切口。而且由于腹壁组织隆起，缝线可能切割组织致使切口裂开。因此我们不应用深部减张缝合来加强强度。事实上这种关腹方法几乎已被废弃不用。

感染患者切口的关闭

并发严重感染（如粪便性腹膜炎）患者，有很大的风险发展成为腹腔间隔室综合征，伴或不伴腹腔脓肿形成或切口感染。腹腔间隔室综合征最近为人们所认知，发生于腹腔压力高于 10～12mmHg 的患者（Joynt 等，2001）。外科高危患者有 5%～40%并发该病，可导致多脏器功能衰竭。为预防此并发症，许多外科医生建议腹壁最初应敞开不缝，延后关闭。现对此类患者建议暂时以诸如硅橡胶或胶原膜或Bogota袋等覆盖物覆盖腹腔内器官，几天后水肿及感染物被引流排出，腹腔压力降至正常，重新缝合关腹，或用一种网孔补片，可在其上进行皮肤移植，可继续生长（Ivatury，1997；Ciresi 等，1999）。如此类高危患者最初关腹后，膀胱测压腹腔压力增至 10～12mmHg，建议进行紧急减压（Watson 和 Howdieshell，1998；Bailey 和 Shapiro，2000）。

甚至一些腹部外科医生建议在腹腔间隔室综合征确诊之前，对于一些感染非常严重的病例也应敞开腹腔。Dudley（1984）提出的方法可供参考。手术快结束时，在腹腔冲洗结束后，麻醉医生彻底松弛肌肉。测量切口缺损，将一个长方形聚丙烯网片裁剪为切口的 1.5 倍左右，然后将补片在腹膜边缘下用丙纶缝线间断缝合 1.5～2cm，留置负压引流管引流分泌物，术后留置 48h。然后用纱布敷料并加强换药。多数情况下，纤维膜形成，肉芽组织生成，切口Ⅱ级愈合。少数情况下，切口需皮肤移植，需要延迟皮瓣缝合。有时为了避免过早进行皮瓣缝合，最初放置的网片需要被替换或移除，这样可进行延迟一期缝合，肥胖患者以及切口为肠内容物中度或重度污染的患者，有切口感染的风险，但不会发生腹腔间隔室综合征，较好的做法是留下皮肤和皮下组织不缝合，切口后期关闭。一些外科医生建议术后 7～8 天进行延迟一期缝合，而另外一些外科医生发现肉芽组织形成快速，不需二期缝合。尽管我们有时进行延迟一期缝合，但如 Turnbull（1966）所建议，我们并不提倡在大肠病患者中常规应用。

切口裂开

用于关腹的外科技术及材料可能是影响腹壁愈合的最重要的因素。但其他因素也不能忽视。术后因肠梗阻或腹水造成的腹腔压力增高，会增加切口裂开的风险。

同样，其他增加腹腔压力的因素，如慢性呼吸道疾病、反复打嗝或呕吐可产生类似的结果。切口感染是切口裂开的非常重要的原因，尤其是并发严重营养不良或肠外瘘者。

放还是不放引流

引流管的使用是个被讨论较多又有众多未定论的话题。在腹腔内留置引流管其目的是确保潜在感染性液体或血液可以排出。最近一个对非复杂结直肠手术的前瞻性超声研究表明，25%的患者在术后 7 天仍有无症状的腹腔积液（Miliaras 等，2000）。第二个目的是若发生吻合口或缝合线裂开可以引流感染物或肠内容物，以使瘘管形成，避免产生腹膜炎。可能存在的风险是开放引流可能导致细菌入侵，引起腹腔感染而不是预防感染。更进一步的担心是引流管可能加重炎性反应或腐蚀其所经过的各种组织结构，如动脉或肠内吻合口，导致如二次出血或吻合口瘘等严重并发症。科学评价引流管在临床上的益处有些复杂，因为可能存在多种影响因素，如开放或闭式引流、引流管材料的类型、引流的方法（如负压吸引引流、虹吸压力的高低及体位固定系统）。

更多的关于临床上腹腔内引流的评估的可能信息来源于对胆囊切除术后和阑尾炎术后引流管作用的观察研究。多数与开放式引流相关的研究实际上是回顾性研究，但有不同观点存在。若留置引流，在术后 48h 是关键期。长期留置引流与术后并发症（如胸腔和切口感染）增加有关（Gordon 等，1976；Man 等，1977；Stone 等，1978；Fraser 等，1982；Mittelman 和 Doberneck，1982）。其他并发症，如疝（Gordon 等，1976），瘘（Hanna，1970），引流管遗失（Kambouris 等，1973），引流管扭结和肠损伤（Benjamin，1980；Woodforde Scott，1981），均有报道。因此延长引流管的留置时间可能会导致患者出现并发症。大量腹腔引流液仅在最初的 24～48h 内被回收，临床试验建议在此之后停止引流，恢复正常功能（Santos 等，1962；Hanna，1970；Agrama 等，1976）。在胆囊切除术后最初 8h 引流液甚至可多达 2L，之后引流液逐渐减少，并经常被快速吸收（Elboim 等，1983；Truedson，1983）。两个关于单纯胆囊切除术后患者的前瞻性研究表明，术后留置引流管并无明显益处（Ragoonan 等，1983；Playforth 等，1985）。事实上，术后留置引流患者并发症及肝下积液的发生率明显增高。此外，留置引流管并不能降低临床胆管瘘的发生率（Monson 等，1986）。同样的情况是，Greenall 等（1978）对一组阑尾穿孔的高危患者进行了前瞻性、随机试验，显示在腹腔留置乳胶引流管组与未留置引流管组相比在腹腔感染方面无明显差异。David 等（1982）和 Haller 等（1973）在阑尾穿孔儿童中进行的试验也得出类似的结论。在脾切除术后的对照研究中，感染问题的发生率在引流管组明显增高（Cohn，1965；Cerise 等，1970）。

有关结肠手术引流管应用的研究很少，文献几乎没有足够的对照研究报道。Berliner 等（1967）进行的 454 例结肠切除的回顾性分析中，390 例患者进行了腹腔内吻合术，67 例留置开放式引流；64 例患者进行了经腹直肠切除术，其中 29 例留置腹膜外引流。研究者发现留置引流管患者整体并发症的发生率明显高于无引流患者（无引流者为 25%；腹腔内引流者为 45%；腹膜外引流者为 38%）。29 例留置腹膜外引流患者中 3 人（10%）出现吻合口瘘，腹腔内引流患者有 5 例发生吻合口瘘，发生率为 7%（5/67）。这些数据显示在 358 例无引流患者中吻合口瘘的发生率为 2.5%。

结肠切除术后引流管的前瞻性对照研究可能只有两个。Johnson 等（1989）将 106 名患者随机分入试验组（$n=49$），在结肠吻合口附近留置波纹硅胶引流管；对照组（$n=57$），无引流管。两组临床结果无显著性差异（表 4.1）。Baillet 等（1995）进行了多中心随机对照研究，研究对象全部为结直肠患者，包括急诊手术及择期手术患者，共 813 例。方法为在盆腔留置引流管，腹腔留置附属管或波纹引流管。结果再次表明，在两组中死亡率及并发症发生率无明显差异，作者因此认为预防性留置引流没有必要。

Irvin 及 Goligher（1973）对 215 例大肠手术患者中 12 例留置开放引流管。12 例患者中 2 例出现吻合口瘘（16.7%），而全部患者吻合口瘘发生率为 13.8%。另一方面 Schrock 等（1973）对 1 763 例患者仅在特殊情况下留置一根引流管，其整体吻合口瘘发生率为 4.5%。有趣的是 Koruth 等（1985）在 15 例左半结肠切除术后患者中未留置引流管，吻合口瘘的发生率也比较低（2.2%）。

自这些临床试验可推论结直肠术后留置腹腔内引流（尤其是引流管置于吻合口附近），实际是有

表 4.1 前瞻对照试验：引流 *vs.* 无引流结肠吻合术并发症

	引流	无引流
患者数量	49	57
伤口感染	10	10
切口渗漏	6	6
腹腔内感染（除外渗漏）	0	1
其他	3	5
死亡	2	1

来源自：Johnson 等（1989）。

害的。这种怀疑为实验研究所证实。Manz 等（1970）、Crowson 和 Wilson（1973）发现在狗身上留置乳胶引流管易导致结肠吻合口瘘。Smith（1986）在大鼠实验中再次证实，除了乳胶管，聚氯乙烯（PVC）、聚四氟乙烯树脂（Teflon）及硅橡胶引流管（Silastic），尽管不如乳胶管明显，也会导致吻合口问题。

尽管有以上发现，许多外科医生仍未接受停用引流管。英国的 Smith（1986）调查了泰晤士东北部区超过 80 名外科医生，30%外科医生右半结肠术后不留置引流管，而 47%的外科医生常规留置引流管。左半结肠切除术后约 2/3 外科医生支持留置引流管，而仅 15%的外科医生在低位直肠前切除术后不留置引流管。

我们在过去 20 年治疗措施的变化反映了治疗理念的改变：我们不认为引流管可以预防吻合口并发症的发生；实际情况是可促进其发生。尽管直觉考虑使用引流管可降低血肿感染风险，后者可能导致吻合口瘘，但未被文献支持。因此我们的治疗措施是在盆腔留置引流管或在形成血凝块之前将血液引出。如需要留置引流管，我们选择 Silastic 或 PVC 负压引流，如情况允许，例如引流量不大，引流管留置时间不超过 48h。因此，引流管在腹腔内结肠切除术后并不常规应用，只是较少地应用于盆腔内结直肠切除术后。

大肠吻合术的原则

大肠吻合术原则与胃肠其他部位的吻合构建一样。外科医生需要显露肠管两端，血供必须丰富，操作需一丝不苟，吻合口必须无张力。一个理想的患者应该营养良好，肠管内无粪便污染。这些原则任何时候均应坚持，因为结肠吻合口瘘的发生率还是很高的。Fielding（1980）进行了一个多中心试验，1466 名大肠切除吻合患者中，191 例吻合口瘘患者死亡率为 22%，1275 例无吻合口瘘患者的死亡率为 7.1%。在吻合口瘘患者中死亡率如预期的一样高，同时住院时间为 45.7 天，无吻合口瘘患者为 25.4 天。

入路及显露

为确保吻合术的实施以及所用肠管有良好的血运、无张力，外科医生应确保游离肠管两端足够长。正确的定位、足够长的切口、充分游离肠管、助手及拉钩的位置正确、适当的照明可显露肠管。同样肌肉松弛也应满意。如显露受限，需要延长切口或换用另外一种切口，如入路仍不满意，应考虑是否实施吻合术或是否采用其他治疗措施。

血供

良好的血供对于吻合口的愈合是至关重要的。一般认为，如肠管两端为粉红色、无苍白或紫色、没有黑色的静脉血流出，外科医生就可认为血供满意，吻合口可顺利愈合。但是动物实验及患者的证据表明，临床关于血供的观察可能是错误的（Sheridan 等，1987）。组织氧的测定显示术中看起来有活力的结肠，实际上血供已不足以保证吻合口愈合。

为确保血运，需要在术中重点注意。除了游离的肠管必须足够长以确保吻合口无张力外，同样重要的是不要为了游离肠管分离重要的血管，导致肠管两端缺血。吻合口的缝合应确保不要过深或过紧以避免组织被箍紧。尽管术中会有些血性渗出比较麻烦，但为了有充分血供确保愈合是可以允许的。在这方面黏膜下间断缝合有一定的理论优势。对于肠管两端的出血不应过度使用电烧止血，因为可能导致组织坏死。应该对出血点逐一结扎。开腹肠吻合术常用肠钳夹闭近端肠管以防止肠内容物污染腹腔。这种肠钳必须为无损伤钳；应用时要轻柔，不要夹闭肠系膜，以免影响血供。

吻合口的手工缝合

150 年前，吻合技术的原则就已确立，早期的外科医生认识到应该将浆膜并拢，并且黏膜外翻很危险，易导致吻合口瘘（Travers，1812；Lembert，1826；Leonardo，1943）。在早期，Czerny（1880）推荐应用双层缝合技术。第一层为内部贯穿缝合，间断或连续缝合；第二层缝合浆肌层外，或应用 Lembert 缝法，第二层采用间断缝合，将浆膜层翻转并相对。Halsted（1887）认为黏膜下层是肠壁的强韧组织，如果黏膜下层缝合得很好，可行单层缝合吻合术。Gambee（1951）也支持并认可单层缝合技术。尽管 Halsted 和 Gambee 都认为不必太过避免外翻，但也都认为外翻是危险的，需要肠管末端的端端相对。

20 世纪 60 年代中期，应避免外翻的观点受到挑战，一些学者认为外翻技术很安全（Getzen 等，1966；Ravitch，1967；Healey 等，1967；Hamil-

ton，1967；Loeb，1967；Ravitch 等，1967a，b；Buyers 和 Meier，1968）。但随后众多的临床试验和研究得出了相反的结论（Canalis 和 Ravitch，1968；Hargreaves 和 Keddie，1968；Mellish 等，1968；Singleton 等，1968；Gill 等，1969；McAdam 等，1969；Orr，1969；Rusca 等，1969；Trueblood 等，1969；Goligher 等，1970b）。当前公认的观点是外翻应绝对避免，大肠吻合中应用翻转技术。

但关于单层吻合还是双层吻合及缝合材料的观点仍有争议。吻合器钉的使用已非常普遍，这种争论尤其有必要。理论上讲，双层较单层吻合技术更易出现缺血、组织坏死和肠腔狭窄。实际上，没有一致数据支持单层吻合优于双层吻合。大多数试验及临床研究对比单层及双层腹腔内结肠吻合发现二者并无显著性差异（McAdam 等，1969；Irvin 和 Edwards，1973；Irvin 和 Goligher，1973）。但仍存在关于低位结直肠吻合的争论。Everett（1975）进行了一系列经腹低位直肠切除术，一组进行应用 4/0 Supramid 线的单层翻转间断缝合，另一组进行双层缝合，内层为肠线连续翻转缝合，外层为 4/0 Supramid 线间断缝合，二者进行对比。尽管两种腹腔内吻合技术之间在吻合口瘘的发生率方面无明显差异，但腹膜外低位吻合应用单层吻合技术较双层吻合技术的吻合口裂开情况要明显减少。另一方面，Goligher 等（1977）在一类似研究中发现单层吻合技术吻合口裂开情况要明显增多。

随着大多数结直肠外科医生使用吻合器装置进行结直肠吻合，尤其是应用于盆腔内手术，这些关于单层还是双层手工吻合的争论迅速成为历史。尽管如此，实习医生应该有完成手工吻合的能力，这点很重要，因为吻合器可能或一旦出现失败，就需要手工吻合。

缝合材料

缝合材料基本可分为可吸收和不可吸收两类。一般来说，双层吻合通常内层用可吸收材料，外层用不可吸收材料。单层吻合通常使用不可吸收材料。圆针加铬肠线过去是最为常用的可吸收缝合材料，但现因其有传播感染的危险而为大多数国家禁用。聚乙醇酸（Polyglycolic acid，Dexon）或聚乳酸羟乙酸（polyglactin，Vicryl）现在是最为常用的可吸收缝合材料。若应用 Vicryl，应注意应用液体石蜡等润滑物防止其切割肠壁。

在过去，人们探索了各种不可吸收缝线，尤其应用于单层手工缝合中，其中有丝线、亚麻线，甚至 5/0 不锈钢丝（Kratzer 和 Onsanit，1974；Trimpi 等，1976）。但现代缝线主要成分为聚丙烯类或其他合成多酯类。不可吸收缝线如尼龙或聚丙烯缝线的一个优点在于，较合成材料（尤其是可吸收材料）有更少的组织反应。

成人肠管吻合缝合线材料的大小或者标准为 00 或 000，缝针为圆针。

技术

结肠结肠吻合、结直肠吻合或小肠结肠吻合可行端端、端侧或侧侧吻合。尽管有闭式吻合技术，但大多数外科医生选择开放性吻合。目前存在大量不同技术，下面我们对常用的几种方法进行简略描述。

端端吻合术

双层技术（图 4.3）

分离好的肠管末端以挤压钳夹闭肠腔，在距挤压钳约 5～10cm 处用肠钳轻柔堵塞肠腔，注意不要夹闭肠系膜。吻合自外层缝合开始。通常以 Vicryl 或 PDS 缝合线间断缝合一层。此层缝合打结完毕后，吻合肠系膜侧和对肠系膜侧边缘的缝线要留得长些，以小的动脉止血钳夹住，剪断其余缝线。我们的经验是为了便于缝合，每一针缝线均以石蜡润滑。在挤压钳下以刀切断肠管，移除挤压钳及肠管，显露肠腔。肠腔两端以稀释的抗生素溶液冲洗。

肠管端侧止血后，内层以可吸收线进行全层连续缝合。自系膜对侧开始缝合，这样打结时线结位于浆膜表面。将动脉止血钳置于缝线短的一端。缝针穿过肠钳，反复连续全层缝合吻合口后层。吻合口肠系膜角处以 Connell（黏膜的皱褶）缝法包埋，继续以 Connell 缝法缝合肠壁前层。也可用简单的连续缝合，如能用双针双尾缝线自后壁中间开始缝合更好。到达吻合口系膜对侧后，系膜角用 Connell 缝法包埋。

一些外科医生最初用连续缝合内层的方法。内层缝合完毕，缝合前外层，旋转吻合口，再缝合后外层。但此方法常用于小肠吻合，在大肠吻合中少用。旋转吻合口很困难，尤其是在切除直肠时，我们不推荐这种方法。

一种改良的双层缝合技术可应用于低位结直肠吻合。在此类病例中，显露往往受限，缝合外后浆

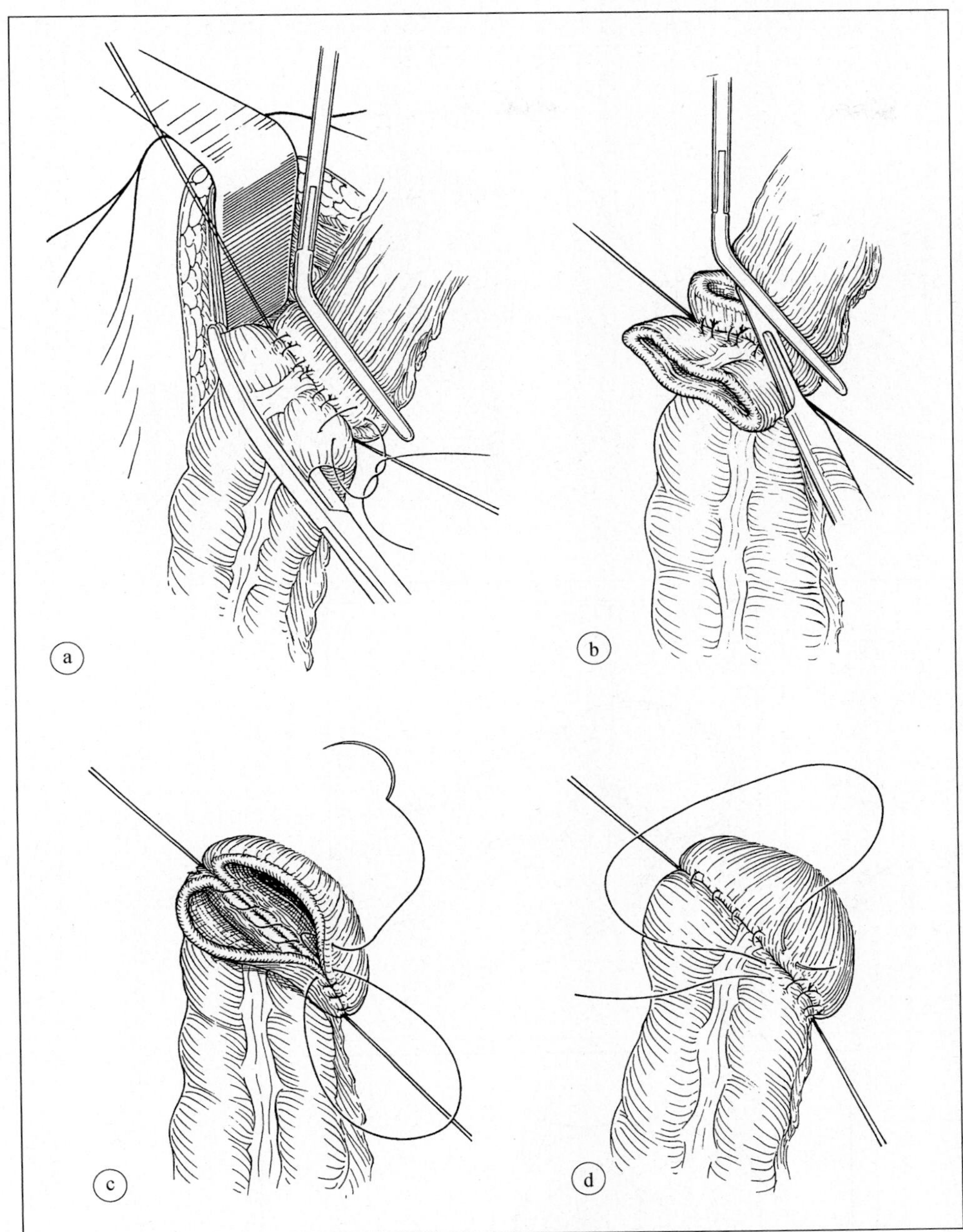

图 4.3　双层手工端端吻合。(**a**) Lembert 间断缝合外后壁并打结。(**b**) 用解剖刀切开肠管，移除挤压钳。(**c**) 反复连续缝合后内壁，并继续缝合前内壁。(**d**) 以 Lembert 法间断缝合浆膜层即吻合口前后壁。

肌层时用水平褥式缝合要比常规的垂直缝合更为方便。此缝法易于缝合，还有一个优势，那就是垂直于纵行肌纤维进针，较垂直缝合而言，不易发生切割。缝合完毕后，所有缝线一次性打结。打结后，可进行缝合线的安全翻转。尽管在低位结直肠吻合手术中双层吻合技术可行，但我们仍选择单层缝合技术或圆形吻合器装置进行缝合。

单层全层缝合技术（图 4.4）

尽管一些治疗小组仅对低位结直肠吻合使用单层缝合技术，但很多治疗小组对所有大肠吻合均常规应用此技术。常用的是使用间断不可吸收缝线，许多外科医生现在应用 Vicryl 或 PDS 缝合线。吻合自缝合后层开始。贯穿缝合将肠壁各层并拢在一起，可进行简单的垂直缝合或垂直褥式缝合。每根缝线均留长并将其夹住，缝合完毕后一次性打结。每根缝线间的间距要相对小，否则在打结缝线时易出现黏膜外翻。对吻合口前层可行间断贯穿缝合，或自内向外缝合以使打结位于黏膜，也可行垂直褥式 Connell 缝合。常用的方法是自侧面向中间交替缝合进行。最后在前层中间缝合线处会留下一个小的间距，可平行于缝合线进行黏膜下层缝合关闭。也可

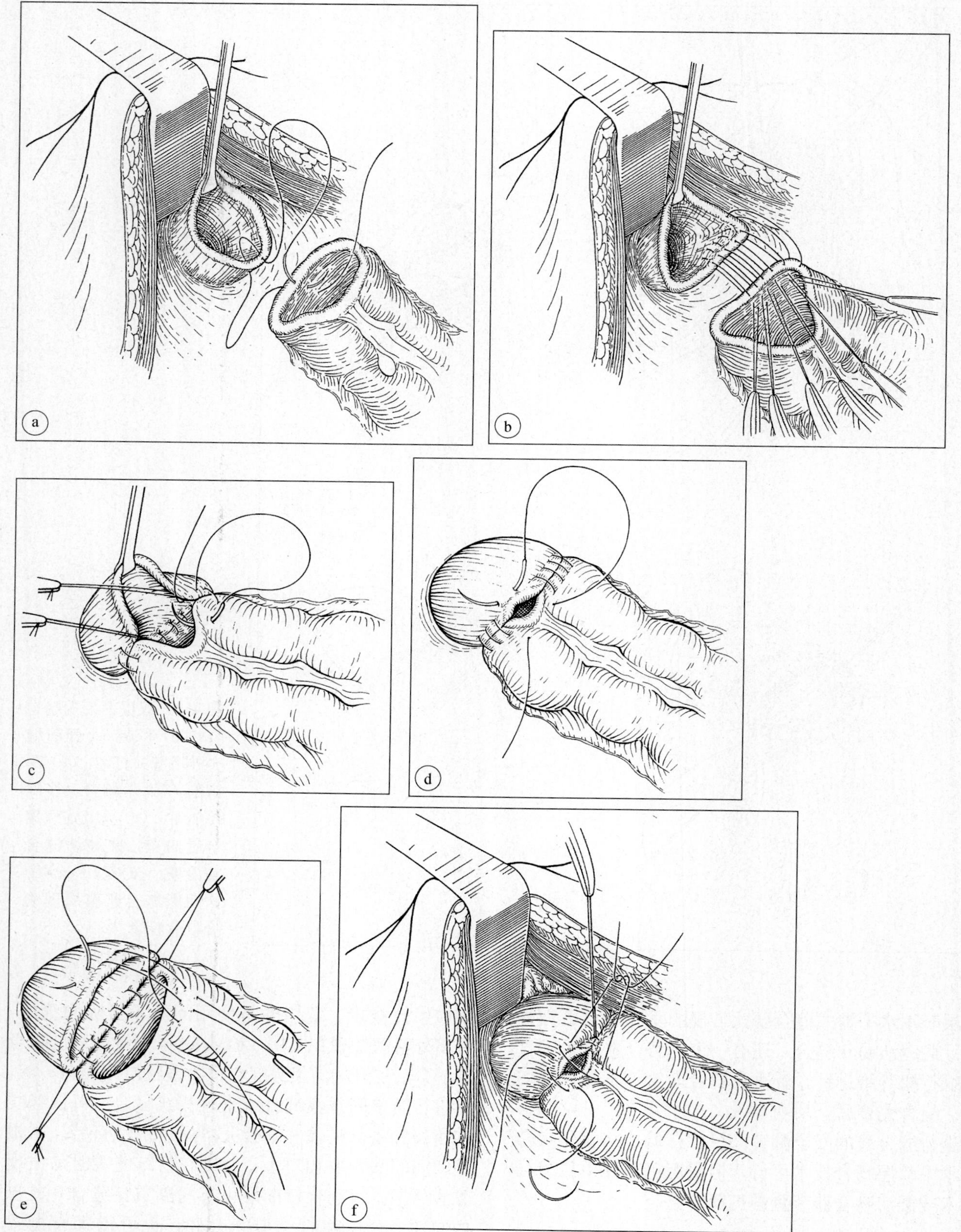

图 4.4 单层手工端端吻合。(**a，b**) 间断褥式贯穿缝合后层。(**c**) 由内向外间断褥式贯穿缝合前层。(**d**) 进行中间浆肌层缝合，前层缝合完毕。(**e**) 缝合吻合口前层的间断浆肌层 Lembert 缝合方法。(**f**) 缝合吻合口前层的另一种方法——间断浆肌层 Connell 缝合方法（线圈在黏膜层），此方法具有翻转黏膜、在肠外打结的优点。

于黏膜下应用 Lembert 法缝合前层，方法同双层缝合中的外层缝合。最后，对所有缝线一次性打结，轻柔旋转吻合口，检查有无缺陷，是否需额外加缝针。

单层黏膜外吻合

为避免缝紧肠端黏膜下动脉，一种避开黏膜层的垂直间断缝合的肠吻合方法应用增多起来。这种方法翻转效果良好。如缝线没有牵拉过紧，可用 PDS 缝线连续缝合，这样快捷。

不管端端吻合是单层还是双层缝合，正常操作中，应尽可能关闭肠系膜缺损。右半结肠切除术或横结肠切除术后经常需关闭肠系膜，但左半结肠切除术则不必。

关闭肠系膜时，注意勿损伤肠管吻合口血供。肠管两端肠腔大小不一致可用不同操作调整。肠腔略窄的肠管末端可切面略斜于肠腔略宽的肠管末端，也可在系膜对侧缘纵行切开 1～2cm（图 4.5）。

肠管两端肠腔大小不一也可通过以下方法调整，在肠腔略窄的肠管缝合时针距略窄，肠腔略宽的肠管缝合时针距略宽。另一种调整方法就是放弃端端吻合，进行端侧吻合。

端侧吻合术

许多外科医生在右半结肠切除术中选择端侧吻合术。这种吻合方法同样可用于回肠乙状结肠吻合术或回肠直肠吻合术。在右半结肠切除术中进行回肠横结肠端侧吻合时，一般关闭横结肠末端，在回肠末端和结肠侧面之间进行吻合。关闭结肠末端可采用手工缝合或闭合器缝合。许多外科医生采用双层翻转手缝技术（图 4.6）。关闭结肠末端有各种方法，下面介绍我们采用的方法。以挤压钳夹住肠管末端，应用直针以及润滑过的 Vicryl 缝线，在吻合口进行全层肠壁缝合，然后打结。自肠管肠系膜侧末端开始，在挤压钳下以连续水平褥式缝合肠壁全层。打结后，移除挤压钳。连续等缘缝合至肠管肠系膜对侧端，然后打结。最后外层用 Vicryl 或不可吸收缝线进行间断浆肌层 Lembert 缝合。此方法可确保关闭的肠管末端埋入肠腔。如上所述，关闭结肠末端后，距结肠末端约 2～3cm 处以电刀沿结肠带纵行切开肠壁，长度与回肠直径相当。回肠末端与结肠吻合可用双层或单层吻合方法，可由术者决定（图 4.7）。

侧侧吻合（图 4.8）

一些外科医生用此方法进行吻合，尤其是回肠结肠吻合或回肠直肠吻合。此方法有理论上的优点，即只使用肠管的完全由腹膜覆盖的表面进行吻合。但实际其使用的肠管多于常用的端端吻合。有作者报道，盲端术后易出现扩张，引起不适，有时会出现穿孔（Goligher，1984）。尽管肠管盲端可能会穿孔，但研究证据表明，侧侧吻合并发症发生率高于端侧吻合或端端吻合。

缝合器吻合技术

使用缝合器装置是手工缝合的另外一个选择。这些装置的引进使得结肠的关闭和吻合口的构建较手缝更为快捷。这种方法是否较常规方法安全，正为人们所重视并讨论。缝合器装置最初于 20 世纪 50 年代出现在俄国，20 世纪 70 年代被引进北美和西欧（Steichen，1968，1971；Ravitch 和 Steichen，1972；Ravitch，1974；Fain 等，1975）。缝合器装置的设计基础是匈牙利的外科医生 Hurll 和器械制造商

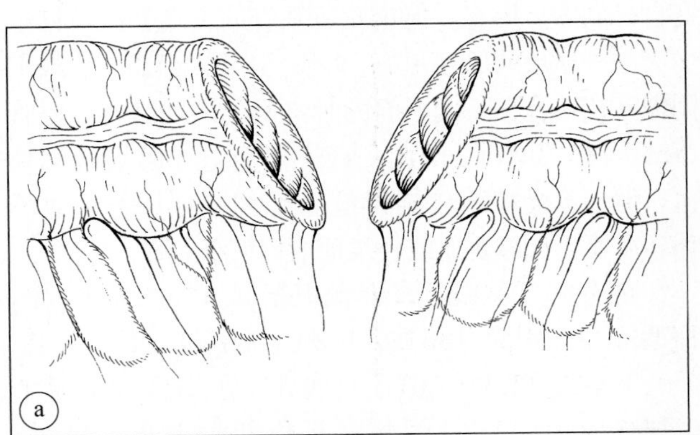

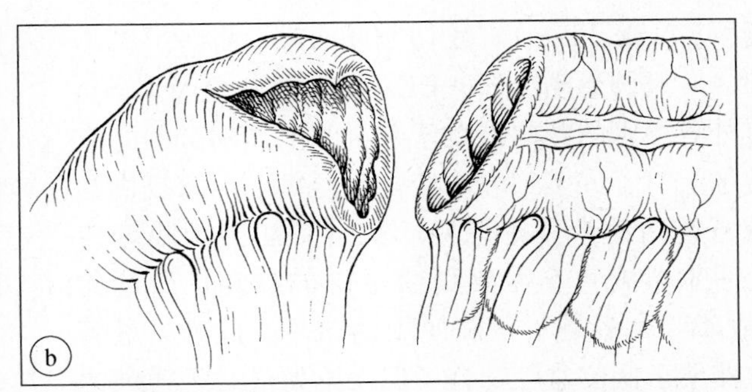

图 4.5 调整结肠两端大小差异的方法。(**a**) 结肠斜面相对。(**b**) 切开肠系膜对侧边缘 2～2.5cm，扩大单侧肠腔的直径。

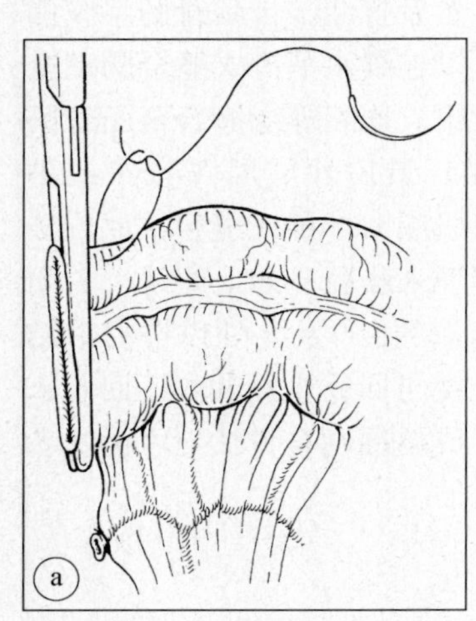
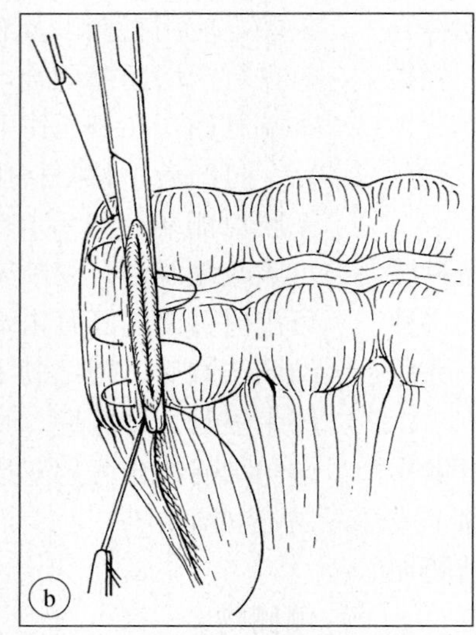
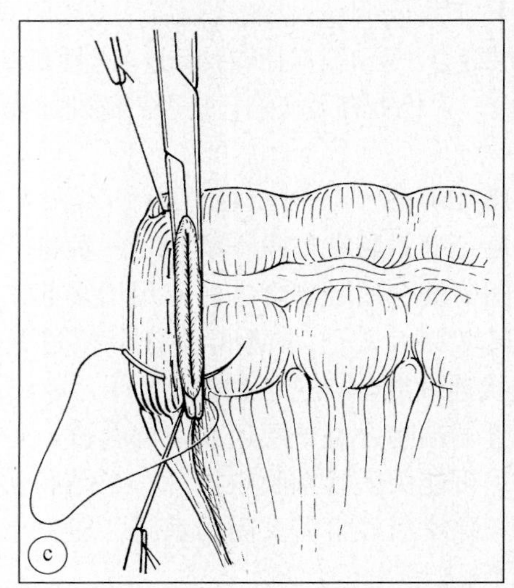
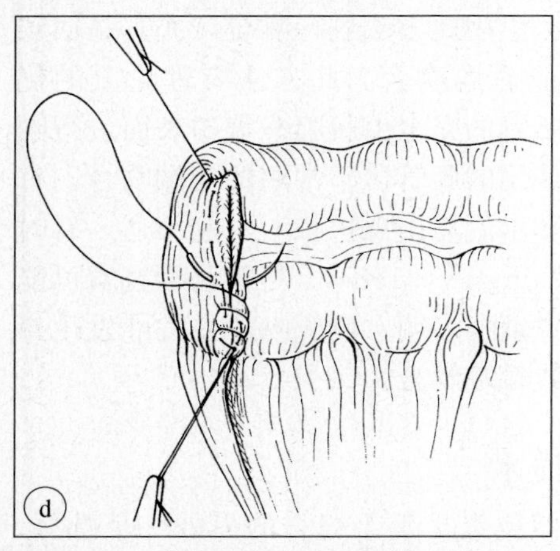
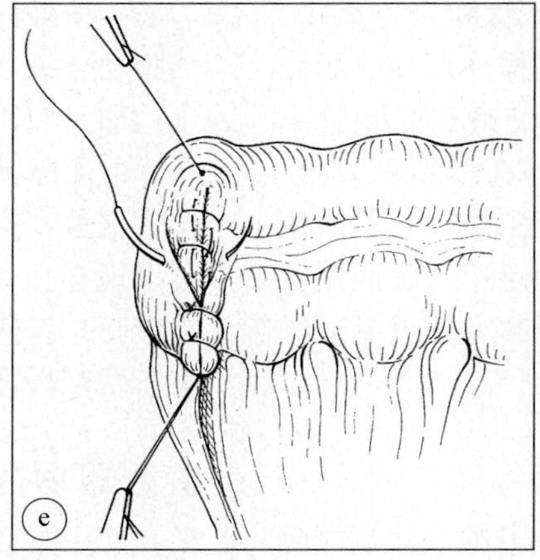

图 4.6 在端侧吻合前关闭肠管末端的方法（如正文）。

Fischer 在 20 世纪初发明的胃肠吻合器（Robiscek，1980）。当前有各种公司生产这些器械，主要的有美国外科公司（USSC），现已并入 Tyco 公司；Ethicon 有限公司，现为 Johnson and Johnson 公司的一部分。最初器械应用于临床时，只有钉仓为一次性用弃性材料，其余部分在用前需再次消毒。现在所有厂家均生产完全一次性用弃器械。

在结直肠手术中有三种类型器械应用：直线闭合器（TA 或 TL）、直线切割闭合器（GIA、TLC 或 ILA）及圆形吻合器（EEA 或其改良型及 ILS）。所有外科手术的共同点在于外科医生在吻合器的应用技术上有了许多细微的变化。但每个厂家提供的器械要遵循一个基本原则，就是一切为了临床应用。手术器械确实需要稍微不同的技巧，所谓的“枪故障”大多是不正确使用的结果。此外，尽管吻合器便于低位盆腔吻合，但无论如何必须遵守的原则仍是无张力及有良好的血供。

直线闭合器

包括 TA 器械（Tyco）或直线闭合器，TL 模具用来关闭和缝合脏器末端（图 4.9）。首先将脏器两壁置于夹口中，但不压伤脏器。完成并列后，击发器械，使双排钉完全穿过夹口间的组织。在钉子击发前有自己的固有形态，但击发后垂直的尖端受压，钉子变为一种横放的 B 字形态“ᗺ”。这使得组织的边缘牢固地互相贴合在一起，但同时又避免出现闭合小血管（Smith 等，1981）。因此，钉子不会造成脏器两端缺血，但也不会像手工连续缝合那样止血。若止血不佳，需要再加缝止血或轻柔地电灼切缘血管。

现有的 TA 或 TL 器械根据其口径的大小有四种型号：分别为 TA 或 TL 30、TA 45、TA 或 TL 55、TA 或 TL 90，但 TA 或 TL 90 在结直肠手术中很少应用。Tyco 器械可提供两种大小的钉子，即 3.5mm 和 4.8mm，大点的 4.8mm 钉子可用于

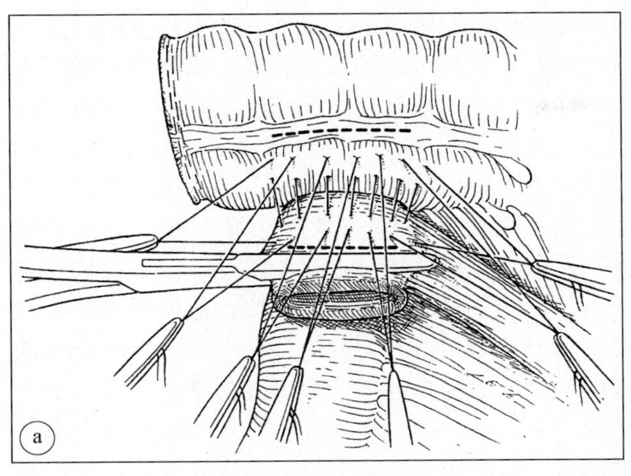
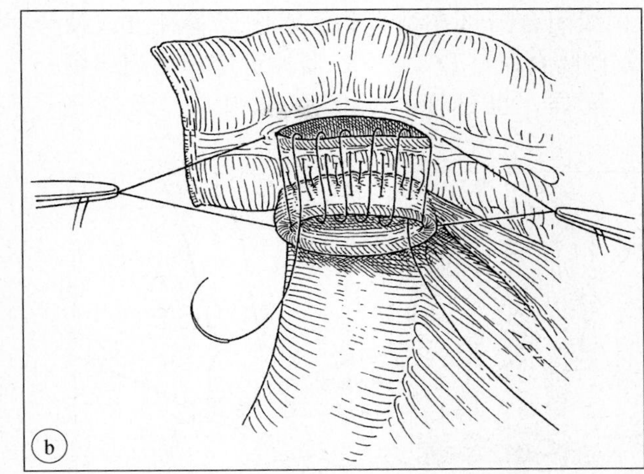
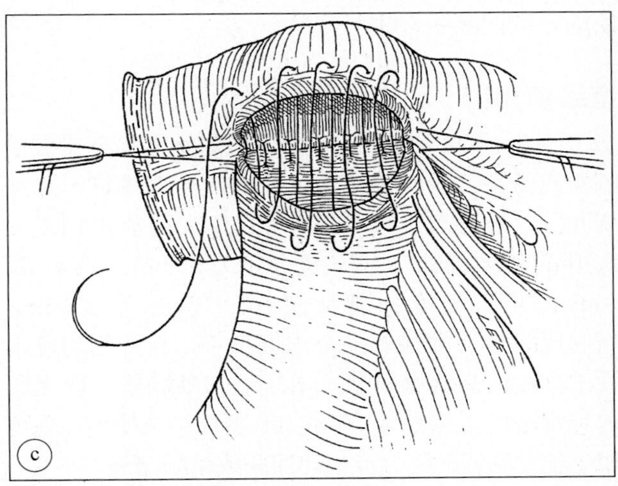
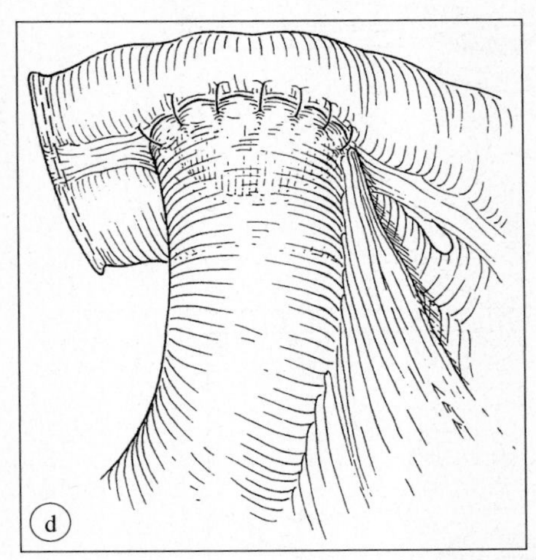

图 4.7 回结肠双层端侧吻合方法。

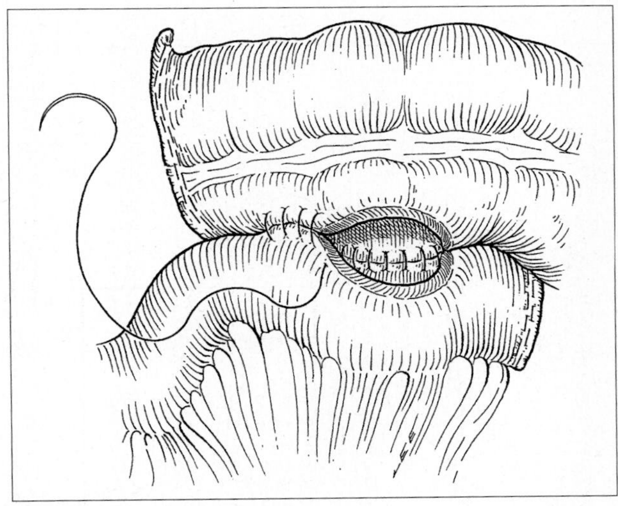

图 4.8 回结肠侧侧吻合术。

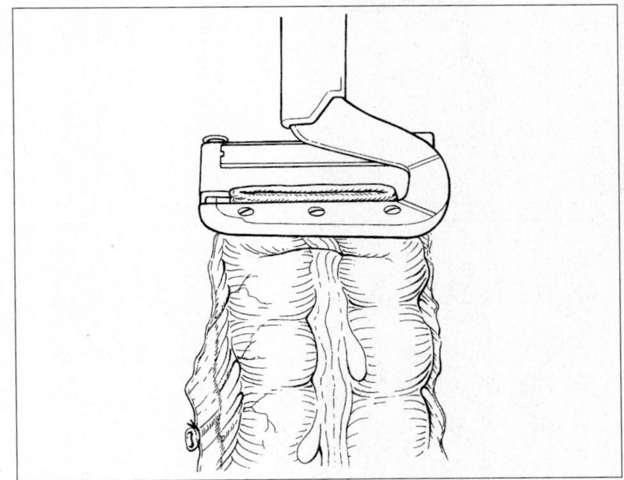

图 4.9 用横式闭合器关闭结肠末端。

所有结直肠手术。Ethicon（TL）器械钉子的高度在被击发变弯前可根据组织厚度进行调整。

外科医生在使用 TA 或 TL 器械时要遵守一定的注意事项。在固定针未到位前，不能击发 TA 或 TL 器械。TL 器械有个活动的棘齿装置，闭合后，直至组织牢固受压，内框中的绿色窄带完全位于外框的黑色宽带范围内。器械手柄必须压至最紧，外科医生要有钉子咬合住的感觉。

直线闭合器可在结直肠手术中以各种方式使用。端侧吻合时，TA 或 TL 器械可用于关闭结肠末端。同样，也可横行关闭肠管远端，无论是 Hartmann 术式中上段直肠的关闭还是应用圆形吻合器时，在低位结直肠或结肠肛门吻合前，横断低位直肠或肛门。有时，结肠结肠端端吻合术也可由以下方法使用 TA 或 TL 器械完成（图 4.10）。切开的结肠后壁以 Allis 或 Babcock 钳提起靠近，分别在肠系膜及肠系膜对侧边缘缝合两针，牵引对齐。牵引吻合口后壁进入 TA 或 TL 55 夹口内。钉子入位后，关闭夹口，击发器械，然后再松开夹口以解剖刀切断闭合器上方的多余组织。在吻合口前壁的两侧肠管中央缝一针牵引线。牵引线在后壁上形成一个三角。接下来以 TA 或 TL 55 缝合三角区的两边。再次切除多余组织。检查吻合口，如发现缺陷，以间断手缝进行修补。

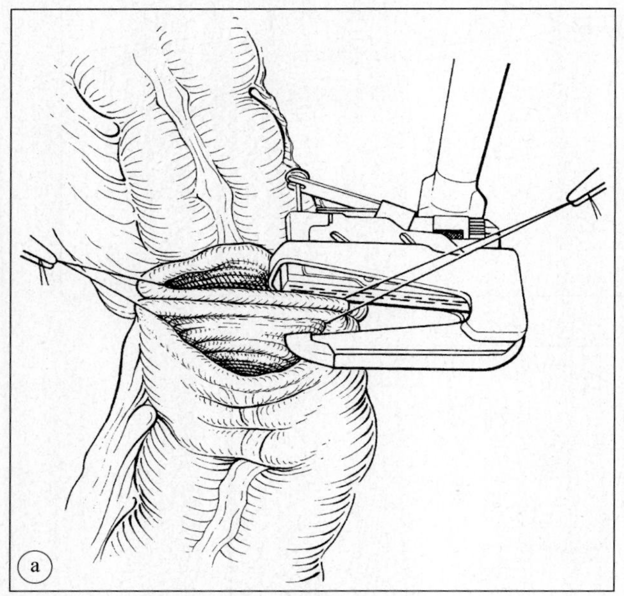

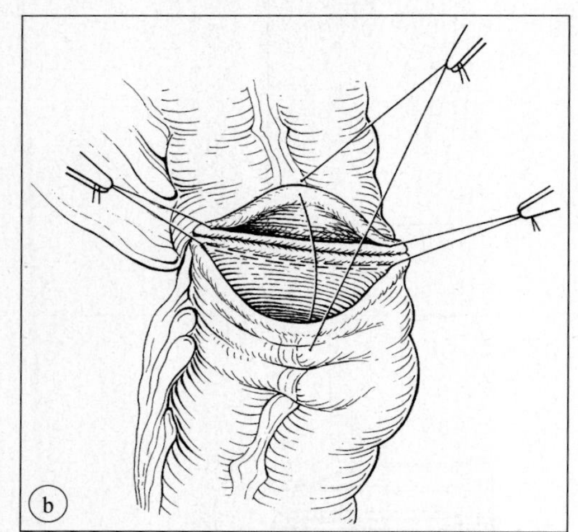

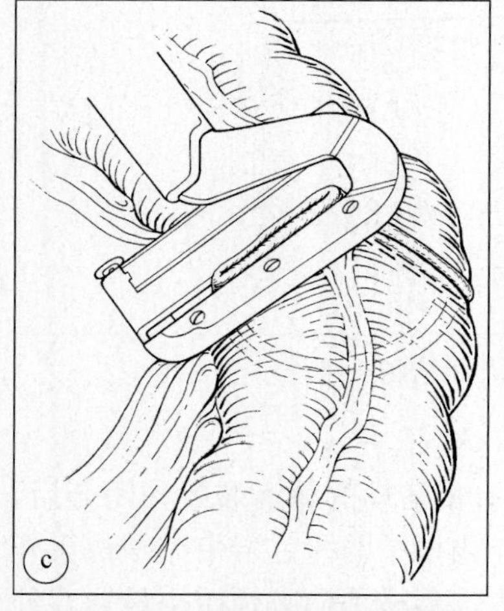

图 4.10 用横式闭合器进行端端结肠结肠吻合术（见正文）。

直线切割器

GIA、TLC 及 ILA 是直线切割器，此类器械沿脏器或肠管钉入四排钉子，并在两个双排钉子之间切开。直线切割器有不同尺寸：GIA 可能由钢或一次用弃的塑料制成，其长度分别为 50mm、80mm 及 90mm，TLC 长度分别为 50mm、75mm 及 100mm。新一代的 GIA 器械有一个内调把手，在两侧均可击发。直线切割器可简单、干净地切断肠管，而无肠内容物溢出。其可与 TA 或 TL 器械结合使用，也可用于较宽肠管的吻合或构建回肠或结肠储袋。

GIA、TLC 或 ILA 切断肠管的能力使得它们也可用于切除肠管（图 4.11）。

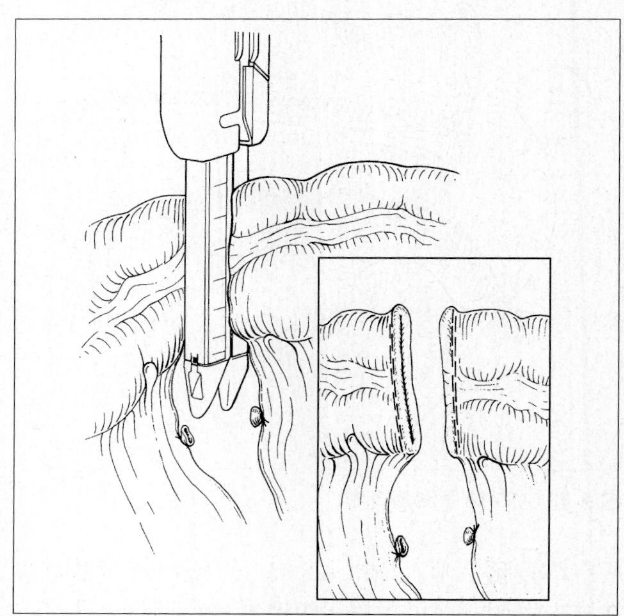

图 4.11 以 GIA 器械进行结肠横断及闭合，其也可用于切除肠管。

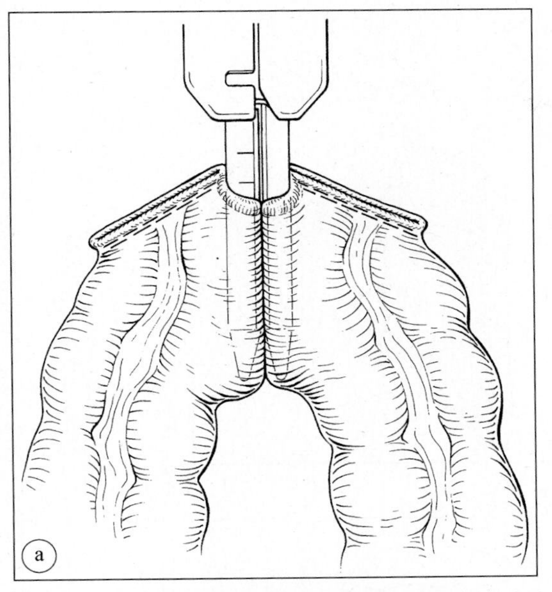

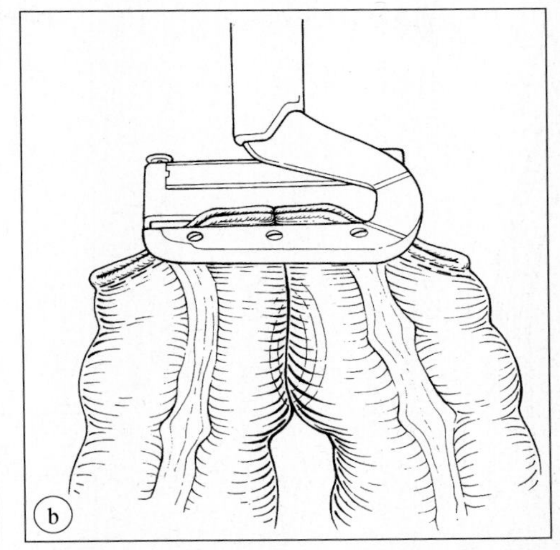

图 4.12　(**a**) 使用 GIA 器械进行结肠结肠吻合（见正文）。(**b**) 结肠结肠吻合口前壁用横式闭合器关闭。

首先在预切断肠管处的结肠系膜或肠系膜开口，以便 GIA、TLC 或 ILA 的夹口可以在肠管下置入。在肠管预切断处下方垂直置入小的靠下方的夹口臂，大夹口臂置于肠管表面，将肠管置于砧板中间。关闭器械，听到"咔哒"声表示已锁住。小心查看确保无肠系膜或网膜被夹在器械内；否则会出现令人讨厌的出血。按压切割刀配件，切开肠管的同时于两端缝合关闭。同法处理远段拟切除肠管，在分离结扎肠系膜后，移除所切肠管。这样做可减少污染风险。

GIA、TLC 或 ILA 器械可以下述方法进行吻合（图 4.12a，b）。将预吻合的两个肠段肠系膜对侧的角切开，肠系膜对侧以 3/0 缝线固定，对稳定肠管有帮助。切割器的两臂探入两个肠管内，仔细对准肠系膜对侧壁。关闭器械，进行切割，就得到一个长的侧侧吻合口。检查是否有出血，如有，可在出血点下方进行连续缝合止血。以 TA 或 TL 55 器械关闭两个敞开的角，吻合结束。敞开的边缘以缝线牵引拉入闭合器夹口，与之前的缝合线重叠，击发器械，切除多余组织，如有缺陷以手工缝合修补。

目前，人们对吻合技术有轻微的修改，包括在预切线处完整分离肠系膜，在肠管边缘加缝牵引线以使侧侧吻合口相互接近。两个肠管末端以无损伤钳夹住并切除。在末端肠系膜对侧肠壁切开两个小口，置入 GIA 70 或 TLC 75。侧侧吻合完成后，用 TA 90 或 TL 90 横行关闭切口并移除标本。

GIA、TLC 或 ILA 器械也可用来进行经腹直肠前切除。这时侧侧吻合需进行修改。此方法仅适用于留存直肠长度适当的情况。在此方法中，需要游离近侧结肠，以利于用 TA 或 TL 器械横行闭合其远端。在结肠关闭末端约 5cm 处的肠系膜对侧缘的结直肠壁切开一小口。将 GIA、TLC 或 ILA 器械插入两个肠腔，关闭并击发。此时形成一个结肠直肠腔，对吻合口前壁部分进行翻转连续缝合或间断缝合以将其关闭。

圆形吻合器端端吻合

结肠结肠、结肠直肠端端吻合可用第三种吻合器装置——圆形吻合枪。这种特殊的器械对低位直肠癌及溃疡性结肠炎的治疗性保肛手术具有革命性作用。其尤其适用于一般手缝不能完成的低位结肠直肠吻合、回肠肛门吻合及结肠肛门吻合。与上面所述器械不同，其产生圆形翻转吻合口。

圆形吻合器的基本图形如图 4.13 所示。由砧板（底钉座）及近端的装钉的臂或钉仓构成。早期的器械砧板及钉仓均固定于中心杆，不能分离。中心杆的另一端是一个可旋转的轮形体或旋钮。逆时针旋转可使砧板及钉仓两边分离。每个肠腔的切缘以荷包缝合一圈（图 4.14）。通过肛门或切开肠壁，将器械置入肠腔。打开器械，将切缘上的荷包线在中心杆上打结扎紧。另外，将肠管

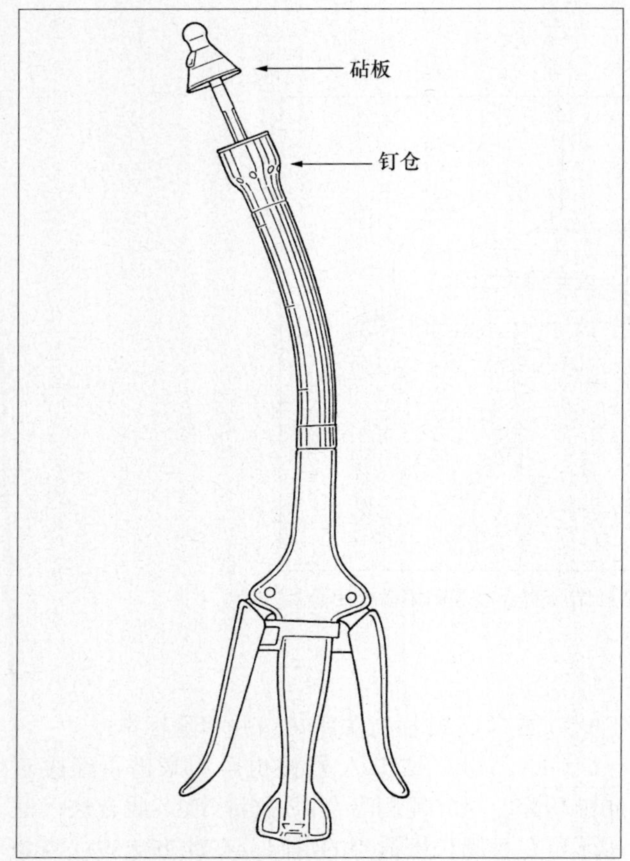

图 4.13 早期使用的一次用弃的 CEEA 圆形缝合器。

切缘的荷包线在置入砧板后仔细打紧。此后，顺时针方向旋转转轮或翼形螺母，使砧板和钉仓靠拢，仅以两个荷包线分开。松开制动片，压下器械把手，中央的钉槽内的圆形刀片就会探出切割两个肠端，产生两个荷包线内面包圈似的组织。同时，圆形刀片外侧的一圈钉子伸出两个尖端，穿过肠端，在砧板上压紧后，形成“B”字形态。至此翻转圆形吻合口完成。

西方国家应用的第一个圆形吻合器是俄罗斯生产的 SPTU 俄式枪（Fain 等，1975）。这种器械的最大问题在于需要非常小心地维护，需要手工装钉，而且也只有一排钉子。随后美国自动缝合公司（ASC）生产的一次用弃的厂家充填钉仓枪，配备有金属框架及一次用弃的装填好钉子的塑料钉仓。1979 年，EEA 缝合器出现，获得巨大成功，大多数医生很快放弃使用俄式器械。1982—1983 年间，Ethicon 公司推出了直杆系列 ILS 缝合器，使用一次用弃圆形钉仓设备。不久，ASC 生产出了同样设备，并分直杆和弯杆两种。

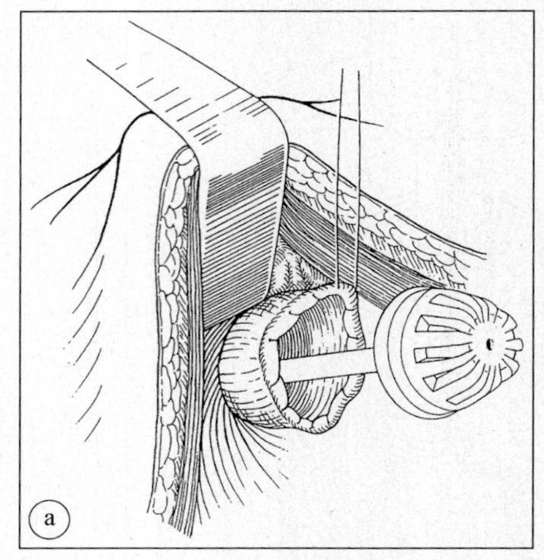

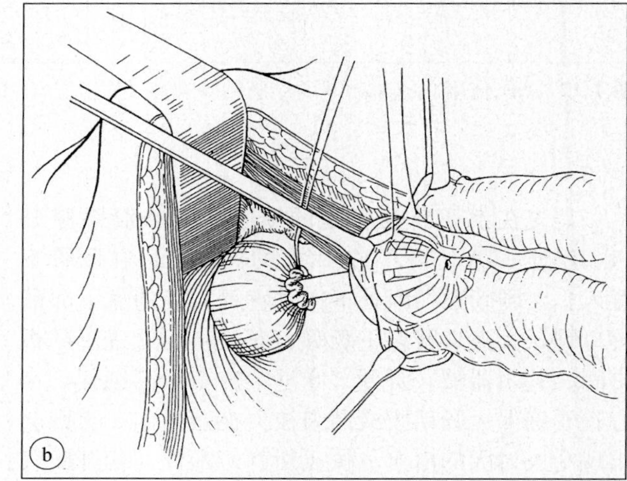

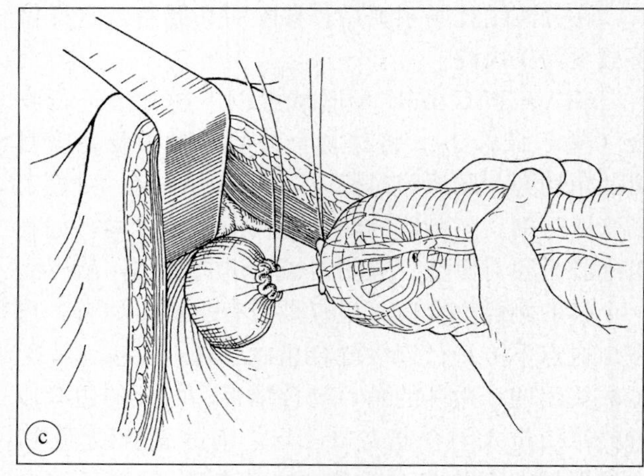

图 4.14 以早期生产的 ILS 圆形吻合器进行结直肠吻合术。（**a**）器械经过肛门自敞开的直肠残端探出，直肠残端已用 0 号 Prolene 线荷包缝合。（**b**）自近端结肠荷包缝合的部位置入器械的砧板。（**c**）在器械杆身上将两个荷包缝线打紧。

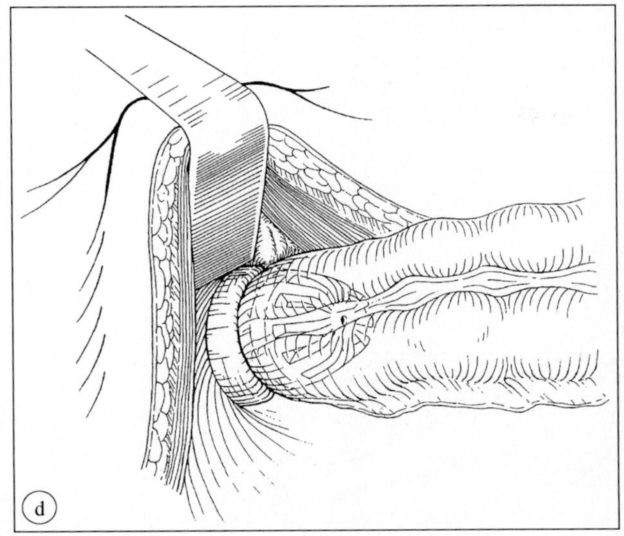

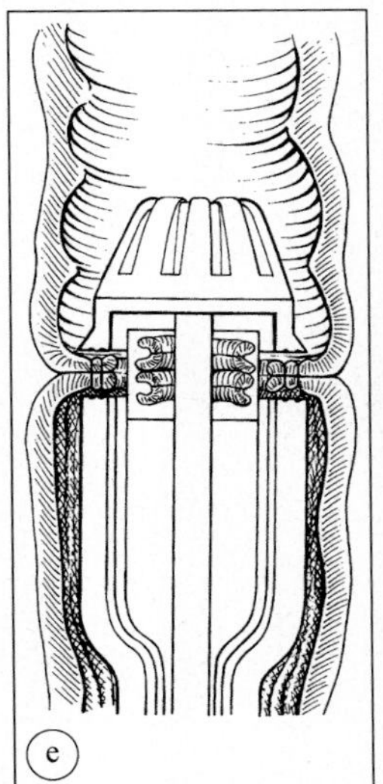

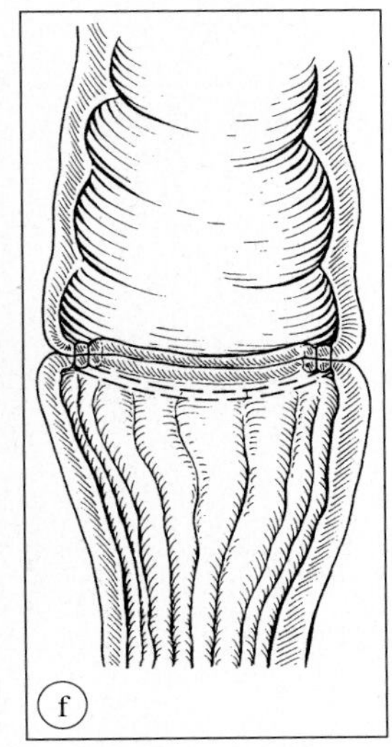

图 4.14（续） （d）砧板和钉仓对合在一起，击发“枪”。（e，f）用圆形吻合器进行结直肠吻合口构建。（e）缝合器吻合及切断结肠、直肠。（f）移除缝合器后，双层翻转吻合完成。

1987 年，USSC（现属 Tyco 集团）出品了改良的 EEA 器械，就是 Premium CEEA，随后又生产了 Premium plus CEEA（图 4.15）。这种器械有个可拆分砧板及中心杆，可确保砧板能准确置入近端结肠腔内，且荷包线打结更可靠，因此避免了在盆底等部位操作不便的情况下砧板上的肠管螺纹对操作造成影响。砧板随后还可插入杆身，以上述旧版的 EEA 方法进行吻合。还有一个优点是其配有可拆卸钉，可装入钉仓，方便进行端侧或双层端端吻合。

最近的一个改良是砧板可倾斜，可自水平翻转至垂直，使其自钉仓松解开来（图 4.16）。这样做方便将其自直肠和肛门内拖拽出来。现在 Ethicon 公司也生产了一种类似的砧板可拆卸的圆形吻合器，即 Proximate ILS（图 4.17），此器械不同于可拆卸的 CEEA 之处在于其还有一体穿刺针。

需要指出的是圆形吻合器可与上面提到的其他器械联合应用。因此，通用的低位结直肠吻合方法是以 TA 或 TL 器械横行关闭低位直肠残端。使用 Premium Plus CEEA 时，可通过转动旋钮使穿刺杆退拽前进，进入器械的钉仓中央。钉仓置入横断的直肠内，穿刺针前进刺破缝合线中央（图 4.16a）。移除穿刺针，露出中空的穿刺杆。将可拆卸砧板置入近端结肠腔内，应用荷包线结扎固定。随后与砧板相连的杆身插入钉仓的中空杆，与之嵌合。并拢枪架，击发器械（图 4.18a）。

这种通常被称为双层吻合的技术应用于低位吻合，应该比之前的方法更安全，因而受到推崇。如之前所提到的，Ethicon 公司生产了一种类似的可拆卸 ILS 及不锈钢中心钉。砧板与中空杆在中心钉上嵌合。圆形吻合器钉仓分为三个尺寸：25mm、29mm、31mm（Tyco）或 33mm（Ethicon）。两个尺寸大些的吻合器应用于结直肠手术：29mm 器械用于回直肠及结肠肛门吻合；31mm 或 33mm 器械用于结直肠吻合。

圆形吻合器能安全完成较手工吻合更低位的盆腔结直肠吻合（Moran，1996）。如肛门括约肌保留，可避免造瘘，尽管费用增高，但圆形吻合器仍是物有所值。一次弃用型圆形吻合器价格昂贵，这使得在易于手工吻合情况下使用器械吻合遭到质疑。对于手术时间可作出一些判断，较其他手术而言，器械吻合在大多数情况下可节省约 30～40min。尽管几个对照试验表明，器械吻合与手工吻合一样安全（Everett 等，1986；West of scotland 和 Highland Anastomosis Study Group，1991；Fingerhut 等，1994；Lustosa 等，2002），但尚无文献显示器械吻合比手工吻合更安全（Brennan 等，1982；Didolkar 等，1986）。但器械吻合可能要比手工吻合更易形成狭窄（Fingerhut 等，1994）。以前我们认为除非传统手工吻合不可行或有正确理由需要缩短手术时间，否则应用器械吻合应为第二选择。以下情况应排除在外：如因为使用吻合器械而不需进行保护性造口时，避免二次入院的获益就要大于不使用吻合器所节省的成本了。但我们必须承认的是，对吻合技术的影响方面而言，不考虑盆腔吻合口的深度，主要考虑操作的简单性，现代结直肠外科缝合器的使用已占主流和主导地位。

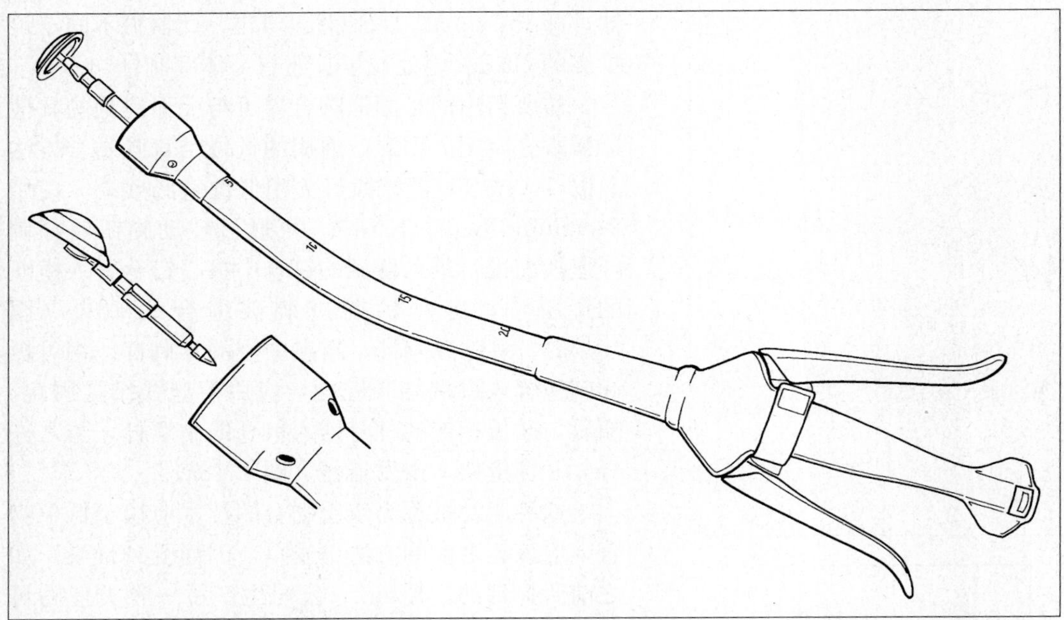

图 4.15 现代圆形缝合器械：带便于拆卸的可倾斜头部的 Premium Plus CEEA 器械（自动缝合）。

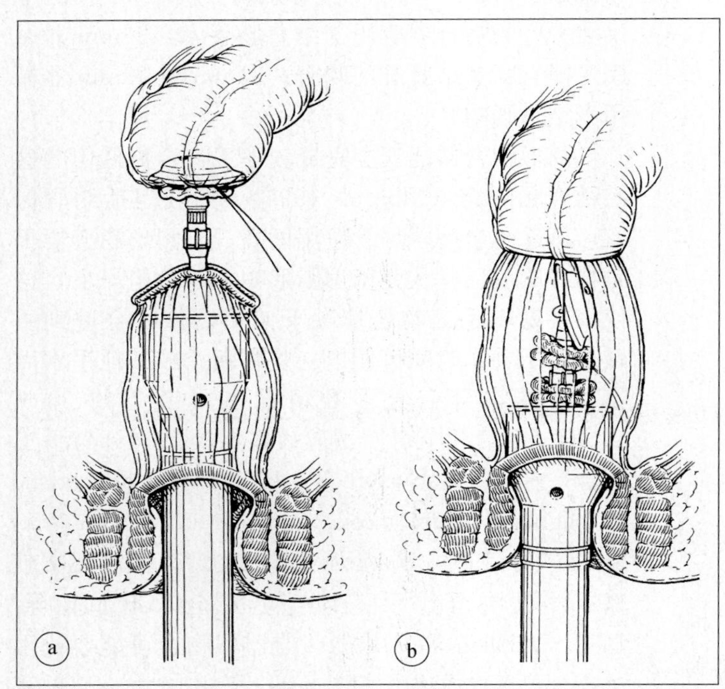

图 4.16 以双缝合法进行圆形端端吻合。

其他吻合技术

生物裂解环（Valtrac）

这种技术来源于 Murphy 钮的构想（Murphy，1892），即一种压迫器将两个肠管的末端对合在一起，几天后松开肠管，肠腔通畅，将肠管端端连接相对。生物降解环或 Valtrac 装置的优点在于其不会坏死，而在植入三周内裂解。

Hardy 等（1985）首次使用生物裂解环，裂解环由两部分组成，成分为聚乙醇酸（Dexon）及硫酸钡。此项技术吻合口无缝线，消除了缝线可能出现的问题。例如，一些学者注意到吻合口任何外源

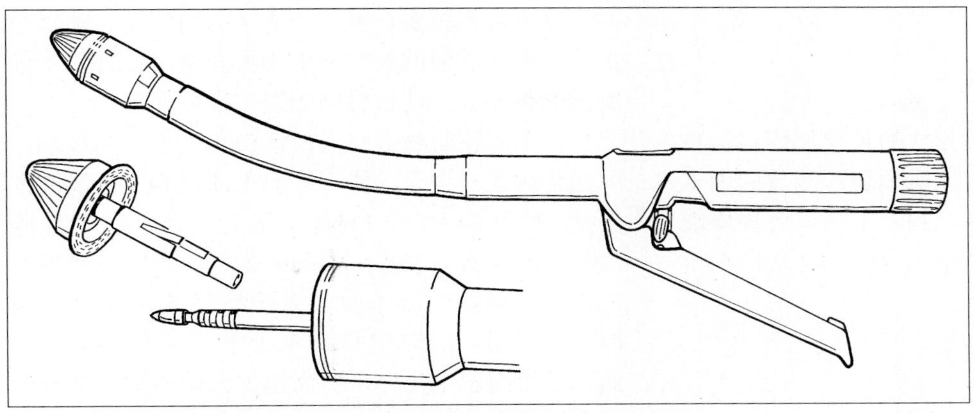

图 4.17　现代圆形吻合器：Proximate ILS 器械（Ethicon）。

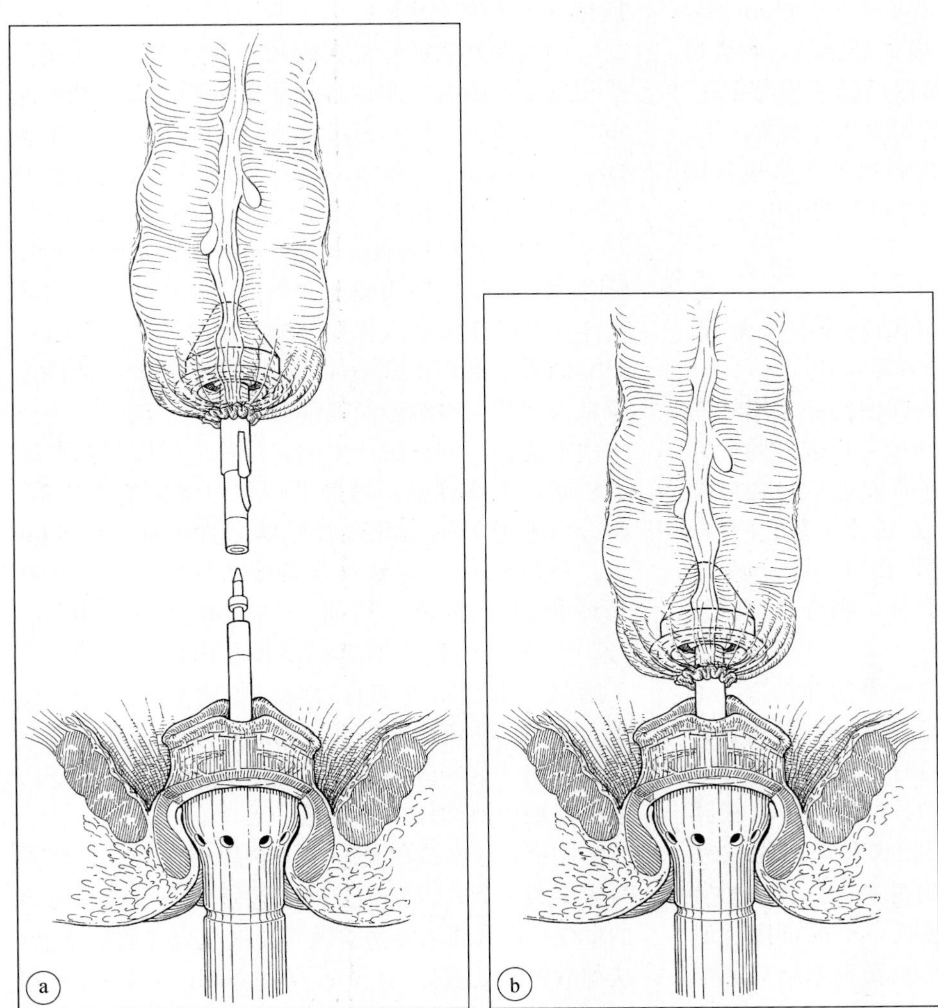

图 4.18　用 Proximate ILS 器械进行结直肠吻合（见全文）。

的残留物质，尤其是吻合钉，可诱发癌变（Phillips 和 Cooke，1986）。尽管有实验文献支持，但因为缝线处复发的概率极低，我们仍认为该结论有失科学性，不太重要。有报道认为，Valtrac 手术较常规手术方法更为快捷；但与低位直肠吻合尤其是与圆形缝合器相比，这种优势不明显。尽管几个前瞻性对照研究显示与常规手术相比，其具备安全性，但此种方法并未被推广开来，且就我们所知已被淘汰不用。

影响吻合口愈合的因素

吻合口是大肠吻合术后死亡的重要原因。这种并发症只有理解其发生原因才能预防。涉及的因素很多，包括外科技术不熟练，判断不足，各种局部及全身的并发症。Fielding 等（1980）研究显示术者差异是最重要的因素。

局部因素

感染

研究显示结肠吻合口术后的局部感染可导致胶原蛋白合成降低及降解（Irvin，1976；Hunt 等，1980）。因此在大肠吻合术后并发局部感染，吻合口瘘发生率增高就不奇怪了。在某些结肠憩室炎穿孔、癌穿孔或一些结肠损伤时行结肠切除吻合的情况下，吻合口瘘的发生率会增高。肠内容物的污染也是感染发生的潜在因素，因此也是吻合口瘘的诱因。

肠道准备

普遍认为肠道内粪便会影响结肠吻合口愈合。因此几个回顾性研究（Goligher 等，1970a；Irvin 和 Goligher，1973）报道严重的粪便污染会增加吻合口瘘的概率。但 Schrock 等（1973）进行的更大型的包含 1 703 例患者的回顾性研究显示吻合口瘘与肠道准备的方法及准备程度无显著关系。同样，另两个回顾性研究（Barker 等，1971；Rosenberg 等，1971）也认为肠道准备不充分，吻合口瘘的发生率并不增加。

尽管相关文献不多，但研究结果却都是令人困惑的。因此术前排空肠管也许能改善去血管化肠管的生存条件，术前应用抗生素也有类似效果（Cohn 和 Rives，1955；Cohn 等，1957）。对粪便污染腹膜的兔子进行结肠吻合会增加结肠吻合口瘘发生率（Hawley 等，1970a，b），但在狗身上进行相同的实验却显示二者无显著性差异。最近一个循证医学研究包括了所有关于肠道准备对结直肠手术结局影响的文献及几个随机对照试验，结果发现没有证据支持肠道准备能降低肠瘘或任何其他并发症的发生率（Guenaga 等，2003）。肠道准备对吻合口瘘、切口感染及术中死亡率的影响在第三章中会详细讨论。

尽管这些有关肠道准备及吻合口瘘之间关系的研究报告互相矛盾，但似乎确保在吻合时使肠道清空是常识。虽然已证明肠内粪便在吻合口瘘的病因学上并不是很重要，但一个清空的肠管发生瘘似乎比一个充满粪便的肠管发生瘘更安全。此外，术前肠道准备充分，切口感染的发生率可降低。

在术后预防吻合口粪便污染的一个更为极端的方法是构建一个无功能胃。但无证据表明近段粪便分流会预防吻合口瘘。相反，大鼠的实验（Blomquist 等，1985；Uden 等，1987）表明进行左半结肠切除吻合术时，无功能胃可降低 50% 胶原蛋白代谢，同时吻合口愈合能力降低。另一方面，是否因发生吻合口瘘而建立无功能胃可使吻合口瘘的感染发生率大大降低，这点尚待商榷。

腹膜及网膜的作用

腹膜及网膜的特性在大肠吻合愈合中的作用似乎很重要。吻合术中以各种物质包裹肠管，如胶原或氧化纤维素（Laufman 和 Method，1948）、聚氨酯（Trowbridge 和 Howes，1967）、硅胶纱布（Canalis 和 Ravitch，1968）、聚乙烯（Rusca 等，1969）、乳胶（Hawley，1970）来观察腹膜腔的排斥作用，结果表明腹膜腔产生排斥作用的吻合口瘘发生率要高于无排斥作用的吻合口瘘发生率。这些试验结果说明在正常条件下，吻合术中产生的细菌经常为腹膜巨噬细胞及局部防御机制所清除。吻合术中上述任一种方法产生的排斥反应阻碍了这些防御机制，导致感染，增加了吻合口瘘的发生危险。吻合口附近的感染导致胶原酶活性增高（Hawley 等，1970a，b），导致吻合口瘘的发生。但这些解释显得过于简单。其他一些试验显示（Ryan，1970），将吻合口周围组织自腹腔内取出并进行人工感染，很少发生吻合口瘘。很明显，这些试验中，腹腔的防御机制在防止吻合口瘘的过程中没有起到作用。这些分歧表明了人们对于腹腔在吻合口愈合过程中所起作用的困惑。

同样，对网膜的作用也需持保留意见。许多外科医生的一个共识就是以网膜包裹吻合口会预防瘘的发生。但几组动物实验表明如果吻合口血供丰富，这种措施并无益处（Carter 等，1972；McLachlin 和 Denton，1973）。但 McLachlin 等（1976）报道如最初吻合口缺血，采用这种方法会预防吻合口瘘的发生。因此，似乎可以得出这种结论，网膜会改善血供，帮助吻合口愈合。所以，尽管网膜在阻碍细菌的过程中没什么作用，但以网膜包裹吻合口还是值得做的，尤其是在外科医生担心血供不良时。当然，全世界的外科医生在各种吻合口上常规使用这种方法（Turner-Warwick 等，1967；Localio 和 Eng，1975；Goldsmith，1977），但却很少应用于大肠吻合。我们伦敦皇家医院（Royal London Hospital）的经验是只要我们担心吻合口的完整，尤其是老年患者或严重动脉粥样硬化患者，就会使用这种方法。但当检验这个问题的第一个对照试验结果出来后，我们已经停用这种方法。Celicout 等代表法国外科研究学会对 19 个中心 705 例患者进行了对照研究，结直肠术后分为网膜保护组（n=341）或非网膜保护组（n=364）。35 例患者（4.9%）术后出现吻合口瘘，网膜保护组有 16 例（4.7%），对照组有 19 例（5.2%）。在死亡率方面也没有显著性差异。

麻醉药物的影响

麻醉师经常在结直肠手术即将结束时使用新斯的明对抗箭毒型肌松药的作用。它与阿托品结合使用，后者阻碍新斯的明对平滑肌的毒蕈碱作用。伦敦 Gordon 医院的 Bell 和 Lewis（1968）认为阿托品阻碍新斯的明的作用不完全，肠吻合术后肠管收缩活跃有导致吻合口瘘的风险。他们的研究显示对结肠切除吻合术后及回肠结肠吻合术后患者，以此种方法麻醉的吻合口瘘的发生率为 36%，要明显高于采用其他麻醉方法时吻合口瘘的发生率。他们认为可以推测许多患者在使用箭毒类药物时会导致末段回肠的剧烈蠕动。

Wilkins 等（1970）进行的研究尤其关注这一问题。研究者记录清醒患者及麻醉患者回肠、结肠或直肠的肠腔内压力，发现当分次或一次给予麻醉剂量的新斯的明及阿托品（分次时阿托品先给予）时，会导致肠动力的明显增加。类似反应在非氟烷麻醉的患者中发生比例也比较高。其中，回肠活动性最高。但氟烷麻醉则杜绝这一不正常反应。当前证据表明新斯的明在进行结肠吻合时应避免应用，尤其是没有用氟烷进行诱导麻醉时。

全身性因素

全身性因素在吻合口裂开病因中的确切作用尚不明确，但局部因素及术者差异可能更为重要。全身性因素中营养不良、进展期肿瘤及过多失血可能也有作用。

营养状况

动物实验中严重营养不良会导致结肠吻合术后胶原合成减少（Irvin 和 Hunt，1974a，b），随后会伴随吻合口抗张力减弱（Mukerjee 等，1969；Daly 等，1970）。在人身上进行各种非对照研究也提供了旁证，经常以胃肠外营养的方式提供能量及氨基酸，会逆转这一过程，预防吻合口瘘的发生。目前认为现在流行的结直肠术后早期口饲也可减少吻合口瘘的发生（Waldner 等，1997；Buchmann 等，1998）。可以这么说，尽管目前有充分的生化数据支持应该是这样，但目前仍几乎没有准确的前瞻性文献证实这种临床印象（Sagar 等，1979；Yeung 等，1979）。

失血

大肠手术术中失血可通过多种途径影响吻合口愈合。若失血量过大，导致低血容量，会造成结肠血流减少及相应的组织坏死。狗身上血容量减少 10%会导致结肠血流量降低 28%。这样的减少量，如果持续了不恰当的时间，必定会导致组织缺氧，足以影响结肠愈合（Gilmour 等，1980；Sheridan 等，1987）。

恶性肿瘤

如肿瘤局部进展，切除肿瘤最终会导致局部组织损伤及失血。这种损伤自然会诱发腹膜感染，后者会导致吻合口裂开。第三因子也需考虑。失血最终会输血，输血会降低患者免疫力，这种作用也会影响吻合口顺利愈合。

术者差异

至今为止，几乎没有关于术者与吻合术预后之间的关系的文献。Fielding 等（1980）在一个非常有启迪作用的研究（也是 St Mary 大肠研究的一部分）中发现，23 家医院 84 名外科医生实施了 1466 例大肠吻合术，其吻合口瘘发生率为 0.5%～30%。McArdle 及 Hole（1991）发现了同样的术者差异，他们独立收集 13 名外科医生连续实施的 645 例结直肠癌手术患者的术后并发症及预后情况，吻合口瘘的发生率为 0～25%。这些文献是不能用人群差异来解释的，尽管相当一部分外科医生在临床中会遇到急诊手术，增加吻合口瘘的风险，但是似乎很难避免这样一个结论，那就是好多外科医生做结直肠手术水平较差，这个观点越来越被人们接受（Meagher，1999；Durrance 等，2000）。推测术后恢复差的原因可能与个人外科技能不同、缺乏判断及专门化标准不同有关。

肠粘连的预防

所有腹部手术之后均有发生肠粘连的风险，结直肠手术也不例外。腹腔镜结直肠手术的一个论据就是能降低粘连性肠梗阻的发病率（Parker 等，2001；Kossi 等，2003；Duepree 等，2003）。近年来我们对肠粘连发病机制的理解已有所提高（Thompson 和 Whawell，1995）。表面间皮组织的损伤可导致炎性反应，渗出物进入组织及机体间隙。纤维蛋白沉积导致相邻表面的纤维蛋白性粘连，接下来会演变为永久的纤维性粘连，此过程会在损伤发生后 4～5 天发生（Thompson，1995）。正常的间皮组织表面有纤维蛋白溶解活性，但在炎症时缺失，这是因为细胞因子被激活，快速释放纤溶酶原激活剂抑制剂（Vipond 等，1990）。

从理论上讲，干扰这一过程是可能的，但至今类似的措施实施起来很困难，更困难的是进行效果评估。但游离淀粉凝胶的引进现已为临床接受，其通过液体凝胶或膜来进行表面的物理分离，这种屏障法日益流行（Wiseman，1994）。因此，几个屏障膜随机试验显示腹腔镜术后通过二次开腹或腹腔镜检查，肠粘连明显减少（Sekiba 等，1992；Di Zerega，1994；Becker 等，1995）。这些制剂或是可吸收的，如可再生的氧化纤维素［Interceed 和透明质酸（HAL-F，Genzyme）］，或是持续存在，如聚四氟乙烯（GoreTex 外科膜）。它们产生轻微的炎性反应，通过产生缓释型润滑剂或提供不可粘连表面来组织相邻表面的早期纤维粘连（Becker 等，1996）。类似的各种液体制剂，如 4%艾考糊精、α-1,4 葡萄糖聚合物，也有着类似效果而受到推崇（Verco 等，2000；Di Zerega 等，2002）。这些制剂将来有可能在结直肠手术中应用越来越频繁。尽管国际 Seprofilm 试验的全部结果仍需等待，但 2003 年发表的中期结果表明，虽然需避免包裹吻合口，但在良性疾病中使用是安全的（Beck 等，2003）。最近有两个重要的研究。一个是结直肠切除手术恢复期患者，应用以甘油/透明质酸钠/羧甲纤维素为基础的生物可吸收膜，通过回肠袢造口部位进行腹腔镜手术评估，肠粘连的发生率及严重性明显降低，自 33%（无粘连）降至 10%（无粘连）。但在使用膜的患者组中脓肿及切口并发症发生率有所增加（Cohen 等，2005）。另一个随机试验是 1701 例结直肠及小肠开腹切除患者，因粘连性肠梗阻二次手术率自 3.4%（对照）降至 1.8%（透明质酸为主的生物可吸收膜 seprafilm 组），这种结果归因于 seprafilm 的使用，而没有其他共存的原因。在研究组中没有对术后吻合口瘘、脓肿或感染进行评价（Fazio 等，2006）。

腹腔镜手术的原则和技术

腹腔镜结直肠、肛门手术的适应证及禁忌证将在其他适当章节进行讨论。见第二十章（脱垂）、第二十九章（结肠癌）、第三十章（直肠癌）、第三十三章（憩室病）、第四十一章（储袋手术）、第四十四和第四十五章（克罗恩病）。但是，认识到结直肠腹腔镜手术及其他腹腔镜手术之间的区别仍很重要。这些主要的不同点如下：

1. 因为结肠的解剖特点，腹腔镜结直肠手术需要在超过一个解剖部位进行操作，因此需要器械、监视器及操作人员的再定位。
2. 切除一个小器官或缝合一个缺损而非器官切除，整个手术过程需要 5～10mm 的孔。相反大多数结直肠手术需要一个大孔径孔或小切口将标本移出。
3. 与其他移除标本即结束的手术不同，大多数结直肠手术尚需建立无张力、血管丰富、切缘完整的吻合口。
4. 其他的腹腔镜手术没有或很少有血管分离，而在大多数结直肠手术中需要安全而及时地分离大量的肠系膜血管。
5. 结直肠手术中触感的丧失很关键。因此，常需术中加行结肠内镜或在术前于结肠标记病变以确保预切除病变的准确定位。
6. 与其他腹腔镜手术不同，结直肠手术需要使用先进的器械如腹腔镜缝合器械，这也增加了手术成本。同所有操作器械一样，这些器械也会出现不能击发的情况，增加手术时间及并发症发生率。限制此类问题发生的关键在于确认所有血管及肠管缝合线的完整。
7. 最后，可能也是最重要的一点，结直肠手术与其他手术的不同之处在于癌症的处理。腹腔镜操作很少用于进行癌的根治，因为会出现操作相关组织的局部及远处复发转移（影响长期生存）及肿瘤操作孔种植。

如上所述，无论适应证或手术过程如何，许多术前、术中及术后处理的原则和原理是一致的。为避免重复，多个疾病或手术在本章相关部分一并进行讨论。类似部分包括知情同意书、术前辅助检查、术前准备、患者体位、确定操作孔、手术技巧、可用的器械及术后处理。

患者知情同意书

无论是在开腹手术还是在腹腔镜手术之前，结直肠或肛门直肠的内镜知情同意都应包括同样的基础细节。各种风险、获益、备选方案及可能的并发症尤其应该与患者讨论，最好家庭成员也参加。在美国，会签署一个冗长的知情同意书，并将谈话记录在患者病历中。但是期望任何人深入探讨所有各种少见的并发症（如腮腺炎或尿崩症）是不现实的，重要的是让患者知道“标准”，更常遇到的问题，如术中出血、器官损伤、心肺并发症及更常见的术后并发症（如感染、吻合口瘘、深静脉血栓、心肌梗死、肺栓塞、出血）。此外，这些问题的一些特殊处理方案也应提及，如切开感染切口，经皮引流盆腔脓肿或因吻合口瘘再建一个瘘口。也应提到，术中和术后的死亡尽管少见，但也有发生可能。

很明显，这种类型的知情同意书，尽管是传统上的“美式”，但正因各种外因被世界其他各地常规采用。这些外因包括日益增加的律师在社会其他领域的渗透、患者对医疗事故诉讼可能性的日益了解、美国及非美国患者在电视及其他媒体上曝光的日益增多。越来越多的外科医生开始提供信息表或小册子以告知患者相关问题。各种专业或职业团体编辑了许多这样的专业操作的相关文件。尽管有用，但在非必要情况下，它们仍不能替代外科医生与患者之间的面对面交流。

也许腹腔镜结直肠手术相关的知情同意最重要的问题在于外科医生的经验以及结直肠癌外科治疗方面的话题。许多很有经验或资深的结直肠外科医生可能在腹腔镜结直肠手术方面经验有限。在一些专业中心经常会有这样的例子，结直肠外科医生对其他腹腔镜手术了解，如胆囊切除、阑尾切除或疝修补。这就提出了一个初级医生（住院医师）及资深医生技术培训的一些基础问题。带组医生的理念越来越重要，与一个工作团队的理念同样重要。不管临床引起这种新技术到何种程度，一个外科医生在与可能的病人探讨手术入路时，都不应对病人说自己在腹腔镜结直肠手术方面没有经验。

近年来，腹腔镜用于治疗结直肠癌的争议减少。尽管各种国际多中心随机对照试验的最终结果仍需等待，但已发表许多初步结果。这些初期的文献显示了腹腔镜手术同样的安全性，消除了最初的担心（Fleshman 等，1996a；Hazebroek，2002）。此外，许多实施及报道的小的前瞻性试验均显示腹腔镜入路可获益，且在肿瘤治疗上无明显不足（Hartley 等，2000；Chapman 等，2001；Braga 等，2002；Lacy 等，2002；Hasegawa 等，2003；Leung 等，2004）。

因此，已发表最新发展报告的各种职业团体支持进行腹腔镜结直肠手术，并继续呼吁建立试验及数据库（http://www.fascrs.org）。

目前，治疗结直肠肿瘤的标准术式是开腹手术的说法已不完全正确。患者应被告知腹腔镜手术的可能获益，但有选择开腹手术的权利，尤其是复杂的炎性病变和保留肛门的直肠癌手术。美国结直肠外科医师协会基于 COST 试验（Cost Study，2004）发表关于可根治癌的腹腔镜结肠切除术效果的一致声明。之后不久，英国的 NICE 组织（National Institute of Clinical Excellence）基于临床试验资料证实了腹腔镜技术在结直肠癌手术中的作用。这些试验的内容、对结直肠癌治疗的意义及推荐技术的详细举例分别见于第二十九章及第三十章。

要让患者了解术中有需要转为开腹手术的可能。不要排除腹腔镜手术中在需要避免或解决术后并发症时开腹手术的可能性。尽管腹腔镜手术可使患者获益，但患者可选择开腹手术以避免额外的放射或术中措施。明确定义以使其他外科医生理解要做何种操作很关键。很明显，在腹腔镜胆囊切除或疝修补需要转换术式时，需做一个非套管针的标准切口。但是，若在腹腔镜结直肠手术中需要移除大标本，这时使用的术语就经常模糊和混乱。一些外科推荐的定义而非建议的术语见表 4.2（Phillips，1994）。Senagore 等（1995）和 Fleshman 等（1996b）将 15～25cm 的手术切口归于他们对“腹腔镜手术成功”的定义范畴。

辅助检查

无论是进行开腹手术还是腹腔镜手术，若诊断为炎性病变（如末端回肠克罗恩病或乙状结肠憩室炎），术前需行 CT 扫描以利于排除脓肿。此外，开腹或腹腔镜手术，如出现髂窝蜂窝织炎，术中需留置输尿管导管。结直肠手术的开始可能会因留置输尿管支架延误 20～30min，但如输尿管较易分

表 4.2 腹腔镜结直肠手术与其他腹腔镜手术之间的差异

考虑因素	变量	结肠	其他手术： 胆囊切除疝修补术 盆底折叠术
解剖	象限	多个	单个
血管	血管	多个	单个
	血管结扎	复杂	快速
手术程序	切除	至少两个操作孔	一个
	吻合	常需	从不
结果	标本	大：需要较大的移除孔	小：（胆囊切除、阑尾切除术）可以从 10mm 操作孔中移除或无。（如疝修补术、盆底折叠术）

辨，可能节约术中大量时间，即使炎症较重。Parameswaran 等（1997）对盆腔再次手术或有盆腔感染或放疗史的患者进行选择性术中输尿管置管术，并进行评估。对 4 年间 189 例术中置管的患者进行回顾性研究表明，置管术对各种疾病是必要的，这些疾病包括憩室病、克罗恩病、黏膜溃疡性结肠炎、直肠癌、盆腔放疗、缺血、子宫内膜异位症及直肠脱垂复发。189 例患者中引例（16.4%）行腹腔镜或腹腔镜辅助手术，其余行开腹手术。结果显示，所有患者在术中均辨认出输尿管，没有因留置导管或结直肠手术而发生术中输尿管并发症。仅 1%患者出现术后并发症，仅增加花费 450.00 美元。因此可认为，对有输尿管潜在损伤风险的患者来说，选择性输尿管置管术快捷、便宜、安全。

因为在腹腔镜结直肠手术中不能探查，因此多种早期研究报告因不能触诊而不能定位病变，造成切除的结肠标本不正确（Monson 等，1992；Larach 等，1993）。但也许更令人不安的是在患者切除了包含术前或术中认为是唯一肿瘤病变的肠管之后，几个患者在术后很快出现肠梗阻。这几个病例中，术前或术中没有发现的、同时性的、近端肿瘤是梗阻发生的原因（McDermott 等，1994；Fingerhut，1996）。尽管这些问题发生于开腹术，但直观上感觉更易发生于不能进行探查的情况下。这些问题似乎易发生于刚参加临床工作的年轻医生身上。

很明显，尽管腹腔镜术者可用“夹子探查”来收集一定量的信息，但也可采用其他更准确的病变鉴定方法。术中标准结肠内镜检查是这些措施之一。在此种情况，患者应知情同意，同意书应包括可能进行术中结肠内镜检查，手术室内应准备好器械。因此，所有患者均应处于修改后的截石体位，以防需要行结肠内镜检查。

另外的选择是术前常规行气钡对比灌肠检查。需告知患者如行开腹手术，一般不常规进行这种额外的检查。第三个可选方法是术前以黑墨水、吲哚菁绿或亚甲蓝对病变周围区域进行标记。第一种试剂存留时间长、肠系膜上弥散性弱。但是需要仔细在四个方位间隔 90°注射此试剂，而在结肠镜检查中很难区分哪些区域代表肠系膜。因此不管应用何种方法，需要更多考量以确保病变能明确，以利于在术中切除。应避免使用亚甲蓝，因为染色会被周围组织快速吸收而褪色。

患者术前准备

术前需考虑很多问题。本章中计划行剖腹手术患者需关注的一些问题在其他章节大概介绍过。例如，憩室炎、克罗恩病、溃疡性结肠炎或肿瘤梗阻等疾病，需要行造瘘术，患者术前需被告知并签字。告知过程或造瘘口定位如其他章节所述。

腹腔镜结直肠手术肠道准备与开腹手术无差别。机械性泻药准备已逐渐被弃用，代之以简单的灌肠和静脉给予一次或两次术中剂量抗生素预防性治疗。在本章节讨论关于支持或反对机械性肠道准备的话题不太适宜，因为此话题在第三章中已结合最新试验文献进行了全面回顾。

其他在腹腔镜手术中有帮助的标准措施包括麻醉诱导后留置鼻胃管及导尿管。鼻胃管一般在手术结束时拔除，但导尿管可能偶尔因解剖时出现的问题而继续留置一段时间。下面将对这些问题进行讨论。

腹腔或盆腔手术有发生深静脉血栓的风险。腹腔镜手术要保持大腿抬高的 Lloyd Davies 体位很长时间，需要考虑抗血栓措施。所有患者均应使用持续加压袜子。此外，许多外科医生推荐每隔 12h，皮下注射 5 000 单位肝素，自进入手术室开始直至患者下床活动或甚至到出院为止。低分子单剂量肝素的使用已在第三章讨论过。不管采用什么治疗方法，都应该降低静脉血栓形成的可能性。我们的做法是对所有患者既使用持续加压袜子也进行皮下肝素注射（SAGES，1998）。

患者体位

如前所述，显露肛门利于术中结肠内镜检查。此外，两腿之间的位置对助手或持镜者有利，尤其是在分离结肠脾曲时。因此，所有患者均以 Allen 镫（Allen Medical Corp.，Bedford Heights，OH，USA）摆放修正的截石位，膝盖及髋部屈曲不超过 15°（图 4.19）。屈曲过度会阻碍器械在髂窝孔轴线上的活动。我们选用 Allen 镫而非 Lloyd Davies 镫；前者靴子样的外形不会加压腓骨头，从而避免了对腓神经的直接压迫。

手术台被倾斜调整为 Trendelenburg 体位或反 Trendelenburg 体位及左侧或右侧下位很重要。这些方法在腹腔镜手术中使肠管回缩，手术台位置及重力作用是使肠管自手术区域移开的最佳方式。当然，需要一些必要措施以确保患者在手术台上的安全，防止在这些体位中出现滑动和受伤。迄今为止，最简单、便宜又实用的方法是使用“珠袋”，“珠袋”内装有聚苯乙烯珠，当袋内装入空气时会变得坚硬。我们目前对各种结直肠腹腔镜手术或非腹腔镜手术均采用这种方法。此外，为了显露清楚，应将双臂塞入两边，但应小心，不要损伤尺神经或其他部分。之前提到的应用鼻胃管进行胃减压，可以防止在套管针穿刺时出现损伤。同样，留置的导尿管也可帮助防止膀胱损伤。如前所述，如临床怀疑或术前 CT 检查发现髂窝蜂窝织炎，一般应在腹腔镜手术开始之前、气管麻醉诱导之后留置输尿管支架管。

手术器械

“标准”腹腔镜器械如 0°和 30°镜头、光源及吸引器很重要。两个显示器中小的显示器对腹腔镜结直肠手术很重要。手术区域的大小、术中再定位的需要及此类手术要求的人员数量往往需要多个显示器。我们一般对大多数手术切除用 3～4 个 10～12mm 切孔，以 2～3 个切孔进行造瘘口建立。

多家公司销售可处理及可重复使用 10mm 直径器械。一般来说需要如下器械：电凝剪或超声刀更好（Ethicon Endosurgery Inc.，Cincinnati，OH，USA），两把无损伤 Babcock 钳，修整后的 Allis 抓钳，结扎钳，10mm 直径无损伤肠钳，打好结的缝线。但许多外科医生倾向于使用小切孔（5mm），而避免使用镜子及缝合器材所用的较大切孔。现在

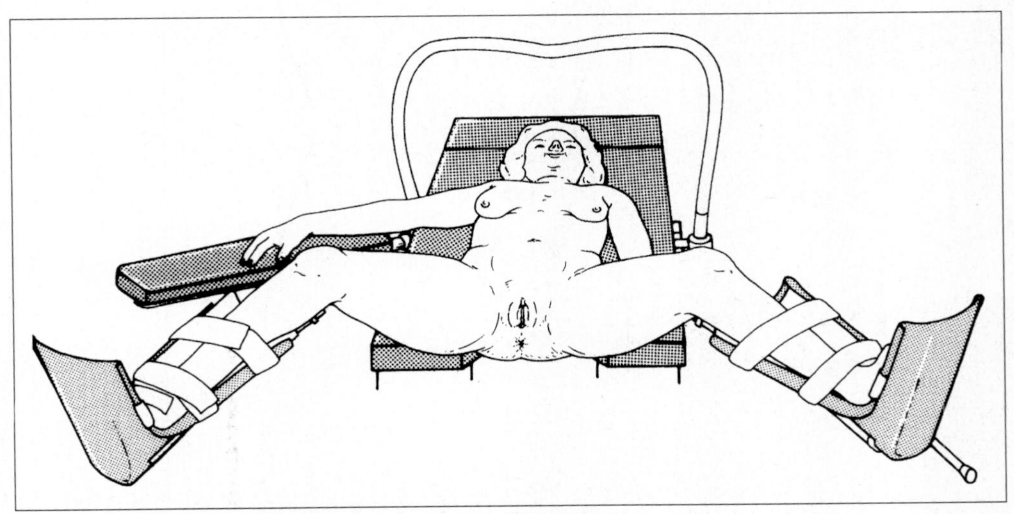

图 4.19　应用 Allen 镫的 Lloyd Davies 修正体位。

5mm 的枪身与无创伤钳把手一样有锁扣。

其他外科医生推荐腹腔镜肠道手术中使用钕 YAG 接触激光替代单极电刀（Bohm 等，1994）。此前的文献已详细描述了各种在售的切孔、套管针、拉钩、缝合器甚至镜头手柄（Simmang 和 Rosenthal，1994）。

下面要介绍的其他常用附件包括 35～60mm 内镜直线切割器。35mm 类型一般用于血管结扎及分离，60mm 类型用于横断直肠乙状结肠连接部。专门的腹腔镜手术室应备有随时可使用的结肠镜。

切口定位及技术

腹腔镜切除术大多可通过 5mm 切孔成功完成。左半结肠及右半结肠手术的唯一区别在于左半结肠手术时需要一个脐下镜孔，因为需要分离体内肠系膜下血管、左半结肠或乙状结肠动静脉。相反右半结肠切除术中，镜孔如在这个位置会把镜头几乎直接置于回盲瓣的上方。因此，对于右半结肠切除术，一些外科医生使用脐上镜位。一组镜像孔被应用于右半及左半结肠切除术；左半结肠切除术用左髂窝及左脐旁切孔（图 4.20）。肥胖患者或体型巨大的患者，需要一个左上象限的切孔来游离肝曲或进行牵拉。乙状结肠同样需配置镜像位。右半结肠切除术中外科医生站在患者左侧，反之亦然。

此类手术中，大多数的切除可以 5mm 无损伤 Babcock 型紧握钳及超声刀完成；偶尔会用 5mm 的电凝剪。对右半或左半结肠切除，使用这些器械采用由中间至侧面的解剖技术。例如，在左半结肠切除术中，先找到中部的结肠血管，在肠系膜内分离肠系膜血管主干及结肠血管分支。在肠系膜上开窗后，向头侧及尾侧两个方向，自后面游离结肠。整个结肠可按此方法游离，熟练游离输尿管，最后至多仅留下侧腹膜待分离。仔细解剖除肠曲外的结肠，还需 Trendelenburg 体位及对侧台倾斜。在分离肠曲时，保持头高位，对侧台倾斜也会有帮助。

当可看到右侧输尿管及十二指肠，有迟发性反射，并分离到结肠中血管水平，说明右半结肠已游离完毕（图 4.21 和图 4.22）。同样，当左侧输尿管已显示出迟发性反射、脾曲游离完毕、大网膜游离至结肠中血管水平，说明左半结肠已游离完毕。在经腹直肠前切术中一个重要的操作是在十二指肠空肠曲水平高位结扎肠系膜下血管。游离足够的结肠需要游离静脉，可通过使用内镜直线缝合器或不同的锁夹来完成。

横结肠有自身特有的问题，特别是肠系膜脂肪较多或大网膜与横结肠系膜的腹面融合。如发生后种情况，较为便利的方法是沿着胚胎期粘连于网膜的无血管区，游离结肠，保留原位网膜。我们的做

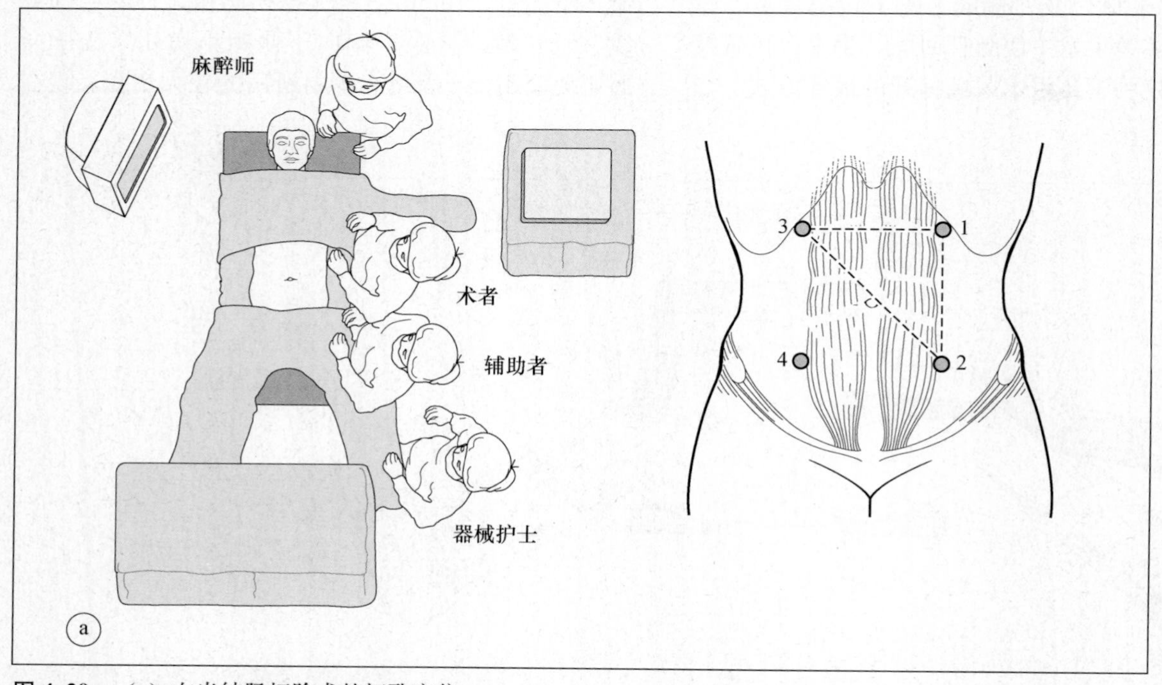

图 4.20 （**a**）左半结肠切除术的切孔定位。

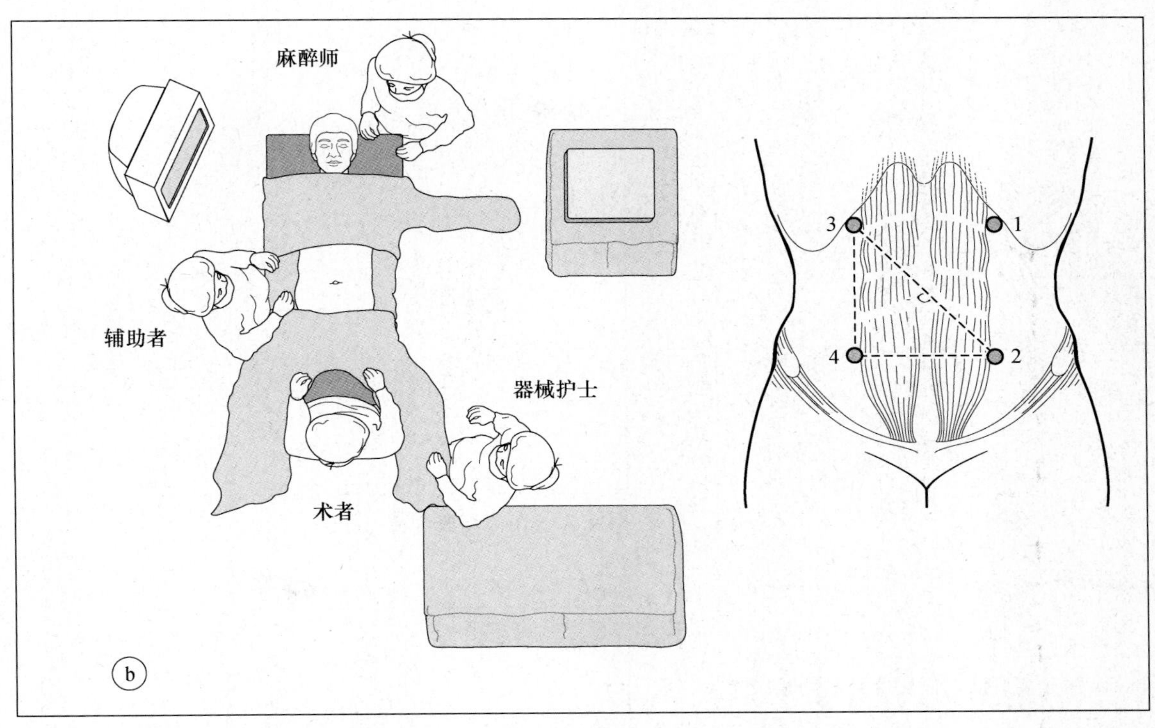

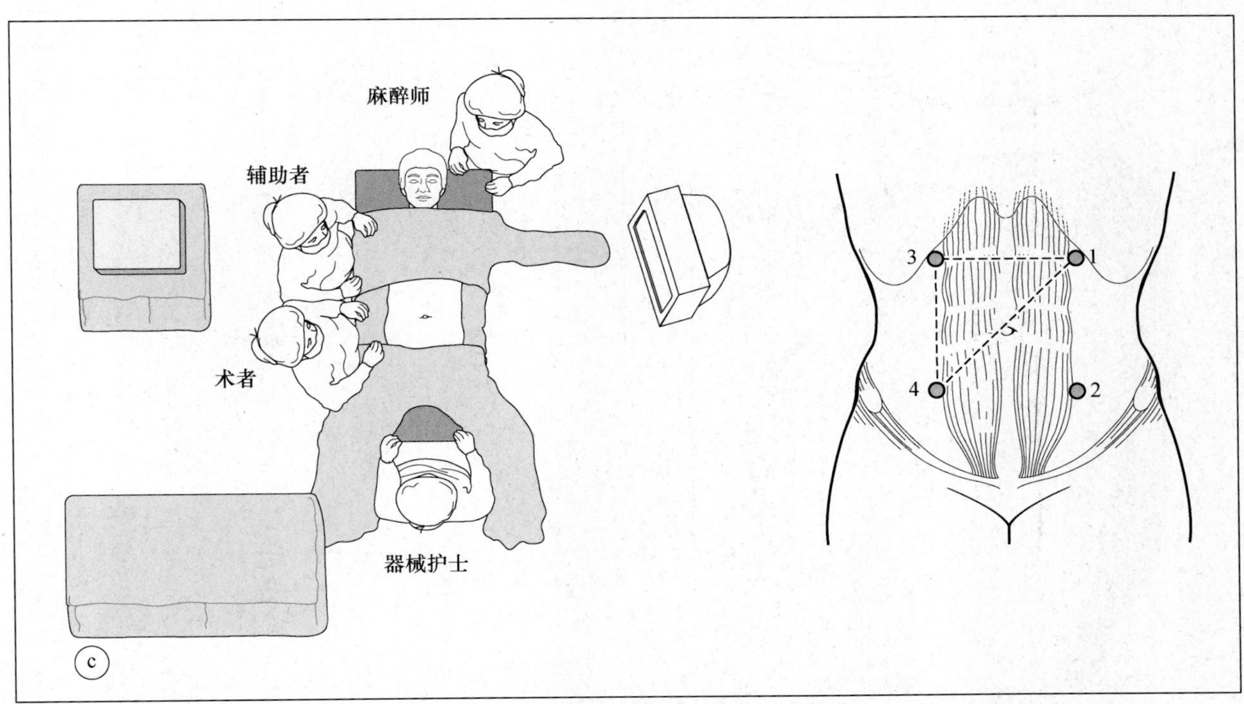

图 4.20（续） （b）横结肠切除术的切孔定位；（c）右半结肠切除术的切孔定位。

法是以超声刀进行整块切除，由各自的肠曲开始，向对侧方向分离，保留足够的胃网膜血管断端，防止损害相应的结构（图 4.23）。

直肠最好向腹侧牵拉显露。若输尿管及子宫圆韧带影响分离，以 Keith 针带缝线经腹进入腹腔绕过圆韧带，通过腹壁向后拉，将子宫贴于腹壁上。另一种办法是以疝缝合器或类似器械将阔韧带固定于两侧耻骨支上。尽管一些外科医生在此操作中使用了子宫探针，但我们感觉以缝合方法更方便。有时可通过自肛门置入直肠镜或结肠镜以便于直肠游离。而且，与子宫缝合固定一样，这种方法可以少用一个切孔。超声刀很适合进行全直肠系膜切除。

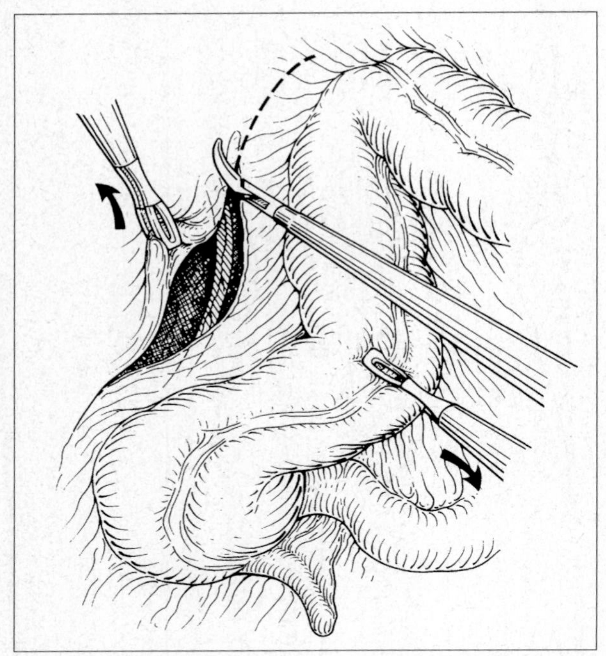

图 4.21 用 Babcock 钳分离肝曲，需要鉴别右侧输尿管。

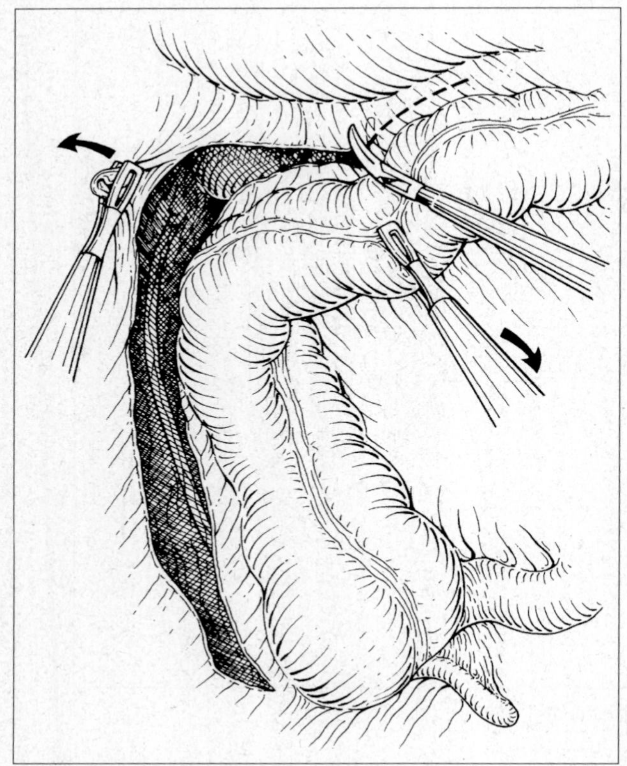

图 4.22 升结肠及横结肠可向下、向内侧牵拉，以便于将网膜自结肠分离。

直肠切除一般自右侧开始，在此方向游离大部分。直肠后的游离操作可以留下一点，与左侧腹膜相连重叠的部分在其余部分游离完后再游离（图 4.24）。

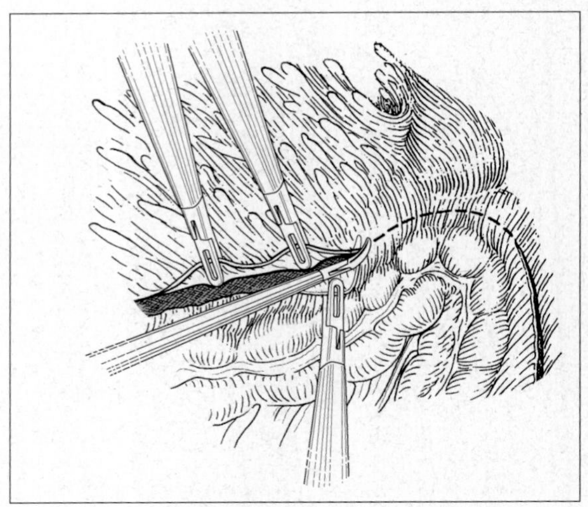

图 4.23 游离结肠脾曲。

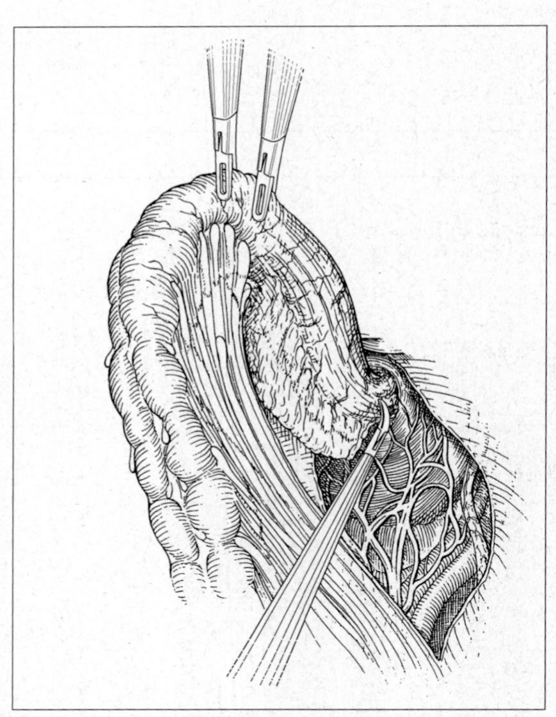

图 4.24 游离直肠。

右半结肠切除术中，我们的经验是在切断回结肠血管干之后，立刻切断小肠。可以用内镜胃肠直线缝合器轻松完成。这一步骤可使解剖方向沿头侧方向进行。沿此路径，可很快分离到十二指肠，注意保护，更易分开其与肝曲的粘连。依次结扎剩余血管，切开侧腹膜，完全游离右半结肠。自横结肠中部切断肠管，通过延长切孔将标本移除。我们在游离完全部右半结肠后，延长侧面的脐部切孔成为一个 3～5cm 的横切口，自其中移出标本。盲肠息肉患者可通过小切口完成，但回肠克罗恩病合并蜂窝织炎患者需要较大的切口。炎性肠病患者，手术开始后，要探查自十二指肠空肠曲至回盲肠瓣的全部小肠。不要通过小切口于体外检查全部小肠，由于通过小区域检查所有肠管需反复操作和较大的力度，这会导致肠管或肠系膜的缺血、静脉充血或术后肠梗阻。

最初人们认为常规看，体内血管的分离、肠切除及吻合技术大多已成熟，但近年来这种态度已有所改变。尽管经过恰当的游离，可以快速、安全、经济地进行体外结扎，但尚需进行肠管切除及吻合，这就需要略大的切口以一个妥协的方式满足二者的需要。在手术时间超过平常的困难病例中，采取这种方法是种聪明的做法。但是，随着经验及专业技能的增长，体内游离血管及小肠已非常容易，移除标本的切口需位于吻合口上方。事实上，如成功进行选择性正中向侧面分离的技术，首先进行血管分离是必要条件。

肠系膜下血管不能同右半结肠血管一样通过腹壁处理即可。肠系膜下动脉与主动脉的连接处必须在体内以夹子或腔镜直线血管缝合器结扎处理。同样，需要处理的还有在十二指肠空肠与胰腺尾部连接处的肠系膜下静脉。左半结肠体内血管处理完毕后，于腹腔镜下可清楚看到交感神经。用超声刀或电刀继续分离，远端过骶骨岬，侧方沿骨盆侧壁进入提肌间隙。可用手指探入阴道将阴道向腹侧牵拉，以便于超声刀将直肠前壁与阴道后壁分离开来。这样操作，腹腔镜分离可达到与开腹手术一样的水平。唯一的限制是尽管可向远端分离，但目前腹腔镜缝合器不能像开腹手术一样可放入 30mm 缝合器。

左半结肠或直肠乙状结肠切除后，需专业外科医生指导手术过程。接着进行远端肠管切除，可在游离完肠管后将近段肠管的近端切断；也可将肠管自右髂窝切孔处（略延长）拖出体外，在体外进行近段切除。插入吻合器枪身，将肠管断端放回腹腔。关闭此切口，再膨胀腹腔，完成腹腔镜下吻合，这一过程要比直视下操作简单（图 4.25）。以常规方法于肠腔内注入空气，检查吻合口的完整性。

若行腹会阴切除术，则会阴部手术按标准方式完成，之后进行结肠造瘘术。

如行 Hartmann 翻转手术，手术过程按第三十三章中建立吻合口的方法进行。唯一需注意的要点

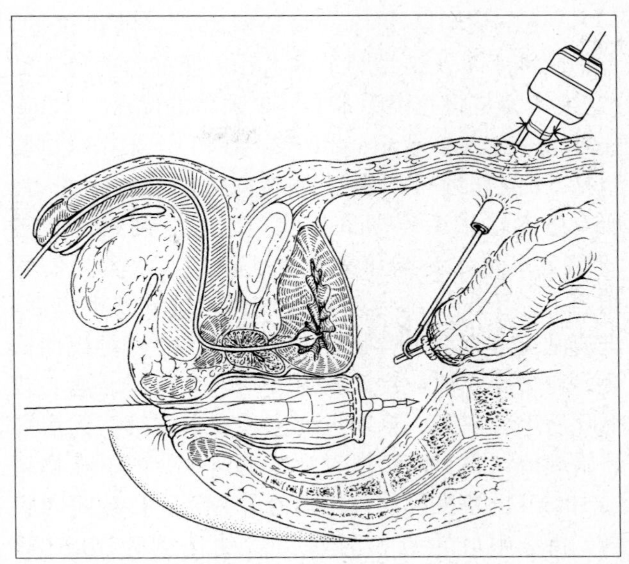

图 4.25　完成腹腔镜血管前切除。

是我们在开始造口时游离范围尽可能如肠粘连松解一样大，在回纳造瘘口时，自造瘘口位置将底钉座置入腹腔。

术后处置

一个约 4 000 例的 Meta 分析评估了选择性结直肠手术应用鼻胃管负压吸引是否需要，结果清楚显示鼻胃管在近 90% 的患者中不需要（Sands & Wexner，1999）。我们在过去 15 年间甚至在开腹手术时均撤除鼻胃管。在腹腔镜手术出现前，有其他措施可促进肠管恢复及缩短住院时间（Cheape 等，1991）。一个前瞻性双盲的随机试验中，患者被分为两组，在术后直至进固体食物之后每隔 8h 静脉注射甲氧氯普胺或安慰剂。本组连续对 100 名选择性腹部结直肠手术患者进行观察，没有发现两组患者在开始进流食与固体食物的间隔时间方面有任何不同。因此，甲氧氯普胺不会促进肠管恢复。

许多腹腔镜手术支持者认为腹腔镜手术肠道功能恢复要比开腹手术快（Bohm 等，1995）。但尽管肌电图及其他实验参数提示腹腔镜手术较开腹手术肠道恢复更快，但大多数提示腹腔镜手术患者出院速度明显缩短的临床研究是不均衡的。尤其大多数的观察者在开腹术后让患者“零进食”，而腹腔镜手术患者在手术日或术后第一天即开始进食。同样的，腹腔镜支持者经常让腹腔镜术后患者在肠道功能恢复之前出院，但开腹手术患者则会等到肠道功能恢复才出院。

Wexner 团队进行了两个前瞻性、随机试验，评估腹部手术及结直肠手术术后早期进食的可能性（这被认为是腹腔镜手术的一个独特的优点）（Binderow 等，1994；Reissman 等，1995）。第一个试验包括 64 例连续行开腹结肠或直肠切除手术患者。所有患者在术后均即刻拔除鼻胃管。两组患者各 32 例，平均年龄与年龄范围、疾病、手术类型均相当。“传统”组，患者均禁食至排气。排气后，进清澈流食直至患者肠管恢复蠕动，之后可规律饮食。在耐受规律饮食，肠道蠕动，无腹胀、恶心或呕吐后患者出院。早期进食患者在术后第一天清晨开始规律饮食。两组患者中若出现 24h 内呕吐物超过 100ml 的单发症状，则留置鼻胃管。传统组因腹胀、持续呕吐重新留置鼻胃管的比例为 18.7%，早期进食组为 12.5%。术后肠梗阻持续时间无差别。早期进食组中未再留置鼻胃管的患者出院时间短于其他患者。

第二个试验也是前瞻性随机试验，161 例患者，分为两组，平均年龄与年龄范围、疾病、手术类型均相当。第二组唯一的不同在于早期进食组术后进清澈流食而不是马上进固体食物，然后如传统进食组一样，循序改变饮食。与第一个试验一样，两组患者均在至少肠道功能恢复，可耐受三次固体食物，无恶心、呕吐及腹胀后出院。早期进食组鼻胃管再置率为 11%，传统进食组为 10%。住院时间传统进食组为 6.8 天，传统进食组为 6.2 天，全部并发症发生率分别为 7.5%及 6.1%（无差异）。

两个试验得出了相同结论，尤其是腹腔镜或开腹结直肠手术患者术后可早期进食。因此我们的标准做法是在手术室撤除鼻胃管，在术后晨起进清澈流食，根据患者情况过渡至规律饮食，在肠道功能恢复，可耐受固体进食，无恶心、呕吐及腹胀后出院。开腹及腹腔镜结直肠手术的快速恢复问题在第三章详细讨论。

如之前所述，术后继续经验性预防应用抗生素 24h，或根据临床指征作为治疗措施应用更长时间。应用气体连续加压袜及皮下注射肝素直至患者出院。

如进行了低位盆腔解剖，术后需留置导尿管 4～5 天。如没有进行低位盆腔解剖，不管是腹腔镜手术还是开腹手术，一般在术后晨起拔除导尿管。

进行腹腔镜结直肠手术的一个原因是降低粘连风险。的确，在一个前瞻性随机的猪模型试验中，我们证实腹腔镜下直肠前切除仅会发生轻度、不明显的粘连，且在切孔位置无粘连。这个结论明显不同于所有开腹切口中 100%的严重粘连（Reissman 等，1996）。此外，最近文献提示腹腔镜术后小肠梗阻发生率降低（Duepree 等，2003）。

并发症的预防

中途转换手术方式有两个原因。若为避免可能发生的并发症进行转换手术不会比直接进行开腹手术而不是腹腔镜手术更糟。但如果因为肠损伤或大出血而作为紧急措施中转开腹，那很明显会增加术后并发症。总体来说，有证据表明，因技术困难及无法继续进行手术的原因，而不是因为主要并发症的原因转换手术方式，不会对患者恢复造成不利影响。这个结论再次向患者及术者证实手术以腹腔镜开始可能没有什么坏处（Casillas 等，2004）。

各地外科医生通过 30～70 例病例完成学习曲线（Wishner 等，1995）。此病例的例数指的是每个外科医生的经验而不是一个治疗组的经验。与世界上大多数知识一样，腹腔镜的经验技术不能以组的模式传播。Wheeler（1993）已指出美国普外科医生平均每年做 7 台结直肠手术，即便所有外科医生 100%都进行腹腔镜手术，也会需要 10 年时间通过腹腔镜结直肠手术曲线（Wexner 等，1997）。而现实是，即使是热衷于腹腔镜结直肠手术的外科医生所做的结直肠手术也仅占其腹腔镜手术的 15%～30%。不知道若要超过 10 年才能达到此目标，70 例的学习曲线是否还能起作用。因此，腹腔镜结直肠手术不需每个外科医生均会实施，事实上，如这样的腹腔镜外科医生是每个治疗团体的专业成员或是一个地区的专业个人，也许最符合患者利益。但学习曲线可能随时间变化，因为目前的学员及近来的毕业学员已逐渐成为各种腹腔镜手术专家，其中包括高级腹腔镜手术如脾切除、Nissen 胃折叠术及疝修补术（See 等，1993）。

因为腹腔镜手术相关疾患越来越多（Ramos，1994；Larach 等，1997），因此尤其是学习曲线早期（Larach 等，1993），已有各种可信任的培训规划以便于学习者掌握这门技术（Dent，1991；Jakimowicz，1994；European Association for Endoscopic Surgery Guidelines，1994；Schwaitzberg 等，1996；Ooi，1996；SAGES，1997）。

（梁峰 译 梁峰 校）

参考文献

Agrama H, Blackwood J, Brown C, Machiedo G & Ruch B (1976) Functional longevity of intraperitoneal drains. *Am J Surg* 132: 418-421.

Alves A, Panis Y, Trancart D, Regimbeau JM, Pocard M, Valleur P (2002) Factors associated with clinically significant anastomotic leakage after large bowel resection: multivariate analysis of 707 patients. *World J Surg* 26: 499-502.

Bailey J, Shapiro MJ (2000) Abdominal compartment syndrome. *Crit Care* 4: 23-29.

Baillet P, Merad F & N'Gbama R (1995) Is drainage after colonic resection anastomosis useful? A multicentre controlled trial on 800 patients. *Br J Surg* 82 (Suppl 1): 24 (Abstract).

Barker K, Graham NG, Mason MC, de Dombal FJ & Goligher JC (1971) The relative significance of pre-operative oral antibiotics, mechanical bowel preparation and per-operative peritoneal contamination in the avoidance of sepsis after radical surgery for ulcerative colitis and Crohn's disease of the large bowel. *Br J Surg* 58: 270-273.

Beck DE, Cohen Z, Fleshman JW, Kaufman HS, van Goor H, Wolff BG & Adhesion Study Group Steering Committee (2003) A prospective, randomized, multicenter, controlled study of the safety of Seprafilm adhesion barrier in abdominopelvic surgery of the intestine. *Dis Colon Rectum* 46: 1310-1319.

Becker JM, Dayton MT, Fazio VW et al (1995) Sodium hyaluronate-based bioresorbable membrane (HAL-F) in the prevention of post-operative abdominal adhesions: a prospective randomised double-blinded multicenter study. American College of Surgeons Clinical Congress, New Orleans, October (1995).

Becker JM, Dayton MT, Fazio VW et al (1996) Prevention of postoper-ative abdominal adhesions by a sodium hyaluronate-based bioresorbable membrane: a prospective, randomized, double-blind multicenter study. *J Am Coll Surg* 183: 297-306.

Bell CMA & Lewis CB 1968 Effect of neostigmine on integrity of ileorectal anastomoses. *BMJ* 3: 587.

Benjamin PJ (1980) Faeculent peritonitis: a complication of vacuum drainage. *Br J Surg* 67: 453-454.

Berliner SD, Burson LC & Lear PE (1967) Intraperitoneal drains in surgery of the colon. Clinical evaluation of 454 cases. *Am J Surg* 113: 646-647.

Binderow SR, Cohen SM, Wexner SD & Nogueras JJ (1994) Must early oral feeding be limited to laparoscopy? *Dis Colon Rectum* 37: 584-589.

Bloch G (1981) Personal communication quoted in Goligher JC *Surgery of the Anus, Rectum and Colon*, 4th edn, p 485. London: Baillière Tindall.

Blomquist P, Jiborn H & Zederfeldt B (1985) Effect of diverting colostomy on collagen metabolism in the colonic wall. *Am J Surg* 149: 330-333.

Blumberg N, Agarwal M & Chuang C (1985) Relation between recur-rence of cancer of the colon and blood transfusion. *BMJ* 290: 1037-1038.

Bohm B, Milsom JW, Kitago K, Brand M & Fazio VW 1994 Monopolar electrosurgery and Nd: YAG contact laser in laparoscopic intestinal surgery. *Surg Endosc* 8: 677-681.

Bohm M, Milsom J & Fazio VW (1995) Postoperative intestinal motil-ity following conventional and laparoscopic intestinal surgery. *Arch Surg* 130: 415-419.

Braga M, Vignali A, Gianotti L et al (2002) Laparoscopic versus open colorectal surgery: a randomized trial on short-term outcome. *Ann Surg* 236: 6759-6766; Discussion 6767.

Brennan SJ, Pilkford IR, Evans M & Pollock AV (1982) Staples or sutures for colonic anastomosis: a controlled clinicial trial. *Br J Surg* 69: 722-724.

Bubrick MP, Corman ML, Cahill CJ et al (1991) Prospective randomized trial of the biofragmentable anastomosis ring. *Am J Surg* 161: 136-140.

Buchmann P, Bischofberger U, De Lorenzi D & Christen D (1998) Early post-operative nutrition after laparoscopic and open colorectal resection. Swiss Surg 4: 146-155.

Burrows L & Tartter PI (1982) Effect of blood transfusion on colonic malignant recurrence rate (letter). *Lancet* ii: 662.

Buyers RA & Meier LA (1968) Everting suture of the bowel: experimental and clinical experience in duodenal closure and colorectal anastomosis. *Surgery* 63: 475.

Canalis F & Ravitch MM (1968) Study of healing of inverting and everting anastomoses. *Surg Gynecol Obstet* 126: 109.

Carter DC, Jenkins DHR & Whitfield HN (1972) Omental reinforce-ment of intestinal anastomoses. *Br J Surg* 59: 10.

Casillas S, Delaney CP, Senagore AJ, Brady K & Fazio VW (2004) Does conversion of a laparoscopic colectomy adversely affect patient outcome? *Dis Colon Rectum* 47: 1680-1685.

Celicout AB, Hay JM, Fingerhut A & Flamant Y 1995 Omental protection of anastomosis after colonic or rectal resection. *Br J Surg* 82 (Suppl): 25 (Abstract).

Cerise EJ, Pierce WA & Diamond DL (1970) Abdominal drains: their role as a source of infection following splenectomy. *Ann Surg* 171: 764-769.

Chapman AE, Levitt MD, Hewett P, Woods R, Sheiner H & Maddern GJ (2001) Laparoscopic-assisted resection of colorectal malignancies: a systematic review. *Ann Surg* 235: 5590-5606.

Cheape JD, Wexner SD, James K & Jagelman DG (1991) Does metaclopramide reduce the length of ileus after colorectal surgery? A prospective randomized trial. *Dis Colon Rectum* 34: 437-441.

Ciresi DL, Cali RF & Senagore AJ (1999) Abdominal closure using nonabsorbable mesh after massive resuscitation prevents abdomi-nal compartment syndrome and gastrointestinal fistula. *Am Surg* 65: 720-724.

Clark CG, Wyllie JH, Haggie SJ & Renton P (1978) Comparison in colonic anastomosis. *World J Surg* 1: 501.

Cohen Z, Senagore AJ, Dayton MT et al (2005) Prevention of postop-erative abdominal adhesions by a novel, glyceral/sodium hyaluronate/carboxymethylcellulose-based bioresorbable membrane: a prospective, randomized, evaluator-blinded multicenter study. *Dis Colon Rectum* 48: 1130-1139.

Cohn I (1965) Intestinal antisepsis. *Dis Colon Rectum* 8: 18.

Cohn I, Langford D & Rives JD (1957) Antibiotic support of colon anastomoses. *Surg Gynecol Obstet* 104: 1-7.

Cohn R & Rives JD (1955) Antibiotic protection of colon anasto-moses. *Ann Surg* 141: 707-717.

Corman ML, Prager ED, Hardy TG Jr et al (1989) Comparison of the Valtrac biofragmentable anastomosis ring with conventional suture and stapled anastomosis in colon surgery. Results of a prospective randomized clinical trial.

Dis Colon Rectum 32：183-186.

COST Study (2004) The clinical outcomes of surgical therapy study group. A comparison of laparoscopically assisted and open colec-tomy for colon cancer. *New England J Med* 350：2050-2059.

Crowson WN & Wilson CS (1973) An experimental study of the effect of drains on colonic anastomoses. *Am Surg* 39：567-601.

Czerny V (1880) Zur Darmresektion. *Berl Klin Wochenschr* 17：637.

Daly JM, Vars HM & Dindrick SJ (1970) Correlation of protein depletion with colonic anastomotic strength in rats. *Surg Forum* 21：77-78.

David IB, Buck JR & Filler RM (1982) Rational use of antibiotics for perforated appendicitis in childhood. *J Paediatr Surg* 17：494-499.

Dent TL (1991) Training, credentialling, and granting of clinical privileges for laparoscopic general surgery. *Am J Surg* 161：399-403.

Deveney KE & Way LW (1976) Effect of different absorbable sutures on healing of gastrointestinal anastomoses. *Am J Surg* 133：86.

Didolkar M, Reed WP & Elias GE (1986) A prospective randomised study of sutured versus stapled bowel anastomosis in patients with cancer. *Cancer* 57：456-460.

Di Zerega GS (1994) Contemporary adhesion prevention. *Fertil Steril* 61：219-235.

Di Zerega GS, Verco SJ, Young P et al (2002) A randomized, controlled pilot study of the safety and efficacy of 4% icodextrin solution in the reduction of adhesions following laparoscopic gynaecological surgery. *Hum Reprod* 17：1031-1038.

Dorrance HR, Docherty GM & O'Dwyer PJ (2000) Effect of surgeon specialty interest on patient outcome after potentially curative colorectal cancer surgery. *Dis Colon Rectum* 43：492-498.

Dudley HAF (1977) *Operative Surgery：Abdomen*, 3rd edn. London：Butterworth.

Dudley HAF (1984) Alimentary tract and abdominal wall. 1. Principles. In Dudley HAF, Pories W & Carter DC (eds) *Robb and Smith's Operative Surgery*, 4th edn, pp 45-46. London：Butterworth.

Duepree HJ, Senagore AJ, Delaney CP & Fazio VW (2003) Does means of access affect the incidence of small bowel obstruction and ventral hernia after bowel resection? Laparoscopy versus laparoscopy. *J Am Coll Surg* 197：2177-2181.

Elboim CM, Goldman L, Hann L, Palestract AM & Silver W (1983) The significance of post cholecystectomy subhepatic fluid collections. *Ann Surg* 198：137-141.

Ellis H & Heddle R (1977) Does the peritoneum need to be closed at laparotomy? *Br J Surg* 64：733-736.

European Association for Endoscopic Surgery Guidelines (1994) Training and assessment of competence. *Surg Endosc* 8：721-722.

Everett WG (1975) A comparison of one layer and two layer tech-nique for colorectal anastomosis. *Br J Surg* 56：135-140.

Everett WG, Friend PJ & Forty J (1986) Comparison of stapling and hand suture for left sided large bowel anastomosis. *Br J Surg* 73：345-348.

Fain SN, Patin CS & Morganstern L (1975) Use of mechanical suturing apparatus in low colorectal anastomosis. *Arch Surg* 110：1079.

Fazio VW, Cohen Z, Fleshman W et al (2006) Reduction in adhesive small-bowel obstruction by Seprafilm® adhesion barrier after intestinal resection. *Dis Colon Rectum* 49：1-11.

Fielding LP, Stewart Brown S, Blesowsky L & Kearney G (1980) Anastomotic integrity after operations for large bowel cancer：a multicentre study. *BMJ* 282：411-414.

Fingerhut A (1996) Laparoscopic assisted colonic resection：the French experience. In Jager R & Wexner SD (eds) *Laparoscopic Colorectal Surgery*, pp. 253-257. Churchill-Livingstone：New York.

Fingerhut A, Elhadad A, Hay JM et al (1994) Intraperitoneal colorec-tal anastomosis：hand-sewn versus circular staples. A controlled clinical trial. *Surgery* 78：337-341.

Fleshman JW, Nelson H, Peters WR et al (1996a) Early results of laparoscopic surgery for colorectal surgery. Retrospectic analysis of 372 patients treated by Clinical Outcomes of Surgical Therapy (COST) Study Group. *Dis Colon Rectum* 39 (Suppl)：S53-58.

Fleshman JW, Fry RD, Birnbaum EH & Kodner IJ (1996b) Laparoscopic assisted and minilaparotomy：approaches to colorectal diseases are similar in early outcome. *Dis Colon Rectum* 39：15-22.

Fraser I, Everson NW & Nash JR (1982) A randomised prospective trial of two drainage methods after cholecystectomy. *Ann R Coll Surg Engl* 64：183-185.

Gambee LP (1951) Single layer open intestinal anastomosis applicable to small as well as large intestine. *West J Surg Obstet Gynecol* 59：1.

Getzen LC, Roe RD & Holloway CI (1966) Comparative study of intes-tinal anastomotic healing in inverted and everted closures. *Surg Gynecol Obstet* 123：1219.

Gill W, Fraser J, Carter DC & Hill R (1969) Colonic anastomosis. A clinical and experimental study. *Surg Gynecol Obstet* 128：1297.

Gilmour DG, Aitkenhead AR, Hothersall AP & Ledingham IMcA (1980) The effect of hypovolaemia on colonic blood flow in the dog. *Br J Surg* 67：82.

Goldberg SM, Gordon PH & Nivatvongs S (1980) *Essentials of Anorectal Surgery*. Philadelphia：JB Lippincott.

Goldsmith HS (1977) Protection of low rectal anastomosis with intact omentum. *Surg Gynecol Obstet* 144：584.

Goligher JC (1984) *Surgery of the Anus, Rectum and Colon*, 5th edn. London：Baillière Tindall.

Goligher JC, Graham NG & De Dombal FT (1970a) Anastomotic dehiscence after anterior resection of rectum and sigmoid. *Br J Surg* 57：109-118.

Goligher JC, Morris C, McAdam WAF, De Dombal FT & Johnson D (1970b) A controlled clinical trial of inverting versus everting intestinal suture in clinical large bowel surgery. *Br J Surg* 57：817.

Goligher JC, Irvin TT, Johnson D et al (1975) A controlled clinical trial of three methods of closure of laparatomy wounds. *Br J Surg* 62：823.

Goligher JC, Lee PWG, Simpkins KC & Lintott DJ (1977) A controlled comparison of one and two layer techniques of suture for high and low colorectal anastomoses. *Br J Surg* 64：823-826.

Gordon AB, Bates T & Fiddian RV (1976) A controlled trial of drainage after cholecystectomy. *Br J Surg* 63：278-282.

Greenall MJ, Evans M & Pollock AV (1978) Should you drain a perforated appendix? *Br J Surg* 65：880-882.

Greenall MJ, Evans M & Pollock AV (1980a) Midline or transverse laparotomy? A random controlled clinical trial. Part 1：Influence on healing. *Br J Surg* 67：188-190.

Greenall MJ, Evans M & Pollock AV (1980b) Midline or transverse laparotomy. A random controlled trial. Part 2：Influence on post-operative pulmonary complications. *Br J Surg* 67：191-194.

Guenaga KF, Matos D, Castro AA, Atallah AN, Wille-Jorgensen P (2003) Mechanical bowel preparation for elective colorectal surgery. *Cochrane Database Syst Rev* 2：CD001544.

Haller JA, Shaker IJ, Donahoo JS, Schaufer L & White JJ (1973) Peritoneal drainage in ruptured appendicitis in children. *Ann Surg* 177：595-600.

Halsted WS (1887) Circular suture of the intestine：an experimental study. *J Med Sci* 94：436. Hamilton JE (1967) Reappraisal of open intestinal anastomoses. *Ann Surg* 165：917.

Hanna EA (1970) Efficiency of peritoneal drainage. *Surg Gynecol Obstet* 131：983-985.

Hardy TG Jr, Pace WG, Maney JW et al (1985) A biofragmentable ring for sutureless bowel anastomosis. *Dis Colon Rectum* 28：484-488.

Hargreaves AW & Keddie NC (1968) Colonic anastomosis：a clinical and experimental study. *Br J Surg* 55：774.

Hartley JE, Mehigan BJ, MacDonald AW, Lee PWR & Monson JR (2000) Patterns of recurrence and survival after laparoscopic and conventional resections for colorectal carcinomas. *Ann Surg* 232：2181-2186.

Hasegawa H, Kabeshima Y, Watanabe M, Yamamoto S, Kitajima M (2003) Randomized controlled trial of laparoscopic versus open colectomy for advanced colorectal cancer. *Surg Endosc* 17：4636-4640.

Hawley PR (1970) Infection—the cause of anastomotic breakdown; an experimental study. *Proc R Soc Med* 63：752.

Hawley PR, Page Faulk W, Hunt TK & Dunphy JE (1970a) Collagenase activity in the gastrointestinal tract. *Br J Surg* 57：896-900.

Hawley PR, Hunt TK & Dunphy JE (1970b) Aetiology of colonic anastomotic leaks. *Proc R Soc Med* 63：28-30.

Hazebroek EJ, Color Study Group (2002) COLOR：a randomized clinical trial comparing laparoscopic and open resection for colon cancer. *Surg Endosc* 16：6949-6953.

Healey JE Jr, McBride CM & Gallagher HS (1967) Bowel anastomosis by inverting and everting techniques. *J Surg Res* 7：299.

Hunt TK, Hawley PR, Hale J, Goodson W & Thakral KK (1980) Colonic repair; the collagenous equilibrium. In Hunt TK (ed.) *Wound Healing and Wound Infection：Theory and Surgical Practice*, p 153. New York：Appleton-Century-Crofts.

Irvin TT (1976) Collagen metabolism in infected colonic anastomoses. *Surg Gynecol Obstet* 143：220-224.

Irvin TT & Edwards JP (1973) Comparison of single layer inverting and everting anastomoses in the rabbit colon. *Br J Surg* 60：453-457.

Irvin TT & Goligher JC (1973) Aetiology of disruption of intestinal anastomoses. *Br J Surg* 60：461-464.

Irvin TT & Hunt TK (1974a) Pathogenesis and prevention of disruption of colonic anastomoses in traumatized rats. *Br J Surg* 67：437-439.

Irvin TT & Hunt TK (1974b) Reappraisal of the healing process of anastomoses of the colon. *Surg Gynecol Obstet* 138：741-746.

Irvin TT, Koffman CG & Duthie HL (1976) Layer closure of laparotomy wounds with absorbable and non-absorbable suture materials. *Br J Surg* 63：793-796.

Irvin TT, Stoddard CJ, Greaney MG & Duthie HL (1977) Abdominal wound healing：prospective clinical study. *BMJ* 2：351.

Ivatury RR, Diebel L, Porter JM & Simon RJ (1997) Intraabdominal hypertension and the abdominal compartment syndrome. *Surg Clin North Am* 77：783-800.

Jakimowicz JJ (1994) The European Association for Endoscopic Surgery Recommendations for Training in Laparoscopic Surgery. *Ann Chir Gynaecol* 83：137-141.

Jenkins TPN (1976) The burst abdominal wound：a mechanical approach. *Br J Surg* 63：873.

Johnson CD, Lamont PM, Orr N & Lennox M (1989) Is a drain neces-sary after colonic anastomosis? *J R Soc Med* 82：661-664.

Joynt GM, Ramsay SJ & Buckley TA (2001) Intraabdominal hypertension—implications for the intensive care physician. *Ann Acad Med Singapore* 30：310-319.

Kambouris AA, Carpenter WS & Accaben RD (1973) Cholecystectomy without drainage. *Surg Gynecol Obstet* 137：613-617.

Koruth NM, Krukowski ZH, Youngson GG et al (1985) Intraoperative colonic irrigation in the management of left-sided large bowel emergencies. *Br J Surg* 72：708-711.

Kossi J, Salminen P, Rantala A, et al (2003) Population-based study of the surgical workload and economic impact of bowel obstruction caused by postoperative adhesions. *Br J Surg* 90：1441-1444.

Kratzer GL & Onsanit T (1974) Single layer steel wire anastomosis of the intestine. *Surg Gynecol Obstet* 139：93.

Lacy AM, Garcia-Valdecasas JC, Delgado S et al (2002) Laparoscopic-assisted colectomy versus open colectomy for treatment of non-metastatic colon cancer：a randomised trial. *Lancet* 359：2224-2229.

Larach SW, Salomon MC, Williamson PR & Goldstein E (1993) Laparoscopic assisted colectomy：experience during the learning curve. *Coloproctology* 1：38-41.

Larach SW, Patankar SK, Ferrara A, Williamson PR, Perozo S & Lord AS (1997) Complications of laparoscopic colorectal surgery. Analysis and comparison of early versus later experience. *Dis Colon Rectum* 40：592-596.

Laufman H & Method H (1948) Effects of absorbable foreign sub-stance on bowel anastomosis. *Surg Gynecol Obstet* 86：669.

Leaper DJ, Rosenberg IL, Evans M et al (1976) The influence of suture materials on abdominal wound healing assessed by controlled clini-cal trials. *Eur Surg Res* 8 (Suppl 1)：75.

Leaper DJ, Pollock AV & Evans M (1977) Abdominal wound closure, a trial of nylon polyglycolic acid and steel sutures. *Br J Surg* 64：603-606.

Lembert A (1826) Memoire sur l'enterophie avec la description d'un procede nouveau pour practiquer cette operation chirurgicale. *Rep Gen Anat Physiol Path* 2：100.

Leonardo RA (1943) *History of Surgery*, p 281. New York：Froden.

Leung KL, Kwok SP, Lam SC et al (2004) Laparoscopic resection of rectosigmoid carcinoma：Prospective randomised trial. *Lancet* 363：1187-92.

Localio SA & Eng K (1975) Malignant tumours of the rectum. *Curr Prob Surg* 12：1.

Lockart-Mummery JP (1934) *Disease of the Rectum and Colon*, 2nd edn. London：Baillière.

Loeb MJ (1967) Comparative strength of inverted, everted and end on intestinal anastomoses. *Surg Gynecol Obstet* 125：301.

Lustosa SA, Matos D, Atallah AN & Castro AA (2002) Stapled versus handsewn methods for colorectal anastomosis surgery：a system-atic review of randomized controlled trials. *Sao Paulo Med J* 120：132-136.

McAdam AJ, Meikle G & Medina R (1969) An experimental compari-son of inversion and eversion colonic anastomoses. *Dis Colon Rectum* 12：1.

McArdle CS & Hole D (1991) Impact of variability among surgeons on post-operative morbidity and mortality and ultimate survival. *BMJ* 302：1501-1505.

McDermott JP, Devereaux DA & Caushaj PF (1994) Pitfall of laparo-scopic colectomy. An unrecognized synchronous tumor. *Dis Colon Rectum* 37: 602-603.

McLachlin AD & Denton DW (1973) Omental protection of intestinal anastomoses. *Am J Surg* 125: 134.

McLachlin AD, Olsson LS & Pitt DF (1976) Anterior anastomosis of the rectosigmoid colon; an experimental study. *Surgery* 3: 306-311.

Maingot R (1969) *Abdominal Operations*, 5th edn. New York: Appleton-Century-Crofts.

Makela JT, Kiviniemi H & Laitinen S (2003) Risk factors for anasto-motic leakage after left-sided colorectal resection with rectal anasto-mosis. *Dis Colon Rectum* 46: 653-660.

Man B, Kraus L & Motovic A (1977) Cholecystectomy without drainage, nasogastric suction and intravenous fluids. *Am J Surg* 133: 312-314.

Manz CW, La Tendress C & Sako Y (1970) The detrimental effects of drains on colonic anastomosis: an experimental study. *Dis Colon Rectum* 13: 17-25.

Meagher AP (1999) Colorectal cancer: is the surgeon a prognostic factor? A systematic review. *Med J Aust* 171: 308-310.

Mellish RW, Ty TC & Keller DJ (1968) A study of intestinal healing. *J Pediatr Surg* 3: 286.

Miliaras S, Beveridge E, Campbell C, Sunderland G & MacDonald A (2000) Fluid collections detected by ultrasound following uncomplicated colorectal surgery. *Br J Radiol* 73: 1098-1099.

Mittelman JS & Doberneck RC (1982) Drains and antibiotics perioperatively for elective cholecystectomy. *Surg Gynecol Obstet* 155: 653-654.

Moffat LEF & Sunderland GT (1985) Relation between recurrence of cancer and blood transfusion. *BMJ* 291: 971.

Monson JR, MacFie J, Irving H, Keane FB, Brennan TG & Tanner WA (1986) Influence of intraperitoneal drains on subhepatic collections following cholecystectomy: a prospective clinical trial. *Br J Surg* 73: 993-994.

Monson JR, Darzi A, Carey PD et al (1992) Prospective evaluation of laparoscopic assisted colectomy in an unsuspected group of patients. *Lancet* 340: 831-833.

Moran BJ (1996) Stapling instruments for intestinal anastomosis in colorectal surgery. *Br J Surg* 83: 902-909.

Mukerjee P, Mepham JA, Wapnick S et al (1969) The effect of protein deprivation on alimentary healing. *J Surg Res* 9: 283-288.

Murphy JB (1892) Cholecysto-intestinal, gastrointestinal and entero-intestinal anastomoses and approximation without sutures. *Med Rec NY* 42: 665-669.

National Institute for Wealth and Clinical Excellence (2006) Laparoscopic surgery for colorectal cancer. Ooi LLPJ (1996) Training in laparoscopic surgery: have we got it right yet? *Ann Acad Med Singapore* 25: 732-736.

Orr NWM (1969) A single layer intestinal anastomosis. *Br J Surg* 56: 77.

Pahlman L, Ejerblad S, Graf W et al (1997) Randomised trial of a biofragmentable bowel anastomosis ring in high-risk colonic resection. *Br J Surg* 84: 1291-1294.

Parameswaran S, Gilliland R, Iroatulam A et al (1997) Role of elective ureteric catheterization in colorectal surgery (abstract). *Dis Colon Rectum* 40: A48.

Parker MC, Ellis H, Moran BJ et al (2001) Postoperative adhesions: ten-year follow-up of 12, 584 patients undergoing lower abdominal surgery. *Dis Colon Rectum* 44: 822-830.

Phillips EH (1994) Laparoscopic colon surgery: who, what, where and when? *Semin Colon Rectal Surg* 5: 218-223.

Phillips RKS & Cooke HT (1986) Effect of steel wire sutures on the incidence of chemically induced rodent colonic tumours. *Br J Surg* 73: 671-674.

Playforth MJ, Sauven P, Evans M & Pollock AV (1985) Suction drainage of the gall bladder bed does not prevent complications after cholecystectomy: random control clinical trial. *Br J Surg* 72: 269-271.

Pollock AV & Evans M (1977) Abdominal wound closure: a trial of nylon polyglycolic acid and steel sutures. *Br J Surg* 64: 603.

Ragoonan C, Crosby DL, Morgan WP & Rees BI (1983) Peritoneal drainage following cholecystectomy: a controlled trial. *Ann R Coll Surg Engl* 65: 403.

Ramos R (1994) Complications in laparoscopic colon surgery: preven-tion and management. *Semin Colon Rectal Surg* 5: 239-243.

Ravitch MM (1967) In discussion of paper by Bronwell AW, Rutledge R & Dalton ML: Single layer open gastrointestinal anastomosis. *Ann Surg* 165: 925-932.

Ravitch MM (1974) Sewing with staples. *Clin Med* 81: 17.

Ravitch MM & Steichen FM (1972) Techniques of staple suturing in the gastrointestinal tract. *Ann Surg* 175: 815.

Ravitch MM, Canalis F, Weinschelbaum A & McCormack J (1967a) Studies of intestinal healing. III. Observations on everting intestinal anastomosis. *Ann Surg* 166: 670-680.

Ravitch MM, Rivarola A & Vangrov J (1967b) Studies of intestinal healing. I. Preliminary study of mechanism of healing of the inverting intestinal anastomosis. *Johns Hopkins Med J* 121: 343.

Reissman P, Teoh T-A, Cohen SM, Weiss EG, Nogueras JJ & Wexner SD (1995) Is early oral feeding safe after elective colorectal surgery? *Ann Surg* 222: 73-77.

Reissman P, Teoh T-A, Skinner K, Burns J & Wexner SD (1996) Adhesion formation after laparoscopic anterior resection in a porcine model. *Surg Laparosc Endosc* 6: 136-139.

Robiscek F (1980) The birth of the surgical stapler. *Surg Gynecol Obstet* 150: 579.

Rodgers KE, Verco SJ & DiZerega GS (2003) Effects of intraperitoneal 4% icodextrin solution on the healing of bowel anastomoses and laparotomy incisions in rabbits. *Colorectal Dis* 5: 324-330.

Rosenberg IL, Graham NG, DeDombal FT & Goligher JC (1971) Preparation of the intestine in patients undergoing major large bowel surgery, mainly for neoplasm of the colon and rectum. *Br J Surg* 58: 266-268.

Rusca JA, Bornside GH & Cohn I (1969) Everting versus inverting gastrointestinal anastomoses: bacterial leakage and anastomotic disruption. *Ann Surg* 169: 343.

Ryan P (1970) The effect of surrounding infection upon the healing of colonic wounds: experimental studies and clinical experiences. *Dis Colon Rectum* 13: 124.

Sagar S, Harland P & Shields R (1979) Early postoperative feeding with elemental diet. *BMJ* 1: 293-294.

SAGES Committee on Credentialling (1997) Granting of privileges for laparoscopic and/or thoracoscopic general surgery. Policy Statement.

SAGES Position Statement (1998) Global statement on deep venous thrombosis prophylaxis during laparoscopic surgery.

Sands DR, Wexner SD (1999). Nasogastric tubes and dietary advance-ment after laparoscopic and open colorectal surgery. *Nutrition* 15: 347-350.

Santos OA, Hastings FW & Mazuji MK (1962) Effectiveness of silicone as an abdominal drain. *Arch Surg* 84: 643-645.

Schrock TR, Deveney CW & Dunphy JE (1973) Factors contributing to leakage of colonic anastomoses. *Ann Surg* 177: 513-518.

Schwaitzberg SD, Connolly RJ, Sant GR, Reindollar R & Cleveland RJ (1996) Planning, development, and execution of an international training program in laparoscopic surgery. *Surg Laparosc Endosc* 6: 10-15.

See WA, Cooper CS & Fisher RJ (1993) Predictors of laparoscopic com-plications after formal training in laparoscopic surgery. *JAMA* 270: 2689-2692.

Sekiba K and the Obstetric and Gynaecology Adhesions Prevention Committee (1992) Use of Interceed (TC7) absorbable adhesion bar-rier to reduce post-operative adhesion reformation in infertility and endometriosis surgery. *Obstet Gynaecol* 79: 518-522.

Senagore AJ, Luchtefeld MA & MacKeigan JM (1995) What is the learning curve for laparoscopic colectomy? *Am Surg* 6: 681-685.

Sheridan WG, Lownes RH & Young HL (1987) Tissue oxygen measurement as a predictor of colonic anastomotic healing. *Dis Colon Rectum* 30: 867-871.

Simmang CL & Rosenthal D (1994) Tools for laparoscopic colectomy. *Semin Colon Rectal Surg* 5: 228-238.

Singleton AO Jr, White D & Montalbo P (1968) A comparative study of intestinal anastomoses. *Arch Surg* 96: 563.

Smith CR, Cockelet GR, Adams JT et al (1981) Vascularity of gastro-intestinal staple lines demonstrated with silicone rubber injects. *Am J Surg* 142: 563.

Smith SRG (1986) The effect of surgical drainage materials on the healing of colonic anastomoses. MS thesis, University of London.

Solla JA & Rothenberger DA (1990) Preoperative bowel preparation: a survey of colon and rectal surgeons. *Dis Colon Rectum* 33: 154-159.

Sorensen LT & Jorgansen T (2003) Short-term pre-operative smoking cessation intervention does not affect postoperative complications in colorectal surgery: a randomized clinical trial. *Colorectal Dis* 5: 347-352.

Steichen FM (1968) The use of staples in anatomical side to side and functional end to end entero-anastomosis. *Surgery* 64: 948.

Steichen FM (1971) Clinical experience with auto suture instruments. *Surgery* 69: 609.

Stone HH, Hooper CA & Millikan WJ (1978) Abdominal drainage following appendicectomy and cholecystectomy. *Ann Surg* 187: 606-612.

Thompson JN (1995) Preventing adhesions. *Lancet* 346: 1382.

Thompson JN & Whawell SA (1995) Pathogenesis and prevention of adhesion formation. *Br J Surg* 82: 3-5.

Travers B (1812) *An Enquiry into the Process of Nature in Repairing Injuries of the Intestine*, p 12. London: Longman, Rees, Orme, Brown & Green.

Trimpi HD, Khubchandani T, Sheets JA & Stasik JJ (1976) Advances in intestinal anastomosis: experimental study with an analysis of 984 patients. *Dis Colon Rectum* 20: 107.

Trowbridge PR & Howes EL (1967) Reinforcement of colon anastomo-sis using polyurethane foam treated with neomycin: an experimental study. *Am J Surg* 113: 236.

Trueblood HW, Nelson TS, Kohatsu S & Oberhelman HA (1969) Wound healing in the colon: comparison of inverted and everted closure. *Surgery* 65: 919.

Truedson H (1983) Cholecystectomy with and without intraperi-toneal drains. *Acta Chir Scand* 149: 393-399.

Turnbull R Jr (1966) Personal communication cited in Goligher JC: *Surgery of the Anus, Rectum and Colon*, 4th edn, p 539. London: Baillière Tindall.

Turner C (1955) Operations for intestinal obstruction. In *Modern Operative Surgery*, 4th edn, p 1017. London: Cassell.

Turner-Warwick RT, Wynne EJC & Handley-Ashken M (1967) The use of the omental pedicle graft in the repair and reconstruction of the urinary tract. *Br J Surg* 54: 55.

Uden P, Blomquist P, Jiborn H & Zederfeldt B (1987) Influence of proximal colostomy on the healing of a left colon anastomosis: an experimental study in the rat. *Br J Surg* 75: 325-329.

Verco SJ, Peers EM, Brown CB, Rodgers KE, Roda N & di Zerega G (2000) Development of a novel glucose polymer solution (icodex-trin) for adhesion prevention: pre-clinical studies. *Hum Reprod* 15: 1764-1772.

Vipond MN, Whawell SA, Thompson JN & Dudley HAE (1990) Peritoneal fibrinolytic activity and intra-abdominal adhesions. *Lancet* 335: 1120-1122.

Waldner H, Hallfeldt K & Siebeck M (1997) Perioperative standards for prevention of anastomotic insufficiency. *Zentralbl Chir* 122: 25-28.

Watson RA & Howdieshell TR (1998) Abdominal compartment syndrome. *South Med J* 91: 326-332.

West of Scotland and Highland Anastomosis Study Group (1991) Suturing or stapling in gastrointestinal surgery: a prospective randomised study. *Br J Surg* 78: 337-341.

Wexner SD, Latulippe JF, Nogueras JJ & Weiss EG (1997) The effect of colorectal board certification and volume on the costs of large bowel surgery (abstract). *Int J Colorectal Dis* 12: 183.

Wheeler HB (1993) Myth and reality in general surgery. *Am Coll Surg Bull* 78: 21-27, 42.

Wilkins JL, Hardcastle JD, Mann CV & Kaufmann L (1970) Effects of neostigmine and atropine on motor activity of ileum, colon and rectum of anaesthetised subjects. *BMJ* 1: 793.

Wiseman D (1994) Polymers for the prevention of surgical adhesions. In Domb AJ (ed) *Polymeric Site Specific Pharmacotherapy*, pp 369-421. Chichester: Wiley.

Wishner JD, Baker JW Jr, Hoffman GC et al (1995) Laparoscopic-assisted colectomy. The learning curve. *Surg Endosc* 9: 1179-1183.

Woodforde Scott J (1981) Suction drainage complication. *Br J Surg* 68: 825-826.

Yeung CK, Young GA, Hackett AF & Hill GL (1979) Fine needle catheter jejunostomy: an assessment of a new method of nutri-tional support after major gastrointestinal surgery. *Br J Surg* 66: 727-732.

5

第 5 章 肠造口术

肠造口是结直肠手术必不可少的一部分，可能会长期作为低位结肠癌或克罗恩病的治疗手段，也可作为结直肠穿孔或严重脓毒症的解救手段，常作为临时治疗措施以便下一步实施结直肠吻合术或回肠肛管吻合术，这些病人的医疗负担相当大（Becker 等，1999）。虽然病人需要临时吻合口作为短期支持，但是永久吻合口对生活质量的影响更大（Baxter 等，2006），超过一半病人出现皮疹，1/3 出现渗漏，超过 80%生活方式改变，40%性生活出现问题（Nugent 等，1999），渗漏、皮肤刺激、气味和功能问题严重影响少数病人的生活质量（Gooszen 等，2000）。

造口既可以是长期性的也可以是临时性的，长期性结肠造口可用于治疗低位结肠癌、肛门直肠深部感染性疾病、手术不能矫正的长期失禁、精神障碍及肛门直肠发育不良。恢复肠道连续性的危险性很高，一些病人的功能恢复很差，所以最初的临时造口可能成为长期造口。

很多肠造口为临时性的：为了保护远端吻合口，绕过肛门直肠的脓毒症，处理结直肠外伤或肠功能障碍时的减压。临时结肠造口可以是袢式造口或端式造口，尤其是急诊手术所进行的 Hartmann 术（Devlin，1990；Mealy 等，1996）。

过去 30 年，欧洲和北美完成肠造口手术的数量明显减少。Hartmann 手术量下降的同时，操作更加专业化且初始肛管吻合术的应用更加广泛。经腹会阴切开治疗结肠癌的比例也下降了，而更加强调直肠肿瘤的保肛治疗。如今回肠造口越来越多，特别是临时性回肠造口，比结肠造口术（为保护肠吻合口而进行的粪路改道）要多（Edwards 等，2000；Rutter 等，2001）。结肠造口导致社会和心理疾病（White 和 Hunter，1997），并发症如漏出、气味和噪声十分常见（Sprangers 等，1995），造口旁疝、脱出、梗阻、狭窄、瘘管回缩和慢性脓毒症患者需要整形手术（Londono-Schimmer 等，1994）。吻合口瘘、脓毒症、大便失禁和切口疝会影响肠道连续性的恢复。

回肠造口术是某些结直肠手术的必然结果。回肠造口术可以是临时或永久性的，可以是袢式造口或端式造口。并发症发生率和功能性障碍发病率可能很高（Park 等，1999）。回肠造口术具体并发症包括回缩、脱出、疝、瘘管、溃疡、狭窄、出血和大量造瘘口腹泻导致严重水和电解质丢失，并发症发生率取决于随访时间的长度，20 年随访的发生率高达 59%～76%（Leong 等，1994）。袢式造口的并发症发生率高于端式造口（Pearl 等，1985）。关闭袢式回肠造口的并发症要比关闭袢式结直肠造口的并发症少（Gooszen 等，1998；Edwards 等，2001；Rutter 等，2001）。但复原性结肠直肠切除术和回肠袋肛管吻合术后关闭回肠口出现肠功能障碍、脓肿和瘘管的概率为 10%～15%（Hosie 等，1992；Wexner 等，1993；Hallbrook 等，2002）。

很难计算回肠造口术的使用率，因为大多数为临时造口，用于超低位前切除手术、复原性结肠直肠切除术和结肠直肠难以吻合的手术（如 Hartmann 结肠造口）。此外，由于恢复性结肠直肠切除术的成功应用（Berndtsson 和 Oresland，2002；Delaney 等，2002；Weinryb 等，2003），虽然克罗恩病的发病率有所上升，而登记的永久回肠造口数量却出现下降（Devlin 等，1980）。现在肠造口协会将病人记录在案，以便获得关键性的病人数据。然而由于很少病人加入，只有 17%的结肠造口病人和 35%的回肠造口病人登记在案，以致造口协会不能提供可靠的数据。

历史

第一例有记载的结肠造口是 1710 年 Littre 对一个结肠肿瘤梗阻患者所实施的髂窝处造口（Bryant，1882）。Cheselden（1784）后来记录了一例自发结肠造口病例，该病例为绞窄性脐疝出现坏死，结肠自脐部突出，此患者存活。结肠造口术后来被用于解除结直肠发育不全患儿的肠梗阻，但并不是全都成功（Duret，1789；Allan，1797）。通过结肠外置处理战伤有时会使患者获得长期生存（Heister，1743）。一些外置肠管自然闭合（Le Dran，1781；Larrey，1823）。Amussat（1839）设计的腹膜外造口术降低了因腹膜内造口导致的较高腹膜炎发病率。1884 年，Maydl 以鹅毛羽管支撑造口，恢复了腹膜内袢式造口术（Devlin 和 Plant，1969）。Allingham（1887）在打开肠系膜对侧肠管管壁之前，将结肠浆肌层与腹壁缝合防止回缩。奇怪的是，即刻结肠皮肤缝合一直到 20 世纪下半叶才开始被普遍采纳（Patey，1951）。

回肠造口术的历史与结肠造口术相比要短。只有当可将肠腔气液密闭式封闭的器械出现，回肠造口术才开始变得具有实用性。现代器械在关于“Koernig”袋的报告后开始改变（Strauss 和 Strauss，1944）。Koernig 是一名化学专业学生，因溃疡性结肠炎行回肠造口术，他设计了一个橡胶制成的袋，并以乳胶药剂将袋固定于皮肤，这样流出液不会直接与皮肤接触。但是，其缝合的回肠或者与皮肤相平，或者自腹壁突出肠系膜侧。最早的回肠造口或置于切口内，或正好通过腹壁的腹直肌侧。实际上，在 20 世纪早些时候，被要求做烧灼性手术的溃疡性结肠炎患者命运很悲惨，可能死于未经治疗的疾病，而较少考虑的回肠直肠吻合术被一些患者认为要好于回肠造口术。

圣路易斯的 Brown 首次将回肠造口术引入到溃疡性结肠炎的治疗中（Brown，1913）。他建议回肠造口应作为常规治疗措施，以让结肠内的炎性病变得以缓解。

在 19 世纪 20 年代及 30 年代，结肠造口是个争议手术，许多外科医生选择阑尾造口术为结肠炎做暂时性造口。Gavin Miller（Miller 等，1949；Lee 和 Truelove，1980）使得全结肠及直肠切除及末端回肠造口术作为严重溃疡性结肠炎的优选手术为大家所接受。全结肠及直肠烧灼性手术治疗暴发性结肠炎的地位受到挑战，次全结肠切除、回肠造口、引流肠液术被认为是暴发性结肠炎积极药物治疗无效时的最佳手术方式（Brooke，1983）。早期回肠造口很难处理，造口或者与皮肤相平，或者即使突出于皮肤但不翻转，致使狭窄发生率较高。肠液经常漏出，损害皮肤及回肠末端。造瘘口周围的瘢痕组织会造成严重的回肠造口功能障碍、回肠狭窄及梗阻。

Dragstedt 等（1941）曾将皮肤移植至回肠造口上，试图解决这一问题。Warren 和 McKittrick（1951）第一次认识到，由于未保护回肠及皮肤，会导致感染及梗阻，造成患者肠绞痛、脱水及间断的肠液自回肠造口大量流失。为解决这一问题，Crile 和 Turnbull（1954）建议将黏膜移植片置于受损的回肠浆膜。以这种方法，与回肠黏合的皮肤也可以用刺梧桐树胶进行保护。Brooke（1952）通过翻转回肠解决了这一问题。这一技术将回肠末端向后翻转，为回肠造口狭窄及造口边缘皮肤脱落提供了一个直接的解决办法，从而成为回肠造口的确定治疗方法。

回肠造口指征

端式回肠造口

端式回肠造口术一般用于溃疡性结肠炎、家族性腺瘤息肉病或多发大肠癌的永久性造瘘，但近三十年来出现的重建性直肠结肠切除术已完全改变了永久性回肠造瘘的用途。现在此术式大多局限于克罗恩病的结直肠炎或盆腔储袋手术失败后的患者（Fazio 等，1998；Behrens 等，1999；Dayton，2000；Camilleri-Brennan 和 Steele，2001；MacLean 等，2002）（图 5.1）。永久性末端回肠造口现常用于克罗恩病阶段性结直肠切除时的排出口（Adam 和 Shorthouse，2000）。在次全结肠切除术后，如回结肠吻合口不满意，可如处理严重肠炎一般进行端式回肠造口。在这种情况下，直肠残端可以用缝线或缝合器关闭，或提起作为黏液瘘管。这种处理很少持久，因为大多数患者会选择关闭瘘管。直肠残端也可能因炎性病变导致严重疾患，并有较低的恶变风险（Hughes 和 Russell，1967）。医生经常需就如下情况作出决定：①行结直肠吻合，但需密切观察；②考虑重建性直肠结肠切除术，行回肠肛管吻合；③切除直肠，行永久性回肠造口术。

端式回肠造口可作为暂时性瘘口，可优先于回肠袢式造口术选择，以保护结直肠或回肠直肠吻合口或回肠肛管储袋（Fonkaldsrud，1980；Delaney 和 Mulholland，1983；Metcalf 等，1986a）。端式回肠造口可作为切断回肠、回肠造瘘术的一部分，以确保克罗恩病结肠炎或严重肛周克罗恩病患者粪便完全分流（Lee，1975；Harper 等，1983），保护吻合口及储袋也可作为小肠或大肠持续损害或手术中受损害时的紧急措施采用（Pearl 等，1985）。

袢式回肠造口

回肠系膜肥厚或短的患者或肥胖患者永久性末端造口的血供不足，Turnbull（1961，1971，1975）引入袢式回肠造口术，为这些患者提供了一个更为满意的造口措施。回肠远端全层缝合，将近端肠袢提出体表以一个杆状物翻转（图 5.2）。

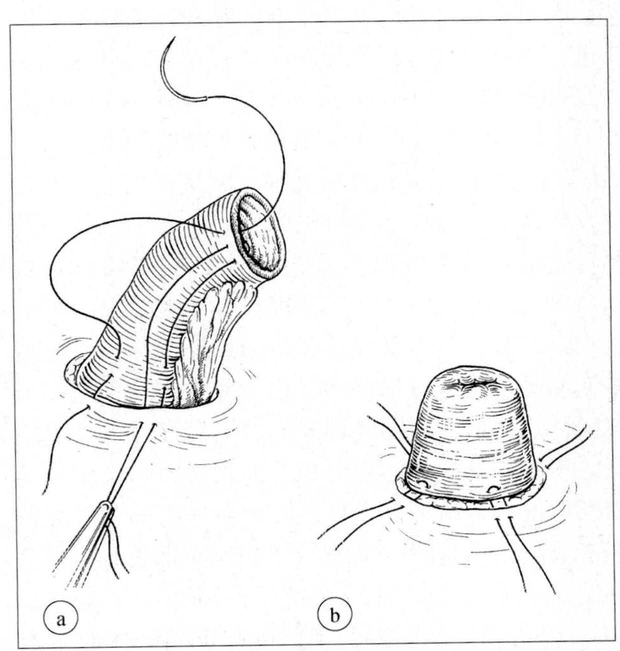

图 5.1 端式回肠造口手术示意。(**a**) 回肠末端自腹壁圆孔内提出；(**b**) 外翻后皮肤黏膜缝合完毕。

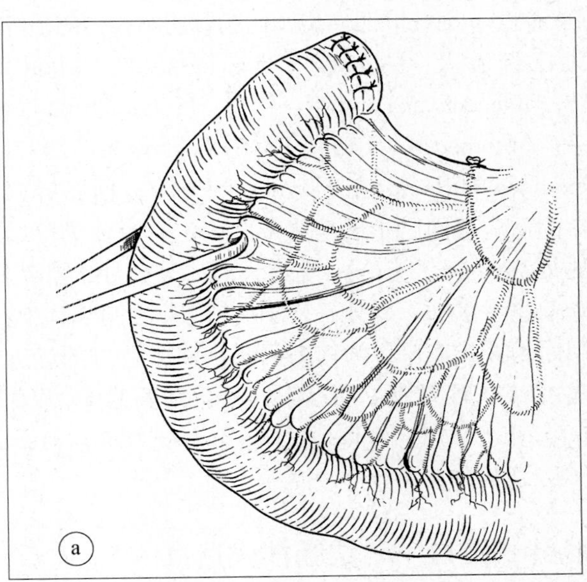

图 5.2 关闭回肠末端后行袢式回肠造口术。适于系膜短、腹壁厚、常规端式回肠造口困难情况。(**a**) 在距关闭的肠管末端约 5cm 处的回肠系膜表面套一根带子；保证这段肠袢有充足血运。

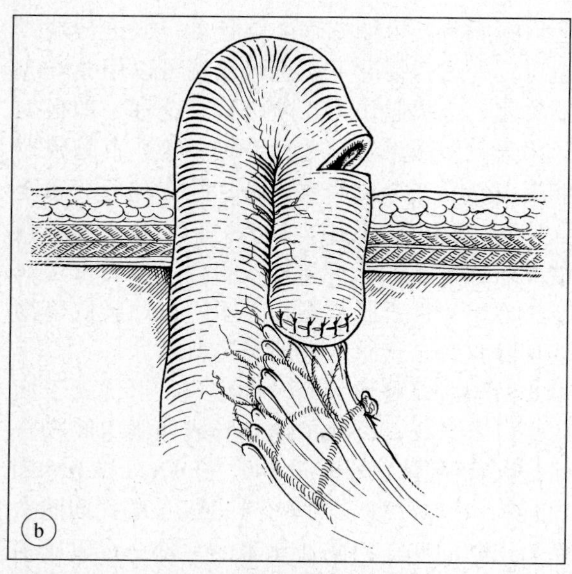

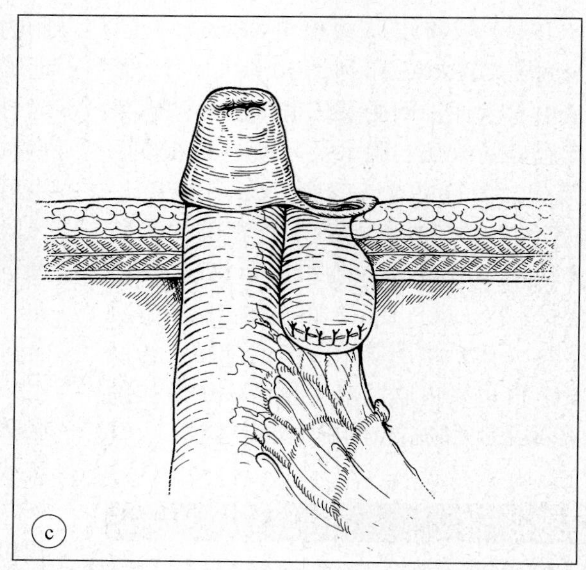

图 5.2（续）（**b**）肠袢顶端自腹壁圆孔提出后，在肠管末端约 2～3cm 处切开一个小口。（**c**）末端近段肠袢外翻，并与皮肤缝合。

使用杆状物总是有必要的（Unti 等，1991）。这种造瘘口证明非常有效，Alexander-Williams（1974）及其他外科医生（Fazio 等，1975；Rombeau 等，1978；Todd，1978；Devlin，1982；Fazio，1983；Fasth 和 Hulten，1984）普遍接受了袢式回肠造口术，不但作为一个永久性造瘘，而且作为一种远段回肠及结肠减压的最佳方法（图 5.3）。如直肠病变、低位直肠切除有吻合口瘘风险，它作为保护 Kock 储袋、回肠肛凹储袋及回肠直肠吻合口的治疗手段已经普及（Aylett，1966；Parks 和 Nicholls，1978；Telender 和 Perrault，1980；Hulten 和 Fasth，1981；Ambrose 等，1984；Fasth 和 Hulten，1984；Alexander-Williams 和 Haynes，1985）。回肠袢式造口的适应范围已扩展至复杂肛瘘，有时作为巨结肠的最终治疗（Raimes 等，1984）及保护性肛门直肠重建手术的一部分。几乎所有外科医生现在均使用回肠袢式造口作为切断回肠、回肠造口的优选术式，以空置结肠，尤其是对于克罗恩病患者（McIlrath，1971；Zelas 和 Jagelman，1980；Harper 等，1982）。

回肠袢式造口 *vs.* 结肠袢式造口

许多外科医生认为，回肠袢式造口在减压大肠、保护结直肠吻合口使结肠空虚方面要优于结肠袢式造口（Fasth 等，1980；Fasth 和 Hulten，1984；Williams 等，1986）。

回肠袢式造口对皮肤损伤要比横结肠造口轻（Rowbotham，1981）；其造口体积较小，造口边缘感染及造口旁疝发生率低（Wright，1979；Fazio，1984）。也许回肠袢式造口较结肠袢式造口最具吸引力的地方在于关闭瘘口后有更低的并发症发生率（Knox 等，1971；Mirelman 等，1978；Larkin 和 Fazio，1980；Garber 等，1982；Williams 等，1986）。

在过去的十年间有三个研究来对比直肠癌切除中进行回肠袢式造口与横结肠袢式造口的效果。两个是随机试验（Gooszen 等，1998；Edwards 等，2001），一个是 Bordeaux 的回顾性对比研究（Rullier 等，2001）。回顾性研究显示结肠袢式造口并发症发生率为 35%，回肠袢式造口为 19%。关闭结肠袢式造口并发症发生率为 34%，关闭回肠袢式造口为 12%（表 5.1）。随机试验的结果有差异。Holland 的多中心研究（Gooszen 等，1998）显示早期回肠袢式造口早期瘘口相关并发症发生率高于结肠袢式造口，但结肠袢式造口的后期并发症要更高。不幸的是，整体瘘口相关并发症因膳食调整等因素所偏移，结果显示自然回肠造口组的并发症发生率要高。结肠造口组中 38 例患者出现 16 例脱垂并发症。关闭瘘口后的并发症在回肠组中有些高（表 5.2）。另一个英国 Basingstoke 的随机研究（Edwards 等，2001）显示：横结肠造口组相对容易操作、关闭及恢复，但瘘口相关并发症增加了十

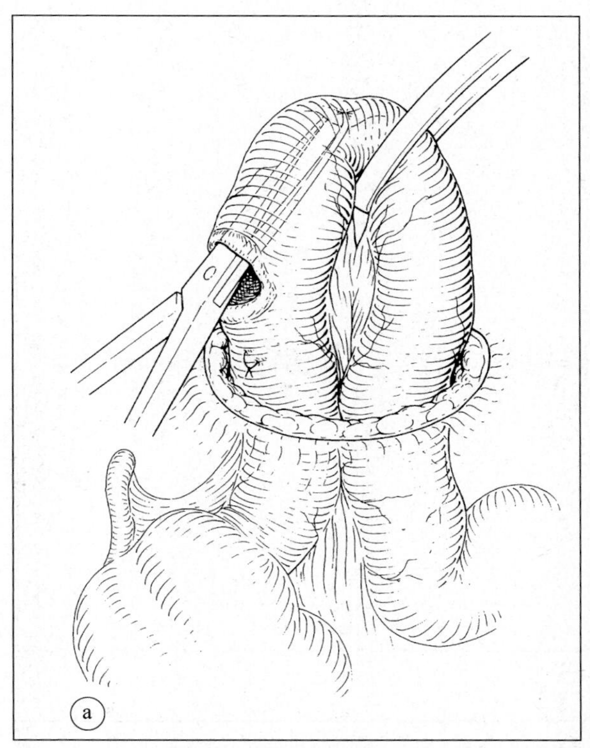

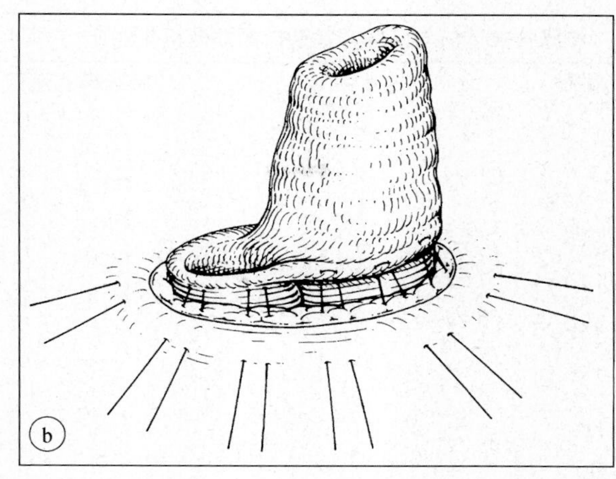

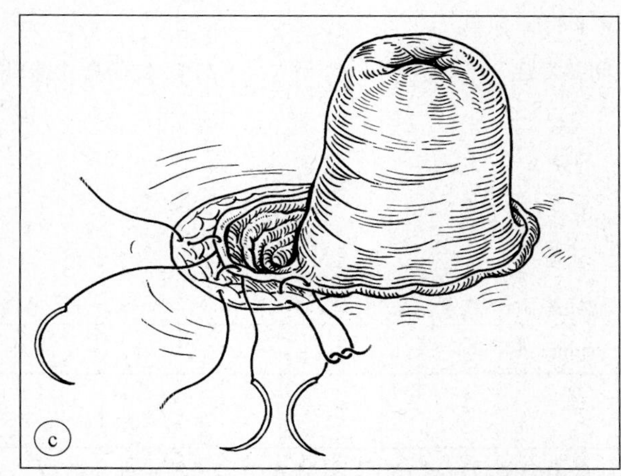

图 5.3　(**a**) 末段回肠肠袢自腹壁圆孔提出后进行回肠袢式造口。肠管远侧断端以缝线标记。在远端肠袢肠系膜对侧肠壁做一个小的切口，用 Alice 组织钳夹住肠袢顶部系膜对侧部分，将近段肠袢外翻。(**b**) 袢式回肠造口外翻后，就分为远端输出支和近端外翻支。皮肤黏膜并列可不用支撑棒。以不可吸收线全层缝合肠壁与皮肤，缝线要距皮肤边缘恰当的距离以便于以后拆除。(**c**) 以 PDS 缝线行黏膜皮下缝合以达到黏膜皮下并列，以避免将来拆线。

倍（表 5.3）。在这些观察中有些是一致的。在横结肠造口中瘘口脱垂明显更普遍，但小肠梗阻及脱水的风险在回肠袢式造口中更多见。

我们已说明我们偏好回肠袢式造口要甚于结肠袢式造口。回肠袢式造口少有结肠血供不足的情况发生。瘘口对瘘口袋等的适应要比结肠造口更容易，支撑杆也很少应用（Fasth 等，1980）（表 5.4）。Williams 等（1986）在一个随机试验中对比了回肠袢式造口及结肠袢式造口（表 5.5）。回肠袢式造口气味小，更换瘘口袋更少，仅 18% 患者报告瘘口处理困难，而结肠袢式造口患者有 58% 认为瘘口处理困难。结肠袢式造口较回肠袢式造口体积更大，流出物更难保存，皮肤更易灼伤，瘘口袋更易发生漏液。

结肠造口指征

末端结肠造口

永久性结肠造口

腹腔腹膜切除及末端结肠造口术的主要指征是低位直肠癌切除术中，不能或不适合进行低位前切，尤其是那些直肠肠管固定并进行过放射治疗的病例（Williams，1984）（见第 30 章）。在一些适合的患者中，用或不用结肠肠管进行全直肠肛门重建可避免永久性造口，低位直肠恶变率也会明显降低（Abercrombie 和 Williams，1995；Hughes 和 Williams，1995；Cavina，1996；Mander 等，1996）。

严重的肛门直肠克罗恩病可进行直肠切除术（Williams 等，1979），但近侧结肠有复发的风险，

表 5.1　结肠袢式造口与回肠袢式造口的非随机化对比

造口并发症	**结肠袢式造口（*n*=60）**	**回肠袢式造口（*n*=107）**
坏死	1	1
回缩	3	0
脱垂	6	4
造口旁脓肿	4	1
出血	1	0
狭窄	3	1
梗阻	4	9
脱水	0	4
皮肤灼伤	4	2
造口旁疝	5	2
发生并发症患者数量	21（35%）	20（19%）
造口关闭并发症	**结肠袢式造口（*n*=50）**	**回肠袢式造口（*n*=96）**
瘘	2	0
梗阻	2	5
切口感染	10	3
切口血肿	1	1
疝	8	4
发生并发症患者的数量	17（34%）	12（12%）

来源自：Rullier 等（2001）。

表 5.2　多中心随机试验对比回肠袢式造口与结肠袢式造口

	结肠袢式造口（*n*=60）	**回肠袢式造口（*n*=107）**
早期并发症		
脱垂	1	0
渗漏	1	0
小肠梗阻	2	0
并发症		
脱垂	1	16
回缩	4	1
造口旁疝	2	0
狭窄	1	2
出血	0	1
渗漏	0	1
皮肤灼伤	12	18
调整服装	14	18
控制饮食	8	22
	23	4
造口关闭	**结肠袢式造口（*n*=29）**	**回肠袢式造口（*n*=32）**
肠梗阻	2	1
切口感染/血肿	2	1
瘘	2	1

来源自：Gooszen 等（1998）。

表 5.3　回肠袢式造口与横结肠袢式造口的随机对照试验

造口与关闭造口相关并发症	回肠袢式造口（$n=34$）	结肠袢式造口（$n=36$）
脱垂	0	2
造口旁疝	0	2
粪瘘	0	1
切口疝	0	5
造口排出量大	1	0
总数	1	10

来源自：Edwards 等（2001）。

表 5.4　回肠袢式造口与结肠袢式造口引发的并发症对比—Ⅰ

	回肠造口（$n=21$）	结肠造口（$n=21$）
术后并发症		
切口感染	0	1
造口排出障碍	4	5
关闭术后并发症		
切口感染	1	4
粪瘘	0	1

来源自：Fasth 等（1980）。

表 5.5　回肠袢式造口与结肠袢式造口引发的并发症对比—Ⅱ

	回肠造口（$n=23$）	结肠造口（$n=24$）
术后并发症		
切口感染	3	8
肠梗阻	2	2
脱垂	0	2
器具周围渗漏	5	5
皮肤灼伤	3	7
后期并发症		
出血	2	6
脱垂	1	4
皮肤灼伤	7	9
渗漏	3	6
气味	1	10
关闭造口并发症		
感染	0	6
梗阻	1	0
住院时间	9 天	10 天

来源自：Williams 等（1986）。

结肠造口流出液也会相当多（见第 45 章）。一些功能不全（诸如肛门直肠发育不全）的患者可选择进行末端结肠造口术（见第 59 章）。严重的直肠周围炎症，尤其是因创伤引起的，有时可通过末端结肠造口处理（见第 48 章）。同样，一些大便不畅晚期患者行永久性结肠造口是最佳选择（Norton 等，2005）（见第 17 章）。

暂时性结肠造口

复杂憩室病可能是 Hartmann 切除、末端结肠造口的首要指征，这种手术也可用于肠梗阻及晚期乙状结肠直肠肿瘤（见第 33 章、第 47 章）。Hartmann 手术可用于粪便污染性腹膜炎治疗，但实际关闭瘘口的患者概率在 30%～80%之间变动（Roe 等，1991；Mealy 等，1996）。而且，因为直肠收缩及括约肌功能减弱，结直肠吻合术后的排便功能可能会受影响（Tudor 等，1986）。暂时性结肠造口可用于一些刺伤性结直肠损伤，也可作为肛门闭锁、婴儿 Hirschsprung 病及一些炎性肠病的阶段性治疗手段。

袢式结肠造口

袢式结肠造口可在横结肠左侧或右侧或乙状结肠骶骨处肠袢进行构建。袢式结肠造口适用于不可切除肿瘤的姑息治疗，减轻成人或新生儿的远端大肠梗阻，或可作为保护吻合口的措施。但袢式造口尤其是横结肠袢式造口因其体积较大，处理起来很困难，造口疝、造口回缩及脱垂发生率较高（Kairaluoma 等，2002）。其内容物是半成形的，自造口袋中漏出会很麻烦，许多患者抱怨气味难闻。袢式结肠造口不能完全分流粪便（Fontes 等，1988；Merrett 和 Gartell，1993），在肠管未排空、结肠边缘动脉对远端结肠血供很重要的情况下，袢式结肠造口不是造瘘的最佳选择（Keighley 和 Matheson，1980；Williams 等，1986）。基于以上考虑，当有袢式回肠造口（Edwards 等，2001）、Hartmann 切除或台上灌洗肠管初次吻合等可供选择的术式时，横结肠造口术被一些学者认为是已过时的术式（Gooszen 等，1998；Gooszen 等，2000）。一些外科医生选择双管结肠造口而不是袢式造口（Gervin 等，1987）。

构建

造口部位

辅导

各种调查显示造口患者缺乏辅导。对牛津 51 例进行过结直肠切除手术的患者调查（Kennedy 等，1982a）显示所有患者均感觉没有获得足够的信息。63%的患者宣称没有被告知回肠造口对生活的真正影响；57% 的患者从未经历过回肠造口患者与他们讨论造口对生活的潜在影响；39%的患者亲属未被面谈过；16%的患者在出院前从未自行换过造口袋。造口位置一般是让人满意的，由于位置欠佳而重新进行修正及处置的概率较低。据此，笔者设计了一个建议目录（表 5.6）。

一个伯明翰报告称：仅 83%回肠造口患者术前被充分告知（Phillips 等，1985）。未被充分告知的患者主要是进行急诊结肠切除的患者。部分患者对这方面了解得很少以致对他们遇到的需处理的问题所进行的详细解释会被认为是没什么根据和错误的。现在认为，包括急诊手术，在进入手术室之前，所有进行回肠造口的患者均应接受造口治疗师或在造口处置方面培训过的护士长的咨询，如可能，可以看一下别的做过回肠造口术的患者。

1986 年，Aitken 等对 108 例需行结肠造口患者的造口辅导质量进行了为期 12 个月的调查：仅 48%的患者术前有造口护理护士访问。尽管择期手术术前辅导率达到了 86%，但急诊需造口手术患者的辅导率则仅为 15%。非专科外科医生经常不清楚结肠造口的最佳位置，但结直肠外科医生及专科护士一般在这点上意见一致（Macdonald 等，2003）。

标记部位

最适宜的造口位置因人而异，对患者来说必须能看见、易于处理。但如患者视力欠佳或有严重的关节炎或过度肥胖，上述目标就只能打折扣了（Meguid 等，1997）。造口位置需根据瘢痕、皮肤皱褶、肥胖及皮肤病变范围调整（图 5.4）。肥胖患者在处置造口时可能只能使用镜子了。造口周围皮肤需平整。造口也许需通过腹直肌，尽管这一原则已被质疑（Leong 等，1994）。若未通过腹直肌，脱出、疝及回缩的风险就会高，且造口袋也不易与

表 5.6　造口咨询表

当计划进行择期结直肠切除术时，术前需进行以下程序。如结直肠切除为急诊手术，应尽可能给予详细解释。

		请画勾
内科医生与外科医生解释（一起更好）	：患者	（　）
	：患者或其配偶	（　）
造口护士或病房护士长进行解释并补充患者与造口师之间的会谈内容	：患者	（　）
	：患者或其配偶	（　）

解释应包括以下内容：

	医生	造口管理护士
1. 手术原因。	（　）	（　）
2. 手术及术后早期相关事宜（如输液、鼻胃管、尿管、卧床时间、禁食时间、住院及误工时间）。	（　）	（　）
3. 造口的本质、表现及功能，回肠造口渗出病（包括气味）。	（　）	（　）
4. 详细讨论预造口器具的类型、功能、处置方法及更换效率，不要忘记在腹部标记预造口位置。	（　）	（　）
5. 回肠造口的影响：		
工作	（　）	（　）
饮食	（　）	（　）
社交活动	（　）	（　）
穿着	（　）	（　）
运动及爱好	（　）	（　）
游泳	（　）	（　）
性生活	（　）	（　）
洗澡	（　）	（　）
6. 告知患者医院有回肠造口术后管理协会。	（　）	（　）
7. 术前反复向患者及其配偶解释。	（　）	（　）
8. 帮助患者在几个质量最好的造口器具中挑出适合的。		（　）
9. 向患者及其家人展示如何更换及清洗器具。		（　）
10. 教会患者如何护理瘘口及器具直至患者确信能自己处理。		（　）
11. 详细告知患者如何购买造口器具并带足够的器具回家。		（　）
12. 询问患者及家人是否还有问题。		（　）
13. 告知外派的护士和医生患者出院后的外科及造口护理。	（　）	（　）
14. 参与外科及造口护理诊所的工作。诊所工作人员需及时倾听患者及家人反映的问题，再次填写造口咨询表，尤其要注意与工作、社会活动、性生活及造口/器具等相关的问题。	（　）	（　）

来源自：Kennedy 等（1982a）。

皮肤黏合。

拟定好的造口位置应适当避开脐部、腹股沟、腰部和髂嵴。术前应对造口位置进行测试，首先将一个空的造口袋覆盖其上，若满意，则让患者

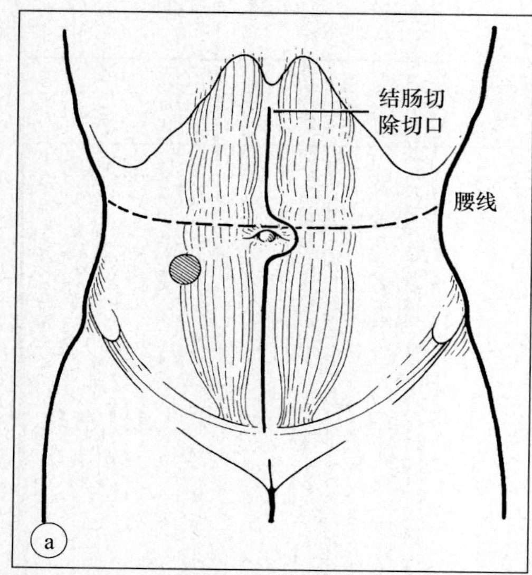

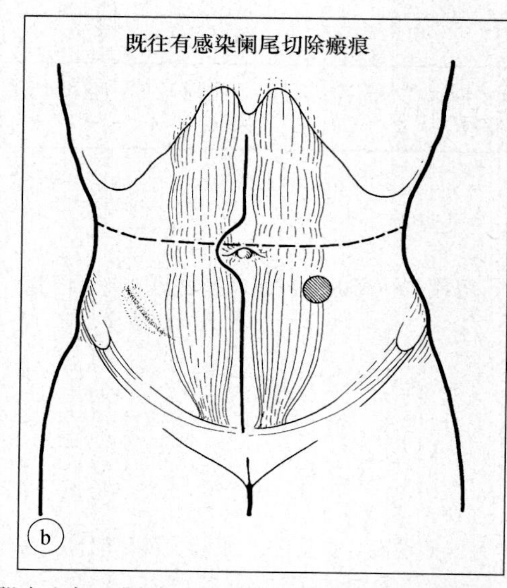

图 5.4 （**a**）常用的回肠造口位置是在右侧腹直肌之上切一圆孔，约在脐与髂前上棘之间连线的中点处，在中线以下并远离耻骨联合与肋缘。（**b**）如患者已在上述位置有一切口，可选择对侧相同位置，经左侧腹直肌打孔行回肠造口。

穿上衣服再测试是否衣物会磨损腰部或髋部，以保证不会影响造口位置（图 5.5）。还应在患者处于坐位时检测造口装置是否适宜（图 5.6）（Devlin，1984）。

一旦确定了理想位置，应进行标记。常用不可擦洗毛边笔进行标记，但还是推荐使用 Turnbull 及 Weekley 所述的真皮内和肌内注射亚甲蓝技术（1967），这样腹壁各层均染色标记，可确保构建一个直的环状窦口。一般回肠造口位于右侧。

结肠造口最佳位置的确认原则与回肠造口相同；只是一般选择左侧。解剖位置及造口类型决定造口位置（图 5.7）。髂窝管状结肠造口及乙状结肠袢式造口经常在同一位置：经过左侧腹直肌，一般位于脐下。造口的环口要适当远离脐部、髂嵴、之前的切口及耻骨联合；需避开皮肤皱褶并可被患者看见。横结肠造口位置应高些，但必须适当远离肋缘及脐部。为防止术中发现回肠袢式造口更为恰当，我们常建议标记两侧的回肠造口或可能的结肠造口。每个位置均应通过腹直肌（图 5.8）。

开腹手术技术

回肠造口原则

肠管需贯穿腹壁突出于皮肤，以便无张力翻转。肠系膜不要拉伸以避免出现造口缺血。腹壁上环状洞应直，端式回肠造口可通过一拇指，回肠袢式造口可通过两根手指。建议与皮肤一样对皮下脂肪进行柱状切除，可切除一个圆盘状区域或采用更简单的方法以组织钳提起皮肤（Clifton，1983）（图 5.9）。

十字形切开腹直肌前鞘，可用电刀切开腹直肌。或者，更好的方法是纵行切开腹直肌。透光观察小肠肠系膜，以保证正确的血管弓供应末端回肠。考虑到小肠切除后代谢方面的改变，应尽可能靠近回盲瓣切断回肠。紧接着应进行皮肤黏膜的缝合。我们伯明翰医院仍选择 4/0 Prolene 线进行缝合，5～7 天后拆除。但早期一些医院采用的有创缝合现在仍经常应用，即以 PDS 缝线缝合皮下及浆膜层。也可以用锥切针带 Vicryl 线进行间断缝合。突出的回肠浆膜、肠管边缘及皮肤一并予以缝合以使皮肤黏膜并置，固定造口。回肠造口外翻，造口长约 2～3cm。经过上述操作，若回肠末端有任何张力，外科医生都应毫不犹豫地在靠近切断回肠处行回肠袢式造口或进行单纯的回肠袢式造口。

回肠端式造口

尽可能应用正中线的开腹切口，这样就留下两侧髂窝以备需要修正手术或造口重新定位时使用。切除一片圆形皮肤及皮下脂肪，切开腹直肌鞘，切开或分开部分腹直肌，入腹。溃疡性结肠炎时，距回盲瓣 2cm 处切断末段回肠，但克罗恩病则常需切除一段回肠。边缘血管必须保存。在

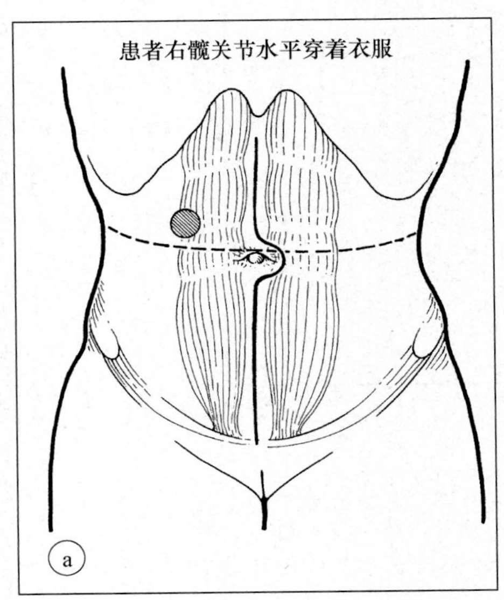

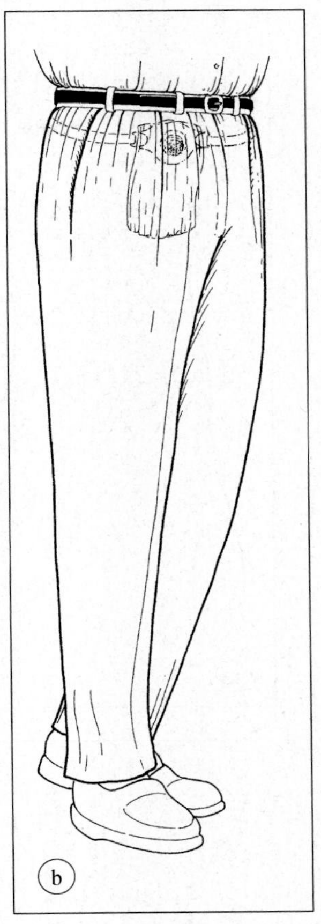

图 5.5 （**a**）在患者穿上衣物后再次检查回肠造口位置。对于穿着紧腰衣物的患者，最好将造口定位高些。这样的造口在脐以上通过腹直肌，但距肋缘有一段距离。（**b**）在造口前患者穿着正常时戴上造口器具，测试可能的回肠造口位置很重要。

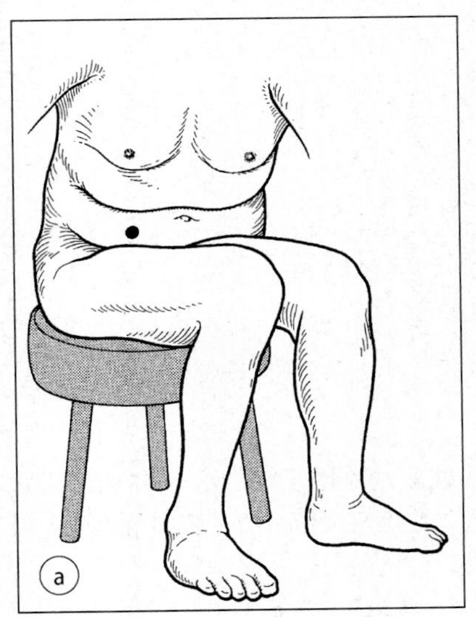

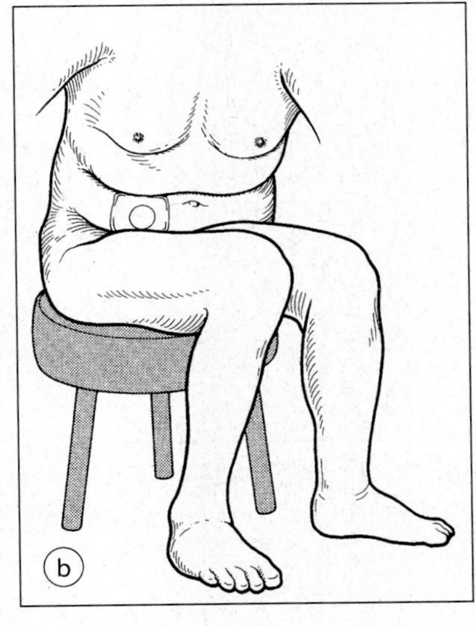

图 5.6 （**a**）患者坐位时进行造口位置的选择。（**b**）如皮下脂肪在皮肤皱褶内，很难将其封闭严实。

远段回肠血管弓与回盲部血管之间切开，在回肠预切位置对侧结扎结肠边缘动脉。这样可将有着良好血供的 5～10cm 长的回肠提出腹壁，可行 2～3cm 回肠翻转。

在尼龙带之间切断回肠，缝合器技术降低了感染风险，应在造口前优先使用（图 5.10）。

需要对侧面的缝隙作出决定：可以敞开些不缝或安全地关闭。许多外科医生不关闭回肠系膜的游

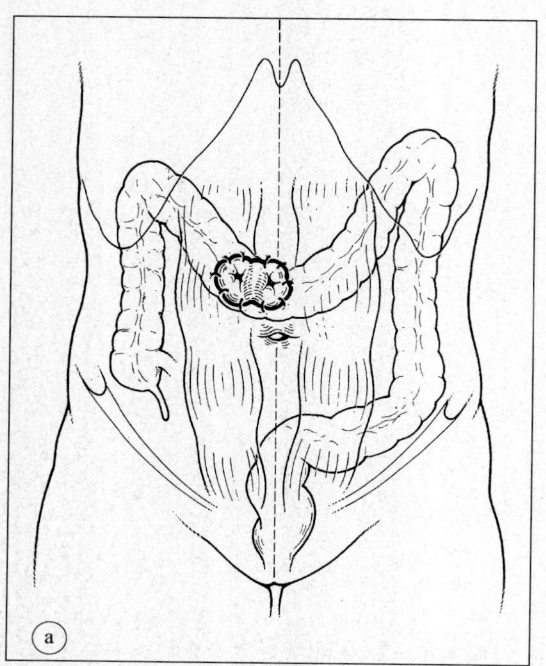

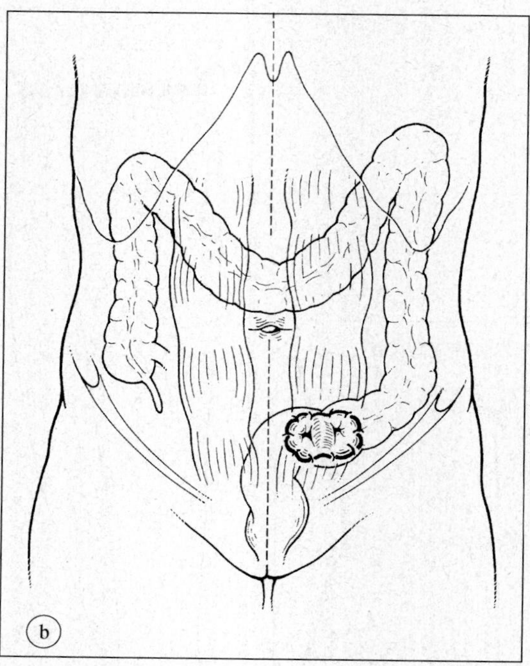

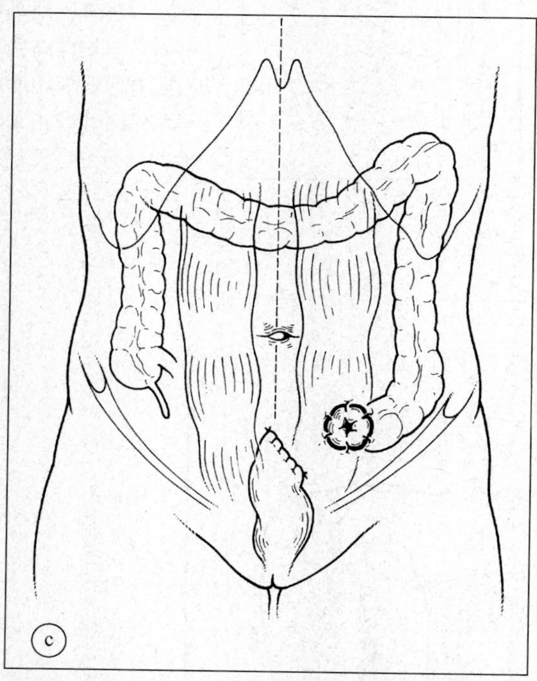

图 5.7 结肠造口定位。(**a**)横结肠造口的常用定位。袢式横结肠造口经常自脐上经右侧或左侧腹直肌提出。(**b**)袢式乙状结肠造口常自左侧腹直肌圆孔提出，最好在腹股沟韧带以上。(**c**)左髂窝端式结肠造口的常用定位。约在脐部与髂前上棘中间的位置，避开腹股沟韧带，经过左侧腹直肌。

离端与侧壁腹膜之间的空隙（图 5.11）。这一潜在腔隙可能使回肠自腹膜外途径提出时出现梗阻。腹膜外回肠造口可能较更直接的途径有更高的操作难度，但脱垂与疝形成的风险会降低（Whittaker 和 Goligher，1976）。如侧面缝隙以常规方法关闭，在将回肠通过腹壁提出之前，在造口与游离的回肠系膜缘之间进行荷包缝合是个聪明的方法。另一种方法是将回肠系膜缘与韧带、前腹壁进行缝合。若

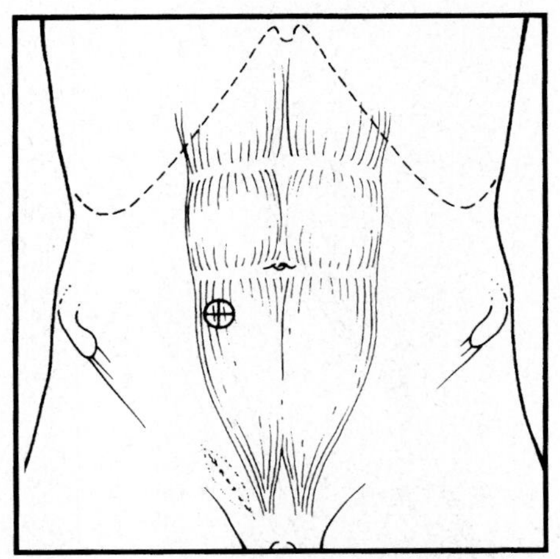

图 5.8　理想的结肠造口定位应经过腹直肌但尽量远离脐部及髂前上棘。最佳位置应在患者坐、站、卧位等状态下证实。

用这种方法，在关闭腹壁时要小心不要缝入回肠系膜。

开腹切口关闭应在造口完成前完成以减少肠内容物污染切口。不太常将回肠浆膜与腹直肌鞘缝合，仅进行小针缝合以防止回缩。以 Prolene 缝线进行皮肤黏膜的间断缝合或以 PDS 缝线进行皮下与浆膜层缝合，穿过皮肤、突出的肠管、回肠的切缘，如用 Prolene 缝线则还需要反缝回皮肤。将假肛袋固定于造口周围皮肤，完成手术。

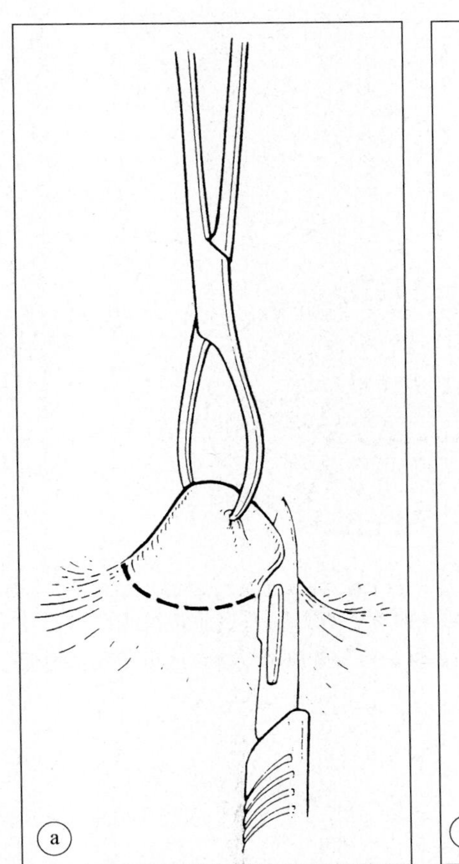

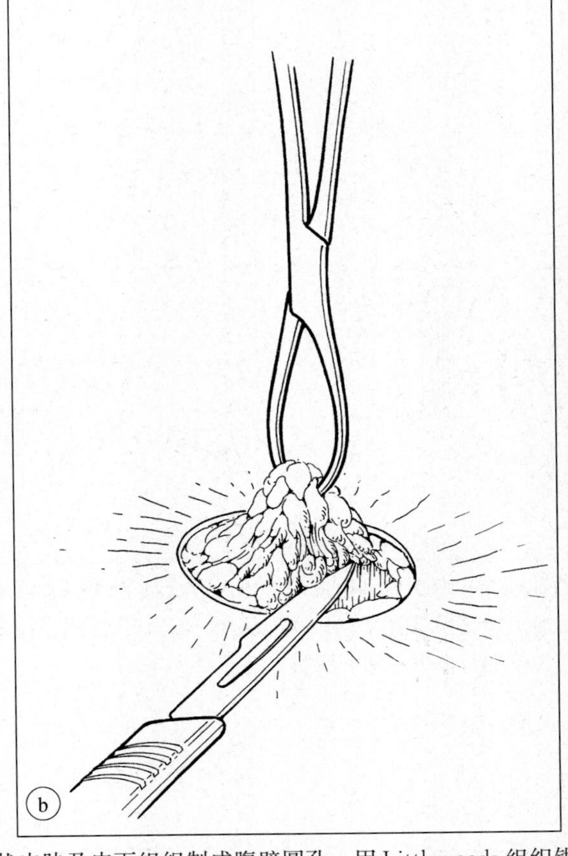

图 5.9　端式回肠造口。(**a**) 切除圆盘状皮肤及皮下组织制成腹壁圆孔。用 Littlewoods 组织钳夹住皮肤并上提，切除圆盘状皮肤。(**b**) 切除皮下脂肪至腹直肌鞘水平。

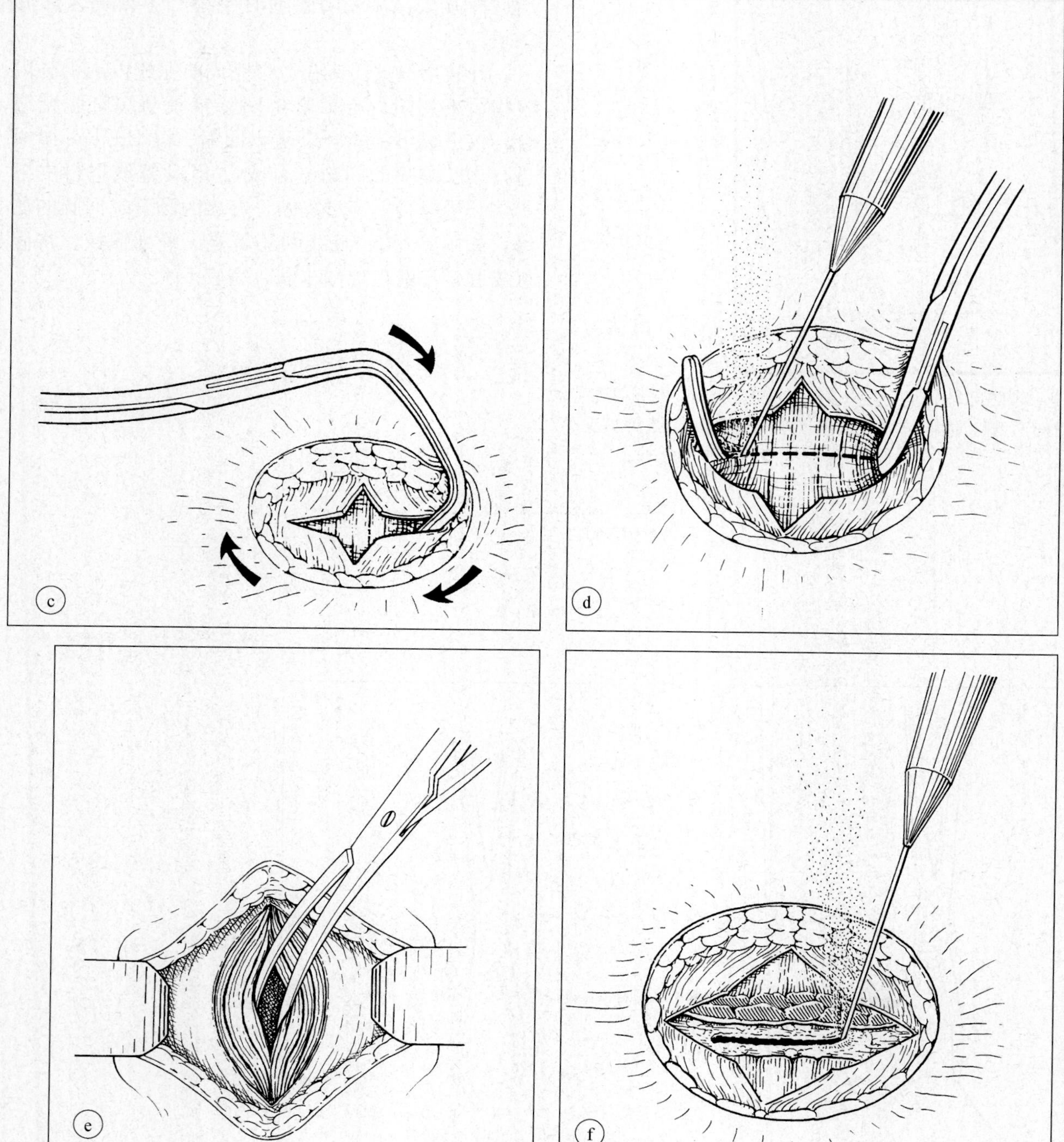

图 5.9（续） （c）十字切开腹直肌前鞘；弯型血管钳或巾钳探入腹直肌下以便于切开肌肉。（d）在弯型血管钳或巾钳上方以电刀部分切开腹直肌，小心止血，如遇到腹壁下动脉注意保护。（e）不切开肌肉也可纵行分开肌肉纤维，这可使肠管附近有肌纤维保护，避免出现造口旁疝。（f）以电刀切开腹膜入盆腔。

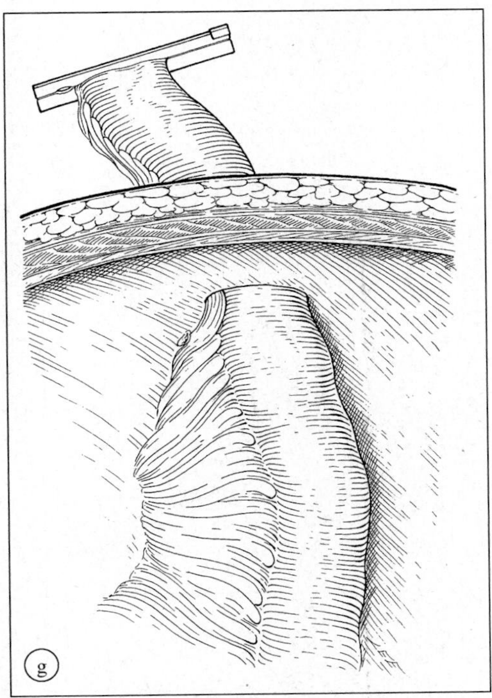
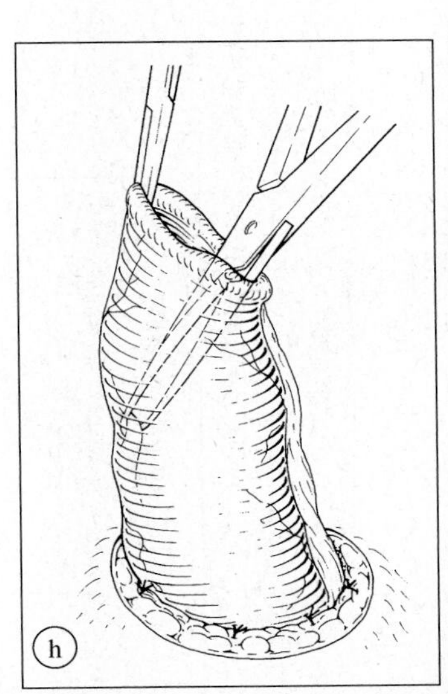
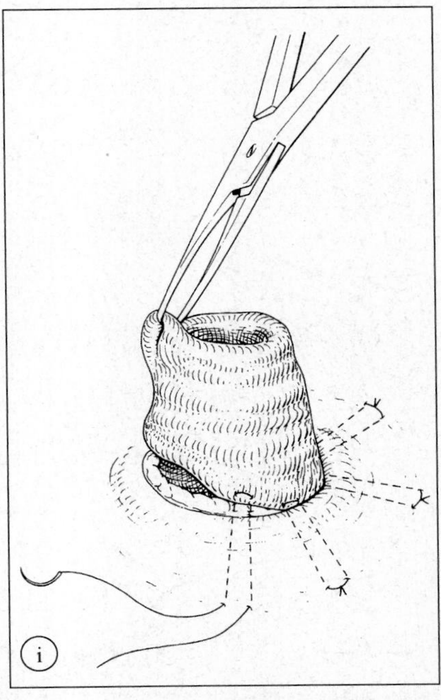

图 5.9（续）（**g**）将回肠末段自腹壁提出足够长度后，将回肠浆膜与腹直肌较松地固定。（**h，i**）用 Alice 钳外翻回肠造口，间断全层缝合肠壁与皮肤，距皮肤边缘有足够距离以便于以后拆除不可吸收缝线。

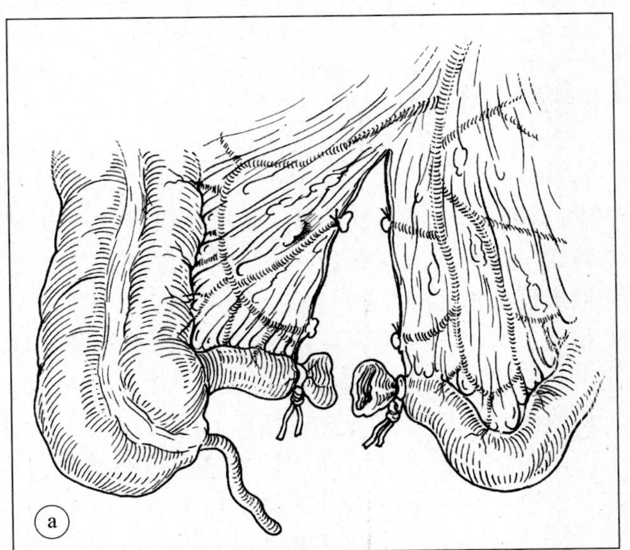
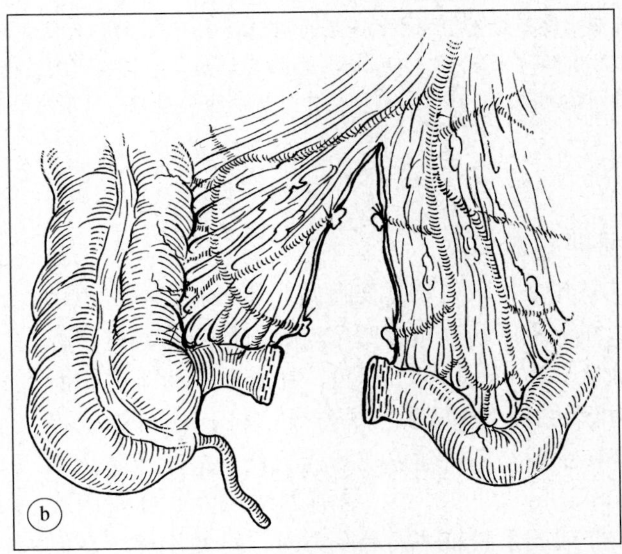

图 5.10　（**a**）以尼龙带关闭肠管末端。（**b**）另一个更佳的关闭肠管末端方法是使用直线切割闭合器，在切断远端回肠行回肠造口时可减少污染。

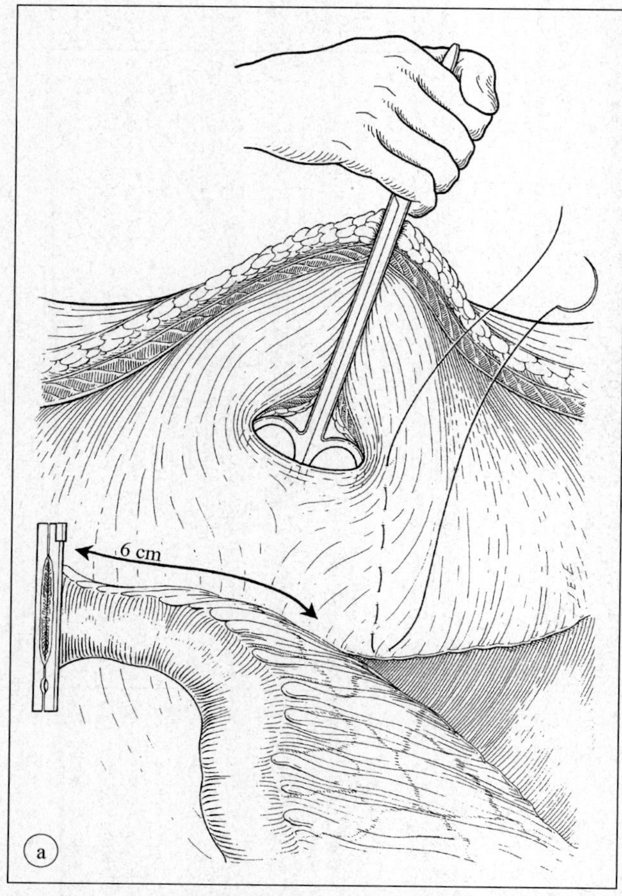

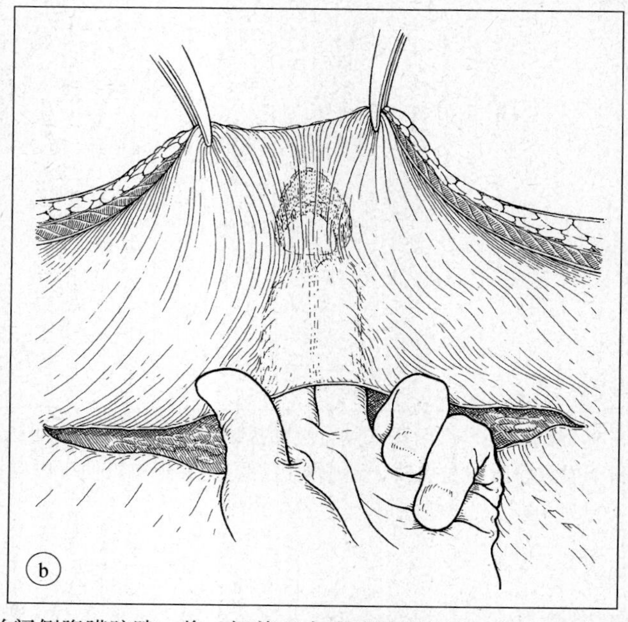

图 5.11 (**a**) 关闭侧腹膜腔隙。在回肠自腹壁孔洞提出前，关闭侧腹膜腔隙。将一把剪刀自腹壁孔洞探出，将侧腹壁顶起。从孔洞边缘至腹膜切缘然后至距回肠断端 6～7cm 的肠系膜进行荷包缝合。将侧腹膜切缘与小肠系膜切缘缝合，进一步关闭侧腹膜腔隙（未显示）。(**b**) 建立腹膜后隧道，不必关闭侧腹膜腔隙。提起腹膜侧切缘，在腹壁圆孔与腹膜之间建立一个能容纳回肠的隧道。许多外科医生不处理侧腹膜腔隙，只是简单地将回肠造口自腹壁圆孔提出。

回肠袢式造口术

有几个技术要点需要强调。环口需容纳两根手指。在远段回肠袢自腹壁环口提出前一定要进行标记确认（Raimes 等，1984）。在肠系膜缘下，回肠与边缘动脉弓之间系一根带子，将肠袢自腹壁提出。在术后早期，建议在肠袢下置一根棒子防止回缩（Shirley 等，1984）。若有回缩风险或肠管因腹壁较厚或肠系膜较多而有张力时，可使用棒子。但需注意棒子可能会对回肠或皮肤造成损伤；移除它时，病人会比较痛苦，在贴附造口袋时会有难度（Utley 和 Macbeth，1984）。在回肠肠系膜对侧做一小的肠切口，距切开部位 5～6cm 处以 Alice 钳或 Babcock 钳夹住近端肠袢。轻柔地将肠切开处提出腹壁，形成一个 2～3cm 大小的肠壁开口，与单管回肠造口大小接近。将回肠与腹壁缝合固定完成手术（Anderson 等，1994）。肠袢远端最好在近端翻转造口之前与皮肤缝合。夹住这些缝线直至其全部被准确理清后，松松打结（Unti 等，1991）。无论是距造口一小段距离应用 Prolene 缝线缝合还是皮下与浆膜层以 PDS 缝线缝合均可（图 5.3c）。缝合材料的类型不会影响长期结果（Bagi 等，1992）。

回肠袢式造口的方向中，其近支组织为从属，这一点已引起一些争论（Fasth 和 Hulten，1984；Shirley 等，1984；Utley 和 Macbeth，1984）。近支肠袢的位置不太可能对空置的远端肠管造成影响。但造口的方向可能在储袋构建后导致小肠梗阻的发生（见第 41 章）。当患者仰卧，造口形态改变时很有可能发生溢漏。Winslet 等（1991b）认为回肠袢式造口没有储存功能，造口的方向不会对空置的远端肠管造成影响。如近支回缩，回肠内容物可自远端向造口流动。

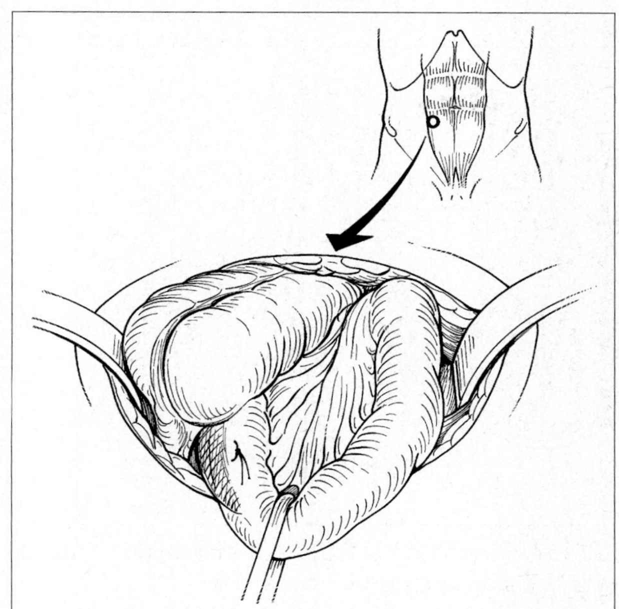

图 5.12 末行肠切除患者的圆孔袢式回肠造口。定位已标记，切除圆盘状皮肤，分开腹直肌建立腹壁圆孔。打开腹腔，依据 Treves 皱襞确定回盲部。标记回肠远端，以带子通过肠管下方肠系膜上开的小窗，将回肠提出。

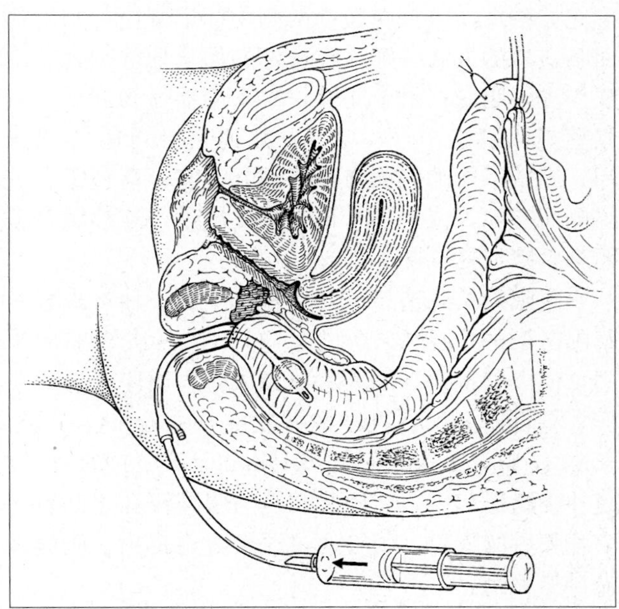

图 5.13 感染并发吻合口瘘（如回肠储袋瘘）患者需要紧急分流，进行回肠造口定向。由于粘连较重，开腹手术常会变得困难，通过肛门导管充入空气可便于进行回肠袢定向。以缝线标记肠袢远支。

回肠袢式造口较切断回肠造口的一个优点是可以上提，重新设计然后关闭而不需开腹。但如之前有腹部手术史或需要仔细检查其余肠管，例如腹腔肿瘤时，则不必坚持不开腹进行回肠袢式造口。如需提出肠袢行回肠袢式造口并旷置克罗恩病变肠管，可避免开腹手术。在此类情况下，一些学者认为应采用腹腔镜造口术（Hershman 和 Kiff，1997）。此外，在一些体型偏瘦的患者，可行环状回肠造口，但回肠末端需定好方向并确认（图 5.12）。经腹直肌行小的环状切口，打开腹腔。置入 Langenbeck 牵引器，通过 Treves 皱襞及阑尾确认末段回肠及盲肠。一旦远端回肠确认，就可按上述方法进行回肠袢式造口。

对于盆腔感染需要急诊改道的患者，如储袋肛门吻合口瘘的患者，有时很难定位回肠袢式造口的方向。经肛门置入 Foley 导管注入空气或经肛门进行乙状结肠镜检查，很容易确认肠袢的远支（图 5.13）。Delaney 及 Fazio（2000）介绍了一种在复杂的腹腔内行回肠造口的方法，在腹直肌内侧入腹，可减轻肠袢的损伤。

分离式回肠造口

这是种不被常规推荐的造口技术，因为患者需处置回肠单管造口及黏液瘘管（Lee，1975；Harper 等，1983）。尽管分离式回肠造口远端肠管完全无功能，但有时区分两个肠段末端有技术上的困难，需要开腹恢复肠管的连续性。

如回肠切断处距回盲肠血管较近，就需要游离右半结肠（图 5.14）。肠系膜需要切断较大范围，留下回肠血管弓供应的回肠及结肠中动脉供应的黏液瘘管。肠系膜透照法会有帮助，但如有广泛的肠系膜腺病和肠系膜增厚，则实施有困难。将回肠近端自右侧腹直肌的环口提出，将黏液瘘管自腹壁切口提出或经同侧或对侧肌肉的另外环口提出更好（图 5.15）。

替代技术

回肠袢式造口被一些学者认为在去功能化的作用上不很理想（Prasad 等，1984）。可以用直线切割器完整切断回肠肠袢。翻转肠管近端，在远支顶部切开一个小口减压或冲洗（图 5.16），但这一切开经常被省略（Delaney 和 Mulholland，1983）（图 5.17a，b）。

关闭造口不需要开腹。游离造口，可在使回肠造口变直后进行端端吻合（图 5.17c，d），也可切除回肠造口顶端，关闭近端肠管断端后，以缝合器及直线切割缝合器进行侧侧吻合（图 5.17e）。

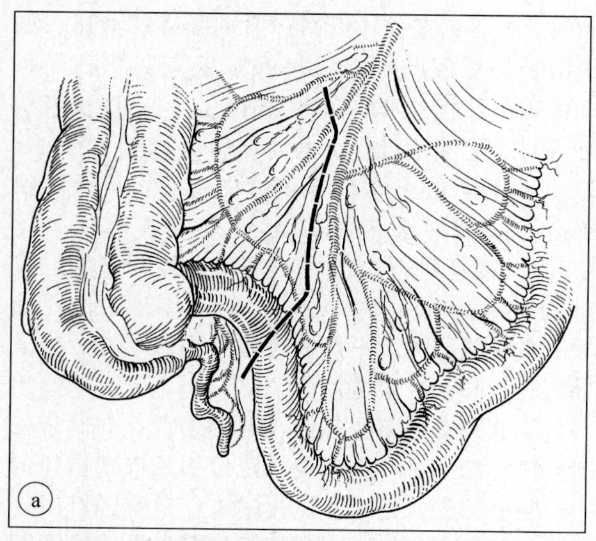

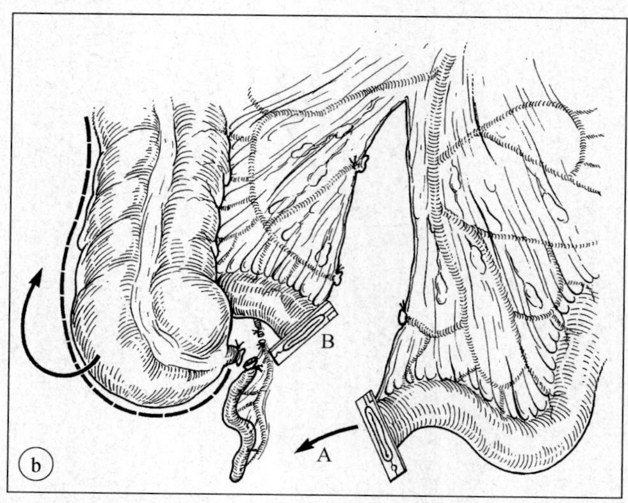

图 5.14 分离式回肠造口。(**a**) 结扎切断末段回肠系膜，确认有足够的结肠中动脉侧支血管供应右半结肠和盲肠。(**b**) 距回盲瓣约 5cm 切断回肠。常切除阑尾。回肠近端自腹壁提出，在右髂窝行回肠造口外翻处理。

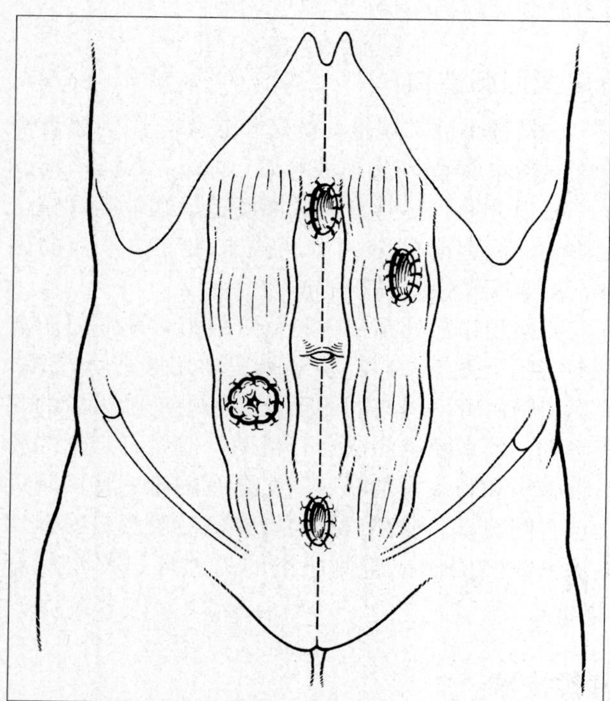

图 5.15 回肠远侧断端作为黏液瘘时，可自腹正中切口最下方或最上方，也可在左侧腹直肌上的单独圆孔内将其提出。

有报道介绍使用圆形缝合器进行回肠造口。在缺损皮肤及回肠周围进行荷包缝合（Chung，1986）。用组织钳翻转肠管，缝合器可用来防止造口顶端回缩。我们未使用过这种方法，因此不作推荐。

当前临床上假肛器材的使用在图 5.18 中列举。

端式结肠造口

在将结肠提出腹壁前，左半结肠及其血供系统应充分游离。应该在腹壁两侧均标记部位。与前述回肠造口的方法一样，在选好的部位切除圆盘状皮肤与皮下脂肪；对于肠管，常采用器械切断后，自腹壁提出缝合（图 5.19）。侧面空隙可敞开或关闭。经常采用的侧面空隙关闭方法有：荷包缝合关闭侧面空隙，或当肠管自腹壁提出后，连续缝合关闭腹膜缺损处（图 5.20）。

腹膜外结肠造口（图 5.21）作为一种可减轻腹膜内污染的方法在 20 世纪 50 年代再次为临床采用，但广受批评，因为其感染风险与腹膜内造口一样，有时还会出现狭窄的并发症（Goligher，1958；Somes，1988；Londono-Schimmer 等，1994）。腹膜外结肠造口中，在腹膜切缘与腹壁环孔之间有一个腹膜后的隧道。肠管通过这个隧道提出，腹膜缺损自然关闭。

紧接着进行造口与皮肤边缘的缝合，完成造口。这些缝线可为不可吸收线，距造口有一小段距离以便于拆除，也可为可吸收线在肠壁（黏膜外）与环孔的皮下之间缝合。作为固定造口的方法，结肠浆肌层可与腹直肌鞘缝合，但经常不需要。据报道腹膜外方法有较高的并发症发生率（Bozzo 和 Larrochea，2000）（图 5.22）。

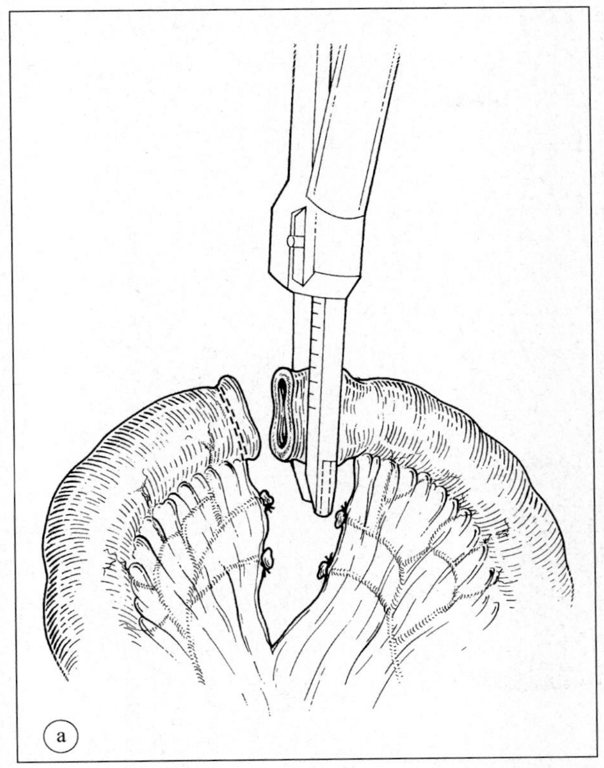

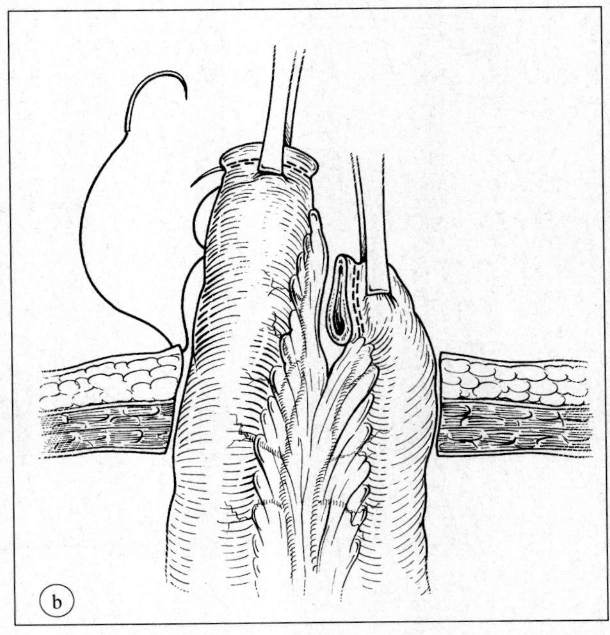

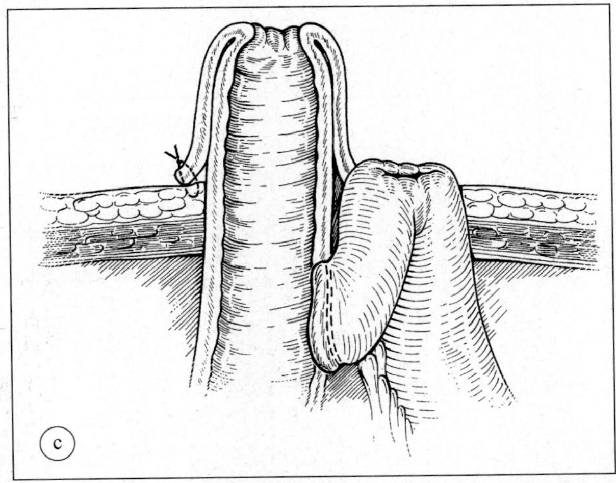

图 5.16　分离式袢式回肠造口。另一种切断肠袢的方法是只通过一个腹壁圆孔切断肠管，这样术后造口的处理要容易些。(**a**) 切断末段回肠肠系膜，使用直线切割缝合器横断回肠。(**b**) 回肠近侧断端自腹壁圆孔被提出外翻，切断的远支部分仍留在腹腔内。(**c**) 切开远支闭合口以远的肠袢顶部作为黏液瘘。

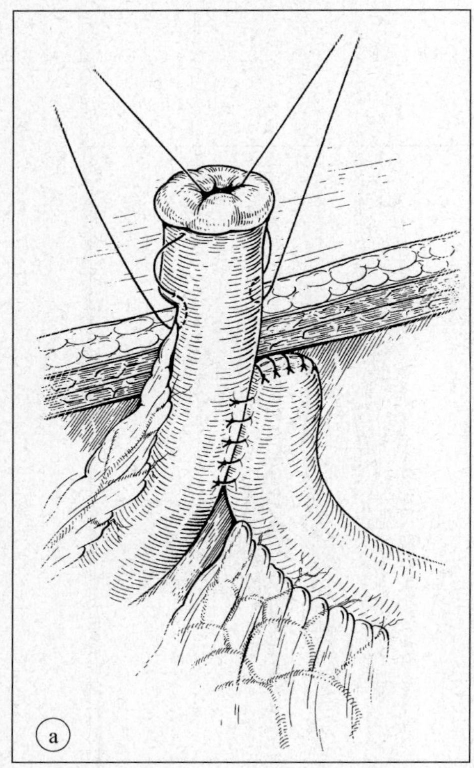

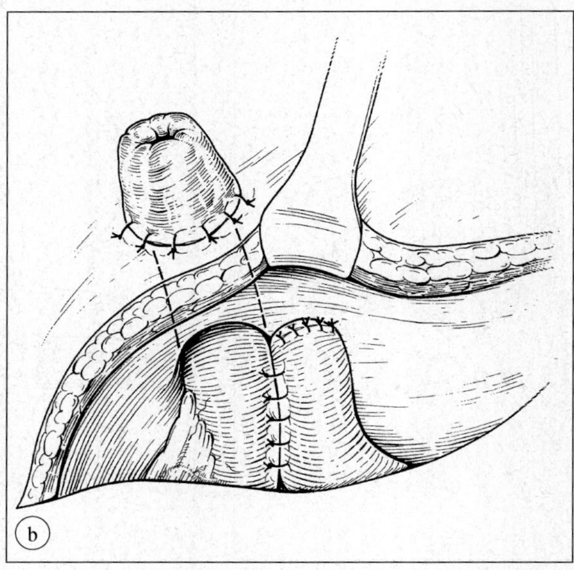

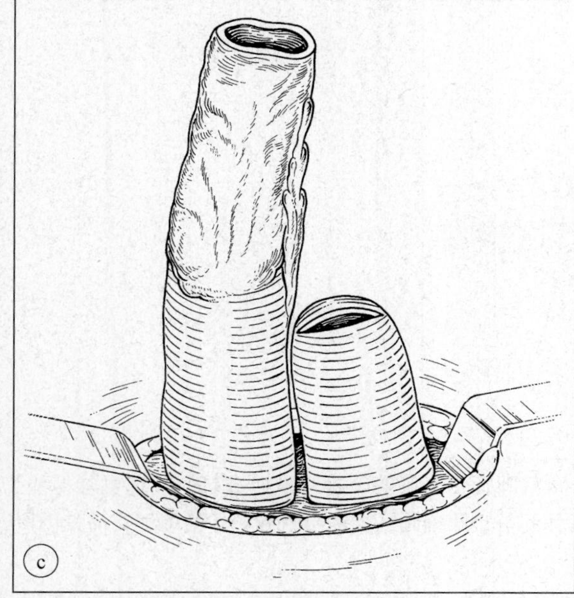

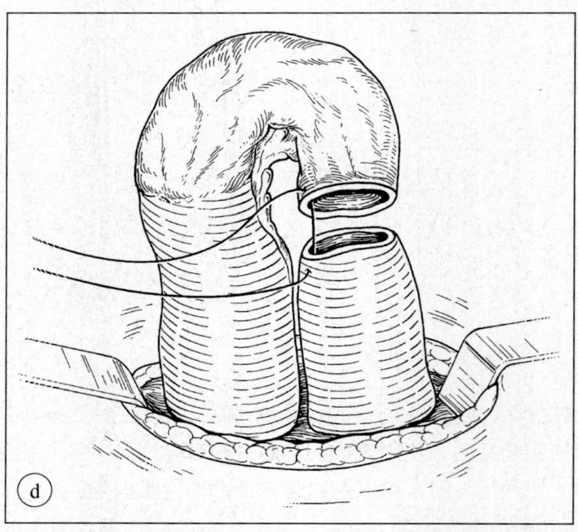

图 5.17 分离式回肠造口的建立与关闭。(**a**) 回肠已切断，远侧断端缝合关闭。(**b**) 近侧断端自腹壁圆孔被提出外翻，这使近段肠管去功能化而不必担心溢液进入远侧肠管。(**c**) 自腹壁分离外翻造口，拉直回肠末端，打开关闭的回肠远端。(**d**) 进行端端吻合。

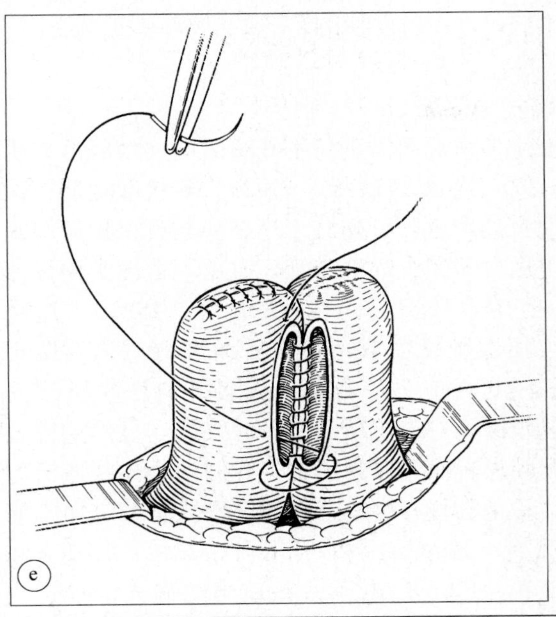

图 5.17（续）（**e**）回肠回肠侧侧吻合恢复肠道连续性，关闭腹壁。

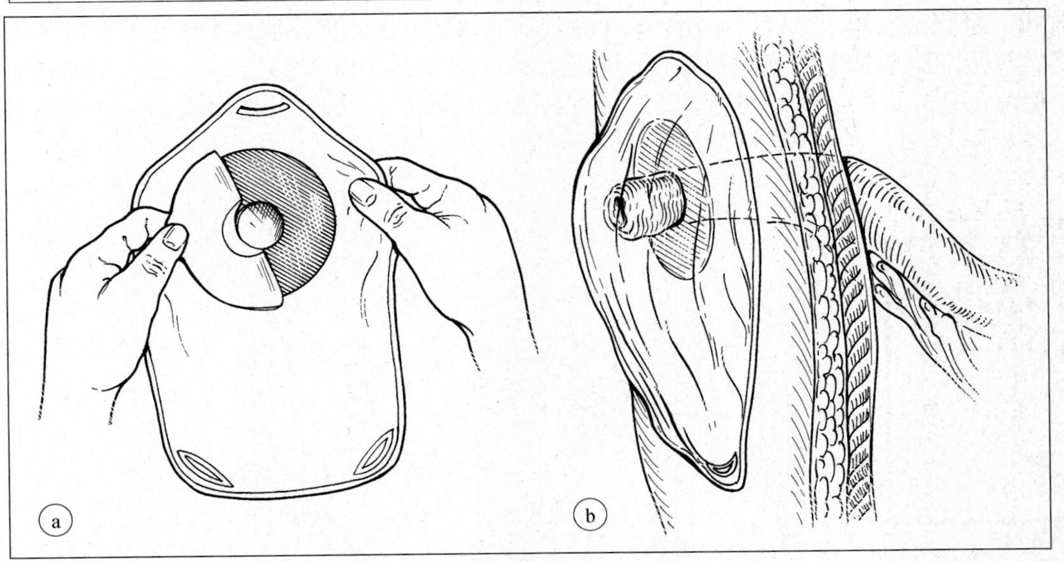

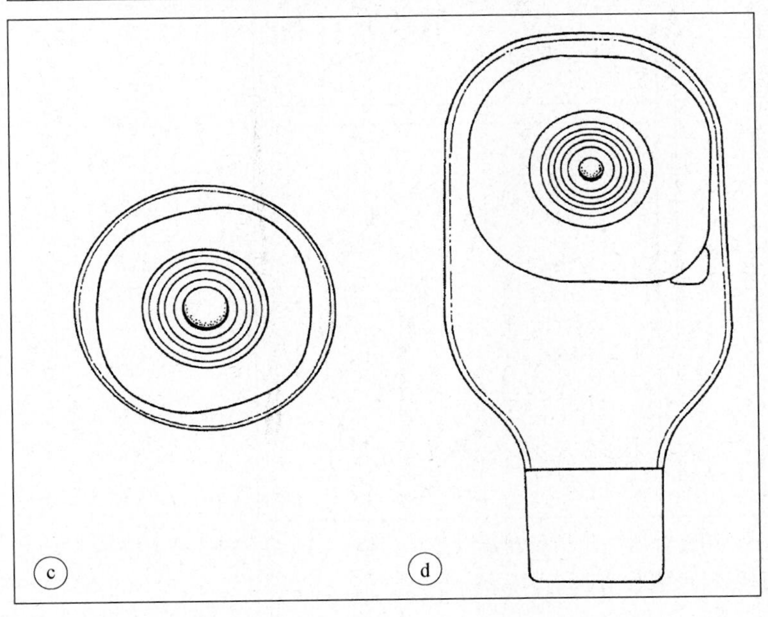

图 5.18 回肠造口袋的分类。（**a**，**b**）轻质材料和可揭开粘连封口的一体式造口袋。（**c**，**d**）内置突出盘控制与皮肤相平的回肠造口。

其他技术

翻转结肠造口

我们并不常规翻转结肠造口，只是将它与皮肤相平。但如果患者之前有小肠切除史或放射性回肠炎史，或近端结肠剩余不多，肠内容物呈液性，或者患者不能看到相平的造口，就需要考虑翻转结肠造口（图 5.23）。与回肠造口操作一样，需要在肠切缘前方将结肠浆膜表面提起（Stephenson 等，1995）。

延后皮肤黏膜缝合

如在肠梗阻或感染的急诊手术中，怀疑结肠末端血运有问题，不建议马上进行皮肤黏膜缝合。在这种情况下，左半结肠应尽可能完全游离，可将其自腹壁环口无张力提出。浆膜与皮肤边缘缝合不超过 2～3 针，松松打结，以保证肠管末端活力不受影响，以透明的假肛袋覆盖（图 5.24）。待缺血肠段显露出来后，可在与皮肤相平处剪去结肠末端缝合。

环状端式结肠造口

在许多情况下需进行不开腹的端式结肠造口术（图 5.25）（Anderson 等，1992）。环状端式造口适于大便失禁患者，可姑息治疗，甚至可保护肛门重建。更适合于闭合远端肠管，避免不全性粪便分流（Caruso 等，1996；Stephenson 等，1997）。这种方法可用腹腔镜完成，将在后面进行讨论（Ludwig 等，1996）。另一方面，许多外科医生常规采用通过腹壁环口进行结肠造口的方式。显然这种方法在肥胖患者操作较为困难，我们认为环状造口的明确禁忌是既往有过复杂腹部手术或肠管定向不明确的患者（Senapati 和 Phillips，1991；Loder 和 Thomson，1995）。对于一些适当的病人，它是一个快速而有效的方法，但我们也承认它的造口旁疝的发生率可能要高于常规的造口方法。Anderson 等（1992）回顾了 24 例环状造口病例，其中 3 例

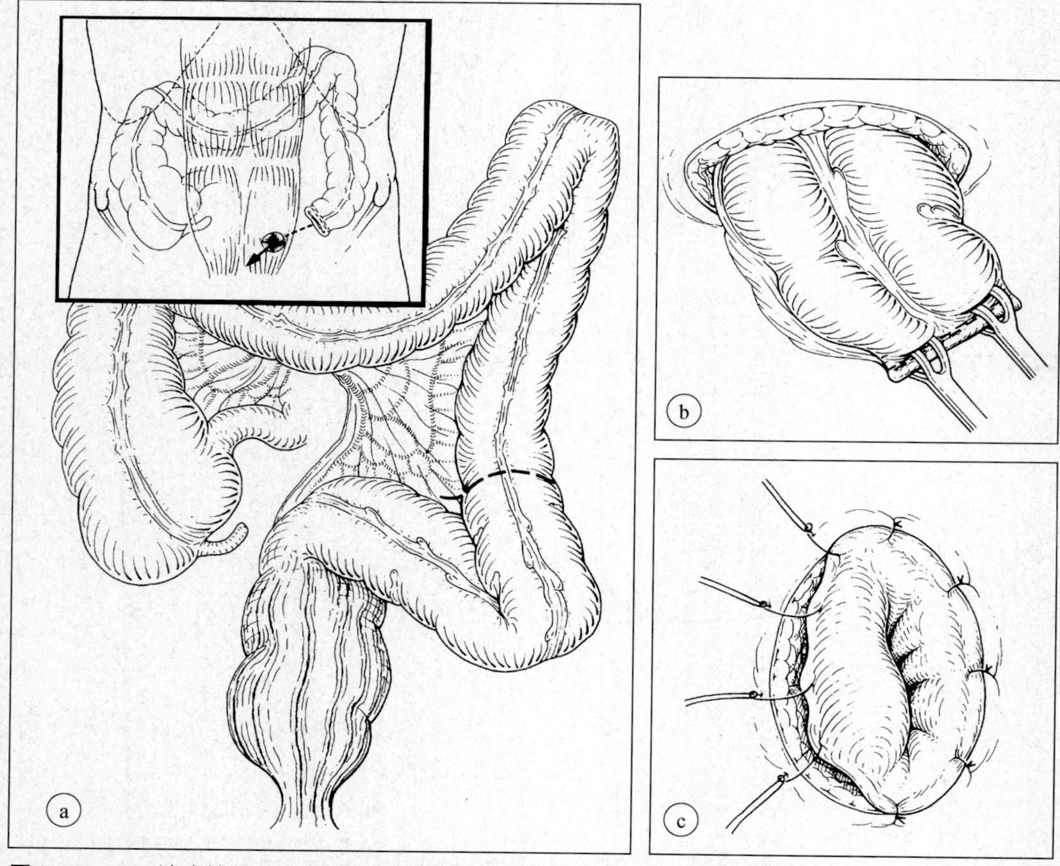

图 5.19 （**a**）端式结肠造口应将结肠自腹壁圆孔提出，用缝合器关闭结肠断端以减少污染。（**b**）用 Babcock 钳夹住结肠末端，轻轻提出腹壁。（**c**）结肠与皮下脂肪、皮肤间直接进行缝合，结肠造口完成。

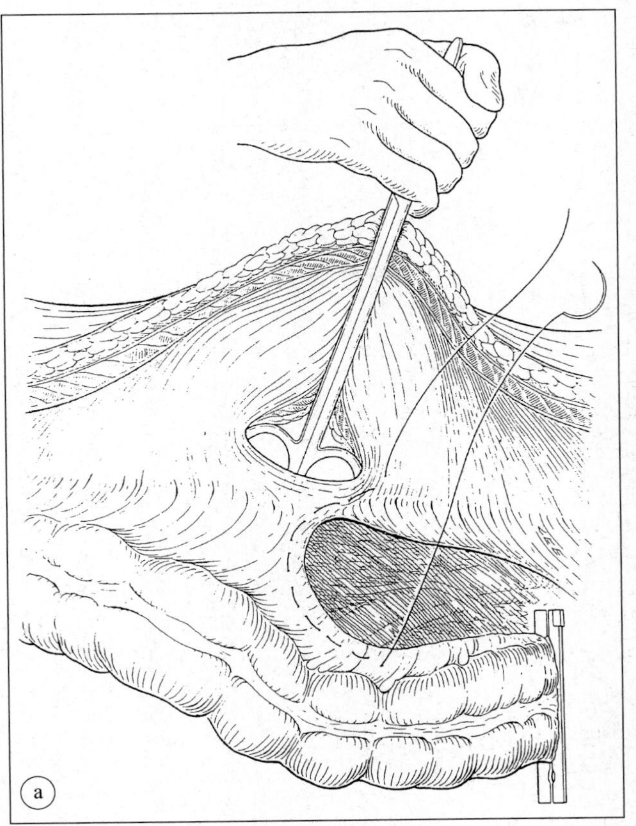

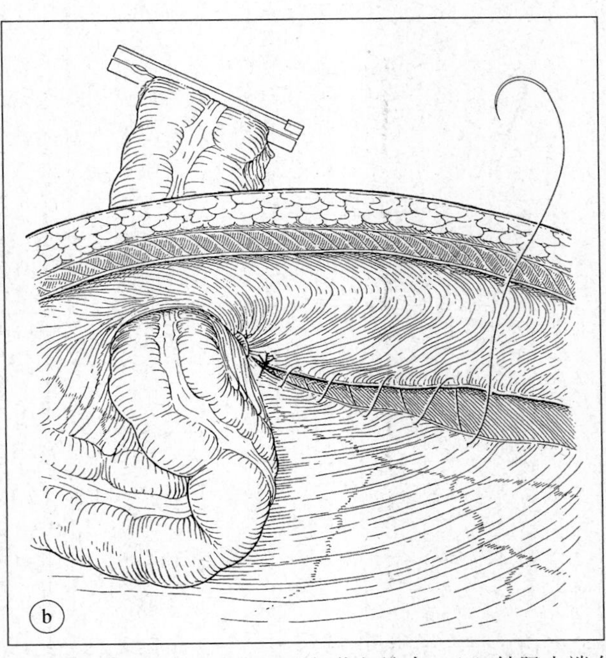

图 5.20 端式结肠造口后腹腔内侧腔隙的关闭。(**a**) 在腹壁圆孔内面与肠系膜切缘之间进行荷包缝合。(**b**) 结肠末端自腹壁圆孔提出，将荷包打紧。将侧腹膜切缘与系膜切缘缝合，腹腔内侧腔隙关闭完成。

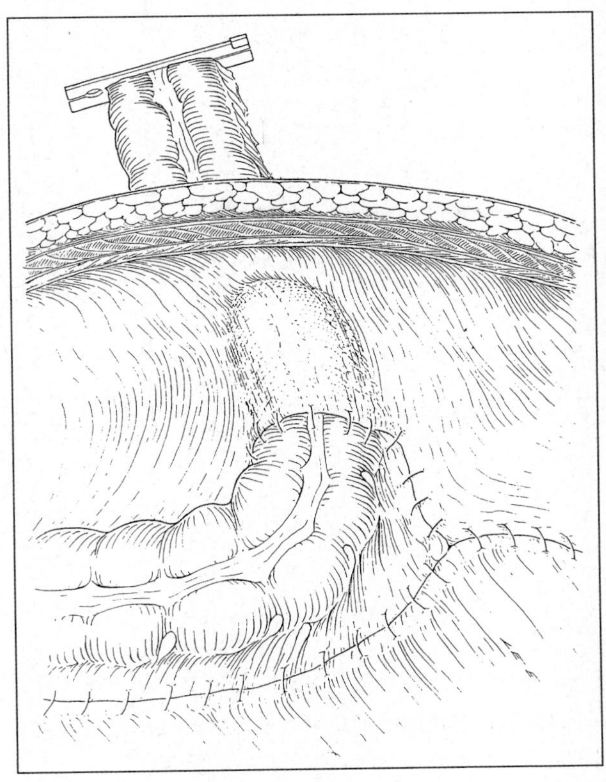

图 5.21 腹膜外结肠造口。在侧腹膜切缘下方（斜向之前标记的造口位置），制造一隧道。用一根示指伸入隧道，切除圆盘状皮肤和脂肪以构建腹壁圆孔。缝合切开的腹膜，关闭结肠上的腹膜，完成手术。

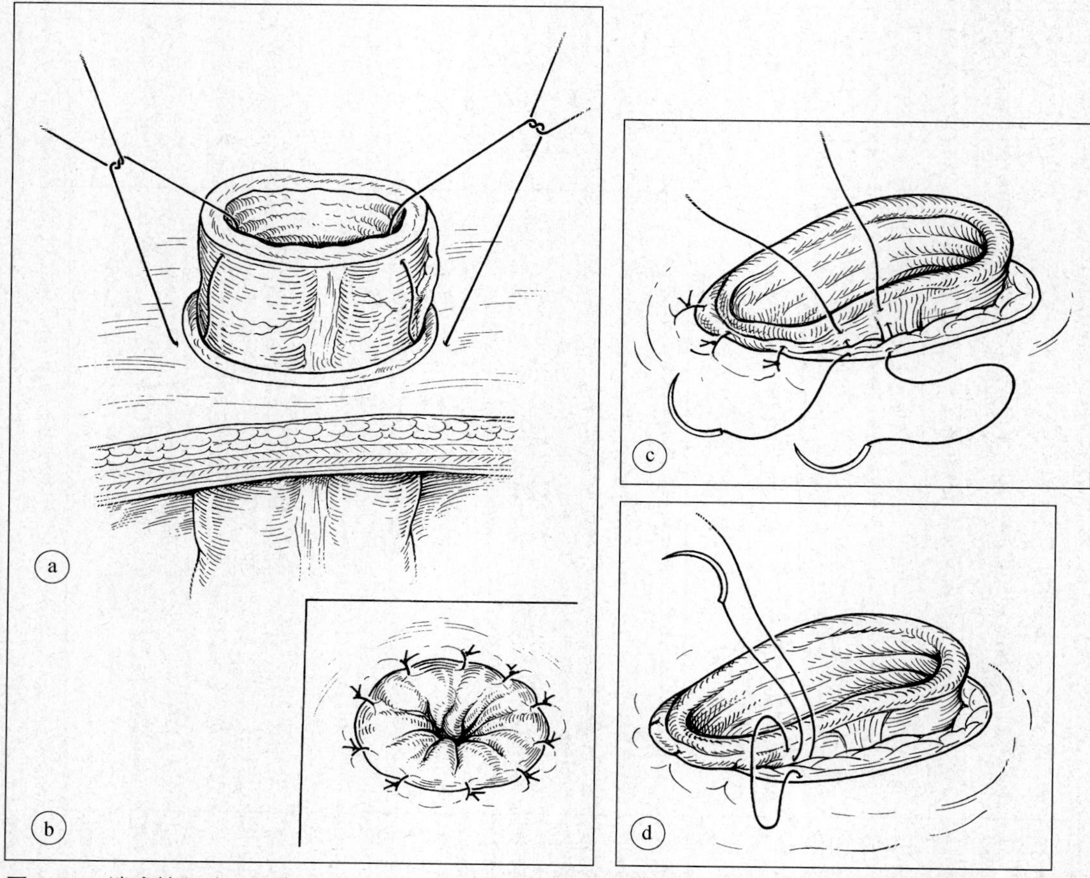

图 5.22 端式结肠造口缝合。(**a，b**) 用皮肤黏膜缝线缝合皮肤与肠管全层。(**c**) 另一种皮肤黏膜缝合方法是将结肠浆肌层与皮肤、皮下组织缝合。(**d**) 皮下黏膜缝合可将线结包埋，这样方便术后造口处置。

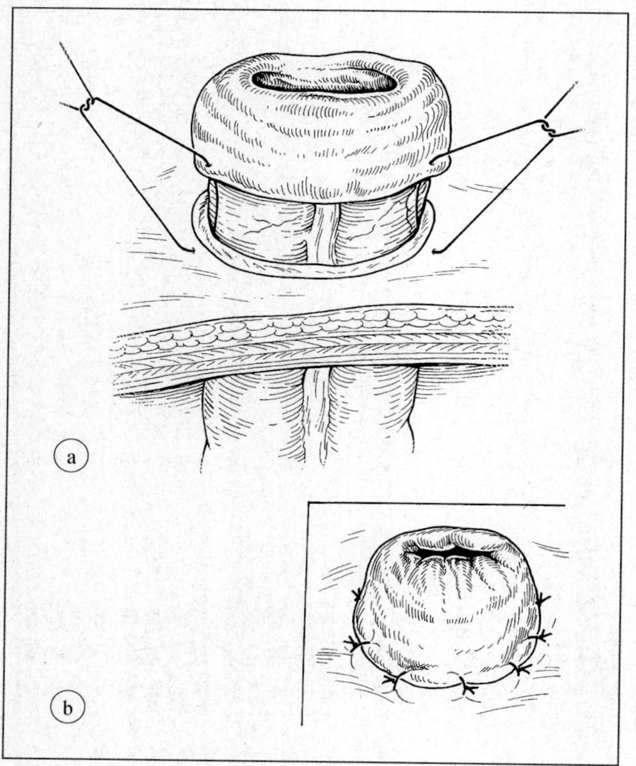

图 5.23 结肠造口翻转。(**a，b**) 一些患者，尤其是炎性肠病患者或结肠长度较短的患者，最好进行结肠造口翻转以保护皮肤。结肠外层翻转，进行皮肤黏膜缝合。

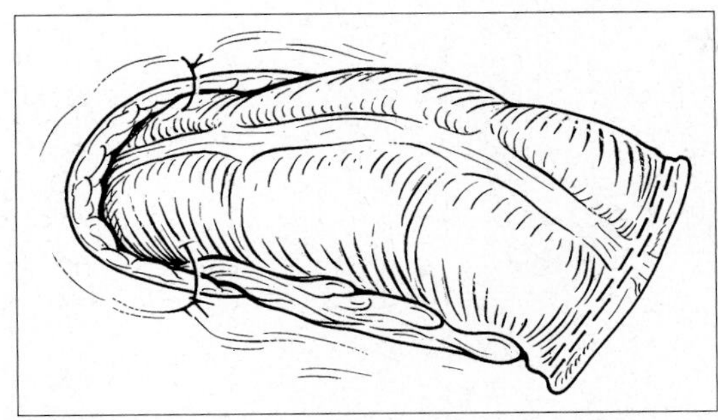

图 5.24 延后皮肤黏膜缝合。如结肠活力可疑，可将一定长度的结肠自一个很松的腹壁圆孔提出。约 4cm 的结肠被提出，远端以缝合器切除，肠管浆膜层与皮肤轻轻缝合防止回缩。

最终未能进行此手术。手术时间较开腹及造口时间短，患者住院时间缩短，术后痛苦小。术后并发症没有增加，但有两例患者出现结肠造口脱垂，一例出现造口旁疝。同样，Stephenson 等（1997）总结了 36 例通过腹壁环口进行造口的病例。4 例没成功而需要开腹。此 4 例均为肥胖患者，并有过腹部手术史。成功实施环状造口的患者中仅 37% 有过腹部手术史。这些作者总结，进行环状端式造口的病例应谨慎选择。

将患者放置于 Allen 镫上，这样如需证实肠袢远段结肠可充气并置入结肠镜（图 5.26）。如前所述，在腹壁上做一环口。确认乙状结肠，分离其侧腹膜粘连处，将肠袢自腹壁提出（图 5.27）。钳夹后切断乙状结肠血管弓。远段结肠充气，证实远段肠管端后，在双排缝合器之间或在两个缝合器之间切断肠管。将远端肠管还纳入腹腔，在肠壁与皮肤切缘之间进行皮肤黏膜缝合（Rose 等，1985）。有时如肠系膜较短，近端结肠可在近侧缝合线上提出做袢式造口（Bumin 和 Yerdel，1996）。

结肠袢式造口

对于结肠袢式造口，腹壁环口需宽到可通过两根手指。结肠袢式造口适于确认无结肠缺血或穿孔，未行开腹手术的大肠梗阻，或进行姑息治疗的病例。我们不建议通过横切口进行结肠造口，而倾向于像端式结肠造口那样切除圆盘状皮肤及皮下脂肪组织进行造口。一旦确认正确的肠袢，在近肠管的肠系膜切开一个不损伤血管弓的小窗口（图 5.28a，b），在结肠下放置一根尼龙带以便于将结

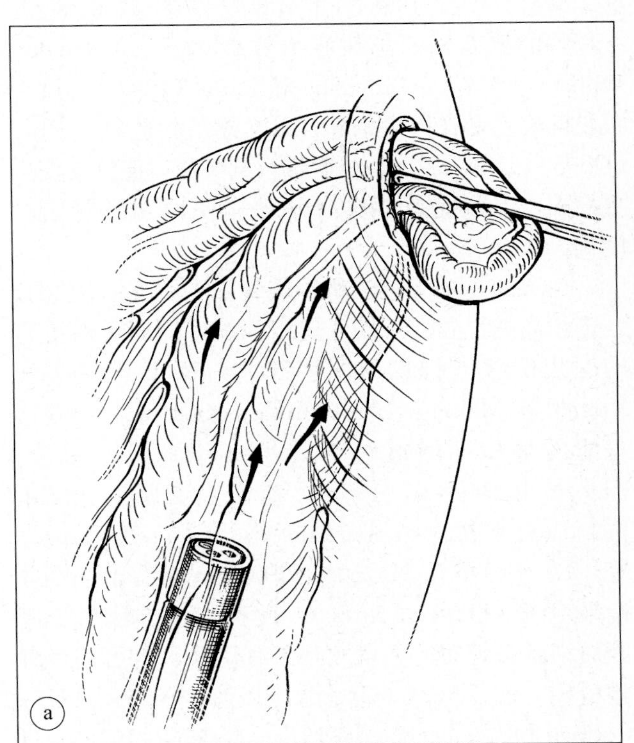

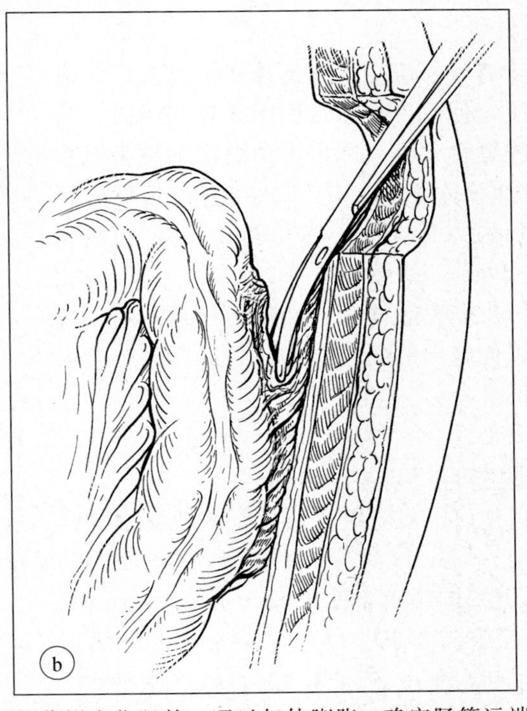

图 5.25 圆孔结肠造口：远段肠管充气可对肠袢定向。用无损伤钳夹住肠管，通过气体膨胀，确定肠管远端。（**a**）另一个安全的方法是进行远段肠管的结肠镜检查，光亮会帮助判断远支部分。在左侧腹直肌上制造腹壁圆孔。（**b**）确认乙状结肠，分离周围粘连，游离肠管。可能需游离左半结肠直至脾曲以将足够长的结肠提出行端式结肠造口。

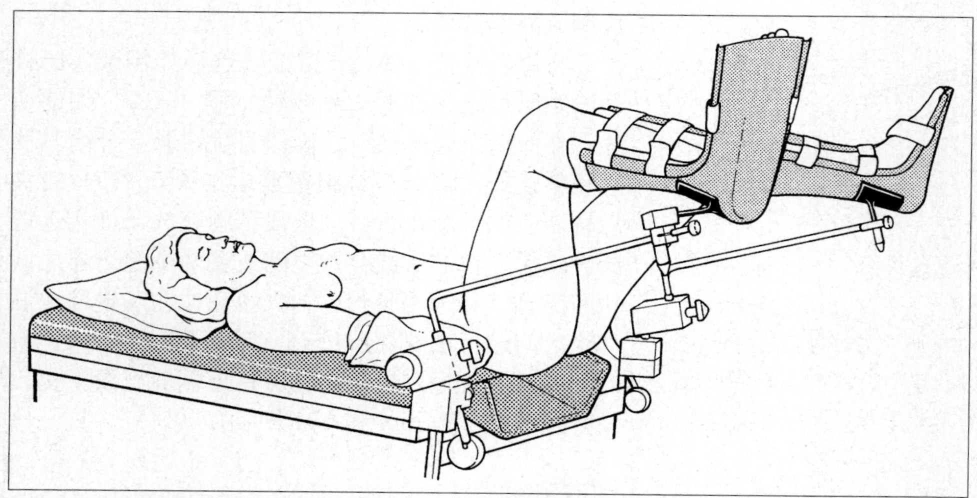

图 5.26 圆孔造口患者体位，便于术中行充气及结肠镜检查以判断肠袢定向。这种体位也可用于腹腔镜下造口。

肠提出腹壁外。如行横结肠袢式造口，需穿过横结肠系膜与胃结肠韧带在网膜与结肠之间开一个小窗口（图 5.28c）。乙状结肠造口则需在靠近肠管的乙状结肠系膜上开一个小窗口（图 5.28d）。一旦肠管切开，立即在皮肤与肠壁之间用可吸收线进行皮肤黏膜缝合（图 5.28e～h）。如有张力，有回缩可能，则在结肠造口下方放置一根棒子（Aitken 等，1986）。

延后结肠切开

现在很少有外科医生在进行袢式结肠造口时进行延后切开了，但此项技术常用于大肠梗阻时，马上行皮肤黏膜缝合会由于严重污染而增加感染概率（Lafreniere 和 Ketcham，1985）。在进行延后切开结肠时，建议置入棒子支撑造口防止回缩（Durst 和 Freund，1980）。如造口 3～4 天未打开，往往不需马上进行皮肤黏膜缝合。结肠切开时需用一根绳子吊起，以使释出的肠内容物即刻进入假肛袋中（图 5.29）。

即刻皮肤黏膜缝合材料或缝合器

有些学者建议以皮肤缝合器进行皮肤黏膜缝合（Chung，1985；Antrum 和 Rice，1988；Ramia 等，1996）；但我们倾向于使用 3/0 or 4/0 Prolene 缝线缝合肠管壁与皮肤。尽管 Prolene 线必须拆除，但很少引起组织反应。PDS 缝线也许在不喜欢拆线的年轻患者中有优势，但缝线在原位保存时间过长以至于大多数患者抱怨有刺激和不适感，要求无论如何也要拆除。

在造口下放置棒子或进行搭桥?

尽管我们经常在袢式结肠造口下不放置一根棒子，但我们也认识到对于有些患者，尤其是有着足够的无功能肠管的大肠梗阻患者，在肠袢后面需要一些支撑。

玻璃棒现在已经很少应用了（Hurwitz，1971）。替代物是在结肠下穿过一根短的聚乙烯管，并与皮肤相缝合（Lee，1968），但有易弯和易回缩的缺点。一根细的聚四氟乙烯树脂棒效果不错（Alexander-Williams，1974）。Browning 和 Parks（1983）穿过一根长的聚乙烯管行减张缝合以支撑结肠造口。Schofield 等（1980）用一根橡胶带，旋转造口使近支变得更稳固，但前提是能更有效地实现原端肠管去功能化。

也可通过皮下隧道将棒或管置于距皮肤边缘有一定距离的位置，可防止造口回缩，同时可对游离的皮肤切缘进行皮肤黏膜缝合（Rickett，1969；Vogel 和 Maher，1986；Fitzgibbons 等，1987），可能发生皮下隧道的感染（Abeyatunge，1972；Galofre 和 Ponseti，1983）。有研究者用牛纤维蛋白制成皮下桥（Capperauld 等，1977；Jenkinson 等，1984），可在 21 天内完全吸收，只留下一小块纤维组织（Simkin，1980）。此种支撑方法对于肥胖而结肠系膜短的患者尤其具有优势。也可用各种塑料棒（图 5.30）（Greene，1971；Aries，1973；Corman 和 Veidenheimer，1974；Poticha，1974）。过大的棒子不易配假肛袋，使用的一些聚合物过硬则有腐蚀肠管致出血穿孔的风险（Hansen 等，1974）。

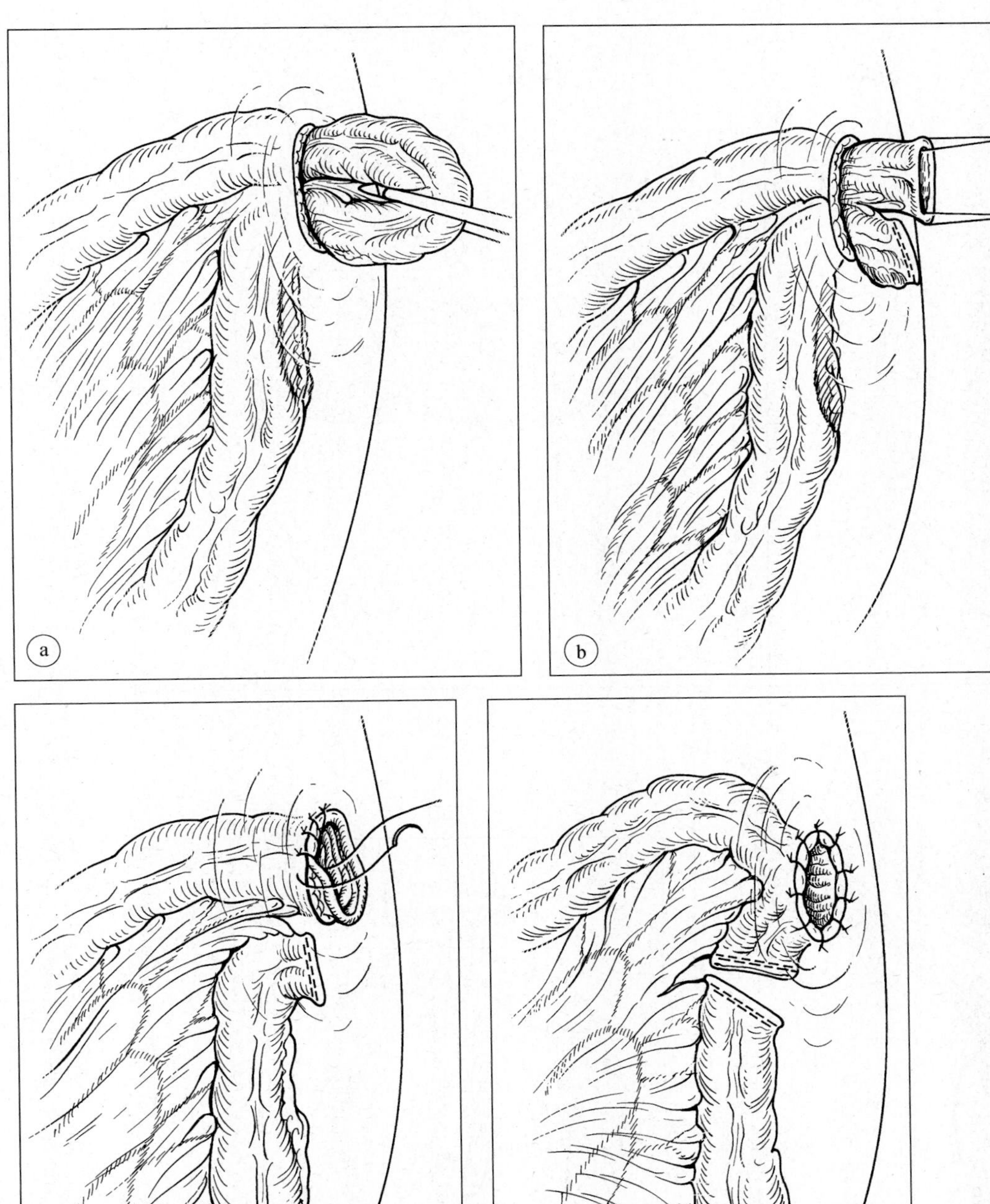

图 5.27 不同方法实现粪便分流：端式结肠造口术与袢式结肠造口术。(**a**) 在乙状结肠下方放置一根带子，以便于将其自圆孔内提出，切断乙状结肠血管弓。(**b**) 一旦充气试验确认远端，即可用缝合器关闭。(**c**) 将远端还纳入腹腔，近端与皮肤缝合，直接行皮肤黏膜缝合。(**d**) 也可以用缝合器切断肠管。如将结肠末端提出的长度不够，可降低其上的肠袢张力。

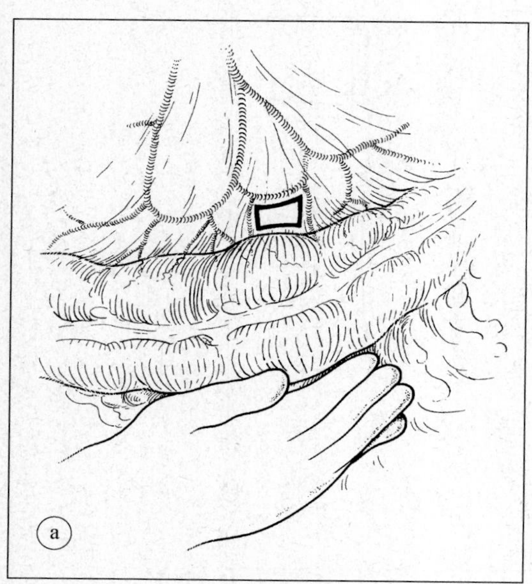

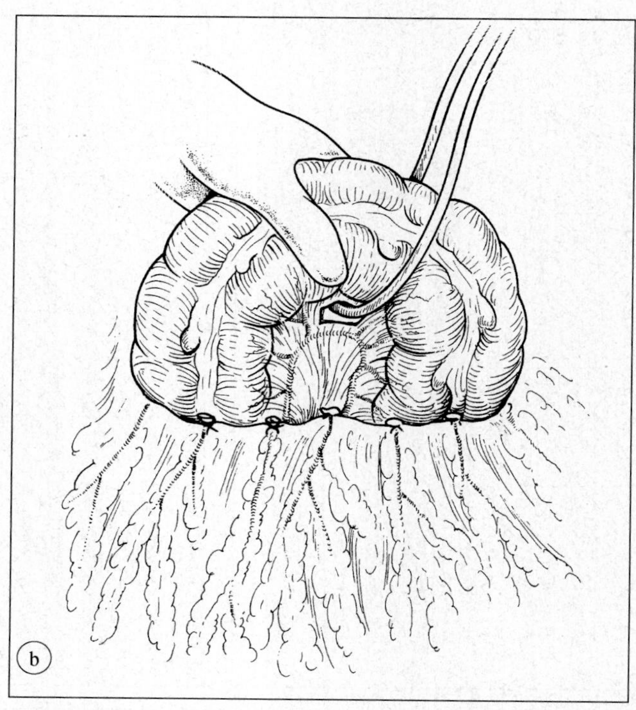

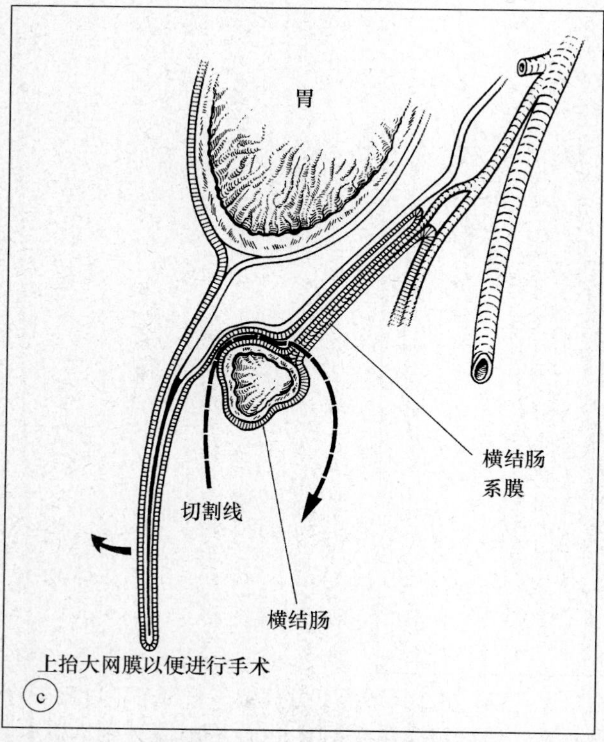

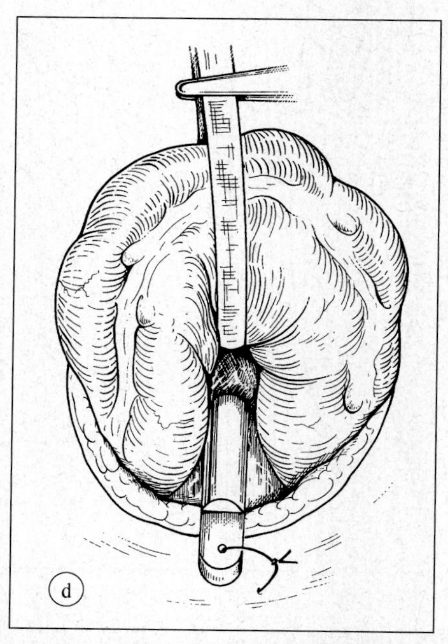

图 5.28 袢式回肠造口术。(**a**) 选择最适宜的造口位置（未显示）。在两个血管弓之间切开系膜。(**b**) 在系膜开窗处穿过一根软橡胶管。(**c**) 将网膜部分切除，或自横结肠分离，以便于将结肠自腹壁提出。(**d**) 在腹壁做一圆孔，结肠袢通过橡胶管提出；在肠系膜开窗处放置一根支撑棒并与皮肤缝合，防止造口回缩。

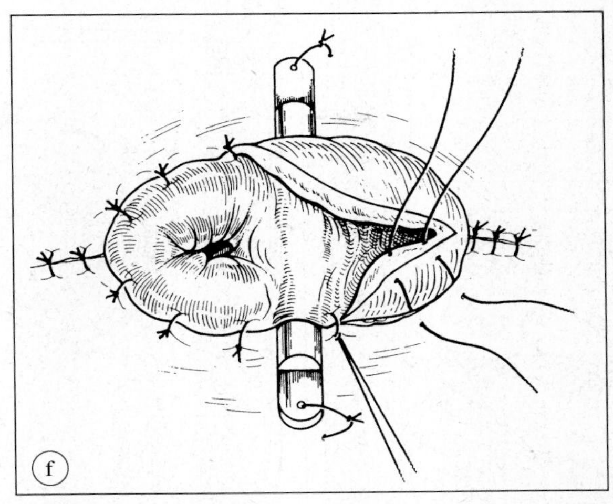

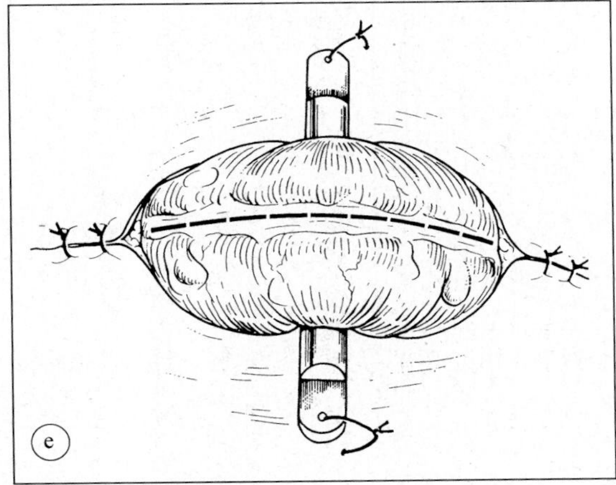

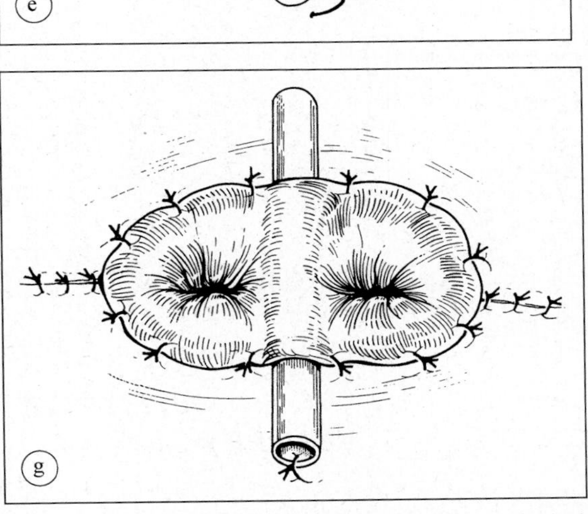

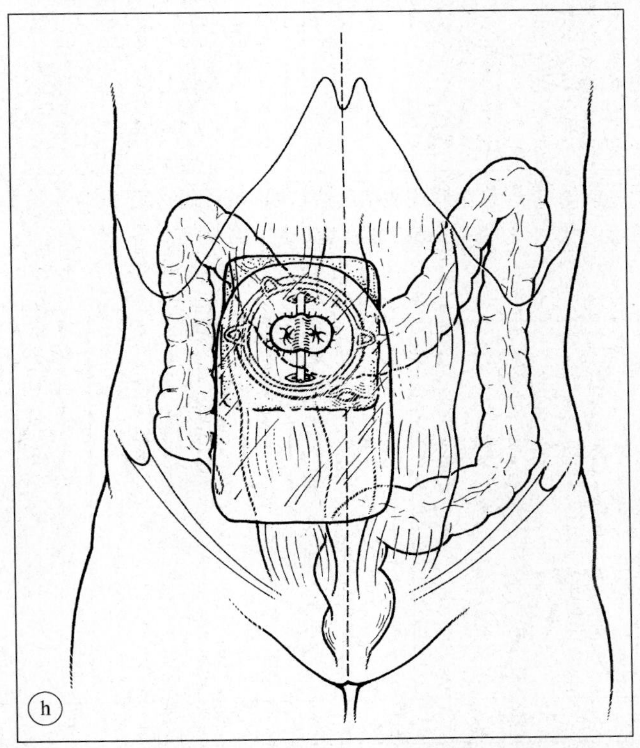

图 5.28（续） **(e)** 沿结肠带切开结肠。**(f)** 进行皮肤黏膜缝合。**(g)** 横结肠造口完成。**(h)** 在支撑棒上直接进行皮肤黏膜缝合，盖上结肠造口袋。

许多外科医生的观点是在进行择期袢式结肠造口术即刻进行皮肤黏膜缝合，往往不需用支撑棒。其他医生则认为支撑是必需的，既能防止回缩又能达到使远段肠管去功能化的目的。还有其他可起到支撑棒作用的方法。可以用皮肤或筋膜桥（Baker，1975；Kirkpatrick 和 Rajpal，1975；Rombeau 和 Turnbull，1978；Jarpa，1986），但我们没有这方面的经验。

双管结肠造口术

双管结肠造口是过去将恶性肿瘤取出并延后切除的遗留术式。现在其仅剩的优势就是造口体积比袢式结肠造口小（图 5.31），还有就是容易闭合造口，在自腹壁游离出来之后，用直线切割闭合器切断突出和敞开的肠管端侧（Miskowiak，1983）。双管造口可能适用于肠扭转致肠管缺血及创伤病人。

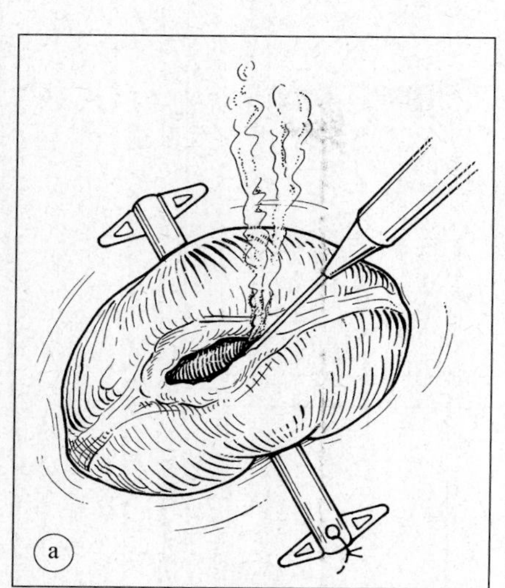
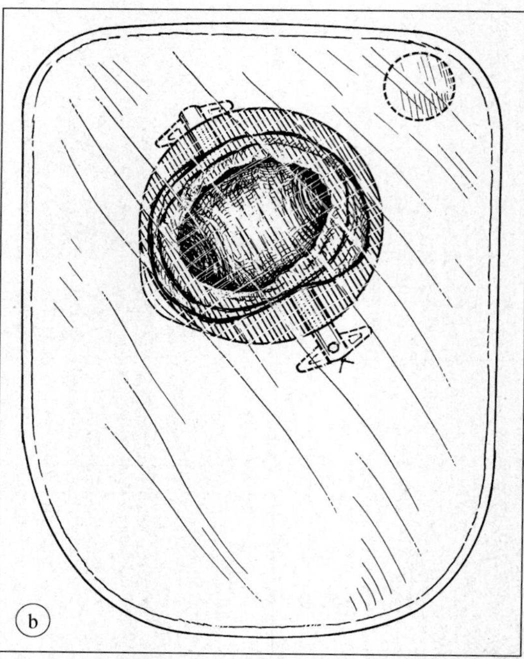

图 5.29 （**a**）在进行急诊袢式横结肠造口时，应在肠袢下放置支撑棒防止回缩。用电刀沿结肠带切开结肠。（**b**）不需行皮肤黏膜缝合，用大号的结肠造口袋在造口周围密封好。

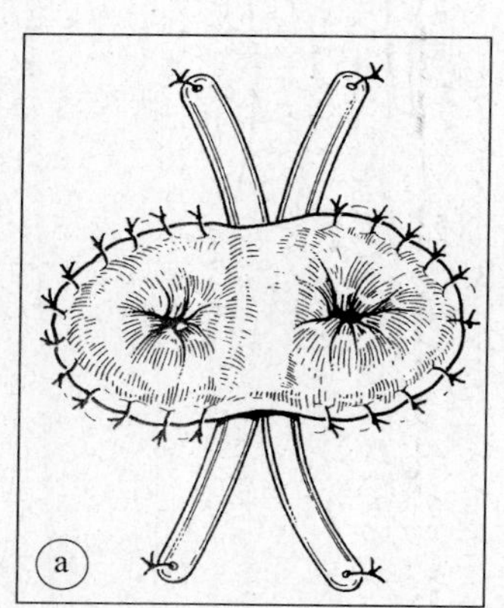
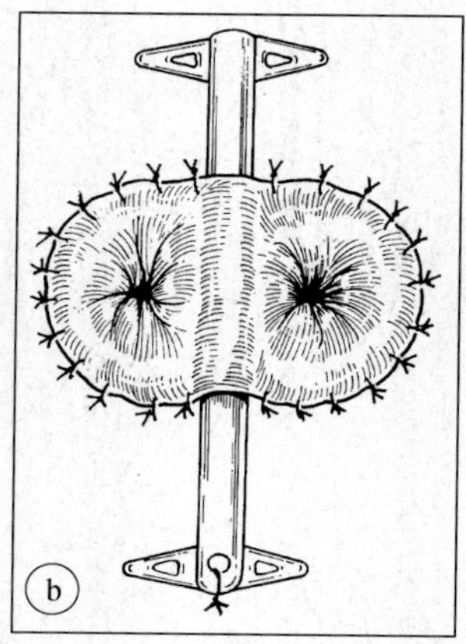
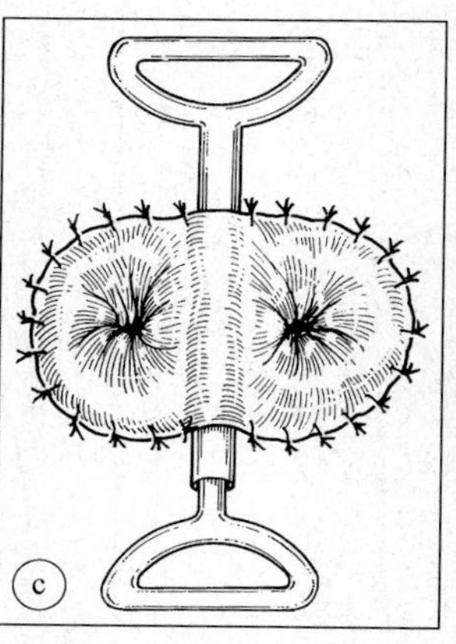

图 5.30 一些在售的袢式结肠造口支撑棒。

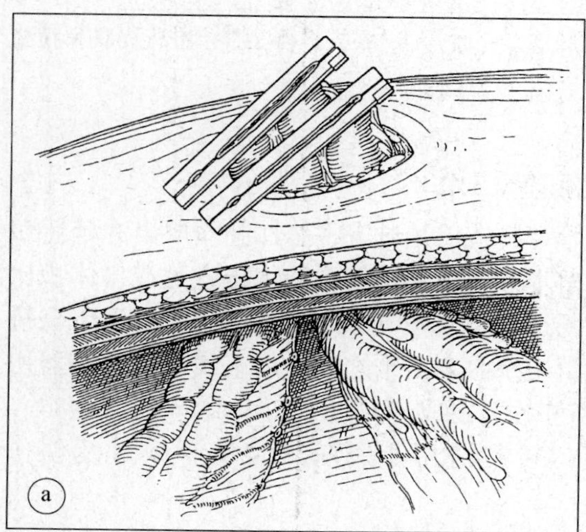
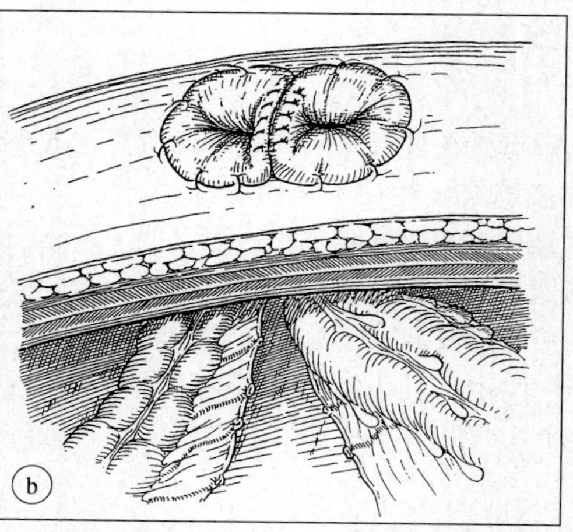

图 5.31 双管结肠造口术。（**a**）结肠的两支已自腹壁大的造口位置提出。（**b**）两个造口相互之间缝合并与皮肤缝合。

盲肠造口术

盲肠造口术对于降低远端吻合口压力、解除急性大肠梗阻、固定盲肠扭转的作用仍有争议（Hunt，1960；Clarke 和 Hubay，1972；Benacci 和 Wolff，1995）。大肠梗阻患者中盲肠造口术的死亡率在 1938—1943 年间为 50%，1947—1955 年间为 44%（Goligher 和 Smiddy，1957）。Maynard 和 Turell（1955）及 Wangensteen（1942）报道了更高的死亡率，但这反映的是过去的年代和患者。后来有报道死亡率在 11%～55%（Polk 等，1964；King 等，1966；Jackson 和 Baird，1967；Clarke 和 Hubey，1972）。在大肠梗阻中死亡率一般较高（Gerber 和 Thompson，1965）。盲肠造口在憩室病中结果尤其令人失望：经常会出现盲肠造口没有自然关闭，而憩室周围感染依然存在（Jackson 和 Baird，1967）。甚至在梗阻病变已经切除后，24% 的患者仍有粪瘘（Clarke 和 Hubey，1972），仍有 16%患者发生感染。在行盲肠造口减压的患者中有 3%～10%需要进行外科手术关闭持续存在的盲肠瘘口（Edmiston 和 Birnbaum，1955；King 等，1966；Jackson 和 Baird，1967；Clarke 和 Hubey，1972）。

盲肠造口术在急性大肠梗阻中已大多停用（Fallis，1946；Becker，1953；Gerber 和 Thompson，1965），但仍有人用它来对肠管吻合口进行减压（Graham，1948；Stainback 和 Christiansen，1962；Hughes，1963；Jackson 和 Baird，1967；Wolff 和 Wolff，1980；Goldstein 等，1986），尤其是对于经过肛门闭锁及 Hirschsprung 病手术的儿童患者（Guttman，1985）。现在主要强调盲肠的腹膜外器官的重要性，以及大的 de Pezzer 导管（德佩策尔导管，蕈头导管）的使用。Benacci 及 Wolff（1995）回顾了梅奥诊所中 67 例盲肠造口术后的结果，病种为假性梗阻患者（26），肠梗阻（11），盲肠穿孔（10），盲肠扭转（9），吻合分流（8）及三例其他病例。导管周围瘘发生率为 15%，切口感染率为 12%，腹疝发生率 12%，造口梗阻发生率 7%，皮肤灼伤发生率为 4%，早期导管移位发生率 4%，2 例盲肠皮肤瘘自行闭合。没有患者需再次手术及关闭瘘。他们的结论是管式盲肠造口对于顽固性假性肠梗阻、盲肠扭转、盲肠穿孔及一些远段结肠梗阻的患者仍是有作用的手术。

一个 113 例大肠梗阻患者报告表达了对于盲肠造口的乐观观点，但仍有与盲肠造口有关的 13% 的死亡率和 23%的切口感染率。对那些在肠管切除时造口仍未闭合的患者，11%需要手术关闭迁延不愈的瘘口（Perrier 等，2000）。一个关于管式盲肠造口在 226 例经腹直肠癌切除术患者中的作用的回顾性研究对于此手术非常重要，此研究认为这种手术方式不足以减压，导致了威胁生命的并发症（Thompson 等，1998）。而且，移除盲肠造口导管后的持续引流是个频繁而麻烦的并发症。

可通过腹壁肌肉切开一个小口进行腹腔镜操作也可开腹操作（图 5.32）。小心探查分离大肠梗阻患者右髂窝，防止损伤盲肠。如有粪便性或化脓性腹膜炎，外科策略应修改，进行腹腔探查。如可能，盲肠壁的浆肌层应与腹膜缝合在一起（Maynard 和 Turell，1955），但如盲肠将要穿孔就不要这样做了。使用套管针和套管进行抽吸可能是开始减压最安全的方法。有时可在插入套管针后在周围进行荷包缝合。减压后，用无损伤钳夹住肠管，盲肠切开后，置入 de Pezzer 导管或 Foley 导管（顶端已去除）。导管周围缝合两个荷包关闭盲肠壁，保持导管周围清洁。将盲肠浆膜与腹膜缝合，膨胀 Foley 导管球囊，关闭切口，将导管与皮肤缝合，接上引流管。在相当多情况下，可通过阑尾残端而不是盲肠壁减压。

盲肠造口的优点是可在局部麻醉下进行，在移除导管后，常自然闭合。此术式的缺点是减压经常不彻底，经常需冲洗导管防止球囊堵塞，在去除导管后有发生持续粪瘘的风险。我们认为现在盲肠造口不再在处理大肠梗阻或结肠减压中占重要位置。

腹腔镜回肠造口术

腹腔镜造口的优势包括可缩短梗阻及住院时间，通过限制切口的数量与大小减少外科创伤，由于切口减少，可能降低因远期粘连发生的二次肠梗阻。尽管所有这些优点均未经前瞻性、随机的科学有效试验证实，但现有文献有较明确的证据表明这些特点与腹腔镜造口相关（Fleshman，1992；Khoo 等，1993；Beck 1994；Roe 等，1994；Teoh 等，1994）。

腹腔镜的反对者可能认为圆孔造口更有优势。但腹腔镜可做到腹腔内完全可视，并可进行肠粘连松解及肠管游离的操作。这些操作不能通过打开的圆孔进行。而且对肠管的检查，比如对克罗恩病变的同步定位可通过腹腔镜很容易达到，但通过圆孔

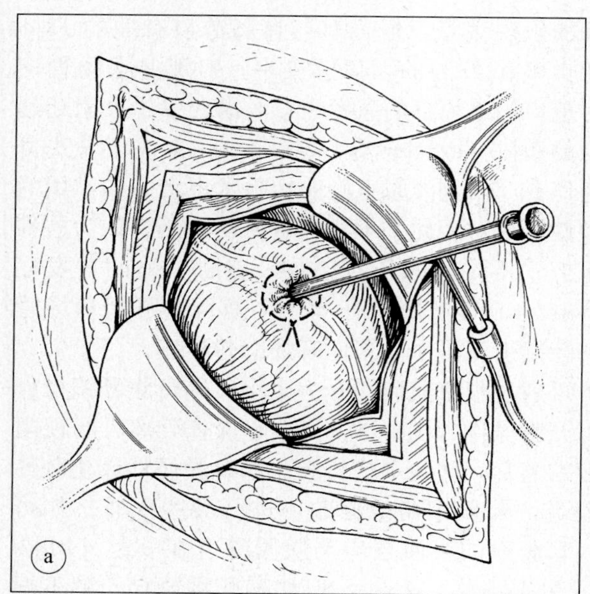

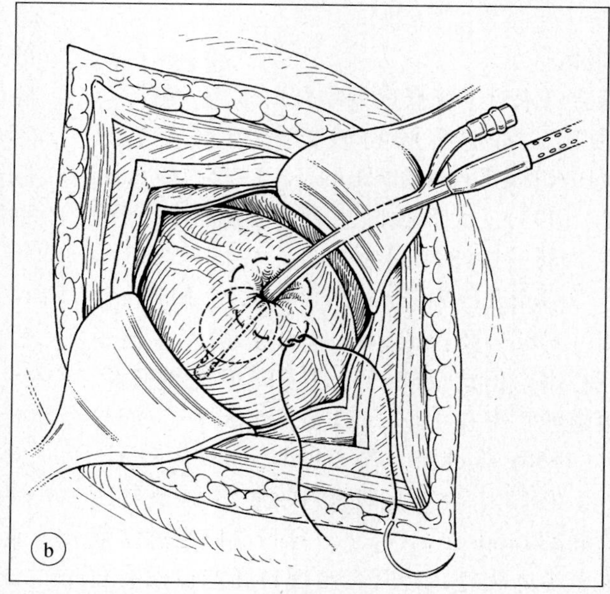

图 5.32 置管造口术。(**a**) 在腹壁做一斜切口；确认回盲部。在结肠带周围行荷包缝合，插入套管针减压。(**b**) 将 Foley 导管在荷包线之间插入，气囊膨胀，减压。

则不可能。评价恶性肿瘤患者的病情也只能凭借腹腔镜或开腹手术进行，而不能通过圆孔造口完成。最后，通过腹腔镜而非圆孔造口可轻易对远段及近段肠袢进行正确定位。但很明显，完全没有切口与限制性外科创伤孔及造口圆孔之间的差别，与做一个标准剖腹切口而仅仅为了造口明显不同。

腹腔镜造口的唯一一个绝对禁忌证是弥漫性粪便性腹膜炎。相对禁忌证包括近期进行过盆腔低位吻合，这种情况，需要完全游离并切除吻合口，进行管式结肠造口而不是袢式回肠造口，这时开腹手术可能更好些。开腹手术也更容易些，尤其是对于那些腹腔镜经验还不丰富的医生而言。弥漫性肿瘤扩散合并肠梗阻是另一个禁忌证，尤其是对于处于学习曲线早期的外科医生。同样，对于之前多次手术，尤其合并感染的患者，及造口后出现肠外瘘的患者，出于安全起见，避免术中损伤，也最好行开腹手术。

知情同意包括告知患者腹腔镜有可能不能进行，如不能进行，为便于手术，需进行标准的开腹手术。所有患者均需同意最终的开腹手术。

患者需处于修正的 Lloyd Davies 截石位（见图 5.26）。与所有腹腔镜手术一样，患者双臂卷入躯体两侧以使得患者周围的术者、助手、持镜者有最大的活动度。建议使用 Allen 镫。在摆放镫前，患者应穿上抗栓子长筒袜和持续加压装置袜。髋部及膝关节弯曲度分别不能超过 15°，因为过锐的角度可能阻碍腹腔镜器械的移动。如在术中留置了导尿管与鼻胃管，在麻醉拔管后可将其撤除。

腹腔镜造口中一个重要问题是如用标准的脐周孔进行器械操作，操作孔的位置就与造瘘口位置过近，在分离解剖时无法充分操作或视线不清。图 5.33 显示了建议的操作孔位置。第一个孔应在腹中线上段，约在剑突与脐部中间的位置。记住肝镰状韧带在此附近，在中线切开皮肤后，将 Veress 针或 Hasson 套管稍偏向肝镰状韧带侧以便于操作。如本章前述，所有患者在术前均应进行造口位置标记。如手术的主要目的之一是具有美容优势，

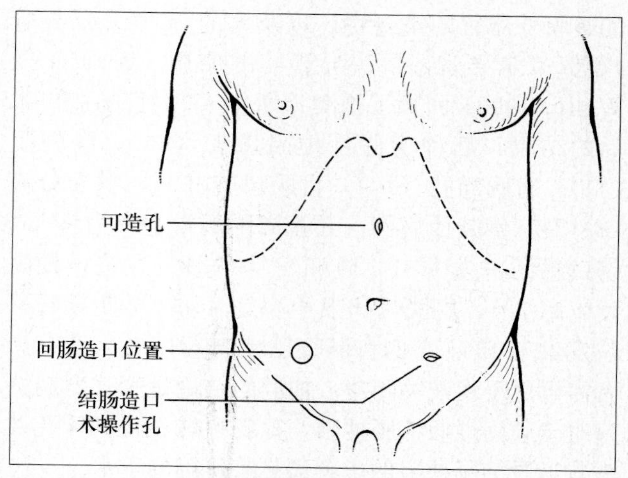

图 5.33 腹腔镜操作孔位置。

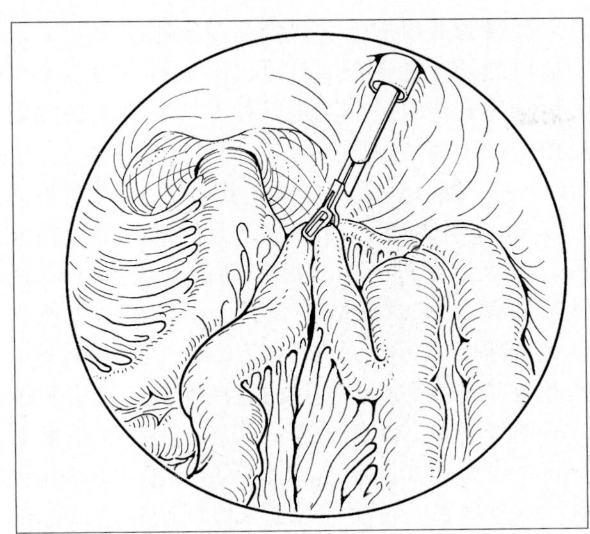

图 5.34 腹腔镜造口术。

那么第一脐上孔可采用 1cm 的横切口而不是纵切口。如非克罗恩病袢式回肠造口术，第二孔可为 10mm 的水平穿刺孔。皮肤透视法及内视腹膜可帮助避免损伤腹部血管。对于克罗恩病患者，将来的造口位置可能最好也在正中线上。

在操作孔建立后，可调整患者体位为陡的 Trendelenburg 及左侧下位置。10mm 的 Babcock 钳可置入回肠造口位置，通过 Treitz 韧带、阑尾韧带及盲肠韧带这些局部解剖标记辨别末段回肠及回盲瓣。在距回盲瓣约 10～15cm 处的肠袢可作为造口（图 5.34）。选择位置距回盲瓣过近会大大增加以后关闭回肠造口的难度。相反，如选择了近段肠管会导致回肠造口流液、脱水，需要静脉支持治疗。

如无粘连且有足够的灵活性，在 Babcock 钳之上撤出孔内套管。当持镜者可看到后鞘和腹膜时，持续注气，术者在 Babcock 钳上及下切除两片新月形皮肤，此时，继续用 Babcock 钳轻轻抓住肠袢。肠袢保持其解剖定向位置。用直角拉钩拉开脂肪、腹直肌前鞘，顺腹直肌纤维纵向拉开。最后，倾斜 Babcock 钳，用电刀沿分开的肌鞘切开后鞘及腹膜（图 5.35）。持镜者继续观察腹腔，确保无其他结构损伤，并再次确认维持肠袢的正确定位。以直角牵开器拉开低位切口便于切开后鞘及腹膜。随后 Babcock 钳向头侧倾斜，以使直角牵开器通过切口头侧置入。再次在内镜及外部直视下切开后鞘及腹膜。此时造口需允许术者的两指通过。提出肠袢，

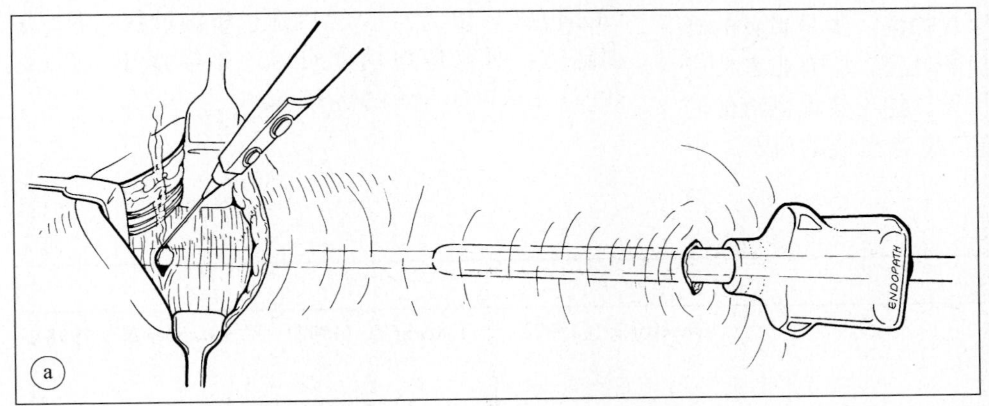

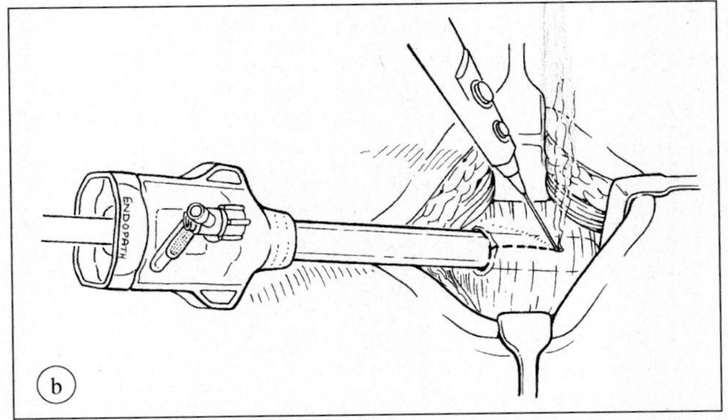

图 5.35 腹腔镜：沿 Babcock 钳的绝缘杆的上方（**a**）和下方（**b**）切开后鞘和腹膜。

维持其处于经体内持镜者及体外术者确认的解剖定位。其他几种确认肠管正确定向的方法是，将输出支提出切口直至 Treitz 韧带或直至持镜者看到盲肠开始升高为止；也可用一个细窄器械如动脉钳置入考虑的输入支来确认肠袢定向。此时，撤掉气腹，在造口下留置支撑棒，关闭脐上孔后进行造口缝合固定。

通过上述操作，可完成端式造口。不同的是不用袢式造口中在肠系膜边缘留置支撑棒的方法，而用直线切割器切断肠管。输出支可埋于皮下，造口方式同端式回肠造口。也可经系膜对侧气孔进行黏液瘘管造口（Unti 等，1991）。

如肛周克罗恩病患者进行造口，患者不适合或不愿行全结直肠切除，就需要检查全部小肠以排除如近段狭窄之类的并存性病变。避开上腹部血管行 1cm 水平穿刺切口，通过其内 10～12mm 的操作孔，检查全段小肠。标记并存的狭窄段，并在造口前将其自造口位置提出进行狭窄矫形。这种方法也可如下应用，切开右髂窝行造口腹壁孔，进行肠粘连松解以便于将肠袢或肠管端侧提出造口。尤其是对于之前有过手术史、末段回肠袢因二次粘连固定于腹腔的患者，可多行两个操作孔以便于进行肠粘连松解。

腹腔镜回肠造口术后康复关键一步是患者的舒适度而不是对他们新的造口的处置。所有患者均应在术前接受肠造口护士的指导。护士会提供给他们相应的书籍、DVD 及与造口患者交谈的机会。手术后，加强肠造口护士的咨询与鼓励很重要。一旦对于造口的处置感觉舒适就可出院。需有提供造口相关信息的支持组及由卫生服务部门安排家访的肠造口护士。

Oliveira 等（1997）回顾了佛罗里达州克利夫兰医院 1993 年 4 月至 1996 年 1 月间的病例。在此期间，32 名患者进行了腹腔镜粪便分流术（25 例回肠造口术）。术中肠粘连 3 例，小肠损伤 1 例和（或）结肠损伤 1 例，中转开腹 5 例（16%），这 5 例患者均有腹腔手术史，并均是在本院开展腹腔镜造口早期发生的。2 例患者（6%）发生主要术后并发症，均为袢式回肠造口术后造口输出段梗阻。其中一例患者术后再次手术见末段回肠在造口部位扭转。另一例患者为造口处筋膜狭窄，通过前述的造口置管减压后缓解。平均手术时间为 76 分钟（2～13 分钟），造口开始排气、排便时间平均为术后 3.1 天（范围为 1～6 天）（表 5.7）。

Ludwig 等（1996）对 24 例患者行双插管技术，其中 16 例为袢式回肠造口。平均手术时间为 60 分钟（范围为 20～120 分钟），平均失血 50ml（范围为 0～150ml）。无术中并发症；1 例患者因粘连较重术中转为开腹。回肠造口平均排气、排便时间为 1 天（范围为 1～3 天）。平均出院时间为 6 天（范围为 2～28 天），大多因造口咨询过程耽搁。短期随访，所有造口功能良好，不需修正（Beck，1994；Luchtefeld 和 MacKeigan，1997）。

表 5.7 腹腔镜造口指征

指征	Oliveira 等（1997）	Ludwig 等（1996）	Scwander 等（1998）
大便失禁	11	4	9
肛周感染或克罗恩病	6	7	7
不可切除的直肠癌	4	4	20
直肠或储袋-阴道瘘	4	7	2
结肠无力	2	0	2
肛门狭窄	1	0	0
卡波西肉瘤	1	0	0
结核性肠瘘	1	0	0
放射性直肠炎	1	0	1
复杂的盆腔感染	0	1	1

腹腔镜下结肠造口术

腹腔镜结肠造口与回肠造口之间的不同主要表现在术前准备及知情同意方面。根据结肠造口需要，可能做结肠镜检查。因此患者需被告知可能行术中肠镜，器械应随时备用。结肠镜可正确定位肠管输出支与输入支，是有效的辅助手段。

另一个不同是结肠造口需要进行肠道准备。患者体位、器械/设备及切孔定位大多与回肠造口相同。根本不同在于为方便定向肠管，需体内以内镜夹标记肠脂垂。许多外科医生以一个夹子标记近端，两个夹子标记远端，在将肠袢自造口提出时正确地定向肠管。与回肠造口一样，唯一需要的其他器械是一个或两个 10mm 直径的 Babcock 钳。结肠造口的切孔及镜像设计与前述的回肠造口相同。特殊之处在于，如需行肠粘连松解或如乙状结肠肠袢不是很长，需要游离左半结肠以将左半结肠或乙状结肠自术前标记的左髂窝造口位置提出来。沿 Toldt 线以 10mm 超声刀开始游离。在患者右侧定位两个切孔最有利于游离，一个切孔在右髂窝，一个切孔在右侧脐周，两个切孔均为可视的 1cm 的穿刺孔，避开腹部血管。采用深 Trendelenburg 位及右侧斜下位可获得左半结肠的最佳游离效果及乙状结肠的最佳视角。

腹腔镜结肠造口有几种方法。如乙状结肠游离度受限且需要行 Hartmann 操作，可如直肠前切中操作一般切断肠系膜下血管。在解剖区，可见输尿管，并有迟发性反射。在腹主动脉根部确认并分离出肠系膜下动脉。以在售的腹腔镜内镜直线切割缝合器切断血管，这种缝合器有两到三行血管型缝合钉。其他处理血管的器械还有可吸收的多聚二氧六环夹（Ethicon GmbH，Hamburg，Germany），血管夹及内镜下预先打结的环线。超声刀切开肠系膜，切断边缘弓。最后游离直肠乙状结肠结合部，以 Seldinger 技术变右髂窝切孔为 18mm 切孔通道（Ethicon Endosurgery Inc.，Cincinnati，OH）。自 18mm 切孔通道内置入 60mm 腹腔镜切割及缝合器械（ELC60，Ethicon Endosurgery Inc.）横断直肠乙状结肠结合部（图 5.36）。在缝合线处轻轻提起结肠近段肠管。退出左髂窝切孔，在 10mm 直径 Babcock 钳杆上下处切除新月形皮肤。然后腹腔镜 Babcock 钳向下成角。用直角拉钩拉开切口，由头侧至尾侧切除皮下脂肪、腹直肌前鞘、沿纤维方向的腹直肌及腹膜的腹直肌后鞘。重复操作，再次利

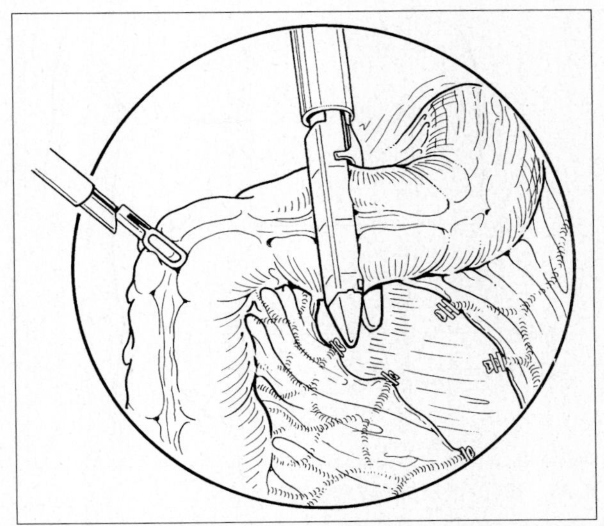

图 5.36　自右髂窝 18mm 操作孔置入 60mm 腹腔镜切割缝合器，横断直乙结肠结合部。

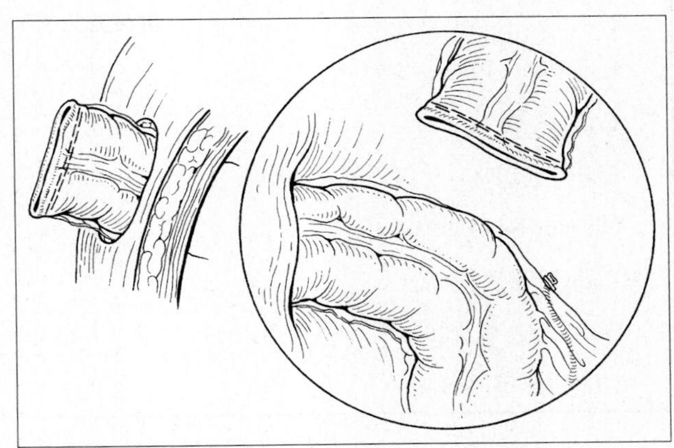

图 5.37　将近段结肠自造口位置提出。

用 Babcock 钳的绝缘杆及持镜者的体内观察来防止加宽的造口周围组织受损伤。不能正确加宽造口位置将导致术后梗阻。造口位置需允许两根术者手指轻松通过，自造口位置将近段结肠提出（图 5.37）。冲洗并仔细止血后，撤除气腹，撤除通道，关闭通道位置。最后，标准的结肠造口术完成。

另一种造口方法与前述的回肠造口相似。如结肠较长，肠袢即可自造口位置提出。造口过程同上文，利用腹腔镜 Babcock 钳的绝缘部分保护下面的组织。将肠袢提出后，可以用标准的缝合器进行体外切断。远端还纳入腹腔或进行 Abcarian 型双管造口（Unti 等，1991）。近段则进行标准的结肠造口。根据外科指征、患者乙状结肠的长度及可能存在的肠粘连等内部解剖情况，结肠造口可通过少则 2 个切

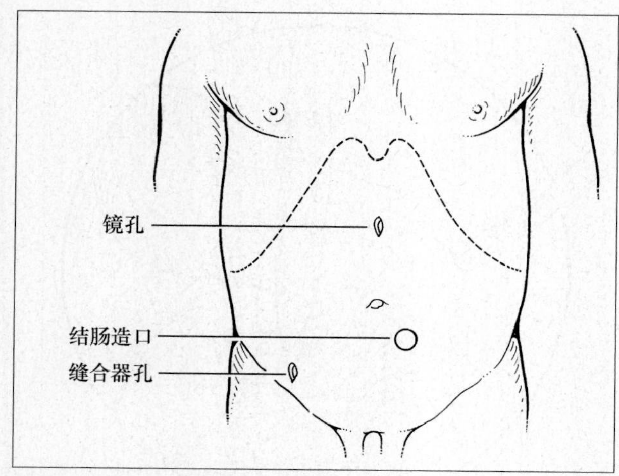

图 5.38 操作孔及结肠造口位置。

孔（一个镜头，一个 Babcock 钳）完成，如肠粘连和（或）需要或可能需进行体内肠管切除则可通过四个切孔完成（图 5.38）。肠袢的确认与定向可通过切除前的肠镜检查、自肛门注气或只是镜下观察来进行。

腹腔镜造口一般见效快并有着令人惊讶的术后低死亡率（表 5.8 和表 5.9）。

Iroatulam 等（2000）对所有无腹腔手术史的粪便转流患者进行了对照研究。开腹手术史、炎性肠病及肿瘤的复发和转移均不是绝对的禁忌证。评估的参数包括，造口指征、腹腔手术史、手术时间、造口排气便及术后住院时间。在 1993 年 3 月及 1996 年 10 月之间，腹腔镜造口术 41 例，开腹

表 5.8　腹腔镜造口：结果

作者	数量	手术并发症（%）	手术操作时间（min）	术后并发症（%）	平均住院时间（天）
Lange 等（1991）	1	0	100	0	12
Romero 等（1992）	1	0	NS	0	5
Roe 等（1994）	4	0	NS	0	10
Oliveira 等（1997）	32	6	76（30～210）	6	6.2（1～13）
Ludwig 等（1996）	24	0	60（20～120）	4	6（2～28）
Schwander 等（1998）	42	0	74（30～200）	9.5	13（6～47）
Hollyoak 等（1998）	40	2.5%	54（47 SEM）	17.5	7.4（0.5 SEM）

表 5.9　腹腔镜造口类型

作者	数量	回肠袢式造口	结肠袢式造口	结肠端式造口
Lange 等（1991）	1	0	1	0
Romero 等（1992）	1	0	0	1
Khoo 等（1993）	1	1	0	0
Roe 等（1994）	4	1	3	0
Jess 和 Christiansen (1994)	1	1	0	0
Lyerly 和 Mautt (1994)	4	1	2	1
Fuhrman 和 Ota (1994)	0	2	8	0
Oliveira 等（1997）	32	25	4	3
Ludwig 等（1996）	24	16	2	6
Schwander 等（1998）	42	7	32	3

造口术 11 例。两组间患者平均年龄腹腔镜组为 46 岁（18～80 岁），开腹组为 58 岁（36～81 岁）；之前腹腔手术史腹腔镜组 9 例（22%），开腹组 3 例（27%），均无显著性差异。造口开始排气便的时间在腹腔镜组更短［2.3 天（1～4 天）*vs.* 4.5 天（3～8 天）；$P<0.05$］。同样腹腔镜组术后住院时间也更短［5.3 天（2～12 天）*vs.* 7.6 天（5～19 天）；$P<0.05$］。一个未预料到的有趣发现是在两组中进行平均 22 个月（范围 2～43 个月）的随访，腹腔镜组无患者发生造口脱垂，开腹手术组则有 2 个患者发生脱垂。

另一有趣的发现是有腹腔手术史患者平均手术时间，腹腔镜组为 98min（范围 85～210min），开腹组为 95min（范围 65～113min）；无腹腔手术患者手术时间分别为 78min（35～125min）及 63min（50～80min）。因此不管是否有开腹手术史，腹腔镜均没有操作时间过长，且术后造口脱垂发生率低。尽管很容易理解，为什么进行腹腔镜手术的时间不比开腹手术时间更长，尤其是在术者经过了操作学习曲线之后；但很难理解为什么造口脱垂发生率也减少。可能原因包括腹腔镜手术游离肠管少，利用前述的 Babcock 钳及套管技术的不同造口方式或只是因为本组患者随访时间较已知的腹腔手术组要短。但无论如何，考虑到本组研究的患者数量较大，造口旁疝的发生率差异（0 *vs.* 20%）代表了一个重要差别。

布里斯班的 Hollyoak 及同事（1998）对比了 40 例腹腔镜造口患者与 15 例传统的开腹造口患者。在腹腔镜结直肠手术操作熟练的情况下，腹腔镜手术时间短（54.3min *vs.* 72.7min），肠梗阻时间短（1.6 天 *vs.* 2.2 天），住院时间缩短（7.4 天 *vs.* 12.6 天），死亡率与并发症发生率没有增加。如腹腔镜造口与不开腹的环口造口进行非随机对照研究其效果会更好。（Schwnader 等，1998）的研究也确认腹腔镜造口是安全的，42 例患者并发症发生率仅为 9.5%，与腹腔手术史、年龄、性别、体质指数、指征或外科经验无关。我们得出这样的结论：腹腔镜造口可能要比环状造口安全，且在保证安全的前提下，比开腹手术有着更大的优势。

对可控性的探索

回肠造口

近三十年的进展已使得患者得以应用膀胱回肠造口来避免永久性回肠造口；或通过各种保留肛门及括约肌的技术来避免造口。即便对那些括约肌完好的患者，因年龄、并发疾病及并发症的风险也导致有些患者在详细咨询后选择传统的直肠结肠切除术（Rothernberger 等，1983；Fonkalsrud，1984；Nicholls 和 Pezim，1984；Metcalf 等，1985；Metcalf 等，1986a）。而另一方面，传统的回肠造口术还不完美：尽管有现代的器材，仍有近一半回肠造口患者发生渗漏（Carlson 和 Bergan，1995）。性障碍及心理问题普遍存在（Roy 等，1970；Bone 和 Sorensen，1974；Burnham 等，1977；Carlstedt 等，1987；Morowitz 和 Kirsner，1981；Abcarian 和 Pearl，1988；Baxter，2006），传统结肠造口还有潜在的严重代谢后遗症，造口本身也有并发症（Leenen 和 Kuypers，1989；Hellman 和 Lago，1990；Carlsen 等，1991；Park 等，1999；Nugent 等，1999；Gooszen 等，2000）。

Kock 回肠造口术（回肠膀胱造口术）

对于有经验的外科医生而言，可控性回肠膀胱术仍是控制小肠排出气液的最佳方法（Mullen 等，1995）。滑脱瓣膜的修复率为 7%～25%，梗阻、感染、瘘等严重的可影响储袋功能的并发症发生率约为 5%～15%（Beahrs，1975；Goldman 和 Rombeau，1978；Dozois 等，1980；Kock 等，1981；Goligher，1983b；Mullen 等，1995；Ecker 等，1996；Nessar 等，2006）。自传统手术转为回肠膀胱造口术，尽管年轻患者生活质量和性和谐程度均大大提高，（Nilsson 等，1981；Gerber 等，1984；McLeod 和 Fazio，1984），但有时仍会因橡皮瓣膜的滑脱、代谢后遗症及膀胱的炎性改变付出较大的代价（Nilsson 等，1979；Kelly 等，1980；Bonelo 等，1981；Beahrs 等，1981）。但回肠膀胱造口患者仍有较大的经济优势，因为可节省费用不用再买新的假肛袋。

重建性结直肠切除术

大多数肛门括约肌正常且没有罹患克罗恩病的患者一般应选择重建性结直肠切除术而非永久性造口（Fazio 等，2003；Lepisto 等，2002；Hueting 等，2005）。除了那些宁愿造口也不愿可能 7～10 天才出现肠道功能恢复或那些想要通过手术得到更确切结果的老年人（见第 41 章）。尽管如此，现在几乎所有的因暴发性结肠炎而需急诊手术的患者或保守治疗无效的结肠炎患者均应进行肛门储袋吻合而非回肠造口（Korsgen 和 Keighley，1997；Fazio 等，1995；Lovegrove 等，2006）。

其他术式

过去其他试图取代传统回肠造口的术式均未能在后来经受住检验，也不再被考虑了。

结肠造口

对端式结肠造口患者的可控性探索也已进行。目前尚无满意结果。储存器结肠造口术（图 5.39）要劣于回肠膀胱造口术（Kock 等，1985），大多已被弃用。Schmidt（1982）和 Zoltan（1982）推荐的平滑肌环（图 5.40）需要进行结肠造口灌洗，且这个环是否起到控制的作用仍值得怀疑。植入装置（图 5.41）有感染风险，可控性效果令人失望（Goligher 等，1977；Alexander-Williams 等，1977；Kewenter，1978）。液压假体与结肠造口塞（图 5.42）可控性效果也不满意（Wulff，1953；Ruf 等，1977；Heiblum 和 Cordorba，1978；Schwemmle 等，1982；Prager，1984；Burchart 等，1986；Cerdan 等，1991；Soliani 等，1992；

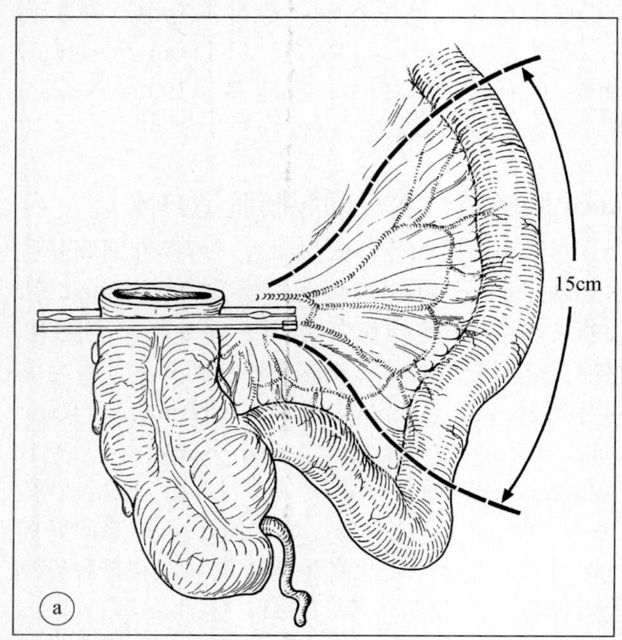

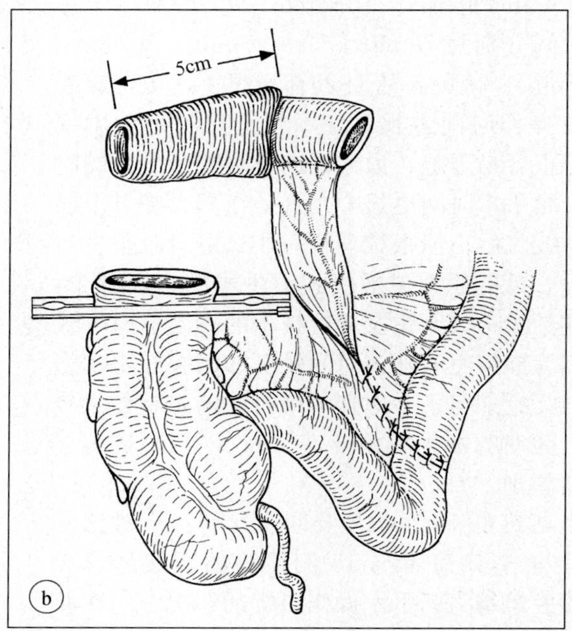

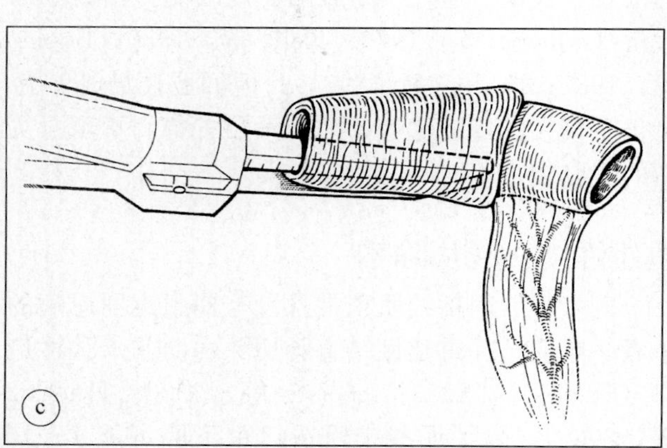

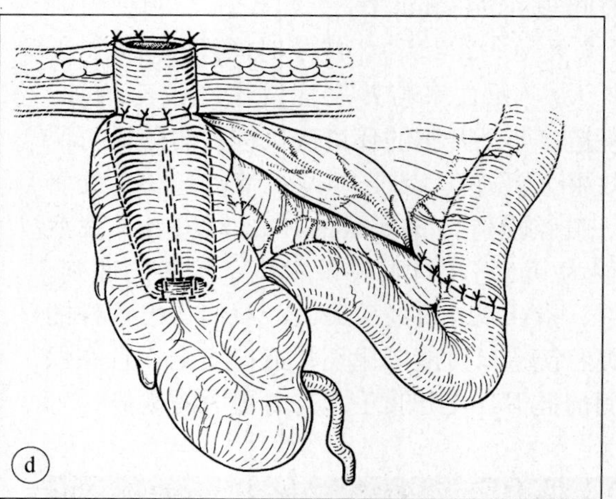

图 5.39 储存器结肠造口术。(a) 游离并切断一段 15cm 带蒂末段回肠。(b) 回肠回肠吻合后，游离的回肠段套入一个橡皮瓣管内。(c) 橡皮管以直线缝合器（无切割）固定。(d) 游离的回肠缝入结肠末端和腹壁，在结肠内形成一个橡皮瓣管，可作为储存器。(此手术大多已被弃用)。

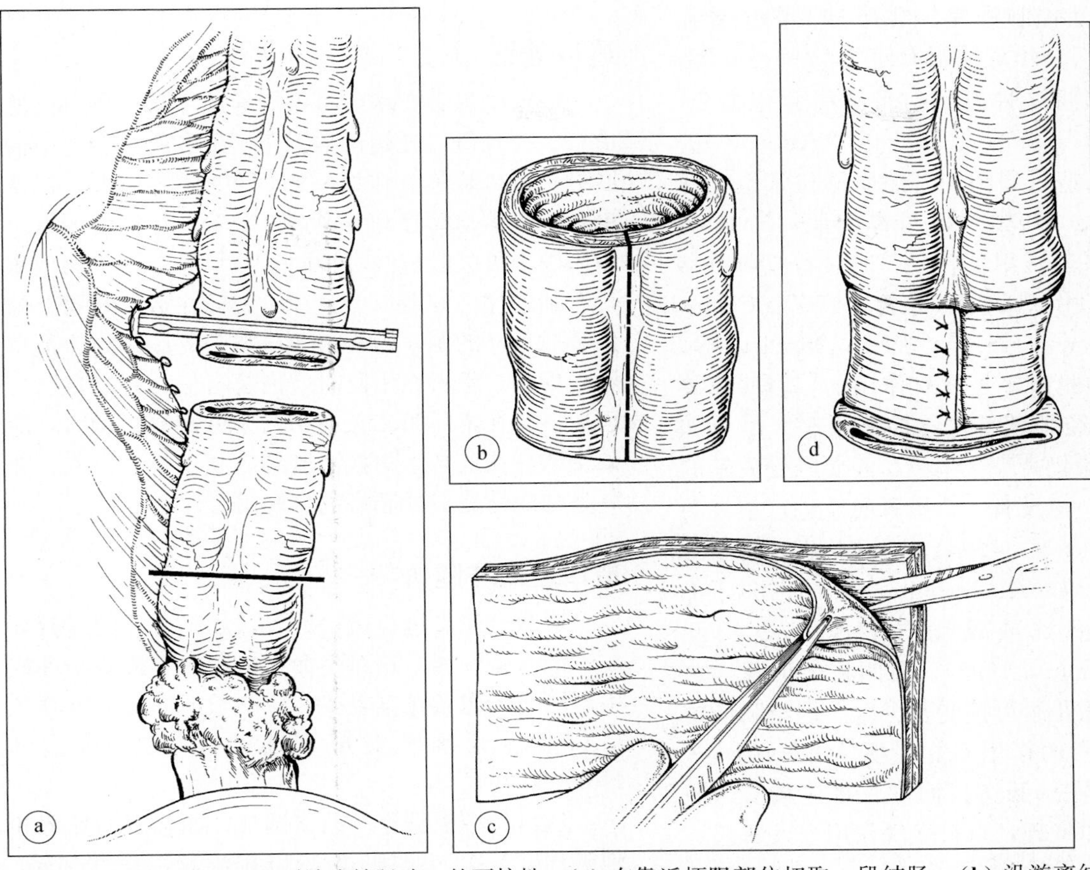

图 5.40　平滑肌套试图达到端式结肠造口的可控性。(**a**) 在靠近梗阻部位切取一段结肠。(**b**) 沿游离结肠的结肠带纵行切开。(**c**) 去除结肠段的黏膜层。(**d**) 平滑肌套与结肠端端缝合，然后按常规方法行端式造口。(此手术很少应用)。

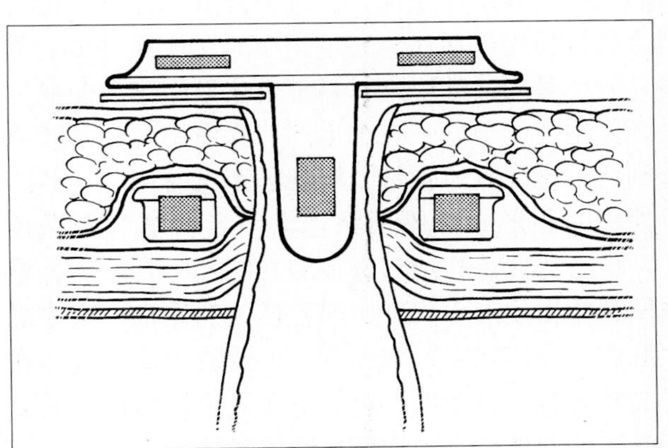

图 5.41　磁性结肠造口装置。

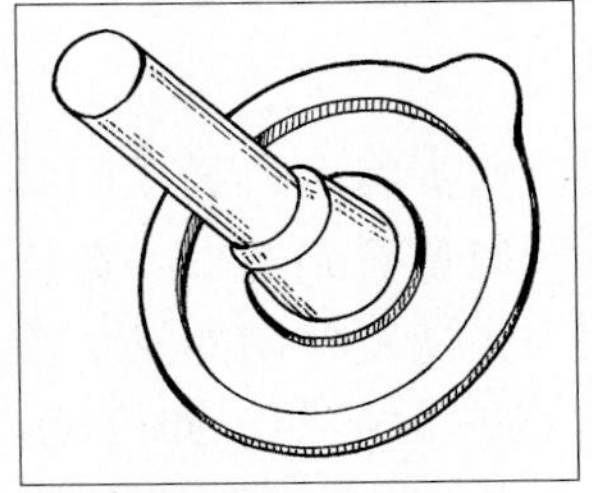

图 5.42　结肠造口塞。

Codina Cazador 等，1993)。我们决定对这些技术不再赘述，因为它们大多已被弃用。因此有学者努力探索全肛门直肠重建，在腹腔切除直肠后行结肠会阴吻合，外周包裹以电刺激股薄肌形成的新括约肌 (Mander 等，1996；Cavina，1996)。全肛门重建可能有一定的作用，手术细节在 17 章与 30 章有述。整体上看，不得不说控制结肠造口活动的最佳方法仍是结肠造口灌洗 (Williams 和 Johnston，1980；Shu-wen Jao 等，1985)。

全肛门直肠重建术

全肛门直肠重建术是可控性盆腔结肠造口的最终发展。Schmidt 平滑肌套首次应用于结肠会阴吻合术 (Torres 和 onzalez，1988) 的 24 例患者中，并教患者冲洗结肠，在一定程度上达到了可控性 (Elias 等，1993)。一个稍晚些的回顾显示即使在规律的结肠灌洗后，达到的可控性水平仍令人失望，所有人均无法控制排气，只有59%的患者在结肠会阴吻合术后一年可控制大便（Gamagani 等，1999）。一些专家将这种方法与平滑肌套相结合，宣称其可控制排气水平大大提高（Fedorov 等，1989）。会阴结肠造口周围的骨骼肌移位术也在探索中。Chittenden（1930）利用臀大肌，Fedorov 和 Shelygin（1989）试用长收肌，但只有股薄肌移植在以后继续应用（Simonsen 等，1976；Cavina 等，1987；Williams NS 等，1990；Mercati 等，1991）。无刺激的肌肉环是没有作用的。以移植装置进行长期的神经刺激可改善控制水平。尽管如此，患者由于污染仍需带个垫子，并要经受失禁的痛苦。即使这样，也没有一个患者愿意进行常规的结肠造口（Mander 等，1996）。但这些患者的新肛门的感觉均有障碍（Abercrombie 等，1996），都需要进行结肠灌洗或结肠导管来排空结肠（Hughes 和 Williams，1995）。时间将告诉我们这种对可控性的探索是否可接受及可行。但结肠或结肠造口对这些患者的作用不能忽视。Chiotasso 等（1992）报道对会阴结肠造口而没有重建新括约肌的患者长期随访时发现，每日灌洗作用令人满意。

回肠造口的处置

术后早期护理：常规处理

造口袋

外科医生在手术结束时应负责将造口袋在回肠造口旁放置好。造口袋应透明以便看到造口。造口周围的良好封口很重要，因为在恢复早期如发生渗漏，会摧毁患者的自信心。在术后早期，如可能，造口袋基底应维护原状4～6天，以便于肠内容物引流。

液体

如肠道梗阻时间没有延长，大多数患者没有必要延长限制液体。造口经常在术后2天或3天开始排出气体和液体。一旦开始排气液，回肠造口功能正常，患者可逐日进食流食，然后是容易消化的食物。如无严重的并发症，术前没有严重的电解质紊乱，术后早期替换液体及电解质不必过于谨慎。如有严重的回肠造口腹泻，除了正常液体及电解质需求外，还需要给予等量的生理盐水及40mmol/L的钾。

造口处置

应鼓励患者在术后尽可能早地主动注意自己的造口。一旦造口开始正常工作，患者应学会清空假肛袋。造口装置应在第一周内更换1～2次。每次患者均应参与移除和替换造口装置。一周后所有口缘周围不可吸收缝线可拆除。这是另一个机会使患者看到怎样估计造口的直径，怎样在造口装置上修出合适尺寸的洞，怎样将造口袋去皮后贴附于造口周围皮肤。患者在出院时应恢复自信，并能自己处理造口。在术后第二天或第三天可恢复活动时，应鼓励患者在监督下更换假肛袋以利于早日出院，尤其是功能性或炎性肠病的年轻患者。

造口咨询与随访

应教会患者进行造口处置，如是患儿则需教会年长的直系亲属。这对生命终末期患者或有心理或生理障碍的患者尤其重要。应给予他们有关营养及造口装置处理及安排方面的建议（Irving 和 Hulme，1992）。

造口类型根据许多因素调整，如患者的熟练和理解程度、24小时回肠造口排出量、皮肤皱褶、瘢痕及体壁状态。现在随访的患者，几乎没有患者使用老式的配以卡拉牙胶和微孔带的黑橡胶装置，它们已被塑料基托所代替。过去甚至弹性腰带也有很多患者使用。现代装置是轻型的一体或分体的袋子，有甲基丙烯酸甲酯材料覆盖住黏附于皮肤的圆盘，作用真的很好！各个生产厂家使用各种水胶黏着剂，卡拉牙胶、腰带、糨糊已不再使用。一些厂家使用的圆形或椭圆形粘连盘需要修剪为合适尺寸，也有适合特殊造口直径的共同尺寸。一体袋根据回肠排出量的不同有不同容量。女性常选小些的假肛袋。分体式装置常配有一种活动边缘，这样在安放基底时，患者可自边缘下探入手指加压。假肛袋旁边的配件经常是种压力锁装置。

如回肠造口与皮肤相平，突出的基底可合并为一体和分体系统，这可帮助造口外翻。金属边缘几乎已弃用。一体突出袋有一定的尺寸范围，基底压力固定，这样就减少了移动的风险。与之对比，分体式中凸的装置易于安放，更通用，但需要一定的手灵巧度和理解力，还需要腰带。

造口袋由密封分层的塑料制成，内装柔软的合成被盖，避免塑料直接与皮肤接触。造口袋大多内置气体过滤器，现有的几种造口袋排出口有魔术贴封闭系统。即使使用底托可直接丢入垃圾箱的平口分体装置，造口袋也是不可生物降解的，有环境危害。这些平口装置，内有纸样袋可装废物，可用水冲掉，外有塑料外套，可扔进垃圾箱。其他装置处理很简单，将塑料袋内剩余的东西扔进垃圾箱即可。

需向患者提供一张造口所需的用品及在哪里能买到的清单。在患者出院前提供足够的装置辅助材料。全科医生应被告知手术方式及使用造口装置的类型。患者回家之前，应与地区护理服务部门联系。患者应获得回肠造口协会或其他造口支持团体的活动信息。造口护理护士会向患者及其配偶告知回肠造口对职业、社会职能、穿衣、运动兴趣与性行为的影响。并将自行前往造口医疗机构的细节告知患者，让患者知道如需要怎样去寻求帮助。应强调如患者出现造口功能障碍或剧烈腹痛，应及时就诊的重要性。也应解释如患者出现严重回肠造口腹泻会出现脱水和急性肾上腺皮质功能不全（Rai 和 Hemingway，2003）。

回肠造口装置的主要生产厂家是 ConvaTec，Braun，Clinimed（formerly Squibb Surgicare），Coloplast，Dansac，Hollister 和 Salts。

专题讨论

延长性肠梗阻或机械性肠梗阻

一些患者术后会出现延长性肠梗阻，表现为腹胀和呕吐。有时造口可能出现水肿。这几乎总是与严重脱水、低钠血症、低血钾、尿量减少及血肌酐增高相关。梗阻的原因包括腹膜后及腹腔内出血、感染、小肠缺血、电解质紊乱、创伤性穿孔、局部麻醉和同步的治疗药物。由于以下原因梗阻可能与机械性梗阻区分困难：

- 粘连；
- 肠管嵌入侧面腔隙、会阴，或嵌入盆腔腹膜关闭线中；
- 造口周围肠扭转或肠管与腹壁关闭切口粘连；
- 脓肿；
- 包裹的穿孔。

梗阻处理包括鼻胃管减压及静脉给予大量生理盐水，并补充钾。如患者在手术一个月内进行过甾体类激素治疗，应继续全剂量治疗。应根据尿量、中心静脉压及电解质丢失调整液体及电解质输入量。可将导尿管插入造口以确认无造口梗阻。严重营养不良的感染患者需要通过锁骨下静脉补充热量及电解质。

如 7～10 天后回肠造口仍无排气便，决定如何处置很困难。如经过 10 天的加强保守治疗无改善，又没有需要穿刺引流的腹腔脓肿证据，需要认真考虑再次开腹手术。如临床怀疑肠梗死，建议立刻进行开腹探查。回肠造口患者最悲惨的情况之一是由于肠梗死而失去足够长度的小肠。在这些患者进行开腹手术时，经常发生操作困难，如小肠与脓肿粘连或内疝形成。这种再次手术非常困难，必须由最有经验的外科医生主刀，最好是在白天时间，有充分的时间解剖小肠。Jones 等（1977）所推荐的内管状支架很少用。如术中对远段小肠的病变不确定，可提起空肠行袢式近端空肠造口。

回缩

早期回肠造口回缩很麻烦，因为有出现溢漏和皮肤灼伤的风险。而且，袢式回肠造口的回缩经常会导致功能障碍。造口护理护士需经常护理皮肤；一般不需进行紧急修整造口。如能控制回缩的造口，例如使用提到过的突起装置，则不需外科修整造口。但如果袢式回肠造口是用来保护吻合口的，则需认真考虑早期关闭袢式造口，因为这种情况下，造口已经起不到粪便分流的作用。在使用小剂量地西泮或咪达唑仑和阿片类麻醉药物的情况下，用组织钳可将皮肤水平以下的造口外翻（图 5.43）。如这样做后，造口不能保持外翻，将回肠造口的两壁之间以肠线缝合 1 针或 2 针可使造口维持正常形态；也可以用缝合器缝合翻转的造口突出。如在回肠造口周围加压可使造口外翻，可用内置突出边缘的分体装置来帮助维持外翻位置。若上述措施均未起效，造口再次回缩，需要适当处理造口位置直至考虑重做手术。如不用缝合器重建，早期重建经常导致小肠损伤（Speakman 等，1991）。

缺血

术后 48 小时内，通过透明的回肠造口器材观察到造口表现为紫色，甚至是黑色，就要高度重视了。如患者一般情况满意，需谨慎采用保守策略。回肠造口梗死很少需再次手术。这种缺血表现经常是由于腹壁过窄或器材过紧导致静脉充血和水肿。术后应给予足够的止痛药，应检查造口器材，以确保没有阻塞造口。几乎所有病例中，造口均在 48

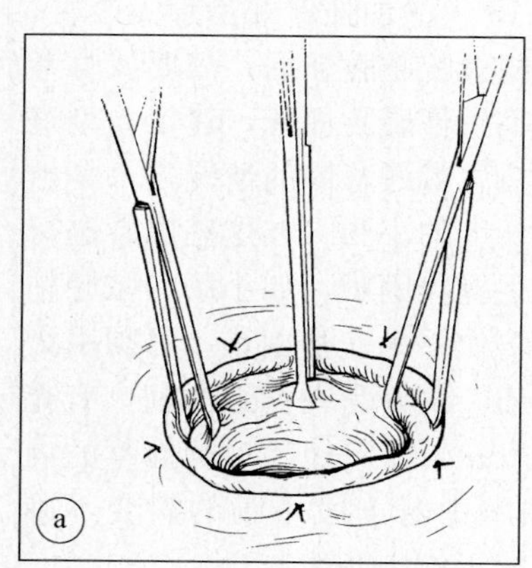

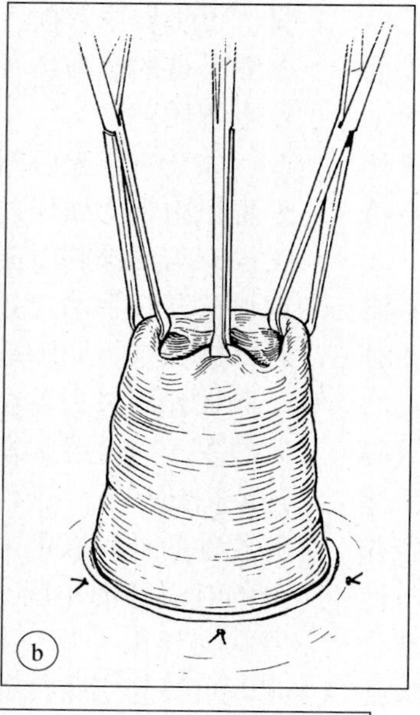

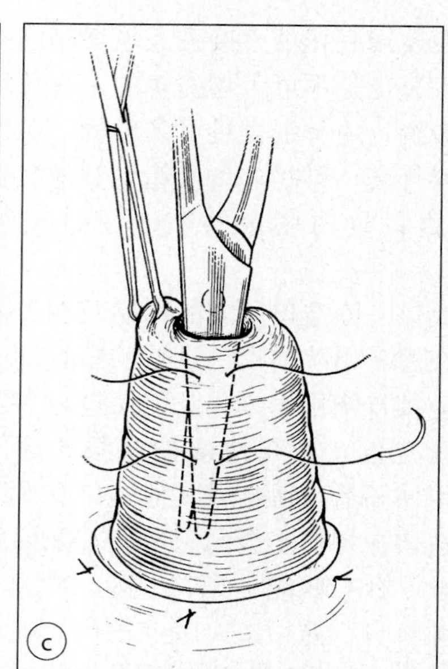

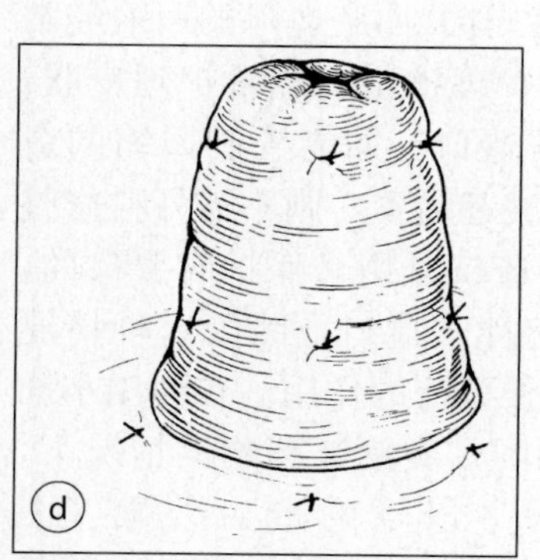

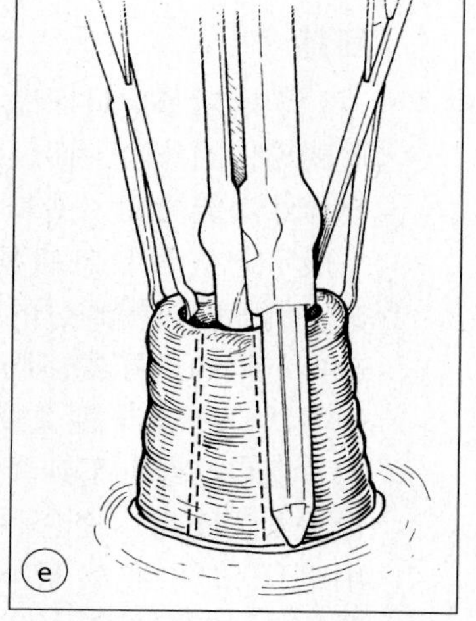

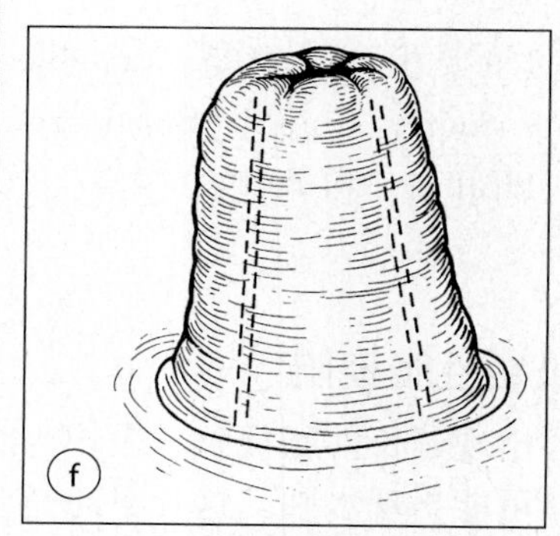

图 5.43 回肠造口回缩的修复。(**a**) 深入到腹壁圆孔水平将肠壁夹住上提，外翻回缩造口。(**b**) 当外翻回肠长度足够时，就需要固定造口。(**c**) 在回肠造口的两支结构之间行全层缝合。(**d**) 缝合在一个平面上进行，作用类似砧板。(**e，f**) 也可用直线缝合器（无切割），在回肠造口两壁之间进行 3～4 排直线缝合以固定造口。

小时内恢复正常色泽。最坏情况下，有些病例在后期会出现造口狭窄，但很少需紧急干预和切除。造口术后颜色恢复对远期功能没有影响（Carlsen 和 Bergan，1995）。

功能障碍

Warren 及 McKittrick（1951）等提出“回肠造口功能障碍”一词，即术后一周左右，出现腹痛、回肠造口大量失液、呕吐等回肠造口的不规律功能异常。这种症状一般由于回肠造口出口的功能性阻塞造成，几乎均发生于那些造口未翻转的患者。因此现在此症状已很少见了。马上自造口置入软 Foley 管进行减压以缓解梗阻，随后重建外翻造口可解除症状。

器具

需保护回肠造口患者的皮肤，防止肠酶的消化作用。造口周围要密封，以起到保护作用，不会引起过敏反应，此外黏度还要高，以保证收集袋不移位。袋中的小肠内容物需收集，如器具没有移位，几分钟内可收集排放出的液体 200～300ml。过去造口器具广泛应用的两层塑封是卡拉牙胶和造口胶材料，现在已完全为人工水胶体取代。

卡拉牙胶（刺梧桐胶）

卡拉牙胶部分为乙酰多聚糖，有较高的吸水性，pH 低。是在印度发现的一种苹婆属树的干燥产物（Goldstein 和 Alter，1973）。这种材料现在已不再应用，只是因为不同时代的喜好不同。

造口胶

造口胶是种商业产品，由明胶、羧甲基纤维素钠、果胶、聚异丙烯制成。有可耐热、抗汗及抗小肠酶活性的特点（Evans 等，1976）。至今尚无对此产品的过敏性报道。Beernaerts 等（1977）报道造口胶可在造口周围保持 1～15 天。Marks 等（1978）对比造口胶与卡拉牙胶发现在超过一周的应用后在皮肤反应方面没有差别。造口胶也很少用了。一种新型的可吸收纤维素衍生物制成的造口器具——Comfeel，非常有弹性，容易塑形；与皮肤黏附时无弹性，适于爱运动的患者和皮肤过敏的患者。

商业产品水胶体

强黏性水胶体大多无致敏性，现已商业生产，是种与皮肤轮廓贴附极为有效的黏合剂，与皮肤黏合力强，即使长期应用，也很少有皮肤的不良反应。

橡胶装置

现代回肠造口装置由轻型的塑料制成，造口袋材料轻柔易弯，不会出汗也不需在被盖周围用棉制品包裹。老式黑橡胶装置重而大，但相对于现在一次用弃的器具有着明显的经济优势；但事实上，这种产品在第三世界国家甚至也已消失了。

一体还是分体？

所有的回肠造口器具均由轮状边、造口开口和一个袋或包构成。如前所述，造口边与袋可为一体或分体装置（图 5.44）。分体装置的优点是一旦轮状边与皮肤固定，可在原位保持一周或更长时间（Kyle 和 Hughes，1970）。移除轮状边时会损伤皮肤，分体器具一般对皮肤而言更柔软，但现代塑封的应用使这种现象一般不会再发生了。分体装置上，在轮状边与假肛袋间有弹簧锁来进行密封式封闭，需要用些力量将其推到一起以达到适当的密封。这种方式在术后早期操作可能会疼，可能不适合某些关节炎和视力不好的患者。

Hill 和 Pickford（1979）报道 11 例患者应用分体式装置的效果。造口胶基底与皮肤黏合良好。基底边平均 5 天不需更换；在 204 个患者日中，器具发生移位 10 次，11 例患者中有 10 人选择继续使用此器具。造口胶与塑料密闭效果好，封闭气味，没有对造口胶和（或）塑料过敏的患者。

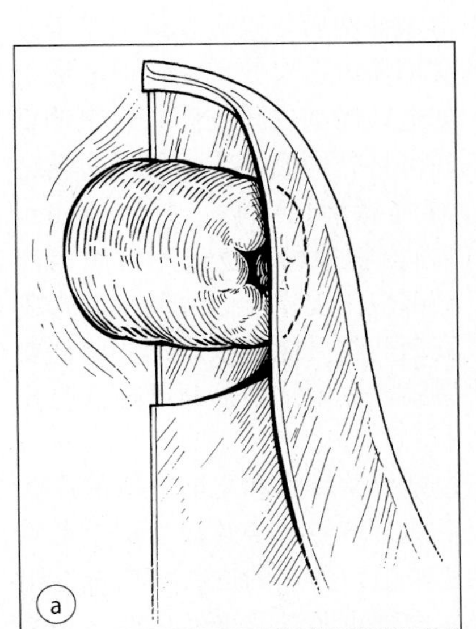

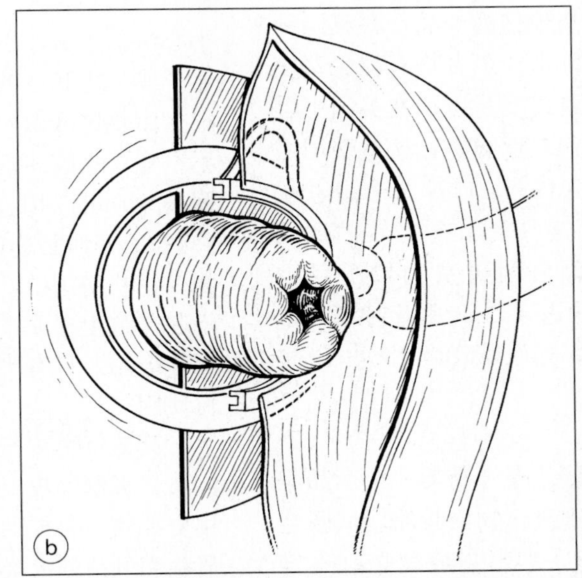

图 5.44 （a）一体回肠造口袋在引流装置处内置粘连封口。（b）分体回肠造口装置。回肠造口周围的造口胶基底有一个突起的边缘，夹闭式附件便于造口袋与造口胶基底黏附。

分体装置的一个缺点是与一体装置相比其在衣服下面体积更大，突出更明显。对一些患者而言，一体器具更有吸引力，尤其是现在已出现柔软的塑封并配以排出系统。

排出袋

对许多回肠造口患者来说，一体排出系统更好。需要每日清空3～10次，原因在于：假肛袋的尺寸，回肠造口排出量，回肠造口靠近回肠盲肠交界处，出现残存肠管疾患，患者的焦虑，既往接受过手术（如胃切除术或胆囊切除术），合并代谢疾病，一定长度的小肠切除。排出袋堵塞原因包括塑封条被线缠绕，尼龙锁扣关闭或以前曾经发生的橡胶排出口被橡皮套住。

选择与供应

器具的选择是个人行为。有太多的选择，造口护士需要建议患者哪种器具最适合他或她。这在今天尤其重要，因为有很大的商业压力吸引患者使用某个产品。造口袋的大小取决于回肠造口排出量与衣着。基底边必须安全合适，器具要密封，要结实而柔软。

给患者一个表格以备患者再次订货，表上有厂商名字、器具大小及产品数量。

器具的价格差异相当大。医院要根据患者需求、最符合造口护理护士的偏好的设计及价格进货。医院进货的选择是广泛而自由的，厂商大多愿意向新的回肠造口患者介绍他们的产品。在英国健康服务体系下，所有永久性造口患者均有权免费使用器具。大多数国家的患者需要付费；在美国患者不能总是因造口治疗器具而获保险费，这些费用需要患者自付。McLeod 等（1985）计算每个患者每年器具费用约400美元。这些费用有32%的比例由患者自付，完全由保险公司付费的情况仅占4%，保险公司部分付费的占41%，医疗补助或医疗保险付费的情况占16%，其他渠道的情况占7%。

处理

器具的处理仍是个问题。至今尚无一个产品是可生物降解的。一些政府提供污物回收箱。回肠造口袋的内容物倒入盥洗室，塑料袋应焚烧（不推荐）或以一个塑料袋包裹扔到垃圾箱内，然后运送到郊外垃圾弃置场。

更换器具

可在卫生间或浴室更换器具，如果有一个小的洗手槽更好。浴室内应有一个小的橱柜来装器具材料。旅行时需要有个大的海绵包来放置多出的器具和材料。

将基底边自造口周围皮肤上轻轻提起。现在已很少用四氯化碳或乙醚，除非患者仍在使用老式的橡胶器具，这两种试剂可清除造口周围的油脂。卡拉牙胶、造口胶及现代的水胶体可轻松自皮肤上揭起，然后用温水清洗，仔细拭干皮肤，然后换上新的基底边即可。

患者应该知道基底边及造口袋的尺寸。现在多数造口袋可修剪到一定的尺寸和形状，但基底边则很少需要修剪。在黏合边背面有单层可揭开纸，应该很容易将器具放置在造口周围，很少需要带子和腰带。对于分体式器具，可轻压活动的基底边，确认皮肤密封良好。可通过压锁装置将造口袋自基底边上分离。

问题

皮肤问题

由于渗漏造成皮肤灼伤仍是回肠造口的最常见并发症（Phillips 等，1985；Gooszen 等，2000），尤其是造口定位不佳、回肠造口回缩和残存小肠较短的情况下。流出性皮炎特点是造口周围脱皮，出现灼伤的皮沟，且靠近造口。粪便性皮炎会出现明显的红斑和脱皮，可能会继发皮肤感染。治疗上应小心清洁皮肤，以清水冲洗后，以头发或组织干燥器干燥。皮肤上的皱褶需以造口胶填充，但临床上很少需要这么做。如造口周围皮肤或肉芽组织严重不平整，水胶体基底可将其构成一个平板。在黏贴器具时，可以用导管气囊堵住回肠造口（Devlin，1982）。如回肠造口内容物很稀，建议用抗腹泻药物。一些病例中，局部应用皮质类固醇制剂联合或不联合抗生素或抗真菌药物可能有效；这些制剂要保守应用，只有当感染或真菌感染诊断已确认时才可使用。

其他种类皮炎包括真菌感染和之前就有的皮肤疾患。真菌性皮炎可通过培养拭子及最近抗生素应用史证实。常见的影响造口处理的皮肤疾病包括银屑病和剥落性皮炎，会加重肠管的炎性病变。一些皮肤问题是由于克罗恩病或对患者的治疗导致的，如造口周围皮肤的脓皮病。最常见的皮肤问题是由于应用的器具质量差和皮肤过敏。

气

气的来源是吞下的空气或各种食物的细菌发酵产物。气源性食物包括鸡蛋、豆类、洋葱、卷心菜和谷类。通过抑制细菌过度生长而减少产气的药物包括叶绿素片剂和碱式没食子酸铋（外科一种消毒药物）。回肠造口的气味要比结肠造口小，对患者影响要小些。但排气进入回肠造口袋中的声音也会引起很大的尴尬。气体排出量大会导致器具自皮肤掀起。大多数造口袋内有由活性炭或木炭制成的气片。

膳食

很少有回肠造口患者的膳食研究；主要是因为调查问卷的低反馈率（Kramer 等，1962；Thomson 等，1970）。Gazzard 等（1978）发现尽管 70% 的患者认为他们能吃任何食物，而实际上超过一半的患者在他们的饮食上已排除了一定种类的食物，尤其是如卷心菜、花椰菜这些蔬菜和豆类，因为它们能产生过多的气体，68%的患者因害怕气味，不食用鱼或蛋类。

女性似乎比男性更在意膳食。结直肠手术前坚持限制饮食的患者要比回肠造口后的多（McLeod 和 Fazio，1984）。不幸的是，最便宜的蔬菜类食物会导致最多的造口困扰。啤酒会引起腹泻，但高浓度酒不会。回肠造口在一天的正餐后一小时最活跃。食用生水果，尤其是橙子，蔬菜和坚果，会因沉淀而导致梗阻。这些食物应避免食用或少量食用并咀嚼完全（Turnbull，1961）。

药物

回肠造口患者对一些药物不能完全吸收，尤其是肠管变短的患者。因此对回肠造口患者不要用肠溶衣片。避孕药，尤其是小剂量，不能完全吸收；因此不能抑制排卵，口服避孕药对本类患者无效（Hudson 和 Lennard-Jones，1978）。除非完全需要，否则回肠造口患者不鼓励口服药物。一些患者，尤其是克罗恩病患者，可以口服铁剂、叶酸和其他维生素。幸好大多补血药能被完全吸收。抗生素应避免应用，因为有细菌和真菌过度增殖的风险。回肠造口患者应用利尿剂应谨慎以避免脱水。

已做过回肠切除的患者，服用磷酸可待因或洛哌丁胺并补充盐可通过减少水分、钠、钾丢失来减少回肠造口排出量（Hill 等，1975a）。对于短肠综合征患者，需要限制水入量，给予平衡的糖、电解质溶液以维持水、电解质平衡（Newton 等，1985）。惰性电解质溶液是这些患者补钠的最佳模式（Nightingale 等，1992）。

回肠造口患者应备用抗腹泻药物以防止出现回肠造口腹泻。阿片类及其衍生物可缩短小肠通过时间，因此可阻碍水、电解质的再吸收。每 6 小时一次给予 30mg 的磷酸可待因可在 24 小时内控制腹泻（Newton，1978），但其镇静作用会引起嗜睡。

洛哌丁胺（2～4mg，一日三次）效果同可待因，可同阿片类药物合用增强疗效（Tytgat 等，1976）。洛哌丁胺有良好的安全记录，甚至可高剂量应用多年而无副作用。地芬诺酯与阿托品合用经常导致腹痛，应谨慎应用。

其他能降低回肠造口排出量的药物包括三环类抗抑郁药和吩噻嗪衍生物；抗胆碱能药物，如丙吡胺和奎尼丁，其也能降低肠管活性。

湿胀剂如甲基纤维素、卵叶车前子或欧车前子亲水胶是忌水的，可将水分吸入肠管。可导致脱水。回肠造口患者会出现慢性钠水丢失，因此此类药物理论上讲要谨慎应用。但临床中，此类药物疗效很好，很少引起电解质紊乱（Kennedy 等，1982a）。

避孕及怀孕

回肠造口患者的性功能在第 7 章详细讨论。避孕药物的选择需与患者商量。尽管女性在结直肠切除术后因输卵管闭塞有较高的不孕发生率，但不用正常避孕方法的夫妻还是不太常见。有明确射精冲动障碍的男性造口患者不一定会导致不孕。而且男性自主神经系统损伤的发生率现在已很低了（Kennedy 等，1982a）。

女性回肠造口患者的理想避孕方法是配偶同意输精管切除或使用避孕套。口服避孕药物的效果在很大程度上与小肠的吸收和转运相关，这种方法经常不可靠。女性屏障法可能因盆腔解剖改变效果也欠佳，因为子宫经常后倾，阻塞法也不安全。宫内避孕器械可能因子宫后倾而置入困难，且长期使用会加重慢性盆腔炎。输卵管结扎术在结直肠切除术后可能操作困难并有潜在危险。因此，男性配偶应承担避孕的责任。

女性回肠造口患者通常可正常怀孕（Roy 等，1970；Bone 和 Sorensen，1974；Burnham 等，

1977)。患者可能会并发肾结石、脱水或电解质缺乏，但不常见。如出现贫血，需仔细监测，补充铁剂的吸收是个难题。多数克罗恩病患者除铁剂之外还需要补充叶酸和维生素 B_{12}。由于逐渐增大的妊娠子宫，造口常向上向侧移位，所以对维持造口周围有效的密封造成困难。妊娠期内，回肠造口脱垂和回缩的发生率逐渐增多，患者需要用镜子帮助更换器具（Hudson，1972)。也许，最令人担心的并发症是肠梗阻。产科医生、消化内科医生与外科医生之间要保持密切联系，这很重要，因为回肠造口功能障碍需要认真紧急关注。多数女性可以正常经阴道分娩，但可能需要产钳或吸引装置辅助分娩。由于之前的会阴瘢痕，常需进行会阴侧切术。剖宫产操作可能困难，如非必需最好避免。会阴切口愈合问题很少因分娩而加重，不应是阴道分娩的禁忌证。

结肠造口处置

术后早期护理

如患者术前接受过辅导，术后早期处置会有很大改善（White 和 Hunt，1997)。如我们所提到的，对于需要急诊手术的患者这很困难。因此，参与诊治结直肠患者的所有医护人员均应该参与到造口护理过程中来，向患者解释造口对生活的后续影响，以让患者在术前即有正确的心理准备。术后身体的并发症应尽可能最小化，处理患者时要有同情心，因为一个糟糕的手术过程很可能导致与造口有关的心理问题（Thomas 等，1987a，b；Oberst 和 Scott，1988)。

一旦在手术室内缝合完，就应将造口袋贴附于造口皮肤周围。在术后早期良好的密封对患者心理影响很重要。术后早期最好使用透明的造口袋以观察造口。

术后早期梗阻及饮食的恢复已在相关的回肠造口处理中详述过。

袢式结肠造口术

袢式结肠造口的处置要比端式造口困难得多。问题与体积、邻近皮肤的缝线和支撑棒有关。切除一个较宽的圆盘状皮肤脂肪组织，随后进行皮肤黏膜缝合避免使用支撑棒可减少体积。使用横切口进行袢式结肠造口术涉及造口侧面皮肤缝合，这在术后早期给造口器具的贴附造成困难。支撑棒在必要情况下采用，最好短一些（Browning 和 Parks，1983)。如支撑棒被缝合至皮肤则处理起来尤其困难。

多数袢式造口基底边缘需要 75～100mm 的直径。修剪的孔洞应正好在支撑棒和肠管周围。袢式结肠造口早期应用的多数器具是单层或双层的排出袋，常带有塑料翼的支撑棒，可利用一个旋转的 T 字片将其缝合至皮肤防止移位，也可用一个便于拆除的小夹子将其缝合至皮肤。卡拉牙胶很少使用了，每个厂家有其类似于造口胶的自配的水胶体。基底轮状边均为自黏型，有单层可揭纸保护。主要生产厂家有 ConvaTec（formerly Squibb Surgicare），Coloplast，Dansac，Hollister，Salts，Welland，Braun 和 Clinimed。

端式结肠造口

端式结肠造口的基底边更小；手术结束时修剪的孔洞要适合结肠的直径，并套上假肛袋。尽管分体器具很方便，但在术后早期的移除和更换时患者很痛苦。活动的基底边缘可能会改善使用，比按压式锁扣分体式装置所带来的痛苦要小。造口袋有不同的大小，取决于结肠造口的位置、可能的体积及流出物的稠度。一旦肠功能恢复，需要打开造口袋放出气液粪便。随后，当排出粪便变稠后，可使用可弃型密闭造口袋（常用小的单层造口袋)。

患者参与

我们认为在患者术后可活动后就鼓励患者参与很重要。患者首先应学会更换造口袋和打开夹子排出内容物。随后他们要学会带着器具冲洗和沐浴。最后，应安排练习，让患者学会修剪基底边，清洁皮肤，正确使用屏障糊剂，在需要时使用腰带和穿上外衣。

器具

现代器具对结肠造口患者的生活质量有很大的改善（Baxter 等，2006)。对左侧结肠造口患者，如灌洗成功，造口袋可不用，但这种处置并不适合所有患者。在英国，由于时间的原因，患者一般不用灌洗的方法，这种方法只对那些注重身体外观和生活方式的患者有吸引力。欧洲与北美情况则明显不同，灌洗成为标准而其他方法则不被接受。通过饮食限制和药物治疗来控制自然排便可使小部分腹腔切除术后患者不使用器具（Grier 等，1964；

Shu-wen Jao 等，1985)。但大多数患者还需要一直佩戴造口器具。腹腔切除术后，约 46%的患者每日造口排便超过 2 次，19%超过 5 次，15%患者报告说有不断的腹泻症状（Devlin 等，1971）。横结肠造口患者，排便频率很高，腹泻及自器具的溢漏发生也更普遍。

活性炭过滤器通常置于结肠造口罩、排出袋和非排出袋中，可吸收气体。所有现代器具的基础都是有一个可靠的无刺激的封口，既保护皮肤也具有黏性以防止气液溢出。塑封由水胶体制成。

结肠造口袋应该轻便、易处理、除味，因此使用无透性塑料和过滤器。选择排出袋或非排出袋，一体或分体器具在很大程度上取决于患者自身。他们的选择则取决于大便的黏稠度、造口的大小及外观、排气的控制和处置的方便程度。多数器具塑料上有个由人工纤维制成的盖以避免塑料与皮肤直接接触。对结肠造口患者来说控制排气最为重要：排气令人尴尬，气体导致的造口袋膨胀可能会使器具移位，除非患者意识到在衣服下有明显的隆起。现在有各种型号的器具充分供应。多数没有得到某个特定厂家资助的造口护理护士可以在竞争公司中广泛自由地挑选器具。每个患者均应有个需求表，以便于他们能自药师或更经常的直接自厂家得到各自所需物品。一些造口袋可在卫生间内处置；装有大便的内袋可冲入下水道，外面的塑料袋则像其他塑料袋一样处理，被扔进垃圾箱。现在尚无可生物降解的器具。一般造口袋的处置仍不满意。内容物倒入卫生间，马上将器具置入一个袋中，同处理一次性尿布一样扔进垃圾箱，以后在垃圾场处理。

问题

皮肤问题或气味

只有袢式横结肠造口患者经常出现皮肤问题。肠内每日排出气体在 200～2 000ml，因膳食、活动、地域和饮食习惯而差异很大。多数的气体是咽下的空气；有些气体是肠道内固有的有机体细菌发酵的产物；剩余气体来自于摄入的膳食（Sykes 等，1976；Arabi 等，1978；Keighley 和 Burdon，1979)。

结肠造口患者的气味要比回肠造口患者更麻烦（Levine 等，1970）。放出气体，特别是在社会活动中，对不能自控的造口患者是最恐惧的事情之一。使用过滤器和避免充气饮料可减少麻烦。现在大多数的排出型和几乎所有的非排出型造口器具中均有过滤器；由活性炭或炭制成，只要不潮湿就能起作用，如潮湿就没有作用了。膳食会影响结肠产气量。恶臭化合物包括胺类、吲哚、甲烷和硫化氢。不可吸收的碳水化合物如豆类中的木苏糖和棉子糖，洋葱和绿色蔬菜内不能消化的寡糖可产生过量的气体。鸡蛋产生硫化氢和甲烷。因此，过于苛刻的患者不再进食过多此类食物产品（Bingham 等，1977；Gazzard 等，1978)。

可用口服药物控制气体产生，包括叶绿素片剂、炭剂和碱式没食子酸铋。碱式没食子酸铋可以通过改变肠动力来阻碍结肠内植物纤维生成，但有时会导致便秘（Sparberg，1974）。也可将制剂如阿司匹林置入造口袋内。目前以此为目的的商业制剂有四水苯酚盐钠（0.3%）配以对氯间二甲酚（0.2%），奥昔氯生或苯扎氯铵。

膳食

结肠造口患者的膳食建议经常缺乏或模糊不清（Thomson 等，1970；Devlin 等，1971）。Devlin 发现 47%直肠切除术后患者没有饮食限制，但 14%的患者避免至少 6 种食物。膳食限制在老年体力工作者中更为常见（Devlin 等，1971）。经常避免的食物包括洋葱、啤酒和鸡蛋。已知的不同膳食对造口功能影响的文献很少（Kramer 等，1962；Gazzard 等，1978）。一定食物对排气频率、气味和稀便的影响见表 5.10。

药物

很少有结肠造口患者需要使用抗腹泻药物（Turnbull，1961；Devlin 和 Plant，1975）。甲基纤维素可将横结肠造口患者的稀便变稠。可在腹泻时单用白陶土或与吗啡合用治疗，但现在一些外科医生常规使用小剂量可待因或洛哌丁胺（Devlin，1973）。

自然功能

结肠造口的控制很少能通过膳食、药物或生活方式达到。超过 80%的患者因此需带假肛袋，除非患者进行结肠造口灌洗。

结肠造口灌洗

尽管结肠造口灌洗在北美与欧洲大陆已很普遍，但在英国却从未被广泛接受（Turnbull，1961；Williams 和 Johnston，1980）。一个原因可能是早先有穿孔的报告（Griffiths 等，1976；Ma-

表 5.10 膳食与造口的关系：产生过多气体、气味或液体的患者（%）

食物	回肠造口			结肠造口		
	气体	气味	液体	气体	气味	液体
青菜	32	6	18	46	28	26
洋葱	12	12	4	26	10	4
水果	2	0	12	10	0	42
蛋类	6	23	2	4	4	2
鱼	0	34	6	2	6	4
乳酪	2	14	4	2	2	0
香料	2	6	2	4	2	8

来源自：Gazzard 等（1978）。

zier 等，1976）。但是这种差异的根本原因在于态度，期望及造口患者自身。即便是欧洲的国与国之间，不同教育、种族及知识背景的患者之间也表现出真正的文化差异。灌洗并不适合所有患者，因为要求一定水平的灵巧性、知识、卫生间设备、造口设计，这些并不是所有患者都能达到的（Venturini 等，1990）。

结肠造口灌洗所需器具在图 5.45 中列举。包括单层储水器、带有调控装置和椎形的输送管、排出系统和腰带（Dini 等，1991）。排出系统包括可贴附于造口周围的基底边、长的重力引流管（可挂在两腿之间将内容物排到盥洗室内）、可连接造口的可密封的上端开口。在储水器内装满一定体积的微温水，在患者上方悬挂，储水器底部达到肩部高度。输送管用水预先冲洗。使用水的体积主要取决于患者的耐受程度和灌洗频率。套管基底边贴附于造口周围，患者坐在盥洗室内，将输送管置于盥洗池内。润滑椎体部分后，打开输送管上端，将椎体端稳稳插入造口内，打开灌洗液的调控开关，控制流速。流速不要过快，否则会引起肠绞痛。水温同室温。有些患者发现他们不能耐受超过 500ml 的冲洗液，但水少时冲洗效果又欠佳（Meyhoff 等，1990）。如可能，应进行 1.5L 灌洗，一些患者也可用 500ml。一旦灌洗完成，椎体端移除，封闭输送管的上端就可排空结肠。每天约同一时间进行灌洗。多数患者隔天灌洗，一些患者每隔三天才灌洗一次。有结肠造口脱垂或疝的患者经常发现灌洗很困难。

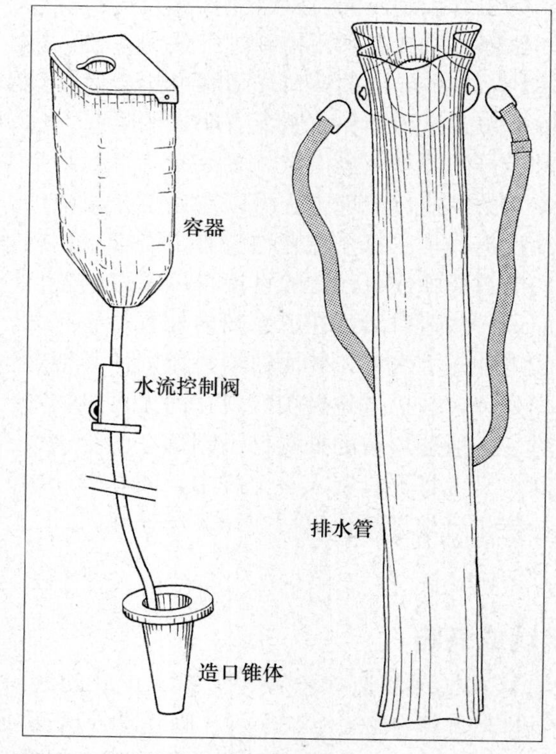

图 5.45 结肠造口灌洗原则。

Williams 和 Johnston（1980）对 30 例端式结肠造口患者进行评估，这些患者在灌洗前用自然控制功能方式。经过培训，8 例患者（27%）放弃进行灌洗，因为他们发现这太麻烦了。在剩余的 22 例患者中，在灌洗上花费的时间几乎与常规结肠造口一样长（表 5.11）。经过灌洗，肠管排便频率由每周 13 次降为 3 次。灌洗后，16 例患者（73%）发

表 5.11 结肠造口冲洗与自然控制的对照试验

	自发行为 ($n=22$)	灌洗 ($n=22$)
耗时（min）	45 ± 9	53 ± 9
频率（每周）	13 ± 2	6 ± 1
饮食控制	16（73%）	6（27%）
需要服药	18（81%）	6（27%）
工作中遇到的问题	8/14（57%）	0/14（0%）

来源自：Williams 和 Johnston（1980）。

现不再需要膳食限制和抗腹泻剂，没有人抱怨灌洗造口时的困难。90%患者在冲洗时对排气控制欠佳。尽管如此，仍有 81%的患者认为灌洗对参加以前避开的社会工作很有帮助。在此期间 4 例患者开始第一次游泳。一半的患者每日灌洗，1/3 的患者发现隔天冲洗就足够了。这份报告最有意思的地方是 22 例患者中仅 15 例坚持规律的灌洗，其余的一些人在特定的情况下也会进行灌洗。

Terranova 等（1979）报告 74%患者有节制地进行灌洗，仅 20%患者诉有漏气，71%患者隔日冲洗。72%患者灌洗时间少于 1 小时（表 5.12）。灌洗禁忌证包括年龄、放疗史、住房条件差、袢式结肠造口、造口不能看见、脱垂、狭窄、腹壁内或下方结肠扭转、疝、近端结肠病变、缺少运动、智力障碍、精神疾患和全身瘫痪。

Doran 和 Hardcastle（1981）进行了一个交叉试验以观察是否轻泻剂灌肠（二辛基磺丁二酸钠）效果优于水灌洗。两种方法均降低了结肠造口活动频率，水灌洗频率由每周 17 次降至 6 次，灌肠频率降至每周 10 次。灌洗花费时间少于常规处理造口时间。灌肠液增加了排气和溢漏，效果劣于单纯用水灌洗。Kjaegaard 等（1984）发现加入比沙可啶（剂量 1.25mg、2.5mg、5.0mg）或前列腺素 E2 同型物，不会影响灌洗的耐受性；而且，大剂量比沙可啶会引起腹痛和腹泻。

表 5.12 左侧结肠端式造口灌洗与自然排空的结果对比

并发症	自然排空 ($n=130$)	结肠灌洗[a] ($n=210$)
器具渗漏（使用造口袋）	130（100）	54（26）
气体渗漏	65（50）	42（20）
皮肤状况	24（18）	0
心理问题	25（19）	17（8）

[a] 一个完成。
括号内数值为百分数。
来源自：Terranova 等（1979）。

Shu-wen Jao 等（1985）报道在就诊梅奥诊所的患者中 82%患者采用灌洗方法，74%患者抱怨有小的溢漏，26%患者需要带造口袋。有过便秘史的女性和年轻患者效果比其他患者好。在此项超过 500 例患者的调查中仅 1 例患者未使用圆锥体装置而出现穿孔。尽管担心有沉积的水过多的风险，使得水灌洗可能是心脏病患者的禁忌，但没有 1 例患者出现水中毒。

灌洗的很大优势在于不再需要体积较大的器具，造口只是简单的盖住即可。而且灌洗见效明显，有助于外在美观，增强自信。尽管我们的造口护理护士积极推荐，但大多数英国公众仍认为灌洗耗费时间，没有必要。在其他地区，尤其是北美，欧洲的斯堪的纳维亚半岛地区和拉丁国家，灌洗被广为采纳并大力推荐。

生物反馈

有人提出生物反射可能会改善结肠造口患者对大便的控制力。Reboa 等（1985）提出生物反馈能客观改善结肠造口腹腔内段压力（15～47mm H_2O）。而且，他们发现气囊膨胀气体由 62ml 降至 24ml 可降低感觉阈值。这说明结肠对膨胀作用能够产生腹壁收缩反应（Reboa 等，1980），生物反射原则即使在括约肌缺如的情况下仍是起作用的（Ceruli 等，1979；Wald，1981；McLeod，1983）。

生活质量

回肠造口和结肠造口患者生活质量均有所下降（Baxter 等，2006）。回肠造口与结肠造口患者间社会限制程度是相近的（Gooszen 等，2000）。同样的，另有研究显示，无论是结肠造口还是回肠造口，造口对运动、休闲及整个生活方式的影响都极度相似（Nugent 等，1999）。这并非多数临床医生所预期的那样，他们认为回肠造口有着更多的代谢后遗症，但结肠造口通过灌洗是可控的。但将两组人群放在一起研究是不现实的，因为多数回肠造口患者是年轻人，希望关闭造口，除非最终诊断为克罗恩病。与之相反，结肠造口人群一般是老年人，生活方式与年轻回肠造口患者有很大的不同。因此，我们应该将两组人群分开研究。

回肠造口

多数的回肠造口患者有正常的预期寿命，健康情况良好（Daly，1968；Ritchie，1971）。但是会有身体健康，感情稳定和正常活动时间缩短等方面的问题（Huibregste 等，1977；Turnberg 等，1978；Kennedy 等，1982a，b；McLeod 等，1985；Pemberton，1988；Irvine 等，1994；Moody 和 Maybury，1996）(表 5.13)。

心理调整

结直肠切除手术后女性似乎比男性的心理困扰要少。在一项 51 例患者的研究中，男性变得内向，具有防御性，并有着较高的“谎言得分”，作为证据的是他们有很高的“假好率”，他们似乎不愿承认调整失败（Kennedy 等，1982a）。Biermann 等（1966）确认回肠造口患者中有越来越高的感情问题。McLeod 等（1985）发现他们的患者中 22% 感到缺乏吸引力，许多患者公开表示憎恨他们的造口。在手术前没有接受足够的造口辅导的患者中憎恨感最强，52%的患者没有憎恨感。心理调整与造口活动密切相关。随后的研究中，McLeod 等（1986）报告 73%的患者对做过的手术表示高兴并接受了造口，22%患者宣称他们很高兴去除了疾病但不喜欢他们的造口，3%的患者非常后悔做手术。

表 5.13　炎性肠病患者行永久性回肠造口结果

	回肠造口前 (%)	回肠造口后 (%)
身体健康状况		
非常好/很好	18	79
好	15	18
差	67	3
感情		
非常好/很好	34	76
好	31	15
差	33	7
正常活动减少时间		
少于一周	15	39
1 周至 3 个月	41	24
多于 3 个月	36	24

来源自：McLeod 等（1986）。

对性的影响

尽管直肠前切除术后，因膀胱、前列腺、精囊和阴茎的自主功能损伤，男性性功能可能受损（Watts 等，1966；Burnham 等，1977；Gruner 等，1977），但目前认为炎症性病变的直肠切除方式导致性无能或逆行射精的发生率非常低（Lee 和 Dowling，1972；Lytle 和 Parks，1977；Lee 和 Truelove，1980；Kennedy 等，1982a；Leicester 等，1984）。尽管如此，男性仍会因感情和心理变化原因导致性障碍。来自 Oxford（Kennedy 等，1982a）的研究显示即使没有性无能，60%的结直肠切除术后患者也会因感情问题妨碍正常性交。这个结果非常重要，因为过去人们一直认为心理障碍是自主功能损伤造成的。这种感情困难在因溃疡性结肠炎行回肠直肠吻合手术的患者中没有表现出来，因此必须要说，感情困难的出现是因造口本身，而不应指责直肠手术（Jones 等，1977）。

女性的情况就更复杂而难以理解了：通常性功能障碍从不会被承认。关于结直肠切除术后女性性行为的详细信息很少记录；但似乎有 2%～22%的女性抱怨性交痛和没有性冲动（Watts 等，1966；Daly，1968；Burnham 等，1977）。结直肠切除术后子宫可能会后倾或有阴道狭窄，甚至出现阴道会阴瘘。一些患者的阴道入口会变硬，一些患者在直肠切除术后会出现慢性盆腔不适（Johnson，1969；Devlin 和 Plant，1979）。因此就不奇怪为何性交痛和慢性盆腔炎比较常见了（Fasth 等，1978；Johnson，1979）。在 Oxford 的调查中 14 名女性患者中有 3 人有性交痛，3 名女性说她们感到柔软性差。因此，女性中解剖原因导致性功能受损要比男性多见，但看来感情因素在两性中都是重要的。

回肠造口患者担心她（他）们对异性没有吸引力。这恐怕在刚做完造口的患者中是真的，而且在女性中要比男性明显。结直肠切除术后女性患者结婚的比例比男性小（Gruner 等，1977）。

社会活动

回肠造口患者社会生活的受限程度要比结直肠切除术前因结肠炎患病时要小（表 5.14），尤其是在膳食、运动、习惯和旅行方面。但回肠造口患者较年龄性别相配的正常健康个体来说有很多的社会生活限制。在 Oxford 和 Cleveland Clinic 系列研究中，很多患者，尤其是女性，在选择她（他）们能穿的衣物类型时受限。正常社会能力与年龄、性别、出现症状时间、疾病原因及术后时间没有关联。

身体问题

Cleveland Clinic 的回顾性研究中有超过一半的回肠造口患者有造口自身相关性的小问题，但仅 9%发展为较大的并发症（McLeod 等，1985）。小问题包括皮肤刺激（49%），异味与异音（42%），感觉器具能被人看见（17%）。Morowitz 和 Kirsner（1981）和 Biermann 等（1966）有类似的结果记录。多数患者每天至少花费一个小时处置造口。Dutch 研究中也有类似发现（Gooszen 等，2000）。

工作前途

回肠造口协会根据登记患者的调查表分析回肠造口患者的工作前途（Whates 和 Irving，1984）。虽然 86%的患者在结直肠切除手术前有工作，但术前患病期间约 1/3 患者不得不放弃工作。回肠造口术后，77%的患者重新全勤就业。剩下的未就业几乎全是因为患者手术时接近退休年龄，决定以后不再返回工作了。多数重新工作的患者与原来的老板一起工作。几个（6%）患者在术后第一次参加工作。多数情况下职业生涯成功进展是可能的。低于 3%的患者确实因为造口而被他们的老板区别对待。

这些文献支持了早先的一些研究结果：工作前途不会因进行回肠造口而受到损害（Watts 等，1966；Daly 和 Brooke，1967；Lennenberg 和 Rowbotham，1970；Roy 等，1970）。唯一例外是澳大利亚的一个调查，仅 2/3 的患者返回原来的岗位工作（Wilson，1964）。现在美国的状况似乎也不比英国乐观。McLeod 等（1986）发现 1/3 的患者不能继续他们原来选择的职业。15%的患者失去了工作，23%患者感觉他们被区别对待甚至正常升迁也受到影响（表 5.15）。Wyke 等（1988）发现回肠造口患者工作前途不会受到影响，但几乎术后一年患者才能重新全勤工作。最近的一项调查显示许多回肠造口患者受到提供人寿保险的保险公司的区别对待，即使寿命表显示这些炎性肠病患者死亡率很低（Moody 和 Mayberry，1996）。

年轻和老年患者

怎样让儿童适应回肠造口值得重视。儿童可以自己没有任何困难地处理造口。只有在他们到达青春期时他们才会发现有个回肠造口的社会后果（Jones 等，977）。

文献显示老年回肠造口患者生活质量极差（Law 等，1961；Beahrs，1971；Ritchie，1971）。这些

表 5.14 生活方式严重受限

	回肠造口前（%）	回肠造口后（%）
饮食	30	12
运动	27	10
爱好	19	8
旅游	24	8
衣着	10	9

来源自：McLeod 等（1985）。

表 5.15 回肠造口后果：工作状态（$n=273$）

	回肠造口前（%）	回肠造口后（%）
全职工作/学习	58	49
家庭主妇	16	13
非全日制工作	8	11
退休/失业	7	10
因疾病丧失工作能力	10	10

来源自：McLeod 等（1986）。

患者中高发关节炎，视力差，一般情况差。手术后了解老年患者膳食情况很重要。老年患者接受造口比年轻患者要难（Abrams 等，1975），而且多发关节炎，但没有一个老年患者向 Lahey Clinic 申请特别护士护理。Stryker 等（1985）回顾所有结直肠切除术后生存患者；67（10%）人年龄超过 6 岁。与年轻组（表 5.16）相比，老年患者需要再次手术修整的并发症发生率低。老年人群唯一特点是与年轻组相比，处置造口有困难的概率更高（分别为 18%和 6%）。尽管这样，生活方式受限在老年患者中并没有增多（Dlin 和 Perlman，1971）。这些文献显示老年患者比年轻患者更需要造口护理监督，但其生活质量并不差（Ellor 和 Rizzo，1978；Ellor 和 Ellor，1982）。

结肠造口

在 20 世纪 70 年代初之前，结肠造口患者遇到的困难大多没有显现或为医护人员忽视。Devlin 等（1971）指出了腹腔直肠切除术后一些患者需要面对的身体的、心理的和社会的孤立。北美和英国的结肠造口患者意识到需要自助，建立了团体来确认患者在术后可能遇到的困难（Goligher，1958）。

表 5.16　回肠造口的老年患者患病率（%）

	<60 岁	≥60 岁
再手术		
修整	12	6
肠梗阻	8	3
皮肤灼伤	40	37
造口处置问题	6	18
排空频率（每 24h）	7.4±0.2	6.6±0.3
更换器具（每周）	2.7～1.0	2.2～0.3
职业变更	6	9
家务受限	12	18
社会活动受限	20	24
性生活受限	28	24
旅行受限	25	33
饮食受限	28	34
造口满意	89	97

来源自：Stryker 等（1985）。

英国结肠造口协会在英国成立，致力于结肠造口患者的康复。

40 年前，只有 64%患者居住的住房条件方便处理造口。那时因为健康原因重新选择住房难以实现（Devlin 和 Plant，1969）。尽管住房条件已改善，但现在仍有处理废物和造口袋的问题。过去，一些人将造口器具通过马桶冲走。这样做不但为污水处理造成困难，而且会对海洋造成污染（Devlin 和 Plant，1975）。自从一次用弃尿布出现，极大地解决了处置问题。

除了经常自我加强的膳食限制，结肠造口患者开始逐渐拘泥于形式，尤其是老年患者，这也加重了他们社会和身体上的孤立。不愿参加社会活动及有受孤立证据的人群在结肠造口患者中占 51%，而在近似年龄、性别匹配的正常人群中，这一数字是 10%（Townsend，1957；Plant，1971）。孤立是无论男女患者的共同特点，尤其在直肠前切除术后，在老年低收入患者中更为明显。结肠造口患者，尤其是直肠切除术后性的改变，将在其他章节讨论（见第七章）。在手术前，尤其是炎性病变患者性兴趣与性行为常表现的压抑，但在身体外观改变后也会影响性行为。这些患者经常认为自己被社会遗弃了（Briggs 等，1977）。约 25%的患者有严重抑郁症，有时会出现自杀（Orbach 等，1957；Orbach 和 Tallent，1965；Druss 等，1969；George 等，1975）。腹腔腹膜切除术患者术后明显的心理问题发生率为 23%，而重建性直肠前切术后患者的发生率为 2%。身体并发症常同时存在，包括直肠幻觉感和膀胱症状。White 和 Hunt（1997）发现 18%～26%的造口患者在术后头三个月有心理问题，在至少一年内普遍存在心理问题（Thomas 等，1984；Wade，1990）。最常见的是适应障碍，表现为焦虑、情绪低落、临床抑郁、惊恐发作、社交恐惧症和场所恐惧症。长期研究显示早期的适应障碍经常持续，严重程度与乳房切除术后一样（Maguire，1978）。心理不健全的普遍存在性并没有因造口护理的进步而有所改变。这种心理症状经常会阻碍术后患者恢复，并影响社会活动及工作。这些出院后心理问题的认识和治疗经常很差，造成这种状况的原因可能有较差的辅导设备，患者担心表现的症状太常见或会妨碍自己恢复工作。

与心理疾病不相关的因素包括年龄、婚姻状

况、造口类型、术前诊断及疾病严重程度（Thomas 等，1987a，b；Wade，1989a；Klopp，1990；Marsh，1994）。而精神疾病史，不充分的术前准备及术后的机体并发症会在结肠造口术后对心理疾病造成极大影响（Wade，1989b）。因此造口患者术前一定要筛查除外主要的心理隐患，接受充分辅导。如果术后出现并发症，医生一定要同情耐心处置。

尽管56%的在直肠切除术前有工作的男性患者能够恢复工作，但89%患者会换一个轻松些的工作，这会导致收入减少。而且，直肠切除术后不上班的时间（31周）几乎是恢复性切除术后的两倍（Devlin 等，1971）。憩室病袢式结肠造口或Hartmann手术患者的困境似乎没这么大，但我们发现仅56%的Hartmann手术患者关闭了造口。一些患者在医院病故，一些患者太虚弱不能关闭造口，还有患者拒绝进行下一步手术（Phillips 等，1985）。这个结论已经为回顾性和前瞻性研究证实（Shepherd 和 Keighley，1986；Tudor 等，1986）。本来推测袢式结肠造口恢复肠道连续性的患者应该多些，但我们的经验表明不是这样。104例暂时性袢式结肠造口患者，17人在医院病故，10人在因并发症行二次手术结肠造口关闭或切除前死亡，7人因身体过于虚弱不能耐受切除术，7人拒绝进一步治疗，只有63例患者（60%）行造口关闭术。Wara 等（1981）报道恢复肠道连续性的患者在因恶性肿瘤行暂时性造口的患者中占84%，在憩室炎造口患者中占65%，放疗后患者中占9%。与不能恢复肠道连续性相关的因素包括年龄、一般情况差及相关疾病。

一个调查中最令人吃惊的发现是仅47%的结肠造口患者有社区护士家访确认没有造口问题，仅36%的患者在出院后见过他们的全科医生。许多患者认为全科医生对他们的造口缺乏了解，只有医院才能维护他们的健康。即便需要，也几乎没人提供膳食建议或抗腹泻药物，41%的患者在出院后从未看过护士和医生（Zilli 等，1987）。

有学者对直肠癌造口患者与保存括约肌的手术患者进行对比荟萃分析（Sprangers 等，1995）。尽可能由患者自己评估与身体、心理、社会及性功能相关的生活质量。两组患者均有不规律肠蠕动和腹泻。造口患者排气控制差与出现尿路症状的发生率分别为50%和20%～30%，高于括约肌保存组（分别为15%～37%和0～14%）。造口患者的苦恼和对身体外形的消极心态所占比例较高，分别占10%～54%和60%，均高于非造口患者（分别为3%～43%和5%）。感觉有令人不快的气味在结肠造口患者中更多（37% *vs.* 19%）。关心外观的造口患者占20%，非造口患者占9%。一般来说结肠造口患者在社会交往、工作、友谊和配偶方面较非结肠造口患者有更多的限制。与保留括约肌术后的患者相比，结肠造口男性患者性功能一般受损更多，女性结肠造口患者性交痛更多，对性交的影响更大（表5.17）。

表5.17　直肠癌患者结肠造口术后问题

	结肠造口（%）	保留肛门手术（%）
排气问题（Macdonald 和 Anderson，1995）	49	37
令人讨厌的气味（Frigell 等，1990）	37	19
担心外观（MacDonald 和 Anderson，1984）	20	9
恢复工作（Cardoen 等，1984）	20	79
减少访友（Wirsching 等，1975）	27	17
减少外出活动（MacDonald 和 Anderson，1984）	63	49

来源自：Sprangers 等（1995）。

回肠造口的代谢后遗症

血液后遗症

许多早期研究显示回肠造口患者血红蛋白（Daly，1968），血清 B_{12} 和叶酸水平是正常的（Jagenburg 等，1971；Miettinen 和 Peltokallio，1971；Lenz，1976）。但Oxford团体研究报告则显示回肠造口患者，不考虑潜在疾病，其血红蛋白水平在纠正脱水后是低的。研究发现回肠造口的结肠炎患者平均红细胞体积（MCV）和平均红细胞血红蛋白量（MCH）也低，说明有轻度缺铁性贫血（表5.18）。但血清铁和铁结合力是正常的。口服铁的患者血清铁会增加以及患者的低铁蛋白水平说明有轻度缺铁性贫血。因此建议回肠造口患者应间断服用铁剂纠正这种异常（Kennedy

表 5.18 回肠造口患者的不正常血液及生化指标

	回肠造口患者（溃疡性结肠炎）	对照组	回肠造口患者（克罗恩病）
校正后的血红蛋白（g/dl）	13.4±1.4[a]	14.1±13.1	12.1±1.3[a]
平均红细胞体积（fl）	86.1±4.4[a]	89.6±3.8	89.1±6.2
平均血红蛋白（pg）	29.5±2.0[a]	30.7±1.5	30.1±2.6
红细胞沉降率（mm/h）	7.5±6.5	6.3±5.1	19.3±14.5[a]
血清铁蛋白（mg/l）	41.3±33.7[a]	78.6±68.4	—
结合铁（%）	26.5±17.6[a]	12.9±7.5	25.5±21.1[a]
总蛋白（g/L）	74.8±4.8[a]	70.1±4.3	71.5±4.0
白蛋白（g/L）	44.2±2.9[a]	42.7±2.2	41.3±3.0
碱性磷酸酶（l. U.）	211.7±64.1[a]	181.9±40.1	232.0±55.2[a]

正常：血红蛋白、铁、铁结合力、红细胞平均血红蛋白浓度、铁丢失、钠、钾、氯、重碳酸盐、尿素、肌酐、钙、磷酸盐、胆红素、谷草转氨酶

来源自：Kennedy 等（1982b）。

[a]与对照组有显著性差异。

等，1982b)。血清叶酸盐及红细胞叶酸水平正常。尽管血清 B_{12} 水平正常，但克罗恩病回肠造口患者却降低了对 B_{12} 的吸收（图 5.46）。而溃疡性结肠炎的回肠造口患者的增加却吸收。

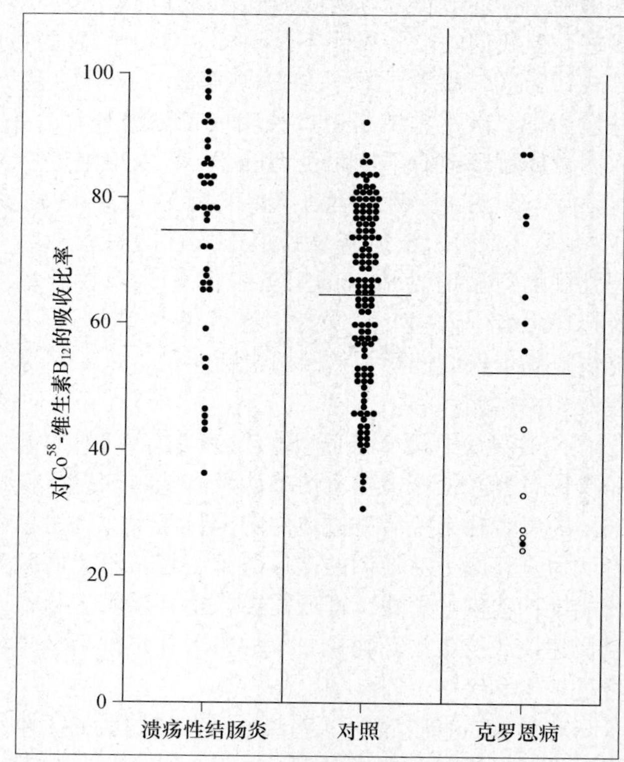

图 5.46 回肠造口的溃疡性结肠炎、对照组及回肠造口的克罗恩病患者对 Co^{58}-维生素 B_{12} 的吸收比率。环状圆圈代表因克罗恩病切除部分回肠（约 16～67cm）的患者。

液体与电解质的缺乏

回肠造口患者血清蛋白、白蛋白、碱性磷酸酶的值都较对照组要明显增高。结论是血清白蛋白值增加反映了患者的轻度脱水状态（Kennedy 等，1982a）。健康的回肠造口患者处于一种慢性血钠和水分丢失的状态。（Kanaghinis 等，1963；Clarke 等，1967；Hill 等，1975a）。内环境稳定性反应是肾（Singer 等，1973）、胃肠道积极保留钠，是醛固酮介导的一种现象。尽管如此，早期研究中显示回肠造口患者的醛固酮水平正常（Isaacs 等，1976；Turnberg 等，1978）。但 Kennedy 等（1983）报告回肠造口患者与对照组相比，醛固酮与肾素的静息水平明显增高。尽管肠管也会保钠，但这个机制似乎不是由于抗利尿激素（ADH）分泌增加导致的（Le Veen 等，1962）。在分析了回肠造口流出液的成分后，回肠造口患者慢性失盐和水的原因就清楚了。通过一个健康的回肠造口的正常流失液为 600～640ml/d，丢失钠总量为 70～80mmol/d。正常受试者排泄水 150ml/d，粪便中

表 5.19 回肠造口患者（仅溃疡性结肠炎患者）的不正常生化值

	回肠造口	对照
pH 值	5.29±1.04[a]	5.95±1.05
钠（mmol）	113±65[a]	142±59
钾（mmol）	79±25[a]	58±20
钠：钾	1.5～0.8[a]	2.5～0.8

正常：24h 尿素量、肌酐、肌酐清除率、钙、磷酸盐。

来源自：Kennedy 等（1983）。

[a]与对照组相比差异有统计学意义。

表 5.20 切除小肠长度不同的回肠造口患者的生化值

	切除长度 <9cm（n=6）	切除 30～120cm 回肠（n=6）
回肠造口排出量（ml/24h）	401±92	1 202±284
钠丢失（mmol/d）	43±12	143±53
钾丢失（mmol/d）	4.0±0.9	12.7±9.0
内容物中水的比率（%）	89.0±2.5	93.0±1.8
钠：钾	10.8±2.4	15.6±7.7

来源自：Hill 等（1975b）。

的钠含量少于 5mmol/d（Wrong，1970）。即回肠造口患者每天丢失超过 500ml 液体和 70mmol 钠。所以肾排钾保钠，钾丢失过多，导致尿中钠/钾比率降低（表 5.19）。回肠造口进一步丢失钾以交换钠和水（Ladas 等，1986）。

Leeds 团体对比回肠造口中切除小段小肠的患者与切除长 30～120cm 小肠的患者的情况（表 5.20）。小肠切除后液体量与钠钾丢失总量非常大（Hill 等，1975b），与切除肠管长度呈正比。小肠切除后液体丢失增加的机制是由于吸收面积的丢失（Hill 等，1975a），胆汁盐吸收障碍和回肠制动机制丧失。长链三酰甘油（甘油三酯）影响胆汁盐在回肠中浓度，如胆汁盐浓度增高会导致分泌性腹泻（Ladas 等，1986）。小肠切除术后不仅有过多的水和盐（Hill 等，1974）丢失，而且还有脂肪的丢失（Neal 等，1984）。进一步研究显示回肠造口排出不但是有用的小肠功能而且与机体成分相关（Hill 等，1979）。即回肠造口排出量与体重（图 5.47）、身高、游离脂肪量和总体含氮量相关。

对回肠造口患者身体成分研究显示，即便是在仅切除了不到 10cm 的回肠的患者，其总体含氮量与钾也会降低。奇怪的是全身含水量则与预期值相比无差异（Cooper 等，1986a）。在切除了末段回肠（50～120cm）后，体重、总体脂、总体含氮量及全身钾均下降明显，但全身含水量却保持正常，成了明显的反差。这些文献对回肠造口患者处于一种慢性脱水的状态的学说提出质疑。应该可以明确，回肠造口患者营养不良（Zeiderman 等，1985），小段小肠切除也会导致脂肪吸收障碍（Jeffries 等，1969；Cooper 等，1982），可能是胆汁盐吸收障碍，胆汁池减少的原因（Heuman 等，1982）。适度的小肠切除与那些末段回肠保留的患者相比，全身钾与全身钠的丢失并没有增多。此外，大段小肠切除的患者可通过摄入更多热量来补偿。可待因、地芬诺酯（止泻宁）和补充电解质液能减少回肠造口患者液体和电解质的丢失。而等凝胶有相反的效果（Newton，1978）。甾体类药物也能降低回肠造口患者流出液的量和电解质含量（Goligher 和 Lintott，1975；Feretis 等，1984）。

短肠综合征的回肠造口患者

一些患者自回肠造口丢失如此多的液体和电解质，以至于他们仅能靠重复静脉输液及电解质

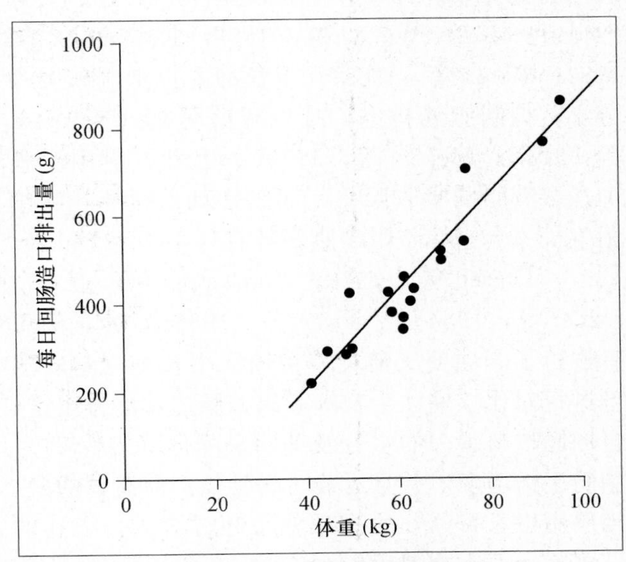

图 5.47 每日回肠造口排出量与体重的关系。

来维持健康。这些患者通常为切除了过多的小肠，胰腺功能不全，慢性肠梗阻，感染或克罗恩病复发（Hill，1976）。随着小肠运输增多，一些患者的问题会加重（Fallingborg 等，1990）。有专家建议用口服葡萄糖-电解质溶液可避免间断的盐水输液（Griffen 等，1980，1982；Ward 等，1981；Gore 等，1992；Nightingale 等，1992）。对 7 例此类患者研究显示，通过摄入包含 60mmol/L 的 NaCl，30mmol/L 的 $NaHCO_3$ 和 110mmol/L 的葡萄糖的食物，4 例患者可不需要胃肠外营养支持（Newton 等，1985）。食物中没有加钾，因为丢失量少而且钾会让溶液味道很差（Newton 等，1985）。用麦芽糖代替葡萄糖（72.5mmol/L NaCl，52.5mmol/L $NaHCO_3$，55mmol/L 麦芽糖）可减少丢失量。需要胃肠外营养支持的患者很容易判断，通过口服葡萄糖-电解质试验来明确，如 3 小时内造口流出液超过 50%口服液量，说明需要胃肠外支持。一些患者，尤其是那些克罗恩病患者，可能会由于过量丢失和吸收差出现钙镁缺乏。同样，也会有锌及其他微量元素的缺乏（Allan，1997）。

应用生长抑素类似物可能是一些短肠综合征回肠造口患者的唯一有效治疗。生长抑素的半衰期比其母体化合物半衰期延长 10～12 倍（Williams 等，1984）。生长抑素通过降低肠蠕动和延长运输时间，促进小肠内盐和水的吸收（Efendic 和 Mattsson，1978；Johansson 等，1978；Dharmasthaphorn 等，1980；Ruskone 等，1982）。它也抑制几种可导致腹泻的胃肠激素的分泌（Bloom，1978；Gerich 和 Patton，1978；Wood 等，1983；Kraenzlin 等，1984；Maton 等，1985）。生长抑素也抑制胰腺外分泌，抑制胆囊排空，减少胃酸分泌（Kayasseh 等，1978；Meyers 等，1979）。因此，应用生长抑素会有脂肪吸收障碍，而肠蠕动迟缓导致的细菌生长又会进一步阻碍脂肪吸收（Gray 和 Shiner，1967；Draser 等，1969；Vantrappen 等，1977；Spiller 等，1984）。Cooper 等（1986b）对 5 例患者进行了一项交叉研究，将输注生长抑素与安慰剂进行对比。输注生长抑素组回肠造口的排出量，自回肠造口丢失的水分及钠明显降低（表 5.21）。脂肪丢失增多，并且运输时间延长。但遗憾的是，当停用生长抑素，生理条件下超过 3 天，上述的许多差异就不再具有统计学差异了。而且，5 例患者中只有 2 例患者的长期回肠造口腹泻得到了控制。因此，生长抑素对一些回肠造口过度腹泻患者可能有疗效，但其价格昂贵且可能达不到长期控制。

表 5.21 一项关于生长抑素对严重腹泻的回肠造口患者作用的交叉研究中回肠造口排出量的绝对值（中位数）

	生长抑素	对照
回肠造口排出量（g）	505	948
水排出量（ml）	490	885
钠丢失（mmol）	10	11
钾丢失（mmol）	74	108
脂肪丢失（g）	25	13
运输时间（min）	266	157

来源自：Cooper 等（1986b）。

泌尿系统结石

有报道回肠造口患者的泌尿系统结石发生率增高，但差异很大，范围 0.7%～12.0%（表 5.22）（Daren 等，1962；Maratka 和 Nedbal，1964；Bennett 和 Jepson，1966；Gelzayd 等，1968；Alexander，1970；Ritchie，1971；Bennett 和 Hughes，1972；Goligher，1984）。这些文献与公认的英国患者泌尿系统结石的发生率 3.8%形成对比（Scott 等，1977）。早期 Birmingham 的研究认为泌尿系统结石发生率极低（Alexander，1970），但稍后的评估显示有 2.7%的发生率（Dew 等，1979）。Leeds 的一项回顾性研究认为发生率较低，为 1.3%（Goligher，1984），但 Bambach 等（1981）报道了 8.9%的发病率。因此，随访的持续时间是个重要的变量。在 Bambach 及其同事的研究中如无小肠切除，泌尿系统结石的发生率仅为 6.7%，但如末段回肠切除 20～300cm，则发生率为 14.8%。回肠造口并发结石的患者血钙、维生素 D（Kennedy 等，1982a）和尿钙水平一般正常。但有报道（Daren 等，1962；Clarke 和 McKenzie，1969）尿酸水平增高，这可能是此类患者尿酸结石高发的原因（Bennett 和 Jepson，1966；Bennett 和 Hughes，1972；Kennedy 等，1982c）。所有回肠造口患者均应进行尿酸水平监测，如增高，需要判断是否需预防性应用别嘌呤醇治疗。

表 5.22　回肠造口患者的尿路结石发生率

作者	国家	数量	疾病	发生率（%）
Daren 等（1962）	美国	163	两者都有	7.4
Maratka 和 Nedbal（1964）	捷克斯洛伐克	74	UC	12.0
Gelzayd 等（1968）	美国	79	两者都有	18.0
Bennett 和 Hughes（1972）	澳大利亚	333	UC	8.4
Bennett 和 Jepson（1966）	澳大利亚	72	UC	8.3
Alexander（1970）	英国	300	UC	0.7
Goligher（1984）	英国	150	UC	1.3
Ritchie（1971）	英国	311	两者都有	4.3
Kennedy 等（1982a）	英国	39	UC	10.3
Bambach 等（1981）	英国	305	两者都有	8.9

UC，溃疡性结肠炎。

尽管放射线可穿透的结石更常见，但回肠造口患者肾结石含钙，不透射线，其占比例较高（Grossman 和 Nugent，1967；Ritchie，1971）。有人认为高尿酸血症会导致含钙结石产生（Gutman 和 Yu，1968；Smith 等，1969）。尿酸结晶可能是沉积钙盐的核；或者是高尿酸血症会降低促进草酸钙结晶形成的饱和指数（Prien 和 Prien，1968；Coe，1978）。回肠造口患者的结石形成机制是多样的。一个重要因素是这些患者尿量减少，尤其是生活在热带气候下的患者，需要向他们强调大量饮水的重要性（Gelzayd 等，1968）。持续性尿酸增高促进尿酸沉积。一些溶质，如钠、钾、镁和尿素也会促进维持尿液中的钙和尿酸盐含量。回肠造口患者的平均 24 小时尿钠、镁排出水平较低，所以可能有别的机制起作用增加发生泌尿系统结石的风险（Modlin，1967）。

克罗恩病患者，结直肠切除手术可能对其结石形成有阻碍作用。小肠切除后，草酸盐吸收差，结肠内有高的草酸盐沉积。结肠内，脂肪酸与草酸钙结合物吸收障碍，只有游离草酸盐可以吸收（Hoffman 等，1970；Dowling 等，1971；Chadwick 等，1973）。结肠切除后这种机制不再起作用，回肠造口患者的高尿酸血症可以得到预防。克罗恩病中其他因素也会促进结石形成，如低尿量、尿 pH 值低、低尿钠和低尿镁（Kennedy 等，1982c）。

胆结石

对于是否溃疡性结肠炎患者行回肠造口并切除了少于 10cm 的小肠后会增加胆结石的发生率仍有争议。Hill 等（1975c）将回肠造口患者胆结石发生率与尸检调查结果进行对比。结果显示只有回肠切除超过 10cm 的患者胆结石发生率会增高（表 5.23）。此结果与预期的一样，回肠切除导致胆汁盐丢失，胆汁酸池缩小，这会降低胆固醇的溶解度（Heaton 和 Read，1969；Cohen 等，1971；Dowling 等，1972）。与预先设想的一样，克罗恩病回肠造口患者胆结石发生率增加了 5～7 倍。风险与小肠切除的长度及回肠病变的程度相关。已知由于胆管内胆汁酸的比例降低，克隆病患者胆固醇饱和指数增高。这种胆汁酸缺乏是由于回肠胆汁酸吸收障碍及胆汁酸池缩小（Hill 等，1975c）。熊去氧胆酸可稀释胆汁中的胆固醇而不会导致腹泻，因此可能对此类患者有帮助（Chadwick 和 Camilleri，1983）。

因此许多回肠造口患者胆结石发病率增高（Jones 等，1976），尤其是合并克罗恩病的患者（Baker 等，1974）。Kurchin 等（1984）报告通过超声检查证实的胆结石发病率为 23%。他们甚至建议应该进行预防性胆囊切除，但这个观点许多人不认可；不仅是因为合并症会增多，而且胆囊切除会加重已有的代谢问题。

表 5.23　回肠造口患者胆结石的发生率

回肠切除程度	发生率			已观察到：预计
	数量	已观察到（%）	预计（%）	
溃疡性结肠炎	18	33	10	3.2：1
克罗恩病	22	32	5	6.8：1
短于 10cm				
溃疡性结肠炎	54	15	9	1.6：1
克罗恩病	11	45	9	4.9：1

来源自：Hill 等（1975c）。

回肠造口术的并发症

整体发病率

尚无关于回肠造口术后并发症的整体发病率的明确文献。芝加哥的 Pearl 等（1985）报告回肠造口的合并症非常高，并发症发生率超过 40%。最近的文献证实袢式回肠造口术并发症发生率为 7%，端式回肠造口并发症发生率为 34%。多数为早期并发症（Park 等，1999）。需要急诊手术造口而未事先计划的患者发病率最高。在急诊状态下，造口定位往往不好，术者也是相对经验不足的外科医生。急诊回肠造口患者有更高的发病率（70%）。此类患者有些是因为肠道梗阻，肠管血供不好，另外有些患者是长期营养不良或存在明确的感染。

我们（Phillips 等，1985）在对 175 例患者进行 3 年多的前瞻性研究，结果显示回肠造口患者中并发症整体发病率为 57%（表 5.24）。但仅 18%患者需要进行回肠造口重建。在一定程度上这反映了造口处理服务所达到的程度，因为多数回肠造口问题可以通过保守治疗方法解决。最常见的问题是灼伤、造口周围溢漏、回肠造口流出物过多、回缩和造口旁疝（表 5.25）。

表 5.24　回肠造口并发症（伯明翰）

	数量
生存患者	175
出现并发症患者总数	99 (57)
需再次手术患者总数	32 (18)
皮肤灼伤	49 (28)
回肠造口流出量过多	31 (18)
造口旁感染	18 (10)
渗漏	17 (10)
回缩	16 (9)
疝	8 (5)
出血	7 (4)
脱垂	6 (3)
狭窄	3 (2)

括号中的值为百分比。
来源自：Phillips 等（1985）。

表 5.25　115 名回肠造口患者并发症发生率

并发症	数量
皮肤灼伤	30 (26)
回缩	22 (19)
滑脱	13
固定	9
排出物过多	4
疝	3
脓肿	2
缝线窦道	2
脱垂	3

括号中的值为百分比。
来源自：Watts 等（1966）。

表 5.26　溃疡性结肠炎与克罗恩病患者经回肠造口与校正的手术后并发症（累积发生率）

	数量	溃疡性结肠炎（%）	数量	克罗恩病（%）
全部并发症	27	76	27	59
校正手术	15	28	9	16
多次校正	6	8	5	9

Leong 等（1994）。

表 5.27　造口并发症的分析

并发症	数量	原始值（%）	累积发生率（%）
坏死	1	1	1
狭窄	6	4	5
脱垂	12	8	11
回缩	19	13	17
梗阻	27	18	23
瘘管及化脓	11	7	12
疝	16	11	16
皮肤问题	44	29	34
任何一种并发症	85	57	68

Leong 等（1994）。

总体来说，克罗恩病患者的并发症要比溃疡性结肠炎患者更多（分别为 75%和 44%），（Watts 等，1966；Carlstedt 等，1987）。这主要是因为复发疾病导致狭窄（31% *vs.* 4%：Carlsen 和 Bergan，1995）和瘘。尽管如此，St Mark 报告溃疡性结肠炎患者 20 年并发生发生率为 76%（表 5.26），而克罗恩病患者发病率为 59%（Leong 等，1994）。其他并发症如造口脱垂和回缩也在克罗恩病患者中更为多见。并发症与造口方式、回肠切除长度、体重增长或回肠炎病史无关。表 5.27 列举了长期并发症的确切统计分析。

对于溃疡性结肠炎患者，重建性结直肠切除术后的回肠造口并发症要高于普通结直肠切除术后的并发症（Hueting 等，2005）。这主要是由于使用袢式回肠造口术以及造口关闭时所产生的并发症；但脱水、回缩、梗阻及皮肤感染在此类患者中也更为多见（Feinberg 等，1987；Winslet 等，1991a；Hallbrook 等，2002）。Woodcock 等（1999）报道为探索避免袢式回肠造口并发症的方法，观察不开放袢式回肠造口是否可减少发病率，目标是只有在出现并发症时才开放肠袢。不幸的是，设想不理想：试验患者有较高的并发症发病率，未开放造口也很难关闭。

Lubbers 和 Devlin（1984）报道 102 例有并发症的患者中有 33 例需手术纠正。Carlsen 和 Bergan（1995）报告首次回肠造口术后再手术率为 12%，开腹手术重建率为 7%，局部修整率为 8%。急诊手术术后再手术率要高于择期手术（13% *vs.* 9%）。关闭侧腹膜腔隙或将回肠固定于腹直肌韧带对再手术率无影响。表 5.28 列举了并发症的发生率。

St Mark 的系列研究中溃疡性结肠炎患者的再手术率令人惊奇地比克罗恩病患者高：28% *vs.* 16%（Leong 等，1994）。并发症可发生于回肠造口术后的任何时候，因此建议对这些患者进行随访（Devlin，1986）。克罗恩病患者需要随访已获得共识，但一些临床专家认为溃疡性结肠炎患者在结直肠切除术后不需随访。这些患者不但可能出现造口

表 5.28　端式回肠造口并发症（n=358）

狭窄	10.3%
造口旁瘘	9.4%
皮炎	8.0%
回缩	2.7%
脱垂	1.8%
造口旁疝	1.8%

Carlsen 和 Bergan（1995）。

并发症或代谢并发症，有些患者还会最终被证实患有克罗恩病。克罗恩病患者的许多问题，如狭窄、出血、瘘或溢漏是由于复发引起的；因此，克罗恩病患者中超过一半的造口修整需要切除肠袢（Roy 等，1970）。溃疡性结肠炎患者的造口修整是必要的，大部分是由于回肠造口定位不好（Taylor 等，1978）。

修整的概率为 4%～43%（Brooke，1956；Ritchie，1971；Steinberg 等，1975）。Ritchie（1971）发现经验丰富的外科单元修整率低。对炎性肠病有着丰富手术经验的机构的报告数据显示，再手术率通常低于 15%（Gruner 等，1976；Corman 等，1976；Lee 和 Truelove，1980）。

回肠造口处置并发症

选择

尽管一个经过良好培训的造口治疗师能治疗很多造口并发症，但仍有约 1/3 的情况需要再次手术重建（Corman 等，1976；Goldblatt 等，1977）（表 5.29）。

回肠造口重建很困难，手术需要决定何种方式最适合。造口可以局部重建，游离或不游离腹壁上的造口。但回肠造口常需要某种形式的重建或需要网片支撑腹壁并将回肠固定于上（Gogenur 等，2006）。由于技术原因，有时需行腹腔镜下或开腹手术以便于安全游离造口或更彻底地进行固定；还有，如有缺损可行开腹手术重建腹壁。如造口定位不好，或如有造口旁疝或造口不稳定，回肠造口可能需要重新定位。重新定位手术经常需要开腹，但一些外科医生强力推荐（Blaig 等，2000）不需开腹的腹膜定位（Taylor 等，1978）。

许多患者的造口并发症是由于克罗恩病复发，需要手术切除。新的造口可自原来位置提出或在腹

表 5.29　回肠造口并发症发生后的处置

并发症（n）	局部塑形	局部塑形＋开腹手术	重新定位术＋开腹手术	部分的腹腔手术
狭窄（20）	11	4	1	4
瘘（12）	3	4	3	2
脱垂（10）	2	1	3	4
回缩（10）	5	3	0	2
疾病复发（8）	0	2	1	5
小肠梗阻（8）	0	0	0	8
位置欠佳（6）	4	0	2	0
造口出血（3）	1	0	0	2
皮炎（2）	0	0	1	1
坏死（2）	0	0	0	2
造口疼痛（2）	1	0	0	1
疝（1）	0	0	1	0
脓肿（1）	0	0	1	0

来源自：Goldblatt 等（1977）。

表 5.30　回肠造口的修正手术：伯明翰

并发症（*n*）	局部塑形	局部塑形＋开腹	重新定位＋开腹
梗阻（15）	5	6	4
回缩（10）	8	2	0
脱垂（8）	8	0	0
疝（8）	6	1	1
瘘（4）	0	3	1
脓肿（1）	0	1	0
溃疡（1）	1	0	0
定位欠佳（1）	0	0	1

来源自：Weaver 等（1988）。

表 5.31　回肠造口修正手术：伯明翰，后期并发症需要进一步修正。

	溃疡性结肠炎			克罗恩病		
	No.	**马上修正**	**%**	**No.**	**马上修正**	**%**
局部修正手术	17	2	12	11	5	45
开腹手术，同一造口位置	7	3 }	30	7	1 }	9
开腹，重新定位	3	0 }		4	0 }	
总数	27	5	19	22	6	27

来源自：Weaver 等（1988）。

壁再切开一个新的圆孔。如在造口附近有腹壁缺损，导致脱垂、回缩或疝形成，就需要加强腹壁进行局部处置，可缝合或通过移植补片修补缺损，也可重新定位造口，关闭缺损部位。

Weaver 等（1988）对 48 例回肠造口患者的修整进行回顾性分析（表 5.30）。主要指征有梗阻（15）、回缩（10）、疝（8）、脱垂（8）、瘘（4）。梗阻、回缩和瘘在克罗恩病患者中常见；不开腹的局部修整比较常见，甚至适用于造口疝的患者。多数克罗恩病患者需要进行剖腹手术治疗梗阻和造口旁瘘（表 5.31）。有人发现同一造口位置经常可再次使用，除非造口定位不好，在腹直肌以外。

Carlstedt 等（1987）发现约 81％的回肠造口修整可以按局部手术完成，除外（几乎也是唯一的例外）克罗恩病患者。Goldblatt 等（1977）报告在 85 例修整手术中仅 13 例（15％）重新定位，但 36％的患者需要进行切除手术（表 5.29）。

造口并发症评估

最适重建手术的评估还要包括造口护士的仔细评定。需要考虑的因素包括造口位置、复发疾病的证据、再次开腹手术的潜在风险和腹壁缺损。预定好的新的位置应适当避开腹股沟、瘢痕、脐部、髂前上棘和皮肤皱褶。

如回肠造口因狭窄、溃疡或息肉已变形，需要考虑克罗恩病的可能性。这时应谨慎安排小肠的放射线检查。明确克罗恩病的诊断常需进行逆行回肠造影或通过造口行内镜检查，但如有狭窄或变形可能无法进行。如造口旁有瘘管或慢性脓肿，CT 或瘘管造影可提供有用信息。

重建原则

因有感染风险，需应用抗生素，尤其在使用补片、需要开腹及可能切除肠管时。

腹部应消毒和放置无菌巾，以便于进行开腹手术或需要时能够进入对侧腹部。应在术前选择并标记最可能的位点。考虑到保留进入对侧腹腔切口的重要性，应始终应用中线切口。如患者已经有旁正中或经肌肉切口，术者可能应该自原切口进行腹腔探查。

一旦需要关闭造口位置，用不可吸收线缝合腹直肌鞘和肌肉缺损。如有严重感染，有时可留下皮肤不缝合以减少感染，但正常情况下，会切除皮肤缺损的侧缘关闭切口，形成一个横行的瘢痕（Patel 等，1999）。尽管已成功使用植入补片修补造口旁缺损（Leslie，1984），但应始终记住，为减少慢性感染，应尽可能避免在造口周围使用外来材料（Baig 等，2000）。尽管如此，最近有报道称即使是用不可吸收补片感染率也很小（Geisler 等，2003；Gogenur 等，2006）。

回肠造口重建的手术过程

局部重建手术

无造口游离

如在术后早期，回肠造口回缩，可以再次外翻造口，缝合回肠造口的内壁和外壁一圈，将造口在外翻位缝合（图 5.43a～d）。但这种方法很少长期有效。另一种方法是在外翻造口头上用三行缝合器缝合（Winslet 等，1990）（见图 5.43e，f）。最后结果不是特别美观，但缝合钉在一段时间后就看不到了。静脉注射咪达唑仑或地西泮可进行此手术，尽管许多患者选择轻度的全身麻醉。

通过夹住肠壁外周的三把 Allis 钳牵引，轻轻将回肠造口外翻。三排缝合器穿过两侧黏膜表面纵行缝合，使用无切割器的直线缝合器（确认钉仓内无刀片）。如有造口旁疝，操作时需小心避免缝合肠系膜，避免损伤小肠。此手术并不总是见效，但造口术后早期出现回缩、开腹手术或游离回肠造口为禁忌时值得考虑。此手术最大的优点在于能像门诊手术一样在局部麻醉下进行。一些医疗单元对这种手术尚印象不深（Speakman 等，1991）。用此项技术进行远段肠管的去功能化已经有满意的结果（Winslet 等，1991b）。早期结果显示此项技术在 38 例患者中的 23 例有效；但整体印象最深的长期结果是：少于一半的患者不再需要进一步手术。

完全造口游离

这种技术适于不能外翻的回缩造口。如有另一个合适的造口位置或造口没有通过腹直肌，此项技术不建议用于修补造口旁疝。如没有其他造口位点，应努力行局部修补和重建。局部重建适于回肠造口脱垂。在一定情况下，通过回肠造口腹壁圆孔可完成切除，但通过开腹常更加方便和安全。

手术需要全身麻醉及全身肌肉松弛。用小刀片切开皮肤黏膜连接处，在皮肤水平环周游离造口。用 Allis 钳夹住肠管或在肠管上缝合支持缝线。用一把 McIndoes 剪或小的手术刀片，贴近回肠，自皮下脂肪至腹直肌前鞘将回肠浆膜轻柔分离。将肠管周围的腹直肌鞘游离，小心不要损伤肠系膜。回肠常会在腹壁各层内折叠成角，需要顺直以避免手术中对其造成损伤。对于回缩入腹直肌内的造口，可以将整个造口周围的腹腔打开直至造口完全游离。切除回肠游离缘附近的皮肤及皮下脂肪。对于不稳定的造口需固定于腹直肌鞘，将腹直肌鞘与回肠浆膜用可吸收线间断缝合。缝线在缺口周围排列好后，再打结。打结后造口通常会外翻。如造口出口太长，则切除回肠末端，或用不可吸收线缝合皮肤黏膜连接处（包含突出的肠管浆膜），避开肠管打结或可用可吸收线将肠管浆膜与切缘的皮下缝合（图 5.48）。

如之前有盆腔感染或侧腹膜腔隙以不可吸收线缝合关闭，则回肠游离就会困难。除非有更重要的临床考量，否则在初次手术后 6～8 周内试图游离回肠造口是不明智的，因为损伤肠管的风险非常大。

如有肠造口脱垂，需要切除多余的肠管，常用电刀。用这种方法可能游离很长一段肠管（图 5.49）。回肠造口头部最适长度为 2～3cm，所以在外翻前，留在皮肤水平以上突出的回肠段约 6～8cm 是可以的。在行局部冗长末段回肠切除术时，仔细解剖出肠系膜，分离出切除肠管位置的肠系膜弓很重要。

如有造口旁缺损导致造口不稳或疝，必须小心操作，游离出回肠造口与腹壁粘连的肠袢（图 5.50）。自造口及腹壁轻柔地游离肠袢，还纳入腹腔。正常情况下，应重新定位造口，但如没有别的合适位置，应以 Prolene 线间断缝合关闭缺损，或用补片修补。需小心不要损伤肠系膜，不要关闭缺损过紧导致腹壁水平的梗阻。修补常会导致回肠造口边缘与皮肤边缘的大小有些不一致，但造口位置一般比较有利，在造口器具底盘的保护下，开放的口缘很快就会有肉芽组织生成。

如选择局部重建手术，有时需要扩大切口以更

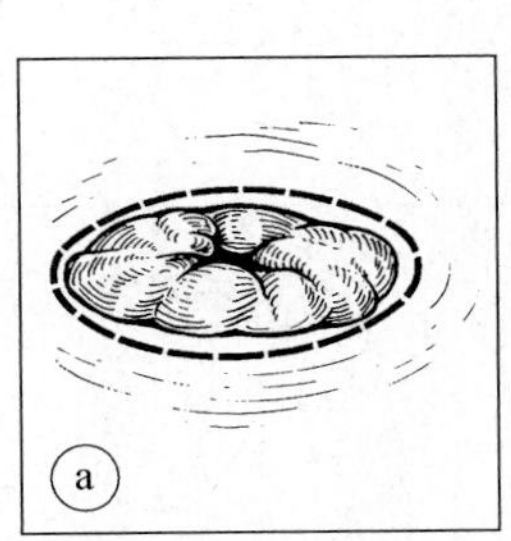

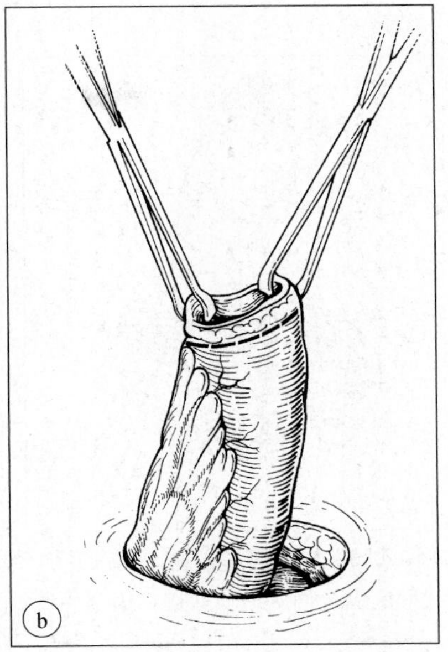

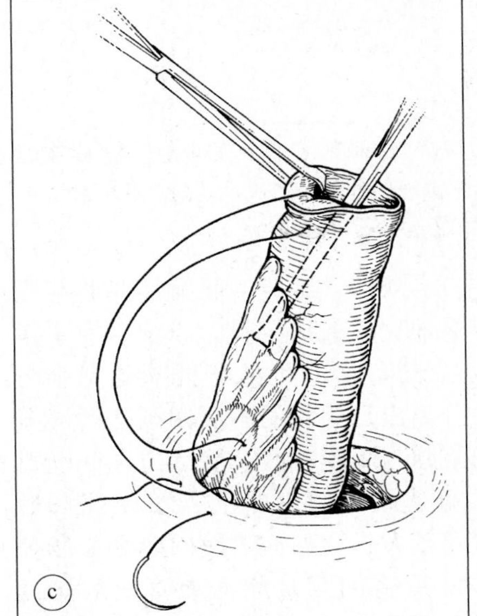

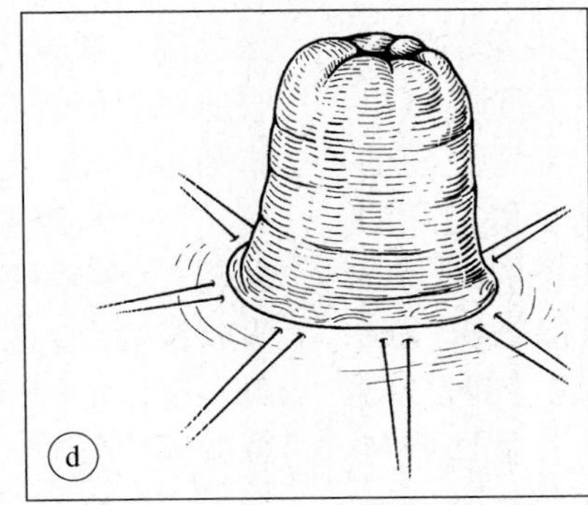

图 5.48　回肠造口回缩手术矫治。(**a**) 做一个环造口切口。(**b**) 造口完全游离。(**c**) 回肠造口外翻 (**d**) 与皮肤缝合。一些患者可能不能外翻，可按图 5.43 所示方法固定。这种情况下，回肠造口需在腹壁及腹腔内广泛游离，自腹壁提出的回肠要超过皮肤 8cm (见图 5.51)。如游离后有多余回肠，可进行切除，用常规方法外翻回肠并与皮肤缝合。

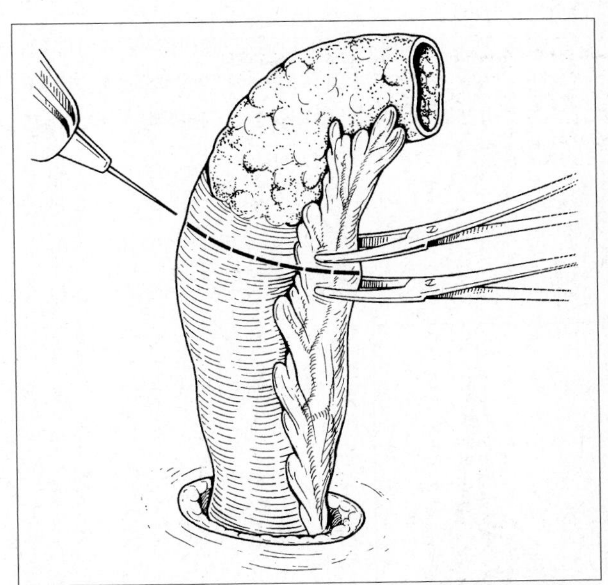

图 5.49　造口脱垂、狭窄或疾病复发的局部切除手术。回肠造口自腹壁完全游离，这样 6～8cm 长的回肠可自腹壁圆孔提出。在回肠预切线对侧结扎切断末段回肠系膜，切除病变的末段回肠，按常规方法重新行造口术。

好地暴露。在造口上方或下方做一个小的纵向切口 (图 5.51a，b)。游离回肠造口，如有造口旁疝，可用缝合 (图 5.51c) 或补片的方法进行修补 (图 5.51d)。有时也可以不在造口旁延长切口进行局部修补。造口旁瘢痕会让造口的处理变得困难，所以如果造口周围的圆孔不能充分显露，最好行开腹手术以获得更好的入路，而不是通过造口缘切除而使满意的造口位置变形 (图 5.51e)。然后可以进行腹壁缺损的修补，或在腹壁外操作或进行开腹手术。如果有任何原因证明局部修补不满意，应在对侧腹壁新的位置重新定位回肠造口 (图 5.51f)。

局部造口重建与腹腔镜

造口疝的局部造口重建可以不游离造口，尤其是可以用补片时 (图 5.51)。而另一方面，如造口不稳，开腹手术常可方便地将回肠与腹壁更好固定，因为缝线需要向腹腔内缝合，而且需将回肠与腹壁缝合固定 (图 5.52)。开腹手术也便于进行造

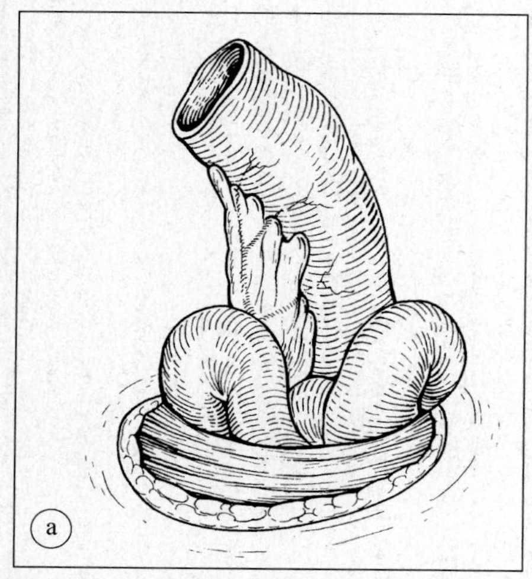
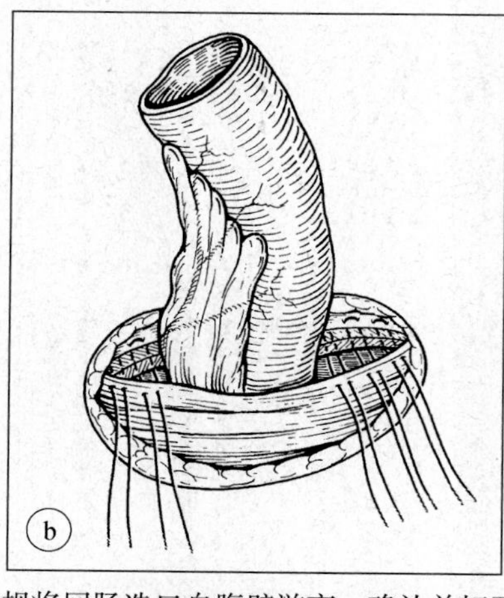
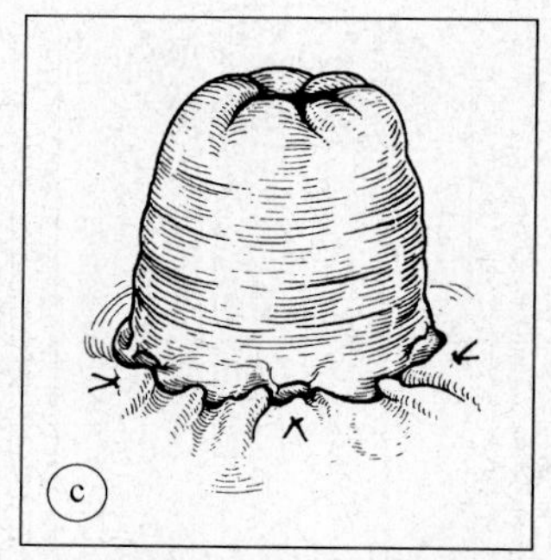

图 5.50 回肠造口旁疝的局部修复。(**a**) 常规将回肠造口自腹壁游离，确认并切开造口旁疝的腹膜囊，将腹膜囊内的内容物还纳入腹腔。(**b**) 确认腹壁缺损并以 Prolene 缝线间断缝合回肠造口两边，重建腹壁。(**c**) 常规外翻回肠造口，并与皮肤缝合。

口周围腹壁缺损的修补，如需要造口也可重新定位(图 5.53)。开腹手术也使切除变得更安全，可以对回肠血运进行全面检查（图 5.54)。对于复发的克罗恩病，切除病变肠段、切除瘘管、去除损坏的小肠或切除狭窄时，均需要切除手术。

开腹手术按常规方式进行，全面探查腹腔脏器。确认末段回肠的肠系膜，分离粘连。同时分离腹膜与造口间的粘连，沿肠管周围小心扩展回肠与腹直肌之间的平面。通过开腹切口尽可能充分地解剖分离。通过造口旁切口，围绕回肠分离脂肪与腹直肌鞘，能较容易地完成造口游离，以术者左手示指加压固定。这样就完成了回肠与腹壁的完全分离。一旦自腹壁分离出足够长的游离回肠进行充分翻转，就将回肠浆膜与腹膜和腹直肌后方以间断可吸收线缝合。在重建术中，一般不需关闭侧面腔隙：它留下的空间较大。这种方法使内疝和小肠梗阻的风险降低。随后将回肠浆膜与腹直肌后鞘缝合，关闭腹腔后，用常规方法翻转缝合造口。

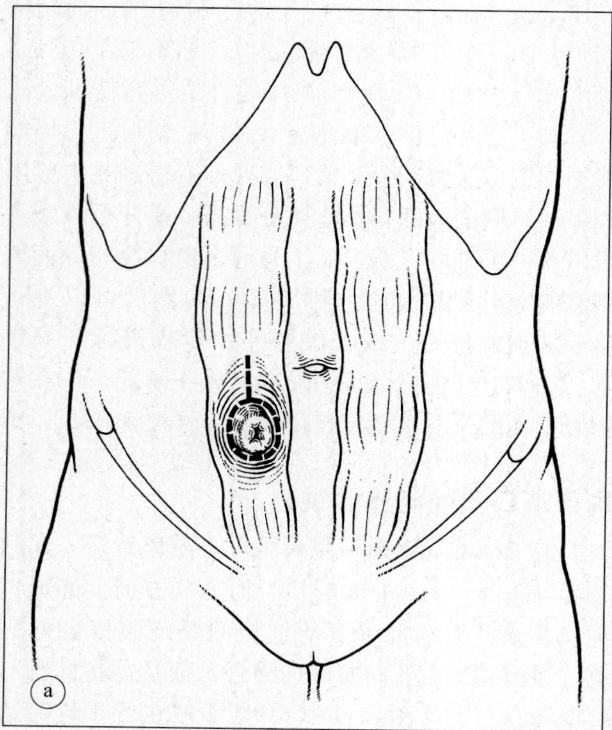
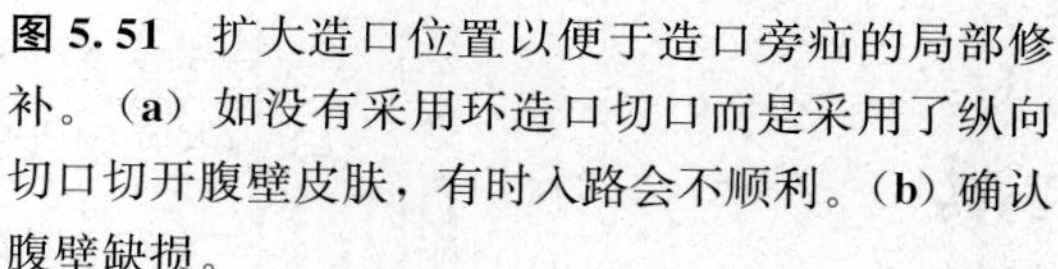
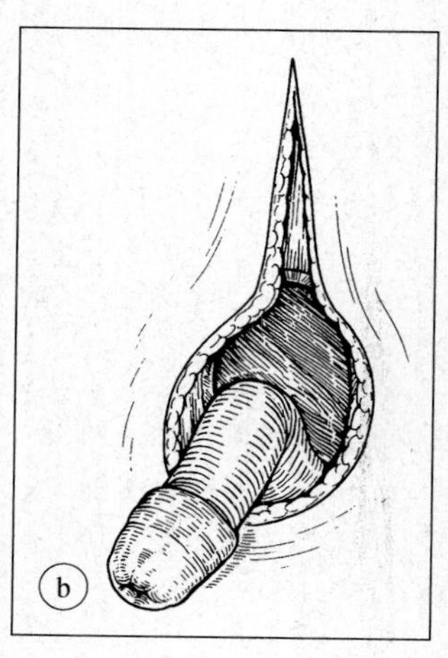

图 5.51 扩大造口位置以便于造口旁疝的局部修补。(**a**) 如没有采用环造口切口而是采用了纵向切口切开腹壁皮肤，有时入路会不顺利。(**b**) 确认腹壁缺损。

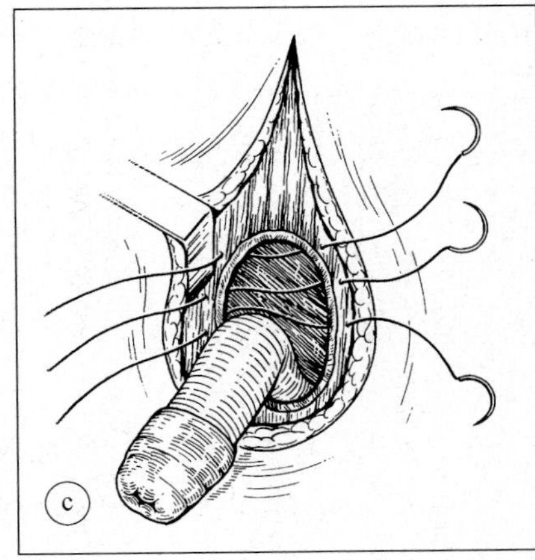

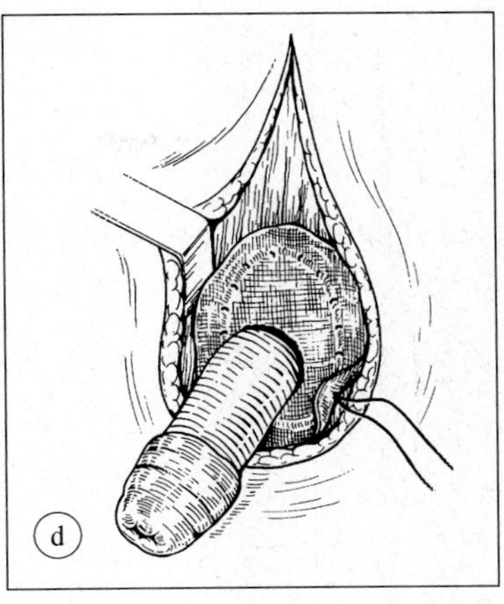

图 5.51（续）（**c**）用 Prolene 缝线间断缝合关闭缺损。（**d**）或在腹壁缺损处置入一个不可吸收补片。常规缝合多余的皮肤切口，并将回肠造口与皮肤缝合。（**e**）为避免局部造口重建效果不好，回肠造口应通过环造口切口完全游离，以 Prolene 缝线间断缝合修补腹直肌缺损，小心开口不要过窄，以免造成肠管梗阻影响血运。如局部修复不满意，应在腹壁另一侧重新定位造口。（**f**）在对侧腹壁制成一个新的圆孔，回肠自此上提。

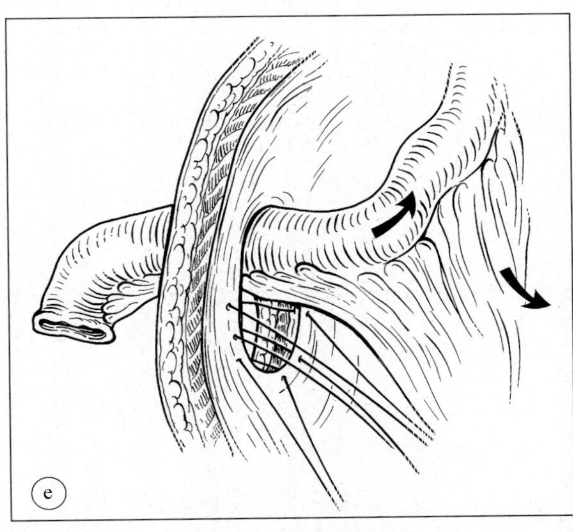

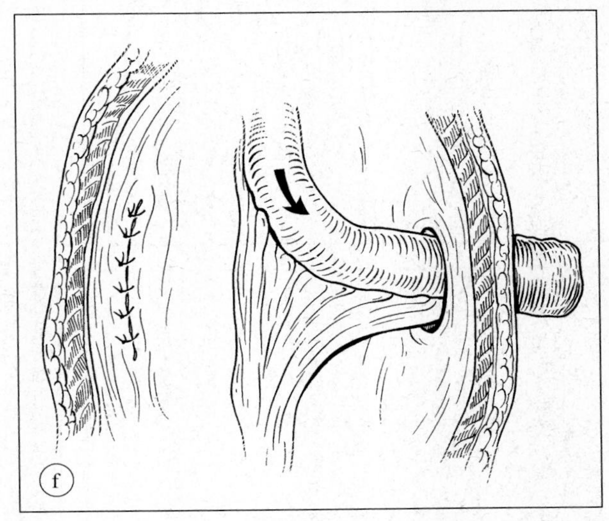

回肠造口的重新定位

对造口旁疝、造口脱垂、造口旁感染引起的回肠造口狭窄或瘘，初次造口位置定位差，对于这些疾患回肠造口再定位是个有争议的最佳处理方法。定位在腹直肌鞘之外的回肠造口缺乏足够支撑，所以高发疝、脱垂或回缩。此外，造口器具处理困难，因为在活动时需将造口袋去除。如果一个定位糟糕的造口引发溢漏和皮肤灼伤，应该在对侧腹部经腹直肌重新定位（图 5.55）。

如粘连较重，不建议不开腹（腹腔镜）进行再定位，因为有损伤肠管的风险。对瘦型腹腔无粘连的患者不开腹再定位较开腹手术有优势。但在这种情况下，开腹手术仍通常是直接而安全的方法。因此，腹腔镜造口再定位逐渐成为一种在粘连不重时的术式选择，如有损伤肠管或造口血供差的风险，开腹手术更好，术中可转换术式。

选择开腹手术再定位造口时，经原腹壁切口进腹，探查腹腔后，在腹腔内游离回肠造口与腹壁粘连（图 5.56a）。此类患者中有相当部分在造口位置有缺损，要特别小心不要损伤造口疝处的粘连小肠袢。如前所述，在腹直肌内游离回肠，分离与造口周围皮肤粘连。用 Potts 钳夹住回肠末端或以直线缝合器关闭末端防止进一步污染。如回肠受损或有病变，应在回肠造口自腹壁分离后切除病损肠段（图 5.56a，b）。将浸湿杀菌剂的纱布置入回肠造口孔壁，防止切口感染并压迫止血。如有造口旁疝，确定缺损边缘，关闭缺损，将包括腹直肌在内的腹壁组织深度缝合（图 5.50c）。如腹壁没有缺损，以 Prolene 或 PDS 缝线经腹直肌或肌肉间断缝合 3～4 针关闭造口位置。缝线正确排列后打结。

在预先确定的位点制造一个新的孔洞，切除盘状皮肤及其下脂肪组织，十字切开腹直肌鞘。切断部分腹直肌或沿腹直肌纤维分开肌肉组织。安全止

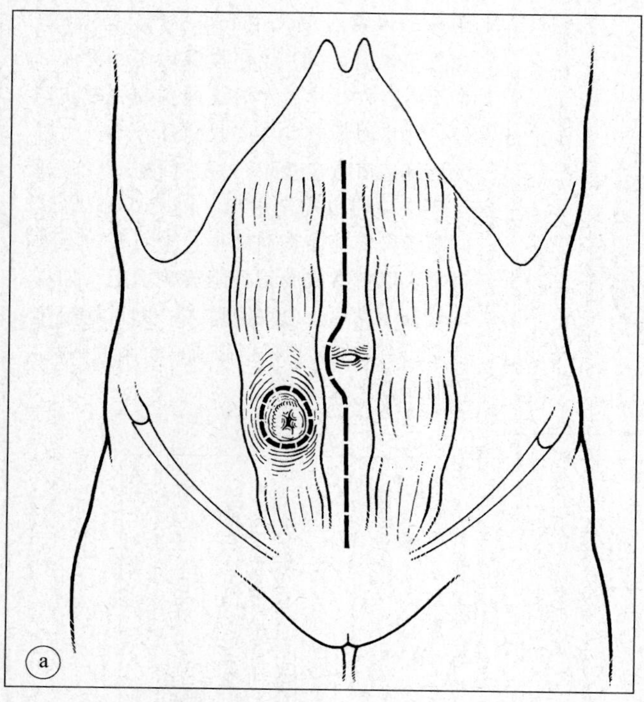

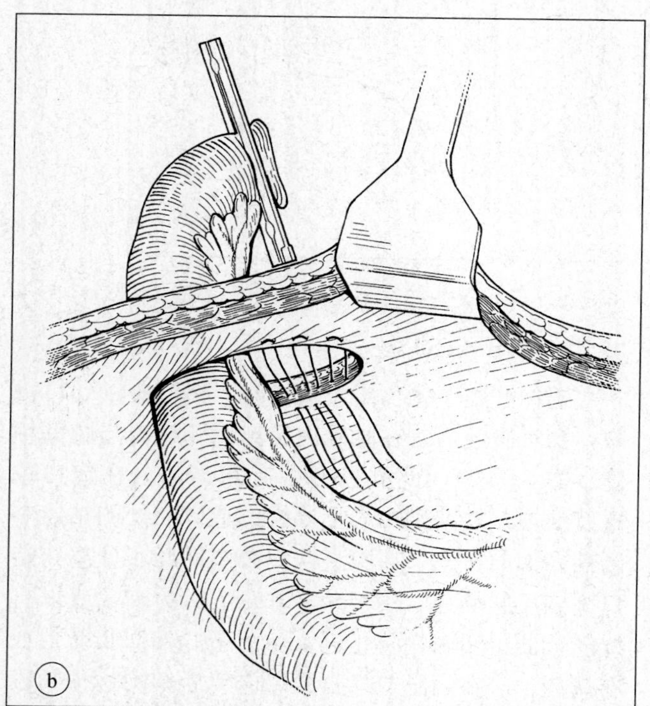

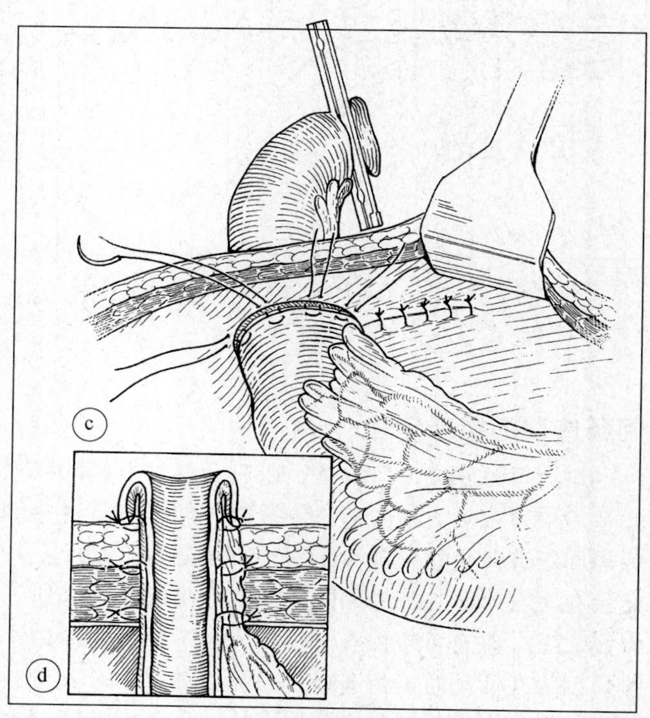

图 5.52 开腹手术修复造口旁疝。(**a**) 有时，小的开腹切口与环造口切口及完全造口游离会使修补更安全。(**b**) 在腹腔内和腹腔外关闭腹壁缺损。(**c**) 回肠浆膜与腹壁的腹膜及腹直肌鞘分别固定缝合。(**d**) 行皮肤黏膜缝合完成回肠造口。

血后，将回肠自圆孔提出，关闭腹腔。不需关闭侧面腔隙。将原孔洞创面皮肤敞开，如有感染则填塞浸湿原黄素及液体石蜡的纱条，或切除侧缘皮肤，将其修整成为一个相对美观的横切口。回肠造口与腹直肌鞘缝合（如觉得有必要的话），如前述将其外翻并与皮肤缝合。然后关闭切口（图 5.56c～f）。

腹腔镜再定位的原则与前述相同。

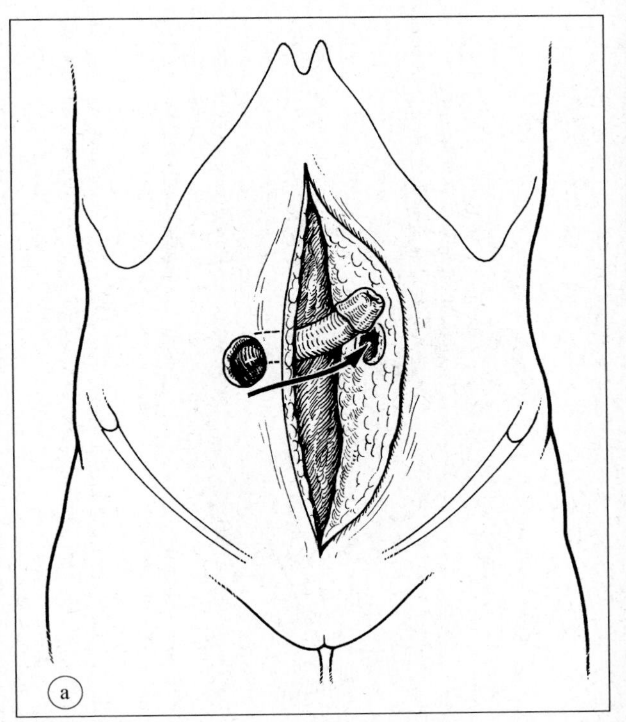
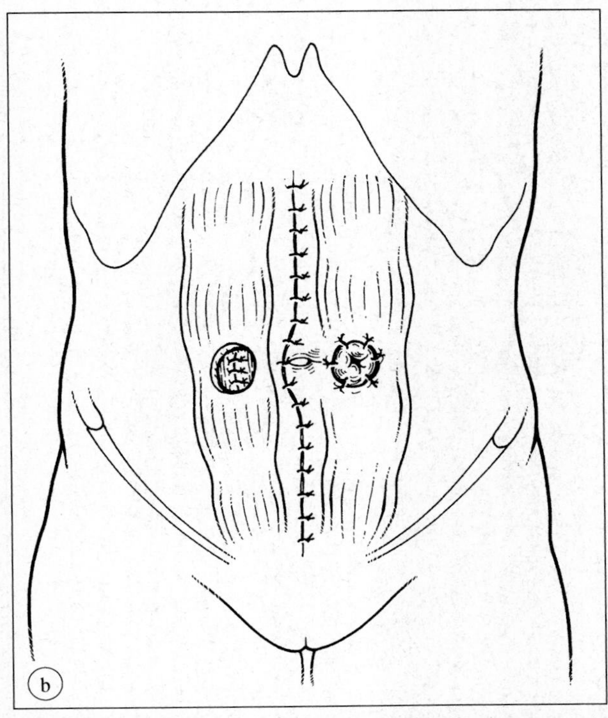

图 5.53 回肠造口旁疝的再开腹及再定位。(**a**) 通过环造口切口游离回肠造口，打开腹腔以便于回肠可通过另一侧腹壁新的圆孔提出。(**b**) 常规行回肠造口外翻并与皮肤缝合，关腹。

术后处理

对于仅行局部重建而非开腹手术患者只需要住院 48 小时，前提是小肠功能没有受到伤害。通过这一阶段的恢复，回肠造口患者通常可正常饮食，并可安排患者在造口护理门诊拆除缝线，许多局部重建手术在门诊进行。当然，如果患者合并肠道功能障碍应延长住院治疗时间，一旦造口功能恢复就可以允许进食，不必延长住院时间，但应告知患者在有异常情况下应及时与医院联系。

行腹部手术的患者，住院时间长短取决于术后恢复情况。由于没有吻合口，当造口处功能恢复后，即可允许出院并进清淡流质饮食。伤口可由患者本人、家属或社区护理人员进行护理。

手术后并发症

除了肠梗阻之外，在腹部手术中最常见的手术并发症为感染。造口周围感染是常见的：通过拆除造口处缝合线后，可将局部积存的脓液引流至回肠造口引流袋内。如果局部有较大的脓腔，这样处理将无法彻底引流，在这种情况下需通过造口切口处放置引流管。可将引流管置于造口旁边，这样脓液可引流至器具内，也可刚好超过回肠造口基底边缘（图 5.57a，b）。如造口边缘感染非常严重，这时就需要在回肠造口周围构建造口胶保护屏障，将造口与引流位置分隔开来。

如发现造口游离活动，就像在许多平素口服甾体类药物、肥胖、高龄的糖尿病患者中所发生的情况一样，周围为脓液包裹（或漂浮于脓液中），就需要在造口内插管直至肉芽组织在周围形成（图 5.57c）。有时需要通过提起近段肠袢行空肠造口使粪便肠液转向流出或将造口自感染部位提出。

结果

少有造口修整手术结果的报告。Goligher (1984) 报道 106 例患者，其中 16 例出现造口周围蜂窝组织炎，其中 5 例有严重的造口周围感染。13 例早期结果亦不令人满意，其余 90 例中的 12 例出现脱垂，因此，大约有 1/4 的病例效果不满意，需要进一步治疗。

Dew 等（1979）回顾 70 例溃疡性结肠炎造口病例，最终发现，48 例需要进一步手术。Weaver

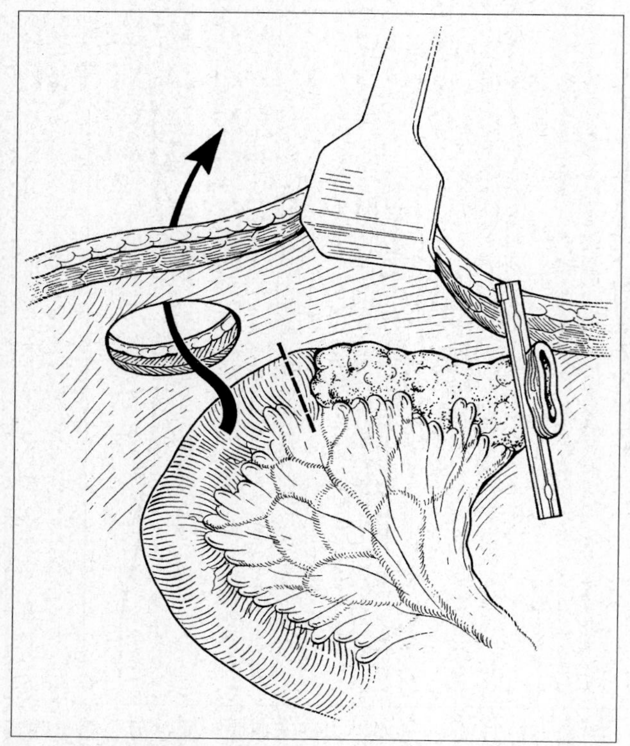

图 5.54 复发疾病的回肠切除。打开腹腔，自腹壁游离回肠造口，切除病变肠段，在原圆孔重新进行回肠造口。

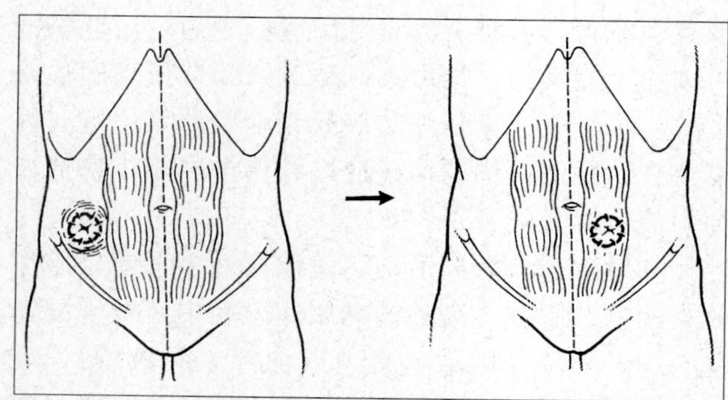

图 5.55 回肠造口再定位。如回肠造口在腹直肌外或出现脱垂、疝或应用造口器具困难，应重新定位，最好通过腹腔镜或与开腹结合，在对侧腹壁建立新的圆孔。

等（1988）前瞻性研究 1976—1984 年 49 例行造口修整的病例。调查显示 27 例溃疡性结肠炎患者中的 5 例（19%）和 22 例克罗恩病患者中的 6 例（27%）需要二次手术（表 5.31），有 45%的克罗恩病患者再次行局部切除而未开腹，而 12%的结肠炎病例采用了局部手术。相比之下，30%的开腹手术结肠炎患者需要二次手术，克罗恩病患者仅为 9%。因此，在克罗恩病患者中尝试局部重建是不

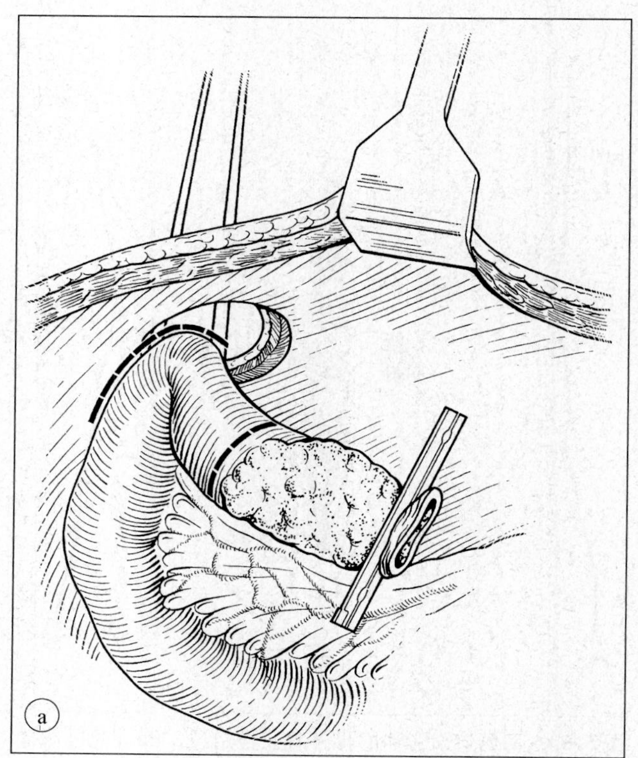

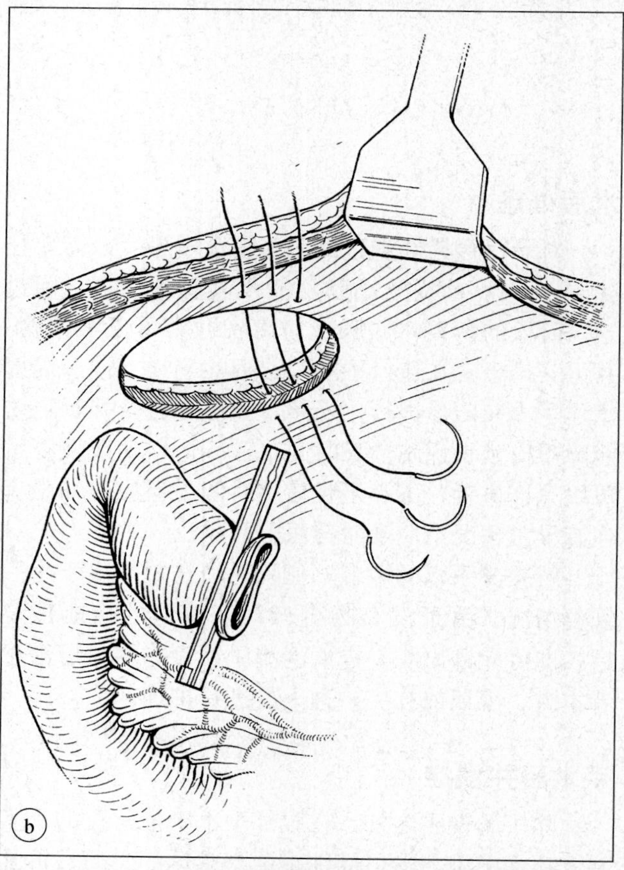

图 5.56 用腹腔镜通过对侧腹壁新的圆孔进行回肠造口再定位。**(a)** 自腹壁游离回肠造口，将外翻的回肠断端切除。**(b)** 间断缝合关闭原腹壁圆孔。

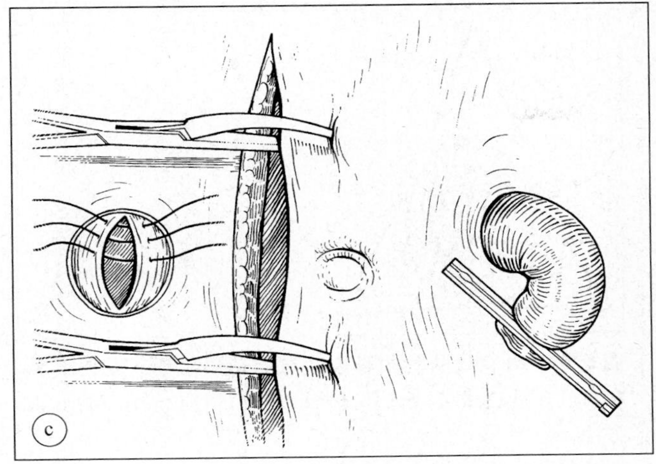

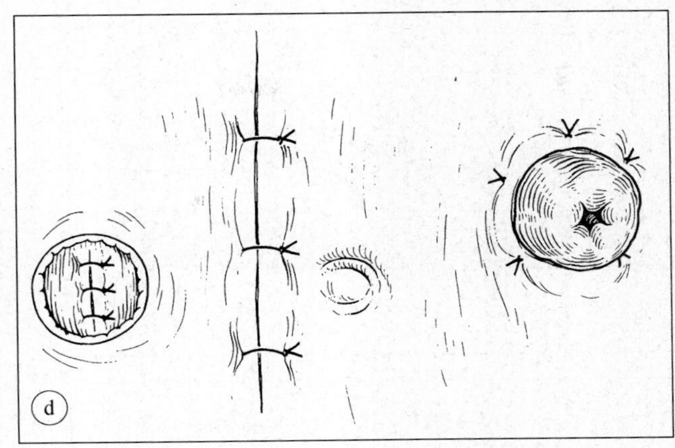

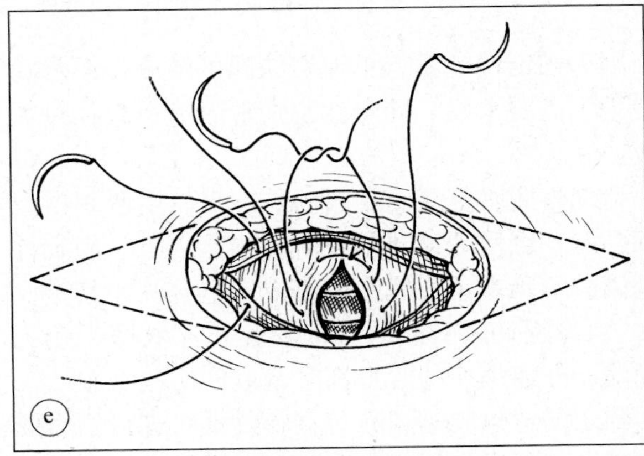

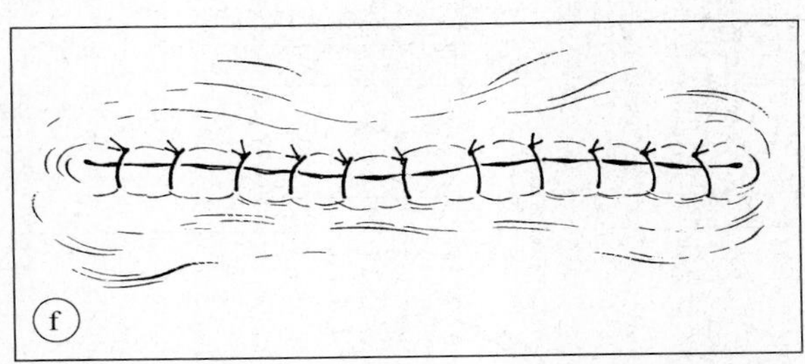

图 5.56（续）（c）回肠造口自新的圆孔提出。（d）回肠造口外翻并与皮肤缝合。（e，f）回肠造口关闭，留下腹壁横切口，关闭腹直肌。如可能，应将腹直肌鞘横行关闭。在皮肤环形切口两端再行两个菱形切口。皮下缝合对合皮肤切缘，关闭横切口。

明智的选择，而对于溃疡性结肠炎患者却是常用的方法。另一个发现是，50%需造口重新修整的克罗恩病患者出现复发。二次手术并发症包括败血症（2例）、造口回缩（6例）、疝（1例）、狭窄（2例）和瘘（1例）。出现败血症、瘘管和狭窄并发症的均为克罗恩病患者。

特殊并发症的处置

回缩

造口回缩的常见原因为排泄物刺激造口周围皮肤，充血、水肿，导致造口内陷（Goldblatt 等，1977）。造口回缩可通过图 5.43e 中所示以局部缝合器手术进行处置，但更常见的是进行局部重建手术，将回肠浆膜与腹直肌鞘固定从而进行矫治（见图 5.52d），如果造口回缩由造口旁疝引起或造口处腹壁薄弱，应重新选择造口位置（图 5.55）。

Birmingham 报道对于回肠造口回缩的治疗效果欠佳：发现约 50%的患者需再次手术治疗。回缩可能是最常见的原因，也是治疗效果中最不理想的（Whates 和 Irving，1984）。Lahey 诊所的外科医生建议对于造口回缩应进行造口再定位。而 Todd（1983）则认为不需造口再定位。他认为，将肠壁浆膜或肠系膜与腹壁细致缝合固定，造口外翻及缩紧缝合造口处皮肤切口是成功的关键。造口回缩和重建时对造口进行的游离会导致皮肤圆孔扩大，为了使皮肤封闭严密，他建议在造口周围切除三个三角形皮肤。对于每边的皮肤切缘在缝合前应细致缝合皮下组织（图 5.58）。

回肠造口脱垂

造口脱垂较为少见，通常是造口处与腹壁之间固定不足造成的。Goldblatt 等（1997）将脱垂分类为固定性脱垂或滑动性脱垂。这是一个有用的分

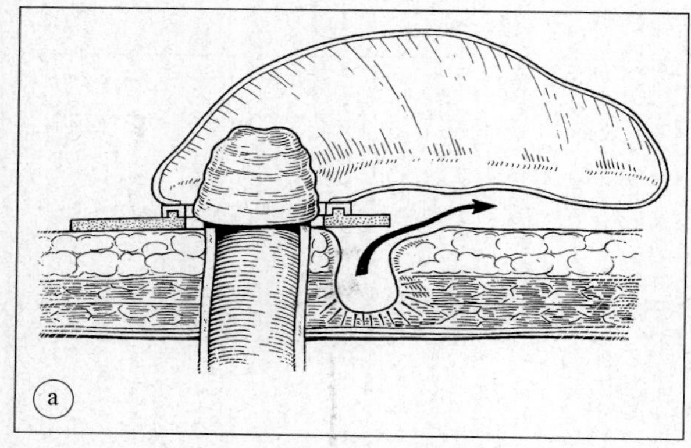

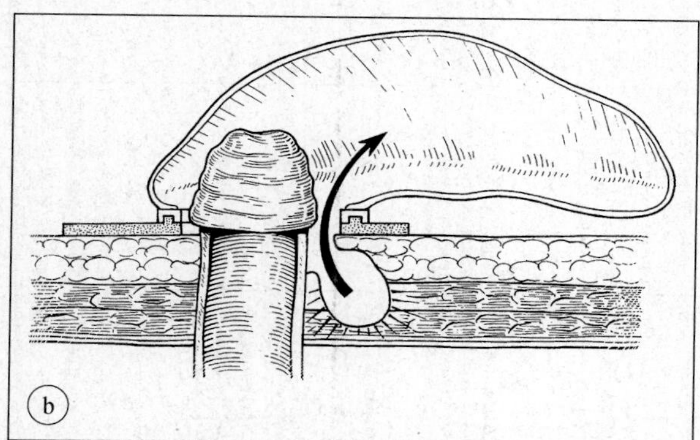

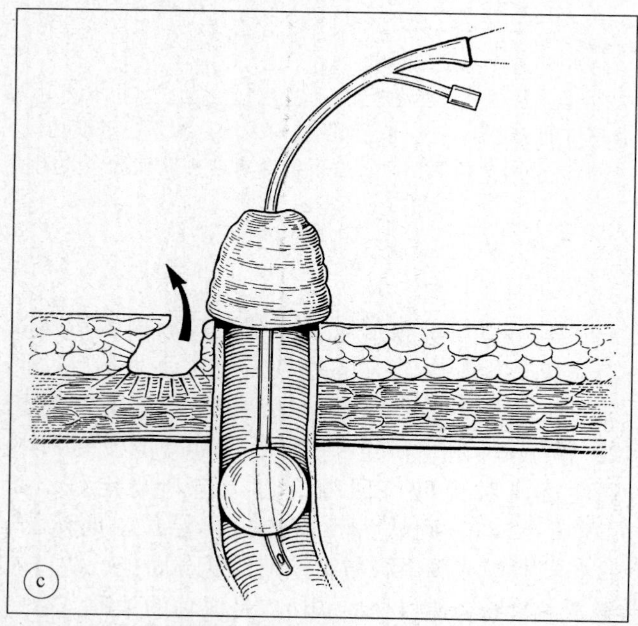

图 5.57 造口旁腹壁脓肿的处置。(**a**) 如脓肿通过造口袋基底引流，造口袋会出现移动，效果欠佳。(**b**) 脓肿可与回肠造口一起引流，这样引流物可保存在回肠造口袋中。(**c**) 早期回肠造口旁脓肿如证明造口袋引流困难，可以将Foley导管置入回肠造口引流小肠内容物，再越过腹壁水平鼓起气囊加压。

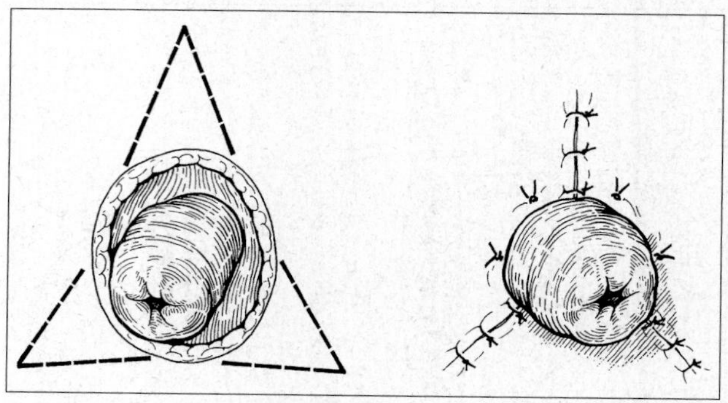

图 5.58 环状皮肤较回肠直径宽的造口重建。此种情况，在盘状皮肤边缘可行三个三角形切口，缝合采用Mercedes方法。

类，因为固定性脱垂行单纯切除即可解决，而滑动性脱垂则需要重建。固定性脱垂常因造口口径过大造成。

滑动性脱垂是无法预料的：一旦发生脱垂由于局部凸起，会使造口器具脱落。相比之下，固定性脱垂因其不雅观，往往给患者带来尴尬（尤其是女性），因为脱垂后引起的局部隆起在穿衣服后仍无法隐藏。任何形式的脱垂都将造成创伤和出血。

固定的造口脱垂切除与直肠脱垂时进行的直肠乙状结肠切除术类似。在皮肤和黏膜交界处小心分离，不伤及其余回肠。将外翻的肠袢支拉直。回肠切除后应保留适当长度，通常距离皮缘5～6cm，并外翻与皮肤缝合（图5.49）。

对于滑动性脱垂，可将浆膜与腹直肌缝合固定进行局部修整，也可用缝合器缝合外翻的回肠。如果有更合适的位置可以选择造口移位重建。Todd（1983）认为肠系膜与腹壁结合处分离是产生造口脱垂的主要原因，因此系膜固定是治疗成功的关键。因此他认为肠系膜必须重新固定，或肠管应拉直以减轻肠系膜张力，而后切除多余的肠管。在Birmingham所有的回肠造口脱垂病例均行局部重建治疗：无复发病例，仅有1例出现轻度造口狭窄。

Sohn等（1983）描述了一种修整方法，行双向肌切开术，将带有分层皮片的补片移植在已切除但未外翻的回肠上，四例患者均手术成功，但是治疗方法过于复杂。

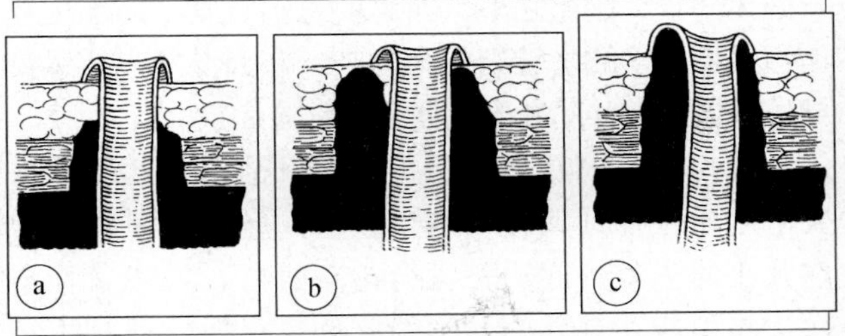

图 5.59 回肠造口旁疝类型。(**a**) 仅通过腹壁；(**b**) 包括腹壁和皮下组织；(**c**) 包括腹壁、皮下组织和外翻回肠。

回肠造口旁疝

病因学

造口旁疝的发生通常与造口位置选择不当（特别是那些选择在腹直肌外）、肥胖、高龄、腹胀或慢性阻塞性呼吸道疾病相关（Turnbull 和 Weekley，1967；Hulten 等，1976；Todd，1978）。经直肠切出圆孔进行造口受到 Leong 等（1994）和 Carne 等（2003）的质疑，因为这种术式发生造口旁疝的概率与经腹直肌造口旁疝一样（理由是经腹直肌造口术后造口旁疝也时有发生）。在过去，回肠造口后造口旁疝的发生与经腹部切口造口有关（Leslie，1984）。肥胖及曾行疝修补的患者易出现造口旁疝。造口旁疝可分为裂孔脱垂、皮下脱垂或造口内脱垂（图 5.59），造口旁疝脱垂使造口器具难以固定。此外，在造口重建时肠管往往与疝囊粘连而容易受到损伤。疝囊内小肠并发绞窄、缺血坏死较为罕见但出现梗阻症状是手术常见适应证。

发生率

造口旁疝是一种少见并发症（Ritchie，1971；Goligher，1984），在 Birmingham 只有 16％的患者需要手术修补。袢式回肠造口的造口旁疝发生率仅为 1.3％，而端式回肠造口则为 6.7％（Carne 等，2003）（表 5.32）。

表 5.32 回肠造口旁疝

端式回肠造口	No.	疝	随访
Watts 等（1996）	119	3	3.4 年
Sjodahl 等（1988）	45	1	7 年
Weaver 等（1988）	111	9	—
Williams 等（1990）	46	13	6.5 年
Leong 等（1994）	150	16	9.2 年
Carlsen 和 Bergen（1995）	224	4	2.6 年
Makela 等（1997）	54	4	8 年
		50（6.7％）	
袢式回肠造口			
Leenen 和 Kuypers 1989	153	3	—
Wexner 等 1993	83	1	2.3 月
Chen 和 Stuart 1996	72	1	4.0 周
Gooszen 等 1998	32	2	—
Phang 等 1999	366	2	—
Edwards 等 2001	34	0	2 周
Rullier 等 2001	107	2	3.5 周
Sakai 等 2001	63	1	
		12（1.3％）	

治疗

Goldblatt 等（1977）认为局部修补的效果通常不能令人满意；然而，Weaver 等（1988）报道其六例使用聚丙烯网修补的病例中有五例获得成功（图 5.51a～d）。局部修补可以对肌肉、筋膜等处的缺损、薄弱区进行二期缝合加强（Todd，1982）或环绕造口放置一个合成网片以起到加强局部薄弱肌层组织的作用（Rosin 和 Bonardi，1977；Abdu，1982；Leslie，1984）（图 5.51d）。使用非吸收性网（聚丙烯或聚四氟乙烯）有慢性感染的风险，但可吸收网（Vicryl）可以克服这些缺点。猪真皮胶原、猪胶原已被作为合成网的替代品应用。虽然有感染的风险（Moisidis 等，2000），但已有文献报道在开放性伤口及广泛的腹壁缺损病例中仍可取得显著的效果（Geisler 等，2003；Carne 等，2003）。Toronto 和 Edmonton 报道了一组成功地利用合成网修复回肠造口旁疝合并广泛腹壁缺损的病例（Evans 等，2003）。同样，Manchester 团队对 10 例腹壁缺损较大的患者采用经腹膜外途径置入补片，不变更造口位置（图 5.60）。即便有不良反应，也没有因聚丙烯网侵蚀肠管和因感染需取出网片的报道（Egun 等，2002）。需要提醒患者在使用高嵌体补片之后，补片常会发生膨胀。猪胶原作为一种聚丙烯网的替代产品，其应用效果令人鼓舞。

造口旁疝的发生通常因造口位置选择不当造成，因此最理想的治疗方法为再定位，拆除原造口，修补腹壁缺损，并在对侧腹壁选择新的造口位置（Brooke，1952；Cuthbertson 和 Collins，1977）。造口再定位并非必须进行开腹手术，Cleveland Florida 团队报道一组行非开腹手术或腹腔镜手术的患者，获得了较满意的结果（Baig 等，2000）。

瘘

回肠造口旁

Goldblatt 等（1977）及 Birmingham 分别报道造口旁瘘发生率为 14% 及 10%。这些患者并非全为反复发作的克罗恩病患者。溃疡性结肠炎或家族性腺瘤性息肉病患者发生瘘的原因往往是由于非吸收缝合线引起的局部慢性感染侵蚀穿透肠壁。另外，瘘可能是由于回肠造口处缺血坏死，后者常由于基底边缘的侵蚀（图 5.61）。这些非克罗恩病引起的瘘管位置可较为表浅或穿透腹直肌前鞘。瘘管无弯曲且呈单发，造口处无异常。相比之下，因克罗恩病复发，局部反复慢性感染并发的瘘管则较为复杂。常因反复慢性感染导致造口狭窄并间断出现梗阻和反流症状。

造口瘘影响造口处的护理及保洁，因此通常需要手术矫正。即使瘘口邻近造口，肠内排泄物也会在几小时内移到底边，常会抬高封口。如瘘口在基底边缘下或在其外侧，肠内容物会很快使器具移动或溢漏在器具外侧，从而短时间内造成皮肤灼伤。

再次手术涉及重建造口，如果造口处合并长期慢性感染或非吸收缝线周围有脓性渗出，将会加大手术难度及风险。因为较难与克罗恩病鉴别。需行腹腔镜或开腹手术，可避免手术时损伤回肠。如果原造口位置满意，无明显牵拉、变形，可行原位造口。如原造口处合并慢性感染、局部组织薄弱或造口位置选择不当。在这种情况下应另行造口。Birmingham 报道在需要手术治疗的造口瘘患者中只有 25%的患者需进行造口移位。Greatorex（1988）介绍了关于单纯非克罗恩病瘘道的保守治疗方法，包括用苯酚（石碳酸）纱条浸湿的纱条清除感染，三例患者中有 2 例痊愈。

溃疡、窦道及狭窄

溃疡、息肉样肉芽肿及窦道常提示克罗恩病复发。但溃疡可能因造口器具不配或患者自身损害导致（Wilkinson 和 Humphreys，1978）。窦道可能在不可吸收线周围产生。狭窄则常提示克罗恩病复发。在回肠翻转成为标准术式之前，于造口效果不好的患者中，狭窄成为一个较普遍的并发症。造口旁疝过度修补导致腹壁开口过小或缺血有时会造成狭窄。

造口狭窄常需要腹腔镜或开腹手术切除并通过原造口位置重建回肠造口（图 5.54）。Malt 等（1984）在腹壁造口周围行四分皮下筋膜切开术治疗狭窄，但损伤回肠的风险也高，不值得推荐。已确诊为克罗恩病的患者造口周围有溃疡及窦道可能为肠外病变。我们对处理这样的患者有些经验，发现英夫利昔单抗常可达到短期的治愈效果。造口护理无效且困难，手术的作用也很小。

出血

溃疡、损伤、息肉、克罗恩病复发或造口边缘的血管曲张可导致出血。创伤性出血大多因为造口较长、患者损伤或回肠造口质地过硬。息肉一般见于家族腺瘤性息肉病及炎性肠病的回肠造口患者。克罗恩病复发患者出血量常较小。炎性肠病及肝硬化胆管炎患者的回肠造口周围曲张血管出血量常较大、反复、

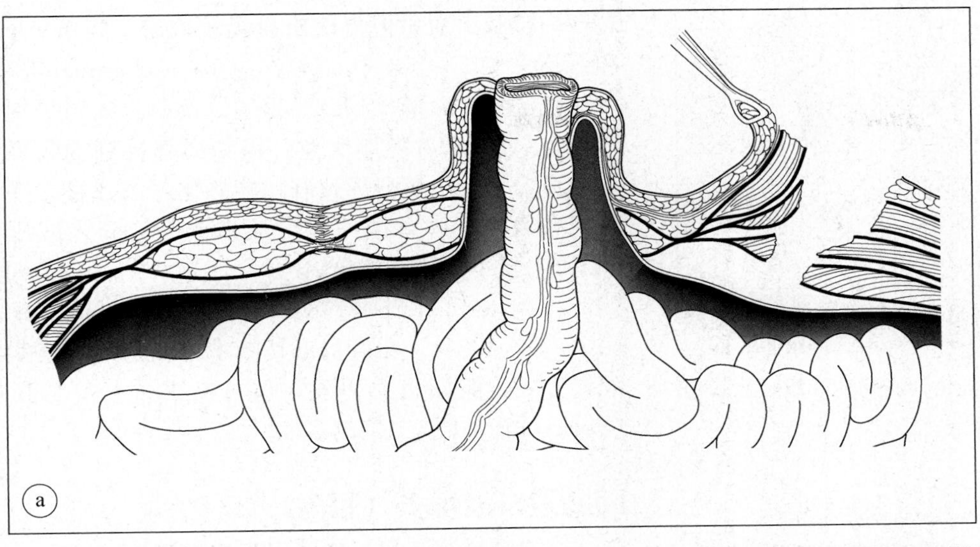

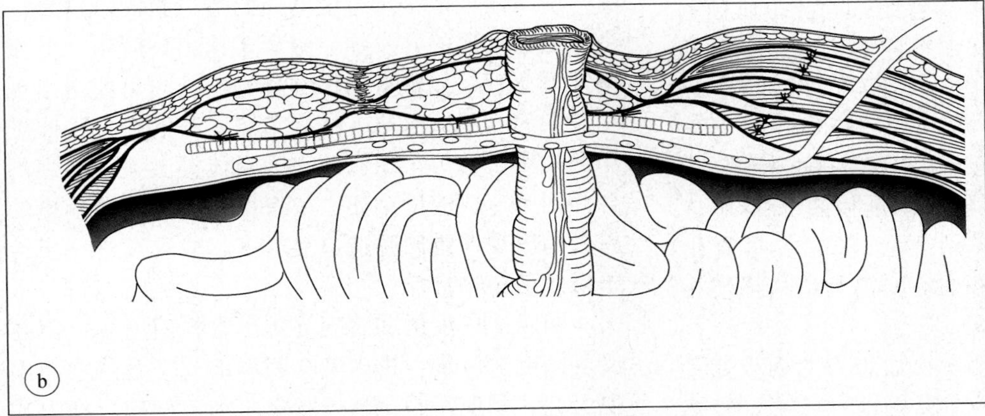

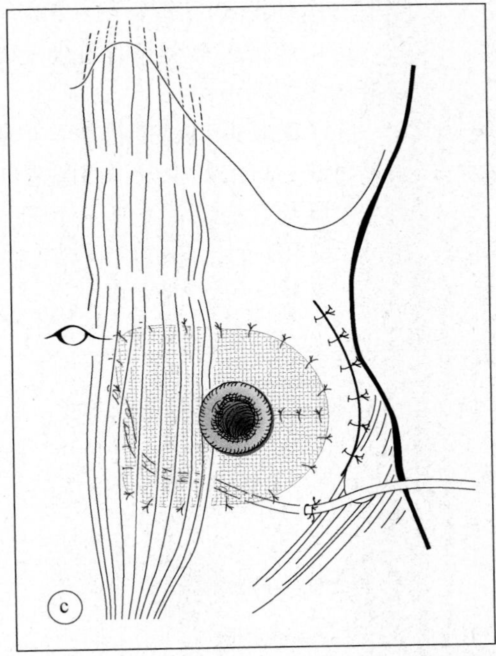

图 5.60　补片植入。(**a**) 造口旁疝与修补路径；(**b**) 补片植入腹膜外；(**c**) 补片中央剪开一个洞来包绕造口，通过正中切口或造口旁侧切口植入补片。

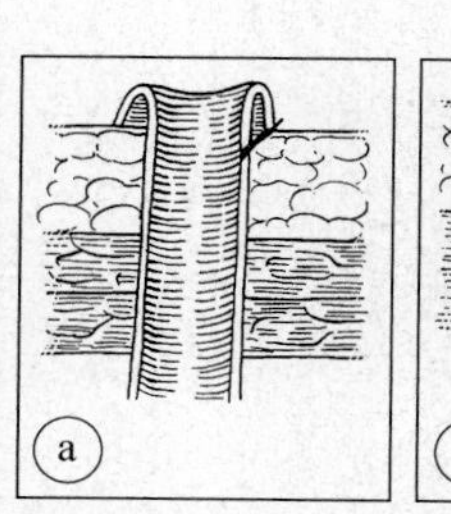
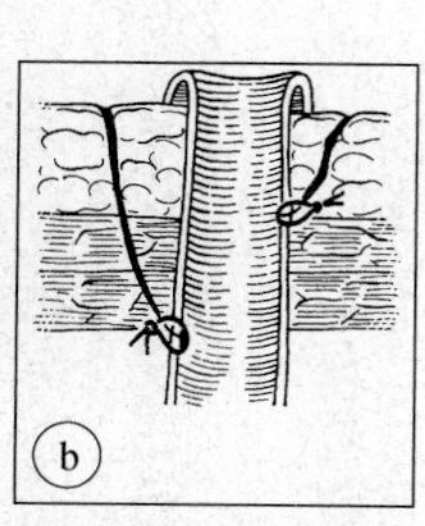
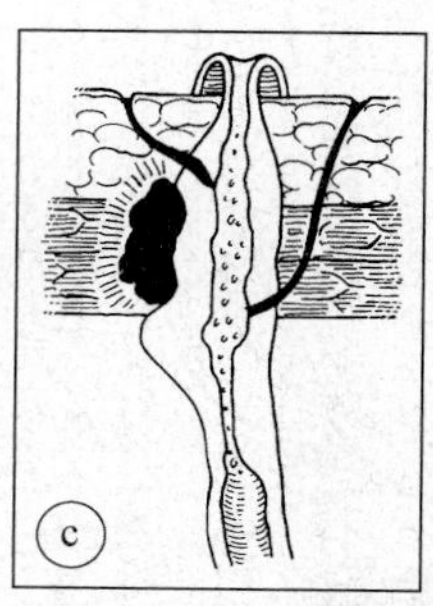

图 5.61 回肠造口旁瘘。回肠造口旁瘘可以是（**a**）表浅型；（**b**）可能累及腹直肌鞘，尤其是当用不可吸收线缝合回肠浆膜层与腹膜时；（**c**）可能由回肠病变导致，尤其是克罗恩病的脓肿与瘘较为常见。

没有预兆，使患者极度恐惧（Lewis 等，1990）。

门静脉高压的回肠造口患者曲张静脉出血预示着肝病出现进展，在 37 章中将详细讨论。幸运的是这种并发症不太常见（Eade 等，1969；Adson 和 Fulton，1977；Dew 等，1979；Cooper 等，1981）。回肠静脉与腹壁静脉之间建立了广泛分支。这种水母样血管网阻碍胃食管静脉曲张的形成（Resnick 等，1968；Hamlyn 等，1974）。尽管出血量常常较大，但弥漫性渗血有时需与造口损伤相鉴别（Peck 和 Boyden，1985）。

门脉高压造口旁曲张静脉出血患者的初步处置是造口周围加压，但应尽快将患者送往医院（Mosquera 等，1988）。可进行注射硬化剂治疗，但很少有长期控制效果，并且因为填塞常常无效，初步处置也常不满意。一个简单的处置方式是分开皮肤黏膜连接，切断门体循环分支。重叠缝合黏膜边缘控制出血，与回肠造口方法一样，重缝切开的皮肤黏膜边缘（图 5.62）（Beck 等，1988）。

不幸的是，尽管局部切断造口缘门体循环常可短期内控制出血，但再次出血仍较普遍（Cameron 和 Fone，1970；Graeber 等，1976；Ackerman 等，1980）。但 Beck 等（1988）报道 9 例患者随访平均 2.5 年，7 例患者控制满意。因为局部控制常效果不满意，大量出血会导致肝功能恶化，因此过去许多中心建议行脾肾或门体分流术或肝门介入减压（TIPS）来降低门静脉压力（Adson 和 Fulton，1977；Ackerman 等，1980；Ricci 等，1980；Larusso 等，1984）。尽管局部切断术可能是最安全的处置方式，但如出血再发，也可考虑进行肝移植（Peck 和 Boyden，1985）。

回肠造口液增多（腹泻）

造口液增多常指过度的回肠造口腹泻。这是一个常见且重要的并发症，患者迅速出现脱水、低血钠及低血钾，如曾有甾体类药物治疗史可能会出现艾迪生病（Addisonian 病）危象。我们在过去四十年的临床实践中至少有两人因甾体类激素功能衰竭合并回肠造口液增多死亡。有甾体类药物治疗史的患者如出现严重回肠造口液增多，应继续进一步给予甾体类药物治疗。

回肠造口液增多表现为排出水样液增多，需要反复倾倒造口袋。排出液会因局部或全身感染而出现沉淀。其他病因包括胃肠炎、细菌增殖、梗阻或克罗恩病复发（Hill 等，1975b）。在回肠造口翻转后，造口液增多常合并回肠造口狭窄。许多患者造口液增多原因不明。

除了回肠造口过度排放，患者还表现为虚弱、头晕目眩、口渴及少尿。回肠造口液增多的代谢特点与短肠综合征患者类似。任何患者如 24h 内排出超过 1 000ml 的回肠造口液都有快速低盐和脱水的

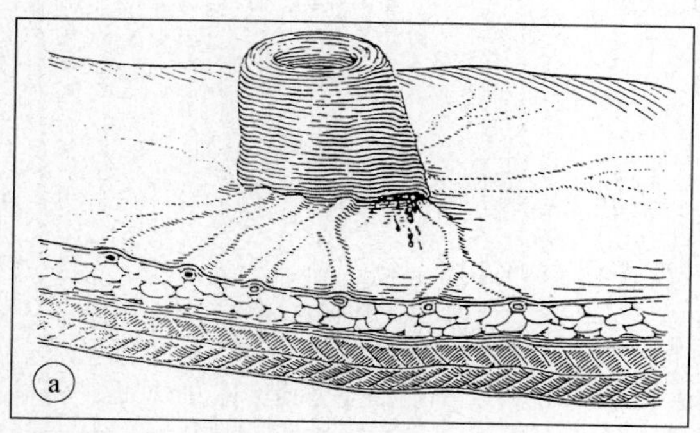
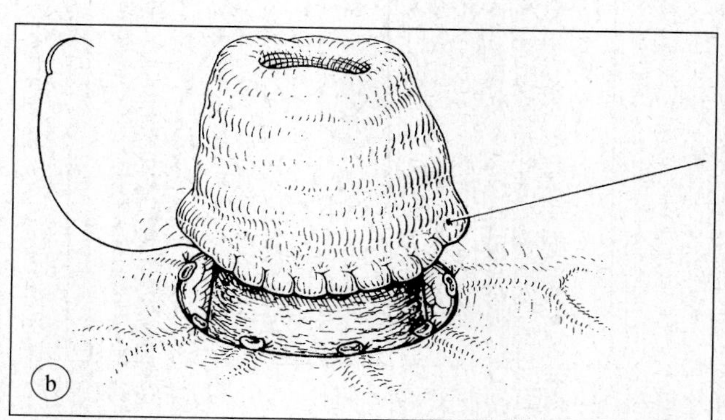

图 5.62 （**a**）回肠造口旁潜行的血管曲张。潜行血管大量出血常需拆除皮肤黏膜缝合线（未显示）后处理。（**b**）重新对游离的造口行间断皮肤黏膜缝合。

危险。回肠造口大量流液易导致造口渗漏，除非患者非常警觉地不断倾倒造口袋。

任何自回肠造口内流失液体超过1.5L的患者均应立刻入院治疗。在简要的临床检查，明确排除胃肠炎、病毒感染、腹腔内感染或肠梗阻之后，静脉输注生理盐水并补充钾以补充所失。将回肠造口流出液标本送微生物检查以排除肠内病变。

尽管静脉补液能迅速恢复水、电解质平衡，但也会加重造口的水和钠的丢失，所以不要过早停止输液。回肠造口流出液在48～72h之内会降至少于1 200ml，在此期间，静脉补液应是补充水、电解质的唯一途径，因为即使进流食或甚至仅仅是口服盐都会加重水、电解质的丢失（Kramer，1966；Newton等，1985）。甾体类药物会进一步减少水钠丢失（Goligher和Lintott，1975；Feretis等，1984）。

一旦液体丢失缓解，可逐渐给予口服补液，但应使用葡萄糖电解质溶液而不是水（Gore等，1992；Nightingale等，1995）。患者出院时，应鼓励其饮用加盐的甜饮料。葡萄糖电解质溶液的应用主要针对那些在旅途中不能入院的患者或那些患有短肠综合征而习惯于临近脱水状态的患者。

水、电解质的补充也可通过腹膜透析完成（August和Sugarbaker，1985）。如短肠综合征患者有明显的胃酸分泌过多症状，需考虑应用H_2受体阻滞剂。如有证据表明有细菌过度增殖，建议口服抗生素。如有外分泌缺乏表现需补充胰酶，如有严重胆汁盐吸收障碍表现，要应用考来烯胺。

诸如可待因和止泻宁等药物会减少回肠造口流失量，保留钠盐（Tytgat和Huibregtse，1975；Newton，1978）。这些药物可在撤除静脉补液之后应用或作为回肠造口突然活动剧烈的预备用药。生长抑素类似物对回肠造口液增多复发的患者有一定作用。

一些学者建议对反复或持续的回肠造口腹泻患者进行手术治疗。问题是多数患者的小肠长度有限；因此再次手术如损伤有限的小肠，随之而来的并发症是很危险的。对这种患者多数外科医生会拒绝手术，除非确定会有一定的长期益处。有学者将末段回肠逆转10～12cm用以治疗回肠造口腹泻（Javett和Brooke，1971；Cohen等，1975；Matolo和Wolfman，1976）。逆转肠段的长度很重要：如太长，有发生小肠梗阻的风险，但过短则不足以减慢小肠通过时间（Sako和Blackman，1962；Shepard，1966）。将逆转肠段带蒂切除，旋转后在回肠造口近端30cm处进行吻合。

Matolo和Wolfman（1976）报道用这种方法，肠内通过时间可自12min延长至150min。6名患者在结直肠切除术后采用25cm的逆蠕动肠管，与6名常规回肠造口患者相比较（Oh等，1999）。逆蠕动肠管组体重下降与自造口丢失液量均少于常规手术组。这些作者推荐持续回肠造口流出液增多患者使用这种修正方法。逆蠕动小肠作为中断延缓小肠肠内通过时间以改善吸收，这种设想并非新近才有。这种术式的临床效果不定，有吻合口瘘或更糟的逆蠕动肠段梗死的风险。我们推荐这种术式仅适用于一些特殊病例，如患者回肠造口腹泻明显并持续发作，对药物治疗没有反应。

另一种设想是将平滑肌套围绕在末段回肠作为制动器（Schiller等，1967），但这种术式没有长期随访的结果（Stacchini等，1982）。

对此类患者采用储存回肠造口不能草率决定。进行Kock储袋手术导致的短肠综合征的发生率要比重建方法更高。对回肠造口过度腹泻采用任何形式的再手术都是不恰当的，除非有狭窄导致不完全梗阻需要进行狭窄整形。大多数术式对小肠有潜在危害且常不成功。

结肠造口并发症

儿童

结肠造口并发症在儿童中尤为常见。Wara等（1981）发现，在婴儿，结肠造口并发症（尤其是脱垂和结肠造口术疝）发生率达50%，而在成年人只有26%（见表5.33）。

Mollitt等（1980）回顾了146例先天性巨结肠或肛门闭锁患儿结肠造口并发症的发生率。大多数造口位于横向，其余均为乙状结肠造口。结肠造口并发症列在表5.34中。18%的儿童发生感染，这是发生早期并发症的主要原因。晚期造口并发症达到48%，最为常见的是皮肤表皮脱落。肠脱垂和狭窄的发生率分别为12%和6%。翻修率为16%，主要是因为装置问题和肠脱垂。并发症发生率增加的危险因素主要是选择横结肠而不在乙状结肠造口，采用袢式造口而未采用分离造口。年龄和原发疾病并不是重要因素。

在儿童，发生脱垂并发症较成人更为常见。1岁内并不发生结肠造口脱垂，但是年龄在1～13岁的19位儿童中有11位（58%）发生了脱垂（Chandler和Evans，1978）。与之相比，在年龄超过13

表 5.33　横结肠造口术后并发症随访

并发症	成人（n=235）	儿童（n=22）
造口旁感染	34（14）	4（18）
造口坏死	5（2）	1（5）
造口脱垂	13（6）	5（23）
造口回缩	12（5）	3（14）
造口旁疝	7（3）	3（14）
总并发症	62（26）	11（50）

括号内数字为百分比。

来源自：Wara 等（1981）。

表 5.34　146 名儿童结肠造口患者并发症

并发症	数量
早期	
术后感染	14（2[b]）
小肠疝	4（3[a]）（1[b]）
切口感染	2
小肠梗阻	1
肺栓塞	1（1[b]）
后期	
皮肤灼伤	29
脱垂	17（5[a]）
狭窄	9（2[a]）
结肠及皮肤间瘘	5（1[a]）
回缩	5（2[a]）
切口疝	2
出血	1
缝线窦道	1
持续感染	1（1[a]）

[a] 需修正手术数量；因位置欠佳有 10 例需行进一步修正手术。

[b] 死亡。

来源自：Mollitt 等（1980）。

岁的 448 位患者中只有 58 位（13%）发生了结肠造口脱垂。造口脱垂在袢式结肠造口更为常见，特别是那些造口在右侧横结肠者（Burns，1970；Pelok 和 Nigro，1973；Saha 等，1973）。

成人

我们回顾了 276 例结肠造口术患者的预后（Phillips 等，1985）。大多数患者患有大肠癌（72%）；141 例造口是暂时性的（51%），48 例造口（34%）是因为梗阻、穿孔或感染而急诊进行的。住院期间存活的病人中，60 例（25%）发生了并发症（表 5.35）。最常见的并发症有皮肤表皮脱落（12%）、渗漏（7%）和造口感染（8%）。其中，只有 25 例发生并发症的患者需要手术处理。Porter 等（1989）报告了类似的结果，最常见的并发症有皮肤表皮脱落（13%）、造口感染（9%）、疝（11%）和狭窄（9%）。

Pearl 等（1985）发现袢式结肠造口术相较于端式结肠造口术，其造口并发症的发生率要高，这一点得到广泛的认可（Porter 等，1989）。造口并发症更多见于急诊手术或是由没有经验的术者所进行的手术。Stothert 等（1982）回顾急诊造口术的主要原因为梗阻、败血症或创伤，整体发生率超过 50%，9 例病人死亡（18%），4 例直接死于造口并发症（表 5.36）。Porter 等（1989）报道了行结肠造口术患者的并发症发生率为 44%；疝是最常见的并发症，接着依次是狭窄、败血症、小肠梗阻和脱垂。除此之外，15%的患者有皮肤的脱落。他们发现，并发症的发生率与位置、手术的紧急性以及是否有潜在性疾病无关。13%需要外科干预。在此报告中，造口并发症的高发生率可能与大量造口（超过总量一半）经过腹部切口有关。Londono-Schimmer 等（1994）在 St Mark 回顾了乙状结肠端式造口并发症的粗略和准确的发生率。他们发现造口并发症发生率随着随访时间的延长而增加，在术后 10 年发生率超过 50%（图 5.63）。结肠造口旁疝是最为常见的单个并发症（术后 10 年时达 37%）。经腹直肌造口并不能减少疝的发生率，但是经腹膜外途径造口可显著降低疝发生率。随着年龄增加，疝和其他并发症也更为常见（Park 等，1999）（图 5.64）。

术后 10 年时皮肤并发症的发生率为 17%。术后 13 年时造口脱垂的发生率为 12%。肠系膜固定并不能减少这些并发症的发生率。术后 10 年时，7%的患者发生皮肤水平挛缩（表 5.35）。Park 等（1999）发现升结肠端式结肠造口并发症发生率最高（65%），其次分别为乙状结肠袢式造口（38%），而横结肠端式结肠造口并发症发生率较低（6%）。

早期并发症

感染是潜在的严重早期并发症。它可能与血供受损有关，原因可能是肠袢存在张力或结肠断端血运供应网已被破坏或游离。在这种情况下，造口容易回缩

表 5.35 结肠造口并发症发生率

并发症	Phillips 等（1985）[n（存活者）＝243]	Porter 等（1989）（n ＝ 126）	Londono-Schimmer 等（1994）（n＝203）
皮肤灼伤	30（12）	17（13）	24（12）
渗漏	18（7）	0	NS
造口感染	20（8）	11（9）	NS
疝	11（5）	14（11）	43（21）
脱垂	5（2）	4（3）	11（5）
回缩	5（2）	0	3（1.5）
狭窄	3（1）	11（9）	10（5）
梗死	3（1）	0	NS
出血	2（1）	0	NS
小肠梗阻	0	9（7）	11（5）
瘘	0	1（1）	2（1）
总并发症	60（25）	NS	NS
需行造口重建的总数	25（10）	NS	NS

括号中数值代表百分比。
NS＝未提及。

表 5.36 急诊造口并发症

并发症	回肠造口（n ＝ 10）	横结肠造口（n ＝ 23）	乙状结肠造口（n ＝ 18）
腹腔内脓肿	2	4	1
造口边缘脓肿	0	3	0
坏死性筋膜炎	1	1	0
梗阻	1	0	0
造口坏死	2（1[a]）	2（2[a]）	0
筋膜裂开	1	1	0
造口旁疝	0	2（1[a]）	0
脱垂	0	1	0
皮肤溃疡	5	2	1
皮肤压迫性坏死	0	1	0

[a]与造口并发症相关死亡。
来源自：Stothert 等（1982）。

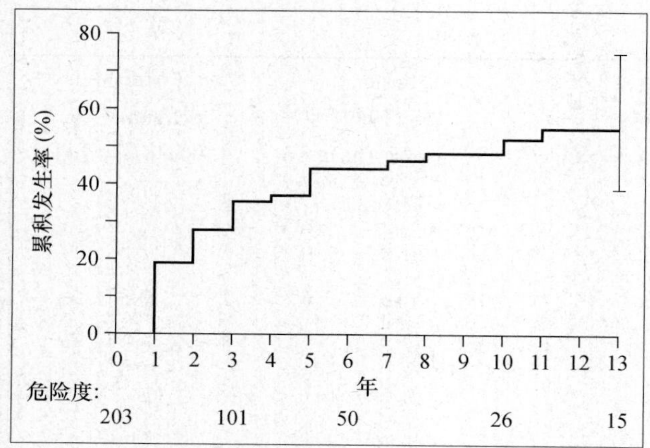

图 5.63 并发症累积发生率，误差线代表 95%可信区间。并发症在一段时间内从较低的比率不断攀升（Londono-Schimmer 等于 1994 年获得 Springer Science 和 Business Media 的授权）。

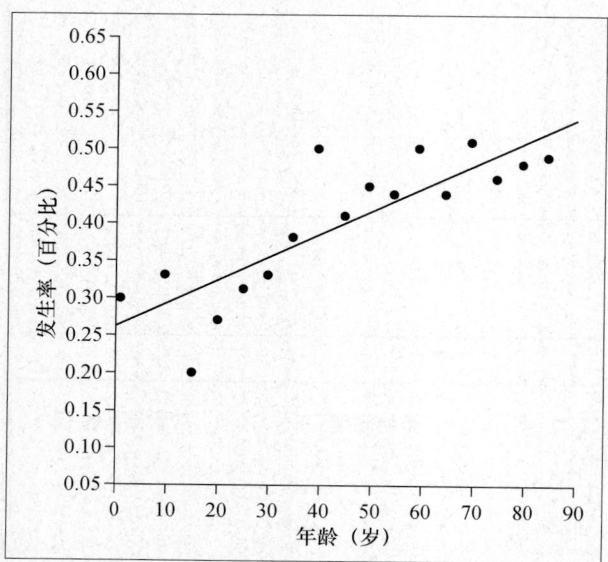

图 5.64 回肠造口旁疝与结肠造口旁疝的发生率与年龄的关系（Londono-Schimmer 等于 1994 年获得 Springer Science 和 Business Media 的授权）。

或脱落，可能引起粪便污染腹壁和腹腔，从而导致继发性腹膜炎或腹腔脓肿。感染是潜在的严重早期并发症。它可能与血供受损有关，原因可能是肠袢存在张力或结肠断端血运供应网已被破坏或游离。在这种情况下，造口容易回缩或脱落，可能引起粪便污染腹壁和腹腔，从而导致继发性腹膜炎或腹腔脓肿。在患有恶性疾病的肥胖和免疫受损的患者，腹壁污染可能导致具有潜在致命性的强性坏疽。继发性腹膜炎同样危险，这两者都需要尽早开腹探查，切除无活力肠管，有时需要在新的位点重新造口。另外，感染腹壁的彻底清创是必要的，甚至需要敞开腹壁（Abrams 等，1979；Pearl 等，1985）。鉴于有可能发生梗死，所以最好不要切除阑尾肠脂垂。其他并发症如造口脱垂和小肠疝可于腹壁造口处发生。Mirelman 等（1978）报道了他们的患者腹腔脓肿的发生率为 4%，造口回缩发生率为 3%，小肠疝出较少见，但死亡率较高。轻型感染较为常见但相对不严重，通常由污染和皮肤黏膜缝合处破损所致。偶尔感染与支撑棒损害结肠血供造成局部损伤有关。如果支撑棒损害肠管，可能导致腹腔脓肿的严重后果。

晚期并发症

晚期并发症包括造口脱垂、疝、造口狭窄和皮肤表皮脱落（Park 等，1999）。皮肤表皮脱落与造口处肠液溢出和造口装置不合适有关，这在横结肠袢式造口最为常见。Wright（1979）比较了造口术后 9～12 个月内袢式和端式横结肠造口的粪便流出量。袢式造口的 24 小时平均粪便流出量为 880g，端式造口为 560g，与结肠长度无关。结肠造口引起的皮肤表皮脱落处理方式与回肠造口相同，通过裁剪 Stomahesive wafer 来密闭造口周围，当造口边缘下方发生渗漏时填充皮肤缺损。

特殊并发症

结肠造口狭窄

结肠造口狭窄几乎都发生在端式结肠造口，可能是造口周围感染或造口回缩所致，更为常见的是肠管缺血的结果（Mollitt 等，1980）。造口扩张很少能达到长期满意的效果，狭窄造口一般都需要重新手术，常通过开腹手术游离一段足够长的有活力的结肠来解决狭窄。

造口旁疝

病因

造口旁疝通常由造口周围感染、腹壁支撑不够导致，在老年肥胖病人、服用类固醇激素和腹壁广泛缺损的病人也易发生。袢式结肠造口通常需要较大的腹壁开口，肠梗阻的患者更是如此。造口处腹壁开口越大，统计学上结肠造口疝发生率显著增加（Etherington 等，1990）。腹直肌鞘外造口一直被认为是发生疝和（或）脱垂的常见原因（Thorlakson，1965；Green，1966；Saha 等，1973）。Prian 等（1975）报道 9 例造口旁疝患者中有 7 例的造口位于腹直肌外侧。回顾性资料现已对造口必须经腹直肌以防止发生结肠造口旁疝的传统观点提出了挑战。Sjodahl 等（1988）报道经腹直肌造口的疝发生率为 3%，经腹直肌外侧造口的发生率为 22%。与此相反，JG Williams 等（1990）却报道两者没有差异，疝的发生率分别为 37%和 33%。与此相似，Ortiz 等（1994）也报道了经腹直肌旁横结肠造口的疝发生率为 52%，经腹直肌造口的发生率为 46%。回顾性研究显示六项研究中只有一项显示经腹直肌外侧结肠造口的疝发生率较高（Carne 等，2003）。然而，外科医生仍偏爱经腹直肌造口（Birnbaum 和 Ferrier，1952；Turnbull 和 Weekley，1967；Hulten 等，1976；Rosin 和 Bonardi，1977；Martin 和 Foster，1996）。结肠造口疝也可能与腹压增高有关，比如有前列腺增生、慢性支气管炎、便秘和腹水（Ray 等，1960）。但是，年龄可能是最重要的原因（Mylonakis 等，2001）。

分类及发生率

Leslie（1984）将造口旁疝分为间隙疝、皮下疝、造口内疝或者与结肠脱垂有关疝。在儿童暂时性造口，文献报道的造口旁疝发生率从 42%到 1%不等（Burns，1970；Saha 等，1973；Boman-Sandelin 和 Fenyo，1985；Pearl 等，1985）。在术后的头几个月内，袢式结肠造口旁疝发生较端式造口更为常见。另一方面，端式造口通常存留时间较长，因此一些作者报道从长远角度看，端式结肠造口具有更高的疝发生率（Saha 等，1973；Londono-Schimmer 等，1994）。一项研究显示端式造口疝发生率为 15.3%，袢式造口为 4.0%（Carne 等，2003）（表 5.37）。

表 5.37 结肠造口旁疝的发生率

	患者	疝	随访
端式结肠造口			
Quan（1970）	309	28	120
Burns（1970）	208	15	—
Harshaw 等（1974）	99	9	—
Kronborg 等（1974）	362	42	—
Marks 和 Ritchie（1975）	227	23	60
Burgess 等（1984）	124	6	—
Von Smitten 等（1986）	54	26	48
Sjodahl 等（1988）	81	7	84
Allen-Mersh 和 Thomson（1988）	123	55	—
Porter 等（1989）	130	14	35
Londono-Schimmer 等（1994）	203	43	66
Cheung（1995）	156	56	38
Makela 等（1997）	80	9	96
Koltun 等（2000）	25	1	84
		334（15.3%）	
袢式回肠造口			
Burns（1970）	88	1	—
Warra 等（1981）	235	7	—
Browning 和 Park（1983）	51	2	—
Boman-Sandelin 和 Feny（1985）	211	6	2.2
Cheung（1995）	7	2	38.0
Cheung（1995）	26	8	38.0
Gooszen 等（1998）	38	0	2.3～2.0
Edwards 等（2001）	36	2	2.4
Sakai 等（2001）	63	0	96
Rullier 等（2001）	60	5	3.6
		33（4.0%）	

并发症

结肠造口疝的并发症通常是机械因素造成的。结肠造口的装置可能脱落；实施结肠造口灌肠可能很困难甚至不可能；因为疝内小肠或大网膜受压，梗阻症状很常见，但引起绞窄较为罕见（Cuthbertson 和 Collins，1977；Daniell，1981）。

预防

没有证据显示选择与腹直肌相关的造口位置是可靠的预防措施。腹壁开口直径应该为 2cm 或者更小一些（Carne 等，2003）。现已有建议做造口的同时放置补片作为一种造口疝的预防措施。Gogenur（2006）、Bayer 等（1986）报道了 36 例周围放置补片的结肠造口在四年的随访期内未发生造口疝。3 例发生局部感染，但都不需要取出补片，其中 1 例发生狭窄。没有证据表明造口周围间隙的关闭能够减少疝的发生率。五项比较经腹膜和腹膜外端式结肠造口的研究都显示经腹膜外途径造口发生造口疝的概率较低（Carne 等，2003）。没有充分的证据表明将造口固定于腹壁能够预防结肠造口疝。

治疗

对于临时性结肠造口，造口疝的治疗仅指在还纳造口时或恢复肠管连续性时关闭腹壁缺损。这项治疗措施仅可能适用于少量患者人群。对于永久性结肠造口，如果有造口装置应用问题或经常发生梗阻性腹痛，则提示需要手术治疗（Brooke，1952；Prian 等，1975；Devlin，1983）。通常建议造口异位固定，因为局部修复往往不成功，而且还有发生局部感染的风险。造口通常没有正确地固定在原有选择位置，所以需要经腹直肌重新固定位置。对于已患有感染的肥胖患者、患有慢性阻塞性肺疾病、服用类固醇类药物或者免疫功能失调的患者，即便造口被正确地重新固定，修复也经常失败。对于因治疗恶性疾病已行初次手术的患者，伴有腹水的恶性疾病的晚期复发通常表现为造口疝的发生。

局部修补

不移位造口的局部修补有时可能获得成功，因此有一些人主张这种方法（Ruiter 和 Bijnen，1992；Botet 等，1996）。对于那些多次手术或已有造口位于腹壁另一侧的患者来说，这种方法可能是唯一的选择（Todd，1982；Leslie，1984）。操作时应完全游离造口，切除疝囊，修复缺损腹壁，保留缝线足够长使肠管可以通过修复的腹壁口（图 5.65）。最重要的是保证修补缝线来回穿梭于缺损处时不能阻塞造口。如果不能缝合缺损，Abdu（1982）建议使用环状聚丙烯补片修补。这种方法已在一些患者身上获得成功（Rosin 和 Bonardi，1977；Bayer 等，1986；Ruiter 和 Bihnen，1992）。

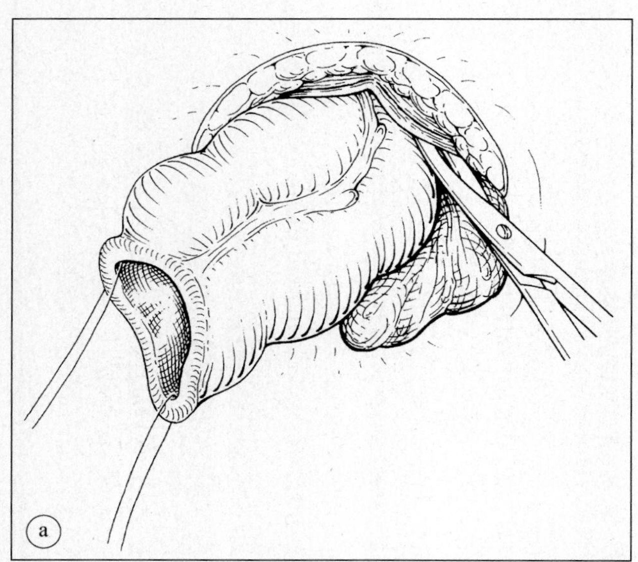

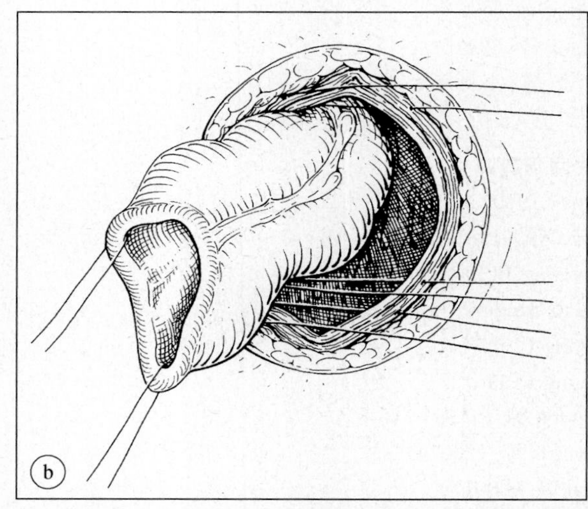

图 5.65 造口旁疝的局部修补。(**a**) 自腹壁游离结肠造口，确认腹膜囊并切开。(**b**) 确认并间断 Prolene 线缝合修补腹直肌的缺损，然后再重新行皮肤黏膜缝合。

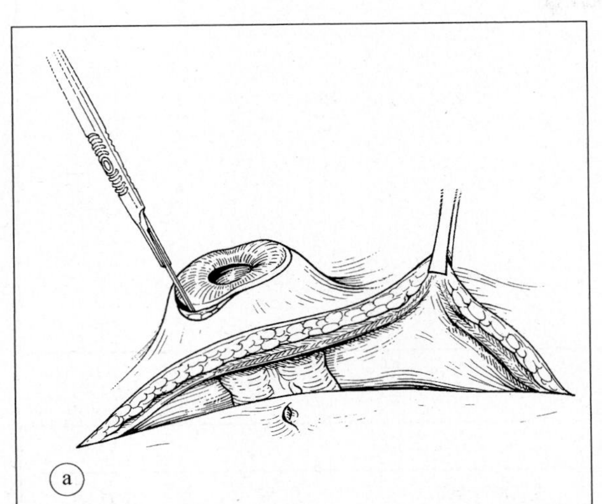

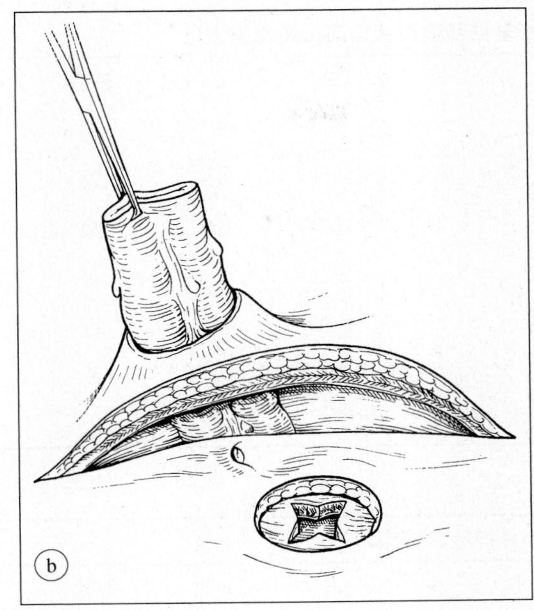

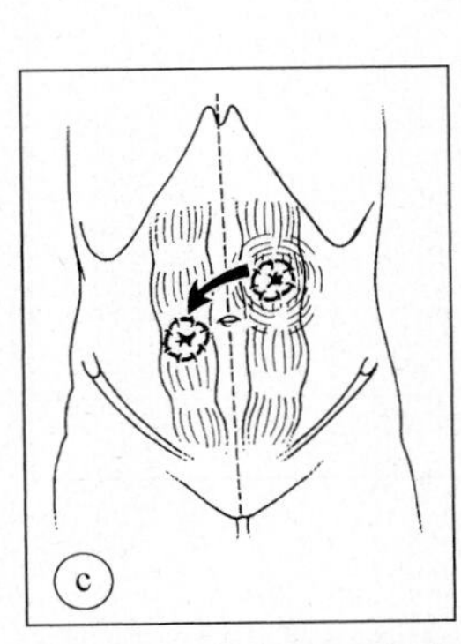

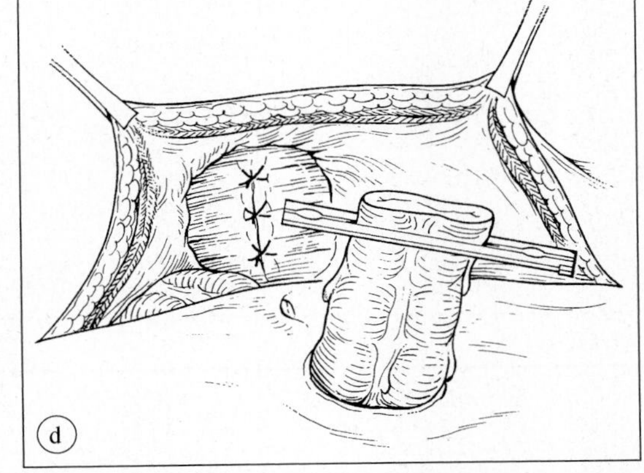

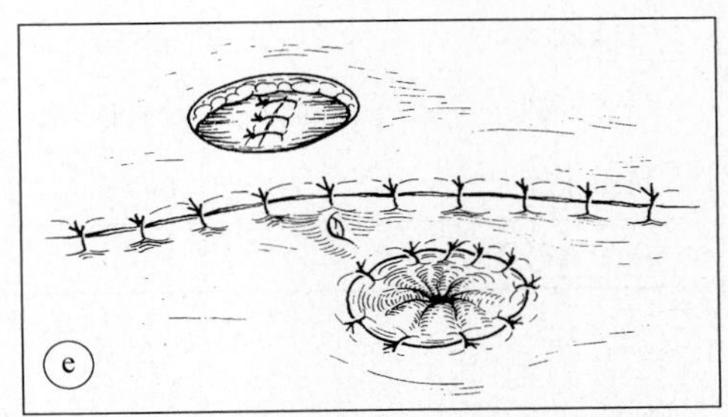

图 5.66　结肠造口旁疝的再定位。(**a**) 进行开腹手术。环造口切口自皮肤及腹壁游离结肠。(**b**) 结肠完全自腹壁游离，在腹壁对侧再制作一个新的圆孔。(**c**) 显示新的位置。关闭结肠造口疝部位，自新的腹壁圆孔提出结肠。手术完成。结肠造口脱垂的治疗：(**d**) 对于端式结肠造口需要切除远段结肠。(**e**) 如袢式横结肠造口脱垂，最好关闭肠袢。

但是，这种手术可能并发感染，有时必须取出补片 (Prian 等，1975)。但是，局部修补总体效果不佳，有报道显示复发率高达 46%～100% (Horgan 和 Hughes 1986；Allen-Mersh 和 Thomson 1988；Williams JG 等，1990；Cheung 等，2001)。

造口再定位

如果造口移位重新固定，疝复发率可降低。在应用抗生素的前提下重新经原腹部切口进腹，经另一侧腹直肌穿出造口 (图 5.66)。通过环形切开完全游离原造口，在分离皮肤后迅速进入腹腔，但必须小心不要损伤疝囊内的小肠袢。一旦结肠已经与腹壁游离，应用无损伤钳或一个夹子夹闭造口断端以防粪便污染腹腔。确定腹壁缺损范围，应用 Prolene 或 PDS 线间断缝合修补缺损，皮肤可以敞开。经腹腔内通常较容易修补缺损。在游离结肠后可以通过腹腔镜应用补片来修补缺损。游离结肠，然后穿出新的腹壁口。在伯明翰医院，造口侧间隙通常不关闭，但是在伦敦皇家医院都关闭侧间隙。完成手术后，关闭腹壁切口，将造口固定于皮肤。在术后通常建议补液，造口术完成后即可进食。在不开腹的情况下也可移位造口，这将减少手术时间和术后疼痛，还可能减少疝复发概率 (Cheung 等，2001)。造口重新移位固定后总的疝复发率见于表 5.38。

补片/猪胶原蛋白

补片可以放置在腹腔内和腹膜外。补片可以通过造口切口或其周围。这可以通过腹腔镜来完成，

表 5.38　为修复结肠造口旁疝而行造口重定位

	年	*n*	开腹	随访（月）	复发	并发症
Prian 等	1975	6	是	33	0	—
Williams 等	1990	6	是	52	3	—
Rubin 等	1994	18	是	32	6	16
Taylor 等	1978	2	否	53	0	—
Stephenson 等	1995	8	否	15	0	3
Botet 等	1996	11	否	2～36	0	0
Cheung 等	2001	19	否	85	8	6

表 5.39　用补片行造口旁疝修补

	年	*n*	补片	随访（月）	复发	并发症
Rosin 和 Bonardi	1977	7	Pp	4～48	0	0
Bayer 等	1986	7	Pp	48	0	2
Abdu	1982	4	Pp	48	0	1
Tekkis 等	1999	5	Pp	21	0	2
Kald 等	2001	3	Pp	12	1	0
Amin 等	2001	9	Pp	6	0	0

Pp＝聚丙烯。

也可通过开腹手术来完成。补片可以是聚丙烯的或者是聚四氟乙烯的。也可选择 Permacol 或者猪胶原蛋白。

通过腹腔镜或者开腹手术可以将腹腔内补片放置在筋膜缺损处，应用夹子或 Prolene 线固定补片边缘。因腹腔内补片修补有损伤肠管的风险，所以通常选择腹膜外补片修补。结果显示，复发率较低但有发生粘连和感染的风险（Sugarbaker，1980；Morris-Stiff 和 Hughes，1998）。腹膜外补片或 Permacol 植入是指通过开腹或经造口处将补片放置在腹直肌和腹壁前筋膜或腹膜之间（Kasperk 等，2000；Aldridge 和 Simson，2001）。另外，选择远离造口的外侧切口可以尽可能小地影响实际造口部位。表 5.39 显示经外侧切口手术的结果。手术效果相当好，35 例行修补术患者中只有 1 例发生复发（图 5.67）。该手术方法基于一个远离切口疝的足够大的外侧切口。分离造口周围腹直肌外侧缘和腹外斜肌的结合部，从而打开造口周围的腹膜外平面。必须小心以防切开疝囊或损伤疝内容物。造口周围游离完成后，修剪聚丙烯补片为造口保留足够大的裂孔，经裂孔纵行切开补片以便于补片固定于造口周围。在造口周围组织腔隙放置负压引流后关闭切口。重要的是要提醒患者，在应用补片/猪胶原蛋白修补后，造口周围仍有隆起，只是不像术前那样明显，剧烈咳嗽后局部不再有冲击感。

腹腔镜修补

已有五篇文章报道了经腹腔镜途径修补造口旁疝的效果（Porcheron 等，1998；Bickel 等，1999；Voitk，2000；Kozlowski 等，2001；LeBlanc 和 Bellanger，2002）。但是，这些大多数是病案报道。所有病例都为腹腔内补片修补。没有复发或感染的报道。腹腔镜技术特别适用于腹膜外补片/胶原蛋白修补。

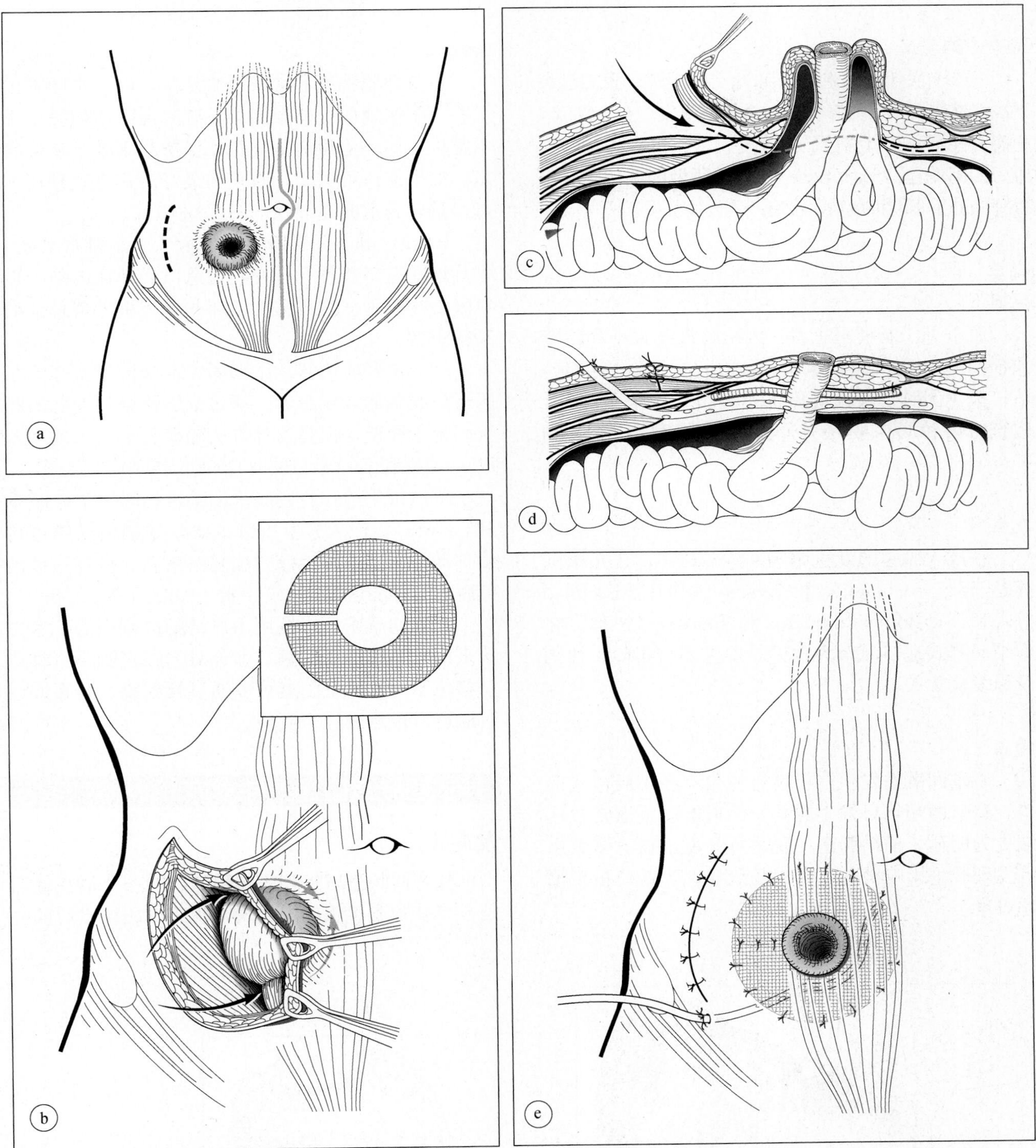

图 5.67　侧面高嵌体补片修补术。(**a**) 在造口侧面做一切口。(**b**) 靠内侧在腹直肌鞘或腹外斜肌腱膜下绕造口进行分离。(**c**) 绕造口分离腹膜前空间使其容纳补片。(**d**) 将补片修剪成一个环形包绕造口。(**e**) 还纳疝囊后，将补片固定于腹膜前腔隙。

造口旁疝复发

很少有关于复发造口旁疝的文献报道。我们已有的少量文献提示反复修补后通常普遍复发，有5例或7例患者甚至在造口移位后发生复发（Rubin 等，1994）。唯一的例外是，Sugarbaker（1980）所做的6例腹腔内补片修补手术取得成功，没有一例发生复发。

脱垂

病因

脱垂见于肠梗阻患者，因结肠最终大小和腹壁缺损的不一致所致（Saha 等，1973）。奇怪的是，造口极少同时并发脱垂和疝（Burns，1970）。缝合腹直肌鞘和肠浆膜层并不能预防脱垂（Pelok 和 Nigro，1973）。

发生率

在成人脱垂的发生率为4%～13%，在儿童则高达58%（Chandler 和 Evans，1978；Mirelman 等，1978；Boman-Sandelin 和 Fenyo，1985）。在横结肠袢式造口时最为常见。发生率与年龄、性别及原发病无关。

特点

脱垂间歇性发生并可自行复位。在结肠袢式造口，造口两端均可发生脱垂，但近端脱垂通常较远端更为明显。横结肠造口脱垂可并发出血。多数患者发现脱垂影响美观，引起肠绞痛，为造口护理增添难度。

治疗

在急性脱垂患者常需手法复位。如脱垂肠管已水肿，手法复位可能很困难，有时需手术切除或手术复位。保守治疗包括复位和保持脱垂处于复位状态。如果造口可关闭，脱垂的最好治疗方法是还纳造口重建肠道的连续性（图5.68b）。

Colmer 和 Fox（1981）展示了一个锥形装置，将其连在造口装置上，使其在造口袋外面内陷于造口来治疗脱垂。这只适用于那些具有手术禁忌证的高龄患者。

有人主张应用钮状结肠固定术来治疗有袢式结肠造口脱垂的老年患者。通过全层缝合将套叠的肠管固定于腹壁。但是这种方法治疗脱垂长远效果差（Chandler 和 Evans，1978；Zinkin 和 Rosin，1981）。

可以采用治疗直肠脱垂的手术切除来治疗脱垂（图5.68a），但因腹壁持续缺损，缺损内结肠可自由移动，所以这种治疗方法复发率高。另外一种治疗脱垂的办法是 Delorme 手术（Abulafi 等，1989）。

在我们看来，应该用治疗结肠造口疝的手术方法来治疗结肠造口脱垂，即经对侧腹直肌小口将造口移位于对侧腹壁。这可以通过腹腔镜、开腹或通过原造口位点途径来实现。

袢式回肠造口还纳并发症

发病率

袢式回肠造口较袢式结肠造口的一个潜在优点是，与结肠造口相比，袢式回肠造口还纳术后的并

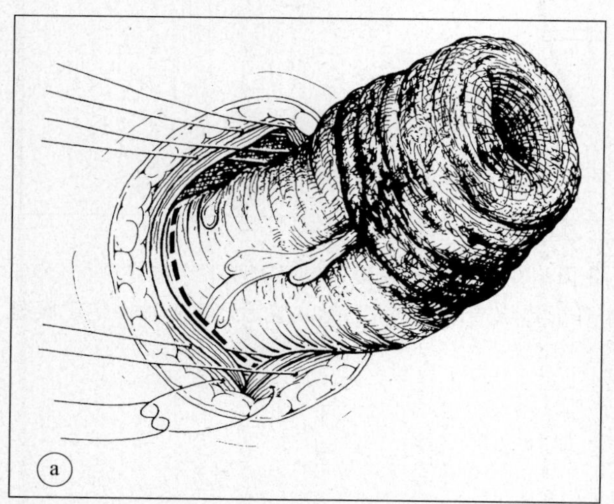

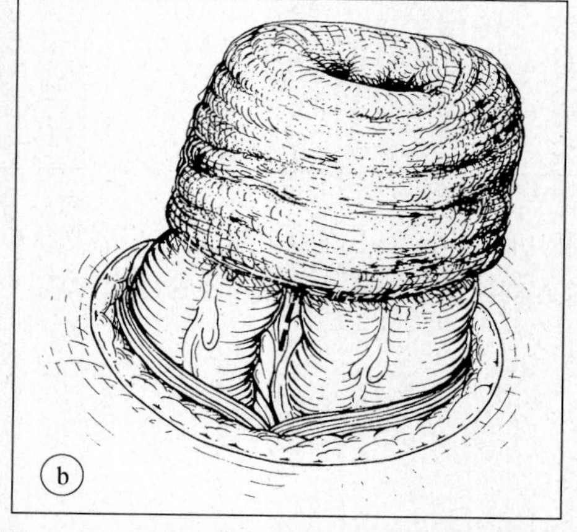

图 5.68 （a）治疗端式结肠造口的方法：需要切除远段结肠。（b）如袢式横结肠造口脱垂，最好关闭肠袢。

表 5.40 袢式回肠造口还纳并发症

	患者数量	发生率	瘘/渗漏	败血症
Fasth 等（1980）	21	1[a]	0	1
Raimes 等（1984）	22	3[a]	2	1
Shirley 等（1984）	15	2[a]	1	1
Fasth 和 Hulten（1984）	89	6[a]	0	5
Williams 等（1986）	23	0[a]	0	0
Metcalf 等（1986a，b）	122	31[a]	9	2
Feinberg 等（1987）[b]	117	16[a]	4	4

[a] 因梗阻发生较多。

[b] 有较高比例进行重建性结直肠切除术。

发症较为少见（Williams 等，1986；Kairaluoma 等，2002）。另外，袢式回肠造口手术较袢式结肠造口更为容易（Edwards 等，2001）。Khoury 等（1986）报道了回肠造口和结肠造口还纳术后的并发症发生率分别为 34%和 52%。Fasth 等（1980）报道，21 例袢式结肠造口患者还纳术后有 6 例发生并发症，而 21 例袢式回肠造口还纳术后只有 1 例发生并发症。

表 5.40 显示了袢式回肠造口还纳术后并发症发生率。因为存在持续的盆腔感染、储袋或回肠肛门吻合口狭窄或漏，导致回肠储袋功能丧失，这类患者回肠袢式造口还纳术后并发症发生率明显升高（Babcock 等，1980；Metcalf 等，1985；Fazio 等，2003）。

此外，有盆腔回肠储袋的患者回肠造口还纳术后发生小肠梗阻的概率更高。通过与 Brooke 进行的用于回肠肛门储袋减压的端式回肠造口术对比，Metcalf 等（1986a）总结了他们的袢式回肠造口还纳经验（表 5.41）。采用 Brooke 端式回肠造口，造口本身及其还纳术后并发症发生率较低，因此他们认为袢式回肠造口也许不是减压的最好造口方式。另一方面，尽管在有回肠肛门储袋的患者，回肠袢式造口还纳术后并发症发生率较那些用于保护回肠肛门吻合口所做的回肠袢式造口高，但这并不支持端式回肠造口一定优于袢式回肠造口的观点。

表 5.41 回肠肛管储袋患者两种粪便改道方式并发症的比较

	袢式回肠造口（$n=157$）	端式回肠造口（$n=23$）
造口并发症		
回缩	25	2
脱垂	2	0
瘘	1	0
脓肿	1	1
梗阻	10	0
皮肤灼伤	84	6
渗漏	12	1
排出量大	6	0
不完全分流	9	0
	袢式回肠造口（$n=122$）	端式回肠造口（$n=27$）
还纳并发症		
梗阻	18	1
需开腹	2	0
腹膜炎	9	1
切口感染	2	0
肠出血	2	0

来源自：Metcalf 等（1986a，b）。

评估

对于那些要求还纳回肠造口的患者术前应进行准确的评估。进行临床体格检查，特别是直肠

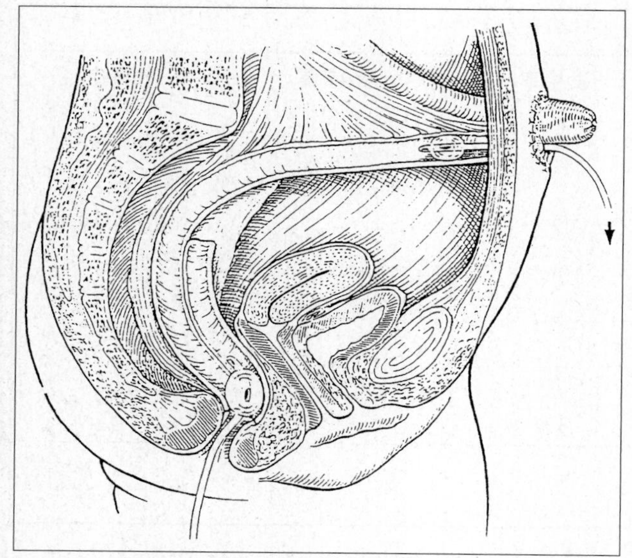

图 5.69 回肠直肠吻合口瘘包裹的处理。储袋内置入导管，进行局部引流和近端袢式回肠造口。

表 5.42 回肠袢式造口早期还纳与晚期还纳的并发症比较

	早关闭 (n=31)	晚关闭 (10 周或更久) (n=182)
间隔（周）	8（4～9）	13（10～70）
需肠切除	11（35%）	32（18%）
切口扩大	9（31%）	37（21%）
手术时间（分）	50（45～130）	60（30～215）
失血量（ml）	25（5～175）	20（5～325）
并发症发生率	4（13%）	23（12%）
再手术率	2（6%）	10（5%）

Hallbook 等（2002）。

指诊来排除狭窄，如有狭窄必须在还纳术前治疗。应进行乙状结肠镜来排除狭窄、瘘或其他严重的遗留病变，因为这些都是还纳手术的禁忌证。可以经肛门充气来验证袢式回肠造口远端肠管是否通畅。如果怀疑乙状结肠镜检查范围以外的肠管吻合口或储袋不完整、远端肠管有狭窄，可以经肛门或回肠造口远端进行对比检查，从而确保没有解剖性梗阻、瘘、脓肿或粪漏（图 5.69），如果担心造口还纳后患者大便失禁，肛门测试实验可能有帮助。

关瘘还纳方法

在回肠袢式造口术后 6 周内试图还纳造口通常是不明智的。但是，在某些特殊情况下，例如造口严重回缩导致造口管理十分困难，这时优先选择还纳暂时性造口。Hallbook 等（2002）比较了造口术后 10 周内和 10 周后造口还纳病例，发现两者在并发症发生率或是否需再次手术方面均无明显差异（表 5.42）。

如果造口术后发生造口周围感染、腹膜炎或盆腔感染，推迟还纳延长减压时间是明智的。手术期间应建立可靠的静脉通道以满足术后限制经口液体摄入的需要。与回肠造口修整不同，还纳术意味着腹腔内肠管吻合，可能在吻合处或其远端发生功能性或解剖性肠梗阻。因此，应限制经口液体摄入至还纳术后 1 周。使用单剂量抗生素防治感染，选择静脉麻醉以使肌肉完全松弛。

除非存在游离肠管困难，受损肠袢需切除，远端存在梗阻需处理，通常不认为必须开腹才能安全完成袢式回肠造口还纳术。与回肠造口修整不同，甚至在出现上述某个问题时，为了保证造口安全还纳，允许通过扩大造口旁侧切口来获得充足的手术入路（见图 5.51a 和 5.56e）。Wexner 等（1993）报道回肠袢式造口还纳术较结肠袢式造口还纳术更为安全。67 例患者中有 64 例通过造口切口完成还纳术，仅 3 例需开腹完成还纳，49 例患者通过吻合器完成还纳，18 例通过缝线缝合完成还纳。手术时间是 56 分钟，住院时间是 5 天。两例患者术后发生粪漏，导致肠外瘘，在 5 天和 7 天内自行愈合。

回肠造口还纳可以通过吻合器来完成。在应用吻合器还纳造口时可以通过缝线或吻合钉有效形成边-边空肠空肠吻合。在一项非随机对照研究中，Bain 等（1996）发现应用吻合器后手术时间减少，但并发症发生率相同。同样，Amin 和其他人报道（2001）了应用吻合器还纳造口的并发症发生率为 14%。与此相反，Minnesota 小组发现，采用切除造口缝线吻合方式者术后并发肠梗阻概率最高，达 12%，其次是单纯采用吻合器者，发生率为 8%，应用缝线吻合者最低，仅为 2%（Pharig 等，1999）。恰恰相反，Cleveland Clinic 的 Hull 等（1996）发现应用吻合器后并发症发生率显著降低，尤其在小肠梗阻时最为明显，最终终止了一项随机试验。在伯明翰，我们进行了一项随机试验，来比

表 5.43　回肠袢式造口的随机试验

	手工缝合 (n=70)	吻合器缝合 (n=71)
手术耐受性（分）	46±24.2	38±10.5
再次入院	8（11%）	3（4%）
切口感染	7	6
出血	0	1（1）
肠梗阻	10（2）	2（0）
临床渗漏	2（1）	0（0）

来源自：Hasegawa 等（1999）。
括号中数字＝需手术干预的数量。

较采用吻合器和缝线还纳回肠造口的不同。最终结果显示应用吻合器可显著缩短手术时间和减低并发症发生率，小肠梗阻时最为明显（Hasegawa 等，2000）。尽管吻合器增加了成本，但总的花费较应用缝线还纳造口并没有增加（表 5.43）。

在回肠造口和周围皮肤之间作环形切口，切口尽可能贴近肠壁。分离回肠造口两端肠壁浆膜层和皮肤脂肪、腹直肌鞘和腹膜。操作过程中应始终牵拉回肠造口。必须充分游离回肠，经肠腔周围均可进入腹腔。这确保吻合后回肠容易还纳至腹腔内。应用剪刀和纱布分离使外翻的回肠造口肉芽回翻。切除所有残存的皮肤或附着于回肠的无活力的边缘组织，应用电刀止血（图 5.70）。

采用单层反向间断缝合或连续浆肌层缝合关闭位于回肠系膜对侧缘的开口。在伯明翰，一般首选 PDS 线进行连续单层浆肌层缝合。采用 Prolene 线横向缝合腹直肌和腹直肌鞘来关闭腹壁。切除外侧皮肤边缘使皮肤切口可以横向缝合关闭（Patel 等，1999）。可以应用直线闭合切割器行边边空肠空肠吻合来闭合袢式回肠造口，然后应用直线闭合器来闭合残端（Kusunoki 等，1996）（图 5.71a，b）。

经腹直肌孔可以轻易将回肠还纳至腹腔。间断缝合关闭腹直肌鞘，皮肤缺损可以敞开，或者应用液态石蜡油浸泡的原黄素（普鲁黄）包扎或者关闭。我们认同 Wignall 等的（2000）主张，首选切除外侧皮肤边缘来横向关闭切口（见图 5.56e，F）。如果翻转外翻的回肠造口造成造口肉芽损伤或回肠袢有医源性损伤时，切除部分肠段，应用缝线行端端吻合（图 5.72 a）或应用直线吻合切割器行功能性端端吻合（图 5.72b，c）。如果有怀疑，术中应检查吻合情况（Metcalfe 和 Hemmingway，2000）。

术后处置

限制经口液体摄入直至排气，并且梗阻和漏的风险期过去。通常维持 2～3 天的静脉补液，在此期间逐渐增加经口液体摄入量。大多数患者能够在还纳术后 4～5 天出院。

抗腹泻药物可能导致肠梗阻和增加缝合处的粪漏。因此，除非有严重腹泻和肛周皮肤脱落，一般在还纳术后 2 周内应避免应用。如果必须要应用抗腹泻药物，在术后早期应首选车前子或甲基纤维素，而不选用洛哌丁胺或可待因。一些作者认为回肠造口还纳术可以在门诊完成，这样成本下降 1/3，28 例患者中只有 2 例需要重新住院治疗（Kalady 等，2003）。

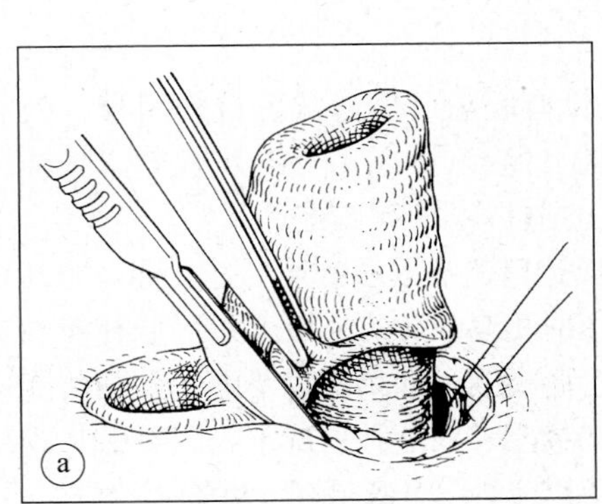

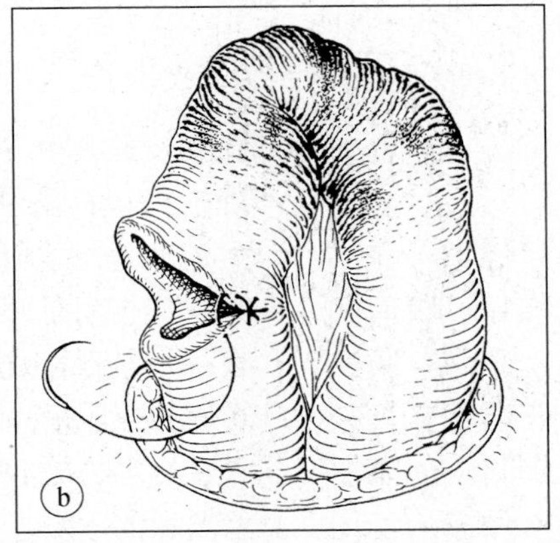

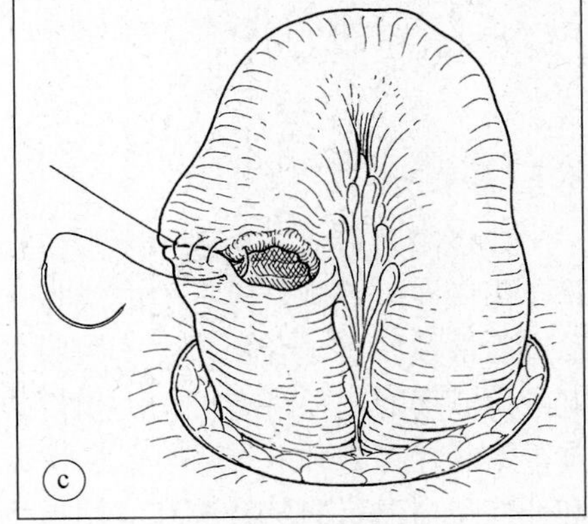

图 5.70　关闭前游离袢式回肠造口。**(a)** 行环造口切口，轻柔自皮下脂肪、腹直肌鞘游离回肠，沿回肠肠袢进腹。**(b)** 矫正外翻回肠肠段，连续浆膜外缝合关闭肠管系膜对侧缺损。**(c)** 最好横向关闭皮肤，切除圆孔侧面缺损。

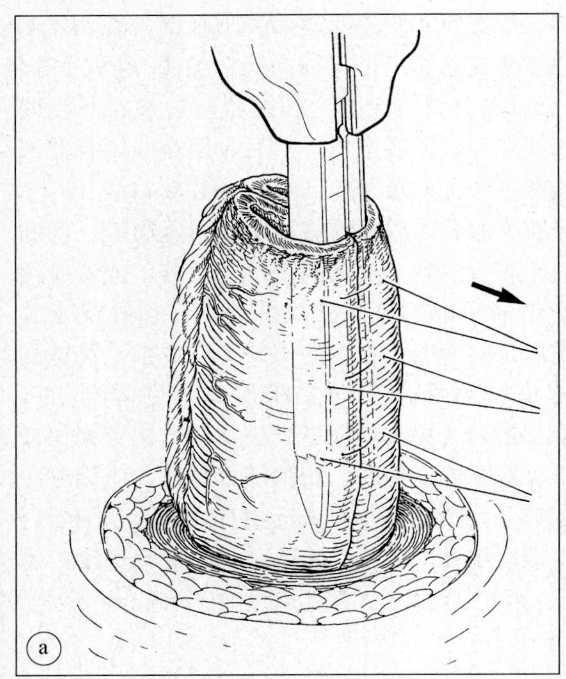

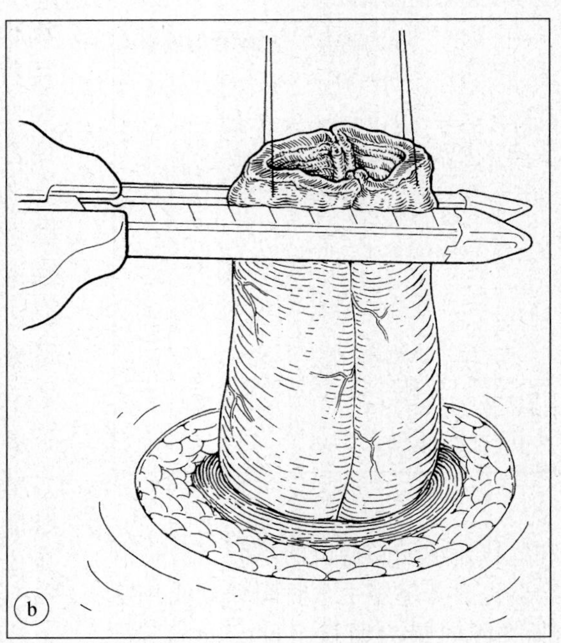

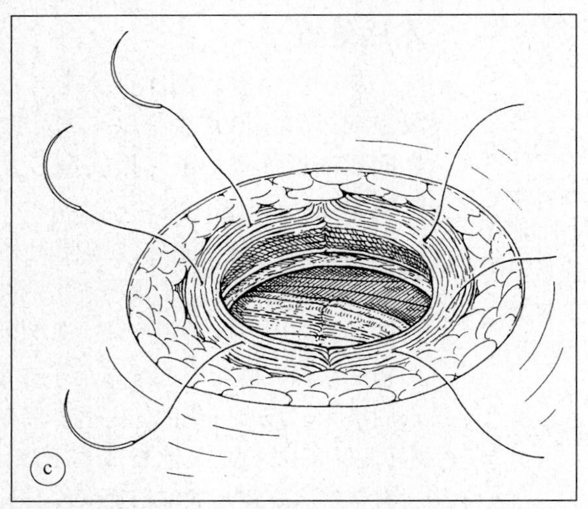

图 5.71 用缝合器关闭袢式回肠造口。(**a**) 自腹壁完全游离袢式回肠造口，外翻回肠造口已还纳，在两支回肠肠段之间行支持缝合将系膜对侧端靠拢，注意不要影响肠管血运。将直线切割器插入两个肠管内，行回肠侧侧吻合。(**b**) 在支持线靠拢的肠管末端开口下方用缝合器关闭肠切口；使缝合器与回肠长轴垂直。(**c**) 还纳入腹腔，达到腹腔内功能性端端吻合。以 nylon 或 Prolene 缝线间断缝合关闭腹直肌及鞘。

术后并发症

如果敞开造口，一般很少发生伤口感染。一旦缝合伤口发生感染，应拆除缝线打开伤口。腹痛和发热通常预兆着缝合处裂开。腹膜炎、脓肿、肠梗阻或伤口瘘的迹象可有可无。切口裂开通常自行愈合，除非存在脓肿、2 型瘘、腹膜炎或低位远端梗阻。首先，建议静脉补液和应用抗生素保守治疗切口裂开。多数患者不需要后续治疗。任何脓肿都应该引流。一旦发生了瘘，如果没有梗阻，空肠上的孔和皮肤之间也没有腔隙，瘘通常可自行闭合。处理措施包括限制经口液体摄入，全肠外营养，脓肿引流和进行合适的造口来抑制肠瘘。

肠梗阻是回肠造口还纳术后常见的并发症，尤其在行骨盆囊袋减压时更易发生。应该通过静脉补液和鼻胃管减压来治疗肠梗阻。如果药物治疗无效则可能存在远端机械性肠梗阻。在这种情况下，因有引起肠管坏死的危险，所以应尽早开腹探查（见第 49 章）。

回肠造口还纳术后其他并发症还包括腹壁疝、吻合口瘘、不可吸收线周围的慢性感染。

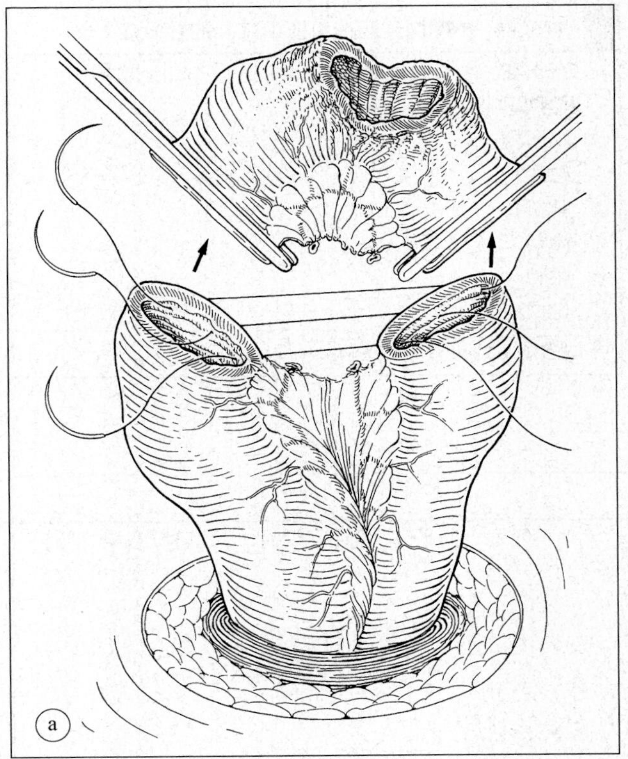

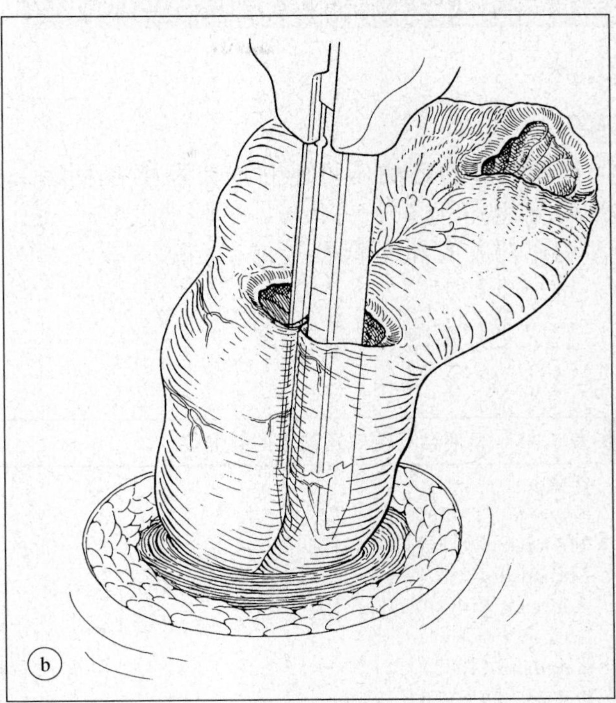

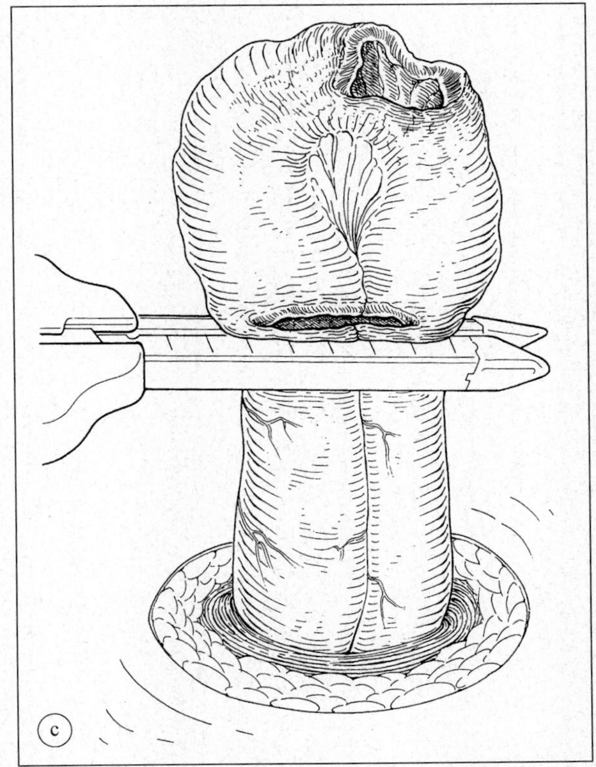

图 5.72　以切除方式关闭袢式回肠造口。(**a**) 通过环造口切口自腹壁完全游离肠袢。肠袢已被肠管周围的纤维和腹壁损伤。此时，结扎切断小肠系膜后，在两把肠钳之间切断受损肠段更安全。然后行单层端端吻合。(**b**) 也可用缝合器吻合。在两个相邻的回肠肠管上切两个小孔，将直线切割闭合器插入肠管。(**c**) 如图，缝合器在与肠管长轴垂直方向二次闭合，切除受损肠段及两个切口；将肠管还纳入腹腔，关闭腹壁缺损。

结肠造口还纳术后并发症

发生率

感染

结肠造口的还纳不可避免地要发生并发症。感染的发生率为2%～37%，平均为10%。这种并发症在成人和儿童发生概率相等（表5.44和5.45）。

表5.44　109例结肠造口还纳患儿的并发症

并发症	数量
切口感染	11
小肠梗阻	2
梗死	1
肠扭转	1
渗漏	0
脓肿	0
切口疝	0

来源自：Mollitt等（1980）。

表5.45　早期结肠造口还纳术的并发症

作者	*n*	死亡（%）	渗漏（%）	切口感染（%）
Knox等（1971）	179	2.2	23.0	10.0
Thompson和Hawley（1972）	139	0	2.9	14.4
Thibodeau（1974）	81	1.2	12.0	12.0
Adeyemo等（1975）	43	0	4.6	4.6
Beck和Conklin（1975）	77	0	2.6	7.6
Yakimets（1975）	71	2.8	2.8	37.0
Barnett等（1976）	110	4.5	7.3	36.4
Finch（1976）	213	0.5	8.9	21.1
Tomlinson等（1976）	26	0.0	7.6	22.0
Yajko等（1976）	100	1.0	4.0	10.0
Jarret等（1977）	82	1.5	11.0	17.0
Wheeler和Barker（1977）	74	2.7	17.6	23.0
Garnjobst等（1978）	125	0	0	1.6
Mirelman等（1978）	118	4.2	14.4	21.2
Mitchell等（1978）	89	2.2	5.6	17.9
Smit和Walt（1978）	167	0	3.6	17.5
Anderson等（1979）	69	0	4.3	14.5
Dolan等（1979）	118	0	0.8	10.0
Henry和Everett（1979）	74	1.3	5.4	13.5
Samhouri和Grodsinsky（1979）	304	0.3	2.3	9.5
Todd等（1979）	206	0.9	5.3	11.7
Cabasares和Schoffstall（1980）	100	1.0	2.0	9.0
Rosen和Friedman（1980）	153	1.4	5.2	7.0
Varnell和Pemberton（1981）	69	0.0	7.2	27.5
Freund等（1982）	114	0.0	8.3	29.7
Gerber等（1982）	80	0.0	4.0	14.0
Lewis和Weedon（1982）	60	1.0	6.7	10.0
Oluwole等（1982）	86	1.1	3.5	7.0
Perry等（1983）	104	0	4.8	29.8
Salley等（1983）	166	0	1.2	2.4
Boman-Sandelin和Fenyo（1985）	98	0	8.1	10.2
Foster等（1985）	113	0.9	16.5	33.9
Parks和Hastings（1985）	83	0	10.0	33.0
Pittman和Smith（1985）	126	0	8.7	14.2
Irvin（1987）	98	0	0.	3.0
Demetriades等（1988）	110	0	2.7	11.8
Livingstone等（1989）	121	0	3.3	6.6

注：表中括号内的数值表示标准差（SD）值。

瘘

结肠造口还纳吻合处肠内容物的漏出较回肠造口少见，但并发症更为严重。粪漏的发生率为0～23%，决定于是袢式结肠造口还纳，还是Hartmann术后还纳（Samhouri和Grodsinsky，1979）（表5.45）。如果没有远端梗阻，因吻合处靠近腹壁表面，伴有慢性脓腔的复杂瘘并不常见，超过半数的袢式结肠造口还纳术后发生的粪瘘可以自行愈合。不能自行修复的瘘通常为复杂性瘘，或者远端有梗阻（Boman-Sandelin和Fenyo，1985）。在一些患者，尤其是Hartmann造口还纳术后发生继发性腹膜炎的老年患者，瘘是致命的。

死亡

结肠造口还纳术后死亡发生率为0～5%，可能与并存的心肺疾病有关，但是半数与造口还纳有关，通常因暴发性感染或持续性瘘引起。

其他早期并发症

其他早期并发症包括因水肿或机械性因素，吻合处发生结肠梗阻，这可能导致持续性的瘘发生。也可发生小肠梗阻，如果减压和静脉补液的保守治疗失败，则需行手术治疗（Foster等，1985）。造口周围腹部切口的裂开可导致大网膜和小肠的疝出。

晚期并发症

晚期并发症包括还纳吻合处的疝（其发生率为1%～16%），慢性感染（这通常与应用不可吸收线缝合和肠梗阻有关）（表5.46）。文献报道晚期肠梗阻的发生率为1%～7%，2%～10%的患者发生缝线窦道。（Varnell和Pemberton，1981；Perry等，1983；Porter等，1989）。

儿童

除了感染的发生率较低，儿童患者的结肠造口还纳术后并发症发生率与成人类似。儿童患者并发瘘、肠梗阻和疝较为少见，这与还纳方式无关（MacMahon等，1963；Brenner和Swenson，1967）。

端式结肠造口术

闭合的残留直肠与端式结肠造口吻合（Hartmann术）或切除吻合造口术后其并发症发生率和死亡率较袢式结肠造口单纯吻合高（Foster等，1985；Parks和Hastings，1985；Pittman和Smith，1985）。但是，Wara等（1981）报道袢式结肠造口吻合和腹腔内吻合感染的发生率没有差异。Beck和Conklin（1975）发现在结肠创伤方面也有类似结论。但是，最新的资料证实，端式结肠造口（48%）还纳术后总的并发症发生率较袢式乙状结肠造口（13%）或横结肠造口高（Kairaluoma等，2002）。Hartmann术后为恢复肠道连续性行还纳术后其并发症的详细情况见第33章。

影响结肠造口还纳术后并发症的因素

年龄、性别和基础疾病

年龄、性别和基础疾病好像并不影响结肠造口还纳术后的并发症发生（Demetriades等，1988）。癌症（22%）、憩室性疾病（30%）、创伤（27%）患者的并发症发生率几乎相同（Anderson等，1979）。一些报道显示因创伤行结肠造口还纳术后并发症较为少见（Varnell和Pemberton，1981；Pittman和Smith，1985），但还没达成统一共识（Williams等，1987）。如果是急诊行造口术，特别是位于左半结肠

表5.46 结肠造口还纳的晚期并发症

	n	疝 (%)	梗阻 D	缝线窦道 (%)
Varnell和Pemberton（1981）	69	3	1	3
Perry等（1983）	104	11	[a]	[a]
Salley等（1983）	166	1	2	[a]
Foster等（1985）	113	9	1	[a]
Parks和Hastings（1985）	83	4	6	8
Porter等（1989）	43	13	4	10
Kairaluoma等（2002）	63	11	8	[a]

[a] 未统计。

的端式造口，造口还纳术后的并发症发生更为常见（Anderson 等，1979）。袢式横结肠造口还纳术后较袢式乙状结肠造口还纳术后并发症发生率高。事实上，一些报道显示，袢式结肠造口还纳术后的并发症发生率（35%）高于 Hartmann 术后腹腔内结直肠吻合（26%）（Pittman 和 Smith，1985）。尽管有人声称袢式造口切除较单纯吻合并发症少，却有证据表明结论恰恰相反，要不没有差异，要不袢式造口切除更危险（Salley 等，1983）。决定切除造口还是单纯吻合取决于个体因素，比如因创伤而造口、有梗阻、慢性感染、结肠的血供和造口切除的难易度。所有因素都是平等的，单纯吻合较造口切除更为明智。如果有局部因素存在，这时选择造口切除可能更好（Aston 和 Everett，1984）。

腹腔内吻合与引流管的使用

在过去，有人主张腹腔外吻合，认为这样术后并发症发生率低，危险小。但是，所有最新的报道显示腹腔内吻合更为安全。有人建议，结肠吻合处周围放置引流可以将吻合口瘘的后果降至最小，但放置引流好像对并发症的发生概率无影响（Livingstone 等，1989）。

肠道准备与远段结肠疾病

袢式造口还纳前应行内镜或结肠气钡对比造影检查来评估患者，确保没有远端梗阻或存在持续性的结直肠疾病（Devlin，1973；Yajko 等，1976）。在还纳前，应清除远端结肠内的残留粪便或浓缩黏液，在袢式结肠造口可通过造口远端冲洗来实现，如果远端已缝合，则经直肠进行冲洗。近端肠管按常规方式准备。

术者经验

外科医生的经验是决定结肠造口还纳术后吻合口漏发生的最重要因素。造口还纳术通常被安排在最后一台，由低年资的医务人员来完成。结果，工作人员和手术团队都很累，手术没有得到应有的重视。

吻合方法

吻合方法的重要性次于外科医生的经验。但是，一个研究小组报道了单层吻合的并发症发生率为 14%，两层吻合为 37%。除非应用直线缝合切割器行两肠管断端边边吻合，一般我们首选浆肌层单层缝合（图 5.31）。

还纳时间

在造口还纳的时间选择上具有争议。一些人认为早期行袢式结肠造口还纳是危险的（Wheeler 和 Barker，1977；Henry 和 Everett，1979；Wheeler，1982；Foster 等，1985；Parks 和 Hastings，1985）。Mirelman 等（1978）报道，造口术后 3 个月内还纳的术后并发症发生率为 51%，3 个月后还纳的为 34%。但另一方面，术后的调查（Aston 和 Everett，1984）显示造口还纳的时间对并发症的发生没有影响（表 5.47）。其他一些外科医生基于并发症发生没有增加也主张术后早期还纳（Lewis 和 Weedon，1982；Salley 等，1983；Pittman 和 Smith，1985）。我们建议，如造口需要早期还纳，加之没有远端梗阻，且由有经验的外科医生来实施手术，早期行还纳手术可能是安全的。

血供

影响吻合口裂开发生的一项重要因素就是结肠的血供不足（Billings 等，1986）。有人认为，早期还纳造口可能是危险的，因为水肿和远端梗阻影响了吻合口的血供。Forrester 等（1981）研究发现，袢式结肠造口还纳术后 7 天平均血流量仅为 6.9ml/min，但是到 28 天时可以增加到 31.1ml/min（图 5.73）。8 例患者中有 2 例血流量甚至在术后 28 天时仍低于 15ml/min。他们研究了 40 例患者术中血流量和吻合口裂开的关系。8 例血流量低于 15ml/min 的患者中有 5 例发生了吻合口漏。而在血流量高的患者吻合口仍是完整的（图 5.74）。

表 5.47 时间因素对横结肠袢式造口还纳并发症发生的影响

并发症	早关闭：2 周（$n=38$）	晚关闭：8～12 周（$n=62$）
死亡	0（00）	2（3）
粪瘘	4（11）	6（10）
切口感染	1（3）	4（6）
总并发症	6（16）	12（19）
住院时间	10.3 天	10.8 天

括号中为百分率。

来源自：Aston 和 Everett（1984）。

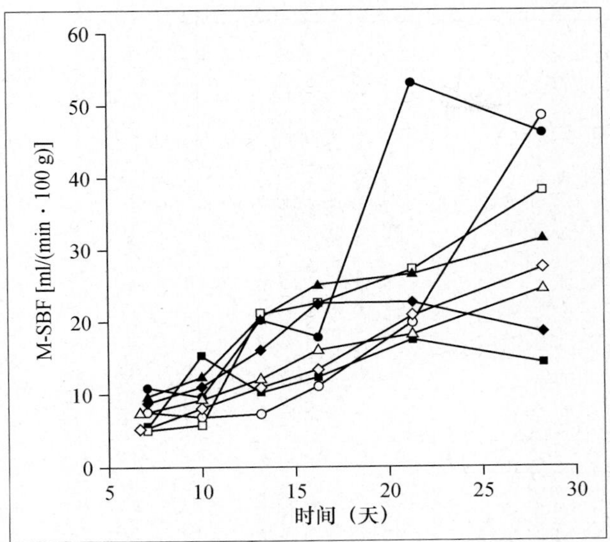

图 5.73　结肠造口还纳术后结肠造口血流的改变（Forrester 等，1981）。

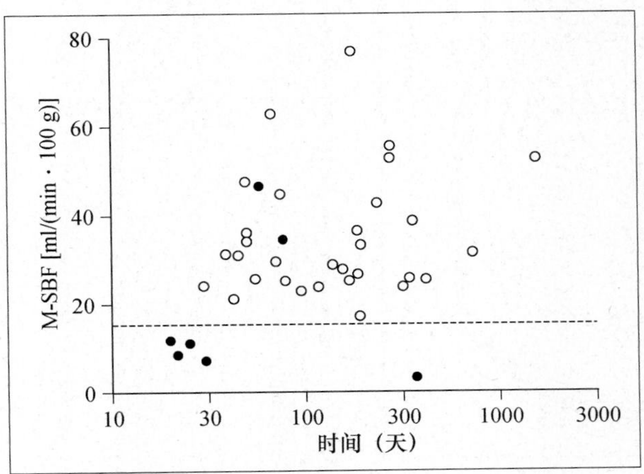

图 5.74　与血流相关的结肠造口。●成功还纳；○还纳后出现瘘（Forrester 等 1981）。

这些研究结果提示，结肠血流量对结肠造口还纳术后吻合口裂开的发生有着重要影响，对于存在腹壁孔较紧限制肠管、肠管水肿或早期还纳造口的患者更是如此。Foster 和 Leaper（1985）应用激光多普勒测速仪研究血流量。血流量与肠管张力呈正比，这与抑制胶原蛋白合成有关（Billings 等，1986）。血流量随着造口术后时间的延长而增加，从术后第 1 周的 19 单位可以增加到术后 8 周的 44 单位。（Billings 和 Leaper，1987）。

切口感染

预防性应用抗生素在防止造口术后感染方面作用相对较小（Varnell 和 Pemberton，1981；Perry 等，1983），伤口的关闭方式可能更为重要。Todd 等（1979）报道一期缝合伤口的感染发生率为 27%，而敞开伤口的感染率仅为 5%。其他一些人的研究也支持这个结论（Mitchell 等，1978；Perry 等，1983；Pittman 和 Smith，1985）。一期延迟缝合的伤口感染率一般高于即时缝合的伤口（Thal 和 Yeary，1980；Berne 等，1985）。Pittman 和 Smith（1985）发现，伤口敞开感染率仅为 3%，缝合伤口时为 19%，一期延迟缝合的伤口感染率为 21%。

造口还纳方法

一般原则

对造口近端和远端肠管进行认真的机械肠道准备可以减少发生造口还纳术后并发症的风险。对术前经肛门或袢式造口远端行气钡对比造影检查的患者更是如此。应行乙状结肠镜或气钡对比造影检查排除造口远端存在梗阻或残留病变。Hartmann 术后准备关闭近端造口、恢复肠管连续性之前，应先切除残存的憩室性病变。

应考虑有选择性地对一些行袢式造口还纳术的患者采用局部麻醉方式（Camtelle 等，2001）。

如果没有局部禁忌证，我们建议袢式结肠造口行腹腔内吻合，首选单纯吻合而不是造口切除。我们主张优先采用连续单层浆肌层缝合方式。对所有患者静脉应用单剂量抗生素。不放置引流。如果有污染或皮下脂肪太厚，使造口处皮肤切口敞开以便肉芽生长，但有些伤口需一期缝合。关于 Hartmann 术后肠道连续性的恢复的具体细节见第 33 章。

袢式结肠造口还纳吻合

术前准备

口服吡苯氧磺钠清洁近端肠管。经直肠冲洗清洁远端肠管后冲洗远端造口。所有年龄超过 45 岁的患者接受皮下注射肝素。在手术室预防性使用单剂量抗生素。不需要导尿。因为术后限制经口液体摄入，留置可靠的静脉通道是必需的。

手术方法

应用小刀片沿造口肠管周围皮肤黏膜交界处切开。游离造口肠管周围的皮下脂肪和腹直肌鞘（图 5.75ac）。分离造口肠管和腹直肌，使造口充分游离，以便于还纳回腹腔。应用电刀切开造口的边缘

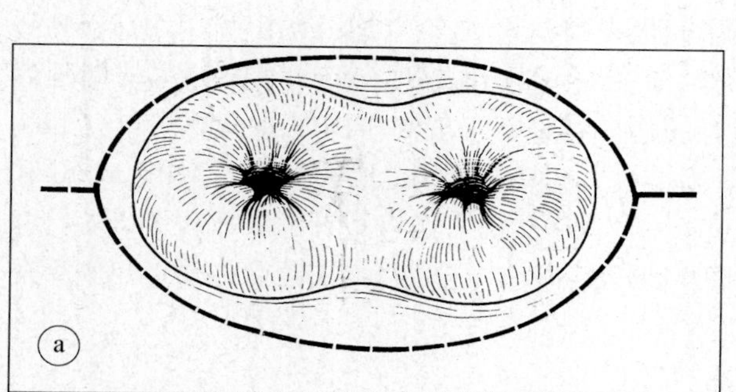
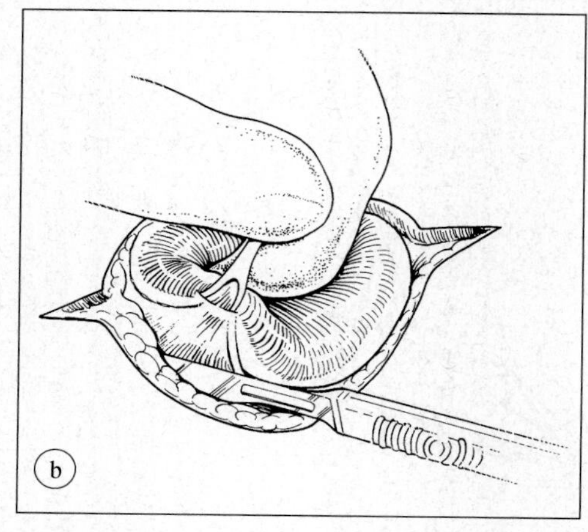
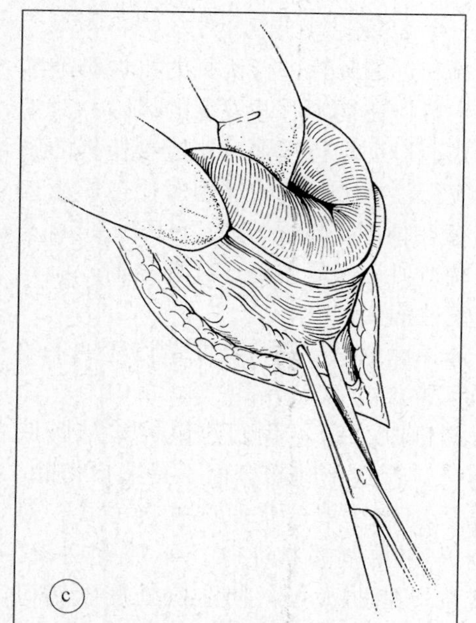
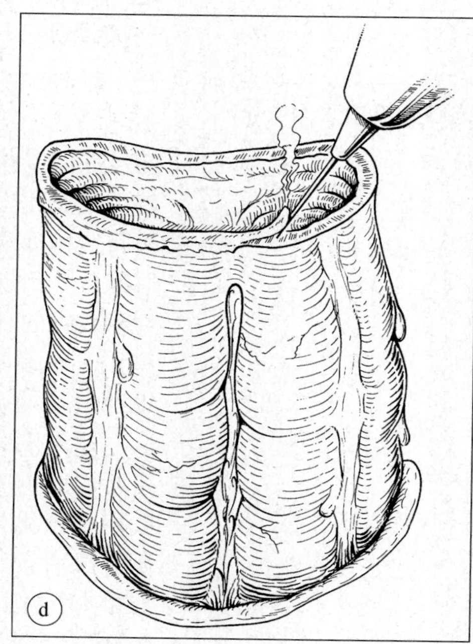
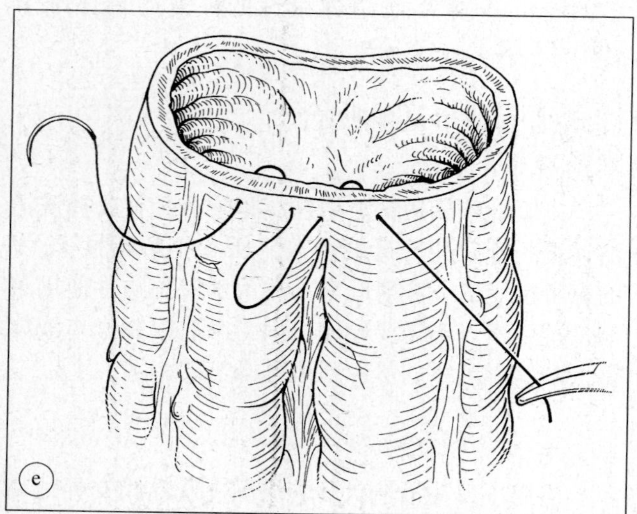
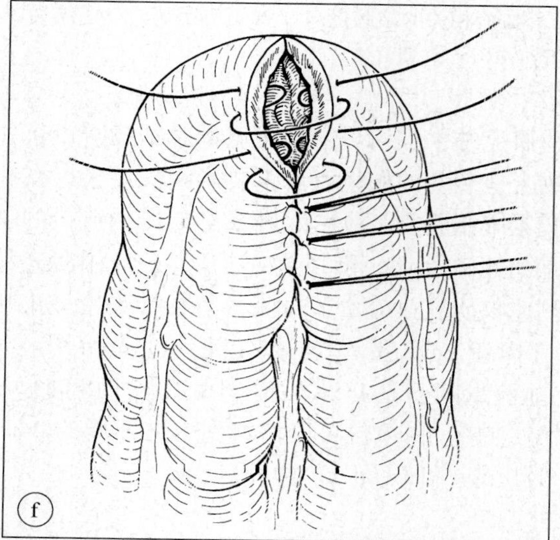

图 5.75 袢式结肠造口关闭。**(a)** 做一环造口切口。**(b)** 自皮肤游离结肠。**(c)** 自皮下脂肪与腹壁游离结肠。**(d)** 切除结肠造口边缘。**(e，f)** 采用内翻缝合技术横行关闭结肠造口。

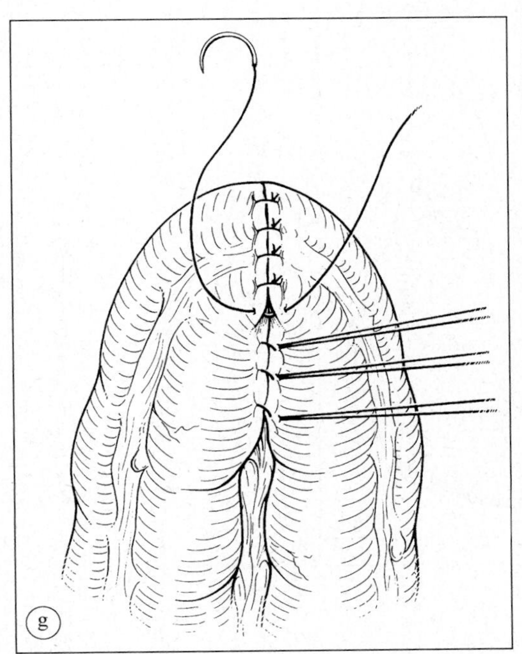

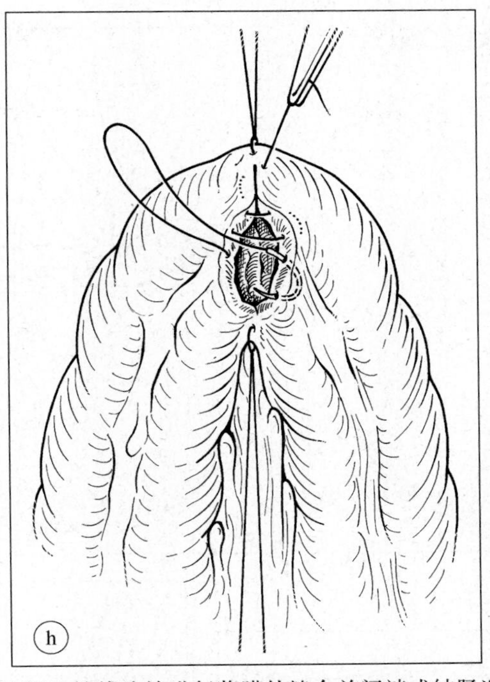

图 5.75（续）（**g**）结肠造口关闭完成。（**h**）采用 PDS 缝线连续进行浆膜外缝合关闭袢式结肠造口。

部分（图 5.75d）。采用横向 Connell 或浆肌层缝合关闭系膜对侧缘缺损，在调整好位置后再一起打结（图 5.75e～g）。也可选择连续浆肌层缝合法（图 5.75h）。

如果吻合口位于乙状结肠，可以通过经直肠打气来检查吻合情况。然后将结肠还纳回腹腔。应用 Prolene 或 PDS 线间断缝合腹直肌鞘关闭腹直肌缺损。皮肤伤口可以敞开或用原黄素（普鲁黄）纱布包扎，也可横向缝合关闭伤口。

术后处置

静脉补液常需维持 2～4 天直到恢复排气排便。然后患者可以自由饮水，但进食需在 48 小时后。在造口还纳术后我们需要特别谨慎，禁止应用泻药和给病人灌肠。如果发生了瘘，通常可自行愈合，有必要在其周围应用造口袋装置。如果瘘持续时间超过 1 周，应行瘘管造影以排除肠管和皮肤之间有脓腔或远端存在梗阻。结肠造口还纳术后瘘极少需要进行全肠外营养，建议给予流质饮食。

其他方法

切除

虽然造口切除不一定优于单纯缝合，但有时候单纯缝合不是最佳选择。在游离结肠和腹壁时损伤结肠袢，或有狭窄、脓肿、缺血，或造口周围有瘘时，应切除造口（Devlin，1973）。

如果显示需要切除袢式结肠造口，完整游离肠管非常重要，从而确保吻合口无张力吻合。如果游离肠管有困难，应开腹探查腹腔，充分游离结肠断端，切除造口，从而使结肠断端安全吻合。

通常经腹壁孔来切除造口，进行肠管吻合。常采用连续或间断单层反相吻合（如图 5.76 所示）。然后关闭系膜和腹壁，如前述。

吻合器应用

已有文献报道应用吻合器来关闭结肠造口（见图 5.31）（Miskowiak，1983）。基本原理就是应用直线闭合切割器切开结肠进行边边吻合，然后应用横向闭合器闭合黏膜。也可用直线闭合器（图 5.77a，b）单纯闭合已游离的肠管断端，然后再缝合修补腹壁缺损（图 5.77c）。

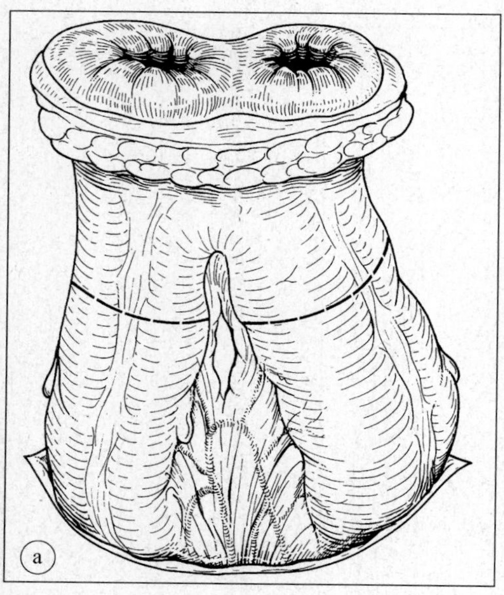

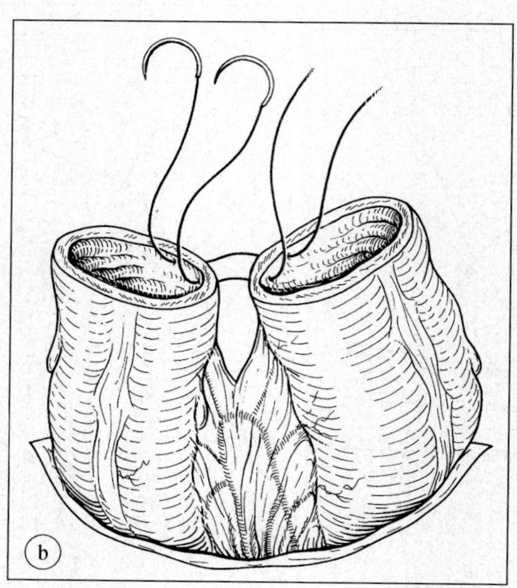

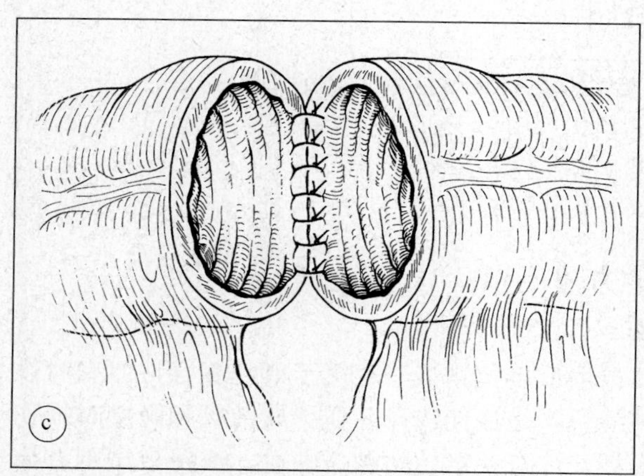

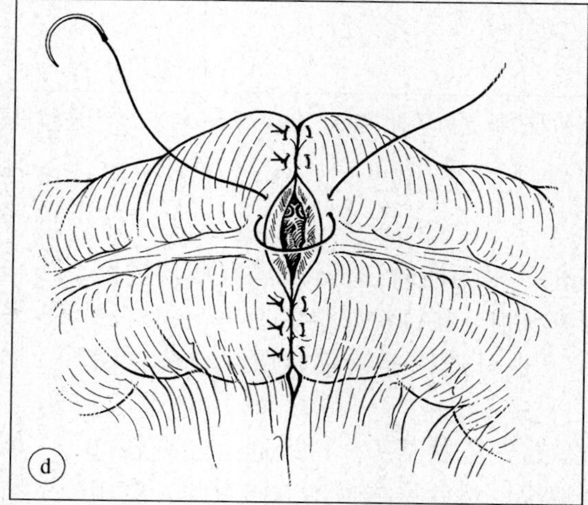

图 5.76 关闭袢式结肠造口时的切除与吻合。(**a**) 袢式结肠造口已自腹壁游离。切除结肠两支。(**b**) 行结肠结肠端端吻合。(**c**) 后壁吻合完成。(**d**) 前壁吻合完成。

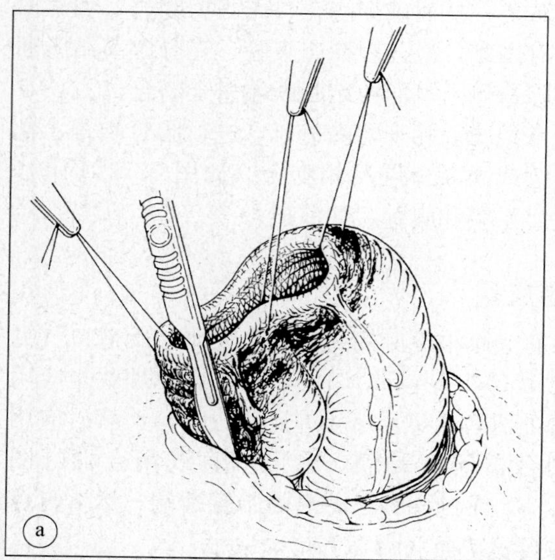

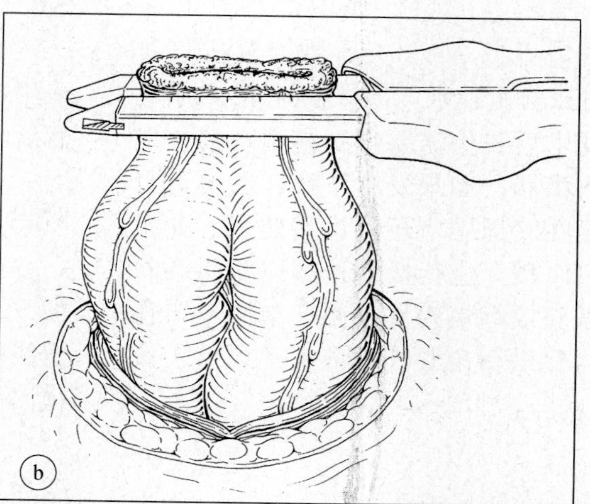

图 5.77 用缝合器关闭袢式结肠造口。(**a**) 结肠造口游离。(**b**) 用单击发(single-firing)直线切割缝合器关闭袢式横结肠造口。

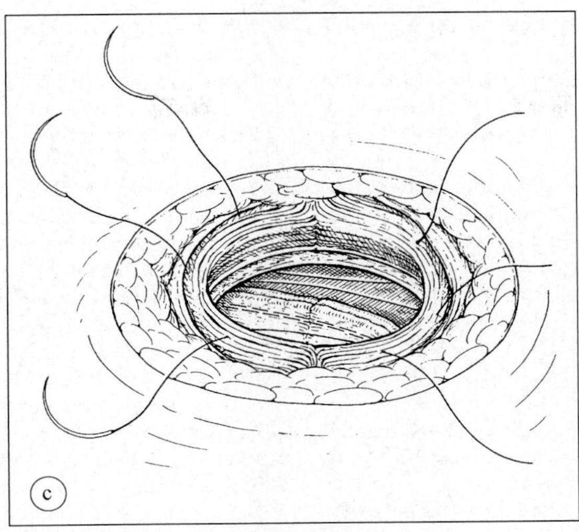

图 5.77（续）（c）关闭腹壁。

（梁峰　译　梁峰　校）

参考文献

Abcarian H & Pearl RK (1988) Stomas. *Surg Clin North Am* 68：1295-1304.

Abdu RA (1982) Repair of paracolostomy hernias with Marlex mesh. *Dis Colon Rectum* 25：529-531.

Abercrombie JE & Williams NS (1995) Total anorectal reconstruction. *Br J Surg* 82：438-442.

Abercrombie JF, Rogers J & Williams NS (1996) Total anorectal reconstruction results in complete anorectal sensory loss. *Br J Surg* 83：57-59.

Abeyatunge LR (1972) A modified technique of colostomy. *Br J Surg* 59：99-100.

Abrams AV, Corman ML & Verdenheimer MC (1975) Ileostomy in the elderly. *Dis Colon Rectum* 18：115-117.

Abrams BL, Alskafi FH & Waterman HG (1979) Colostomy：a new look at morbidity and mortality. *Am J Surg* 45：462-464.

Abulafi AM, Sherman IW & Fiddian RV (1989) Delorme operation for collapsed colostomy. *Br J Surg* 76：1321-1322.

Ackerman NB, Graeber GM & Fey J (1980) Enterstomal varices secondary to portal hypertension. *Arch Surg* 115：1154-1155.

Adam IJ and Shorthouse AJ (2000) Perineal wound morbidity follow-ing proctectomy for inflammatory bowel disease (IBd). *Colorectal Disease* 2：165-169.

Adson MA & Fulton RE (1977) The ileal stoma and portal hyperten-sion. *Arch Surg* 112：501-504.

Aitken RJ, Stevens PJ d'E, Preez N du & Elliot MS (1986) Raising a colostomy：results of a prospective surgical audit. *Int J Colorect Dis* 1：244-247.

Aldridge AJ, Simson JNL (2001) Erosion and perforation of colon by synthetic mesh in a recurrent paracolostomy hernia. *Hernia* 5：110-112.

Alexander FG (1970) Personal communication, cited in Ritchie (1971). *Gut* 12：536-540.

Alexander-Williams J (1974) Loop ileostomy and colostomy for faecal diversion. *Ann R Coll Surg Engl* 54：141-148.

Alexander-Williams J & Haynes IG (1985) Conservative operations for Crohn's disease of the small bowel. *World J Surg* 9：945-951.

Alexander-Williams J, Amery AH, Devlin HB et al (1977) Magnetic continent colostomy device. *BMJ* 2：1269-1270.

Allan R (1797) Rapport sur les observations et réflexion de Dumas, relatives aux imperforations de l'anus. *Recueil Périodique de la Société de Médicine de Paris* 3：123 (reprinted in Amussat (1839), pp 100-102).

Allan RN (1997) Crohn's disease of the small intestine in diffuse jejunal ileitis. In Allan RN, Rhodes JM, Hanauer SB, Keighley MRB, Alexander-Williams J & Fazio VW (eds) *Inflammatory Bowel Diseases*, 3rd edn, p 597. London：Churchill Livingstone.

Allen-Mersh TG, Thomson JPS (1988) Surgical treatment of colostomy complications. *Br J Surg* 75：416-418.

Allingham HW Jr (1887) Inguinal colotomy：its advantages over lumbar operation with special reference to a method of preventing faeces passing below an artificial anus. *BMJ* 2：874-878.

Ambrose NS, Keighley MRB, Alexander-Williams J & Allan RN (1984) Clinical impact of colectomy and ileorectal anastomosis in the management of Crohn's disease. *Gut* 25：223-227.

Amin SN, Memon MA, Armitage NC et al (2001) Defunctioning loop ileostomy and stapled side to side closure has low morbidity. *Ann R Coll Surg Engl* 83：246-249.

Amussat JZ (1839) Mémoire sur la Possibilité d'Etablir un Anus Artificiel dans la Region Lombaire sans Penetrer dans le Peritoine. Paris：Baillière.

Anderson DN, Driver CP, Park KGM, Davidson AI & Keenan RA (1994) Loop ileostomy fixation：a simple technique to minimize the risk of stoma volvulus. *Int J Colorect Dis* 9：138-140.

Anderson E, Carey LC & Cooperman M (1979) Colostomy closure：a simple procedure? *Dis Colon Rectum* 22：466-468.

Anderson ID, Hill J, Vohra R, Schofield PF & Kiff ES (1992) An improved means of faecal diversion：the trephine stoma. *Br J Surg* 79：1080-1081.

Antrum RM & Rice JJ (1988) Use of skin staples for fashioning colo-tomies. *Br J Surg* 75：736.

Arabi Y, Dimock F & Burdon DW (1978) Influence of bowel

preparation and antimicrobials on colonic microflora. *Br J Surg* 65: 555-559.

Aries LJ (1973) Colostomy and ileostomy retainer. *Int Surg* 58: 490. Aston C & Everett WG (1984) Comparison of early and late closure of transverse loop colostomies. *Ann R Coll Surg Engl* 66: 331-333.

August DA & Sugarbaker PH (1985) Tenkhoff catheter administration of intraperitoneal fluid and electrolytes for long-term management of intractable ileostomy diarrhoea: a case report. *Surgery* 97: 237-239.

Aylett SO (1966) 300 cases of diffuse UC treated by total colectomy and ileorectal anastomosis. *BMJ* 1: 1001-1005.

Babcock G, Bivins BA & Sachatello CR (1980) Technical complications of ileostomy. *South Med J* 73: 329-331.

Bagi P, Jendresen M & Kirkegaard P (1992) Early local stoma complications in relation to the applied suture material: comparison between monofilament and multifilament sutures. *Dis Colon Rectum* 35: 739-742.

Baig MK, Wexner SD, Uriburu JCP et al (2000) Is laparotomy mandatory for parastomal hernia repair? *Colorectal Disease* 2: 229-232.

Bain IM, Patel R & Keighley MRB (1996) Comparison of sutured and stapled closure of loop ileostomy after restorative proctocolectomy. *Ann R Coll Surg Engl* 78: 555-556.

Baker A, Kaplan MM, Norton A & Paterson J (1974) Gallstone in IBD. *Dig Dis Sci* 19: 109-112.

Baker FS (1975) The rodless loop colostomy. *Dis Colon Rectum* 18: 528.

Bambach CP, Robertson WG, Peacock M & Hill GL (1981) Effect of intestinal surgery on the risk of urinary stone formation. *Gut* 22: 257-263.

Bayer I, Kyzer S & Chaimoff CL (1986) A new approach to primary strengthening of colostomy with Marlex mesh to prevent paracolostomy hernia. *Surg Gynecol Obstet* 163: 579-580.

Baxter NN, Novotny PJ, Jacobson T et al (2006) A stoma quality of life scale. *Dis Colon Rectum* 49: 205-212.

Beahrs OH (1971) The acceptability of ileostomies. *Dis Colon Rectum* 14: 460-463.

Beahrs OH (1975) Use of ileal reservoir following proctocolectomy. *Surg Gynecol Obstet* 185: 179-184.

Beahrs OH, Bess MA, Beart RW & Pemberton JH (1981) Indwelling ileostomy valve device. *Am J Surg* 141: 111-115.

Beck DE (1994) Creation and take down of intestinal stomas by laparoscopy. *Semin Colon Rectal Surg* 5: 244-250.

Beck DE, Fazio VW & Grundfest-Broniatowski S (1988) Surgical management of bleeding stomal varices. *Dis Colon Rectum* 31: 343-346.

Becker A, Schulten-Oberborsch G, Beck U et al (1999) Stoma care nurses: Good value for money? *World J Surg* 23: 638-643.

Becker WF (1953) Acute obstruction of the colon: an analysis of 205 cases. *Surg Gynecol Obstet* 96: 677-682.

Beernaerts J, Bouffioux C, Chantrie M et al (1977) The management of abdominal wall stomata skin particularly peritoneal wound heal-ing and support for collecting bag. *Acta Chir Belg* 76: 533-537.

Behrens DT, Paris M & Luttrell JN (1999) Conversion of failed ileal pouch-anal anastomosis to continent ileostomy. *Dis Colon Rectum* 42: 490-496.

Benacci JC & Wolff BG (1995) Cecostomy: therapeutic indications and results. *Dis Colon Rectum* 38: 530-534.

Bennett RC & Hughes ESR (1972) Urinary calculi and UC. *BMJ* 2: 494-496.

Bennett RC & Jepson RP (1966) Uric acid stone formation following ileostomy. *Aust NZ J Surg* 36: 153-158.

Berndtsson I and Oresland T (2003) Quality of life before and after proctocolectomy and IPAA in patients with ulcerative proctocolitis-a prospective study. *Colorectal Disease* 5: 173-179.

Berne TV, Griffith CN, Hill J & Lo Guidice P (1985) Colostomy wound closure. *Arch Surg* 120: 957-959.

Bickel A, Shinkarevsky E & Eitan A (1999) Laparoscopic repair of paracostomy hernia. *J Laparoendosc Adv Surg Tech A* 9: 353-355.

Biermann HJ, Tocker AM & Tocker LR (1966) Statistical survey of problems in patients with colostomy or ileostomy. *Am J Surg* 112: 647-649.

Billings PJ, Foster ME & Leaper DJ (1986) A clinical and experimental study of colostomy blood flow and healing after closure. *Int J Colorect Dis* 1: 108-112.

Billings PJ & Leaper DJ (1987) Laser doppler velocimetry and the measurement of colostomy blood flow. *Dis Colon Rectum* 30: 376-380.

Bingham S, McNeill NI & Cummings JH (1977) Diet for the ileostomist. *J Hum Nutr* 31: 365-366.

Bloom SR (1978) Somatostatin and the gut. *Gastroenterology* 75: 145-147.

Boman-Sandelin K & Fenyo G (1985) Construction and closure of the transverse loop colostomy. *Dis Colon Rectum* 28: 772-774.

Bone J & Sorensen FH (1974) Life with a conventional ileostomy. *Dis Colon Rectum* 17: 194-199.

Bonelo JC, Thow GG & Manson RR (1981) Mucosal entertitis: a complication of the continent ileostomy. *Dis Colon Rectum* 24: 37-41.

Botet X, Boldo E & Llaurado JM (1996) Colonic parastoma hernia repair by translocation without formal laparotomy. *Br J Surg* 83: 981.

Bozzo IH & Larrachea P (2000) Delayed colostomy closure using the extraperitoneal method. *Tech Coloproctol* 4: 133-136.

Briggs MK, Plant JA & Devlin HB (1977) Labelling the stigmatised: the career of the colostomist. *Ann R Coll Surg Engl* 59: 247-250.

Brooke BN (1952) The management of an ileostomy including its complications. *Lancet* ii: 102-104.

Brooke BN (1956) Outcome of surgery for UC. *Lancet* ii: 532-536.

Brooke BN (1983) Indications for emergency and elective surgery. In Allan RN, Keighley MRB, Alexander-Williams J & Hawkins C (eds) *Inflammatory Bowel Diseases*, pp 240-246. London: Churchill Livingstone.

Brown JY (1913) The value of complete physiological rest of the large bowel in the treatment of certain ulcerative and obstructive lesions of this organ. *Surg Gynecol Obstet* 16: 610-613.

Browning GCP & Parks AG (1983) A method and the results of loop colostomy. *Dis Colon Rectum* 26: 223-226.

Bryant TA (1882) Case of excision of a stricture of the descending colon through an incision made for a left lumbar colotomy: with remarks. *Proc R Med Chir Soc* 9: 149-153.

Bumin C & Yerdel MA (1996) Loop end colostomy: a new technique. *Br J Surg* 83: 810-811.

Burcharth F, Kylberg F, Ballan A & Rasmussen SN (1986) The colostomy plug: a new disposable device for a continent colostomy. *Lancet* ii: 1062-1063.

Burgess P, Matthews VV & Devlin HB (1984) A review of terminal colostomy complications following abdominoperineal resection for carcinoma. *Br J Surg* 71: 1004 (Abstract).

Burnham WR, Lennard-Jones JE & Brooke BN (1977) Sexual problems among married ileostomists. Survey conducted by the Ileostomy Association of Great Britain and Ireland. *Gut* 18: 673-677.

Burns FJ (1970) Complications of colostomy. *Dis Colon Rec-*

tum 13: 448-450.
Cabasares HV & Schoffstall RO (1980) Low complication rate of colostomy closures. *South Med J* 73: 1572-1575.
Cameron AD & Fone DJ (1970) Portal hypertension and bleeding ileal varices after colectomy and ileostomy for chronic UC. *Gut* 11: 755-759.
Camilleri-Brennan J & Steele RJC (2001) Objective assessment of qual-ity of life following panproctocolectomy and ileostomy for ulcerative colitis. *Ann R Coll Surg Engl* 83: 321-324
Cantele H, Mendez A & Leyba J (2001) Colostomy closure using local anesthesia. *Surg Today* 31: 678-680.
Capperauld A, Lawrie P & French DA (1977) Properties of bovine fibrin absorbable implants. *Surg Gynecol Obstet* 144: 3-7.
Cardoen G, Daelen van den L & Boeckx G (1984) Argumentatie: houd-ing en resultaten in de behandeling van het rectumcarcinoma. *Acta Chir Belg* 82: 41-50.
Carlsen E & Bergan A (1995) Technical aspects and complications of end ileostomies. *World J Surg* 19: 632-636.
Carlsen E, Flatmark A & Bergan A (1991) The epidemiology of ileostomies. *Scand J Gastroenterol* 26 (Suppl 183): 70.
Carlstedt A, Fasth S, Hulten L, Nordgren S & Palselius I (1987) Long term ileostomy complications in patients with ulcerative colitis and Crohn's disease. *Int J Colorect Dis* 1: 22-25.
Carne PWG, Robertson GM & Frizelle FA (2003) Parastomal hernia. *Br J Surg* 90: 784-793.
Caruso D, Kassir AA, Robles RA et al (1996) Use of trephine stoma in sigmoid volvulus. *Dis Colon Rectum* 39: 1222-1226.
Cavina E (1996) Outcome of restorative perineal graciloplasty with simultaneous excision of the anus and rectum for cancer: a ten-year experience with 81 patients. *Dis Colon Rectum* 39: 182-190.
Cavina E, Seccia M, Evangelista G et al (1987) Construction of a conti-nent perineal colostomy by using electrostimulated gracilis muscles after abdominoperineal resection: personal technique and experi-ence with 32 cases. *Ital J Surg Sci* 17: 305-314.
Cerdan FJ, Dez M, Campo J et al (1991) Continent colostomy by means of a new one-piece disposable device: preliminary report. *Dis Colon Rectum* 34: 886-890.
Ceruli MA, Mikoomanesh P & Schuster MM (1979) Progress in biofeedback conditioning for fecal incontinence. *Gastroenterology* 76: 742-746.
Chadwick VS & Camilleri M (1983) Pathophysiology of small intestine function and the effect of Crohn's disease. In Allan RN, Keighley MRB, Alexander-Williams J & Hawkins C (eds) *Inflammatory Bowel Disease*, pp 29-42. London: Churchill Livingstone.
Chadwick VS, Modha K & Dowling RH (1973) Mechanism of hyper-oxaluria in patients with ileal dysfunction. *N Engl J Med* 289: 172-176.
Chandler JG & Evans BP (1978) Colostomy prolapse. *Surgery* 84: 577-582.
Chen F, Stuart M (1996) The morbidity of defunctioning stomata. *Aust NZ J Surg* 66: 218-221.
Cheselden W (1784) Colostomy for strangulated umbilical hernia. In *Anatomy*. London. Cheung MT (1995) Complications of an abdominal stoma: an analy-sis of 322 stomas. *Aust NZ J Surg* 65: 808-811.
Cheung M-T, Chia N-H & Chiu W-Y (2001) Surgical treatment of parastomal hernia complicating sigmoid colostomies. *Dis Colon Rectum* 44: 266-270.
Chiotasso P, Schmitt L, Juricic M & Lazorthes F (1992) Acceptation des stomies perineales. Gastroenterol Clin Biol 16: 200 (abstract).
Chittenden AS (1930) Reconstruction of an anal sphincter by muscle strips from the glutei. *Ann Surg* 92: 152-154.
Chung RS (1985) Loop ileostomy with the intraluminal stapler (ILS). *Dis Colon Rectum* 28: 464-465.
Chung RS (1986) End colectomy and Brooks' ileostomy constructed by surgical stapler. *Surg Gynecol Obstet* 162: 63-64.
Clarke AM & McKenzie RG (1969) Ileostomy and the risk of urinary acid stones. *Lancet* ii: 395-397.
Clarke AM, Chirnside A, Hill GL & Pope G (1967) Chronic dehydration and sodium depletion with established ileostomies. *Lancet* ii: 740-743.
Clarke DD & Hubay CA (1972) Tube caecostomy: an evaluation of 161 cases. *Ann Surg* 175: 55-61.
Clifton M (1983) A simple stoma wafer cutter. *Ann R Coll Surg Engl* 65: 172.
Codina Cazador A, Pinol M, Marti Rague J, Montane J, Nogueras FM & Sunal J (1993) Multicentre study of a continent colostomy plug. *Br J Surg* 80: 930-932.
Coe FL (1978) Hyperuricosuric calcium oxalate nephrolithiasis. *Kidney Int* 13: 418-426.
Cohen S, Kaplan M, Gottlieb C & Patterson J (1971) Liver disease and gall-stones in regional enteritis. *Gastroenterology* 60: 237-245.
Cohen SE, Matolo NM, Michas CA & Wolfman EF Jr (1975) Antiperistaltic ileal segment in the prevention of ileostomy diarrhoea. *Arch Surg* 110: 829-832.
Cohen Z, McLeod RS, Stern H, Grant D & Nordgren S (1985) The pelvic pouch and ileoanal anastomosis procedure: surgical technique and initial results. *Ann Surg* 150: 601-604.
Colmer ML & Fox MJ (1981) A device for the control of colostomy prolapse. *Surg Gynecol Obstet* 152: 827-828.
Cooper G, Abel BJ, Hutchinson AG & MacKay C (1982) What length of terminal ileum is required for bile salt absorption? *Gut* 23: A892-893.
Cooper JC, Laughland A, Gunning EJ, Burkinshaw L & Williams NS (1986a) Body composition in ileostomy patients with and without ileal resection. *Gut* 27: 680-685.
Cooper JC, Williams NS, King RFGL & Barker MCJ (1986b) Effects of a longacting somatostatin analogue in patients with severe ileostomy diarrhoea. *Br J Surg* 73: 128-131.
Cooper MJ, Muckie CR, Dhorajivala J et al (1981) Haemorrhage from ileal varices after total proctocolectomy. *Am J Surg* 141: 178-179.
Corman ML & Veidenheimer MC (1974) An appliance for management of the diverting loop colostomy. *Arch Surg* 108: 742-743.
Corman ML, Verdenheimer MC & Coller JA (1976) Ileostomy complications: prevention and treatment. *Contemp Surg* 8: 36-39.
Crile G Jr & Turnbull RB Jr (1954) The mechanism and prevention of ileostomy dysfunction. *Ann Surg* 140: 459-465.
Cuthbertson AM & Collins JP (1977) Strangulated para-ileostomy hernia. *Aust NZ J Surg* 47: 86-87.
Daly DW (1968) The outcome of surgery for UC. *Ann R Coll Surg Engl* 42: 38-57.
Daly DW & Brooke BN (1967) Ileostomy and excision of the large intestine for UC. *Lancet* ii: 62-64.
Daniell SJ (1981) Strangulated small bowel hernia within a prolapsed colostomy stoma. *J R Soc Med* 74: 687-688.
Daren JJ, Parish JG, Lewitt MF & Khilnani M (1962) Nephrolithiasis as a complication of UC and regional enteritis. *Ann Intern Med* 56: 843-853.
Dayton M (2000) Redo ileal pouch-anal anastomosis for mal-

function-ing pouches-acceptable alternative to permanent ileostomy? *Am J Surg* 180: 561-565.

Delaney CP & Fazio VW (2000) Ileostomy construction in complex reoperative surgery with associated abdominal wall defects. *Am J Surg* 180: 51-52.

Delaney CP, Dadvand B, Remzi FH et al (2002) Functional outcome; quality of life, and complications after ileal pouch-anal anastomosis in selected septuagenarians. *Dis Colon Rectum* 45: 890-894.

Delaney JP & Mulholland MW (1983) The temporary intestinal stoma. *Am J Surg* 146: 668-670.

Demetriades D, Pezikis A, Melissas J, Parekh D & Pickles G (1988) Factors influencing the morbidity of colostomy closure. *Am J Surg* 155: 594-596.

Devlin HB (1973) Colostomy. Indications, management and complica-tions. *Ann R Coll Surg Engl* 52: 392-407.

Devlin HB (1983) Peristomal hernia. In Dudley H (ed.) *Operative Surgery*, 4th edn, vol. 1, p. 441. London: Butterworth.

Devlin HB (1984) Stomas and stoma care. In Bouchier IA, Allan RN, Hodgson H & Keighley MRB (eds) *Textbook of Gastroenterology*, pp 1009-1021. London: Baillière Tindall.

Devlin HB (1986) Invited commentary: quality of life with ileostomy. *World J Surg* 10: 479-480.

Devlin HB (1990) Colostomy: past and present. *Ann R Coll Surg Engl* 72: 175-176.

Devlin HB & Plant JA (1969) Colostomy and its management. *Nurs Times* 65: 231-234.

Devlin HB & Plant JA (1975) Disposal of disposable colostomy appli-ances. *BMJ* 4: 705.

Devlin HB & Plant JA (1979) Sexual function in aspects of stoma care. *Br J Sex Med* 6: 33-37.

Devlin HB, Plant JA & Griffen M (1971) Aftermath of surgery for anorectal cancer. *BMJ* 3: 413-418.

Devlin HB, Datta D & Dellipiani AW (1980) The incidence and preva-lence of IBD in North Tees Health District. *World J Surg* 4: 183-193.

Dew MJ, Thompson J & Allan RN (1979) The spectrum of hepatic dysfunction in IBD. *Q J Med* 48: 113-135.

Dharmasthaphorn K, Binder HJ & Dobbins JW (1980) Somatostatin stimulates sodium and chloride adsorption in the rabbit ileum. *Gastroenterology* 78: 1559-1565.

Dini D, Venturini M, Forno G et al (1991) Irrigation for colostomized cancer patients: a rational approach. *Int J Colorect Dis* 6: 9-11.

Dlin BM & Perlman A (1971) Emotional response to ileostomy and colostomy in patients over the age of 50. *Geriatrics* 26: 113-118.

Doran J & Hardcastle JD (1981) A controlled trial of colostomy management by natural evacuation, irrigation and foam enema. *Br J Surg* 68: 731-733.

Dowling RH, Rose GA & Suter DL (1971) Hyperoxaluria and renal calculi in ileal disease. *Lancet* i: 1103-1106.

Dowling RH, Bell GD & White J (1972) Lithogenic bile in patients with ileal dysfunction. *Gut* 13: 415-420.

Dozois RR, Kelly KA, Beart RW Jr & Beahrs OH (1980) Improved results with continent ileostomy. *Am Surg* 192: 319-324.

Dragstedt LR, Dack GL & Kirsner JB (1941) Chronic UC. *Ann Surg* 114: 653-662.

Draser BSM, Shiner M & McLeod GM (1969) Studies on the intestinal flora. The bacterial flora of the gastrointestinal tract in healthy and achlorhydric persons. *Gastroenterology* 66: 71-79.

Druss RG, O'Connor JF & Stern LO (1969) Psychological response to colectomy: adjustment to a permanent colostomy. *Arch Gen Psychiatry* 20: 419-427.

Duret C (1789) Observations sur un enfant né sans anus, et auguel il a été fait une onverture pour y suppléer. *Recueil Périodique de la Société de Médecine de Paris* 4: 45-50.

Durst AL & Freund H (1980) Protecting the high-risk rectal anasto-mosis. *Arch Surg* 115: 214-215.

Eade MH, Williams JA & Cooke WT (1969) Bleeding from the ileostomy caput medusae. *Lancet* ii: 1160-1168.

Ecker KW, Hildebrandt U, Haberer M & Feifel G (1996) Biomechanical stabilization of the nipple valve in continent ileostomy. *Br J Surg* 83: 1582-1585.

Edmiston JM & Birnbaum W (1955) Complications from resection of colon: an evaluation of complementary cecostomy. *Am J Surg* 90: 12-17.

Edwards DP, Leppington-Clarke A, Sexton R et al (2001) Stoma-related complications are more frequent after transverse colostomy than loop ileostomy: a prospective randomized clinical trial. *Br J Surg* 88: 360-363.

Efendic S & Mattsson O (1978) Effect of somatostatin on intestinal motility. *Acta Radiol Diagn* 19: 348-352.

Egun A, Hill J, MacLennan I et al (2002) Preperitoneal approach to parastomal hernia with coexistent large incisional hernia. *Colorectal Disease* 4: 132-134.

Elias D, Lasser P, Leroux A et al (1993) Colostomies perineales pseudo-continente aprés amputation rectal pour cancer. *Gastroenterol Clin Biol* 17: 181-186.

Ellor JW & Ellor JR (1982) Concerns of the ET in the care of the elderly osteomate: a survey. *J Enterostom Ther* 9: 14-19.

Ellor JW & Rizzo M (1978) Aging is *not* a disease: caring for the elderly ostomate. *J Enterostom Ther* 4: 4-7.

Eng K & Localio A (1981) Simplified complementary transverse colostomy for low colorectal anastomosis. *Surg Gynecol Obstet* 153: 735.

Etherington RJ, Williams JG, Hatward MWJ (1990) Demonstration of para-ileostomy herniation using computed tomography. *Clin Radiol* 41: 333-336.

Evans G, Wood RAB & Hughes LE (1976) Comparative trial of two enterostomy sealants. *BMJ* 1: 1510-1511.

Evans JP, Brown MH, Wilkes GH et al (2003) Revising the troublesome stoma. Combined abdominal wall recontouring and revision of stomas. *Dis Colon Rectum* 46: 122-126.

Fallingborg J, Christensen LA, Imgeman-Nielsen M et al (1990) Gastrointestinal pH and transit times in healthy subjects with ileostomy. *Aliment Pharmacol Therap* 4: 247-253.

Fallis LS (1946) Transverse colostomy. *Surgery* 20: 249-256.

Fasth S & Hulten L (1984) Loop ileostomy: a superior diverting stoma in colorectal surgery. *World J Surg* 8: 401-407.

Fasth S, Filipsson S, Hellberg R, Hulten L, Lindhagen J & Norgren S (1978) Sexual dysfunction following proctocolectomy. *Ann Chir Gynaecol* 67: 8-12.

Fasth S, Hulten L & Palselius I (1980) Loop ileostomy: an attractive alternative to a temporary transverse colostomy. *Acta Chir Scand* 146: 203-207.

Fazio VW (1983) Loop ileostomy and loop-end ileostomy. In Dudley H, Pories W & Carter D (eds) *Rob & Smiths Operative Surgery*, 4th edn, pp 54-64. London: Butterworth.

Fazio VW (1984) Invited commentary: loop ileostomy. *World J Surg* 8: 405-407.

Fazio V, Turnbull RB & Goldsmith MG (1975) Ileorectal anastomosis: a safe surgical technique. *Dis Colon Rectum* 18: 107-114.

Fazio VW, Ziv Y, Church JM et al (1995) Ileal pouch-anal anastomoses complications and function in 1005 patients.

Ann Surg 222: 120-127.

Fazio VW, Wu JS & Lavery IC (1998) Repeat ileal pouch-anal anasto-mosis to salvage septic complications of pelvic pouches. *Ann Surg* 238: 588-597.

Fazio VW, Tekkis PP, Remzi F et al (2003) Quantification of risk for pouch failure after ileal pouch anal anastomosis surgery. *Ann Surg* 238: 605-614.

Federov VD & Shelygin YA (1989) Treatment of patients with rectal cancer. *Dis Colon Rectum* 32: 138-145.

Federov VD, Odaryuk TS, Shelygin YS et al (1989) Method of creation of a smooth muscle cuff at the site of the perineal colostomy after extirpation of the rectum. *Dis Colon Rectum* 32: 562-566.

Feinberg SM, McLeod RS & Cohen Z (1987) Complications of loop ileostomy. *Am J Surg* 153: 102-106.

Feretis CB, Vyssoulis GP, Pararas BM et al (1984) The influence of corticosteroids on ileostomy discharge of patients operated for UC. *Am Surg* 50: 433-436.

Fitzgibbons RJ, Schmitz GD & Bailey RT (1987) A simple technique for constructing a loop enterostomy which allows immediate placement of an ostomy appliance. *Surg Gynecol Obstet* 164: 79-81.

Fleshman JW (1992) Loop ileostomy. *Surg Rounds* 15: 129-140.

Fonkalsrud EW (1980) Total colectomy and endorectal ileal pull-through with internal ileal reservoir for UC. *Surg Gynecol Obstet* 150: 1-8.

Fonkalsrud EW (1984) Endorectal ileoanal anastomosis with isoperistaltic ileal reservoir after colectomy and mucosal proctectomy. *Ann Surg* 199: 151-157.

Fontes B, Fontes W, Utiyama EM & Birotini D (1988) Efficacy of loop colostomy for complete fecal diversion. *Dis Colon Rectum* 31: 298-302.

Forrester DW, Spence VA & Walker WF (1981) Colonic mucosal-submucosal blood flow and the incidence of faecal fistula formation following colostomy closure. *Br J Surg* 68: 541-544.

Foster ME & Leaper DJ (1985) A clinical and experimental study of complications after colostomy closure. *Br J Surg* 72: 398.

Foster ME, Leaper DJ & Williamson RCN (1985) Changing patterns in colostomy closure: the Bristol experience 1975—1982. *Br J Surg* 72: 142-145.

Franchini A, Cola B, Giardano R, Farella S & Urbani G (1978) Continent colostomies: Italian experience with magnetic ring: I. World Congress of Coloproctology, Madrid.

Freund HR, Daniel J & Muggia-Salam M (1982) Factors affecting the morbidity of colostomy closure: a retrospective study. *Dis Colon Rectum* 25: 712-715.

Frigell A, Ottander M, Stenbeck H et al (1990) Quality of life of patients treated with abdominoperineal resection or anterior resec-tion for rectal carcinoma. *Ann Chir Gynaecol* 79: 26-30.

Fuhrman GM & Ota DM (1994) Laparoscopic intestinal stomas. *Dis Colon Rectum* 37: 444-449.

Gabriel WB & Lloyd-Davies OV (1935) Colostomy. *Br J Surg* 22: 520-528.

Galofre M & Ponseti JM (1983) A simplified method of transverse loop colostomy. *Surg Gynecol Obstet* 156: 798-799.

Gamagami RA, Chiotasso P, Lazorthes F (1999) Continent perineal colostomy after abdominoperineal resection. *Dis Colon Rectum* 43: 626-631.

Garber HI, Morris DM, Eisenlat TE, Coker DD & Annous MO (1982) Factors influencing the morbidity of colostomy closure. *Dis Colon Rectum* 25: 464-470.

Gazzard BG, Saunders B & Dawson AM (1978) Diets and stoma func-tion. *Br J Surg* 65: 642-644.

Geisler DJ, Reilly JC, Vaughan SG et al (2003) Safety and outcome of use of nonabsorbable mesh for repair of fascial defects in the pres-ence of open bowel. *Dis Colon Rectum* 46: 1118-1123.

Gelzayd EA, Brener RI & Kirsner JB (1968) Nephrolithiasis in IBD. *Am J Dig Dis* 13: 1027-1034.

George WD, Bordley A, Davis FN et al (1975) Problems of a perma-nent colostomy. *Gut* 16: 409-410.

Gerber A & Thompson RJ Jr (1965) Use of a tube cecostomy to lower the mortality in acute large intestinal obstruction due to carcinoma. *Am J Surg* 110: 893-896.

Gerber A, Apt MK & Craig PH (1984) The improved quality of life with the Kock continent ileostomy. *J Clin Gastroenterol* 6: 513-517.

Gerber HI, Morris DM, Eisenstat TE, Coke DD & Annons MO (1982) Factors influencing the morbidity of colostomy closure. *Dis Colon Rectum* 25: 464-470.

Gerich JE & Patton GS (1978) Somatostatin: physiology and clinical applications. *Med Clin North Am* 62: 375-392.

Gervin AS, Hoffman MJ & Fischer RP (1987) Modified Paul-Mikulicz ileocolostomy. *Am J Surg* 154: 648-650.

Gogenur I, Mortensen J, Harvald T et al (2006) Prevention of paras-tomal hernia by placement of a polypropylene mesh at the primary operation. *Dis Colon Rectum* 49: 1131-1135.

Goldblatt MC, Corman ML, Haggitt RC, Coller JA & Veidenheimer MC (1977) Ileostomy complications regarding revision: Lahey Clinic experience 1964—1973. *Dis Colon Rectum* 20: 209-214.

Goldman SL & Rombeau JL (1978) The continent ileostomy: a collective review. *Dis Colon Rectum* 21: 594-599.

Goldstein AM & Alter EN (1973) Gum karaya. In Whisler RL & Bemiller JN (eds) *Industrial Gums, Polysaccharides and their Derivatives*. New York: Academic Press.

Goldstein SD, Salvati EP, Rubin RJ & Eisenstat TE (1986) Tube cecostomy with cecal extraperitonealization in the management of obstructing left-sided carcinoma of the large intestine. *Surg Gynecol Obstet* 162: 379-380.

Goligher JC (1983) Procedures concerning continence in the surgical management of UC. *Surg Clin North Am* 63: 49-60.

Goligher JC (1984) *Surgery of the Anus, Rectum and Colon*, 5th edn, p. 912. London: Baillière Tindall.

Goligher JC & Lintott DJ (1975) Experience with 26 reservoir ileo-stomies. *Br J Surg* 68: 893-900.

Goligher JC & Smiddy FG (1957) The treatment of acute obstruction or perforation with carcinoma of the colon and rectum. *Br J Surg* 45: 270-274.

Goligher JC, Lee PWR, McMahon MJ & Pollard M (1977) The Erlanger magnetic colostomy control device: technique of use and results in 22 patients. *Br J Surg* 64: 501-507.

Gooszen AW, Geelkerken RH, Hermans J et al (1998) Temporary decompression after colorectal surgery: randomized comparison of loop ileostomy and loop colostomy. *Br J Surg* 85: 76-79.

Gooszen AW, Geelkerken RH, Hermans J et al (2000) Quality of life with a temporary stoma. *Dis Colon Rectum* 43: 650-655.

Gore SM, Fontaine O & Pierce NF (1992) Impact of rice based oral rehydration solution on stool output and duration of diarrhoea: meta-analysis of 13 clinical trials. *BMJ* 304: 287-291.

Graeber GM, Ratner MH & Ackerman MB (1976) Massive haemorrh-age from ileostomy and colostomy stomas due to mucocutaneous varices in patients with coexisting cirrho-

sis. *Surgery* 79: 107-110.
Graham AS (1948) Current trends in surgery of the distal colon and rectum for cancer. *Ann Surg* 127: 1022-1034.
Gray JDA & Shiner M (1967) Influence of gastric pH on gastric and jejunal flora. *Gut* 8: 574-581.
Greatorex RA (1988) Simple method of closing a paraileostomy fistula. *Br J Surg* 75: 543.
Green EW (1966) Colostomies and their complications. *Surg Gynecol Obstet* 122: 1230-1232.
Greene HG (1971) Loop colostomy: bar versus rod. *Dis Colon Rectum* 14: 308-309.
Grier WRN, Postel AH, Jyarse A & Localio SA (1964) An evaluation of colonic stone management. *Surg Gynecol Obstet* 118: 1234-1242.
Griffen GE, Hodgson HJ & Chadwick VS (1980) Metabolic sequelae of ileostomy. *Clin Sci* 53: 3-10.
Griffen GE, Fagan EF, Hodgson HJ & Chadwick VS (1982) Enteral therapy in the management of massive gut resection complicated by chronic fluid and electrolyte depletion. *Dig Dis Sci* 27: 902-908.
Griffiths DA, Philpotts E, Espiner HS & Eltringham WK (1976) The continent colostomy. *Gut* 17: 385-402.
Grossman MC & Nugent FW (1967) Urolithiasis as a complication of chronic diarrhoeal disease. *Am J Dig Dis* 12: 491-498.
Gruner OPN, Nass R, Flatmark A, Fretnein B & Gjone E (1976) Ileostomy in UC: results in 149 patients. *Scand J Gastroenterol* 11: 777-784.
Gruner OPN, Nass R, Fretheim B & Gjone E (1977) Marital status and sexual adjustment after colectomy. Results in 178 patients operated on for UC. *Scand J Gastroenterol* 12: 193-197.
Gutman AB & Yu T (1968) Uric acid nephrolithiasis. *Am J Med* 45: 756-779.
Guttman FM (1985) Proximal decompression by tube appendicos-tomy with pull through procedures in pediatric operations. *Surg Gynecol Obstet* 160: 169-170.
Hager T & Schellerer W (1979) Der erlanger Magnetverschluss. Ein Uberblick uber 21/2 Jahre implantations zeit. *Therapiewoche* 29: 727-732.
Hallbook O, Matthiessen P, Leinskold T et al (2002) Safety of the temporary loop ileostomy. *Colorectal Disease* 4: 361-364.
Hamlyn AN, Lanzer MR, Morris JS et al (1974) Portal hypertension with varices in unusual sites. *Lancet* ii: 1531-1534.
Hansen JB, Hoier-Madsen K & Lindenberg J (1974) Loop transverse colostomy. *Acta Chir Scand* 140: 658-659.
Harper PH, Kettlewell MGW & Lee ECG (1982) The effect of split ileostomy on perianal Crohn's disease. *Br J Surg* 69: 608-610.
Harper PH, Truelove SC, Lee EGC, Kettlewell MGW & Jewell DP (1983) Splitileostomy and ileo-colostomy for Crohn's disease of the colon and UC. *Gut* 24: 106-113.
Harshaw DH Jr, Gardner B, Vives A et al (1974) The effect of technical factors upon complications from abdominal perineal resections. *Surg Gynecol Obstet* 139: 756-758.
Hasegawa H, Radley S, Morton DG & Keighley MRB (2000) A randomized controlled trial of stapled vs sutured closure of loop ileostomy. *Ann Surg* 231: 202-204.
Heaton KW & Read AE (1969) Gallstones in patients with disorders of the terminal ileum and disturbed bile salt metabolism. *BMJ* 3: 494-496.
Heiblum M & Cordoba A (1978) An artificial sphincter: preliminary report. *Dis Colon Rectum* 21: 562-566.
Heister L (1743) A General System of Surgery in Three Parts (book 1, chap. V, p. 63; part II, sect. V, p 53). (Translated into English from the Latin—Inys, Dabrs, Clark, Manby, Whiston, London.) (Original German edition 1718.)
Hellman J & Lago CP (1990) Dermatologic complications in colostomy and ileostomy patients. *Int J Dermatol* 29: 129.
Hershman MF, Kiff RS (1997) The role of laparoscopy. In Allan RN, Rhodes JM, Hanauer SB, Keighley MRB, Alexander-Williams J & Fazio VW (eds) *Inflammatory Bowel Diseases*, 2nd edn, pp 717-726. London: Churchill Livingstone.
Heuman R, Sjodahl R, Tobiasson C & Tagesson C (1982) Postprandial serum bile acids in resected and non-resected patients with Crohn's disease. *Scand J Gastroenterol* 17: 137-140.
Hill GL (1976) *Ileostomy: Surgery, Physiology and Management*. New York: Grune & Stratton.
Hill GL & Pickford IR (1979) A new appliance for collecting ileostomy and jejunostomy fluid in the postoperative period. *Br J Surg* 66: 203-206.
Hill GL, Mair WSJ & Goligher JC (1974) Impairment of ileostomy adaptation in patients after ileal resection. *Gut* 15: 982-987.
Hill GL, Mair WS & Goligher JC (1975a) Cause and management of high volume output salt-depleting ileostomy. *Br J Surg* 62: 720-726.
Hill GL, Goligher JC, Smith AH & Mair WSJ (1975b) Long-term changes in total body water, total exchangeable sodium and total body potassium before and after ileostomy. *Br J Surg* 62: 524-527.
Hill GL, Mair WSJ & Goligher JC (1975c) Gallstones after ileostomy and ileal resection. *Gut* 16: 932-936.
Hill GL, Millward SF, King RFG & Smith RC (1979) Normal ileostomy output: close relation to body size. *BMJ* 4: 831-832.
Hoffman AF, Thomas PJ, Smith LH et al (1970) Pathogenesis of secondary hyperoxaluria in patients with ileal resection and diarrhoea. *Gastroenterology* 58: 960.
Hollyoak MA, Lumley J & Stitz RW (1998) Laparoscopic stoma formation for faecal diversion. *Br J Surg* 85: 226-228.
Horgan K & Hughes LE (1986) Para-ileostomy hernia: failure of a local repair technique. *Br J Surg* 73: 439-440.
Hosie KB, Grobler SP & Keighley MRB (1992) Temporary loop ileostomy following restorative proctocolectomy. *Br J Surg* 79: 33-34.
Hudson CN (1972) Ileostomy in pregnancy. *Proc R Soc Med* 65: 281-283.
Hudson CN & Lennard-Jones JE (1978) Sexual relationships and child-birth. In Todd IP (ed.) *Intestinal Stomas*. London: Heinemann.
Hueting WE, Buskens E, Van der Tweel I et al (2005) Results and complications after ileal pouch anal anastomosis: a meta-analysis of 43 observational studies comprising 9,317 patients. *Dig surg* 22: 69-79.
Hughes ESR (1963) Cecostomy: a part of an efficient method of decompressing the colon obstructed by cancer. *Dis Colon Rectum* 6: 454-459.
Hughes ESR & Russell IS (1967) Ileorectal anastomosis for UC. *Dis Colon Rectum* 10: 35-39.
Hughes SF & Williams NS (1995) Continent colonic conduit for the treatment of faecal incontinence associated with disordered evacuation. *Br J Surg* 82: 1318-1320.
Huibregste K, Hock F, Sanders GTB & Tytgat GNJ (1977) Bile acid metabolism in ileostomy patients. *Eur J Clin Invest* 7: 137-140.
Hull TL, Kobe I & Fazio VW (1996) Comparison of handsewn with stapled loop ileostomy closures. *Dis Colon Rectum* 39: 1086-1089.

Hulten L & Fasth S (1981) Loop ileostomy for protection of the newly constructed ileostomy reservoir. *Br J Surg* 68: 11-13.

Hulten L, Kewenter J & Kock NG (1976) Komplikationen der Ileostomie und Colostomie und ihre Behandlung. *Chirurg* 47: 16-21.

Hunt GJ (1960) Surface cecostomy versus right colon colostomy as the procedure of choice in decompressing the acute obstructed colon due to extensive cancer. *J Med Assoc State Ala* 29: 244-248.

Hurwitz A (1971) Transverse colostomy. *Am J Surg* 122: 834.

Iroatulam AJ, Potenti F, Oliveira L & Wexner SD (2000) Laparoscopic versus conventional open stoma creation for fecal diversion. *Techniques Coloproctol* 4: 83-87.

Irvin TT (1987) Recent results of colostomy closure: a prospective study of 98 operations. *J R Coll Surg Edinb* 32: 352-354.

Irvine EJ, Feagan B, Rochon J et al (1994) Quality of life: a valid and reliable measure of therapeutic efficacy in the treatment of inflammatory bowel disease. *Gastroenterology* 106: 287-296.

Irving MH & Hulme O (1992) Intestinal stomas. *BMJ* 304: 1679-1781.

Isaacs PET, Horth CE & Turnberg LA (1976) The electrical potential difference across human ileostomy mucosa. *Gastroenterology* 70: 52-58.

Jackson PP & Baird RM (1967) Cecostomy: an analysis of 102 cases. *Am J Surg* 114: 297-301.

Jagenburg R, Dotevall G, Kewenter J, Kock NG & Philipson B (1971) Absorption studies in patients with intra-abdominal ileostomy reservoirs and in patients with conventional ileostomies. *Gut* 12: 437-441.

Jarpa S (1986) Transverse or sigmoid loop colostomy. *Surg Gynecol Obstet* 163: 372-373.

Javett SE & Brooke BN (1971) Reversed ileal segment for ileostomy diarrhoea. *Lancet* i: 291.

Jeffries GH, Weser E & Slensenger MH (1969) Malabsorption. *Gastroenterology* 56: 777-797.

Jenkinson LR, Houghton PWJ, Steele KV, Donaldson LA & Crumplin MKH (1984) The Brethinin Bridge: an advance in stoma care. *Ann R Coll Surg Engl* 66: 420-422.

Jess P & Christiansen J (1994) Laparoscopic loop ileostomy for fecal diversion. *Dis Colon Rectum* 37: 721-722.

Johansson C, Efendic S, Wisen O, Uvnas-Wallensten K & Luft R (1978) Effects of short-time somatostatin infusion on the gastric and intestinal propulsions in humans. *Scand J Gastroenterol* 13: 481-483.

Johnson GW (1969) A modification in the perineal dissection in excision of the rectum in females. *Br J Surg* 56: 530-532.

Johnson GW (1979) The results of vaginoplasty in excision of the rectum. *Br J Surg* 66: 628-629.

Jones MR, Evans GKT & Rhodes J (1976) The prevalence of gallbladder disease in patients with ileostomy. *Clin Radiol* 27: 561-562.

Jones PF, Munro A & Ewan SWB (1977) Colectomy and ileorectal anastomosis for colitis: report on a personal series, with a critical review. *Br J Surg* 64: 615-623.

Kairaluoma M, Rissanen, Kultti V et al (2002) Outcome of temporary stomas. A prospective study of temporary intestinal stomas constructed between 1989 and 1996. *Dig Surg* 19: 45-51.

Kalady MF, Field RC, Klein S et al (2003) Loop ileostomy closure at an ambulatory surgery facility. A safe and cost effective alternative to routine hospitalisation. *Dis Colon Rectum* 46: 486-490.

Kanaghinis T, Lubran M & Cogbill NF (1963) The composition of ileostomy fluid. *Gut* 4: 322-338.

Kasperk R, Klinge U & Schumpelick V (2000) The repair of large parastomal hernias using a midline approach and a prosthetic mesh in the sublay position. *Am J Surg* 179: 186-188.

Kayasseh L, Gyr K, Stalder GA, Rittman WW & Girard J (1978) Effect of somatostatin on exocrine pancreatic secretion stimulated by pancreozymin secretion or by a test meal in the dog. *J Surg Res* 9: 176-184.

Keighley MRB & Burdon DW (eds) (1979) *Antimicrobial Prophylaxis in Surgery*. London: Pitman Medical.

Keighley MRB & Matheson D (1980) Functional results of rectal excision and endoanal anastomosis. *Br J Surg* 67: 757-761.

Kelly DG, Branon ME, Phillips SF & Kelly KA (1980) Diarrhoea after continent ileostomy. *Gut* 21: 711-716.

Kennedy HJ, Lee EGS, Claridge G & Truelove SC (1982a) The health of subjects living with a permanent ileostomy. *Q J Med* 203: 341-357.

Kennedy HJ, Callender ST, Truelove SC & Warner GT (1982b) Haematological aspects of life with an ileostomy. *Br J Haematol* 52: 445-454.

Kennedy HJ, Fletcher EWL & Truelove SC (1982c) Urinary stones in subjects with a permanent ileostomy. *Br J Surg* 69: 661-664.

Kennedy HJ, Al-Dujaili EAS, Edwards CRW & Truelove SC (1983) Water and electrolyte balance in subjects with a permanent ileostomy. *Gut* 24: 702-705.

Kewenter J (1978) Continent colostomy with the aid of a magnetic closing system: a preliminary report. *Dis Colon Rectum* 21: 46-51.

Khan AL, Ah-See AK, Crofts TJ, Heys SD, Eremin O (1994) Reversal of Hartmann's Colostomy. *J R Coll Surg Edinb* 39: 239-242.

Khoo REH, Montrey J & Cohen MM (1993) Laparoscopic loop ileostomy for temporary fecal diversion. *Dis Colon Rectum* 36: 966-968.

Khoury GA et al (1986) Colostomy or ileostomy after colorectal anas-tomosis? A randomized trial. *Ann R Coll Surg Engl* 68: 5-7.

Khoury DA, Beck DE, Opelka FG, Hicks TC, Timmcke AE, Gathright JB (1996) Colostomy closure: Ochsner Clinic experience. *Dis Colon Rectum* 39: 605-609.

Khubchandani IT, Trimpi HD, Sheets JA, Stasik JJ Jr & Belcavage CA (1981) The magnetic stoma device: a continent colostomy. *Dis Colon Rectum* 24: 344-350.

King RD, Kaiser GC, Lempke RE & Shumacker HB Jr (1966) An evaluation of catheter cecostomy. *Surg Gynecol Obstet* 123: 779-786.

Kirkpatrick JR & Rajpal SG (1975) The injured colon: therapeutic considerations. *Am J Surg* 129: 187-191.

Kjaergaard J, Christensen U, Stadil F & Anderson B (1984) Colostomy irrigation with prostaglandin E2 and bisacodyl: a double-blind crossover study. *Br J Surg* 71: 556-557.

Klop AL (1990) Body image and self-concept among individuals with stomas. *J Enterostomal Ther* 17: 98-105.

Knox AJS, Birkett FOH & Collins CD (1971) Closure of colostomy. *Br J Surg* 58: 669-672.

Kock NG, Geroulanos S, Hahnloser P, Schauwecker H & Sauberli H (1974) Continent colostomy: an experimental study in dogs. *Dis Colon Rectum* 17: 727-734.

Kock NG, Myrvold HE, Nilsson LO & Philipson BM (1981) Continent ileostomy. *Acta Chir Scand* 147: 67-72.

Kock NG, Myrvold HE, Philipson BM, Svaninger G & Ojerskog B (1985) Continent cecostomy. *Dis Colon Rectum* 28: 705-708.

Koltun L, Benyamin N & Sayfan J (2000) Abdominal stoma

fashioned by a used circular stapler. *Dig Surg* 17: 118-119.

Korsgen S, Keighley MRB (1997) Causes of failure and life expectancy of the ileoanal pouch. *Int J Colorectal Dis* 12: 4-8.

Kozlowski PM, Wang PC & Winfield HN (2001) Laparoscopic repair of incisional and parastomal hernias after major genitourinary or abdominal surgery. *J Endourol* 15: 175-179.

Kraenzlin ME, Chng JLC, Wood SM & Bloom SR (1984) Remission of symptoms and shrinkage of metastasis with long term treatment with somatostatin analogue. *Gut* 25: A576.

Kramer P, Kearney MM & Ingelfinger FJ (1962) The effect of specific foods and water loading on the ileal excreta of ileostomized human subjects. *Gastroenterology* 42: 535-546.

Kronborg O, Kramhoft J, Baacker O et al (1974) Late complications following operations for cancer of the rectum and anus. *Dis Colon Rectum* 17: 750-753.

Kuld-Hansen L (1978) Continent colostomy by means of a magnetic stoma seal-experiences of 212-years: I. World Congress of Coloproctology, Madrid.

Kurchin A, Ray JE, Bluth EI et al (1984) Cholelithiasis in ileostomy patients. *Dis Colon Rectum* 27: 585-588.

Kusunoki M, Yanagi H, Shoji Y & Yamamura T (1996) Modification of the stapled functional end-to-end anastomosis for ileostomy closure. *Jpn J Surg* 26: 1033-1035.

Kyle EM & Hughes ESR (1970) Peristomal skin protection with 'Orahesive'. *Med J Aust* 2: 186-187.

Ladas, SD, Isaacs PET, Murphy GM & Sladen GE (1986) Fasting and postprandial ileal function in adapted ileostomates and normal subjects. *Gut* 27: 906-912.

Lafreniere R & Ketcham AS (1985) The Penrose drain: a safe, atraumatic colostomy bridge. *Am J Surg* 149: 288-291.

Lange V, Meyer G, Schardey HM & Schildberg FW (1991) Laparoscopic creation of loop colostomy. *J Laparoendosc Surg* 5: 307-312.

Langman MJS & Burnham WR (1983) Epidemiology of IBD. In Allan RN, Keighley MRB, Alexander-Williams J & Hawkins C (eds) *Inflammatory Bowel Disease*, pp 17-23. London: Churchill Livingstone.

Larkin K & Fazio VW (1980) Closure of loop ileostomy. VIIIth Biennial Congress of the International Society of Colon and Rectal Surgeons 10 September, Melbourne.

Larrey DJ (1823) *Some Observations on Wounds of the Intestines. Surgical Essays.* (Translated from the French by J Reveve.) Baltimore: Maxwell.

Larusso MF, Wiesner RH, Ludwig J et al (1984) Primary sclerosing cholangitis. *N Engl J Med* 310: 899-903.

Law DH, Sernberg H & Slesinger MH (1961) UC with onset after the age of fifty. *Gastroenterology* 41: 457-464.

LeBlanc KA & Bellanger DE (2002) Laparoscopic repair of paraostomy hernias: early results. *J Am Coll Surg* 194: 232-239.

Le Dran HF (1781) *The Operations in Surgery* 5th edn, pp 59-60 (trans-lated by Mr Gataker). London: Dodsley & Law. (Original French edi-tion 1742.)

Lee E (1975) Split ileostomy in the treatment of Crohn's disease of the colon. *Ann R Coll Surg Engl* 56: 94-102.

Lee ECG & Dowling BL (1972) Perimuscular excision of the rectum for Crohn's disease and UC. *Br J Surg* 59: 29-32.

Lee ECG & Truelove SC (1980) Proctocolectomy for UC. *World J Surg* 4: 195-201.

Lee YN (1968) A simple technique for fixing loop colostomy. *Am J Surg* 116: 138-139.

Leenen LP & Kuypers JH (1989) Some factors influencing the outcome of stoma surgery. *Dis Colon Rectum* 32: 500-504.

Lennenberg E & Rowbotham J (1970) *The Ileostomy Patient*. Springfield, IL: CC Thomas.

Leicester RJ, Ritchie JK, Wadsworth J, Thomson JPS & Hawley PR (1984) Sexual function and perineal wound healing after intersphincteric excision of the rectum for IBD. *Dis Colon Rectum* 27: 244-248.

Lenz K (1976) Bile acid metabolism and vitamin B_{12} absorption in UC. *Scand J Gastroenterol* 11: 769-775.

Leong APK, London-Schimmer E, Phillips RKS (1994) Life table analysis of stoma complications following ileostomy. *Br J Surg* 81: 727-729.

Lepisto A, Luukkonen P, Jarvinen HJ (2002) Cumulative failure rate of ileal pouch-anal anastomosis and quality of life after failure. *Dis Colon Rectum* 45: 1289-1294.

Leslie D (1984) The parastomal hernia. *Surg Clin North Am* 64: 407-415.

Le Veen HH, Lyons A & Becker E (1962) Physiological adaption to ileostomy. *Am J Surg* 103: 35-43.

Levine SM, Gelford M, Hersh T, Wyshak G, Spiro H & Flock MH (1970) Intestinal bacterial flora after total and partial colon resection. *Am J Dig Dis* 15: 523-528.

Lewis A & Weedon D (1982) Early closure of transverse loop colostomies. *Ann R Coll Surg Engl* 64: 57-58.

Lewis P, Warren BF & Bartolo DCC (1990) Massive gastrointestinal haemorrhage due to ileal varices. *Br J Surg* 77: 1277-1278.

Livingstone DH, Miller FB & Richardson JD (1989) Are the risks after colostomy closure exaggerated? *Am J Surg* 158: 17-20.

Loder PB & Thomson JPS (1995) Trephine colostomy: a warning. *Ann R Coll Surg Engl* 77: 462.

Londono-Schimmer EE, Leong APK & Phillips RKS (1994) Life table analysis of stoma complications following colostomy. *Dis Colon Rectum* 37: 916-920.

Lovegrove RE, Tilney HS, Heriot AG et al (2006) A comparison of adverse events and functional outcomes after restorative procto-colectomy for familial adenomatous polyposis and ulcerative colitis. *Dis Colon Rectum* 49: 1293-1306.

Lubbers EJC & Devlin HB (1984) The complications of a permanent ileostomy. Poster. 8th World Congress of the Colleginan Internationale Chirurgiae Digestivae, 11-14 September, Amsterdam.

Luchtefeld MA & MacKeigan JM (1997) Laparoscopic assisted colostomy. In Jager R & Wexner SD (eds) *Laparoscopic Colorectal Surgery*, pp 228-233. New York: Churchill Livingstone.

Ludwig KA, Milsom JW, Garcia-Ruiz A & Fazio VW (1996) Laparoscopic fecal diversion. *Dis Colon Rectum* 39: 285-288.

Lyerly HK & Mautt JR (1994) Laparoscopic ileostomy and colostomy. *Ann Surg* 219: 317-322.

Lytle JA & Parks AG (1977) Intersphincteric excision of rectum. *Br J Surg* 64: 413-416.

Macdonald A, Chung D, Fell S et al (2003) An assessment of sur-geons' abilities to site colostomies accurately. *J R Coll Surg Edinb Irel* 1: 347-349.

MacDonald LD & Anderson HR (1984) Stigma in patients with rectal cancer: a community study. *J Epidemiol Commun Health* 38: 284-290.

MacDonald LD & Anderson HR (1985) The health of rectal cancer patients in the community. *Eur J Surg Oncol* 11: 235-241.

MacLean AR, O'Connor B, Parkes R et al (2002) Reconstructive surgery for failed ileal pouch-anal anastomosis.

Dis Colon Rectum 45: 880-886.

Maguire GP et al (1978) Psychiatric problems in the first year after mastectomy. *BMJ* 1: 963-965.

Makela JT, Turku PH & Laitinen ST (1997) Analysis of late stomal complications following ostomy surgery. *Ann Chir Gynaecol* 86: 305-310.

Malt RA, Bartlett MK & Wheelock FC (1984) Subcutaneous fasciotomy for relief of stricture of the ileostomy. *Surg Gynecol Obstet* 159: 175-176.

Mander BJ, Abercrombie JF, George BD & Williams NS (1996) The electrically stimulated gracilis neosphincter incorporated as part of total anorectal reconstruction after abdominoperineal excision of the rectum. *Ann Surg* 224: 702-711.

Maratka Z & Nedbal J (1964) Urolithiasis as a complication of the surgical treatment of UC. *Gut* 5: 214-217.

Marks CG & Ritchie JI (1975) The complications of synchronous combined excision of the rectum at St Mark's Hospital. *Br J Surg* 62: 901-905.

Marks R, Evans E & Clarke TK (1978) The effects on normal skin of adhesives from stoma appliances. *Curr Med Res Opin* 5: 720-725.

Marsh N (1994) Psychological adaptation to stoma surgery: the relationship of body image to depression. Doctor of Clinical Psychology thesis, University of Birmingham.

Martin L & Foster G (1996) Parastomal hernia. *Ann R Coll Surg Engl* 78: 81-84.

Matolo NM & Wolfman EF Jr (1976) Reversed ileal segment for treatment of ileostomy dysfunction. *Arch Surg* 11: 891-892.

Maton PN, O'Dorisio TM, Howe BA et al (1985) Effect of a long acting somatostatin analogue (SMS 201-995) in a patient with pancreatic cholera. *N Engl J Med* 312: 17-21.

Maynard A de L & Turell R (1955) Acute left colon obstruction with special reference to cecostomy versus transverostomy. *Surg Gynecol Obstet* 100: 667-674.

McIlrath DC (1971) Diverting ileostomy or colostomy in the management of Crohn's disease of the colon. *Arch Surg* 103: 308-310.

McLeod JH (1983) Biofeedback in the management of partial anal incontinence. *Dis Colon Rectum* 26: 244-246.

McLeod RS & Fazio VW (1984) Quality of life with the continent ileostomy. *World J Surg* 8: 90-95.

McLeod RS, Lavery IC, Leatherman JR et al (1985) Patient evaluation. *Dis Colon Rectum* 28: 152-154.

McLeod RS, Lavery IC, Leatherman JR et al (1986) Factors affecting quality of life with a conventional ileostomy. *World J Surg* 10: 474-480.

Mealy K, O'Broine, Donohue J, Tanner A & Keane V (1996) Reversible colostomy: what is the outcome? *Dis Colon Rectum* 39: 1227-1231.

Meguid MM, McIvor A & Xenos L (1997) Creation of a neoabdominal wall to facilitate emergency placement of a terminal ileostomy in a morbidly obese patient. *Am J Surg* 173: 298-300.

Mercati U, Trancanelli V, Castagnoli GP, Mariotti A & Ciaccarini R (1991) Use of the gracilis muscle for sphincteric construction after abdominoperineal resection: technique and preliminary results. *Dis Colon Rectum* 34: 1085-1089.

Merrett ND & Gartell PC (1993) A totally diverting loop colostomy. *Ann R Coll Surg Engl* 75: 272-274.

Messinetti S, Battisti G & Latorre F (1977) Magnetic prosthesis in patients with a permanent colostomy: Rendic. *Gastroenterology* 9: 211-216.

Metcalf AM, Dozois RR, Kelly KA, Beart RW & Wolff BC (1985) Ileal 'J' pouch-anal anastomosis; clinical outcome. *Ann Surg* 202: 735-739.

Metcalf AM, Dozois RR, Beart RW Jr, Kelly KA & Wolff BG (1986a) Temporary ileostomy for ileal pouch-anal anastomosis: function and complications. *Dis Colon Rectum* 29: 300-303.

Metcalf AM, Dozois RR, Kelly KA & Wolff BG (1986b) Ileal pouch-anal anastomosis without temporary diverting ileostomy. *Dis Colon Rectum* 29: 33-35.

Metcalfe MS & Hemingway D (2000) Testing for anastomotic integrity after reversal of loop ileostomy. *Ann R Coll Surg Engl* 82: 344-345.

Meyers WC, Hanks JB & Jones RS (1979) Inhibition of basal and meal stimulated choleresis by somatostatin. *Surgery* 86: 301-306.

Meyhoff HH, Andersen B & Nielson SL (1990) Colostomy irrigation: a clinical and scintigraphic comparison between three different irrigation volumes. *Br J Surg* 77: 1185-1186.

Miettinen TA & Peltokallio P (1971) Bile salt, fat, water and vitamin B_{12} excretion after ileostomy. *Scand J Gastroenterol* 6: 543-552.

Miller GG, Gardner CMcG & Ripstein CB (1949) Primary resection of the colon in UC. *Can Med Assoc J* 60: 584-585.

Mirelman D, Corman ML, Veidenheimer MC et al (1978) Colostomies: indications and contraindications. Lahey Clinic experience 1963—1974. *Dis Colon Rectum* 21: 172-176.

Miskowiak J (1983) Closure of colostomy using GIA stapler. *Dis Colon Rectum* 26: 550-551.

Modlin M (1967) The aetiology of renal stones: a new concept arising from studies of a stone free population. *Ann R Coll Surg Engl* 40: 155-178.

Moisidis E, Curiskis JI & Brooke-Cowden GL (2000) Improving the reinforcement of parastomal tissues with Marlex? mesh. *Dis Colon Rectum* 43: 55-60.

Mollitt DL, Malangoni MA, Ballantine VN et al (1980) Colostomy complications in children. *Arch Surg* 115: 455-458.

Moody GA & Mayberry JF (1996) Life insurance and inflammatory bowel disease: is there discrimination against patients? *Int J Colorect Dis* 11: 276-278.

Morowitz DA & Kirsner JB (1981) Ileostomy in UC: a questionnaire study of 1803 patients. *Am J Surg* 141: 370-375.

Morris-Stiff G, Hughes LE (1998) The continuing challenge of parastomal hernia: failure of a novel polypropylene mesh repair. *Ann R Coll Surg Engl* 80: 184-187

Mosquera DA, Walker SJ & McFarland JB (1988) Bleeding stomal varices treated by sclerotherapy. *J R Coll Surg Edinb* 33: 337.

Mullen P, Behrens D, Chalmers T, Berkey C, Paris M, Wynn M, Fabito D, Gaskin R, Hughes T, Schiller D, Veninga F, Vilar P & Pollack J (1995) Barnett continent intestinal reservoir. *Dis Colon Rectum* 38: 573-582.

Mylonakis E, Scarpa M, Barollo M et al (2001) Life table analysis of hernia following end colostomy construction. *Colorectal Disease* 3: 334-337.

Neal DE, Williams NS, Barker M and King RFGL (1984) The effect of resection of the distal ileum on gastric emptying and small bowel transit and absorption after proctocolectomy. *Br J Surg* 71: 666-670.

Nessar G, Fazio VW, Tekkis P et al (2006) Long-term outcome and quality of life after continent ileostomy. *Dis Colon Rectum* 49: 336-344.

Newton CR (1978) Effect of codeine phosphate, Lomotil and Isogel on ileostomy function. *Gut* 19: 377-383.

Newton CR, Gonvers JJ, McIntyre PB, Preseton DM &

Lennard-Jones JE (1985) Effects of different drinks on fluid and electrolyte losses from a jejunostomy. *J R Soc Med* 78: 27-34.

Nicholls RJ & Pezim ME (1984) Restorative proctocolectomy with ileal reservoir: a comparison between the three loop and two loop reservoir. *Dis Colon Rectum* 27: 565 (abstract).

Nightingale JMD, Lennard-Jones JE, Walker ER & Farthing MJG (1992) Oral salt supplements to compensate for jejunostomy losses: comparison of sodium chloride capsules, glucose electrolyte solution, and glucose polymer electrolyte solution. *Gut* 33: 759-761

Nilsson LO, Andersson H, Hulten L et al (1979) Absorption studies in patients six to ten years after construction of ileostomy reservoirs. *Gut* 20: 499-503.

Nilsson LO, Kock NG, Klyberg F, Myrvold H & Palsilius I (1981) Sexual adjustment in ileostomy patients before and after conversion to a continent ileostomy. *Dis Colon Rectum* 24: 287-290.

Nilsson LO, Andersson H, Bosalus P & Myrvold HE (1982) Total body water and total potassium in patients with continent ileostomies. *Gut* 23: 589-593.

Norton C, Burch J & Kamm MA (2005) Patients' views of a colostomy for fecal incontinence. *Dis Colon Rectum* 48: 1062-1069.

Nugent KP, Daniels P & Stewart B (1999) Quality of life in stoma patients. *Dis Colon Rectum* 42: 1569-1574.

Oberst MT & Scott DW (1988) Post-discharge distress in surgically treated cancer patients and their spouses. *Res Nurs Health* 11: 223-233.

Oh N, Kang I, Song G et al (1999) Antiperistaltic ileostomy using the long terminal ileal segment. *Dis Colon Rectum* 42: 1330-1333.

Oliveira L, Reissman P, Nogueras JJ & Wexner SD (1997) Laparoscopic creation of stomas. *Surg Endosc* 11: 19-23.

Oluwole SF, Freeman HP & Davis K (1982) Morbidity of colostomy closure. *Dis Colon Rectum* 25: 422-426.

Orbach CE & Tallent N (1965) Modification of perceived body and of body concepts following the construction of a colostomy. *Arch Gen Psychiatr* 12: 126-135.

Orbach CE, Bard M & Sutherland AM (1957) Fears and defensive adaptations to the loss of anal sphincter control. *Psychoanal Rev* 44: 121-175.

Ortiz H, Sara MJ, Armendariz P, di Miguel M, Marti J & Chocarro C (1994) Does the frequency of paracolostomy hernias depend on the position of the colostomy in the abdominal wall? *Int J Colorect Dis* 9: 65-67.

Park JJ, Del lPino A, Orsay CP (1999) Stoma complications. The Cook County Hospital experience. *Dis Colon Rectum* 42: 1575-1580.

Parks AG & Nicholls J (1978) Proctocolectomy without ileostomy for UC. *BMJ* 1: 85-88.

Parks SE & Hastings PR (1985) Complications of colostomy closure. *Am J Surg* 149: 672-675.

Patel RT, Frost S, Bearn P et al (1999) 'Canoe closure' of loop ileostomy gives improved cosmesis compared with conventional closure. *Colorectal Disease* 1: 155-157.

Patey DH (1951) Primary epithelial apposition in colostomy. *Proc R Soc Med* 44: 423-424.

Pearl RK, Prasad ML, Orsay CP, Abcarian H, Tao AB & Melzl MT (1985) Early complications from intestinal stomas. *Arch Surg* 120: 1145-1147.

Peck JJ & Boyden AM (1985) Exigent ileostomy hemorrhage: a complication of proctocolectomy in patients with chronic UC and primary sclerosing cholangitis. *Am J Surg* 150: 153-158.

Pelok LR & Nigro ND (1973) Colostomy in the trauma patient: experi-ence in 55 cases. *Dis Colon Rectum* 16: 290-295.

Pemberton JH (1988) Management of conventional ileostomies. *World J Surg* 12: 203-210.

Perrier G, Peillon C, Liberge N et al (2000) Cecostomy is a useful surgical procedure. *Dis Colon Rectum* 43: 50-54.

Perry GJ, Payne JE, Chapuis PH, Bokey EL & Pleils MJ (1983) Complications in colostomy closure. *J R Coll Surg Edinb* 28: 174-177.

Phang PT, Hain JM & Perez-Ramirez JJ (1999) Techniques and complications of ileostomy takedown. *Am J Surg* 177: 463-466.

Phillips R, Pringle W, Evans C & Keighley MRB (1985) Analysis of a hospital-based stomatherapy service. *Ann R Coll Surg Engl* 67: 37-40.

Plant JA (1971) Dissertation, University of London.

Polk HC Jr, Spratt JS Jr, Bernett D, Copher GH & Butcher HR Jr (1964) Surgical mortality and survival from colonic cancer. *Arch Surg* 89: 16-23.

Porcheron J, Payan B & Balique JG (1998) Mesh repair of paracolostomal hernia by laparoscopy. *Surg Endosc* 12: 1281.

Porter JA, Salvati EP, Rubin RJ & Eisenstat TE (1989) Complications of colostomies. *Dis Colon Rectum* 32: 299-303.

Poticha SM (1974) A new technique for loop colostomy with use of a plastic bridge. *Am J Surg* 127: 620-621.

Prager E (1984) The continent colostomy. *Dis Colon Rectum* 27: 235-237.

Prasad ML, Pearl RK, Orsay CP & Abcarian H (1984) Rodless ileostomy: a modified loop ileostomy. *Dis Colon Rectum* 27: 270-271.

Prian GW, Sawyer RB & Sawyer KC (1975) Repair of peristomal colostomy hernias. *Am J Surg* 133: 694-696.

Prien EL & Prien EL Jr (1968) Composition and structure of urinary stones. *Am J Med* 45: 654-672.

Quan SH (1977) Cancer of the rectum ten to twenty years aftertreat-ment. *Dis Colon Rectum* 13: 26-28.

Rai S & Hemingway D (2003) Acute adrenal insufficiency presenting as high output ileostomy. *Ann R Coll Surg Engl* 85: 105-106.

Ramia JM, Ibarra A & Alcalde J (1996) Resection of an end-colostomy stricture with a circular stapling device. *Br J Surg* 83: 1581.

Ray JE, Hine MO & Haley PH (1960) Postoperative problems of ileostomy and colostomy. *JAMA* 174: 2118-2123.

Reboa G, Ginsto F, Terrizzi A, Secco GB & Berti Riboli E (1980) Concetti orginali sulla motilita intestinale: premesse fisiopatalogiche, diagnostiche e terapeutiche. *Ann Gastroenterol Hepatol* 16: 363-370.

Reboa G, Frascio M, Zanella R, Pitto G & Riboli EG (1985) Biofeedback training to obtain continence in permanent colostomy. *Dis Colon Rectum* 28: 419-421.

Resnick RH, Ishihara A, Chalmers TC et al (1968) A controlled trial of colon bypass in chronic hepatic encephalopathy. *Gastroenterology* 54: 1057-1069.

Resnick S (1986) New method of bowel stoma formation. *Am J Surg* 152: 545-548.

Ricci RL, Lee KR & Greenberger NJ (1980) Chronic gastrointestinal bleeding from ileal varices after total proctocolectomy for UC: correction of mesocaval shunt. *Gastroenterology* 78: 1053-1058.

Rickett JWS (1969) Subcutaneous colostomy rod. *BMJ* 3: 466.

Ritchie KJ (1971) Ileostomy and excisional surgery of chronic inflammatory disease of the colon: a survey of one hospital region. II: The health of ileostomists. *Gut* 12: 536-540.

Roe AM, Prabhu S, Ali A, Brown C & Brodribb AJM (1991) Reversal of Hartmann's procedure: timing and operative technique. *Br J Surg* 78: 1167-1170.

Roe AM, Barlow AP, Durdey P, Eltringham WK & Espiner HJ (1994) Indications for laparoscopic formation of intestinal stomas. *Surg Laparosc Endosc* 4: 345-347.

Rombeau JL & Turnbull RB (1978) Hidden loop colostomy. *Dis Colon Rectum* 21: 177-179.

Rombeau JL, Wilk PJ, Turnbull RB Jr & Fazio VW (1978) Total fecal diversion by the temporary skin-level loop transverse colostomy. *Dis Colon Rectum* 21: 223-226.

Romero CA, James KM, Cooperstone LM, Mishrick AS & Ger R (1992) Laparoscopic sigmoid colostomy for perianal Crohn's disease. *Surg Laparosc Endosc* 2: 148-151.

Rose D, Keniges F & Frazier TG (1985) A simplified technique for a totally diverting transverse loop colostomy and distal irrigation. *Surg Gynecol Obstet* 161: 593.

Rosen L & Friedman IH (1980) Morbidity and mortality following intraperitoneal closure of transverse loop colostomy. *Dis Colon Rectum* 23: 508-512.

Rosin JD & Bonardi RA (1977) Paracolostomy hernia repair with Marlex mesh. *Dis Colon Rectum* 20: 299-302.

Rosin RD (1987) An obituary to the transverse colostomy. *J R Soc Med* 80: 728-729.

Rothernberger DA, Vermeulen FD, Christenson CE et al (1983) Restorative proctocolectomy with ileal reservoir and ileoanal anastomosis. *Am J Surg* 145: 82-87.

Rowbotham JL (1981) Stomal care. *N Engl J Med* 279: 90-92.

Roy PH, Sauer WG, Beahrs OH & Farrow GM (1970) Experiences with ileostomies. Evaluation of long term rehabilitation in 497 patients. *Am J Surg* 119: 77-86.

Rubin MS, Schoetz DJ Jr & Matthews JB (1994) Parastomal hernia. Is stomal relocation superior to fascial repair? *Arch Surg* 129: 413-419.

Ruf W, Hottenrott C & Doertenbach J (1977) Ein prennatischer anuspraeterverschl. *Langenbecks Arch Chir* (Suppl) 189.

Ruiter P de, Bijnen AB (1992) Successful local report of paracolostomy hernia with a newly developed prosthetic device. *Int J Colorect Dis* 7: 132-134

Rullier E, Le Toux N & Laurent C et al (2001) Loop ileostomy versus loop colostomy for defunctioning low anastomoses during rectal cancer surgery. *World J Surg* 25: 274-278.

Ruskone A, Rene E, Chayvialle JA et al (1982) Effect of somatostatin on diarrhoea and on small intestine water and electrolyte transport in a patient with pancreatic cholera. *Dig Dis Sci* 27: 459-466.

Saha SP, Rao H & Stephenson SE Jr (1973) Complications of colostomy. *Dis Colon Rectum* 16: 515-516.

Sakai Y, Nelson H, Larson D et al (2001) Temporary transverse colostomy versus loop colostomy in diversion: a case-matched study. *Arch Surg* 136: 338-342.

Sako K & Blackman DE (1962) The use of a reversed jejunal segment after massive resection of the small bowel. *Am J Surg* 103: 202-205.

Salley RK, Butcher RM & Rodning CB (1983) Colostomy closure: morbidity reduction employing a semi-standardised protocol. *Dis Colon Rectum* 26: 319-322.

Saubier EC (1978) Fermeture magnetique des colostomies: a propros de 12 observations. *Lyon Chir* 74: 393-397.

Schiller WR, Didio LJA & Anderson MC (1967) Production of artificial sphincters. Ablation of the longitudinal layer of the intestine. *Arch Surg* 95: 436-442.

Schmidt E (1981) Sphincter kontinenz-plasfik: indikation-technik und Ergebnisse. *Dtsch Med Wochenschr* 1: 12-14.

Schmidt E (1982) The continent colostomy. *World J Surg* 6: 805-809.

Schmidt E, Bruch HP, Genlich N, Rothhammer A & Rowen W (1979) Kontinente colostomie durch freie transplantation autologer Diekdarmmuskalatic. *Chirurg* 50: 96-100.

Schofield PF, Cade D & Lambert M (1980) Dependent proximal loop colostomy: does it defunction the distal colon? *Br J Surg* 67: 201-202.

Schwandner O, Schiedeck THK & Bruch H-P (1998) Stoma creation for fecal diversion: is the laparoscopoic technique appropriate? *Int J Colorect Dis* 13: 251-255.

Schwemmle K, Kuaze H-H & Padberg W (1982) Management of the colostomy. *World J Surg* 6: 554-559.

Scott R, Freeland R, Mowat W et al (1977) The prevalence of calcified urinary tract stone disease in a random population: Cumbernauld Health Survey. *Br J Urol* 49: 589-595.

Seargeant PW (1966) Colostomy management by the irrigation technique: review of 165 cases. *BMJ* 2: 25-26.

Senapati A & Phillips RKS (1991) The trephine colostomy: a permanent left iliac fossa end colostomy without recourse to laparotomy. *Ann R Coll Surg Engl* 73: 305-306.

Shepard D (1966) Antiperistaltic bowel segment in the treatment of the short bowel syndrome. *Ann Surg* 163: 850-855.

Shepherd AA & Keighley MRB (1986) Audit on complicated diverti-cular disease. *Ann R Coll Surg Engl* 68: 8-10.

Shirley F, Kodner IJ & Fry RD (1984) Loop ileostomy: technique and indications. *Dis Colon Rectum* 27: 382-386.

Shu-wen Jao, Beart RWJF, Wendorf LJ & Ustrup DM (1985) Irrigation management of sigmoid colostomy. *Arch Surg* 120: 916-917.

Sigurdson E, Myers E & Stern H (1986) A modification of the transverse loop colostomy. *Dis Colon Rectum* 29: 65-66.

Simkin EP (1980) Human tissue response to ox-fibrin (Biethium) with special reference to use as absorbable colostomy rods. *Br J Surg* 67: 376.

Simonsen OS, Stolf NAG, Aun F, Raia A & Habr-Gama A (1976) A rectal sphincter reconstruction in perineal colostomies after abdominoperineal resection for cancer. *Br J Surg* 63: 389-391.

Singer AM, Bennett RC, Carter NG & Hughes ESR (1973) Blood and urinary changes in patients with ileostomies and ileorectal anastomosis. *BMJ* 3: 141-143.

Sjodahl R, Anderberg B & Boin T (1988) Parastomal hernia in relation to site of the abdominal stoma. *Br J Surg* 75: 339-341.

Skeet M (1970) Home from Hospital. Dan Mason Nursing Research Committee.

Skeie E (1977) Kontinent kolostomi ved hjaelp at magnetlukning. (Continent colostomy with the aid of magnetic stoma seal.) *Ugeskr Laeger* 139: 2884.

Smith MJV, Hunt LD, King JS et al (1969) Uricaemia and urolithiasis. *J Urol* 101: 637-642.

Sohn N, Schulman N, Weinstein MA & Robbins RD (1983) Ileostomy prolapse repair utilizing bidirectional myotomy and a meshed split-thickness skin graft. *Am J Surg* 145: 807-808.

Soliani P, Carbognani P, Piccolo P, Sabbagh R & Cudazzo E (1992) Colostomy plug devices: a possible new approach to the problem of incontinence. *Dis Colon Rectum* 35: 969-974.

Sparberg M (1974) Bismuth subgallate as an effective means to control ileostomy odour: a double-blind study. *Gastro-*

enterology 66: 476.
Speakman CTM, Parker MC & Northover JMA (1991) Outcome of stapled revision of retracted ileostomy. *Br J Surg* 78: 935-936.
Spiller RC, Trotman IF, Higgins BE et al (1984) The ileal brake: inhibi-tion of jejunal motility after ileal fat perfusion in man. *Gut* 25: 365-374.
Sprangers MAG, Taal BG, Aaronson NK & te Velde A (1995) Quality of life in colorectal cancer: stoma vs nonstoma patients. *Dis Colon Rectum* 38: 360-369.
Stacchini A, Didio LJA, Primo MLS et al (1982) Artificial sphincters as surgical treatment for experimental massive resection of small intestine. *Am J Surg* 143: 721-726.
Stainback WC & Christiansen KH (1962) The value of Foley catheter cecostomy in conjunction with resection of the left colon and rectosigmoid. *Surg Clin North Am* 42: 1475-1479.
Steinberg DM, Allan RN, Brooke BN, Cooke WT & Alexander-Williams J (1975) Sequelae of colectomy and ileostomy: comparison between Crohn's colitis and UC. *Gastroenterology* 68: 33-39.
Stephenson BM, Myers C & Phillips RKS (1995) Minimally raised end colostomy. *Int J Colorect Dis* 10: 232-233.
Stephenson ER, Ilahi O & Koltun WA (1997) Stoma creation through the stoma site: a rapid, safe technique. *Dis Colon Rectum* 40: 112-115.
Stock W, Fiedel U & Muller J (1978) Kolostomie versorgung dureh den Erlanger magnetveschluss. *Dtsch Med Wochenschr* 103: 327-328.
Stothert JC Jr, Brubacher L & Simonowitz DA (1982) Complications of emergency stoma formation. *Arch Surg* 117: 307-309.
Strauss AA & Strauss SF (1944) Surgical treatment of UC. *Surg Clin North Am* 24: 211-224.
Stryker SJ, Pemberton JH & Zinsmeister AR (1985) Long term results of ileostomy in older patients. *Dis Colon Rectum* 28: 844-846.
Sugarbaker PH (1980) Prosthetic mesh repair of large hernias at the site of colonic stomas. *Surg Gynecol Obstet* 150: 576-578
Sykes PA, Boulter KH & Schofield PF (1976) The microflora of the obstructed bowel. *Br J Surg* 63: 721-725.
Taylor RL, Rombeau JL & Turnbull RB (1978) Transperitoneal relocation of the ileal stoma without formal laparotomy. *Surg Gynecol Obstet* 146: 953-958.
Telender RL & Perrault J (1980) Total colectomy with rectal mucosectomy and ileoanal anastomosis for chronic UC in children and young adults. *Mayo Clin Proc* 55: 420-425.
Teoh T-A, Reissman P, Cohen SM, Weiss EG & Wexner SD (1994) Laparoscopic loop ileostomy (letter). *Dis Colon Rectum* 37: 514.
Terranova O, Sandei F, Rebuffat C, Maroutii R & Bortolozzi E (1979) Irrigation vs natural evacuation of left colostomy. *Dis Colon Rectum* 22: 32-34.
Thal ER & Yeary EC (1980) Morbidity of colostomy closure following colon trauma. *J Trauma* 20: 287-291.
Thomas C, Madden F, Jehu D (1984) Psychosocial morbidity in the first three months following stoma surgery. *J Psychosom Res* 28: 251-257.
Thomas C, Madden F & Jehu D (1987a) Psychological effects of stomas. I: Psychosocial morbidity one year after surgery. *J Psychosom Res* 31: 311-316.
Thomas C, Madden F & Jehu D (1987b) Psychological effects of stomas. II: Factors influencing outcome. *J Psychosom Res* 31: 317-323.
Thomson TJ, Runce J & Khan A (1970) The effect of diet on ileostomy functions. *Gut* 11: 482-485.
Thomson WHF, White S & O'Leary DP (1998) Tube caecostomy to protect rectal anastomoses. *Br J Surg* 85: 1533-1534.
Thorlakson RH (1965) Technique of repair of herniations associated with colonic stomas. *Surg Gynecol Obstet* 120: 347-350.
Todd GJ, Kutcher LM & Markowitz AM (1979) Factors influencing the complications of colostomy closure. *Am J Surg* 137: 749-751.
Todd IP (1978) *Intestinal Stomas*. London: Heinemann.
Todd IP (1982) Mechanical complications of ileostomy. *Clin Gastroenterol* 11: 268-273.
Todd IP (1983) The resolution of stoma problems. In Allan RN, Keighley MRB, Alexander-Williams J & Hawkins C (eds) *Inflammatory Bowel Disease*, pp 256-261. London: Churchill Livingstone.
Torres RA & Gonzalez MA (1988) Perineal continent colostomy: report of a case. *Dis Colon Rectum* 31: 957-960.
Townsend P (1957) *The Family Life of Old People: An Enquiry in East London*, ch. 13. London: Routledge & Kegan Paul.
Tudor RG, Oates GD & Keighley MRB (1986) Outcome after the Hartmann procedure for complicated diverticular disease. *Gut* 27: 626.
Turnberg LA, Morris AI, Hawker PC, Herman KJ, Shields RA & Horth CE (1978) Intracellular electrolyte depletion in patients with ileostomies. *Gut* 19: 563-568.
Turnbull RB (1961) Instructions to the colostomy patient: manage-ment of the colostomy. *Cleve Clin Q* 28: 132-140.
Turnbull RB (1971) Surgical treatment of toxic megacolon: ileostomy and colostomy to prepare patients for colectomy. *Am J Surg* 122: 325-331.
Turnbull RB (1975) The surgical approach to the treatment of IBD: a personal view of techniques and prognosis. In Kirsner JB & Shorter RG (eds) *Inflammatory Bowel Disease*. Philadelphia: Lea & Febiger.
Turnbull RB & Weekley FL (1966) Ileostomy techniques and indications for surgery. *Rev Surg Year Book* 310-314.
Turnbull RB & Weekley FL (1967) *An Atlas of Instestinal Stomas*, p. 97. St Louis: CV Mosby.
Tytgat GN & Huibregtse K (1975) Loperamide and ileostomy output: placebo controlled double-blind crossover study. *BMJ* 2: 667.
Tytgat GN, Huibregtse K & Mevwissen SGM (1976) Loperamide in chronic diarrhoea and after ileostomy. *Arch Surg Neer Pandicum* 28: 13-20.
Unti JA, Abcarian H, Pearl RK et al (1991) Rodless endloop stomas. *Dis Colon Rectum* 34: 999-1004.
Utley RJ & Macbeth WAAG (1984) The split ileostomy. *J R Coll Surg Edinb* 29: 93-95.
Vantrappen G, Janseens J, Hellemans J & Ghoos Y (1977) The interdigestive motor complex of normal subjects and patients with bacterial overgrowth of the small intestine. *J Clin Invest* 59: 1158-1166.
Venturini M, Bertelli G, Forno G et al (1990) Colostomy irrigation in the elderly: effective recovery regardless of age. *Dis Colon Rectum* 33: 1031-1033.
Vogel SL & Maher JW (1986) An improved method for construction of loop colostomy. *Surg Gynecol Obstet* 162: 377-378.
Voitk A (2000) Simple technique for laparoscopic paracolostomy hernia repair. *Dis Colon Rectum* 43: 1451-1453
von Smitten K, Husa A & Kyllonen L (1986) Long-term analysis of sigmoidostomy in patients with anorectal malignancy. *Acta Chir Scand* 152: 211-213.
Wade BE (1989a) *A Stoma is for Life*. London: Scutari

Press.

Wade BE (1989b) Ostomates: the case for a thorough patient assessment. *Senior Nurse* 9: 12-14.

Wade BE (1990) Colostomy patients: psychological adjustment at 10 weeks and 1 year after surgery in districts which employed stomacare nurses and districts which did not. *J Adv Nurs* 15: 1297-1304.

Wald A (1981) Biofeedback therapy for fecal incontinence. *Ann Intern Med* 89: 683-686.

Wangensteen OH (1942) *Intestinal Obstruction*, 2nd edn. Springfield, IL: CC Thomas.

Wangensteen OH (1947) Complete fecal diversion achieved by a simple loop colostomy. *Surg Gynecol Obstet* 84: 409-414.

Wara P, Sorensen K & Berg V (1981) Proximal fecal diversion: review of ten years' experience. *Dis Colon Rectum* 24: 114-119.

Ward K, Murray B, Feighery C, Neale G & Weir DG (1981) Salt losing ileostomy diarrhoea: long term treatment with a glucose electrolyte solution. *Gut* 22: A864 (T8).

Watts JMcK, De Dombal FT & Goligher JC (1966) Long term complications and prognosis following major surgery for UC. *Br J Surg* 53: 1014-1023.

Weaver RM, Alexander-Williams J & Keighley MRB (1988) Indications and outcome of reoperations for ileostomy complications in inflammatory bowel disease. *Int J Colorectal Dis* 3: 38-42.

Weinryb RM, Liljeqvist L, Poppen B et al (2003) A longitudinal study of long term quality of life after ileal pouch-anal anastomosis. *Am J Surg* 185: 333-338.

Wexner SD, Taranow DA, Johansen OB et al (1993) Loop ileostomy is a safe option for fecal diversion. *Dis Colon Rectum* 36: 349-354.

Whates PD & Irving M (1984) Return to work following ileostomy. *Br J Surg* 71: 619-622.

Wheeler MH (1982) Early closure of transverse loop colostomies. *Ann R Coll Surg Engl* 64: 203-204.

White CA & Hunt JC (1997) Psychological factors in postoperative adjustment to stoma surgery. *Ann R Coll Surg Engl* 79: 3-7.

Whittaker M & Goligher JC (1976) A comparison of the results of extraperitoneal and intraperitoneal techniques for construction of terminal iliac colostomies. *Dis Colon Rectum* 19: 342-344.

Wignall A, Gall CA & Nguyen MH (2000) Primary skin closure in reversal of loop ileostomy: an effective technique. *Tech Coloproctol* 4: 141-142.

Wilkinson AJ & Humphreys (1978) Seatbelt injury to ileostomy. *BMJ* 3: 1249.

Williams JG, Etherington R, Hayward MWJ & Hughes LE (1990) Paraileostomy hernia: a clinical and radiological study. *Br J Surg* 77: 1355-1357.

Williams NS (1984) The rationale for preservation of the anal sphincter in patients with low rectal cancer. *Br J Surg* 71: 575-581.

Williams NS & Johnston D (1980) Prospective controlled trial comparing colostomy irrigation with 'spontaneous-action' method. *BMJ* 3: 107-109.

Williams NS, Macfie J & Celestin LR (1979) Anorectal Crohn's disease. *Br J Surg* 66: 743-748.

Williams NS, Cooper JC, Axon ATR, King RFGJ & Barker M (1984) Use of a long-acting somatostatin analogue in controlling life threaten-ing ileostomy diarrhoea. *BMJ* 4: 1027-1028.

Williams NS, Masmyth DG, Jones D & Smith AH (1986) Defunctioning stomas: a prospective controlled trial comparing ileostomy with loop transverse colostomy. *Br J Surg* 73: 566-570.

Williams NS, Hallan RI, Koeze TH & Watkins ES (1990) Restoration of gastrointestinal continuity and continence after abdomino-perineal excision of the rectum using an electrically stimulated neoanal sphincter. *Dis Colon Rectum* 33: 561-565.

Williams RA, Csepanyi E, Hiatt J & Wilson SE (1987) Analysis of the morbidity, mortality and cost of colostomy closure in traumatic compared with non-traumatic colorectal diseases. *Dis Colon Rectum* 30: 164-167.

Wilson E (1964) The rehabilitation of patients with an ileostomy established for UC. *Med J Aust* 1: 842-844.

Winslet M (1986) Loop ileostomy for Crohn's colitis. Proceedings of the World Congress of Gastroenterology, September, San Paulo.

Winslet MC, Alexander-Williams J & Keighley MRB (1990) Ileostomy revision with a GIA stapler under intravenous sedation. *Br J Surg* 77: 647.

Winslet MC, Kmiot W & Keighley MRB (1991a) The complications of a loop ileostomy after ileal pouch anal anastomosis. *Dis Colon Rectum* 34: 1-18.

Winslet MC et al (1991b) Assessment of the defunctioning efficiency of the loop ileostomy. *Dis Colon Rectum* 34: 699-703.

Wirsching M, Druner HU & Herrmann F (1975) Results of psycho-social adjustment to long term colostomy. *Psychother Psychosom* 26: 245-256.

Wolff LH & Wolff LH Jr (1980) A re-evaluation of tube cecostomy. *Surg Gynecol Obstet* 151: 257-259.

Wood SM, Kraenzlin ME & Bloom SR (1983) New somatostatin analogue for home treatment of endocrine tumours. *Gut* 24: A984-985.

Woodcock NP, Qureshi A & MacFie J (2000) The unopened loop ileostomy. *Colorectal Disease* 2: 97-99.

Wright HK (1979) Improving transverse colostomy function. *Am J Surg* 137: 475-477.

Wrong OM (1970) Disorders of the gastrointestinal tract. In: Thompson RHS & Wootton IDP (eds) *Biochemical Disorders in Human Disease*, pp 661-688. London: Churchill Livingstone.

Wulff HB (1953) Erfahrungen mit einem ventilkolosto-weversehlub. *Chirurg* 24: 484-485.

Wyke RJ, Edwards FC & Allan RN (1988) Employment problems and prospects for patients with inflammatory bowel disease. *Gut* 29: 1229-1235.

Zeiderman MR, Cooper JC, Williams NS & McMahon MJ (1985) Nutritional status of apparently healthy ileostomy patients. *Br J Surg* 72: 409.

Zelas P & Jagelman DG (1980) Loop ileostomy in the management of Crohn's colitis in the debilitated patient. *Ann Surg* 191: 164-168.

Zilli L, Pietroinski M & Bertario L (1987) Colonoscopy in ostomy patients: results at the first postoperative examination. *Dis Colon Rectum* 30: 687-691.

Zinkin LD & Rosin JD (1981) Button colopexy for colostomy prolapse. *Surg Gynecol Obstet* 152: 89-90.

Zoltan J (1982) *Die Anwendung des Spalthautlappens in de Chirurgie*. Jena: Fischer.

第 6 章　持续性会阴窦道

会阴部创伤的一期愈合是指直肠切除后完成缝合时就发生的愈合。无法一期愈合是由于血肿或脓肿引起的。把切口特意敞开以生成肉芽组织可达到二期完全愈合。如果有脓肿、进展期恶性肿瘤，或空腔较大时，该愈合通常需要 12～14 周，但受过照射的组织，愈合时间将被延长。延迟愈合被定义为"切口愈合时间超过 4～6 个月"。持续性会阴窦道是指切口在 1 年内无法愈合。

会阴部切口的愈合

一期愈合

直肠切除后，如果盆底和括约肌一直保持固定，它们可以在缝合皮肤、皮下组织之前缝合在中线上。关闭通常都在引流管之上以杜绝死腔。伤口通常能很快地一期愈合。但如果有伤口感染，或者血肿扩大，或者由于低位直肠癌造成会阴部切除范围过大而形成较大的腔隙等原因都会造成延迟愈合。

由于部分切口皮肤的愈合造成引流不畅，形成较深的空腔，发展下去就形成了延迟愈合。如果了解这种并发症，临床医师可以尝试去改变它，通过去除表浅和深部的缝合，将其变为开放性切口，使其达到二期愈合。在这个过程中，应该清除造成会阴部发生愈合延迟的持续性空腔。

二期愈合

病人有以下高危因素，如明确的肛周脓肿、高位肛瘘、肛管直肠狭窄、活动性肛周克罗恩病、糖尿病、局部进展期恶性肿瘤，或者之前做过放疗，可能会造成会阴部切口裂开，可通过敞开切口的方法降低其发生率。如果可能，应该将网膜填在切口内。通常用消毒液冲洗会阴部。空腔可以重新缝合，也可以敞开。切口愈合的速度与空腔的大小、致病菌、宿主的防御机制、血管的供应、放疗、营养不良和进展期肿瘤有关。除非是巨大的空腔，否则经过手术，大多的开放性伤口都可在 3 个月内完全愈合。

延迟愈合

持续 4～6 个月的会阴部伤口会引起很多问题。病人不仅主诉一直有分泌物，而且可能有性交痛，泌尿系统症状和精神方面的后遗症。延迟愈合的原因可能有肿瘤残留、持续性脓肿、引流不畅的空腔等，或者是直肠切除时就存在脓腔，特别是直肠阴

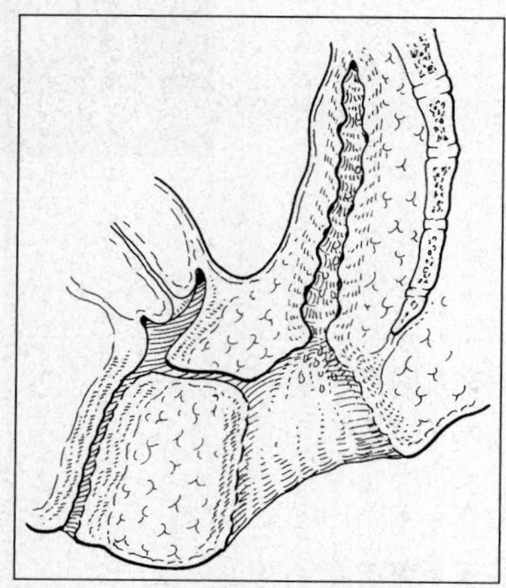

图 6.1 阴道会阴瘘作为持续性会阴窦道的一种发病形式主要出现在结直肠切除术后的女性患者中。

道瘘、高位肛瘘或者会阴部脓肿。

持续性窦道

直肠切除术后持续 12 个月的窦道可能与以下因素有关：异物残留如做造影留下的钡剂，不可吸收的缝线，直肠黏膜，克罗恩病会阴部窦道的肉芽肿，化脓性的汗腺炎，放射性损伤，肿瘤复发等。直肠切除术后持续 12 个月的会阴部伤口，通过保守疗法很难愈合，但通过再手术可以治愈一部分（Lees 和 Everett，1991）。

阴道会阴瘘

阴道会阴瘘主要出现在因克罗恩病行直肠切除术的女性患者中。它通常是在会阴部和阴道间形成窦道，经常会形成延续到骶骨的高位窦道（图 6.1）。

会阴伤口的一期愈合

经腹恶性肿瘤切除术后

表 6.1 列出了经腹恶性肿瘤切除后会阴伤口一期愈合的发生率为 37%～92%。这种发生率的不同反映了选择不同的患者差异很大，特别是做了新辅助放化疗的患者。如果手术时损伤了直肠，或者肿瘤较为广泛，或者术前曾做化放疗的患者，一期缝合并不是一种明智的选择。

表 6.1 经腹直肠恶性肿瘤切除术后会阴伤口一期愈合率

作者	发病率（%）
Crile 和 Robert (1950)	78
Schofield (1970)	77
Hulten 等 (1971)	75
Altemeier 等 (1974)	92
Broader 等 (1974)	69
Kronberg 等 (1974)	37
Irvin 和 Goligher (1975)	45
Marks 等 (1976)	56
Saha 和 Robinson (1976)	88
Terranova 等 (1979)	63
Alpsan 等 (1980)	65
Baudot 等 (1980)	41
Manjoney 等 (1983)	64
Aubrey 等 (1984)	56
Lieberman 和 Feldman (1984)	85

因炎性肠病行直肠切除术后

相对于恶性肿瘤，克罗恩病患者行直肠切除术后很少能一期愈合，结果见表 6.2。溃疡性结肠炎经常能一期愈合，而且很少形成持续性窦道。与之相反，克罗恩病和恶性肿瘤（特别是经过放疗）的患者易出现延迟愈合。

溃疡性结肠炎

结直肠切除术很少被用来治疗溃疡性结肠炎。而且，当它被用时，括约肌间切除术是首选的方法。因此其一期愈合率比常规括约肌切除术高（54%）（表 6.3）。

克罗恩病

条件良好、没有肛门直肠脓肿的克罗恩病可实现一期愈合（36% in Leeds，34% in Birmingham，37% in St Mark's），但延迟愈合和持续性的会阴瘘更为普遍。虽然括约肌间的切除一期愈合可以达到 37%（Leicester 等，1984），但括约肌间的切除仅仅在没有广泛的直肠纤维化、败血症和瘘管的病人中是可行的。

表 6.2 伯明翰会阴伤口愈合率

	溃疡性癌 ($n = 35$)	克罗恩病 ($n = 33$)	恶性肿瘤 ($n = 35$)
伤口一期缝合	31	27	31
一期愈合（%）	41	8	18
3个月愈合（%）	72	45	45
6个月愈合（%）	86	68	64
持续性窦道瘘（超过6个月）（%）	14	32	36

来源自：Baudot等（1980）。

表 6.3 炎性肠病一期愈合

作者	一期愈合率（%）
溃疡性结肠炎	
Irvin 和 Goligher（1975）	45
Leicester 等（1984）	54
Oakley 等（1985）	34
Tompkins 和 Warshaw（1985）	96
克罗恩病	
Irvin 和 Goligher（1975）	36
Leicester 等（1984）	37
Scammell 和 Keighley（1986）	34

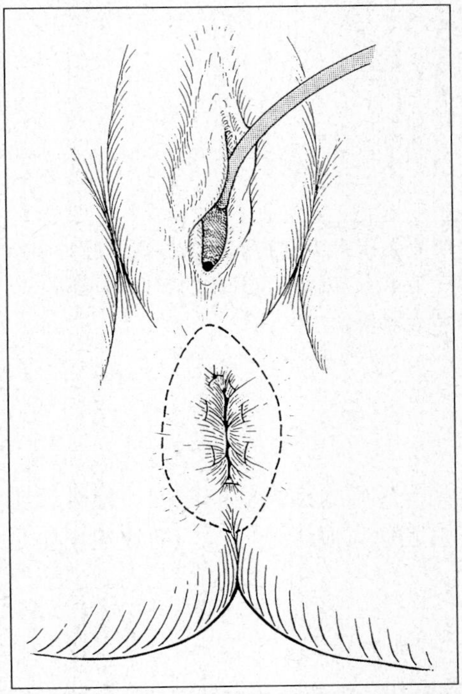

图 6.2 在直肠切除中，肛管周围的荷包缝合可阻止术中污染。

影响会阴伤口一期愈合的因素

粪便污染

避免粪便污染是会阴伤口实现一期愈合的关键因素。应做一切努力，避免在直肠手术中直肠破裂。在荷包缝合肛门和分离阴道与直肠前壁时应该非常仔细（图6.2和图6.3）。如果机械性肠道准备较差，将粪便挤出肠道后结扎直肠，可以大大降低污染的风险（图6.4）。

直肠损伤通常发生联合切除时，尤其是在腹部和会阴部手术医生配合不好时容易出现。单方面的牵拉和对抗牵拉，以及借助牵拉的切除，都容易导致损伤。我们认为重建性直肠结肠切除术的全直肠切除和非常低位直肠切除术，发生损伤的概率非常小。同样外科医生可以切除肛门，腹壁造瘘。用这种方法，医源性的损伤就大为减少。在某些情况下，切除阴道后壁可能会减少粪便污染的风险，但我们并不建议在年轻性功能活跃、患有炎性肠病的女性患者中实行阴道切除。我们认为，阴道切除应仅用于肿瘤疾病（图6.5和图6.6）。

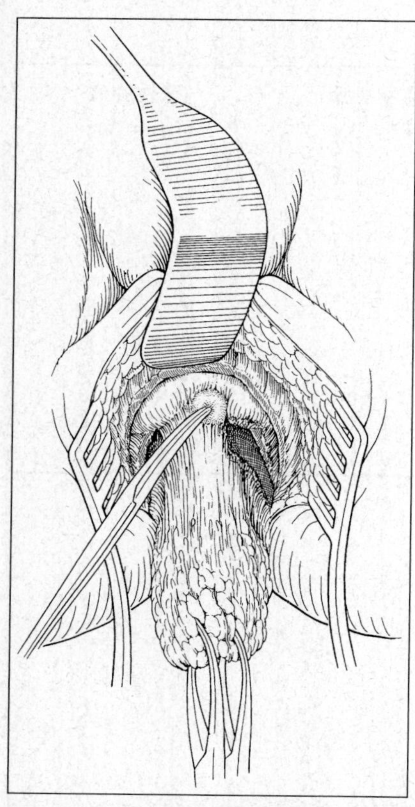

图 6.3 女性会阴直肠手术中直肠前壁的分离。肛门和会阴已经完全分离；直肠前切除涉及开放的直肠阴道隔，以及耻骨直肠肌的内侧纤维。

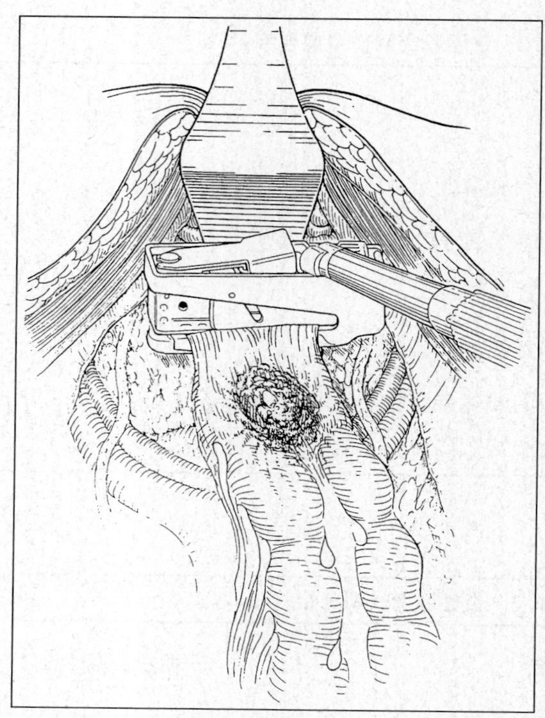

图 6.4 在经腹术中，横断结扎下 1/3 直肠可以最低程度地减少污染。肛管上端吻合技术可以被用来作为直肠切除术中的另一个选择。

止血

血肿经常是导致败血症发生的原因。缝合会阴时，在确保不引起病人血压过低时，细致的止血是必不可少的。

吸引与引流

通过消除死腔和预防血肿的有效引流，是实现阴部伤口一期愈合的重要因素。灌洗技术一直被建议做，但很少持续在做（Walton 和 Mallik，1975；Lieberman 和 Feldman，1984；Elliot 和 Todd，1985）。

我们不选择经会阴伤口放置引流管，而选择经腹放置。Saha 和 Robinson（1976）报道，经会阴引流和经腹引流情况下，一期愈合率分别为 34% 和 85%。Tompkins 和 Warshaw（1985）报道，一组括约肌间切除手术的病人一期愈合达到 96%，他们认为是由于在引流管上方关闭了盆底，使盆底腹膜消除了死腔（图 6.6）。

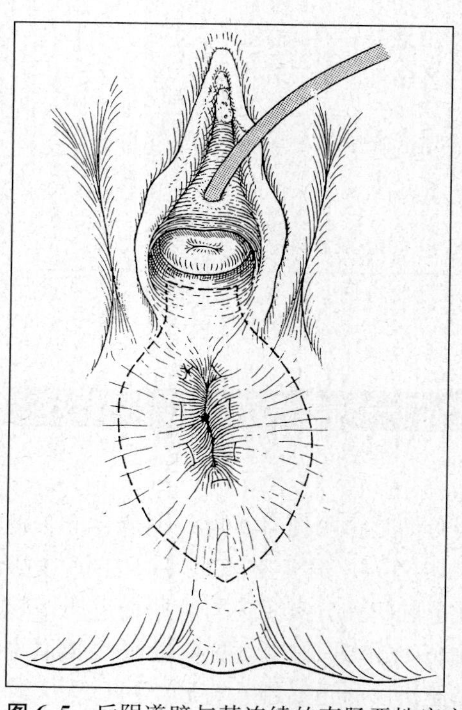

图 6.5 后阴道壁与其连续的直肠恶性病变的切除，其中涉及直肠阴道隔。

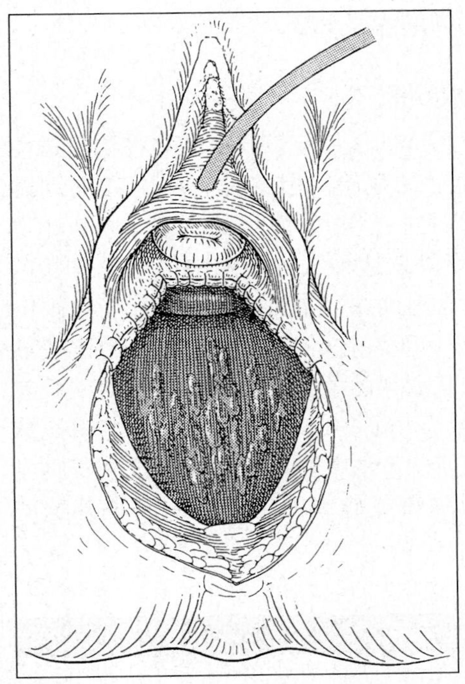

图 6.6　切除后的直肠和后阴道壁的整段切除。

会阴伤口的一期缝合与盆底腹膜的开放

如果没有预先存在的败血症以及在直肠切除时没有粪便的污染，有大量的证据证实，与开放会阴部伤口比较，带有引流的一期关闭会阴伤口的处理方式更优越。不幸的是，几乎所有的比较都是建立在回顾性的研究数据之上的。Oaklay 等（1985）报道在会阴伤口缝合术后 1 个月完全愈合的病人有 48%，与之比较伤口开放的病人完全愈合只有 11%，粪便污染是伤口开放的原因。同样，Terranova 等（1979）报道，一期缝合的病人 91%的在 3 个月内愈合，而由于污染的原因开放伤口的病人只有 59%的愈合率。Alpsan 等（1980）报道，在缝合的病人 6 个月的愈合率达到惊人的 98%，而开放性伤口的病人只有 59%。他们也建议盆底腹膜开放以便使小肠和网膜能够填塞能获得较好的结果（Ruckley 等，1970）。

会阴和腹膜闭合最合适方法的唯一可靠数据来自一项临床随机实验（Irvin 和 Goligher，1975）。虽然病例数少，但两者有两倍的差距，开放的病人 6 个月未愈合的为 37%，缝合的只有 19%。缝合盆底腹膜没有优势（表 6.4）。实际上，盆底关闭后肠梗阻比较常见。因此，我们建议如果没有粪便污染，可在引流管之上一期关闭会阴伤口。我们同时认为，如果面临严重污染、有导致败血症的危险时，不应试图关闭伤口。

二期愈合

开放性伤口处理的条件

会阴部伤口缝合失败与许多因素都有关，如粪便污染、预先存在败血症、年龄、高位复杂肛瘘、

表 6.4　比较三种会阴愈合方法实验的结果

	开放性伤口 (*n*=24)	一期缝合 关闭盆底腹膜 (*n*=31)	不缝合 盆底腹膜 (*n*=42)
癌症	11 (46)	14 (45)	19 (45)
克罗恩病	8 (33)	3 (10)	8 (19)
溃疡性结肠炎	5 (21)	14 (45)	15 (36)
一期愈合	0	14 (45)	18 (43)
6 个月未愈合的会阴部切口	9 (37)	6 (19)	8 (19)
入院时间（天）	27.6±2.2	27.4±1.9	27.7±1.51
术后肠梗阻	6 (25)	6 (19)	12 (29)
会阴部二次手术	5 (21)	8 (26)	8 (19)

来源自：Irvin 和 Goligher (1975)。
括号内为百分数。

表 6.5　63 名男性患者经腹会阴切除术后会阴伤口一期愈合情况及肿瘤描述

	一期愈合	延期愈合
肿瘤位置		
下 1/3（%）	63	60
壶腹肿瘤（%）	29	24
上 1/3（%）	8	16
象限受累数	2.86	2.86
大小（cm）	4.83	5.07
Dukes 分期	2.26	2.71
蔓延范围	1.46	1.89

来源自：Marks 等（1976）。

[a] A=1；B=2；C1=3；C2=4。

[b] 评分：n=0；轻=1；中=2；重=3。

先前受过放疗、进展期肿瘤、急诊手术和不充分的止血（Jalan 等，1969；Marks 等，1976；Warshaw 等，1977；Keighley 和 Burdon，1979；Oakley 等，1985）。类固醇激素对一期愈合似乎影响不大（Tolstedt 等，1961；Marks 等，1976；Irving 和 Lyall，1984；Leicester 等，1984；Scammell 和 Keighley，1986）。

Marks 等（1976）报告，延迟愈合更多与进展期肿瘤的大小、扩散速度、部位等有关（表 6.5）。而 Dukes 分期与伤口愈合的关系目前没有一致的意见（Manjoney 等，1983；Saha，1983；Aubrey 等，1984）。低位直肠癌术前短期放疗（5 天：25 cGy）已被广泛采用，术后有 18%的患者伤口不愈合，这一比例高于不放疗的病人（Gerard 等，1988；Cedermark 等，1995）。大剂量的辅助化疗对直肠癌进行直肠切除术的影响是很大的，且需要肌瓣转移来修补会阴部巨大的缺损（Wheeler 等，1999；Theodoropoulos 等，2002）。粪便污染是导致会阴伤口开放的重要原因。Saha（1983）报道，如果没有污染，所有伤口可以一期愈合，有污染的话，26% 的伤口愈合失败。Irvin 和 Goligher（1975）也有相同的报告。虽然两个报告均显示，部分的直肠切除的会阴伤口的愈合率低于全直肠切除（Bartholdson 和 Hulten，1975；Oakley 等，1975），但是我们没有发现两者有很大的差异，因此不会推荐不同的治疗策略。

开放伤口的处理

我们建议污染的伤口应该开放。这种治疗避免了坏疽和败血症的危险。但这种方法存在的问题是，可能会产生一个很难治疗的大腔。Wood 等（1977）建议可以在这种大的腔隙中填塞泡沫状的敷料，平均愈合时间 5.5 个月（7～92 周）。Macfie 和 McMahon（1980）在一项前瞻性研究中比较纱布填塞和泡沫状敷料的填塞，对于愈合的时间没有差异（分别是 9.9 周，8.6 周）。而且，使用泡沫状的敷料的填塞的方法不是很好。我们现在正在尝试用网膜或肌皮瓣或健康的肉芽组织来填补这些缺损。

会阴伤口延迟愈合

有些直肠切除术后 4～6 个月仍未愈合的伤口最终还是有可能愈合的。实际上，我们和其他研究者都发现这种伤口通常需要持续 1 年左右的时间才可能愈合（Corman 等，1978）（表 6.6）。

发病率

会阴伤口不愈合的发生率在 6 个月中的变化是比较大的，尤其在克罗恩病的病人中发生率更高（Watts 等，1966；Oates 和 Alexander-Williams，1970；Broader 等，1974；Schwab 和 Kelly，1974）（表 6.7）。

表 6.6　炎性肠病直肠切除术后愈合率

	溃疡性结肠炎（*n*=90）	克罗恩病（*n*=61）
一期愈合	2（2）	0
愈合 6 个月	39（43）	17（28）
愈合 12 个月	53（59）	23（38）
愈合 18 个月	68（76）	32（52）
再次手术愈合	12（13）	8（13）
总愈合率	80（89）	40（66）

来源自：Corman 等（1978）。

括号内为百分数。

表 6.7 6个月后会阴部伤口未愈合的发生率

	癌症	溃疡性结肠炎	克罗恩病
Watts 等（1966）	—	25	—
Strahan 等（1967）	—	58	—
Jalan 等（1969）	—	55	—
Hulten 等（1971）	—	0	—
Broader 等（1974）	0	—	—
Irvin 和 Goligher（1975）	9	30	36
Corman 等（1978）	—	57	72
Eftaiha 和 Abcarian（1978）	4	—	—
Alpsan 等（1980）	16	—	—
Baudot 等（1980）	14	32	36
Lubbers（1982）	—	6	40
Oakley 等（1985）	—	23	—
Scammell 和 Keighley（1986）	—	—	22

表 6.8 克罗恩病延期愈合的相关因素（大于12周）

因素	延期（%）	因素	延期（%）
严重直肠病变	41	无症状疾病	25
直肠狭窄	40	无	36
严重肛周疾病	37	暂时或轻度	37
高位肛瘘或直肠阴道瘘	66	无	28
粪便污染[a]	100	无	31
会阴部伤口败血症[a]	81	无	19
抗生素应用	44	无	31

来源自：Scammell 和 Keighley（1986）。

[a] 显著性差异。

表 6.9 影响溃疡性结肠炎6个月后会阴部伤口愈合的因素

因素	未愈合（%）	因素	未愈合（%）
开放性伤口	43	一期愈合	11
男性	24	女性	21
<30岁[a]	36	>30岁	21
持续症状<3年	32	持续症状>3年	21
类固醇	21	非类固醇	25
第二阶段直肠切除术[a]	30	第一阶段直肠切除术	16
严重直肠炎[a]	34	轻度直肠炎	18
会阴部疾病[a]	44	无会阴部疾病	24

来源自：Oakley 等（1985）。

[a] 显著性差异。

影响因素

在克罗恩病人中，粪便污染、原已存在的感染和复杂的肛门直肠瘘都与延迟愈合有关（表6.8）。在溃疡性结肠炎的病人当中，延迟愈合与下列因素有关：超过30岁、部分直肠切除、严重的直肠炎和会阴部疾病等（表6.9）。其他研究者也同意上述观点（Altemeier 等，1974；Anderson 和 Turnbull，1976；Corman 等，1978；Hurwitz 等，1980；Maruyama 等，1980；Lubbers，1982）。对于恶性肿瘤病人，肿瘤的大小、术前化放疗的使用以及剂量（Cedermark 等，1995；Wheeler 等，1999）都对延迟愈合有明显的影响（Medical Research Council Working Party，1996；Theodoropoulos 等，2002）。甚至短期的放疗会加大会阴部裂开（Marijnen 和 van de Velde，2001）。在这种情况下会增加会阴伤口愈合的风险（Read 等，2001；Hartley 等，2002），庆大霉素似乎可以减少会阴创面败血症的发生率，从21%下降到6%（Gruessner 等，2001）。

治疗

对延迟愈合的病人进行一些局限性的操作，如刮除、切除、尝试性的二期缝合等效果都是令人失望的（Corman 等，1978）。由于有超过半数的这种伤口不做特殊处理也能愈合，因此我们的建议是鼓励病人怀着乐观的精神回归到正常活动中（Scammell 和 Keighley，1986）。

持续性会阴部窦道

病因学

由于在盆底骶前有一坚硬的狭窄腔隙，使得引流不畅而造成会阴部窦道（Watts 等，1966；Silen 和 Glotzer，1974；Shaw 和 Futrell，1978；Cohen 和 Ryan，1979）（图 6.7）。

这个腔隙在盆底腹膜之上，对网膜和小肠形成障碍。它的侧方和后方是坐骨，骶尾骨和残存的肛提肌。它的前方女性是阴道、宫颈和子宫，在男性是精囊、前列腺和膀胱。多数窦道在骶 3 水平终止。

有时候，会阴窦道是由于小肠、阴道、尿道或膀胱瘘引起。肠会阴瘘可能非常小，以至于 X 线都很难发现。其他原因包括肿瘤复发、结核、保留的直肠黏膜、异物、化脓性汗腺炎、肉芽肿、活动性的克罗恩病和藏毛窦。

持续性的会阴部窦道有时会在第一次手术后存在很长时间（Smith 等，1978；Lubbers，1982）。我们认为长时间愈合后又有东西排出，意味着克罗恩病或肿瘤复发。大多数持续性会阴窦道发生在克罗恩病人中，而非肿瘤病人中（Hurwitz，1980；Se-min Baek 等，1981；Kasper，1984）。

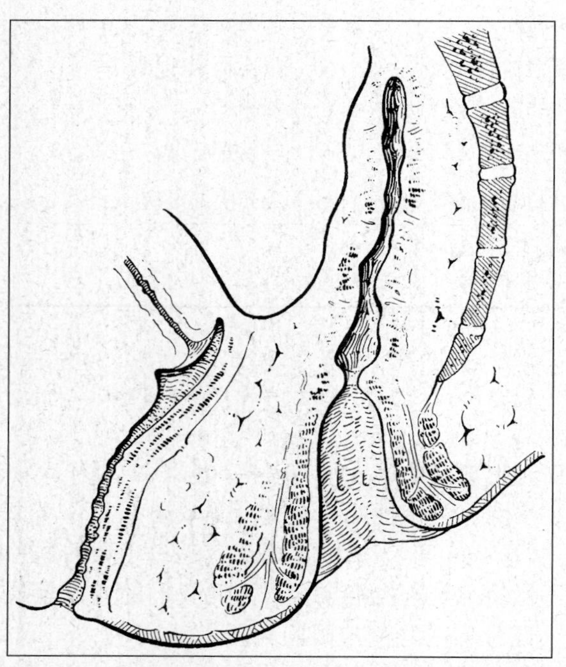

图 6.7 典型的会阴道窦道结构。未经治疗的持续性窦道位于肛管括约肌前方，有一个狭窄的组成部分，通常在盆底水平，并且在骶前有一个大小可变化的腔隙。

发病率

经腹肿瘤切除术后

经腹切除肿瘤术后，6 个月会阴未愈伤口的发生率从 0～16%（Broader 等，1974；Irvin 和 Goligher，1975；Eftaiha 和 Abcarian，1978；Alpsan 等，1980；Baudot 等，1980）。实际上，这类伤口多数经过 12 个月才能愈合（Marks 等，1976；Eftaiha 和 Abcarian，1978；Lubbers，1982；Manjoney 等，1983；Lieberman 和 Feldman，1984）。如果窦道持续存在，应通过 CT、MRI、活检或细针穿刺细胞学检查来排除肿瘤复发。

溃疡性结肠炎直结肠切除术后

这类病人 6 个月会阴未愈伤口的发生率从 0～58%（Watts 等，1966；Strahan 等，1967；Jalan 等，1969；Hulten 等，1971；Irvin 和 Goligher，1975；Corman 等，1978；Baudot 等，1980；Lubbers，1982；Oakley 等，1985）。与肿瘤病人不同，并不是所有的会阴伤口都能在 1 年内愈合。事实上，Oakley 等（1985）报告说，他们研究的 326 例病人中有 18%的病人术后 1 年伤口仍未愈合。

克罗恩病直肠切除术后

这类病人会阴未愈伤口的发生率从 22%～72%（Irvin 和 Goligher，1975；Corman 等，1978；Baudot 等，1980；Lubbers，1982；Scammell 和 Keighley，1986）。在溃疡性结肠炎时，发生率随时间推移逐渐下降。在 1 年中，我们只发现 21 个病人（18%）有会阴未愈合伤口，其中 11 个最终愈合，只有 9%形成持久性的窦道。

克罗恩病不仅比溃疡性结肠炎持续性窦道发生率高，而且再手术处理也很困难（Jalan 等，1969；Silen 和 Glotzer，1974；Warshaw 等，1977；Corman 等，1978；Ferrari 和 DenBesten，1980）。原因在于有很高的直肠肛门脓毒症的发生，以及持续性窦道相关的损害（如直肠狭窄、高位肛瘘、直肠阴道瘘、持续性的活动性炎症）（Yamamoto 等，1999）。

临床特征

临床可表现为间歇性的疼痛和排出脓液。如果和阴道相通就会引起阴道的症状，导致月经缺失，在月经之间出现阴道分泌物，窦道周围的皮肤脱落，会阴部潮湿。来自酵母菌或低级别的病原体的继发感染很常见。大多数病人会阴部磨损，内衣会被弄脏。有些病人可通过细的导管用消毒液冲洗管腔，来控制积脓。如果有慢性脓毒症，持续性窦道可能引起性交困难，性欲下降。

X线表现

会阴窦道的X线片可用来评估窦道的长度和宽度(图6.8)。通常皮肤上有一相当窄的开口，盆底的下方有一较大的腔隙，大约为5cm长，10ml的容积。这种窦道通常局限在盆底水平，超出常见约12cm长的腔隙，从会阴皮肤延伸到骶骨前。它很少延伸到骶岬之上，有可能与阴道相通，而且通常位置较低。

除非能加压进行对比，否则瘘管与小肠相通很难被证实。不幸的是，这个过程不仅是痛苦的，而且经常会出现菌血症。通过小肠逆行造影或钡剂检查，有时能发现细小窦道。会阴窦道X线检查比静脉尿道造影和膀胱镜检查更容易证实膀胱或尿道瘘。

组织学

大多数会阴窦道都有肉芽组织。重要的是通过活检排除恶性肿瘤、结核、活动期的克罗恩病，以及由异物引起的巨细胞肉芽肿。

鉴别诊断

结核、恶性肿瘤、克罗恩病、藏毛窦、疥肿、异物等需要被鉴别。还有其他一些能引起疼痛的疾病，如结节病、带状疱疹、前列腺炎、会阴或阴部神经瘤，泌尿系感染或创伤。

预防

鉴于其发病率与未愈合的伤口有关，尤其是在

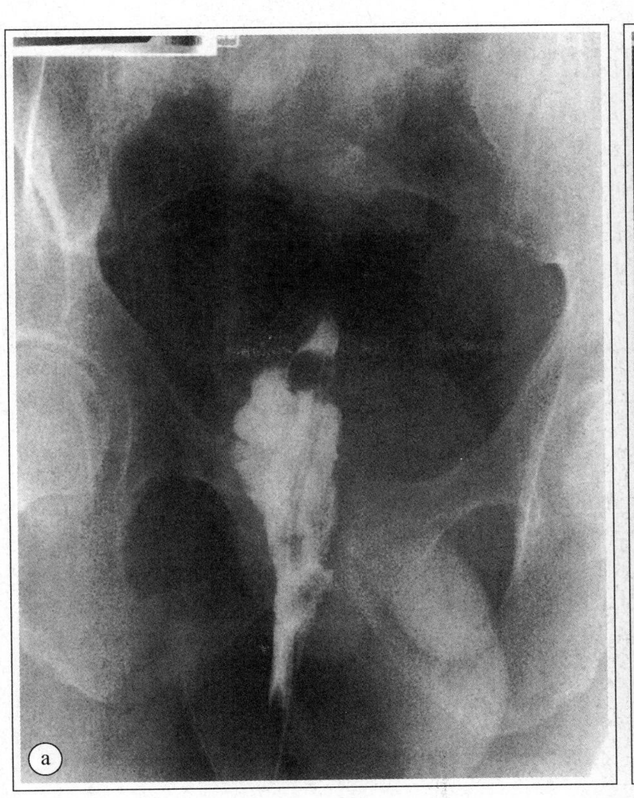

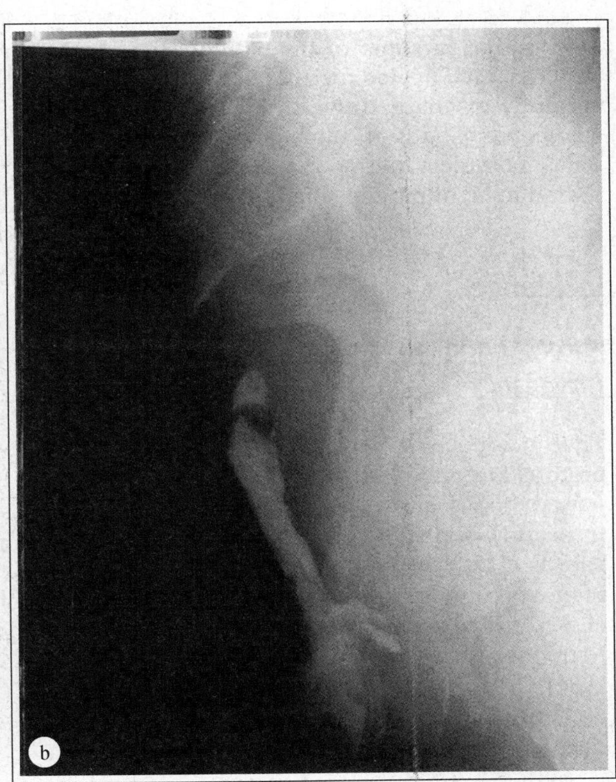

图6.8 会阴窦道X线片。(**a**)正位X线片提示一个大的腔隙，延伸到中段骶骨水平；(**b**)后位X线片提示一个骶前广泛腔隙。

克罗恩病时，有一些好的方法可以避免在切除远端直肠时发生这种情况。直肠残端可以在盆底或下1/3直肠处封闭，保持肛提肌、括约肌和肛管的完整（图6.9）。如果是复杂的会阴瘘，这种手术发病率通常低于直肠结肠切除术。保留肛门的直肠引起较少的症状，如果持续出现问题，可考虑以后予以切断。

我们分析了保留肛管和括约肌的直肠切除术的结果，吃惊地发现它与高发病率相关，尤其是在克罗恩病中，原因是因为盆底的脓肿和保留神经支配的肛门括约肌引起的引流不畅（Winslet等，1990）。St Mark's研究小组也得出同样的结论（Talbot等，1989）。然而有些研究者认为保守的直肠切除的结果是令人满意的，因此我们采取有选择的办法，但是要提醒病人，虽然保守的直肠切除术能保护来自会阴伤口的问题，但盆腔感染和肛门残端分泌物排泄的问题仍有可能发生。如果确实发生了，会阴部的直肠切除则是必需的。对于溃疡性结肠炎，保守的直肠切除术可以带来更多的好处。

我们对比保守直肠切除术更小的手术很有兴趣，尤其是克罗恩病伴有复杂的脓毒症、瘘及狭窄时，这些病人通常是青少年或未行直肠结肠切除而行近端回肠襻造瘘的病人（Winslet等，1987）。我们选择回肠襻造瘘，而不是牛津小组建议的回肠双腔造瘘（Harper等，1983）（参见第46章）。由于回肠襻造瘘更有效（Williams等，1986；Winslet等，1991），而且可以不剖腹，用腹腔镜就能完成。回肠造口术不一定非要开腹，吻合器技术可被使用于镇静而没有全身麻醉情况下。回肠襻造瘘可使克罗恩病短期缓解率达到76%，长期缓解率为70%，这可以从血沉下降、白蛋白升高、C反应蛋白降低得以证实。病人体重增加，一般状况改善。但是经过一段时间的随访，一些病人症状加重了，如直肠炎加重或疾病复发（见45章）。超过1/3（39%）的病人做了直肠切除术，但是仍然有一组回肠襻造瘘病人（47%）残余直肠虽有病变，但不能被切除。尤其是有直肠狭窄和复杂直肠肛门瘘的病人，如切除直肠，可能会导致骨盆神经损伤和持续会阴瘘（Keighley和Allan，1988；Linares等，1988）。

在预防中，最重要的考虑因素是直肠切除术的选择。通过放弃传统的联合切除来避免粪便的污染。骨盆与会阴应该用带血管的网膜填充，应尽可能多地保留括约肌和肛提肌。

持续性会阴部窦道的治疗

作者经验总结

1987年，我们采取快照拍摄持续性会阴部窦道，发现它出现在复发的直肠癌病例中。此外，出现在原因不明的炎性肠病或克罗恩病并行直肠切除术中。我们发现对于克罗恩病的会阴窦道的手术结果令人沮丧，21个病人做了51次手术，只有4个病人（19%）痊愈。但我们最近取得了令人鼓舞的结果。9个病人中有7个病人通过带或不带皮肤的股薄肌移位获得治愈，另外5个病人中有3个通过腹直肌瓣移位获得治愈，或有6个病人中有4个通过网膜成形术获得成功。

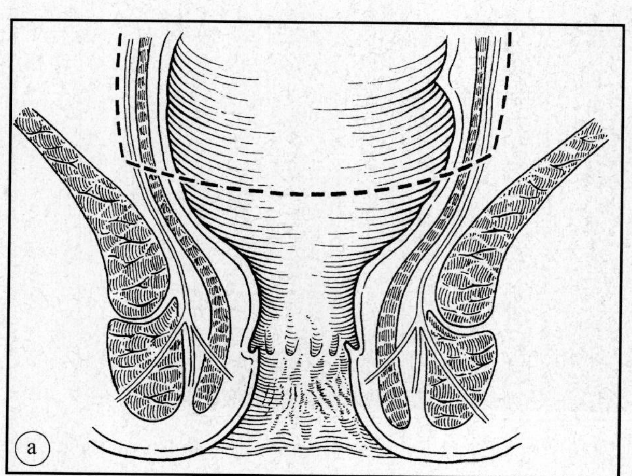

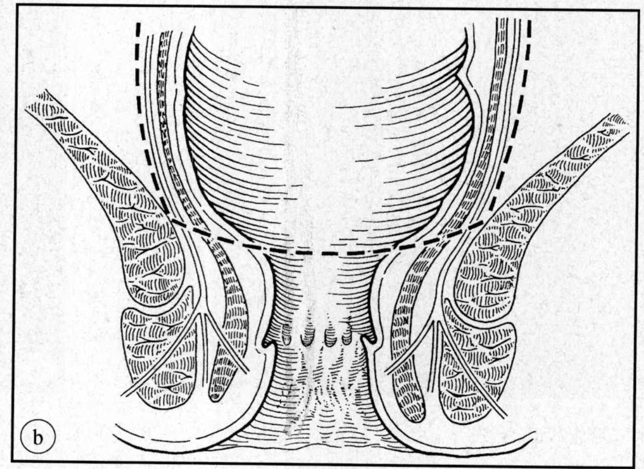

图6.9 有或无黏膜切除的保守直肠切除术。(**a**) 直肠手术缝合仅在远离肛管和低于完整直肠2cm的肛提肌之上。(**b**) 另一种更为激进的保守直肠切除术，即直肠在肛柱顶端的肛提肌处横断。（续）

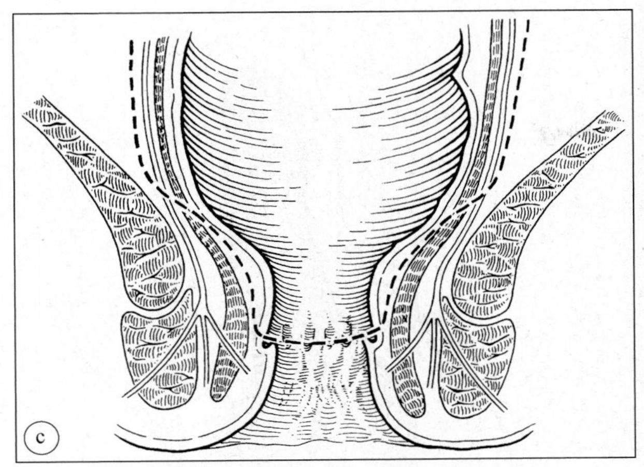

图 6.9（续） (c) 包括黏膜切除的保守直肠切除术，位于肛提肌水平的直肠被切除，以及延续到齿状线的直肠黏膜也同时被切除。

保守治疗

由于溃疡性结肠炎而行直肠切除后 12 个月仍未愈合的病人当中，有一半的病人有可能自行愈合（Corman 等，1978；Lubbers，1982；Scammell 和 Keighley，1986）。事实上，如果是肿瘤或溃疡性结肠炎，这种切口基本上在 18～24 个月后可以愈合。即使在克罗恩病人中，也有些病人的会阴部窦道能在术后 1 年自行愈合。由于二次手术结果令人失望，而且其发病率高，因此应该鼓励坚持进行 2～3 年简单的非损伤性的治疗。

我们通常在麻醉下探查窦道，以明确位置，并扩张狭窄的地方，以便使引流管能达到该腔隙的顶端。如果有败血症的发生，可以用上述方法抽取的脓液做细菌培养，根据结果使用合适的抗生素。每天通过引流管用消毒液冲洗引流，可减少脓液的排出，并降低再狭窄发生的风险。

有报道称短期服用甲硝唑，对于克罗恩病和窦道慢性感染的病人减少脓液是有帮助的，但我们应用口服甲硝唑的结果却令人失望。经窦道活检证实是非干酪性的巨细胞肉芽肿，可以考虑使用小剂量的糖皮质激素。有些研究者声称，使用硫唑嘌呤或 6-巯基嘌呤可使其愈合，并可能减少有肉芽肿的病人脓毒症的发生（Korelitz 和 Present，1985；Markowitz 等，1990）。还有人应用英夫利昔单抗（抗肿瘤坏死因子）治疗。虽然一些早期的结果引人注目，但一些长期随访结果却显示失败概率较高。此外，英夫利昔单抗也会带来免疫抑制的副作用，如败血症、肺结核和潜在的恶性淋巴瘤，并可能使小肠发生狭窄。虽然经过治疗有所改善，但均可能复发。如果在治疗过程中，这些持续性深窦道不能消失的情况下，认为它们能被治愈将是令人惊讶的（Bodegraven 等，2002）。即使反复使用英夫利昔单抗也不能使这些窦道永久愈合（Mortimore 等，2001；Ricart 等，2001）。它还有很多的副作用：头痛、肺炎、肌肉痛、恶心、面红和流感样疾病（Present 等，1999；Cohen 等，2000）。

刮除术

根据我们的经验，刮除术的效果很差。即使能愈合，也需要很长时间。然而，Lubbers（1982）报道用该方法治疗 9 例病人，成功 3 例；Oakley（1985）也报道用该方法治疗 18 例病人，成功 6 例。Corman 等（1978）也指出，他们治疗的所有溃疡性结肠炎的病人及 11 例克罗恩病的病人中有 11 例病人取得成功。

一期切除缝合

采用广泛的切除（图 6.10 和图 6.11）和一期缝合，甚至放置引流管（图 6.12）的方法通常都是不成功的，失败的原因主要是易形成死腔并继发感染（Campos 等，1992）。在技术上很难将高位骶前的纤维化的窦道完全清除。有时候，为了清除所有的纤维化组织，甚至需要切除尾骨和低位的两个

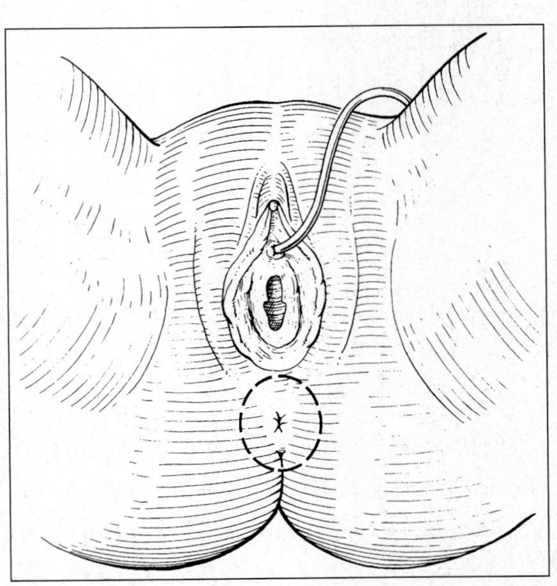

图 6.10 持续性会阴窦道瘘切除术的切口，括约肌外广泛盘状的切开是为了获得充分的暴露和足够的排出通道。

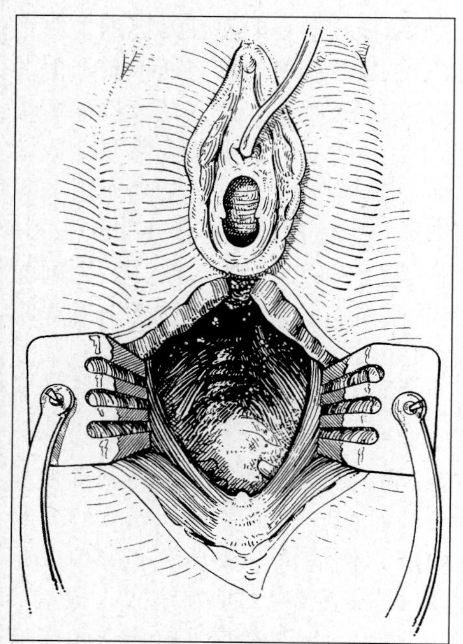

图 6.11 完整的会阴窦道切开，肛提肌之上的巨大腔隙，一般不能用缝合恢复平整。

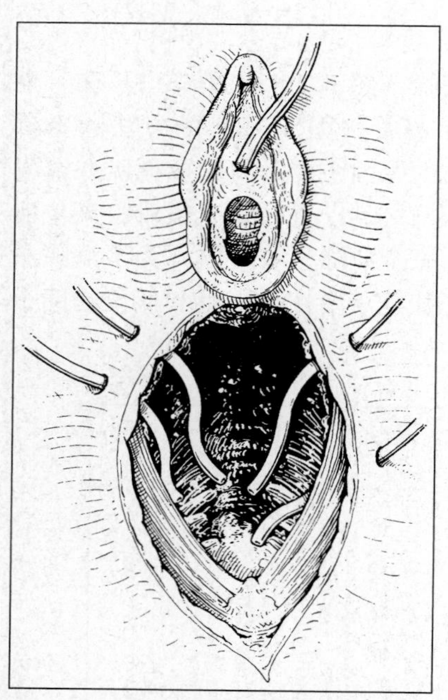

图 6.12 尝试用封闭吸引管关闭死腔，但这只限于小的腔隙。

骶骨。如果缺损不能用缝合加引流来关闭，可采用肌肉（图 6.13）或肌皮瓣（Leahy 和 Peel，1984）来充填。Lubbers（1982）报告了 5 例成功病例，克利夫兰诊所 3 例病人中有 2 例治愈（Oakley 等，1985）。Ferrari 和 DenBesten（1980）报告，7 例病人中治愈 6 例，而在我们这组治疗的克罗恩病人

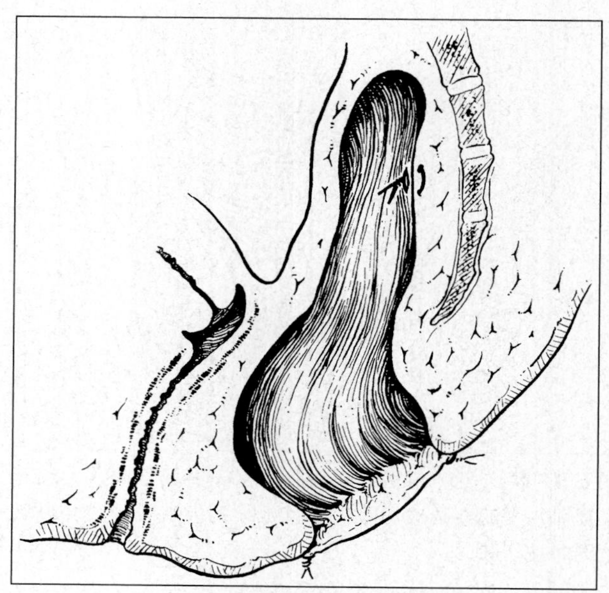

图 6.13 在很多情况下，持续性会阴窦道瘘切除术后留有的腔隙，必须被填充起来，为了避免浆液性渗出或出血聚集而引发的感染。图中此例用带蒂肌肉填充腔隙。

中，17 例只成功 3 例（Scammell 和 Keighley，1986）。这种方法经常用来治疗阴道会阴瘘，特别是会阴联合体不是特别高的病人。应该切除整个的会阴窦道，关闭阴道的缺损，或者切除后用阴道前徙瓣重建（图 6.14）。广泛的阴道皮瓣切除，才能使上下缘无张力。

纤维蛋白黏合剂

由两种成分组成的纤维蛋白胶，可以成为一种纤维蛋白的填充物，通过成纤维细胞的活性和胶原合成来实现，使其形成纤维组织和闭塞死腔，达到三期愈合（Bruhn 等，1980；Stanek 等，1980；Turowiski 等，1980）。Kirkegaard 和 Madsen（1983）治疗了 10 例病人。其中多数病人的窦道用含有抑肽酶或氨甲环酸和抗生素的溶液冲洗，通常要扩大窦道。有两例不成功的病例：一例有巨大的死腔，另一例有阴道瘘。在剩余的 8 例病人中，有 6 例很快得到治愈，另 2 例经过二次处理得到治愈。但是，对这些病人随访的时间太短。在伯明翰地区，我们用上述办法治疗了 13 例病人，其中 2 例病人出现了肠道会阴瘘，9 例早期愈合的病人中有 4 例在 3 个月后复发，只有 5 例完全愈合，6 例病人治疗失败（Ambrose 和 Alexander-Williams，1988）。

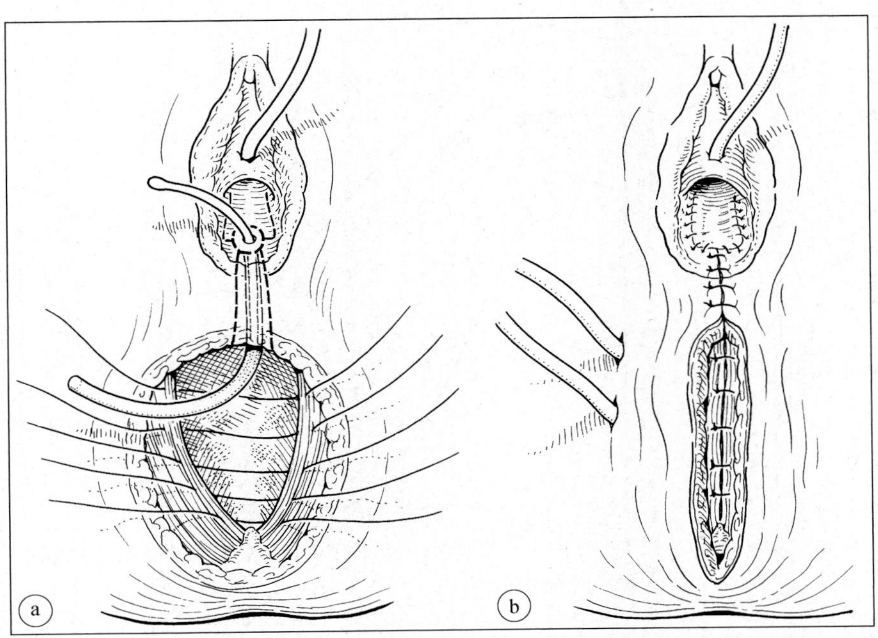

图 6.14 （a）阴道会阴瘘的修复包括提高阴道皮瓣，窦道切除，尽可能地修复肛提肌，以及用阴道瓣关闭阴道口；（b）引流管外的皮肤愈合。

植皮

窦道切除后，可利用植皮来达到愈合（Seckel 等，1985）。Anderson 和 Turnbull 在 1976 年使用局部碟形手术加植皮和应用 2～3 个月的促肾上腺皮质激素的方法治疗 48 例病人中，只有 7 例完全愈合。我们认为该方法仅适用于表浅的腔隙较小的窦道。由于大多数的会阴部窦道又长又深，因此需要充填死腔（Oakley 等，1985）。当剩余肌肉有活性，而肌皮瓣的皮肤缺血时，可使用植皮。对于较大的皮肤缺损，使用全厚皮片更好（Marti 等，1994）（图 6.15）。

肌肉和肌皮瓣

许多种移植肌肉的方法备用来治疗窦道。这种方法可以同时广泛地切除窦道，以及骶尾骨，在数天后，在腔隙中形成健康的肉芽组织。最常用的肌皮瓣是股薄肌或腹直肌。

股薄肌

在切除较长的窦道后，经常使用股薄肌充填腔隙（Labanter，1980；Baek 等，1981）。通常是单独移植不覆盖皮肤的股薄肌，这是因为皮肤的血供不稳定，且容易被剪断。此外，供皮区很难被缝合关闭（Mathes 和 Mahai，1982）。Solomon 等 1996 年报道用股薄肌肌皮瓣修复治愈 5 例 因会阴部恶性肿瘤复发造成持续性窦道的病人。这种手术采用 Lloyd Davies 体位，从大腿的表浅部直到股薄肌都可以用作皮岛（图 6.16）。肌皮瓣应为椭圆形，带有长轴为 90 度的纵向形状的肌肉纤维。面积不应超过 6cm×8cm，被放置在合适的距离，保证从窦道到膝关节的 1/3 的肌皮瓣均有血供。实际上，这意味着肌皮瓣的长度是从窦道到胫骨平台的 2/3 长。在实践中，当股薄肌从远端离断、旋转，通过皮下隧道到达窦道时，有时很难保证皮岛的获得（Bartholdson 和 Hulten，1975；Se-min Baek 等，1981）（图 6.17）。该技术要求皮下隧道宽松，以适应肌肉和皮岛。当剪切皮岛时，皮下脂肪和肌肉前筋膜的大小要是皮岛的两倍。为了保证足够的长度，可以离断神经。供皮区经常采用 Z 形缝合。这种方法已成功地应用于因放射形成的窦道，和覆盖泌尿道的缺损（Inglemann-Sundberg，1960；Graham，1965；Orticochea，1972；McGraw 等，1976）。

Cohen 和 Ryan 1979 年报道完全治愈了 3 例病人，但随后 Ryan 在 1984 年报道的情况却不容乐观，15 例病人中只有 3 例一期愈合，9 例 病人二期愈合。这组病人中没有一个应用皮岛。与此相反，Ward 等 1982 年报告 2 例应用肌皮瓣完全治愈因克罗恩病造成会阴阴道瘘的病人。我们也采用过在切除窦道后，单独用股薄肌充填腔隙，发现它对

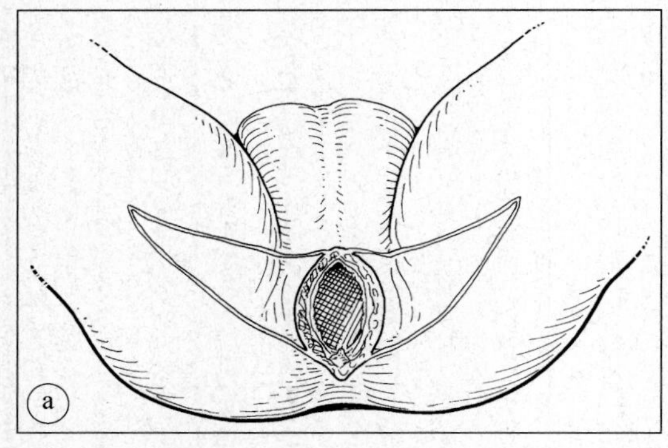

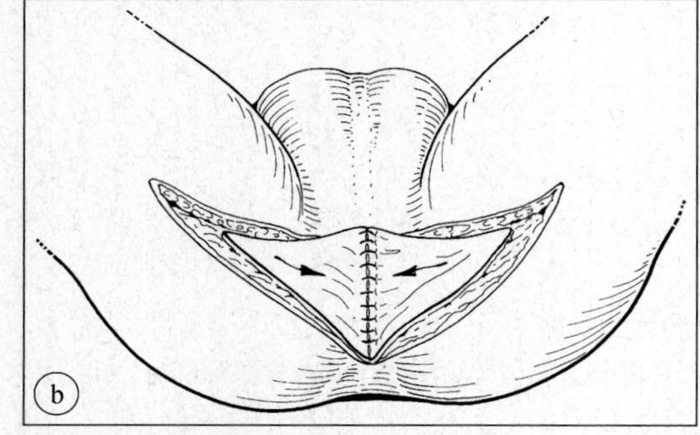

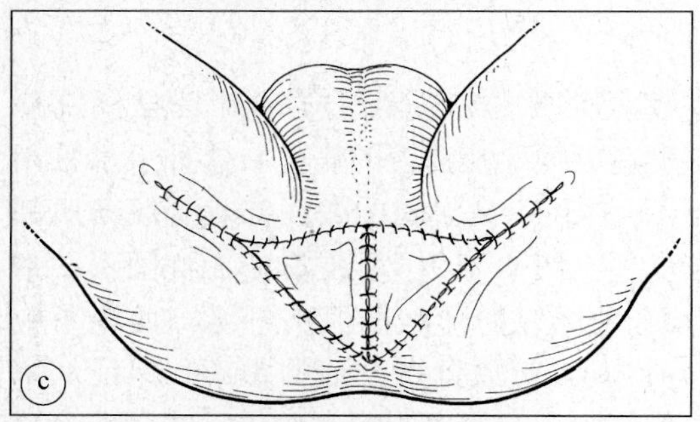

图 6.15 V-Y 皮瓣可用于持续性窦道切除术的皮肤一期愈合。(**a**) 标记延伸至大腿内侧两个巨大的三角形皮瓣；(**b**) 皮肤、皮下脂肪和深筋膜被切开，前侧皮瓣向内侧移动4～6cm。(**c**) 关闭。

于治疗放射后形成的窦道和克罗恩病造成的窦道是有效的方法。应该警告病人可能出现伴有感觉丧失和淋巴水肿风险、较长时间的腿部切口的风险。为了避免使用相对缺血的股薄肌肌腱，我们尝试通过采取小切口，分离靠近膝盖的肌腱，使用靠近肌腹的股薄肌。应当避免损伤隐神经及其分支。我们使用股薄肌移植的方法在 9 例病人中成功治愈 7 例。我们越来越多地采用该技术治疗那些肛门直肠广泛切除的病人，尤其是那些术前由于低位大肿瘤而行放疗或先前因克罗恩病行结肠切除造成无可用网膜的病人。

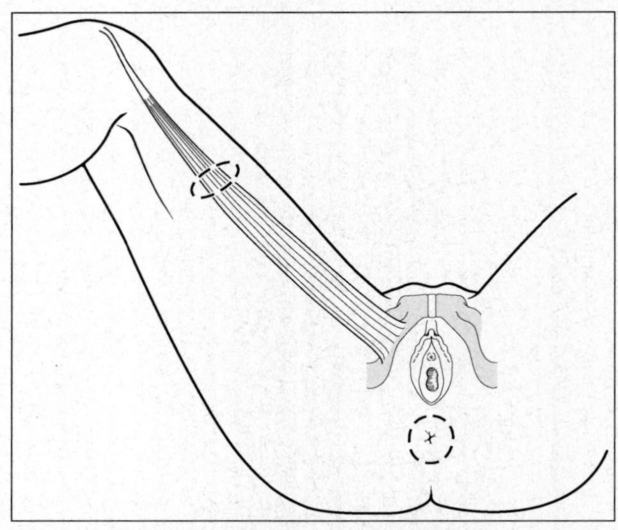

图 6.16 股薄肌肌皮瓣可用来填补缺损，并且可以达到皮肤缺损的二期愈合。

臀肌瓣

臀下动脉和大腿后面的皮神经分布在臀大肌的下方和大腿后部的皮下（图 6.18）。低位的臀大肌切除不会造成功能缺陷，供区可以一期缝合关闭，可以有充足的肌肉填塞腔隙（Shaw 和 Futrell，1978；Hurwitz 等，1980；Achauer 等，1983）。

Hurwitz 和 Zwiebel 1985 年报道应用两种肌皮瓣的方法治疗 5 例病人，一种是利用不带表皮的肌皮瓣填塞到腔隙的最底端，另一种是放置在靠近皮肤缺损表浅的地方。4 例 病人取得了一期愈合。手术最好采用折刀位（Maruyama 等，1980）。我们没有这种手术的经验。

腹直肌瓣

利用腹直肌瓣和由腹壁下动脉供应的肌肉纤维上方覆盖的椭圆形的皮肤来关闭较大的会阴部的缺损的方法是比较好的措施（图 6.19）。腹直肌皮瓣可被用于腹会阴联合切除较大的肿瘤，由于克罗恩病行会阴部广泛切除，或者因克罗恩病或放疗后形成的窦道切除时使用（Shukla 和 Hughes，1984；Erdmann 和 Waterhouse，1995）。我们利用该方法关闭盆底和会阴的缺损的 5 例病例中成功了 3 例。另外还有一些利用腹直肌瓣成功的报道（Young 等，1988；Roe 和 Mortensen，1989；Skene 等，1990；Brough 和 Schofield，1991）。

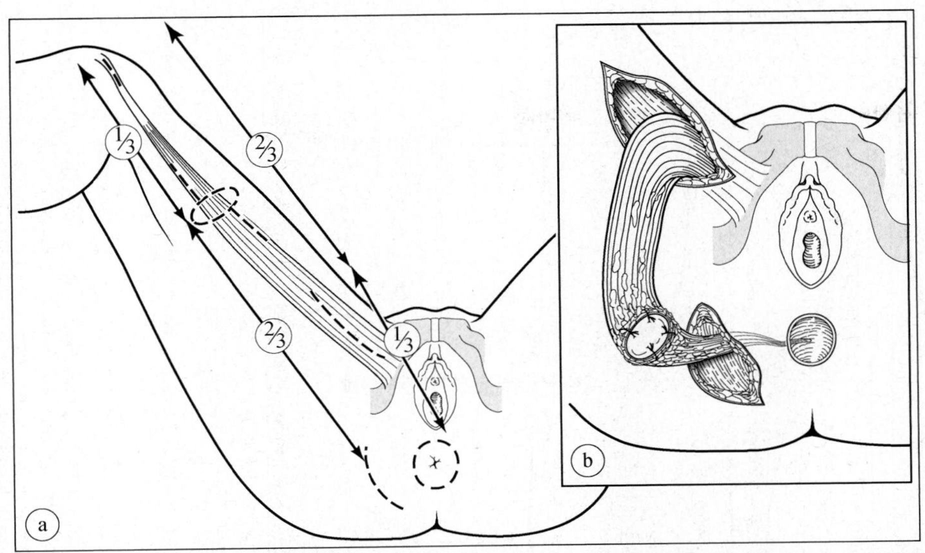

图 6.17 股薄肌绕道改造为肌皮瓣。(**a**) 股薄肌被移动到远端的血管神经蒂以及椭圆形皮肤和底部肌肉一起被提升，股薄肌末端底部被分开，肌皮瓣通过皮下通道被分隔到会阴部。(**b**) 完成的皮瓣缝合以及大腿皮肤缺损闭合后。

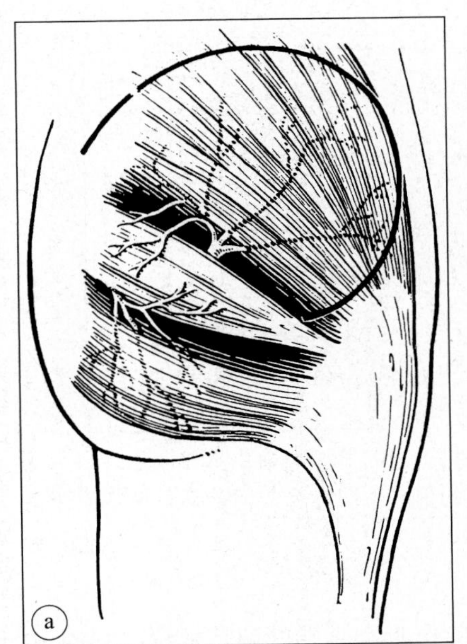

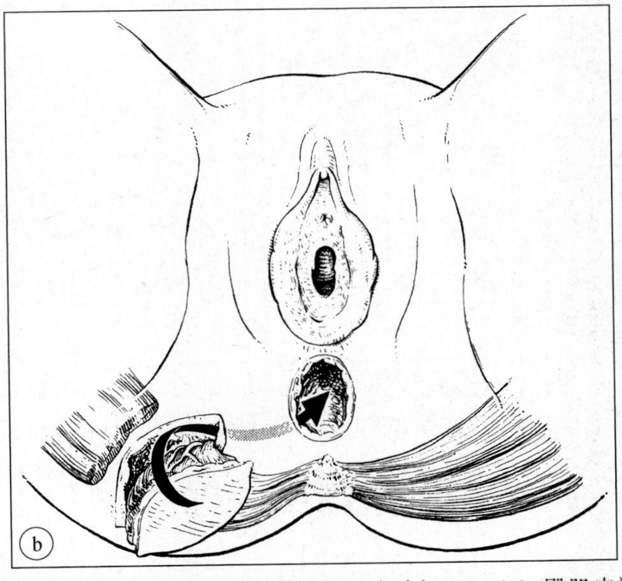

图 6.18 臀肌皮瓣。(**a**) 用作于臀肌皮瓣的臀大肌的血供和支配范围以及皮肤切口。(**b**) 臀肌皮瓣在皮肤一期愈合之前，通过皮下通道被分配到会阴部（在俯卧折刀位下手术会更容易：未图示。)。

其他的肌瓣

也可使用股直肌和股二头肌，但由于它们担负着重要的运动功能，不被推荐用于修补缺损（Hurwitz，1980；Mathes 和 Mahai，1982）。同样的观点也适用于对半腹肌的使用。不过，Mann 和 Springhall 1986 年报告了 5 例 病人用远端的半腹肌绕道至会阴部的方法取得了完全愈合，且没有出现运动障碍。虽然它比股薄肌更宽大，但很少使用这种肌皮瓣。

阴道会阴瘘的闭合

阴道会阴瘘是由长短不一的会阴部的窦道和与之相交通的阴道构成的。治疗包括完整切除窦道，在引流的基础上一期缝合缺损，或使用股薄肌移植。与阴道相通的组织可以被切除，缺损可以用阴道的前徙瓣修补。如果使用股薄肌修补缺损，阴道的缺损可以无需修补而愈合。

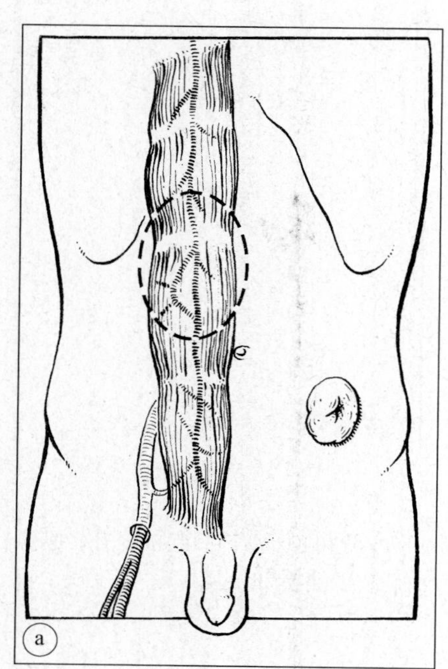

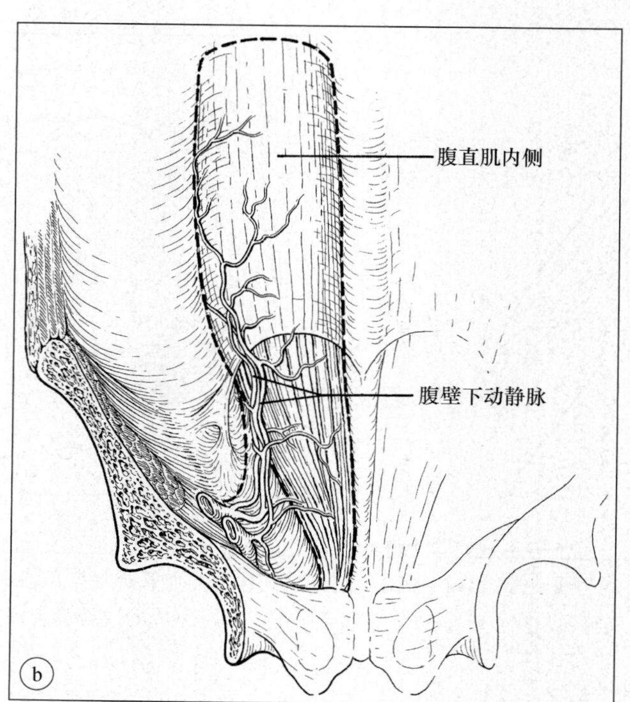

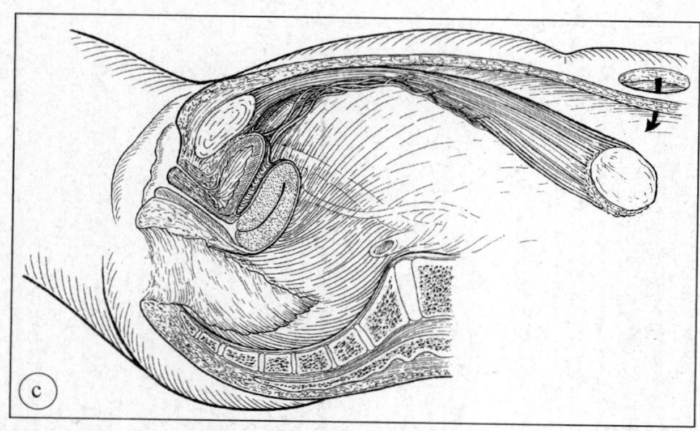

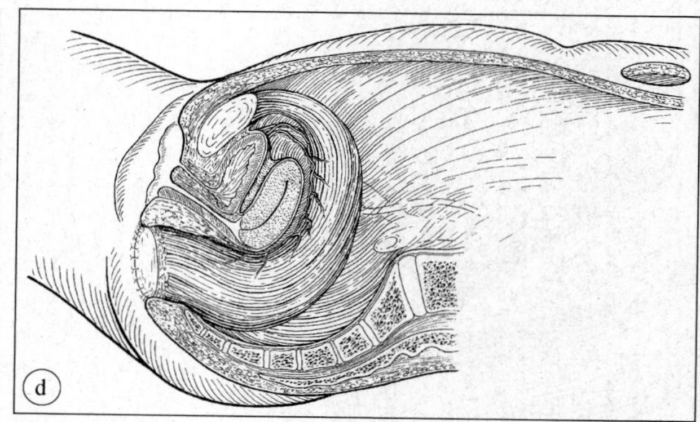

图 6.19 腹直肌皮瓣。(**a**) 腹直肌上的盘状皮肤被抬高，这样可以有腹壁下动脉血供。(**b**) 腹直肌血供具体图示。(**c**) 从腹直肌切下的腹直肌皮瓣血供由腹壁下血管供应。(**d**) 腹直肌皮瓣通过骨盆上至会阴部；一期缝合关闭伤口，通常高于雷氏抽吸引流管。

肌皮瓣的切除和旋转的技巧

一般考虑

病人的体位

如果使用股薄肌或半腹肌的方法，采用截石位。臀肌瓣时必须采用折刀位。经过腹部和会阴部才能作腹直肌重建和网膜成形术。

窦道切除

为了避免有残留的纤维组织，应该尽可能地广泛切除窦道（图 6.11）。如果对完全切除窦道有帮助的话，可以切除尾骨和末端的两节骶骨。头灯和深的自动牵开器是必须有的。如果窦道很长，可以使用肌皮瓣，或者计划做网膜成形术，可以同步联合腹腔手术。如果出血靠近腔隙的底端，长而弯的拉钩和带有电热的吸引是有用的。切除窦道时必须非常谨慎，以免损伤小肠、输尿管、膀胱、尿道、精囊腺或阴道。在窦道中插入探针，可以有助于了解窦道的底部。窦道切除后要仔细止血。如果止血不彻底，会影响肌皮瓣的充填（Leahy 和 Peel, 1984）。如果存在广泛的盆腔纤维化或切除困难，应该在重建前，充盈膀胱来检查有无膀胱的损伤。

特殊的肌皮瓣

股薄肌

在宽 6cm，长 8～10cm 的椭圆形的皮肤区域内的体表标记是在耻骨结节和膝盖的半腱肌的肌腱的连线的后部（图 6.16）。将椭圆形的皮肤与浅筋膜分离，与肌肉形成平顶宽基底的金字塔形状。确认股薄肌。找到内收长肌，分离筋膜，使血管神经从内收长肌与内收短肌间显露。需要采取一些缝合的措施避免分离皮肤和肌肉，从切口移动股薄肌，在不破坏膝关节和淋巴管情况下，从肌腱近端分离。岛状瓣周围的皮肤要斜切，以便较易形成 Z 型皮瓣关闭供区，使遗留下的肌瓣很活动，远离血管神经和邻近的股薄肌。在腿部切口和会阴部间形成很宽的皮下隧道。肌肉瓣要很小心地穿过隧道，以免损伤皮肤和血管蒂（图 6.17）。供体部位要放置引流。肌皮瓣被缝合在会阴部，放置低压引流，以免形成死腔。如果皮肤活力有问题，应去掉保留的皮肤，只用股薄肌的近端关闭会阴缺损。如果不能关闭会阴部的皮肤缺损，可以用纱布覆盖，以后在植皮修复。

臀大肌

构成该肌皮瓣的原则是：靠下部的臀部皮肤，将后侧的臀大肌与阔筋膜隆起形成肌皮瓣的主体，下方有臀下动脉和支配感觉的皮神经。该肌皮瓣可以从梨状肌下缘肌肉直到 8cm 长的腘窝。可以应用两个肌皮瓣的高度，一个被覆皮肤，另一个只有肌肉。开始解剖皮瓣远端的时候要注意识别和保留大腿阔筋膜表面的皮神经。臀肌的狭窄的中下方应包括皮肤。在邻近坐骨结节处被抬高，留下完整的十字形吻合。皮下隧道要分离到臀大肌远端边界，并通过坐骨直肠窝到达会阴部（图 6.18b）。肌皮瓣通过隧道填补腔隙以关闭会阴部伤口。当用来关闭皮肤缺损时，只能单独把肌肉放置在腔隙的底端。通过缝合邻近肌皮瓣确保尽可能关闭腔隙的底端。

腹直肌

只有当一侧的腹壁被切断时，肌瓣保持活力，才能使用腹直肌肌皮瓣。在实践当中，假如这边的肌肉没有因多次手术或造口损坏，可取造口对侧的腹直肌。开放腹部可以与切除直肠或会阴窦道切除同步进行。这个过程可能会很困难，比较聪明的办法是用带子将输尿管和髂内血管控制起来。由于窦道切除会在盆腔和会阴部造成较大的腔隙，因此止血必须彻底。斜盘状皮肤的纵轴横断面要比缺损面大，一般取自肋缘下 3～4cm 的腹直肌（图 6.19a）。从皮下要斜着分离皮下组织直到腹直肌，以便使其基底部比皮肤宽。皮瓣以上的腹直肌要被分离，结扎血管（图 6.19b）。游离腹壁下血管，离断不是供应下方腹直肌的血管分支。要保证足够的血管蒂的长度，以便其通过骨盆到达会阴部（图 6.19c）。缝合关闭腹直肌鞘的缺损要有引流，皮瓣要缝合在会阴部的皮肤上，引流放在肌肉关闭的死腔之上（图 6.19d）。如果沿股薄肌相关纤维的横轴切断的话，通过 Z 形缝合供皮区。

网膜移植物填充会阴窦道

造口的病人最好避免损伤对侧的腹直肌，因为有可能需要重新放置造口。因此，如果胃网膜的血管弓是完整的，我们就使用网膜填补缺损（图 6.20）。网膜通过盆腔到达会阴部。1 周后可以切除多余的网膜。我们用该方法在 6 例克罗恩病的病人中成功的治愈 4 例（Yamamoto 等，2001）。

术后治疗和并发症

术后治疗

3～4 天后，病人逐步增加活动。持续静脉输液。当引流量每日不到 10ml 且不是血性时，应该拔除引流管。会阴部缝线要保留 12～14 天。

术后并发症

最令人担心的并发症是由于损伤小肠、膀胱或输尿管后形成与会阴伤口的瘘管，但它的发生率小于 10%。骶前出血或放射性血管炎出血。血肿可能引起败血症，因此，我们建议在原位放置引流，直到几乎没有引流液为止。如果怀疑止血不彻底，应行二次手术。应及早发现皮肤的缺血性坏死，且切除坏死的皮肤，以保证不会危及下面的肌肉。如果有脓毒症的迹象，应该拆除缝线，保证充足的引流。如果必须切除皮肤，剩余肌肉活力尚可，后期的植皮往往会成功。

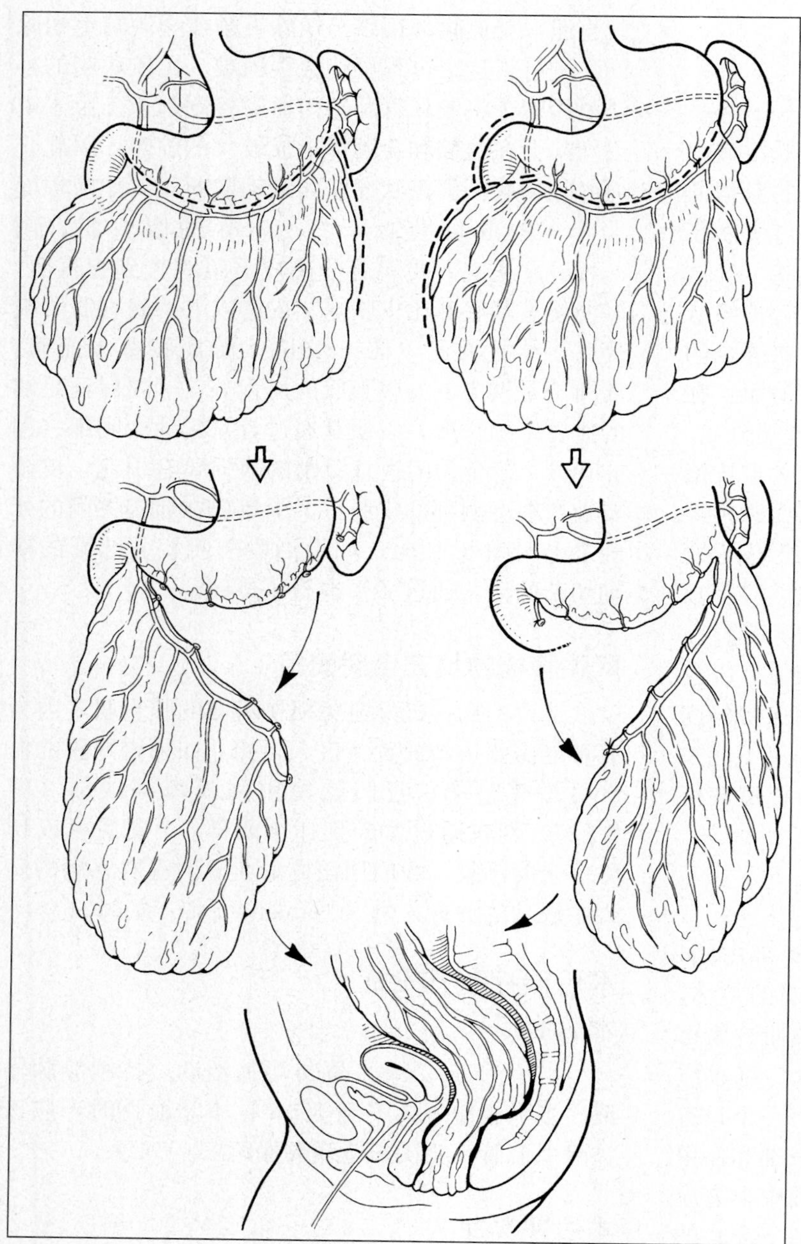

图 6.20 持续性会阴窦道瘘切除术及网膜成形术。此类手术适用于腹直肌已经被多个造口破坏的克罗恩病。在网膜基于胃网膜右动脉的情况下，分离接近胃短动脉的左胃网膜，并且移动左侧网膜使得顶点处下降至会阴部。在一些情况下，通过基于胃网膜左动脉的网膜以及分离位于十二指肠第二段的右胃网膜，可以获得更好的长度，尤其是当网膜附着于肝下方，这样可以从原位移动并且到达到会阴部。

（吴欣　译　吴欣　校）

参考文献

Achauer BM, Turpin IM & Furnas DL (1983) Gluteal thigh flap in reconstruction of complex pelvic wounds. *Arch Surg* 118: 18-22.

Alpsan K, Singh A & Ahmad A (1980) Clinical comparison of perineal wound management. *Dis Colon Rectum* 23: 564-566.

Altemeier WA, Cuthbertson CR, Alexander JW, Suturins D & Bossert J (1974) Primary closure and healing of the perineal wound in abdominoperineal resection of the rectum for carcinoma. *Am J Surg* 127: 215-219.

Ambrose NS & Alexander-Williams J (1988) Appraisal of a tissue glue in the treatment of persistent perineal sinus. *Br J Surg* 75: 484-485.

Anderson R & Turnbull RB Jr (1976) Grafting the unhealed perineal wound after coloproctectomy for Crohn's disease. *Arch Surg* 111: 335-338.

Aubrey DA, Morgan WP, Jenkins N & Harvey J (1984) Treatment of the perineal wound after proctectomy by intermittent irrigation. *Arch Surg* 119: 1141-1144.

Baek S, Greenstein A, McElhinney J & Aufses AH (1981) The gracilis myocutaneous flap for persistent perineal sinus after proctocolec-tomy. *Surg Gynecol Obstet* 153: 713-716.

Bartholdson L & Hulten L (1975) Repair of persistent perineal sinuses by means of a pedicle flap of muscular gracilis. *Scand J Plast Reconstr Surg* 9：74-76.

Baudot P，Keighley MRB & Alexander-Williams J（1980）Perineal wound healing after proctectomy for carcinoma and inflammatory disease. *Br J Surg* 67：275-276.

Bernstein LH，Frank MS，Brandt LJ & Boley SJ（1980）Healing of perineal Crohn's disease with metronidazole. *Gastroenterology* 79：357-365.

Bodegraven AA，Sloots CE，Felt-Bersma RJ & Meuwissen SG（2002）Endosonographic evidence of persistence of Crohn's disease—Associated fistulas after Infliximab treatment，irrespective of clinical response. *Dis Colon Rectum* 45：39-46.

Broader JH，Lasselink BA，Oates GD & Alexander-Williams J（1974）Management of the pelvic space after proctectomy. *Br J Surg* 61：94-97.

Brough WA & Schofield PF（1991）The value of the rectus abdominis myocutaneous flap in the treatment of complex perineal fistula. *Dis Colon Rectum* 34：148-150.

Bruhn HD，Christophers E，Pohl J & Schoel G（1980）Regulation der Fibrobastenproliferation durch Fibrinogen/Fibrin，Fibronectin and Faktor XIII. In Schimpf K（ed.）*Fibrinogen，Fibrin and Fibrin Glue*，pp 217-226. Stuttgart：Schattauer.

Campos RR，Ayllon JG，Paricio PP et al（1992）Management of the perineal wound following abdominoperineal resection：prospective study of three methods. *Br J Surg* 79：29-31.

Cedemark B，Johansson H，Rutqvist LE & Wilking N（1995）The Stockholm I trial of preoperative short term radiotherapy in opera-ble rectal carcinoma. A prospective randomized trial. Stockholm Colorectal Study Group. *Cancer* 75：2269-2275.

Cohen BE & Ryan JA（1979）Gracilis muscle flap for closure of the persistent perineal sinus. *Surg Gynecol Obstet* 148：33-35.

Cohen RD，Tsang JF，Hanauer SB（2000）Infliximab in Crohn's disease：First anniversary clinical experience. *Am J Gastroenterol* 95：3469-3477.

Corman ML，Veidenheimer MC，Collet JA & Ross VH（1978）Perineal wound healing after proctectomy for IBD. *Dis Colon Rectum* 21：155-159.

Crile G & Robert AD（1950）Primary closure of the posterior wound after combined abdominoperineal resection for cancer of the rectum. *Cleve Clin Q* 17：5-8.

Eftaiha M & Abcarian H（1978）Management of perineal wounds after proctocolectomy：a retrospective study of 50 cases in which treat-ment by the open technique was used. *Dis Colon Rectum* 21：287-291.

Elliot MS & Todd IP（1985）Primary suture of the perineal wound using constant suction and irrigation following rectal excision for IBD. *Ann R Coll Surg Engl* 67：6-7.

Erdmann MWH & Waterhouse N（1995）The transpelvic rectus abdominis flap：its use in the reconstruction of extensive perineal defects. *Ann R Coll Surg Engl* 77：229-232.

Ferrari BT & DenBesten L（1980）The prevention and treatment of the persistent perineal sinus. *World J Surg* 4：167-172.

Gerard A，Buyse M，Nordlinger B et al（1988）Preoperative radio-therapy as adjuvant treatment in rectal cancer. Final results of a randomized study of the European Organization for Research and Treatment of Cancer（EORTC）. *Ann Surg* 208：606-614.

Graham JB（1965）Vaginal fistulas following radiotherapy. *Surg Gynecol Obstet* 120：1019-1030.

Gruessner U，Clemens M，Pahlplatz PV，Sperling P，Witte J & Rosen HR（2001）Improvement of perineal wound healing by local adminis-tration of gentamicin-impregnated collagen fleeces after abdominoperineal excision of rectal cancer. *Am J Surg* 182：502-509.

Harper PH，Truelove SC，Lee ECG，Kettlewell MGW & Jewell DP（1983）Split ileostomy and ileocolostomy for Crohn's disease of the colon and ulcerative colitis：a 20-year survey. *Gut* 24：106-113.

Hartley A，Giridharan S，Gray L，Billingham L，Ismail T & Geh JI（2002）Retrospective study of acute toxicity following short course preoperative radiotherapy. *Br J Surg* 89：889-895.

Hulten L，Kewenter J，Knuttson U & Olbe L（1971）Primary closure of perineal wound after proctocolectomy or rectal incision. *Acta Chir Scand* 137：467-469.

Hurwitz DJ（1980）Closure of a large defect of the pelvic cavity by an extended compound myocutaneous flap based on the inferior gluteal artery. *Br J Plast Surg* 33：256-261.

Hurwitz DJ & Zwiebel PC（1985）Gluteal thigh flap repair of chronic perineal wounds. *Am J Surg* 150：386-391.

Hurwitz DJ，Swartz WM & Mathes SJ（1980）The gluteal thigh flap：a reliable sensate flap for the closure of buttock and perineal wounds. *Plast Reconstr Surg* 68：521-530.

Inglemann-Sundberg A（1960）Pathogenesis and operative treatment of urinary fistulas in irradiated tissue. In Youssef AF（ed.）*Gynecological Urology*，pp 263-279. Springfield，IL：CC Thomas.

Irvin TT & Goligher JC（1975）A controlled clinical trial of three differ-ent methods of perineal wound management following excision of the rectum. *Br J Surg* 62：287-291.

Irving AD & Lyall MH（1984）Perineal healing after panproctocolec-tomy for IBD. *J R Coll Surg Edinb* 29：313-315.

Jalan KN，Smith AN，Ruckley CV，Falconer CWA & Prescott RJ（1969）Perineal wound healing in ulcerative colitis. *Br J Surg* 56：749-753.

Kasper R（1984）Persistent perineal sinus. *Surg Clin North Am* 64：761-768.

Keighley MRB & Allan RN（1988）Management of perianal Crohn's disease. *World J Surg* 12：198-202.

Keighley MRB & Burdon DW（1979）*Antimicrobial Prophylaxis in Surgery*. Tunbridge Wells：Pitman Medical.

Kirkegaard P & Madsen PV（1983）Perineal sinus after removal of rectum：occlusion with fibrin adhesions. *Am J Surg* 145：791-794.

Korelitz BI & Present DH（1985）Favourable effect of 6-mercapto-purine on fistula of Crohn's disease. *Dig Dis Sci* 30：58-64.

Kronberg O，Krahoft J，Backer O et al（1974）Early complications following operations for cancer of the rectum and anus. *Dis Colon Rectum* 17：741-749.

Labanter HP（1980）The gracilis muscle flap and musculocutaneous flap in the repair of perineal and ischial defects. *Br J Plast Surg* 33：95-98.

Leahy AL & Peel ALG（1984）A polythene pack for perineal wounds. *Br J Surg* 71：277.

Lees V & Everett WG（1991）Management of the chronic perineal sinus：not a problem to sit on. *Ann R Coll Surg Engl* 73：58-63.

Leicester RJ，Ritchie JK，Wadsworth J，Thompson JPS & Handley TR（1984）Sexual function and perineal wound healing after inter-sphincteric excision of the rectum for IBD. *Dis Colon Rectum* 27：244-248.

Lieberman RC & Feldman S（1984）Primary closure of the perineal wound with closed continuous transabdominal pelvic irrigation after rectal incision. *Dis Colon Rectum* 27：526-528.

Linares L，Moteira LF，Andrews H et al（1988）Natural

history and treatment of anorectal strictures complicating Crohn's disease. *Br J Surg* 75：653-656.

Lubbers E-JC (1982) Healing of the perineal wound after proctectomy for non-malignant conditions. *Dis Colon Rectum* 25：351-357.

Macfie J & McMahon MJ (1980) The management of the open perineal wound using a foam elastomer dressing：a prospective clinical trial. *Br J Surg* 67：85-89.

McGraw JB, Massey FM, Shanklin KD et al (1976) Vaginal recon-structions with gracilis myocutaneous flaps. *Plast Reconstr Surg* 58：176-179.

Manjoney DL, Koplewitz MJ & Abrams JS (1983) Factors influencing perineal wound healing after proctectomy. *Am J Surg* 145：183-189.

Mann CV & Springhall R (1986) Use of a muscle graft for unhealed perineal sinus. *Br J Surg* 76：1000-1001.

Marijnen CA & van de Velde CJ (2001) Preoperative radiotherapy for rectal cancer. *Br J Surg* 88：1556-1557.

Markowitz J, Rosa J, Grancher K et al (1990) Long-term 6-mercapto-purine treatment in adolescents with Crohn's diasease. *Gastroenterology* 99：1347-1351.

Marks CG, Leighton M, Ritchie JK & Hawley PR (1976) Primary suture of the perineal wound following rectal incision for adeno-carcinoma. *Br J Surg* 63：322-326.

Marti M-C, Roche B & Gumener RG (1994) Skin cover of perineal defects using V-Y flaps. *Int J Colorect Dis* 9：163-164.

Maruyama Y, Nakajima H & Kodaira S (1980) Primary reconstruction of perineal defect with bilobed myocutaneous flap. *Br J Plast Surg* 33：440-447.

Mathes SJ & Mahai F (1982) *Clinical Application for Muscle and Musculocutaneous Flaps*. St Louis：CV Mosby.

Medical Research Council Rectal Cancer Working Party (1996) Randomised trial of surgery alone versus radiotherapy followed by surgery for potentially operable locally advanced rectal cancer. *Lancet* 348：1605-1610.

Mortimore M, Gibson PR, Selby WS, Radford-Smith GL, Florin THJ & the Infliximab User Group (2001) Early Australian experience with infliximab, a chimeric antibody against tumour necrosis factor-α, in the treatment of Crohn's disease：is its efficacy augmented by steroid-sparing immunosuppressive therapy? *Int Med J* 31：146-150.

Oakley JR, Fazio VW, Jagelman DG et al (1985) Management of the perineal wound after rectal incision for UC. *Dis Colon Rectum* 28：885-888.

Oates GD & Alexander-Williams J (1970) Primary closure of the perineal wound in excision of the rectum. *Proc R Soc Med* (Suppl) 63：128.

Orticochea M (1972) The musculocutaneous flap method：an intermediate and heroic substitute for the method of delay. *Br J Plast Surg* 25：106-110.

Present DH, Rutgeerts P, Targan S et al (1999) Infliximab for the treat-ment of fistulas in patients with Crohn's disease. *N Engl M Med* 340：1398-405.

Read TE, McNevin MS, Gross EK et al (2001) Neoadjuvant therapy for adenocarcinoma of the rectum：Tumor response and acute toxicity. *Dis Colon Rectum* 44：513-522.

Ricart E, Panaccione R, Loftus EV, Tremaine WJ & Sandborn WJ (2001) Infliximab for Crohn's disease in clinical practice at the Mayo Clinic：the first 100 patients. *Am J Gastroenterol* 96：722-729.

Ritchie JK & Lockhart-Mummery HE (1973) Non-restorative surgery in the treatment of Crohn's disease of the large bowel. *Gut* 14：263-269.

Roe AM & Mortensen NJMcC (1989) Perineal reconstruction with rectus abdominis flap after resection of anal carcinoma in Crohn's disease. *J R Coll Soc Med* 52：369-370.

Ruckley CV, Smith AN & Balfour TW (1970) Perineal closure by omen-tal graft. *Surg Gynecol Obstet* 131：300-302.

Ryan JA Jr (1984) Gracilis muscle flap for the persistent perineal sinus of IBD. *Am J Surg* 148：64-70.

Saha SK (1983) Care of perineal wound in abdominoperineal resection. *J R Coll Surg Engl* 28：324-327.

Saha SK & Robinson AF (1976) A study of perineal wound healing after abdominoperineal resection. *Br J Surg* 63：555-558.

Scammell B & Keighley MRB (1986) Delayed perineal wound healing after proctectomy for Crohn's colitis. *Br J Surg* 73：150-152.

Schofield PF (1970) Care of the perineal wound after excision of the rectum. *J R Coll Surg Edinb* 15：287-289.

Schwab RM & Kelly KA (1974) Primary closure of perineal wound after proctectomy. *Mayo Clin Proc* 49：176-179.

Seckel BR, Schoetz DJ & Coller JA (1985) Skin grafts for circumferen-tial coverage of perianal wounds. *Surg Clin North Am* 65：365-371.

Se-min Baek, Greenstein A, McEllinney AJ & Anfses AH (1981) The gracilis myocutaneous flap for persistent perineal sinus after proctocolectomy. *Surg Gynecol Obstet* 153：713-716.

Shaw A & Futrell JW (1978) Cure of chronic perineal sinus with gluteus maximus flap. *Surg Gynecol Obstet* 147：417-420.

Shukla HA & Hughes LE (1984) The rectus abdominis flap for perineal wounds. *Ann R Coll Surg Engl* 66：337-339.

Silen W & Glotzer DJ (1974) The prevention and treatment of the persistent perineal sinus. *Surgery* 75：535-542.

Skene AI, Gault DT, Woodhouse CRJ et al (1990) Perineal, vulval and vaginoperineal reconstruction using the rectus abdominis myocutaneous flap. *Br J Surg* 77：635-637.

Smith EJ, Sparberg M & Poticha SM (1978) Late occurrence of perineal wound abscess years after total colectomy. *Am J Surg* 135：626-629.

Solomon MJ, Atkinson K, Quinn MJ, Eyers AA & Glenn DC (1996) Gracilis myocutaneous flap to reconstruct large perineal defects. *Int J Colorect Dis* 11：49-51.

Stanek G, Bosch P & Leber P (1980) Uber die Keimvermehrung in einem Fibrinklebesystem in vergleich zu Blut und das Lyseverhalten mit ohne Faktor XIII. In Schimpf K (ed.) *Fibrinogen, Fibrin and Fibrin Glue*, pp 239-241. Stuttgart：Schattauer.

Strahan J, Wilson W & McMechan E (1967) A review of surgically treated UC. *Ir J Med Sci* 494：83-88.

Talbot RW, Ritchie JK & Northover JMA (1989) Conservative procto-colectomy：a dubious option in ulcerative colitis. *Br J Surg* 76：738-739.

Terranova O, Sandei F, Rubuffat C, Maruotti R & Pezzuoli G (1979) Management of the perineal wound after rectal incision for neo-plastic disease：a controlled clinical trial. *Dis Colon Rectum* 22：228-233.

Theodoropoulos G, Wise WE, Padmanabhan A et al (2002) T-level downstaging and complete pathologic response after preoperative chemoradiation for advanced rectal cancer result in decreased recurrence and improved disease-free survival. *Dis Colon Rectum* 45：895-903.

Tolstedt GE, Bell JW & Harkins HN (1961) Chronic perineal sinus following total colectomy for UC. *Am J Surg* 101：50-54.

Tompkins RG & Warshaw AL (1985) Improved management of the perineal wound after proctectomy. *Ann Surg* 202：760-765.

Turowiski G, Schaadt M, Barthels M, Diehl V & Poliwoda

H (1980) Unterschiedlicher Einfluss von Fibrinogen und Faktor XIII auf das Nachstum von Primar und Kulturfibroblasten. In Schimpf K (ed.) *Fibrinogen, Fibrin and Fibrin Glue*, pp 227-237. Stuttgart: Schattauer.

Walton P & Mallik RF (1975) Management of the perineal wound after excision of rectum. *J R Coll Surg Edinb* 20: 251-254.

Ward MWN, Morgan BG & Clark CG (1982) Treatment of persistent perineal sinus with vaginal fistulas following proctocolectomy for Crohn's disease. *Br J Surg* 69: 228-229.

Warshaw AL, Ottinger LW & Bartlett MK (1977) Primary perineal closure after proctocolectomy for IBD: prevention of the persistent perineal sinus. *Am J Surg* 133: 414-419.

Watts JMcK, deDombal FT & Goligher JC (1966) Long-term compli-cations and prognosis following major surgery for UC. *Br J Surg* 53: 1014-1023.

Wheeler JM, Warren BF, Jones AC & Mortensen NJ (1999) Preoperative radiotherapy for rectal cancer: implications for surgeons, pathologists and radiologists. *Br J Surg* 86: 1108-1120.

Williams NS, Nasmyth DG, Jones D & Smith AH (1986) Defunctioning stomas: a prospective controlled trial comparing loop ileostomy with loop transverse colostomy. *Br J Surg* 73: 566-570.

Winslet MC, Andrews H, Alexander-Williams J, Allan RN & Keighley MRB (1987) Faecal diversion in the management of Crohn's disease. *Gut* 28: A1344.

Winslet MC, Alexander-Williams J & Keighley MRB (1990) Conservative proctocolectomy with low transection of the anorectum is a poor alternative to conventional proctocolectomy in inflammatory bowel disease. *Int J Colorectal Dis* 5: 117-119.

Winslet MC, Drolc Z, Allan A & Keighley MRB (1991) Assessment of the defunctioning efficiency of the loop ileostomy. *Dis Colon Rectum* 34: 699-703.

Wood RAB, Williams RHP & Hughes LE (1977) Foam elastomer dress-ing in the management of open granulating wounds: experience with 250 patients. *Br J Surg* 64: 554-557.

Yamamoto T, Bain Im, Allan RN & Keighley MRB (1999) Persistent perineal sinus after proctocolectomy for Crohn's disease. *Dis Colon Rectum* 42: 96-101.

Yamamoto T, Mylonakis E & Keighley MRB (2001) Omentoplasty for persistent perineal sinus after proctectomy for Crohn's disease. *Am J Surg* 181: 265-267.

Young MRA, Small JO, Leonard AG & McKelvey STD (1988) Rectus abdominis muscle flap for persistent perineal sinus. *Br J Surg* 75: 1228.

7

第 7 章　直肠术后的性功能受损

性功能的受损主要集中在因炎性肠病行直肠切除术后的男性阳痿的风险上，幸运的是，相对而言这种情况并不常见，其发生受患者年龄和直肠切除手术技术的影响（Goligher，1983）。直肠癌切除术后男性阳痿和性能力受损较少受到关注，而且，因为患者手术前性功能常常没有被记录，且许多患者伴有影响生殖器勃起和充血肿胀的老年性血管因素（Bernstein 和 Bernstein，1966；Davis 和 Jelenko，1975；Williams 和 Slack，1980），所以资料很难解释直肠癌切除术对男性性功能的影响。相比之下，女性性功能障碍问题受到的关注就更少了，尽管如此，女性直肠术后性交困难、性功能受损和体形的改变，似乎很普遍，值得关注（Stahlgren 和 Ferguson，1959；Watts 等，1966）；生育和妊娠同样都受到直肠手术的影响。

直到最近，人们对于直肠术后腹壁造口对性功能的影响还是了解甚少。在过去，只有少数腹壁造口患者，在术前被咨询性能力和性期望，随着癌症的储袋式回肠造口术、重建性结直肠切除术及低位保留括约肌切除术的引入，腹壁造口对性功能的影响才引起了研究者极大的兴趣。此外，21 世纪以来术前咨询和公众意识正被更积极地关注。

问题评估

性功能

男性

男性阳痿定义为维持勃起使正常射精而获得满意性高潮的失败。然而，与患者讨论过这个问题的绝大多数人都明白，问题不是如此简单，Leicester 等（1984）的一篇文章强调了这个问题的复杂性。他们对在 St Mark 医院接受过直肠括约肌切除术的患者作了一个调查，首先，他们发现能调查到的只是部分患者（半数以内），然后还发现很显然这种信息不能简单地通过调查问卷来收集，需要患者和调查者细心和巧妙的面谈才能获得。这些研究者很快意识到直肠术后性功能存在很多问题，除射精的失败外，可能还有阴茎勃起的大小、硬度和持续时间都可能受手术的影响。这个调查显示，尽管很多患者有轻微的性功能问题，但没人被列入阳痿（表 7.1）。因此比起单一的阳痿，这个问题因此更复杂了（Williams 和 Johnston，1983；Dozois，1985；Lindsey 等，2000）。

几乎没有文章讨论直肠术后的性欲问题；腹壁造口相关的性问题极少被关注；与性交相关的排尿干扰通常都被忽视；性高潮在许多调查中都被谨慎地忽略掉；勃起可以出现，但都不够持久、伴疼痛或者间歇地受损，有的在进入时也存在困难，与之类似，交感神经被切除不仅导致射精的失败，还可以导致逆行射精、间断性勃起障碍和早泄等（Devlin 等，1971；Morrow，1976；Morgan，1982）。

性功能受损的评估必须考虑手术前性功能，有两种推荐的评估方法：国际勃起功能评分、整体效能问卷（表 7.2）。甚至年轻的炎性肠病患者，也时常出现医疗相关的功能紊乱（Bauer 等，1983）。

表 7.1 直肠括约肌切除术后的性功能障碍的内容分析

性功能问题	暂时的	永久的
男性（n=23）[a]		
勃起疼痛	3	2
失去性欲	2	2
会阴部伤口疼痛	1	0
不能勃起	0	0
勃起损伤	2	4
进入困难	2	2
维持勃起困难	2	4
早泄	3	1
射精失败	1	1
逆行射精	0	0
缺少性高潮	0	1
性高潮受损	1	3
排尿控制受损	1	1
造口相关问题	1	2
女性（n=25）[b]		
会阴部不适	2	5
缺少满足感	0	5
压力性尿失禁	0	1
尿急	0	1
子宫脱垂	0	2
缺少性高潮	0	0
性高潮受损	1	1
造口相关问题	1	1

来源自：Leicester 等（1984）。

[a] n 暂时性问题=7（30%）；永久性问题=6（26%）。

[b] n 暂时性问题=3（12%）；永久性问题=5（20%）。

然而，有恶性肿瘤的老年患者，手术前阳痿发病率显著升高（Williams 和 Slack，1980；Kinn 和 Ohman，1986；Lindsey 等，2002），即使不是这样，许多老年患者已没有性生活了，因此性活动可能受年龄、疾病、弱体质的影响，最后两个因素在炎性肠病患者中尤其具有相关性。许多研究者报道结直肠切除术后性行为的改善，而不是变坏，提示这些问题通常也可以通过手术矫正（Burnham 等，1977；Brooke，1983）。

性功能受损可以是暂时的，May（1966）报道，46 例男性患者中 11 例在直肠切除术后早期有一定程度的性功能受损，但只有 3 例在术后一年内完全性无能，所有患者两年后都恢复了正常的性功能。这些观察提示了神经再生的可能性，同时还提示全身状况、自信、心理因素在这些功能中起到了决定性作用（Gruner 等，1977）。

女性

让人吃惊的是，过去女性在直肠切除术后性功能的调查中被排除在外是多么常见（Oresland 等，1994；Bambrick 等，1996）。女性性交困难现在被认可是直肠切除术的并发症，尤其有会阴部创伤不愈合、会阴部感染或窦道形成的时候。然而，性功能减退还有其他原因（表 7.3），比如阴道入口过紧、阴道会阴瘘、子宫脱垂、直肠切除后子宫移位（Harrison 和 McDonagh，1950；Watts 等，1966；Entman 和 Wilson，1982）。

表 7.2 国际勃起功能指数（IIEF）

性功能范围	问题	总分
勃起功能	6	30
性交满意度	3	15
性高潮能力	2	10
性欲	2	10
总体性满意度	2	10
总 IIEF	15	75

世界效率问题反应选项

没有反应	
没有反应	勃起功能没有一点提高。
不满意回应	勃起功能有提高但不满意，不能完成性交。
反应	
满意反应	勃起功能满意度提高，能完成性交，但不能回到术前正常状态。
完全反应	勃起功能恢复到术前正常状态。

表 7.3　炎性肠病直肠术后的性功能问题

女性（n=67）	
5 位有机械性因素（7%）	1 例会阴部窦道疼痛
	1 例阴道狭窄
	1 例性交困难
	1 例尿失禁
	1 例担心肛袋移动
男性（n=41）	
11 位有性功能损伤（27%）	7 例永久性勃起障碍
	2 例暂时性勃起障碍
	2 例射精障碍

来源自：Watts 等（1966）。

女性性功能的评估应该包括性交时疼痛、分泌、阴道干燥，还应该探究其他因素，比如性愉悦、性满足、性高潮、性交时泌尿系统并发症和腹壁造口相关的功能障碍。性交困难可能在手术前就已存在。Gruner 等（1977）提醒我们，近 30%的严重直肠炎患者性交困难，Petter 等（1977）恰当地强调了性交困难的女性有情绪上和心理上的问题。

影响性行为的因素

年龄

正常人性能力与年龄有关（Kinsey，1948；Finkle 等，1959；Davis 和 Jelenko，1975；Corman 等，1978；Yeager 和 van Heerden，1980），在因炎性肠病和恶性肿瘤行回肠造口术的患者中也是一样（Burnham 等，1977；Danzi 等，1983）。英国回肠造口术协会对患者的评估中，Burnham 等（1977）发现完全或部分性无能患者在 25 岁以下者仅占 5%，26～35 岁者占 10%，36～45 岁者占 33%，46 岁以上者占 53%（表 7.4）。相似地，Danzi 和同事调查了直肠癌经腹会阴切除的患者性功能紊乱的发生率，7 例年龄在 41～48 岁的患者中只有 2 例有性功能紊乱（29%），9 例年龄在 49～57 岁的患者中有 6 例（67%），但是 9 例年龄在 58～65 岁的患者中 8 例有性功能紊乱（89%）（表 7.5）。

恶性肿瘤

进展期的恶性肿瘤对许多功能如性功能的影响明显，放疗和化疗会减退性欲，辐射诱发的会阴部不适使得性交在数周之内不可能进行。肿瘤的分期、大小、位置对性功能受损的发病率的影响也已被评估（Deizonne 等，1982；Frego 等，1982）。

表 7.4　直肠切除术后性功能的改变

性功能的改变	术前（n=118）	术后（n=118）	年龄（岁）<25（n=20）	26～35（n=41）	36～45（n=27）	>46（n=30）
完全不能勃起	1?（1%）	6（5%）	0	0	1	5
部分勃起功能障碍	3[a]	13	1	4	8	11
射精障碍	1	10	0	10	0	0
仅射精障碍	1	4	0	4	0	0
射精维持困难	6[b]	22	0	4	8	10
总体功能障碍	11（9%）	45（38%）	1	10	14	20

? 术后是否改善未知。

[a] 2 例改善。

[b] 5 例改善。

来源自：Burnham 等（1977）。

表 7.5 年龄对腹腔腹膜切除术后性功能的影响

性功能改变	年龄（岁）		
	41～48 (n=7)	49～57 (n=9)	58～65 (n=9)
没有性功能障碍	5	3	1
勃起障碍	1	2	4
部分勃起失败	1	3	3
射精失败	0	2	3

来源自：Danzi 等（1983）。

Kinn 和 Ohman（1986）认为性无能与 Dukes 分期和淋巴转移的程度没有关系（La Monica 等，1985）。Balslev 和 Harling（1983）也认为男性性无能与恶性肿瘤大小和位置没有关系。但是，经腹会阴联合切除术后男性性功能障碍的概率比低位前切除术要高得多（Santangelo 等，1987）。

炎性肠病

炎性肠病术后男性性功能损害总体发病率要比恶性肿瘤手术后的发病率低，很可能因为这些患者代表了一个年轻的年龄组（Fazio 等，1980；Enker，1992），也可能是他们选择了保守的括约肌上或者括约肌间直肠切除术（Lee 和 Dowling，1972；Lyttle 和 Parks，1977）。然而，保守的结直肠切除术在克罗恩病中并不总是可行的，特别是当有直肠周围的瘘管、狭窄、慢性的肛门直肠感染等并发症的时候（Lockhart-Mummery 和 Ritchie，1983）。

慢性病、贫血、蛋白质-热量营养不良和败血症，在炎性肠病中非常普遍，它们可能是性欲减退、功能受损和节欲的主要原因（Moody 等，1992）。Nilsson 等（1981）记录了在结肠切除术前性活动减少或者缺乏在女性的比率为 6/29（21%），男性为 4/13（31%），在传统的结直肠切除术后，在男性中性活动有小的改善，但女性没有，作者把没有改善的原因归因于传统的回肠造口术所伴随的自身的性问题（Roy 等，1970；Ritchie，1972；Bone 和 Sorensen，1974）。

婚姻状态

显然，患者性伴侣的体谅、关心和敏感性在患者接受造口术后的个人生活调整和恢复方面起了关键的作用。总体来说，比起同居伴侣，已婚夫妇更能共同分担问题、要求更少及对性期待有一个更现实的理解。Keltikangas-Jarvinen 等（1984）发现行结直肠切除术的回肠造口术患者比因恶性肿瘤行结肠造口术的患者更需要他们伴侣的支持。

心理因素

性交是如此个人化的行为，以致心理因素是性功能的一个主要的决定因素，这一观点并不让人吃惊。精神压力、焦虑、内疚、抑郁、强迫症、对腹壁造口后体形改变的接受度，都对性功能产生重要的影响（Dyk 和 Sutherland，1956；Engel，1958；Orbach 和 Tallent，1965；Fischer 和 Cleveland，1967；Druss 等，1968；Lennenberg，1971；Kolb，1975；Morrow，1976；Gruner 等，1977）。

生育能力

男性

过去，在炎性肠病的患者中，不育与柳氮磺吡啶治疗引起的精子生成紊乱有关（Toth，1979）。随着 5-氨基水杨酸复合物的广泛使用，男性不育变得不多见了。

直肠切除本身可能降低生育能力，因为手术损伤支配前列腺、膀胱、括约肌、精囊腺和海绵体的交感和副交感神经，性无能和逆行射精也就随之发生了（Goligher，1951；Walsh 和 Schlegel，1988）。

女性

尽管 Willoughby 和 Truelove（1980）提供了很好的关于溃疡性结肠炎妇女生育能力的资料，但关于直肠切除术后的生育能力的资料却几乎没有。Gopal 等（1985）发现有接受回肠造口术的 66 例患者（主要因为结肠炎）获得了 82 次成功的妊娠，提示许多患者生育能力是正常的，然而，Daly 和 Brooke（1967）报道 62 例妇女中 10 例因结肠炎行结直肠切除术后不能生育了，被调查的所有这些患者都发现有输卵管堵塞。更让人担心的是，Roy 等（1970）报道 497 例患者中只有 20 例在直肠结肠切除术后能妊娠。

回肠造口术和重建性直肠切除术后的生育能力受损，很可能源于输卵管堵塞。Metcalf 等（1986）报道 8 例患者中的 6 例在回肠肛管吻合术后成功怀孕，其中的 4 例经阴道分娩；12 例经科赫（Koch）储袋重建术后的患者有 10 例怀孕了，关于女性在重建性结直肠切除术后生育的现有数据显示，不孕可能增加了，但是大多数想经阴道分娩的患者取得了相对无碍的怀孕和分娩（Juhasz 等，1995；见第 41 章）。

结构和功能的因素

解剖学

解剖教科书没有强调骨盆自主神经分布在外科手术中的重要性，然而，其解剖结构相当简单，如果患者不是太胖，腹腔镜检查和剖腹术中很容易看到自主神经。

交感神经

图 7.1 是一个格式化的解剖排列图。源于T_1～L2 白交通支的交感神经传出纤维形成一组包含交感链的神经节，正好位于腰大肌起点内侧，交感干的左侧是主动脉，右侧则是腔静脉，来自交感链的纤维走行于髂血管的下面进入骨盆丛或者在主动脉的表面、肠系膜根部形成神经丛（主动脉前神经丛），来自主动脉前神经丛的纤维伴随着内脏的供血动脉支配肠道，或者与髂血管、肾血管伴行。

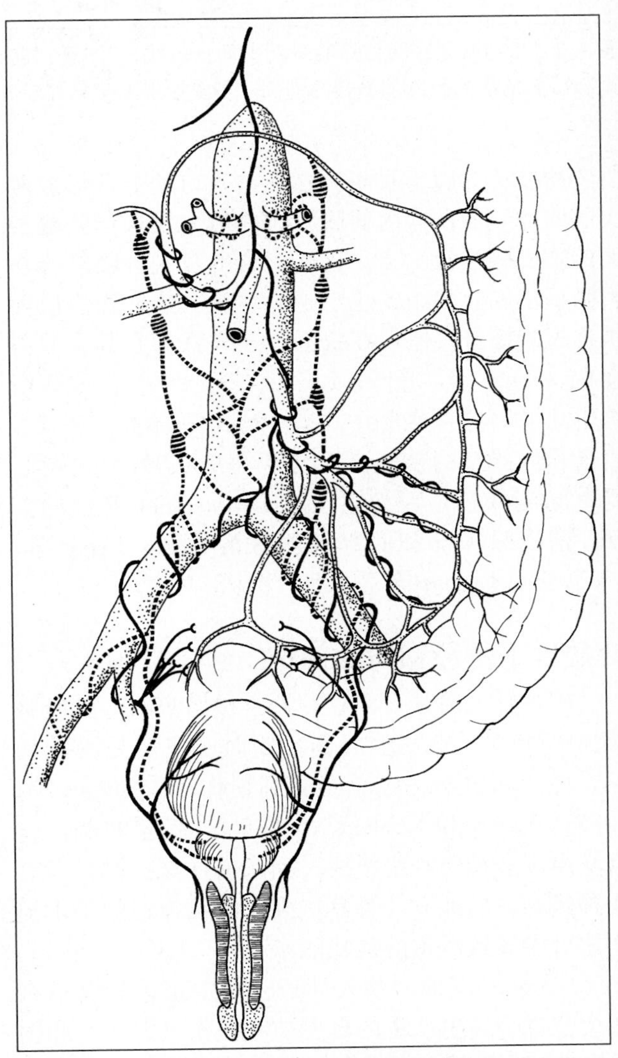

图 7.1　直肠、膀胱、精囊、阴茎的交感神经（虚线）和副交感神经（实线）的解剖分布。

膀胱、直肠、生殖器官的交感神经支配，从 T12～L2 神经根传出，进入位于主动脉分叉下面的腹下丛，形成两个位于髂血管中间的神经纤维的汇集，这些神经纤维被“委婉”地称为骶前神经。这些纤维位于盆内筋膜的后面，越过髂血管，从直肠系膜的正后方侧行，到达骨盆的侧壁，伴随内脏供血血管进入内脏或连接勃起神经。直肠交感神经在直肠侧韧带内与直肠中动脉伴行。支配子宫和阴道的交感神经于阔韧带和子宫骶韧带的基底部与子宫动脉伴行。支配膀胱的交感神经与供应膀胱逼尿肌和膀胱括约肌的髂内动脉分支伴行，在男性，还分布在前列腺和精囊腺周围的平滑肌内。交感神经发出支配盆腔脏器、下肢、肠和外生殖器血管的缩血管纤维，交感神经从骨盆的侧壁穿过盆内筋膜进入膀胱，抑制逼尿肌，收缩膀胱括约肌，从而防止精液逆流（图 7.1 和 7.2）。交感神经也支配在精囊、

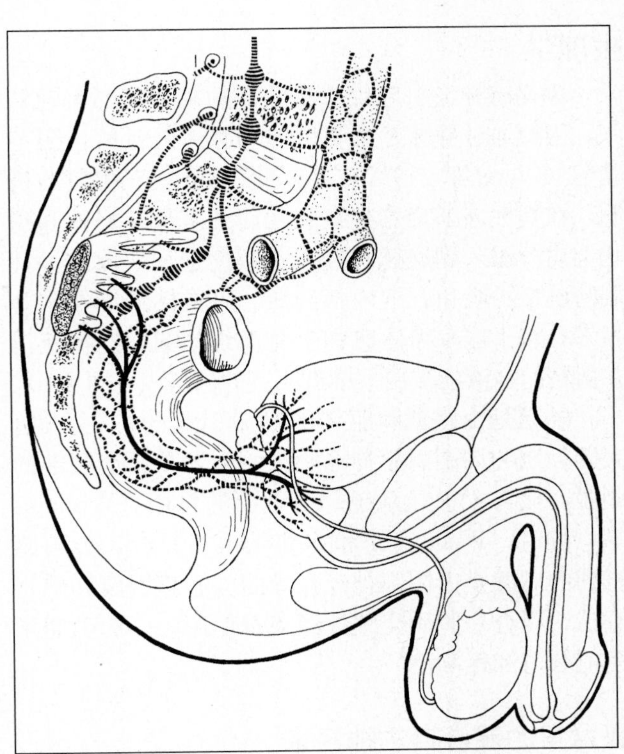

图 7.2　副交感神经传出路径（实线）和膀胱、性器官的神经支配从骨盆的侧面观看最清楚，可以看见勃起神经支配膀胱、精囊和前列腺。也可见交感神经纤维（虚线）和勃起神经伴行。

前列腺周围的平滑肌，进入前列腺隔膜，支配前列腺尿道部和射精管周围的平滑肌，目的是让精囊里储存的精液完全射出，直接流入尿道。交感神经分布不仅允许精子射出，其血管收缩作用也可以消肿。

副交感神经

副交感神经的传出从骨盆的侧面观是最好理解的（图 7.2）。勃起神经由第 2、3、4 骶神经根在骶骨孔穿出时汇合形成，这些神经走行于骶骨到骨盆侧壁的前外侧面。副交感神经位于盆内筋膜的后面，向前越过坐骨尾骨肌和髂骨尾骨肌的起点，并在这汇入盆丛。交感神经支配直肠、内括约肌、膀胱基底部及女性子宫、子宫颈及阴道和男性的前列腺、精囊腺、阴茎海绵体，海绵体神经支配经过了发自阴部内动脉的阴茎深部动脉。副交感神经分布或者穿过盆内筋膜直接到达其支配的器官，或者与脏器的动脉血供伴行，如对交感神经支配（直肠中、子宫和膀胱动脉）所描述的那样，一些副交感神经纤维加入骶前神经进入供应乙状结肠和上段直肠的内脏动脉（特别是肠系膜下动脉）。

生理学

副交感神经引起供应海绵体的阴茎背部血管扩张，因此通过静脉充血和增加动脉血液供给让阴茎勃起（Clyne 等，1982）。在女性中也呈现相似的机制，在女性，副交感神经支配使阴道静脉怒张和鳞状上皮分泌。副交感神经兴奋致使逼尿肌收缩，抑制膀胱括约肌和肛门内括约肌。兴奋性纤维在阴茎根部分布于球海绵体肌和坐骨海绵体肌，这样使得在射精时精液能被向下推进阴茎的尿道内（图 7.3）。

勃起是由感觉和躯体的刺激引起的，在女性，大脑控制和周围感觉神经刺激——尤其是会阴部的刺激，比自主神经系统起更重要的作用（Williams 等，1951；Weinstein 和 Roberts，1977），会阴感觉到的刺激是由阴部神经介导的。心理因素和感官意识，联合一些副交感神经兴奋作用，一起引起了阴道分泌和性高潮。

骨盆里的混合自主神经束

尽管描绘交感神经和副交感神经在去神经时对于分离组成成分可能有用，但避免损伤自主神经比描绘自主神经的解剖结构更有用，这些神经在骨盆内走行汇合并形成骨盆丛和海绵状神经。主动脉前

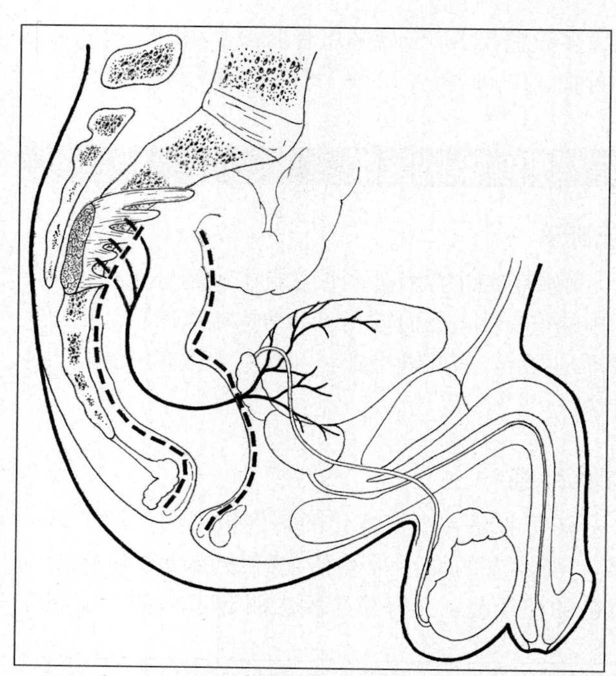

图 7.3 括约肌间直肠切除的解剖平面（虚线）。注意在前列腺后部的前侧与骶前筋膜的前面，不要损伤副交感神经。

交感神经丛的腹下神经，在骨盆入口处分开形成两支骶前神经，在盆内筋膜下方向侧方发散与勃起神经的副交感神经汇合。这些混合的自主神经纤维在直肠系膜侧面的组织里形成骨盆丛，这些组织以前被称为侧韧带，但现在我们许多人认为它其实并不存在（Jones 等，1999；Lindsey 等，2000），这些组织里几乎不包含直肠中血管（Sato 和 Sato，1991）。直肠和性器官的神经支配位于海绵状神经的深面，受直肠的保护，因为它位于 Denonvillier 筋膜的前面，前列腺顶部和底部外侧缘的后面（Lepor 等，1985；Kourambas 等，1998）（图 7.6）。

骨盆自主神经损伤的部位

不论什么时候，当盆腔器官被游离时，盆腔脏器自主神经可能发生损伤。然而，即使是膀胱切除，性活动也不一定总会受到损伤（Bergman 等，1979；Walsh 和 Schlegel，1988）。幸运的是，骨盆丛由许多神经纤维组成，和骶前神经一样，只有在神经融合的地方，骨盆丛或海绵状神经的手术损伤才可能导致严重的性功能紊乱。

Bauer 和其他一些人（1983）主张在骨盆里有四个位置会发生严重的自主神经损伤（图 7.4 和图 7.5）。最需要预防损伤的位置是主动脉前方和骶骨岬的下方，在这里，自主神经丛进入骶骨孔的时候

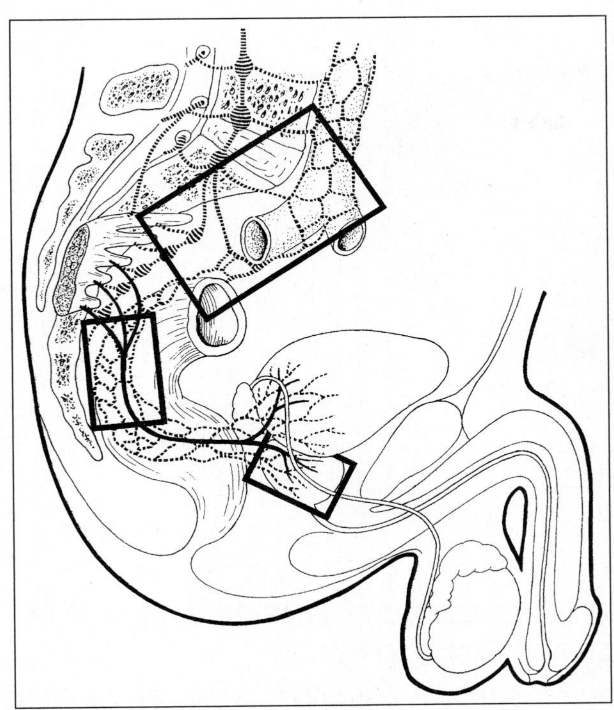

图 7.4　直肠癌手术时骨盆自主神经可能发生损伤的三个部位。腰神经在进入骨盆时可能受到损伤；勃起神经在直肠侧壁解剖时可能受到损伤；如果在直肠前部操作时突破Denonvillier 筋膜，精囊的副交感神经支配可能受到损伤。实线：副交感神经；虚线，交感神经。

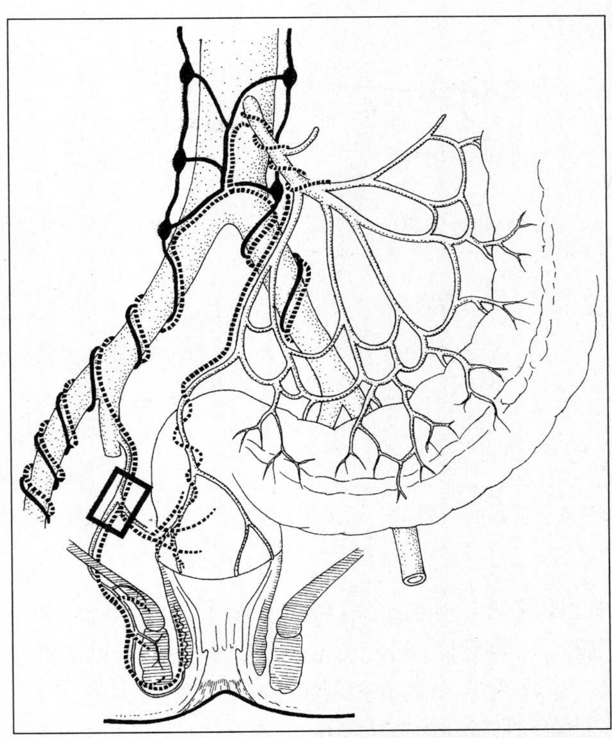

图 7.5　盆腔的自主神经支配在根治性盆腔清扫术时可能会被切断，特别是在剥离髂内动脉淋巴结的部位。实线：副交感神经；虚线：交感神经。

位于正中线的两边，在这个区域，进行恶性肿瘤的根治性肠系膜下动脉高位结扎（Heald 和 Leicester，1981）或者为了从骨盆入口进入骶前间隙，以便于沿直肠后方的解剖平面进行分离时，最容易发生损伤。

第二个易损伤的位置是，勃起神经在骨盆壁进入骨盆丛，刚好在直肠侧韧带和膀胱后外侧的外面。在分离输尿管下至膀胱基底时进行外侧韧带的广泛结扎、在行子宫切除术时切除子宫外侧韧带或者在行根治性盆腔淋巴结清扫术时暴露髂内血管的情况下可能损伤。

第三个位置在骶骨和 Waldeyer 筋膜间，骨盆神经的起点在这里有可能被撕裂。腹部外科医生很少进入这个层面，因为直肠系膜不附在骶前韧带上，在骨盆底就能轻易看到后方的平面，而且外科医生都会小心地避免损伤骶前静脉。会阴部的手术者在手术时经常损伤骨盆神经，导致 Waldeyer 韧带从骶骨剥脱，除非在肛管直肠连接部的上方谨慎地打开 Waldeyer 韧带，于直肠后面显露骶前静脉，否则就有损伤骨盆神经的风险。

第四个部位在直肠前面，在直肠前面操作时如果撕裂 Denonvillier 韧带，支配膀胱的神经和射精机制可能被损伤。这个位置的损伤应该很少发生，除非直肠中部的前方有肿瘤，假如外科医生靠近直肠纵行肌纤维操作的话，神经就是安全的，因为较厚的 Denonvillier 筋膜平面保护前列腺周围的神经、血管网状组织（Lindsey 等，2005）。然而，对于直肠前方的肿瘤，为了达到肿瘤周围的环周切缘阴性，不得不打开这个平面（图 7.6）。联合切除直肠的良性肿瘤时，为了防止对前列腺的任何侵袭性操作，应事先确定直肠前平面的完好。

手术因素

恶性肿瘤

恶性肿瘤的外科手术中最重要的考虑是肿瘤根除和大范围的淋巴结清扫。在骨盆里，局部复发最大的危险来自外侧或周围肿瘤的清扫不充分（Silverman 等，1984；Durdey 等，1986；Quirke 等，1986）。

肿瘤的位置决定根治的范围，因此，对于距肛缘 5cm 的直肠前壁肿瘤，在行前切除或经腹会阴

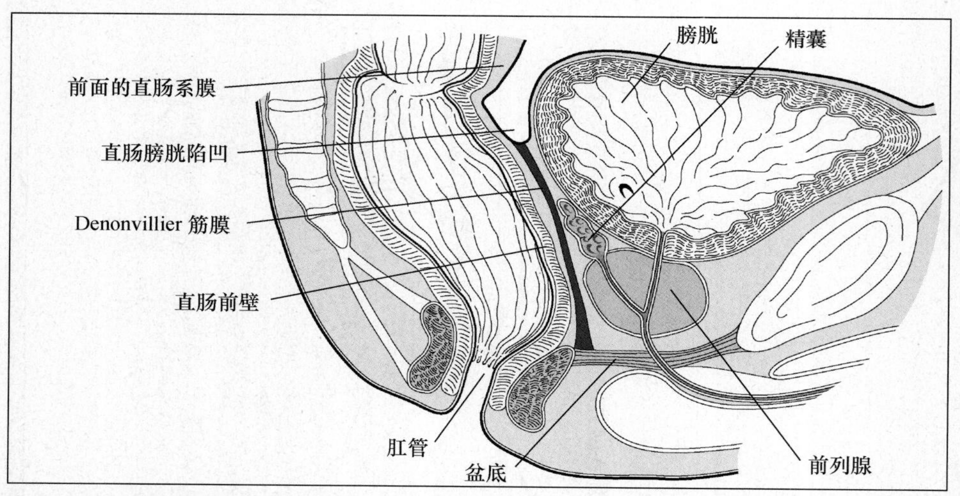

图 7.6 直肠前面解剖：避免损伤 Denonvillier 筋膜的重要性（来源自：Lindsey 等，2000）。

联合切除时，须经过慎重考虑后打开 Denonvillier 筋膜，切除后面部分或在一些患者中切除全部前列腺，这样就会导致有意地切除前列腺周围的神经。有时在回肠膀胱成形术中尿道括约肌是可以保留的，在女性患者，整个阴道后壁都要切除。位于直肠后壁的肿瘤，为了达到肿瘤的根除，尾骨和低位骶骨体都可能要切除，这对勃起神经会有潜在性损伤。为了达到最大范围的盆腔清扫，通常的手术操作是从骨盆外壁在肛提肌起始部位切断肛提肌，这样可能导致神经损伤。为了在骶骨和主动脉分叉前面清除所有的淋巴组织，整个的直肠系膜连同直肠需一并被切除（Nicholls 等，1979；Williams 等，1980）。在直肠癌患者中，上述操作同样适用于低位吻合重建的术式。然而，直肠上 1/3 的肿瘤行保留括约肌的切除（SSR），盆腔清扫的范围位于肛提肌上方，因此神经损伤的风险较小（Heald 和 Leicester，1981；Santangelo 等，1987）。

从直肠恶性肿瘤切除范围来看，性功能的许多损伤很常见，甚至在年轻患者中也是如此（Santangelo 等，1987；Masui 等，1996）。

炎性肠病

直肠前面分离解剖时尽可能靠近直肠操作，尤其是克罗恩病，当周围有广泛的纤维变性、瘘管或者感染时，打开 Denonvillier 筋膜是必需的。对于溃疡性结肠炎和克罗恩病患者，最优先的考虑是保留膀胱和生殖器官的自主神经，因为他们通常是些年轻的患者，性功能对他们来说相当重要（Moody 等，1992）。今天，绝大多数外科医生坚持在直肠侧后方的无血管层面进行直肠系膜的切除，尽可能多地保留了肛提肌和外括约肌。

在会阴区进行直肠切除时，只要可行，应该应用括约肌间平面，倒不是保留外括约肌本身就会把支配前列腺和精囊腺的神经损伤减到最少，而是这种方法避免了对肛提肌的任何损伤。然而，如果将 Waldeyer 筋膜从骶骨上剥离了，即便是完全保留耻骨直肠肌，也不一定会避免盆腔神经的损伤。因此，从上面把直肠和肛提肌之间的后平面分开是必需的，只有这样腹部手术者才能清楚地看到后平面（图 7.7）。也有例外，如果 Waldeyer 筋膜被小心地分离

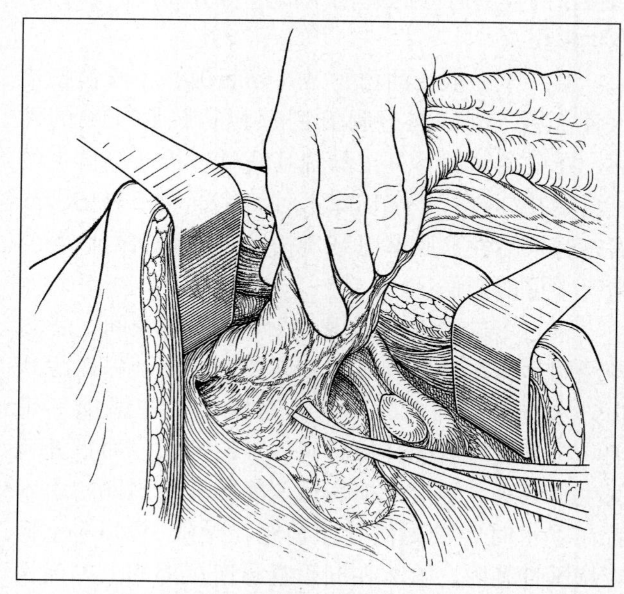

图 7.7 图解说明腹部手术者在直肠切除手术时界定直肠后平面的重要性。

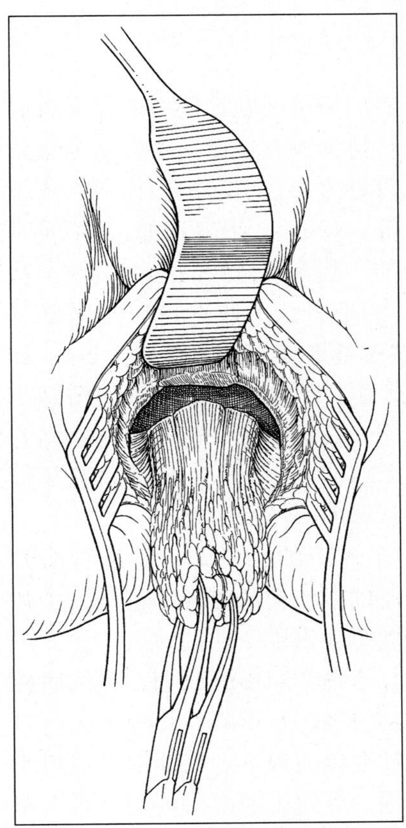

图 7.8　图解说明会阴部术者在直肠切除时显露前平面的重要性。

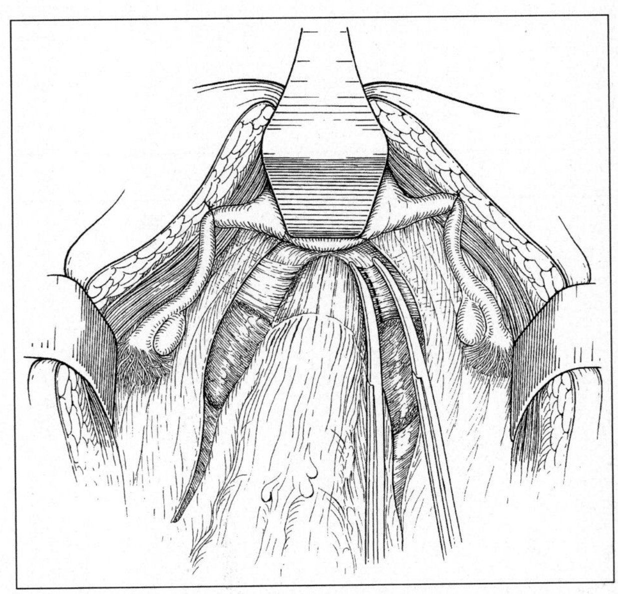

图 7.9　图解说明靠近直肠分离侧韧带的重要性。

下来，有经验的结直肠外科医生能准确地通过会阴进入骶骨前平面。在施行经会阴直肠切除术时，必须迅速分离 Waldeyer 筋膜，使耻骨直肠肌与直肠分开，这样直肠后面的静脉血管才能被看到。

会阴部术者通常由直肠远端前平面进行分离（图 7.8）。从上、下部分来分离前平面，分离时，术者应该紧靠直肠并沿正中线操作，这样就不用担心损伤前列腺或者精囊了，因为它们有 Denonvillier 筋膜保护。术者在分离前平面时应尽可能近地靠近肠管。外侧韧带应在紧贴直肠处被切断，整个肠系膜也一同被切掉了（图 7.9）。

病因学

神经损伤

从外科医生的观点来看，膀胱基底、前列腺和精囊的自主神经的损伤，是男性性无能的病因学中最重要的因素，尤其是常常在潜在的损伤不可避免的时候（Santangelo 等，1987）。避免骶前和盆腔神经损伤已经讨论过。市场上有一种探针，在盆腔手术时能通过刺激电极和体积描记法来检测自主神经以帮助完成手术。

瘢痕组织和慢性感染

任何残留的盆腔感染或会阴的切口愈合不良都可能引起女性性功能的损伤（Tomkins 和 Warshaw，1985；Scammell 和 Keighley，1986）。预防方法包括会阴创口闭合时避免阴道口过小，尤其是阴道后壁切除的患者，以及避免会阴感染的发生。

血管疾病

两侧髂内血管的闭塞也许是周围血管疾病的老年患者出现性无能的主要原因（Leriche 和 Morel，1948；Sabri 和 Cotton，1971；Machledger 和 Weinstein，1975；Herman 等，1978；Queral 等，1979）。如果阴茎动脉：肱动脉的收缩压指数是0.6或以上的话，那功能就是正常的（Kempczinski，1979；Nath 等，1981）。

腹壁造口

传统的回肠造口术或结肠造口术可能对性关系产生身体的或心理的负担，假肛可能发生渗漏，一些伴侣会因为声音或气味而心烦意乱，这些焦虑和强迫观念，通常在腹壁造口的患者中比他们的性伴侣更常见。Leicester 等（1984）报道 46％的患者认为他们的性关系因为腹壁造口受到损害了，但他们的性伴侣中只有 24％赞成这个说法。

身体不舒适的问题

对有人工造瘘的患者而言，身体不舒适问题是相当大的障碍，包括瘘袋的移动、渗出、噪声、气味、用来制造瘘袋的塑料和密封胶带来的不适感，这些因素都对性活动带来影响。Rolstad 等（1983）报道 33%的女性和 32%的男性遭遇到由于造瘘口带来的这些问题。而且，瘘袋（而不是腹壁造口）、气味、噪声是正常性生活的最大障碍。Nilsson 等（1981）报道了关于回肠造口术转变为储袋式对性活动的影响，在转变前 18/42（43%）的患者规律地遇到过身体不舒适问题，包括：担心腹壁口损伤引起肠脱出（2 人），腹壁造口缩回和狭窄引起渗漏（7 人），皮肤表皮剥落（9 人）。应用储袋式回肠造口术后，5 个患者报道粪袋偶尔会发生渗漏。除 1 人外，所有患者在性交前倒空传统的粪袋，用盖子盖在瘘口上代替造瘘口袋（仅有 11 个患者在性交之前需要把管子插进储袋式的造瘘口内排空内容物），这样就允许有更自然的性交方式。Burnham 等（1977）报道造瘘口带来的身体不舒适问题，男性为 10/128（8%），女性 14/175（8%）（表 7.6）。许多患者在性交前用某种装饰来掩盖粪袋。另外，有些患者除了把粪袋倒空外，在性交前还限制某些食物的摄入。对粪袋破损、渗漏、移位的担心在女性中更常见，而男性却认为瘘袋是完成性交的障碍。

心理问题

回肠造口术患者的情绪问题比他们的伴侣看起来更常见，回肠造口协会调查显示，女性认为腹壁造口令她们不那么有魅力而且引起她们比男人更多的难堪（Burnham 等，1977）。形容词如：“不雅观的”、“使人不愉快的”甚至“讨厌的”都会被一些患者用到。约 10%的患者认为腹壁造口是婚姻紧张的原因，2%归咎腹壁造口导致了离婚，Bone 和 Sorensen（1974）报道了与腹壁造口相关的婚姻不和谐有相当高的比率。在北美的一次邮寄调查问卷中显示，54%女性和 45%男性认为心理问题是性不满意的主要原因（Rolstad 等，1983）。

在腹壁上造一个人工的、突出一段肠管的开口，以一种不能控制的方式把肠内容物排进一个塑料袋里，对绝大多数患者来说令他们讨厌，这一点也不令人感到吃惊。心理学家提醒我们，括约肌控制是性心理发展的主要成分（Orbach 等，1957），排便的控制是人类社会化的根本。因此回肠造口术和结肠造口术的应用，导致了前面所述的显著人格变化是不足为奇的，手术和恢复期的继发效应除外（Dyk 和 Sutherland，1956；Wirsching 等，1975；Morrow，1976）。

Keltikangas-Jarvinen 等（1984）分析了回肠、

表 7.6 回肠造口术患者性功能损害分析

	女性	男性
术后结婚	21/175（12）	24/128（19）
术后成为父母（仅<45 岁）	19/148（13）	37/96（38）
性交期间身体腹壁造口引起不适问题	14/175（8）	10/128（8）
情感问题		
难堪：患者（30%）与配偶	（8）	（2）
不吸引人：患者（50%）	（9）	（6）
使用的形容词：“不明显”	37/175（21）	22/128（17）
“不愉快”	24/175（14）	14/128（11）
“令人讨厌的”	8/175（12）	6/128（5）
严重病人的婚姻破裂	4/175（2）	3/108（2）
婚姻关系紧张	21/175（12）	10/128（8）

来源自：Burnham 等（1977），括号内数值为百分数。

结肠造口术后与适应相关的心理因素，这两个术式对心理影响有显著的差异，许多接受结肠造口术的患者进行手术是因为恶性肿瘤，趋向于对人表现出敌意（Masui 等，1996），需要医疗支持，而且比回肠造口术患者更担心疾病复发，他们需要直系亲属的帮助（Le Shan，1961）。大约 10%的腹壁造口患者在手术后有一定程度的自杀倾向，许多患者承认有深深的压抑感（Alexander 和 Glenn，1965；Druss 等，1969）。比回肠造口术（16%）多得多的结肠造口术（44%）患者表达感觉到体形永远地改变了，与结肠造口术患者相比，回肠造口术的患者的焦虑感和沮丧感要轻得多。工作能力（Moody 和 Maybury，1996）被很多人认为是影响性能力的重要因素，结肠造口术对其损害的比率比回肠造口术大得多，可是回肠造口术的患者更年轻，更有可能回到工作中去（Moody 和 Maybury，1997）。回肠造口术患者的性能力与手术前的性能力密切相关，不像结肠造口术患者，回肠造口术后患者性交频率下降的不常见，尽管许多人提出性表达的机会减少了（Moody 等，1992）。真实的性活动改变情况，正如 Heidelberg 的结肠造口术问卷调查所评价的，回肠造口术对患者性活动影响很小，结肠造口术对患者性活动的影响很大（表 7.7）。

避免腹壁造口和装置

储袋式回肠造口术

储袋式回肠造口术的应用可让 90%的患者避免在身上佩带人工装置（Ecker 等，1996）。可是，尽管必须承认，对年轻的、希望和伴侣裸露在床的性活跃者来说，去掉身上的造口和粪袋有很大的好处，但储袋（Kock 袋）不是一个没有并发症的装置（Kock，1983；Kock 等，1974；Mullen 等，1995）。尽管如此，回肠造口袋对窘迫、压抑、害怕渗漏和真实性活动这些因素的影响是可以预见的（表 7.8）。因此必须接受，从性的观点看 Kock 袋，特别是对年轻的女性患者而言，比起传统的回肠造口术来说，是个优先的选择（Nesser 等，2006）。

表 7.7 造口术前后性活动对比（Heidelberg 结肠造口术问卷调查） 单位：次数/周

结肠造口术		回肠造口术	
术前	术后	术前	术后
0.96	0.31	1.47	1.43
−0.79	−0.47	−0.82	−0.89

来源自：Keltikangas-Jarvinen 等（1984）。

表 7.8 转变成储袋式的回肠造口术前后性活动的改变

	传统的造瘘（n=98）	储袋式造瘘（n=56）
没有难堪	3	37
不确定性渗漏	35	6
造口限制	19	2
性交前采取预防	41	11
性交减少或缺乏		
女性	15	1
男性	4	1[a]

来源自：Nilsson 等（1981）。

[a] 直肠切除术后性无能。

回肠肛管袋

避免使用瘘袋和腹壁造口对患者的吸引力是相当大的，但是必须权衡技术失败的可能性、住院期延长、慢性感染和囊袋切除的风险（Keighley 等，1997）。患者必须意识到括约肌的控制或许不会绝对完美，尤其是如果有盆腔感染或者已经行黏膜切除术，性交过程中发生渗漏是在少数患者中被证明了的并发症，偶尔发生的会阴部皮肤脱落也被认为是性满足的障碍。尽管如此，避免永久的腹壁造口，这对年轻的溃疡性结肠炎患者的性功能有很大影响（Devlin 和 Plant，1979；Nicholls，1984；Cohen 等，1985）。在 Birmingham 组中，在 148 例行重建性结直肠切除的男性患者中仅有 3 例报道有性功能损伤（2 例逆行射精，1 例充血肿大损伤），Mayo 医院报道，95 例女性患者中仅有 8 例抱怨性交困难（Metcalf 等，1986），性交困难、性欲、性交频率在回肠肛门吻合术后都有改善（Bambrick 等，1996）。

咨询

通过预先细心解释腹壁造口对性活动和能力的可能影响，腹壁造口的冲击力就会大大减少。对年轻患者性功能的考虑，应该和腹壁造口处理对身体的影响一样得到重视（Stevens，1997；Alexander-

Williams，1997），我们发现约15％的患者事先不能完全理解回肠造口术的操作（Phillips 等，1985），18％的回肠造口术患者没有被告知构建腹壁造口后可能发生的性问题（Keltikangas-Jarvinen 等，1984）。

受孕、妊娠、分娩

现有的证据显示，结直肠切除的患者结婚的比例与普通人是差不多的（Burnham 等，1977）。96 例患者中的 37 例 45 岁以下男性生育了孩子，但 128 例患者中只有 16 例（13％）女性生育了孩子。这里 13％ 的数据比由 Stahlgren 和 Ferguson（1959）报道的 64％的生育孩子的概率低很多，但与 Birmingham 的 Daly 和 Brooke（1967）报道的受孕率差不多。在 Birmingham 组中，传统的结直肠切除术后女性不孕率是 16/62，调查了其中 4 个病例，这 4 个病例都是由于输卵管堵塞引起了不孕。尽管 Metcalf 等（1986）认为，储袋式回肠造口术和回肠肛管吻合术对生育能力的损伤最小，但只有 20％的 Kock 储袋造瘘术后和只有 12％的重建性结直肠切除术后妇女妊娠了。我们知道 109 例回肠肛管吻合术后患者中至少有 6 例不孕妇女想怀孕，但调查发现都有输卵管堵塞，我们大概低估了不孕这个问题，因为许多妇女在重建性结直肠切除术前就有家庭，或者可能不想就造瘘后不孕接受调查，Oresland 等（1994）报道 21 例患者中 2 例子宫输卵管造影片显示了两侧输卵管闭塞，一侧闭塞的有 9 例。

尽管怀孕通常来说对传统结直肠切除患者不复杂（Gopal 等，1985），Hudson（1972）报道了 89 例怀孕期的妇女有 10 例发生肠梗阻，其中一例孕产妇死亡。肠梗阻通常保守治疗有效，如果有肠坏死，那么应该建议早期手术治疗。除肠梗阻外，造瘘口肠脱垂也作为怀孕期偶发事件被报道过（Scudamore 等，1957；Roy 等 1970）。而且，造口闭塞、回肠造口术后功能障碍、造口退缩和水肿在怀孕期间都比孕前常见，有腹壁造口的患者，自然流产的可能性更大（Scudamore 等，1957）。Roy 等（1970）报道 35 例腹壁造口的妊娠妇女中 5 例流产，Rhodes 和 Kirsner（1965）报道了类似的发生率（5/35）。Barwin 等（1974）报道早产的发病率在增加，然而，没有连续发现高流产率（Priest 等，1959；Hudson，1972；Kretschew，1972）。McEwan（1965）提出，在有腹壁造口的妊娠患者中，缺铁性贫血可能更常见和更难控制，但是在这个报道中不清楚贫血是否局限于肠道仍有原位病灶的患者。

结直肠切除术后许多患者能经阴道分娩，尽管有会阴部窦道的患者分娩时会疼痛。一些患者愈合的会阴部切口在分娩后早期会裂开，在回肠造口术的患者中产钳分娩率更高，主要因为大多患者好像不能产出胎头，推测可能是因为一些患者骨盆底组织的缺乏（Hudson，1972；Gopal 等，1985），没有证据显示需要剖宫产。Gopal 等 1985 年报道了剖宫产比率为 36％，这和英国人的情况不一样（Hudson，1972），这或许可以用北美比欧洲对剖宫产更宽容的态度来解释。虽然如此，Hudsons 于 1972 年报道一系列经过结直肠切除术的妇女，其中一些选择了剖宫产，有的是因为先前因胎儿窒息而进行过剖宫产（$n=11$），也有的是矫形手术的需要（$n=4$）以及在一些病例是因为个人喜好（$n=10$）。

绝大多数患者在储袋式回肠造口术和回肠肛门吻合术后能经阴道分娩（Metcalf 等，1986，Juhasz 等，1995），然而，在重建性直肠结肠切除术和肛门直肠吻合后体力劳动的时间一定不能太长，以免损伤骨盆底。必须尽一切努力避免局部括约肌的损伤，因此，必须小心地监测此类患者分娩，如果有任何的骨盆底或括约肌损伤的风险，必须扩大剖宫产的适应证范围，尤其是临产前有括约肌损伤迹象时。一些单位谨慎地建议行选择性剖宫产，是因为担心分娩不畅后损伤自制能力。

心理学

正常性交心理因素是不能被忽略的，配偶的支持对患者克服腹壁造口的担心至关重要。患者依靠服用低剂量类固醇可能会延长术后的抑郁症时间，这对性功能有副作用，术后出现败血症或营养不良等并发症可能导致性欲减退。必须于术后早期鼓励配偶给予耐心、理解和支持。

发病率

男性中的发病率

恶性肿瘤

表 7.9 中列举的是男性行经腹会阴联合直肠切除或者直肠低位前切除术后永久性性无能的发病率。不幸的是，这些资料中患者例数很少，并且并

表 7.9　男性直肠恶性肿瘤行直肠切除术后的性无能发病率

作者	经腹会阴联合直肠切除术（APER）	直肠前切除术（AR）
Weinstein Roberts（1977）	24/24（100）	0/20
Fazio 等（1980）	1/7（14）	0/5
Williams 和 Slack（1980）	1/5（20）	0/5
Yeager 和 Van Heerden（1980）	3/20（15）	
Frego 等（1982）	10/24（42）	
Balslev 和 Harling（1983）	20/93（21）	3/17（18）
Danzi 等	9/26（35）	
Williams 和 Johnston（1983）	11/20（55）	5/28（18）（低位）
La Monica 等（1985）	16/20（80）	18/40（45）
Kinn 和 Ohman（1986）	8/12（66）	8/13（62）
Santangelo 等（1987）（年龄<60 岁）	4/9（44）	4/16（25）
		0/4（高位）
		4/12（33）（低位）

括号里为百分比。

不是所有研究都排除了术前性无能。

Cleveland 临床中心的调查显示经腹会阴联合切除术后性功能紊乱的发病率是 43%，但是真正性无能的只有 14%（Fazio 等，1980）。Santangelo 等（1987）调查了 60 岁以下的男性：其中 9 例接受经腹会阴联合切除，4 例性无能，2 例射精受损。一组行高位直肠前切除的 4 例患者中只有 1 例有较小程度的射精功能障碍，相比之下，另一组行低位直肠前切除术后的 12 例患者中有 4 例性无能和 3 例不能射精。基于这些数据，性无能的发病率在经腹会阴联合切除后比直肠前切除后高，但与低位前切除术后的发病率相似。

然而，一项来自英国利兹的资料（表 7.10）却与之矛盾，其比较了因直肠下段 2/3 的肿瘤行保留括约肌切除术（SSR）（$n=40$）或者经腹会阴联合直肠切除术（APER）（$n=38$）的患者。

- 在 SSR 前，28 例患者（20 例男性，8 例女性）有活跃的性生活，手术后 12 例（9 例男性，3 例女性）变得不活跃了，其中 4 例男性抱怨说完全不能勃起，1 例发现不能维持勃起；性生活活跃的 11 例男性患者中有 2 例抱怨射精困难。因此，20 例男性中有 7 例（35%）于 SSR 后变成性无能。
- 在 APER 前，20 例患者（17 例男性，3 例女性）性生活活跃，13 例患者（12 例男性，1 例女性）在术后性活动变得不活跃。8 例（47%）男性完全性无能，3 例维持勃起困难。5 例仍性生活活跃男性中有 1 例不能射精。因此，17 例男性中的 12 例（70.6%）在 APER 后变得性功能减退（相比于 SSR，$P<0.06$）。

表 7.10　男性直肠肿瘤术后性功能紊乱

APER	44%	
AR	25%	高位：0%
		低位：33%

来源自：Santangelo 等（1987）。

因此，看上去尽管低位 SSR 术式会造成性功能的损伤，大概是因为盆腔自主神经的损伤而导致的，但这比由于直肠相似水平的肿瘤而行 APER 造成的损伤要小得多。对一些出版物的数据进行汇总，也支持这些观点（表 7.11）。

直肠前切除术后性功能障碍的发生率较低，使

表 7.11 关于男性直肠癌术后性功能紊乱所发表的研究总结

	例数	不能射精	部分性无能	完全性无能	总体性无能
APER	494	96/332（29）	38/281（14）	78/301（26）	250/494（51）
AR	224	51/217（24）	8/89（9）	10/109（9）	63/214（29）

来源自：Lindsey 等（2000）。
括号里为百分比。

用吻合器完成吻合看起来与手工缝合没有太大区别（Stelzner，1977；La Monica 等，1985）。

为了减少局部复发，广泛的淋巴结清扫术在日本被普遍应用，手术相关的性无能的发生率为23%～100%（de Bernardinis，1981；Koyama 等，1984；Enker 等，1986；Hojo 等，1991；Michelassi 等，1992；Masui 等，1996；Mass 等，1998）。尽管"保留神经"的方法已经被应用，但性功能障碍的发病率仍保持于高水平，该术式获取的淋巴结阳性率为10%～15%，局部复发率为4%。大多数人相信仅行直肠全系膜完全切除就可得到同样的结果，所以，侧方淋巴结清扫通常被认为是不合理的。

炎性肠病

表 7.12 列举了因炎性肠病行直肠切除术所引起的永久性无能的发病率，公开发表的系列研究汇总也表明它所引起的永久性无能的发病率要比因恶性肿瘤切除所引起的低（表 7.13）。此外，尽管事实是1/3 患者性功能受到潜在结肠炎的不利影响，术前的损伤其实并不常见。最高的性无能发病率来自英国利兹的 Watts 等（1966）报道的一篇早期的综述，曾经一度人们对直肠癌的治疗采取非常广泛的切除（Dennis，1945）。绝大多数的早期报道表明，广泛切除后男性性无能的发病率比局限于括约肌间切除术报道的发病率要高（Kennedy 等，1982；Leicester 等，1984）。

当然，也有文献报道了回肠储袋-肛管吻合术后的男性性性功能受损率较低（Neal 等，1982）。与传统结直肠切除术相比，重建性结直肠切除术后的男性性无能的报道几乎没有。但在文献里报道过逆行射精的病例，提示了在一些患者中可能发生交感神经的损伤。

尽管如此，低的发病率仍是一个显著的成就，尤其是因溃疡性结肠炎切除直肠时很多外科医生不再保留直肠上血管。当盆腔内容物功能不被干扰时，直肠周围肌肉切除或回肠肛管储袋式吻合术后的性功能损害与报道的结肠次全切除和回肠直肠吻合术后发病率是相同的（Hughes 和 Russell，1967；Veidenheimer 等，1970；Gruner 等，1975；Jones 等，1977）。Gorgun 和同事（2003）提出重建性结直肠切除术后男性性功能得到了改进，此

表 7.12 男性因炎性肠病行直肠切除术后性无能

作者	永久性无能
Stahlgren 和 Ferguson（1959）	0/25
Bacon 等（1960）	1/39（2.6）
Donovan 和 O'Hara（1960）	1/21（4.8）
Van Pronaska 和 Siderins（1962）	0/79
May（1966）	3/46（6.5）
Watts 等（1966）	7/41（17.1）
Daly 和 Brooke（1967）	6/100（6.0）
Burnham 等（1977）	6/118（5.1）
Corman 等（1978）	0/76
Fazio 等（1980）	0/9
Nilsson 等（1981）	1/42（2.4）
Kennedy 等（1982）[a]	0/39
Bauer 等（1983）	4/135（2.9）
Rolstad 等（1983）	1/25（4.0）
Leicester 等（1984）[a]	0/23
Nicholls（1984）[b]	0/66
Cohen 等（1985）[b]	0/82
Dozois（1985）[a]	0/369
Rothenberger 等（1985）[b]	0/83

括号里为百分比。
[a] 括约肌间切除。
[b] 重建性结直肠切除。

表 7.13　男性功能紊乱系列研究摘要：良性与恶性疾病

	例数	射精失败	总体性无能
良性[a]	2535	59/1996 (3)	77/2535 (3)
恶性	744	116/489 (24)	325/744 (44)

[a] 平均年龄比恶性肿瘤患者小 20 岁。

来源自：Lindsey 等（2000）。

括号里为百分比。

外，牛津大学系列研究显示回肠肛管储袋式吻合术后性无能和逆行射精的发病率很低。

因此，我们希望 Burnham 等（1977）收集的来源于一组属于回肠造口术协会的患者资料，仅代表过去时代的产物（表 7.14），他们的数据看起来表明了男性性问题经常与直肠切除有关而与回肠造口术的存在无关。基于重建性结直肠切除术和括约肌间的切除经验，报道的 38％男性性功能障碍的发病率不应该再是今天用来指导我们的数据。来自 Lahey 临床中心的报道（Corman 等，1978），76 名男性患者因炎性肠病行结直肠切除术后，没有一例发生性无能，这个是我们能够和应该做到的。

表 7.14　回肠造瘘患者新出现的性功能问题

性功能变化	例数
男性	
未接受直肠切除（$n=42$）	
性功能无障碍	42
直肠切除（$n=118$）	
性功能无障碍	73
勃起无力	6
勃起不完全无力	12
维持勃起困难	21
不能射精	9
射精难以维持	21
女性	
未接受直肠切除（$n=57$）	
性功能无障碍	49
性交困难	8
直肠切除（$n=164$）	
性功能无障碍	110
性交困难	54

来源自：Burnham 等（1977）。

女性中的发病率

女性性功能的减退这个问题，于 19 世纪 80 年代前在外科文献中几乎完全被忽略（Brouillette 等，1981；Nilsson 等，1981）。Leicester 等（1984）报道括约肌间直肠切除后 20％的女性患者长期性交困难和另外 12％的女性短时期出现这个问题（见表 7.1）。Watts 等（1966）报道了因炎性肠病行直肠切除术后 7％的患者性交困难。Burnham 等（1977）发现 16％的回肠造口术患者有性交困难，尽管她们没有接受直肠切除。这个结论与 Jones 和 Orr（1983）、Gruner 等（1975）的观察是一致的，分别为 40％和 50％的患者主诉回肠直肠吻合后性交困难。

比较公认的是，在女性患者手术前的一些症状可能与严重的直肠疾病相关，而其他的可能归因于妇科的或心理的原因。然而，由 Burnham 等进行的回肠造口术协会调查（表 7.14）显示，33％的女性患者主诉性交困难，许多患者性交疼痛是由于阴道狭窄、长期的阴道炎、会阴感染、长期的会阴窦道、一定程度上的子宫脱垂或阴道干涩。

Metcalf 等（1986）评价了在储袋式回肠造口术和回肠肛管吻合术后女性性功能减退的发病率。与手术前的表现相比，两个手术后的性交困难发病率下降了，但是储袋式回肠造口术后发病率的降低幅度要比回肠肛管吻合术后小。性交的频率也增加了，只有 2％的患者术后不能达到性高潮。Goteborg 研究组报道重建性结直肠切除术后性唤起没有被干扰，20 例中的 16 例患者的性冲动评级为强烈等级，然而 5 例患者被认为性兴趣是减退的。20 例患者中的 14 例达到了规律的性高潮，2 例女性阴道敏感性降低，3 例在性高潮的时候偶然发生肠渗漏，5 例患者有性交痛，总之，20 例女性中的 19 例报道在储袋手术后对性生活还是满意的（Oresland 等，1994）。不得不承认的是，很少有研究解释神经损伤在不能达到性高潮中的作用，对阴道敏感性降低、阴道干涩这些问题仍然知之甚少（Bambrick 等，1996）。在回肠肛管储袋手术后，不孕的发病率在增加，这个问题在第 41 章有详细讲述。

并存的膀胱功能障碍

尽管直肠切除后神经性膀胱功能障碍在第 57

章会讨论，但是这个问题与性功能障碍关系如此密切，所以放在这章描述也是合适的。

还好膀胱功能障碍没有性无能和勃起失败那么常见，应该告知患者如果对药物治疗没有反应或者没有改善，或许需要因排泄困难而自我导尿（Rankin，1969；Eickenberg 等，1976；Fowler 等，1978；Gerstenberg 等，1980；Neal 等，1981；Jaru 等，1986；Kinn 等，1986；Leveckis 等，1995）。

0～19%的患者在直肠切除术后会发生膀胱失去神经支配，这种情况在恶性肿瘤切除术后比炎性肠病术后更常见，其原因与在性功能障碍中提到的原因相同。膀胱失去神经支配在老年人中更常见，这些老年人可能还并存前列腺肥大、膀胱膨出或者尿道的不稳定。同样，永久性去神经支配在经腹会阴联合直肠切除术中比在直肠前切除术中更常见。一些损伤只导致暂时的症状（表7.15），这些损伤经常混杂了交感和副交感神经损伤，导致膀胱充盈时顺应性降低、逼尿肌的低收缩性、膀胱颈关闭不全、尿道关闭压力的降低（Woodside 和 Crawford，1980；Blaivas 和 Barbalias，1983）。

Kinn 和 Ohman（1986）认为性无能的发病率和膀胱功能紊乱的存在、不正常的膀胱内压图无关联（Watson 和 Williams，1952）。

如何预防已经在前面讨论过了，尤其是在直肠前方进行游离时需谨慎（图 7.6）。

性问题的评估和治疗

心理学

腹壁造口护士与患者及其伴侣沟通是有益的，在患者家里进行更好，这样才可以更好地评估问题的严重性，评估配偶间理解和合作的程度（Frizelle 和 Nelson，1997）。

表 7.15 已发表的关于直肠癌术后膀胱功能紊乱的系列研究汇总

手术方式	暂时去神经支配	部分永久性去神经支配	完全永久性去神经支配
APER	22/96（23）	0/71（0）	16/96（17）
AR	8/190（4）	2/66（3）	9/256（4）
混合	—	5/41（12）	3/41（7）
总计	30/286（10）	7/178（4）	28/393（7）

来源自：Lindsey 等（2000）。
括号里为百分比。

女性

女性有时通过与直肠结肠外科医生、妇科医生、性心理咨询医生、整形科医生的深入咨询获得帮助。狭窄的阴道口可以通过某种重建性手术得到纠正，有膀胱膨出和子宫脱垂的患者应该咨询妇科医生，但是如果有尿急、尿淋漓不尽或者压力性尿失禁病史，应寻求对压力性尿失禁有特别关注的妇科医生的帮助或寻求泌尿科医生的专业帮助，泌尿妇科专科现在已经出现，它帮助解决女性的某些功能性的以及与性相关的症状。

在这些患者里，通过膀胱内压图和流量研究方法来对任何不正常的功能进行细致的调查都是很有价值的。如果有长期的会阴窦道，窦道的切除应该慎重考虑，并尽量用肌肉瓣填补。如果会阴体有缺陷的话，会阴修复术值得考虑。对于因阴道会阴瘘所致的性交困难、排泄障碍、外形受损的患者而言，瘘管修复术通常会得到一个令患者满意的结果。

男性

盆腔手术后性无能经常归因于神经和血管的损伤。偶尔个别患者因为腹壁造口或许有心理的问题导致勃起障碍，在这些病例里，自发的夜间勃起尚存在。在大多数患者中，试图区分神经还是血管的原因没有意义，因为不论是血管还是神经的损伤，治疗通常是一样的。在得到很好鼓励的年轻男性患者中，可以考虑血管重建，但是结果相当地让人失望（Lumley，1991）。如果进行调查，观察阴茎血供的最好办法是注射血管活性药物后行彩色多普勒超声检查（Desai 和 Gilbert，1991）。

在过去，绝大多数男性性无能患者通过以下方法治疗：①注射血管活性药物到阴茎体；②使用一个真空装置；③手术植入人工阴茎。这些技术在很大程度上已经被西地那非（伟哥）取代。最广泛使用的血管活性药物是前列腺素 E_1（Porst，1996）。患者经指导后可以在家自己注射，注射后能获得正常的勃起，但持续时间不等。也有报道称，使用其他血管活性药物导致阴茎异常勃起和阴茎纤维化，但非常少见。真空抽吸装置（Bodansky，1994）能够产生比正常时稍逊色的勃起状态，但有些男性感觉比较舒服。阴茎假体可能是半延展性的杆状物，插入很简单，但明显缺乏舒缓性，膨胀的装置亦如此。后者包括装满液体的柱形体插入阴茎体内，连接到耻骨后间隙的一个储器上和阴囊的一个泵上。感染是最大的并发症，但是上述方法的外形美观度和功能效果还不错（Garber，1994；Lewis，1995）。

口服药物伟哥（GMP 磷酸二酯酶选择性抑制剂）研究取得了令人满意的结果，它增加了一氧化氮的活性，而一氧化氮在勃起过程中是有力的血管舒张剂。该药提高了各种原因导致的性无能男性的勃起功能（Boolell 等，1996）。来自牛津大学的一项随机交叉、安慰剂对照试验提供了令人信服的证据：对于因恶性肿瘤及炎性肠病而接受直肠切除手术后神经损伤导致性无能及射精失败的男性患者而言，该药能恢复其性功能。牛津大学试验结果的细节被列在表 7.16。在 79%的患者中，西地那非完全逆转勃起无力或者满意地提高勃起功能；面部发红、头疼等副作用很轻微，而且能忍受（Lindsey 等，2002）。

表 7.16　西地那非（伟哥）的随机、双盲、安慰剂对照研究

	西地那非	安慰剂	
初次治疗			
整体效能问卷	11/14（79）	3/18（17）	显著意义
性无能			
治疗前	10.5	7.3	—
治疗后	23.6	10.6	显著意义
射精失败			
治疗前	26.7	27.5	—
治疗后	57.4	34.5	显著意义
交叉治疗			
整体效能问卷	10/10（100）	0/10（0）	显著意义
性无能			
治疗前	11.7	11.2	—
治疗后	28.5	11.8	显著意义
射精失败			
治疗前	37.5	38.3	—
治疗后	67.0	39.7	显著意义

来源自：Lindsey（2002）。
括号里为百分比。

（王新友　译　李荣　校）

参考文献

Alexander R & Glenn WF (1965) The psychosomatic approach. In Wolman DB (ed) *Handbook of Clinical Psychology*, pp 108-119. New York: McGraw-Hill.

Alexander-Williams J (1997) Counselling of patients with inflamma-tory bowel disease. In Allen RN, Keighley MRB, Alexander-Williams J & Hawkins C (eds) *Inflammatory Bowel Diseases*, 2nd edn, p 917. London: Churchill Livingstone.

Bacon HE, Bralow SP & Berkley JL (1960) Rehabilitation and long-term survival after colectomy for UC. *JAMA* 172: 324-328.

Balslev I & Harling H (1983) Sexual dysfunction following operation for carcinoma of the rectum. *Dis Colon Rectum* 26: 785-788.

Bambrick M, Fazio VW, Hull TL & Georgia P (1996) Sexual function following restorative proctocolectomy in women. *Dis Colon Rectum* 39: 610-614.

Barwin BW, Harley JM & Wilson W (1974) Ileostomy in pregnancy. *Br J Clin Pract* 20: 256-258.

Bauer JJ, Galernt IM, Salky B & Kreel I (1983) Sexual dysfunction fol-lowing proctocolectomy for benign disease of the colon and rectum. *Ann Surg* 197: 363-367.

Beart R (1986) Burroughs Wellcome's visiting professorial address. London: Royal Society of Medicine.

Bergman B, Nilsson S & Petersen I (1979) The effect on erection and orgasm of cystectomy, prostatectomy and vesiculectomy for cancer of the bladder: a clinical and electromyographic study. *Br J Urol* 51: 114-120.

Bernstein WC & Bernstein EF (1966) Sexual dysfunction following rad-ical surgery for cancer of the rectum. *Dis Colon Rectum* 9: 328-332.

Blaivas JG & Barbalias GA (1983) Characteristics of neural injury after abdomino-perineal resection. *J Urol* 129: 84-87.

Bodansky HJ (1994) Treatment of male erectile dysfunction using the active vacuum assist device. *Diabet Med* 11: 410-412.

Bone J & Sorensen FH (1974) Life with a conventional ileostomy. *Dis Colon Rectum* 17: 194-199.

Boolell M, Gepi-Attee S, Gingell JC & Allen MJ (1996) Sildenafil, a novel effective oral therapy for male erectile dysfunction. *Br J Urol* 78: 257-261.

Brooke BN (1983) Indications for emergency and elective surgery. In Allan RN, Keighley MRB, Alexander-Williams J & Hawkins C (eds) *Inflammatory Bowel Diseases*, p 240. London: Churchill Livingstone.

Brouillette JN, Pryor E & Fox TA (1981) Evaluation of sexual dysfunc-tion in the female following rectal resection and intestinal stoma. *Dis Colon Rectum* 24: 96-102.

Burnham WR, Lennard-Jones JE & Brooke BN (1977) Sexual problems among married ileostomists. *Gut* 18: 673-677.

Clyne CAC, Hanby A, Jenkins JD & Stuart CJ (1982) Impotence: rele-vance and assessment in the surgical patient. *Ann R Coll Surg Eng* 64: 248-254.

Cohen Z, McLeod RS, Stern H, Grant D & Nordgren S

(1985) The pelvic pouch and ileoanal anastomosis procedure. *Am J Surg* 150: 601-607.

Corman ML, Verdenheimer MC & Coller JA (1978) Impotence after proctectomy for inflammatory disease of the bowel. *Dis Colon Rectum* 21: 418-419.

Daly DW & Brooke BN (1967) Ileostomy and excision of the large intestine for UC. *Lancet* ii: 62-64.

Danzi M, Ferulano GP, Abate S & Califani G (1983) Male sexual function after abdominoperineal resection for rectal cancer. *Dis Colon Rectum* 26: 665-668.

Davis LP & Jelenko C (1975) Sexual function after abdominoperineal resection. *South Med J* 68: 422-426.

de Bernardinis G, Tuscano D, Negro P et al (1981) Sexual dysfunction in males following extensive colorectal surgery. *Int Surg* 68: 133-135.

Deizonne B, Baumel H & Domergue J (1982) Les troubles sexuals après amputation abdomino-perineale du rectum. *Ann Chir* 36: 475-480.

Dennis C (1945) Ileostomy and colectomy in chronic UC. *Surgery* 18: 435-452.

Desai KM, and Gilbert HG (1991) Noninvasive investigation of penile artery function. In Kirby RS, Carson CC & Webster GD (eds) *Impotence: Diagnosis and Management of Male Erectile Dysfunction*, pp 81-91. Oxford: Butterworth-Heinemann.

Devlin B & Plant JA (1979) Sexual function in aspects of stoma care. *Br J Sex Med* 6: 33-37.

Devlin B, Plant JA & Griffin M (1971) Aftermath of surgery for anorectal cancer. *BMJ* 3: 413-418.

Donovan MJ & O'Hara ET (1960) Sexual function following surgery for UC. *N Engl J Med* 262: 719-720.

Dozois RR (1985) Ileal 'J' pouch-anal anastomosis. *Br J Surg* 72 (Suppl): S80.

Druss RG, O'Connor JF, Purdden JF & Stern LO (1968) Psychologic response to colectomy. *Arch Gen Psychiatr* 18: 53-59.

Druss RG, O'Connor JF & Stern LO (1969) Psychological response to colectomy. II: Adjustment to a permanent colostomy. *Arch Gen Psychiatr* 20: 419-427.

Durdey P, Quirke P, Dixon MF & Williams NS (1986) Lateral spread of rectal cancer, the key to local recurrence. *Br J Surg* 73: A1042.

Dyk RB & Sutherland M (1956) Adaptation of the spouse and other family members to the colostomy patient. *Cancer* 9: 123-138.

Ecker KW, Hildebrandt U, Haberer M & Feifel G (1996) Biomechanical stabilization of the nipple valve in continent ileostomy. *Br J Surg* 83: 1582-1585.

Eickenberg HU, Amin M, Klompus W, Lich R Jr (1976) Urological complications of rectal surgery. *Br J Urol* 41: 655-659.

Engel GL (1958) Studies of UC: Psychological aspects and their impli-cations for treatment. *Am J Dig Dis* 3: 315-337.

Enker WE (1992) Potency, cure and local control in the oeprative treatment of rectal cancer. *Arch Surg* 127: 1396-1402.

Enker WE, Pilipshen SJ, Heilweil ML et al (1986) *En bloc* pelvic lymphadenectomy and sphincter preservation in the surgical management of rectal cancer. *Ann Surg* 203: 426-433.

Entman SS & Wilson G (1982) Conservative coloprotectomy for the sexually active woman. *Surg Gynecol Obstet* 155: 77-80.

Fazio VW, Fletcher J & Montague D (1980) Prospective study of the effect of resection of the rectum on male sexual function. *World J Surg* 4: 149-152.

Finkle AL, Moyer TG, Tobenkia W & Karg SJ (1959) Sexual potency in aging males. *JAMA* 170: 1391-1393.

Fischer S & Cleveland SE (1967) *Body Image and Personality*. New York: Dover.

Fowler JW, Bremner DN & Moffatt LE (1978) The incidence and consequences of damage to the parasympathetic nerve supply to the bladder after abdominoperineal resection of the rectum for carci-noma. *Br J Urol* 50: 95-98.

Frego M, Biasiato R, Ranzato R, Bianchera G, Rampazzo L & D'Amico D (1982) Le disfurzioni sessmali dopa amputazione del retto secondo miles per neoplasia. *Acta Chir Ital* 38: 525-535.

Frizelle FA & Nelson H (1997) Psychological factors influencing sexual function. In Allan RN, Keighley MRB, Alexander-Williams J & Hawkins C (eds) *Inflammatory Bowel Diseases*, 3rd edn, pp 943-946. London: Churchill Livingstone.

Garber B (1994) Meteor Alpha-1 inflatable penile prosthesis: patient satisfaction and device reliability. *Urology* 43: 214-217.

Gerstenberg TC, Nielsen ML, Clausen S, Blaabjerg J & Lindenberg J (1980) Bladder function after abdominoperineal resection of the rectum for anorectal cancer. Urodynamic investigation before and after operation in a consecutive series. *Ann Surg* 191: 81-86.

Goligher JC (1951) Sexual function after excision of the rectum. *Proc R Soc Med* 44: 824-827.

Goligher JC (1983) Proctocolectomy and ileostomy for UC. In Allan RN, Keighley MRB, Alexander-Williams J & Hawkins C (eds) *Inflammatory Bowel Diseases*, p 247. London: Churchill Livingstone.

Gopal KA, Amshel AL, Shonberg IL et al (1985) Ostomy and preg-nancy. *Dis Colon Rectum* 28: 912-916.

Gorgun E, Remzi FH, Connor JT et al (2003) Male sexual function improves after ileal pouch anal anastomosis. ASCRS Annual Scientic Meeting; oral presentation.

Gorgun E, Remzi FH, Goldberg JM et al (2004) Fertility is reduced after restorative proctocolectomy with ileal pouch anal anastomosis: a study of 300 patients. *Surgery* 136: 795-803.

Gruner OPN, Flatmark A, Nass R et al (1975) Ileorectal anastomosis in UC. *Scand J Gastroenterol* 10: 641-646.

Gruner OPN, Nass R, Fretheim B & Gjone E (1977) Marital status and sexual adjustment after colectomy: results of 178 patients operated on for UC. *Scand J Gastroenterol* 12: 193-197.

Harrison JE & McDonagh JE (1950) Hernia of Douglas's pouch and high rectocele. *Am J Obstet Gynecol* 60: 83-92.

Heald RT & Leicester RJ (1981) The low stapled anastomosis. *Br J Surg* 68: 333-337.

Herman A, Adar R & Rubenstein Z (1978) Vascular lesions associated with impotence in diabetic and non-diabetic arterial occlusive disease. *Diabetes* 27: 975-981.

Hojo K, Vernava AM III, Sugihara K & Katumata K (1991) Preservation of urine voiding and sexual function after rectal cancer surgery. *Dis Colon Rectum* 34: 532-539.

Hudson CN (1972) Ileostomy in pregnancy. *J R Soc Med* 65: 281-283.

Hughes ESR & Russell IS (1967) Ileorectal anastomosis for UC. *Dis Colon Rectum* 10: 35-39.

Janu NC, Bokey EL, Chapuis PH, Watters GR, Maher PO & Angstreich D (1986) Bladder dysfunction following anterior resection for carcinoma of the rectum. *Dis Colon Rectum* 29: 182-183.

Jevitich MJ (1981) Penile body temperature as screening test for penile arterial obstruction in impotence. *Urology* 17: 132-135.

Johnson P, Richard C, Ravid A et al (2004) Female infertility after ileal pouch-anal anastomosis for ulcerative colitis *Dis Colon Rectum* 47: 1119-1126.

Jones OM, Smeulders N, Wiseman O & Miller R (1999) Lateral ligaments of the rectum: an anatomical study. *Br J Surg* 86: 487-489.

Jones PF & Orr G (1983) Colectomy and ileorectal anastomosis. In Allan RN, Keighley RMB, Alexander-Williams J & Hawkins C (eds) *Inflammatory Bowel Diseases*, pp 268-273. London: Churchill Livingstone.

Jones PF, Munro A & Ewan SWB (1977) Colectomy and ileorectal anastomosis for colitis: report on a personal series, with a critical review. *Br J Surg* 64: 615-623.

Juhasz ES, Fozard B, Dozois RR, Ilstrup DM & Nelson H (1995) Ileal pouch-anal anastomosis function following childbirth: an extended evaluation. *Dis Colon Rectum* 38: 159-165.

Keighley MRB, Ogunbiyi OA & Korsgen S (1997) Pitfalls and outcome in ileo-anal pouch surgery for ulcerative colitis. *Netherlands J Med* S23-S27.

Keltikangas-Jarvinen L, Loven E & Moller C (1984) Psychic factors determining the long-term adaptation of colostomy and ileostomy patients. *Psychother Psychosom* 41: 153-159.

Kempczinski RF (1979) The role of the vascular diagnostic laboratory in the evaluation of male impotence. *Am J Surg* 138: 278-282.

Kennedy HT, Lee ECG, Claridge G & Truelove SC (1982) The health of subjects living with a permanent ileostomy. *Q J Med* 51: 341-357.

Kinn A-C & Ohman U (1986) Bladder and sexual function after sur-gery for rectal cancer. *Dis Colon Rectum* 29: 43-48.

Kinsey D (1948) *Sexual Behaviour in the Human Male*. Philadelphia: WB Saunders.

Kock NG (1983) Continent ileostomy. In Allan RN, Keighley MRB, Alexander-Williams J & Hawkins C (eds) *Inflammatory Bowel Diseases*, pp 278-280. London: Churchill Livingstone.

Kock NG, Darke N, Kenentes J, Myvold H & Philipson B (1974) The quality of life after proctocolectomy and ileostomy. *Dis Colon Rectum* 17: 287-292.

Kolb LC (1975) Disturbances of the body image. In Arieti LC (ed.) *American Handbook of Psychiatry*, pp 39-46. New York: Basic Books.

Kourambas J, Angus DG, Hosking P & Chou ST (1998) A histological study of Denonvilliers' fascia and its relationship to the neuro-vascular bundle. *Br J Urol* 82: 408-410.

Koyama Y, Moriya Y & Hojo K (1984) Effects of extended systematic lymphadenectomy for adenocarcinoma of the rectum—significant improvement of survival rate and decrease of local recurrence. *Jpn J Clin Oncol* 14: 623-632.

Kretschew KP (1972) *Intestinal Stoma*, pp 281-283. Philadelphia: WB Saunders.

La Monica G, Audisio RA, Tamburini M, Filiberti A & Ventafridda V (1985) Incidence of sexual dysfunction in male patients treated surgically for rectal malignancy. *Dis Colon Rectum* 28: 937-940.

Lee EC & Dowling BL (1972) Perimuscular excision of the rectum for Crohn's disease and UC. *Br J Surg* 59: 29-32.

Leicester RJ, Ritchie JK, Wadsworth J, Thomson JPS & Hawley PR (1984) Sexual function and perineal wound healing after inter-sphincteric excision of the rectum for inflammatory bowel disease. *Dis Colon Rectum* 27: 244-248.

Lennenberg E (1971) Role of enterostomal therapist and stoma rehabilitation clinics. *Cancer* 28: 226-229.

Lepor H, Gregerman M, Crosby R, Mostofi FK & Walsh PC (1985) Precise localization of the autonomic nerves from the pelvic plexus to the corpora cavernosa: a detailed anatomical study of the adult male pelvis. *J Urol* 133: 207-212.

Leriche R & Morel A (1948) The syndrome of thrombotic obliteration of the aortic bifurcation. *Ann Surg* 27: 193-206.

Le Shan L (1961) A basic psychological orientation apparently associ-ated with malignant disease. *Psychiatr Q* 35: 314-330.

Leveckis J, Boucher NR, Parys BT, Reed MW, Shorthouse AJ & Anderson JB (1995) Bladder and erectile dysfunction before and after rectal surgery for cancer. *Br J Urol* 76: 752-756.

Lewis RW. (1995) Long-term results of penile prosthesis implants. *Uro Clin N Am* 22: 847-856.

Lindsey I, Guy RJ, Warren BF & Mortensen NJ (2000) Anatomy of Denonvilliers' fascia and pelvic nerves, impotence and implications for the colorectal surgeon. *Br J Surg* 87: 1288-1299.

Lindsey I, George B, Kettlewell M & Mortensen N (2002) Randomized, double-blind, placebo-controlled trial of Sildenafil (Viagra) for erec-tile dysfunction after rectal excision for cancer and inflammatory bowel disease. *Dis Colon Rectum* 45: 727-732.

Lindsey I, Warren BF & Mortensen NJ (2005) Denonvilliers' fascia lies anterior to the fascia propria and rectal dissection plane in total mesorectal excision. *Dis Colon Rectum* 48: 37-42.

Lockhart-Mummery HE & Ritchie JK (1983) Large intestine. In Allan RN, Keighley MRB, Alexander-Williams J & Hawkins C (eds) *Inflammatory Bowel Diseases*, pp 468-480. London: Churchill Livingstone.

Lumley JSP (1991) Arterial revascularization. In Kirby RS, Carson CC & Webster GD (eds) *Impotence: Diagnosis and Management of Male Erectile Dysfunction*, pp 184-192. Oxford: Butterworth-Heinemann.

Lytle JA & Parks AG (1977) Intersphincteric excision of the rectum. *Br J Surg* 64: 413-416.

Maas CP, Moriya Y, Steup WH, Kiebert GM, Kranenbarg WM & van de Velde CJH (1998) Radical and nerve-preserving surgery for rectal cancer in The Netherlands: a prospective study on morbidity and functional outcome. *Br J Surg* 85: 92-97.

McEwan HP (1965) Pregnancy in patients with surgically treated ulcerative colitis. *J Obstet Gynaecol Br Commonw* 72: 450-451.

Machledger HI & Weinstein M (1975) Sexual dysfunction following surgical therapy for aorto-iliac disease. *Vasc Surg* 9: 283-287.

Masui H, Ike H, Yamaguchi S, Oki S & Shimada H (1996) Male sexual function after autonomic nerve-preserving operation for rectal cancer. *Dis Colon Rectum* 39: 1140-1145.

May RE (1966) Sexual dysfunction following rectal excision for UC. *Br J Surg* 53: 29-30.

Metcalf AM, Dozois RR & Kelly K (1986) Sexual function in women after proctocolectomy. *Ann Surg* 204: 624-627.

Michelassi F & Block GE. (1992) Morbidity and mortality of wide pelvic lymphadenectomy for rectal adenocarcinoma. *Dis Colon Rectum* 35: 1143-1147.

Moody GA & Mayberry JF (1996) Life insurance and inflammatory bowel disease: is there discrimination against patients? *Int J Colorect Dis* 11: 276-278.

Moody GA & Mayberry JF (1997) Social consequences of inflamma-tory bowel disease. In Allan RN, Keighley

MRB, Alexander-Williams J & Hawkins C (eds) *Inflammatory Bowel Diseases*, 3rd edn, pp 947-150. London: Churchill Livingstone.

Moody G, Probert CSJ, Srivastava EM, Rhodes J & Mayberry JF. (1992) Sexual dysfunction among women with Crohn's disease: a hidden problem. *Digestion* 52: 179-183.

Morgan RJ (1982) Assessment and treatment of impotence. *J R Soc Med* 75: 666-669.

Moriya Y, Sugihara K, Akasu T & Fujita S (1995) Nerve-sparing surgery with lateral node dissection for advanced lower rectal cancer. *Eur J Cancer* 31A: 1229-1232.

Morrow L (1976) Psychological problems following ileostomy and colostomy. *Mt Sinai J Med* 43: 368-370.

Moul JW & McCleod DG (1986) Experience with the AMS 600 malleable penile prosthesis. *J Urol* 135: 929-934.

Mullen P, Behrens D, Chalmers T et al (1995) Barnett continent intestinal reservoir: multicenter experience with an alternative to the Brooke ileostomy. *Dis Colon Rectum* 38: 573-582.

Nath RL, Menzoian J, Kaplan KH et al (1981) The multidisciplinary approach to vasculogenic impotence. *Surgery* 89: 124-133.

Neal DE, Williams NS & Johnston D (1981) A prospective study of bladder function before and after sphincter-saving resections for low carcinoma of the rectum. *Br J Urol* 53: 558-564.

Neal DE, Williams NS & Johnston D (1982) Rectal, bladder and sexual function after mucosal proctectomy with and without a pelvic reservoir for colitis and polyposis. *Br J Surg* 69: 599-604.

Nessar G, Fazio VW, Tekkis P et al (2006) Long-term outcome and qual-ity of life after continent ileostomy. *Dis Colon Rectum* 49: 336-344.

Nicholls J (1984) Restorative proctocolectomy with a three-loop ileal reservoir for UC and familial adenomatous polyposis. *Ann Surg* 199: 383-388.

Nicholls RJ, Ritchie JK, Wadsworth J et al (1979) Total excision or restorative resection for carcinoma of the middle third of the rectum. *Br J Surg* 66: 625-627.

Nilsson LO, Kock NG, Kylberg F, Myrvold ME & Palselius I (1981) Sexual adjustment in ileostomy patients before and after conversion to continent ileostomy. *Dis Colon Rectum* 24: 287-290.

Olsen KO, Juul S, Berndtsson I, Oresland T & Laurberg S (2002) Ulcerative colitis: female fecundity before diagnosis, during disease, and after surgery compared with a population sample, *Gastroenterology* 122, 15-19.

Orbach EC & Tallent N (1965) Modifications of perceived body and body concepts. *Arch Gen Psychiatr* 12: 126-135.

Orbach EC, Bard M & Sutherland AM (1957) Fears and defensive adaptations to the loss of anal sphincter control. *Psychiatr Rev* 44: 121-175.

Oresland T, Palmblad S, Ellstrom M et al (1994) Gynaecological and sexual function related to anatominal changes in the female pelvis after restorative proctocolectomy. *Int J Colorect Dis* 9: 77-81.

Petter O, Gruner N, Rerdar N et al (1977) Marital status and sexual adjustment after colectomy. *Scand J Gastroenterol* 12: 193-197.

Phillips R, Pringle W, Evans C & Keighley MRB (1985) Analysis of a hospital based stomatherapy service. *Ann R Coll Surg Engl* 67: 37-40.

Porst H (1996) The rationale for prostaglandin E1. *Br J Urol* 155: 802-805.

Priest FO, Gilchrist RK & Long JS (1959) Pregnancy in the patient with ileostomy and colectomy. *JAMA* 169: 213-215.

Queral LA, Whitehouse WM, Flinn WR, Zarins CK, Bargan JJ & Yao JSR (1979) Pelvic haemodynamics after aortoiliac reconstruction. *Surgery* 86: 799-809.

Quirke P, Dixon MF, Durdey P & Williams NS (1986) Local recurrence of rectal adenomacarcinoma due to inadequate surgical resection. *Lancet* i: 996-998.

Rankin JT (1969) Urological complications of rectal surgery. *Br J Urol* 41: 655-659.

Rhodes JB & Kirsner JB (1965) The early and late course of patients with UC after ileostomy and colectomy. *Surg Gynecol Obstet* 125: 1303-1314.

Ritchie JK (1972) UC treated by ileostomy and excisional surgery: 15 years' experience at St Mark's Hospital. *Br J Surg* 59: 345-351.

Rolstad BS, Wilson G & Rotherberger DA (1983) Sexual concerns in the patient with an ileostomy. *Dis Colon Rectum* 26: 170-171.

Rothenberger DA, Bols JG, Nivatvangs S & Goldberg (1985) The Parks S ileal pouch and anal anastomosis after colectomy and muscosal proctectomy. *Am J Surg* 149: 390-394.

Roy PH, Sauer WG, Beahrs OH & Farrow GM (1970) Experience with ileostomies: evaluation of long-term rehabilitation in 497 patients. *Am J Surg* 118: 77-86.

Sabri S & Cotton LT (1971) Sexual function after aorto-iliac recon-struction. *Lancet* ii: 1218-1219.

Santangelo ML, Romano G & Sassaroli C (1987) Sexual function after resection for rectal cancer. *Am J Surg* 154: 502-504.

Sato K & Sato T (1991) The vascular and neuronal composition of the lateral ligament of the rectum and the rectosacral fascia. *Surg Radiol Anat* 13: 17-22.

Scammell B & Keighley MRB (1986) Delayed perineal wound healing after proctectomy for Crohn's colitis. *Br J Surg* 73: 150-152.

Scudamore HH, Rogers AG, Bargen JA & Bonner EA (1957) Pregnancy after ileostomy for chronic UC. *Gastroenterology* 32: 295-303.

Silverman SH, Moore J, Thompson H & Keighley MRB (1984) Intraoperative staging of rectal cancer by imprint cytology. *Gut* 25: A1150.

Stahlgren LH & Ferguson LK (1959) Effects of abdominoperineal resection on sexual function in 60 patients with UC. *Arch Surg* 78: 604-606.

Stelzner F (1977) Uber Potenztorungen nach Amputation und Kotinerzresektion des Rectums (English abstract). *Zentrabl Chir* 102: 212-219.

Stevens PJ d'E (1997) Running a stomal therapy service. In Allan RN, Keighley MRB, Alexander-Williams J & Hawkins C (eds) *Inflammatory Bowel Diseases*, 3rd edn, pp 913-916. London: Churchill Livingstone.

Tomkins RG & Warshaw AL (1985) Improved management of the perineal wound after proctectomy. *Ann Surg* 202: 760-765.

Toth A (1979) Male infertility due to sulphasalazine. *Lancet* ii: 904.

Van Pronaska J & Siderins NJ (1962) The surgical rehabilitation of patients with chronic UC. *Am J Surg* 103: 42-46.

Veidenheimer MC, Dailey TH & Meissner WA (1970) Ileorectal anastomosis for inflammatory disease of the large bowel. *Am J Surg* 119: 375-378.

Walsh PC & Schlegal PN (1988) Radical pelvic surgery with preserva-tion of sexual function. *Ann Surg* 208: 391-400.

Watson PC & Williams DI (1952) The urological complications of excision of the rectum. *Br J Surg* 40: 19-28.

Watts JM, De Dombal FT & Goligher JC (1966) Long-term

complica-tions and prognosis following major surgery for UC. *Br J Surg* 53：1014-1022.

Weinstein M & Roberts M (1977) Sexual potency following surgery for rectal cancer：a follow up of 44 patients. *Ann Surg* 185：295-300.

Wheeler JMD，Banerjee A，Ahuja N et al (2005) Long-term function after restorative proctocolectomy. *Dis Colon Rectum* 48：946-951.

Williams DI，Watson PC & Goligher JC (1951) Sexual dysfunction following abdominoperineal resection for carcinoma. *Proc R Soc Med* 44：819-828.

Williams JT & Slack WW (1980) A prospective study of sexual function after major colorectal surgery. *Br J Surg* 67：772-774.

Williams NS & Johnston D (1983) The quality of life after rectal excision for low rectal cancer. *Br J Surg* 70：460-462.

Williams NS，Neal DE & Johnston D (1980) Bladder function after excision of the rectum for low rectal carcinoma. *Gut* 21：A453-454.

Willoughby CP & Truelove SC (1980) UC and pregnancy. *Gut* 21：469-474.

Wirsching M，Druner HU & Herrman G (1975) Results of psychosocial adjustment to long term colostomy. *Psychother Psychosom* 26：245-256.

Woodside JR & Crawford ED (1980) Urodynamic features of pelvic plexus injury. *J Urol* 124：657-658.

Yeager FS & van Heerden JA (1980) Sexual dysfunction following proctocolectomy and abdominoperineal resection. *Ann Surg* 191：169-170.

8

第8章　痔

第一部分　病因、发展历史和鉴别诊断

痔是困扰人类的常见病之一，目前仍然无准确的发病率。尽管很多患者有症状，但一部分患者没有症状，而另一患者则从来没有过症状。对于没有症状的患者如何诊断痔仍然存在争议。当然，在解剖学上正常人肛管内的血管垫和有症状的痔疮患者之间并无差别。因此，既然血管垫是正常的，谈论其发病率就是不合逻辑的。无论性别、人种、年龄如何，患者都有肛垫存在。肛垫是普遍存在的，只有当出现症状时痔的分级才有其意义，尽管出现的症状是由痔核的大小决定的。

命名

我们选择用来描述这种疾病的各种名词揭示了我们的判断非常主观且具有明显的症状导向性。"haemorrhoid"这个单词来源于希腊文字"haemorrhoides"意思是流动的血液（haem 血，rhoos 流动）。"Pile"这个字来源于拉丁文"pila"，意思是一堆或一团。为了使描述更精确，当患者的主诉是局部有肿物，我们应该命名这个疾病为"piles"，而当主诉是出血时应为"haemorrhoid"。

本病目前在使用的相关术语在其他语种中意味着不同的意义，这使其命名更加混乱。意大利人仍然沿用 Galen 的命名，称之为"profluvio di sangue"，意思是溢出的血，并暗示这种溢出的血是对人体有益的。古代法国人称之为"flux d'or"（流动的黄金），古代德国人称之为"goldene ader"（金色的静脉），意思是直肠肛门的症状是有钱人的特权。

为了使读者不至于在命名方面感到困惑，我们选择了"haemorrhoidal disease"这个单词（为了说明其局限性）来描述那些因肛垫变大而有症状表现的患者。

解剖，病理生理及病因

肛管黏膜上皮下层有着丰富的静脉丛。这些弯曲的静脉被称做"corpus cavernosi recti（直肠海绵体）"。它们直接连接着动静脉而没有毛细血管。这些血管在正常状态下是由分散的纵行肌纤维（肛门黏膜下肌肉）支撑的，这些肌肉协助维持肛垫在其正常的位置，也就是肛管的上半部分。通常，肛管中有三个主要的肛垫，分别分布在肛管的左侧、右前、右后方（图 8.1），有时它们的位置会有变化。Goligher（1984）指出在需要治疗的痔患者中 2/3 有三个原发性肛垫，剩余的 1/3 则有继发性肛垫存在。

Miles（1939）深刻地认识到，如果在痔切除术后结扎血管的线结脱落，出血是非常严重的，由此他得出一个假设：每一个痔核都是由上级痔动脉左右主干的终末支组成的。右支又分为前支和后支，原发痔垫就是由左支、右前支和右后支组成的。但 Thomson（1975）在尸体上的直肠动脉灌注模型中未能证实 Miles 的理论。

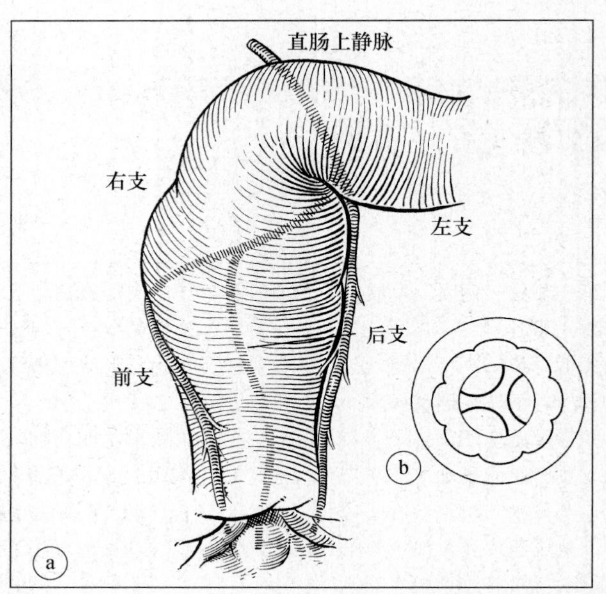

图 8.1 （**a**）根据直肠上动脉的分支痔核的解剖学分布；（**b**）通过直肠镜观察在 3、7 和 11 点的痔核。

另外，尽管不太可信，假定三个痔最初的定位所在是因为间充质的聚集，也就代表着三根结肠带在直肠的延续。三束平滑肌之间的黏膜下层支撑作用较其他部位差，黏膜更易脱垂，并有足够的空间能够容纳较大的静脉垫。

与之相似的是，肛管外侧的皮肤下层存在的血管通路并不明显。它们并不是规律排列，且在脉管结构中也没有肌纤维结构。

血管垫在正常直肠排便过程中的作用还不是很清楚，但是排便困难在痔的发病过程中好像很重要。在肛镜下很容易观察到痔垫的快速填充和排空。如果一个患者的外痔能够随意脱出，就能观察到明显的充血，而一旦它们回到肛管内的正常位置，充血迅速消失。因此有人认为痔核充血的消失是因为肛管直径的迅速变大而允许直肠内粪便的快速排空。

以下几点可能是痔发病的重要因素。

静脉闭塞

痔发病的主要原因是肛管内肛垫的充血和肥大。肛垫充血原因如下：①在排便过程中未能快速排空；②不正常的移位或者③肛门括约肌收紧导致嵌顿。当肛垫充血时，更容易表现为出血或水肿的症状。水肿进而导致组织膨胀和变形，最终导致肛垫肥大。

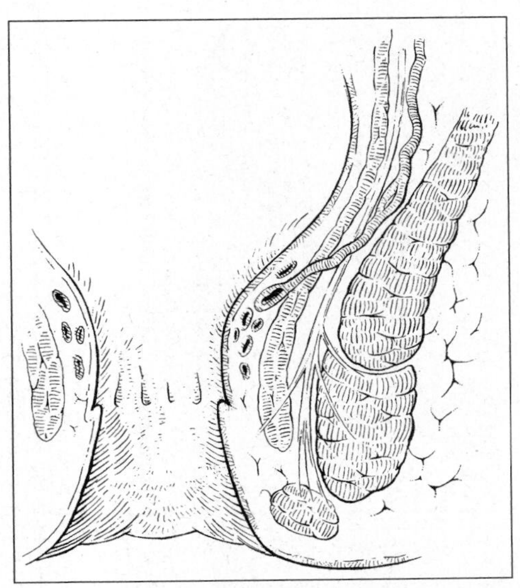

图 8.2 痔的病因学，内部血管垫的回流静脉行经肛周肌肉和纵行肌肉覆盖。这些血管在排便时能够被看到。

肛垫快速排空障碍常用来解释痔的病因的假说，但从来没有被证明过。解剖学上静脉回流的通路穿过直肠肌层已经得到证实，这证明直肠内大便的堵塞可能会压迫静脉（图 8.2）。此外，可以通过增加腹内压力收缩肌间静脉以达到阻止痔垫的快速排空。在肛镜检查下要求患者收缩肛门，能够观察到痔垫的快速回缩。目前尚不明确是否这种肛垫的快速填充和排空在正常无症状个体和那些有症状或易于患痔病的人群中有所不同。

妊娠、腹水、盆腔肿瘤和肝硬化门脉高压导致的腹内压增高被假定为痔的易感因素。Jacobs 等（1980）发现在门脉高压患者中有症状的内痔发病率为 28%（52/188），但是最近 Ghoshal 等（2001）发现痔发病率在门脉高压患者和正常对照组间并无明显区别，分别为 22%和 16%。在另一项研究中（Hosking 等，1989）发现在门脉高压患者中痔和直肠肛管静脉曲张是并存的。在第一个针对门脉高压患者的前瞻性研究中发现，100 例肝硬化的患者中，44%的患者有直肠肛管静脉曲张，63%的患者有痔。直肠肛管静脉曲张的发病率随着门脉高压的程度不同而有所差异：仅有肝硬化而没有门脉高压的患者中发病率是 19%，而存在食管静脉曲张导致出血的患者中则为 59%。然而，并没有发现痔和门脉高压之间的明确联系。这些作者认为痔在这类成年人中的发病率与一般人群中 50%的发病率不同（Buie，1937）。然而，在门脉高压的儿童中情况有所不同。Heaton 等（1993）在一项前瞻性研究中发现在 60 名患门脉高压的儿童中，33%患有痔，35%患有直肠肛管静脉曲张，15%患有肛周静脉曲张。患有肝外疾病的患者较肝内疾病的患者引起损伤的发病率更高。已经明确的是，患有门脉高压的儿童中痔的患病率为 33%，比正常儿童组要高得多，尽管这样比较的资料是不可信的。除了有较高的发病率，Heaton 等（1992）发现仅有 7%的患者有主诉症状，他在一个类似的回顾性研究中发现，在 189 个患有门脉高压的儿童患者中，4.7%的患者有直肠肛管静脉曲张和痔的症状。

在妊娠期间骨盆和会阴部的血管结构会变得突起。因此，在排便时肛门周围及直肠肛门的血管变得更加明显、更容易被看到或感觉更加突起也就不足为奇了。这种现象通常被命名为“妊娠期痔”，但这并不一定是不正常的。是否未妊娠女性较经产女性更容易出现痔的症状还不得而知。男性相对来说因痔而出现症状的概率比女性要高出二倍，因此单独妊娠这个因素不能成为病因。

当然也并无证据支持这一经久不衰的假说，即直肠肿瘤通过堵塞中央的痔静脉诱发了肛垫扩大。

血管垫的脱垂

在儿童和正常的成年人中黏膜下层的血管团是由黏膜下肌层和梳状带结构支撑的。血管垫和肌层正常时仅有附着在环状肌下层的部分呈松弛状态。在排便过程中，内括约肌松弛，血管组织和梳状带外旋。旋转动作使肛门的“开口”打开（图 8.3）。

很可能有些痔的发病机制是因为先天性旋转不良和肛门回缩功能障碍。一些影响正常肛管外翻和旋转的因素有：内分泌因素、年龄、便秘及排便困难（Jackson 和 Robertson，1965）。

直肠黏膜下层的弹性组织在新生儿中弹性较高，随着年龄的增长逐渐变得松弛，而在成年痔患者中则消失了。这种弹性组织在妊娠期间也变得松弛。黏膜下层肌肉的功能可能反映了弹性组织的存在。

干燥大便通过肛管时对黏膜下层血管有一个剪切的作用，并使其更容易从肛管内脱出。排便困难、用力时间过长使血管垫脱出内括约肌下缘，内括约肌收紧并使血管垫充血（图 8.4）。

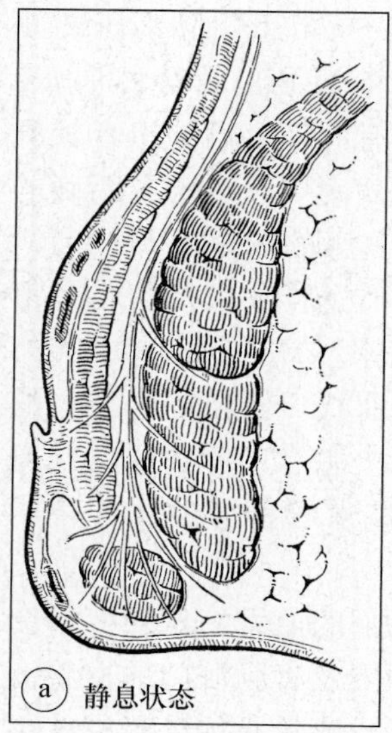

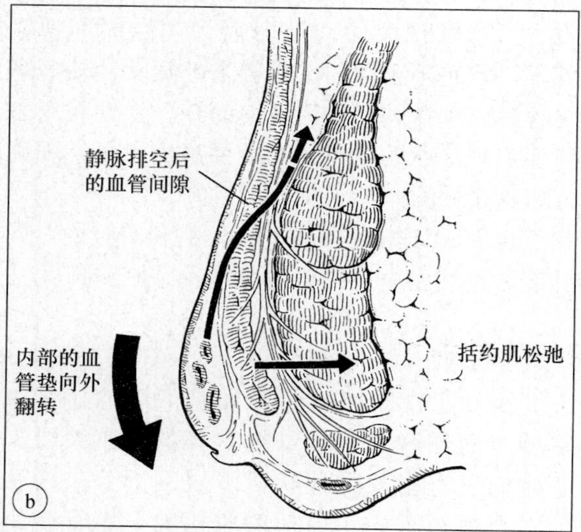

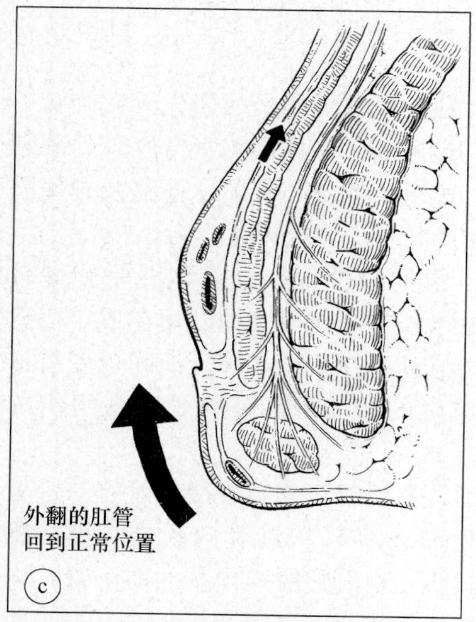

图 8.3 正常排便时内部血管垫的作用。

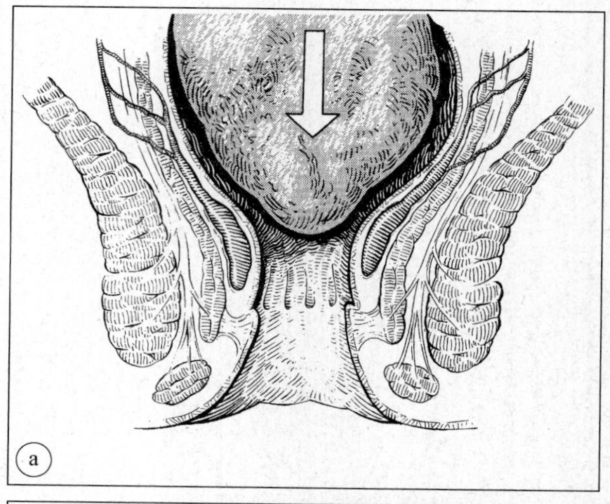

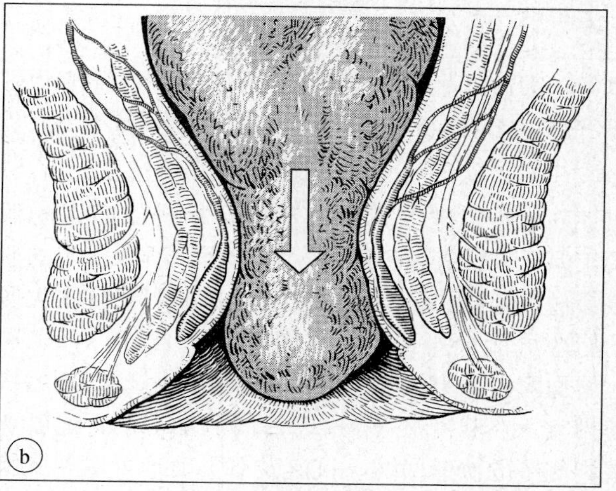

图 8.4 痔的病因学。血管垫的回流静脉被干结的大便压迫。大便对血管垫有剪切作用并促使其脱垂。持续的作用力使血管垫脱出括约肌，并使其最终压迫充血。

遗传

痔是否遗传目前并无确切的证据支持。研究机构所记录的家族发病史（Acheson，1960；Brondel 和 Cleave，1965；Gondran，1976），并未发现饮食、排便习惯与个人习惯和环境有关，发病主要集中在痔的病因学上。

地域和饮食习惯

众所周知，痔在西方发达社会多见，而在欠发达国家则很少见。在弄清原因之前应该考虑一下这种说法是否属实。尸检中不太可能发现痔的证据，因此病理解剖学上的证据不能用来解答发病率的问题。痔发病率的统计不可避免地基于症状的出现概率，而应用肛镜来进行大规模人群研究是不现实的。尽管如此，Burkitt（1972）的研究工作显示痔的发病率在非洲的欠发达地区较低，而在偏远部落是未知的。他对比了在美国黑人和非洲的城市人群中发病率较高的肛周疾病。得出的结论是在农村痔的发病率较低与高纤维膳食密切相关，并且随着更多的“天然”高纤维膳食在发达国家被人们接受，痔的发病率将会进一步降低。这个理论是很吸引人的，即使它不是真实的，我们也有充足的理由向人们推荐高纤维膳食。然而，自从20世纪70年代开始推荐高纤维膳食，既没有大规模研究的证据表明痔症状的发病率有所减少，也没有对照组的研究。

如果在农村中痔的发病率确实很低，说明有一些因素和饮食一样重要，诸如：排便时的姿势是蹲位，以及在排便时并没有社会性的时间和地点的限制。

驳斥西方社会论的一个强有力的证据就是痔在中国和其他亚洲地区的发病率也很高。

肛门括约肌紧张

对于有痔症状表现的患者测量其肛门括约肌压力，并与相同年龄和性别的无症状组对比。许多研究显示在痔患者中肛管基底部压力显著升高（Hancock 和 Smith，1975；Lane 和 Casula，1976；Arabi 等，1977a；Creve 和 Hubens，1979；Read 等，1983；Shafik，1984；Hiltunen 和 Matikainen，1985；Schouten 和 van Vroonhoven，1986；Deutsch 等，1987；Champigneulle 等，1989；Lin，1989；Sun 等，1990，1992；Farouk 等，1994；Chen 等，1999；Galizia 等，2000）。此外，Teramoto 等（1981）在痔患者的肛门外括约肌活检中证实Ⅰ型肌纤维相比正常状态时张力高，提示该肌肉强直性收缩。

尽管如今并不推荐，但人为扩大肛门或进行内括约肌切断可以缓解肛门症状并减少肛门括约肌静息压力以达到与对照组同样的效果（Hancock，1981）（图 8.5）。

然而，简单地认为痔是单一类型的病理生理过程是天真的。在伯明翰进行的测压研究中（Arabi 等，1977a），发现有两种不同类型的痔患者。高压痔患者的概念首次引入，支持的证据是至少一半以上的患者有直肠肛管内高压。这类患者多见于无脱垂症状的男性痔患者。其临床表现为肛门紧闭。另一类患者的肛门压力低于正常，这类患者主要为女性，肛门较松弛，痔的表现主要为脱垂导致的各种症状，大多数女性是多产妇。

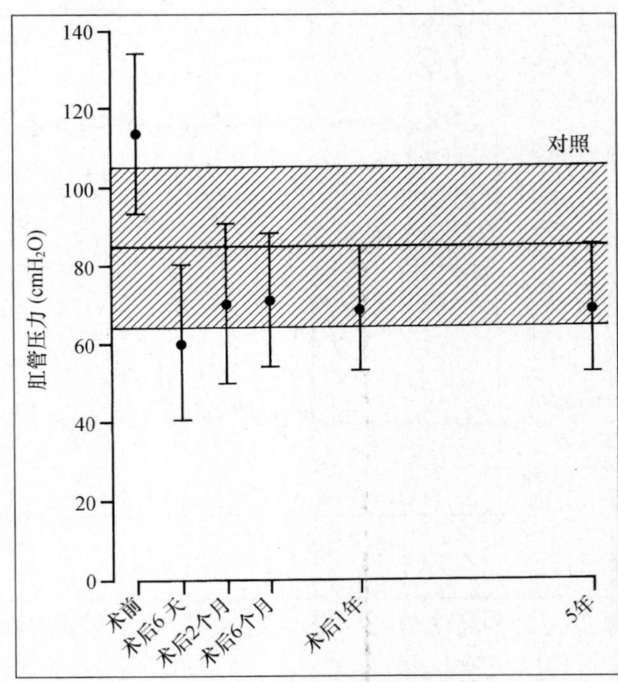

图 8.5 痔患者静息肛管压力与对照组相比（阴影部分），人工扩肛前后。来源自：Hancock（1981）并由 Blackwell 出版授权。

令人感兴趣的是，这些测压研究对痔脱垂患者和正常对照组进行连续 24 小时观察，通过动态肛门测压及肌电图记录肛门外括约肌的活动。证实了应用静息肛门测压所得出的结论（Waldron 等，1989），但在一些痔患者中静息直肠压力下出现了多次偶发的自发脱出，这种情况被称为“抽样反射”。该反射在痔患者中较对照组常见（图 8.6）。痔患者中可能出现更高级别的自主抽样反射，是因为正常的内括约肌反应就允许肛管排出痔核。肌电图的结果也显示在痔患者中外括约肌的运动较对照组明显增多。这种运动的增加可能是在尝试维持平衡。因此，观测到的直肠肛门生理学变化是痔患者的表现，而不是导致痔的原因。

肛管直肠的感觉

直肠电感知能力（Roe 等，1986）和温度感觉（Miller 等，1988）在痔患者中是减低的，最大的变化在肛管的中段及下段，也许是因为脱垂导致直肠黏膜的敏感度下降（Read 等，1983）。壶腹部的直肠黏膜好像不会受到影响（Sun 等，1990）。

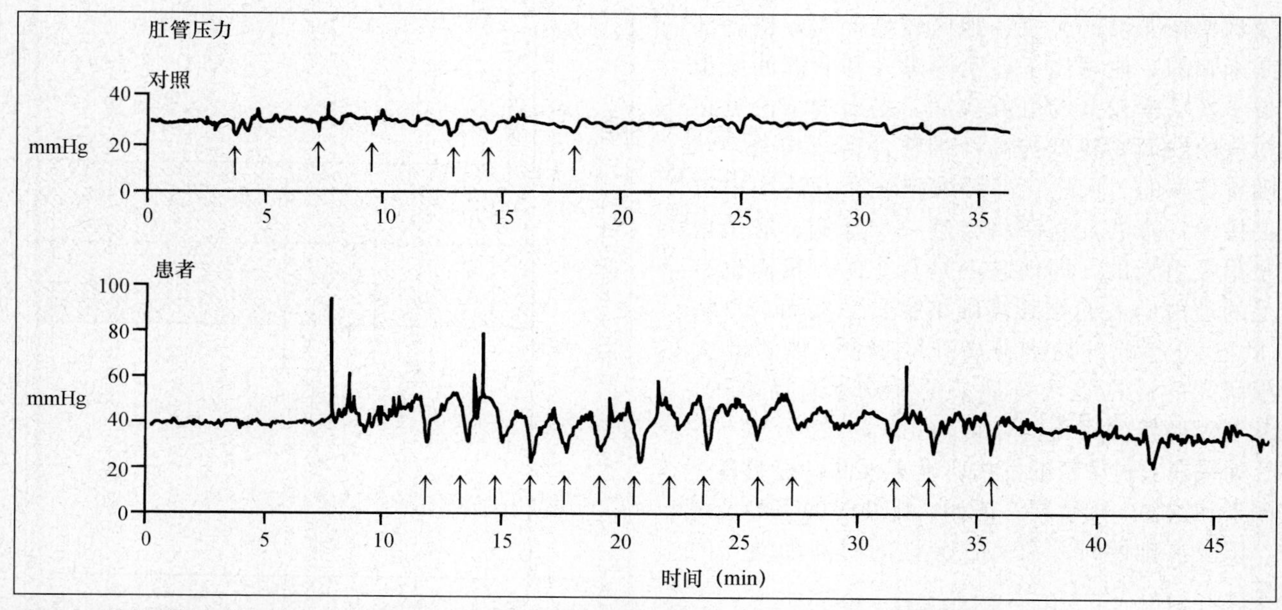

图 8.6 排便时的肛管压力。示例显示在对照组和痔患者均由箭头标记，痔患者的时相明显增多。

排便习惯

不止一次，我们获取的信息主要来源于道听途说而不是科学的事实，这让人感到很遗憾。很多痔患者都有这样类似的习惯，坐在舒适的马桶上 10～15 分钟，看着晨报。这样的患者有着规律的排便，并且经常是先坐在马桶上再到有便意而排出大便。

上述这些因素通常与痔相关，但并没有证据表明它们就是病因，或者改变这些习惯痔的症状会消失。然而，它们确实构成了一种理论，这种理论使我们经常建议患者改变他们的不良排便习惯来减少症状，并经过规律门诊治疗以避免复发。

然而，便秘和痔的发病率二者之间的关系在这个角度看来是有疑问的。因此 Johanson 和 Sonnenberg（1990）发现在美国 1 千万例表现出痔症状的人群中，与排便习惯相关的患病率仅为 4.4％。在男性和女性中，患病的高峰在 45～65 岁，65 岁后逐渐下降。20 岁前痔的发病较少见。白人较黑人更容易患病，高患病率与较高的社会经济地位相关。这与便秘的流行病学调查恰恰相反，在 65 岁后便秘的患病率呈指数型增长，在黑人中更加常见，在低收入和较低社会地位的家庭中常见。这些资料在流行病学的角度对痔和便秘二者之间是否有关联提出疑问。

流行病学

患病率

痔的患病率很难准确计算。基于医院的研究并没有代表性，而基于社会的研究又依赖于主观的报道、医护人员的经验、诊断及手术记录（Loder 等，1994）。非洲报道的较低的患病率就已经说明。西方社会的实际患病率也是不准确的，取决于应用哪种方法来诊断以及应用何种诊断标准。在美国，一年一次的全国性的健康普查发现患病率是 4.4％（Johanson 和 Sonnenberg，1990）。而在英国则无类似的资料统计（Loder 等，1994）。伦敦中部的一个随机小样本调查显示患病率是 12.3％（Acheson，1960），而一位伦敦执业医生的研究报道则是 36.4％（Gazet 等，1970）。一家北美医院的调查研究显示有 21.6％的患者诊断为痔，自我诊断的患者超过 10.9％（Hyams 和 Philpot，1970）。医院内基于直肠镜检查的研究发现患病率为55％～86％（Gazet 等，1970）。

在美国，1117 位执业医生进行痔的诊治，每年大概 10 000 人，英国和威尔士则有 1123 位医生（Johanson 和 Sonnenberg，1991）。在美国每年因痔入院治疗病人的出院概率为每 100 000 人 47.65，英国和威尔士则是 40.69（Johanson 和 Sonnenberg，1991）。在美国应用两种不同的方法对痔的手术切除率进行研究，结果为切除概率是每100 000人60.4和48.65（Johanson和Sonnenberg，1991）。法国则是每100 000人中有46人（Johanson和Sonnenberg，1991）。然而，在美国和英国从业医生数量有所减少，出院率和外科手术率亦有所减少。至于在患病率方面的变化，究竟是由于健康习惯的改变还是门诊治疗的效果尚不明确（Nelson，1991）。

性别因素

男性好像比女性更容易患病。大约60%的有症状的住院患者是男性（Ganchrow等，1971；Arabi等，1977a；Lin，1989；Walker等，1990；Johanson和Sonnenberg，1991；Bleday等，1992；Reis Neto等，1992）。然而，痔的患病率在大样本的研究中显示男女两性没有区别（Gazet等，1970；Hyams和Philpot，1970；Johanson和Sonnenberg，1991）。

年龄

70岁前患病率是逐渐升高的，70岁过后则有一个轻度的下降（Hyams和Philpot，1970；Johanson和Sonnenberg，1990）。

社会地位和职业

上层社会人群经常被报道患上痔，可能说明这些人经常进行自我检查（Acheson，1960；Hyams和Philpot，1970；Johanson和Sonnenberg，1990，1991）。长期站立或呈坐姿的重体力劳动者也是痔的高危人群（Acheson，1960；Prasad等，1976）。尽管有些人不同意以上观点（Hyams和Philpot，1970；Brondel和Gondran，1976），他们也接受在这类人群中痔的症状更重。

伴随症状

痔的伴随症状包括脱肛（Brondel和Gondran，1976）、妊娠、分娩、泌尿系脱垂（Brondel和Gondran，1976；Heslop，1987）以及前列腺疾病（Akande和Esho，1989），这些可能都与腹压增加有关。

症状

痔患者会表现出以下不同程度的症状：出血、肛门肿胀、疼痛、肛周不适感、分泌物、卫生问题和瘙痒。通常的规律是痔核越大脱出越多，症状越明显。然而也不一定，年轻人肛门较紧，有严重的不适感和出血，但表现出很轻微的临床体征，而老年女性肛垫很大、黏膜脱出很严重却可能没有主诉。

出血

出血是痔最常见的主诉，在疾病发展的早期就会出现。出血一般是鲜红色，第一次发现通常是在便纸上，尤其是排出没有鲜血覆盖的干硬大便时。这类出血不同于直肠肿瘤或溃疡性直肠炎，但可能与长期肛裂患者或严重浸渍的皮肤导致的肛周皮炎患者的出血相似。痔可以很轻易地与后两种疾病区分，因为它不伴有疼痛和瘙痒。

在痔发展的后期可能会有大量出血的情况，痔的特征性出血是排便后鲜血像水龙头滴水一样滴下或喷射性飞溅而出。这种大出血通常在痔核脱垂超出括约肌的范围或括约肌收紧导致痔核水肿时发生。除了罕见的低位直肠息肉脱出外，并无其他疾病的出血是这种特异性的飞溅样出血。

出血与排便过程是无关的，即使在痔的发展后期，可能偶尔也会排出黏液血便。后一种情况在老年内痔患者中多见，一直在肛门的外面覆盖着薄层的黏液。这类患者的括约肌很松弛很少充血，所以出血也是少量的。

痔核肥大明显的年轻患者，在排便过程中或排便后痔核偶尔脱出并能够自行复位，尤其是在进行重体力活动、运动及情绪激动时。肛门内压力增高会使痔核水肿，如果有出血则量会很大。患者会因出血而导致贫血。然而，即便这类出血看起来好像很多，但单纯由痔出血导致的贫血较少见。如果出现贫血应该积极寻找其他原因。经过肠镜和胃镜检查没有发现其他原因，可以针对痔进行治疗。Kluiber和Wolff（1994）指出如果在经过6个月的规范治疗后上述状况没有好转，应该重新进行鉴别贫血病因的检查，我们完全赞同这个观点。

肛周肿物脱垂

肛门周围脱垂的肿物是真正的“痔核”。肿物脱出及自行回缩进肛门是痔的特征性症状。然而，在医生进行病史采集时患者的主诉经常不明确。直肠出血的患者判断他们自己有“痔”并期望痔核能够“脱垂下来”，这是一种很普遍的情况。此外，肛周形成的血栓可能被误认为是一个痔核并试图将其回纳。也有患者认为肛周水肿的皮赘是脱出的不能回纳的痔。

因此，肛周肿物脱垂病史应该引起重视，除非这种情况是医生亲眼所见或患者的叙述是可靠的。

肥大的肛乳头和罕见的低位直肠息肉经肛门脱出，能够自行复位，这两种情况经常被错误地诊断为脱垂的痔。

疼痛和肛周不适感

无症状的痔并不会引起疼痛。严重的疼痛一般都表示有其他疾病或有并发症。血栓形成的脱垂内痔（有时称为“绞窄性的”）会出现临床上可以观察到的、非常疼痛的主诉，这种疼痛就像拿破仑在滑铁卢失去了法兰西帝国一般痛苦。外痔的血栓形成会在下面进行描述。这种情况也是非常痛苦的，并能够在肛门外周观察到。在没有观察到这些明显的血栓形成的外部特征时，急性顽固的疼痛提示如下一些病症：肛裂、肛周脓肿或肿瘤。

在充血性痔核脱出的患者中排便后肛周不适或钝痛并非罕见，其特征是痔核回纳后症状有所减轻。痔核脱出在一些肛管松弛的患者中通常是无痛的。

脱垂、卫生问题和瘙痒

内痔患者的特征性症状是经常有黏液自肛门排出伴有或不伴有血迹，痔核覆盖着黏膜脱出肛门外。轻则污染内衣，重则肛周皮肤被浸泡腐蚀。

纤维皮赘水肿会使肛周皮肤看起来很杂乱，在病程长的患者中很常见。一些皮赘被认为是既往偶发的血管痔垫血栓形成等并发症，一些是妇科手术缝合预后不佳的结果，但大部分是新生的。

皮赘破坏了自婴儿时起平滑的肛周皮肤，随着年龄的增长，这种情况不会随着卫生条件的改善而有所好转。幸运的人可能只是要常换内衣，不幸的可能会导致肛周瘙痒。

自然病程和并发症

历史上未经治疗的痔的资料是很少的。我们不清楚那些遭受出血、脱垂、疼痛和瘙痒困扰的人们经过治疗后痊愈的比例，或者断断续续出现其他次要症状或严重并发症的几率。我们确实不知道为什么有些患者的症状会逐渐加重并发展出其他的并发症。

内痔的血栓形成及感染

内痔的血栓形成是痔最常见也是最痛苦的并发症。这种情况通常发生在那些有巨大痔核的患者中，而这些患者一般都有痔核反复脱出的病史。偶尔这种情况也出现在首次出现症状时。我们认为仅在括约肌紧缩导致脱出痔核水肿时才会出现血栓形成。一旦形成血栓，痔核偶尔也会缩回肛门但通常肿胀的痔核会嵌顿在肛外。肛周皮肤严重水肿可能会掩盖自肛门脱出的痔核，因而给人一个错误的印象即内痔已经缩回肛管内（图 8.7）。肛管内外组织张力增高与疼痛和水肿的程度密切相关。血栓形成能够在某一个或所有的原发痔中出现。患者经常疼痛剧烈以至于不能坐下、行走或排便。根据患者的忍耐程度及敏感程度，可以给予强效的止疼药物。

肛周皮肤水肿很容易就能辨认出。如果只是部分皮肤水肿，并且经患者允许，可以对质硬的有血栓形成的痔进行触诊。痔表面由黑色的张力较大的黏膜覆盖，这些黏膜一两天后可能会坏死。分开水肿的皮肤进行视诊及外部触诊很容易作出诊断。不必进行直肠内触诊及内镜检查。如果有手术指征，在麻醉状态下可以进行肛镜和结肠镜检查。

如果不能实施手术，内痔血栓形成是能够缓慢自然消融的。水肿和炎性肿胀在血栓形成后最多持续 1～4 天。临床上可以在 10 天内观察到血栓开始溶解，尽管完全消融需要 4～6 周。肥大的皮赘可能会作为病症永远不变的标记而保留。有时也会有一个较大的纤维息肉样的皮赘。

如果血栓形成时发生纤维坏死，一些血块可能会被挤出从而使症状得到缓解。排出全部血栓是少见的，在痔切除术时会观察到，血块存在于几个互不相通的静脉窦中而不能经由一个切口全部排出。有时上皮破溃会导致细菌感染，也曾有过黏膜坏死的报道，甚至扩展至肛管和直肠。目前这是非常少见的病例，即使有也会很快应用抗生素治疗。幸运的是坏疽和外源性脓毒症的报道现在只在医史中见到过（Lockhart-Mummery 和 Joshi，1915；Lockhart-Mummery，1934；Gabriel，1948）。

贫血

反复大量的肛门出血也会导致缺铁性贫血，有时血红蛋白水平会低于 4g/L。这种情况在绝经前

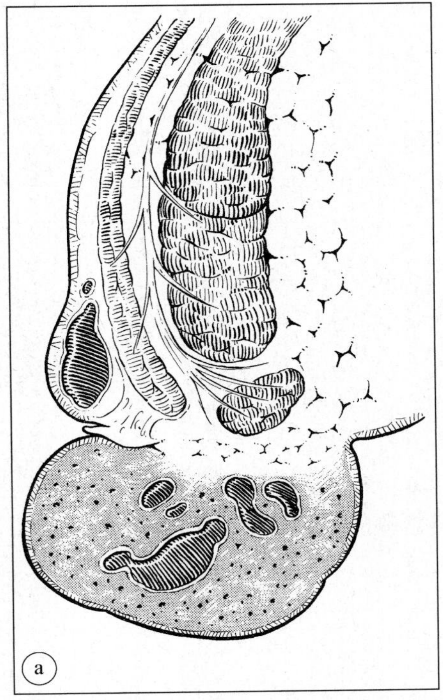

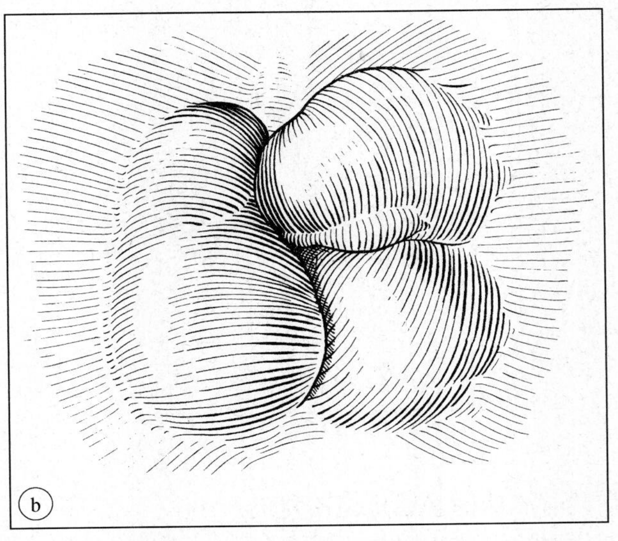

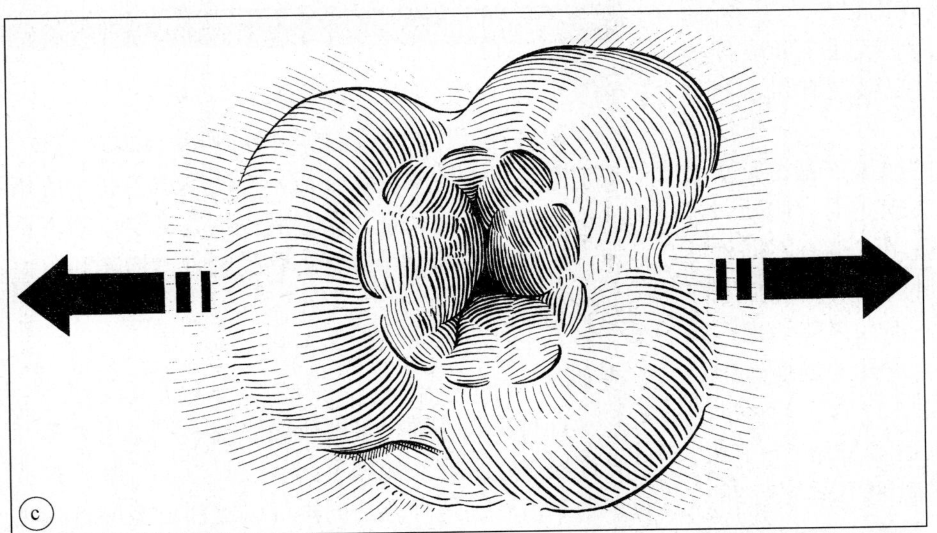

图 8.7 （a）矢状位显示形成血栓的内痔；（b，c）形成血栓的内痔隐藏在水肿的皮赘下。

以及那些患有血液系统恶性肿瘤疾病的女性中是很危险的。保守治疗对于痔出血很有效，严重的贫血患者较少见，对于患者来说出现出血的情况后大多数人会进行治疗。以下几点需要注意：①对于主诉有大量直肠出血的患者应该检查血红蛋白水平；②全身麻醉手术实施前贫血应该得到纠正；③应该考虑是否存在其他导致肠内出血的可能。在最初的检查中应该首先考虑是否有其他导致结肠出血的病症。痔得到有效治疗并且确信痔是导致贫血的唯一原因后应该复查血红蛋白水平。

外痔血栓形成

这种情况有时会被错误地命名为“肛周血肿”；然而，血栓并不像血肿一样由于血管破裂而致血弥散在组织中。血栓形成是在血管内，Thomson（1982）指出这种凝血块有内皮细胞为衬。在血管之间的组织张力较高，导致功能障碍，触诊的感觉质硬且光滑，患者会感觉非常痛苦。血栓形成可以出现在浅表血管也可以出现在外部血管，把它与肛管内部疾病完全分开是不对的（图 8.8），而认为

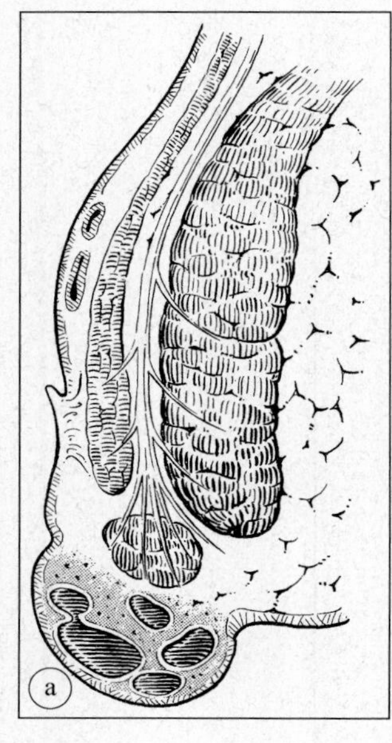

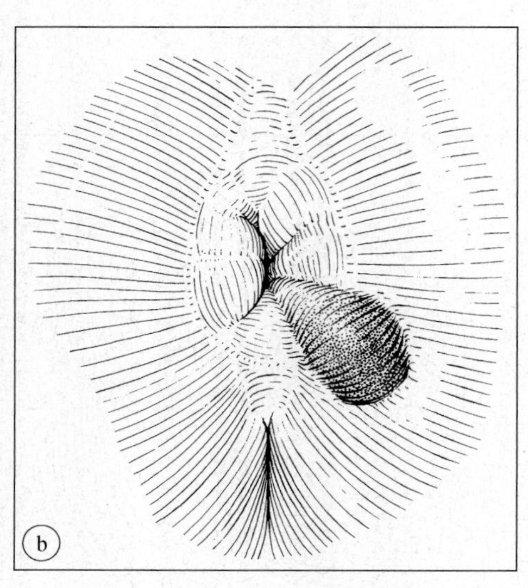

图 8.8 （a）矢状位显示血栓性外痔；（b）临床医师在肛缘处看到的血栓性外痔。

它与内痔的肥大和症状有必然的联系也是不对的。然而，在痔患者中外痔血栓形成比正常人更多见，这的确好像是一种并发症。把外部血栓形成称为“痔的急性发作”是错误的，主观上没有对这两种疾病进行鉴别。

通过对肛门的视诊和轻柔的触诊很容易鉴别上述两种疾病。肛周血栓形成会发现光滑、质硬、有触痛的团块并且在体表显示为蓝色，伴有不同程度的水肿。小心分开臀部会发现肿物在肛门外而不在肛管内。没有必要做直肠指诊，但如果能够进行指诊检查，不论是否有麻醉，都会清楚地发现这个质硬的团块与内部的肛垫没有关系。

内痔血栓自然形成的过程通常持续 5～7 天。开始 2～4 天呈现一种急性病症的不适感，然后在更严重的血栓形成前逐渐缓解。这个时期通常会给予治疗，症状开始缓解直至完全结束患者可能没有任何感觉。治疗方法会在下面的内容中描述。

肛周皮炎

痔导致的皮肤并发症是由于脱出而无法回纳的痔核分泌的黏液浸泡所致，对于卫生条件较差的皮赘，局部应用药物反应较好。肛周皮炎的主要症状就是肛门周围皮肤的刺激性症状，偶尔有裂开的皮肤出血。

患者的评估

病史

如果进行仔细的病史采集，痔是可以确诊的，特别注意出血的颜色和特征，排便不适与脱垂痔核回纳肛管之间的关系。通过肛镜检查确定诊断很重要，它能排除其他导致直肠黏膜脱垂、疼痛和出血的疾病。

视诊

直肠黏膜外翻在Ⅲ度痔能够观察到，如果患者允许检查，采取左侧卧位，并说服患者克服检查带来的不适感。这种方法同样可以鉴别出全层直肠黏膜脱垂和单个痔核脱垂。患者可以在一种特殊的检查床上以俯卧位进行检查，在美国这种技术比较流行。良好的照明、仔细的检查和触诊可以鉴别痔、慢性肛瘘和肛周的克罗恩病。

触诊

视诊检查后，触诊是下一步很重要的工作，可以帮助排除痔外的其他疾病，血栓形成一般是无法进行触诊的。肛周疼痛的患者必须给予轻柔的检查。实施触诊时需缓慢并涂以润滑剂，必要时可以给予局麻。如果没有血栓形成，急性肛周疼痛在单纯性痔中很少见。出现急性疼痛应该考虑是否存在肛裂，肛裂通过视诊可以准确诊断，肛周脓肿的确诊依赖于肛周局限性硬结、红肿和疼痛；肛管癌可以在指诊时触及硬块。孤立性直肠溃疡有时也可以通过触诊进行鉴别。

内镜检查

直肠镜检查

该检查能够发现内痔并能明确是否存在出血。

直肠肛管出血的鉴别诊断很重要。对于肛镜下检查显示内痔团块充血的患者可以重复检查，尤其对于有直肠出血症状的患者不能草率地诊断。即使在进行有创性的检查时内痔团块出血，痔也并不一定是出血的原因。必须排除其他能够导致直肠出血的原因。

乙状结肠镜检查

该检查能够看到正常的直肠黏膜形态并能诊断炎性肠病。该检查同样能够鉴别孤立性直肠溃疡、黏膜息肉或直肠癌。

便血呈鲜红色时可能由于乙状结肠的肿瘤，所以鉴别直肠出血应该应用 60cm 长的乙状结肠镜检查。这种要求不太可能完全做到，但应该尽量满足。当鲜血混合在大便中时，必须进行乙状结肠镜检查。而鲜血仅出现在便纸上的患者，或在无血便仅在便后出现特异性的喷射样出血的患者，且症状在治疗后缓解，可以不进行进一步检查。

如果关于诊断存在疑问，最好通过结肠镜检查其他各段结肠。

直肠肛门的生理学检查

本节所阐述的鉴别诊断方法基于同一观点，即直肠压力测定在决定痔患者治疗方式中有着重要的作用。

测压法和另外一种直肠肛门的生理学检查——直肠腔内超声在判定有括约肌损伤的患者中有很重要的作用，而这种患者需要进行痔切除术，手术后有大便失禁的风险，术前的辅助检查将能够帮助决定手术方式，并可提前告知患者手术风险。

痔的分级

根据痔脱垂的程度，通常分为Ⅳ度。这就是“痔”这个词的真正意义。

1. Ⅰ度痔（图 8.9a）是指用力排便时痔核不能超过齿状线。严格意义上来说，即使没有症状，也应该归为这组。因此该定义限定于那些仅有症状，通常是出血症状的患者。
2. Ⅱ度痔（图 8.9b）是指在用力排便时痔核突出齿状线并在肛门外能够被观察到，在排便结束后消失。
3. Ⅲ度痔（图 8.9c）是指在用力排便时脱出

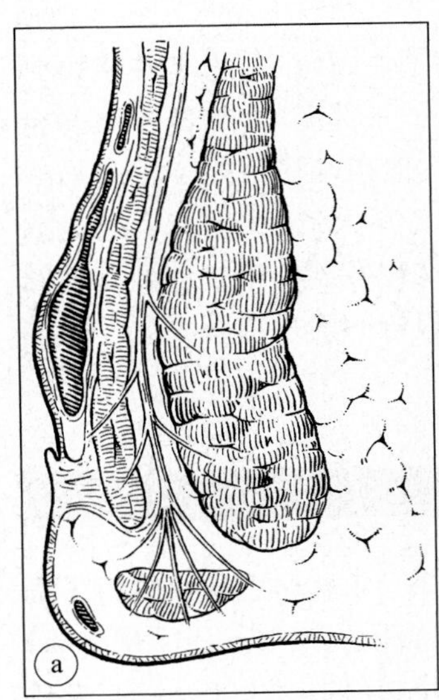

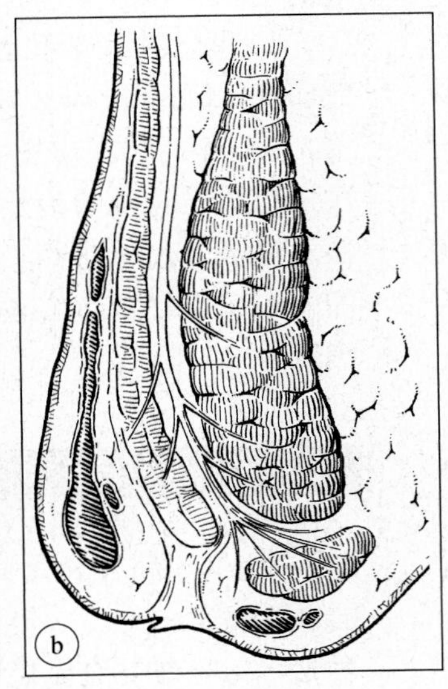

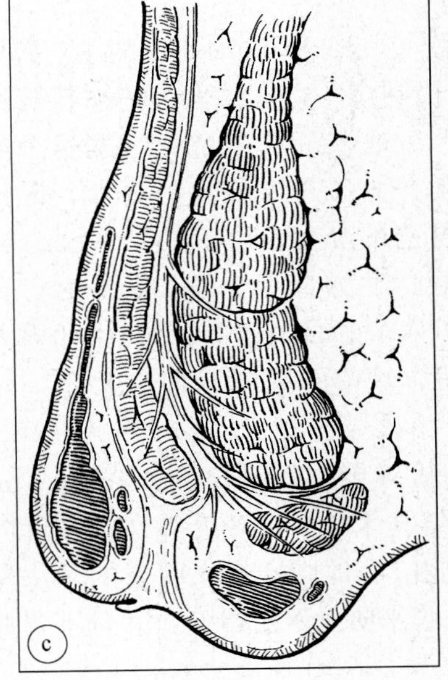

图 8.9 痔的分级：(a) Ⅰ级；(b) Ⅱ级；(c) Ⅲ级。

肛外并留在肛外直到排便结束才能慢慢地缩回肛门，或者留在肛外直到下一次排便。

4. Ⅳ度痔是用来定义那些由黏膜覆盖的内痔团块突出肛外且回纳后立即脱出的情况。很多人认为这只是Ⅲ度痔的一种类型。

这种分类方法的局限性在于只描述了痔的一个方面——脱垂。痔的严重程度应该与出血量、不适的程度及脱垂联系起来。许多Ⅲ度或Ⅳ度的老年痔患者并没有太多的不适感并且不需要治疗。尽管如此，对脱垂程度的记录有助于评价治疗方式的效果。例如，硬化剂注射治疗和红外线光凝固法在Ⅰ度和Ⅱ度痔患者中是有效的，约80%的患者可以缓解症状，但在Ⅲ度痔患者中的有效率仅为20%。

以脱垂程度为基础的检查所带来的另一个严重的问题是痔核的大小每天都有变化并且对于是否有脱垂倾向无法判断。值得注意的是，痔核脱垂的程度在女性的月经周期中是有变化的，即使在同一天的不同时间也是不同的。

第二部分　痔治疗的发展史

直肠肛门病学是以痔的基础研究为基础的，了解痔的发展历史对于临床医生是很有帮助的。

古代史

痔是人类已知最古老的疾病之一。有人推测痔是人类直立行走后的后果（Morgagni，1749）。

随着文明的进步，痔被发现记录于古埃及人、古希腊人的典籍和圣经中。古埃及人 Edwin Smith Papyrus（公元前1700年）记载应用洋槐叶或明矾的萃取物作为收敛剂治疗肛周疾病。肛周疾病早在公元前2250年的汉谟拉比法典中及公元前1500年的希伯来人的文字中就已被提到。

古希腊的天才发明家希波克拉底于公元前400年提出了对于单个脱垂痔核应用烧红的熨斗烧灼或单纯切除进行治疗。

在旧约全书（Old Testament）的撒母耳（Samuel）记中也提到痔。在复原古版的迦特契约时，菲利士人被严厉地惩罚："上帝之手对这个城市进行了毁灭，他袭击了这个城市的男人，无论老小，使他们在自己的私处有了痔"（1 Sam 5：9）；同样当方舟到达北方普利士的 Ekron 时，这个城市同样遭受了痛苦的直肠诅咒："死去的男人不再受到痔的困扰，城市的哭泣声直达天堂"（1 Sam 5：12）。

Celsus（公元前25年—公元14年）在 De Medicina 中指出痔核结扎术应"以亚麻绳在痔和肛门连接处靠上一点结扎"。他同样指出明智的做法是切断线结以上的黏膜来防止术后疼痛，并且不要切掉过多的组织。

公元2世纪，盖伦认为肛门内出血是一种放血的自我疗法，不止一个希波克拉底时代的作者认为："痔出现在忧郁症患者和肾炎患者中对病情是有好处的"。在那个年代认为抽血比做手术要安全得多。盖伦时代的特征是过度用药和迷信，人们认为颈部佩戴印度的石头，肚脐放置翡翠或者在腋窝放置蟾蜍的黑腿能够检测出血（Hughes，1957），然而，盖伦却建议手术，他在 sen Medicus 的前言中叙述道"我们在痔核根部双道结扎并用了两个小时切掉了线结结扎部分"。

Parks 在其经典的历史随笔"De haemorrhois"中（1955）描述了 Aetius of Amida 在拜占庭时代进行的结扎后切除痔核的方法。

Susruta Samhita，古代印度的梵文，出现了应用结扎和烧灼的方法："在一个强壮的人身体上出现一个较大的息肉，应该切掉并以火烧灼。如果有出血肛门脱垂，应该在没有任何窥器的协助下进行烧灼"。

10世纪时医学和教育的中心在北非并横跨到北印度，El-Zahrawy 写了一部30卷的医学百科全书，500年后仍在应用。他在外科治疗学上最后一次描写烧灼对痔的治疗。在大约11世纪，随着火器及建筑工艺的进步，文化发展的中心逐渐移向欧洲的中部及北部。在这里痔的治疗得到了又一次的飞跃。

中世纪的药物

Landfrank 在公元1295年移居巴黎并成为了法国直肠病学之父。一年后他的《Chirurgie Magna》写成，在本书中他提倡痔核结扎术（ficus）。来自法国蒙特利埃学校的 Henri de Mondeville（1260—

1320）则反对手术处理痔，Guy de Chanliac（1300—1370）介绍了阿拉伯地区处理痔的方法，即采用烧灼的方法。

蒙特利埃是英国直肠肛门病学之父John Arderne（1306—1390）的母校。John Arderne先师从于Henry Plantagenet，然后是Gaunt John，他们结伴游历了安特卫普然后周游了法国。他的著作融合了Landfrank和Montpellier各家所长。John Arderne以对肛瘘的创造性工作闻名于世。中世纪时期无论是在痔的发病及治疗方面都有着显著的发展。John Arderne John医生固执地用自己的方法治疗患者，不顾当时专家的警告，给予患者口服药物、水蛭抽吸甚至偶尔应用手术。

另一位伟大的法国军医，Ambrose Pare（1510—1590），在截肢和创口处理方面取得了长足进展，却对痔的出血和不适感治疗效果不佳。他没有时间进行手术治疗，Riverius（1657）也是如此，他第一次记录了局部应用硝酸治疗痔。

正如Hebrew在其著作中所说，肛门好像是一个“神秘的部位”，所以17世纪上层社会都很谨慎地称痔为“Le mal de St Phiacre”。

18世纪的先锋派

Stahl（1729）拥护盖伦派的出血治疗假说并写下了对于“金色静脉”的处理方法。他认为肛门出血对门脉系统血流过多起到了保护作用，Morgagni（1749）认为人类的站立姿势导致了低位门脉支流的高压状态，并导致了静脉曲张。

在当时很多讨论都是关于手术切除的优劣势，术后出血和肛门狭窄的风险，结扎法导致坏疽和脓毒症的风险。

Lorenz Heister在其著作《外科医师》（1739）中，描述外科手术治疗痔“以针线结扎出血的痔核，切除结扎后异常的突出物，同时保留几支最小的静脉通畅”。

1774年，Jean Louis Petit指出痔核是复层的上皮组织，并且非常敏感，他注意到如果在上皮上方切开痔核血管丛并结扎，疼痛较轻微，否则疼痛剧烈。Jean Louis Petit由此而成为了上皮下痔核手术切除之父。

19世纪：肛肠病学的诞生

Samuel Cooper（1809）发展了Petit的手术方式，在结扎痔核前予以黏膜下层剥离。他认为该方法消除了术后肛门狭窄的风险，相比常规的痔核结扎术有很大的优势。Copeland（1810）同意Cooper的观点但认为存在着手术技术上的困难。可能由于这一问题太难解决，该理论消沉了近一个世纪，直至Calman于1941年提出新的理论。此时，人们的兴趣已转移到对痔的非手术处理及保守治疗上。

钳夹及烧灼的方法已经用了几个世纪，并在1846年由来自都柏林的Cusack重新应用，德国人von Langenbeck在1870年应用象牙制作的夹子来进行钳夹治疗。夹钳沿着血管垫的纵轴放置，多余的痔核予以切除并且应用烧红的铁器予以凝固。

19世纪中叶，痔的病因被人们所重视。痔核出血不再被认为是对身体有益的，而是有害的。便秘和大便困难被认为是痔的病因。令人惊讶的是，Verneuil（1855）在进行解剖学研究结合生理学因素后提出了痔形成的假说，他指出高位痔静脉由于粪便团块挤压而关闭，当大便通过直肠中位的肌肉时，导致了静脉曲张。基于一些天才的解剖学研究，排便困难是痔核静脉压力增高的主要因素，门脉系统和体循环在内括约肌之间交叉连接。

当解剖学家提出这个理论后，直肠肛门学的医生通过不断实践发展了他们的治疗方式。注射治疗痔的方法开始在江湖游医和正规医院中流行开来。

19世纪时爱尔兰逐渐成为保守治疗痔的中心。都柏林的Houston（1843）再次提出应用Riverius硝酸腐蚀的方法，但最终被证明是危险的。

1869年，Morgan第一次将硫酸钾二铁注入充血的痔核进行治疗。同样来自都柏林的Colles在1874年应用该方法，但当时在英格兰并未被人们广泛接受。伊利诺伊州的Mitchell医生是美国注射治疗的先锋，用30%的苯酚（石碳酸）加在橄榄油中注入痔核中。Mitchell（1903）并未发表他所用的注射材料，但在他去世前卖掉了这个秘方。其后果是大量的不适于切除的痔由于该学科的商业化而被医生切除，直到近些年都很难消除公众对于结直肠肛门手术的坏印象。1879年芝加哥的Andrews向医学界介绍了苯酚（石碳酸）的“秘密”。随后，经过漫长的起步阶段，注射疗法逐渐被正规的注册医生所接受。

19世纪早期人们发现肛门括约肌痉挛，并第一次揭示了肛门疼痛是与肌肉高度紧张密切相关的。在这个时期，治疗的方向是扩张括约肌或以外科手段予以松解。Copeland（1814）提倡以探针治疗括约肌痉挛和肛周疼痛，Salmon（1836）应用同样的方法进行治疗。

早期的物理治疗和肛周按摩治疗发展的先锋人物是来自巴黎的Maisonneuve（1864）。1829年Fecamier最早提出了以直肠扩张法治疗痔疮，并记录在法兰西医学院的毕业论文中，而在1864年Maisonneuve描述的一种通过手指扩张肛门的治疗方法与100年后Lord的记录结果惊人地相似。

1818年，Boyer在巴黎提出了切断部分括约肌治疗痔疮。在法国很多有名望的医生应用浅表括约肌切断的方法，包括Dupuytren（1833）。美国的Bodenheimer在1868年报道了对直肠扩张术和括约肌切断术的比较。这个时期人们对于括约肌切断持续热衷，直到20世纪Eisenhammer在1951年至1971年间一系列著作中也提及了内括约肌切断术，他成为了以该方法治疗多数直肠疾病（包括痔）的忠实拥护者。

1886年Charles Bell写下了泰德系统外科学，几乎所有的近现代已知的治疗方法都被用于痔的治疗。

尽管手术被弃用了近百年，但是其原则在近来的内吻合（endostapling）方法中得以恢复，手术能够对痔创面给予一期缝合，并得到Whitehead（1882）的拥护。在这种一期缝合的手术方式中黏膜及黏膜下层血管组织被一并切除。尽管很多外科医生认为该手术方式很成功，齿状线附近缝合的裂开几率很高，出血很常见。后期愈合的缓慢过程经常导致肛门狭窄，后来被称为“Whitehead术后畸形”。然而，手术技术的应用以及U形钉吻合器的应用有效地闭合了黏膜创面并减少了并发症发生率。

不幸的是，在19世纪有很多模棱两可并自相矛盾的解剖学术语。Hilton（1877）记录当肛周皮肤拉紧后能够以肉眼看到内括约肌的最外层肌纤维。而Stroud（1896）描述的“梳状带（pecten带）”很难理解，是一束存在于齿状线和Hilton线之间的张力不大的皮肤。更让人迷惑的是，“pecten”这个词来自于“cock's comb”并且与齿状线相似，齿状线是肛柱末端的标志。

19世纪最流行的治疗痔的外科手术方法是对脱出的痔核予以结扎，包括皮肤和黏膜。毫无疑问，这是一个非常痛苦的过程。Salmon于1836年在英国第一次引入了这种术式，并进行改良以减少疼痛。他的方法包括在黏膜交界处以剪刀剪开，并剥离齿状线上方黏膜覆盖着的痔核，结扎黏膜没有感觉的部分。Salmon的著作非常少，尽管他的手术方法在伦敦被普遍接受，但直到20世纪初才被广泛应用。Allingham和Allingham（1901），来自St Mark医院，首次报道了在英国应用Salmon的方法进行痔核切除术。

20世纪：梳状带的时代

20世纪早期大多数英文文献关于痔手术方面的记载大多从St Mark医院的外科医生实践而来。许多手术仍以这些人的名字命名。这些人中就包括Miles（1919），他记录了宽V字形切除肛门周围皮肤，并分离切断梳状带。1937年，Milligan记录了以前被称为低位结扎法的手术技巧。这种术式后来被Naunton Morgan命名为“Milligan-Morgan痔切除术”。

其他痔手术的改良包括在钳夹脱垂痔核时给予多余的痔核缝扎（1903）。这个方法后来在美国很流行，并被Earl（1911）和Bacon（1949）所推崇。

闭合性痔切除术的手术技术最早是由Petit（1774）和Cooper（1809）应用在黏膜下痔核切除术中。Grand Rapids的Ferguson、Michigan（Ferguson和Heaton，1959；Ferguson等，1971）推荐应用该方法，这也是在美国和澳大利亚经常用到的技术（Failes，1966）。

Anderson（1909）、Cormie和McNair（1959）重新应用钳夹和烧灼的方法并声称该方法比痔核切除术痛苦更小。然而，他们的研究是在设立对照研究年代之前，这些报道仅是个人观点的表达。正如Goligher（1984）所观察到的，钳夹和烧灼的方法好像对于很多外科医师是用一种复杂的方法去做一件仅用结扎就能解决的问题。20世纪早期，直肠肛门学的保守治疗开始百花齐放，在这个时期人们尝试了许多痔切除术的手术方式。可能是因为St Mark医院应用广泛的低位痔核结扎术过于痛苦。人们尝试了很多针对痔手术过程中疼痛的方法，包括手术后在肛管内表面涂上一层动物油脂以及术后强迫性便秘，患者不敢排便直到大便变得硬结。众多临床医生和患者对非手术的黏膜修复治疗和能够避免手术的括约肌扩展术如此欢迎也就不足为奇了。

黏膜下硬化剂注射疗法再次被应用并有所发展。这个技术曾经非常盛行并由 Blanchard 和 Alright (Blanchard，1928) 发明应用。将 5%的苯酚溶解在花生油或杏仁油中注入痔核表面，目的并非是导致坏死和血栓形成而是造成黏膜下纤维化来固定肛管上皮层的肛垫，以阻止其在排便的时候脱出。

另一种黏膜固定的方法是橡皮筋套扎法。1954 年 Blaisdell 在旧金山的美国医学会上首次演示，展示了他的器械能够应用丝线结扎至血管垫基底部对疼痛不敏感的部位。这种器械后来被 Barron (1963) 所熟练操作，他研制了一种更为牢靠的器械，用来放置张力更大的橡皮筋至痔核的底部。

尽管用冰局部冷敷的方法很久以来一直应用于控制痔的急性并发症方面，直到冷冻手术技术发展，应用冷冻致使组织坏死治疗痔才成为可能。液氮（零下 190℃）或液体的一氧化氮（零下 70℃）导致的组织坏死首次应用于肿瘤患者和妇科患者，然后成为了普通外科应用的一种技术。Fraser 和 Gill 在 1967 年首次将冷冻技术应用于痔手术治疗中，随后在美国得到 Lewis（Lewis 等，1969；Lewis，1973）等的拥护，在英国则受到 Lloyd Williams 等的推崇（1973），但正如我们后面会提到的，这项技术已经被人们抛弃了。

红外线凝固治疗，是肛门钳夹治疗使黏膜固定的补充方法，红外线电凝器被 Nath 等（1977）改装用于痔的治疗。这项技术被来自 Bern 的 Neiger (1979) 所拥护并被用于痔的治疗。

梳状带或称为样膜带是由纤维组织聚集在肛管黏膜的上皮下层。命名提示它们是与齿状线同样的组织，但许多外科医生并不清楚 pecten 带或梳状带真正的解剖位置。

Miles (1919) 描述梳状带："纤维沉着形成的环状带，在厚度和密度上有所变化，在肛管下段形成环状并位于梳状黏膜和外括约肌之间。在清晰的显露下，纤维组织带状结构能够明显感觉到，并且检查的手指会感觉到如同在肛管边的皮肤下有一个橡胶的环状物。我命名这种梳状的黏膜下层纤维组织聚集为梳状带"。

梳状带在健康的肛管中并不存在。其在起源上纯粹是病理性的。可能是由于被动性充血或是由于上级痔静脉曲张或某种原因导致的静脉回流障碍，慢性便秘使直肠内容物增加而导致静脉压力增大。在不同的病例中梳状带在厚度和密度上都有变化。因为梳状带限制肛管扩张并且在许多痔的症状中起主要作用，切断或破坏梳状带成为了风行一时的治疗基础。

Lord (1968) 在他的 Maisonneuve 程序介绍中，强调切断梳状带的重要性。Eisenhammer (1951) 相信切断梳状带对于有疼痛的肛周疾病是很重要的。Notarus (1971) 在横向的括约肌切开术中切断梳状带并声称能够治疗并发疼痛的痔和肛裂。

正如后面将要提到的，由于手术有肛门失禁的风险，拉伸或切断梳状带来治疗痔已经被废弃。

第三部分 痔的保守治疗

更多的治疗方式被尝试用来治疗痔，包括改变饮食习惯及大便习惯，非手术的黏膜修复方法，多种不同的切除肛门内血管垫和外部血管垫的手术方法。治疗方式的选择依赖于症状的类型和严重程度、脱垂的程度、手术医师的经验、可用的设备。直肠肛门病学的实践就是对不同程度的患者选择适当的治疗方式。

医疗管理

建议

对于仅有轻度症状和有明显的不当饮食及卫生条件不好的患者来说，医生的建议是最好的指导。建议仅对那些愿意遵从医嘱或依从性好的人群。在进行进一步治疗前给予患者有效的建议是明智的，但其前提是作出了正确的诊断。如果患者的主诉是稀便、肛周瘙痒和便纸上有鲜血，最好的建议是高纤维膳食，避免导致腹泻的食物或饮料，在排便后仔细清洗肛周。然而，我们同意 Goligher (1984) 的观点，支持应用保守治疗来减少痔脱垂的程度，如硬化剂注射治疗、红外线凝固法或橡皮圈套扎，这些方法安全而简单，很少有医生反对该治疗方案，仅在这些治疗无效时，对于出血或脱垂的患者进行进一步治疗。通常，硬化剂注射、红外线凝固和橡皮圈套扎的方法是在肛门镜检查的时候实施的。

在初期的有创性治疗中也有例外情况。例如，在妊娠的最初几周或有着诸如血液疾病等复杂的内科情况时应给予恰当的治疗。

改变排便习惯

如果患者有明显不正确的排便习惯，单独改变排便习惯是有效的。痔患者最常见的三个错误的排便习惯包括：①无论何种情况，强迫性地每天必须至少排便一次；②在有排便欲望时由于无排便条件而不能排便；③坚持排空大便，如果不能排空则认为不适的感觉会持续一天。

详细采集患者的排便史，纠正不当的排便习惯。为了加深患者的印象，应该印制一份高纤维膳食食物表，以及教导患者养成正确的排便习惯。

饮食控制

控制饮食及添加膨松剂在逻辑上是治疗的第一步。高纤维饮食是改善大便最简单的方法；然而，饮食习惯的改变需要很好的自控能力，多数患者很难坚持，因为许多高纤维饮食的食物很不可口。如果患者认为这种膳食不可口或难以忍受，医生可以开些药剂形式的苹婆属植物、卵叶车前果壳车前子提取物、甲基纤维素等较容易食用的东西。找到一种患者容易接受的膨松剂是很重要的。

实验结果

Broader 等（1974）在一项随机前瞻性研究中比较 40 例痔患者分别给予膨松剂和安慰剂，他们发现梧桐胶（Normacol）与淀粉安慰剂相比有优势但无意义。对 100 例有症状且临床诊断为痔的患者的排便习惯进行评估。仅有 9%的有痔症状的患者合并便秘。此外，30%以梧桐胶治疗的患者不愿服药，因为感觉难以下咽或有腹胀。超过 50%的患者在实验结束后停止服药，另一个研究发现这些问题总是伴随着饮食习惯的改变和缓泻剂的应用。选择一种较易服用的药物可能会让患者更容易接受。

随后，Wales（Webster 等，1978）对 53 个患者的双盲交叉试验研究发现，发病率与 Broader 等的研究结果（1974）相似，Broader 的研究发现在进行试验前便秘的发病率是 11%。尽管发现在服用卵叶车前果壳和安慰剂组的症状发病率没有明显区别，但患者在排便次数和排便困难方面有明显的改善。丹麦（Moesgaard 等，1982）的一个对 5 例患者进行的双盲交叉三方研究比较欧车前子（Vi-Siblin）和乳糖安慰剂，发现给予积极治疗的患者中疼痛和出血的症状有明显的改善。另外，作者声称疗效持续了 3 个月。然而，作者得出结论高纤维膳食在治疗Ⅰ、Ⅱ度痔患者中的效果尚无明显证据。其他安全的治疗方式如硬化剂注射或红外线凝固治疗是有明显效果的（Keighley 等，1979），这类技术通常是直肠肛门科医生的首选。

收缩血管药物

口腔内给予收缩血管药物在欧洲和亚洲已被广泛接受，但直到近来才开始一些客观性的研究。曲克芦丁（羟乙芦丁）被推荐用来治疗下肢静脉曲张导致的溃疡和水肿，该药物能够减轻水肿并有抗炎的作用。Titapant 等（2001）所进行的双盲对照试验显示三羟乙芦丁在减轻妊娠期Ⅰ度和Ⅱ度痔症状方面有效。在钙氢醌磺酸盐减少血液黏稠度的研究中也发现了类似的作用（Mentes 等，2001）。微粒纯化的 flaonidic 成分（MPFF Daflon 500mg，Les Laboratories Servier，巴黎，法国）通过增加静脉壁的肾上腺素受体增加静脉血管张力，最终证明能够用来治疗未脱垂痔的出血（Misra 和 Parshad，2000）。事实上 Ho 和他的同事们在一个随机试验中证实 MPFF 在这方面与橡皮圈套扎有同样的作用。然而，在广泛推荐这种治疗方式前需要进一步的研究。

局部用药

痔的并发症非常常见，仅有一小部分患者就诊于医院或社区医生，很大一部分患者未行治疗或自行用药治疗。很难准确评估局部用药的效果，没有对照研究的证据能够证实局部用药能够缓解症状。药物包含的成分很多，包括表面麻醉剂、类固醇和抗炎药物，如安那素、Xyloproct 和普莫卡因。抗生素的应用似乎没有什么原则。尽管表面麻醉剂能够暂时缓解疼痛等不适，但同样会带来皮肤过敏等副作用。在缓解刺激症状方面，并无证据表明局部应用类固醇治疗比单独应用麻醉类药物疗效好，或者这些药物比单纯应用凡士林疗效好。凡士林在患者进行自我治疗时经常用到并可能会有效果，通过润滑肿胀的痔垫和皮赘以使其在走路或运动时不会被摩擦。收敛剂或吸收水分的药物经常应用，在减少组织水肿方面有效果。可能在美国最常用的局部药物是 Preparation H。该药物包括鱼肝油和成分未知的“皮肤呼吸因子”，能够促进伤口愈合（Corman，1993）。Subramanyam 等（1984）通过在正常人直肠内活检制作直肠溃疡模型，观察应用 Preparation H 栓剂和对照组的愈合速度。尽管结果显示 Preparation H 相对于对照组来说愈合速度和痊愈更迅速，由于研究的样本太少而没有统计学意义。因此，很多药物可能会减轻症状，但是并不能缩小痔核的尺寸。

有创性治疗（治疗原则和方法）

痔的有创性治疗在治疗史上有三种平行的发展方式，每一个都可以归因到相关症状的假说。这些原则包括：①黏膜固定防止脱垂；②通过拉伸或阻断内括约肌防止充血和阻止静脉回流；③切除充盈的内痔团块。

还有另一些方法，如冷冻，黏膜固定结合组织破坏等；尽管如此，这三种分类是最方便的。

尽管这三种治疗痔的方式可以归因于三种不同的成因假说，必须强调的是这些治疗的应用在起源上都是不合逻辑的。并不是基于痔成因的研究发现，恰恰相反，痔成因的研究通常都在治疗之后。诸如：Lord 开创了最初的肛门扩张术，几乎是个意外，当这种治疗方式成功后人们才开始构建一个假说来解释为什么这种治疗是有效的。

黏膜固定（理论和原理）

黏膜纤维化和瘢痕形成能够将黏膜和黏膜下层的痔核固定于下面的肌层。纤维化或瘢痕形成能在排便时最大程度地减少痔核脱垂。

黏膜固定的方法包括：①结扎或缝合；②注射组织硬化剂；③通过压榨、烧灼或冷冻形成瘢痕。所有的这些方法都曾应用于临床，但目前一些方法已经被弃用，虽然如此，对这些方法进行研究仍有一定的意义。

原理

在正常人和痔患者中，末端直肠、上段肛管黏膜和黏膜肌层均以松弛的状态附着于下面的环状肌，并能轻易地进入末端肛管。在进行痔切除术时可以观察到黏膜松弛及脱垂的情况，尤其是在截石位时。黏膜修复的原理是阻止或减少黏膜的松弛。其目的是防止黏膜下痔核在排便时脱垂入肛管。

组织学研究

已经有一些关于黏膜修复的组织学研究，一部分研究是基于黏膜下注射治疗，Dukes 是第一位研究注射溶于甘油或水中的 10％苯酚后黏膜的组织学改变（Anderson 和 Dukes，1924）。注射导致的水肿伴随着白细胞、红细胞和单核细胞的渗透。同样有成纤维细胞的增殖，后期的变化包括血管内血栓形成。这些早期的研究和现代的注射治疗技术的相关性不大，现代注射治疗应用的是浓度较低的苯酚溶于油脂中。新型的血管硬化剂的应用导致红细胞渗透更少，但是在周围脂肪组织中依然有多核巨细胞、巨噬细胞、淋巴细胞和嗜酸性粒细胞的反应（Graham-Stewart，1962）。

注射治疗后 2～3 周纤维增生反应达到顶峰，可触及黏膜增厚。

红外线凝固法、橡皮圈套扎和冷冻法，均导致全层黏膜的坏死，是一种特异性的炎性反应，在坏死的边缘有肉芽组织和纤维组织修复。同样在 2～3 周后局部黏膜增厚。除了溃疡基底部，在其他部位并没有观察到静脉或动脉内血栓形成，这些治疗方式并非使痔核中主要的血管发生变化，达到黏膜固定的方法不同于注射法或腐蚀曲张静脉的方式，后者通常造成动脉内血栓。

局部黏膜增厚或纤维化的程度取决于所采用的治疗方式。红外线凝固法程度最轻微，而在大剂量硬化剂注射或大面积冷冻治疗中程度最重。通常在 6～12 周后因为持续的黏膜下层纤维变性导致黏膜下层形成环状瘢痕。

治疗方法

所有黏膜固定的方法都主要用于门诊患者，一般在患者首次到结直肠外科门诊就诊时给予治疗。经过直肠乙状结肠镜检查确诊，并排除了新生物或炎性肠病后进行。在多数病例中该治疗是在直肠镜的辅助下完成的，直肠镜通常是确诊肛管疾病的主要辅助工具。

硬化剂注射治疗

注射方法将会在后面详细叙述。

设备

注射疗法应用的是特制的一次性注射器和基于 Gabriel（图 8.10）设计的针头。传统玻璃注射器

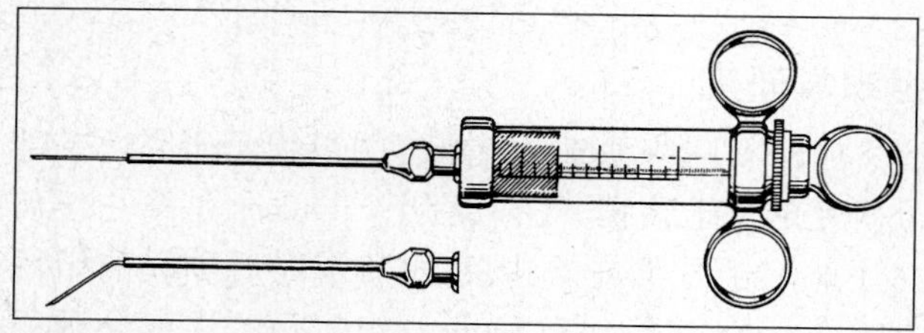

图 8.10 Gabriel 注射器和针头。

和针头的优点是操作比较舒适，且注射器不需要更换针头。注射溶解于油中的苯酚需要很大的力气，一次性塑料注射器在使用时非常不适。由于注射器的针头很容易取下，因此需要一种装置可以锁定注射器；另外，苯酚会使塑料制品变形。Gabriel 最初设计的注射器的优点是针头呈斜切形，用以保证针尖仅能够刺入 1～2cm，以避免刺入太深至肌层甚至刺穿或损伤邻近器官如前列腺，而这些情况在没有防护设备的针头的使用过程中可能会发生。Gabriel 注射器的锁定装置现在应用于一次性耐酸的塑料注射器上，该注射器可以用三个手指控制，且有一种 Luer-Lok 装置可以防止针头在受力后脱开。

5%的苯酚溶于杏仁油或花生油中据说可以自行消毒，现在则装在玻璃安瓿中。Hughes (1957) 认为局部注射 2ml 和 5ml 硬化剂的疗效是一样的，并提倡应用一次性的 2ml 注射器，每个痔核注入 2ml 溶于油中的苯酚。现代技术都是应用一次性设备，一个 10ml 安瓿，于每个血管垫基底部注射 3ml。

5%的苯酚溶于杏仁油或花生油是英国最常用的注射成分，美国常用的注射剂成分包括 2.4%无水奎宁-尿素，pH 值调整到 2.6。尽管没有对照性试验，但其相似的作用均是引起黏膜下纤维化而并非闭塞血管管腔。

术前准备和体位

尽管很多作者认为黏膜下注射硬化剂能够应用于所有患者，尤其是那些首次出现痔症状的患者，还有一些人在患者进行治疗前给予口服泻药或灌肠治疗。我们认为直肠内存有粪便并非是进行硬化剂注射治疗或黏膜下固定治疗的禁忌证。然而，直肠内存有大量干燥的粪便时也不宜进行操作。所有肠道排空的患者在第一次进行手术时相对很安全。过度的肠道准备常常导致水样便，这常会比没有肠道准备的患者操作起来更加困难。

患者可以采取左侧卧位、胸膝位或位于一种特殊的直肠检查台上。我们认为，最易被患者接受的是左侧卧位，而这种体位在注射右侧肛垫时确实需要手术医生更多的技巧。这种体位经常会使术者的颈部感到疲劳，如果这种体位不利于操作，也可以选择在一种特殊的直肠检查椅上进行，或说服患者克服窘迫感而采取胸膝位。

技巧

末端为斜面并有照明设备的直肠镜通过肛管进入直肠，移除充填器（图 8.11a）。如果大便进入镜子的末端则会影响观察，最好通过直肠镜置入棉球阻挡大便并使棉球在直肠内的固定位置。即使置入 2～3 个棉球也不会引起患者在随后的排便中有任何的不适。

一旦看到直肠壶腹部的黏膜，直肠镜就可以退出直到黏膜关闭超过直肠镜开口的位置，提示此处为肛管上端开口指示点。在这点上黏膜看起来还是像正常的大肠黏膜。Goligher (1984) 修正了这点，因为右后方的痔核总是最难注射的，它应该最先注射。同时这也是该手术方式的优势。

缓慢地撤出肛镜，粉红色的黏膜变成紫色提示痔垫下方血管曲张。这就是需要治疗的痔血管垫基底部。继续退镜直到梳状带，显露梳状带和血管垫之间的距离（见图 8.11)。术者操作时手持装有硬化剂的注射器，另一只手持直肠镜。调整器械角度直到镜子开口部分在粉红色黏膜和紫色黏膜之间，指示该位置为血管垫的基底部。注射器的针头倾斜着刺入黏膜大约 1cm（图 8.11b)。

一些学者认为注射可能会直接注入痔静脉，导致上腹部短暂性疼痛或患者味觉的变化。尽管没有长期后遗症的报道（Mann 等，1988)，有医生认为应回抽注射器以证实针头没有在静脉内。我们应用注射疗法很多次但从来没有从针头中回抽出血，因此得出结论：针头直接刺入血管垫的血管是非常少见的，也许是不太可能的。

一边注入少量硬化剂，一边观察患者的反应。这个过程应该是无痛的。如果患者在注射过程中感觉不舒服，提示针头可能是太接近于肛缘或刺入太深，应该停止注射直到针头重新定位。如果不能保证注射过程是无痛的，那就不要一次全部注射完。通常患者是没有不适感的，3～5ml 硬化剂注射在黏膜下会看到一个明显的突起。如果注射得太表浅则会看到一个隆起的无血管泡状物，好像皮内注射

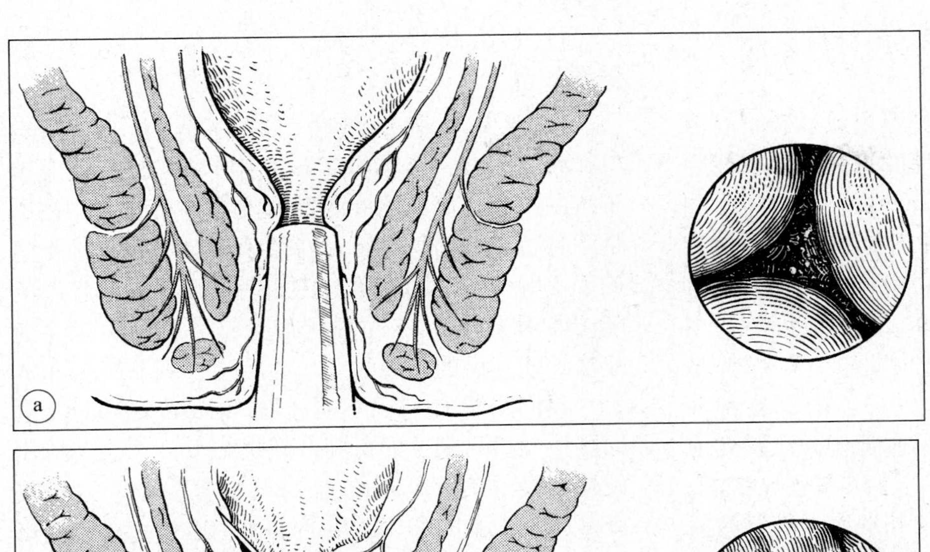

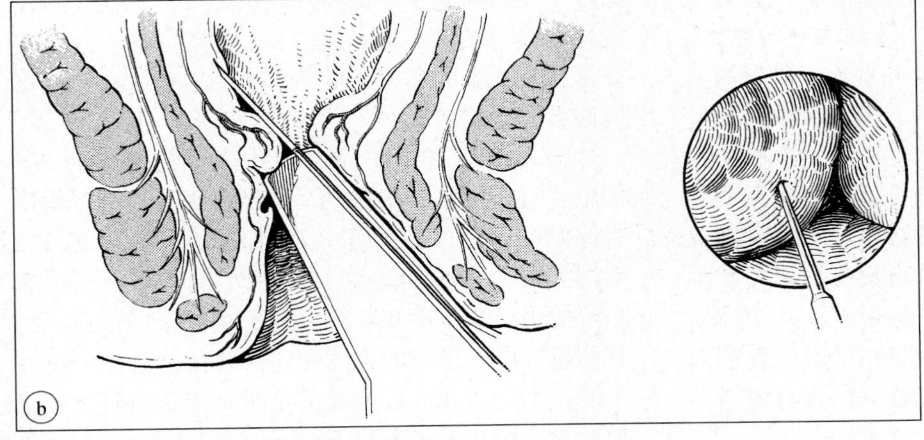

图 8.11 注射治疗的方法（详见文字）。

一样。这并非我们想要的效果，并且会导致黏膜塌陷，如果这样的水泡出现，应该立即停止注射。如果注射了硬化剂黏膜没有局部隆起，可能提示针头穿透了黏膜，硬化剂打到了直肠腔内（图 8.12）。可以观察到肠腔内突然出现油状液体，这些油状物就是从针孔内流进肠腔的。不断地练习能够保证注射到合适的深度。

针头退出然后重复上述动作注射右前及右后的血管垫。每个血管垫基底注射 5ml 硬化剂的做法欠妥。黏膜下层过多注射硬化剂就像环绕了整个黏膜平面，我们认为这会导致肛门狭窄。过去我们曾错误地应用扩张术治疗内痔，遇到很多顽固的纤维带并观察到这种情况通常出现在那些经过治疗的痔患者，通常是经过注射治疗，一部分是经过橡皮圈套扎。

特别要注意的是在前正中线注射时，在男性靠近前列腺和膀胱，在女性靠近阴道。很少在正中线注射，因为那里很少有血管垫。如果退出针头时有黏膜出血，于出血点放置一个棉球在退出肛镜后通常可以止血。这种止血方法很少有失败的情况，如果无效可以用橡皮圈套扎止血。

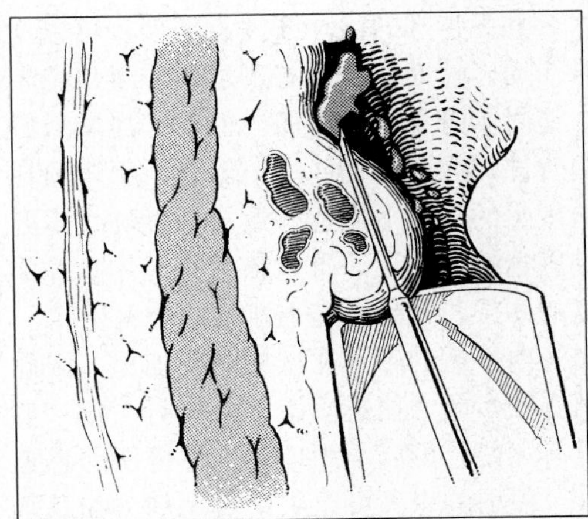

图 8.12 错误的注射治疗，针头穿过了痔表面的黏膜层并注入直肠腔内。

重复注射疗法的选择，在第一次注射几个月或几年后，因为之前的纤维变形很难再次注射使黏膜隆起。在这种情况下坚持应用注射疗法是不明智的，可能需要选择另一种治疗方法。

并发症

疼痛主要由于注射点的选择不当或黏膜下有渗出物，注射点出血或少见的局部脓毒症，偶尔能导致扩散（Murray-Lyon 和 Kirkham，2001；Guy 和 Seow-Choen，2003）。严重的注射位置错误可能会导致男性的下尿道感染或性功能障碍（Bullock，1997），这种情况是非常罕见的，但在最近的一项英国的调查中，在全部 31%的并发症中有 82%是泌尿系的（Al-Ghnaniem 等，2001）。减少这种并发症的发生率就是避免注射前位血管垫。注射到前列腺或精囊腺会立即引起疼痛，血尿和血性精液。在今天的社会环境中，尽量减少并发症、降低注射疗法潜在的风险的做法是明智的。偶尔发生的慢性前列腺炎是长期泌尿系感染导致的。环绕肛管的致密的黏膜下层纤维带可能在纤维变性几个月或几年后出现，特别是如果有放射状的渗出物。这种情况在注射油类所发生的炎症反应（所谓的石蜡瘤）中是少见的。菌血症的发生率在硬化疗法中是 8%（Adami 等，1981）。尽管没有一例患者最终发展成为败血症，这提醒我们应给予患者（如患有瓣膜性心脏病）预防性应用抗生素。

术后护理

患者术后并无特殊的治疗或注意事项，可以立即恢复正常活动。然而，如果有不适感，建议患者休息一天。注射本身不会有疼痛，但是应提醒患者可能会有短暂性的会阴部疼痛。主要是由于苯酚在黏膜下层向敏感的上皮下渗透所致。一般的止疼药物控制这种感觉就足够了，告知患者躺下休息并采取足部抬高的体位，如果疼痛加剧则通知医生。

患者肛管内不适的感觉在排便时会加重。因此如果直肠内有较多的大便不应该进行注射治疗。如果直肠内没有大便，可以不用理会这种排便的感觉直到第二天。便秘的患者可以采用缓泻剂（如双醋苯啶）或膨胀剂（如甲基纤维素）来确保大便通畅。告诫患者排便时不要过度用力并确保在排便过程中或排便后如果有黏膜脱出要立即回纳。正如所有保守治疗的痔患者所应注意的，便秘、干结的大便和用力排便的动作在整个治疗期间应该尽量避免，除非患者有大便次数增多或便秘的倾向，否则不建议患者进食高纤维膳食或应用膨胀剂。

结果

在第 5 版结直肠肛门外科学中，Goligher（1984）认为："鉴于内镜下注射疗法已经广泛应用于痔的治疗，研究治疗的预后没有什么意义。在尽量不打扰患者的情况下，必须承认对于那些接受门诊手术的痔患者的随访要比那些经历大手术患者的随访要困难得多"。在现代很少有可靠的关于注射疗法长期预后的记录。

我们同意 Goligher 对于 Kilbourne（1934）的回顾性分析局限性的疑问，超过 25 000 个患者应用硬化剂注射治疗，最终有 15%的复发率。这份调查是基于大量的临床医生的引述，通常来源于回忆因而会有偏差。

Milligan（1939，1943）对圣马克医院的 200 例患者进行了 5 年的随访。5 年内所有的患者均认为他们自己已经痊愈了，尽管有 15%的患者在 5 年内需要进一步的治疗。他认为在这项研究中有 31%的患者是Ⅲ度痔，可以通过注射疗法治愈。与其他研究者所进行的Ⅲ度痔注射硬化剂治疗的研究不同，无论 Milligan 的数据是否真实这项研究客观地评价了治疗是否有效。

Cheng 等（1981）报道了 30 例患者注射治疗 1 年后，7（23%）例既没有好转也没有恶化。在一个对照性研究中，Sim 等（1981）报道了 26 个注射治疗的患者，其中 24 例 1 年随访的结果。24 人中的 6 人治疗后既无好转也无恶化。注射治疗失败的主要原因是这 6 例患者在治疗开始前痔核已经脱出。

Greca 等（1981）进行了注射疗法与橡皮圈套扎法的比较性试验，报道了初始经注射治疗的 43 例患者中的 33 人的 1 年随访结果。这是个令人失望的随访结果，并否认了这个研究中的所有假定的有效性。虽然如此，33 例患者中的 10 例在注射治疗后 1 年认为既无好转也无恶化。这项研究的失败之处在于对注射治疗患者选择上的不当，很多Ⅲ度痔的患者都应用了硬化剂注射法来治疗。

Santos 等（1993）对 189 例患者应用大剂量（35ml）苯酚注射治疗并在 4 年后回顾性分析他们的结果。43 例（28%）患者治愈，26 例（12.7%）有所改善，35 例（18.5%）没有变化，59 例（31.2%）恶化且 16 例需外科手术处理。他们得出结论，大剂量单次硬化剂注射治疗对于大多数有症状的痔患者仅能有短期的疗效。

Khoury 等（1985）对单次注射和多次注射治疗进行了随机对照研究。连续观察了 102 例应用内科保守治疗无效的患者，痔的分级为Ⅰ度或Ⅱ度，给予随机分组。3 个月时，全组 89.9%的患者治愈或症状有所改善，这种状况在注射硬化剂后持续了 12 个月。然而，两种治疗方式在改善症状方面并无大的差异。Khoury 等（1985）的研究中，两组都没有与单独应用药物治疗的对照组进行比较。Senapati 和 Nicholls（1988）也进行了类似的研究，尽管随机样本量（43 例）比较少。一组接受缓泻剂和注射治疗，另一组只用缓泻剂。6 个月后在症状上并无明显区别。在这些结论相悖的资料中很难对注射硬化治疗给出一个准确的评价，治疗结果可能更依赖于痔的严重程度而不是术者的技术或注射治疗操作的熟练程度。在那些接受硬化剂注射治疗的患者中，可能有许多人单纯调整饮食会达到注射治疗一样的效果，正如 Senapati 和 Nicholls（1988）的研究所得到的结论。然而，硬化剂注射治疗更倾向于应用在Ⅰ、Ⅱ度痔，特别是以出血为主要症状，超过 70%的患者很满意治疗的结果，大部分治疗结果不满意的患者在治疗后几个月内需要进一步的治疗。考虑到注射治疗的安全性和操作的简便性，相对于其他有创的治疗方式来说，对于程度较轻的痔而言注射治疗仍是一线的治疗方式。

很多试验对注射治疗和其他黏膜固定治疗方法进行了比较。为了避免重复，在讨论其他治疗方法时再逐一描述。

随访

如果患者注射治疗后无症状，通常是Ⅰ、Ⅱ度痔，没有必要随访。告知患者仅当并发症出现或症状无缓解或复发时再来复诊，这样可以节省病人和医生的时间。不必在几周内重复注射治疗，我们惊讶地发现，在全世界许多诊所，患者被要求注射治疗后 1 个月复诊。在我们看来，三个月内没有必要复查，如果症状持续存在则可以复诊。

另一个比较常见的并发症是直肠内出血，尤其是在进行过乙状结肠镜检查或全结肠镜检查后，仅发现了“内痔”而没有发现其他可能的原因。每个人都有痔垫而很容易会想到是痔出血。确定注射治疗已经使出血停止很重要，因为很可能存在看不见的高位直肠黏膜损伤。出于这个原因，一定要告诫患者如果还有出血即使是很少量的直肠出血也要马上复诊，特别是出血不是覆于大便表面而是在便纸上或有黑便排出的情况下。

橡皮圈套扎法

治疗原则

橡皮圈套扎法的治疗原则与黏膜下注射的原则相似。最终使黏膜固定的方式是导致局部溃疡形成而不是单纯的黏膜下炎性反应。

设备

为了使更小的橡皮圈或 O 形环能够紧紧地结扎在黏膜根部设计了很多种仪器，大多是能够用钳子自金属棒上将橡皮圈拉下。套扎会导致局部黏膜缺血性坏死、黏膜脱落和溃疡形成。最初常用的器械是 Barron 结扎器，直到带抽吸装置的套扎器开始应用（Barron，1963）。

该器械的主体是一个长的柱状物，能够通过直肠镜而伸入直肠内（图 8.13）。内芯包含一个小杆能够操控末端的两叶钳。近端有一个手柄可以控制末端释放橡皮圈。橡皮 O 形圈直径大约 2～3mm，是一个小的黑色橡皮圈。用一个手指的力量就可以使橡皮圈脱离。橡皮圈拉伸后放置在一个锥形罩上面，被退入直径 11mm 的圆柱状内芯中（图 8.14）。两个橡皮圈会比一个有更好的结扎效果。该器械的手柄和杆是可以互换的，不同的前杆可以用于相同的手柄。然而，更换手柄非常不方便，如果一次手术中有很多痔核需要结扎，则有些人在同一个器械上装上很多橡皮圈。如果器械被大便污染，重装的过程可能会很麻烦，并且也没有必要（Dodi，1992）。

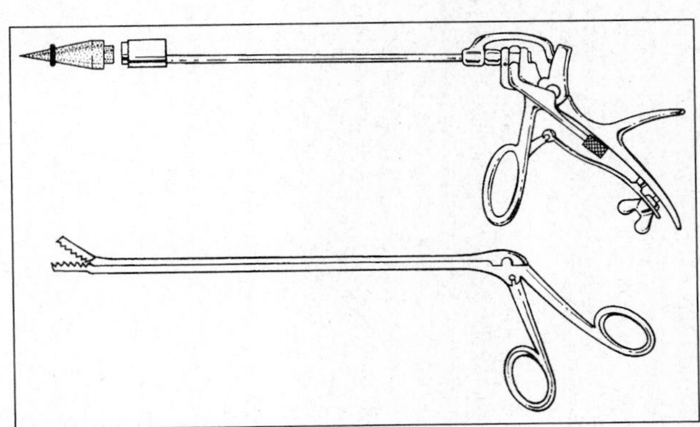

图 8.13 Barron 套扎设备。

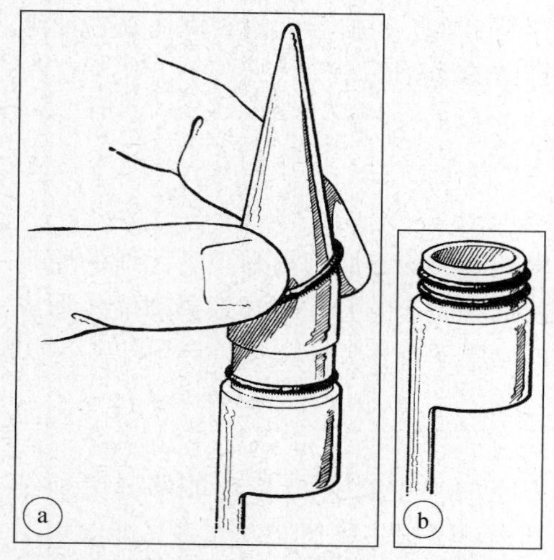

图 8.14 装载在 Barron 套扎器上的橡皮圈。

另一种简单且廉价的 Barron 套扎器是 McGiveny 结扎器（图 8.15），长的手柄末端有个小钳子及一个短的金属圆锥状物，应用圆锥形装置可以拉伸一个橡皮圈。小的钳子通过中空的管将橡皮圈从金属环上取下。

一些人试图在 McGiveny 环上装两个橡皮圈，但是我们发现这是很困难的；该器械在安装一个橡皮圈的时候使用更方便。我们已经应用 McGiveny 和 Barron 套扎器很多年了，治疗了上百个患者。大部分医生都觉得 Barron 套扎器更方便、更可靠但也有一部分人喜欢 McGiveny 套扎器。

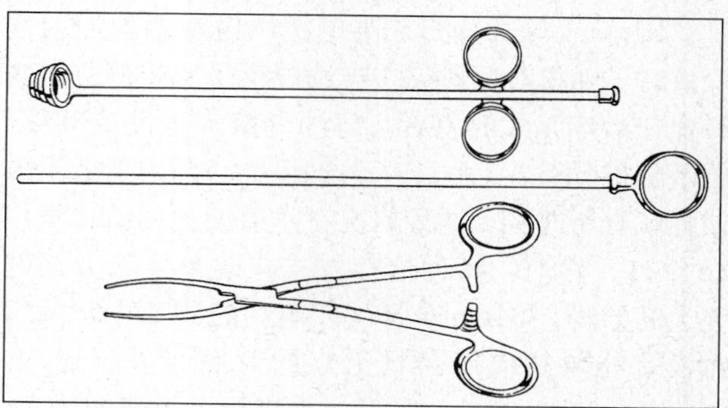

图 8.15 McGoiveny 套扎器。

为了使套扎时不需要助手帮助扶持直肠镜，更多精巧的设备制作出来以便于单手操作。Van Hoorn（1972）设计了一种在长约 1.8cm 的直肠镜顶端有一个大的可拉伸的橡皮圈。当痔核被确认并被钳子夹起来后，推动直肠镜的内芯，按压手柄，橡皮圈就被套扎在痔核根部（图 8.16）。这个器械的缺点是需要的橡皮圈较大且价格昂贵，风险是牵拉了过多的痔核在直肠镜中，会导致疼痛并最终发展成一个较大的溃疡。同样，这个特殊的直肠镜相对于普通直肠镜而言视野欠佳，应用这个器械需要一段时间来适应并积累经验。我们没有足够的经验来评价这种套扎器，且均不愿在实际工作中使用它。

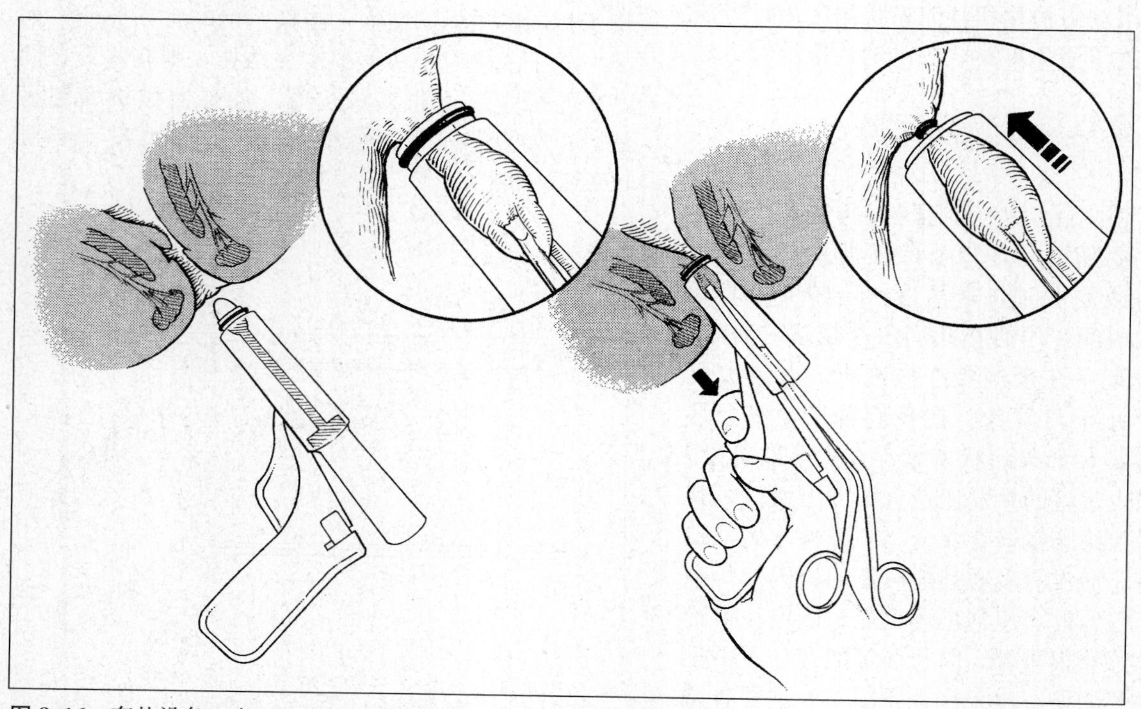

图 8.16 套扎设备，由 Van Hoorn 设计（1972），可由单手操作。

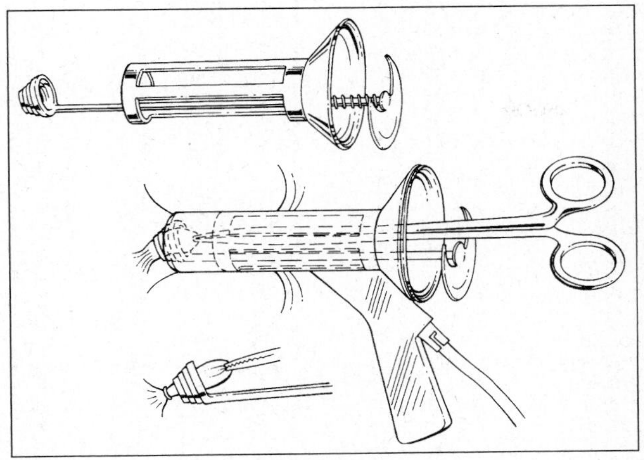

图 8.17 Thomson 设计的套扎设备（1980）。

另一些器械都存在理论上的缺陷，Thomson（1980）改良了 McGiveny 的套扎器，内部有一个金属圆筒用以放置 Naunton-Morgan 直肠镜。该套扎器由直肠镜末端的扳机操控推出橡皮圈（图 8.17）。这是一个实验性的设备，应用常规的橡皮圈。另一种单手操作的套扎器的原理是应用吸力拉出足够的黏膜在镜子中，然后将其结扎（Schofield 等，1984）。其他吸力套扎器包括 Lurz Goltner 和 McGown 器械（McGown，Pembroke Pincs，FL）在我们的临床工作中更愿意应用附带一个轻便的手提式吸引器的吸引器械。橡皮圈装在 Perspex 椎体上并固定在器械上，如果仅有一个结扎器可用而需要 2～3 个橡皮圈套扎，可以更换 2～3 个管芯（图 8.18）。还有其他几种套扎器在临床上应用，包括坚固但操作繁琐的 Preston“枪”和一种在法国常用的不太稳定的由很多部件组成的器械。许多抽吸装置现在是一次性的塑料制品，仅应用于单个患者的治疗，它们并不像重复使用的器械一样好用，但现代医院的领导者们倾向于使用一次性设备。

术前准备及患者体位

和硬化注射疗法一样，不必要进行肠道准备，但如果直肠内有很多大便，治疗前应该排空。

在检查床上的姿势和注射疗法一样，但 Barron 套扎器要求术者两只手操作，需要一个助手帮助扶持直肠镜。没有必要使用吸引器。当患者左侧卧位时，术者的视野与患者的肛门持平。

操作方法

直肠镜通过肛管进入直肠。许多医生喜欢应用末端倾斜的或开槽的直肠镜，可以把整个痔核拖入腔内并很容易辨认痔核的根部。每个痔核的根部均要结扎，仔细观察充盈的痔核和齿状线很关键。在我们看来许多术者，甚至很多写过这项技术的医生，都喜欢将橡皮圈放置在靠近齿状线的位置。尽管在这条线上没有神经分布，橡皮圈结扎距离齿状线在 1cm 内常会导致患者有不适感。痔核的根部通常距离齿状线 1.5～2cm，在这里黏膜组织能够被钳子抓持并被拖入结扎器的圆筒中而不会引起患者的任何不适。

一旦结扎的部位确定后，钳子通过结扎器的圆筒牢牢地抓住黏膜并轻轻拖入（图 8.19a）。如果

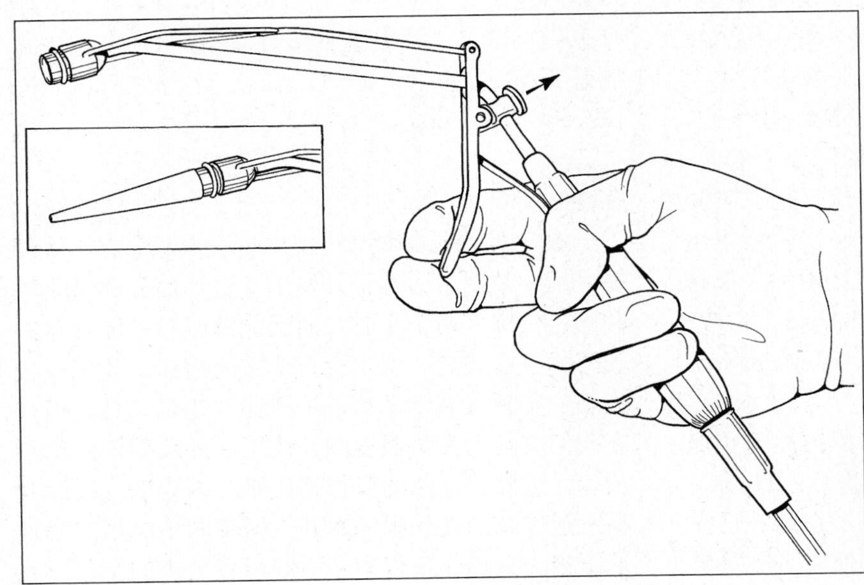

图 8.18 抽吸式套扎器。抽吸时将拇指放置在按钮处（箭头处），拉动手柄，橡皮圈套扎在吸附的黏膜处。

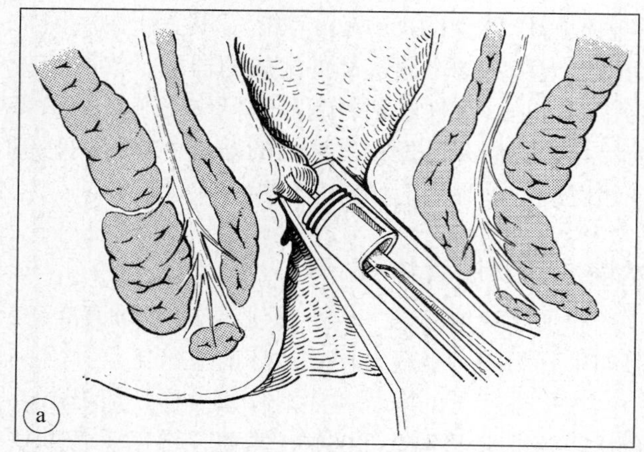

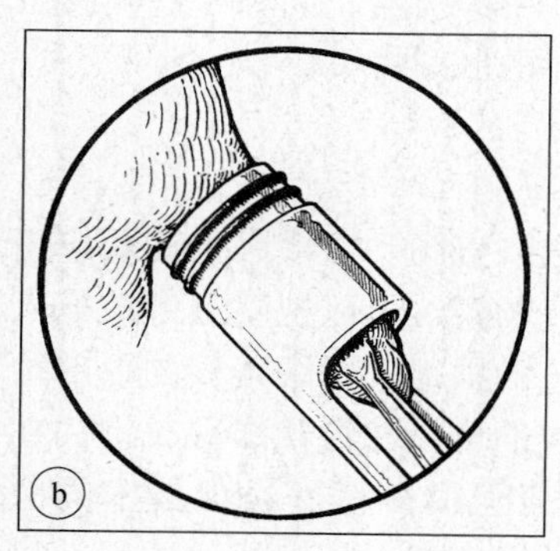

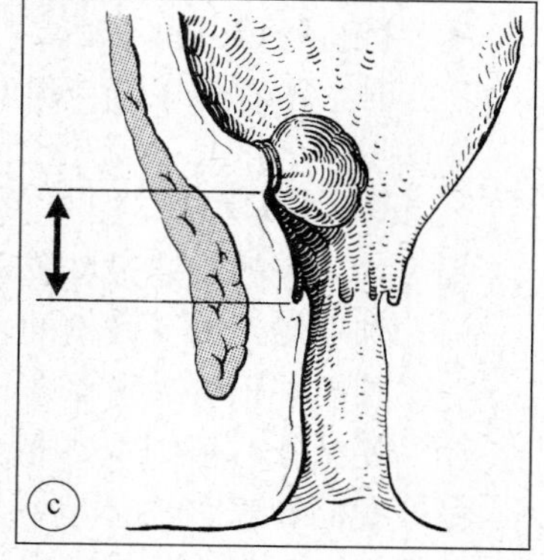

图 8.19 应用 Barron 设备在痔核基底部实施套扎术。

该操作导致了患者的不适感，不应在这点进行结扎，黏膜应该抓持得更高一点，远离齿状线。如果抓持没有引起疼痛，轻轻地向上提起黏膜，钳子向后退直至黏膜和下面的痔核进入结扎器的圆筒内（图 8.19b）。按压手柄，两个橡皮圈在金属杆上滑出结扎直径大约 1cm 的组织（图 8.19c）。应用吸引技术时，首先置入直肠镜确定痔核的分布。再插入吸引器并置于痔核表面的黏膜上。示指按压吸引器的孔开始吸引，肛管黏膜被吸入吸引管，放置在前端的橡皮圈结扎肛管黏膜的颈部（见图 8.18）。

Barron（1963）认为每次操作仅能结扎一次，如果要进行下一个结扎应该有 3 周的间隔。然而，我们认为能够一次性结扎 2～3 个痔核。这在时间和费用上都是很经济的，且仅需检查一次就能得出初步诊断并进行治疗。很多应用这项技术的人都是多重结扎的拥护者（Bartizal 和 Slosberger，1977；Murie 等，1980；Cheng 等，1981；Khubchandani，1983；Goligher，1984）。

结扎后的工作包括局部或结扎组织内注射止痛剂或苯酚，或对结扎部分进行冷冻治疗。Hooker 等（1999）在一个随机对照研究中显示在结扎后注射布比卡因能够有效减少疼痛，可以使患者有足够的时间从医院回家，但并没有持久的效果。

近来一项结扎技术不需要在直视下而可以应用电视腔镜。然而，并没有证据显示相比传统方法这项技术有何优势（Trowers 等，1998；Dickey 和 Garrett，2000）。

并发症

回顾性分析了 39 个研究（包括 8060 个结扎治疗患者）显示，并发症的发生率是 14%，其中疼痛是最常见的（5.8%），其次是出血（1.7%）（Wechter 和 Luna，1987）。

疼痛

橡皮圈套扎法最常见的并发症就是结扎后疼痛，术中甚至术后几个月发生。这种疼痛通常是缓和的，持续一两个小时，通常能够以对乙酰氨基酚类药物予以控制。偶尔也有严重的疼痛。我们过去处理这类患者通常是给予镇痛药并建议休息，但现在我们会马上去除橡皮圈并使用红外线凝固法给予治疗。去除橡皮圈的操作很困难，因为橡皮圈结扎后迅速导致结扎黏膜的水肿。橡皮圈不能很轻易地取下来，且操作过程中会引起患者更多的不适。我们发现最好的方法是在良好的视野前提下，用钳子夹住结扎的黏膜并试着旋转黏膜和橡皮圈，或至少按压局部。然后用一个三角形的尖刀直接在结扎组织的根部切割直到橡皮圈断开，黏膜恢复正常颜色。这种方法一般不会引起明显的出血，但偶尔也会导致大出血。以棉球压迫出血通常在1～2分钟内停止。如果无效我们发现应用红外线凝固法止血是非常有效的。结扎带也可以应用一次性剪刀或拉钩去除。这些操作据说导致的出血较少（Corman，1993）。门诊操作失败可以给予患者全麻来去除橡皮圈，不过这种情况是很少见的。

即使患者在橡皮圈结扎后没有不适感，几分钟后当他们从检查床起身时可能会感觉有些恶心和头晕，并感觉他们需要大便。平卧几分钟，不适感觉通常会消失；如果没有缓解，他或她可能需要服用对乙酰氨基酚类药物和一杯水。

橡皮圈套扎法不适的发生率大概是20%，明显感觉不适的概率大约是3%。我们相信应用齿状线上方1.5～2cm结扎的方法（图8.19c），治疗的疼痛感会消失。然而，出现中度不适感的情况相比注射疗法或红外线凝固法要多。

出血

橡皮圈套扎能够导致组织坏死。当组织脱离后，在坏死组织和新生组织之间的血管肉芽组织很容易出血。有时在套扎处有一个小动脉会导致非常严重的出血。发生严重的出血必须马上住院，并有0.5%～1%的患者需要输血。

盆腔蜂窝织炎

在20世纪80年代，O'Hara报道的第一例致死性的梭形杆菌感染就是结扎法治疗痔手术后。从那时起，类似问题的个案报道在文献中偶有出现，万幸的是，并非所有的都是致命的。最令人感到担忧的报道是1985年Russell和Donohue（1985）报道的4例男性，年龄在34～54岁，因为盆腔蜂窝织炎而最终死亡。最近的综述显示截至2003年已发表的文章中，共详细描述了18例结扎术后严重脓毒血症的病例，6例死亡（Guy和Seow-Choen，2003）。这就使得早期诊断和应用强力抗生素显得很重要（Scarpa等，1988），但解决问题的关键是预防。Measures建议筛选可能存在免疫缺陷的患者、结扎术前进行直肠灌洗、预防性口服抗生素以及仔细手术操作（McGirney，1981；Katchian，1982，1985）。除此以外，对于盆腔蜂窝织炎的恐惧已经限制了很多结直肠手术技术的应用。

术后治疗和护理

建议给予患者一个术后注意事项。口头医嘱患者经常会忘记，并经常需要回忆。

如果疼痛导致患者不适但并没有影响正常的活动，建议患者休息并给予适当的止痛药物，最好把足部抬高。鼓励患者温水坐浴。避免饮酒，手术当天不要排便。避免剧烈活动、饮酒及暴饮暴食，直到没有感觉异常甚至在排便后无不适感。

如果在结扎术后的第二天有发热、不适、排尿困难或尿潴留及局部不适感加重，必须考虑到是否有盆腔蜂窝织炎，患者应该到医生处复诊。

提醒患者注意在术后7～14天坏死组织脱落时可能会有出血。如果发生出血应该平卧并休息，如果一次排血量较大或多次排血便应该到医院就诊。

结果

最初应用橡皮圈套扎术后的效果并不理想，主要由于最初临床医生对于该技术的熟练程度不够导致结扎的痔核较小，这在技术熟练之前是很常见的。另外，在很多报道中临床医师并不关注学习在齿状线上方应用橡皮圈套扎而更加习惯使用苯酚油脂溶液进行痔核注射。

在Goligher的最初经验总结中（Clark等，1967），手术导致了一些患者的重度疼痛，以至于需要在术后给予哌替啶（杜冷丁）一天或连续两天治疗。其他外科医生应用这项技术也出现了相似的问题并最终弃用了这项技术。第一次客观报道橡皮圈套扎法治疗痔的预后情况的是Carden（1970），报道治疗成功率高于80%。

在一项对照试验中，24位伯明翰的患者在1971年应用橡皮圈套扎法治疗并在治疗后的23周通过复诊或问卷调查的方式进行评估。24位患者中的14位（58%）症状消失，其余10人症状得到改善但仍有后遗症。然而，33%的患者有疼痛或不适感持续长达2天。1977年，伯明翰的团队提高了他们的手术技术并在随后的一个试验中发现（Arabi等，1977b），在分别给予橡皮圈套扎治疗和橡皮圈套扎并侧方括约肌切开治疗后，在51位患者中疼痛的患者仅有5例。

Glasgow，Murie等（1980）进行的前瞻性随机对照研究发现，应用橡皮圈套扎治疗了51例患者，43位患者在一年的随访中治疗有效。31例预后很好，7例基本成功，没有一例加重，仅有5例（12%）症状没有改善。他们的研究结果显示橡皮圈套扎法治疗Ⅲ度痔要比治疗Ⅰ、Ⅱ度痔效果好得多。27例Ⅲ度痔患者治疗后19例（70%）在1年中没有脱垂症状。然而，他们发现疼痛是橡皮圈套扎术后最主要的并发症（15例患者术后疼痛超过48小时），但是，不同于其他医生，他们在一例门诊患者的治疗中结扎了三个点。最后比较橡皮圈套扎法和痔切除术，得出结论，对于Ⅱ、Ⅲ度痔，橡皮圈套扎法应该作为治疗的首选。

在Bartizal和Slosberger（1977）所进行的一个较大样本量的关于橡皮圈套扎法的研究中，回顾性调查了670位患者，共进行了3208次橡皮圈套扎术。在这些患者中出现32次（4.8%）轻度不适，疼痛严重到限制活动的程度的仅4例（0.6%）。9例（1%）患者有严重的出血，其中的2例重新入院治疗。Bat等（1993）进行了一个相似的并发症研究，观察512例以色列患者超过了7年的时间，得出的结论相似。然而，Hardwick和Durdey（1994）在一个50人的组群中以橡皮圈套扎治疗并以线性模型评估疼痛，发现疼痛相比以前公认的发生率更加频繁，最近的一个研究更加证实了这点（Poen等，2000；Kumar等，2002）。

Khubchandani（1983）在他的研究中试图发现橡皮圈套扎单一或多个痔核与手术并发症之间是否相关，100例患者随机分配，分别给予一个、两个或三个橡皮圈套扎。他发现多个橡皮圈套扎和单个套扎相比，发病率或并发症发生率没有统计学差异。单一套扎组中轻度不适的概率有28%，二个套扎组有32%，而在三个套扎组中有39%。更严重的疼痛需要给予止痛药的情况在一个套扎组中是28%，两个套扎组中是5%，三个套扎组中是23%。他得出结论，橡皮圈一次性套扎两个或三个痔核是很安全的，并没有增加不适或并发症的风险。Poon等（1986）和Chaleoykitti（2002）进行了一个相似的前瞻性研究并得出了同样的结论。Lee等（1994）在一个回顾性研究中也得出了同样的结论。在Khubchandani文章的最后，他坚信橡皮圈套扎结扎的部位最少应该距离齿状线1cm。同时他还强调套扎所致坏死组织的直径不能大于1cm。像我们一样，他强调如果钳子牵拉的是血管组织会出现不适的感觉，此时不能用套扎法进行治疗。这对我们来说是一条很重要的原则，但对于那些忽视这一原则的医院或医生，其手术后不适感的发生率依然很高。

Sim等（1981）对橡皮圈套扎法和硬化剂注射疗法进行了长期的观察。他们报道了对18例患者进行橡皮圈套扎治疗后三年的随访结果。11位患者治疗效果极好，5例被认为尚属成功，没有一例加重，仅有2例（11%）被认为有轻度的改善。

1980年，Wrobleski等回顾性研究了266位以橡皮圈套扎法治疗的患者。最少随访了36个月，平均随访60个月。80%的患者认为他们的症状有所改善，69%的患者症状彻底好转。痔切除术的有效率是7.5%。尽管他们发现应用多个结扎带并没有更多的并发症，仅用一个结扎带的患者和那些用两个或更多个结扎带的患者效果是一样的。然而，他们并没有说明仅用一个结扎带的患者与用三个结扎带的患者相比，痔的症状更轻一些。Steinberg等（1975）对橡皮圈套扎术的预后进行了长期的观察，并对147位患者进行调查，橡皮圈套扎术后平均随访4.8年。125个患者回答了调查问卷，尽管89%的患者得到治愈或对治疗的结果很满意，仅有44%的症状得到完全缓解。在12%的患者中需要进一步的保守治疗如橡皮圈套扎或肛门扩张术，但仅有3个（2%）患者需要痔切除术。Savios（1998）和同事们应用橡皮圈套扎治疗后连续观察5年，发现该方法治愈了2/3的患者，10年后治愈率则是50%（Iyer等，2004）。

尽管在这些研究中并没有严格区分痔症状的严重程度以及痔核的大小，但在临床分析中仍然保持良好的均一性。因此，外科医生或临床医生可以合理应用橡皮圈套扎来治疗所有类型的痔，假如他们放置橡皮圈的位置在齿状线上方至少1cm，严重疼痛的并发症应该少于3%，出血的概率为1%，手术后至少3年有80%或更多的患者对治疗的预后感到满意。尝试了这个术式但最终弃用的人是那些没有学习如何正确放置橡皮圈的人。

与其他治疗方法比较

在对痔切除术、肛管扩张、橡皮圈套扎和冷冻疗法进行比较后，Lewis等（1983）将112个痔伴有脱垂的患者随机分为4组，所有患者都是硬化剂注射治疗失败且在排便后都需要手法复位。30个患者以橡皮圈套扎治疗，对28例患者进行随访，24个患者需要进一步治疗，需痔切除术治疗的有12人，肛管扩张术治疗3人，硬化剂注射治疗9

表 8.1 随机试验比较橡皮圈套扎法和注射疗法

	橡皮圈套扎 ($n=39$)	注射疗法 ($n=43$)
12个月后疗效观察		
无症状	13	15
好转	5	8
未好转	4	4
需进一步治疗	6	6
失访	11	10

来源自：Greca 等（1981）。

人。治疗结果不理想的主要原因可能是因为他们选择的是痔程度较重的患者并且这些患者都经过硬化剂注射治疗失败，现在来看这些患者仅适合痔切除术。然而，当 Greca 等（1981）比较应用橡皮圈套扎法和硬化剂注射法治疗没有经过治疗的患者时，这两种治疗方式没有区别（表 8.1）。比较橡皮圈套扎和冷冻疗法时，橡皮圈套扎法更加有效（Keighley 等，1979）。此外，当比较橡皮圈套扎和红外线凝固法时，橡皮圈套扎法更加有效，特别是对Ⅲ度痔的治疗（Ambrose 等，1983）。Poen 等（2000）发现，在一个随机试验中比较橡皮圈套扎和红外线凝固法，尽管这两种方法在治疗痔时有着相同的效果，但在疼痛程度和复发率方面红外线凝固法远高于橡皮圈套扎法。

冷冻疗法

应用液态的一氧化氮或液氮冷冻治疗痔曾流行过一段时间（Whittaker，1975；Kaufman，1976；Berry 和 D'Costa，1978）。然而，因为疼痛和黏膜脱落的问题很多医疗机构不再使用冷冻的方法，这种观点我们非常支持。

红外线凝固法

原则

另一种保守治疗内痔的方法是红外线凝固法。红外线凝固法是由 Nath 等（1977）依据红外线凝固治疗出血点的基础上发展而来的，电热凝固时尽量避免与组织粘连。这个技术（Redfield Corp，Montvale，NJ）包括由钨-卤素灯产生的红外线，辐射在一个镀金的反射罩上，并通过一个特制的聚合物管聚焦在组织上，这种技术与激光的装置相似（Milsom，1992）。该方法由 Neiger（1979）最先应用并成为治疗痔的方法之一。他通常应用脉冲为 1.5 秒的红外线辐射给予组织 100℃的温度，导致局部形成直径 3mm、深度为 3mm 的蛋白凝固。烧伤的组织反应与冷冻疗法或结扎（橡皮圈套扎）法相同。组织反应发生在坏死组织和新生组织之间。10～14 天后，坏死组织脱落，留下一个肉芽组织的溃疡。上皮愈合与溃疡的面积相关，但通常在 4 周内即可完成。

设备

红外线辐射来源于一个 15V 的 Woolfram 卤素灯，镀金的反射罩能够经由石英光柄通过直肠镜聚焦射线于黏膜处（图 8.20a）。探针的顶端是一个聚合物帽，防止探针和组织粘连（图 8.20b）。电源有定时装置，允许调整发射射线的持续时间。市面上有两种仪器，一种来自于德国（Lumatec，Munich），另一种来自于美国（Redfield Corp，Montvale，NJ）。

使用有角度或有孔的直肠镜。该方法不像冷冻疗法，射线的能量很小，曝光时间很短，因此没有必要使用无热量传导的直肠镜。

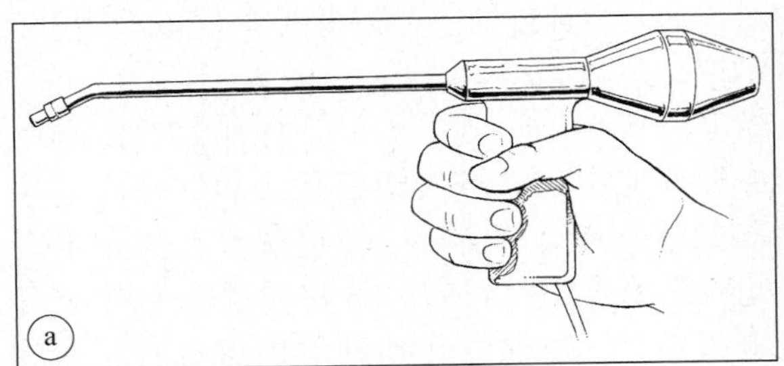

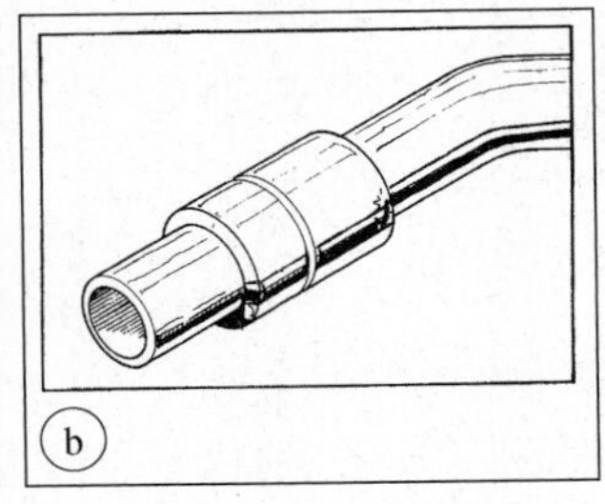

图 8.20 （a）红外线凝固设备；（b）光凝设备顶部特写。

术前准备与患者体位

所有的患者，除了那些患有严重便秘的患者，能够在初次就诊时进行治疗。这种技术可用于左侧卧位或胸膝位，治疗的持续时间一般短于 2 分钟。

操作方法

带角度的直肠镜在肛门内的位置正如硬化剂注射疗法和橡皮圈套扎法一样（见上文）。在血管垫突出的根部置入直肠镜的根部或侧面，探针顶端直接压在黏膜上。辐射的脉冲时间是自动的。顶端和黏膜完全接触很关键（如果不是探针则不要接触），如果没有与黏膜完全接触，直肠内的黏液或直肠内容物会被烧灼，并黏附在聚合体顶端，最终使局部烧出一个洞。

移除探针后能立即看到黏膜表面一个小的凝固区域。每个痔核最多能够烧灼 6 个凝固点；我们通常烧灼 3 个。每个痔核的根部烧灼过程大约持续 30 秒。因为红外线辐射的亮度会导致术者的眼睛不适，当探针拉出的时候术者要立即闭上眼睛。

并发症

光凝固法的并发症与上面提到的治疗方法相比很少。辐射持续的时间限定了烧灼范围为 3mm，所以更深层次的组织不会被破坏。Dennison 等（1990）在 51 个患者中应用该方法；3 例在治疗后发展为肛裂，在经过平均 8 个月的随访后并没有其他的并发症。

疼痛

红外线凝固治疗后短暂的不适是很常见的，但持续性的疼痛较罕见。Linares Santiago 等（2001）发现红外线凝固法治疗了 63 名患者后，40 个患者诉说肛周轻度疼痛但短期内都会消退。光凝固法可能是各种保守治疗的方法中疼痛最轻微的。不需要给予局部麻醉，术后也不必给予止痛药。如果术后患者感觉持续不适，那是因为选择的烧灼点距离肛缘太近，在下一次行红外线凝固治疗时应该选择紧邻痔核的点。所有的三个痔核都能一次性处理。

出血

因为破坏的组织很浅表，继发性出血的发生和严重程度相比冷冻或橡皮圈套扎法要少得多。到目前为止，经过几百例使用红外线凝固法治疗的患者，我们并没有发现因为继发性出血需要入院或输血的。Linares Santiago 等（2001）治疗的 63 例患者中仅有 1 例有轻度出血。没有发现有尿潴留或感染。也没有见到有肛门狭窄的情况。

术后处理和护理

因为该方法的并发症发生率很低，术后指导和治疗好像没有必要；然而，我们仍然给予患者与橡皮圈套扎法治疗一样的术后指导。

结果

Leicester 等（1981）报道了 3 个月的随访，25 位患者中的 21 人症状完全缓解或得到改善，仅有 1 例患者治疗后出现疼痛，6 人治疗后出现出血。没有其他症状出现，6 周后所有创面均愈合。Linares Santiago 等（2001）进行的一个为期 36 个月的随访发现复发率为 9.5%并且所有复发病例均为Ⅲ度痔。Charua Guindic 等（1998）治疗的 60 例患者 24 个月后的复发率是 6.6%，很多复发的病例均为Ⅲ度痔。目前尚不明确红外线凝固法是否被广泛应用，但根据文献报道该方法近些年变得不再流行。

与其他门诊治疗方法相比

Ambrose 等（1983）把应用红外线凝固法治疗的患者作为橡皮圈套扎治疗患者的随机对照。每组均包括Ⅰ度（26%）和Ⅱ度（74%）痔患者。红外线凝固法相比橡皮圈套扎法并发症更少，但是临床预后二者相似（表 8.2）。

Templeton 等（1983）在贝尔法斯特进行了一个类似的随机对照试验，分为红外线凝固组和橡皮圈套扎组。以红外线凝固法治疗了 66 个患者，预后满意率为 85%。红外线凝固法相比橡皮圈套扎法术后并发症更少，因此得出结论红外线凝固法是简单、快速并有效的治疗方法，与橡皮圈套扎法相比患者更容易接受，但效果并不相同。Poen 和其同事（2000）在最近的一个随机试验中也得到了相似的结论。

然而，Weinstein 等（1987）在他们的前瞻性随机对照研究中比较橡皮圈套扎法和红外线凝固法得出的结论却有些不同。橡皮圈套扎法在术后 1 个月和 6 个月疗效较好，尽管橡皮圈套扎法有两大并发症——血栓性痔和延迟出血，但在术后

表 8.2 随机试验比较激光法和橡皮圈套扎

	激光法 ($n=140$)	橡皮圈套扎 ($n=115$)
12 个月后观察疗效		
无症状	34	33
好转	30	26
未好转	26	20
重复治疗	22	6
其他方式治疗	14	5
失访	14	25

来源自：Ambrose 等（1983）。

表 8.3 橡皮圈套扎和激光法治疗后 30 天患者主诉的比较

	激光法 ($n=80$)	橡皮圈套扎 ($n=84$)
一般或严重的疼痛	69（86%）	57（68%）
排便时疼痛	52（65%）	34（40%）
出血		
严重	3（4%）	1（1.2%）
少量	10（13%）	11（13%）

来源自：Reis Neto 等（1992）。

表 8.4 随机试验比较激光法和注射疗法

	激光法 ($n=80$)	注射法 ($n=63$)
12 个月后观察疗效		
无症状	22	16
好转	21	15
无好转	9	11
重复治疗	7	1
其他治疗方式	12	6
失访	9	14

来源自：Ambrose 等（1983）。

疼痛方面二者没有区别。另外 Reis Neto 等（1992）在随机对照试验中比较橡皮圈套扎法和红外线凝固法，尽管凝固法在控制出血方面比较有效，该方法却带来更多的疼痛和更严重的并发症（表 8.3）。

随机对照试验（表 8.4）比较红外线凝固法和硬化剂注射治疗，发现硬化剂注射治疗后的患者相比红外线凝固治疗的患者术后需要进一步治疗的人数要少（Ambrose 等，1983）。

我们在一些Ⅲ度痔患者中尝试使用红外线凝固法治疗，症状并没有改善。因此，光凝固法似乎在处理Ⅰ度和Ⅱ度痔时比较有效。

双极热凝疗法（BICAP 或 LIGASURE）

随着内镜下热凝技术的进展，该方法也用于痔的治疗（Quah & Seow-Choen，2004）。该技术是通过局部加热导致组织坏死，形成溃疡和纤维化。最初应用的是 Circon ACMI 公司的一次性 BICAP（Stanford，CT）痔探针，传导双极电流用于凝固血管。电流通过位于探针顶端的临近电极并穿过组织。因为电流通路很短，相比其他方法的优势在于即使多次应用其贯穿的深度也是有限的。

操作方法

应用一次性非导体材质的肛镜，探针一侧直接与齿状线上方的痔核接触。使用不间断电源，脚踏式触发器。会导致一个深度大约为 3mm 的白色凝固块。所有痔核可一次性处理。最初 Bicap 技术没有应用局麻。然而，Ligasure 的应用使该技术重新得到发展且成为目前广泛应用的“出血少”的痔切除术技术之一，可以在区域性阻滞麻醉或全麻下应用（Johnson，2000；Sayfan 等，2001）（参见本章第四部分热凝法痔切除术）。

双极热凝相比橡皮圈套扎在技术上更加简单，大多数患者的预后效果相同（Griffith 等，1987）。该技术在一项随机试验中与红外线凝固法相比较（Dennison 等，1990），发现二者疗效相同。尽管其预后较好，但本书最新一版中不再推荐门诊应用 Bicap 技术。

直流电疗法

该技术应用单级低电压的设备包括一个发电机，连接手柄，一次性应用探针，地垫和不传导材质的肛镜（Ultroid Microvasive，Boston，MA）。探针首先放置于痔核表面，然后再放置于痔核根部。电流升至16mA，然后通过探针进行热凝。生产厂家说明该设备的工作方式并非热量而是氢氧化钠的产物作用在负极。不幸的是，探针必须在每个痔核处作用10分钟，这是该方法的最主要的劣势。然而，最初应用该技术时却有着振奋人心的报道。

Norman等（1989）治疗了120位患者获得完全的成功且没有并发症，其结果令人惊讶，其中83位患者有Ⅲ度或Ⅳ度痔。Zinberg等（1989）在Ⅲ度痔患者中应用该技术后满意率达85%。Dennison等（1990）以及Hinton和Morris（1990）在随机对照研究中均发现该方法与红外线凝固和BICAP相比是有效的。本书最新一版认为这项技术不能得到普及，因为探针作用的时间较长，事实上要达到相同的效果还有很多技术可以应用。一项前瞻性随机对照研究比较Ultroid的技术与硬化剂注射疗法证实了我们的猜想。Varma等（1991）在51个患者的研究中得出结论，硬化剂注射法比较受偏爱，因为它更快速，操作流程简单且患者没有明显的不适感（表8.5）。好像直流电治疗现在临床上很少应用。

表8.5 随机试验对比凝固治疗和注射硬化剂疗法

	硬化剂注射（n=28）	凝固疗法（n=23）	P
平均每个病人治疗的位点	3（1～3）	2（1～3）	<0.001
平均每个病人治疗时间	2（0.5～5）	12（5～21）	<0.001
患者耐受评分	1（1～2）	1（1～3）	>0.05
术者耐受评分	1（1～1）	2（1～2）	<0.001
患者对结果的预期	2（0～2）	2（0～2）	>0.5

来源自：Varma等（1991）。
结果是均数，括号内位评分范围。

第四部分 痔的手术治疗

避免肛管纤维化或肛管高压

关于这个题目已经有很多著作讨论了很多年，尽管可能有理论来支持，但失禁的风险是真实存在的，这种结果对于患者是很可怕的，结直肠外科医生因此放弃了肛管扩张和内括约肌切断术作为痔治疗的选择方式。各种导致这种后果的手术方式都不被考虑应用于临床。

缝合

Farag（1978）恢复应用一种古老的技术，冠以一个“新技术”和“新方法”的头衔，他所提倡的缝合技术是针对血管垫基底部的交通静脉。Wanas比喻这些静脉是高压反流所致，就像小腿的交通静脉功能不全。尽管这种手术被少数几个热衷于该技术的人所应用，近年来还是遭到弃用。该技术重新得到应用源于实现了多普勒流速计对痔核静脉的准确定位。Morinaga等（1995）是第一个应用该技术的。他们设计了一个直肠镜能够合并应用多普勒探头，命名为Moricorn，通过该设备痔动脉（作为静脉的对立）能够被鉴别并予以缝合。共有116位患者被这些革新者治疗，52个患者中50位出现可忍受的疼痛（96%），64人中的50人具有脱垂症状（78%），96人出现出血症状，其中92人症状缓解（95%）。没有主要的并发症。Sohn等（2001）和Shelygin等（2003）所做的研究得到了相似的结果，尽管 Sohn 等（2001）观察到 60 个患者中有 4 个术后出现痔核血栓形成。然而，很多研究机构得出结论认为该技术是手术治疗痔的有效方法之一。目前仍需要更多的研究资料，随机对照研究能够证实最初的观点是否正确（Felice 等，2005）。

痔切除术（包括门诊手术）

许多首次应用的痔切除术技术都以人名来命名。直到近些年才被分为两大基本类型，开放式和闭合式，主要根据痔切除和结扎后直肠肛门黏膜和会阴部皮肤是否被缝合。然而，现在引入了另一种分类方式，命名为 U 形痔切除术。时至今日，开放性技术在英国更加流行，闭合性技术在北美更加流行。

闭合式（Ferguson）痔切除术

1959 年 Ferguson 和 Heaton 首次应用闭合式痔切除技术，他们本意是寻找一种能够避免或尽量减少开放式痔切除术的缺点的方法。该术式具有下列三个原则：①在尽量不损伤肛管黏膜组织的情况下切除多余的血管组织；②缝合肛管内层的肛管黏膜使创面快速愈合以尽量减少术后出血；③避免肉芽组织愈合较大的创面而导致肛门狭窄。

这种闭合式的术式，依赖于对肛管黏膜迅速愈合能力的认知，不必理会其所处的大量微生物的环境，术后不适感会减少，最大程度缩短患者住院时间并且不需要门诊随访，术前不需要节食，也不需要肛管扩张治疗。

许多结直肠肛门外科医生，至少在美国，相信该术式能够达到这些目标。

患者的选择和准备

适应证

我们相信超过 90% 痔患者能够应用非手术的方法治疗。然而，当手术指征很明确的时候，我们的观点是闭合式痔切除术能够应用于几乎所有患者。手术适应证的选择包括橡皮圈套扎法无法控制的严重出血，严重的脱垂或疼痛等症状或患者同时患有其他的肛门疾病需要手术处理。闭合性痔切除术的相对禁忌证包括克罗恩病、门脉高压、白血病、淋巴瘤或容易导致出血的疾病（Ferguson 和 Heaton，1959）。因为克罗恩病患者痔切除手术的并发症发生率很高（Buls 和 Goldberg，1978），作者不建议在这种情况下采用闭合式痔切除术。然而，溃疡性结肠炎的患者如果不用结直肠部分切除来进行治疗的话，偶尔也可以应用闭合式痔切除术。门脉高压的患者偶尔能够经受闭合式痔切除术，但我们宁愿选择橡皮圈套扎法。白血病或淋巴瘤的患者痔切除术后有很高的感染风险，因为他们的免疫系统缺乏免疫力。然而，如果淋巴瘤或白血病患者出现急性梗阻坏死性痔该如何处理，我们相信最好的方法是开放式痔切除术。

闭合式痔切除术适合应用的另一种特殊病例是产后的脱垂性痔。尽管产后痔和妊娠期痔通常能够保守治疗，在分娩期，偶尔也有痔脱垂和血栓形成，这种情况，在我们看来最好立即进行闭合式痔切除术（Schottler 等，1973）。

术前准备

患者的评估同第一部分。

患者术前指导包括详细解释手术过程。患者应该认识到即使应用闭合式技术，完全康复仍需要几周的时间。他们也应该理解尽管手术风险很小，术后可能会有大便失禁发生且暂时不要排便。同样也有术后肛门狭窄的风险。对于所有痔切除术的患者都必须认识到术后可能出现的疼痛，以及有伤口裂开，脓毒症，继发性出血和便秘的风险，如有需要会采取相应的预防措施。尿潴留同样是手术风险之一，应该让患者知道。

告知患者手术日期。这能够节约时间，但术前评估和术前准备必不可少。准备工作包括在术前晚上的一次灌肠，另一次灌肠在术前 1 小时。严重的痔患者应该避免过多的灌肠。不用备皮，不用口服泻药也不用服用肠道消毒药。事实上，患者术前应该给予膨胀性泻药作为治疗的一部分。对于患者的饮食没有特殊要求。

麻醉

闭合式痔切除术能够在任何麻醉方式下完成。局麻可以选择布比卡因（0.23%）和 1∶200 000 的肾上腺素。如果患者无法接受其他的麻醉方式，开始时局部注射利多卡因能够使在注射布比卡因和肾上腺素时的不适感减到最小。

患者如果不喜欢局麻，骶管阻滞麻醉和硬膜外麻醉也是不错的选择。如果可以用局麻，作者仍然选择布比卡因和肾上腺素，可以减少局部出血，并

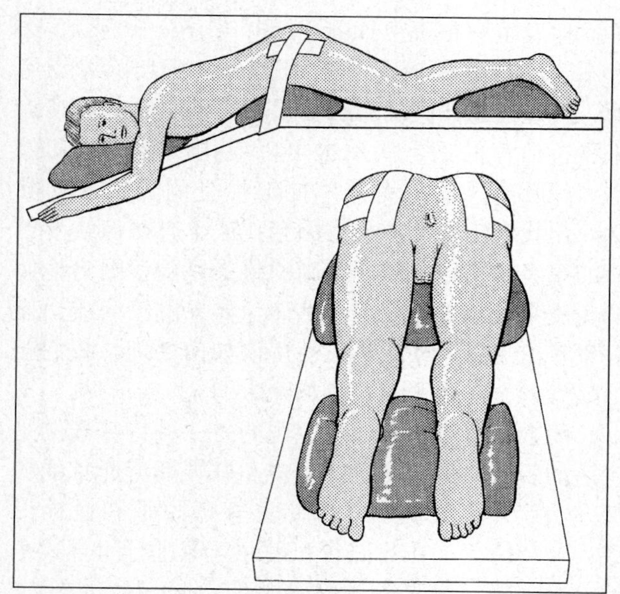

图 8.21 俯卧剪刀位，闭合式痔切除术。

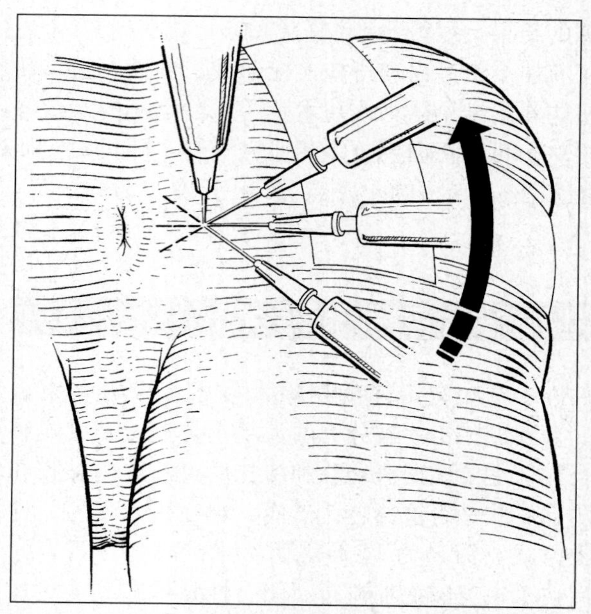

图 8.22 以布比卡因和肾上腺素在肛周和直肠周围组织行浸润麻醉。

对术后缓解疼痛起到很大的作用。硬膜外应用吗啡能够对术后长时间缓解疼痛有良好的效果。

即使选择了全身麻醉，局部应用布比卡因和肾上腺素也能起到术后止痛的作用，并能减少出血。

技术和设备

在手术室患者可以采用剪刀位。这种姿势有利于向下弯曲髂脊和向下弯曲胸部以提供适当的帮助。一般来说当选择骶尾部麻醉时，在患者摆体位前就应该进行麻醉。如果准备局部麻醉则应该让患者摆好体位后再进行麻醉。

胶带应该贴于臀部的侧面以免臀部回缩，并能够更好地暴露肛门。选择轻度的头低位就能获得肛门和肛管的良好视野（图 8.21）。光导纤维的头灯能够使术者有更好的视野。这个区域很容易被碘溶液着色。会阴部备皮会导致术后局部不适，该操作没有必要进行。

Ferguson 最初记录他的手术过程，患者采取左侧卧位（Ferguson 和 Heaton，1959），这个体位被他和他的同事们应用得很成功。然而，我们同意 Corman 的观点认为侧卧位对于助手是很不方便的（Corman，1984）。

当患者摆好体位并铺单后，布比卡因和肾上腺素通过在肛门周围多点注射浸润分布于直肠周围。术者可以扇形注射以便麻醉药可以渗透到肛周区域并环绕肛管（图 8.22）。应用 Pratt 窥器检查肛管（图 8.23），该器械有助于术者判断哪个痔需要进行切除，并可以检查肛管的其他疾病。尽管 3/4 的痔切除术是针对右后位、右前位和左外侧的痔核，但这并非绝对的。每个患者都应该再次进行检查，保证只切除多余的痔核组织。通过擦洗肛管黏膜突出的痔核组织很容易识别。如果有痔核脱出则能马上看到。我们的目的是保护尽可能多的肛管皮肤和黏膜组织。

检查痔核组织的直肠黏膜也是必需的，因为痔的症状经常包括一定程度的直肠黏膜脱垂。插入 Pratt 两叶直肠镜能协助医生判断是否有明显的肛门狭窄，同样有助于检查有症状的痔。Pratt 两叶窥器能够在整个手术过程中应用，并且在老年患者中是首选的器械。它能避免内括约肌的过度伸展以

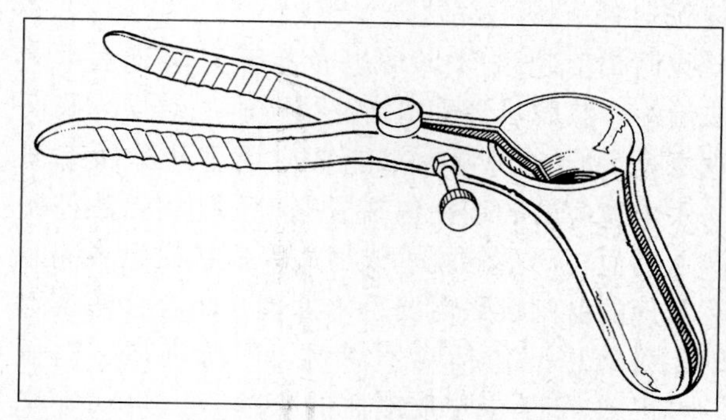

图 8.23 肛门双瓣式扩张器。

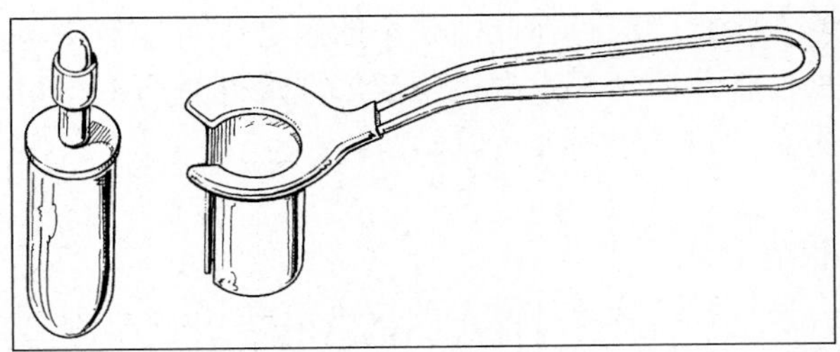

图 8.24 Fansler 肛镜。

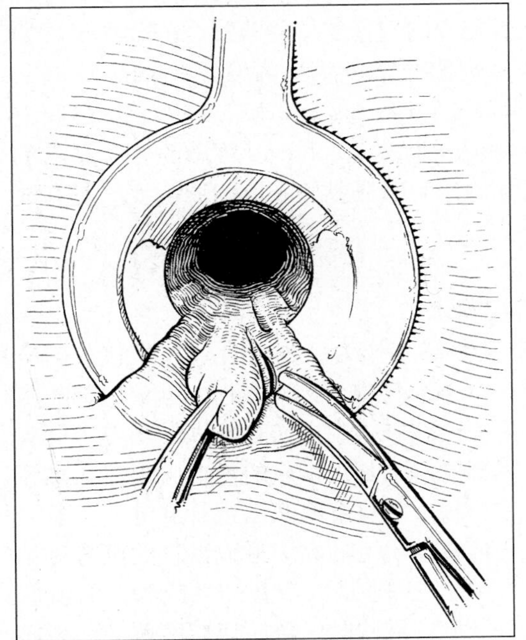

图 8.25 痔切除手术的闭合。两把剪刀向上放置于肛门皮肤，分别位于痔组织的两侧。

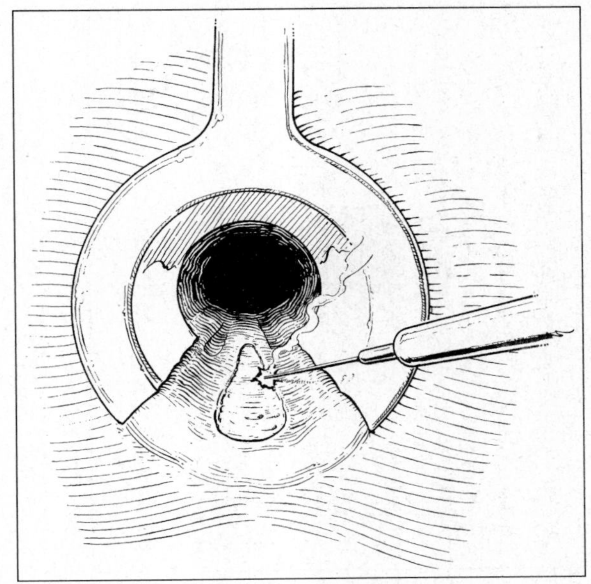

图 8.26 切除痔核后以电刀控制出血。

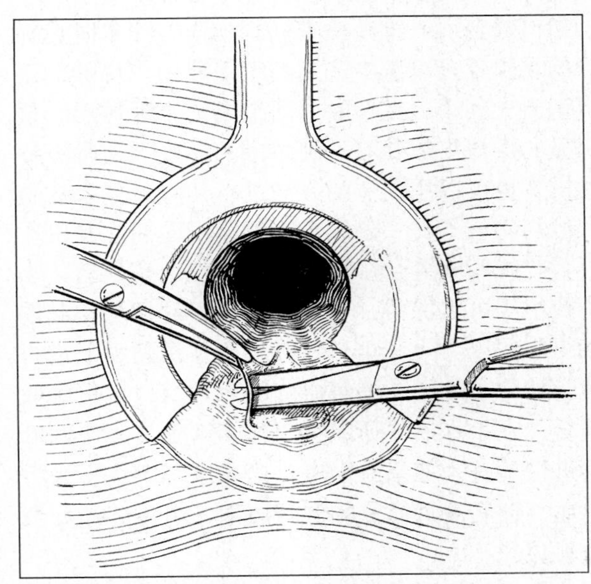

图 8.27 切除肛缘两侧多余的血管组织。

及手术后出现大便失禁。然而，在活叶窥器检查后我们通常以 Fansler 手术肛门镜代替它（图 8.24）。Fansler 肛门镜具有固定的 3.5cm 直径。优势在于防止切除过多的肛管上皮组织并维持肛管恒定的直径，能够防止出现肛门狭窄。

Fansler 肛门镜放置好，手术器械与多余的痔核组织位于一条线上。以 Aliss 钳夹起皮赘及临近痔核组织的肛管黏膜，并向肛管中心拉伸。Metzenbaum 剪刀曲线朝向肛管，切除组织镊下方自肛门周围皮肤向上的痔核组织，然后以剪刀柄按压痔核组织使其与内括约肌分离（图 8.25）。这种方法能够防止切断内括约肌或外括约肌。通常痔最突出的部分首先切断，以尽量减少切除的肛管黏膜。我们既不用钳子夹住痔核也不用缝扎牵拉痔核。黏膜下层的出血可以用烧灼的方法来止血（图 8.26）。

痔核切除术后，多余的组织在切开的黏膜下结扎，暴露内括约肌。另外，修剪切口两侧的黏膜下血管组织，可以减少复发（图 8.27）。在完整切除内括约肌上方的多余痔组织后，切口通常应用 3/0 的可吸收缝线以无创针进行缝合，如 Vicryl。缝合自顶端开始修复直肠黏膜，直到黏膜下层和肌肉，防止多余的直肠黏膜脱垂（图 8.28）。这并不是止血性的残端缝合。伤口全长以连续缝合法缝合（包括肛门外面的切口）。在缝合的过程中，为了修复

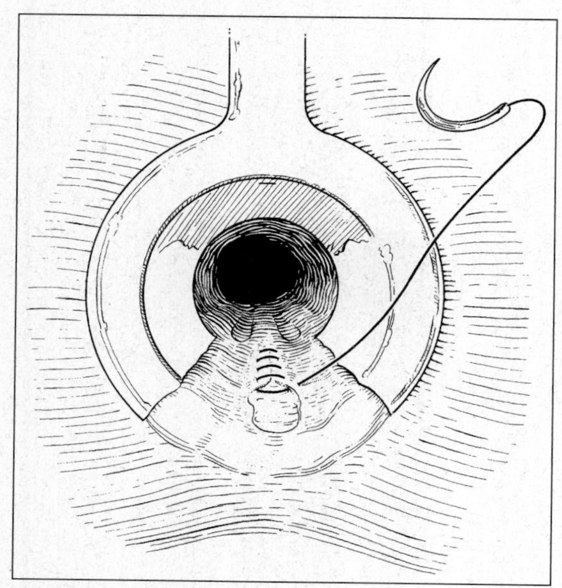

图 8.28 缝合肛缘的黏膜。

肛管的黏膜层，内括约肌处应仔细缝合。

切口缝合后，重新检查肛管，痔切除术时选择切除的黏膜较多以减少多余的组织残留。切除的痔核组织由大到小，在切除了两个或三个区域后，最初明显的痔核组织处看不到多余的黏膜。通常有症状的皮赘也可以用同样的方法进行切除。如果皮赘较大但与痔核不在一条线上，可以横向切除并以小针可吸收线间断缝合。切除两个或三个痔核后，小的痔核组织可以保留，用手术刀很容易切除拉起的痔核组织并以 Metzenbaum 剪刀在肛管黏膜下进行修剪。切除了黏膜下的痔血管丛后，切口以可吸收线缝合。在手术后，所有的缝合处均以 Pratt 两叶窥器进行检查。如果有出血，局部以 8 字缝合来控制出血。彻底清理肛管和肛管周围，但不要填塞或用敷料包扎。

尽管剪刀位对于清醒患者不太舒服，我们认为该体位比截石位更有优势，因为能够提供很好的视野并且助手也能够看到操作。如果有出血也会因重力作用流入直肠而不致模糊手术视野，但上述情况会发生在截石位或左侧卧位时。

辅助性括约肌切开术

尽管 Khubchandani 常规性地在大多数患者中应用辅助性外括约肌切开术，由于可能会导致大便失禁而予以慎用。有趣的是在近来的随机对照试验中明确是否进行括约肌切开术能够减少痔切除术后的疼痛，Khubchandani（2002）发现两组无差别。尽管在少数已经存在肛门狭窄的患者中可能有进行辅助性括约肌切开术的适应证，但最好进行肛门成形术。

袋状缝合术

另一种缝合痔切除术的技术是由 Ruiz-Moreno（1977）发明的。他缝合痔切除术后切口的方法和上述方法相同，但外部切口是以袋形缝合。他同样应用 Parks 肛门牵开器，多数患者采用截石位进行手术。没有特殊的理论支持袋状缝合外部切口，据推测这样做可能会减少感染的发生。Ruiz-Moreno 的技术与 Sir Alan Parks（Parks，1956）的黏膜下痔切除术相似。事实上，Parks 所做的并非真正的闭合性痔切除术，直肠黏膜和肛门周围皮肤是开放的（见下文）。

黏膜下痔切除术

Parks 痔切除术作为一种闭合式技术在英国应用。手术在 Parks 自撑开（self-retaining）两叶窥器的协助下完全在肛管内操作，能够暴露整个肛管的全长。局部麻醉剂加入少量的肾上腺素注入黏膜下及覆盖在痔核上的皮下组织以进行麻醉。以剪刀切开覆盖于痔核组织上的黏膜形成纵行的倒置球拍状切口，“手柄”部分是肛门直肠黏膜和肛管皮肤的环状部分及肛门周围的区域。切口两侧会出现黏膜皮肤的水肿，特别注意要切除黏膜的悬韧带，自底部开始直至顶端切开，根部结扎后切除多余的痔核组织。切口肿胀消退后，表面覆盖的大部分是肛管黏膜组织，除了较低的区域，肛周仍有小的开放性切口存在。应用 Vicryl 缝线缝合切口并将其固定在内括约肌上。

黏膜下痔切除术的优点与其他闭合性痔切除术相同。

术后护理和随访

手术过程中应尽可能减少静脉用药，最好是 100ml 或更少。这能协助防止痔切除术后常见的并发症，即术后尿潴留。同样，如果患者是清醒的，静脉输液在恢复室即可停止。如果患者有尿潴留的风险，并有夜尿增多、排尿困难或尿急的病史，术后饮水也应该限制。

患者应该进食高纤维饮食并辅以缓泻剂。根据患者的自身条件谨慎应用坐浴。需要时可以给予麻醉性镇痛剂，并且镇痛药在最初的 24～48 小时需要。然后，在患者离开医院后给予非麻醉性镇痛药物，以避免术后便秘。应用膨胀剂，尽管很多患者惧怕排便，但第一次排便并不可怕。如果患者在术后第三天仍没有排便，应该给予灌肠。我们希望患者在出院前有排便，但也不是必需的。告知患者高纤维膳食的重要性，以防止更多的肛门直肠疾病。在出院前没有必要进行直肠检查，该检查没有任何帮助，只会增加患者的不适。上述做法都是为了缩短患者的住院期。然而，在欧洲和北美很大比例的患者是在日间门诊进行手术，并且患者在术后直接返回办公室（Senagore 等，2004；Guenin 等，2005）。

术后第一次回访，通常也是唯一的一次，是在术后3～4周后。随着门诊手术患者逐渐增多，应该告知患者注意事项以便在家中能够进行护理，门诊闭合性痔切除术的患者选择范围应该是那些具有良好学习意识的患者，且没有其他疾病。

结果

早期的闭合性痔切除术的预后很难评估并且也没有很好的术后对照试验。早期手术成功的判定尺度是症状消失。在 Failes（1966）的闭合性痔切除术的报道中，24个患者中的21人有严重的疼痛并需要在手术当天注射一到两次吗啡，并在第一次排便时注射一次，而 Ganchrow 等（1971）报道他们的患者中一半的患者不需要止痛药物或仅需要注射一到两次吗啡。尽管他们没有对照试验，但这并没有表现出比开放式痔切除术更明显的优势。

对于闭合性痔切除术（Ferguson 术式）的长期随访由 Ganchrow 等（1971）报道。在最初的2 038位患者中，1 018 位完成了5年的随访问卷。在这些回答问卷的人中，95%的人感觉他们的症状有所缓解，88%感觉他们对手术后的排便情况很满意，72%的人在随访的5年中没有再出现肛门直肠疾病。5年后患者最常见的主诉是瘙痒。其他在5年随访中肛门直肠的并发疾病包括肛裂（占2.65%），肛门狭窄（占1.18%），肛周脓肿（占0.64%），息肉样痔（占0.49%），肛瘘（占0.25%），残余痔需再次手术切除（占0.15%），结肠癌（占0.05%）。对于1020位没有回答问卷的患者则没有记录。

McConnell 和 Khubchandani（1983）报道了他们对441位局麻下实施闭合性痔切除术的患者的随访。所有患者均有Ⅲ度痔，另外36%同时进行了肛门内括约肌切断术。1～7年后，7.5%的患者需要对残余痔进行进一步治疗，包括一次痔切除术，7.7%的患者发展为肛门或结肠的病理变化，包括息肉（占2.9%）和肛裂（1.6%）。在随访中发现了两例癌症。在所有的随访患者中，93%的人对预后很满意。

有三个关于大样本的研究报道了闭合性痔切除术的并发症（Ganchrow 等，1971；Buls 和 Goldberg，1978；McConnell 和 Khubchandani，1983）。

McConnell 和 Khubchandani（1983）报道了5种早期术后并发症，包括切口裂开（占2.6%），出血（1.4%），大便困难（0.3%），尿潴留（0.2%）及一例气胸。他们特别研究了术后排气或排便失禁的发生率。12.9%的患者有这些并发症中的一个或更多。只有三个患者有延迟发生的并发症且只有一个不得不用尿垫来防止大便污染。

在他们研究的2038个病例中，Ganchrow 和其他人报道的出血最小概率是1.96%，出血需要缝合结扎的概率是1.32%，膀胱炎0.44%，脓肿0.2%，肺炎0.1%。他们的记录中没有肛门失禁。也没有将尿潴留作为并发症进行报道，他们在32%的患者中应用导尿术。没有感染的病例。

Goldberg 等（1980）在明尼阿波利斯报道了500例连续的痔切除术后患者手术后并发症的发生率。他们发现10%的患者有急性尿潴留，4%有出血，6%有皮赘。肛门狭窄的发生率仅为1%，肛瘘0.4%，肛裂0.2%，大便失禁0.4%，大便困难0.4%，血栓性外痔0.2%。没有一例肛周脓肿。术后出血需要再次手术的概率为1.25%。因此，从这三项研究中，总体的手术并发症发生率是5%，大多数并发症并不严重。

仅有很少的长期大样本的研究是关于黏膜下痔切除术的预后。Milito 等（1997）在对1315位患者随访了平均65个月。皮赘的出现率是6.5%，肛门狭窄的发生率是1.6%，排气失禁3.2%，术后复发7%。Likewise Guenin 等（2005）报道了514位瑞士患者术后并发症发病率很低，患者满意度较高。

You 和他的同事在韩国（2005）随机分配80个患者（每组40个）进入开放式或闭合式（Ferguson）痔切除术组。附加疼痛药物处理在开放组是45%，在闭合组是15%，闭合组和开放组相比疼痛评分较低（$P<0.01$）。切口愈合时间是3周，正如预期的一样，闭合组愈合率很高（75%），开

放组为 18%。Ferguson 痔切除术与 Milligan-Morgan 手术相比疼痛更少。

结论

手术医生对于闭合性痔切除术需要丰富的经验，因此，那些做过至少 100 例或更多的这类手术的人，发现这项技术相对比较简单、安全和可靠。只要有痔切除手术指征这个手术能在任何情况下实施。不幸的是没有足够的对照试验能够使我们在开放式和闭合式痔切除术的手术优劣势方面作一个公正的评价。许多率先实践闭合式痔切除术的外科医生在他们的外科训练中应用过开放式痔切除术，并被告知开放式手术是治疗的最佳方案。大多数结直肠外科医生弃用了开放式手术因为他们发现该手术会导致很多问题如疼痛，需要更多的手术后护理及存在更多的迟发性并发症，以及肛门狭窄。这些外科医生转而应用闭合式是因为他们发现该手术的疼痛很少，切口的一期愈合率很高并且术后护理很简单，手术后没有肛门狭窄。由于感染的原因，使很多医生拒绝应用闭合式痔切除术，现在已经被很多权威人士在大规模临床报道中证明感染是无根据的（Ganchrow 等，1971；Khubchandani 等，1974；Buls 和 Goldberg，1978；McConnell 和 Khubchandani，1983；Milito 等，1997）。闭合式手术很少需要术后扩张肛门，而在开放式手术后通常需要进行扩肛术。这些优势使得外科医生更愿意选择闭合式手术并进一步完善这个手术方式，有些人认为优势如此明显没有必要与开放式痔切除术进行对照研究，而美国的结直肠外科学家惊讶地发现大多数在英国的同行们倾向于选择开放式手术。

开放式痔切除术

开放式痔切除术目前在英国仍然广泛应用，是基于 Milligan 和同伴在 1937 年发明的手术方式的基础上形成的，通常被称为 Milligan-Morgan 手术。手术通常在全麻下实施，硬膜外麻醉也能进行操作。最近，随着不卧床痔切除术的流行，会阴部神经阻滞及静脉应用镇静剂局麻醉下也可以进行手术。手术前准备与闭合式手术相同。手术前应向患者交代术后可能会出现疼痛和切口延迟愈合，以及潜在的并发症风险。Nicholson 和 Armstrong（2004）建议在痔切除术后应用甲硝唑来减少疼痛和脓毒症的发生。

怀特海德法

患者采取截石位臀部突出检查床，清洁肛门部并常规铺单。

尽管局部麻醉在 Milligan 和其同事们最初的文章中并没有提到，我们通常以 1∶300 000 的肾上腺素溶液局部浸润肛门周围区域（图 8.29）。这种做法能够帮助止血并孤立痔核根部。

用钳子夹住有皮肤覆盖的痔核并向外牵拉（图 8.30）。这样做的效果是使低位黏膜覆盖的痔核更为突出，取决于痔核组织的大小。

另一把血管钳夹住痔核的紫色的肛管黏膜组织并向下向外牵拉。这能够将痔核牵拉出肛门并能够看到痔核上方的粉红色的肛管黏膜（图 8.31）。

向外牵拉三个痔核直到看到粉红色的肛管黏

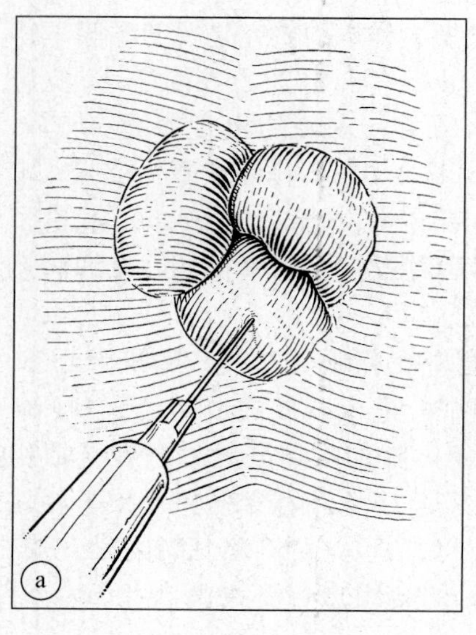

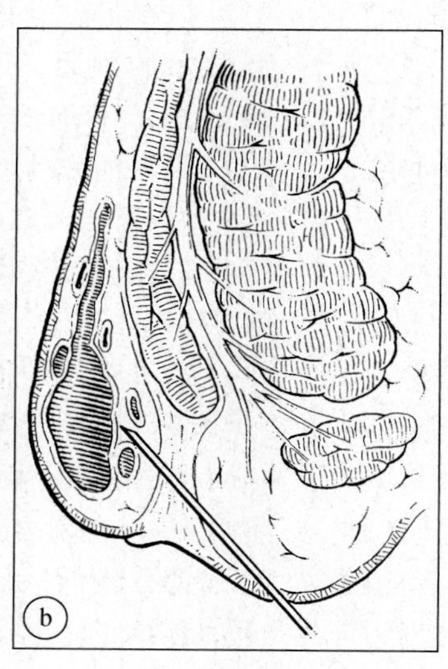

图 8.29 以 1∶300 000 的肾上腺素盐水溶液浸润麻醉肛周皮肤（**a**）及黏膜下层（**b**）。

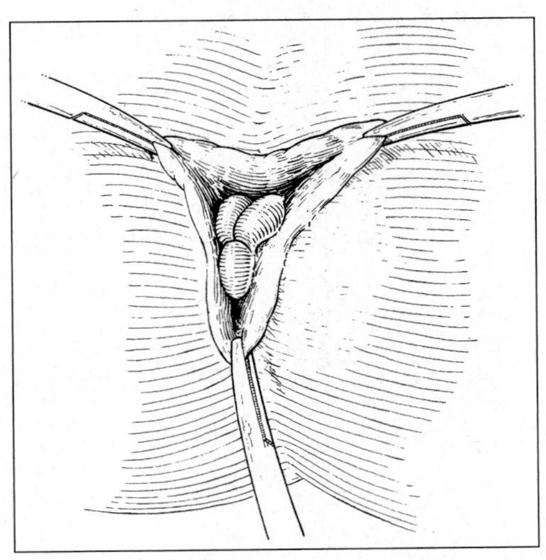

图 8.30 开放式痔切除术，以血管钳钳夹每一个痔核表面的皮肤。

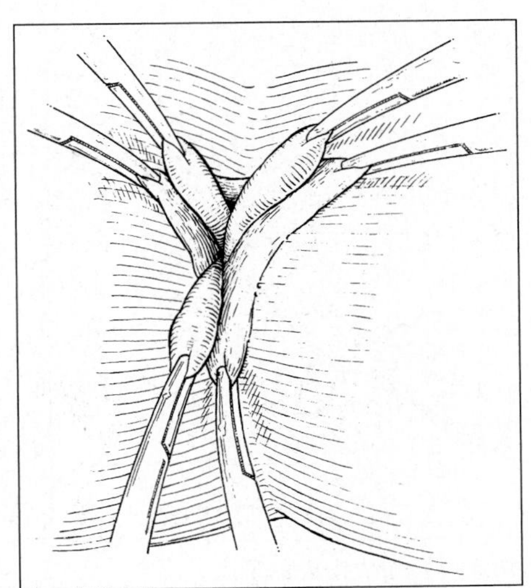

图 8.31 每个痔核表面的黏膜以第二把血管钳钳夹并向外侧牵拉。

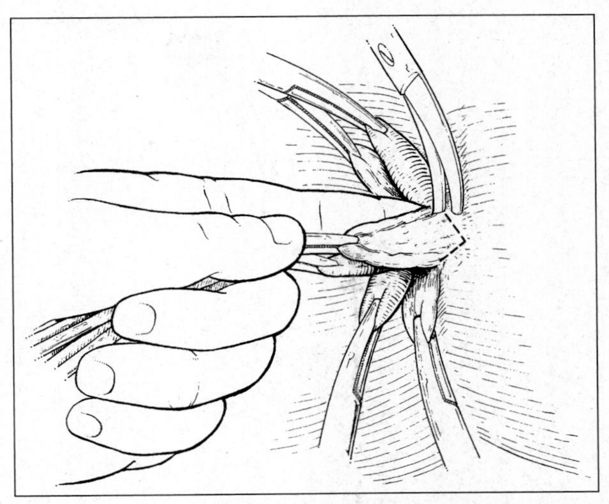

图 8.32 深“V”字形切口并在痔核的基底部越过肛膜。

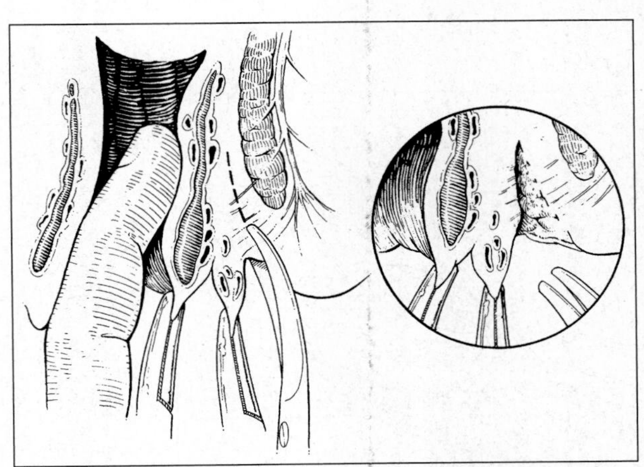

图 8.33 痔核自内括约肌表面 1.5～2.0cm 处剥离。

膜，并不只是在痔核的顶端，同样也在各个痔核之间。这标志着痔核已经被最大程度地牵拉以保证能够在其根部而不是中间位置进行结扎。

术者左手紧握夹住患者左外侧痔核的钳子向下及向患者的右侧牵拉，然后伸出示指固定痔核并向外牵拉。该方法可以在解剖的过程中显露痔核的根部。然后术者用一把钝头的剪刀在肛门和肛门周围皮肤作一个 V 字的切口，如图 8.32 所示。V 字切口的边缘在黏膜交界处但是并没有延伸至黏膜；V 字的顶端位于距离肛缘 2.5～3cm 处（图 8.32）。如果在行 V 字切口时外科医生左手的示指牢牢顶住剪刀的末端，暴露内括约肌边缘，静脉丛自内括约肌分离时会得到保护。夹住皮肤覆盖的痔核组织的钳子向肛门内侧移位，暴露痔核外部的切口。能够看到自内部区域至内括约肌的下缘纵行的肌肉和筋膜进入静脉丛。这些条索状物被称为“黏膜下层肌纤维”。在 Milligan 经典手术记录中这些肌肉并没有被分开，痔核的进一步分离包括上层黏膜的小切口以及在结扎前缩小下方黏膜的根部。

然而，我们认为很多结直肠外科学者更倾向于通过将痔核静脉丛自内括约肌分离大约 1.5～2.0cm 而进一步将其分解（图 8.33）。这种解剖手法包括钳子向下及向中心牵拉，分离黏膜下层肌纤维。小心避免损伤肛门内括约肌，这块肌肉在解剖的过程中自始至终都能被看见（图 8.34）。在分离

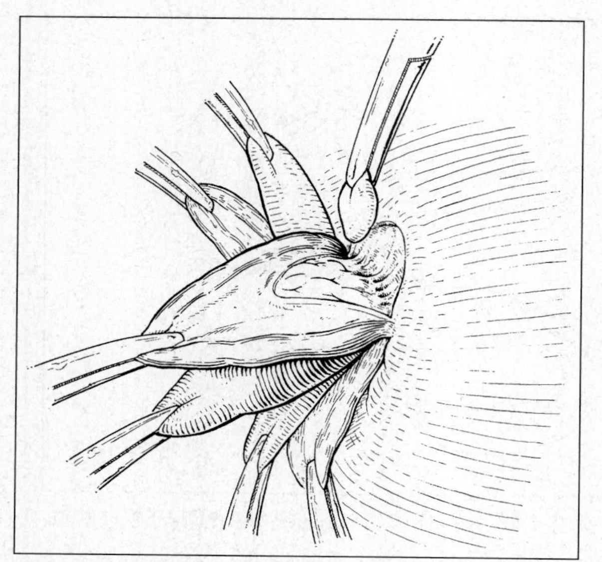

图 8.34 将痔核自内括约肌剥离可能需要“花生米”的协助。

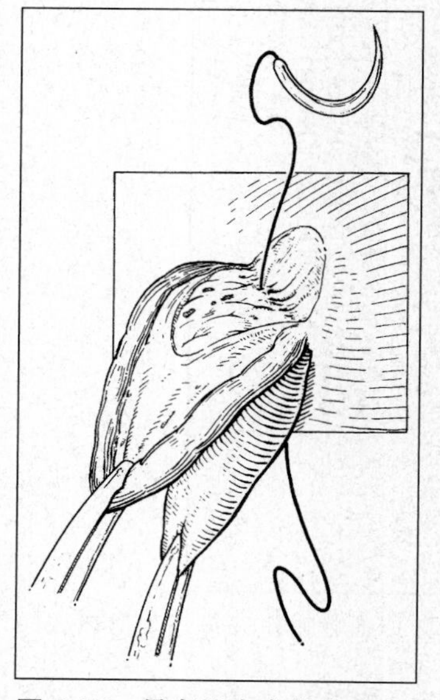

图 8.36 贯穿缝合痔核的基底部。

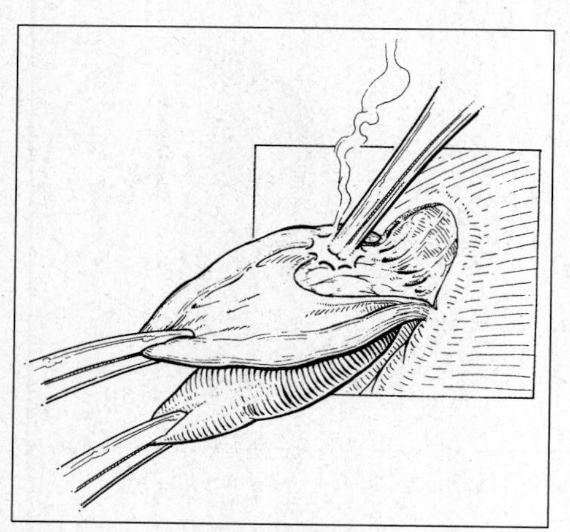

图 8.35 以电刀切除黏膜下肌层的纤维组织。

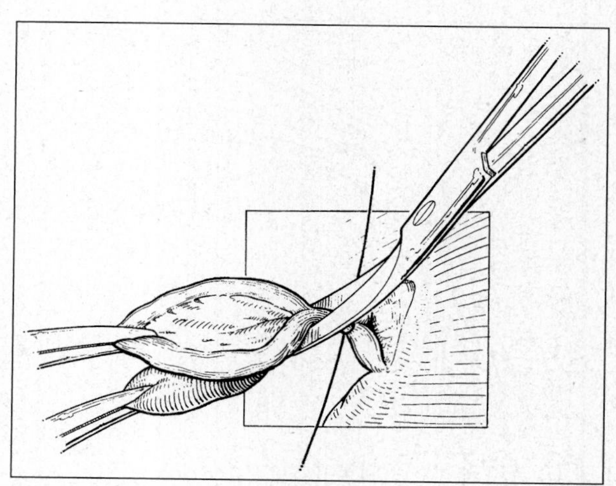

图 8.37 缝合后切除痔核并结扎基底部。

纤维组织前，我们通常以电凝处理防止出血（图 8.35）。随着进一步解剖，下层的黏膜必须分离至邻近的痔核根部。黏膜切口应该集中向根部以避免遗留下大的黏膜组织。

痔核黏膜的根部以 0 号或 1/0 可吸收缝线小圆针贯穿缝合（图 8.36）。黏膜根部打结，松开钳子并钳夹打结处。左侧的痔核被孤立，以一把钳子夹持，另一把钳夹缝合处。随后对缩回侧面的痔核进行打结时，术者可以看到痔核的根端以保证贯穿缝合的可靠性。孤立的痔核在缝线上方几毫米用剪刀切除，缝线保留在钳夹处，并在手术结束时再次检查（图 8.37）。

注意右后和右前的痔核。我们倾向于先处理右后的痔核，因为该处的出血不会污染右前痔核的视野。上述操作在每个位置重复进行，钳子握持在术者的右手并用力向患者的左侧牵拉，以左手操作剪刀分离。成功的关键在于切开皮肤时术者必须保证在每个分离的痔核间有完整的皮肤或黏膜桥（图 8.38）。

将 Parks 或 Eisenhammer 牵拉器的末端插入肛门并以缝线牵拉，术者可以保证在每个切口间有足够的皮肤和黏膜桥存在。贯穿结扎分离皮肤切口，如果有不整齐的地方予以修剪，留下三个梨形的创面（图 8.39）。

我们通常以三块折叠的石蜡纱布覆盖伤口，分别覆盖各自区域。然后覆盖干纱布和棉球，并以 T

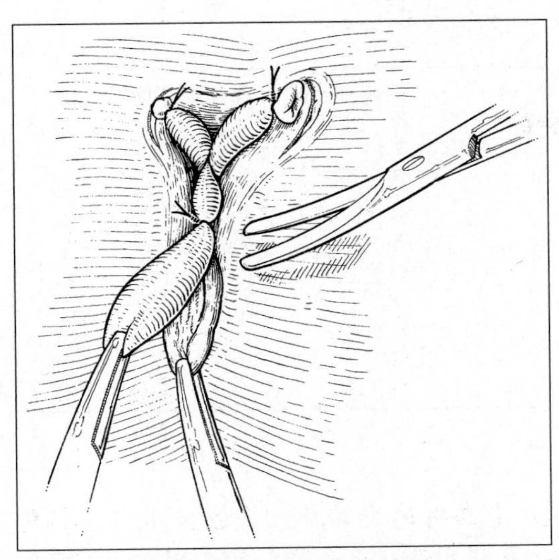

图 8.38 确保保留皮肤和黏膜桥的情况下切除下方 7 点钟方向的痔核。

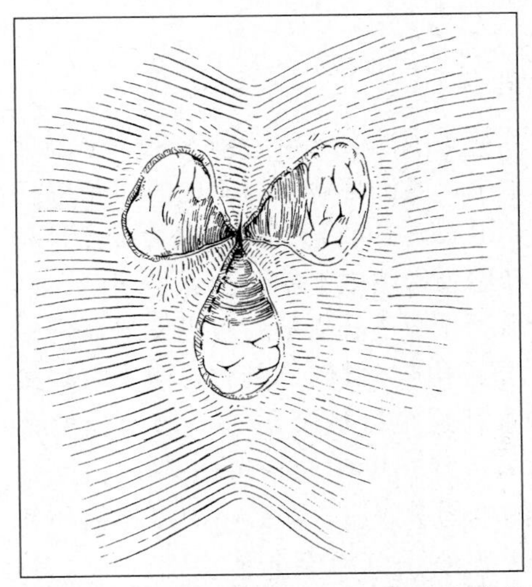

图 8.39 开放痔切除术后创面呈 3 向梨形。

形绷带固定。

有时，除了三个主要的痔核，会有一个或更多的附属的痔核。能够与主要痔核合并在一起的可以一并切除。然而，如果为了保留足够的黏膜桥，最好留下小的痔核，在手术结束时以硬化剂注射或者结扎黏膜桥边缘的血管，用剪刀在两侧分离，保证皮肤和黏膜完整。

通过肛门内括约肌切开术能够一并治疗肛裂，在老年患者中必须进行肛门练习，因为老年人的肛门括约肌很松弛。在这种状况下如果很可靠就不必进行其他操作，术后给予患者局部应用 0.2%的硝酸甘油软膏。

技术的更新：括约肌切开术或肛门扩张术

术后的疼痛是因为肛门括约肌痉挛，比较流行的做法是辅以肛门扩张术（Watts 等，1964；Goligher 等，1969）或括约肌切开术（Eisenhammer 1969，1974；Asfar 等，1988）。这种手术在肛门控制方面没有好处（Watts 等，1964；Goligher 等，1969）并且可能会导致大便失禁，这种手术方式应该被抛弃。括约肌切开术也同样如此，除了偶尔有报道称内括约肌或外括约肌切开术是有好处的（Asfar 等，1988）。

术后护理

需要注意的是术后切口的早期护理。我们通常建议每天更换纱布和棉球直到第一次排便，内部的敷料保持原状。为了使第一次排便不那么困难，我们通常给予缓泻剂，每天 2 次，与 Fibogel 合并应用。没有便秘就没有必要给予麻醉镇痛剂。除非患者有排便，疼痛一般在术后 2～3 天时最明显。每个患者可能情况不同。排便后立即辅以温水坐浴有助于缓解疼痛。建议患者排便后出院。然而，我们像其他医院一样，术后 2～3 天即安排患者出院，不必考虑他们是否排便。如果他们在出院时仍没有排便，我们通常给予灌肠剂，也能够达到预期的效果。这种做法和调整饮食相比不会导致发病率升高。患者在术后观察 1 个月，通过直肠检查以明确没有肛门狭窄。如果发现有狭窄，我们推荐每天应用直肠扩张器。

门诊痔切除术

在一些医疗机构，特别是在美国和英国，痔切除术开始在日间病房开展。局部麻醉相比全身麻醉更受到偏爱（Gabrielli 等，2000）。因为需要提供羟嗪（安泰乐）止痛，该技术可能会受到限制。应用新的止痛技术正在日间病房痔切除术中应用。因此 Goldstein 等（1993）推荐应用皮下吗啡注入。O'Donovan 等（1994）报道酮咯酸注射剂的应用(左咪唑氨基丁三醇 Syntex Labs，Palo Alto，CA)，一种新的非类固醇止痛剂，在不卧床的情况下比较有效。我们完全同意并且现在开始应用局麻药物和双氯芬酸栓剂，在手术结束后回家口服双氯芬酸和奥美拉唑乳果糖和 Fybogel。

结果

很少有研究是关于 Milligan-Morgan 痔切除术的预后的。大多数作者在术后 3 个月最多 6 个月内

表 8.6 痔切除术后长期随访结果

作者	例数	随访时间	患者完全或大部分满意度（%）
Cormie 和 Mcnair（1959）	60	若干年	95
Soderlund（1962）	100	6～7 年	99
Bennett 等（1963）	138	7 年	93
Chant 等（1972）	24	6～7 个月	100
Anscombe 等（1974）	50	6 个月	98
Jones 和 Schofield（1974）	100	若干年	95
Murie 等（1980）	41	42 个月	95
Cheng 等（1981）	30	1 年	95

随访他们的患者。因此很难掌握真实的复发率。Bennett 等（1963），在他们长期随访研究中，发现 5%的病例中有症状复发。Murie 等（1980）随访患者 42 个月，他们的研究结果很有启示意义。38 位术前主诉出血的患者中，1 人（3%）完全没有改善，5 人（12%）尽管有所改善还是持续出血。29 位术前诊断为Ⅲ度痔患者中的 2 人（6.9%）在 42 个月后仍有脱垂的症状。

除了个别患者报道治疗的失败和污染内衣外，当被问到是否对他们的手术满意时，超过 90%的患者表示满意（表 8.6）。

Whitehead 痔切除术

我们提到这个技术是为了叙述的完整性，但相信现在如果有更好的选择时应该避免用这个技术。手术包括痔周围切除术和肛管黏膜固定在肛周皮肤以及直肠黏膜覆盖在齿状线或齿状线上方（Whitehead，1882）。许多外科医生误解了 Whitehead 最初的手术并直接将直肠黏膜缝合在肛周皮肤。这经常导致黏膜外翻，即所谓“潮湿的肛门”或 Whitehead 畸形。尽管很多作者应用改良后的技术，且有很多成功的报道（Barrios 和 Khubchandani，1979；Wolff 和 Culp，1988；Khubchandani，1984），术后局部并发症的发生率是 10%～13%（Khubchandani，1984），特别是肛门狭窄和大便失禁，建议该手术方式不作为常规应用。即使当患者有严重的环状痔脱垂，4 个痔核的切除术也比 Whitehead 手术更加适合。事实上，在随机试验中比较这两个技术时，Seow-Choen 和 Low（1995）证明了 4 个痔核切除术更加适合。28 个环状痔脱垂的患者随机分为两个手术组，6 个月结果显示，4 个痔核切除术后的患者肛周皮赘较常见。

然而，下面将讨论的新的黏膜技术与最初的 Whitehead 手术没有什么不同，如果相比于古老的技术晚期并发症的发生率可以很低，那么这个方法相对于传统的痔切除术特别是对于环状痔是可接受的选择。

激光痔切除术

激光作为开放式或闭合式痔切除术的一部分被应用在痔切除术中，既破坏痔核组织同时也帮助切除痔核。应用 Nd-Yag 和 CO_2 激光。因为激光是看不到的，术者和助手必须戴上墨镜来保护眼睛。红色的指示灯发出的光通过低能量的激光发射器集中成治疗的光线。应用破坏性的工具时，激光束直接对准痔核表面直到这个区域覆盖了一层白色的薄膜。许多手术医生现在更倾向于选择 CO_2 激光是因为其可预测的生物学效应，可最小限度地损伤邻近正常组织，较好地止血和保证精确度（Iwagaki 等，1989）。有人则应用 Nd-Yag 激光治疗内痔，CO_2 激光治疗外痔（Wang 等，1991）。

结果

几个前瞻性的对照研究比较了激光痔切除术和常规的治疗方法。Wang 等（1991）在 88 位患者中比较 Nd-Yag 激光痔切除术和闭合式 Ferguson 技术。均应用麻醉性镇痛剂，术后急性尿潴留的发病率激光法明显较低。然而，Nicholson 和 Halleran（1990）发现 Nd-Yag 激光痔切除术和闭合式痔切除术在治疗Ⅲ度和Ⅳ度痔时没有区别，Sengapore 等（1993）也报道了类似的结果。Leff（1992）的一个前瞻性研究通过应用 CO_2 激光（170 位患者）与 56 位应用传统闭合式痔切除术的患者比较来评估这两项技术，在疼痛、伤口愈合和并发症方面没有差别。然而，这并不是一个严格的随机试验。Chia 等（1995）在一个小型的前瞻性研究中随机分组 28 位患者进行 CO_2 激光痔切除术和传统的 Milligan-Morgan 开放式痔切除术；每组有 14 位患者。仅有的明显差别在于常规手术组需要大量应用镇痛药。这个研究通过术前和术后的肛周生理学测量方法进行补充观察，结果没有明显的差别。

目前尚无足够的随机试验数据来说明是否激光痔切除术相比于传统痔切除术更有优势。它的价值有人预期可能会超出它现有的优势。有趣的是从本书的前一个版本起关于这个技术的文献很少，提示外科医生已经改变了他们的看法即激光痔切除术相比更便宜的手术方式并没有太大的优势，这一观点是我们所赞同的。

热凝疗法痔切除术和 Ligasure 技术

不用剪刀来解剖，Milligan-Morgan 痔切除术也能够以热凝疗法完成。最初应用的单极热凝疗法出血和术后的疼痛都很少（Lentini 等，1990；Sharif 等，1991）。然而，在一个小样本的随机试验比较传统的剪刀切开和热凝疗法，Andrews 等（1993）发现热凝疗法没有明显的优势。但作者明确得出结论，他们更倾向于应用热凝技术治疗初期的痔。另一方面，Seow-Choen 等（1992）在他们的随机对照试验中比较传统的剪刀和热凝疗法（$n=49$）发现热凝疗法更快，因此出血更少、疼痛更少。

最近单级热凝疗法作为 Ligasure 技术的一部分加以应用。Ligasure 热凝系统通过双极热凝的应用准确作用于血管组织。在电凝镊中合并有“智能感受器”，保证以最小的热量传导而达到将血管凝固却并没有炭化。理论上其用于痔切除术是非常理想的，能够导致一条线状的血管凝固并限制组织损伤，并因此使创面脓毒症的发生和术后疼痛减至最低。

手术过程包括首先将黏膜下层及皮下组织以肾上腺素浸润麻醉，自肛管括约肌表面提起痔核根部。Ligasure 电极镊横向夹住痔核及皮赘。加以热凝电流并通过反馈感受器完成凝固过程，痔核组织被切除。重复上述过程技术以完成痔切除术（Jayne 等，2002）。

几个随机对照试验比较 Ligasure 技术和目前应用的传统的开放式技术（Altomare，2002；Arumugam，2002；Jayne 等，2002；Lascelles 等，2002；Milito 等，2002；Pulazzo 等，2002；Saunders 和 Abood，2002；Thorbeck 和 Mantes，2002；Franklin 等，2003；Kwok 等，2005）。所有的结果均显示相比于传统的痔切除术以及超声刀痔切除术和热凝疗法痔切除术，Ligasure 技术更快，出血更少，疼痛更少。目前仍缺乏长期的随访资料。有损伤括约肌的风险但目前的试验报告中还没有出现这个问题。

超声刀痔切除术

超声刀（Ethicon Endo-Surgery，Inc，Cincinnati，OH）近来已经被作为开放式或闭合式痔切除术的一部分（Armstrong 等，2001，2002；Chung 等，2002）。该器械的原理是以 80℃ 的低温来分离组织，能够减少侧面的热损伤。超声刀用高频超声的能量来分离组织，打破组织间蛋白质的氢键。血管壁被变性的蛋白质所封闭。在随机对照试验中比较双极超声刀痔切除术和传统的剪刀 Milligan-Morgan 手术，超声刀的手术在术后疼痛方面有优势，患者的满意度很高（Chung 等，2002）。Armstrong 等（2001）在随机对照试验中比较超声刀和双极热凝疗法，这两种疗法都用于闭合式痔切除术，得到了相同的结论。

吻合器法痔切除术

1993 年 Longo 描述了一种直肠内应用吻合器的技术来处理脱垂的痔。这个技术的特征是在远端直肠壶腹和近端肛管之间通过减少脱垂的肛管黏膜的横带而减少黏膜和痔核的脱出。最初应用的是一种标准的环状 U 形钉枪来切除多余的黏膜并钉住剩余的黏膜。后来设计了一种特别的吻合器来使该技术规范化。Longo 认为在肛管黏膜和肛门括约肌之间恢复肛管黏膜的正常位置关系将改善静脉曲张，消除导致血栓形成并发症的风险。他认为肛管黏膜的修复和某种程度上恢复痔核在肛管内的位置将能改善局部感觉障碍。另外，他认为阻断痔动脉的终末分支将能够减少上皮下间隙和脱垂黏膜的血流，并减少大便对黏膜创伤性的冲击，因此消除了导致出血的主要因素。黏膜结构没有太多感觉感受器，从而避免了肛管黏膜和无角质层的手术创伤而减少了术后的疼痛。他明确了一点就是该手术不应作为常规痔切除术，但在同一个病例中，可以将痔核组织切除以达到完美的减少痔脱出的目的（Longo，1998）。

最初，Longo 在大约 400 个患者中应用这项技术，使用传统的 Ethicon Endo 手术环状 U 形钉枪取得了很好的预后，并发症很少。逐渐发表的一些更加客观的报道证实了 Longo 最初的结论（O'Bichere 等，1998；Roveran 等，1998；Altomare 等，1999；Kohlstadt 等，1999），尽管长期的随访尚在进行，但在过去的几年中有无数的研究证实了这个新型的痔切除术的成功。

手术方法

该技术应用了特定的环状 U 形钉吻合器和一些厂家附带的 PPH 器械。

这些器械在图 8.40a 中有描述，包括 33mm 的痔切除环状吻合器（HCS33），缝线的穿线器

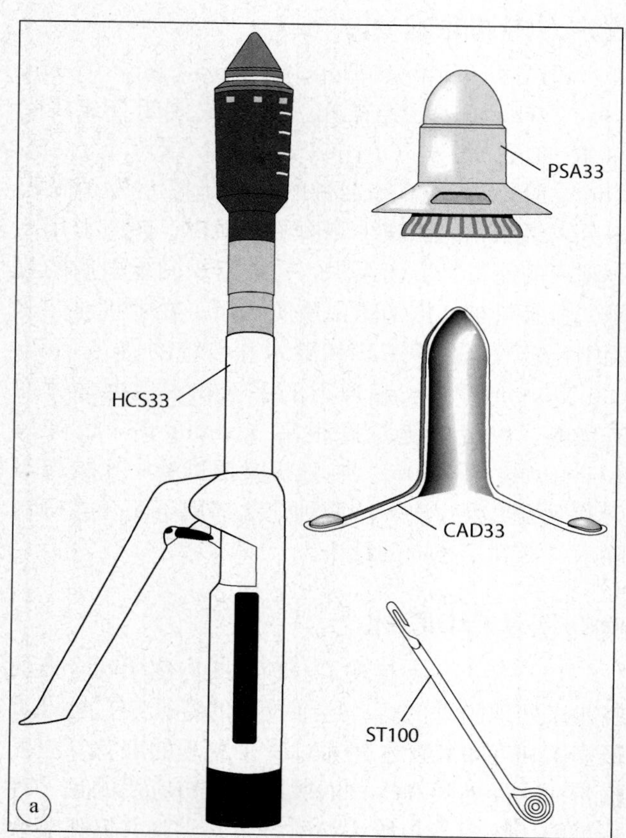

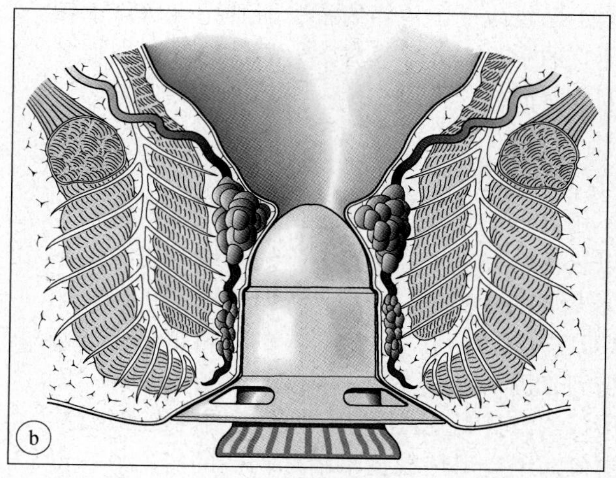

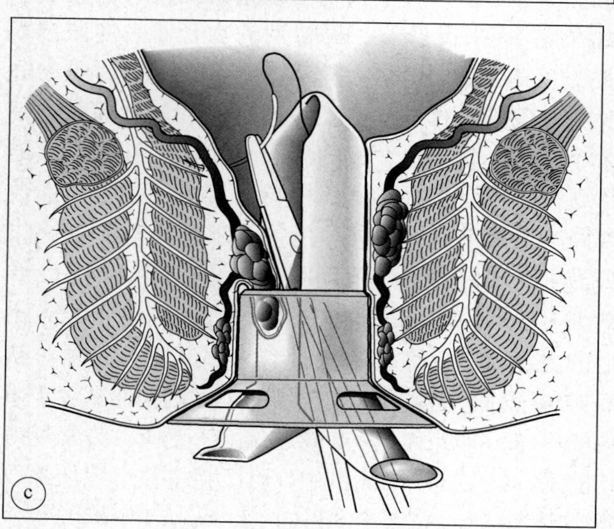

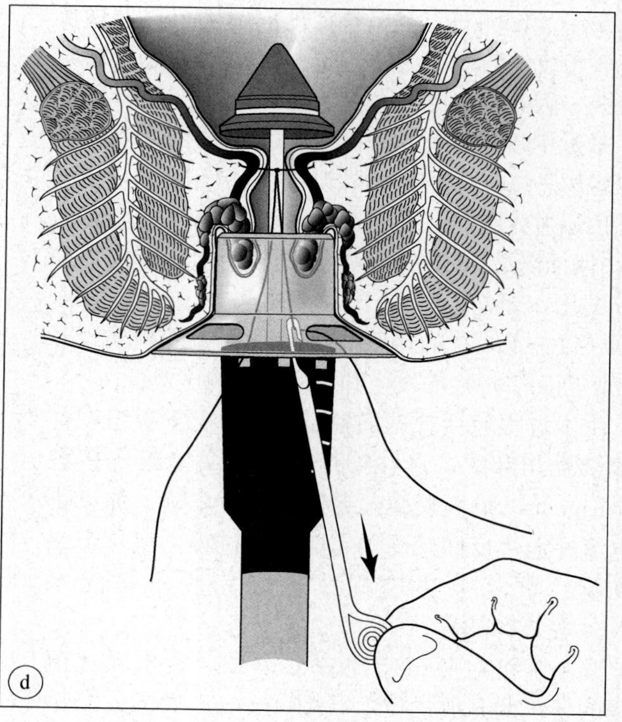

图 8.40 PPH 痔切除术：详情见文。

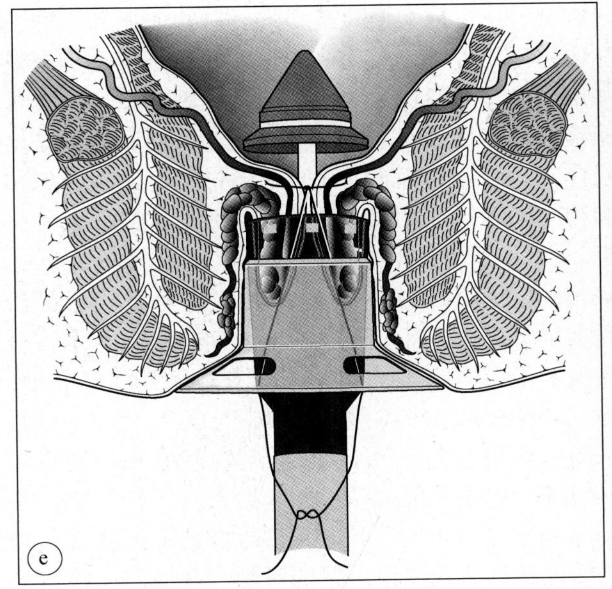

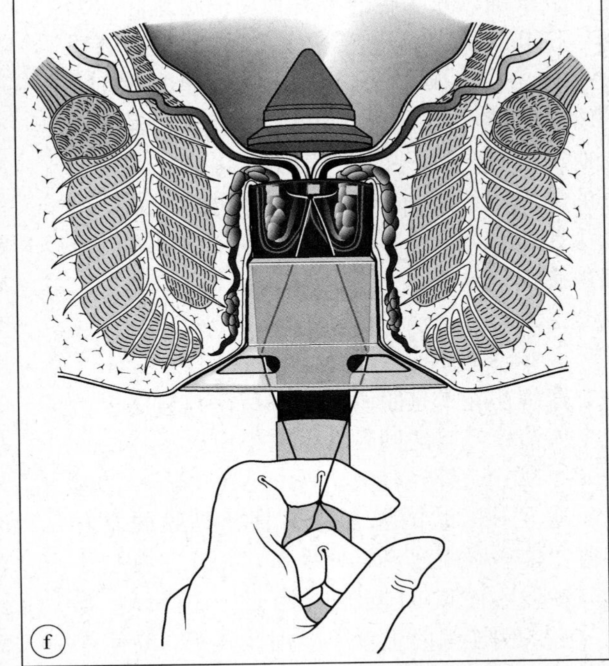

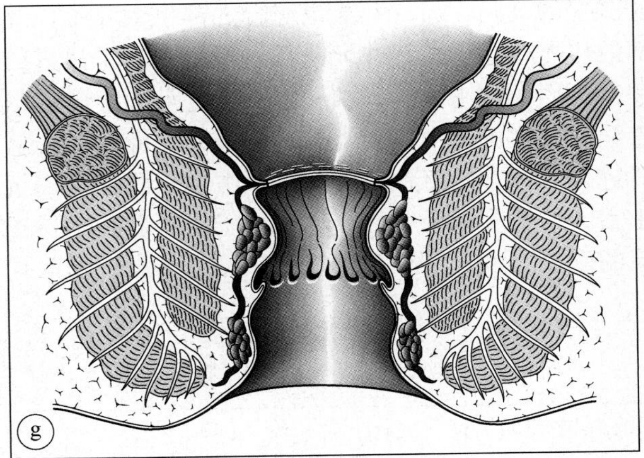

图 8.40（续） PPH 痔切除术-详情见文。

（ST100），环状肛门扩张器（PSA33）和荷包缝合肛门镜（PSA33）。

手术能够以截石位完成，但患者通常采取前倾的剪刀位。我们通常在全麻下进行，在日间门诊也可以在局部麻醉下进行（O'Bichere 等，1998）。

肛门外缘由三把 Duvall 钳子在三个位置轻轻提起，并使肛管黏膜轻度外翻。该方法使得环状肛门扩张器可以很容易进入（PSA33）（图 8.40b）。PSA33 的进入会使脱垂的部分肛管黏膜回缩。拔除内芯，脱垂的黏膜坠入 PSA33 的内腔。这个器械是透明的，能够清楚看到齿状线。同样可以通过在 12 点和 6 点方向缝合固定 PSA33 来稳定这个器械。

通过 PSA33 置入荷包缝合肛门镜（CAD33）。该器械将通过 270°旋转移动直肠壁脱垂的黏膜，使突出的黏膜穿过 CAD33 视窗予以缝合（图 8.40c）。缝合处必须距离齿状线最少 5cm，这个距离将随着脱垂的程度不同而不同。通过旋转 CAD33 将能够缝合肛管全周。在不对称脱垂的病例中将能够插入两个半环状肛门镜并且它们的距离能够依需要而确定。

拿掉 CAD33。痔环状吻合器（HCS33）打开到最大位置。头端插入并放置在最近的缝合处，然后收紧（图 8.40d）。在缝合线穿线器（ST100）的帮助下，缝线的末端通过 HCS33 侧面的缺口。缝线末端打个结或用钳子固定。HCS33 的头端完整置入肛管。在置入的过程中适当收紧吻合器（图 8.40e）。调整缝线的牵引张力，脱垂的黏膜拉入 HCS33 的套管（图 8.40f）。将 HCS33 完全收紧并保持这个姿势 20 秒来压迫并止血。在女性，应进行阴道检查来确认在吻合前没有夹住阴道壁。松开安全阀后打开吻合器。再次等待 20 秒后吻合器可以完全打开，并连同 PSA33 一起从肛管拿走。U 形钉的吻合线能够用 CAD33 进行检查；如果有缺口或止血不彻底的话，可以另行缝合。在手术结束时脱垂的黏膜组织能够被取出，留下的黏膜 U 形钉线至少距离齿状线 2cm（图 8.40g）。切除的环状组织送病理学检查。

结果

吻合器痔切除术是脱垂痔的保留治疗方法。首个关于个人治疗经验的回顾性研究报道显示（Longo，1998；Milito 等，1998；Altomare 等，1999；Pescatori 等，1997）的患者包括直肠黏膜脱垂伴或不伴痔。这些研究建议尽早手术，相比于常规手术疼痛较少且住院时间短。因此 Altomare 等（1999）在 18 例连续的患者中应用该技术。手术平均 15 分钟且没有局部并发症。7 例患者不需要术后止痛，8 例需要给予一次或二次止痛药。仅在 3 个患者中应用长时间的镇痛治疗。16 例患者 48 小时后出院。患者平均 3 天后恢复正常的活动。平均随访 20 个月，所有的患者脱垂症状消失。没有肛门狭窄、出血或大便失禁。术后肛管测压和术前没有变化。作者得出结论认为这项技术是安全、有效并快速的，他们认为对于主诉是脱垂的患者该技术能够取代传统手术。该技术的改良者 Longo 提出同样的观点，他实施的该术式超过 400 例患者的预后相同，尽管在文献中没有对其数据进行深入的分析。有两个前瞻性的随机试验来比较 Milligan-Morgan 手术和该技术。这些相对样本量较小的研究结果发表在柳叶刀杂志的同一期，结果显示吻合器技术事实上比传统开放式手术有优势（Mehigan 等，2000；Roswell 等，2000）（表 8.7）。然而，在同一期杂志上，Fazio 的观点较谨慎并特别指出骨盆脓毒症可能会导致术后死亡（Molloy 和 Kingsmore，2000）。Fazio 指出如果荷包缝合太深有伤内括约肌或阴道后壁的风险，并回答了许多外科医生的疑问。另外，如果缝合的部位太靠上，外部的痔核组织仍然存在。并且这是一个非常昂贵的手术；PPH 器械在当时价值 350 美元。致命的脓毒症并发症可能由直肠内的产气杆菌在应用吻合器时进入后位直肠所致。因此推荐常规预防性应用抗生素。与很多学者一样，尽管对于吻合器技术持谨慎的乐观态度，Fazio 建议我们在吻合器技术取代

表 8.7 早期的前瞻性对照试验比较吻合器痔切除术（SH）和米利根-摩根方法（MM）

	SH	MM
Mehigan 等（2000）		
$n=$	20	20
平均随访时间（天）	136	125
麻醉时间（分钟）（平均范围）	18（9～25）	22（15～35）*
疼痛评分	2.1（0.2～7.6）	6.5（3.1～8.5）*
回归正常生活（天）	17（3～60）	34（14～90）
Rowsell 等（2000）		
$n=$	11	11
随访时间（周）	6	6
手术时间（分钟）（均值±标准平均误差）	14.2（2.0）	14.8（1.0）
患者住院天数（夜）	1.09（0.3）	2.8（0.1）
疼痛指数	20.6（4.8）	44.3（5.1）
回归正常生活（天）	8.1（1.5）	16.9（2.3）

* $P<0.05$。

传统技术前需要长期的多中心随访研究来验证。

Nisar 和同事（2004）在诺丁汉进行了 15 项试验研究，表 8.8 是结果汇总，主要证实了早期的报道（Hu 等，2000b；Khalil 等，2000；Ganio 等，2001；Shalaby 和 Desoky，2001；Ortiz 等，2002；Wilson 等，2002；Correa-Rovelo 等，2002）。这些结果显示吻合器技术操作起来比传统痔切除术更快，短期内痛苦更少并能够很快恢复。同样由 Senagore 和其同事（2004）完成包括 156 位患者的独立的多中心随机研究证实，吻合器痔切除术在并发症的发病率上比 Ferguson（闭合式）痔切除术有优势，术后疼痛较少，但令人惊讶的是吻合器痔切除术后很少有患者需要其他的肛门直肠治疗。吻合器痔切除术后和超声刀一样（Chung 等，2005）相比热凝法痔切除术（Kairaluoma 等，2003）痛苦很少，但相比橡皮圈套扎法则疼痛和并发症发生率更高（Peng 等，2003）。同样由于内括约肌损伤和长期禁止排便（George 等，2002；Brusciano 等，2004），复发的发病率和罕见的肛周顽固性疼痛等问题需要关注。后者被 Cheetham 等（2000，2003）注意到，他们发现 16 位吻合器痔切除术后的患者中 5 人有这个问题，2 名患者持续了 15 个月。在西班牙的 Pamplona 报道 40％的吻合器痔切除术后患者出现了令人困扰的新症状和里急后重感（Ortiz 等，2004）。此外平滑肌会覆盖钉合处（Kam 等，2005）。Brusciano 和他的同事（2004）报道了该术式导致的疼痛概率为 45％，出血为 31％，肛裂为 21％，痔核脱垂为 18％，直肠肛门脓毒症为 16％，失禁为 11％。作者的经验认为，尽管在手术后偶尔有患者会出现顽固性疼痛，但持

表 8.8　Meta 分析 15 个随机试验比较吻合器痔切除术（PPH）和传统的痔切除术

结果	研究编号	受试对象例数	统计方法	有效范围	总体效果 *P* 值
总体的并发症	3	214	OR（95％ CI）	0.66（0.35，1.22）	0.18
术后出血（少量）	7	408	OR（95％ CI）	2.90（1.18，7.08）	0.02
术后 1～2 周少量出血	6	408	OR（95％ CI）	0.37（0.22，0.62）	0.0001
其他方式的出血	13	1052	OR（95％ CI）	1.11（0.59，2.07）	0.71
输血	2	120	OR（95％ CI）	0.32（0.03，3.19）	0.3
括约肌损伤	2	149	OR（95％ CI）	0.68（0.18，2.55）	0.6
短期内脱垂	9	666	OR（95％ CI）	3.64（1.4，9.47）	0.008
血栓性外痔	6	578	OR（95％ CI）	0.91（1.37，2.24）	0.8
创面迁延不愈合	2	149	OR（95％ CI）	0.75（0.32，1.75）	0.5
肛门狭窄	8	668	OR（95％ CI）	0.76（0.35，1.64）	0.5
残留皮肤	7	636	OR（95％ CI）	1.37（0.77，2.44）	0.3
肛门瘘	4	326	OR（95％ CI）	0.78（0.19，3.24）	0.7
急性尿潴留	12	945	OR（95％ CI）	0.88（0.56，1.38）	0.6
手术时间（分钟）（最少）	6	585	WMD（随机）（95％ CI）	−12.82（−22.61，−3.04）	0.01
住院天数（最少）	5	501	WMD（随机）（95％ CI）	−1.02（−1.47，−0.57）	0.0001
回归正常生活（天数）（最快）	5	505	SMD（随机）（95％ CI）	−4.03（−6.95，−1.1）	0.007
术后 24 小时疼痛评分（最少）	4	483	WMD（随机）（95％ CI）	−2.53（−4.64，0.42）	0.02

OR＝相对危险度；CI＝可信区间；WMD＝加权均数差；SMD-标准化均数差。

来源自：Nisar 等（2004）。

续不会超过 3 个月，通常发生在 U 形钉靠近肛周敏感的黏膜时。毫无疑问，吻合器法在治疗脱垂的内痔方面有着很重要的作用（Corman 等 2003；NICE Guidelines 34；2003），术前应该让患者认识到该术式并不一定能改善外痔。患者应被告知这是一个盲目的手术（Pescatori，2004），有肛门括约肌损伤的风险（Esser 等，2004）。女性应该被告知有直肠阴道瘘的风险（McDonald 等，2004），术者在手术结束时必须检查直肠阴道间隔的完整性。一些患者由于低位直肠吻合导致下前方黏膜切除综合征包括里急后重感，大便次数增多，排空不完全和尿急（Ortiz 等，2005；Cheetham 等，2003）。相比于开放式和闭合式痔切除术很多患者术后疼痛很少见并能很快出院。长期的预后尚未知，治疗费用很高，我们需要明确的是推荐一个技术更看重的是它的临床有效性需要而不是市场需要（Senagore 等，2004；Ortiz 等，2005；Nisar 等，2005；Chung 等，2005；Kairaluoma 等，2003；Peng 等，2003；Brusciano 等，2004）。

开放式和闭合式痔切除术的并发症

很多闭合式术式的并发症已经在前面讨论过，在此处总结一下。

疼痛

痔切除术后不同程度的疼痛被很多人认为是患者拒绝手术的主要原因。因此术者改良手术技术的主要目的在于减少术后疼痛。很多不同的研究都尝试评估几个改良的手术方式对于术后疼痛严重程度的影响。开放式技术（Milligan-Morgan 手术）与闭合式技术（Parks 黏膜下层痔切除术）（Watts 等，1964，1965）在两组之间疼痛得分的比较上没有明显的区别。手术后给予可容纳四指的肛门扩张术（该技术我们并不推荐）同样对那些有疼痛经历的患者没有什么帮助（Goligher 等，1969）。Roe 等（1987）比较黏膜下层切除术（n=18）与 Milligan-Morgan 手术（n=22）发现，在术后疼痛方面没有区别，通过线性模型评分来衡量，Carpeti 等（1999）和 Arbman 等（2000）也做过一个关于两组之间比较的试验。同样，Ho 等（1997）在一个小的随机对照试验中比较开放式（n=34）和闭合式（n=33）痔切除术发现在疼痛评分上两组间没有区别（表 8.9）。然而令人惊讶的是开放式技术相比闭合式创面愈合更快更可靠。另一方面 Gencosmanoglu 等（2002）在一个随机试验中，针对这两种技术分组，每组 40 个患者，发现开放式技术疼痛更少，但创面愈合时间更长。这些资料与 Parks（1956）、Singh 和 Lal（1975）的观点相反，他们相信闭合式痔切除术后痛苦更少但均没有客观指标衡量疼痛。

这些研究明确指出痔切除术后的疼痛是非常具有患者依赖性的。就像探讨它的原因一样也会有很多不同的建议。在切除结扎手术过程中齿状线下方敏感上皮的结扎被人认为是主要的原因，这也是为什么黏膜下技术被提倡。然而，研究上述病例报告使得人们对这个理论提出了质疑，闭合式痔切除术与开放式相比在缓解疼痛的角度上没有任何优势。作为肛门扩张术或内括约肌切断术的辅助理论（Eisenhammer，1951，1974），括约肌痉挛可能是一个原因，但是正如我们报道的，上述操作即便有

表 8.9 开放式和闭合式痔切除术后的疼痛

	开放式痔切除术（n=34）	闭合式痔切除术（n=33）	P
术后 24 小时评分	5（1～8）	5（2～8）	1
术后最高疼痛评分	5（3～9）	6（2～8）	0.6
术后第一次排便疼痛评分	4（0～9）	4（0～8）	0.3
酮洛芬需要量（每片 100mg）	4（1～12）	2（2～12）	0.4
哌替啶需要量（1mg/kg 体重 肌注）	0（0～3）	0.5（0～3）	0.3

来源自：Ho 等（1997）并得到 Blackwell 出版授权。

得分为均数。疼痛评分：0，无疼痛。10，经历过最严重的疼痛。卡方分布检测在两组间无区别。

影响，其对于术后疼痛的严重程度和持续时间的影响也较小，而事实上可能没有任何影响。疼痛最真实的原因可能是，在闭合式手术中是由于肌肉收缩，而在开放式手术中是由于肛管的裸露，这都是无法完全避免的。无一例外，那些倾向于缝合手术创面的医生声称缝合后切口的疼痛明显好于 Milligan-Morgan 手术。

急性尿潴留

正如所有痛苦的会阴部手术一样，急性尿潴留也是痔切除术后的一个问题。Jones、Schofield（1974）和 Goligher（1984）都报道过约 8%的患者在 Milligan-Morgan 术后出现急性尿潴留。个别的由于疼痛，大多数被认为有其他原因，包括脊髓麻醉、输液过多、直肠内填塞、大量的敷料压迫、抗胆碱能药物和麻醉类药物的应用。

很多作者强调围术期限制液体入量很重要（Bailey 和 Ferguson，1976；Scoma，1976；Hoff 等，1994）。因此，Bailey 和 Ferguson（1976）在前瞻性随机对照试验中发现如果液体明显减少导尿率仅为 3.5%，而没有限制液体组为 14.9%。尽管 Gottesman 等（1989）发现 10mg 氯贝胆碱（氯化氨甲酰甲胆碱）皮下注射可以预防急性尿潴留但这种预防措施并没有广泛应用。预防性应用肾上腺素阻滞剂和安定已经被证明无效（Gottesman 等，1989；Cataldo 和 Sengapore，1991）。

疼痛和过量的液体摄入是导致急性尿潴留的主要因素，应把注意力放在这方面。

活动性或继发性出血

活动性出血可能是由于对主要的血管打了滑结或在肛门外部伤口有小的出血点。通常在患者返回病房时很快发现或当晚发现。随着医生技术越来越熟练，很少会有线结滑脱的情况。出血经常只是少量的渗出，通过外部加压能够停止。然而，仍要牢记可能会有主要血管的出血或存在没有检测到的活动出血点。因此，如果对出血来自何处有疑问，且患者的血液检查指标不稳定，他或她应该在适当的复苏后返回手术室并在全身麻醉下进行检查。直肠以生理盐水冲洗，检测出血点，尽可能安全止血。通常在清除了血块后没有明显的出血点。活动性出血的发生率在开放式痔切除术后可能是 1%（Goligher，1984）。

败血症导致的继发性出血更为严重，出血常常会流入直肠肠腔而不被觉察，因此出血量很大。出血的原因包括主要的血管被腐蚀或开放的肛周创面感染。Milligan-Morgan 术后继发性出血的发生率是 1.2%～4%（Jones 和 Schofield，1974；Thomson，1978；Goligher，1984）。继发性出血通常发生在术后 7～10 天，此时患者已经在术后的几天内出院，发生出血大多数情况是在家中。患者可能注意到自肛门流下的黑色血块，通常是有排便感并排出大量的血块和鲜血。如果没有发现出血，可能会出现由于休克导致的心血管症状。患者和家庭医生必须清楚地了解这个并发症，直肠检查能够确认出血。有些黑色的血块可能是由于直肠内的渗血。指诊能够发现柔软的凝血块，在退出手指时一些血块可能会同时流出。Goligher（1984）推荐应用窄孔的肛门镜证实是否存在出血，但这项检查不太可能在患者家中进行。即使在私人医生处这种器械也不是常规器械，且没有适当的光源，术后 1 周患者通常无法忍受这个检查。如果需要复苏治疗，患者可能需要紧急转院。在医院，应该安排患者在麻醉的状态下进行各种检查。

患者采取截石位或剪刀位，肛门置入活瓣窥器。应用相应器械清除血块并以生理盐水冲洗。应该能够观察到出血点，应用 Dexon 或 Vicryl 缝线以小的半圆形或 5/8 的针缝合止血。如果操作或缝合不满意，用一个大的气囊导管或最好是用避孕套套在长的 Perspex 管上塞入直肠，充气使其膨胀并向外牵引使其能够压迫在出血点上。直肠内也可以充填纱布条。导管、避孕套或纱布可以放置 48 小时。通常需要输血，并给予抗生素和通便药物。

肛裂和切口不愈合

肛裂是少见的并发症，可能是由于痔切除术没有充分愈合所致。一般发生在前后正中线、右后或右前痔核结合处。如果应用过坐浴和局部冲洗仍发现这些伤口没有完全愈合或已经形成肛裂，局部可以应用硝酸甘油软膏。过去推荐用肛门括约肌切开术，近些年因为有大便失禁的风险而推荐保守疗法。

脓肿或瘘管形成

由于 Milligan-Morgan 技术所导致的外部创面大而宽阔，术后护理得当的话不会有脓肿或瘘管形成。如果伤口较狭窄，切口边缘有附着点，脓液可能隐藏在下面。出现这种情况，伤口应该在全身麻醉下重新清理。这个并发症在已发表的切除结扎痔切除术的文献中均没有提到，所以可以认为发病率是非常低的。然而，曾有报道在开放式痔切除术后出现两例暴发型脓毒症性筋膜炎（Basoglu 等，1997；Cihan 等，1999）。脓毒症在闭合式痔切除术后更容易发生，但是在实践中很少见，仅有 2 例报道有化脓性肝脓肿（Parikh 等，1994）。

皮赘的形成

痔切除术后创面周围皮肤的水肿可能会导致皮赘形成，初期十分疼痛。为了避免皮赘形成，所有的裸露创面均应被修整使开放的伤口平整。然而，这不太可能。穿紧身的内衣或 T 形绷带能够防止皮赘的形成，但这种方法并不能阻止局部纤维化形成皮赘，也无法使肛周皮肤恢复到正常的外观。皮赘很少有疼痛；它可能偶尔有出血，更常见的是肛周不清洁和瘙痒。一些患者可能会发现它是一个美观上的问题。术后皮赘的发病率很难确定，但有报道称在切除结扎法的患者中发病率是 4%（Jones 和 Schofield，1974）。人们很期待闭合式痔切除术没有皮赘，但 Goldberg 等（1980）报道的发病率是 6%。

假息肉和表皮囊肿

偶尔，在结扎根部会发生异物反应，最终形成一个肉芽组织的假息肉（Gaskin 和 Childer，1963；Gehamy 和 Weakley，1974）。如果有症状可以切除。比较罕见的情况是，痔切除术后几个月，肛管中出现包含表皮的囊肿。囊肿的形成是由于存在角蛋白沉积，毛囊或切口处剥脱的鳞状上皮（Gaskin 和 Childer，1963）。如果有症状也可以手术切除。

大便失禁

在术后的早期肛门有污物流出或污染内衣是很常见的，但真正的大便失禁很少见。6 周到 2 个月期间，大多数大便控制功能障碍都能得到恢复。在闭合式和开放式手术中暂时性大便失禁的发病率没有什么区别。Roe 等（1987）在他们的对照试验中比较黏膜下层痔切除术（部分闭合手术）（18 例患者）和切除结扎法（22 个患者），发现在 50%（两组平均分配）的患者中术后早期内衣有污染，但每组仅有两例有大便失禁。这些功能障碍于 6 周内消失。6 个月后，Jones 和 Schofield（1974）发现在 100 个切除和结扎后的患者中仅有 1 人在控制大便方面有问题。通过比较，Bennett 等（1963）报道了痔切除术的长期预后，发现 26%的患者有肛门功能障碍，9%的患者有排气控制受损，6%有排便控制受损，且 17%偶尔有大便污染内衣。我们怀疑这些患者中的大多数在进行痔切除术的同时应用了肛门扩张术，因为上述患者在 20 世纪 50 年代多见。另一种痔切除术后排便控制障碍是由于肛管敏感度的损伤，因为切除了肛管上皮组织的感受器而被瘢痕组织取代。在这方面闭合式技术比开放式有优势。Roe 等（1987）发现在开放式痔切除术后通过黏膜电生理检查可以测量到黏膜感觉受损，但是在黏膜下痔切除术后则没有。除了客观的差异，两组均没有长期的排便功能损伤，因此可以认定在这些患者中感受器区域被切除并非是导致失禁的原因。Arbman 等（2000）在随机对照试验中发现，在开放式和闭合式痔切除术后 4%的患者中大便失禁出现于术后一年，但两组间无统计学差别。

很多作者（Read 等，1982；Mortensen 等，1987；Roe 等，1987）已经发现痔切除术有重要的治疗意义，但是会导致肛管压力暂时性降低。是否在术后早期导致了排便控制能力受损尚不明确，但在理论上是成立的。另一种理论认为痔核较大的患者会有肛门内括约肌和外括约肌的反射性收缩。因此，术前肛管压力高于正常。痔切除术后，没有了反射性收缩并且压力回到正常水平。可以肯定的是，手术后括约肌压力和对照组相比没有明显的区别。然而，很可能痔切除术后肛管压力下降表明在手术过程中内括约肌有不同程度的损伤。有趣的是有症状的患者在常规痔切除术后应用腔内超声测定发现了很多异常状况。Abbasakoor 等应用此方法（1998）发现在 10 位术后失禁的患者中 5 人有内括约肌损伤，2 人有内、外括约肌损伤，1 人仅有外括约肌损伤。手术后愈合的过程中经常会出现括约肌的损伤。然而，无论采取哪种手术方式，同行们的结果令人印象深刻，在我们看来大便失禁的发病率要比报道的数据高得多。

肛门狭窄的处理

假如在切除结扎法治疗痔时有足够的黏膜桥得以保留，并发症是很少见的。Watts 发现没有一例 Goligher 的患者发生肛门狭窄，术后不必进行直肠检查（Watts 等，1964）。另外，没有一例他的患者需要二次手术来纠正肛门狭窄。Jones 和 Schofield（1974）发现 100 位患者中的 6 例在经过 Milligan-Morgan 手术后出现肛门狭窄，5 人在短期内进行了肛门扩大术。一例患者确实需要手术来纠正狭窄。Goligher 认为应用黏膜下层切除术治疗的这些患者相比于切除结扎法治疗的患者肛门狭窄的发生率低，但是没有正式的随访资料支持。肛门狭窄的发病率由 Goldberg、Walker 和同事们报道应用闭合式技术时是 1%，但我们并不知道是否这些人都需要二次手术。Gencosmanoglu 等（2002）在他们的随机研究中发现仅有一例患者（2.5%）在闭合式手术组发生了狭窄。

如果有证据表明患者于门诊初次就诊时即有由于纤维化所导致的肛门狭窄，我们推荐患者每天 2 次应用肛门扩张器。容积性泻药也可以应用。如果应用扩张术狭窄没有缓解，应该考虑肛门成形术。然而，在我们所遇到的肛门狭窄经常伴有下层括约肌结构损伤，可能也伴随大便失禁。因此，肛门直肠生理学检查和肛管内超声等检查是必要的。

肛门成形术是取肛门周围皮肤覆盖肛管的缺损处（Corman，1993）。这个缺损通常是手术的后果，如切除了部分或所有的覆盖肛管的黏膜、痔切除术、肛裂切除或切除肛管损伤。不幸的是“彻底的”痔切除术导致的肛门狭窄仍然好像是最普遍的肛门成形的适应证。Milsom 和 Mazier（1986）治疗过的 212 例肛门狭窄的患者中有 88%进行过痔切除术。

肛门成形术在肛门狭窄的患者中应谨慎应用，如果缓泻剂、栓剂、扩张术和灌肠法等内科治疗均无效才应该考虑实施。

结痂切除和括约肌切开术，并非真正的肛门成形术，是一种对于并不严重的肛门狭窄长久以来公认的治疗方法。包括溶解和切除结痂，横向缝合肛管黏膜下层的内括约肌和括约肌切开术（图 8.41）。有几例报道推荐这个手术（Pope，1959；Malgieri，1961；Turrell 和 Gerlent，1969；Shropshear，1971），但我们对该术式没有经验。文献中仅有轻度狭窄时可以应用这个方法，并且需要有足够的皮肤桥保留。我们遇到的痔切除术后肛门狭窄的患者很少存在这种情况。

轻度和中度的肛门狭窄的肛门成形术

Y-V 形皮瓣用于治疗无角质层的区域瘢痕愈合。

方法

手术可以采用剪刀位或 Lloyd Davies 体位，取决于狭窄的部位。自狭窄的部位切开。是否行内括约肌切开术，取决于是否失禁。皮肤的全层皮瓣覆盖于狭窄处，通常是后正中线部位（图 8.42）。手术过程中放置 29mm 的 Hill-Ferguson 牵引器或 Eisenhammer 牵引器来维持足够的视野。切口放射状延长 5～8cm。皮瓣的蒂要足够宽以保证血供，且皮瓣的厚度也要足够。皮瓣游离后覆盖在切除瘢痕后的切面。尾骨尖的皮瓣缝合在直肠黏膜切口处，取一点下面的内括约肌组织。皮瓣的边缘缝合在直肠黏膜上，并带上一点内括约肌。此处缝合用可吸收缝线诸如 Vicryl 或 Maxon。切口的外面予

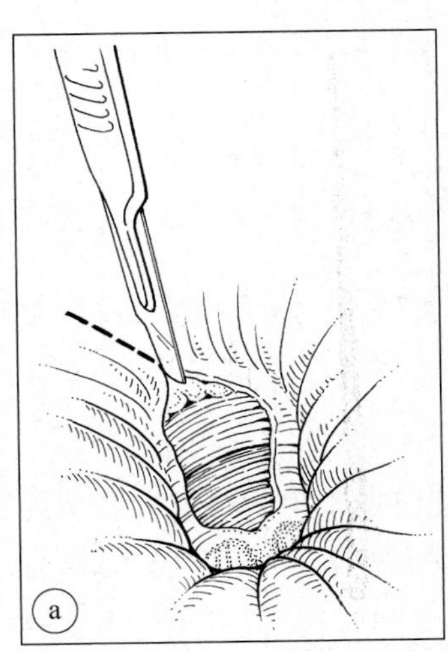

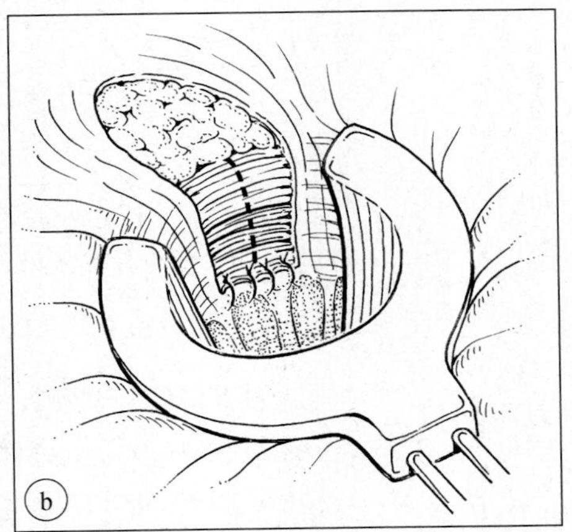

图 8.41 通过切除结痂和切断括约肌的方法治疗肛门狭窄。肛门松弛后（a）首先置入拉钩（b）。在括约肌切开前将直肠黏膜缝合在其下层的肛管内括约肌上。

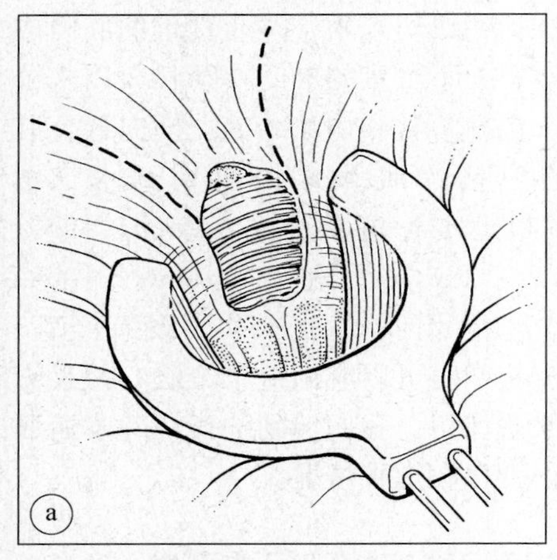

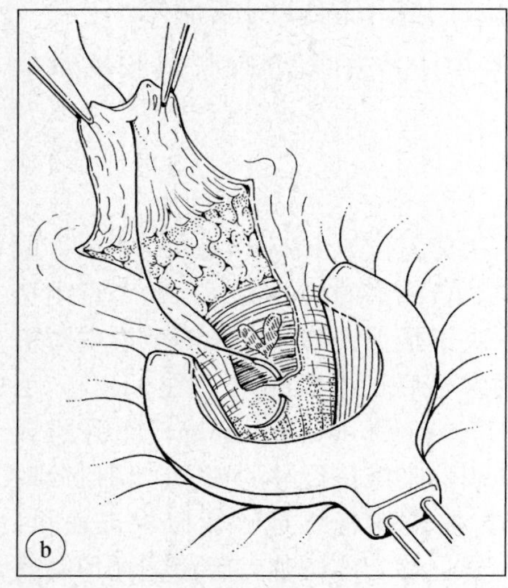

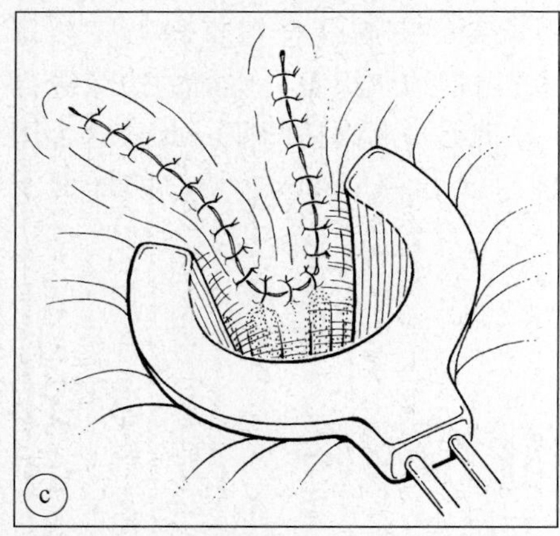

图 8.42 皮瓣转移术。(**a**)通过肛管边缘切开狭长的区域。点状线显示切除皮肤的范围。(**b**)翻起皮瓣;(**c**)并缝合肛管周围的黏膜和皮肤。

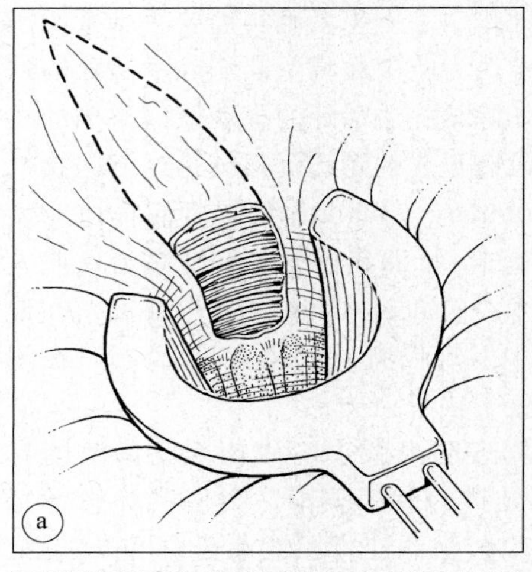

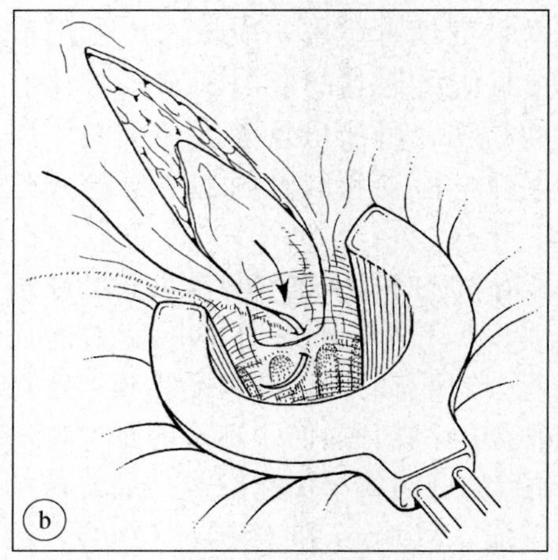

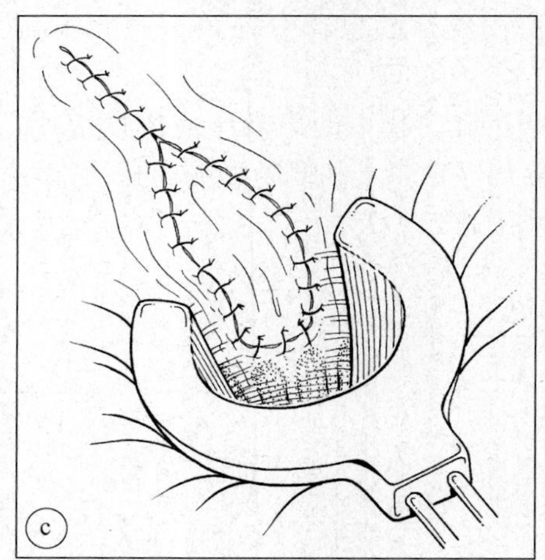

图 8.43 (**a**)V-Y 或岛状皮瓣整形。(**b**)游离皮瓣并调整位置。(**c**)缝合后的效果。

以开放,如果拉紧将会导致畸形,或者可以将切口完全缝合。

Y-V 肛门成形术适用于狭窄累及肛门周径 25%的情况,并且理想的适应证是伴有肛裂。可以选择 Y-V 或岛状皮瓣。岛状皮瓣肛门成形术,特别是如果应用于两侧,能够用于中度狭窄即肛门周径的 25%~50%。具体操作如图 8.43 所示。仅有皮肤岛的外周可以移动。如果两侧的皮瓣能够游离,通常用于左侧或右侧区域(图 8.44)。

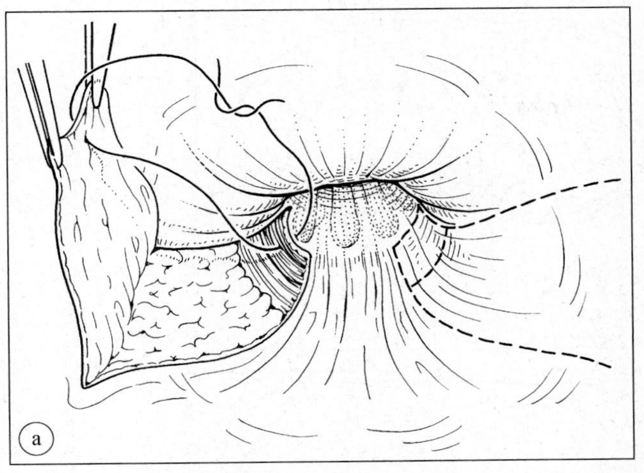

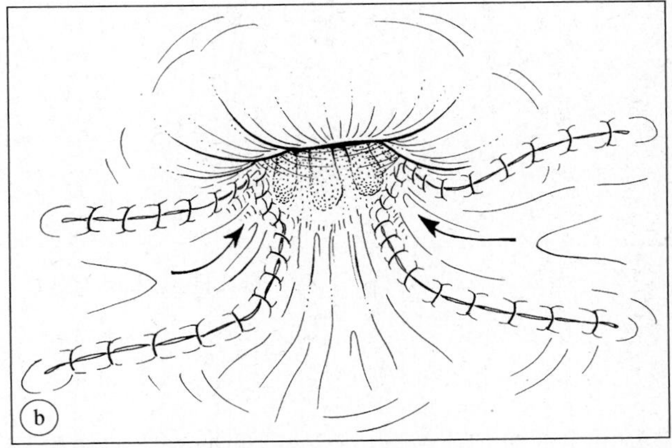

图 8.44 对口皮瓣手术。

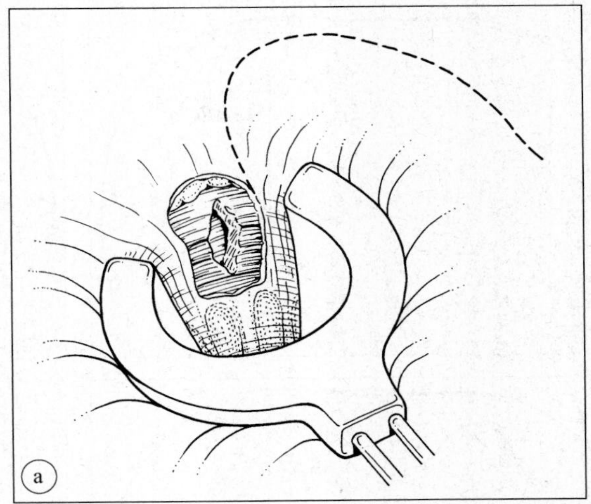

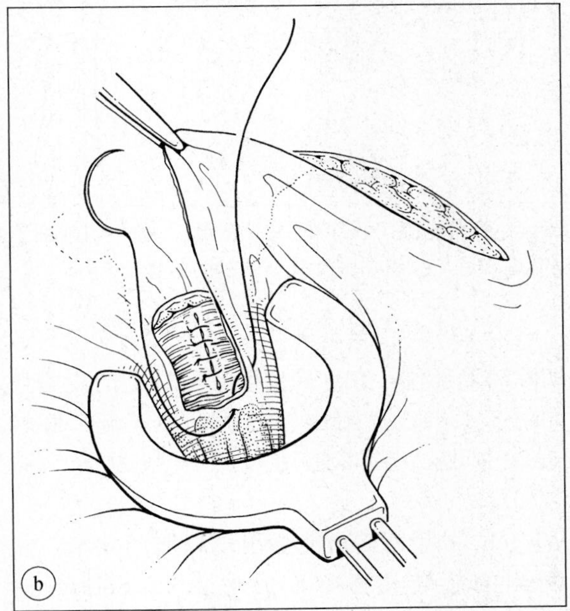

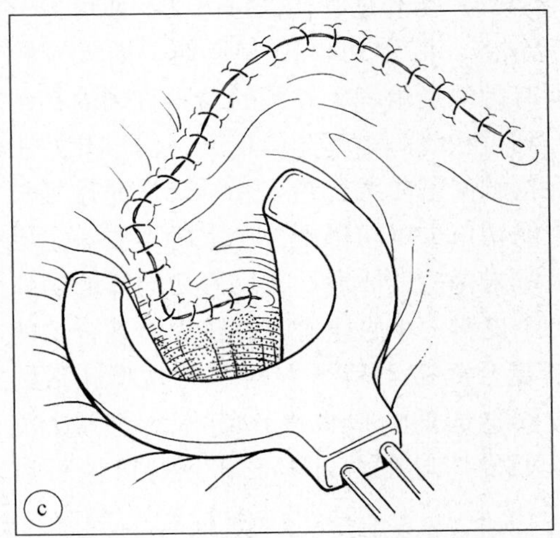

图 8.45 旋转式皮瓣转移用于治疗肛门口狭窄。**(a)** 切除瘢痕。虚线部分显示用于制作皮瓣的区域。**(b)** 游离的皮瓣以及适度旋转。**(c)** 创面缝合后。

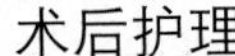

术后护理

患者住院 3～5 天并且静脉注射抗生素。在住院期间通过应用可待因和易蒙停来控制排便。应用容积性或缓泻药物来促进排空。

严重狭窄的肛门成形术

如果狭窄超过肛周 50%，必须进行旋转皮瓣。Whitehead 痔切除术后这种情况常见。如果有黏膜外翻伴随狭窄也是该术式的适应证。旋转皮瓣由于前徙瓣覆盖了较大的皮肤缺损，皮瓣的活力和组织周围的张力都不再是个问题。除了可有效处理痔切除术后的严重狭窄，皮瓣对于切除肛裂或肛瘘所导致的“孔栓”畸形也有帮助(图 8.45)。

方法

患者采取仰卧位或剪刀位。在大多数病例中单一旋转皮瓣就足够了。如果用于“孔栓”畸形，要

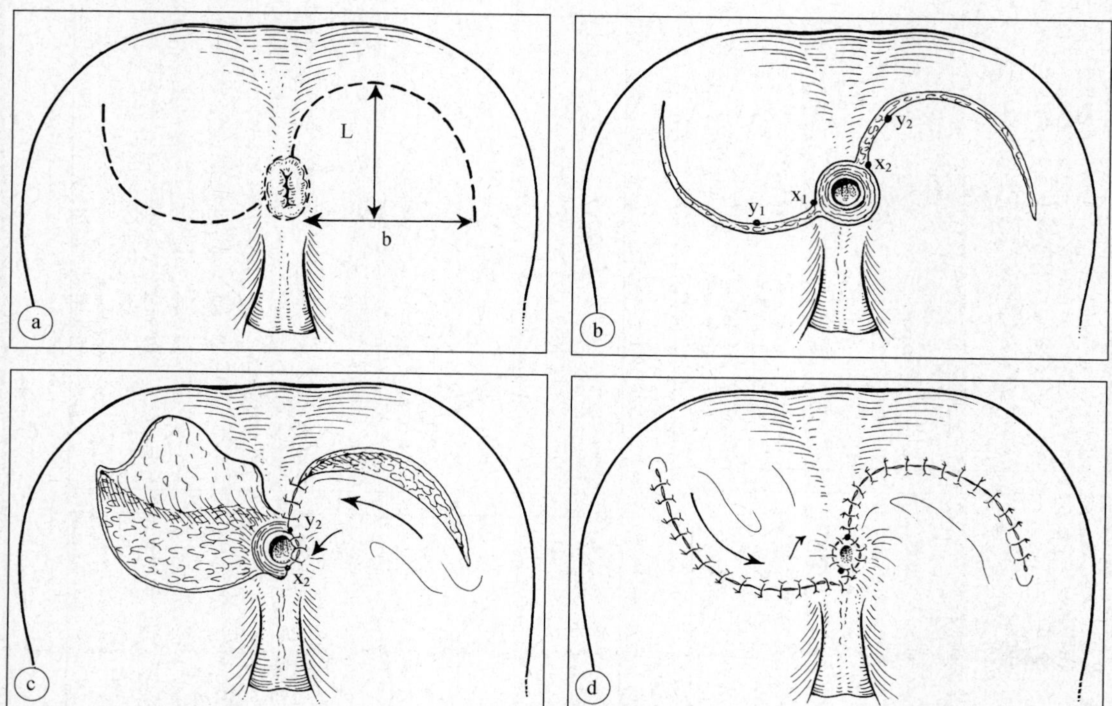

图 8.46 对于几种肛门狭窄的 S-形整形。（**a**）切除所有的瘢痕组织，虚线部分显示皮瓣。皮瓣的长度应该长于基线。（**b**）皮瓣旋转后与肛管黏膜及其下的括约肌缝合。

首先切除畸形部位。在肛周皮肤标记计划的皮瓣切口（如图 8.45a）。皮瓣由剪刀解剖后拉起，旋转并覆盖缺损处，在该处用可吸收线缝合（图 8.45b，c）。

Whitehead 手术后可能会出现环肛门狭窄，需要做两侧的旋转皮瓣（S 成形术）（Ferguson，1959）（图 8.46）。切开肛管，低位内括约肌可以分离也可以不分离。肛管切口向上延伸，插入牵拉器。切除所有的瘢痕组织和外翻的黏膜直到内括约肌，外部直到齿状线。提起全层皮瓣。切口开始于后正中线保持侧面呈曲线长约 8～10cm。通过延长侧面和正中的切口可以切得更长。皮瓣需要一定厚度的皮下组织来保持其活力。在反面切同样的切口来制作第二个皮瓣。小心止血，旋转皮瓣到合适的位置并间断缝合固定于其下方的直肠黏膜和括约肌。游离皮瓣造成的切口也以连续缝合的方法关闭。然而，如果切口张力过大，部分切口也可以开放。

术后护理

术前应该控制排便并且持续应用抗生素 5 天。在术后最初的几天要求患者不要平卧或坐下。如果皮瓣下出现血肿或脓肿，在缝线间插入止血钳引流的方法可以缓解。

不幸的是，严重的肛门狭窄表明黏膜下层的括约肌功能受损。受损的程度标志着肛门成形术后可能发生失禁的概率。即使括约肌受累程度很小，患者也不可避免地会在术后有排气失禁、黏液流出甚至大便失禁。随着时间延长可能会有所改善。然而，如果之前有括约肌的严重受损，手术将无法改善失禁，并有可能加重失禁。术前的肛门直肠生理学检查会帮助分析这种后果发生的可能性，并且有助于选择术式，但该方法也不是绝对可靠的。因此，所有的手术患者术前必须被告知有关失禁的风险。

结果

文献中很少有关于肛门成形技术的详细研究。这些报道一般都是夸耀自己手术方式的优势。Sarner（1969）报道了 21 个患者，经历了 1～4 个前徙瓣治疗肛门狭窄并发现“在所有患者中均有好转”。其他人的结论与其类似（Malgieri，1961；Rand，1969；Gingold 和 Arvantis，1986；Milsom 和 Mazier，1986；Rosen，1988）。同样，Ferguson（1959）与 Ott 和 Zinberg（1982）应用旋转皮瓣技术也得到了令人满意的结果。Pearl 等（1990）应用 U 形或菱形皮瓣岛技术的肛门成形术治疗了 20 例患者。有两例失败，而这两例并非是由于皮瓣失活。

在我们自己的临床工作中，我们发现前徙瓣和旋转皮瓣都能用于处理狭窄，但预后可能会有脓毒症、再次狭窄和失禁的风险。黏膜下层括约肌的损伤决定了最终的预后，患者的选择也很关键。如果之前存在失禁，或如果生理学检查和影像学检查提示严重的括约肌受损，应该将括约肌修复或重新再造括约肌作为手术的一部分。

治疗方式的比较

有很多方法治疗痔，不同的方法均有其支持者。阅读文献时很难对于一类特定的患者找到最佳的治疗方法。近些年尝试应用临床对照试验比较痔的治疗方法的研究受到推崇。在前面的描述中已经提到几项这类研究，另外的一些研究将在本章提及。然而，结论经常使人感到迷惑。主要原因是随访时间太短，痔的严重程度或主诉症状的内容都没有被分析所致。

橡皮圈套扎和硬化剂注射治疗的比较

Cheng 等（1981）应用橡皮圈套扎法治疗的 30 个患者中，29 人取得良好的疗效，但在 30 个硬化剂注射治疗的 30 个患者中仅有 23 个患者预后较好。作为对比，Greca 等（1981）报道了在橡皮圈套扎法术后 1 年的随访中，28 例患者中仅有 18 人的预后结果令人满意，而硬化剂注射治疗则为 33 例患者中有 23 人结果满意。Dercker 等（1973）同样比较橡皮圈套扎和硬化剂注射，发现橡皮圈套扎法更有效，但这两种方法都不如痔切除术。

橡皮圈套扎和红外线凝固法的比较

Weinstein 等（1987）比较橡皮圈套扎和红外线凝固法发现，二者没有明显的区别，Templeton 等（1983）也得到了同样的结论。然而，在 Ambrose 等（1983）的研究中橡皮圈套扎在长期预后方面要优于红外线凝固法。

红外线凝固法和硬化剂注射的比较

Ambrose 等（1983）发现在Ⅰ度和Ⅱ度痔中红外线凝固法和硬化剂注射没有区别。然而，Walker 等（1990）发现红外线凝固法在治疗没有脱垂的痔时效果优于硬化剂注射和结扎治疗。尽管在治疗脱垂痔方面这三种方法没有明显的区别，但红外线凝固法治疗的患者相比于另两种方法容易复发。

橡皮圈套扎和痔切除术的比较

痔切除术经常与保守疗法相比较。因此，Cheng 等（1981）和 Murie 等（1980）均发现橡皮圈套扎和痔切除术一样成功。然而，Murie 等（1980）发现痔切除术在治疗需要复位的痔时要比橡皮圈套扎法更有效。Jones 和 Schofield（1974）同样发现两种方法没有区别。

荟萃分析

MacRae 和 McLeod（1997）分析了 18 个前瞻性痔治疗的研究结果。发现痔切除术明显优于人工扩张术，并不需要进一步治疗。在并发症方面没有明显区别，但痔切除术更加痛苦。痔切除术后患者相比橡皮圈套扎治疗的患者对治疗有更好的反应，尽管并发症更多、更痛苦。橡皮圈套扎在治疗反馈上对于所有程度的痔均优于硬化剂注射，在并发症上没有区别。经硬化剂治疗的患者或红外线凝固治疗的患者与橡皮圈套扎法相比需要进一步的治疗，尽管橡皮圈套扎术后疼痛更明显。作者得出结论橡皮圈套扎应该推荐作为Ⅰ度、Ⅱ度和Ⅲ度痔的最佳治疗方式。尽管痔切除术表现出良好的反馈率，但该方法并发症发生率很高，建议该方法仅用于橡皮圈套扎法治疗无效时。

结论和作者的观点

作为外科医生很难决定对于痔患者最佳的治疗方式，太多的信息是矛盾的并缺乏客观性。结合了医疗职业的压力后这个问题进一步加重，要避免患者住院治疗，尽量实施日间门诊手术。我们遵循的原则是基于有效的试验数据和临床经验所获得的精确的临床随访资料。我们经常学习新的治疗方法，但相信这些方法在没有完全的评价前还不能作为规范的治疗方法。治疗不仅依赖于症状和脱垂的范围也同样依赖于治疗的患者。例如，对于重 130kg 的男性患者，臀部视野很差，即使他有脱垂的痔，最好也选择保守疗法。

建议所有的患者在排便过程中避免用力并进食高纤维膳食，如果有必要可以给予容积性缓泻剂如

Fibogel。对于有Ⅰ度或早期Ⅱ度痔的患者主要表现为出血症状时，我们应用硬化剂注射或抽吸橡皮圈套扎。症状复发时，可以再次应用注射或橡皮圈套扎。如果脱垂是主要的症状，且患者有Ⅱ度或Ⅲ度痔，或经过硬化剂注射或红外线凝固法治疗后患者再次出血，我们应用橡皮圈套扎法。尽管我们对致命性盆腔蜂窝织炎的报道很关注，在我们的临床工作中还没有出现。我们相信患者应该被告知如果出现长期不适、出血或发热等症状应该马上复查或在一周内复查。措施得当的话，不会发生严重的并发症。如果橡皮圈套扎法失败，痔切除术是首选，吻合器痔切除术可以在一些特定病例中应用（见下文）。

尽管我们同意人工肛门扩张术可以治疗一些不需要手术的患者，但其导致失禁的风险使这种术式并不可行。我们仅在保守治疗无效时才进行痔切除术。

闭合式和开放式痔切除术的选择一直是有争论的，直到进行了一项令人满意的随机对照试验。比较黏膜下痔切除术和开放式手术，客观进行评价而得出效果相似的结论。然而，我们发现闭合式技术在解剖学和审美学上更易于接受，我们通常选择这个北美常用的手术方式。吻合器痔切除术的出现提供了一个相比传统方式更吸引人的选择，但是还没有长期的随访数据，所以很难明确是否能够取代已经试验过的可靠的技术。应该注意如果有大的外痔，则吻合器技术并不适合。

脱垂的血栓性内痔的处理

脱垂的血栓性痔会导致剧烈的肛周疼痛。外观很丑陋，伴随着水肿的皮赘有一个不能复位的紫色痔核。严重疼痛的治疗方法是适当给予止痛药物，直到自发性消融；该病可以自行缓解。尚不明确的方法如局部应用碎冰或在床上抬高下肢（Gabriel，1948；Aird，1957）可能会缓解症状。

Grace 和 Creed（1975）的做法是不恰当的保守治疗的方法。对 117 个脱垂性血栓痔的患者给予冰块治疗并在床上抬高下肢，92 人成功随访：80 人（87%）仍然有症状，58 人仍有脱垂，51 人有出血，39 人有上述两种症状。当我们有其他更好的外科治疗方法时，这些保守治疗措施就没有必要了。同样，我们不再应用抗炎类药物。

在血栓性痔形成后第 5 天应该进行适当的医疗指导或积极的治疗，这个时候也是自然缓解开始之时。

以往的治疗选择包括指扩术和急诊痔切除术。然而，由于有失禁的风险，扩张术现在不再推荐应用。

据报道急诊切除手术的风险或缺点包括：①手术区域易于感染，有肛门周围脓毒症的可能；②由于水肿严重可能需要切除更多的组织，从而导致肛门狭窄；③切除较少的组织导致残留皮赘或剩余痔核复发。然而，如果在手术过程中适当注意，术者具备丰富的经验和预防性应用抗生素，这三点是可以避免的。急诊痔切除术能够使血栓性痔患者最大程度地缓解疼痛，也能使医生达到对治疗结果最大程度的满意。水肿的组织使解剖更容易，且患者对于缓解血栓形成急性期的剧痛所带来的术后不适能够耐受。

手术方法与先前详细描述的开放式痔切除术类似。不论是否全身麻醉，都可以在肛周给予浸润麻醉并在黏膜下给予长效局麻药物和肾上腺素。年轻的患者，肛门括约肌很活跃，缓慢扩张肛门并以四个手指散开水肿以使痔核进入肛门。如果这个操作持续了 5 分钟，会发现水肿有所消退，特别是患者采取剪刀位时。肛门周围皮肤很快收缩并且手术视野与痔切除术相似，除水肿导致组织分离使解剖更加容易外，没有必要尽量保留肛周皮肤，当有一个巨大的皮赘时，可以做皮肤的宽大切口。

对形成血栓的痔进行急诊痔切除术的预后是很好的。Mazier（1973）以闭合式手术方法治疗了 400 个脱垂和血栓形成的患者。据报道并发症相比于择期的手术并没有增多。另一些学者也发现手术有同样的效果（Smith，1967；Hansen 和 Jorgensen，1975）。Eu 等（1994）在新加坡比较了 204 个急性脱垂血栓性痔的患者并给予急诊痔切除术治疗，与 500 个择期手术治疗的患者相比。他们发现两组之间在死亡率和长期预后方面没有差别。然而，必须认识到切除过多的肛管黏膜是很危险的；在 Tinckler 和 Baratham（1964）的报道中 8%的肛门狭窄是由于切除了过多的黏膜。如果术者注意到了这个问题，在急诊手术时应仅切除最突出的痔核。Heald 和 Gudgeon（1986）证明这样的手术能够改善症状且患者可能不会要求进一步的择期手术。事实上，这些作者以该方法治疗了 20 个患者，2 年后没有一例复发，在随访的过程中仅有 5 例需要进一步的注射治疗。

急诊手术对于急性血栓性内痔的处理是非常容

易的，死亡率较低，大多数患者在术后3天出院。因此这个手术是我们倾向选择的手术方式，并在很早就应用于临床。

有趣的是吻合器痔切除术近来在急诊得到应用并被评估。Brown等（2001）随机分配35个急性血栓性环状痔的患者以常规的Milligan-Morgan痔切除术和吻合器方法进行治疗。与择期痔切除术相同，经吻合器法治疗后2～6周，疼痛较少且很快可以返回工作岗位。

特殊情况下痔的护理

妊娠期

痔在妊娠的初期由于妊娠子宫的作用会发展或加重。妊娠女性经常出现便秘，骨盆静脉压力加大。Abramovitz等（2002）的前瞻性研究发现165位妊娠女性中8%在妊娠期发展为血栓性外痔。如果症状有可能在产后迅速缓解可应用保守治疗。建议患者调整饮食并给予缓泻剂和局部用药。然而，如果有脱垂和血栓形成，偶尔也需要手术，由于妊娠所致括约肌很容易受到损伤而导致失禁，应尽可能避免失禁的发生。

在比较罕见的病例中必须行痔切除术，手术在静脉镇静药物和局部麻醉下进行，防止妊娠期出现其他的意外。在妊娠晚期可以采用左侧卧位（Milsom，1992）。Saleeby等（1991）给予25位妊娠期女性行痔切除术，只有3人是妊娠晚期。在局部麻醉下采用闭合式手术。所有患者在术后24小时症状缓解。仅有一例术后出血，母亲或胎儿没有并发症发生。

如果在分娩过程中出现脱垂和血栓形成，有人建议产后立即实施痔切除术，并有报道称预后很好（Schottler等，1973）。尽管我们对于在这种情况下的痔切除术经验很少，一般建议采取保守治疗，因为会阴部在产后水肿，导致手术很困难并有失禁的风险。

炎性肠病

在炎性肠病的患者中痔的恶化很少见。Jeffery等（1977）做过一个回顾性研究，观察了42个患有溃疡性结肠炎的患者以及20个有克罗恩病的患者，在1935—1975年间应用外科方法和保守方法治疗痔。克罗恩病的并发症发生率（26次治疗后出现11个并发症）相比于溃疡性结肠炎高（58次治疗后出现4个并发症）。42例溃疡性结肠炎的患者有一例，20例克罗恩患者中的6在进行痔切除术后由于并发症需要进行结肠切除。

有人可能会得出结论在溃疡性结肠炎的患者中治疗痔是相对安全的，但是在克罗恩病患者中是危险的。我们同意这个一般性的原则，然而，在这两种疾病中我们均选择保守治疗。尽管我们更愿意在溃疡性结肠炎患者中进行痔切除术，但宁愿直肠炎症缓解后再行手术，如果症状没有缓解应该慎重选择手术。

免疫功能障碍

药物治疗

接受免疫治疗（诸如类固醇、化疗或免疫抑制剂）的患者，出现痔时应该尽量保守治疗。如果必须手术，应该警惕发生脓毒症和切口坏死。因此，必须行全肠道准备，且持续5天预防性应用抗生素。

白血病或淋巴瘤

患有这类疾病的患者可能会出现肛门直肠症状，且很多是痔。患者应该仔细查体，如果有必要，可以在全身麻醉下来进行诊断。这类患者可能会有与痔相似的症状，事实上是淋巴瘤或白血病性贫血。在这种情况下，如果要进行活检应该仔细考虑其风险（Vanheuverzwyn等，1980；Barnes等，1984）。

如果诊断为痔应该适当治疗。外科手术应该仅在血液性疾病稳定后进行，并且仅切除小的脱垂痔，预防措施同上述。

HIV阳性的患者

这种情况将在第55章展开论述。

血栓性外痔的处理

肛周血栓的症状包括局限性的豌豆大小的皮下隆起，质硬，有触痛。没有内部组织构成，肛门周围水肿程度很小。患者可以观察几天，自然消退需要5～7天。如果能够卧床是有好处的，但实际上很难。频繁的坐浴是有用的，必要时应该提供止痛药物。可以应用柔和的缓泻剂。在几天之中疼痛通常会消退，患者可以进行不太紧张的工作。疼痛没有缓解或患者感到不适加重，证明保守治疗无效。在这种情况下可能要求手术治疗，但我们和其他一些医生发现这种手术没有必要（Greenspon 等，2004）。

手术包括清除凝血块，可以在短期的全身麻醉或局部麻醉下进行。在隆起处做一个小的放射状切口，通过手指挤压清除下方的凝血块。切口开放，在以后几天中鼓励患者温水坐浴。

肥大的肛乳头和纤维性肛门息肉病

肛乳头是肛门皮肤和黏膜交界处突向肛门内部的组织。在 50%～60%接受检查的患者中可以看到。肛乳头通常较小且无症状。偶尔会肥大、变长或纤维组织形成。在这种情况下经常发现有一个圆形肥大的头端颜色看起来很暗（图 8.47）。可能仍然没有症状或经常在排便时脱垂，导致患者认为自己有痔。出血比较罕见，但我们见过肥大肛乳头脱垂导致嵌顿的情况。

纤维性肛门息肉的诊断通常很容易，指诊或直肠镜检查时根据其位置和表现而明确。头端通常有一个白色的光滑的外观，好像肛门皮肤。偶尔，水肿的息肉样痔外观好像纤维性肛门息肉，如果有疑问应该手术切除活检。除了这种情况，仅当有症状的时候才需进行手术治疗。在活叶窥器下手术很容易，贯穿缝合并结扎其基底部即可。

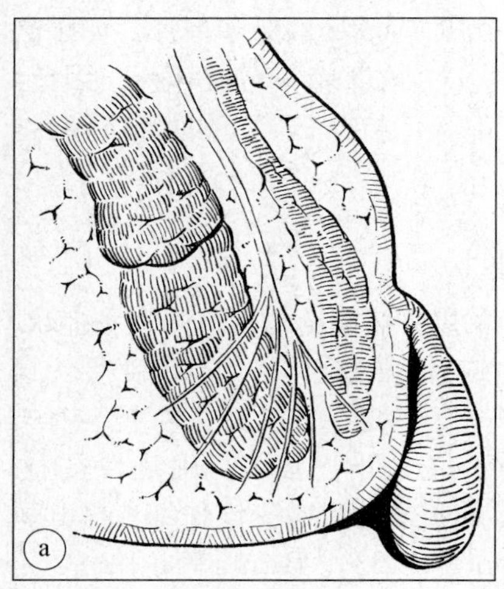

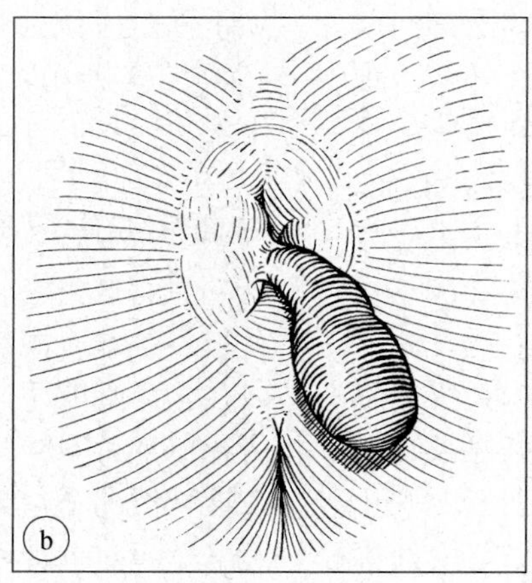

图 8.47 脱出的纤维性肛管息肉。

（宁宁 译 宁宁 校）

参考文献

Abbasakoor F, Nelson M, Beynon J, Patel B & Carr ND (1998) Anal endosonography in patients with anorectal symptoms after haemorrhoidectomy. *Br J Surg* 85: 1522-1524.

Abramovitz L, Sobhani I, Benifla JL et al (2002) Anal fissure and thrombosed external haemorrhoids before and after delivery. *Dis Colon Rectum* 45: 650-655.

Acheson RM (1960) Haemorrhoids in the adult male: a small epidemiological study. *Guys Hosp Rep* 109: 184-195.

Adami B, Eckardt VF, Suermann RB, Karbach U & Ewe K (1981) Bacteremia after proctoscopy and hemorrhoid injection sclerother-apy. *Dis Colon Rectum* 24: 273-276.

Aird I (1957) *A Comparison in Surgical Studies*, 2nd edn. Edinburgh: Livingstone.

Akande B & Esho JO (1989) Relationship between haemorrhoids and prostatism: results of a prospective study. *Eur Urol* 16: 333-334.

Al-Ghnaniem R, Leather AJ & Rennie JA (2001) Survey of methods of treatment of haemorrhoids and complications of injection sclerotherapy. Ann R Coll Surg Engl 83: 325-328.

Allingham W & Allingham HW (1901) *The Diagnosis and Treatment of Diseases of the Rectum*, 7th edn. London: Baillière.

Altomare DF (2002) Randomized clinical trial of Ligasure versus open haemorrhoidectomy. *Tech Coloproctol* 6: 64.

Altomare DF, Rinaldi M, Chiumarulo C & Palasciano N (1999) Treatment of external anorectal mucosal prolapse with circular sta-pler: an easy and effective new surgical technique. *Dis Colon Rectum* 42: 1102-1105.

Ambrose NS, Morris D, Alexander-Williams J & Keighley MRB (1983) A randomised trial of photocoagulation or injection sclerotherapy for the treatment of first-and second-degree haemorrhoids. *Dis Colon Rectum* 28: 238-240.

Anderson HG (1909) The after results of the operative treatment of haemorrhoids. *BMJ* 2: 1276.

Anderson HG & Dukes C (1924) The treatment of haemorrhoids by submucous injection of chemicals. *BMJ* 2: 100.

Andrews BT, Layer GT, Jackson BT & Nicholls RJ (1993) Randomized trial comparing diathermy hemorrhoidectomy with the scissor dis-section Milligan-Morgan operation. *Dis Colon Rectum* 36: 580-583.
Andrews E (1879) The treatment of haemorrhoids by injection. *Med Rec* 15: 451.
Anscombe AR, Hancock BD & Humphreys WV (1974) A clinical trial of the treatment of haemorrhoids by operation and the Lord procedure. *Lancet* ii: 250.
Arabi Y, Alexander-Williams J & Keighley MRB (1977a) Anal pressures in haemorrhoids and anal fissure. *Am J Surg* 134: 608.
Arabi Y, Gatehouse D, Alexander-Williams J & Keighley MR (1977b) Rubber-band ligation or lateral subcutaneous sphincterotomy for treatment of haemorrhoids. *Br J Surg* 64: 737-740.
Arbman G, Krook H & Haapaniemi S (2000) Closed versus open hemorrhoidectomy-is there any difference? *Dis Colon Rectum* 43: 31-34.
Armstrong DN, Ambroze WL, Schertzer ME & Orangio GR (2001) Harmonic scalpel® versus electrocautery hemorrhoidectomy: a prospective evaluation. *Dis Colon Rectum* 44: 558-564.
Armstrong DN, Frankum C, Schertzer ME, Ambroze WL, & Orangio GR (2002) Harmonic scalpel? hemorrhoidectomy—five hundred consecutive cases. *Dis Colon Rectum* 45: 354-359.
Arumugam PJ (2002) Randomized clinical trial of Ligasure versus open haemorrhoidectomy. Br J Surg 89: 154-157.
Asfar SK, Juma TA & Ala-Edeen T (1988) Haemorrhoidectomy and sphincterotomy: a prospective study comparing the effectiveness of anal stretch and sphincterotomy in relieving pain after haemor-rhoidectomy. *Dis Colon Rectum* 31: 181-185.
Bacon HE (1949) *The Anus, Rectum and Sigmoid Colon*, 3rd edn. Philadelphia: Lippincott.
Bailey HIR & Ferguson JA (1976) Prevention of urinary retention by fluid restriction following anorectal operations. *Dis Colon Rectum* 19: 250-255.
Barnes SG, Sattler FR & Ballard JO (1984) Perirectal infections in acute leukemia. *Ann Intern Med* 100: 515-518.
Barrios G & Khubchandani M (1979) Whitehead operation revisited. *Dis Colon Rectum* 22: 330-333.
Barron J (1963) Office ligation of internal haemorrhoids. *Am J Surg* 195: 563.
Bartizal J & Slosberger PA (1977) An alternative to haemorrhoidec-tomy. *Arch Surg* 112: 534.
Basoglu M, Gul O, Yildirgan I et al (1997) Fournier's gangrene: review of fiften cases. *Am Surg* 63: 1019-1021.
Bat L, Melzer E, Koler M, Dreznick Z & Shemesh E (1993) Complications of rubber-band ligation of symptomatic internal haemorrhoids. *Dis Colon Rectum* 36: 287-290.
Bennett RC, Friedman MHW & Goligher JC (1963) The late results of haemorrhoidectomy by ligature and excision. *BMJ* 2: 216.
Berry AR & D'Costa EFD (1978) The treatment of haemorrhoids by cryosurgery. *J R Coll Surg Edinb* 23: 37-39.
Blanchard CE (1928) *Textbook of Ambulant Proctology*, p. 134. Youngstown, OH: Medical Success Press.
Bleday R, Pena JP, Rothenberger DA, Goldberg SM & Buls JG (1992) Symptomatic haemorrhoids: current incidence and complications of operative therapy. *Dis Colon Rectum* 35: 477-481.
Bodenheimer W (1868) *Practical Observations on the Aetiology, Pathology, Diagnosis and Treatment of Anal Fissure*. New York: W Wood.
Broader JH, Gunn IF & Alexander-Williams J (1974) Evaluation of a bulk forming evacuant in the management of haemorrhoids. *Br J Surg* 61: 142.
Brondel H & Gondran M (1976) Facteurs prèdisposants lies à l'hérédité et à la profession dans la maladie hemorrhoidaire. *Arch Franc Malad l'Appar Dig* 65: 541-550.
Brown SR, Ballan K, Ho E, Ho Fams YH & Seow-Choen F (2001) Stapled mucosectomy for acute thrombosed circumferentially pro-lapsed piles: a prospective randomized comparison with conven-tional haemorrhoidectomy. *Colorectal Disease* 3: 175-178.
Brusciano L, Ayabaca SM, Pescatori M et al (2004) Reinterventions after complicated or failed stapled hemorrhoidopexy. *Dis Colon Rectum* 47: 1846-1851.
Buie LA (1937) *Practical Proctology*, 2nd edn. Springfield, IL: CC Thomas.
Bullock N (1997) Impotence after sclerotherapy of haemorrhoids. *BMJ* 314: 419.
Buls JG & Goldberg SM (1978) Modern management of haemor-rhoids. *Surg Clin North Am* 58: 469-478.
Burkitt D (1972) Varicose veins, deep vein thrombosis and haemor-rhoids: epidemiology and suggested aetiology. *BMJ* 2: 556.
Carapeti EA, Kamm MA, McDonald PJ & Phillips RKS (1998) Double-blind randomised controlled trial of effect of metronidazole on pain after day-case haemorrhoidectomy. *Lancet* 351: 169-172.
Carapeti EA, Kamm MA, McDonald PJ, Chadwick SJD & Phillips RKS (1999) Randomized trial of open versus closed day-case haemor-rhoidectomy. *Br J Surg* 86: 612-613.
Carden ABG (1970) Dilatation treatment of haemorrhoids. *Med J Aust* 1: 437.
Cataldo PA & Sengapore AJ (1991) Does alpha sympathetic blockade prevent urinary retention following anorectal surgery? *Dis Colon Rectum* 34: 1113.
Chaleoykitti B (2002) Comparative study between multiple and single rubber band ligation in one session for bleeding internal hemor-rhoids: a prospective study. *J Med Assoc Thai* 85: 345-350.
Champigneulle B, Dieterling P, Bigard MA & Gaucher (P1989) Etude prospective de la fonction sphincterienne anale avant et après hem-orrhoidectomie. *Gastroenterol Clin Biol* 13: 452-456.
Chant ADB, May A & Wilken BJ (1972) Haemorrhoidectomy versus manual dilatation of the anus. *Lancet* ii: 398.
Charua Guindic L, Avendano Espinosa O & Hernandez Cazares F (1998) Infrared photocoagulation in the treatment of hemorrhoids. *Rev Gastroenterol Mex* 63: 131-134.
Cheetham MJ, Mortensen JM, Nystrom P-O, Kamm MA & Phillips RKS (2000) Persistent pain and faecal urgency after stapled haemor-rhoidectomy. *Lancet* 356: 730-733.
Cheetham MJ, Cohen CRG, Kamm MA & Phillips RKS (2003) A randomized, controlled trial of diathermy hemorrhoidectomy vs. stapled hemorrhoidectomy in an intended day-care setting with longer-term follow-up. *Dis Colon Rectum* 46: 491-497.
Chen HH (1999) Anal manometric findings before and after hemorrhoidectomy-a preliminary report. *Changgeng Yi Xue Za Zhi* 22: 25-30.
Cheng FCY, Shum DWP & Ong GB (1981) The treatment of second-degree haemorrhoids by injection, rubber-band ligation, maximal anal dilatation and haemorrhoidectomy: a prospective clinical trial. *Aust J Surg* 51: 458.
Chia YW, Darzi A, Speakman CTM et al (1995) CO_2 laser haemorrhoidec-tomy: does it alter anorectal function or decrease pain compared to conventional haemorrhoidectomy. *Int J Colorect Dis* 10: 22-24.
Chung CC, Ha JPY, Tai YP, Tsang WWC, & Li MKW

(2002) Double-blind, randomized trial comparing harmonic scalpel (TM) haemorroidectomy and scissors excision. *Dis Colon Rectum* 45: 789-794.

Chung CC, Cheung HYS, Chan ESW et al (2005) Stapled hemor-rhoidopexy vs. harmonic scalpel™ hemorrhoidectomy: a random-ized trial. *Dis Colon Rectum* 48: 1213-1219.

Cihan A, Mentes BB, Sucak G, Karamercan A et al (1999) Fournier's gangrene after haemorrhoidectomy: association with drug-induced agranulocytosis. Report of a case. *Dis Colon Rectum* 42: 1644-1648.

Clark CG, Giles G & Goligher JC (1967) Results of conservative treat-ment of internal haemorrhoids. *BMJ* 2: 12.

Cleave TL (1965) A new conception on the causation, prevention and arrest of varicose veins, varicocele and hemorrhoids. *Am J Proctol* 16: 35-42.

Cooper S (1809) *A Dictionary of Practical Surgery*. London: Longman. Corman ML (1984) *Hemorrhoids in Colon and Rectal Surgery*. Phildelphia: Lippincott. Corman ML (1993) *Hemorrhoids in Colon and Rectal Surgery*, 3rd edn, p 60. Philadelphia: Lippincott.

Corman ML, Gravié JF, Hager T et al (2003) Stapled haemor-rhoidopexy: a consensus position paper by an international work-ing party-indications, contra-indications and technique. *Colorectal Disease* 5: 304-310.

Cormie J & McNair RJ (1959) The results of haemorrhoidectomy. *Scot Med J* 4: 571.

Correa-Rovelo JM, Tellez O, Obregon L, Miranda-Gomez A & Moran S (2002) Stapled rectal mucosectomy versus closed haemorrhoidec-tomy-A randomized clinical trial. *Dis Colon Rectum* 45: 1367-1375.

Creve U & Hubens A (1979) The effect of Lord's procedure on anal pressure. *Dis Colon Rectum* 22: 483-485.

Cusack JW (1846) *Dublin Q J Med Sci* 2: 562.

Dennison A, Whiston BM, Rooney S et al (1990) A randomised com-parison of infrared photocoagulation with bipolar diathermy for the outpatient treatment of haemorrhoids. *Dis Colon Rectum* 33: 32-35.

Dercker H, Hjorth M, Norryd L & Tranberg KG (1973) Comparison of results obtained with different methods of treatment of internal haemorrhoids. *Acta Chir Scand* 139: 742.

Deutsch AA, Moshkovitz M, Nudelman I, Dinari G & Reiss R (1987) Anal pressure measurements in the study of haemorrhoid aetiology and their relation to treatment. *Dis Colon Rectum* 30: 855-857.

Dickey W & Garrett D (2000) Hemorrhoid banding using videoendo-scopic anoscopy and a single-handed ligator: an effective, inexpen-sive alternative to endoscopic band ligation. *Am J Gastroenterol* 95: 1714-1716.

Dodi G (1992) Multiple rubber band ligation after one loading of instrument. *Int J Colorectal Dis* 7: 112.

Earl ST (1911) *Diseases of the Anus, Rectum and Sigmoid*. Philadelphia: Lippincott.

Eisenhammer S (1951) The surgical correction of internal anal (sphincteric) contracture. *S Afr Med J* 25: 486-487.

Eisenhammer S (1969) Proper principles and practices in the sugical management of haemorrhoids. *Dis Colon Rectum* 12: 288.

Eisenhammer S (1974) Internal anal sphincterotomy plus free dilata-tion versus anal stretch with special criticism of the anal stretch pro-cedure for haemorrhoids: the recommended modern approach to haemorrhoid treatment. *Dis Colon Rectum* 17: 493.

Esser S, Khubchandani I & Rakhmanine M (2004) Stapled hemor-rhoidectomy with local anesthesia can be performed safely and cost-efficiently. *Dis Colon Rectum* 47: 1164-1169.

Eu KW, Seow Choen F & Goh HS (1994) Comparison of emergency and elective haemorrhoidectomy. *Br J Surg* 81: 308-310.

Failes D (1966) Primary suture of the operative wounds after haemor-rhoidectomy. *Aust J Surg* 36: 63.

Farag AE (1978) Pile suture: a new technique for the treatment of haemorrhoids. *Br J Surg* 65: 293-295.

Farouk R, Duthie GS, MacGregor AB & Bartolo DC (1994) Sustained internal sphincter hypertonia in patients with chronic anal fissure. *Dis Colon Rectum* 37: 424-429.

Fazio V (2000) Early promise of stapling technique for haemorrhoidec-tomy. *Lancet* 355: No 9206.

Felice G, Privitera A, Ellul E & Klaumann M (2005) Dopplerguided hemorrhoidal artery ligation: an alternative to hemorrhoidectomy. *Dis Colon Rectum* 48: 2090-2093.

Ferguson JA (1959) Repair of Whitehead deformity of the anus. *Surg Gynecol Obstet* 108: 115-116.

Ferguson JA & Heaton JR (1959) Closed hemorrhoidectomy. *Dis Colon Rectum* 2: 176.

Ferguson JA, Mazier WP, Ganchrow MI & Friend WG (1971) The closed technique of hemorrhoidectomy. *Surgery* 70: 480-484.

Franklin EJ, Seetharam S, Lowney J & Horgan G (2003) Randomized, clinical trial of ligasure™ vs. conventional diathermy in hemor-rhoidectomy. *Dis Colon Rectum* 46: 1380-1383.

Fraser J & Gill W (1967) Observations on ultrafrozen tissue. *Br J Surg* 54: 770.

Gabriel WB (1948) *The Principles and Practice of Rectal Surgery*, 4th edn. London: HK Lewis.

Gabrielli F, Cioffi U, Chiarelli M, Guttadauro A & De Simone M (2000) Hemorrhoidectomy with posterior perineal block-Experiencee with 400 cases. *Dis Colon Rectum* 43: 809-812.

Galizia G, Lieto E, Castellano P, Pelosio L, Imperatore V & Pigantelli C (2000) Lateral internal sphincterotomy together with haemor-rhoidectomy for treatment of haemorrhoids: a randomised prospec-tive study. *Eur J Surg* 166: 223-228.

Ganchrow MI, Mazier WP, Friend WG & Ferguson JA (1971) Hemorrhoidectomy revisited: a computer analysis of 2038 cases. *Dis Colon Rectum* 14: 128-133.

Ganio E, Altomare DF, Gabrrielli F, Milito G & Canuti S (2001) Prospective randomized multicentre trial comparing stapled with open haemorrhoidectomy. *Br J Surg* 88: 669-674.

Gaskin ER & Childer MD (1963) Increased granuloma formation from absorbable sutures. *JAMA* 185: 212-214.

Gazet JC, Redding W & Rickett JW (1970) The prevalence of haemorrhoids. A preliminary survey. *Proc R Soc Med* 63 Suppl: 78-80.

Gehamy RA & Weakley FL (1974) Internal hemorrhoidectomy by elastic ligation. *Dis Colon Rectum* 17: 347-353.

Gencosmanoglu R, Sad O, Koc D & Inceoglu R (2002) Haemorrhoidectomy: Open or closed technique? *Dis Colon Rectum* 45: 70-75.

George BD, Shetty D, Lindsey I, Mortensen NJMcC & Warren BF (2002) Histopathology of stapled haemorrhoidectomy specimens: a cautionary note. *Colorectal Disease* 4: 473-476.

Ghoshal UC, Biswas PK, Roy G, Pal BB, Dhar K & Banerjee PK (2001) Colonic mucosal changes in portal hypertension. *Trop Gastroenterol* 22: 25-27.

Gingold BS & Arvantis M (1986) Y-V anoplasty for treatment of anal stricure. *Surg Gynecol Obstet* 162: 241-245.

Goldberg SM, Gordon PH & Nivatvongs S (1980) Hemorrhoids. In *Essentials of Anorectal Surgery*. Philadelphia: Lippincott.

Goldstein ET, Williamson PR & Larach SW (1993) Subcutaneous mor-phine pump for postoperative hemorrhoidectomy pain manage-ment. *Dis Colon Rectum* 36: 439-446.

Goligher JC (1984) *Surgery of the Anus, Rectum and Colon*, 5th edn. London: Baillière Tindall.

Goligher JC, Graham NG, Clark CG, De Dombal FT & Giles G (1969) The value of stretching the anal sphincters in the relief of post-haemorrhoidectomy pain. *Br J Surg* 56: 859.

Gottesman L, Milsom JW & Mazier WP (1989) The use of anxiolytic and parasympathomimetic agents in the treatment of postoper-ative urinary retention following anorectal surgery: a prospec-tive randomized double-blind study. *Dis Colon Rectum* 32: 867-870.

Grace RH & Creed A (1975) Prolapsing thrombosed haemorrhoids: outcome of conservative management. *BMJ* 2: 354.

Graham-Stewart CW (1962) Injection treatment of haemorrhoids. *BMJ* 1: 213.

Greca F, Hares MM, Nevah E et al (1981) A randomised trial to com-pare rubber-band ligation with phenol injection for treatment of haemorrhoids. *Br J Surg* 68: 250.

Greenspon J, Williams SB, Young H & Orkin BA (2004) Thrombosed external hemorrhoids: outcome after conservative or surgical management. *Dis Colon Rectum* 47: 1493-1498.

Griffith CD, Morris DL, Wherry DC & Hardcastle JD (1987) Outpatient treatment of haemorrhoids: a randomised trial comparing contact bipolar diathermy with rubber-band ligation. *Coloproctology* 6: 322-334.

Guenin MO, Rosenthal R, Kern B et al (2005) Ferguson hemor-rhoidectomy: long-term results and patient satisfaction after ferguson's hemorrhoidectomy. *Dis Colon Rectum* 48: 1523-1527.

Guy RJ & Seow-Choen F (2003) Septic complications after treatment of haemorrhoids. *Br J Surg* 90: 147-156.

Hancock BD (1981) Lord's procedure for haemorrhoids: a prospective anal pressure study. *Br J Surg* 68: 729-730.

Hancock BD & Smith K (1975) The internal anal sphincter and Lord's procedure for haemorrhoids. *Br J Surg* 62: 833-836.

Hansen JB & Jorgensen SJ (1975) Radical emergency operation for prolapsed and strangulated haemorrhoids. *Acta Chir Scand* 141: 810-812.

Hardwick RH & Durdey P (1994) Should rubber-band ligation of haemorrhoids be performed at the initial outpatient visit? *Ann R Coll Surg Engl* 76: 185-187.

Heald RJ & Gudgeon AM (1986) Limited haemorrhoidectomy in the treatment of acute strangulated haemorrhoids. *Br J Surg* 73: 1002.

Heaton ND, Davenport M & Howard ER (1992) Symptomatic haemor-rhoids and anorectal varices in children with portal hypertension. *J Paediatr Surg* 22: 833-835.

Heaton ND, Davenport M & Howard ER (1993) Incidence of haemor-rhoids and anorectal varices in children with portal hypertension. *Br J Surg* 80: 616-618.

Heslop JH (1987) Piles and rectoceles. *Aust NZ J Surg* 57: 935-938.

Hilton J (1877) *On Rest and Pain*, 2nd edn. WHA Jacobson, London: Bell.

Hiltunen KM & Matikainen M (1985) Anal manometric findings in symptomatic haemorrhoids. *Dis Colon Rectum* 18: 807-809.

Hinton CP & Morris DL (1990) A randomized trial comparing direct current therapy and bipolar diathermy in the outpatient treatment of third-degree haemorrhoids. *Dis Colon Rectum* 33: 931-935.

Ho Y-H, Seow-Choen F, Tan M & Leong AFPK (1997) Randomized controlled trial of open and closed haemorrhoidectomy. *Br J Surg* 84: 1729-1730.

Ho Y-H, Tan M & Seow-Choen F (2000a) Micronized purified flavonidic fraction compared favorably with rubber band ligation and fiber alone in the management of bleeding haemorrhoids—randomized controlled trial. *Dis Colon Rectum* 43: 66-69.

Ho Y-H, Cheong W-K, Tsang C et al (2000b) Stapled haemorrhoidec-tomy—cost and effectiveness. Randomized, controlled trial including incontinence scoring, anorectal manometry and endoanal ultrasound assessments at up to three months. *Dis Colon Rectum* 43: 1666-1675.

Hoff SD, Bailey HR, Butts DR et al (1994) Ambulatory surgical hemorrhoidectomy: a solution to postoperative urinary reten-tion? *Dis Colon Rectum* 37: 1242-1244.

Hooker GD, Plewes EA, Rajgopal C & Taylor BM (1999) Local injection of bupivacaine after rubber band ligation of hemorrhoids: prospec-tive, randomized study. *Dis Colon Rectum* 42: 174-179.

Hosking SW, Smart HL, Johnson AG et al (1989) Anorectal varices, haemorrhoids and portal hypertension. *Lancet* i: 349-352.

Hughes ESR (1957) *Surgery of the Anus, Anal Canal and Rectum*, pp 2, 129. Edinburgh: Livingstone.

Hyams L & Philpot J (1970) An epidemiological investigation of haemorrhoids. *Am J Proct* 21: 177-193.

Iyer VS, Shrier I & Gordon PH (2004) Long-term outcome of rubber band ligation for symptomatic primary and recurrent internal hemorrhoids. *Dis Colon Rectum* 47: 1364-1370.

Iwagaki H, Higuchi Y, Fuchimoto S & Orita K (1989) The laser treatment of haemorrhoids: results of a study on 1816 patients. *Jpn J Surg* 19: 658-661.

Jackson CC & Robertson E (1965) Etiologic aspects of haemor-rhoidal disease. *Dis Colon Rectum* 8: 185-189.

Jacobs DM, Rubrick MP, Onstad GR et al (1980) The relationship of hemorrhoids to portal hypertension. *Dis Colon Rectum* 23: 567.

Jayne DG, Botterill I, Ambrose NS, Brennan TG, Guillou PJ & O'Riordain DS (2002) Randomized clinical trial of Ligasure (TM) versus conventional daithermy for day-case haemorrhoidectomy. *Br J Surg* 89: 428-432.

Jeffery PJ, Ritchie JL & Parks AG (1977) Treatment of haemorrhoids in patients with inflammatory bowel disease. *Lancet* i: 1084-1085.

Johanson JF & Sonnenberg A (1990) The prevalence of hemorrhoids and chronic constipation: an epidemiologic study. *Gastroenterology* 98: 380-386.

Johanson JF & Sonnenberg A (1991) Temporal changes in the occur-rence of haemorrhoids in the United States and England. *Dis Colon Rectum* 34: 585-591.

Johnson C (2000) Use of the LigaSure (TM) vessel seal system in bloodless hemorrhoidectomy. Valleylab publication March 2000.

Jones CB & Schofield PF (1974) A comparative study of the methods of treatment for haemorrhoids. *Proc R Soc Med* 67: 51-53.

Kairaluoma M, Nuorva K, Kellokumpu I (2003) Day-case stapled (circular) vs. diathermy hemorrhoidectomy: a randomized, con-trolled trial evaluating surgical and functional outcome. *Dis Colon Rectum* 46: 93-99.

Kam MH, Mathur P, Peng XH et al (2005) Correlation of histology with anorectal function following stapled hemorrhoidectomy. *Dis Colon Rectum* 48: 1437-1441.

Khubchandani I (2002) Internal sphincterotomy with hemorrhoidec-tomy does not relieve pain-a prospective randomised study. *Dis Colon Rectum* 45: 1452-1457.

Kwok SY, Chung CC, Tsui KK & Li MKW (2005) A

double-blind, randomized trial comparing ligasure™ and Harmonic scalpe™ hemorrhoidectomy. *Dis Colon Rectum* 48: 344-348.

Katchian A (1982) Hemorrhoidal banding (letter). *Dis Colon Rectum* 25: 392-393.

Katchian A (1985) Rubber-band ligation (letter). *Dis Colon Rectum* 28: 759.

Kaufman HD (1976) Outpatient treatment of haemorrhoids. *Br J Surg* 63: 462-463.

Keighley MRB, Buchmann P, Minervium S, Arabi Y & Alexander-Williams J (1979) Prospective trials of minor surgical procedures and high fibre diet for haemorrhoids. *BMJ* 2: 967-969.

Khalil KH, O'Bichere A & Sellu D (2000) Randomized clinical trial of sutured versus stapled closed haemorrhoidectomy. *Br J Surg* 87: 1352-1355.

Khoury GA, Lake SP, Lewis MCA & Lewis AAM (1985) A randomised trial to compare single with multiple phenol injection treatment for haemorrhoids. *Br J Surg* 72: 741-742.

Khubchandani IT (1983) A randomised comparison of single and multiple rubber-band ligations. *Dis Colon Rectum* 26: 705-708.

Khubchandani IT (2002) Internal sphincterotomy with hemor-rhoidectomy does not relieve pain: a prospective, randomized study. *Dis Colon Rectum* 45: 1452-1457.

Khubchandani IT, Trimpi HD & Sheets JA (1974) Evaluation of poly-glycolic acid suture vs catgut in closed hemorrhoidectomy with local anesthesia. *South Med J* 67: 1504-1506.

Khubchandani M (1984) Results of Whitehead operation. *Dis Colon Rectum* 27: 730-735.

Kilbourne NJ (1934) Internal haemorrhoids: comparative value of treatment by operative and by injection methods. *Ann Surg* 90: 600.

Kluiber RM & Wolff BG (1994) Evaluation of anemia caused by hemorrhoidal bleeding. *Dis Colon Rectum* 37: 1006-1007.

Kohlstadt CM, Weber J & Prohm P (1999) Stapler haemorrhoidec-tomy. A new alternative to conventional methods. *Zentralbl Chir* 124: 238-243.

Kumar N, Paulvannan S & Billings PJ (2002) Rubber band ligation of haemorrhoids in the out-patient clinic. *Am R Coll Surg Engl* 84: 172-174.

Lane RHS & Casula G (1976) Anal pressure before and after haemor-rhoidectomy. *Br J Surg* 63: 158 (abstract).

Lascelles A, Beer-Gobel M, & Zbar A (2002) Randomized clinical trial of Ligasure versus open haemorrhoidectomy. *Br J Surg* 89: 154-157. Author reply, *Br J Surg* 89: 1481-1482.

Lee HH, Spencer RJ & Beart RW Jr (1994) Multiple hemorrhoidal band-ings in a single session. *Dis Colon Rectum* 37: 37-41.

Leff EI (1992) Haemorrhoidectomy: laser vs non-laser. Outpatient experi-ence. *Dis Colon Rectum* 35: 743-746.

Leicester RJ, Nicholls RJ & Mann CV (1981) Infrared coagulation: a new treatment for hemorrhoids. *Dis Colon Rectum* 24: 602.

Lentini J, Leveroni JT & Aure C (1990) Twenty-five years' experience with the high-frequency transistorised loop with special reference to haemorrhoidectomy without suture. *Coloproctology* 4: 239-249

Lewis AAM, Rogers HS & Leighton M (1983) Trial of maximal anal dilatation and elastic band ligation as alterations to haemorrhoidec-tomy in the treatment of large prolapsing haemorrhoids. *Br J Surg* 70: 54-56.

Lewis MI (1973) Diverse methods of managing hemorrhoids: cryo-hemorrhoidectomy. *Dis Colon Rectum* 16: 175.

Lewis MI, De La Cruz T, Gazxzaniga D & Ball TI (1969) Cryosurgical hemorrhoidectomy: preliminary report. *Dis Colon Rectum* 12: 371. Lin J-K (1989) Anal manometric studies in hemorrhoids and anal fissures. *Dis Colon Rectum* 32: 839-842.

Linares Santiago E, Gomez Parra M, Mendoza Olivares FJ, Pellicer Bautista FJ & Herrerias Gutierrez JM (2001) Effectiveness of hemor-rhoidal treatment by rubber band ligation and infrared photocoagula-tion. *Rev Esp Enferm Dig* 93: 238-247.

Lloyd Williams K, Haq IU & Elem B (1973) Cryodestruction of haemor-rhoids. *BMJ* 1: 666.

Lockhart-Mummery JP (1934) *Diseases of the Rectum and Colon*, 2nd edn. London: Baillière.

Lockhart-Mummery JP & Joshi MK (1915) Death from strangulated internal haemorrhoids. *Lancet* i: 332.

Loder PB, Kamm MA, Nicholls RJ & Phillips RKS (1994) Haemorrhoids: pathology, pathophysiology and aetiology. *Br J Surg* 81: 946-954

Longo A (1998) Treatment of hemorrhoids disease by reduction of mucosa and hemorrhoidal prolapse with a circular suturing device: a new procedure. *6th World Congress of Endoscopic Surgery* 777-784.

Lord PH (1968) A new regime for the treatment of haemorrhoids. *Proc R Soc Med* 61: 935.

McConnell JC & Khubchandani IT (1983) Long-term follow-up of closed haemorrhoidectomy. *Dis Colon Rectum* 26: 797-799.

McDonald RJ, Bona R & Cohen CRG (2004) Rectovaginal fistula after stapled haemorrhoidopexy. *Colorectal Disease*, 6: 62-65.

McGirney J (1981) Haemorrhoidal banding (letter). *Dis Colon Rectum* 24: 577.

MacRae HM & McLeod RS (1997) Comparison of haemorrhoidal treatments: a meta-analysis. *Can J Surg* 40: 14-17.

Maisonneuve JG (1849) Du traitement de la fissure à l'anus par la dilatation forcée. *Gaz Hop* (series 3) 1: 220.

Maisonneuve JG (1864) Clinique chirurgical. *Paris F Savy* 2: 200.

Malgieri JA (1961) Anoplasty to correct anal stricture. *Dis Colon Rectum* 4: 289-293.

Mann CV, Motson R & Clifton M (1988) The immediate response to injec-tion therapy for first-degree haemorrhoids. *J R Soc Med* 81: 146-148.

Martin CF (1904) The injection treatment of internal hemorrhoids. *Am Med* 8: 365.

Mazier WP (1973) Emergency hemorrhoidectomy: a worthwhile procedure. *Dis Colon Rectum* 16: 200.

Mehigan BJ, Monson JRT & Hartley JE (2000) Stapling procedure for haemorrhoids versus Milligan-Morgan haemorrhoidectomy ran-domised controlled trial. *Lancet* 355: No 9206, March 4th. Editorial: Talking points. Less pain but greater danger.

Mentes BB, Gorgul A, Tatlicioglu E, Ayoglu F & Unal S (2001) Efficacy of calcium dobesilate in treating acute attacks of hemorrhoidal disease. *Dis Colon Rectum* 44: 1489-1495.

Miles WE (1919) Observations upon internal piles. *Surg Gynecol Obstet* 29: 496. Miles WE (1939) *Rectal Surgery*. London: Cassell.

Milito G, Cortese F, Brancaleone C & Casciani CU (1997) Submucosal haemorrhoidectomy: surgical results and complications in 1, 315 patients. *Tech in Coloproctol* 1: 128-132.

Milito G, Cortese F & Casciani CU (1998) *6th World Congress of Endoscopic Surgery* 785-789.

Milito G, Gargiani M & Cortese F (2002) Randomised trial

compar-ing LigaSure haemorrhoidectomy with the diathermy dissection operation. *Tech Coloproctol* 6：171-175.

Miller R, Bartolo DCC, Roe A, Cervero F & Mortensen NJMcC (1988) Anal sensation and the continence mechanism. *Dis Colon Rectum* 31：433-438.

Milligan ETC (1939) Haemorrhoids. *BMJ* 2：412.

Milligan ETC (1943) The treatment of haemorrhoids in recruits. *Med Press Circular* 210：84.

Milligan ETC, Morgan C, Naughton Jones LF & Office RR (1937) Surgical anatomy of the anal canal and the operative treatment of haemorrhoids. *Lancet* ii：1119.

Milsom JW (1992) Haemorrhoidal disease. In Beck DE & Wexner SD (eds) *Fundamentals of Anorectal Surgery*, pp 192-214. New York：McGraw-Hill.

Milsom JW & Mazier WP (1986) Classification and management of postsurgical anal stenosis. *Surg Gynaecol Obstet* 163：60-64.

Misra MC & Parshad R (2000) Randomized clinical trial of micronized flavonoids in the early control of bleeding from acute internal haemorrhoids. *Br J Surg* 87：868-872.

Mitchell AB (1903) A simple method of operating on piles. *BMJ* 1：482-483.

Moesgaard F, Nielson ML, Hansen JB & Knudson JT (1982) High fibre reduces bleeding and pain in patients with hemorrhoids. *Dis Colon Rectum* 25：454-456.

Molloy RG & Kingsmore D (2000) Life threatening pelvic sepsis after stapled haemorrhoidectomy. *Lancet* 355：No 9206.

Morgagni JG (1729) *Adv Anat* 6：111.

Morgagni D (1749) Seats and causes of disease. Letter 32 Article 10. Translated by Benjamin Alexander 1769 2：105. London：Millar.

Morinaga K, Hasuda K & Ikeda T (1995) A novel therapy for internal hemorrhoids：ligation of the hemorrhoidal artery with a newly devised instrument (Moricom) in conjunction with a Doppler flowmeter. *Am J Gastroenterol* 90：610-613.

Mortensen PE, Olsen J, Pedersen IK & Christiansen J (1987) A ran-domised study on hemorrhoidectomy combined with anal dilatation. *Dis Colon Rectum* 30：755-757.

Murie JA, Mackenzie I & Sim AJW (1980) Comparison of rubber-band ligation and haemorrhoidectomy for second and third-degree haemorrhoids：a prospective clinical trial. *Br J Surg* 67：786.

Murray-Lyon IM & Kirkham JS (2001) Hepatic abscesses complicating injection sclerotherapy of haemorrhoids. *Eur J Gastroenterol Hepatol* 13：971-972.

Nath G, Kreitmaier A, Kiefhaber P et al (1977) Neue Infrarotkoagulationsmethode. Verhandlungsband des 3 Kongresses der Deutscher Gesellschaft fur Gastroenterologie, 1976, Munich. Erlangen：Perimed.

Neiger A (1979) Haemorrhoids in everyday practice. *Proctology* 2：22.

Nelson RL (1991) Temporal changes in the occurrence of hemorrhoids in the United States and England. *Dis Colon Rectum* 34：591-593.

NICE (National Institute for Clinical Excellence) Interventional Procedure Guidance 34. Dec (2003).

Nicholson J & Halleran D (1990) Laser haemorrhoidectomy：a prospective randomised trial. Presented at the American Society of Colon and Rectal Surgeons 87th Annual Convention, 12-17 June, Anaheim, California, 1988 (unpublished).

Nicholson TJ & Armstrong D (2004) Topical metronidazole (10 per-cent) decreases posthemorrhoidectomy pain and improves healing. *Dis Colon Rectum* 47：711-716.

Nisar PJ, Acheson AG, Neal KR & Scholefield JH (2004) Stapled hemorrhoidopexy compared with conventional hemorrhoidectomy：systematic review of randomized, controlled trials. *Dis Colon Rectum* 47：1837-1845.

Norman DA, Newton R & Nicholas GU (1989) Direct current elec-trotherapy of internal haemorrhoids：an effective, safe and painless outpatient approach. *Am J Gastroenterol* 84：482-486.

Notarus MJ (1971) The treatment of anal fissure by later subcutaneous internal sphincterotomy：a technique and results. *Br J Surg* 58：96-160.

O'Bichere A, Laniado M & Sellu D (1998) Stapled haemorrhoidectomy：a feasible day-case procedure. *Br J Surg* 85：377-378.

O'Donovan S, Ferrara A, Larach S, Williamson P (1994) Intraoperative use of Toradol facilitates outpatient hemorrhoidectomy. *Dis Colon Rectum* 37：793-799.

O'Hara VS (1980) Fatal clostridial infection following haemorrhoidal banding. *Dis Colon Rectum* 23：570-571.

Oh C & Zinberg J (1982) Anoplasty for anal stricture. *Dis Colon Rectum* 25：809-813.

Ortiz H, Marzo J & Armendariz P (2002) Randomized clinical trial of stapled haemorrhoidopexy versus conventional diathermy haemorrhoidectomy. *Br J Surg* 89：1376-1381.

Ortiz H, Marzo J, A rmendáriz P & De Miguel M (2005) Stapled hemorrhoidopexy vs. diathermy excision for fourthdegree hemorrhoids：a randomized, clinical trial and review of the literature. *Dis Colon Rectum* 48：809-815.

Palazzo FF, Francis DL & Clifton MA (2002) Randomized clinical trial of Ligasure versus open haemorrhoidectomy. *Br J Surg* 89：154-157.

Parikh SR, Molinelli B & Dailey TH (1994) Liver abscess after haemor rhoidectomy：report of two cases. *Dis Colon Rectum* 37：185-189.

Parks AG (1955) De haemorrhois. *Guy's Hosp Rep* 104：135. Parks AG (1956) The surgical treatment of haemorrhoids. *Br J Surg* 43：337-351.

Parks AG (1962) Haemorrhoids. *Practitioner* 189：309-316.

Pearl RK, Hooks VH, Abcarian H et al (1990) Island flap anoplasty for the treatment of anal stricture and mucosal ectropian. *Dis Colon Rectum* 33：581-585.

Peng BC, Jayne DG, Ho Y-H (2003) Randomized trial of rubber band ligation vs. stapled hemorrhoidectomy for prolapsed piles. *Dis Colon Rectum* 46：291-297.

Pescatori M, Favetta U, Dedola S & Orsini S (1997) Transanal stapled excision of rectal mucosal prolapse. *Tech Coloproct* 1：96-98.

Pescatori M (2005) PPH stapled hemorrhoidectomy-a cautionary note. *Dis Colon Rectum* 481：131.

Petit JI (1774) *Traite des Maladies Chirurgicales et des Opérations qui leur Conviennent*, vol 2, p 137. Paris：T-F Didot.

Poen AC, Felt-Bersma RJ, Cuesta MA, Deville W & Meuwissen SG (2000) A randomized controlled trial of rubber band ligation versus infra-red coagulation in the treatment of internal haemorrhoids. *Eur J Gastroenterol Hepatol* 12：535-539.

Poon CP, Chu KW, Lau WY et al (1986) Conventional vs triple rubber-band ligation for haemorrhoids and prospective randomised trial. *Dis Colon Rectum* 29：836-839.

Pope CE (1959) An anorectal plastic operation for fissure and stenosis and its surgical principles. *Surg Gynaecol Obstet* 108：249-253.

Prasad GC, Prakash V, Tandon AK & Deshpande PJ (1976) Studies on etiopathogenesis of haemorrhoids. *Am J Proctol* 27：33-41.

Quah HM & Seow-Choen F (2004) Prospective, randomized trial com-paring diathermy excision and diathermy coagulation for sympto-matic, prolapsed hemorrhoids. *Dis Colon Rectum* 47: 367-370.

Rand AA (1969) The sliding skin-flap operation for haemorrhoids: a modification of the Whitehead procedure. *Dis Colon Rectum* 12: 265-269.

Read MG, Read NW, Haynes WG et al (1982) A prospective study of the effect of haemorrhoidectomy on sphincter function and faecal continence. *Br J Surg* 69: 396.

Read NW, Bartolo DCC, Read MG et al (1983) Differences in anorectal manometry between patients with haemorrhoids and patients with decending perineum syndrome: implications for management. *BrJSurg* 70: 656-659.

Reis Neto JA, Quilici FA, Cordeiro F & Reis JA Jr (1992) Ambulatory treatment of haemorrhoids: a prospective random trial. *Coloproctology* 6: 342-347.

Roe AM, Bartolo DCC & Mortensen NJMcC (1986) New method for assessment of anal sensation in various anorectal disorders. *Br J Surg* 73: 310-312.

Roe AM, Bartolo DCC, Vellacott KD, Lock Edmunds J & Mortensen NJMcC (1987) Submucosal versus ligation excision haemorrhoidectomy: a comparison of anal sensation, and sphincter manometry and postoperative pain and function. *Br J Surg* 74: 948-951.

Rosen L (1988) Anoplasty. *Surg Clin North Am* 68: 1441-1444.

Roveran A, Susa A, & Patergnani M (1998) Haemorrhoidectomy with circular stapler in advanced haemorrhoid pathology. *G Chir* 19: 239-240.

Rowsell M, Bello M & Hemingway DM (2000) Circumferential mucosectomy (stapled haemorrhoidectomy) versus conventional haemorrhoidectomy randomised controlled trial. *Lancet* 355: No 9206, 779-781.

Ruiz-Moreno F (1977) Hemorrhoidectomy-how I do it: semiclosed technique. *Dis Colon Rectum* 20: 177-182.

Russell TR & Donohue JH (1985) Hemorrhoidal banding: a warning. *Dis Colon Rectum* 28: 291-293.

Saleeby RG, Rosen L, Stasik SJ et al (1991) Haemorrhoidectomy dur-ing pregnancy: risk or relief. *Dis Colon Rectum* 34: 260-261.

Salmon F (1836) *Practical Essay on Stricture of the Rectum*, 4th edn. London: Whittaker, Treacher & Arnot.

Santos G, Novell JR, Khoury G, Winslet MC & Lewis AAM (1993) Long-term results of large-dose, single-session phenol injection sclerotherapy for hemorrhoids. *Dis Colon Rectum* 36: 958-961.

Sarner JB (1969) Plastic relief of anal stenosis. *Dis Colon Rectum* 12: 277-280.

Saunders SM & Abood A (2002). Randomized clinical trial of Ligasure versus open haemorrhoidectomy. *Br J Surg* 89: 1068.

Savioz D, Roche B, Glauser T et al (1998) Rubber band ligation of hemor-rhoids: relapse as a function of time. Int J Colorect Dis 13: 154-156.

Sayfan J, Becker A & Koltun L (2001) Sutureless closed haemor-rhoidectomy: a new technique. *Ann Surg* 234: 21-24.

Scarpa FJ, Hillis W & Sabetta JR (1988) Pelvic cellulitis: a life-threatening complication of hemorrhoidal banding. *Surgery* 103: 383-385.

Schofield PF, Cunliffe WJ & Hulton N (1984) Elastic band ligation of haemorroids: a new applicator. *Br J Surg* 71: 212.

Schottler JL, Balcos EG & Goldberg SM (1973) Postpartum hemorrhoidectomy. *Dis Colon Rectum* 16: 395-396.

Schouten WR & van Vroonhaven TJ (1986) Lateral internal sphinc-terotomy in the treatment of haemorrhoids: a clinical and mano-metric study. *Dis Colon Rectum* 29: 869-872.

Scoma JA (1976) Haemorrhoidectomy without urinary retention and catheterization. *Conn Med* 40: 751-753.

Senapati A & Nicholls RJ (1988) A randomised trial to compare the results of injection sclerotherapy with a bulk laxative alone in the treatment of bleeding haemorrhoids. *Int J Colorect Dis* 3: 124-126.

Senagore A, Mazier P, Luchtefeld MA, Mackeigan JM & Wengert T (1993) Treatment of advanced haemorrhoidal disease: a prospec-tive randomised comparison of cold scalpel vs contact Nd: Yag laser. *Dis Colon Rectum* 36: 1042-1049.

Senagore AJ, Singer M, Abcarian H et al (2004) A prospective, ran-domized, controlled, multicenter trial comparing stapled hemor-rhoidopexy and Ferguson hemorrhoidectomy: perioperative and one-year results. *Dis Colon Rectum* 47: 1824-1836.

Seow-Choen F & Low HC (1995) Prospective randomized study of radical versus four piles haemorrhoidectomy for symptomatic large circumferential prolapsed piles. *Br J Surg* 82: 188-189.

Seow-Choen F, Ho Y-H, Ang H-G & Goh H-S (1992) Prospective ran-domized trial comparing pain and clinical function after conven-tional scissors excision/ligation vs diathermy excision without ligation for symptomatic prolapsed hemorrhoids. *Dis Colon Rectum* 35: 1165-1169.

Shafik A (1984) The pathogenesis of haemorrhoids and their treatment by anorectal handotomy. *J Clin Gastroenterol* 6: 129-137.

Shalaby R, Desoky A (2001) Randomized clinical trial of stapled versus Milligan-Morgan haemorrhoidectomy. *Br J Surg* 88: 1049-1053.

Sharif H, Lee L & Alexander-Williams J (1991) How I do it: diathermy haemorrhoidectomy. *Int J Colorect Dis* 6: 217-219.

Shelygin IuA, Titov AIu, Veselov VV & Kanametov MKH (2003) Results of ligature of distal branches of the upper rectal artery in chronic hemorrhoid with the assistance of Doppler ultrasonogra-phy. *Khirurgiia (Mosk)* 1: 39-44.

Shropshear G (1971) Posterior and anterior anal proctotomy: a sim-plified technic for postoperative anal stenosis. *Dis Colon Rectum* 14: 62-65.

Sim AJW, Murie JA & Mackenzie I (1981) A comparison of rubber-band ligation and sclerosant injection for first and second degree haemorrhoids. *Acta Chir Scand* 147: 717-720.

Singh J & Lal (P1975) Submucous haemorrhoidectomy versus low ligation excision. *J Ind Med Assoc* 64: 111-114.

Smith M (1967) Early operation for acute haemorrhoids. *Br J Surg* 54: 141.

Soderlund S (1962) Results of haemorrhoidectomy according to Milligan: a follow-up study of 100 patients. *Acta Chir Scand* 124: 444.

Sohn N, Aronoff JS, Cohen FS & Weinstein MA (2001) Transanal hemorrhoidal dearterialization is an alternative to operative hemorrhoidectomy. *Am J Surg* 182: 515-519.

Steinberg DM, Liegois H & Alexander-Williams J (1975) Long-term review of the results of rubber-band ligation of haemorrhoids. *BrJSurg* 62: 144.

Stroud BB (1896) On the anatomy of the anus. *Ann Surg* 24: 1.

Subramanyam K, Patterson M & Gourley WK (1984) Effects of Preparation H on wound healing in the rectum of man. *Dig Dis Sci* 29: 829-834.

Sun WM, Read NW & Shorthouse AJ (1990) Hypertensive anal cush-ions as a cause of the high anal canal pressures in patients with haemorrhoids. *Br J Surg* 77: 458-462.

Templeton JL, Spence RAJ, Kennedy TL et al (1983) Comparison of infrared coagulation and rubber-band ligation for first and second degree haemorrhoids: a randomised prospective clinical trial. *BMJ* 286: 1387.

Teramoto R, Parks AG & Swash M (1981) Hypertrophy of the external anal sphincter in haemorrhoids: a histometric study. *Gut* 22: 45. Thomson JPS (1978) Haemorrhoids and fissure. *Br J Hosp Med* 20: 600-609.

Thomson WHF (1975) The nature of haemorrhoids. *Br J Surg* 62: 542.

Thomson WHF (1980) The one-man bander: a new instrument for elastic ligation of piles. *Lancet* ii: 1006.

Thomson WHF (1982) The nature of perianal haematoma. *Lancet* ii: 467.

Thorbeck CV & Montes MF (2002) Haemorrhoidectomy: randomised controlled clinical trial of Ligasure compared with Milligan-Morgan operation. *Eur J Surg* 168: 482-484.

Tinckler LF & Baratham G (1964) Immediate haemorrhoidectomy for prolapsed piles. *Lancet* ii: 1145.

Titapant V, Indrasukhsri B, Lekprasert V & Boonnuch W (2001) Trihydroxyethylrutosides in the treatment of hemorrhoids of pregnancy: a double-blind placebo-controlled trial. *J Med Assoc Thai* 84: 1395-1400.

Trowers EA, Ganga U, Rizk R, Ojo E & Hodges D (1998) Endoscopic hemorrhoidal ligation: preliminary clinical experiencee. *Gastrointest Endosc* 48: 49-52.

Turrell R & Gerlent IM (1969) Anal stenosis. In Turrell R (ed) *Diseases of the Colon and Anorectum*, Vol 2, 2nd edn, pp 1051-1056. Philadelphia: WB Saunders.

Vanheuverzwyn R, Delannoy A, Michaux JL et al (1980) Anal lesions in hematologic diseases. *Dis Colon Rectum* 23: 310-312.

Van Hoorn M (1972) The haemorrhoidal ligating proctoscope. In Maratka Z & Sekta J (eds) *Urgent Endoscopy of Digestive and Abdominal Diseases*. Basel: Karger.

Varma JS, Chung SCS & Li AKC (1991) Prospective randomised comparison of current coagulation and injection sclerotherapy for the outpatient treatment of haemorrhoids. *Int J Colorect Dis* 6: 42-45.

Waldon DJ, Kumar D, Hallam RI & Williams NS (1989) Prolonged ambulant assessment of anorectal function in patients with prolapsing haemorrhoids. *Dis Colon Rectum* 32: 968-974.

Walker AJ, Leicester RJ, Nicholls RJ & Mann CV (1990) A prospective study of infrared coagulation injection and rubber-band ligation in the treatment of haemorrhoids. *Int J Colorect Dis* 5: 113-116.

Wang JY, Chang-Chien CR, Chen Js, Lai CR & Tang RP (1991) The role of lasers in haemorrhoidectomy. *Dis Colon Rectum* 34: 78-82.

Watts JM, Bennett RC, Duthie HL & Goligher JC (1964) Healing and pain after different forms of haemorrhoidectomy. *Br J Surg* 51: 88.

Watts JM, Bennett RC, Duthie HL & Goligher JC (1965) Pain after hemorrhoidectomy. *Surg Gynecol Obstet* 120: 1037-1042.

Webster DJT, Gough DCS & Craven JL (1978) The use of bulky evacuant in patients with haemorrhoids. *Br J Surg* 65: 291.

Wechter DG & Luna GK (1987) An unusual complication of rubber band ligation of haemorrhoids. *Dis Colon Rectum* 30: 137-140.

Weinstein SJ, Rypins EB, Houck J & Thrower S (1987) Single session treatment for bleeding haemorrhoids. *Surg Gynecol Obstet* 165: 479-482.

Whitehead W (1882) Surgical treatment of haemorrhoids. *BMJ* 1: 149.

Whittaker DK (1975) Observations on ice crystals in tissue subjected to repeat freezing. *Proc R Soc Med* 68: 603-605.

Wilson MS, Pope V, Doran HE, Fearn SJ & Brough WA (2002) Objective comparison of stapled anopexy and open haemorrhoidec-tomy. *Dis Colon Rectum* 45: 1437-1444.

Wolff BG & Culp CE (1988) The Whitehead haemorrhoidectomy: an unjustly maligned procedure. *Dis Colon Rectum* 31: 587-590.

Wrobleski DE, Corman ML, Veidenheimer MC et al (1980) Long-term evaluation of rubber-band ligation in hemorrhoidal disease. *Dis Colon Rectum* 23: 478.

You SY, Kim SH, Chung CS & Lee DK (2005) Open vs. closed hemor-rhoidectomy. *Dis Colon Rectum* 48: 108-113.

Zinberg SS, Stern DH, Furman DS & Wittles JM (1989) A personal experience in comparing three non-operative techniques for treat-ing internal haemorrhoids. *Am J Gastroenterol* 84: 488.

9

第 9 章　肛裂

肛裂是指局部肛管黏膜缺失，可以是急性的也可以是慢性的。慢性肛裂患者可以在基底部看到内括约肌纤维化。该病很常见，能够出现在任何年龄段，但最常见于产后的女性（Abramowitz 等，2002）。其临床表现为剧烈的肛周疼痛并在排便时加重。痛苦的排便后一般会有少量的出血。急性肛裂可自行好转。大多数急性肛裂可以局部应用药物，如硝酸甘油或硝酸异山梨酯；也可应用钙通道阻滞剂，如局部应用地尔硫䓬或全身应用硝苯地平（Knight 等，2001；Nelson，2004）。如果急性肛裂对药物无效或转为慢性，肛门内括约肌处注射 20 个单位的肉毒杆菌毒素可以治愈（Maria 等，2002）。如果上述治疗仍没有效果，应告知患者有治愈可能但可能无法排便（Mentes 等，2005），可以实施肛门内括约肌切开术，在局部麻醉（局麻）或全身麻醉（全麻）下实施门诊手术。如果肛裂表现不典型或经过规律治疗无缓解，应考虑是由克罗恩病、结核、既往肛门手术、获得性免疫缺陷综合征（AIDS）、梅毒、白斑病、网状细胞增多症、白血病和肛门恶性肿瘤所导致的继发性肛裂。

病因

儿童

在婴儿中，肛裂通常伴随着便秘，一般是由饮食习惯的改变所致。巨大的粪块对齿状线下缘的肛管黏膜上皮造成损伤。该处的黏膜附着于内括约肌，由于正常肛管直肠的特殊角度使得这个区域易于受损。大多数儿童发生肛裂是由于没有进行很好的排便训练，治疗应从改变饮食习惯和排便训练开始。一旦患病因素被改正，治疗遵循与成人相同的原则，预后也类似于成人（Kenny 等，2001；Oglesby 等，2001；Somnez 等，2002）。

成人

很多病例中并没有发现导致成人肛裂的易患因素（Lund 和 Scholefield，1996a）。普遍认为急性肛裂在成人中常见，可能是由于大便通过时造成的损伤。很多急性肛裂在没有治疗的情况下 1～2 天能够痊愈，但也有一些我们不清楚的原因使其变成慢性肛裂。易患因素之一是分娩。Martin（1953）报道在急性肛裂患者中 11% 有近期分娩；Gough 和 Lewis（1983）报道产后肛裂常见于肛门前方。对于阴道分娩，前部肛裂的发病率明显增高，其原因可能是胎头的压力在肛管前方没有得到支撑。另一种理论认为前期的会阴部损伤导致肛管前方受损后瘢痕形成，使其在后来的阴道分娩过程中更易受损。然而，产后肛裂相对来说并不多见，Lock 和 Thomson（1977）报道发病率为 3%，我们的数据显示是 9%（表 9.1）。法国研究了 165 例在分娩中有 2 道裂伤的女性，仅有 25 人在分娩后 2 个月发展为肛裂（Abramowitz 等，2002）。产后肛裂的特征是肛门内

表 9.1 肛裂：表现特征

	Lock 和 Thomson（1977）（n=188）	Birmingham 系列[†]（n=355）
症状（%）		
疼痛	87	82
出血	82	74
瘙痒	44	14
肛周脓肿	29	32
排便	7	4
排便习惯（%）		
便秘	14	24
腹泻	4	7
病因（%）		
产后	3	9
其他肛门疾病	26*	32
持续时间		
病史（周）	11	21

[†]资料来自临床试验。

（Arabi 等，1977；Marby 等，1979；Keighley 等，1981；Weaver 等，1987）。

* 肛裂 22%；出血 3%；瘘 1%。

括约肌痉挛（Lund 等，1996；Schouten 等，1996a）。

无论性别，不良的排便习惯被认为是易发因素。正如在儿童中，坚硬的粪块在排便过程中对肛管的后部造成直接的损伤（Lund 和 Scholefield，1996a）。尽管便秘在肛门开始疼痛前偶有发生，McDonald 等（1983）发现在他们的病人中仅有25%的患者有前期偶发便秘。便秘一般是肛裂的后果，因为患者惧怕排便而导致的疼痛。

一旦急性肛裂进一步发展，一般均有肛门内括约肌的过度活跃（Sumfest 等，1989）和肛管静息压力升高，并维持这种状态（Hancock，1977；Cerdan 等，1982；McNamara 等，1990）。括约肌痉挛被认为是肛管疼痛的恶性循环，惧怕排便而导致大便干结，刺激内括约肌活动加剧（Dodi 等，1986；Gibbons 和 Read，1986）。通过局部应用药物或钙通道阻滞剂来打破这种循环，如果失败，肉毒杆菌或肛门内括约肌切开术是现代治疗肛裂的基础（García-Aguilar 等，1996；Lund 等，1996；Schouten 等，1996a；Watson 等，1996；Williams 等，1996；Jonas 等，2001a，b；DasGupta 等，2002；Griffin 等，2002；Lindsey 等，2003；Nelson，2004）。然而，一旦急性肛裂转变成慢性，并不是所有患者的肛门静息压力都升高，事实上有60%～65%的患者静息压力正常或偏低。Jones 和他的同事（2005）在牛津大学报道55%的患者压力正常，8%的患者压力低；此外，这些压力正常和压力偏低的肛裂患者在直肠指诊时无法明确诊断。

腹泻通常也被认为是易感因素，在 St Mark 医院治疗的患者中仅占 4%（Lock 和 Thomson，1977），在我们医院则占 7%（见表 9.1）。

肛裂患者中有 26%～32%的人既往患有其他肛周疾病。一些病例以前患有肛裂，经治疗后痊愈，再次复发。另一些病例曾做过痔切除术，在这些病例中可能是由于术后肛周黏膜缩短、肛门狭窄或变形所致肛裂易患性增加，特别是并发便秘时（Lund 和 Scholefield，1996a）。括约肌间脓肿手术引流后所导致的后部肛裂，其原理相同（Lock 和 Thomson，1977；Hörsch 等，1998）。

Klosterhalfen 等（1989）对病因学分析认为，肛管的前方和后方是肛管黏膜血液供应的分水岭。其下方是痔动脉进入肛管的侧支，使得正中线部位有潜在的局部缺血。局部缺血能够解释在肛裂患者内括约肌病理学检查时所看到的纤维变性。Klosterhalfen 等认为前后正中线的局部缺血是易患人群发生慢性肛裂的病因（Lund 等，1996；Schouten 等，1996b）。然而，前后正中线的局部缺血导致肛裂这一理论仍在争论。作者认为该理论很难解释后正中线肛裂相较于侧方局部缺血肛裂与前正中线的局部缺陷更具有相关性。这样的观察结果认为局部缺血是肛裂的成因而并非继发于肛裂（Lund 和 Scholefield，1997b）。

发病机制

急性肛裂伴随着肛门内括约肌活动度增加，并由肛管静息压增加和肠蠕动减低证实，此类患者可以用肛门内括约肌切开术治疗（Hancock，1977；Melange 等，1992；Xynos 等，1993；Horvath 等，1995；Arabi 等，1977）。肛管高压在后位肛裂中最明显（Keck 等，1995），并由矢量测压法所证实（Williams 等，1995）。Farouk 等（1994）证

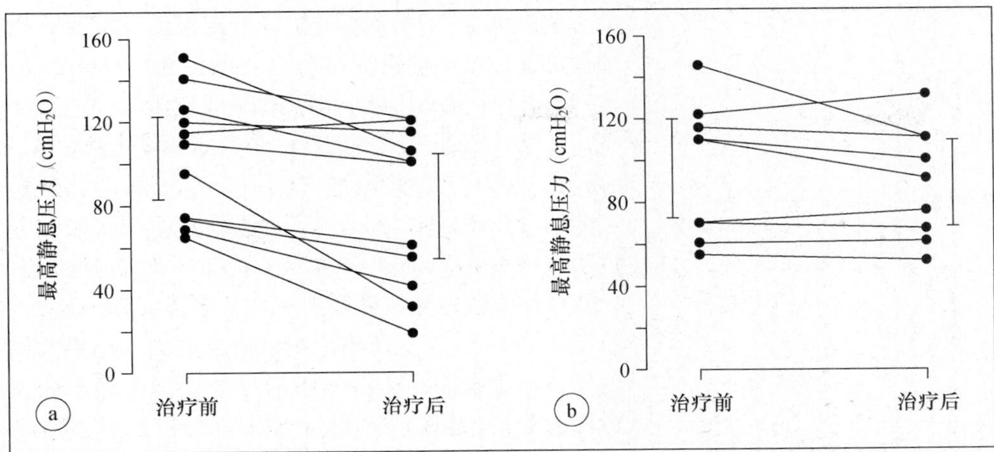

图 9.1　应用2%硝酸甘油及安慰剂20分钟后肛门最高静息压力的比较。95%可信区间，$P=0.0024$（在应用硝酸甘油组与安慰剂组对比压力变化），应用硝酸甘油组于治疗前和治疗后比较，$P=0.033$；t 检验。授权自 Loder（1994）Blackwell 出版。

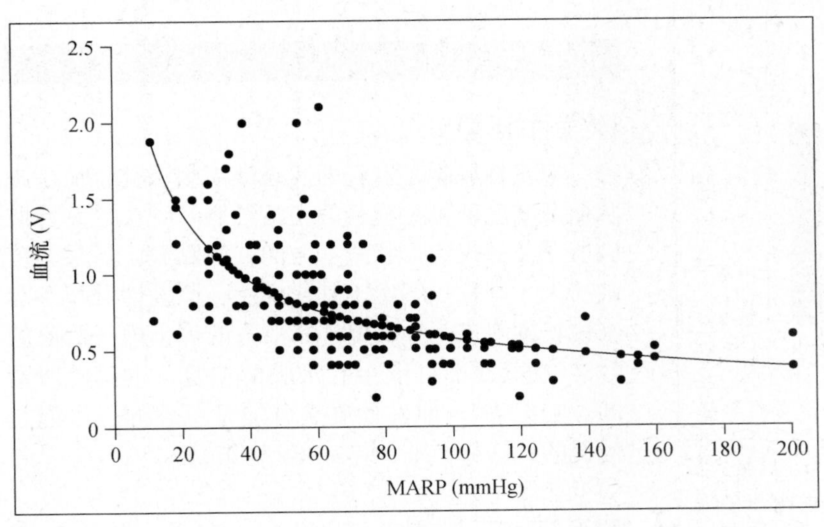

图 9.2　最大肛门静息压力（MARP）与肛管内血流变化的关系，血流变化趋势显示为曲线（点）。来源自：Schouten 等（1994）并由 Springer 科学与商务传媒授权。

实肛裂患者的肛门直肠压力协调性缺失。正常状态下肛管内括约肌活动受阻导致肛管内压力升高，而在肛裂患者中这种自发性肛管压力增高没有反射回馈。而这种压力增高究竟是肛裂的原因还是结果仍在争论。许多治疗均围绕着以药物来调节增高的肛门括约肌压力。其发生机制假说为，内源性一氧化氮合酶的缺乏，及内括约肌的环磷鸟苷和钙通道感受器的缺失。另一种假说认为肛管压力过高导致交感神经活性过度，α受体阻滞和β受体激动作用失调（Regadas 等，1993）。

肛门内括约肌一氧化氮通道的作用是接受更多的压力感受信息（Rattan 和 Chakder，1992；Rattan 等，1992；O'Kelly 等，1993）。钙通道阻滞剂如硝苯地平和地尔硫䓬用于降低肛管压力（Chrysos 等，1996；Cook 等，1999a，b）已被临床广泛应用。一氧化氮通道对肛管压力的影响使其有可能用于肛裂的治疗（Lund 等，1996）。Loder 等（1994）报道应用硝酸甘油制成 0.2%的软膏，可以降低肛管压力达 27%（图 9.1）。后面的研究会描述应用三硝酸甘油和硝酸异山梨酯治疗肛裂（Lund 等，1996；Schouten 等，1996a；Watson 等，1996；见表 9.8）。肛管后方局部压力增高能够解释肛裂患者特征性的痉挛和疼痛。Schouten 和他的同事（1994）证实了肛管压力和肛周血流变化之间的关系（图 9.2）；他们发现在后正中线部位无角质层的肛裂局部血液灌注降低（图 9.3），

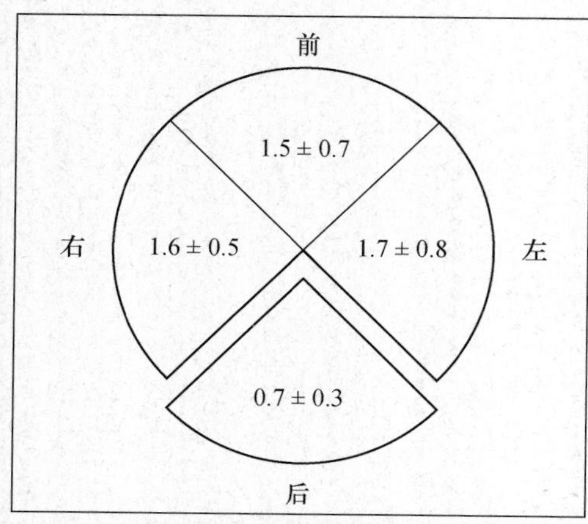

图 9.3 将肛管分成 4 等份显示肛管内的血流。来源自：Schouten 等（1994）并由 Springer 科学与商务传媒授权。

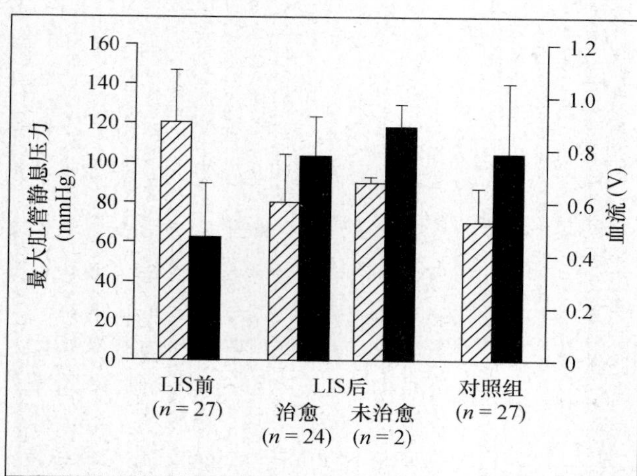

图 9.4 肛裂患者行侧方内括约肌切开术（LIS）后最大肛管静息压力（■）和血流（▨），对照组同样在图中显示。数值显示均数和标准差。来源自：Schouten（1996b）Blackwell 出版。

且在肛裂基底部最低。由此得出结论，肛裂是局部缺血性溃疡。Schouten 的资料与后来的现代血管造影技术相契合，造影显示肛管后方的直肠下动脉分支缺失（Klosterhalfen 等，1989）。此外，内括约肌活性增高使这些小血管的灌注指数降低，这可能是肛裂的发病原因（Gibbons 和 Read，1986）。此后的研究显示，当应用肛门内括约肌切开术治疗肛裂时，可以使血流量增加并能降低肛管静息压力（Schouten 等，1996a）（图 9.4）。

因此，现有的资料认为肛裂是一种与肛门局部高压相关的局部缺血性溃疡，通过药物或外科手术的方法降低肛门局部高压就可以有效治疗肛裂，增加局部血流量，促进溃疡愈合（Lund 和 Scholefield，1996a）。现在有很多药物用来降低肛管压力（Neri 等，1988；Enck 等，1989），如毒蕈碱类药物（Jonas 等，2002），L-精氨酸（Griffin 等，2002），磷酸二酯酶（Jones 等，2002a），α 受体激动剂（如吲哚拉明），β 受体激动剂（如沙丁胺醇）（Regadas 等，1993）和磷酸二酯酶抑制剂——昔多芬（Torrabadella 等，2004）。这些药物均用来治疗肛裂。如果效果欠佳，还可应用神经毒素阻滞神经肌肉传递，如肉毒杆菌毒素、膝钩藻毒素，能够降低肛门静息压力并使肛裂愈合（Maria 等，1998；Brisinda 等，1999；Maria 等，2002；Garrido 等，2005）。有时这些药物可以联合应用，如 A 型肉毒毒素制剂（肉毒杆菌毒素）和异山梨醇（Lysy 等，2001）。

病理学

原发性肛裂

原发性肛裂是肛管的浅表性溃疡。其特征是舟状面及基底部可见横行的内括约肌纤维。原发性肛裂所累及的仅为齿状线下方的肛管黏膜。如果其范围扩大，则肯定继发于其他疾病。原发性肛裂一般来说长度限于 1cm，覆于其上方的仅为内括约肌的 1/3。在其底部可能会有水肿的皮赘，也就是所谓的“哨兵痔”。原发性肛裂可能是急性的也可能是慢性的（Crapp 和 Alexander-Williams，1975）。

原发性急性肛裂

急性肛裂很表浅，基底部是疏松的结缔组织；一般看不到横行的内括约肌纤维。哨兵痔也不常见到，肥大的肛乳头（慢性肛裂）更加少见。溃疡边界清楚，没有形成硬结、脓毒症、局部水肿或隐窝。急性肛裂通常可以自然预合，多见于儿童、青年人和产后的女性。肛裂的症状持续时间越长，自愈的可能性越小。急性肛裂的治疗预合很好（Frezza 等，1992）。如果治疗失败或症状持续存在，急性肛裂将转变成慢性肛裂。

原发性慢性肛裂

任何肛裂症状持续 6～8 周均为慢性肛裂。慢性肛裂的创面边缘有硬结形成并可能有潜行病变；很容易看到基底部的内括约肌。随后，溃疡面变大，从外观上看由于淋巴管闭塞而变得水肿。如果

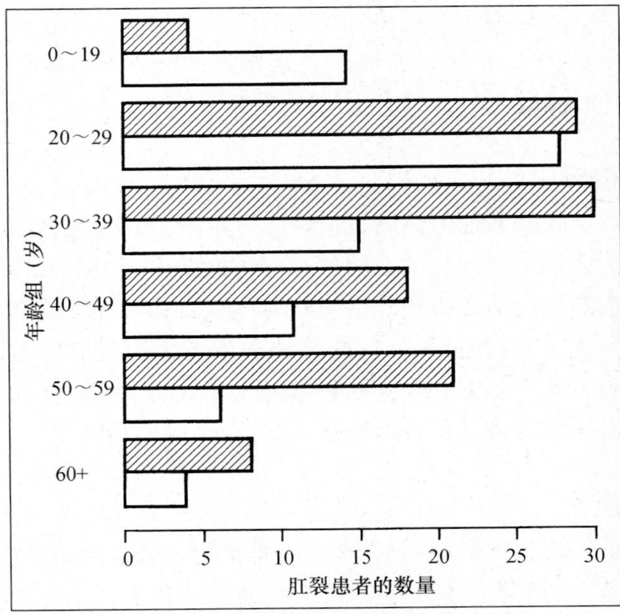

图 9.5　年龄和性别对肛裂的影响。▨男性；□女性。来源自：Lock 和 Thomson（1977）。

症状持续存在，低位肛裂会形成隐窝并形成括约肌间脓肿。水肿加重形成特征性的皮赘，有时则是齿状线内缘出现肥大肛乳头（Lund 和 Scholefield，1996a）。脓肿的形式多样，黏膜下扩展或向上形成括约肌间脓肿或向下形成肛周脓肿。持续存在的肛周脓肿会形成瘘管，沿着肛裂的边缘在皮赘下方的皮肤穿出。这种“肛裂-瘘管”模式很少见，在我们的病人中发生率大约是 4%。括约肌间和黏膜下脓肿也不多见，发生率大概是 2%。

继发性肛裂

继发性肛裂是指并发于其他疾病的肛裂，如克罗恩病、肛门结核、AIDS 或既往肛门手术（Grewal 等，1994）。肛裂合并克罗恩病和肛门结核时通常是无痛的；一般与肛瘘和肛周脓肿并发。克罗恩病的肛裂通常是隐窝状溃疡，局部破坏面积较大并形成脓肿（Hughes，1977）。继发性肛裂进展会成为慢性肛裂，并很难通过保守或外科手术的方法治愈。

年龄和发病率

肛裂可能发生在任何年龄（Shub 等，1978），但最常见于 20～40 岁（Gough 和 Lewis，1983；McDonald 等，1983；Pernikoff 等，1994）（表 9.2）。St Mark 医院的一篇综述回顾了收治的 1712 例患者（包括门诊患者）并随访 6 个月，发现 190 例肛裂患者（11.1%）。年龄和性别对肛裂的影响见图 9.5（Lock 和 Thomson，1977）。

临床特征

儿童

儿童肛裂患者的特征是排便时因疼痛而尖叫，并排出少量鲜红色血液。大部分肛裂患儿均有便秘，但很难明确肛裂究竟是原因还是结果。肛裂是儿童直肠出血最常见的原因。肛周视诊即可作出诊断，因为肛周皮肤因括约肌收缩而变形，通常会有小的皮赘，儿童对肛门的其他检查会有较强烈的排斥。

成人

病史

成人的首发症状是肛周疼痛，排鲜红色的血

表 9.2　肛裂：与年龄和性别的关系

	Lock 和 Thomson (1977) (n = 188)	Shub 等 (1978) (n = 393)	Gough 和 Lewis (1983) (n = 82)	McDonald 等 (1983) (n = 81)	Birmingham† 研究 (n = 355)
平均年龄（年）	38	NR	36	39	36
年龄段（年）	11 个月至 72 岁	16 个月至 83 岁	NR	17～74	16～72
男性（%）	58	53	52	49	57
女性（%）	42	47	48	51	43

†资料摘自临床治疗试验。Arabi 等，1977；Marby 等，1979；Keighley 等，1981；Weaver 等，1987。

NR，未记录。

表 9.3　肛裂：不同表象的发生频率（%）

症状	Lock 和 Thomson (1977) (n=188)	Birmingham† 研究 (n=355)
肛门痉挛	69	78
前哨痔	38	68
肛乳头肥大	16	25
肛裂/肛瘘	6	6
括约肌间脓肿	2	4
痔	15	38
肛门狭窄	0	2

† 资料摘自临床治疗试验。Arabi 等，1977；Marby 等，1979；Keighley 等，1981；Weaver 等，1987。

液，肛周水肿和偶尔有黏液排出。疼痛很剧烈并出现在排便时和排便后。排便时会有撕裂的感觉。排便后会有 3～4 小时的钝性疼痛。便秘会加重症状。疼痛可转为慢性并间断出现。

尽管疼痛是最为明显的症状，但直肠出血也会在 74%～86%的病人中出现（见表 9.1）。出血的特征是量较少，呈鲜红色并在用力或排便时出现。很少有大量出血。

慢性肛裂的特征是水肿和皮赘脱垂导致的肛周瘙痒及肛周皮肤脱落。皮赘预示着括约肌间脓肿或肛裂伴瘘管形成。

肛裂对生活质量影响颇大，表现在心理健康受损、身体痛苦、生活及社交功能受到损害（不论性别如何），治愈后能够改善这些方面的问题（Griffin 等，2004）。

检查

大多数病人仅通过视诊即可诊断。病人通常因为疼痛而感到焦虑；同样对直肠检查很恐惧，肛周皮肤因内括约肌和外括约肌的痉挛而变形并使臀部紧张。有报道 16 个急性肛裂的患者无法行肛门检查，其中 13 人给予舌下含服 0.5mg 的硝酸甘油后，成功接受了肛门检查（Larpent 等，1996）。

视诊

除非括约肌过度紧张，通常可以看到小的皮赘。如果病人很配合，可以轻轻分开臀部。在肛周涂抹果冻样麻醉剂可以使检查更顺利。这时如果尝试直肠指诊或直肠镜检查是错误的，除非提前1～2分钟局部或舌下给予硝酸甘油。由于肛裂位于齿状线下方，轻轻分开肛周皮肤即可看到肛裂（图 9.6）。

触诊

当视诊不满意时，外科医生可以尝试直肠指诊。直肠指诊时手指远离肛裂部位一般没有太多痛苦。括约肌痉挛一般是肛裂的特征性反应（表 9.3）。慢性肛裂感觉是不平整的、靠近肛缘疼痛的凹陷。直接检查肛裂部位会导致剧烈的疼痛。在慢性肛裂患者中，直肠检查通常是相对无痛的，张力正常，一般可触及异常。

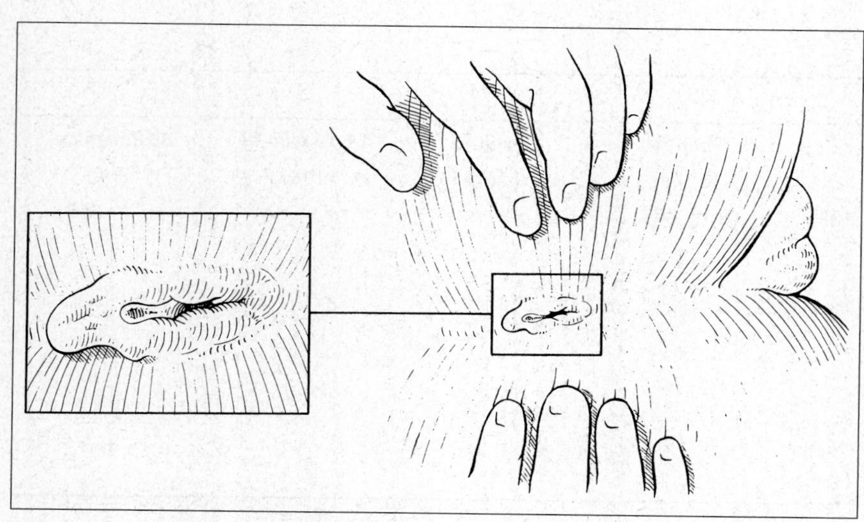

图 9.6　肛裂的外观。分开臀部后，一般能够看到深达黏膜层的溃疡并伴有皮赘和肛乳头。这类患者的肛门括约肌一般较紧。

表 9.4　肛裂：不同位点的发生概率（%）

位点	Lock 和 Thomson（1977）（n=188）	Shub 等（1978）（n=393）	Gough 和 Lewis（1983）（n=97）	Mcdonald 等（1983）（n=81）	Birmingham[†]（n=355）
前方	14	27	12	7	7
后方	75	66	82	88	89
前后均有	8	7	2	1	2
侧方	3	0	3	4	2

[†] 资料摘自临床治疗试验。Arabi 等，1977；Marby 等，1979；Keighley 等，1981；Weaver 等，1987。

表 9.5　乙状结肠镜检查发现异常

异常发现	Lock 和 Thomson（1977）	Birmingham[†]
总计	8/168（5%）	31/294（11%）
远端直肠炎症	1	10
腺瘤	2	4
湿疣	1	5
结肠黑变病	1	0
化生性息肉	2	6
克罗恩病	0	5
结核	0	1

[†] 资料摘自临床治疗试验。Arabi 等，1977；Marby 等，1979；Keighley 等，1981；Weaver 等，1987。

如果预期检查会使患者很痛苦，可以在麻醉后进行或应用硝酸甘油。

直肠镜检查

直肠镜检查在急性肛裂患者中并非常规检查手段。然而，对婴儿用的直肠镜涂抹润滑油可以用来检查低位直肠黏膜及肛门，可以诊断是否有其他的直肠肛门病变（Lock 和 Thomson，1977）。如果为明确诊断而进行直肠镜或乙状结肠镜检查过于痛苦，应该给予全身麻醉或局部麻醉。

直肠镜检查时可以同时取病理检查。1/3 的病人发现有痔，20%的病人发现有肥大的肛乳头和肛瘘，有时还会发现括约肌间脓肿，大约占 5%～6%。肛门狭窄发生率约为 2%～3%（Shub 等，1978；Marby 等，1979；Abcarian，1980；Lewis 等，1988）。

肛裂的位置

一般通过视诊或直肠镜检查能够确定肛裂的位置。2/3 的肛裂单独存在并位于后位（表 9.4）。在我们的临床实践中，89%的患者发现后位肛裂，仅有 7%肛裂位于前位；2%的患者前后位均有，还有 2%位于侧位。前位肛裂在女性患者中较多见，男女发生率为 9% *vs.* 21%（Lock 和 Thomson，1977）。

乙状结肠镜检查

乙状结肠镜检查发现合并其他疾病的患者比例依赖于检查到的乙状结肠的长度和行内窥镜检查的病人的数量。我们发现肛裂患者乙状结肠镜检查发现异常的概率为 11%（表 9.5）。这些疾病包括结肠炎、腺瘤样息肉、肛周湿疣、克罗恩病和肛门结核。

诊断和鉴别诊断

诊断

门诊如果无法明确诊断，在开始治疗前，有必要进行进一步检查，如触诊、直肠镜检查及局部麻醉或全身麻醉下或局部应用硝酸甘油后行乙状结肠镜检查。钡灌肠及结肠镜检查并非必要，除非有明确的克罗恩病、溃疡性结肠炎、阿米巴肠炎或结直肠肿瘤等疾病的诊断。如果有可疑的传染性疾病，应该进行微生物检查、抗体或补体结合试验（见下文）。

鉴别诊断

一小部分肛裂继发于其他病变如梅毒、AIDS、结核病、克罗恩病、溃疡性结肠炎、肛门狭窄或既往曾行的肛门手术治疗。这些疾病一般都能通过病史或检查排除。很多疾病在表现上类似肛裂。肛周脓肿合并白血病中性粒细胞减少的患者的表现与肛裂类似（Grewal 等，1994）。其他有些直肠下 1/3 的恶性肿瘤如鳞状上皮癌、基底细胞癌和腺癌并发肛周脓肿时与肛裂鉴别困难。类似的症状也可见于肛周的畸形性骨炎（Paget 病）、括约肌间脓肿、痉挛性肛周疼痛、外部血肿的血栓形成和肛周瘙痒。所有这些疾病将在其他章节描述，在此仅就主要的鉴别诊断进行描述。

克罗恩病

肛裂在克罗恩病中一般是无痛的（Sweeney 等，1988）。肛周脓肿和突出的皮赘很常见。克罗恩病的肛裂创面较原发肛裂宽，局部肛门括约肌被破坏并被贯穿，导致局部形成空洞。肛裂一般位于侧面并不止一处。常伴随肛瘘、肛周脓肿及肛门狭窄。直肠炎较少见。Lewis 等（1988）报道了 21 个病人在应用括约肌切开术后有 5 例出现无法治愈的肛裂，最终被证实为克罗恩病。临床医生应该注意某些难以治愈的肛裂可能是克罗恩病。

溃疡性结肠炎

一般来说，肛周疾病合并克罗恩病较多见，合并溃疡性结肠炎较少见。然而，肛裂可能会导致结肠炎复发。肛裂一般疼痛较剧烈并很容易感染。治疗肛裂后结肠炎也会减轻。与克罗恩病不同，皮赘和其他肛周疾病在溃疡性结肠炎时并不多见。

结核性肛裂

肛门结核导致的肛裂与原发性肛裂难以鉴别。结核性肛裂用常规方法难以治愈，并会进展到局部形成周边潜行的溃疡。随后括约肌遭到破坏，最终导致复杂肛瘘。乙状结肠镜检查正常，诊断依赖于抗酸杆菌染色及培养的结果。

单纯性疱疹

疱疹性溃疡通常较复杂但仅单个出现。这种溃疡一般是环状的而非线性的，发生在肛周皮肤和肛管黏膜。疱疹性溃疡较表浅并无内括约肌显露。疱疹性溃疡疼痛很剧烈但局部应用阿昔洛韦能够缓解症状。

梅毒性肛裂

早期梅毒性溃疡与肛裂相似，但通常没有疼痛并快速形成硬结，并有腹股沟淋巴结病变。通常有两个溃疡，对称性地位于肛门边缘的两侧。如果肛裂外观不典型、无痛，应该进行排泄物的螺旋体检查。继发性的肛周湿疣可能会并发疼痛的肛裂；外观不典型时应该考虑该诊断，血清学检查能够最终确诊。

括约肌间脓肿

如果在麻醉状态下行肛管检查但并没有发现肛裂，而患者有明确的肛周剧烈疼痛的病史，必须要考虑到是否有括约肌间脓肿。诊断依赖于检查敏感部位以上的括约肌间水平位置有无病变。

肛门的恶性肿瘤

侵及肛门的恶性肿瘤均会引起排便时剧烈的疼痛，并会有出血。肿瘤自肛门内脱出可能会被误诊为肛周的皮赘。然而，直肠检查及活检通常能够明确诊断。表现为这种形式的肿瘤一般有淋巴瘤、鳞状细胞癌或基底细胞癌、腺癌或生殖源性肿瘤。

肛周瘙痒

肛裂会合并瘙痒症。反过来，原发性瘙痒可能会有皮肤的裂口，这种裂口很敏感，外观感觉被浸泡并很潮湿。瘙痒症导致的肛裂一般是多发的、浅表的；围绕肛周呈放射状分布，累及肛周皮肤但并不累及肛管。

AIDS

同性恋、吸毒者和其他高风险人群可能由于局部损伤、黏膜抵抗力受损、肛周脓肿和慢性损伤导致肛裂。通常这种肛裂伴随着肛周脓肿。

痉挛性肛周疼痛

许多患者表现出典型的肛裂症状而肛管看起来很正常。如果高度怀疑肛裂，应该过段时间重复检查并给予麻醉，可能会在初次检查的时候漏诊肛裂。如果病人没有痔，并除外括约肌间脓肿，可以考虑诊断为痉挛性肛周疼痛。病人的主诉是些很奇怪的症状如腰背部疼痛，大便不正常，小腿间歇性疼痛及感觉异常的病史。临床医生应该重复各项检查确认患者没有其他疾病才能考虑这个诊断。在没

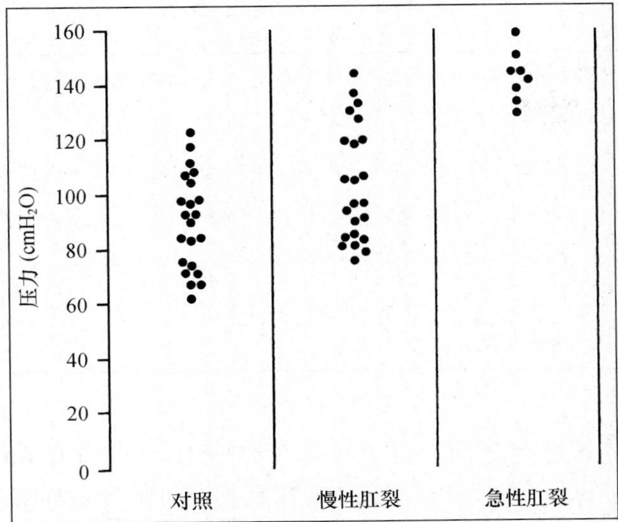

图 9.7　急性和慢性肛裂患者与对照组比较的肛门静息压力（Hancock，1977）。

有确诊肛裂的情况下行肛门扩张术或括约肌切开术是很危险的。

生理学变化

急性肛裂患者由于肛门内括约肌的过度活跃，肛门静息压力相比对照组显著升高（Arabi 等，1977），并伴有短暂或持久的蠕动迟缓（Hancock，1977）（图 9.7）。许多学者证实在急性肛裂患者中肛管静息压力增加（Kuypers，1983；Gibbons 和 Read，1986；Melange 等，1992；Prohn 和 Bonner，1995）。Abcarian 等（1982）以及 Northmann 和 Schuster（1974）报道在肛裂患者中出现异常直肠-肛门抑制反射的比例很高。Hancock（1977）在 12 个急性肛裂患者中的 10 个观察到缓慢的肠道蠕动（图 9.8），而在对照组中仅有 2 人。我们偶然观察到无意识的外括约肌活动的高峰，特别是在急性肛裂患者中。这些异常的活动模式一般可以通过肛门扩张术或括约肌切开术治疗。Cerdan 等（1982）不仅观察到肛门静息压力增高还发现了肛裂患者中的高压区域；肛门内括约肌切开术能使之好转。慢性肛裂患者的平均肛门静息压力在正常范围（Arabi 等，1977），但变化较大。我们在慢性肛裂患者中发现两种模式：肛门静息压力增高和静息压力正常甚至低于正常值（Keighley 等，1981）。上述发现由牛津大学的研究人员证实（Jones 等，2005）。40 位慢性肛裂患者中，15 人（37%）肛门静息压力升高，22 人（55%）静息压力正常，3 人（8%）压力低于正常。

我们发现静息压力升高的患者能够通过肛门侧方黏膜下括约肌切开术和肛门扩张术而痊愈（Marby 等，1979；同样见于 Hancock，1977），但无法降低慢性肛裂患者的肛门静息压力（Gatehouse 等，1978）。术后能够降低肛门静息压力的比例不确定，Chowcat 等（1986）报道最高达 50%。我们的经验是这个值大约为 20%～30%。我们的报道与 Olsen 等（1987）一样，肛门扩张术降低压力的效果要比侧方皮下括约肌切开术明显得多（表 9.6）。Boulos 和 Araujo（1984）报道了开放式和闭合式括约肌切开术在降低肛门静息压力方

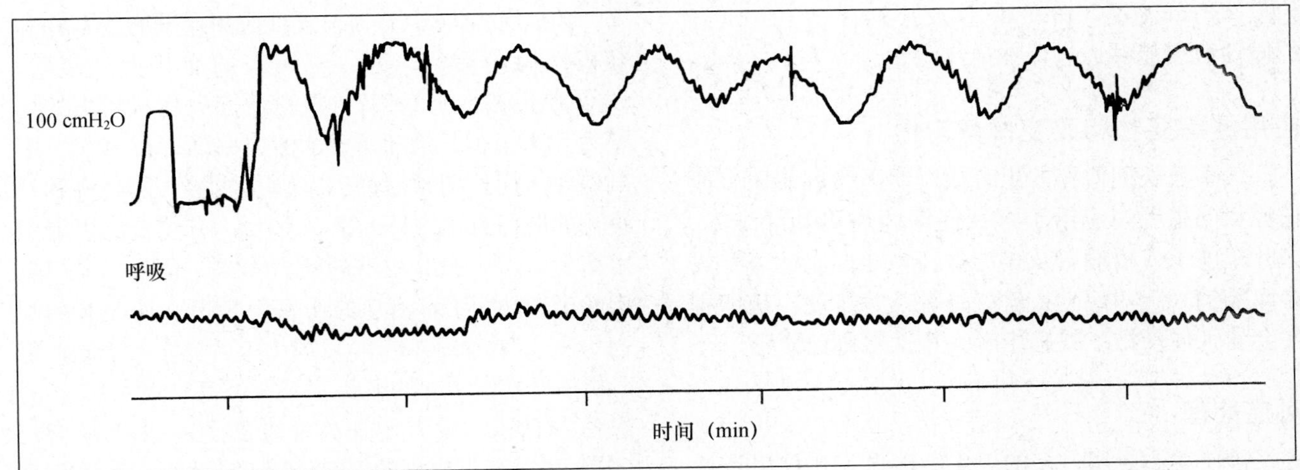

图 9.8　肛裂患者肛门静息压力。U 型曲线显示的压力由长程的测压计测得。

表 9.6 手术治疗肛裂的影响：平均肛门压力（cmH_2O）

治疗	治疗前	治疗后 1 个月	治疗后 4 个月	治疗后 12 个月
肛门扩张（*n*=63）	129	105	104	115
低位皮下括约肌切开术				
局部麻醉（*n*=65）	120	111	107	111
全身麻醉（*n*=69）	124	104	107	110
开放式括约肌切开术（*n*=32）	132	94	99	104

资料摘自临床治疗试验。Arabi 等，1977；Marby 等，1979；Keighley 等，1981；Weaver 等，1987。

面的效果没有明显差别。在大多数病例中，这种压力的变化持续时间较长。

自然病程

高达 70%的急性肛裂患者能够自愈；如果没有自愈，会进展成为慢性肛裂。如果不予治疗，一些急性肛裂在几个月甚至几年后会复发。一旦发展成为慢性肛裂，自愈的概率降至 20%～30%。因此肛裂能够自愈，保持不变，发展成为肛裂-瘘管或并发脓肿。特别要注意的是肛裂并发克罗恩病，高达 80%的患者不予治疗可以痊愈，许多患者是无痛的，除非有其他肛门疾病，否则肛裂可能无法被发现（Buchmann 等，1980）。Sweeney 等（1988）报道 69%的克罗恩病合并急性肛裂的患者应用治疗肠道疾病的药物后可以治愈。

治疗方式

近 90%的急性肛裂单独应用保守治疗就可以治愈（Frezza 等，1992）。相反，仅有 20%～30%的慢性肛裂能够通过保守治疗痊愈。

应用缓泻药物和改变排便习惯

大多数长期便秘的患者或近期因为肛裂而有便秘症状的患者，应给予容积性泻药如甲基纤维素、卵叶车前子或梧桐属及缓泻类药物［如比沙可啶或多库酯钠（十六烷)］。建议患者及时排便，延期排便会使大便硬结。鼓励患者大量饮水避免便秘。

对症处理

排便后不要用过多的卫生纸擦拭，建议患者规律洗澡或淋浴，或于排便后坐浴。温水坐浴对改善症状很有帮助，但对于降低肛管压力没有作用（Pinho 等，1993）。避免应用任何有可能导致局部过敏反应的药物。尼龙内衣会使肛周出汗增多，尽量不穿此类内衣。鼓励患者进食高纤维膳食，以促进大便软化，所起的作用类似于天然的肛门扩张器。

局部应用类固醇或麻醉药物

局部应用非类固醇药物能够控制疼痛，但是否能够促进愈合尚不清楚。局部应用麻醉剂或硝酸银或鱼石脂可以改善症状（Gabriel，1939）。

局部麻醉类药物如利多卡因或普鲁卡因（2%）能够改善症状，特别是对于急性肛裂患者，但过敏的发生率为 2%（Rodkey，1973；Alexander，1975）。类固醇药物能够减少炎症反应并促进自愈。沙夫霉素栓剂（包含利多卡因和氢化可的松）对急性肛裂患者 3 周的治愈率约为 80%（General Practitioner Group，1970）。Jensen（1986）应用局部麻醉剂、类固醇药物并控制便秘的方法，报道了更高的症状缓解率。

Fries 和 Reitz（1964）发现应用局部麻醉药物和容积性泻药治疗，近一半病人的症状得到缓解。Lock 和 Thomson（1977）报道治疗后症状消失的比率为 54%，但长期随访显示治愈率维持在 50%。影响保守治疗长期预后的因素包括皮赘、前哨痔和纤维化的肛门息肉（Pitt 等，2001）。有皮赘的患者手术率为 72%，没有皮赘的则为 42%。同样，肛门息肉的患者必须手术治疗的比率为 84%，而没有的则为 48%。Jensen（1987）发现 1 年后复发率不同，每日摄入纤维素 15g 的患者为 16%，每日摄入 7.5g 的患者为 60%，没有增加高纤维膳食的患者为 68%（图 9.9）。新近出现的保守治疗方法为高压氧治疗难治性感染病例（Cundall 等，2001）。

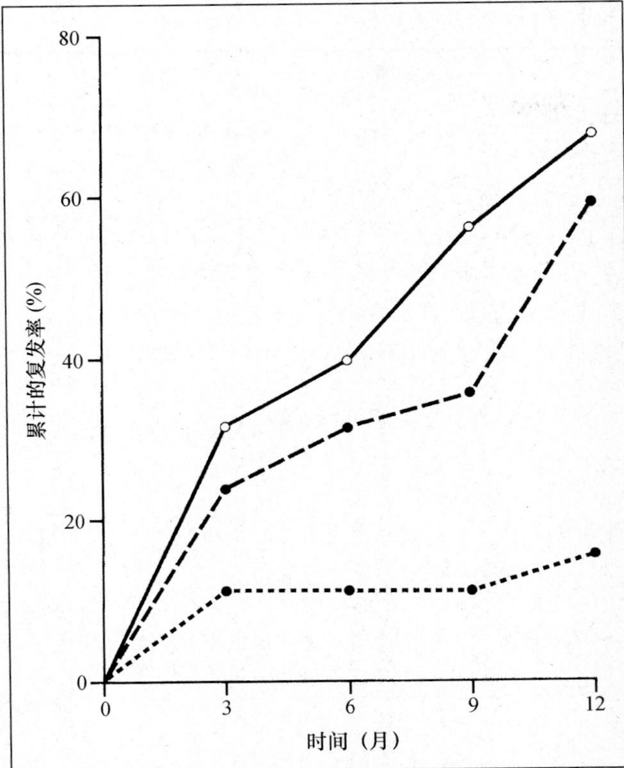

图 9.9　累计的复发率和高纤维膳食的影响。这个研究证明了高纤维膳食（15g/d）与低复发率显著相关。实线为安慰剂组（$n=25$）；短横线为 7.5g/d 高纤维膳食组（$n=25$）；虚线为 15g/d 高纤维膳食组（$n=25$）。来源自：Jensen（1987）。

肛门扩张法

有些医生将肛门扩张法作为对肛裂的保守治疗中的一部分。大多数人弃用该方法，因为很多患者发现该方法很痛苦，很难配合治疗。有两个试验评价肛门扩张器在治疗肛裂中的作用（Gough 和 Lewis，1983；McDonald 等，1983）。在这两个试验中，病人被随机分为应用扩张器和利多卡因组及单独应用利多卡因组。McDonald 等（1983）报道 6 个月后治愈率分别为 60% 和 52%（表 9.7）。Gough 和 Lewis（1983）发现 1 个月后治愈率分别为 44%和 42%。因此，两组得出结论，在保守治疗中增加肛门扩张术没有必要。

硬化剂疗法

硬化剂疗法应用十四烷基硫酸钠局部浸润，据报道其有效率超过 80%（Antebi 等，1985），但有并发脓肿的可能。尽管其预后好像比保守治疗更好（Shub 等，1978），我们并不推荐将该治疗应用于肛裂患者。

首选治疗方法：化学法括约肌切开术

局部应用硝酸盐类药物

保守治疗中重要的一个环节就是应用药物降低肛门括约肌的张力（Kennedy 等，1996）。已经有关于应用异丙肾上腺素后短期疗效的报道，但是应用氧化亚氮降低肛门内括约肌张力和肛门静息压力受到了更多的关注（Loder 等，1994；Banerjee，1997）。硝酸甘油降低肛门压力维持时间较短，仅作用 15～90 分钟（Jones 等，2002b）。很多研究应用了不同的硝酸盐制剂，所有药物都增加了氧化亚氮对括约肌组织的作用，在表 9.8 中有简要描述。简而言之，大多数这类研究报道最初的治愈率为

表 9.7　传统治疗疗效（%治愈率）

作者	坐浴，节食，栓剂	扩张器和利多卡因	利多卡因
McDonald 等（1983）			
6 周内治愈		68	61
6 个月治愈		60	52
Gough 和 Lewis（1983）			
1 个月治愈		44	42
Shub 等（1978）			
5 年治愈		44	
Lock 和 Thomson（1977）*			
4～8 周治愈	54		
4 年治愈	28		

* 预后不良。

表 9.8 硝酸甘油类药物（GTN）治疗陈旧性肛裂的预后

作者	*n*	剂量	头痛	治愈
Watson 等（1996）	19	以硝酸甘油的最小剂量使平均动脉压（MAP）降低 25%	2	9/15，6 周
Lund 等（1996）	21	0.2% GTN	4	11/21，4 周 18/21，6 周
Schouten 等（1996a）	34	1%硝酸异山梨酯	均有	14/34，6 周* 22/34，9 周 30/34，12 周†
Bacher 等（1997）	20	硝酸甘油	4	12/20，2 周 16/20，4 周
Lund 和 Scholefield（1997a，b）	39	0.2%硝酸甘油 0.5g	8	14/39，4 周 33/39，6 周‡
Jonas 等（2001b）	93	0.2%硝酸甘油	35/93	57/93，8 周
Bailey 等（2002）	304	剂量由硝酸甘油的注射装置决定	剂量相关	剂量相关，大约 50%

* 肛裂患者疼痛在 10 天内消失。

† 2 个病人行括约肌切开术，2 个行皮瓣转移。

‡ 记录的 5 个肛裂患者，4 个重复应用 GTN 后痊愈。

40%～50%，但复发率很高，患者经常会出现头痛，这使得患者不愿配合治疗。

局部药物治疗的另一个问题是药物的剂量（Torrabadella 和 Salgado，2006）。如果药物制成软膏或乳膏，剂量就是其用量的单位药物浓度，但应用于肛门的膏剂很难控制用量。Lund 和 Scholefield（1997b）应用 0.2%的膏剂 0.5g，每日两次。美国的 Bailey 和同事们（2002）进行的多中心研究，试图通过不同的挤压力度和使用频次将肛周用药剂量标准化。该研究中应用 374mg 的硝酸甘油软膏。不考虑剂量的情况下痊愈率大约为 50%。应用 0.4%（1.5mg）的药物在治疗后第 4 天疼痛明显缓解，仅有 3%的患者由于头痛停止治疗。另一个问题是长期用药的耐受性，但在我们的临床实践中没有发现这个问题。

Watson 等（1996）报道局部应用硝酸甘油（GTN），6 周内肛裂的治愈率为 60%，但在 21 个病人中有 4 人出现了头痛，然而这些患者中没有人需要外科处理。

Bacher 等（1997）发现硝酸甘油比局部用麻醉剂更有效，硝酸甘油作为一线首选治疗，因为其没有肛门内括约肌切开术所带来的失禁问题（Hananel 和 Gordon，1997）。

大量随机对照试验中，其试验组用硝酸甘油治疗肛裂，对照组则用安慰剂（Kennedy 等，1999；Altomare 等，2000；Scholefield 等，2003），预后并没有统计学的差异。许多样本量较小的试验提示硝酸甘油相比安慰剂有着明显的治愈率。大样本量的试验没有发现存在差异的主要原因可能在于安慰剂组中肛裂具有自愈性，使得试验的观察受到很大影响。安慰剂组较高的治愈率可能反映其入选了一些急性肛裂患者。然而，Meta 分析后发现给予氧化亚氮相比安慰剂要有效得多（表 9.9）（Nelson，2004）。

硝酸甘油治疗后其长期预后变异很大，一些患者很快就会复发——可能由于硝酸甘油快速缓解症状后患者不再严格按医嘱用药。在我们的临床实践中，对早期复发的病例加用硝酸甘油，早期复发病例的治愈率能够达到 90%（Jonas，2001a）。预后较差的患者多半是已有前哨痔的患者。这些病人对治疗没有明显的反应同样也会早期复发（Pitt 等，2001）。令人意外的是，在便秘患者或产后女性中治疗反应较好。

表 9.9 随机对照试验：在成人和儿童中氮氧化物对肛裂的治疗结果和头痛的发生情况（Meta 分析）

成人	用药	氮氧化物		安慰剂	
		未愈合	头痛	未愈合	头痛
Lund 和 Scholefield（1997b）*	GTN	16/39	22/39	38/41	7/41
Carapeti 等（2000）	GTN	26/48	33/48	18/22	6/22
Kennedy 等（1999）	GTN	13/24	7/24	16/19	4/19
Tander 等（1999）†	GTN	5/31	**	11/17	**
Altomare 等（2000）	GTN	42/68	23/68	33/64	5/54
Chaudhuri 等（2001）	GTN	5/12	2/12	11/13	0/13
Were 等（2001）	异山梨酯	5/20	9/20	16/20	3/17
Bailey 等（2002）†	硝酸甘油	162/266	9/266	19/38	1/38
儿童					
Kenny 等（2001）	GTN	12/20	0/20	6/20	0/20
Oglesby 等（2001）	GTN	10/15	**	6/15	**
Somnez 等（2002）*	GTN	9/26	2/22	20/21	0/20

* 安慰剂组反应较差。
† 无随机对照。
** 无资料。
（Nelson，2004）。

钙通道阻滞剂

局部应用或口服钙通道阻滞剂能够有效降低肛门括约肌压力。钙通道阻滞剂的作用是降低肌纤维细胞去极化的速率（Carapeti 等，2000）。局部应用地尔硫䓬的研究进行得较广泛，口服硝苯地平能够导致低血压，但并没有在口服地尔硫䓬的患者中观察到这种反应（Griffin 等，2001）。广泛应用于治疗肛裂的钙通道阻滞剂即是地尔硫䓬和硝苯地平（Cook 等，1999a，b，Griffin 等，2001；Knight 等，2001；Perrotti 等，2002）。

几个样本量不大的研究显示局部应用 2%的地尔硫䓬凝胶能够缓解 70%的慢性肛裂（Knight 等，2001；Jonas 等，2001a）。尽管该方法一般不会导致头痛，但会有肛周刺激感，相比硝酸甘油制剂要昂贵得多。我们将外用地尔硫䓬用于无法耐受硝酸甘油或应用硝酸甘油后副作用明显以及无法行肛门括约肌切开术的患者（Griffin 等，2001）。表 9.10 是对慢性肛裂患者局部应用地尔硫䓬后预后的总结，局部应用硝苯地平与安慰剂相比（Perrotti 等，2002）对照试验的结果在表 9.11 中列出。更多的随机对照试验比较了硝苯地平和硝酸甘油的效果（Ezri 和 Susmallian，2003），显示硝酸甘油对于肛裂愈合更有效但其副作用也很明显（表 9.12）。局部应用地尔硫䓬和硝酸甘油的比较显示它们作用相同，但硝酸甘油的头痛发生率为 33%（表 9.13）（Bielecki 和 Kolodziejczak，2003）。

磷酸二酯酶抑制剂

昔多芬的作用在于能使肛门内括约肌松弛。这在体外的动物括约肌组织研究中得到证实并发现是很多磷酸二酯酶的特性（Jones 等，2002a）。尽管在临床试验阶段发现该药物对于治疗肛裂作用很大，但仍没有正式用于临床治疗（Torrabadella 等，2004）。

目前，对于慢性肛裂首要的处理是选择氧化亚氮药物（0.2% 或 0.4% GTN）。如果患者无法耐受 GTN 软膏或在 8 周治疗后仍有症状，试用地尔硫䓬。如果治疗失败，需要二线治疗方案。括约肌切开术的禁忌证是Ⅲ度撕裂或之前做过括约肌切开

表 9.10 地尔硫草治疗陈旧性肛裂的预后

	例数		治愈	重复治疗
Knight 等（2001）	71	2%地尔硫草软膏	51/71（75%）	59/67 治愈
Carapeti 等（2000）	15	2%地尔硫草软膏	10/15（67%）	**
Dasgupta 等（2002）	23	2%地尔硫草凝胶	11/23（48%）	19/23 治愈
Jonas 等（2002）	39	对 GTN 治疗失败的患者应用 2%地尔硫草软膏	19/39（49%）	*
Griffin 等（2002）	47	对 GTN 治疗失败的患者应用 2%地尔硫草软膏	22/46（48%）	†

* 1 例出现头痛，3 例肛周瘙痒。

† 10/24 未治愈但无症状。

** 0.1% 以氯贝胆碱作对比，治愈率为 9/15（60%）。

表 9.11 随机试验比较硝苯地平和安慰剂的治疗效果（两组均用利多卡因）

	55 例应用硝苯地平	55 例对照
肛裂愈合	54/55（98%）	8/55（14%）
副作用	0/55	0/55
肛裂复发	3/55（5%）	NS

NS：未说明。

来源自：Perrotti 等（2002）。

表 9.12 随机试验比较尼非地平和 GTN 治疗陈旧性肛裂的效果

	26 例应用硝苯地平治疗	26 例应用 GTN
肛裂治愈	58%	89%
副作用	5%	40%
肛裂复发	42%	31%
需要手术	15%	21%
需要注射肉毒杆菌毒素	15%	21%
需要重复化学疗法的括约肌切开术	19%	16%

来源自：Ezri 和 Susmallian（2003）。

术。女性患者如果有产道损伤，在括约肌切开术前应该行经肛门超声检查和直肠测压。如果对括约肌切开术有所怀疑且药物（GTN 和地尔硫草）治疗无效，可以考虑 V-Y 皮瓣转移。

在我们看来，药物在今后肛裂的治疗中将发挥更大的作用，将会出现更加有效的药物和给药方式（Lysy 等，2006）。

表 9.13 随机试验比较地尔硫草和 GTN 治疗陈旧性肛裂的效果

	22 例应用地尔硫草治疗	21 例应用 GTN
肛裂治愈	19/22（86%）	18/21（86%）
头痛	0/22	7/21

来源自：Bielecki 和 Kolodziejczak（2003）。

药物治疗失败的二线治疗方式：肉毒杆菌毒素

应用肉毒杆菌毒素是一种新的治疗方式（Jost 和 Schimrigk，1994）。肉毒杆菌神经毒素能够阻断神经肌肉传导。仅封闭胆碱能神经末梢，非肾上腺素能神经反应或氧化亚氮供体并不受影响。因此，联合应用氧化亚氮药物能够在平滑肌中发挥更好的效果。局部注射肉毒杆菌神经毒素被认为是安全的，其抑制骨骼肌收缩（Maria 等，2002）。早期的研究发现肉毒杆菌毒素（A 型肉毒毒素制剂）治愈了 5 例患者中的 3 人，肛门静息压力下降率为 23%（Mason 等，1996）。Jost（1997）报道 100 位患者中的 78 人在注射肉毒杆菌毒素后排便疼痛消失。短期治愈率为 83%，长期治愈率为 79%。7 例发生短暂性大便失禁。争议较多集中在注射部位及其作用方式。多数医生在括约肌间沟两侧的两个位置注射 2.5～20 单位（最大量为 50 单位）。A 型肉毒毒素制剂用于治疗慢性肛裂仅限于那些化学性括约肌切开治疗无效而有括约肌切开术禁忌证（如

表 9.14 肉毒杆菌毒素治疗陈旧性肛裂的预后（文献综述）

参考文献	病例数	药物名称[†]	剂量（单位）	6～8 周的治愈率（%）	短期大便失禁（%）	复发（%）	并发症（%）
Gui 等（1994）	10	保妥适	15	70	10	20	10
Jost 和 Schimirgk（1994）	12	保妥适	5	83	0	8	0
Jost（1995）	54	保妥适	5	78	6	6	11
Mason（1996）	5	Dysport	—	60	0	0	0
Jost（1997）	100	保妥适	5	82	7	6	0
Ezri 和 Susmallian（2003）	36	保妥适	10～15	65～81	0	0	0
Maria 等（1998）	25	保妥适	20	88	4	0	0
Maria 等（1998）	57	保妥适	15～20	44～68	0	0	0
Minguez 等（1999）	69	保妥适	10～21	48～70	0	37～52	0
Jost 和 Schrank（1999）	50	Dysport	20～40	76～80	4～12	4～8	0
Brisinda 等（1999）	25	保妥适	20	96	0	0	0
Fernandez Lopez 等（1999）	76	保妥适	40	67	3	0	1
Maria 等（2000）	50	保妥适	20	74	0	0	0
Lysy 等[*]（2001）	30	保妥适	20	73	0	0	—
Madalinski 等[*]（2001）	14	保妥适	25～50	54	0	8	—
Brisinda 等（2002）	150	保妥适	20～30	89～96	3	4	0
Lindsey 等（2003）	40	保妥适	20	43[**]	18	0	5

[*] 加硝酸甘油联合治疗。

[†] Dysport 是 A 型肉毒杆菌毒素的商品名，由 Ipsen（梅登黑德，英国）公司生产；Botox 是 A 型前体，由 Allergan（英国）生产，这两种药物的剂量和单位很容易让人混淆；尽管剂量由鼠的单位制定（毒素总剂量能杀死 50%的 18～20g 的雌性 S-W 鼠）。Botox 似乎毒性更强。1 个单位的 Botox 等于 3～5 个单位的 Dysport；Dysport 和 Botox 的建议稀释比率大概为 3∶1 或 4∶1。

[**] 许多未治愈的肛裂是无症状的或自行愈合。

不适于麻醉或超声显示有括约肌损伤）的患者。

A 型肉毒毒素治疗慢性肛裂的预后见表 9.14。报道的治愈率为 43%～96%。这个预后普遍优于 GTN 及钙通道阻滞剂。短暂性大便失禁的发生率最高达 18%（Lindsey 等，2003）。此外，还可能发生血肿和治疗后疼痛（Tilney 等，2001）。许多难治性肛裂经过治疗后症状消失，我们相信这是对于难治性肛裂的有效治疗措施。以 A 型肉毒毒素联合应用氧化亚氮类药物异山梨酯治疗用其他保守治疗无效的肛裂，治愈率能够达到 76%（Lysy 等，2001）。

三线治疗：外科手术

外科治疗的目的是减少肛门内括约肌的活动并使肛裂愈合（Kuypers，1983；Gibbons 和 Read，1986；Hiltunen 和 Matikainen，1986；Lund 和 Scholefield，1996b）。治疗慢性肛裂有两种手术方式。第一种是通过肛门扩张术或内括约肌切开术降低肛管压力（Frezza 等，1992；Nielsen 等，1993）。第二种方法最近才得到认可，患者要承受大便失禁的风险，切除或刮除肛裂，创面由皮瓣或肛管黏膜覆盖（Angelchik 等，1993；Leong 和 Seow-Choen，1995；Nyam 等，1995；Rakhmanine 等，2002)。皮瓣转移或黏膜覆盖可以与肛裂切除或氧化亚氮或 A 型肉毒毒素联合应用（Engel 等，2002；Lindsey 等，2004)。

历史演变

肛门扩张术已经应用了一个世纪，并被 Graham-Stewart 等（1961)、Watts 等（1964)，Lord (1968) 和 Hancock (1977) 等推荐使用。肛门扩张术操作很简单但要求深静脉麻醉；因此需要在医院内进行。肛门扩张术被弃用最主要的一个原因就是可能会导致永久性的大便失禁。改良的扩张术使无大便失禁并发症的治愈率达到 93%（Sohn 等，1992)。同样，气囊充气肛门扩张术在 33 个病人中应用，治愈率达 94%，复发率为 3%，两例多产妇出现程度较轻的失禁（Renzi 等，2005)。由于失禁的风险我们不再使用改良的肛门扩张术（Nielsen 等，1993)。

肛门内括约肌切开术也同样应用超过了 50 年，早期的许多作者很难区分内括约肌（Miles，1936)。内括约肌切开术由 Eisenhammer (1951) 提出，他描述了一种切除肛裂后的开放的后路手术。这种后路技术在英国和美国得到很大的发展（Morgan 和 Thompson，1956；Tzu-Chi-Hsu 和 MacKeigan，1984；Gingold，1987)，但这种技术逐渐受到冷落，因为肛裂需要数周才能愈合（Bennett 和 Goligher，1962)。此外，可能会导致永久性的肛门变形（导致大便渗漏)，而发生这种情况外科手术很难处理（Hardy，1967；Mazier，1985，Walker 等，1985)。后位肛裂切除术有 37%的风险会使排便控制功能永久性受损（Melange 等，1992)。肛裂切除同样被弃用，因为如果有足够的内括约肌被切开，没有必要切除肛裂。然而，如果用皮瓣转移来治疗慢性肛裂而存在括约肌切开术后失禁的风险时（Sentovich 等，1996；Farouk 等，1997）则需要切除肛裂，以及在联合应用药物治疗或 A 型肉毒毒素治疗时也可能需要切除肛裂（Engel 等，2002；Lindsey 等，2004)。然而，肛裂切除术会导致肛周脓肿和肛门狭窄（Bode 等，1984；Tzu-Chi-Hsu 和 MacKeigan，1984)。在当今临床工作中，括约肌切开术一般在远离肛裂的位置进行，通常不论开放式手术还是闭合式黏膜下手术均从侧方入路（Kortbeek 等，1992；Wiley 等，2004)。

Hughes (1953) 报道肛裂切除后立即进行分层皮瓣移植预后令人满意。然而，手术范围较大，移植皮瓣没有保证。肛裂切除后以简单的方法来覆盖创面比较实用。最常用的方法是岛状皮瓣（Leong 和 Seow-Choen，1995；Nyam 等，1995)，但其他方法可能更实用，特别是 Y-V 皮瓣、回转皮瓣和黏膜转移技术（Angelchik 等，1993)。我们相信这些技术仍然是对于保守治疗无效或可能会因括约肌受损导致医源性失禁的病人最好的治疗措施。这些方法也适用于那些继发于肛周皮肤缺失而导致肛裂的患者，如痔切除术后肛门狭窄（见第 8 章）(Pope，1959；Ferguson，1975；Tzu-Chi-Hsu 和 MacKeigan，1984；Rakhmanine 等，2002)。

后位肛门内括约肌切开术现在几乎完全被侧方入路的手术方式所取代，无论开放式还是闭合式皮下技术；这些手术将在随后完整描述。

不像肛裂切除术那样，侧方肛门内括约肌切开术避免肛门畸形且肛裂通常会很快愈合。手术包括单个内括约肌切开或多重放射状切开。该手术可以在局部麻醉、骶尾麻醉或硬膜外麻醉下完成。局部麻醉下，手术可以在诊所（Gingold，1987）或门诊（Magee 和 Thompson，1966）完成。诊断后立即给予局部麻醉下治疗是很好的治疗模式（Ray 等，1974)。然而，临床试验结果证明在行肛门内括约肌切开术时局部麻醉的效果不如短效全身麻醉的效果好（Marby 等，1979；Keighley 等，1981；Weaver 等，1987)。许多英国的外科医生仍然在全身麻醉下进行皮下或开放式的侧方括约肌切开术。然而，在欧洲和北美仍有很多人于局部麻醉下进行皮下或开放式的侧方括约肌切开术（Rudd，1975；Abcarian，1980；Ravikumar 等，1982)。此外，此类手术的拥护者报道其预后极好（Millar，1971；Notaras，1971)。中位分析 2 727 位慢性肛裂患者的治疗得出结论，括约肌切开术优于肛门扩张术；虽然对于开放式还是闭合式括约肌切开术哪种术式更有优势没有得出结论，并且侧方肛门内括约肌切开术与正中线括约肌切开术相比也没有明显优势（Nelson，1999)。

肛门扩张术

大多数结直肠外科医生认为治疗肛裂时不应采用肛门扩张术。如果采用该术式，应该向患者详细且明确地解释可能会出现大便失禁。有人试用改良的肛门扩张术（Lestar 等，1987；Sohn 等，1992)，但仍有永久性大便失禁的风险。

肛门扩张术的并发症还包括出血、血肿形成、肛周不适、排气失禁，偶尔有排稀便失禁及尿潴留。如果患者同时存在痔，肛门扩张术可能加重痔脱垂，整个过程是无痛的（Watts 等，1964）。菌血症［已知的肛门直肠手术最常见的并发症（即便只是进行直肠检查；Hoffman 等，1978；Tandberg 和 Reed，1978；Sykes 等，1983）］可能在肛门扩张术后发生。Goldman 等（1986）报道在 8% 的患者中出现菌血症，建议对于有心脏瓣膜病和假体植入的患者预防性应用抗生素。

我们对 136 例肛裂患者进行肛门扩张术后监测，未发现有尿潴留的病例，但是 9 例患者术后出血，4 例术后出现血肿。1 例出现暂时性的大便失禁但没有严重的肛周疼痛。3 个病人出现痔核脱垂。1 年的治愈率为 92%。Watts 等（1964）报道暂时性的大便失禁发生率超过 30%。永久性的大便失禁发生率超过 10%（Nielsen 等，1993）。大便失禁的发病率变化较大并依赖于肛门扩张的程度及危险因素如经阴道分娩、超过 60 岁、曾有肛门手术病史及神经病变。

开放式内括约肌切开术

病例选择及建议

括约肌切开术并不适用于有失禁风险的患者，特别是既往有产道损伤、年龄超过 60 岁、既往有肛门手术病史、低位肛管压迫或有神经病变的患者（Prohn 和 Bonner，1995）。鉴于有括约肌切开术后失禁的风险（García-Aguilar 等，1996），所有的患者应该在术前以书面形式告知手术风险。括约肌切开的长度与失禁的风险直接相关。因此平滑肌切开的范围应该根据临床情况和风险因素而定（Littlejohn 和 Newstead，1997；García-Aguilar 等，1998；Mentes 等，2003）。

手术方法

开放式括约肌切开术一般在全身麻醉下进行，也可以在局部麻醉下进行。手术前给予灌肠。手术可以采用左侧卧位、截石位或剪刀位。事实上，大多数欧洲的医生采用剪刀位，将腿放置在马镫样的装置上，而在北美优先采用前倾的剪刀位。如果应用局部麻醉术中出现疼痛或焦虑可以静脉给予咪达唑仑或哌替啶（杜冷丁）。同样可以在肛裂周围或手术区域局部涂抹利多卡因凝胶浸润麻醉。如果应用全身麻醉，应避免使用肌松剂，给予少量吸入式麻醉剂以便于能够鉴别括约肌间沟。如果术前未行乙状结肠镜检查可以考虑术中实施。

Parks 自动牵开器的叶片分别放置在 6 点和 12 点方向（图 9.10a）。触诊时可以清楚触及内外括

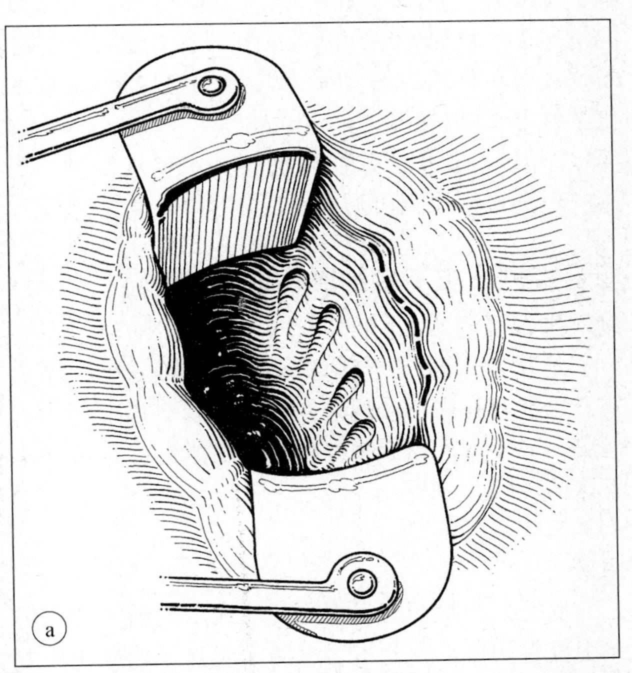

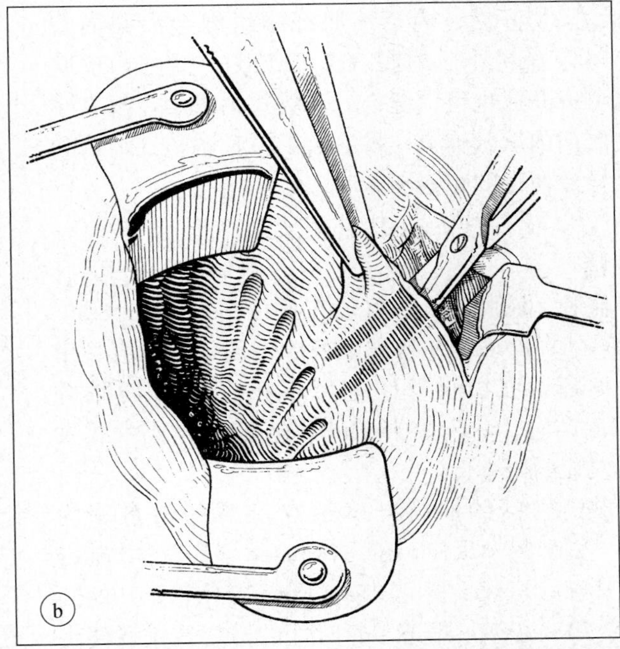

图 9.10 开放式肛门内括约肌切开术。(a) 在肛管内的内括约肌凹陷处进行黏膜下切开。(b) 自内括约肌表面游离肛管黏膜层，暴露内括约肌间隙。

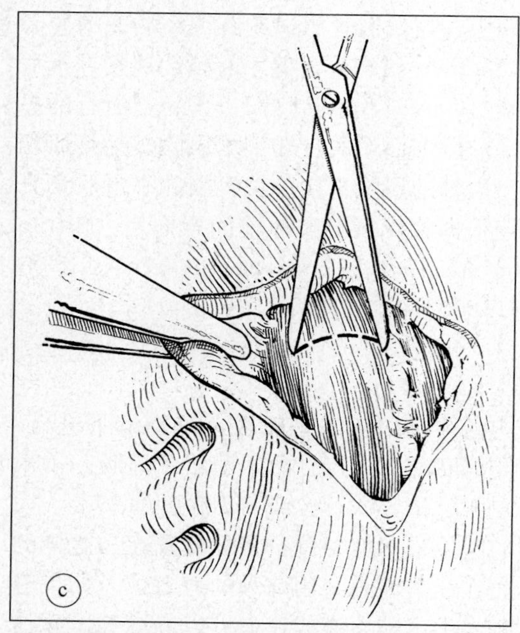

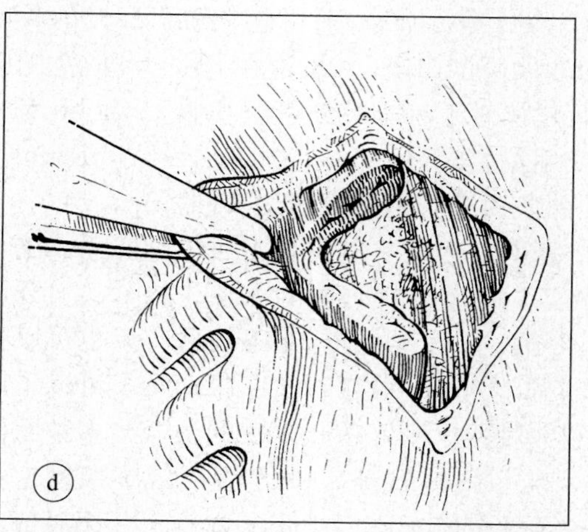

图 9.10（续）（**c**）小心地自黏膜下分离内括约肌和外括约肌。（**d**）仅需要切开下半部分的内括约肌。

约肌的肌间沟，我们选择肛门边缘长 1cm 的横向圆周切口到达内括约肌。低位肛管黏膜以剪刀与其下方的内括约肌分离直至齿状线（图 9.10b）。小心操作不要在黏膜上造成损伤，括约肌间以剪刀切开，分离内括约肌，剪刀切除肛裂或扩大切除直至齿状线（图 9.10c）。切开之前以止血钳的尖端钳夹部分内括约肌以防止出血，注意不要钳夹过多的肌肉组织。切开后，内括约肌纤维组织会沿圆周收缩，可以看到外括约肌（图 9.10d）。止血，皮肤创面可以开放也可以缝合。开放式手术中，没有必要在肛门内填塞辅料。术后给予患者容积性泻药和不会导致便秘的止痛药。

并发症

血肿、脓肿及低位肛瘘在报道中很少见（Bailey 等，1978）。偶尔有尿潴留、创面延迟愈合、出血、疼痛、肛门瘙痒、排便不正常及肛周脓肿（Walker 等，1985）。开放式术式较闭合式术式发生并发症的概率低。

肛门内括约肌切开术治疗肛裂的治愈率为 92%～100%（Lock 和 Thomson，1977；Bailey 等，1978；Lewis 等，1988；Pernikoff 等，1994）。Leong 等（1994）报道了暂时性的排气及排稀便失禁的概率最高达 9%，但通常在术后 2～3 个月后缓解。永久性失禁的概率为 5%～6%（Walker 等，1985；Lewis 等，1988）。然而，García-Aguilar 等（1996）报道永久性排气失禁的概率为 30%，排便失禁为 27%，偶发的真性失禁为 12%。大便失禁的发病率在开放式术式中比皮下括约肌切开术要高。

根据这些报道，括约肌切开术前必须让患者明确手术风险，在保守治疗和 A 型肉毒毒素均无效的情况下。对保守治疗无效的肛裂患者也要先进行岛状皮瓣转移或肛裂切除术联合 A 型肉毒毒素或化学性括约肌切开术（Engel 等，2002；Lindsey 等，2004），但我们并没有推荐一定要这样做，更倾向于选择括约肌切开术。

闭合式侧方皮下括约肌切开术

病例选择及建议

适用于开放式术式的病例也同样适用于闭合式。仍然存在失禁的风险，特别是曾有过肛门手术病史、老年或产道损伤的病人，手术前必须告知患者这些风险。

原理

皮下括约肌切开术相比开放式术式最大的优势在于没有切口，因此术后疼痛不明显，能尽快恢复正常活动。手术可以在诊所或门诊局部麻醉下实施。此外，失禁的发生率要比开放式括约肌切开术

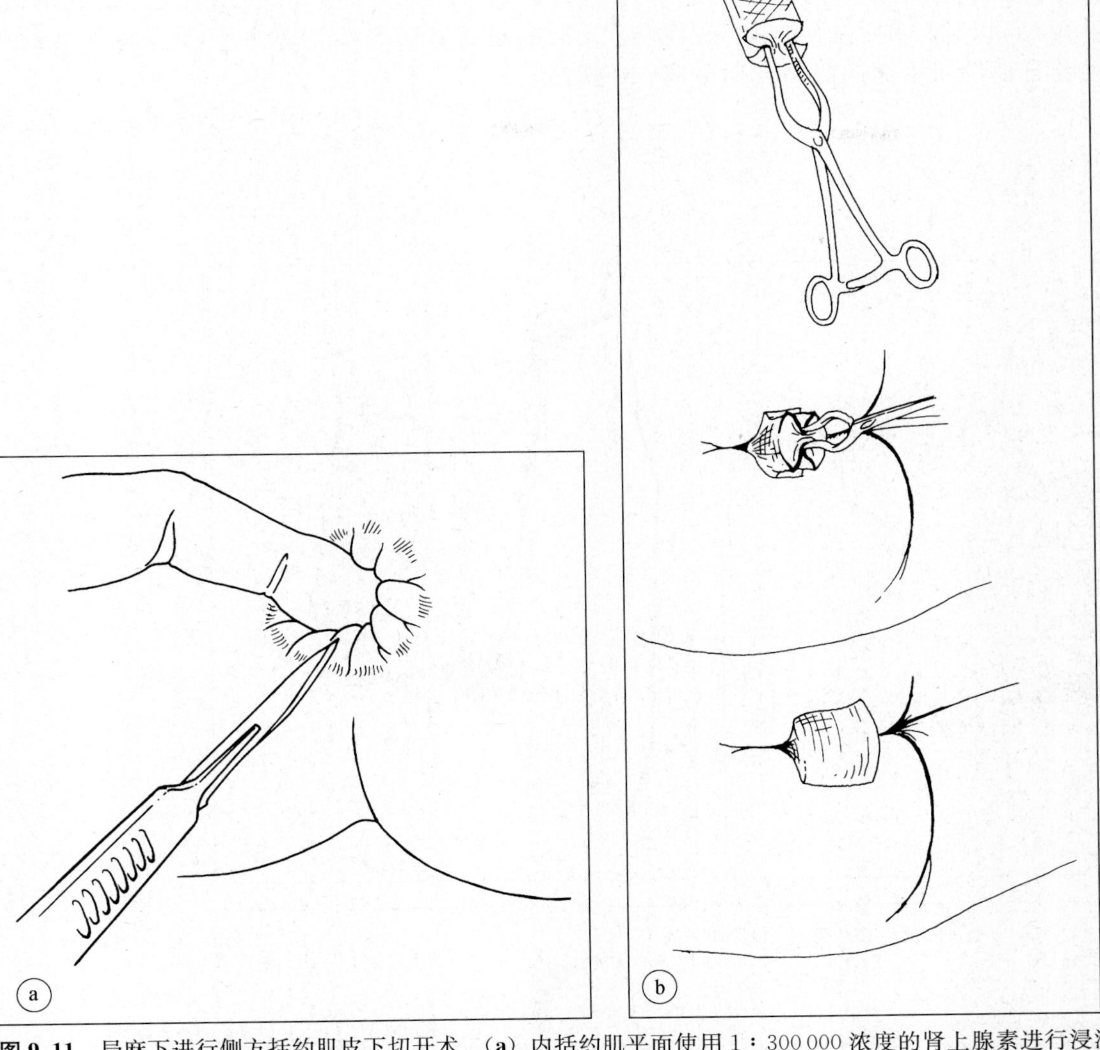

图 9.11　局麻下进行侧方括约肌皮下切开术。(**a**) 内括约肌平面使用 1∶300 000 浓度的肾上腺素进行浸润麻醉。对肛周的皮肤同样使用相同的浓度。左手示指探入肛门内指示，使用眼科手术刀自 3 点钟方向伸入内括约肌平面，刀锋置于与内括约肌纤维平行处，然后旋转 90°切断内括约肌纤维。(**b**) 为了预防血肿，用海绵钳向肛管内填塞海绵压迫止血。

低（García-Aguilar 等，1996）。

不需要肠道准备。完全可以在局部麻醉下实施该手术。如果准备全身麻醉，可以在日间病房进行。全身麻醉时我们通常采取截石位进行手术，局部麻醉下则采取左侧卧位，这样患者不会感到太难堪并感觉更舒适。手术也可以在直肠超声引导下进行。

局部麻醉下的手术方法

患者采取左侧卧位，臀部置于检查床边缘。准备好局部麻醉药物乳膏、40ml 的 0.25%利多卡因注射器、眼科手术刀。肛裂周围涂抹局部麻醉药物乳膏，左手示指置于肛管内，利多卡因在 3 点钟方向于括约肌平面浸润麻醉，同样在肛裂下方也要麻醉（图 9.11a）。局部按摩以使麻醉药扩散。括约肌平面可以在肛管内缘看到一条沟（图 9.12a，b）。眼科手术刀平行于内括约肌插入内括约肌间沟直至齿状线（图 9.12c）。手术刀旋转 90°使刀片与内括约肌呈直角，刀片朝向肛管黏膜（图 9.12d）。以示指指引刀片，注意不要切开黏膜。切开过程中，可以感觉到内括约肌断开（图 9.12e）。取出刀片，留下一个 V 形缺损。如果手术完成后没有感觉到有可触及的缺损，应该在肛管的对侧重复操作。置入橡皮引流条可以减少术后血肿形成（见图 9.11b）。我们推荐自括约肌平面向黏膜方向分离内括约肌，正如 Hoffman 和 Goligher（1970）所描述的。Notaras（1969）推荐将刀片置于黏膜下层向外侧切开括约肌，但可以想象用这种方法的话，无法控制切开肌纤维的量并可能会将外括约肌切开。

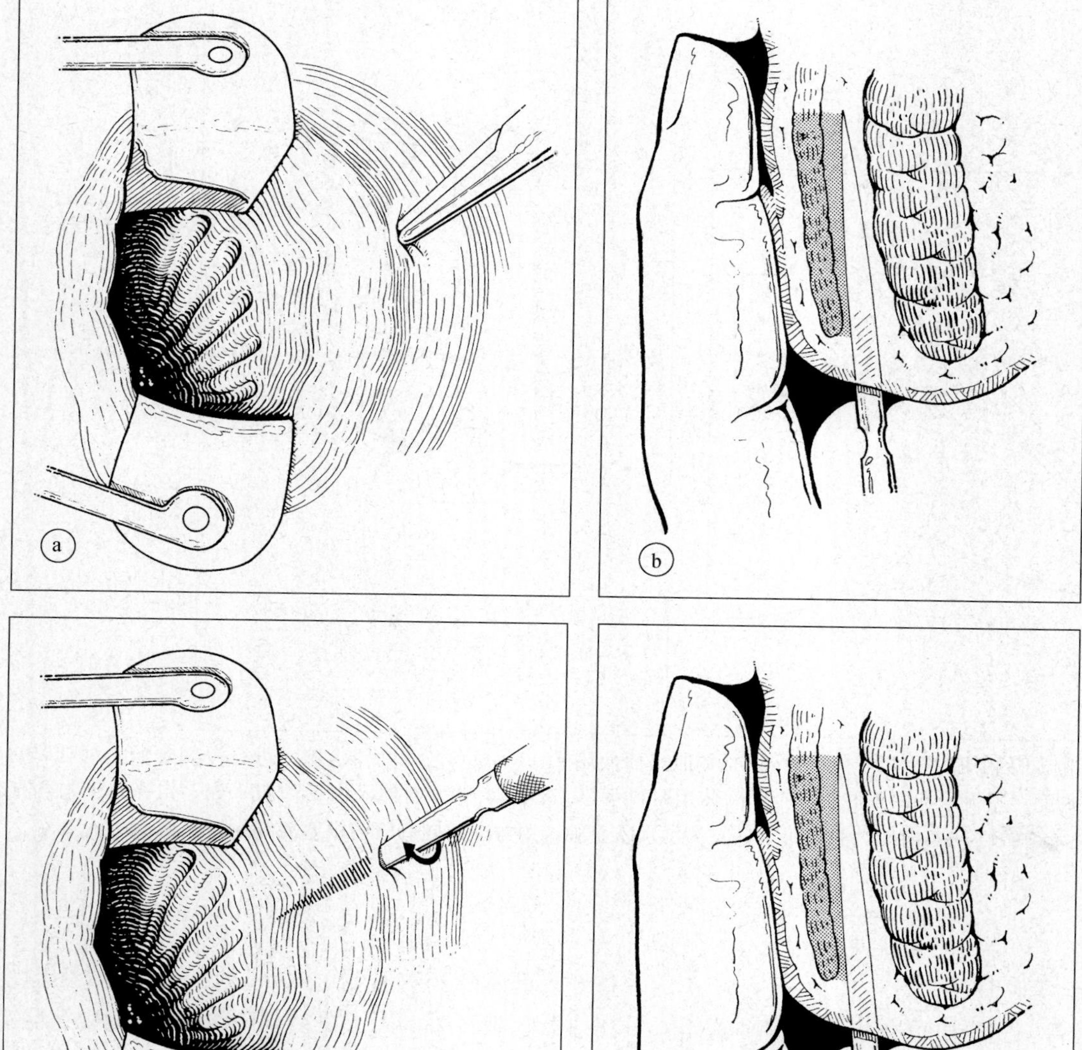

图 9.12 在全麻下进行封闭式侧方括约肌皮下切开术。**(a)** 辨别内括约肌凹陷，该线在肛管内。**(b)** 显示冠状位内括约肌线的位置。**(c)** 将眼科刀置入内括约肌平面并平行于内括约肌，刀锋旋转 90°。**(d)** 内括约肌下部分肌纤维被切断，将手指置入肛管内以确保黏膜没有被破坏。

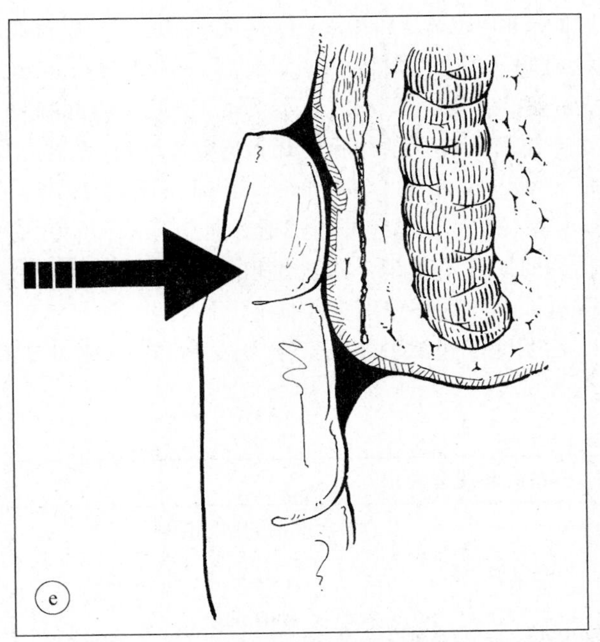

图 9.12（续） 手术结束后，能够明显感觉到内括约肌处有一缺口，用海绵填塞止血。

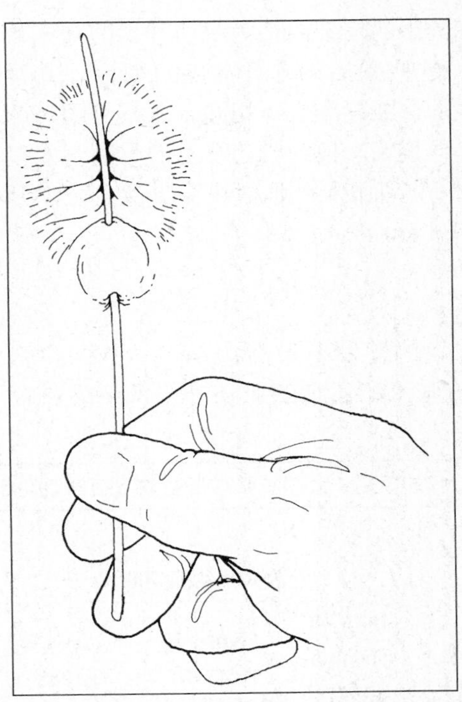

图 9.13 肛裂伴肛瘘的治疗。偶尔会有复杂性肛裂伴有皮赘下的低位肛瘘。在这种情况下，常规治疗肛裂，以探针指示肛瘘并进行瘘管切开。

局部麻醉下的括约肌切开术

在伯明翰，我们的侧方皮下括约肌切开术均在局部麻醉下完成。不幸的是，复发率高达 50%，而全身麻醉下手术的复发率为 17%（Marby 等，1979）。事实上，全身麻醉下手术的预后较好（Keighley 等，1981），以我们的经验来看全身麻醉下的括约肌切开术预后与肛门扩张术相同（Weaver 等，1987）。临床试验的结果显示，我们不再开展门诊局部麻醉下括约肌切开术，但对于其他医院在局部麻醉下进行手术所取得的较好的预后表示认同（Millar，1971；Notaras，1971）。这些医院发现他们的病人在手术后第二天就可以返回工作。侧方皮下括约肌切开术后的处理方法与肛门扩张术一样，给予容积性泻药和不会导致便秘的止痛药。不需使用肛门扩张器。

全身麻醉下的括约肌切开术

全身麻醉下的括约肌切开术开始的操作与局部麻醉下的操作一样，见图 9.12a～e。

全身麻醉增加了治疗的范围并允许进行更多的操作。因此，如果出现较大的皮赘可以一并切除。尚无证据表明行内括约肌切开术时增加手术操作会导致病死率升高（Leong 等，1994）。理想的全身麻醉状态能够维持肛周肌肉的紧张性，以便在切开括约肌时能够清楚触及括约肌平面。如果同时存在肛裂-肛瘘，可以一并手术治疗（图 9.13）。不要在肛瘘处切开内括约肌，因为肛瘘一般就在内括约肌表层，切开可能会导致肛门变形及大便失禁。

并发症

局部麻醉或全身麻醉下的皮下内括约肌切开术的术后并发症较少（Hoffmann 和 Goligher，1970；Millar，1971；Oh，1978；Lewis 等，1988；Leong 等，1994）。Haematoma 报道在4%～6%的病例中，脓肿发生率为 1%～2%，肛瘘为 0.5%～1%。

大多数患者能够在手术当天回家，建议服用不致便秘的止痛药及容积性泻药。大便失禁是比较明显的并发症，暂时性失禁的发生率为 9%～14%，永久性失禁的发生率为 6%～7%；Minneapolis 的研究报道永久性失禁的发生率可能更高些（García-Aguilar 等，1996）。因此，这个治疗方法在实施前必须向患者解释可能会发生的并发症。

预后

肛门扩张术、侧方开放式括约肌切开术和局部麻醉或全身麻醉下的皮下内括约肌切开术的临床预后见表 9.15。这些预后结果并非随机研究，其对预后和并发症的诊断标准也不相同。尤其是随访的质量和时间差异很大。括约肌切开术的解剖学效果可以用超声判断，切开括约肌过少会导致复发率升高（García-Granero 等，1998）。

复发率

肛门扩张术的复发率最高达 16%（Watts 等，1964）。肛门扩张术相比括约肌切开术的复发率高（Collopy 和 Ryan，1979；Jensen 等，1984）。开放式括约肌切开术复发率为 0～8%（Lock 和 Thomson，1977；Bailey 等，1978；Lewis 等，1988），局部麻醉或全身麻醉下皮下括约肌切开术的复发率仅为 2%～3%（Millar，1971；Notarus，1971；Oh，1978）。Lewis 等（1988）比较开放式括约肌切开术和侧方皮下括约肌切开术发现：永久性肛裂在开放式手术中更多见，其发生率分别为 8%和 5%。

伯明翰随机试验术后 1 年复发率和并发症的结果见表 9.16。

表 9.15　治疗的预后：肛门扩张与低位皮下括约肌切断术比较（开放式和闭合式）

	开放式括约肌切断术			肛门扩张		闭合式括约肌切断术 GA	闭合式括约肌切断术 LA
	Lock 和 Thomson (1977) (n=82)	Bailey 等 (1978) (n=418)	Lewis 等 (1988) (n=103)	Watts 等 (1964) (n=90)	Oh (1978) (n=200)	Hoffman 和 Goligher (1970) (n=99)	Millar (1971) (n=99)
复发（%）	0	8	8	16	2	3	0
并发症（%）							
大便失禁	0	2	6	28	3	12	3
出血或血肿	1	1	1	0	4	22	6
肛瘘	0	1	0	0	0.5	1	1
肛周脓肿	0	0	2	0	2	1	1
痔脱垂	0	0	0	1	0	2	1
尿潴留	1	0.2	0	0	0	0	0

GA，全身麻醉；LA，局部麻醉。

表 9.16　来自伯明翰研究的随机对照试验的结果：低位皮下括约肌切断术

	肛门扩张		闭合式括约肌切断术 局麻		闭合式括约肌切断术 全麻	
	A（n=63）	B（n=78）	C（n=78）	D（n=34）	E（n=37）	F（n=48）
1 年复发（%）	5	6	17	50	8	5
并发症（%）						
出血	0	9	1	3	3	0
血肿	0	0	5	6	0	2
肛裂	0	0	1	0	0	0
大便失禁	0	0	0	3	0	2
疼痛	0	0	0	6	6	0

实验：A 和 F（Weaver 1987）；B 和 C（Marby 1979）；D 和 E（Keighley，1981）。

表 9.17　大便失禁的比较：利兹的研究结果

	n	排气障碍	大便控制障碍	污染内衣	一个或多个症状
正常	100	10（10）	3（3）	2（2）	11（11）
肛门扩张	90	12（13）	2（2）	20（22）	28（31）
后位开放式括约肌切断术	127	24（19）	11（9）	28（22）	43（34）
侧位皮下括约肌切断术	99	6（6）	1（1）	7（7）	12（12）

括号里的数值为均值。

来源自：Watts 等（1964）以及 Hoffman 和 Goligher（1970）。

表 9.18　肛裂术后失禁

作者	手术	*n*	排气	稀便	固体大便	污染内衣
Leong 等（1994）	IS	57	9t	0	0	0
Sultan 等（1994）	OIS	15	3ns	0	0	0
Pernikoff 等（1994）	IS	50	14p	2p	2p	22p
Nielson 等（1993）	MDA	32	4	0	0	2
Selvaggi 等（1992）	SIS	56	3t	0	0	2t
Melange 等（1992）	PF	76	13	8	0	7

MDA，术者以手扩张肛门；IS，开放式和闭合式括约肌切断术；OIS，开放式内括约肌切断术；SIS，皮下闭合式括约肌切断术；PF，后位肛裂切除术；p，持续性；t，转移；ns，未说明。

大便失禁

利兹分级比较了括约肌切开术后排气排便失禁的患者与 100 名正常受试者的排便控制功能受损状况（表 9.17）。

正常组中排便控制功能不同程度受损的概率为 11%，侧方皮下括约肌切开术患者的发生率与之相似，为 12%。通过比较，排便功能受损者实施开放式后位括约肌切开术的发病率很高，达 34%（Melange 等，1992），肛门扩张术后则为 31%（Watts 等，1964）。Lewis 等（1988）发现短暂性大便失禁在开放式括约肌切开术后更常见，其发生率为 14%，而侧方皮下括约肌切开术则为 9%，但长期的大便失禁发生率相似，分别为 6% 和 7%。

Nielsen 等（1993）在肛门扩张术后对患者进行肛管超声检查。18 例失禁患者中的 11 人有括约肌损伤（10 例内括约肌，2 例外括约肌），所有的失禁患者都有内括约肌广泛性的缺损。根据超声检查发现，Nielsen 等对大多数人没有失禁感到惊讶。Sultan 等（1994）进行了类似的研究，在开放式括约肌切开术前及术后进行观察。仅 1 例有明显的术后排便功能障碍。3 例患者有大便失禁，其中 2 人术前存在外括约肌受损。内括约肌切开的范围在女性中要比预想的更广泛，因为女性肛管较短。所以在女性中实施括约肌切开术时要特别注意，尤其是有产道损伤的女性。

很多患者术后会有短暂性大便失禁，尤其是内括约肌切开术后（Selvaggi 等，1992；Leong 等，1994；Pernikoff 等，1994）。永久性大便失禁在肛门扩张术中比括约肌切开术多见（分别为 12% 和 3%）（Nielsen 等，1993；Pernikoff 等，1994）（表 9.18），这对生活质量影响较大（Hyman，2004；Hyman 和 Cataldo，1999）。

Minneapolis 以邮寄问卷的形式进行了回顾性研究，虽然因其应答率很低而饱受批评，但该研究得出了排便受损患病率的范围（García-Aguilar 等，

1996)。开放性括约肌切开术后永久性排气失禁的发生率为30%，而皮下括约肌切开术后则为24%。开放性括约肌切开术后污染内衣的概率为27%，而皮下括约肌切开术后则为16%。开放性括约肌切开术后异常肠蠕动概率为12%，而皮下括约肌切开术后则为3%。这些数据提示括约肌切开术后会有失禁的风险，开放式术式似乎比闭合式要糟糕。因此，患者术前必须要了解这些风险，特别是可能会有外括约肌损伤（Farouk 等，1997）。考虑到永久性大便失禁的风险，药物治疗和 A 型肉毒毒素制剂在未来将会成为治疗的主要手段。治疗和失禁是个进退两难的境界：括约肌切开术治愈了65个肛裂患者中的64人，但有2人出现了大便失禁（Garcea 等，2003)。

括约肌切开术或肛门扩张术与非手术治疗方式进行对比的随机试验

括约肌切开术还是肛门扩张术

Olsen 等（1987）比较了肛门扩张术及侧方皮下括约肌切开术。样本量很小，肛门扩张术后10位患者中的3人复发，而括约肌切开术中10人仅有1人复发。每组各有2个病人出现暂时性大便失禁。

开放式还是闭合式括约肌切开术

Boulos 和 Araujo（1984）比较闭合式皮下括约肌切开术及开放式括约肌切开术。没有出现复发，疼痛的缓解速度在两组也没有区别。擦伤在皮下组较开放式组多见；短暂的排气功能障碍在两组相似。然而，所有手术均在全身麻醉下进行，术后没有局部填塞。

Kortbeek 等（1992）报道了一个随机试验，在112位患者中比较开放式和闭合式手术。并发症发生率分别为7%和9%；开放式手术平均住院时间更长（2.3天 *vs.* 1.7天），愈合率为94%和97%。作者得出结论认为闭合式皮下括约肌切开术术后不适更少，住院时间较短，其预后和开放式相同（表9.19）。Wiley 等于2004年在澳大利亚进行的研究比较闭合式和开放式括约肌切开术，其结果见表9.20。

表 9.19 开放式括约肌开放术和闭合式皮下括约肌切开术的随机对照试验

特征	开放式 (n=54)	闭合式 (n=58)
并发症		
出血	1	3
尿潴留	2	1
蜂窝织炎	1	0
血栓性痔疮	0	1
总计	4（7.4%）	5（8.6%）
术后疼痛	**分数低**	**疼痛少**
1天	5.7	3.3
2天	5.3	2.6
3天	4.2	2.3
住院时间（天）	2.3±0.1	1.7±0.2
治愈率	94.4%	96.6%

来源自：Kortbeek 等（1992)。

表 9.20 随机试验观察开放式和闭合式内括约肌切开术的治疗效果

	36例闭合式	40例开放式
肛裂6周内愈合	35（97%）	38（95%）
并发症	1（1例疼痛）	2（1例疼痛，1例脓肿）
控制受损		
1周	2（0例较严重）	10（1例较严重）
6周	2（0例较严重）	4（0例较严重）
52周	3（0例较严重）	2（1例较严重）

来源自：Wiley 等（2004)。

局部麻醉或全身麻醉下的皮下括约肌切开术

Selvaggi 等（1992）比较局部麻醉或全身麻醉下的括约肌切开术，报道了相似的结果，因此建议对能够耐受的患者实施局部麻醉（表9.21)。

侧方皮下括约肌切开术的范围

随机比较括约肌切开到肛裂顶端水平（一般齿状线下4～5mm）和齿状线水平，结果显示较长的切口肛裂愈合稍好，肛管压力降低更明显，但失禁的概率更高（Mentes 等，2005)。基于这

表 9.21 比较全麻和局麻下的开放式低位内括约肌切断术

项目	全麻（$n=30$）	局麻（$n=26$）
术后1个月控制功能受损		
排气	3	3
排便	3	2
术后12个月控制功能受损		
排便	1	0
术后脓肿	1	0

来源自：Selvaggi（1992）。

些研究，我们认为括约肌切开的范围不应高过肛裂（表 9.22）。

括约肌切开术比局部应用硝酸甘油有优势

四组随机试验显示，在肛裂愈合方面，括约肌切开术要优于 GTN（表 9.23）。

括约肌切开术还是肉毒杆菌毒素?

研究显示尽管括约肌切开术在预后方面有优势，但肉毒杆菌毒素在大便失禁方面的风险更小（Mentes 等，2003）（表 9.24）。

皮瓣转移

切除肛裂并以游离皮瓣或黏膜覆盖创面的概念很吸引人，因为这样就没有了大便失禁的风险，预后也应该不错，特别是如果认定为局部缺血性溃疡，且皮瓣的血供能够保证时（见图 8.45a～c）。这项技术主要应用于肛裂并发肛门狭窄的患者，但要确保其肛管黏膜能够覆盖肛裂的创面（见图 8.47）。

Nyam 等（1995）报道了在 21 个复发肛裂且肛门静息压力很低的患者中应用岛状皮瓣转移的结果，这些患者应用常规的治疗方法时大便失禁的风险较高，特别是在 15 人中肛管超声证实有括约肌损伤。所有的皮瓣愈合良好且感觉正常。所有的患者控制排便能力正常，没有并发症，且不适感也很轻微。随后 Leong 和 Seow-Cheon（1995）在 40 个患者中进行随机试验来比较开放式括约肌切开术和肛门皮瓣转移。没有患者出现失禁。住院时间两者相似，开放式手术比皮瓣转移时间稍长（5 分钟）。一例患者在括约肌切开术后出现局部水肿，皮瓣转

表 9.22 关于侧方内括约肌切断术范围的随机试验结果

数量和组别	38 例切开到肛裂的顶点（齿状线下方 4～5mm）	38 例切开到齿状线
14 天愈合	17.6%	23.7%
28 天愈合	88.2%	97.4%
2 个月愈合	97.7%	100%
12 个月愈合	1 例未愈合，4 例复发	全部愈合
4 个月静息肛门压力下降百分比	21%	34%
疼痛消失时间（天）	4.72±4.26	2.08±1.44
12 个月后与术前比较的失禁评分	0.29～0.42	0.16～0.58

来源自：Mentes 等（2005）。

表 9.23 随机试验比较内括约肌切开术和 GTN 治疗肛裂的效果

	括约肌切开术	GTN（或硝酸甘油）
	肛裂未愈合	肛裂未愈合
Oettlé（1997）	0/12（0%）	2/12（16%）
Richard 等（2000）	12/46（25%）	32/44（73%）*
Evans 等（2001）	9/31（29%）	24/34（70%）
Libertiny 等（2002）	1/35（3%）	19/35（54%）

* 硝酸甘油。

表 9.24 随机试验比较侧方括约肌切开术和肉毒杆菌毒素的治疗效果

	50 例括约肌切开术	61 例肉毒杆菌毒素
肛裂愈合	41/50（82%）	45/61（74%）
肛裂复发	0/50（4%）	7/61（11%）
大便失禁	8/50（16%）	0/61（0%）

来源自：Mentes 等（2003）。

表 9.25 随机试验比较开放式内括约肌切开术（OIS）和肛门黏膜转移术（AAF）治疗陈旧性肛裂的效果

项目	OIS（$n=20$）	AAF（$n=20$）
手术时间（分钟）	5（5～10）	10（5～20）
住院时间（天）	2（2～2）	2（2～3）
肛裂预后	20/20	17/20
术后失禁	0	0
并发症	1 例出现脓肿	0

来源自：Leong 和 Seow-Choen（1995）。

移术后没有并发症。然而，实施括约肌切开术的 20 位患者肛裂均痊愈，而皮瓣转移的 20 例患者仅有 17 人痊愈（表 9.25）。

岛状皮瓣转移术需要在术中操作更加仔细，特别是肛门静息压力较低的患者，这类患者如果给予常规括约肌切开术的方法治疗大便失禁的发生率很高（见图 8.44a～c）。肛门狭窄的患者在肛裂切除或痔切除术后应该进行肛门成形术（Neelakandan，1996）。文献中有很多不同的皮瓣类型，如双凸状皮瓣（见图 8.45a～d），这种皮瓣主要用于添补痔切除术后的创面（第 8 章）。我们对于皮瓣有些经验，但对预后很失望，因为脓毒症和皮瓣坏死的发生率很高，并伴有瘢痕形成和排便功能障碍。

肛裂切除术加氧化亚氮供体还是肉毒杆菌毒素？

是否在肛裂的保守治疗中有一种方法能够避免大便失禁的风险并能达到治疗肛裂的目的？Engel 和其同事（2002）在荷兰成功地以刮除肛裂并给予硝酸异山梨酯的方法（肛裂切除术）治疗了 17 位肛裂患者并没有导致大便失禁。同样，Lindsey（2004）应用肛裂切除术和肉毒杆菌毒素的方法治疗了 30 位药物治疗无效的病人，痊愈率为 93%，但有 7%的患者出现了暂时性的大便失禁。

结论和建议

近来对内括约肌切开术后导致的永久性大便失禁的认识使得医生和公众对慢性肛裂选择括约肌切开术很谨慎。肛门扩张术已经被弃用。我们现在推荐对于急性和慢性肛裂的治疗方式为药物治疗，如硝酸甘油或钙通道阻滞剂，来降低肛门内括约肌活性。对于慢性肛裂长期不愈的患者在选择手术前一定要告知括约肌切开术有大便失禁的风险，建议行肉毒杆菌毒素注射治疗，但也要告知可能会出现暂时性的排便失禁。如果应用上述方法后肛裂仍不愈合，且患者没有产道损伤史或肛门手术病史，我们推荐在全身麻醉下以开放式技术完整解剖肛门内括约肌完成括约肌切开术，分离水平仅至肛裂的顶端。如果有危险因素，如产道损伤或既往肛门手术史，患者有症状，我们推荐术前行超声肛门括约肌成像并进行肛门测压。如果有括约肌缺损，我们推荐肛裂刮除术并注射肉毒杆菌毒素或应用硝酸甘油。在任何情况下都不推荐肛门扩张术。

（宁宁　译　宁宁　校）

参考文献

Abcarian H (1980) Surgical correction of chronic anal fissure: results of lateral, internal sphincterotomy, fissurectomy-midline sphinc-terotomy. *Dis Colon Rectum* 23: 31-36.

Abcarian H, Lashman S, Read D and Roccaforte P (1982) The role of the internal sphincter in chronic anal fissures. *Dis Colon Rectum* 25: 525-528.

Abramowitz L, Sobhani I, Benifla JL et al (2002) Anal fissure and thrombosed external hemorrhoids before and after delivery. *Dis Colon Rectum* 45: 650-655.

Alexander S (1975) Dermatological aspects of anorectal disease. *Clin Gastroenterol* 4: 651-657.

Altomare DF, Rinaldi M, Milito G et al (2000) Glyceryl trinitrate for chronic anal fissure? results of a multicenter randomised placebo controlled trial. *Dis Colon Rectum* 43: 179-181.

Angelchik PD, Harms BA and Starling JR (1993) Repair of anal stric-ture and mucosal ectropion with Y-V or pedical flap anoplasty. *Am J Surg* 166: 55-59.

Antebi E, Schwartz P and Gilon E (1985) Sclerotherapy for the treat-ment of fissure-in-ano. *Surg Gynecol Obstet* 160: 204-206.

Arabi Y, Alexander-Williams J and Keighley MRB (1977) Anal pres-sure in haemorrhoids and anal fissure. *Am J Surg* 134: 608-610.

Bacher H, Mischinger H-J, Werkgartner G et al (1997) Local nitroglyc-erin for treatment of anal fissures: an alternative to lateral sphinc-terotomy? *Dis Colon Rectum* 40: 840-845.

Bailey RV, Rubin RJ and Salvati EP (1978) Lateral internal sphinctero-tomy. *Dis Colon Rectum* 21: 584-586.

Bailey HR, Beck DE, Billingham RP et al (2002) A study to determine the nitroglycerin ointment dose and dosing interval that best pro-mote the healing of chronic anal fissures. *Dis Colon Rectum* 45: 1192-1199.

Banerjee AK (1997) Treating anal fissure: glyceryl trinitrate ointment may remove the need for surgery. *BMJ* 314: 1638-1639.

Bennett RC and Goligher JC (1962) Results of internal sphinctero-tomy for anal fissure. *Br Med J* 2: 1500-1505.

Bielecki K and Kolodziejczak M (2003) A prospective randomized trial of diltiazem and glyceryltrinitrate ointment in the treatment of chronic anal fissure. *Colorectal Dis* 5: 256-257.

Bode WE, Culp CE, Spencer RJ and Beart RW (1984) Fissurectomy with superficial midline sphincterotomy: a viable alternative for the surgical correction of chronic fissure/ulcer in ano. *Dis Colon Rectum* 27: 93-95.

Boulos PB and Araujo JGC (1984) Adequate internal sphincterotomy for chronic anal fissure: subcutaneous or open technique? *Br J Surg* 71: 360-362.

Brisinda G, Maria G, Bentivoglio AR et al (1999) A comparison of injections of botulinum toxin and topical nitroglycerin ointment for the treatment of chronic anal fissure. *N Engl J Med* 341: 65-69.

Brisinda G, Maria G, Sganga G et al (2002) Effectiveness of higher doses of botulinum toxin to induce healing in patients with chronic anal fissure. *Surgery* 131: 179-184.

Buchmann P, Keighley MRB, Allan RN et al (1980) Natural history of perianal Crohn's disease. *Am J Surg* 140: 642-644.

Carapeti EA, Kamm MA and Phillips RKS (2000) Topical diltiazem and bethanechol decrease anal sphincter pressure and heal anal fis-sures without side effects. *Dis Colon Rectum* 43: 1359-1362.

Cerdan FJ, Ruiz de Leon A, Azpiroz F et al (1982) Anal sphincteric pressure in fissure-in-ano before and after lateral internal sphinc-terotomy. *Dis Colon Rectum* 25: 198-201.

Chaudhuri S, Pal AK, Acharya A, et al (2001) Treatment of chronic anal fissure with topical glyceryl trinitrate: a double blind, placebo controlled trial. *Indian J Gastroenterol* 20: 101-102.

Chowcat NL, Aranjo JGC and Boulos PB (1986) Internal sphinctero-tomy for chronic anal fissure: long term results on anal pressure. *Br J Surg* 73: 915-916.

Chrysos E, Xynos E, Tzovaras G et al (1996) Effect of nifedipine on rectoanal motility. *Dis Colon Rectum* 39: 212-216.

Collopy MB and Ryan P (1979) Comparison of lateral subcutaneous sphincterotomy with anal dilator in the treatment of fissure-in-ano. *Med J Aust* B: 461-462.

Cook TA, Smilgin Humphreys M, Mortensen NJ (1999a) Oral nifedip-ine reduces anal pressure and heals chronic anal fissure. *Br J Surg* 86: 1269-1273.

Cook TA, Humphreys MMS and Mortensen NJM (1999b) Oral nifedip-ine is an effective treatment for chronic anal fissures. *Colorectal Dis* 1 (Suppl 1): 55 (Abstract).

Crapp AR and Alexander-Williams J (1975) Fissure-in-ano and anal stenosis. 1: conservative management. *Clin Gastroenterol* 4: 619-633.

Cundall JD, Gardiner A, Laden G et al (2001) Use of hyperbaric oxygen to treat chronic anal fissure. *Br J Surg* 90: 452-458.

DasGupta R, Franklin I, Pitt J and Dawson PM (2002) Successful treatment of chronic anal fissure with diltiazem gel. *Colorectal Dis* 4: 20-22.

Dodi G, Bogoni F, Infantino A et al (1986) Hot or cold in anal pain: a study of the changes in internal anal sphincter pressure profiles. *Dis Colon Rectum* 29: 248-251.

Eisenhammer S (1951) The surgical correction of chronic internal anal (sphincteric) contracture. *S Afr Med J* 25: 486-489.

Enck P, Arping HG, Bielefeldt ES and Erckenbrecht JF (1989) Effects of cisapride on ano-rectal sphincter function. *Aliment Pharmacol Ther* 3: 539-545.

Engel AF, Eijsbouts QAJ and Balk AG (2002) Fissurectomy

and isosor-bide dinitrate for chronic fissure in ano not responding to conserva-tive treatment. *Br J Surg* 89：79-83.

Evans J, Luck A and Hewett P (2001) Glyceryl trinitrate *vs* lateral sphincterotomy for chronic anal fissure: prospective, randomized trial. *Dis Colon Rectum* 44：93-97.

Ezri T and Susmallian S (2003) Topical nifedipine *vs* topical glyceryl trinitrate for treatment of chronic anal fissure. *Dis Colon Rectum* 46：805-808.

Farouk R, Duthie GS, MacGregor AB and Bartolo DCC (1994) Sustained internal sphincter hypertonia in patients with chronic anal fissure. *Dis Colon Rectum* 37：424-429.

Farouk R, Monson JRT and Duthie GS (1997) Technical failure of lateral sphincterotomy for the treatment of chronic anal fissure: a study using endoanal ultrasonography. *Br J Surg* 84：84-85.

Ferguson JA (1975) Fissure-in-ano and anal stenosis: radical surgical management. *Clin Gastroenterol* 4：629-634.

Fernandez Lopez F, Conde Freire R, Rios Rios A et al (1999) Botulinum toxin for the treatment of anal fissure. *Dig Surg* 16：515-518.

Frezza EE, Sandi F, Leoni G and Biral M (1992) Conservative and sur-gical treatment in acute and chronic anal fissure: a study on 308 patients. *Int J Colorect Dis* 7：188-191.

Fries B and Reitz KA (1964) Treatment of fissure-in-ano. *Acta Chir Scand* 129：312-315.

Gabriel WB (1939) Anal fissure. *Br Med J* 11：519-521.

Garcea G, Sutton C, Mansoori S et al (2003) Results following conser-vative lateral sphincterotomy for the treatment of chronic anal fissures. *Colorectal Dis* 5：311-314.

García-Aguilar J, Belmonte C, Wong WD et al (1996) Open vs closed sphincterotomy for chronic anal fissure. *Dis Colon Rectum* 39：440-443.

García-Aguilar J, Montes CB, Perez JJ et al (1998) Incontinence after lateral sphincterotomy: anatomic and functional evaluation. *Dis Colon Rectum* 41：423-427.

García-Granero E, Sanahuja A, García-Armengol J et al (1998) Anal endosonographic evaluation after closed later subcutaneous sphincterotomy. *Di Colon Rectum* 41：598-601.

Garrido R, Lagos N, Lattes K et al (2005) Gonyautoxin: new treatment for healing acute and chronic anal fissures. *Dis Colon Rectum* 48：335-343.

Gatehouse D, Arabi Y, Alexander-Williams J and Keighley MRB (1978) Lateral subcutaneous sphincterotomy: local or general anaesthetic? *J R Soc Med* 71：29-30.

General Practitioner Group (1970) A general practitioner study to evaluate the efficacy of Proctosedyl ointment in the treatment of acute fissure-in-ano. *Br J Clin Pract* 24：289-293.

Gibbons CP and Read NW (1986) Anal hypotoma in fissures: cause or effect. *Br J Surg* 73：443-445.

Gingold BS (1987) Simple in office sphincterotomy with partial fissurectomy for chronic anal fissure. *Surg Gynecol Obstet* 165：46-48.

Goldman C, Zilberman M and Werbin N (1986) Bacteraemia in anal dilatation. *Dis Colon Rectum* 29：304-305.

Gough MJ and Lewis A (1983) The conservative treatment of fissure-in-ano. *Br J Surg* 70：175-176.

Graham-Stewart CW, Greenwood RK and Lloyd-Davies RW (1961). A review of 50 patients with fissure-in-ano. *Surg Gynecol Obstet* 113：445-448.

Grewal J, Guillem JG, Quan SHQ et al (1994) Anorectal disease in neutropenic leukemic patients: operative vs non-operative manage-ment. *Dis Colon Rectum* 37：1095-1099.

Griffin N, Acheson A, Jonas M and Scholefield J (2001) The role of topical diltiazem in the treatment of chronic anal fissures that have failed glyceryl trinitrate therapy. *Colorectal Disease* 4：430-435.

Griffin N, Zimmerman DDE, Briel JW et al (2002) Topical L-arginine gel lowers resting anal pressure: possible treatment for anal fissure. *Dis Colon Rectum* 45：1332-1336.

Griffin N, Acheson AG, Tung P et al (2004) Quality of life in patients with chronic anal fissure. *Colorectal Dis* 6：39-44.

Gui D, Cassetta E, Anastasio G et al (1994) Botulinum toxin for chronic anal fissure. *Lancet* 344：1127-8.

Hananel N and Gordon PH (1997) Lateral internal sphincterotomy for fissure-in-ano: revisited. *Dis Colon Rectum* 40：597-602.

Hancock BD (1977) The internal sphincter and anal fissure. *Br J Surg* 64：92-95.

Hardy KJ (1967) Internal sphincterotomy: an appraisal with special reference to sequelae. *Br J Surg* 54：30-31.

Hiltunen KM and Matikainen M (1986) Anal manometric evaluation in anal fissure: effect of anal dilatation and lateral subcutaneous sphincterotomy. *Acta Chir Scand* 152：65-68.

Hoffman DC and Goligher JC (1970) Lateral subcutaneous internal sphincterotomy in treatment of anal fissure. *Br Med J* 3：673-675.

Hoffman BI, Kobasa W and Kaye D (1978) Bacteraemia after rectal examination. *Ann Intern Med* 88：658.

Hörsch D, Kirsch JJ and Weihe E (1998) Evaluated density and plastic-ity of nerve fibres in anal fissures. *Int J Colorect Dis* 13：134-140.

Horvath KD, Whelan RL, Golub RW et al (1995) Effect of catheter diameter on resting pressures in anal fissure patients. *Dis Colon Rectum* 38：728-731.

Hughes ESR (1953) Anal fissure. *Br Med J* 2：803.

Hughes LE (1977) Surgical pathology and management of anorectal Crohn's disease. *J R Soc Med* 71：64.

Hyman N (2004) Incontinence after lateral internal sphincterotomy: a prospective study and quality of life assessment. *Dis Colon Rectum* 47：35-38.

Hyman NH and Cataldo PA (1999) Nitroglycerine ointment for anal fissures: effective treatment or just a headache? *Dis Colon Rectum* 43：383-5.

Jensen SL (1986) Lignocaine ointment versus hydrocortisone ointment or warm sitz baths plus bran intake in the treatment of first-episode acute anal fissures: a prospective randomised study. *Br Med J* 292：1167-1169.

Jensen SL (1987) Maintenance therapy with unprocessed bran in the prevention of acute anal fissure recurrence. *J R Soc Med* 80：296-298.

Jensen SL, Lund F, Nielsen OV and Tange G (1984) Lateral subcuta-neous sphincterotomy versus anal dilatation in the treatment of fissure-in-ano in outpatients: a prospective randomised study. *BrMed J* 289：528-530.

Jonas M, Lund J and Scholefield JH (2001a) Topical 0.2% glyceryl trinitrate ointment for anal fissure: long term efficacy in routine clinical practice. *Colorectal Disease* 4：317-319.

Jonas M, Amin S, Wright JW et al (2001b) Topical 0.2% glyceryl trini-trate ointment has a short-lived effect on resting anal pressure. *Dis Colon Rectum* 44：1640-1643.

Jonas M, Speake W and Scholefield JH (2002) Diltiazem heals glyceryl trinitrate-resistant chronic anal fissures: a prospective study. *Dis Colon Rectum* 45：1091-1095.

Jones OM, Brading A and Mortenson NJ (2002a). Phosphodiesterase inhibitors cause relaxation of the internal anal sphincter in vitro. *Dis Colon Rectum* 45：530-535.

Jones OM, Brading AF and Mortensen NJ (2002b) The mechanism of action of botulinum toxin on the internal a-

nal sphincter. *Colorectal Dis* 4：71.
Jones OM，Ramalingam T，Lindsey I et al（2005）Digital rectal exami-nation of sphincter pressures in chronic anal fissure is unreliable. *Dis Colon Rectum* 48：349-352.
Jost WH（1997）One hundred cases of anal fissure treated with botu-lin toxin. *Dis Colon Rectum* 40：1029-1032.
Jost WH and Schimrigk K（1994）Therapy of anal fissure u-sing botu-lin toxin. *Dis Colon Rectum* 37：1321-1324.
Jost WH and Schrank B（1999）Chronic anal fissures treated with bot-ulinum toxin injections：a dose-finding study with Dysport. *Colorectal Dis* 1：26-28.
Jost WH，Schanne S，Mlitz H and Schimrigk K（1995）Peri-anal throm-bosis following injection therapy into the ex-ternal anal sphincter using botulin toxin. *Dis Colon Rectum* 38：781.
Keck JO，Staniunas RJ，Coller JA et al（1995）Computer generated pro-files of the anal canal in patients with anal fissure. *Dis Colon Rectum* 38：72-79.
Keighley MRB，Creca F，Nevah E et al（1981）Treatment of anal fissure by lateral subcutaneous sphincterotomy should be under general anaesthesia. *Br J Surg* 68：400-401.
Kennedy ML，Nguyen H，Sowter S and Lubowski CZ（1996）Topical GTN for anal fissure：long-term follow-up. *Int J Colorect Dis* 11：133.
Kennedy ML，Sowter S，Nguyen H and Lobowski DZ（1999）Glyceryl trinitrate ointment for the treatment of chronic anal fissure：results of a randomised placebo controlled trial. *Dis Colon Rectum* 42：1000-1006.
Kenny SE，Irvine T，Driver CP et al（2001）Double blind randomized controlled trial of topical glyceryl trinitrate in anal fissure. *Arch Dis Childhood* 85：404-407.
Klosterhalfen B，Vogel P，Rixen H and Mittermayer C（1989）Topography of the inferior rectal artery：a possible cause of chronic，primary anal fissure. *Dis Colon Rectum* 32：43-52.
Knight JS，Birks M and Farouk R（2001）Topical diltiazem ointment in the treatment of chronic anal fissure. *Br J Surg* 44：1074-1078.
Kortbeek JB，Langevin JM，Khoo RE and Heine JA（1992）Chronic fissure-in-ano：a randomized study comparing open and subcuta-neous lateral internal sphincterotomy. *Dis Colon Rectum* 35：835-837.
Kuypers HC（1983）Is there really sphincter spasm in anal fissure? *Dis Colon Rectum* 26：493-494.
Larpent JL，Dussaud F，Gorce D et al（1996）The use of glyceryl trini-trate in inexaminable patients with anal fissure. *Int J Colorect Dis* 11：263.
Leong AFPK and Seow-Choen F（1995）Lateral sphincterot-omy com-pared with anal advancement flap for chronic anal fissure. *Dis Colon Rectum* 38：69-71.
Leong AFPK，Husain MJ，Seow-Choen F and Goh JS（1994）Performing internal sphincterotomy with other anorectal proce-dures. *Dis Colon Rectum* 37：1130-1132.
Lestar B，Penninckx F and Kerremans R（1987）Anal dilatation：how I do it. *Int J Colorectal Dis* 2：167-168.
Lewis TH，Corman ML，Prager ED and Robertson WG（1988）Long term results of open and closed sphincterotomy for anal fissure. *Dis Colon Rectum* 31：368-371.
Libertiny G，Knight JS and Farouk R（2002）Randomized trial of topi-cal 0.2% glyceryl trinitrate and lateral internal sphincterotomy for the treatment of patients with chronic anal fissures：long term follow-up. *Eur J Surg* 168：418-421.
Lindsey I，Jones OM，Cunningham C et al（2003）Botulinum toxin as second-line therapy for chronic anal fissure failing 0.2 percent glyceryl trinitrate. *Dis Colon Rectum* 46：361-366.
Lindsey I，Cunningham C，Jones OM et al（2004）Fissurectomy-botu-linum toxin：a novel sphincter-sparing procedure for medically resistant chronic anal fissure. *Dis Colon Rectum* 47：1947-1952.
Littlejohn DRG and Newstead GL（1997）Tailored lateral sphinctero-tomy for anal fissure. *Dis Colon Rectum* 40：1439-1442.
Lock Mr and Thomson JPS（1977）Fissure-in-ano：the initial manage-ment and prognosis. *Br J Surg* 64：355-358.
Loder PB，Kamm MA，Nicholls RJ and Phillips RKS（1994）Reversible chemical sphincterotomy by local application of glyceryl trinitrate. *Br J Surg* 81：1386-1389.
Lord PH（1968）A new regime for the treatment of haemorrhoids. *Proc R Soc Med* 61：935-939.
Lund JN and Scholefield JH（1996a）Aetiology and treatment of anal fissure. *Br J Surg* 83：1335-1344.
Lund JN and Scholefield JH（1996b）Internal sphincter spasm in anal fissure：cause or effect? *Int J Colorect Dis* 11：151-152.
Lund JN and Scholefield JH（1997a）Glyceryl trinitrate is an effective treatment for anal fissure. *Dis Colon Rectum* 40：468-470.
Lund JN and Scholefield JH（1997b）A randomized，prospective，double-blind，placebo-controlled trial of glyceryl trinitrate in treatment of anal fissure. *Lancet* 349：11-14.
Lund JN，Armitage NC and Scholefield JH（1996）Use of glyceryl trini-trate ointment in the treatment of anal fissure. *Br J Surg* 83：776-777.
Lysy J，Israelit-Yatzkan Y，Sestiery-Ittah M et al（2001）Topical nitrates potentiate the effect of botulinum toxin in the treatment of patients with refractory anal fissure. *Guty* 48：221-224.
Lysy J，Israeli E，Levy S，et al（2006）. Long-term results of "chemical sphincterotemy" for chronic and fissure：a prospective study. *Dis Colon Rectum* 49：858-864.
McDonald P，Driscoll AM and Nicholls RJ（1983）The anal dilator in the conservative management of acute anal fissure. *Br J Surg* 70：25-26.
McNamara MJ，Percy JP and Fielding IR（1990）A manometric study of anal fissure treated by subcutaneous lateral internal sphinctero-tomy. *Ann Surg* 211：235-237.
Madalinski MH，Slawek J，Zbytek B et al（2001）Topical nitrates and the higher doses of botulinum toxin for chronic anal fissure. *Hepatogastroenterology* 48：977-979.
Magee HR and Thompson HR（1966）Internal anal sphincterotomy as an outpatient operation. *Gut* 7：190-193.
Marby M，Alexander-Williams J，Buchmann P et al（1979）A randomized controlled trial to compare anal dilatation with later subcutaneous sphincterotomy for anal fissure. *Dis Colon Rectum* 22：308-311.
Maria G，Cassetta E，Gui D et al（1998）A comparison of botulinum toxin and saline for the treatment of chronic anal fissure. *N Engl J Med* 338：217-220.
Maria G，Brisinda G，Bentivoglio AR et al（2000）Influence of botu-linum toxin site of injections on healing rate in patients with chronic anal fissure. *Am J Surg* 179：46-50.
Maria G，Sganga G，Civello IM and Brisinda G（2002）Botulinum neurotoxin and other treatments for fissure-in-ano and pelvic floor disorders. *Br J Surg* 89：950-961.
Martin JD（1953）Post partum anal fissure. *Lancet* i：271-273.
Mason PF，Watkins MJG，Hall HS and Hall AW（1996）The manage-ment of chronic fissure-in-ano with botulin toxin. *J R Coll Surg Edinb* 41：235-238.
Mazier WP（1985）Keyhole deformity：fact or fiction. *Dis Colon Rectum* 8：8-10.
Melange M，Colin JF，Wymersch TV and Vanheuverzwyn R（1992）Anal fissure：correlation between symptoms and manometry before and after surgery. *Int J Colorec Dis* 7：

108-111.

Mentes BB, IrkïrücüD O, Akin M and Leventoglu E (2003) Comparison of botulinum toxin injection and lateral internal sphincterotomy for the treatment of chronic anal fissure. *Dis Colon Rectum* 46: 232-237.

Mentes BB, Bahadir E, Leventoglu S et al (2005) Extent of lateral internal sphincterotomy: up to the dentate line or up to the fissure apex? *Dis Colon Rectum* 48: 365-370.

Miles WE (1936) In Maingot R (ed) *Postgraduate Surgery*. London: Medical Publications.

Millar DM (1971) Subcutaneous lateral internal anal sphincterotomy for anal fissure. *Br J Surg* 58: 737-739.

Morgan CN and Thompson HR (1956) Surgical anatomy of the anal canal with special reference to the surgical importance of the inter-nal sphincter and conjoint longitudinal muscle. *Ann R Coll Surg Engl* 19: 88-93.

Neelakandan B (1996) Double Y-V plasty for postsurgical anal stricture. *Br J Surg* 83: 1599.

Nelson RL (1999). Meta analysis of operative techniques for fissure in ano. *Dis Colon Rectum* 42: 1424-1431.

Nelson R (2004) A systematic review of medical therapy for anal fissure. *Dis Colon Rectum* 47: 422-431.

Nielsen MB, Rasmussen OO, Pedersen JF and Christiansen J (1993) Risk of sphincter damage and anal incontinence after anal dilata-tion for fissure-in-ano: an endosonographic study. *Dis Colon Rectum* 36: 677-680.

Neri M, Marzio L, De Angelis C et al (1988) Effect of ketanserin, a selective antiserotoninergic drug, on human anal canal pressure. *Int J Colorect Dis* 3: 219-221.

Northmann BJ and Schuster MM (1974) Internal anal sphincter derangement with anal fissures. *Gastroenterology* 67: 216-220.

Notaras M (1969) Lateral subcutaneous sphincterotomy for anal fissure: a new technique. *Proc R Soc Med* 62: 713.

Notaras MJ (1971) The treatment of anal fissure by lateral subcuta-neous internal sphincterotomy: a technique and results. *Br J Surg* 58: 96-100.

Nyam DCNK, Wilson RG, Stewart KJ et al (1995) Island advancement flaps in the management of anal fissures. *Br J Surg* 82: 326-328.

Oettlé GJ (1997) Glyceryl trinitrate vs sphincterotomy for treatment of chronic fissure-in-ano: a randomized, controlled trial. *Dis Colon Rectum* 40: 1318-1320.

Oglesby S, Wilson-Storey D and Munro F (2001) A placebo controlled randomized trial of 0.2% GTN in the treatment of chronic anal fissures in children [abstract]. *Digestive Disease Week*.

Oh C (1978) A modified technique for lateral internal sphincterotomy. *Surg Gynecol Obstet* 146: 623-625.

O'Kelly T, Brading A and Mortensen N (1993) Nerve-mediated relax-ation of the human internal anal sphincter: the role of nitric oxide. *Gut* 34: 689-693.

Olsen J, Mortensen PE, Petersen IL and Christiansen J (1987) Anal sphincter function after treatment of fissure-in-ano by lateral sub-cutaneous sphincterotomy versus anal dilatation. *Int J Colorect Dis* 2: 155-157.

Pernikoff BJ, Eisenstat TE, Rubin RJ et al (1994) Reappraisal of partial lateral internal sphincterotomy. *Dis Colon Rectum* 37: 1291-1295.

Perrotti A, Bove A, Antropoli C et al (2002) Topical nifedipine with lidocaine vs active control for treatment of chronic anal fissure. *Dis Colon Rectum* 45: 1468-1475.

Pinho M, Correa JCO, Furtado A and Ramos JR (1993) Do hot baths promote anal sphincter relaxation? *Dis Colon Rectum* 36: 273-274.

Pitt J, Williams S and Dawson PM (2001) Reasons for failure of glyc-eryl trinitrate treatment of chronic fissure-in-ano: a multivariate analysis. *Dis Colon Rectum* 44: 864-867.

Pope CE (1959) An anorectal plastic operation for fissure and stenosis and its surgical principle. *Surg Gynecol Obstet* 108: 249-253.

Prohn P and Bonner C (1995) Is manometry essential for surgery of chronic fissure-in-ano? *Dis Colon Rectum* 38: 735-738.

Rakhmanine M, Rosen L, Khubchandani I et al (2002) Lateral mucosal advancement anoplasty for anal stricture *Br J Surg* 89: 1423-1424.

Rattan S and Chakder S (1992) Role of nitric oxide as a mediator of internal anal sphincter relaxation. *Am J Physiol* 262: G107-G112.

Rattan S, Sarkar A and Chakder S (1992) Nitric oxide pathway in recto-anal inhibitory reflex of opossum internal anal sphincter. *Gastroenterology* 103: 43-50.

Ravikumar TS, Sridhar S and Rao RN (1982) Subcutaneous lateral sphincterotomy for chronic fissure-in-ano. *Dis Colon Rectum* 25: 789-801.

Ray JE, Penfold JCB, Garthright JB Jr and Robinson SH (1974) Lateral subcutaneous internal anal sphincterotomy for anal fissure. *Dis Colon Rectum* 17: 139-144.

Regadas FSP, Batista LKdeO, Albuquerque JLA and Capaz FR (1993) Pharmacological study of the internal anal sphincter in patients with chronic anal fissure. *Br J Surg* 80: 799-801.

Renzi A, Brusciano L, Pescatori M et al (2005) Pneumatic balloon dilatation for chronic anal fissure: a prospective, clinical, endosono-graphic, and manometric study. *Dis Colon Rectum* 48: 121-126.

Richard CS, Gregoire R, Plewes EA et al (2000) Internal sphinctero-tomy is superior to topical nitroglycerin in the treatment of chronic anal fissure: results of a randomized, controlled trial by the Canadian Colorectal Surgical Trials Group. *Dis Colon Rectum* 43: 1048-1058.

Rodkey CV (1973) Office treatment of rectal and anal disease. *JAMA* 223: 676-683.

Rudd WW (1975) Lateral subcutaneous internal sphincterotomy for chronic anal fissure: an outpatient procedure. *Dis Colon Rectum* 18: 319-323.

Scholefield JH, Bock JU, Marla B et al (2003) A dose finding study with 0.1%, 0.2% and 0.4% glyceryl trinitrate ointment in patients with chronic anal fissures. *Gut* 52: 264-269.

Schouten WR, Briel JW and Auwerda JJA (1994) Relationship between anal pressure and anodermal blood blow. *Dis Colon Rectum* 37: 664-669.

Schouten WR, Briel JW, Boerma MO et al (1996a) Pathophysiological aspects and clinical outcome of intra-anal application of isosorbide dinitrate in patients with chronic anal fissure. *Gut* 39: 465-469.

Schouten WR, Briel JW, Auwerda JJA and De Graaf EJR (1996b) Ischaemic nature of anal fissure. *Br J Surg* 83: 63-65.

Selvaggi F, Scotto di Carlo E, Silvestri A et al (1992) A prospective study of lateral subcutaneous sphincterotomy under general or local anaesthesia for the treatment of anal fissure. *Coloproctology* 14: 348-350.

Sentovich SM, Falk PM, Christensen MA et al (1996) Operative results of House advancement anoplasty. *Br J Surg* 83: 1242-1244.

Shub HA, Salvati EP and Rubin RJ (1978) Conservative treatment of anal fissure: an unselected retrospective and continuous study. *Dis Colon Rectum* 21: 582-583.

Sohn N, Eisenberg M, Weinstein MA et al (1992) Precise anorectal sphincter dilatation: its role in the therapy of anal fissures. *Dis Colon Rectum* 35: 322-327.

Somnez K, Demmirogullan B, Ekingen G et al (2002) Randomized placebo controlled treatment of anal fissure by lidocaine. EMLA and GTN in children. *J Pediatr Surg* 37：1313-6.

Sultan AH，Kamm MA，Nicholls RJ and Bartram CI (1994) Prospective study of the extent of internal anal sphincter division during lateral sphincterotomy. *Dis Colon Rectum* 37：1031-1033.

Sumfest JM，Brown AC and Rozwadowski JV (1989) Histopathology of the internal anal sphincter in chronic anal fissure. *Dis Colon Rectum* 32：680-683.

Sweeney JL，Ritchie JK and Nicholls RJ (1988) Anal fissure in Crohn's disease. *Br J Surg* 75：56-57.

Sykes PA，Jones DM and Ostick G (1983) Bacteraemia during anorec-tal surgery. *J R Coll Surg Edinb* 25：178-181.

Tandberg D and Reed WP (1978) Blood cultures following rectal examination. *JAMA* 239：1789.

Tander B，Guven A，Demirbag S et al (1999) A prospective，random-ized，double-blind，placebo-controlled trial of glyceryl trinitrate ointment in the treatment of children with anal fissure. *J Pediatr Surg* 34：1810-1812.

Tilney HS，Heriot AG and Cripps NPJ (2001) Complication of Botulinum toxin injections for anal fissure. *Dis Colon Rectum* 44：1721.

Torrabadella L，Salgado G，Burns RW and Berman IR (2004) Manometric study of topical sildenafil (Viagra®) in patients with chronic anal fissure：sildenafil reduces anal resting tone. *Dis Colon Rectum* 47：733-738.

Torrabadella L，& Salgado G (2006) Controlled dose delivery in topical treatment of anal fissure：pilot study of a new paradigm. *Dis Colon Rectum* 49：865-868.

Tzu-Chi-Hsu and MacKeigan JM (1984) Surgical treatment of chronic anal fissure：a retrospective study of 1753 cases. *Dis Colon Rectum* 27：474-478.

Walker WA，Rothenberger DA and Goldberg SM (1985) Morbidity of internal sphincterotomy for anal fissure and stenosis. *Dis Colon Rectum* 28：832-835.

Watson SJ，Kamm MA，Nicholls RJ and Phillips RKS (1996) Topical glyceryl trinitrate in the treatment of chronic anal fissure. *Br J Surg* 83：771-775.

Watts J McK，Bennett RC and Goligher JC (1964) Stretching of anal sphincters in treatment of fissure-in-ano. *Br Med J* 2：342-343.

Weaver RM，Ambrose NS，Alexander-Williams J and Keighley MRB (1987) Manual dilatation of the anus versus lateral subcutaneous sphincterotomy in the treatment of chronic fissure-in-ano：results of a prospective randomized clinical trial. *Dis Colon Rectum* 30：420-423.

Werre AJ，Palamba HW，Bilgen EJS and Eggink WF (2001) Isosorbide dinitrate in the treatment of anal fissure：a randomized，prospective double-blind placebo-controlled trial. *Eur J Surg* 167：382-5.

Wiley M，Day P，Rieger N et al (2004) Open *vs* closed lateral internal sphincterotomy for idiopathic fissure-in-ano：a prospective，ran-domized，controlled trial. *Dis Colon Rectum* 47：847-852.

Williams N，Scott NA and Irving MH (1995) Effect of lateral sphinc-terotomy on internal anal sphincter function. *Dis Colon Rectum* 38：700-704.

Williams N，Scott NA and Irving MH (1996) Does lateral sphinc-terotomy affect external anal sphincter function? *Res Surg* 8：36-39.

Xynos E，Tzortzinis A，Chrysos E et al (1993) Anal manometry in patients with fissure-in-ano before and after internal sphinctero-tomy. *Int J Colorect Dis* 8：125-128.

10

第 10 章　化脓性汗腺炎

化脓性汗腺炎是一种影响大汗腺的慢性炎症性失调。大汗腺，主要病变部位是腋窝、会阴、腹股沟区、腹股沟、外生殖器、肛门周围的皮肤和肛管，化脓性汗腺炎的重要特征与肛周脓肿、肛瘘、克罗恩病这些疾病相似，但是，不同于这些疾病的是，它们的成功治疗依赖于外科的广泛切除。

病因学和病理生理学

顶泌紊乱

化脓性汗腺炎由 Velpeau（1839）第一个描述，但是 Verneuil（1854）认为它只是一种汗腺病。现在认识到化脓性汗腺炎主要影响的是顶质分泌腺而不是外泌汗腺。外泌性出汗从手到脚都发生，而且局限在真皮层而不依赖毛囊。相比之下，顶质分泌腺发生在腋窝、腹股沟、肛门生殖器区以及外耳道和面部的一些区域（Bell 和 Ellis，1978；Morgan 和 Hughes，1979）。顶质分泌腺穿透真皮进入皮下组织并经常与毛囊相关。顶质分泌腺只在青春期后变得活跃，其分泌物稠厚并带有恶臭，而外泌汗腺的分泌物是咸味的。顶质分泌腺的分布在个体间的分布不同，只能通过化学标绘方法来定位（Morgan 和 Hughes，1979）。

Morgan 和 Hughes 从事了一个组织学调查来测定化脓性汗腺炎中顶质分泌腺的分布和密度。与正常受试者相比，化脓性汗腺炎的患者顶质分泌腺在数量和大小上没有明显的区别。顶质分泌性出汗是肾上腺素控制的，但是关于确切的儿茶酚氨到达腺体的机制还有疑问。Hurley 和 Shelley（1960）提出分泌作用的第一个阶段包括汗液在顶质分泌小管内的产生，第二阶段包括这些分泌物通过顶质分泌小管周围的肌上皮细胞的收缩而排出到表皮。

激素因素

现在有重要的证据证明化脓性汗腺炎可能与潜在的内分泌失调有关（Mortimer 等，1986b；Harrison 等，1988）。支持这个理论的根据是化脓性汗腺炎发病通常在青春期（Greeley，1951；Shelley 和 Cahn，1955），雄激素与皮肤角质化增加有关，这个因素可能诱发角蛋白堵塞顶质分泌管（Kroepfli，1976）。化脓性汗腺炎可通过妊娠得到改善（Anderson 和 Dockerty，1958；Harrison，1964），在月经期可变得活跃（Chalfant 和 Nance，1970），其恶化或许与给予激素（Sulzberger，1941）和继发于库欣综合征的雄性激素分泌增加有关（Wile 和 Curtis，1948）。尽管这样，Sao Paulo 团队报道，在 21 个这种病的患者中从没遇到过不正常水平的睾酮、羟化的黄体酮及脱氢表雄酮（Bocchini 等，2003）。化脓性汗腺炎和痤疮间有很明显的关联（Bocchini 等，2003），尤其是在男性，Block（1931）发现 43%的长疖肿的男性也长痤疮，痤疮与激素失调（循环中的雄激素水平提高、高泌乳素血症和性激素结合蛋白的降低）有关（Darley 等，1982）。

Harrison 等（1985）研究了 13 例有化脓性汗腺炎、在月经前有疾病加重的病史的女性，雌激素、黄体激素、睾酮、脱氢表雄酮、甲状腺素的基础水平没有明显的变化。后来研究结果表明，患者月经前不出现病情加重与患者体内雄激素增高、黄体激素降低有关，这种情况可能是肥胖病人外周血中激素水平逆转所致（Harrison 等，1988）。

化脓性汗腺炎中病态的角质化可能反映雄激素的过量，要么由于原发的性腺和肾上腺分泌的雄激素过量，要么由于循环的游离激素水平的提高。顶质分泌腺富含 5α-还原酶，能把睾酮转换成它的还原型 5α-去氢睾酮（Hay 和 Hodgkins，1978）。顶泌出汗也被证明包含硫酸脱氢表雄酮，能刺激皮脂的活性（Labows 等，1979）。

肥胖症看起来像是化脓性汗腺炎的一个病因，在有化脓性汗腺炎的男性和女性中都很流行（Masson，1969）。

继发于梗阻的细菌繁殖

角质栓引起的导管闭塞是化脓性汗腺炎的一个重要的病因学因素，它导致导管的扩张、汗潴留、导管周围炎症反应和细菌的过度繁殖（Shelley 和 Cahn，1955），梗阻和感染促成了顶质分泌腺的扩张。表 10.1 列出了从化脓性汗腺炎分离出的有机物（Thornton 和 Abcarian，1978）。葡萄球菌和需氧革兰阴性杆菌感染最常见，但在腋窝和会阴部位，专性厌氧菌感染也同样常见（Leacy 等，1979；Brenner 和 Lookingbill，1980，Brook 和 Frazier，1999），米勒链球菌可能是化脓性汗腺炎一个重要的病原体（Highet 等，1980）。

顶质分泌腺的闭塞是化脓性汗腺炎发病学中一个重要的理论依据，是通过用带子有意使志愿者的顶质分泌腺闭塞的研究中得来的（Shelley 和 Cahn，1955）。

表 10.1　化脓性汗腺炎患者伤口细菌培养结果

结果	%
没有细菌生长（$n=50$）	48
细菌生长阳性（$n=54$）	52
表皮葡萄球菌	44
大肠杆菌	19
α-链球菌	15
其他（包括混合感染）	22

来源自：Thornton 和 Abcarian（1978）。

其他相关的功能紊乱

继发于异位皮脂腺病的化脓性汗腺炎的发生条件是顶质分泌腺被黏蛋白闭塞了，化脓性汗腺炎同样也发生在黑棘皮病中（Stone，1976），其原因是毛孔过度角化而被闭塞了。

其他的可能与化脓性汗腺炎相关的疾病包括糖尿病（Chapman，1972）、高胆固醇血症（Adams 和 Haisten，1972）、基质性角膜炎（Bergeron 和 Stone，1967）及贫血（Tennant 等，1968）。尽管 Dvorak（1977）等提出化脓性汗腺炎中没有发现宿主防御机制受损的依据，但 Bell 和 Ellis（1978）报道了在高变态反应性和遗传过敏性患者中的高发病率。Bocchini 等（2003）报道与化脓性汗腺炎同时存在的肛周瘘发病率是 8/56（14%）、糖尿病是 2/56、鳞状细胞癌是 1/56 和 Crolius 病是 1/56。

发病率

化脓性汗腺炎总体发病率是未知的，因为这个疾病经常被误诊为藏毛窦、肛瘘或者皮肤感染。然而，Fitzimmons 等（1985）提出了 1/300 的发病率。女性发病比男性常见（Pollock 等，1972；Bell 和 Ellis，1978），黑种人可能比白种人常见（Ching 和 Stahlgren，1965；Thornton 和 Abcarian，1978）。

无可反驳的证据说明汗腺炎的发生开始于青春期，绝大多数患者表现出这个疾病是在 20～40 岁（Greeley，1951；Masson，1969）。Thornton 和 Abcarian 报道 78%的患者第一次出现这个疾病是在 31 岁以下。

组织病理学

化脓性汗腺炎的特征是皮肤结构的慢性纤维化和渐进性的破坏，长毛的皮肤上有大量的疼痛性窦道（Jemec 和 Hansen，1996），顶质分泌管被角蛋白堵塞，导致邻近腺体的膨胀、细菌增殖、导管周和真皮的蜂窝组织炎（图 10.1），继发感染导致纤维化，纤维化毁坏了腺体单位，被毁的顶质分泌腺融合形成皮下脓肿，脓液从多个地方排除，导致广泛的皮下窦道，然而窦道不经介入很难愈合。

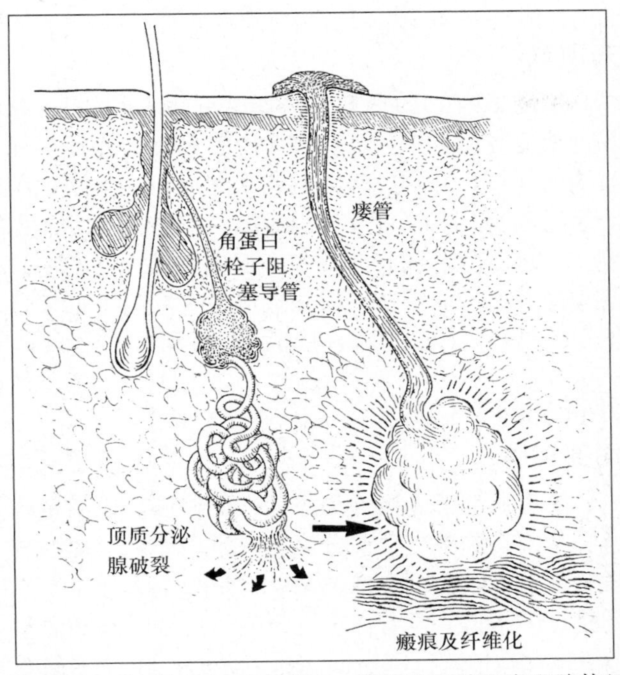

图 10.1　化脓性汗腺炎的病理。顶质分泌腺阻塞和腺体组织被破坏后继发瘢痕和纤维化，最终导致皮肤瘘管的形成。

化脓性汗腺炎的组织病理学经常是非特异性的，切除的标本经常仅仅是真皮增厚伴随慢性炎症细胞浸润、肉芽组织形成、巨细胞增多和皮下脓肿。其与肛门周围的克罗恩病的区别可能是困难的，也可能两种情形都存在。在腋窝（61%）和腹股沟（48%）并存的疾病高度提示化脓性汗腺炎。

鳞状细胞癌伴随长期汗腺炎的病例报道相当少见（Thornton 和 Abcarian，1978；Pérez-Diaz 等，1995；Bocchini 等，2003）。

临床表现

一般特征

疾病的最初标志通常是皮肤脓毒症的出现，这可能与假性囊肿或疖疮相似。有特征性的是，病灶组织排出的少量令人讨厌的不同于脓液的黏稠液体，此外，病灶组织损伤不能愈合，留下慢性的多重性窦道，间歇排出物质并继发感染，导致纤维变性增厚和瘢痕形成。疼痛的、令人讨厌的不断排污的损伤使得反复发生的脓毒症导致毁容，使患者失去社交能力。大面积皮肤的皮下窦道是常见的，尤其在会阴、肛门区、腹股沟。腹股沟区广泛的纤维化限制了炎症的扩散。

这个病症的特征表现在缓解方式和复发上。最初皮下小结可能表现出痊愈、排除脓头，2～3 年后完全溶解，但是后来，要么在同一个位置发红要么出现卫星瘤。先前未受累的顶质分泌腺也有可能受到影响。

化脓性汗腺炎的一个已知的独特的发病形式是滤泡四联症（follicular occlusum tetrad），包括化脓性疖肿、毛囊周围炎、结节状的囊肿性痤疮、藏毛窦，这种情况是少见的，但是一旦发生就会导致严重的肛门直肠脓毒症。

肛门疾病

绝大多数肛门疾病患者都有多重的损伤，会阴的损伤可能是大面积的，广泛的纤维变性会涉及阴囊、腹股沟、骶骨前区和臀部。通常在肛门周围会有大面积的瘢痕形成，许多患者因此有过瘘管手术史，但只有远端 1/3 肛管被累及。Culp（1983）报道的所有 30 个案例都在齿状线以下，没有涉及肛门内括约肌和肌间组织，这是区别肛瘘的一个特征。典型的临床特征是疼痛，排出恶臭物，再发的脓毒症伴随着肛周和臀部的广泛纤维化。肛管的广泛纤维化是少见的但是也有过报道。

鉴别诊断

肛门的化脓性汗腺炎必须和肛门周围的脓毒症、肛门直肠瘘管相鉴别（Chrabot 等，1983；Culp，1983）。肛门直肠瘘通常起源于齿状线，然而，肛门的化脓性汗腺炎在这个位置不会出现，因为顶质分泌腺在肛管里不存在（Hill，1957）。化脓性汗腺炎没有穿透肛门内括约肌，只局限在长毛发的低位肛管皮肤上。汗腺炎必须与肛门周围的克罗恩病相区别，但是这两种疾病可同时共存。如果怀疑有局部肠炎的可能性，建议行肠道乙状结肠镜检查、活组织检查、放射学检查（Wiltz 等，1990）。

如果窦道通向骶前区，可能与藏毛窦相混淆，并应牢记有肠结核、性病淋巴肉芽肿、腹股沟肉芽肿的可能性。

保守疗法

抗生素治疗

基于许多痤疮患者对夫西地酸、四环素和青霉素长期治疗有效的基础上，对于化脓性汗腺炎提倡长期抗生素的治疗，但是没有证据证明抗生素治疗改变化脓性汗腺炎的自然历史。绝大多数学者认为长期的抗生素治疗是没有益处的（Culp，1983；Harrison 等，1987），我们赞成这个观点。

激素疗法

基于这个病开始发生于青春期以及 50%以上的女性于月经期加重，所以激素环境的改变正被探索，睾酮被提倡但是有不能接受的副作用。一项试验比较了炔雌醇 50g 加环丙孕酮 50g 和炔雌醇 50g 加炔诺孕酮 500g 的疗效，但两组都导致了高的复发率，而且在两者之间没有显著的治疗差异（Mortimer 等，1986a）。

其他的药物疗法

维生素 A 声称衍生物对汗腺炎可能有效，但从未被证明过（Leyden 等，1983）。氢化可的松曾经被提倡过，但导致了痤疮病加重就没被再使用过。有人尝试过脱毛剂量的放射线疗法，但现在因为潜在性的危险而放弃了（Zeligman，1965）。近期报道的应用单克隆抗体抗-TNF 抗体（Imfliximab）的案例显示可能是一个新的有希望的治疗方法。现存的文献里，累计报道了不少汗腺炎与克罗恩病共存的案例，然而仍旧没有报道过针对它们的临床治疗（Martinez 等，2001；Katsanos 等，2002）。

外科治疗

微创外科

注射疗法

苯酚注射已经成功地用在一些病情相对静止的患者身上，但期间多重联合治疗通常都是必要的，长期的结果是不理想的。

冷冻疗法

冷冻疗法适合小范围的相对不活动的疾病，但是长期复发率是相当高的（Dalrymple 和 Monaghan，1987）。

切开引流术

切开引流术不能控制潜在窦道引起复发脓毒症的危险，是一个无效的疗法（Barron，1970），单独使用这种技术的复发率是 80%～100%（Broadwater 等，1982；Ritz 等，1998）。

去顶术

去顶术有它的拥护者（Brown 等，1986），在局部或全身麻醉下，试着用一个有韧性的探针探究窦道的开口，并将过氧化氢注入窦道里，然后把整个窦道的顶切掉，把底层暴露，窦道应该用刮勺刮，将悬垂的边缘修剪整齐。重症患者，复发期间必须敞开所有的窦道，偶尔也可敞开肛门附近邻近造口的部位（Ching 和 Stahlgren，1965）。

外科切除

局部切除

窦道局部切除被外科医生广泛使用，他们希望避免全部切除整个顶质分泌腺区域，如果长期的复发率低的话，微创手术的观念将是吸引人的。不幸的是许多报道并没有详细说明随访持续时间和质量（Vickers，1975；O'Brien 等，1976）。仅使用简单的局部切除的复发率高达 56%（Anderson 和 Dockerty，1958；Watson，1985）。有人已经分析了化脓性汗腺炎术后复发的可能的主要原因，有报道显示，肛周和腋窝的复发率（3%）是低的，但在腹股沟（37%）和乳腺下（50%）的复发率高得多。Harrison 和同事因为微创手术操作的高复发风险而赞成广泛的切除方法。然而，值得注意的是，该病 25%的复发是在新的解剖部位形成新的病灶。

广泛的切除

权威人士大力推举广泛切除方法来治疗化脓性汗腺炎（Bocchini 等，2003）（图 10.2）。Morgan 和 Hughes 提议，手术前标记顶质分泌腺，手术切除边界达外围 2cm，从而完全切除局部复发的潜在区域（Morgan 等，1983；Harrison 等，1987）。表 10.2 列出了三组大范围切除的结果（Wiltz 等，1990；Endo 等，1998；Bocchini 等，2003）。

标记的方法如下。首先用阿托品堵塞小分泌汗腺（1.2mg 静脉注射），然后给予催产素（2 单位静脉注射）用来刺激顶质分泌腺周围的肌上皮细胞，顶质分泌腺的分泌物可以用碘-淀粉溶液的方法来识别，碘酒应用在测试区域和手掌上，因为手掌上有大量的外分泌腺，用来作为确保汗液被阿托品堵住的对照组。当测试区域变干的时候，再使用含 100ml 蓖麻油和 75g 细微淀粉粉末的混合物，黑斑显示顶质分泌出汗，这个经常能在毛囊周围看到。

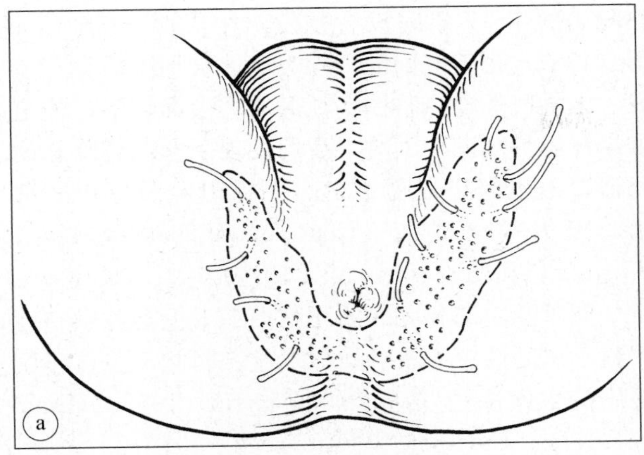

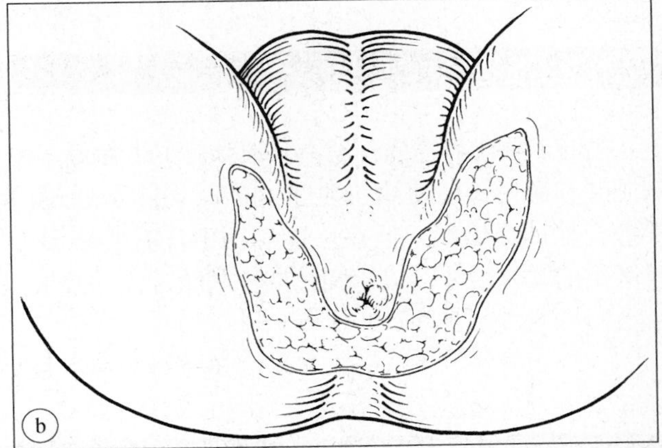

图 10.2 广泛切除术。(**a**) 化脓性汗腺炎导致很表浅的窦道相互连接，如果继续化脓，广泛切除感染区域的皮肤和皮下组织使脓毒症消除。(**b**) 敞开伤口使其生成肉芽组织，很快就会愈合。

整个窦道相关区域和邻近顶质分泌腺的区域都应该切除，留下健康的皮下组织。会阴和腹股沟阴囊这些大的裸露区域最初应用敷料覆盖（传统方法是使用原黄素和硅橡胶，但更现代的敷料如 Kaltstat 更易被患者接受）。

广泛切除伴随着明显的并发症发病率和住院时间延长，这种广泛切除术的住院期为 11～26 天，完全愈合得花 6～14 周（Morgan 等，1980）。

现在出现了强有力的支持广泛外科手术切除的证据（Conway 等，1952；Chalfant 和 Nance，1970；Shaughnessy 等，1972），原则是让切口生长肉芽（Masson，1969；Lettermann 和 Schurter，1974；Vickers，1975）。其他的方法如 CO_2 激光器和超声刀已用于广泛切除术中（Lapins 等，1994；Finley 和 Ratz，1996）。

修补缺损的方法

考虑到只有肉芽生长时延迟性愈合引起的不良状态（Ariyan 和 Krizek，1976），外科团体提倡了各种修补缺损的方法。

原发性闭合

缺损原发闭合对保守切除的患者是可行的（Jackman 和 McQuarrie，1949；Anderson 和 Perry，1975；Tasche 等，1975；Bell 和 Ellis，1978）。尽管没有关于使用这种方法的复发率的资料，有人怀疑如果汗腺炎不是静止的且未被局限化，复发率会很高（Watson，1985）。

旋转或带蒂皮瓣

一旦健康的肉芽组织形成，就可使用旋转或带蒂皮瓣闭合大的缺损（Barron，1970），尽管这种技术被频繁报道（O'Brien 等，1976），但除了 Watson 报道的 19% 的复发率（1985），很少有关于复发率的信息（Masson，1969；Lettermann 和 Schurter，1974）。

分层皮肤移植术

分层皮肤移植术用来覆盖外科切除造成的大片缺损（Bocchini 等，2003）。然而，因为脓毒症，移植完全成活是不常见的，尤其在会阴部发生脓毒症时（Ward 等，1974；Anderson 和 Perry，1975；Hartwell，1975）。皮肤移植同样引起供皮区的发

表 10.2　广泛性化脓性汗腺炎的治疗结果

作者	例数	广泛切除（%）	排泄物的转移（%）	移植（%）	复发（%）
Wiltz 等（1990）	43	31（72）	2（5）	2（5）	29（67）
Endo 等（1998）	12	8（67）	0	5（42）	2（17）
Bocchini 等（2003）	56	56（100）	23（41）	24（43）	1（2）

病。移植的失败率，定义为存活小于 50%，Harrison 等报道的移植失败率是 45%（1987）。然而，复发率更低，是 13%。Bocchini 等（2003）报道在广泛切除和移植期间，局部皮肤缺损的只有 9 例（10%），持久发病的 5 例（9%），复发的只有 1 例（2%）。

Morgan 等（1983）进行了一项对照试验研究，比较了对两侧腋窝的汗腺炎进行基本切除术和应用硅橡胶泡膜皮肤移植两种方法，患者首选硅橡胶泡膜进行皮肤移植是因为能较早活动和避免供皮区的疼痛，然而，其通过肉芽形成愈合（12 周）比移植愈合（7 周）要慢。

会阴部皮肤移植因为感染而有很高的失败率，这一方法因此存在很大的问题，绝大多数权威人士支持这个观点，不建议在会阴和肛周行皮肤移植。一些人建议应用粪便改道法（Bocchini 等，2003）。

肛周汗腺炎的特殊外科因素

为了适应肛门疾病的治疗，外科治疗的原则可能需要修改了。幸运的是，复发率似乎是低的。Culp（1983）报道 27 例采取广泛切除治疗的患者在随访的 1～7 年间没有复发。相似地，Harrison 等（1987）报道肛门的汗腺炎病灶被切除后没有复发。因为我们选择整体病灶区域的表面切除，但是如果汗腺炎范围很大时，我们发现子宫底切除和回肠造口术也是可以考虑的。不提倡会阴部皮肤移植，因为很少成活（Chalfant 和 Nance，1970；Ward 等，1974；Hartwell，1975）。

偶尔会阴部和肛周的汗腺炎手术也会并发气性坏疽、协同性感染或者蜂窝织炎，因此，一直建议使用抗生素保护（Stone 和 Martin，1972；Himal 等，1974；Burbrick 和 Hitchcock，1979）。

结论和推荐

应该告诉患者需要一丝不苟地维持卫生保健、控制肥胖和避免长期使用抗生素，广泛切除和通过肉芽愈合是被提倡的，但在一些病例中，需要整形外科医生的联合治疗，以达到长期控制脓毒症的效果。

（王新友 译 姚宏伟 校）

参考文献

Adams JD & Haisten AS (1972) Perianal hidradenitis suppurativa. *Surg Clin North Am* 52: 467-472.

Anderson DK & Perry AW (1975) Axillary hidradenitis. *Arch Surg* 110: 9-72.

Anderson MJ & Dockerty MB (1958) Perianal hidradenitis suppura-tiva: a clinical and pathological study. *Dis Colon Rectum* 1: 23-31.

Ariyan S & Krizek TJ (1976) Hidradenitis suppurativa of the groin treated by excision and spontaneous healing. *Plast Reconstr Surg* 58: 44. Barron J (1970) The surgical treatment of perianal hidradenitis sup-purativa. *Dis Colon Rectum* 13: 441-443.

Bell BA & Ellis H (1978) Hidradenitis suppurativa. *J R Soc Med* 71: 511-515.

Bergeron JR & Stone OJ (1967) Interstitial keratitis associated with hidradenitis suppurativa. *Arch Dermatol* 96: 473-475.

Block B (1931) Metabolism, endocrine glands and skin diseases with special reference to acne vulgaris and xanthoma. *Br J Dermatol* 43: 61-87.

Bocchini SF, Habr-Gama A, Kiss DR et al (2003) Gluteal and perinanal hidradenitis suppurativa: surgical treatment by wide excision. *Dis Colon Rectum* 46: 944-949.

Brenner DE & Lookingbill DP (1980) Anaerobic micro-organisms in chronic suppurative hidradenitis. *Lancet* ii: 921-922.

Broadwater JR, Bryant RL, Petrino RA et al (1982) Advanced hidradenitis suppurativa. *Am J Surg* 144: 668-670.

Brook I & Frazier EH (1999) Aerobic and anaerobic microbiology of axillary hidradenitis suppurativa. *J Med Microbiol* 48: 103-105.

Brown SCW, Kazzazi N & Lord PH (1986) Surgical treatment of per-ineal hidradenitis suppurativa with special reference to recognition of the perianal form. *Br J Surg* 73: 978-980.

Brown TJ, Rosen T & Orengo IF (1998) Hidradenitis suppurativa. *South Med J* 91: 1107-1114.

Burbrick MP & Hitchcock CR (1979) Necrotising anorectal and perineal infections. *Surgery* 68: 655-661.

Chalfant WP & Nance FC (1970) Hidradenitis suppurativa of the perineum: treatment by radical excision. *Am Surg* 36: 331-334.

Chapman J (1972) The surgical treatment of hidradenitis suppura-tiva. *J Natl Med Ass* 64: 328-330.

Ching CC & Shalgren LH (1965) Clinical review of hidradenitis suppu-rativa: management of cases with severe perianal involvement. *Dis Colon Rectum* 8: 349-352.

Chrabot CM, Prasad NL & Abcarian H (1983) Recurrent anorectal abscesses. *Dis Colon Rectum* 26: 105-108.

Culp CE (1983) Chronic hidradenitis suppurativa of the anal canal. *Dis Colon Rectum* 26: 669-676.

Dalrymple JC & Monaghan JM (1987) Treatment of hidradenitis sup-purativa with the carbon dioxide laser. *Br J Surg* 74: 420.

Darley CR, Kirby JD, Besser GM, Munro DD, Edwards CR & Rees LH (1982) Circulating testosterone, sex hormone binding globulin and prolactin in women with late onset or persistent acne vulgaris. *Br J Dermatol* 106: 517-522.

Dvorak VC, Root RK & McGregor RR (1977) Host defence mechanisms in hidradenitis suppurativa. *Arch Dermatol* 113: 450-453.

Endo Y, Tamura A, Ishikawa O & Miyachi Y (1998) Perianal hidradenitis suppurativa: early surgical treatment gives good results in chronic or recurrent cases. *Br J Dermatol* 139: 906-910.

Finley EM & Ratz JL (1996) Treatment of hidradenitis suppurativa with carbon dioxide laser excision and second-intention healing. *J Am Acad Dermatol* 34: 465-469.

Fitzimmons JS, Guilbert PR & Fitzimmons EM (1985) Evidence of genetic factors in hidradenitis suppurativa. *Br J Dermatol* 113: 1-8.

Greeley PW (1951) Plastic surgical treatment of chronic suppurativa hidradenitis. *Plast Reconstr Surg* 7: 143-146.

Harrison BJ, Kumar S, Read GF et al (1985) Hidradenitis suppurativa: evidence for an endocrine abnormality. *Br J Surg* 72: 1002-1004.

Harrison BJ, Mudge M & Hughes LE (1987) Recurrence after surgical treatment of hidradenitis suppurativa. *BMJ* 294: 487-489.

Harrison BJ, Read GF & Hughes LE (1988) Endocrine basis for the clinical presentation of hidradenitis suppurativa. *Br J Surg* 75: 972-975.

Hartwell SW (1975) Surgical treatment of hidradenitis suppurativa. *Surg Clin North Am* 55: 1107-1109.

Hay JB & Hodgkins MB (1978) Distribution of androgen metabolising enzymes in isolated tissue of human forehead and axillary skin. *Endocrinology* 79: 29-39.

Highet AS, Warren RE, Staughton RCD & Roberts SOB (1980) *Streptococcus milleri* causing treatable infection in perineal hidradenitis suppurativa. *Br J Dermatol* 103: 375-378.

Hill JR (1957) Abscesses and sinuses in the perianal region: differen-tial diagnosis and treatment. *Tex State J Med* 53: 316-319.

Himal HS, McLean APH & Duff JH (1974) Gas gangrene of the scrotum and perineum. *Surg Gynecol Obstet* 139: 176-178.

Hurley HJ & Shelley WB (1960) *The Human Apocrine Sweat Glands in Health and Disease*, pp 28, 30, 42. Springfield, IL: CC Thomas.

Jackman RJ (1959) Hidradenitis suppurativa: diagnosis and surgical management of perianal manifestations. *Proc R Soc Med* 52 (Suppl): 110-112.

Jackman RJ & McQuarrie HB (1949) Hidradenitis suppurativa: its con-fusion with pilonidal disease and anal fistula. *Am J Surg* 77: 349-351.

Jemec GB & Hansen U (1996) Histology of hidradenitis suppurativa. *J Am Acad Dermatol* 34: 994-999.

Katsonos KH, Christodoulou DK & Tsianos EV (2002) Axillary hidradenitis suppurativa successfully treated with Infliximab in Crohn's disease patient. *Am J Gastroenterol* 97: 2155-2156.

Kroepfli P (1976) Untersuchungen zur Wirkung der Vitamin-A-Saure bei experimentell augeloster Follikelkeratose. *Dermatologica* 153: 88-95.

Labows JN, Preti G, Hoelzle E, Leyden T & Kugman A (1979) Steroid analysis of human apocrine secretion. *Steroids* 34: 249-258.

Lapins J, Marcusson JA & Emtestam L (1994) Surgical treatment of chronic hidradenitis suppurativa: CO_2 laser stripping-secondary intention technique. *Br J Dermatol* 131: 551-556.

Leacy RD, Eykyn SJ, Phillips I, Corrin B & Taylor EA (1979) Anaerobic axillary abscess. *BMJ* 2: 5-7.

Lettermann G & Schurter M (1974) Surgical treatment of hyperhidro-sis and chronic hidradenitis suppurativa. *J Invest Dermatol* 63: 174-182.

Leyden JJ, McGinley FJ & Webster GF (1983) Isotretinoin treatment of acne and related disorders. *J Am Acad Dermatol* 9: 637-641.

Martinez F, Nos P & Ponce J (2001) Hidradenitis suppurativa and Crohn's disease: response to treatment with Infliximab. *Inflamm Bowel Dis* 7: 323-326.

Masson JK (1969) Surgical treatment of hidradenitis suppurativa. *Surg Clin North Am* 49: 1043-1052.

Montagna W & Parakkal PF (1974) *The Structure and Function of Skin*, 3rd edn. New York: Academic Press.

Morgan WP & Hughes LE (1979) The distribution, size and density of the apocrine glands in hidradenitis suppurativa. *Br J Surg* 66: 853-856.

Morgan WP, Harding KG, Richardson G & Hughes LE (1980) The use of Silastic foam dressing in the treatment of advanced hidradenitis suppurativa. *Br J Surg* 67: 277-280.

Morgan WP, Harding KG & Hughes LE (1983) A comparison of skin grafting and healing by granulation, following axillary excision for hidradenitis suppurativa. *Ann R Coll Surg Engl* 65: 235-236.

Mortimer PS, Dawber PR, Gales MA & Moore RA (1986a) A double-blind controlled crossover trial of cyproterone acetate in females with hidradenitis suppurativa. *Br J Dermatol* 115: 263-268.

Mortimer PS, Dawber PR, Gales MA & Moore RA (1986b) Mediation of hidradenitis suppurativa by androgens. *BMJ* 292: 245-258.

O'Brien J, Wysocki J & Arastasi G (1976) Limberg flap coverage for axillary defects resulting from excision of hidradenitis suppurativa. *Plast Reconstr Surg* 58: 354-358.

Pérez-Diaz O, Calvo-Serrano M, Mártinez-Hijosa E et al (1995) Squamous cell carcinoma complicating perianal hidradenitis sup-purativa. *Int J Colorect Dis* 10: 225-228.

Pollock WJ, Virnelli FR & Ryan RF (1972) Axillary hidradenitis suppu-rativa: a simple and effective surgical technique. *Plast Reconstr Surg* 49: 22-27.

Ritz JP, Runkel N, Haier J & Buhr HJ (1998) Extent of surgery and recurrence rate of hidradenitis suppurativa. *Int J Colorectal Dis* 13: 164-168.

Shelley WB & Cahn MM (1955) The pathogenesis of hidradenitis sup-purativa in man: experimental and histological observations. *Arch Dermatol* 52: 562-565.

Stone HH & Martin JD Jr (1972) Synergistic necrotising cellulitis. *Ann Surg* 175: 702-710.

Stone OJ (1976) Hidradenitis suppurativa following acanthosis nigri-cans. *Arch Dermatol* 112: 1142-1144.

Sulzberger MB (1941) Cited in discussion by Ludy JB & Drant P (1941) Hidradenitis suppurativa, papulonecrotic tuberculid and bromo-derma. *Arch Dermatol Syph* 44: 494.

Tasche C, Angelata I & Jayaram B (1975) Surgical treatment of hidradenitis suppurativa of the axilla. *Plast Reconstr Surg* 55: 559-562.

Tennant F, Bergeron JR, Stone OJ & Mullins JF (1968) Anaemia associated with hidradenitis suppurativa. *Arch Dermatol* 98: 138-140.

Thornton JP & Abcarian H (1978) Surgical treatment of perianal and perineal hidradenitis suppurativa. *Dis Colon Rectum* 21: 573-577.

Velpeau A (1839) In *Dictionnaire de Médecine: un Répertoir Général des Sciences Médicales sous le Rapport Théorique et Practique*, 2nd edn. Vol 2, p 91; vol 3, p 304; vol 19, p 1. Bechet Jeune.

Verneuil AS (1854) Etude sur les tumeurs de la peau: de quelque mal-adies des glandes sudoripares. *Arch Gen Med* 94: 693.

Vickers MA Jr (1975) Operative management of chronic hidradenitis suppurativa of the scrotum and perineum. *J Urol* 114: 414-416.

Ward JN, Washio H & David HS (1974) Hidradenitis suppurativa of the scrotum and perineum. *Urology* 4: 463.

Watson JD (1985) Hidradenitis suppurativa: a clinical review. *Br J Plast Surg* 38: 567-569.

Wile UJ & Curtis AC (1948) Cushing's syndrome with hidradenitis suppurativa. *Arch Dermatol Syph* 58: 746-747.

Wiltz O, Schoetz DJ Jr, Murray JJ et al (1990) Perianal hidradenitis suppurativa: the Lakey clinic experience. *Dis Colon Rectum* 33: 731-734.

Wood RAB & Hughes LE (1975) Silicone foam sponge for pilonidal sinus: a new technique for dressing open granulating wounds. *BMJ* 3: 131-133.

Wood RAB, Williams RHP & Hughes LE (1977) Foam elastomer dress-ing in the management of open granulating wounds: experience with 250 patients. *Br J Surg* 64: 554-557.

Zeligman I (1965) Temporary X-ray epilation therapy of chronic axillary hidradenitis suppurativa. *Arch Dermatol* 92: 690-694.

第 11 章　肛门直肠脓肿和肛瘘

第一部分　肛腺脓肿和瘘管

肛门直肠脓毒症

直肠肛管脓肿既可以继发于肛腺感染也可以继发于皮肤感染。肛腺感染常常会导致慢性括约肌间脓液积聚，经会阴向上引流到高位肌间隔或者穿过括约肌到达坐骨直肠窝（Eisenhammer，1956，1961；Parks，1961）。肠内有机体导致的肛腺感染常常与内部开口有关。因此引流经常会导致皮肤和齿状线处的肛门黏膜之间形成瘘管。此外，肛周的疖或痈会导致肛门直肠脓毒症。这些皮肤感染常常源于金黄色葡萄球菌感染，并不通过齿状线与内部相通；因此，引流不会引起瘘管（Buchan 和 Grace，1973）。据报道，对直肠肛管脓肿的脓液进行培养可以鉴别出哪种标本是来源于肛腺感染（Grace 等，1982；Whitehead 等，1982）。有时，肛门周围感染可能是由于腺体分泌阻塞，也可能是其他部位的汗腺炎症的体现。

肛门直肠脓毒症是一种常见的外科急症，经常转交于初级医生接管（Onaca 等，2001）。在这种情况下，有可能不能成功地辨别脓肿的解剖学结构，也不能确保成功引流。对于绝大多数接受外科引流术的患者来说，必须应用局麻或者全麻来减轻患者的疼痛和脓毒症的发生。15%～47%的患者接受外科引流术后会出现脓肿复发和肛瘘形成。外科医生在处理肛门直肠脓毒症时应注意以下几点：

- 肛门直肠脓毒症的起源和分型；
- 制订术中和术前对脓肿的护理措施；
- 预测并发瘘管形成的可能性；
- 明确肛周瘘管的解剖学关系；
- 制订术前和术中肛瘘的护理措施；
- 把脓毒症复发和括约肌损伤的可能性降到最低；

- 要考虑到克罗恩病或免疫抑制状态；
- 和/或识别和处理坏死性筋膜炎。

病因和发病率

英国关于肛门直肠脓毒症的发病率的数据尚不清楚。据一家提供患者咨询服务的医院报道，在1964年到1965年间，30万人中就有5 000～6 000个肛门直肠脓毒症的新增患者（Buchan 和 Grace，1973）。男性直肠肛管脓毒症发生率是女性的3倍（Hill，1967）。发病高峰年龄段为30～40岁（Vasilevsky 和 Gordon，1984）（图11.1）。男性肛门直肠脓毒症的发生率较高是由于职业、毛发分布、出汗多和肛周卫生情况差等原因造成的。

20%～40%的病人曾经患过肛门直肠脓毒症，并且通过自然排出或者外科引流。儿童群体中，肛门直肠脓毒症的临床表现和生物学特征与成人相似，但是儿童可能会有一些原发性病变，比如：伴有粒细胞缺乏症，传染性疾病，克罗恩病等，蛲虫感染亦会增加患肛门直肠脓毒症的风险（Abercrombie 和 George，1992）。

肛门腺感染的起源

肛门腺位于肛门内外括约肌的交界处；它们通过导管与肛门黏膜相通，这个导管开口于齿状线上的肛窦（Kratzer，1950；Granet，1954）。导管最终在黏膜下层或者在肛门内括约肌形成分支，但是它们通常与肛腺或者肛门括约肌间的导管相通（图11.2）。

一些肛腺腺泡可能沿着括约肌间平面生长，但是它们通常不会贯穿括约肌，因为它们是内脏结构

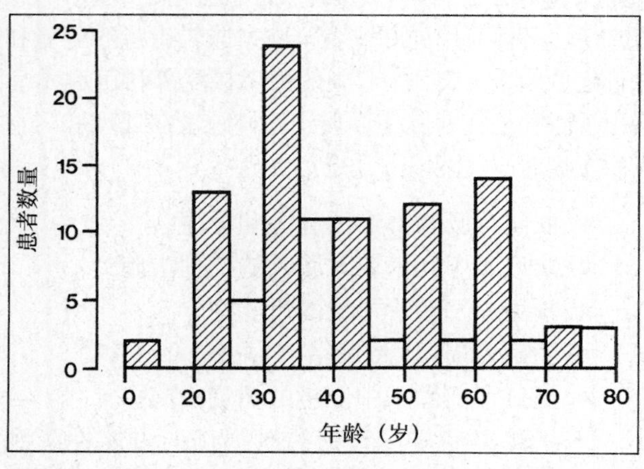

图11.1 病人性别、年龄和肛门直肠脓肿发生的关系。

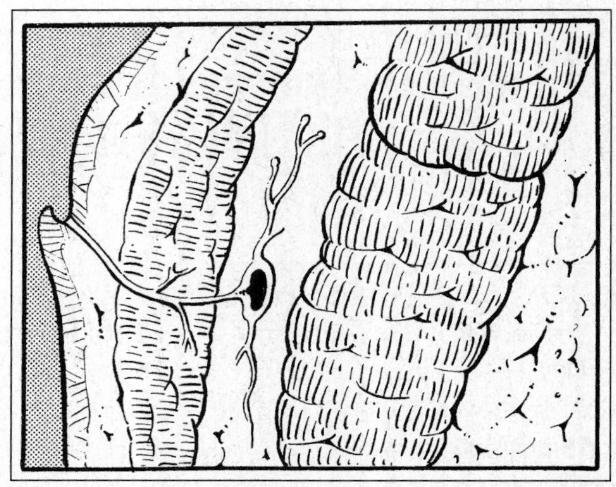

图11.2 括约肌间隙的肛门腺体。腺体管分支的头尾在括约肌间隙中。腺体组织通过导管与肛门上皮相连，开口于齿状线。

而非躯体结构（Thomson 和 Parks，1979）。大多数人有6个腺体，这些腺体大多数位于黏膜下层，很少穿过外括约肌（Seow-Choen 和 Ho，1994）。Eisenhammer（1978）认为大多数直肠肛管感染来源于肛腺感染引起的慢性括约肌间脓肿。

在大多数患者当中，感染过程是向下扩展到肛周区，并且相连的纵行肌肉阻止了通过肛门外括约肌的横向扩展。在少数病例中，感染会进一步呈弧形发展，导致高位肌间脓肿或者甚至导致骨盆直肠间隙脓肿。感染也会沿着肛管的走向向肛管管腔发展，导致黏膜下脓肿形成（图11.3）。坐骨直肠窝

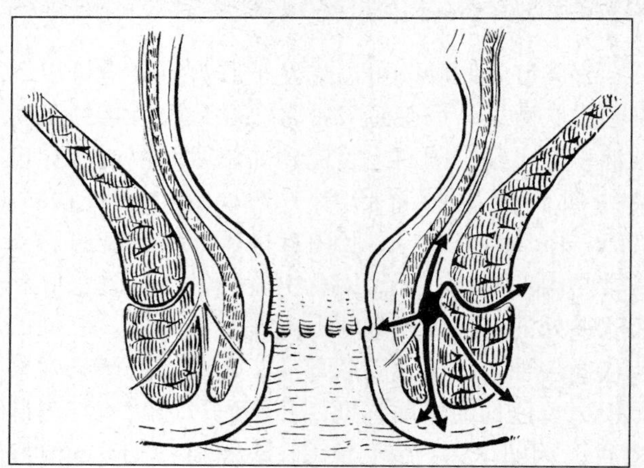

图11.3 肛门直肠脓毒症的扩展。①向下到会阴；②向上进入肛提肌上间隙；③穿过外括约肌或到肛周区域或到坐骨直肠间隙；④在内部向肛管方向沿着导管到齿状线到达黏膜下间隙。

脓肿的发病机制欠明确。在一些病人中，脓肿扩展横向穿过相连的纵向肌肉或者通过外括约肌下部的肌纤维到达坐骨直肠窝（Engel 和 Eijsbouts，2001）。在一些病人中，骨盆直肠脓肿可能会穿过耻骨直肠肌纤维到达坐骨直肠窝。最后，来源于远处部位的败血症也可能引起坐骨直肠窝感染。

因此，括约肌间脓毒症可能：

1. 向上扩展形成高位括约肌间脓肿；
2. 向下扩展形成肛门周围脓肿；
3. 向肛管扩展形成黏膜下脓肿；
4. 贯穿括约肌，形成坐骨直肠窝脓肿（图 11.4）。

一旦脓肿在特定解剖学部位积聚，在肛管周围可能发生进一步的扩大。向周围扩展最常发生的部位是坐骨直肠窝（图 11.5）。坐骨直肠窝中的潜在的大空隙可以积聚大量的脓液，并且可以通过正中线向另一个扩展，形成典型的马蹄形脓肿（Held 等，1986）。围绕肛门扩展可发生在患有肌间脓肿的病人，有时也可发生在肛周脓肿的病人。

Eisenhammer 的证据表明，在患有直肠肛管脓肿的病人中可以检测到一个内部开口（Nesselrod，1949），外科引流的唯一的风险就是肛瘘（Eisenhammer，1961，1964）。很不幸的是，没有观察者能够可靠地鉴别出肛管相通的概率。大量的经验是必需的，通过触摸脓肿和检查患有急性直肠肛管脓肿病人的肛乳头来证实是否发生瘘。通过记录并发肛瘘的风险来对直肠肛管脓肿的肛腺感染的根源的

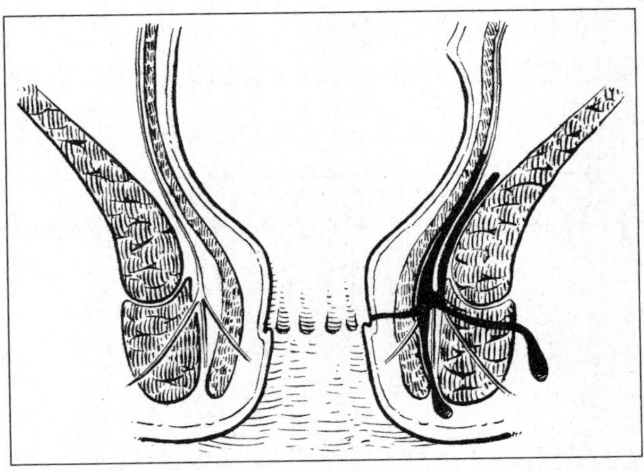

图 11.4　肛门腺体感染的扩散。在括约肌间隙的肛门腺体感染可能的扩散途径：①向上到达肛提肌上或直肠外间隙；②从外侧穿过肛门外括约肌到达坐骨直肠窝；③向下穿过括约肌间隙形成肛周脓肿；④从中间向里面到达黏膜下间隙。

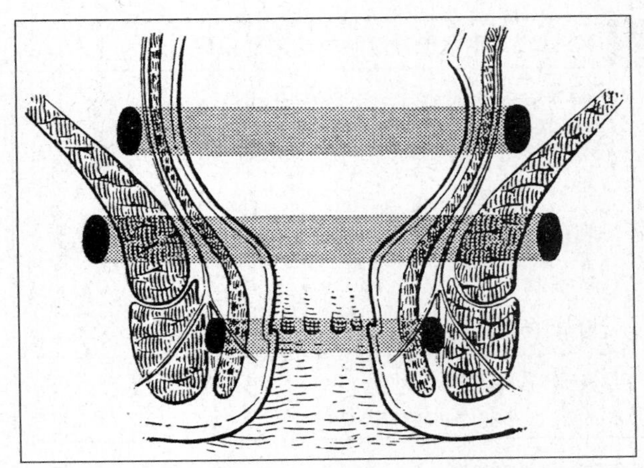

图 11.5　肛周脓肿的扩散。括约肌间、坐骨直肠脓肿、肛提肌上脓肿都可能在直肠附近沿着周围扩散感染到对侧相同的区域。

回顾性研究也不是很可靠，因为内部开口可能被粪便残渣或组织纤维化所封闭（Ramanujam 等，1984）。因此，并不是所有实施引流操作的有肛腺感染引起的脓肿的患者会进一步形成肛瘘（Barwood 等，1996）。

肛腺感染的肛门直肠脓毒症的内部开口的证据

从上述评论看来，在最初的外科评估和引流时内部开口的证据是可变的，这一点并不令人吃惊。Goligher 等（1967）在麻醉状态下用两活瓣开口器检查了 28 位患者（表 11.1）。在挤压脓肿并进行轻柔探通后发现仅有 5 例患者发生相通（15%），这 5 位患者都有肛周脓肿；患有坐骨直肠窝脓肿的 8 例患者均未发生相通。即使在肛门内括约肌切开术后，仅有 8 人被检查出有括约肌间脓肿（其中 7

表 11.1　肛门直肠脓肿引流患者内部开口的发病率

作者	*n*	内部开口率（%）
Goligher 等（1967）	28	15
Buchan 和 Grace（1973）	133	39
Kovalcik（1979）	181	25
Whitehead 等（1982）	72	44
Ramanujam 等（1984）	1023	35
Eykyn 和 Grace（1986）	80	66
Oliver 等（2003）	200	83

表 11.2 不同位置脓肿的内部开口率

位置	内开口	瘘
肛周	437（43）	151（35）
坐骨直肠窝	233（23）	59（25）
括约肌间	219（21）	104（47）
肛提肌上	75（7）	32（43）
黏膜下	59（6）	9（15）

括约内为百分数。
来源自：Ramanujam 等（1984）。

例患有肛周脓肿，1 例患有坐骨直肠窝脓肿）。Park（1961）报道，大约有 1/3 的病人发现有内开口，Abcarian 的报道的比例也和 Park 相似（1976），但是 McElwain（1975）等报道的比例更高一些。Whitehead 等（1982）表明：在 72 例患有直肠肛管脓肿的病人有 32 例（44%）发现有内部开口，与其他研究相似的是患有肛周脓肿的病人发生肛瘘的可能性（46%）比坐骨直肠窝脓肿发生肛瘘的可能性（39%）要大。大约有一半的患者可以在第一次麻醉状态下检查出内开口，剩下的患者 7～10 天后可在麻醉状态下被检查出来。Buchan 和 Grace（1973）的回顾性调查研究表明在 133 例患者中有 52 例（39%）检查出内部开口。这些被检查出有内部开口的患者中有 2/3 的是在麻醉状态下首次检查发现的，仅仅有 13 例是在 10 天以后在麻醉状态下检查发现的。相比之下，Eisenhammer（1978）表示：有 90%的患者可以检查出肛瘘，但是他的研究数据中缺少患者详细信息，同时是如何检查出内开口的并不清楚。Eykyn 和 Grace（1986）的前瞻性研究支持 Eisenhammer 的理论，他们的研究表明在 80 例患者中有 66%的患者有内开口。患有括约肌间和骨盆直肠脓肿的病人发生肛瘘并发肛门直肠脓毒症的风险非常高（Ramanujam 等，1984）（表 11.2）。在儿童群体中，两岁以内的儿童发生肛瘘的风险要比幼儿时期要高（Piazza 和 Radhakrishnan，1990）。

微生物学和病理学

肛周脓肿源于肛腺周围疏松的结缔组织感染，常出现广泛的组织破坏和组织坏死。从脓液中释放的可以降解蛋白质分子的酶类物质可以产生有渗透活性的物质，从而吸引液体流向感染部位。组织细胞、血小板和纤维细胞可以在感染部位刺激纤维包膜的形成，从而阻碍机体自然排脓。肉芽组织也对感染局限化其重要作用。蛋白质降解引起的渗透作用和趋化作用导致脓肿的张力变大，进而引起坏死和小血管血栓形成。三个研究（Grace 等，1982；Whitehead 等，1982；Eykyn 和 Grace，1986）均表明皮肤组织，尤其是金黄色葡萄球菌对脓肿有预示作用，与潜在的瘘管没有太大关系。Eykyn 和 Grace（1986）的前瞻性研究资料也是非常可信的，因为试验中所有的病人均接受在麻醉状态下初次检查和 1 周之后的进一步检查来探查是否患有肛瘘，这些都是由经验丰富的外科医生来完成的。这个临床评估得到非常综合性的微生物研究的支持。重要的微生物学发现结果见表 11.3。在肛瘘患者中检测出消化道厌氧菌和大肠埃希菌的比率要比其他患

表 11.3 脓肿有无内开口瘘的微生物学的鉴别

发现	瘘	无瘘	*P*
厌氧菌	49（92）	8（30）	<0.000 1
大肠埃希菌	45（85）	5（18）	<0.000 1
金葡菌	1（2）	8（30）	0.000 12
肠道特异拟杆菌	47（89）	5（18）	<0.000 1
非肠道特异拟杆菌	2（4）	17（63）	<0.000 1
肠道特异厌氧菌＋需氧菌	45（85）	4（15）	<0.000 1

括号内为百分数。
来源自：Eykyn 和 Grace（1986）。

者要高。相比而言，在仅有的 9 个金黄的葡萄球菌隔离群中，有 8 个存在于肛瘘患者，仅有一个（非常少的菌落）存在于剩下的患者。据认为，在引流脓肿时，对皮肤组织的鉴定可以进一步评价。另一方面，如果检测出消化道厌氧菌，但是没有内开口，也建议进行随访，因为这些病人有在随访期间发生肛瘘的可能性。Grace 等（1982）报道的 35 例经皮肤组织培养出病原体的患者没有 1 例复发，相比之下，在 52 例肠内检测出病原体的患者中有 10 例复发。

Lunniss 和 Phillips（1994）进行了一项对有潜在的肛瘘进行特异性培养的挑战性研究。在研究中，他们以 22 例患有肛门直肠脓毒症的病人为研究对象，对比较了脓肿培养和在括约肌间空隙进行外科探查脓毒症的两种方法。以括约肌间脓毒症预测潜在的瘘管的敏感度和特异度均为 100%，然而用消化道相关组织培养的敏感度为 100%，特异度仅为 80%。

解剖学分类

肛门直肠脓毒症是按照它的解剖学位置进行分类的：最常见的是肛门周围脓毒症和坐骨直肠脓毒症。因为几乎不可能把肛周脓肿和低位肌间脓肿区分开来，这两者应该综合考虑。高位肌间脓肿非常少见，扩展形成括约肌上型脓肿也很少见。据我们的经验认为，大多数括约肌上型脓肿进一步继发骨盆病理改变，而不是肛门病理改变。高位骨盆直肠脓肿进一步划分为直肠后脓肿、直肠膀胱脓肿、骨盆直肠脓肿和腹膜后脓肿。不像一些分组，我们认为黏膜下脓肿是通过肛腺通道到达黏膜下的（图

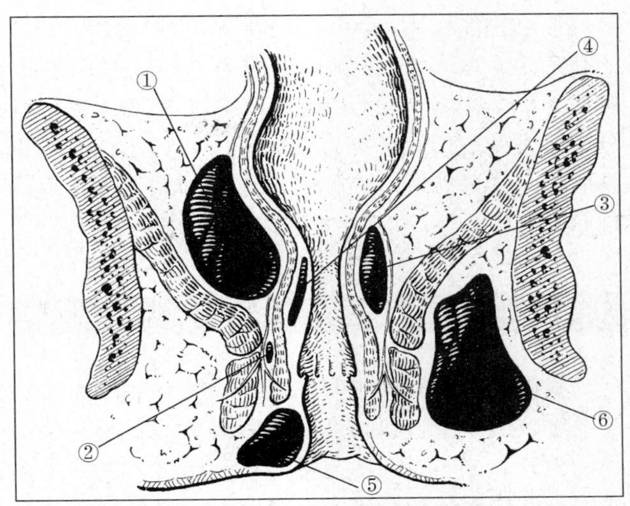

图 11.6 肛门直肠脓肿的分级。以下是解剖学位置：①肛提肌上脓肿；②低位；③高位括约肌间；④黏膜下；⑤肛周脓肿；⑥坐骨直肠窝脓肿。

11.6）。一些专家进一步把括约肌间脓肿划分为：肛后表面和深部脓肿，肛前表面和深部脓肿（Goldberg 等，1980）。

肛门直肠脓毒症的常规分布如表 11.4 所示。肛周脓肿最常见，其次是坐骨直肠窝脓肿。括约肌间脓肿的发生率是多样的，这一点并没有回顾性研究的数字记录。我们临床印象认为脓肿最终定位于肌间平面是很少见的，仅仅为 5%（Winslett 等，1988），然而我们认为括约肌间脓肿常常是脓毒症的重要来源。有复发的脓毒症的患者，脓液局限的部位也不相同，肌间脓肿的发生率相对高一些。

脓肿局限在肛管周围也是不一样的。Thomson 和 Parks（1979）表明 66%的脓肿位于后 1/4，22%的在前面，仅仅 11%发生于侧面（2%的在右侧，

表 11.4 不同位置肛门直肠脓毒症的发生频率

作者	*n*	肛周	坐骨直肠窝	括约肌间	黏膜下	肛提肌上
原发脓肿						
Grace 等（1982）	165	75	30		5	
Whitehead 等（1982）	135	84	16			
Ramanujam 等（1984）	1 023	43	22	21	6	7
Winslett 等（1988）	233	62	24	5	2	7
继发脓肿						
Chrabot 等（1983）	97	18	28	44	0	10
Vasilevsky 和 Gordon（1984）	117	19	61	18	0	2

9%的在左侧）。Ramanujam 等（1984）报道 53%的在后方，35%的在侧面，仅有 12%的在前面。然而，Vasilevsky 和 Gordon（1984）在他们回顾性分析复发的肛门直肠脓毒症患者中，显示仅有 4 例是后方马蹄形脓肿，在侧方形成脓肿的发生率更高一些。

评估和鉴别诊断

我们认为所有的患有肛门直肠脓毒症的患者均需要细致的检查，包括在全身麻醉下的直肠乙状结肠镜检查。这一点并不是都能统一接受，尤其是在北美，肛门直肠脓肿经常在局麻下以一种“办公流程”来处理（Kovalcik，1979）。然而，彻底评估脓毒症的范围和位置可以通过局麻或者脊髓麻醉技术来实现，尽管骶管麻醉是被禁忌的，因为有脑膜感染的风险。彻底评估是非常重要的，包括辨别内部开口的存在和确定感染的程度，特别是任意的括约肌上和括约肌间的部分。

在开口器辅助下检查肛管，通过轻轻按压脓肿明确是否有朝向肛管内的开口。一些权威专家，尤其是 Eisenhammer（1978）认为应该用 Ferguson 探针来寻找内开口，但是用柔软有韧性的钝圆探针可能会造成假象通道的构造，尤其是在急性脓毒症的出现时。我们认为可用柔软的导尿管来检查是否有内开口，对于一些病人来说更安全一些。向脓肿注射亚甲蓝溶液可以作为鉴别脓肿与肛腺是否相通，但是在急性脓毒症中，这个技术并不完全满意。

我们支持在引流过程中进行脓液培养的策略，特别是在内开口不明确的情况下（Grace 等，1982）。如果检测出金黄色葡萄球菌，那么就不需要进行麻醉下检查。另一方面，如果培养检测出大肠埃希菌、变形杆菌、克雷伯杆菌或者消化道特异性拟杆菌，那么发生肛瘘的可能性就非常大（表 11.5）。在这种情况下，在引流后 7～10 天进行麻醉下检查是有意义的，因为 31%的与肛门直肠脓肿相关的肛瘘可以在二次检查时被发现。

肛门直肠超声（Beynon 等，1986；Engel 和 Eijsbouts，2001）已经被用来明确肛门直肠脓肿的精确部位，也可以用来进行瘘管造影术（Ani 和 Logundoye，1979）。通过在 22 例患者身上使用 7-MHz 的探针，Low 等（1989）主张超声检查可以非常可靠地鉴别出肌间脓肿和与瘘管相关的内开口。然而，因为肛门内超声不能有效反映出外括约肌以外的情况，因此不能可靠地辨别肛周脓肿、坐骨直肠窝脓肿和骨盆直肠脓肿。Cataldo 等（1993）发现直肠内超声不能反映并发肛瘘的内部开口情况。此外，与外括约肌相关的脓肿的解剖学情况显示得也不是很充分。磁共振（MRI）是辨别脓毒症位置非常有效的方式（Zbar 等，1996；详见第二章）。事实上，我们中的许多人认为 MRI 可以用来检测所有的复杂的肛门直肠脓毒症，并描绘这些脓毒症的精确部位。Maruyama 等（2000）表明在 21 例坐骨直肠窝脓肿的患者中使用 MRI 的敏感度比指诊更有优势（表 11.6）

表 11.5 肛门直肠败血症中分离出的有机物

	瘘	无瘘
金葡菌	1	8
Str. milleri	22	1
其他链球菌	18	9
大肠埃希菌	45	5
变形杆菌	12	0
克雷伯杆菌	6	0
肠道特异拟杆菌	62	5
其他拟杆菌	63	49

来源自：Eykyn 和 Grace（1986）。

鉴别诊断

肛门直肠脓毒症必须与直肠肛门和会阴的疼痛性感染相区别，尤其是肛裂、血栓性痔、前庭大腺囊肿、化脓性汗腺炎和尿道周围脓肿。恶性肿瘤和炎性肠病可能和肛门直肠脓毒症相似。特异性感染必须除外，尤其是结核病、真菌感染、阿米巴病、麻风病、梅毒、淋病和艾滋病。

皮肤起源：疖，痈和大汗腺感染

可能有 1/3 的肛门直肠脓毒症的患者可能与肛管不相通。这些肛周感染可能是由于汗腺感染和毛囊感染引起的脓毒症（Chrabot 等，1983），并且常常是葡萄球菌起源的（Eykyn 和 Grace，1986）。在这种情况下，在麻醉状态下进行检查是必需的。肛门直肠脓毒症患者的皮肤组织的总体恢复率为 15%～25%（Ellis，1960；Wilson，1964；Buchan

表 11.6　坐骨直肠窝脓肿与 MRI

	True＋ve	True－ve	False＋ve	False－ve	敏感性（%）	*P*
指诊	15	0	1	5	75	0.01
MRI	19	0	1	1	95	

来源自：Maruyama 等（2000）。

和 Grace，1973；Page 和 Freeman，1977）。

特异性感染

肛周感染偶尔也会由特殊的微生物感染引起，最常见的是结核杆菌（Chung 等，1997）。任何的患者如果出现裂开、硬结或者肛门狭窄，尤其当患者是 AIDS 患者、近期的移民或者使用过非甾体类激素时，应该警示临床医生可能患有结核病（Bode 等，1982）。在这种情况下，应该进行空洞的活检或者进行豚鼠异种嫁接。活检的组织不典型的结核反应可能与抗酸疾病、梅毒、麻风病或者克罗恩病很难鉴别（Lowe，1985）。结核病偶尔也和肛门直肠脓毒症的复发有关（Chrabot 等，1983）。其他的感染包括军团杆菌属（Arnow 等，1983）、放线菌病、阿米巴病、诺卡菌病、血吸虫病和多种类型的真菌感染，这些也可能偶尔表现为肛门周围脓毒症。蛲虫也能引起肛门周围脓毒症，雌蛲虫在肛门黏膜排卵，产生异位肉芽肿（Chandrasoma 和 Mendis，1977；Vafai 和 Mohit，1983；Mortensen 和 Thomson，1984；Abercrombie 和 George，1992）。

炎性肠病

良性肿瘤可以类似肛门周围脓肿，包括平滑肌瘤和血管黏液瘤（Bracey 等，2003）。对于少数的病人来说，肛门直肠脓毒症的首发表现为直肠癌（Bode 等，1982；Grace 等，1982）。Nelson 等（1985）观察了 15 例肿瘤患者的表现与肛周脓毒症相关。9 例患者肿瘤本身表现为肛门周围脓肿。在这类群体中，预后非常差，并且脓毒症的存在仅仅是局部疾病进展期的表现：9 例中的 5 例在这个表现出现的几个月后就死去了。在剩余的 6 例病人，肿瘤是偶发的，并且预后相对好一些。尽管大多数肿瘤是腺癌，也仍然有 3 例鳞状上皮细胞肿瘤。

有 3 个与腺癌相关的肛门直肠脓毒症的主要群体。第一个是广泛扩展到肛周组织的直肠癌，并且血供不足，导致肿瘤坏死和脓毒症形成。这些与较差的预后和发病年龄过大有关。因此，对老年患者可疑的肛周脓肿进行活检，并且在麻醉下实施仔细检查是非常重要的。第二类是这些肿瘤的发生与肛瘘相关（Schaffzin 等，2003）。这些肿瘤通常生长缓慢（Cabrera 等，1966；Getz 等，1981）。其中一些患者肿瘤位于贴近直肠，有人认为肿瘤细胞已经种植到肛瘘中（Dukes 和 Galvin，1956）。这些肿瘤的一部分是源于先天性复制的恶性变，另一部分表皮样细胞癌则源于肛腺（Lee 等，1981；Zaren等，1983）。最后很少一部分肿瘤与来源于大汗腺的汗腺小结相关（Thornton 和 Abcarian，1978）（详见第 10 章）。其他的与肛门直肠脓毒症相关的恶性肿瘤包括类癌（Grace 等，1982）和原发性直肠肛门淋巴瘤（Steele 等，1985；Bhama 等，2002）。

肛门直肠损伤

肛门直肠脓毒症的其他潜在病因包括局部创伤、异物插入直肠和物体贯穿肠道，比如鸡骨头和鱼刺（Thomson 和 Parks，1979）引起的损伤。有时由于重复灌肠也可引起局部创伤并发的脓毒症（Thomson 和 Parks，1979）。

各类血细胞减少症

有恶性血液病的患者，这些正在接受化疗或在移植后接受控制排斥反应的药物引起的免疫抑制状态可能会发展成相当少见的肛门周围脓毒症（Abercrombie 和 George，1992；Cohen 等，1996；Buyukasik 等，1998）。其特点包括会阴疼痛、发热和紧张波动的肿物，但通常没有脓液的证据。这些感染常常并发急性白血病、血小板减少症和其他的中性粒细胞减少症的情况（Bevans 等，1973；Hanley，1978；Whitehead 等，1982；Vasilevsky 和 Gordon，1984）。如果是没有脓液的触痛性肛门周围隆起，外科医生应该进行活检或者周围血涂片检查（Slater，1984）。大约有 3%的白血病患者表现为肛门直肠脓毒症（Walsh 和 Stickley，1934；Blank，1955）。治疗应该包括应用广谱抗生素，同时纠正电解质紊乱（Sehdev 等，1973）。North 等（1996）报道，在引流的 25 例肛周脓毒症患者中有 10 例患有白血病。肛周脓肿也可以表现为慢性肉芽肿性疾病的特点，但是在这些病人中常常建议实施引流（Mulholland 等，1983）。

糖尿病

任何患有肛门直肠脓毒症的患者都有潜在的或者已经确定的糖尿病。事实上，这可能是糖尿病的首次出现的特征。大量研究报道 2%～20%的肛门直肠脓毒症患者是糖尿病患者（Bevans 等，1973；Kovalcik，1979；Prasad 等，1981；Grace 等，1982；Whitehead 等，1982；Ramanujam 等，1984）。Abcarian 和 Eftaiha（1983）报道有 30%的患有严重的与坏死性筋膜炎相关的肛门直肠脓毒症的病人是糖尿病患者。

AIDS

严重的肛门直肠脓毒症引起的组织破坏可能会是 AIDS 的首发症状。对于 AIDS 患者来说，反复发作的脓毒症和常规治疗不能起效是常见的特征。然而，转移性脓毒症和严重坏疽是 AIDS 的公认的并发症，尤其是 CD4 低表达的患者（Consten 等，1996）。Barrett 等（1998）报道，在它们对 260 例患有肛门周围脓毒症和 HIV 感染的患者的研究中，有 102 例（39%）患有肛门周围脓毒症。87 例（34%）患有肛瘘，65 例（25%）患有脓肿。没有明确是否肛瘘的脓肿患者发生复发的占 41%（29/70）。瘘管患者发生复发的仅为 3%（3/94）。在另一组有 83 例免疫抑制的患者（28% HIV＋ve），经过传统的引流后有 91%的患者在术后 8 周伤口愈合（Munoz-Villasmil 等，2001）。

治疗性药物

药物能导致各类血细胞减少症已被意识到。类固醇类药物可能增加肛门直肠脓毒症的风险，其他一些药物可以干扰正常细胞和体液的防御机制。

其他疾病

其他的全身性紊乱也和肛门直肠脓毒症有关，包括高血压、心脏病、肥胖症和慢性酒精中毒（Bode 等，1982）。

处理原则

抗生素治疗

单独的抗生素治疗除了可能会引起各种白细胞减少症之外，对肛门直肠脓毒症的自然病程没有什么影响。在实施引流术时，使用抗生素对机体的恢复没有任何影响（Eykyn 和 Grace，1986）。更重要的是，抗生素会耽误外科治疗。希望使用抗生素能使小脓肿消退；然而，这种处理方法可能会因广泛的组织坏死使脓肿扩大为巨大脓肿，也可能并发全会阴坏疽（Brightmore，1972；Marks 等，1973；Lichtenstein 等，1978）。如果脓肿自然排出，也可能会有很高复发的脓肿或者瘘管发生的风险，并且扩大的组织破坏的风险也会很高（Chrabot 等，1983）。

为了避免发生败血病，在外科引流过程中应该使用抗生素。已明确规定对患有心瓣膜疾病和有假体植入的患者要使用抗生素。对于有会阴协同性感染和糖尿病患者实施扩大清创术时也建议使用抗生素。

用或不用抗生素的一期缝合与引流

在急诊室处理任何脓肿都是在抗生素的应用下进行切开、刮除和一期缝合，这在英国非常流行（Ellis，1951，1970；Benson 和 Goodman，1970；Page，1974；Jones 和 Wilson，1976）。假如在没有内部开口的情况下，一期缝合是普遍的，也没必要长期使用敷料，同时死亡率也很低（Jones 和 Wilson，1976；Stewart 等，1985）。许多病人在接受一期缝合要比常规引流能够更早地恢复工作。然而，McFie 和 Harvey（1977）认为使用抗生素对伤口愈合时间没有太大的意义（切开、刮除术和一期缝合：使用抗生素愈合时间是 9.3 天，不使用抗生素是 8.8 天；单独引流组：使用抗生素是 9.8 天，不使用抗生素是 9.3 天）。他们也认为一期缝合要比单独进行引流的复发率更高一些。Leaper 等（1976）在 219 例患有肛门直肠脓毒症不伴有内开口的患者中对一期缝合和单独引流进行了比较（表 11.7）。尽管应用一期缝合术愈合时间很短，但是两组的复发率都很高，这可能是由于对一些患者没有明确是否有内开口。

Simms 等（1982）表示在接受引流和一期缝合的患者愈合时间（8.9 天）要比单独使用引流愈合

表 11.7　肛门直肠脓肿切除、刮除和一期缝合与单纯引流的比较

	一期缝合（$n=110$）	引流（$n=109$）
治愈（天）	10	35
不能工作（天）	8	31
复发		
3 个月	3	10
12 个月	8	23
12 个月后	8	26

来源自：Leaper 等（1976）。

的时间（7.8 天）要长。另外，尽管使用了抗生素，有 35％的患者伤口发生了破坏。因此，我们放弃了对肛门直肠脓毒症的一期缝合。此外，我们也不建议使用刮除术或者引流管，以免造成更大的瘘，仅仅进行简单的引流，不进行扩大皮肤切除才是必要的（图 11.7）。

单独引流或合并瘘管切开术

关于当内开口明确的情况下立即进行瘘管切开术必要性的观点目前仍然存在很大的差异（Serour 等，2005）。一些外科医生的观点是：应该在全麻或者局麻情况下对脓肿只进行引流（Thomson 和 Parks，1979；Goldberg 等，1980）。一种观点认为：瘘管的发生率很低，在存在明确的脓毒症的情况下肌分开术可能会导致过多的括约肌损伤。而另一种观点认为：瘘管可能继续发展，假如路径被开放或者离断，则会有更少的潜在的括约肌损失的可能性（Ramanujam 等，1984）。瘘管的发病率和接受单独引流后的复发率都很高，关于同步实施瘘管切开术避免二次入院这方面也存在争议。有人认为在引流的同时进行瘘管切开来预防纤维化，管道变形也可能使后来的瘘管切开术更加麻烦。另一个观点认为隐窝腺体感染是括约肌间脓肿的第二个原因，分割肛门内括约肌达到更有效的引流并降低复发风险（Eisenhammer，1961）。

在这个争论中最基本的因素是外科医生的经验（Hanley，1985；Onaca 等，2001）。多数人认为鉴别内瘘和同时性的瘘切除术应仅由经验丰富的医生来完成。Eykyn 和 Grace（1986）对这种复杂情况进行了报道，他们发现 35 例初次检查为肛瘘的患者中，有 5 例是高位的并且需要用引流条处理；患有肛瘘的 4 例患者有克罗恩病，在麻醉状态下进行二次检查，16 例肛瘘患者中有 4 例为括约肌上或者是括约肌外的类型。因此，我们认为没有经验的外科医生应该只能进行脓肿引流，而应避免对刮除术的任何尝试。

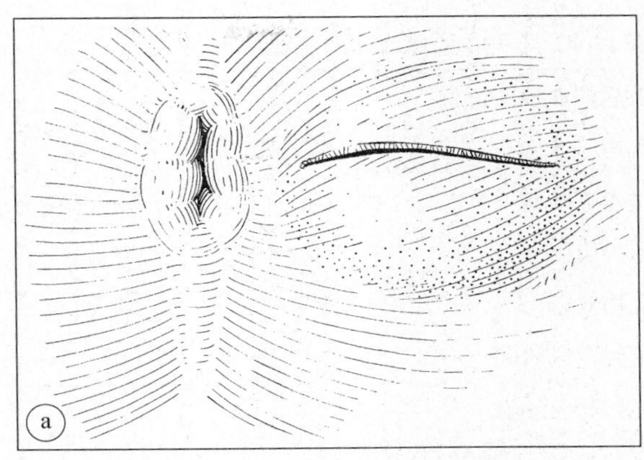

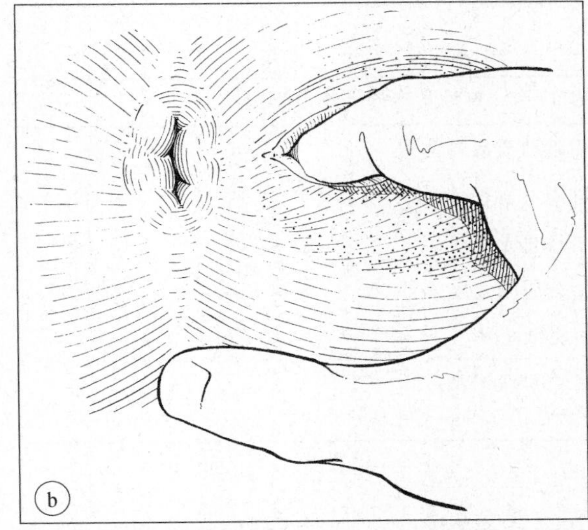

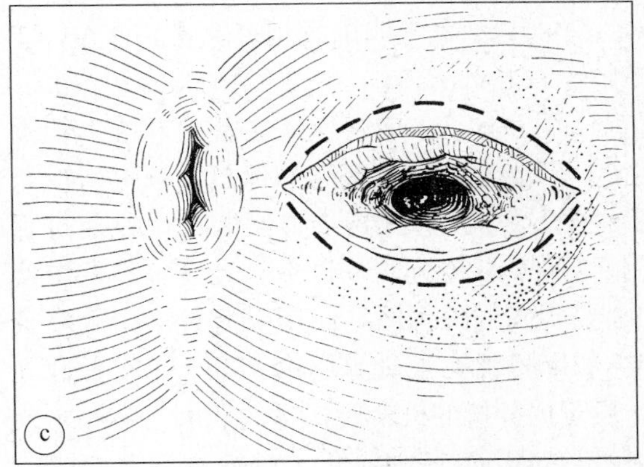

图 11.7　肛周脓肿的引流。（**a**）切开肛周脓肿的隆起处；（**b**）向脓肿腔内伸入一根手指破坏所有小腔；（**c**）引流口周围多余的皮肤要切除，以确保脓液能充分引流出来。

表 11.8 不同位置脓毒症的瘘发生率

引起败血症的位置	*n*	瘘
肛周	437	151（34）
坐骨直肠窝	233	59（25）
括约肌间	219	104（47）
肛提肌上	75	32（42）
黏膜下或肌间	59	9（15）

括号内为百分数。

来源自：Ramanujam 等（1984）。

表 11.9 复发脓毒症的瘘发生率

引起败血症的位置	*n*	瘘
肛周	12	5（42）
坐骨直肠窝	19	13（68）
括约肌间	30	30（100）
肛提肌上	7	4（57）

括号内为百分数。

来源自：Chrabot 等（1983）。

表 11.10 急性肛周脓肿单纯引流术与引流术合并瘘管切开术的对比实验

Tang 等（1996）	**单纯引流（*n*=21）**	**引流加瘘管切开术（*n*=24）**
瘘的类型		
皮下	1	1
低位括约肌间	13	9
低位经括约肌	7	14
住院时间（天）	3（2～15）	3（2～23）
复发脓肿或瘘	3	0
失禁		
排气	1	0
液体便	0	0
固体便	0	0
Ho 等（1997）	**（*n*=28）**	**（*n*=24）**
复发瘘	7	0
失禁	0	0

在对患者进行全麻或者是脊髓麻醉下实施选择性检查 24 小时后，如果明确有相关瘘管的存在，建议立即引流（Chrabot 等，1983）。由 Hanley（1985）提供的另一个方案是：瘘管应该在首次麻醉下检查得以明确，不能尝试开放瘘管，但是应该把引流条插入到瘘管管道中。选择这个方案的理由是通过引流条，括约肌没有被分开，很难区分高位和低位瘘管。当需要明确的处理时，应用引流条来明确瘘管的路径。如果脓肿在坐骨直肠窝（25%）或者肛周（34%）发现内开口的机会要比括约肌间（47%）或者括约肌上（42%）脓肿要低（表 11.8 和表 11.9）。

一个重要的随机对照实验比较了引流并立即瘘管切开术和单独引流术（Schouten 和 Vroonhaven，1991）。脓毒症复发率分别为 3% 和 41%。在单独引流组中很大一部分患者需要进行二次手术。然而，随后有报道，同时实施引流和瘘管切开术的复发率为 39%，而单独引流的复发率为 21%。新加坡的研究者进行了一项前瞻性随机对照研究，对 45 例患有单纯肛门周围脓毒症和并发瘘管的患者进行随机单纯引流术或者引流合并瘘管切开术（Tang 等，1996）。结果如表 11.10 所示。在实施单独引流的 21 例患者中有 3 例复发，需要进一步手术。相比之下，接受引流和瘘管切开术的 24 例患者无一例复发。另外，实施引流并瘘管切开的患者没有出现进一步的损伤，而接受单独引流术的患者中有一例患者发生肛门排气失禁。

后来的研究也来自新加坡，研究比较了单独引流和早期实施瘘管切开两种方法（Ho 等，1997）。在 28 例患者中发现有 24 例患有肛瘘，在初期就进行了瘘管开放手术。不令人吃惊的是，28 例患者中在引流组中有 7 例，最后都发生了肛瘘。令人吃惊的是，瘘管是如此常见，这种策略应该考虑适用于低位的瘘管并发有轻度正常组织破坏。最近，有学者对 131 例接受外科手术的肛门直肠脓毒症的患者进行了为期 40 个月的随访（Knoefel，等，2000）。引流的同时实施瘘管切开要比单独实施引流的患者肛门直肠脓毒症的复发率要低，分别为 4% 和 34%（$P=0.007$）。对复发的患者实施外科手术出现失禁的风险要比早期进行认真谨慎的瘘管切开术要高。第三个随机研究是来自西班牙的学者，他们分别把 100 例患者行单独引流或者引流合并瘘管切开术（Oliver 等，2003）。像在其他地方

表 11.11　引流同时进行治疗并发症的发生率

	复发脓肿	12 个月失禁分数		
		0	1～2	>2
引流和瘘管治疗（n=100）	5（5%）	94	5	1
引流和瘘管切开（n=72）	0	70	2	0
引流与挂线术（n=11）	2（18%）	7	3	1
单纯引流（n=17）	3（17%）	17	0	0
单纯引流（n=100）	29（29%）	100	0	0

失禁—Pescatori's 分数
来源自：Oliver 等（2003）。

看到的一样，在引流的同时进行瘘管治疗可以减少脓毒症的复发，但是代价是发生继发性损伤的可能性会更大（表 11.11）。

作者策略

我们认为对于丰富经验的医生，尤其是在病人患有不是很复杂的低位肛门直肠脓肿，如果瘘管路径表浅，脓毒症较轻，明确内开口后可以很安全地通过插入引流条或者同步进行瘘管切开。然而，我们认为对于急性脓毒症伴有组织破坏的患者实施扩大开创或者切除术是很危险的（Eisenhammer，1956）。如果肛门直肠脓毒症是由缺乏经验的急诊科医生或者外科医生处理的话，假如培养结果有意义，应该在 7～10 天后由高年资的医生在全麻情况下对患者进行仔细检查。由于括约肌间及括约肌外脓肿发生瘘的风险很大，需要分开内括约肌以保证引流通畅。对于这些稀少并且复杂的脓肿来说，需要由经验丰富的结直肠外科医生进行括约肌切开术和瘘管切开术（Hanley，1978；Read 和 Abcarian，1979；Thomson 和 Parks，1979）。

肛门直肠周围脓肿的手术和围术期护理

肛门周围脓肿

疼痛、隆起的肿物和局部触痛是肛周脓肿的标志。疼痛在自然状态下呈波动性，当咳嗽、坐立和排便时疼痛会加重。脓肿表面的皮肤是红肿的，并且脓液局限在肛门边缘的皮下。肛周脓肿很少并发组织功能紊乱。脓肿常呈卵圆形，有触痛和波动感。肛门指诊是非常疼痛的，但是没有证据表明肛门内有肿胀。据我们经验，脓肿围肛蔓延是很少见的，大多数发生在后位或者侧方。一些前位肛周脓肿，疼痛较轻，脓肿可以自然消失。

在麻醉下对患者进行认真检查，同时应用抗生素支持，这应该由经验丰富的外科医生完成。如果发现内开口，我们建议在引流的同时进行瘘管开放，通过分离齿状线下的内括约肌并且保持脓腔开放（图 11.8）。我们不赞成在引流之后尝试性探通肛瘘，因为这样可能会造成一个错误的通道。如果要实施探通术，也应该由经验丰富的外科医生用软导管或者弯曲、有韧性的探针由肛门隐窝处向脓肿刺探。在利用开口器检查肛管时，可以通过轻压脓肿来明确内开口。如果外科医生没有经验或者没有发现内开口，应该在最隆起的部位切开皮肤实施引流，脓液应该被送培养。把示指轻柔插进脓腔，保证皮肤边缘整齐，并且应用敷料保护切口（图 11.8a）。如果培养出粪便中的细菌，应该在7～10 天后由经验丰富的外科医生在麻醉条件再次进行检查。如果发现肛瘘，应该开放瘘道，提供明确的路径；如果没有发现瘘，应插入引流条。

坐骨直肠窝脓肿

坐骨直肠窝脓肿的临床特点很难明确。发热非常常见，与机体功能紊乱有关。脓肿是弥散性的，倾向于肛门全周。检查显示在直肠旁有一个模糊的边界，但是突出到肛管内很少见。两侧脓肿通过后联合扩展到对侧坐骨直肠窝形成马蹄形脓肿。因为脓液是在一个有张力但又缺乏血管的坐骨直肠窝内，可能会有很严重的组织坏死。有时脓液在坐骨直肠窝内大量积聚可能是由于没有出现临床症状。这些高位的积聚可能是由于括约肌外脓肿的扩大并且有盆腔脓肿的体征（如下所示）。

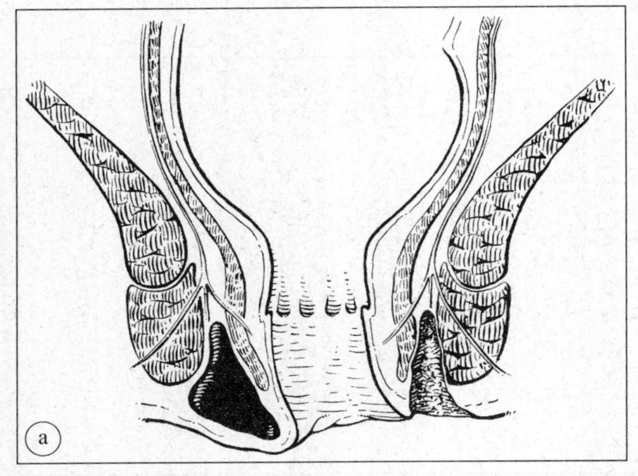

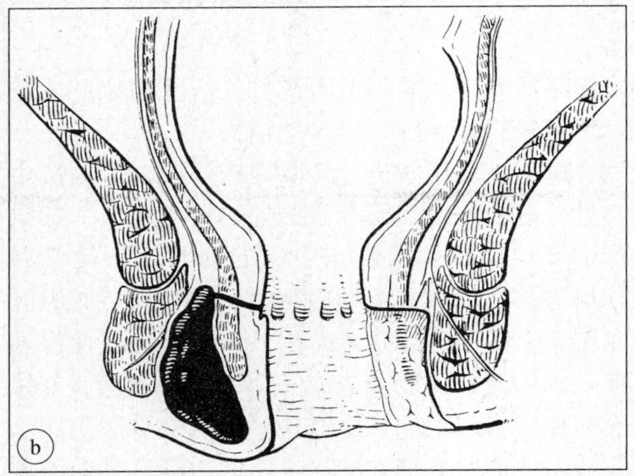

图 11.8 (**a**) 左侧是一个肛周脓肿，右侧是关于它的治疗。脓肿的治疗包括脓肿上的多余皮肤切除以及脓腔刮匙；(**b**) 左侧是肛周脓肿伴瘘管。右侧是我们优先应用的治疗方法：内括约肌低位纤维切除以敞开瘘管然后脓肿腔引流。

坐骨直肠窝脓肿应该早期进行脓液引流，因为它有很大的潜在的发展成马蹄形脓肿（Held 等，1986）或者协同的坏死性感染的风险（Flanigan 等，1978；Jamieson 等，1984；Moorthy 等，2000）。马蹄形脓肿应该在麻醉状态下进行仔细检查并予以排除。大多数马蹄形脓肿扩展是后来穿过正中线（Engel 和 Eijsbouts，2001），并且很大比例上与横跨后正中线的瘘管有关。如果脓肿是单侧的，应通过脓肿的最高点进行引流（图 11.9）。引流出的脓液送培养。避免刮除术，因为会有造成括约肌外扩大或者甚至高位瘘管的可能性。将示指轻柔地插入脓腔以明确是否有穿过后正中线的扩展。如果发现两侧脓肿，应从两侧臀部引流。如果培养出粪便菌，应在急性感染已经解决的情况下 2～3 周后再次实施麻醉下检查以明确是否有跨括约肌瘘、括约肌上扩展或者甚至是括约肌外瘘或者括约肌上瘘（图 11.10）。

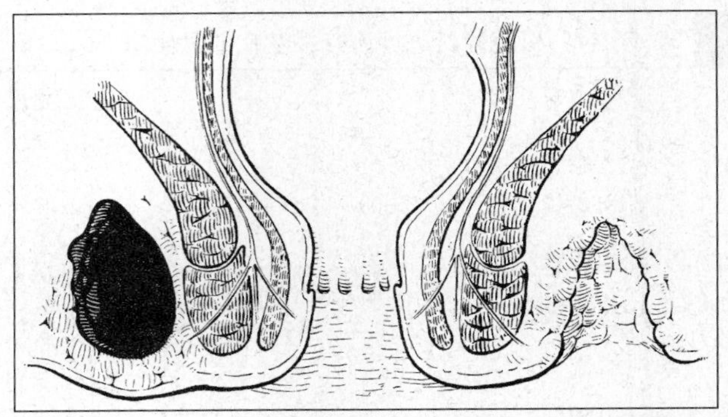

图 11.9 坐骨直肠窝脓肿引流。在左面是坐骨直肠窝脓肿。在右侧是脓肿已经被完全切除，留下一大块缺损的皮肤供引流。

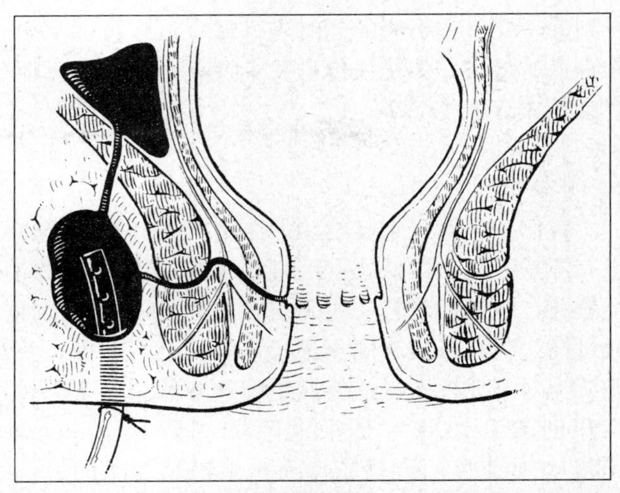

图 11.10 伴有高位盲道和肛提肌上脓肿的坐骨直肠窝脓肿。经过导管到达肛门腺体与齿状线也有关系。按常规方法引流脓肿必然会导致肛门内瘘管的产生。

Cox 等（1997）回顾了 80 例坐骨直肠窝脓肿患者的预后给出了相反的观点。有 55 例患者（68.8%）有明确的内部瘘孔。操作包括：38 例（47.5%）实施切开和引流（I&D）并瘘管切开术，8 例（10%）实施切开和引流和插入引流条，34 例（42,%%）实施单独的切开和引流。在平均随访 44 个月后，实施单独切开和引流的复发率为 44%，相比之下，接受切开和引流和瘘口切开术的患者复发率为 21.1%。有失禁问题的患者比例在这主要的两个实验组是相似的：接受切开和引流的为 11.8%，相比较而言，用切开和引流和瘘管切开术的患者为 15.8%。Cox 等（1997）得出结论是：最佳的外科处理坐骨直肠窝脓肿的方式是切开和引流并瘘管切开术，因为这种方法的术后复发率和发病率比单纯实施切开和引流要低。

低位跨括约肌的瘘管可以在引流的时候进行开放处理，但是如果是高位瘘管，作者的观点很明确，那就是在瘘管的路径内放一条引流条，这样可以使得后期的二次探查更加容易。对患有坐骨直肠窝脓肿和马蹄形扩展的患者作切口引流和瘘管切开术或者用引流条分离瘘管路径等处理，脓毒症的复发率最低。

括约肌间脓肿

括约肌间脓肿通常与不可见的脓毒症有关。病人表现为会阴疼痛和发热。有时候有一个通过肛门自然排出恶臭脓液的过程。指诊检查是相当疼痛的，可能只能在麻醉状态下进行。如果可能的话，术前快速的肛管 MRI 检查可以作出诊断。常常有一个局限在肛管上部扇形区域的弥漫脓肿，但是围肛周扩展可能导致广泛的括约肌间脓液积聚，这种脓液积聚很难被局限。

在麻醉状态下检查可以发现将近一半的患者有内开口。内开口在引流早期如果没有被开放，培养有明确的粪便细菌，那么建议在晚些时间进行麻醉下检查。括约肌间脓肿可能围绕肛管扩展或者超过括约肌。这种情况下，应实施充分的引流，通过切除一条内括约肌的内括约肌切除术也应该被实施。这种方法减少了脓肿复发的机会。据我们的经验，如果不进行括约肌切除术，脓肿复发会很常见。我们也考虑过对男性患者实施轻柔的肛门扩张术，因为过度的括约肌活动会使引流不充分（图 11.11）。我们认为，对括约肌间脓肿患者实施二次麻醉下检查是值得推荐的，甚至在早期实施肛门括约肌切开术也适用，因为有早期脓肿复发的可能。

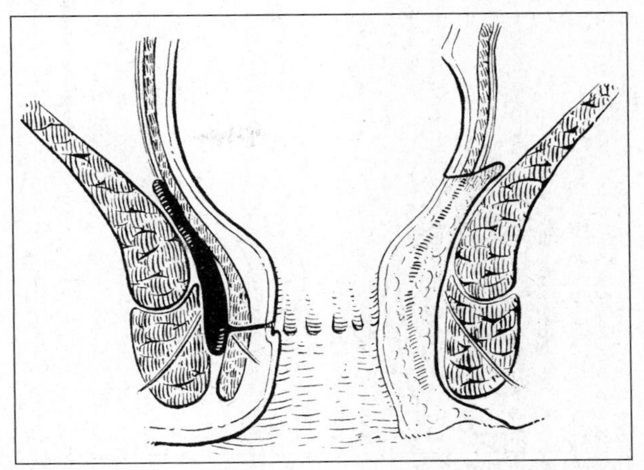

图 11.11　括约肌间脓肿的引流。左面是一个括约肌间脓肿。右侧显示的是在不考虑共存瘘管的情况下的引流方式：敞开脓肿腔，在那个位置切开内括约肌。

黏膜下层脓肿

脓液沿着肛腺向肛管扩展引起了黏膜下脓肿；然而，这种脓肿常常很小，不到 1/3 肛周。

单独的黏膜下脓肿是肛门直肠脓毒症不常见的形式。应当通过切除脓肿表面的黏膜，使脓液引流干净（图 11.12）。通常黏膜下脓肿是肌间脓肿的一部分。如果没有内开口，可以直接切开黏膜（图 11.13）；如果存在内开口，建议实施括约肌切除术。

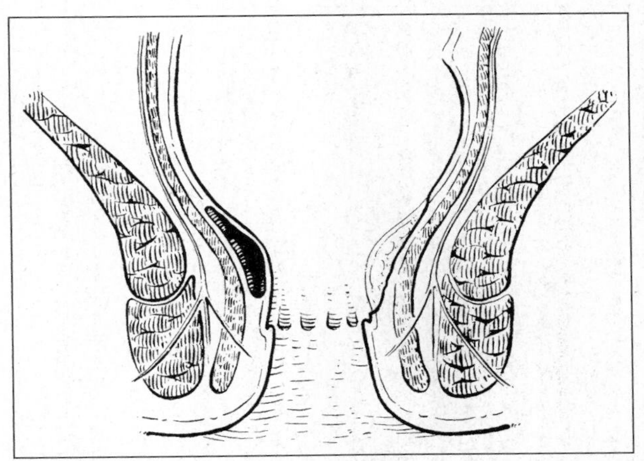

图 11.12　黏膜下脓肿的引流。左侧是一个肛门直肠结合部的黏膜下脓肿。右侧是显示的是最适宜的治疗方式：脓肿上黏膜切除，不损伤肛门内括约肌。

盆腔直肠脓肿

病因学

盆腔直肠脓肿（图 11.14 和图 11.15）可能是由骨盆病理改变引起的，比如憩室病、输卵管炎、克罗恩病、阑尾炎、大肠恶性肿瘤或者是异物创伤。有时候骨盆直肠脓肿继发于括约肌间的肛腺感染。合适的治疗措施（图 11.16）非常关键，因为不恰当的引流会引起高位肛门瘘。

发病机制

认真谨慎地明确来源于隐窝感染的括约肌上脓肿的解剖学结构非常重要。这种脓肿通常是通过一

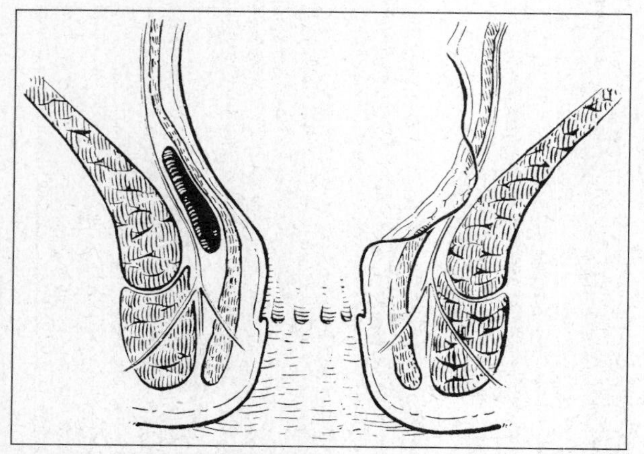

图 11.13 高位括约肌间脓肿的引流。左面是一个高位括约肌间脓肿。右面是合适的治疗：切开靠近脓肿的黏膜和内括约肌。

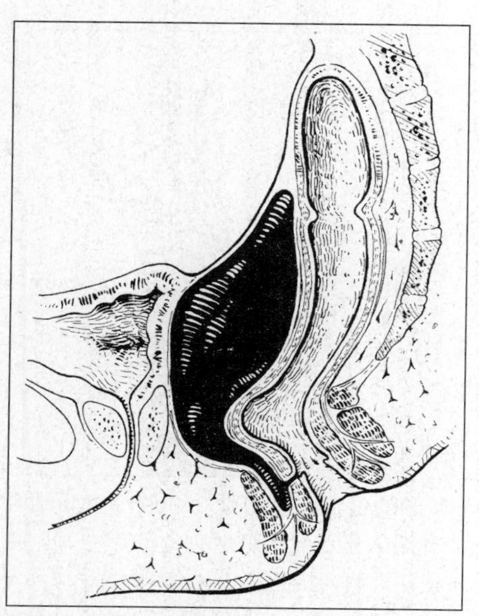

图 11.14 前位的肛门直肠处肛提肌上脓肿。在膀胱和前列腺后面和肛门直肠前面有一个巨大的脓肿腔。

种或者两种方式发展（Parks 等，1976）。来自于括约肌间的脓肿可能发生上行感染，这种情况下可能没有低位的肛周通道。另外，脓液积聚可能和坐骨直肠窝脓肿和跨括约肌瘘管有关（图 11.17）。坐骨直肠窝脓肿可能会穿过肛提肌平面，到达括约肌上或者直肠周围间隙。坐骨直肠窝脓肿向上扩展常常是由于缺乏经验的外科医生过度地刮除引起的。这种情况下，很容易穿过肛提肌，甚至破坏肠壁组织，也可能形成骨盆直肠瘘，更严重的是括约肌外瘘。

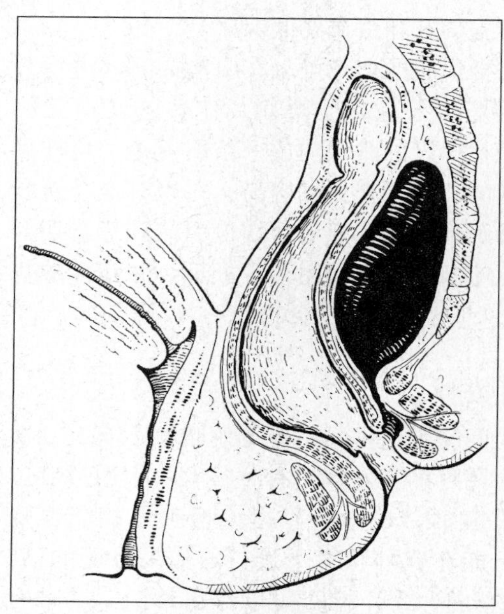

图 11.15 后位的肛门直肠处肛提肌上脓肿。在直肠后骶骨前间隙有一个巨大的脓肿腔。

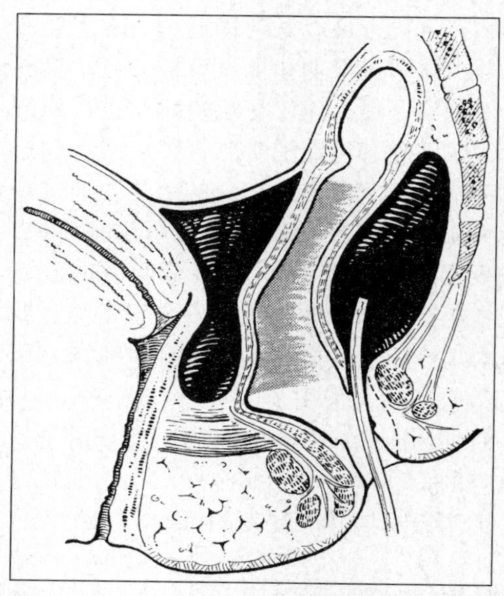

图 11.16 肛门直肠处肛提肌上脓肿的直肠内引流。骨盆脓肿已经很清楚，用 Roberts 动脉钳穿过直肠后壁进入脓腔。然后向脓腔中插入一根柔软的引流管。

临床表现

盆腔直肠脓肿除了发热、会阴不适和泌尿道症状之外，其临床症状并不明显，因此常常被耽误诊断。另外，通常也没有肛门直肠感染的外部症状。较大的风险是在最终诊断完成之前，骨盆直肠脓肿会大范围扩张（Hanley，1979）。脓肿破入直肠导

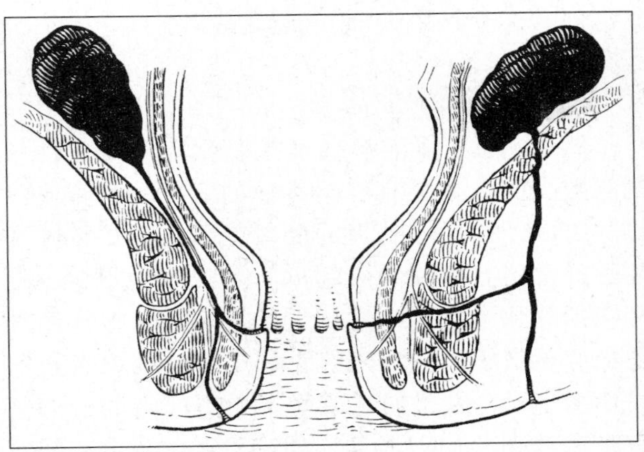

图 11.17　肛提肌上脓肿。左侧是一个从括约肌间肛门内瘘管来源形成的肛提肌上脓肿。右侧是一个由于高位盲道形成的肛提肌上脓肿，合并经括约肌肛门内瘘。

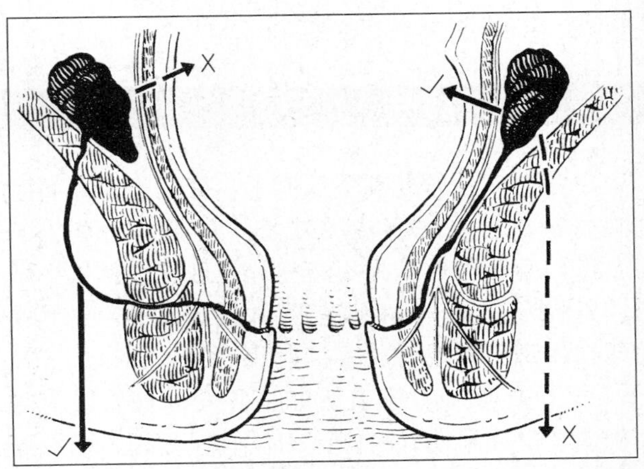

图 11.18　肛提肌上脓肿的引流原则。左侧是一个由经括约肌瘘管形成的肛提肌上脓肿。必须要经过会阴引流，坐骨直肠窝脓肿的引流方式一样。右侧是一个合并括约肌间感染的肛提肌上脓肿。在这些情况下，引流必须经过括约肌上进入直肠；不能经过会阴。不恰当的引流会导致高位肛门内瘘管形成（√＝正确，×＝错误）。

致慢性的高位括约肌间瘘。在确诊之前，脓肿会呈圆周播散，并且几乎围绕直肠一周。高位骨盆直肠括约肌间脓肿破裂会进入到耻骨直肠肌上的坐骨直肠窝，如果紧接着实施通过坐骨直肠窝外科引流，会导致括约肌上瘘管形成。如果脓液穿过坐骨大孔和闭孔继续扩散会导致大腿和臀部脓肿。

治疗

括约肌间类型

如果骨盆直肠脓肿继发于括约肌间瘘管，那么脓肿必须引流到直肠，同时进行分离肛门内括约肌（图 11.18）。如果这种类型的脓肿通过会阴引流，那么括约肌外瘘是很难避免的。

坐骨直肠窝类型

如果骨盆直肠脓肿是由于跨括约肌瘘管并发的坐骨直肠窝脓肿向上扩展引起的，那么就不能向直肠引流，因为会导致括约肌外瘘（图 11.18）。对于这些病例，骨盆直肠脓肿必须通过坐骨直肠窝向会阴引流。在晚期，应开放低位外括约肌的纤维化来处理跨括约肌瘘管。

马蹄形蔓延

如果存在围绕肛提肌上表面的括约肌上的马蹄形扩展，常规的引流技术常常不能起效（Parks 和 Stitz，1976）。在这些病人中，如果不考虑横跨括约肌的成分时，唯一令人满意的处理就是分离附着在尾骨的肌肉，从而能够使内脏结构（主要是耻骨直肠肌和髂骨耻骨肌）向前靠。这种操作手法对括约肌的结构没有有害的影响，因为括约肌环和耻骨直肠肌本身没有被破坏。肛后位的括约肌外瘘常常需要实现耻尾肌和坐骨尾骨肌的分离，这样可以充分引流坐骨直肠成分，使脓液从肛后位的骨盆直肠空间释放出来。

真实的盆腔脓肿

如果括约肌外脓肿并发骨盆病理改变，处理就要依靠脓肿的部位和潜在的病理学特点。如果脓肿继发于持续的脓毒症，如恶性大肠肿瘤和克罗恩病，原发疾病需要处理并且脓液需要引流。如果原发病被处理了，如脓肿并发憩室病、输卵管炎、阑尾炎、对结直肠操作后，早期单纯引流就可以了。可以引流到直肠或者阴道。如果脓肿很大，引流管或者软的 Foley 管或 Malecot 管可以留在原位几天，这样可以方便以后冲洗。如果存在骨盆病理改变，确保脓肿不是来源于肛腺感染是很明智的。如果是来源于肛腺感染，那么应该向肛管内做一个潜在的开口。

肛门周围脓毒症的并发症

协同性坏疽

继发于肛门直肠脓肿的坏死性感染是非常少见的。它常见于有坐骨直肠窝脓肿的患者，但是诊断常常被耽误（Davis Deng，1980）。诱发条件，包括糖尿病、肥胖、慢性亚健康状态、激素治疗和化疗的恶性疾病等（Bode 等，1982；Badrinath 等，1994）。Moorthy 等（2000）报道，8 例患有作为坐骨直肠脓肿的坏死性肛周感染的患者中有 5 例患有糖尿病；虽然进行了处理，5 例中有 4 例死亡。在肛门周围的坏死性筋膜炎的并发症包括气性坏疽、不孕不育、大便失禁、肛门直肠瘘复发和败血病。治疗包括广泛切除会阴坏死组织、广泛引流、抗生素治疗和营养支持；常常需要近端造口。

复发性脓肿

非常早期的复发，如 10 日内再手术的早期复发（627 例实施引流的患者中的 7.6%）可能是由于外科失误和缺乏经验（Onaca 等，2001），导致不完全引流，没有找准部位和脓肿（表 11.12）。

表面看来经过很满意治疗的后期复发，意味着存在没被注意的肛门直肠瘘。很罕见的肛门直肠脓毒症表明存在一些潜在的紊乱，包括汗腺炎、化脓性克罗恩病、结核病、AIDS 或者没被发现的肿瘤。

自由浮动的会阴

偶尔，晚期出现或者出现在免疫抑制病人的扩大的马蹄形脓肿可能导致围绕肛门直肠扩大的圆周性脓毒症。这种情况可能并发协同性坏疽。巨大的脓肿占据了坐骨直肠窝和三角区。治疗措施包括广泛清创术、多个引流切口和近端造口。

中性白细胞减少症患者

偶尔，患有血液病或者接受化疗导致中性粒细胞减少的患者伴有肛门疼痛的症状。检查应该排除可以经过保守处理的肛裂或者痔疮。脓肿和瘘管经常伴有疼痛和隆起，但是脓液量很少。处理包括静脉注射抗生素抗大肠埃希菌、拟杆菌和铜绿假单胞菌。常常建议对非反应性的患者进行早期引流，尤其是通过麻醉下检查或者通过肛门直肠超声或者 MRI 检查有明确脓肿的患者。尽管对败血病患者进行早期进行引流，该群体的死亡率很大。与微生物学家和血液病学家亲密合作是很重要的（Vanheuverzwyn 等，1980；Shaked 等，1986；Carlson 等，1988；Barnes 等，1994；Grewal 等，1994）。

瘘管形成的风险

尽管早期外科处理就足够了，肛门直肠脓毒症的显著特点就是脓毒症的复发。对于一些病人来说，肛门直肠脓肿如果不经充分处理就会扩展形成腹膜外蜂窝织炎，这种炎症通常是致命的，尤其是对于糖尿病患者或者免疫抑制患者（Badrinath 等，1994）。一些权威专家表明如果并发的瘘管没有被明确或者是在早期外科引流中没有被处理，那么就会很高的复发率。当脓肿仅仅被引流时，脓肿或者瘘管的复发率为 65%。然而在引流的同时实施瘘管切开术，复发率仅为 31%（Ramanujam 等，1984）。相比之下，患者早期实施单纯引流，稍后实施分阶段的瘘管切开术的复发率仅为 3%。复发与下列情况有关：

1. 没有明确内部开口；
2. 脓肿的范围判断不充分，导致引流不完全；

表 11.12 非常早期复发脓肿的位置

	肛周	坐骨直肠窝	括约肌间	肛提肌上
非充分引流	16	6	—	1
忽略的小腔	4	9	1	1
忽略的脓肿	1	2	1	—

来源自：Onaca 等（2001）。

表 11.13 不同治疗方法脓肿和瘘的复发风险

治疗	*n*	复发脓肿	复发瘘
引流时发现的瘘	39	9（23）	5（13）
在第 2 次 EUA 时发现的瘘	13	0	1（8）
任何一次检查均未发现瘘	81	13（16）	9（11）
未对瘘进行检查	46	5（11）	7（15）

括号内为百分位数。

来源自：Buchan 和 Grace（1973）。

3. 脓肿自发性破裂，从未实施麻醉下检查；
4. 存在潜在的紊乱，比如克罗恩病，AIDS 或结核病（Chrabot，等，1983）。

综上所述，患有肛门直肠脓毒症的病人中有很大一部分是有外科手术史的（Fielding 和 Berry，1992）。Grace 等（1982）报道在 42%的患者中，先前引流操作通常是在同一个部位。Vasilevsky 和 Gordon（1984）发现有 27%的患者患有先前脓毒症。患者可能有多次复发和重复引流的病史，Chrabot 的研究表明有 24%的患者有 3 次或者以上的引流史，有 14%的至少引流过 5 次。

脓肿和瘘管复发的风险是不同的。Buchan 和 Grace（1983）报道 27%的患者发生脓肿或瘘管复发。然而，在引流进行脓肿早期开放瘘管并不能保证脓毒症的低的发生率（表 11.13）。这与来自 Cook 县医院的报道有明显的差距（表 11.14），在引流早期进行瘘管切开术发生复发的总体发生率很小。令人惊讶的是，是否对病人进行随访，因为他们报道的复发率比其他报道的复发率要低得多。

对于一些病人来说，肛门直肠脓毒症可以不用外科治疗就能够完全恢复。多数病人有自发排出的病史，排出后没有进一步的症状，可能是因为不是来源于肛腺感染的肛门疖肿。Chrabot 等（1983）发现 64 例患有肛门直肠脓毒症的患者有 11 例自发恢复。然而，有 15 例患者脓肿自发破裂，并在原位复发。外观的解决并不一直与长时间的治愈有关，对于有明确复发率的患者应强制进行随访。

不进行尝试性发现内开口，只进行了单纯引流的肛门瘘，其复发率是多种多样的。Vasilevsky 和 Gordon（1984）报道显示 117 例患者中有 31 例（26%）进行了单纯引流，后来发展为瘘管。在我们自己的经验中，引流后瘘管发生率的风险为 5%，肛周脓肿瘘管发生率要比坐骨直肠窝脓肿要高（Winslett 等，1988）。大多数学者报道，肛门直肠脓毒症的引流后有 5%～15%的患者发生瘘管复发，根据脓肿的部位不同复发率也不同（Read 和 Abcarian，1979；Prasad 等，1981）。

Chrabot 等（1983）研究了 97 例患有肛门直肠脓毒症的患者；32 例是由于顶浆分泌腺感染引起。剩下的大多数患者有存在潜在瘘管的证据：在所有的 30 例患者患有括约肌间脓肿，19 例中的 13 例患有坐骨直肠窝脓肿，12 例中的 5 例肛门周围脓肿，7 例中的 4 例患有骨盆直肠脓肿。在马蹄形脓肿的患者中瘘管和脓毒症的复发率是非常常见的（Held 等，1986）。

表 11.14 不同治疗方法脓肿和瘘的复发风险

治疗	*n*	复发
去顶术	688	25（4）
引流与开放瘘道	323	6（2）
继发性瘘切除术	32	1（3）

括号内为百分数。

来源自：Ramanujam 等（1984）。

第二部分　肛瘘

定义和病史

肛瘘是指肛门直肠和会阴之间的颗粒肉芽组织通道（瘘管是从拉丁文字面翻译过来的，意思是管道或者芦笛）。瘘管包括原发性和继发性通道。有时候管道发生闭塞，形成窦道。

许多瘘管是低位的，由从皮肤到肛管的单个直线通道组成，仅仅穿过肛门内括约肌的低位纤维。大多数这种瘘管可以通过简单的开放（瘘管切开术），就有很好的治疗效果，并且没有继发损伤。然而，对于横跨外括约肌的患者，尤其是如果它们先前有坐骨直肠窝脓肿，治疗方法就不一样了。一些瘘管是非常复杂的，有继发的直肠旁和骨盆直肠通道（Seow-Choen 和 Nicholls，1992）。开放这种瘘管会造成严重、持久的继发性损伤。越来越多的证据表明：分离肛门内括约肌，保持耻骨直肠肌和肛门内括约肌不受干扰，在成功去除瘘管的同时也会导致继发性损伤（Lunniss 等，1994b）。然而，仍然会存在脓毒症和瘘形成的风险，除非所有的继发的通道都被注意到（García-Aguilar 等，1996）。这些矛盾的目标对结肠外科医生来说是一个挑战；另一方面，复发的脓毒症和瘘管必须避免，保护节制功能。

除了肛门直肠外科外，可能没有其他领域的治疗是如此关键（Seow-Choen 和 Nicholls，1992；Phillips 和 Lunniss，1996a，b）。潜在难以治愈的、终生存在的发生率可能比大肠外科其他的疾病更高。一旦并发直肠周围纤维化并导致通道畸形，部分括约肌分离也很少能够通过后来的整形外科解决。肛瘘是很令人讨厌的疾病，因为它的复发和继发性失禁。患者的预后与外科医生的经验和判断力有很大关系，而这在外科是很少见的（van Tets 和 Kuijpers，1994）。

历史观点

早在公元前 460 年时候，希波格拉底就陈述了肛瘘的处理方式（Sainio，1996）。Adams（1984）翻译了 Sydenham 协会叙述，用“一杆新鲜的大蒜”作为检查瘘管通道的方式。这些瘘管被认为是并发感染或者是“小结节”。瘘管会因局部创伤而加重，尤其是骑马或者划船。希波格拉底的处理观点是非常先进的，推荐进行早期引流，也可以应用引流条和瘘管切开术。希波格拉底建议使用亚麻布条涂上大戟属的腐蚀性汁液，来模仿引流条，这在后来被古老的医生 Kshara Sutra 所接受（Deshpande 和 Sharma，1973）。

Celsus 建议用一个探针：“把探针刺入瘘管中，确定一下它会到达哪里，瘘管有多深，是否潮湿或者干燥”（Milne，1907）。Paulus Aeginetta 认为触诊的价值是非常重要的，他也认为指甲也是非常有用的工具，可以用来刮瘘管通道（Adams，1846）。在意大利古都，发掘了用来处理肛瘘的器具（Gordon-Watson，1934）。John 描述了在中古时代，瘘管切开术被广泛使用（Kirkup，1985）（图 11.19）。探针包括润滑得很好的猪毛或者橄榄状的青铜探针（Woodall，1617）。Percival Pott（1765）提倡开放肛瘘，并且强调了包扎伤口的重要性。在法国，Felix 在囚犯中做了实验，并成功治疗路易十四的肛瘘。由于这个成就，他获得了地位（Garrison，1921）。

Frederick Salmon 是 150 年前 St Mark's 医院的建立者，制订了处理肛瘘的原则。这个原则至今还在全世界被广泛应用。事实上，应当认识到一些外科医生应该在肛瘘方面有专门的兴趣，并且负责建立直肠病学，作为专门的外科指导。

发病率和病因学

在外科实践中，肛瘘是相当常见的。我们自己统计，在 4 年的时间内处理了 57 例肛瘘。

Shields（1937）报道说，在美国，有 0.18%的人口患有肛瘘或者脓肿。在中国台湾地区，肛门直肠脓毒症占全部入院病例的 0.56%（Wang 等，1980），在纽约占 0.69%（Buda，1941）。在结直肠外科服务当中，瘘管占了大约 10%的工作量（Raghavaiah，1976；Marks 和 Ritchie，1977；Ferguson 和 Houston，1978）。

几乎每一个报道中都显示，男性的发病率较高（Adams 和 Kovalcik，1981）。5 年回顾 St Mark's 医院的 793 例患者，男女比例为 4.6∶1（Marks 和 Ritchie，1977）。我们的中心也报道了相似的比率

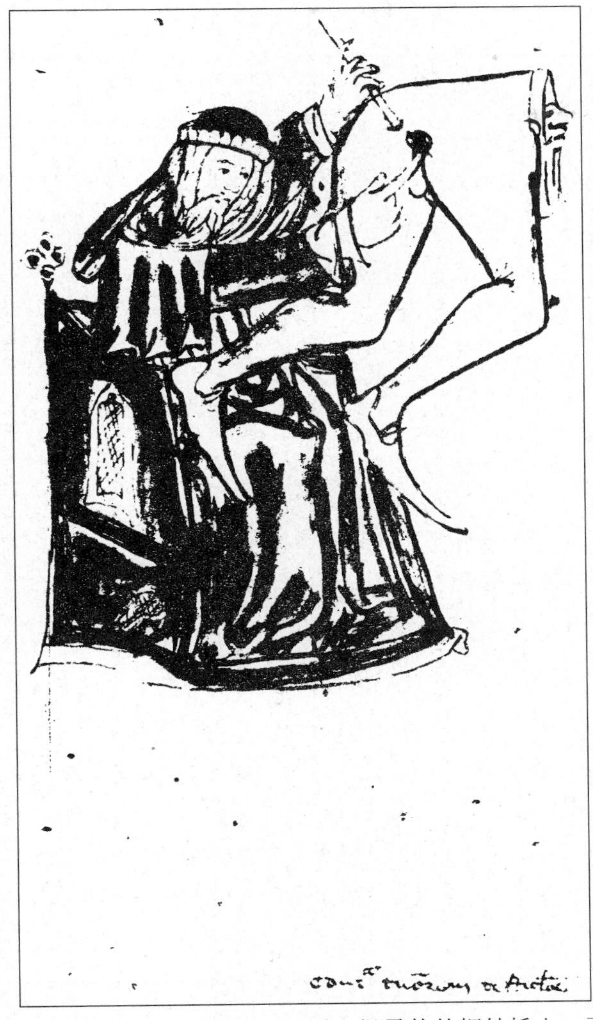

图 11.19　Arderne 的 John 用一根柔软的探针插入，寻找内部瘘口。Reproduced with permission from the British Libaray.

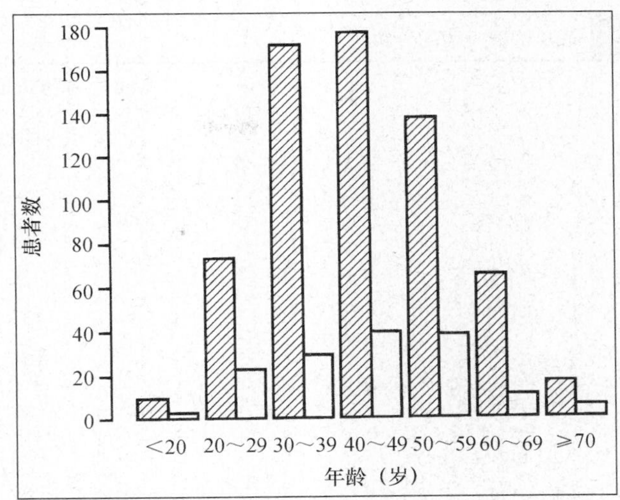

图 11.20　肛门内瘘管的年龄和性别分布。

(Shoulder 等，1986)。在尼日利亚，该比率为 8∶1（Ani 和 Solanke，1976）。男性高比例与肛瘘患者的激素水平无关（Lunniss 等，1995a）。大多数肛瘘发生在 30～40 岁（图 11.20），60 岁以上的患者发生的概率很小（Vasilevsky 和 Gordon，1985；Bruhl，1986）。

肛瘘的分布为：括约肌间占 45%，横跨括约肌的占 30%，括约肌上的占 20%，括约肌外瘘占 5%。这种分布是基于治疗的安排。Vasilevsky 和 Gordon (1985)，服务了一个一般的群体，报道比其他结直肠外科医生的经验更典型的分布：括约肌间占 42%，横跨括约肌的占 53%，括约肌上的占 1%；没有括约肌外的类型（表 11.15）。Barwood 等（1997）对 107 例连续的肛门瘘进行了分类：浅表型占 15%，括约肌间占 43%，横跨括约肌的占 35%，高位的占 7%。

简单的肛瘘的分类不尽相同。来自于明尼苏达州中心的 García-Aguilar 等（1996）对肛瘘分布进行了报道：括约肌间的为 48%，横跨括约肌的为 29%，括约肌外为 1.6%，未分类的 20%。事实上，在非专业化中心，高位肛瘘的发生率很低。Isbister（1995）在 88 例患者中没有发现高位肛瘘。这些不同的类型的肛瘘表现形式也不一样。病史比较长，先前的肛瘘或者脓肿的手术更频繁。马蹄形的扩展或横向，或有多个外部开口，在伴有更复杂的横跨括约肌，括约肌上的和括约肌外的肛瘘患者中比简单肛瘘更常见（表 11.16）。

肛门腺学说

大多数肛瘘来源于先前的肛门直肠脓肿的引流，但是不是所有的脓肿都会并发肛瘘（Henrichsen 和 Christiansen，1986），并不是所有的肛瘘患者都有脓毒症病史（Marks 和 Ritchie，1977），甚至粪便厌氧菌导致的脓肿也不会引起肛瘘（Grace 等，1982）。尽管有这种情况，但是有很权威的证据表明大多数肛瘘与肛腺感染引起的括约肌间脓毒症相关（Thomson 和 Parks，1979）。一些脓肿非常小，并且可能破入肛管，从而使病人并没有认识到自己患有肛腺感染（Seow-Choen 等，1992）。我们和其他人（Adams 和 Kovalcik，1981）发现大约有 70%患有肛瘘的病人有肛门直肠脓毒症的病史（Shouler 等，1986）。然而，在其他的报道中，

表 11.15 瘘的分类

	Marks 和 Ritchie（1977）	Vasilevsky 和 Gordon（1985）
浅表	126	
皮下	54	
裂隙/瘘	56	
术后	16	
括约肌间	430	67
单纯	394	56
向上延伸	33	9
直肠开口	3	2
跨括约肌	164	85
单纯	56	66
高位坐骨直肠窝延伸	87	79
肛提肌上延伸	21	
上括约肌	26	5
单纯	5	3
坐骨直肠窝延伸	1	0
肛提肌上延伸	20	2
括约肌外	23	0
多种	17	6
无类别的	7	0

有脓毒症病史的患者比例更少（Hanley，1979；Khubchandani，1984）。

如果在开放肛瘘时对括约肌间平面进行仔细查找往往会发现慢性脓肿（Eisenhammer，1953；Steltzner，1959；Seow-Choen 等，1992）。超过 90%的肛瘘主要位于括约肌间平面，可能向上扩展超越肛提肌到更深的后位空间（Eisenhammer，1956；Parks 等，1976；Vasilevsky 和 Gordon，1985；Hardcastle，1985；Lilius，1986）。如果慢性括约肌间脓肿不被充分引流，就会有肛瘘脓毒症复发的危险（Hill 等，1943；Eisenhammer，1958；Parks，1961；Nicholls 等，1990）。

8 个或者更多的肛腺位于黏膜下、内括约肌和括约肌间平面（Chiari，1878；Herrmann 和 Desfosses，1980）。它们不会横跨纵行肌纤维或者肛门括约肌以外。因为从发育上讲，它是属于内脏器官而不是躯体器官。这些腺体呈烧瓶样的外观，它们的导管内分布着分层次的内皮细胞（图 11.12）。这些腺体是很多的，位于在低位肛管（Bremer，1930；Tucker 和 Hellwig，1934）。大多数肛腺组织位于肛门内括约肌的下 1/3。这些腺体通过向肛隐窝分泌黏液来润滑肛管（Chiari，1878）。这些肛腺结构被淋巴样组织聚集物所包绕，这就可以解释为什么肛腺经常并发结核病或者克罗恩病（Parks 和 Morson，1962）。

有两种类型的肛腺：第一种位于黏膜下；第二种有分支小管，可以穿过肛管括约肌层面，叫做肌间腺，有 6～8 个。这些肌间腺可以向头侧扩展（Hill 等，1949）。肛门肌间腺体导管在肛管周围均匀分布（Parks，1963）。

我们和其他学者一致认为一旦肛腺被感染，就会在括约肌间平面形成小的脓肿，这种脓肿即可自发排脓也可能会破入到肛管（Eisenhammer，1956）。有些感染小的时候，病人可能意识不到自己患有脓毒症。一些其他的病例，没有明显的肛管

表 11.16　四种主要类型肛瘘的比较

	病史 >1年	先前手术史	先前脓肿引流	先前脓肿自发排出	手术引起的脓肿	马蹄形扩展	内开口位置				
							前	外侧	后	多种	无
括约肌间	39	7	16	13	28	1（括约肌间）	15	14	45	3	22
横跨括约肌	55	34	59	8	28	28（40/47坐骨直肠窝）	5	36	17	10	32
括约肌上	66	39	58	15	38	42（平均地分布于括约肌间、坐骨直肠窝与上提肌）	12	36	4	24	24
括约肌外	70	39	35	13	17	13（2/3上提肌）	9	34	9	13	26

所有数据为百分数。
来源自：Marks和Ritchie(1977)。

内部开口，是因为感染过程刺激了纤维化，从而致使导管闭塞。脓毒症有时候会沿着肛周纤维三角向会阴扩展（图 11.4）（Seow-Choen，1996）。脓肿很少向上扩展（Hanley，1978），导致高位括约肌间或者骨盆直肠脓肿（Eisenhammer，1951）。横向扩展可能通过长的弹性纤维间隔向括约肌外发展，或者通过静脉丛到坐骨直肠窝。有时候横向扩展可能发生在耻骨直肠肌上，通过穿透肛提肌向坐骨直肠窝发展。有时脓肿会沿着导管排除，自发愈合。

一旦脓肿经过引流或者自发排脓，那么就会形成一个潜在的瘘管。如果通道变成上皮组织，那么瘘管就会持续下去（Lunniss 等，1995b）。

易感因素

在一个病例对照研究中，Jensen（1988）发现有患有肛瘘的病人较对照组而言，进食了更多的白面包，而较少进食粗粮面包和水果蔬菜。Jensen（1987）也发现在外科治疗后进行高纤维膳食可防止复发。肛门不卫生也是复发的重要因素（Abcarian 等，1987）。

其他原因

先天性瘘

肛门直肠隐窝腺体瘘也有报道发生在婴儿早期（Duhamel，1975；Fitzgerald 等，1985；Shafer 等，1987；Brem 等，1989），部分原因是由于通道分布的是柱状上皮和移行上皮，可能是起源于先天性的（Pople 和 Ralphs，1988）。偶尔括约肌间、直肠后或者骨盆皮样囊肿可能也出现肛瘘：然而它们不与肛门直肠相通，仅仅有一个包囊，一旦破裂就会继发感染或者偶然地在探查脓肿的时候就被开放（Mortensen，1996）。

Murthi 等（2002）报道了 33 例儿童肛门周围脓肿：29 例男孩，平均年龄在 10.5 个月；4 例女孩，平均年龄在 7.5 岁。20 例实施瘘管切开术的儿童均未复发。但是 13 例经单独引流的患者中的 7 例出现复发。相比之下，Nix 和 Stringer（1997）发现 38 个患有肛周脓肿的儿童（34 个男孩）经过引流处理；3 例发展成进一步的脓肿，4 例发展成瘘管。英国爱丁堡 10 年期间的 69 例（63 例男孩，中位年龄为 3 岁）儿童表现的与此类似。64 例做了单纯引流（Macdonald 等，2003）。随后，64 例中的 21 例发展成进一步的肛周脓毒症：11 例脓肿复发，不伴有肛瘘；3 例脓肿并发瘘管，7 例为肛瘘。

肛瘘可能发生在先天性疾病的手术后，肛门吻合，这个手术操作是为了缓解肛门闭锁或者 Hirschprung 病的症状。先天性肛瘘可能来自于脊柱裂的骨髓腔遗留；它们在出生时出现，并排出脑脊液。骶尾部畸胎瘤或者皮样囊肿也可能导致肛门直肠瘘（Pye 和 Bundell，1987）。窦可能来源于儿童闭肛。肛门直肠瘘可能在肛门直肠不发育的儿童的出生时就会出现。偶尔，成人的复杂肛瘘也与胚胎学发生有关，比如非交通性脑积水脑膜膨出（图 11.21）。直肠重叠也是持续性肛瘘的一个罕见的原因（La Quaglia 等，1990）。这些重叠可能是在直肠壁上或壁内，或者与直肠相通或者是一个封闭的骶骨。

骨盆脓毒症

本病很少见，骨盆脓肿可导致慢性骨盆直肠脓肿，这种脓肿可以扩展到括约肌间空隙，出现在会阴部，导致高位括约肌间瘘（图 11.22）。或者可能突破肛提肌形成不典型的坐骨直肠窝脓肿，并导致括约肌外瘘（Parks 等，1976）。通常的原因包括阑尾炎、输卵管炎、炎性肠病或者骨盆肿瘤（Fillipini，1969；Martini，1970）。

会阴损伤

肛周瘘管因穿透性会阴损伤变得更加复杂，损伤包括钝伤、刺穿、地雷的冲击、枪弹伤，这些都是文明和军事冲突的后果。偶尔摄入的异物，比如鱼或者鸡骨头，可能贯穿直肠。在坠落骑跨在尖锐的物体上引起穿透性损伤或者交通事故导致高位肛门直肠瘘。合并的尿道损伤也应给予重视（Stelzner，1981）。当患者出现疼痛并实施了外阴切开引流术，应该考虑肛瘘（Howard 等，1999）。会阴侧切与肛瘘有关：一个括约肌上的和两个横穿括约肌的（Barranger 等，2000）。

肛门病症

肛裂

肛瘘很可能并发于短的浅表瘘管，瘘管从肛裂的基底部到肥大的肛乳头（Roschke，1964）。这些常常位于正中线，表现在大约 7%的肛门直肠瘘的患者（Marks 和 Ritchie，1977）（见第 9 章）。

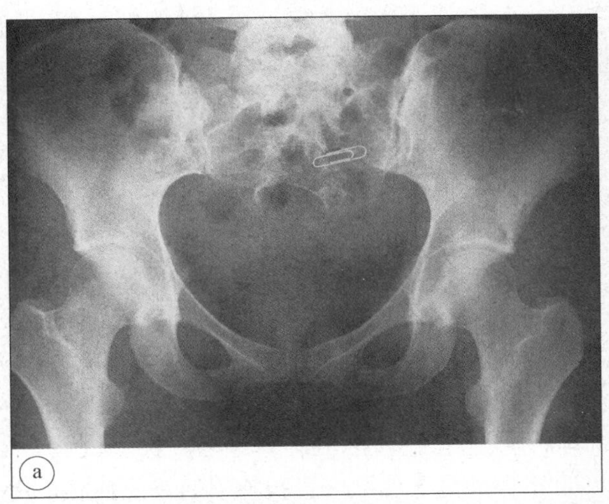

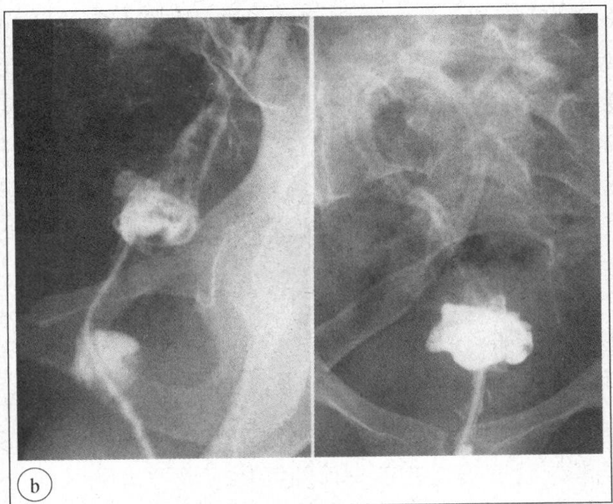

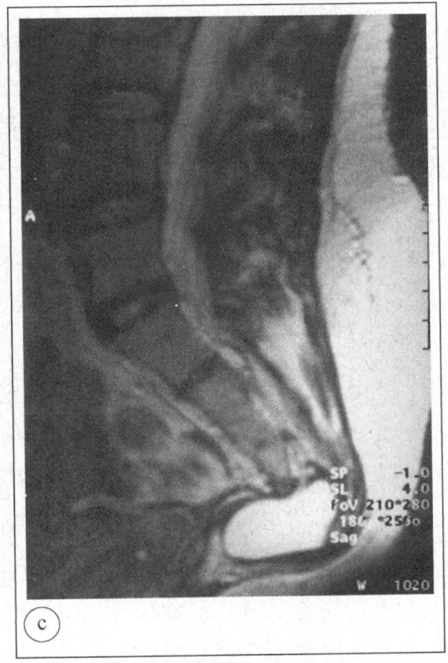

图 11.21　骶尾囊肿。（**a**）放射平片显示低位骶骨处典型弯刀征；（**b**）瘘道造影显示肛管和骶骨前小凹间有联系；（**c**）同一个病人的 MRI 显示合并脑膜膨出。

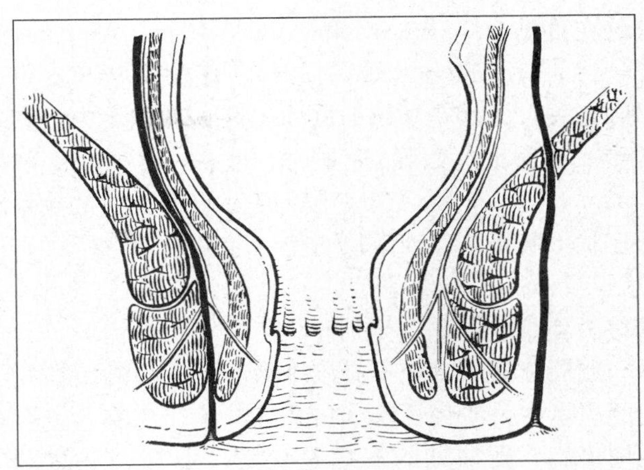

图 11.22　肛门直肠瘘管可能来自骨盆脓肿。在这些情况下，脓液可能从括约肌间间隙引流，否则可能形成括约肌外瘘管。

大汗腺炎

大汗腺炎化脓也可以出现在肛管中，表现为浅表的瘘管。这些瘘管常常为黏膜下或者皮下。大汗腺炎有一个极端的形式，那就是可以产生复杂的高位肛瘘。在欧洲的一些地区，其被描述为"脓皮病"（Krauspe 和 Stelzner，1962；Bohme，1964）。Marks 和 Ritchie（1977）描述的 56 例皮下瘘是由顶浆分泌起源的。这已在第 10 章中讲述。

痔疮

脓毒症合并肛门周围静脉丛血栓性痔可能导致皮下或者黏膜下瘘。

肛门疾病手术

肛门疾病手术可能导致慢性感染，后期发展成瘘管。这可以起源于痔疮的硬化疗法。肛门内括约肌切开术或者闭合性痔疮切除术会使瘘管变得更加复杂（Parks 和 Stitz，1976）。

炎性肠病

克罗恩病

典型肛门周围克罗恩病的特点是复发性脓肿、肛瘘、皮赘、溃疡和狭窄（Crohn，1960；Cornes 和 Stecher，1961；Lockhart-Mummery，1972；Fisher 等，1976；Pearl 等，1993）。我们分析了 202 例我们自己的克罗恩病患者，发现高比例的瘘管是括约肌外瘘或者是跨括约肌病变（Keighley 和 Allan，1986）。这些瘘管在大肠疾病中更常见，尤其是在直肠中（Higgins 和 Allan，1980；Ambrose 等，1984；Scammell 等，1987）。瘘管常常与皮赘水肿有关，尤其是硬结的肛周皮肤；在妇女中，其常常与前庭大腺囊肿相混淆（Cripps 和 Northover，1998）。这些难以启齿的病变常常导致的症状不明显，应该谨慎对待（参见第 46 章）。

溃疡性结肠炎

肛周疾病的出现不应该排除溃疡性疾病。在我们的患者中，溃疡性疾病的患者中有 7%的人患有肛周疾病。最常见的疾病是瘘管，瘘管合并脓肿（Buchan 和 Grace，1973）。然而，在诊断为溃疡性疾病时，肛周瘘的出现应该引起警觉；因为不确定的大肠炎或者克罗恩病，许多原因疾病需要重新分类（见 46 章）。

结核病

结核病有时候首发症状是肛裂或者肛瘘，这在移民人群中并不常见（Logan，1969）。结核病性肛瘘在当前要比 20 世纪早期少很多（Melchior，1910；Buie 等，1939；Jackman 和 Buie，1946）。甚至在非洲，结核病性肛瘘目前也很少见了（Eisenhammer，1978）。尼日利亚的 Ani 和 Solanke（1976）报道说在他们研究的 82 例肠结核患者中，仅有 4（5%）例患有结核性肛瘘，这与尼日利亚结核病区的报道非常相似（Ajayi 等，1974）。在印度，结核性肛瘘仍然占有超过肛门直肠瘘的 15%（Shukla 等 1988）。并没有特别的临床特点，仅仅通过组织病理学检查就可以确诊瘘管。通过上皮样巨细胞来明确是否有结核要比耐酸杆菌更可信。接受免疫抑制疗法的患者可能有潜在感染的可能性（Furstenberg，1965）。胸片常常表现正常或者仅仅显示过去的愈合点。结核菌素试验常常阳性。大多数病例推测是牛起源。

放线菌病

放线菌病不应该被遗忘，因为有会阴硬结并伴有复杂肛瘘。放线菌病会使肛瘘变得更加复杂（Alvarado-Cerna 和 Bracho-Riquelme，1994）。这些病变在抗菌疗法的治疗下通常会完全愈合（参见第 56 章）。

性传播疾病

肛瘘有时与性传播疾病相关。AIDS、梅毒和性病性淋巴肉芽肿，都可能导致肛周脓毒症，偶尔会伴发肛瘘（Germer，1970；Pearl 等，1993）。所有患有肛瘘并有性传播疾病病史，或者承认是同性恋的患者，都应进行淋病、梅毒、肝炎、衣原体和单纯疱疹的筛查。应该由性传播疾病小组对他们进行咨询，并提供 HIV 检测（参见第 55 章）。

恶性肿瘤

肛瘘可能是下位肛门直肠肿瘤的首发症状，比如鳞状泄殖腔腺癌和肛门腺恶性肿瘤（Taniguchi 等，1996）。在 Isbister（1995）的研究中，88 例肛瘘中有 2 例继发于恶性肿瘤。一些恶性肿瘤可能会出现慢性肛瘘。我们发现有 3 例肛瘘患者是长期的克罗恩病。其他的研究者认为，癌症在肛瘘中不一定会并发炎性肠病（Welch 和 Finlay，1987；Jensen 等，1988；Onerheim，1988）。

鉴别诊断

除了结核病、大汗腺炎、放线菌病、炎性肠病、肛裂和性传播疾病，它们中的任何一种疾病均能够导致肛瘘，在鉴别诊断时还应该考虑到其他方面的情况。

一个重要的区别在于慢性脓毒症和肛门周围的皮样囊肿或者骶尾部畸胎瘤之间分化上的差别。如果这些病变不经意地开放，全部切除病变可能会有困难，并且骶尾部畸胎瘤瘘会进一步发展，并给外科切除带来困难。

其他需要与肛瘘相区别的疾病包括尿道周瘘和慢性前庭大腺感染。对于肛门瘙痒的病人，排除肛瘘是非常重要的。有时候低位直肠癌会表现为肛门直肠脓肿合并肛瘘。另外，癌症亦可以由长期存在的肛瘘引起（Isbister，1995）。Heidenreich 等（1986）从文献中回顾了 131 例这样的患者。大多数肿瘤是黏液癌或者腺癌，但是亦有其他类型，特别是鳞状细胞和基底细胞（Stockman 和 Young，1953）。Kline 等（1964）报道 44%起源于肛瘘的癌症是黏液腺癌，34%为鳞状细胞癌，25%为腺癌。这种肿瘤大多是不能进行手术的、而且当出现临床症状的时候就已经广泛扩散到了会阴部、臀部和腹股沟淋巴管。

解剖学分类

读者们经常对现代专家对肛瘘的复杂分类感到困惑。另外，对肛瘘的分类还没有统一被接受（Abcarian 等，1987）。我们并不尝试去更改这些优秀的陈述，但是建议任何分类都应该考虑到原发通道在垂直方向和水平方向的位置，继发通道（或者扩展的）也要考虑这两个方向上的位置（Abcarian 等，1987）。

大多数早期的分类仅仅描述了肛瘘与外括约肌的关系（Abcarian 等，1987）。低位肛瘘是那些开放到肛管齿状线平面的瘘；它们再分为黏膜下、皮下和跨括约肌的类型。其他所有的肌瘘都被划分为高位。Goligher（1975）修改了这个分类，他认为一些横跨括约肌肛瘘是从耻骨直肠肌进入到肛管上部，其余进入骨盆直肠或者直肠内。Thompson（1962）把肛瘘分成简单的和复杂的：复杂的涉及高位肛瘘或者至少涉及肛门直肠一周的 75%。Steltzner（1959）把它们划分为括约肌间、横跨括约肌或者括约肌外。这种分类后来又被 Park 等（1976）更正修改，包括括约肌上的瘘管。这种分类被后来的学者所接受（Sumikoshi 等，1974；Steltzner，1981；Gordon，1984）。

盆底肌分成两种类型的圆柱，一个抱在另一个的里面（图 11.23a）。内部的那个是内脏性的，外部的是躯体性的。内部的是消化道的末端，包括由黏膜下和形成肛门内括约肌的环形所包绕的黏膜。肛门内括约肌和直肠环状肌外是大肠纵行肌，它们是围绕肛门的大量肌纤维并且能够分离内脏和躯体的管道。在尾部终端，这种纵行肌肉（有时被叫做纵行联合中隔）分裂成分离的脊（弹性纤维间隔），这种脊把外括约肌分成束围绕肛门。感染或者瘘管经常循着这个脊从括约肌间到达肛周区或者坐骨直肠窝。垂直管的肌肉或者肛门黏膜由骨盆自主神经控制。肛门腺是肛门内脏成分的一部分。外部躯体的圆柱包括肛门外括约肌和耻骨直肠肌。耻骨直肠肌包括肛提肌内部纤维，剩下的部分是由耻骨尾骨肌和髂尾肌，髂尾肌是来源于覆盖在闭孔内肌和坐骨尾骨肌表面的白线。肛提肌形成了一个隔膜，把骨盆和会阴分离开来。躯体管是由阴部神经和 S_4 神经支配。耻骨直肠肌的内部韧带是外括约肌的延续，然后会和对自主控制有关（Shafik，1979）。

肛门直肠脓毒症蔓延

潜在的空间（即括约肌间隙）充满了疏松的蜂窝组织、淋巴系统和少量的血管，它把内脏和躯体的肌肉分离开来。许多肛腺位于这个平面，并且感染很容易沿着括约肌间隙向上、向下扩展，但是这种扩展会被纵行的隔膜和肛门内括约肌所阻碍。

邻近直肠肛门是另外两个重要的内脏旁间室，它们相对无血管并且仅仅包含疏松的结缔（图 11.23b）。这种间隔很容易从不同的路径上导致肛门直肠感染。

上面是骨盆直肠空间，它在肛门直肠后面，被认为是很深的。横向的骨盆直肠空间被直肠所限制，这个空间表面附有腹膜，外壁是骨盆和髂腰肌的横向部分，下面是肛提肌隔膜。这个空隙可能被感染，通过结直肠的腹膜后部分，或者来源于结肠、十二指肠、腰椎和主动脉旁淋巴结的腰大肌脓肿的蔓延。骨盆直肠脓肿可能来源于下方感染，这种感染是由于坐骨直肠窝脓肿向上通过括约肌间或者穿过肛提肌隔膜形成。

低位的直肠周围间隙，就是坐骨直肠窝，这个间隙被肛提肌和括约肌所限制。坐骨直肠窝扩大形成一个非常大的穹隆形，它的顶部位于直肠中1/3。很难区分横向的骨盆直肠间隔的低位部分和坐骨直肠窝。

很容易理解的是，任何这三个潜在的空隙（骨盆直肠间隙、坐骨直肠窝和括约肌间隙）的感染可能在垂直面呈圆周形走向。因此，括约肌间感染可能会围绕肛门发展（图 11.23c）。坐骨直肠窝的脓肿可能通过 Courtney 后方的括约肌间隙向对侧发展形成马蹄形脓肿，也可以向前扩展到尿生殖三角（Held 等，1986）。同样，任何的瘘管都会经历相似的过程。骨盆直肠间隙也可能围绕直肠间隙相通。因此，外科医生必须从冠状面、矢状面和环状平面评估瘘管的解剖特点（图 11.23d）。

水平通道——Goodsall 规则

Goodsall（1900）认为肛瘘有一个向腹侧的开口，到一个通过肛门正中电的平面，在截石位（图 11.24）引流到肛门齿状线。

尽管大多数的肛瘘符合 Goodsall 规则，也有许多的例外。这些例外的发生率被 Cirocco 和 Reilly（1992）所报道。总之，90%的背侧（后侧）肛瘘遵循 Goodsall 规则，87%的在男性中，97%的

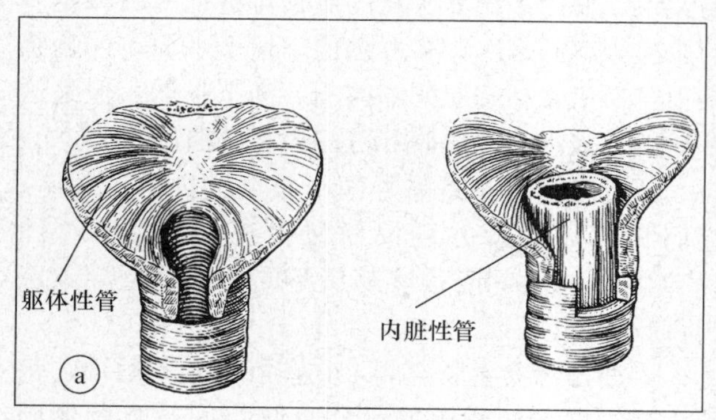

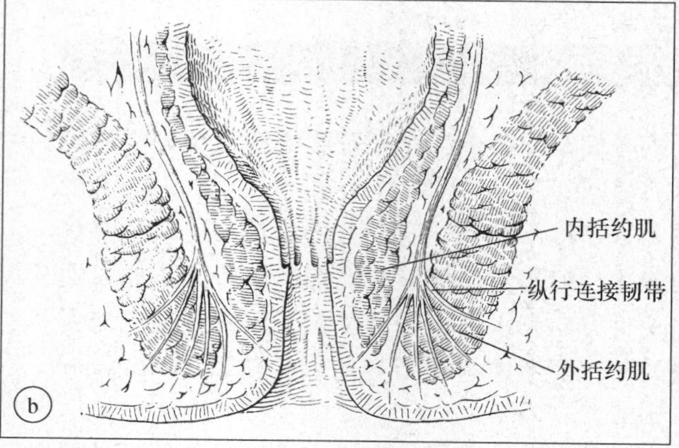

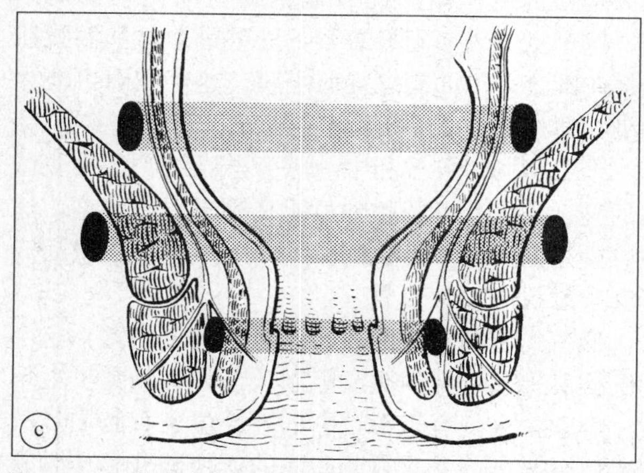

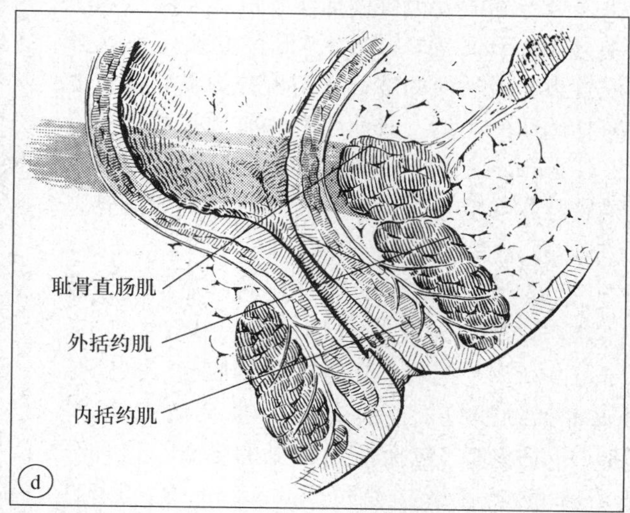

图 11.23 骨盆底和肛门括约肌的解剖学结构。(**a**) 外部肌纤维管由肛提肌和外部肛门括约肌组成。内部由平滑肌和肛管以及直肠的环形和纵行肠壁肌肉组成;(**b**) 肛门直肠的冠状面结构显示纵行连接韧带和内括约肌、外括约肌、耻骨直肠肌的分布;(**c**) 肛门直肠感染的播散;(**d**) 肛门直肠截面显示正常结构,尤其是耻骨直肠肌和外括约肌。

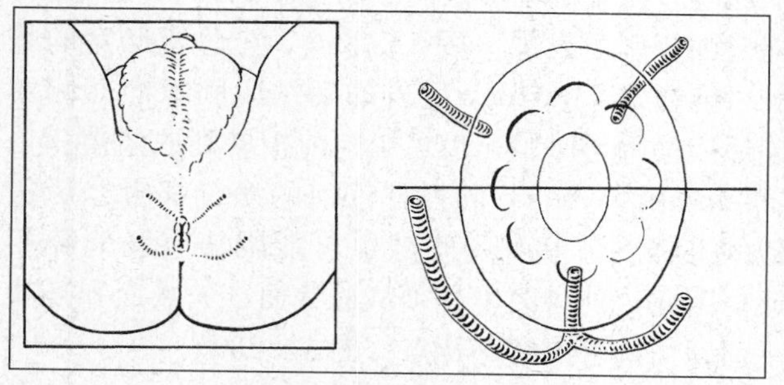

图 11.24 Goodsall 规则。瘘管出现在肛管水平线以上,病人取截石位,通常直接引流到肛管中。水平线以下的瘘管通常引流到后正中线。

在女性中;仅仅有 49%的腹侧(前侧)瘘管服从这个规则,57%的在男性,31%的在女性(图 11.25)。其次的例外是一些非常低的肛瘘,这些肛瘘有一个直接的过程。尽管有 Goodsall 规则,前方马蹄形瘘也存在。Aluwihare (1983) 在斯里兰卡鉴别了 111 例马蹄形瘘,35 例是前位的。尽管这个实验是作者的一个兴趣,高比例的前位马蹄形通道存在于复发瘘的患者中,几乎所有的外部开口位于肛缘外的 2.5cm。后位的马蹄形瘘通常与外部开口有关,尤其是当瘘位于坐骨直肠窝(Held 等,1986)。最近的对 Goodsall 规则的分析应用过氧化氢来鉴别内开口,这个开口出现在 35 例中的 34 例(Gunawardhana 和 Deen,2001)。18 例前位和 17 例后位的外开口。20 个内开口的位置与 Goodsall 规则相一致——阳性预测值为 59%。预测精度对于前位外部开口(13/18)要比后位(6/17)要好,并且非常差得预测精度对于后位复发的外部开口(表 11.17)。

判断环形扩展必须考虑到内部和外部开口的位置和扩展的平面,这个平面可以是括约肌间的,坐

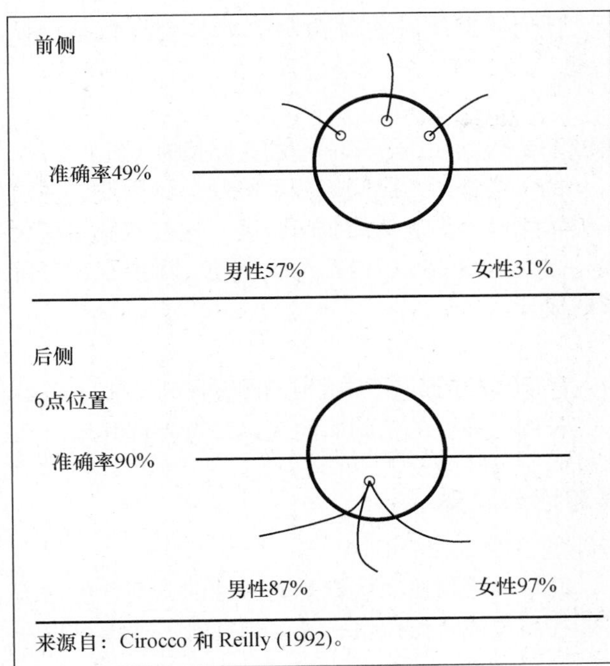

图 11.25　Goodsall 规则的准确度。

表 11.17　Goodsall 规则预测的准确度

外开口	Goodsall 规则阳性预测率
前侧（n=17）	13/17（76.5%）
后侧（n=17）	6/17（41%）
单纯（n=24）	15/24（62.5%）
复杂（n=11）	5/11（45.4%）
复发（n=17）	7/17（41%）

来源自：Gunawardhana 和 Deen（2001）。

骨直肠的或者是骨盆直肠的。Marks 和 Ritchie（1977）发现马蹄形肛瘘占了它们肛门直肠瘘的 9%。环形扩展在坐骨直肠窝更常见，仅次于跨括约肌肛瘘。在括约肌间水平的环形肛瘘可能与所有类型的肛瘘有关。环形马蹄形扩展至少在括约肌上或者括约肌外瘘中非常常见。来自 St Mark's 医院的一系列的关于内开口问题的报道如图 11.26 所示（Marks 和 Ritchie，1977）。在我们一系列的报道中（Shouler 等，1986），我们发现 50%的内开口是向前的，这个可能反映了跨括约肌间瘘的高风险性。

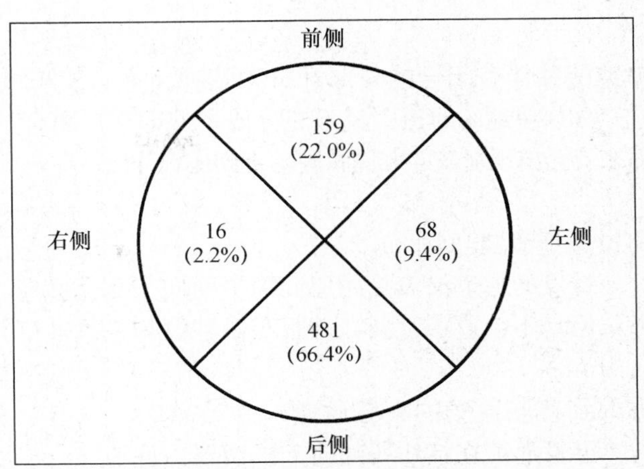

图 11.26　肛门内瘘管的内部瘘口位置（来自 Marks & Ritchie，1977，取得 Blackwell Publishing 的同意）。

垂直通道——Park 的分类

垂直通道可以简单划分如下：

- 括约肌间，如果通道位于内外括约肌之间；
- 跨括约肌，如果通道穿过外括约肌从肛门到达会阴（图 11.27a～g）；
- 括约肌上，如果通道起始于括约肌间平面，向上扩展到括约肌上，它可以穿过提肌隔膜到达坐骨直肠窝，排放到会阴；
- 括约肌外，如果通道进入到肛门直肠环外的直肠（也叫做高位瘘）。

Park 等（1976）把括约肌间瘘又划分 7 个亚型。这看起来令人非常吃惊，但是他们真正描述的是原发通道的方向（向上或向下），是否有一个继发的通道。如果是，那么是否是原发或继发的通道的方向是盲端，是否与脓肿有关。所有的瘘都是起源于肛腺感染，因此常常有潜在的开口开向肛管齿状线的位置。但是有时候因纤维化而闭塞。肛瘘开口或向上或向下，并且既可以向上引流也可以向下引流。类似，如果有继发脓肿，那么瘘管的出口点会发生闭塞。

括约肌间瘘管

单纯的（图 11.27a）

单纯的括约肌间开口有一个位于齿状线的内开口。通道穿过内括约肌到达感染的肛腺部位，在括约肌间平面向下出现在肛周区域。

单纯的并伴有闭合的外部开口和脓肿（图 11.27b）

如果单纯的通道引流不充分或者外部开口闭合，那么就会出现复发的肛周脓肿，直到瘘管开放。

高位通道盲端（图 11.27c）

继发的通道沿着括约肌间隙平面向上到达直肠旁，但是不会进入直肠，并且与脓肿没有关系。

进入到直肠直肠的高位通道（图 11.27d）

继发通道在括约肌间向上扩展到达直肠。

高位通道和骨盆直肠脓肿（图 11.27e）

继发通道向上导致骨盆直肠脓肿。识别这种脓肿的括约肌间成分非常重要，因为处理包括开放全部的瘘管，通过分离内括约肌，把脓肿引流到直肠。任何的把脓肿通过会阴引流都会导致括约肌上瘘。

高位盲端和没有肛周开口的骨盆直肠脓肿（图 11.27f）

低位瘘管括约肌间成分可能缺少。因此，通道从齿状线向上到达括约肌间脓肿。这些脓肿引流无效，因为持续的肛门内括约肌活动。可能存在马蹄形的成分。

进入直肠的高位通道不伴有肛门周围开口（图 11.27g）

长的、高位的括约肌间瘘，没有外部开口。

横跨括约肌瘘

单纯型（图 11.27h～j）

简单的跨括约肌瘘管是同源性的。瘘管的通道可能在高位或者低位水平进入到肛管。通道可以在

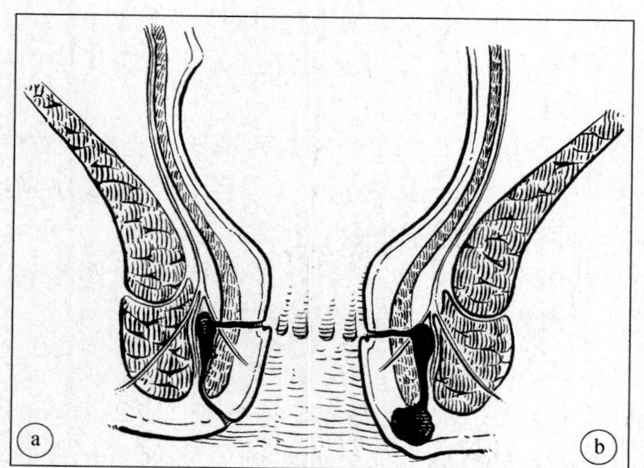

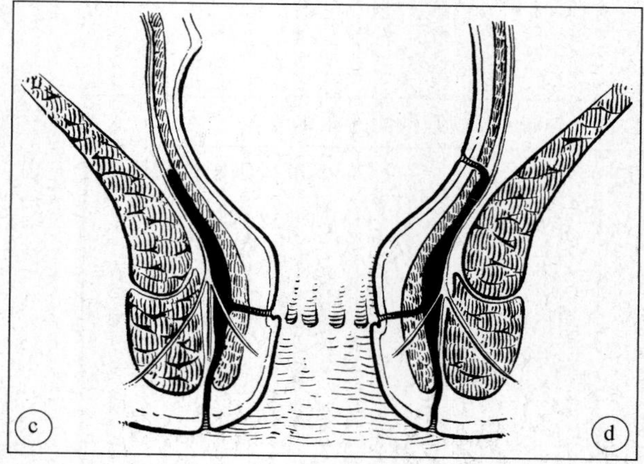

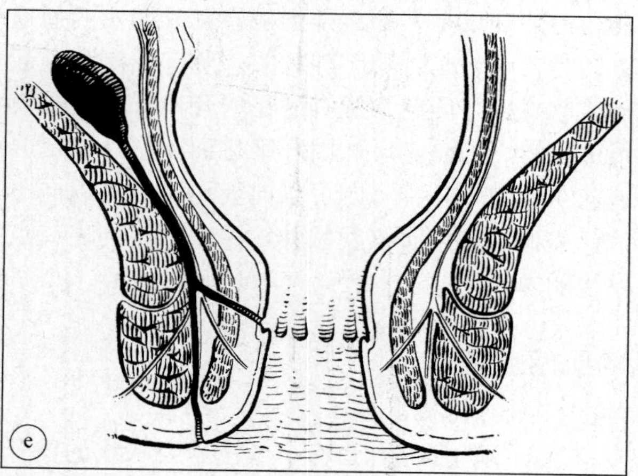

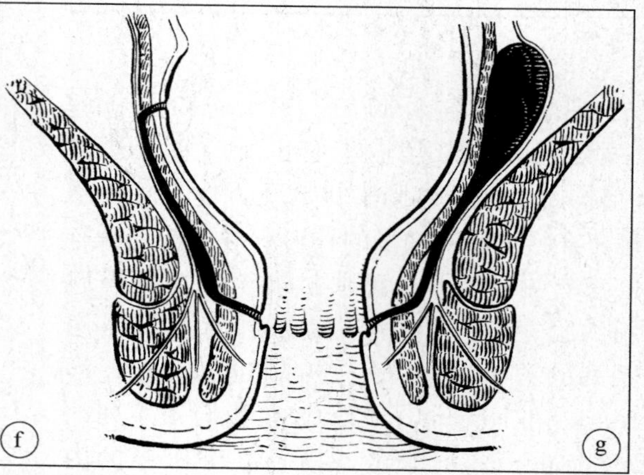

图 11.27a～g 括约肌间瘘管。(**a**) 从齿状线到肛门下缘的简单括约肌间肛瘘；(**b**) 合并小肛周脓肿和闭合性外部瘘口的简单瘘管；(**c**) 在括约肌间隙伴有高位盲道的括约肌间瘘管；(**d**) 伴有开口向直肠的高位盲道的括约肌间瘘管；(**e**) 肛提肌上脓肿合并盲道形成的括约肌间瘘管；(**f**) 有远端末端、高位括约肌间盲道和外部脓肿的括约肌间瘘管；(**g**) 带有闭合远端口开向直肠的括约肌间高位瘘管。

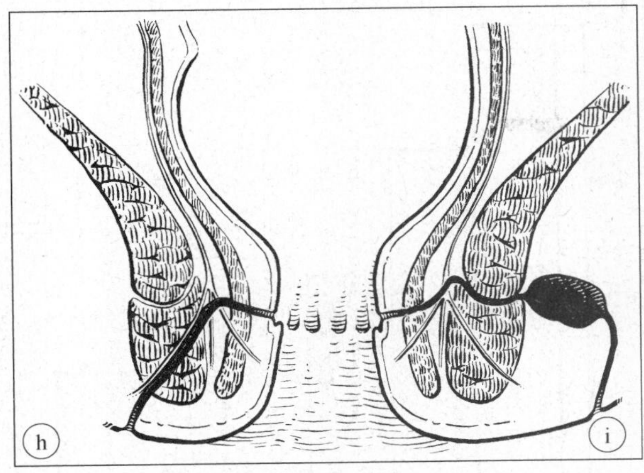

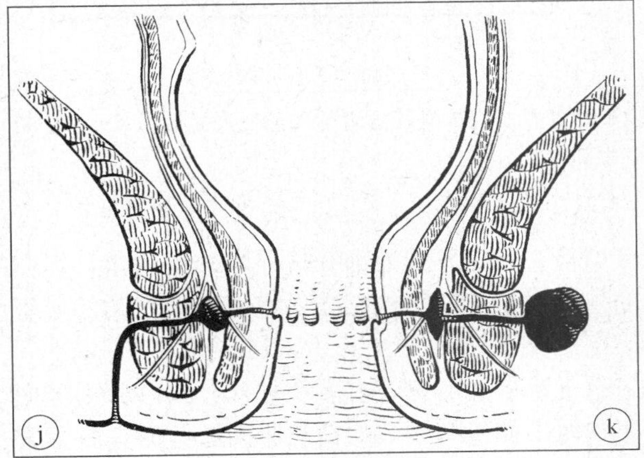

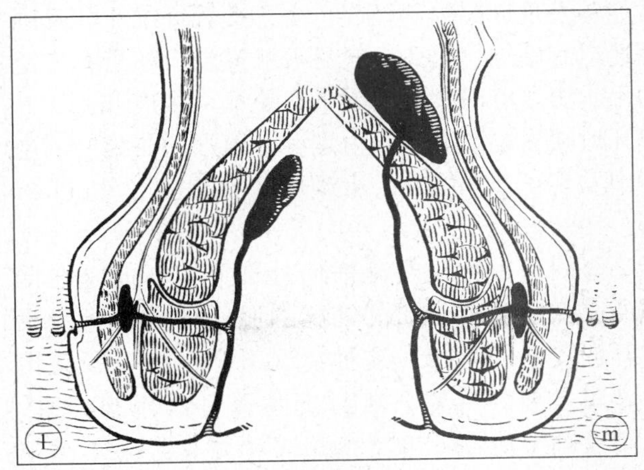

图 11.27h～m 经括约肌瘘管。(**h**) 低位经括约肌瘘管；(**i**) 中位经括约肌瘘管，合并坐骨直肠窝脓肿；(**j**) 伴有括约肌间脓肿的经括约肌瘘管；(**k**) 伴有闭合远端开口、合并坐骨直肠窝脓肿和括约肌间脓肿的经括约肌瘘管；(**l**) 合并高位盲道和高位坐骨直肠窝脓肿的经括约肌间瘘管；(**m**) 合并终于肛提肌上脓肿的高位盲道的经括约肌瘘管。

纤维性隔膜穿越肌肉处穿过肛门外括约肌的低位纤维，低位跨括约肌。另外通道可以沿着静脉直接通过外括约肌进入到坐骨直肠窝，排入到臀部（中部跨括约肌）。最后，进入外括约肌的通道在它进入坐骨直肠窝和会阴之前会穿过肛门直肠环（高位跨括约肌）。

没有肛门周围开口的脓肿（图 11.27k）

有时候出口通路闭塞了，但是外部开口仍然闭合的坐骨直肠窝脓肿是不可避免的。

高位盲端通道（图 11.27l）

这是普遍且潜在的危险情况。继发性通道可能起源于引流坐骨直肠窝脓肿时对瘘管过度的刮除。另外，可能表现为坐骨直肠窝顶部引流不畅。除了通道直接从肛管穿过括约肌直接到会阴以外，继发性开口可以进入坐骨直肠窝顶部，有时会进入到肛提肌。这个瘘管的危险在于从外部刺入探针，沿着继发性通道会刺入到直肠，因此建议慢慢地刺入探针，首先寻找内部开口，这样可以正确地明确瘘口。

高位盲端通道合并骨盆直肠脓肿（图 11.27m）

这是另一种潜在的危险情况，除非原发性跨括约肌瘘管和继发性跨提肌通道都很明确。如果括约肌上的脓肿不被正确判断，括约肌间脓肿引流到直肠，外科医生会造成一个括约肌外瘘。

括约肌上瘘管

单纯的（图 11.27n）

括约肌上的瘘管比常人普遍认识得更常见，它们应使用传统治疗。大多数瘘管是由于骨盆直肠脓肿伴发括约肌间脓肿，破入穿过肛提肌到坐骨直肠窝，然后从会阴排出。瘘管起始于括约肌间平面，环绕耻骨直肠肌和外括约肌。

伴有括约肌上扩展和脓肿（图 11.27o）

骨盆直肠脓肿仅仅加强了这种瘘管的病因普遍性。这种骨盆直肠脓肿经常围绕直肠肛门扩展，并且有高位马蹄形的外观。

括约肌外瘘（图 11.27 p.q）

大多数括约肌外瘘是医源性的，但是这种情况很少发生。Abcarian 和他同事的试验中，发现不到 3% 的病人承认去过专家中心（Abcarian 等，1987）。如果没有外伤手术史，大多数的括约肌外瘘是由于盆腔脓肿。这种脓肿多由直肠或者妇科疾病感染所致。这种瘘在克罗恩病和刺入性损伤中亦

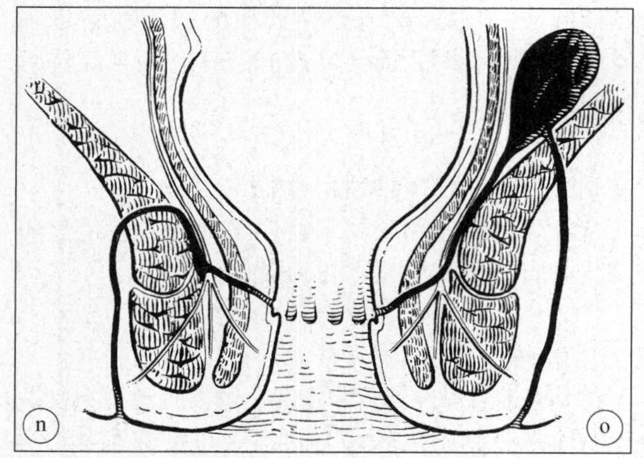

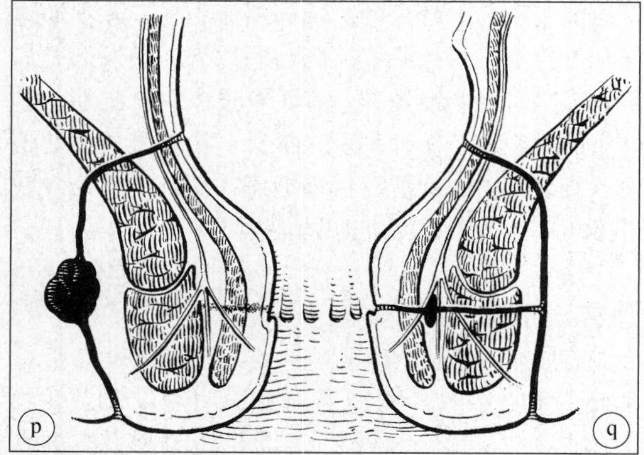

图 11.27n～q 括约肌上瘘管。(**n**) 简单的括约肌上瘘管；(**o**) 合并括约肌上脓肿的括约肌上瘘管；(**p**) 在引流坐骨直肠窝脓肿时损伤直肠壁导致的括约肌外瘘管；(**q**) 括约肌外瘘管合并医源性损伤导致的经括约肌瘘管。

非常普遍 (Abcarian，等 1987)。

不幸的是，大多数括约肌外瘘是由于坐骨直肠窝脓肿的过度引流，当直肠壁不经意损害 (图 11.27p) 或者直肠损伤的结果 (图 11.27q)。

评估

诊室评估

肛瘘的标志是在疼痛和肛周肿大之前有脓液排出，这种排出可能是自发的也可能是外科引流的。通常有反复发生肛门周围脓毒症的病史 (图 11.28)。Vasilevsky 和 Gordon (1985) 记录到，65%的患者有排出脓液，34%的有肛门疼痛，复发的肛周肿大占 34%，出血占 12%。在他们的病人中联合的肛瘘占 14%。许多病人有痔疮。肛门瘙痒的病史也非常常见。我们的实验中，有肛门疼痛和排出脓液的超过 70% (Shouler 等，1986)，肛

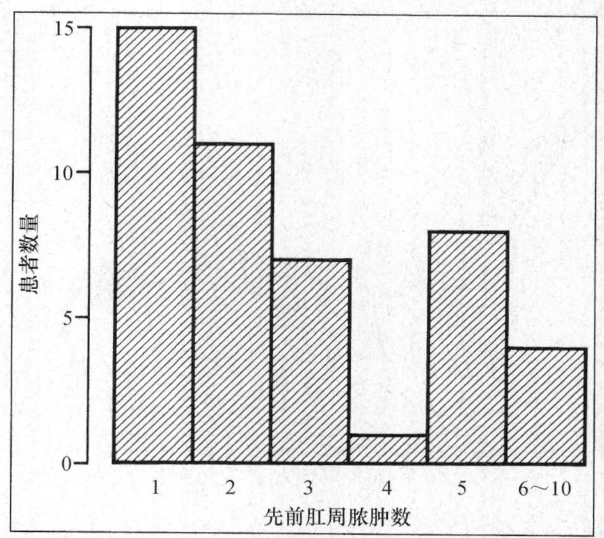

图 11.28 有肛门内瘘管患者的先前肛周脓肿数。(Shouler 等，1986)

周区域检查常常发现外部开口伴随表皮脱落，在先前的外科引流部位可能存在伤疤。许多复杂的瘘管是横向引流的 (Marks 和 Ritchie，1977)。有 9% 的患有马蹄形瘘的患者有多个外部开口，并引流向后正中线。如果有慢性的括约肌间脓肿时，触诊常常能够发现肛门内部隆起。由于瘘管纤维化并且围绕通道有硬结，因此很容易被触摸到。如果有广泛的手术史，肛门直肠周围会有狭窄，瘢痕形成。外部开口缺失也不能就认为是没有瘘管。在我们的患者中发现了 16 例没有外部开口的肛瘘 (Shoulder 等，1986)。

会阴检查可以明确任何外部开口，但是在单纯的、低位跨括约肌的和括约肌间的瘘管可能没有开向皮肤的开口，这种情况下仔细的直肠镜检查就很重要。另外，活瓣直肠镜可以用来检查，但是这种方法在非麻醉的患者中常常效果不是很满意。

会阴触诊不仅仅能够鉴别任何相关的肛门周围或者坐骨直肠窝的脓肿。常常由瘘管的结构特征来明确通道的方向 (图 11.29a)，这与外部开口的排脓相关 (Seow-Choen 和 Phillips，1991)。在麻醉情况下，通道的方向经常是可以看得到的，并且内开口的确定可以通过用组织镊子夹住外部开口并且牵引。

指诊是最基本的，既能够探测括约肌间或者骨盆直肠肿胀，也可以感觉硬结，这就可以对瘘的通道提供了一个确切的指导 (图 11.29b)。直肠指诊

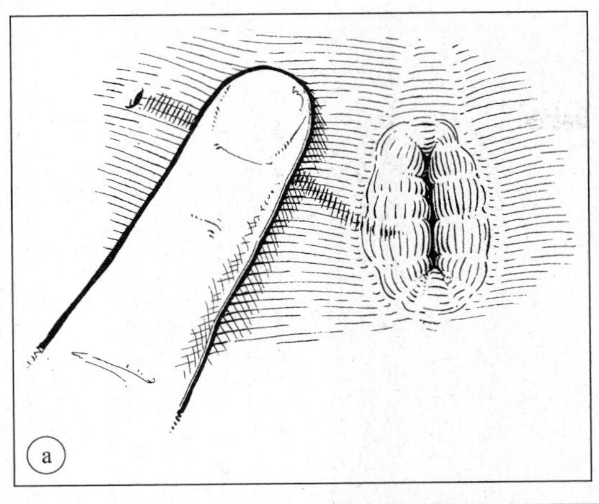

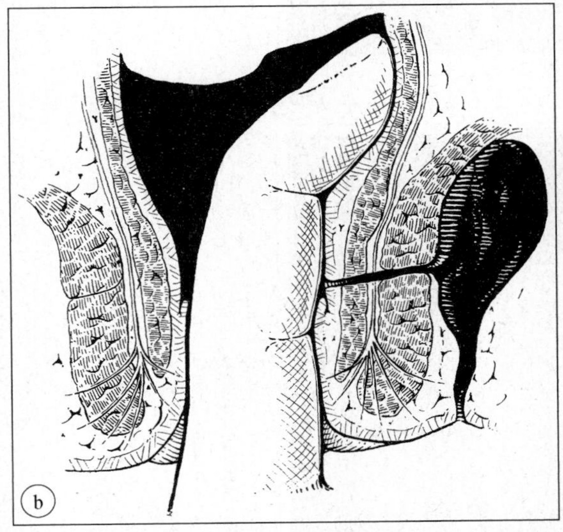

图 11.29　肛门直肠瘘管的鉴定。(**a**) 触诊会阴部通常在瘘道周围有一些硬结；(**b**) 直肠检查也可以鉴定硬结范围和联合存在的肛门直肠脓肿。

可以明确内开口，也可以提醒临床医生肛门直肠环存在纤维化的结构或者存在来源于过去手术的变形。直肠指检可作为一种粗略的方式检查肛门内括约肌健康状况，和肛门外括约肌及耻骨直肠肌的潜在的收缩性能（Nicholls，1996）。

最好记住下面的可能性，尽管很少见：可能会有两个独立的瘘管，尤其是当存在两个或者三个外部开口时（Gordon，1984）。在乙状结肠镜检查时应该对直肠和乙状结肠的黏膜特点进行检查，如果一旦存在炎性肠病，活检必须进行。如果瘘管复发，那么应该考虑到结核病，尤其是在移民群体中，组织应该送活检和培养。瘘管可能继发于骨盆病理性改变，双手或者阴道检查是非常重要的（Parks 和 Gordon，1976）。Seow-Choen 和 Phillips 对临床评估的准确性进进行了前瞻性审查。他们把原发性通道的最终诊断与专家和新手的临床评估相比较，总体准确度分别是 85% 和 70%（表 11.18）。

表 11.18　原发性通道指诊的准确性

原发性通道	手术发现	专家	新手
括约肌间	12	10	10
经括约肌	14	14	10
上括约肌	0	0	0
括约肌外	4	1	0
表浅的	4	4	4

来源自：Seow-Choen 和 Phillips（1991）。

超声成像

超声评估需要肛门和直肠的超声，除了内镜之外。检查需要 7mHz 和 10mHz 的探针。这种技术可以帮助确定内部切口（图 11.30），括约肌间的和肛门后间隙的脓毒症的存在。另外，如果括约肌缺乏，将影响女性前方瘘管的处理。尽管一些跨括约肌瘘管肉眼可见，但在大多数患者中看不见肛瘘的会阴部分。肛门超声能提供更多的关于括约肌的信息。St Marks 医院的 Lunniss 等（1994a）比较了超声和磁共振，结果显示磁共振能提供更多的关于瘘管的解剖信息（如下）。Schratter-Sehn 等（1992）发现，在诊断克罗恩病瘘管时，超声要比经肛门直肠 CT 扫描更准确。

超声用来明确 130 例已经确定的病例的内开口的表现。结果显示 8 例通过超声不能确定，其余 122 例可以给出 3 个针对内开口的不同的表现。应用 3 个标准联合诊断，超声内镜在确诊内开口时，敏感度为 94%，特异度为 87%，阳性预测值是 81%，隐形预测值 96%（Cho，1999）。

通过超声显示解剖特征是很差的，磁共振能提供更多的内括约肌信息（Lunniss 和 Sultan，1996）。另外，括约肌间脓肿通过直肠超声可能会被过度诊断。Low（1989）等研究了 22 例患者，证明了这个事实。然而，通过联合向瘘管内注入过氧化氢来可以增强超声描绘瘘管的效能（Poen 等，1998；Ratto 等，2000）（见“通道灌输”和“麻醉下检查”部分）。

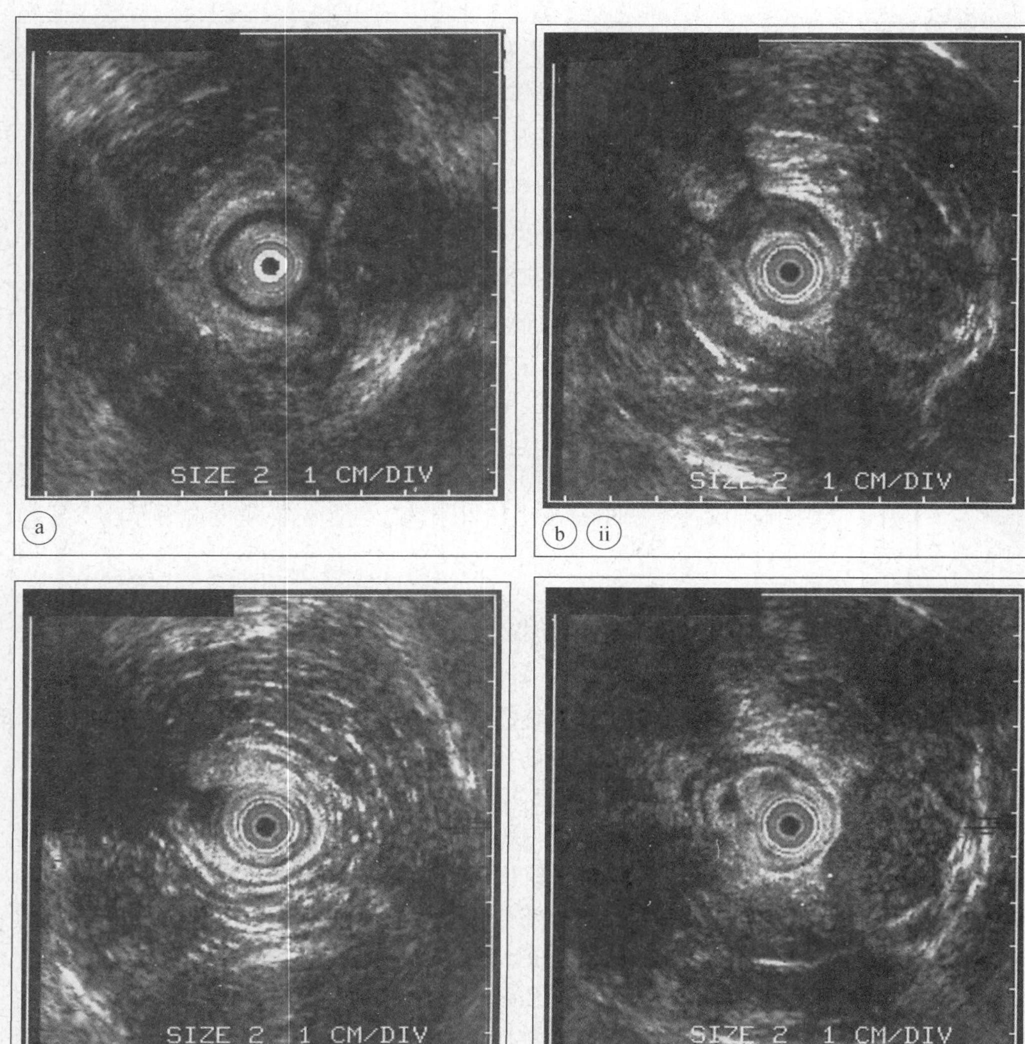

图 11.30 两个病人肛门直肠瘘管的超声图像。(**a**) 克罗恩病中表浅开口于 12 点方向的前位两侧瘘管；(**b**)(**i**)～(**iii**) 在中位后方开口于 5 点和 8 点方向并进入肛管中的马蹄形瘘管，形成一个很深的肛后脓肿。

肛门直肠生理学

一些读者认为，术前测压仅仅是学术领域的事情，但我们认为不是（Thorson，2002）。有一少部分的患者在术前或者经过手术以后会出现节制损伤（Shoulder 等，1986）。失禁可能是由于阴部神经病变，因先前的手术或者衰老。在有跨括约肌的瘘管的病人中，制订外科操作对于患者括约肌功能是非常重要的（Christensen 等，1986）。

肛门测压法可以提供更多的关于内外括约肌的功能（Bennett 和 Duthie，1964）。因为 85％的静息肛门压是内括约肌活性造成的（Frenckner 和 von Euler，1975）。静息压可以提供一个向导，来明确有多少肛门内括约肌可以安全分离（Bennett 和 Duthie，1965；Marby 等，1979）。通过自主收缩可以判定肛门外括约肌和耻骨直肠肌的活性（Duthie 和 Watts，1965）。这些参数可以用来鉴别仅仅通过开放跨括约肌瘘管就能使节制受到威胁的病人（Bennett，1962）。

不幸的是，仅仅通过传统的测压法不能够明确由于肛管后位畸形导致的节制缺陷（Lilius，1986）。任何患者，如果有先前的手术史，产科创伤应该通过盐水输注来检查（Tudor 和 Keighley，1986），阴部神经传导，肛门直肠感觉和肛门超声法（lunniss 等，1994a）。在明确瘘管缺陷时，矢量测压法不如跨肛门的超声效果好。

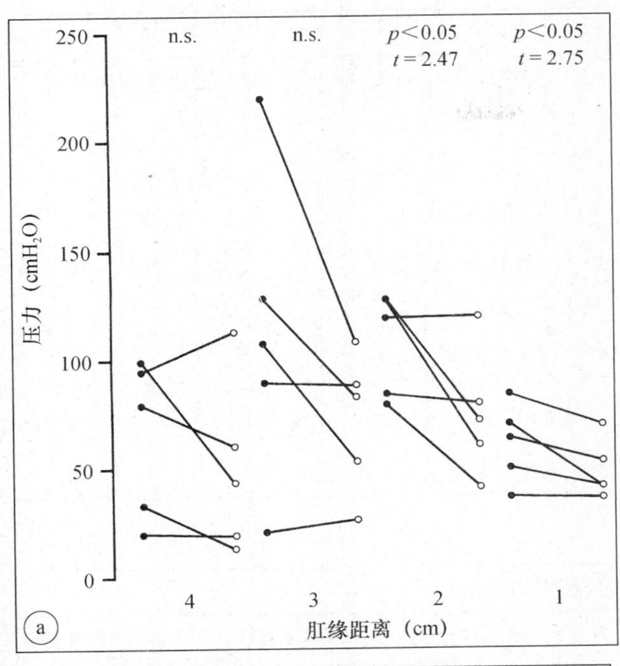

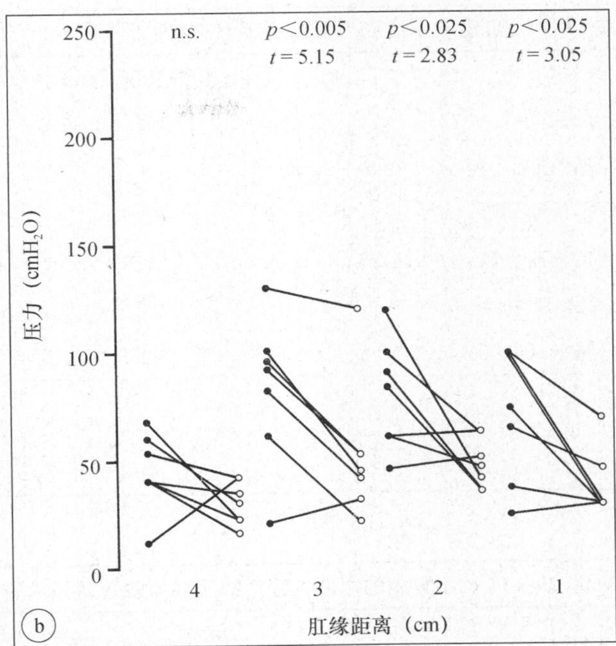

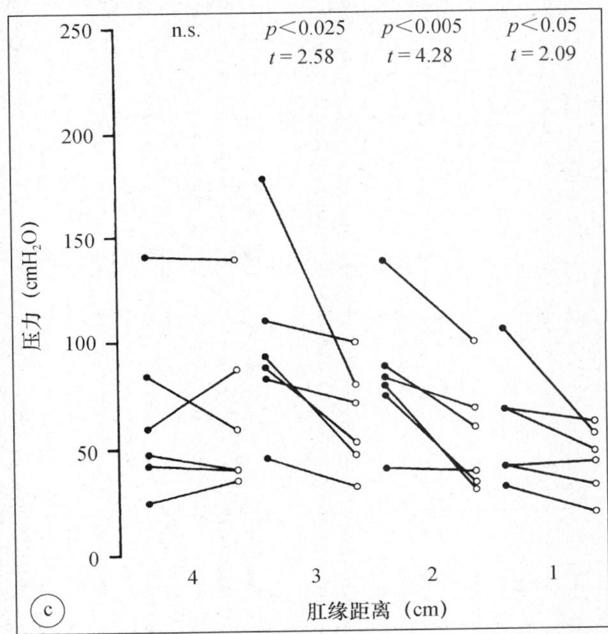

图 11.31　治疗前后的肛管。(**a**) 敞开括约肌间瘘管前（●）和后（○）的静息肛门压力。肛门压力的变化和肛门边缘的瘘道远端有关；(**b**) 经括约肌瘘管治疗前（●）和后（○）的静息肛门压力。依据肛门边缘的瘘管外部开口远端分析了这些数据；(**c**) 括约肌上瘘管治疗前（●）和后（○）的静息肛门压力。依据肛门边缘瘘管的位置分析数据。

我们和其他人认为肛瘘的治疗对肛门括约肌压力有很深的影响，并且与临床节制缺陷也有关系(Belliveau 等，1983；Christensen 等，1986；Tudor，1986)。Belliveau 和他的同事研究了 47 例肛瘘患者，但是仅仅 18 例有成对的术前、术后的研究（图 11.31）。为了治疗单纯型括约肌间瘘，分离低位一半的肛门内括约肌会导致肛外缘的括约肌压力下降 1～2cmH_2O，但是 12 例患者中仅有一例出现节制损伤（表 11.19）。令人吃惊的是，在实施跨括约肌瘘管切开术的患者，其静息压力减少超过 50%。接受瘘管开放的 7 例患者中有 4 例出现节制缺陷。相比之下，接受通道剥除，并且肌肉受到保护的 11 例患者仅有 2 例出现节制缺陷（Park，1961）。应用引流条的括约肌上瘘的患者也会出现显著的括约肌压力降低，但是 9 例中仅有 1 例出现失禁。

表 11.19 肛瘘手术后肛门括约肌压力的变化

	静息压（cmH_2O）	自主收缩（cmH_2O）	排气或排液体便受损
括约肌间（$n=12$）	107.6±55.0	172.1+55.0	1
经括约肌			
外括约肌切除（$n=7$）	47.8±17.8[a]	61.8±34.0[b]	4
无括约肌分离（$n=11$）	81.1±20.1[a]	152.0±54.0	2
上括约肌挂线（$n=9$）	85.7±32.3	148.2±68.7	1
对照组（$n=8$）	99.5±26.1	157.0±45.6	0

[a] $P<0.05$。
[b] $P<0.005$。
来源自：Belliveau 等（1983）。

表 11.20 11 位不复杂的中低位经括约肌肛瘘瘘管切开术的病人压力的变化

	术前	术后 1 个月	术后 3 个月	术后 6 个月	术后 12 个月
肛门测压					
最大肛门静息压（cmH_2O）	114±23	86±17[a]	93±27[b]	99±30	107±36
最大肛门收缩压（cmH_2O）	295±49	204±54[a]	223±91[b]	220±59[b]	227±62[b]
生理盐水灌注实验					
初次尿的容量（ml）	647±34	325±31[a]	49±39[b]	502±47[b]	497±61[b]
残余容量（ml）	1 438±49	1 205±94[a]	1 267±104[b]	1 305±69[b]	1 362±104[b]
节制受损的临床证据					
污损	1	6	5	4	4
排气受损	0	5	3	2	1
排液体便受损	0	3	1	1	1
排固体便受损	0	1	0	0	0

[a] $P<0.01$。
[b] $P<0.05$。
来源自：Tudor 和 Keighley（1986）。

我们对 11 例患者的低位跨括约肌瘘管开放手术的术前及术后进行了综合性评估。患者自己作为对照组，并随访 1 年（表 11.20）。至少有 3 个月的持续时间肛门压力降低，但在患者的预防渗漏液体的能力与损伤有明显的关系，这个现象与患者的粪便污染和瘘管畸形相关。

对没有配对的接受插入引流条的患者的观察也得到了相似的结果（Christensen 等，1986）。这个研究表明，括约肌功能的修复是自主的，对于患有高位前方肛瘘的女性患者，接受在插入引流条后进行开放瘘管手术，括约肌的修复会受到限制（表 11.21）。

瘘管造影术

在英国，瘘管造影片没有得到广泛应用（Ani 和 Soclanke，1976），我们不理解其原因（Goldberg 等，1980；Kuijpers，1982）。对于复杂的瘘管，尤其是重复破裂很难确定其通道的，我们认为瘘管造影术是值得信赖并可以提供更多信息，但并不被经常使用的（Parks 和 Gordon，1976）。图

表 11.21　高位经括约肌瘘患者插入引流条后分离外括约肌的影响

	高压力区域的长度		最大静息压（mmHg）		最大肛门收缩压（mmHg）	
	患者	对照组	患者	对照组	患者	对照组
女性	33.4	29.0	43.5	60.0	168.5	160
男性	22.7	27.5	29.4	45.5	69[a]	100

[a] $P<0.01$。

来源自：Christensen 等（1986）。

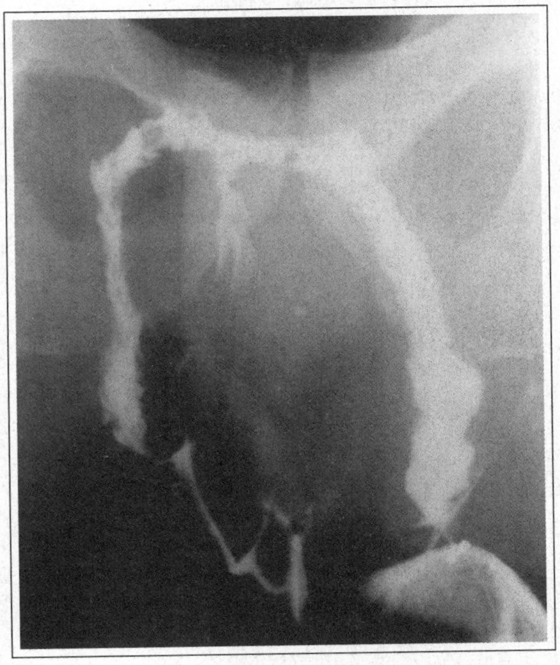

图 11.32　通过从外部瘘口向瘘管内注射染料来鉴定瘘管到肛门直肠的解剖路径。这个放射片子显示的是一个复杂的马蹄形瘘管。

11.32 显示一个复杂的马蹄形瘘管。在对 27 例因肛瘘接受造影患者进行回顾性研究中，7 例显示出病理改变，其中 6 例得以处理（Weisman 等，1991）。Henrichsen 和 Christiansen（1986）发现向脓腔中注射造影剂，作为一种明确瘘管存在和严重程度的方式并不是很可信；尽管造影显示阴性，但是仍然有 8 例瘘管患者发展成晚期。Kuijpers 和 Schulpen（1985）对 25 例患有复杂瘘管（高位开口或者是马蹄形扩展）的患者进行瘘管造影的准确性进行了评估，被瘘管造影术明确诊断内开口的仅有 5 例（占 20%），在 4 例没有内开口的患者中有 2 例出现假阳性。对于括约肌外瘘的 6 例患者，仅有 1 例在造影下显示有直肠内开口，在 19 例剩下的患者中有 2 例为假阳性。在 16 例高位扩展的患者中仅鉴别出 9 例（56%），但是在剩下的患者中有 1 例是假阳性。6 例马蹄形扩展的患者中仅有 4 例能够被鉴别出。学者们认为瘘管造影并不准确并且有潜在的危险，如果按照检查结果执行可能会导致医源性损伤（Kuijpers 和 van Tets，1996）。

磁共振影像学（MRI）

MRI 被认为是明确复杂性肛门直肠脓毒症和瘘管的可选方式（图 11.33）（Scholefield 等，1997；Morris 等，2000）（表 11.22）。

Lunniss 等（1992，1994a）认为 MRI 在明确瘘管位置和范围的准确度为 100%，在明确瘘管通道的定位方面准确度为 85%。对于怀疑有瘘管的患者，MRI 扫描尤其实用。它能够正确地明确没有瘘管的脓毒症以及没有内开口的瘢痕组织和窦道，因此可以预防不必要的外科探查（Lunniss 和 Sultan，1996）。在明确马蹄形扩大时，MRI 尤其实用，但是在 26 例患者的内开口的诊断中漏诊了 5 例，因为对于括约肌间隙检查，MRI 不如肛门超声。

在明确瘘管的解剖特征和预测患者预后方面，MRI 的准确性非常稳定（Chapple 等，2000；Halligan 和 Buchanan，2003）。在 39 例患有肛周瘘管/脓毒症的患者中，比较了 MRI 和超声内镜（AES）两种方法，结果显示 MRI 在明确瘘管解剖特征方面的准确性更好：敏感度，MRI 为 84%，AES 为 60%；特异度，MRI 为 68%，AES 为 21%（Maier 等，2001）。学者们认为 MRI 优于 AES，AES 应用于小的肛周脓毒症的外科手术定位。

有一项研究，其目的是明确 MRI 在肛瘘外科手术中的治疗效果的影响（Buchanan 等，2002）。在

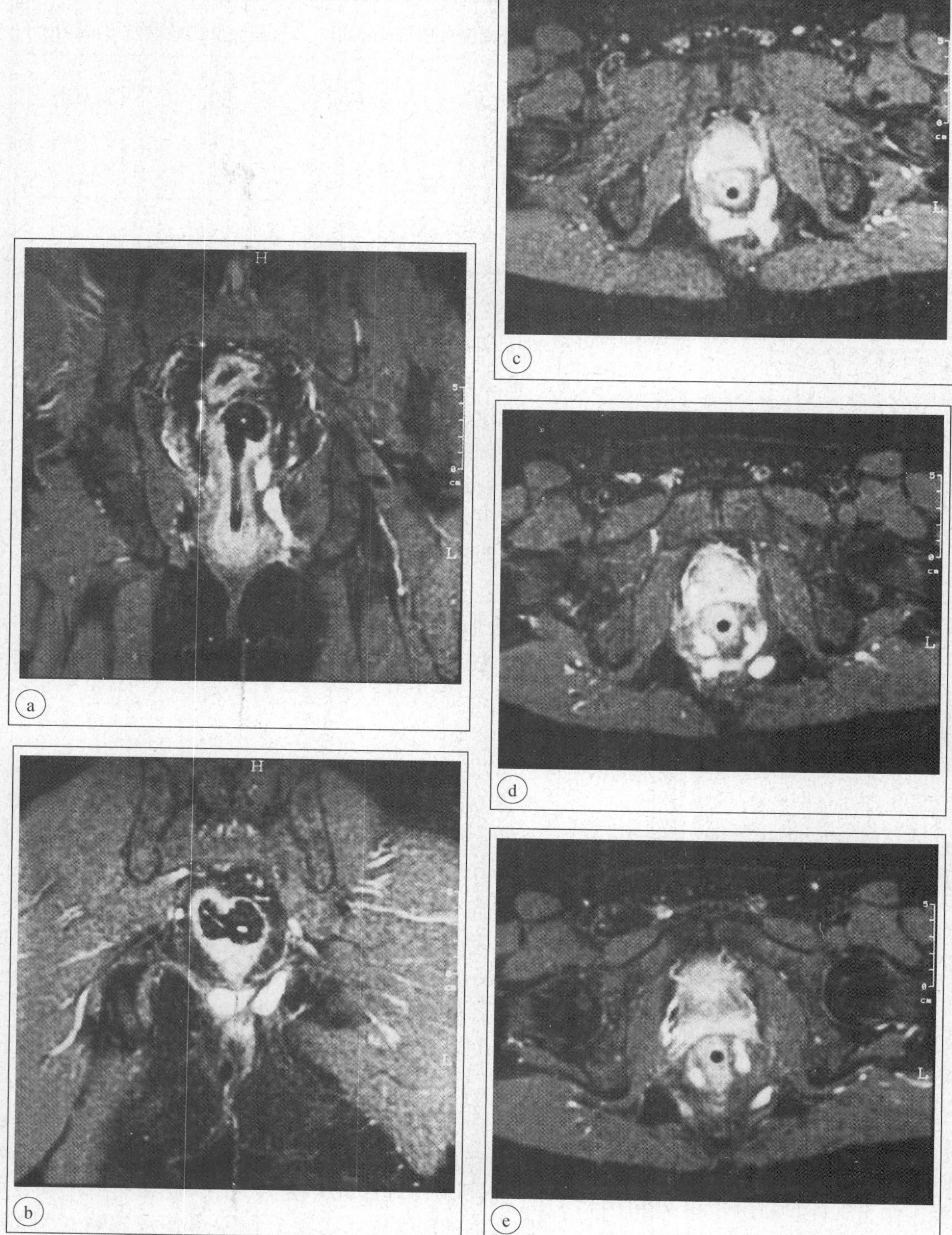

图 11.33 MRI 扫描。(**a**) 冠状面扫描，平面穿过肛管中位。在肛门直肠中有一个无活性管状物。有一个较宽的瘘道穿过坐骨直肠窝向肛提肌上延伸。瘘道末端以盲端终于臀部皮肤下几 cm；(**b**) 后冠状位扫描显示高位后方括约肌间浓集物，在左侧坐骨直肠窝内代替肛提肌头部的位置一个高位脓肿；(**c**) 轴线扫描显示伴有穿过外括约肌瘘道的高位括约肌间马蹄形瘘管，并穿过耻骨直肠肌到达左侧坐骨直肠窝；(**d**) 肛门直肠结合部上方的轴线扫描显示肌间马蹄形脓肿和向直肠旁的延伸；(**e**) 在精囊水平的轴线扫描显示肌间和直肠旁脓肿的头侧延伸。所有图像由 Peter J Lunniss 医生提供。

表 11.22　St James 大学医院对肛瘘的 MRI 分类

0	正常表现
1	简单线性括约肌瘘
2	有括约肌脓肿或继发性通道的括约肌间瘘
3	经括约肌瘘
4	坐骨肛门窝内的有脓肿或继发通道的经括约肌间瘘
5	肛提肌上和经提肌疾病

来源自：Morris 等（2000）。

表 11.23　减影磁共振造影与单纯手术的对比

	MRI/手术	仅 MRI	仅手术
肛周	3	1	0
坐骨直肠	7	0	0
肛提肌上	6	1	0
其他	6	3	0
总计	22	5	0

来源自：Schaefer 等（2004）。

表 11.24　减影磁共振造影与单纯手术的对比

	MRI/手术	手术	仅手术
括约肌间	5	3	0
经括约肌	13	1	1
肛提肌上	5	2	0
其他	17	0	0
总计	40	6	1

来源自：Based on Schaefer 等（2004）。

25 例患者中，发现 EUA 和 MRI 是完全一致的，在经过 MRI 进一步指导下的检测，这个数目增加到 41 例。有 31 例不一致，MRI 能够发现更多瘘管、更复杂和更广泛的通道。在 EUA/MRI 相一致的情况下，40 例患者中有 5 例复发；相比而言，在 31 例患者中有 16 例外科发现的疾病比 MRI 的少（$P=0.0016$）。

对 27 例患者，后期评估术前 MRI 对外科处理肛瘘的影响，MRI 的发现显示在 EUA 之后（Buchanan 等，2003）。在这个研究中 MRI 改变了 10%的患者的处理。减影磁共振瘘管造影术是另一个检测肛瘘的方法（Schaefer 等，2004）。在 36 例肛门周围脓毒症的患者中，减影磁共振瘘管造影术不仅是探测瘘管还是脓肿，都显示了很好的优越性（表 11.23 和表 11.24）。

联合使用超声内镜法（用或者不用过氧化氢滴入）和 MRI 可以在设计使手术创伤最小化，并防止脓毒症的手术方案中提供更好的指导作用，从而使患者预后更佳（Bartram 和 Buchanan，2003；West 等，2003）。在研究者看来，MRI 评价肛瘘的解剖特征对于有肛瘘史的大多数患者是必要的且应强制性的。

麻醉下检查

对于一些病人来说，在门诊进行检查是非常困难的，因为慢性脓毒症会使检查非常疼痛。我们建议不要尝试用探针探测瘘的通道，因为这会引起高位瘘。无论如何，大多患者有这种经历是非常不愉快的（Dunphy 和 Pikula，1955；Hawley，1975）。精细的检查应该推迟到手术时或者外科处理时。轻微的全身麻醉，不用使用肌松药就可以通过触诊评估括约肌的组成。仅在这种情况下，我们才建议使用探针探测瘘道。这种检查也允许临床医生实施骨盆检查，如果明确了任何脓肿，必须在处理瘘管时进行引流。

仔细触诊可以明确肛周硬结的范围，可以感觉到内开口。按压硬结有助于通过内开口或者外部开口进行排脓。牵引外口常常可以明确内口和通道的走形。对于疑难病例，其他的鉴别方法也是很有用的。

瘘道滴注法

探针检查常常要比外科操作更容易造成损伤。我们推荐 Gingold（1983）提出的技术，精细的血管导管放进外部开口内，这个开口既可以用手指或者荷包缝合封闭，从而使得盐水沿着通道注入。插入开口器，便于外科医生仔细检查齿状线。轻轻注射盐水可以明确内开口，探针进入，这样就可以明确肛瘘的肛门直肠部分。剩下的通道可以开放处理（图 11.34）。

相比亚甲蓝，我们更喜欢选择盐水或者过氧化氢，因为亚甲蓝会染色得很乱，并且在操作过程中持续存在。如果一定要使用亚甲蓝的话，我们建议仅在特定的病人中使用。为了鉴别这一目的，稀释的亚甲蓝染色效果就足够了。亚甲蓝在以下情况中时非常实用：有多个外部开口的患者，

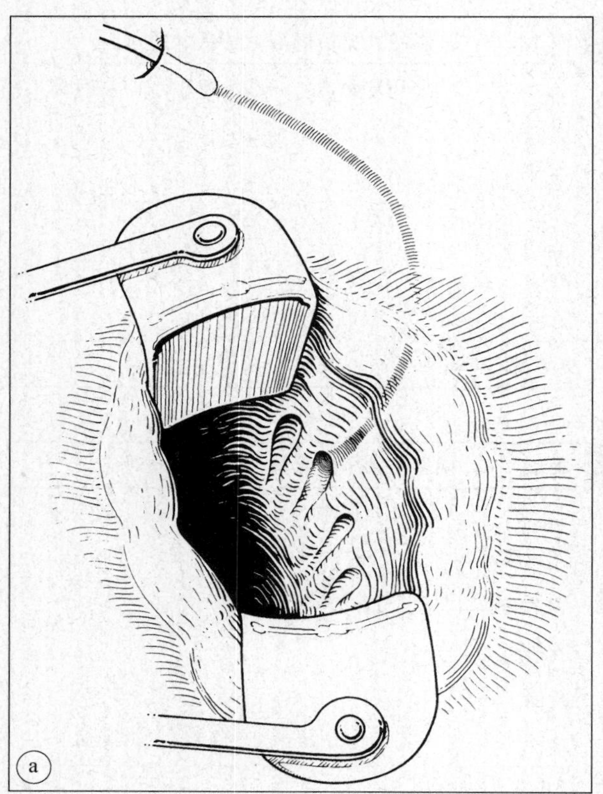

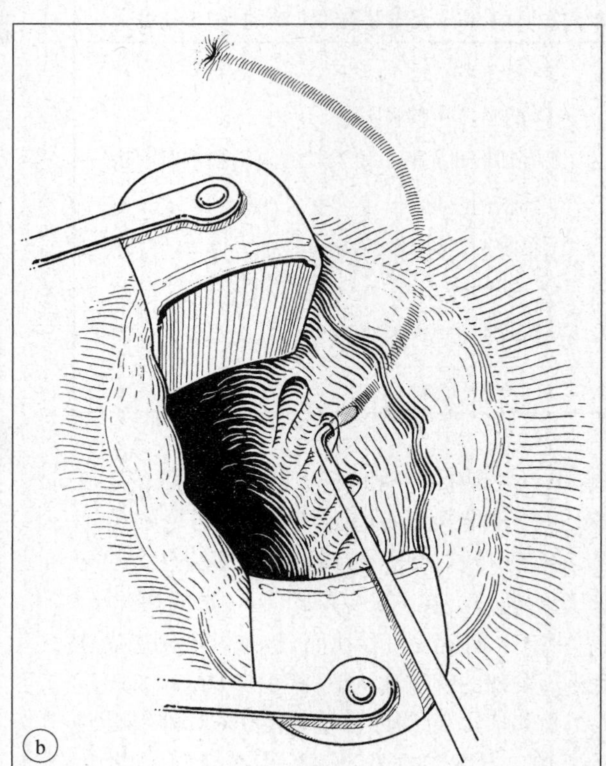

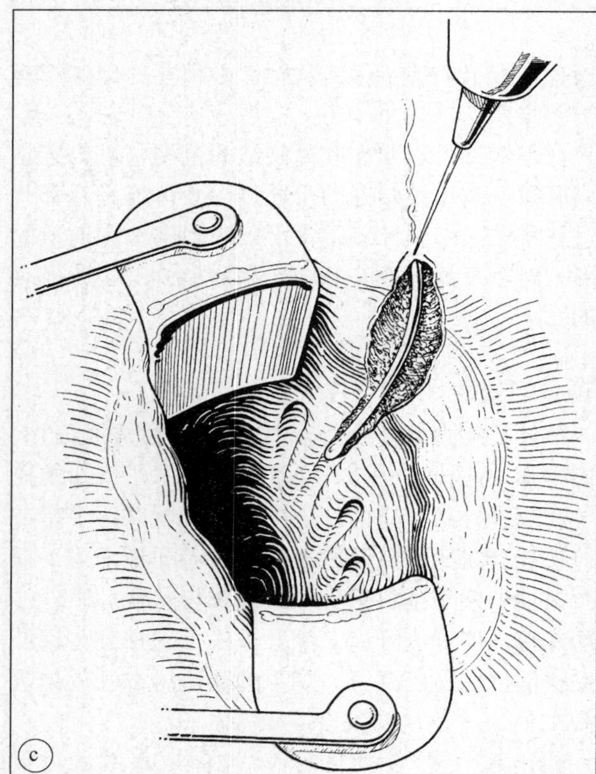

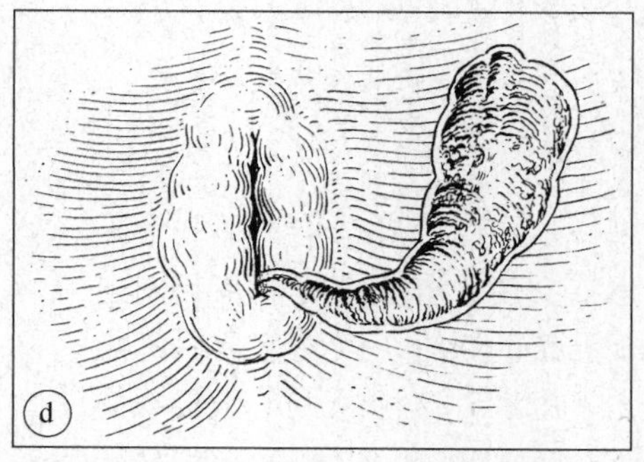

图 11.34 打开低位经括约肌瘘管。(**a**) 在瘘管的外部插入柔软的探针探查到肛管；(**b**) 如果在鉴定外部开口时有困难，可以从内部瘘口开始探测；(**c**) 鉴定完瘘道后，可以在探针上用电刀打开瘘管表面结构；(**d**) 完成瘘管切开术。

有骨盆直肠脓肿的患者以及怀疑有高位继发性通道时。

联合经肛门超声内镜和瘘道内滴注过氧化氢溶液对明确瘘管的解剖学特征提供了另一种方法。在对探通术的比较中，我们使用单纯超声和过氧化氢增强的超声对 21 例肛瘘患者进行检查。单纯超声诊断正确的患者有 8 例（38%），传统超声有 13 例（62%），过氧化氢增强的超声有 20 例（95%）（Poen 等，1998）。对 26 例连续患者的研究结果与此相似，过氧化氢增强的超声在鉴别跨括约肌和括约肌间通道以及马蹄形扩展方面优于物理检查和单纯的超声检查（Ratto 等，2000）。在这个后续的研究中，经肛门超声（53.8%）和过氧化氢增强型超声（53.8%）在检测内开口方面与临床评估（23.1%；$P=0.027$）相比都有很高的准确率。在 80 例患有肛瘘的患者中，过氧化氢增强型超声可以明确 94%的内部开口（Navarro-Luna 等，2004）。

探通窦道

外科医生对于探针的应用有足够的选择。作者喜欢软的、钝头的铜质或者银质的探针，探针前方有针线孔，可协助引流条穿过通道（图 11.35）。Lockhart-Mummery 瘘管探针是非常有用的，但是必须谨慎地使用，因为它们的头部不是钝圆的。在鉴别瘘管内部开口时，弯曲的瘘管探针是理想的。泪道探针在特定的环境下是非常有用的，但是必须非常细心，因为它相当尖的前端会刺穿组织并且造成瘘管。

我们认为，探针不应该从会阴刺入到直肠，除非探针前进方向与皮肤平行，这样可以通过皮肤表面看见探针。在探针前行时，必要放个手指在直肠内，但是不能按压！沿着与肛周皮肤大于 20°角度探针前行通路应该推迟防止造成一个新的错误的通路（图 11.36）。然而，对于低位和单纯的瘘管，外科医生是比较有信心的。任何的探针前行都应该沿着与肛管平行的通路，既可以是继发于跨括约肌瘘管的通道，“顶推”会造成一个括约肌外瘘，或者一个长的括约肌间瘘（图 11.37）。

我们确信，如果对瘘管通道有任何怀疑，逆行向瘘管插入探针并且用尼龙线或者硅橡胶引流条标记瘘管，这样会更安全（图 11.35）。

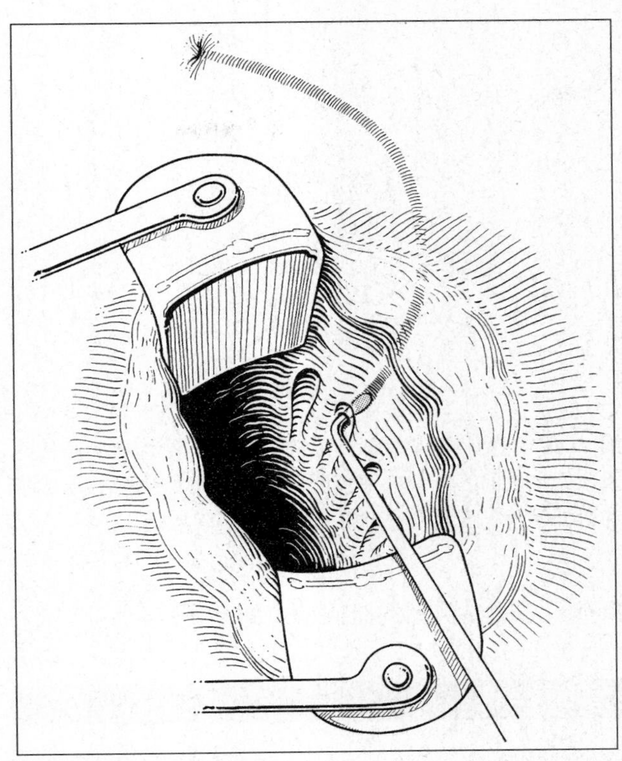

图 11.35　瘘管逆行探查。

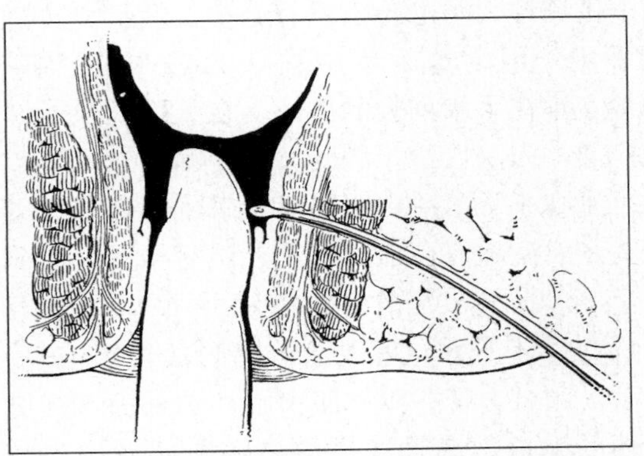

图 11.36　用前行探针在瘘管内探查同时配合手指在肛门内探查。

外科探查括约肌间平面

任何怀疑括约肌间有问题，在内开口位置探查括约肌间平面都应是非常谨慎。如果面临马蹄形瘘，尤其是当在后正中线检测不到内开口的情况下，这种方法可以被使用。在使用保护性开口器下，在邻近怀疑内开口的位置注入 1∶300 000 的肾上腺素- 生理盐水稀释液。椭圆形的黏膜鼓起，暴露内括约肌，在引流任何的脓毒症时，应切除这个隆起，明确它的底部边缘。整个括约肌间隙应该被

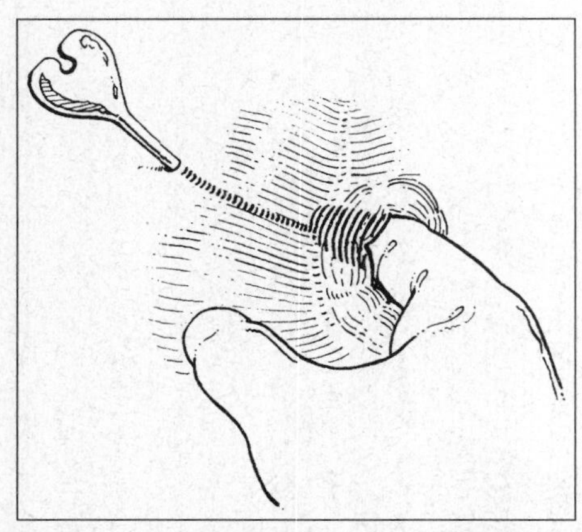

图 11.37　探针向前探查平行抵达肛管，要么是从经括约肌瘘管继发的瘘道，这种情况前进探查可能会导致形成括约肌外瘘管，或者是一个很长的括约肌间瘘管。

探查，排除高位括约肌间通道的存在。

实际治疗

术前处理

如果低位直肠有粪便，评估肛瘘是相当不可能的，但全机械性大肠准备也没有必要。我们允许患者当天手术，因为这个手术被认为是非常“脏”的，常常安排在手术列表的后面。在入院前给予两粒甘油栓剂，入院后给予灌肠。

治疗原则非常简单，明确瘘管解剖学通道和继发性扩展，引流任何存在的脓液，然后给予一个确定性治疗，包括开放瘘管（瘘管切开术）。如果开口在肛门直肠环下方，可以沿着瘘管放置引流管。另一方面，如果瘘管在躯体肌肉圆柱的外面和在肛门直肠环的上面，瘘管通道应该切断或者用引流线。对引流线瘘管切开术或者开放通道，同时有效评估复杂瘘管做一个详细的比较。在此，我们将要制订一个处理原则病了列举出可行的外科选择（Gordon，1985）。

在 Parks 和 Stitz（1976）的报告中，他们认为括约肌上瘘和括约肌外瘘的发病率在不断地上升。复杂瘘管患者的住院时间是括约肌间瘘管的 3 倍，并且麻醉时间是括约肌上或者括约肌外瘘的 5 倍。另外，愈合时间也和复杂括约肌上瘘和括约肌外瘘差不多长（表 11.25）。有趣的是，因处理跨括约肌瘘管引起的控制失禁的发生率也和其他情况一样高，比如一些扩展到肛门直肠环上方更复杂的瘘管（Seow-Choen 和 Phillips，1991）。

麻醉

尽管在实施肛门手术时使用局部麻醉的倾向，尤其是在北美（Denecke 等，1986），但我们不推荐这种麻醉方法。我们主张用全麻，为了明确瘘管途径需要进行广泛的开放。同样，我们认为硬膜外麻醉和骶管麻醉是被禁忌的，因为括约肌和骨盆底非常松弛。我们建议使用轻的全麻更易于明确肛门直肠环与瘘管的关系。除非瘘管相当表浅或者是已经用引流条标记的低位瘘管，那么在局部麻醉下操作是安全的。

体位和工具

在英国，大多数外科医生喜欢截石位，多数是由于习惯和训练所教。当然对于后位瘘管来说，肛门内部暴露并且内部括约肌切开是必需的，截石位使得入路更加合适。然而胸膝位，在北美则被非常喜欢，现在亦不断地被欧洲外科医生所学习。这种体位对前位瘘的手术入路提供很大的改进，尤其是如果当是括约肌外瘘时。同时，对一些处理黏膜技术的进展也是非常渴求。对大多数肛门直肠瘘手术来说，我们喜欢倾向于前倾位。如果有任何的肛门内操作时，前照灯是非常重要

表 11.25　高位内开口患者的住院时间、治愈时间和麻醉评分

	括约肌间（n=33）	经括约肌（n=40）	括约肌上（n=55）	括约肌外（n=20）
麻醉评分	2.0	4.5	5.5	5.4
平均住院时间（天）	20	45	60	65
管理评分	1.3	1.9	2.0	2.9
平均治愈时间（月）	4.9	4.6	8.2	8.8

来源自：Parks 和 Stitz（1976）。

的。应用截石位的一个优点是用来放置器械的托盘可以放在屁股下面。

如果瘘管是离断的，必须有效止血，并且用低浓度的肾上腺素-生理盐水稀释液浸润黏膜和括约肌间平面。自我防护的肛门内开口器和多种供选择的探针是有用的。如果在切除瘘管时出血，应当用经肾上腺素浸泡的纱布填塞。

手术时间

我们并不赞成这个观点：在引流脓肿时候瘘管通道应该一直是明确的并且是开放的。在一个随机化实验中，Schouten 和 van Vroonhoven（1991）认为在肛门直肠脓肿引流时原发瘘管切开术要比第二个阶段进行瘘管切开术更能增加功能损伤。我们同意这些结论，尽管非常矛盾（Piazza 和 Radhakrishnan，1990；Fucini，1991）。我们不暴露所有的不活动的瘘管；如果有 6 周不排脓，我们常常安排日后再进行评价，或者在麻醉下进行简单的操作，除非发现明显的瘘管。

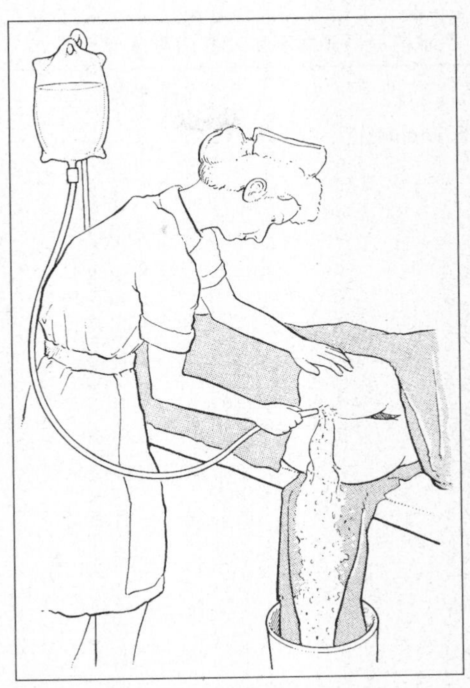

图 11.38 冲洗打开肛门瘘管伤口。

外科手术后的处理

一些患者有广泛的瘘管或者开放后有围绕肛门的大的空洞，这样很容易被感染，伴有肌肉缺失、脓毒症复发和瘘管形成的风险。伤口应该是圆锥形的，因此肉芽缺失和愈合是从外向内的，因此应预防脓腔。这些开放性伤口必须处理，大多数患者在术后早期鼓励回家。在排脓之前，患者应当受到关于伤口的处理适当的指导。地区护士服务可能是不可靠的或者是无效的。我们认为，教会患者或者家属处理伤口要比依赖护理服务要强得多。

最初的空洞可以用疏松的、浸泡了原黄素、次氯酸盐或者漂白粉硼酸溶液的敷料填塞，并用液态石蜡防止辅料黏附在伤口。这些填充空洞的敷料常常在数周后去除。

在术后鼓励立即洗澡，患者应当每天淋浴清洗肉芽组织 2～3 次，确保它清洁。这个简单的办法并不麻烦，在护理时间上花费更少，比包扎和用连在冲洗罐上的橡胶管冲洗更加有效（图 11.38）。我们指导患者应用坐浴盆。如果没有坐浴盆，通常的浴缸，或者婴儿的浴缸或者能够使屁股和会阴都能清洗到的浴盆都可以。应用软的干敷料和常规的内衣保持足够的卫生，允许患者返回工作岗位，鼓励健康的肉芽组织。

一些人，通常是结直肠护士，检查伤口确保伤口清洁和肉芽生长满意并且没有脓液空洞或者皮肤桥接，他们的作用很重要。

括约肌间肛瘘的外科手术

括约肌间瘘管可以被很容易的处理，并且使发病率和并发症降至最低，通过向肛管开放瘘管通道。Parks 等（1976）为了去除所有的潜在感染的肉芽组织，推荐切除部分内括约肌和括约肌间平面的蜂窝组织（Dodi，in Abcarian 等，1987）。传统的观点是，不像跨括约肌瘘管那样，分离内括约肌不会影响节制。

这种观点经过了仔细测量研究接受开放隐窝腺体括约肌间瘘管手术的 45 例患者的验证（Chang 和 Lin，2003）（表 11.26）。

分离内括约肌最底部分的结果是，所有分组均显示了剩余肛管的压力减小，最大为 1～2cmH_2O。在内括约肌分离后出现失禁的有 38%患者，尤其是女性和术前静止压力就低的患者（表 11.27）。

单纯低位通道（图 11.39a）

瘘管开放或者切除，内括约肌分离或者部分切除。

表 11.26 手术前后（开放手术）肛门测压

	手术前	手术后	*P*
最大静息压（mmHg）			
男性	77.2±30.4	58.8±24.1	0.015*
女性	63.8±22.4	45.1±20.9	0.022*
年龄>50 岁	62.3±18.5	47.6±20.0	0.018*
年龄<50 岁	82.3±20.3	68.2±16.0	0.015*
所有病人	71.6±21.7	57.5±22.1	0.002*
肛门静息压			
1cm from AV	39.3±17.4	24.9±8.2	<0.001*
2cm from AV	69.6±31.7	53.5±22.1	0.008*
3cm from AV	62.1±28.1	54.0±22.1	0.148
4cm from AV	44.6±17.8	42.3±17.8	0.576
5cm from AV	22.3±8.3	21.5±5.6	0.827
功能长度			
男性	4.32±0.72	3.73±0.83	0.020*
女性	4.12±0.83	3.52±0.88	0.021*
年龄>50 岁	3.81±0.39	3.25±0.74	0.017*
年龄<50 岁	4.38±0.86	3.76±0.82	0.009*
所有病人	4.21±0.77	3.61±0.85	0.001*

来源自：Chang 和 Lin（2003）。

* 显著差异。

表 11.27 手术后（开放手术）节制功能受损

	n	好（%）	节制能力受损（%）	*P*
所有病人	45	62	38	
性别				
男	29	72	28	0.048
女	16	44	56	
年龄				
>50 岁	22	55	45	0.305
<50 岁	23	70	30	
手术前 MBP				
>70mmHg	22	78	22	0.023
<70mmHg	23	44	56	

来源自：Chang 和 Lin（2003）。

高位盲端（图 11.39b）

治疗包括分离内括约肌到达盲端的顶部，没有能够明确上部范围会很容易复发。

高位通道开口开向直肠（图 11.39c）

这种瘘管可能警示外科医生是用探针，因为内部开口在肛门直肠环以上。然而，括约肌间平面暴露真正的瘘管通道的解剖学位置是很明确的，并且完整的瘘管可以安全切除或者开放。

高位通道伴有会阴开口（图 11.39d）

这个不常见的瘘管常常导致混淆。脓液通过肛门隐窝出现，并且探针只能够向上通过。在这种情况下，正确的处理方式是切除内括约肌的低位纤维和瘘管，因为没有清除腺体组织会很容易导致复发。

高位通道伴有骨盆直肠脓肿（图 11.39e）

如果有在括约肌间平面向上的通道，那么这种脓肿不能通过会阴引流，引流会导致括约肌上瘘。处理包括肛门内括约肌切开术和向肛门直肠内引流（Eisenhammer，1978）。

继发的骨盆疾病（图 11.39f）

如果在括约肌间平面有一个通道，这会导致继发骨盆疾病，应该通过切除并且同时进行引流骨盆脓毒症来去除潜在的疾病。括约肌间成分仅仅需要轻柔的刮除术和插入引流管。

跨括约肌间肛瘘的外科治疗

在处理跨括约肌瘘管中，结直肠吻合术研究得很透彻。成功的传统瘘管外科手术后其功能次于其他类型的瘘管，甚至次于非常稀少的括约肌上和括

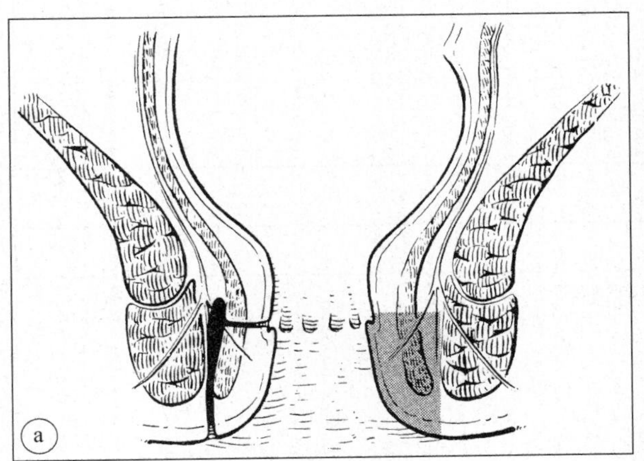

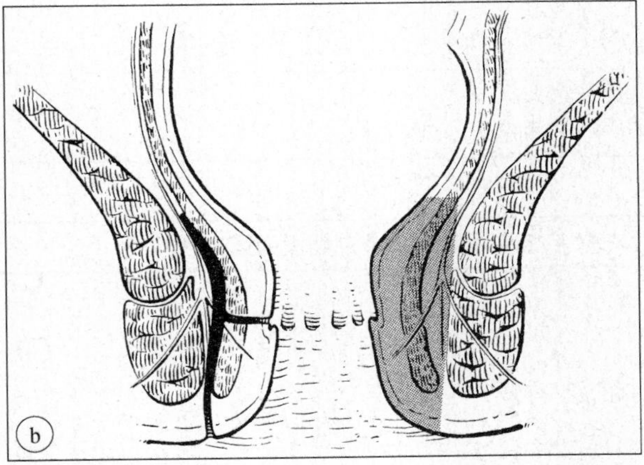

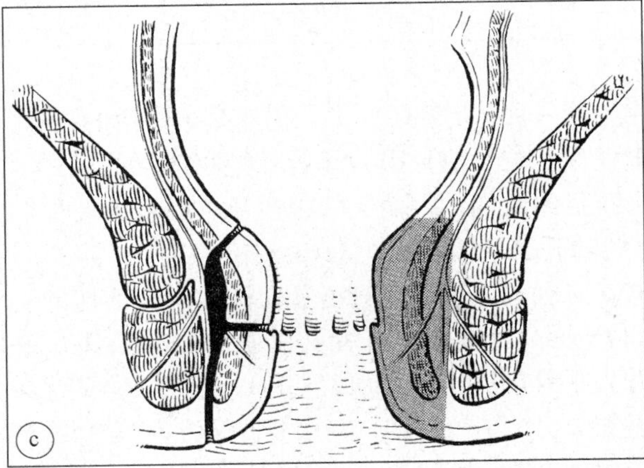

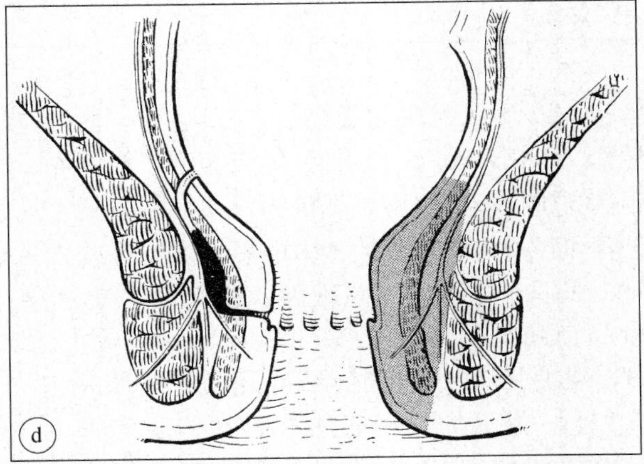

图 11.39a～d 括约肌间瘘管的治疗。(**a**) 通过肛门黏膜和内括约肌低位肌纤维切除治疗简单低位括约肌间瘘管；(**b**) 通过扩大的内括约肌切除和肛门黏膜切除治疗合并高位盲道的括约肌间瘘管；(**c**) 伴有高位至直肠开口的括约肌间瘘，整个瘘道敞开，分离内括约肌；(**d**) 伴有高位瘘道无会阴处开口的括约肌间瘘管，通过整个内括约肌切除和打开整个括约肌间隙治疗。

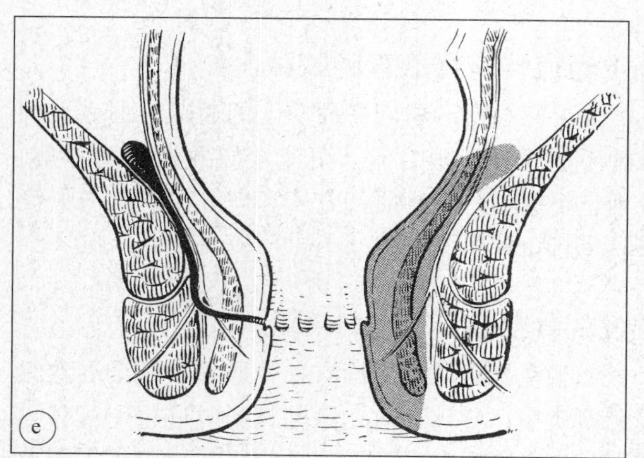

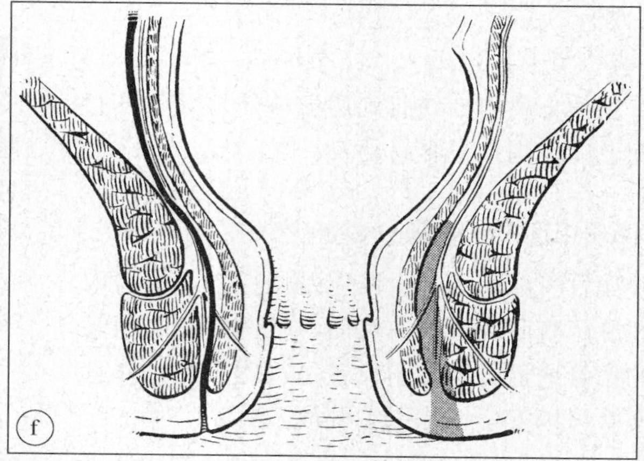

图 11.39e，f （e）通过带有肛门直肠黏膜切除的扩大的括约肌切除治疗伴有高位瘘道和脓肿的括约肌间瘘管；（f）骨盆来源的括约肌间瘘管。敞开瘘管低位瘘道，骨盆脓肿在病理排除其他之后再处理。

表 11.28　高位内开口瘘治疗后的功能情况

	括约肌间（$n=30$）	经括约肌（$n=36$）	上括约肌（$n=55$）	外括约肌（$n=18$）
正常功能	25	24	45	13
控制排气困难或有污损	5（17）	12（33）	9（16）	3（17）
大便失禁	0	0	1	2

括号内为百分数。

来源自：Parks 和 Stitz（1976）。

表 11.29　肛瘘手术后影响节制能力的因素

	肛门静息压		节制功能受损
	前	后	
仅内括约肌分离	66	44	11
内括约肌与部分外括约肌分离	68	28	8

来源自：Lunniss 等（1994b）。

约肌外瘘管，以及括约肌间类型（表 11.28）。污染非常常见。Belliveau 等（1983）不仅报道了瘘管切开术后括约肌功能的损害，也认为保留肛门外括约肌的患者和经过传统瘘管切开术的患者之间有差别。然而，在一个非随机对照试验（Abcarian 等，1987）和一个随机对照试验中（Christensen 等，1986）中，保护肛门内括约肌的优点还没有被真正证实。事实上，最近的证据表明在跨括约肌瘘管中，保护内括约肌要比先前所认识到的更重要（Lunniss 等，1994b）（表 11.29）。

对处理中位或高位括约肌间瘘有 4 种基本手术技术。第一种是瘘管切开术，仍然是最常用的技术。通道仅仅是被开放；因为瘘管不是在外括约肌之上或者跨括约肌的，大便失禁很少见，但是大便控制有小小缺陷的患者占 1/3（Abcarian 等，1987）。

第二种方式是引流管瘘管切开术。无活性的材料如 Prolene、橡胶、或者（更好的）硅胶穿过瘘管并且系紧，那样括约肌经过 1～4 周的时间就会慢慢被分开，在分离低位括约肌纤维时发生纤维化，因此能够保护括约肌功能（Eisenhammer，1966；Hamilton，1975；Kuijpers，1984；Williams 等，1991a；Pearl 等，1993；McCourtney 和

Finlay，1995；Lentner 和 Wienert，1996）。在一些方面，引流管瘘管切开的功能效果与最初的开放通道有点不同（Ramanujam 等，1983），并且复发率高（Abcarian 等，1987）。然而，最近的结果显示有更低的复发率和不确定的功能失禁（Christensen 等，1986；McCourtney 和 Finlay，1996；Lentner 和 Weiner，1996）。我们自己的数据显示复发率高，但是失禁率低。

第三种是仅仅切除瘘管（Parks，1961；Hawley，1975）。外括约肌的低位部分，如果可能的话内括约肌都被保护，并且肛门缺失或者通过直接封闭（Roschke 和 Krause，1983；Mann 和 Clifton，1985；Matos 等，1993），或者通过一个直肠肛门瓣（Wedell 等，1987；Lewis 等，1995；Ozuner 等，1996）封闭。前徙皮瓣现在变得很流行，最近肛门周围皮肤的使用也逐渐发展起来了（Del Pino 等，1996）。另外，唇状脂肪填塞的发展，如 Martius 技术也适合于女性患者（参见 12 章）。

第四种是专门用于高位瘘的处理方式，开放并且全部括约肌重建，常常有一个造口（Christiansen 和 Ronholt，1995）。

不复杂的（图 11.39g）

幸运的是，许多跨括约肌瘘管穿过的水平非常低，因此开放瘘管仅仅会导致肛门内括约肌和外括约肌的低位部分分离。如果通道穿过部位水平很高，通道本身应该被切除，内部缺失应该关闭。另外，应该插入引流条。

高位盲端（图 11.39h）

这是一种有潜在危险的瘘管，尤其是如果伴发由高位盲端引起的骨盆直肠脓肿。脓肿不应该引流到直肠，那样会导致括约肌外瘘。明确跨括约肌的成分非常重要。原发性或者继发性的通道应该被切除或者开放。并不需要分离外括约肌的低位纤维，尤其是在原发通道中用引流条。这种特殊的瘘管的危险性在于探通术可能会导致医源性直肠损伤。

括约肌上肛瘘的外科手术

这些瘘管常常是由于括约肌间通道伴有上部盲端，伴发脓肿。这种脓肿常常破入或者通过肛提肌引流入坐骨直肠窝。

不复杂的（图 11.39i）

一旦瘘管通道明确，通向外括约肌的横向通道被切除并且肛提肌的缺损被关闭，瘘管转变成它最初的括约肌间成分。作为后期操作，残留的瘘管被开放。对于这些瘘管，不推荐使用引流条。另一种处理是切除瘘管通道，利用黏膜前移操作来封闭内部开口。

高位盲端

高位盲端常常与括约肌上脓肿相关。对于不复杂的类型的处理非常简单，但是脓液需要广泛引流到直肠。

括约肌外肛瘘的外科手术

括约肌外瘘常常是人为造成的，与直肠创伤、复杂的大肠炎性肠病有关或者继发于盆腔感染。复杂的肛瘘合并克罗恩病，尤其是如果与直肠狭窄相关，可能最后需要进行直肠检查。大多数非克罗恩病性括约肌外瘘可以通过切除瘘管并用前移技术封闭直肠缺损来成功治疗（Elting，1912；McElwain 等，1975；Oh，1983；Athanasiadis 等，1994；Lewis 等，1995；Ozuner 等，1996）。这些手术通常覆盖有吻合口。相比应用环状乙状结肠造口术，我们现在更喜欢分离乙状结肠，监视远端长短并且抬高近端部分，作为末端造口术。这种方法允许远端大肠失去功能。另外，远端吻合口很容易被处理，并且要比袢式结肠造口术引起的并发症要少。假如远端离断的部分拉回到造口术的末端，可以用口缘技术来恢复肠内在的连续性。通过改进的肠道准备，抗生素支持和肛门内处理技术的不断改进，不需要在所有的括约肌外瘘中使用结肠造口术。

继发性肛门直肠脓毒症（图 11.39k）

不使用结肠造口术，有些括约肌外口不能成功治疗，但是并不是在所有的病例中都需要这样，尤其是在前徙瓣非常容易的医源性瘘管中（Gordon，1976，1981）。最初的跨括约肌间瘘应该像描述的那样进行处理，通过切除或者引流条瘘管切开法（Walfisch 等，1997）或者通过开放瘘管，如果位置比较低。过去，引流条用于这些高位医源性的瘘管。但是，今天常常通过切除瘘管和封闭直肠缺损的方法成功处理瘘管，封闭直肠缺损既可以通过直

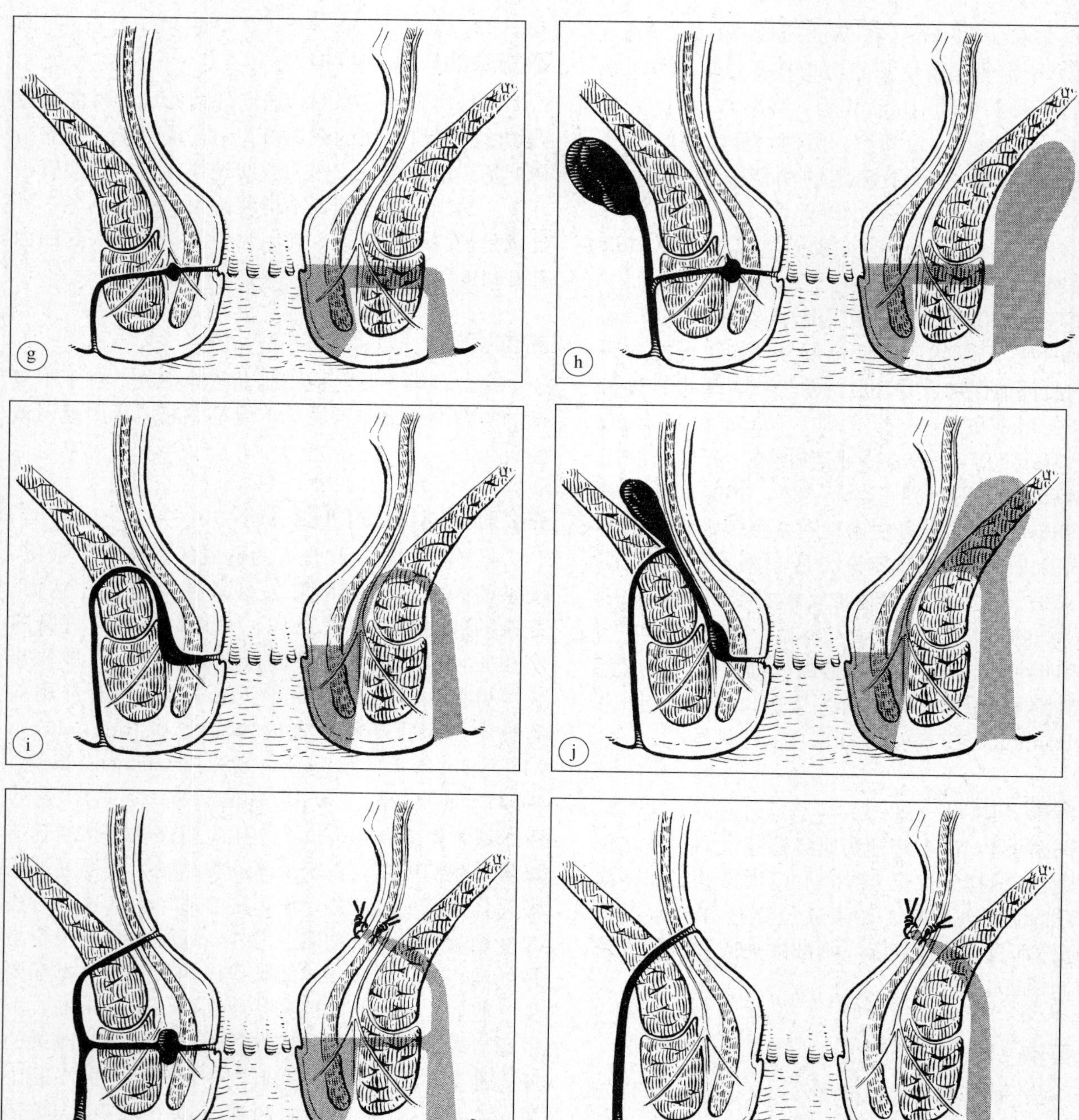

图 11.39g～l 中位经括约肌瘘管的治疗。(**g**) 通过瘘道切除和低位内括约肌部分切除治疗简单的经括约肌瘘管；(**h**) 通过刮匙瘘管、内括约肌切除和坐骨直肠窝脓肿引流来治疗伴有高位盲道的经括约肌瘘管；括约肌上瘘管的治疗；(**i**) 通过瘘道切除治疗括约肌上瘘管及括约肌外瘘管的治疗；(**j**) 括约肌外瘘管合并括约肌上脓肿，通过瘘道扩大切除、引流和内括约肌切除术治疗；(**k**) 通过扩大瘘道切除和黏膜徙前术治疗括约肌外瘘管；(**l**) 通过瘘管外部扩大切除和黏膜徙前术治疗括约肌外瘘管。

接缝合或者通过肛门直肠前徙瓣，像是在处理直肠阴道瘘那样（Gallagher 和 Scarborough，1962；Hilsabeck，1989）。

继发性损伤（图 16.39l）

处理包括去除出现的任何的异物，清创任何失活的组织和构建近端造口，如果没有则在术后立即执行。如果清创术和引流术足够，这些瘘管可以不用进一步干预而治愈。如果瘘管持续存在的话，如果括约肌完整，我们选择用前徙瓣关闭缺损，如果存在重大的缺损，我们选择完整的括约肌修复。

继发性骨盆脓毒症

任何的并发骨盆脓毒症的肛瘘愈合应该通过去除骨盆感染来源，通过切除脓毒症来源，并且如果有必要的话通过对坐骨直肠窝进行充分的引流。

马蹄形肛门内瘘管的手术

括约肌间瘘管

括约肌间间隙脓肿的圆形切开是受限制的，因此通常充分的清理和引流仅需要切除脓肿，而不用低位内括约肌的分离处理。

括约肌上和括约肌外瘘管

括约肌上脓肿圆形扩张只会让括约肌上和括约肌外肛瘘更复杂。对于括约肌外肛瘘，行内部较长的括约肌切开术可以达到充分引流的目的。括约肌外瘘管环形扩张的清除效果使得泄液线或蘑菇形导管在括约肌上间隙的应用或是在肛提肌从尾骨上脱离后形成的肛后深间隙的脓液聚集都显得很有必要。

经括约肌瘘管

大多数经括约肌马蹄形瘘管病人都在后位的括约肌外合并坐骨直肠肌脓肿。三、四个外部开口通过在通过外括约肌的内部齿状线水平的正中线内部瘘口相互交通。分清内部瘘口可能有些技术上难度。如果这样，在后面正中线水平的括约肌间间隙应该先探查，来弄清楚是否有慢性括约肌间脓肿或肛后深间隙脓液聚集，同时也搞清楚外括约肌损伤（图 11.40）。

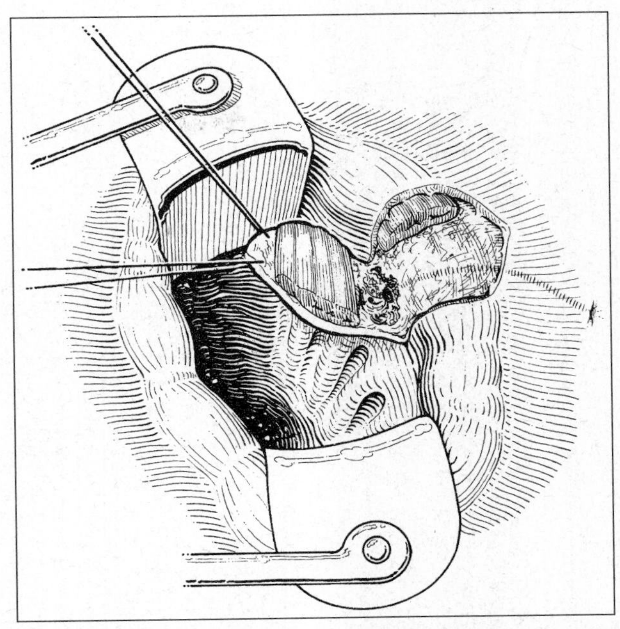

图 11.40 括约肌间间隙探查。括约肌间沟行一切口，用剪刀打开内括约肌间隙，离断肛门黏膜和下面的内括约纤维以方便慢性内括约肌脓肿的引流。

这种复杂的经括约肌肛瘘有四种处理方法。第一个也是最常规的治疗，即敞开所有瘘道，明确经括约肌的正中线入口位置并使之也同时敞开（图 11.41a）。或许前方还会有延伸，直到泌尿生殖三角，常规的治疗也是将之敞开（图 11.41b）。这种方法有两个主要的障碍：一个是这些伤口要很长时间去愈合；二是因为分离内外括约肌回缩产生的沟会使得失禁发生率更高。Van Tets 和 Kuijpers（1994）发现这种瘘管与失禁发生的关系最密切。

第二种方法也更为保守，治疗方法是：内部瘘口和 T 形瘘道处的局部瘘管切除术，括约肌间和经括约肌处只敞开，瘘道壁只用刮匙处理（Hanley，1979）。Inceoglu 和 Gencosmanoglu（2003）叙述了他们在 25 例肛后深间隙伴有马蹄形扩展瘘管的病人治疗方法。肛后深间隙通过在齿状线到尾骨处的后正中线内部瘘口切开来到达。分离内括约肌和皮下外括约肌下缘。表浅的外括约肌沿着肌纤维方向垂直分为成两部分。平均治愈时间是 12 周 ±3 周，在经过中位值为 35 个月（范围 6～78 个月）的随访后，发现没有复发情况。

第三种方法是瘘管切除术，原发经括约肌瘘管和继发延伸的瘘管都被切除。肌肉的损伤都直接缝合，或是内部损伤由前徙瓣修补（Athanasiadis 等，1994）。

第四种方法是对后位经括约肌瘘口用泄液线，敞开或是切除侧面马蹄形瘘道（Lewis，1986；Lenter 和 Wienert，1996）。

对于妇女的前位马蹄形瘘管在处理时必须予以特殊关注。没有耻骨直肠肌支持，而且可能有先前的产后尿道损伤，外括约肌的分离会导致失禁。许多学者对于这种损伤推荐使用泄液线（Hanley，1978）或是前徙瓣治疗来保护功能。

手术技术和预后结果

低位瘘管的治疗复发率见表 11.30 和表 11.31。在大多数报道中复发率都低于 10%，而且如果行切除术会比切开术复发率要稍低一些。在使

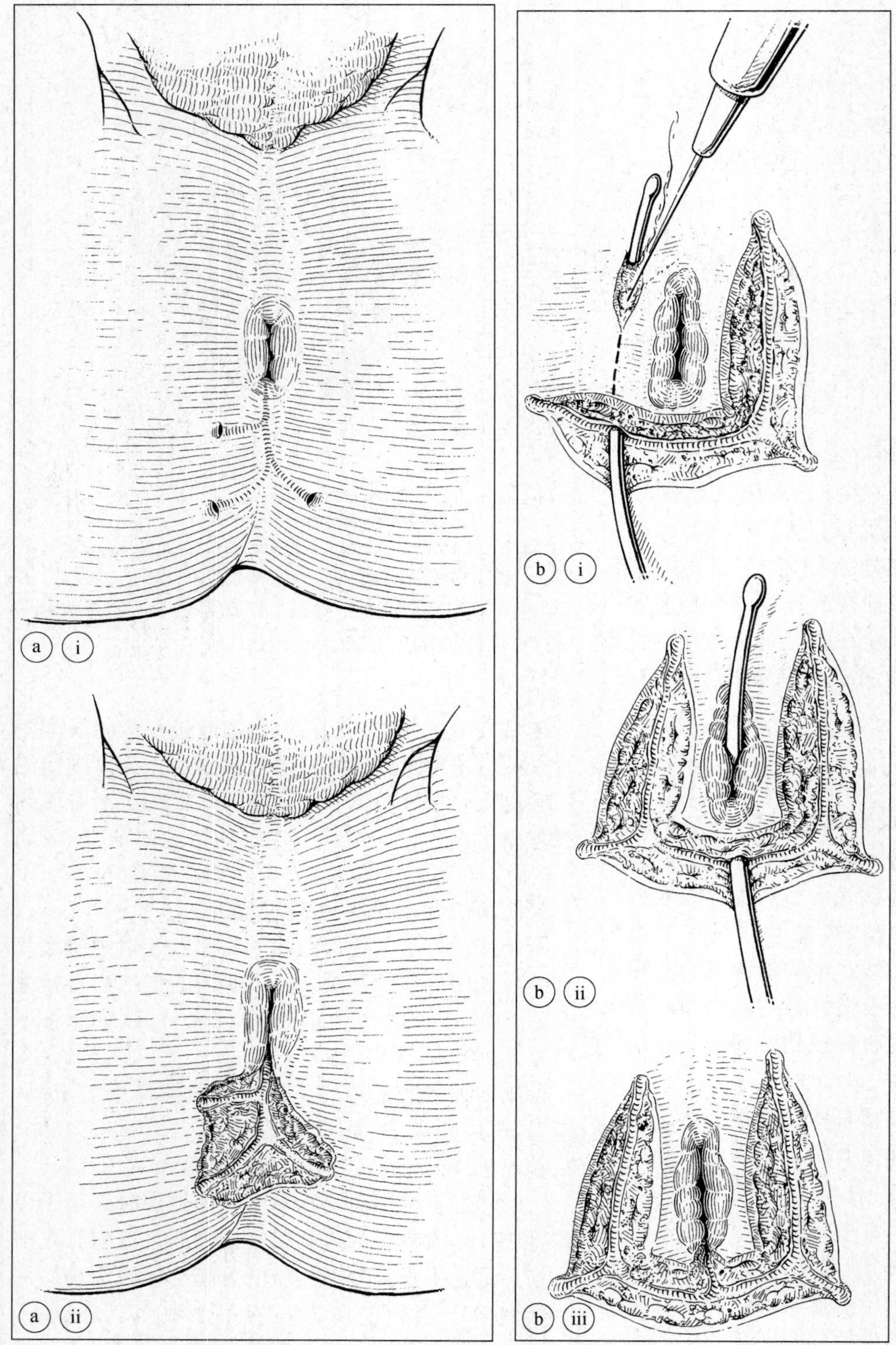

图 11.41 敞开低位经括约肌瘘管。(a)(i) 肛门边缘一下有三个外部开口；(a)(ii) 通过最低限度的括约肌分离，瘘道已经被打开；(b)(i) 通过瘘管探针打开一个复杂的经括约肌瘘，前部有一个马蹄形瘘口被打开；(b)(ii) 瘘管内部结构通过探针识别清楚；(b)(iii) 通过最低限度的括约肌分离敞开瘘管内部结构。

用挂线治疗时复发率明显降低（表 11.32a，b）。在一项非随机对照研究中报道在治疗经括约肌肛瘘中，应用挂线治疗有 18%的复发率，而瘘管切开术有 57%的复发率（Abcarian 等，1987）。高位肛门内瘘管手术切除的复发病例数很低（表 11.33）。

令人惊讶的是，Marks 和 Ritchie（1977）想要

表 11.30　肛瘘手术结局

分类	括约肌间	180
	经括约肌	108
	上括约肌	6
	外括约肌	6
	未分类	75
治疗	瘘管切开术	300
	挂线	63
	前徙瓣	3
	其他	9
结局	复发	31（8%）
	失禁	45（12%）

来源自：García-Aguilar 等（1996）。

证明不同类型的肛瘘失禁复发率不同，但是并没有得到预期结果（表 11.34）。他们展示的结果是，治疗后大约 1/3 的病人抱怨有污染，大约 1/10 的病人术后必须不确定地带着引流装置。可喜的是，真正的大便失禁极少，但在经过完全清理瘘道后约有 1/5 的病人发生气体和液体失禁。St Mark's 的经验是从很多其他的关于低位肛瘘的报道中获取的（表 11.35）。除了 Denecke 等（1986）和 Shouler 等（1986）的报道外，污染发生率整体为 24%，真正的大便失禁发生差异很大，范围从 0～26%。现在括约肌外肛瘘的更多保守治疗方法的预后越来越鼓舞人心了，也对外科手术的预后寄托了更多的希望。

肛瘘术后病人满意度已经由质量表的形式量化调查并邮寄回来。在明尼苏达大学行隐窝腺肛瘘治疗的 624 例病人，有 375 例完成并寄回了质量调查表（Garcia-Aguilar 等，2000）。病人术后满意程度

表 11.31　肛瘘手术后的复发

作者	*n*	方法	复发
Bennett（1962）	108	开放手术	2（2）
Hill（1967）	626	开放手术	6（1.0）
Mazier（1971）	1 000	开放手术	39（3.9）
Ani 和 Solanke（1976）	82	开放手术	14（17）[a]
Parks 和 Stitz（1976）	16	开放手术	1（6.3）
	15	肛门内括约肌切开术，刮除	5（33）
Adams 和 Kovalcik（1981）	53	开放手术	5（9）
	80	开放手术	0
Kuijpers（1982）	51	开放手术	2（4）
Gingold（1983）	74	开放手术	1（1.3）
Khubchandani（1984）	68	开放手术	4（5.8）
	69	肛门内括约肌切开术，刮除	0
Vasilevsky 和 Gordon（1985）	160	开放手术	10（6.3）
Kronborg（1985）	26	开放手术	3（11）
Denecke 等（1986）	57	开放手术	0
Lilius（1986）	150	开放手术	8（5.5）
Shouler 等（1986）	115	开放手术	8（6.9）

大部分为低位瘘。
括号内为百分数。
[a] 9 例中有狭窄。

表 11.32A　高位瘘挂线和分离治疗后的结局

作者	*n*	复发	排气失禁	排便失禁	污损
Parks 和 Stitz（1976）	57	1	9	1	9
Ramanujam 等（1983）	45	0	1	0	0
Culp（1984）	20	NS	NS	2	1
Kuijpers（1984）	10	0	NS	1	6
Christensen 等（1986）	21	0	13	3	8
Williams 等（1991a）	13	0	7	1	NS
Pearl 等（1993）	89	3	NS	3	NS
Lentner 和 Wienert（1996）	108	4	NS	1	NS
McCourtney 和 Finlay（1996）	27	1	2	1	NS

NS，未陈述。

表 11.32B　瘘管切开挂线引流的结局

				失禁	
	n	治愈时间（周）	复发	严重	轻微
两期瘘管切开	24	11	2	1	13
切开挂线	13	16	0	1	7
短期挂线引流	14	10	2	1	5
长期挂线引流	23	未得到数据	9	0	6

来源自：Williams 等（1991b）。

表 11.33　手术治疗高位瘘的结局

作者	*n*	方法	复发	排便失禁	轻微失禁
Parks 和 Stitz（1976）	18	用线缝合±旋转皮瓣	2	2	3
Oh（1983）	15	黏膜前徙瓣	2	0	0
Kuflerberg 等（1984）	5	切除、缝合和庆大霉素治疗	0	0	0
Aquilar 等（1985）	189	黏膜前徙瓣	3	0	13
Mann 和 Clifton（1985）	5	重新规化路径	0	0	0
Lewis（1986）	18	瘘管切除术加一期缺损闭合	1	NS	NS
Matos 等（1993）	13	切除瘘	4	NS	NS
Christiansen 和 Ronholt（1995）	14	整体切除与括约肌修补	2	0	3
McCourtney 和 Finlay（1996）	18	挂线疗法	1	0	0

NS，未陈述。

表 11.34　手术治疗 203 例肛瘘患者后功能结局

	污损	需要垫子	排气失禁	稀便失禁	固体便失禁
括约肌间伴高位扩散（n=33）	30	9	24	9	7
单纯经括约肌（n=44）	30	11	23	18	7
复杂经括约肌（n=85）	31	9	30	21	1
上括约肌（n=22）	41	9	14	14	5
外括约肌（n=19）	31	5	21	16	0

括号内为百分数。

来源自：Marks 和 Ritchie（1977）。

表 11.35　治疗低位肛瘘后失禁的比例

作者	n	大便失禁	排气失禁	污损
Bennett（1962）	129	12	16	24
Parks 和 Stitz（1976）	66	26	0	26
Marks 和 Ritchie（1977）	204	17	25	31
Vasilevsky 和 Gordon（1985）	151	1	3	NS
Kronborg（1985）	47	0	10	NS
Denecke 等（1986）	57	17	5	7
Shouler 等（1986）	115	2	2	12

NS，未陈述。

与年龄、性别、先前行过肛瘘手术、肛瘘类型、手术操作，以及手术持续时间都无关。不满意程度与肛瘘复发、失禁影响生活质量有关。有肛瘘复发的病人报道有相当高的不满意度（61%），而失禁发生病人的不满意率为（24%）。归因分析显示，不满意的原因失禁为 84%，远高于瘘管复发 33%。在 151 例经括约肌肛瘘行肌肉填补治疗的病人（平均随访 70 个月）中简单调查，整体满意度有 88%（Wang 等，2002），有 18 例报道不满意的，7 例肛瘘复发。

瘘管切开术

敞开技术在肛门以下的表浅肛瘘中应用广泛，只需穿过肛门外括约肌的下部肌纤维（Shafik 等，1994）。一旦瘘管的位置准确定位，用一个圆形探针导引穿过瘘道进入肛门［图 11.42a（i）］。瘘道顶部用手术刀切开或用电刀切开［图 11.42a（ii）］。健康的肉芽组织沿着瘘道生长。通常，如果究其病因学证据，应该在瘘管取材送检培养和组织学检查［图 11.42a（iii）］。为确保伤口从下部更好地愈合，创伤边缘需要清理干净（11.42b）。安全止血，并在伤口上盖上敷料。另一种备选方案是，在瘘管打开后，瘘道可以切除，但这种方案的缺点是伤口过深，而且很可能伤到括约肌并导致伤口愈合延迟。此外，组织学送检材料通常较差，盲道可能被遗漏。

袋形缝合术可能加速愈合速度（Ho 等，1998）。在一组随机对照研究中，103 个病人进行了括约肌间或经括约肌的瘘管-肛门切开术，52 个病人的伤口敞开（LO），51 个病人的伤口袋形缝合（MS）。后组病人肛膜和切口边缘皮肤用羟乙酸乳酸聚酯线缝在敞开瘘管的边缘。MS 组的伤口愈合［平均 6.0±0.4）周］快于 LO 组［（10.0±0.5）周，$P<0.001$］。MS 组只有 1 个病人（2%）术后伤口液化，LO 组有 6 个病人（12%）发生这种情况。3 个月内在很大的肛门压力下，MS 组发生损害要少于 LO 组（$P<0.05$）。

瘘管切开术的目的是为了预防肛周脓肿的复发同时，尽量使括约肌的形态和功能损害降到最低

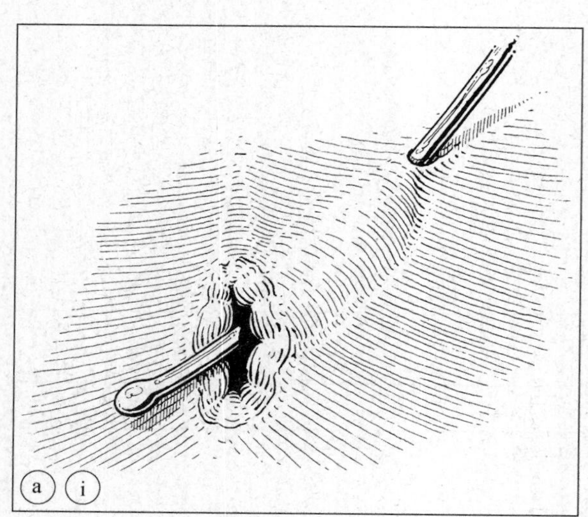

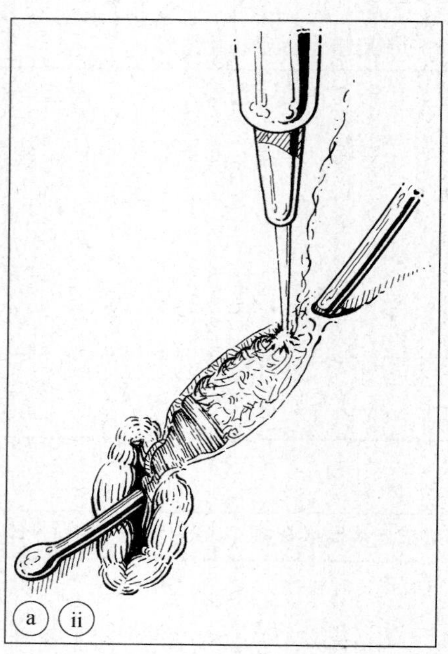

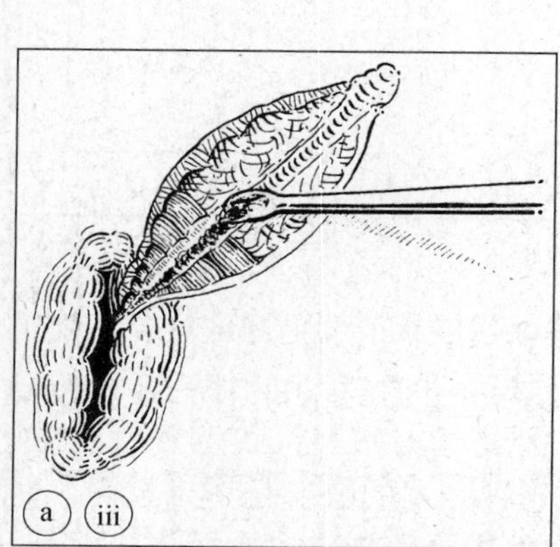

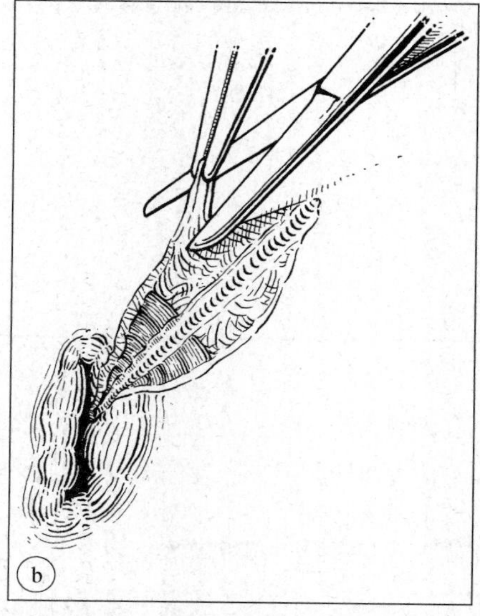

图 11.42 低位经括约肌瘘管-肛门的敞开和刮除术。(**a**)(**i**)探针探测瘘道；(**a**)(**ii**)皮肤已经通过瘘道探针分离，皮下脂肪正在分离；(**a**)(**iii**)因为只有肛门外括约肌的表层位于瘘道的浅层，所以整个瘘管被打开，瘘道也经过清理；(**b**)瘘管切开后的皮肤边缘要清理干净以利于引流。

(Westerterp 等，2002)。

伯明翰的 Shoulder 等回顾分析了 115 个病人中的 96 个行瘘道去顶的病例，结果没有发生术后大便失禁的，10 个发生伤口污染，只有 1 个病人有术后暂时性的排气失禁。病人只休假 17 天，而且在术后 24 小时内就可以出院。然而，有 7 例（8%）复发。其他研究报道休假及伤口愈合需要更长时间（Bennett，1962；Kuijpers，1982）。

Ani 和 Solanke（1976）报道瘘管切开术有约 17%的高复发率，但蒙特利尔的 Evsky 和 Gordon 研究报道只有 10 个（6%）复发，而且行去顶术后只有低于 3%的病例发生失禁性损伤。同样，Sangwan 等（1994）在 503 例病人中的 461 例应用瘘管切开术，复发率为 6.5%。但是，Denecke 等（1986）在 57 例低位瘘管病人中应用瘘管切开术，发现尽管没有复发，但是 3 例（5%）病人发生失禁，4 例病人排便急迫。

Van Tets 和 Kuijpers（1994）报道了 267 例术前排便肛门括约肌压力完全正常的病人术后有 27%发生失禁等问题。这些病人中的大部分都接受

表 11.36 瘘管切开术的近期结果

作者	*n*	复发	排气失禁	排便失禁	污损
Sangwan 等（1994）	461	30	NS	NA	NS
Isbister 等（1995）	88	2	0	0	0
García-Aguilar 等（1996）	300	24	40	11	NS
Mylonakis 等（2001）	65	1	2	0	3
Westerup 等（2002）	46	0	16	5	NS

NS，未陈述。

了瘘道切开治疗，与失禁相关的高危因素是高位瘘管、侧向延伸、内部及后位瘘。括约肌成形术通过在瘘管手术过程中的外括约肌手术，可以成功改善 2/3 此类病人的失禁问题（Engel 等，1997）。

Isbister（1995）回顾了自己做过的 88 例瘘管切开术病人，只有 2 例（2%）复发。没有失禁病人，但是 4 例病人患有克罗恩病，2 例病人发现患有恶性肿瘤。瘘管切开术依旧是最为常用的治疗方法。García-Aguilar 等（1996）在 375 例病人中的 300 例病人里应用瘘管切开术，整体结果见表 11.36。Westerterp 等（2002）报道 46 例首次瘘管切开术没有复发病例，尽管有 50%病人有排便括约能力的损害，但是从痛苦和肛周脓肿复发解脱出来的满意度达到了 87%（Westerterp，2002）（表 11.37）。

Mylonakis（2000）等在 100 个病人中应用术前肛门测压技术来确定瘘管手术方式（瘘管切开术，泄液线瘘管切开术，瘘管切除术）。当测压法显示较差的肛门压力时，不论内外括约肌，超过 1cm 的切除都是不允许的。相反如果术前测压显示肛门括约肌有较好的功能，那么高位约肌的压迫应该打开。经过此入路，发生污染的概率较小，只有 6 例病人（2/55 括约肌间瘘管；4/42 经括约肌间瘘管）发生污染。排气控制不佳只发生在 3 例病人中（1/55 括约肌间瘘管；2/42 经括约肌间瘘管）。在这些病例中，女性性别与瘘管手术后的失禁有密切的关系（6/22 个女性病人 vs3/78 个男性病人，$P=0.003$）。其他研究报道的瘘管切开术的复发率情况见表 11.31。

Cavanaugh 等（2002）报道了一项对瘘管切除术后评价排便失禁对生活质量影响上更有意义的指标。一项完全失禁严重指数（faecal incontinence severity index，FISI）评分，在 138 例病人的 93 例中经鉴定有肛瘘手术指证的病人中应用。FISI

表 11.37 瘘的高度不同各种失禁的发生数

	n	A	B	C	D	满意
高	11	2	5	4	0	8（73）
中	17	13	3	1	0	15（88）
低	18	10	8	0	0	17（94）
总计	46	25	16	5	0	40（87）

A，正常；B，污损；B，液体便；D，固体便。
括号内为百分数。
来源自：Westerterp 等（2002）。

评分从 0 到 56 分，中位分为 6。质量生活改变评估包括使用护垫（$n=7$），中度生活方式限制（$n=9$），轻到中度的生活不便（$n=12$），以及生活质量糟糕（$n=26$）。所有四种术后生活质量评价都与 FISI 评分有关联。

瘘管切除术

为确定瘘管的解剖结构，术前仔细判定评估是必需的，但并不是一定要探针通过检测；的确，瘘管切除术的一个争议之一就是假通道不是由于探测瘘道产生的（图 11.43）。外部瘘口由组织钳或针持钳夹住，如果切开位置之前同样切开过，那么可以考虑开始分离，因为从之前的伤口处出血要小于其他的部位。分离完外部瘘口的皮肤，瘘管周围的组织应该用肾上腺素浸润一下以减少出出血，手术过程中的止血必须精确。只有通过这种方式才能确保伤口周围的肉芽组织形态与瘘道边缘是横断一致的，否则瘘管本身已经被分离下来。

分离皮肤后，用剪刀清理周围组织，通过正常张力敞开瘘道和周围纤维组织（图 11.43a）。如果瘘道一边不小心分开，可以在进一步处理主要瘘管

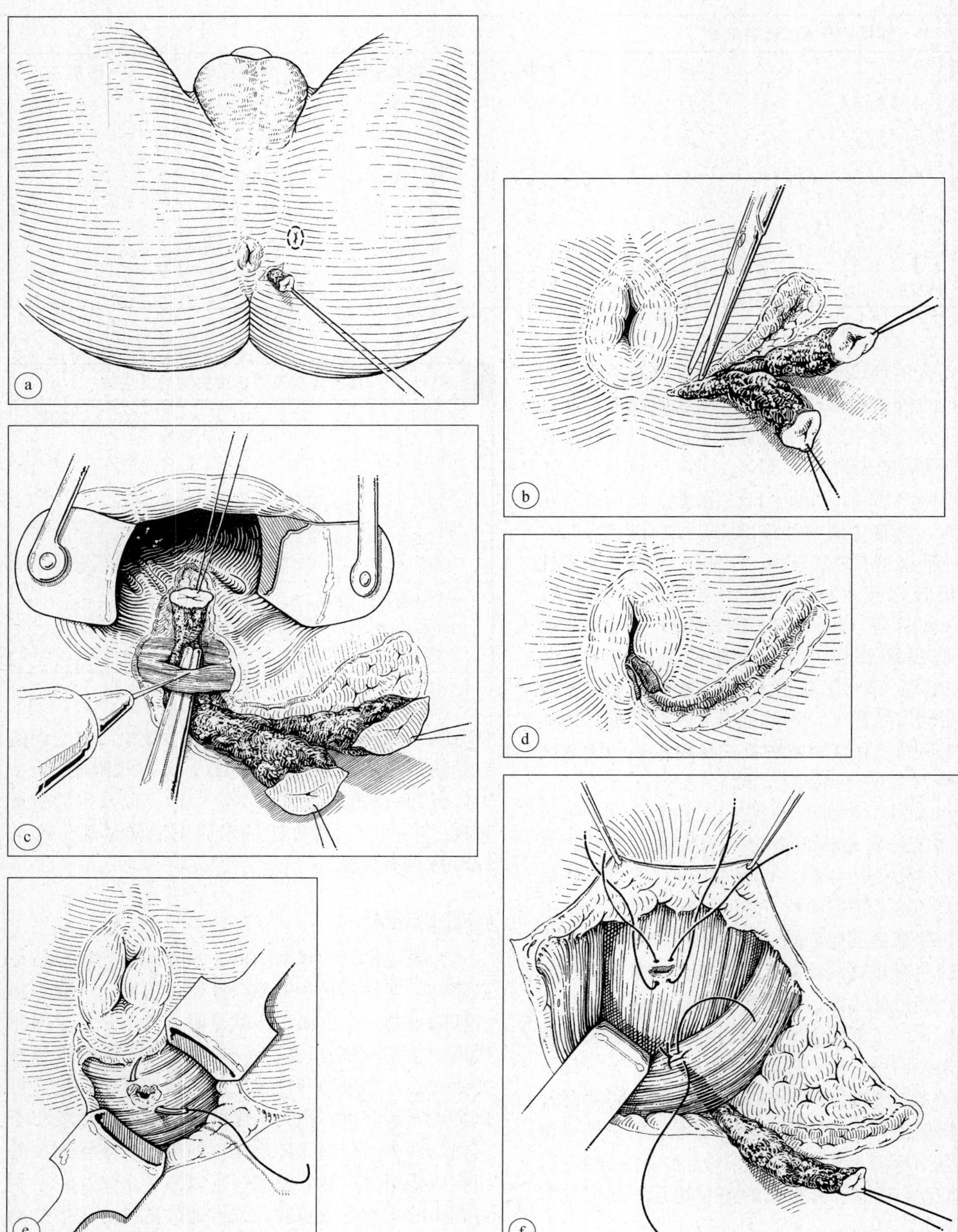

图 11.43 瘘管切除术。(**a**) 可以看见两个肛门旁切口。瘘管旁边的一小片皮肤被切除，用针持穿过瘘管保持一定张力；(**b**) 通过联合皮肤切除及剪除肛周脂肪来仔细分离瘘道；(**c**) 分清瘘管内部结构，因为这是低位经括约肌间瘘管，所以分离外括约肌，整个瘘道被刮匙；(**d**) 完成低位瘘管切开术；(**e**) 如果敞开瘘管涉及分离一大部分肛门外括约肌，瘘管内部的瘘口可以被关闭；(**f**) 直肠肛门缺损也可以分别关闭，瘘管外部结构可以切除（续）。

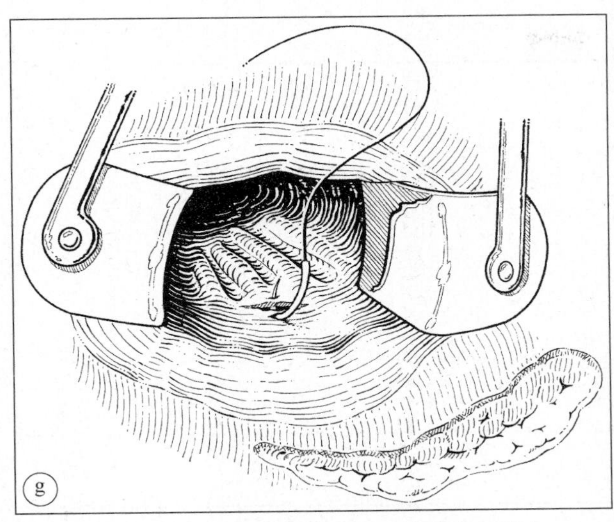

图 11.43（续）（g）关闭黏膜缺损，完成瘘切除术。

前两次延伸探测（图 11.43b）。盲道可能会进一步扩大甚至穿过坐骨直肠窝，而且可能很难去探测其终端，除非助手缩紧周围组织。通过这种方式，瘘管周围结构可以被精确地区分，肉芽组织可以被清理干净。鉴于通往肛门的解剖结构特点，上面的皮肤和筋膜必须分离清楚，以确保可以到达括约肌，但是分离到肛门边缘附近时应该停止，除非所有瘘道的起始端都已清楚。这种技术使得瘘管与括约肌的关系辨别得更加精确。然后基于瘘道的走行和内部瘘口的位置，可以制订下一步更好的手术决策。如果还有疑问，可以通过肛门边缘内部黏膜和内括约肌的隆起来辨别解剖结构。如果必要，采用前徙瓣膜来弥补缺损以预防肌肉张力失禁。除非解剖非常清晰，否则不可以分离横纹肌。

如果瘘管是低位经括约肌位置，在不导致失禁的情况下应该分离肛门外括约肌的上部（图 11.43c）。如果清理完瘘管后发现仍有窦道，一旦确保括约肌可以安全分离，那么应该打开瘘道（图 11.43d）。另一种情况，如果确定瘘管是中-高位经括约肌位置，或者病人年纪较大，或有产科创伤史，或有术前测压（Mylonakis 等，2000）表明较差的肛门功能，可以只从肌肉处清理刮匙瘘道，然后或者再次进入括约肌间位置（Mann 和 Clifton，1985），或者离断，使括约肌缺损处通过二次治疗愈合（图 11.43e～g），或者通过前徙瓣来弥补缺损处（下文讨论——见图 11.46）。

这种刮匙术对于括约肌上的瘘管以及一旦肛提肌封闭缺损后可能导致原位瘘道残留的括约肌内瘘管十分有用。瘘管可能移位或在之后的二次手术中敞开。如果瘘道是括约肌外瘘，可能被完全离断，只在肛提肌和直肠壁留下很小的缺损，或者通过以下方式封闭缺损：

1. 直接缝合肛提肌，直肠肌层和黏膜（图 11.43f，g）；
2. 或者使用肛门直肠瓣膜来防止两层相互缝合一起（图 11.47）。

如果瘘道在结构上是马蹄形的，旋转皮瓣可能更加有用（Parks 和 Stitz，1976）。这些过程上述已经详细描述，通常会行暂时性结肠造口术，尤其在一些复发的病例中（Seow-Choen 和 Phillips，1991）。

瘘管切除术的一个很大的优点是只有清楚了括约肌和瘘管的解剖结构才会去分离肌肉（Matos 等，1993）。如果质疑仍然存在，可能在不危及功能瘘管穿透肌肉的情况下，切开分离瘘管。另外一点就是可以提供组织学材料（Lawson，1970；Mazier，1971；Adams 和 Kovalcik，1981）。然而，手术过程很冗长，多数外科医生认为花在这项技术上的时间有些不值得，尤其是在处理简单的括约肌间和低位经括约肌瘘管时。

Tasci（2003）提出了“fistulectome”一词——设计用来针对复杂肛裂进行刮匙性瘘管切除术的一项新技术。一旦设备齐全，电动设备就可以从外部向之前确定好的内部瘘口进行刮匙。在报道的 13 例病人中（6 例为经括约肌间，3 例为括约肌上，3 例为括约肌外，1 例为复杂性），没有发生失禁及污染，只有 1 例病人复发。

Adams 和 Kovalcik（1981）对比了瘘管切开术和瘘管切除术的结果，在瘘管切开术后只有 1 例病人有轻度液性大便失禁，但有 5 例复发。经过瘘管切除的病人没有发生失禁和复发等（表 11.31）。Kronborg（1985）对敞开术和切除术做了一项对照研究（表 11.38），遗憾是病例样本太小，很难给出有力解释，但伤愈时间明显短于瘘管切开术，5 例病人经瘘管切开术后复发，其中 3 例是瘘管切开，2 例是切除。排气失禁是报道的唯一缺陷，发生在 1 例敞开术后病人中。Kronborg（1985）得出结论为：更加复杂的切除并没有明显获益，并推荐简单的低位肛瘘应该行敞开术而不是切除。Matos 等（1993）报道了 13 例瘘管切除术的结果，只有 7 例成功，2 例行进一步手术治疗，4 例失败。

Parks（1961）制订的瘘管切除术的原则详见

表 11.38　比较瘘管切开术和切除术的随机对照实验

	瘘管切开术（n=26）	切除（n=21）
治愈时间（天）	34（7～850）	41（26～116）
治愈前外科切除	3	2
瘘或脓肿复发		
6 个月后	2	2
22 个月后	3	2
排气失禁	1	3

来源自：Kronborg（1985）。

表 11.39　括约肌分离和切除 *vs.* 括约肌保存的对照实验

	切除和括约肌分离（开放手术）n=68	切除和括约肌保留（瘘管切除术）n=68
术后住院时间（天）	3.4	3.7
并发症	8	7
尿潴留	2	2
出血	1	1
脓肿复发	1	2
瘘复发	4	0
失禁	1	0
血栓栓塞	0	1

来源自：Khubchandani（1984）。

图 11.43。瘘管被切除，瘘管上面肛门内括约肌的一部纵行结构也被切除，刮匙瘘管然后修补缺损（Thomson 和 Ross，1989；Kennedy 和 Zegerra，1990）。一项可供选择的技术是利用肛门直肠瓣膜，横断内部瘘口，再将两个纵行切口拉向直肠，使之可以用直肠壁修补缺损（图 11.46）。Khubchandani（1984）比较了单独切断和敞开术（表 11.39）。在敞开组住院时间短但是有 4 例复发，而切除组没有复发。唯一一个失禁病人是切除组的。这些结果远比 Parks 和 Stitz（1976）报道的切除术后 15 例病人中 5 例病人复发的结果要好。

一项原则的变化是瘘道的切除和通过括约肌间路径修补黏膜和内括约肌缺损。Lunniss 和 Phillips（1996）报道 13 例之前手术失败的病人以此技术治疗，7 例获得比较成功的预后结果。

泄液线的应用

泄液线用于肛瘘治疗已经有 2 500 年的历史了（Rangabashyam，1996；Goldberg 和 García-Aguilar，1996）。文献中报道应用泄液线混乱的一个潜在原因是外科医生出于不同目的去应用（Williams 等，1991a）。泄液线（Hertel，1954；Hess 和 Daum，1959；Gabriel，1963；Eisenhammer，1966；Hamilton，1975；Lentner 和 Wienert，1996；McCourtney 和 Finlay，1996；Thornton & Solomon，2005）可能用于：

- 脓液引流；
- 标记瘘道；
- 辅助区域分离；
- 辅助切开穿过括约肌。

泄液线作为标记瘘道的应用很少有争议，这也

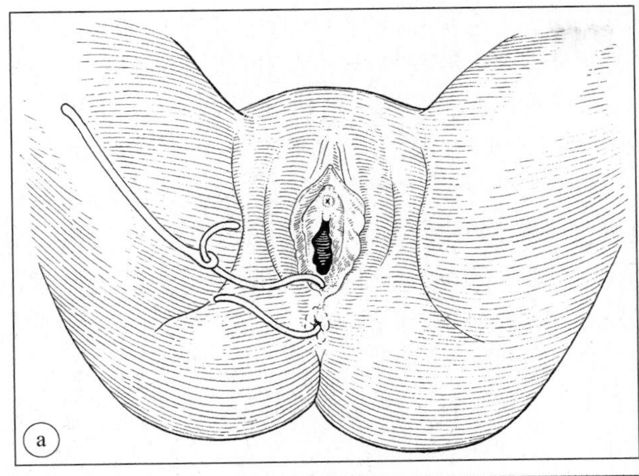

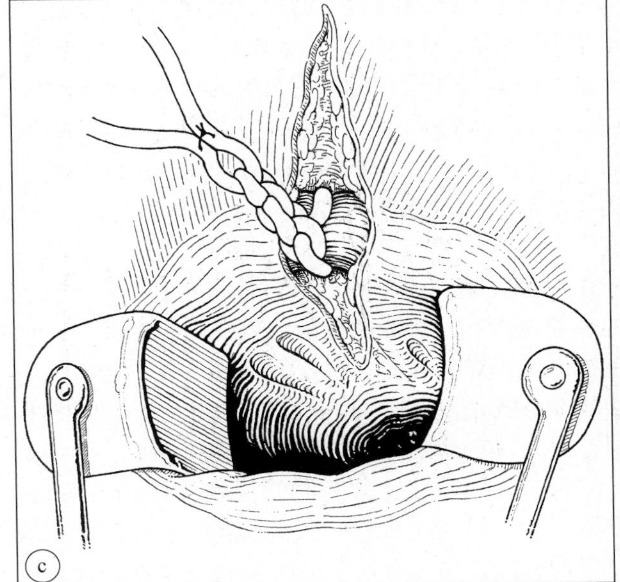

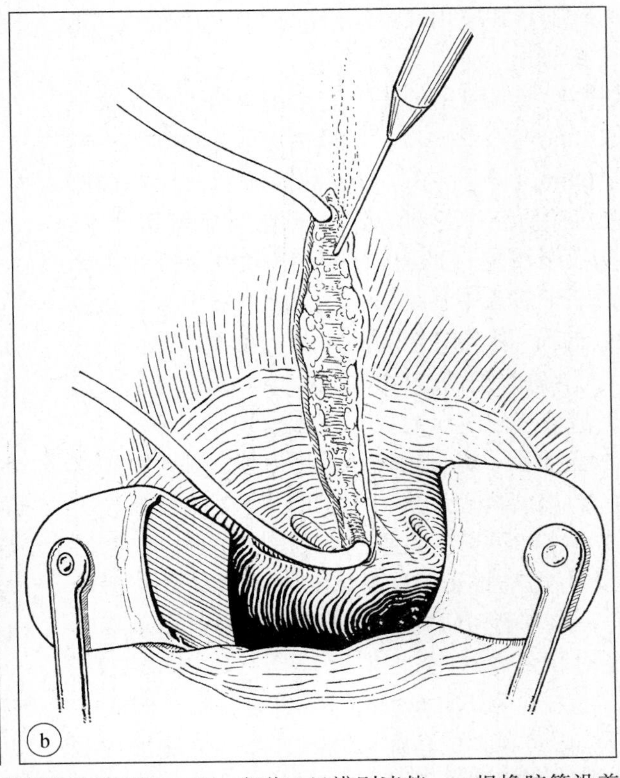

图 11.44　挂瘘管切开挂线术。(**a**) 一根松动的泄液线穿过瘘道以作引流；(**b**) 瘘道已经辨别清楚，一根橡胶管沿着瘘道放入，切除瘘管上面的皮肤和肛门黏膜；(**c**) 橡胶管尽可能地系紧。如果没有切断括约肌肌肉，橡胶管可能还需要重新插入，可以在麻醉下行重复检查。

是它首要用途。在切除时泄液线还有助于分清瘘道（Aluwihare 等，1973)。的确，在瘘管切除时穿一根简单的线，末端系有小球以保持牵引张力，在经括约肌瘘管切除时就可以用这样的泄液线穿过瘘道标记（图 11.44a)。

泄液线的第二个作用是引流（Lunniss 和 Thomson，1996)，此技术的理念是建立在如果控制脓毒症瘘管可能自发愈合的理论上（Parks 和 Stitz，1976)。尤其在克罗恩病中，常规手术治疗由于可能导致不愈合和失禁所以是禁忌的（Faucheron 等，1996)。尤其在隐窝腺瘘管中，无张力泄液线可用于先前引流脓液以确定进一步治疗。如果泄液线只是用来引流脓液，撤除后没有手术治疗，43%的病人不会痊愈。Abcarian 等（1987）报道残留瘘管最后行敞开术，1/3 的病人会有失禁发生。

第三个用途是在瘘道内系疏松的泄液线来刺激其纤维化。但目前有争论，有学者认为 4～6 周后新生的肌肉可以毫无其他损伤地分离下来，因为纤维化反应阻止了切口末端的回缩（Thomson 和 Parks，1979；Gordon，1985）（图 11.44b)。然而，认真分析了预后发现，应用泄液线延迟分离括约肌与直接瘘管切开术没有明显差异。而且这项应用因为反复的手术操作和住院会延长治疗时间（Marks 和 Ritchie，1977)。

第四项用处是用泄液线系紧离体括约肌使其可

以慢慢横断。这项技术有时需要反复系紧泄液线，就像 Hanley（1978）所提倡的橡胶带法。但是，Culp（1984）用一种由 Penrose 引流构成的泄液线，开始系得过紧，使得达到括约肌离断的平均时间为 13 天（图 11.44c）。在应用系紧泄液线的瘘管切开术中，应用的材料很多，比如 Prolene、丝绸、橡胶、不锈钢等（Misra 和 Kapur，1988）。我们推荐使用硅胶，并应用 6 个结点，在下面用丝线，这样比较安全。

切割泄液线应用的一个变化是用腐蚀性化学试剂浸泡（Ho 等，2001）。从植物提取液中获得的碱性化学试剂（pH8～9）去浸泡泄液线。在一前瞻性随机对照研究中，54 例病人行常规瘘管切开术，46 个病人用浸泡过的泄液线从瘘道中穿过并系紧肌肉。39 个病人中只用了一次，7 个病人需要重复泄液线治疗。泄液线切除的中位时间是 7 天（2～21 天）。治愈时间两组相同，两组唯一不同是术后 2～4 天泄液线组的疼痛较常规瘘管切开组重。

Christensen 等（1986）回顾了 23 例高位经括约肌瘘管应用泄液线治疗的结果。结果比较令人失望，13 例（62%）病人抱怨有暂时性的排气失禁；8 例病人有污染报道，3 例病人有大便失禁。但没有复发。作者测压研究结果以及其他报道显示系紧泄液线对括约肌功能有很大损伤（Belliveau 等，1983）。Misra 和 Kapur（1988）报道对 56 例病人包括低位瘘管和高位马蹄形肛瘘等多种情况进行多线结构不锈钢线切除术。没有病人有失禁发生，只有 2 例病人复发。

Lentner 和 Wienert（1996）报道他们对经括约肌和括约肌间瘘管应用泄液线瘘管切开术的长期结果。研究者有意慢慢系紧泄液线，平均每个病人 55 周；治疗主要是门诊病人，只有 3.7%复发率，失禁报道是 0.9%。McCourtney 和 Finlay（1996）报道 18 隐窝腺非克罗恩病性肛门直肠瘘应用切割泄液线治疗情况；17 例治愈，没有失禁发生。Pearl 等（1993）报道应用泄液线 65 例复杂肛门直肠瘘病人中只有 3 例复发，他们在 24 例女性前位瘘管病人中应用泄液线只有 1 例复发，没有失禁（表 11.40）。Zbar 等（2003）报道一项用于高位经括约肌肛瘘的泄液线切割技术，泄液线带着修复的内括约肌重复经括约肌间穿过。与常规的泄液线切割相比，在失禁、复发和伤口愈合上没有明显差异。

尽管应用泄液线后失禁没有其他治疗方法的发生率高（见表 11.32a），但似乎有个小质疑存在，泄液线的应用并没有像当初希望的那样保护括约肌功能（Hämäläinen 和 Sainio，1997；García-Aguilar 等，1998）。Isbister 和 Sanea（2001）分析了 47 例经泄液线治疗的病人，发现 17 例（36%）病人发生失禁，4 例（8.5%）病人液便失禁，1 例病人固体大便失禁。Zbar 等（2003）介绍了一项改良的泄液线技术，泄液线提前为内括约肌备好，之前就被做成固定的形式。尽管似乎这项技术的应用与常规泄液线切割相比可以有助于保持括约肌张力，但差异并没有达到明显的统计学意义。

目前关于泄液线的刺激纤维化作用仍有争议，如果之后要做括约肌分离那么术后可能会增加臀沟畸形的可能。作者分析了伯明翰非克罗恩病性肛门直肠瘘经泄液线治疗的结果。几乎所有简单括约肌间肛瘘都行简单瘘管切开术（95%）；相反，应用泄液线的瘘管切开术几乎只是应用于经括约肌间肛瘘（76%）、括约肌上肛瘘（10%）和括约肌外肛瘘。38 例病人中有 14 例反复或系紧泄液线应用，有时不止一次。肛瘘复发率高得让人失望，达

表 11.40 瘘管切开挂线治疗的结果

	n	失禁	复发
复杂性肛门直肠瘘	65	3	2
女性前位瘘	24	0	1
复杂克罗恩瘘	21	仅引流	
复杂艾滋病瘘	3	仅引流	
伴有大脓肿的瘘	3	2	0

来源自：Pearl 等（1993）。

42%，但是只有 1 例病人发生严重失禁需要括约肌修复。

有一种情况，泄液线治疗被认为是最佳治疗方式（Williams 等，1991a），即高位前方经括约肌的女性肛瘘患者（Culp，1984）。然而，许多人更倾向于应用瘘管切除术、前徙瓣膜术，甚至是在这个位置直接切除和括约肌修复（Christiansen 和 Ronholt，1995）。另一种情况是，在括约肌上和括约肌外瘘时考虑应用泄液线（Kuijpers，1984）。另一方面，在这些应用中，最坏的结果也都有详细报道（Vasilevsky 和 Gordon，1985；Christensen 等，1986）。现在笔者的看法是对大多数括约肌上和括约肌外肛瘘最好是切除和前徙瓣膜术，前提能确保所有脓肿都被充分引流。

在 Minneapolis 泄液线治疗的结果列在表 11.32b 中。在这些病例中，泄液线切割治疗与长期和短期泄液线引流法做了对比（Williams 等，1991b）。尽管一些文献报道了一些对功能上不良影响的结果，笔者相信泄液线切割术（Theerapol 等，2002）在治疗高位经括约肌肛瘘上有一席之地（图 11.45）。插入两根泄液线，一根系好，另一根松着，在大多数没有麻醉的门诊病人中就可以行泄液线切除治疗（Hamel 等，2004；Thornton 和 Solomon，2005）。

瘘管的闭合

纤维蛋白封闭剂

任何对瘘管-肛门括约肌切开的处理都冒着大便失禁的风险（Chang 和 Lin，2003）。相对而言，对复杂瘘道的纤维蛋白胶注射处理提供了一项避免影响括约肌功能的无痛技术，非随机对照研究显示其治愈率达 60%（Abel 等，1993）。

自体纤维蛋白

AFTA-E 是由两种成分同时等量混合而成的（Cintron 等，2000）。AFTA-E 的制成细节是可获得的（Park 等，1999）。AFTA-E 的凝血酶的最终浓度是 450USU/ml。整体制备时间（包括取血）约 60 分钟。

商品化纤维蛋白

ViGuard-FS 是从两种灭活病毒中提取、同时等量混合而成的。成分 1 是提纯的纤维蛋白素原（65mg 纤维蛋白原/ml 无菌注射用水），成分 2 是人凝血酶（200USU/ml 无菌注射用水）。纤维蛋白原是从人血浆中获取，然后用去污溶剂和紫外线灭病毒。凝血酶也是从人血中获取，然后用相同的程序灭病毒，但额外还要进行纳米过滤。整体制备时间大约 30 分钟（Cintron 等，2000）。

组织-VH 试剂盒也是商业用的，是从人血浆中提取的两种纤维蛋白制成。这种试剂盒包括 4 个小试剂瓶连同一些无菌的附属物件，用来重放和放置最后产物。所有四个试剂瓶需要用 Baxter 纤维蛋白加热系统（Baxter 健康保健公司）在 37℃ 预热，这是个联合加热和搅拌的装置。成分 1 是将液体抑肽酶（3 000KIU/ml）加入纤维蛋白原粉末（75～115mg/ml；都是蓝色标记）中混合，然后在加热搅拌系统上搅拌 10 分钟。成分 2 是将液体氯化钙（40mmol/ml）加入人凝血酶（500US 单位/ml；都是黑色标记），然后震荡试剂瓶。整体制备时间约 20 分钟（Cintron 等，2000）。Sentovich（2003）和 Loungnarath 等（2004）已经应用过这种封闭剂。

在应用前，公司推荐 Beriplast P 纤维蛋白封闭剂（Centeon Pharma GmbH）在室温下制备和保存的，是由两种成分制备组成（成分 1：纤维蛋白原浓缩剂，带有 XIII 因子和抑肽酶的人血浆蛋白；成分 2：凝血酶氯化钙溶液）。然后吸入两个注射器中，与一个双腔点样器相连（Chan 等，2002；Lindsey 等，2002）。

操作技术

纤维蛋白的给药技术有很多不同的方式。

在应用纤维蛋白胶治疗瘘道有很多种不同的方式，治疗后应当休息一段时间。

治疗效果

尽管一开始人们对纤维蛋白胶治疗肛门内瘘管持很乐观的态度（Cintron 等，1999；Park 等，2000），但另一方面，据报道有近 90% 的失败率（Aitoloa 等，1999）。最近，更大规模的研究在进行了合理的随访后试图去评估这项技术的整体成功率，将解剖学改变和/或瘘管长度作为参考项目。

有报道（Buchanan 等，2005）称在用纤维蛋白胶治疗隐窝腺瘘管后随访 1～2 年，治愈比例约为 1/5～2/3，对此仍有些质疑。这项技术的优势之处在于简单可重复，并且没有便失禁的并发症，

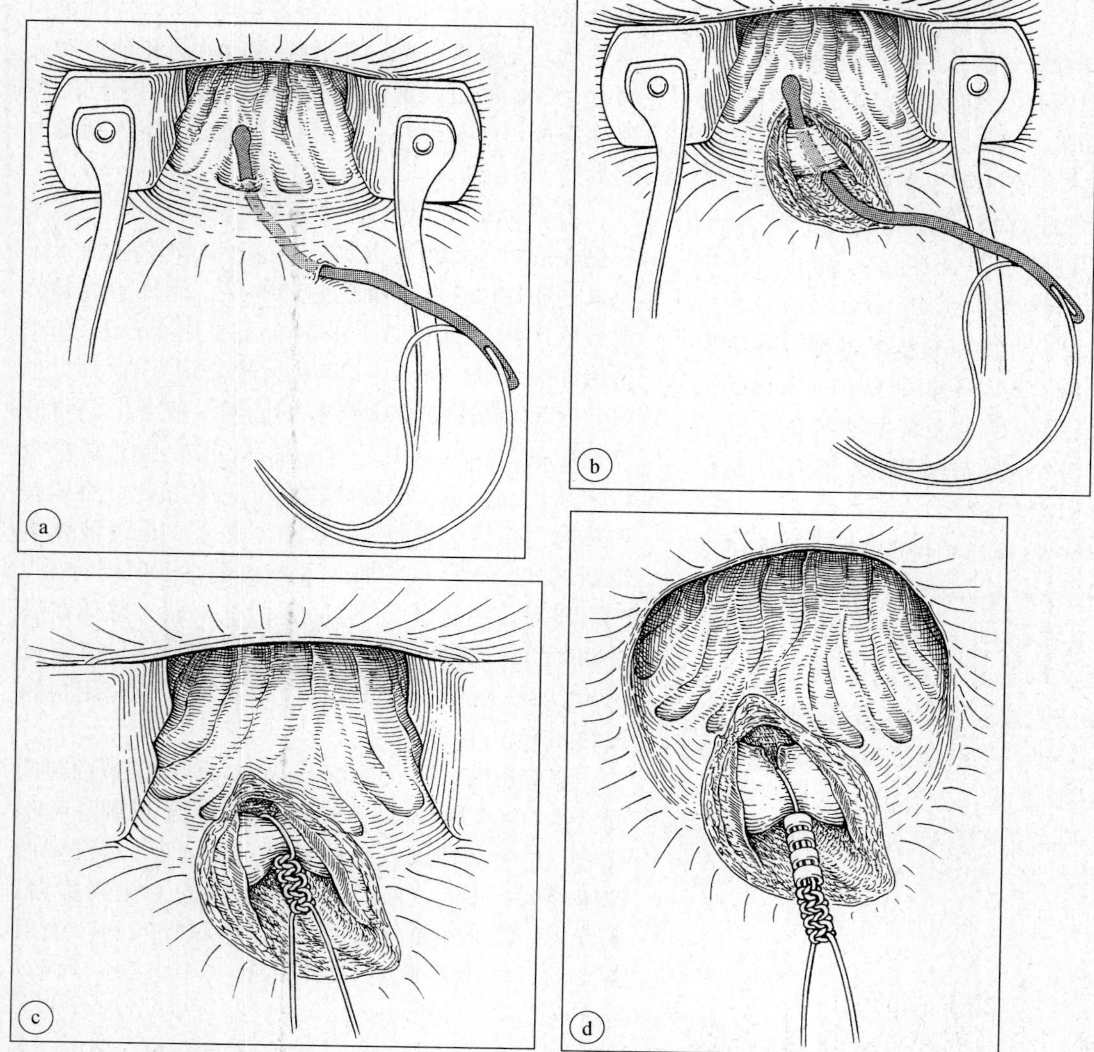

图 11.45 切割泄液线。(**a**) 软探针缓缓插入瘘道检查；(**b**) 所有探针上瘘管内外之间的皮肤、脂肪、内括约肌和肛门黏膜都被分离开，只保留外括约肌，在一些病例中用泄液线环绕耻骨直肠肌。一根柔软的橡胶管穿入瘘管探针末端孔中，然后由探针带着穿过瘘道剩下的部分；(**c**) 橡胶泄液线通过一系列结系紧，橡胶管末端留长些；(**d**) 当病人 1 周后返回门诊时，如果线还没有将括约肌切断，用橡胶圈套在结点上来缩紧肌肉上的泄液线，这一过程可能会重复几次直到肌肉完全被离断。

也不影响进一步手术治疗（Singer 等，2005）。Lindsey 等（2002）在他们的前瞻性随机对照研究中对比常规治疗方式治疗简单瘘管（低位瘘管）和复杂瘘管（克罗恩病和低位伴括约肌损伤的瘘管），想要发现这项技术在治疗中究竟处于什么地位。

在简单肛瘘病人中，6 例应用纤维蛋白胶的有 3 例治愈，但应用瘘管切开术的病人中 7 例全部治愈。以纤维蛋白胶治疗的病人可以更快地恢复工作。疼痛程度两种治疗相同，可瘘管切开术组满意度更高。治疗既没有增加失禁发生也没有改变治疗后肛压。在复杂肛瘘的病人中，纤维蛋白胶治愈了 13 例中的 9 例（69%）；对照常规治疗只治愈了 16 例中的 2 例（13%）（$P=0.003$）。尽管肛压在两组不同的治疗病人中治疗后都没有变差，但常规治疗组的失禁发生更多而且满意度较低（Lindsey 等，2002）。

括约肌损伤的直接缝合

可以通过打开内括约肌间隙和从后面向前分清直肠得到良好的内脏和躯体损伤的暴露。损伤修复可以先直接缝合外括约肌，然后缝合耻骨直肠肌，然后从前面缝合直肠平滑肌肠壁来实现（Changyul，1983）。之后的黏膜缝合可以通过向肛门插入一个内窥器来使黏膜边缘内翻，这样缝合相对容易很多。

这种方法的缺点是三个缝合线一个个地叠加在一起，如果在内括约肌间隙有脓肿形成，那么就会有修复失败的风险（Ferguson 和 Houston，1978）。Parks 和 Stitz（1976）尝试用金属线缝合修复，他们报道了在 18 例病人中有 2 例复发，但是 Lewis（1986）发现用可吸收线可以获得同样好的结果。这些肛瘘都不是简单的，一般常规手术的经验很少。但是可喜的是复发率较低，而且失禁发生似乎也不是很多（见表 11.33）。Christiansen 和 Ronholt（1995）报道了 14 例治疗结果，2 例复发，3 例有轻度失禁发生。

Kuflerberg 等（1984）用切除和直接缝合法成功治愈了 5 例病人，因为病人并没有一个保护口，他们加入聚甲基丙烯酸甲酯共聚物包裹庆大霉素来预防脓肿发生。瘘管切除和内部瘘口直接闭合法治疗 42 例病人，其中 23 例初步痊愈，10 例经历了再次手术治疗，7 例经历了 2～4 次再手术治疗，2 例用了泄液线处理（Gustafsson 和 Graf，2002）。在随访了 12 个月的 36 例病人中，58%症状明显改善或无失禁影响，31%有轻度失禁，11%失禁较严重。

在 Gustafsson 和 Graf（2002）所提到的 42 例病人中，8 例直接缝合内部瘘口，但是其中只有 3 例治愈。Thomson 和 Fowler（2004）报道了他们的中心瘘管切除术和用 2～3 根单纤维缝合线关闭内部瘘口的技术。从 1987—2004 年，46 例病人中 44 例接受中心瘘管切除术，其中 26 例（59%）达到治愈，18 例后来治愈失败。18 例中的 5 例行二次瘘管中心切除术和相同的内部瘘口缝合，5 例中的 2 例治愈。

有些外科医生主张瘘管手术不论是否涉及肛门括约肌的修补，都用该行预防性结肠造口术。通常在有创伤性或医源性肛瘘的病人中打一个小孔，近端子宫底结肠造口术只是最初的处理。但是现在一些更有经验的权威学者指出一些无用的手术操作是不必要的，尤其是如果病人已经做了充分的术前肠道准备和术后进行了 7～10 天的静脉输液（Goldberg 等，1980）。对于复发的括约肌外肛瘘，近端减压术通常是备选方案，但更倾向于选择上诉所提到的结肠造口术。

活瓣黏膜闭合

黏膜瓣膜前徙术

对于直肠阴道肛瘘，前徙术是很好的治疗方案。Oh（1983），Aquilar 等（1985）和 Hilsabeck（1989）报道了对于经括约肌外肛门内瘘用同样操作治疗的结果，结果十分令人鼓舞。对比下，对高位经括约肌肛瘘的常规治疗结果令人失望，所以 Aquilar 和同事们又扩展了该技术的应用范围，包括全部高位肛瘘，报道了 189 例病人。这种技术目前被推荐作为括约肌外肛瘘、括约肌上肛瘘和一些高位经括约肌肛瘘的治疗选择（Jones 等，1987；Wedell 等，1987；Reznick 和 Bailey，1988；Shemesh 等，1988；Lewis 和 Bartolo，1990；Athanasiadis 等，1994；Lewis 等，1995；Ozuner 等，1996；Kreis 等，1998；Miller 和 Finan，1998）。

这项手术的原则是瘘管分段暴露在括约肌和骨盆底外（Finan，1996）（图 11.46a），然后取下一块直肠黏膜瓣膜，要带着基底（图 11.46b）。瘘道被较深切除（图 11.46c）。提肌上缺损在括约上或括约肌外瘘管处修补，括约肌上的缺损在经括约肌瘘管处修补。内部开口随后被下面提上的前徙瓣膜修补（图 11.46d）。高位瘘管中为了形成斜形修补，黏膜和内括约肌在肛提肌缺损下缝合起来，经括约肌瘘管是在括约肌缺损上缝合（图 11.46e）。一般不形成结肠造口术。

手术前一天要进行标准的肠道准备工作，打孔位置一般需要标记以备需要。病人全身麻醉，插入导尿管，静脉滴注普通抗生素。如果瘘管有前内部瘘口，病人需摆好俯卧折刀位以确保暴露进入瘘口的路径。对于大多数前内部瘘口的病人，作者习惯准备截石位。瘘道位置必须仔细分清，用探针或是泄液线。括约肌外位置的瘘道一般切开，在齿状线经外括约肌的位置尤其要注意潜在可能存在的通向低位肛管的瘘道。当外部瘘道通过肛提肌到达直肠时应该连带基底行球形切除。

在处理内部瘘口时应准备肛门牵开器，但是如果瘘管开口其后可见时，可能对操作更加困难，尤其是如果在耻骨直肠韧带之上时。这时，在内部瘘口上下行一经过整个肛门直肠壁厚度的椭圆形切口。牵引开瘘管的外部，肌肉间的瘘管直接连续切除。

修复会阴处创伤，肛提肌和直肠肠壁肌肉损伤直接缝合（对括约肌上或括约肌外肛瘘）。同样，外括约肌损伤同样处理（对于经括约肌的肛瘘）。通过扩大横行黏膜缺损获得活瓣或肛门直肠黏膜瓣，在横行缺损末端，切成两个纵行活瓣，大约4cm长，基底在上面（图 11.46b）。切除瘘管深部（图 11.46c）。

用间断可吸收线缝合肛提肌、直肠壁和括约肌缺损（决定于瘘管类型）（图 11.46d）。内部瘘口由移动活瓣下缘来修补。剩下的活瓣被提上远侧，用可吸收线缝到下面切缘（图 11.46e）。这项技术的进一步图例详见图 11.47。

笔者认为应该尽量避免会阴到肛门沟切口的扩大，因为这一损伤可能与这一区域的纤维化有关，可能联合污染最后导致肛门畸形。

Wedell 等（1987）报道了 30 例病人通过黏膜前徙瓣治疗，29 例病人取得了满意结果。然而，Jones 等（1987）报道当这项技术用于合并克罗恩病的肛瘘时只有 57%的成功率。Similarly Ozuner 等（1996）发现当这项技术用于克罗恩病时有

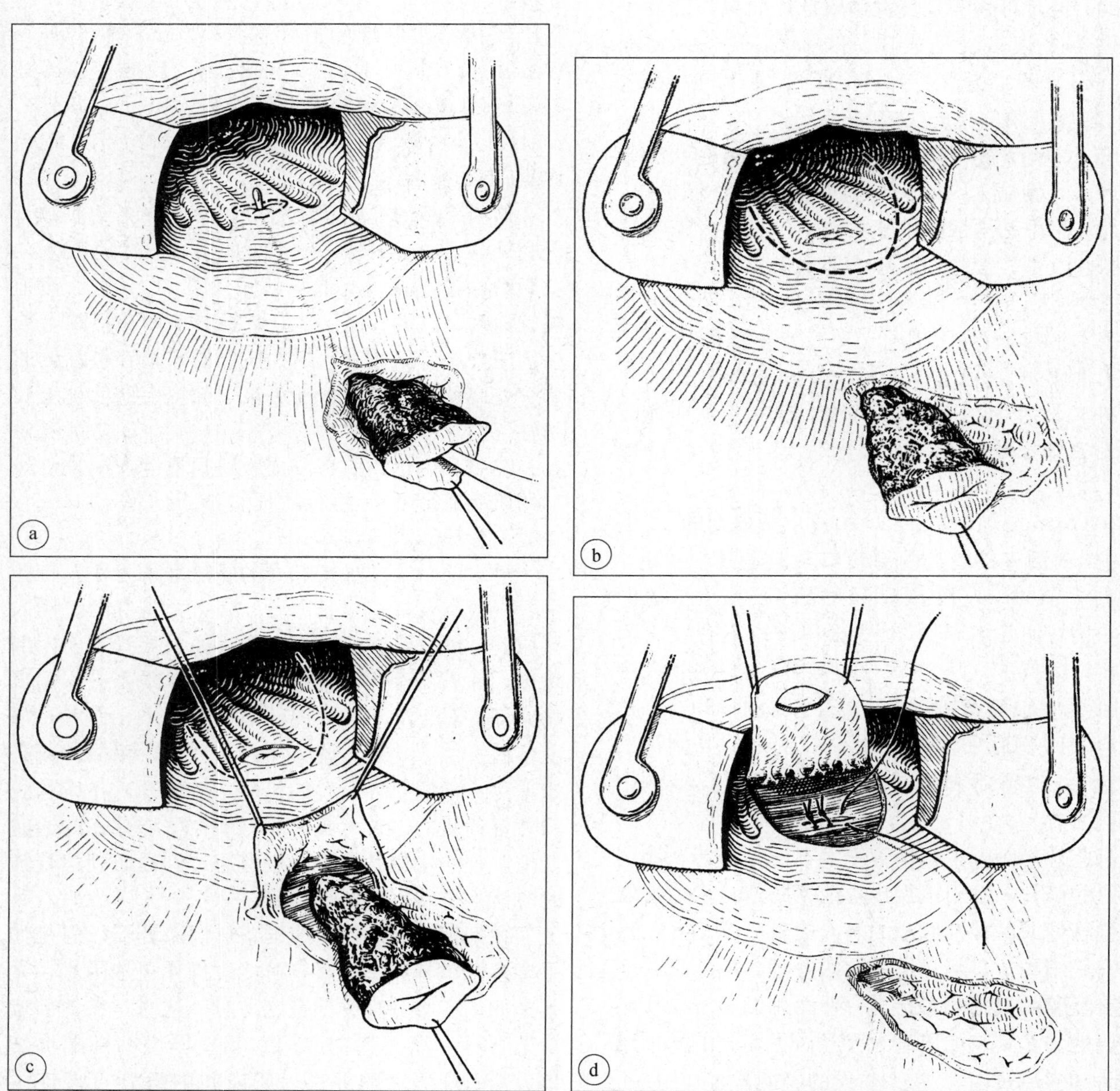

图 11.46 肛门直肠黏膜前徙术。(**a**) 瘘道已经分离清楚，分离瘘管外部结构直至内部瘘口；(**b**) 从肛管上切下活瓣，下缘放在内部瘘口处，两侧都穿过肛柱分别分离延伸；(**c**) 瘘管被切除；(**d**) 修补肛门内括约肌缺损，内部瘘口被修补，活瓣已经分离准备好。

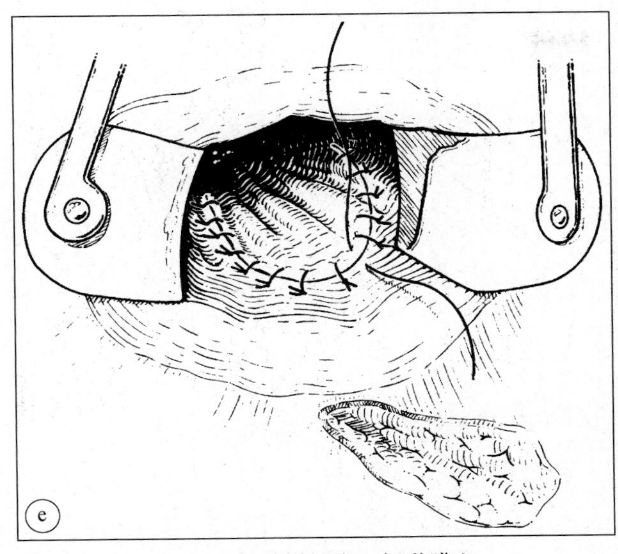

图 11.46（续）（e）前徙瓣缝在肛门黏膜上。

32%的复发率。近期关于这项技术用于非克罗恩病肛瘘治疗的经验报道结果差异很大。Ozuner 等（1996）报道前徙术用于治疗隐窝腺感染的 19 例病人时有 31%的复发率。Athanasiadis 等（1994）报道了 224 例病人的结果，经括约肌瘘管有 11%的复发率，括约肌上瘘管有 20%复发率，经括约肌瘘管有 21%的失禁发生率，括约肌上瘘管有 43%的失禁发生率。

Lewis 等（1995）报道了经过赎回后休息和改良型前徙术治疗后，没有复发和失禁发生。Ortiz 和 Marzo（2000）报道了 103 例（91 例经括约肌，12 例括约肌上）病人治疗经验，有 93%的治愈率，而且只有 8 例发生失禁。活瓣前徙术的整体预后结果详见表 11.41。

肛门皮肤前徙术

Aquilar 等（1985）以及 Del Pino 等（1996）和 Robertson 和 Mangione（1998）用相似的技术但是利用肛周黏膜活瓣前徙到肛管。Aquilar 和他的同事报道了有 8%的污染发生率和 7%的失禁发生率（表 11.33）。他们的结果比较特殊，189 例病人中只有 2 例复发（2%）。

相似，Jun 和 Choi（1999）报道了一项技术，用肛门皮肤前徙至已被 4/0 的羟乙酸乳酸聚酯线缝合的内部瘘口。他们报道了 40 例病人有 38 例治愈，其中有高位经括约肌瘘和括约肌上瘘，都是由肛门皮肤前徙治疗。对比下，Del Pino 和同事报道了在 8 例非克罗恩病瘘管病人中有 1 例复发。

Nelson 等（2000）叙述了肛门皮肤前徙术（在 65 例病人中行 73 次活瓣术），在外部瘘口行水滴形切口，内部边缘靠近肛管上的内部瘘口。活瓣无需潜挖。内部瘘管开口，包括隐窝瘘口都切除。内括约肌损伤由可吸收线缝合，活瓣由可吸收线间断缝合在直肠黏膜上。远端瘘道既不清创也不切除。只有 5 例远端瘘道保留，然后在皮瓣闭合后 4～8 个月再切除瘘道。活瓣前徙术失败发生在 13 例病人中的 17 个活瓣中，可能与男性、之前进行过瘘管治疗、病人有需要联合活瓣的大损伤以及病人同时进行了纤维胶注射有关。行内括约肌闭合的病人复发率最低。

Notlingham（Amin 等，2003）报道了该技术的进一步改善。在 18 个肛瘘病人（10 例经括约肌，4 例括约肌内，4 例括约肌上）中，所有病人之前都进行了短期的脓肿引流和泄液线治疗直到脓肿被初步控制。经过泄液线治疗失败的肛瘘病人经 12 周观察适合行 V-Y 臀部黏膜前徙术。这种手术是在全麻下进行的。麻醉诱导时给予一支抗生素。前部瘘管病人呈俯卧剪刀位，后部瘘管病人呈截石位。标记前徙黏膜位置，肛周皮肤 V 形切开，避免产生瘢痕，确保黏膜活瓣横行边缘盖住外部瘘口。V 形切口里是内部瘘口。活瓣需通过潜挖臀部侧边脂肪来保证充分前徙。活瓣基底大约 1～1.5cm 宽，3cm 长。然后行潜挖式瘘管切除术，包括内部和外部瘘口。然后刮除残留的组织。内括约肌损伤用 000 号羟乙酸乳酸聚酯线间断分层修复。活前徙瓣盖住内部瘘口，然后用 000 号羟乙酸乳酸聚酯线在接近内部瘘口的位置缝合在肛门黏膜上。皮肤用可吸收线缝合，外部瘘口的位置留大部分作引流用。在经过中位时间 19 个月（3～60 个月范围）后，18 例病人中的 15 例（83%）达到治愈（Amin 等，2003）。

肌肉活瓣和肛门后间隙

Iwadare 和他同事（Iwadare 等，1997；Iwadare，2000）讲述了另外一项技术，是用来治疗伴有肛后间隙脓肿腔的经括约肌瘘管。这项技术是利用皮肤下的肛门外括约肌来源的肌肉活瓣完成的。他们描述的这一技术流程：

- 首先，确定瘘管的主要开口位置，然后将其周围黏膜从内括约肌上分离。主要瘘口处的黏膜应该在齿状线外切除。同时，外部皮肤也需切除以创造一个充分的引流口。

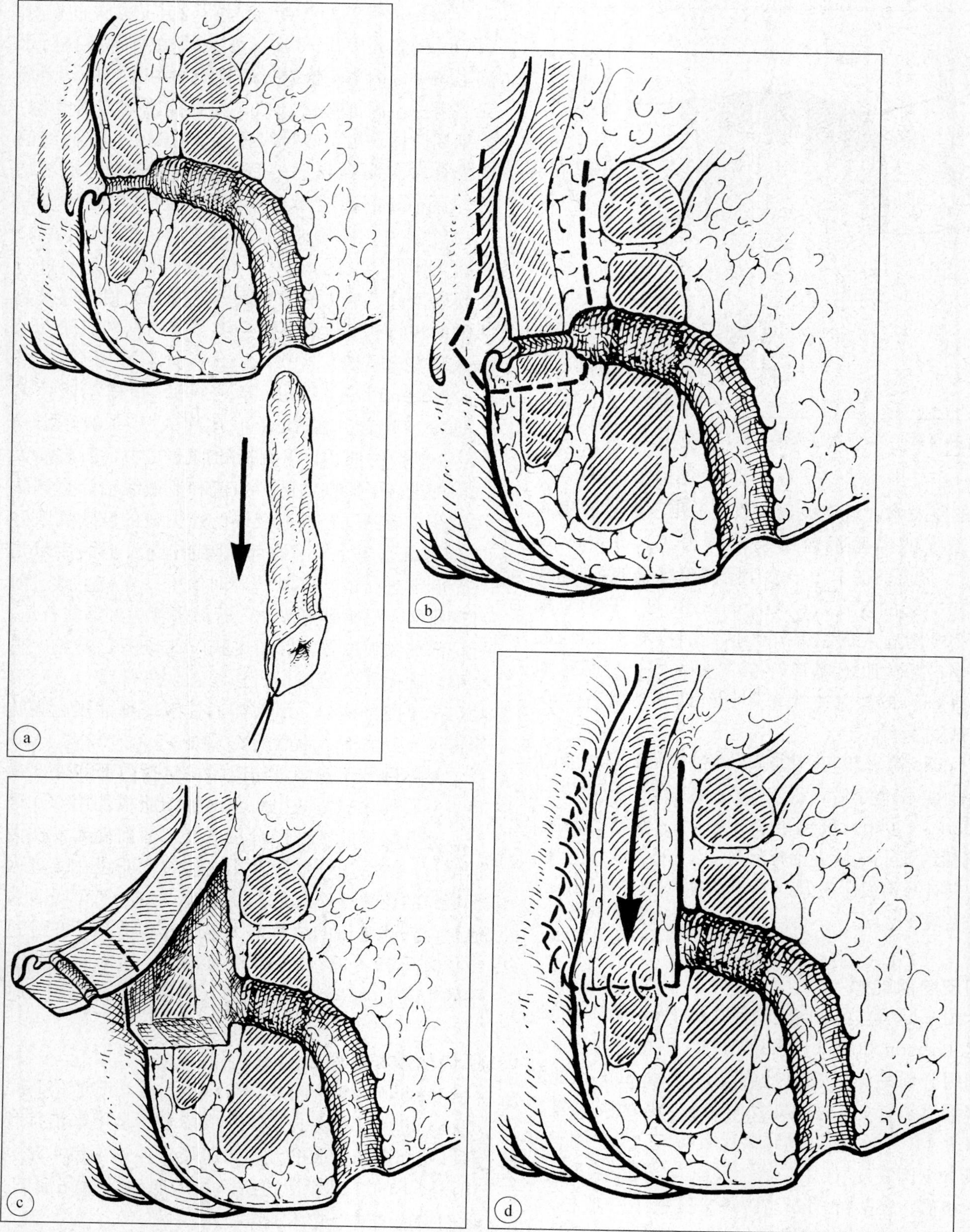

图 11.47 活瓣前徙术的进一步细节。(**a**) 从外部瘘口到内括约肌空间的瘘道被切除；(**b**) 遮盖内部瘘口的活瓣带着很厚的内括约肌；(**c**) 前徙的活瓣是带有标记着内部瘘口切除边缘线的；(**d**) 前徙的活瓣被缝合在已经切除内部瘘口的缺损远端（来源自：Nicholls，1996，经过 Springer Science 和 Business Media 许可）。

表 11.41　肛门直肠前徙瓣治疗结果（非克罗恩病）

作者	*n*	复发	排气失禁	排便失禁	污损
Aquilar 等（1985）	189	3	13	0	NS
Wedell 等（1987）	27	0	3	0	NS
Shemesh 等（1988）	8	1	0	0	0
Lewis 等（1995）	11	1	0	0	NS
Ozuner 等（1996）	19	6	NS	NS	NS
Miller 和 Finan（1998）	25	5	0	0	NS
Ortiz 和 Marzo（2000）	103	7	5	3	0

NS，未陈述。

表 11.42　肌肉填补术与节制受损

紧缩括约肌的能力	
无变化	67（44）
有减少	77（51）
减少很大	7（5）
失禁	
无	73（48）
有	78（52）
失禁程度	
固体便	8（5）
液体便	62（41）
气	59（39）
需要护垫	18（12）

括号内为百分数（%）。
来源自：Wang 等（2002）。

- 其次，在主要脓肿处从瘘口向下沿着内括约肌和皮下外括约肌行放射状切口，必须确认脓肿的硬结，然后在其上行横行切口。脓肿打开后，病理学形态也就显现。脓肿壁需要彻底清除。次要瘘口周围皮肤也要切除，刮匙瘘道。
- 将引流条放置在次要瘘口到主要脓肿切除处的肛后间隙之间。
- 按照主要脓肿切除留下损伤的形态，制作一到两块带着周围皮下外括约肌、内括约肌和脂肪组织的活瓣。
- 将活瓣移到损伤处，用单纤维线缝到内括约肌上。如果主要脓肿形成的缺损很小，可以把缺损的边缘缝合在一起，就不需要肌肉活瓣了。活瓣周围的黏膜边缘应该缝合在黏膜覆盖区。

从 1990 年 1 月到 1999 年 12 月，日本东京的社会健康保健医院，507 例经括约肌肛瘘病人行手术治疗。279 例（55%）行肌肉填补术治疗。其中 207 例病人满足现在研究条件。瘘管复发、创伤愈合时间、术后失禁、整体满意度和生活质量等数据以问题调查表邮寄的形式收集，整体有效率为 73%。151 例邮寄回问题调查表的病人构成了研究的样本量（Wang 等，2002）。

38%的病人在 3 个月内治愈，34%的病人在 6 个月内痊愈，27%的病人超过 6 个月痊愈。7 例病人（4.6%）复发。7 例病人中有 3 例复发后又再次行相同治疗手段后成功治愈（Wang 等，2002）。然而，84 例病人（56%）术后有肛门括约肌压力降低，78 例病人有不同程度的失禁情况（表 11.42）。

笔者对于这项技术没有经验，但是报道自然成功率有 95.4%，似乎与和外括约肌活瓣有关的较高的失禁发生率不相匹配。

小结

外科医生在处理复杂肛瘘时必须做好治愈肛周脓肿和防止失禁发生之间的平衡，这是理疗瘘管的关键（Westerterp 等，2003）。病人的情况差异很大，性别、之前是否有过括约肌损伤、之前是否行过瘘管手术都有影响，病人的期望水平也

表 11.43 各种手术治疗技巧的比较

	短期挂线	长期挂线	切开泄液线	前徙瓣	开放手术
总计	12	11	17	19	4
治愈，*n*	9（75）	0	16（96）	17（89）	4（100）
复发，*n*	4（33）	3（27）	1（6）	1（5）	0
平愈治愈时间（周）	19.3	N/A	19.7	17.2	18.8
失禁，*n*	1（8）	1（9）	1（6）	5（26）	0

N/A，未报道，因为泄液线保持瘘道开放，持续引流，防止脓肿形式。
括号内为百分数。
来源自：Joy 和 Williams（2002）。

有很大差异。每个病人括约肌受瘘道损伤累计的情况也不同。要把这些不同的问题情况都处理好，需要外科医生具有相当丰富的技术，就如 Joy 和 Williams（2002）所提到的（表 11.43）。

（卫勃 译 卫勃 校）

参考文献

Abcarian H (1976) Acute suppurations of the anorectum. In Nyhns LM (ed) *Surgery Annual*, Vol 8, p 305. New York: Appleton-Century-Crofts.

Abcarian H & Eftaiha M (1983) Floating free-standing anus: a compli-cation of massive anorectal infection. *Dis Colon Rect* 26: 516-521.

Abcarian H, Dodi G, Girona J et al (1987) Symposium: fistula-in-ano. *Int J Colorect Dis* 2: 51-71.

Abel ME, Chiu YS, Russell TR & Volpe PA (1993) Autologous fibrin glue in the treatment of rectovaginal and complex fistulas. *Dis Colon Rectum* 36: 447-449.

Abercrombie JF & George BD (1992) Perianal abscess in children. *Ann R Coll Surg Engl* 74: 385-386.

Adams D & Kovalcik PJ (1981) Fistula-in-ano. *Surg Gynecol Obstet* 153: 731-732.

Adams F (1846) *Paulus Aeginetta: The Seven Books*, Vol 2, p 399 (trans-lation). London: Sydenham Society.

Adams F (1849) *The Genuine Works of Hippocrates, Vol. II: On Fistulae*, pp 13-822. London: Sydenham Society.

Aitola P, Hiltunen KM & Matikainen M (1999) Fibrin glue in perianal fistulas—a pilot study. *Ann Chir Gynaecol* 88: 136-138.

Ajayi OO, Barigo OG & Nnamdi K (1974) Anal fistulas in a tropical population. *Dis Colon Rectum* 17: 55-60.

Alexander-Williams J & Buchmann P (1980) Perianal Crohn's disease. *World J Surg* 4: 203-208.

Allan A & Keighley MRB (1988) Management of perianal Crohn's disease. *World J Surg* 12: 198-202.

Aluwihare APR (1983) Anterior horseshoe fistulas. *Ann R Coll Surg Engl* 65: 121-122.

Aluwihare APR, Jayaratre SS & Panagamuwa B (1973) Perianal abscess. *Proc Ceylon Ass Adv Sci* 1: 52.

Alvarado-Cerna R & Bracho-Riquelme R (1994) Perianal actinomycosis: a complication of a fistula-in-ano. *Dis Colon Rectum* 37: 378-380.

Ambrose NS, Keighley MRB, Alexander-Williams J & Allan RN (1984) Clinical impact of colectomy and ileorectal anastomosis in the management of Crohn's disease. *Gut* 25: 223-227.

Amin SN, Tierney GM, Lund JN & Armitage NC (2003) V-Y advance-ment flap for treatment of fistula-in-ano. *Dis Colon Rectum* 46: 540-543.

Ani AN & Solanke TF (1976) Anal fistula: a review of 82 cases. *Dis Colon Rectum* 9: 51-55.

Ani AN & Logundoye SB (1979) Radiological evaluation of anal fistu-lae: a prospective study of fistulograms. *Clin Radiol* 30: 21-24.

Aquilar PS, Plasencia G, Hardy TG Jr, Hardman RF & Stewart WRC (1985) Mucosal advancement in the treatment of anal fistula. *Dis Colon Rectum* 28: 496-498.

Arnow PM, Boyko EJ & Friedmann EL (1983) Perirectal abscess caused by *Legionella pneumophila* and mixed anaerobic bacteria. *Ann Intern Med* 98: 184-185.

Athanasiadis S, Kohler A & Nafe M (1994) Treatment of high anal fis-tulae by primary occlusion of the internal ostium, drainage of the intersphincteric space, and mucosa advancement flap. *Int J Colorect Dis* 9: 153-157.

Badrinath K, Jairam N & Ravi HR (1994) Spreading extraperitoneal cellulitis following perirectal sepsis. *Br J Surg* 81: 297-298.

Baker WM & Milton-Thompson GJ (1974) Management of anal fistula in Crohn's disease. *Proc R Soc Med* 67: 8-9.

Barnes SG, Sattler FR & Ballard JO (1994) Perirectal infections in acute leukaemia: improved survival after incision and debridement. *Ann Intern Med* 100: 515-518.

Barranger E, Haddad B & Paniel BJ (2000) Fistula in ano as a rare complication of mediolateral episiotomy: report of three cases. *Am J Obstet Gynecol* 182: 733-734.

Barrett WL, Callahan TD & Orkin BA (1998) Perianal manifestations of human immunodeficiency virus infection: experience with 260 patients. *Dis Colon Rectum* 41: 606-611.

Bartram C & Buchanan G (2003) Imaging anal fistula. *Radiol Clin North Am* 41: 443-457.

Barwood N, Clarke G, Levitt S & Levitt M (1996) Fistula-in-ano: a prospective study of 107 patients. *Int J Colorect Dis* 11: 134.

Barwood N, Clarke G, Levitt S & Levitt M (1997) Fistula

in ano: a prospective study of 107 patients. *Aust NZ J Surg* 67: 98-102.

Bayer I & Gordon PH (1994) Selected operative management of fistula-in-ano in Crohn's disease. *Dis Colon Rectum* 37: 760-765.

Belliveau P, Thomson JPS & Parks AG (1983) Fistula-in-ano: a mano-metric study. *Dis Colon Rectum* 26: 152-154.

Bennett RC (1962) A review of the results of orthodox treatment for anal fistulae. *Proc R Soc Med* 55: 756-757.

Bennett RC & Duthie HL (1964) The functional importance of the internal anal sphincter. *Br J Surg* 51: 355-357.

Bennett RC & Duthie HL (1965) Pressure and sensation in the anal canal after minor anorectal procedures. *Dis Colon Rectum* 8: 131-136.

Benson EA & Goodman MA (1970) Incision with primary suture in the treatment of acute puerperal breast abscess. *Br J Surg* 57: 55-58.

Bernard B, Morgan S & Tasse D (1986) Selective surgical management of Crohn's disease of the anus. *Can J Surg* 29: 318-321.

Bevans DW, Westbrook KC, Thompson BW & Caldwell FT (1973) Perirectal abscess: a potentially fatal illness. *Am J Surg* 126: 765-768.

Beynon J, Mortensen NJMcC, Foy DMA, Channer JL, Virjee J & Goddard P (1986) Endorectal sonography: laboratory and clinical experience in Bristol. *Int J Colorect Dis* 1: 212-215.

Bhama JK, Azad NS & Fisher WE (2002) Primary anorectal lym-phoma presenting as a perianal abscess in an HIV-positive male. *Eur J Surg Oncol* 28: 195-197.

Blank WA (1955) Anorectal complications in leukaemia. *Am J Surg* 90: 738-741.

Bode WE, Ramos R & Page CP (1982) Invasive necrotising infection secondary to anorectal abscess. *Dis Colon Rectum* 25: 416-419.

Bohme H (1964) Die pyodermia fistulans significa. *Dtsch Med Wochenschr* 26: 1265-1267.

Bracey EE, Mathur P, Dooldeniya M, Joshi A & Dawson PM (2003) Unusual perianal tumours masquerading as abscesses. *Int J Clin Pract* 57: 343-346.

Brem H, Guttman FM, Laberge JM & Doody D (1989) Congenital anal fistula with normal anus. *J Paediatr Surg* 24: 183-185.

Bremer JL (1930) *Textbook of Histology*, 4th edn, pp 289-290. Philadelphia: Blackiston.

Brightmore T (1972) Perianal gas-producing infection of non-clostridial origin. *Br J Surg* 59: 109-116.

Bruhl S (1986) Perianal fistulae. Part A: survey. *Coloproctology* 8: 109-114.

Buchan R & Grace RH (1973) Anorectal suppuration: the results of treatment of the factors influencing the recurrence rate. *Br J Surg* 60: 537-540.

Buchanan G, Halligan S, Williams A et al (2002) Effect of MRI on clinical outcome of recurrent fistula-in-ano. *Lancet* 360: 1661-1662.

Buchanan GN, Halligan S, Williams AB et al (2003) Magnetic reso-nance imaging for primary fistula in ano. *Br J Surg* 90: 877-881.

Buchanan GN, Sibbons P, Osborn Mike et al (2005) Pilot study: fibrin sealant in anal fistula model. *Dis Colon Rectum* 48: 532-539.

Buchmann P, Keighley MRB, Alexander-Williams J, Allan RN & Thompson H (1980) The natural history of perianal Crohn's disease. *Am J Surg* 140: 642-644.

Buda AM (1941) General considerations of fistula-in-ano: the role of foreign bodies as causative factors. *Am J Surg* 54: 384-387.

Buie LA, Smith ND & Jackman RJ (1939) The role of tuberculosis in the anal fistula. *Surg Gynecol Obstet* 68: 191-195.

Buyukasik Y, Ozcebe OI, Sayinalp N et al (1998) Perianal infections in patients with leukemia: importance of the course of neutrophil count. *Dis Colon Rectum* 41: 81-85.

Cabrera A, Tsukada Y & Pickren JW (1966) Adenocarcinomas of the anal canal and perianal tissues. *Ann Surg* 64: 152-156.

Carlson FW, Ferguson CM & Amerson JR (1988) Perianal infections in acute leukaemia. *Am Surg* 54: 693-695.

Cataldo PA, Senagore A & Luchtefeld MA (1993) Intrarectal ultra-sound in the evaluation of perirectal abscesses. *Dis Colon Rectum* 36: 554-558.

Cavanaugh M, Hyman N & Osler T (2002) Fecal incontinence severity index after fistulotomy: a predictor of quality of life. *Dis Colon Rectum* 45: 349-353.

Chan KM, Lau CW, Lai KK et al (2002) Preliminary results of using commercial fibrin sealant in the treatment of fistula in ano. *J Roy Coll Surg Edin* 47: 407-410.

Chandrasoma PT & Mendis KM (1977) *Enterobius vermicularis* in anal sepsis. *Am J Trop Med Hyg* 26: 644-649.

Chang SC & Lin JK (2003) Change in anal continence after surgery for intersphincteral anal fistula: a functional and manometric study. *Int J Colorect Dis* 18: 111-115.

Changyul O (1983) Management of high recurrent anal fistula. *Surgery* 93: 330-332.

Chapple KS, Spencer JA, Windsor AC, Wilson D, Ward J & Ambrose NS (2000) Prognostic value of magnetic resonance imaging in the management of fistula in ano. *Dis Colon Rectum* 43: 511-516.

Chiari H (1878) Uber nalen divertikel der recthumschteimhant und ihre beziehung zu den anal fisteln. *Wien Med Press* 19: 1482-1483.

Chrabot CM, Prasad ML & Abcarian H (1983) Recurrent anorectal abscesses. *Dis Colon Rectum* 26: 105-108.

Cho DY (1999) Endosonographic criteria for an internal opening of fistula in ano. *Dis Colon Rectum* 42: 515-518.

Christensen A, Nilas L & Christiansen J (1986) Treatment of trans-sphincteric anal fistulas by the seton technique. *Dis Colon Rectum* 29: 454-455.

Christiansen J & Ronholt C (1995) Treatment of recurrent high anal fistula by total excision and primary sphincter reconstruction. *Int J Colorect Dis* 10: 207-209.

Chung CC, Choi CL, Kwok SP, Leung KL, Lau WY & Li AK (1997) Anal and perianal tuberculosis: a report of three cases in 10 years. *J R Coll Surg Edinb* 42: 189-190.

Cintron JR, Park JJ & Orsay CP (1999) Repair of fistula's in ano using autologous fibrin tissue adhesive. *Dis Colon Rectum* 42: 607-613.

Cintron JR, Park JJ, Orsay CP et al (2000) Repair of fistulas-in-ano using fibrin adhesive: long-term follow-up. *Dis Colon Rectum* 43: 944-949; discussion 949-950.

Cirocco WC & Reilly JC (1992) Challenging the predictive accuracy of Goodall's rule for anal fistulas. *Dis Colon Rectum* 35: 537-542.

Cohen JS, Paz IB, O'Donnell MR & Ellenhorn JDI (1996) Treatment of perianal infection following bone marrow transplantation. *Dis Colon Rectum* 39: 981-985.

Consten ECJ, Slors JFM, Danner SA et al (1996) Severe complications of perianal sepsis in patients with human immunodeficiency virus. *Br J Surg* 83: 778-780.

Cornes JS & Stecher M (1961) Primary Crohn's disease of the colon and rectum. *Gut* 2: 189-201.

Cox SW, Senagore AJ, Luchtefeld MA & Mazier WP (1997) Outcome after incision and drainage with fistulotomy for ischiorectal abscess. *Am Surg* 63: 686-689.

Cripps NPJ & Northover JMA (1998) Anovestibular fistula to Bartholin's gland. *Br J Surg* 85: 659-661.
Crohn BB (1960) Rectal complications of inflammation of the small and large bowel. *Dis Colon Rectum* 3: 99-102.
Culp CE (1984) Use of penrose drains to treat certain anal fistulas: a primary operation seton. *Mayo Clin Proc* 59: 613-617.
Davis JC, Dunn JM & Heimbach RD (1980) Indications for hyperbaric oxygen therapy. *Tex Med* 76: 44-47.
Del Pino A, Nelson RL, Pearl RK & Abcarian H (1996) Island flap anoplasty for treatment of transsphincteric fistula-in-ano. *Dis Colon Rectum* 39: 224-226.
Denecke H, Demmel N & Heberer G (1986) Operative procedure and results in anal fistulas. Presented at the World Congress of Gastroenterology, São Paolo.
Deshpande PJ & Sharma KR (1973) Treatment of fistula-in-ano by a new technique: review of follow-up of 200 cases. *Am J Proctol* 24: 49-60.
Duhamel J (1975) Anal fistulae in childhood. *Am J Proctol* 26: 40-43.
Dukes CE & Galvin C (1956) Colloid carcinoma arising within fistulae in the anorectal region. *Ann R Coll Surg Engl* 18: 246-261.
Dunphy JE & Pikula J (1955) Fact and fancy about fistula-in-ano. *Surg Clin North Am* 35: 1469-1477.
Duthie HL & Watts JM (1965) Contribution of the external anal sphincter to the pressure zone in the anal canal. *Gut* 6: 64-68.
Eisenhammer S (1951) The surgical correction of chronic internal anal (sphincteric) contraction. *S Afr Med J* 25: 486-490.
Eisenhammer S (1953) The internal anal sphincter: its surgical importance. *S Afr Med J* 27: 266-270.
Eisenhammer S (1956) The internal anal sphincter and the anorectal abscess. *Surg Gynecol Obstet* 103: 501-506.
Eisenhammer S (1958) A new approach to the anorectal fistulous abscess based on the high intermuscular lesion. *Surg Gynecol Obstet* 106: 595-599.
Eisenhammer S (1961) The anorectal and anovulval fistulous abscess. *Surg Gynecol Obstet* 113: 519-520.
Eisenhammer S (1964) Long-tract anteroposterior intermuscular fistula. *Dis Colon Rectum* 7: 438-440.
Eisenhammer S (1966) The anorectal fistulous abscess and fistula. *Dis Colon Rectum* 9: 91-106.
Eisenhammer S (1978) The final evaluation and classification of the surgical treatment of the primary anorectal cryptoglandular inter-muscular (intersphincteric) fistulous abscess and fistula. *Dis Colon Rectum* 21: 237-254.
Ellis M (1951) Use of penicillin and sulphonamides in the treatment of suppuration. *Lancet* i: 774-775.
Ellis M (1960) Incision and primary suture of abscesses of the anal region. *Proc R Soc Med* 53: 652-653.
Ellis M (1970) *The Casualty Officer's Handbook*, Vol. 3. London: Butterworth. Elting AW (1912) The treatment of fistula-in-ano with special refer-ence to the Whitehead operation. *Ann Surg* 56: 744-752.
Engel AF & Eijsbouts Q (2001) Horseshoe ischiorectal abscess origi-nating from dorsal intersphincteric cryptoglandular abscess. *J Am Coll Surg* 192: 664.
Engel AF, Lunniss PJ, Kamm MA & Phillips RK (1997) Sphincteroplasty for incontinence after surgery for idiopathic fistula-in-ano. *Int J Colorect Dis* 12: 323-325.
Eykyn SN & Grace RH (1986) The relevance of microbiology in the management of anorectal sepsis. *Ann R Coll Surg Engl* 68: 237-239.
Faucheron J L, Saint-Marc O, Guibert L & Parc R (1996) Long-term seton drainage for high anal fistulas in Crohn's disease: a sphincter-saving operation? *Dis Colon Rectum* 39: 208-211.
Ferguson EF & Houston CH (1978) Iatrogenic supralevator fistula. *S Afr Med J* 71: 490-495.
Fielding MA & Berry AR (1992) Management of perianal sepsis in a district general hospital. *J R Coll Surg Edinb* 37: 232-234.
Fillipini L (1969) Die Divertikulitis Des Dickdarms. *Internist* 10: 275.
Finan PJ (1996) Management by advancement flap technique. In Phillips RKS & Lunniss PJ (eds) *Anal Fistula*, pp 107-114. London: Chapman & Hall.
Fisher J, Martz F & Calkins WG (1976) Colonic perforation in Crohn's disease. *Gastroenterology* 71: 835-838.
Fitzgerald RJ, Harding B & Ryan W (1985) Fistula-in-ano in child-hood: a congenital aetiology. *J Ped Surg* 20: 80-81.
Flanigan RC, Kursh DE, Mcdougal WS & Persky L (1978) Synergistic gangrene of the scrotum and penis secondary to colorectal diseases. *J Urol* 119: 369-371.
Frenckner B & Von Euler C (1975) Influence of pudendal block on the function of anal sphincter. *Gut* 16: 482-489.
Fucini C (1991) One-stage treatment of anal abscesses and fistulas: a clinical appraisal on the basis of two different classifications. *Int J Colorect Dis* 6: 12-16.
Furstenberg H (1965) Die Fistelkrankheit. *Praxis* 54: 945-947.
Gabriel WB (1963) *The Principles and Practice of Rectal Surgery*, 5th edn, p 739. Springfield, IL: CC Thomas.
Gallagher DM & Scarborough RA (1962) Repair of low rectovaginal fistula. *Dis Colon Rectum* 5: 193-195.
García-Aguilar J, Belmonte C, Wong WD, Goldberg SM & Madoff RD (1996) Anal fistula surgery: factors associated with recurrence and incontinence. *Dis Colon Rectum* 39: 723-729.
García-Aguilar, Belmonte C, Wong DW, Goldberg SM & Madoff RD (1998) Cutting seton versus two-stage seton fistulotomy in the surgical management of high anal fistula. *Br J Surg* 85: 243-245.
Garcia-Aguilar J, Davey CS, Le CT, Lowry AC & Rothenberger DA (2000) Patient satisfaction after surgical treatment for fistula-in-ano. *Dis Colon Rectum* 43: 1206-1212.
Garrison FH (1921) *An Introduction to the History of Medicine*. Philadelphia: WB Saunders.
Germer WD (1970) Infektiose und invasive Erkrankungen. In Gross R, Jahn D & Scholmerich P (eds) *Lehrbuch der Inneren Medizine*, 2nd edn, p 54. Stuttgart: Schattauer.
Getz SB, Ough YD, Patterson RB et al (1981) Mucinous adenocarci-noma developing in chronic anal fistula. *Dis Colon Rectum* 24: 562-566.
Gingold BS (1983) Reducing the recurrence risk of fistula-in-ano. *Surg Gynecol Obstet* 156: 661-662.
Goldberg SM & García-Aguilar J (1996) The cutting seton. In Phillips RKS & Lunniss PJ (eds) *Anal Fistula*. London: Chapman & Hall.
Goldberg SM, Gordon PH & Nivatvongs S (1980) *Essentials of Anorectal Surgery*, p 106. Philadelphia: Lippincott.
Goligher JC (1975) *Surgery of the Anus, Rectum and Colon*, 3rd edn, p 210. London: Baillière Tindall.
Goligher JC, Ellis M & Pissidis AG (1967) A critique of anal glandular infection in the aetiology and treatment of idiopathic anorectal abscesses and fistulas. *Br J Surg* 54: 977-983.
Goodsall DH (1900) In Goodsall DH & Miles WE (eds) *Diseases of the Anus and Rectum*, Pt I. London: Longman.
Gordon PH (1976) The chemically defined diet and anorectal

proce-dures. *Can J Surg* 19：511-513.

Gordon PH (1981) The operative treatment of fistula-in-ano. *Coloproctology* 3：195-199.

Gordon PH (1984) Complicated fistulae. *Coloproctology* 6：334-337.

Gordon PH (1985) Management of fistula-in-ano. *Ann R Coll Surg Engl* 58 (Suppl)：10-14.

Gordon-Watson C (1934) Progress in rectal surgery. *St Barts Hosp J* 41：104.

Grace RH, Harper IA & Thompson RG (1982) Anorectal sepsis：micro biology in relation to fistula-in-ano. *Br J Surg* 69：401-403.

Granet E (1954) *Manual of Proctology*. Chicago：YearBook Medical.

Grewal H, Guillem JG, Quan SHQ, Enker WE & Cohen AM (1994) Anorectal disease in neutropenic leukemic patients. *Dis Colon Rectum* 37：1095-1099.

Gunawardhana PA & Deen KI (2001) Comparison of hydrogen perox-ide instillation with Goodsall's rule for fistula in ano. *ANZ J Surg* 71：472-474.

Gustafsson UM & Graf W (2002) Excision of anal fistula with closure of the internal opening：functional and manometric results. *Dis Colon Rectum* 45：1672-1678.

Halligan S & Buchanan G (2003) MR imaging of fistula in ano. *Euro J Radiol* 47：98-107.

Hämäläinen K-PJ & Sainio AP (1997) Cutting seton for anal fistulas：high risk of minor control defects. *Dis Colon Rectum* 40：1443-1447.

Hamel CT, Marti WR & Oertli D (2004) Simplified placement and management of cutting setons in the treatment of transsphincteric anal fistula：technical note. *Int J Colorect Dis* 19：354-356；discus-sion 357-358.

Hamilton H (1975) Symposium：The deep postanal space. *Dis Colon Rectum* 18：642-645.

Hanley PH (1978) Rubber band seton in the management of abscess-anal fistula. *Ann Surg* 187：435-437.

Hanley PH (1979) Anorectal supralevator abscess-fistula-in-ano. *Surg Gynecol Obstet* 148：899-904.

Hanley PH (1985) Reflections on anorectal abscess fistula. *Dis Colon Rectum* 28：528-533.

Hardcastle JD (1985) The classification of fistula-in-ano. *Ann R Coll Surg Engl* 58 (Suppl)：6-9.

Hawley PR (1975) Anorectal fistula. *Clin Gastroenterol* 4：635-649.

Heidenreich A, Collarini HA & Paladino AM (1986) Cancer in anal fistulas. *Dis Colon Rectum* 29：371-376.

Held D, Khubchandani J, Sheets J et al (1986) Management of anorectal horseshoe abscess and fistula. *Dis Colon Rectum* 29：793-797.

Henrichsen S & Christiansen J (1986) Incidence of fistula-in-ano complicating anorectal sepsis：a prospective study. *Br J Surg* 73：371-372.

Herrmann G & Desfosses L (1980) Sur la muquese de la région cloacale du rectum. *Compes Rend Acad Sci (III)* 90：1301-1302.

Hertel E (1954) Zur schrittweisen spaltung der anal fisteln mittels einer schraubenshlinge. *Chirurg* 25：16-18.

Hess H & Daum R (1959) Die Behandlung der anal Fisteln mit dem Drahtzugverfahren. *Chirurg* 30：355-358.

Higgins CS & Allan RN (1980) Crohn's disease of the distal ileum. *Gut* 21：933-940.

Hill JR (1967) Fistulas and fistulous abscesses in the anorectal region：personal experience in management. *Dis Colon Rectum* 10：421-434.

Hill MR, Shryock EH & Rebell FG (1943) Role of the anal glands in the pathogenesis of anorectal disease. *JAMA* 121：742-746.

Hill MR, Small CS, Hunt GM & Richards LJ (1949) Development of anal ducts and glands with reference to the pathogenesis of anorectal disease. *Arch Pathol* 47：350-360.

Hilsabeck JR (1989) Transanal advancement of the anterior rectal wall for vaginal fistulas involving the lower rectum. *Dis Colon Rectum* 13：236-241.

Ho KS, Tsang C, Seow-Choen F et al (2001) Prospective randomised trail comparing ayurvedic cutting seton and fistulotomy for low fistula in ano. *Tech Coloproctology* 5：137-141.

Ho YH, Tan M, Chui CH, Leong A, Eu KW & Seow-Choen F (1997) Randomized controlled trial of primary fistulotomy with drainage alone for perianal abscesses. *Dis Colon Rectum* 40：1435-1438.

Ho YH, Tan M, Leong AFPK & Seow-Choen F (1998) Marsupialization of fistulotomy wounds improves healing：a randomized controlled trial. *Br J Surg* 85：105-107.

Hobbis JH & Schofield PF (1982) Management of perianal Crohn's disease. *J R Soc Med* 75：414-417.

Howard D, DeLancey JO & Burney RE (1999) Fistula-in-ano after episiotomy. *Obstet Gynecol* 93：800-802.

Hughes LE (1977) Surgical pathology and management of anorectal Crohn's disease. *J R Soc Med* 71：644-651.

Inceoglu R & Gencosmanoglu R (2003) Fistulotomy and drainage of deep postanal space abscess in the treatment of posterior horseshoe fistula. *BMC Surg* 3：10.

Isbister WH (1995) Fistula-in-ano：a surgical audit. *Int J Colorect Dis* 10：94-96.

Isbister WH & Al Sanea N (2001) The cutting seton：an experience at King Faisal Specialist Hospital. *Dis Colon Rectum* 44：722-727.

Iwadare J (2000) Sphincter-preserving techniques for anal fistulas in Japan. *Dis Colon Rectum* 43：S69-S77.

Iwadare J, Sumikoshi Y & Sahara R (1997) Muscle-filling procedure for transsphincteric fistulas. *Dis Colon Rectum* 40：S102-S103.

Jackman RJ & Buie LA (1946) Tuberculosis and anal fistula. *JAMA* 130：630-632.

Jamieson NV, Everett WG & Bullock KN (1984) Delayed recognition of an intersphincteric abscess as the underlying cause of Fournier's scrotal gangrene. *Ann R Coll Surg Engl* 66：434-435.

Jensen SL (1987) Maintenance therapy with unprocessed bran in the prevention of acute anal fissure recurrence. *J R Soc Med* 80：296-298.

Jensen SL (1988) Diet and other risk factors in fissure-in-ano：prospec-tive case control study. *Dis Colon Rectum* 31：770-773.

Jensen SL, Shokough-Amiri MH, Hagen K et al (1988) Adenocarcinoma of the anal ducts：a series of 21 cases. *Dis Colon Rectum* 31：267-272.

Jones IT, Fazio VW & Jagelman DG (1987) The use of transanal rectal advancement flaps in the management of fistulas involving the anorectum. *Dis Colon Rectum* 30：919-929.

Jones NAG & Wilson DH (1976) The treatment of acute abscesses by incision, curettage and primary suture under antibiotic cover. *Br J Surg* 63：499-501.

Joy HA & Williams JG (2002) The outcome of surgery for complex anal fistula. *Colorectal Dis* 4：254-261.

Jun SH & Choi GS (1999) Anocutaneous advancement flap closure of high anal fistulas. *Br J Surg* 86：490-492.

Keighley MRB & Allan RN (1986) Dangers of surgical treatment for perianal Crohn's disease. *Dig Dis Sci* 31：531S.

Kennedy HL & Zegerra JP (1990) Fistulotomy without external sphincter division for high anal fistulae. *Br J Surg* 77：898-901.

Khubchandani M (1984) Comparison of results of treatment of fistula-in-ano. *J R Soc Med* 77: 369-371.

Kirkup J (1985) The history and evolution of surgical instruments. IV: Probes and their allies. *Ann R Coll Surg Engl* 67: 56-60.

Kline RJ, Spencer RJ & Harrison EG Jr (1964) Carcinoma associated with fistula-in-ano. *Arch Surg* 89: 989-994.

Knoefel WT, Hosch SB, Hoyer B & Izbicki JR (2000) The initial approach to anorectal abscesses: fistulotomy is safe and reduces the chance of recurrences. *Dig Surg* 17: 274-278.

Kovalcik PJ (1979) Anorectal abscess. *Surg Gynecol Obstet* 149: 884-886.

Kratzer GL (1950) Anal ducts and their clinical significance. *AM J Surg* 79: 34-39.

Krauspe C & Stelzner F (1962) Pyodermia fistulans sinifica. *Chirurg* 33: 534-538.

Kreis ME, Jehle EC, Ohlemann M, Becker HD & Starlinger MJ (1998) Functional results after transanal rectal advancement flap repair of trans-sphincteric fistula. *Br J Surg* 85: 240-242.

Kronborg O (1985) To lay open or excise a fistula-in-ano: a random-ized trial. *Br J Surg* 72: 970.

Kuflerberg A, Zer M & Robinson S (1984) The use of PMMA beads in recurrent high anal fistula: a preliminary report. *World J Surg* 8: 970-974.

Kuijpers HC & van Tets WF (1996) Fistolography. In Phillips RKS & Lunniss PJ (eds) *Anal Fistula*, pp 53-58. London: Chapman & Hall.

Kuijpers JH (1982) Diagnosis and treatment of fistula-in-ano. *Neth J Surg* 34: 147-152.

Kuijpers JHC (1984) Use of the seton in the treatment of extrasphinc-teric anal fistula. *Dis Colon Rectum* 27: 109-110.

Kuijpers JHC & Schulpen T (1985) Fistulography for fistula-in-ano. Is it useful? *Dis Colon Rectum* 28: 103-104.

La Quaglia MP, Feins N, Erakus A & Hendren A (1990) Rectal duplica-tions. *J Paediatr Surg* 25: 980-984.

Law PJ, Talbot RW, Bartram CI & Northover JMA (1989) Anal endosonography in the evaluation of perianal sepsis and fistula-in-ano. *Br J Surg* 76: 752-755.

Lawson TC (1970) Current concepts of surgical treatment of anorec-tal fistula. *S Afr Med J* 63: 708-710.

Leaper DJ, Page RE, Rosenburg IL, Wilson DH & Goligher JC (1976) A controlled study comparing the conventional treatment of idio-pathic anorectal abscess with that of incision, curettage and primary suture under systemic antibiotic cover. *Dis Colon Rectum* 19: 46-50.

Lee SH, Zucker M & Sato T (1981) Primary adenocarcinoma of an anal gland with secondary perianal fistulas. *Hum Pathol* 12: 1034-1036.

Lentner A & Wienert V (1996) Long-term indwelling setons for low trans-sphincteric and intersphincteric anal fistulas: experience with 108 cases. *Dis Colon Rectum* 39: 1097-1101.

Lewis A (1986) Excision of fistula-in-ano. *Int J Colorect Dis* 1: 265-267.

Lewis P & Bartolo DCC (1990) Treatment of trans-sphincteric fistulae by full thickness anorectal advancement flaps. *Br J Surg* 77: 1187-1189.

Lewis WG, Finan PJ, Holdsworth PJ, Sagar PM & Stephenson BM (1995) Clinical results and manometric studies after rectal flap advancement for intralevator trans-sphincteric fistula-in-ano. *Int J Colorect Dis* 10: 189-192.

Lichtenstein D, Stavorovsky M & Irge D (1978) Fournier's gangrene complicating perianal abscess: report of two cases. *Dis Colon Rectum* 21: 377-379.

Lilius HG (1986) Investigation of human foetal anal ducts and intra-muscular glands and a clinical study of 150 patients. *Acta Chir Scand* 383: 1-88.

Lindsey I, Smilgin-Humphreys MM, Cunningham C, Mortensen NJ & George BD (2002) A randomized, controlled trial of fibrin glue vs. conventional treatment for anal fistula. *Dis Colon Rectum* 45: 1608-1615.

Lockhart-Mummery HE (1972) Crohn's disease of the large bowel. *Br J Surg* 59: 823-826.

Lockhart-Mummery HE (1975) Symposium: anorectal problems. Treatment of abscesses. *Dis Colon Rectum* 18: 650-651.

Logan VSCD (1969) Anorectal tuberculosis. *Proc R Soc Med* 62: 1227-1230.

Lowe D (1985) Abscesses, sinuses and fistulas. In *Surgery* (Medical Education Ltd: Int. Series), pp 436-439.

Loungnarath R, Dietz DW, Mutch MG, Birnbaum EH, Kodner IJ & Fleshman JW (2004) Fibrin glue treatment of complex anal fistulas has low success rate. *Dis Colon Rectum* 47: 432-436.

Lunniss PJ & Phillips RKS (1994) Surgical assessment of acute anorectal sepsis is a better predictor of fistula than microbiological analysis. *Br J Surg* 81: 368-369.

Lunniss PJ & Phillips RKS (1996) The intersphincteric approach. In Phillips RKS & Lunniss PJ (eds) *Anal Fistula*, pp 115-122. London: Chapman & Hall.

Lunniss PJ & Sultan AH (1996) Magnetic resonance imaging (MRI) and endosonography (AES). In Phillips RKS & Lunniss PJ (eds) *Anal Fistula*, pp 59-68. London: Chapman & Hall.

Lunniss PJ & Thomson JPS (1996) The loose seton. In Phillips RKS & Lunniss PJ (eds) *Anal Fistula*, pp 87-94. London: Chapman & Hall.

Lunniss PJ, Armstrong P, Barker PG et al (1992) Magnetic resonance imaging (MRI) of anal fistulae. *Lancet* 340: 394-396.

Lunniss PJ, Barker PG, Sultan AH et al (1994a) Magnetic resonance imaging of fistula-in-ano. *Dis Colon Rectum* 37: 708-718.

Lunniss PJ, Kamm MA & Phillips RKS (1994b) Factors affecting conti-nence after surgery for anal fistula. *Br J Surg* 81: 1382-1385.

Lunniss PJ, Jenkins PJ, Besser GM, Perry LA & Phillips RKS (1995a) Gender differences in incidence of idiopathic fistula-in-ano are not explained by circulating sex hormones. *Int J Colorectal Dis* 10: 25-28.

Lunniss PJ, Sheffield JP, Talbot IC, Thomson JPS & Phillips RKS (1995b) Persistence of idiopathic anal fistula may be related to epithelialization. *Br J Surg* 82: 32-33.

McCourtney JS & Finlay IG (1995) Setons in the surgical management of fistula-in-ano. *Br J Surg* 82: 448-452.

McCourtney JS & Finlay IG (1996) Cutting seton without preliminary internal sphincterotomy in management of complex high fistula-in-ano. *Dis Colon Rectum* 39: 55-58.

Macdonald A, Wilson-Storey D & Munro F (2003) Treatment of peri-anal abscess and fistula-in-ano in children. *Br J Surg* 90: 220-221.

McElwain JW, MacLean MD, Alexander-Williams RM, Hoexter B & Guthrie JF (1975) Anorectal problems: experience with primary fis-tulectomy for anorectal abscess, a report of 1000 cases. *Dis Colon Rectum* 18: 646-649.

McFie J & Harvey J (1977) The treatment of acute superficial abscesses: a prospective clinical trial. *Br J Surg* 64: 264-266.

Madsen SM, Myschetzky PS, Heldmann U, Rasmussen OO & Thomsen HS (1999) Fistula in ano: evaluation with low-field magnetic reso-nance imaging (0. 1T). *Scand J*

Gastroenterol 34: 1253-1256.
Maier AG, Funovics MA, Kreuzer SH et al (2001) Evaluation of peri-anal sepsis: comparison of anal endosonography and magnetic res-onance imaging. *J Magn Reson Imaging* 14: 254-260.
Mann CV & Clifton MA (1985) Rerouting of the track for the treat-ment of high anal and anorectal fistula. *Br J Surg* 72: 134-137.
Marby M, Alexander-Williams J & Buchmann P et al (1979) A ran-domized controlled trial to compare anal dilatation with lateral sub-cutaneous sphincterotomy for anal fissure. *Dis Colon Rectum* 22: 308-311.
Marks CG (1996) Classification. In Phillips RKS & Lunniss PJ (eds) *Anal Fistula*, pp 23-46. London: Chapman & Hall.
Marks CG & Ritchie JK (1977) Anal fistulas at St Mark's Hospital. *Br J Surg* 64: 84-91.
Marks CG, Ritchie JK & Lockhart-Mummery HE (1981) Anal fistulas in Crohn's disease. *Br J Surg* 68: 525-527.
Marks G, Chase WV & Mervine TB (1973) The fatal potential of fis-tula-in-ano with abscess: analysis of 11 deaths. *Dis Colon Rectum* 16: 224-230.
Martini GA (1970) Erkrankungen des Dun-und Dickdarmes. In: Gross R, Jahn D & Scholmerich P (eds) *Lehrbuch der Inneren Medizin*, 2nd edn, p 495. Stuttgart: Schattauer.
Maruyama R, Noguchi T, Takano M et al (2000) Usefulness of mag-netic resonance imaging for diagnosing deep anorectal abscesses. *Dis Colon Rectum* 43: S2-S5.
Matos D, Lunniss PJ & Phillips RKS (1993) Total sphincter conversa-tion in high fistula-in-ano: results of a new approach. *Br J Surg* 80: 802-804.
Mazier WP (1971) The treatment and care of anal fistulas: a study of 1000 patients. *Dis Colon Rectum* 14: 134-144.
Melchior E (1910) Beitrage zur Pathologie und Therapie der Fistula ani. *Bruns Beitr Klin Chir* 70: 745.
Miller GV & Finan PJ (1998) Flap advancement and core fistulectomy for complex rectal fistula. *Br J Surg* 85: 108-110.
Milligan ETC & Morgan CN (1934) Surgical anatomy of the anal canal with special reference to anorectal fistulae. *Lancet* ii: 1150-1156, 1213-1217.
Milne JS (1907) *Surgical Instruments in Greek and Roman Times*, pp 16. Oxford: Clarendon Press.
Misra MC & Kapur BM (1988) A new non-operative approach to fistula in ano. *Br J Surg* 75: 1093-1094.
Moorthy K, Rao PP & Supe AN (2000) Necrotising perineal infection: a fatal outcome of ischiorectal fossa abscesses. *J R Coll Surg Edinb* 45: 281-284.
Morris J, Spencer JA & Ambrose NS (2000) MR imaging classification of perianal fistulas and its implications for patient management. *Radiographics* 20: 623-635.
Morrison JG, Gathright JB, Ray JE et al (1989) Surgical management of anorectal fistulas in Crohn's disease. *Dis Colon Rectum* 32: 492-496.
Mortensen N (1996) Other conditions. In Phillips RKS & Lunniss PJ (eds) *Anal Fistula*, p 169. London: Chapman & Hall.
Mortensen NJ & Thomson JP (1984) Perianal abscess due to *Enterobius vermicularis*. *Dis Colon Rectum* 27: 677-678.
Mulholland MW, Delaney JP & Simmons RL (1983) Gastrointestinal complications of chronic granulomatous disease: surgical implica-tions. *Surgery* 94: 569-575.
Munoz-Villasmil J, Sands L & Hellinger M (2001) Management of peri-anal sepsis in immunosuppressed patients. *Am Surg* 67: 484-486.
Murthi GV, Okoye BO, Spicer RD, Cusick EL & Noblett HR (2002) Perianal abscess in childhood. *Pediatr Surg Int* 18: 689-691.
Mylonakis E, Katsios C, Godevenos D, Nousias B & Kappas AM (2001) Quality of life of patients after surgical treatment of anal fistula; the role of anal manometry. *Colorectal Dis* 3: 417-421.
Navarro-Luna A, Garcia-Domingo MI, Rius Macias J & Marco-Molina C (2004) Ultrasound study of anal fistulas with hydrogen peroxide enhancement. *Dis Colon Rectum* 47: 108-114.
Nelson RL, Cintron J & Abcarian H (2000) Dermal island anoplasty for trans-sphincteric fistula-in-ano: assessment of treatment failures. *Dis Colon Rectum* 43: 681-684.
Nelson RL, Prasad ML & Abcarian H (1985) Anal carcinoma present-ing as a perirectal abscess or fistula. *Arch Surg* 120: 632-635.
Nesselrod JP (1949) Anal canal and rectum. In Christopher F (ed) *A Textbook of Surgery*, 5th edn, p 1092. Philadelphia: Saunders.
Nicholls G, Heaton ND & Lewis AM (1990) Use of bacteriology in anorectal sepsis as an indicator of anal fistula: experience in a dis-trict general hospital. *J R Soc Med* 83: 625-626.
Nicholls RJ (1996) Clinical assessment. In Phillips RKS & Lunniss PJ (eds) *Anal Fistula*, pp 47-52. London: Chapman & Hall.
Nix P & Stringer MD (1997) Perianal sepsis in children. *Br J Surg* 84: 819-821.
North JH Jr, Weber TK, Rodriguez-Bigas MA, Meropol NJ & Petrelli NJ (1996) The management of infectious and noninfectious anorectal complications in patients with leukemia. *J Am Coll Surg* 183: 322-328.
Oh C (1983) Management of high recurrent anal fistula. *Surgery* 93: 330-332.
Oliver I, Lacueva FJ, Perez Vicente F et al (2003) Randomized clinical trial comparing simple drainage of anorectal abscess with and without fistula track treatment. *Int J Colorectal Dis* 18: 107-110.
Onaca N, Hirshberg A & Adar R (2001) Early reoperation for peri-rectal abscess: a preventable complication. *Dis Colon Rectum* 44: 1469-1473.
Onerheim RM (1988) A case of perianal mucinous adenocarcinoma arising in a fistula-in-ano: a clue to the early pathologic diagnosis. *Am J Clin Pathol* 89: 809-812.
Ozuner G, Hull TL, Cartmill J & Fazio VW (1996) Long-term analysis of the use of transanal rectal advancement flaps for complicated anorectal/vaginal fistulas. *Dis Colon Rectum* 39: 10-14.
Page RE (1974) Treatment of axillary abscesses by incision and primary suture under antibiotic cover. *Br J Surg* 61: 493-494.
Page RE & Freeman R (1977) Superifical sepsis: the antibiotic of choice for blind treatment. *Br J Surg* 64: 281-284.
Park JJ, Cintron JR, Orsay CP et al (2000) Repair of chronic anorectal fistulae using commercial fibrin sealant. *Arch Surg* 135: 166-169.
Parks AG (1961) The pathogenesis and treatment of fistula-in-ano. *BMJ* 1: 463-469.
Parks AG (1963) Aetiology and surgical treatment of fistula-in-ano. *Dis Colon Rectum* 6: 17-22.
Parks AG & Gordon PH (1976) Perineal fistula of intra-abdominal or intrapelvic origin simulating fistula-in-ano: report of seven cases. *Dis Colon Rectum* 19: 500-506.
Parks AG & Morson BC (1962) The pathogenesis of fistula-in-ano. *Proc R Soc Med* 55: 751-754.
Parks AG & Stitz RW (1976) The treatment of high fistula-in-ano. *Dis Colon Rectum* 19: 487-499.
Parks AG, Gordon PH & Hardcastle JC (1976) A classifica-

tion of fis-tula-in-ano. *Br J Surg* 63: 1-12.

Pearl RK, Andrews JR, Orsay CP et al (1993) Role of the seton in the management of anorectal fistulas. *Dis Colon Rectum* 36: 573-579.

Phillips RKS & Lunniss PJ (1996a) Surgical evaluation and manage-ment. In Phillips RKS & Lunniss PJ (eds) *Anal Fistula*. London: Chapman & Hall.

Phillips RKS & Lunniss PJ (1996b) Approach to the difficult fistula. In Phillips RKS & Lunniss PJ (eds) *Anal Fistula*. London: Chapman & Hall.

Piazza DJ & Radhakrishnan J (1990) Perianal abscess and fistula-in-ano in children. *Dis Colon Rectum* 33: 1014-1016.

Poen AC, Felt Bersma RJ, Eijsbouts QA, Cuesta MA & Meuwissen SG (1998) Hydrogen peroxide enhanced ultrasound in the assessment of fistula in ano. *Dis Colon Rectum* 41: 1147-1152.

Pople IK & Ralphs DNL (1988) An aetiology for fistula-in-ano. *Br J Surg* 75: 904.

Pott P (1765) *Remarks on the Disease, Commonly Called a Fistula-in-Ano*, p 115. London: Hawes, Clarke & Collins.

Prasad ML, Read DR & Abcarian H (1981) Supralevator abscess: diag-nosis and treatment. *Dis Colon Rectum* 24: 456-461.

Pye G & Bundell JW (1987) Sacrococcygeal teratoma masquerading as fistula-in-ano. *J R Soc Med* 80: 251-252.

Raghavaiah NV (1976) Anal fistula in India. *Int Surg* 61: 243-245.

Ramanujam PS, Prasad L & Abcarian H (1983) The role of seton in fistulotomy of the anus. *Surg Gynecol Obstet* 157: 419-422.

Ramanujam PS, Prasad ML, Abcarian H & Tan AB (1984) Perianal abscesses and fistulas: a study of 1023 patients. *Dis Colon Rectum* 27: 593-597.

Rangabashyam N (1996) Management by chemical seton. In Phillips RKS and Lunniss PJ (eds) *Anal Fistula*, pp 103-106. London: Chapman & Hall.

Ratto C, Gentile E, Merico M et al (2000) How can the assessment of fistula in ano be improved. 43: 1375-1382.

Read DR & Abcarian H (1979) A prospective survey of 474 patients with anorectal abscess. *Dis Colon Rectum* 22: 566-568.

Reznick RK & Bailey HB (1988) Closure of the internal opening for treatment of complex fistula-in-ano. *Dis Colon Rectum* 31: 116-118.

Robertson WG & Mangione JS (1998) Cutaneous advancement flap closure: alternative method for treatment of complicated anal fistu-las. *Dis Colon Rectum* 41: 884-887.

Roschke W (1964) Das perianale Hamaton und die perianale Spontanthrombose. *Chirurg* 35: 467-470.

Roschke W & Krause H (1983) *Die proktologische Sprechstunde*, 5th edn, pp 176 - 184. Munich: Urban & Schwarzenberg.

Sainio P (1996) Epidemiology. In Phillips RKS & Lunniss PJ (eds) *Anal Fistula*, pp 1-12. London: Chapman & Hall.

Sainio P & Husa A (1995) Fistula-in-ano: clinical features and long-term results of surgery in 199 adults. *Acta Chir Scand* 151: 169-176.

Sangwan, YP, Rosen L, Riether RD et al (1994) Is simple fistula-in-ano simple? *Dis Colon Rectum* 37: 885-889.

Scammell BE, Andrews H, Allan RN, Alexander-Williams J & Keighley MRB (1987) Results of proctocolectomy for Crohn's disease. *Br J Surg* 74: 671-674.

Schaefer O, Lohrmann C & Langer M (2004) Assessment of anal fistulas with high-resolution subtraction MR-fistulography: comparison with surgical findings. *J Magn Reson Imaging* 19: 91-98.

Schaffzin DM, Stahl TJ & Smith LE (2003) Perianal mucinous adeno-carcinoma: unusual case presentations and review of the literature. *Am Surg* 69: 166-169.

Scholefield JH, Borg DP, Armitage NCM & Wastie ML (1997) Magnetic resonance imaging in the management of fistula in ano. *Int J Colorect Dis* 12: 276-279.

Schouten WR & van Vroonhoven TJMV (1991) Treatment of an anorectal abscess with or without primary fistulectomy: results of a prospective randomized trial. *Dis Colon Rectum* 34: 60-63.

Schratter-Sehn AU, Lochs H, Vogelsang H et al (1992) Comparison of transrectal ultrasonography and computed tomography in the diag-nosis of periano-rectal fistulas in patients with Crohn's disease. *Gastroenterology* 102: A691.

Sehdev MK, Dowling MD, Seal SH & Stearns MW (1973) Perianal and anorectal complications in leukaemia. *Cancer* 31: 149-152.

Sentovich SM (2003) Fibrin glue for anal fistulas: long-term results. *Dis Colon Rectum* 46: 498-502.

Seow-Choen F (1996) Relation of abscess to fistula. In Phillips RKS & Lunniss PJ (eds) *Anal Fistula*, pp 13-24. London: Chapman & Hall.

Seow-Choen F & Ho JMS (1994) Histoanatomy of anal glands. *Dis Colon Rectum* 37: 1215-1218.

Seow-Choen F & Nicholls RJ (1992) Anal fistula. *Br J Surg* 79: 197-205.

Seow-Choen F & Phillips RKS (1991) Insights gained from the man-agement of problematical anal fistulae at St Mark's Hospital, 1984—1988. *Br J Surg* 78: 539-541.

Serour F, Somekh E, Gorenstein A (2005) Perianal abscess and fis-tula-in-ano in infants: a different entity? *Dis Colon Rectum* 48: 359-364.

Seow-Choen F, Hay AJ, Heard S & Phillips RKS (1992) Bacteriology of anal fistulae. *Br J Surg* 79: 27-28.

Shafer AD, McGlone TP & Flanagan RA (1987) Abnormal crypts of Morgagni: the cause of perianal abscess and fistula-in-ano. *J Paediatr Surg* 22: 203-204.

Shafik A (1979) A new concept of the anatomy of the anal sphincter mechanism and the physiology of defecation. *Dis Colon Rectum* 22: 408-414.

Shafik A, Wahab EA, Olfat ES & Khalil A (1994) Anorectal fistulae: results of treatment with cauterization. *Dig Surg* 11: 16-19.

Shaked AA, Shinar E & Freund H (1986) Managing the granulo-cytopenic patient with acute perianal inflammatory disease. *Am J Surg* 152: 510-512.

Shemesh EI, Kodner IJ, Fry RD & Neufeld DM (1988) Endorectal slid-ing flap repair of complicated anterior anoperineal fistulas. *Dis Colon Rectum* 31: 22-24.

Shields RM (1937) Anorectal fistula. *Surg Clin N Am* 17: 279-295.

Shouler PJ, Grimley RP, Keighley MRB & Alexander-Williams J (1986) Fistula-in-ano is usually simple to manage surgically. *Int J Colorect Dis* 1: 113-115.

Shukla HS, Gupta SC, Singh G & Singh PA (1988) Tubercular fistula-in-ano. *Br J Surg* 75: 38-39.

Simms MH, Curran F, Johnson RA et al (1982) Treatment of acute abscess in the casualty department. *BMJ* 284: 1827-1829.

Singer M, Cintron J, Nelson R et al (2005) Treatment of fistulas-in-ano with fibrin sealant in combination with intra-adhesive antibiotics and/or surgical closure of the internal fistula opening. *Dis Colon Rectum* 48: 799-808.

Slater DN (1984) Perianal abscess: 'Have I excluded leukaemia?' *BMJ* 289: 1682.

Sohn N, Korelitz BI & Weinstein MA (1980) Anorectal Crohn's disease: definitive surgery for fistulas and recurrent abscess. *Am J Surg* 139: 394-397.

Steele RJC, Eremin O, Krajewski AS & Ritchie GL (1985) Primary lym-phoma of the anal canal presenting as perianal suppuration. *BMJ* 291: 311.

Steltzner F (1959) *Die anorectalen Fisteln*. Berlin: Springer. Steltzner F (1981) *Die anorektalen Fisteln*, 3rd edn. Berlin: Springer.

Stewart MPM, Laing MR & Krukowski ZH (1985) Treatment of acute abscesses by incision, curettage and primary suture withoutantibiotics: a controlled clinical trial. *Br J Surg* 72: 66-67.

Stirnemann H & Halter F (1970) *Erkrankungen von Rektum und Analkanal*, 3rd edn Bern: Huber.

Stockman JM & Young VT (1953) Carcinoma associated with anorectal fistula. *Am J Surg* 86: 560-561.

Sumikoshi Y, Takano M, Okada M, Kiratuka J & Sato S (1974) New classification of fistulas and its application to the operations. *Am J Proctol* 25: 72-78.

Tang GL, Chew SP & Seow-Choen F (1996) Prospective randomized trial of drainage alone vs. drainage and fistulotomy for acute peri-anal abscesses with proven internal opening. *Dis Colon Rectum* 39: 1415-1417.

Taniguchi S, Yamanari H, Inada K et al (1996) Adenocarcinoma in the anal canal associated with a fistula: report of a case. *Surg Today*, *Jpn J Surg* 26: 707-710.

Tasci I (2003) The fistulectome: a new device for treatment of com-plex anal fistulas by 'core-out' fistulectomy. *Dis Colon Rectum* 46: 1566-1571.

Theerapol A, So BY & Ngoi SS (2002) Routine use of setons for the treatment of anal fistulae. *Singapore Med J* 43: 305-307.

Thompson HR (1962) The orthodox conception of fistula-in-ano and its treatment. *Proc R Soc Med* 55: 754-756.

Thomson JPS & Parks AG (1979) Anal abscesses and fistulas. *Br J Hosp Med* 21: 413-425.

Thomson JPS & Ross AHMcL (1989) Can the external anal sphincter be preserved in the treatment of trans-sphincteric fistula-in-ano? *Int J Colorect Dis* 4: 247-250.

Thomson WH & Fowler AL (2004) Direct appositional (no flap) closure of deep anal fistula. *Colorectal Dis* 6: 32-36.

Thornton JP & Abcarian H (1978) Surgical treatment of perianal and perineal hidradenitis suppurativa. *Dis Colon Rectum* 21: 573-577.

Thornton M, & Solomon J (2005) long-term indwelling seton for com-plex anal fistulas in Crohn's disease. *Dis Colon Rectum* 48: 459-463.

Thorson AG (2002) Anorectal physiology. *Surg Clin North Am* 82: 1115-1123.

Tucker CC & Hellwig GG (1934) Histopathology of the anal crypts. *Surg Gynecol Obstet* 58: 145-149.

Tudor RG (1986) The morbidity and mortality of complicated diver-ticular disease. MD thesis, University of Birmingham.

Tudor RG & Keighley MRB (1986) Impaired sphincter function after fistulotomy for low fistula-in-ano. *Br J Surg* 73: 1042.

Vafai M & Mohit P (1983) Granuloma of the anal canal due to *Enterobius vermicularis*: report of a case. *Dis Colon Rectum* 26: 349-350.

Vanheuverzwyn R, Delannoy A, Michaux JL & Dive C (1980) Anal lesions in hematologic diseases. *Dis Colon Rectum* 23: 310-312.

van Tets WF & Kuijpers JC (1994) Continence disorders after fistulo-tomy. *Dis Colon Rectum* 37: 1194-1197.

Vasilevsky C-A & Gordon PH (1984) The incidence of recurrent abscesses or fistula-in-ano following anorectal suppuration. *Dis Colon Rectum* 27: 126-130.

Vasilevsky C-A & Gordon PH (1985) Results of treatment of fistula-in-ano. *Dis Colon Rectum* 28: 225-231.

Walfisch S, Menachem Y & Koretz M (1997) Double seton: a new modified approach to high transsphincteric anal fistula. *Dis Colon Rectum* 40: 731-732.

Walsh G & Stickley CS (1934) Acute leukaemia with primary symp-toms in the rectum. *South Med J* 96: 684-689.

Wang F, Hsu H & Yang S (1980) Anal fistula and abscess: review of 518 cases. *Southeast Asian J Surg* 3: 9-15.

Wang D, Yamana T & Iwadare J (2002) Long-term results and quality of life outcomes in patients with trans-sphincteric fistulas after muscle filling procedure. *Dis Colon Rectum* 45: 1011-1015.

Wedell J, Meier zu Eissen P, Banzhaf G & Kleine L (1987) Sliding flap advancement for the treatment of high level fistulae. *Br J Surg* 74: 390-391.

Weisman RI, Orsay CP, Pearl RK & Abcarian H (1991) The role of fis-tulography in fistula in ano. Report of five cases. *Dis Colon Rectum* 34: 181-184.

Welch GH & Finlay IG (1987) Neoplastic transformation in longstand-ing fistula-in-ano. *Postgrad Med J* 63: 503-504.

West RL, Zimmerman DD, Dwarkasing S et al (2003) Prospective com-parison of hydrogen peroxide-enhanced three-dimensional endoanal ultrasonography and endoanal magnetic resonance imaging of perianal fistulas. *Dis Colon Rectum* 46: 1407-1415.

Westerterp M, Volkers NA, Poolman RW & van Tets WF (2003) Anal fistulotomy between Skylla and Charybdis. *Colorectal Dis* 5: 549-551.

Whitehead SM, Leach RD, Eykyn SJ & Phillips I (1982) The aetiology of perirectal sepsis. *Br J Surg* 3: 166-168.

Williams JG, MacLeod CA, Rothenberger DA & Goldberg SM (1991a) Seton treatment of high anal fistulae. *Br J Surg* 78: 1159-1161.

Williams JG, Rothenberger DA, Nemer FD & Goldberg SM (1991b) Fistula-in-ano in Crohn's disease: results of aggressive surgical treatment. *Dis Colon Rectum* 34: 378-384.

Wilson DH (1964) The late results of anorectal abscess treated by inci-sion, curettage and primary suture under antibiotic cover. *Br J Surg* 51: 828-831.

Winslett MC, Allan A & Ambrose NS (1988) Anorectal sepsis as a presentation of occult rectal and systemic disease. *Dis Colon Rectum* 31: 597-600.

Wolff BG, Culp CE, Beart RW, Ilstrup DM & Ready RL (1985) Anorectal Crohn's disease: a long-term perspective. *Dis Colon Rectum* 28: 709-711.

Woodall J (1617) *The Surgeon's Mate*, p 12. London: Lisle.

Zaren HA, Delone FX & Lerner HJ (1983) Carcinoma of the anal gland: case report and review of the literature. *J Surg Oncol* 28: 250-254.

Zbar A, DeSouza N, Puni R, Bydder G & Kmiot W (1996) Magnetic resonance imaging (MRI) of anal sphincter sepsis with an internal coil. *Int J Colorect Dis* 11: 135-139.

Zbar AP, Ramesh J, Beer-Gabel M, Salazar R & Pescatori M (2003) Conventional cutting versus internal anal sphincter preserving seton for high trans-sphincteric fistula: a prospective randomised manometric and clinical trial. *Tech Coloproctol* 7: 89-94.

12

第 12 章　直肠阴道瘘

直肠阴道瘘可引起不适的症状，但其严重程度取决于瘘管的大小和相关存在的膀胱阴道瘘（Coombes，2004）。齿状线以下的直肠阴道瘘很少会引起临床症状，而另一些可导致阴道内瘘口持续粪漏，导致严重的皮肤损伤。

我们不应该把阴道瘘管仅看成是妇科疾病，尽管大多数瘘管是产科损伤的结果，但它们还是属于肛肠科疾病。瘘管可以通过各种方法得到很好的治疗，例如袖式切除术、直肠黏膜瓣修复术、括约肌及会阴部的修复术和旷置术等，它们占了结直肠手术的一大部分（Simmang 等，1998；Yee 等，1999；Sonoda 等，2002）。

然而，特别当瘘管是肛肠来源时，通过阴道的妇科修复仍有很高的复发率（Gallagher 和 Scarborough，1962；Lescher 和 Pratt，1967；Beecham，1972）。

如果我们考虑所有形式的直肠阴道瘘，不论是否累及膀胱，还是与放射性损伤或妇科肿瘤有关，复杂的瘘管最好与妇科和泌尿外科医生合作（Symmonds，1969；Symmonds 和 Hill，1978；Boronov，1982；Hoskins 等，1984）。特别是对复杂、复发的瘘，需要多科医生通力合作。如果想要达到理想的结果，泌尿外科、整形外科、妇科和肛肠科医生的资源应该适当整合（Byron 和 Ostergard，1969；Stirnemann，1969；Hibbard，1978；Patil 等，1980；Bricker 等，1981；Webster 等，1984）。

概述

病因和发病率

直肠阴道瘘可能是先天的，也可能是获得性的。先天瘘可能在成人才初次发病，特别是小的直肠前庭变异，局部损伤导致瘘（Simmang 等，1997；Dean 和 Sirisena，1999）。获得性因素包括感染、炎症、肿瘤、辐射诱导，还有外伤后，如术后、产后损伤等。外伤后群体在发病率上有所增长。除了产后创伤和术后因素，其他的原因如直肠阴道瘘的创伤因素如直肠前突修补，因败血症复杂化的阴道修补或直肠肛管前壁手术和吻合器痔切除术也有报道（Corman 等，2003；McDonald 等，2004；Nisar 等，2004）。对交通事故术后骨盆创伤的病人，偶有潜在的直肠肛管前壁脓肿导致直肠阴道瘘的报道。术后病人的因素包括克罗恩病（Hay 等，1989）、肛袋重建（Keighley 和 Grobler，1993；Paye 等，1996；Zinicola 等，2003）和低前位肿瘤切除术等（Rex 和 Khubchandani，1992；Fleschner 等，1992）。直肠阴道瘘的获得性病因还包括非特异性感染（大部分是肛门腺体感染）（Roig 等，1999）和特异性感染（肺结核、淋巴肉芽肿和艾滋病相关感染导致的空洞和损伤）（Windsor 等，2000；Penninckx 等，2001）。直肠阴道瘘最初可仅表现为感染，其中克罗恩病最常见，还可见于溃疡性结肠炎和憩室病。也有因恶性肿瘤侵犯和治疗不当导致的直肠阴道瘘，最主要的病因是肛管直肠恶性肿瘤（Dushnitsky 等，1999）、宫颈癌、阴道癌及血液病。辐射诱导的直肠阴道瘘正在逐渐上升（Kottmeier，1964；Isaacs，1971），它的危险度取决于辐射剂量和放疗方式（Anderson 等，1984）。既往有子宫切除术病史的女性发病率也有上升（O'Quinn 等，1980；Boronov，1982；Watson 和 Phillips，1995；Mazier 等，1995；MacRae 等，1995）。偶有直肠阴道瘘发生于一般治疗的报道，如使用子宫消炎痛栓麦角胺栓剂。直肠阴道瘘的交叉因素分类见表 12.1。

在北美，直肠阴道瘘占所有肛肠瘘的比例不到 5%（Laird，1948；Fry 和 Kodner，1995）。然而，在世界其他一些产科监管不完善的区域，直肠阴道瘘伴或不伴有膀胱阴道瘘的病例很常见，且得不到足够的治疗（Greenwald 和 Hoexter，1978；Kelly，1992；Coombes，2004）。直肠阴道瘘的发病率并不准确，多数资料只显示局部状况。Hibbard（1978）报道他观察到 88% 的瘘都是由产科创伤引起的。Belt 和 Belt（1969）发现肛门腺感染占多数。肿瘤中心则把大部分瘘归结于放射性坏死和恶性疾病进展。在美国的梅奥诊所，22 年共计 252 例的调查显示，24% 的瘘归结于炎性肠病，12% 是先天的，只有 11% 源于产科损伤（Lescher 和 Pratt，1967）。

瘘的解剖分类

直肠阴道瘘有多种分类方法，但我们认为没有一种是全面综合的。Bentley（1973）把瘘描述为低位或高位，但该方法大多数忽视了与肛门括约肌的联系。Daniels（1949）和 Rosenshein 等（1980）认为可以用高、中、低位瘘进行区分。他们也把瘘的直径列入分类标准，预后和修复方法也被认为会对症状的严重程度产生重要影响。直肠阴道瘘的经常根据其在阴道内的开口位置简单分类（Mazier

表 12.1 根据病因学直肠阴道瘘的分类

1. 先天性	有时伴有膀胱尿道和/或阴道的异常（参见第 59 章） 直肠肛门前庭缺损有可能在成人受伤后以瘘的形式首次显现（参见第 17 章）
2. 获得性	
2.1 创伤性	局部创伤，并有诱因 外伤（参见第 48 章） 产科创伤（参见第 17 章） 阴道手术（参见第 18 章） 肛门直肠手术，如 Stapled 痔疮切除术（参见第 8 章） 括约肌修补术（参见第 17 章） 肛门直肠瘘（参见第 11 章）
2.2 手术后	良性或恶性的子宫切除术后的吻合口漏（参见第 52 章） 储袋手术（参见第 41 章）
2.3 局部缺血	药物诱导：麦角胺，吲哚美辛
2.4 感染	特异性感染：结核性瘘（参见第 56 章） 性病淋巴肉芽肿（参见第 56 章） 艾滋病相关性瘘（参见第 55 章） 非特异性感染：肛管腺体感染（参见第 11 章）
2.5 炎症性	溃疡性结肠炎（参见第 40 章） 克罗恩病：骨盆（参见第 44 章），直肠（参见第 45 章），肛门（参见第 56 章） 憩室病—骨盆（参见第 33 章）
2.6 肿瘤	结直肠肿瘤（参见第 29/30 章） 肛门癌（参见第 16 章） 妇科肿瘤：宫颈，卵巢，子宫，阴道，外阴（参见第 58 章） 泌尿系统肿瘤（参见第 57 章） 血液系统
2.7 放射诱导	外照射治疗肛门，结肠，宫颈，膀胱，子宫，前列腺肿瘤（参见第 51 章）

等，1995)：低位瘘，开口于阴道后壁阴唇系带；中位瘘，开口于宫颈和后壁阴唇系带之间；高位瘘，开口于穹窿后壁。

图 12.1 的区域解剖图简单描述了肛瘘的位置。直肠可分为三部分，上 1/3 被前腹膜包绕，与从

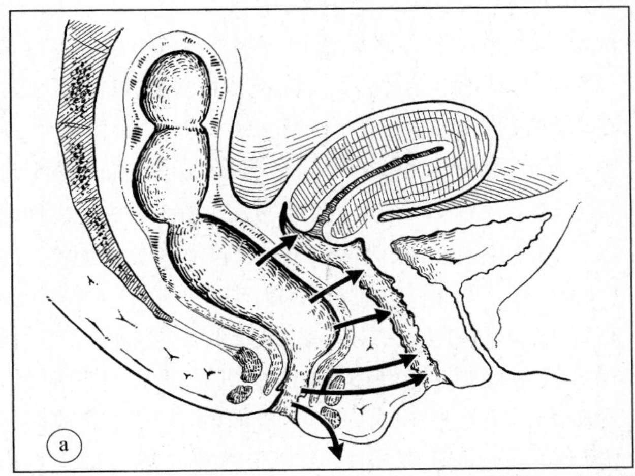

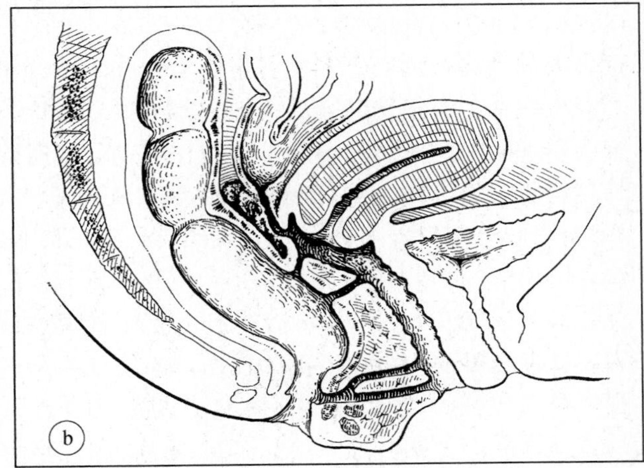

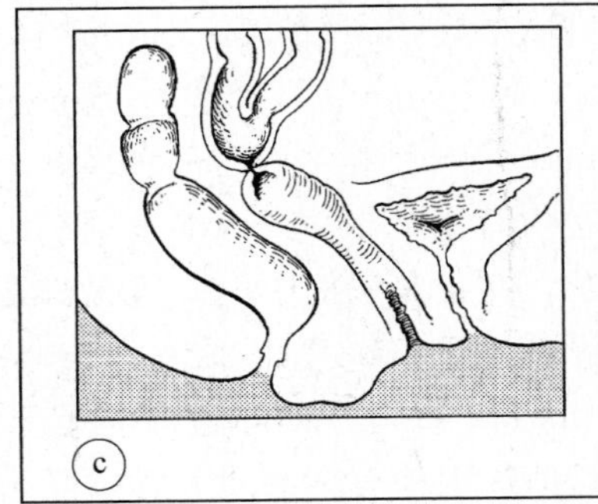

图 12.1 直肠阴道瘘的位置。(**a**) 直肠肛门与阴道间的常见瘘。高位瘘可能起源于 Douglas 窝的肠管到阴道后穹窿(见 **b**)。中位瘘可能由于严重的直肠疾病导致，括约肌上型瘘与经括约肌型瘘也可引流至阴道。(**c**) 子宫切除术后 Douglas 窝处环形坏死的肠道形成阴道瘘。

Douglas 窝起源的瘘有关（尤其是源于小肠与乙状结肠）。下 2/3 的直肠是腹膜后器官，中 1/3 与阴道上端紧密相连，特别是后穹窿，是一个经常被放射性坏死或膀胱癌侵犯的区域。下 1/3 的直肠被肛门括约肌和厚的会阴横断面肌肉分隔而远离阴道中部，是产科瘘的常见部位。在肛门直肠环，肛管和阴道下部被内括约肌、球海绵体肌和会阴体分隔。肛腺位于内括约肌平面，在肛腺窝的基底部深入肛管。这些管道在内括约肌上下延伸，也可能穿入外括约肌。这些腺体组织可能被感染并传至阴道，造成穿过括约肌或括约肌上方的瘘（Parks，1961）。

基于解剖学上的考虑，我们认为阴道瘘可以分为六大类：①骨盆内肠阴道瘘，源于回肠、乙状结肠或由于该处吻合口，它们位于 Douglas 窝内，直接联系到阴道后穹窿，通常之前曾行子宫切除术。这样的瘘经常由克罗恩病、憩室、肿瘤或手术引起。②高位的直肠阴道瘘，指后穹窿到直肠中 1/3。它们经常发生于宫颈放疗、子宫内膜癌或在直肠子宫的骨盆手术之后。③中位的直肠阴道瘘，指在直肠下 1/3 和阴道的中间部分，可能是由产科或直肠癌症或炎性肠病等原因引起的。④低位的直肠阴道瘘，位于肛门直肠环，可能由于产科损伤异物或局部创伤所致。它们可能是伴随着妇科或肛肠科手术盆底修复时产生的。⑤肛门括约肌上瘘和⑥肛门括约肌间直肠阴道瘘，这可能与肛腺感染、肛周脓肿、Bartholin 脓肿、克罗恩病或之前的肛门手术或肛门吻合有关（Scott 等，1992）。

对直肠阴道瘘的描述必须要精确，且应描述其在肛肠和阴道的位置。描述需要包括瘘管位置、窦道的长宽和去向。直肠的状态，特别是当并发感染或狭窄时，必须要和肛门括约肌的完整性、会阴体有无活动性炎症或脓肿一样，好好记录。

特殊的直肠阴道瘘也在一些地区被发现（表 12.1）。

非特异性瘘；产科、腺体和创伤

非特异性瘘的相对发生率

Mazier 等从密歇根州收集了 1968—1993 年的 95 例病例，其中 77 例是产科损伤（81%），15 例是腺体因素（16%），3 例其他，其中 2 例是术后。1/3（33%）的患者有不成功的修复史。Yee 等（1999）在圣路易斯华盛顿大学收集了 1992—1997 年 5 年期间的 25 例病例，其中 19 例（76%）是产科损伤，5 例（20%）是腺体因素。其中 10 例有

不成功的修复。因此，大多数非特异直肠阴道瘘可能是由产科损伤所致（Tsang 等，1998）。

临床表现

直肠阴道瘘可以是无症状的，在一些低位小孔瘘中确实存在。轻微的症状包括阴道分泌物，容易发生尿路感染和阴道炎，有时伴有性交不快。更大的瘘可造成阴道异味、排气、排粪，瘘管在肛门括约肌以上可造成失禁。若有腹泻，可能会发展为严重的表皮脱落。在产科肛门括约肌撕裂伤后可发生严重的会阴瘢痕和瘘，导致疼痛、性交困难、漏粪、直肠功能异常。此外，还经常会因盆底和括约肌神经的缺失或括约肌的绕行伴有大便失禁（Snooks 等，1986）。在产科损伤里，也有便秘和直肠排泄异常。在小的瘘，受同时存在的肛门括约肌损伤影响：伴有肛门外括约肌损伤的紧急性、遗粪、胃肠胀气、大便失禁和伴有内括约肌损伤的被动排便。

诊断和评价

在制定治疗方案时，准确评价瘘的解剖位置是很重要的。需要在麻醉下活检以除外炎性疾病或恶性疾病。阴道 X 线照相术已经大部分被 MRI 取代，它可以帮助在麻醉下检查仍不能确定的情况（Giordano 等，1996；Stoker 等，1996；Halligan 等，1998；deSouza 等，1998；West 等，2003）。瘘的位置也会影响手术评价，检查中应当包括直肠镜和乙状结肠镜检查、阴道镜检查和小心的探针检查。对一些病人而言，超声和肛肠功能检查来评价括约肌功能是很重要的，因为很多人会有括约肌缺陷或会阴瘢痕环。超声在评价内外肛门括约肌的完整性时很有帮助（Deen 等，1993a，b，1994），但超声甚至在双氧水的帮助下也不能很可靠地提供瘘管的解剖评价（Yee 等，1999）。在对 25 名直肠阴道瘘的女性患者，超声证实有 23 人伴括约肌缺损，这同样在手术中得到证实，同时有 7 人（28%）瘘道本身也可以在超声直肠下直视。这些作者认为直肠超声在诊断和寻找可能的直肠阴道瘘方面并不可靠，但却是作为一种肛门括约肌成像的重要手段。患者的一般健康状况也应评价。在复杂病例或在外科术后并发瘘的患者中也需要考虑通过术前导尿或粪便改道消除伴随的脓肿。

源于病因学的病史和治疗

产科损伤

产科损伤有两种分类，第一种是由长时阻塞及外力压迫而导致直肠阴道压力性坏死（Ingelmann-Sundberg，1953；Linke 等，1971；Lawson，1972；Kelly，1992；Coombes，2004）。瘘常常在大小上存在差异，经常在中间区域，距肛门 6～8cm。严重的压力性坏死可导致膀胱阴道瘘，如果这样，将需要阴道穹窿、膀胱和尿道的重建，可以在粪便或尿分流后进行（Hudson，1970）。

第二种是在阴道顺产中导致的低位直肠阴道瘘，这是在今天西方社会经常看到的一种。这种瘘经常由感染和三级撕裂伤的不充分修复引起（Sorensen 等，1993），经常伴有产钳助产史（Kamm，1994）。因为产后会阴撕裂检查的不全面和产后便秘。瘘可能很少会被立刻认识到，产后早些时候，经常有会阴水肿和出血，给全面的临床检查制造了困难，特别是在产房由经验不足的人进行时（Sultan 等，1993；Davis 等，2003；Nazir 等，2003）。很多人认为高级助产士和实习生应当在外阴切开术之前或在在二级损伤缝合后仔细观察或以双合诊检查会阴和阴道的撕裂的情况，以便在辅助分娩时除外括约肌损伤或完全的肛肠隔膜破裂（Snooks 等，1986；Beevors 等，1991；Tetzschner 等，1996；Keighley 等 2000；Lee 和 Park，2000；de Leeuw 等，2001；Bollard 等，2003）。但也有一种观点认为，立即经肛超声可帮助确认损伤，以便在生产过程中及时修复。生产时伴有瘘的三度损伤是严重的。立即的修复可以让 60%～70% 的病例完全修复避免瘘的发生（Deleenw 等，2001；Sultan 等，1999；Sultan，2002；Fernando 等，2002；Sangali，等 2000；Kammerer-Doak 等，1999；Sulton 和 Thackar，2002）。在所有助产中，常规的采用经肛超声可能是不实际的，在某些病例中图像也很难在孩子出生后立即解释（Sultan 等，1993，1994；Kamm，1994；Hayes 等，2007）。可能有神经生理学证据表明，在这些病人中有括约肌和骨盆底神经受损及会阴缺损。

中位瘘

中位产科瘘很少自发出现，除非有早期的粪漏。对中位直肠阴道瘘，修复应当尝试从会阴或阴道进行，但通道小，修复会引起不适（Mattingly，1977）。经直肠的修复和前徙瓣术已经普及，但结果却比宣传得不舒服，评价也并不高（Mengert 和 Fish，1955；Greenwald 和 Hoexter，1978；MacRae 等，1995；Watson 和 Phillips，1995）。经括约肌的 Kraske 或 York-Mason 路径，提供了更好的方法，但缺点在于要再缝补括约肌后脊。因此，如果没有任何括约肌和盆底的神经学证据，我们不推荐这种入路（York-Mason，1977）。阴道路径经常被应用，但分离应保证安全，完整的直肠壁应包括在直肠闭合中。肛提肌应在直肠和阴道绝合中间，阴道缺损在隔膜到直肠的闭合中需要多水平缝合。

低位瘘

有时候小的低位瘘在脓肿治愈时可以自发闭合。如果产后有粪便改道，更大的瘘也可以自愈。大部分女性和临床医生都很谨慎地在初为人母、情绪波动较大时提出手术的建议。在产后 18 个月，括约肌和盆底功能会有逐步愈合的过程。因此，早期手术并不明智，但每个损伤都不能一概而论。我们的原则是对共存的任何感染病灶进行外引流，鼓励盆底功能锻炼，有必要重建瘘口，经常可能在产后数月延期修复。可能会用到阴道、会阴、直肠通路，选择阴道通路是因为肛门括约肌的重建可以同时完成（Russell 和 Gallagher，1977；Rothenberger 等，1982；Hoexter 等，1985）。一旦修复成功完成，之后的生产应则应选择剖宫产方式。如果括约肌完整，经阴道或经直肠的前徙瓣经常用于括约肌上缺损，但现在认为这种入路会有更高的再发率（Tsang 等，1998；Sonoda 等，2002）。联合使用修复术和括约肌修复术（Khanduja 等，1999），以及完全切除术和重建术（Mazier 等，1995）都有报道。对于复发瘘，股薄肌和其他骨骼肌（Graham，1965；Given，1970；Cuthbertson 和 Buzzard，1973），以及腹直肌和臀大肌，也和唇脂肪垫、球海绵体一样被使用（Martius，1940；Hibbard，1978；Aartsen 和 Sindram，1988）。自体的纤维蛋白原的来源也受到评估（Abel 等，1993；Shibata 等，1999）。

腺体感染

腺体脓肿感染率的增加被认为是低位肛门阴道和直肠阴道瘘的原因（Belt 和 Belt，1969；Yee 等，1999）。大多数是由非特异性感染引起：如肛腺的拟杆菌、大肠埃希菌（Eykyn 和 Grace，1986）等。潜在的肛肠感染病灶再发也是继产科损伤后发生低位瘘的又一因素。一些外阴腺体瘘也可能源于克罗恩病，应当重复进行活检、放射学检验和内镜以除外。克罗恩病所致的直肠阴道瘘经常很复杂，且与肛门和外阴溃疡关系密切。一些克罗恩病导致的瘘常被内括约肌和肛周脓肿复杂化。偶有瘘管被误认为是 Bartolin 脓肿。如果肛门阴道瘘持续存在，并且伴随直肠炎性硬结改变，克罗恩病的诊断就会得到重视（Heyen 等，1989；Francois 等，1990；Sher 等，1991；Scott 等，1992）（参见 46 章）。多数非特异性肛腺感染都可以在麻醉下进行检查和瘘管探索时得到很好的处理（Francois 等，1990）。肛门上括约肌的瘘管需要采用带前徙瓣的瘘管切除术或挂线瘘管切开术。低位的经括约肌间瘘可以选择开放性手术，但有不能控制排便的高风险存在，因此这种方法也不被建议使用。我们选择括约肌完全重建术来切除瘘，且无伴随脓肿发生。如果在括约肌内或肛提肌区域有任何活动性脓肿，可以选择初步挂线引流，随后进行切除和重建。复杂的肛门和直肠阴道腺管瘘需要更多的齿状线以上的肛管的圆周形切除和袖式切除（Simmang 等，1998）。

其他形式的创伤

直肠阴道隔的创伤会使脱肛修复术（Sehapayak，1985；Arnold 等，1990；Janssen 和 van Dijke，1994；Watson 等，1996；Altomare 等，2002）、痔切除术（McDonald 等，2004）和括约肌修复术（Karoui 等，2000；Malouf 等，2000；Fernando 等，2002）复杂化。损伤可导致瘘随着脱肛而加重。会阴穿刺伤、非法流产时所导致的创伤可导致直肠阴道瘘。甚至内置式卫生巾放久了也可能与瘘的发生相关。性交创伤，特别是有隐藏的感染灶或微小的先天异常，也被认为是发生瘘的原因之一（Given，1970；Rothenberger 和 Goldberg，1983）。尽管一些与败血症相关的外伤性瘘可以通过粪便改道解决，但大多数却需要外科手术治疗。早期管理应当着重于控制感染，大多数情况下合适的造口也应当考虑。每一个瘘的治疗都应当根据解剖位置和相关损伤来评估。

中位和低位瘘手术方法

体位

欧洲的外科医生传统使用截石位进行手术。但仅具备简单的解剖学知识的人也知道，通过肛管的低位直肠阴道瘘在截石位特别难操作。截石位对阴道入路很理想，但若每一个经肛手术都要采用的话则很麻烦（图 12.2）。有些学者从欧式体位中分离出来，探索了折刀位，通过 Fergusson-Hill 牵引器提起肛门后括约肌，肛肠前部的病变很容易通过这种方式显现出来（图 12.3）。

解剖入路

尽管偶有高位瘘或复发瘘需要通过腹部手术探查，低位瘘则至少有五种不同的入路。传统上，经典阴道入路是通过瘘的分离，或是用阴道后壁的直接重建来完成修复的（Hudson，1970）。如果是高位瘘，经会阴入路也许不是最合适的，但对大多数括约肌缺损的低位瘘，会阴入路则是优先选择。通常而言，瘘要开放，一旦瘘切除后要对括约肌和会阴体进行分离和重建（Given，1970；MacRae 等，1995；Watson 和 Phillips，1995）。对中低位瘘，北美和欧洲流行的做法是经肛门入路完成前徙瓣，做或不做括约肌修复。这些直肠内操作甚至用局麻就可以完成（Greenwald 和 Hoexter，1978）。对一些中位瘘，可选择经肛管的入路，一些权威人士也倾向于选择经括约肌或 Kraske 入路（Marks，1976；York-Mason，1977）。

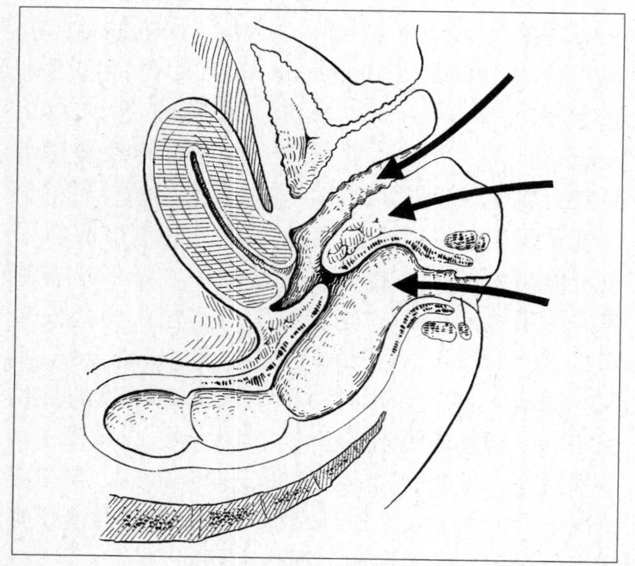

图 12.2 直肠阴道瘘修复术的入路，可以经阴道、会阴或直肠肛门。

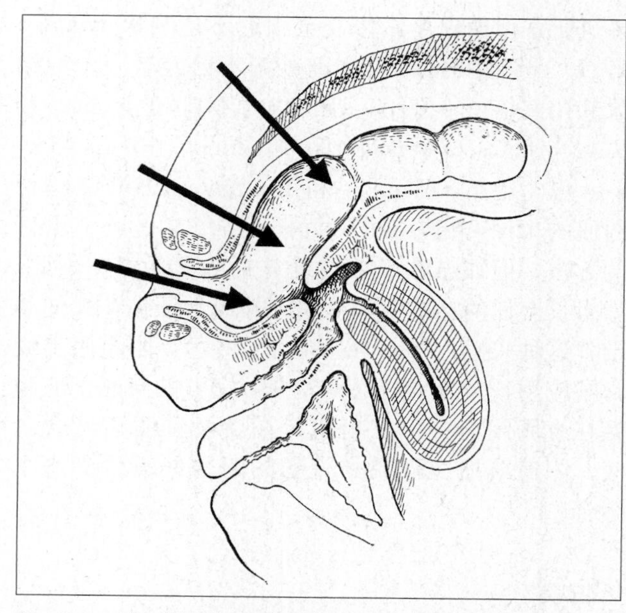

图 12.3 经直肠肛门入路的修复术。可以采用经肛门，或采用经括约肌或经骶的直肠后壁入路。

对直肠阴道瘘的评价

在治疗前通过仔细检查明确详细的解剖是很重要的，经常要在麻醉下通过超声确定是否存在内外肛门括约肌缺损。做完这些，所有的产后和创伤后瘘的患者都应当通过临床和肛门括约肌收缩压测试来评价阴部神经的功能。如果有必要还要进行肌电图、肛管的电敏性和会阴阴道敏感性的测试。阴部的潜在因素作为评估因素已经被摒弃，因为缺乏再生性，也与其他阴部神经功能很少关联。评价肛肠排空的情况是个很好的思路，这会影响手术入路的选择。可视性直肠排粪造影属有创检查，且会让患者受到射线的威胁，物理排空检查则没有这些危险。最后也是最重要的，必须要评价是否有伴随的感染灶存在。如果有伴随缺血和组织重建的未控制的感染，做邻近的引流孔是很重要的。如果有局限的括约肌内或括约肌上脓肿，挂线疗法在确定性治疗开始前应当被实行。

表浅的肛门阴道瘘

表浅的肛门阴道瘘是指在齿状线以下、突向后阴唇系带的瘘。外科的治疗原则与低位肛腺源性的经括约肌瘘没有什么不同（参见第 11 章）。病人处于截石位或折刀位，瘘道用探针仔细检查。若有感染，使用挂线疗法，推迟修复。假设没有活动性感染，瘘道要小心暴露，仔细鉴别括约肌环确保没有纤维被分开。如果瘘管是皮下的或括约肌内的，要让它暴露，用刮匙刮干净。如果瘘管包括有前括约肌的任何部位，则前瘘开放会有失禁的风险。万一括约肌有缺损，需要用第 17 章描述的标准控制大便失禁的技术完全分离并立即修复（图 12.4）。会阴需用提肌整形术和横向褶皱来重建（Roig 等，1999）。皮肤缺损用大多数病例惯用的方法关闭。

如果括约肌上的瘘很大，括约肌未受损或在超声只见瘢痕，应当避免经阴道的入路，而采用经肛门或直肠的技术来切除瘘，关闭阴道缺损，采用直肠黏膜或肌肉的前徙瓣修复术。Ohio Cleveland 诊所的 Sonoda 和 colleagues（2002）报道了直肠内前徙瓣修复术对直肠阴道瘘的长期随访，瘘的关闭率只有 43%。相比之下，直肠内前徙瓣修复术在肛腺瘘中，如果不刺入直肠阴道隔膜，长期闭合率可达 70%。不良预后因素包括年轻患者、长期瘘、先前挂线使用不当和伴随的感染。引流孔并不会对关闭率起反作用。

括约肌上或高位经括约肌（低位）直肠阴道瘘

第一次治疗括约肌上或高位经括约肌瘘的入路可能并不相同，这主要取决于术前的评估情况。对于治疗高于括约肌的瘘可能会更倾向于选择阴道入路。如果没有括约肌缺损建议使用直肠内瓣手术，但是必须告知患者，使用这种手术方法可能有复发的可能。如果瘘也涉及括约肌，则瘘剪开后彻底的会阴重建和括约肌修复往往能获得最好的结果。然而，括约肌修复也可以与前徙瓣手术相结合。另一方面来说，会阴重建常常较直肠内入路为差。对于中间带瘘，偶尔从后方分开括约肌经括约肌入路也是有必要的。过去十年的文献中报道的结果显示：直肠前徙瓣内口手术常常与高裂开率相关。因此，Tsang 和其他学者（1998）在报道明尼苏达的 52 例分娩后直肠阴道瘘中发现，59%的肛门直肠皮瓣手术失败。尽管这些皮瓣有宽大的基底并与蒂中的直肠纵行肌相合并，但还是出现了皮瓣裂开，最终导致手术失败。对于曾经有过失败的修复手术的病人来说，如果没有正常的肛门括约肌功能，手术效果将会很差，手术失败的可能性也更大。Sonoda 和来自俄亥俄州克利夫兰诊所的学者（2002）报道了使用直肠内皮瓣手术相同的失败率为 59%，这与皮瓣手术在治疗隐窝腺肛门直肠 30%的失败率形成了显

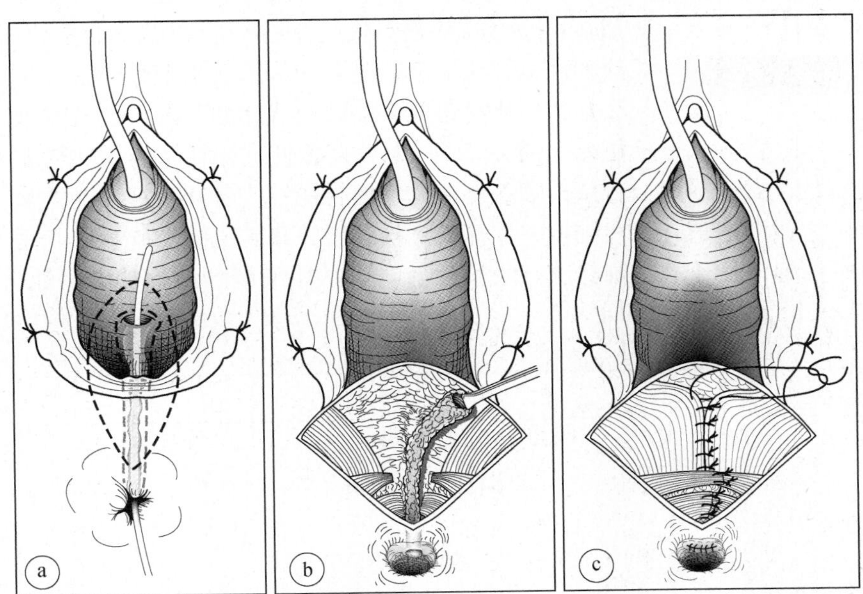

图 12.4　直肠阴道瘘切除后的整体会阴重建术。病人处于截石位，以探针查明瘘道。瘘管被切除，阴道、肛门括约肌和直肠肛门的缺损被修补。(**a**) 原位瘘管探针。(**b**) 切除瘘管，分离直肠肛门。(**c**) 肛提肌和肛门外括约肌的修复。

著的对比。除非将直肠内瓣手术结合括约肌修补，这在技术上是可行的，但是提肌成形术因其功能结果差而不能达到令人满意的结果（Khanduja 等，1999）。如果有并存的括约肌缺损，这种手术方法将不能取得良好的功能结果（Mazier 等，1995；Tsang 等，1998）。直肠内瓣手术结合括约肌修补极佳的报道结果意味着为了预防手术失败，在肛直肠和阴道闭合点之间介入肌肉的方法是十分关键的。皮瓣技术有 44%的并发症发病率，并发症不仅包括复发，还包括隔膜败血症、皮肤分离、血肿和外翻（Yee 等，1999）。在过去 5～6 年中报道的高失败率引起了其他机构对此数据结果的质疑。他们怀疑随访结果的研究不够严谨（Hilsabeck，1980；Hoexter，1985）。

可替代直肠内皮瓣手术的主要方法是全肛肠隔膜和全会阴重建。就瘘闭合的成功率来说，范围为 78%～100%。明尼苏达组发现与皮瓣手术的失败率相比，同时进行括约肌修复的瘘闭合的成功率更高，为 80%；如果伴随提肌成形术，成功率达到 96%。同时进行括约肌修复但遗漏提肌成形术后的 67%失败率对我们是一个有益的暗示：肌肉应当填补直肠与阴道之间的缺损（Tsang 等，1998）。会阴重建可能会因局部败血症而复杂恶化，甚至有 15%的患者失败。所有直肠阴道瘘修补术后失禁的报道都强调彻底的会阴重建手术优于皮瓣手术和没有同时括约肌重建的会阴修复手术（Mazier 等，1995；Tsang 等，1998）（表 12.2）。

早先未经治愈的瘘的修复方法

阴道修复

为病人插管，并将体位摆放为截石位。做一横向切口，将阴道瘘的缺损和阴道与直肠之间的通道一并切除（如图 12.5）。将阴道壁向后松解以便于将阴道瓣可从瘘上方和下方的直肠上分离出来（Sher 等，1991）。闭合直肠上的缺损，提肌近似横越中线，皮瓣覆盖阴道修补缝合到直肠闭合点的腹侧。小心操作以确保两个闭合点能够相互抵消且位于直肠阴道隔的不同高度。虽然通常进入阴道使用横向切口可以包含瘘并且能够提供横向阴道瓣，但有时更倾向于使用纵向阴道切口。纵向阴道切口往往可以完成更长的提肌成形术。而且，它也可以确保阴道闭合线点与横向的肛门直肠闭合点相垂直（Bauer 等，1991）（图 12.6）。

单纯会阴修复

通过横向切口使用单纯提肌成形术，切除瘘并闭合两个上皮缺损，不用必须分开括约肌，可以完成对会阴的修复（图 12.7）。给病人插管，将体位摆放为截石位。做一会阴横向切口，通过在括约肌下放置丝带以将其仔细保护。松解直肠阴道隔，切除瘘的阴道开口，挖除括约肌下的瘘道然后闭合肛门直肠缺损。同样的方法闭合阴道缺损，松解提肌，完成提肌成形术和横向会阴重建，最后闭合皮肤。如果没有括约肌缺损，术后的功能性结果大致令人满意（Mazier 等，1995）（表 12.2）。事实上，术后结果很大程度上依赖仔细的术前评估（Khanduja 等，1994）（表 12.3）。

会阴四度破裂后重建

如果剪开整个缺损使得括约肌不完整，那么应该在切除瘘的基础上进行全括约肌和提肌的重建。这种修复方法的缺点是，如果术后出现败血症，那么括约肌修复可能会失败，最终的状况可能较术前更差（图 12.4）。为病人插管，并将体位摆放为截石位。顺着瘘道放置瘘管探针，剪开探针以上的表浅结构并作标记。松解肛门和阴道的皮肤缺损，用同样的方法松解括约肌，仔细解剖两边的会阴肌，

表 12.2　阴道瘘修复术后的失禁

	胀气失禁		水样便失禁		实性便失禁	
	术前	术后	术前	术后	术前	术后
皮瓣手术（n=19）	14	1	4	0	1	0
提肌成形术（n=38）	29	2	8	0	1	0
剪开＋括约肌修复和提肌成形术（n=38）	20	0	16	0	2	0

来源自：Mazier 等（1995）。

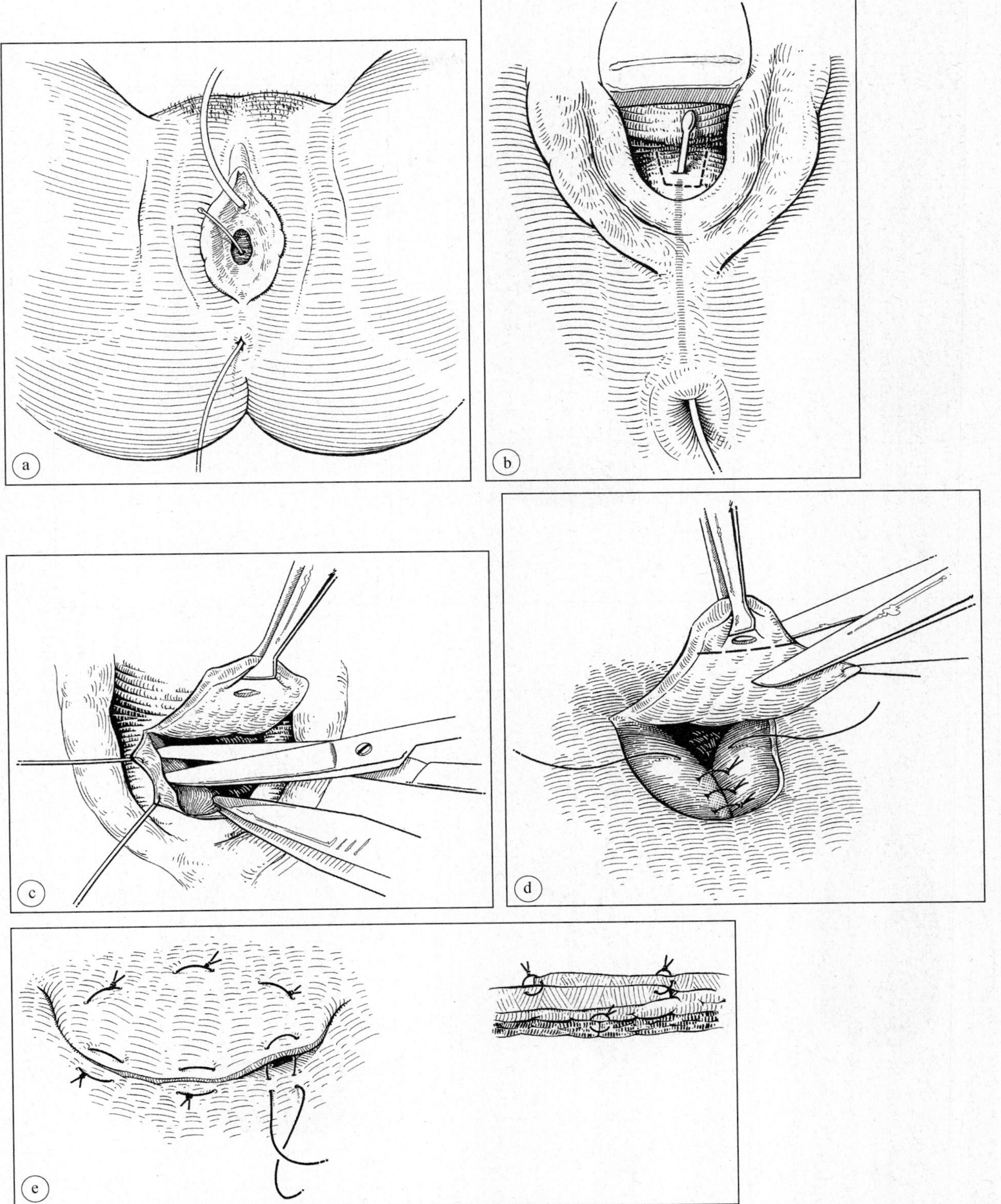

图 12.5　阴道前徙瓣方法修复直肠阴道瘘。(**a**) 通过直肠阴道瘘放置探针。(**b**) 伸展阴道皮瓣显露瘘。(**c**) 找出阴道缺损，并将整个阴道和直肠中瘘道部分切除。(**d**) 闭合直肠壁，修剪阴道皮瓣。(**e**) 使用阴道皮瓣完成最后的闭合。

尤其是耻骨直肠肌悬带，切除瘘道本身。重建包括全长耻骨直肠肌提肌成形术，会阴肌重建和肛肠、会阴和阴道上皮闭合后皮瓣覆盖的括约肌修复。

如果会阴缺损非常大，或者已存在括约肌损伤

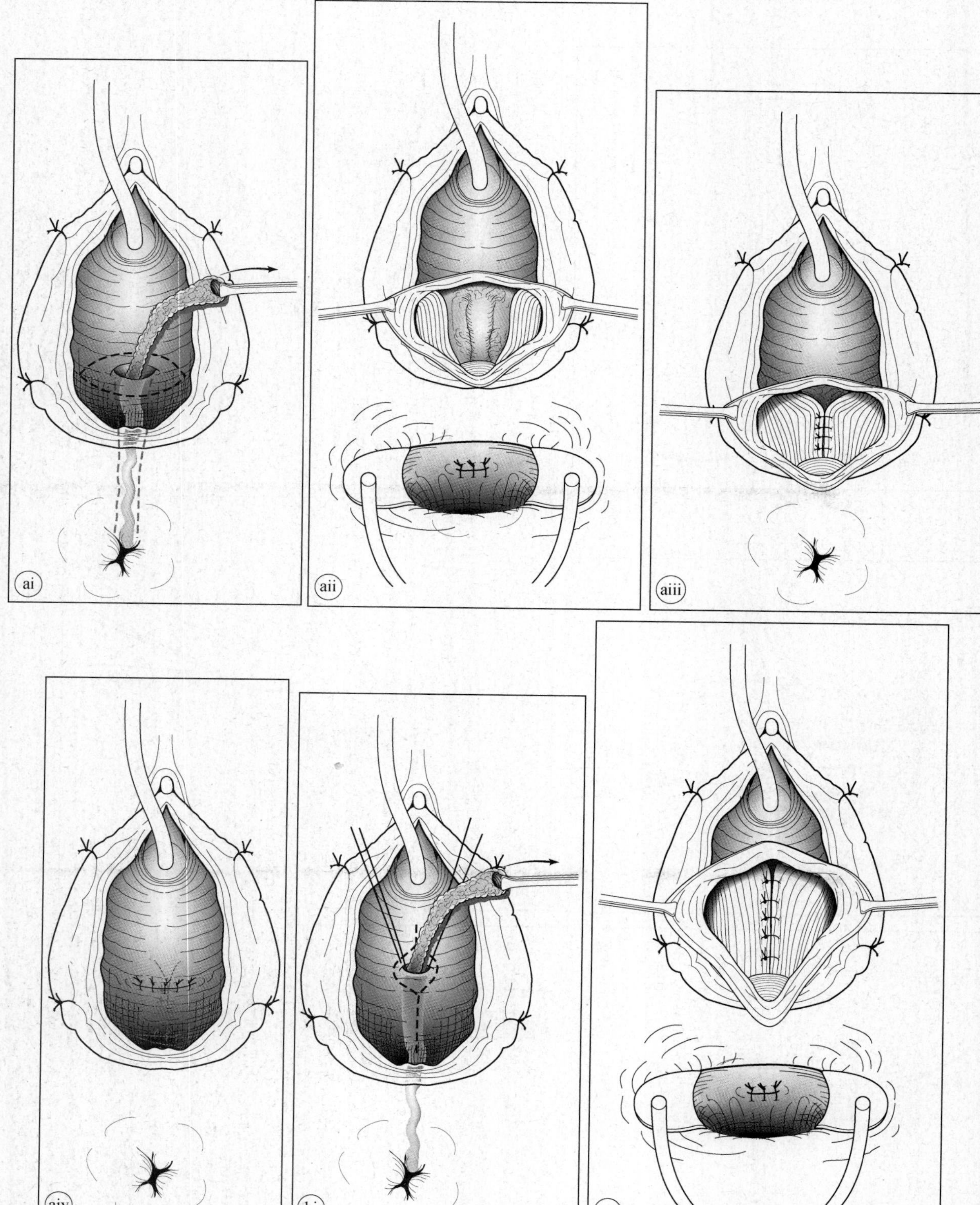

图 12.6 低位直肠阴道瘘的阴道修复。此手术的施行可能需要使用：(**a**) 在瘘切除的部位 (**ai**) 做横向阴道切口；(**aii**) 明确解剖；(**aiii**) 闭合肛门直肠缺损并做提肌成形术覆盖；(**aiv**) 最终闭合阴道切口。或者 (**b**) 使用纵向切口 (**bi**)；切除瘘 (**bii**)。

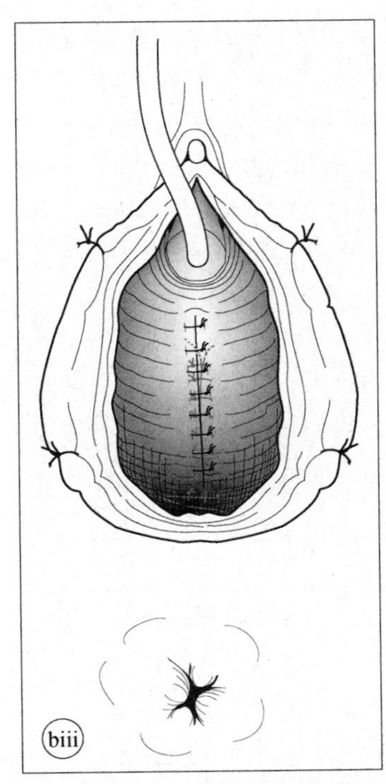

图 12.6（续） 切除瘘（**biii**）；闭合肛门直肠缺损，实行提肌成形术，然后闭合纵向阴道切口。

需要修复，那么确实更倾向于选择这种手术方法。而且，无论如何产后直肠阴道瘘都是括约肌修复的指征。因为前括约肌和会阴体将不复存在，单纯瘘修复并不能缓解大便失禁的症状。而且，如果不能在两个闭合点之间使用肌肉，会增加瘘的复发概率。一份详尽的前徙瓣手术、单纯会阴修复术、切除瘘伴括约肌重建和提肌成形术之间的对比清晰的说明，如果瘘与失禁相关，那么括约肌修复是十分有必要的（Khanduja 等，1994）。

伴括约肌修复的会阴重建的术后结果在表 12.4 中予以总结。

伴或不伴括约肌重建的直肠内前徙瓣修补术

这种手术方法的优点是不必将括约肌分开，低位瘘的径路很好，直肠内前徙修补术比阴道皮瓣手术更加容易，因为直肠黏膜更加松动。手术步骤可以在局麻下进行。如果没有与括约肌损伤相关的失禁史，这种手术方法是一种较为满意的手术方法。

然而，该手术却存在着较高的失败率（表 12.5）。

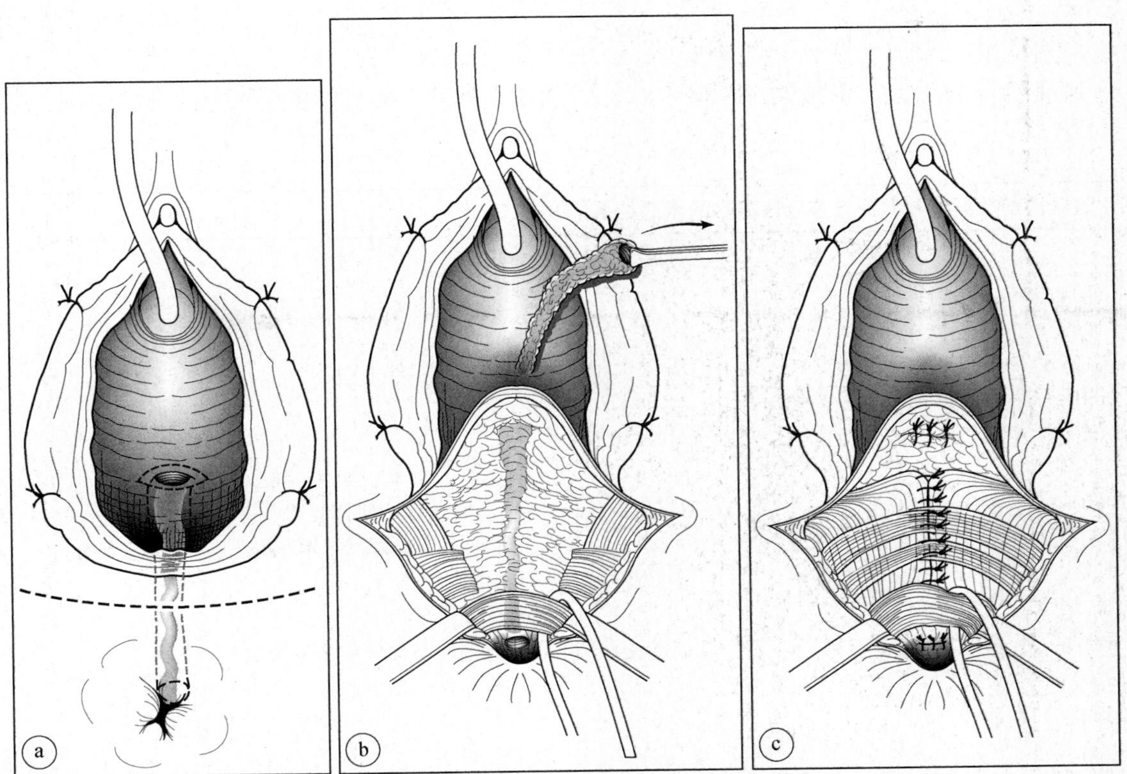

图 12.7 使用提肌成形术的单纯会阴修复。（**a**）在阴唇系带后和肛门之间的中线出做一横向切口。（**b**）找出完整的括约肌，并在其下方穿过一线带将其保留。切除瘘道，将阴道直肠中的瘘道部分闭合。（**c**）通过进一步解剖直肠阴道隔的近端松解提肌，并近似跨越中线做提肌成形术。重新缝合会阴肌重建会阴体，在引流管之上闭合皮肤。

表 12.3　分娩后直肠阴道瘘

	前徙瓣修复术	括约肌修复术	提肌成形术	自制力(%)
失禁伴括约肌缺损（n=11）	－	＋	－	64
单纯瘘；无失禁（n=16）	＋	－	－	56
瘘伴失禁（n=11）	＋	＋	－	64
泄殖腔样缺损（n=10）	＋	＋	＋	90

来源自：Khanduja 等（1994）。

如会阴手术，但与阴道修复手术来说，还是具有一定的可比性（Lescher 和 Pratt，1967；Belt 和 Belt，1969；Given，1970；Russell 和 Gallagher，1977；Greenwald 和 Hoexter，1978；Hibbard，1978；Hilsabeck，1980；Rothenberger 等，1982；Goligher，1984；Jones 等，1987；Lowry 等，1988；Tancer 等，1990；Wise 等，1991；Wiskind & Thompson，1992；Kodner 等，1993；Khanduja 等，1994，1999；Macrae 等，1995；Mazier 等，1995；Tsang 等，1998；Yee 等，1999；Sonoda 等，2002）（表 12.6）。

表 12.4　使用会阴重建伴括约肌修复治疗直肠阴道瘘的术后结果

作者	病人数量	成功率（%）	注释
Mengert 和 Fish（1955）	23	96	
Russell 和 Gallagher（1977）	9	78	
Lowry 等（1988）	29	93	76%分娩，10%感染，8%外伤
Wise 等（1991）	15	100	同时进行括约肌修复术
Khanduja 等（1994）	11	100	全部分娩
Macrae 等（1995）	7	86	全部持续性瘘
Tsang 等（1998）	35	80	全部分娩（如果使用提肌成形术则有 95%成功率）

如果能使用这些遴选标准，术后功能性结果尚且令人满意。在达到瘘闭合的方面，其成功率虽不

为病人插管，并将体位摆放为俯卧屈曲位，并

表 12.5　使用直肠内前徙瓣修补术治疗直肠阴道瘘的术后结果

作者	病人数量	成功率（%）	注释
Mengert 和 Fish（1955）	9	100	
Belt 和 Belt（1969）	8	100	
Russell 和 Gallagher（1977）	21	78	
Hilsabeck（1980）	9	100	
Hoexter 等（1985）	35	100	
Jones 等（1987）	23	69	
Lowry 等（1988）	85	78	25 人同时行括约肌修复术
Wise 等（1991）	40	95	15 人同时行括约肌修复术和提肌成形术（63%分娩）
Kodner 等（1993）	71	93	67%分娩
Athanasiadis 等（1995）	35	78	35%分娩
Macrae 等（1995）	28	29	50%分娩，全部先前修复失败
Mazier 等（1995）	19	95	63%简单，33%复杂
Watson 和 Phillips（1995）	12	58	无 IBD。最终成功率 83%，25%造口
Tsang 等（1998）	27	41	全部分娩
Yee 等（1999）	25	96	22 人同时括约肌修复，全部成功
Khanduja 等（1999）	20	100	全部同时括约肌修复
Sonoda 等（2002）	37	43	全部分娩或隐窝腺体

捆绑固定臀部。截石位的入口不理想。我们以前使用 1∶200 000 肾上腺素局麻浸润，但现在我们已经将这种方法彻底放弃，因为碘酊烧灼术在浸水组织不能很好起效，而且使用肾上腺素可能增加较厚皮瓣局部缺血的发生率。可使用 Fergusson-Hill 或 Eisenhammer 肛镜插入以显露瘘。瘘远端直肠阴道隔上，在肛门直肠黏膜、黏膜下和平滑肌做一长约 2cm 的横向切口。

在横向切口的远方首先松解远端皮瓣以显露肛内括约肌的低位纤维。将横向切口向后延伸扩大，轻微向上弯曲，以便于松解近端皮瓣到直肠。曲线切口的长度取决于近端松解所需要的程度。这样，在大多数情况下，切口延长到 5cm 左右，成 U 形。然后切除瘘和皮瓣的远端。通过隔膜到阴道开口松解瘘，这样可以将瘘送病理检查。尽可能使用精细的双层聚丙烯缝合线闭合阴道缺损。如果在阴道闭合点以上能够松解提肌并修复它们，那么这将降低因局部缺血导致失败的发生率。然后用直肠内前徙瓣覆盖提肌成形术和阴道的闭合点，使用聚丙烯缝合线将其缝合到切口的远端（如图 12.8）。

表 12.6　直肠阴道瘘修复后结果回顾

修复术	复发率（%）
直肠内前徙瓣修复术（n=318）	12
经阴道修复术（n=63）	11
剪开和基本修复术（n=59）	3
经会阴修复术（n=26）	0

来源自：Gallagher 和 Scarborough（1962），Lescher 和 Pratt（1967），Given（1970），Russell 和 Gallagher（1977），Greenwald 和 Hoexter（1978），Hibbard（1978），Hilsabeck（1980），Goligher（1984），Jones 等（1987），Lowry 等（1988），Tancer 等（1990），Wise 等（1991），Wiskind 和 Thompson（1992），Kodner 等（1993），Khanduja 等（1994）。

Rothebberger 将手术步骤做了小小的修改，在缝合黏膜瓣之前，将直肠平滑肌仔细解剖作为独立层。这样的话，他可以达到三层缝合的效果。但我们并不赞成这种修改，因为这可能会增加局部缺血的发生率。

如果存在括约肌损伤，或者瘘道穿过括约肌，那应该分开松解括约肌，同时在修复上覆盖皮瓣（Khanduja，1999）。我们发现，通过直肠黏膜瓣内口修复术，同时施行括约肌修复是十分可行的，但是通过会阴方法施行提肌成形术却更困难。如果存在脱肛的情况，那提肌成形术肯定要尝试一下。与提肌成形术同时进行的括约肌修复术的技巧在插图中说明（如图 12.9）。

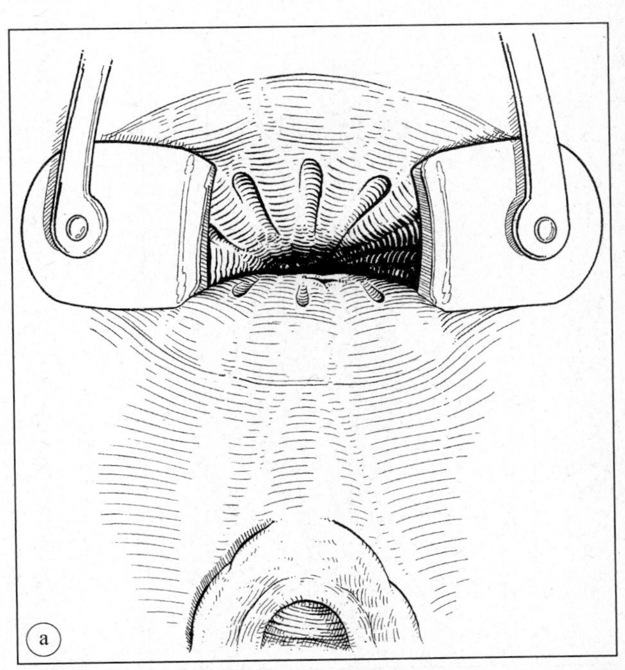

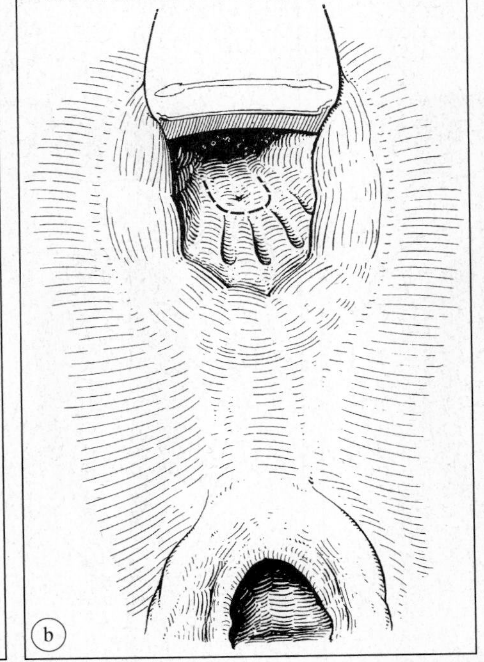

图 12.8　直肠内前徙瓣修复术治疗直肠阴道瘘。**(a)** 在肛管内放置肛内拉钩。**(b)** 确认瘘的位置。做瘘的下方做一切口，并将切口向上延伸在缺损上形成一个宽大的舌状直肠壁。（续）

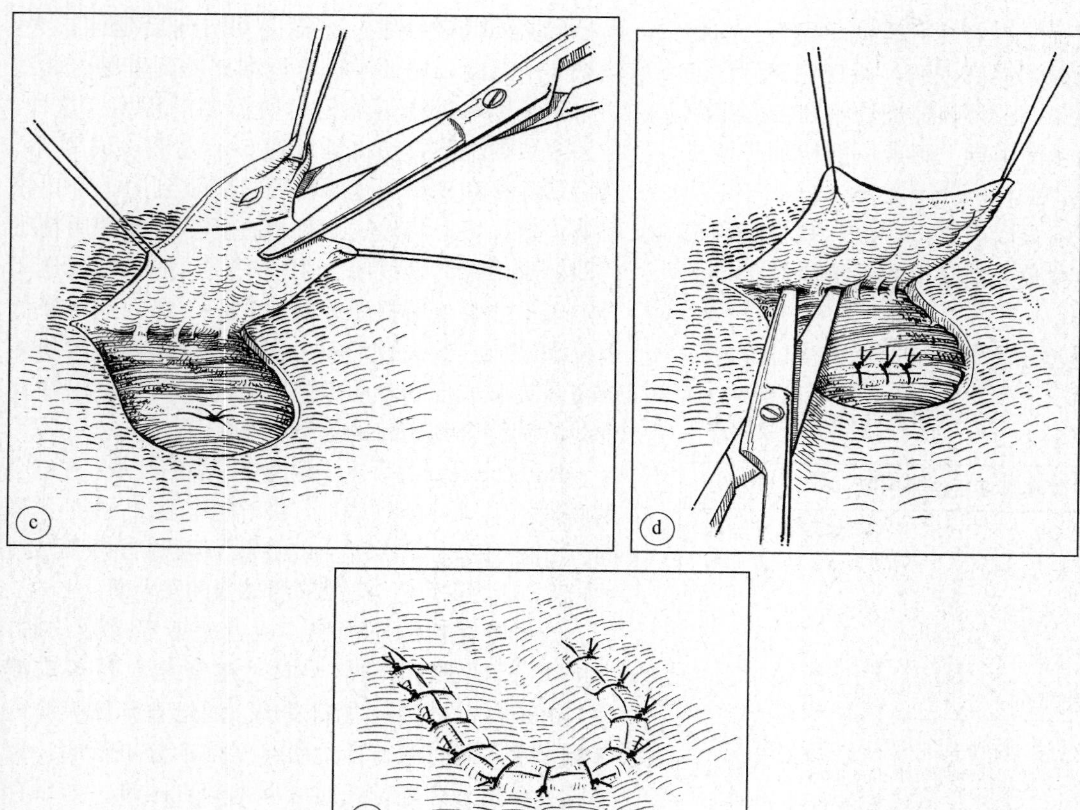

图 12.8（续） （**c**）在瘘之上将肛直肠壁仔细解剖。切除瘘点。（**d**）闭合直肠和阴道壁缺损。准备好要缝合的皮瓣。（**e**）完成修复。

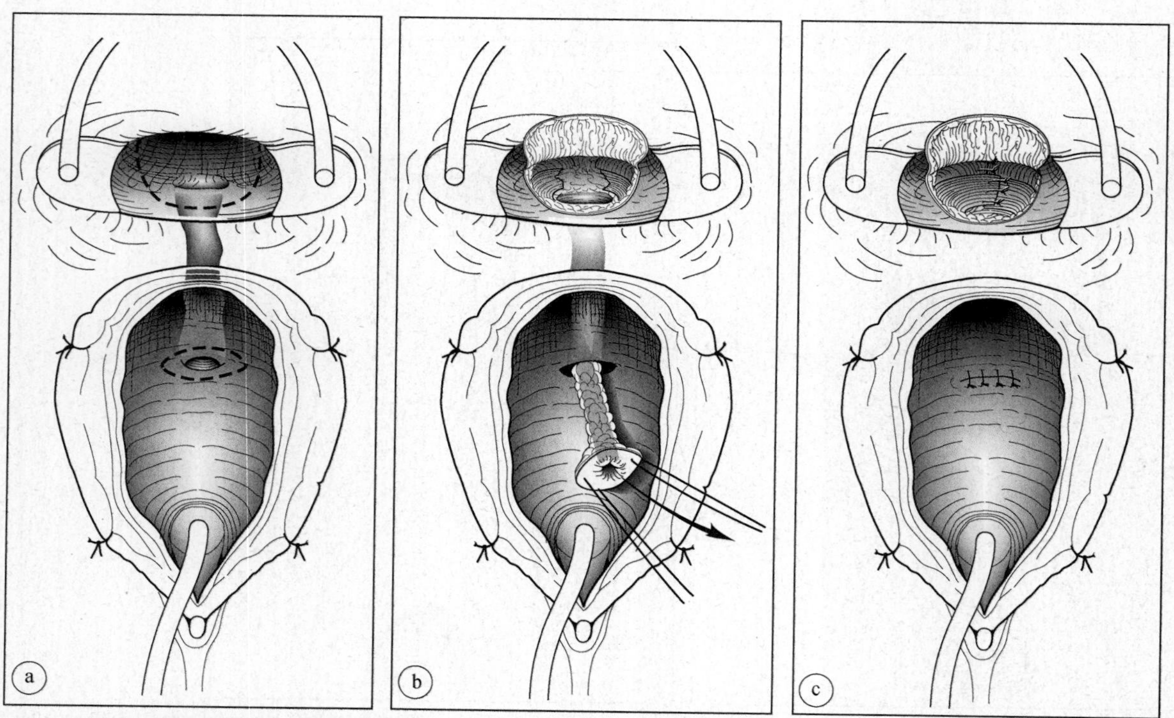

图 12.9 伴括约肌修复的直肠内前徙瓣修复术。切除瘘，闭合阴道缺损。松解缺损括约肌，使用常规重叠技术进行修复。提肌近似跨越中线一段距离，在括约肌修复之上闭合直肠肌皮瓣。

作为舌状黏膜瓣的替代，可以使用圆柱形黏膜瓣。这种方法也被称为袖式肛直肠成形术（Berman，1991）。当讨论复发性直肠阴道瘘的治疗时，这种方法可作更进一步思考（详情见袖式直肠阴道瘘的重建）。

经括约肌（Kraske 或 Mason）径路

对于距肛缘 6～8cm 的中位瘘来说，经括约肌途径较经肛门途径往往能够提供一个更好的入路。然而，这种方法只适用于先前未有括约肌缺损的患者。为病人插管，将体位摆放为俯卧屈曲位，并捆绑固定臀部。从后面通过括约肌打开直肠。依次切开皮肤、皮下组织、外括约肌、内括约肌、直肠环状肌，最后是直肠黏膜（图 12.10）。将瘘彻底切除。从前面将直肠肌连同黏膜从直肠阴道隔上剥脱下来，这个步骤也被称为直肠内瓣修复。闭合阴道缺损。隔膜缺损存在皱褶，将直肠壁覆盖残余直肠缺损。重建后面直肠壁和肛门括约肌，最后闭合皮肤结束手术。

相比用于治疗直肠阴道瘘，经括约肌途径更多地应用于直肠尿道瘘，可以辅助高位缺损闭合（Kilpatrick 和 York-Mason，1969；Tang，1978；Thompson 等，1982）。

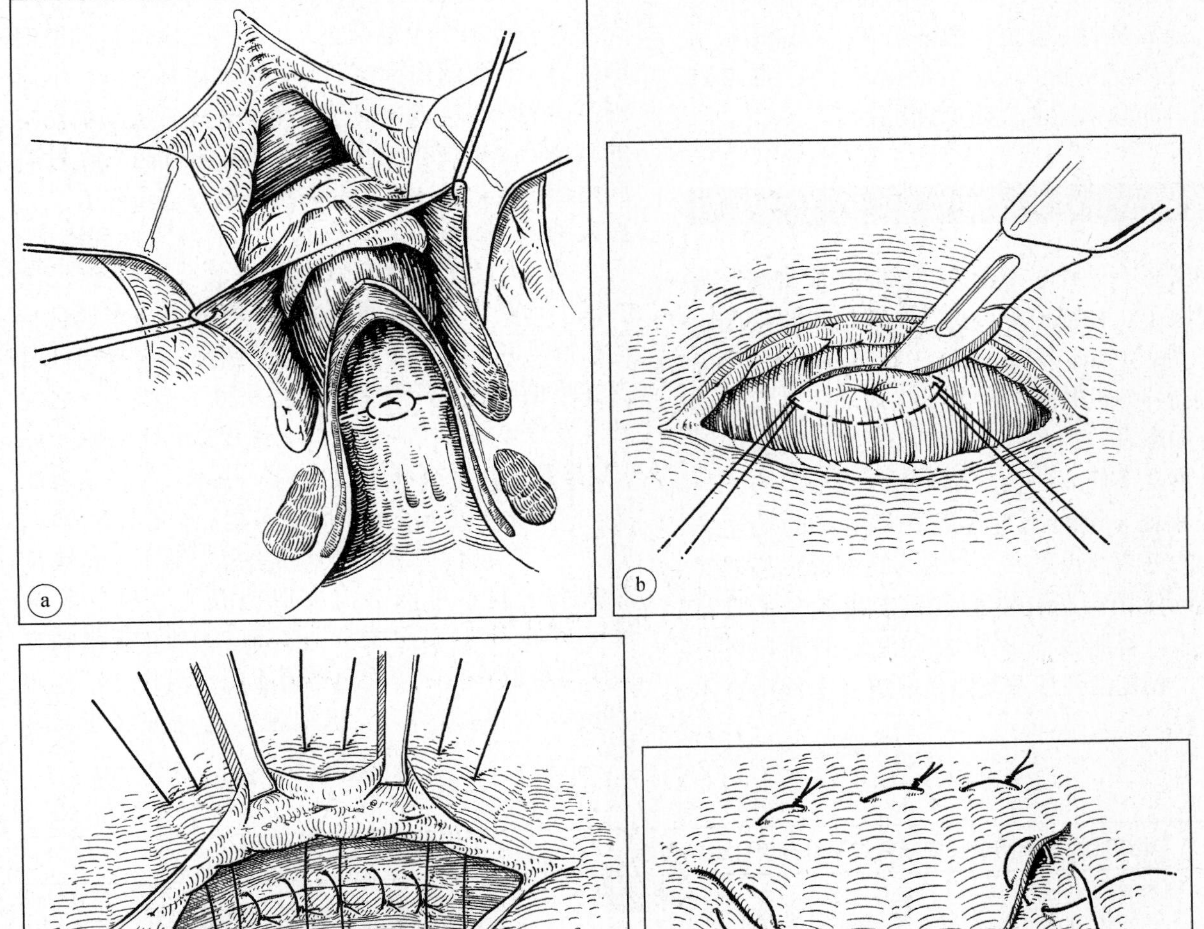

图 12.10　经括约肌（Kraske 或 Mason）途径修复直肠阴道瘘。**(a)** 从后面切开肛直肠显露瘘。**(b)** 切除瘘点。**(c)** 闭合阴道和直肠缺损，并准备黏膜前徙瓣。**(d)** 缝合黏膜前徙瓣。

近端粪便改道

关于近端结肠造口术在直肠阴道瘘修复中所发挥作用的问题，一直没有得到满意的回答。大多数北美外科医生并不使用保护性造口，而且越来越多的欧洲外科医生也开始弃用这一方法。偶然发生的严重败血症使得其他令人满意的修复术恶化复杂，甚至可以导致失败，不禁令人怀疑这种非保守性的方法是否正确，这种怀疑在修复复发性瘘时尤为突出。如果采用高标准的机械性肠道准备，越来越多的证据表明，造口将不再是常规需要。但是凡事必有例外，对于并存的败血症，尤其是瘘肛肠手术恶化失败的患者不能一概而论。例如，括约肌修复后因直肠阴道隔局部贫血导致瘘的患者；或者是脱肛修复失败的患者；或者因败血症导致早先修复失败引起复发的患者。St Mark 医院使用造口的频率插图说明见表 12.7。

重复修复

近期文献有这样一条消息，如果一次直肠阴道瘘修复失败了，往往值得再进行一次尝试将瘘闭合（MacRae 等，1995；Haray 等，1996）。有一些患者甚至进行 3～5 次尝试后才最终成功。需要将这个情况告知患者。如果是简单性瘘，施行全会阴重建，那么重复瘘修复将会更加成功（表 12.8）。与皮瓣手术相比，全会阴重建能获得更好的功能结果，成功的可能性也更大。有时为达到治愈持续性瘘的效果，使用结肠肛管袖式手术或者介入股薄肌、腹直肌、臀肌或者唇脂肪垫也是十分有必要的。有时，在复发性瘘重复修复时应考虑使用自体纤维蛋白胶。

表 12.8 复发性直肠阴道瘘的治疗结果

病人	痊愈
简单性（n=18）	13
复杂性（n=10）	4
皮瓣（n=17）（22 例手术）	5
剪开、括约肌修复（n=7）	6
结肠肛管吻合（n=6）	4

来源自：MacRae 等（1995）。

Helen MacRae 及其多伦多同事回顾分析了对早先手术治疗失败的修复结果（MacRae 等，1995）。他们收集了从 1984 年到 1993 年 10 年间的 28 例患者的资料。其中包括 14 个分娩后瘘，5 个克罗恩病瘘和 9 个混杂瘘。9 个混杂瘘包括 3 个医源性瘘，1 个创伤性瘘，1 个隐窝腺体瘘，3 个原因不明瘘和 1 个放射损伤性瘘。分娩后瘘和创伤瘘的结果已经制成表格（表 12.8）。9 位病人经过直肠内瓣修复，其中有一些有覆盖造口。虽然有 2 位病人进行了重复修复（仅有 6/9 的病人达到痊愈，4/9 的病人经第一次尝试即达痊愈），但在第二次尝试中均获得了成功。相反，全部 5 名患者通过括约肌修复和会阴肌重建获得了痊愈，2 名复杂性复发性瘘也通过结肠肛管吻合术获得了痊愈。9 名混杂复发性瘘患者中，仅有 3 名患者获得了痊愈——4 名患者进行了直肠黏膜瓣内口手术，1 名患者成功；4 名患者进行了结肠肛管重建，2 名患者成功；但唯一一名进行括约肌修复的患者失败了。持续性瘘的治疗偶尔可能会需要肌肉介入（Shukla 和 Hughes，1984）。同样的，直肠肛管袖式手术和腹会阴结肠肛管重建可能也不得不用于治疗持续性瘘（Simmang 等，1998）。越来越多的证据表明，自

表 12.7 非炎症性直肠阴道瘘的修复结果（分娩性或创伤性）

手术	早先手术	基本成功	完全成功	造口
前徙瓣手术（n=12）	6	10（1 个失败）	7	3
剪开修复（n=8）	3	8	7	5
其他（n=6）	3	5	1	3
总计	12	23	15	11

来源自：Watson 和 Phillilps（1995）。

体纤维蛋白胶在这些顽固性病例中可能会很有帮助（Abel 等，1993；Shibata，1999）。

很关键的一点便是，如果直肠阴道瘘失败了或者复发了，我们应当想到其他病因的可能性，例如克罗恩病、性传播疾病感染等。即使因为过度瘢痕导致括约肌功能受损，重复修复也是值得采取的措施。除了针孔大小和症状不明显的瘘以外，闭合瘘本身往往能获得更高的生活质量。然而，与第一次缝合的患者相比，有些施行成功修复患者的节制质量可能会下降（表 12.9）。

复发性直肠阴道瘘的手术方法

自体纤维蛋白胶

自体纤维蛋白胶成功应用于 4/5 的复发性直肠阴道瘘（Abel 等，1993）。从那时以来，自体纤维蛋白胶被应用于内镜作瘘的闭合（Lange 等，1990；Shibata 等，1999）。越来越多的外科医生开始接受这样一个观点，在持续性瘘的治疗中，与广泛的反复手术干预相比，使用纤维蛋白胶能导致较低的发病率，我们认为这一技术是有价值的。

唇脂肪垫

唇脂肪垫已经被一些外科医生用作直肠与阴道瘘点间的一种介入方法（Watson 和 Phillilps，1995）。手术的原则是，唇脂肪垫的血供来源是由从后方进入唇的会阴浅静脉。在唇上做一切口，在血管蒂上将脂肪垫仔细解剖分离，在唇切口和直肠阴道隔之间做一通道，通过这一通道进行直肠阴道瘘的修补，然后将脂肪垫放置于阴道和肛门直肠的闭合点之间。我们和其他同仁都尝试过这一技术，但是发现定位浅静脉蒂存在困难。脂肪垫或许不能在无张力的情况下到达隔膜，而且在大多数病例中，脂肪垫的血供也是不确实的。在我们经治的患者中，他们不希望因为这种手术方法导致外阴残缺畸形，因此我们已经大多将这种方法遗弃。

表 12.9　第一次或早先手术失败修复的功能结果

	64 例一期修复	31 例早先失败修复
无症状	48	11
微小失禁	16	17
失禁（影响生活质量）	0	3

来源自：Mazier 等（1995）。

股薄肌

我们发现在治疗持续性直肠阴道瘘时，使用股薄肌介入技术均获得了成功（Ryan 等，1979）。但手术可能会导致下肢肌肉的发病率显著增加，如痛性瘢痕、早期术后水肿，如果隐静脉神经的分支受损还会出现感觉缺失。获取肌肉可以通过多个细小切口或内镜松解的方法。股薄肌往往可以达到隔膜却无张力的效果。如果肌腱的血供不佳就需要将其切除；如果需要肌腱保护到坐骨结节的肌肉，则需将其保留（如图 12.11）。更多有关松解术和神经血管保留的细节将在 17 章和持续性会阴窦（第 6 章）中描述。

其他肌肉

臀大肌移调来填充直肠阴道隔、增强括约肌的修复已在持续性会阴窦的治疗和大便失禁的管理等部分中进行了描述（第 6 章和第 17 章）（Yoshioka 等，1999）。

腹直肌和腹直肌皮瓣已用作复杂性复发性直肠阴道瘘，但是这种方法包括全骨盆清扫。虽然我们已在其他疾病指证如持续性会阴窦中使用这种方法，但我们发现对于直肠阴道瘘没有使用它的必要。

结肠肛管袖式重建

对于修复复发性、中间带直肠阴道瘘或者位于直肠阴道隔中因早先手术治疗伴组织损失导致的瘘来说，进行直肠切除并作结肠肛管袖式吻合是最适宜的方法（Cuthbertson，1986）。在这种指征中，我们大多已遗弃结肠袋的方法而是更多倾向于选择直接结肠肛管袖式切除的方法。大部分这种手术将通过回肠袢造口术得以保护（Parks 等，1978）。

探查腹腔，彻底松解脾曲。如果术前右结肠造口出现隆起，不要进行干预。极度的血管结扎是没有必要的，而且常常被列为禁忌。因此上结肠动脉和左结肠动脉以及在许多病例中乙状结肠血管都要进行保护。通过分开侧腹膜彻底松解降结肠、乙状结肠和直肠。侧腹膜位于腹膜的一侧，

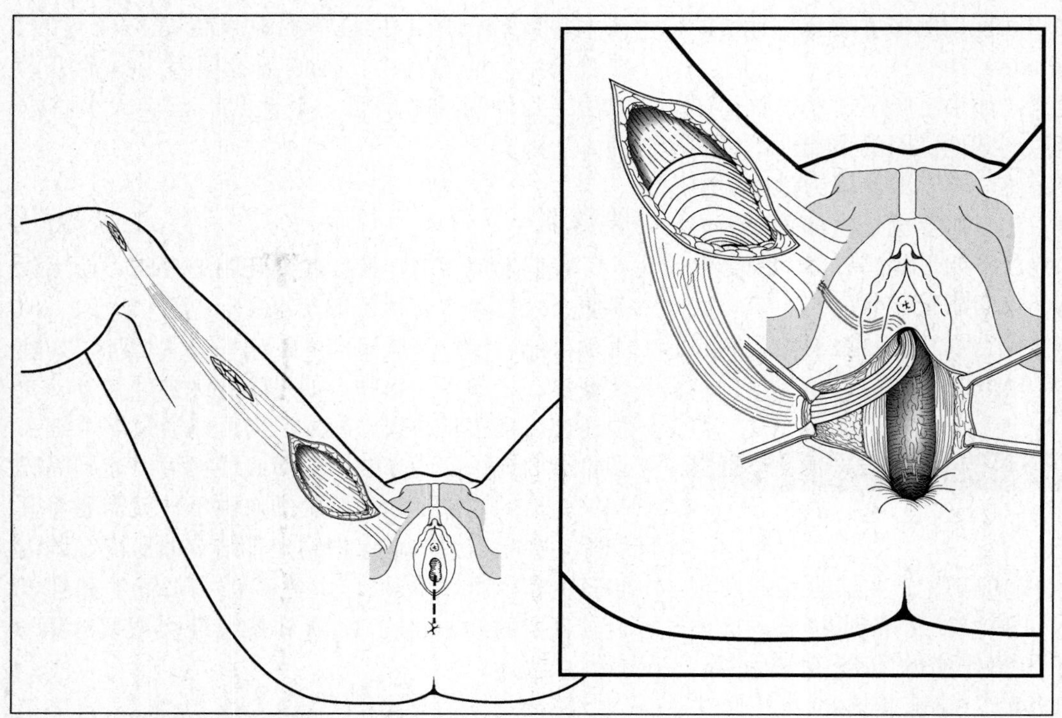

图 12.11 股薄肌介入。通过会阴切口显露直肠阴道瘘。切除瘘，然后闭合直肠和阴道的缺损。通过 2～3 个切口松解股薄肌，保留神经血管蒂。分开肌腱，将肌肉改道至直肠阴道隔。可以将肌腱保留缝合到坐骨结节上；如果担心局部缺血的发生也可以将其切除。施行提肌成形术将移调肌肉合并一体化，最后闭合皮肤。

直肠和骶骨前筋膜前，紧贴在直肠上动脉后。直肠后的解剖向下一直到肛直肠角，将直肠系膜与骶骨彻底松解开来。开始着手解剖直肠阴道水平。直肠会紧紧附着在阴道壁上，阴道袖口可能须随直肠一起切除。如果可行的话，将阴道与直肠在瘘的下方分离，在肛门直肠交界处切断直肠。不要尝试去闭合阴道缺损。使用双瓣肛门牵开器，在齿状线环向分开黏膜，贯穿剩余肛直肠残端将黏膜切除。

完成黏膜切除后，在直肠与乙状结肠推荐行吻合术的水平将其分开，并确保其边缘血管有良好的动脉血流。将结肠经骨盆和肛直肠肌管使用标准经肛技术缝合到齿状线上（图 12.12）。

如果为便于袖式吻合而保留直肠袖口，那样便不能使用订合器技术进行结肠肛管吻合。另一方面，也有部分学者建议从上方切除直肠阴道瘘以便于在齿状线或稍高于齿状线施行结肠肛管订合器吻合术。这种方法替代了黏膜切除术。我们还使用这种技术在非放射损伤的患者身上获得了成功。然而，在许多良性瘘患者中，保留直肠袖口被视为明智的选择。在盆腔放置引流管，直至无血性液体流出时再将引流管拔除。对近端右侧横结肠造口不要进行干预。如果术前没有造口或者造口效果不满意，建议将其关闭，通过右直肌环锯术作回肠造口。

最常见的术后并发症包括尿道感染、盆腔脓肿、结肠局部贫血和袖口脓肿或狭窄导致的吻合口裂开。2～4 个月后将造口闭合，并告知患者在造口闭合后的 2～3 个月内可能会出现腹泻、里急后重、甚至大便失禁等情况。

袖式肛管直肠重建

确实存在这种情况：在治疗复发性直肠阴道瘘时环向皮瓣手术比直肠黏膜瓣内口修补术可能更加适宜（Berman 等，1991；Simmang 等，1998）。对于处理肛肠狭窄后败血症并发的复发性瘘来说，这是一个更佳的方法。手术的原则是在齿状线以上连同瘘将圆形肛柱切除，然后使用肛管内结肠肛管吻合术重建肛肠。保留瘘道，使之充当引流作用。手术过程类似于袋肛管狭窄的肛管内切除手术(第 41 章)。

为病人插管，并将体位放置于截石位。使用 Lonestar 牵开器便于入路。将瘘从阴道壁上挖除，注意保护括约肌。在稍低于瘘的位置（通常在齿状

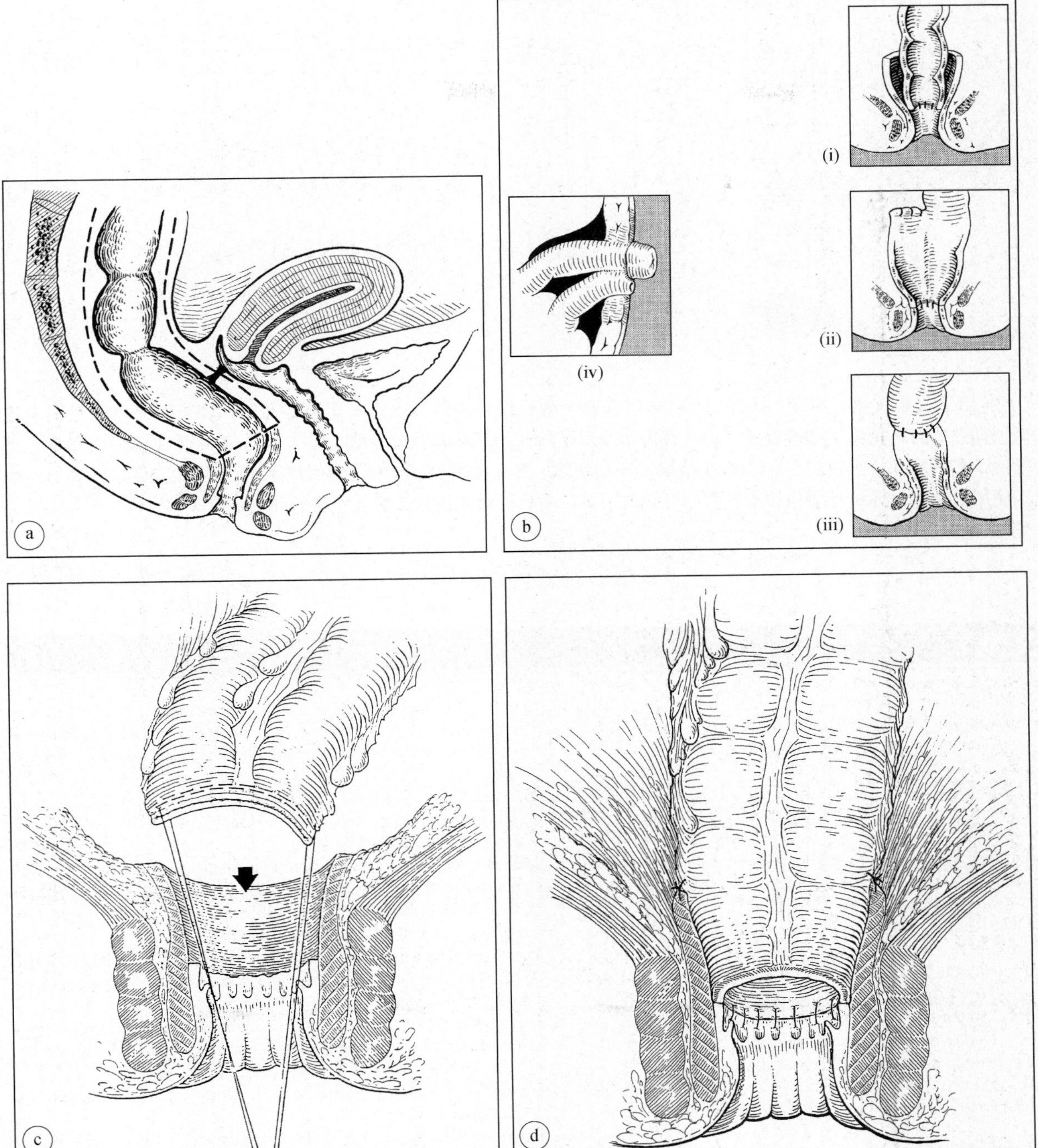

图 12.12　使用腹会阴联合结肠肛管重建治疗高位或复发性直肠阴道瘘。(**a**) 对于高位直肠阴道瘘来说，切除直肠可能是必不可少的。可以使用结肠肛管袖式吻合来达到重建的目的。(**b**) 切除直肠和直肠阴道瘘后松解结肠。将结肠通过直肠肌肉袖口到达肛管 (**i**) 做直接结肠肛管袖式切除，(**ii**) 做袋肛肠吻合，(**iii**) 或者做低位结直肠吻合。(**iv**) 这些手术通常使用回肠造口术覆盖。(**c, d**) 完成结肠肛管吻合。

线水平）使用透热疗法作环向切口。将一系列暂住缝合线置于上部切口的边缘便于黏膜柱和含瘘以上 3cm 直肠平滑肌的环向切除。环向松解肛肠达骶骨中水平便于切除黏膜柱后无张力结肠肛管吻合。使用 3/0 聚丙烯缝合线作结肠肛管吻合完成手术。最后通过阴道缺损置入引流管作引流。

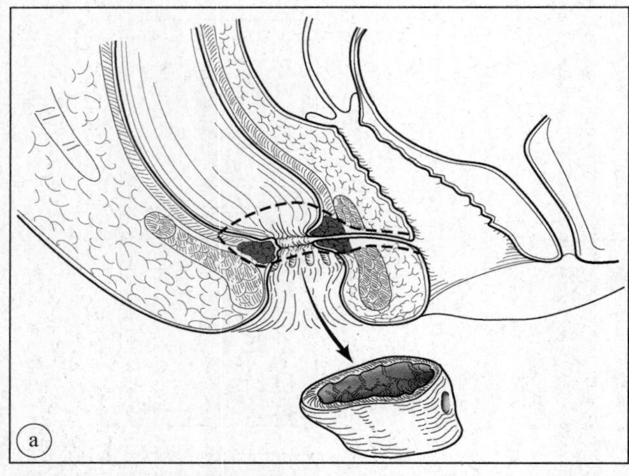

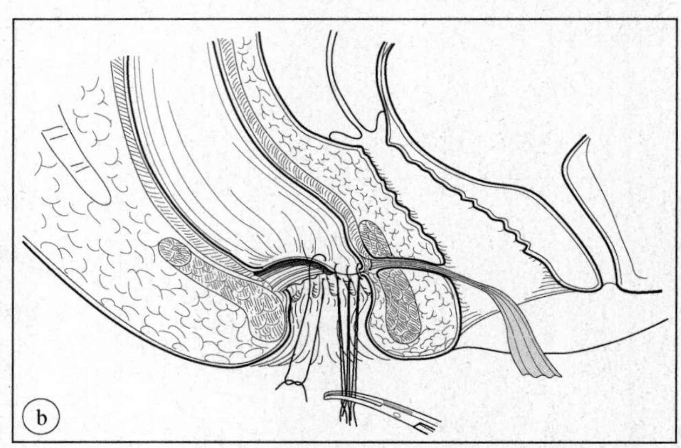

图 12.13 袖式肛管直肠重建。为病人插管，并将体位放置于截石位。使用 Lonestar 牵开器便于入路。将瘘从阴道壁上挖除，注意保护括约肌。在稍低于瘘的位置（通常在齿状线水平）使用透热疗法做环向切口。将一系列暂住缝合线置于上部切口的边缘便于黏膜柱和含瘘以上 3cm 直肠平滑肌的环向切除。环向松解肛肠达骶骨中水平便于切除黏膜柱后无张力结肠肛管吻合。使用 3/0 聚丙烯缝合线作结肠肛管吻合完成手术。最后通过阴道缺损置入引流管作引流。

（卫勃 译 卫勃 校）

参考文献

Aartsen EJ & Sindram IS (1988) Repair of the radiation induced rectovaginal fistulas without or with interposition of the bulbo-cavernosus muscle (Martius procedure). *Eur J Surg Oncol* 14: 171-177.

Abel ME, Chiu YSY, Russell TR & Volpe PA (1993) Autologous fibrin glue in the treatment of rectovaginal and complex fistulas. *Dis Colon Rectum* 36: 447-449.

Abdul-Wahid FS, Qureshi A & Soon-Keng C (2002) Indomethacin-induced rectovaginal fistula in a postpartum patient. *Dis Colon Rectum* 45: 843-844.

Altomare DF, Rinaldi M, Veglia A, Petrolino M, De Fazio M & Sallustio P (2002) Combined perineal and endorectal repair of rectocele by circular stapler: a novel surgical technique. *Dis Colon Rectum* 45: 1549-1552.

Anderson JR, Spence RAJ, Parts TG, Bond EB & Burrows BD (1984) Rectovaginal fistulae following radiation treatment for cervical carcinoma. *Ulster Med J* 53: 84-87.

Arnold MW, Stewart WR & Aguilar PS (1990) Rectocele repair: four years' experience. *Dis Colon Rectum* 33: 684-687.

Athanasiadis S, Oladeinde I & Kuprian A (1995) Endorectal advance-ment flap-plasty vs. transperineal closure in surgical treatment of rectovaginal fistula: a prospective long-term study of 88 patients. *Chirur* 66: 493-502.

Bauer JJ, Sher ME, Jaffin H et al (1991) Transvaginal approach for repair of rectovaginal fistula complicating Crohn's disease. *Ann Surg* 213: 151-158.

Beecham CT (1972) Recurring rectovaginal fistula. *Am J Obstet Gynecol* 40: 323-328.

Beevors MA, Lubowski DZ, King DW et al (1991) Pudendal nerve function in women with symptomatic utero-vaginal prolapse. *Int J Colorectal Dis* 6: 24-28.

Belt RL & Belt RL Jr (1969) Repair of anorectal vaginal fistula utilising segmental advancement of the internal sphincter muscles. *Dis Colon Rectum* 12: 99-104.

Bentley RJ (1973) Abdominal repair of high rectovaginal fistula. *J Obstet Gynaecol Br Commonwealth* 80: 364-367.

Berman IR (1991) Sleeve advancement anorectoplasty for compli-cated anorectal/vaginal fistula. *Dis Colon Rectum* 34: 1032-1037.

Bollard RC, Gardiner A, Duthie GS et al (2003) Anal sphincter injury, fecal and urinary continence. *Dis Colon Rectum* 46: 1083-1088.

Boronov RC (1982) Urologic complication secondary to radiation alone or radiation surgery. In Delgade G & Smith JP (eds) *Management of Complications in Gynecologic Oncology*, p 163. New York: Wiley.

Bricker EM, Johnston WD & Patwardhan RV (1981) Repair of post-irradiation damage to colorectum; a progress report. *Ann Surg* 193: 555-564.

Byron RL & Ostergard DR (1969) Sartorius muscle interposition for the treatment of the radiation-induced vaginal fistula. *Am J Obstet Gynecol* 104: 104-107.

Coombes R (2004) Supporting surgery for obstetric fistula. *Br Med J* 329: 1125.

Corman ML, Gravie J-F, Hager T et al (2003) Stapled haemor-rhoidopexy: a consensus position paper by an international working party—indications, contra-indications and technique. *Colorectal Dis* 5: 304-310.

Cuthbertson AM (1986) Resection and pull-through for rectovaginal fistula. *World J Surg* 10: 228-236.

Cuthbertson AM & Buzzard AJ (1973) Pull-through resection of the rectum with vaginocystoplasty for repair of a rectovesicovaginal fistula. *Aust N Z J Surg* 43: 72-74.

Daniels BT (1949) Rectovaginal fistula: a clinical and pathological study. Thesis, University of Minnesota Graduate School.

Davies M & Keddie NC (1973) Abdominal actinomycosis. *Br J Surg* 60: 18-22.

Davis K, Kumar D, Stanton SL et al (2003) Symptoms and anal sphincter morphology following primary repair of third degree tears. *Br J Surg* 90: 1573-1579.

Deen KI & Sirisena JL (1999) Rectovestibular fistula complicating vaginal intercourse in a patient with a narrow vaginal orifice. *Colorectal Dis* 1: 357-358.

De Leeuw JW, Vicrhout ME, Struijk PC, et al (2001). Anal sphincter damage after vaginal delivery: functional outcome and risk factors for focal incontinence. *Acta Obstet Gynecol Scand* 80: 830-834.

Deen K, Kumar D, Williams J et al (1993a) The prevalence of anal sphincter defects in faecal incontinence: a prospective endosonic study. *Gut* 34: 685-688.

Deen K, Kumar D, Williams J et al (1993b) Anal sphincter defects: correlation between endoanal ultrasound and surgery. *Ann Surg* 218: 201-205.

Deen K, Williams J, Hutchinson R et al (1994) Fistulas in ano: endoanal ultrasonographic assessment assists decision-making for surgery. *Gut* 35: 1158-1160.

De Leeuw JW, Struijk PC, Vierhout ME et al (2001) Risk factors for third degree perineal ruptures during delivery. *Br J Obstetric Gynaecol* 108: 383-387.

DeSouza NM, Gilderdale DJ, Coutts GA et al (1998) MRI of fistula in ano: a comparison of endoanal coil with external phased array coil techniques. *J Comput Assist Tomogr* 22: 357-363.

Dushnitsky T, Ziv Y, Peer A et al (1999) Embolization-an optional treatment for intractable hemorrhage from a malignant rectovagi-nal fistula. *Dis Colon Rectum* 42: 271-273.

Eykyn S & Grace RH (1986) The relevance of microbiology in the management of anorectal sepsis. *Ann R Coll Surg Engl* 68: 237-239.

Fernando RJ, Sultan AH, Radley S et al (2002) Management of obstet-ric anal sphincter injury: a systemic review and national practice survey. *BMC Health Serv Res* 2: 9-14.

Fleshner PR, Schoetz DJ Jr, Roberts PL, Murray JJ, Coller JA & Veidenheimer MC (1992) Anastomotic-vaginal fistula after colorec-tal surgery. *Dis Colon Rectum* 35: 938-943.

Francois Y, Descos L & Vignal J (1990) Conservative treatment of low rectovaginal fistula in Crohn's disease. *Int J Colorectal Dis* 5: 12-14.

Fernando RJ, Sultan AH, Radley S, et al (2002) Management of obstetric anal sphincter injury: a systematic review & national prac-tice survey. *BMC Health Serv Res* 2: 9

Fry R & Kodner I (1995) Rectovaginal fistula. *Surg Ann* 10: 113-131.

Gallagher DM & Scarborough RA (1962) Repair of low rectovaginal fistula. *Dis Colon Rectum* 5: 193-195.

Giordano P, Drew PJ, Taylor D, Duthie G, Lee PWR & Monson JRT (1996) Vaginography-investigation of choice for clinically suspected vaginal fistulas. *Dis Colon Rectum* 39: 568-572.

Given FT (1970) Rectovaginal fistula: a review of 20 years' experience in a community hospital. *Am J Obstet Gynecol* 108: 41-46.

Goligher JC (1984) *Surgery of the Anus, Rectum and Colon*, 5th edn, pp 208-211. London: Ballière Tindall.

Graham JB (1965) Vaginal fistulas following radiotherapy. *Surg Gynecol Obstet* 120: 1019-1030.

Greenwald JC & Hoexter B (1978) Repair of rectovaginal fistulas. *Surg Gynecol Obstet* 146: 443-445.

Gross E & Irving M (1977) Protection of the skin around intestinal fistulas. *Br J Surg* 64: 258-263.

Halligan S & Bartram CJ (1998) MR imaging of fistula in ano: are endoanal coils the gold standard? *AJR Am J Roentgenol* 171: 407-412.

Haray PN, Stiff G & Foster ME (1996) New option for recurrent recto-vaginal fistulas. *Dis Colon Rectum* 39: 463-464.

Hayes J, Shatari T, Toozs-Hobson P, et al (2007). Early results of imme-diate repair of obstetric third degree tears; 65% are completely asymptomatic despite persistent sphincter defects in 61%. Colorectal Disease (in Press).

Heyen F, Winslet MC, Andrews H, Alexander-Williams J & Keighley MRB (1989) Vaginal fistulas in Crohn's disease. *Dis Colon Rectum* 32: 379-383.

Hibbard LT (1978) Surgical management of rectovaginal fistulas and complete perineal tears. *Am J Obstet Gynecol* 130: 139-141.

Hilsabeck JR (1980) Transanal advancement of the anterior rectal wall for vaginal fistulas involving the lower rectum. *Dis Colon Rectum* 23: 236-241.

Hoexter B, Kabow SB & Moseson MD (1985) Transanal rectovaginal fistula repair. *Dis Colon Rectum* 28: 572-575.

Hoskins WJ, Park RC, Long R, Artman LE & McMahon EB (1984) Repair of urinary tract fistulas with bulbocavernosus myocuta-neous flaps. *Obstet Gynecol* 63: 588-593.

Hudson CN (1970) Acquired fistulae between the intestine and the vagina. *Ann R Coll Surg Engl* 46: 20-40.

Ingelmann-Sundberg A (1953) Eine Methode zur operativen Behandlung von vesicovaginalen und rectovaginalen Fisteln im Bestrahlung. *Arch Gynekol* 1983: 498-500.

Isaacs JH (1971) Discussion of Boronov RC. Management of radia-tion-induced vaginal fistulas. *Am J Obstet Gynecol* 110: 7-8.

Janssen LW & van Dijke CF (1994) Selection criteria for anterior rectal wall repair in symptomatic rectocele and anterior rectal wall pro-lapse. *Dis Colon Rectum* 37: 1100-1107.

Jones IT, Fazio VW & Jagelman DG (1987) The use of transanal rectal advancement flaps in the management of fistulas involving the anorectum. *Dis Colon Rectum* 30: 919-923.

Kamm MA (1994) Obstetric damage and faecal incontinence. *Lancet* 344: 730-733.

Kammerer-Doak DN, Wesol AB, Rogers RG et al (1999). A prospective cohort study of women after primary repair of obstetric anal sphincter laceration. *Am J Obs Gynecol* 181: 1317-1323.

Karoui S, Leroi AM, Koning E et al (2000) Results of sphincteroplasty in 86 patients with anal incontinence. *Dis Colon Rectum* 43: 813-820.

Keighley MRB & Grobler S (1993) Fistula complicating restorative proctocolectomy. *Br J Surg* 80: 1065-1077.

Keighley MRB, Radley S & Johanson R (2000) Consensus on preven-tion and management of post-obstetric bowel incontinence and third degree tear. *Clinical Risk* 6: 231-237.

Kelly J (1992) Vesico-vaginal and recto-vaginal fistulae. *J R Soc Med* 85: 257-258.

Kennedy JT, McOmish D, Bennett RC, Hughes ESR & Cuthbertson AM (1970) Abdominoanal pull-through resection of the rectum. *Br J Surg* 57: 589-596.

Khanduja KS, Yamashita HJ, Wise WE, Aguilar PS & Hartmann RF (1994) Delayed repair of obstetric injuries of the anorectum and vagina. *Dis Colon Rectum* 37: 344-349.

Khanduja KS, Padmanabhan A, Kerner BA et al (1999) Reconstruction of rectovaginal fistula with sphincter disruption by combining rectal mucosal advancement flap and anal sphinctero-plasty. *Dis Colon Rectum* 42: 1432-1437.

Kilpatrick FR & York-Mason A (1969) Postoperative rectoprostatic urethral fistula. *Br J Urol* 41: 649-654.

Kodner IJ, Mazor A, Shemesh EI, Fry RD, Fleshman JW & Birnbaum EH (1993) Endorectal advancement flap repair of rectovaginal and other complicated anorectal fistulas. *Surgery* 114：682-689.

Kottmeier HL（1964）Complications following radiation therapy in carcinoma of the cervix and their treatment. *Am J Obstet Gynecol* 88：854-866.

Laird DR（1948）Procedures used in treatment of complicated fistulas. *Am J Surg* 76：701-708.

Lange V, Meyer G & Wenk H（1990）Fistuloscopy—an adjuvant tech-nique for sealing gastrointestinal fistulae. *Surg Endosc* 4：212-216.

Lawson J（1972）Rectovaginal fistulas following difficult labour. *Proc R Soc Med* 65：283-286.

Lee S-J & Park J-W（2000）Follow-up evaluation of the effect of vagi-nal delivery on the pelvic floor. *Dis Colon Rectum* 43：1550-1555.

Lescher TC & Pratt JH（1967）Vaginal repair of the simple rectovaginal fistula. *Surg Gynecol Obstet* 124：1317-1321.

Linke CA, Linke CL & Worden AC（1971）Bladder and urethral injuries following prolonged labor. *J Urol* 105：679-682.

Lowry AC, Thorson AG, Rothenberger DA & Goldberg SM（1988）Repair of simple rectovaginal fistulas. Influence of previous repair. *Dis Colon Rectum* 31：676-678.

McDonald PJ, Bona R & Cohen CRG（2004）Rectovaginal fistula after stapled haemorrhoidectomy. *Colorectal Dis* 6：64-65.

MacRae HM, McLeod RS, Cohen Z, Stern H & Reznick R（1995）Treatment of rectovaginal fistulas that has failed previous repair attempts. *Dis Colon Rectum* 38：921-925.

Malouf AJ, Norton CS, Engel AF et al（2000）Long term results of overlapping anterior anal sphincter repair for obstetric trauma. *Lancet* 355：260-265.

Marks G（1976）Combined abdominotranssacral reconstruction of the radiation injured rectum. *Am J Surg* 131：54-59.

Martius H（1940）Fettlappenplastik aus dem Bulbokavernosusgebiet als Fistel-nahtschutzoperation. *Guburtschilfe Freuenheilkd* 2：453-459.

Mattingly RF（1977）Anal incontinence and rectovaginal fistulas. In Te Linde RL（ed.）*Operative Gynecology*, 5th edn, pp 170-174. Philadelphia：Lippincott.

Mazier WP, Senagore AJ & Schiesel EC（1995）Operative repair of anovaginal and rectovaginal fistulas. *Dis Colon Rectum* 38：4-6.

Mengert WF & Fish SA（1955）Anterior rectal wall advancement：technic for repair of complete perineal laceration and rectovaginal fistula. *Obstet Gynecol* 5：262-267.

Miller R, Orrom W & Cornes H（1989）Anterior sphincter plication and levatorplasty in the treatment of faecal incontinence. *Br J Surg* 76：1058-1060.

Nazir M, Stien R, Carlsen E et al（2003）Early evaluation of bowel symptoms after primary repair of obstetric perineal rupture is mis-leading. *Dis Colon Rectum* 46：1245-1250.

Nisar PJ, Acheson AG, Neal KR et al（2004）Stapled haemor-rhoidopoexy compared with conventional haemorrhoidectomy：systematic review of randomized, controlled trials. *Dis Colon Rectum* 47：1837-1845.

O'Quinn AG, Fletcher GH & Wharton JT（1980）Guidelines for conser-vative hysterectomy after irradiation. *Gynecol Oncol* 9：68-79.

Parks AG（1961）Pathogenesis and treatment of fistula in ano. *BMJ* 1：463-467.

Parks AG & Motson RW（1983）Perianal repair of rectoprostatic fis-tula. *Br J Surg* 70：725-726.

Parks AG, Allen CLO, Frank JD & McPartlin JF（1978）A method of treating postirradiation rectovaginal fistulas. *Br J Surg* 65：417-421.

Patil R, Waterhouse K & Laungani G（1980）Management of 18 diffi-cult vesicovaginal and urethrovaginal fistulas with modified Ingleman-Sundberg and Martin's operations. *J Urol* 123：643-656.

Paye F, Penna C, Chiche L, Tiret E, Frileux P & Parc R（1996）Pouch-related fistula following restorative proctocolectomy. *Br J Surg* 83：1574-1577.

Penninckx F, Moneghini D, D'Hoore A et al（2001）Success and failure after repair of rectovaginal fistula in Crohn's disease：analysis of prognostic factors. *Colorectal Disease* 3：406-411.

Pfeifer J, Reissman P & Wexner SD（1995）Ergotamine-induced com-plex rectovaginal fistula：report of a case. *Dis Colon Rectum* 38：1224-1226.

Rex JC Jr & Khubchandani IT（1992）Rectovaginal fistula：complica-tion of low anterior resection. *Dis Colon Rectum* 35：354-356.

Roig JV, Garcia-Armengol J, Jordan J et al（1999）Immediate recon-struction of the anal sphincter after fistulectomy in the manage-ment of complex anal fistulas. *Colorectal Disease* 1：137-140.

Rosenshein NB, Genadry RR & Woodruff JD（1980）An anatomic clas-sification of rectovaginal septal defects. *Am J Obstet Gynecol* 137：439-442.

Rothenberger DA & Goldberg SM（1983）The management of recto-vaginal fistulae. *Surg Clin North Am* 63：61-79.

Rothenberger DA, Christenson CE, Balcos EG et al（1982）Endorectal advancement flap for treatment of simple rectovaginal fistula. *Dis Colon Rectum* 25：297-300.

Russell TD & Gallagher DM（1977）Low rectovaginal fistulas. Approach and treatment. *Am J Surg* 134：13-18.

Ryan JA Jr, Beene HG & Gibbons RP（1979）Gracilis muscle flap for closure of rectourethral fistula. *J Urol* 122：124-125.

Sangalli MR, Floris L & Weil A（2000）. Anal incontinence in women with third or fourth degree perineal tears and subsequent vaginal deliveries. *Aust NZ J Obs and Gynecol* 40：244-248.

Scott NA, Nair A & Hughes LE（1992）Anovaginal and rectovaginal fistula in patients with Crohn's disease. *Br J Surg* 79：1379-1380.

Sehapayak S（1985）Transrectal repair of rectocele：an extended armamentarium of colorectal surgeons. A report of 355 cases. *Dis Colon Rectum* 28：422-433.

Sher ME, Bauer JJ & Gelernt I（1991）Surgical repair of rectovaginal fistulas in patients with Crohn's disease：transvaginal approach. *Dis Colon Rectum* 34：641-648.

Shibata Y, Mizuguchi N, Takeda M et al（1999）Successful closure of a rectovaginal fistula following low anterior resection by endoscopic fibrin glue application. *Colorectal Disease* 1：42-44.

Shukla HS & Hughes LE（1984）The rectus abdominis flap for perineal wounds. *Ann R Coll Surg Engl* 66：337-339.

Simmang CL, Paquette E, Tapper D et al（1997）Posterior sagittal anorectoplasty：primary repair of a rectovaginal fistula in an adult. *Dis Colon Rectum* 40：119-123.

Simmang CL, Lacey SW & Huber Jr PJ（1998）Rectal sleeve advance-ment. Repair of rectovaginal fistula associated with anorectal stric-ture in Crohn's disease. *Dis Colon Rectum* 41：787-789.

Snooks SJ, Swash M, Henry MM & Setchell M（1986）Risk factors in childbirth causing damage to the pelvic floor innervation. *Int J Colorectal Dis* 1：20-24.

Sonoda T, Hull T, Piedmonte MR et al（2002）Outcomes of primary repair of anorectal and rectovaginal fistulas using the endorectal advancement flap. *Dis Colon Rectum* 45：1622-1628.

Sorensen M, Tetzschner T, Rasmussen OØ, Bjarnesen J & Christiansen J（1993）Sphincter rupture in childbirth. *Br J Surg* 80：392-394.

Stirnemann H（1969）Treatment of recurrent recto-vaginal

fistula by interposition of a gluteus maximus muscle flap. *Am J Proctol* 20：52-54.

Stoker J，Hussain SM，van Kempen D et al（1996）Endoanal coil in MR imaging of anal fistulas. *AJR Am J Roentgenol* 166：360-362.

Sultan AH，Kamm MA，Hudson CN et al（1993）Anal sphincter dis-ruption during vaginal delivery. *New Engl J Med* 329：1905-1911.

Sultan AH，Kamm MA，Hudson EN et al（1994）Third degree obstetric anal sphincter tears：risk factors and outcome of primary repair. *Br Med J* 308：887-891.

Sultan AH，Monga AK，Kumar D & Stanton SL（1999）Primary repair of obstertric anal sphineter rupture using the overlap technique. *Br J Obset Gynaeol* 106：318-323.

Sultan AH（2002）. Third-degree tear repair. In：MacLean AB，Cardozo L，eds. *Incontinence in women*. 379-390. London：RCOG Press；Sultan H & Thakar R（2002）Lower genital tract and anal sphincter trauma. *Best Practice & Research Clinical Obstetrics and Gynaecology* 16：99-115.

Symmonds RE（1969）Loss of the urethral floor with total urinary incontinence. A technique for urethral reconstruction. *Am J Obstet Gynecol* 103：665-678.

Symmonds RE & Hill LM（1978）Loss of urethra：a report on 50 patients. *Am J Obstet Gynecol* 130：130-138.

Tancer ML，Lasser D & Rosenblum N（1990）Rectovaginal fistula or perineal and anal sphincter disruption or both after vaginal deliv-ery. *Surg Gynecol Obstet* 171：43-46.

Tang N（1978）A new surgical approach to traumatic rectourethral fistulas. *J Urol* 119：693-695.

Tetzschner T，Sorenson M，Lose G et al（1996）Anal and urinary incontinence in women with obstetric anal sphincter rupture. *Br J Obstetr Gynaecol* 103：1034-1040.

Thompson JS，Engen DE，Beart RW Jr & Culp CE（1982）The manage-ment of acquired rectourinary fistula. *Dis Colon Rectum* 25：689-692.

Tsang CBS，Madoff RD，Wong WD et al（1998）Anal sphincter integrity and function influences outcome in rectovaginal fistula repair. *Dis Colon Rectum* 41：1141-1146.

Watson SJ & Phillips RKS（1995）Non-inflammatory rectovaginal fistula. *Br J Surg* 82：1641-1643.

Watson SJ，Loder PB，Halligan S et al（1996）Transperineal repair of symptomatic rectocele with Marlex mesh：a clinical，physiological and radiological assessment of treatment. *J Am Coll Surg* 183：257-261.

Webster GC，Sihelnik SA & Stone AR（1984）Urethrovaginal fistula：a review of the surgical management. *J Urol* 132：460-462.

West RL，Zimmerman DDE，Dwarkasing S et al（2003）Prospective comparison of hydrogen peroxide-enhanced three-dimentional endoanal ultrasonography and endoanal magnetic resonance imaging of perianal fistulas. *Dis Colon Rectum* 46：1407-1415.

Windsor ACJ，Lunniss PJ，Khan UA et al（2000）Rectovaginal fistulae in Crohn's disease：a management paradox. *Colorectal Disease* 2：154-158.

Wise WE Jr，Aguilar PS，Padmanabhan A，Meesig DM，Arnold MW & Stewart WRC（1991）Surgical treatment of low rectovaginal fistu-las. *Dis Colon Rectum* 34：271-274.

Wiskind AK & Thompson JD（1992）Transverse transperineal repair of rectovaginal fistulas in the lower vagina. *Am J Obstet Gynecol* 167：694-699.

Yee LF，Birnbaum EH，Read TE et al（1999）Use of endoanal ultra-sound in patients with rectovaginal fistula. *Dis Colon Rectum* 42：1057-1064.

York-Mason A（1970）Surgical access to rectum：a transsphincteric exposure. *Proc R Soc Med* 63：91-96.

York-Mason A（1977）A trans-sphincteric approach to rectal lesions. *Surg Ann* 9：171-194.

Yoshioka K，Ogunbiyi OA，Keighley MRB（1999）A pilot study of total pelvic floor repair of gluteus maximus transposition for post-obstet-ric neuropathic fecal incontinence. *Dis Colon Rectum* 42：252-257.

Zinicola R，Wilkinson KH & Nicholls RJ（2003）Ileal pouch vaginal fistula treated by abdominoanal advancement of the ileal pouch. *Br J Surg* 90：1434-1435.

第 13 章　藏毛窦

藏毛窦是一种由人体毛发长期慢性介导的炎性疾病。好发于肛门周围，但亦可发生在腋窝、腹股沟、手指（或足趾）间隙和头枕部。该病目前被认为是后天获得性的，虽然一些病例中存在某些先天性的皮肤凹陷形成窦道。一些发生在会阴处伤口、截肢后残端的病例亦支持该病是非先天性的。

15 岁以前、40 岁以后发生本病的患者极少，男性患者多于女性。事实上，藏毛窦是一种自限性疾病，并发症通常包括脓肿、反复性的脓毒血症，以及因治疗失败而导致的致残、丧失劳动能力。

虽然已有很多种外科手段已成功地被用来治疗该病，但术后复发仍是困扰之一。某些患者因手术带来的风险甚至比疾病本身更多。基于上述理由，该病的治疗目前倾向于保守及微创手术。

病理

藏毛窦是一种慢性炎性病变，通常好发于臀间肛管后正中线的皮肤凹陷处（Søndenaa 和 Pollard，1992）。该病变经常伴随着侧向的蔓延以形成多处病灶，可向头侧或远离原发处发展（图 13.1）。偶尔该窦道会向原发病灶的足端、肛门周围发展，特别是向肛门括约肌内、经肛门括约肌或肛周皮下组织发展（Walsh 和 Mann，1983；Taylor 和 Hughes，1984；Ortiz 等，1987；Petersen 等，2002）。

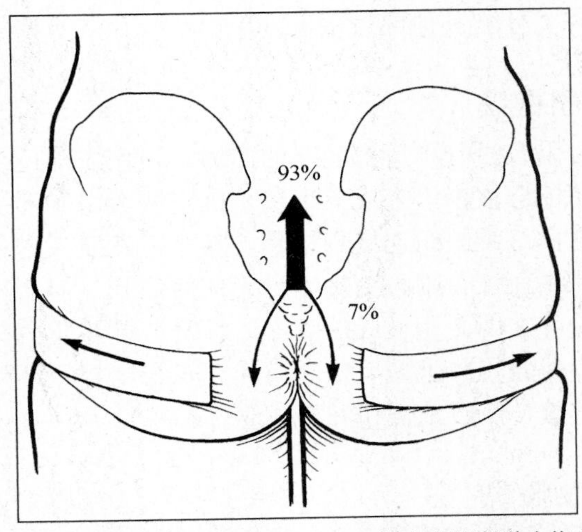

图 13.1　藏毛窦生长的方向。93%患者的窦道为指向头向的。

原发灶的皮肤窦道开口处为复层扁平鳞状上皮覆盖，窦道通常向头侧延伸 2～4cm，窦道的另一端可为盲端或为另一皮肤开口。除开口处外，窦道壁通常为颗粒细胞覆盖，大多数病变中可见毛发，但无毛囊结构，即该毛发为游离状态。发生在正中线的病灶皮肤凹陷处一般为皮肤缺损，可能含有角质栓或角质碎片，而该皮肤凹陷可以与窦道相通，亦可孤立存在。

因为皮下的纤维组织防止了窦道内容物向骶骨的扩散，所以原发灶可以侧向蔓延成多处病变以便排出坏死物。次发的病灶无皮肤组织结构，亦无毛囊、脂质腺或汗腺，仅有一些慢性炎性颗粒细胞，通常是巨细胞反应性的。

病因学和发病机制

先天性假说

多年来，先天性假说一直占主导地位，除此外也有许多其他假说被提出（Fox，1935；Kooistra，1942；Patey 和 Scarff，1946；Ewing，1947）。这些假说均表明病灶的起因为皮肤表面扁平鳞状上皮的裂隙或缺损。残留的骶管牵引皮肤或皮肤的附属结构被认为是原因。

骶管理论

发育过程中残留的骶管可刺激尾骨区域形成小的囊肿，该囊肿破裂后可行成盲端，进而发展为窦道。但是，如果该假说成立的话，那么藏毛窦的窦壁应该为囊肿样的立方上皮，但事实上为扁平上皮。所以骶管假说不能完全解释藏毛窦的发生，亦不能解释为什么其他部位也可发生。

皮肤牵引假说

随着发育过程中尾部胚芽的回缩，该相应部位的皮肤可能会被牵引进皮下组织。该皮肤牵引所形成的窦道由纤维组织连接到尾骨，除非毛发插入进而形成脓毒血症否则藏毛窦本身无任何症状。但儿童中极少存在因此所形成的窦道，且窦道壁并非由扁平上皮覆盖，并且藏毛窦的病灶并非与尾骨经纤维组织连接，所以该假说并不成立。

皮内异物假说

下陷的皮肤可能形成皮肤囊肿，进而发展为皮肤感染。这一病变通常发生在正中线，也可发生在会阴、内括约肌或者骨盆处。下陷的皮肤除了通常被覆扁平鳞状上皮外，也包括皮下组织、毛发和其他皮肤附属结构。该病变通常在出生时存在，尽管无相应的临床表现。但是出生的婴儿无藏毛窦发病，因皮肤下陷形成的囊肿更是少见，并且该病的窦道仅开口处为复层细胞结构。

获得性假说

现在普遍认为藏毛窦为后天获得性疾病（Brearley，1955；Notaras，1970；Bascom，1980；Golz 等，1980；Senapati 等，2000；Theodoropoulos 等，2003；Dalenbäck 等，2004）。最有力的论据是藏毛窦好发于理发师和吉普车司机中（Casberg，1949；Karydakis，1973；Clothier 和 Haywood，1984），并且从事该职业的患者倾向于术后复发。此外，该类患者的复发病灶通常是比较表浅的，并非是隐匿、深层发展的（Healy 和 Hoffert，1955；Hamilton 等，1963；McCaughan，1965；Thomas，1968）。最后，一些藏毛窦可发生在皮肤切口处，如截肢处、脐部、会阴伤口处，而这些部位均远离肛门周围（Shoesmith，1953；Gillis，1954；Thorlakson，1966；Calapinto，1977）。

最有力的证据是藏毛窦的病灶内存在游离的毛发（Søndenaa 和 Pollard，1992）。90%的患者术后病灶中可发现游离的毛发（Brearley，1955；Lord 和 Millar，1965；Golz 等，1980）。尽管游离的毛发普遍存在于病灶中（Bascom，1983），但病灶深处却从来未发现毛囊结构（Dwight 和 Maloy，1953；Raffman，1959）。病灶中的毛发通常是分离的，根部位于窦道的深层，尖端朝向皮肤凹陷处（Weale，1964）（图 13.2）。检查该病灶中的毛发通常会发现表面覆盖锯齿结构，类似于鱼钩样，因此如果毛发的根部被牵引进皮肤凹陷处后，随着臀部的运动会进一步加强该牵引作用。因此，藏毛窦被认为是头发或会阴处毛发进入皮下组织所形成的（Williams，1955）。如吉普车司机的患者，反复的摩擦以及皮损，促进了毛发刺破皮肤和随之而来的异位（Brearly，1955；Patey 和 Williams，1956；Zimmerman，1984）。

但毛发的根部是如何刺入正常的皮肤组织仍困扰着这一假说。诚然，一些少数患者存在因皮肤外伤所致的肛周表皮脱落（Søndenaa 等，1995a）。该类情况通常是因为男性患者分泌汗液较多且不注重肛周清洁，所致皮肤潮湿。这一理论的主要证据来源于从事理发的患者，他们的手指间因活动变得柔软并且因反复接触水而易于遭受创伤。此外，该类

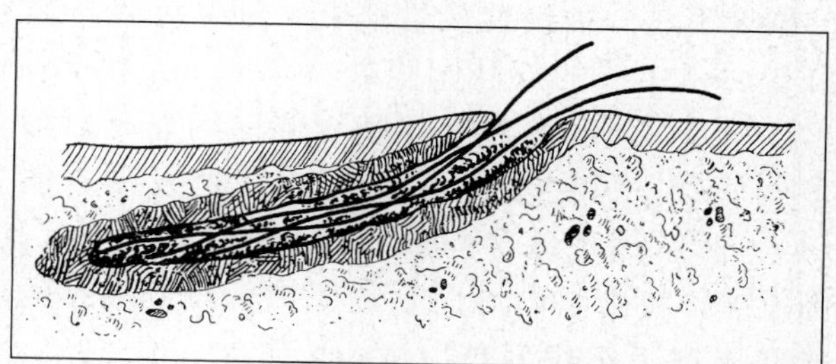

图 13.2 藏毛窦的病理学。藏毛窦的横截面：左为头侧、右为臀侧。窦道的两侧为慢性肉芽组织、脱落的上皮组织及毛发。整个病变位于皮下组织内。

患者的脐部或恢复中的伤口允许毛发的植入。但是，后天获得的成因不能完全解释藏毛窦的发生，因为少数患者的病灶开口处可见毛囊结构（Bascom，1983），并且有的毛发较会阴、肛门处长，看起来更像是头发。

先天和后天联合假说

我们可以相信藏毛窦不是完全的先天性疾病。儿童和成人均可能有无症状的和单纯的肛门后正中线的皮肤凹陷。这些凹陷可能单一，也可能多个存在，极有可能是先天形成的（Lord，1975），由上皮细胞覆盖。凹陷中可能存在毛囊结构并且毛发可断离并刺入皮下组织（Jones，1992）。皮肤凹陷处植入的游离毛发可能来源于头发、背部或会阴处，并向头侧刺入。一旦毛发刺入皮下组织，它即被当作人体异物从而介导巨细胞吞噬反应，表皮细胞碎屑和脂质聚集并发展为脓肿。由于中线处纤维组织的隔离，该脓肿并不能向中线处蔓延，继而形成侧方的次发灶。青春期皮肤环境的改变、皮脂腺分泌及臀部肌肉的关系可能提高了毛发刺入和继发脓毒血症的风险。

发病率

藏毛窦的发病率并不确定。1985 年就有超过 7 000 位患者因该病就诊于英格兰及威尔士医院。一项挪威研究显示该病的发病率为 25/100 000，38%的患者有家族史，37%患者超重，34%的患者有外伤史（Søndenaa 等，1995a）。另一项研究显示该病的发病率为 26/100 000（McGuinness 等，2003）。

年龄

该病的平均发作年龄为 21 岁（Kooistra，1942），中位年龄为 25 岁。Søndenaa 等研究显示女性患者中位发病年龄（19 岁）较男性患者（21 岁）要早。17 岁以下和 45 岁以上极少发病（图 13.3a）。所以藏毛窦被认为是一种自限性疾病（Hopping，1954；Bascom，1987）。

性别

藏毛窦好发于男性患者（图 13.3b），男性比例为 63%～79%（Eftaiha 和 Abcarian，1977；Farringer 和 Pickens，1978；Rainsbury 和 Southam，1982；Guyuron 等，1983）。

种族

该病普遍存在，但加勒比黑人中极少发生。黄种人和软质毛发的人种较少发生，更多的患者是黑发且毛发较硬。

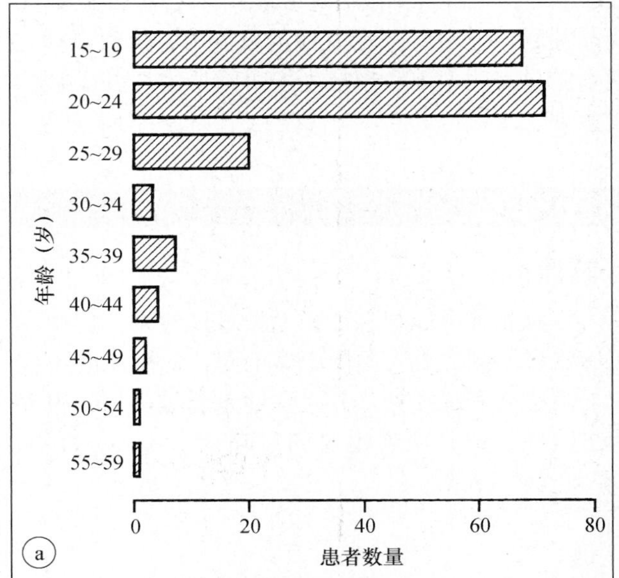

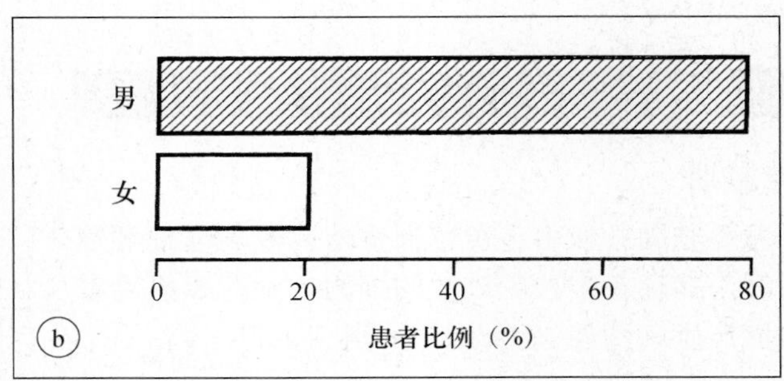

图 13.3　藏毛窦的年龄、性别分布。(**a**) 多数为 30 岁以前发病；(**b**) 80%的患者为男性。

临床表现

该病可能隐匿发作，引起慢性脓毒血症甚至急性脓肿。术后患者亦可复发。

无症状

典型的改变为肛管后正中线约5cm处单一或多发的微小凹陷。凹陷中可能存在毛发结构，但是无痛性的可能并不引起症状。年龄较大的患者可能会存在轻微的脓毒血症，但有些从来未就诊过，而有些从未有过不适主诉。Eftaiha和Abcarian（1977）曾报道过芝加哥Cook County医院约11%的藏毛窦患者是隐匿发作的或偶然发现。

慢性脓毒血症

较多的患者存在轻微的慢性症状，如坐时不适或反复发作。偶尔会出现反复的急性脓毒血症。

研究表明反复发作的病例中，病灶间可能相邻或分离（皮下组织内相互连通）。病灶开口处可覆盖颗粒细胞并分泌浆液脓性的组织。80%的次发灶位于原发灶的头侧，但个别病灶也可发生于肛周（Notaras，1970）。原发灶皮肤凹陷具有一特征性的光滑边缘，内部可有游离的毛发突出。

急性脓肿

藏毛脓肿的典型表现是近病灶开口处红肿、出现较硬的波动性包块。病灶凹陷内有时存在毛发，它们可能是藏毛窦脓肿的唯一证据。

急性脓肿通常可自行破溃形成次发灶。一些疼痛性的或未完全破溃的脓肿需要外科手术的干预。急性脓肿好发于城镇或文化程度较低的群体（Eftaiha和Abcarian，1977）。

微生物学

急性脓肿

急性脓肿一般由金黄色葡萄球菌或表皮葡萄球菌引起。如存在多种厌氧性的细菌，则对邻氯青霉素可能产生耐药性（Søndenaa等，1995b）。

表13.1 术前藏毛窦病灶中的菌落（N=98）

菌种	例数
需氧菌	
表皮葡萄球菌	8
金黄色葡萄球菌	3
链球菌	5
肠球菌	1
类白喉菌	2
大肠埃希菌	2
变形杆菌	2
厌氧菌	
混合菌	24
消化链球菌	4
微嗜氧链球菌	1
脆弱拟杆菌	11
其他	3

来源自：Søndenaa等（1995b）。

慢性藏毛窦

一项挪威的研究表明，50%的术后患者窦内容物是无菌性的（Søndenaa等，1995b）。Rainsbury和Southam（1982）发现多数隐匿性或复发的患者病灶中存在多种厌氧细菌；葡萄球菌较少见而一些需氧的革兰阴性菌如大肠埃希菌、变形杆菌、假单胞菌、链球菌普遍存在。上述挪威的研究中还发现98例藏毛窦患者中有49例存在厌氧及葡萄球菌（表13.1）。虽然术前无菌可能与术后脓毒血症无明显关联，但术后脓毒血症的发生率却高达43%。两项结果表明术前应用抗生素可降低术后并发症的发生率。

鉴别诊断

汗腺脓肿

汗腺脓肿可能与急性藏毛窦难以鉴别，但两者仍有许多不同之处。不同于藏毛窦，汗腺脓肿不仅仅局限于皮肤缺损处，并且女性患者较多见，很少为自限性。但是两者也可同时存在（Anderson和Dockerty，1958）。

肛瘘

少数患者很难鉴别是肛瘘还是藏毛窦，特别是

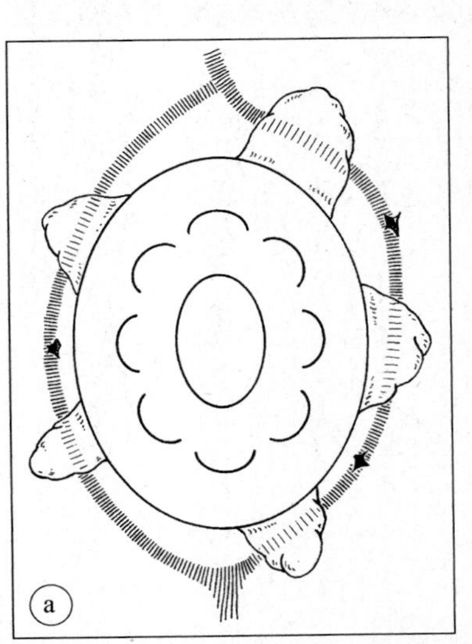

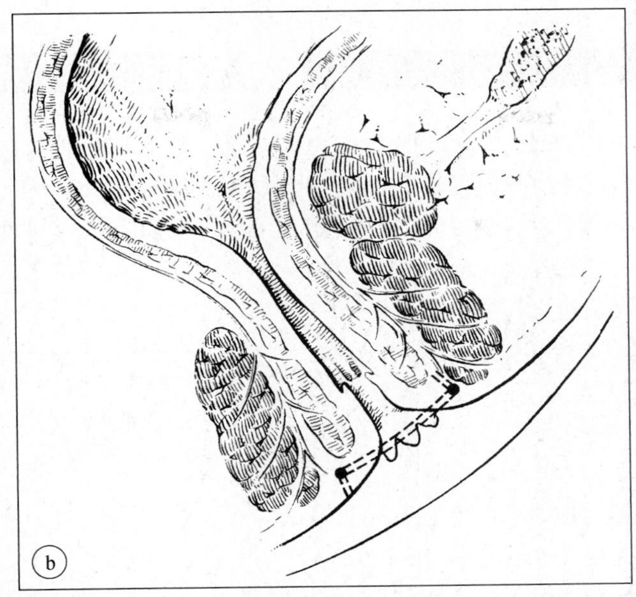

图 13.4　肛周的藏毛窦：肛周病变占总发病的 7%。(**a**) 肛周藏毛窦的好发部位；(**b**) 矢状面显示肛周藏毛窦的解剖部位，注意这一病变位置较表浅、且位于肛门括约肌间沟。

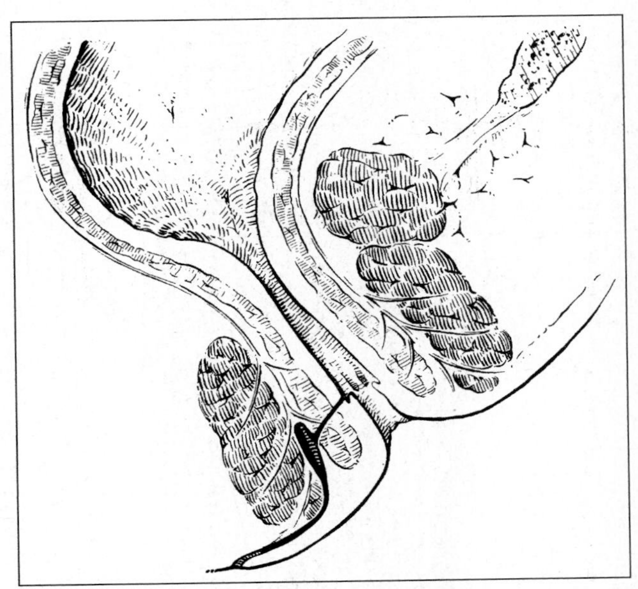

图 13.5　肛瘘合并藏毛窦。在某些病例中藏毛窦会合并肛腺的感染，此时窦道可能会与括约肌、肛管组织相通，使病变变得极其复杂。但这种情况的发生率极低。

后者次发灶位于近肛门处时。Vallance (1982) 报道了 4 例以肛周脓肿或肛瘘的发病的藏毛窦。Lord (1984) 也分析了藏毛窦于肛周的好发部位（图 13.4）。Walsh 和 Mann (1983) 发现藏毛窦内有毛发结构并且可能刺入外括约肌、括约肌间或内括约肌（图 13.5）。但是单纯的肛管内的藏毛窦病例极罕见。

先天性畸形

骶尾骨处瘘管是发育过程中骶管残留，该瘘管延伸向尾骨或骶骨。如果瘘管与脊髓腔相通，可能该病是先天性的并且伴随脊柱裂或脊髓膨出。由于相通性的瘘管增加了患脑脊髓膜炎的风险，故该类疾病死亡率很高。

骶骨前瘘管或凹陷被认为是表面皮肤被牵引向下所致。凹陷内的内容物可能会引起感染。骶尾处畸胎瘤如较大时容易发现，但较小的可能不易发现或由于随后的感染而被察觉。

Cordomas 多发生于残余的轴向骨骼，50%好发于骶尾区域。通常该畸形会介导藏毛窦的发生，治疗上是广泛的局灶切除（Beattie 等，2000）。

并发症

最常见的并发症是急性或慢性炎症。极少会出现恶变，通常为鳞状细胞癌（Goodall，1961），少数为基底细胞癌或汗腺癌。恶变可以为临床表现或切除标本后病理证实。但是，该病恶变后通常转移并且 5 年生存率只有 61%（Philipsen 等，1981）。多数患者存在术后局部复发。

发展史

Clothier 和 Haywood（1984）通过对 42 位患有藏毛窦的军事医院工作人员的研究发现，该病的炎性活动期只存在于 17～45 岁（图 13.6）。该病通常为单一的慢性缓解、复发病灶，活动期一般为患病的第二个十年。多数超过 30 岁的患者经单一的切开引流后，再无任何症状或要求再手术切除。在一些经手术切除的患者中，45%存在复发。所以研究者认为手术会进一步促使藏毛窦的发展，而该病本身是类似痤疮的自限性疾病（Goodall，1975）。因此，脓肿切开引流和静止期患者的微创手术开始被重视（Ortiz 等，1977；Armstrong 和 Barcia，1994，Akinci 等，2000；Senapati 等，2000；Theodoropoulos 等，2003；Dalenbäck 等，2004）。

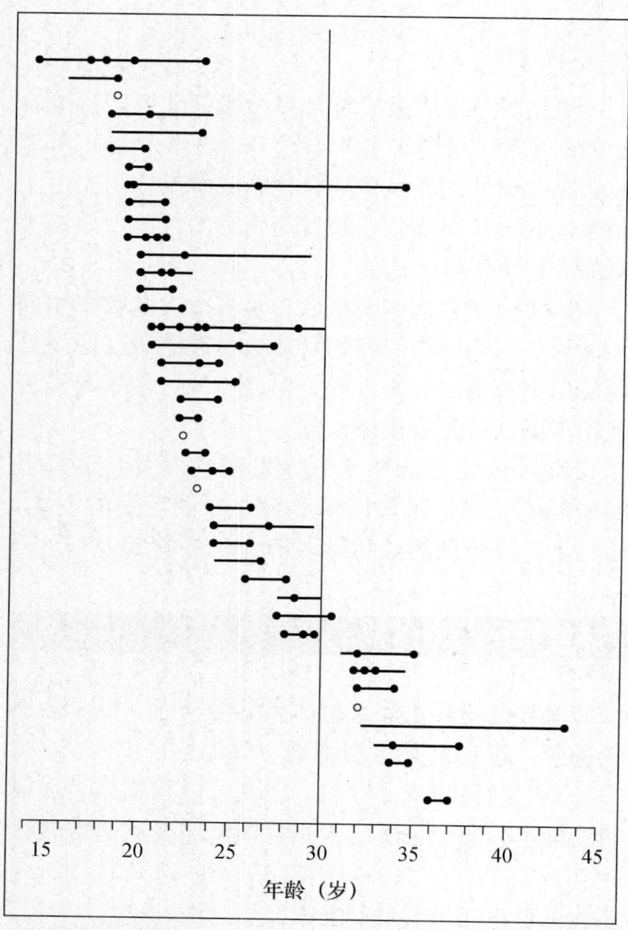

图 13.6 藏毛窦的自然转归。水平轴代表疾病；圆圈代表手术；半圆代表病史小于 3 周的病例。值得注意的是多数病例会自行痊愈。

脓肿的急诊处理

藏毛脓肿通常在局麻、区域阻滞或全麻下性切开引流（Eftaiha 和 Abcarian，1977）。对于依从性较好的患者，局部浸润性麻醉（图 13.7）（必要时

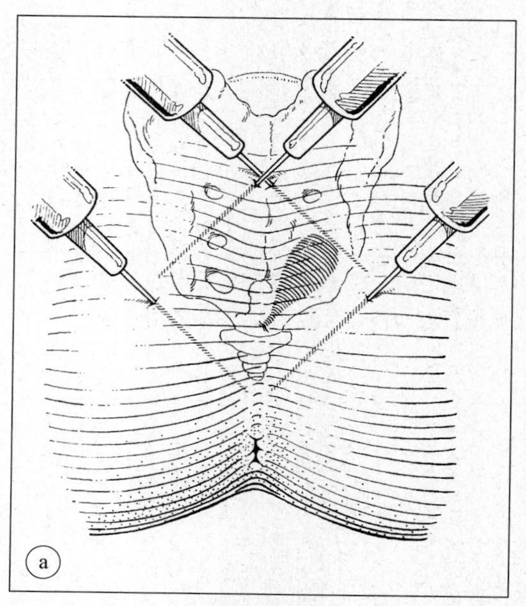

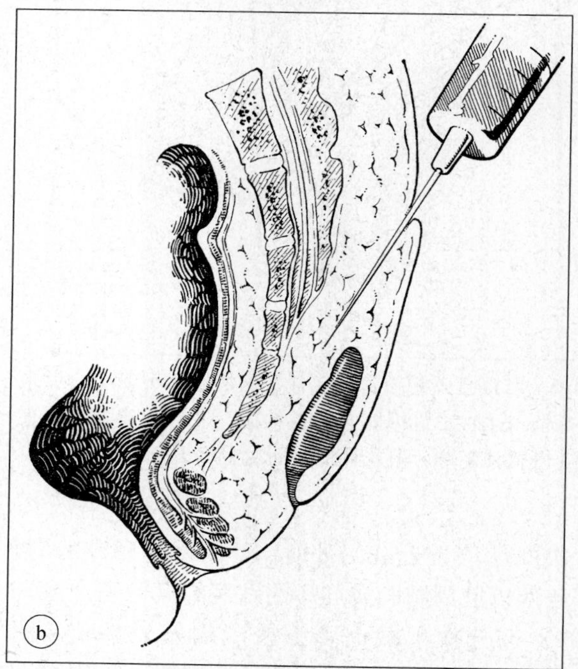

图 13.7 局部切除。（**a**）鉴于藏毛窦本身病变位于皮下组织内，无论是从病变处进针或从病变的周围进针麻醉局麻可以达到局部切除时的麻醉效果；（**b**）局麻必须要浸润到骶骨筋膜，因为病变的深部往往会深达此层面。

加用镇静药）足以完成脓肿切开引流，否则的话全麻是必需的。藏毛脓肿极少为多房的，所以通常不必要用刮匙刮净脓肿。小的梭形切口足以引流干净（Hanley，1980）。

主要诊疗原则是确定脓肿排净并且术后2～3周复查以明确有无必要性手术切除并指导伤口处理。通常切口可由患者自行处理或由亲属进行（Eftaiha和Abcarian，1977）。当这项原则在芝加哥Cook County医院实施时，术后并发症很低（急性切除术后发生率仅为3%），175位住院日为2天的术后患者只有一位出现复发（Eftaiha和Abcarian，1977）。

另一种治疗方式为切除全部的藏毛窦区域，但是术后可能面临感染和创面较大的风险。藏毛窦区域的解剖不是很明确，并且存在60%的复发（Clothier和Haywood，1984）。

切开引流可能是对超过30岁患者的标准术式。在Jensen和Harling研究中，切开引流可使58%的患者达到了治疗目的，而只有27%的患者要求切除剩余的藏毛窦。我们建议对所有的急性藏毛窦患者行切开引流，对术后3～6个月仍存在病灶的患者行手术切除。以色列的Matter等（1995）发现切开引流术后复发率为55%，手术切除后为41%，但是引流后的患者恢复时间仅为切除的一半（表13.2）。

脓肿腔是否需要包扎一直存在争议，作者认为如果脓腔能充分引流（如小的自行破溃或相当于脓腔直径的皮肤游离），止血往往比包扎更重要。有的患者对术后的脓腔护理非常仔细，反复的处理、包扎伤口，反而会引起伤口的较慢或延迟愈合。放置简单的可吸收材料（如生物海绵或类似物）就足够了。一些外科医生提出过分的包扎可能会介导脓腔硬化不利于伤口的愈合，但伤口延迟愈合的具体原因仍不清楚。

其他治疗

其他治疗方法包括保守治疗和消融手术。尽管消融可使80%～100%的患者康复，但也有某些患者存在恢复慢、康复时间长及复发率高的风险。Clothier和Haywood（1984）报道单纯的手术切除有38%的复发风险。此外复发可能于术后许多年后发生（Notaras，1970）。

相对于消融手术而言保守治疗更容易被接受，因为该病本身的自限性特点。Edwards（1977）报道40%随访患者中只有那些能仔细护理的能达到完全的治疗结果，而多数的文献只是基于短期随访的病例。所以该病真正的复发率是否高于文献报道是值得研究的（Guyuron等，1983）。

保守性手术

皮肤凹陷切除及瘘管清除

Lord和Millar（1965）首次提出了该病的微创治疗理念。他们指出皮肤凹陷的切除和次发病灶的扩大可以使藏毛窦中的毛发经软毛刷刷出。Edwards（1977）经过5年的实践发现，该病术后的复发率为11%，明显低于未行软毛刷出的患者（43%）（图13.8），可见刷出病灶中毛发的重要性。该治疗方式术后平均只需休息10天，恢复时间平均39天。为避免复发，术后必须保持皮肤清洁并每周刮除周围的毛发直到手术切口瘢痕形成。

手术技术

患者取右侧卧位，充分暴露骶尾部并照亮，确定病灶处皮肤凹陷并用Mark笔标记，同时标记出所有侧向蔓延的病灶。局部皮下浸润麻醉后，藏毛窦的病变可能变得不易区分，故术前标记非常重

表13.2　藏毛脓肿切除与开窗引流的对比

	切除（n=29）	引流（n=29）
复发	12（41%）	16（55%）
住院时间（天）	4（2～8）	3（0～12）
不能工作时间（天）	14（3～60）	7（3～30）
治愈时间（天）	30（15—70）	30（10～60）

中位值与范围。
来源自：Matter等（1995）。

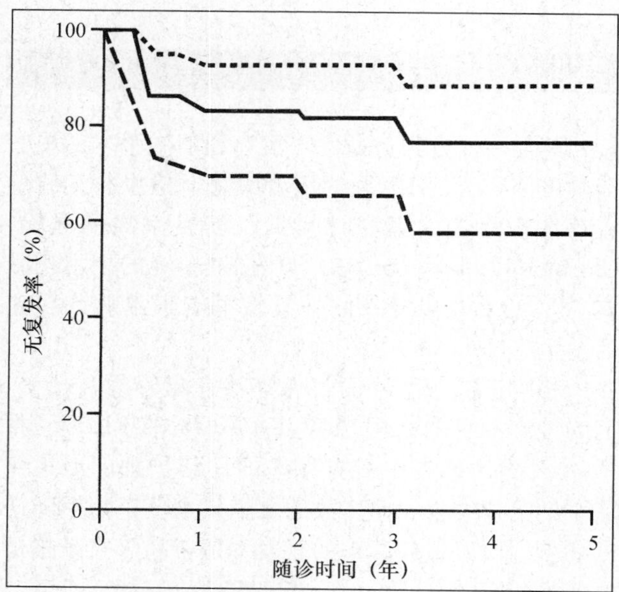

图 13.8 无复发的藏毛窦。复发率往往难以评估，通常只能对坚持定期随访的病患进行统计。

要。手术切口取侧向窦道开口处 1cm 圆形切口及原发灶凹陷处 2.5cm×1cm 梭形切口，如有多处皮肤凹陷，可取多个梭形切口（图 13.9），避免长切口。切口周围局部浸润麻醉后，小心插入窦道内以完全麻醉，Lord（1975）建议 0.5%的利多卡因加入 1∶200 000 的肾上腺素。11 号或者 15 号解剖刀切开皮肤及皮下组织，避免伤及骶尾部筋膜层。建议从低处病灶开始切开，避免高处切开后出血影响视野。切口后止血钳夹起皮肤，用剪刀剪掉切口下组织并移除。切下的组织要检查有无结节样组织。用止血钳打通侧方窦道与正中的皮肤凹陷，用小钢丝刷反复刷除窦道以去除毛发。伤口周围刮净毛发，范围约光盘大小，冲洗伤口。

以色列 Matter 等（1995）就 Lord's 术式与开放性伤口进行了对比，术后复发率是相同的，但前者的休息及恢复时间明显要少（表 13.3）（Lord 和 Miller，1965），证实微创手术虽不能减少复发率但仍能起到减少创伤的目的。

囊肿切除

Bascom（1983）认为藏毛窦是皮肤凹陷处毛囊破裂引起的。一旦脓肿排净皮肤凹陷可予切除。当只有一处侧方窦道时，切除中央的皮肤凹陷、侧方窦道予以刮匙刮净即可。对 161 患者实施此手术后平均恢复时间为 3 周，且术后复发仅为 6%。

冰冻治疗

基于藏毛窦可保守治疗后，多位研究者（Abramson，1970；Sebrechts 和 Anderson，1971；Gage 和 Dutta，1977）对 29 例相对静止期患者实施了冰冻治疗。结果表明复发率为 3%，O'Connor（1979）亦做了相同的报道。但是冰冻治疗目前已很少应用。

石碳酸注射

石碳酸于 1960 年被应用来一直未被广泛采纳（Maurice 和 Greenwood，1964）。多数医生用纯的石碳酸，但患者较痛苦，所以建议在全麻下使用

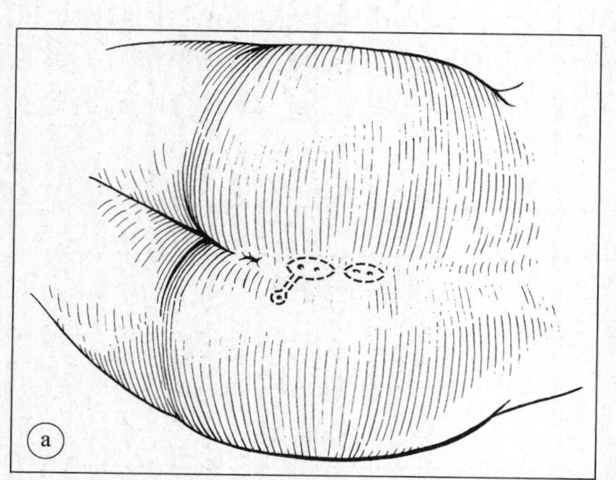

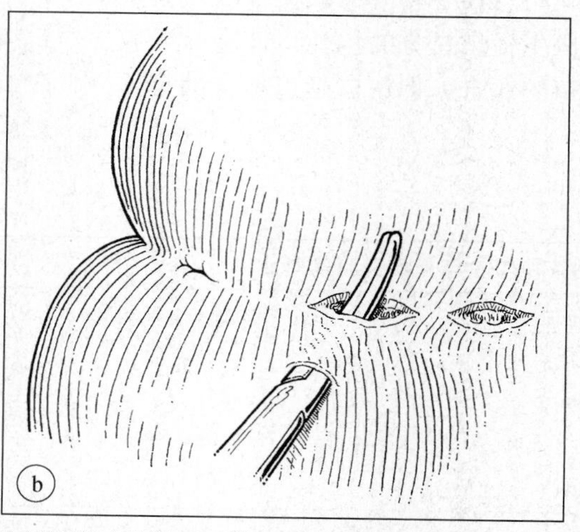

图 13.9 正中窦道及其外侧延伸病灶的切除。（**a**）取正中窦道及其外侧延伸病灶周围切口；（**b**）两侧延伸病灶中插入血管钳以切除肉芽组织。

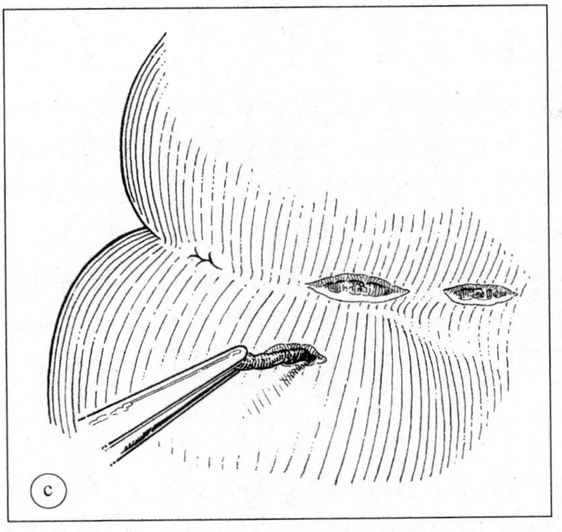

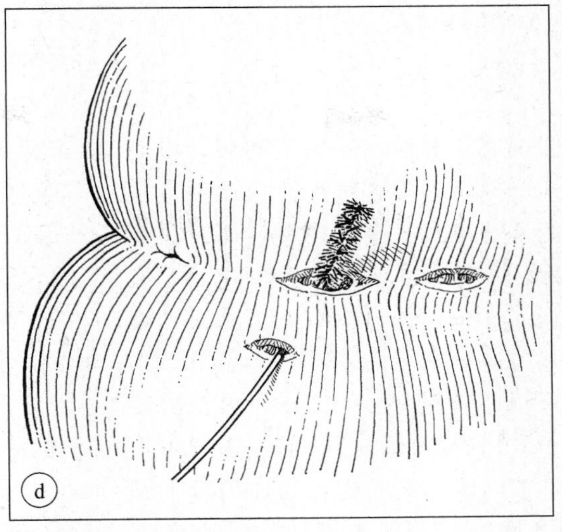

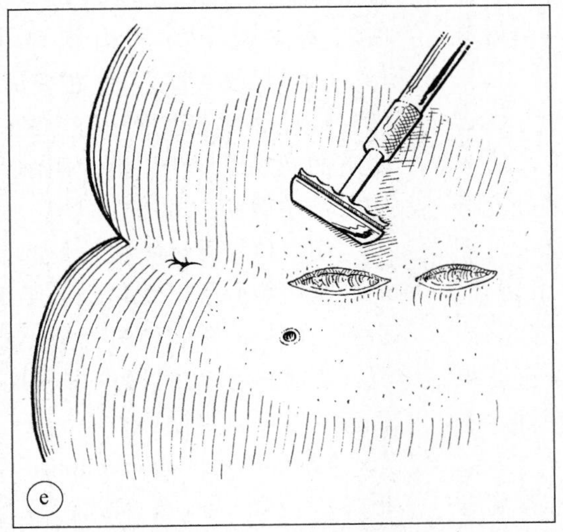

图 13.9（续）（**c**）另外，外侧的窦道也可切除，例如在肛瘘中；（**d**）为保证肉芽组织及毛发全部清除，切除病灶后需用钢丝刷处理创面；（**e**）完成手术。正中窦道及外侧延伸病灶被完全切除，毛发被刷除。

表 13.3　慢性藏毛窦切除与 Lord 术的对比

	切除与开放伤口（n=21）	**Lord 术（n=21）**
复发	6（25%）	6（28%）
住院时间（天）	5（1～14）	4（1～7）
不能工作时间（天）	15（3～35）	7（2～20*）
治愈时间（天）	30（10～20）	14（7～60）

中位值与范围。
* P<0.002；P<0.001。
来源自：Mater 等（1995）。

（Shorey，1975）。该方法的复发率为 19%，多数活动期患者不宜应用。

Erlangen 的研究者得出了相当不同的结果（Schneider 等，1994），应用 80%的石碳酸治疗 45 例病例后发现 60%患者平均恢复时间为 6 周，并且 50%的患者进而发展为脓肿，他们认为石碳酸对该病治疗无利（Schneider 等，1994）。

窦道切开

如果获得性假说成立的话，那窦道的切开可能是创伤最小的术式选择。术中通过探针或亚甲蓝找到所有的窦道，如果窦道另一端为盲端，切开盲端表面皮肤直达远处。

但部分研究（Clothier 和 Haywood，1984）表明该术式的复发率高达 67%，也有报道（Ortiz 等，1977；McLaren，1984）提示小于 10%，尽管需要长时间的住院和平均 6 周的康复时间（表 13.4）。相对于切除和造口术，该术式的优点为在局麻下即可进行。Notaras（1970）发现窦道切开后患者需要的住院时间较短，但术后恢复时间较长，复发率为 13%（表 13.5）。

技术

患者取右侧卧位，病灶中央的皮肤凹陷处充分浸润麻醉以保证探针可以探入侧方的窦道中（图 13.10）。如术中发现窦道一端为盲端，应予切开。所有的窦道插入探针后其表面的皮肤应麻醉充分，用解剖刀或电刀切开，刮匙刮净毛发及残留皮肤组织。过早的麻醉可能会导致窦道探查的不准确。术后刮净周围毛发、敷料覆盖，注意清洁。

如果保守治疗被推荐，那么我们不再推荐切开术而更推荐 Lord 或 Bascom 术式。

Bascom 术

藏毛窦病灶常规切除后，敞开伤口或一期缝合均会对臀部形成剪切力，这对于正中的病灶术后恢复是不利的。所以避开正中手术切口往往会恢复较好（Karydakis，1973；Mann 和 Springall，1987）。Bascom（1980，1983，1987）建议只切除正中的皮肤凹陷，由病灶的侧方开口做脓肿的引流或用刮匙刮净窦道。

技术

该手术可在门诊局麻下进行，患者可采取俯卧位或侧卧位（Senapati 等，2000）。中线病灶处的皮肤凹陷连通下方的组织可用手术刀挖除（图 13.11a），深度要直达下方的窦道或脓腔（图 13.11b）。然后取病灶侧方纵形切口，经此切口打通其与正中窦道的间隔以便于引流，用刮匙探入原发灶的窦道中，刮净病变中的脓性组织、炎性组织及毛发。此侧方切口位于藏毛窦原发灶的下方以便将其与骶骨的纤维组织分隔，切口也可经正中线做对侧病灶的引流。Basom 建议侧方切口不做一期缝合以充分引流，皮肤凹陷处的切口可一期缝合（图 13.11c）。患者术后可自行换药。

Portsmouth 的 Senapati 和 Thomson（1996）报道了应用 Basom 术式治疗藏毛窦的 161 病例。多数患者在 2 周内即可恢复正常生活。8 例患者出

表 13.4 病灶开窗治疗后的结果

	n	复发	伤口裂开	再次手术	住院时间（天）	治愈时间
脓肿						
切开和引流	42	23（54）	0	17（40）	15	6 周
伴蜂窝织炎的慢性窦道						
切开与刮除	18	2（11）	0	2（11）	29	6 周
切除与包扎	34	3（9）	0	3（9）	21	7 周
慢性未感染窦道						
切除和一期缝合	41	5（12）	5（12）	8（20）	14	11 天
切除和部分缝合	22	0	1（5）	0	20	20 天

括号内数据为百分数。
来源自：McLaren（1984）。

表 13.5 各种术式的结果

作者	*n*	住院时间（天）	伤残时间（天）
敞开			
Notaras（1970）	45	17	49
Edwards（1977）（仅切除凹陷）	102	NR	39
Ortiz 等（1977）	14	NR	39
Bascom（1983）（仅切除囊肿）	161	NR	21
Senapati 和 Thompson（1996）（切除正中线凹陷，边侧引流）	161	DC	NR
切除与敞开			
Palumbo 等（1951）	113	17	NR
Healy 和 Hoffert（1955）	47	26	NR
Notaras（1970）	41	26	44
Sood 等（1975）	28	16	67
Wood 和 Hughes（1975）（使用弹性泡沫橡胶）	72	10	84
Fuzun 等（1994）	45	2	17
Matter 等（1995）	21	5	15
Søndenaa 等（1995c）	60	NR	NR
Spivak 等（1996）	47	DC	NR
切除与造袋术			
MacFee（1942）	147	14	69
Abramson（1970）	159	NR	NR
Cavanagh 等（1979）	26	NR	NR
Spivak 等（1996）	26	1	NR
切除与一期缝合			
Goodall（1961）	126	17	NR
Gabriel（1963）	89	14	NR
Hamilton 等（1963）	393	12	17
McCaughan（1965）	1080	23	NR
Cherry（1968）	202	11	12
Notaras（1970）	43	16	NR
Karydakis（1973）（侧切）	754	8	NR
Wood 和 Hugher（1975）	26	9	NR
Rainsbury 和 Southam（1982）	72	13	NR
Fuzun 等（1994）	46	5	11
Kharia 和 Brown（1995）	46	1	21
Søndenaa 等（1995c）	60	NR	NR
Spivak 等（1996）	56	DC	NR
Kitchen（1996）（侧方伤面）	141	4	NR
切除与 Z 字成形术			
Monro 和 McDermott（1965）	20	21	NR
Middleton（1968）	30	16	NR
Sood 等（1975）	23	12	1
Mansoory 和 Dickson（1982）	120	12	NR
切除与菱形皮瓣			
Azab 等（1984）	30	10	NR
Gwynn（1986）	20	11	NR
Chavez 等（1998）	14	NR	NR
Mdanterola 等（1991）	25	4	14
Galizia 等（1995）	22	4	8

DC，门诊；NR，不推荐。

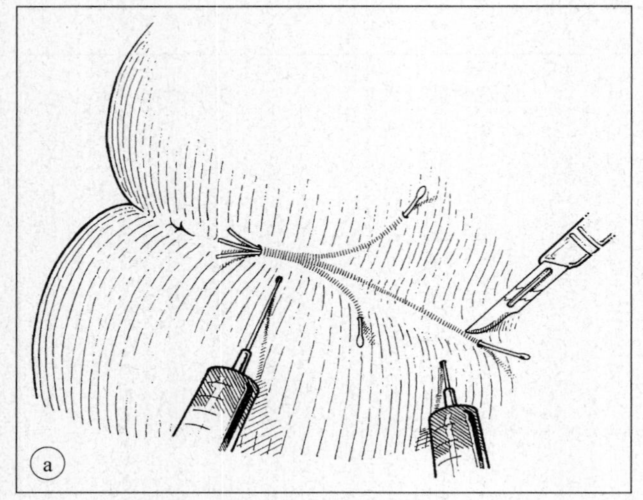
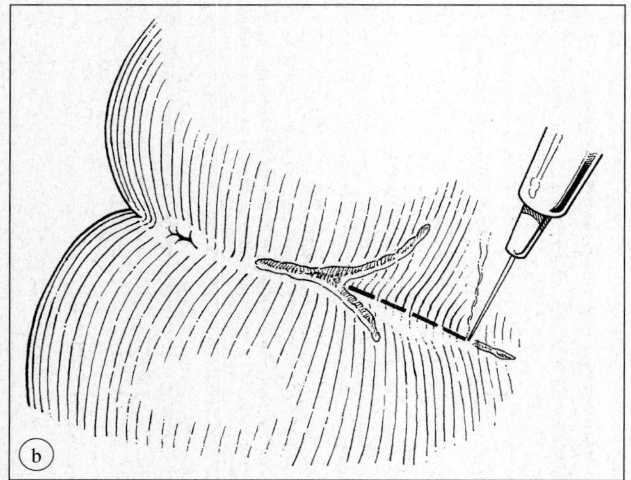
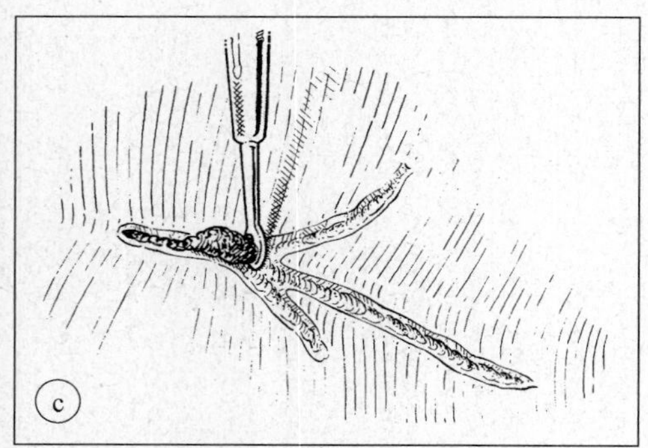

图 13.10 多窦道病灶的开窗术。(**a**)局部浸润麻醉后，探针探查病灶的情况；(**b**)切开覆盖窦道的皮肤，可用解剖刀或电刀；(**c**)刮匙刮净创面内的肉芽组织、脱落上皮及毛发。

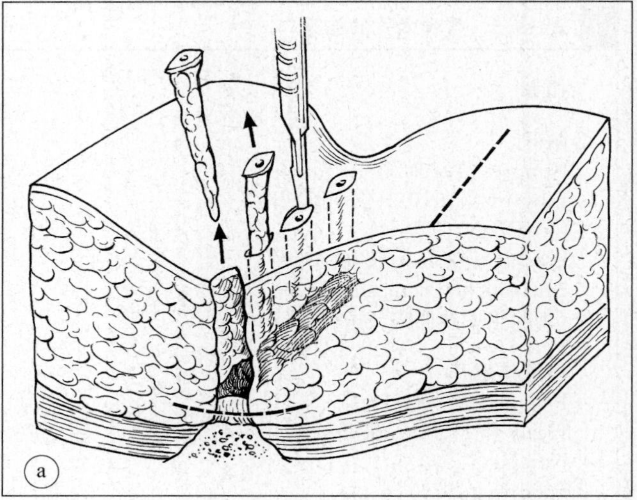
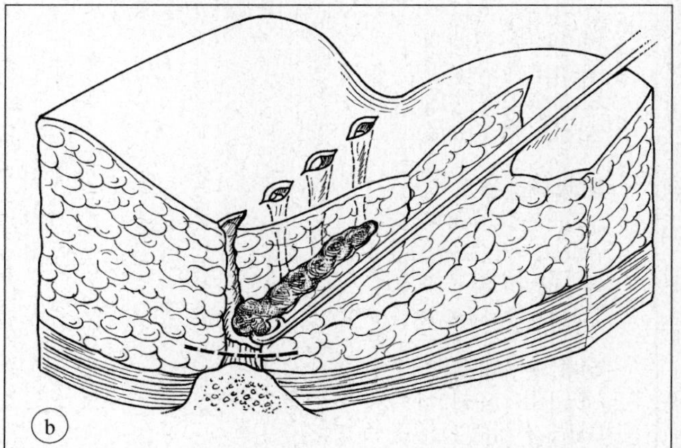
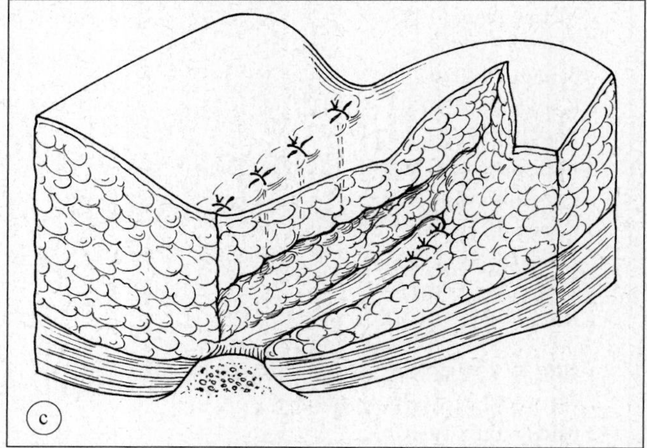

图 13.11 Bascom 术。患者取折刀位，(**a**)各个小凹被单独切除；(**b**)取延伸至病灶下方的侧向切口，以刮除病变组织。另取窦道下方切口以将病灶从骶骨筋膜上游离；(**c**)缝合中线切口。将正中窦道的纤维基底部与皮下组织缝合，而侧方的创面通常开放。如无感染，可一期缝合侧方的切口。

现自愈性的术后出血，6 例患者出现术后病灶脓肿，行侧方切口、切开引流，1 例患者出现正中切口恢复不良。侧方切口平均愈合时间为 4 周。随访病人 133 例，其中 16 例占 10%的患者出现复发行二次 Basom 术（Bascom，1987）。Basom 自己也报道此术式术后复发率为 16%（Bascom，1983）。Portsmouth 两位学者另一项的研究表明 218 例患者中有 183 应用局麻，其中只有 21 例患者（占 10%）出现术后复发（Senapati 等，2000）。

此术式的经验很多，作为门诊手术是可行的，且并发症较少。该术式可用于处理感染的藏毛窦，但是否优于静止期病灶切除并一期缝合的术式还需待进一步的观察。对非感染的患者实施 Basom 术并一期缝合侧方切口。然而，部分患者可因自身病灶原因，出现术后复发和侧方切口疼痛和愈合不良。但也有部分患者能较快愈合并恢复正常的生活（Theodoropoulos 等，2003）。

保守性手术术后护理

保守性手术原则是：抑制病灶周围毛发生长和切除伤口的愈合。每周将病灶周围的毛发刮除仍是有效的方法。其外要注意术后病灶卫生，避免使用脱毛膏，因为可能造成过敏并且效果较刮除较差。不建议使用电动剃须设备。

过去曾流行术后采用放疗抑制毛发的生长，但小剂量往往效果欠佳，达到完全抑制毛发的生长往往花费较多且患者难以接受。鉴于可能造成医源性恶性肿瘤的风险，不建议将放射治疗作为一种术后辅助治疗。

根治性切除

尽管理论上微创手术具有优势，但目前手术切除仍被广泛应用。切除时可保留病灶基底（图 13.12a）或完全切除（图 13.12b）。切口处理方式存在争议，有倡导开放性切口，如术后切口袋状成形；也有倡导缝合切口，一期缝合或是皮瓣移植。但上述关闭伤口的方式亦存在争议。

切除病灶前应使用探针或亚甲蓝确定病灶的范围。因亚甲蓝会浸润正常的组织会导致病灶界限不清，所以目前不建议使用。如果侧方病灶蔓延至臀部，为避免广泛的组织切除，一些医生会只做包括窦道在内的侧方梭形皮瓣的切除。绝大多数医生会尽可能地在切除病灶基础上保留中线周围正常皮肤（MacFee，1942），然后行切口周围成袋术（图 13.13a～c）。

技术

建议在全麻或区域阻滞下完成。手术区域可涂抹抗生素，但不建议使用长期使用（Marks 等，1985）。病灶范围较小可采用局麻。体位可采用右侧卧位或反截石位，对切除范围较大、行一期缝合

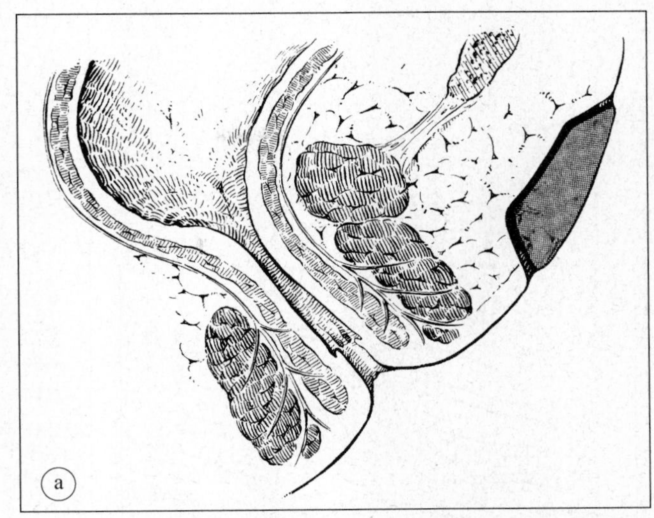

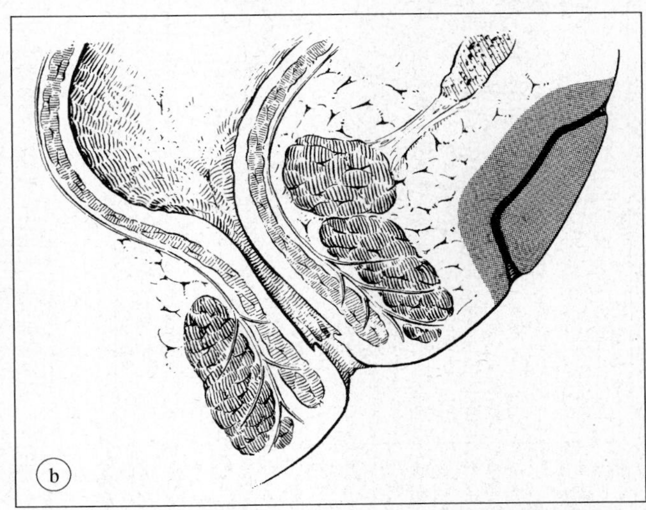

图 13.12 藏毛窦的切除术。切除所有的病灶可能效果更佳。(**a**) 藏毛窦的开窗术仅切除病灶表面的皮肤；(**b**) 病灶的切除需额外切除其下方的皮下组织。

或成袋术、复发的伴皮肤或臀部肿胀的患者，建议采用反截石位（图 13.14a）。而侧卧位可方便麻醉、通气，并且过程较快速。

手术刀或电刀切除全部的藏毛窦病灶直达骶尾筋膜，注意勿伤及后者。

开放性伤口

如果患者存在脓毒血症或超重，一期缝合有较高的风险出现伤口裂开。此类患者特别是体毛较浓密的，更倾向于采用术后开放性伤口（Gabriel，1963）。通过成袋术缝合部分切口也可以。开放性伤口的缺点是术后必须用含普罗黄素和石蜡油的纱布包扎。

Notaras（1970）采用回顾性分析的方法对一

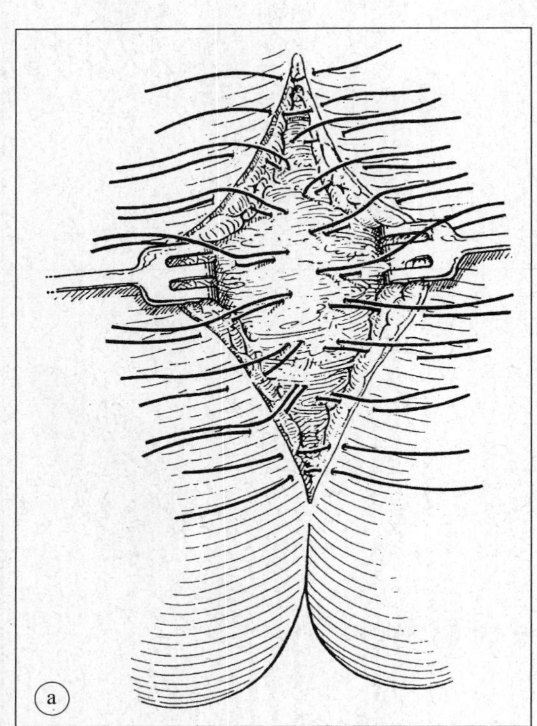

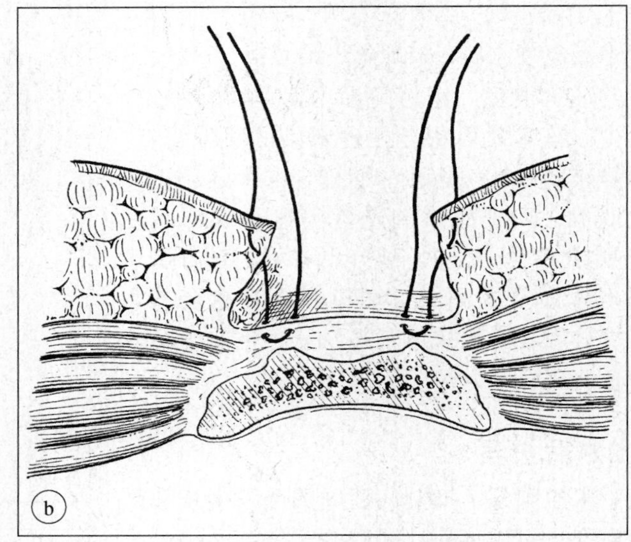

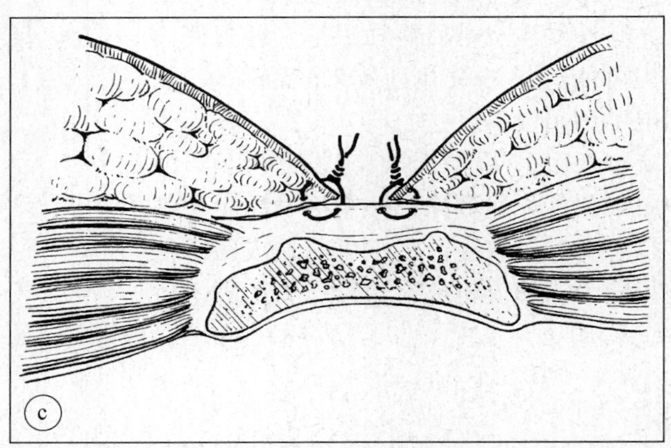

图 13.13 病灶切除后皮瓣移植。(**a**) 藏毛窦切除后骶骨筋膜上的创面可行皮瓣移植；(**b**) 筋膜；(**c**) 完成手术。

期缝合与开放性伤口进行了研究，发现一期缝合的患者平均住院日为 16 天，平均愈合时间为 12 天，而后者平均住院日为 26 天，愈合时间为 70 天。平均休息时间前者为 6 周，后者为 8 周。两项随机试验发现开放性伤口的复发率较低，而且一期缝合术后感染风险较高（Fuzun 等，1994；Søndenaa 等，1995c)，详见表 13.6。

所以对伴随感染的患者最好不做切口的缝合，而对非超重的静止期患者可采用一期缝合，但应注意围术期的抗感染治疗。

弹性泡沫橡胶的应用

Wood 和 Hughes (1975) 建议使用弹性泡沫橡胶来促进伤口的愈合。该橡胶是在 0.6ml 的催化剂中加入 10ml 硅树脂（Dow Corning)。制成后填充至创面，但注意不要接触皮肤边缘。2 分钟后橡胶就会膨胀以适合创面的形状。患者每天必须将填充物取出并清洗两次，当伤口收缩时应当替换填充物，但随之而来是昂贵的花费。此方法曾在 20 世纪 80—90 年代广泛采用，但随后被 Sorbisain 敷料替代。

表 13.5 显示开放性伤口的复发率为 0～28%，住院时间也较长，多数患者为术后当天出院或术后第 3～5 天，休息时间为 7～17 周（Palumbo 等，1951；Healy 和 Hoffert，1955；Notaras，1970；Sood 等，1975；Wood 和 Hughes，1975；Fuzun 等，1994；Søndenaa 等，1995c；Matter 等，1995；Spivak 等，1996)。

切除后伤口成形术

藏毛窦病灶切除后皮肤边缘缝合关闭残腔或缝合至骶尾筋膜的概念很早就被提出了（MacFee，1942)，并且一些医生仍如此处理（Goodall，1961；Abramson，1970)。此类方法处理后藏毛窦的复发率

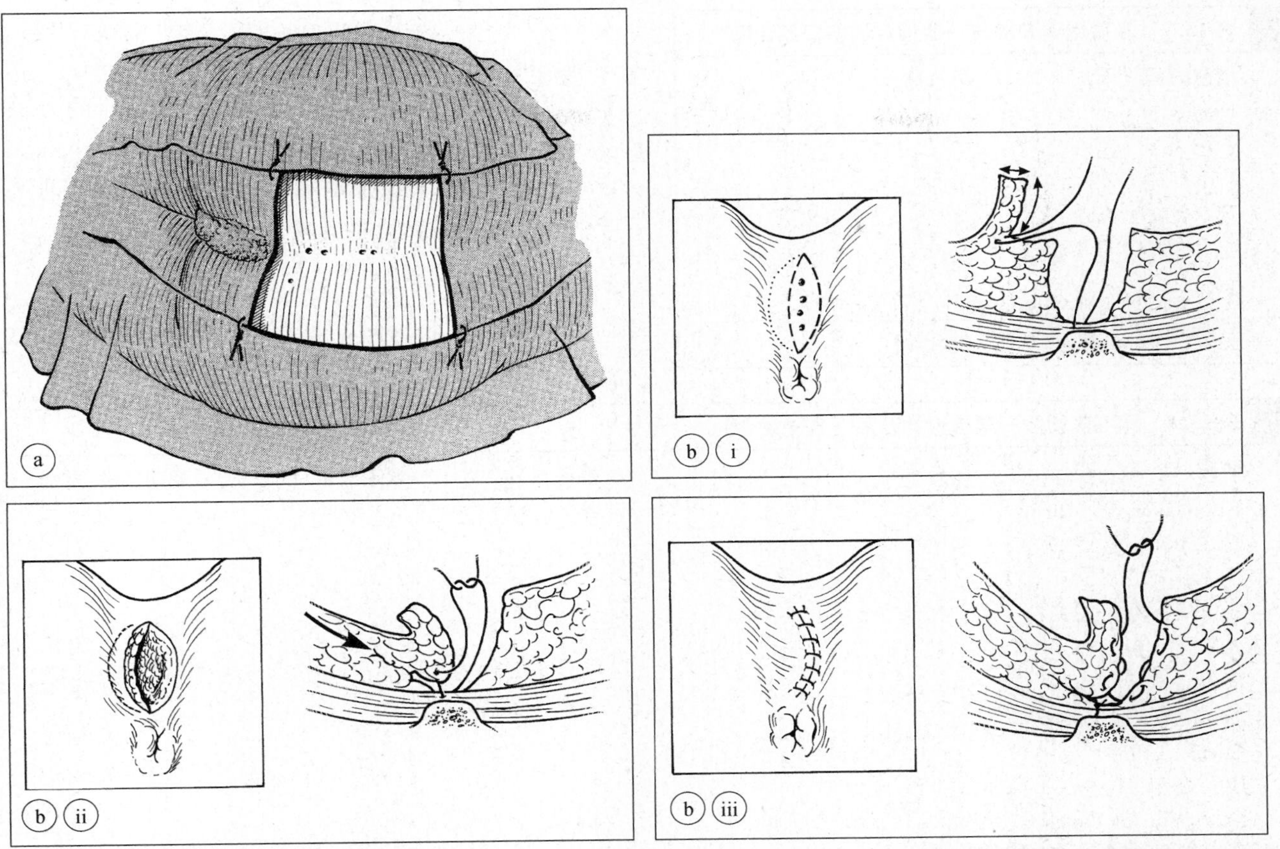

图 13.14　病灶切除后的一期缝合。(**a**) 患者取左侧卧位；(**b**) Karydakis 皮瓣。切口旁取梭形切口，切除病灶后将正中的皮瓣移植至创面上，缝合切口。

表 13.6　术后创面开放与一期缝合的随机对照研究结果

	开放	一期缝合
Fuzun 等（1994）		
病人数	45	46
住院时间（天）	2.4	4.7
返回工作时间（天）	17.6	10.7
术后感染（%）	1.8	3.6
复发（%）	0	4.4
Sødndenaa 等（1995c）		
病人数	60	60
术后感染（%）	30	13
复发（%）	5	10

为 7%（Goodall，1961；Abramson，1970；Cavanagh 等，1979）。相对于残腔填充处理，患者的住院时间和休息时间均可缩短。Spivak 等（1996）一项非随机对照研究显示相对于一期缝合或开放性伤口，伤口成形术复发率较低（表 13.5 和图 13.3）。

切除后一期缝合

除非是病灶完全切除，否则一期缝合的伤口将面临裂开或延迟愈合的风险。一期缝合的另一缺点为即使伤口愈合较好，但一旦伤口某处出现小的裂开均会使疾病复发。51%～92%的患者能完全一期恢复（Holm 和 Hulten，1970；Lamke 等，1974；Rainsbury 和 Southam，1982；Zimmerman，1984）（表 13.7）。伤口的延期愈合似乎与患者藏毛窦病情严重程度、年龄及是否感染无关。

一期缝合的患者平均住院时间为 0～23 天，但患者休息时间较开放性伤口较短，特别是如果伤口能一期愈合的话（Goodall，1961；Gabriel，1963；Hamilton 等，1963；McCaughan，1965；Cherry，1968；Notaras，1970；Karydakis，1973；Wood 和 Hughes，1975；Rainsbury 和 Southam，1982；Clothier 和 Haywood，1984；Fuzun 等，

表 13.7　术后创面开放与一期缝合的伤口愈合率

治愈时间（天）	病人数	%
1	37	51
2	55	76
3	58	82
4	63	88
5	65	90
6	66	92

来源自：Rainsbury 和 Southam（1982）。

1994；Kharia 和 Brown，1995；Spivak 等，1996；Søndenaa 等，1995c）。复发率为 0～35%（表 13.8），但超过 20% 的患者会出现较晚的复发（Close，1955；Gabriel，1963；Foss，1970），Notaras（1970）的一项报道显示一期缝合的 1 年复发率为 10%，但是 10 年复发率为 8%。

表 13.8　藏毛窦切除一期缝合的预后（直接缝合）

研究	*n*	感染（%）	早期失败（%）	晚期复发（%）
Aub Galala 等（1999）	22	0	22.7	20
Al-Hassan 等（1990）	46	0	2.2	4.3
Al-Jaberi（2001）	46	0	4.3	
Bentivegna 等（1977）	38	2.2	34.2	
Brieler（1997）	272	32.7		
Britton 等（1997）	19		31.6	
Bunke 等（1995）	139	9.4		4.9
Cherry（1968）	202	5.4	1.5	8
Clother 和 Haywood（1984）				37.5
Evangelou 和 Tiniakos（1974）	43		11.6	7
Farringer 和 Pickens（1978）	43	14		
Fpss（1970）	90		11.1	
Fuzun 等（1994）	45	4.4		4.4
Hollingworth 等（1992）	20		65	
Holm 和 Hulten（1970）	48	2.1	4.2	4.2
Kam（1976）	63	0	6.3	4.8
Khawaja 等（1992）	23	4.3	17.4	0
Kronborg 等（1985）	66	0	6.1	21.2
Lee 等（2000）	10	0	10	10
Leichtling（1967）	11	0	0	0
Lundhus 和 Gottrup（1993）	56	0	28.6	26.8
McLaren（1984）	41		12.2	12.2
Morell 等（1991）	20	0	20	0
Morrison（1985）	9	0	0	22.2
Notaras（1970）	43	9.3	7	20.9
Rainsbury 和 Southam（1982）	72	0	6.9	1.4
Shons 和 Mountjoy（1971）	53	0	9.4	2.4
Solla 和 Rothenberger（1990）	9		11.1	
Søndenaa 和 Pollard（1992）	60	13.3	10	6.7
Søndenaa 等（1995b）	52	38.5	1.9	13.5
Søndenaa 等（1995b）	153	35.9	3.9	4.6
Sood 等（1975）	57			34.5
Spivak 等（1996）	56	7.1	1.8	10.7
Williams（1990）	31	0	6.5	0
Zimmermann（1984）	52	0	3.8	0

技术

如做伤口的一期缝合处理，患者可采取反截石位或右侧卧位。建议短期使用广谱抗生素，小的病灶可局麻下进行，但切除范围较大时不建议采用局麻。

伤口缝合后应该无张力并且要止血彻底。原则是去除病灶处骶尾筋膜上的组织，包括皮肤及皮下组织，然后在垂直方向缝合伤口两侧的皮下及皮肤。建议病灶腔内放置两处引流并且将敷料缝合至伤口周围以便产生压力消除残腔。

建议患者早下床活动，术后 48～72 小时内可拆除缝合的敷料，具体时间视敷料引流量多少而定。切口缝线一般可在术后 7～10 天拆除。

避开正中切口缝合的方法

此类方法有很多，如 Karydakis（Kitchen，1996）提出的，主要的原则是避免正中切口（Kulacoglu 等，2006）。Karydakis 提出的方法是由原发灶侧方椭圆形伤口入路，由此切除原发灶内的病变组织。应用此方法的 754 例患者中，术后复发率仅为 1%。其他报道显示复发率为 0～17%，见表 13.9。即使是复发的患者，此中术式亦能达到较好的效果。对于存在侧方窦道的患者可采用 T 形切口切除（Kitchen，1996）。取正中线旁的梭形切口，范围应包括原发灶处皮肤凹陷及窦道［图 13.14b（i）］。切除病灶后，在中线处的皮肤边缘处切割出一 2cm 长的皮瓣［图 13.14b（ii）］，然后将皮瓣下方组织应用可吸收缝线缝合至骶尾筋膜上，最后做皮瓣与对侧皮肤的缝合，注意勿留死腔［图 13.14b（iii）］。此种缝合后的恢复时间可能较开放性伤口要短（Patel 等，1999）。

另一种重建的方式是应用中线处臀部肌肉（Farringer 和 Pickens，1978）。具体方法是病灶切除后，将部分臀大肌肌束连通肌肉筋膜移植至创面中，此方法有 89%患者能一期愈合。后来次术式发展为应用 D 形切口，同样能起到臀大肌移植的手术效果，并且能较容易的为患者接受（Mann 和 Springall，1987）。

Z 形切口

Z 形手术切口能避免正中瘢痕的产生，但只有对病灶范围较小的藏毛窦才能应用此方法（Monro 和 McDermott，1965）。对于此切口的报道多数为

表 13.9 藏毛窦切除一期缝合的预后（不对称的切口设计）

研究	*n*	感染（%）	早期失败（%）	晚期复发（%）
Akinci 等（2000）	112	1.8	1.8	0.9
Anyanwu 等（1998）	28	10.7	0	3.6
Bascom（1987）	50	0	0	10.3
Bascom（1988）	30	10	10	0
Casten 等（1973）	154	0.6	0.6	0
Farringer 和 Pickens（1978）	11	0	0	NS
Fishbein 和 Handelsman（1979）	50	2	6	2
Karydakis（1992）	5876	8.5	NS	0.9
Kharia 和 Brown（1995）	46	4.3	4.3	17.5
Kitchen（1996）	114	5.3	0	4.4
Mann 和 Springall（1987）	30	0	20	0
Mosquera 和 Quayle（1995）	41	NS	31.7	8.1
Roe（1971）	8	0	0	0
Suhöntag 和 Eichfuss（1982）	43	0	0	11.6
Senapati 等（2000）	207	8.2	0	10.1
Theodoropoulos 等（2003）	72	0	1.2	0
Trooskin（1985）	12	0	25	0

NS，未报道。

小样本的（Middleton，1968；Sood 等，1975），但 Mansoory 和 Dickson（1982）对 120 例可应用 Z 形切口的患者做了随访，显示只有 1 例出现复发。

具体操作是采用正中小切口完整地切除病灶，切口的两端取 30°的辅助切口，长度为正中切口的 3/4。皮瓣游离后分别向对侧旋转并将两侧的皮肤切口缝合（图 13.17），此种方法可避免正中切口的死腔残留，术后复发率为 0～17%（表 13.10）。

菱形皮瓣缝合及其他方法

即使切除的病灶较大，菱形皮瓣仍能做一期缝合（Azab 等，1984；Gwynn，1986；Chavez 等，1988；Manterola 等，1991；Galizia 等，1995；Cihan 等，2006）。取正中菱形切口，切口两端顶点处做倾斜的倒 V 形切口，然后将此皮瓣覆盖创面（图 13.18）。此方法能有效的消除创面缝合后死腔，复发率能降至 0～5%（表 13.11）。

采用带肌肉的皮瓣和其他方法

褥疮的患者可采用带有臀上血管及神经的臀大肌皮瓣移植来治疗（Minami 等，1977；Baek 等，1980），此方法也可应用于复发性的藏毛窦（Pérez-Gurri 等，1984）。具体方法是游离臀大肌及皮下、皮肤，然后覆盖至创面上（图 13.15）。

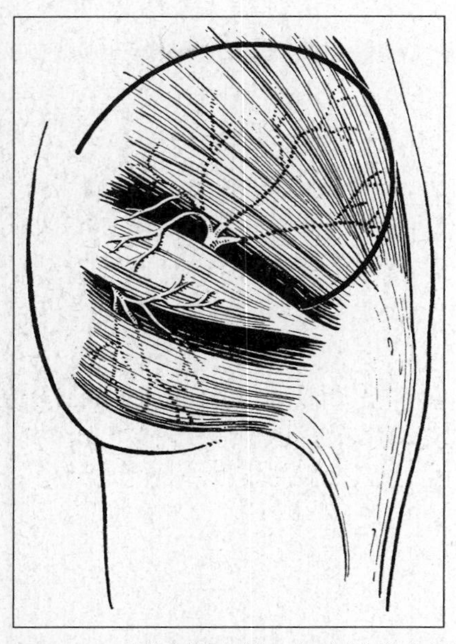

图 13.15 臀大肌皮瓣。如病灶较广泛，切除后的创面可能会较大，此时行一期创面缝合可取臀大肌处的皮瓣。

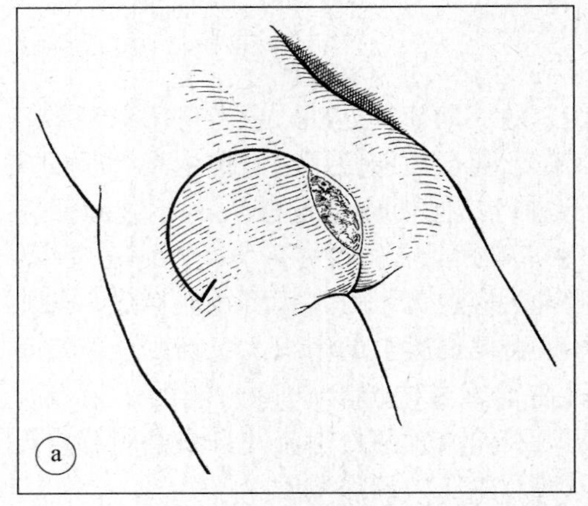

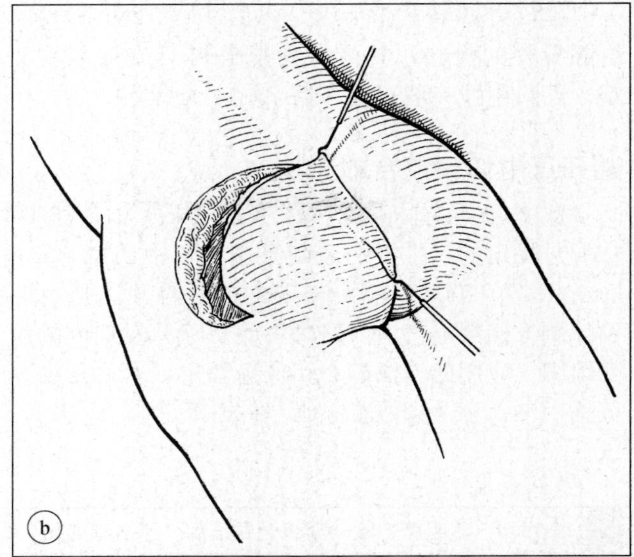

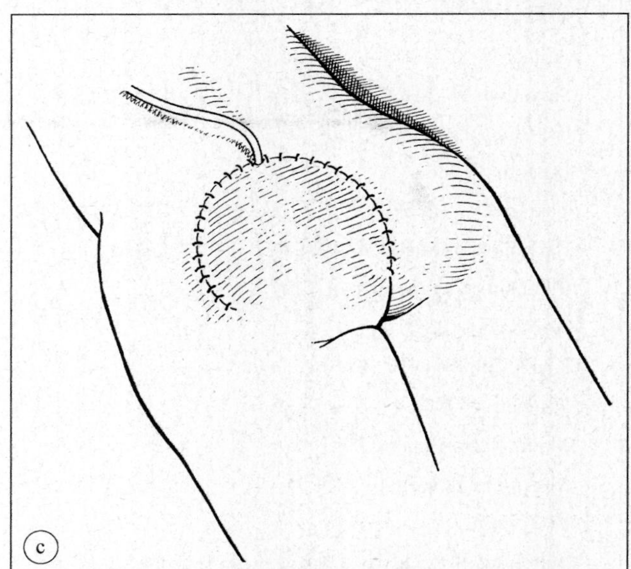

图 13.16 臀大肌皮瓣的移植方法。（a）切开预移植的臀肌皮瓣；（b）将皮瓣向内侧旋转；（c）缝合创面并放置引流。

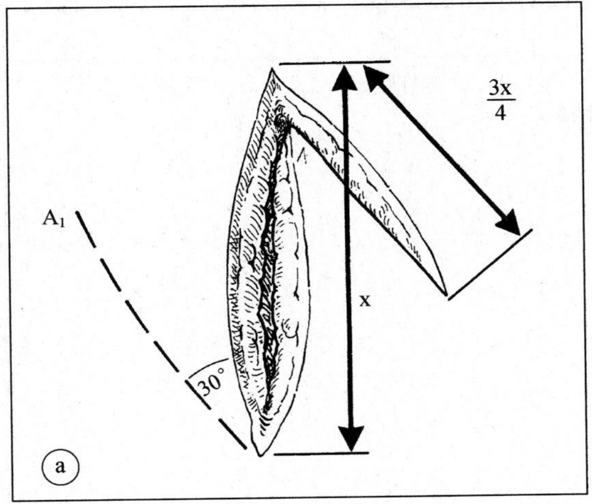

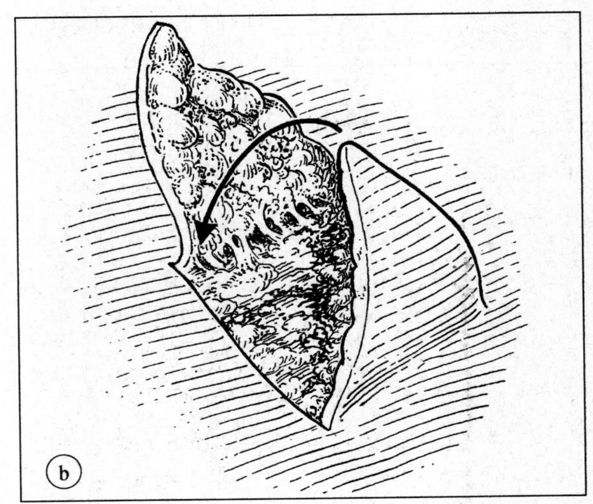

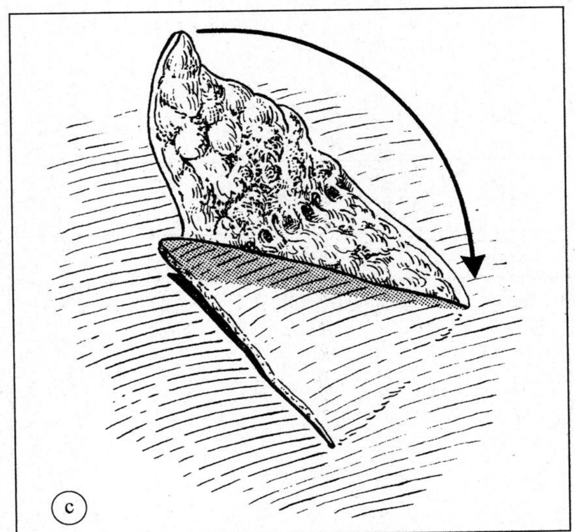

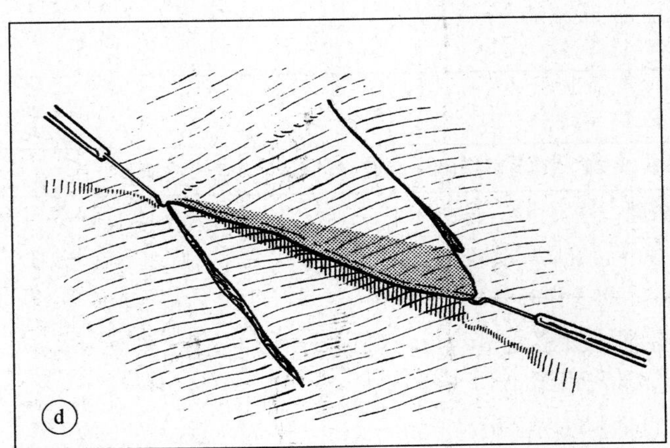

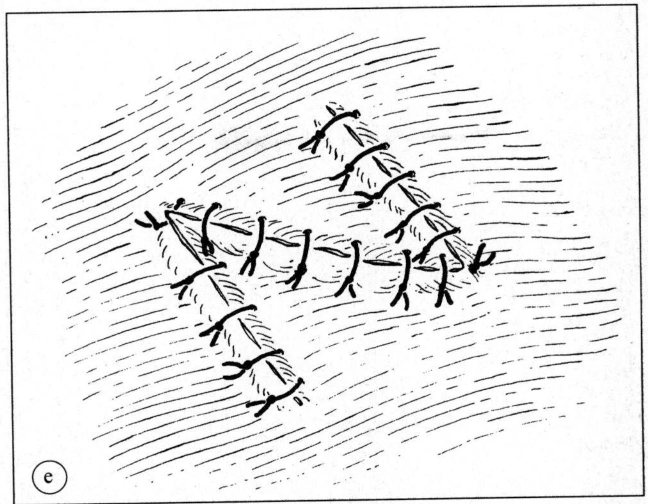

图 13.17 Z 形重建术。（**a**）取病灶切除后 Z 形切口；（**b**）游离皮瓣；（**c**）外侧皮瓣向内旋转，同时将内侧的皮瓣向外旋转；（**d**）固定旋转后皮瓣；（**e**）缝合切口。

表 13.10 藏毛窦切除一期缝合的预后（Z 形）

研究	*n*	感染（%）	早期失败（%）	晚期复发（%）
Bose 和 Candy（1970）	20	10	25	
Geuenich 和 Hannekum（1981）	38	18.4	0	0
Hodgson 和 Greenstein（1981）	9			0
Lamke 等（1974）	6	33.3	0	16.7
Mansoory 和 Dickson（1982）	120	2.5	0	1.7
Middleton（1968）	20	0	0	15
Morrison（1985）	11	0	0	9.1
Quinodoz 等（1999）	54	NS	0	NS
Sood 等（1975）	23	NS	NS	0
Toubanakis（1986）	110	NS	NS	0
Tschudi 和 Ris（1988）	21	38.1	52.4	4.8

NS，未报道

表 13.11 藏毛窦切除一期缝合的预后（菱形皮瓣）

研究	*n*	感染（%）	早期失败（%）	晚期复发（%）
Abu Galala 等（1999）	24	0	0	
Azab 等（1984）	30	3.3	0	0
Bozkurt 和 Tezel（1998）	24	0	8.3	
Britton 等（1997）	8		12.5	
Cubukcu 等（2000）	114	1.8	0.9	5.3
Dälenback 等（2004）	121	5.6	12	6.4
Daphan 等（2004）	147	4.1	4.1	4.8
Etdem 等（1998）	40	7.5	0	2.5
Gwynn（1996）	20	5	0	5
Hasse 等（1998）	32	9.4	NS	0
Hollingworth 等（1992）	29	NS	31	NS
Jimenez Romero 等（1990）	23	0	0	0
Jonas 等（2000）	42	0	0	0
Lee 等（2000）	19	0	42.1	0
Manterola 等（1991）	25	4	0	0
Milito 等（1998）	67	1.5	0	0
Ozgultekin 等（1995）				0
Quinodoz 等（1999）	152		0	
Topgül 等（2003）	200	1.5	3	2.5
Urhan 等（2002）	102	3	2	5

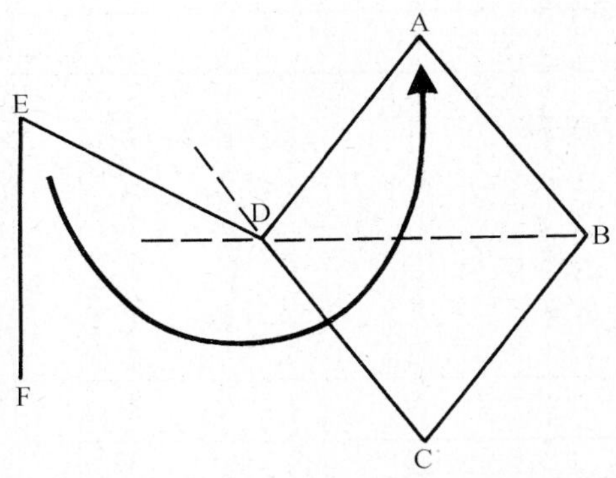

图 13.18 藏毛窦切除后菱形皮瓣移植的原则。取菱形皮瓣的外侧切口（标记为 D-E、E-F）有利于皮瓣的旋转。

另一种皮瓣移植是只采用皮肤及皮下组织，皮瓣的长度应至少大于创面边缘长度的 1/2（Hirshowitz 等，1970；Fishbein 和 Handelsman，1979）。对于术后较大的皮肤缺陷亦可采用 X-Y 皮瓣修复法，在图 13.19 中有详细的描述（Khatri 等，1994）。此方法的复发率为 0～10%（表 13.12）。

植皮术

植皮能在切除原发灶的同时进行，适用于切除范围较大的复发患者。切除后二次植皮往往效果欠佳，因为皮瓣可能不会与创面马上融合。

切除原发灶后一期皮瓣移植仍被少数的医生所应用，通常是对复发的患者，因为能产生较好的治疗效果（Boger 和 Pinkham，1951；Rupnick，1958）。Guyuron 等（1983）对一项 58 例患者的研究结果显示此方法的住院时间中位天数为 10 天，休息天数为 5 周，复发率为 5 例（表 13.13）。

一期切口缝合的 Meta 分析

Petersen 等（2002）回顾了不同一期缝合的方法及治疗效果，此回顾显示尽管有很多的研究报道，但是随机性研究非常少并且缺少长期的随访。但尽管如此，切口采用避开中线的斜切口或者皮瓣移植均能达到显著的治疗效果，其中斜切口可能的效果要更好（表 13.14）。

总结和建议

因为藏毛窦本身自限性的特点，对其治疗可能会出现额外的并发症，所以保守治疗可能更好一些，但我们也不仅仅强调此类治疗的作用。肛周清洁及周围毛发的剔除也不应该被过分的强调。治疗藏毛窦的方法非常多，治疗效果往往取决于患者对自身病灶区的清洁护理及毛发的及时剔除。不同的医生可能会倾向于不同的手术方式。我们的建议是：对急性藏毛脓肿的患者仅行切开引流即可；多数静止期的患者，如能术后给予毛发剔除和病灶的卫生护理，微创手术仍是被推荐的，建议采用 Lord 术或 Bascom 术切除病灶的皮肤凹陷及周围的窦道。如果保守性手术失败了，对静止期患者可采用避开中线的切口并一期缝合的方式处理。对于感染的患者，建议采用切除病灶并保留开放性伤口，不建议采用伤口重建的方式。

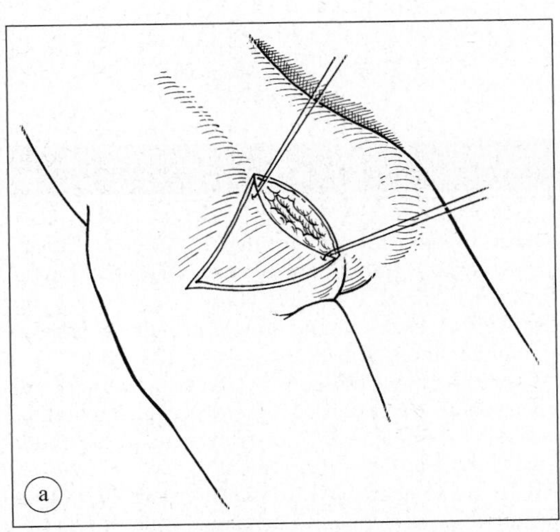

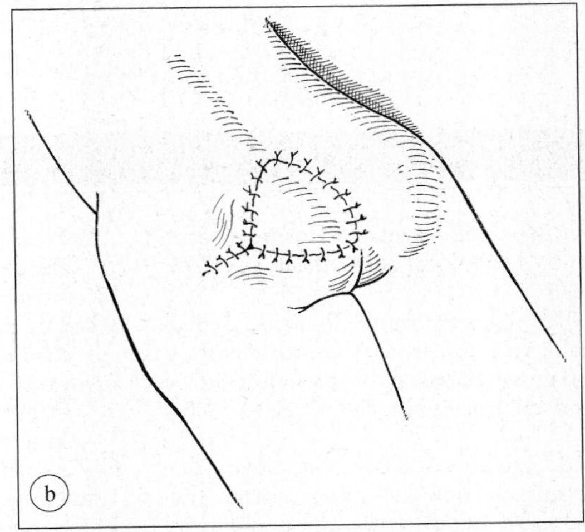

图 13.19 V-Y 形重建术。（**a**）病灶完全切除后，取病灶外侧的 V 形切口；（**b**）术后创面。

表 13.12 藏毛窦切除一期缝合的预后（V-Y 形切口）

研究	*n*	感染（%）	早期失败（%）	晚期复发（%）
Dylek 和 Bekereciodlu（1998）	23	4.3	0	0
Khatri 等（1994）	5	0	0	0
Schoeller 等（1997）	24	0	8.3	0
Yilmaz 等（2000）	21	NS	NS	9.5

NS，未报道。

表 13.13 切除及皮瓣移植

作者	*n*	住院时间（天）	伤残时间（天）	复发（%）
Boger 和 Pinkham（1951）	25	28	NR	0
Rupnick（1958）	39	26	NR	3
Guyuron 等（1983）	58	10	28	5

NR，不推荐。

表 13.14 混合数据中的并发症比较

比较术式	感染	伤口失败	复发
正中线修补 *vs.* 斜肌技术	$P<0.001$	$P<0.001$	$P<0.001$
正中线修补 *vs.* 菱形皮瓣*	$P<0.001$	$P<0.001$	$P<0.001$
正中线修补术 *vs.* V-Y 成形术	NS	NS	NS
斜肌术 *vs.* 菱形术	$P<0.001$	NS	NS
菱形术 *vs.* V-Y 成形术	NS	NS	NS
V-Y 成形术 *vs.* Z 字成形术	NS	NS	NS
斜肌术 *vs.* Z 字成形术	NS	NS	NS

NS，不重要。

来源自：Petersen 等（2002）。

（王宁　刘伯涛　译　王宁　校）

参考文献

Abramson DJ (1970) An open semi primary closure operation for pilonidal sinuses, using local anaesthesia. *Dis Colon Rectum* 13: 215-219.

Abu Galala KH, Salam IM, Abu Samaan KR et al (1999) Treatment of pilonidal sinus by primary closure with a transposed rhomboid flap compared with deep suturing: a prospective randomised clinical trial. *Eur J Surg* 165: 468-472.

Akinci OF, Coskun A and Uzunköy A (2000) Simple and effective sur-gical treatment of pilonidal sinus: asymmetric excision and primary closure using suction drain and subcuticular skin closure. *Dis Colon Rectum* 43: 701-707.

Al-Hassan HK, Francis IM and Neglen P (1990) Primary closure or secondary granulation after excision of pilonidal sinus? *Acta Chir Scand* 156: 695-699.

Al-Jaberi TM (2001) Excision and simple primary closure of chronic pilonidal sinus. *Eur J Surg* 167: 133-135.

Anyanwu AC, Hossain S, Williams A and Montgomery AC (1998) Karydakis operation for sacrococcygeal pilonidal sinus disease: experience in a district general hospital. *Ann R Coll Surg Engl* 80: 197-199.

Anderson MJ Jr and Dockerty MB (1958) Perianal hidradenitis suppu-rativa: a clinical and pathologic study. *Dis Colon Rectum* 1: 23-31.

Armstrong JH and Barcia PJ (1994) Pilonidal sinus disease: the conservative approach. *Arch Surg* 129: 914-919.

Azab ASC, Kamal MS, Saat RA et al (1984) Radical cure for pilonidal sinus by a transposition rhomboid flap. *Br J Surg* 71: 154-155.

Baek LSM, Williams GD, McElhinney AJ and Simon BE (1980) A glu-teus maximus myocutaneous island flap for the repair of a sacral decubitus ulcer. *Ann Plast Surg* 5: 471-476.

Bascom JU (1980) Pilonidal disease: origin from follicles of hairs and results of follicle removal as treatment. *Surgery* 87: 567-572.

Bascom JU (1983) Pilonidal disease: long-term results of follicle removal. *Dis Colon Rectum* 26: 800-807.

Bascom JU (1987) Repeat pilonidal operations. *Am J Surg* 154: 118-122.

Beattie GC, Millar L, Nawroz IM and Browning GGP (2000) A sacro-coccygeal chordoma masquerading as pilonidal sinus. *J Roy Coll Surg Edin* 45: 254-255.

Bentivegna SS and Procario P (1977) Primary closure of pilonidal cystectomy. *Am Surg* 43: 214-216.

Boger EV and Pinkham EW Jr (1951) Primary split-skin graft in treat-ment of pilonidal cysts. *US Armed Forces Med J* 2: 1733-1736.

Bose B and Candy J (1970) Radical cure of pilonidal sinus by Z-plasty. *Am J Surg* 120: 783-786.

Bozkurt MK and Tezel E (1998) Management of pilonidal sinus with the Limberg flap. *Dis Colon Rectum* 41: 775-777.

Brearley R (1955) Pilonidal sinus: a new theory of origin. *Br J Surg* 43: 62-67.

Brieler HS (1997) Infected pilonidal sinus [in German]. *Langenbecks Arch Chir Suppl Kongressbd* 114: 497-500.

Britton DC, Marks CG, Ritchie JK and Thompson HR (1977) The treat-ment of pilonidal sinus at St Mark's Hospital. *Proc R Soc Med* 70: 478-480.

Bunke HJ, Schultheis A, Meyer G and Dusel W (1995) Surgical revi-sion of the pilonidal sinus with single shot antibiosis [in German]. *Chirurg* 66: 220-223.

Calapinto ND (1977) Umbilical pilonidal sinus. *Br J Surg* 64: 494-495.

Casberg MA (1949) Infected pilonidal cysts and sinuses. *Bull US Army Med Dept* 9: 493-496.

Casten DF, Tan BY and Ayuyao A (1973) A technique of radical excision of pilonidal disease with primary closure. *Surgery* 73: 109-114.

Cavanagh CR, Schnug GE, Girvin GW and McGonigle DJ (1979) Definitive marsupialization of the acute pilonidal abscess. *Am Surg* 36: 650-651.

Chavez C, Raffo A and Larenas P (1988) Quista sacrocoxigeo: un tratamiento quirurgico definitivo y sus fundamentos fisiopatalogi-cos. *Cuader Chil Cirug* 32: 285-288.

Cherry JK (1968) Primary closure of pilonidal sinus. *Surg Gynecol Obstet* 126: 1263-1269.

Close AS (1955) Pilonidal cysts: an analysis of surgical failures. *Ann Surg* 141: 523-526.

Clothier PR and Haywood IR (1984) The natural history of the post anal (pilonidal) sinus. *Ann R Coll Surg Engl* 66: 201-203.

Cihan A, Ucan BH, Comert M et al (2006) Superiority of asymmetric modified Limberg flap for surgical treatment of pilonidal disease. *Dis Colon Rectum* 49: 244-249.

Cubukcu A, Conullu NN, Paksoy M et al (2000) The role of obesity on the recurrence of pilonidal sinus disease in patients, who were treated by excision and Limberg flap transposition. *Int J Colorectal Dis* 15: 173-175.

Dalenbäck J, Magnusson O, Wedel N and Rimbäck G (2004) Prospective follow-up after ambulatory plain mid-line excision of pilonidal sinus and primary suture under local anaesthesia-effi-cient, sufficient, and persistent. *Colorectal Dis* 6: 488-493.

Daphan C, Tekelioglu MH and Sayilgan C (2004) Limberg flap repair for pilonidal sinus disease. *Dis Colon Rectum* 47: 233-237.

Dwight R and Maloy K (1953) Pilonidal sinus, experience with 449 cases. *N Engl J Med* 249: 926.

Dylek ON and Bekereciodlu M (1998) Role of simple V-Y advancement flap in the treatment of complicated pilonidal sinus. *Eur J Surg* 164: 961-964.

Edwards MH (1977) Pilonidal sinus: a 5-year appraisal of the Millar-Lord treatment. *Br J Surg* 64: 867-868.

Eftaiha M and Abcarian H (1977) The dilemma of pilonidal disease: surgical treatment. *Dis Colon Rectum* 20: 279-286.

Etdem E, Sungurtekin U and Nessar M (1998) Are postoperative drains necessary with the Limberg flap for treatment of pilonidal sinus? *Dis Colon Rectum* 41: 1427-1431.

Evangelou G and Tiniakos G (1974) Treatment of pilonidal sinus dis-ease based on pathological observations. *Int Surg* 59: 493-496.

Ewing MR (1947) Hair-bearing sinus. *Lancet* i: 427.

Farringer JL and Pickens DR (1978) Pilonidal cyst: an operative approach. *Am J Surg* 135: 262-264.

Fishbein RH and Handelsman JC (1979) A method for primary recon-struction following radical excision of sacrococcygeal pilonidal disease. *Ann Surg* 190: 231-235.

Foss MVL (1970) Pilonidal sinus: excision and closure. *Proc R Soc Med* 63: 752.

Fox SL (1935) The origin of pilonidal sinus, with an analysis of its comparative anatomy and histogenesis. *Surg Gynecol Obstet* 60: 137-149.

Fuzun M, Bakir H, Soylu M et al (1994) Which technique for treat-ment of pilonidal sinus-open or closed? *Dis Colon Rectum* 37: 1148-1150.

Gabriel WB (1963) *Principles and Practice of Rectal Surgery*, 5th edn. London: HK Lewis.

Gage AA and Dutta P (1977) Cryosurgery for pilonidal disease. *Am J Surg* 133: 249-154.

Galizia G, Lieto E, Castellano P et al (1995) Radical treatment of pilonidal disease with Dufourmentel's technique. *Int J Surg Sci* 2: 207-211.

Geuenich A and Hannekum A (1981) Primary closure of pilonidal sinus through a slide-swing operation [in German]. *Chirurg* 52: 114-117.

Gillis L (1954) Infected traumatic epidermoid cysts: the result of rub-bing by an artificial limb. *Proc R Soc Med* 47: 9.

Golz A, Argov S and Barzilai A (1980) Pilonidal sinus disease: compar-ison among various methods of treatment and a survey of 160 patients. *Curr Surg* 37: 77-85.

Goodall P (1961) The aetiology and treatment of pilonidal sinus. *Br J Surg* 49: 212-218.

Goodall P (1975) Management of pilonidal sinus. *Proc R Soc Med* 68: 675.

Guyuron B, Dinner MI and Dowden RV (1983) Excision and grafting in treatment of recurrent pilonidal sinus disease. *Surg Gynecol Obstet* 156: 201-204.

Gwynn BR (1986) Use of the rhomboid flap in pilonidal sinus. *Ann R Coll Surg Engl* 68: 40-41.

Hamilton JE, Stephens C and Claugus EC (1963) Pilonidal sinus: exci-sion and primary closure. *Surgery* 54: 597-603.

Hanley PH (1980) Acute pilonidal abscess. *Surg Gynecol Obstet* 150: 9-11.

Hasse FM, Rademacher C, Bingham K and Lohlein D

(1998) The Dufourmentel flap-plasty for treatment of chronic pilonidal sinus [in German]. *Chirurg* 69: 663-666.

Healy MJ and Hoffert PW (1955) Pilonidal sinus and cyst. *Surg Clin North Am* 35: 1497-1502.

Hirshowitz B, Mahler D and Kaufmann-Friedmann K (1970) Treatment of pilonidal sinus. *Surg Gynecol Obstet* 131: 119-122.

Hodgson WJ and Greenstein RJ (1981) A comparative study between Z-plasty and incision and drainage or excision with marsupializa-tion for pilonidal sinuses. *Surg Gynecol Obstet* 153: 842-844.

Hollingworth J, Hegarty DM and Kaufman HD (1992) Treatment of natal cleft sinus. *Br Med J* 305: 311.

Holm J and Hulten L (1970) Simple primary closure of pilonidal sinus. *Acta Chir Scand* 136: 537-540.

Jensen SL and Harling H (1988) Prognosis after simple incision and drainage for a first-episode acute pilonidal abscess. *Br J Surg* 75: 60-61.

Jones DJ (1992) Pilonidal sinus. *Br Med J* 305: 410-412.

Jimenez Romero C, Alcalde M, Martin F et al (1990) Treatment of pilonidal sinus by excision and rhomboid flap. *Int J Colorectal Dis* 5: 200-202.

Jonas J, Blaich S and Bahr R (2000) Surgery of pilonidal sinus using the Limberg flap [in German]. *Zentralbl Chir* 125: 976-981.

Kam BH (1976) A simple surgical method of treating pilonidal sinus. *Arch Chir Neerl* 28: 43-53.

Karydakis GE (1973) New approach to the problem of pilonidal sinus. *Lancet* ii: 1414-1415.

Karydakis GE (1992) Easy and successful treatment of pilonidal sinus after explanation of its causative process. *Aust N Z J Surg* 62: 385-389.

Kharia HS and Brown JH (1995) Excision and primary suture of pilonidal sinus. *Ann R Coll Surg Engl* 77: 242-244.

Khatri VP, Espinosa MH and Amin AK (1994) Management of recur-rent pilonidal sinus by simple V-Y fasciocutaneous flap. *Dis Colon Rectum* 37: 1232-1235.

Khawaja HT, Bryan S and Weaver PC (1992) Treatment of natal cleft sinus: a prospective clinical and economic evaluation. *Br Med J* 304: 1282-1283.

Kitchen PRB (1996) Pilonidal sinus: experience with the Karydakis flap. *Br J Surg* 83: 1452-1455.

Kooistra HP (1942) Pilonidal sinuses: a review of the literature and report of 350 cases. *Am J Surg* 55: 3-17.

Kronborg O, Christensen K and Zimmermann-Nielsen C (1985) Chronic pilonidal disease: a randomized trial with a complete 3-year follow-up. *Br J Surg* 72: 303-304.

Kulacoglu H, Dener C, Tumer H & Aktimur R. (2006) Total subcuta-neous fistulectomy combined with Karydakis flap for sacro-coccygeal pilonidal disease with secondary perianal opening. *Colorectal Dis* 8, 120-123.

Lamke LO, Larsson J and Nylen B (1974) Results of different types of operation for pilonidal sinus. *Acta Chir Scand* 140: 321-324.

Lee HC, Ho YH, Seow CF et al (2000) Pilonidal disease in Singapore: clinical features and management. *Aust NZ J Surg* 70: 196-198.

Leichtling JJ (1967) Simple primary closure for sacrococcygeal pilonidal disease. *Am J Surg* 113: 441-444.

Lord PH (1975) Anorectal problems: etiology of pilonidal sinus. *Dis Colon Rectum* 18: 661-664.

Lord PH (1984) *Presidential address: pilonidal sinus.* London: Royal Society of Medicine.

Lord PH and Millar DM (1965) Pilonidal sinus: a simple treatment. *Br J Surg* 52: 292-300.

Lundhus E and Gottrup F (1993) Outcome at three to five years of primary closure of perianal and pilonidal abscess. A randomised, double-blind clinical trial with a complete three-year followup of one compared with four days' treatment with ampicillin and metronidazole. *Eur J Surg* 159: 555-558.

McCaughan JS (1965) The results of surgical treatment of pilonidal cysts. *Surg Gynecol Obstet* 121: 316-318.

MacFee WF (1942) Pilonidal cysts and sinuses: a method of wound closure. *Ann Surg* 116: 687-699.

McGuinness JP, Winter DC and O'Connell PR (2003) Vacuum-assisted closure of a complex pilonidal sinus. *Dis Colon Rectum* 46: 274-276.

McLaren CA (1984) Partial closure and other techniques in pilonidal surgery: an assessment of 157 cases. *Br J Surg* 71: 561-562.

Mann CV and Springall D (1987) 'D' excision for sacrococcygeal pilonidal sinus disease. *J R Soc Med* 80: 292-295.

Mansoory A and Dickson D (1982) Z-plasty for treatment of disease of the pilonidal sinus. *Surg Gynecol Obstet* 155: 409-411.

Manterola C, Barroso M, Araya JC and Fonseca L (1991) Pilonidal disease: 25 cases treated by the Dufourmental technique. *Dis Colon Rectum* 34: 649-652.

Marks J, Harding KG, Hughes LE and Ribeiro CD (1985) Pilonidal sinus excision: healing by open granulation. *Br J Surg* 72: 637-640.

Matter I, Kunin J, Schein M and Eldar S (1995) Total excision versus non-resectional methods in the treatment of acute and chronic pilonidal disease. *Br J Surg* 82: 752-753.

Maurice BA and Greenwood RK (1964) A conservative treatment of pilonidal sinus. *Br J Surg* 51: 510-512.

Middleton MD (1968) Treatment of pilonidal sinus by Z-plasty. *Br J Surg* 55: 516-518.

Milito G, Cortese F and Casciani CU (1998) Rhomboid flap procedure for pilonidal sinus: results from 67 cases. *Int J Colorectal Dis* 13: 113-115.

Minami RT, Mills R and Pardoe R (1977) Gluteus maximus myocuta-neous flaps for the repair of pressure sores. *Plast Reconstr Surg* 60: 242-249.

Monro RS and McDermott FT (1965) The elimination of casual fac-tors in pilonidal sinus treated by Z-plasty. *Br J Surg* 52: 177-179.

Morell V, Charlton BL and Deshmukh N (1991) Surgical treatment of pilonidal disease: comparison of three different methods in fifty-nine cases. *Mil Med* 156: 144-146.

Morrison PD (1985) Is Z-plasty closure reasonable in pilonidal disease? *Ir J Med Sci* 154: 110-112.

Mosquera DA and Quayle JB (1995) Bascom's operation for pilonidal sinus. *J R Soc Med* 88: 45P-46P.

Notaras MJ (1970) A review of three popular methods of treatment of postanal (pilonidal) sinus disease. *Br J Surg* 57: 886-890.

O'Connor JJ (1979) Surgery plus freezing as a technique for treating pilonidal disease. *Dis Colon Rectum* 22: 306-307.

Ortiz HH, Marti J and Stiges A (1977) Pilonidal sinus: a claim for simple track incision. *Dis Colon Rectum* 20: 325-328.

Ortiz H, Marti J, DeMiguel M et al (1987) Hair-containing lesions within the anal canal. *Int J Colorect Dis* 2: 153-154.

Ozgultekin R, Ersan Y, Ozcan M et al (1995) Therapy of pilonidal sinus with the Limberg transposition flap [in German]. *Chirurg* 66: 192-195.

Palumbo LT, Larimore OM and Katz IA (1951) Pilonidal cysts and sinuses: a statistical review. *Arch Surg* 63: 852-857.

Patey DH (1969) A reappraisal of the acquired theory of sacrococ-cygeal pilonidal sinus and an assessment of its influence on surgical practice. *Br J Surg* 56: 463-466.

Patey DH and Scarff RW (1946) Pathology of postanal pilonidal sinus: its bearing on treatment. *Lancet* ii: 484.

Patey DH and Williams ELS (1956) Pilonidal sinus of the umbilicus. *Lancet* ii: 281-282.

Petersen S, Koch R, Stelzer S et al (2002) Primary closure techniques in chronic pilonidal sinus. *Dis Colon Rectum* 45: 1458-1467.

Pérez-Gurri JA, Temple WJ and Ketcham AS (1984) Gluteus maximus myocutaneous flap for the treatment of recalcitrant pilonidal disease. *Dis Colon Rectum* 27: 262-264.

Philipsen SJ, Gray G, Goldsmith E et al (1981) Carcinoma arising in pilonidal sinuses. *Ann Surg* 193: 506-512.

Quinodoz PD, Chilcott M, Grolleau JL et al (1999) Surgical treatment of sacrococcygeal pilonidal sinus disease by excision and skin flaps: the Toulouse experience. *Eur J Surg* 165: 1061-1065.

Raffman RH (1959) A re-evaluation of the pathogenesis of pilonidal sinus. *Ann Surg* 150: 895-898.

Rainsbury RM and Southam JA (1982) Radical surgery for pilonidal sinus. *Ann R Coll Surg Engl* 64: 339-341.

Roe CF (1971) A new operative technique for pilonidal sinus. *Surg Gynecol Obstet* 132: 291-296.

Rupnick EJ (1958) Primary split skin grafting for treatment of large pilonidal cysts. *US Armed Forces Med J Q* 9: 957-964.

Schneider IHF, Thaler K and Kockerling F (1994) Treatment of pilonidal sinuses by phenol injections. *Int J Colorect Dis* 9: 200-202.

Schoeller T, Wechselberger G, Otto A and Papp C (1997) Definite surgi-cal treatment of complicated recurrent pilonidal disease with a mod-ified fasciocutaneous V-Y advancement flap. *Surgery* 121: 258-263.

Schöntag H and Eichfuss H (1982) Pilonidal cysts. Manifestation and results of therapy [in German]. *Zentralbl Chir* 107: 103-110.

Sebrechts TH and Anderson JP (1971) Common sense in the treat-ment of pilonidal disease. *Dis Colon Rectum* 14: 57-61.

Senapati A and Thompson MR (1996) *The outpatient management of pilonidal sinus: Bascom's operation*. Presented at the Royal Society of Medicine, London.

Senapati A, Cripps NPJ and Thompson MR (2000) Bascom's operation in the day-surgical management of symptomatic pilonidal sinus. *Brit J Surg* 87: 1067-1070.

Shoesmith JH (1953) Pilonidal sinus in an above-knee amputation stump. *Lancet* ii: 378-379.

Shons AR and Mountjoy JR (1971) Pilonidal disease: the case for excision with primary closure. *Dis Colon Rectum* 14: 353-355.

Shorey BA (1975) Pilonidal sinus treated by phenol injection. *Br J Surg* 62: 407-408.

Solla JA and Rothenberger DA (199) Chronic pilonidal disease. An assessment of 150 cases. *Dis Colon Rectum* 33: 758-761.

Søndenaa K and Pollard ML (1992) Histology of chronic pilonidal sinus. *APMIS* 103: 267-272.

Søndenaa K, Andersen E, Nesvik I and Soreide JA (1995a) Patient characteristics and symptoms in chronic pilonidal sinus disease. *Int J Colorect Dis* 10: 39-42.

Søndenaa K, Nesvik I, Andersen E et al (1995b) Bacteriology and complications of chronic pilonidal sinus treated with excision and primary suture. *Int J Colorect Dis* 10: 161-166.

Søndenaa K, Nesvik I, Andersen E and Soreide JA (1995c) Recurrence rate of chronic pilonidal sinus. *Eur J Surg*. Sood SC, Green JR and Parui R (1975) Results of various operations for sacrococcygeal pilonidal disease. *Plast Reconstr Surg* 56: 559-566. Spivak H, Brooks VL, Nussbaum M and Friedman I (1996) Treatment of chronic pilonidal disease. *Dis Colon Rectum* 39: 1136-1139. Taylor BA and Hughes LE (1984) Circumferential perianal pilonidal sinuses. *Dis Colon Rectum* 27: 120-122.

Theodoropoulos GE, Vlahos K, Lazaris AC et al (2003) Modified Bascom's asymmetric midgluteal cleft closure technique for recur-rent pilonidal disease: early experience in a military hospital. *Dis Colon Rectum* 46: 1286-1291.

Thomas D (1968) Pilonidal sinus: a review of the literature and a report of 100 cases. *Med J Aust* 2: 184-188.

Thorlakson RN (1966) Pilonidal sinus of the umbilicus. *Br J Surg* 53: 76-78.

Topgül K, Özdemir E, Kilie K et al (2003) Long-term results of Limberg flap procedure for treatment of pilonidal sinus: a report of 200 cases. *Dis Colon Rectum* 46: 1545-1548.

Trooskin SZ (1985) Pilonidal cyst: wide excision and primary closure with an advancement flap. *J Med Soc N J* 82: 367-370.

Toubanakis G (1986) Treatment of pilonidal sinus disease with the Z-plasty procedure (modified). *Am Surg* 52: 611-612.

Tschudi J and Ris HB (1988) Morbidity of Z-plasty in the treatment of pilonidal sinus [in German]. *Chirurg* 59: 486-490.

Urhan MK, Kücükel F, Topgul K et al (2002) Rhomboid excision and Limberg flap for managing pilonidal sinus *Dis Colon Rectum* 45: 656-659.

Vallance S (1982) Pilonidal fistulas mimicking fistulas-in-ano. *Br J Surg* 69: 161-162.

Walsh TH and Mann CV (1983) Pilonidal sinuses of the anal canal. *Br J Surg* 70: 23-24.

Weale FE (1964) A comparison of barber's and postanal pilonidal sinuses. *Br J Surg* 51: 513-516.

Williams RS (1990) A simple technique for successful primary closure after excision of pilonidal sinus disease. *Ann R Coll Surg Engl* 72: 313-314.

Williams ES (1955) quoted by Patey DH and Scarff RW in 'Pilonidal sinus'. *Lancet* i: 772.

Wood RAB and Hughes LE (1975) Silicone foam sponge for pilonidal sinus: a new technique for dressing open granulating wounds. *Br Med J* 4: 658-659.

Yilmaz S, Kirimlioglu V and Katz D (2000) Role of simple V-Y advancement flap in the treatment of complicated pilonidal sinus. *Eur J Surg* 166: 269.

Zimmerman CE (1984) Outpatient excision and primary closure of pilonidal cysts and sinuses: long-term follow-up. *Am J Surg* 148: 658-659.

14

第 14 章　肛门瘙痒症

肛门瘙痒症是一种常见的局部瘙痒症。引发肛门瘙痒症的原因有多种，例如：过敏症，皮肤病，细菌、真菌或病毒感染，糖尿病，炎性肠病，妇科疾病以及心理状况等。然而，对于大多数患者来说，其病情均属原发性，并且对病理生理学知之甚少。肛周激惹通过刺激皮肤感觉神经末梢，导致过度搔抓，继而带来对肛周皮肤的损害。同时，如果肛周不清洁或者潮湿，也是造成肛门瘙痒症发病的重要原因。因此，治疗此症状的关键在于改善肛门卫生，并对任何潜在的病状进行诊断治疗。但是对于一些特发性肛门瘙痒症，由于患者对肛周皮肤无节制的搔抓，造成肛周皮肤不断遭到破坏，很难治愈。

发病率和自然史

总发病率

目前，肛门瘙痒症发病率方面并不存在可靠数据。很多患者对肛门瘙痒症状并不重视，很少向医生报告，所以很难统计肛门瘙痒症的发病率（Jones，1992）。

发病率的年龄和性别分布

肛门瘙痒症的多发年龄段为 10～20 岁，但其他年龄段也有发病情况。相对来说，男性患病概率高于女性（Bowyer 和 McColl，1966；Daniel 等，1994）。

自然史

肛门瘙痒症是一种常见的间歇性轻度疾病，其中，压力、饮食、环境变化或其他方面的诱发原因，均可导致此病症的急性发作。轻微瘙痒经久不愈，则有可能转化为严重的瘙痒症，尤其是对于有潜在抑郁症的患者。然而，患者出现症状缓解或者复发的情况并不罕见，因此，在治疗的过程中，帮助病患树立积极的态度，增强病患的信心，显得尤为重要。

诱发因素

根据病因，肛门瘙痒症可分为：①继发性瘙痒；②原发性瘙痒。继发性瘙痒症患者的治疗相对比较简单，着重解决潜在的问题就会缓解瘙痒的症状。

肛肠疾病

可能引起肛周刺激的主要肛肠疾病包括：痔疮，肛裂，瘘管，慢性肛肠败血症，直肠炎或直肠结肠炎，皮垂，肛门疣，汗腺炎，肛门和/或直肠脱垂，直肠肿瘤，尤其是绒毛状腺瘤，肛门直肠息肉以及直肠癌或肛门癌（Murie 等，1981）。由于粪便对皮肤的污染及反复清洗阴部，导致肛门不洁或者排便失禁的患者容易遭受肛周刺激。

过敏

肛门瘙痒症的患者，可能会有皮肤过敏反应或过敏体质的病史。使用外用药膏或栓剂治疗肛裂、痔疮或肛门瘙痒症可能诱发过敏。这些药物通常属于油脂性基质，是一种含有抗生素、类固醇和局部麻醉剂的混合物。这种混合药物容易使皮肤敏感，特别是易感人群（Fisher，1976，1980；Fisher和Brancaccio，1979）。用于治疗肛门瘙痒的局麻药特别是利多卡因也常导致过敏（Alexander，1975）。由此看来，虽然这些药物可以用于治疗肛门瘙痒症，但与此同时，这些药物可能会使病情恶化，而不是减轻症状。出于这个原因，避免使用外用药物便成为治疗皮肤瘙痒症的一个绝对前提。然而，某些洗剂因其具有较低的过敏诱导发病率，得到了广泛的应用（Allenby等，1993）。患者在肛交过程中还可能发生避孕套过敏性接触性皮炎。此外，香皂、洗发水，以及泡泡浴与染发剂中含有的化学成分，均有可能诱发过敏发生。针对于潜在的过敏原、类固醇与外用制剂所进行的斑贴测试表明，32名皮肤瘙痒症患者当中共有18名患者检查结果呈阳性，如此高的诱导发病率主要是由外用药物的应用造成的（Dasan等，1999）。

原发性皮肤疾病

涉及肛门周围的原发性皮肤疾病可能会导致肛门瘙痒症（Rufli，2002）。通常情况下，身体的其他部位可能同时出现皮肤病灶，例如肛门周围出现牛皮癣，则身体的手肘、手腕或脚踝等其他部位也可能会出现同样的症状（Stein，2002）。除了牛皮癣，扁平苔藓、丘疹性湿疹、湿疹与白斑病也可能引起肛门瘙痒症。Dasan等（1999）发现，40例患者中共有34名患者患有明确的皮肤疾病；而这些疾病与肛周疾病之间通常存在着某种联系（表14.1）。

细菌感染

特定的细菌病原体可能会引发肛门瘙痒症。肛门梅毒通常会产生一种无痛的硬下疳与强烈的肛周刺激。针对于梅毒的血清试验，例如密螺旋体抑动试验（TPI）和荧光密螺旋体抗体试验（FTA），通常可以提供诊断确认。极小棒状杆菌是一种经常被提及的诱发肛门瘙痒症的病菌，虽然这种病菌并不常见（Bowyer和McColl，1966）。微小棒状杆菌感染所致的皮肤病称为红癣，好发于腋下、腹股沟等处，有时也会出现在肛周区域（Smith等，1982）。在紫外线的照射下检查皮肤，可以诊断红癣，因为极小棒状杆菌产生的卟啉在紫外线照射下会显示出粉红色的荧光。肛门结核也可能引发皮肤瘙痒，尤其是对于亚洲后裔、糖尿病患者以及抵抗力减弱的患者。其他细菌引起的疾病，并在患者肛门周围出现病灶，例如脓疱疮、疔疮或葡萄球菌或假单胞菌引起的痈，则可排除在外。尿路感染可以继发引起肛门瘙痒症。

真菌感染

如果身体遭受创伤、过敏反应、类固醇的损害，或者使用广谱抗生素后，结肠菌群发生改变，则皮肤便有可能受到真菌的入侵（Winner和Hurley，1964；Ambrose等，1985）。白色念珠菌是一种存在于人体皮肤上的常见腐物寄生菌。受到感染的皮肤会迅速充血，出现白色斑块浸润，肛门瘙痒症便会在浸润区域形成（Pirone，1992）。通过观察肛周皮肤刮出的典型假菌丝，可用于诊断肛周念珠菌病。尤其是对于接受类固醇、抗代谢药物、硫

表14.1 40例肛门瘙痒症患者中皮肤疾病和肛门病变之间的相关性

	女性	浅裂纹	痔	皮垂	肛肠息肉
20 银屑病	8	1	2	1	2
7 湿疹	3	1	—	—	—
3 湿疹＋牛皮癣	1	—	1	1	—
2 扁平苔藓	2	—	—	—	—
3 浅龟裂	—	—	—	1	—
2 正常皮肤	1	—	—	—	—

来源自：Dasan等（1999）。

唑嘌呤或环孢素免疫抑制治疗患者，白色念珠菌可以次级病原体的形式侵入皮肤；或者还可作为糖尿病，妇科疾病或晚期恶性肿瘤的并发症。当女性受到白色念珠菌感染时，采用测试尿液中的葡萄糖以及尿液与阴道中的念珠菌的方法是非常可取的。糖尿病患者经常同时患有念珠菌性外阴炎与肛门瘙痒症。其他形式的肛周皮肤真菌感染不是很常见但需排除。这些感染往往只涉及肛门缘的一侧。需通过皮肤试纸及显微镜诊断股癣通常会引起肛门瘙痒症，但也并不排除皮癣、絮状表皮癣菌和毛癣菌、须癣毛癣菌，其特点是腹股沟边缘呈鳞片状，且出现大面积的红斑病变。

病毒感染

尖锐湿疣也可引起肛门瘙痒症。此处的疣仅限于肛周部分皮肤或环肛门周围区域。常累及外生殖器以及肛门。这些病毒引起的病变会通过直接接触传染（Sohn 和 Robilotti，1977）。

疣引起的刺激通常可引起肛门瘙痒症。其他可能引起肛门瘙痒症的病毒还包括生殖器单纯疱疹，有时也可能是传染性软疣。疱疹是由发炎、变红的斑疹发展形成的小泡，会破裂（Jeansson 和 Molin，1970；Chang，1977）。腹股沟淋巴结肿大是一种常见的疾病，该病通常通过性交传染。传染性软疣的特点是脐丘疹，可遍布全身各个部位（Brown 和 Weinberger，1974；Felman 和 Nikitas，1980）。

寄生菌

儿童肛门瘙痒症通常是由蛲虫（蠕形住肠蛲虫）引起的。这种病因一般不太可能发生在成年人身上。肛门瘙痒症产生的不适感，在夜间较为突出，这种情况在卫生条件差或者过度拥挤的环境下更为普遍。蠕虫会侵扰大肠。受精的雌性蛲虫从肛门爬出来，其受精卵排在肛周皮肤上。随着产生刺激、手接触到污染源之后通过食物或直接接触传染。早上洗澡前或排便前，使用一段透明胶带从肛门周围皮肤黏取卵子，可用于检测与诊断。其他可能会引起肛门瘙痒症的寄生虫包括疥疮（疥螨）和阴虱。

诱发性疾病

腹泻

任何原因引起的腹泻均可能诱发肛门瘙痒症，这是因为液状粪便通过肛门括约肌时，肛周皮肤很难保持清洁。同样的，发炎性肠道疾病可能会导致稀便次数频繁及括约肌损伤，从而使得肛周皮垂很难保持卫生。直肠手术后处于恢复阶段的病人也经常抱怨肛门瘙痒，尽管这个问题对于他们来说是可控制的。此外，其他心身疾病也有可能引起肛门瘙痒症，特别是慢性阴部疼痛和肠易激综合征（Jones，1992）。

肛门不洁

肛周皮肤若不能完全保持干净，肛门不洁或肛门外漏可能会引发肛门瘙痒症。肛裂、瘘管或痔疮手术后，肛管功能尚未完全恢复或存在瘢痕，便常出现这样的问题（Murie 等，1981）。另外，大便失禁患者也具有相当高的发病率。

糖尿病

糖尿病经常伴有肛门瘙痒症，特别尚未确诊或病情控制不佳时。此外，糖尿病与肛周念珠菌结合，也常常引发肛门瘙痒症。

性传染疾病

在同性恋的圈子内，特别是那些遭受艾滋病毒感染以及各种细菌、病毒或真菌感染的疾病，通常被称为“同性恋者肠综合征”，这些疾病可能会引起肛门瘙痒症，例如单纯疱疹、性病性淋巴肉芽肿、传染性软疣、杆菌性痢疾、弯曲杆菌、隐孢子虫、衣原体、阿米巴病、贾第虫病、蛲虫、念珠菌病、结核病、粪、沙门菌、耶尔森菌、疥疮、淋病、梅毒、病毒性肝炎和尖锐湿疣等。肛肠创伤、直肠炎、肛门疾病，以及涉及括约肌的进行性神经病，较易于引发肛门瘙痒症（Sohn 和 Robilotti，1977；Fisher，1980；Robertson 等，1980；McMillan 和 Lee，1981；McMillan 等，1983；Robbins 等，1983；William，1983；Welch 等，1984）。

心理学原因

极少数情况下，心理疾病也会直接引发肛门瘙痒症。从实际角度出发，情绪压力往往会导致肛门瘙痒症患者病情恶化。与肛门瘙痒症相关的心理障碍主要包括人为性皮炎、神经官能症性表皮剥脱、寄生虫恐怖、老年皮肤瘙痒症与和局限性神经性皮炎。针对于 37 例瘙痒症患者所进行的一般健康问

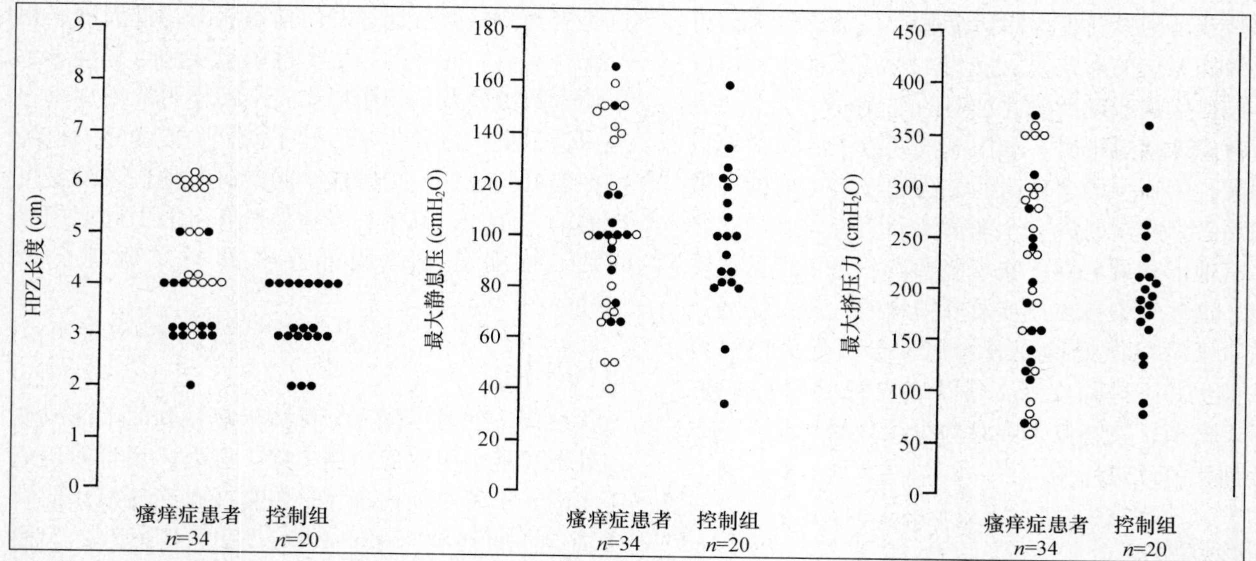

图 14.1 肛门瘙痒症患者肛门测压。肛门瘙痒症患者与控制组之间的对比：高压区的长度（HPZ），最大静息压，最大挤压力。其中患者组分为患有肛门疾病的肛门瘙痒症患者（○）与未患有肛门疾病的肛门瘙痒症患者（●）（Allan 等，1987）。

卷中，只有 3 例患者的得分高于严重焦虑和抑郁相对应的阈值（Dasan 等，1999）。Smith 等（1982）使用明尼苏达多相人格调查表对 25 例患者进行了研究，以评估他们的心理状态。但在本次研究中，较之正常人群，他们没有发现显著性偏差。

特发性肛门瘙痒症

不幸的是，虽然很多时候进行了彻底的排查，但很多肛门瘙痒症仍属于特发性病症。

肛门外漏

对于长期特发性肛门瘙痒症患者，可以利用肛肠生理学评估对其进行研究（Eyars 和 Thomson，1979；Allan 等，1987）。我们对 32 例肛门瘙痒症患者与控制组（20 人）进行了对比，结果发现两组的直肠与肛门感受，以及肛门括约肌压力的松弛与紧缩程度，并无很大的差别（图 14.1）。相对于控制组，肛门瘙痒症患者的生理盐水排泄量较小（图 14.2）。这些结果表明，通过肛门括约肌的流体渗漏增加对于特发性肛门瘙痒症至关重要。同时，在使用线性模拟量表标记肛门瘙痒症患者病情严重程度得分时便可以发现，症状与流体渗漏程度之间存在很大的相关性（图 14.3）。渗漏可能是由肛门内括约肌功能失调引起的（Yars 和 Thompson，1979）。同时患有肛门疾病（主要是痔疮）的

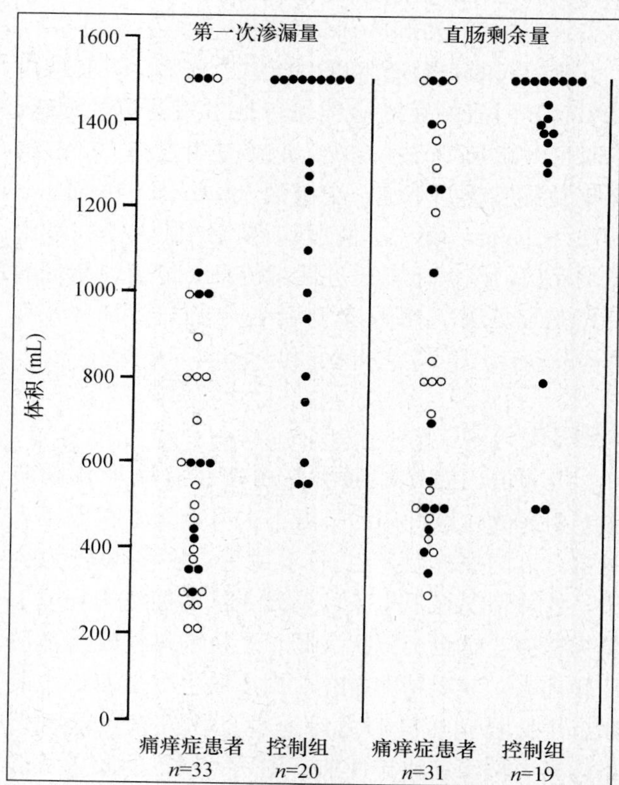

图 14.2 生理盐水灌注试验，其中肛门瘙痒症患者与控制组的年龄与性别是相匹配的。本试验中应用了两个参数：第一次渗漏量（左侧栏）以及直肠壶腹注入生理盐水 1.5L 后的直肠剩余量。其中患者组分为患有肛门疾病的肛门瘙痒症患者（○）与未患有肛门疾病的肛门瘙痒症患者（●）（Allan 等，1987）。

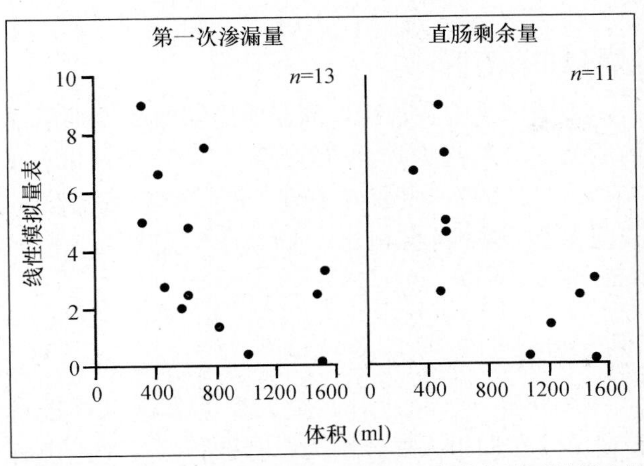

图 14.3 图 14.2 生理盐水注入试验中，症状与测试结果之间的关联性。其中，症状基于一个线性模拟量表。注意，得分较高的患者排泄生理盐水的时间较早（Allan 等，1987）。

肛门瘙痒症患者不会遭受过多的流体渗漏而带来的痛苦。这表明，肛门瘙痒症并不仅仅是由肛门疾病引发的。功能紊乱的肛门内括约肌引起粪便污染，可能是导致肛门瘙痒症的一个原因。

我们发现，肛门瘙痒症患者的肛门内括约肌响应直肠扩张的松弛程度远远高于控制组（图 14.4）。因此，仅未患有肛门疾病的肛门瘙痒症患者才会出现过度的直肠肛管抑制反射（图 14.5）。

Farouk 等（1994 年）通过一些简单的动态测量证实了我们的研究结果。测量结果显示，在肛门松弛及其最大紧缩压力、内部肛门肌电图（EMG）频率、内括约肌松弛次数和阴部神经潜伏期方面，肛门瘙痒症患者与控制组之间并无明显差别。然

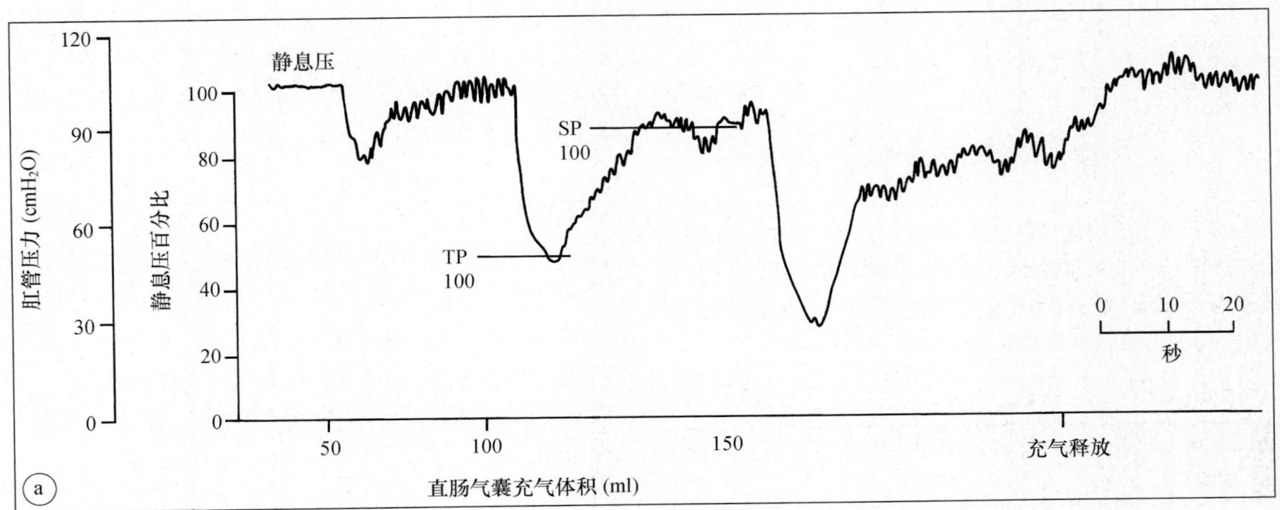

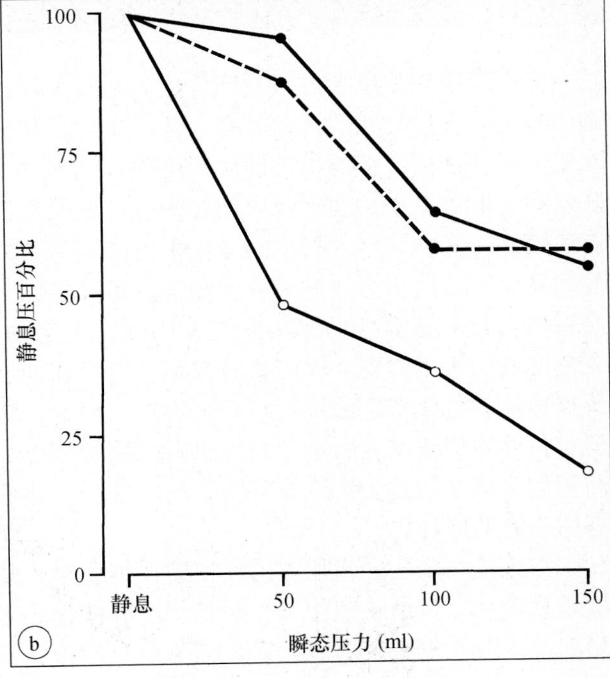

图 14.4 肛门瘙痒症患者的直肠肛管抑制反射。(**a**) 针对于肛管静息压的跟踪记录，其中应用 50ml，100ml 和 150ml 的空气扩张直肠球囊。TP，降压；SP，稳压；(**b**) 50ml，100ml 和 150ml 的空气注入直肠球囊后，静息肛管压力下降百分比。其中患者组与控制组成员的年龄与性别是相匹配的。患者组分为患有肛门疾病的肛门瘙痒症患者（●，上线，N＝25）与未患有肛门疾病的肛门瘙痒症患者（○，下线，N＝15）。控制组（n＝6）用虚线表示（Eyars 和 Thomson，1979）。

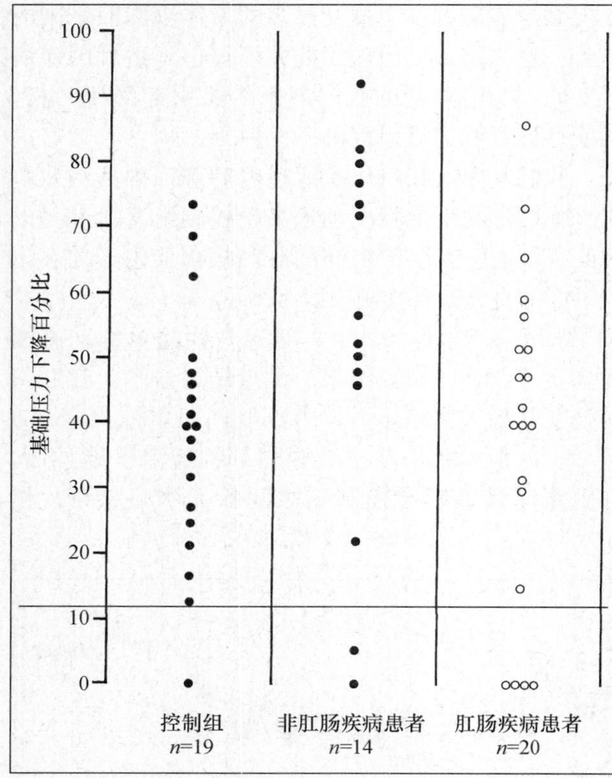

图 14.5 对于肛门瘙痒症患者与控制组（性别与年龄相匹配）来说，50ml 生理盐水注入直肠气囊之后，基础压力降低百分比开始下降。其中，肛门瘙痒症患者分未患有肛肠疾病与未患有肛肠疾病两组（Allen 等，1987）。

表 14.2 压力的变化与内括约肌松弛白天瞬态持续时间

症状	控制组	肛门瘙痒症患者
直肠压力上升（cmH_2O）	18（11～37）	29（18～60）
肛门压力下降（cmH_2O）	29（21～43）	39（15～52）
持续时间（s）	8（5～12）	29（18～55）

来源自：Farouk 等（1994）。

而，肛门瘙痒症患者在直肠扩张期间，其直肠内压力明显上升，同时内括约肌松弛程度较大并且其持续时间更长（表 14.2）。

基于这些研究结果，我们可以假设原发性肛门瘙痒症患者会出现过度的直肠肛管抑制反射，从而导致通过肛管的粪便漏液增加。某些渗漏可能是由肛门疾病引起的，也可能是由黏液排出量增多引起的，还有可能是肛管黏膜封闭干扰所导致的（Allan等，1987）。

结肠细菌菌群

细菌产生的各种酶，如众所周知的肠道细菌性内肽酶，可引起瘙痒症（Keele，1957；Shelley 和 Arthur，1957）。经研究发现，肛门瘙痒症患者的粪便菌群与控制组相比，并无任何差别（Silverman 等，1989）。

真菌菌群

Dodi 等（1985）对四组人群的真菌菌群进行了研究，这四组人群分别为患有肛肠疾病与未患有肛肠疾病的肛门瘙痒症患者、未患有肛门瘙痒症的肛肠疾病患者以及控制组（即正常人群）。在上述四组中，均匀分配白色念珠菌。结果发现，在肛门瘙痒症患者中，真菌病的总发病率显著提高（52%），而那些非肛门瘙痒症患者仅为 26%。由此可见，皮肤癣菌与肛门瘙痒症之间是具有相关性的。

饮食

如果避免食用某些特定的食物，肛门瘙痒症患者可能不会出现临床症状（Brooks，1969；Friend，1976）。这些食物包括咖啡、茶、啤酒、巧克力和西红柿。然而，由于每一位患者其肛门瘙痒症复发或者减弱的倾向都很明显，此研究结果的很难解释。

临床评估

对肛门瘙痒症患者进行临床评估时，必须仔细询问病史，评估症状的持续时间，其严重程度与自然史。寻找任何潜在的诱发性病理历史，例如，皮肤疾病、肛周感染、糖尿病、妇科疾患，或发炎性肠道疾病。其中，内衣材质的变化也可能成为重要的诱发原因，这是因为过敏或者潮气过重可能因某些材质引起。过敏有可能是使用外用制剂引起的。先前的肛门手术病史，应当记录在案。对潜在的肛肠疾病症状也应特别注意，特别是疼痛、出血、渗流、排便习惯改变或脱垂。收集患者的精神病史与简短的人格评估的做法是非常明智的。此外，还应考虑患者的肛交史。

临床检查中必须包括肛周区域的详细检查，其次是直肠和乙状结肠镜检查。同时，还应检查任何局部或一般性皮肤疾病症状，包括手肘、膝盖、手和关节等。应当检查有无手指真菌感染迹象，肛周皮肤使用洗剂的过敏现象，以及有无过度搔抓情况下残留在指甲里的粪便（Alexandar-Wiliams，1983）。

对肛周皮肤必须进行检查。有时，肛周皮肤会出现红色和发炎迹象。肛周皮肤上的划痕提示，患者会因摩擦会阴部加重症状。通常，还要检查肛门周围皮肤表面有无龟裂现象。比较明显的肛周疾病，如尖锐湿疣、皮垂或瘘管外孔，都要进行检查。紫外线小型便携式设备可以用来排除是否存在极小棒状杆菌。检查中，还包括使用小手术刀刀片轻刮皮肤上的菌丝。然后将此刀片放置在接收器上，同时进行镜检。臀部回缩可能会进一步显露肛周病理，如痔疮、胃黏膜脱垂、肛门周围血肿、肛门裂、皮垂或发炎性肠道疾病的症状。通过询问病人的劳损情况，可以诊断是否患有直肠脱垂。接着，可进行直肠与硬性乙状结肠镜检查，以排除患者患者是否同时患有肛肠疾病。最后，还应检查大便中是否含有肠道致病菌，包括卵、包囊和寄生虫。梅毒和艾滋病毒血清学检查也可以安排在这个阶段。

治疗

一旦在患者身上检查出诱发肛门瘙痒症的症状，或者外科医生认为该患者可能患有特发性肛门瘙痒症，都应当在早期阶段通知患者，如病情的复发与消除的趋势等相关信息。还应当指出的是，外科医生也不能保证治愈，但是他们应该向患者提供饮食和肛门卫生方面的一些建议。

诱发性病例的治疗

皮肤疾病

皮肤疾病应交由皮肤科医生进行处理。使用成药制剂有可能会使肛门刺激加重，尤其是含有类固醇的药品。

全身性疾病

如果在患者病史发现潜在的全身性疾病，则应当及时治疗。某些疾病，如糖尿病、性病、严重过敏、皮肤病、妇科疾病或严重的精神障碍，则应当交由相应的专科医生一起治疗。肛门瘙痒症也可能继发或者并发贫血、尿毒症、黄疸和糖尿病等其他病症，这些都应该被排除在外（Botterill 和 Sagar，2002）。

局部过敏

如果病史中有关于肛周皮肤使用局部性制剂的记录，则应当停止使用局部制剂。大多数的肛门瘙痒症是因使用局部制剂引起的，继发或者并发于过敏反应，特别是类固醇、抗生素或局部麻醉剂。斑贴试验将有助于消除病原体。

肛门疾病

对并发的痔疮、肛裂、疣、瘘或溃疡等其他疾病，应该进行适当的治疗。着手治疗肛门瘙痒症之前，最好首先医治其他潜在的疾病，而且应当告知患者，即使其肛门疾病已成功治愈，瘙痒症状亦不会永久消失。（Pirone 等，1992）。

肛瘘

例如，如果瘘口排泄物是引发肛门瘙痒症的主要病因，那么治疗肛瘘便是有效的。

痔疮

永久性第三级内痔核脱出会造成连续黏膜泄漏，需要彻底治愈。Glasgow 报道声称，已专门设计一个试验，用以评估治疗痔疮对肛门瘙痒症的影响（Murie 等，1981）。对痔切除术或橡胶圈结扎术治疗成功前后的 82 例无并发症的痔疮脱核患者进行了研究，结果发现，治疗前共有 41 例痔疮患者同时患有肛门瘙痒症，但治疗后减少至 18 例。在这项前瞻性研究中，痔切除术或橡胶圈结扎术降低了肛门瘙痒症的发病率。但是，这个令人振奋的研究结果并未在所有的患者身上得到了验证。我们的经验似乎提示，仅 1/3 的门诊治疗痔疮患者有可能改善其肛周刺激或排泄症状（Keighley 等，1979；Greca 等，1981）。

肛裂

肛门瘙痒症患者很难决定治疗与肛门瘙痒相关的慢性肛裂疾病，特别是在有可能损坏内括约肌的情况下。患者疼痛难忍时，应首先使用药物制剂治疗肛裂。同时，应当尽量避免肛门扩张，因为突然发生的液体粪便或黏液的失禁会加重瘙痒症状。如果三硝酸盐或其他一氧化氮供体无任何效用，则应优先选择黏膜瓣修复术而非括约肌切开术（参见第 9 章）。

皮垂

在某些情况下，皮垂会使肛门卫生情况变差，从而加重肛门瘙痒的症状。改善肛门卫生状况或对腹泻进行控制，可能大的水肿皮垂会变小。Jensen（1988 年）进行了一项随机试验，对患者组进行皮垂切除手术，或者对其采用了一种待机政策。他发现，皮垂切除手术后 67%的患者无临床症状表现，而未接受手术治疗的组别为 55%。他总结说，切除肥大肛门皮肤手术并无多大效用。大多数情况下，我们对他的结论表示赞同，但对于皮垂较大且坚持采用保守治疗的患者，上述结论是不成立的。因此，避免切除皮垂的做法可能是有价值的，除非我们能够做到全面改善肛门的卫生状况。切除皮垂之后，要尽量避免产生皮肤褶皱。

肛门失禁

由于医源性括约肌损伤或分娩损伤所造成的肛门失禁，常常会诱发肛门瘙痒症，因为肛门失禁会造粪便污染或黏膜渗漏。不建议采用骨盆底或括约肌修复的方法治疗肛门瘙痒症。术后，肛门瘙痒症依然可能出现临床症状，尽管尿失禁的情况可能有所改善（Yoshioka 和 Keighley，1989）。另一方面，如果肛门瘙痒症伴随着括约肌功能失调和股沟畸形，如果能够成功控制粪便污染，则有可能改善肛门瘙痒症状。我们认为，隔离肛门内括约肌而治疗肛门瘙痒症的做法是没有效果的。

细菌感染

使用青霉素治疗梅毒。淋病可能与奈瑟菌耐药菌株之间存在关联性，因此治疗过程中应当采用微生物学手段进行密切监测。应采用三联疗法治疗肺结核，直至获知其培养菌及敏感性。可以在肛周皮肤使用夫西地酸钠外用软膏（2%）治疗极小棒状杆菌，每 6 小时涂擦一次。如果上述疗法无效，则可选择口服红霉素，每 6 小时 0.5g，持续 10 天。

真菌感染

应与病人进行初步磋商几天之后，再准备微生物报告。未患有肛门瘙痒症的患者，念珠菌分离亦是比较普遍的，因此大多数临床医生会根据临床表现给出治疗建议。通常情况下，采用外用制霉菌素霜（10 万 U/g）涂抹于肛周皮肤，治疗念珠菌感染，每天涂抹 4 次。如果无任何效用，则可以试试外用咪康唑或酮康唑。红色毛癣菌引起的肛周皮肤真菌感染，可使用口服灰黄霉素治疗，剂量为每 8 小时 125mg，直至患者无临床症状表现。癣菌病可使用克霉唑、托萘酯、卤普罗近或达克宁霜治疗。

病毒感染

复方安息香酊中放入 25%的鬼臼树脂悬浮液，外涂于患处，可用于治疗肛门疣。酊剂会增加悬浮液的黏稠度，可避免疣扩散至周围皮肤。最好的涂擦方式是，使用棉棒浸满悬浮液涂抹于患处，5 分钟内禁止触碰。Culp 和 Kaplan（1944）在报告中指出，82%的患者治疗后完全康复，另有 15%的患者在第二次治疗后完全康复。其他药物却没有表现出如此好的治疗疗效。而且很多情况下，尖锐湿疣的抗鬼臼树脂能力很强（见第 15 章）。这种情况下，则需要用 1∶300 000 的肾上腺素生理盐水浸润肛管和肛周皮肤之后，再采用手术热透疗法或者切除（Thomson 和 Grace，1978）。而对于生殖器区的疣，则可通过外用或者全身性阿昔洛韦进行医治（Corey 等，1982；Mendal 等，1982）。尖锐湿疣复发的可能性非常大。人们已经不再相信利用切除物质培养的自体疫苗可以治疗肛门疣，虽然这种方法以前被认为是最佳的治疗方法（Abcarian 等，1976）。

除了干燥剂之外，如酒精或硫酸锌，没有其他特定药物可以治疗单纯疱疹。如果没有任何疗效，可以使用外用或者全身性阿昔洛韦。

传染性软疣一般采用手术切除进行治疗，再使用 25%的三氯乙酸的或液氮损坏（病变细胞）。

寄生虫

可以使用苯甲酸苄酯治疗疥疮。而虱病侵扰，通常可以使用二氯二苯二氯乙烷（DDT）粉末或苯甲酸苄酯治疗。哌嗪可以说是治疗蛲虫最有效的药物。单剂量使用，2 周后重复使用。治疗蛲虫的一种替代疗法是使用杀蛲虫药；使用这种药物时，大便会变红，建议全家人共同使用。

特发性病例的治疗

大多数肛门瘙痒症病例属特发性，较难治愈。而且，特发性肛门瘙痒症通常还伴随内肛门括约肌功能退化，采用肛门超声波检查，可观察到明显的临床症状。

肛门卫生

治疗特发性肛门瘙痒症的过程中，绝不能忽视保持肛周清洁的重要性。注意肛周卫生的患者，很少出现复发的情况。16 世纪 Rabelais 笔下人物 Gargantua 在提供肛周清洁的建议时，向他的父亲——Grangousier 索要了一桶布雷顿酒。在尝试了多种通便清洗方式之后，包括律师的帽子和淑女的天鹅绒面具，Gargantua 总结说，“鹅颈部的绒毛最舒服，细腻而且柔软，你要在两腿之间按住鹅的脖子”（Rebelars，1952）。只是在当代社会，这种方法是完全不可取的，而且非常昂贵。目前，保持肛门清洁比较理想的方式是盆浴。通便后，要用温水和脱脂棉将肛周清洗干净（Banov，1971）。对于不愿意使用浴盆的患者，也可以使用一个较大的塑料碗代替。如果无法购买到脱脂棉，也可以使用湿布，使用时手可以放在合适的防水袋里。清洗完毕后，保持肛门皮肤清洁、干爽。如果皮肤的疼痛感非常强烈，则可以使用吹风机，温和地将吹干，也是可以的。之后，要注意保持皮肤干燥，最好穿宽松的纯棉内裤。

应当告知患者避免刺激肛周皮肤，如使用卫生纸：用水清洗是避免肛周皮肤受到纸张摩擦的唯一方法。反复使用纸张可能会损害上皮细胞，使细菌进入皮肤。并且有些患者可能对卫生纸有过敏反应（Keith 等，1969 年）。

比较明智的做法是使病人了解肛门瘙痒症的原因以及治疗的基本原理。应该强调的是，如果不断搔抓，病症会频繁复发。如果不想划伤皮肤，则最好清洗肛门区域。初期治疗中，由于患者往往记不住医生的建议和警告，我们在此为肛门瘙痒症患者提供了“十条建议”（表 14.3）。

许多患者发现他们的症状很容易治疗，如上文所述逐渐改善肛周卫生，然而，患者很可能在夜里搔抓肛周皮肤，这种情况下，患者可使用马来酸氯苯那敏（口服，4mg），作为一种全身性止痒和镇静剂，有助于患者休息。

表 14.3　肛门瘙痒症患者应注意的十条建议

1. 通便后，清洗肛周皮肤，保持清洁，不论是早上还是晚上。如果夜间出现瘙痒现象，则一定要在睡觉前清洗肛周皮肤。清洗时最好使用浴盆，但是也可坐在浴缸内或者使用较大的塑料碗，作为替代方案。确保清洗干净残存在肛周皮肤褶皱内的所有不洁物质。
2. 避免使用肥皂，或者粗糙的绒布摩擦肛周皮肤。残留在褶皱里的肥皂液对皮肤非常具有刺激性。在水中肥皂水和指尖或药棉所有必要的。请用含有少量肥皂的水清洗，使用指尖夹住药棉轻轻擦拭肛周皮肤。
3. 当你不在家中，或者不方便找到适用的厕所设施时，请使用轻柔、温和的湿巾擦拭肛周皮肤，勿用硬纸。
4. 保持肛周区域干爽。使用毛巾或者轻柔纸巾轻轻擦拭肛周皮肤，使其干燥，但不要揉搓。使用温和的吹风机送风使其干燥，是一种非常可取的方式。
5. 避免过度潮湿。切勿使肛周皮肤接触潮湿的内裤。要穿棉质内裤，不要穿尼龙质地的内裤。避免穿臀部质地较硬的裤子。衣物透气可防止水分累积。要穿宽松裤子，避免紧身的牛仔裤、紧身衣，丝袜或连体裤袜。
6. 干燥后（注意动作轻柔），应当在裤子内部肛周附近放置一层薄薄的药棉纱布，上面撒上少量干粉。脱脂棉应为 50p 的两倍大，每次清洗时注意更换脱脂棉。
7. 避免使用芳香型爽身粉：这种爽身粉很容易在皮肤褶皱里形成小固体肿块，而且香水可能会导致皮肤过敏。可以使用 ZeaSORB 或其他专用的爽身粉。可以使用婴儿爽身粉，但其效果并不是很理想。使用 ZeaSORB 轻撒在药棉纱布上。
8. 除非医师特别指明，否则请避免使用药膏和软膏。任何脂类制剂均具有保持皮肤湿润的功效，但这正是我们试图避免的。许多制剂可能是低过敏原，我们应当尽力避免。紧急条件下，可使用洗剂，但应注意在清洁后干燥前使用。硝酸银或洋红色涂料洗剂可以使用，但请遵医嘱。
9. 保持正常排便，宜使用较多的粗粮，以润滑肠道。一些容易引起患者拉稀的饮食，应当注意避免。排便时，不要用太长时间，平时注意饮食。
10. 随着病情好转，可以灵活掌握上述建议，但请注意保持肛周皮肤的清洁和干燥，注意摩擦或用药可能对皮肤引起的伤害。如果病情复发，虽然不时地表现出某些临床症状，应立即开始例行上述建议，直到刺激得到控制。

止泻药

如果肛门瘙痒症患者患有其他潜在的病症，出现排泄稀便的情况，使得病情加重，那么患者可以口服止泻药，例如盐酸洛哌丁胺，可有助于缓解患者的症状。也可以服用膨胀剂，效果也不错。此外，卵叶车前子、胖大海或甲基纤维素也可以帮助改善病人的症状。不建议患者使用粗麸食品，因为粪便中排出的麸细颗粒，可能会黏附到肛周皮肤的褶皱内，很难清洗干净。

局部应用

因为可能会出现过敏现象，一般不建议患者使用局部抗菌剂、局部麻醉剂和抗生素，虽然有时这些药物的治疗效果不错（Allenby 等，1993）。相比之下，如果肛周皮炎使得肛周皮肤潮湿，出现溃疡，则建议患者使用收敛洗剂。其中，使用最广泛的收敛剂之一便是浓度较低的硝酸银水溶液。该溶液安全、有效，却具有使衣服和手指染色的缺点。

我们对三种应用于肛门瘙痒症的局部治疗药物进行了前瞻性随机交叉试验。这些局部应用药物分别是醋酸铝溶液（5%）、克罗米通（优乐散洗液）（10%）与一种温和的乳液，均对病症有一定的控制作用。试验中，我们在 37 例患者身上应用了这些药物，并利用理线性模拟量表对药物使用前以及使用药物两周以后的情况进行评估。但是，我们无法证明使用这些洗液可以使症状明显减弱。

局部手术治疗

将麻醉剂注入患者的肌肤，曾经也是一种治疗肛门瘙痒症的方法（Gabril，1929）。Botterill 和 Sagar（2002）报道了这样一项结果，将 20ml 的普通麻醉剂，加入 15ml 1%的利多卡因（lignocaine），5ml 1%的亚甲蓝（methylene blue）以及 100mg 氢化可的松（hydrocortisone），一起注入肛周皮肤。皮肤上的纹身通常是在 8 周后消失。研究发现，25 例患者中有 16 例患者（64%）在一次注射后症状便出现好转，另有 6 例患者在第二次注射后症状出现好转。还有 1 例患者出现了 2 天临时的粪便失禁症状。随后进行的 11 个月的跟踪调查中，发现 85%的患者症状明显好转，值得进一步的评估。过去用来治疗肛门瘙痒症的手术疗法，可能会对肛周皮肤造成破坏（Bacon，1949）。上述手术的基本原理是将支配肛周区域的感觉神经进行分离。不幸的是，手术后可能会出现败血症，伤口愈合也可能出现问题，而且控制症状的结果常常不尽如人意。我们不建议采用上述方法。我们不认为切除肛门皮嵴或皮垂是一种好的治疗方法，除非患者不再搔抓皮肤，并注意仔细改善肛门卫生状况。如果皮肤病灶无法充分清洗，那么切除手术便不失为一种可合理的治疗方法。

（王宇　译　王宇　校）

参考文献

Abcarian H, Smith D & Sharon N (1976) The immunotherapy of anal condylomata acuminata. *Dis Colon Rectum* 19: 237-239.

Alexander S (1975) Dermatological aspects of anorectal disease. *Clin Gastroenterol* 4: 651-657.

Alexander-Williams J (1983) Pruritus ani. *BMJ* 287: 159-160.

Allan A, Ambrose NS, Silverman S & Keighley MRB (1987) Physiological study of pruritus ani. *Br J Surg* 74: 576-579.

Allenby CF, Johnstone RS, Chatfield S, Pike LC & Tidy G (1993) Perinal: a new no-touch spray to relieve the symptoms of pruritis ani. *Int J Colorect Dis* 8: 184-187.

Ambrose NS, Johnson M, Burdon DW & Keighley MRB (1985) The influ-ence of single-dose intravenous antibiotics on faecal flora and emer-gence of *Clostridium difficile*. *J Antimicrob Chemother* 15: 319-326.

Bacon HE (1949) *Anus, Rectum and Sigmoid Colon*, 3rd edn, vol 1. Philadelphia: Lippincott.

Banov L (1971) The prophylactic value of anal hygiene. *South Med J* 64: 1521-1523.

Botterill ID & Sagar PM (2002) Intra-dermal methylene blue, hydro-cortisone and lignocaine for chronic, intractable pruritis ani. *Colorectal Disease* 4: 144-146.

Bowyer A & McColl I (1966) The role of erythrasma in pruritus ani. *Lancet* ii: 572-573.

Brooks LH (1969) Further studies of the management of pruritus ani. *Dis Colon Rectum* 93: 193-195.

Brown ST & Weinberger J (1974) Molluscum contagiosum: sexually transmitted disease in 17 cases. *J Am Vener Dis Assoc* 1: 35-38.

Chang TW (1977) Genital herpes and type 1 herpes virus hominis. *JAMA* 238: 155-158.

Corey L, Nahmias AJ, Guinan ME et al (1982) A trial of topical acyclovir in genital herpes simplex virus infections. *N Engl J Med* 306: 1313-1319.

Culp OS & Kaplan IW (1944) Condylomata acuminata: two hundred cases treated with podophyllin. *Ann Surg* 120: 251-255.

Daniel GL, Longo WE & Vernava AM (1994) Pruritis ani: causes and concerns. *Dis Colon Rectum* 37: 670-674.

Dasan S, Neill SM, Donaldson DR & Scott HJ (1999) Treatment of per-sistent pruritis ani in a combined colorectal and dermatological clinic. *Br J Surg* 86: 1337-1340.

Detrano SJ (1984) Cryotherapy for chronic specific pruritus

ani. J Dermatol Surg Oncol 10: 483-484.

Dodi G, Pirone E, Bettin A et al (1985) The microflora in proctological patients with and without pruritus ani. *Br J Surg* 72: 967-969.

Eyars AE & Thomson JPS (1979) Pruritus ani: is anal sphincter dysfunction important in aetiology? *BMJ* 2: 1549-1551.

Farouk R, Duthie GS, Pryde A & Bartolo DCC (1994) Abnormal tran-sient internal sphincter relaxation in idiopathic pruritis ani: physio-logical evidence from ambulatory monitoring. *Br J Surg* 81: 603-606.

Felman YM & Nikitas JA (1980) Genital molluscum contagiosum. *Cutis* 26: 28-32.

Fisher AA (1976) Antihistamine dermatitis. *Cutis* 18: 329-336.

Fisher AA (1980) Allergic reaction to topical (surface) anaesthetics. *Cutis* 25: 584-625.

Fisher AA & Brancaccio RR (1979) Allergic contact sensitivity to propylene glycol in a lubricant jelly. *Arch Dermatol* 115: 1451.

Friend WG (1976) The cause of idiopathic pruritus ani. *Dis Colon Rectum* 20: 40-42.

Gabril WB (1929) Treatment of pruritus ani and anal fissure: the use of anaesthetic solutions in oil. *BMJ* 1: 1070-1072.

Greca F, Hares MM, Nevah E, Alexander-Williams J & Keighley MRB (1981) A randomized trial to compare rubber band ligation with phenol injection for treatment of haemorrhoids. *Br J Surg* 68: 250-252.

Haynes WG & Read NW (1982) Anorectal activity in man during rec-tal infusion of saline: a dynamic assessment of the anal continence mechanism. *J Physiol* 330: 45-56.

Jeansson S & Molin L (1970) Genital herpes virus hominis infections: a venereal disease? *Lancet* i: 1064.

Jensen SL (1988) A randomized trial of simple excision of nonspecific hypertrophied anal papillae versus expectant management in patients with chronic pruritus ani. *Ann R Coll Surg Engl* 70: 348-349.

Jones DJ (1992) Pruritis ani: ABC of colorectal diseases. *BMJ* 305: 575-577.

Keele CA (1957) Chemical causes of pain and itch. *Proc R Soc Med* 50: 477-484.

Keighley MRB, Alexander-Williams J, Buchmann P, Minervini S & Arabi Y (1979) Prospective trials of minor surgical procedures and high fibre diet for haemorrhoids. *BMJ* 2: 967-969.

Keith L, Reich W & Bush IM (1969) Toilet paper dermatitis. *JAMA* 209: 269.

McMillan A & Lee TD (1981) Sigmoidoscopic and microscopic appear-ance of the rectal mucosa in homosexual men. *Gut* 22: 1035-1041.

McMillan A, Gilmour HM, Slatford K & McNeillage GLC (1983) Proctitis in homosexual men. *Br J Vener Dis* 59: 260-264.

Mendal A, Adler MW, Sutherland S et al (1982) Intravenous acyclovir treatment for primary genital herpes. *Lancet* 1: 697-700.

Murie JA, Sim AJW & MacKenzie I (1981) The importance of pain, pruritus and soiling as symptoms of haemorrhoids and their response to haemorrhoidectomy or rubber band ligation. *Br J Surg* 68: 247-249.

Pirone E, Infantine A, Masin A et al (1992) Can proctological proce-dures resolve perianal pruritus and mycosis? A prospective study of 23 cases. *Int J Colorect Dis* 7: 18-20.

Rebelars F (1952) Gargantua and Pantagruel (translated by Thomas Urquhart and Peter Molteux). *Great Books of the Western World*, vol 24, pp 16-18. Chicago: Encylopedia Britannica.

Robbins RD, Sohn N & Weinstein MA (1983) Colorectal view of venereal disease. *NY State J Med* 94: 323-326.

Robertson DHH, McMillan A & Young M (1980) *Clinical Practice in Sexually Transmissible Disease*. Tunbridge Wells: Pitman Medical.

Rufli Th (2002) Dermatologie des Anus und der Perianalregion. In: Buchmann P *Lehrbuch der Proktologie*.

Shelley WB & Arthur RP (1957) The neurohistology and neurophysi-ology of the itch sensation in man. *Arch Dermatol* 76: 296-323.

Silverman SH, Youngs DJ, Allan A, Ambrose S & Keighley MRB (1989) The faecal microflora in pruritus ani. *Dis Colon Rectum* 32: 416-468.

Smith LE, Henrichs D & McCullah RD (1982) Prospective studies in the aetiology and treatment of pruritus ani. *Dis Colon Rectum* 25: 358-363.

Sohn N & Robilotti JG (1977) The gay bowel syndrome: a review of colonic and rectal conditions in 200 male homosexuals. *Am J Gastroenterol* 67: 478-481.

Stein E (2002) *Anorectal and Colon Diseases*. Springer Heidelberg. Thomson JPS & Grace RH (1978) The treatment of perianal and anal condylomata acuminata: a new operative technique. *J R Soc Med* 71: 180-181.

Welch K, Finkbeiner W, Alpers CE et al (1984) Autopsy findings in the acquired immune deficiency syndrome. *JAMA* 252: 1152-1159.

William DC (1983) The gay bowel syndrome: differential diagnosis and management of anorectal and intestinal disease in homosexual man. In McCormack WM (ed) *Diagnosis and Treatment of Sexually Transmitted Diseases*, pp 194-209. Boston: Wright.

Winner HJ & Hurley R (1964) *Candida albicans*. London: Churchill Livingstone.

Yoshioka K & Keighley MRB (1989) Critical assessment of the quality of continence after post anal repair for faecal incontinence. *Br J Surg* 76: 1054-1057.

15

第 15 章　肛周疣

尖锐湿疣是由超过 60 多种不同菌株的人乳头状瘤病毒（HPV）造成的。HPV6 和 HPV11 主要与良性疾病相关，而 HPV16 偶包括 HPV18 则更易导致侵袭性鳞状细胞癌。这种疾病通常是通过性接触传播的。男性患者所占比例较高，表明同性性行为者间的相互感染导致肛周疣的发生，但异性性行为者间的感染也很频繁。并非所有尖锐湿疣都是通过性接触感染，病毒也可能存在于皮肤，通过手进行传播。

肛周疣局部治疗往往不能完全根除，而且会在各种形式的治疗之后具有较高的复发风险。许多病例的复发是由于再次感染。手术治疗一直是以透热灼除法为主，但器械切除可以减少病变累及部位的瘢痕与狭窄的形成。对于复发性和蔓延性肛周疣患者，建议干扰素佐剂和手术联合治疗。对于 HIV 阳性患者，应避免使用干扰素，局部使用 5-氟尿嘧啶结合手术治疗可能是一个较好的选择。

HPV16 和 HPV18 与子宫颈癌和肛门上皮内瘤病变有关，这些病变可能发展为侵袭性鳞状细胞癌。对于高危人群，特别是与艾滋病患者有接触的同性恋和异性恋男性人群，需要严密监视。

病因学和诱发因素

人乳头状瘤病毒（HPV）

引起肛周疣的 HPV（Cohen 等，1990；Frasier，1994）在生化学、抗原学和免疫学方面都异于引起寻常疣的病毒。HPV1 和 HPV4 与足底疣相关，HPV2 通常与寻常疣相关。与此对比，生殖器疣是由 HPV6 和 HPV11（80%）、HPV2（18%）、HPV 16 和 HPV18（2%）引起（Cohen 等，1990；Frasier，1994）。多年来人们一直认为疣可通过无细胞滤液传播（Lewis 和 Wheeler，1967）。后来，Oriel 和 Almeida 所做的电子显微镜研究报告（1970）表明，25 位生殖器疣患者中有 13 位出现细胞内病毒颗粒和包涵体。HPV 潜伏期是 1～6 个月，尖锐湿疣病毒很难被根除。

HPV 有 60 多种类型（deVilliers，1989）。那些引起肛门尖锐湿疣的病毒主要是 HPV6、HPV11 和 HPV2。HPV6 和 HPV11 通常与良性疾病相关（Duggan 等，1989；Langenberg 等，1993），而 HPV16 和 HPV18 是主要的肿瘤型（Youk 等，2001），引起子宫颈癌（Lorinez 等，1987；Reid 和 Lorencz 1991）、肛周和肛门部位侵袭性鳞状细胞癌。其他引起发育异常或侵入性癌的是 HPV31、HPV33、HPV35 和 HPV45。序列分析表明，57%的 HPV16 序列常在侵袭性宫颈癌中被发现（Youk 等，2001）。

确定 DNA 分型依赖于使用的方法。患者仅仅感染一种病毒型并不常见，事实上，混合感染占尖锐湿疣、发育异常和鳞状细胞癌患者的 42%。此外，连续活检发现 63 位患者中有 50 位在不同时期出现不同的病毒类型，因此，HPV 类型因时期不同而大相径庭。因此，HPV6 或 HPV11 的发现类型并不能保证患恶性肿瘤的风险低，应强调根除感染的重要性，需确保随访（Goldstone 等，2001）。

传播

该疾病主要通过性接触传播，病毒宿于患者的尿道、阴道、子宫颈或直肠肛门。跟踪调查所有接触者，尤其是乱交的男性同性恋人群，不太现实。另一个感染机制是潜伏于直肠肛门黏膜的病毒，局部外伤造成病毒侵入组织后，可能会形成肛门疣，（Young，1964）。然而肛门疣很少伴发于外科手术或肛裂肛瘘等疾病过程中，尽管手术及疾病都伴有组织损伤。

随着儿童性虐待曝光率增加，性传播性尖锐湿疣在儿童中日益流行——但与经产道传播、通过胎盘传播或经手传播的危险不同（Stumpf，1980；Raimer，1992；Budayr 等，1996）。少数患者，性生活并非活跃，但可经手传播感染肛周疣。

复发和再感染

不间断的性接触是反复接种最常见的复发原因之一（Greene，1992）。HPV 有相当长的潜伏期，在相当长的时间里病毒可能潜伏于皮肤，特别是在角质层较厚的毛发区域，该区域对局部治疗有抵抗力，且远离淋巴（Hatch，1991）。毛囊皮脂腺附件如毛干、汗腺等中存在的 HPV 可能会导致反复感染。漏诊的肛管损伤很可能成为病原的传染源。

艾滋病

尖锐湿疣是通过性接触传播的，虽然在异性恋男性和女性人群中偶见肛周疣的发生，但是在乱交的同性恋男性中却是很常见的（Marino，1964；Waugh，1972；Sohn 和 Robilotti，1977）。Oriel 报告的 80 例肛周疣患者中（1971），72 名为男性患者，其中 95％承认有同性性行为。无独有偶，相当大比例的女性患者承认有过肛交（Abcarian 和 Sharon，1982）。尖锐湿疣是 HIV 阳性患者和艾滋病患者最常见的特征，占男性艾滋病患者的 54％（Palefsky 等，1990）。有证据表明 15％的患者通过 AIN（上皮内瘤）发生恶性转移，进一步恶化为原位癌和侵袭性肛门生殖器鳞状细胞癌，这往往在青年阶段发生（Burns 和 van Goidsenhoven，1970；Daling 等，1982；Croxson 等，1984；Longo 等，1986；Bradshaw 等，1992）。

移植受者

一般来讲，免疫缺失的病人患尖锐湿疣、肛门生殖器瘤的概率比普通人群高（Sillman 和 Sedlis，1991）。据报道，有 43％的肾移植接受者感染生殖器疣，且处于复发和异常增殖的癌变前损伤的高风险中（Palefsky，1991）。

并存的疾病

相关的性病史是普遍存在的。Abcarian 和 Sharon（1982）报道称 75％的患者去看过性传播性疾病（sexually transmitted diseases，STD）门诊，治疗疣或者如淋病、衣原体、疱疹、隐孢子虫病或梅毒之类的性病（表 15.1）。在哥本哈根我们对共存疾病的相似型进行观察（Jensen，1985）。在芝加哥 185 名患有肛门尖锐湿疣的男性患者中（Abcarian 和 Sharon，1982），有 74 人有甲型和乙型肝炎抗体，20 人有寄生虫感染，14 人有同性恋者肠综合征相关的肠道病原体（表 15.2）。

表 15.1 200 名肛周尖锐湿疣患者性病史

种类	患病人数
淋菌性尿道炎	35
淋菌性直肠炎	24
阴茎梅毒下疳	5
肛门梅毒下疳	4
阴囊下疳	1
盆腔炎	1
生殖器疱疹	5[a]

[a] 4 名男性，1 名女性。

来源自：Abcarian 和 Sharon（1982）。

表 15.2 185 名肛门尖锐湿疣的男性患者的传染病史

类型	患病人数
肝炎（甲型或乙型）	74
寄生虫病（阿米巴病，贾第鞭毛虫病）	20
志贺菌病	14
疥疮	9
虱病	4

来源自：Abcarian 和 Sharon（1982）。

表 15.3 尖锐湿疣病人的年龄分布

年龄（岁）	男性	女性
小于 20	3	2
20～30	92	3
30～40	76	6
40～50	10	2
50～60	3	2
大于 60	1	0
总数	185	15

发病率

肛门尖锐湿疣的发病率正在增长（Sohn 和 Robilotti，1977）。此病是常见的性传播疾病（Bradshaw 等，1992），现在成为一种严重的公共健康问题，每年新增病例 100 万例（Department of Health and Social Security，1979；Centers for Disease Control，1986）。鉴于全科医生和公众越来越关注追踪接触者和确认高危艾滋病病毒携带个体，相当多的肛门损伤患者被直接转诊到性病诊所。艾滋病患者以及那些因移植而接受免疫抑制剂治疗的病人尤其容易感染肛门生殖器疣（van Driel 等，1996）。

男性比女性感染更常见：比例由原来的 9.2∶1 变为 3∶1（Powell 等，1970；Swerdlow 和 Salvati，1971；Abcarian 和 Sharon，1982；Jensen，1985）。

尖锐湿疣常见于那些性生活活跃者，多数患者为 20～30 岁的人群（表 15.3）。现在，一些儿童在出生时受到感染或因受到性虐待而被传染（Budayr 等，1996）。

尖锐湿疣的表现和位置

疣可以是散发的或多发性的；通常是在肛管和肛周皮肤上的呈粉色突起的生长性赘疣。较大的损伤会愈合成有蒂或无柄的息肉样团块，表面角化增生。损伤往往有渗出且容易破溃，从而导致肛周出血。

该病累及直肠不常见（Corman，1984）。Jensen（1985）记录了 60 例患者中仅有 5 例累及齿状线之上（9%）（表 15.4）。疣常发现于其他部位，尤其在阴茎、外阴、阴囊、阴道和尿道（Abcarian 和 Sharon，1982）。其他累及部位包括手、脚和脸（表 15.5）。

临床特征

通常患者主诉肛门瘙痒和肿胀、排便出血（表 15.6）。许多患者将一直接受肛门生殖器尖锐湿疣的治疗（表 15.7）。病史持续时间因人而异，但大多数患者会在 4～12 周内寻求咨询和治疗。偶尔会有自愈的病例（Pyrhonen 和 Johansson，1975；Williams 等，1976；LeBlanc 等，1985；Kirby，1988）。

表 15.4 病变分布

	数字		
	鬼臼树脂	手术切除	总数
仅肛周处	4（13）	6（20）	10（17）
肛周以及：			
肛管	12（40）	10（33）	22（37）
肛管，外生殖器	5（17）	6（20）	11（18）
肛管，外生殖器，直肠	1（3）	0	1（2）
外生殖器	6（20）	5（17）	11（18）
直肠	2（7）	3（10）	5（9）

括号中的值是百分比。
来源自：Jensen（1985）。

表 15.5 伴发肛门和肛周湿疣的其他部位疣

部位	男性	女性
脚底	4	0
手	2	1
面部	3	0
尿道	4	3
阴茎	12	
阴囊	12	
阴户		7
阴道		5

来源自：Abcarian 和 Sharon（1982）。

表 15.6 患者表现的症状

症状	鬼臼树脂	外科切除	总数
肿块的感觉	26	27	53（88）
肛门瘙痒或有分泌物	21	23	44（73）
出血	11	13	24（40）
疼痛或不适	6	8	14（23）
阴道有分泌物	2	1	3（20）

括号中的数值是百分数。
来源自：Jensen（1985）。

表 15.7 80 位肛门尖锐湿疣复发病人的优先治疗方法

治疗形式[a]	病人的数量
鬼臼树脂	75
单纯外科切除	44
复合外科切除	26
门诊电灼疗法	17
酸性化合物	11
冷冻疗法	6

[a] 许多病人通过多种方法进行治疗。

组织学与恶性病变

组织学上，尖锐湿疣是鳞状乳头状瘤。主要显微镜下特征是乳头瘤病、角化过度、棘皮症、棘皮上皮细胞内存在透明细胞。一般来说，上皮组织中可见成熟、有极性和轻度异型性的细胞。如果近期已用鬼臼树脂治疗，细胞增大很明显，具有暗淡的嗜碱性细胞质、分散的染色质和核周巨大的空泡形成。有时，在鬼臼树脂治疗后，可见带有固缩细胞核或其他核改变的嗜酸性细胞。这些组织学特点可以是暂时的，经过数天治疗后将会完全消退（Prasad 和 Abcarian，1980）。

大面积尖锐湿疣可能会局部扩散但不累及淋巴管或血管，被称为 Buschke-Lowenstein 瘤（Buschke 和 Lowenstein，1925；Macharek 和 Weakley，1960；Khoblich 和 Failing，1967）。它们侵犯周围组织，如骶骨、尾骨、臀部甚至是腹腔壁（Judge，1969；Shah 和 Hertz，1972；Abcarian 等，1976；Alexander 和 Kaminsky，1979；Elliot 等，1979）。有时它们可能会有明显的癌变（Prasad 和 Abcarian，1980；Lee 等，1981）。如果这样，治疗将不能控制局部组织的破坏，尤其是脑膜、直肠和会阴，导致致命的脓毒症（Shah 和 Hertz，1972）。在对 42 个病例的调查中，复发率是 66%，恶性转移的发生率是 56%（Chu 等，1994）。这种肿瘤与 HPV6 和 HPV11 病毒有关。

不管是在长期还是短期的肛门尖锐湿疣患者中，都可能发生鳞状细胞化生和原位病变（Konketzny，1914；Grisson 和 Delvaneo，1915；Siegal，1962；Oriel 和 Whimster，1971；Fitzgerald 和 Hamit，1974；Kovi 等，1974；Croxon 等，1984；LeBlanc 等，1985；Longo 等，1986）。其中一些损伤可能会有明显癌变，导致侵袭性的鳞状上皮细胞癌（Friedberg 和 Serlin，1963；Sturm 等，1975；Ejeckam 等，1983）。原位癌常与 HPV16 和 HPV18 有关（Greene，1992）。Prasad 和 Abcarian（1980）报道了 330 位患者中有 6 位发生恶性病变（1.8%）：2 位病人有大面积疣，4 位病人已经发现有明显的恶性扩散。后来更多侵袭性肿瘤病例被确诊，特别是同性恋患者、免疫缺陷病人和那些艾滋病患者（Congilosi 和 Madoff，1995）。

在病毒引发的癌症中，免疫因子对癌变的潜在性起着重要的作用（Pyrhonen 和 Johansson，1975）。艾滋病尖锐湿疣患者发展为原位癌的病史与非艾滋病患者不同。HIV 病毒携带者尖锐湿疣发展成原位癌的速度似乎更快。而那些非艾滋病患者却有多年疣反复发作的病史，虽然最终也发生了癌变。而且肛周疣癌变的增加与艾滋病的流行不仅仅只是巧合。

要区分恶性变和治疗后出现的局部变化。一旦恶性细胞侵犯基质，恶性转移的诊断将毋庸置疑，并且应像治疗其他部位的鳞状上皮细胞癌一样治疗这些病灶（Sawyers，1972；Buroker 等，1976，1977；Cummings 等，1982）。细胞核内病毒颗粒在恶性病变的组织中很少见（Prasad 和 Abcarian，1980）。

尖锐湿疣有两种不同的潜在癌变过程。巨大的 Buschke-Lowenstein 尖锐湿疣从一开始就是恶性的，表现为鳞状上皮细胞癌局部侵袭性变。相反，见于长期肛周疣的原位癌则不是正常的癌变过程，但是像 Bowen 病一样，病灶有诱发癌症的皮肤表征（Sigurgeirsson 等，1991）。这种恶性转移因病毒和免疫因子而加快。因此免疫抑制患者或艾滋病患者迅速发生癌症的危险更大。

外阴疣（Charlewood 和 Shippel，1953；Rhatigan 和 Saffos，1977）和阴茎疣（Moriame，1950；Rhatigan 等，1971；Sigurgeirsson 等，1991）癌变也已见报道。

肛门疣、同性恋行为和肛门癌之间的关系已被确认，类似于子宫颈癌和人乳头状病毒的关系。半数肛门癌患者 HPV16 和 HPV18 的 DNA 已整合入肿瘤细胞基因组中（Scholefield 等，1991），但在世界范围内，与 HPV16 相关肛门癌的流行存在很大的变数（Northfield，1991）。一些生殖器疣患者患有上皮内瘤（AIN），这被认为是一种癌前病变。对 210 名同性恋和双性恋的男性进行研究，显示 35%的人存在上皮内瘤。肛门疣和 HIV 是上皮内瘤单独的危险因素（Carter 等，1995）。生殖器 HPV 感染发生率的增加已经导致肛门癌发生率的增加（Jones 和 James，1992；Morgan 等，1994）。

对 53 例肛门癌患者的研究显示 18 例与 HPV 有关：肛周癌主要与 HPV6 和 HPV11 有关，肛门癌主要与 HPV16 和 HPV18 有关（Ramanujam 等，1996）。

检查和鉴别诊断

检查

对有性行为的患者应做调查。有再次感染的风险应清楚说明。其他性传播的感染，尤其是艾滋病、肝炎、淋病、淋巴肉芽肿和梅毒应被排除在外。病人还应筛检排除衣原体、单纯疱疹或特异性肠道病原体的感染。

一项全面的临床评估应该包括对口腔、阴道、尿道、膀胱、阴茎、阴囊疣的检查。病人应进行阴道镜检排除 AIN3、CIN3 或 VIN3 以及进行常规阴道窥器检查排除阴道疣。还应进行直肠乙状结肠镜检查排除肛门直肠疣，有时也应建议患者做膀胱尿道镜检。疑似病灶应该进行活组织检查以排除癌变的可能。

鉴别诊断

唯一需要和肛门尖锐湿疣进行鉴别诊断的疾病是二期梅毒湿疣和鳞状上皮细胞癌。

梅毒湿疣比尖锐湿疣光滑且扁宽，并存在梅毒的其他体征，比如斑丘疹或蜗迹性溃疡。梅毒湿疣有硬结，湿润的疣体包含大量螺旋体，在暗视野显微镜下很容易被发现。这一阶段的血清学检查也是阳性的。

鳞状上皮细胞癌可能起始于肛门息肉样病变，与肛门疣肉眼很难区别。随着时间推移，病灶发生溃疡并侵犯周围组织，伴有淋巴转移，最终发展为弥散性转移瘤。肛门尖锐湿疣和恶性肿瘤的鉴别诊断可通过能否完全局部切除进行区分。

保守治疗和性咨询

在性病诊所里，全科医生通常对肛周尖锐湿疣采取保守局部治疗，甚至病人自己也选择这样做（表 15.7）。局部用药主要包括化学制剂和抗有丝分裂药物。免疫疗法和干扰素可能有用，但应避免用于艾滋病病人和接受移植的病人。

在初次成功治疗后，疣早期复发的最常见原因之一是再次感染，与病毒携带伴侣再次发生性关系所致的。Jensen（1985）强调不仅要检查所有性伴侣，还要向病人解释，如果他们仍有性生活滥交，治疗失败的风险极大。建议病人在治疗期间节制性生活及在治疗完成后 4 个月内发生性关系时戴避孕套。性伴侣一旦发现患有肛门疣，也应接受检查和治疗。

化学药剂

鬼臼树脂

鬼臼树脂是从盾叶鬼臼的根中提炼出一种的树脂。活性成分鬼臼毒素是一种抗有丝分裂药物。它仍是目前应用最广泛的局部化学药物，而且已经使用了至少 50 年（Kaplan，1942；Marks，1947）。盾叶鬼臼树脂溶于液体石蜡或安息香酊中，制作成10%或20%的溶液（Culp和Kaplan，1944）。病人可以自己使用0.25%或0.5%提纯的鬼臼毒素乳剂（Wang等，1994；Syed等，1994）。Simmons（1981）比较了浓度10%和25%的传统鬼臼毒素溶液的治疗，发现尽管反复用药3个月以上，仅有大约25%的病灶能完全消失。盾叶鬼臼树脂可能会刺激皮肤，使用必须非常小心。此药不能用于肛管内。使用盾叶鬼臼树脂报道的并发症包括严重的皮肤坏死、瘢痕形成和肛瘘（Congilosi和Madoff，1995）。提纯的鬼臼毒素副作用更小而且比鬼臼树脂疗效更好（Bonnez等，1994）。

传统给药方法为：用棉拭子占取鬼臼树脂溶液，涂擦患处5～10分钟，之后冲洗干净，1周1次，连续使用3个月以上。提纯的鬼臼毒素，病人可以自行给药治疗肛周病灶，临床上局部使用治疗肛门疾病。然而，许多临床医生建议手术切除肛内湿疣（表15.8）。

腐蚀性酸

Swerdlow和Salvati（1971）提倡局部使用三氯乙酸和二氯乙酸（Fowler溶液——3%氨三乙酸铋钠、四环素和二氯乙酸）。它可以导致组织坏死脱落但比鬼臼树脂便宜得多。它们需要碳酸氢钠中和。至少使用四次，复发率大约是25%——与报道的鬼臼树脂的复发率相似。鬼臼树脂与三氯乙酸联合使用的复发率与单用鬼臼树脂的复发率相同（Gabriel和Thin，1983）。氨基氯化汞也是用于治疗的腐蚀性酸（Grace等，1967）。

表15.8 比较鬼臼树脂与外科切除试验的结果

	鬼臼树脂（$n=30$）	切除（$n=30$）
最初治疗失败	7（23%）	2（7%）
治疗平均数目	5	1
最初治疗有副作用	17/25（68%）	8/28（29%）
1年后复发		
重度疼痛	3	4
中度疼痛	3	12
轻微疼痛	4	9
出血	4	11
感染	4	0

来源自：Jensen（1985）。

化疗制剂

氯喹治疗疣有成功案例（Murphy和Petty，1965）。秋水仙碱可以用来根除一些尿道疣（Gigax和Robinson，1971）。之后人们将注意力集中到用抗有丝分裂药物来治疗，比如局部使用噻替派（Cheng和Veenema，1965；Halverstadt和Parry，1969）和5-氟尿嘧啶（5-FU）（Nel和Fourie，1973；Wallin，1977）。博来霉素既是一种抗生素又是一种抗肿瘤的药物（Umezawa，1965；Mishima和Matunaka，1972）。而且，除了肺炎和偶见的特异反应，鲜有副作用，尤其是当局部使用时。Shumack和Haddock（1979）局部注射博来霉素结果表明未造成皮肤坏死。Figuero和Gennaro（1980）通过给10个病人的所有病灶的基底层注射0.1ml浓度为1mg/ml的博来霉素溶液进行治疗，每3～4周为一个变化周期，其中有7人完全治愈。

长期使用5-FU可以导致腐蚀性皮炎。5-FU局部使用治疗阴道和尿道疣，反应率为68%，且在6～12个月内没有复发。但一个报道显示使用5-FU不能使任何一种肛周疣完全消失（Pride，1990）。5-FU最大的作用可能是防止成功根除疣之后的复发，尤其是对于免疫低下的患者（Krebs，1991；King，1992）。在美国食品药品管理局（FDA）尚未通过局部外用5-FU来治疗生殖系统的疣。

免疫治疗

通过给病人接种疫苗来对抗自身的病毒，这一观念很有意思（Biberstein，1944；Kirby，1988），但是Powell等（1970）争论到引起尖锐湿疣的病毒是一种表面物质而且不可能引起体液抗体反应。通过使用自体产生的疫苗表明，35名患者中有28名患者的症状有所减轻（Powell等，1970）。之后Abcarian和他的同事也提倡免疫治疗（Abcarian等，1976；Abcarian和Sharon，1977）。患者入院48小时，切除至少5g的病变组织。冲洗之后，将组织浸于富含抗生素的组织培养基中。匀浆后冻融四次离心处理。悬浮液加热到56℃进行巴氏杀菌，4℃离心，无菌培养、保存用于日后反复接种。通过每周6次三角肌注射0.5ml进行免疫接种。

Abcarian和Sharon（1982）报道了200名平

表 15.9　200 名肛门尖锐湿疣患者接受免疫治疗的结果

病人组	*n*	完全清除	部分缓解	无效
初次患病	120	101（84.2%）	13（10.08%）	6（5%）
反复发作	80	66（82.5%）	10（12.5%）	4（5%）
总计	200	167（83.5%）	23（11.5%）	10（5%）

来源自：Fleshner 和 Freilich（1994）。

表 15.10　各类治疗的复发率

治疗方法	*n*	复发率（%）
手术	20	50
二氯乙酸	10	50
鬼臼树脂	5	85
干扰素	5	85
接种疫苗联合手术	43	4.6

来源自：Wiltz 等（1995）。

均随访 46 个月的患者的治疗结果，显示没有不良反应。84%的病人肛周病灶全部消失；且与生殖道有关的病灶也都消失了，但是，脸、手和脚上的湿疣并没有变化。经过深入的自体疫苗接种后，又有 22 位患者的症状得到了改善，且有一半治疗失败的患者其症状得到了完全清除（表 15.9）。然而，疫苗对于 HIV 阳性患者无效。由于对 HIV 状况的担忧，近几年已停止使用疫苗，但是免疫治疗对于巨大湿疣的治疗可能有重要作用。

Wiltz 等（1995）比较了单一切除法、二氯乙酸、鬼臼树脂、干扰素或切除后每周两次的自体尖锐湿疣免疫接种治疗 10 周，病症的复发率。与单独采用手术 50%的复发率相比，接种疫苗联合手术组的复发率仅为 4.6%（表 15.10）。

Goldstone 等（2001）研究了 14 名患有肛门生殖器疣的患者，结果表明 10 名患者中，70%～95%的肛门生殖器疣得到缓解，且有 3 人，每个月进行 3 次皮下注射 100μg 的 HspE（热休克蛋白 Asp65 与 HPV16 的 E7 蛋白的融合产物），连续 6 个月，肛门生殖器疣完全消失。

干扰素

干扰素是抗病毒、抗肿瘤和调节免疫反应的蛋白质，它可以恢复自然杀伤细胞的活性（Cauda 等，1987）。α 和 γ 干扰素临床使用发现对于脚底疣有效。干扰素可用于局部和全身的治疗（Trofatter，1991）。因为反复对皮肤进行注射，会有疼痛，所以用于病灶内的治疗并不普遍。

干扰素的副作用包括病毒综合征、胃肠道并发症、白细胞减少、凝血因子减少和肝功能紊乱。心力衰竭和肾衰竭的病人不能使用干扰素（Browder 等，1992）。耐药性出现后发展为病毒综合征，非类固醇抗炎药物往往可以提供有效的治疗。

局部用干扰素

干扰素局部使用其副作用已经降到最低，但是两个随机对照实验显示它与安慰剂相比没有任何优势。由于它的高复发率，局部用干扰素不能作为最初的治疗方法（Vesterinen 等，1984；Kraus 和 Stone，1990）。

经切口干扰素治疗

大剂量的干扰素可以直接用于病人的局部病灶而不会产生副作用。已经有报道称它的清除率为 47%～62%，但复发率为 20%～40%。由于高昂的费用和反复治疗，此法不为大众所接受，除非湿疣对其他任何形式的治疗都产生抵抗（Welander 等，1990；Browder 等，1992）。目前推荐的方法是，注射干扰素 1×10^6U，不超过 5 个病灶，每周 3 次，不超过 8 周。

全身干扰素治疗

全身干扰素治疗针对大量或多发性病灶最为有效。但副作用大，反应率因人而异。

干扰素辅助治疗

辅助性的全身干扰素治疗方法与单纯手术或者

表 15.11 前瞻性随机实验辅以局部干扰素的复发率

方法	人数（n）	复发率（%）
手术、干扰素和透热疗法	25	12
手术和透热疗法	18	39

来源自：Fleshner 和 Freilich（1994）。

激光根除治疗方法相比，复发率降低，但是有很大的副作用（Eron 等，1986；Condylomata International Collaborative Study Group，1993）。

局部用干扰素辅助治疗法在目前治疗方案中已发挥作用。手术切除或电灼疗法后，接受经病灶注射干扰素治疗的随机研究显示，在平均随访 3.8 个月期间，复发率由 39%降到的 12%（表 15.11）。同样的，回顾性比较经病灶切口注射干扰素和电灼疗法，在 13 周内辅助使用干扰素的复发率由 35%降到了 18%（Vance 和 Davis，1990）。同样，鬼臼树脂治疗的反应率是 42%，而鬼臼树脂联合经病灶切口注射干扰素，反应率升至 67%（Douglas 等，1990）。

外科治疗

外科治疗主要依靠物理方法，比如电凝法、低温疗法、激光和超声波破坏疗法以及单纯的外科切除。早期恶性转移一旦确诊，外科切除是最为重要的手段。

物理疗法

低温疗法

低温疗法是利用一氧化二氢（Graber 等，1967）或者液氮（Hall，1960；Lyall，1966；Nahra 等，1969），但是大多数早期应用的方法都不成熟，会引起病人的不适，且会破坏邻近组织，有渗出物。更精密治疗仪都应带有可拆卸头，根据所要治疗的组织大小，选择合适的尺寸（Simmons 等，1981）。低温疗法有很多倡导者，因为治疗是无痛的，但是仍然缺乏令人满意的临床数据，并且治疗的深度和广度都要求严格控制（Savin，1975；Ghosh，1977；O'Connor，1979）。有实验显示，低温疗法与局部用三氯乙酸相比，在复发率和副作用方面都占优势（Godley 等，1987）。冷冻法很难量化，并且治疗后有相当多的渗出物。通过低温疗法可以清除大多数小病灶，但是 6 个月后的复发率大约是 20%。

激光破坏法

激光破坏法可以用来治疗肛周湿疣。Billingham 和 Lewis（1982）进行了一个实验来比较二氧化碳激光疗法和电凝法。一半患者用激光治疗，另一半用电凝法。激光治疗组复发较常见，而电凝治疗组有术后疼痛。另一研究也比较了 CO_2 激光法和电凝法（Duus 等，1985），发现在复发率、疼痛、治愈时间或瘢痕形成方面没有明显的区别。6 个月电凝法治愈率是 36%，激光的治愈率是 43%。考虑到激光设备的高昂费用和艾滋病患者产生污染气体的风险，必须用抽吸去除。我们认为激光治疗有一定的局限性。（Sawchuck 等，1989）。

电凝法

电凝法或接触破坏法比其他治疗方法应用更广泛，值得注意的是，不管是短期还是长期治疗效果的信息都很少（Simmons 等，1981）。电凝法可以在全麻和局麻的情况下进行。如果存在众多分散的息肉样病变，且局限于肛周皮肤而不累及肛门，那么就选择局麻。如果出现大片湿疣或者累及到肛门，那么就需要用全麻。

局麻后用细头电凝探针夹起湿疣，为了尽量保存皮肤，仅从湿疣根部分离。对于小疣，用尖嘴组织镊夹住疣尖儿逐个电凝灼烧，在疣根部形成小的白色结痂。尽量避免过多损伤皮肤，否则会导致肛门部位结痂和狭窄。回顾性病例显示 41 例中有 37 例完全一次性清除病灶，但是 37 人中复发的有 9 人（24%）（Andrew 等，1986）。没有一个病人发生狭窄或肛周大面积瘢痕。Jensen（1985）同年报道了相类似的 29%的复发率。

外科切除术

剪切法

有争论称电凝法可能造成皮肤损伤和皮肤纤维化，可能形成潜在的瘢痕，特别是肛周湿疣面积大的患者。Thomson 和 Grace（1978）因此描述了一种剪切技术。这种技术是在全麻或者局麻作用下进行。疣底部用 1∶300 000 的肾上腺素溶液浸泡（见图 15.1a），既起到减少出血的作用，又可以使疣头易于提起。用一副精良的剪刀和解剖钳将每个病灶从根部切下（见图 15.1b，c）。操作过程虽费事，但减少了对上皮组织的损伤（见图 15.1d）。建议在有条件的地方进行治疗，一旦出血可以随时清除，不会妨碍其他病灶的处理。同样肛管疣应用低浓度肾上腺素溶液浸润之后切除（见图 15.1e，f）。完全切除后，用肾上腺素浸润的敷料加压包扎，不用电凝法。

Thomson 和 Grace（1978）报告了对 75 位病人的研究结果：尽管彻底根除，有 4 位病人术后出血；在随访中 42%的病人复发。两个随机实验显示剪切法比鬼臼树脂的保守治疗更可取（Jensen，1985；Khawaja，1989）。尽管电凝法比剪切法复发率更低，但是由于对 HIV 阳性患者而言该法产生污染气体风险很大，我们认为剪切法更适合高危人群。

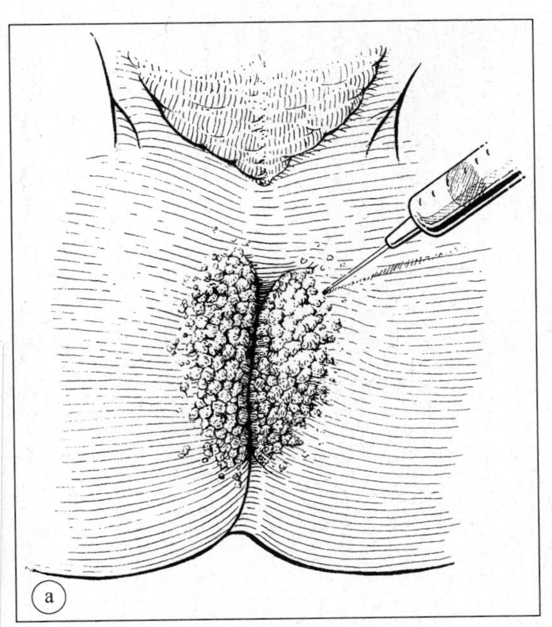

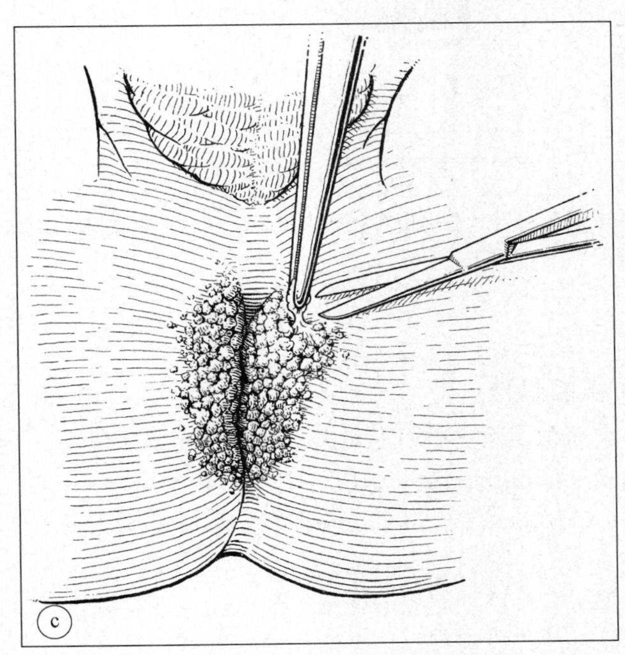

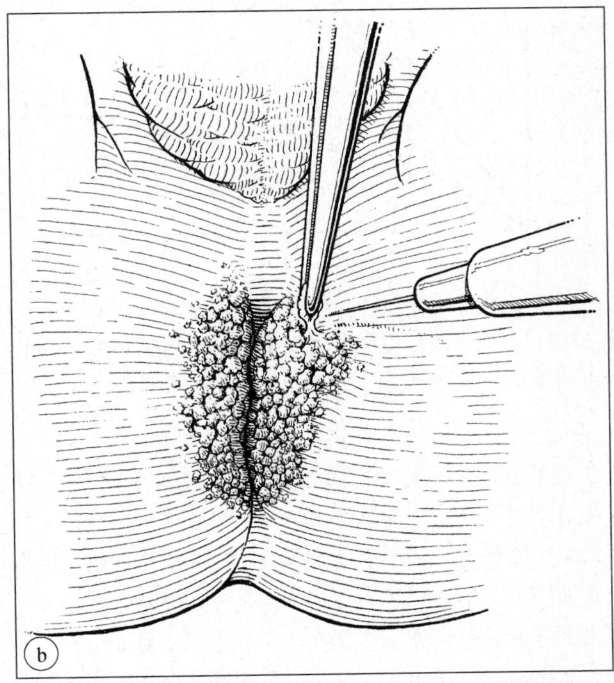

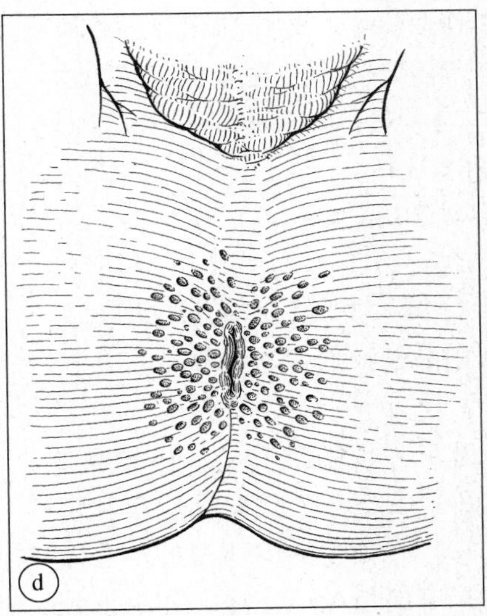

图 15.1　剪刀切除肛周疣。(**a**) 用 1∶300 000 的肾上腺素溶液浸润肛周疣部位。(**b，c**) 提起疣头至皮肤，用剪刀从疣根部切除。(**d**) 肛周疣全部切除。

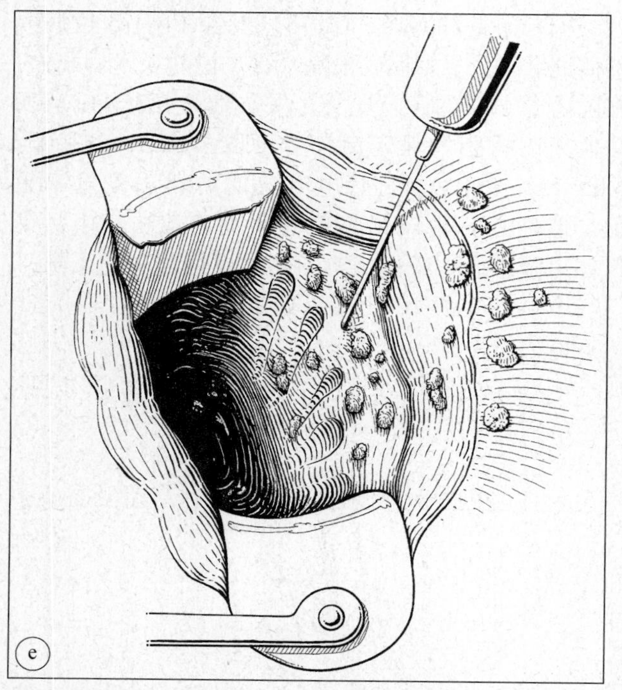

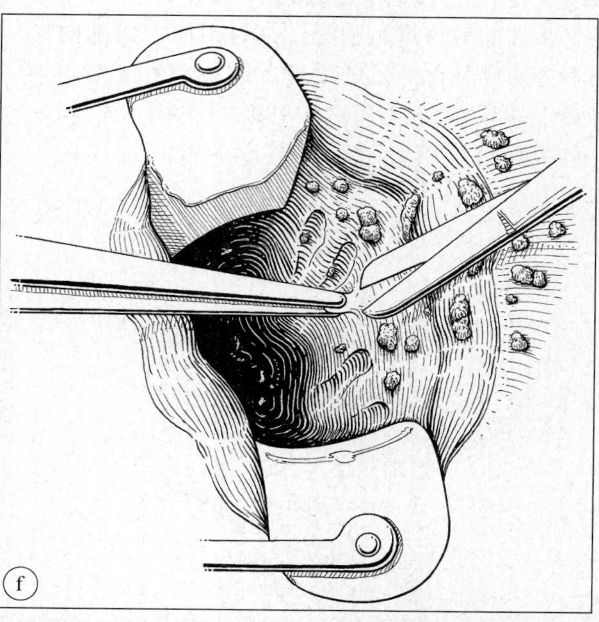

图 15.1（续）（**e**）肛内疣和肛周疣患者。肛内疣首先对疣体黏膜下层浸润处理。（**f**）提起疣体至肛门黏膜处，用剪刀从根部切除。

大面积切除法

大面积切除法适用于大面积肛周湿疣或原位癌的病人（Gingrass 等，1978；Prasad 和 Abcarian，1980；Croxson 等，1984）。对这些病人必须认真随访。

如果有鳞状细胞癌的证据，那么大面积切除或化疗联合放疗，都可以用来治疗未累及肛门括约肌的小病灶。对于局部晚期病灶，放疗和化疗的效果是令人满意的，甚至不需要传统经腹部会阴切除法（Buroker 等，1976，1977；Corman 和 Haggitt，1977；Welch 和 Malt，1977；Madden 等，1981；Nigro 等，1981）（参见 16 章）。

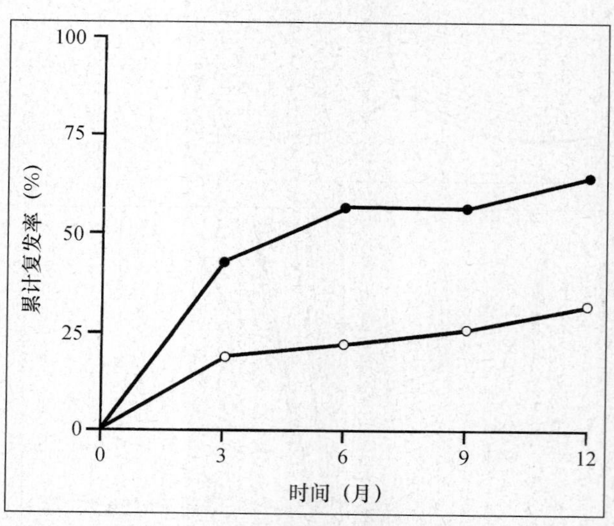

图 15.2 肛周疣治疗后累及复发率（鬼臼树脂治疗；放射外科切除治疗）。来源自：Jensen（1985）。

外科切除或电凝法与鬼臼树脂疗法的比较

目前这两种最常用的治疗形式哪一种适于最初的治疗仍存在争论。

Jensen（1985）做了一项随机实验，比较在 6 周时间给予含 25%鬼臼树脂的安息香酊治疗和由 Thomson 和 Grace（1978）描述的剪切法的治疗效果。手术切除通常在局麻的情况下完成。如果遇到大面积疣则考虑分两个步骤进行。治疗后，至少要对其进行 1 年的随访（图 15.2）。随着时间的推移，复发率逐渐递增，但相比鬼臼树脂治疗，术后复发率明显降低。初次治疗失败也是非常常见（表 15.8）。鬼臼树脂治疗组患者就诊的平均次数是 5 次，而手术切除只需一次，但是术后疼痛更常见。因此外科切除术就诊次数较少，复发率较低。

Khawaja（1989）在一组随机试验中比较了 25%浓度的鬼臼树脂和切除术的治疗效果。在 6 周内，鬼臼树脂治疗后，79%的病人病灶完全清除，手术切除后 89%的病人病灶完全清除。鬼臼树脂治疗组治疗次数的中位值是 4 次，而在成功切除的 16 个患者的手术治疗组中仅需一次切除。在手术治疗组中，11 人经历疼痛，而 19 名鬼臼树脂治疗患者中只有 5 人经历疼痛。每一组均无烧伤，狭窄或者瘢痕损伤的并发症发生。42 周内鬼臼树脂累积的复发率达 60%，而手术切除的复发率只有 19%。另一组使用鬼臼树脂治疗后，同样得到令人遗憾的相似结果（Halverstadt 和 Parry，1969；Gigax 和 Robinson，1971）。

免疫抑制患者的治疗

免疫抑制患者比普通人群患肛周湿疣、复发性疣和肛门生殖器肿瘤的风险更大。43%的移植受者和 30%的 HIV 阳性患者感染生殖器疣（Sillman 和 Sedlis，1991；Puy-Montbrun 等，1992），并且具有侵袭性、早期复发和更易癌变的特点（Palefsky，1991）。外科切除后的复发率也超过 50%（Gottesman 等，1990）。

鬼臼树脂对异常增殖的病灶不易处理，高危人群应避免使用。对 HIV 阳性患者应谨慎使用电凝法或激光疗法，因为有传播 HIV 病毒、HPV 病毒和肝炎病毒的危险，因此必须使用抽吸仪器或用剪刀切除。

用 5FU 佐剂治疗免疫抑制患者可以降低复发率。相比之下，干扰素的作用不确定，因为会增加移植的排斥反应和副作用，比如白细胞减少、病毒综合征和凝血因子减少（Eron 等，1986；Kovarik 等，1988）。

对该组患者必须经常随访，因为存在复发和肛门癌变的危险。

作者观点概括

我们相信对于大多数患有巨大肛周湿疣的病人来说，外科切除优于鬼臼树脂的治疗，但对于性传播疾病专科中所遇到的患者，由于病灶小，鬼臼树脂也是适合的一线治疗方法。

对于 HIV 阳性病人来说，仅用外科切除术也许更安全，使用电凝法或激光疗法很可能导致 HIV 病毒的扩散。所有潜在的恶性病变都必须要注意仔细的检查。

（王宇 译 王宇 校）

参考文献

Abcarian H & Sharon N (1977) The effectiveness of immunotherapy in the treatment of anal condylomata acuminata. *J Surg Res* 22：231-236.

Abcarian H & Sharon N (1982) Long-term effectiveness of the immunotherapy of anal condyloma acuminatum. *Dis Colon Rectum* 25：648-651.

Abcarian H，Smith D & Sharon N (1976) The immunotherapy of anal condyloma acuminatum. *Dis Colon Rectum* 19：237-244.

Alexander RB & Kaminsky DB (1979) Giant condyloma acuminatum (Buschke-Lowenstein tumor) of the anus：case report and review of the literature. *Dis Colon Rectum* 21：561-565.

Andrews HA，Wyke J，Rat T et al (1986) Sexually transmitted disease：a new hazard for the gastroenterologist? *Gut* 27：A1259. Biberstein H (1944) Immunization therapy of warts. *Arch Dermatol* 50：12-22.

Billingham RP & Lewis FG (1982) Laser versus electrical cautery in the treatment of condylomata acuminata of the anus. *Surg Gynecol Obstet* 155：865-867.

Bonnez W，Elswich RK Jr，Bailey-Farchione A et al (1994) Efficacy and safety of 0.5 per cent podofilox solution in the treatment and sup-pression of anogenital warts. Am J Med 96：420-425.

Bradshaw BR，Nuovo GJ，DiConstanzo D & Cohen SR (1992) Human papillomavirus type 16 in a homosexual man. *Arch Dermatol* 128：949-952.

Browder JF，Araujo OE，Myer NA & Flowers FP (1992) The interferons and their use in condyloma acuminata. *Ann Pharmacother* 26：42-45.

Budayr M，Ankney RN & Moore RA (1996) Condyloma acuminata in infants and children：a survey of colon and rectal surgery. *Dis Colon Rectum* 39：1112-1115.

Burns FJ & van Goidsenhoven GE (1970) Condylomata acuminata of the rectum with associated malignancy. *Proc R Soc Med* 63 (Suppl)：119.

Buroker T，Nigro N，Correa J et al (1976) Combination preoperative radiation and chemotherapy in adenocarcinoma of the rectum. *Dis Colon Rectum* 19：660-663.

Buroker TR，Nigro N，Bradley G et al (1977) Combined therapy for cancer of the anal canal：a follow-up report. *Dis Colon Rectum* 20：677-678.

Buschke A & Lowenstein L (1925) Uber carcinomahnliche Condylomata acuminata des Penis. *Klin Wochenschr* 4：1726.

Carter PS，De Ruiter A，Whatrup C et al (1995) Human immunodefi-ciency virus infection and genital warts as risk factors for anal intraepithelial neoplasia in homosexual men. *Br J Surg* 82：473-474.

Cauda R，Tyring SK，Grossi CE et al (1987) Patients with condyloma acuminatum exhibit decreased interleukin-2 and interferon gamma production and depressed natural killer activity. *J Clin Immunol* 7：304-311.

Centers for Disease Control (1986) Condylomata acuminatum，1966-83. *MMWR* 33：81.

Charlewood GP & Shippel S (1953) Vulval condyloma acuminata as a premalignant lesion in the Bantu. *S Afr Med J* 27：149-151.

Cheng SF & Veenema RJ (1965) Topical application of thiotepa to penile and urethral tumours. *J Urol* 94: 259-262.
Chu QD, Vezeridis MP, Libbey NP & Wanebo HJ (1994) Giant condy-loma acuminatum (Buschke-Lowenstein tumour) of the anorectal and perianal regions: analysis of 42 cases. *Dis Colon Rectum* 37: 950-957.
Cohen BA, Honig P & Androphy E (1990) Anogenital warts in chil-dren. *Arch Dermatol* 126: 1575-1580.
Condylomata International Collaborative Study Group (1993) Randomized placebo-controlled double-blind combined therapy with laser surgery and systemic interferon alpha 2a in the treatment of anogenital condylomata acuminatum. *J Infect Dis* 167: 824-829.
Congilosi SM & Madoff RD (1995) Current therapy for recurrent and extensive anal warts. *Dis Colon Rectum* 38: 1101-1107.
Corman ML (1984) *Colon and Rectal Surgery*, pp 211-214. Philadelphia: Lippincott.
Corman ML & Haggitt RC (1977) Carcinoma of the anal canal. *Surg Gynecol Obstet* 145: 674-676.
Croxson T, Chabon AB, Rorat E & Brash IM (1984) Intraepithelial carcinoma of the anus in homosexual men. *Dis Colon Rectum* 24: 325-330.
Culp OS & Kaplan IW (1944) Condylomata acuminata: two hundred cases treated with podophyllin. *Ann Surg* 120: 251-256.
Cummings BJ, Thomas GM, Keane TJ et al (1982) Primary radiation therapy in the treatment of anal canal carcinoma. *Dis Colon Rectum* 25: 778-782.
Daling JR, Weiss NS, Klopfenstein LL et al (1982) Correlates of homo-sexual behaviour and the incidence of anal cancer. *JAMA* 247: 1988-1990.
Department of Health and Social Security (1979) Sexually transmit-ted diseases. In *On the State of Public Health: Annual Report of the Chief Medical Officer of the Department of Health and Social Security for the Year* 1978, pp 1-65. London: HMSO.
deVilliers EM (1989) Heterogeneity of the human papillomavirus group. *J Virol* 63: 4898-4903.
Douglas JM, Eron LJ, Judson FN et al (1990) A randomized trial of combination therapy with intralesional interferon alpha 2b and podophyllin versus podophyllin alone for the therapy of anogenital warts. *J Infect Dis* 162: 52-59.
Duggan MA, Boras VF, Inoue M, McGregor SE & Robertson DI (1989) Human papillomavirus DNA determination of anal condylomata, dysplasias, and squamous carcinomas with *in situ* hybridization. *Am J Clin Pathol* 92: 16-21.
Duus BR, Philipsen T, Christensen JD, Lundvall F & Sondergaard J (1985) Refractory condylomata acuminata: a controlled clinical trial of a carbon dioxide laser versus conventional surgical treat-ment. *Genitourin Med* 61: 59-61.
Ejeckam GC, Idikio HA, Nayak V & Gardiner JP (1983) Malignant transformation in an anal condyloma acuminatum. *Can J Surg* 26: 170-173.
Elliot MS, Werner ID, Immelman EJ & Harrison AC (1979) Giant condyloma (Buschke-Lowenstein tumor) of the anorectum. *Dis Colon Rectum* 22: 497-500.
Eron LG, Judson F, Tucker S et al (1986) Interferon therapy for condylomata acuminata. *N Engl J Med* 315: 1059-1064.
Figuero S & Gennaro AR (1980) Intralesional bleomycin injection in treatment of condyloma acuminatum. *Dis Colon Rectum* 23: 550-551.
Fitzgerald DM & Hamit HF (1974) The variable significance of condylomata acuminata. *Ann Surg* 179: 328-331.
Fleshner PR & Freilich MI (1994) Adjuvant interferon for anal condyloma: a prospective, randomized trial. *Dis Colon Rectum* 37: 1255-1259.
Frasier LD (1994) Human papillomavirus infections in children. *Pediatr Ann* 23: 354-360.
Friedberg MJ & Serlin O (1963) Condyloma acuminatum: its associa-tion with malignancy. *Dis Colon Rectum* 6: 352-355.
Gabriel G & Thin RN (1983) Treatment of anogenital warts: compari-son of trichloracetic acid and podophyllin versus podophyllin alone. *Br J Vener Dis* 59: 124-126.
Ghosh AK (1977) Cryosurgery of genital warts in cases in which podophyllin treatment failed or was contraindicated. *Br J Vener Dis* 53: 49.
Gigax JH & Robinson JR (1971) The successful treatment of intra-urethral condylomata acuminata with colchicine. *J Urol* 105: 809-811.
Gingrass PJ, Burrick MP, Hitchcok CR et al (1978) Anorectal verru-cose carcinoma: report of two cases. *Dis Colon Rectum* 21: 120.
Godley MJ, Bradbeer CS, Gellan M & Thin RN (1987) Cryotherapy compared with trichloracetic acid in treating genital warts. *Genitourin Med* 63: 390-392.
Goldstone SE, Palefsky JM, Winnett MT & Neefe JR (2001) Activity of HspE7, a novel immunotherapy, in patients with anogenital warts. *Dis Colon Rectum* 45: 502-507.
Gottesman LG, Miles AJ & Milson JW et al (1990) The management of anorectal disease in HIV-positive patients (symposium). *Int J Colorect Dis* 5: 61-72.
Graber EQ, Barber HR & O'Rourke JJ (1967) Simple surgical treatment of condyloma acuminatum of the vulva. *Obstet Gynecol* 29: 247-250.
Grace DA, Ochsner JA, McLain CR & Smith JP (1967) Vulvar condylo-mata acuminata in prepubertal females. *JAMA* 201: 151-152.
Greene I (1992) Therapy for genital warts. *Dermatol Clin* 10: 253-267.
Grisson O & Delvaneo E (1915) Monstroser Tumour der Genitalgegend. *Dermatol Wochenschr* 60: 89-109.
Hall AF (1960) Advantages and limitations of liquid nitrogen in the therapy of skin lesions. *Arch Dermatol* 82: 9-16.
Halverstadt DB & Parry WL (1969) Thiotepa in the management of intraurethral condylomata acuminata. *J Urol* 101: 729-732.
Hatch KD (1991) Vulvovaginal human papillomavirus infections: clinical implications and management. *Am J Obstet Gynecol* 165: 1183-1188.
Jensen SL (1985) Comparison of podophyllin application with simple surgical excision in clearance and recurrence of perianal condylo-mata acuminata. *Lancet* ii: 1146-1148.
Jones DJ & James RD (1992) Anal cancer. *BMJ* 305: 169-171.
Judge JR (1969) Giant condyloma acuminatum involving vulva and rectum. *Arch Pathol* 88: 46-48.
Kaplan HL (1942) Condylomata acuminata. *N Orl Med Surg J* 94: 388.
Khawaja HT (1989) Podophyllin versus scissor excision in the treat-ment of perianal condylomata acuminata: a prospective study. *Br J Surg* 76: 1067-1068.
Khoblich R & Failing JF Jr (1967) Giant condyloma acuminatum (Buschke-Lowenstein tumour) of the rectum. *Am J Clin Pathol* 48: 389-395.
King AR (1992) Genital warts therapy. *Semin Dermatol* 11: 247-255.
Kirby P (1988) Interferon and genital warts: much potential mode of progress. *JAMA* 259: 570-572.
Konketzny GE (1914) Uber einen ungewohnlichen Penistu-

mor. *MMW* 61: 905.

Kovarik J, Mayer G, Polanka E et al (1988) Adverse effect of low-dose prophylactic human recombinant leukocyte interferon alpha treat-ment in renal transplant recipients. *Transplantation* 45: 402-405.

Kovi J, Tillman RL & Lee Shi (1974) Malignant transformation of condyloma acuminatum: a light microscopic and ultrastructural study. *Am J Clin Pathol* 61: 702-710.

Kraus SJ & Stone KM (1990) Management of genital infection caused by human papillomavirus. *Rev Inf Dis* 12: S620-632.

Krebs HB (1991) Treatment of genital condylomata with topical 5-fluorouracil. *Dermatol Clin* 9: 333-341.

Langenberg A, Cone RW, McDougall J, Kiviat N & Corey L (1993) Dual infection with human papillomavirus in a population with overt genital condylomas. *J Am Acad Dermatol* 28: 434-442.

LeBlanc KA, Cole P, Grafton W & Goldman LI (1985) Perianal squamous cell carcinoma in situ. *Surg Rounds* 8: 72-76.

Lee SH, McGregor DH & Kuziez MN (1981) Malignant transformation of perianal condyloma acuminatum: a case report with review of literature. *Dis Colon Rectum* 24: 462-467.

Lewis GM & Wheeler CE Jr (1967) *Practical Dermatology*, 3rd edn, p 679. Philadelphia: WB Saunders.

Longo WE, Ballantyne GH, Gerald WL & Modlin IM (1986) Squamous cell carcinoma in situ in condyloma acuminatum. *Dis Colon Rectum* 29: 503-506.

Lorinez AT, Temple GF, Kurman RJ, Jenson AB & Lancaster WD (1987) Oncogenic association of specific human papillomavirus types with cervical neoplasia. *J Natl Cancer Inst* 79: 671-677.

Lyall A (1966) Management of warts. *BMJ* 2: 1576-1579.

Macharek GF & Weakley DR (1960) Giant condylomata acuminata of Buschke and Lowenstein. *Arch Dermatol* 82: 41-47.

Madden MV, Elliot MS, Both JBC & Louw JH (1981) The management of anal carcinoma. *Br J Surg* 68: 287-289.

Marino AW Jr (1964) Proctologic lesions observed in male homosexu-als. *Dis Colon Rectum* 7: 121-128.

Marks MM (1947) Condylomata acuminata: podophyllin in com-pound tincture of benzoin, an improvement in technic of treat-ment. *J Mt Sinai Med Assoc* 14: 749.

Mishima Y & Matunaka M (1972) Effect of bleomycin on benign and malignant cutaneous tumours. *Acta Dermatol Venerol (Stockh)* 52: 211-215.

Morgan AR, Miles AJ & Wastell C (1994) Anal warts and squamous carcinoma-in-situ of the anal canal. *J R Soc Med* 87: 15.

Moriame B (1950) Transformation maligne de végétation vénérienne de la verge. *Arch Belg Dermatol Syph* 6: 175.

Murphy JC & Petty S (1965) Cloroquine treatment of warts: a double-blind clinical study. *Rocky Mt Med J* 62: 25-26.

Nahra KS, Moschella SL & Swinton NW Sr (1969) Condyloma acumi-natum treated with liquid nitrogen: report of five cases. *Dis Colon Rectum* 12: 125-128.

Nel WS & Fourie ED (1973) Immunotherapy and 5% topical 5-flourouracil ointment in the treatment of condylomata acuminata. *S Afr Med J* 47: 45-49.

Nigro ND, Vaitkevicius VK, Buroker T et al (1981) Combined therapy for cancer of anal canal. *Dis Colon Rectum* 24: 73-75.

Northfield JMA (1991) Editorial: Epidermoid cancer of the anus—the surgeon retreats. *J R Soc Med* 84: 389-390.

O'Connor JJ (1979) Perianal and anal condylomata (correspondence). *Proc R Soc Med* 72: 232.

Oriel JD (1971) Anal warts and anal coitus. *Br J Vener Dis* 47: 373-376.

Oriel JD & Almeida JE (1970) Demonstration of virus particles in human genital warts. *Br J Vener Dis* 46: 37-42.

Oriel JD & Whimster IW (1971) Carcinoma in situ associated with virus-containing anal warts. *Br J Dermatol* 84: 71-73.

Palefsky JM (1991) Human papillomavirus-associated anogenital neo-plasia and other solid tumours in human immunodeficiency virus-infected individuals. *Curr Opin Oncol* 3: 881-885.

Palefsky JM, Gonzales J, Greenblatt RM, Ahn DK & Hollander H (1990) Anal intraepithelial neoplasia and anal papillomavirus infection among homosexual males with group IV HIV disease. *JAMA* 163: 1911-1916.

Powell LC Jr, Pollard M & Jinkins JL Sr (1970) Treatment of condyloma acuminata by autogenous vaccine. *South Med J* 63: 203-205.

Prasad ML & Abcarian H (1980) Malignant potential of perianal condyloma acuminatum. *Dis Colon Rectum* 23: 191-197.

Pride GL (1990) Treatment of large lower genital tract condylomata acuminata with topical 5-fluorouracil. *J Reprod Med* 35: 384-387.

Puy-Montbrun T, Denis J, Ganansia R et al (1992) Anorectal lesions in human immunodeficiency virus-infected patients. *Int J Colorect Dis* 7: 26-30.

Pyrhonen S & Johansson E (1975) Regression of warts: an immuno-logical study. *Lancet* i: 592-595.

Raimer SS (1992) Family violence, child abuse, and anogenital warts. *Arch Dermatol* 128: 842-844.

Ramanujam PS, Venkatesh KS, Co Barnett T & Fietz MJ (1996) Study of human papillomavirus infection in patients with anal squamous carcinoma. *Dis Colon Rectum* 39: 37-39.

Reid R & Lorincz AT (1991) Should family physicians test for human papillomavirus infection? *J Fam Pract* 32: 183-188.

Rhatigan RM & Saffos RO (1977) Condyloma acuminatum and squamous carcinoma of the vulva. *South Med J* 70: 591-594.

Rhatigan RM, Jiminez S & Chopskie EJ (1971) Condyloma acumina-tum and carcinoma of the penis. *South Med J* 65: 423-428.

Savin S (1975) The role of cryosurgery in management of anorectal disease: preliminary report on results. *Dis Colon Rectum* 18: 292-297.

Sawchuck WS, Weber PJ, Lowy DR & Dzubow LM (1989) Infectious papillomavirus in the vapor of warts treated with carbon dioxide laser or electrocoagulation: detection and protection. *J Am Acad Dermatol* 21: 41-49.

Sawyers JL (1972) Squamous cell cancer of the perianus and anus. *Surg Clin North Am* 52: 935-941.

Scholefield JH, Kerr IB, Shepherd NA et al (1991) Human papillo-mavirus type 16 DNA in anal cancers from six different countries. *Gut* 32: 674-676.

Scoma JA & Levy EI (1975) Bowen's disease of the anus: report of two cases. *Dis Colon Rectum* 18: 137-140.

Shah IC & Hertz RE (1972) Giant condyloma acuminatum of the anorectum: report of two cases. *Dis Colon Rectum* 15: 207-210.

Shumack PH & Haddock MJ (1979) Bleomycin: an effective treatment for warts. *Aust J Dermatol* 20: 41-42.

Siegal A (1962) Malignant transformation of condyloma acumina-tum: review of the literature and report of a case. *Am J Surg* 103: 613-617.

Sigurgeirsson B, Lindelof B & Eklund G (1991) Condylomata acumi-nata and risk of cancer: an epidemiological stud-

y. *BMJ* 303: 341-344.

Sillman FH & Sedlis A (1991) Anogenital papillomavirus infection and neoplasia in immunodeficient women: an update. *Dermatol Clin* 9: 353-369.

Simmons PD (1981) Podophyllin 10% and 25% in the treatment of anogenital warts. *Br J Vener Dis* 57: 208-209.

Simmons PD, Langlet F & Thin RNT (1981) Cryotherapy versus electrocautery in the treatment of genital warts. *Br J Vener Dis* 57: 273-274.

Sohn N & Robilotti JG Jr (1977) The gay bowel syndrome: a review of colonic and rectal conditions in 200 male homosexuals. *Am J Gastroenterol* 67: 478-484.

Stumpf PG (1980) Increasing occurrence of condylomata acuminata in premenarchal children. *Obstet Gynecol* 56: 262-264.

Sturm JT, Christenson CE, Uecker JH et al (1975) Squamous-cell carci-noma of the anus arising in a giant condyloma acuminatum: report of a case. *Dis Colon Rectum* 18: 147-151.

Swerdlow DB & Salvati EP (1971) Condyloma acuminatum. *Dis Colon Rectum* 14: 226-231.

Syed TA, Lundin S & Ahmad SA (1994) Topical 0. 3 percent and 0. 5 percent podophyllotoxin cream for self-treatment of condylomata acuminata in women: a placebo-controlled, double-blind study. *Dermatology* 189: 142-145.

Syverton JT (1952) The pathogenesis of the rabbit papilloma-to-carci-noma sequence. *Ann NY Acad Sci* 54: 1126-1140.

Thomson JPS & Grace RH (1978) The treatment of perianal and anal condylomata: a new operative technique. *J R Soc Med* 71: 180-185.

Trofatter KF (1991) Interferon treatment of anogenital human papillomavirus related diseases. *Dermatol Clin* 9: 343-351.

Umezawa H (1965) Bleomycin and other antitumour antibiotics of high molecular weight. *Antimicrob Agents Chemother* 28: 1079-1085.

Vance JC & Davis D (1990) Interferon alpha-2b injections used as an adjuvant therapy to carbon dioxide laser vaporization of recalci-trant anogenital condylomata acuminata. *J Invest Dermatol* 95: S146-148.

van Driel WJ, Ressing ME, Brandt RMP et al (1996) The current status of therapeutic HPV vaccine. *Ann Med* 28: 471-477.

Vesterinen E, Meyer B, Cantell K & Purola E (1984) Topical treatment of flat vaginal condyloma with human leukocyte interferon. *Obstet Gynecol* 64: 535-538.

Wallin J (1977) 5-Fluorouracil in the treatment of penile and urethal condylomata acuminata. *Br J Vener Dis* 53: 240-243.

Wang B, Wang B & Shao Y (1994) A primary clinical trial of genital warts treated with domestic highly purified podophyllotoxin. *Chung Kuo I Hsueh Ko Hsueh Yuan Hsueh Pao* 16: 122-125.

Waugh M (1972) Condylomata acuminata. *BMJ* 2: 527-528.

Welander CE, Homesley HD, Smiles KA & Peets EA (1990) Intralesional interferon alfa-2b for the treatment of genital warts. *Am J Obstet Gynecol* 162: 348-354.

Welch JP & Malt RA (1977) Appraisal of the treatment of carcinoma of the anus and anal canal. *Surg Gynecol Obstet* 145: 837-841.

Williams SL, Rogers LW & Quan SH (1976) Perianal Paget's disease: report of 7 cases. *Dis Colon Rectum* 19: 30-40.

Wiltz OH, Torregrosa M & Wiltz O (1995) Autogenous vaccine: the best therapy for perianal condyloma acuminata? *Dis Colon Rectum* 38: 838-841.

Youk E-G, Ku J-L & Park J-G (2001) Detection and typing of human papillomavirus in anal epidermoid carcinomas: sequence variation in the E7 gene or human papillomavirus type 16. *Dis Colon Rectum* 44: 236-242.

Young HM (1964) Viral warts in the anorectum possibly precluding rectal cancer. *Surgery* 55: 367.

16

第 16 章　肛管及肛门恶性肿瘤

肛门及肛管可发生多种肿瘤性病变，但其发病率较低，约占结直肠癌的 3%。肛门鳞状上皮癌或表皮癌是最常见的原发性肿瘤。其可细分为预后较差的肛管内癌变及预后相对较好的肛门边缘癌变。其他的原发性肿瘤还包括基底细胞癌、腺癌及恶性黑色素瘤。直肠癌向下侵及性生长累及肛管的病例也包括在内。

肛门鳞状上皮癌

既往将此类疾病依据组织病理学不同又细分为多种亚型，如表皮来源、基底细胞来源、表皮肌细胞来源、疣状突起等（Morson 和 Sobin，1976）。但分型往往不会提供病因学证据或指导治疗及预后，反而会增加混淆。因此该组织病理分型目前仅仅在病理学方面被提到或研究中涉及。

另一存在争议的问题为肛管及肛门在解剖学上的定义。大量的文献报道肛管可发生多种肿瘤性疾病，原因为解剖学家认为肛管是连接直肠壶腹的消化道最末端（Williams 和 Warwick，1980）。但外科医生认为该定义与此区域肿瘤性病变的临床表现不符（Greenall 等，1985a）。两方皆认为肛管的近端为肛门直肠环，但对其远端的界限存在分歧：Morson（1960）认为齿状线为下界，Beahrs 及 Wilson（1976）认为为肛缘。MacConnell（1970）将其描述为肛管的上部、下部，也有称其为黏膜与皮肤的交界处（Cortese，1975），或将二者统一定义（Welch 和 Malt，1977；Frost 等，1984）。

Greenall（1985b）等人通过大量的文献回顾分析，认为齿状线及肛缘是可相互移位转变的，所以不存在所谓的黏膜皮肤交界处或 Hilton 线。另外解剖学上的肛管界限可明确地定义肿瘤的来源。如定义为肛缘（Kuehn 等，1968；Beahrs 和 Wilson，1976；Papillon，1982），恶性肿瘤的发生率不足 15%，而定义为齿状线周围其发病率接近 30%（Morson，1960；Hardy 等，1969；Al-Jurf 等，1979；Greenall 等，1985b），所以应对肛管及肛门的解剖学界限给出明确的定义。因为其解剖学及外科学上的分歧，加之作者为了言简意赅地描述，将肛管的上界定义为肛门直肠环，下界定义为臀部肌肉松弛下可见的肛门（Palmer 等，1989）。根据此定义，肛缘恶性肿瘤为发生在肛管下部，其余病变定义为发生在肛管。

病理学

鳞状上皮癌

鳞状上皮癌可伴或不伴角化。分化较好的往往来源于肛周皮肤，分化较差的通常发生在肛管。Morson（1960）报道超过 80%的肛周病例发生角质化，而肛管处的病变只有 50%。Gabriel（1941）通过 55 例病例分析，提示男性的恶性程度较低。

基底细胞癌

分为来源于肛管移行区域（Grodsky，1969）和交界性或潜在转变性的两种类型（Grinvalsky 和 Helwig，1956；Kheir 等，1972），约占肛管癌变的 30%～50%（Morson 和 Pang，1968；Singh 等，1981；Boman 等，1984；Greenall，1988）。基底细胞癌往往类似于上皮来源的癌变，或具有皮肤基底细胞癌的特性，故存在多种不同的甚至容易混淆的名称。此类癌变的特点为癌巢中的癌细胞有规律类似栅栏样的排列（图 16.1）。其不同于皮肤基底细胞癌，发生在肛周的容易转移。而交界性的基底细胞癌由边界不清楚的癌巢组成（图 16.2）。尽管基底细胞癌多数伴角化，但病理分型应以主要的癌细胞形式为主（Greenall 等，1985b）。

表皮黏液瘤

较少见，通常发生在肛管，由分泌黏液及角质的鳞状上皮组成（Morson，1960；Morson 和 Pang，1968）。用黏蛋白染色的方法发现 10%～15%的表皮样癌患者中可以找到分泌黏蛋白的细胞（Morson 和 Volkstadt，1963b）。其具有与肛门鳞状上皮癌相同的生物学行为。

疣状瘤

此类疾病为上皮来源的亚型，较少见，病理为存在大量的簇集角化蛋白。

转移扩散

直接侵及：肛门鳞状上皮癌最先向上侵及直肠下 1/3，原因为肛管上部的黏膜下层较疏松（Morson 和 Dawson，1990），但侵及肛周皮肤、括约肌及阴道也较常见。

淋巴转移：多向腹股沟淋巴结转移，直肠系膜或骨盆侧壁的淋巴结较少。然而 Morson（1960）的一项研究提示 43%的手术切除标本存在痔上淋巴结的转移，而只有 36%存在腹股沟淋巴结阳性。既往的研究认为分期较晚的病例腹股沟阳性率较高，但类似的研究被指存在不恰当的治疗（Gabriel 1941，Morson 1960）。故很难判断淋巴结转移率。

分化较好的病例很少发生淋巴结转移，因此其阳性率往往认为与疾病的组织病理类型相关（Hardcastle 和 Bussey，1968），但缺乏足够的腹股沟淋巴结活检的病例，故此说法有待证实。

类似于皮肤肿瘤，肛周的鳞状上皮癌可直接向真皮层浸润。只有 40%的病例存在腹股沟淋巴结的转移（Morson 和 Dawson，1990）。临床医生应认识到尽管多数病例存在腹股沟淋巴结的增大，但只有 50%的病例被证实为转移。

鳞状上皮癌尽管被认为是局限性的肿瘤，但肝转移也可发生。超过 40%的患者因为远处转移而导致最初的放化疗失败（UKCCCR Anal Cancer Trial Working Party，1996）。

发病率

占结直肠或肛管恶性肿瘤的 1%～3%（Cattell 和 Williams，1943；Grinnell，1954；Sawyers 等，1963；Beahrs 和 Wilson，1976；Golden 和 Horsley，1976）。最近的报道显示欧洲及美国的发病率

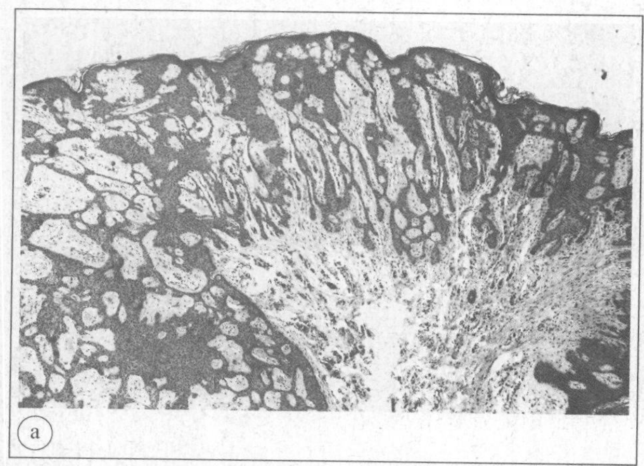

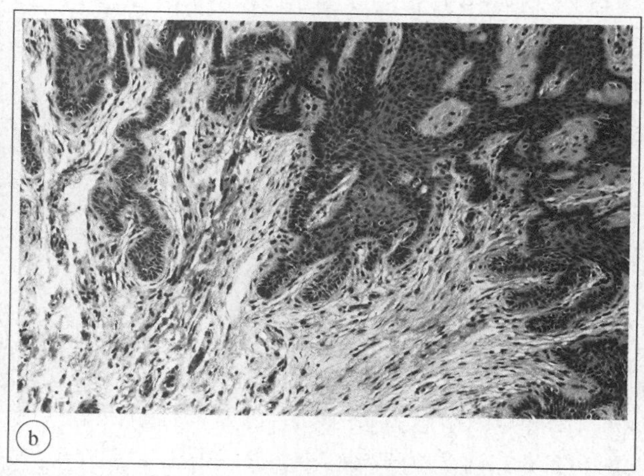

图 16.1 肛周的基底细胞癌。(**a**) 上皮细胞层下方 HE 深染的肿瘤细胞（100 倍）；(**b**) 肿瘤细胞规律排列为栅栏结构（400 倍）。

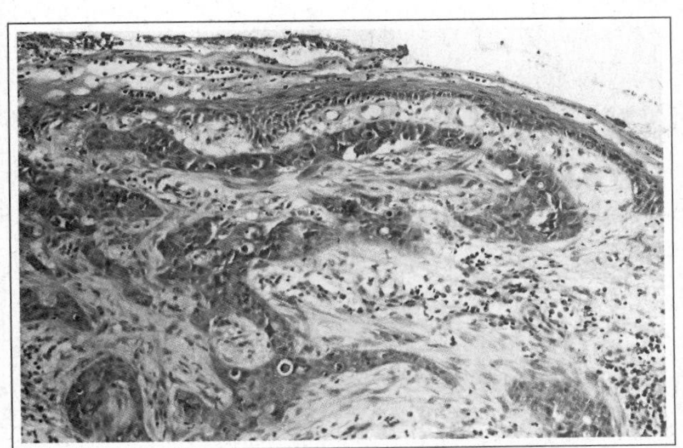

图 16.2 肛门的恶性交界肿瘤。类似于鳞状上皮的恶性肿瘤细胞在上皮层浸润性生长（HE 染色，100 倍）。

有增长的趋势。Frische 和 Melbye 报道了 Scandinavia 地区女性发病率有增长的趋势，并对其与肛乳头瘤、宫颈及阴道上皮内瘤变的相关性做了研究（Frische 和 Melbeye，1994）。Palefsky 等（2005）报道在携带 HIV 或 AIDS 的美国患者中，肛门鳞状上皮癌的发病率在增长。

病因学及临床特征

任何年龄段均可发病，但主要发生在 60～70 岁，肿瘤的位置及病理类型与发病年龄无关（Beahrs 和 Wilson，1976）。女性看似有较高的发病率（Morson，1960；Singh 等，1981；Boman 等，1984；Frost 等，1984），但齿线以上的肿瘤往往以男性患者较多（Morson，1960；MacConnell，1970；Goligher，1984；Greenall，1988）。肛管或肛周的肿瘤大小无明显差异，通常为 3～4cm（Cortese，1975；Greenall 等，1985b）。

临床症状多为：便血、肛门瘙痒、黏液分泌、里急后重、肛门异物感、大便失禁和排便习惯改变（Deans 等，1994）。亦存在以腹股沟淋巴结肿大初诊的病例。查体可有多种形式改变。肛管癌变可导致溃疡形成或生活质量的下降（图 16.3）。往往也可伴随肛门周围良性疾病，如湿疣（Beahrs 和 Wilson，1976；Welch 和 Malt，1977；Sawyers，1977）、慢性肛瘘（Morson，1960；Welch 和 Malt，1977；Schraut 等，1983）、白斑（Beahrs 和 Wilson，1976）。对需要检查的患者给予镇静剂常常是重要的，因为括约肌痉挛可能会产生不适。上述观点通常适用于 60% 的肛周肿瘤的患者，肛管病变的只占 6%（Greenall 等，1985b）。

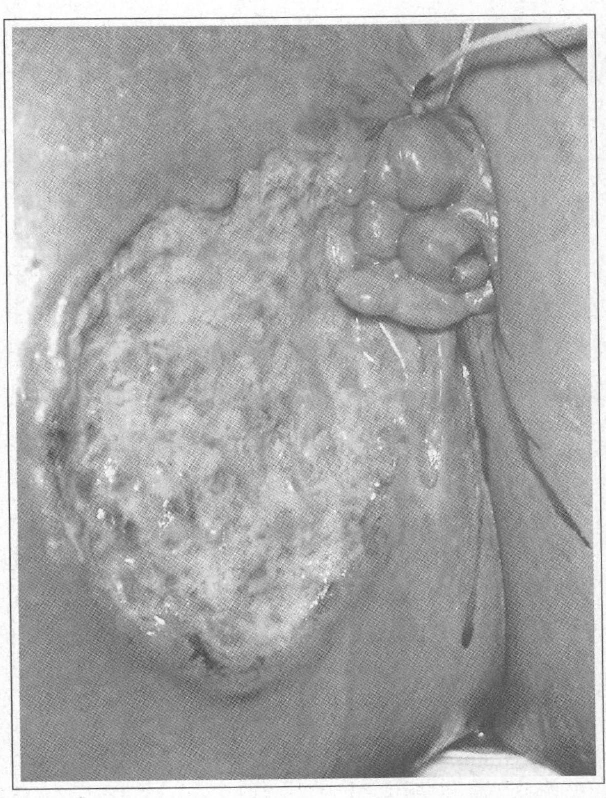

图 16.3 肛周溃疡型鳞状上皮癌。

最近的研究倾向于湿疣与肛管癌变的关系（参见 15 章）。人乳头瘤病毒 HPV 可引发湿疣，（Bogomoletz 等，1985；Gillatt 和 Teasdale，1985；Metcalfe 和 Dean，1995），其亦可能亦介导肛管癌变，HPV 性传播途径可能在此类疾病中扮演重要的角色。支持尖锐湿疣发育不良并演化成弗兰克肿瘤的观点正在变得引人注目。进一步的假设认为肛管鳞状上皮癌与宫颈癌或其他由 HPV16 或 HPV18 DNA 引起的生殖道肿瘤相关（Scholefield 等，1990）。分子生物检测也显示约半数的肛管癌变患者的染色体存在 HPV 的 DNA 组分。这些研究均提示肛管癌变与性传播疾病的相关性，如 HIV、梅毒（Judson 等，1980；Daling 等，1982；Schraut 等，1983；Melbye 等，1994；Harrison 等，1995），同时同性恋中发病率较高（Cooper 等，1979；Leach 和 Ellis，1981；Lorenz 等，1991；Metcalfe 和 Dean，1995）。另外显示 AIDS 或伴 HPV 感染的 HIV 群体中肛管癌的发病率较高（Surawicz 等，1993），并且 AIDS 的患者湿疣发展为肛管内瘤变甚至浸润性癌变的进程也较短。

许多的研究集中在肛管上皮内瘤变（AIN）和浸润性癌变的发生发展，及 AIN 与 HPV、HIV 感染的关系。AIN 也被用来描述发生在肛管上皮及湿疣中的不典型增生。通常依据一个高倍视野中上皮细胞中不典型增生细胞数目，分为 3 级：AIN Ⅰ 级（低级别或轻度鳞状上皮内病变-LSIL），Ⅱ、Ⅲ（高级别或高度鳞状上皮内病变）。AIN 可能由 HPV 感染介导（Surawicz 等，1993，1995），并最终发展为浸润性的癌变。AIN 可通过细胞学或肛门镜检查（镜下醋酸染色）发现，但最终诊断和分级需依靠活检病理。需强调的是，AIN 的发生发展并未完全研究透彻，需进一步的研究。在以后的章节 AIN 会进一步描述。

几项研究显示克罗恩病的患者肛门鳞状上皮癌的发病率较高（Slater 等，1984；Connell 等，1994）。由于此类患者通常接受保守治疗，所以建议定期对肛周病变活检以发现早期癌变的征象。

肛门鳞状上皮癌的患者可能同时存在腹股沟淋巴结肿大，但活检或细胞穿刺提示半数为淋巴结反应性增生。合并淋巴结转移的病例约占 25%（Klotz 等，1967；Kuehn 等，1968；Wolfe，1968），但最近的研究显示其真正的阳性率仅为 10% 左右（Schraut 等，1983；Greenall，1988）。肛缘肿瘤患者中腹股沟淋巴结转移率更低（Schraut 等，1983；Greenall 等，1985b）。通过病理学检查，肛管癌变偶尔会在痔切除后的标本中发现。外科医生在处理标本时需谨慎。

鉴别诊断包括：Bowen 病、Paget 病、尖锐湿疣、白斑、黑色素瘤、克罗恩病、基底细胞癌和某些皮肤组织结构紊乱性疾病，如硬化性萎缩性苔藓（Bender 和 Lechago，1976；Lock 等，1977a，b；Strauss 和 Fazio，1979；Nielsen 和 Jensen，1981；Sloan 和 Goepel，1981；Quan，1983）。事实上，既往的病例已报道上述疾病同时伴有肛管癌变。高度怀疑癌变有助于此类疾病的诊断。任何可疑的肛周病变均应广泛取材活检，如同时存在硬结则更应提高警惕。

分期

肛管癌的分期已证实较困难。当肿瘤转移至腹股沟或髂淋巴结时，Dukes 分期是不适用的，上述的淋巴结往往是手术中不常规清扫的。TNM 分期应用较多，但其对侵犯内括约肌 T_1 或外括约肌 T_2 难以区分，并且即使侵犯直肠或肛周皮肤 T_3 的病例也不一定显示预后较差（Papillon，1982）。有许多对 TNM 分期的修改，但皆被否认（Paradis 等，1975；Singh 等，1981；Papillon，1982；Boman 等，1984；Frost 等，1984），甚至少数的研究者试图将肛缘的肿瘤做分期。UICC 偶尔会应用以下的分期（Papillon，1982）：T_1：直径<2cm、表浅性或隆起改变；T_2：直径在 2～5cm 合并微小的浸润；T_3：超过 5cm；T_4 侵及肌肉或骨骼。肛管癌及肛门癌变的详细分期描述见图 16.4。

分期往往是指导治疗及预后。超声内镜被用来评估肿瘤侵犯的深度，并在术前分期中可能会起较大的作用（Herzog 等，1994；Roseau 等，1994）。

治疗

既往的文献显示肛管病变和肛缘病变治疗存在较大的差别，但随后的以手术为主联合放化疗的综合治疗适用于大多数的肛缘和所有的肛管疾病。所以解剖学上区分对两者的治疗不会产生较大的差异。多数文献显示肛管癌的治疗方式往往对肛周的病变会产生更好的效果（Hardcastle，1968；Shepherd 等，1990）。

1985 年以前，肛管鳞状上皮癌的常规治疗为 Miles 术，局限性切除只适用于早期较小的肿瘤。最近，Nigro 及 Papillon 提出联合放化疗应成为标准的治疗方案。在 Nigro 最初的研究中，放化疗是作为术前的新辅助治疗，但术中如探查无肿瘤存在应切除病变所在位置的瘢痕（Nigro 等，1974）。下面将详细地描述所有治疗方案的效果，我们将发现联合放化疗将获得更好的疗效。

Miles 术

该术式曾为肛管鳞状上皮癌的标准术式，同低位的直肠癌一样，希望通过广泛的会阴部切除降低局部的复发（Klotz 等，1967；Sawyers，1977；Stearns 等，1980；Goligher，1984）。部分主张对术后缺损的会阴部行臀肌、会阴部皮瓣修复（Stearns 等，1980）。对女性患者为达到完全切除，阴道后壁的切除也考虑过（Klotz 等，1967；Welch 和 Malt，1977）。但是鉴于直肠阴道隔的存在意义，并不是所有的学者认为是必要的（Stearns 等，1980）。

对于腹股沟有转移的患者，多数学者建议 Mils 术后 4～6 周再行腹股沟区剥离。对于临床上不支持转移的患者，不建议常规切除腹股沟淋巴结，因为术后的并发症较常见（Stearns 和 Quan，1970；

图 16.4　肛管及肛周癌变的 UICC 分期。此分期仅适用于上皮癌，并需病理确诊。

分期的依据为肿瘤的解剖位置及淋巴结转移

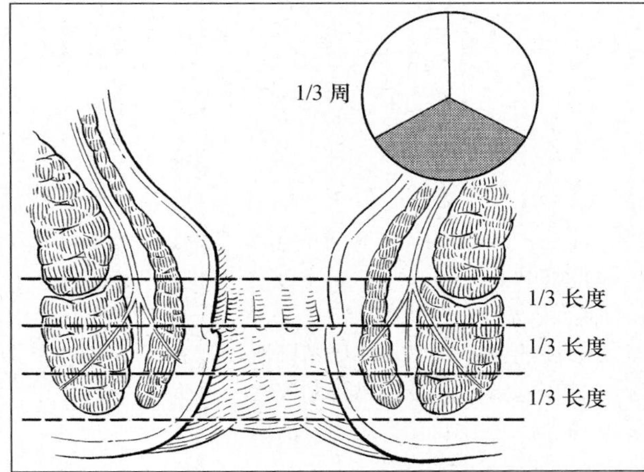

解剖位置：肛管分为痔区、Morgagni/Pecten 隐窝、肛门口（真皮）。

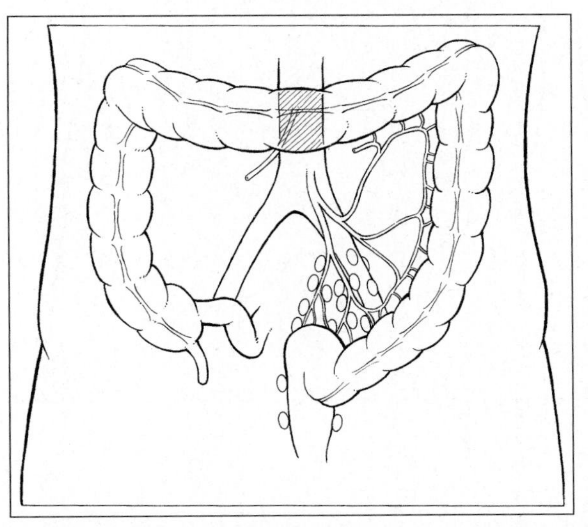

肛管区域淋巴结：直肠周围淋巴结、肠系膜下血管周围淋巴结。

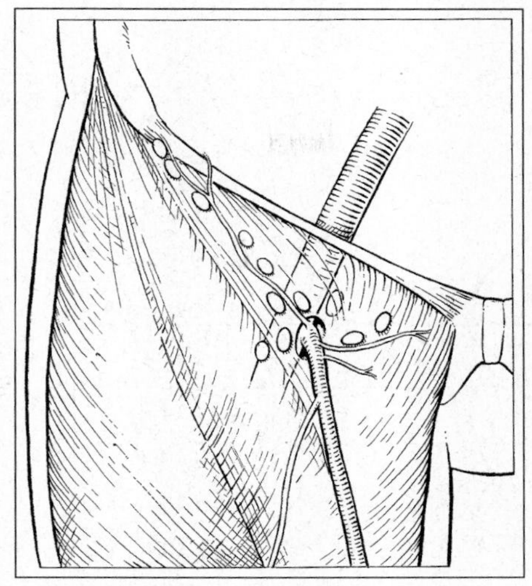

肛门口区域淋巴结：腹股沟淋巴结。

临床分期

肛管

T 为原发肿瘤

Tis　原位癌

T_0　无原发肿瘤

T_1　肿瘤不超过肛管的 1/3 周或长度，且未浸润外括约肌

T_2　肿瘤超过肛管的 1/3 周或长度，或浸润外括约肌

T_3　浸润直肠或皮肤，但无其他邻近器官浸润

T_4　直肠或皮肤外的浸润

Tx　原发肿瘤无法评估

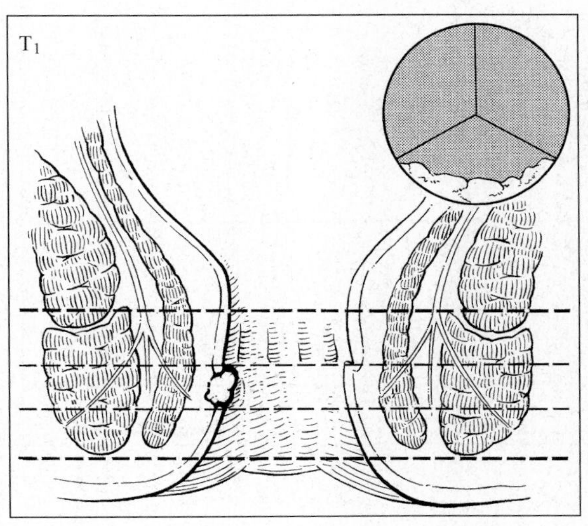

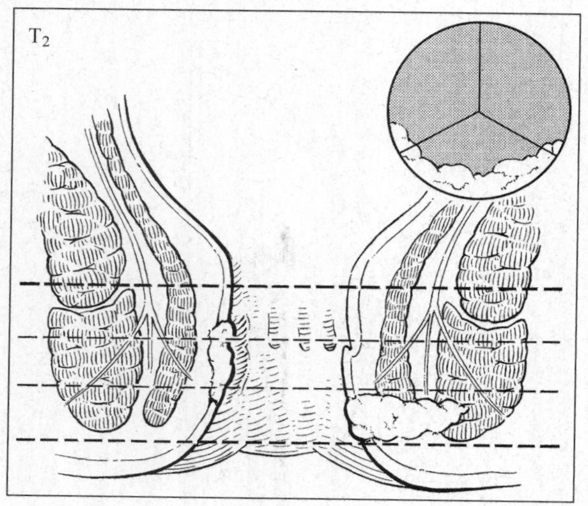

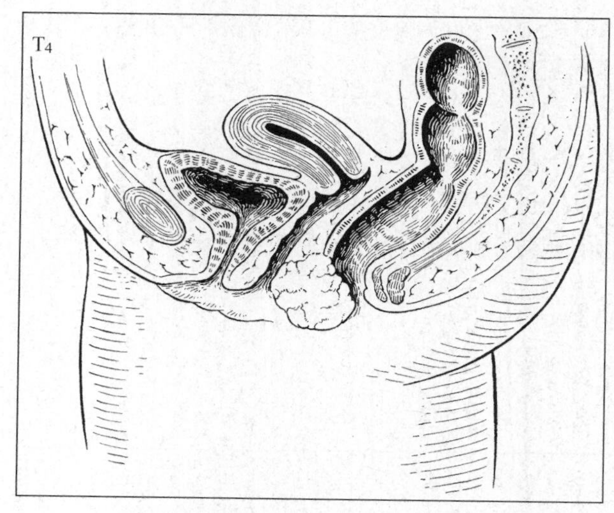

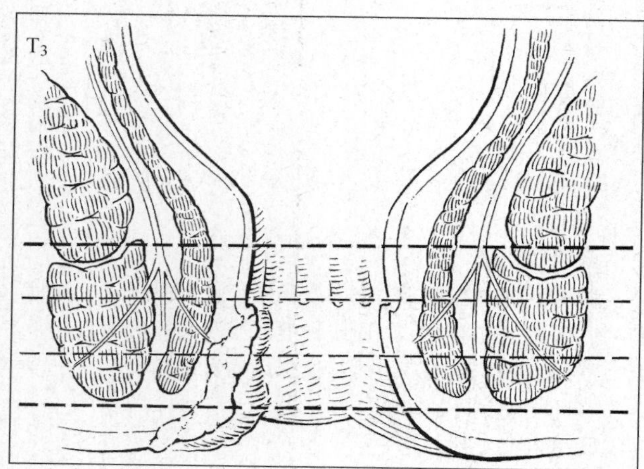

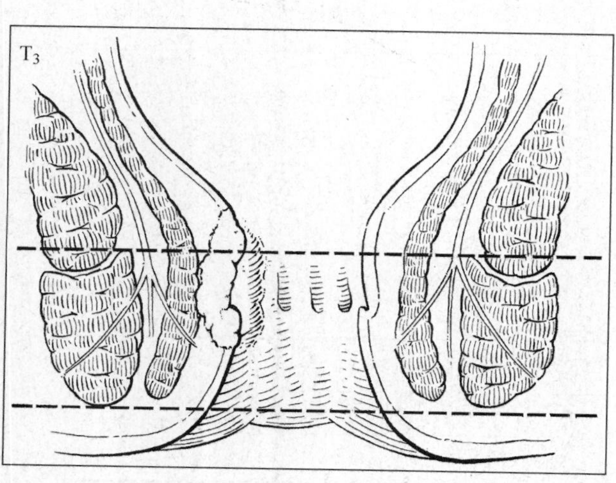

肛周

N＝区域淋巴结

N_0　淋巴结无转移

N_1　区域内单侧、可活动淋巴结阳性

N_2　区域内双侧、可活动淋巴结阳性

N_3　区域内转移淋巴结固定不可活动

Nx　淋巴结阳性无法评估

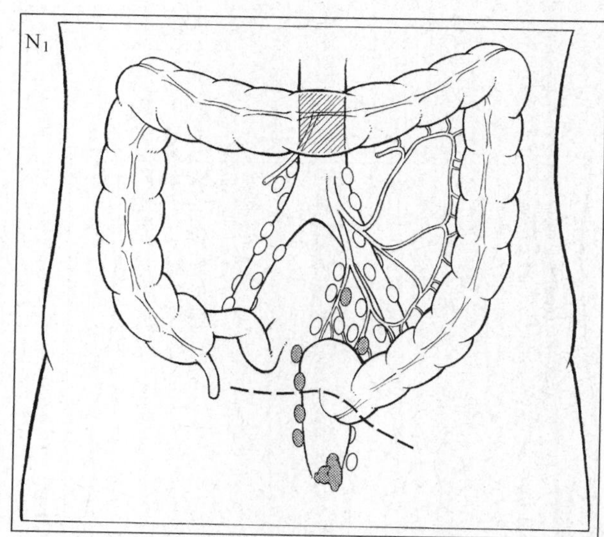

临床分期：TN

肛周

T 分期

Tis　原位癌

T_0　无原发肿瘤

T_1　最大径≤2cm，浅表或隆起病变

T_2　最大径超过 2cm 但≤5cm，或肿瘤浸润真皮层

T_3　最大径超过 5cm，或浸润深层真皮

T_4　浸润肌肉、骨骼或其他邻近组织

Tx　原发肿瘤无法评估

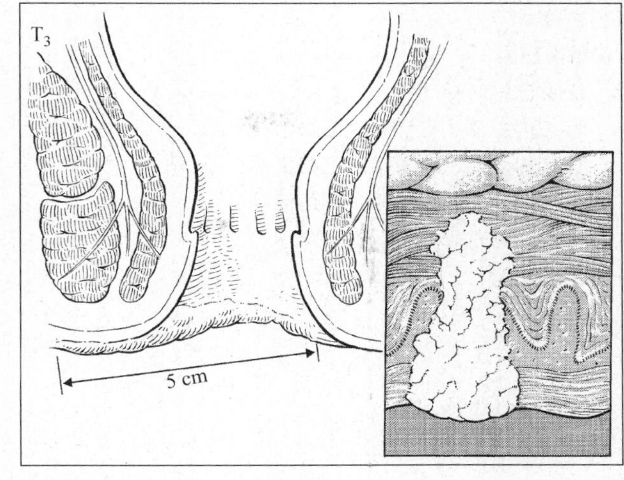

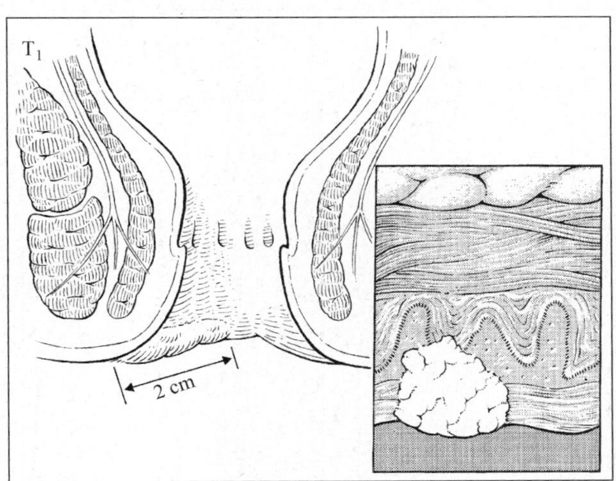

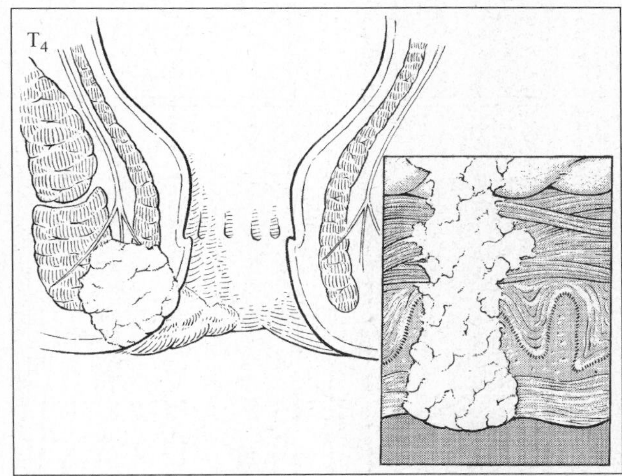

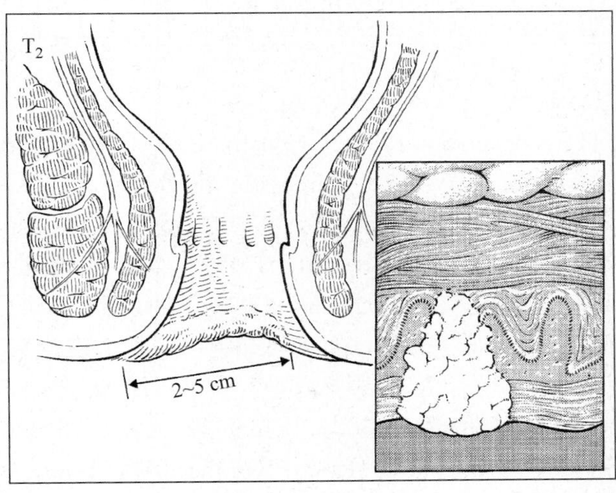

肛门边缘

N 区域淋巴结

N_0　无淋巴结转移

N_1　区域内单侧、可活动淋巴结阳性

N_2　区域内双侧、可活动淋巴结阳性

N_3　区域内转移淋巴结固定不可活动

Nx　淋巴结无法评估

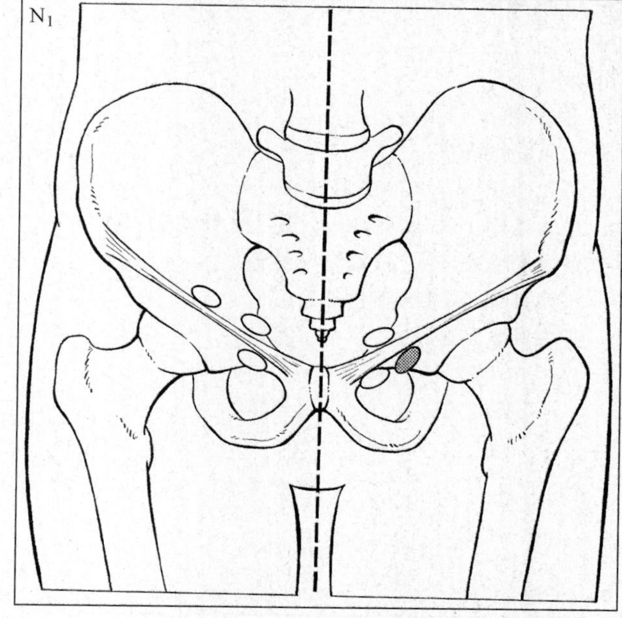

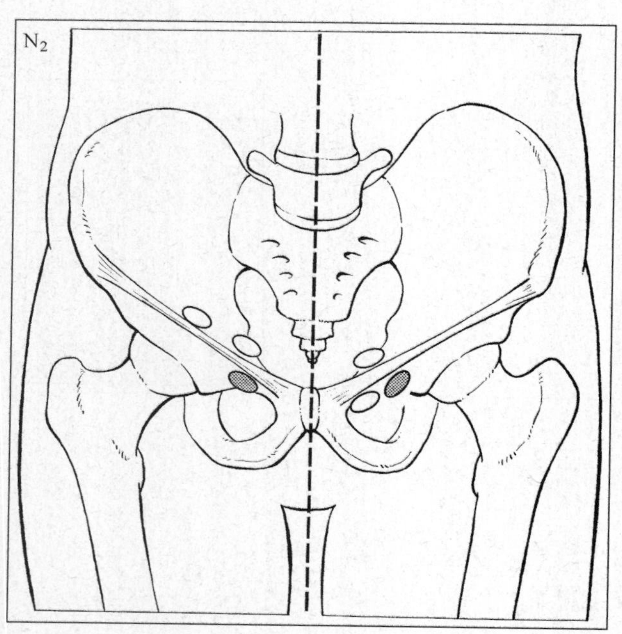

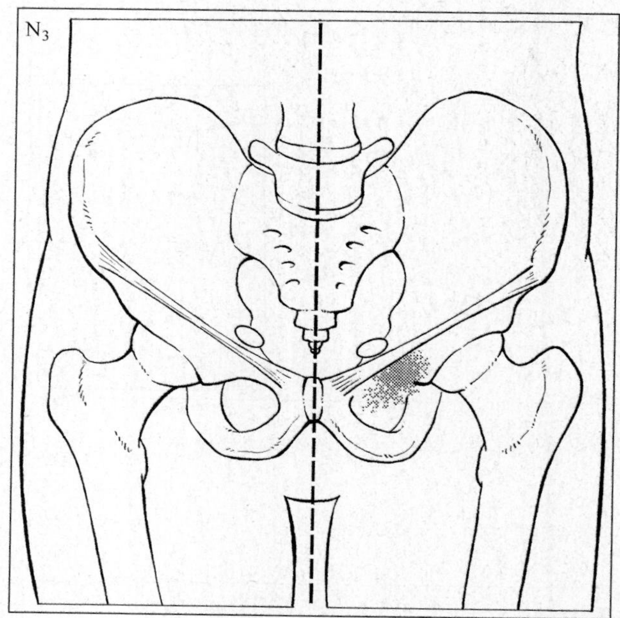

Beahrs 和 Wilson，1976；Welch 和 Malt，1977），并且不会改善生存。然而，预防性的腹股沟剥离并无对照性试验。

结论

Miles 术后的 5 年生存率为 38%～71%（表 16.1）。病例的选择、生存期的表述方式（直接计算、校正、精细计算）会影响上述的变化（Greenall 等，1985b）。生存期似乎与肿瘤的大小（Klotz 等，1967；Boman 等，1984；Greenall，1988）、组织学分级（Klotz 等，1967；Hardcastle 和 Bussey，1968；Boman 等，1984；Frost 等，1984）、镜下浸润深度（Frost 等，1984；Greenall，1988）及临床分期（Klotz 等，1967；Boman 等，1984；Frost 等，1984）相关。但组织学分型，如基底细胞、鳞状上皮或扁平上皮来源，并不影响生存（Welch 和 Malt，1977；Schraut 等，1983；Boman 等，1984；Frost 等，1984；Greenall，1988，Shepherd 等，1989）。

表 16.1　肛管鳞状上皮癌的腹会阴联合切除术

作者	病患数	5 年生存数（%）	肛管远端界定
Klotz 等（1967）	194	97（50）	肛管边缘
Hardcastle 和 Bussey（1968）	83	40（48）	点状线
O'Brien 等（1982）	21	8（38）	点状线
Singh 等（1981）	47	25（53）	肛管边缘
Schraut 等（1983）	24	13（54）	肛管边缘
Boman 等（1984）	114	80（71）	肛管边缘
Greenall 等（1985b）	103	57（55）	点状线
总计	586	320（55）	

Miles 术后局部复发虽然难以发现，但复发往往导致是治疗失败，10%～20%的患者死于内脏转移（Klotz 等，1967；Boman 等，1984；Frost 等，1984；Greenall，1988）。

复发的时间不一，但中位复发时间为 1 年后（Boman 等，1984；Frost 等，1984；Greenall 等，1986）。骨盆或内脏的复发往往预示预后不佳。Greenall 等人研究证实骨盆或内脏复发的患者中位生存时间为 9 个月。既往的尝试证明，复发的病例通常是对手术、化疗及放疗不敏感的（Boman 等，1984；Frost 等，1984；Greenall，1988）。

相对于骨盆或内脏复发的患者，腹股沟淋巴结的复发往往预后较好。根治性的腹股沟剥离术后 5 年生存率为 40%～70%（Kuehn 等，1968；Wolfe，1968；Sawyers，1977；Frost 等，1984；Greenall，1988），明显高于 Miles 术同时行剥离的患者（Grinnell，1954；Judd 和 De Tar，1955；Wolfe 和 Bussey，1968；Stearns 和 Quan，1970），而后者较低的预后往往是因为术前存在其他疾病或慢性疾病。

局部治疗

此方式较少应用于肛管癌变，但对肛缘癌变仍是首选治疗方案。因为结果经常与边缘病变相联系，现有的数据分析比较让人迷惑。如果局部治疗应用于肛缘癌变，至少应保证 1cm 的切缘阴性。而对于肛管癌变的患者，因为病变的近端难以显露故此很难保证。

局部切除对肛缘的癌变治疗效果较好，特别对小的肿瘤，可能与保证足够的切缘阴性有关。

结论

局部切除的疗效很难评估，除分级差异的影响外，部分联合接受放疗的病例也被纳入研究（Kuehn 等，1968）。早期病变局部切除的 5 年生存率可达 65%（表 16.2）。

尽管如此，仍有超过 40%的患者（多数为肛管癌）因局部复发需行 Miles 术。肛缘较小的肿瘤，如<2cm、局限于黏膜下层，仅有 8%的患者存在淋巴结转移。但对肛管癌变，不论大小，近 30%的患者会出现淋巴结转移；当局部侵及肌肉时，转移率高达 60%以上。对肛管癌变的患者有必要切除部分肛门外括约肌，导致术后肛门功能可能受到影响。

上述数据表明，对肛管癌变的患者，局部切除不应作为首选治疗方案。鉴于放化疗后较好的疗效，我们的观点认为局部切除不适用于肛管癌。

放疗

放疗被用作一种可替代手术的治疗方法已应用了 60 多年，基本分为三种方式：内植入放疗、外放疗及腔内放疗。内植入放疗最长用的为镭针植入（Devois 和 Decker，1960；Dalby 和 Pointon，1961；Quan，1983），但最近 ^{192} 铱被更多地应用。

镭内植入的放疗兼具对肿瘤细胞高剂量辐射和最小正常组织损伤的优势。但其也存在缺点，如未能对肿瘤细胞释放一相同的剂量，也不能渗透至较深的部位（如骨盆淋巴结内的转移癌细胞）。为提高疗效，分期植入的理念被应用，具体为初始高剂量联合数周后低剂量，理论依据为高剂量的初始放

表 16.2 肛周鳞状上皮癌的局部切除术

作者	病患数	局部切除病患数	5 年生存数	局部复发数	肛管界定
Klotz 等（1967）	373	33	20	11	肛管边缘
Hardcastle 和 Bussey（1968）	127	8	6	2	点状线
Beahrs 和 Wilson（1976）	177	21	17	9	肛管边缘
Singh 等（1981）	55	5	1	4	肛管边缘
Schraut 等（1983）	31	7	5	2	肛管边缘
Greenall 等（1985b）	126	11	5	7	点状线
总计	889	85（10%）[a]	54	（64%）[b]	35（41%）

[a] 局部切除治疗比例。

[b] 局部切除治疗后 5 年生存率。

射可使肿瘤明显减小，随之的低剂量更能起到疗效（Papillon，1982）。现在的外放疗应用的介质为高压辐射、^{137}铯的电子及 γ 射线或者是^{60}钴，具体的剂量及治疗周期也不尽相同（Fenger，1979；Cantril 等，1983；Salmon 等，1984）。

三种不同的方式联合应用也尝试过。通常首先应用外辐射，目的为尽量减少副损伤，并对肿瘤细胞给予集中剂量辐射（Chruscŏv 等，1978；Papillon，1982）。

结论

肛管癌单独应用放射性治疗的 5 年生存率为 32%～88%（表 16.3），病人的差异及肿瘤的大小决定具体的生存率，因为某些报道中可能包括进展期的患者、小肿瘤或表浅病灶。此外往往学者未提及是否存在需要进一步手术治疗的情况。无论何种放疗方式，均会产生相同的并发症，如肛门狭窄，所以应控制治疗的总剂量。庆幸的是，肛门狭窄的报道不多，并且仅有 5% 的狭窄患者需要手术治疗。

对合并腹股沟淋巴结转移的患者是否应放疗仍存在争议。Papillon（1982）认为，根治性治疗上述患者的放射剂量为 45～45.4Gy，但此观点并不被其他的放疗医师接受，因为腹股沟淋巴结剥离可能疗效会更好。

联合放化疗的新辅助治疗

Nigro 等（1974）首先对肛管癌的患者提出并应用此理念，作为 Miles 术前的新辅助治疗。应用此新辅助治疗后，他们发现手术切除的标本行病理检查时多无法发现残存的肿瘤。因此，对肛管癌的绝大多数患者应用放化疗可能是有必要的。具体的用药包括氟尿嘧啶和丝裂霉素，因为两者不仅是细胞毒性化疗药，更能提高放疗的效果（Nigro 等，1974）。其他化疗药如博来霉素、顺铂、多柔比星也可应用（Greenall 等，1986）。

肛管癌的化疗方案很多，基础的方案为丝裂霉素 10～15mg/m^2 d1 静脉注射，氟尿嘧啶 750～1 000mg/m^2 静脉注射、d1 开始并超过 4～5 天。放疗：剂量 30～50Gy，超过 3～7 周，可以 d1 开始，也可以在化疗后即可开始（如 d6）。多数治疗中心采用骨盆投射，也可采用从会阴部指向肛门区的方式（Sischy 等，1982）。照射区域也可扩展到包含腹股沟淋巴结。

停止治疗后的 4～6 周患者进行麻醉下检查。如仍有肿瘤残余可行 Miles 术；如治疗效果较好，肿瘤原位的瘢痕组织可行切除病理检查，镜下无癌细胞残存，则紧密随访。如镜下发现癌细胞，多数专家建议行根治性切除术（Nigro 等，1983）。一些医院，特别是 Memorial Sloan-Kettering，建议镜下癌细胞阳性的患者如具有定期随访的条件，保守治疗也是可以的（Greenall 等，1986）。

虽然联合治疗的研究不全面（特别是对老年患者），但主要的优势为避免了腹壁造瘘。初始治疗后 2～3 周 25%的患者会引起白细胞及血小板的下降，但通常不严重并可恢复（Flam 等，1983；Cummings 等，1984）。放疗后多数患者也可出现较轻的直肠炎或肛周皮炎。

表 16.3　肛周鳞状上皮癌的放疗

作者	n	复发率（%）	5 年生存率（%）	并发症发生率（%）
腔内放疗				
Dalby 和 Pointon（1961）	28	23	32	23
Devois 和 Decker（1960）[a]	21	14	69	24
Papillon（1982）	88	14	69	5
Jones 等（1993）	20	40	40	40
内植入放疗				
Chrusc˜ov 等（1978）[a]	81	11	44	6
Papillon（1982）	97	8	67	6
外放疗				
Seweg 等（1978）[a]	106	26	42	33
Cummings 等（1984）	51	20	59	31
Cantril 等（1983）[a]	33	12	79[b]	23
Salmon 等（1984）	183	34	59	15
Touboul 等（1995b）	147	29	58[c]	5
Jones 等（1993）[d]	18	?	88	?

[a] 可能包括阴性病例。
[b] 校正生存率。
[c] 10 年生存率。
[d] 也可被认为腔内治疗。

接受氟尿嘧啶化疗的患者要提醒化疗会致头发脱落、口腔黏膜炎。除此以外，丝裂霉素可引起肾衰竭（Gulati 等，1980）。

结论

初步的研究显示对肛管癌患者采用联合治疗方案是非常有希望的。90%以上的患者可存活 2 年以上（表 16.5）。Sloan-Kettering（Greenall，1988）的一项关于 18 例肿瘤位于近齿线处的患者研究显示：13 例患者部分或完全缓解，11 例患者出现感觉异常，7 例患者需行 Miles 术。5 年总生存率为 78%，校正后为 88%，明显高于 Miles 术后 58% 的 5 年生存率。约 50%的患者接受术前新辅助治疗可保留肛门括约肌，而仅局部切除只有 10%的患者可保留，并且 5 年生存率只有 45%（Greenall，1988）。

Nigro 的研究结果更佳：28 例患者中 24 例完全缓解，4 例部分缓解；26 例患者行在治疗后行病理检查，21 例镜下未找到癌细胞，并且 22 例可保留括约肌；22 例治疗后可无瘤生存 1～8 年。肿瘤的大小可能与疗效相关，特别对>5cm 的肿瘤失败率更高，可能的原因考虑为较大的肿瘤需要更大的放射、化疗剂量，但增加剂量的副作用较大。

几年前，放化疗联合是否优于单纯放疗的效果并不清楚。英国大肠癌研究委员会（UKCCCR）和欧洲癌症研究组织（EORTC）皆对此行随机双盲实验。UKCCCR（UKCCCR Anal Cancer Trial Working Party，1996）是将 577 位符合条件的患者随机分组后随访 42 个月。虽然联合治疗组（放疗＋氟尿嘧啶、丝裂霉素 C）中较多的患者存在淋巴结肿大或为浸润分期为 T_4，但两组患者临床特点基本相似。联合化疗并不会降低放疗的效果。随访率超过 92%。在治疗后的第 6 周行评估时，高于 50%的患者对治疗有反应。联合治疗可显著降低局部复发率并提高生存率（图 16.5）。局部治疗失败的原因见表 16.6。

表 16.4 肛管癌变的联合放化疗

治疗	Nigro 等（1983）	Michaelson 等（1983）	Sischy 等（1982）	Cummings 等（1984）
丝裂霉素	15mg/m^2 bolus（d_1）	15mg/m^2 bolus（d_1）	10mg/m^2（d_1）	10mg/m^2（d_1）
氟尿嘧啶	1 000mg/m^2 连续输注（$d_{1\sim4}$）	750mg/m^2 连续输注（$d_{1\sim5}$）	1 000mg/m^2（$d_{1\sim4}$）	1 000mg/m^2（$d_{1\sim4}$）
放疗	d_1（3 周内 30Gy）	从 $d_{6\sim8}$ 开始（3 周内 30Gy）	d_1（5～6 周内 40～50Gy）	d_1（4～8 周内 50Gy）
手术	APR 或 LE 后 4～6 周	APR 或 LE 后 2～4 周	无	无
进一步化疗	氟尿嘧啶，1 周后	有局部病变患者（丝裂霉素＋氟尿嘧啶）	1 个月后	无

APR，腹会阴联合切除术；LE，局部切除术。

表 16.5 肛管鳞状上皮癌变经联合放化疗后预后

作者	*n*	CR	PR	失败	LE	APR	死亡数	随访（月）
Sischy 等（1982）	19	18	—	1	14	5	1	?
Flam 等（1983）	12	12	—	0	12	0	0	4-24
Nigro 等（1983）	28	24	4	0	16	12	5	12-96
Cummings 等（1984）	30	28	—	2	1	4	1	8-50
Greenall 等（1985a）	18	13	5	11	7	2	60-120	
Grabenbauer 等（1994）	139	96	—	43	—	45	21	最少 60
Tanum（1993）	87	59	—	28	—	9	22	?
Zelnick 等（1992）	30	17	—	12	—	9	8	37
Johnson 等（1993）	24	18	—	6	—	—	—	41
Quan（1992）	42	9	20	4	23	23	8	7-156
总计	429	318	101	89	114	68		
Nigro et al（1974）[a]	104	97	7	0	62	31	13	24-132

APR，腹会阴联合切除术；CR，完全缓解；LE，局部切除或残余瘢痕组织活检；PR，部分缓解。
[a]连续收集。

接受联合治疗的患者相对于单纯放疗组，死亡率显著降低，虽然无总体生存率的提高（图 16.6 和图 16.7）。并发症的出现及少数的放化疗相关的死亡病例并不影响其在局部控制复发、提高生存率方面的优势。放化疗联合治疗组死亡 6 例；单纯放疗组死亡 4 例，2 例死于放疗，2 例死于手术治疗。

EORTC 应用相同的方案对 110 患者进行研究。联合治疗组显著提高局部控制率及降低造瘘术的可能性（Bartelink 等，1997）。类似的结果在美国的一项研究也被显示，虽然后者显示接受丝裂霉素的患者可能副反应较大，但联合治疗组的生存率显著提高。

因为顺铂可用于治疗鳞状上皮癌，所以肛管癌的联合治疗中也考虑加入顺铂。Martenson（1996）对 19 例患者采用放疗（59.4Gy）＋氟尿嘧啶（1 000mg/m^2）＋顺铂（75mg/m^2）的联合方案，17 例可随访患者中 94%治疗有效，12 例完全缓解，4 例部分缓解，1 例病情稳定。

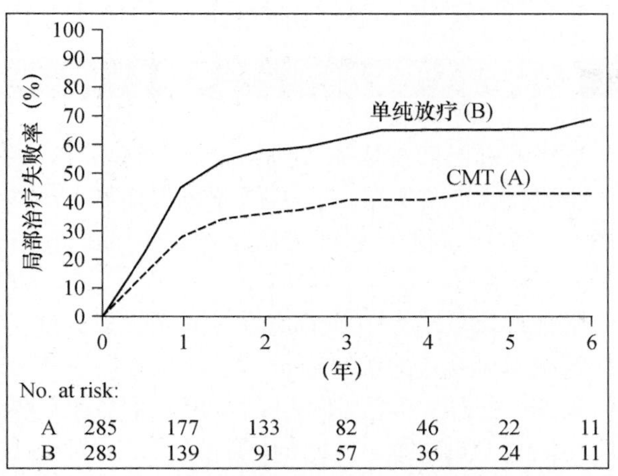

图 16.5　UKCCCR 肛管癌研究显示局部治疗失败。A：CMT 联合多种治疗；B：单纯放疗。来源自：UKCCCP Anal Cancer Trial Working Parry (1996) Copyright Elsevier。

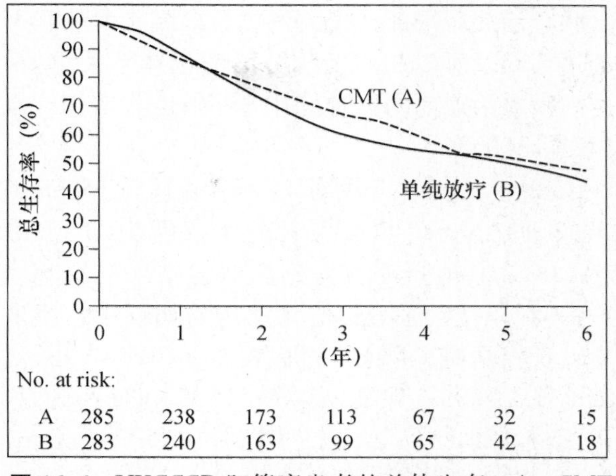

图 16.6　UKCCCR 肛管癌患者的总体生存。A：CMT 联合多种治疗；B：单纯放疗。来源自：UKCCCR Anal Cancer Trial Working Party (1996) copyright Elsevier。

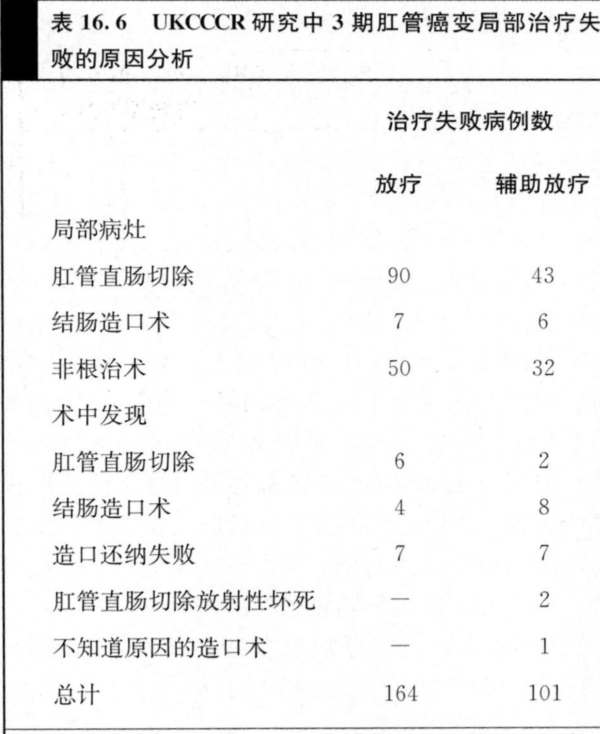

表 16.6　UKCCCR 研究中 3 期肛管癌变局部治疗失败的原因分析

	治疗失败病例数	
	放疗	辅助放疗
局部病灶		
肛管直肠切除	90	43
结肠造口术	7	6
非根治术	50	32
术中发现		
肛管直肠切除	6	2
结肠造口术	4	8
造口还纳失败	7	7
肛管直肠切除放射性坏死	—	2
不知道原因的造口术	—	1
总计	164	101

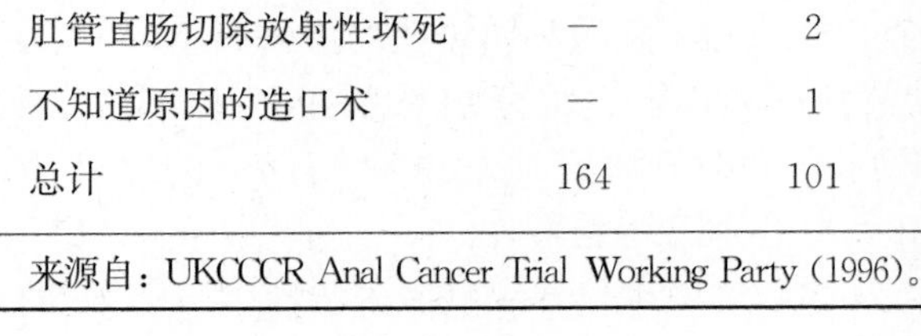

来源自：UKCCCR Anal Cancer Trial Working Party (1996)。

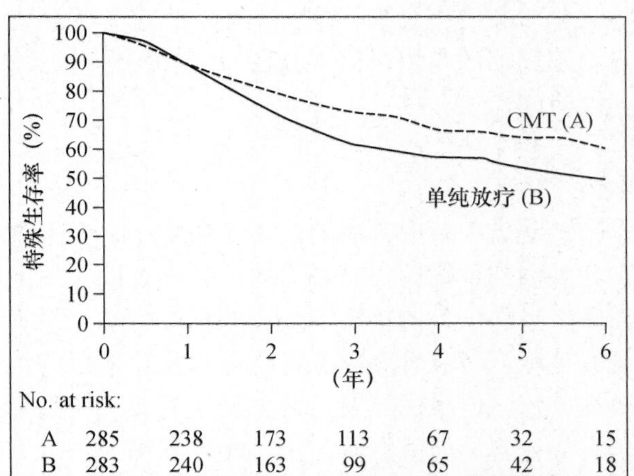

图 16.7　UKCCCR 肛管癌患者的肿瘤特殊生存期。A：CMT 联合多种治疗；B：单纯放疗。来源自：UKCCCR Anal Cancer Trial Working Party (1996) copyright Elsevier。

初始治疗失败的后续治疗

联合治疗后复发的患者缺少长期随访资料。如复发肿瘤相对局限，Miles 术仍是首选方案（Zelnick 等，1992；Longo 等，1995；UKCCCR Anal Cancer Trial Working Party，1996）。UKCCCR 研究的 562 例患者中，47%的患者（265 例）治疗失败，其中 143 例接受 Miles 术，40 例行姑息性结肠造瘘，但随后的长期随访无资料显示（UKCCCR Anal Cancer Trial Working Party，1996），见表 16.7。

表 16.7　UKCCCR 研究中局部复发的解救治疗

	放疗	辅助放疗
局部残留/复发	147	81
腹会阴联合切除术	90	43
造瘘术	7	6
无造瘘术	50	32

联合治疗后局部治疗的失败因素可能为肿瘤大小超过 5cm。所以初始治疗方案的选择至关重要，超声内镜对治疗前的患者行肿瘤评估也非常有价值（Hill 等，2003）。

Longo（1995）一项对 14 例复发后行 Miles 术患者的研究显示，8 例患者的生存期为 20 个月（表 16.8），其他研究也得到类似的结果（Zelnick 等，1992），并且证实其他化疗药物如顺铂、博来霉素、长春新碱、MTX 的有效性（Carey，1984；Salem 等，1985；Wilking 等，1985；Hussain 和 Al-Sarraf，1988；Ajani 等，1989；Tanum，1993），及联合手术达到根治作用。另一方面，短疗程放疗联合进一步的体外放疗以达到最大放射治疗剂量的方案并没有得到认同（Martinez 等，1985）。我们建议 Miles 术中同时行会阴处腹直肌皮瓣修复（下腹下血管滋养），因为放疗后的患者仅靠会阴局部的组织血供，其伤口愈合较慢并会增加住院时间。

结论

虽然文献中对肛管癌的定义无法统一，但给出详细的肿瘤部位描述仍是必需的，这样有助于后期的回顾。另外，目前仍缺少统一的标准分期。最近的研究显示，对肛管癌的患者联合放化疗显著的优于单纯放疗，但最优方案是否为氟尿嘧啶＋丝裂霉素仍有待证实。但就目前为止，此方案仍为标准方案。另一盲点为联合治疗相对于根治性切除是否能存在延长生存期。虽然目前的数据显示此研究资料较少，但对两种治疗方案行随机双盲实验研究是必需的。我们建议放化疗作为肛管癌患者的首选治疗方案，根治性手术仅作为治疗后仍有肿瘤残留或扩散的补救性治疗。

表 16.8　14 例复发患者行 Miles 术的预后

TNM 分期	*n*	存活数	生存月数
Ⅰ	4	2	16
Ⅱ	10	6	20

来源自：Longo 等（1995）。

肛缘肿瘤

肛缘的淋巴回流依靠腹股沟、髂血管系统，所以肛缘的鳞状上皮癌行广泛的局部切除是可以被接受的。事实上，很少有研究显示存在其他的治疗方案。

常规切除范围为距肿瘤边缘 2.5cm，部分肛门外括约肌不可避免地被离断，但多数患者不会出现大便失禁。但如肿瘤浸润达肛门半周，术后肛门括约肌功能会严重受损（Al-Jurf 等，1979）；对该类患者局部切除是不合适的。在较大的皮损但肛门括约肌功能尚保留的情况下，可行臀部皮瓣旋转修复或皮瓣移植修复（Beahrs 和 Wilson，1976；Al-Jurf 等，1979；Schraut 等，1983）。

局部切除

一些研究显示，近 60％的肛缘肿瘤适合局部切除，5 年生存率为 60％～100％（表 16.9）。尽管某些报道显示术后局部复发率高达 40％（Hardcastle 和 Bussey，1968；Al-Jurf 等，1979；Greenall 等，1985b），但多数患者可通过扩大切除或腹股沟淋巴结切除获得补救（Greenall 等，1985a）。Miles 术仅适用于局部较扩散的复发患者（Greenall 等，1985a），也可用于直肠系膜淋巴结有转移的患者（Al-Jurf 等，1979）。但对此转移的患者临床上较难发现，虽然 MRI 的应用可协助评估，但目前没有相关的文献报道其有助于评估肛管癌的患者。值得注意的是，肛周癌变是否累及直肠系膜淋巴结仍存在争议。Morson（1960）对就诊于 St Mark 医院的肛周癌变的患者行 Miles 术，术后病理检查为发现直肠系膜淋巴结阳性，然而 Klotz（1967）研究显示齿状线以下的癌变患者，15％可有淋巴结受累。

多数的医生仍建议肛缘表浅性生长的肿瘤可行局部切除（Schraut 等，1983）。尽管肿瘤浸润的深度或淋巴结转移可能会影响预后，但无研究显示 Miles 术可延长患者的生存期，行 Miles 术的该类患者 5 年生存率为 20％～80％。总之，因为患者选择及对肛缘肿瘤存在较少的研究，局部切除是可行的（Hardy 等，1969；Schraut 等，1983）。对肿瘤较大的患者，放化疗也是可行的。

表 16.9　肛缘鳞状上皮癌的局部切除术

作者	病患数	局部切除数	5 年生存数（%）
Hardcastle 和 Bussey（1968）	53	30	18（60）
MacConnell（1970）	42	21	17（81）
Beahrs 和 Wilson（1976）	31	27	27（100）
Schraut 等（1983）	16	11	9（82）
Greenall 等（1985b）	48	31	21（68）
总计	190	120（63）	101（78）

括号内为百分比。

放疗

虽然放疗被用作肛缘癌变的首选方案，但随访资料很难获得。自 1971 年 Papillon（1982）应用 ^{60}钴联合 ^{192}铱，部分同时联合氟尿嘧啶、丝裂霉素化疗治疗该类患者，结果显示 5 年总生存率为 60%，仅一例患者死于放射性坏死。此项研究包括 54 例患者并最近被更新（Papillon 和 Chassard，1992）。未经治疗的患者 5 年生存率为 59.2%～79.7%，但对浸润分期为 T_4 及黏液表皮瘤的患者仍需要在放化疗后接受手术切除。

Between（1973，1981）、Touboul（1995a）一项对 17 例患者的放射治疗研究显示：事先接受手术治疗的 9 例患者，5 年及 10 年生存率为 86.2%和 77.5%。2 例患者出现肛门直肠功能障碍的并发症。

其他也有将放疗作为手术后辅助治疗（MacConnell，1970；Beahrs 和 Wilson，1976），但缺乏有效的评估资料。

结论

多数直径小于 4cm 的肛缘癌变可通过局部切除达到满意的切缘阴性。放疗可能达到与局部切除相似的疗效，但随着研究的证实，大多数外科医生包括笔者建议手术为首选方案，极少的患者需行 Miles 术。如果肿瘤较大需行 Miles 术，放化疗应被联合应用以达到缩小肿瘤甚至完全缓解的目的。对较小的肿瘤，常规联合放化疗似乎是多余的。

肛管上皮内瘤变（AIN）

AIN 的定义为肛周或肛管上皮存在细胞及细胞核异常增生，但未突破表皮基底膜的病变（Fenger 和 Nielson，1981），最近被认为是一些鳞状上皮癌的癌前病变，但其具体的生物学行为仍不确定（Ogunbiyi 等，1994a）。欧洲依据一个高倍视野中 1/3（下 1/3 开始计数）的上皮细胞中不典型增生细胞数目将 AIN 分为 3 级。更具体的分级是将肛周皮肤疼痛的部位列为后缀，但笔者认为是多余的。而美国将 AIN 分为高级别或高度鳞状上皮内病变（HSIL、AIN Ⅲ）和低级别或轻度鳞状上皮内病变（LSIL、AIN I 和 AIN Ⅱ）。目前该描述被欧洲广泛应用，AIN 分级变得较简单。

流行病学

发病较罕见导致流行病学资料缺乏。一些研究显示在行肛周小手术中 0.2%～4.4%的患者中发现 AIN（Grodsky，1968；Fenger 和 Nielsen，1981；Nash 等，1986）。然而 AIN 的高危因素已被基本证实，如：移植后免疫抑制治疗的患者、有生殖道（宫颈、阴道）上皮内瘤变的家族史的女性、肛门尖锐湿疣患者、AIDS。HIV 携带患者中 AIN 的发病率为 15%～53%（Frazer 等，1986；Palefsky 等，1990；Caussy 等，1990；Melbye 等，1990；Kiviet 等，1993；Williams 等，1994）；有生殖道上皮内瘤变家族史的女性发病率为 19%～47%（Scholefield 等，1992；Ogunbiyi 等，1994b）；肾移植患者发病率 24%（Ogunbiyi 等，1994c）；双性恋合并生殖湿疣的患者发病率更高。另一方面，其总发病率不足 1%（Ogunbiyi 等，1994b）。

病理特点

AIN 具有肛周上皮细胞核染色较深、核异型性、细胞簇集及异常分裂的特点，因此其具有同生殖上皮内瘤变相同的病理特点及分级（Richart，1973）：AIN Ⅰ级不典型增生累及表皮的下 1/3，Ⅱ或Ⅲ级分别累及中 1/3 或全层（图 16.8），AIN Ⅲ级相当于原位癌。

病因

AIN 具有与肛管鳞状上皮癌相似的病因。HPV 被认为可介导其发生，癌变及 AIN Ⅲ级中 56%～96%患者显示 HPV16 阳性（Zur Hausen 等，1987；Scholefield 等，1989；Caussy 等，1990；Kiviat 等，1993）。AIN Ⅲ级的患者 HPV16 型阳性率更高，而 AIN Ⅰ级及Ⅱ级病变通常显示 HPV 6 或 11 型阳性，极少为 16 型阳性，证实后两级病变可能较轻。混合感染的可能性也存在，并且 HPV 病毒检测基于 DNA 同源性和亚型包含的序列，所以病毒分型不是很明确。

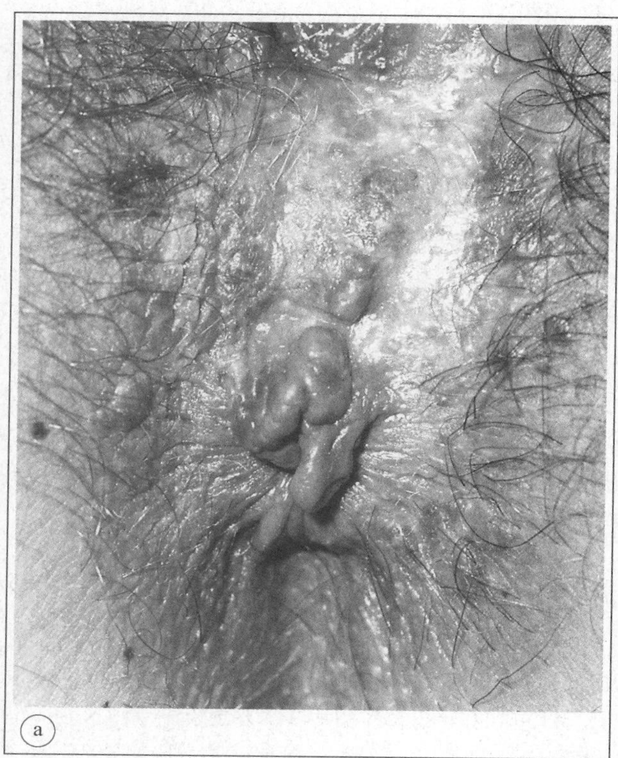

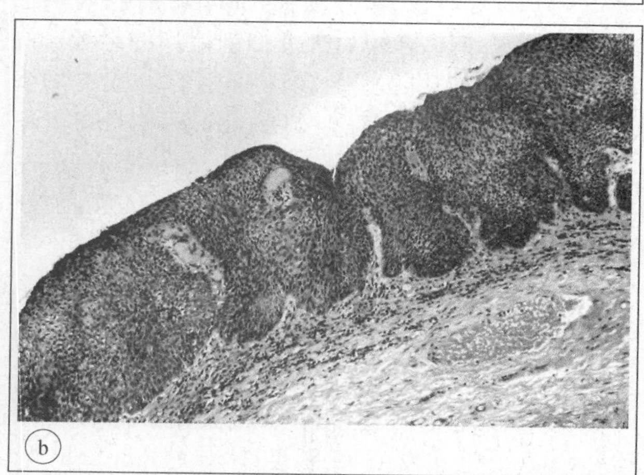

图 16.8 肛管上皮内瘤变（AIN）。
(a) 肛周高分级的异常增生在肉眼下可见不规则色素沉淀。在时钟 1、2 点位置处较为显著。活检病理证实为 AIN Ⅲ级。**(b)** AINⅢ级镜下特点：无浸润基底层，但表皮下方的纤维组织内存在明显的单核细胞聚集。

单独的 HPV 感染并不可能导致鳞状上皮恶性肿瘤的发生及发展，其可能作为一种原癌基因与其他致癌因素相互作用，如 HIV、单纯疱疹病毒 2、EB 病毒及巨细胞病毒。免疫抑制似乎也在 AIN 向恶性肿瘤的转变中也起了关键的作用。Ogunbiyi（1994c）一项调查显示肾移植后患者中 24%（32/133）患有 HPV 感染及 AIN 病变。HIV 阳性的患者中发病率更高，其与 T 辅助细胞及 T 支持细胞的抑制程度相关（Frazer 等，1986；Palefsky 等，1990；Caussy 等，1990；Melbye 等，1990；Beckmann 等，1991；Williams 等，1994）。

生物学行为及流行病学

AIN 的发生和发展研究目前不详，但 CIN（宫颈上皮内瘤变）的转归已被证实。一项来自 New Zealand 的随机双盲实验显示：CIN Ⅲ级观察组的患者在未来 20 年中，30%的会发展为浸润性宫颈癌（McIndoe 等，1984）。基于伦理学，AIN 重复此实验可能在今天是不合适的。具有与 CIN 相似病因及病理特点的 AIN Ⅲ级具有恶变的可能性（Peters 等，1984；Sherman 等，1988；Melbye 等，1991）。尽管 Fenger 和 Nielson（1986）及其他学者（Foust 等，1991）对 AIN 患者观察 6 年后未发现癌变，但亦证实 AIN Ⅲ普遍存在于肛管癌变的患者中（约占 80%）。

Scholefield 及其同事研究显示：32 例 AIN Ⅲ级的患者，5 例在随后的 18 个月（6 个月～2 年）中发展为恶性（Scholefield 等，1992；Ogunbiyi 等，1995）。同样也存在证据显示 AIN Ⅰ级及Ⅱ级也可发展为Ⅲ级，如 Palefsky（1992）对 37 例 HIV 阳性的同性恋进行随访 17 个月发现，16%的低级别 AIN 可发展为高级别，进一步证实 HIV 患者及免疫抑制的人群进展较快。

虽然肛管癌的发病率较低，但有证据显示其有增长的趋势。Wexner（1987）调查显示从 1959

年到 1986 年，AIN 及肛管癌的发病率增加了 3 倍，USA 及 Scandinavia 研究也得到相似的结论（Rabkin 等，1992；Frisch 等，1993；Melbye 等，1994）。然而无论是该疾病的发生率上升抑或是受到医学界的重视，总之提醒我们需要做一些研究。

临床特征

AIN 经常合并 HPV 感染（Scholefield 等，1992；Surawicz 等，1993），但 AIN 的患者也常表现为肛周及肛管的湿疣、肛门瘙痒及便血。AIN 好发于肛周皮肤、肛管移行区或二者同时发生（Nash 等，1986；Scholefield 等，1989）。多数肛管 AIN 的患者同时可合并肛周疾病。镜下活检通常可评估病变范围及程度（Scholefield 等，1998），可应用肛门镜或肠镜。肛门镜下暴露肛管及肛周皮肤，应用类似检测 HPV 感染的方法，使用 5%的醋酸染色评估病变（Scholefield 等，1989），见图 16.9，对可疑的区域行细胞活检或切除活检。

AIN 的治疗

依据不同的病变程度决定治疗方案。尽管存在一些相同的处理方案，但仍需结合患者的具体情况。

AIN Ⅰ～Ⅱ级很少进展，可在病理活检诊断后行保守治疗和密切随诊。如几年后患者无进展、无免疫抑制可认为痊愈，期间免疫指标应被定期检测（一般间隔半年）并告知患者及时反映有无新的临床症状或病变复发。

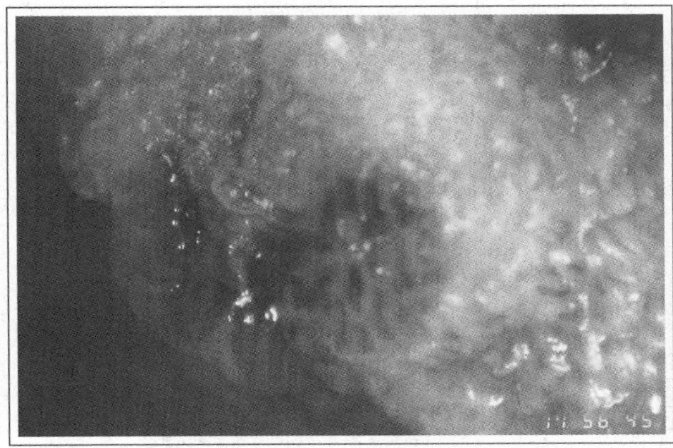

图 16.9　肛门镜检查。肛门内湿疣组织经 5%的醋酸处理后可显示白色。由于病变的中心血运丰富所以颜色较浅，但往往镜下证实为异常增生。

AIN Ⅲ级的患者较棘手，一方面有进展为恶性肿瘤的风险，另一方面如接受免疫抑制治疗可延长其治愈的时间。病理检查用于诊断同样重要。笔者一般在局麻或区域阻滞下，应用 4mm 的一次性角膜穿刺针行肛周、肛管四象限的活检。

对 AIN 的患者，不足 50%的患者需行局部切除联合或不联合皮瓣修复。但病变的实际范围通常较临床观察的要大，所以应达到一定的切缘阴性。局部切除的方法包括二氧化碳激光切除、冷冻切除及手术切除。虽然前两者的副作用较小，但通过妇产科行 CIN 的治疗效果显示，其成功率较低且复发率较高（Centre for Disease Control，1986；Ferenczy，1987）。对病变较大的患者，笔者建议每 3～4个月行重复活检。

手术需切除病变处的全部黏膜，然后通过双“S”切口为缺损的黏膜进行缝合修复（Oh 和 Albanese，1992）。具体切口取向见图 8.46a：每个半圆形切口长度约为 12～13cm，基底切口基本相同，但当其位于前后中线处时应适当延长。肛管黏膜全部切除后同时行皮瓣修复（图 8.46b），一般选择带皮下脂肪的皮瓣以提供良好的血运。旋转皮瓣（图 8.46c），与切除边缘行 2-0 可吸收线缝合，余切口行 3-0 丝线缝合，术后创面置管引流、加压包扎。另一种方式为“V-Y”皮瓣修复。

新治疗方法如光疗法、免疫疗法（咪喹莫特）的疗效有待进一步的研究证实。

基底细胞癌

基底细胞癌较罕见，即使较大的医院其发病率仅占肛门直肠恶性肿瘤的 0.1%～0.4%（Buie 和 Brust，1933；Armitage 和 Smith，1954；Morson，1960；Augey 等，1994）。临床表现与鳞状上皮癌相同，但无远处及腹股沟淋巴结转移。临床上腹股沟淋巴结肿大可能为病灶周围炎性反应所致，触诊不硬。病灶大体通常为不超过 2cm 的溃疡，其边缘质地较硬或稍稍突起。超过 2cm 的病灶一般不会表现为溃疡。

治疗

对该疾病的研究较少，所以治疗更倾向于手术切除。Nielsen 和 Jensen（1981）对 1943—1974 年诊断该病的 34 例患者进行回顾性分析显示：27 例患者行局部扩大切除、4 例行 Miles 术、3 例行放疗；只有 3 例患者出现复发，复发后行补救性治疗（局部扩大切除、Miles 术、放疗）再无肿瘤复发，5 年生存率为 72.6%。

恶性黑色素瘤

恶性黑色素瘤中 3%～15%发生于肛管，只有 1%～1.5%发生于肛周（Pyper 和 Parks，1984；Lui 等，1994）。截至 1982 年，总共报道了 460 例该类患者（Bolivar 等，1982）。Longo（1995）一项调查显示，在 405 名美国退伍军人中，患有肛管癌的患者为 204 例，其中只有 8 例为恶性黑色素瘤。然而某些国家如巴基斯坦，其发病率可能较高。Ahmad（1992）调查显示肛门直肠恶性黑色素瘤约占全身发病的 14.2%。该病可能来源于低位肛管上皮内的黑色素细胞，但部分学者认为来源于低位直肠（Alexander 和 Cone，1977）。肛门处的黑素瘤好发于女性，且不同于皮肤病变，事实上紫外线暴露可能为保护因素（Weinstock，1993）。

临床特征

具有与肛门处其他肿瘤相似的症状，如疼痛、便血、赘生物。病灶色素脱失可能有助于鉴别（Morson 和 Volkstadt，1963a；Sieleznef f 等，1993）（图 16.10）。Antoniuk（1993）对 15 例患者的研究显示：25%的患者无黑素色沉积。如病灶部位色素脱失将表现类似于痔疮，此时需警惕恶性的可能性（Rohr 等，1992；Slingluff 和 Siegler，1992）。一些进展期的患者，可表现为肛门巨大肿块及质硬的腹股沟淋巴结，而一些原发肿瘤较小的患者也可出现例如肺、肝、脑、骨、淋巴及皮肤的远处转移。

确诊需行病理检查，一些病例可在血栓性外痔的切除标本中发现，所以有必要对肛周手术切除的标本行病理检查。

治疗

肛周的恶性黑色素瘤的患者，一般行根治性的 Miles 术，术中注意结扎肠系膜下血管。也有部分学者建议行腹股沟淋巴结的剥离，但少数患者会受益。局部切除的疗效不明显。总之无论何种手术方式患者的预后都不理想，Quan（1980）对 1929—1975 年诊治的 49 例患者回顾研究发现只有 5 例生存期超过 5 年。Brady（1995）也对 1929—1993 年的 85 例该患者回顾研究，亦得出只有 17%的患者生存期超过 5 年。Cooper（1982）一项大样本和 Antonuik（1993）、Slingluff/Siegler（1992）、Pessaux（2004）的小样本研究均显示局部切除与 Miles 术后患者在生存率上无显著差异。

这样的研究结果显示该类患者无需行 Miles 术，但需认识到文献中少数获得较长生存期的患者均行根治性切除术。Wanebo（1981）报道其行 Miles 术治疗的 3 例患者（肿瘤浸润深度<2mm）均生存期超过 5 年，Brady（1995）的报道也显示了同样的结果。我们的疑问是，既往局部切除的患者偶尔获益是否为偶然。目前的研究显示对恶性黑

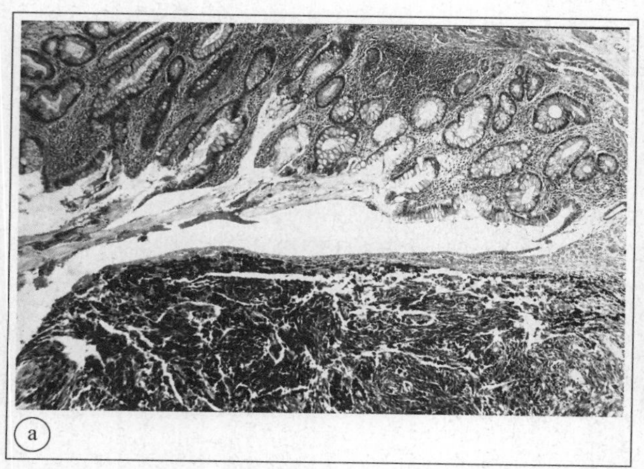

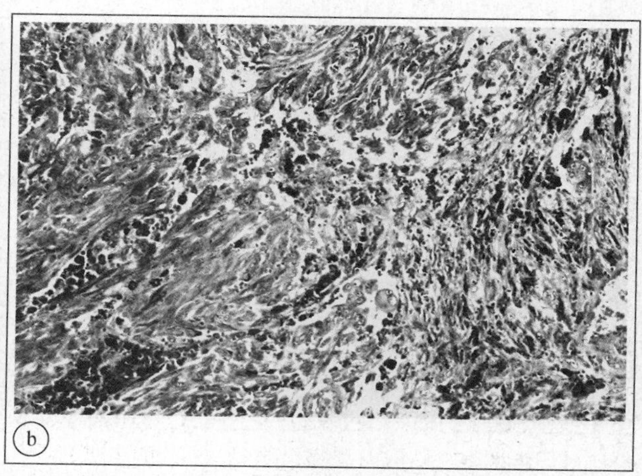

图 16.10 肛周恶性黑色素瘤。**(a)** 近直肠黏膜的溃疡性、HE 深染病灶（100 倍）；**(b)** 高倍镜下可发现肿瘤细胞内聚集的黑色素（400 倍）。

色素瘤的患者行局部的扩大切除是可行的，如果肿瘤浸润真皮 3mm 以内，无远处转移，建议行根治性 Miles 术。

化疗似乎并不改善患者的预后。达卡巴嗪是应用最广泛的，单独有效率约 20%（Creagan 等，1989），但联合其他药物化疗效果并无改善（Hill 等，1984）。全身恶性黑色素瘤的发生可能与紫外线或其他射线暴露相关，放疗的效果目前不理想。

肛周原发胶质腺癌

文献报道（Dukes 和 Galvin，1956；Zimberg 和 Kay，1957；Wellman，1962；Winkelman 等，1964；Cabrera 等，1966；Harrison 等，1966；Hagihara 等，1976；Sink 等，1978）其发生率极低，并且来源不清。该类患者往往合并慢性肛瘘，因此有假说认为是脓毒血症引起肛瘘周围细胞的改变，但瘘管引起癌变的情况似乎是不可能的。另一种假说认为起源于先天性的直肠套叠。Dukes 和 Galvin（1956）对其患者的标本研究发现，部分癌巢周边的瘘管上皮为正常的直肠黏膜，2 例中瘘管的外覆平滑肌肌套。另一种可能来源为肛周的顶泌汗腺（Grodsky，1960；Nelson，1960）。最近的研究显示其可能的来源为肛管肌层内腺体细胞（Zimberg 和 Kay，1957）。

临床特征与治疗

肛管胶质腺癌往往呈侵袭性生长并累及肛周的组织。部分病例累及皮肤会出现类似乳腺 Paget 病的湿疹样变。多数可表现为慢性肛瘘，如果肛瘘的表面存在广泛的肉芽肿病变或皮下质硬的结节需警惕此疾病。腹股沟淋巴结多存在转移。事实上该疾病往往存在多种皮肤病变表示，所以需广泛的活检病理以明确诊断。

最佳的手术方案为根治性的 Miles 术（肛周组织要扩大切除），如腹股沟淋巴结受累需行清扫。预后较差并且多数患者确诊是分期较晚，失去手术时机。放化疗可能有效。

来源于直肠的腺癌

几乎所有的肛管腺癌均来自直肠。结肠镜通常会发现肿瘤的位置较高，并且原发的肛管腺癌几乎不来源于肠管。

Buschke-Loewenstein 病（疣状鳞状肿瘤）

占鳞状上皮癌的极少部分，因 Buschke 和 Loewenstein 首次于 1925 年报道而命名。临床表现为肛周皮肤粉红色、菜花样的肿物或肛管内类似湿疣的表现（Buschke 和 Loewenstein，1925；Bertram 等，1995）。病理分化较高，类似于鳞状上皮良性增生，但其有浸润性生长的趋向，所以简单的皮肤活检并不能诊断，需要皮肤基底的取材。

局部病灶可扩大切除，但当肿瘤广泛浸润时需行 Miles 术（Sturm 等，1975；Lock 等，1977b）。尽管该疾病活检时往往表现为良性或鳞状上皮癌，但往往周边存在比较丰富的血供，所以笔者建议行手术需仔细止血。

放疗效果较差，并且可能会引起肿瘤细胞低分化甚至发展为恶性程度更高的癌变（Bertram 等，1995）。

肛周 Bowen 病

Bowen（1912）首次描述了一种表现为慢性皮肤改变的鳞状上皮缓慢增生。截止到 1979 年只报道 112 例（Strauss 和 Fazio，1979）。该病好发于肛周皮肤，临床表现多为肛门瘙痒。查体通常会发现病变类似银屑病或老年角质化病变，因为类似于 AIN Ⅲ级病变，故治疗上可参考前文所述，或局部注射 5-FU（Graham 等，2005）。

肛周 Paget 病

临床表现类似乳腺 Paget 病：表浅病灶、色红、质地较软，偶尔为表面鳞屑状、色灰白的隆起病灶。总之其表现类似于湿疹，但病理改变较特殊（图 16.11a），为特有的空泡上皮包裹的角化多度、角化不全或棘皮样变。其病灶内的唾液黏蛋白会被过碘酸（Schiff 试剂）染色，有助于与 Bowen 病相鉴别（图 16.11b）。类似于乳腺 Paget 病，肛周的该病变也可能存在癌变，Helwig 和 Graham 对 40 例该患者行研究显示：17 例患者病灶下存在癌变，7 例存在其他位置的癌变（Helwig 和 Graham，1963）。Lock（1977a）研究的 4 例患者中 3 例发展

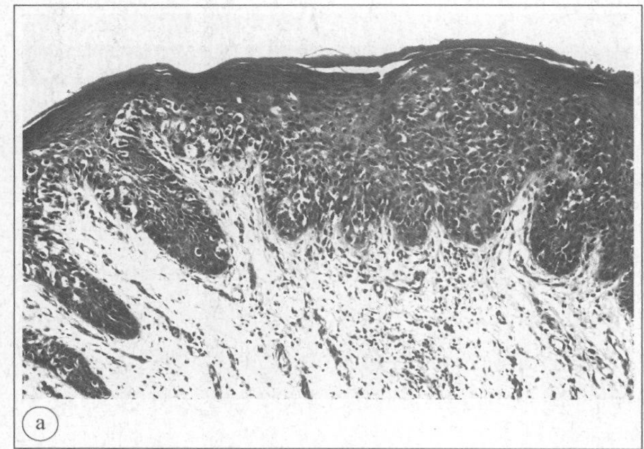

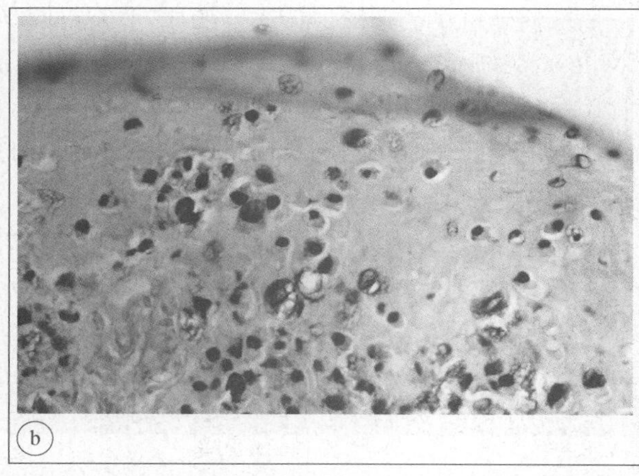

图 16.11 肛周皮肤 Paget 病。(**a**) 布满上皮全层的肿瘤细胞 (100 倍); (**b**) 上皮层内具有黏液素的大细胞 (400 倍)。

为恶性，其他的学者也证实其与增生性病变相关 (Arminski 和 Pollard, 1973; Jackson, 1975; Williams 等, 1976; Quan, 1978; Subbuswamy 和 Ribeiro, 1981; Goldman 等, 1992; Miller 等, 1992)。

该病通常为病理检查时发现，所以有必要对患者再次行肛门检查以早期发现恶性病灶，即使有些恶性病灶可能为表浅性改变。检查时如肛门无异常发现，需另外仔细检查外生殖器官（女性需联合检查阴道及宫颈）；必要时行膀胱、输尿管检查。

依据病灶位置及分期选择适当的治疗方案。肛周 Paget 病治疗前需考虑恶性病灶是表浅的抑或是浸润性的 (Linder 和 Myers, 1970)，如表浅病灶局部扩大切除联合或不联合皮瓣修复是可行的；如病灶浸润范围较大，Miles 术联合放化疗的新辅助治疗是最佳的选择。

（王宁　刘伯涛　译　王宁　校）

参考文献

Ahmad M, Mamoon N & Khan AH (1992) Anorectal melanoma in northern Pakistan. *JPMA J Pak Med Assoc* 42: 155-157.

Ajani JA, Carrasco CH, Jackson DE & Wallace S (1989) Combination of cisplatin plus fluoropyrimidine chemotherapy effective against liver metastases from carcinoma of the anal canal. *Am J Med* 87: 221-224.

Alexander RM & Cone LA (1977) Malignant melanoma of the rectal ampulla: report of a case and review of the literature. *Dis Colon Rectum* 20: 53-55.

Al-Jurf AS, Turnbull RB & Fazio VW (1979) Local treatment of squamous cell carcinoma of the anus. *Surg Gynecol Obstet* 148: 576-578.

Antoniuk PM. Tjandra JJ, Webb BW, Petras RE, Milsom JW & Fazio VW (1993) Anorectal malignant melanoma has a poor prognosis. *Int J Colorectal Dis* 8: 81-86.

Arminski TC & Pollard RJ (1973) Paget's disease of the anus secondary to a malignant papillary adenoma of the rectum. *Dis Colon Rectum* 16: 46-55.

Armitage G & Smith IB (1954) Rodent ulcer of the anus. *Br J Surg* 42: 395.

Augey F, Cognat T, Balme B, Thomas L & Moulin G (1994) Perianal basal cell carcinoma. Apropos of 2 cases [in French]. *Ann Dermatol Venereol* 121: 476-478.

Ballo MT, Gershenwald JE, Zagars GK et al (2002) Sphincter sparing local excision and adjuvant radiation for anal-rectal melanoma. *J Clin Oncol* 20: 4555-4558.

Bartelink H, Roelofsen F, Eschwege F et al (1997) Concomitant radiotherapy and chemotherapy is superior to radiotherapy alone in the treatment of locally advanced anal cancer: results of a phase III randomized trial of the European Organization for Research and Treatment of Cancer Radiotherapy and Gastrointestinal Cooperative Groups. *J Clin Oncol* 15: 2040-2049.

Beahrs OH & Wilson SM (1976) Carcinoma of the anus. *Ann Surg* 184: 422-428.

Beckmann AM, Acker R, Christiansen AE & Sherman KJ (1991) Human papillomavirus infection in women with multicentric squamous cell neoplasia. *Am J Obstet Gynecol* 165: 1431-1437.

Bender MD & Lechago J (1976) Leukoplakia of the anal canal. *Dig Dis Sci* 21: 867-872.

Bertram P, Treutner KH, Rubben A, Hauptmann S & Schumpelick A (1995) Invasive squamous-cell carcinoma in giant anorectal condyloma (Buschke-Lowenstein tumor). *Langenbecks Arch Chir* 380: 115-118.

Bogomoletz WV, Potet F & Molas G (1985) Condylomata acuminata, giant condyloma acuminatum (Buschke Loewenstein tumour) and verrucous squamous carcinoma of the perianal and anorectal region: a continuous pre cancerous spectrum? *Histopathology* 9: 1155-1170.

Bolivar JC, Harris JW, Branch W & Sherman RT (1982) Melanoma of the ano-rectal region. *Surg Gynecol Obstet* 154: 337-341. Boman BM, Moertel CG, O'Connell MJ et al (1984) Carcinoma of the anal canal. A clinical and pathologic study of 188 cases. *Cancer* 54: 114-125.

Bowen JT (1912) Precancerous dermatoses; a study of two cases of atypical epithelial proliferation. *J Cutan Genitourin Dis* 30: 241.

Brady MS, Kavolius JP & Quan SH (1995) Anorectal melanoma. A 64-year experience at Memorial Sloan-Kettering Cancer Center. *Dis Colon Rectum* 38: 146-151.

Buie LA & Brust JCM (1933) Malignant anal lesions of epithelial origin. *Lancet* 53: 565.

Buschke A & Loewenstein L (1925) Condylomata acuminata simulating cancer on penis. *Klin Wochenschr* 4: 1726-1728.

Cabrera A, Tsukada Y & Pickren JW (1966) Adenocarcinoma of the anal canal and perianal region. *Ann Surg* 164: 152.

Cantril ST, Green JP, Schall GL & Schaupp WC (1983) Primary radiation therapy in the treatment of anal carcinoma. *Int J Radiat Oncol Biol Phys* 9: 1271-1278.

Carey RW (1984) Regression of pulmonary metastases from cloacogenic carcinoma after cis-platinum/5 fluorouracil treatment. *J Clin Gastroenterol* 6: 257-259.

Cattell RB & Williams AC (1943) Epidermoid carcinoma of the anus and rectum. *Arch Surg* 46: 336-349.

Caussy D, Goedert JJ, Palefsky J et al (1990) Interaction of human immuodeficiency and papilloma viruses: Association with anal epithelial abnormality in homosexual men. *Int J Cancer* 46: 214-219.

Centre for Disease Control (1986) Condylomata acuminatum, 1966 - 1983. *MMWR* 33: 81.

Chrusc˜on; ov MM, Semakina EP & Raifel BA (1978) Die Strahlentherapie des rektalen Epidermoidkarzinomas. *Radiobiol Radiother (Berlin)* 19: 683-689.

Connell WR, Sheffield JP, Kamm MA. Ritchie JK, Hawley PR & Lennard-Jones JE (1994) Lower gastrointestinal malignancy in Crohn's disease. *Gut* 35: 347-352.

Cooper HS, Patchefsky AS & Marks G (1979) Cloacogenic carcinoma of the anorectum in homosexual men: an observation of four cases. *Dis Colon Rectum* 22: 557-558.

Cooper PH, Mills SE & Allen MS (1982) Malignant melanoma of the anus. Report of 12 patients and analysis of 255 additional cases. *Dis Colon Rectum* 25: 692-703.

Cortese AF (1975) Surgical approach for treatment of epidermoid anal carcinoma. *Cancer* 36: 1869-1875.

Creagan ET (1989) Regional and systemic strategies for metastatic malignant melanoma. *Mayo Clin Proc* 64: 852-858.

Cummings B, Keane T, Thomas H, Harwood A & Rider W (1984) Results and toxicity of treatment of anal canal carcinoma by radiation therapy or radiation therapy and chemotherapy. *Cancer* 54: 2062-2068.

Dalby JE & Pointon RS (1961) The treatment of anal carcinoma by interstitial irradiation. *AJR* 85: 515-520.

Daling JR, Weiss NS, Klopfenstein LL, Cochran LE, Chow WH & Daifuku R (1982) Correlates of homosexual behaviour and the incidence of anal cancer. *JAMA* 247: 1988-1990.

Deans GT, McAleer JJ & Spence RA (1994) Malignant anal tumours. *Br J Surg* 81: 500-508.

Devois A & Decker R (1960) La Curiepuncture du cancer de l'anus. *Arch Fr Mal Appar Dig* 49: 54-67.

Dukes GE & Galvin C (1956) Colloid carcinoma arising within fistulae in the anorectal region. *Ann R Coll Surg Engl* 18: 246.

Ewing MR (1954) The white line of Hilton. *J R Soc Med* 47: 525-530.

Fenger C (1979) The anal transitional zone. Location and extent. *Acta Pathol Microbiol Immunol Scand A* 87: 379-386.

Fenger C & Nielson VT (1981) Dysplastic changes in the anal canal epithelium in minor surgical specimens. *Acta Pathol Microbiol Scand* 89: 463-465.

Fenger C & Nielson VT (1986) Intraepithelial neoplasia in the anal canal. The appearance and relation to genital neoplasia. *Acta Pathol Microbiol Immunol Scand* [A] 94: 343-349.

Ferenczy A (1987) Laser treatment of patients with condylomata and squamous carcinoma precursors of the lower female genital tract. *CA-C Cancer J Clinic* 37: 334-347.

Flam MS, John M, Lovalvo LJ et al (1983) Definitive nonsurgical therapy of epithelial malignancies of the anal canal. A report of 12 cases. *Cancer* 51: 1378-1387.

Foust RL, Dean PJ, Stoler MH & Moinuddin SM (1991) Intraepithelian neoplasia of the anal canal in haemorrhoidal tissue: a study of 19 cases. *Hum Pathol* 22: 529-534.

Frazer IH, Medley G, Crapper RM, Brown TC & Mackay IR (1986) Association between anorectal dysplasia, human papillomavirus and human immunodeficiency virus infection in homosexual men. *Lancet* ii: 657-660.

Frisch M, Melbye M & Moiler H (1993) Trends in the incidence of anal cancer in Denmark. *Br Med J* 306: 419-422.

Frost DB, Richards PC, Montague ED, Giacco GG & Martin RG (1984) Epidermoid cancer of the anorectum. *Cancer* 53: 1285-1293.

Gabriel WB (1941) Squamous cell carcinoma of the anus and anal canal: an analysis of 55 cases. *Proc R Soc Med* 34: 139.

Gillatt DA & Teasdale C (1985) Squamous cell carcinoma of the anus arising within condyloma acuminatum. *Eur J Surg Oncol* 11: 369-371.

Golden PH & Horsley J (1976) Surgical management of epidermoid carcinoma of the anus. *Am J Surg* 141: 280.

Goldman S, Glemelius B & Pahlman L (1990) Anorectal malignant melanoma in Sweden. Report of 49 cases. *Dis of Colon and Rectum* 33: 874-877.

Goldman S, Ihre T, Lagerstedt U & Svensson C (1992) Perianal Paget's disease: report of five cases. *Int J Colorectal Dis* 7: 167-169.

Goligher JC (1984) *Surgery of the Anus, Rectum and Colon*. Eastbourne: Baillière Tindall.

Grabenbauer GG, Panzer M, Hultenschmidt B et al (1994) The prognostic factors following the simultaneous radiochemotherapy of anal canal carcinoma in a multicenter series of 139 patients. *Strahlenther Onkol* 170: 391-399.

Graham BD, Jetmore AB, Foote JE, Arnold LK (2005) Topical 5-fluorouracil in the management of extensive anal & Bowen's disease: a preferred approach. *Dis Colon Rectum* 48: 444-450.

Greenall MJ (1988) Epidermoid cancer of the anus. In Todd IP & DeCosse JJ (eds) *Ano Rectal Surgery*, Chapter 10, pp 157-170. Edinburgh: Churchill Livingstone.

Greenall MJ, Quan SHQ, Urmacher C & DeCosse JJ (1985a) Treatment of epidermoid cancer of the anal canal. *Surg Gynecol Obstet* 161: 509-517.

Greenall MJ, Quan SHQ, Stearns MW, Urmacher C & DeCosse JJ (1985b) Epidermoid cancer of the anal margin: pathological features, treatment and clinical results. *Am J Surg* 149: 95-101.

Greenall MJ, Magill E & DeCosse JJ (1986) Recurrent epidermoid cancer of the anus. *Cancer* 57: 1437-1441.

Grinnell RS (1954) An analysis of 49 cases of squamous cell carcinoma of the anus. *Surg Gynecol Obstet* 98: 29-39.

Grinvalsky HT & Helwig EB (1956) Carcinoma of the anorectal junction. *Cancer* 9: 480.

Grodsky L (1960) Extramammary Paget's disease of the

perianal region. *Dis Colon Rectum* 3：502.

Grodsky L (1968) Unsuspected anal cancer discovered after minor anorectal surgery. *Dis Colon Rectum* 10：471-479.

Grodsky L (1969) Current concepts on cloacogenic transitional cell ano-rectal cancers. *JAMA* 207：2057.

Gulati SC, Sordillo P, Kempin S et al (1980) Microangiopathic hemolytic anemia observed after treatment of epidermoid carcinoma with mitomycin C and 5-fluorouracil. *Cancer* 45：2252-2257.

Hagihara P, Vazquez MT, Parker JC & Griffen WO Jr (1976) Carcinoma of anal duct origin: report of a case. *Dis Colon Rectum* 19：694-701.

Hamdan KA, Tait IS, Nadeau V, Padgett M, Carey F & Steele RJ (2003) Treatment of grade III intraepithelial neoplasia with photodynamic therapy. *Dis Colon Rectum* 46：1555 - 1559.

Hardcastle JD & Bussey HJR (1968) Results of surgical treatment of squamous cell carcinoma of the anal canal and anal margin seen at St Mark's Hospital 1928-66. *Proc R Soc Med* 61：27.

Hardy KJ, Hughes ESR & Cuthbertson AM (1969) Squamous cell carcinoma of the anal canal and anal margin. *Aust NZ J Surg* 38：301-305.

Harrison EG, Beahrs OH & Hill JR (1966) Anal and perianal malignant neoplasms: pathology and treatment. *Dis Colon Rectum* 9：255.

Harrison M, Tomlinson D & Stewart S (1995) Squamous cell carcinoma of the anus in patients with AIDS. *Clin Oncol* 7：50-51.

Helwig EB & Graham JH (1963) Anogenital (extramammary) Paget's disease. *Cancer* 16：387-403.

Herzog U, Boss M & Spichtin HP (1994) Endoanal ultrasonography in the follow-up of anal carcinoma. *Surg Endosc* 8：1186-1189.

Hill GJ, Krementz ET & Hill HZ (1984) Dimethyl triazeno imidazole carboxamide and combination therpay for melanoma. *Cancer* 53：1299-1305.

Hill J, Meadows H, Haboubi N, Talbot IC & Northover JMA (2003) Pathological staging of epidermoid anal carcinoma for the new era. *Colorectal Disease* 5：206-213.

Hussain M & Al-Sarraf M (1988) Anal carcinomas: new combined modality treatment approaches. *Oncology* 2：42-48.

Jackson BR (1975) Extramammary Paget's disease and anoplastic basaloid small cell carcinoma of the anus: report of a case. *Dis Colon Rectum* 18：339-345.

John MS et al (1995) Radiation and 5FU vs radiation, 5FU, mitomycin in the treatment of anal carcinoma: Results of a phase III randomised RTOG/ECOG Intergroup trial. American Society of Clinical Oncology, Abstract No. 443.

Johnson D, Lipsett J, Leong L, Wagman LD & Terz JJ (1993) Carcinoma of the anus treated with primary radiation therapy and chemotherapy. *Surg Gynecol Obstet* 177：329-334.

Jones RD, Symonds RP, Robertson AG & Thomas R (1993) Changes in the radiation treatment of cancer of the anus in Glasgow. *Br J Radiol* 66：797-800.

Judd ES Jr & De Tar BE Jr (1955) Squamous cell carcinoma of the anus: results of treatment. *Surgery (St Louis)* 37：282.

Judson FN, Penley KA, Robinson ME & Smith JK (1980) Comparative prevalence rates of sexually transmitted diseases in heterosexual and homosexual men. *Am J Epidemiol* 112：836-843.

Kheir S, Hickey RC, Martin RG, MacKay B & Gallagher HS (1972) Cloacogenic carcinoma of anal canal. *Arch Surg* 104：407.

Kiviat N, Rompalo A, Bowden R et al (1990) Anal human papillomavirus infection among human immunodeficiency virus seropositive and seronegative men. *J Infec Dis* 162：358-361.

Kiviat NB, Critchlow CW, Holmes KK et al (1993) Association of anal dysplasia and human papillomavirus with immunosuppression and HIV infection among homosexual men. *AIDS* 7：43-49.

Klotz RG, Pamukcoglu T & Souilliard DH (1967) Transitional cloacogenic carcinoma of the anal canal. *Cancer* 20：1727-1745.

Kuehn PG, Beckett R, Eisenberg H & Reed JF (1968) Epidermoid carcinoma of the perianal skin and anal canal. *Cancer* 22：932-938.

Leach RH & Ellis H (1981) Carcinoma of the rectum in male homosexuals. *J R Soc Med* 74：490-491.

Linder JH & Myers RT (1970) Perianal Paget's disease. *Am Surg* 36：342-345.

Liu YX, Hou M & Jiao SL (1994) Pathological and immunohistochemical study on anorectal melanoma. *Chung-hua Ping Li Hsueh Tsa Chih* 23：358-360.

Lock MR, Katz DR, Parks A & Thompson JPS (1977a) Perianal Paget's disease. *Postgrad Med J* 53：768-772.

Lock MR, Katz DR, Samooorian S et al (1977b) Giant condyloma of the rectum: report of a case. *Dis Colon Rectum* 20：154-157.

Longo WE, Vernava AM 3rd, Wade TP, Coplin MA, Virgo KS & Johnson FE (1995) Rare anal canal cancers in the US veteran: patterns of disease and results of treatment. *Am Surgeon* 61：495-500.

Lorenz HP, Wilson W, Leigh B et al (1991) Squamous cell carcinoma of the anus and HIV infection. *Dis Colon Rectum* 34：336-338.

MacConnell EM (1970) Squamous carcinoma of the anus—a review of 96 cases. *Br J Surg* 57：89-92.

McIndoe WA, McLean MR, Jones RW & Mullins PR (1984) The invasive potential of carcinoma in situ of the cervix. *Obstet Gynaecol* 64：451-458.

Martenson JA, Lipsitz SR, Wagner H Jr et al (1996) Initial results of a phase II trial of high dose radiation therapy, 5-fluorouracil, and cisplatin for patient with anal cancer (E4292): an Eastern Cooperative Oncology Group study. *Int J Radiat Oncol Biol Phys* 35：745-749.

Martinez A, Edmundson GK, Cox RS et al (1985) Combination of external beam irradiation and multiple-site perineal applicator (MUPIT) for treatment of locally advanced or recurrent prostatic, anorectal and gynecologic malignancies. *Int J Radiat Oncol Biol Phys* 11：391-398.

Melbye M & Sprogel P (1991) Aetiological parallel between anal cancer and cervical cancer. *Lancet* 338：657-659.

Melbye M, Palefsky J, Gonzales J et al (1990) Immune status as a determinant of human papillomavirus detection and its association with anal epithelial abnormalities. *Int J Cancer* 46：203-206.

Melbye M, Cote TR, Kessler L, Gail M & Biggar RJ (1994) High incidence of anal cancer among AIDS patients. The AIDS/Cancer Working Group. *Lancet* 343：636-639.

Metcalfe AM & Dean T (1995) Risk of dysplasia in anal condyloma. *Surgery* 118：724-726.

Michaelson RA, Magill GB, Quan SH, Leaming RH, Nikrui M & Stearns MW (1983) Preoperative chemotherapy and radiation therapy in the management of anal epidermoid carcinoma. *Cancer* 51：390-395.

Miller LR, McCunniff AJ & Randall ME (1992) An immunohistochemical study of perianal Paget's disease. Possible origins and clinical implications. *Cancer* 69：2166-2171.

Morson BC (1960) The pathology and results of treatment of squamous cell carcinoma of the anal canal and anal margin. *Proc R Soc Med* 53：416-420.

Morson BC & Dawson IMP (1990) *Gastrointestinal Pathology*, 3rd edn. Oxford: Blackwell Scientific.

Morson BC & Pang LSC (1968) Pathology of anal cancer. *J Soc Med* 53: 416-420.

Morson BC & Sobin LH (1976) *Histological Typing of Intestinal Tumours*, pp 62-65. Geneva: World Health Organization.

Morson BC & Volkstadt B (1963a) Malignant melanoma of the anal canal. *J Clin Pathol* 16: 52-54.

Morson BC & Volkstadt H (1963b) Muco-epidermoid tumours of the anal canal. *J Clin Pathol* 16: 200-205.

Nash G, Allen W & Nash S (1986) Atypical lesions of the anal mucosa in homosexual men. *JAMA* 256: 873-876.

Nelson TF (1960) Perianal Paget's disease. *Dis Colon Rectum* 3: 135.

Nielsen OV & Jensen SL (1981) Basal cell carcinoma of the anus—a clinical study of 34 cases. *Br J Surg* 68: 856-857.

Nigro ND, Vaitkevicius VK & Considine BJ (1974) Combined therapy for cancer of the anal canal: a preliminary report. *Dis Colon Rectum* 17: 354.

Nigro ND, Seydel HG, Considine B, Vaitkevicius VK, Leichman L & Kinzie JJ (1983) Combined preoperative radiation and chemotherapy for squamous cell carcinoma of the anal canal. *Cancer* 51: 1826-1829.

O'Brien PH, Jenrette JM, Wallace KM & Metcalf JS (1982) Epidermoid carcinoma of the anus. *Surg Gynecol Obstet* 155: 745-751.

Ogunbiyi OA, Scholefield JH, Robertson G et al (1994a) Anal human papillomavirus infection and squamous neoplasia in patients with invasive vulvar cancer. *Obstet Gynecol* 83: 212-216.

Ogunbiyi OA, Scholefield JH, Raftery AT et al (1994b) Prevalence of anal human papillomavirus infection and intraepithelial neoplasia in renal allograft recipients. *Br J Surg* 81: 365-367.

Ogunbiyi OA, Scholefield JH, Sharp F & Rogers K (1994c) Anal intra-epithelial neoplasia. Review. *Eur Cancer News* 7: 7-12.

Oh C & Albanese C (1992) S-Plasty for various anal lesions. *Am J Surg* 163: 606.

Palefsky JM, Gonzales J, Greenblatt RM, Ahn DK & Hollander H (1990) Anal intraepithelial neoplasia and anal papillomavirus infection among homosexual males with Group IV HIV disease. *JAMA* 263: 2911-1916.

Palefsky JM, Holly EA, Gonzales J, Lamborn K & Hollander H (1992) Natural history of anal cytologic abnormalities and papillomavirus infection among homosexual men with Group IV HIV disease. *J Acquir Immune Defic Syndr* 5: 1258-1265.

Palefsky JM, Holly EA, Efirdc JT, Da Costa M, Jay N, Berry JM et al (2005) Anal intra-epithelial neoplasia in the highly active retroviral therapy era among HIV positive men who have sex with men. *AIDS* 19: 1407-1414.

Palmer JG, Scholefield JH, Coates PJ, Shepherd NA, Jass JR, Crawford LV et al (1989) Anal cancer and human papillomaviruses. *Dis Colon Rectum* 32: 1016-1022.

Papillon J (1982) *Rectal and Anal Cancers: Conservative Treatment by Irradiation—an Alternative to Radical Surgery*. Berlin: Springer.

Papillon J & Chassard JL (1992) Respective roles of radiotherapy and surgery in the management of epidermoid carcinoma of the anal margin. Series of 57 patients. *Dis Colon Rectum* 35: 422-429.

Paradis P, Douglas HO Jr & Holyoke ED (1975) The clinical implications of a staging system for carcinoma of the anus. *Surg Gynecol Obstet* 141: 411-416.

Pessaux P, Pocard M, Elias D et al (2004) Surgical management of primary anorectal melanoma *Br J Surg* 91: 1183-1187.

Peters RK, Mack TM & Bernstein L (1984) Parallels in the epidemiology of selected anogenital cancinomas. *J Natl Cancer Inst* 72: 609-615.

Pyper PC & Parks TG (1984) Melanoma of the anal canal. *Br J Surg* 71: 671-672.

Quan SHQ (1978) Anal and para anal tumours. *Surg Clin North Am* 58: 591-603.

Quan SH (1980) Uncommon malignant anal and rectal tumours. In Stearns MW (ed) *Neoplasms of the Colon, Rectum and Anus*. New York: Wiley.

Quan SHQ (1983) Carcinoma of the anus. *Int Adv Surg Oncol* 6: 323-335.

Quan SHQ (1992) Anal cancers. Squamous and melanoma. *Cancer* 70: 1384-1389.

Rabkin CS, Biggar RJ, Melbye M & Curtis RE (1992) Second primary cancers following anal and cervical carcinoma: evidence of shared aetiologic factors. *Am J Epidemiol* 136: 54-58.

Richart RM (1973) Cervical intrapithelial neoplasia. In Sommers SC (ed.) *Pathology Annual*, pp 301-328. New York: Appleton-CenturyCrofts.

Rohr S, Sadok H, Dai B & Meyer C (1992) Anorectal malignant melanomas. Apropos of 2 new cases [in French]. *J Chir (Paris)* 129: 320-323.

Roseau G, Palazzo L, Colardelle P, Chaussade S, Couturier D & Paolaggi JA (1994) Endoscopic ultrasonography in the staging and follow-up of epidermoid carcinoma of the anal canal. *Gastrointest Endosc* 40: 447-450.

Salem P, Habboubi N, Brihi ER et al (1985) Effectiveness of cisplatin in the treatment of anal squamous cell carcinoma. *Cancer Treat Rep* 69: 891-893.

Salmon RJ, Fenton J, Asselain B et al (1984) Treatment of epidermoid anal canal cancer. *Am J Surg* 147: 43-48.

Sawyers JL (1977) Current management of carcinoma of the anus and perianus. *Am Surg* 43: 424-429.

Sawyers JL, Herrington JL & Main FB (1963) Surgical considerations in the treatment of epidermoid carcinoma of the anus. *Ann Surg* 157: 817-824.

Scholefield JH & Amin S (1998) Anal intraepithelial neoplasia (AIN). *Colonews* 7: 1-3.

Scholefield JH, Sonnex C, Talbot IC et al (1989) Anal and cervical intraepithelial neoplasia: possible parallel. *Lancet* ii: 765-768.

Scholefield JH, Palmer JG, Shepherd NA, Love S, Miller KJ & Northover JMA (1990) Clinical and pathological correlates of HPV Type 16 DNA in anal cancer. *Int J Colorectal Dis* 5: 219-222.

Scholefield JH, Hickson WGE, Smith JHF, Rogers K & Sharp F (1992) Anal intraepitheial neoplasia: part of a multifocal disease process. *Lancet* 340: 1271-1273.

Scholefield JH, Ogunbiyi OA, Smith JH, Rogers K & Sharp F (1994) Treatment of anal intraepithelial neoplasia. *Br J Surg* 81: 1238-1240.

Scholefield JH, Johnson J, Hitchcock A, Kochan G, Smith JHF, Smith P et al (1998) Guidelines for anal cytology—to make cytological diagnosis and follow up more reliable. *Cytopathology* 9: 15-22.

Schraut WH, Wang C, Dawson PJ & Block GE (1983) Depth of invasion, location and size of cancer of the anus dictate operative treatment. *Cancer* 51: 1291-1296.

Shepherd NA Scholefield JH, Love SB, England J & Northover JMA (1990) Prognostic factors in anal squamous carcinoma; a multivariate analysis of clinical, pathological, and flow cytometric parameters in 235 cases. *Histopathology* 16: 545-555.

Sherman KJ, Daling JR, Chu J, McKnight B & Weiss NS (1988) Multiple primary tumours in women with vulvar neoplasms: A case control study. *Br J Cancer* 57: 423-427.

Sielezneff I, Boutboul R, Thomas P, Henric A & Denis O (1993) Primary anorectal malignant melanomas: 2 cases [in French]. *Presse Medicale* 22: 1999-2001.

Singh R, Nime F & Mittelman A (1981) Malignant epithelial tumors of the anal canal. *Cancer* 48: 411-414.

Sink JD, Kramer SA, Copeland DD & Sieger HF (1978) Cloacogenic carcinoma. *Ann Surg* 188: 53.

Sischy B, Remington JH, Hinson EJ, Sobel SH & Woll JE (1982) Definitive treatment of anal canal carcinoma by means of radiation therapy and chemotherapy. *Dis Colon Rectum* 25: 685-688.

Slater G, Greenstein A & Aufses AH Jr (1984) Anal carcinoma in patients with Crohn's disease. *Ann Surg* 199: 348-350.

Slingluff CL & Siegler HF (1992) Anorectal melanoma: clinical characteristics and the role of abdominoperineal resection. *Ann Plast Surg* 28: 85-88.

Sloan PJM & Goepel J (1981) Lichen sclerosus et atrophicus and perianal carcinoma: a case report. *Clin Exp Dermatol* 6: 399-402.

Stearns MW Jr & Quan SHQ (1970) Epidermoid carcinoma of the anorectum. *Surg Gynecol Obstet* 131: 953.

Stearns MW, Urmacher C, Sternberg SS, Woodruff J & Attiyeh F (1980) Cancer of the anal canal. *Curr Probl Cancer* 4: 1-44.

Strauss RJ & Fazio VW (1979) Bowen's disease of the anal and perianal area. A report and analysis of twelve cases. *Am J Surg* 137: 231-234.

Sturm JT, Christenson CE, Uecker JH et al (1975) Squamous cell carcinoma of the anus arising in a giant condyloma acuminatum: report of a case. *Dis Colon Rectum* 18: 147-151.

Subbuswamy SG & Ribeiro BF (1981) Perianal Paget's disease associated with cloacogenic carcinoma: report of a case. *Dis Colon Rectum* 24: 535-538.

Surawicz CM, Kirby P, Critchlow C, Sayer J, Dunphy C & Kiviat N (1993) Anal dysplasia in homosexual men: role of anoscopy and biopsy. *Gastroenterology* 105: 658-666.

Surawicz CM, Critchlow C, Sayer J, Hurt C et al (1995) High grade anal dysplasia in visually normal mucosa in homosexual men: seven cases. *Am J Gastroenterol* 90: 1776-1778.

Tanum G (1993) Treatment of relapsing anal carcinoma. *Acta Oncol* 32: 33-35.

Touboul E, Schlienger M, Buffat L et al (1995a) Epidermoid carcinoma of the anal margin: 17 cases treated with curativeintent radiation therapy. *Radiother Oncol* 34: 195-202.

Touboul E, Schlienger M, Buffat L et al (1995b) Conservative versus nonconservative treatment of epidermoid carcinoma of the anal canal for tumors longer than or equal to 5 centimeters. A retrospective comparison. *Cancer* 75: 786-793.

UKCCCR Anal Cancer Trial Working Party (1996) Epidermoid anal cancer: results from the UKCCCR randomized trial of radiotherapy alone versus radiotherapy, 5-fluorouracil and mitomycin C. *Lancet* 348: 1049-1054.

Wanebo HJ, Woodruff JM, Farr GH & Quan SH (1981) Ano-rectal melanoma. *Cancer* 47: 1891-1900.

Weinstock MA (1993) Epidemiology and prognosis of anorectal melanoma. *Gastroenterology* 104: 174-178.

Welch JP & Malt RA (1977) Appraisal of the treatment of carcinoma of the anus and anal canal. *Surg Gynecol Obstet* 145: 837-841.

Wellman KF (1962) Adenocarcinoma of anal duct origin. *Can J Surg* 5: 311-318.

Wexner SD, Milsom JW & Dailey TH (1987) The demographics of anal cancers are changing: Identification of a high risk population. *Dis Colon Rectum* 30: 942-946.

Wilking N, Petrelli N, Herrera L et al (1985) Phase II study of combination bleomycin, vincristine and high dose methotrexate (BOM) with leucovorin rescue in advanced squamous cell cancer of the anal canal. *Cancer Chemother Pharmacol* 15: 300-302.

Williams AB, Darragh TM, Vranzian K et al (1994) Anal and cervical human papillomavirus infection and risk of anal and cervical epithelial abnormalities in human immunodeficiency virus-infected women. *Obstet Gynecol* 83: 205-211.

Williams PL & Warwick R (1980) *Gray's Anatomy*, 36th edn, pp 1358-1361. Edinburgh: Churchill Livingstone.

Williams SL, Rogers LW & Quan SHQ (1976) Perianal Paget's disease: report of seven cases. *Dis Colon Rectum* 19: 30-40.

Winkelman J, Grosfeld J & Bigelow B (1964) Colloid carcinoma of anal gland origin: report of a case and review of the literature. *Am J Clin Pathol* 42: 395-401.

Wolfe HRI (1968) The management of metastatic inguinal adenitis in epidermoid cancer of the anus. *J R Soc Med* 61: 626-628.

Wolfe HRI & Bussey HJR (1968) Squamous cell carcinoma of the anus. *Br J Surg* 55: 295.

Zelnick RS, Haas PA, Ajlouni M, Szilagyi E & Fox TA (1992) Results of abdominoperineal resections for failures after combination chemotherapy and radiation therapy for anal canal cancers. *Dis Colon Rectum* 35: 574-577.

Zimberg YH & Kay S (1957) Anorectal carcinomas of extramural origin. *Ann Surg* 145: 344.

Zur Hausen H & Schneider A (1987) The role of human papillomaviruses in human anogenital cancer. In Howley PM & Salzman NP (eds) *The Papillomaviruses*, vol 2, pp 245-263. New York: Plenum.

17

第 17 章　大便失禁

大便失禁被认为是一种可由多种原因引起的令人困扰的常见症状，最常见的原因是脑变性。大便失禁常伴有尿失禁，根据报告，养老机构中 20％的患者有大便失禁。在外科实践中，就诊和接受治疗的失禁患者中最常见的原因是产后括约肌损伤。根据报告，30％的初孕妇有括约肌缺损的超声检查证据，但是，经阴道分娩后 6 周内只有 13％的产妇有明显的失禁临床证据，产后 2 年内只有 4％有临床证据。这些括约肌缺损中有许多在临床上并未得到产科工作人员的认定。非神经性括约肌缺损导致的失禁发生于肛门手术，特别是瘘管切开术（见第 12 章）、括约肌切开术（见第 9 章）、痔疮切除术和肛门扩张术（第 8 章）后。其他原因包括神经系统疾病：糖尿病、脱髓鞘病、马尾缺损和自主神经病变。排便节制障碍的成人中偶见肛门直肠畸形，常伴有结肠无力和排便功能障碍。成功治疗直肠脱垂后有 15％～25％的患者可能会发生持续性失禁（第 20 章）。结肠直肠疾病或用于治疗结肠直肠疾病的保存括约肌手术可能并发不完全失禁。

失禁可能由内括约肌解剖学缺陷所引起，后者会导致肛管静息压偏低，但通常也存在某些其他缺陷。外括约肌缺损导致主动缩榨（squeeze）压偏低和难以控制排便冲动；内括约肌和外括约肌缺损通常一起发生。预后最差的是阴部神经或骶部输出受损引起的神经性失禁。这个会导致横纹括约肌和盆腔底进行性去神经支配，并伴有直肠肛门感觉缺失。神经病变常伴有会阴下降，后者会使排便功能障碍和排便用力更加难以治疗，这一类型的盆底失效在老年人中较常见，会导致排便节制能力进行性降低，很难治疗。

女性对于她们的症状通常尤其感到尴尬；她们可能变得避世，足不出户，害怕见到邻居、朋友甚至家人，丧失所有自尊，这些可能导致严重的心理疾病，且常伴有心理-性问题。这些患者中许多人觉得无法与医务人员讨论其症状，有不洁感，受到被误解和孤立。

在咨询并获得全面的患者信息并进行综合的生理和心理评估之前无法提出治疗方案。保守治疗可能已经足够，包括括约肌增强训练、生物反馈、饮食调整、灌肠剂、止泻药、栓剂及间断使用肛门闭合器。手术治疗盆底失效的结果可能令人失望，但是在仔细挑选的患者中，某些类型的直肠灌洗、括约肌和盆腔底修补术可使40%～50%的患者获得排便节制能力。对孤立缺损行括约肌修补术可能获得成功，但是如果并存骨盆底神经病变的话，应告知患者手术的结果较难预测。肌肉移位术对于一些盆腔底修补术后的持续性失禁患者和括约肌广泛损伤患者具有一定效果。骶神经刺激是一种有前景、有趣的新型治疗方法，但是长期结果仍然未知。某些有排便功能障碍的患者可能需要接受顺行结肠灌洗。其他人可能认为接受造口后的生活质量较好。

定义

可以将大便失禁定义为“在不适合的社交时间或场所不自觉的排便或遗粪”（Lamah 和 Kumar，1999），也可以依照 Rome Ⅱ标准将其比较正式地定义为“发育年龄至少 4 岁的人在至少一个月期间反复出现不受控制的排便”（Whitehead 等，1999）。需要记录失禁的严重程度和频率，以及对生活质量产生的影响（Elliot 等，1987；Pescatori 等，1992）。有学者应用最广泛的评分系统对固体状大便、液体状大便和排气失禁频率、尿垫使用情况及对生活质量产生的影响进行了分别评分（Oliveira 等，1996）。表 17.1 中对这一 20 点评分系统进行了说明，通过这一分数可以对不同中心的结果进行比较（Yoshioka 等，1997）。遗憾的是，它没有区分被动性失禁和急迫性失禁，而且没有评估遗粪或排便功能障碍，这些是应该包括在内的（Engel 等，1995）。St Marks 研究组应用了这一分类法，报告了 66 例单纯被动性失禁患者，42 例单纯急迫性失禁患者，38 例被动性和急迫性失禁并存患者，5 例遗粪患者。一项更加详细的评分系统采用了线性模拟量表，并且记录了失禁对生活质量产生的具体影响（Schuster 等，1994）。

失禁可能是“被动性的”，患者在不自觉的情况下排便（Engel 等，1995）。被动性失禁在老年人中比较常见，是直肠脱垂、老年大便失禁或神经性大便失禁的常见表现。生理学数据显示，被动性失禁与内括约肌缺损、静息压低和感觉缺失相关（表 17.2）。这些患者同时还有伴括约肌自发性松

表 17.1 排便节制分级量表频率（数字表示排便次数）

失禁类型	从不	低于每月一次	低于每周一次至每月一次或一次以上	低于每日一次至每周一次或一次以上	高于每日一次
固体	0	1	2	3	4
液体	0	1	2	3	4
气体	0	1	2	3	4
需要使用尿垫	0	1	2	3	4
生活方式改变	0	1	2	3	4

来源自：Oliveira 等（1996）。

表 17.2 大便失禁的类型（n=151）

	单纯被动性失禁（n=66）	单纯急迫性失禁（n=42）
年龄	55.9±15.5	42.4±14.7
最大静息压	50.7±23.3	68.8±31.0
最大随意部分	72.3±55.3	42.0±33.7
单纯肛门内括约肌（IAS）缺损	23	1
单纯肛门外括约肌（EAS）缺损	12	10
EAS+IAS 缺损	14	20
两者均正常	17	11

来源自：Engel 等（1995）。

弛和直肠收缩的直肠肛门抑制异常（Farouk 等，1993，1994；Speakman 和 Kamm，1993；Goes 等，1995；Buntzen 等，1995；Speakman 等，1995；Gee 等，1995；Pucciani 等，1997）。

急迫性失禁的典型表现是患者自觉但是无法控制排便。骨盆底或括约肌损伤但肌肉的神经支配正常的患者典型表现为这一类型的失禁。这些患者常有外括约肌缺损伴过多瘢痕组织和随意收缩能力降低。盆腔底肌肉组织通常无法维持肛直肠锐角（Hill 等，1994a；Gee 和 Durdey，1995；Hajivassiliou 等，1996）。这一类型的失禁在直肠狭窄或发炎的患者（例如炎性肠病或放射性直肠炎患者）中也常见。它有时是重度肠易激综合征的表现，发生肠易激综合征时大便在压力下进入直肠，进而引起即使是最强壮括约肌也无法延迟 1 分钟或 2 分钟以上的急迫排便。

患者可能只有液体状大便失禁或排气失禁。某些患者可能有黏液性大便失禁，该情况发生于直肠绒毛状腺瘤、痔疮、直肠脱垂、Whitehead 畸形或直肠炎症。应记录失禁频率及相关的大便硬度（Womack 等，1986；Miller 等，1988c）。应询问患者是否需要带卫生垫或在肛门外放一小块脱脂棉。应进一步询问这些措施是作为预防，还是确有遗粪。

应区分遗粪和大便失禁（Felt-Bersma 等，1989）。遗粪通常表示瘢痕（例如发生于回肠或大肠肛门吻合术后）导致了肛管变形或者直肠内有固体粪便（Read 和 Abouzekry，1986），例如粪便嵌塞或肛门直肠发育不全（Hassink 等，1993；Stewart 等，1994）。肛门畸形导致的遗粪患者通常有排便节制能力，但是会遗出少量粪便，后者会引起表皮脱落和肛周不适。遗粪患者中有较高比例是男性。生理学上表现为直肠感觉与肛管松弛不协调。常有直肠肛门抑制反射过深或对直肠扩张过于敏感，或者可能有自发的内括约肌抑制和直肠收缩（Farouk 等，1994；Hoffmann 等，1995；Goes 等，1995）。许多遗粪患者在向量测压时有不对称的高压带（Braun 等，1994），而且可能有先前肛门手术所引起的肛管内过度纤维化（Sultan 等，1994a）。与失禁患者相比，遗粪的男性患者倾向于有长的高压带及较高的静息压和缩榨压（表 17.3）。有 2/3 以上的患者之前接受过肛门手术（Sentovich 等，1995）。

评估大便习惯至关重要。一些失禁患者有间断性腹泻，可能有潜在的憩室病、肠易激综合征，或者甚至是炎性肠病（Read 等，1984）。其他人有便秘或排便功能障碍，导致频繁上厕所（且需用力）和会阴下降（Moore-Gillon，1984；Bruck 等，1988；Lubowski 等，1988a；Skomorowska 等，1988；Mackie 和 Parks，1989）。失禁是一种涉及肛门直肠感觉、排空和潴留的非常复杂的疾病；因此，如果要对不同治疗进行综合比较的话需要有明确的定义。

生理学考虑因素

静息和睡眠期间肛管在正常状况下应该是关闭的。由于内外肛门括约肌、耻骨直肠肌的持续运动（Wheatley 等，1977；Lestar 等，1989）以及肛垫的表面特征，肛管内湿润的黏膜表面互相接近。

表 17.3 遗粪（漏粪）男性患者和失禁患者的肛门测压结果

	正常（n=20）	漏粪（n=14）	失禁（n=11）
静息测压			
平均最大压力（cmH_2O）	102	82[a]	59[b]
括约肌长度（cm）	3.48	3.96[a]	3.00[a]
缩榨测压			
平均最大压力（cmH_2O）	196	161[a]	97[b]
括约肌长度（cm）	4.20	4.29	3.77

[a] $P<0.05$，与正常男性相比。

[b] $P<0.005$，与正常男性相比。

来源自：Sentovich 等（1995）。

肛垫

直接和间接证据都显示肛垫在维持肛管关闭状态方面发挥了重要作用（Haas 等，1984）。痔疮切除术（切除肛垫）可能并发遗粪，甚至在括约肌压力正常（Bennett 等，1963；Bruck 等，1988）和肛管超声检查正常的情况下也会发生。此外，肛垫突出的患者倾向于出现肛门括约肌压力偏高（Hancock 和 Smith，1975；Arabi 等，1977）。肛垫倾向于通过其表面分泌功能使黏膜处于并列位置。肛垫本身易于扩张，里面充满了大孔道血管（Thomson，1975）。括约肌高压力会使肛垫压缩，但是肛门压力下降时肛垫会扩张，进而使肛管保持关闭状态。Gibbons 等（1986a）采用不同直径的探头测量了肛门括约肌压力和顺应性。大孔道探头获得的静息压和缩榨压数值高于较小探头。将肛管内张力对探头直径作图时，理论上肛门在 0 张力时是开放的（Caro 等，1978）（图 17.1）。由于所有患者都有排便节制能力，因此一定有某些其他因素阻止了遗粪。有人提出可扩张的肛垫实现了这一功能（Gibbons 等，1986a；Lestar 等，1989）。

内括约肌

肛门内括约肌是肠道环形平滑肌的远端伸展节段。肌肉在自主控制和肠肌间神经丛的局部神经支配下（因为环形直肠肌切开术可以阻断其活动）连续活动（Kamm 等，1989）。肛管关闭情况下，内括约肌提供了最重要的一部分肛管静息压（图 17.2）。肛门直肠扩张可完全抑制平滑肌部分的活动（Lestar 等，1989）。这一反射是由一氧化氮（L-精氨酸合成，一氧化氮合酶催化）通过肠神经系统来调节的。研究显示一氧化氮供体（例如三硝酸甘油酯或地尔硫䓬）可以抑制内括约肌活动（Stebbing 等，1995，1997；Davies 等，1995；O'Kelly，1996；Luman 等，1997）。内括约肌也通过 α 和 β 肾上腺素能受体接受交感神经支配，此外 α 受体受刺激似乎可引起其收缩（Schuster 等，1963）。这就是 α 肾上腺素能激动剂（例如去氧肾上腺素）可引起内括约肌收缩的原因，该性质可能可以用于治疗失禁（Carapeti 等，2000a）。

大便失禁患者内括约肌活动受损的间接证据主要是基于测压法。肛管静息压偏低在大便失禁患者中很常见（Wald 和 Turugunthla，1984；Hiltunen，1985；Loening-Baucke 和 Anuras，1985；Yoshioka 等，1987a；Rogers 等，1988a；Pedersen 和 Christiansen，1989；Penninckx 等，1989；Farouk 等，1993，1994；Goes 等，1995；Hoffman 等，1995；Pucciani 等，1997）（图 17.3）。Snooks

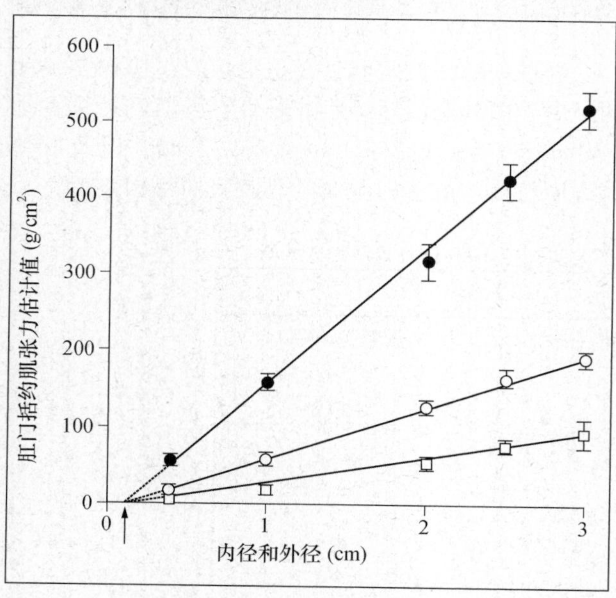

图 17.1 0 张力时肛管开放。
将肛门括约肌张力估计值对静息（○）、盆底肌最大收缩（●）和直肠扩张（■）时测量到的肛门内括约肌直径作图。如果数据点呈线性的话，肛门在 0 张力时可能开放。

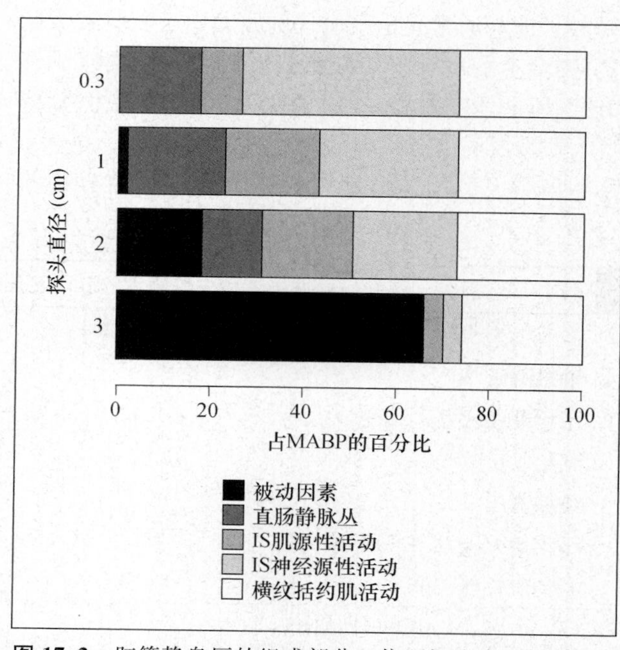

图 17.2 肛管静息压的组成部分。依照探头直径绘制了最大静息肛管基础压（MABP）的百分比组成部分。
IS，内括约肌。

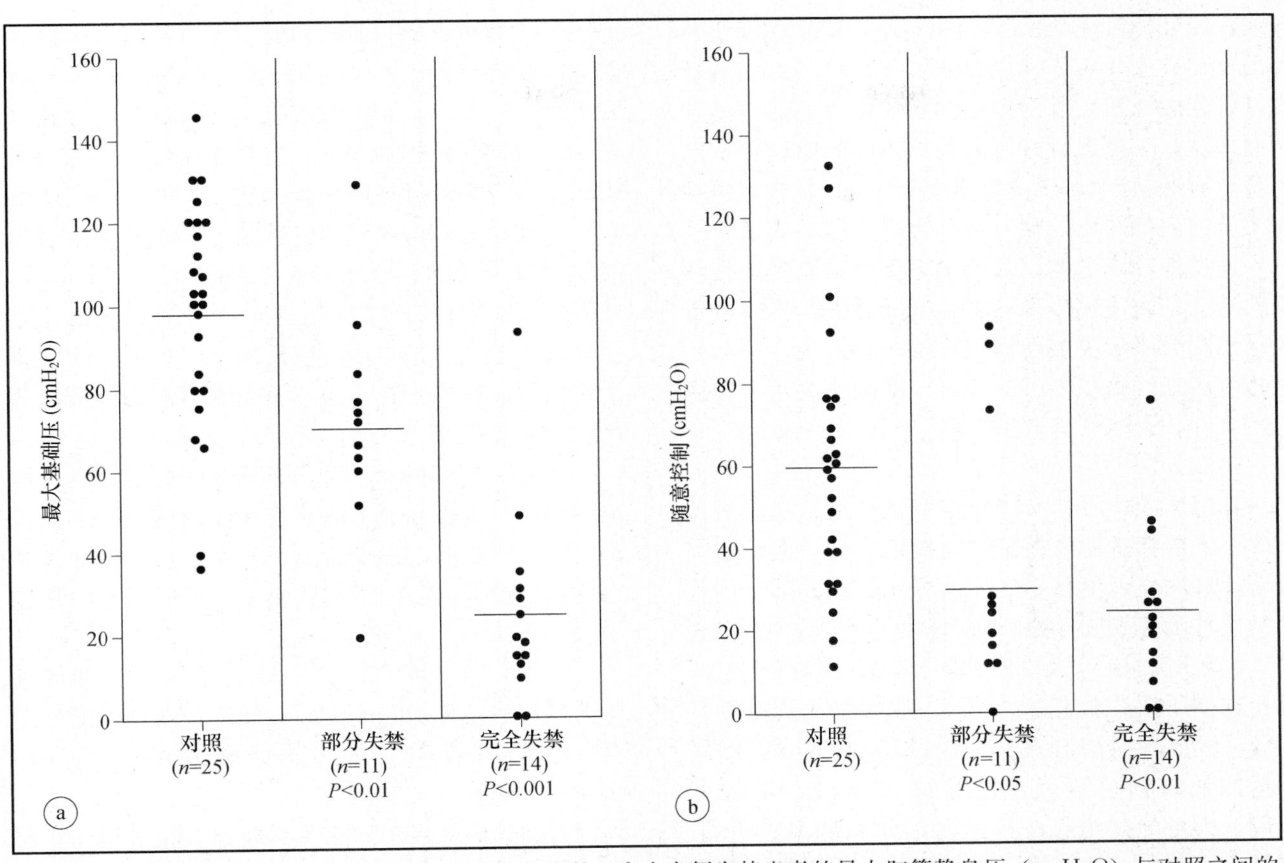

图 17.3 大便失禁中的肛门测压法。(**a**) 部分大便失禁和完全大便失禁患者的最大肛管静息压 (cmH_2O) 与对照之间的比较。(**b**) 部分大便失禁和完全大便失禁患者的随意控制部分与对照之间的比较。

等 (1984c) 对肛门扩张术后发生大便失禁的 10 例患者进行了研究。8 例患者显示了肛门内括约肌功能受损证据，同时静息压极低。肉眼可见会阴下降伴失禁的患者并无耻骨直肠肌纤维密度升高，但是与有排便节制能力的会阴下降患者相比，前者的静息压显著降低 ($33cmH_2O$ *vs.* $78cmH_2O$) (Womack 等，1986)。失禁患者的内括约肌功能受损直到最近才受到充分关注 (Duthie 和 Watts, 1965; Swash 等，1988; Lestar 等，1989; Klosterhalfen 等，1990; Speakman 等，1990; Sun 等，1990a; Burnett 和 Bartram, 1991)，而且药物 (例如前文提到的去氧肾上腺素) 的潜在功能应受到更多关注。

反射性肛门内括约肌松弛是直肠肛门抑制 (取样) 反射过程中使得直肠内容物能够与敏感的肛门黏膜发生接触的重要途径 (Schuster 等，1965)。自发性失禁时直肠扩张后对内括约肌活动的不随意抑制可能受损。但是，大便失禁患者的肛门内括约肌功能可能低下到完全无法引发直肠肛门抑制反射的程度 (Bannister 等，1989)。虽然 Loening-Baucke 和 Anuras (1985) 的研究显示静息压、直肠肛门抑制反射的阈值或幅度并未随年龄增大而降低，但是研究的数量很少。大多数其他研究组 (NW Read 等，1979; Matheson 和 Keighley, 1981) 的记录都显示 60 岁后静息压进行性降低，提示内括约肌功能随年龄增长而进行性退化 (Klosterhalfen 等，1990; Kuijpers 和 Scheuer, 1990; Eckardt 和 Elmer, 1991)。

在自发性大便失禁患者中也常观察到内括约肌超微结构改变，表现为平滑肌细胞缺失、弹性组织伸展、胶原沉积增多及平滑肌细胞断裂 (Swash 等，1988)。

通过肛管超声检查可以观察到内括约肌缺损以及退化迹象 (Pittman 等，1990; Burnett 和 Bartram, 1991; Speakman 等，1991; Vaizey 等，1997)。内括约肌缺损可见于下列手术后：括约肌切开术、痔疮切除术、瘘管切开术，另外女性在生产损伤中也很常见 (Deen 等，1993b; Tjandra 等，

1993；Emblem 等，1994；Falk 等，1994；Farouk 和 Bartolo，1994；Solomon 等，1994）。由于进行性纤维化的缘故，肛门内括约肌的宽度也随年龄增长而加宽。失禁患者肛门内括约肌内的胶原含量显著高于对照组（Speakman 等，1995）。肛管超声检查中肛门内括约肌的宽度与肛管静息压呈负相关。

通过细针肌电描记术可以直接测量肛门内括约肌的活动。通过超声引导的针电极对失禁患者进行的动态测量显示了多种模式（Sorensen 等，1994）。包括电活动严重受损，以及自发抑制或高水平直肠肛门抑制发作（Farouk 等，1993，1994；Goes 等，1995）。

在临床上，不伴有神经病变且外括约肌完好的情况下，内括约肌缺损很少会导致失禁，但是遗粪可能比较明显，而且排气控制可能存在缺陷。内外括约肌均有缺损的情况下，通常也会有急迫性失禁。如果有内括约肌缺损和阴部或脊柱神经病变，即使在横纹括约肌完好的情况下也可能出现被动性失禁。因此，对于有难产病史或长期用力的女性，内括约肌缺损可能表现出症状（Swash，1993）。一般认为对内括约肌进行二期修补术是不成功的。但是，目前有一些间接证据显示，立即修补产科损伤可能恢复内括约肌的解剖结构和功能（Thakar & Sultan，2003；Sangali 等，2000）。

内括约肌的神经支配

内括约肌受到双重自主神经支配（Burleigh，1983）。交感（L1 和 L2）神经纤维（通过腹下神经）是兴奋性的，副交感（S2～S4）神经纤维（通过骨盆神经）是抑制性的。副交感神经损伤（例如影响骶部输出的病变）后内括约肌活动几乎完全消失（Gunterberg 等，1976）。与之相反，对于颈髓和背髓完全压迫的患者（Denny-Brown 和 Robertson，1935）以及接受肌肉松弛药或阴部神经传导阻滞的患者（Frenckner 和 Von Euler，1975）而言，其肛管静息压只有轻微降低。内括约肌没有神经节细胞（Frenckner 和 Ihre，1976b；Carlstedt 等，1988），而且肛管远端平滑肌壁的自主神经丛内不存在固有的神经细胞核周体（perikarya）。虽然没有神经节细胞，但是有许多与高浓度交感神经递质去甲肾上腺素相关的神经纤维（Baumgarten 等，1971）。

对脊髓麻醉（T6～T12）、脊尾麻醉（S1～S5）和阴部神经传导阻滞（S2～S4）的患者所进行的研究显示，即使外括约肌被麻醉后也可维持肛管静息张力（Frenckner 和 Von Euler，1975；Frenckner 和 Ihre，1976b）。正常状况下，内括约肌内存在紧张性兴奋性交感神经放电，这样才能使肛管保持关闭状态。脊髓麻醉可以使其失效，使肛管压力降低 50%。硬膜外麻醉可以使肛管张力（尤其是对膀胱膨胀产生的肛管压力反应）消失（Buntzen 等，1995）。此外有药理学证据显示，内括约肌张力是由连续性的交感神经活动引起的，因为输入去甲肾上腺素可以升高张力，而 α-肾上腺素能受体拮抗药（例如酚妥拉明和酚苄明）可以阻断上述张力（Guitierrez 和 Shah，1975）。异丙肾上腺素具有抑制作用，可以被 β-肾上腺素能受体拮抗药（例如普萘洛尔）所阻断。去氧肾上腺素用于正常人和失禁患者后也可提高肛门括约肌张力，可能具有治疗作用（Carapeti 等，1998）。

某些大便失禁患者可能发生肛门内括约肌的神经支配缺陷（Speakman 等，1992），而且可能伴发直肠感觉缺陷，可能发生于糖尿病患者（Speakman 和 Kamm，1993）。

药理学研究显示，除了常规肾上腺素能和非胆碱能部分之外，某些神经支配的性质是非肾上腺素能非胆碱能的（NANC）。一氧化氮（NO）作为 NANC 神经递质的临床重要性最早是由 Burleigh（1992）在肛门内括约肌中观察到的。这一工作后来得到了 O'Kelly 等（1993）的证实，即采用 NO 合酶抑制剂进行预处理可以引发腹下神经刺激过程中对于肛门内括约肌（IAS）舒张的抑制作用。在取自直肠肌层神经节的 IAS 内对含有 NO 合酶的纤维进行了进一步定位，进而提示它们在直肠肛门抑制反射中发挥了重要作用（参见下文）（O'Kelly 等，1994b）。此外还在肛门内括约肌内发现了多种神经肽类，例如血管活性肠肽（VIP）、神经肽-y（NPY）、加兰肽、降钙素基因相关肽（CGRP）和 P 物质。但是，尚未明确它们的重要性，而且有趣的是 Speakman 等（1993）未能证明大便失禁患者的上述神经肽类有任何变化。

直肠肛门抑制反射

将体积小幅增加的空气注入直肠后会观察到肛管静息压暂时升高，然后是明显下降。这个被称为直肠肛门抑制或取样反射。通过动态记录观察到的类似现象显示该反射也会自发出现（Miller 等，1988a；Kumar 等，1989；Farouk 等，1994）。反射的精确形式取决于记录部位（Schuster 等，1965）。在肛管上部（内括约肌）观察到静息压降低，而在肛管下部（肛门外括约肌）通常观察到直肠扩张后压力升高（Duthie 和 Bennett，1963；Duthie，1971；Bartolo，1984）。在直肠内所进行的记录显示，对直肠扩张产生了收缩反应（通过脊髓反射）（Penninckx 等，1989）。反射的特征也受到扩张容量的影响，容量较小时只观察到内括约肌反应，容量较大时还观察到叠加在其上的肛门外括约肌反应（Meunier 和 Mollard，1977）。反射的幅度和持续时间也受到扩张容量和扩张性质的影响（Parks 等，1962；Schuster 等，1965；Arhan 等，1972；Ihre，1974；Haynes 和 Read，1982；Read 等，1983b）（图 17.4）。

动态记录期间观察到的自发性直肠肛门抑制反射的持续时间是 10～30 秒，而且有夜间持续时间较长的趋势。反射对于启动和控制排便很重要。内括约肌舒张使得粪团能够进入肛管中部的敏感上皮（肛门移行区）。识别了粪团之后，外括约肌和耻骨直肠肌会产生反射，进而正常排便，或者如果社交场所不适合排便的话，骨盆底和括约肌会收缩，迫使粪便从肛管返回直肠内，肛管再次恢复关闭状态。发生脊髓压迫、切除直肠（如果保留肛门移行区的话）、脊髓麻醉、阴部神经传导阻滞以及应用肌肉松弛药之后仍可保留直肠肛门抑制反射（Duthie，1971；Frenckner 和 Ihre，1976b；Lane 和 Parks，1977；Read 和 Bannister，1985）。因此有人提出，肛门内括约肌舒张可能是通过固有的壁内丛来调节的，因为回肠肛门吻合术后反射仍然存在（Kmiot 和 Keighley，1990），而直肠下部肌切开术可以阻断反射（Kamm 等，1989）。正常人和自发性大便失禁患者会发生自发性内括约肌舒张，

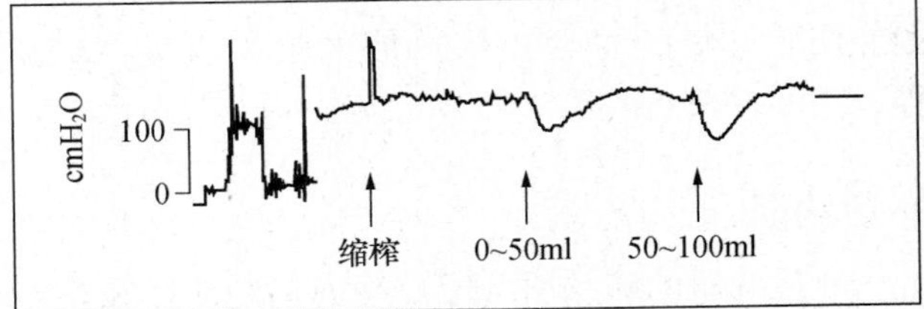

图 17.4　直肠肛门抑制反射。肛管静息压曲线显示的是肛管内的最高静息压。显示了对盆底肌最大缩榨所产生的反应，以及之后向直肠内注入 50ml、100ml 空气后静息压的降低。

但是失禁患者的压力降低幅度较大，持续时间较长（Sun 等，1990a）。此外，失禁患者可能发生自发性直肠收缩发作（Farouk 等，1994；Goes 等，1995）。某些失禁患者在自发性恢复肛门直肠压力梯度方面可能存在障碍，提示这些患者可能有感觉缺失导致的取样反射紊乱（Roe 等，1986）。失禁患者的直肠肛门抑制阈值较高（Miller 等，1988b）。

目前已经有大量证据显示直肠肛门抑制反射是通过非肾上腺素能非胆碱能神经纤维来调节的，这些神经纤维从直肠肌层神经节分布到直肠环形平滑肌和内括约肌。这些神经纤维内含有一氧化氮合酶，有助于从 L-精氨酸释放一氧化氮（O'Kelly 等，1993），进而引起平滑肌舒张。这一反应依赖于多种辅因子，例如钙、钙调蛋白和烟酰胺腺嘌呤二核苷酸磷酸（NADPH）（Stebbing 等，1996）。一氧化氮可溶、扩散迅速且半衰期短，通过接触超氧阴离子 O_2^- 后生成 NO_3 来灭活。可以通过外源性（例如三硝酸甘油酯或地尔硫䓬）一氧化氮来模拟平滑肌舒张。肛裂中该方法被用于化学性括约肌切开术（参见第 9 章）。在失禁的药物治疗中，理论上，一氧化氮清除剂在促进内括约肌活动方面发挥了一定作用（Davies 等，1995；O'Kelly，1996；Stebbing 等，1997）。最近的研究显示，去氧肾上腺素在这一状况下可能发挥了一定作用。在先天无神经节性巨结肠病（Hirschsprung 病）（直肠肛门抑制反射消失）中，无神经节、不舒张的肠段内含有一氧化氮合酶的神经缺失（O'Kelly 等，1994a，b）。

外括约肌和耻骨直肠肌

对于排便节制的随意控制主要是由耻骨直肠肌和肛门外括约肌组成的横纹肌群提供的。盆膈的其余部分（耻尾肌、坐骨尾骨肌和髂尾肌）在分隔骨盆和会阴方面似乎更多地发挥了支持功能。虽然在控制排便节制的横纹肌的神经支配方面存在一些争议（Stelzner，1960），但是现在似乎很少有人怀疑（Stelzner，1960；Williams 和 Warwick，1973；Percy 等，1981；Wunderlich 和 Swash，1983；Kiff 和 Swash，1984a，b；Snooks 和 Swash，1984a；Snooks 等，1985c）。肛门外括约肌是通过阴部神经支配的，耻骨直肠肌通过 S3 和 S4 分支直接接受来自骶部输出的神经支配（Swash，1993）。

横纹肌的神经支配

阴部神经发自第 2、第 3 和第 4 骶神经的前初级支；支配肛提肌深部的侧方以及肛门外括约肌，并且向肛管和会阴分布感觉神经纤维（Swash 和 Snooks，1985）。阴部神经的会阴支支配会阴、后尿道和尿道周围横纹括约肌（Beersiek 等，1979；Gosling，1979；Snooks 和 Swash，1984a，b）。

控制排便节制的肌肉受到双重神经支配的证据是通过经皮刺激脊髓和马尾获得的。在 L1 椎体水平进行刺激后会伴发耻骨直肠肌快速反应（肌肉内的肌电图电极可以证明这一点）。产生快速反应的原因是肌肉通过 S4 受到直接神经支配。位于外括约肌内或安装在导管上，用于检测尿道横纹括约肌肌动活动的记录电极显示，比耻骨直肠肌有很大延迟，因为通过阴部神经传导所需的时间比较长。对阴部神经终末运动潜伏期进行的测量和对神经进行的直接刺激（Jost 和 Schimrigk，1994）提供了进一步证据显示，阴部神经不支配耻骨直肠肌，因为刺激阴部神经后该肌肉没有反应（图 17.5a）。自发性大便失禁伴有至外括约肌的脊髓潜伏期延缓，但到耻骨直肠肌的脊髓潜伏期没有延缓（Snooks 和 Swash，1986）。此外，阴部神经终末运动潜伏期有所延长（Sangwan 等，1996a；Pfeifer 等，1997），提示对于大部分患者而言，传导延缓局限于神经终末部分（Vernava 等，1993；Roig 等，1995）。在测量阴部神经运动潜伏期方面存在一些争议，该内容在第 1 章已经进行过说明。但是，双侧传导延缓伴有肛管静息压显著降低和失禁分数升高，因此不宜完全摒弃此项试验（Pfeifer 等，1997；Rasmussen 等，2000；Thomas 等，2002；Hill 等，2002；Ricciardi 等，2006）。如果患者同时患有大便失禁和尿失禁的话，到尿道横纹括约肌将有显著的脊髓潜伏期延缓，而且会阴神经终末运动潜伏期延长（表 17.4 和表 17.5）。

静息时耻骨直肠肌和外括约肌都表现为连续性紧张性肌动活动。外括约肌和耻骨直肠肌以此种方式增强了环绕肛管的内括约肌的静息张力。但是，这些肌肉在形态学、1 型和 2 型纤维组成、纤维大小和对去神经支配的敏感性方面存在差异（Parks 等，1977；Swash，1985a，b，c，d）。此外，这些肌肉具有不同的胚胎学起源（Wendell-Smith，1967；Kerremans，1969；Lawson，1974a，b；Wood，1985）。

颈髓或背髓压迫导致的上运动神经元损伤会使患者失去对于排便的随意控制能力，但是肛门反射得以保留。在这些情况下大部分患者会出现便秘，但是通常可通过自行灌肠产生反射性排便。肛管静息张力正常，而且通常可保留直肠肛门抑制反射；事实上可能比正常受试者的位置更深，持续时间更长（Denny-Brown 和 Robertson，1935；Varma 和 Stephens，1972；Frenckner，1975；Duthie，1979）。

马尾病变导致的状况更加多变。如果整个骶部输出受压的话（例如中央型椎间盘脱出），会出现肛门张开，会阴部感觉缺失，尿潴留，并且丧失对于排便的随意控制能力。如果是累及马尾的长期病变或者是脊髓脊膜膨出的话，会出现肛管静息压偏低，并且没有随意控制部分（Meunier 和 Mollard，1977）。在接受低位脊髓麻醉或发生双侧阴部神经传导阻滞的患者中也观察到了类似的测压结果（Frenckner 和 von Euler，1975；Frenckner 和 Ihre，1976a，b）。直肠通常扩大且具有顺应性，但是无法对直肠扩张作出反应，进而产生收缩活动（White 等，1940）。直肠感觉迟钝，患者通常感到腹部不适，而不是会阴不适。有时可保留直肠肛门抑制反射，但是肛门外括约肌无法产生反射性收缩。

马尾病变可能导致肉眼可见会阴下降（Butler，1954）。发生广泛下运动神经元病变的患者中大部分会出现失禁。但是 Andreoli 等（1986）的报告指出，单侧骶骨病变时肛管静息压和缩榨压只有小幅下降。此外，静息直肠、肛门和会阴感觉得以保留，肛皮及直肠肛门抑制反射也得以保留。另一方面，双侧骶骨病变会导致运动和感觉功能丧失，使患者完全失禁（Gunterberg 等，1976）。

可能通过在以下椎体水平之间进行经皮脊髓刺激来确定脊髓或马尾损伤的水平：C6、L1 和 L4。此外也有可能调节括约肌和肠道功能，目的是为脊椎外伤后失禁的患者提供可能的治疗益处（Chia 等，1996；Krogh 等，1997）。

外括约肌

外括约肌的横纹肌纤维环绕内括约肌。在正常受试者中，随意收缩会伴有快速“募集”，并且达到较高的肛管压。咳嗽之后也可以记录到类似的收缩压，可能可以比缩榨压更好地评估最大括约肌“募集”效应（Meagher 等，1993）（图 17.5b）。

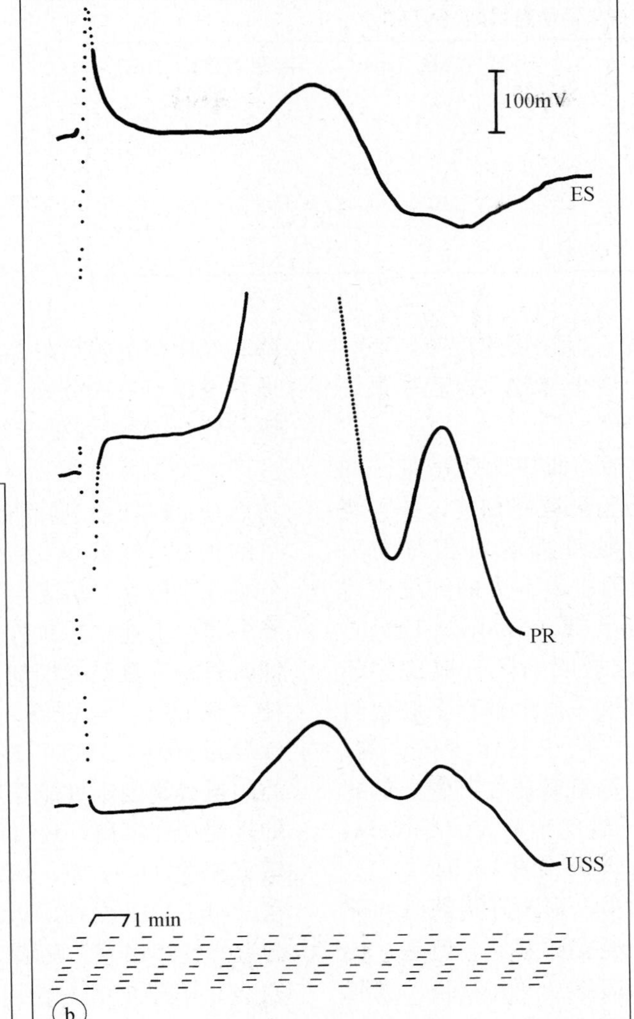

图 17.5 阴部神经终末运动潜伏期的测量。(**a**) 一次性手套的示指指尖处放有刺激探头（通过手触坐骨棘周围来产生刺激，因为阴部神经会绕过坐骨棘)。可以通过更近端的记录装置记录在肛门外括约肌引发的反应，以测量终末运动潜伏期。(**b**) 对正常受试者在 L1 水平进行脊髓刺激后在肛门外括约肌（ES)、耻骨直肠肌（PR）和尿道横纹括约肌（USS）记录的结果。肛门外括约肌的反应潜伏期比耻骨直肠肌长，说明到耻骨直肠肌的传导路径较短。到尿道横纹括约肌的潜伏期与到肛门外括约肌的类似。

表 17.4 脊髓刺激研究

	n	脊髓潜伏期（ms)		
		耻骨直肠肌	肛门外括约肌	尿道横纹括约肌
控制	21	4.8	5.5	4.9
肛门直肠失禁	23	6.0	6.3	—
双重失禁	17	—	—	6.9

来源自：Snooks 和 Swash（1986)。

表 17.5 阴部和会阴神经终末运动潜伏期（NTML）

	n	阴部 NTML（ms）	会阴 NTML（ms）
控制	21	1.9	2.4
肛门直肠失禁	23	2.3	3.3
双重失禁	17	2.6	4.1

来源自：Snooks 和 Swash（1986）。

外括约肌无法持续收缩；存在快速疲劳，而且外括约肌通常是粪便进入肛管上部这一过程中最终的控制机制。

Shafik（1975）提出外括约肌像两条吊带一样发挥功能。中央吊带在后方与肛尾缝相连，并且绕过直肠肛门前方，提供与耻骨直肠肌相对的力（Shafik，1985）。他将外括约肌最下方的纤维描述为前方与会阴体相连的后吊带（Shafik，1984）。在实践中，括约肌似乎无法被明确区分成这些部分，但是，三个相对的吊带这一概念解释了肛管内压力的周缘差异（Taylor 等，1984；Perry 等，1990；Roberts 等，1990）。高肛管压在肛管上部的后方很明显，而最高尾侧压出现于前方（Gibbons 等，1986a，b；Perry 等，1990）（图 17.6a）。

以前认为在自发性失禁中，影响外括约肌的神经病变不如耻骨直肠肌去神经支配常见。但是，长期排便用力和滞产会导致阴部神经受到牵张，进而引起传导延缓和外括约肌内纤维密度升高（因轴突变性而尝试神经再支配之后）（Parks 等，1977；Neill 等，1981；Henry 等，1982；Kiff 和 Swash，1984a；Kiff 等，1984；Lubowski 等，1988a）。虽然有一份早期的报告指出阴部神经潜伏期和会阴下降之间的相关性较低，但是目前有大量证据显示会阴下降程度与阴部神经潜伏期直接相关（Jones 等，1987；Ho 和 Goh，1995）（图 17.6b）。用力导致的进行性去神经支配随着年龄的增长越来越常见（图 17.6c）。但是这是一个存在争议的主题，因为近期的神经传导研究显示，似乎只有有限数量的“自发性”失禁患者存在阴部神经损伤，年龄老化和可能存在的退化发挥了更加重要的作用（Rasmussen 等，2000）。

除了外括约肌损伤之外，以前将胎头造成的耻骨直肠肌损伤视为最重要的失禁原因（Sunderland，1978；Henry 等，1982）。另一方面，Snooks 等（1984d）提供了与阴部神经病变、持久性会阴下降和经阴道分娩后外括约肌损伤相关的证据。损伤通常发生于首次分娩，但是在产下大婴儿（需要产钳分娩）、长时间处于第二产程或发生Ⅲ度撕裂的多产妇女中尤其常见（Snooks 等，1986）。经过成功修补且排便节制障碍症状很少的创伤性首次分娩后的状态可能被并发瘢痕反复撕裂的第二次经阴道分娩完全破坏，后者会导致破坏性的、无法治疗的肠失禁。上述“二次打击”理论对于Ⅲ度撕裂成功即时修补后接受择期剖宫产的方案是一个有力的支持（Sultan & Thakar，2002；Fynes 等，1999；DeLeeuw 等，2001；Fernando 等，2002）。此外，经阴道分娩困难可能导致骨盆底去神经支配所引起的排便功能障碍，还可能损害肛门直肠对于粪团的感官知觉（Gee 等，1995）。这些患者可能发生便秘（MacArthur 等，1997）或者更常见的是，他们会有排便不尽感，后者会导致长期排便用力。这些妇女重复排便用力会引起进一步的阴部神经损伤（由牵张性损伤所导致）。之后的经阴道分娩常会对阴部神经造成更多损伤。开始时其严重程度可能不足以引起大便失禁，而且在这一阶段，神经病变程度和失禁严重程度之间的相关性可能较低（Infantino 等，1995）。但是，随着时间的推移和持续性排便用力，再加上绝经对横纹肌功能产生的影响，去神经支配最终会导致临床上的排便节制障碍和盆底功能失效（Donnelly 等，1996；Kammerer-Doak 等，1999）。

Hill 等（1994a）对患有神经性大便失禁，接受保守治疗的 21 名女性开展了一项长期研究。他们发现 12 例患者的失禁变得更加严重，8 例无变化，1 例有早期产后损伤的患者得到改善。平均最大静息压保持不变，最大缩榨压从 $48cmH_2O$ 降低至 $30cmH_2O$，阴部神经潜伏期从 2.15ms 延长至 2.40ms。与去神经支配的自然史相关的数据很好地说明了经阴道分娩后的各个事件。某些妇女似乎发生了即时失禁，这个由修补不充分、开裂或未发

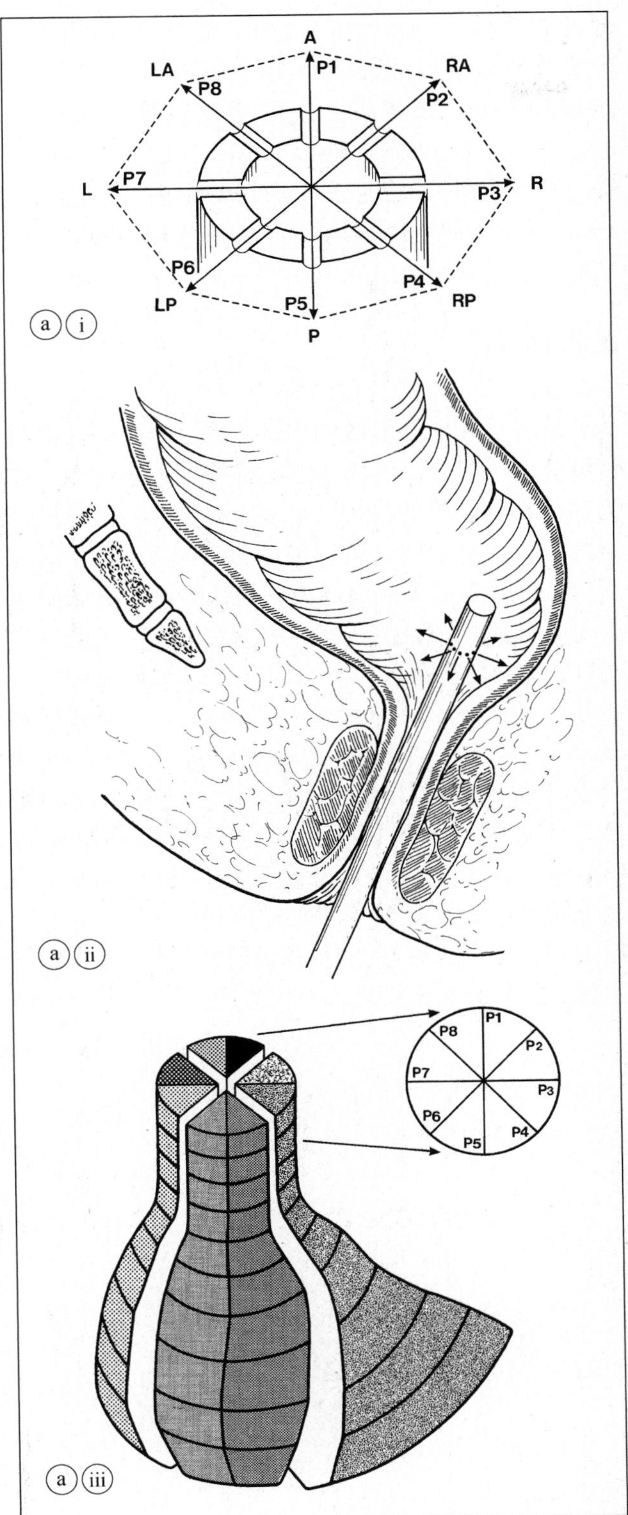

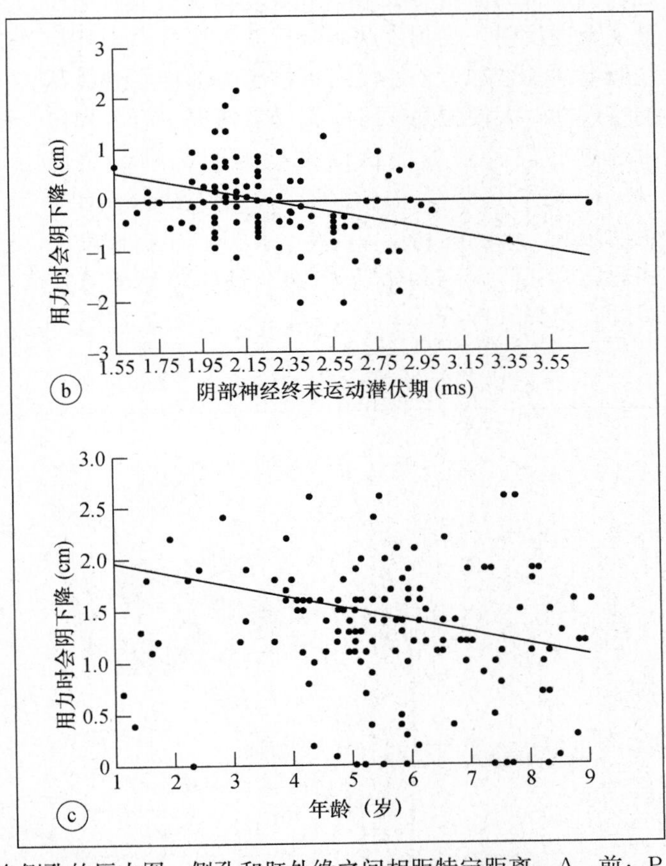

图 17.6　肛管压测量。(**a**) 肛管压向量图。(**i**) 导管和八个侧孔的压力图，侧孔和肛外缘之间相距特定距离。A，前；P，后；L，左；R，右。(**ii**) 站点拉出式装置，肛管测压探头置于直肠内，注明了八个侧孔。(**iii**) 八角楔形压力向量图。多边形面积反映了肛管内特定水平的净压力。特定水平的压力向量容积为面积乘以站点之间的距离。每个箭头的长度代表压力大小。(**b**) 阴部神经终末运动潜伏期和用力时会阴下降之间的关系 ($R^2=0.08$；$r=-0.283$；$P<0.01$)。(**c**) 年龄和静息时会阴下降之间的关系 ($R^2=0.09$；$r=-0.301$；$P<0.01$)。(**b，c**) 来自于 Ho 和 Goh (1995)，获得了 Springer Science 和 Business Media 的许可。

现的Ⅲ度撕裂所引起（Sultan 等，1993a，d，1994a，c；Sorensen 等，1993；Henriksen 等，1994；Walsh 等，1996；Wynne 等，1996；Gjessing 等，1998）。大部分妇女不会发生括约肌完全断裂，她们的失禁是暂时性的，但是她们发生了阴部神经病变，后者会引起肛门直肠感官知觉改变和直肠排空功能障碍，进而导致排便用力。之后的经阴道分娩会增加损伤风险（Ryhammer 等，1995；Fynes 等，1999，Sengalli 等，2000）。随着时间的推移和激素环境的改变，重复排便用力会导致进行性神经病变和肛门直肠黏膜及肛门外括约肌去神经支配导致的失禁，后者可能无法通过手术修补来纠治（Thorpe 等，1995）。

肛皮反射

肛皮反射通过轻抚肛周皮肤所引发，后者可引起肛门外括约肌暂时收缩。可通过测压法或肌电图证实上述反射，受到皮肤刺激后肛管压升高，外括约肌电活动增加。上述反射可检测阴部神经和骶丛的完好性，大便失禁时可能有反射缺失。有人提出可通过肛门反射的潜伏期来检测阴部神经功能（Henry 等，1982）。根据报告，大便失禁患者有潜伏期延长（Henry 等，1980）。事实上存在长反应和短反应（Pedersen 等，1978）。硬膜外麻醉可使短反应消失（Pedersen 等，1982），但短反应不太可能是反射（Henry 和 Swash，1978），因为大便失禁时并无增加（Bartolo 等，1983b），短反应可能是由于对记录电极产生的直接刺激（Marsden 等，1978；Stalberg 和 Trontelj，1979；Wright 等，1985）。长反应是真正的脊髓反射，但是由于正常受试者的数值范围很广，因此在评估阴部神经功能方面意义很小（Wright 等，1985）。

耻骨直肠肌

在后方，外括约肌与耻骨直肠肌纤维是连续的，后者构成了肛提肌的内部（图 17.7）。肛提肌可以分成三部分。内部纤维由耻骨直肠肌构成，作为环绕直肠肛门的吊带（Lawson，1974a，b）。其余部分包括坐骨尾骨肌和髂尾肌（图 17.8）。后方交错的纤维形成了肛尾缝。以前认为耻骨直肠肌吊带对于排便节制至关重要，因为它维持了直肠后方与肛管之间的锐角（Tagart，1966；Hajivassiliou 等，1996）。有些人认为耻骨直肠肌构成了一个翼形阀（Parks 等，1962，1966；Kerremans，1969），方法是腹内压升高时形成肛直肠锐角，这样可以在咳嗽、打喷嚏、排尿和用力时维持排便节制能力（Parks，1975）。但是，肛门直肠角在维持排便节制方面的重要性受到了质疑（Pennickx 等，1990），原因是：①直肠前方很少与肛管相对；②直肠固定术使肛门直肠角变得更钝，但直肠固定术可恢复排

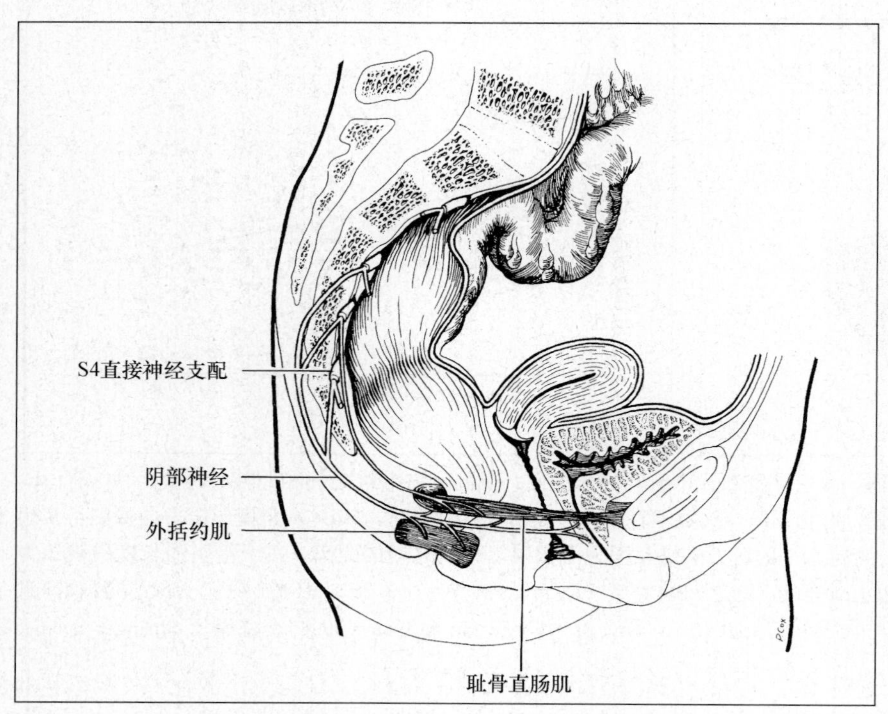

图 17.7 显示出括约肌和耻骨直肠肌神经支配情况的骨盆矢状切面。耻骨直肠肌和肛门外括约肌基本上是由阴部神经支配的，但来自 S4 的一条神经单独直接支配耻骨直肠肌吊带。

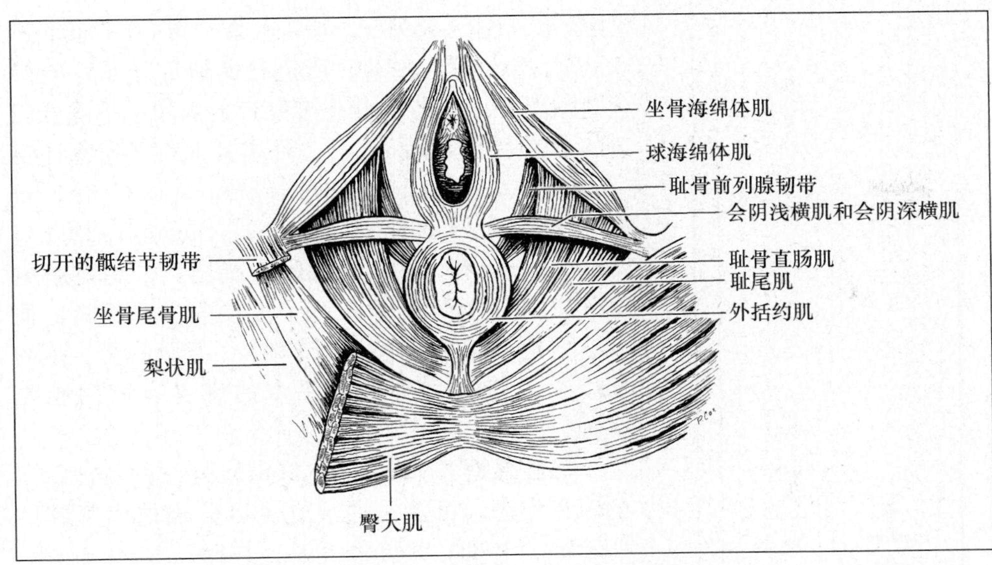

图 17.8 从会阴方向看到的肛提肌。显示了盆底肌的组成部分，特别是直接位于肛门外括约肌上方的耻骨直肠肌和耻尾肌。此外也显示了耻骨前列腺韧带、会阴浅横肌和会阴深横肌。

便节制；③肛门后方修补术也可在不影响肛门直肠角的情况下恢复排便节制（Womack 等，1988；Yoshioka 等，1988；Miller 等，1989；Pinho 和 Keighley，1990）。

外括约肌上部的组织结构与耻骨直肠肌类似（Beersiek 等，1979）。耻骨肛门括约肌和其余的肛提肌和外括约肌存在较大差异（Schuster，1975）。

肛门直肠感觉

直肠感觉

虽然直肠黏膜对疼痛刺激不敏感（Duthie 和 Bennett，1963），但对扩张敏感。患者可以感受到的最小扩张容量是 20～40ml。加大直肠容量可以使患者产生暂时的排便欲望，体积更大的话会产生急迫感，然后会有持续的排便欲望（Farthing 和 Lennard-Jones，1978）。

来自直肠的传入感觉纤维通过骶副交感神经进行传递（Bennett，1972；Williams 等，1996）。直肠扩张感觉也可能是通过骶丛传出纤维和阴部神经来调节的，因为回肠肛门及大肠肛门吻合术后直肠充盈感觉得以保留，虽然直肠已经被切除（Parks 和 Stuart，1973；Lane 和 Parks，1977；Williams 等，1980）。双侧骶部去神经支配会导致对直肠扩张的感官知觉降低，以及对固体和液体之间的区分能力受损（Gunterberg 等，1976）。可能整个胃肠道均可感觉到扩张，具有通过局部肠肌层连接而实现的神经支配与通常的自主神经通路相连。

目前大部分证据都显示大便失禁时直肠感觉通常不会受损（Rogers 等，1988a，d；Yoshioka 等，1988；Ferguson 等，1989；Holmberg 等，1995；Meagher 等，1996），虽然取样反射可能有缺陷（Miller 等，1988b；Farouk 等，1993，1994）。但是，有一些患者的直肠感觉阈值升高（Lubowski 和 Nicholls，1988；Sun 等，1990b）（图 17.9），提示某些神经源性大便失禁患者存在内脏感觉异常（Speakman 和 Kamm，1993）。Buser 和 Miner（1986）的报告也指出，46 例失禁患者中 13 例对直肠扩张的感知有延缓。这些变化通常伴有便急和遗粪，但可通过生物反馈来逆转（Whitehead 等，1981）。另一方面，Chan 等（2003）最近证明，接受直肠增强手术的重度急迫性失禁患者的直肠黏膜内有 VR1 受体表达增多，术前这些患者的直肠对球囊扩张超敏感。VR1 受体对辣椒素敏感，而且似乎创伤或炎症或两者是引发内脏超敏感的原因。

大便失禁的糖尿病患者的直肠感觉有时可能受损（Cerulli 等，1979；Goldberg 等，1980；Wald 和 Turuguntbla，1984；Pintor 等，1994），但是大部分糖尿病患者都可正常感知直肠扩张（Rogers 等，1988b）。有或没有大便失禁的糖尿病患者所出现的变化在表 17.6 中列出。长期直肠扩张（例如发生于粪便嵌塞时）可使直肠感觉变迟钝，患者会出现失禁，有液体粪便从粪块周围漏出。他们面临的真正问题是直肠排空。讽刺的是，最初的直肠排空问题可能就是由与年龄相关的直肠感觉减弱导致的。

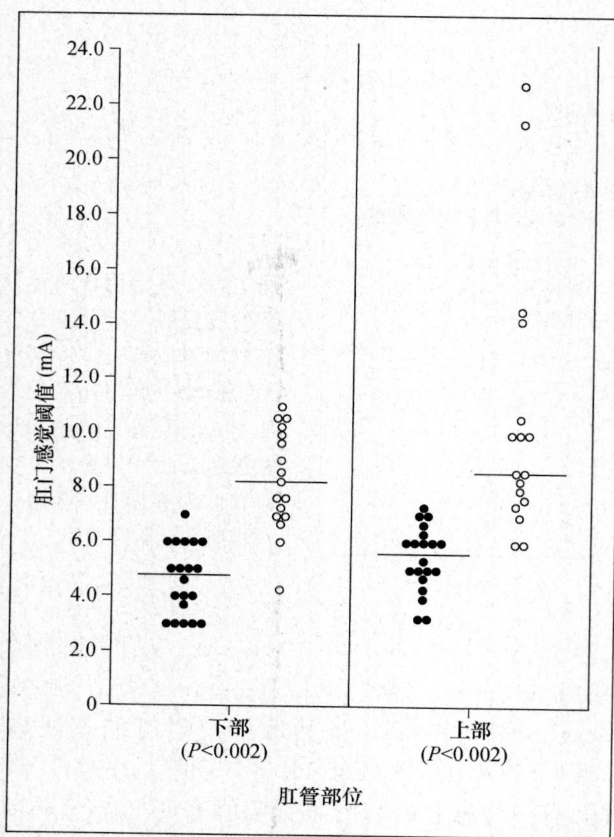

图 17.9 失禁情况下的肛门感觉。通过黏膜的电感知能力测量肛门感觉阈值。肛管下半段的数值在左侧显示，上半段的数值在右侧显示。失禁患者（○）的感觉阈值显著低于正常受试者（●）（Roe 等，1986）。

肛门感觉

有多个感觉神经末梢分布于肛管。肛管的远端1/3 可以感知疼痛刺激，但是紧挨肛瓣的上方（肛门移行区）对于轻触和温度具有最佳感知能力（Duthie 和 Gairns，1960）。阴部神经和骶丛传递来自肛周区和肛管的感觉神经纤维（Warwick 和 Williams，1973；Lawson，1974a）。会阴下降导致阴部神经病变时，大直径的感觉神经轴突在此类型失禁的自然史的早期受到损伤（Gee 等，1995）。人们认为肛管上部的感觉是由副交感神经纤维通过 S2 和 S3 神经根来传递的（Last，1978），区分工作是由位于肛门移行区的游离神经末梢来调节的（Kantner，1957）。但是，切除这一区域并不会损害区分液体和固体的能力（Yoshioka 和 Keighley，1987）。此外，大肠肛门吻合术后仍可通过肛门刺激引发皮质诱发电位（Sedgwick，1982）。

可以通过测量黏膜的电感知能力来客观评估肛门感觉（Kiesswetter，1977；Powell 和 Feneley，1980）。Roe 等（1986）所进行的研究显示，与对照组相比，自发性失禁患者肛管上部和下部的肛门感觉阈值受损（图 17.9）。许多其他科学家都证实了这一结果（Hancke 和 Schurholz，1987；Miller 等，1988d；Rogers 等，1988a；Sun 等，1992）。Felt-Bersma 等（1997）的报告指出，采用黏膜电感知能力进行评估后发现，大便失禁、遗粪、便秘、痔疮、黏膜脱垂、肛门畸形、直肠脱垂、括约肌缺损及接受各种肛门手术的患者有肛门感觉受损。

温度感觉（Miller 等，1987）是一种非常专门的感觉模态，可能是通过它来区分液体和气体的（Dyke，1986；Vierck 等，1986；Rogers 等，1988d）。

大便失禁的糖尿病患者可能有肛门感觉受损（Rogers 等，1988b）。虽然局部麻醉药对肛管有效，但是不会引起失禁，也不会影响肛管静息压（Read 和 Read，1982）。

正常节制能力的影响因素

对维持排便节制有重要影响的因素包括大便硬度、直肠内容量、通过团块移动而产生的正常的管腔内压力、正常的取样反射、肛门直肠压力梯度、正常的肛门直肠感觉、正常的肛管静息张力、对开放的抵抗力以及直肠肛门处由神经支配的完好的横纹肌（由耻骨直肠肌和肛门外括约肌所组成）。其中许多因素已经被人们仔细考虑过。

大便硬度很重要。一些患者只有直肠内容物呈液体状时才出现失禁（Read 等，1984）。许多自发性大便失禁患者有腹泻，一些患者有肠易激综合征的表现。液体状大便在高压下出乎预料地进入直肠常会对抗骨盆底和肛门外括约肌正常的肌动活动（Brook，1991）。这些患者接受常规手术治疗后有结果较差的趋势。自发性大便失禁患者的乙状结肠静息压和乙状结肠动力指数高于正常受试者（表 17.7）。因此，肠易激综合征患者常表现为大便失禁，即使女性患者未经产且肛门内、外括约肌完好。对这些患者的治疗非常困难，因为不协调的结肠和直肠收缩破坏了肛门直肠压力梯度之后，这些患者的大便习惯会变得无法预测。

直肠容量和顺应性对于控制排便很重要。容量减小和直肠超敏感会伴发便急、便频和失禁（Buch-

表 17.6 肛门直肠生理学研究的结果，以及对 A 组（糖尿病性失禁患者）、B 组（糖尿病性神经病变患者）和 C 组（对照组）进行的统计学评估（Birmingham）

	A 组糖尿病失禁	B 组糖尿病无失禁	C 组对照	*P*<	
肛管静息压（mmHg）	56.6±14	59.9±15	53.2±17	A *vs.* B	NS
				A *vs.* C	NS
				B *vs.* C	NS
最大缩榨压（mmHg）	105±30	115±34	129±23	A *vs.* B	NS
				A *vs.* C	0.025
				B *vs.* C	NS
缩榨压持续时间（s）	7.0±4.7	15.7±6.7	17±5.7	A *vs.* B	0.0005
				A *vs.* C	0.0005
				A *vs.* C	NS
PNTML（阴部神经终末运动潜伏期）（ms）	3.64±1.40	2.37±0.52	1.82±0.46	A *vs.* B	0.005
				A *vs.* C	0.0005
				B *vs.* C	0.005
充盈阈值（ml）	71.4±46	45±11	42±10	A *vs.* B	0.025
				A *vs.* C	0.05
				B *vs.* C	NS
排便欲望阈值（ml）	124±52	74±18	77±10	A *vs.* B	0.005
				A *vs.* C	0.005
				B *vs.* C	NS
最大可耐受容量阈值（ml）	157±41	129±41	112±22	A *vs.* B	0.05
				A *vs.* C	0.005
				B *vs.* C	NS

NS，无显著性。

表 17.7 大便失禁患者的肛门直肠功能变化（均值）（Birmingham 数据）

	失禁	正常
最大肛管静息压（cmH$_2$O）	58	87
最大缩榨压（cmH$_2$O）	120	193
直肠肛门抑制反射存在（%）	31	100
肛皮反射存在（%）	47	100
直肠感觉阈值（ml）	42	29
保持的最大容量（ml）	268	>400
乙状结肠基础压（cmH$_2$O）	44	27
动力指数	680	320
5 天内排出的传输标记（%）	76	75
静息肛门直肠角（°）	123	88
静息时盆底下降（cm）	+2.2	−0.4
用力时盆底下降（cm）	+0.6	−4.3
肛门感觉（阈值：中间区域）	13.7	5.3
直肠排空：1 分钟内排出的百分数（%）	75	75
注入盐水：首次流出的体积（ml）	180	960
阴部神经终末运动潜伏期（ms）	2.4	2.0
耻骨直肠肌内的纤维密度	1.7	1.4

mann 等，1980；Chan 等，2003）。目前认为会阴下降患者反复排便用力会导致排便节制障碍（Womack 等，1986，Gee 等，1995；Ho 和 Goh，1995）。正常排便节制的维持是靠各因素间的相互作用来完成的（Duthie，1971；Parks，1975；Swash，1980，1982a，b）。

病因学和发病率

综述

引起大便失禁的主要原因在表 17.8 中列出。在外科实践中，转诊来接受检查并可能接受手术的最常见的原因是妇女产科损伤，可能由以下原因引起：括约肌断裂（Henriksen 等，1994）、阴部神经病变、因肛管和粪便阻塞手术后对括约肌造成的手术损伤（Schoetz，1985；Keighley，1991；Swash，1993；Österberg 等 2000a）。较高比例的会阴撕裂妇女有异常的会阴下降和阴部神经病变。某些妇女长期排便用力，是由伴发失禁的肛门直肠感官知觉障碍和直肠排空障碍所引起的。直肠脱垂（Setti-Carraro 和 Nicholls，1994）、直肠套叠（Lazorthes 等，1998）或黏膜脱垂（Mathai 和 Seow-Choen，1995）可能伴发大便失禁。直肠脱垂患者中 70% 会发生失禁。伴有或不伴有括约肌功能不全的顺应性降低常会导致大肠肛门吻合术（Otto 等，1996）后，或者放射性、炎症性和缺血性直肠炎患者出现便急（Cohen 等，1986；E Schmidt，1986）。失禁的神经学原因包括脑变性（Peet 等，1995）、上运动神经元病变、下运动神经元病变和周围神经（尤其是骶部输出神经或阴部神经）病变，或者由脱髓鞘病所引起（Waldron 等，1993）。在儿童中，脑脊膜膨出、先天无神经节性巨结肠（Hirschsprung 病）、肛门直肠闭锁或手术治疗畸胎瘤均可能导致失禁（Schier 等，1986；Ackroyd 和 Nour，1994；Hassink 等，1996）。混合性运动和感觉缺失也可能导致糖尿病患者出现失禁，尤其是有腹泻和自主神经病变的情况下（Cohen 等，1986；Rogers 等，1988b，Pintor 等，1994）。

交通事故、刺伤、肛交、异物或手术可能造成括约肌外伤。北美和欧洲学者都越来越意识到性创伤是导致失禁的原因之一（Fang 等，1984；Critchlow 等，1985；Christiansen 和 Pedersen，1987）（参见第 55 章）。

表 17.8 引起大便失禁的主要原因

A. 先天性
- 先天无神经节性巨结肠
- 肛门直肠不发生

B. 后天性
1. 创伤
   - 会阴创伤
   - 括约肌损伤
   - 术后
   - 产后
2. 直肠阴道瘘
   - 创伤
   - 炎症
   - 恶性肿瘤
3. 炎性疾病
   - 克罗恩病
   - 溃疡性结肠炎
4. 功能性疾病
   - 肠易激综合征
   - 直肠脱垂
   - 巨直肠
5. 恶性病
   - 绒毛状腺瘤
   - 结肠直肠癌
6. 照射后
   - 直肠炎
7. 术后（结肠直肠或肛门手术后）
8. 神经疾病
   - 糖尿病性神经病变
   - 脱髓鞘性多发性硬化
   - 炎症性蛛网膜炎
   - 马尾病变
   - 脊柱裂
   - 中央型椎间盘脱出
   - 创伤
   - 术后
   - 阴部神经病变
   - 产伤
   - 会阴下降
   - 其他周围和中枢神经病变
   - 多发性神经纤维瘤病
   - 退化
   - 脑血管意外
   - 痴呆

发病率

失禁的发病率不确定，一方面是因为未经选择的流行病学研究数量较少（Enck 等，1991），另一方面是因为许多患者不愿意将关于排便节制障碍的信息主动提供给专业人士。但是，有一项研究报告了如下结果，固体状大便失禁的患病率为 5%，20%的患者在排气或液体状大便节制方面存在问题

(Giebel 等，1998)。另外一项更加近期的研究包含了英国社区内超过 10 000 个年龄在 40 岁以上的人，结果显示患病率较低，为 1.4%(Perry 等，2002)。后面一项研究还非常令人惊讶地发现在男性和女性中受到同等程度的影响。两项研究都证实患病率随年龄增长而升高。

如果出生时患有先天无神经节性巨结肠(Hirschsprung 病)或肛门直肠不发生，并在婴儿期接受了手术治疗的话，成年期出现持续性失禁的情况非常罕见(参见下文)。

分娩造成的括约肌损伤比过去所了解的要常见得多。超声检查研究发现，30%的初孕妇有持续存在的某种程度的括约肌缺损(Sultan 等，1993a～c，1994a，b)。幸运的是，大部分上述缺损都是部分缺损，不会引起任何排便节制障碍。但是，临床检查低估了上述问题，临床检查认为分娩后只有 1.9%～2.2%的妇女存在括约肌缺损，只有 1%有Ⅲ度撕裂(Henriksen 等，1994)。前瞻性研究报告的结果是，13%的初孕妇和 23%的经孕妇在分娩后 6 周内存在某些排便节制障碍(Sultan 等，1993a)。MacArthur 等访问了处于产后 2 年内的 906 名妇女，结果发现 4%存在新的排便节制障碍症状(MacArthur 等，1997)。需要通过长期研究来确定怀孕和分娩过程中造成的阴部神经病变和括约肌损伤导致多大比例的妇女在绝经后发生了失禁。对到皇家伦敦医院就诊的 684 例失禁患者开展的一项研究显示，存在单一风险因素的患者中，有并发症的分娩占 69%，但只有 21%的概率将这一事件与最终的失禁症状相关联(Hetzer 等，2003)。

在关于治疗的相应章节内对肛门直肠手术后的失禁发病率进行了综述。来自文献的全球数据显示，开放式括约肌切开术(Garcia-Aguilar 等，1996)后有 12%的患者发生固体状或液体状大便失禁(非排气失禁)，瘘管切开术(van Tets 和 Kuijpers，1994)后的这一概率为 27%，痔疮切除术(Bennett 等，1963)后为 6%，肛门扩张术(Nielsen 等，1993)后为 10%。

55%～80%的直肠脱垂患者伴有大便失禁，取决于其就诊时的年龄。据称经腹部直肠固定术可使 60%～75%的患者恢复排便节制，但是相关数据很少。其中许多持续性失禁患者对于可以成功控制脱垂已经感到高兴，而且老年患者对于佩戴尿垫感到相当满意；因此根据我们的经验，对于进一步手术介入的需求相当低。

引起肠失禁的最常见原因是老年痴呆，这种情况常与尿失禁并存(Cardozo 和 Khullar，1994)。事实上，在所有年龄段的女性中尿失禁都比肠失禁要常见得多。来自一项 Leicestershire 调查的流行病学数据显示，尿失禁的患病率为 22.7%、大便失禁患病率为 3.1%、大便和尿双重失禁患病率为 17.7%(Peet 等，1995)。

先天性畸形

通常状况下，经过成功的早期手术治疗后，低型肛门直肠不发育患者很少出现排便节制障碍(Ide Smith 等，1978；de Vries，1984；Templeton 和 O'Neill，1986；Ackroyd 和 Nour，1994；Hassink 等，1996)(参见第 59 章)。有高位缺陷和发育不全的患者(累及盆膈和生殖道，导致直肠阴道或直肠尿道瘘)通常会出现失禁(Templeton 和 O'Neill，1986)，即使已经尝试通过拖出手术重建肛管(Santulli 等，1965；Taylor 等，1973；Nixon，1984)。开始时大部分患者通过结肠造口术来治疗(McGill 等，1978)。后续重建术(通过腹内肛管、骶骨会阴或后矢状入路的肛门直肠成形术)的结果通常较差，不仅是因为括约肌和骨盆底功能障碍，而且也因为结肠无力、直肠排空功能差和团块梗阻。因此，一些患者宁愿接受部位合适的造口，也不愿意接受终生失禁的会阴开口(Cywes 等，1971；Stephens 和 Smith，1971；Pena，1985；Brain 和 Keily，1989；Baxter 等，2006；Norton 等，2005)，虽然顺行结肠灌洗也是一种得到广泛接受的治疗方法(Malone 等，1990；Hughes 和 Williams，1995；Lefevre 等，2006)。

我们参与了许多有高位肛门直肠缺陷的成人的治疗。许多人最终不得不接受结肠造口术，但一些有狭窄的患者接受肛门直肠成形术后状况有所改善。其他人选择肛门直肠重建术，其中需要将直肠降低或提高，同时进行电刺激股薄肌成形术，有些患者还需要增加节制结肠排空的系统(Saunders 等，2004)。

与之相反，低位缺陷的预后要好得多(Iwai 等，1979；Hassink 等，1993)。通常建议肛门阴道或肛门前庭瘘患者接受肛门成形术(Nixon，1984)。但是，某些外科医生主张将远端直肠肛门游离，然后从后方改道通过括约肌，同时修补会阴体(Santulli 等，1965)。Kiesewetter 和 Chang(1977)在儿童中开展了 24 例上述手术，22 例的结果良好。

很少在成人中遇到此类问题，因为大部分缺陷在出生时已经纠治。在伯明翰（Birmingham）见到过18例肛门异位紧位于外阴或阴囊后部的患者。几乎所有人都在幼年接受了纠治性手术，即将肛管重建到外括约肌的前方，结果所有患者均有失禁（Pena，1983）。对于其中11例患者，通过手术改道使肛管通过括约肌，结果9例恢复了大便节制（Keighley，1986）。Katz等（1978）对美国结肠直肠外科医生所诊治的病例进行了一项调查，结果发现了29例此类病例（表17.9）。并非所有人都失禁，但3例有直肠阴道瘘，且严重遗粪是一个明显症状。其中10例患者有肛门开口异位，通过改道手术进行了成功治疗。肛管改道的结果和技术在这一章的后面进行描述。

括约肌创伤

引起括约肌创伤的最常见原因是肛瘘手术和Ⅲ度会阴撕裂；但是也有一些患者因为其他原因而发生括约肌损伤。

偶见骨盆创伤后发生严重括约肌损伤。出现上述损伤的患者通常是发生严重交通意外的年轻男性。他们发生了盆骨骨折，许多人还有尿道创伤迹象。这些患者通常最初时接受即刻结肠造口术。

表17.9 见于29例15～68岁患者的肛门闭锁和开口异位

表现	数量
遗粪	12
失禁	8
异常大便习惯	5
直肠阴道瘘	3
相关观察结果	
直肠阴道瘘	9
其他先天性畸形	4
手术治疗	
无	10
肛管改道	10
肛门成形术	2
修补直肠阴道瘘	4
其他	3

来源自：Katz等（1978）。

Parks收集了一大组有括约肌损伤的患者，大部分人由战争所导致，但也有一些人是由会阴撕裂或先前的手术所引起的（Motson等，1983）。

大部分括约肌损伤患者的静息压和缩榨压都偏低，而且肛直肠环上有一个张口状缺损，这个通过麻醉后检查和肛门超声检查（通常麻醉下进行）可以观察到。根据我们的经验，会阴创伤的患者如果接受即刻结肠造口术治疗的话，有较高比例并不需要修补术，而且造口关闭后具有排便节制能力。另一方面，较大的持续性括约肌缺损的确需要修补。少数患者需要肛门前移皮瓣来闭合与尿道之间的瘘。这一组患者的修补结果通常令人满意，造口可以在2～3个月后关闭（Nikiteas等，1996）。

括约肌创伤也可发生于肛门直肠反复扩张之后。这个可能伴发肛门敏感性丧失和肛管张力降低，进而导致遗粪。进行肛交的同性恋者的肛管压有明显降低（Miles等，1990）。全层直肠脱垂以及将各种物体插入直肠也可发生类似损伤。

正如已经强调过的，许多发生Ⅲ度撕裂的妇女有阴部神经病变迹象及肛门外括约肌缺损（Browning和Motson，1984；Fang等，1984）。

肛门手术后的医源性失禁

先前肛管手术后发生的失禁仍然较常见。虽然产科医生造成的医源性失禁居第一位，但患者和胎儿因素都对分娩损伤产生影响，而外科医生必须为肛门手术后的失禁承担一定程度的责任。很大一部分责任与患者作出的选择相关。我们发现，发生医源性失禁风险最高的两种手术是最大手法肛门扩张术和瘘管切开术。考虑到瘘管手术后存在的排便节制障碍风险，我们认为无人指导情况下绝不能将这些手术委托给初级住院医师，而且应更加广泛地应用泄液线，因为使用泄液线后失禁的发生率较低（Hasegawa和Keighley，1998）。此外，我们目前必须指出的是，事实上绝不应行最大手法扩张术。

某些考虑接受肛门手术的患者术前已经存在一些排便节制障碍，如存在会阴下降、内括约肌无力或阴部神经病变迹象。显而易见，必须记录这些症状和功能异常，而且必须提醒患者术后发生排便节制障碍的风险。

括约肌切开术

目前认为开放式肛门内括约肌切开术可在12%的患者中引起某种程度的失禁（Bennett和

Duthie，1964；Marby 等，1979；Utzig 等，2003），而且根据引述，术后初期的失禁发生率高达 45%（Nyam 和 Pemberton，1999）。幸运的是，上述高发生率在 5 年后会降低至 6%。因此术前必须向患者充分告知存在的风险（Boulos 和 Arauje，1984；Garcia-Aguilar 等，1996）。失禁风险使得保守治疗更有吸引力，尤其是对于急性裂伤而言。如第 9 章中所讨论的，括约肌切开术只能用于保守治疗无效的慢性裂伤。对于已经存在括约肌无力和损伤的慢性裂伤患者而言，应首选某种形式的岛状前移皮瓣。

痔疮切除术

痔疮切除术后可能发生肛门内或外括约肌缺损。通常是由于无意切除了部分内括约肌所导致，在同时进行肛门扩张术的手术中分裂某些患者的内、外括约肌会使得上述情况更严重。虽然根据过去的报告痔疮切除术后失禁的发生率为 6%（Bennett 等，1963），但是最近的数据显示事实上要常见得多。因此 Johannsson 等（2002）发现，接受 Milligan-Morgan 痔疮切除术的 507 例患者中，失禁的发生率为 33%。虽然其中许多患者的问题相对较轻，但是相当比例的患者有明显的括约肌缺损。

多项研究显示痔疮切除术后有明显的生理学损伤（Read 等，1982），虽然较高比例的此类患者术前既已存在会阴下降、阴部神经传导障碍和纤维密度升高迹象（Felt-Bersma 等，1989）。吻合器痔疮切除术远远没有消除肠失禁风险，它导致了许多病例的肛门直肠功能障碍（参见第 8 章）。

肛瘘手术

由于肛瘘而接受手术的患者是发生医源性失禁的最大患者群之一。大部分只有括约肌部分切断，但是沟状残缺会引起遗粪。失禁一直都被视为高位肛瘘手术的风险之一，但是很罕见（Parks 等，1976）。较近期的数据显示问题比之前所了解的更加常见，而且低位瘘管手术后也可能出现，尤其是对于经括约肌型瘘管而言。所有类型瘘管手术后的排便节制障碍发生率一般为 10%～50%，受到调查详细程度的影响（Cavanaugh 等，2002；Joy 和 Williams，2002；Malouf 等，2002；Garcia-Aguilar 等，2000）。虽然通常都说瘘管手术后发生失禁的大部分患者之前就接受过经括约肌型瘘管手术或有围术期脓毒症（Malouf 等，2002），但情况绝非全部如此。类似地，虽然通常报告有轻度遗粪，但是相当比例患者的失禁程度可能很有破坏性，尤其是如果术前已存在括约肌损伤迹象的话（Chang 和 Lin，2003）。测压研究显示，虽然瘘管切开术可能不影响肛管压，但是相当高比例患者持续存在盐水渗漏，即使是在低位经括约肌切断外括约肌之后。这与瘘管切开术一般会造成“锁孔”或沟状缺损相关，其位于肛外缘的放射状沟旁边。

肛门扩张术

肛门扩张术常会造成失禁，尤其是对于接受强力八指扩张术的会阴下降且有低肛管静息压的多产妇（Lord，1968；MacDonald 等，1992；Nielsen 等，1992）。外括约肌和耻骨直肠肌强力扩张术会导致肛管压明显且持久下降（Hancock 和 Smith，1975；Marby 等，1979；Snooks 等，1984c）。如果患者术前既已存在盆底无力、会阴下降或阴部神经病变，或者如果重复行肛门扩张术（尤其是如果无肛管病变）的话，有相当高的风险会发生失禁（Matheson 和 Keighley，1981；Henry，1983；Keighley，1987a；MacDonald 等，1992）。肛管超声检查显示肛门扩张术会导致严重的肛门内括约肌损伤（Speakman 等，1991）。

MacIntyre 和 Balfour（1977）的报告指出，接受肛门扩张术的 55 例患者中 10 例在术后 1 周内有失禁；有 4 例患者的失禁持续存在。采用 Lord（1975）提出的技术进行强力扩张术后，高达 20% 的患者会出现长期失禁（MacIntyre 和 Balfour，1977）。Snooks 等（1984c）对肛门扩张术后发生失禁的 10 例患者进行了研究。7 例患者患有痔疮，2 例患有裂伤，1 例在先前的痔疮切除术后发生了肛门裂牵拉。其中某些患者接受过重复扩张术，而且因肛门疼痛而接受肛门扩张术的 2 例患者的肛门病理学证据受到了质疑。8 例患者出现了肛管静息压偏低（低于 40cmH_2O），3 例患者出现了缩榨压偏低，4 例患者的外括约肌纤维密度正常。目前许多外科医生认为绝不应对裂伤或痔疮行肛门扩张术，而其他一些医生认为其仍具有治疗作用（Thomson 等，1998）。我们认为绝不应将其用于经产妇，尤其是如果她们有肛管松弛、阴部神经传导时间延长和会阴异常下降的情况，我们目前已经不再因任何治疗性原因而行该手术。

裂伤切除术

遗粪被公认为是后方括约肌切开术或肛门裂切除术的并发症。原因是切除有裂伤的肛门内括约肌的后方之后造成了沟状（锁孔）残缺。

产科损伤

产后大便失禁患者是转诊来接受检查和治疗的最常见患者群之一。失禁似乎与分娩损伤直接相关，因为研究显示如果怀孕本身对于括约肌形态和功能有影响的话也极小（Sultan 等，1993d）。通常母亲为初孕妇（Damon 等，2005），曾有过经阴道分娩困难、长时间处于第二产程、头盆不称、产钳分娩或会阴撕裂病史（MacArthur 等，1991；Norderval 等，2000；Thazouni 等，2005）。只有约1/3的患者有超声证据显示括约肌完全或部分分裂。其余患者有肛管静息压和缩榨压偏低、肛门感觉障碍、直肠肛门抑制反射异常、会阴过度下降和阴部神经病变。

病因学

Read 等（1984）对一组 34 名失禁妇女进行了检查，结果发现 16 名妇女曾有过滞产，15 名妇女曾发生过会阴撕裂。其中许多患者只有液体状大便失禁，且有较高的潜在肠易激综合征发病率（表 17.10）。因此，括约肌结构缺损通常与结肠动力障碍并存。

肛门测压法、肛门感觉、阴部神经潜伏期和会阴下降

目前出现了一系列关注分娩前后肛管压、会阴下降和阴部神经终末运动潜伏期变化情况的重要研究。对经阴道分娩和剖宫产进行了比较，同时还评估了产次、分娩持续时间和产钳分娩对这些参数产生的影响（Snooks 等，1984d，1985b，1986；MacArthur 等，2001）。

这些研究显示经阴道分娩妇女的肛管静息压和缩榨压即刻下降。首次分娩可引起静息压永久性下降，而剖宫产可避免这一情况（Wynne 等，1996）。与对照组相比，经阴道分娩后的患者还存在会阴下降加重和阴部神经终末运动潜伏期延长（表 17.11）。对分娩后 48～72 小时与分娩后 2 个月之间的变化所进行的比较中，经阴道分娩妇女的会阴下降持续存在，不论是否接受了产钳分娩（图 17.10）。虽然大部分患者的阴部神经潜伏期在经阴道分娩后 2 个月时已恢复，但接受产钳分娩的多次妊娠患者存在持久性传导障碍（表 17.12；图 17.11）。平均纤维密度在经阴道分娩后 2 个月时仍然异常（图 17.12）。

表 17.10　34 名大便失禁妇女的观察结果

观察结果	数量
经阴道分娩	28
16 例滞产	
15 例会阴撕裂	
液体和固体状大便失禁	15
10 例每天至少一次遗粪	
单纯液体状大便失禁	19
7 例每天至少一次遗粪	
腹泻	22
肠易激综合征	13
憩室病	4

来源自：Read 等（1984）。

表 17.11　分娩后 48～72 小时的结果

	PNTML（ms）	会阴下降		肛门直肠压	
		静息（cmH_2O）	用力（cm）	静息（cmH_2O）	缩榨（cmH_2O）
经阴道分娩	2.21	+0.44	−1.02	63.5	57.9
剖宫产	1.98	+1.12	+0.48	74.0	73.0
对照	1.94	+1.66	+0.79	71.6	104.7

PNTML，阴部神经终末运动潜伏期。

来源自：Snooks 等（1984d）。

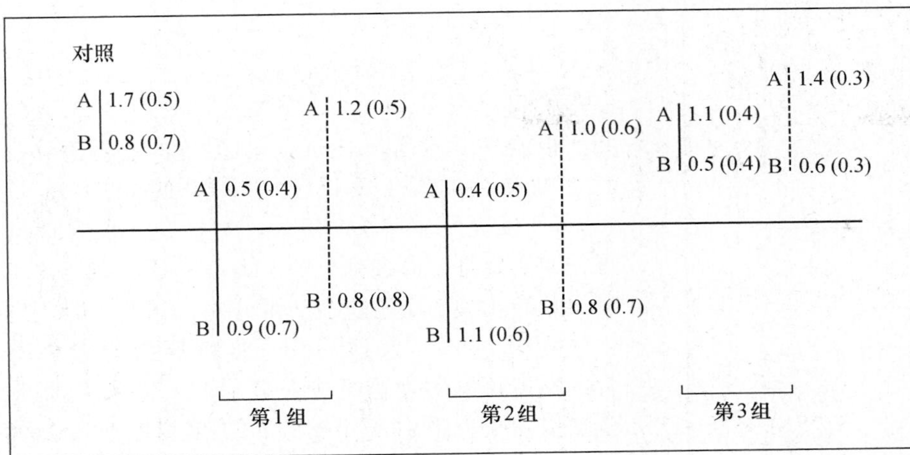

图 17.10　会阴与坐骨结节平面之间的相对位置。A，静息时的结果；B，用力时的数值。左侧是对照。第 1 组为经阴道分娩患者。实线表示分娩后 48～72 小时的会阴下降情况；虚线表示分娩后 2 个月的结果。第 2 组为接受产钳分娩的患者。第 3 组为接受剖宫产的患者。

表 17.12　阴部神经终末运动潜伏期（MS）的变化情况

	48～72 小时	2 个月
经阴道分娩		
初产妇	2.06	1.96
经产妇	2.24[a]	1.95
产钳分娩		
初产妇	2.27[a]	1.96
经产妇	2.37[a]	2.30[a]
剖宫产		
初产妇	2.08	1.97
经产妇	1.83	1.89

[a]与对照组显著不同。

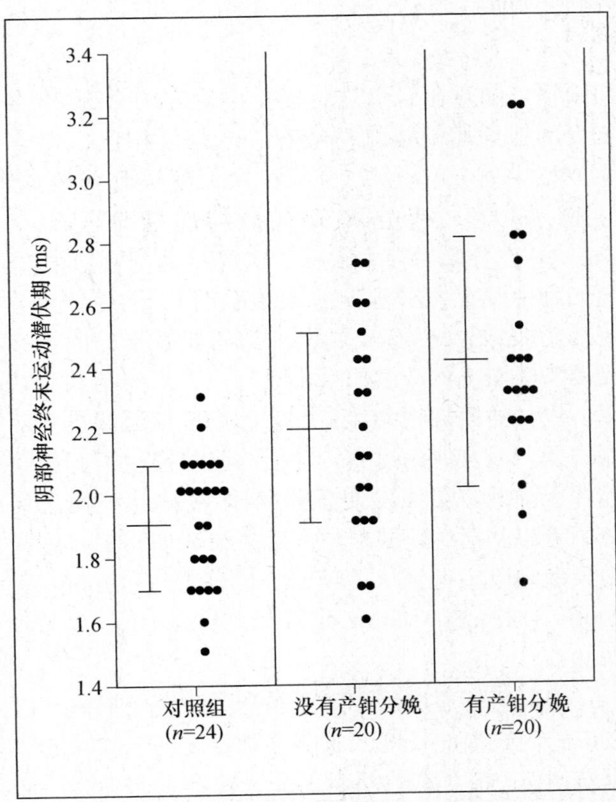

图 17.11　与对照组相比，多产妇女（有或没有产钳分娩）在分娩后 48～72h 的阴部神经终末运动潜伏期。

我们认为大部分女性患者出现自发性大便失禁的原因都来自产科（Parks 等，1977；Kiff 和 Swash，1984a，b；Snooks 等，1985c；Beevors 等，1991）。多产患者肛管感觉障碍（尤其是滞产和产钳分娩后）为经阴道分娩后产科损伤影响阴部神经提供了进一步证据（Cornes 等，1991）。此外，会阴下降程度和肛门黏膜电感知能力之间存在相关性（Gee 等，1995）。与失禁特别相关的因素包括产次（大部分损伤通常发生于首次分娩）、婴儿出生体重、第二产程持续时间、产钳分娩和Ⅲ度撕裂。目前由直接证据显示，经阴道分娩导致的阴部神经病变会持续存在，且可能随时间推移而加重（Snooks 等，1990）。产科损伤后，会阴下降明确随时间推移而进展，且与阴部神经病变加重相关。多次经阴道分娩也可提高尿失禁和大便失禁风险，即使是没有括约肌撕裂的情况下（Ryhammer 等，1995；Fynes 等，1999）。

肛门括约肌形态学

Sultan 等（1993a）采用肛管超声检查和功能检测对连续的 202 名妇女进行了分娩前、后研究。79 名初产妇中有 10 名（13%）在分娩后 6 周存在失禁，腔内超声检查显示 28 名（35%）存在括约

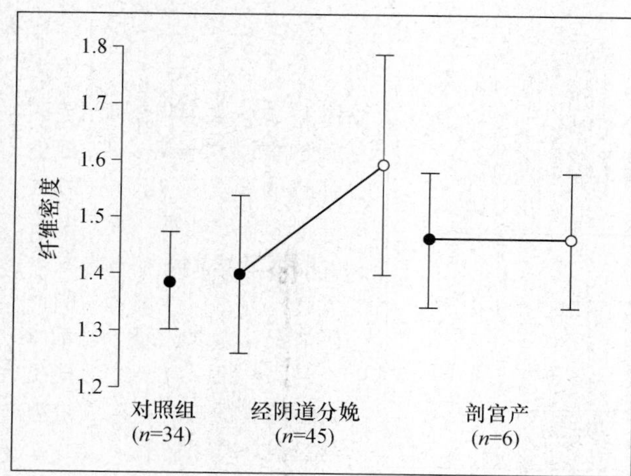

图 17.12 经阴道分娩或剖宫产前（●）后（○）的外括约肌纤维密度。

肌缺损，同意在 6 个月后接受再研究的全部 22 名妇女的括约肌缺损均持续存在。与之相比，48 名多产妇中有 11 名（23%）存在大便失禁或便急：19 例（40%）在分娩前有括约肌缺损，21 例（44%）在分娩后存在缺损。选择接受剖宫产的 23 名妇女中没有人出现新的括约肌缺损。接受产钳分娩的 10 名妇女中有 8 名出现括约肌缺损，但是接受胎头吸引术的 5 名妇女中没有一人出现括约肌缺损。内括约肌缺损会伴发肛管静息压偏低和排气控制力差，以及偶尔遗粪，外括约肌缺损会引起肛管缩榨压降低，会伴发便急和固体/液体状大便排便节制障碍。括约肌缺损与产后失禁密切相关。这些结果发表以来得到了多项研究的证实（Damon 等，2000；Belmonte-Montes 等，2001；de Leeuw 等，2002）。

必须努力通过超声鉴别非全层和全层损伤，以及肛管内缺损的长度。非全层缺损仅见于肛管的一个横切面，它们较常见且并非一定会引起失禁，而全层缺损发生于整个肛管且一定有症状（Tjandra 等，1993；Falk 等，1994；Sultan 等，1994c），可以通过阴道腔内超声检查看到（Sultan 等，1994c）。Sorensen 等（1993）的报告指出，发生产后肛门括约肌破裂的 38 名妇女中，19 名是完全损伤（其中 9 名失禁）、14 名是部分损失（其中 4 名失禁），5 名是表面损伤（其中 1 名失禁）。Perry 等（1990）采用八通道测压法研究了肛门向量情况，结果发现接受会阴切开术的妇女中一半以上的向量对称性指数异常，提示经阴道分娩后许多患者存在潜伏的亚临床（隐性）括约肌损伤（Sultan 等，1998）。

三度撕裂

根据 Sultan 等（1994a）的报告，经阴道分娩后Ⅲ度撕裂的发生率低于 0.5%。MacArthur 等（1997）发现发生率为 0.4%，并且令人惊讶地发现并非所有Ⅲ度撕裂都导致了大便失禁。与括约肌完全断裂相关的因素包括产钳分娩、初产、婴儿出生体重超过 4kg 及枕后位。Ⅲ度撕裂患者中有 47%发生肠失禁，超声检查显示 85%有括约肌完全缺损。胎头吸引术伴发的Ⅲ度撕裂比产钳分娩少。会阴切开术不能起到保护作用，一期修补适用于所有妇女（英国皇家妇产科学院的指南，2001 年第 29 页）。Walsh 等（1996）报告了类似的发生率（0.56%），并且也确认了产下高出生体重婴儿的初产妇面临的风险，以及产钳分娩后的风险。形成鲜明对比的是，Henriksen 等（1994）报告的Ⅲ度撕裂发生率为 1%。

不同于括约肌部分缺损，Ⅲ度撕裂相对较罕见，但治疗效果较差。如果实施更严格的经阴道分娩选择标准的话，许多Ⅲ度撕裂是可以避免的。除非由高级产科医生仔细检查会阴，否则可能漏诊（Keighley 等，2000；Groom 和 Patterson-Brown，2000）。应在设施完善的手术室内，由经过Ⅲ度撕裂修补术全面培训的产科医生完成一期修补，应预防性使用抗生素和轻泻药（防止粪便阻塞），并且定期检查会阴。可能的情况下应采用重叠技术修补括约肌损伤，前者目前看来似乎优于返折括约肌的游离端（Fitzpatrick 等，2000；Sultan 等，1999；Norderval 等，2005；Tjandra 等，2003）。如果缺损延伸到括约肌上方的话，必须找到损伤的最高点，以避免发生直肠阴道瘘。保护性造口对于即时修补而言事实上从不适用，即使是分娩后Ⅳ度撕裂。只有漏诊的Ⅲ度或Ⅳ度撕裂并发直肠阴道瘘或重度脓毒症时才需要造口。必须避免产后粪便阻塞，并且进行全面随访。

Sorensen 等（1993）发现胎头吸引术不能避免Ⅲ度撕裂，建议初产妇在胎头围较大及第二产程较长时接受剖宫产。

后期治疗合并直肠或肛门阴道瘘的Ⅲ度撕裂时，一定要谨记大部分妇女同时存在括约肌缺损和瘘，只有联合括约肌修补术的情况下进行修补后才能恢复排便节制（前移皮瓣或黏膜重建）（Khanduja 等，1994；Londono-Schimmer 等，1994；Engel 等，

1994；Watson 和 Phillips，1995；Mazier 等，1995）。

发病率

对经阴道分娩的 25 000 名妇女所进行的一项调查显示，只有 1 040 名（5%）接受了会阴切开术或发生了Ⅲ度撕裂。其中 41 名发生了大便失禁，31 名发生了直肠阴道瘘（Venkatesh 等，1989）。产科医生报告的部分括约肌缺损发生率为 2.2%，Ⅲ度撕裂发生率为 1%，似乎存在严重低估现象（Henriksen 等，1994）。经阴道分娩妇女中大便失禁的真实发生率的相关记录较少（Jacobs 等，1990）。Sleep 和 Grant（1987）所进行的一项盆底训练试验的结果显示，在分娩后 3 个月时，1 609 名妇女中有 3%“偶有遗粪”。Sultan 等（1993a）发现，经阴道分娩后 6 个月时，127 名妇女中 10% 有排气失禁或大便失禁。

MacArthur 等（1997）研究分娩后肠失禁的发生率时，他们访问了 906 名妇女，这些妇女填写了问卷（760 名妇女有症状，146 名无症状）。共有 55 名（6.1%）妇女报告了被动性失禁或便急，其中 36 名（4%）在分娩前从未发生过失禁（表 17.13）。大部分人在分娩后 2 周内出现失禁，10 个月后再进行访问时有 22 人（61%）的失禁持续存在。只有 5 名（14%）妇女因失禁而就诊；11 人认为问题会缓解，5 人感到太尴尬，8 人认为问题没有严重到需要麻烦医生的程度，5 人认为生孩子就会这样。2 人认为反正医生也是束手无策！这些作者还检查了产科风险因素（表 17.14）。只存在两项显著因素：产钳分娩和胎头吸引术。

表 17.13 分娩后的肠失禁（n=906）

访问时报告肠失禁	55（6.1%）
第一次出现肠失禁	36（4.0%）
被动性失禁	7
便急，且常伴有被动性失禁	32
遗粪，且常伴有被动性失禁	13
先前已有失禁	19（2.1%）
先前产科损伤	7
炎性肠病	3
肠易激综合征	7
其他	2

来源自：MacArthur 等（1997）。

表 17.14 对于分娩后新出现的失禁具有显著意义的产科因素

	36 例新出现失禁的患者中	847 例从未失禁的患者中
产钳分娩	8（22.2%）	102（12.0%）
胎头吸引术	4（11.1%）	14（1.6%）

接受择期剖宫产的 63 例患者中没有人出现失禁

其他非显著因素包括：

1. 紧急剖宫产
2. 产次
3. 产妇年龄
4. 引产方法
5. 会阴切开术
6. Ⅰ度或Ⅱ度撕裂
7. 分娩持续时间
8. 胎先露
9. 出生体重
10. 头围
11. 孕期
12. 硬膜外麻醉

来源自：MacArthur 等（1997）。

预防

许多人认为早期行会阴切开术可降低Ⅲ度撕裂的发生率，并且可能降低盆底和括约肌损伤的发生率（Donald，1979；House，1981；Kitzinger 和 Walters，1981；Flood，1982；Zander，1982）。一项比较试验中将患者随机分组到对会阴切开术进行限制或宽松规定的两组，结果两组中分别有10%和51%的患者接受了会阴切开术（Sleep 等，1984；Henricksen 等，1992）。这项研究中没有证据显示失禁或Ⅲ度撕裂的发生率受到更加宽松规定的影响。一项随机试验还比较了取蹲位或半卧位的经阴道分娩（Gardosi 等，1989；Gupta & Nikoderm，2001）。取蹲位时产钳分娩减半，且第二产程持续时间只有 31 分钟，与之相比半卧位为 45 分钟，但是前者阴唇撕裂的发生率较高。大部分产科医生似乎反对经阴道分娩时取蹲位。考虑到围绕产科引发大便失禁的诉讼比例不断升高，英国的剖宫产比例可能因此而升高，就像北美的情况一样。

Corman（1985a）根据其从因Ⅲ度撕裂而需要括约肌重建的 28 名妇女中所获得的经验提出了下列看法，某些妇女有先天性肛门异位，位于括约肌环前方 1～2cm，此外其中某些妇女还有肛门阴道或直肠阴道瘘。他确信这些并非后天性缺损，因为存在会阴体完全缺陷，他认为应该在分娩前确定这些病例并且建议其进行剖宫产。许多人认为现在必须告知妇女分娩后出现括约肌损伤和肠失禁的风险。应该告知她们首次经阴道分娩后有 30%将出现可观察到的括约肌缺损，而剖宫产可以避免这一情况。但是，也应告知她们择期剖宫产存在一定的母体和胎儿发病率及死亡率。应该告知她们首次分娩后 6 周内肠失禁的风险大约为 13%，而且其中50%将持续失禁至少 2 年（MacArthur 等，2001）。她们应该从出现这些烦人事件的妇女处了解这一疾病的严重程度，以及对外形、性关系和自尊产生的影响（Anonymous，1994）。然后应该告知她们剖宫产存在的风险，这样她们就可以在进行过咨询之后选择一种分娩方法（Swash，1993；MacArthur 等，1993；Sultan 等，1993a，b；Bick，1994；Kamm，1994）。女性产科医生目前正在传播以下观点，即产妇可以为了避免产科损伤而自由选择剖宫产（Amu 等，1998；Paterson-Brown，1998；The Times，1998）。

最重要的预防方法可能是分娩后立即正确鉴定会阴撕裂程度，并且由有资质的人员即时修补损伤。在上述情况下，肠失禁的发生率只有 20%～30%，而且大部分妇女的症状轻微（Thackar & Sultan，2001；Shatari 等，2004；Mackenzie 等，2004；Goffaig 等，1988；Hayes 等，2007）。

自发性盆底神经病变（神经性大便失禁）

有许多患者很难确定大便失禁的准确病因。大部分患者是妇女，且大多数为多产妇。许多患者有过滞产、经阴道分娩困难及会阴撕裂病史。患者还经常会提供排便困难（尤其是排空困难）病史；因此导致了排便用力。通过检查通常无法确定其他的患病因素，例如粪便阻塞、直肠脱垂、括约肌环缺陷、肉眼可见的神经学损伤、肛门先天性畸形或沟状残缺。在上述情况下可能很难确定病因源于产科；因此我们愿意承认这一困难并将其称为自发性或神经源性大便失禁。通过这种方法，我们全面承认对于其中某些患者而言，病因是产科损伤与其他因素联合作用的结果（Thorpe 等，1995；Ho 和 Goh，1995）。

病因学

以前大部分临床医生都推测引起自发性失禁的主要原因是影响盆底肌（尤其是耻骨直肠肌）的神经病变。证据主要来自于肌肉损伤的组织学特征以及尝试对耻骨直肠肌进行神经再支配的结果，它们来自于肛门后方修补术期间所取的活检（Parks 等，1977；Beersiek 等，1979；Parks 和 Swash，1979；Neill 等，1981）。有人提出发生于耻骨直肠肌的神经病变过程所带来的冲击导致了肛门直肠角缺陷，而后者被认为对于维持翻板阀或翼形阀很重要（图 17.13）。目前有相当多的证据显示，对于自发性大便失禁而言，肛门外括约肌与耻骨直肠肌吊带同样重要（Kiff 和 Swash，1984b；Snooks 等，1985b），而且发生阴部神经病变时外括约肌和肛门移行区的去神经支配可并发会阴下降（Vernava 等，1993；Gee 等，1995；Infantino 等，1995）。

翻板阀或翼形阀理论

有一种假设认为腹内压升高时直肠前壁黏膜会将肛管上部关闭。认为直肠前壁与耻骨直肠肌后吊带接触后构成了一个阀门，该机制明显依赖于肛直肠锐角的维持（Parks 等，1962，1966；Parks，

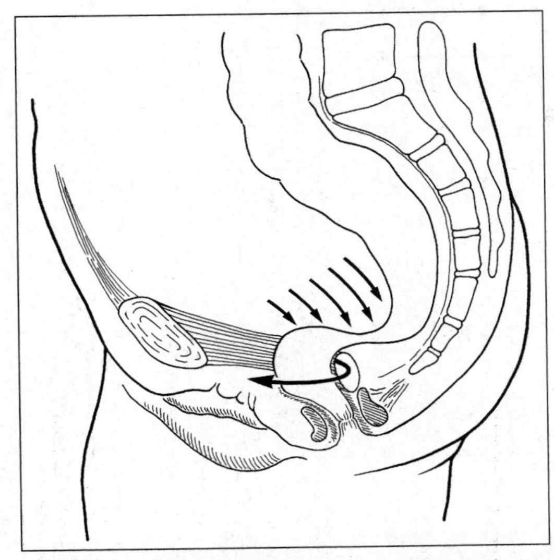

图 17.13 肛门直肠角的翻板阀机制。腹内压（小箭头）使阀门关闭，对抗耻骨直肠肌（大箭头）的拉力。

1975），而肛直肠锐角是通过耻骨直肠肌的紧张性活动维持的（Phillips 和 Edwards，1965；Tagart，1966；Kerremans，1969；Duthie，1971）。

翼形阀理论（Phillips 和 Edwards，1965）是基于相当原始的放射学技术，该理论提出，由于施加于盆膈之上的腹内压，肛门直肠角保持关闭状态。测压证据支持这一理论，即肛管的后方和近侧压力较高（Collins 等，1967）。同时测量肛门直肠压力以及外括约肌和耻骨直肠肌电活动的视频直肠排粪造影（Read 等，1983b；Bartolo 等，1986a），显示直肠前壁始终与耻骨直肠肌吊带分离，即使是咽鼓管捏鼻鼓气法过程中。咽鼓管捏鼻鼓气时会伴有直肠和肛管压明显升高，但耻骨直肠肌和外括约肌活动水平升高总是维持肛管压，而后者比直肠压高。在这些事件发生过程中，没有造影剂从直肠漏出，虽然肛直肠连接处从未真正关闭。因此，肛门外括约肌（Bartolo 等，1983c，d；Snooks 等，1985b）和耻骨直肠肌（Kerremans，1969；Varma 和 Stephens，1972）的活动似乎维持了排便节制。

肛门直肠角本身似乎并不重要，因为肛门后方修补术之后并无改善，即使是获得排便节制能力的患者（Bartolo 等，1983c；Yoshioka 等，1988）。咳嗽和腹内压升高期间的排便节制基本上是因为外括约肌的关闭活动。如果真存在翻板阀的话，该机制将导致大便梗阻，因为直肠前壁将被推入肛管上部（Bartolo 等，1985，1986b；Bartolo 和 Roe，1986）。有人提出耻骨直肠肌像括约肌一样发挥作用，而不是像翻板阀一样发挥作用。静息期间肛管保持关闭状态，通过肛垫和内括约肌维持排便节制，而肛门外括约肌和耻骨直肠肌的紧张性增强了这一作用（Gowers，1877；Bennett 和 Duthie，1964；Duthie 和 Watts，1965；Thomson，1975；Read 等，1984；Gibbons 等，1986a）。

去神经肌肉

有组织化学证据显示去神经支配和尝试对肛门外括约肌（及程度较低的耻骨直肠肌）进行神经再支配可导致神经损伤。这一过程中肛提肌也会受到严重影响（Parks 等，1977；Beersiek 等，1979；Parks 和 Swash，1979；Neill 等，1981）。

和所有横纹肌相同，所涉及肌肉分为 1 型和 2 型纤维。肛门外括约肌和耻骨直肠肌主要表现为 1 型纤维。这是具有紧张性位置功能的肌肉的典型特征（Johnson 等，1973）。虽然 1 型纤维占主要地位的情况可发生于神经肌肉疾病（Duibowitz 和 Brooke，1973），但是没有证据显示自发性大便失禁患者有上述状况。1 型纤维依赖于氧化代谢途径，而且具有持久性收缩能力（Burke 等，1971）。外括约肌和耻骨直肠肌都处于连续性部分活动状态，即使是睡眠期间（Floyd 和 Wells，1953；Porter，1962）。

对失禁患者和正常受试者的肛门外括约肌、耻骨直肠肌及肛提肌的组织学变化情况进行了详细比较。组织测量学分析的结果在表 17.15 中给出。主要的定量改变是控制排便节制的肌肉内的 1 型纤维有所增加，且耻骨直肠肌存在肌纤维肥大（Edgerton，1970，Schwartz 等，1976；Swash 和 Schwartz，1977）。

活检结果可能显示少量散布的横纹肌纤维嵌入纤维组织和脂肪内（图 17.14），且观察到纤维类型聚合，即 1 型和 2 型纤维发生重整，由单一轴突进行神经支配（图 17.15）。在大约 30%的耻骨直肠肌活检中观察到不含有 Z 带物质的分散的杆状小体（Engel，1971；Swash 和 Schwartz，1984）。

神经支配

自发性失禁时会发生影响肛门外括约肌与耻骨直肠肌的神经病变，纤维类型聚合和纤维密度增加证明了这一点（Parks 等，1977；Beersiek 等，1979；Neill 和 Swash，1980；Neill 等，1981）。目前提出了两种关于这一神经损伤的理论。第一种是

表 17.15 大便失禁患者盆底肌的组织测量学异常

肌肉	纤维类型	直径增加（%）	I 型纤维占主要地位（%）	
			对照组	失禁
外括约肌	1 型	36	78	85
	2 型	54		
耻骨直肠肌	1 型	132	75	82
	2 型	135		
肛提肌	1 型	21	69	68
	2 型	61		

来源自：Henry 和 Swash（1985）。

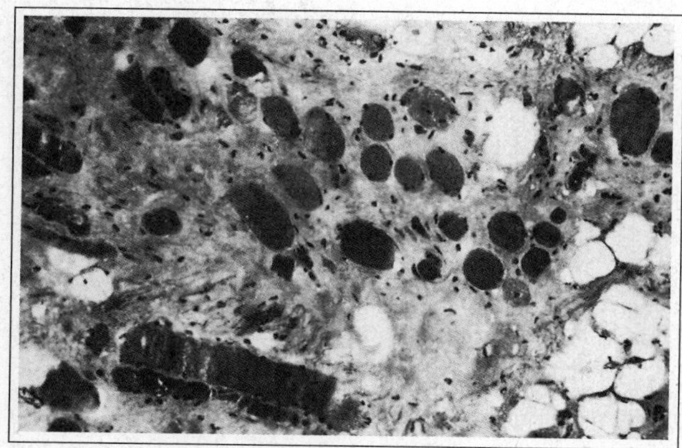

图 17.14 自发性神经性大便失禁患者的肛门外括约肌。可观察到明显的纤维化和脂肪替代，且少数剩余的肌纤维有肥大。来源自：Henry 和 Swash（1992）。

经阴道分娩过程中胎头可能对骶神经产生了创伤，并且对骨盆底和耻骨直肠肌产生了直接创伤（Snooks 等，1984d）。第二种是会阴下降后继发了外括约肌退行性变，进而对阴部神经造成了牵拉性损伤（Parks 等，1977；Henry 等，1982）。第二种机制解释了见于大便失禁和尿失禁妇女的尿道周横纹括约肌的功能障碍（Snooks 和 Swash，1984a，b；Snooks 等，1984a）。发生马尾病变时也可能发生中枢性的肛门外括约肌损伤。可能无法完全区分这些病因，因为产科损伤可能引起盆底无力，进而导致会阴下降，然后再引起外括约肌去神经（Snooks 等，1985a，c）。这个可以解释见于自发性大便失禁患者的纤维密度降低（发生于耻骨直肠肌和肛门外括约肌）以及阴部和会阴神经终末运动潜伏期延长（Swash，1982a，b；Kiff 和 Swash，1984a，b；Snooks 等，1985a，c）。

目前已经有相当多的证据显示快速传导轴突缺

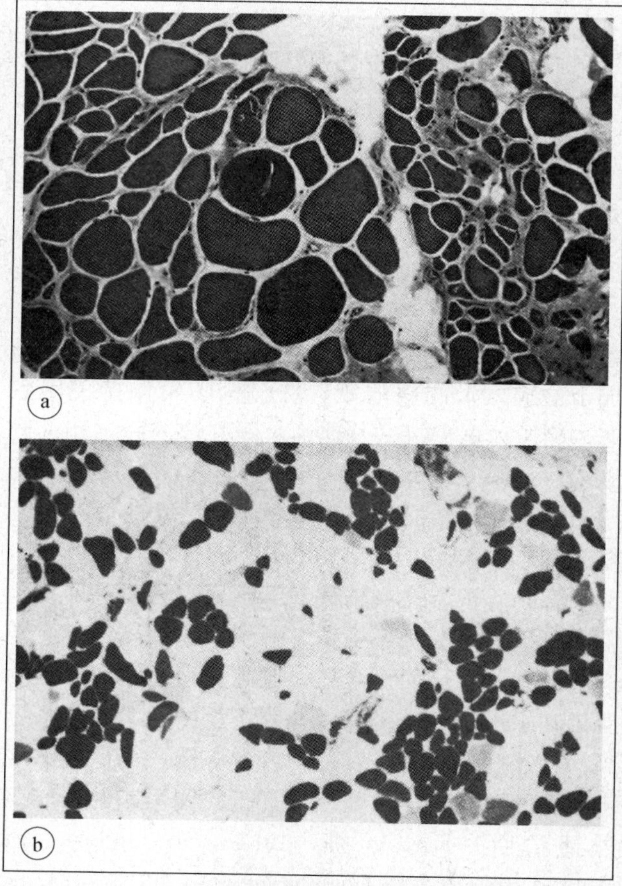

图 17.15 神经性大便失禁患者的纤维类型。（a）失禁患者的肛门外括约肌活检。深色的 1 型纤维聚合，提示发生了去神经支配，之后又发生了神经再支配。（b）对照组活检。观察到较小的深色 1 型纤维与浅色的 2 型纤维相混合，呈镶嵌分布。来源自：Henry 和 Swash（1992）。

失的某些自发性大便失禁患者存在阴部神经终末部分传导障碍（Swash 和 Schwartz，1981），原因是阴部神经发生了牵拉性损伤（Jones 等，1987；Ho

和 Goh，1995）。用力时会阴异常下降通常在 2～3cm（Oettle 等，1985；Ambrose 和 Keighley，1986；Bartolo 等，1986c；Snooks 等，1986；Jones 等，1987，Jorge 等，1993）。成人会阴神经终末部分的长度约为 9cm。因此通常对神经施加了 20%～30%的张力。因为神经受到低至 12%的牵张时已经会产生不可逆的损伤，因此牵张可能是自发性失禁患者出现终末运动传导障碍的机制（Sunderland，1978）。

Kiff 和 Swash（1984a，b）所进行的研究显示阴部神经终末运动潜伏期延长伴有外括约肌平均纤维密度升高，这会伴有显著偏低的肛管静息压和缩榨压（表 17.16）。Snooks 等（1985b）所进行的研究显示外括约肌和耻骨直肠肌的纤维密度均有所升高。他们所进行的研究还显示，在 L1 水平进行经皮脊髓刺激后，向外括约肌和耻骨直肠肌均存在传导障碍。阴部神经病变的最终结果是短肛管、低肛管压、神经传导延缓、纤维密度升高和肛门感觉缺失（Rogers 等，1988a）（表 17.17）。此外，长期研究显示，阴部神经病变可随时间推移而进展（Hill 等，1994b）。

此外还参考研究了某些自发性失禁患者出现的

表 17.16　自发性大便失禁时的异常

	失禁	对照组
高压带长度（cm）	2.7	4.0
最大肛管静息压（cmH_2O）	39	80
最大缩榨压（cmH_2O）	48	120
平均综合肌电图活性（μV/s）		
耻骨直肠肌（mm）	28	71
外括约肌（mm）	31	67
平均纤维密度：外括约肌	1.8	1.5
PNTML：右侧（ms）	3.2	2.0
左侧（ms）	3.0	1.9

PNTML，会阴部神经末梢运动潜伏期。

来源自：Kiff 和 Swash（1984b）。

表 17.17　见于大便失禁的综合感觉与运动缺陷（仅列出中值）

		大便失禁（$n=11$）	对照组（$n=9$）
肛管长度（cm）		3	4
缩榨压（cmH_2O）		60	150
静息压（cmH_2O）		40	100
右侧 PNTML（ms）		2.4	2.0
纤维密度		1.73	1.38
黏膜电感知能力：	上部（mA）	18.4	5.3
	中部（mA）	10.1	3.7
	下部（mA）	8.9	4.4
直肠感觉阈值（ml）		95	80
便急容量（ml）		125	125
最大耐受容量（ml）		150	150

PNTML，会阴部神经末梢运动潜伏期。

来源自：Rogers 等（1988a）。

近端运动缺陷。Snooks 等（1985c）所进行的研究显示，在两个部位（L1 和 L4）进行经皮刺激之后，23%失禁患者的脊髓或马尾内有传导延缓（图 17.16）。他们的研究还显示，阴部神经终末部分潜伏期和到肛门外括约肌的脊髓潜伏期密切相关（图 17.17）。

我们和其他人都认为自发性大便失禁的发生是多因素的（Swash 等，1985）。许多患者有影响耻骨直肠肌和外括约肌的神经病变，但通常肛提肌、尿道周围横纹括约肌和肛门内括约肌也受到影响。其中一些患者在马尾内及阴部神经终末支内有传导延缓。近端部分的原因可能是椎管狭窄、椎关节强硬或椎间盘病变（Snooks 等，1985c），它们引起了神经根缺损。

神经系统疾病

除了盆底神经病变之外，大部分结直肠外科医生都不太可能遇到太多神经原因导致失禁的患者。尽管如此，了解可能引起失禁的中枢和周围神经系统病变还是很重要，因为一些患者愿意接受手术治疗，而且所有患者都可从医生的建议中获益，特别是在实现直肠排空方面。

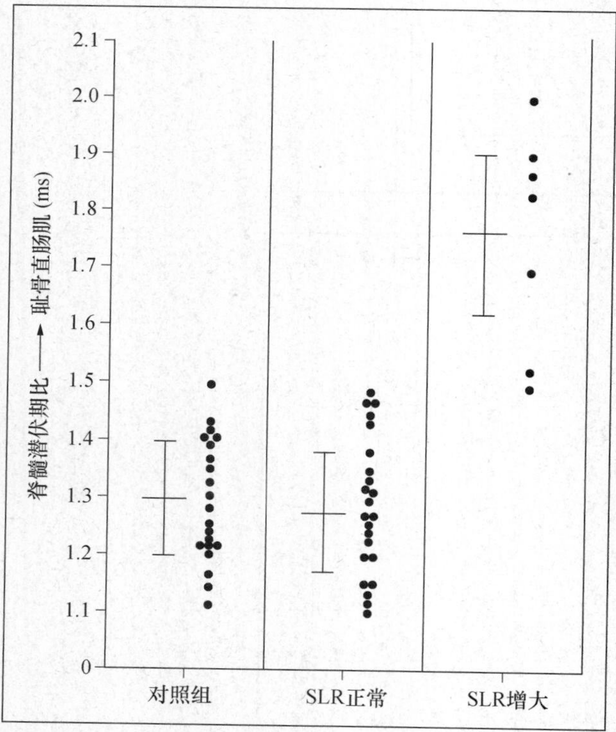

图 17.16 对照组受试者和自发性肛门直肠失禁患者耻骨直肠肌的脊髓潜伏期比（SLR）的分布情况。中间给出的是脊髓潜伏期比正常组；右侧给出的是脊髓潜伏期比增大组。

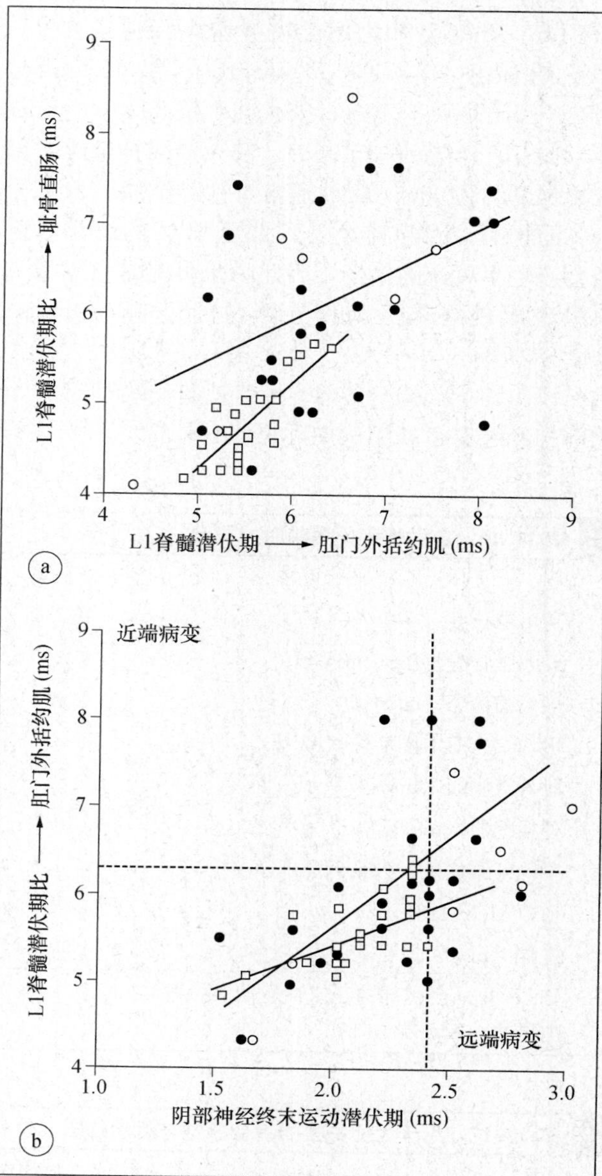

图 17.17 大便失禁患者的运动潜伏期。

（**a**）与大便失禁患者［●，SLR 正常（r＝0.46，$P<0.05$）；○，SLR 增大］相比，对照组受试者（□；r＝0.82，$P<0.001$）到耻骨直肠肌和肛门外括约肌的脊髓潜伏期之间的关联。（**b**）到肛门外括约肌的脊髓潜伏期和阴部神经终末运动潜伏期之间的关联。对照组受试者用方框表示（r=0.6，$P<0.001$）；自发性大便失禁患者用圆圈表示［●，SLR 正常（r=0.46，$P<0.001$），○，SLR 增大］。

发生上运动神经元病变的患者一般可很好地处理排便问题。他们的臀部没有感觉，但是很好地维持了肛管张力（Frenckner，1975；Tjandra 等，2000）。这些患者可通过重复灌肠来排便，他们面临的主要问题是排便不尽和结肠无力带来的便秘，而不是失禁。

对于发生累及骶部输出的下运动神经元病变的患者而言，大便失禁是一个严重得多的问题（MacDonagh 等，1992）。常见原因包括脑脊膜膨出、手术治疗畸胎瘤、脊索瘤、马尾受压、蛛网膜炎以及骶骨或骶输出部肿瘤（Schier 等，1986）。发生急性马尾受压时，会出现肛管张力缺失，因为肛门内、外括约肌麻痹，此外对遗粪没有知觉，因为整个会阴感觉缺失（Ahn 等，2000）。发生急性中央型椎间盘脱出的患者通常会出现膀胱膨胀、肛门张开、臀部感觉缺失和肛门反射消失。如果希望逆转上述变化的话，需要在 12～24 小时内对这些患者进行紧急脊髓减压。

有多种周围神经病变可伴发大便失禁，例如糖尿病、有肿瘤占位骶孔的多发性神经纤维瘤病以及多发性硬化（Waldron 等，1993）。

失禁的糖尿病患者的状况比较有趣：大部分患者有腹泻、对直肠扩张的感官知觉缺失且通常只有液体状大便失禁。Schiller 等（1982）报告的所有患者都有自主神经病变，证据是有过尿失禁、出汗紊乱、阳痿和直立性低血压病史。超过一半有周围神经病变，1/3 有脂肪泻。研究发现失禁的糖尿病患者的肛管静息压偏低，但缩榨压正常。这些患者无法在直肠内存留大量液体，存在“固体球”（solid spheres）失禁。这些患者似乎通常有内括约肌异常（Phillips 和 Edwards，1965）。

发生于糖尿病患者的失禁常伴有便急和腹泻，原因是存在影响整个胃肠道的自主神经病变（Wald，1985）。大部分糖尿病患者的大便失禁似乎都是间断性的，并且伴有各种生理学异常（Rogers 等，1988b）。Wald 和 Turuguntthla（1984）发现失禁的糖尿病患者存在直肠感觉阈值受损，Erckenbrecht 等（1984）观察到糖尿病患者的外括约肌对直肠扩张所产生的反应有延缓。上述两种异常均可通过生物反馈法来改善（Wald，1981）。Schiller 等（1982）发现直肠肛门抑制反射发生改变的糖尿病患者的静息压较低。Rogers 等（1988b）和 Pintor 等（1994）均观察到了感觉、肛管静息压、纤维密度和阴部神经终末运动潜伏期障碍。Epanomeritakis 等（1999）发现失禁随时间推移而加重，且微血管病是一项附加因素。

粪便阻塞

病因学和发病率

作为引起失禁的原因之一，粪便阻塞通常仅见于老年患者（Stokes 和 Motta，1982；Irvine，1986；Barrett，1992）或巨直肠患者（Stewart 等，1994）。年轻的巨直肠或重度肛门痉挛患者如果在直肠内发生团块梗阻的话，他们可能会出现失禁（Johnston 和 Gibson，1960）。但是，粪便阻塞的问题毫无疑问在老年人中更常见，且可并发全身虚弱、不活动和精神混乱状态，以及抑郁和进行用于所有年龄段精神疾病的药物治疗（Ehrentheil 和 Wells，1955；Watkins 和 Oliver，1965；Exton-Smith，1973；Banks 和 Marks，1977；Read，1983；Nelson 等，1998）。某些患者使用轻泻药后会使粪便阻塞伴发的失禁加重，因为粪团仍然在直肠内，轻泻药只是促进液体状粪便从造成梗阻的硬粪块周围流出（Fabris 和 Robino，1971；Gurll 和 Steer，1975）。造成梗阻的团块从直肠内排出之后，轻泻药在预防复发方面才有意义（Brocklehurst 和 Khan，1969）。

Geboes 和 Bossaert（1977）的报告指出粪便阻塞是 18%急性病患者和 27%有慢性症状患者入住老年病房的原因。Read 等（1985）的报告指出，进入老年病房的患者中 42%有粪便阻塞。与相同年龄和性别，但无直肠疾病的患者相比，粪便阻塞患者服用的轻泻药和可引起便秘的药物的量要多得多（Read 等，1985）。

发病机制

黏液和液体从固体粪团周围漏出的原因可能是粪块使括约肌受到了牵张（Exton-Smith，1973）。另一方面，溢流性失禁的原因可能是直肠扩张对内括约肌张力造成了反射抑制（Schuster 等，1963）。有一些证据显示粪便阻塞患者存在直肠感官知觉受损，但是由于这一情况可能无法在治疗后恢复，因此直肠感觉缺失更加可能是原因而不是结果（Smith，1968；Newman 和 Freeman，1974；Meunier 等，1976；Molnar 等，1983；Wald，1983）。除了直肠感觉障碍之外，某些患者可能还存在扩张后的直肠收缩减少（Banks 和 Marks，1977）。事实上，正常的胃直肠反射可能缺失，结肠吸收水量的增多可能使综合征加重（Exton-Smith，1973）。

Read 和 Abouzekry（1986）所进行的详细的生理学研究显示，阻塞患者不存在静息压或缩榨压受损及会阴下降加重。但是，在阻塞患者中触发取样反射（sampling reflex）的容量较低。直肠感觉和会阴感觉也受损（表 17.18），肛门直肠角变得更钝。在粪便阻塞患者中触发直肠收缩需要更高的容量，而且存在直肠排空障碍（Read 等，1985）。某些粪便阻塞患者还存在阴部神经病变（Percy 等，1982）。

Barrett 等（1989）在老年患者中比较了不伴有团块梗阻的大便失禁与粪便阻塞的临床表现。粪便阻塞患者在精神上更加警觉，尿失禁发生率较低且这些患者活动较多。阴部神经终末运动潜伏期延长、静息压升高且直肠肛门抑制反射通常得以维持（表 17.19）。

表 17.18　与对照组相比，老年粪便阻塞患者存在的异常

	阻塞患者（n=55）	老年对照（n=36）	P
肛管压（cmH_2O）			
最高静息压	69±5	65±5	NS
最高缩榨压	156±13	171±15	NS
直肠肛门抑制反射			
触发反射的容量	17±4	26±4	<0.05
直肠感觉（ml）			
不引发感觉的最高容量	100（0～950）	0（0～150）	<0.001
引发持续感觉的最高容量	225（0～950）	100（0～200）	<0.01
肛门直肠角（°）			
静息	119±3	92±3	<0.001
缩榨	113±4	93±3	<0.001
用力	130±4	106±3	<0.001

NS，不显著，数值为±标准误，括号内的数字表示范围。
来源自：Read 和 Abouzekry（1986）。

表 17.19　老年患者的大便失禁

	老年患者		
	大便失禁	大便阻塞	对照组
平均年龄（岁）	80	76	77
粪便阻塞（%）	69	100	0
尿失禁（%）	84	47	16
痴呆（%）	59	33	16
精神状态分数	4.5	9.7	9.8
其他神经系统疾病（%）	43	53	36
卧床（%）	64	26	13
静息压（cmH_2O）	55	84	74
缩榨压（cmH_2O）	37	44	51
PNTML（ms）	2.0	2.2	2.1
存在 RAI（%）	53	89	82

PNTML，阴部神经终末运动潜伏期；RAI，直肠肛门抑制反射。
来源自：Barrett 等（1989）。

老年大便失禁

大便失禁是老年人精神和身体健康状况不断恶化所带来的最烦人的结果之一。它令患者感到痛苦，令看护人感到不快（Keighley，1983）。许多老年大便失禁患者年事已高、卧床且同时有尿失禁（Nelson 等，1998）。可将老年患者人群分为两组：粪便阻塞患者已经讨论过，另外一组患者直肠已排空同时肛门张开。养老机构中大便失禁的患病率至少达到 10%（Swash，1985a），有的甚至更高，Peet 等（1995）引用的数字是 20%。

直到非常近期之前，人们一直都认为大便失禁在养老机构几乎是不可避免的，其实主要问题是无知。在一项对照试验中，将定期灌肠和乳果糖用于粪便阻塞患者，将可待因和每周两次灌肠用于神经性失禁患者，结果治疗组中 2/3 的患者恢复了排便节制，而对照组大部分患者仍然失禁（Tobin 和 Brocklehurst，1986）。粪便阻塞患者的治疗效果优于神经性失禁患者，在充分激励的患者中，使用这些简单的保守治疗后成功率为 89%。

大便失禁的伴发疾病

有多种疾病可能与大便失禁伴发（表 17.20）。这些患者中许多人有异常大便习惯（Read 等，1984）。有会阴下降综合征的患者可能出现排便困难和失禁。大便失禁常伴发腹泻，甚至可能出现于括约肌损伤患者。潜在憩室病的发病率较高，尤其是在盆底神经病变患者中。肠易激综合征很常见，由于乙状结肠异常的运动模式而可能加重盆底无力（参见第 22 章）。

表 17.20 212 例大便失禁患者存在的伴发疾病（Birmingham 患者组）

疾病	数量
肠易激综合征	54
重度腹泻	39
黏膜脱垂	24
憩室病	21
阴道脱垂	14
单发直肠溃疡	7
尿失禁	6
克罗恩病（静止期）	4
巨结肠	2

单发溃疡和黏膜脱垂（Mathai 和 Seow-Choen，1995）可能与会阴下降综合征相关。某些患者存在阴道脱垂，某些存在尿和大便双重失禁。

此外决不能忘记可能存在潜在炎性肠病。某些括约肌损伤患者最终被证明患有克罗恩病。

会阴下降综合征

定义

这一异常在失禁患者中较常见。指的是用最大力排便时肛皮线下降至超过坐骨结节下 3cm。可采用 Henry 等（1982）描述的改良式会阴收缩力计对会阴下降情况进行测量。也可通过视频直肠排粪造影对该综合征作出放射学定义（Jorge 等，1993）。正常状况下肛直肠连接处应位于耻骨尾骨线（从耻骨联合下缘到尾骨尖的连线）上方。会阴下降综合征患者的肛直肠连接处位于耻骨尾骨线下方，用力时甚至可能进一步下降（图 17.18）。Oettle 等（1985）所进行的研究显示，与放射学方法相比，会阴收缩力计将会阴下降程度低估了 59%（图 17.19）。通过会阴收缩力计测量到的平均下降程度只有 1.2cm，与之相比，通过骨盆侧位平片测量到的数字为 2.9cm。会阴收缩力计未将用力过程中肛管的缩短计算在内。

在许多没有其他失禁病因的患者中观察到了会阴下降。根据某些作者的经验，会阴下降与年龄不相关，而是随着经阴道分娩次数的增多而逐步加重（Ambrose 和 Keighley，1986）。

临床特征

在 36 例异常会阴下降患者中，Ambrose 和 Keighley（1986）发现 20 例患者存在前壁黏膜脱垂；19 例患者有较长的排便用力史，而且曾有过排便困难；14 例患者有直肠出血病史，而且直肠镜检查结果显示有Ⅰ度或Ⅱ度痔疮。只有 3 例患者存在前壁黏膜脱垂引起的典型直肠充盈症状。黏液性排出物给 6 例患者带来了麻烦，3 例患者存在重度肛门瘙痒症（表 17.21）。这些患者中 7 例存在单发直肠溃疡，其中 5 例主诉会阴有钝痛感，尤其是用力和坐位时。

病因学

有力的证据显示，数年经常排便用力之后，盆底肌会进行性去神经支配（Ho 和 Goh，1995），导致的盆底无力会引起整个盆膈下降（Parks 等，1977）。

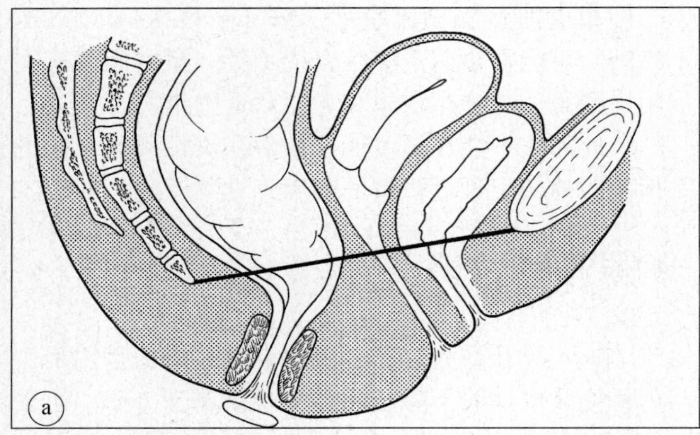

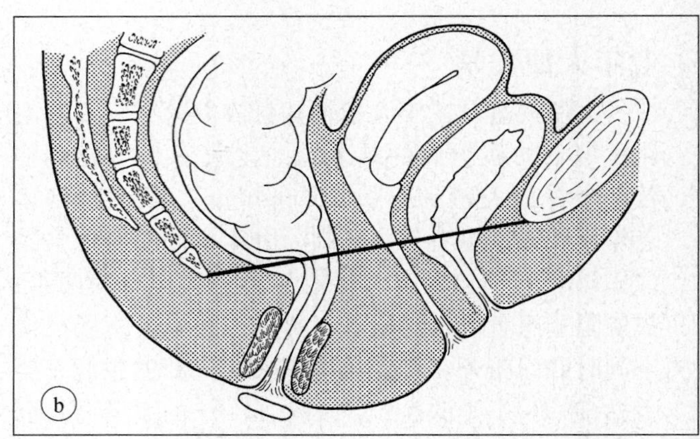

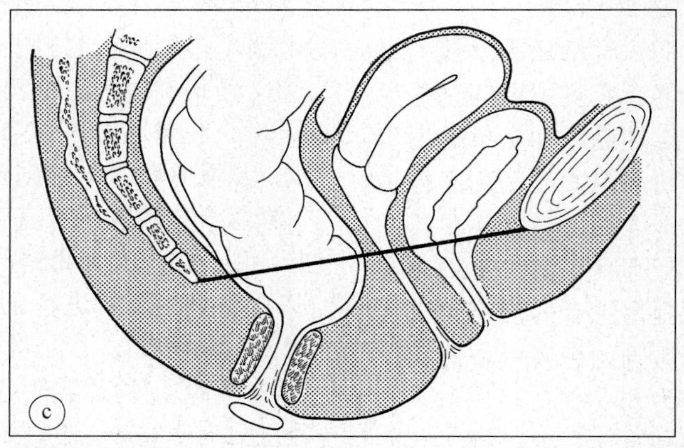

图 17.18 会阴下降的视频直肠排粪造影证据。(**a**) 大便失禁患者的肛门直肠角位置。观察到肛门直肠角位于耻骨尾骨线下方，而且肛管较短。此外，肛门直肠角呈钝角。(**b**) 对盆底肌最大收缩产生的反应。骨盆底的移动较差。肛门直肠角刚刚上升到耻骨尾骨线上方，肛门直肠角仍然呈相当大的钝角。(**c**) 尝试排便时发生的变化。会阴下降至明显低于耻骨尾骨线。肛门直肠角也向会阴方向下降。

存在关于神经病变的组织学和组织化学证据，主要影响耻骨直肠肌和肛门外括约肌（Swash，1980，1985b，d），如自发性盆底神经病变中描述过的（Beersiek 等，1979）。

同心针肌电图显示运动单位电位差存在异常。单纤维肌电图显示，患有会阴下降综合征的失禁患者的纤维密度明显升高（Stalberg 和 Trontelj，1979；Swash 和 Schwartz，1981），提示损伤的肌肉有明显的侧支神经再支配（Neill 和 Swash，1980）。会阴下降伴有阴部神经分布区域更加明显的神经病变（Henry 等，1982；Kiff 等，1984），肛门外括约肌纤维密度升高可以证明这一点（Neill 等，1981；Kiff 和 Swash，1984a，b）。

会阴下降在女性中更加常见，不仅是因为产伤，还因为便秘和出口梗阻在女性中更加常见，排便用力的发生率更高（Connell 等，1965；Wyman 等，1978；Drossman 等，1982；Moore-Gillon，1984）。

Snooks 等（1985b）发现肛门外括约肌的纤维密度异常发生率（60%）比耻骨直肠肌（25%）要高得多（图 17.20）。他们的患者中一半有阴部神经终末运动潜伏期延缓（图 17.21），某些患者还有证据显示，到两条随意肌（控制排便节制）的脊髓潜伏期有所延长。但是，这些异常的严重程度比神经性大便失禁患者轻。Jones 等（1987）所进行的研究显示，用力时的会阴下降程度与阴部神经终末运动潜伏期之间直接相关（图 17.22）。Lubowski 等（1988a，b）测量了用力之前、期间和之后的阴部神经终末运动潜伏期。用力期间的传导时间显著延长，且在超过 4 分钟之后才能恢复。这些改变与会阴下降程度和静息时的会阴位置相关，提示会阴下降可引起阴部神经损伤。有人在美国所进行的研究对上述观察结果提出了挑战，在美国所进行的研究未发现会阴下降与阴部神经终末运动潜伏期之间存在关联（Jorge 等，1993）。但是新加坡研究组支持 Jones 等（1987），他们证实会阴下降与阴部神经潜伏期直接相关（Ho 和 Goh，1995）。

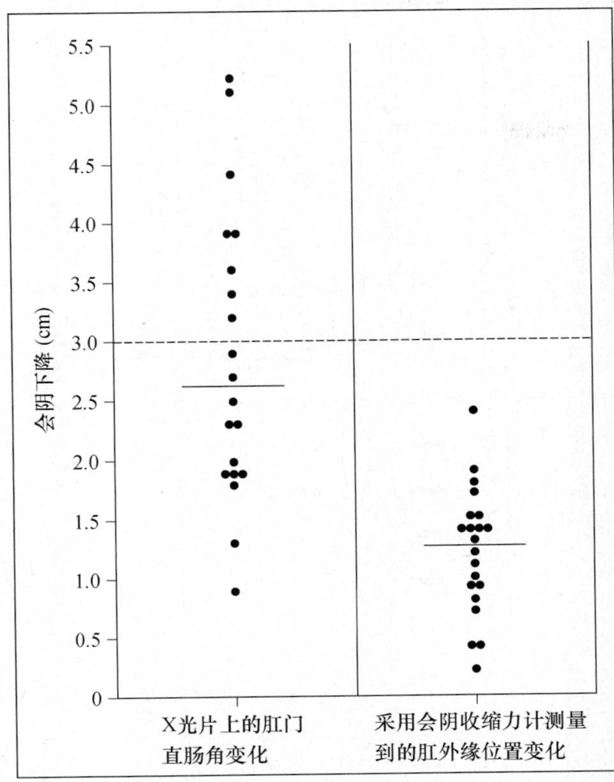

图 17.19 通过会阴收缩力计和视频直肠排粪造影测量到的会阴下降结果比较。可以看出会阴收缩力计总体而言低估了会阴下降程度。

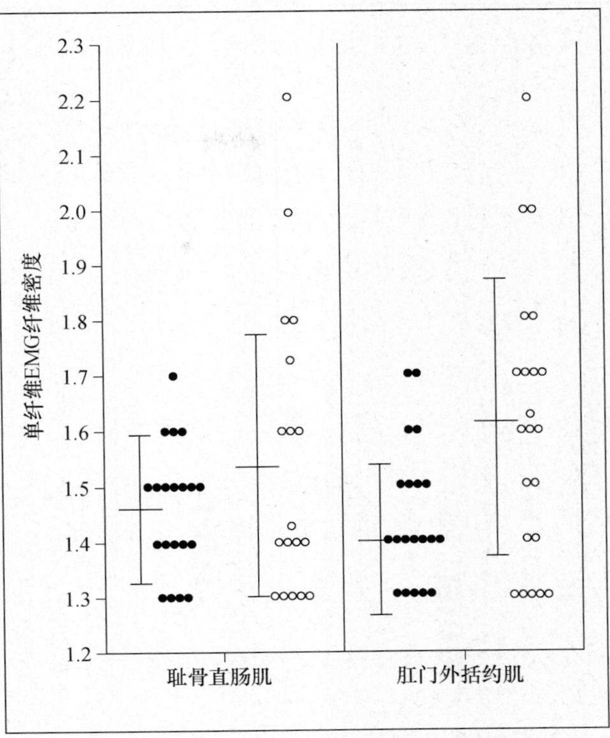

图 17.20 失禁时常伴有长期排便用力，这些数据显示了正常受试者（●）及长期排便用力患者（○）的耻骨直肠肌和肛门外括约肌内的纤维密度。EMG，肌电图。

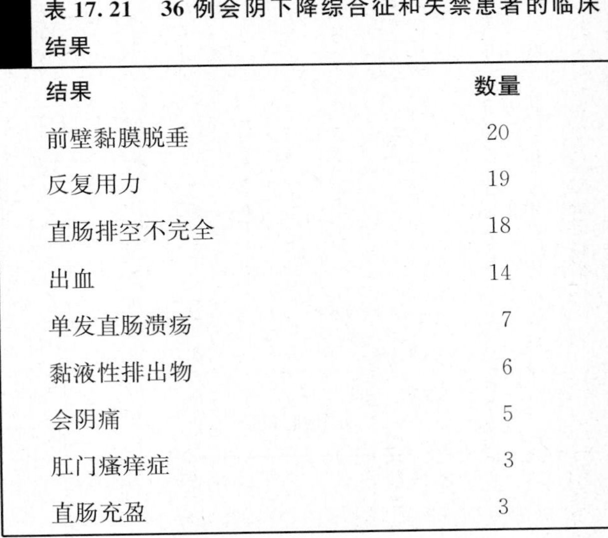

表 17.21　36 例会阴下降综合征和失禁患者的临床结果

结果	数量
前壁黏膜脱垂	20
反复用力	19
直肠排空不完全	18
出血	14
单发直肠溃疡	7
黏液性排出物	6
会阴痛	5
肛门瘙痒症	3
直肠充盈	3

Bartolo 及其同事们（Bartolo 等，1983c，d；Read 等，1984）指出两种性别均可发生会阴下降。但是，排便节制障碍在女性中比在男性中常见得多（Read 等，1984；Bartolo 等，1985；Read 和 Bannister，1985）。Bartolo 等（1985）研究了男性和女性会阴下降患者的运动单位电位时程。发生于两种性别的会阴下降均伴有外括约肌损伤，但是耻骨直肠肌运动单位电位时程异常仅见于女性。这些数据突出强调了导致会阴下降的产科病因；事实上，一些证据显示经阴道分娩时间过长可能导致排便功能障碍、会阴下降及之后的失禁。Womack 等（1986）提出，会阴下降综合征伴发的失禁的原因不一定是耻骨直肠肌去神经支配，可能是由于直肠顺应性受损和内括约肌活动缺陷。

因此，长期用力和会阴下降损害肛门外括约肌功能的原因主要是深部神经终末部分发生传导障碍。分娩损伤已经损害耻骨直肠肌的情况下，女性对失禁的易感性比男性要高得多。

自然史

令人惊讶的是对会阴下降自然史的了解很少。这些患者中许多人虽然有重度盆底失效，但并无失禁。Mackie 和 Parks（1989）发布的一份报告中，29 例患者中只有 13 例有大便失禁。目前有间接证据显示，前壁黏膜脱垂患者中，如果会阴下降患者

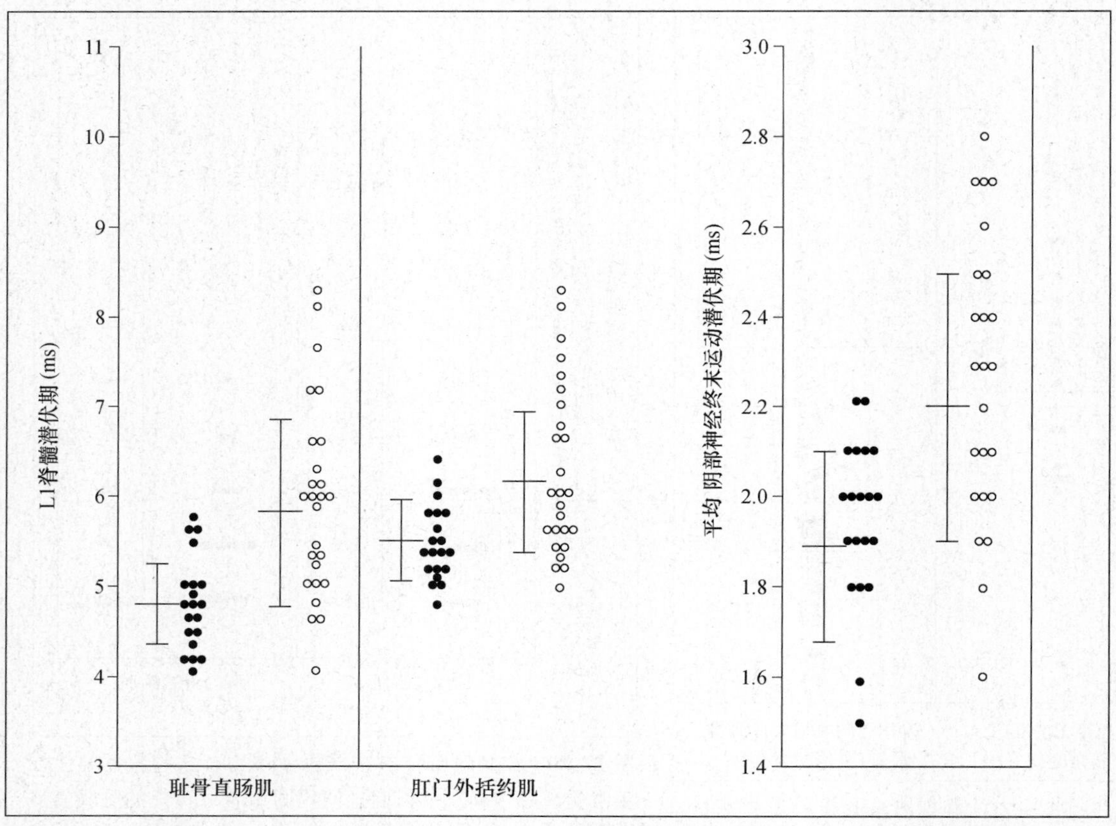

图 17.21 与对照组相比（●），慢性会阴下降（○）患者的耻骨直肠肌和肛门外括约肌的脊髓潜伏期变化。图中给出了慢性会阴下降（○）和对照组（●）患者的平均阴部神经终末运动潜伏期的变化。

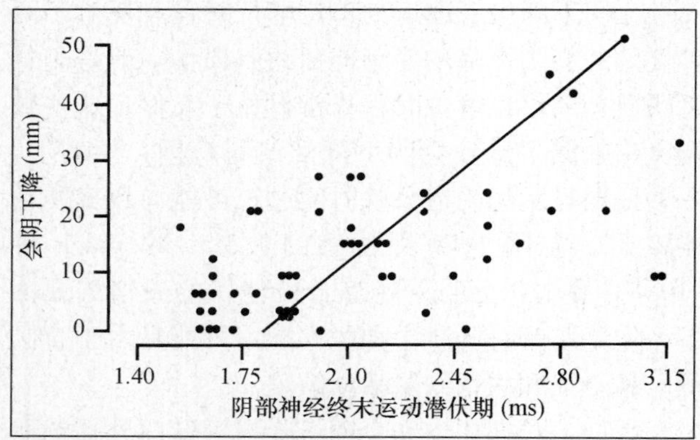

图 17.22 会阴下降和阴部神经终末运动潜伏期之间的关系。

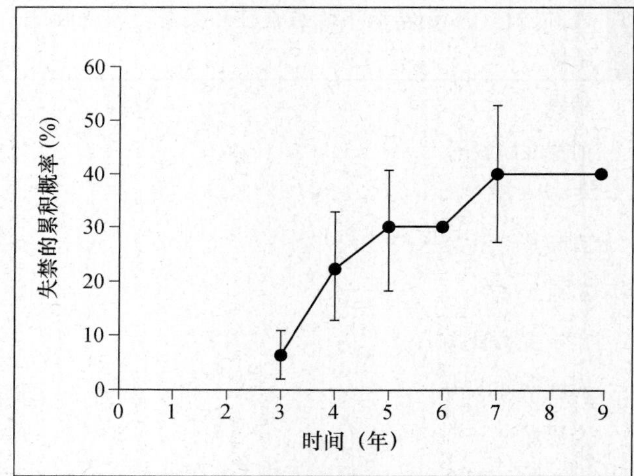

图 17.23 伴有临床确诊的会阴下降的前壁黏膜脱垂患者在 10 年间发生括约肌松弛和失禁的累计概率。

继续排便用力的话，30%会在 10 年间出现失禁，20%会出现直肠脱垂（Allen-Mersh 等，1987）（图 17.23）。

直肠固定术后的持续性失禁

较高比例的大便失禁和全层直肠脱垂患者显示了会阴下降的临床迹象。单纯直肠固定术可以控制约 50%～70%患者的失禁。通过直肠固定术恢复排便节制的可能原因有三条。第一条：控制了肠脱垂之后盆底神经病变是可逆的。第二条：失禁主要由感觉障碍所导致，使患者无法分辨粪便和脱垂部分下降。第三条：直肠脱垂不再牵拉耻骨直肠肌和括约肌。虽然如此，但是有一些患者的失禁仍然持续存在；他们倾向于是肛管较短、会阴下降严重和括约肌功能较差的患者（Yoshioka 和 Keighley，1989）。

临床特征和鉴别诊断

症状

完整病史对于评估大便失禁患者至关重要。向到肛肠科就诊的患者或已知有肠病病史的患者具体询问排便节制能力是获得失禁真实发病率的唯一途径。应该询问失禁的程度、严重性和频率，尤其要询问只有液体状大便失禁还是同时有固体状大便失禁，以及问题究竟是在括约肌控制方面还是在知觉方面，还是两者都有。病史中应该详细记录大便硬度、排便频率，并且应询问是否可能有脂肪泻。应将真正的失禁与遗粪及便急进行区分。应该记录可能与肠易激综合征或憩室病相关的症状。可能可以通过病史确定患者是否有全层直肠脱垂。可能还可通过病史确定排便功能障碍、前壁黏膜脱垂或会阴下降综合征。

应询问尿失禁病史，并且寻找阴道或子宫脱垂迹象。应询问性生活史，并且考虑是否可能有过同性性行为或特殊的性传播疾病。失禁是否由糖尿病引起对于男性患者可能很重要。神经系统病史很重要。应记录先前发生过的肛门直肠外伤。一定要详细记录产科病史，包括之前发生的经阴道分娩困难、会阴撕裂或排便困难。应记录先前对直肠肛门进行过的所有手术，尤其是肛门扩张术、括约肌切开术、肛瘘手术和痔疮切除术。应记录先前接受过的妇科手术，以及大肠或小肠切除史。必须包括全面的用药史。

失禁分数有助于定量失禁及其对社会生活产生的影响（Pescatori 等，1992；Oliveira 等，1996）。区分被动性失禁（对排便没有知觉，通常由老年人的内括约肌异常所引起）和急迫性失禁（与横纹肌功能障碍的相关性更高）是很有帮助的（Hill 等，1994a；Engel 等，1995；Gee 和 Durdey，1995）。

检查

应通过化验尿液排除糖尿病。完成腹部检查之后，建议对腰骶段进行神经学评估，观察是否有膝反射或踝反射，以及臀部周围是否有感觉。应检查肛皮反射，并且要求患者肛门用力，以便评估会阴下降程度、黏膜脱垂，以及排除全层直肠脱垂。检查会阴是否有瘢痕、瘘、皮赘、肛门张开或表皮脱落迹象。

直肠检查应评估肛管静息张力，以及随意收缩对括约肌活动产生的影响和收缩过程中耻骨直肠肌的移动。要求缩榨时某些患者似乎不知道该怎么做。一些作者认为在医生经验丰富的情况下，指诊可以准确评估静息时和随意收缩后括约肌的活动（Orrom 等，1990a）。我们不同意这一观点：除了肛门明显张开的情况之外，依照我们的经验，通过指诊预测肛管压的效果较差（Arabi 等，1977）。Eckardt 和 Kanzler（1993）的报告指出，对肛管静息张力和缩榨张力所进行的临床评估与静息压和缩榨压之间的相关性较差，但是他们承认在医生经验丰富的情况下，指诊可以发现需要修补的大部分括约肌损伤。

应进行会阴体评估和阴道检查，以发现直肠膨出、子宫完全脱垂及其他妇科疾病。如果小心检查内衣或卫生垫的话，可能可以获得遗粪或失禁程度的相关信息。未进行肛门镜检查的情况下完成检查是不完整的，肛门镜检查的目的是排除痔疮、肛裂、瘘或脓肿。还应进行直肠乙状结肠镜检查，以排除恶性病、绒毛状腺瘤、炎性肠病、息肉、单发直肠溃疡或直肠炎。

检查

放射学和结肠镜检查

如果怀疑有神经系统病变的话，建议对胸部、骨盆、骶骨和脊柱行 X 线检查，以排除骨组织破坏、溶骨性或骨质疏松性继发疾病以及软组织肿瘤肿胀（例如患有纤维肉瘤或神经纤维瘤时）。还应检查椎间盘腔隙以及椎间孔和骶孔。对于疑似存在神经系统或肠道疾病的失禁患者而言，计算机断层扫描（CT）和磁共振成像（MRI）可能非常有助于明确软组织肿胀。

很难确定造影放射学检查和（或）结肠镜检查对于大便失禁患者而言有多高比例是合理的。我们肯定不建议所有会阴下降综合征患者都接受结肠镜检查，而且也很少认为将这一检查或对比灌肠用于全层直肠脱垂的老年失禁患者是合理的。在我们治疗过的超过 200 例直肠脱垂患者中只遇到过一例结肠直肠癌患者。进行这些检查的决定基本上取决于临床评估和乙状结肠镜检查结果。如果疑似患有肿瘤的话，将建议接受可屈性乙状结肠镜检查或结肠镜检查，必要情况下将建议接受钡剂灌肠或腹部CT。如果有很大可能性患有潜在的炎性肠病（例如患者有一个区域存在直肠炎或并发肛瘘或水肿性皮赘）的话，采用结肠镜对肠道进行全面检查是合适的。

对排便节制能力进行的专科检查

并不需要对所有大便失禁患者的结肠、肛门、直肠功能进行严格的实验室评估。但是，对于经验性保守治疗无效且伴发病已经排除的患者，应考虑进一步的专科检查。由于排便节制和排便过程依赖于多种复杂的生理（和心理行为）机制，因此大便失禁的病理生理学可能是多因素的。为了系统性评估肛门直肠功能的所有方面，我们坚定地相信患者应该接受一系列有组织的、全面的补充检查，以明确下列各项情况：

（1）肛门括约肌和盆底功能；
（2）肛门括约肌形态学；
（3）阴部神经功能；
（4）直肠“储存”功能（感觉、顺应性、容量）；
（5）直肠排空；
（6）胃肠道（主要是结肠）传输。

对于每例患者，希望这些检查的结果有助于定性导致临床症状的感觉或运动障碍，进而有助于制订循证治疗方案。已经有多项研究关注过大便失禁患者的肛门直肠生理学检查所产生的影响，结果显示所提供的信息明显有助于诊断（Keating 等，1997；Vaizey 和 Kamm，2000），而且直接影响了相当高比例患者的治疗方案修改（Rao 和 Patel，1997；Felt-Bersma 等，1999；Liberman 等，2001）。对于可能适合进行肛门直肠手术，但存在特别的术后失禁风险的患者也应考虑进行生理学评估。这一检查可以提供客观诊断信息，与患者讨论治疗方案时将非常有用。治疗之后，生理学检查的数据将有助于对治疗有效性作出客观评估。

有多种检查方法可用于评估肛门直肠功能（表17.22），虽然其中许多检查方法（肛门直肠测压法和腔内超声）目前已经明确用于临床实践，但是其他一些方法（例如阻抗面积法、向量测压）仍然是仅限于少数专业中心的研究工具。

肛门测压法和反射

肛门测压法

这是最为明确和应用最为广泛的工具。测压法通常包含一系列测量，用于检测：

（1）肛门括约肌张力；
（2）直肠肛门反射；
（3）直肠感觉功能和顺应性。

可以采用多种压力探头来测量肛管压：固体微传感器、开放式连续灌注导管以及闭式充水或充气球囊探头。Duthie（1971）提出灌注和闭式球囊技术具有可比性。实际不是这样。通过灌注导管记录的压力取决于灌注速率，它们倾向于低于通过球囊探头记录的压力（Pinho 等，1991）（图 17.24）。采用灌注导管记录缩榨压时有一个较短的延滞期（Hill 等，1960；Duthie 和 Watts，1965；Ihre，1974；Schuster，1975；Hancock，1976）。记录球囊直径与肛管压之间密切相关：较大球囊记录的静息压和缩榨压（图 17.25）都较高（Duthie 等，1970；Guitierrez 等，1975；Gibbons 等，1986b）。顶端传感器比较昂贵，但是理论上而言它们比连接在传感器上的记录装置更加准确。遗憾的是结果不具有重现性（Ten Cate Hoedemaker，1987），而且随径向位置不同而存在差异（Miller 等，1988a）。最近人们的兴趣主要集中在充气球囊，前提是可以通过封闭管腔和传感器电铃下的体积来减小死腔。Miller 等（1988a）所进行的研究显示，充气球囊可以更准确地记录压力的快速变化，但是其结果低于充水球囊记录的结果。因此发表的论文中应该注明采用了哪种记录方法、患者的体位以及系统的正常值（Johnson 等，1990；Meshkinpour 等，1997）。应该建议临床医生选定一个系统然后坚持使用，而不是从一种类型换成另一种，目的是可以对治疗前、治疗后和随访期间的结果进行比较（Hancock，1976；Keighley 等，1989；Favetta 等，1996）。

图 17.25 中显示的是失禁患者的典型描记图。几乎所有失禁患者组的静息压和缩榨压都显著低于正常受试者（NW Read 等，1979，1984；Hiltunen，1985；Delechenaut 等，1992；Favetta 等，1996；Andromanakos 等，1996）。液体状和固体状大便失禁患者的缩榨压低于单纯液体状大便失禁患者（Read 等，1984）。失禁患者的高压带长度也

表 17.22　现有的大便失禁患者肛门直肠和结肠直肠功能评估检查方法

检查	评估模式	产生的病理生理学信息	临床意义	主要症状
强制性检查				
肛门直肠测压法	(i) 肛门括约肌功能 (ii) 直肠感觉	肛门静息张力受损 肛管缩榨压受损 感觉改变——对直肠扩张的感觉	提示 IAS 功能障碍 提示 EAS 功能障碍 超敏感伴有存储容量降低/感觉增强 低敏感伴有存储容量增加/感觉迟钝	被动性 急迫 便急/急迫 被动性（溢出）/排便后泄漏
肛门内超声	肛门括约肌和相关结构的影像学检查	肛门括约肌缺损	IAS 缺损 EAS 缺损	被动 急迫
有用的检查				
电生理学	阴部神经终末运动潜伏期（PNTML）	潜伏期延长	提示阴部神经病变伴有 EAS 功能减弱	急迫
肛门直肠测压法	直肠顺应性	直肠生物力学性质改变	低顺应性（直肠壁僵硬）伴有存储容量降低	便急/急迫
长期运动障碍-肛门直肠/直肠乙状结肠测压法	肛门直肠/直肠乙状结肠便急/急迫动力	直肠、乙状结肠收缩活动/运动模式	（过强收缩：高幅收缩/周期性肌动活动改变）	便急/急迫
	直肠和肛门运动之间的协调	暂时性 IAS 舒张的频率和持续时间改变	异常直肠肛门运动/反射协调	被动性
排空 直肠排粪造影	直肠排空功能	继发于机械性或功能性梗阻的直肠排空障碍	并存可能是“隐性”的直肠排空障碍	被动性（溢出）/排便后泄漏
传输研究	胃肠道（主要是结肠）传输	延迟传输	并存结肠运动障碍——慢通过性便秘（±直肠排空障碍）	被动性（溢出）/排便后泄漏
		快速传输	结肠/胃/小肠运动障碍伴发稀便	便急/急迫
意义有限的检查				
肛门黏膜电感知能力	肛门感觉	对于肛门电刺激的感官知觉改变	感觉迟钝提示神经病变过程	被动性/急迫
肛门测压法	直肠肛门抑制反射（PAIR）	反射活动减弱	提示神经病变过程	被动性/急迫
未明确的检查				
向量容积测压法	肛门括约肌功能	整个或扇形压力缺失/压力不对称	提示 IAS 或 EAS 功能障碍或两者并存	被动性/急迫
3-D 肛门内超声	对肛门括约肌和相关结构进行影像学检查	肛门括约肌缺损	IAS 或 EAS 缺损	被动性/急迫
肛门内 MRI	对肛门括约肌和相关结构进行影像学检查	肛门括约肌缺损 EAS 肌肉体积减小	IAS 或 EAS 缺损 EAS 萎缩	被动性/急迫 急迫
电子恒压器	(i) 直肠生物力学性质 (ii) 内脏感觉	直肠壁生物力学变化 对直肠扩张的感觉知觉变化	储存功能下降 储存功能下降	被动性和急迫 便急/急迫
阻抗面积法	直肠生物力学性质	直肠壁生物力学变化	储存功能下降	被动性和急迫

被动性＝被动性失禁，排气，遗粪
急迫＝急迫性失禁，液体或固体状大便失禁

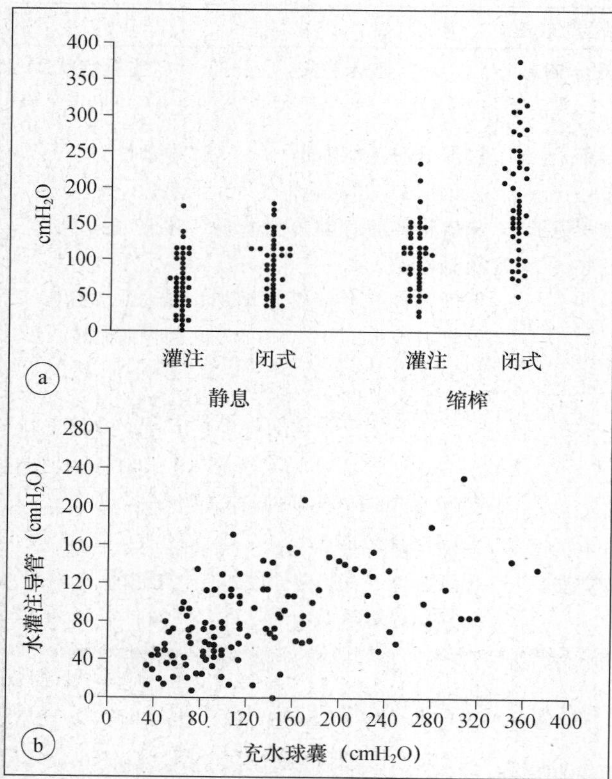

图 17.24 用于测量肛管压的灌注导管和闭式充水球囊探头之间的比较。(**a**) 用于测量肛管静息和缩榨压的灌注和闭式方法；$P<0.02$。(**b**) 两个参数之间的关联，结果显示通过水灌注导管技术获得的数值低于通过闭式充水球囊探头获得的数值。

比正常受试者短，此外女性比男性短（Nivatvongs 等，1981）。肛管压在人一生中保持稳定，但从 60 岁以后还是呈下降趋势（Matheson 和 Keighley，1981；Bannister 等，1987）。因此，为了进行统计分析，患者和对照组必须年龄、性别匹配（图 17.26）（Coller，1987）。女性患者的肛管压倾向于低于男性受试者（Enck 等，1989a；Laurberg 和 Swash，1989；Orrom 等，1990b；Cali 等，1992）。

被动性大便失禁的症状与肛管静息张力偏低相关（Enck 等，1989a；Engel 等，1995），后者一般由肛门内括约肌损伤（例如产科损伤、医源性损伤）所导致（Engel 等，1995），但也可继发于平滑肌退化（Vaizey 等，1997）。急迫性或压力性大便失禁的症状常与肛管缩榨压偏低相关（Engel 等，1995；Enck 等，1989）。此外，与对照组相比，失禁患者的缩榨持续时间和缩榨“疲劳率”显著降低（Chiarioni 等，1993；Marcello 等，1998）。但是，虽然偏低且持久性差的肛管随意缩榨压提示外括约肌无力，但是单独使用常规测压法无法区分究竟是肌肉损伤还是神经支配障碍，或者是两者导致了肌肉无力。

向量测压法采用多个测压口对肛管的等压线图进行三维重建，并且确定所存在的缺陷，即观察到的低压带（Braun 等，1994；Williams 等，1995）。但是，如今向量测压法已经基本上被肛管超声检查所取代（Yang 和 Wexner，1994）。

肛皮反射

轻触会阴皮肤可以引发肛皮反射，然后记录随后发生的外括约肌收缩（Bartolo 等，1983a，b）。测量肛皮反射潜伏期这一方法不合理，已经不再将其用于评估阴部神经功能（Henry 和 Swash，1978；Henry 等，1980；Bartolo 等，1983b；Wright 等，1985）。

直肠肛门抑制反射

可以通过向直肠内放置一个软球囊，并且在最

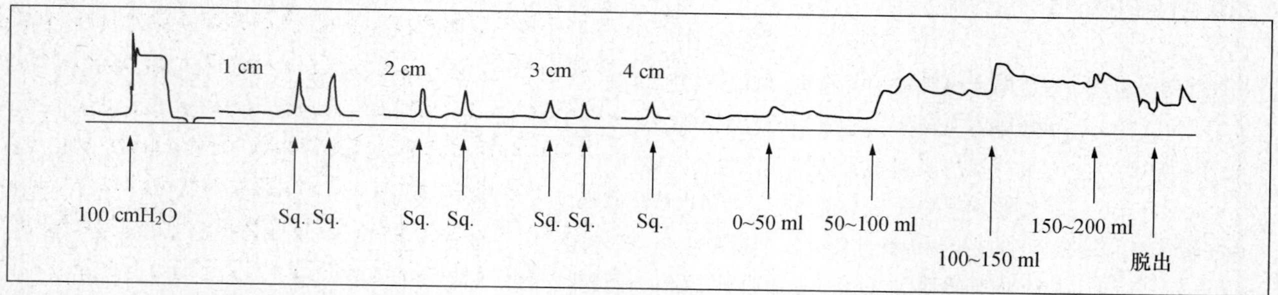

图 17.25 大便失禁患者的典型肛管压曲线。左侧显示的是标准化到 $100cmH_2O$ 的图像。在距离肛外缘 1cm、2cm、3cm 和 4cm 处进行记录，显示了基础压，此外还注明了对最大缩榨（Sq）和用力所产生的反应。右侧图显示的是对肛管静息压产生的反应，在距离肛外缘 1cm 处进行记录，记录直肠球囊内空气增加 50ml 后所产生的反应。直肠肛门抑制反射缺失，而且向其中注入 200ml 空气后球囊脱出。

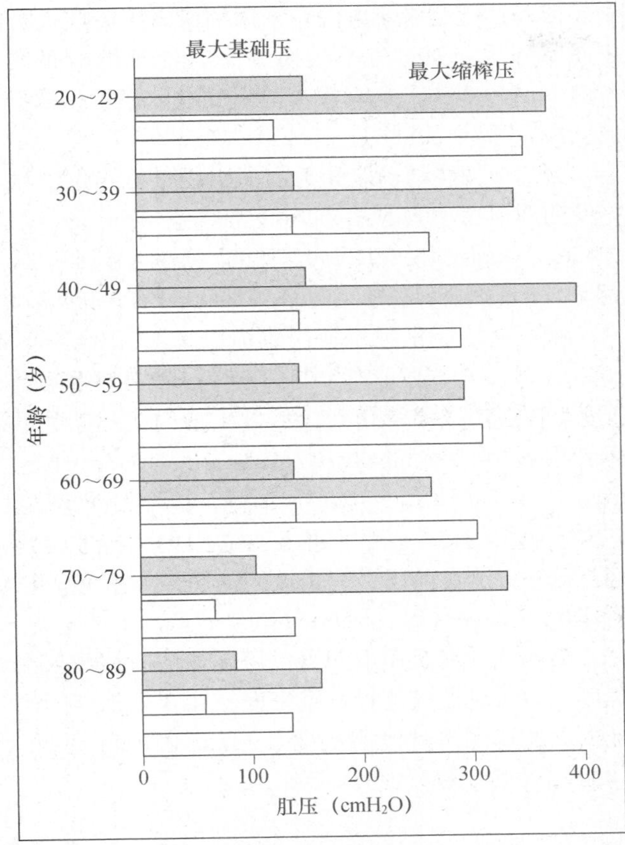

图 17.26 肛管静息和缩榨压随年龄的变化。观察到 80 岁后两种性别的静息和缩榨压均降低，70 岁后女性的静息和缩榨压降低。■，男性；□，女性。

大基础压部位记录肛管压来评估直肠肛门抑制反射。向直肠球囊内注入 50ml 空气后肛管压应明显下降（Aaronson 和 Nixon，1972）。也可通过动态测压期间自发性的括约肌抑制来检测取样反射（Farouk 等，1993，1994）。某些失禁患者的肛皮和取样反射可能缺失（Binnie 等，1990）。

肛门感觉

通过肛门探头记录黏膜电感知能力的方法来测量肛门感觉，大部分大便失禁患者都有肛门感觉障碍（Roe 等，1986；Miller 等，1987；Rogers 等，1988a）。一些作者质疑过这一检查的有效性（Felt-Bersma 等，1997），但它与年龄、肛门测压法、单纤维肌电图和会阴下降相关（Gee 和 Durdey，1995）。

直肠测压法与排空

可通过灌注导管或顺应性研究（采用充气或充水的直肠球囊，连续注入或容量递增）来测量直肠压（Akervall 等，1989）。可以通过注入空气或水来引发直肠收缩（Scharli 和 Kiesewetter，1970）。可以观察到三项反应：低幅收缩、高幅收缩和扩布收缩（Whitehead 等，1980）。某些会阴下降和失禁患者可能存在直肠扩张性下降。此外，直肠肛门抑制反射（Pucciani 等，1997）或产生直肠肛门压力梯度的自发直肠收缩可能存在不协调（Goes 等，1995；Farouk 等，1994）。顺应性（反映直肠容量和扩张性）要求同时记录直肠内压和扩张容量，然后计算方法如下，用容量变化除以压力变化。最常采用安装在导管上的球囊来测量直肠顺应性，并且采用充气技术来记录压力和容量，这个叫做直肠球囊扩张测压方法（Varma 和 Smith，1986）。一种更加精密的顺应性评估方法是采用电子恒压器。恒压器的优点如下：

（1）采用顺应性无限高的袋子进行充气，这样就避免了传统乳胶球囊所存在的问题，后者有其自身的固有弹性；

（2）袋子两端均与导管相连，这样就减小了向乙状结肠发生轴向迁移的程度；

（3）程序是电脑化的，可以提高重现性，减少一些观察者偏倚。

简言之，直肠收缩时恒压器可以从袋子内快速抽出气体，直肠舒张时向其中注入气体。抽出/注入的气体体积与收缩/舒张幅度呈正比。除了测量直肠顺应性之外，恒压器还可用于评估内脏本体感觉、肛门直肠反射、张力、紧张状态和容量。到目前为止，在失禁中的应用仍然有限（Siproudhis 等，1999；Savioli 等，2001）。但是，研究显示一部分急迫性失禁患者的直肠顺应性较差（即直肠壁较僵硬）（Rasmussen 等，1990；Salvioli 等，2001）。某些失禁患者的直肠排空也可能受损（参见直肠排粪造影）。

直肠感觉

可以通过注入液体、使用空气扩张直肠球囊或黏膜电刺激的方法来评估直肠感觉（Speakmann 和 Kamm，1993；Meagher 等，1996）。记录三个容量参数：①患者首次感到排便欲望的“容量阈值”；②产生持续排便欲望的容量，称为“持续感觉”；以及③“最大可耐受容量”（Hoffmann 等，1995）。对失禁患者进行测量时，球囊通常在达到最大耐受容量之前已脱出。失禁患者对于扩张和电刺激时的直肠感觉受损（Speakmann 和 Kamm，1993），顺应性可能也有所降低（Holmberg 等，1995）。

会阴下降

可采用会阴收缩力计（Henry 等，1982；Ambrose 和 Keighley，1986）（图 17.27）或通过视频直肠排粪造影（Jorge 等，1993）测量会阴下降情况。正常受试者的会阴通常位于坐骨结节深处 2.5cm，下降不足 1.5cm。会阴下降患者的会阴静息位置只是略低于正常，但用力时通常会下降至远低于坐骨结节，并且超过坐骨结节下 3cm。虽然会阴收缩力计与视频直肠排粪造影相比低估了下降程度（因为无法测量肛管长度变化），但是该方法是非侵入性的，在临床上很有用（Bartolo 等，1983d；Oettle 等，1985）。静息时有肉眼可见会阴下降的患者用力时移动范围很有限（Skomorowska 等，1988）。

肌电图

可通过六种方式将肌电图用于失禁患者（Wexner 等，1991b）。第一项功能是单纯记录肛门直肠发挥其作用过程中（例如视频直肠排粪造影期间）控制节制能力的肌肉的电活动（Womack 等，1985；Bartolo 等，1986c；Pinho 等，1991；Thorpe 等，1995）。应结合对运动功能所进行的其他评估来解读并连续记录肌电图。采用利诺卡因凝胶进行皮肤麻醉后，通过皮下注射针头将带刺细电极线（0.13mm）插入；这一操作的耐受性良好，几乎不痛（Read 等，1983b）。

第二项功能是确定是否有肌电图证据显示尝试排便期间耻骨直肠肌存在不正常收缩（Snooks 等，1985a；Shouler 和 Keighley，1986）或募集障碍，或者是否有证据显示去神经支配（Infantino 等，1995）。

第三项功能是进行括约肌描记图（Tjandra 等，1993）。这一功能以前对于肛门闭锁、先天性畸形和Ⅲ度产科损伤或瘘管切开术后发生括约肌环断裂的患者很有用（Archibald 和 Goldsmith，1967；Chantraine，1973；Kiff，1983；Kiff 等，1984）。如果存在瘢痕组织的话，括约肌描记图进行时可能非常疼痛，这一方法目前已经完全被腔内超声检查和 MRI 所取代（Tjandra 等，1993；Emblem 等，1994）。

第四项功能是肌电图可以用于评估去神经支配程度（方法是通过测量纤维密度）和获得传导障碍证据（通过测量神经潜伏期）（Jost 和 Schimrigk，1994；Pfeifer 等，1997）（图 17.28）。

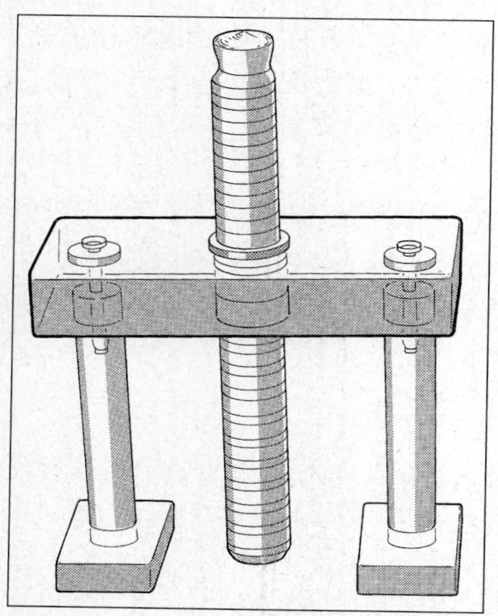

图 17.27 用于评估会阴下降情况的会阴收缩力计。将侧架放在坐骨结节处，将中心移动轴放在肛外缘。这样就可以记录用力时会阴位置的变化。

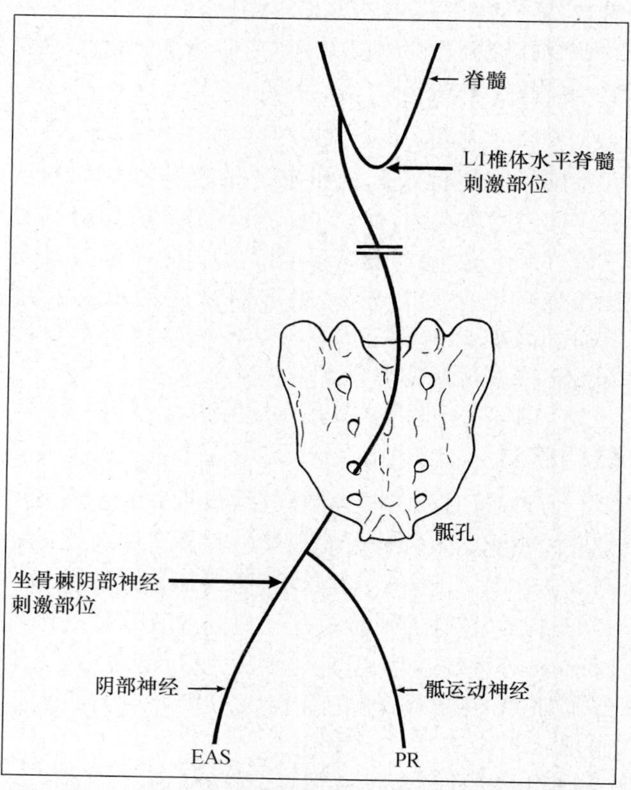

图 17.28 刺激部位：脊髓圆锥（脊髓刺激）和坐骨棘（经直肠阴部神经刺激）。EAS，肛门外括约肌；PR，耻骨直肠肌。

第五项功能是表面肌电图可能可以测量横纹肌功能，而该参数可能可以用于生物反馈再训练（Pinho 等，1991；Sorensen 等，1991）。

最后，肛门内括约肌肌电图曾被用于评估平滑肌功能（Farouk 等，1994；Sorensen 等，1994），但目前已经不再是一项常规技术。

运动单位电位时程

运动单位电位时程可能延长，尤其是在尝试神经再支配的部分去神经肌肉内。测量方法是非麻醉状态下同心针电极插入肛门外括约肌，然后再推进到耻骨直肠肌。共四个测量部位，在每个部位记录 20 个运动单位电位。与测量纤维密度相比，这一技术的优点是疼痛较少而且偏倚较小（Bartolo 等，1986c）。缺点是通常无法在运动单位动作电位内可靠地识别出单个肌纤维动作电位（Swash，1985c）。

纤维密度

记录单个肌纤维动作电位的唯一方法是采用电极（其中有一个小的导联线离开表面）在细胞外进行记录。电极套管被作为参考电极，另有一个单独的表皮接地电极。这一技术只能在电极有限的采集区域内记录一个或两个单个肌纤维电位。所进行的记录存在触发延迟；因此电位是来自于单个运动单位。单纤维肌电图的优点是可以测量纤维密度，进而可以对属于单个运动单位的肌纤维数量作出定量评估。因此，它是通过纤维类型聚合来尝试神经再支配的一项指标。纤维密度正常情况下低于 1.5，但随年龄增长而升高（Neill 和 Swash，1980）。电位必须高于 100mV，而且必须连续获得 20 个清晰度足够高的记录才能确定纤维密度。自发性失禁患者的纤维密度升高，因为由单个轴突或其分支支配的电极采集区域内有更多的纤维。由于测量纤维密度会引起不适，因此这并不是一项常规检查。

神经肌肉颤抖（一个多部分运动单位的连续两个部分之间的间期变异性）也可作为神经损伤的一项参数。它评估的是终板功能（Davis 等，1983）。

阴部或会阴神经终末运动潜伏期

通过特别设计的指套（Neill 和 Swash，1980）可以在刺激阴部神经（在经过坐骨棘处进行刺激）的同时记录肛门外括约肌或尿道括约肌内的诱发电位（Jost 和 Schimrigk，1994），现在该指套已经制成一次性用品（Rogers 等，1988c）。在骨盆双侧进行记录，因为某些患者的阴部神经损伤可能是不对称的（Lubowski 等，1988b；Pfeifer 等，1997）。自发性大便失禁患者的阴部神经终末运动潜伏期延长，双重失禁患者的会阴神经终末潜伏期也异常（Kiff 和 Swash，1984a；Snooks 等，1984a；Vernava 等，1993；Roig 等，1995）。随着年龄的增长，阴部神经终末运动潜伏期延长、纤维密度升高、会阴下降加重（Laurberg 和 Swash，1989；Vernava 等，1992）（图 17.29 至图 17.31）。

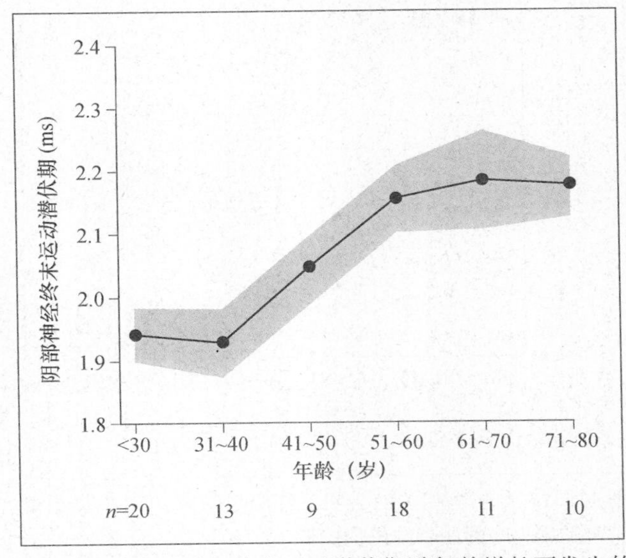

图 17.29 阴部神经终末运动潜伏期随年龄增长而发生的变化。大约 50 岁以后出现运动潜伏期延长。

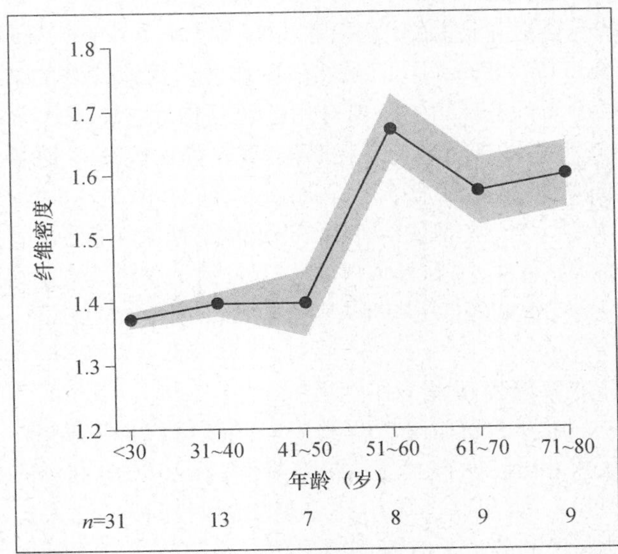

图 17.30 与年龄相关的单纤维肌电图（FMB）密度测量结果。50 岁以后出现纤维密度升高。

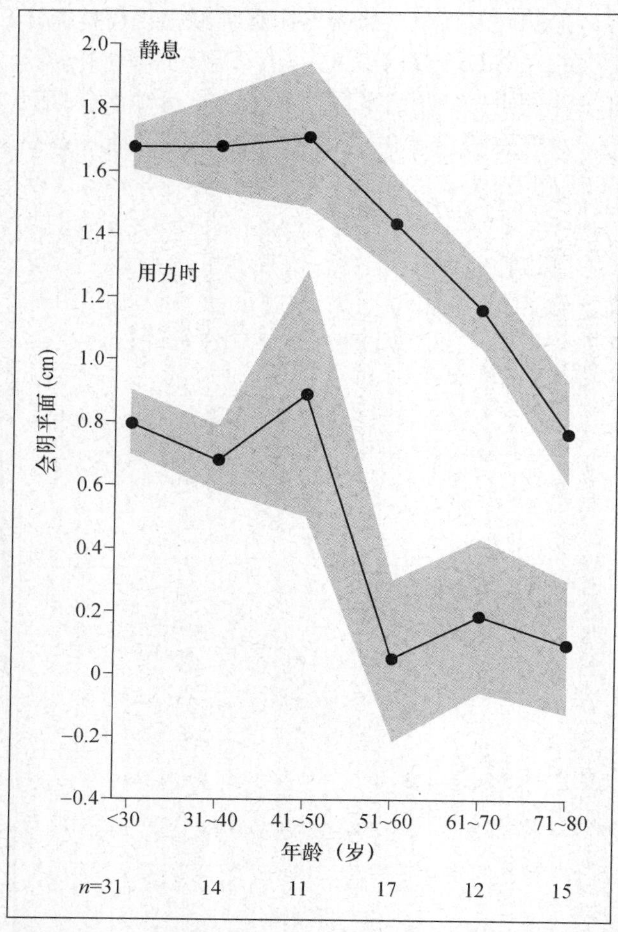

图 17.31 与年龄相关的会阴下降测量结果。50 岁以后静息时和用力时的测量结果均较低。

长期便秘和会阴下降患者的阴部潜伏期延长；即使单侧阴部神经传导障碍也提示有阴部神经病变，该情况会发生于盆底疾病患者（Ho 和 Goh，1995；Sangwan 等，1996a，b）。虽然一些作者认为该检查的结果可靠，是转归的一项有用的预测指标（Rieger 等，1997b；Tetzschner 等，1997；Chen 等，1998），但目前其他人表示怀疑（Diament 等，1999；Hill 等，2002）。当然单侧阴部神经终末潜伏期延长可能不具有临床显著性（Gladman 等，2005），但是双侧潜伏期延长会伴有低静息压和高失禁分数（Riciardi 等，2006）。

经皮脊髓潜伏期

对脊髓和马尾进行经皮电刺激可以确定脊髓、马尾和运动神经根的传导障碍（Merton 等，1982）。如果联合应用经皮刺激和阴部神经终末运动潜伏期的话，有可能确定传导障碍究竟是在神经的终末部分还是在马尾。

可以在 C6（在脊髓的胸段输出）、L1（脊髓的终末部分）或 L4（马尾）椎体水平进行经皮刺激。通过这种方式可以区分脊髓缺陷和马尾病变（Snooks 和 Swash，1985）。L1 潜伏期和 L4 潜伏期之比被称为脊髓潜伏期比（Snooks 和 Swash，1984a）。研究发现某些大便失禁患者有所延长，提示存在马尾传导障碍（Snooks 等，1985c）。

皮质传导研究

在受试者清醒状态下可通过电刺激运动皮质来确定诱发电位在括约肌内的传导时间（Merton 等，1982）。这些技术尚未被广泛应用于盆底疾病患者，但已经应用于神经系统疾病患者（Cowan 等，1984；Dick 等，1984）。

直肠排粪造影

Preston 等（1984）描述了一种直肠排空的评估方法，他们采用的是安装在细导管上的不透射线的直肠球囊。这一技术最初是为便秘患者设计的，但是由于被动性漏粪可能继发于直肠排空障碍，因此直肠排粪造影技术在评估失禁方面也有其作用。

传统的造影放射学检查和球囊直肠排粪造影如今已完全被联合动态成像（包括或不包括同时进行的生理学监测）所取代。（Womack 等，1985）（图 17.32）。与视频直肠排粪造影（Lahr 等，1988；Keighley 等，1989）相比，Lahr 等（1986）描述的球囊直肠排粪造影系统作出的生理学评估结果较差。视频直肠排粪造影的原理是基于 Mahieu 及其他人（Mahieu 等，1984a，b；Bartolo 等，1985；Womack 等，1985）所进行的说明。未行肠道准备，通过粗口径管或枪式注射器将与纤维素（与粪便的硬度相同）相混合的已知量的造影剂注入。使用不透射线的糊剂标记出肛管。将体表标记固定于耻骨联合，将一个可屈标记固定于会阴皮肤（在耻骨联合与尾骨的中间）。可以在阴道内使用造影剂，也可以同时对小肠进行影像学检查。还可同时包含测压法和肌电图。让患者坐在 Perspex 便桶上，下面有一个充满水的轮胎。

取坐位进行检查，同时进行侧位监测（Oya 等，1994）。1 分钟时间内在静息状态、盆底最大收缩和尝试排便时监测盆底运动情况，同时进行或不进行测压法和肌电图监测。通过视频记录计算会阴和盆底相对于耻骨尾骨线的下降程度，定格后画出耻骨尾骨线。可通过计算机确定的直肠影像的图心计算静息、盆底最大收缩和排便时的肛门直肠角和肛管长度（图 17.33）。通过图心测量出的肛门直

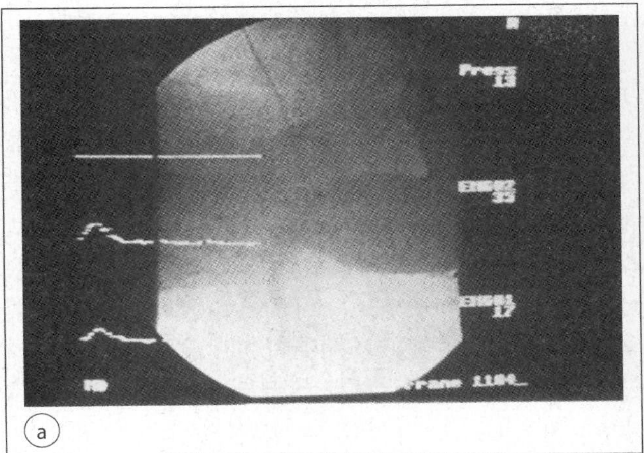

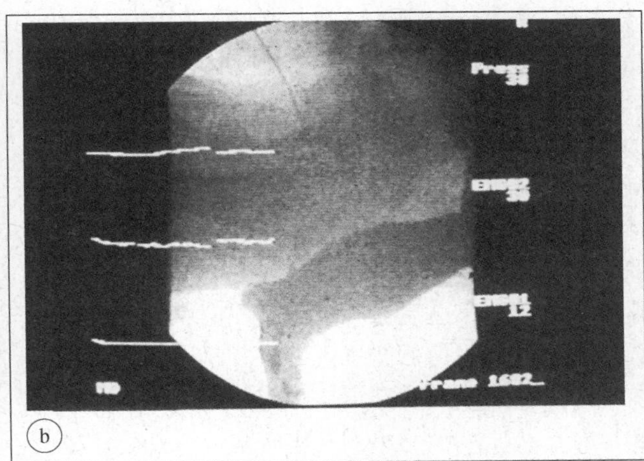

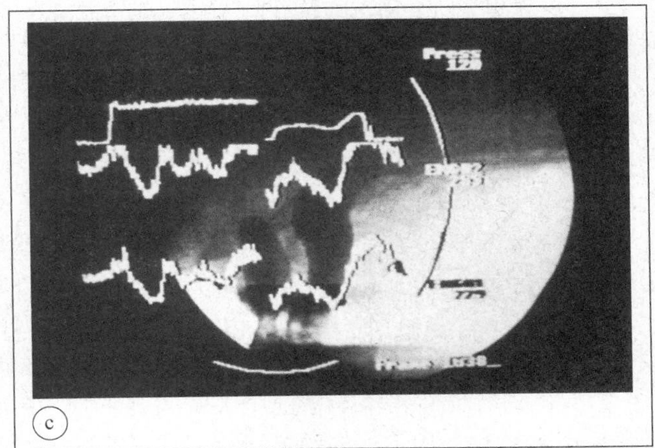

图 17.32 同时进行直肠和肛门测压及耻骨直肠肌的肌电图测量的动态视频直肠排粪造影。(**a**) 静息状态。(**b**) 尝试直肠排空时发生的变化：肛门直肠角变宽、直肠内压升高、存在肛门括约肌抑制。(**c**) 存在直肠内肠套叠的患者：显示了耻骨直肠肌和肛门外括约肌不适当收缩。肠套叠的顶部有一个单发溃疡。

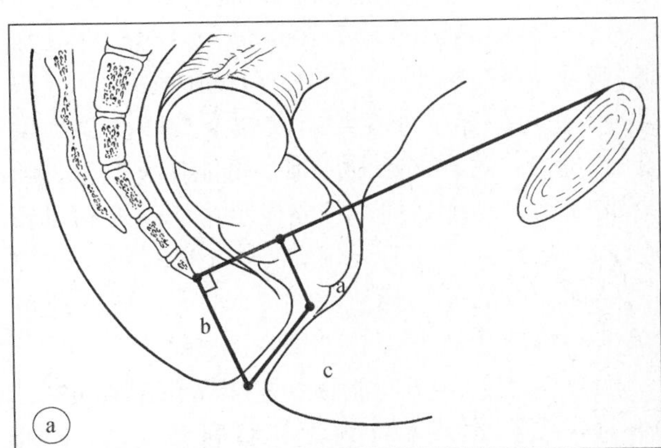

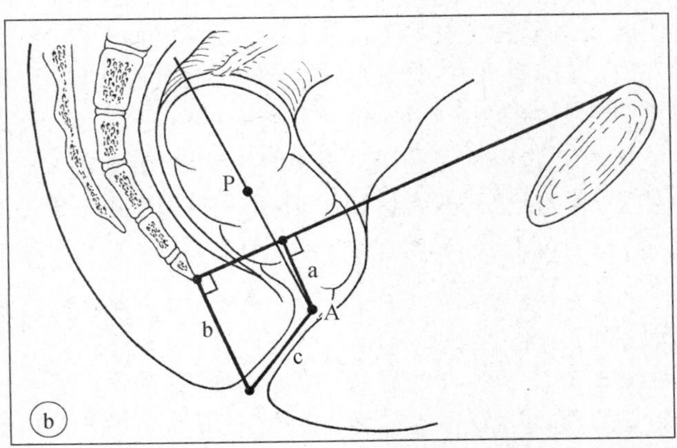

图 17.33 视频直肠排粪造影过程中进行的测量。(**a**) 侧位平片。画出了耻骨尾骨线。a＝肛门直肠角和耻骨尾骨线之间的距离，代表了盆底下降；b＝耻骨尾骨线和会阴之间的距离，代表了会阴下降；c＝肛管长度。(**b**) 这幅图包括了图心。图心为直肠影像的中心点 (P)，即它与肛门直肠角 (A) 的连线将直肠影像分成面积相等的两部分。可将其用于测量肛门直肠角。

肠角比通过直肠后线测量出的更加可靠（Yoshioka等，1991；Thorpe等，1995）。但是，对肛门直肠角所进行的测量的可靠性受到了质疑（Jorge等，1992）。本方法记录了局部解剖异常，例如直肠畸形/狭窄、直肠膨出、肠套叠、直肠脱垂和盆底异常运动。测量了1分钟内排出的造影剂的量，以评估直肠排空效率（Versluis等，1995）。大便失禁通常伴有短肛管、会阴下降、肛门直肠角呈钝角及造影剂漏出。某些患者在盆底收缩时存在肛管上部开放和直肠膨出。某些患者有直肠排空障碍。

可将视频直肠排粪造影技术与膀胱内压描记法相结合，对于评估双重失禁患者尤其有用。上述联合技术还可同时包括生理学测量，如直肠和膀胱压力监测、耻骨直肠肌肌电图、充盈和排空过程中直肠和膀胱的变化（Thorpe等，1995）。我们采用这项技术对12例患有自发性大便失禁的女性患者进行了研究。结果证明其中8例患者有真正的压力性尿失禁。此外结果显示这8例患者中有7例的尿失禁严重程度达到或超过2a型，提示盆底功能障碍可能是大便失禁和尿失禁的起因。

乙状结肠测压法和传输研究

乙状结肠动力

乙状结肠动力障碍评估通常采用测压法，而不是肌电活动度研究（Taylor等，1978）。将有侧面开口的四通道连续灌注导管放置在距离肛外缘10cm、15cm、20cm和25cm处（Taylor等，1984），然后在静息状态下进行3～4小时连续记录。但是，动态技术更符合生理学（Kumar等，1989）。在失禁患者中观察到了自发性高压活动，尤其是患有肠易激综合征和会阴下降的女性受试者。失禁患者的乙状结肠最高基础压和乙状结肠动力指数显著高于对照组（Keighley和Shouler，1984）。

传输研究

在便秘和失禁并存的患者中，传输研究提供了关于传输延缓的客观证据。大部分情况下简单的不透射线标记物研究已经足够；但是，如果要对节段性结肠传输作出准确评估的话，需要采用放射性核素闪烁显像（Krevsky等，1986；Scott等，2001）。如果确定有延缓的话，可以作出相应的治疗方案调整。相反，快速传输可能导致腹泻，并且加重失禁患者的便急和便频症状。可以通过闪烁显像对快速传输作出评估，但是需要对方法进行改良（Gladman等，2005）。

肛门直肠超声检查

通过肛门内超声检查（EUS）可以相当清晰地显示肛门内括约肌、大部分肛门外括约肌、耻骨直肠肌和直肠阴道隔的形态（Law和Bartram，1991）。在评估括约肌完整性方面这项检查已经取代了直肠指诊和肌电图，目前已经成为对大便失禁患者进行临床检查的基础项目。在显示肛门内、外括约肌缺损方面它是首选方法（Mortensen，1992；Deen等，1993a；Falk等，1994；Farouk和Bartolo，1994；Sultan等，1994a，c；Eckardt等，1994；Rieger等，1996）。肛门超声成像和手术中观察到的内、外括约肌缺损之间似乎存在很好的关联性（Deen等，1993b；Sultan等，1993b，d）。

肛管超声检查通常采用Bruel和Kjaer（Nrum，Denmark）超声扫描仪（1846型）加直肠内腔探头（Type 1850）和10mHz换能器。换能器外面罩有一个外径为1.7cm的透声性塑料罩子，里面充满了脱气水，以达到声耦合的目的。检查时患者取左侧卧位；静息时以及最大缩榨时在肛直肠连接处和肛管的三个区域（上、中、下）拍摄系列照片（Tjandra等，1992）。

可以使用卡尺在硬拷贝上直接测量肛门内、外括约肌的宽度（Law等，1990；Burnett和Bartram，1991）。

图17.34中举例说明了肛管超声检查。图17.34a（ii）中显示的是正常外观。括约肌环处深达黏膜下层的断裂显示了内括约肌缺损（图17.34b）。可以显示外括约肌缺损及周缘受累程度（图17.34c）；这样的括约肌损伤可能伴有耻骨直肠肌吊带无力，动态评估中可能显示为活动力相对较低。肛管超声还可显示瘘管部位（图17.34d）和肛门闭锁患者的外括约肌（图17.34e），此外还可监测括约肌修补术的结果（图17.34f）。

EUS为内、外括约肌损伤提供了解剖学定义，这个对于制订修补术计划具有明确意义（Cuesta等，1992）。影像学检查对于评估括约肌修补术结果也有益处（Nielsen等，1992）。括约肌修补术后的持续性失禁最常是由修补处断裂引起的，通过腔内超声检查很容易确定（Deen等，1993c；Nielsen等，1994；Felt-Bersma等，1995，1996；Ternent等，1997）。

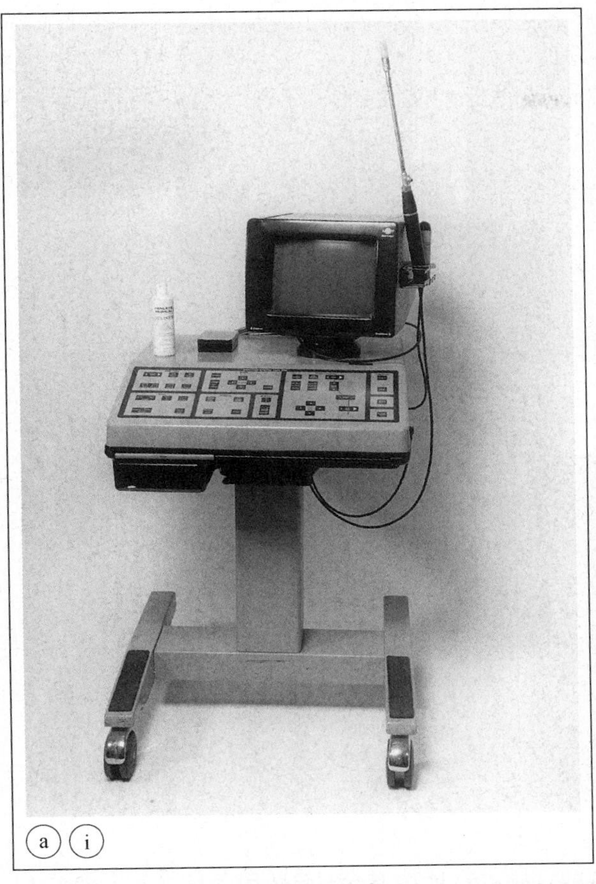

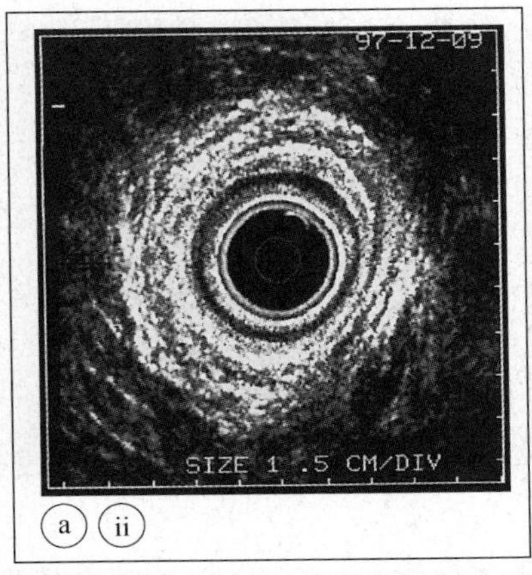

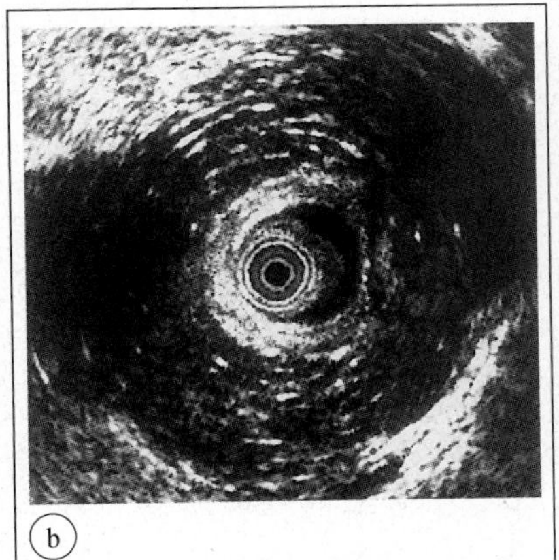

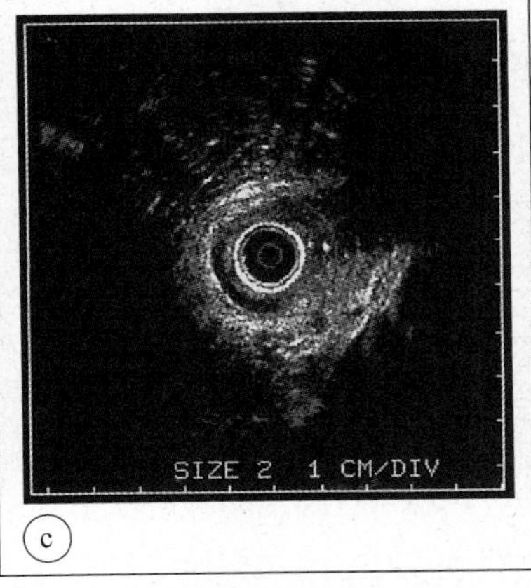

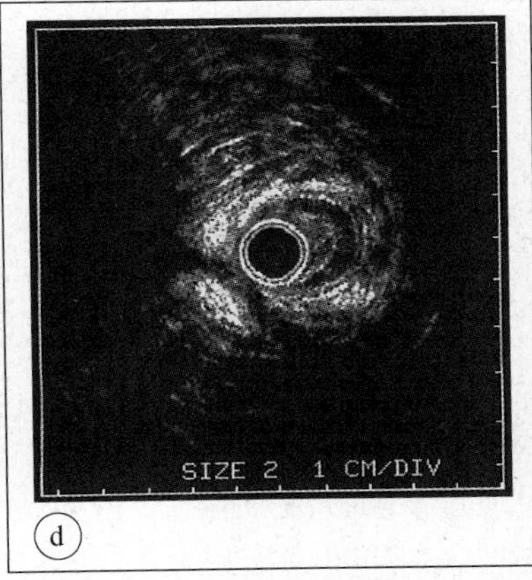

图 17.34　肛管超声检查。行超声时定位方式为后平面九点钟位置。(**a**)(**i**)超声仪器和(**a**)(**ii**)正常外观。(**b**)先前手术治疗导致的肛门内括约肌缺损。(**c**)Ⅲ度产科撕裂导致的括约肌前部损伤。(**d**)复杂的后部肛瘘：经括约肌肛瘘。

可用于评估失禁患者的现有全部生理学和影像学检查中，EUS 最有可能影响治疗方案（Felt-Bersma 等，1999；Lieberman 等，2001）。

常规 EUS 由二维影像组成，但是通过专门的计算机软件可以获得三维影像，这有力地帮助我们理解了肛管的正常解剖结构（Williams 等，2000；Bollard 等，2002）。

但是，3-D EUS 在检查大便失禁方面的潜力仍然有待明确（Gold 等，1999）。

磁共振成像（MRI）

常规 MRI 可能有助于发现和定位肛门直肠脓毒症，但是常规 MRI 在定义肛管方面的灵敏度不够高，不适用于括约肌损伤。但是，腔内 MRI 线圈有可能比 EUS 提供更多关于括约肌和骨盆底的信息，因为括约肌和周围脂肪之间的对比度很高

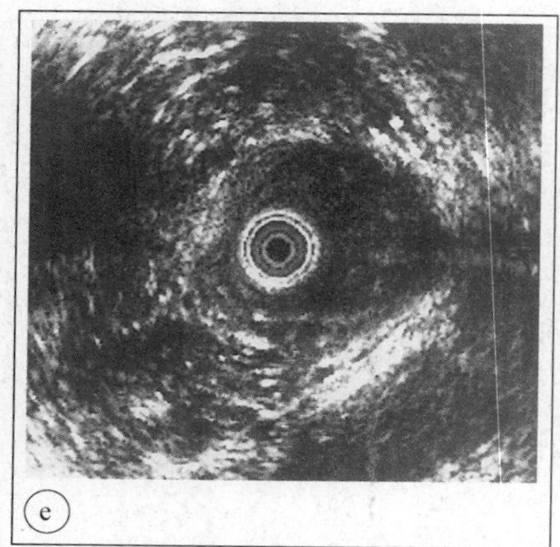

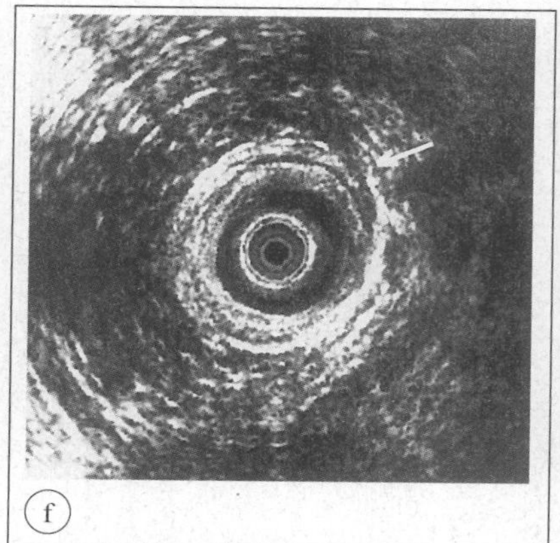

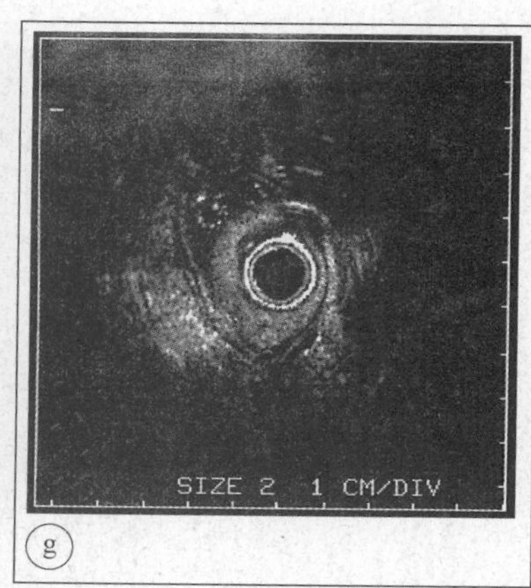

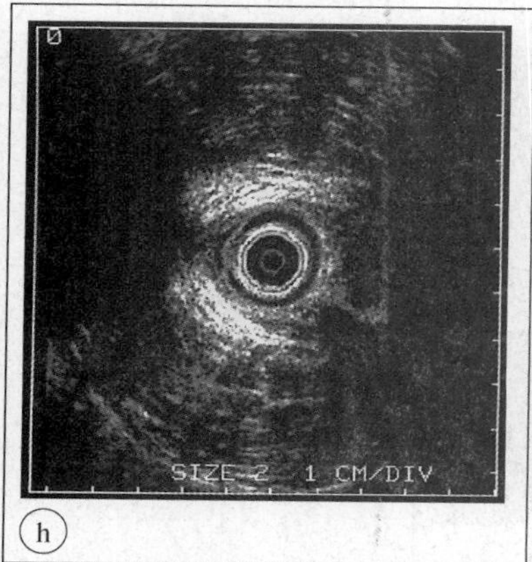

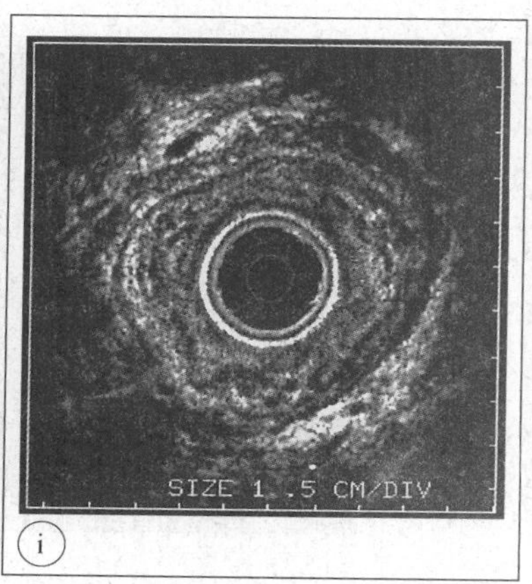

图 17.34（续） （**e**）肛门异位。（**f**）括约肌修补术后。（**g**）脓肿和经括约肌型瘘。（**h**）慢性前部肛裂。（**i**）全层直肠脱垂：肛门张开，内括约肌萎缩。

（deSouza 等，1999；Rociu 等，1999；Williams 等，2002）。通过肛门内 MRI 显示某些失禁患者存在外括约肌体积减小或萎缩（deSouza 等，1999；Briel 等，1999；AB Williams 等，2001）。

大便节制能力的全面检查

可通过下列方法评估对于液体状大便的节制能力，使用一个简单的滚压泵在大约 25～30 分钟内通过一根细孔的直肠管注入与体温相等的盐水。同时监测肛管压和直肠压，确定反射性肛门和直肠收缩（Read 等，1979）。患者坐在便桶上，这样可记录第一次发生渗漏时所注入的体积。正常受试者的这一体积应超过 1.5L，但失禁患者通常在注入 250～600ml后即开始渗漏，单纯液体状大便失禁患者的这一体积较小（Read 等，1984）。经常采用的另一项测量是直肠内存留的总体积；指的是注入的液体体积（1.5L）与检查期间排出的体积之间的差。正常受试者可以存留全部液体体积；失禁患者存留的体积范围是 500～1 000ml，这个取决于失禁程度（NW Read 等，1979，1983a）。

可通过下列方法检查对于固体状大便的节制能力，测量使插入直肠内的不同大小的球体移位所需的牵引力。大部分实际操作中均采用直径 1.8cm 的球体。记录静息时和括约肌随意收缩后将球体从肛门拉出所需的重量。括约肌松弛和收缩情况下，使 1.8cm 球体在正常受试者体内移位所需的重量分别为 685g 和 1 065g。失禁患者的平均值分别为 530g 和 790g（Read 等，1979）。

失禁的预防

很明显许多患者患有医源性失禁，这一情况应该是可以预防的。可通过下列方法避免产科损伤：更加严格地选择出头盆不称患者接受择期剖宫产、预防第二产程过长以及在括约肌可能受到胎头损伤的情况下进行会阴切开术（Cook 和 Mortensen，1998）。

考虑到产科损伤的长期发病率和可能带来的诉

讼，需要在分娩过程中进行更高水平的监督指导，尤其是对于初孕妇。应将剖宫产的标准设立得低一点，可能的情况下使用真空吸引器替代产钳。如果发生撕裂的话，尤其是对于接受助产的初孕妇而言（Keighley 等，2000），必须由专家对会阴作出仔细评估，以确定是否有Ⅲ度或Ⅳ度撕裂，这两种情况必须由经过全面培训的人员在手术室内修补。产后排便控制可能可以避免排便功能障碍导致的盆底疾病。

有会阴下降迹象（尤其是对于多产妇）的情况下绝不能行肛门扩张术或括约肌切开术。下列人员应避免这两项手术：老年患者、潜在炎性肠病患者或有失禁病史的患者，此外非绝对必要不应重复这两项手术。治疗肛裂时在耐受的情况下才可行括约肌切开术。患有非感染性肛周克罗恩病的大部分患者都应接受保守治疗，但是早期脓毒症引流对于保存肛门直肠功能至关重要。肛瘘累及肛门括约肌的横纹部分时应采用泄液线或前移皮瓣的方法。

保守治疗

控制大便习惯

很高比例的大便失禁患者有腹泻，这个可能伴有也可能不伴有左髂窝疝气痛。腹泻通常是间断性的，但是明显提高了漏粪频率。因此，有腹泻病史的所有患者的一线疗法都是尝试应用单纯的致便秘药，例如磷酸可待因或洛哌丁胺（MG Read 等，1979），但是如果并存肠易激综合征结果可能会令人失望。如果腹泻是由小肠动力过高或先前的小肠切除所引起的，洛哌丁胺将非常有效。它可以通过减缓传输来减少大便重量、频率、便急和失禁，它还可刺激肛门括约肌功能（Ruppin，1987；Goke 等，1992）。如果有过度便急伴发绞痛，小剂量盐酸地芬诺酯（止泻宁）加阿托品可能会有帮助。但应避免使用过高剂量的止泻宁，因为可能引起口干症、心动过速和眼震，液体制剂特别有助于降低有效剂量。其他制剂（例如 kaolin）可能有益，一线药物治疗失败的情况下可以考虑。但是，如果计划进行长期治疗的话，不建议开出含有吗啡或阿片的药物。增体剂［例如卵叶车前子（Isogel）或甲基纤维素］可能改善对于液体状大便的节制能力。其他增体剂包括蚤草（Metmucil，Citrucel，Konsil）、苹婆属（Inolaxine）或长角豆属加淀粉（Arobon）。对于末段回肠切除导致便急的患者，可以尝试使用一个疗程的胆盐吸附剂，例如考来烯胺（Questran）。

对于肠易激综合征和乙状结肠张力亢进伴发绞痛和腹泻的患者，薄荷油、盐酸双环胺（Merbentyl）、莨菪碱（Levsin）、溴丙胺太林或溴美喷酯治疗可能有帮助。治疗的目的是尝试每天一次或两次排出成形大便（Schoetz，1985）。我们已经报告了单纯使用止泻药对 39 例重度大便失禁患者（这些患者接受了关于手术治疗的评估）进行保守治疗的初步结果（Keighley 和 Fielding，1983），总体而言结果令人失望。

饮食建议对某些患者可能有帮助；很明显，应该避免食用可能引起腹泻的刺激性食物或很辣的食物。Cohen 等（1986）也主张避免咖啡、啤酒、乳制品和柑橘类水果。许多患者发现高蛋白、低脂饮食有帮助。一般而言对于高纤维饮食的耐受性较差。许多患者在离开家参与社会活动时干脆 18 小时不进食。

保持直肠排空

有一种方法对于预防和控制失禁肯定有效，就是保证直肠内不含有粪便。因此，某些失禁患者使用栓剂，甚至一次性灌肠剂来达到这一目的。甘油栓剂或刺激性栓剂［例如比沙可啶（双醋苯啶）］可能有帮助，但是它们很少能将直肠完全清空。一次性磷酸盐灌肠剂当然更加有效，但是患者依从性较差，而且操作过程中可能因漏粪而弄得很脏（Iwama 等，1989）。目前有多种可自行用药的小体积灌肠剂：专利药品包括 Micralax 和 Relaxit，它们都是基于枸橼酸钠的通便作用。但是，我们关于这两种药物的使用经验都令人失望。有相当多的证据显示，每周两次灌肠加轻泻药可能完全控制脊髓损伤和粪便阻塞导致的失禁，但是用于患神经性失禁的老年患者后结果并不太理想（Tobin 和 Brocklehurst，1986）。

为了避免手术或造口，某些患者愿意定期使用大体积灌肠剂，目的是保持直肠排空状态（Dick 等，1996）。这一方法能否成功在很大程度上取决于患者的积极性。当然，失禁患者很难将肛门周围封闭以防止渗漏（Shandling 和 Gilmour，1987）。但是采用 Nigro 灌肠管可以克服这一困难，该灌肠管的顶部有一个小球，塞到肛门上之后可以防止灌肠剂流出。许多接受了拖出手术治疗的先天性肛门直肠不发生或 Hirschsprung 病患者认为上述方法比手术好。无意识排便的截瘫或偏瘫患者也可通过定期灌肠来控制。某些最好的结果见于遗粪患者而非失禁患者。Briel 等（1997）报告了早晨首次肠活动后或晚上（对于有睡眠障碍的患者）应用结肠造口冲洗器（参见图 5.45）的结果。根据控制情况，冲洗需要 10～90 分钟，使用频率为每周两次至每天两次。32 例患者中有 22 例坚持灌洗，其中 92%的遗粪患者获得了益处，与之相比只有 60%的大便失禁患者获得了益处。另外一种方法是采用阑尾造口管（Mitrofanoff，1980；Malone 等，1990；Squire 等，1993；Griffiths 和 Malone，1995；Yamamoto 等，1996；Lefevre 等，2006）或盲肠瓣导管（Kiely 等，1994）进行顺行灌洗。我们在皇家伦敦医院采用了一种可控性结肠导管来治疗重度便秘（参见图 18.24 至图 18.32）（Maw 等，1997a）。很明显它不仅可用于排便障碍患者（Maw 等，1996），还可用于合并肛门直肠畸形的失禁患者（Maw 等，1997b）。现在许多造口制造商都同时提供直肠冲洗器加一个简单的冲洗泵。考虑到手术治疗的结果相对较差，这一治疗方法可能在未来承担更重要的角色（Srinivasiah 等，2007）。

药理学方法

通过药物增强无力的内括约肌在未来可能成为一种治疗方案（Siproudhis 等，1998）。对导致内括约肌抑制的非肾上腺素能和非胆碱能递质的了解应该可以促进一氧化氮拮抗药的开发。

此外，采用药物（例如奥曲肽）通过胆碱能途径刺激内括约肌应该可以为大便失禁提供另外一种非手术的治疗方法（Rasmussen 等，1996）。α_1 肾上腺素能拮抗药去甲肾上腺素已被用于局部用药，可能可以在回肠袋成形术后用于治疗失禁（Carapeti 等，2000b）。阿米替林具有血清素能、抗胆碱能和抗毒蕈碱性质，对于高幅、频繁直肠运动复合波引起的急迫性失禁可能有益（Santoro 等，2000）。甚至洛哌丁胺也对内括约肌有一些增强作用。

肛门栓

肛门栓是设计用来防止遗粪的，由造口栓改造而来（Coloplast，Peterborough，UK）。它由一个杯形泡沫材料栓和一个纱布带（用于取出肛门栓）所组成（图 17.35）。它外面包裹一层透明的水溶性薄膜，目的是将其紧密地缠起来，以便插入。薄膜与湿润的直肠黏膜接触后会溶解，然后肛门栓会打开。肛门栓有两种型号（打开后分别为 37mm 和 45mm 直径）。已经有多项研究评估了这一器械，就其使用情况得出了类似结论，结论与我们的观点一致（Mortensen 和 Smilgin-Humphreys，1991；Christiansen 和 RoedPetersen，1993；Norton 和 Kamm，2001）。由于不舒适，大部分患者无法长期耐受该器械，但是很少一部分人（尤其是肛门直肠敏感性降低或缺失的人）可从中获益。

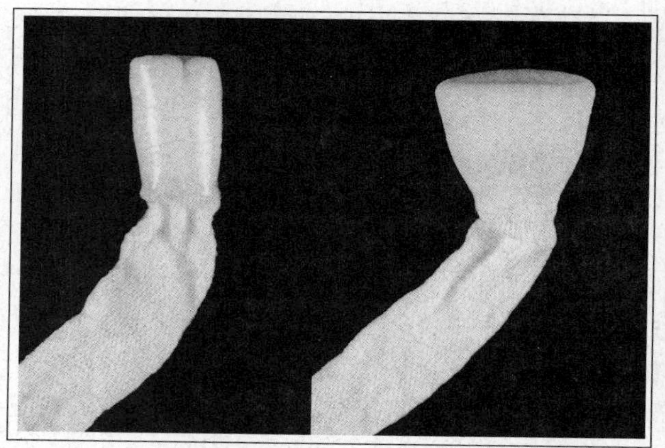

图 17.35 肛门栓。

生物反馈和括约肌训练

如果患者只是偶尔出现失禁的话，对于该患者值得花时间考虑括约肌训练或生物反馈（Patankar 等，1997a，b）。体外电疗法、盆底训练和生物反馈对于似乎忘记如何收缩盆底的患者及有感觉障碍的患者（例如糖尿病患者）也有帮助（Wald，1981；Buser 和 Miner，1986）。为了再教育患者如何使用盆底肌，测压法、视频直肠排粪造影回放和体表肌电图记录都被用于加强盆底和括约肌训练。因为感官知觉至关重要，因此可能教给患者在容量阈值时收缩盆底和括约肌。通过体表肌电图肛门探头可以教患者在直肠扩张后作出反应，收缩括约肌和肛提肌。然后患者可以将仪器带回家，之后在门诊评估训练结果（图 17.36）。MacLeod（1979）只有在患者仍然残存一些完好的肛门括约肌纤维的情况下才建议采取这种再训练。他采用了一种仪器，该仪器可以将活动的肌肉产生的电脉冲以可听或可视信号的形式反馈给患者。通过发送的脉冲触发肌肉收缩，通过肛门栓进行记录。然后 MacLeod（1983）报告了各种原因导致大便失禁的 50 例患者的研究结果。治疗最成功的一组患者是痔疮切除术

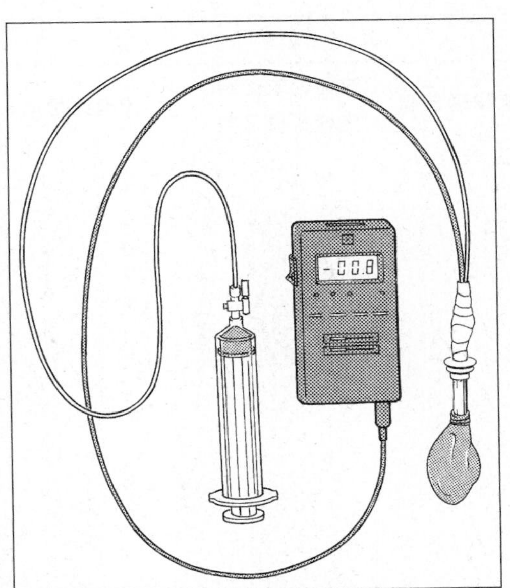

图 17.36　生物反馈仪器。用于盆底再训练和括约肌增强训练的简单器械。将带有球囊的探头放置在直肠内。该探头还带有一个体表肌电图，它位于肛管内。肌电图与一个数字显示器相连。球囊与一个 50ml 的注射器相连。球囊膨胀后应发生盆底收缩，以及肌电图视觉显示器上电活动水平升高。

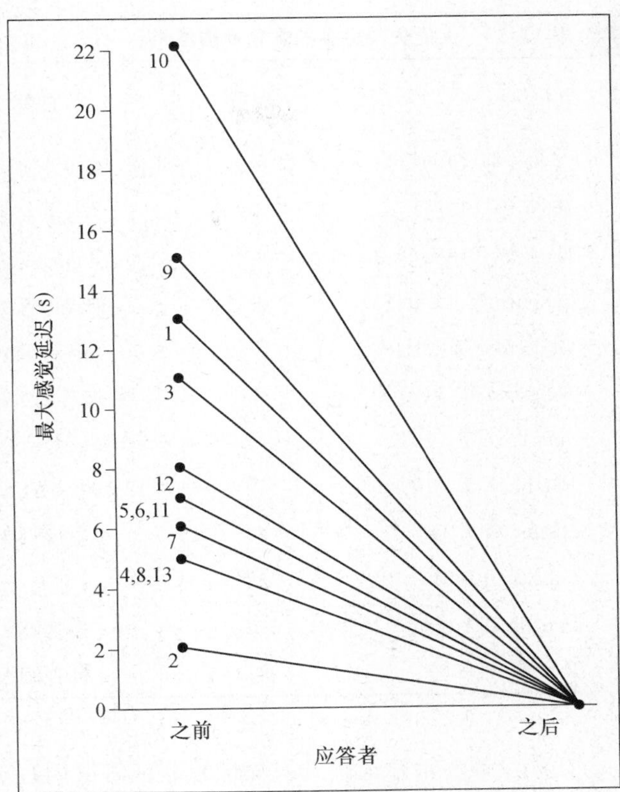

图 17.37　对 13 例大便失禁和感觉延迟患者进行生物反馈再训练之前和之后从直肠球囊扩张直至意识到直肠感觉时间隔的时间。

后发生遗粪的患者。另外一组疗效似乎较好的患者是瘘管手术后括约肌部分损伤的患者。神经性大便失禁或结肠直肠切除术后的患者的结果较差。根据他的经验，门诊治疗与住院治疗的成功率相同（MacLeod，1987）。

有感觉缺失的糖尿病患者如果出现被动性失禁，可能可以通过生物反馈技术（利用取样反射）来改善（Binnie 等，1990）。患者取坐位，这样就可以看到记录曲线，将直肠球囊扩张，直至患者有所感觉并且观察到抑制反射。使用较低容量重复这一操作，如果患者感觉不到球囊扩张的话，应告知患者什么时候直肠球囊扩张，通常可以通过生物反馈降低感觉阈值（图 17.37）。感觉阈值低于 20ml 之后，告知患者看到抑制反射或感觉到扩张之后立即收缩括约肌。为了克服选择偏倚，可能采用强制选择技术，即患者必须决定直肠扩张是真实的还是虚假的（Penninckx 等，1989）。感觉阈值可以降低至 20ml 或更低的情况下，通过生物反馈治疗感觉缺失的效果很好（Schuster，1977；Whitehead 等，1980；Jensen 和 Lowry，1992）。

运动缺陷的治疗效果甚至更好，尤其是有括约肌部分缺失或者外括约肌有神经肌肉缺损的情况下（Schuster，1966；Alva 等，1967；Engel 等，1974；Cerulli 等，1979；MacLeod，1987；Pescatori 等，1991）。这些作者的报告指出，使用该技术后他们的患者 60%～70%有明显改善，但是脊髓病变患者的结果比较令人失望。表 17.23 中列出了关于生物反馈和盆底训练的最近的研究结果。有各种不同的结果。Nijmegen 的研究组（Scheuer 等，1994；van Tets 等，1996）报告了非常令人失望的结果，而 Lahey 诊所（Keck 等，1994；Sangwan 等，1995）的患者中 70%有改善，其中一些人达到了完全排便节制。最近的证据显示，采用电刺激的生物反馈可以获得更好的结果（Terra 等，2006；Norton 等，2006）。宣称 85%改善的某些研究没有完整的随访，而且大部分是短期研究。对成人开展的许多研究未能确定哪些患者组可以获益。年龄、失禁原因、症状严重程度和术前生理学等因素未能确定可能获益的患者组（Rieger 等，1997a）。几乎所有研究都报告生物反馈之后感觉阈值有所降低，静息压和缩榨压有所升高（Keck 等，1994；Scheuer 等，1994；Guillemot 等，1994）。

表 17.23 大便失禁患者的生物反馈结果

	数量	注释	完全排便节制	改善但未达到完全排便节制	没有改善
Arhan 等（1994）	47	儿童（先天性或粪便阻塞）		23	24
Enck 等（1994）	18	长期结果	3	7	8
Keck 等（1994）	15	各种病因	4	7	4
Scheuer 等（1994）	10	神经源性失禁	0	2	8
Guillemot 等（1994）	24	各种病因		未获得绝对数值	
Sangwan 等（1995）	28	（与 Keck 等研究的同一组）	13	8	7
van Tets 等（1996）	12	（与 Scheuer 等研究的同一组）	0	0	12
Patankar 等（1997a）	72	对 13 例患者的不完整随访		50	9
Rieger 等（1997a）	30	盆底训练	8	20	2
Gilia 等（1998）	22	—	5	9	8
Norton 和 Kamm（1999）	100	短期随访	43	24	33
Ryn 等（2000）	37	各种病因	8	14	15

生物反馈在治疗遗粪并发粪便阻塞或者肛门直肠不发生的儿童患者方面可能也有一定作用（Arhan 等，1994）。来自新加坡和中国台湾的 Ho 等（1996）的报告指出，经腹切除术或全结肠切除术后的失禁患者接受 4 次生物反馈训练之后，便频和排便节制有改善。提供了长期结果的少数研究（Enck 等，1994；Ryn 等，2000；Pager 等，2002）似乎显示最初的改善可以随时间延长而维持，但是并非所有研究都获得了一致结果（Loening-Baucke，1990；Guillemot 等，1994；Perozo 等，1997）。

我们所获得的关于生物反馈的经验显示，结果在很大程度上是由患者的积极性决定的，非常讲究个人卫生的衣着整洁、苗条的人，以及心理状况稳定，并且不经常被卷入诉讼的人通常会对生物反馈产生比较好的反应。此外，如果他们坚持训练的话，改善效果通常是可以维持的（Korsgen，1995）。

注射合成增体剂

在治疗尿失禁方面获得成功之后，最近有多种药物被用于对无力的括约肌进行增体。使用的材料包括聚四氟乙烯（Shafik，1993；Cheetham 等，2001）、自体脂肪（Shafik，1995）、戊二醛交联胶原（Kumar 等，1998）和置于水基载体凝胶内的热解碳衣珠子（Davis 等，2003）。虽然这些研究显示 2/3 患者在短期内症状有一些改善，但是这些改善是否可以长期维持仍然有待确定。

射频疗法

这是 Takahashi 及其同事们（2002）最近描述的一种实验性治疗方法。他们假设认为通过肛门内探头发送射频（RF）能量可能改善肛门括约肌复合体的屏障功能。其依据是 RF 加热过程中的组织紧缩效应：胶原收缩、局部伤口愈合/重塑和组织顺应性降低。这项技术之前用于胃食管反流病时曾明显获得一些成功（Triadafilopoulos 等，2001）。Takahashi 等对 10 例女性患者进行了这一治疗，局部麻醉状态下使用带有多个针电极的肛门镜进行治疗。术后并发症发生率极低且 12 个月随访时排便节制分数有显著提高。延期随访显示上述初期改善得以维持（Takahashi 等，2003）。目前仍然有待观察这一技术是否可以在医疗设备中占有一席之地。

手术治疗

针对大便失禁的手术治疗种类在过去 20 年中有了很大扩展。手术包括某些种类的盆底修补术、括约肌修补术、肌肉移位术（带有或不带有电刺激神经或肌肉）（Williams 等，1991；Baeten 等，1995）、人工肛门括约肌（Lehur 等，1996；Wong 等，1996）

以及骶神经刺激（Kenefick 等，2000；Roseri 等，2001；Tarrett 等，2004；Genio 等，2001；NICE，2005）。如果这些技术失败的话，某些患者将选择接受永久性造口，在此情况下其中一些患者将需要接受肛门直肠切除术，因为失禁患者丧失功能的直肠的黏液性排出物可能令人无法忍受（Keighley，1991；Norton 等，2005；Baxter 等，2006）。

紧缩术

紧缩术包括对肛门外括约肌前部和（或）后部纤维行折叠术（图 17.38 和图 17.39）。

这些手术现在基本上已经成为历史，虽然它们可能仍然与肛门成形术相结合，用于治疗肛门狭窄或畸形。

肛门后方修补术

肛门后方修补术最初的设计目的是使呈钝角的肛门直肠角恢复正常以及延长有功能的肛管（Penninckx，1992）。目前的证据显示该手术对肛门直肠角无影响。为了对合耻骨直肠肌的内部纤维，该手术必须在骨盆内进行，可取上方或下方入路。上方入路很困难，目前全部手术都取会阴入路。到耻骨直肠肌的会阴入路包括尾骨前暴露和括约肌间入路两种方法。目前大多数外科医生都取括约肌间入路，因为骶骨使得盆膈的内部纤维难以充分暴露。虽然 Parks 认为截石位最佳（Parks，1974），但折刀状卧位在北美的应用也很广泛（Nichols，1982；Schoetz，1985）。

这项手术的原理是经括约肌间平面暴露耻尾肌、耻骨直肠肌和坐骨尾骨肌，然后将这些肌肉对合或在后方行网状缝合，同时将外括约肌的后方纤维紧缩（Keighley，1987b）。这项手术可以增加肛管内高压带的长度（Womack 等，1988；Yoshioka 等，1988）。Browning 和 Parks（1983）以及后来的 Scheuer 等（1989）都指出术后肛管静息压和缩榨压有显著改善。但是，这些作者都未能证实上述观察结果，他们也未报告肛管静息压和缩榨压或肛门直肠角有任何显著改善（Womack 等，1988；Yoshioka 和 Keighley，1989）。Anecodatal 建议，如果增加外括约肌前方折叠术的话，结果可能会有所改善（Fazio，个人通信）。

结果

表 17.24 中列出了肛门后方修补术的临床结果。Habr-Gamma 等（1986）的报告指出只有 48%的患者对固体状和液体状大便达到了完全排便节制，38%仅对固体状大便达到了排便节制。但是，Browning 等（1983）指出高达 74%的患者对固体状和液体状大便达到了完全排便节制，91%的男性和 71%的女性达到了完全排便节制。

手术完成数年后，独立观察者对功能性结果进行了精密评估，发现这些令人兴奋的早期结果未能重现。Henry 和 Simson（1985）发现接受肛门后方修补术的患者中只有 56%对固体状和液体状大便达到了完全排便节制，而且神经性大便失禁患者的结果更差。此外有 30%的患者完全无改善。类似地，长期结果显示功能随时间推移而下降，术后 5～8 年进行回访时只有 30%仍有排便节制能力（Jameson 等，1994；Setti-Carraro 等，1994）。

Yoshioka 等（1988）对过去 10 年中在我们这里接受手术的 124 例患者的结果进行了精密评估。虽然随访 3 年以上的 84 例患者中有 71%仍然感觉有改善，但是对节制能力进行的客观评估显示了不同的结果（表 17.25）。根据记录，63%的患者有持续遗粪，55%仍需使用尿垫，只有 34%对液体、固体状大便和排气达到了完全节制。

肛门后方修补术的结果似乎并未受到年龄影响，但是下列患者的功能性转归似乎较差：会阴下降、黏膜或全层直肠脱垂、顽固性肛门瘙痒症、会阴痛或单发直肠溃疡以及神经性失禁患者（Henry 和 Simson，1985）。阴部神经潜伏期延长似乎是较差转归的一个预测因素（Setti-Carraro 等，1994）。有人提出对盆底肌造成的进行性神经学损伤是功能转归较差的原因（Laurberg 等，1990）。

Snooks 等（1984b）及之后 Jameson 等（1994）所进行的研究显示，与对照组相比，肛门后方修补术后无改善的患者具有低肛管静息压、高纤维密度和阴部神经终末运动潜伏期延长（表 17.26）。手术后这些参数均无改善。Rainey 等（1990）发现轻度失禁患者的改善结果较差。

Yoshioka 等（1988）发现以下参数具有预后意义：静息压和缩榨压、高压带长度、注入盐水过程中首次发生渗漏的容积、静息和用力过程中的盆底下降情况。与 Browning 报告的结果不同，这些作者发现男性患者的结果尤其令人失望（表 17.27）。Scott 等（1990）发现肛管压无法可靠地预测转归。

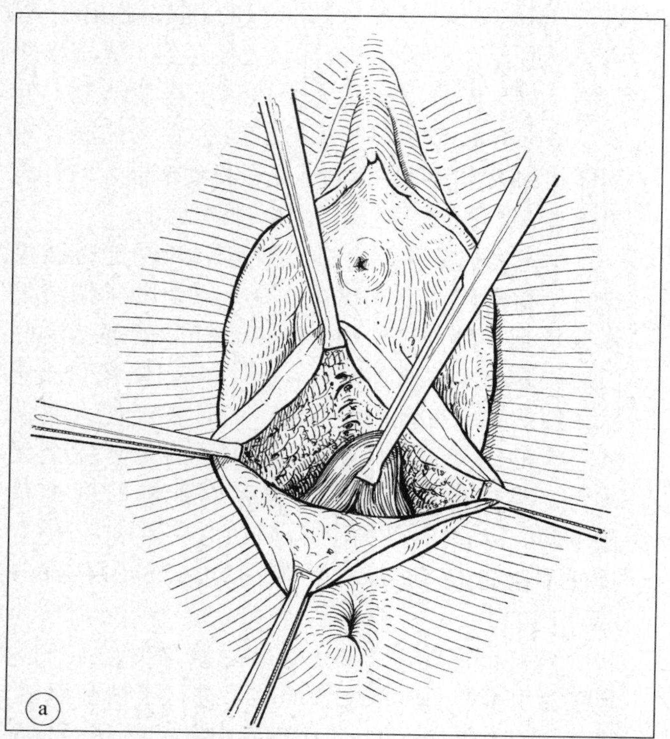
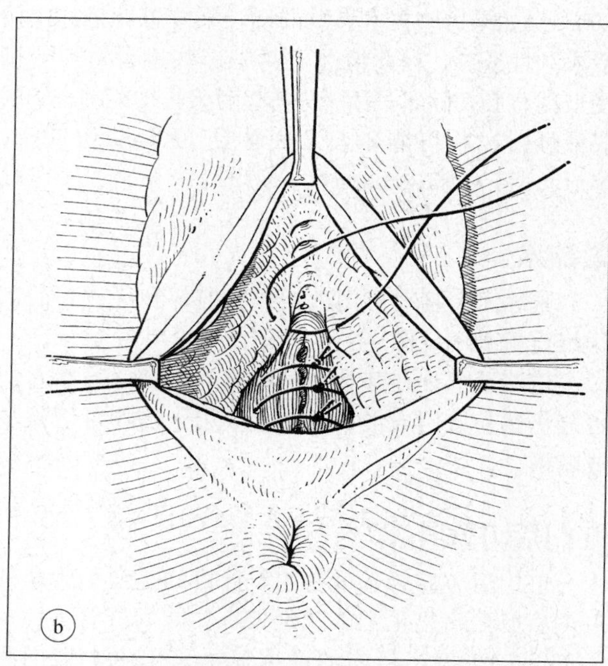

图 17.38 前方括约肌紧缩术。(**a**) 患者取截石位。行横切口。将肛门外括约肌与会阴体及肛门内括约肌分离。(**b**) 将外括约肌的顶点向前方牵开，并且在括约肌的两缘之间缝置一组缝线，作为折叠术。

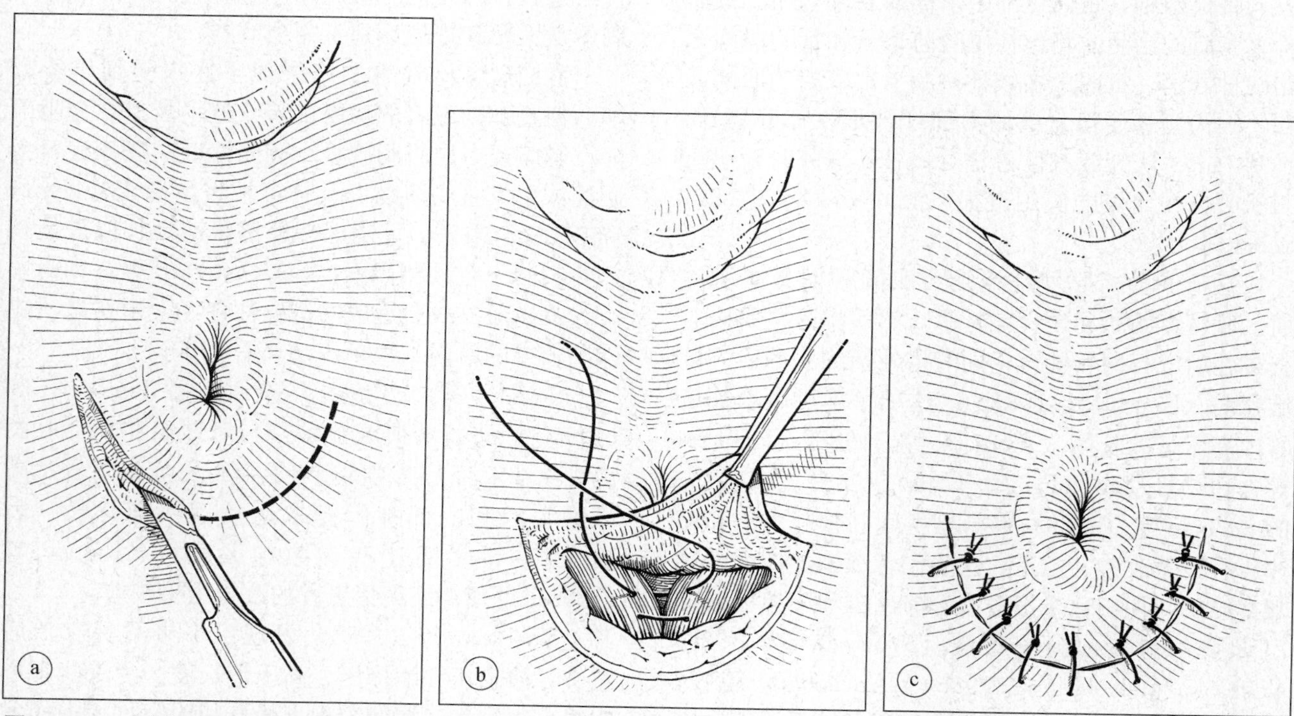

图 17.39 后方括约肌紧缩术。(**a**) 患者取截石位。在紧靠肛门外括约肌的后方行一个圆形切口。(**b**) 提起前方皮瓣，将肛门外括约肌与皮肤及肛门内括约肌分离。然后将括约肌顶点向后方牵开，通过一组缝合将肛门外括约肌的两缘内折。(**c**) 缝合皮肤缺损，完成手术。

表 17.24 肛门后方修补术的结果

	数量	对固体状和液体状大便达到排便节制	仅对固体状大便达到排便节制	没有改善
Browning 和 Parks（1983）	140	104	17	19
Henry 和 Simson（1985）	129	72	18	39
Habr-Gamma 等（1986）	42	22	17	3
Yoshioka 和 Keighley（1989）（长期）	116	40	66	10
Scheuer 等（1989）	39	18	9	12
Jameson 等（1994）（长期）	38	10	9	17
Setti Carraro 等（1994）	34	9	21	4

表 17.25 肛门后方修补术（$n=124$）之后的排便节制能力：1976—1986

随访>3 年	84
仍有改善	60（71）
遗粪	53（63）
使用尿垫	46（55）
对排便和排气完全节制	29（34）

括号内的数值为百分比（Yoshioka 等，1988）。

表 17.26 与肛门后方修补术后转归较差相关的生理学参数

	肛门后方修补术失败		对照
	术前	术后	
平均最大静息压（cmH_2O）	31.2	27.6	80.0
平均最大缩榨压（cmH_2O）	79.2	64.3	201.0
平均纤维密度	1.9	2.0	1.5
阴部神经终末运动潜伏期（ms）	2.6	3.0	1.9

来源自：Snooks 等（1984b）。

表 17.27 肛门后方修补术的结果

	Browning 等（1983）	Keighley（1984）
女性（n）	117	81
对固体状和液体状大便达到排便节制	83（71）	54（67）
仅对固体状大便达到排便节制	16（13）	17（21）
没有改善	18（16）	10（12）
男性（n）	22	8
对固体状和液体状大便达到排便节制	20（91）	2（25）
仅对固体状大便达到排便节制	1（5）	2（25）
没有改善	1（5）	4（50）

括号内的数值为百分比。

如果患者之前接受过直肠固定术，手术中技术上会更加困难，依照我们的经验这一组患者的结果较差。但是，仍然会偶尔实施该手术，因此下文中对技术进行了说明。

技术

这项手术在全身麻醉（全麻）下进行，患者取截石位，采用深度的头低足高（Trendelenburg）倾斜。应该在臀部下方放置一个楔形物或沙袋，这样就可以比较容易地摸到尾骨尖（图 17.40a）。或者也可以取折刀状卧位，目前这个已经成为我们的首选体位。应该给患者进行彻底的术前机械肠道准备，并且短期预防性使用抗生素。给患者插入导管。

使用局部麻醉剂和低浓度肾上腺素溶液浸润手术部位。在肛门后方至少 4cm 处行弧形后侧切口。使用组织钳提起较厚的前方皮瓣，直至可以看到肛门外括约肌的后方纤维（图 17.40b）。然后辨别肛门外括约肌环的内部纤维并将其向后方牵开。手术的下一步是打开括约肌间平面；随着分离的加深，使用小科赫尔（Kocher）牵开器将直肠向前方牵开。开始时可能很难将宽牵开器放入直肠前方，但是随着平面的打开，肛提肌会阴部变得可见，这时可以使用更宽的科赫尔牵开器。将直肠移位到前方，并将 Waldeyer（直肠骶骨）筋膜横向分开（图 17.40c）。如果 Waldeyer 筋膜未能完全分开的话，直肠将无法从骶骨上充分游离，肛提肌也无法完全暴露。此外，耻骨直肠肌两缘之间将没有足够的空间，无法进行充分修补。

可以分两层修补，也可整块缝合。采用分层缝合时，首先将耻骨直肠肌缝合，然后将坐骨尾骨肌和耻尾肌作为第二层缝合。我们更喜欢采用整块缝合技术，将盆膈的所有层一起缝合。缝置并夹持所有缝线，最后再打结（图 17.40d）。我们采用的是 2/0 Prolene 缝线，从括约肌后方开始向前缝合。将手术结打在修补处的深层。通过将科赫尔牵开器从一侧旋转到另一侧，这样可以在直肠的两侧牵开盆底肌。如果将宽科赫尔牵开器留在原位的话将无法打结最前方的缝线；因此将其换成弧形动脉钳（图 17.40e）。第二层缝合可作为深层的支撑。

在直肠后方放置两条吸引引流管后手术即结束。使用 Prolene 缝线将皮肤横向缝合。

应该提醒患者，他们无法在肛门后方修补术后立即恢复排便节制；事实上失禁是一种很常见的术后并发症。早期失禁的原因可能是疼痛。术后腹泻或故意使用轻泻药（目的是避免术后便秘）也可使失禁加重。通常可在术后第三天移除导尿管，患者应尽早开始活动。应鼓励患者尽早冲澡。术后早期不允许排便用力，因此建议给患者开处容积性轻泻药。通常可在 6～8 周内恢复排便节制，但有时可能需要更长时间。我们建议术后盆底训练，因为我们认为有助于患者康复。出现进行性去神经支配的话结果会较差，尤其是对于排便用力的患者（Gee 和 Durdey，1997）。

前方提肌成形术

由于肛门后方修补术的结果相对较差，而且视频直肠排粪造影过程中观察到 70%～90%的自发性大便失禁患者存在直肠膨出（图 17.41），因此许多作者对于产后神经源性大便失禁的女性患者探索了前方而不是后方盆底修补术（Österberg 等，1996），尤其是存在会阴体缺损的情况下。

技术

肠道准备和预防性使用抗生素之后，将患者麻醉并且取截石位或折刀状卧位。插入导尿管。建议使用额灯。在紧邻阴道口的后方行一个弧形横切口（图 17.42a）。将直肠阴道隔分离至阴道后穹窿水平，位于紧邻阴道上皮的后方。手术过程中阴道静脉可能会大量出血，必须使用电凝器止血。抓住覆盖会阴体和肛外缘的皮肤，以便分离出外括约肌；在肌肉下方放置一条吊带（图 17.42b）。在括约肌前方辨别肛提肌的两缘。从后向前缝置一组 Prolene 缝线（图 17.42c），目的是将肛门外括约肌（图 17.42d）和肛提肌（图 17.42e）的前方纤维折叠。将缝线留在原处不打结，修补术完成之后再打结。最重要的一点是确保缝合提肌时未将阴道一起缝合。将手术结打在肌肉深层。在修补处的前方插入两条关闭的吸引引流管。牵开器移除之后，修补术可在不引起牵张的情况下在中线处将盆底肌对合（图 17.42f）。不使用转流性造口。如果分离直肠阴道隔的过程中无意中将直肠打开的话，应向直肠肛门内插入一个 Parks 牵开器，使用 Vicryl 缝线将黏膜缺损连续缝合。应避免使用 Parks 刀片进行过度牵拉，因为可能损害静息压和肛门内括约肌功能（van Tets 等，1997）。然后以常规方式完成分离和修补，如果有大量粪便污染的话，可能需要使用 Dexon 替代 Prolene 缝线。

术后护理与肛门后方修补术相同。某些患者在出院后前几周内可能会有精神性的性交困难。偶然情况下 Prolene 缝线可能脱出或变得非常表浅，可能需要将其拆除。

结果

Miller 等（1989）报告了通过提肌成形术对 30 例患者行前方括约肌折叠术的结果：其中 14 例患有神经源性失禁和Ⅲ度撕裂，16 例患有自发性大便失禁。Ⅲ度撕裂患者中有 71%对固体状和液体状大便达到了排便节制，自发性失禁患者中有 62%达到（表 17.28）。在伯明翰（Birmingham）将该方法与肛门后方修补术联合应用或者作为一项单独的手术，用于治疗大便失禁（Pinho 等，1990）。Österberg 等（1996）对 54 名发生产科损伤的妇女进行了中位数为 8.5 年的追踪，根据报告 74%患者的结果良好。但是，在 31 例自发性失禁患者中只有 45%的结果令人满意。对有泄殖腔缺陷的年轻患者行联合括约肌修补术后结果良好。术前的症状严重程度和随访时间长度对转归没有影响。

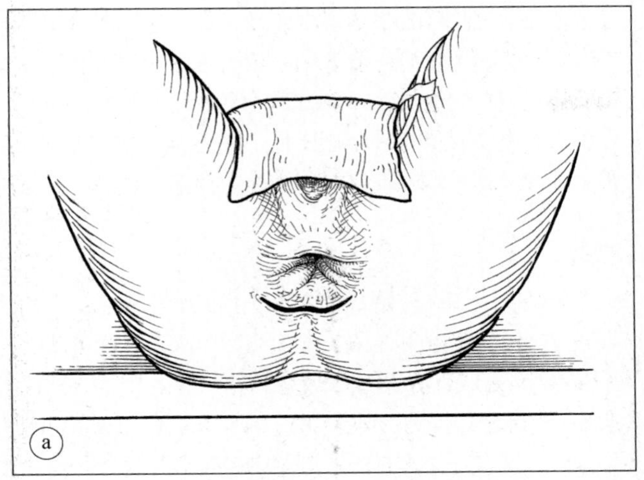

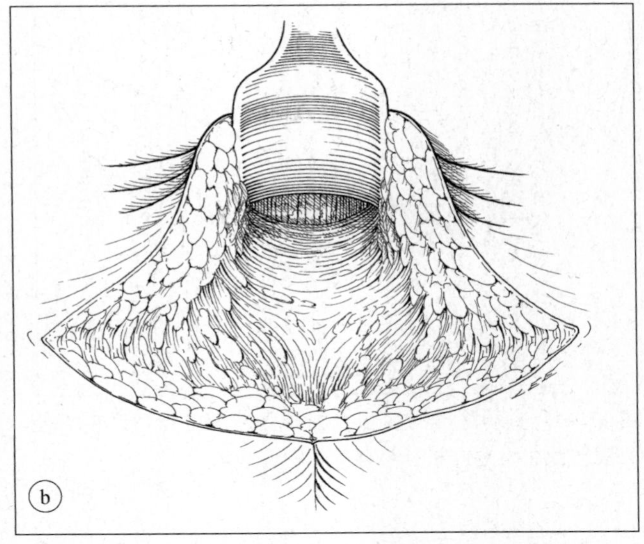

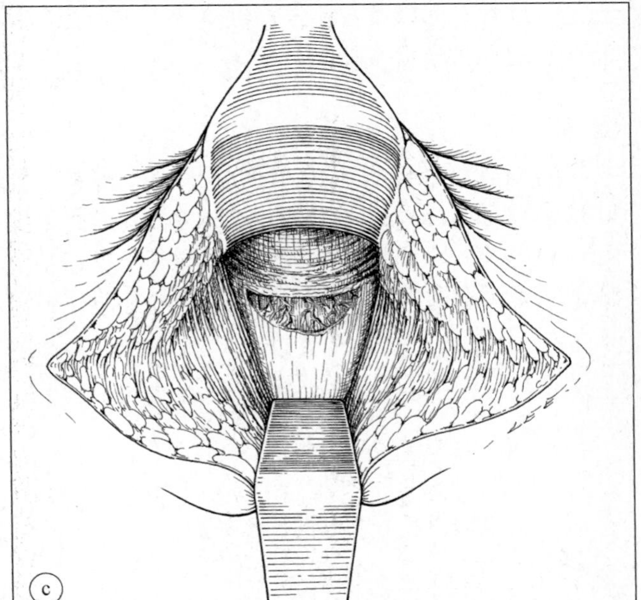

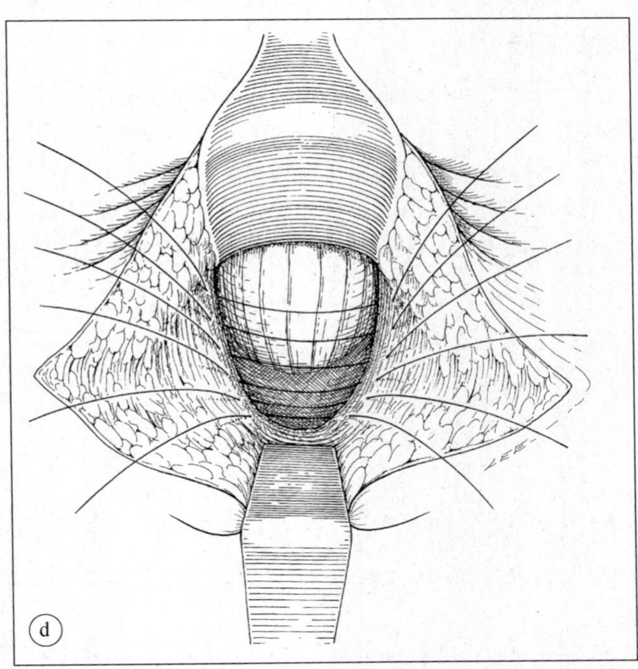

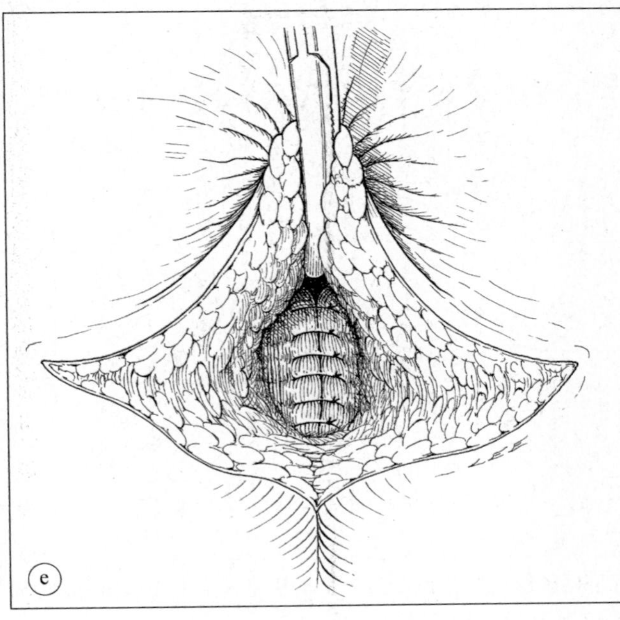

图 17.40　肛门后方修补术。(**a**) 患者取截石位并插入导管。在尾骨尖水平，肛外缘后方 3cm 处行一个弧形的肛门后方切口。(**b**) 将前方皮瓣提起，可以看到临近肛外缘的肛门外括约肌。将肛门外括约肌与内括约肌分离，打开括约肌间平面。(**c**) 采用前方牵开器将直肠向前方牵开，并且将一个后方牵开器放入外括约肌内，这样就可以看到 Waldeyer 筋膜，然后将其横向切开。然后即可将直肠轻轻游离，方法是用手指将直肠与骶骨分离，再次使用前方牵开器提起直肠，使其与盆底肌分开。(**d**) 修补：对耻骨直肠肌的整个中缘和坐骨尾骨肌吊带行整块缝合。移除前方牵开器之后才能将缝线打结。(**e**) 使用弧形动脉钳替代前方牵开器，将皮肤提起，离开肌肉，然后将缝线打结。

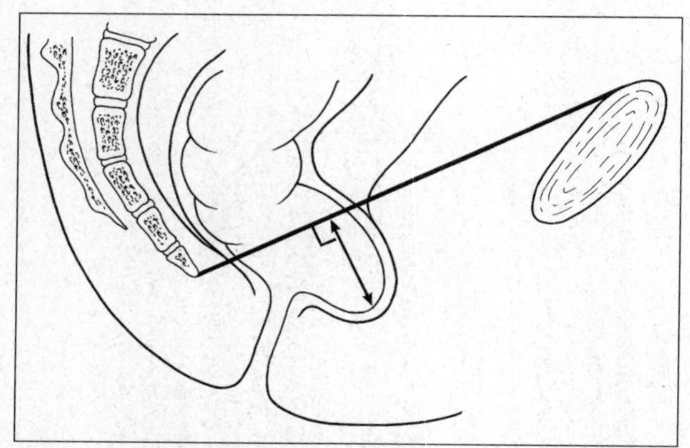

图 17.41 直肠膨出的视频直肠排粪造影证据。许多大便失禁患者在用力排便时都有直肠膨出迹象。

全盆底修补术

一些外科医生曾将前方提肌成形术加括约肌折叠术用于肛门后方修补术之后效果相当令人失望的患者（Keighley，1991；Engel 等，1994），结果显示 42% 有改善（Pinho 等，1991）（图 17.43）。Christiansen 和 Skomorowska（1987）曾使用过这一手术方法，他们的报告指出，肛门后方修补术之后有持续性失禁的 8 例患者中，6 例接受上述手术之后有改善。有 6 例患者的前方部分进行的是骨盆手术，2 例进行的是会阴提肌成形术。将前方提肌成形术与肛门后方修补术相结合即称为全盆底修补术。

技术

这项手术的开始部分是肛门后方修补术，然后在前方分离直肠阴道隔。缝置缝线应该延迟至整个游离操作完成。从后方开始修补，结束于前方括约肌折叠术和提肌成形术（Pinho 和 Keighley，1990）。这项手术的作用是修补肛提肌的疝，关闭和延长肛管上部以及在前方提供支持，进而控制可能存在的直肠膨出（图 17.44a）。

结果

同步全盆底修补术的早期结果令人鼓舞，有 55% 患者对固体状和液体状大便达到了排便节制（Pinho 和 Keighley，1990；Oya 等，1991）。结果似乎优于历史上单独接受肛门后方修补术的一组包

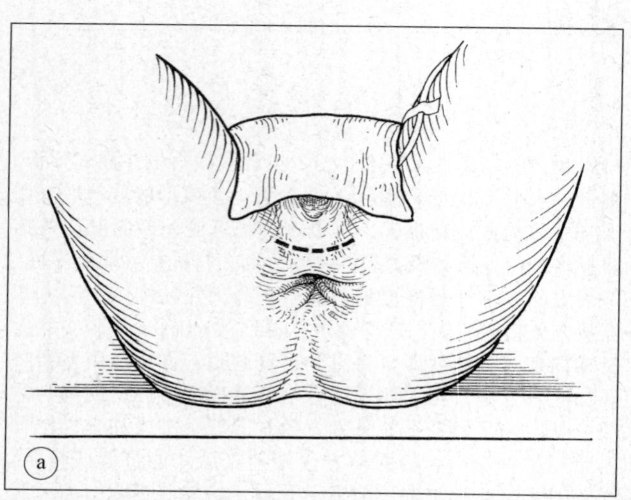

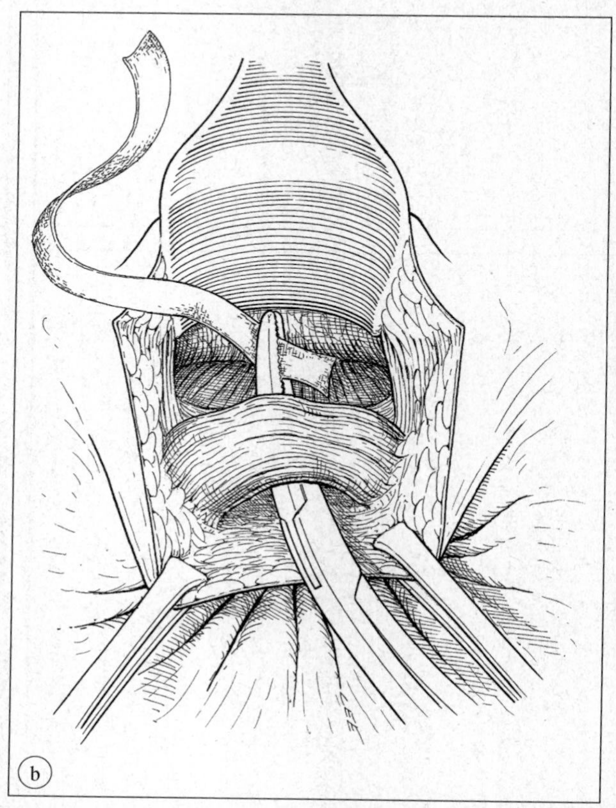

图 17.42 前方提肌成形术。**(a)** 患者取截石位并且插入导管。在肛门前缘前方 2cm 处行一个横切口（位于肛门和阴唇系带之间）。**(b)** 将肛门外括约肌与内括约肌分离，在下方放置一个软吊带，以便向后牵开。

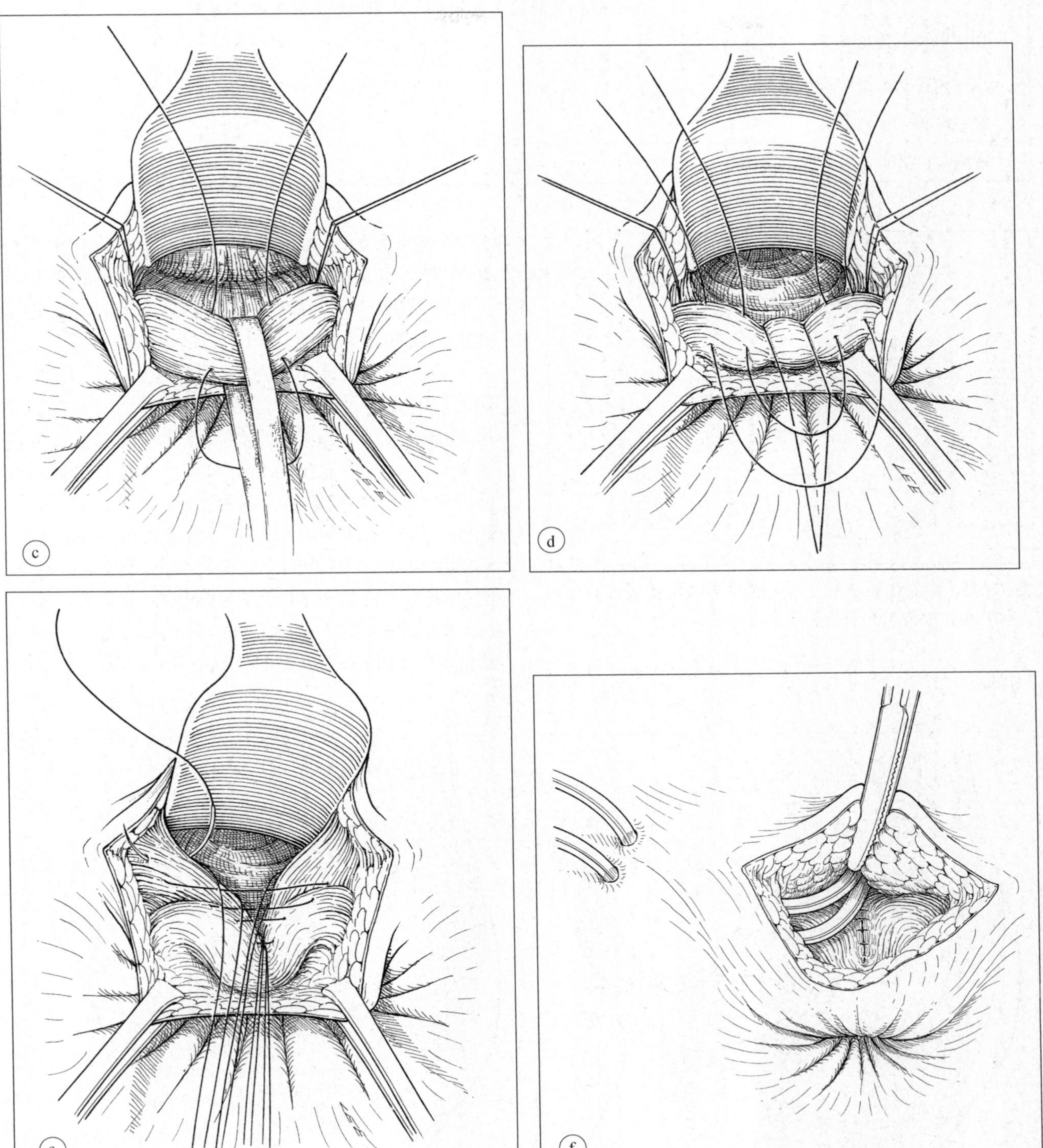

图 17.42（续） （**c**）将整个直肠阴道隔打开，以便从直肠和阴道的两侧都可看到提肌。经过肛门外括约肌缝置一组间断缝线，目的是将其折叠。（**d**）完成肛门外括约肌折叠术，经过提肌在两侧缝置缝线。（**e**）转动前方牵开器，以便辨别耻骨直肠肌的前方纤维。将这些纤维折叠，以便在中线前方与盆底相对。（**f**）移除前方牵开器。在前方使用弧形动脉钳牵开皮肤。在直肠阴道隔内放置两条雷氏（Redivac）引流管，然后将缝线打结。

表 17.28 前方括约肌折叠术和前方提肌成形术

	创伤性括约肌损伤（$n=14$）	自发性大便失禁（$n=16$）
对固体状和液体状大便达到排便节制	10	10
仅对固体状大便达到排便节制	3	3
没有改善	1	3

来源自：Miller 等（1989）。

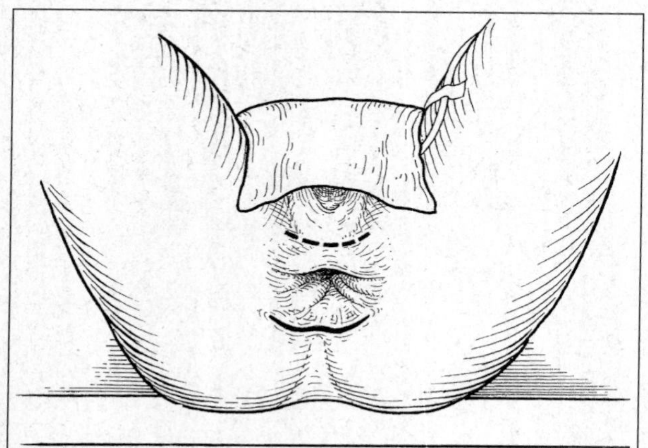

图 17.43 全盆底修补术。全盆底修补术包括联合肛门后方修补术、前方括约肌折叠术和前方提肌成形术。

含 47 例患者的结果（表 17.29）。盆底修补术可以增加 70%患者的肛管长度，矫治他们在静息和用力时的盆底下降以及去除直肠膨出，但是对肛管压或肛门直肠角无影响（Pinho 等，1992）。

伯明翰研究组开展了一项随机试验，每组 12 例患者，目的是比较肛门后方修补术、前方提肌成形术加括约肌折叠术和全盆底修补术。术后 2 年的结果显示，在恢复排便节制方面，全盆底修补术比前方和后方修补术都明显更加有效（表 17.30）。此外，与其他两种手术相比，全盆底修补术之后生活质量和社会幸福感都有显著提高。但是，对 75 例患者所进行的长期随访的结果令人失望，只有 14%的患者达到了完全节制（Korsgen 等，1997）。其他研究组的结果也类似（Österberg 等，2000b）。

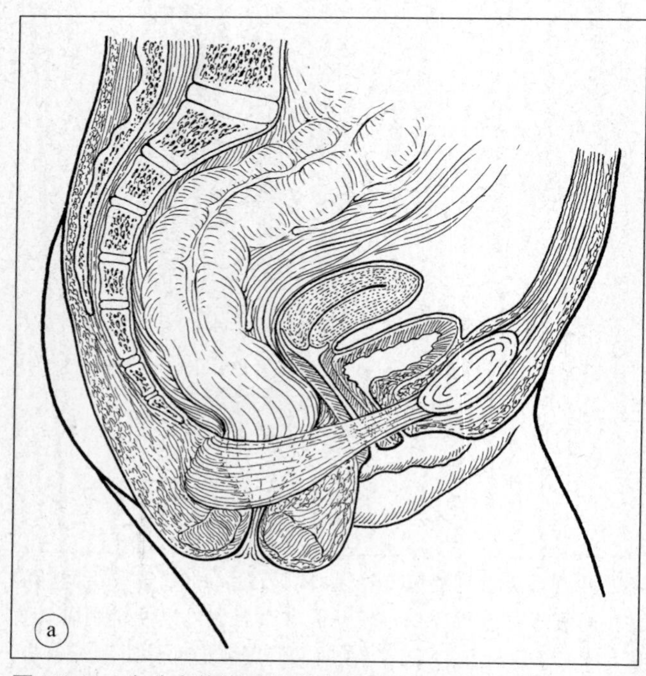

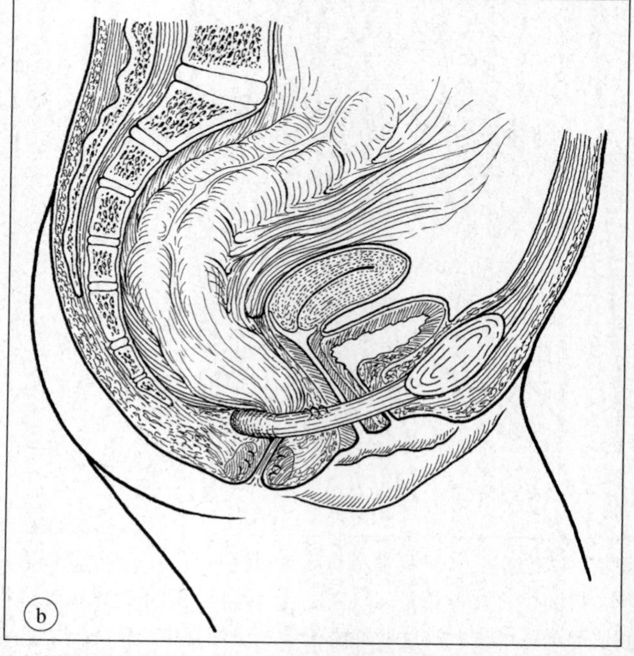

图 17.44 全盆底修补术对骨盆解剖结构产生的影响。**(a)** 大便失禁患者的矢状切面。观察到耻骨直肠肌松弛、会阴下降、肛门直肠角呈钝角和短肛管。**(b)** 全盆底修补术的结果。肛门直肠角恢复正常，增加了肛管长度。并对盆底前方进行了修补，作为肛门后方修补术的支撑。

表 17.29 全盆底修补术的结果（伯明翰）

	同步（$n=22$）		分期（$n=14$）		之前接受过肛门后方修补术（$n=47$）	
	术前	术后	术前	术后	术前	术后
对固体状、液体状大便和排气达到节制	0	9（41）	0	2（14）	0	2（4）
对固体状和液体状大便达到排便节制	0	12（55）	0	6（43）	0	6（13）
对固体状大便达到排便节制	3	21（95）	3	13（93）	7	29（62）
仍然失禁	—	1（4）	—	1（7）	—	19（40）

括号内的数值为百分比。

表 17.30 随机试验的结果

	对固体状和液体状大便达到完全节制		节制分数>3.5		
	6 个月	24 个月	术前	6 个月	24 个月
全盆底修补术（$n=12$）	9[a]	8[a]	12	3[b]	2[b]
前方提肌成形术和括约肌折叠术（$n=12$）	4	4	12	8	8
肛门后方修补术（$n=12$）	4	5	12	8	7

均值±标准差。

[a] $P<0.05$。

[b] $P<0.01$。

来源自：Deen 等（1993c）。

括约肌修补术

大部分结肠直肠外科医生都持有以下观点，对于影响括约肌周长 1/3 或以下的外括约肌单一缺损，直接的括约肌修补术可以产生非常好的功能性结果（Browning 和 Motson，1983；Oliveira 等，1996），前提是修补未发生感染或断裂（Browning 和 Motson，1984；Engel 等，1994；Felt-Bersma 等，1996；Ternent 等，1997），以及没有神经病变迹象（Motson，1985；Yoshioka 和 Keighley，1989；Sangwan 等，1996a，b）。但是，手术的长期效果失败很常见，5 年随访后失败率超过 50%（Malouf 等，2000）。对于肛门外括约肌完全或部分损伤而言，括约肌重建是首选的手术方法，但是最近有证据显示并发产科损伤的括约肌缺损的修补结果不如早期文献中报道的那样好，这一点不同于并发瘘管切开术损伤或创伤时（Londono-Schimmer 等，1994；Simmang 等，1994；Nikiteas 等，1996；Sitzler 和 Thomson，1996）。外括约肌缺损通常可见，可通过超声检查来确认，超声检查现在已经取代了肌电图，因为前者带来的疼痛较少，提供的信息较多（Law 等，1990；Tjandra 等，1993；Emblem 等，1994；Nielsen 等，1994；Bartram 和 Sultan，1995；Rieger 等，1996）。

下列情况使得患者发生脓毒症的风险较高时有时仍然建议考虑进行预防性近端结肠造口术（Keighley 和 Fielding，1983；Sitzler 和 Thomson，1996）：先前接受过肛门手术、机械肠道准备较差、大缺损、先前接受过括约肌修补术、可能患有克罗恩病或者严重肥胖。但是，如果是产科损伤后的小缺损且机械肠道准备较好的话很少考虑转流性造口。

术后一周内限制进食可以减少肠运动，进而降低脓毒症风险，然后给患者开轻泻药，用于预防阻塞、减少遗粪和避免之后的脓毒症。

结果

Browning 和 Motson（1984）报告了在 St Mark 医院接受治疗的 97 例患者的转归。其中只有 13 例是发生产科损伤的妇女，大部分患者都是瘘管手术或肛门直肠创伤导致的括约肌损伤。较低的产科损伤发病率可能部分解释了他们所获得的非常好的结果，括约肌重建后有 78%的患者对固体状和液体状大便达到了完全节制。这些作者主动承认发生会阴撕裂的妇女的结果较差。来自明尼阿波利斯的 Fang 等（1984）报告了在他们那里接受治疗的 79 例患者的结果。虽然他们的患者中有 43 例发生过Ⅲ度撕裂（只有 7 例发生过创伤），但有 55%对液体、固体状大便和排气达到了完全节制。这组未使用预防性造口。

表 17.31 中给出了文献中报告的转归汇总。大部分系列文献都报告手术后所有患者中 2/3 对固体和液体状大便达到了完全节制。Londono-Schimmer 等（1994）报告了 St Mark 医院的经验，他们的结果显示只有 50%达到了良好或极好的结果，25%认为功能方面的转归较差，9%接受了永久性造口。获得较差结果的比例在产科损伤和其他医源性损伤中比在瘘管缺损（Engel 等，1997）或创伤（图 17.44b）中更高。Malouf 等（2000）最近对上述结果进行了更新，经过至少 5 年随访之后（中位数 77 个月），没有患者（$n=38$）对排便和排气达到完全节制，只有 4 例患者可以被归类为对固体状和液体状大便达到了完全节制。并存肠易激综合征的妇女的结果也较差（Donelly 等，1998；Harraf 等，1998）。此外，术前阴部神经病变证据会伴有更差的结果。Sangwan 等（1996a，b）、Simmang 等（1994）和 Rothbarth 等（2000）的报告指出，单侧和双侧神经病变患者的结果都较差。与之相反，只研究产后损伤的 Engel 和 Brummelkamp（1994）的结果显示阴部神经病不影响预后，而 Nikiteas 等

表 17.31　括约肌修补术的结果

	对固体和液体状大便达到排便节制	对固体状大便达到排便节制	没有改善和(或)造口
Hagihara 和 Griffen（1976）	6	0	1
Slade 等（1977）	16	13	1
Castro 和 Pittman（1978）	8	9	2
Rudd 等（1982）	18	3	0
Keighley 和 Fielding（1983）	24	6	4
Fang 等（1984）	44	24	7
Browning 和 Motson（1984）	65	13	7
Pezim 等（1987）	10	23	7
Christiansen 和 Pederson（1987）	15	7	1
Fleshman 等（1991a）	28	24	3
Londono-Schimmer 等（1994）	47	24	23
Simmang 等（1994）	31	10	1
Engel 等（1994）	42	9	2
Oliveira 等（1996）	39	5	1
Sangwan 等（1996b）	9	4	2
Sitzler 和 Thomson（1996）	23	2	6
Nikiteas 等（1996）	19	9	14
Felt-Bersma 等（1996）	6	6	6
Ternent 等（1997）	6	2	6
Malouf 等（2000）	4	34	8
Morren 等（2001）	33	14	6

(1996) 也支持这一观点。年龄不一定伴有较差的转归。来自佛罗里达克里夫兰小组的 Oliveira 等 (1996)、Engel 等 (1994) 和 Simmang 等 (1994) 的报告指出即使接受括约肌修补术的老年患者也可获得良好结果。过去十年中发表的大部分报告所传递的明确信息是某些括约肌修补术失败了，通常是因为修补处断裂，这一情况术后超声检查很容易发现。有较高比例的患者持续存在排便节制障碍的症状，且随年龄增长而加重 (Lehto 等，2007)。对于一些经过严格选择的患者，重复修补可能恢复节制能力 (Sitzler 和 Thomson，1996；Nikiteas 等，1996；Oliveira 等，1996)。

技术变化

大多数权威都建议将括约肌的整个瘢痕区域保留，这样可以便于重叠修补，因为缝线从纤维组织内扯出的可能性比从健康肌肉内扯出的可能性小 (Loygue 和 Dubois，1964；Parks 和 McPartlin，1971；Castro 和 Pittman，1978；Corman，1980；Rudd 等，1982；Wexner 等，1991a；Moscowitz 等，2002)。一般认为端端修补术不如皮瓣覆盖技术的效果好 (Blaisdell，1940；Tjandra 等，2003)，但是 Arnaud 等 (1991) 不同意这一观点。Fang 等 (1984) 认为不应将外括约肌与内括约肌分离。他们还发现手术结果并不受肛门周围损伤部位的影响，而且直肠阴道瘘并非手术禁忌。事实上，需要的情况下对直肠阴道瘘行括约肌修补术之后的结果似乎令人惊叹，有 80%～90%达到了排便节制 (Khanduja 等，1994；Mazier 等，1995；Watson 和 Phillips，1995)，虽然随访期相对较短。令人惊讶的是很少有作者强调保存肛门黏膜和防止牵拉的重要性，而这样做可避免出现术后狭窄 (Motson，1985)。如果肛门外括约肌不够长的话，可以考虑 Christiansen 和 Pedersen (1987) 说明的手术方案，将外括约肌与耻骨直肠肌缝合 (图 17.45)，但是现在尚无关于其有效性的数据。

如果术后脓毒症和修补处断裂导致手术结果较差的话，重复修补可能获得成功 (Yoshioka 和 Keighley，1989；Engel 等，1994；Sitzler 和 Thomson，1996)。类似地，下列情况可能导致Ⅲ度撕裂修补术的结果较差：并发肛周脓毒症、修补处断裂或者产科医生没有经验。

这些情况下一定适宜进行重复修补术，此外可能需结合盆底修补术 (Gledhill 和 Waterfall，1984)。Yoshioka 和 Keighley (1989) 发现括约肌修补术后结果较差的 7 例患者中有 5 例曾发生过Ⅲ度会阴撕裂，且有神经病变迹象。Ⅲ度撕裂或神经病变的不同发病率是导致文献中括约肌修补术获得不同成功率的附加因素 (Motson，1985)。

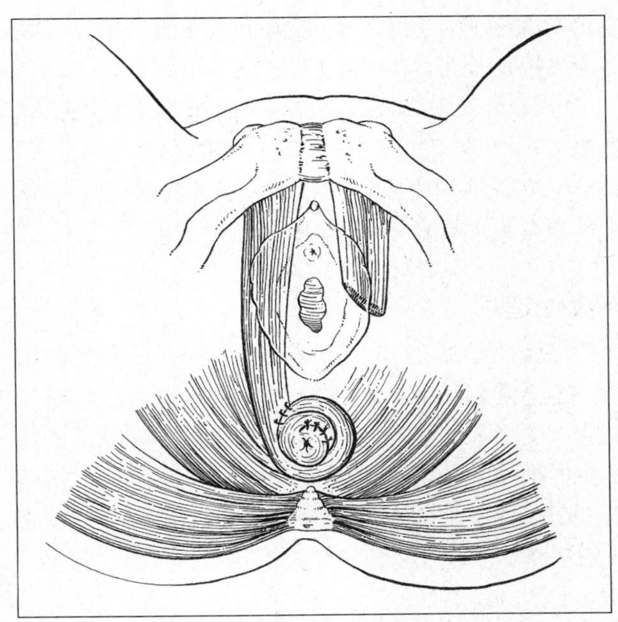

图 17.45 耻骨直肠肌折叠术。如果肛门外括约肌已经完全损伤的话，可能可以将耻骨直肠肌作为环绕肛管的环状肌吊带。在直肠阴道隔的前方分出耻骨直肠肌的一缘。然后将其折叠环绕对侧的耻骨直肠肌。

如果括约肌修补术后有会阴体缺损，或者如果重度会阴脓毒症导致了过多皮肤缺损的话，可能可以考虑采用某种类型的旋转皮瓣。Lahey Clinic 组建议在会阴体上方行一个十字形切口，方法是进行双 Z 成形术 (图 17.46)。我们曾经也对这项技术非常感兴趣，但是夹角坏死导致了较高的皮肤缺损发生率。我们现在已经完全抛弃了 Z 成形术，就像佛罗里达的克里夫兰研究组一样，现在采用的是肛门周围切口，并且让一部分伤口保持开放 (Oliveira 等，1996)。

有许多Ⅲ度撕裂患者同时存在括约肌缺损和盆底神经病变，此类患者以前接受的是括约肌修补术结合肛门后方修补术 (Browning 等，1988)。Browning 等 (1988) 报告了接受这种方式治疗的 7 例患者的转归。所有患者都接受了转流性结肠造口术，虽然最终所有人都对固体状大便恢复了节制能力，但是她们有漏粪和便急的问题。大部分产后损伤都存在会阴体缺损、直肠膨出以及括约肌损伤。

在我们的诊所，我们会分离整个直肠阴道隔，以便将前方提肌成形术与括约肌修补术相结合。

Browning 和 Motson（1984）报告了较高的术后瘘（7.2%）、狭窄（16.5%）和窦道（16.5%）的发生率，他们将原因归结于修补术中使用了金属线，当然目前早已不再采用。

转流性造口

转流性结肠造口术基本上是为以下情况保留的：①会阴创伤或严重感染的产科损伤后已经有一个造口的患者；②脓毒症风险比较高的情况，例如需要再手术、肠道准备较差、肥胖、糖尿病、括约肌过度缺损或之前有过修补失败的患者；③伴发直肠阴道瘘。一些作者认为从不需要进行近端造口（Fang 等，1984）。

关于传统转流性造口的问题相当复杂，特别是因为伯明翰一项随机试验的数据似乎显示了一些真正的益处。这项研究虽然规模较小，但是结果显示有造口的情况下术后粪便阻塞和继发性断裂的发生率较低（表 17.32）。此外，接受过造口的患者的长期功能性结果较好（表 17.33）。当然产科损伤导致失禁的女性患者通常愿意考虑行一个转流性造口，虽然需要接受两项手术，原因是她们担心修补后的肌肉在恢复过程中仍然继续出现失禁或阻塞。从经济方面考虑，避免造口当然是合理的，但前提是不会损害长期排便节制功能。我们当前的操作规范是为所有患者提供咨询，警示他们如果存在技术困难，如果修补得较紧，如果直肠排空功能较差或者这是他们第二次尝试修补术，他们可能应该行一个转流性造口。如果患者决定不行造口的话，我们会警示患者他们将接受静脉补液一周，之后他们可能出现失禁，因为头 2～3 周内需服用轻泻药，目的是预防粪便阻塞。根据我们的经验，有相当多的患者选择接受预防性造口，通常采用腹腔镜行造口。

对发生会阴创伤且之后可能需要进行括约肌修补术的患者特别有帮助。事实上，对于发生盆骨骨折和肛门直肠创伤的患者，接受结肠造口术后 40%可充分恢复，不再需要括约肌修补术。对于需要修补术的患者，应关注他们的尿道损伤，有时可能存在尿道直肠瘘；除括约肌外，直肠损伤可能也需要修补。将造口保留在原位，直至修补术或瘘管已经愈合，大部分患者可能重新达到排便完全节制。

生理学结果

直接的括约肌修补术后肛管缩榨压会有相当大

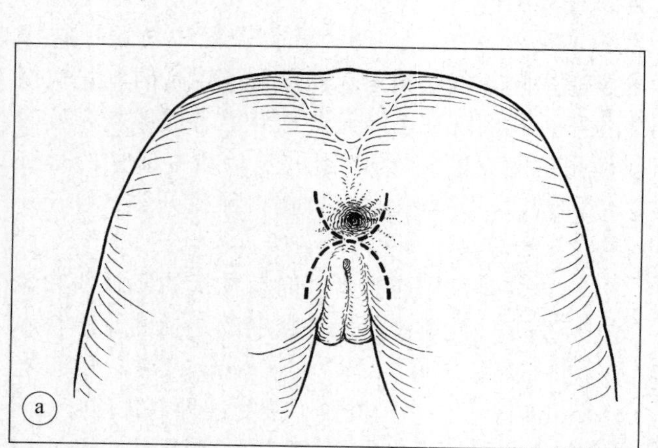

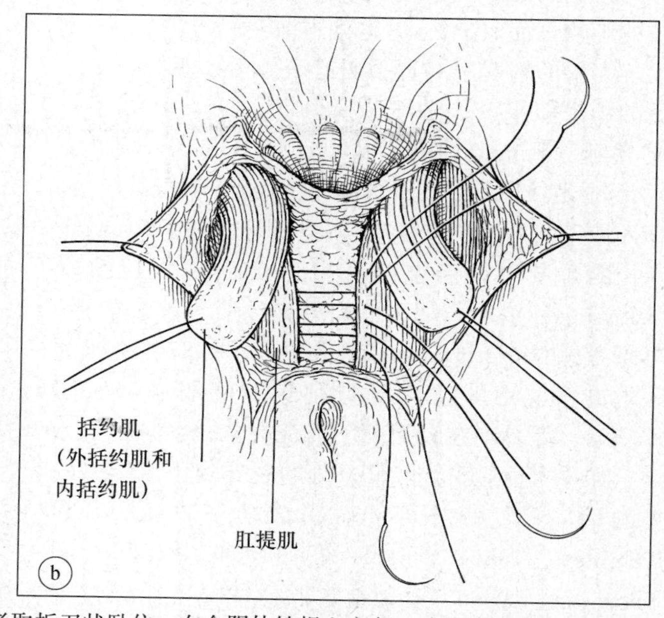

图 17.46 （i）用于前方括约肌修补术的 Z 成形术。**(a)** 患者取折刀状卧位，在会阴体缺损上方行一个十字形切口。**(b)** 辨别肛门外括约肌并且从两侧将其分离出。

也将直肠阴道隔分离出，以辨别两侧的提肌。通过 Z 成形术将伤口缝合，以增大后方阴道壁和肛管之间的空间。（我们通常已经不再建议进行 Z 成形术缝合）。

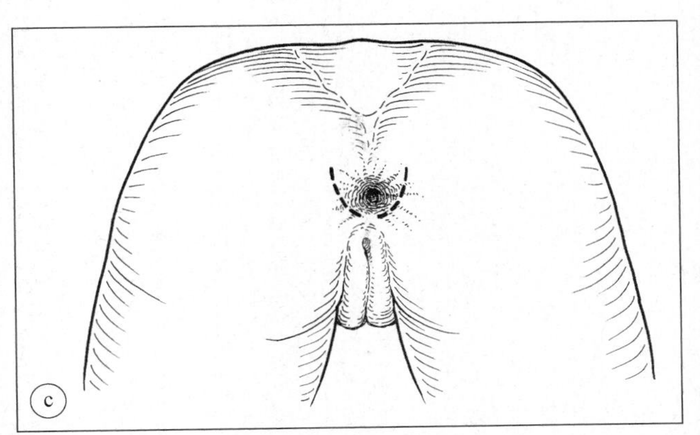

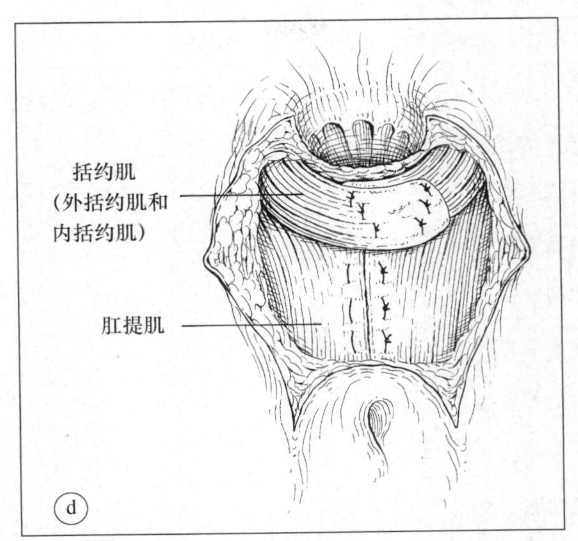

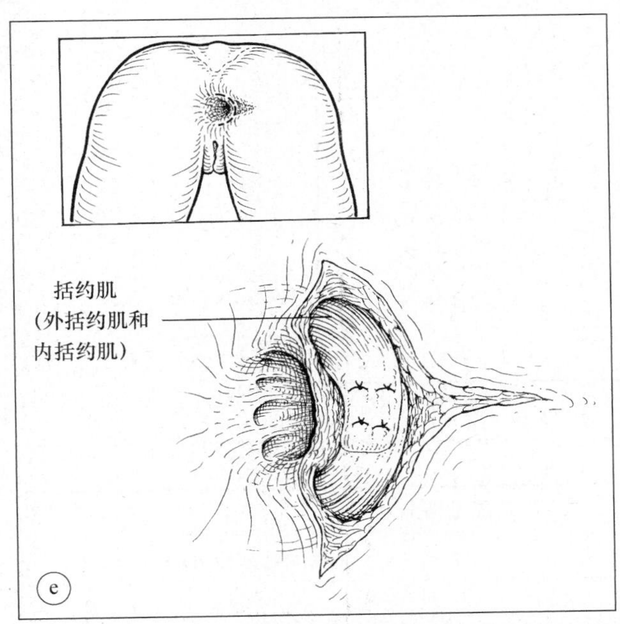

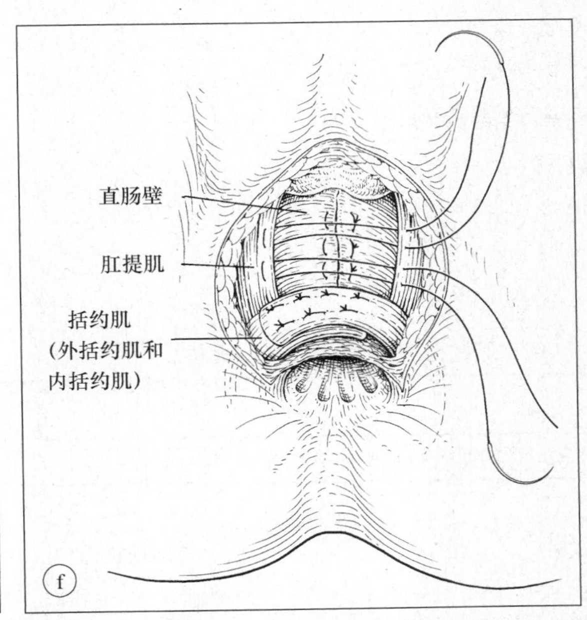

图 17.46（续）（ii）通过肛门周围切口行皮瓣覆盖括约肌修补术。（c）肛门周围切口（折刀状卧位）。（d）采用瘢痕组织支撑修补，对前方括约肌行皮瓣覆盖修补术，并且行提肌成形术。（e）对侧向瘘管切开术损伤行括约肌修补术。患者取折刀状卧位。以瘢痕部位为中心行肛门周围切口。将瘢痕组织两侧的括约肌游离。通过皮瓣覆盖修补完成手术。伤口一般保持开放。（f）对累及直肠肛门前方的创伤后损伤进行修补。患者取截石位。辨别并且游离直肠壁、提肌及括约肌。将直肠壁缺损缝合，进行提肌成形术，然后行皮瓣覆盖括约肌修补术。伤口通常保持开放。很多时候已经接受过近端结肠造口术。

的提高（Fleshman 等，1991b；Wexner 等，1991a；Oliveria 等，1996；Ha 等，2001）。类似地，高压带长度有所增加，重复影像学检查时超声缺损恢复正常（Engel 等，1994；Felt-Bersma 等，1996；Ternent 等，1997）。

技术

进行有效肠道准备并且短期全身预防性使用抗生素。给患者插入导管并且在全麻下实施手术。患者的体位取决于括约肌损伤的部位。如果是括约肌后方或后外方纤维撕裂的话，我们会选择折刀状卧位，并且将臀部用力分开（图 17.47a）。在中线的一侧行切口，避开尾骨尖。为了使入路更加清晰，可以将臀大肌的下部纤维分开，并在伤口两端各放置一个自固定牵开器。没有必要打开直肠肛门，除非之前有过直肠创伤，而且应保存所有直肠黏膜。可以不动盆底，也可以同时修补。

如果是前方或前外方损伤，英国的外科医生通

表 17.32 括约肌修补术的并发症（随机试验）

	转流性造口（$n=14$）	无转流性造口（$n=17$）
修补术的并发症		
修补后断裂	0	2
创面脓毒症	5	4
粪便阻塞	0	3
因并发症再入院	0	2
造口的并发症		
造口脱垂	0	—
造口缺血	0	—
造口旁疝	1	—
因并发症再入院	0	—
与关闭造口相关的并发症		
肠梗阻	1	—
肠外瘘	1	—
疝	3	—
因并发症再入院	2	—
住院（天数）（均值±标准差）	8.4±2.5+7.1±2.4	8.5±3.6

表 17.33 括约肌修补术的功能性结果

随机试验	功能性得分					
	转流性造口（$n=14$）			非转流性造口（$n=17$）		
	术前	术后	P	术前	术后	P
总的失禁分数	13.7	5.6	<<0.001	13.6	9.7	<0.02
对固体状大便达到节制	2.2	0.8	<0.01	1.9	1.2	NS
对液体状大便达到节制	2.6	1.1	<0.02	2.5	1.5	NS
排气节制	3.1	1.5	<0.01	3.4	2.7	NS
必须使用尿垫	2.7	1.1	<0.02	2.6	1.9	NS
生活方式	3.1	1.0	<0.001	3.2	2.0	NS
每 24 小时的排便频率	2.9	3.1		2.5	1.9	
排便功能障碍	6	3		6	6	
便急	14	3		17	13	
遗粪	12	4		15	9	

NS，不显著。

常会选择截石位（图 17.47b）。但是，北美洲的许多机构治疗前方和后方损伤时都喜欢选择折刀状卧位（图 17.47c）。如果需要行大面积的前方提肌成形术，截石位可能会提供更好的入路。

手术的第一步是行一个肛门周围切口，以便从有瘢痕括约肌的内侧将黏膜从肛管上分离下来（图 17.47d）。在这一点上黏膜受到的支撑不足，可能存在一些黏膜脱垂。黏膜通常受限于下面的瘢痕组织，但是应将其从内括约肌及周围的纤维上完全游离。提起肛周皮肤之后辨别出未损伤的括约肌，位于瘢痕侧面，然后将其分离（图 17.47e）。然后在肛门外括约肌受损节段的下方穿过一条吊带（图 17.47f）。操作时一定要小心，不要向侧面过度偏离，因为肛门外括约肌的神经分布是从后外侧进入肌肉的。如果需要行过度侧方分离的话，可以使用神经刺激器来辨别阴部神经的终末部分。将黏膜从瘢痕组织上完全分离之后，将括约肌损伤部位的纤维瘢痕分开。依照我们的经验，损伤通常累及括约肌周长的 1/4～1/3。将瘢痕分开之后，对健康肌肉的侧方行进一步分离，使末端有大约 1.5cm 的重叠。修补括约肌之前，将整个直肠阴道隔游离至盆腔腹膜水平，以便像前方提肌成形术中一样在阴道两侧暴露肛提肌。行双排括约肌成形术之前先修补提肌和会阴体（图 17.47g）。

采用 2/0 Prolene 缝线双层间断缝合的方式进行修补。将瘢痕深部的切缘与肌肉深部缝合（图

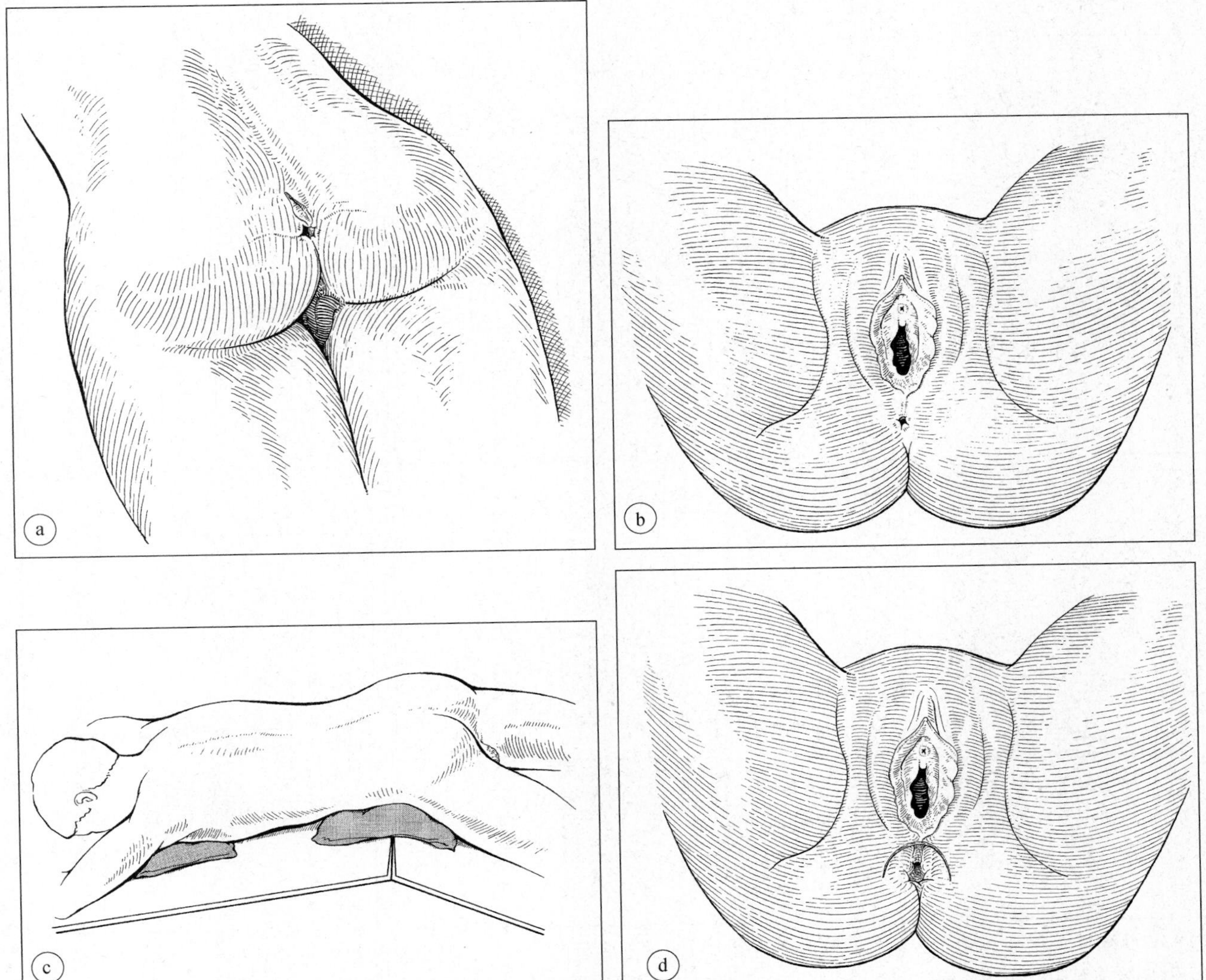

图 17.47　括约肌修补术。(**a**) 后部损伤取折刀状卧位。(**b**) 修补前部括约肌缺陷时患者可以取截石位。(**c**) 或者也可以取折刀状卧位。(**d**) 根据临床上定义的括约肌缺损行一个肛周切口。从肛管上分离出黏膜。辨别缺损旁边健康的括约肌。

17.47h），将瘢痕浅部与肌肉浅部缝合。准确缝置所有缝线之后才打结。最重要的一点是不要将肌肉修补得太紧。括约肌修补术完成之后，采用可吸收缝线（例如 Vicryl Rapide）将黏膜缝合到括约肌修补术上方的皮缘，目的是避免肛门黏膜受到牵拉（图 17.47i）。伤口的中心部分保持开放，以便引流。

如果修补得较紧，或者如果发生了污染或者有危险因素（例如肥胖、糖尿病或先前的修补术失败）的话，将行袢式左髂窝结肠造口术。

改道手术用于治疗肛门异位

肛门直肠畸形通常需要在出生时接受某种即时手术治疗。累及盆底的高度缺陷通常伴有直肠尿道或直肠阴道瘘，最好行转流性乙状结肠造口术（McGill 等，1978）。与其相反，低度缺陷的预后要好得多，通常建议对肛门阴道或肛门前庭瘘行某种切开肛门成形术（Nixon，1984）。成人结肠直肠诊所很少会遇到肛门异位患者，因为大部分在出生时或儿童期已经得到矫治（Kerremans 等，1974）。

我们中的一员（Keighley，1986）报告了 14 例肛门异位紧位于外阴或阴囊后部的患者，所有人都表现出失禁。评估缺陷时需要仔细检查直肠和阴道，以排除直肠阴道瘘。建议对男性患者行膀胱尿道镜检查，以排除直肠尿道瘘。应通过乙状结肠镜

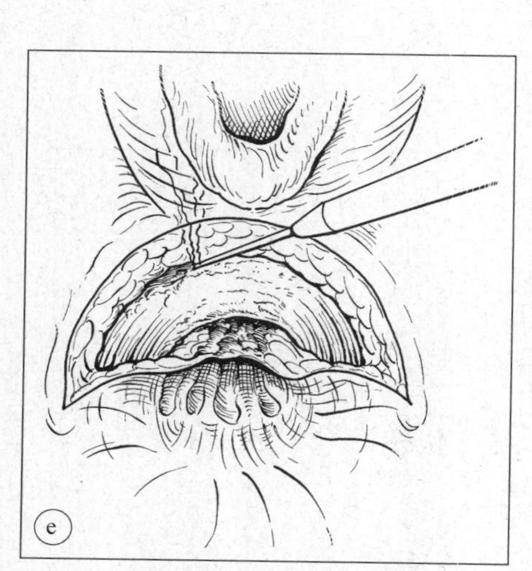

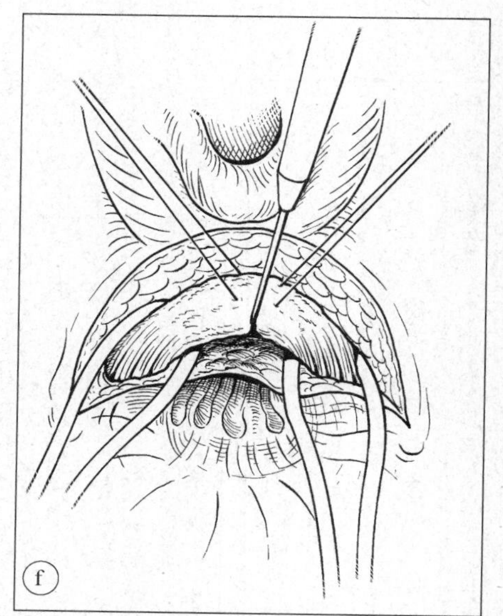

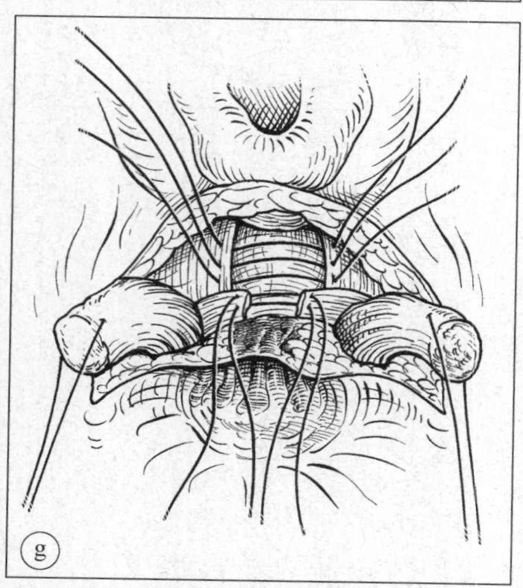

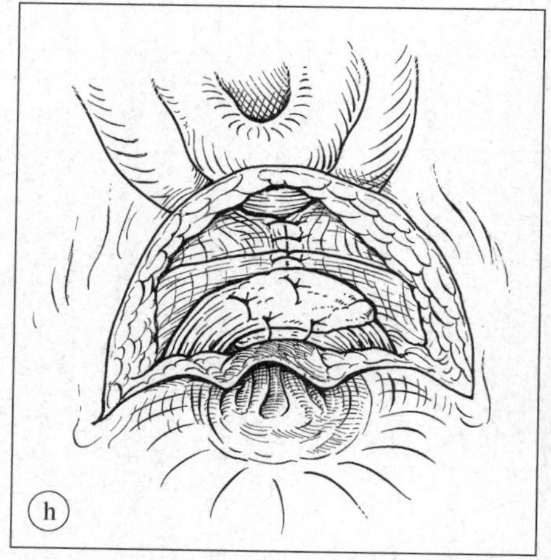

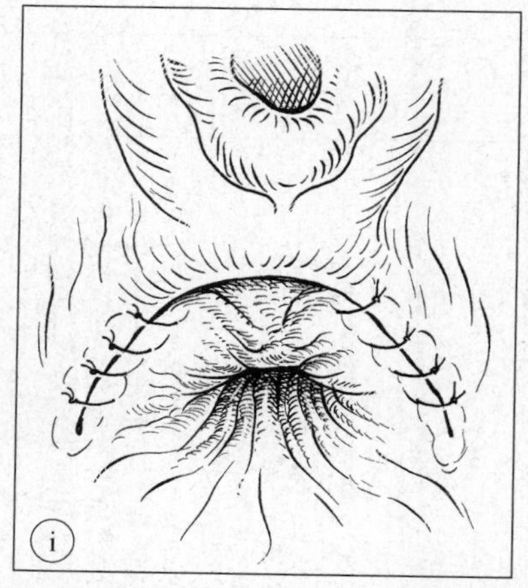

图 17.47（续）（**e**）采用剪刀或电凝器分离括约肌，以游离健康肌肉。（**f**）在健康括约肌下方放置吊带，发挥牵开器的作用，以便分离黏膜。将中心瘢痕组织分开。（**g**）然后将直肠阴道隔彻底游离，以便在阴道两侧辨别会阴横肌和提肌。（**h**）行提肌成形术，将会阴横肌的中线处对合，然后行皮瓣覆盖括约肌修补术。（**i**）将黏膜向后与分开的皮肤缝合，但是伤口前方保持开放，用于引流。

检查来排除潜在肠病。应通过视频直肠排粪造影评估直肠与盆底（也建议评估阴道和会阴）之间的解剖关系。如果有便秘病史的话，强烈建议评估肠道运输功能（通过标记研究）和乙状结肠动力。肌电图（不是进行盆底肌电图，而是用于确定肛门外括约肌的部位和功能）在这方面可能曾经是最有用的检查项目，但现在已经被 MRI 所取代。一旦确定了外括约肌的部位之后，手术之前应该在会阴皮肤上标记出来。要求收缩括约肌之后，皮肤的移动有时可显示出真实的外括约肌部位，位于尾骨尖前方约 2cm 处。

这一组患者中有 10 例为女性，4 例为男性。行改道手术之前只有 2 例患者接受过近端造口。两例患者（都有便秘病史）接受改道手术后的功能性结果较差；其中一例目前进行了膀胱回肠造口术，另外一例进行了传统的结肠造口术。一例青少年女性患者在改道后肛门出现了牵出，原因是皮肤缝合出现了早期裂开和狭窄。之后通过腹内肛管拖出手术进行了成功矫治，获得了完全满意的功能性结果。一例男性患者出现了暂时性直肠尿道瘘，经导管引流后自行缓解。长期结果显示，手术后 14 例患者中的 12 例达到了完全排便节制，但是其中 2 例后来需要接受造口术，原因是严重便秘。没有任何患者出现狭窄。

技术

术前肠道准备必须彻底，因为一些患者易发生便秘。应尽一切努力清除肠道内的残留粪便。将患者麻醉，取截石位并插入导管。进行抗生素单次静脉给药。第一项操作是在之前定位的肛门外括约肌环的上方切下一片皮肤，位置是术前标记好的。小心地进行分离，分辨出肛门外括约肌的环状纤维。然后使用一个解剖剪将括约肌环的中心处分开。必须严格位于中线处，不要分开任何肌纤维。然后将括约肌的中心分离出大约 5cm 的长度，在括约肌环内插入一个小拭子，用于控制出血［图 17.48（i）（a)］。现在集中精力游离异位直肠肛门。肛门（或者更准确地说是直肠）通常是张开的，并且靠近外阴后缘或阴囊底部。小血管通常会出现大量出血。必须在盆底肌上方将异位肛门非常小心地游离出至少 8～10cm 长度，目的是使直肠肛门可以不受任何牵张地穿过括约肌环［图 17.48（i）（b)］。分离将靠近女性患者的阴道后缘，或者男性患者的前列腺和尿道。如果之前发生过直肠阴道或直肠尿道瘘的话，这些结构将与直肠肛门紧密粘连。虽然分离的前方必须靠近直肠肛门，但是明智的做法是避免分离平面的后外侧太过靠近肠道，目的是不要损伤游离出的直肠肛门的血供。必须将直肠肛门游离至女性患者的子宫颈水平，男性患者的前列腺上方。

直肠游离过程中很容易辨别耻骨直肠肌两个侧缘的纤维，因为它们向前走行于阴道两侧，向后绕过游离的肛门外括约肌。如果要成功修补会阴的话，必须小心分辨肛提肌的内部纤维和肛门外括约肌。此时，通过括约肌环将两条亚麻吊带从前方穿到后方切口［图 17.48（i）（c)］。通常必须扩张括约肌环内的空间，以便直肠肛门可以通过括约肌环进入会阴。然后在游离直肠肛门的游离缘处缝置两针留置缝线，使直肠肛门轻轻通过括约肌环，到达正常的解剖位置［图 17.48（i）（d～f)］。然后将吊带移除，将肛管小心地与肛周皮肤缝合。此外通过一组 Prolene 缝线将肛提肌在中线处对合，以恢复会阴体［图 17.48（i）（g)］。由于前方切口较小，因此到达肛提肌的入路可能不清晰，这种情况下应将前方切口向后延伸（向着改道肛门的方向)。在肛提肌内放置两条吸引引流管，将前方缺损的皮肤纵向缝合，目的是加大改道肛门和阴道之间的

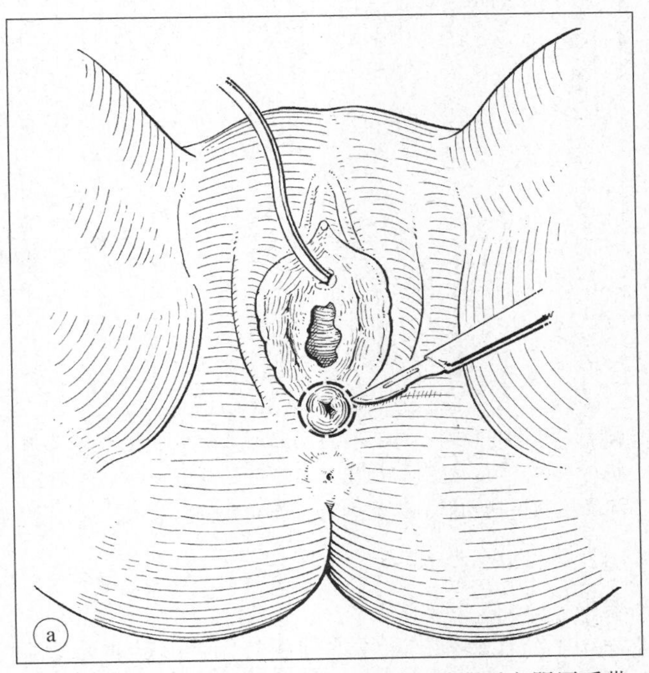

图 17.48（i） 肛管改道。(a) 肛管位于外阴后方阴唇系带内。已经通过 MRI 确定肛门外括约肌的部位，而且已经在位于肛门外括约肌上方的皮肤上标记出来。

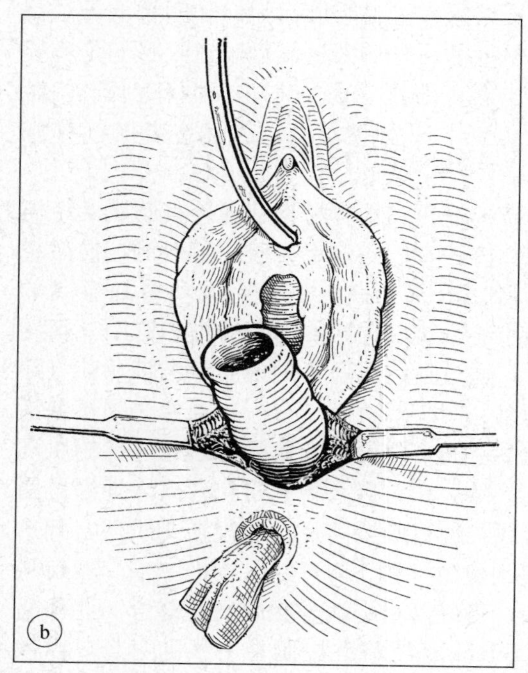

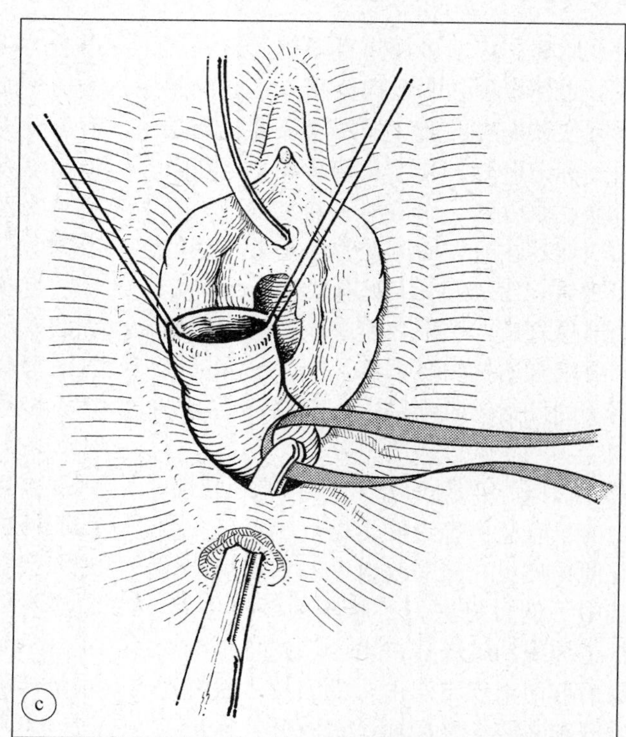

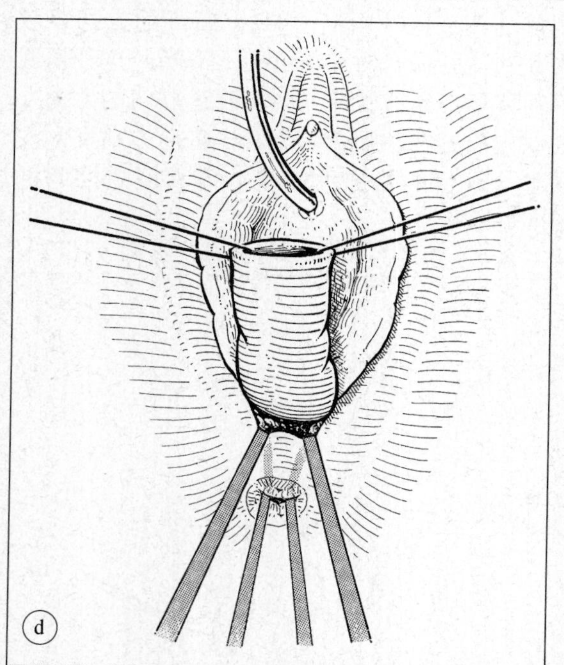

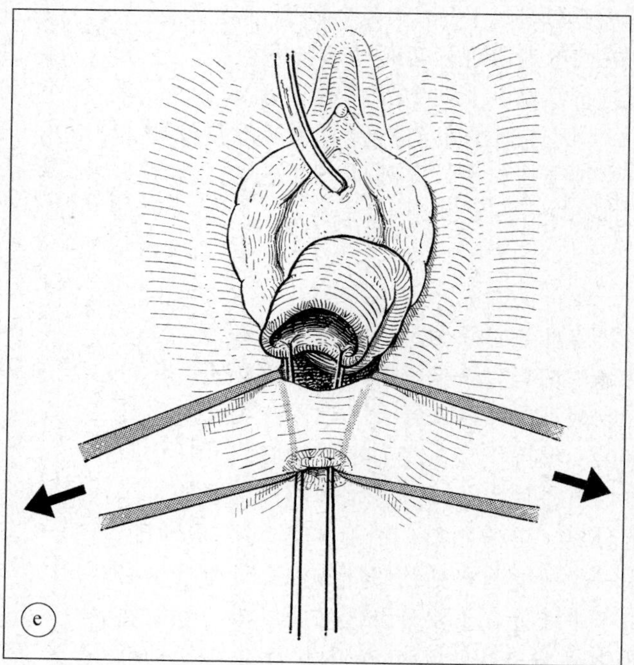

图 17.48（i）（续）（**b**）将直肠肛门从异常位置分离（外阴前方），然后在括约肌环内部行一个隧道。（**c**）经过肛门外括约肌行一个隧道，达到分离出的直肠肛门前部。（**d**）将完全游离的直肠肛门轻轻牵拉通过肛门括约肌。（**e**）将游离的直肠肛门牵拉通过括约肌。请注意有必要充分分离前部，这样才能在肛管不受到牵张的情况下改道。

距离。

不能让患者出现术后便秘。因此开始进食之后应服用容积性轻泻剂。为了确保改道的直肠肛门不出现回缩，会阴缝线的拆除应延迟至完全成熟之后。

肌肉移位术

曾经使用过多种肌肉来增强失效的肛门括约肌和盆底。拖出手术之后，可以将来自乙状结肠的一个游离的平滑肌环围绕结肠，但显示出客观

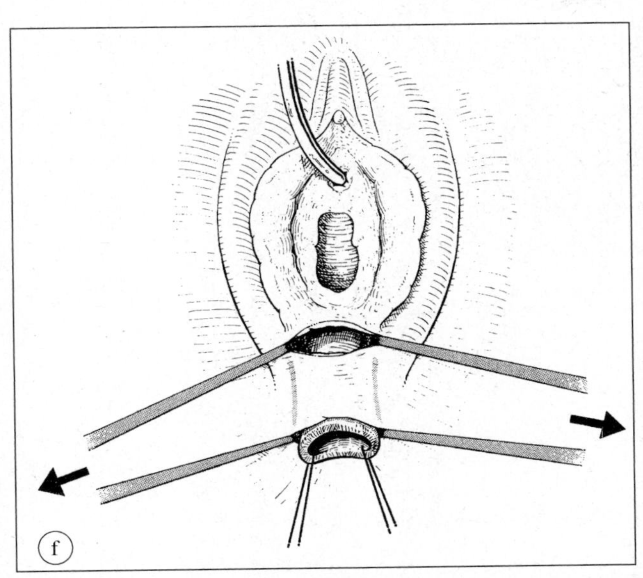

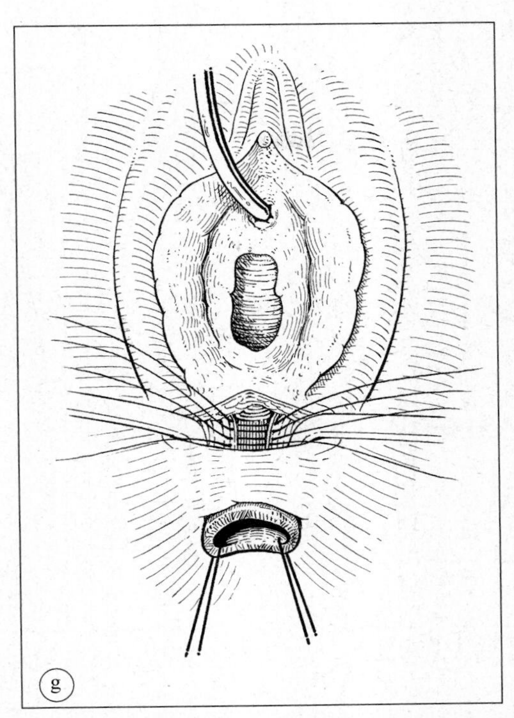

图 17.48（i）（续）（f）直肠肛门已经改道，将与肛外缘缝合。（g）通常状况下有可能在改道手术的同时行提肌成形术。

改善的证据即使有的话也非常少，虽然有一些对该手术热烈关注的报道（Chittenden，1930；Stone 和 McLanahan，1941；von Rapport，1952；Dittertov 和 Grim，1983；E Schmidt，1986）。

未经刺激的横纹肌也曾被用于提高括约肌功能。移位股薄肌是应用最为广泛的带蒂肌肉移植片，本文将进行说明。但是，也有人实施采用其他肌肉（例如臀大肌、阔筋膜、缝匠肌和长收肌）的移位手术，但是大部分报告中随访的患者人数都极少。

丰臀术

对臀瓣的关注主要是基于芝加哥（Pearl 等，1991）和马德里（Devesa 等，1992）令人鼓舞的报告。Devesa 等（1992）的报告指出，臀大肌移位术后 10 例患者中有 6 例恢复了排便节制。单侧臀肌移位术对会阴创伤后括约肌严重缺损的两例患者有效（EnriquezNavascues 和 Devesa-Mugica，1994）。Devesa 等（1997）报告了双侧丰臀术（包括在中线将劈裂的两条肌肉缝合）的结果。20 例患者接受了该技术治疗：7 例发生了创面脓毒症，2 例发生了肛门狭窄，2 例需要后期对肌肉进行紧缩。功能性结果显示 6 例达到了完全节制（35%），另外 4 例（24%）有改善，7 例（41%）结果较差。

我们在伯明翰（Yoshioka 等 1997）开展了一项小型随机试验，比较了用于治疗产后失禁的单侧丰臀术和盆底修补术。盆底修补术后的发病率较低，但功能性结果相同。现在认为应将丰臀术作为盆底修补术失败后的后备手术，用于希望再次接受手术治疗但又不适合进行电刺激股薄肌成形术或骶神经刺激的患者。虽然这项技术最初受到了一些热烈关注，但是现在很少实施。

技术

患者取折刀状卧位，暴露臀部和肛门，并且插入导尿管。在两侧臀部行两个镜像性切口，切口位置是从骶骨中部边缘至髋臼。将臀大肌的下部纤维分离，保留神经血管束，在肌肉下放置一条尼龙吊带。通常将臀大肌的骶骨和尾骨起端与其腱膜进行分离［图 17.48（ii）（a，b）］。另一方面，神经血管束的走行方式可能决定了分开腿部附着较好［图 17.48（ii）（c）］。经过腱膜组织缝置两针留置缝线，用于进行牵拉，然后在与肌束平行的方向分开一条 5cm 宽的肌条。观察到肌肉下半部分的神经血管带在通过坐骨大孔离开骨盆之后会进入肌肉深层。采用神经刺激器检测肌肉收缩性。我们以前会在肛门旁边行两个镜像性弧形肛侧切口，距离肛门

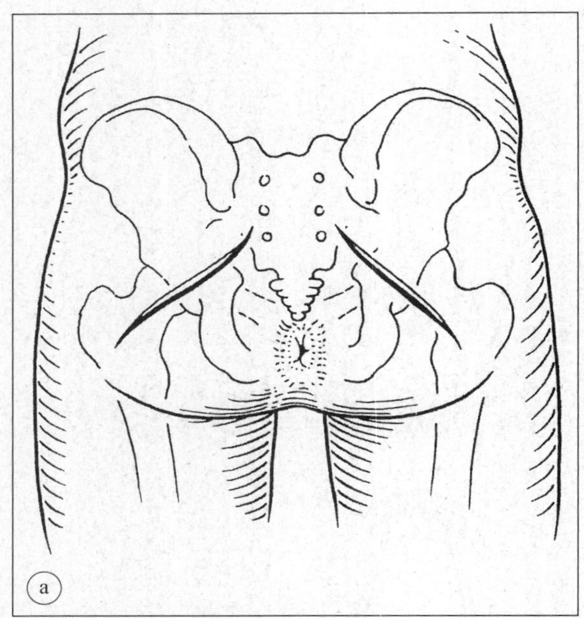
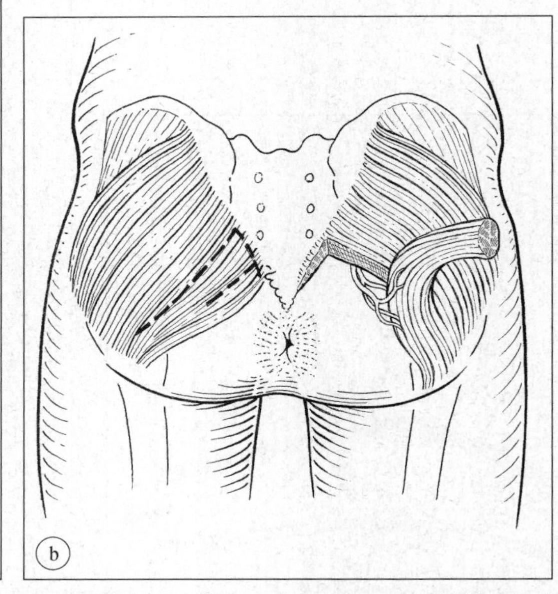

图 17.48（ii） 臀大肌移位术：（**a**）切口。（**b**）从肌肉主体部分分离出一条 5cm 宽的肌肉，要保持神经肌肉束完好。

大约 2cm，但我们现在认为基本上没有必要这样做。我们会在肛门前方和后方，从一侧臀肌到另一侧行两个皮下隧道。

通常只需要将一条肌肉平行劈裂，使其纤维的长度［图 17.48（ii）（d）］可以达到对侧，然后使用 2/0 PDS 缝线将前方和后方的肌条缝合，这些操作不涉及未分开的对侧肌肉。产生的结果是有一个较厚的肌肉环围绕肛门，不会对缝合处产生张力，但同时又足够紧，可以在基础状况下保持闭合状态。在两侧各放置一条引流管，从肛门至骶骨旁伤口的上侧方。

另外一种重建方法是双侧劈裂后行端端吻合术，或者单侧劈裂后与对侧肌肉的游离节段吻合［图 17.48（ii）（e，f）］。

无刺激股薄肌移位术

肛门外括约肌部分受损时，某种形式的修补术通常是可行的。但是，下列情况时修补术不一定可行：创伤导致了相当一部分外括约肌缺损、长期不用或者发生了去神经支配。在这些情况下，可通过有神经支配的股薄肌进行手术重建，制成一条人工括约肌（Pickrell 等，1952，1955；Corman，1983）。只有尝试直接修补术不成功或创伤导致括约肌完全受损的情况下才建议实施此项手术。这项手术最初是由 Pickrell 等（1952）所描述的，通常为先天性高度肛门闭锁的儿童保留下来（Pickrell 等，1955），也用于治疗直肠脱垂（Atri，1980）。股薄肌成形术的主要适应证似乎是所有其他修补术均失败，或者创伤或协同性坏疽导致括约肌完全受损的失禁患者。（McGregor，1965；Lewis，1972；Nieves 等，1975；Corman，1979；Ben-Hur 等，1980）。

结果

最佳结果见于发生大面积会阴创伤（Corman，1980）的患者或先天性畸形（Kiesewetter 和 Turner，1963）患者。手术的结果存在很大差异（表 17.34）。Corman（1985b）（对患者进行了 5 年以上随访）和 Wang 等（1988）报告了一些非常好的结果。Lequit 等（1985）的报告指出，基础压正常（60cmH_2O）或缩榨压高于 100cmH_2O 的 10 例患者中 9 例有所改善，但是肛管压较低患者的结果较差。最佳结果见于先天性缺陷或创伤患者，但产科损伤患者和肛门手术后发生医源性失禁的患者的结果较差。在伯明翰进行的 8 例股薄肌成形术中有 6 例（之前有过肛门后方修补术或括约肌修补术失败）的转归较差，现在接受了结肠造口术（Yoshioka 等，1988）。与之相反，有先天性缺陷的 9 例患者中 6 例有明显改善。

很难知道未经刺激的股薄肌移植物如何产生了功能性结果。一些人认为它只是作为无活动力的环绕带发挥作用，其他一些人认为它可以主动收缩以关闭肛管（Christiansen 等，1990），另外有少数人

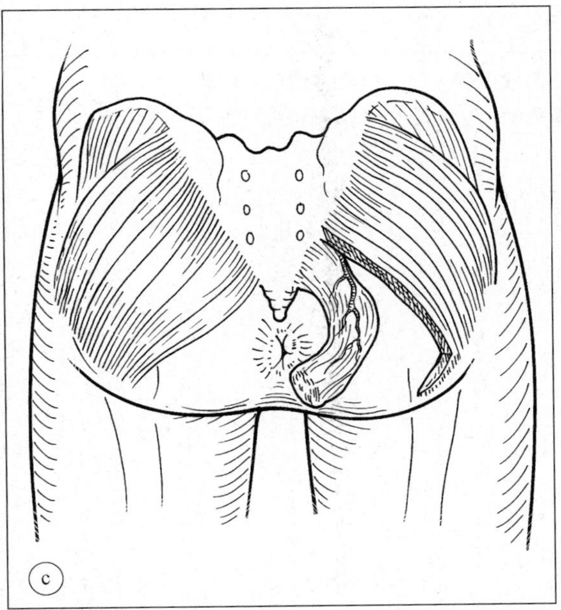

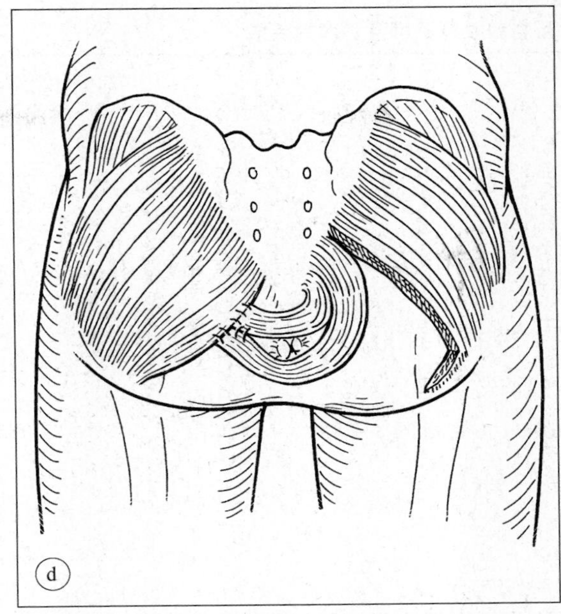

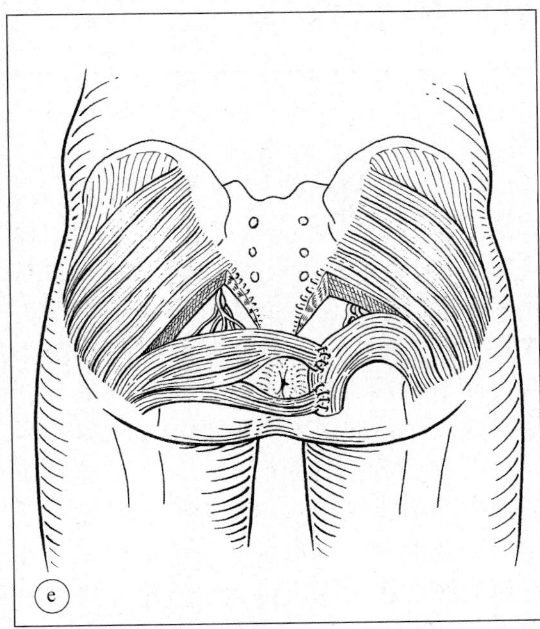

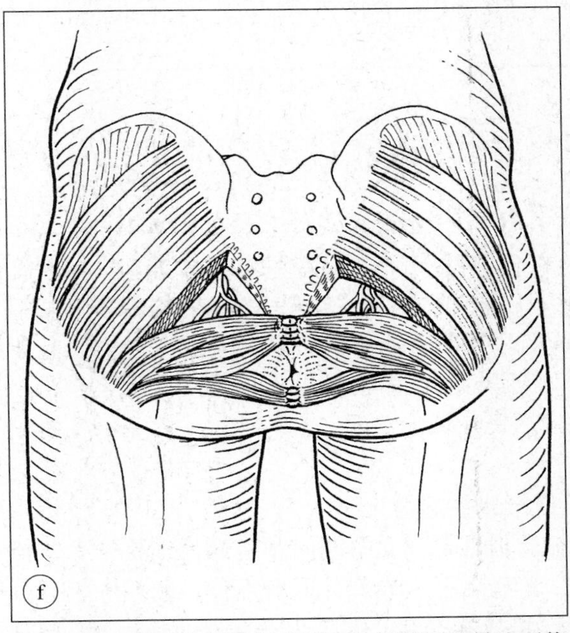

图 17.48（ii）（续） （**c**）如果分布于臀大肌下部纤维的神经血管束是向上走行的话，比较明智的做法可能是在进入股骨处将臀大肌的下部纤维分开。（**d**）在肛门前方和后方行两个皮下隧道，这样劈裂之后移位的臀肌可以到达对侧臀肌。在不损害任一侧血供的情况下将臀肌劈裂，这样肌肉末端可与对侧臀肌缝合及彼此缝合。（**e，f**）其他形式。

认为经过训练后它可以对直肠扩张作出反应（Lequit 等，1985）。在少数腹会阴联合直肠切除术后接受了会阴结肠造口术的患者中，单独行这项手术使患者恢复了排便节制（Simonson 等，1976）。目前的证据显示这项手术不太可能产生益处，除非通过电刺激将肌肉从快收缩转变为耐疲劳肌肉（Magovern 等，1986；Hallan 等，1989；Williams 等，1990a）。但是，有进一步报告显示，无刺激的股薄肌成形术后可能恢复排便节制，尤其是对于创伤和肛门闭锁患者（Faucheron 等，1994；Sielezneff 等，1996）。有一篇论文提到双侧无刺激的股薄肌成形术使 10 例患者中的 9 例恢复了排便节制（Kumar 等，1995）；但是长期结果没有如此显著。

无刺激包绕的一项很大的优点是，可以在肌肉上安装肌肉或神经电极，用于未来的电刺激（Konsten 等，1993；George 等，1993，Faucheron 等，

表 17.34 无刺激股薄肌吊带手术的结果

	数量	对固体状和液体状大便达到排便节制	仅对固体状大便达到排便节制	没有改善
Lequit 等（1985）	10	4	5	1
Corman（1985b）	22	8	10	4
Simonson 等（1976）[a]	22	17	2	3
Yoshioka 和 Keighley（1989）	6	0	0	6
Wang 等（1988）	5	4	0	1
Christiansen 等（1990）	13[b]	6	4	2
Faucheron 等（1994）	22	1	18	3
Kumar 等（1995）	10	9	0	1
Sielezneff 等（1996）	8	5	3	0

[a]会阴结肠造口术和股薄肌吊带手术。

[b]一例死于脓毒症。

1994；Seccia 等，1994；Shatari 等，1995，Baeten 等，1995；Geerdes 等，1996；Ratani 等，1997；Mander 等，1997a，b）。但是，另外一种可供未来选择的方案是对阴部神经进行移位，使其对骨骼肌进行神经支配，以便将快收缩肌转变为括约肌（Sato 和 Konishi，1996；Congilosi 等，1997；Sato 等，1997）。但是，神经移位术目前仍处于实验阶段，其临床应用仍是理论性的。

无刺激股薄肌成形术的技术

良好的机械肠道准备和手术期间预防性使用抗生素非常重要。给患者插入导管并取截石位，暴露股部和肛门。将腿放在 Aller 脚蹬上会比较容易，这样可以很容易地看到膝盖中部（Simonson 等，1976；Castro 和 Pittman，1978；Corman，1980）。一定要给整条腿覆盖手术铺巾，因为可能需要将腿从脚蹬上取下，或者内收到靠近手术部位的位置。臀部应位于手术台末端，这样很容易就可以摸到尾骨尖。对整个会阴和腿的收肌部位进行无菌备皮。一般比较喜欢采用右侧股薄肌，将其以 α 形状逆时针方向环绕肛管，然后与左侧坐骨结节缝合。如果之前进行过右侧股薄肌成形术，或者其他原因导致使用左侧股薄肌较好的话，将以逆时针方向插入左侧股薄肌，然后与右侧坐骨结节缝合（α 环）。或者可以 γ 形状将右侧或左侧股薄肌环绕肛管（参见下文）。

游离股薄肌通常需要行两个或三个切口。可以通过腹腔镜来游离股薄肌和分开肌腱，这样可以减轻术后疼痛和肿胀，而且可以减少切口数量。近端切口用于暴露神经血管束，位置靠近肌肉的起端，位于其中层（图 17.49a）。在肌肉上环绕一条吊带，这样分布于股薄肌的闭孔神经的前支末端纤维就不会造成进一步的损伤。在筋膜包围层内部，于远端小心地钝性分离整条肌肉。只有在缝匠肌进入胫骨上中层的止端向上牵开缝匠肌肌腱之后才能看到股薄肌肌腱。在尽可能靠近扇形止端处分开股薄肌肌腱，肌肉完全游离之后将其通过股部最近端的切口。然后可将两个远端切口缝合（图 17.49b）。

在肛门前方和后方各行一个小的横切口，距离肛门边缘大约 1cm。这些切口决不能分开前方和后方的肛门尾骨缝和肛门会阴缝，因为最好在这些浅表的纤维性吊带下方行隧道，进而确保肌肉位于会阴深部环绕有缺陷的肛门外括约肌。或者也可以通过两个切口，在肛门外侧行隧道。在股部近端切口和肛周区后间隙的切口之间行一条较宽的或者侧方的隧道，这样可以让肌肉通过隧道进入会阴（图 17.49c）。然后在肛管两侧肛门外括约肌周围再行两条隧道，隧道位于前缝和后缝下方，在两个肛周切口之间。如果使用右侧股薄肌的话将其肌腱逆时针方向穿过，如果使用左侧股薄肌的话将其肌腱顺时针方向穿过。将肌腱和肌肉置于前缝和后缝下方，环绕肛门，然后置于肌腹下方，最后与坐骨结节缝合。为了以适当的张力将肌腱与坐骨结节缝合，可能必须内收。去除张力之后，肌肉的近端部分（肌腱）可以环绕括约肌，然后在其自身下前方与同侧坐骨结节进行缝合（图 17.49d）。

双股薄肌成形术中可以使用两条股薄肌，这样可以在肛门周围提供有力的肌肉支撑，同时不需要将肌腱与坐骨结节缝合。依照前文中的说明将两条股薄肌及肌腱游离。将两条肌腱在前缝和后缝下方环绕肛门（图 17.49e），在前方将两条肌腱彼此缝合。与缝合到坐骨结节相比，虽然这种方法似乎可以更好地固定，但是两条腿上都会有伤口，因此大部分患者不愿选择该手术。

电刺激股薄肌移位术

历史发展过程

使用脉冲发生器，通过其位于神经血管束之上或附近的电极对股薄肌进行 2～3 个月的电刺激（图 17.50a），可以将快收缩肌转变为慢收缩肌，后者的耐疲劳性要高得多（Salmons，1980；Salmons 和 Hendriksson，1981）。在我们最初对手术所进行的描述中，需要对电极位置进行调节，直至发现收缩阈值最低的点；然后在该位置将电极与肌肉缝合（图 17.50b）。将导线与置于第 8～9 肋骨处皮下（锁骨中线位置）的接收器相连（图 17.50b）。已经对股薄肌肌腱和肌肉的改道进行过说明，转流性造口也已讨论过。

手术四周之后开始电刺激，使用体外刺激器启动接收器，但是之后使用的是完全植入型刺激器。一旦有证据显示融合频率降低，强直持续时间延长之后（通常出现于刺激 6～8 周之后）即可将造口关闭。有排便欲望之后中止对于发生器的体外启动，然后即可排便。提高刺激器的功率可延迟排便。正常情况下刺激器设定为轻度强直频率，以维持肛管静息张力。

在皇家伦敦医院，我们最初报告了采用移位股薄肌（包含长时间神经肌肉刺激）对 6 例大便失禁患者进行治疗的情况：这 6 位患者中有 2 位之前的肛门后方修补术失败，2 位之前的回肠袋肛门吻合术不太满意，1 位是回肠直肠吻合术后的失禁患者，1 位是有汗腺炎的失禁患者（Williams 等，1990a）。虽然进行了转流性造口，但所有患者都发生了局部脓毒症；三例患者达到了排便节制。直肠结肠切除术（Williams 等，1989）和腹会阴联合直肠切除术（Williams 等，1990b）之后，也将相同的原理应用于建新直肠和新括约肌。在意大利，Cavina 等（1990）移位股薄肌重建新肛门括约肌（作为腹会阴联合直肠切除术后全面重建的一部分）时也通过电刺激获得了更好的结果。在意大利获得的经验共来自 47 例患者：2 例患者的结肠出现缺血，但是 65%获得了良好功能。这一结果有些令人惊讶，因为对这组患者进行的电刺激是通过外置导线提供的，而且仅在术后刺激了较短时间（数周），之后就将导线取出（Cavina 等，1990）。这样的操作无法将快收缩肌转变为慢收缩肌，而这个正是我们这项技术的原理。为了达到转变之目的，一定要将电刺激无限持续（Baeten 等，1991；Williams 等，1991）。

自从我们最初发表关于此项技术的报告之后，已经在多个重要方面对手术作出了改良。为了预防肌肉缺血性坏死和严重的会阴脓毒症，我们在移位术前数周即分开到达股薄肌远端部分的血供，也就是说延迟性手术。我们认为实施这一操作之后，一段时间内节段性血供之间退化的血管交通支会打开，进而确保之后移位的肌肉可以存活。采用这一改良之后，22 例患者中只有 1 例发生了缺血性坏死，与之相比改良之前 11 例患者中有 5 例发生了缺血性坏死（$P<0.05$），虽然情况是这样，但是我们现在认为这一操作并不必要。我们将电极放置在股薄肌的主神经之上，而不是周围支之上。这样可以确保肌肉可靠地发生同步收缩。此外还使用了一个全植入型刺激器，这样可以进行连续刺激，而且对患者造成的不便也较小。可以采用无线电遥测法对其进行编程，而且患者可以采用磁铁将其打开和关闭。经过这些改良之后，我们为 23 例大便失禁患者构建了电刺激的新括约肌，而且在 10 例患者中还作为腹会阴联合直肠切除术后全面重建的一部分实施了上述手术。有 16 例失禁患者获得了有功能的新括约肌。所有患者的状况均有改善，虽未达到完全节制，但大部分患者都达到了可接受的水平。适用于这项手术的患者是：用于治疗失禁的传统手术已经失败或者是禁忌，结肠造口术是唯一的治疗方案（Williams，1992）。

进一步的经验使得我们可以将这项手术进一步合理化。我们现在的技术已经可以产生一致的结果，在下文中进行说明。

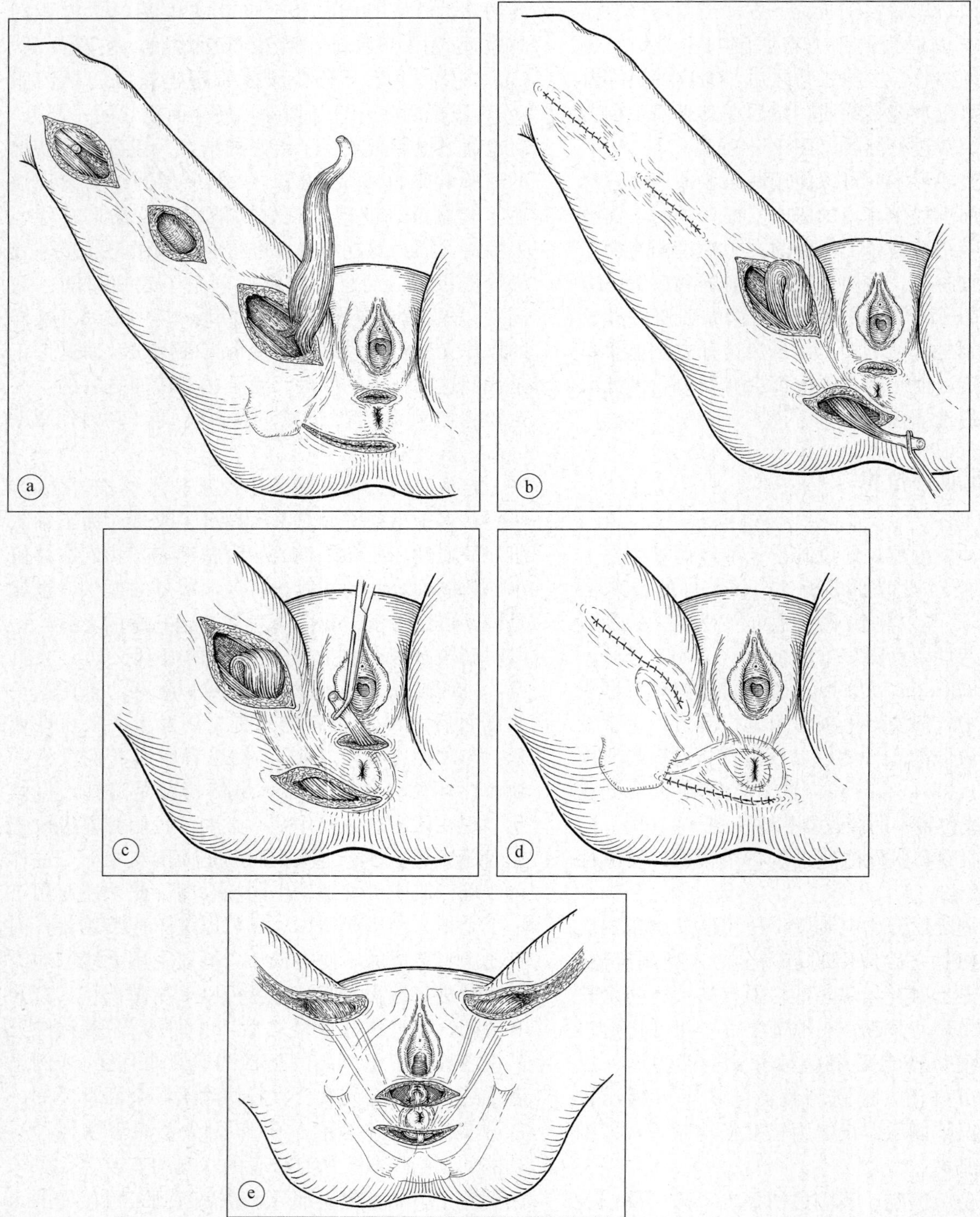

图 17.49 股薄肌成形术。(**a**) 通过一系列股部切口辨别和游离股薄肌。在近端部分一定要特别谨慎，不要损伤神经血管束，神经血管束在股部的近端 1/3 进入肌肉深部。在肌腱进入胫骨中层的止端处将其分开。(**b**) 在肛管周围行一个隧道，将股薄肌的肌腱小心地绕过肛管，行成一个后方吊带。(**c**) 股薄肌已经改道至括约肌后方。(**d**) 使用 ethibond 缝合线将股薄肌的肌腱缝合到坐骨结节上；将皮肤切口缝合。(**e**) 双股薄肌成形术：将两条肌腱环绕肛门，然后彼此缝合。

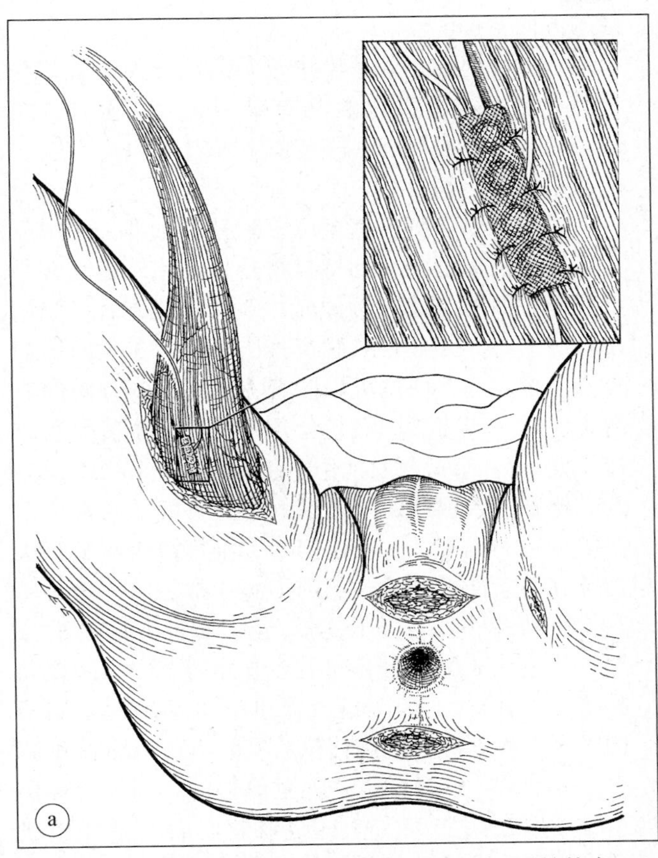

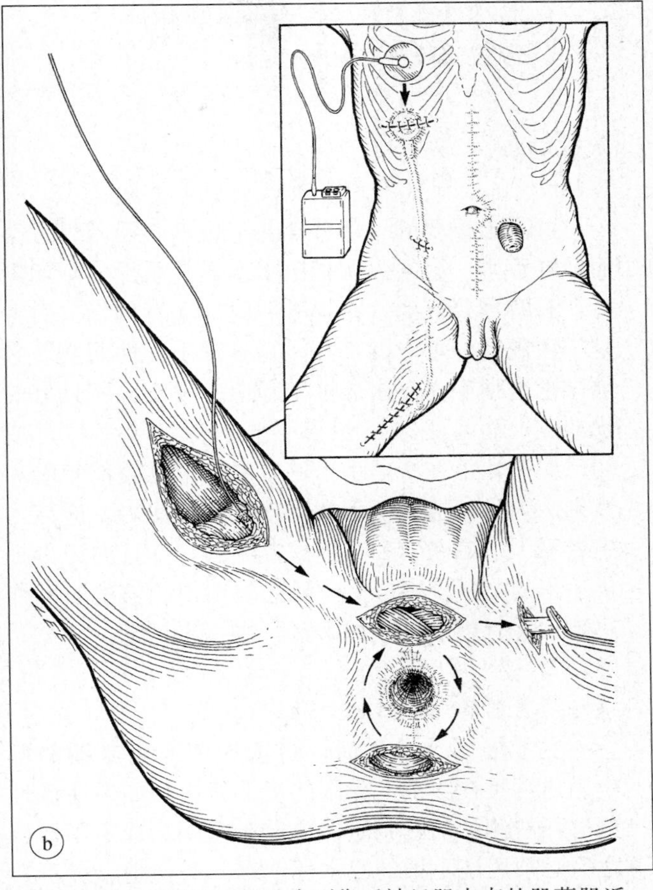

图 17.50　电刺激股薄肌移位新括约肌成形术：原始技术。(**a**) 将用于进行电刺激的电极缝合到靠近神经肌肉束的股薄肌近端。(**b**) 对股薄肌进行改道，将其环绕肛管。通过体外脉冲发生器触发刺激，它可以启动位于肋缘的接收器。

电刺激股薄肌移位新肛门括约肌成形术

适应证

新括约肌可以用于多种患者：

1. 创伤或神经源性损伤导致肛门括约肌机制缺陷的失禁患者。这些患者的直肠和肛管完好，如果传统手术（例如直接括约肌修补术）失败或禁忌的话，适合于构建一个新括约肌。
2. 某些肛门直肠不发生的患者。之前的拖出手术不成功，而且肌电图或者最好是 MRI 显示不存在任何有功能的肛门括约肌，因此无法进行改道手术。
3. 某些因为癌症而接受了腹会阴联合直肠切除术（APER）的患者。适合的患者必须没有任何局部复发或远处转移迹象。需要在构建新括约肌之前数周首先将结肠降低到会阴位置并与会阴皮肤缝合。类似地，患有低位直肠癌且计划接受 APER 的患者可以考虑接受这项手术。对于这些患者，将在切除术时将结肠与会阴皮肤缝合。

将电刺激的新括约肌依照说明用于 2、3 类患者时，我们通常将其与导管术相联合。通过导管以顺行方式冲洗远端结肠有助于“新直肠”排粪（参见第 18 章）。这样的组合称为全肛门直肠重建术（TAR）。

禁忌证

1. 股薄肌受损。实践中包括脊柱裂患者、全身性神经系统疾病（例如多发性硬化）患者。类似地，累及肢体肌肉的肌病患者也不适合进行这项手术。如果对于股薄肌的功能有任何怀疑的话，应通过肌电图进行检查。
2. 弥散性恶性病或骨盆局部复发。
3. 缺乏足够的手灵巧度，无法使用控制电刺激器的手提式遥测设备。

4. 持续性会阴脓毒症或克罗恩病。
5. 原位安装了心脏起搏器。

术前准备

咨询

这是最重要的一部分准备工作，必须向患者全面解释手术。必须强调指出手术通常至少分两期进行，有时需要三期，而且术后腿部会有创伤。后者是一项重要的考虑因素，尤其是对于女性而言。必须讨论这项手术与永久性结肠造口术相比所具有的优缺点，而且必须清楚说明无法保证手术一定成功。应该让正在考虑手术的患者见一见类似年龄和性别、因类似适应证而接受该手术的患者。应该给患者看一下刺激器和手提式控制器，并且向患者提供适当的文献资料。必须给患者留出足够的时间作决定，并且鼓励他们回来进行进一步讨论。

确定刺激器和转流性造口的部位

决定接受手术之后，将选择植入刺激器的部位。通常是在腹部上象限的皮下袋内。如果转流性造口在右侧的话，刺激器应放在左侧。选定了部位之后必须用洗不掉的墨水标记出。类似地，负责造口护理的护士必须将转流性造口的位置标记出。对于不计划进行结肠拖出手术的患者，可以在右髂窝内行回肠袢造口术，或者行横结肠造口术。进行结肠拖出手术的患者必须行回肠袢造口术。

麻醉

在向股薄肌的支配神经上植入电极过程中麻醉师一定不能使用任何肌肉松弛药。如果使用了肌肉松弛药的话，将导致神经刺激期间无法观察到肌肉收缩。

手术

这里描述的手术适用于直肠肛门完好，但有肛门括约肌缺陷的失禁患者。

第一期：股薄肌移位术；植入电极和神经刺激器；行转流性造口。

患者取改良 Lloyd Davies 体位。如果最终会将转流性造口放在患者右侧腹部的话，应选择游离左侧股薄肌。

在股部最内侧行一个纵向切口（位于股骨髁中间到耻骨下支的连线上），切口起始于距离股骨髁约 2cm 处。切口的最近端部分是弧形，向髂前上棘的方向弯曲。

在股薄肌的远端一半进行游离，分开并且结扎在其外侧面进行供血的两支或三支远端血管（图 17.51a）。此外从肌肉上清除插入内部和位于上方的疏松结缔组织。

将股薄肌肌腱追踪至位于胫骨的止端。使用剪刀在尽可能靠近止端处将肌腱分开。此外还有必要将股薄肌肌腱与缝匠肌分离。分开肌腱之后，使用小动脉钳将其夹住，之后将其作为牵开器。向近端方向牵拉之后，肌肉可以向着主血管蒂的方向向上游离。进一步将周围血管分开并结扎。将覆盖肌肉以及使其与更深层肌肉相连的所有疏松结缔组织分开。辨别进入股薄肌外侧缘的主血管蒂，通常位于肌肉近端和远端 2/3 的连接处。血管蒂包括了一条动脉和两条伴行静脉。辨别了血管蒂之后，小心清除疏松结缔组织，并且分离至长收肌下方的出口端。从这一部位开始继续小心地分离血供（闭孔动脉的一个分支），因为近端血供的可移动性限制了可以多大程度进行肌肉移位。实际上可以将血供游离至其起端，这样做也是完全值得的，因为行移位术时可以使用肌肉完全环绕肛管，而不是使用肌腱。股薄肌支配神经的周围支位于主血管蒂上方，可以通过神经刺激器来辨别，这样做有助于保护神经（图 17.5lb）。

在近端继续游离肌肉，分开覆盖在上 1/3 内侧面的疏松结缔组织，直至其位于耻骨和耻骨下支的起端。然后在距离主血管束约 3cm 处进入长收肌和短收肌之间的平面，找到支配股薄肌的主神经。

主神经是闭孔神经前支的延续。以从外向内的方向跨过短收肌上方。在其上半部会发出一个分支支配短收肌，然后从长收肌内侧缘的下方穿出，再分成多个分支，进入股薄肌外侧缘的上半部。通过向下牵开股薄肌的上半部，可以将主神经拉紧。分辨出神经之后必须进行确认，确认方法是用一次性神经刺激器（设定为 0.5V）进行刺激，然后可以观察到股薄肌同步收缩。清除神经两侧的将其与短收肌相连的疏松结缔组织。覆盖在神经上方的结缔组织不动，电极植入部位应该距离短收肌分支较远，距离主神经分成周围支的部位较近。

在腹部上象限行一个 2cm 的切口，切口位于未来计划进行的皮下袋（里面放置刺激器）下半部。在腹股沟中点上方大约 5cm 处再行一个 2cm 的切口。两个切口与已经游离的肌肉位于身体同侧。然后使用一个长血管钳（Lloyd Davies 型）在皮下从下方切口通到上方切口（图 17.51c）。通过开合血管钳将皮下隧道扩大。然后用钳子夹住电极片（Medtronic）的顶端，将电极和导线向下拉，从下方切口拉出。然后从股部伤口的最上端开始，在长收肌下方（短收肌和长收肌之间的平面内）将钳子向上通，在皮下行一个隧道，直至钳子尖端从腹股沟韧带上方的皮肤切口出来。将这一隧道扩大。再次用动脉钳夹住电极片顶端，通过皮下隧道轻轻向下拉，然后其会出现在与主神经平行的部位（图 17.51d）。

如果决定在此次手术时植入刺激器，将上腹部切口横向扩大至长度大约 5cm，并且加深，行成一个足够放置刺激器的皮下袋（Medtronic Inc.，Minnesota，USA）（图 17.51e～g）。

如果决定不在此次手术时植入刺激器，将导线的近端连接器放置在一个硅橡胶套内，然后埋在一个小皮下袋内，准备日后植入。外科医生担心会发生术后脓毒症时再进行后面一项操作，以免损失一个昂贵的刺激器。

将电极片缝合在主神经上，长轴与神经平行（图 17.52）。先缝置所有缝线，然后再打结。在圆体针上用 3.0 Goretex 缝线行六针间断缝合。每针都穿过电极片的边缘，然后穿过下方的短收肌（一定要小心不要损伤神经），然后再返回电极片，因此打结时手术结位于电极片的上面。在电极片的两侧各等距离缝三针，在神经的两侧穿过短收肌。确定电极片的位置正确之后将所有缝线打结。然后将导线与外部检测刺激器相连，检查电极片位置是否正确。逐步升高电压，直至股薄肌发生同步收缩；此次收缩的阈值通常约为 0.5V。如果计划植入刺激器，将电极导线的两个插针插入刺激器上它们各自的插孔内，旋紧螺丝，使之与插针接触。

将植入物（首先使用无线电遥测编程器将其关闭）放入皮下袋内，将多出的导线放在植入物后方（图 17.51g）。使用 Prolene 缝线皮下缝合皮肤横切口。

下一步将腹股沟上方的小伤口缝合，但首先要确保在这一部位的一个小皮下袋内放置有直径不小于 1.5cm 的一圈过长导线。这样可以减小对系统产生的张力，使患者有生长和活动的余地。将股薄肌移位到环绕肛管，首先在距离左、右侧肛外缘 3cm 处各行一个环形切口。行一个环绕肛管的环形皮下隧道，该隧道位于残留的肛门外括约肌的外侧。将隧道加深，以确保移位后的股薄肌能轻易放入隧道内。保留前方和后方的皮桥。在女性直肠肛门前壁和阴道后壁之间行隧道时一定要小心。许多患者的这一部位常有明显的瘢痕形成。使用以盐水为溶剂的肾上腺素稀溶液（1∶300 000）浸润这一平面，以辅助分离。

使用剪刀轻轻分离，将这一平面打开到足以插入一条 Jacques 导管，然后可通过这一导管向下牵开直肠肛门，这样就可以在可视的情况下继续分离该平面（图 17.53a）。然后在计划行肌肉移位术的一侧，在股部和臀部之间的皮肤皱褶处行一个切口。通过这一切口向股内行一条隧道，在游离出的股薄肌的附近穿出。行这条隧道时必须使用剪刀分开 Scarpa 筋膜。隧道需要至少达到三指宽。然后从这一切口向肛外缘侧方的切口行一条类似的隧道。

用 Roberts 钳夹住股薄肌的游离肌腱，然后通过隧道将肌肉拉到会阴内，确保肌肉未发生扭转（图 17.53b）。以 γ 形状将肌肉环绕肛管。在对侧坐骨结节上方行一个小切口。切口深达骨骼，然后在骨膜上缝置三针间断性 O-PDS 缝线。将缝线和针留在原处，用夹子夹住。将股薄肌以逆时针或顺时针方向进行移位（取决于使用哪一侧的股薄肌），然后通过坐骨结节上方的切口将肌腱拉出（图 17.53c）。

然后将同侧腿内收到中线处，使肌肉从隧道内通过，合适地环绕肛管。为了防止移位后肌肉太紧，我们一般会在肛管内留置一个 14 号 Hegar 扩张器。然后将股薄肌的肌腱与坐骨结节缝合（图 17.53c）。

安装到正确位置之后，将刺激器打开，设定为阈值电压，以确保股薄肌发生收缩，肛门关闭（图 17.53d）。使用 Tribiotic 喷雾剂首次喷过所有伤口之后将它们缝合。腿部伤口使用 Prolene 缝线皮下缝合，会阴皮肤伤口使用 20 Vicryl 缝线间断缝合。

然后行一个转流性袢式造口。我们通常在右髂窝行一个回肠袢造口，如果先前未接受过腹部手术通常使用腹腔镜行造口。

术后方案

患者的术后护理如下，前三天内双腿合在一起，之后鼓励患者下床运动。排气之后可以开始进流食。长期电刺激从第 10 天开始，前提是所有伤

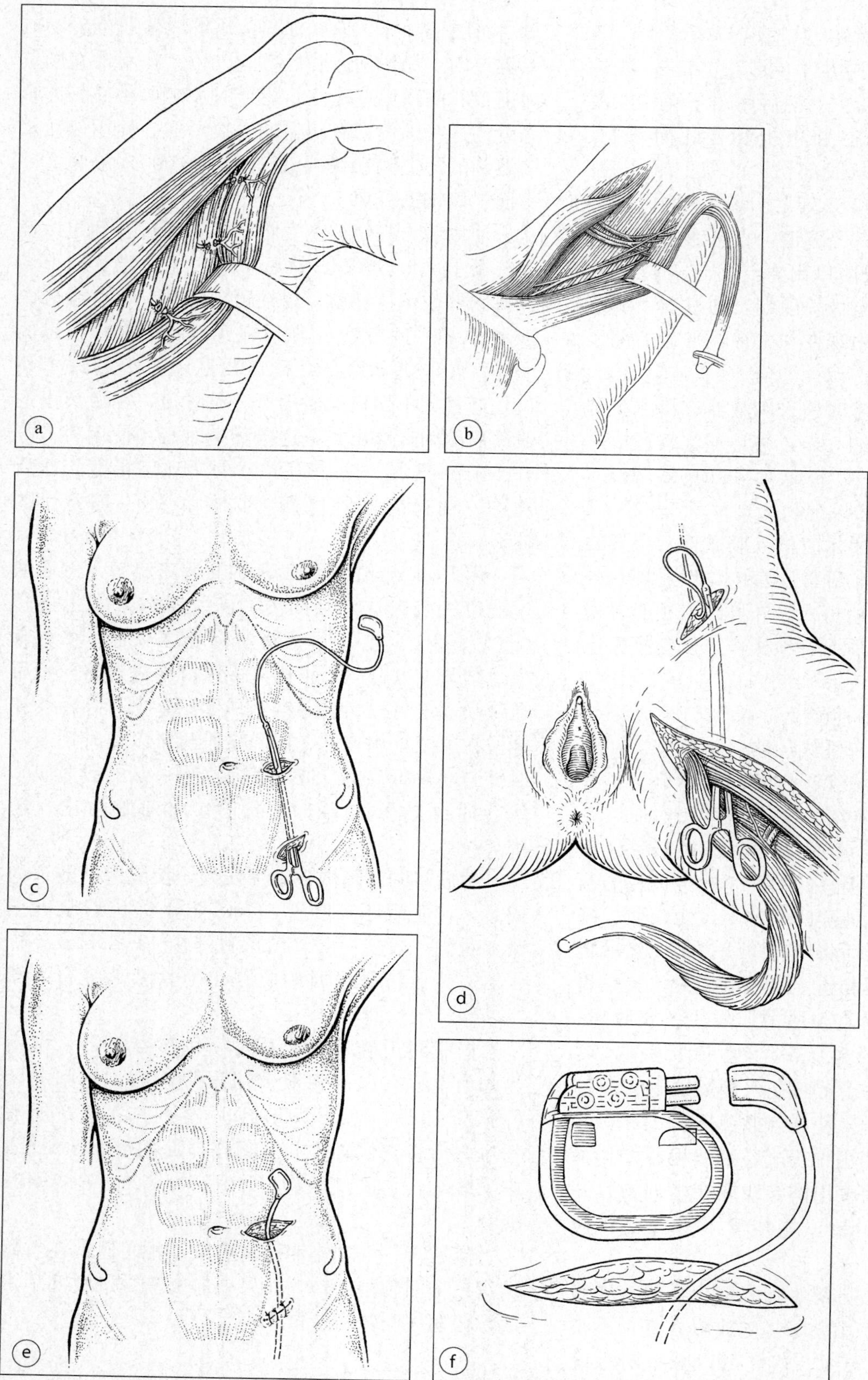

图 17.51 电刺激股薄肌移位新括约肌成形术。(**a**) 将股薄肌的远端血供分开。(**b**) 确定股薄肌的主神经支配。(**c**) 从未来的刺激器袋的部位到腹股沟的小切口行一个皮下隧道。(**d**) 再行另外一条隧道，方法是在长收肌下方推进 Lloyd Davies 钳子，直至钳子从腹股沟切口出来。通过这种方法即可将电极片送到股部切口内，之后可缝合到股薄肌的主神经。(**e**) 在上腹部行一个皮下袋。(**f**) 将插针插入插孔内，旋紧螺丝，这样即可将导线与刺激器相连。

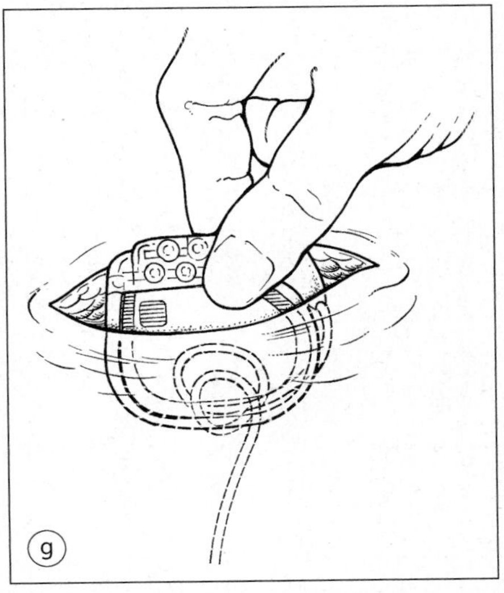

图 17.51（续）（g）将刺激器放入皮下袋内，多出的导线放在刺激器后面。

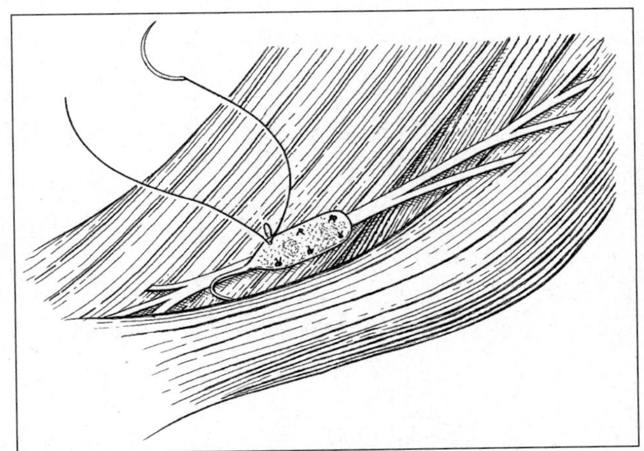

图 17.52　将电极片缝合在主神经上，长轴与神经平行。

口的愈合状况都令人满意。采用编程器对刺激器进行编程。表 17.35 中给出了当前使用的“训练”方案。

经过 8 周之后应该会发生一些快收缩肌向慢收缩肌的转变，证明方法是采用微传感器进行肛门直肠测压。可以通过放置在肛管内的探头（在新括约肌部位）逐渐提高刺激频率，直至发生平稳（融合性）收缩（图 17.53e）。产生上述强直性收缩的最低频率被称为强直性融合频率（TFF）。术后即刻的 TFF 通常为每秒 25 次脉冲。8 周之后会不同程度地降低至每秒 10～15 次脉冲。上述降低发生之后，可以将休止时间缩短为 0，这样刺激器就以连续模式工作，新括约肌也连续收缩，因此关闭了肛管。

第二期：关闭转流性造口

患者在这个时候入院接受第二期手术。关闭造口之后，应指导患者如何使用手提式遥测设备打开和关闭刺激器。患者还可使用该设备将刺激电压升高至外科医生预先设定的水平。

开始时直肠排空方面可能有问题，这一情况通常发生于失禁之前有过“排便用力”的患者。毫无疑问排便用力在某种程度上导致了失禁，但是排便节制能力改善之后，他们的旧习惯可能会恢复。在这种情况下，尽早开始使用栓剂治疗方案非常重要。如果患者对即将发生的排便没有感觉的话，应鼓励患者开始时尝试每 6～8 小时排便一次，然后根据这一方案的结果逐渐延长间隔期。如果问题仍然严重的话，这些患者可能需要结肠导管术，我们的 126 例患者中有 7 例（6%）需要接受这一手术（Saunders 等，2003b）。

电刺激新括约肌用于肛门直肠不发生患者

肛门直肠不发生的患者不可避免地需要在幼年时接受某种形式的拖出手术。第 59 章中对这一技术及其结果进行了详细说明。其中一部分患者到青少年和成年早期时功能都较差；许多人不得不返回去接受结肠造口术。他们通常被归类为失禁。但是，导致这一失禁的原因不仅是括约肌缺陷或缺失，而且还包括其他缺陷，例如缺乏正常的肛门直肠感觉，缺乏对于粪便的储存能力，缺乏肛门直肠反射以及无法令人满意地排空。即使可以令人满意地替换括约肌，其他缺陷也会破坏结果。因此，在我们实施的 9 例（这些患者之前因肛门直肠不发生接受过拖出手术）电刺激新肛门括约肌手术中，只有 4 例获得了适当的功能，而且排空对这些患者而言仍然是一个问题（Williams 等，1991）。

因此，对这组患者进行治疗时我们改良了手术方法。对于因肛门直肠不发生而接受过拖出手术的患者，以及对于除失禁外排空也是一个问题的患者，我们现在将电刺激新括约肌手术与结肠导管术相联合（参见第 18 章）。这样联合之后，顺行结肠冲洗有助于排便，而新括约肌在两次冲洗之间维持了排便节制。采用该方法之后将不再需要接受永久性结肠造口术，而且希望能够恢复一组年轻患者在生命中重要时期的排便节制能力。

上述联合手术分两期进行。第一期的工作是如前文中所述的构建电刺激的新括约肌，但是通常不

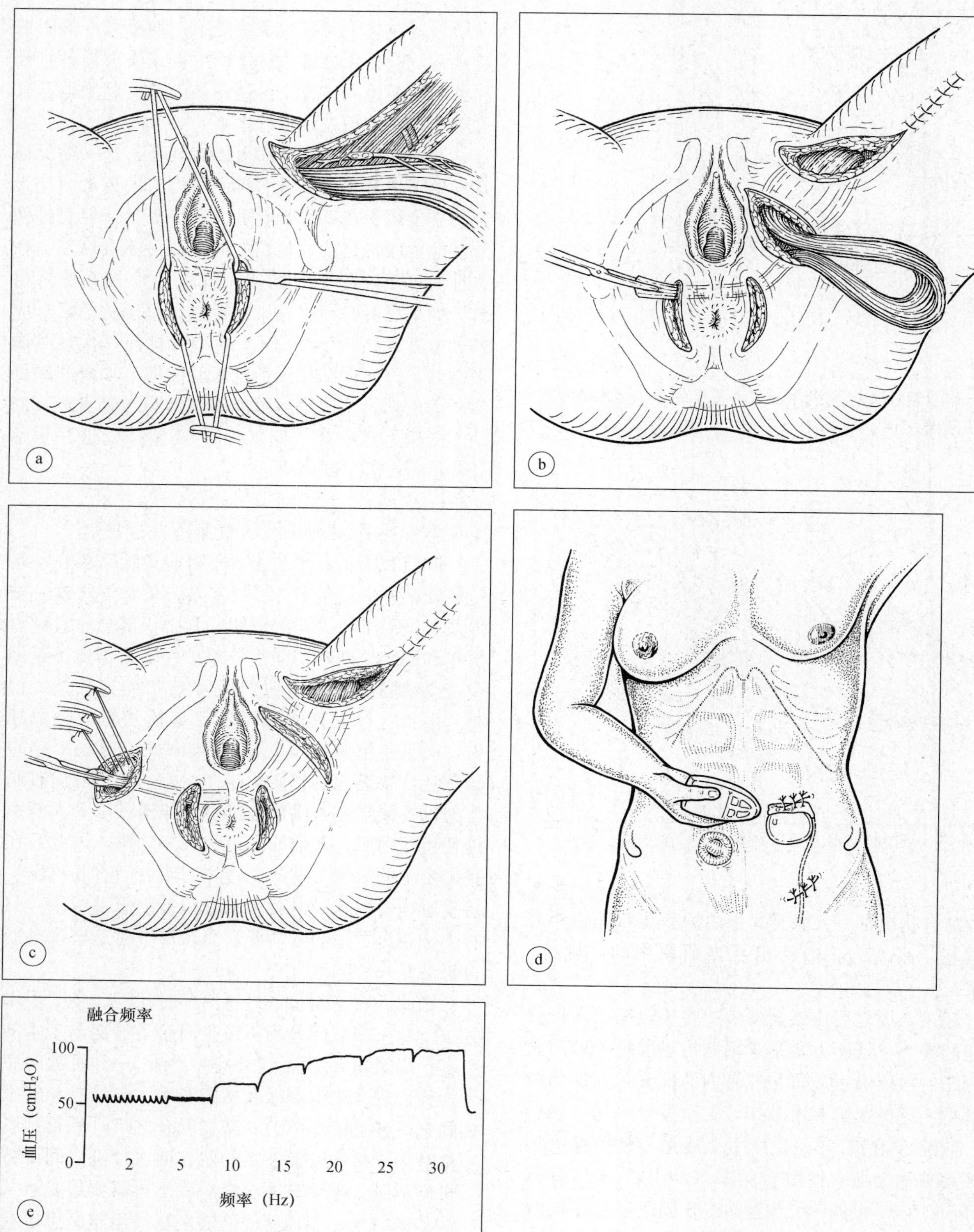

图 17.53 （**a**）通过两个侧面切口行一个环绕肛门的环形皮下隧道。（**b**）将股薄肌的肌腱环绕肛门。（**c**）然后通过另外一个切口将肌腱与对侧坐骨结节缝合。（**d**）使用手提式遥测设备打开刺激器。（**e**）随着刺激频率的升高会产生融合性收缩。

表 17.35 电刺激股薄肌构建新肛门括约肌的术后训练方案

	周				
	1 & 2	**3 & 4**	**5 & 6**	**7 & 8**	**>8**
脉冲宽度（ps）	210	210	210	210	210
频率（Hz）	12	12	12	12	12
工作时间（s）	2	2	2	2	4
休止时间（s）	6	4	2	1	1

在这一期植入刺激器。采用第 18 章中说明的技术从近端横结肠构建一条导管。简言之，从距离回盲连接约 10cm 处横断升结肠。在横结肠横断处远端 15cm 行肠切开术。行一个 5cm 瓣膜，方法是将近侧结肠进行套叠，使其从肠切开术的部位出来。使用三排间断 ethibond 缝合将瓣膜固定，在这些缝线之间插入三排缝合订（使用不带有刀片的 GIA 仪器）。将瓣膜复位到结肠腔内，将肠切开处关闭。使用一排间断 2.0 Maxon 缝合将瓣膜的基底部固定，在瓣膜浆膜与结肠浆膜之间进行缝合。将瓣膜近端的导管传入缘使用 GIA 缩窄，使其口径与插入其中并通过瓣膜的 14 号硅橡胶导尿管相同。将导管传入缘外置到左髂窝，最好在“比基尼”线以下。外置时要使用皮瓣，以防狭窄，将导管开口周缘与皮肤缝合，因此其位于表皮下数毫米。

然后恢复胃肠道连续性，方法是将横断的近端升结肠与横结肠行端侧吻合，吻合处置瓣膜远端约 10cm。在尽量靠近回盲连接处行回肠袢造口术。

完成上述手术 2～3 周之后植入刺激器，并且在门诊开始训练股薄肌移位的新括约肌。通常在 4～6周后移除硅橡胶导管，前提是泛影葡胺造影检查未显示渗漏迹象。接下来教患者将导管插入，并且使用 1～2L 微温自来水顺行冲洗远侧结肠。在适当的时候（通常在最初的手术完成 2～3 个月之后）将回肠袢造口关闭。

开始时患者需要每日对导管进行插管，然后关闭刺激器，使新括约肌舒张，再冲洗结肠即可排便。冲洗频率取决于每位患者的具体情况，但是保持充分的频率对于预防粪便阻塞非常重要。

其他电刺激技术

前文中描述的刺激技术是直接刺激股薄肌主神经。Baeten 等（1988）描述的另外一种技术是肌内刺激。采用该技术时，依照与前文中类似的方法将股薄肌移位到环绕肛管。在移位术完成至少 6 周之后植入刺激器。首先定位移位股薄肌的最低刺激阈值部位，方法是在股上半部的内侧进行经皮刺激。在该部位行一个切口并暴露股薄肌。向肌肉内插入一个肌内可弯曲的铂铱线圈（型号 4300 Medtronic Kerkrode，荷兰）作为阳极，位置在距离闭孔神经约 4cm 处（肛门方向）（Geerdes，1996）。插入一个类似的电极之后在电刺激过程中确定阴极的最佳位置（尽可能靠近神经的肌内分支）。然后将这一电极横向（与肌纤维垂直）穿过肌肉，然后固定于肌外膜。电极裸露面的长度可以调节至等同于肌肉直径。之后将导线在皮下穿过，到达位于下腹壁的皮下袋内，然后与 Itrel 脉冲发生器相连（型号 7424 Medtronic Kerkrode，荷兰）。

肌肉训练程序与前文中说明的神经刺激技术的训练程序类似。

目前认为肌内刺激的优点是，电极稳定，不损伤支配股薄肌的神经，而后者被认为是直接神经刺激的一个问题。神经刺激的优点是肌肉同步收缩，因此增强了功能，也更加完全地将 2 型纤维转变为 1 型纤维。此外可能有更低的收缩阈值，因此可延长刺激器的寿命。有趣的是，经过 26 周刺激之后，肌内刺激方法的平均刺激阈值只有不足 3V（Baeten 等，1995），而所使用的肌内刺激的数值为 1.5V。但是，最近对两项技术进行的回顾性比较显示，10 年间电压阈值不存在显著差异（Konsten 等，2001）。然而，确定哪种刺激方法比较好的唯一途径是开展一项随机对照试验，目前尚未开展过此类试验。

结果

单纯肛门括约肌缺陷导致的失禁患者

在我们最初的研究中，有 20 例肛门括约肌缺陷导致失禁的患者接受了电刺激新肛门括约肌手术

(Williams 等，1991)。这些患者之前全都因失禁而接受过传统手术治疗。进行术后平均 6 个月的评估时，12 例患者获得了有功能的新括约肌，这些患者均有功能改善（表 17.36）。评估时 1 例患者仍然在接受训练，1 例患者在术后 7 个月时死于心肌梗死，6 例患者的手术不成功。依照我们的经验，5 例患者的手术失败发生得很早：4 例患者的失败原因是肌肉坏死伴发脓毒症，1 例患者的失败原因是无法应付体外仪器。表 17.37 中列出了这组患者的生理学结果，数据显示电刺激新括约肌为患者提供了均值为 62cmH_2O 的功能性静息压（$P<0.05$）。

Wexner 等（1996b）采用了与我们相同的手术方案，虽然有相当高的患病率（推测是由于学习曲线的缘故），但前 14 例患者达到了 60%的成功率。他们还证明平均缩榨压从术前的 43mmHg 升高至术后的 151mmHg（$P<0.01$）。他们得出结论认为，虽然学习曲线很陡直，但刺激股薄肌手术对于特定的重度失禁患者而言是一种可行的手术。

表 17.36 电刺激新括约肌——6 个月随访时的功能性转归（$n=12$）

排便节制类别[a]	患者数量	
	术前	术后
1	0	0
2	0	9
3	0	3
4	4	0
5	8	0

[a] 1=对固体、液体状大便和排气达到节制，2=对固体和液体状大便达到节制，但未达到排气节制，3=对固体状大便达到节制，但偶有液体状大便失禁，4=偶有固体状大便失禁，经常有液体状大便失禁，5=经常有固体和液体状大便失禁。

表 17.37 电刺激新括约肌——肛管和新肛管压（$n=12$）

	压力（cmH_2O）
术前 MBP	38（25～60）
NP_{Off}	35（29～42.5）
$NP_{Functioning}$	62（49～75）
术后 MAP	58（33～90.5）
NP_{Max}	105（69～124）

给出的数值为中值，括号内为范围。

MBP，最大基础压；MAP，达到的最大压；NP_{off}，关闭刺激后的新括约肌压力；$NP_{Functioning}$，发挥功能的新括约肌压力；NP_{Max}，新括约肌最大压。

基于我们在 1993 年获得的初步观察结果，我们启动了一项前瞻性多中心试验，试验中采用神经刺激（Mander 等，1997b）。这项试验包含了前文中 Wexner 等（1996b）描述的来自佛罗里达 Cleveland 诊所的大部分患者以及另外 6 个中心（包括我们自己的中心）的患者。共有 64 例患者进入试验，表 17.38 中总结了其人口统计学特征。引起失禁的原因包括产科损伤（$n=19$）、医源性创伤（$n=11$）、阴部神经病变（$n=10$）、肛门闭锁（$n=7$）、神经学损伤（$n=6$）、创伤（$n=6$）和其他（$n=5$）。为了恢复排便节制，大部分（$n=48$）患者之前已接受过至少一次手术。手术通常分三期进行，大部分患者（$n=54$）接受了延迟性手术。使用的刺激器都是专门设计的（NICE Inc，Florida，USA），但它们是第一代产品。表 17.39 中列出了每一期手术后的并发症。

撰写这篇综述时（1996 年），9 例患者的造口未关闭，2 例患者死于不相关的原因，2 例因技术原因而手术失败，5 例正在等待关闭造口。在造口已经关闭一个月的 55 例患者中，44 例（77%）例患者的功能性结果良好，11 例的功能性结果较差。

表 17.38 关于电刺激股薄肌移位新括约肌成形术的多中心试验——人口统计学

患者数量	64
Cleveland 诊所，佛罗里达	15
Royal Infirmary of Edinburgh	13
皇家伦敦医院，Whitechapel	12
St George 医院，悉尼	8
Sahgren 医院，哥德堡	7
Naples 大学	5
Queen Elizabeth 医院，伯明翰	4
男/女	17/47
年龄（岁）	44.5（15～76）
随访（月）	16（2～45）

表 17.39　关于电刺激股薄肌移位新括约肌成形术的多中心试验——术后并发症

第 1 期	
（延迟＋预防性造口）	
隐神经麻痹	4
轻度淋巴水肿	3
轻度伤口感染	4
造口旁疝	1
回肠造口术瘘	1
第 2/3 期	
腿部创面脓毒症	4
会阴脓毒症	
轻度	6
中度	5
重度	3
刺激器脓毒症	3
深静脉血栓（DVT）	3
神经失用	3

后面这 11 例中有 2 例仍然失禁，但 9 例出现了严重排便困难。对所有患者进行评估时，排便节制分数平均从 18.5 分降低至 6 分（$P<0.05$）（Jorge 和 Wexner，1993）（图 17.54）。最大括约肌压力也有显著升高（图 17.55）。在中位 10 个月的随访

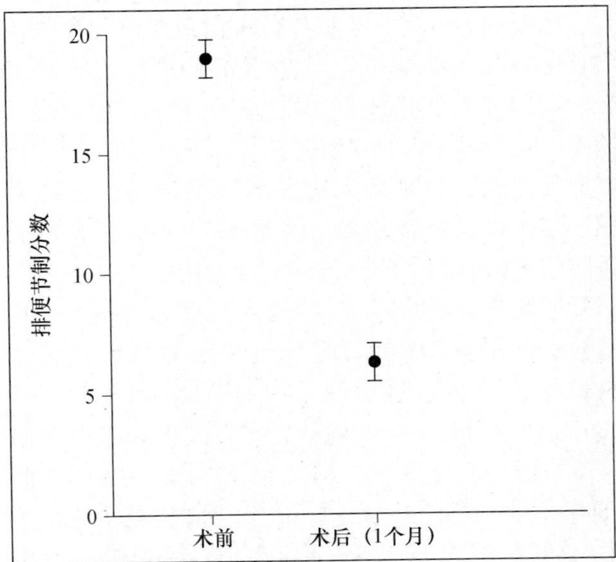

图 17.54　多中心新括约肌试验。显示了关闭造口 1 个月之后的排便节制分数。

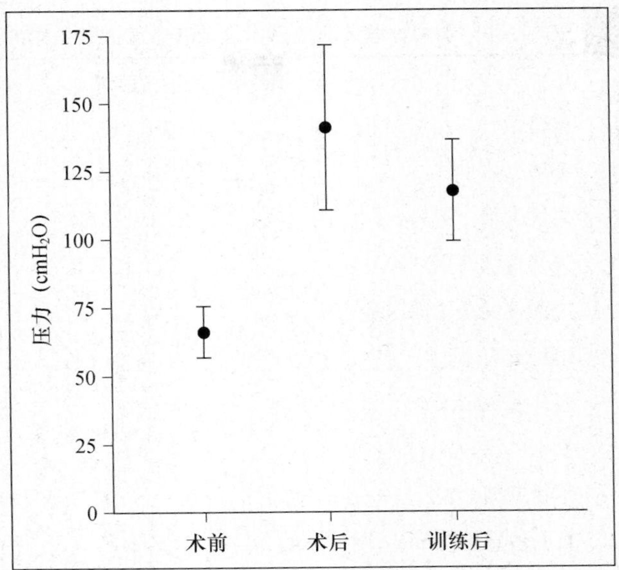

图 17.55　多中心新括约肌试验。显示了关闭造口 1 个月之后的括约肌最大压。

时（范围 1～35 个月），有 29 例患者（56％）维持了良好的功能性结果。之后的大部分失败都是由硬件并发症导致的，包括电极片移动和电池耗尽。21 例患者中记录了 27 次电池耗尽，中位电池寿命为 11 个月。

因此，通过这项研究得出了以下结论。在多中心试验条件下重现了我们的初步结果，70％的患者获得了初期良好结果。发生于多例患者的硬件缺陷抵消了上述初期良好结果。排便困难是 20％患者面临的一个严重问题。由于这些观察结果，我们现在采用的是一种更加可靠的刺激器，该刺激器经过了适当改良（Medtronic Inc，USA）。术前告知患者构建新括约肌后可能出现排便问题，尤其是如果他们之前发生过该问题的话。对于后一组患者我们还要提醒他们之后可能还需要接受导管术。

Baeten 等（1995）描述了他们采用肌内刺激后所获得的结果。他们将这一技术称为“动力性股薄肌成形术”。1986—1994 年间有 52 例患者（37 例女性，15 例男性）接受了动力性股薄肌成形术治疗。引起大便失禁的原因包括肛门闭锁（$n=12$）、会阴创伤（$n=24$）、马尾综合征（$n=2$）和阴部神经病变（$n=14$）。因此，有 40 例患者与我们前文中描述的患者相同，可以归类为单纯肛门括约肌缺陷导致的失禁患者。这些患者中大部分接受过一次或多次不成功的失禁治疗手术（表 17.40）；在术后大约 2 年时，40 例患者中有 32 例（80％）被评

表 17.40 动力性股薄肌成形术之前有重度大便失禁的患者特征，依照失禁原因列出

	创伤	马尾病变	会阴病变
患者数	24（46.2）	2（3.8）	14（26.9）
年龄（岁）	48±11.0	44±30.4	52±10.2
男性人数（%）	4（7.7）	1（1.9）	2（3.8）
失禁持续时间（年）	11±11.6	13±13.4	14±11.7
之前接受手术的次数			
结肠造口术	3	0	1
股薄肌成形术	1	0	1
手术	16	0	11
生物反馈	7	0	5
直肠敏感性（ml）	35±14.3	100±70.7	40±19.3
直肠容量（ml）	150±78.3	—	130+46.8

括号内为百分数。
来源自：Baeten 等（1995）。

定为手术成功。评估成功与否的标准不仅是失禁分数，还包括多项生活质量参数，由一名独立的研究人员进行评估。与永久性造口相比，该手术还有经济方面的优势（Adang 等，1998）。生理学数据也与我们自己获得的类似，患病率数据也类似，虽然未进行延迟性手术，但是股薄肌缺血性坏死似乎并未成为问题。但是，作者强调手术具有陡直的学习曲线，此外还在另外一篇论文（Geerdes 等，1996）中详细说明了可能发生的并发症及他们的处理方法。

可以将问题分类为技术性、感染性或生理性。问题包括肌肉远端部分不收缩（原因可能是缺血）、环绕太紧（可能引起狭窄和排便困难）或者更严重的，肌肉或肌腱向肛管内侵蚀。随着时间的推移，纤维化可能导致刺激阈值升高。我们认为该情况更易发生于肌内刺激，而不是神经刺激。但是，原因也可能是电极移位或电极导线断裂。移位并接受刺激的股薄肌、膝部、肛管周围、神经刺激器或导线上方可能发生疼痛。肌肉疼痛的原因可能是肌肉疲劳。可通过降低刺激幅度或频率以及重启间断性刺激（再训练肌肉）来减轻疼痛。如果疼痛只发生于打开刺激器之后，可能是由于打开的环路刺激到了感觉神经。通常在膝部感觉到此类疼痛。刺激器口袋或导线上方的疼痛通常由感染、局部组织或皮肤刺激所引起。对于口袋部位刺激的治疗方法是将刺激器重新放置到一个更深的口袋内。

感染如果影响到硬件的话，抗生素通常无效，一般需取出硬件。但是，通过预防性全身和局部使用抗生素，这个应该不是一个严重问题。

直肠排空困难（与肛门狭窄不相关）可能影响功能性转归（Rosen 等，1998）。最有可能导致这一问题的原因是潜在的直肠感觉异常，该情况在术前可能不明显。如前文中解释过的，这个对于肛门直肠闭锁患者是一个严重问题。

需要指出的是，全世界范围内接受电刺激股薄肌移位新括约肌成形术的患者都是难以治疗的患者。大部分人之前都已接受过多次手术，他们剩下的唯一选择是永久性结肠造口术。虽然患者的问题性质很复杂，但是毫无疑问随着多学科经验的累积，结果可以显著改善。因此 1997 年时皇家伦敦医院的部门收到了跨地区的资金，用于设立一个专门开展此项手术的部门。资金为这些患者提供了专门的床位和手术时间，而且允许招募结肠直肠专科护士、一名心理医生和适当的初级医师。从 1997—2003 年，有 53 例患者接受了电刺激股薄肌移位新括约肌成形术，与之相比 1988—1997 年间（即设立这一部门之前）有 65 例患者接受了这项手术。1997 年之后进行手术的患者中有 33 例（70%）获得了良好的功能性结果，与之相比，之前一个阶段只有 29 例（45%）获得了良好的功能

性结果。导致需要更换刺激器的技术性并发症显著减少，在相同时间段内从 25 例减少到 3 例。重度脓毒症也从 21 例减少至 4 例，但是术后排便困难没有变化（Saunders 等，2003a）。

因肛门直肠闭锁而接受拖出手术之后的失禁患者

这组患者接受电刺激股薄肌移位新括约肌成形术之后的结果比前文中描述的患者（保留其直肠和肛管）要差。闭锁患者不仅解剖结构异常，而且他们的生理缺陷也更严重。因此，在我们最初实施手术的 9 例肛门直肠不发生患者中，只有 4 例保留了新括约肌，而且所有人都主诉存在严重的肛门直肠功能问题，尤其是直肠排空障碍。有趣的是，另外一个与我们有类似经验的唯一的研究组（Baeten 等，1995）的结果是，经过动力性股薄肌成形术之后，12 例闭锁患者中只有 6 例（50%）治疗成功。这组患者也有类似的排便问题，虽然并无肛门狭窄。

由于排便困难是肛门直肠不发生患者接受新括约肌成形术之后面临的主要问题，因此适合情况下我们将这一手术与导管术进行联合。迄今为止有 14 例患者接受了上述联合手术，经过中位 53 个月的随访之后，8 例患者（57%）获得了相对成功的结果，6 例失败并转向接受造口术（Saunderset 等，2004）。为了达到这一目的，有多种导管可供使用（Krogh 和 Laurberg，1998；Shankar 等，1998）。

植入材料

涤纶吊带

Labrow 等（1980）描述的涤纶吊带在原理上与用于治疗直肠脱垂的硅橡胶环没有差异（Jackman 等，1980）。将一条宽度约 1.5cm 的硅橡胶片置于皮下，环绕肛管。据说浸渍尼龙的硅橡胶材料在机械性方面有其优点，即在长轴方向有弹性，这样粪团通过时肛管可以部分扩张。

Horn 等（1985）对在 Lahey 诊所接受手术的 16 例患者的结果进行了综述，3 例患者发生了术后尿潴留和手术部位感染，引起了皮肤糜烂，不得不移除并重新植入吊带。有一例患者死于并发疾病，因此只剩下 15 例患者接受随访。根据报告，有 3 例患者对液体和固体状大便达到节制，4 例仅对固体状大便达到节制，5 例有严重漏粪，3 例完全失败。Labrow 等（1980）的报告指出他们的患者中 50%结果良好。但是，Stricker 等（1988）的报告指出 14 例患者中只有 6 例有改善。目前该手术已经过时，因为有更好的替代方案，不再推荐该手术。

植入型人工括约肌

人工括约肌植入物用于治疗尿失禁已经有多年。假体已经过各种改良，2.5 年后 AMS 800（用于治疗尿失禁的最新型号）发生机械性失败的累积风险低于 5%（Hald，1986）。该器械的主要部件是一个带有压力调节球囊的膨胀式套囊和一个泵。对泌尿系统器械进行了改良，以便套囊可以环绕肛门，球囊位于膀胱附近的腹膜外，泵或控制装置位于阴囊内（图 17.56）。Christiansen 和 Lorentzen（1987）最初报告的一个病例是将该器械用于一名患有神经源性大便失禁的男性患者，结果获得了成功。在使用相同器械的一份后续报告中，Christiansen 和 Spars（1992）对 12 例患者实施了手术。2 例患者术后发生了严重感染，不得不将器械移除。在剩余患者中，7 例被描述为正常排便节制，3 例被描述为间断性排气和液体状大便失禁。

Lehur 等（1996）在 1989—1995 年间给连续 14 例患者植入了 AMS 800 器械。经过中位 20 个月的随访之后，有 3 个器械不得不移除，原因是糜烂、脓毒症或疼痛。另外一例患者发生了套囊破裂，需要进行更换。另外两例患者阴囊内的控制泵需要复位。在获得有功能括约肌 4 个月以上的 10 例患者中，9 例对固体或液体状大便达到了正常节制，1 例患者仍然失禁。Wong 等（1996）报告的结果类似。

目前已对泌尿系统器械进行了专门改良，用于治疗大便失禁，改良后的名称是 ABS 人工肠括约肌（Pfizer-American Medical Systems P-AMS，Minneapolis，MN，USA）。改良包括使用了更大的套囊、增强了套囊关闭系统（对排便用力更有耐受力）、在控制泵上增加了一个停止按钮（这样可以在不手术的情况下使套囊长时间处于干瘪状态）、并且在泵末端增加了一个出入孔（这样可以在不手术的情况下向系统内加入液体）（Michot 等，1997）。

虽然进行了上述改良，但我们仍然怀疑器械的长远未来。不仅是因为存在脓毒症风险，还因为距离直肠和肛管如此近的任何异物都可能最终侵蚀到肠腔内。虽然一些研究组在早期时获得了良好经验（Lehur 等，1998；Vaizey 等，1998），但是逐渐有

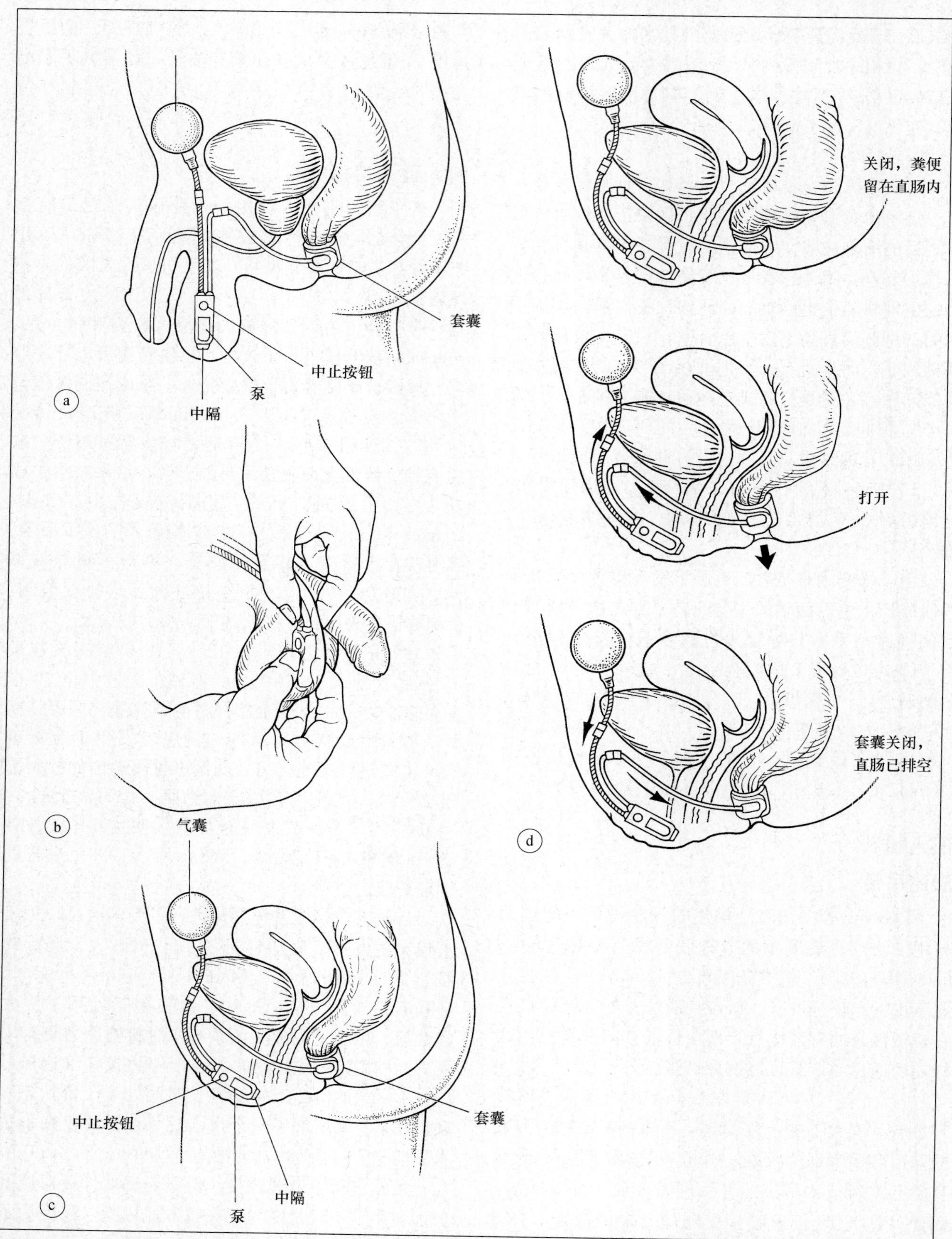

图 17.56 人工肠括约肌。(**a**) 一个套囊环绕肛管。一个膨胀式泵控制装置放置在阴囊内，储气球囊位于耻骨联合下方。(**b**) 植入男性体内时，泵放置于阴囊内。如果要打开套囊排便的话，必须将泵挤压、释放数次。(**c**) 同一系统也可用于女性，但泵放置于阴唇内。(**d**) 套囊关闭时，粪便留在直肠内。泵受到反复挤压之后（女性阴唇内），套囊会打开，即可排便。然后液体自动返回套囊内，再次关闭肛管。

等（2002）报告了一项对 112 例患者开展的多中心试验，这些患者接受了器械植入和长达 12 个月的随访。即使在这一较短的时间内，移除率也达到 37%，而且 51 例（47%）患者需要接受 73 项修正手术。在一项比较小型的研究中，Ortiz 等（2002）发现 22 例患者中只有 5 例术后有平均 22 个月无并发症，他们计算出 48 个月时器械移除的累积概率达到 44%。虽然这些数据令人失望，但是对于严格选择、有积极性且不适合肌肉移位术（例如患有神经肌肉疾病），且可接受手术风险的患者而言可能仍然有其意义。

骶神经刺激（SNS）

这项技术的设计目的是，通过电刺激适当的骶神经根来改善对于直肠肛门和括约肌机械性的神经控制。这一神经调节方法之前也使用过，用于治疗泌尿系统疾病，成功率中等（Tanagho 和 Schmidt，1988），是 Matzel 及其同事们（1995）最早描述了将其用于治疗大便失禁。其确切的作用机制未明。Matzel 等（1995）提出，刺激分布到肛门括约肌的穿出神经可以通过收缩盆底和括约肌群来提高肛管压。这一操作辅以将横纹括约肌内的快收缩纤维转变为慢收缩纤维。事实上，测压研究已经证实，一段时间的 SNS 后最大缩榨压可显著提高（Ganio 等，2001b；Kenefick 等，2002）。但是，压力提高幅度相对较小，不可能以足够的频率和电压刺激骶神经根进而产生强直收缩和之后的肛管关闭，因为这样的刺激水平将募集疼痛纤维。但是，认为低水平刺激可对直肠敏感性和动力产生影响，同时对骶神经反射弧的调节也发挥了重要作用（RA Schmidt，1986；Bosch 和 Groen，1995）。由于在此项技术的作用方式方面缺乏精确数据，因此难以选择哪些患者可能在常规肛门直肠生理学方面获益（Vallet 等，2007）。但是，这项手术的侵入性相对较低，因此可以在第一次时进行临时刺激，进而选择出应接受永久刺激的患者，这样对患者整体健康产生的干扰较小，也可在植入昂贵的脉冲发生器之前选择合适的患者。毫无疑问，进一步的经验将确定哪些患者获益最大。

技术

这项手术分两期进行：临时刺激，如果成功的话，将进行永久刺激。第一期可以在局部麻醉（局麻）下进行，但大部分外科医生愿意选择全麻。患者取俯卧位，通过骨性标志定位三个骶孔 S2、S3 和 S4（图 17.57a）。S2 通常位于紧邻髂后上棘的下方，距离中线约一指宽。S3 位于骶骨切迹水平，距离中线也是一指宽，S4 位于 S3 下方 2cm 处。尝试定位这些骶孔之前最好在双侧标记出这些体表标志物。将一根 20-G 脊髓绝缘穿刺针插入骶骨内，插入时的倾斜角为 60°～80°。穿刺针插入选定的骶孔内之后，将其与体外发生器相连（Medtronic Model 3625）（图 17.57b 和 c）。刺激器的参数为单极、单相、矩形脉冲，脉冲宽度为 210μs、频率为 25Hz，幅度足以产生肉眼可见的盆底收缩，通常为 1～6V。对特定神经根的刺激可以增强盆底和括约肌的特定运动，这个可以确定电极放置正确。刺激 S2 可引起会阴和肛门外括约肌的某些运动，以及腿外旋和足、趾收缩。刺激 S3 可引起盆底和外括约肌收缩、“风箱式”收缩以及大趾跖屈。刺激 S4 可引起肛门收缩和夹子状会阴运动，但腿和足均无运动。通常选择 S3 进行导线植入，但是偶尔也选择其他两条神经根中的任一条，如果它们可以产生更好的括约肌收缩的话。然后通过脊髓穿刺针将一种新开发的螺旋状电极（Medtronic 3625，不易发生移位）插入适当的骶孔内。然后将针头拔出，将电极导线与一个小型、便携式、体外发生器相连。患者出院，发生器处于连续工作状态。由患者监测结果，可能的话要求他们记录 3～4 周的事件日记。然后患者返回医院，如果症状至少改善 50%，将对患者进行永久性植入。第二次手术时，将导线与一个发生器相连（Medtronic 3023），发生器通常植入臀部浅筋膜下方，与永久性电极同侧。临时性和永久性手术时都需要进行预防性抗生素全身用药。

结果

目前建议将 SNS 用于肛门括约肌解剖结构完好但无功能的患者（Jarrett 等，2004；NICE，2005）。但是，最近有研究显示，这项手术用于肛门括约肌断裂（Conaghan 和 Farouk，2005）和直肠固定术后持续性失禁的患者也可恢复排便节制（Jarrett 等，2005）。大部分外科医生以前不会将这项手术用于双侧阴部神经病变患者，但是时至今日，甚至双侧神经病变也不再被认为是手术禁忌。迄今为止有少数报告永久性植入经验的研究（表 17.41）。很难通过这些研究分辨测试阶段发生失败的患者，因此无法明确在这一特定患者组中的真实

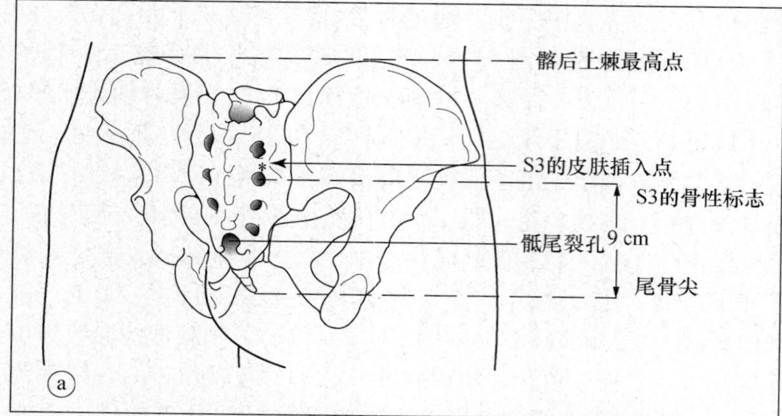

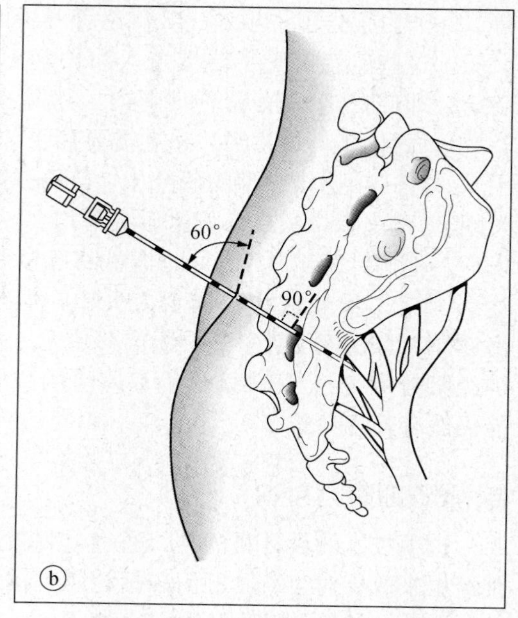

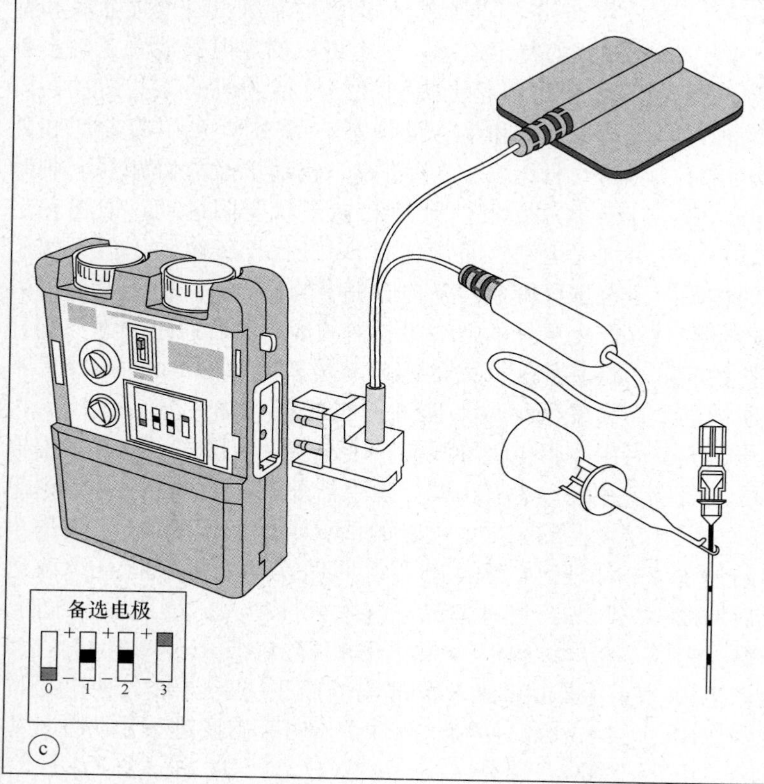

图 17.57 （**a**）在皮肤插入点作出标记（*）。位于髂后上棘最高点和骶尾裂孔之间中点的外侧 2cm。S3 的骨性标志位于中线外侧约 2cm，距离尾骨尖约 9cm。（**b**）SNS。将穿刺针（脊髓）通过 S3 骶孔插入。然后通过体外发生器进行刺激。确认了最佳位置之后，通过穿刺针插入一个临时电极，然后小心地将穿刺针拔出，将电极与便携式体外发生器相连。（**c**）骶神经临时刺激所需的 SNS 体外设备。

成功率。此外目前只有短期结果。因此，目前必须将这项手术视为研究技术，仍然需要进一步评估。

直肠扩大术

许多大便失禁患者有严重便急。大部分与外括约肌功能障碍相关（Delechenaut 等，1992；Gee 和 Durdey，1995；Engel 等，1995），但是大约50%的患者有直肠高敏感性（球囊扩张试验中直肠容量减小）（Sun 等，1992）。在接受过低位前切除术的患者中，新直肠顺应性和容量降低也促发了这些患者的便急（Williams 等，1980；Williamson 等，1995）。如果同时存在括约肌无力，他们还可能出现失禁。通过结肠储袋成形术增加新直肠容量可以缓解这些患者的便急（Lazorthes 等，1986；Hallbook 等，1996）。还有研究显示一些直肠肛门完好但括约肌机械性功能缺陷的患者有直肠顺应性降低（Farouk 和 Bartolo，1993）。此外，动态肛门直肠动力研究显示了高幅直肠压力波，其幅度高到可以盖过括约肌的机械性波，引起失禁（Roberts 和 Williams，1992；Herbst 等，1997）。因此我们试图对特定的重度急迫性失禁患者矫治这些异常。应用与治疗低位前切除术患者和结肠储袋成形术类

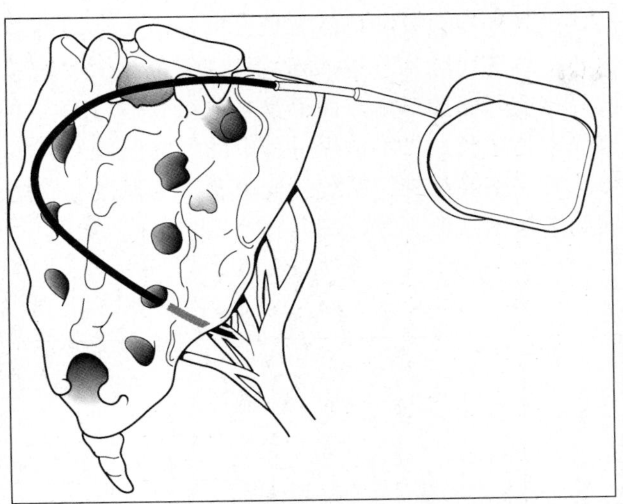

图 17.58　用于确定骶神经刺激时的骶孔部位的 SNS 体表标记。

表 17.41　采用永久性植入物进行骶神经刺激

作者	*n*	随访月（中值）	成功率[a]
Matzel 等（2004）	34	23.9	83
Matzel 等（2003）	16	32.5	94
Kenelick 等（2002）	15	24	73
Leroi 等（2001）	5	6	60
Ganio 等（2001a）	5	192	100

[a]定义为失禁次数减少 50%。

似的逻辑，我们将一个回肠段纵向吻合到直肠前壁，以此增加直肠容积。如果便急与肛门括约肌高度缺陷或缺失相关的话，还应结合电刺激股薄肌移位新括约肌成形术（ESGN）。

技术

通过一个中线切口将左结肠和直肠向下游离至骨盆底，一定要小心不要伤到骨盆自主神经。保留血供。选择一段 10cm 长、游离相对容易、可以达到直肠远端的回肠段。使用 Ethicon TCT 55－mm 线性吻合器将这一肠段连同血管蒂一起分离（图 17.59）。对这一肠段的血供进行充分游离，使得肠段可以纵向置于直肠前面，末端位于肛直肠连接处。然后采用三针加强缝合将回肠段的系膜小肠游离段边缘与直肠前缘相连。在回肠段的近端部分进行一个小的肠切开术，在近端直肠上的邻近部位进行另外一个小的肠切开术。采用通过肠切开术引入

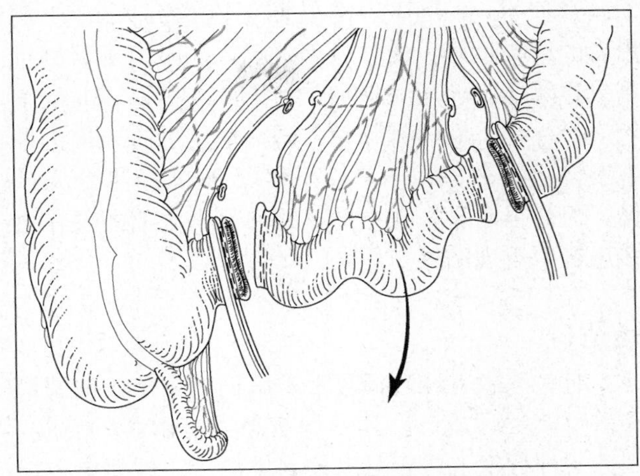

图 17.59　分离 10cm 长的回肠段用于直肠扩大术。

的 Ethicon TCT 100－mm 吻合器对回肠段和直肠行侧侧吻合，这样就做好了回肠直肠储袋（图 17.60）。分两层将肠切开部关闭，在充满盐水的盆腔内向回肠直肠储袋内充气，检测是否有吻合口漏。迄今为止给每例患者都进行了预防性回肠造口术。

结果

有 13 例患者（11 例女性）接受了直肠扩大术，而且对每人进行了至少一年的随访。其中 7 例患者还接受了 ESGN。1 例患者选择保留其预防性

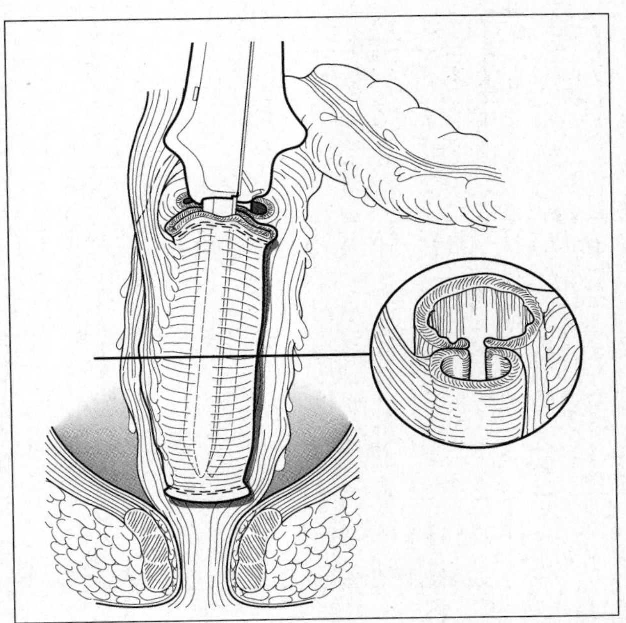

图 17.60　作为直肠扩大术的一部分，使用线性吻合器建造侧-侧回肠直肠储袋。

回肠造口术，1 例患者对转归不满意。其余 11 例患者的结果良好，便急显著缓解，同时恒压器测量结果显示直肠容量和顺应性增加（图 17.61 至图 17.63）。动态肛门直肠动力研究也显示高压推进性直肠波也显著减少（图 17.64）。这些结果令人鼓舞，但是很明显，强力推荐此项手术之前需要在更多患者中重现结果。

肠造口

有一些患者经过反复手术后仍然失禁，他们最终需要接受肠造口。其中许多患者有解脱的感觉，因为某种程度上终于可以控制排便了，即使要付出身带器械的代价（Baxter 等，2006；Norton 等，2005）。某些患者的肛门功能极差，因此首次诊视时就建议将肠造口作为确定性治疗。其他患者只有所有其他努力都失败之后才接受肠造口。我们比较喜欢行结肠末端造口术，前提是没有结肠动力障碍，这样患者就可以通过冲洗来控制造口。如果是这种情况的话，应将直肠上部缝合，并通过一个小环锯将末端结肠造口术升高到左侧直肠肌内。其中一些患者的残余直肠仍然有烦人的黏液失禁，可能需要行直肠切除术（Beraldo 等，2007）。少数患者选择接受回肠造口术，而不是末端结肠造口术，主要原因是结肠造口术护理过程中的气味问题。有少数患者（主要是神经系统病变患者）选择接受膀胱回肠造口术（Keh 等，2003）。

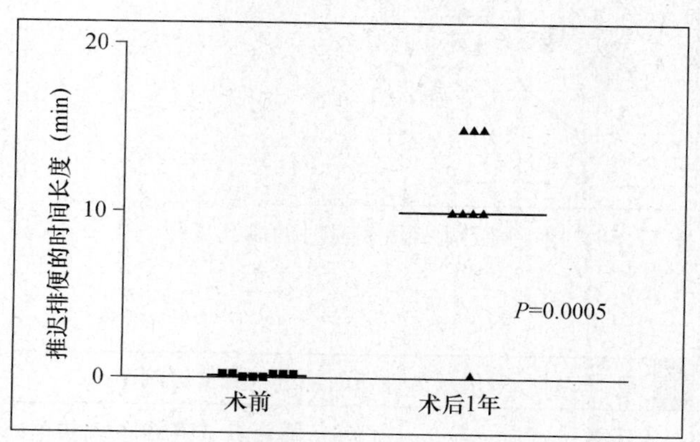

图 17.61 直肠扩大术之前和之后推迟排便的能力。

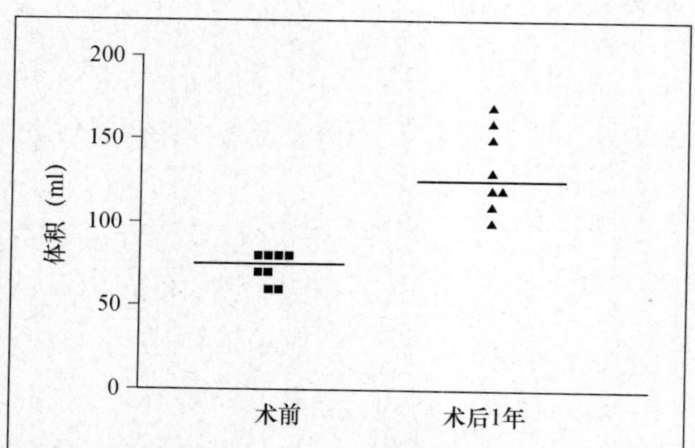

图 17.62 直肠扩大术之前和之后的直肠顺应性。

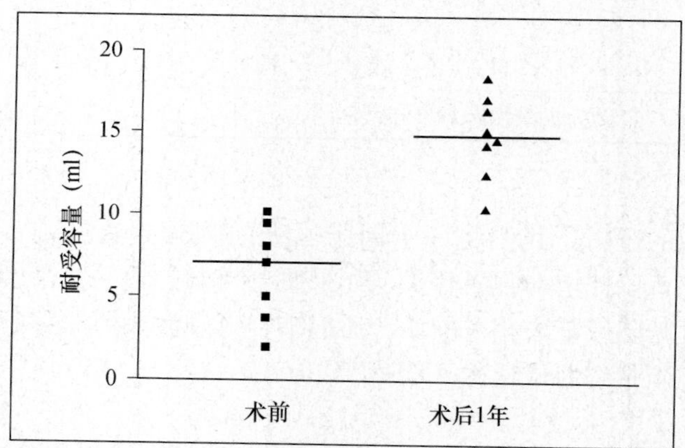

图 17.63 直肠扩大术之前和之后的最大耐受容量。

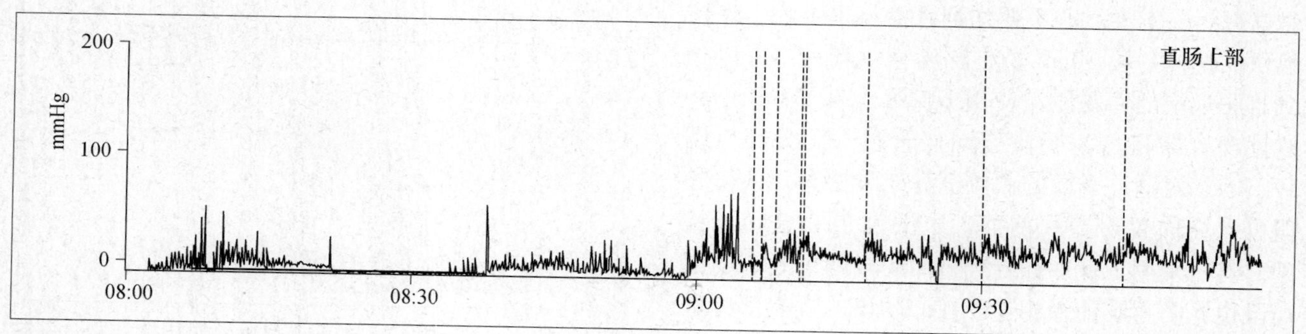

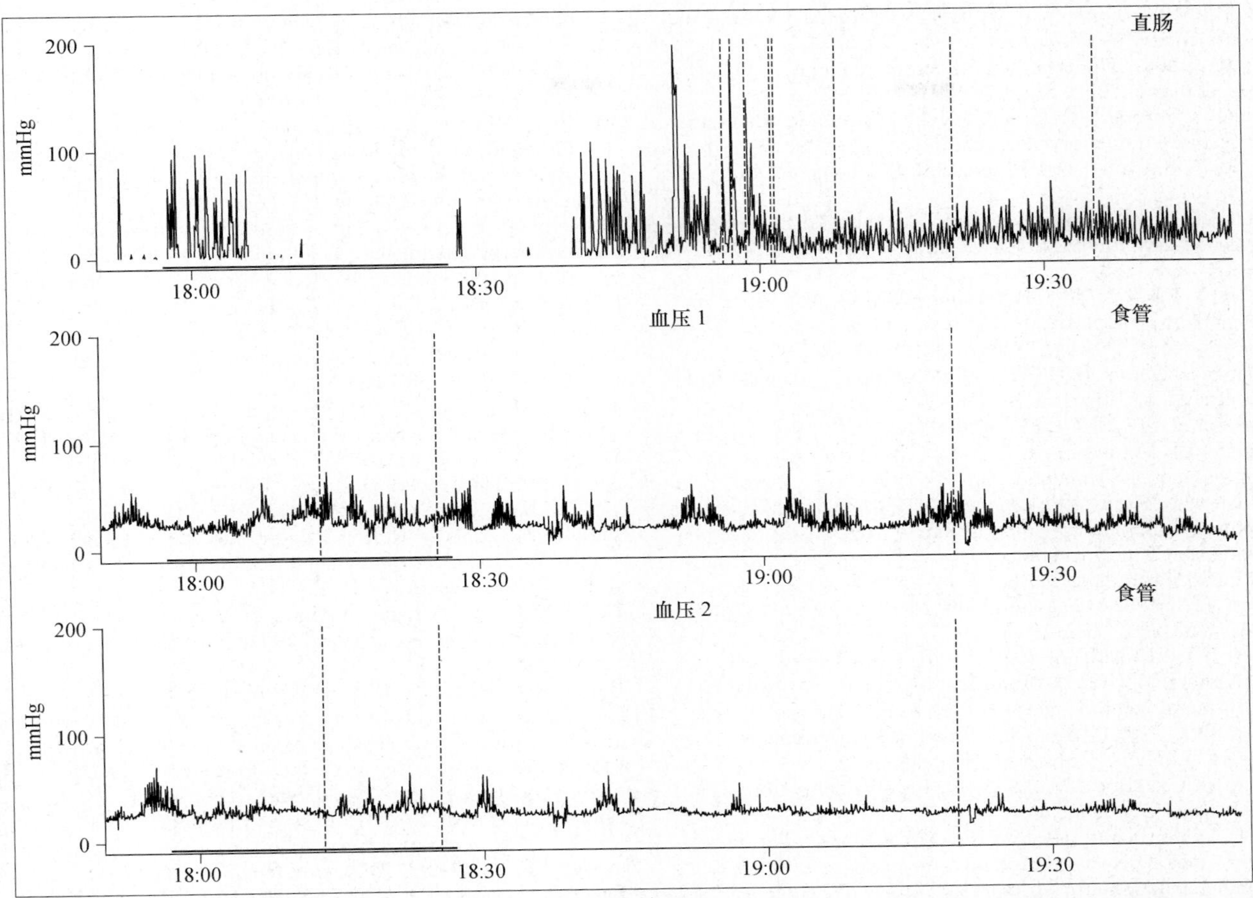

图 17.64　直肠扩大术之前（a）和之后（b）的动态肛门直肠动力研究显示手术如何显著减少了该患者的高压推进波，并减少了失禁次数（垂直虚线）。

（刘洪一　译　刘洪一　校）

参考文献

Aaronson I & Nixon HH (1972) A clinical evaluation of anorectal pressure studies in the diagnosis of Hirschsprung's disease. *Gut* 13：138-146.

Ackroyd R & Nour S (1994) Long-term faecal continence in infants born with anorectal malformations. *J R Soc Med* 87：695-696.

Adang EMM，Engel GL，Rutten FFH，Geerdes BP & Baeten CGMI (1998) Cost-effectiveness of dynamic graciloplasty in patients with fecal incontinence. *Dis Colon Rectum* 41：725-734.

Akervall S，Fasth S，Nordgren S，Oresland T & Hulten L (1989) Rectal reservoir and sensory function studied by graded isobaric distension in normal man. *Gut* 30：496-502.

Ahn UM，Ahn NU，Buchowski JM，et al (2000) Cauda equina syndrome secondary to lumbar disc herniation：a meta-analysis of surgical outcomes *SPINE* 25：1515-1522.

Allen-Mersh TG，Henry MM & Nicholls RJ (1987) Natural history of anterior mucosal prolapse. *Br J Surg* 74：679-682.

Alva J，Mendeloff AI & Schuster MM (1967) Reflex and electromyographic abnormalities associated with faecal incontinence. *Gastroenterology* 53：101.

Ambrose S & Keighley MRB (1986) Outpatient measurement of perineal descent. *Ann R Coll Surg Engl* 67：306-308.

Amu O，Rajendran S & Bolaji II (1998) Maternal choice alone should not determine method of delivery. *BMJ* 317：463-464.

Andreoli F，Ballon F，Bigotti A et al (1986) Anorectal continence and bladder function. Effects of major sacral resection. *Dis Colon Rectum* 29：647-652.

Andromanakos N，Deen KI，Grant EA & Keighley MRB (1996) Anorectal physiology in the assessment and management of patients with faecal incontinence. *Hellenic J Gastroenterol* 9：151-154.

Anonymous (1994) *BMJ* 309：815-816.

Arabi Y，Alexander-Williams J & Keighley MRB (1977) Anal pressure in haemorrhoids and anal fissure. *Am J Surg* 134：608-610.

Archibald KC & Goldsmith EJ (1967) Sphincteric electromyography. *Arch Phys Med Rehabil* 48：2349-2352.

Arhan P，Faverdin C & Thouvenot J (1972) Anorectal motility in sick children. *Scand J Gastroenterol* 7：309-314.

Arhan P，Faverdin C，Devroede G et al (1994) Biofeedback re-education of faecal continence in children. *Int J Colorectal Dis* 9：128-133.

Arnaud A，Sarles JC，Sielezneff I，Orsoni P & Joly A

(1991) Sphincter repair without overlapping for fecal incontinence. *Dis Colon Rectum* 34: 744-747.

Atri SB (1980) The treatment of complete rectal prolapse by graciloplasty. *Br J Surg* 67: 431-432.

Baeten C, Spaans F & Fluks A (1988) An implanted neuromuscular stimulator for faecal incontinence following previously implanted gracilis muscle. *Dis Colon Rectum* 31: 134-137.

Baeten CGM, Konsten J, Spaans F et al (1991) Dynamic graciloplasty for treatment of faecal incontinence. *Lancet* 338: 1163-1165.

Baeten CGMI, Geerdes BP, Adang EMM et al (1995) Anal dynamic graciloplasty in the treatment of intractable fecal incontinence. *N Engl J Med* 332: 1600-1605.

Banks S & Marks IN (1977) The aetiology, diagnosis and treatment of constipation and diarrhoea in geriatric patients. *S Afr Med J* 51: 409-414.

Bannister JJ, Abouzekry L & Read NW (1987) Effect of aging on anorectal function. *Gut* 28: 353-357.

Bannister JJ, Read NW, Donnelly TC & Sun WM (1989) External and internal anal sphincter responses to rectal distension in normal subjects and in patients with idiopathic faecal incontinence. *Br J Surg* 76: 617-621.

Barrett JA (1992) Colorectal disorders in elderly people. *BMJ* 305: 764-766.

Barrett JA, Brocklehurst JC, Kiff ES, Ferguson G & Faragher EB (1989) Anal function in geriatric patients with faecal incontinence. *Gut* 30: 1244-1251.

Bartolo DCC (1984) Anorectal function in incontinence. MS thesis. London: University of London.

Bartolo DCC & Roe AM (1986) Obstructed defecation. *Br J Hosp Med* 35: 228-236.

Bartolo DCC, Jarratt JA & Read NW (1983a) The use of conventional electromyography to assess external and sphincter neuropathy in man. *J Neurol Neurosurg Psychiatry* 46: 115-118.

Bartolo DCC, Jarratt JA & Read NW (1983b) The cutaneo-anal reflex: a useful index of neuropathy. *Br J Surg* 70: 660-663.

Bartolo DCC, Jarratt JA, Read MG, Donnelly TC & Read NW (1983c) The role of partial denervation of the puborectalis in idiopathic faecal incontinence. *Br J Surg* 70: 664-667.

Bartolo DCC, Read NW, Jarratt JA, Read MG, Donnelly TC & Johnson AG (1983d) Differences in anal sphincter function and clinical presentation in patients with pelvic floor descent. *Gastroenterology* 85: 68-75.

Bartolo DCC, Roe AM, Virjee J & Mortensen NJMcC (1985) Evacuation proctography in obstructed defecation and rectal intussusception. *Br J Surg* 72 (Suppl): 111-116.

Bartolo DCC, Roe AM, Locke-Edmunds JC & Mortensen NJMcC (1986a) Flap-valve theory of anorectal continence. *Br J Surg* 73: 1012-1014.

Bartolo DCC, Roe AM, Locke-Edmunds JC & Mortensen NJMcC (1986b) Rectal intussusception. The commonest abnormality in the descending perineum syndrome. *Gut* 27: A624.

Bartolo DCC, Roe AM & Mortensen NJMcCC (1986c) The relationship between perineal descent and denervation of the puborectalis in continent patients. *Int J Colorectal Dis* 1: 91-95.

Bartram A & Sultan AH (1995) Anal endosonography in faecal incontinence. *Gut* 37: 4-6.

Baumgarten HC, Holstein AF & Stelzner F (1971) Differences in the innervation of the large intestine and internal anal sphincter in mammals and humans. *Verh Anat Ges* 66: 43-47.

Baxter NN, Novotny PJ, Jacobson T, et al (2006) A stoma quality of life scale. *Dis Colon Rectum* 49: 205-212.

Beersiek F, Parks AG & Swash M (1979) Pathogenesis of anorectal incontinence: a histometric study of the anal sphincter musculature. *J Neurol Sci* 42: 111-127.

Beevors MA, Lubowski DZ, King DW & Carlton MA (1991) Pudendal nerve function in women with symptomatic utero-vaginal prolapse. *Int J Colorectal Dis* 6: 24-28.

Belmonte-Montes C, Hagerman G, Vega-Yepez PA, Hernández-de-Anda E & Fonseca-Morales V (2001) Anal sphincter injury after vaginal delivery in primiparous females. *Dis Colon Rectum* 44: 1244-1248.

Ben-Hur N, Gilai A, Golan J, Sagher U & Isaac M (1980) Reconstruction of the anal sphincter by gracilis muscle transfer: the value of electromyography in the preoperative assessment and postoperative management of the patient. *Br J Plast Surg* 33: 681-690.

Bennett RC (1972) Sensory receptors of the anorectum. *Aust NZ J Surg* 42: 42-45.

Bennett RC & Duthie DL (1964) The functional importance of the internal anal sphincter. *Br J Surg* 51: 355-357.

Bennett RC, Freidman MHW & Goligher JC (1963) Late results of haemorrhoidectomy by ligature and excision. *BMJ* 2: 216-219.

Beraldo S, Soulsby RHR, Pringle WK & Keighley MRB (2007) Stomas for end stage faecal incontinence. *Colorectal Dis* (Submitted for Publication).

Bick DE (1994) Characterisation of long-term postpartum morbidity. Thesis, Medical School, University of Birmingham.

Binnie NR, Kawimbe BM, Papachrysostomou M & Smith AN (1990) Use of the pudendo-anal reflex in the treatment of neurogenic faecal incontinence. *Gut* 31: 1051-1055.

Blaisdell PC (1940) Repair of the incontinent sphincter arc. *Surg Gynecol Obstet* 70: 692-697.

Bollard RC, Gardiner A, Lindow S, Phillips K & Duthie GS (2002) Normal female anal sphincter: difficulties in interpretation explained. *Dis Colon Rectum* 45: 171-175.

Bosch JL & Groen J (1995) Sacral (S3) segmental nerve stimulation as a treatment for urge incontinence in patients with detrusor instability: results of chronic electrical stimulation using an implantable neural prosthesis. *J Urol* 154: 504-507.

Boulos BP & Arauje JGC (1984) Adequate internal sphincterotomy for chronic anal fissure: subcutaneous or open technique? *Br J Surg* 71: 360-362.

Brain AJL & Keily EM (1989) Posterior sagittal anorectoplasty for reoperation in children with anorectal malformations. *Br J Surg* 76: 57-59.

Braun JC, Treutner KH, Dreuw B, Klimaszewski M & Schumpelick V (1994) Vectormanometry for differential diagnosis of fecal incontinence. *Dis Colon Rectum* 37: 989-996.

Briel JW, Schouten WR, Vlot EA, Smits S & Van Kessel I (1997) Clinical value of colonic irrigation in patients with continence disturbance. *Dis Colon Rectum* 40: 802-805.

Briel JW, Stoker J, Rociu E, Lameris JS, Hop WC & Schouten WR (1999) External anal sphincter atrophy on endoanal magnetic resonance imaging adversely affects continence after sphincteroplasty. *Br J Surg* 86: 1322 - 1327.

Brocklehurst JC & Khan MY (1969) A study of faecal stasis in old age and the use of Dorbanex in its prevention. *Gerontol Clin* 11: 293-300.

Brook A (1991) Bowel distress and emotional conflict. *J R Soc Med* 84: 39-42.

Browning GGP & Motson RW (1983) Results of Parks' operation for faecal incontinence after anal sphincter injury. *BMJ* 286: 1873-1875.

Browning GGP & Motson RW (1984) Anal sphincter injury. Management and results of Parks sphincter repair. *Ann Surg* 199: 351-356.

Browning GGP & Parks AG (1983) Postanal repair for neuropathic faecal incontinence: correlation of clinical results and anal canal pressures. *Br J Surg* 70：101-104.

Browning GGP, Rutter KPR, Motson RW & Neill ME (1983) Postanal repair for idiopathic faecal incontinence. In Sir Alan Parks Memorial Symposium. *Ann R Coll Surg Engl* 65 (Suppl)：30-33.

Browning GGP, Henry MM & Motson RW (1988) Combined sphincter repair and postanal repair for the treatment of complicated injuries to the anal sphincters. *Ann R Coll Surg Engl* 70：58-59.

Bruck CE, Lubowski DZ & King DW (1988) Do patients with haemorrhoids have pelvic floor denervation? *Int J Colorectal Dis* 3：210-214.

Buchmann P, Mogg GAG, Alexander-Williams J, Allan RN & Keighley MRB (1980) Relationship of proctitis and rectal capacity in Crohn's disease. *Gut* 21：137-140.

Buntzen S, Nordgren S, Delbro D & Hulten L (1995) Anal and rectal motility responses to distension of the urinary bladder in man. *Int J Colorectal Dis* 10：148-151.

Burke RE, Levine ON, Zajac FE, Tsairis P & Engel WK (1971) Mammalian motor units：physiological/histochemical correlation in three fibre types in cat gastrocnemius muscle. *Science* 174：709-712.

Burleigh DE (1983) The internal anal sphincter. In Sir Alan Parks Memorial Symposium. *Ann R Coll Surg Engl* 65 (Suppl)：25-26.

Burnett SJD & Bartram CI (1991) Endosonographic variations in the normal internal and sphincter. *Int J Colorectal Dis* 6：2-4.

Buser WD & Miner PBJr (1986) Delayed rectal sensation with fecal incontinence. *Gastroenterology* 91：1186-1191.

Butler ECB (1954) Complete rectal prolapse following removal of tumours of the cauda equina. *Proc R Soc Med* 47：521-522.

Cali R, Blatchford GJ, Perry RE, Pitsch RM, Thorson AG & Christensen MA (1992) Normal variation in anorectal manometry. *Dis Colon Rectum* 35：1161-1164.

Carapeti E, Kamm MA, Evans BE & Phillips R (1998) Topical phenylephrine increases anal sphincter resting pressure—a possible treatment for faecal incontinence. Paper presented at the Royal Society for Medicine, London, 25 February 1998.

Carapeti EA, Kamm MA & Phillips RKS (2000a) Randomized controlled trial of topical phenylephrine in the treatment of faecal incontinence. *Br J Surg* 87：38-42.

Carapeti EA, Kamm MA, Nicholls RJ & Phillips RKS (2000b) Randomized, controlled trial of topical phenylephrine for fecal incontinence in patients after ileoanal pouch construction. *Dis Colon Rectum* 43：1059-1063.

Cardozo L & Khullar V (1994) Urinary incontinence in adult women. *Prescribers J* 34：134-141.

Carlstedt A, Nordgren S, Fasth S, Appelgren L & Julten L (1988) Sympathetic nervous influence on the internal anal sphincter and rectum in man. *Int J Colorectal Dis* 3：90-95.

Caro CG, Pedley TJ, Schroter RC & Seed WA (1978) *The Mechanics of the Circulation*. Oxford：Oxford University Press.

Carpentier A & Chachques JC (1985) Myocardial substitution with a stimulated skeletal muscle：first successful clinical case. *Lancet* i：1267.

Castro AF & Pittman RE (1978) Repair of the incontinent sphincter. *Dis Colon Rectum* 21：183-187.

Cavanaugh M, Hyman N & Osler T (2002) Fecal incontinence severity index after fistulotomy：a predictor of quality of life. *Dis Colon Rectum* 4：349-353.

Cavina E, Seccia M, Evangelista G et al (1990) Perineal colostomy and electrostimulated gracilis neosphincter after abdomino-perineal resection of the colon and anorectum：a surgical experience and follow-up study in 47 cases. *Int J Colorectal Dis* 5：6-11.

Cerulli MA, Nikoomanesh P & Schuster MM (1979) Progress in biofeedback conditioning for faecal incontinence. *Gastroenterology* 76：742-746.

Chan CLH, Facer P, Davis JB et al (2003) Sensory fibres expressing capsaicin receptor TRPV1 in patients with rectal hypersensitivity and faecal urgency. *Lancet* 361：385-391.

Chang SC & Lin JK (2003) Change in anal continence after surgery for intersphincteral anal fistula：a functional and manometric study. *Int J Colorectal Dis* 18：111-115.

Chantraine A (1973) EMG examination of the anal and urethral sphincters. In Desmedt JE (ed.) *New Developments in Electromyography and Clinical Neurophysiology*, Vol. 2, pp 421-432.

Cheetham MJ, Kenefick NJ & Kamm MA (2001) Non-surgical management of faecal incontinence. *Hosp Med* 62：538-541.

Chen AS-H, Luchtefeld MA, Senagore AJ, MacKeigan JM & Hoyt C (1998) Pudendal nerve latency：does it predict outcome of anal sphincter repair? *Dis Colon Rectum* 41：1005-1009.

Chia YW, Lee TKY, Kour KH & Tan ES (1996) Microchip implants on the anterior sacral roots in patients with spinal trauma：does it improve bowel function? *Dis Colon Rectum* 39：690-694.

Chiarioni G, Scattolini C, Bonfante F & Vantini I (1993) Liquid stool incontinence with severe urgency：anorectal function and effective biofeedback treatment. *Gut* 34：1576-1580.

Chittenden AS (1930) Reconstruction of anal sphincter by muscle slips from the glutei. *Ann Surg* 92：152-154.

Christiansen J & Lorentzen M (1987) Implantation of artificial sphincter for anal incontinence. *Lancet* i：244-245.

Christiansen J & Pedersen IK (1987) Traumatic anal incontinence：results of surgical repair. *Dis Colon Rectum* 30：189-191.

Christiansen J & Roed-Petersen K (1993) Clinical assessment of the anal continence plug. *Dis Colon Rectum* 36：740-742.

Christiansen J & Skomorowska E (1987) Persisting incontinence after postanal repair treated by anterior perineoplasty. *Int J Colorectal Dis* 2：9-11.

Christiansen J & Sparso B (1992) Treatment of anal incontinence by an implantable prosthetic anal sphincter. *Ann Surg* 214：383-386.

Christiansen J, Sorensen M & Rasmussen OO (1990) Gracilis muscle transposition for faecal incontinence. *Br J Surg* 77：1039-1040.

Cohen M, Rosen L, Khubchandari I, Sheets J, Stasik J & Riether R (1986) Rationale for medical or surgical therapy in anal inconti-nence. *Dis Colon Rectum* 29：120-122.

Coller JA (1987) Clinical application of anorectal manometry. *Gastroenterol Clin North Am* 16：17-33.

Collins CD, Duthie HL, Shelley T & Whittaker GE (1967) Force in the anal canal and anal continence. *Gut* 8：354-360.

Conaghan P & Farouk R (2005) Sacral nerve stimulation can be successful in patients with ultrasound evidence of external anal sphincter disruption. *Dis Colon Rectum* 48：1610-1614.

Congilosi SM, Johnson DRE, Medot M et al (1997) Experimental model of pudendal nerve innervation of a skeletal muscle neosphincter for faecal incontinence. *Br J Surg* 84：1269-1273.

Connell AM, Hilton C, Irving G, Lennard-Jones JE & Miesiewicz JJ (1965) Variation of bowel habit in two population studies. *BMJ* 2：1095-1099.

Cook TA & Mortensen NJMcC (1998) Management of faecal inconti-nence following obstetric injury. *Br J Surg* 88: 293-299.

Corman ML (1979) Management of faecal incontinence by gracilis muscle transposition. *Dis Colon Rectum* 22: 290-292.

Corman ML (1980) Follow up evaluation of gracilis muscle transposition for fecal incontinence. *Dis Colon Rectum* 23: 552-555.

Corman ML (1983) The management of anal incontinence. *Surg Clin North Am* 63: 177-192.

Corman ML (1985a) Anal incontinence following obstetrical injury. *Dis Colon Rectum* 28: 86-89.

Corman ML (1985b) Gracilis muscle transposition for anal inconti-nence: late results. *Br J Surg* 72 (Suppl): S21.

Cornes H, Bartolo DCC & Stirrat GM (1991) Changes in anal canal sensation after childbirth. *Br J Surg* 78: 74-77.

Cowan JMA, Rothwell JC, Dick JPR, Thompson PD, Day BL & Marsden CD (1984) Abnormalities in central motor pathway conduction in multiple sclerosis. *Lancet* ii: 304-307.

Critchlow JF, Houliham MJ, Landolt CC & Weinsterin ME (1985) Primary sphincter repair in anorectal trauma. *Dis Colon Rectum* 28: 945-947.

Cuesta MA, Meijer S, Derksen EJ, Boutkan H & Meuwissen SGM (1992) Anal sphincter imaging in fecal incontinence using endosonography. *Dis Colon Rectum* 35: 59-63.

Cywes S, Cremin BJ & Louw JH (1971) Assessment of continence after treatment for anorectal agenesis: a clinical and radiological correlation. *J Pediatr Surg* 6: 132-137.

Damon H, Henry L, Bretones S, Mellier G, Minaire Y & Mion F (2000) Post-delivery anal function in primiparous females. *Dis Colon Rectum* 43: 472-477.

Damon H, Bretones S, Henry L et al (2005) Long-term consequences of first vaginal delivery-induced anal sphincter defect. *Dis Colon Rectum* 48: 1772-1776.

Davies MG, Fulton GJ & Hagen OP (1995) Clinical biology of nitric oxide. *Br J Surg* 82: 1598-1610.

Davis GR, Brown IT, Schwartz MS & Swash M (1983) A dedicated microcomputer-based instrument for internal analysis of multicomponent waveforms in single fibre EMG. *Electroencephalogr Clin Neurophysiol* 56: 110-113.

Davis K, Kumar D & Poloniecki J (2003) Preliminary evaluation of an injectable anal sphincter bulking agent (Durasphere) in the management of faecal incontinence. *Aliment Pharmacol Ther* 18: 237-243.

Deen KI, Kumar D, Williams JG, Olliff J & Keighley MRB (1993a) The prevalence of anal sphincter defects in faecal incontinence: a prospective endosonic study. *Gut* 34: 685-688.

Deen KI, Kumar D, Williams JG, Olliff J & Keighley MRB (1993b) Anal sphincter defects: correlation between endoanal ultrasound and surgery. *Ann Surg* 281: 201-205.

Deen KI, Oya M, Ortiz J & Keighley MRB (1993c) Randomized trial comparing three forms of pelvic floor repair for neuropathic faecal incontinence. *Br J Surg* 80: 794-798.

Deen KI, Williams JG, Kumar D & Keighley MRB (1993d) Anal sphincter surgery for faecal incontinence: the role of endosonography. *Colo-proctology* 6: 352-355.

Delechenaut P, Leroi AM, Weber J, Touchais JY, Czernichow P & Denis PH (1992) Relationship between clinical symptoms of anal incontinence and the results of anorectal manometry. *Dis Colon Rectum* 35: 847-849.

de Leeuw JW, Vierhout ME, Struijk PC et al (2001) Anal sphincter damage after vaginal delivery: functional outcome and risk factors for focal incontinence. *Acta Obstet Gynerol Scand* 80: 830-834.

de Leeuw JW, Vierhout ME, Struijk PC, Auwerda HJ, Bac DJ & Wallenburg HC (2002) Anal sphincter damage after vaginal delivery: relationship of anal endosonography and manometry to anorectal complaints. *Dis Colon Rectum* 45: 1004-1010.

Denny-Brown D & Robertson EG (1935) An investigation of the nervous control of defaecation. *Brain* 58: 256-310.

deSouza NM, Kmiot WA, Puni R et al (1995) High resolution magnetic resonance imaging of the anal sphincter using an internal coil. *Gut* 37: 284-287.

deSouza NM, Puni R, Zbar A, Gilderdale DJ, Coutts GA & Krausz T (1996) MR imaging of the anal sphincter in multiparous women using an endoanal coil: correlation with in vitro anatomy and appearances in fecal incontinence. *Am J Roentgenol* 167: 1465-1471.

deSouza NM, Williams AD & Gilderdale DJ (1999) High-resolution magnetic resonance imaging of the anal sphincter using a dedicated endoanal receiver coil. *Eur Radiol* 9: 436-443. 2

Devesa JM, Vicente E, Enriquez JM et al (1992) Total fecal incontinence - a new method of gluteus maximus transportation: preliminary results and report of previous experience with similar procedures. *Dis Colon Rectum* 35: 339-349.

Devesa JM, Fernandez JM, Gallego BR, Vicente E, Nuno J & Enriquez JM (1997) Bilateral gluteoplasty for fecal incontinence. *Dis Colon Rectum* 40: 883-888. De Vries PA (1984) The surgery of anorectal anomalies. Reoperation for fecal incontinence. *Curr Probl Surg* 21: 59-60.

Diamant NE, Kamm MA, Wald A & Whitehead WE (1999) American Gastroenterological Association medical position statement on anorectal testing techniques. *Gastroenterology* 116: 732-760.

Dick AC, McCallion WA, Brown S & Boston VE (1996) Antegrade colonic enemas. *Br J Surg* 83: 642-643.

Dick JPR, Cowan JMA, Day BL et al (1984) The corticomotorneurone connection is normal in Parkinson's disease. *Nature* 310: 407-409.

Dittertov L & Grim M (1983) Puborektalisersatz durch modrfizierte grazilispfastik. In Hofman V & Kapherr S (eds) *Anorektale Fehlbildungen*, pp 127 - 129. Stuttgart: Gustav Fischer.

Donald I (1979) *Practical Obstetric Problems*, p 817. London: LloydLuke.

Donnelly VS, O'Connell PR & O'Herlihy C (1996) The effect of HRT on anorectal function in postmenopausal women with faecal incontinence- a preliminary study. Paper presented at the 8th International Congress on Menopause, 3-7 November, Sydney, Australia.

Donnelly VS, O'Herlihy C, Campbell DM & O'Connell PR (1998) Postpartum fecal incontinence is more common in women with irritable bowel syndrome. *Dis Colon Rectum* 41: 586-589.

Drossman DA, Sandler RS, McKee DC & Lovitz AJ (1982) Bowel patterns among subjects not seeking health care. Use of a questionnaire to identify a population with bowel dysfunction. *Gastroenterology* 83: 529-534.

Duibowitz V & Brooke MH (1973) *Muscle Biopsy: A Modern Approach*. London: WB Saunders.

Duthie HL (1971) Progress report: anal continence. *Gut* 12: 844-852.

Duthie HL (1979) The anorectal region. In *Scientific Basis of Gastroenterology*, pp 477-484. Edinburgh: Churchill Livingstone.

Duthie HL & Bennett RC (1963) The relationship of sensation in the anal canal to functional anal sphincter: a possible factor in anal continence. *Gut* 4: 179-182.

Duthie HL & Gairns FW (1960) Sensory nerve endings and sensation in the anal region of man. *Br J Surg* 47: 585-595.

Duthie HL & Watts JM (1965) Contribution of the external anal sphincter to the pressure zone in the anal canal. *Gut* 6: 64-68.

Duthie HL, Kwong NK & Brown B (1970) Adaptability of the anal canal to distension. *Br J Surg* 57: 388 (Abstract).

Dyke PJ (1986) Detection thresholds of cutaneous sensations in health and disease in man. In Yaksh TL (ed.) *Spinal Afferent Processing*, pp 345-362. New York: Plenum Press. Eckardt VF & Elmer T (1991) Reliability of anal pressure measurements. *Dis Colon Rectum* 34: 72-77.

Eckardt VF & Kanzler G (1993) How reliable is digital examination for the evaluation of anal sphincter tone? *Int J Colorectal Dis* 8: 95-97.

Eckardt VF, Jung B, Fischer B, Lierse W (1994) Anal endosonography in healthy subjects and patients with idiopathic fecal incontinence. *Dis Colon Rectum* 37: 235-242.

Edgerton VR (1970) Morphology and histochemistry of the soleus muscle for normal and exercised rats. *Am J Anat* 127: 81-87.

Ehrentheil OF & Wells EP (1955) Megacolon in psychotic patients: a clinical entity. *Gastroenterology* 29: 285-290.

Elliot MS, Hancke E, Henry MM et al (1987) Faecal incontinence (symposium). *Int J Colorectal Dis* 3: 173-186.

Emblem R, Dhaenens G, Stien R, Morkrid L, Aasen AO & Bergan A (1994) The importance of anal endosonography in the evaluation of idiopathic fecal incontinence. *Dis Colon Rectum* 37: 42-48.

Enck P, Kuhlbusch R, Lubke H, Frieling T & Erckenbrecht JF (1989a) Age and sex and anorectal manometry in incontinence. *Dis Colon Rectum* 32: 1026-1030.

Enck P, Arping G, Engle S, Bielefeldt K & Erckenbrecht JF (1989b) Effects of cisapride on ano-rectal sphincter function. *Aliment Pharmacol Ther* 3: 539-545.

Enck P, Bielefeldt K, Rathmann W, Purrmann J, Tschope D & Erckenbrecht JF (1991) Epidemiology of faecal incontinence in selected patients groups. *Int J Colorectal Dis* 6: 143-146.

Enck P, Daublin G, Lubke HJ & Strohmeyer G (1994) Long-term efficacy of biofeedback training for fecal incontinence. *Dis Colon Rectum* 37: 997-1001.

Engel AF & Brummelkamp WH (1994) Secondary surgery after failed postanal or anterior sphincter repair. *Int J Colorectal Dis* 9: 187-190.

Engel AF, Kamm MA, Sultan AH, Bartram CI & Nicholls RJ (1994) Anterior anal sphincter repair in patients with obstetric trauma. *Br J Surg* 81: 1231-1234.

Engel AF, Kamm MA, Bartram CI & Nicholls RJ (1995) Relationship of symptoms in faecal incontinence to specific sphincter abnormalities. *Int J Colorectal Dis* 10: 152-155.

Engel AF, Lunniss PJ, Kamm MA & Phillips RKS (1997) Sphincteroplasty for incontinence after surgery for idiopathic fistula in ano. *Int J Colorectal Dis* 12: 323-325.

Engel BT, Nikoomanesh P & Schuster MM (1974) Operant conditioning of rectosphincteric response in the treatment of fecal incontinence. *N Engl J Med* 290: 646-649.

Engel WK (1971) Ragged red fibres in ophthalmoplegia syndromes and their differential diagnosis. In *Proceedings of the 2nd International Congress on Muscle Diseases, Perth*, p 237. Amsterdam: Excerpta Medica.

Enriquez-Navascues JM & Devesa-Mugica JM (1994) Traumatic anal incontinence. Role of unilateral gluteus maximus transposition supplementing and supporting direct anal sphincteroplasty. *Dis Colon Rectum* 37: 766-769.

Epanomeritakis E, Koutsoumbi P, Tsiaoussis I, et al (1999) Impairment of anorectal function in diabetes mellitus parallels duration of disease. *Dis Colon Rectum* 42: 1394-1400.

Erckenbrecht JF, Winter HJ, Cimir I, Berger H, Berges W & Weinbeck M (1984) Is incontinence in diabetes mellitus due to diabetic autonomous neuropathy? In Roman C (ed.) *Gastrointestinal Motility*, pp 483-484. London: MTP Press.

Exton-Smith AN (1973) Constipation in geriatrics. In Jones FA & Goddings GW (eds) *Management of Constipation*, pp 156-175. Oxford: Blackwell Scientific.

Fabris F & Robino A (1971) Diarrhoea and constipation in the aged. *G Gerontol* 19: 200-219.

Falk PM, Blatchford GJ, Cali RL, Christensen MA & Thorson AG (1994) Transanal ultrasound and manometry in the evaluation of fecal incontinence. *Dis Colon Rectum* 37: 468-472.

Fang DT, Nivatvongs S, Vermeulen FD, Herman FN, Goldberg SM & Rotherberger DA (1984) Overlapping sphincteroplasty for acquired anal incontinence. *Dis Colon Rectum* 27: 720-722.

Farouk R & Bartolo D (1993) The clinical contribution of integrated laboratory and ambulatory anorectal assessment in faecal incontinence. *Int J Colorectal Dis* 8: 60-65.

Farouk R & Bartolo DCC (1994) The use of endoluminal ultrasound in the assessment of paitents with faecal incontinence. *J R Coll Surg Edinb* 39: 312-318.

Farouk R, Duthie GS, Pryde A, McGregor AB & Bartolo DCC (1993) Internal anal sphincter dysfunction in neurogenic faecal incontinence. *Br J Surg* 80: 259-261.

Farouk R, Duthie GS, MacGregor AB & Bartolo DCC (1994) Evidence of electromechanical dissociation of the internal anal sphincter in idiopathic fecal incontinence. *Dis Colon Rectum* 37: 595-601.

Farthing MJG & Lennard-Jones JE (1978) Sensibility of the rectum to distension and the anorectal distension reflex in ulcerative colitis. *Gut* 19: 64-69.

Faucheron JL, Hannoun L, Thome C & Parc R (1994) Is fecal continence improved by nonstimulated gracilis muscle transposition. *Dis Colon Rectum* 37: 979-983.

Favetta U, Amato A, Interisano A & Pescatori M (1996) Clinical, manometric and sonographic assessment of the anal sphincters. *Int J Colorectal Dis* 11: 163-166.

Felt-Bersma RJF, Janssen JJWM, Klinkenberg-Knol EC, Hoitsma HFW & Meuwissen SGM (1989) Soiling: anorectal function and results of treatment. *Int J Colorectal Dis* 4: 37-40.

Felt-Bersma RJF, van Baren R, Koorevaar M, Strijers RL & Cuesta MA (1995) Unsuspected sphincter defects shown by anal endosonography after anorectal surgery. *Dis Colon Rectum* 38: 249-253.

Felt-Bersma RJF, Cuesta MA & Koorevaar M (1996) Anal sphincter repair improves anorectal function and endosonographic image. *Dis Colon Rectum* 39: 878-885.

Felt-Bersma RJF, Poen AC, Cuesta MA & Meuwissen SGM (1997) Anal sensitivity test: what does it measure and do we need it? *Dis Colon Rectum* 40: 811-816.

Felt-Bersma RJ, Poen AC, Cuesta MA & Meuwissen SG (1999) Referral for anorectal function evaluation: therapeutic implications and reassurance. *Eur J Gastroenterol Hepatol* 11: 289-294.

Ferguson GH, Redford J, Barrett JA & Kiff ES (1989) The appreciation of rectal distension in fecal incontinence. *Dis Colon Rectum* 32: 964-967.

Fernando RJ, Sultan AH, Radely S et al (2002) Management of obstetric anal sphincter injury: a systematic review and national practice survey. *BMC Health Serv Res* 2: 9.

Fitzpatrick M, Behan M, O'Connell PR & O' Herlihy C (2000) A randomized clinical trial comparing primary overlap with approximation repair of third-degree obsteric tears. *Am J Obstet Gynecol* 83: 1220-1224.

Fleshman JW, Peters WR, Shemesh EI, Fry RD & Kodner IJ (1991a) Anal sphincter reconstruction: anterior overlapping muscle repair. *Dis Colon Rectum* 34: 739-743.

Fleshman JW, Dreznick Z, Fry RD & Kodner IJ (1991b) Anal sphincter repair for obstetric injury: manometric evaluation of functional results. *Dis Colon Rectum* 34: 1061-1067.

Flood C (1982) The real reason for performing episiotomies. *World Med* 6: 51.

Floyd WF & Walls EW (1953) Electromyography of the sphincter ani extremus in man. *J Physiol (Lond)* 122: 599-609.

Frenckner B (1975) Function of the anal sphincters in spinal man. *Gut* 16: 638-644.

Frenckner B & Ihre T (1976a) Function of the anal sphincters in patients with intussusception of the rectum. *Gut* 17: 147-151.

Frenckner B & Ihre T (1976b) Influence of autonomic nerves on the internal anal sphincter in man. *Gut* 17: 306-312.

Frenckner B & Von Euler C (1975) Influence of pudendal block of the function of the anal sphincters. *Gut* 16: 482-489.

Fynes M, Donnelly V, Behan M, O'Connell PR & O'Herlihy C (1999) Effect of second vaginal delivery on anorectal physiology and faecal continence: a prospective study. *Lancet* 354: 983-986.

Ganio E, Masin A, Ratto C et al (2001) Short-term sacral nerve stimulation for functional anorectal and urinary disturbances: results in 40 patients. Evaluation of a new option for anorectal functional disorders. *Dis Colon Rectum* 44: 1261-1267.

Ganio E, Ratto C, Masin A et al (2001a) Neuromodulation for fecal incontinence: outcome in 16 patients with definitive implant—The initial Italian sacral neurostimulation Group Experience. *Dis Colon Rectum* 44: 965-970.

Ganio E, Luc AR, Giuseppe C & Trompetto M (2001b) Sacral nerve stimulation for treatment of fecal incontinence. *Dis Colon Rectum* 44: 619-631.

Garcia-Aguilar J, Belmonte C, Wong WD, Loury AC & Maddoff RD (1996) Open vs closed sphincterotomy for chronic anal fissure. *Dis Colon Rectum* 39: 440-443.

Garcia-Aguilar J, Davey CS, Le CT, Lowry AC & Rothenberger DA (2000) Patient satisfaction after surgical treatment for fistula-inano. *Dis Colon Rectum* 43: 1206-1212.

Gardosi J, Hutson N & Lynch CB (1989) Randomised, controlled trial of squatting in the second stage of labour. *Lancet* ii: 74.

Geboes K & Bossaert H (1977) Gastrointestinal disorders in old age. *Age Ageing* 6: 197-200.

Gee AS & Durdey P (1995) Urge incontinence of faeces is a marker of severe external anal sphincter dysfunction. *Br J Surg* 82: 1179-1182.

Gee AS & Durdey P (1997) Preoperative increase in neuromuscular jitter and outcome following surgery for faecal incontinence. *Br J Surg* 84: 1265-1268.

Gee AS, Mills A & Durdey P (1995) What is the relationship between perineal descent and anal mucosal electrosensitivity? *Dis Colon Rectum* 38: 419-423.

Geerdes BP, Heineman E, Konsten J, Soeters PB & Baeten CGMI (1996) Dynamic graciloplasty. Complications and management. *Dis Colon Rectum* 39: 912-917.

George BD, Williams NS, Patel J, Swash M & Watkins ES (1993) Physiological and histochemical adaptation of the electrically stimulated gracilis muscle to neoanal sphincter function. *Br J Surg* 80: 1342-1346.

Gibbons CP, Trowbridge EA, Bannister JJ & Read NW (1986a) Role of anal cushions in maintaining continence. *Lancet* i: 886-888.

Gibbons CP, Bannister JJ, Trowbridge EA & Read NW (1986b) An analysis of anal sphincter pressure and anal compliance in normal subjects. *Int J Colorectal Dis* 1: 231-237.

Giebel GD, Lefering R, Troidl H & Blöchl H (1998) Prevalence of fecal incontinence: what can be expected. *Int J Colorect Dis* 13: 73-77.

Gjessing H, Backe B & Sahlin (1998). Third degree obstetric tears; outcome after primary repair. *Acta Obstetricia et Gynecologica Scandinavica* 77: 736-740.

Gladman MA, Scott SM & Williams NS (2005) Assessing the patient with fecal incontinence: An overview. In Zbar AP, Pescatori M & Wexner SD (eds) *Complex Anorectal Disorders—Investigation and Management*. Springer-Verlag: Berlin.

Gledhill T & Waterfall WE (1984) Postanal repair to restore fecal continence after failed sphincteroplasty. *Can J Surg* 27: 256-257.

Glia A, Gylin M, Akerlund JE, Lindfors U & Lindberg G (1998) Biofeedback training in patients with fecal incontinence. *Dis Colon Rectum* 41: 359-364.

Goes RN, Simons AJ, Masri L & Beart RW (1995) Gradient of pressure and time between proximal anal canal and high-pressure zone during internal anal sphincter relaxation. *Dis Colon Rectum* 38: 1043-1046.

Goffeng AR, Andersch B, Berndtsson et al (1988) Objective methods cannot predict anal incontinence after primary repair of extensive anal tears. *Acta Obstetricia et Gynecologica Scandinavica* 77: 439-443.

Goke M, Ewe K, Donner K & Meyer zum Buschenfelde (1992) Influence of loperamide and loperamide oxide on the anal sphincter. *Dis Colon Rectum* 35: 857-861.

Gold DM, Bartram CI, Halligan S, Humphries KN, Kamm MA & Kmiot WA (1999) Three-dimensional endoanal sonography in assessing anal canal injury. *Br J Surg* 86: 365-370.

Goldberg DA, Hodges K, Hersh T & Jinich H (1980) Biofeedback therapy for fecal incontinence. *Am J Gastroenterol* 74: 342-345.

Gosling J (1979) The structure of the bladder and urethra in relation to function. *Urol Clin N Am* 6: 31-38.

Gowers WR (1877) The autonomic action of the sphincter ani. *Proc R Soc* 26: 77-84.

Griffiths DM & Malone PS (1995) The Malone antegrade continence enema. *J Pediatr Surg* 30: 68-71.

Groom KM & Paterson-Brown S (2000) Third degree tears: are they clinically underdiagnosed? *Gastro Inter* 13: 76.

Guillemot F, Bouche B, Gower-Rousseau C et al (1994) Biofeedback for the treatment of fecal incontinence. Long-term clinical results. *Dis Colon Rectum* 38: 393-397.

Guitierrez JG & Shah AN (1975) Autonomic control of the internal anal sphincter in man. In Van Trappen G (ed) *Fifth International Symposium of Gastrointestinal Motility*, pp 363-373. Leuven: Typoff Press.

Guitierrez JG, Oliai A & Chey WY (1975) Manometric profile of the internal anal sphincter in man. *Gastroenterology* 68: 907 (Abstract).

Gunterberg B, Kewenter J, Petersen I & Stener B (1976) Anorectal function after major resections of the sacrum with bilateral or unilateral sacrifice of sacral nerves. *Br J Surg* 63: 546-554.

Gupta JK & Nikodem VC (2001) Woman's position during second stage of labour (Cochrane Review). *The Cochrane Library*, Issue 2. Oxford: Update Software.

Gurll N & Steer M (1975) Diagnostic and therapeutic considerations for fecal impaction. *Dis Colon Rectum* 18: 507-511.

Ha HT, Fleshman JW, Smith M, Read TE, Kodner IJ & Birnbaum EH (2001) Manometric squeeze pressure difference parallels functional outcome after overlapping sphincter reconstruction. *Dis Colon Rectum* 44：655-660.

Haas P，Fox TA & Haas GP（1984）The pathogenesis of haemorrhoids. *Dis Colon Rectum* 27：442-450.

Habr-Gamma A，Alves PA，da Silva C，Sousa AHJr，Femenias Vieira MJ & Brunetti-Neto C（1986）Treatment of faecal incontinence by postanal repair. *Coloproctology* 8：244-246.

Hagihara PF & Griffen WO（1976）Delayed correction of anal incontinence due to anal sphincteral injury. *Arch Surg* 111：63-66.

Hajivassiliou CA，Carter KB & Finlay IG（1996）Anorectal angle enhances faecal continence. *Br J Surg* 83：53-56.

Hald T（1986）Artificial sphincter. *World J Urol* 4：41-44.

Hallan RI，Williams NS，Pilot M-A，Grahn MF，Koeze TH & Watkins ES（1989）Converted striated muscle neosphincter：a canine model. *Br J Surg* 76：635（Abstract）.

Hallböök O，Påhlman L，Krog M，Wexner SD，& Sjödahl R（1996）Randomized comparison of straight and colonic J pouch anastomosis after low anterior resection. *Ann Surg* 224：58-65.

Hancke E & Schurholz M（1987）Impaired rectal sensation in idiopathic faecal incontinence. *Int J Colorectal Dis* 2：146-148.

Hancock BD（1976）Measurement of anal pressure and motility. *Gut* 17：645-657.

Hancock BD & Smith K（1975）The internal anal sphincter and Lord's procedure for haemorrhoids. *Br J Surg* 62：833-836.

Harraf F，Schmulson M，Saba L et al（1998）Subtypes of constipation predominant irritable bowel syndrome based on rectal perception. *Gut* 43：388-394.

Hasegawa H & Keighley MRB（1998）An audit of seton fistulotomy. Paper presented at the West Midlands Surgical Society，May，Birmingham.

Hasegawa H，Radley S & Keighley MR（2000）Long-term results of cutting seton fistulotomy. *Acta Chir Iugosl* 47：19-21.

Hassink EA，Rieu PN，Severijnen RS，Staak FH & Festen C（1993）Are adults content or continent after repair for high anal atresia? *Ann Surg* 218：196-200.

Hassink EA，Rieu PN，Severijnen RS，Brugman-Boezeman AT & Festen C（1996）Adults born with high anorectal atresia- how do they manage? *Dis Colon Rectum* 39：695-699.

Hayes J，Shatari T，Toozs-Hobson P et al（2007）Early results of immediate repair of obstetric third degree tears；65% are completely asymptomatic despite persistent sphincter defects in 61%. *Colorectal Dis*（in Press）.

Haynes WG & Read NW（1982）Anorectal activity in man during rectal infusion of saline：a dynamic assessment of the anal continence mechanism. *J Physiol* 330：45-46.

Henriksen TB，Bek KM，Hedegaard M & Secher NJ（1992）Epistotomy and perineal lesions in spontaneous vaginal deliveries. *B J Obst Gynae* 99：950-954.

Henry MM（1983）The descending perineum syndrome. In Sir Alan Parks Memorial Symposium. *Ann R Coll Surg Engl* 65（Suppl）：24-25.

Henry MM & Simson JNL（1985）Results of postanal repair：a retrospective study. *Br J Surg* 72（Suppl）：S17-S19.

Henry MM & Swash M（1978）Assessment of pelvic floor disorders and incontinence by electrophysiological recording of the anal reflex. *Lancet* i：1290-1291.

Henry MM & Swash M（1985）*Coloproctology and the Pelvic Floor*，1st edn. London：Butterworth.

Henry MM & Swash M（1992）*Coloproctology and the Pelvic Floor*，2nd edn，pp 176-177. London：Butterworth-Heinemann.

Henry MM，Parks AG & Swash M（1980）The anal reflex in idiopathic faecal incontinence：an electrophysiological study. *Br J Surg* 67：781-783.

Henry MM，Parks AG & Swash M（1982）The pelvic floor musculature in the descending perineum syndrome. *Br J Surg* 69：470-472.

Herbst F，Kamm MA，Morris GP，Briton K，Woloszko J & Nicholls RJ（1997）Gastrointestinal transit and prolonged ambulatory colonic motility in health and faecal incontinence. *Gut* 41：381-389.

Hetzer FH，Lunniss PJ，Gladman M，Williams NS & Scott SM（2003）Risk factors in acquired faecal incontinence. *Colorectal Dis* 5（Suppl?）：62-63.

Hill J，Corson RJ，Brandon H，Redford J，Faragher EB & Kiff ES（1994a）History and examination in the assessment of patients with idiopathic fecal incontinence. *Dis Colon Rectum* 37：473-477.

Hill J，Mumtaz A & Kiff ES（1994b）Pudendal neuropathy in patients with idiopathic faecal incontinence progresses with time. *Br J Surg* 81：1492-1949.

Hill J，Hosker G & Kiff ES（2002）Pudendal nerve terminal motor latency measurements：what they do and do not tell us. *Br J Surg* 89：1268-1269.

Hill JR，Kelley ML，Schlegel JF & Code CF（1960）Pressure profile of the rectum and anus of healthy persons. *Dis Colon Rectum* 3：203-209.

Hiltunen K-M（1985）Anal manometric findings in patients with anal incontinence. *Dis Colon Rectum* 28：925-928.

Ho YH & Goh HS（1995）The neurophysiological significance of perineal descent. *Int J Colorectal Dis* 10：107-111.

Ho YH，Chiang JM，Tan M & Low JY（1996）Biofeedback therapy for excessive stool frequency and incontinence following anterior resection or total colectomy. *Dis Colon Rectum* 39：1289-1292.

Hoffmann BA，Timmcke AE，Gathright JB，Hicks TC，Opelka FG & Beck DE（1995）Fecal seepage and soiling：a problem of rectal sensation. *Dis Colon Rectum* 38：746-748.

Holmberg A，Graf W，Osterberg A & Pahlman L（1995）Anorectal manovolumetry in the diagnosis of fecal incontinence. *Dis Colon Rectum* 38：502-508.

Hopkinson BR & Hardman J（1973）Silicone rubber perianal suture for rectal prolapse. *Proc R Soc Med* 66：1095-1098.

Horn HR，Schoetz DJ Jr，Coller JA & Viedenheimer MC（1985）Sphincter repair with a silastic sling for anal incontinence and rectal procidentia. *Dis Colon Rectum* 28：868-872.

House MJ（1981）To do or not to do episiotomy. In Kitzinger S（ed）*Episiotomy：Physical and Emotional Aspects*，pp 6-12. London：National Childbirth Trust.

Hughes SF & Williams NS（1995）Continent colonic conduit for the treatment of faecal incontinence associated with disordered evacuation. *Br J Surg* 82：1318-1320.

Ide Smith E，Tunnell WP & Rainey Williams G（1978）A clinical evaluation of the surgical treatment of anorectal malformations（imperforate anus）. *Ann Surg* 187：583-592.

Ihre T（1974）Studies on anal function in continent and incontinent patients. *Scand J Gastroenterol* 25：1-64.

Infantino A，Melega E，Negrin P，Masin A，Carino S & Lise M（1995）Striated anal sphincter electromyography in idiopathic fecal incontinence. *Dis Colon Rectum* 38：27-31.

Irvine RE（1986）Faecal incontinence is not inevitable. *BMJ* 292：1618-1619.

Iwai N，Ogita S，Kida M et al（1979）A clinical and manometric corre-lation for assessment of postoperative conti-

nence in imperforate anus. *J Paediatr Surg* 14: 538-543.
Iwama T, Imajo M, Yaegashi K & Mishima Y (1989) Self washout method for defecational complaints following low anterior rectal resection. *Jpn J Surg* 19: 251-253.
Jackman FR, Francis JN & Hopkinson BR (1980) Silicone rubber band treatment of rectal prolapse. *Ann R Coll Surg Engl* 62: 386-387.
Jacobs PPM, Scheuer M, Kuijpers JH & Vingerhoets MH (1990) Obstetric fecal incontinence: role of pelvic floor denervation and results of delayed sphincter repair. *Dis Colon Rectum* 33: 494-497.
Jameson JS, Speakman CTM, Darzi A, Chia YW & Henry MM (1994) Audit of postanal repair in the treatment of fecal incontinence. *Dis Colon Rectum* 37: 369-372.
Jarrett ME, Varma JS, Duthie GS et al (2004) Sacral nerve stimulation for faecal incontinence in the UK. *Br J Surg* 91: 755-761.
Jarrett ED, Matzel KE, Stösser M et al (2005) Sacral nerve stimulation for fecal incontinence following surgery for rectal prolapse repair: a multicenter study. *Dis Colon Rectum* 48: 1243-1248.
Jensen LL & Lowry AC (1992) Biofeedback for anal incontinence: what is the mechanism of success? *Dis Colon Rectum* 35: 11.
Johannsson HO, Graf W & Pahlman L (2002) Long-term results of haemorrhoidectomy. *Eur J Surg* 168: 485-489.
Johnson GP, Pemberton JH, Ness J, Samson M & Zinsmeister AR (1990) Transducer manometry and the effect of body position on anal canal pressures. *Dis Colon Rectum* 33: 469-475.
Johnson MA, Polgar J, Weightman D & Appleton D (1973) Data on the distribution of the fibre types in thirty-six human muscles: an autopsy study. *J Neurol Sci* 18: 111-129.
Johnston ID & Gibson JB (1960) Megacolon and volvulus in psychotics. *Br J Surg* 47: 394-395.
Jones PN, Lubowski DZ, Swash M & Henry MM (1987) Relation between perineal descent and pudendal nerve damage in idiopathic faecal incontinence. *Int J Colorectal Dis* 2: 93-95.
Jorge JM & Wexner SD (1993) Aetiology and management of faecal incontinence. *Dis Colon Rectum* 36: 77-97.
Jorge JMN, Wexner SD, Marchetti F, Rosato GO, Sullivan ML & Jagelman DG (1992) How reliable are currently available methods of measuring the anorectal angle. *Dis Colon Rectum* 35: 332-338.
Jorge JMN, Wexner SD, Ehrenpreis ED, Nogueras JJ & Jagelman DG (1993) Does perineal descent correlate with pudendal neuropathy? *Dis Colon Rectum* 36: 475-483.
Jost WH & Schimrigk K (1994) Magnetic stimulation of the pudendal nerve. *Dis Colon Rectum* 37: 697-699.
Joy HA & Williams JG (2002) The outcome of surgery for complex anal fistula. *Colorectal Dis* 4: 254-261.
Kamm MA (1994) Obstetric damage and faecal incontinence. *Lancet* 344: 730-733.
Kamm MA, Lennard-Jones JE & Nicholls RJ (1989) Evaluation of the intrinsic innervation of the internal anal sphincter using electrical stimulation. *Gut* 30: 935-938.
Kammerer-Doak DN, Wesol AB, Rogers RG et al (1999) A prospective cohort study of women after primary repair of obstetric anal sphincter laceration. *Am J Obs Gyne* 181: 1317-1323.
Kantner M (1957) Neue morphologische Ergerbrisse uber die periph-erischen Nervenausbreitungen und ihre deutung. *Acta Anat* 31: 397-425.
Katz LD, Zinkin LD, Stonesifer GL & Rosin JD (1978) Imperforate anus and ectopic orifices in adult patients. *Dis Colon Rectum* 21: 633-635.
Keating JP, Stewart PJ, Eyers AA, Warner D & Bokey EL (1997) Are special investigations of value in the management of patients with fecal incontinence? *Dis Colon Rectum* 40: 896-901.
Keck Jo, Staniunas RJ, Coller JA et al (1994) Biofeedback training is useful in fecal incontinence but disappointing in constipation. *Dis Colon Rectum* 37: 1271-1276.
Keh C, Wong L, Menon A & Keighley MRB (2003) The role of the Kock pouch in the post pelvic ileal pouch era. *Colorectal Dis* 5: 35.
Keighley MRB (1983) Management of faecal incontinence in the elderly. *Geriatr Med Today* 2: 45-61.
Keighley MRB (1984) Postanal repair of faecal incontinence. *J R Soc Med* 77: 285-288.
Keighley MRB (1986) Re-routing procedures for ectopic anus in the adult. *Br J Surg* 73: 974-977.
Keighley MRB (1987a) Iatrogenic incontinence. In Gooszen HG, Ten Cate Hoedemaker HO, Weterman IT & Keighley MRB (eds) *Disordered Defaecation*, pp 125-132. Dordrecht: Martinus Nijhoff.
Keighley MRB (1987b) Postanal repair. *Int J Colorectal Dis* 2: 236-239.
Keighley MRB (1991) Results of surgery in idiopathic faecal incontinence. *S Afr J Surg* 29: 87-93.
Keighley MRB & Fielding JWL (1983) Management of faecal incontinence and results of surgical treatment. *Br J Surg* 70: 463-468. Keighley MRB & Shouler PJ (1984) Abnormalities of colonic function in patients with rectal prolapse and faecal incontinence. *Br J Surg* 71: 892-895.
Keighley MRB, Henry MM, Bartolo DCC & Mortensen NJMcC (1989) Anorectal physiology measurement: report of a working party. *Br J Surg* 76: 356-357.
Keighley MRB, Radley S & Johanson R (2000) Consensus on prevention and management of post-obstetric bowel incontinence and third degree tear. *Clinical Risk* 6: 231-237.
Kenefick NJ, Vaizey CJ, Cohen RC et al (2000) Medium-term results of permanent sacral nerve stimulation for faecal incontinence. *Br J Surg*; 89: 896-901.
Kenefick NJ, Vaizey CJ, Cohen RCG, Nicholls RJ & Kamm MA (2002) Medium-term results of permanent sacral nerve stimulation for faecal incontinence. *Br J Surg* 89: 896-901.
Kerremans R (1969) *Morphological and Physiological Aspects of Anal Continence and Defaecation*. Brussels: Editions Arsica.
Kerremans RPJ, Penninckx FMA & Beckers JPV (1974) Function evaluation of ectopic anus and its surgical consequences. *Am J Dis Child* 128: 811-814.
Khanduja KS, Yamashita HJ, Wise WE, Aguilar PS & Hartmann RF (1994) Delayed repair of obstetric injuries of the anorectum and vagina. *Dis Colon Rectum* 37: 344-349.
Kiely EM, Ade-Ajayi N & Wheeler RA (1994) Caecal flap conduit for antegrade continence enemas. *Br J Surg* 81: 1215.
Kiesswetter H (1977) Mucosal sensory threshold of urinary bladder and urethra measured electrically. *Urol Int* 32: 437-448.
Kiesewetter WB & Chang JH (1977) Imperforate anus: a five to thirty year follow-up perspective. *Prog Pediatr Surg* 10: 111-120.
Kiesewetter WB & Turner CR (1963) Continence after surgery for imperforate anus. A critical analysis and preliminary experience with the sacroperineal pull-through. *Ann Surg* 158: 498-512.
Kiff ES (1983) The clinical use of anorectal physiology studies. In Sir Alan Parks Memorial Symposium. *Ann R Coll Surg Engl* 65 (Suppl): 132-134.
Kiff ES & Swash M (1984a) Normal proximal and delayed distal conduction in the pudendal nerves of patients with

idiopathic (neurogenic) faecal incontinence. *J Neurol Neurosurg Psychiatr* 47: 820-823.

Kiff ES & Swash M (1984b) Slowed conduction in the pudendal nerves in idiopathic (neurogenic) faecal incontinence. *Br J Surg* 71: 614-616.

Kiff ES, Barnes P & Swash M (1984) Evidence of pudendal neuropathy in patients with perineal descent and chronic straining at stool. *Gut* 25: 1279-1282.

Kitzinger S & Walters R (1981) *Some Women's Experiences of Episiotomy*. London: National Childbirth Trust.

Klosterhalfen B, Offner F, Topf N, Vogel P & Mittermayer C (1990) Sclerosis of the internal anal sphincter: a process of aging. *Dis Colon Rectum* 33: 606-609.

Kmiot WA & Keighley MRB (1990) Surgical options in ulcerative colitis: the role of ileoanal anastomosis. In Allan RN, Keighley MRB, Alexander-Williams J & Hawkins C (eds) *Inflammatory Bowel Diseases*, 2nd edn, pp 445-458. Edinburgh: Churchill Livingstone.

Konsten J, Baeten CG, Spaans F, Havenith MG & Soeters PB (1993) Follow-up of anal dynamic graciloplasty for fecal continence. *World J Surg* 17: 404-409.

Konsten J, Rongen MJ, Ogunbiyi OA, Darakhshan A & Baeten CGMI (2001) Comparison of epineural or intramuscular nerve electrodes for stimulated graciloplasty. *Dis Colon Rectum* 44: 581 - 586.

Korsgen S (1995) Functional outcome after restorative proctocolectomy for ulcerative colitis. Thesis, University of Birmingham.

Korsgen S, Deen KI & Keighley MRB (1997) Long-term results of total pelvic floor repair for postobstetric fecal incontinence. *Dis Colon Rectum* 40: 835-839.

Krevsky B, Malmud LS, D'Ercole F, Maurer AH & Fisher RS (1986) Colonic transit scintigraphy. A physiologic approach to the quantitative measurement of colonic transit in humans. *Gastroenterology* 91: 1102-1112.

Krogh K & Laurberg S (1998) Malone antegrade continence enema for faecal incontinence and constipation in adults. *Br J Surg* 85: 974-977.

Krogh K, Nielsen J, Djurhuus JC, Mosdal C, Sabroe S & Laurberg S (1997) Colorectal function in patients with spinal cord lesions. *Dis Colon Rectum* 40: 1233-1239.

Kuijpers HC & Scheuer M (1990) Disorders of impaired fecal control. *Dis Colon Rectum* 33: 207-211.

Kumar D, Williams NS, Waldron D & Wingate DL (1989) Prolonged manometric recording of anorectal motor activity in ambulant human subjects: evidence of periodic activity. *Gut* 30: 1007-1011.

Kumar D, Hutchinson R & Grant E (1995) Bilateral gracilis neosphincter construction for treatment of faecal incontinence. *Br J Surg* 82: 1645-1647.

Kumar D, Benson MJ & Bland JE (1998) Glutaraldehyde cross-linked collagen in the treatment of faecal incontinence. *Br J Surg* 85: 978-979.

Labrow S, Rubin RJ, Hoexter B & Salvati E (1980) Perineal repair of rectal procidentia with an elastic fabric sling. *Dis Colon Rectum* 23: 467-469.

Lahr CJ, Rotherberger DA, Jensen LL & Goldberg SM (1986) Balloon topography: a simple method of evaluating anal function. *Dis Colon Rectum* 29: 1-5.

Lahr CJ, Cherry DA, Jensen LL & Rotherberger DA (1988) Balloon sphincterography. Clinical findings after 200 patients. *Dis Colon Rectum* 31: 347-351.

Lamah M & Kumar D (1999) Fecal incontinence. *Dig Dis Sci* 44: 2488-2499.

Lane RHS & Parks AG (1977) Function of the anal sphincters following coloanal anastomosis. *Br J Surg* 64: 596-599.

Last RJ (1978) *Anatomy: Regional and Applied*, 6th edn. London: Churchill Livingstone.

Laurberg S & Swash M (1989) Effects of aging on the anorectal sphincters and their innervation. *Dis Colon Rectum* 32: 737-742.

Laurberg S, Swash M & Henry MM (1990) Effect of postanal repair on progress of neurogenic damage to the pelvic floor. *Br J Surg* 77: 519-522.

Law PJ & Bartram CI (1989) Anal endosonography: technique and normal anatomy. *Gastrointest Radiol* 14: 349-353.

Law PJ, Kamm MA & Bartram CI (1990) A comparison between electromyography and anal endosonography in mapping external anal sphincter defects. *Dis Colon Rectum* 33: 370-373.

Lawson JON (1974a) Pelvic anatomy. I. Pelvic floor muscles. *Ann R Coll Surg Engl* 54: 244-252.

Lawson JON (1974b) Pelvic anatomy. II. Anal canal and associated sphincters. *Ann R Coll Surg Engl* 54: 280-300.

Lazorthes F, Fages P, Chiotasso P & Bloom E (1986) Resection of the rectum with construction of a colonic reservoir and coloanal anastomosis for carcinoma of the rectum. *Br J Surg* 73: 136-138.

Lazorthes F, Gamagami R, Cabarrot P & Muhammad S (1998) Is rectal intussusception a cause of idiopathic incontinence? *Dis Colon Rectum* 41: 602-605.

Lefèvre JH, Parc Y, Giraudo G et al (2006) Outcome of antegrade continence enema procedures for faecal incontinence in adults. *Br J Surg* 93: 1265-1269.

Lehto K, Hyoty M & Aitola P (2007) Results of anterior sphincter repair for fecal incontinence caused by obstetric injury. *Colorectal Dis* 9 (Suppl 3): 13-60.

Lehur PA, Michot F, Denis P et al (1996) Results of artificial sphincter in severe anal incontinence. Report of 14 consecutive implantations. *Dis Colon Rectum* 39: 1352-1355.

Lehur PA, Glemain P, Bruley des Varannes S, Buzelin JM & Leborgne J (1998) Outcome of patients with an implanted artificial anal sphincter for severe faecal incontinence. *Int J Colorect Dis* 13: 88-92.

Lequit R Jr, van Baal JG & Brummelkamp WH (1985) Gracilis muscle transposition in the treatment of fecal incontinence: long-term follow-up and evaluation of anal pressure recordings. *Dis Colon Rectum* 28: 1-4.

Leroi A-M, Michot F, Grise P & Denis P (2001) Effect of sacral nerve stimulation in patients with fecal and urinary incontinence. *Dis Colon Rectum* 44: 779-789.

Lestar B, Penninckx F & Kerremans RP (1989) The composition of anal basal pressure. An *in vivo* and *in vitro* study in man. *Int J Colorectal Dis* 4: 118-122.

Lewis MI (1972) Gracilis-muscle transplant for the correction of anal incontinence: report of a case. *Dis Colon Rectum* 15: 292-298.

Liberman H, Faria J, Ternent CA, Blatchford GJ, Christensen MA & Thorson AG (2001) A prospective evaluation of the value of anorectal physiology in the management of fecal incontinence. *Dis Colon Rectum* 44: 1567-1574.

Loening-Baucke V (1990) Efficacy of biofeedback training in improving faecal incontinence and anorectal physiologic function. *Gut* 31: 1395-1402.

Loening-Baucke V & Anuras S (1985) Effects of age and sex on anorectal manometry. *Am J Gastroenterol* 80: 50-53.

Londono-Schimmer EE, Garcia-Duperly R, Nicholls RJ, Ritchie JK, Hawley PR & Thomson JPS (1994) Overlapping anal sphincter repair for faecal incontinence due to sphincter trauma: five year follow-up functional results. *Int J Colorectal Dis* 9: 110-113.

Lord PH (1968) A new regime for the treatment of haemorrhoids. *Proc R Soc Med* 61: 935.

Lord PH (1975) Conservative management of haemorrhoids. *Clin Gastroenterol* 4: 601-608.

Loygue G & Dubois F (1964) Surgical treatment of anal incontinence. *Am J Proctol* 15: 361-374.

Lubowski DZ & Nicholls RJ (1988) Faecal incontinence associated with reduced pelvic sensation. *Br J Surg* 75: 1086-1088.

Lubowski DZ, Swash M, Nicholls RJ & Henry MM (1988a) Increase in pudendal nerve terminal motor latency with defaecation straining. *Br J Surg* 75: 1095-1097.

Lubowski DZ, Jones PN, Swash M & Henry MM (1988b) Asymmetrical pudendal nerve damage in pelvic floor disorders. *Int J Colorectal Dis* 3: 158-160.

Luman W, Pryde A, Heading RC & Palmer KR (1997) Topical glyceryl trinitrate relaxes the sphincter of Oddi. *Gut* 40: 541-543.

MacArthur C, Lewis M & Knox EG (1991) Health and childbirth. *Br J Obstet Gynaecol* 98: 1193-1204.

MacArthur C, Lewis M & Bick DE (1993) Stress incontinence after childbirth: predictors, persistence, impact and medical consultation. *Br J Midwifery* 5: 207-215.

MacArthur C, Bick DE & Keighley MRB (1997) Faecal incontinence after childbirth. *Br J Obstet Gynaecol* 104: 46-50.

MacArthur C, Glazener CMA, Wilson PD et al (2001) Obstetric practice and faecal incontinence three months after delivery. *Br J Obs Gynae* 108: 678-683.

MacDonald A, Smith A, McNeill AD & Finlay IG (1992) Manual dilatation of the anus. *Br J Surg* 79: 1381-1382.

MacDonagh R, Sun WM, Thomas DG, Smallwood R & Read NW (1992) Anorectal function in patients with complete supraconal spinal cord lesions. *Gut* 33: 1532-1538.

McGill CW, Polk HC & Canty TG (1978) The clinical basis for a simplified classification of anorectal agenesis. *Surg Gynecol Obstet* 146: 177-181.

McGregor RA (1965) Gracilis muscle transplant in anal incontinence. *Dis Colon Rectum* 8: 141-143.

MacIntyre IMC & Balfour TW (1977) Results of the Lord non-operative treatment for haemorrhoids. *Lancet* i: 1094.

Mackenzie N, Parry L, Tasker M et al (2004) Anal function following third degree tears. *Colorectal Dis* 6: 92-96.

Mackie EJ & Parks TG (1989) Clinical features in patients with excessive perineal descent. *J R Coll Surg Edinb* 34: 88.

MacLeod JH (1979) Biofeedback in the management of partial anal incontinence. A preliminary report. *Dis Colon Rectum* 22: 169-171.

MacLeod JH (1983) Biofeedback in the management of partial anal incontinence. *Dis Colon Rectum* 26: 244-246.

MacLeod JH (1987) Management of anal incontinence by biofeedback. *Gastroenterology* 93: 291-294.

Magovern GJ, Park SB, Magovern GJ et al (1986) Latissimus dorsi as a functioning synchronously paced muscle component in the region of a left ventricular aneurysm. *Ann Thorac Surg* 41: 116.

Mahieu P, Pringot J & Bodart P (1984a) Defecography: I. Description of a new procedure and results in normal patients. *Gastrointest Radiol* 9: 247-251.

Mahieu P, Pringot J & Bodart P (1984b) Defecography: II. Contribution to the diagnosis of defecation disorders. *Gastrointest Radiol* 9: 253-261.

Malone PS, Ransley PG & Kiely EM (1990) Preliminary report: the antegrade continence enema. *Lancet* 336: 1217-1218.

Malouf AJ, Norton CS, Engel AF, Nicholls RJ & Kamm MA (2000) Long-term results of overlapping anterior anal sphincter repair for obstetric trauma. *Lancet* 355: 260-265.

Malouf AJ, Buchanan GN, Carapeti EA, et al (2002) A prospective audit of fistula-in-ano at St Mark's Hospital. *Colorectal Dis* 4: 13-19.

Mander BJ, Wexner BJ, Wexner SD et al (1997a) Preliminary results of a multicentre trial of the dynamic graciloplasty in faecal incontinence. *Int J Colorectal Dis* 111: 114.

Mander BJ, Wexner SD, Williams NS et al (1997b) The electrically stimulated gracilis neoanal sphincter. Preliminary results of a multicentre trial. *Br J Surg* 84 (Suppl 1): 39.

Marby M, Alexander-Williams J, Buchmann P et al (1979) A randomized controlled trial to compare anal dilatation with lateral subcutaneous sphincterotomy for anal fissure. *Dis Colon Rectum* 22: 308-311.

Marcello PW, Barrett RC, Coller JA et al (1998) Fatigue rate index as a new measurement of external sphincter function. *Dis Colon Rectum* 41: 336-343.

Marsden CD, Merton PA & Norton HB (1978) The latency of the anal reflex. *J Neurol Neurosurg Psychiatr* 41: 813-818.

Matheson DM & Keighley MRB (1981) Manometric evaluation of rectal prolapse and faecal incontinence. *Gut* 22: 126-129.

Mathai V & Seow-Choen F (1995) Anterior rectal mucosal prolapse: an easily treated cause of anorectal symptoms. *Br J Surg* 82: 752-753.

Matzel KE, Stadelmaier U, Hohenfellner M & Gall FP (1995) Electrical stimulation of sacral spinal nerves for treatment of faecal incontinence. *Lancet* 346: 1124-1127.

Matzel KE, Bittorf B, Stadelmaier U & Hohenberger W (2003) Sacral nerve stimulation in the treatment of faecal incontinence. *Chirurg* 74: 26-32.

Matzel KE, Kamm MA, Stösser M et al (2004) Sacral spinal nerve stimulation for faecal incontinence: multicentre study. *Lancet* 363: 1270-1276.

Maw A, Hughes F, Doherty A, Stuchfield B & Williams NS (1996) The continent colonic conduit for the treatment of evacuatory disorders of the colon and rectum. *Int J Colorectal Dis* 11: 140.

Maw A, Eccersley AJ & Williams NS (1997a) The continent colonic conduit for faecal incontinence and rectal evacuatory disorders. *Gut* 40 (Suppl 1): A55.

Maw A, Eccersley AJ, Ratani RS & Williams NS (1997b) The colonic conduit as a treatment for incontinence after pull through procedures in ano-rectal malformation. *Int J Colorectal Dis* 50: 129.

Mazier WP, Senagore AJ & Schiesel EC (1995) Operative repair of anovaginal and rectovaginal fistulas. *Dis Colon Rectum* 38: 4-6.

Mazouni C, Bretelle F, Battar S et al (2005) Frequency of persistent anal symptoms after first instrumental delivery. *Dis Colon Rectum* 48: 1432-1436.

Meagher AP, Lubowski DZ & King DW (1993) The cough response of the anal sphincter. *Int J Colorectal Dis* 8: 217-219.

Meagher AP, Kennedy ML & Lubowski DZ (1996) Rectal mucosal electrosensitivy - what is being tested? *Int J Colorectal Dis* 11: 29-33.

Merton PA, Moreton HB, Hill DK & Marsden CD (1982) Scope of a technique for electrical stimulation of human brain, spinal cord and muscle. *Lancet* ii: 597-600.

Meshkinpour H, Movahedi H & Welgan P (1997) Clinical value of anorectal manometry index in neurogenic fecal incontinence. *Dis Colon Rectum* 40: 457-461.

Meunier P & Mollard P (1977) Control of the internal anal sphincter (manometric study with human subjects). *Pflugers Arch Ges Physiol Mensch Tiere* 350: 233-239.

Meunier P, Mollard P & Marachal J-M (1976) Physiology of megarectum: the association of megarectum with encopresis. *Gut* 17: 224-227.

Michot F, Lehur PA & Forestier F (1997) Artificial anal sphincter. *Semin Colon Rectal Surg* 8: 1-6.

Miles AJ, Allen-Mersh TG & Westel C (1990) The damaging and cumulative effect of anoreceptive intercourse on internal anal sphincter function. Paper presented at the Association of Surgeons of Great Britain and Ireland, April 1990, Harrogate.

Miller R, Bartolo DCC, Cervero F & Mortensen NJMcC (1987) Anorectal temperature sensation: a comparison of normal and incontinent patients. *Br J Surg* 74: 511-515.

Miller R, Bartolo DCC, Roe AM & Mortensen NJMcC (1988a) Assessment of microtransducers in anorectal manometry. *Br J Surg* 75: 40-43.

Miller R, Bartolo DCC, Cervero F & Mortensen NJMcC (1988b) Anorectal sampling: a comparison of normal and incontinent patients. *Br J Surg* 75: 44-47.

Miller R, Bartolo DCC, Locke-Edmunds JC & Mortensen NJMcC (1988c) Prospective study of conservative and operative treatment for faecal incontinence. *Br J Surg* 75: 101-105.

Miller R, Bartolo DC, Roe A, Cervero F & Mortensen NJ (1988d) Anal sensation and the continence mechanism. *Dis Colon Rectum* 31: 433-438.

Miller R, Orrom WJ, Cornes H, Duthie G & Bartolo DCC (1989) Anterior sphincter plication and levatorplasty in the treatment of faecal incontinence. *Br J Surg* 76: 1058-1060.

Mitrofanoff P (1980) Cystostomie continente trans-appendiculare dans le traitement des vessies neurologiques. *Chir Pediatr* 21: 297-305.

Molnar T, Taitz LS, Unwin OM & Wales JKH (1983) Anorectal manometry results in defecation disorders. *Arch Dis Child* 58: 257-261.

Moore-Gillon V (1984) Constipation: what does the patient mean? *J R Soc Med* 77: 108-110.

Morren GL, O Hallböök, Nyström P-O, Baeten CGMI & Sjödahl R (2001) Audit of anal sphincter repair. *Colorectal Disease* 3: 17-22.

Mortensen N (1992) Rectal and anal endosonography. *Gut* 33: 148-149.

Mortensen NJ & Smilgin-Humphreys M (1991) The anal continence plug: a disposable device for patients with anorectal incontinence. *Lancet* 338: 295-297.

Moscovitz I, Rotholtz NA, Baig MK, Zhao RH, Lam DTY & Nogueras JJ (2002) Overlapping sphincteroplasty: does preservation of the scar influence immediate outcome? *Colorectal Disease* 4: 275-279.

Motson RW (1985) Sphincter injuries: indications for, and results of repair. *Br J Surg* 72 (Suppl): S19-S21.

Motson RW, McPartlin JF & Browning GGP (1983) Anal sphincter injury. In Sir Alan Parks Memorial Symposium. *Ann R Coll Surg Engl* 65 (Suppl): 33-35.

National Institute of Clinical Excellence. Interventional procedures consultation document: sacral nerve stimulation for faecal incontinence. National Institute of Clinical Excellence, London, UK. Available at: www. nice. org. uk. Accessed February 2005.

Neill ME & Swash M (1980) Increased motor unit fibre density in the external anal sphincter muscle in anorectal incontinence: a single fibre EMG study. *J Neurol Neurosurg Psychiatry* 43: 343-347.

Neill ME, Parks AG & Swash M (1981) Physiological studies of the pelvic floor in idiopathic faecal incontinence and rectal prolapse. *Br J Surg* 68: 531-536.

Nelson R, Furner S & Jesudason V (1998) Fecal incontinence in Wisconsin Nursing Homes. *Dis Colon Rectum* 41: 1226-1229.

Newman HF & Freeman J (1974) Physiologic factors affecting defecation sensation. *J Am Geriatr Soc* 22: 553-554.

Nichols DH (1982) Retrorectal levatorplasty for anal and perineal prolapse. *Surg Gynaecol Obstet* 154: 251-254.

Nielsen MB, Hauge C, Rasmussen OO, Pedersen JF & Christiansen J (1992) Anal endosonographic findings in the follow-up of primarily sutured sphincteric ruptures. *Br J Surg* 79: 104-106.

Nielsen MB, Rasmussen OO, Pedersen JF & Christiansen J (1993) Risk of sphincter damage and anal incontinence after anal dilatation for fissure-in-ano. An endosonographic study. *Dis Colon Rectum*: 36: 677-680.

Nielsen MB, Dammegaard L & Pedersen JF (1994) Endosonographic assessment of the anal sphincter after surgical reconstruction. *Dis Colon Rectum* 37: 434-438.

Nieves PM, Valles TG, Aranguren G & Maldonado D (1975) Gracilis muscle transplant for correction of traumatic anal incontinence: report of a case. *Dis Colon Rectum* 18: 349-354.

Nikiteas N, Korsgen S, Kumar D & Keighley MRB (1996) An audit of sphincter repair; factors associated with poor outcome. *Dis Colon Rectum* 39: 1164-1170.

Nivatvongs S, Stern HS & Fryd DS (1981) The length of the anal canal. *Dis Colon Rectum* 67: 216-220.

Nixon HH (1984) Review of anorectal anomalies. *J R Soc Med* 77 (Suppl 3): 27-29.

Norderval S, Öian P, Revhaug A & Vonen B (2005) Anal incontinence after obstetric sphincter tears: outcome of anatomic primary repairs. *Dis Colon Rectum* 48: 1055-1061.

Norton C & Kamm MA (1999) Outcome of biofeedback for faecal incontinence. *Br J Surg* 86: 1159-1163.

Norton C & Kamm MA (2001) Anal plug for faecal incontinence. *Colorectal Disease* 3: 323-327.

Norton C, Burch J & Kamm MA (2005) Patients' views of a colostomy for fecal incontinence. *Dis Colon Rectum* 48: 1062-1069.

Norton C, Gibbs A, & Kamm MA (2006) Randomized, controlled trial of anal electrical stimulation for fecal incontinence. *Dis Colon Rectum* 49: 190-196.

Nyam DC & Pemberton JH (1999) Long-term results of lateral internal sphincterotomy for chronic anal fissure with particular reference to incidence of fecal incontinence. *Dis Colon Rectum* 42: 1306-10.

Oettle GJ, Roe AM, Bartolo DCC & Mortensen NJMcC (1985) What is the best way of measuring perineal descent? A comparison of radiographic and clinical methods. *Br J Surg* 72: 999-1001.

O'Kelly TJ (1996) Nerves that say NO: a new perspective on the human rectoanal inhibitory reflex. *Ann R Coll Surg Engl* 78: 31-38.

O'Kelly T, Brading A & Mortensen N (1993) Nerve mediated relax-ation of the human internal anal sphincter: the role of nitric oxide. *Gut* 34: 689-693.

O'Kelly TJ, Davies J, Tam P, Mortensen MJMcC & Brading AFB (1994a) Abnormalities of nitric oxide producing neurones in Hirschsprung's disease: morphology and implications. *J Pediatr Surg* 29: 294-299.

O'Kelly TJ, Davies J, Mortensen MJMcC & Brading AFB (1994b) The distribution of nitric oxide synthase containing neurones in the human rectal myenteric plexus and anal canal; morphological evidence that nitric oxide mediates the rectoanal inhibitory reflex. *Dis Colon Rectum* 37: 350-357.

Oliveira L, Pfeifer J & Wexner SD (1996) Physiological and clinical outcome of anterior sphincteroplasty. *Br J Surg* 83: 502-505.

Orrom WJ, Wong WD, Rothenberger DA & Jensen RN (1990a) Evaluation of an air-filled microballoon and mini-transducer in the clinical practice of anorectal manometry. *Dis Colon Rectum* 33: 594-597.

Orrom WJ, Williams JG, Rothenberger DA & Wong WD (1990b) Portable anorectal manometry. *Br J Surg* 77: 876-877.

Ortiz H, Armendariz P, DeMiguel M, Ruiz MD, AlóS R & Roig JV (2002) Complications and functional outcome following artificial anal sphincter implantation. *Br J Surg* 89: 877-881.

Österberg A, Graf W, Holmberg A, Pahlman L, Ljung A & Hakelius L (1996) Long-term results of anterior levatorplasty for fecal incontinence. *Dis Colon Rectum* 39: 671 - 675.

Österberg A, Graf W, Edebol Eeg-Olofsson K, P Hynninen P & Pahlman L (2000a) Results of neurophysiologic evaluation in fecal inconti-nence. *Dis Colon Rectum* 43: 1256-1261.

Österberg A, Edebol Eeg-Olofsson K & Graf W (2000b) Results of surgical treatment for faecal incontinence. *Br J Surg* 87: 1546-1552.

Otto IC, Ito K, Ye C, Hibi K, Kasai Y, Akiyama S & Takagi H (1996) Causes of rectal incontinence after sphincter-preserving operations for rectal cancer. *Dis Colon Rectum* 39: 1423-1427.

Oya M, Ortiz J, Chatapadyhay G, Grant E & Keighley MRB (1991) Total pelvic floor repair is the operation of choice for neuropathic faecal incontinence. *Br J Surg* 78: 1491-1497.

Oya M, Ortiz J, Grant EA, Chattopadhyay G, Asprer J & Keighley MRB (1994) A video proctographic assessment of the changes in pelvic floor function following three forms of repair for post-obstetric neuropathic faecal incontinence. *Dig Surg* 11: 20-24.

Pager CK, Solomon MJ, Rex J & Roberts RA (2002) Long-term outcomes of pelvic floor exercise and biofeedback treatment for patients with fecal incontinence. *Dis Colon Rectum* 45: 997-1003.

Parks AG (1974) Royal Society of Medicine, Section of Proctology: Meeting 27 November 1974. President's address. Anorectal incontinence. *Proc R Soc Med* 68: 681-690.

Parks AG (1975) Anorectal incontinence. *Proc R Soc Med* 68: 681-690.

Parks AG & McPartlin JF (1971) Late repair of injuries of the anal sphincter. *Proc R Soc Med* 64: 1187-1189.

Parks AG & Stuart AE (1973) The management of villous tumours of the large bowel. *Br J Surg* 60: 688-695.

Parks AG & Swash M (1979) Denervation of the anal sphincter causing idiopathic anorectal incontinence. *J R Coll Surg Edinb* 24: 94-96.

Parks AG, Porter NH & Melzack J (1962) Experimental study of the reflex mechanism controlling the muscles of the pelvic floor. *Dis Colon Rectum* 5: 407-414.

Parks AG, Gordon PH & Hardcastle JD (1976) A classification of fistula-in-ano. *Br J Surg* 63: 1-12.

Parks AG, Swash M & Urich H (1977) Sphincter denervation in anorectal incontinence and rectal prolapse. *Gut* 18: 656-665.

Patankar SK, Ferrara A, Larach SW et al (1997a) Electromyographic assessment of biofeedback training for fecal incontinence and chronic constipation. *Dis Colon Rectum* 40: 907-911.

Patankar SK, Ferrara A, Levy JR, Larach SW, Williamson PR & Perozo SE (1997b) Biofeedback in colorectal practice. *Dis Colon Rectum* 40: 827-831.

Paterson-Brown S (1998) Should doctors perform an elective caesarean section on request? Yes, as long as the woman is fully informed. *BMJ* 317: 462-463.

Pearl RK, Prasad ML, Nelson RL, Orsay CP & Abcarian H (1991) Bilateral gluteus maximus transposition for anal incontinence. *Dis Colon Rectum* 34: 478-481.

Pedersen E, Harving H, Klemar B & Torring J (1978) Human anal reflexes. *J Neurol Neurosurg Psychiatry* 41: 813-881.

Pedersen E, Klemar B, Schroder HDAA & Torring J (1982) Anal sphincter response after perianal electrical stimulation. *J Neurol Neurosurg Psychiatry* 45: 770-773.

Pedersen IK & Christiansen J (1989) A study of the physiological variation in anal manometry. *Br J Surg* 76: 69-71.

Peet SM, Castleden CM & McGrother CW (1995) Prevalence of urinary and faecal incontinence in hospitals and residential and nursing homes for older people. *BMJ* 311: 1063-1064.

Pena A (1983) Posterior sagittal anorectoplasty as a secondary operation for the treatment of fecal incontinence. *J Pediatr Surg* 18: 762-773.

Pena A (1985) Surgical treatment of high imperforate anus. *World J Surg* 9: 236-243.

Penninckx F (1992) Faecal incontinence: indications for repairing the anal sphincter. *World J Surg* 16: 820-825.

Penninckx FM, Lestar B & Kerremans RP (1989) A new balloonretaining test for evaluation of anorectal function in incontinent patients. *Dis Colon Rectum* 32: 202-205.

Penninckx F, Debruyne C, Lestar B & Kerremans R (1990) Observer variation in the radiological measurement of the anorectal angle. *Int J Colorectal Dis* 5: 94-97.

Percy JP, Neill ME, Swash M & Parks AG (1981) Electrophysiological study of motor nerve supply of the pelvic floor. *Lancet* i: 16-17.

Percy JP, Neill ME, Kandia TK & Swash MA (1982) A neurogenic factor in faecal incontinence in the elderly. *Age Ageing* 11: 175-179.

Perozo SE, Ferrara A, Patankar SK, Larach SW & Williamson PP (1997) Biofeedback with home trainer programme is effective for both incontinence and pelvic floor dysfunction. *Techniques Coloproctol* 5: 6-9.

Perry RE, Blatchford GJ, Christensen MA, Thorson AG & Attwood SEA (1990) Manometric diagnosis of anal sphincter injuries. *Am J Surg* 159: 112.

Perry S, Shaw C, McGrother C, et al (2002) Prevalence of faecal incontinence in adults aged 40 years or more living in the community. *Gut* 50: 480-484.

Pescatori M, Pavesio R, Anastasio G & Daini S (1991) Transanal electrostimulation for fecal incontinence: clinical, psychologic and manometric prospective study. *Dis Colon Rectum* 34: 540-545.

Pescatori M, Anastasio G, Bottini C & Mentasti A (1992) New grading and scoring for anal incontinence: evaluation of 335 patients. *Dis Colon Rectum* 35: 482-487.

Pezim ME, Spencer RJ, Stanhope CR, Beart RW Jr, Ready RL & Ilustrup DM (1987) Sphincter repair for fecal incontinence after obstetrical or iatrogenic injury. *Dis Colon Rectum* 30: 521-525.

Pfeifer J, Salanga VD, Agachan F, Wiss EG & Wexner SD (1997) Variation in pudendal nerve terminal motor latency according to disease. *Dis Colon Rectum* 40: 79-83.

Phillips SF & Edwards DAW (1965) Some aspects of anal continence and defaecation. *Gut* 6: 396-405.

Pickrell KL, Broadbent TR, Masters FW & Metzger JT (1952) Construction of a rectal sphincter and restoration of anal continence by transplanting the gracilis muscle. *Ann Surg* 135: 853-862.

Pickrell KL, Georgiade N, Maguire C & Crawford H (1955) Correction of rectal incontinence. *Trans Am Proctol Soc* 54: 721-726.

Pinho M & Keighley MRB (1990) Results of surgery for idiopathic faecal incontinence. *Ann Med* 22: 426-447.

Pinho M, Yoshioka K, Ortiz J, Oya M & Keighley MRB (1990) The effect of age on pelvic floor dynamics. *Int J Colorectal Dis* 5: 207-208.

Pinho M, Hosie K, Bielecki K & Keighley MRB (1991) Assessment of noninvasive intraanal electromyography to evaluate sphincter function. *Dis Colon Rectum* 34: 69-71.

Pinho M, Ortiz J, Oya M, Panagamuwa B, Asperer J & Keighley MRB (1992) Total pelvic floor repair for the treatment of neuropathic fecal incontinence. *Am J Surg* 163: 340-343.

Pintor MP, Zara GP, Falletto E, Monge L, Demattei M, Carta Q & Masenti E (1994) Pudendal neuropathy in diabetic patients with faecal incontinence. *Int J Colorectal Dis* 9: 105-109.

Pittman JS, Benson JT & Sumners JE (1990) Physiologic evaluation of the anorectum. *Dis Colon Rectum* 33: 476-478.

Porter NH (1962) A physiological study of the pelvic floor in rectal prolapse. *Ann R Coll Surg Engl* 31: 379-401.

Powell PH & Feneley RCL (1980) The role of urethral sensation in clinical urology. *Br J Urol* 52: 539-541.

Preston DM, Lennard-Jones PE & Thomas BM (1984) The balloon proctogram. *Br J Surg* 71: 29-32.

Pucciani F, Bologna A, Rottoli ML, Cianchi F & Cortesini C (1997) Idiopathic faecal incontinence and internal anal sphincter dysfunction: role of the rectoanal inhibitory reflex. *Techniques Coloproctol* 5: 14-18.

Rainey JB, Donaldson DR & Thomson JPS (1990) Postanal repair: which patients derive most benefit. *J R Coll Surg Edinb* 35: 101-105.

Rao SS & Patel RS (1997) How useful are manometric tests of anorectal function in the management of defecation disorders? *Am J Gastroenterol* 92: 469-475.

Rasmussen OØ, Christensen B, Sorensen M, Tetzschner T & Christiansen J (1990) Rectal compliance in the assessment of patients with fecal incontinence. *Dis Colon Rectum* 33: 650-653.

Rasmussen OØ, Hansen CR, Zhu BW & Christiansen J (1996) Effect of octreotide on anal pressure and rectal compliance. *Dis Colon Rectum* 39: 624-627.

Rasmussen OØ, Christiansen J, Tetzschner T & Sørensen M (2000) Pudendal nerve function in idiopathic fecal incontinence. *Dis Colon Rectum* 43: 633-636.

Ratani RS, Yazaki E, Scott M, Pilot MA & Williams NS (1997) Electrically stimulated smooth muscle neosphincter. *Br J Surg* 84: 1286-1289.

Read MG & Read NW (1982) Role of anorectal sensation in preserving continence. *Gut* 23: 345-347.

Read MG, Read NW & Duthie HL (1979) Effect of loperamide on anal sphincter function in patients with diarrhoea. *Gut* 20: A942.

Read MG, Read NW, Haynes WG, Donnelly TC & Johnson AG (1982) A prospective study of the effect of haemorrhoidectomy on sphincter function and faecal incontinence. *Br J Surg* 69: 396-398.

Read NW (1983) Drug induced constipation. *Mims Magazine* 19-21.

Read NW & Abouzekry L (1986) Why do patients with faecal impaction have faecal incontinence? *Gut* 27: 283-287.

Read NW & Bannister JT (1985) Anorectal manometry: techniques in health and disease. In Henry MM & Swash M (eds) *Coloproctology and the Pelvic Floor*, pp 65-87. London: Butterworth.

Read NW, Harford WV, Schmulen AC, Read MG, Santa Ana C & Fordtran JS (1979) A clinical study of patients with faecal incontinence and diarrhoea. *Gastroenterology* 76: 747-756.

Read NW, Haynes WG, Bartolo DCC et al (1983a) Use of anorectal manometry during rectal infusion of saline to investigate sphincter function in incontinent patients. *Gastroenterology* 85: 105-113.

Read NW, Bartolo DCC, Read MG, Hall J, Haynes WG & Johnson AG (1983b) Differences in anorectal manometry between patients with haemorrhoids and patients with descending perineum syndrome: implications for management. *Br J Surg* 70: 656-659.

Read NW, Bartolo DCC & Read MG (1984) Differences in anal function in patients with incontinence to solids and in patients with incontinence to liquids. *Br J Surg* 71: 39-42.

Read NW, Abouzekry L, Read MG, Howell P, Ottwell D & Donnelly TC (1985) Anorectal function in elderly patients with fecal impaction. *Gastroenterology* 89: 959-966.

Reilly WT, Talley NJ, Pemberton JH & Zinsmeister AR (2000) Validation of a questionnaire to assess fecal incontinence and associated risk factors - Fecal incontinence questionnaire. *Dis Colon Rectum* 43: 146-154.

Ricciardi R, Mellgren F, Madoff RD et al (2006) The utility of pudendal nerve terminal motor latencies in idiopathic incontinence. *Dis Colon Rectum* 46: 852-857.

Rieger NA, Sweeney JL, Hoffmann DC, Young JF & Hunter A (1996) Investigation of fecal incontinence with endoanal ultrasound. *Dis Colon Rectum* 39: 860-864.

Rieger NA, Wattchow DA, Sarre RG et al (1997a) Prospective trial of pelvic floor retraining in patients with fecal incontinence. *Dis Colon Rectum* 40: 821-826.

Rieger NA, Sarre RG, Saccone GTP, Schloithe AC & Wattchow DA (1997b) *Int J Colorect Dis* 12: 303-307.

Roberts JP & Williams NS ((1992) The role and technique of ambulatory anal manometry. *Baillières Clin Gastroenterol* 6: 163-178.

Roberts PL, Coller JA, Schoetz DJ & Veidenheimer MC (1990) Manometric assessment of patients with obstetric injuries and fecal incontinence. *Dis Colon Rectum* 33: 16-20.

Rociu E, Stoker J, Eijkemans MJ, Schouten WR & Lameris JS (1999) Fecal incontinence: endoanal US versus endoanal MR imaging. *Radiology* 212: 453-458.

Roe AM, Bartolo DCC & Mortensen NJMcC (1986) New method for assessment of anal sensation in various anorectal disorders. *Br J Surg* 73: 310-312.

Rogers J, Henry MM & Misiewicz JJ (1988a) Combined sensory and motor deficit in primary neuropathic faecal incontinence. *Gut* 29: 5-9.

Rogers J, Levy DM, Henry MM & Misiewicz JJ (1988b) Pelvic floor neuropathy: a comparative study of diabetes mellitus and idiopathic faecal incontinence. *Gut* 29: 756-761.

Rogers J, Henry MM & Misiewicz JJ (1988c) Disposable pudendal nerve stimulator: evaluation of the standard instrument and new device. *Gut* 29: 1131-1133.

Rogers J, Hayward MP, Henry MM & Misiewicz JJ (1988d) Temperature gradient between the rectum and the anal canal: evidence against the role of temperature sensation as a sensory modality in the anal canal of normal subjects. *Br J Surg* 25: 1083-1085.

Roig JV, Villoslada C, Lledo S et al (1995) Prevalence of pudendal neuropathy in fecal incontinence. *Dis Colon Rectum* 38: 952-958.

Rosen HR, Novi G, Zoech G, Feil W, Urbarz C & Schiessel R (1998) Restoration of anal sphincter function by single-stage dynamic graciloplasty with a modified (split sling) technique. *Am J Surg* 175: 187-193.

Rosen HR, Urbarz C, Holzer B et al (2001) Sacral nerve stimulation as a treatment for fecal incontinence. *Gastroenterology* 121: 536-541.

Rothbarth J, Bemelman WA, Meijerink WJHJ, Buyze-Westerweel ME, van Dijk JG & Delemarre JBVM (2000) Long-term results of anterior anal sphincter repair for fecal incontinence due to obstetric injury. *Digestive Surgery* 17: 390-394.

Royal College of Obstertricians and Gynaecologists (2001). Management of third and fourth-degree perineal tears following vaginal delivery. Clinical guideline No. 29. London: RCOG Press.

Rudd WH, Sullivan ES, Corman ML, Devroede G & Schuster MM (1982) Anal incontinence (symposium). *Dis Colon Rectum* 25: 90-107.

Ruppin H (1987) Review: Loperamide-a potent antidiarrhoeal drug with actions along the alimentary tract. *Aliment Pharmacol Ther* 1: 179-190.

Ryhammer AM, Bek KM & Laurberg S (1995) Multiple vaginal deliveries increase the risk of permanent incontinence of flatus and urine in normal premenopausal women. *Dis Colon Rectum* 38: 1206-1209.

Ryn A-K, Morren GL, Hallböök O & Sjödahl R (2000) Long-term results of electromyographic biofeedback training for fecal incontinence. *Dis Colon Rectum* 43: 1262-1266.

Salmons S (1980) Functional adaptation in skeletal muscle. *Neurol Sci* 3: 134-137.

Salmons SS & Henriksson J (1981) The adaptive response of skeletal muscle to increased use. *Muscle Nerve* 4: 94-105.

Salvioli B, Bharucha AE, Rath-Harvey D, Pemberton JH & Phillips SF (2001) Rectal compliance, capacity, and rectoanal sensation in fecal incontinence. *Am J Gastroenterol* 96: 2158-2168.

Sangalli MR, Floris L & Weil A (2000) Anal incontinence in women with third or fourth degree perineal tears and subsequent vaginal deliveries. *Aust NZ Obs Gynae* 40: 244-248.

Sangwan YP, Coller JA, Barrett RC, Roberts PL, Murray JJ & Schoetz DJ (1995) Can manometric parameters predict response to biofeed-back therapy in fecal incontinence? *Dis Colon Rectum* 38: 1021 - 1025.

Sangwan YP, Coller JA, Barrett RC, Murray JJ, Roberts PL & Schoetz DJ (1996a) Unilateral pudendal neuropathy. *Dis Colon Rectum* 39: 249-251.

Sangwan YP, Coller JA, Barrett RC et al (1996b) Unilateral pudendal neuropathy. Impact on outcome of anal sphincter repair. *Dis Colon Rectum* 39: 686-689.

Santoro GA, Eitan BZ, Pryde A & Bartolo DC (2000) Open study of low-dose amitriptyline in the treatment of patients with idiopathic fecal incontinence. *Dis Colon Rectum* 43: 1676-1682.

Santulli TV, Schullinger JH & Armoury RA (1965) Malformations of the anus and rectum. *Surg Clin North Am* 45: 1253-1271.

Sato T & Konishi F (1996) Functional perineal colostomy with pudendal nerve anastomosis following anorectal resection: An experimental study. *Surgery* 119: 641-651.

Sato T, Konishi F & Kanazawa K (1997) Functional perineal colostomy with pudendal nerve anastomosis following anorectal resection: a cadaver operation study on a new procedure. *Surgery* 121: 569-574.

Saunders JR, Darakhshan AA, Eccersley AJP et al (2003a) The Colorectal Development Unit—Impact on functional outcome for the electrically stimulated gracilis neoanal sphincter. *Br J Surg* 90 (Suppl 1): 81.

Saunders JR, Eccersley AJP & Williams NS (2003b) Use of a continent colonic conduit for treatment of refractory evacuatory disorder following construction of an electrically stimulated gracilis neoanal sphincter. *Br J Surg* 90: 1416-1421.

Saunders JR, Williams NS & Eccersley AJP (2004) The combination of electrically stimulated gracilis neoanal sphincter and continent colonic conduit: a way forward for total anorectal reconstruction? *Dis Colon Rectum* 47: 354-366.

Scharli AF & Kiesewetter WB (1970) Defecation and continence: some new concepts. *Dis Colon Rectum* 13: 81-107.

Scheuer M, Kuijpers HC & Jacobs PP (1989) Postanal repair restores anatomy rather than function. *Dis Colon Rectum* 32: 960-963.

Scheuer M, Kuijpers HC & Bleijenber G (1994) Effect of electro-stimulation on sphincter function in neurogenic fecal continence. *Dis Colon Rectum* 37: 590-594.

Schier F, Schneiger W & Willital GH (1986) Anal incontinence in childhood: psychosocial development after sacral sphincter replacement. *Coloproctology* 8: 115-118.

Schiller LR, Santa Ana CA, Schulen AC et al (1982) Pathogenesis of fecal incontinence in diabetes mellitus: evidence for internal-analsphincter dysfunction. *N Engl J Med* 307: 1666-1671.

Schmidt E (1986) Surgery for anal incontinence. *Coloproctology* 8: 218-222.

Schmidt RA (1986) Advances in genitourinary neurostimulation. *Neursurgery* 19: 1041-1046.

Schoetz DJ Jr (1985) Operative therapy for anal incontinence. *Surg Clin North Am* 65: 35-65.

Schuster MM (1966) Clinical significance of motor disturbances of the enterocolonic segment. *Am J Dig Dis* 2: 320.

Schuster MM (1975) The riddle of the sphincters. *Gastroenterology* 69: 249-262.

Schuster MM (1977) Biofeedback treatment for gastrointestinal disorders. *Med Clin North Am* 61: 907-912.

Schuster MM, Hendrix TR & Mendeloff AI (1963) The internal sphincter response. Manometric studies on its normal physiology, normal pathways and alteration in bowel disease. *J Clin Invest* 42: 196-207.

Schuster MM, Hookman P, Hendrix TR & Mendeloff AI (1965) Simultaneous manometric recording of internal and external anal sphincter reflexes. *Bull Johns Hopkins Hosp* 116: 79-88.

Schuster MM, Corazziari E, Erckenbrecht J, Ihre T & Keighley MRB (1994) Faecal incontinence. *Gastroenterology Int* 7: 1-12.

Schwartz MS, Sargeant MK & Swash M (1976) Longitudinal fibre splitting in neurogenic muscular disorders: its relation to the pathogenesis of 'myopathic' change. *Brain* 99: 617-636.

Scott ADN, Henry MM & Phillips RKS (1990) Clinical assessment and anorectal manometry before postanal repair: failure to predict outcome. *Br J Surg* 77: 628-629.

Scott SM, Knowles CH, Lunniss PJ, Newell M, Garvie N & Williams NS (2001) Scintigraphic assessment of colonic transit in patients with slow transit constipation arising *de novo* (chronic idiopathic) and following pelvic surgery or childbirth. *Br J Surg* 88: 405-411.

Seccia M, Menconi C, Balestri R & Cavina E (1994) Study protocols and functional results in 86 electrostimulated graciloplasties. *Dis Colon Rectum* 37: 897-904.

Sedgwick EM (1982) Clinical application of the spinal and cortical somatosensory evoked potentials. *Amsterdam Excerpta Medica* 207-214.

Sentovich SM, Rivela LJ, Blatchford GJ, Christensen MA & Thorson AG (1995) Patterns of male fecal incontinence. *Dis Colon Rectum* 38: 281-285.

Setti-Carraro P & Nicholls RJ (1994) Postanal repair for faecal incontinence persisting after rectopexy. *Br J Surg* 81: 305-307.

Setti-Carraro P, Kamm MA & Nicholls RJ (1994) Long-term results of postanal repair for neurogenic faecal incontinence. *Br J Surg* 81: 140-144.

Shafik A (1975) A new concept of the anatomy of the anal sphincter mechanism and the physiology of defaecation. The external sphincter: a triple loop system. *Invest Urol* 12: 412-419.

Shafik A (1984) Pelvic double-sphincteric control complex. Theory of pelvic organ continence with clinical application. *Urology* 23: 611-618.

Shafik A (1985) A new concept of the anatomy of the anal sphincter. Mechanism and the physiology of defaecation.

Coloproctology 7：107-112.

Shafik A (1993) Polytetrafluoroethylene injection for the treatment of partial fecal incontinence. *Int Surg* 78：159-161.

Shafik A (1995) Perianal injection of autologous fat for treatment of sphincteric incontinence. *Dis Colon Rectum* 38：583-587.

Shandling B & Gilmour RF (1987) The enema continence catheter in spina bifida：successful bowel management. *J Pediatr Surg* 22：271-273.

Shankar KR，Losty PD，Kenny SE et al (1998) Functional results following the antegrade continence enema procedure. *Br J Surg* 85：980-982.

Shatari T，Teramoto T，Kitajima M & Minamitant H (1995) Conversion of the rabbit gracilis muscle for transposition as a neoanal sphincter by electrical stimulation. *Surg Today* 25：233-236.

Shatari T，Hayes J，Pretlove S，et al (2004) Defects in the internal anal sphincter (IAS) are significantly more important in determining continence than injury to the external anal sphincter (EAS) after repair of third degree tears. *Colorectal Dis* 6：37-85.

Shouler P & Keighley MRB (1986) Changes in colorectal function in severe idiopathic constipation. *Gastroenterology* 90：414-420.

Sielezneff，Bauer S，Bulgar JC & Sarles JC (1996) Gracil is muscle transposition in the treatment of faecal incontinence. *J Colorectal Dis* 11：15-18.

Simmang C，Birbaum EH，Kodner IJ，Fry RD & Fleshman JW (1994) Anal sphincter reconstruction in the elderly：does advancing age affect outcome? *Dis Colon Rectum* 37：1065-1069.

Simonson OS，Stolf NAG，Aun F，Raia A & Habra-Gama A (1976) Rectal sphincter reconstruction in perineal colostomies after abdominoperineal resection for cancer. *Br J Surg* 63：389-391.

Siproudhis L，Bellissant E，Juguet F，Allain H，Bretagne J-F & Gosselin M (1998) Effects of cholinergic agents on anorectal physiology. *Aliment Pharmacol Ther* 12：747-754.

Siproudhis L，Bellissant E，Pagenault M et al (1999) Fecal incontinence with normal anal canal pressures：where is the pitfall? *Am J Gastroenterol* 94：1556-1563.

Sitzler PJ & Thomson JPS (1996) Overlap repair of damaged anal sphincter. *Dis Colon Rectum* 39：1356-1360.

Skomorowska E，Hegedus V & Christiansen J (1988) Evaluation of perineal descent by defaecography. *Int J Colorectal Dis* 3：191-194.

Slade MS，Goldberg SM，Schottler JL et al (1977) Sphincteroplasty for acquired anal incontinence. *Dis Colon Rectum* 20：33-35.

Sleep J & Grant A (1987) Pelvic floor exercises in postnatal care. *Midwifery* 3：158-164.

Sleep J，Grant A，Gracia J，Elbourne D，Spencer J & Chalmers J (1984) West Berkshire perineal management trial. *BMJ* 289：587-590.

Smith B (1968) Effects of irritant purgatives on the myenteric plexus in man and mouse. *Gut* 9：139-143.

Snooks SJ & Swash M (1984a) Perineal nerve and transcutaneous spinal stimulation：new methods for investigation of the urethral striated sphincter musculature. *Br J Urol* 56：406-409.

Snooks SJ & Swash M (1984b) Abnormalities of the innervation of the urethral striated sphincter musculature in incontinence. *Br J Urol* 56：401-405.

Snooks SJ & Swash M (1985) Motor conduction velocity in the human spinal cord：slowed conduction in multiple sclerosis and radiation myelopathy. *J Neurol Neurosurg Psychiatry* 48：1135-1139.

Snooks SJ & Swash M (1986) The innervation of the muscles of continence. *Ann R Coll Surg Engl* 68：45-49.

Snooks SJ，Barnes PRH & Swash M (1984a) Damage to the innervation of the voluntary anal and periurethral sphincter musculature in incontinence：an electrophysiological study. *J Neurol Neurosurg Psychiatry* 47：1269-1273.

Snooks SJ，Swash M & Henry M (1984b) Electrophysiologic and manometric assessment of failed postanal repair for anorectal incontinence. *Dis Colon Rectum* 27：733-736.

Snooks S，Henry MM & Swash M (1984c) Faecal incontinence after anal dilatation. *Br J Surg* 71：617-618.

Snooks SJ，Setchell M，Swash M & Henry MM (1984d) Injury to innervation of pelvic floor sphincter musculature in childbirth. *Lancet* ii：546-550.

Snooks SJ，Barnes PRH，Swash M & Henry MM (1985a) Damage to the innervation of the pelvic floor musculature in chronic constipation. *Gastroenterology* 89：977-981.

Snooks SJ，Henry MM & Swash M (1985b) Anorectal incontinence and rectal prolapse：differential assessment of the innervation to puborectalis and external anal sphincter muscles. *Gut* 26：470-476.

Snooks SJ，Swash M & Henry MM (1985c) Abnormalities in central and peripheral nerve conduction in patients with anorectal incontinence. *J R Soc Med* 78：294-300.

Snooks SJ，Swash M，Henry MM & Setchell M (1986) Risk factors in childbirth causing damage to the pelvic floor innervation. *Int J Colorectal Dis* 1：20-24.

Snooks SJ，Swash M，Mathers SE & Henry MM (1990) Effect of vaginal delivery on the pelvic floor：a 5-year follow-up. *Br J Surg* 77：1358-1360.

Solomon MJ，McLeod RS，Cohen EK，Simons MK & Wilson S (1994) Reliability and validity studies of endoluminal ultrasonography for anorectal disorders. *Dis Colon Rectum* 37：546-551.

Sorensen M，Tetzschner T，Rasmussen O & Christiansen J (1991) Relation between electromyography and anal manometry of the external anal sphincter. *Gut* 32：1031-1034.

Sorensen M，Tetzschner T，Rasmussen O，Bjarnesen J & Christiansen J (1993) Sphincter rupture in childbirth. *Br J Surg* 80：392-394.

Sorensen M，Nielsen MB，Pedersen JF & Christiansen J (1994) Electromyography of the internal anal sphincter performed under endosonographic guidance. *Dis Colon Rectum* 37：138-143.

Speakman CTM & Kamm MA (1993) Abnormal visceral autonomic innervation in neurogenic faecal incontinence. *Gut* 34：215-221.

Speakman CTM，Hoyle CHV，Kamm MA，Henry MM，Nicholls RJ & Burnstock G (1990) Adrenergic control of the internal anal sphincter is abnormal in patients with idiopathic faecal incontinence. *Br J Surg* 77：1342-1344.

Speakman CTM，Burnett SJD，Kamm MA & Bartram CI (1991) Sphincter injury after anal dilatation demonstrated by anal endosonography. *Br J Surg* 78：1429-1430.

Speakman CTM，Hoyle CHV，Kamm MA，Henry MM，Nicholls RJ & Burnstock G (1992) Decreased sensitivity of muscarinic but not 5-hydroxytryptamine receptors of the internal anal sphincter in neurogenic faecal incontinence. *Br J Surg* 79：829-832.

Speakman CTM，Hoyle CHV，Kamm MA，Henry MM，Nicholls RJ & Burnstock G (1993) Neuropeptides in the internal anal sphincter in neurogenic faecal incontinence. *Int J Colorectal Dis* 8：201-205.

Speakman CTM，Hoyle CHV，Kamm MA et al (1995) Abnormal internal anal sphincter fibrosis and elasticity in fecal incontinence. *Dis Colon Rectum* 38：407-410.

Squire R，Kiely EM，Carr B，Ransley PG & Duffy PG

(1993) The clinical application of the Malone antegrade colonic enema. *J Pediatr Surg* 28: 1012-1015.

Srinivasiah N, Marshall J, Gardiner A, Maslekar S & Duthie G (2007) Rectal irrigation in the treatment of disorders of faecal incontinence-a prospective review. *Colorectal Dis* 9 (Suppl 3): 13-60.

Stalberg E & Trontelj V (1979) *Single Fibre Electromyography*. Old Woking: Mirvalle Press.

Stebbing JF, Brading AF & Mortensen NJMcC (1995) Nitrergic inhibitory innervation of porcine rectal circular smooth muscle. *Br J Surg* 82: 1183-1187.

Stebbing JF, Brading AF & Mortensen NJMcC (1996) Nitrergic innervation and relaxant response of rectal circular smooth muscle. *Dis Colon Rectum* 39: 294-299.

Stebbing JF, Brading AF, Mortensen NJMcC (1997) Role of nitric oxide in relation of the longitudinal layer of rectal smooth muscle. *Dis Colon Rectum* 40: 706-710.

Stelzner F (1960) Uber die Anatomie des analen sphincterorgans wie die der chirurg sieht. *Z Anat Entwicklungsgeschamte* 121: 525-535.

Stephens FD & Smith ED (1971) *Ano-Rectal Malformations in Children*, pp 373-377. Chicago: Year Book Medical.

Stewart J, Kumar D & Keighley MRB (1994) Results of anal or low rectal anastomosis and pouch construction for megarectum and megacolon. *Br J Surg* 81: 1051-1053.

Stokes SA & Motta GJ (1982) The geriatric patient. In Broadwell DC & Jackson BS (eds) *Principles of Ostomy Care*, pp 545-562. London: Mosby.

Stone HB & McLanahan S (1941) Results with the fascia plastic operation for anal incontinence. *Ann Surg* 31: 73-77.

Stricker JW, Schoetz DJ Jr., Coller JA & Veidenheimer MC (1988) Surgical correction of anal incontinence. *Dis Colon Rectum* 31: 533-540.

Sultan AH, Kamm MA, Hudson CN, Thomas JM & Bartram CI (1993a) Anal-sphincter disruption during vaginal delivery. *N Engl J Med* 329: 1905-1911.

Sultan AH, Kamm MA, Hudson CN & Bartram CI (1993b) Effect of pregnancy on anal sphincter morphology and function. *Int J Colorectal Dis* 8: 206-209.

Sultan AH, Kamm MA, Bartram CI & Hudson CN (1993c) Anal sphincter trauma during instrumental delivery. *Int J Gynaecol Obstet* 43: 263-270.

Sultan AH, Nicholls RJ, Kamm MA, Hudson CN, Beynon J & Bartram CI (1993d) Anal endosonography and correlation with in vitro and in vivo anatomy. *Br J Surg* 80: 508-511.

Sultan AH, Kamm MA, Talbot IC, Nicholls RJ & Bartram CI (1994a) Anal endosonography for identifying external sphincter defects confirmed histologically. *Br J Surg* 81: 463-465.

Sultan AH, Kamm MA, Hudson CN & Bartram CI (1994b) Third degree obstetric anal sphincter tears: risk factors and outcome of primary repair. *BMJ* 308; 887-891.

Sultan AH, Loder PB, Bartram CI, Kamm MA & Hudson CN (1994c) Vaginal endosonography. New approach to image the undisturbed anal sphincter. *Dis Colon Rectum* 37: 1296-1299.

Sultan AH, Johanson RB & Carter JE (1998) Occult anal sphincter trauma following randomized forceps and vacuum delivery. *Int J Gynecol Obs* 61: 113-119.

Sultan AH, Monga AK, Kumar D & Stanton SL (1999) Primary repair of obstetric anal sphincter rupture using the overlap technique. *Br J Obs Gynae* 106: 318-323.

Sultan AH & Thakar R (2002) Lower genital tract and anal sphincter trauma. *Best Practice & Research Clinical Obstetrics and Gynaecology* 16: 99-115.

Sun WM, Read NW, Miner PB, Kerrigan DD & Donnelly TC (1990a) The role of transient internal sphincter relaxation in faecal incontinence? *Int J Colorectal Dis* 5: 31-36.

Sun WM, Read NW & Miner PB (1990b) Relation between rectal sensation and anal function in normal subjects and patients with faecal incontinence. *Gut* 31: 1056-1061.

Sun WM, Donnelly TC & Read NW (1992) Utility of a combined test of anorectal manometry, electromyography, and sensation in determining the mechanism of 'idiopathic' faecal incontinence. *Gut* 33: 807-813.

Sunderland S (1978) *Nerves and Nerve Injuries*, 2nd edn, pp 82-86. Edinburgh: Churchill Livingstone.

Swash M (1980) Idiopathic faecal incontinence: histopathological evidence on pathogenesis. In Wright R (ed.) *Recent Advances in Gastrointestinal Pathology*, pp 71-89. London: WB Saunders.

Swash M (1982a) The neuropathy of idiopathic faecal incontinence. In Smith WT & Cavanagh JB (eds) *Recent Advances in Neuropathology*, *Vol*. 2. Edinburgh: Churchill Livingstone.

Swash M (1982b) Early and late components of the human anal reflex. *J Neurol Neurosurg Psychiatry* 45: 767-769.

Swash M (1985a) New concepts in incontinence. *BMJ* 290: 4-5.

Swash M (1985b) Histopathology of the pelvic floor muscles. In Henry MM & Swash M (eds) *Coloproctology and the Pelvic Floor*, pp 129-150. London: Butterworth.

Swash M (1985c) Anorectal incontinence: electrophysiological tests. *Br J Surg* 72 (Suppl): S14.

Swash M (1985d) Pathophysiology of idiopathic (neurogenic) faecal incontinence. In Sir Alan Parks Memorial Symposium. *Ann R Coll Surg Engl* 65 (Suppl): 22-23.

Swash M (1993) Childbirth is responsible for most cases. *BMJ* 307: 636-637.

Swash M & Schwartz MS (1977) Implications of longitudinal fibre in neurogenic and myopathic disorders. *J Neurol Neurosurg Psychiatry* 40: 1152-1159.

Swash M & Schwartz MS (1981) *Neuromuscular Disease: A Practical Approach to Diagnosis and Management*. New York: Springer. Swash M & Schwartz MS (1984) *Muscle Biopsy Pathology*. London: Chapman & Hall.

Swash M & Snooks SJ (1985) Electromyography in pelvic floor disorders. In Henry MM & Swash M (eds) *Coloproctology and the Pelvic Floor*, pp 86-103. London: Butterworth.

Swash M, Snooks JJ & Henry MM (1985) Unifying concept of pelvic floor disorders and incontinence. *J R Soc Med* 78: 906-911.

Swash M, Gray A, Lubowski DZ & Nicholls RJ (1988) Ultrastructural changes in internal anal sphincter in neurogenic faecal inconti-nence. *Gut* 29: 1692-1698.

Tagart REB (1966) The anal canal and rectum, their varying relationship and its effect on anal continence. *Dis Colon Rectum* 9: 449-452.

Takahashi T, Garcia-Osogobio S, Valdovinos MA et al (2002) Radiofrequency energy delivery to the anal canal for the treatment of fecal incontinence. *Dis Colon Rectum* 45: 915-922.

Takahashi T, Garcia-Osogobio S, Valdovinos MA, Belmonte C, Barreto C & Velasco L (2003) Extended two-year results of radio-frequency energy delivery for the treatment of fecal incontinence (the Secca procedure). *Dis Colon Rectum* 46: 711-7155.

Tanagho EA & Schmidt RA (1988) Electrical stimulation in the clinical management of the neurogenic bladder. *J Urol* 140: 1331-1339.

Taylor BM, Beart RW & Phillips SF (1984) Longitudinal and radial variations in pressure in the human anal sphincter. *Gastroenterology* 86: 693-697.

Taylor I, Duthie HL & Zachary RB (1973) Anal continence

following surgery for imperforate anus. *J Pediatr Surg* 8: 497-503.

Taylor I, Darby C & Hammond P (1978) Comparison of rectosigmoid myoelectric activity in the irritable colon during relapses and remissions. *Gut* 19: A457.

Templeton JM & O'Neill JA Jr (1986) Anorectal malformations. In Welsh KJ, Randolph JG, Ravitch MM et al (eds) *Pediatric Surgery*, 4th edn, pp 1022-1035. Chicago: Year Book Medical.

Ten Cate Hoedemaker HO (1987) Anatomy of the anorectum. In Gooszen HG, Ten Cate Hoedemaker HO, Weterman IT & Keighley MRB (eds) *Disordered Defaecation*, pp 3-16. Dordrecht: Martinus Nijhoff.

Ternent CA, Shashidharan M, Blatchford GJ, Christensen MA, Thorson AG & Sentovich SM (1997) Transanal ultrasound and anorectal physiology findings affecting continence after sphincteroplasty. *Dis Colon Rectum* 40: 462-467.

Terra MP, Dobben AC, Berghmans B et al (2006) Electrical stimulation and pelvic floor muscle training with biofeedback in patients with fecal incontinence: a cohort study of 281 patients. *Dis Colon Rectum* 49: 1149-1159.

Tetzschner T, Sørensen M, Rasmussen O, Lose G & Christiansen J (1997) Reliability of pudendal nerve terminal motor latency. *Int J Colorect Dis* 12: 280-284.

The Times (1998) Doctors call for right to choose Caesarean birth. 14 August.

Thakar R, Sultan AH, Fernando R, Monga A et al (2001) Can workshops on obstetrics anal sphincter rupture change practice? *Int Urogynecol J Pelvic Floor Dysfunc* 12: suppl 1: 55.

Thakar R & Sultan AH (2003) Management of obstetric anal sphincter injury. *The Obstetrician & Gynaecologist* 5: 31-39.

Thomas C, Lefaucheur JP, Galula G et al (2002) Respective value of pudendal nerve terminal motor latency and anal sphincter electromyography in neurogenic fecal incontinence. *Neurophysiol Clin* 32: 85-90.

Thomson WHF (1975) The nature of haemorrhoids. *Br J Surg* 62: 542-552.

Thomson WH, Cooke SG & Strugnell NA (1998) A study of controlled digital dilation of the anus in the treatment of chronic anal fissure. *Abstracts of the Association of Coloproctology of Great Britain and Ireland Annual Meeting, St Helier, 29 June-1 July*. Oxford: Blackwell Science.

Thorpe AC, Roberts JP, Williams NS, Blandy JP & Badenoch DF (1995) Pelvic floor physiology in women with faecal incontinence and urinary symptoms. *Br J Surg* 82: 173-176.

Tjandra JJ, Milsom JW, Stolfi VM et al (1992) Endoluminal ultrasound defines anatomy of the anal canal and pelvic floor. *Dis Colon Rectum* 35: 465-470.

Tjandra JJ, Milsom JW, Schroeder T, Fazio VW (1993) Endoluminal ultrasound is preferable to electromyography in mapping anal sphincteric defects. *Dis Colon Rectum* 36: 689-692.

Tjandra JJ, Ooi B-W & Han WR (2000) Anorectal physiologic testing for bowel dysfunction in patients with spinal cord lesions. *Dis Colon Rectum* 43: 927-931.

Tjandra JJ, Han WR, Goh J, et al (2003) Direct repair vs. overlapping sphincter repair. A randomized, controlled trial. *Dis Colon Rectum* 46: 937-943.

Tobin GW & Brocklehurst JC (1986) Faecal incontinence in residential homes for the elderly: prevalence, aetiology and management. *Age Ageing* 15: 41-46.

Triadafilopoulos G, DiBaise JK, Nostrant TT et al (2001) Radiofrequency energy delivery to the gastro-oesophageal junction for the treatment of GERD. *Gastrointest Endosc* 53: 407-415.

Utzig MJ, Kroesen AJ & Buhr HJ (2003) Concepts in pathogenesis and treatment of chronic anal fissure- a review of the literature. *Am J Gastroenterology* 98: 968-974.

Vaizey CJ & Kamm MA (2000) Prospective assessment of the clinical value of anorectal investigations. *Digestion* 61: 207-214.

Vaizey CJ, Kamm MA & Bartram CI (1997) Primary degeneration of the internal anal sphincter as a cause of passive faecal incontinence. *Lancet* 349: 612-615.

Vaizey CJ, Kamm MA, Gold DM, Bartram CI, Halligan S & Nicholls RJ (1998) Clinical, physiological, and radiological study of a new purpose-designed artificial bowel sphincter. *Lancet* 352: 105-108.

van Tets WF & Kuijpers JC (1994) Continence disorders after fistulotomy. *Dis Colon Rectum* 37: 1194-1197.

van Tets WF, Kuijpers JHC & Bleijenberg G (1996) Biofeedback treatment is ineffective in neurogenic fecal incontinence. *Dis Colon Rectum* 39: 992-994.

van Tets WF, Kuijpers JHC, Mollen R & Goor H (1997) Influence of Parks' anal retractor on anal sphincter pressures. *Dis Colon Rectum* 40: 1042-1045.

Varma JS & Smith AN (1986) Reproducibility of the proctometrogram. *Gut* 27: 288-292.

Varma KK & Stephens FD (1972) Neurovascular reflexes of anal continence. *Aust NZ J Surg* 41: 236-272.

Vallet C, Parc Y, Parc R & Tiret E (2007) Sacral nerve stimulation for faecal-incontinence: are preoperative investigations valuable to select patients to be treated? *Colorectal Dis* 9 (Suppl 3): 13-60.

Venkatesh KS, Ramanujam PS, Larson DM & Haywood MA (1989) Anorectal complications of vaginal delivery. *Dis Colon Rectum* 32: 1039-1041.

Vernava AM III, Longo WE & Daniel GL (1992) Pudendal neuropathy and the importance of EMG evaluation of fecal incontinence. *Dis Colon Rectum* 35: 11.

Vernava AM, Longo WE & Daniel GL (1993) Pudendal neuropathy and the importance of EMG evaluation of fecal incontinence. *Dis Colon Rectum* 36: 23-27.

Versluis PJ, Konsten J, Geerdes B, Baeten CGMI & Oei KTK (1995) Defecographic evaluation of dynamic graciloplasty for fecal incontinence. *Dis Colon Rectum* 38: 468-473.

Vierck CJ, Greenspan JD, Ritz LA & Yeomans DC (1986) The spinal pathways contributing to the ascending conduction and descending modulation of pain sensation and reactions. In Yaksh TL (ed.) *Spinal Afferent Processing*, pp 142-147. New York: Plenum Press.

von Rapport E (1952) Plasticher ersatz des museulus sphincter ani. *Zentralbl Chir* 77: 579-581.

Wald A (1981) Biofeedback therapy for faecal incontinence. *Ann Intern Med* 95: 146-149.

Wald A (1983) Biofeedback for neurogenic faecal incontinent rectal sensation is a determinant of outcome. *J Paediatr Gastroenterol Nutr* 2: 302-306.

Wald A (1985) Diabetes-associated fecal incontinence in the geriatric patient. *Geriatr Med Today* 4: 40-48.

Wald A & Turugunthla AK (1984) Anorectal sensorimotor dysfunction in fecal incontinence and diabetes mellitus. *N Engl J Med* 310: 1282-1287.

Waldron DJ, Horgan PG, Patel FR, Maguire R & Given HF (1993) Multiple sclerosis: Assessment of colonic and anorectal function in the presence of faecal incontinence. *Int J Colorectal Dis* 8: 220-224.

Walsh CJ, Mooney EF, Upton GJ & Motson RW (1996) Incidence of third-degree perineal tears in labour and outcome after primary repair. *Br J Surg* 83: 218-221.

Wang JY, Lai CR, Chen JS, Lin Se, Chang-Chien CR & Fan HA (1988) Gracilis muscle transposition for anal incontinence: a report of five cases. *Southeast Asian J Surg* 11: 89-92.

Warwick R & Williams PL (eds) (1973) *Gray's Anatomy*, 35th edn. Edinburgh: Longmans.

Watkins GA & Oliver GA (1965) Giant megacolon in the insane: further observations in patients treated with subtotal colectomy. *Gastroenterology* 48: 718 - 727.

Watson SJ & Phillips RKS (1995) Non-inflammatory rectovaginal fistula. *Br J Surg* 82: 1641-1643.

Wendell-Smith CP (1967) Studies on the morphology of the pelvic floor. PhD thesis, p 305. London: University of London.

Wexner SD, Marchetti F & Jagelman DG (1991a) The role of sphincteroplasty for fecal incontinence re-evaluated: a prospective physiologic and functional review. *Dis Colon Rectum* 34: 22-30.

Wexner SD, Marchetti F, Salanga VD, Corredor C & Jagelman DG (1991b) Neurophysiologic assessment of the anal sphincters. *Dis Colon Rectum* 34: 606-612.

Wexner SD, Gonzalez-Padron A, Rius J et al (1996a) Stimulated gracilis neosphincter operation: initial experience, pitfalls, and complications. *Dis Colon Rectum* 39: 958-964.

Wexner SD, Gonzalez-Padron A, Teoh T-A & Moon HK (1996b) The stimulated gracilis neosphincter for faecal incontinence. A new use for an old concept. *Plast Reconstr Surg* 98: 693-699.

Wheatley IC, Hardy KJ & Dent J (1977) Anal pressure studies in spinal patients. *Gut* 18: 488-490.

White JC, Verlot MG & Ehrentheil O (1940) Neurogenic disturbances of the colon and their investigation by the colonmetrogram. *Ann Surg* 112: 1042-1057.

Whitehead WE, Engel BT & Schuster MM (1980) Irritable bowel syndrome: physiological and psychological differences between diarrhoea-predominant and constipation-predominant patients. *Dig Dis Sci* 5: 404-413.

Whitehead WE, Orr WC, Engel BT & Schuster MM (1981) External anal sphincter response to rectal distension: learned response or reflex. *Psychophysiology* 19: 57-62.

Whitehead WE, Wald A, Diamant NE, Enck P, Pemberton JH & Rao SS (1999) Functional disorders of the anus and rectum. *Gut* 45 (Suppl 2): 1155-1159.

Williams AB, Cheetham MJ, Bartram CI et al (2000) Gender differences in the longitudinal pressure profile of the anal canal related to anatomical structure as demonstrated on three-dimensional anal endosonography. *Br J Surg* 87: 1674-1679.

Williams AB, Malouf AJ, Bartram CI, Halligan S, Kamm MA & Kmiot WA (2001) Assessment of external anal sphincter morphology in idiopathic fecal incontinence with endocoil magnetic resonance imaging. *Dig Dis Sci* 46: 1466-1471.

Williams AB, Bartram CI, Halligan S, Marshall MM, Nicholls RJ & Kmiot WA (2002) Endosonographic anatomy of the normal anal canal compared with endocoil magnetic resonance imaging. *Dis Colon Rectum* 45: 176-183.

Williams N, Barlow J, Hobson A, Scott N & Irving M (1995) Manometric asymmetry in the anal canal in controls and patients with fecal incontinence. *Dis Colon Rectum* 38: 1275-1280.

Williams NS (1992) Anorectal reconstruction. *Br J Surg* 79: 733-734.

Williams NS, Price R & Johnston D (1980) The long term effect of sphincter preserving operations for rectal carcinoma on function of the anal sphincter in man. *Br J Surg* 67: 203-208.

Williams NS, Hallan RI, Koeze TH & Watkins ES (1989) Construction of a neorectum and neoanal sphincter following previous proctocolectomy. *Br J Surg* 76: 1191-1194.

Williams NS, Hallan RI, Koeze TH, Pilot MA & Watkins ES (1990a) Construction of a neoanal sphincter by transposition of the gracilis muscle and prolonged neuromuscular stimulation for the treatment of faecal incontinence. *Ann R Coll Surg Engl* 72: 108-113.

Williams NS, Hallam RI, Koeze TH & Watkins ES (1990b) Restoration of gastrointestinal continuity and continence after abdomino-perineal excision of the rectum arising in an electrically stimulated neoanal sphincter. *Dis Colon Rectum* 33: 561-565.

Williams NS, Patel J, George BD, Hallan RI & Watkins ES (1991) Development of an electrically stimulated neoanal sphincter. *Lancet* 338: 1166-1169.

Williams NS, Corry DG, Abercrombie JF & Powell J (1996) Transposition of the anorectum to the abdominal wall. *Br J Surg* 83: 1739-1740.

Williams NS, Ogunbiyi OA, Scott SM, Fajobi O & Lunnis PJ (2001) Rectal augmentation and stimulated gracilis anal neosphincter *Dis Colon Rectum* 44: 192-198.

Williams PL & Warwick R (1973) *Functional Neuroanatomy of Man*. Edinburgh: Churchill Livingstone.

Williamson ME, Lewis WG, Finan PJ, Miller AS, Holdsworth PJ & Johnston D (1995) Recovery of physiologic and clinical function after low anterior resection of the rectum for carcinoma: myth or reality? *Dis Colon Rectum* 38: 411-418.

Womack NR, Williams NS, Holmfield JH, Morrison JFB & Simpkins KD (1985) New method for dynamic assessment of anorectal function in constipation. *Br J Surg* 72: 994-998.

Womack NR, Morrison JFB & Williams NS (1986) The role of pelvic floor denervation in the aetiology of idiopathic faecal incontinence. *Br J Surg* 73: 404-407.

Womack NR, Morrison JFB & Williams NS (1988) Prospective study of the effects of postanal repair in neurogenic faecal incontinence. *Br J Surg* 75: 48-52.

Wong WD, Jensen LL, Bartolo DCC, Rothenberger DA (1996) Artificial anal sphincter. *Dis Colon Rectum* 39: 1345-1351.

Wong WD, Congliosi SM, Spencer MP et al (2002) The safety and efficacy of the artificial bowel sphincter for fecal incontinence-Results from a Multicenter Cohort Study. *Dis Colon Rectum* 45: 1139-1153.

Wood B (1985) Anatomy of the anal sphincters and pelvic floor. In Henry MM & Swash M (eds) *Coloproctology and the Pelvic Floor*, pp 3-21. London: Butterworths.

Wright AL, Williams NS, Gibson JS, Neal DE & Morrison JFB (1985) Electrically evoked activity in the human external anal sphincter. *Br J Surg* 72: 38-41.

Wunderlich M & Swash M (1983) The overlapping innervation of the two sides of the external anal sphincter by the pudendal nerves. *J Neurol Sci* 59: 97-109.

Wyman JB, Heaton KW, Manning AP & Wicks ACB (1978) Variability of colonic function in healthy subjects. *Gut* 19: 146-150.

Wynne JM, Myles JL, Jones I et al (1996) Disturbed anal sphincter function following vaginal delivery. *Gut* 39: 120-124.

Yamamoto T, Kubo H & Honzumi M (1996) Fecal incontinence successfully managed by antegrade continence enema in children: a report of two cases. *Surg Today* 26: 1024-1028.

Yang YK & Wexner SD (1994) Anal pressure vectography is of no apparent benefit for sphincter evaluation. *Int J Colorectal Dis* 9: 92-95.

Yoshioka K & Keighley MRB (1987) Physiological parameter should dictate the surgical management of longstanding idiopathic chronic constipation. *Gut* 28: A1362.

Yoshioka K & Keighley MRB (1988) Clinical and manometric assessment of gracilis muscle transplant for fecal incontinence. *Dis Colon Rectum* 31：767–769.

Yoshioka K & Keighley MRB (1989) Critical assessment of the quality of continence after postanal repair for faecal incontinence. *Br J Surg* 76：1054–1057.

Yoshioka K，Hyland G & Keighley MRB (1987a) Clinical and physiological evaluation of postanal repair. *Gut* 28：A1362.

Yoshioka K，Poxon V & Keighley MRB (1987b) Does the position of the patient influence the results of anorectal manometry? *Gut* 28：A1362.

Yoshioka K，Hyland G & Keighley MRB (1988) Physiological changes after postanal repair and parameters predicting outcome. *Br J Surg* 75：1220–1224.

Yoshioka K，Pinho M，Ortiz J，Oya M，Hyland G & Keighley MRB (1991) How reliable is measurement of the anorectal angle by videoproctography? *Dis Colon Rectum* 34：1010–1013.

Yoshioka K，Ogunbiyi OA & Keighley MRB (1997) Randomized trial of faecal diversion in sphincter repair. *Gut* 40：A55. Zander L (1982) Episiotomy：has familiarity bred contempt? *J R Coll Gen Pract* 32：400–401.

18

第 18 章　便秘

外科医生有时需要接诊便秘患者，不过，这种情况常常是因为内科医师在此之前已经用尽了所有可用的治疗选择，但未能缓解症状。对这些患者需要进行认真的临床和心理评估（Kumar，1992）。虽然有些严重便秘的患者也许有人格障碍，但很多患者都是因为他们的问题没有被重视而表现得偏执和苛求。外科医生应该善于容忍和理解，因为这种做法会受到经常认为自己的症状被忽视的患者的欢迎。一些患者可能有发生便秘的诱因，而医生未曾注意到这种诱因。必须排除任何基础的内分泌、代谢、神经系统、肠道或药源性原因。成人可有异常的肠道肌层神经和神经节，应通过活检和特殊的染色方法加以鉴定。应通过合适的影像学检查排除巨结肠或巨直肠。虽然很少采用手术，但手术在某些患者的治疗中的确有一席之地，而近期的创新也提高了手术的作用。

特发性慢性便秘可分为三大类：

（1）完全或部分结肠无力，可采用次全结肠切除术和回肠-直肠吻合术；

（2）直肠排空障碍，原因包括肛门痉挛、成人巨结肠病、乙状结肠膨出、直肠无力和直肠膨出和（或）肠套叠，最常见的原因是肛门痉挛，或非松弛性盆底综合征（这种情况可通过生物反馈解决）；

（3）上述两种情况的综合。

以上各类中，有一些患者也可通过远端结肠灌洗的方法治疗，以达到排便的目的（顺行性灌肠）。

定义

排便频率的差异很大，因此难以确定什么是正常频率。而且，对不同的人来说，“便秘”一词有不同的含义（Talley 等，1993；Koch 等，1997）。便秘可指大便太硬，排便太困难，排便次数太少，大便体积太大或太小。这些症状难以量化和标准化（Berman 等，1990a）。

大便频率是最容易确定的指标。不过，患者通常会夸大他们的症状，因此，最好请患者详细记录 4～6 周内的大便次数。大便质地（而不是频率）与结肠传输时间相关（Degen 和 Phillips，1996）。如果怀疑患者自己的说法不可靠，可将患者收入代谢病房，收集大便（Eaton-Smith 等，1974）并进行饮食评估，以证实这个问题。多数有关大便频率的研究显示，大多数女性平均每周排便3次，而男性平均每周排便5次（Connell等，1965；Rendtorff和Kashgarian，1967；Martelli等，1978b）。与男性相比，女性的大便一般较硬（Degen和Phillips，1996），但她们的大便质地和频率随月经周期而改变。至于正常人，通过问卷调查得到的数据与大便标本收集得到的数据似乎没有差异。可以认为这些受试者是正常的。不过，应记住的是，6%受试者有肠易激综合征，1%的人有便秘，定义为每周排便2次，29%使用泻药（Lennard-Jones，1985；Kamm，1987）。有些患者认为，必须每天都排便才是正常的。只需安慰他们即使有一天没有排便也是正常的，这样就能治愈他们的“便秘”。

未完全排空的症状对于便秘来说是不可靠的指标，因为直肠的感觉有非常大的差异，感觉到便意之前，直肠内容纳的大便量有很大的可变范围（Edwards和Beck，1971；Ihre，1974）。排便用力和排空能力受损的感觉对于出口阻塞来说没有特异性，而直肠疼痛和手指操作通常提示有排空障碍（Koch等，1997）。肛门痉挛（如果接受这个名词）（Schouten等，1997）可以主观定义为需要花25%以上的时间用力才能排出大便（Kamm，1987）。更准确的做法是，通过肌电图和直肠排粪造影进行客观定义（Roberts等，1992）。如果采用严格的生理学术语，肛门痉挛是指肛门的痉挛，这种情况不常见，但可根据以下现象来识别：肛门非常紧，无法用手指检查；压力测量上有特征性“锯齿状”模式的超高压力描记。非松弛性盆底（NRPF）的情况与此不同，NRPF不是真正的痉挛，而是肛提肌（特别是耻骨直肠肌）在排便期间无法松弛。肛门痉挛和NRPF都会引起直肠出口阻塞，但治疗方法不同。多数文献采用“肛门痉挛”一词，既包括肛门的痉挛也包括非松弛性盆底综合征。这是我们在本章将采用的方式。

结肠传输延迟可引起排便减少、腹胀和腹痛，但这些症状都没有特异性，可能提示广泛性肠道动力障碍（Agachan等，1996；Gorard等，1996；Degen和Phillips，1996）。结肠传输延迟可以完全是直肠排空能力受损所致。

每次排便的大便重量为35～220g，在这方面，有很大的地理差异，非洲农村地区居民的大便重量远远超过西方发达国家人群的大便重量（Glober等，1977）。年龄对大便重量也有一定的影响，随着老龄化，大便重量通常会下降（Colon和Jacob，1977）。

在一项调查中，到一个非胃肠道诊所门诊就诊的350例平均年龄37岁的患者在问卷中被问及：“您所说的便秘意味着什么?”48%患者回答便秘是指不经常排便，但22%患者采用“疼痛”或“排便困难”之类的术语描述便秘。只有38%患者说他们从未发生过便秘。使用泻药的比例为：女性32%，男性16%；81%泻药不是医生开的处方药，而是自己购买的非处方药。在有效者中，25%（没有年龄或性别差异）表示，他们相信定期通便的益处（即使在大便频率正常的情况下）（Moore-Gillon，1984）。

在说英语的国家，对肠道功能的担心是一个传统问题。在20世纪初期的畅销书“健康之路”（Tyrell，1907）中，结肠被称为“人体的化粪池”。即使是现在，有些人也认为结肠灌洗与洗桑拿很相似，在过去，Arbuthnot-Lane（1908）鼓励外科医生对几乎所有疾病患者都开展结肠切除术，因为他认为结肠是强力毒素的来源。

病因学

先天性

便秘可能是先天性的，因为结肠末端、直肠或肛门中没有肠系膜神经节，偶尔这种情况会累及胃、十二指肠和整个或部分小肠，过去，这一直会引起生活的不适，直到出现广泛性肌切除术后，这一状况才被改变（Ziegler等，1993）。先天性巨结肠病在第59章讨论。其他可引起便秘的先天性疾病包括神经节细胞减少症和神经节细胞增多症（Howard，1984），脊柱裂和脊膜膨出（Thorpe等，1994），神经纤维瘤病和新生儿脊髓或骶骨肿瘤。最近，有些慢传输型便秘的儿童经证实有肠道神经分布异常，这种情况被称为肠道神经元发育异常（IND）（Hutson等，2001）。通过直肠活检发现黏膜下神经丛增多，因此定义了B型IND，这是最常见的变种。通过结肠镜活检，发现很多病例的环状肌中兴奋性物质P-免疫反应性神经纤维的数量下降。

并非所有巨结肠和巨直肠病例都是自主神经性先天性缺如所致，多数情况似乎是长期慢性便秘、既往因肛门直肠不发生和先天性巨结肠而开展的手术、药物治疗所致（见第19章）。有人提出了痉挛性肛门直肠痛和肛门内括约肌肥厚或肌张力亢进之间的相关性。慢传输型便秘可有明显的家族史，Knowles 等（1999a）报道的 33 例患者中，22 例有家族史，有时是双胞胎兄弟/姐妹或家人有先天性巨结肠。

儿童的后天获得性便秘

后天获得性便秘常常开始于儿童期，这种便秘不是因为结肠、直肠或肛管的神经节缺如所致。儿童便秘的发生率为 3%～16%（Loening-Baucke，1993），占儿科胃肠道就诊病例的 30%（Borowitz 等，2003）。其中一个主要症状是固体粪块周围因溢流性失禁引起的溢便（Silverberg，1984）。其他症状包括排便疼痛，憋大便的动作和排便次数少。Borowitz 等（2003）研究了 125 个家庭，这些家庭中，有 2～7 岁的儿童因便秘到初级保健医生处就诊，并与相似对照组的儿童比较。他们的结论是：排便疼痛是引起后续便秘的主要原因，可通过早期干预来预防。一部分有难治性便秘的儿童有行为问题和复杂的社会背景。性虐待、父母不和或心理疾病的发生率较高（Leroi 等，1995）。生理异常包括直肠肛管抑制性反射浅，说明内括约肌无法松弛（Loening-Baucke，1984）。有文献报道直肠感觉能力受损（Kubota 等，1997）。大便失禁儿童的特征是排便期间因为括约肌痉挛导致直肠内压力升高、直肠感觉能力受损和直肠肛管抑制性反射障碍（Sutphen 等，1997）。有时有功能性肠道疾病的家族史。不过，检查应排除肛门直肠畸形、狭窄和神经源性或代谢性原因（Heij 等，1990）。

大便嵌塞和溢便的儿童中，约 1/2～2/3 采用镁盐、高纤维膳食和排便再训练后能够改善（Loening-Baucke，1993）。如果不能将一个含 100ml 液体的气球从直肠中排出，可鉴别那些采用上述保守性措施无法得到改善的患者（Loening-Baucke，1989）。直肠感觉、肛管压力测定和钡灌肠等指标对预测保守性治疗的结果没有帮助（Meunier 等，1984）。

成人的后天获得性便秘

成人的后天获得性便秘在女性中远比男性中更常见（Gattuso 和 Kamm，1993），通常见于青少年（MacDonald 等，1993a）和二十多岁及三十多岁时，但常常有儿童期肠道功能紊乱的病史。便秘是老年人的常见问题。后天获得性便秘可能是盆腔手术或各种疾病（表 18.1）所致，包括内分泌、妇

表 18.1　并发便秘的具体障碍

内分泌

胰高血糖素瘤
高钙血症
　甲状旁腺功能亢进
　乳-碱综合征
甲状腺功能减退
全垂体功能减退综合征
嗜铬细胞瘤
怀孕

中毒

砷
铅
汞
磷

神经系统疾病

中枢神经系统障碍
　肿瘤
　外伤
　脑血管疾病
多发性硬化
帕金森病
外周性疾病
　周围型神经纤维瘤病
　自主神经病变
　多发性内分泌腺瘤病
脊髓痨

代谢性

淀粉样疾病
糖尿病
低钾血症
卟啉症
高钙血症
尿毒症

肠道障碍

梗阻
　憩室疾病
　癌症
　肠扭转
神经节细胞缺乏症，神经节细胞减少症
Chagas 病
慢性肠梗阻
巨结肠/巨直肠
产后

心理性

焦虑症
抑郁症
偏执型人格
遭受性虐待，强奸
神经性厌食，神经性贪食，进食障碍

科、神经系统或代谢性疾病及中毒。药物治疗是一种尤其常见的原因。Talley等（2003）研究了日常实践中的7 251例慢性便秘患者，并与对照组比较。原发性神经系统疾病与便秘有很强的相关性，但只是极少数病例的原因。到目前为止，药物是导致便秘的最重要的因素，包括阿片类、利尿剂、抗抑郁药、抗组胺药、解痉剂、抗惊厥药和含铝制酸剂。不过，大部分年轻患者没有明显的诱因。其中一些患者过去有遭受性虐待史，有些患者表现出疑病症、抑郁症和歇斯底里症的特征（Heymen等，1993；Leroi等，1995），但应强调的是，很多患者并没有基础的精神问题。

特发性便秘

特发性便秘是排除所有导致排便习惯改变的已知器质性原因后作出的诊断。可能有阳性家族史。通常，结肠在钡灌肠中的长度和直径正常，结肠镜显示外观正常。不过，有些部位可能有结肠黑色素沉着病（Holstock等，1970），并且有些结肠无力症患者的结肠非常长。直肠肛管抑制性反射保留（Poisson和Devroede，1983），结肠、直肠和肛管内有神经节（Preston，1985）。有人提出，将特发性便秘患者分为5类：

（1）有结肠无力症（Watier等，1979；Read等，1986），整个结肠的传输被延迟（Hinton等，1969；Cummings等，1976）的患者；

（2）仅在结肠的一个节段内存在传输延迟的患者（Meunier等，1979；Arhan等，1981；Orr和Robinson，1981；Metcalf等，1987）；

（3）因盆底肌肉无法松弛（NRPF）导致出口阻塞，出口阻塞与乙状结肠膨出、大便陷于直肠膨出部分相关，直肠套叠导致直肠梗阻，肛门内括约肌的肌张力亢进导致直肠无力或功能性梗阻的患者（Wasserman，1964；Martelli等，1978a）；

（4）既有出口阻塞又有结肠无力的患者；

（5）没有上述任何一种异常，但常常受到心理问题严重困扰的人。

结肠无力症

在特发性慢传输型便秘或结肠无力症患者中，结肠部分切除标本中可发现各种结构异常，包括结肠内的自主神经丛退变——这主要影响嗜银神经元；不过，还不知道这种退变是先天性还是后天性的（Misiewicz，1975；Smith等，1977；Ford等，1996）。采用一系列定量性感觉自主神经检测发现，在特发性慢传输型便秘（STC）患者中，一些患者有小纤维外周神经病变的证据。这项研究中包括33例STC患者。没有一例患者在神经系统检查或神经传导检查中有异常；15例患者在定性检查中有异常，其中11例在汗腺反应正常的情况下出汗反射减退（图18.1a）；33例患者中，12例有小纤维功能障碍，热阈值明显升高（图18.1b）。这些发现与研究者在9例有消化道症状的糖尿病患者中记录的发现相似（Knowles等，1999a）。Tomita等（2002）也发现，非肾上腺素能、非胆碱能抑制性神经增加，说明有神经病理学方面的病因。因此，自主神经病变可能是一些慢传输型便秘患者的基础原因。

此外，还描述了肌病性异常。Knowles等（2001）的一项盲态、双观测者的研究显示，特发性慢传输型便秘患者与对照组相比，结肠内的圆形或卵圆形两染性（amophilic）包涵体明显增多。不过，这样的异常可能是因为去神经导致。与此类似，有证据显示，在其中一些患者中，结肠内正常肠道动力所必需的Cajal间质细胞数量下降（Lyford等，2002；Wedel等，2002）。

影响结肠动力的胃肠调节肽包括胃泌素、胰多肽、胃动素、胰高血糖素、血管活性肠肽（VIP）、组氨酸蛋氨酸肽（Kock等，1967；Calam等，1983；Preston 等，1983b；Koch 等，1988）。VIP、P物质、生长激素抑制素、神经肽Y的黏膜内分布情况在大肠内有很大的差异（Ferri等，1988）。VIP水平升高被认为是导致憩室疾病中某些动力障碍的原因。在特发性便秘中，发现肠壁内的VIP水平下降，但VIP的黏膜内含量正常（Milner等，1990）。便秘患者的P物质和神经肽Y的水平没有改变，降钙素基因相关肽和胃动素水平也下降（Dolk等，1990a）。很多特发性慢传输型便秘患者都是既有结肠无力又有出口阻塞的证据（Keighley 和 Shouler，1984；Henry，1989）。Koch等（1997）发现，59%便秘患者有出口阻塞，27%有结肠无力，16%两种情况都有，8%没有明显异常。

内分泌和妇科原因

在便秘中，需要排除的最重要的内分泌疾病是

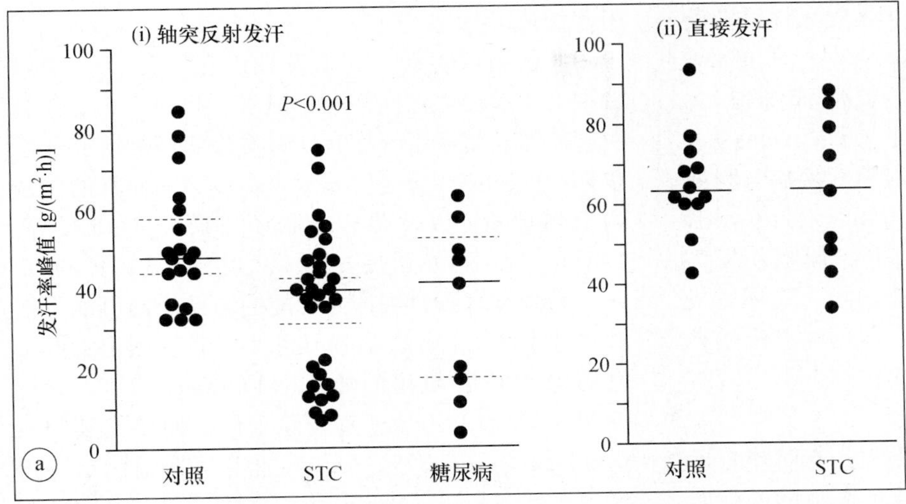

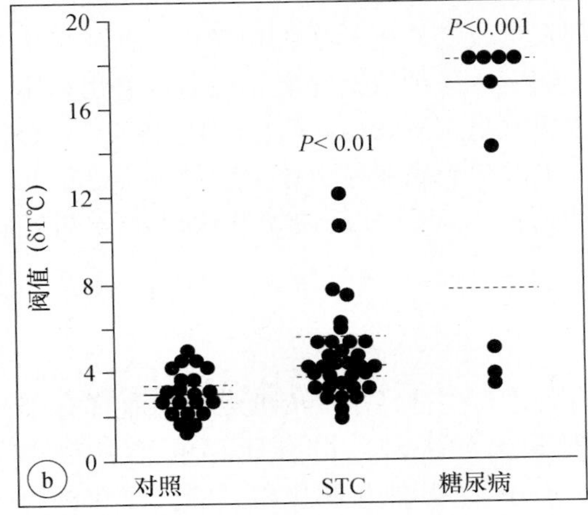

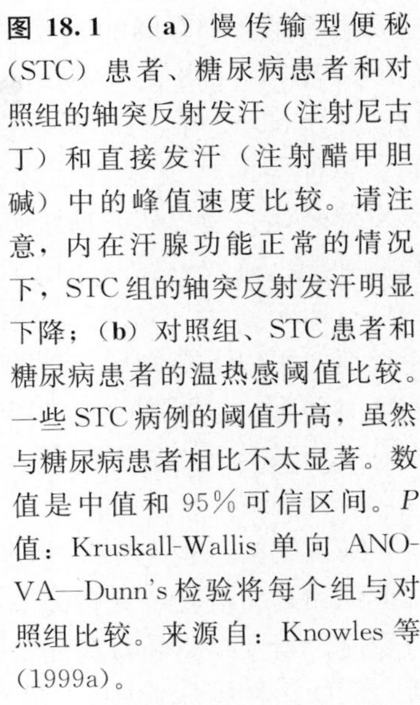

图 18.1　（**a**）慢传输型便秘（STC）患者、糖尿病患者和对照组的轴突反射发汗（注射尼古丁）和直接发汗（注射醋甲胆碱）中的峰值速度比较。请注意，内在汗腺功能正常的情况下，STC 组的轴突反射发汗明显下降；（**b**）对照组、STC 患者和糖尿病患者的温热感阈值比较。一些 STC 病例的阈值升高，虽然与糖尿病患者相比不太显著。数值是中值和 95% 可信区间。P 值：Kruskall-Wallis 单向 ANOVA—Dunn's 检验将每个组与对照组比较。来源自：Knowles 等（1999a）。

黏液性水肿、原发性或继发性甲状旁腺功能亢进症引起的高钙血症，或乳-碱综合征，高磷酸盐血脂和嗜铬细胞瘤。应考虑的其他内分泌原因是胰高血糖素瘤、垂体功能减退综合征和卵巢分泌性肿瘤。

虽然有些患者在怀孕期间便秘会加重（Winship，1975；Lawson 等，1985），但其他一些患者则发现自己的大便习惯在怀孕期间得到了改善（Turnbull 等，1989）。大便习惯常常随月经周期发生改变，有些便秘患者在即将来月经前甚至会出现腹泻（Rees 和 Rhodes，1976；Wald 等，1981）。Preston 等（1983c）报道，慢传输型便秘患者发生月经不规律、乳溢、卵巢囊肿和乳腺疾病的可能性较大，与同龄的对照组相比，更难受孕（Preston，1985）。在便秘患者中开展的初期研究显示，与对照组及有肠易激综合征的患者相比，便秘患者的泌乳素水平升高。这些研究者还发现，慢传输型便秘患者尿液中雌激素排泄量低，血浆中雌二醇浓度低。因此，他们的结论是：在某些病例中，便秘与卵巢功能障碍相关。不过，Kamm 等（1989b）发现，在卵泡期和黄体期研究排卵妇女时，整个传输时间或排便频率没有区别。与此类似，Turnbull 等（1989）的研究显示，月经周期中的口-盲肠传输时间没有改变。便秘女性和正常受试者相比，盆腔超声的检查结果也没有区别（Kamm 等，1989a）。

重度特发性便秘患者几乎全都是育龄妇女。虽然性激素结合球蛋白、促黄体生成激素和促卵泡激素的水平正常，但类固醇激素的水平持续下降，包括黄体期和卵泡期的雌二醇、皮质醇和睾酮，卵泡期的黄体酮、17-羟黄体酮、雄烯二酮和脱氢表雄酮（Kamm 等，1991a）。不过，虽然内分泌原因对一些患者来说仍有可能，但证据不确切。

神经系统原因

在有明确自主神经病变的患者中，肠道严重受累和（或）主要受累。胃肠道神经病变可为先天性的，也可为后天性的（Fukai 和 Fukuda，1985）。

主要影响结肠和直肠的先天性病变是先天性巨结肠（Lefebvre，1984；Silverberg，1984；Earlam，1985；Starling等，1986），在第59章详细讨论。肠系膜神经的后天获得性丧失可见于Chagas病、多发性硬化、硬皮病、糖尿病、淀粉样疾病、晚期恶性肿瘤、克罗恩病及使用某些药物时（Howard，1984；Pfeifer等，1996）。药源性肠系膜损伤发生于长期使用以下药物后：抗胆碱能药物、三环类或四环类药物、蒽醌类、比沙可啶、氯丙嗪、米帕林以及生物碱类，如长春新碱（Smith，1968，1972，1973；Howard等，1984）。

肠系膜神经丧失导致功能性梗阻，有时伴有远端扩张和蠕动改变。无神经节细胞的肠道的松弛能力受损。累及结肠和直肠的自主神经病变可呈斑片状（例如，在糖尿病中），或局限于肛管的一个短节段内。可累及不同长度的左半结肠或整个大肠（Howard，1984）。肠系膜神经节丧失在小肠内要少见得多（Furness和Costa，1980，1987）。长期滥用泻药会引起结肠自主神经丛的改变，银染色对此是最佳的显示方法。最常见的发现是嗜银神经元和轴突的丧失伴细胞核增大（Krishnamurthy等，1985）。

外周神经病变很少会引起便秘，但在马尾病变、骶椎管脑膜瘤和周围型神经纤维瘤病患者中，失禁要常见得多（Read，1987）。高位脊髓压迫导致结肠活动性下降，而低位脊髓横断会引起结肠动力增强，特别是在乙状结肠中（Connell等，1963）。Devroede等（1979）用外伤性便秘一词描述脊髓的骶椎段或勃起神经受到损伤后不能正常排便的患者。这些患者中，失禁也是其特征之一。结肠传输时间延长，直肠压力低，肛管痉挛性麻痹，扩张反射增强。脊髓损伤后的上运动神经元病变中常见便秘。Menardo等（1987）报道，慢传输通常局限于左半结肠和直肠，很可能是因为大肠的副交感神经分布被中断所致。在大便失禁的截瘫患者中，直肠有时会充满巨大的粪石。

既往有心血管意外和智力受损或有抑郁症的患者中，便秘是一个常见的特征。便秘在多发性脑梗死性痴呆中是一个常见的特征。大脑是结肠功能的强效抑制因子。因此，心理因素会成为便秘的主要原因，而重度抑郁症中便秘很常见。在广泛性脑血管疾病中，便秘可与动力下降、饮食和药物相关（Kamm，1987）。帕金森病，或控制这种疾病椎体外系表现的治疗（Lennard-Jones，1985），常常会引起便秘。

脱髓鞘性疾病，如多发性硬化，在40%的患者中会引起便秘。同样，脊髓痨引起的后索变性会引起便秘及泌尿系统症状。对重症病例的研究显示躯体和内脏神经病变伴异常脊髓传导和异常的膀胱内压测量图，以及餐后结肠动力缺失（Glick等，1982）。

膀胱和直肠自主神经支配的局部受损可能是引起盆腔手术（特别是膀胱切除术、直肠固定术或子宫切除术）后便秘的原因（Bannister等，1988；Taylor等，1989）。子宫切除术后，便秘尤其常见（vanDam等，1997），原因可能是后肠道的自主神经分布受到影响（Smith等，1990），以及盆腔粘连和盆腔解剖发生改变。在24%的患者中，便秘可引起阴部神经病变，这种情况在老年患者及有出口阻塞的患者中更常见（Vaccaro等，1994，1995a）。很多病例中，阴部神经病变是由原发性便秘引起的长期用力排便所致。这会引起便秘和失禁的矛盾性表现。

代谢原因

很多有肠道自主神经病变的糖尿病患者都有排便次数增多和大便失禁，但有便秘的患者很少（Battle等，1989）。其他与便秘相关的代谢性疾病包括卟啉症、甲状旁腺功能亢进引起的高钙血症、尿毒症和淀粉样变疾病。

肠道疾病

某些梗阻性肠道疾病，例如癌症、肠扭转、疝气、巨肠道（megabowel）、良性狭窄、息肉、粘连或子宫内膜异位，可引起慢性或间发性便秘（Nehme，1984；Read，1987），这些结构性异常中，多数都是通过结肠镜或钡灌肠诊断的。

慢性假性肠梗阻（CIP）可引起肠道梗阻，在没有机械性阻塞的情况下导致便秘。这种情况罕见。如果结肠是原发部位，便秘和结肠扩张是常见的表现。通常为散发性，1/3的病例是家族性的，呈常染色体隐性或显性遗传并与性别有关。CIP可由内脏神经病变或内脏肌肉病变所致，内脏肌肉病变有平滑肌肌动蛋白和线粒体的异常（Milla，1991；Smith等，1992；Lowsky等，1993）。除了便秘，疼痛和营养不良也是严重问题，需要由胃肠病专家、外科医生、营养学家、疼痛处理顾问和心理学家组成的多学科团队进行处理。

很多慢性特发性便秘患者可能有泛发性肠道动力问题。显然，现在对并存的胃排空障碍和小肠传输延迟问题已有很好的认识（Panagamuwa 等，1994；MacDonald 等，1997；Penning 等，2001），有时，只是在结肠部分切除术时才发现这些问题。与此类似，其中一些便秘患者的膀胱症状和胆道运动功能障碍也很明显（Bannister 等，1988；MacDonald 等，1991，1993a，b）。

此外，还必须认识到，分娩对结肠直肠功能有很大的影响。产程延长和难产或助产不仅仅会因为盆底损伤、阴部神经病变和括约肌损伤导致失禁，还可能引起排便障碍，导致便秘，同时伴或不伴大便失禁。有些妇女中，排便困难是主要临床表现，而在其他妇女中，失禁则是主要表现。不过，便秘和失禁常常同时存在，因此，无法开展成功的手术治疗（Snooks 等，1990）。与此类似，子宫切除术会使少数妇女出现严重便秘，单纯子宫切除术和广泛性子宫切除术的患者都有这种情况。这可能是多因素造成的，包括直肠和结肠的自主神经受损以及乙状结肠的解剖移位（Kelly 等，1998；Radley 等，1999）。

常常引起便秘的其他大肠疾病包括直肠脱垂和直肠孤立性溃疡。排便习惯紊乱是引起基础病变的原因还是继发于基础病变，目前难以确定。不过，即使对直肠脱垂进行成功的手术治疗后，便秘（特别是年轻患者的便秘）与原来的脱垂相比，会更加使人丧失相关功能。实际上，经腹直肠固定术后，特别容易发生或加重便秘，采用 Ripstein 术式的直肠固定术后最常见，但也会发生于直肠缝合固定术后或 Wells 术式后。可能的解释包括在对乙状结肠进行游离和（或）成角至游离的和“固定”的直肠过程中对直肠造成的盆腔神经损伤，因为它延伸至盆腔边缘以外。在直肠孤立性溃疡综合征患者中，即使在溃疡已经看不出的情况下，便秘常常还会持续存在。

在某些疼痛性肛门疾病中，因为患者害怕排便而引起便秘。对于这些疾病，如果不尽快加以关注，会形成一个恶性循环，疼痛导致直肠内粪便潴留，形成硬粪块，这又进一步增加了尝试排便引起的不适。有人认为，很多有慢性便秘的年轻人也许在早年有未得到诊断的疼痛性肛瘘。不幸的是，到这些患者被转诊的时候，只有约 40%经过保守性治疗得到了恢复（Leoning-Baucke，1989）。除了肛瘘，血栓痔疮和肛周脓肿对肠道功能也有类似的影响。憩室疾病也可能引起便秘。矛盾的是，远端溃疡性结肠炎患者发生便秘的情况很常见，令人感到吃惊。人们会认为这两种疾病是互不相容的，不过，远端溃疡性直肠炎患者常常会出现右半结肠的粪便负荷大。有时，溃疡性直肠炎是缺血性的，是因为便秘引起的坚硬粪块压迫引起缺血所致。

心理因素

焦虑症和抑郁症患者常常发生便秘（Gorard 等，1996）。便秘是神经性厌食、神经性贪食和其他进食障碍，以及睡眠障碍、疲倦和性欲减退的突出特征（Heymen 等，1993）。很多特发性便秘患者常常感到不满意，很苛求，非常不开心。他们可能是希望吸引别人注意，而且会干扰医务工作者（Preston，1985）。焦虑症和抑郁症患者使用的药物常常会进一步加重便秘（Gorard 等，1994）。

便秘的心理原因可能会源自性虐待或儿童时期对正常排便的恶心感（Leroi 等，1995），对环境的叛逆感，从直肠内潴留粪便中获得的满足感。在老年人中，便秘与抑郁、大脑功能减退和意识减退相关。

有些便秘患者在使用泻药方面会撒谎，因此，他们自诉的排便习惯并不可靠（Hinton 和 Lennard-Jones，1968）。在进行生理评估时，他们可能会不配合（Pinho 等，1991a；Karlbom 等，1995）。我们发现，入院手术的便秘个体与对照组相比，抑郁评分更高。心理筛查性试验也能够确定手术治疗不太可能改善的患者，例如，焦虑和抑郁评分高的患者（Fisher 等，1988）（图 18.2 和图 18.3）。佛罗里达 Cleveland 诊所的 Heymen 等（1993）发现，明尼苏达多相人格问卷（MMPI）对于评估便秘患者的心理功能是一个很有用的量表。它发现肛提肌痉挛和结肠无力患者的心理功能呈躯体化类型的防御性结构，这有助于判断不适合手术治疗的人。虽然有这些发现，但必须强调的是，很多患者的心理完全正常，一部分确实有心理障碍迹象的人可能排便很好，这是由于他们长期没有重视症状的缘故。

药源性原因和毒素

多种药物会引起便秘，表 18.2 列举了其中的一些药物。可待因和其他阿片类的专利药被广泛用于治疗头痛和月经过多，在女性中，这会使得便秘的发生率升高。抗胆碱能药物、抗组胺类药物、某些抗惊厥药物或含钙/铝制酸剂会引起便秘。此外，

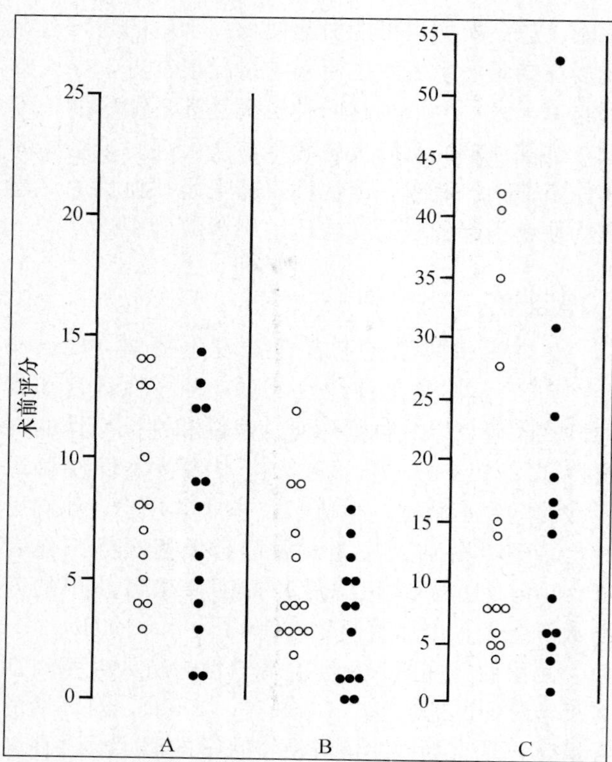

图 18.2 预测手术结果的心理学筛查。图中显示与对照组（●）相比能够通过手术改善的便秘患者（○）的术前评分。A，医院焦虑和抑郁（HAD）量表：焦虑评分；B，HAD 量表：抑郁评分；C，一般健康问卷评分（Fisher 等，1988）。

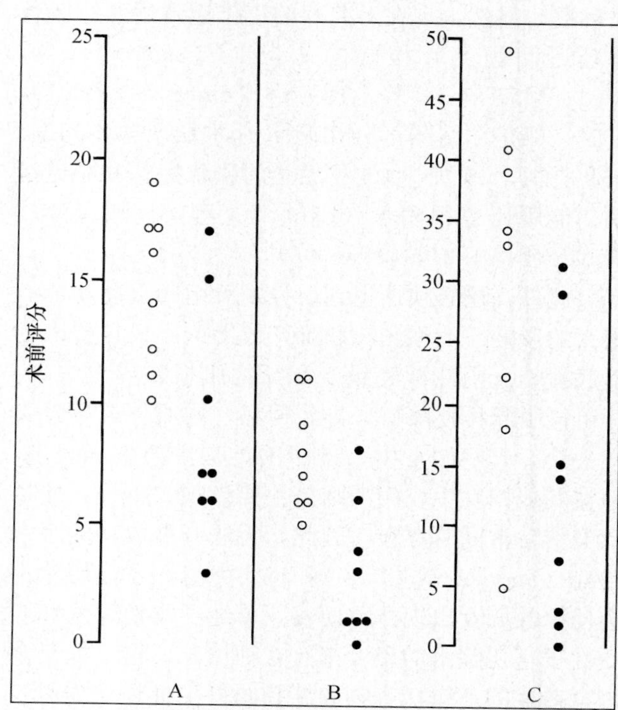

图 18.3 预测手术结果的心理学筛查。与对照组（●）相比未能通过手术改善的便秘患者（○）的术前评分。A，HAD 量表：焦虑评分；B，HAD 量表：抑郁评分；C，一般健康问卷评分（Fisher 等，1988）。

还必须考虑抗抑郁药，因为很多患者有抑郁症的病史，而抑郁症本身会引起便秘，又会因为使用药物（如单胺氧化酶抑制剂、三环类药物或吩噻嗪类药物）而加重（Gorard 等，1994）。很多临床医生检查此类患者时，没有全面了解用药史，甚至考虑进行结肠部分切除术，而几个月后又发现患者的排便习惯已经恢复正常，因为患者的抑郁症治疗停止了。补铁制剂、引起低钙血症的药物以及治疗恶性疾病的抗有丝分裂剂也会引起便秘。

长期使用泻药是药源性便秘的一个重要原因。越来越多的证据表明，由于认为应保持结肠清洁而在儿童时期被鼓励使用泻药的年轻人会发生结肠肠系膜神经丛损伤（Krishnamurthy 等，1985）。最后，结肠对刺激性泻药，如比沙可啶、塞纳或鼠李皮，不再有反应（Preston 和 Lennard-Jones，1982）。结肠变得无力，甚至出现扩张（Sladen，1972）。因此，经过数年的频繁和大量应用泻药后，自发性排便将会受到严重损害（Pennington，1985）。因此，会增加泻药的用量，而这会导致腹泻发作和钾耗竭，进一步加重症状（Cooke，1977）。有些泻

表 18.2 引起便秘的药物
麻醉剂
镇痛药
抗胆碱能药物
制酸剂：含钙和铝的制酸剂
抗惊厥药
抗抑郁药，如：
单胺氧化酶抑制剂
吩噻嗪类
三环类药物
抗组胺类
硫酸钡
铋类
利尿剂：特别是会引起低钾血症的利尿剂
治疗帕金森病的药物
神经节阻滞剂
补血药，如铁剂
降压药
长期使用的泻药
肌松药
阿片类：可待因、双氢可待因
口服避孕药
精神类药物

药，特别是蒽类泻药，会引起直肠黏膜的慢性炎症性改变（Meisel 等，1977）或结肠黑色素沉着病（Badiali 等，1985）。

铅、汞、砷和磷中毒会引起慢性便秘。

饮食因素、液体摄入量和其他生活方式因素

多年来，人们已经认识到了膳食纤维与排便习惯之间的关系。大便的量和频率与膳食纤维的摄入量有密切关系（Brodribb，1977），但随着方便性食品的应用日益增多，膳食纤维的摄入量下降，便秘的发生率升高。传输时间也与膳食纤维密切相关（Harvey 等，1973；Payler 等，1975；Ornstein 等，1981）。而且，膳食纤维会增加大便的重量及水分（Cummings 等，1978）。膳食纤维对排便量影响程度的个人差异，与他们的饮食特点有关（Tucker 等，1981）。纤维补充还有很强的安慰剂作用（Devroede，1975）；实际上，纤维摄入增加会加重症状，特别是那些有疼痛和腹胀的患者的症状（Bateman 和 Smith，1988）。

缺乏锻炼或液体摄入不足会加重便秘，便秘也可为职业性的。常常主动抑制排便的欲望最终会引起便秘。水分摄入不足会引起脱水，不饮水会失去反复胃扩张的刺激作用，这种反复胃扩张可促进肠道动力。大便水分（及因此表现出的质地）与水合状态有关。增加非利尿性口服液体的摄入是保守治疗的重要方法之一。市场上很多饮料都含咖啡因、糖或糖替代物，是高渗性的，会引起脱水。饮水中的矿物质含量是另一个因素，因为石灰岩来源的水容易引起便秘，而来自酸性土壤的水常常有轻微的泻药作用。久坐或卧床的患者更容易发生便秘，因为体力活动下降的时候，结肠动力也下降。

既往的手术史

各种外科手术后，有些患者会出现长期便秘。表 18.3 列举了 Preston 和 Lennard-Jones（1986）报道的便秘患者与对照组相比的既往手术发生率。

子宫切除术有时会引起便秘和膀胱功能受损的并发症（Roe 等，1988；Parys 等，1989）。Taylor 等（1990）在一项病例对照研究中比较了 91 例子宫切除术后妇女和对照组的排便习惯。在曾接受子宫切除术的患者中，便秘和尿频明显更常见。卵巢切除术（单侧或双侧）对排便习惯没有影响，说明导致便秘的原因是盆腔内脏的局部自主神经损伤，而不是激素分泌的病因。另一项研究发现，31%大便习惯正常的患者在子宫切除术后会出现严重的便秘，与子宫切除术的类型或同时存在的双侧卵巢切除术无关，但在年轻妇女中更常见（van Dam 等，1997）。不过，子宫切除是生活中一个重大的事件，没有流行病学研究证实它是引起便秘的诱因。类似的机制可能是直肠固定术后和膀胱切除术后出现便秘的原因（Broden 等，1988），但在很多直肠脱垂患者中，直肠固定术前有结肠传输异常（Dolk 等，1990b）（见上文）。

表 18.3 慢传输型便秘患者的既往手术操作

	对照组	患者
阑尾切除术[a]	12	28
因便秘行结肠部分切除术	0	8
子宫切除术[a]	2	12
卵巢切除术[a]	2	14
非腹部	28	24

[a] 显著性差异（$P<0.05$）。

来源自：Preston 和 Lennard-Jones（1986）。

患病率和发病率

在英国，不到 1%的人有便秘（定义为每周排便次数少于 2 次），但近 30%的人定期使用泻药（Connell 等，1965）。在北美，估计四百多万人有便秘，便秘被视为最常见的消化道问题。患病率是 2%：每年有二百万人使用泻药。每年有 92000 例患者因便秘而住院（图 18.4）。发病率随年龄增长而升高，女性中更明显（图 18.5），在低收入人群中更常见（图 18.6a）（Sonnenberg 和 Koch，1989）。明尼苏达 Olmsted 县的一项研究（Talley 等，1993）显示，功能性便秘的患病率为 19%，出口延迟的患病率为 11%。在女性中，更常见的是出口延迟，而不是功能性便秘（图 18.6b）；而且，这两种类型的便秘和肠易激综合征之间都有重叠（图 18.6c）。据估计，约 7%的人有不同程度的出口梗阻（D'Hoore 和 Penninckx，2003）。

慢性便秘常常以家庭的形式出现。例如，如果双胞胎中的一个有便秘，另一个有便秘的概率比单胎出生者高 4 倍。如果父母一方或某个兄弟姐妹有便秘，发生便秘的遗传性倾向增加（Bakwin 和

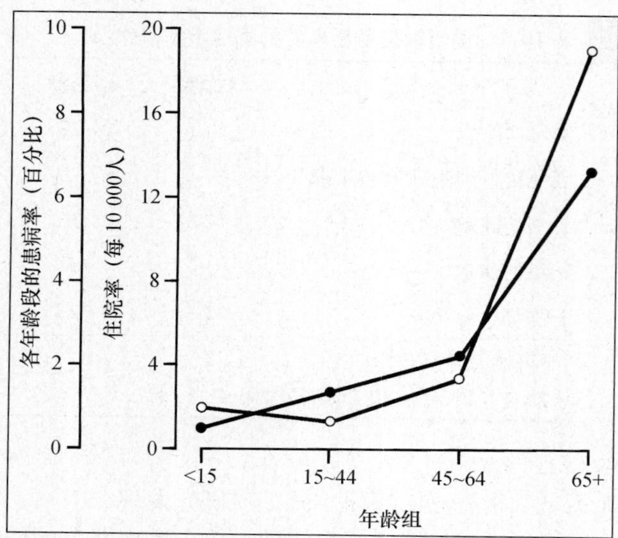

图 18.4 各年龄段的便秘患病率。
●，总体患病率；○，住院患者中的患病率（Sonnenberg & Koch，1989）。

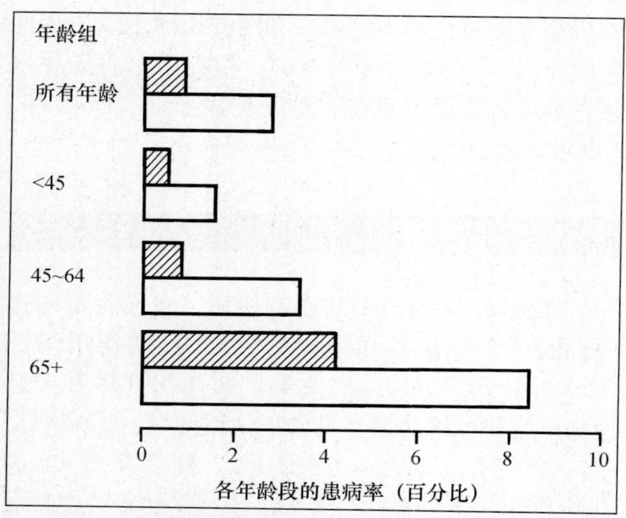

图 18.5 各年龄段的便秘患病率，根据性别和种族分类。图中的患病率是 1982—1985 年间数值的平均值。▨，男性；□，女性（Sonnenberg & Koch，1989）。

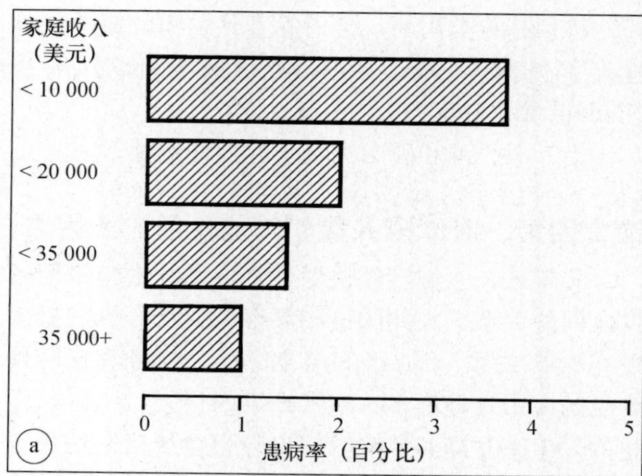

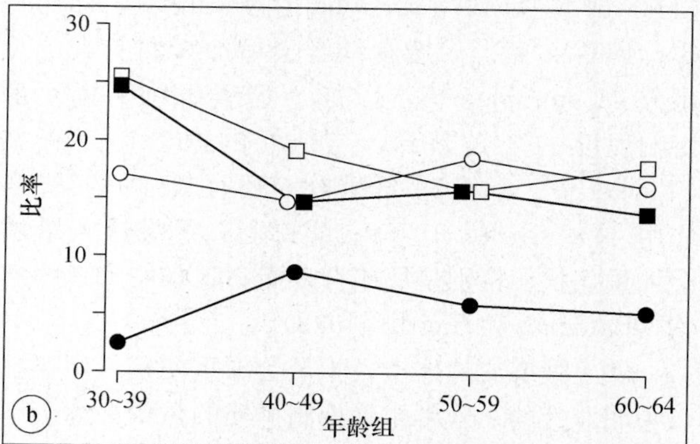

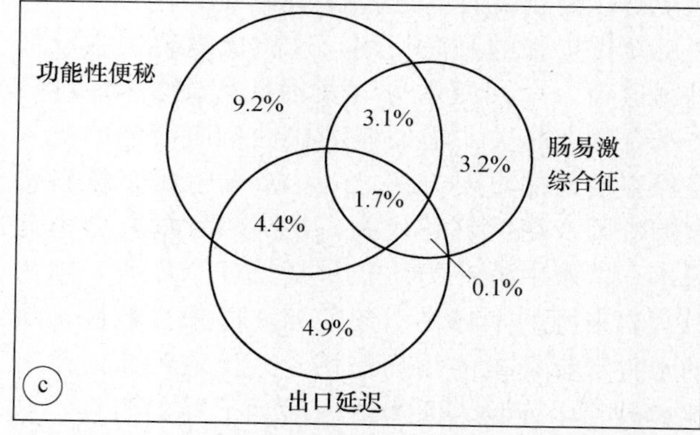

图 18.6 （a）根据户主的年收入（美元）分类的便秘患病率。患病率代表 1982—1985 年间获得的数据（Sonnenberg 和 Koch，1989）。（b）根据年龄和性别分类的便秘（功能性便秘和出口延迟）患病率。功能性便秘：■，男性；□，女性。出口延迟：●，男性；○，女性。（c）功能性便秘、出口延迟和肠易激综合征之间的重叠部分。（b）和（c）来自 Talley 等（1993）。

Davidson，1971）。而且，与便秘相关的疾病也可能有家族史（Faulk 等，1978）。不过，研究者曾在重症特发性便秘患者中寻找引起已知肠道自主神经病变的基因突变，但尚无结果（Knowles 等，2000a）。

女性的便秘发病率远高于男性。特发性慢性便秘通常见于年轻女性：20％患者在 5 岁前开始出现症状，而其余患者中，多数是在月经初潮后出现症状（Preston，1985）。如果便秘是憩室疾病或肠易激综合征的并发症，一般来说，便秘加重的时间较晚（Thompson 和 Heaton，1980）。继发于脑血管疾病或直肠缺血的便秘见于老年人（Klein，1982）。

特发性慢性便秘的病理生理

文献中用于描述导致直肠出口梗阻的功能性肌肉性异常的术语比较混乱，缺乏一致性。“肛门痉挛”一词常用于描述盆底肌肉（特别是耻骨直肠肌）无法松弛。“肛门痉挛”表示痉挛，不过，用于描述内括约肌肌张力过高并因为括约肌非常紧导致排便功能障碍的情况更合适，这种情况要少见得多。耻骨直肠肌无法松弛不是痉挛，而是正常收缩的持续存在。更准确的说法是“无法松弛的耻骨直肠肌”（NRPR）。在本章中，“肛门痉挛”是指这两种形式的肌肉过度活跃引起的直肠出口梗阻，但读者应仔细了解其他作者所用术语的上下文，以确定其意思。

出口梗阻

导致直肠出口梗阻最常见的原因是试图排便期间耻骨直肠肌和外括约肌无法松弛。与肛管直肠肌肉有关的其他原因是内括约肌肌张力过高（Ger 等，1993）和直肠无法协调性收缩（直肠无力）。很多患者中，直肠的压力不足以达到直肠排空，因为直肠收缩差或括约肌压力升高（Halligan 等，1995）。直肠排粪造影、球囊排空或同位素排空检查中，收缩的通过受到影响（Hutchinson 等，1993；Papachrystostomou 等，1993），常常与会阴下降及用力排便期间直肠肛管角未能打开有关（Keighley 和 Shouler，1984；Johansson 等，1985；Kuijpers 和 Bleijenberg，1985；Womack 等，1985；Turnbull 等，1986；Barnes 和 Lennard-Jones，1988；Bartolo 等，1988；Pinho 等，1991a；Piloni 等，1997）。直肠出口梗阻也可因为隐性直肠脱垂导致，这种情况下，多余的黏膜被挤入肛管内，形成一个栓子。引起小肠膨出或乙状结肠膨出的其他盆底肌肉缺陷可使用力排便期间远端直肠受压，这也会引起梗阻。

直肠出口梗阻的主要特征包括尝试排便时盆底肌肉运动差，直肠排空能力受损（Grotz 等，1993），尝试排便时外括约肌和耻骨直肠肌无法松弛（Read 等，1986）和（或）肛门内括约肌肌张力过高（Kamm 等，1991b）。在皇家伦敦医院，采用动态整体直肠排粪造影诊断排便梗阻的原因。有一项研究比较了 70 例便秘患者和 20 例对照组受试者，“肛门痉挛”被定义为①明确的耻骨直肠肌肌电图募集＞50％；②有证据证明用力排便期间直肠内压力达到了足够的水平（＞50cmH_2O）；③有排便缺陷（Roberts 等，1992）。多数肛门痉挛患者有正常的直肠肛管抑制性反射、正常的直肠感觉和正常或升高的静息期肛管压力。结肠传输检查期间，不透 X 线的标志物可仅停留在直肠内，或停留在直肠乙状结肠和左半结肠内（Kuijpers 等，1986）。有时，同时存在远端结肠无力（Shouler 和 Keighley，1986）。实际上，有人提出，很多结肠无力症患者都有原发性排空障碍，而所有结肠改变都是因为直肠功能异常所致（Karlbom 等，1995；Papachrystostomou 等，1993，1994）。

Voderholzer 等（1997）在慕尼黑曾全面评估过尝试排便期间括约肌或盆底肌肉矛盾性收缩的问题。他们发现，41％的便秘患者有矛盾性收缩。不过，当评估口-肛管和直肠乙状结肠传输时间时，他们发现，便秘组的所有患者都有传输延迟，无论是否有矛盾性收缩。他们甚至提出，矛盾性收缩是因为试图在通常为私密行为的排便期间开展功能性研究而引起的一种实验室伪像。与这个观点一致，鹿特丹的 Schouten 等（1997）显示了失禁患者和正常人中的矛盾性盆底肌肉收缩。因此，他们指出，肛门痉挛并不是只见于便秘患者中，因此质疑它的重要性。虽然有这些发现，但很明显，在有一些患者中，NRPR 是便秘的主要原因，而且症状在有效的生物反馈和恢复盆底肌肉松弛能力的同时得到了改善。

出口梗阻中，直肠无法排空（MacDonald 等，1993b）不仅局限于固体粪便或可压缩的球囊无法排空，还包括液体（Turnbull 等，1986；Halligan 等，1994；Mellgren 等，1994a，c；Alstrup 等，1997）。视频直肠排粪造影加或不加同步腹膜腔造影（Bremmer 等，1995；Sentovich 等，1995）常常发现会阴下降、不完全的直肠脱垂或阻塞排便的前黏膜脱垂、小肠膨出或直肠膨出（Kerremans，1968a，b；Bartolo 等，1985；Johansson 等，1985；Womack 等，1985；Jones 等，1998）。这些解剖学改变可能是终生的功能性行为障碍所致，或继发于分娩之类事件后的盆腔神经损伤。用力排便也会引起会阴下降、进行性阴部神经病变和肛门感觉缺失（Speakman 等，1993；Broens 等，1994；Engel 和 Kamm，1994；Solana 等，1996）（图 18.7a）。电生理检查不仅发现排便期间盆底肌肉和外括约肌的抑制失败（Jones 等，1987），还发现了这些肌肉的传导缺陷（Bartolo 等，1985；Vaccaro 等，1994）。有些患者的直肠感觉能力受损（Shouler 和 Keighley，1986；Varma 等，1988）（图 18.7b），这可能是因为慢性出口梗阻引起的巨直肠所致。这样的患者会丧失直肠肛管抑制性反射，因为 60ml（60cc）直肠球囊不足以达到排便所需的直肠压力升高幅度。缺乏直肠肛管抑制性反射也可以是短或超短节段成人型先天性巨结肠的一种表现，在没有巨直肠的情况下，是全层直肠活检的适应证。其他人有证据显示尝试排便时和静息时内括约肌活动性增强（Meunier 等，1984），伴有浅的直肠肛管抑制性反射；这些内括约肌异常在儿童中更常见（Loening-Baucke，1984）。

慢结肠传输或结肠无力

便秘可因为结肠无力所致，在结肠无力症中，肠道不能将内容物有序地向前推进。这种结肠动力障碍可局限于结肠或直肠的某个节段，或整个大肠都存在这种障碍（Arhan 等，1981；Poisson 和 Devroede，1983；Metcalf 等，1987）。通常，通过不透射线的标志物排泄延迟、同位素扫描或结肠对刺激物没有反应等情况确定结肠无力（Hinton 等，1969；Ducrotte 等，1986；Krevsky 等，1986；Preston 和 Lennard-Jones，1986；Roe 等，1986b；Shouler 和 Keighley，1986；Bassotti 等，1988；Varma 等，1988）。在结肠无力症中，不仅口-盲肠传输延迟，胃排空和小肠动力也有障碍（Bannister 等，1986；Panagamuwa 等，1994；MacDonald 等，1997）。慢性特发性便秘患者常常既有结肠无力，又有出口梗阻，但通常其中的一种是主要的临床问题（Keighley 和 Shouler，1984；Barnes 和 Lennard-Jones，1985；Ducrotte 等，1986；Kuijpers 等，1986；Roe 等，1986a，b）。

虽然诊断结肠无力最简单的方法是根据传输标

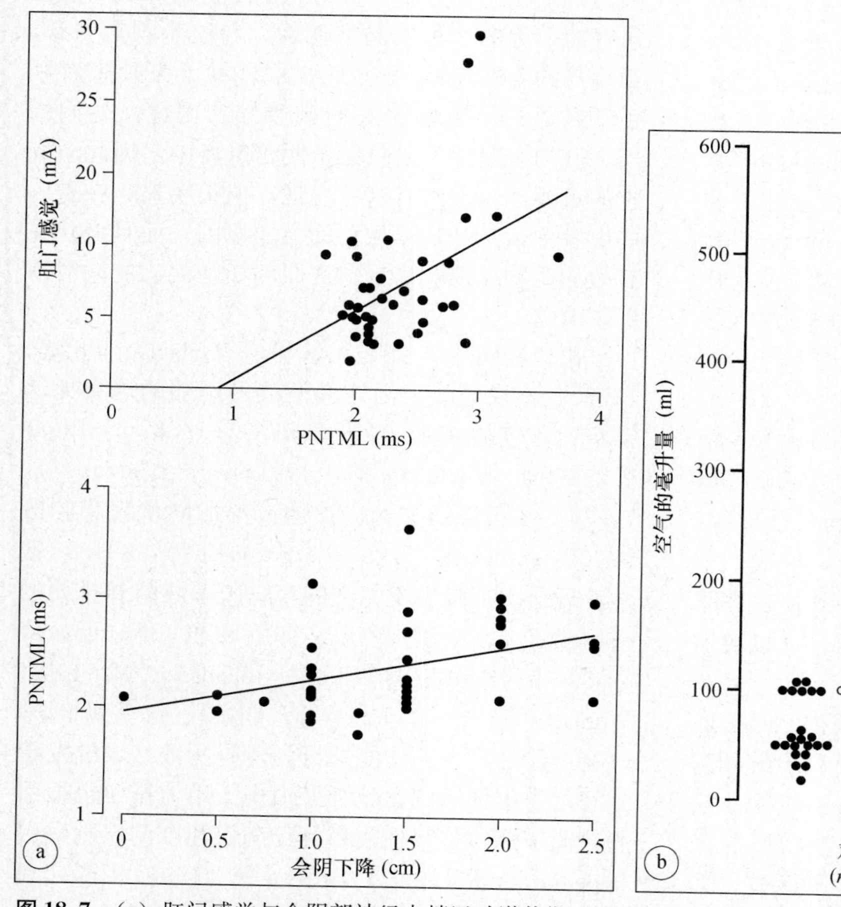

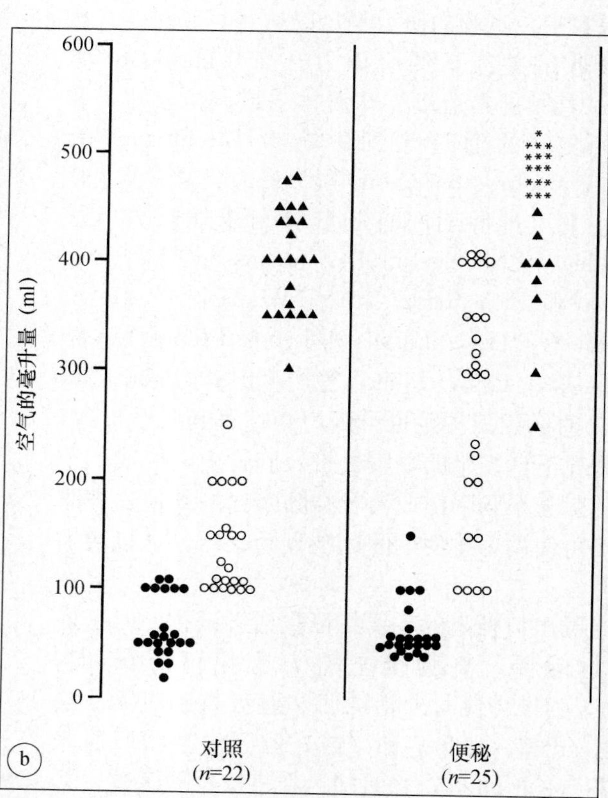

图 18.7 （a）肛门感觉与会阴部神经末梢运动潜伏期（PNTML），以及 PNTML 与会阴下降之间的相互关系。来源自：Engel 和 Kamm（1994）。（b）对照组与便秘患者的直肠感觉（空气的毫升量）。●，阈值量；○，持续感觉；▲，最大可耐受量；＊最大可耐受量超过 450ml（不可记录）（Shouler 和 Keighley，1986）。

志物的排出延迟，但摄取 1 次不透射线的药丸和 4～5天后的 X 线照片对于评估结肠功能来说是一种非常粗略的方法（Hinton 等，1969）。可多次摄取标志物，直到达到一个稳态，此时的平片能够鉴定节段延迟，从而能够改善评估方法（Metcalf 等，1987；van der Sijp 等，1993；Notghi 等，1994）。由于认识到存在节段性结肠阻滞，因此，我们推荐，传输标志物检查只能用于筛查，而放射性同位素检查能够提供更有用的治疗信息（Krevsky 等，1986；Roberts 等，1988；Hutchinson 等，1995；Lubowski 等，1995；Notghi 等，1995）。

在结肠无力症中，直肠乙状结肠压力测定或肌电活动检查常常会发现异常（Shafik，1995）。静息和餐后的动力常常也会下降（Pezim 等，1993），聚集性收缩很少（Ferrara 等，1994）。最近，24 小时动态记录中证实了整个结肠内都有这种动力下降的情况（Hagger 等，2003；Bassotti 等，2003）。一部分慢结肠传输的患者中，可见小肠内有类似的动力异常，说明有泛发性肠道问题（Scott 等，2003）。

结肠平滑肌对胆碱能刺激过度敏感，提示平滑肌肌病（Slater 等，1997）。此外，这些患者的结肠肠系膜神经丛的神经成分改变，说明结肠平滑肌的神经分布受损（Park 等，1995）（见下文）。有阳性家族史的情况下，值得探讨小纤维神经病变的遗传学基础，如同先天性巨结肠症中那样。

病理学发现

有些便秘患者有先天性或后天性结肠肠系膜神经丛障碍（Tanner 等，1976）。正常的肠系膜神经丛含通过神经干网络连接的神经节。副交感胆碱能纤维是兴奋性的，而去甲肾上腺素能交感神经纤维则抑制肠道活动。每个神经节内都有嗜银性和非嗜银性神经元，前者负责协调蠕动。如果先天性缺乏足够数量的嗜银神经元或这些神经元被破坏，肠道蠕动能力会受损。

在特发性慢传输型便秘患者中，采用常规染色时，结肠部分切除术标本的组织学检查结果正常。采用银染色时，有证据显示，一些标本在自主神经丛内有嗜银细胞变性、异常神经元、断裂的轴突和碎片（Smith 等，1977）。有时，神经鞘病也是特征之一。有些患者中，这些改变与泻药引起的获得性损伤一致。一些标本表现出慢性非特异性炎症性改变的特征。Krishnamurthy 等（1985）发现，最常见的特征是失去轴突和嗜银神经元。有些患者有结肠黑色素沉着病的证据，但这不均一，提示有泻药滥用，在使用蒽醌类药物的患者中更常见。黏膜因游离和结合脂褐素沉积于固有层而表现为深褐色（Badiali 等，1985）。采用免疫组织化学分析时发现，肠系膜神经丛的支持性组织增加，伴有免疫反应性神经纤维增多。这些发现说明，便秘患者中萎缩的环状肌的神经分布异常（Park 等，1995）。其他研究者发现，结肠肌肉内有提示肌病的包涵体，但这些包涵体的形成也可能是神经损伤所致（Knowles 等，2001）。

临床表现

病史

便秘患者常常会主诉排便次数减少，但这种病史也许并不可靠。而且，症状可能是发作性的（Agachan 等，1996）。便秘的持续时间长短不一。应明确便秘是出生时即有，还是儿童时期出现，或更晚才出现的，特别是应确定便秘是否在月经初潮时或任何情感体验、重症疾病或手术后才出现的。有些女性有神经性厌食、神经性贪食或其他进食障碍的特征。应寻找的诱发性因素包括用药史和精神疾病或心理障碍的病史。有时，患者过去曾遭受性虐待（Leroi 等，1995）或强奸（包括肛交）的情况。

大便硬几乎是所有便秘患者都有的症状，90%以上的患者还主诉难以排出大便内容物及大便次数减少（表 18.4）。大便体积大也相当常见，这会阻塞排便，引起直肠出血。腹部症状包括疼痛、腹胀、恶心，偶尔有呕吐，还有可听见的肠鸣音。如果有粪块嵌塞，则可能提示有溢流性失禁的病史。此外，发作性腹泻和便秘伴腹胀、腹痛、烧心感、恶心、黏液性排泄物、胃积气性消化不良和肛门疼痛伴大便失禁也有报道，特别是在肠易激综合征患者中更为明显。不过，这些症状没有特异性，很少能够根据这些症状区别结肠无力和结肠排空障碍（图 18.8）（Koch 等，1997；Abdulhakim 等，1999）。即使是精密的症状统计评分系统也无法可靠地作出鉴别（Knowles 等，2000b）。不过，直肠向阴道内前膨突和（或）会阴部操作或手指帮助排便的病史提示直肠排空障碍是问题的一部分。

对女性患者来说，详细的产科和妇科病史是相关病史，而同时对男性和女性患者来说，既往的手

表 18.4 便秘的症状/体征

症状/体征	%
坚硬的大便	98
排空困难	92
腹痛	82
大便体积大	80
堵塞厕所	66
直肠出血	64
腹胀	60
粪便嵌塞	50
用手指抠出大便	48
发作性腹泻	44
大便失禁	40
食欲不佳	38
恶心	35
腹部包块	27
排出坚硬的小球状大便	25
呕吐	22
腹部压痛	17
可听到的肠鸣音	10

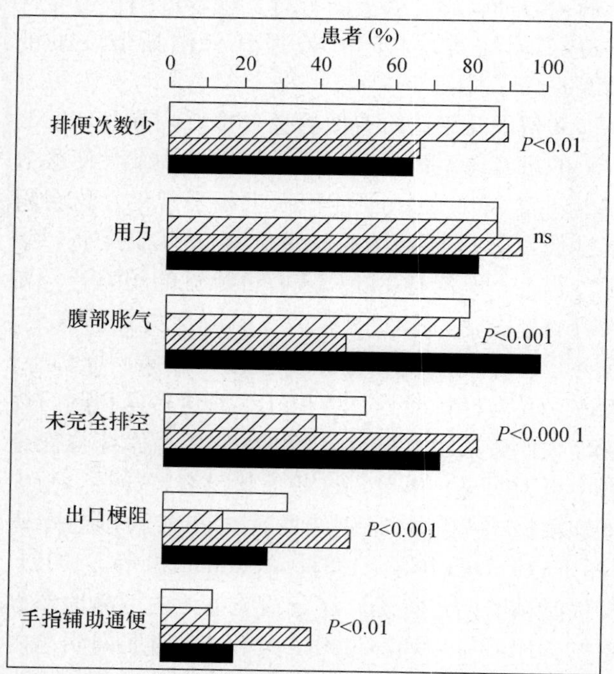

图 18.8 根据功能性诊断检查结果分类的症状患病率。□，无异常发现（$n=15$）；▨，慢传输（$n=52$）；▩，排便障碍（$n=112$）；■，两者都有（$n=11$）。来源自：Koch 等（1997）。

术史都应记录。在特发性便秘患者中，癫痫和雷诺现象的发生率明显升高（Preston，1985）。Preston 和 Lennard-Jones（1986）报道，大多数慢传输型便秘患者在泻药的帮助下每周排一次便。纤维摄入量正常。排便前，直肠胀满感通常减退，很大一部分患者都需要用手指加压来帮助排便。女性多数有月经不规律、痛经的病史。卵巢切除术、子宫切除术和分离粘连的发生率升高。排尿犹豫、双手发冷和黑朦较常见。

便秘患者可能会有相当神经质或偏执的人格，有些人经常感到不满意。在这样的个体中，很难知道到底是先发生便秘，还是先有这些情况。可有焦虑或抑郁的明显特征。有些长期便秘的患者的人格障碍不是精神疾病，也不属于某一特定类型的疾病。他们通常已经看过很多不同的医生，如果有明显的情感障碍或人格障碍，常常会拒绝接受心理或精神帮助。更糟糕的是有进食障碍（特别是厌食症）的患者，因为他们几乎总是拒绝接受自己有任何心理疾病的观点，而是将所有的症状都归因于消化道（特别是结肠和直肠）的躯体疾病。其中很多患者会隐藏进食障碍、性障碍或情感问题。

临床检查

应查找内分泌、神经系统或代谢疾病等基础疾病的表现，应检测尿液，排除糖尿病和卟啉症。患者可能有腹部压痛伴某种程度的腹胀，整个结肠内都可感觉到有可摸得出的大便。直肠检查时，肛门可能是张开的，特别是在有神经系统原因或粪便嵌塞的情况下。肛周感觉缺失进一步证明有神经系统疾病。发汗试验异常说明有亚临床自主神经病变（Altomare 等，1992）。肛皮反射可能缺失，而且有证据显示会阴下降。直肠检查常常会发现静息时的肛门张力正常，但收缩时的盆底肌肉运动差（Pinho 等，1991a）。常常会有直肠膨出，而实际上，患者会认为这种异常是导致症状的主要原因。肛管可能有肌张力过高的情况。大的粪块嵌塞不常见，除非在老年人中。应检查有无直肠脱垂，硬式直肠镜或肛门镜检查期间，请患者弯曲上身，可看到直肠脱垂。乙状结肠镜可排除溃疡性直肠炎、孤立性溃疡、直肠套叠、肿瘤、直肠狭窄和明显的肛门疾病，如肛瘘、痔疮或慢性直肠肛门脓肿。可能有结肠黑色素沉着病。乙状结肠镜检查期间给直肠充气时，直肠敏感性减退的患者有不同程度的不敏感，后者在脊髓损伤后特别明显。

粪便嵌塞

粪便嵌塞可定义为完全充满直肠并使直肠扩张，无法被患者排出的固体粪便团块，在老年人和长期制动的失能患者中较常见，在重度便秘的儿童和曾因肛门直肠不发生或先天性巨结肠而做过手术或有后天性巨直肠的青少年中也较常见。嵌塞可并发于可待因治疗，并可见于因截瘫或脊柱裂导致没有直肠感觉的患者。主要症状不是便秘，而是渗便、腹泻、直肠不适、下腹部疼痛、直肠胀满感、恶心、厌食和里急后重。尿潴留是一种常见的并发症；极少数情况下，粪性溃疡会引起粪性腹膜炎。渗便是由于直肠持久扩张引起固体粪块周围渗出液体粪便以及内括约肌的持续抑制所致。

粪便嵌塞的患者会出现直肠感觉减退、直肠顺应性下降、结肠和直肠动力下降，以及无法保留在直肠内扩张的球囊，但肛管长度和压力是正常的（Varma 等，1988）。如果嵌塞并发巨直肠，肛管长度下降，直肠感觉显著缺失，但顺应性提高。

自然史

如果没有明确的可纠正的基础原因，便秘一般是进行性的。在特发性便秘中，患者发现，尽管采纳了膳食建议，他们在没有使用泻药的情况下仍无法解决便秘的问题。随着时间的推移，泻药的剂量必须增加，以达到自主排便的目的，从而引起进行性结肠损伤。有时会出现巨结肠或巨直肠。巨结肠在结肠无力患者中比在出口梗阻患者中更常见（Lane 和 Todd，1977）。巨结肠也可并发长期的粪便嵌塞（Porter，1961）。

有些原有情感问题或有肠易激综合征特征的患者可自然改善。这样的患者常常会承认有精神问题（目前已经解决），或有一个已经搬走的专横的亲属，或一段承受个人压力或负罪感的时期（已经过去了）。这些信息表明，对于非扩张性结肠或直肠患者的手术治疗，绝不能草率，即使在有明显精神异常的情况下（特别是怀疑有与压力相关的基础因素时）。已有参考文献显示，接受手术治疗的抑郁或焦虑患者的转归差（Fisher 等，1988）。

并发症

便秘的各种并发症（如尿潴留、粪性溃疡和大便失禁）已有相关介绍。粪性溃疡和穿孔在乙状结肠中比直肠中更常见，而且，在老年人和神经系统疾病患者中较常见（Huttenen 等，1975；Shatila 和 Ackerman，1977；Gekas 和 Schuster，1981）。其他问题包括膀胱不完全排空引起的反复发作性尿路感染（Neuman 等，1973）。有三项病例对照研究已经确定了大肠癌和便秘之间的相关性，特别是在女性中这种相关性更明显（Higginson，1966；Bjelke，1974）。这种升高的癌症风险与大便重量的相关性比结肠传输时间更密切（国际癌症研究机构肠道微生态小组的报告，1977）。

检查

对于长期轻度便秘的患者，通常无需检查。不过，仍有一小部分患者的症状很严重，而且对简单的膳食或泻药措施没有反应。过去，针对这些患者的治疗选择很有限。不过，随着更精密的生理学检查方法的推出，人们更深入地了解了这种状况及其变化形式，因此现在可提供更多的治疗选择。因此，如果要提供合理的管理策略，有必要对一些患者进行全面评价，最好是在专科诊所内检查。

钡灌肠

进一步的评估应包括钡灌肠。钡灌肠不仅有助于排除其他大肠疾病，如憩室炎、溃疡性结肠炎和癌症，还可提供巨结肠或巨直肠的证据（Lennard-Jones，1985）。Preston 等（1982a）评估了巨结肠患者右半结肠、横结肠和乙状结肠的横径，发现数值变化范围很宽，因此给钡灌肠确诊巨结肠的可靠性带来了一些疑问。便秘患者与正常受试者相比，虽然乙状结肠通常较长，但特发性便秘没有特异性诊断特征，多数放射科医生都无法区别便秘和非便秘者（Partiquin 等，1978）。文献报道，24 例便秘患者中，9 例（37%）的结肠长度增加，4 例患者（17%）结肠的宽度增加（Krishnamurthy 等，1985）。

钡灌肠不能用于诊断短节段的先天性巨结肠症。

直肠活检

对于便秘的成人，排除先天性巨结肠很重要，虽然这样的诊断非常少见。通常，直肠肛管神经节细胞缺乏症出现于出生时或幼年时。有时，短节段型先天性巨结肠会在成人中出现，但我们对这种状况的存在越来越怀疑，因为肛管移行区没有神经节是正常的。不过，可能需要做全层直肠活检，特别是对于直肠肛管反射缺失的扩张性疾病患者（见下文），因为这是排除神经节细胞缺乏性肠段的唯一方法。这种活检应在全麻下进行。在距离肛门边缘3～6cm处，切取纵向条带的黏膜下和肌肉组织（Pinho等，1991b）。正如前面解释的那样，活检必须在齿状线上进行，因为紧邻齿状线的区域通常只有极少数神经节细胞。

肛管压力测定

特发性便秘患者中，静息压力和最大缩榨压可能是正常的，但少数患者的静息期内括约肌活动增强（Kamm，1987），一些患者中，有证据显示括约肌去神经支配。Martelli等（1978b）发现，肛管上部压力不稳定，常常与超慢波相关（Hancock，1976）。Orr和Robinson（1981）报道，与先天性巨结肠相反，慢性特发性便秘时一般都有直肠肛管抑制性反射。所有形式的先天性巨结肠通常都没有直肠肛管抑制性反射，因此，据说这种反射对先天性巨结肠有诊断意义（Haddad和Devroede-Bertrand，1981），除非这个节段非常短。不过，有人质疑直肠肛管抑制性反射的敏感性和特异性。25例特发性便秘患者中，8例没有直肠肛管抑制性反射，虽然全层直肠活检提示有正常的神经节细胞。而且，少数有神经节细胞缺乏性节段的患者有抑制性反应（Shouler和Keighley，1986）。便秘患者中的直肠肛管抑制性反射的阈值可能会升高（Meunier等，1979）。

直肠感觉，顺应性，直肠收缩

相当一部分有直肠排空障碍伴或不伴慢结肠传输的患者有直肠敏感性减退。通常，根据球囊扩张的阈值容积升高来诊断直肠敏感性减退（Azpiroz等，2002）。曾采用电子恒压器改善这种诊断方法（Whitehead和Delvaux，1997）。此外，也曾采用对直肠黏膜的电刺激（Kamm和Lennard-Jones，1990）和热刺激（Chan等，2003）评估直肠感觉能力（这些方法不受直肠壁特性的影响），但目前，这些只是研究工具。

虽然一段时间以来，人们已经知道巨直肠患者的直肠感觉能力和顺应性下降，但直到最近，人们才了解到直肠敏感性减退在重度便秘但无巨直肠的患者中发挥的作用（Solana等，1996；Gosselink和Schouten，2001；Lea等，2003；Sloots和Felt-Bersma，2003）。由于生物反馈和更具创新性的手术操作能够改善某些直肠敏感性减退的患者，因此，这种评估的重要性日益增强。

结肠动力，腹腔镜检查

应长期开展结肠压力研究，最好采用在回肠、右半结肠、左半结肠、乙状结肠和直肠内同步描记的门诊检查方法（Kumar和Gustavsson，1988；Hagger等，2003；Bassotti等，2003）。对于便秘患者，检查有技术难度，但检查前的通便准备导致无法解释基础活动。可采用各种制剂（如新斯的明、泻药或食物）进行刺激。通常分析三种参数：压力波的平均幅度、活动的比例和动力指数（Parks和Connell，1969）。便秘时重要的结肠动力紊乱包括节段扩张以及缺乏的聚集移动——这会延迟粪便在结肠的传输（Choudhoury等，1976；Meunier等，1984；Bassotti等，1988；Ferrara等，1994）。Preston和Lennard-Jones（1982）认为，主诉特发性便秘的患者可分为两类：①有肠易激综合征、胃肠传输正常、因分节段过多引起疼痛的患者；②有慢传输和动力减退的乙状结肠的患者。Meunier等（1979）发现，便秘患者静息时、使用新斯的明后和餐后的乙状结肠动力模式有显著的可变性。腹腔镜检查不仅可用于排除内分泌原因和卵巢病理改变（特别是子宫内膜异位症），还可提供小肠和结肠活检的机会（Hutson等，2001；Jatan等，2006）。

传输

可通过传输研究获得对推进运动的客观评估（图18.9）。有些传输标志物有导泻的作用，应避免使用（Tomlin和Read，1988；Gilmore，1990）。而且，通过标志物研究进行评估时，有些腹泻患者实际上有便秘（Cummings等，1976；McLean等，1992）。Poisson和Devroede（1983）给饮食正常、没有使用泻药的患者使用了20种不透射线的标志物。虽然可用X线检查大便，但这些研究者发现，通过每天进行腹部系列X线照片，持续1周，可获得更多信息，这样就可评估右半结肠、左半结肠和直肠/乙状结肠内标志物的数量。表18.5显示了正常成人和儿童的结果。

Metcalf等（1987）报道了一种采用三种不同形状的标志物评估节段性结肠传输的简单方法（图18.10）。通过结肠闪烁扫描法能够获得有关节段性传输的更精确的信息（Stivland等，1991；Roberts

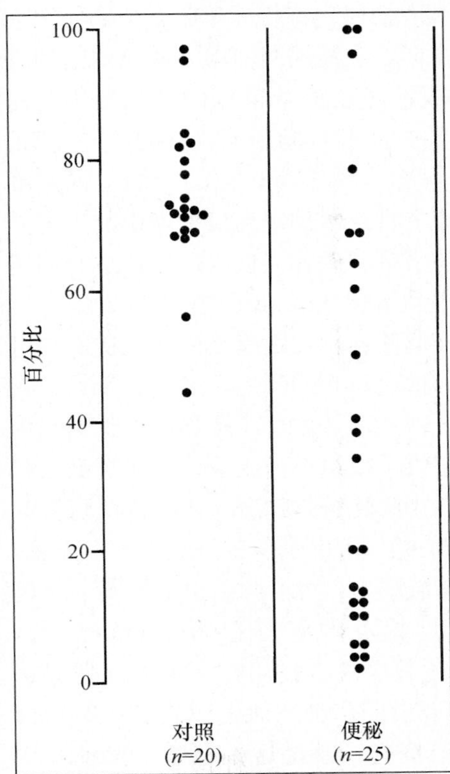

图 18.9 便秘患者与对照组相比的传输时间（Shouler 和 Keighley，1986）。图中显示了两组受试者第 5 天时排出的标志物百分比。

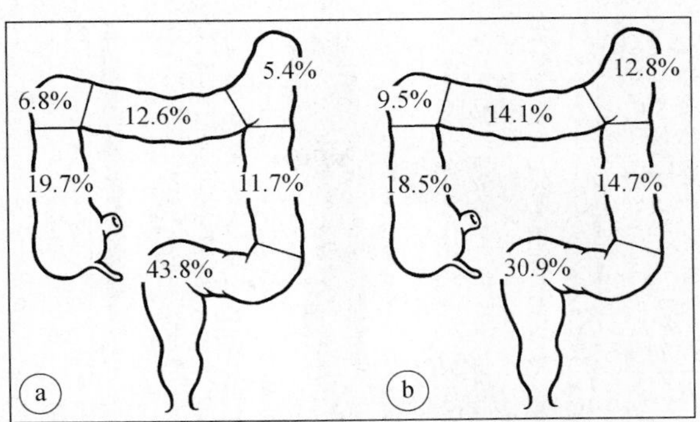

图 18.10 73 例正常受试者在盲肠和升结肠、肝曲、横结肠、脾曲、降结肠、乙状结肠和直肠内的传输时间占总传输时间的比例，分别分析（**a**）男性（平均结肠传输时间＝30.7h±3.0h）和（**b**）女性（平均结肠传输时间＝38.8h±2.9h）的情况。

等 1993；Lubowski 等，1995）。这能够显示动力减退的结肠节段，可确定需要进行节段切除的患者（Krevsky 等，1986；Picon 等，1992；van der Sijp 等，1993；Notghi 等，1994，1995；Hutchinson 等，1995）（图 18.11）。

肌电图检查

耻骨直肠肌和外括约肌的肌电图检查可发现尝试排便期间的不恰当活动（Lubowski 等，1992）。通常，用力排便期间，这些肌肉变为电静息状态；无法松弛或活动增强是肛门痉挛或出口梗阻的一个特征（Turnbull 等，1986）。不过，很多人现在认为，由于针极肌电图检查时很痛，这种检查不能反

表 18.5 健康受试者服用 20 种标记物与多渣饮食后，大肠各段内的标志物数量（POISSON & DEVROEDE，1983）

	摄取后的天数							总传输时间（h）
	1	2	3	4	5	6	7	
儿童								
全结肠	20	13	7	4	0	0	0	62
右结肠	14	1	0	0	0	0	0	18
左结肠	12	4	0	0	0	0	0	20
直肠/乙状结肠	20	12	7	5	0	0	0	34
成人								
全结肠	20	20	18	10	5	3	0	93
右结肠	20	10	4	1	0	0	0	38
左结肠	15	11	8	4	3	1	0	37
直肠/乙状结肠	9	12	10	7	3	1	0	34

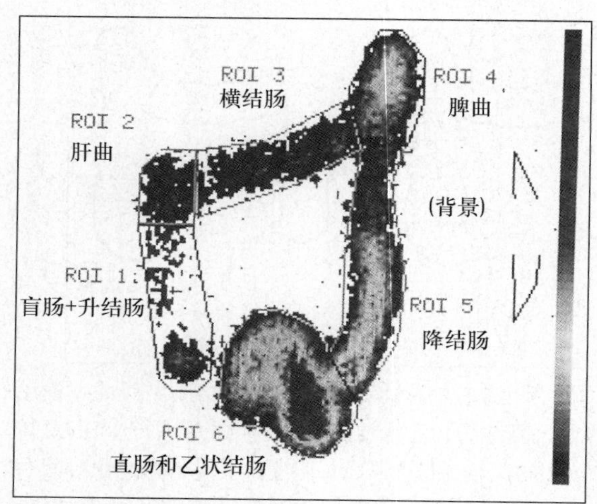

图 18.11 结肠闪烁扫描检查，显示感兴趣区：盲肠和升结肠、结肠肝曲、横结肠、结肠脾曲、降结肠、直肠和乙状结肠，根据背景活动校正。

映正常排便过程的真实情况，采用这种方法作出的肛门痉挛诊断是无效的（Schouten 等，1997）。单纤维肌电图检查可显示用力排便引起阴部神经多次伸展后的神经分布重建。与此类似，传导研究可发现阴部神经终末部分的潜伏期延长（Bartolo 等，1985；Preston，1985；Vaccaro 等，1995b）。

可检测乙状结肠肌电活动，有证据显示，慢传输型便秘中，乙状结肠肌电活动增强，但这种检查只被视为一种研究工具（Taylor 等，1975；Frieri 等，1983；Wegman 等，1989）。

直肠排粪造影

球囊直肠排粪造影是评价直肠壶腹与肛管和盆腔的关系、直肠肛管角和会阴下降程度以及直肠排空效率的简单方法（Preston 等，1982a；Barnes 和 Lennard-Jones，1985）。不过，球囊直肠排粪造影已经几乎完全被视频直肠排粪造影所取代，后者用于检测直肠肛管角、肛管长度及盆底运动（Pinho 等，1991a），以及会阴下降，可发现黏膜脱垂、直肠膨出、乙状结肠膨出、肠套叠、一种未被认识的直肠脱垂，并评估直肠排空情况（Kerremans，1968b；Johansson 等，1985；Lesaffer 和 Milo，1988；Pinho 等，1991a；Yoshioka 等，1991）。视频直肠排粪造影可与直肠肛管测压及括约肌和盆底肌肉的肌电图同步进行（Muzzio 等，1984；Womack 等，1985；Roe 等，1986b；Lestar 等，1989；Thorpe 等，1993）。这样的“动态直肠排粪造影”对于确定盆底肌肉的不当收缩或肛门痉挛特别有用。对正常受试者的视频直肠排粪造影结果仔细审核后，可见静息时、收缩期间和用力排便期间的直肠肛管角和盆底下降数值有很宽的变化范围。而且，81%的健康妇女有直肠膨出，多达 50%的正常受试者有肠套叠（Shorvon 等，1989）。视频直肠排粪造影的重要性是可确定出口梗阻中的生理异常以及它们与患者症状的相关性，这样，适合纠正的患者就能够得到治疗（Roberts 等，1992）。

如果怀疑小肠膨出，在腹膜腔内加入造影剂可提供更多的信息（Sentovich 等，1995；Bremmer 等，1995）（图 18.12）。有时，需要在乙状结肠内注入造影剂和空气，或给小肠成像，以便区别乙状结肠膨出和内有小肠的腹膜膨出。如果排便阻塞与阴道穹窿脱垂相关，阴道造影有助于诊断。而且，如果同时存在膀胱膨出，可静脉注射造影剂显示膀胱图像，或进行相关的膀胱造影（Thorpe 等，1993）。在皇家伦敦医院，我们在一组慢性便秘患者（$n=16$）中开展同步动态肌电图直肠排粪造影和膀胱内压描记检查。通过这种检查，发现其中 10 例患者还有排尿梗阻（其中 8 例在排尿期间有耻骨直肠肌的不当收缩）。在有大的直肠膨出的一些患者中发现，直肠膨出引起的尿路扭曲足以阻塞排尿（Thorpe 等，1993）（图 18.13）。Hutchinson 等（1993）开发了一种闪烁法排粪造影检查，采用年轻妇女所需接受的辐射量远远小于传统视频直肠排粪造影的技术，既可定量检测直肠排空情况，又可确定病理改变（图 18.14 和图 18.15）。另外，可进行结肠的同位素成像，在排便期间进行后期评估（Lubowski 等，1995）（图 18.16）。一种有良好前景的新成像技术是直肠腔内和阴道 MRI，可

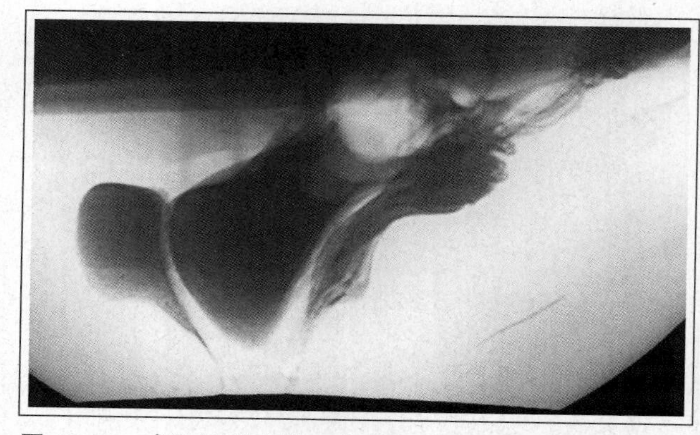

图 18.12 直肠排粪造影。腹膜腔内的造影剂显示乙状结肠膨出。

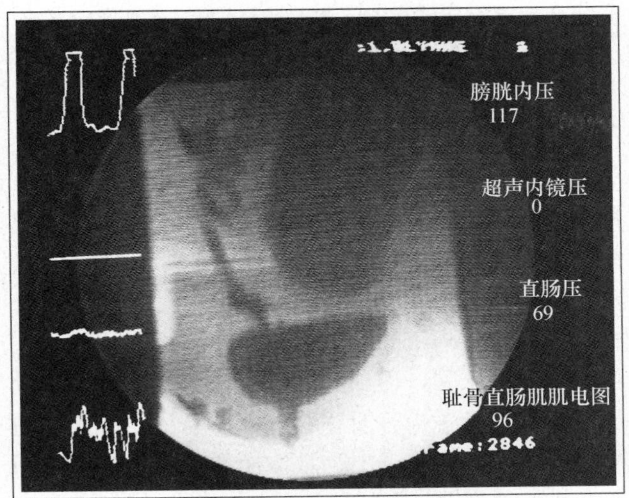

图 18.13 1 例耻骨直肠肌矛盾性收缩和直肠膨出患者的复合动态直肠排粪造影和膀胱内压描记。膀胱内压（描记 1）在尝试排尿期间明显升高，而且发生耻骨直肠肌的矛盾性收缩（描记 4）。大的直肠膨出在排便期间膨出程度最大，并朝前推进，导致膀胱颈和尿道成角度，阻塞膀胱排空。

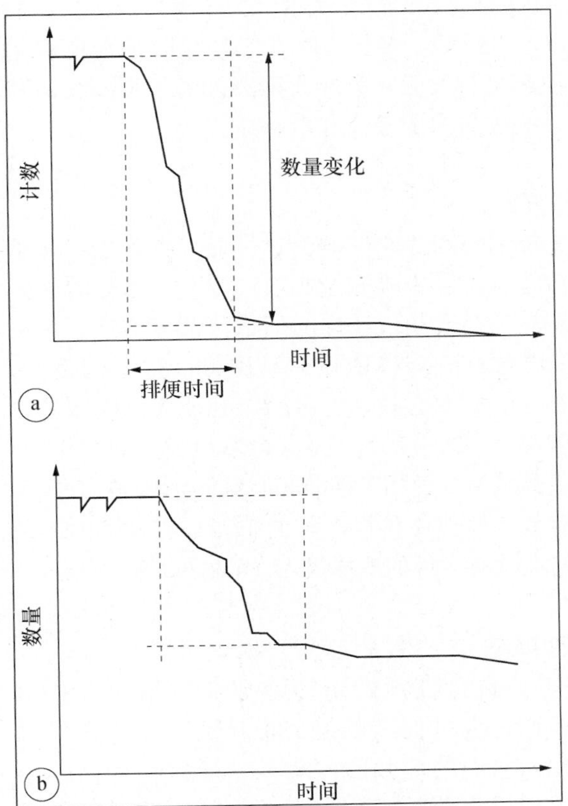

图 18.14 （**a**）正常受试者和（**b**）便秘患者的同位素直肠排空。来源自：Hutchinson 等（1993）。

同步提供盆腔内脏和盆底的矢状面、冠状面和轴向图像。这种方法在传统直肠排粪造影结果正常时可

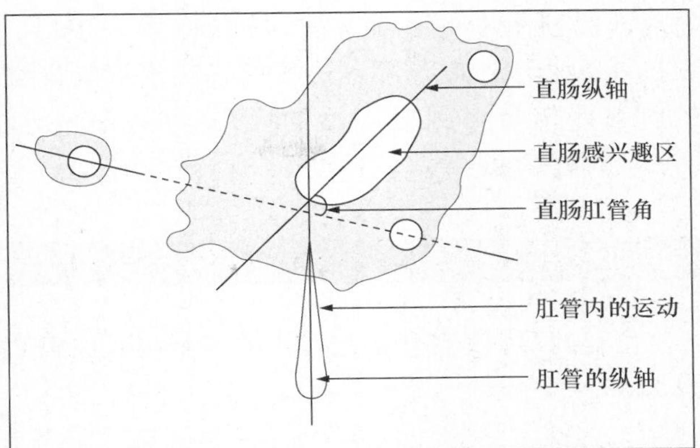

图 18.15 采用同位素排粪造影检测直肠肛管角。来源自：Hutchinson 等（1993）。

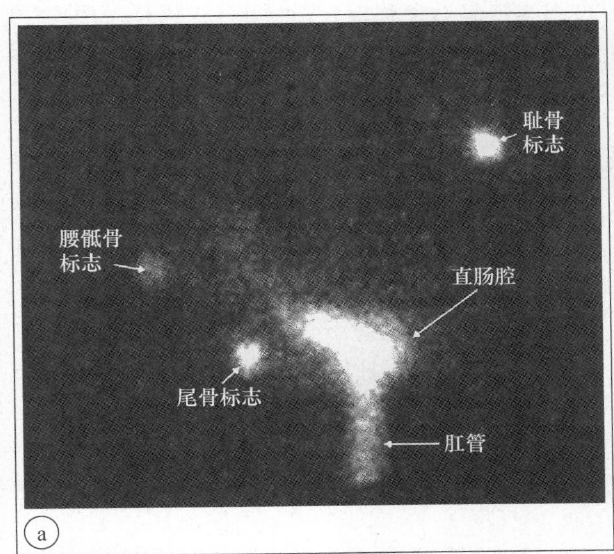

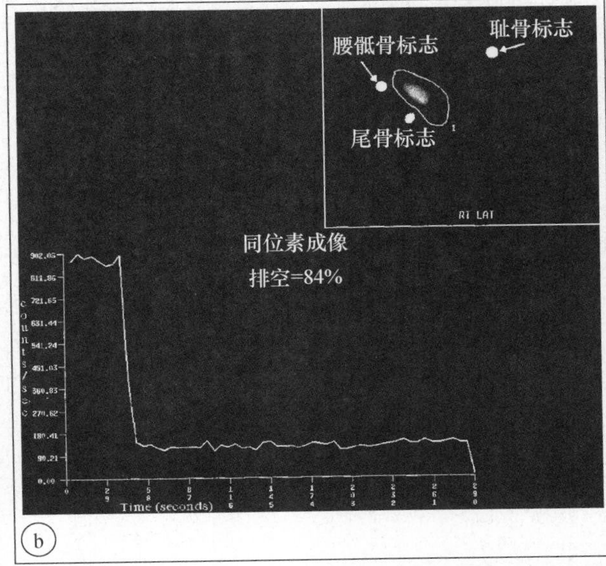

图 18.16 排粪造影显示（**a**）直肠排空正常；（**b**）有直肠膨出的直肠排空。

发现排便梗阻中的多种异常（Healy 等，1997）。现在具备了开放式 MRI，这种模式对于直肠排空的动态评估会得到更广泛的应用（Rentsch 等，2001；Matsuoka 等，2001）。

鉴别诊断

便秘的鉴别诊断中需要考虑的一些主要疾病见表 18.6。

非手术治疗

一般措施和饮食

作为特发性便秘治疗方法的一部分，应安抚患者并没有严重的肠道疾病，情感压力和激素因素对于症状的加重有重要作用。治疗取决于可能引起症状的生理、心理和社会因素的纠正。几乎肯定会开泻药，我们不再认为应避免长期使用泻药。实际上，与手术治疗相比，用泻药控制排便频率是一种更好的方法。应安慰患者每周只排两次或三次大便并没有害处。

应鼓励患者经常锻炼，并大量喝水。过去会采用高纤维膳食和膨松剂，但有些患者发现，增加膳食纤维的摄入和使用膨松剂类泻药会加重腹痛、腹胀、恶心和胃积气的症状。给患者的正确建议是在膳食中进行试验，逐步找到最适合他们的纤维摄入量。应鼓励患者一有便意就去排便，从而避免排便时过度用力。有时可用刺激性栓剂，特别是在试图建立排便反射时。

表 18.6　特发性便秘的鉴别诊断

其他消化道疾病
囊性纤维化
十二指肠狭窄
胃癌
口炎性腹泻
结肠疾病
大肠癌
憩室疾病
肠易激综合征
假性梗阻
直肠脱垂
结肠节段性扩张
乙状结肠扭转
直肠孤立性溃疡
狭窄
溃疡性或缺血性直肠炎
神经系统性结肠疾病
查加斯（Chagas）病
结肠神经节细胞减少症
先天性巨结肠
巨结肠和巨直肠
肛门疾病
肛瘘
肛管狭窄
直肠肛门脓肿
血栓痔疮

药物治疗：泻药、栓剂和灌肠剂

泻药

多数泻药可刺激小肠内的黏膜离子分泌，增加回盲肠部位的液体负荷。结肠管腔内出现液体和电解质的净蓄积，导致粪便中的水排泄量增加（Binder，1977）。多数药物在小剂量时是大便软化剂，但剂量过大时，会成为泻药，引起腹部绞痛和腹泻，丢失过多的液体和电解质。

盐类泻药

盐类泻药因为它们的渗透性而发挥作用：离子成分没有从小肠中被完全吸收；因此，结肠的液体和电解质负荷升高。这样的药物包括硫酸镁、氢氧化镁、柠檬酸镁、磷酸钠和硫酸钠。这些药物中，多数在 3 小时内起效，但服药时必须大量喝水，以防止脱水，同时也是为了最大限度地发挥导泻作用。匹克硫酸钠被广泛用于钡灌肠和结肠镜的肠道准备，非常有效，即使便秘很严重的患者也有效，但用药的同时必须有大量的液体摄入（Takada 等，1993）。

接触性泻药

这些药物直接用于结肠黏膜时，既可干扰电解质运送，也可促进肠道的推进活动。与盐类泻药相比，它们的起效时间较长，通常在用药 6 小时后达到最大药效。这一类药物的主要代表是酚酞、比沙可啶、蒽醌类、塞纳、鼠李皮和丹蒽醌（Dorbanex）。患者一般都能耐受这些泻药的作用，随着时间的推移，需要增加剂量，才能保持同样的疗效。蒽醌类泻药会引起黑色素样色素在结肠内沉积，出现结肠黑色素沉着病的外观。

蓖麻油

蓖麻油可被胰脂肪酶水解为它的活性形式——蓖麻油酸。蓖麻油酸对小肠和大肠的作用与胆汁酸相似。会出现钠和水的净分泌。蓖麻油和胆汁酸都会引起结肠和直肠黏膜的炎性改变。二辛基的作用模式类似，但不如蓖麻油有效；它的主要缺点是可能有肝毒性。

渗透剂

乳果糖是一种半合成的二糖，不会被肠道的酶水解。它可作为一种渗透性泻药使用，保持肠腔内的水分和电解质。结肠细菌可使这种不被吸收的糖发生进一步的代谢，细菌可释放有机酸；这些有机酸随后可发挥泻药的作用。不过，乳果糖可引起明显的腹胀，很多便秘患者很快就会无法耐受乳果糖。其他渗透剂包括甘露醇、山梨糖醇和聚乙二醇。乳果糖目前在英国被广泛使用，在老年患者中，乳果糖很可能不如塞纳有效（Passmore 等，1993）。

矿物油

液体石蜡无法被消化，而且无味；它可润滑大便，但不幸的是，它常常会渗漏在固体粪块周围，引起大便失禁。它可能会引起呼吸道并发症，影响脂溶性化合物（如脂溶性维生素）的吸收；因此，不推荐使用液体石蜡。

其他制剂

前列腺素类似物可用于轻度消化不良和便秘患者，但由于它们的副作用，因此，应用受到了限制（Roarty 等，1997）。红霉素是一种促动力药（Minocha 等，1995），但对远端结肠动力没有作用（Jameson 等，1992）。与此类似，万古霉素被认为可能有效，但 Celik 等（1994）报道的结果令人失望。欧车前常常可有效治疗慢性特发性便秘（Ashraf 等，1995）。有人曾提议用马来酸曲美布汀（Modulon 或 Debridat）治疗便秘，但 Schang 等（1993）报道的结果令人失望。

栓剂

栓剂起效快，在排便训练中有助于建立排便反射。不过，甘油栓剂对便秘患者很少是有效的，而含表面泻药（如比沙可啶）或盐类泻药（如磷酸钠）的栓剂有效的可能性更大。

灌肠剂

对于直肠出口梗阻型便秘患者来说，灌肠可能是促使他们排便的唯一方法。含枸橼酸钠的专利微型灌肠剂很少能够有效治疗慢性便秘患者。一次性磷酸盐灌肠剂更可靠。磷酸钠快速灌肠剂更容易给药，可能也更有效。有些患者发现，达到直肠排空的方法是每周使用两次肥皂和水灌肠剂，通常由患者自己或亲属给药。顺行性灌肠的作用（Hill 等，1994；Williams 等，1994）将在后面讨论。采用与结肠造口灌洗中相同的技术进行结肠灌洗，如果患者能够耐受，常常是有效的。

便秘中泻药治疗的原则

一线治疗包括膨松剂和膳食建议；应尝试使用卵叶车前子、胖大海和甲基纤维素这样的药物。最好不要使用刺激性泻药，因为比沙可啶和塞纳之类的药物会引起肠绞痛，而且随着用药时间的延长，会出现耐药。因此，多数临床医生建议使用硫酸镁、柠檬酸镁或磷酸钠。最好避免使用乳果糖，因为它会引起腹胀。近期一项随机试验显示，小剂量聚乙二醇 3350 与乳果糖相比，对特发性便秘患者可提供更好的长期益处（Attar 等，1999）。

粪块嵌塞的治疗

对于任何有慢性便秘病史的患者，都应排除粪块嵌塞。虽然有时可以通过使用矿物油、镁盐和反复灌肠使患者排便，但这个过程很不舒服，而且，这个问题常常并未完全解决。有些医生认为，在全麻下进行人工排便是绝对没有必要的。这种做法就我们来看是不现实的。有明显粪块嵌塞的患者会出现恶性循环，对某些患者来说，解决问题的唯一办法是用物理方法取出阻塞直肠肛管的粪块。

生物反馈训练

过去，对出口梗阻和特发性慢传输型便秘的手术治疗结果如此地令人失望，因此很多结肠直肠病专家开始探讨用排便训练的方法改善排便。生物反馈是一种特殊类型的训练，是指采用电子或机械设备提高对生物学反应的意识，以使患者在尝试和错误中学习，改善他们对这种反应的自主控制能力（Bassotti 等，1994）。生物反馈最早被成功用于治疗肛门痉挛（Bleijenberg 和 Kuijpers，1987），但此后作为针对多数直肠排空困难的初期治疗得到了更广泛的应用。现在有各种具有充分随访的报道（Kawimbe 等，1991；Lestar 等，1991；Fleshman 等，1992；Rieger 等，1997；Karlbom 等，1997；Roy 等，1999）。

多数方法都基于肌电图，但有些方法采用肛管内和直肠内球囊训练（Dahl 等，1991）。我们自己的方法包括一个与带直肠球囊的肛管探头相连的手持式数字显示器 A。肛管探头上是放射状排列的表面肌电图传感器，从这些传感器上整合脉冲并以数字形式显示。此外，从肛管探头上还可产生一个可听到的信号。患者在门诊接受评估，并教患者在尝试排便时如何松弛肛管，并对直肠扩张作出反应。这个设备可借给患者，要求患者在家中继续使用或不使用这个设备进行训练。

瑞典的一项小规模研究显示，比较肌电图和测压反馈时没有差异：26 例患者中，6 例不能耐受治疗，其余患者中，有 75%出现肠道功能和腹痛症状改善（Glia 等，1997）。Heymen 等（1999）也得出了类似的结论。St Mark 的 Koutsomanis 等（1995）开展了一项随机交叉试验，检验针对便秘的生物反馈结果视觉显示的重要性。结果与没有视觉显示时一样成功，说明无需很多昂贵的设备就能够成功地进行生物反馈训练。

Lowery 等（1983）声称，在大便失禁的儿童中，生物反馈常常可取得成功。Van Baal 等（1984）在直肠肛管抑制性反射异常的儿童中采用了这种方法。Weber 等（1987）报道，26 例直肠肛管抑制性反射受损的成人和儿童中，15 例采用生物反馈后得到了改善。不过，Fleshman 等（1992）发现，他们的患者中，达到长期获益的很少。Kawimbe 等（1991）报道，临床益处的持续时间平均只有 6 个月。Lestar 等（1991）发现，16 例患者中，11 例立即得到改善，9 例获得的益处至少持续了 1 年。有些作者报道了令人鼓舞的结果（Turnbull 和 Ritvo，1992；Karlbom 等，1997）；不过，其他作者报道的结果非常令人失望（Rieger 等，1997）。在儿童中的结果也令人不满意，只有 1/3 能够获得长期的益处（Loening-Baucke，1991）。

爱丁堡的 Papachrystostomou 和 Smith（1994）在 22 例排便阻塞的患者中使用了生物反馈。临床上，29%变得完全没有症状，57%出现改善。客观上，生物反馈明显提高了排便率、排便期间直肠肛管角的开放（角度更大）和盆底运动程度。它还降低了排便期间外括约肌的肌电图电压，改善了直肠感觉能力。佛罗里达 Cleveland 诊所的 Park 等（1996）提出，患者分为两类：很少得到改善的直肠肛管角变平、肛管关闭的患者（仅 25%）；通常可获益的耻骨直肠肌压痕和角度狭窄的患者（86%）。更近期，Rhee 等（2000）发现，开始时的长肛管和直肠最大可耐受容积升高与生物反馈效果差相关。

佛罗里达 Cleveland 诊所（Gilliland 等，1997）报道了一个大规模队列研究的结果，该队列包括 194 例老年患者，这些患者年龄大得令人吃惊（中位年龄 71 岁）。只有 35%获得成功。结果不受年龄、性别或症状持续时间的影响，但患者主动性对结果有很大影响。患者愿意接受 5 次或 5 次以上治疗时，63%出现改善。在最近的一篇 Medline 综述中，Bassotti 等（2004）得出结论：报道长期结果的研究很少，而且其中多数都是非对照研究。不过，有一定比例的患者（最高 50%）（特别是盆底肌肉协同动作障碍的患者）即使在治疗结束 12～44 个月后仍对结果感到满意。

因此，生物反馈很可能有一定的作用，但结果可能取决于治疗师的个性以及患者是否配合。实际上，很多人现在认为这种治疗是针对行为障碍的一种心理治疗。未来的挑战是从一开始就选择有可能获益于这种治疗的患者。目前，据我们所知，在给患者进行手术前，给所有患者都提供某些形式的排便训练项目，这一点很重要。

手术治疗

过去，有关手术治疗的报道很少涉及足够数量的患者，或具有充分的随访，因此无法评价手术治疗在慢性便秘中的作用，这种情况直到最近才得到改变（Pfeifer 等，1996；Nyam 等，1997）。过去，很多有关手术治疗的报道都综合了先天性巨结肠、巨结肠和特发性便秘的患者（Lynn 和 Van Heerden，1975；Lane 和 Todd，1977；McCready 和 Beart，1979；Hughes 等，1981）。有些外科医生认为，即使经验丰富的胃肠病专家已经看过患者，而且患者有失能性症状，也绝不能考虑手术治疗（Todd，1985；Henry，1989）。我们的观点是，绝不能轻易地采取手术治疗，除非已经尝试过所有的保守性治疗，否则，没有理由进行手术治疗。手术没有心理禁忌证（Hasegawa 等，1999），而且必须已经对患者进行过全面的筛查，排除了原发性代谢性疾病或神经系统疾病。症状应归因于基础的大肠动力障碍，手术前应该已经发现了明显可纠正的生理缺陷。

传统上，考虑患者的手术治疗时，将这种情况分为慢结肠传输型和出口梗阻型，但必须意识到，这两种类型常常同时存在；因此，必须仔细评估每种类型的相对重要性（MacDonald 等，1991；Miller 等，1991）。

出口梗阻

在成人中，直肠排空能力下降难以成功治疗。在内括约肌肌张力过高的儿童中，曾对某些患者进行肛管扩张或肛门直肠切开术，取得了一些益处。不过，虽然有这些成功案例，但我们会谴责在成人或儿童中采用肛管扩张的做法，因为这有可能引起大便失禁。肛门直肠切开术可用于短节段型先天性巨结肠的儿童患者（见第 59 章），但我们认为它不适合成人，因为在成人中，这样的诊断非常可疑。不过，对某些患者，可采用直肠膨出修补术和肠套叠纠正术，特别是在目前可采用靶向性更强的方法的情况下。

耻骨直肠肌部分分离

这种方法最早由 Wasserman（1964）描述，在此提及这种手术，只是为了谴责它，很多作者都发现它会引起大便失禁，而这并不是意外（Keighley 和 Shouler，1984；Barnes 等，1985；Kamm 等，1988a）。

A 型肉毒杆菌毒素

由于手术分离耻骨直肠肌的结果令人失望，因此我们在一小组肛门痉挛患者中采用局部注射 A 型肉毒杆菌毒素的方法，试图部分麻痹此肌肉。7 例患者短期内症状改善，直肠肛管压力下降，用力排便时直肠肛管角度增大。最初的 7 例患者中，4 例有中期获益，但需要反复注射，间隔时间约为 3 个月（Hallan 等，1988）。不过，没有一例患者达到长期治愈。

佛罗里达 Cleveland 诊所的 Joo 等（1996）报道了 4 例采用生物反馈未能改善的患者中 A 型肉毒杆菌毒素的应用。没有患病的情况，2 例患者达到长期获益。Maria 等（2000）报道，4 例患者中有 2 例获得短期益处。Ron 等（2001）发现，25 例患者中，约 60%注射肉毒杆菌后出现主观改善，但只有 30%出现客观改善，而且随访时间相对较短。不过，我们现在认为这种治疗方法在肛门痉挛患者中没有作用。

括约肌移位

Buchmann 等（1997）描述了以下这样一种方法：将耻骨直肠肌的后部和括约肌固定到骶骨和坐骨结节上，防止直肠肛管结合部持续关闭。在包含 26 例患者的一系列研究中，85%有相当程度的改善。不过，我们不知道这些发现是否可长期得到维持或其他群体中是否已再现了这些结果。

直肠膨出修复

在经过合适选择的病例中，针对直肠排空能力受损进行直肠膨出修复是一种值得尝试的治疗方法（Siproudhis 等，1993；Delemarre 等，1994；Infantino 等，1995；Halligan 和 Bartram，1995；Murthy 等，1996；Pucciani 等，1996；Van Laarhoven 等，1999；Tjandra 等，1999；Roman & Michot，2005）。在可能的情况下，手术纠正应局限于排便因为直肠膨出而受到物理性阻塞的患者，例如，必须用手指帮忙，才能排出大便的患者。从这种治疗方法中受益最大的群体可能是那些在排便时必须将手指插入阴道内并在阴道后壁加压以便将直肠膨出向后推的患者（Block，1986）。与那些在会阴部加压或需要在直肠内手指操作的患者相比，这个群体有更好的结果（Karlbom 等，1996）。据报道，那些需要灌肠的患者是症状有时无法改善的患者。与此类似，主要症状是疼痛的患者治疗效果也很差。

直肠排粪造影上钡陷入直肠膨出内似乎与直肠膨出修复术后的好预后相关，前提是这一缺损在隔膜的低位，而结肠传输时间长的患者结果令人失望（Mellgren 等，1995）。直肠膨出的大小很可能对结果的影响较小（van Dam 等，1996），虽然 Karlbom 等（1996）发现大面积直肠膨出的患者在修复术后的结果差。与此类似，Delemarre 等（1994）报道，直肠膨出较小的患者中，结果较好。

表 18.7 显示了直肠膨出修复在以下方面的结果：改善直肠排出并因而无需再用手指帮助排便，提高排便频率，以及（在有些病例中）不再需要使用泻药。在 132 例出口梗阻和直肠膨出可触及的患者中，Murthy 等（1996）仅对 32 例进行了手术。他们首选那些需要手指帮助排便的患者和有钡陷入的患者进行手术。

很多外科医生采用直肠内术式进行修复（Khubchandani 等，1983；Sehapayak，1985）。在

表 18.7 直肠膨出修复术在改善直肠排空功能方面的结果（不同的手术方法）

	n	改善（没有进一步的手指操作，大便频率提高）
Khubchandani 等（1983）	59	37（63）
Siproudhis 等（1993）	26	20（77）
Janssen 和 van Dijke（1994）	76	38（50）
Mellgren 等（1995）	25	13（52）
van Dam 等（1996）	75	53（71）
Murthy 等（1996）	35	32（92）
Karlbom 等（1996）	34	27（79）
Khubchandani 等（1997）	105	86（82）
Roman 和 Michot（2005）	71	36（51）

括号中的数值是百分比。

肛管内修复中（通常在俯卧折刀位实施手术），将一个黏膜瓣从直肠环状肌上提起，暴露齿状线上6～10cm之间的直肠壁。将直肠肌折出皱襞（通常用一系列垂直的缝合），以消除膨出（图 18.17a～e）。切除多余的黏膜，关闭缺损部位（Sarles 等，1989）。有些外科医生喜欢用水平褥式缝合将直肠肌壁折出皱襞（Murthy 等，1996）。

我们有时采用与第 17 章中阴道前壁成形术相同的方法修复直肠膨出。采用会阴横切口，暴露整个直肠阴道隔膜，分离每一个结构，以显示肛提肌，将此肌肉用一系列水平褥式缝合折出皱襞（图 18.17f）。另一种方法是腹腔镜盆底修复术（Thornton 等，2005）。Parker 和 Phillips（1993）提出通过会阴路径用 Marlex 补片修补缺损。过去，我们曾使用聚丙烯补片修补，但由于有侵蚀的问题（特别是通过阴道壁的侵蚀），导致我们不再使用合成材料。不过，最近使用一种新型猪胶原材料（Permacol）的经验改变了我们的看法，现在我们采用这种材料处理直肠膨出，特别是当直肠膨出与肠套叠相关时（见下文）。

妇科医生用后部阴道紧缩术修补直肠膨出。他们切除多余的阴道壁，在缺损的任意一侧分离出肛提肌，并修补盆底，随后关闭阴道上皮（图 18.17a～c）。

各个中心的长期结果不同。根据文献报道，直肠内修复术的结果最好，但多数系列研究中的数量少，而且有破坏括约肌功能的风险（Ho 等，1998）。手术肯定可以缩小直肠膨出，根据修复前后排粪造影的结果，患者的直肠排空功能得到了改善。

应尝试将直肠膨出分类。高或宽的隔膜缺损常常与乙状结肠膨出相关，阴道下降很可能需要乙状结肠切除直肠固定术、阴道或尿道悬吊术并消除深的道格拉斯陷窝（图 18.19）。与膀胱膨出相关、宽的结肠膨出很可能需通过前和后阴道造影术治疗（图 18.18）。只有与钡陷入或手指操作相关、颈部狭窄且低位的直肠膨出应由结肠直肠外科医生采用经肛管或会阴路径治疗（图 18.17a～f）。

我们自己在直肠膨出修复方面的经验证实了其他作者有关患者选择的评论。肥胖患者，习惯性用力排便的患者，隔膜缺损宽的直肠膨出患者，有盆腔疼痛的患者，以及期望值高的患者，通常效果不好。排便功能可得到改善，但很多患者仍需继续用力排便，一些人仍主诉有胀满感和疼痛。如果合并肠套叠的患者通过靶向方法修复了肠套叠和直肠膨出，则结果可改善。当直肠膨出见于因非松弛性盆底引起的排便梗阻患者时，在直肠膨出修复术后必须进行生物反馈治疗，这样才能解决直肠出口梗阻问题，否则，直肠膨出复发的可能性很大。不过，如果患者理解治疗目的是改善直肠排空功能和避免自我的手指操作，而不是完全消除症状，则手术是值得尝试的。

乙状结肠膨出

乙状结肠环偶尔会通过道格拉斯陷窝脱垂，导致排便梗阻，根据我们在排便梗阻的视频直肠排粪造影方面的经验，只在少数放射学影像上见过乙状结肠膨出。佛罗里达 Cleveland 诊所的 Jorge 等（1994）报道，289 例因便秘接受检查的病例中，

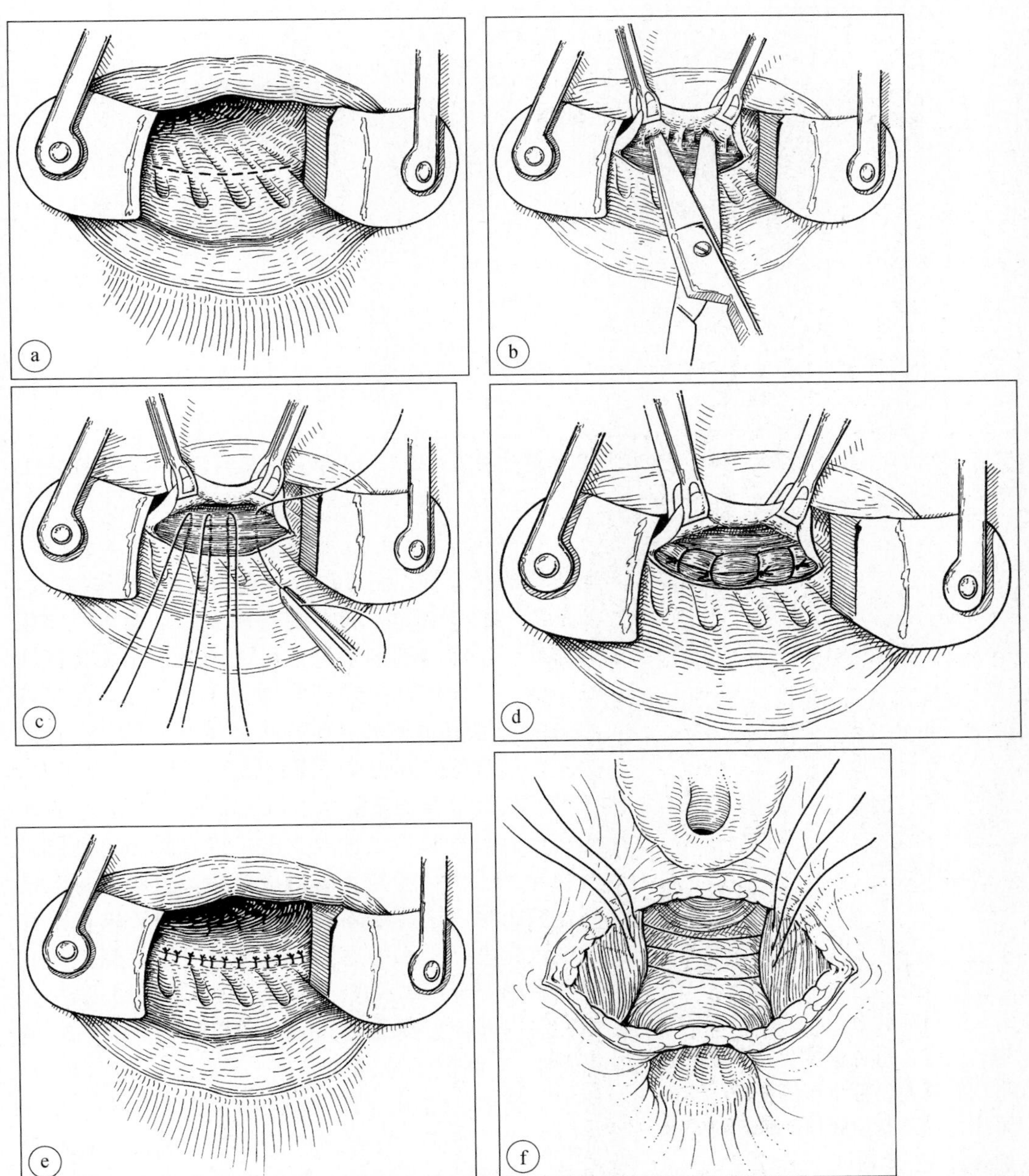

图 18.17　直肠膨出的直肠内修复（a～e）和经会阴修复（f）。（a）患者取俯卧折刀位，并用绷带固定分开臀部两侧。齿状线上 1cm 处横向切开肛管黏膜。（b）将肛管直肠黏膜从肛门内括约肌和直肠环状肌上分离，高度 10cm。（c）采用 3/0 号的聚乙烯醇酸缝合线，将直肠肌层折叠缝合在一起。（d）直肠环状肌中的缝合线已被系紧。（e）肛门直肠黏膜已与肛管切缘对合。（f）采用经会阴入路进行直肠前膨突修补术，在会阴体上做横切口，完全游离直肠阴道隔膜。标准的阴道壁成形术即可完成该手术。

24 例有乙状结肠膨出。乙状结肠膨出通常在临床上的诊断方法是：在不是直肠膨出的阴道突出部位的肠道内感觉到坚硬的粪块（图 18.19）。乙状结肠膨出在女性中更常见，特别是子宫切除术后的妇女。Mellgren 等（1994c）发现，她们常常有直肠肠套叠（55%）或直肠脱垂（38%）。

乙状结肠膨出通常用视频直肠排粪造影确诊，最好是在乙状结肠内注入造影剂和空气后检查，而不是只在直肠内注入造影剂和空气后检查。腹膜腔和小肠造影剂有助于确定解剖结构（见图 18.12）。

手术治疗通常是直肠固定术和切除低位下降的结肠，而扩大切除直肠固定术包括切除脱垂的乙状结肠和直肠上部，以及膀胱颈悬吊术和消除道格拉斯窝（Mellgren 等，1994b；Jorge 等，1994）。

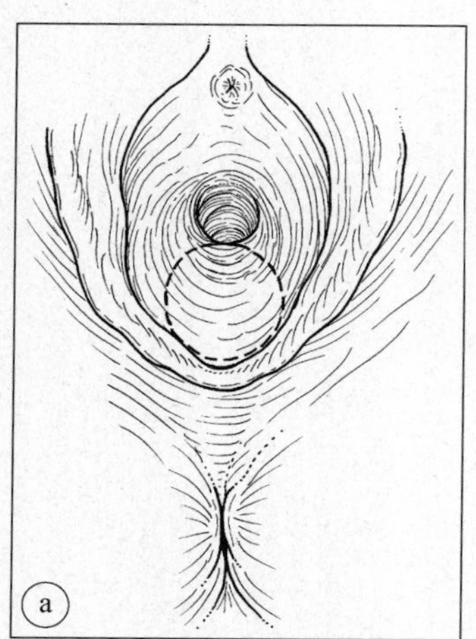

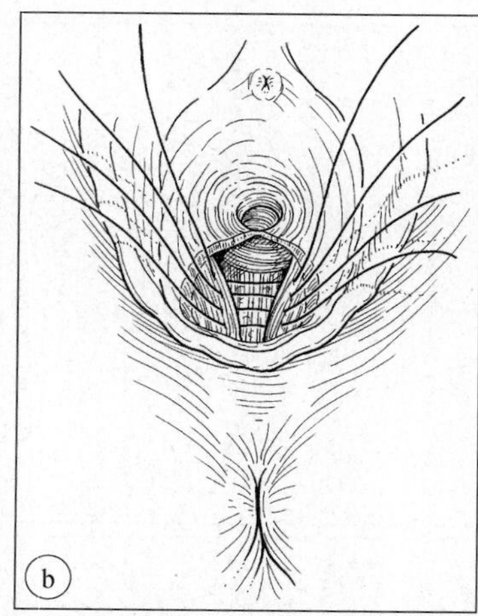

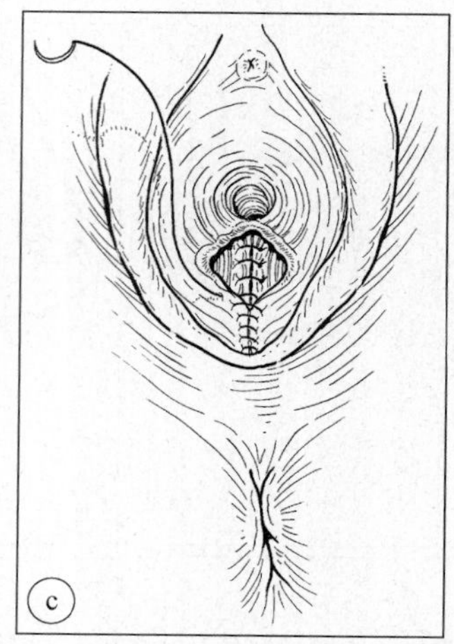

图 18.18 利用阴道后壁修补术治疗直肠前膨突。（**a**）呈椭圆形切除部分阴道上皮。（**b**）找到并暴露阴道两侧的肛提肌。（**c**）切除直肠前突上方的大片圆形组织后，缝合阴道上皮。

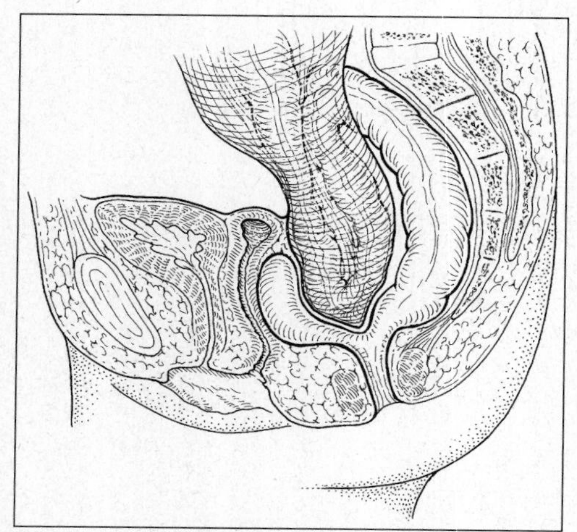

图 18.19 乙状结肠膨出。图中所示为乙状结肠膨出，形成非常深的直肠阴道囊袋。通常，患者曾接受过子宫切除术。乙状结肠的顶端在肛门直肠角的部位形成梗阻，导致轻微直肠前膨出。可以采用切除乙状结肠伴随直肠固定术予以治疗，是否行直肠前膨出修补术均可。

直肠肠套叠

最有争议的主题可能是直肠固定术对直肠肠套叠（隐性直肠脱垂）的作用。通过直肠排粪造影发现的直肠肠套叠可能在有些人看来是正常所见，因此，没有病理学意义（Johansson 等，1985）。而且，反复直肠排粪造影可能在第二次检查时没有发现这一异常，因此质疑放射影像学诊断的可靠性。很多直肠肠套叠患者肯定会花很多时间在用力排便上。这种用力排便可能是原因，如果可劝说患者停止这种做法，他们的症状可以得到改善。不过，毫无疑问，在有些患者中，直肠排粪造影上可显示阻塞直肠排空的肠套叠，而且常常与直肠膨出的形成相关，直肠膨出的口部常常被肠套叠阻塞，从而进一步阻碍排便。这样的解剖学异常可能的确是用力排便所致，但一旦出现，问题已经加重了。因此，在某些患者中采用靶向手术治疗方法是有意义的。到目前为止，最常见的方法是经腹直肠固定术，不幸的是，这种方法常常会加重症状（Orrom 等，1991）。直肠游离会引起直肠失去神经支配，将直肠固定到骶骨上会导致乙状结肠与直肠形成锐角，直肠本身会横跨盆腔边缘。这些缺陷会抑制直肠排空，这正是在此处首先进行手术的原因。这可能可以解释为何有些人采用 Delorme 术式。Berman 等（1990b）最早介绍针对内部肠套叠的 Delorme 术式，并报道了 21 例患者中 15 例获得成功的结果。Sielezneff 等（1999）报道了类似的结果。不过，这种术式在技术上非常难以实施，因此，没有被广泛接受。因此，我们发明了一种较简单的术式，我们称之为外部盆腔直肠悬吊术或骨盆外直肠悬吊术（Express）术式。

骨盆外直肠悬吊术（Express）的原则是将直肠的前外侧壁固定在耻骨后方，方法是将长效胶原制成的强力固定带固定在肠套叠的脱垂点（take-off）点上，通常距离肛门 8cm。手术的入路为经会阴部的直肠阴道（前列腺）平面，这是一种目标明确、创伤相对较小的手术入路，可以修补所有与之相关的直肠前膨出。处理直肠膨出时，我们也曾用胶原补片缝合到两侧的坐骨结节上，试图阻止直肠壁在前部形成球囊（这是直肠排粪造影上的典型特征）。

Express 术式的手术方法

患者进行肠道准备，术前使用预防性抗生素，术后抗生素继续用 5 天。患者在手术台上取 Lloyd Davies 体位，并插导管。备皮，铺巾，暴露会阴和耻骨上部位。在直肠阴道平面用 1∶300 000 肾上腺素盐水溶液浸润后，在阴道和肛管之间的会阴中部做一个新月形的皮肤切口。用外科透热法和锐性分离结合的方法，进入阴道后壁和直肠前壁之间的平面，小心不要损伤括约肌复合体或在直肠或阴道上造成穿孔。继续分离，直到阴道后穹窿到 Denonvilliers 筋膜的水平。常常会遇到阴道旁静脉丛出血的切口，但通过外科透热法和 underrunning 结合，可以控制出血。对直肠侧壁也小心游离。之后，术者可接触到直肠肛管远端前外侧 12～15cm 的区域。少数男性患者中（$n=3$），可进行类似的分离，延伸到前列腺后面；在这些患者中，操作要非常小心，避免损伤盆腔神经，这会对性功能和膀胱功能带来不利影响。

在耻骨上支的侧方建立两个短切口，切口的深度应足以触及耻骨后隙。然后，通过阴道侧面的会阴部切口从下向上插入专门设计的隧道形成器（tunneller），直到耻骨后面与膀胱的前方，完全暴露耻骨上切口（图 18.20）。应尽量从上方或下方采用钝性分离的方式，仔细地勾勒出直肠阴道平面，避免损伤膀胱和阴道。然后，用塑料制成的椭圆柄替换隧道形成器的尖端，该椭圆柄的后面连接有 Permacol 材料制成的 T 形条（图 18.21）。T 形条与椭圆球的连接位于横竖两部分的交叉点上。然

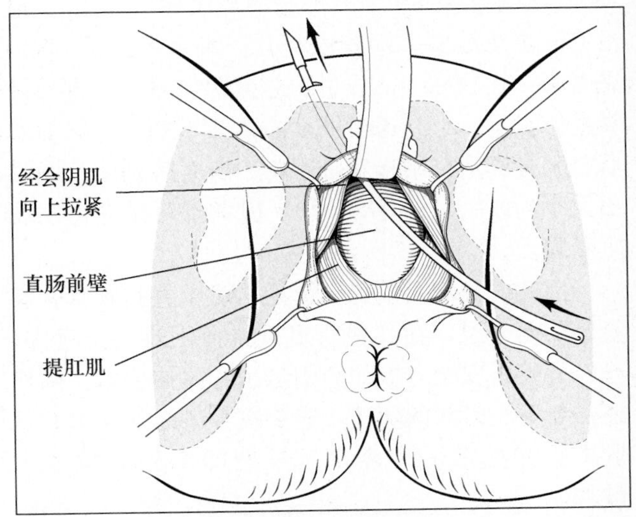

图 18.20 直肠阴道隔膜暴露至后穹窿水平（见正文）。经会阴切口（阴道侧方）插入专门设计的隧道形成器，向上直至耻骨后方，暴露整个耻骨上切口，小心避免损伤膀胱。

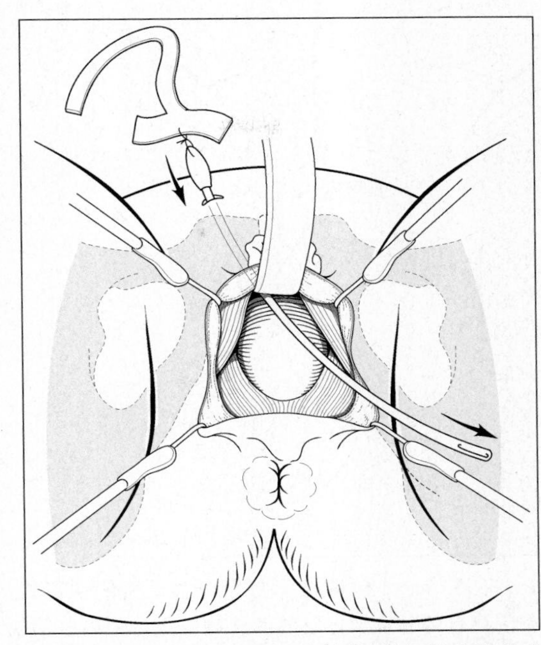

图 18.21 用椭圆形的塑料球替换隧道形成器的尖端，椭圆球的后面带有 Permacol 材料制成的 T 形条。

后将 Permacol 条下拉至会阴部切口，并且将 T 形条的横行部位放置在直肠的前外侧壁上，位于肛门括约肌复合体上方约 8cm 处（图 18.22）。选择该位置是由于绝大多数患者的术前直肠排粪造影证实，肠套叠的脱垂点（take-off 点）通常位于直肠前壁的该水平上。用动脉止血钳夹住 T 形条的垂直部分，使其暴露在耻骨上方切口的外面，防止其进入切口内。同时在两侧进行操作，位置确定后，采用带有 2 号 PDS 缝合线的锥形割口缝合针，以间断缝合的方式，将每个 T 形条的横行部分缝合在直肠的前外侧壁上。缝合时应小心避免穿透直肠黏膜。T 形条缝合固定后，通过耻骨上方切口向上拉紧，并采用两组 J 形缝合针与 1.0 号 PDS 缝线，将 T 形条缝合在耻骨骨膜上（图 18.23）。对于伴随直肠前膨突的患者，可以使用图 18.24 所示形状的 Permacol 材料补片进行修补。将补片缝合在直肠阴道隔膜的缺损上，将补片的两个侧翼缝合在两侧的坐骨结节上，从而将直肠的前壁拉回至更趋于正常的位置。如果考虑到预防大便失禁的症状，也可以进行阴道前壁成形术。

Express 术式的结果

17 例患者有直肠排空功能障碍及相关直肠肠套叠［14 例女性，中位年龄 47 岁（20～67 岁）］，其中 14 例还有功能性直肠膨出，被选择进行手术。

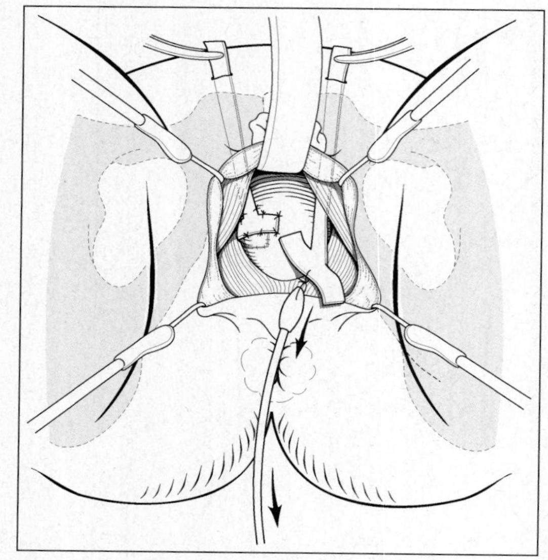

图 18.22 将 Permacol 材料的 T 形条下拉至会阴切口处，使 T 形条的横行部分位于直肠的前外侧壁上，距离肛门括约肌复合体上界约 8cm。

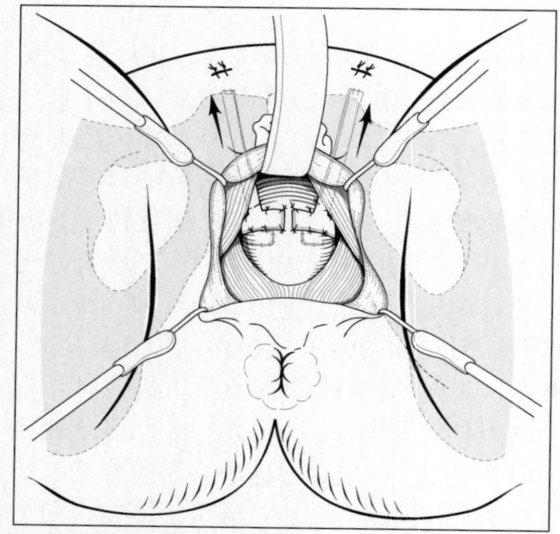

图 18.23 轻轻地向上拉紧 Permacol 条以后，将其缝合在耻骨的骨膜上。

选择标准如下：

(1) 直肠排粪造影显示 4～6 级肠套叠［根据 Shorvon 等（1989）的定义］，阻碍直肠排空。

(2) 虽然采用最大限度的保守性治疗，包括优化药物治疗和排便训练，但功能性改善不足。

(3) 直肠超过 2cm 的相关直肠膨出，停留在直肠排粪造影期间大多数残留钡餐假性大便中。

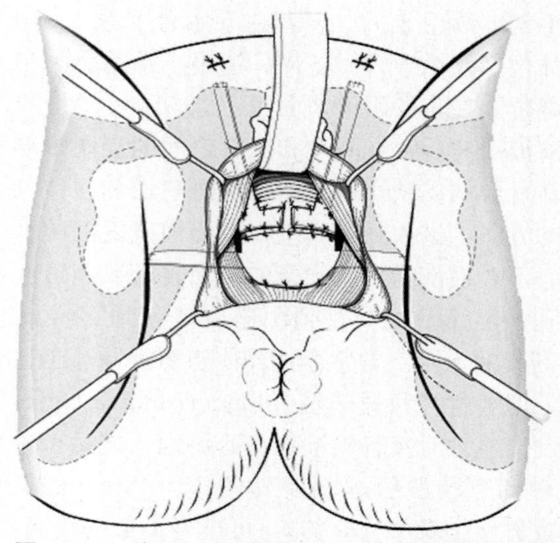

图 18.24 将 Permacol 材料的补片缝合在直肠阴道隔膜的缺损上，其两侧翼缝合在坐骨结节上。

(4) 通过综合性结构式问卷收集到的其他相关症状，例如：

(i) 常常有里急后重和（或）排便后直肠内包块感的肠套叠患者，这种包块感持续时间不等，直立位时更常见；

(ii) 主诉阴道内肿胀（有时很不舒服，常常会妨碍性交），而且通过阴道后壁手指操作可改善直肠排空的直肠膨出患者。

术前和术后 6 个月时评估患者，随访至少持续 1 年。2 例患者发生需要探查的败血症（12%），但没有取出或需要去除胶原补片。术后评估的 15 例患者中，症状和生活质量的总分明显下降。直肠排粪造影显示，88%患者肠套叠程度改善，5 例的术后直肠排粪造影结果完全正常。所有病例的直肠膨出大小均改善，8 例（73%）患者术后没有再发现直肠膨出。

因此，我们可以得出结论：对于直肠肠套叠和直肠膨出来说，在某些有显著排便困难的患者中，已经开发出安全有效的会阴悬吊和拉伸手术。虽然还需要更长时间的随访，需要在合适的临床对照试验中研究更多的患者，但早期的结果非常令人鼓舞。

节段性结肠切除

选择适合肠道切除术的便秘患者时应非常小

心，因为这是不可逆的。因此，在某些患者中，最好做一个初步的造口，看看症状是否能够改善。如果可以确定有传输延迟的局限性肠段，只切除这个肠段即可，从而可以避免次全结肠切除术引起的潜在疾病，特别是腹泻和大便失禁。在实际工作中，肠段切除术的结果一般都令人失望（McCready 和 Beart，1979；Hughes 等，1981；Preston 等，1982b；Gasslander 等，1987；Kamm 等，1991c；Hasegawa 等，1999）。

而随着闪烁扫描术使用的上升，我们可以确诊结肠无力的患者，并且合理地进行节段性结肠切除，尽管目前这种手段的结果仍不令人满意（De Graaf 等，1996；Hasegawa 等，1999）。在一系列的研究中（Hasegawa 等，1999），节段性结肠切除术与次全结肠切除术相比，因为便秘复发而再次手术的概率要高很多，但不会发生大便失禁（表 18.8）。

次全结肠切除术/腹腔镜的作用

我们认为，在慢性便秘中绝对不能轻易考虑手术切除，即使结肠动力研究证明有传输延迟和动力不足（Henry，1989；Yoshioka 和 Keighley，1989；Pemberton 等，1991；Nyam 等，1997）。

很多患者主诉便秘之外的症状，例如，腹胀和疼痛，这些症状不一定能够通过恢复正常排便频率得到缓解（Wexner 等，1991；Pfeifer 等，1996）。Kamm 等（1988b）报道，很多患者术后仍持续存在腹痛和腹胀（表 18.9）。80%的患者在结肠切除术和回肠直肠吻合术后仍有腹胀，约 40%患者术后仍有腹痛（Yoshioka 和 Keighley，1989；Knowles 等，1999b；Mollen 等，2001；Aldulaymi 等，2001）。Kamm 等（1988b）报道的 44 例患者中，10 例需要精神治疗。有些患者意外地出现腹泻（St Mark 的系列中 38%），14%变为失禁（Kamm 等，1988b）。有些患者在切除术和吻合术后出现反复发作的便秘（虽然有开放的吻合口），因此必须再次手术（Walsh 等，1987；Yoshioka 和 Keighley，1989；Knowles 等，1999b）。而且，因便秘行切除术后，粘连性梗阻似乎特别常见，概率为 0～50%（平均 12%）（Hughes 等，1981；Preston 等，1982b；Leon 等，1987；Akervall 等，1988；Pena 等，1992；Knowles 等，1999b）。

胃和小肠动力异常可能是次全结肠切除术失败和症状持久存在的一个原因。采用盲肠直肠吻合与回肠直肠吻合相比，次全结肠切除术的结果略好一些。盲肠直肠吻合的唯一问题是日后可能发生盲肠的扩张。老年患者中，回肠乙状结肠吻合与回肠直肠吻合相比，会引起问题不太大的腹泻，但在年轻患者中，回肠乙状结肠吻合后经常出现反复发作的

表 18.8 慢传输型便秘结肠切除术的结果

	节段性结肠切除术（$n=13$）	次全结肠切除术（$n=48$）
进一步做了手术	8（62%）	17（35%）
最终造口	2（15%）	12（25%）
首次手术后		
级别 1 良好	3（23%）	22（46%）
2	1	9
3	9	16
4 失败	9（69%）	17（35%）
最终		
级别 1 良好	5（38%）	24（50%）
2	4	12
3	2	0
4 失败	4（31%）	12（25%）

来源自：Hasegawa 等（1999）。

表 18.9 44 例结肠直径正常的妇女因重度特发性慢性便秘行次全结肠切除术的早期结果（%）

	术前	术后
腹痛	98	71
腹胀	95	45
大便用力	95	33
泻药	88	30
失禁	0	14

来源自：Kamm 等（1988b）。

便秘（表 18.10）。有些人发现，不能排出 50ml 的水囊与次全结肠切除术后结果差相关，因此认为，考虑对慢传输型便秘进行次全结肠切除术时，球囊排出试验具有预测价值。不过，目前首选直肠排粪造影。

文献中关于大便习惯的结果好得令人吃惊（表 18.10），但其他后遗症常常会破坏最终的结果。在一些患者中，结果肯定受精神参数的影响（Fisher 等，1988）。因焦虑和抑郁导致 HAD 评分高的患

表 18.10 慢性便秘患者行次全结肠切除术后的结果

	n	正常的大便习惯
次全结肠切除术＋盲肠直肠吻合		
Goligher（1984）	10	6
Ryan 和 Oakley（1985）	21	18
Kamm 等（1988b）	20	14
Yoshioka 和 Keighley（1989）	5	3
次全结肠切除术＋回肠乙状结肠吻合		
Belliveau 等（1982）	37	34
Klatt（1983）	9	9
次全结肠切除术＋回肠直肠吻合		
McCready 和 Beart（1979）	6	6
Hughes 等（1981）	17	5
Walsh 等（1987）	21	12
Akervall 等（1988）	12	8
Kamm 等（1988b）	24	7
Yoshioka 和 Keighley（1989）	34	24
Pemberton 等（1991）	38	38
Wexner 等（1991）	16	16
Stabile 等（1991）	11	11
Takahashi 等（1994）	38	26
Piccirillo 等（1995）	54	52
Redmond 等（1995）	34	30
Pluta 等（1996）	24	17
Lubowski 等（1996）	59	47
Nyam 等（1997）	74	72
Hasegawa 等（1998）	76	32
Aldulaymi 等（2001）	18	15
Pikarsky 等（2001）	50	30[a]
Nylund 等（2001）	40	29

[a] 20 例失访。

者效果不好。同时存在结肠无力和出口梗阻的患者的结果也很差，与有明确精神障碍的患者一样（Hasegawa 等，1999）（表 18.11 和表 18.12）。此外，也有促使大便失禁发生的风险，特别是在患者原有括约肌受损的情况下。这就突出了术前进行全面心理学评估的必要性。不过，虽然有认真的评估，但仍有相当一部分患者最后需要造口，在不同研究中概率分别为：14%（Kamm 等，1988b）；24%（Walsh 等，1987）；15%（Yoshioka 和 Keighley，1989）；24%（Hasegawa 等，1999）。偶尔有些出现便秘反复发作并拒绝造口的患者从无功能性回肠直肠吻合转为回肠肛管造口袋（Hosie 等，1990）。在此情况下，作者对这种做法并不支持，因为 50%患者在 10 年内仍持续存在症状，而精神不稳定则导致造口袋被切除。

在一篇关于英文文献中所有次全结肠切除术资料的综述中，Knowles 等（1999b）发现，术后的最后满意率从 39%到 100%。这个发现强调了向患者认真解释失败率、失禁风险和造口的可能风险的必要性。直肠排出功能受损或有精神疾病的患者不适合手术。有关手术的细节见第 19 章。腹腔镜结肠切除术有望能够降低术后粘连性梗阻的风险，而且，通过更好地选择患者，未来有关结肠切除术治疗功能性疾病的结果会得到改善（Chen 等，1998；

表 18.11　因排空功能受损和慢传输行结肠切除术的结果

	慢传输＋排空功能受损（$n=33$）	仅有慢传输（$n=28$）	P
次全结肠切除术/节段性结肠切除术	25/8	23/5	
最终评估			
满意	11（33%）	18（64%）	0.031
改善	9（27%）	7（25%）	
失败：造口	2	0	
失败：不良	11	3	
失败合计	13（39%）	3（11%）	0.025

来源自：Hasegawa 等（1999）。

表 18.12　有精神问题的患者的手术结果

	有精神问题（$n=10$）	无精神问题（$n=51$）	P
次全结肠切除术	10（100%）	38（74%）	NS
节段性结肠切除术	0	13（26%）	
排出功能受损的人数	8（80%）	25（49%）	
手术的总数（平均标准差）	5.3（3.5）	1.6（1.2）	0.009
住院总天数（平均标准差）	59.5（44.7）	22.8（21.5）	0.029
住院总次数（平均标准差）	6.1（4.1）	2.2（2.2）	0.015
最终造口	7（70%）	7（14%）	0.0005
最终评估			
满意	2（20%）	27（53%）	NS
改善	1	15	
失败：不良	0	2	
失败：造口	7	7	
失败合计	7（70%）	9（18%）	0.002

NS，无显著差异。

来源自：Hasegawa 等（1999）。

Garrard 等，1999；Senagore 等，2003）。

结肠直肠切除储袋成形术

结直肠切除储袋成形术在巨结肠和巨直肠患者的处理中有一席之地（见第 19 章），但结肠无力的储袋成形术效果常常较差，我们通常不推荐这种方法。

在一篇长期综述中（Hasegawa 等，1999），8 例患者接受了结直肠切除储袋成形术，其中 6 例后来因为症状持续存在和对效果不满意而需要进一步手术。这些患者中，3 例做了 Koch 袋，他们对手术效果都不满意，虽然做了 5 次修正手术，最后还是不得不切除储袋。

外科医生有时不得不将次全结肠切除术改为结直肠切除储袋成形术，因为患者有持续腹胀、腹痛和排便障碍。有时无法拒绝再次手术，因为这可避免永久性造口，但必须告诉患者，长期效果一般较差，因为疼痛和腹胀会持续存在。

造口

对于因便秘而就诊的患者来说，对造口的提议通常完全无法接受。不过，对某些患者来说，如果慢传输和出口梗阻并存，主要症状是疼痛、腹胀和排便次数少，则有理由考虑尝试环状回肠造口。我们的一些患者中，术后的生活质量明显改善，无需建议或需要进一步手术治疗。那些随后接受结肠切除术的患者有时感到失望，在可能的情况下，应劝说他们保留造口。有些患者中，次全结肠切除和回肠直肠吻合术失败后，特别是有大便失禁的情况下，会采用末端或环状回肠造口术。

在有些医疗中心，喜欢做结肠造口术，而不是回肠造口术（van der Sijp 等，1993），但我们认为，结肠造口对慢传输型便秘来说很少是令人满意的。

虽然回肠储袋造口可能会被患者认为是一种破坏，但根据我们的经验，它无异于一次彻底的灾难，患者感到失望、乳头瓣失败和不满意的发生率很高。

顺行性结肠灌肠（ACE）

顺行性结肠灌肠一词是指在结肠近端建立可插导管的通路，通过这个通路，可以朝着远端注入灌肠剂或灌洗液，达到结肠和直肠排空的目的。最常使用阑尾，特别是在儿童中。实际上，通过阑尾造口灌洗结肠最早由 Dalby 于 1894 年介绍，随后，20 世纪初期发表了大量的文章，报道这种方法在结肠炎患者中的应用（Weir，1902；Moynihan，1903；Hutchinson，1905；Stanmore Bishop，1905）。

Keetley（1905a）最早介绍这种方法在便秘患者中的应用。1905 年，他报道了在 1 名 15 岁便秘女孩中成功建立阑尾造口的经验，通过这个造口进行结肠灌洗。他还推荐这种手术用于有“黏液性分泌物，结肠炎，阿米巴痢疾和回盲肠套叠”的患者（Keetley，1905b）。不过，之后这种方法使用得相对较少，可能是因为容易发生大便渗漏。

1980 年，Mitrofanoff 报道了在膀胱排空功能障碍患者中用阑尾建立可插导管的可控性膀胱造口。在阑尾的血管蒂上分离阑尾，在黏膜下构建通入膀胱的隧道，将阑尾拉出到腹壁上，以便通过可控性造口插入导尿管。这种方法在泌尿外科常常用于天然膀胱，也与肠道储袋结合用于尿流改道的患者（Mitchell，1986；Weingarten 和 Cromie，1988）。

Malone 等（1990）用 Mitrofanoff 术式治疗慢性便秘或大便失禁儿童，他的方法被命名为 ACE（顺行性结肠灌肠）。ACE 的操作方法是：在血管蒂上从盲肠上分离出阑尾。反转阑尾，切断远端，然后以非反流性方式再次将其植入盲肠中。阑尾的远端通过可吸收缝线吻合到盲肠的黏膜开口。将阑尾放入黏膜下隧道中，在阑尾上方关闭盲肠的浆肌层，从而建立一个非反流性通道（图 18.25）。将带有盲肠套囊（cuff）的阑尾近端外置于右髂窝中。将盲肠固定在前腹壁，不使阑尾扭结。通过在导管内形成宽底部的侧方皮瓣建立造口，并且与盲肠的套囊吻合。皮瓣的作用是掩盖阑尾，最大程度地减少排泄物流到腹壁上。非反流可控性造口术，在狭窄的可插管通道基础上，形成了一条与近端结肠之间的通路。定期对患者进行阑尾造口术，以及顺行结肠灌洗。

1991 年，Wheeler 和 Malone 介绍了 13 例采用这种手术的 3～18 岁患者。3 例患者有顽固性慢性特发性便秘，其余 10 例有各种原因引起的便秘和大便失禁。随访时间为 1～20 个月。结肠排空所需时间为 20～30 分钟。2 例患者有直肠液体轻微渗漏，但其余 11 例患者在两次灌肠之间是完全清洁的，只要灌肠间隔期为 48～72 小时。这种方法使所有患者都成功达到了结肠排空，但有 1 例患者出现重度造口狭窄，需要反复扩张及随后的修正。当

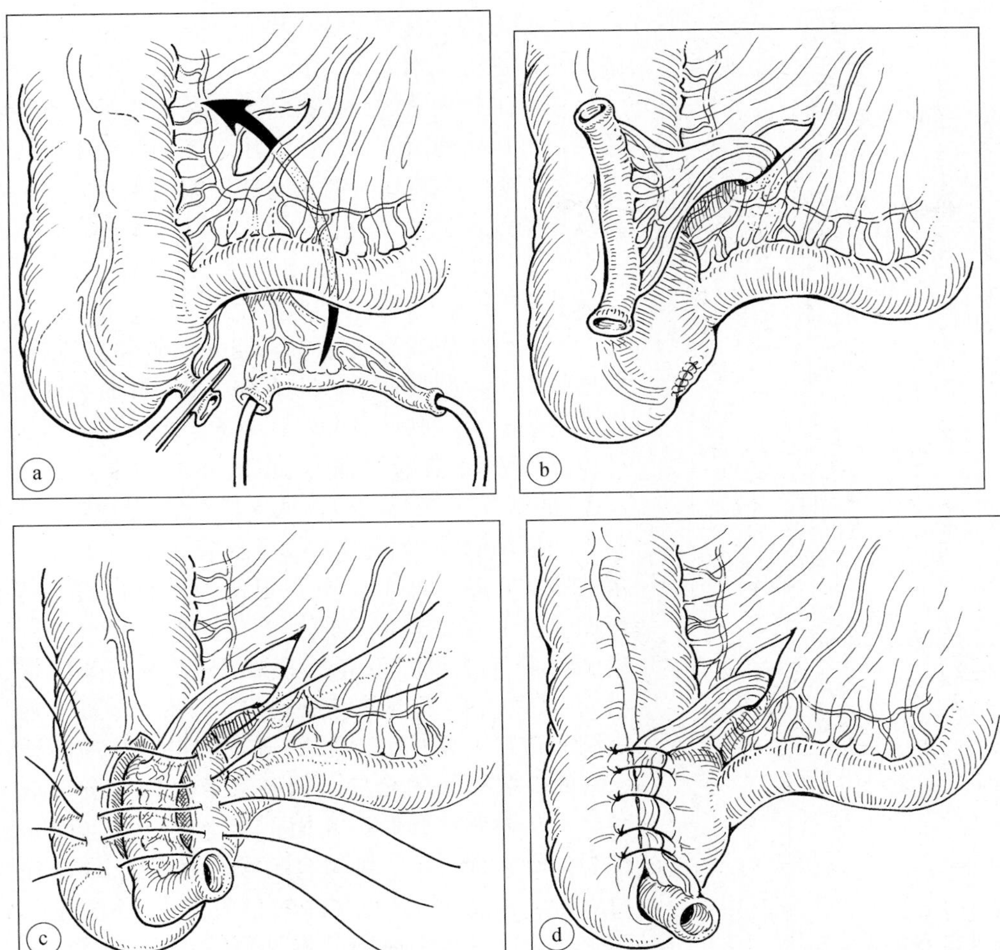

图 18.25 ACE 的阑尾造口术。(**a**) 保留阑尾系膜，(**b**) 在逆蠕动的方向将阑尾通过盲肠的肠系膜重新定位 (**c**)。将阑尾放在黏膜下间隙内，远端截断，随后吻合到盲肠上 (**d**)。在造口上方关闭浆肌层，不破坏肠系膜血管蒂。阑尾的近端从腹腔内取出。来源自：Tsang 和 Dudley (1995)。

时没有报道其他并发症。之后，Malone 及其同事更新了他们的数据，其他人也报道了这种方法在儿童中的成功应用（Squire 等，1993；Toogood 等，1995；Dick 等，1996；Ellsworth 等，1996）。不过，造口狭窄是一个需要修正的特殊问题。

我们最初考虑用反转阑尾造口术对便秘成人患者进行顺行性结肠灌洗。有 1 例女性患者采用了这种方法，但不能将管径足够大的导管插入阑尾内，进行有效的灌洗。而且，有时并不能利用阑尾，或者成人的阑尾有狭窄。如果患者过去曾行阑尾切除术，可以将回肠通道植入盲肠内，以便对整个结肠进行插管灌洗（见图 18.39）。在皇家伦敦医院，我们设计了可控性结肠通道，治疗过去用保守性措施无反应的某些直肠排空障碍患者。最初，我们将通道放入乙状结肠内（Williams 等，1994）（图 18.26），但随后改良了这种方法，我们将通道放入横结肠内（Hughes 和 Williams，1995a）（图 18.27）。我们还拓宽了这种方法的应用范围，治疗经选择的某些慢传输型便秘患者，因为它与结肠切除和回肠直肠吻合相比，破坏性较小，而且不可预测性也较小。

可控性结肠通道

适应证和术前评估

对所有慢结肠传输型便秘患者，都可以考虑采用横结肠或乙状结肠的结肠通道（图 18.24 和图 18.25），作为结肠切除和回肠直肠吻合或造口的替代措施。这种方法也适合有直肠排空障碍（如肛门痉挛）的患者，在保守性措施无效且考虑造口时使用。我们还采用这种方法治疗直肠排空困难为主要症状的某些大便失禁患者。患者必须到外科医生和结肠直肠护理专家那里接受大量的咨询。常常需要

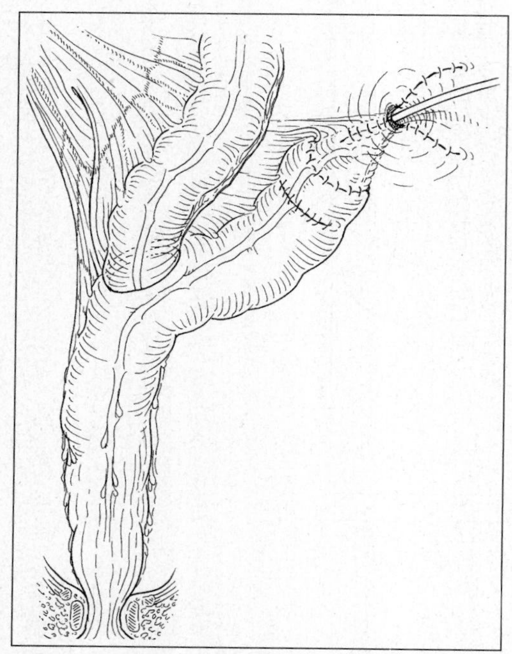

图 18.26 乙状结肠通道（见正文）。

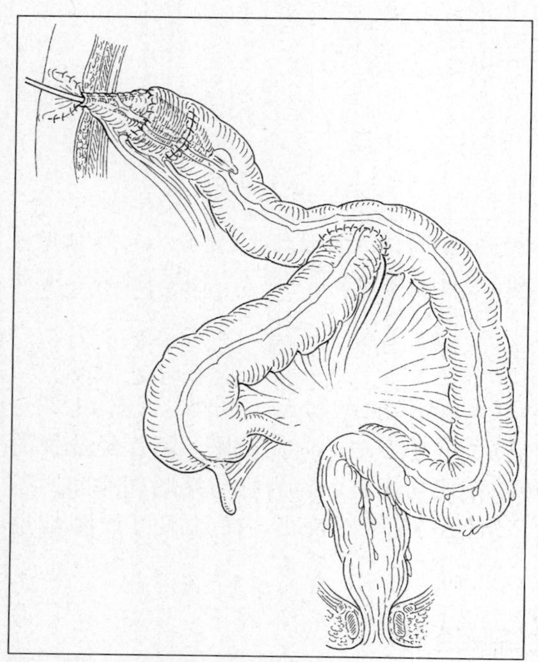

图 18.27 横结肠通道（见正文）。

获得心理学意见。讨论不仅必须包括手术的并发症，还必须包括可能的操作失败、患者可能改用永久性造口的情况。患者必须理解定期通过腹壁上的开口在结肠内插管的必要性。最好能够与过去曾做过这种手术的患者见面，鼓励他们看一看使用这种灌洗设备的患者的 DVD 光盘。这种严格的评估和咨询是必需的，目的是选择出态度积极、主动性很强的患者进行手术。

患者进行大量的肠道准备。与结肠直肠护理专家商讨后确定通道开口部位，用耐擦的标记笔在腹壁上作标记。全麻诱导时预防性使用抗生素，术后继续用两剂。

手术操作

手术台上患者取仰卧位，插导尿管和鼻胃管。做中线切口，游离盲肠、升结肠、结肠肝曲和横结肠的近侧一半。放置 Babcock 镊子，标记通道形成部位（通常是结肠肝曲），在此处的远端，量取 15cm 的结肠（图 18.28）。从这段结肠上去除大网膜，如果结肠系膜特别大，将腹膜反折，去除多余的脂肪，特别小心，不要损伤肠系膜血管。这些操作可能在瓣膜形成期间产生结肠肠套叠。距离回盲肠接合部 15cm 处横断升结肠，在远端 15cm 处做一个 2cm 的结肠造口。Babcock 镊子通过结肠造口，朝横断结肠的盲端前进，从横断线 5cm 处抓取结肠的全层。使肠管通过横结肠形成套叠，从而制作肠瓣，并用不可吸收缝线（Ethibond，Ethicon Ltd）与吻合钉联合固定。分别在两点钟、六点钟和十点钟的位置进行三排缝合（图 18.29），然后使用已经从钉匣中取出销钉的吻合器［TA 55 Multifire（钉高 4.8mm），Autusuture Ltd］在缝合之间进行三排钉合。为了防止灌洗液和结肠的内容物反流到腹壁上，形成的肠瓣至少应为 5cm。

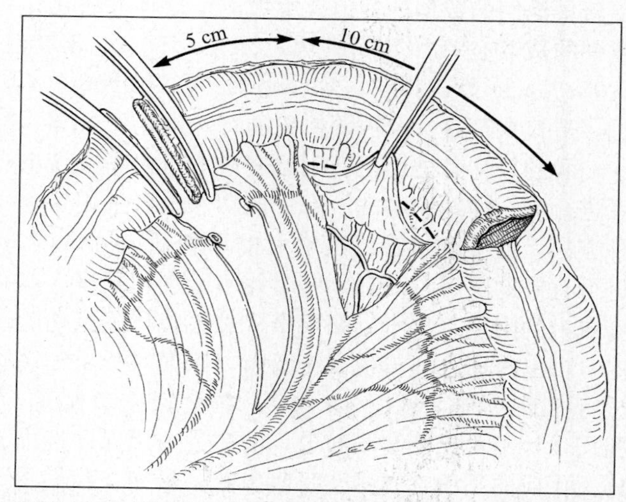

图 18.28 切除大网膜，大块切除肠系膜，然后在距横结肠肝曲 15cm 处进行结肠横切。

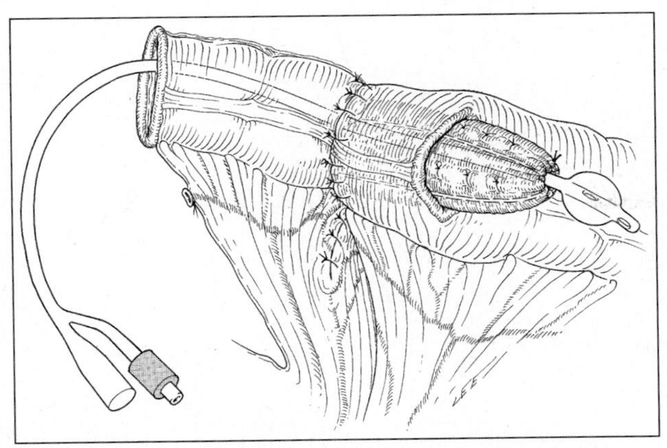

图 18.29 采用套叠的方式建立通道瓣，并用缝合线与吻合钉固定（见正文）。

从结肠的开放端通过肠瓣插入 14 号 Foley 硅胶管，并且充气膨胀球囊。用两条不可吸收缝合线对肠瓣的顶端进行荷包式缝合，而且将其仔细地围绕着导管缝紧，并留有大约 1cm 的间隙。为了不妨碍插入导管，保留该间隙至关重要。导管的远端应在结肠切开的上方，沿着横结肠的肠腔走行，将肠瓣送回至横结肠内。随后，采用 Maxon 连续缝合法闭合结肠切口。为了进一步防止出现套叠松脱的情况，应该采用环绕间断缝合法，从肠瓣的外部至通道的输入段固定肠瓣底部。用吻合器缩窄通道的输入段，剪掉多余的肠管，并平式缝合吻合钉处（图 18.30 和图 18.31）。

利用端侧吻合的方式吻合升结肠和横结肠远端，恢复肠道的完整性。吻合部位应该选择在通道远端，使得通道在不受任何张力的情况下接触到腹壁。在造口部位的腹壁上标出皮瓣位置。采用“倒高脚杯”形的宽底部侧向皮瓣（图 18.32）。建立

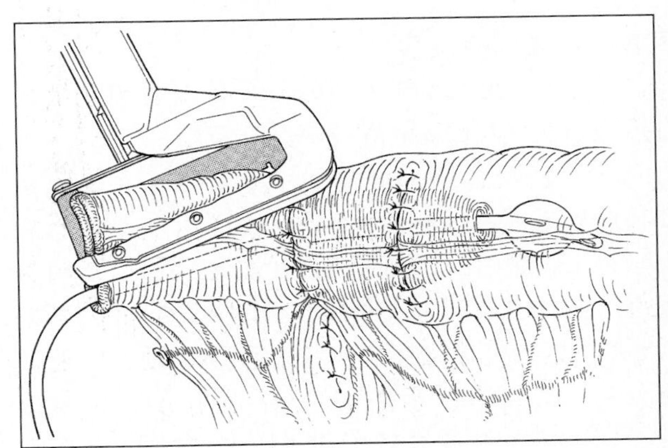

图 18.30 利用吻合钉缩窄通道的输入段（见正文）。

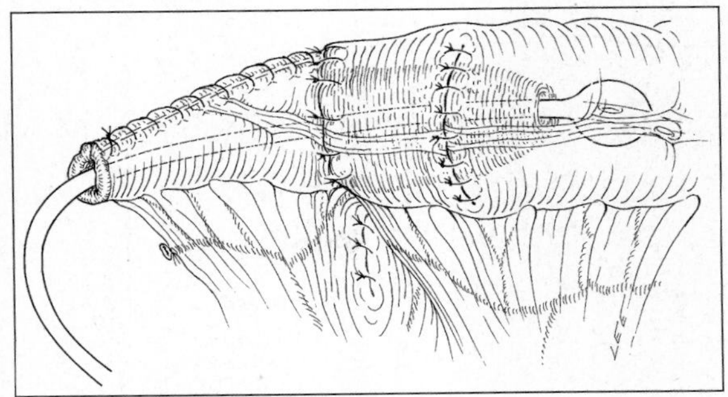

图 18.31 通道输入段缩窄后的外观。

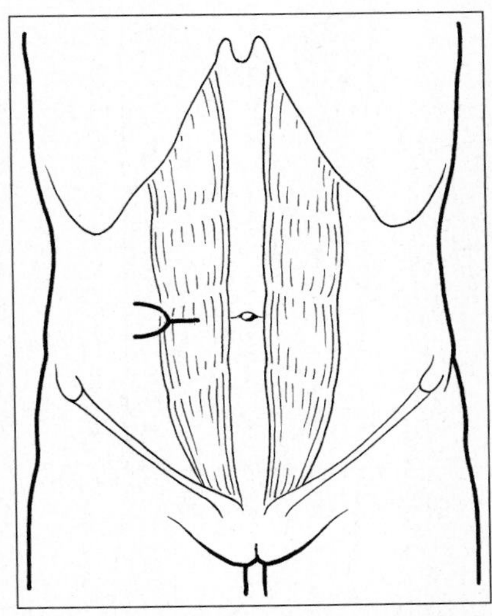

图 18.32 横结肠通道中腹壁皮瓣的倒高脚杯形状和位置。

皮瓣，并且保留足够的皮下脂肪，以此使其具有较多的血管，从而可以避免通道口狭窄。通过腹壁置入导管形成通道，不应存在任何张力。从通道壁上切下 V 形小块组织，然后将通道的入口缝合在侧向皮瓣上（图 18.33）。随后，将皮瓣缝合在通道的入口上，并使入口形成轻微的下陷（图 18.34 和图 18.35）。这样不但可以具有美观性，而且最大程度减少了黏液的漏出，并且利于导管在通道内的走行。闭合腹部，将导管牢固地缝合在腹壁上，避免出现脱落。

在术后第 7 至第 10 天，用泛影葡胺通过导管进行造影检查，检查肠瓣和结肠吻合的完好性。如果存在泄漏，可通过导管使用 35℃ 的温自来水进行灌洗。灌洗的液量逐日递增，直到达到满意的结肠排空。使用专门的给液套装（Coloplast）完成灌洗液的输注，这种装置带有可以控制的阀门，因此可以调节进入导管液体的流速（图 18.36）。患者能够自行完成灌洗后，即可出院。

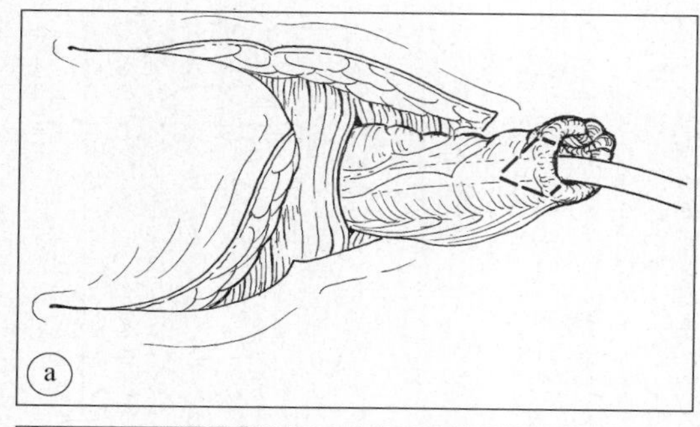

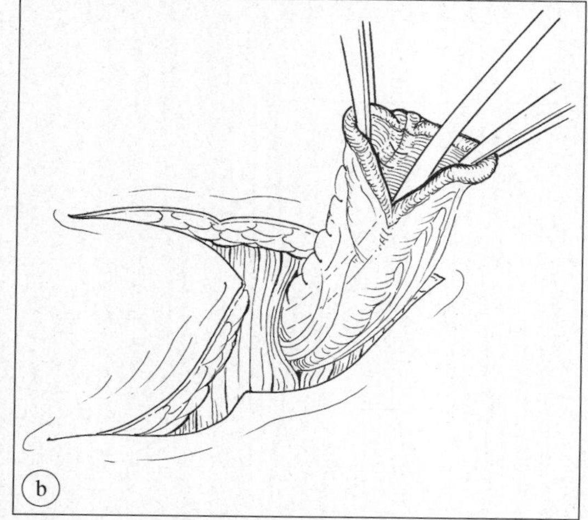

图 18.33 从通道输入段的顶端切除 V 形小块。

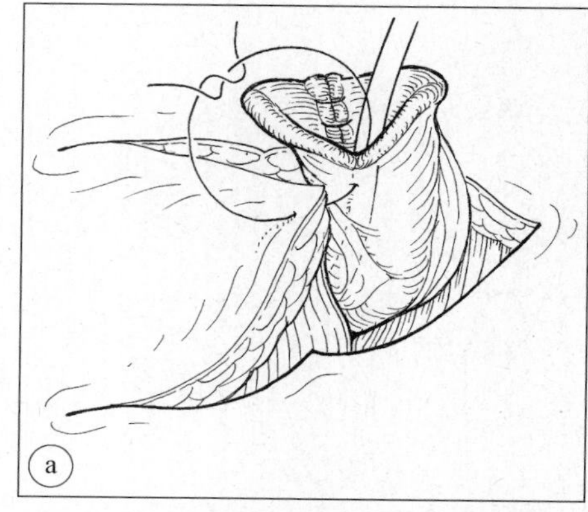

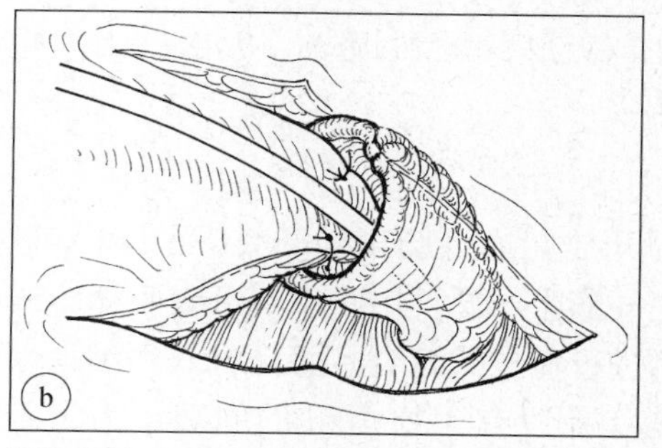

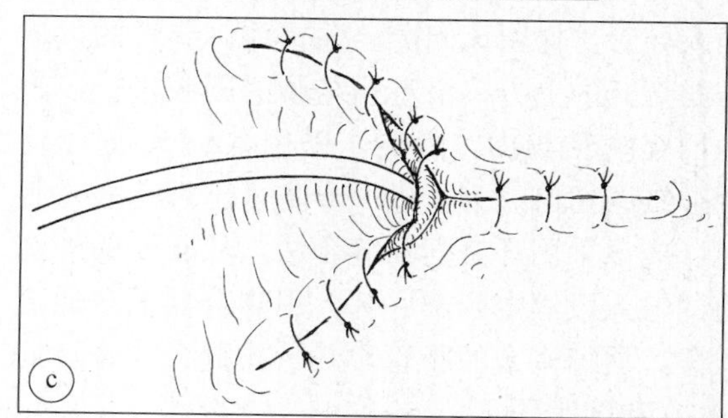

图 18.34 通道口的形成。

术后阶段

患者可在家尝试各种灌洗方案，自行调节灌洗液量和次数，直到找到能够带来满意排空和自控的方案。大多数患者用自来水作为灌洗液不存在任何问题，但是有人喜欢使用生理盐水。有的患者需要每日灌洗多次，而有的患者需要事先通过导管给予硼酸灌肠剂。需要对患者随访 4 周。拔出导管后，教给患者用能够轻松通过肠瓣的最大号导管，自己进行通道内插管。患者在可能的情况下使用 22 号导管，但是超过 12F 的 Foley 导管就足够了。

此后，可以在不灌注时忽略导管的存在。通常肠瓣可以节制大便，但对于肠气并非如此，同时造口也会产生少量的黏液。为了避免污染衣物，以及可能会出现的社交窘境，大多数患者在通道口上覆以纱布垫，少数患者也会使用专门含有碳滤器的“遮护帽”，置于患者衣物下方不易被发现。患者定期到门诊就诊，并定期测量血液中的电解质，确保灌洗未导致生化紊乱。

再经过短暂的几个月后，患者无需定期到门诊就诊，但是需将电话联系方式留给科室中具有相关技术经验的人员，以及结直肠护理专家，便于随时讨论出现的问题。定期向患者发送关于大便自控力和生活质量的随访问卷，以此监控患者的长期进展。

患者、结果和并发症

采用 Cleveland 临床评分法评估所有患者大便自控力情况（Jorge 和 Wexner，1993）。

乙状结肠通道

对 12 名存在严重便秘的女性建立了乙状结肠通道。所有患者均为直肠排空功能紊乱，而且其中 4 名存在结肠传输缓慢。4 名患者存在显著的遗便或大便失禁和便秘（表 18.13）。随访的中位数为 18 个月。8 名患者拔除了通道（67%）。1 名患者术后立即出现通道周围肠系膜脂肪坏死。可证实有

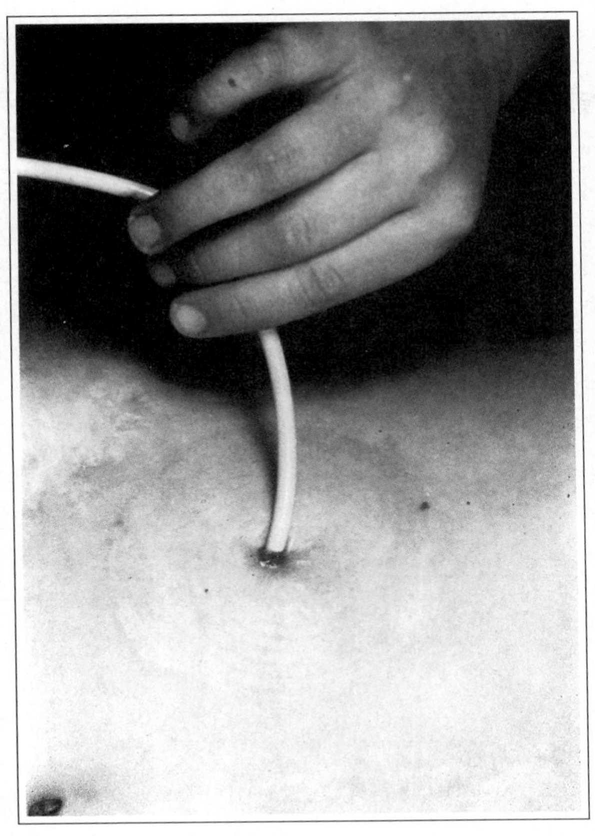

图 18.35 通道入口的最终外观。

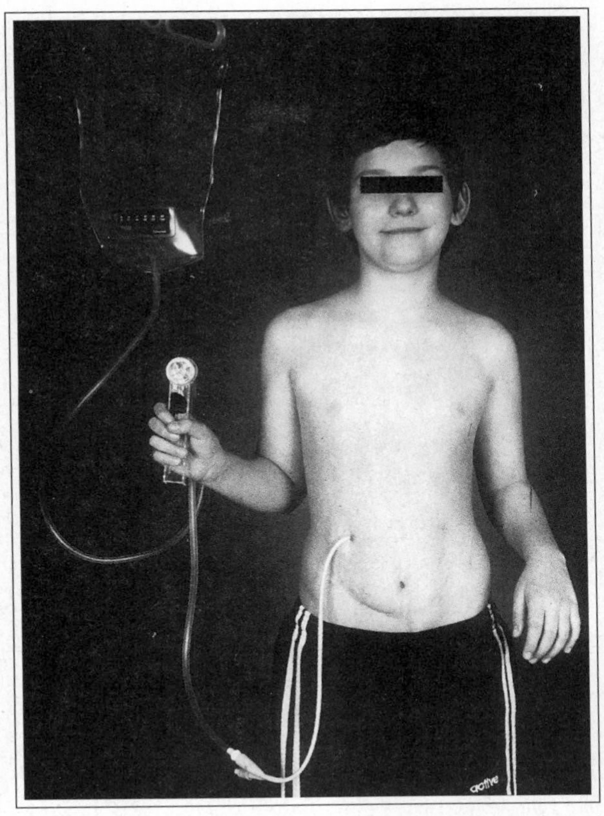

图 18.36 10 岁高位肛门直肠闭锁的男性患儿，曾接受肛门拖出术和横结肠通道术，术后功能不良。图中显示了灌洗装置。

表 18.13 接受乙状结肠通道术患者的病因学和症状

患者	传输缓慢	盆腔或肛门直肠术后排空功能紊乱[a,b]	肛门痉挛	便秘	便秘和大便失禁并存
1	+	+		+	
2		+	+	+	
3		+			+
4	+		+		+
5		+		+	
6		+		+	
7			+	+	
8			+	+	
9		+	+		+
10	+		+	+	
11		+	+		+
12	+	+	+	+	
总计	4	8	8	8	4

[a] 子宫切除术、直肠固定术或痔切除术。

[b] 某些患者在盆腔或肛门直肠术后出现肛门痉挛。

7名患者采用通道灌洗实现直肠排空，但是术前出现的腹部胀气和腹痛仍然持续存在。尽管拔除了通道并进行了回肠直肠吻合术（$n=4$），但是所有7名患者仍存在持续腹痛和盆腔痛。

4名保留通道的患者（33%），排便次数从术前的中位数每周0.75次（范围为每周0.3～7次），增加为术后的中位数每周7次（范围为每周4～14次）。大便失禁患者的自控力显著改善。患者每天平均使用2L温自来水进行灌洗，有1名患者每48小时灌洗一次，整个过程可在不到10分钟内完成。系列的血液生化监测显示，乙状结肠或横结肠通道术的患者均未出现因灌洗导致的异常。

横结肠通道

12名男性和15名女性患者共建立了27处横结肠通道。患者年龄中位数为30岁（范围为8～74岁）。24名患者以大便失禁为主要症状；有2/3的患者由于直肠排空紊乱导致了便秘。表18.14给出了患者的潜在诊断。18名患者置入了电刺激股薄肌人工肛门括约肌（electrically stimulated gracilis neosphincter，ESGN），而且在置入人工括约肌（neosphincter）之前、之后或同时进行了横结肠通道术。

随访时间的中位数为22个月，在所有可评估的病例中（$n=26$），有6处（23%）通道由于各种原因终被切除。这些原因包括通道入口渗液（$n=1$），持续腹痛（$n=2$）和心理问题（$n=3$）。

20名患者（77%）保留了其横结肠通道，其中2名仅有便秘的症状，4名患者仅存在大便失禁，而13名患者两者兼有。存在便秘症状的患者术后21个月，排便的次数从术前的中位数每周3次，增加为术后中位数每周7次（$P=0.03$）（图18.37）。而大便失禁的患者，术后第21个月的Cleveland临床评分从术前的中位数19，改善为中位数7（范围为5～13）（$P=0.007$）（图18.38）。这些变化的绝大多数出现在术后的前3个月内（$P=0.0004$）。尽管在这段时间后，患者个体评分出现了波动现象，但是在整个随访期间持续存在统计学显著性改善。患者平均使用1.2L温自来水，每天平均灌洗0.94次。8名患者在开始灌洗时出

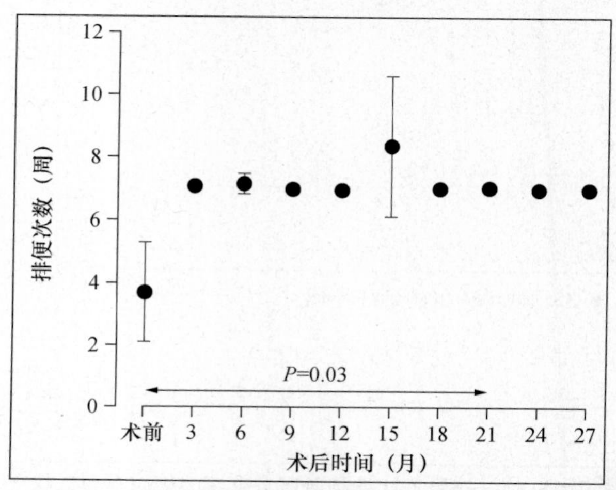

图18.37 横结肠通道术对便秘患者与便秘和失禁患者排便次数的作用。P值：配对符号秩检验。

表18.14 横结肠通道术患者的潜在病因学

病因学	导致便秘	导致失禁	导致便秘和失禁
高位肛门直肠闭锁		4	6
先天性巨结肠（Hirschsprung病）			1
Williams-Noonan综合征			1
盆腔骨折		2	2
传输缓慢	1		
子宫切除术后或直肠固定术	1	1	3
产科创伤			3
肛门痉挛脊髓后损伤	1		
直肠经腹会阴切除术		1	
总计	3	8	16

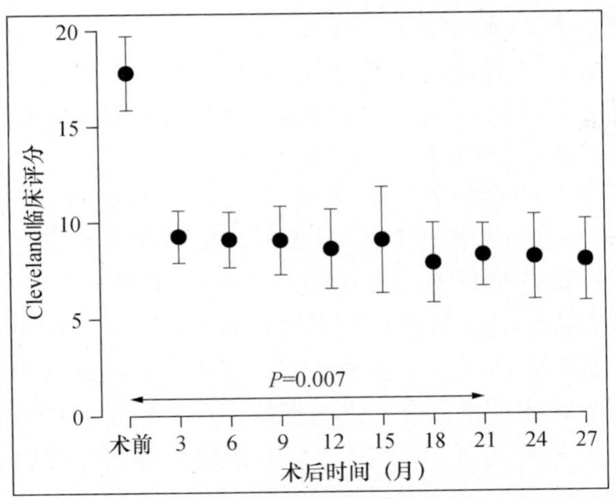

图 18.38　横结肠通道术对大便失禁患者与失禁和便秘患者自控力评分的作用。*P* 值：配对符号秩检验。

现了腹部绞痛或眩晕的现象，但是均属于暂时反应。尽管有 4 名患者偶尔出现了通道入口漏液或排气等不能控制的情况，需要佩戴小型的遮护帽，绝大多数患者均可以控制通道。

另外，前瞻性评估了横结肠通道术对 10 名亚组患者的生活质量的影响。研究中始终多次提及的话题是，患者发现自己可以参与诸如游泳等体育锻炼，而且可以乘坐公共交通工具旅行，或一整天不必担心大便失禁（Eccersley 等，1999；Eccersley 和 Williams，2002）。

ACE 的其他技术

人们也尝试通过其他方法在盲肠内建立一条可控性的插管通道，从而实现结肠远端的灌洗。Kiely 等（1994）描述了一种在远端形成管状的盲肠或结肠皮瓣。采用双层缝合的方式使皮瓣形成管状，并包绕在 8F 的硅胶管上。然后，采用双层缝合的方式再次对合盲肠，并将其覆盖在形成管状的皮瓣上。对四名患儿使用了这种技术，其中两名出现了造口狭窄。Sheldon 等（1997）等报告了对 10 名因严重先天异常导致大便失禁的患者施行 ACE。其中在 8 名患者的回肠段建立了管状结构作为通道，其余两名接受了 Malone 阑尾造口术。6 名患者完全可以控制排便，4 名患者偶尔出现遗便。1 名患者出现了假膜性结肠炎，2 名患者存在持续的肠梗阻。

Marsh 与 Kiff（1996）描述了将回盲肠段作为通道，回盲瓣从理论上讲可以提供控制功能（图 18.39）。于右侧髂窝处行条状切开，并将盲肠、阑

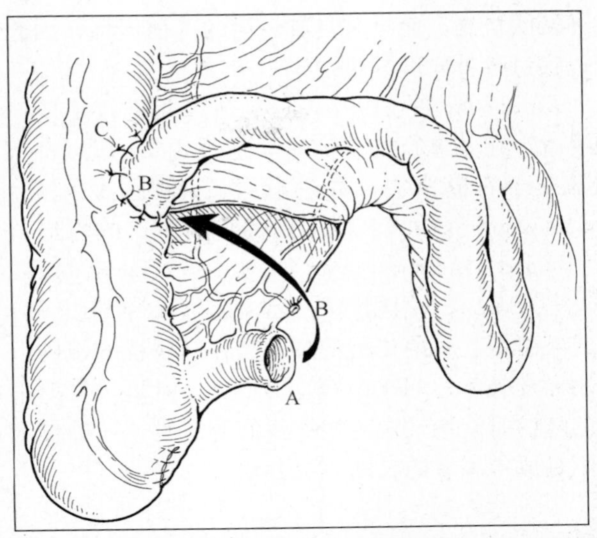

图 18.39　回盲肠造口术。近端的末端回肠（**B**）与升结肠（**C**）吻合。远端的末端回肠（**A**）外置作为回盲肠造口术。

尾和回肠末端送入切口内。行阑尾切除术。在距离回盲肠连接部位近端 5～7cm 处，两个肠腔夹闭器之间切断回肠末端，采用回结肠吻合的方式恢复肠腔的连续性，而远端的末端回肠经过小切口穿过下腹壁，形成了回盲造口。在缝合黏膜与皮肤之前，从末端回肠上全层切除 V 形的肠系膜对侧部，形成较小的回盲肠造口直径。Rongen 等（2001）还对选择性的患者使用了这项技术。另外，还有报告称腹腔镜可以避免某些特定患者的开腹手术（Webb 等，1997）。

回盲瓣功能不良的理论风险是出现经肠瓣反流，如果在这种治疗中使用了回盲瓣，那么从通道中切除回盲瓣，会使大便失禁的情况趋于恶化。不过，Marsh 和 Kiff（1996）为 7 名患者使用了该项技术，仅有 1 名患者出现了灌洗后明显渗液。然而，并未明确随访的时间长度。Rongen 等（2001）得出的经验类似。

Shandling 等（1996）探索采用经皮方式，插入带有固定环的盲肠造口管。在局部麻醉下，利用 X 线和超声扫描放置插管。他们治疗了 5 名以上的患者，并称完全解决了遗便的情况（Chait 等，1996，1997）。目前人们采用了这项技术，但用胃造口术扣（Mickey-Medical Innovations，Draper，Utah，USA）或 Carpak 扣（Wheeling，Illinois，USA）或小直径的“活门式（trapdoor）”导管（Cook，Illinois）代替了盲肠造口管。活门式（trapdoor）导管带有一种可以将其保留在盲肠中

的弹簧圈机制，而且其具有灵活的可伸展性，因此可以穿过各种厚度的腹壁。

Kalidasan等（1997）对7名患儿进行了造口扣手术。在其进行的研究中，通过Lanz切口将盲肠暴露于右髂窝内，并进行必要的固定。同样，Fukunaga等（1996）使用巴德公司生产的胃造口扣（Bard International Products，Tewksburg，MA，USA），采用相同的方法治疗了2名患儿和1名成年患者。目前流行的技术是在结肠镜的帮助下使用经皮技术（Heriot等，2002）。但是，每项报告的随访时间均较短，根据我们的意见，这种技术并不是成年患者的长期解决办法。

结论

我们对于大便失禁伴直肠排空功能紊乱的患者进行横结肠通道术的经验令人鼓舞，总共26名患者中，有20名（77%）患者通道保留在原有位置，而且患者在改善自控力评分和生活质量方面获益匪浅。这些患者中有的还放置了电刺激股薄肌人工肛门括约肌，尽管很难分清每种手术带来的相对好处，但是却足以说明，结合使用不同技术似乎尤为有效（Saunders等，2004）。

对于直肠排空紊乱的患者，我们不再建议在乙状结肠建立通道，而理想的位置是横结肠。但是，即使在该部位建立通道，当对仅存在便秘的患者进行手术时，成功率也很低。在15名此类患者中，仅有7名（46%）的通道保持在原位。尽管事实上某些患者因为术后疾病拔除了通道，但绝大多数是因为不能改善症状而将其拔除。

我们对便秘患者的研究结果，似乎比已经发表的ACE技术报告更不利。但是，儿童患者在绝大多数研究中占了主导地位，我们的经验与其他少数主要包括成年患者的研究近似。因此，Lehur等（1997）报告了12名存在结肠传输缓慢患者的研究结果，其中7名患者伴随大便失禁。在保留阑尾造口或盲肠插管的患者中，有80%的便秘情况得到了改善，而所有患者的大便失禁症状均得到改善。两名患者建立了通道口，但是腹痛和腹部胀气症状改善的患者仅占55%。上述研究结果表明了选择便秘手术患者的重要性。如前讨论，其中某些患者出现了影响小肠或胃肠道其他器官的自发性神经疾病或动力异常。因此，明智的选择是在考虑手术之前，常规进行食道和小肠动力学检查。对于其他似乎存在心理和情感方面问题的患者，最好于手术之前在心理医师的帮助下确诊。

除了“胃造口扣技术”以外，所有关于ACE的手术过程均出现了一项主要的并发症，被称为造瘘口狭窄，导致插管困难（表18.15）。

狭窄的发生率在0～50%，而大量的系列长期随访显示狭窄率似乎在10%～40%。这种特殊的并发症需要进行逆向阑尾造口术和管状回肠皮瓣，可能是由于其血管受到较多的影响而造成的。如果阑尾造口术后发生了狭窄，那么通常需要在麻醉下进行间断的扩张，或者进行翻修术，这也是某些患者不能采用ACE的原因。对于其他患者，需要进行新的ACE。仅有两名结肠通道的患者出现了入口狭窄（5%），但是并不属于主要问题，也未成为长期治疗失败的原因。

在所有这些患者中，一部分人的腹壁上出现了粪便反流、液态便或排气现象。尽管我们可以断言结肠通道优于盲肠、回肠通道或结肠皮瓣，但是仍不能保证有一种完全解决这些问题的方法。如果反流成为特殊的问题，那么可以经灌洗通道放入球囊导管或胃造口扣，并向后拉进至控制大便的装置上，然后将导管保留在体内。

尽管如此，通道的开口处仍然可以渗出少量的液体，患者通常可以佩戴专门的遮护帽解决这一问题。这种遮护帽位于衣物下方不易被发现，内部带有含碳的滤器，因此还能够中和漏出粪便和肠气的异味。

在很多研究中，单独或结合使用磷酸盐灌肠剂可以导致腹部绞痛，而且高磷酸盐血症和其他代谢紊乱造成了其他的潜在问题，因此我们建议使用温自来水作为灌洗液。这种灌洗液基本上可以满足要求，生化学监测未发现任何不良的影响（Williams等，1994）。对于某些需要使用磷酸盐灌肠剂的患者，应该在给药时或者事先进行稀释。由于磷酸盐灌肠剂具有毒性，因此我们建议在出现排空之前，不要重复使用。

尽管顺行结肠灌洗并非十全十美，但是这种方法已经被成功地用于大变失禁和便秘的治疗。由于这种机械效应达到了完全清洁结肠和直肠的目的，因此对于同时具有便秘和大便失禁的患者特别有用，两种症状均得到了解决。顺行性结肠灌洗远远胜过了逆行灌肠。这种方法有效且简捷，由于操作清爽而且患者可以更加独立地完成整个过程，因此从审美方面更令人愉快。可以减少或无需佩戴纱布垫。

表 18.15 已发表系列文献中 ACE 手术出现的瘘口并发症

参考文献	数量	ACE 手术	插管困难或造瘘口狭窄	治疗
Malone 等（1990）[a]	5	A	1（20）	扩张
Wheeler 和 Malone（1991）[a]	13	A	1（8）	翻修术
Squire 等（1993）[b]	25	A，B，C，D	5（20）	扩张 3 翻修术 2
Borzi 和 Gough（1993）	2	L	0	
Williams 等（1994）	10	E	1（10）	翻修术
Kiely 等（1994）[b]	6	C	2（33）	翻修术
Hill 等（1994）	6	B，C，J	3（50）	翻修术
Griffiths 和 Malone（1995）[a]	21	A，B，C	5（21）	扩张
Roberts 等（1995）[a]	8	A，C	3（38）	扩张 2 翻修术 1
Kiely 等（1995）[b]	27	B，C	6（22）	扩张或翻修术
Toogood 等（1995）	10	A，C	4（40）	扩张
Koyle 等（1995）[c]	22	A，B，C，G	3（15）	翻修术
Hughes 和 Williams（1995b）	9	F	0	
Stock 和 Hanna（1996）	4	B	0	
Dick 等（1996）	13	B，C	13（38）	翻修术
Ellsworth 等（1996）[d]	18	A，B，C，D	5（28）	扩张 3 或翻修术 2
Marsh 和 Kiff（1996）	7	H	0	
Waxman 等（1996）[c]	23	A，B，C，D，G，I，J	3（13）	未知
Yamamoto 等（1996）	2	B，C	0	
Mor 等（1997）	18	A，B，C，D	7（39）	导管保持在原位 3 翻修术 2
Teichman 等（1997）	2	B	0	
Webb 等（1997）[d]	10	B，J	0	
Goepel 等（1997）	10	K	0	
Gerharz 等（1997）	1	K	0	
Lehur 等（1997）	12	A，B，C	未知	
Sheldon 等（1997）	10	A，D	0	

A，逆行阑尾造口术；B，原位阑尾造口术；C，管状盲肠或结肠皮瓣；D，管状回肠皮瓣；E，乙状结肠通道；F，横结肠通道；G，输尿管；H，回盲肠造口术，I，插管或纽扣盲肠造口术；J，腹腔镜原位阑尾造口术；
K，逆行，原位 Mainz 型阑尾造口术；L，带蒂胃管。
括号中的数值为百分比。
a，*b*，*c*，*d* 研究中可能有某些患者重叠。

在所有可用的技术中，我们更倾向于使用横结肠通道术，因为它能够满足成年患者的全部手术目的。而儿童患者中可以非常成功地进行阑尾造口术，造口的直径通常不足以插入能给成年患者带来足够灌洗流率的结肠导管。而且，成年人的阑尾经常不存在或被切除，而且腹壁上的造口狭窄为常见的并发症。但是，应该注意到，患儿最终会成长为成年人，因此我们必须将某些十几岁患儿的阑尾造口转变为结肠通道。回肠和盲肠的皮瓣也倾向于出现造口狭窄，怀疑出现反流是最常见的情况，因为没有办法防止这一问题。

Marsh 和 Kiff（1996）论及的回盲肠造口术将回盲瓣作为控制机制，稍微吸引了人们的注意力。但我们却在一定程度上保留意见。首先，并非所有的回盲瓣均具有自控力。而且，如果从肠腔中切除了回盲瓣，则意味着失去了防止灌洗液反流入末段回肠的首要屏障。这被认为是导致腹部绞痛和疼痛的原因，也增加了灌肠剂快速吸收的机会，出现了诸如磷酸盐中毒等毒副作用。尽管 Marsh 和 Kiff 未将其用于治疗大便失禁，但是如果将其用于该目的，由于回盲瓣缺失导致的肠传输加快，会使大便失禁的症状更加恶化。

经皮插入盲肠造口术导管也引起了人们的一些注意，这种手术可以在 X 线或超声引导下，采用局部麻醉完成。但是，包括腹壁蜂窝组织炎、回肠末端插管、导管脱落和长期肠闭塞在内的并发症常有发生（Shandling 等，1996；Chait 等，1996，1997；Fukunaga 等，1996；Kalidasan 等，1997）。我们必须关注，在结肠内长期置入异物，肯定会导致侵蚀或感染的问题。但是，这种方法可以作为确定结肠通道会对何种患者产生长期利益的初步方法。

结肠通道可以显著地改善某些严重便秘患者的生活质量，特别是伴有大便失禁的患者，而且对于仅有大便失禁或置入人工肛门括约肌的患者，也发挥着重要的作用。而对于传输缓慢伴或不伴直肠排空紊乱的便秘患者，或者那些仅存在直肠排空紊乱的患者，在选择时必须特别小心。患者应该意识到，尽管其肠管的运动会增加，但是腹痛和腹部胀气的症状可能不会得到改善。在这种附带前提下，这种技术不但可以为该类患者带来好处，而且也可以使那些不排除在以后会建立瘘口或行结肠切除术和回直肠吻合术的患者受益。

骶神经刺激

目前已经将这种首先用于治疗大便失禁患者的技术（Vaizey 等，1999；Matzel 等，2004）成功地用来治疗 4 名顽固性便秘的患者（Kenefick 等，2002）。但是，目前就其长期有效性，以及可以使哪类患者受益进行评论为时尚早。该项用骶神经刺激治疗便秘的初步研究证实了其短期有效性。第 17 章对该技术进行了描述，但是就其长期有效性予以评论为时尚早（Jarrett 等，2005）。

（刘洪一 译 刘洪一 校）

参考文献

Abdulhakim G, Lindberg G, Nilsson LH, Mihocsa L & Åkerlund JE (1999) Clinical value of symptom assessment in patients with constipation. *Dis Colon Rectum* 42：1401-1410.

Agachan F, Chen T, Pfeifer J, Reissman P & Wexner SD (1996) A constipation scoring system to simplify evaluation and management of constipated patients. *Dis Colon Rectum* 39：681-685.

Akervall S, Fasth S, Nordgren S, Oresland T & Hulten L (1988) The functional results after colectomy and ileorectal anastomosis for severe constipation (Arbuthnot Lane's disease) as related to rectal sensory function. *Int J Colorectal Dis* 3：96-101.

Aldulaymi BH, Rasmussen OØ & Christiansen J (2001) Long-term results of subtotal colectomy for severe slow-transit constipation in patients with normal rectal function. *Colorectal Dis* 3：392-395.

Alstrup N, Ronholt C, Fu C, Rasmussen O, Sorensen M & Christiansen J (1997) Viscous fluid expulsion in the evaluation of the consti-pated patient. *Dis Colon Rectum* 40：580-583.

Altomare D, Pilot M-A, Scott M et al (1992) Detection of subclinical autonomic neuropathy in constipated patients using a sweat test. *Gut* 33：1539-1543.

Arbuthnot-Lane WA (1908) The operative treatment of chronic constipation. *BMJ* (*Clin Res*) I：126-130.

Arhan P, Devroede G, Jehannin B et al (1981) Segmental colonic transit time. *Dis Colon Rectum* 24：625-629.

Ashraf W, Park F, Lof J & Quigley EMM (1995) Effects of psyllium therapy on stool characteristics, colon transit and anorectal function in chronic idiopathic constipation. *Aliment Pharmacol Ther* 9：639-647.

Attar A, Lémann M, Ferguson A et al (1999) Comparison of a low dose polyethylene glycol electrolyte solution with lactulose for treatment of chronic constipation *Gut* 44：226-230.

Azpiroz F, Enck P & Whitehead WE (2002) Anorectal functional testing：review of collective experience. *Am J Gastroenterol* 97：232-240.

Badiali D, Marcheggiano A, Pallone F et al (1985) Melanosis of the rectum in patients with chronic constipation. *Dis Colon Rectum* 28：241 - 245.

Bakwin H & Davidson M (1971) Constipation in twins. *Am J Dis Child* 121：179-181.

Bannister JJ, Timms JM, Barfield LJ, Donnelly TC & Read NW (1986) Physiological studies in young women with chronic constipation. *Int J Colorectal Dis* 1：175-182.

Bannister JJ, Lawrence WT, Smith A, Thomas DG & Read NW (1988) Urological abnormalities in young women with severe constipation. *Gut* 29：17-20.

Barnes PRH & Lennard-Jones JE (1985) Balloon expulsion from the rectum in constipation of different types. *Gut* 26：1049-1052.

Barnes PRH & Lennard-Jones JE (1988) Function of the striated anal sphincter during straining in control subjects and constipated patients with a radiologically normal rectum or idiopathic megacolon. *Int J Colorectal Dis* 3：207-209.

Barnes PRH, Hawley PR, Preston DM & Lennard-Jones JE (1985) Experience of posterior division of the puborectalis muscle in the management of chronic constipation. *Br J Surg* 72: 475-477.

Bartolo, DCC, Roe AM, Virjee J & Mortensen NJMcC (1985) Evacuation proctography in obstructed defecation and rectal intussusception. *Br J Surg* (Suppl) 72: S111-S116.

Bartolo DCC, Roe AM, Virjee J, Mortensen NJMcC & Locke-Edmunds JC (1988) An analysis of rectal morphology in obstructed defecation. *Int J Colorectal Dis* 3: 17-22.

Bassotti G & Whitehead WE (1994) Biofeedback as a treatment approach to gastrointestinal tract disorders. *Am J Gastroenterol* 89: 158-164.

Bassotti G, Gaburri M, Imbimbo BP et al (1988) Colonic mass movements in idiopathic chronic constipation. *Gut* 29: 1173-1179.

Bassotti G, Chistolini F, Marinozzi G & Morelli A (2003) Abnormal colonic propagated activity in patients with slow transit constipation and constipation-predominant irritable bowel syndrome. *Digestion* 68: 178-183.

Bassotti G, Chistolini F, Sietchiping-Nzepa, de Roberto G, Morelli A & Chiarioni (2004) Biofeedback for pelvic floor dysfunction in constipation. *BMJ* 328: 393-396.

Bateman DN & Smith JM (1988) A policy for laxatives. *BMJ* 297: 1420-1421.

Battle WM, Snape WJ Jr, Alavi A, Cohen S & Braunstein S (1989) Colonic dysfunction in diabetes mellitus. *Gastroenterology* 79: 1217-1221.

Belliveau P, Goldberg SM, Rothenberger DA & Nivatvongs S (1982) Idiopathic acquired megacolon: the value of subtotal colectomy. *Dis Colon Rectum* 25: 118-121.

Berman IR, Manning DH & Harris MS (1990a) Streamlining the management of defecation disorders. *Dis Colon Rectum* 33: 778-785.

Berman IR, Harris MS & Rabeler MB (1990b) Delorme's transrectal excision for internal rectal prolapse. Patient selection, technique, and three-year follow-up. *Dis Colon Rectum* 33: 573-580.

Binder HJ (1977) Pharmacology of laxatives. *Ann Rev Pharmacol Toxicol* 17: 355-367.

Bjelke E (1974) Epidemiologic studies of cancer of the stomach, colon and rectum. *Scand J Gastroenterol* 9 (Suppl): 31.

Bleijenberg G & Kuijpers HC (1987) Treatment of the spastic pelvic floor syndrome with biofeedback. *Dis Colon Rectum* 30: 108-111.

Block IR (1986) Transrectal repair of rectocele using obliterative suture. *Dis Colon Rectum* 29: 707-711.

Borowitz SM, Cox DJ, Tam A, Ritterband LM, Sutphen JL & Penberthy JK (2003) Precipitants of constipation during early childhood. *J Am Board Fam Pract* 16: 213-218.

Borzi P & Gough DC (1993) Pedicled gastric tube as a catheterising conduit. *Eur Urol* 24: 103-105.

Bremmer S, Ahlback S-O, Uden R & Mellgren A (1995) Simultaneous defecography and peritoneography in defecation disorders. *Dis Colon Rectum* 38: 969-973.

Broden G, Dolk A & Holmstrom B (1988) Evacuation difficulties and other characteristics of rectal function associated with procidentia and the Ripstein operation. *Dis Colon Rectum* 31: 283-286.

Brodribb AJM (1977) Treatment of symptomatic diverticular disease with a high fibre diet. *Lancet* i: 664.

Broens PMA, Penninckx FM, Lestar B & Kerremans RP (1994) The trigger for rectal filling sensation. *Int J Colorectal Dis* 9: 1-4.

Buchmann P, Bruhin R, Sartoretti Ch & De Lorenzi D (1997) Sphincteropexy: a new operation to cure outlet obstruction in adults. *Dig Surg* 14: 413-418.

Calam J, Unwin RJ & Peart WS (1983) Neurotensin stimulates defecation in man. *Lancet* i: 737-738.

Celik AF, Tomlin J & Read NW (1994) The effect of oral vancomycin on chronic idiopathic constipation. *Aliment Pharmacol Ther* 9: 63-68.

Celik AF, Katsinelos P, Read NW, Khan MI & Donnelly TC (1995) Hereditary proctalgia fugax and constipation: report of a second family. *Gut* 36: 581-584.

Chait PG, Connoly BL, Shandling B et al (1996) Percutaneous cecostomy and low profile button placement in the treatment of children with fecal incontinence. *Radiology* 201: 1005.

Chait PG, Shandling B, Richards HM et al (1997) Fecal incontinence in children: treatment with percutaneous cecostomy tube placement—a prospective study. *Radiology* 203: 621-624.

Chan CL, Scott SM, Birch MJ, Knowles CH, Williams NS & Lunniss PJ (2003) Rectal heat thresholds: a novel test of the sensory afferent pathway. *Dis Colon Rectum* 46: 590-595.

Chen HH, Wexner SD, Weiss EG et al. (1998) Laparoscopic colectomy for benign colorectal disease is associated with a significant reduction in disability as compared with laparotomy. *Surg Endosc* 12: 1397-1400.

Choudhoury AR, Dinoso VP & Lorber SH (1976) Characterization of a hyperactive segment at the rectosigmoid junction. *Gastroenterology* 71: 584-588.

Colon AR & Jacob LH (1977) Defecation patterns in American infants and children. *Clin Pediatr (Philadelphia)* 16: 999-1000.

Connell AM, Frankel H & Guttmann L (1963) The motility of the pelvic colon following complete lesions of the spinal cord. *Paraplegia* 1: 98-115.

Connell AM, Hilton C, Irvine G, Lennard-Jones JE & Misiewicz JJ (1965) Variation of bowel habit in two population samples. *BMJ* 2: 1095-1099.

Cooke WT (1977) Laxative abuse. *Clin Gastroenterol* 6: 659-673.

Cummings JH, Jenkins DJA & Wiggins HS (1976) Measurement of the mean transit time of dietary residue through the human gut. *Gut* 17: 210-218.

Cummings JH, Southgate DAT, Branch W, Houston H, Jenkins DJA & James WPT (1978) Colonic response to dietary fibre from carrot, cabbage, apple, bran and guar gum. *Lancet* i: 5-8.

Dahl J, Lindquist BL, Tysk C, Leissner P, Philipson L & Jarnerot G (1991) Behavioural medicine treatment in chronic constipation with paradoxical anal sphincter contraction. *Dis Colon Rectum* 34: 769: 776.

Dalby SW (1894) Opening the caecum for intestinal obstruction (Report of the Medical Society of London). *BMJ* (17 November): 112.

Degen LP & Phillips SF (1996) How well does stool form reflect colonic transit? *Gut* 39: 109-113.

De Graaf EJR, Gilberts ECAM & Schouten WR (1996) Role of segmental colonic transit time studies to select patients with slow transit constipation for partial left-sided or subtotal colectomy. *Br J Surg* 83: 648-651.

Delemarre JBVM, Kruyt RH, Doornbos J et al (1994) Anterior rectocele: assessment with radiographic defecography, dynamic magnetic resonance imaging, and physical examination. *Dis Colon Rectum* 37: 249-259.

Devroede G (1975) Roving critic. In Reilly RW & Kirsner JB (eds) *Fiber Deficiency and Colonic Disorders*, pp 120-123. New York: Plenum Press.

Devroede G, Arhan P, Duguay C et al (1979) Traumatic constipation. *Gastroenterology* 77: 1258-1267.

D'Hoore A & Penninckx F (2003) Obstructed defecation. *Colorectal Dis* 5: 280-287.

Dick AC, McCallion WA, Brown S et al (1996) Antegrade colonic enemas. *Br J Surg* 83: 642-643.

Dolk A, Broden G, Holsmstrom B, Johansson C & Schultzberg M (1990a) Slow transit chronic constipation (Arbuthnot Lane's disease). An immunohistochemical study of neuropeptide-containing nerves in resected specimens from the large bowel. *Int J Colorectal Dis* 5: 181-187.

Dolk A, Broden G, Holmstrom B, Johansson C & Nilsson BY (1990b) Slow transit of the colon associated with severe constipation after the Ripstein operation: a clinical and physiologic study. *Dis Colon Rectum* 33: 786-790.

Ducrotte P, Rodomanski B, Weber J et al (1986) Colonic transit time of radiopaque markers and rectoanal manometry in patients complaining of constipation. *Dis Colon Rectum* 29: 630-634.

Earlam R (1985) A vascular cause for Hirschsprung's disease. *Gastroenterology* 88: 1274-1279.

Eaton-Smith AN, Bendall MJ & Kent F (1974) A new technique for measuring the consistency of faeces: a report on its application to the assessment of Senokot therapy in the elderly. *Age Ageing* 4: 58-62.

Eccersley AJ & Williams NS (2002) Fecal incontinence—pathophysiology and management. In: Pemberton JH, Swash M & Henry MM (eds) *The Pelvic Floor. Its Function and Disorders*, pp. 341-357. London: WB Saunders.

Eccersley AJ, Maw A & Williams NS (1999) Comparative study of two sites of colonic conduit placement in the treatment of constipation due to rectal evacuatory disorders. *Br J Surg* 86: 647-650.

Edwards DAW & Beck ER (1971) Movement of radiopacified feces during defecation. *Am J Dig Dis* 16: 709-711.

Ellsworth PI, Webb HW, Crump JM et al (1996) The Malone antegrade colonic enema enhances the quality of life in children undergoing urological incontinence procedures. *J Urol* 4: 1416-1418.

Engel AF & Kamm MA (1994) The acute effect of straining on pelvic floor neurological function. *Int J Colorectal Dis* 9: 8-12.

Faulk DL, Anuras S, Gardner GD, Mitros FA, Summers RWW & Christensen J (1978) A familial visceral myopathy. *Ann Intern Med* 89: 600-606.

Ferrara A, Pemberton JH, Grotz RL & Hanson RB (1994) Prolonged ambulatory recording of anorectal motility in patients with slowtransit constipation. *Am J Surg* 67: 73-79.

Ferri GL, Adrian TE, Allen JM et al (1988) Intramural distribution of regulatory peptides in the sigmoid-recto-anal region of the human gut. *Gut* 29: 762-768.

Fisher SE, Breckon K, Andrews HA & Keighley MRB (1988) Psychiatric screening for patients with faecal incontinence or chronic constipation referred for surgical treatment. *Br J Surg* 76: 352-355.

Fleshman JW, Dreznik Z, Meyer K, Fry RD, Carney R & Kodner IJ (1992) Outpatient protocol for biofeedback therapy of pelvic floor outlet obstruction. *Dis Colon Rectum* 35: 1-7.

Ford MJ, Camilleri M, Joyner MJ & Hanson RB (1996) Autonomic control of colonic tone and the cold pressor test. *Gut* 39: 125-129.

Frieri G, Parisi F, Corazziari E & Caprilli R (1983) Colonic electromyography in chronic constipation. *Gastroenterology* 84: 737-740.

Fukai K & Fukuda H (1985) Nerves in the colon: discovery and rediscovery. *Gastroenterology* 89: 222-223.

Fukunaga K, Kimura K, Lawrence JP, Soper RT & Phearman LA (1996) Button device for antegrade enema in the treatment of incontinence and constipation. *J Paediatr Surg* 31: 1038-1039.

Furness JB & Costa M (1980) Types of nerves in the enteric nervous system. *Neuroscience* 5: 1-20.

Furness JB & Costa M (1987) *The Enteric Nervous System*. Edinburgh: Churchill Livingstone.

Garrard CL, Clements RH, Nanney L, Davidson JM, Richards WO (1999) Adhesion formation is reduced after laparoscopic surgery. *Surg Endosc* 13: 10-13.

Gasslander T, Larsson J & Wetterfors J (1987) Experience of surgical treatment of chronic idiopathic constipation. *Acta Chir Scand* 153: 553-555.

Gattuso JM & Kamm MA (1993) Review article: the management of constipation in adults. *Aliment Pharmacol Ther* 7: 487-500.

Gekas P & Schuster MH (1981) Stercoral perforation of the colon: case report and review of the literature. *Gastroenterology* 80: 1054-1058.

Ger G-C, Wexner SD, Jorge MN & Salanga VD (1993) Anorectal manometry in the diagnosis of paradoxical puborectalis syndrome. *Dis Colon Rectum* 36: 816-825.

Gerharz EW, Vik V, Webb G et al (1997) The in situ appendix in the Malone antegrade continence enema procedure for faecal incontinence. *br J Urol* 79: 985-986.

Gilliland R, Heymen S, Altomare DF, Park UC, Vickers D & Wexner SD (1997) Outcome and predictors of success of biofeedback for constipation. *Br J Surg* 84: 1123-1126.

Gilmore IT (1990) Orocaecal transit time in health and disease. *Gut* 31: 250-251.

Glia A, Gylin M, Gullberg K & Lindberg G (1997) Biofeedback retraining in patients with functional constipation and paradoxical puborectalis contraction. *Dis Colon Rectum* 40: 889-895.

Glick ME, Meshkinpour H, Haldeman S, Bhatia NN & Bradley WE (1982) Colonic dysfunction in multiple sclerosis. *Gastroenterology* 83: 1002-1007.

Glober GA, Nomura A, Kamiyama S, Shimada A & Abba BC (1977) Bowel transit time and stool weight in populations with different colon-cancer risks. *Lancet* ii: 110-111.

Goepel M, Sperling H, Stöhrer M et al (1997) Management of neurogenic fecal incontinence in myelodysplastic children by a modified continent appendiceal stoma and antegrade colonic enema. *Urology* 49: 758-761.

Goligher JC (1984) In *Diseases of the Anus, Colon and Rectum*, 5th edn. London: Baillière Tindall.

Gorard DA, Libby GW & Farthing MJG (1994) Influence of antidepressants on whole gut and orocaecal transit times in health and irritable bowel syndrome. *Aliment Pharmacol Ther* 8: 159-166.

Gorard DA, Gomborone JE, Libby GW & Farthing MJG (1996) Intestinal transit in anxiety and depression. *Gut* 39: 551-555.

Gosselink MJ & Schouten WR (2001) Rectal sensory perception in females with obstructed defecation. *Dis Colon Rectum* 44: 1337-1344.

Gottlieb SH & Schuster M (1986) Dermatolglyphic (fingerprint) evidence for a congenital syndrome of early onset constipation and abdominal pain. *Gastroenterology* 91: 428-432.

Griffiths DM & Malone (1995) The Malone antegrade continence enema. *J Pediatr Surg* 30: 68-71.

Grotz RL, Pemberton JH, Levin KE, Bell AM & Hanson RB (1993) Rectal wall contractility in healthy subjects and in patients with chronic severe constipation. *Ann Surg* 218: 761-768.

Haddad H & Devroede-Bertrand G (1981) Large bowel motility disorders. *Med Clin North Am* 65: 1377-1396.

Hagger R, Kumar D, Benson M & Grundy A (2003) Colonic motor activity in slow-transit idiopathic constipation as identified by 24-h pancolonic ambulatory manometry. *Neurogastroenterol Motil* 15: 515-522.

Hallan RI, Melling J, Womack NR, Williams NS, Waldron

DJ & Morrison JFB (1988) Treatment of anismus in intractable constipation with botulinum A toxin. *Lancet* ii: 714-717.

Halligan S & Bartram CI (1995) Is barium trapping in rectoceles significant? *Dis Colon Rectum* 38: 764-768.

Halligan S, McGee S & Bartram CI (1994) Quantification of evacuation proctography. *Dis Colon Rectum* 37: 1151-1154.

Halligan S, Thomas J & Bartram C (1995) Intrarectal pressures and balloon expulsion related to evacuation proctography. *Gut* 37: 100-104.

Hancock BD (1976) Measurement of anal pressure and motility. *Gut* 17: 645-657.

Harvey RF, Pomare EW & Heaton K (1973) Effects of increased dietary fibre on intestinal transit. *Lancet* i: 1278-1280.

Hasegawa H, Fatah C, Radley S & Keighley MRB (1999) Long term results of colorectal resection for slow transit constipation. *Colorectal Dis* 3: 141-145.

Healy JC, Halligan S, Reznek RH et al (1997) Magnetic resonance imaging of the pelvic floor in patients with obstructed defecation. *Br J Surg* 84: 1555-1558.

Heij HA, Morrman-Voestermans CGM, Vos A & Kneepkens CMF (1990) Triad of anorectal stenosis, sacral anomaly and presacral mass: a remediable cause of severe constipation. *Br J Surg* 77: 102-104.

Henry MM (1989) Surgery for constipation. *BMJ* 298: 346.

Heriot AG, Tilney HS & Simson JN (2002) The application of percutaneous endoscopic colostomy to the management of obstructed defecation. *Dis Colon Rectum* 45: 700-702.

Heymen S, Wexner SD & Gulledge AD (1993) MMPI assessment of patients with functional bowel disorders. *Dis Colon Rectum* 36: 593-596.

Heymen S, Wexner SD, Vickers D, Nogueras JJ, Weiss EG & Pikarsky AJ (1999) Prospective, randomized trial comparing four biofeedback techniques for patients with constipation. *Dis Colon Rectum* 42: 1388-1393.

Higginson J (1966) Etiological factors in gastrointestinal cancer in man. *J Natl Cancer Inst* 37: 527-545.

Hill J, Stott S & MacLennan I (1994) Antegrade enemas for the treatment of severe idiopathic constipation. *Br J Surg* 81: 1490-1491.

Hinton JM & Lennard-Jones JE (1968) Constipation: definition and classification. *Postgrad Med J* 44: 720-723.

Hinton JM, Lennard-Jones JE & Young AC (1969) A new method for studying gut transit times using radio-opaque markers. *Gut* 10: 842-847.

Ho Y-H, Ang M, Nyam D, Tan M & Seow-Choen F (1998) Transanal approach to rectocele repair may compromise anal sphincter pressures. *Dis Colon Rectum* 41: 354-358.

Holstock DJ, Misiewicz JJ, Smith T & Rowlands EN (1970) Propulsion mass movements in the human colon and its relationship to meals and somatic activity. *Gut* 11: 91-99.

Hosie K, Kmiot W & Keighley MRB (1990) Functional bowel disorders: further indications for restorative proctocolectomy. Paper presented at the British Society of Gastroenterology, Dublin Meeting, 1989, p 47.

Howard ER (1984) Muscle innervation of the gut: structure and pathology. *J R Soc Med* 77: 905.

Howard ER, Garrett JR & Kidd A (1984) Constipation and congenital disorders of the myenteric plexus. *J R Soc Med* 77 (Suppl 3): 13-19.

Hughes SF & Williams NS (1995a) Continent colonic conduit for the treatment of faecal incontinence associated with disordered evacuation. *Br J Surg* 82: 1318-1320.

Hughes SF & Williams NS (1995b) Antegrade enemas for the treatment of severe idiopathic constipation (Letter; comment). *Br J Surg* 82: 567.

Hughes ES, McDermott FT, Johnson WR & Polglase AL (1981) Surgery for constipation. *Aust NZ J Surg* 51: 144-148.

Hutchinson JNR (1905) The value of the vermiform appendix in the treatment of ulcerative and membranous colitis. *BMJ* (13 May): 1039.

Hutchinson R, Mostafa AB, Grant EA et al (1993) Scintigraphic defecography: quantitative and dynamic assessment of anorectal function. *Dis Colon Rectum* 36: 1132-1138.

Hutchinson R, Notghi A, Smith NB, Harding LK & Kumar D (1995) Scintigraphic measurement of ileocaecal transit in irritable bowel syndrome and chronic idiopathic constipation. *Gut* 36: 585-589.

Hutson JM, McNamara J, Gibb S & Shin YM (2001) Slow transit constipation in children. *J Paediatr Child Health* 37: 426-430.

Huttenen R, Heikkinen E & Larmi TK (1975) Stercoraceous and idiopathic perforations of the colon. *Surg Gynecol Obstet* 140: 756-760.

Ihre T (1974) Studies on anal function in continent and incontinent patients. *Scand J Gastroenterol* 9 (Suppl 25): 1-64.

Infantino A, Masin A, Melega E, Dodi G & Lise M (1995) Does surgery resolve outlet obstruction from rectocele? *Int J Colorectal Dis* 10: 97-100.

Jameson JS, Rogers J, Misiewicz JJ, Raimundo AH & Henry MM (1992) Irritable bowel syndrome. *Aliment Pharmacol Ther* 6: 589-595.

Janssen LWM & van Dijke CF (1994) Selection criteria for anterior rectal wall repair in symptomatic rectocele and anterior rectal wall prolapse. *Dis Colon Rectum* 37: 1100-1107.

Jarret MED, Matzel KE, Stösser M, et al (2005) Sacral nerve stimulation for fecal incontinence following surgery for rectal prolapse repair: a multicenter study. *Dis Colon Rectum* 48: 1243-1248.

Jatan AK, Solomon MJ, Young J, et al (2006) Laparoscopic management of rectal endometriosis. *Dis Colon Rectum* 49: 169-174.

Johansson C, Ihre T & Ahlback SO (1985) Disturbances in the defecation mechanism with special reference to intussusception of the rectum (internal procidentia). *Dis Colon Rectum* 28: 920-924.

Jones HJS, Blake H & Swift RI (1998) A prospective audit of the usefulness of evacuating proctography. *Ann R Coll Surg Engl* 80: 40-45.

Jones PN, Lubowski DZ, Swash M & Henry MM (1987) Is paradoxical contraction of puborectalis muscle of functional importance? *Dis Colon Rectum* 30: 667-670.

Joo JS, Agachan F, Wolff B, Nogueras JJ & Wexner SD (1996) Initial North American experience with botulinum toxin type A for treatment of anismus. *Dis Colon Rectum* 39: 1107-1111.

Jorge JM & Wexner SD (1993) Aetiology and management of faecal incontinence. *Dis Colon Rectum* 36: 77-97.

Jorge JMN, Yang YK & Wexner SD (1994) Incidence and clinical significance of sigmoidoceles as determined by a new classification system. *Dis Colon Rectum* 37: 1112-1117.

Kalidasan V, Elgabroun MA & Giuney EJ (1997) Button caecostomy in the management of faecal incontinence. *Br J Surg* 84: 694.

Kamm MA (1987) The surgical treatment of severe idiopathic constipation. *Int J Colorectal Dis* 2: 229-235.

Kamm MA, Hawley PR & Lennard-Jones JE (1988a) Lateral division of the puborectalis muscle in the management of severe constipation. *Br J Surg* 75: 661 - 663.

Kamm MA, Hawley PR & Lennard-Jones JE (1988b) Outcome of colectomy for severe idiopathic constipation. *Gut* 29: 969-973.

Kamm MA, McLean A, Farthing MJG & Lennard-Jones JE (1989a) Ultrasonography shows no abnormality of pelvic structures in women with severe idiopathic constipation. *Gut* 30: 1241-1243.

Kamm MA, Farthing MJG & Lennard-Jones JE (1989b) Bowel function and transit rate during the menstrual cycle. *Gut* 30: 605-608.

Kamm MA & Lennard-Jones JE (1990) Rectal mucosal electrosensory testing evidence for a rectal sensory neuropathy in idiopathic constipation. *Dis Colon Rectum* 33: 419-423.

Kamm MA, Hoyle CVH, Burleigh DE, Law PJ, Swash M & Martin JE (1991a) Hereditary internal anal sphincter myopathy causing proctalgia fugax and constipation. A new identified condition. *Gastroenterology* 100: 805-810.

Kamm MA, van der Sijp JR, Hawley PR, Phillps RK & Lennard-Jones JE (1991b) Left hemicolectomy with rectal excision for severe idiopathic constipation. *Int J Colorectal Dis* 6: 49-51.

Kamm MA, Farthing MJG, Lennard-Jones JE, Perry LA & Chard T (1991c) Steroid hormone abnormalities in women with severe idiopathic constipation. *Gut* 32: 80-84.

Karlbom U, Pahlman L, Nilsson S & Graf W (1995) Relationships between defecographic findings, rectal emptying and colonic transit time in constipated patients. *Gut* 36: 907-912.

Karlbom U, Graf W, Nilsson S & Pahlman L (1996) Does surgical repair of a rectocele improve rectal emptying? *Dis Colon Rectum* 39: 1296-1302.

Karlbom U, Hållden, M, Eeg-Olofsson KE, Påhlman L & Graf W (1997) Results of biofeedback inconstipated patients. A prospective study. *Dis Colon Rectum* 40: 1149-1155.

Kawimbe BM, Papachrysostomou NR, Binnie CN & Smith AN (1991) Outlet obstruction constipation (anismus) managed by biofeedback. *Gut* 32: 1175-1179.

Keetley CB (1905a) The surgical treatment of chronic constipation. (Correspondence). *BMJ* (17 June): 1358.

Keetley CB (1905b) Report of the Annual Meeting of the Surgical Section of the BMA. *Lancet* (12 August): 453.

Keighley MRB & Shouler P (1984) Outlet syndrome: is there a surgical option? *J R Soc Med* 77: 559-563.

Kelly JL, O'Riordain DS, Jones E, Alawi E, O'Riordain MG & Kirwan WO (1998) *The effect of hysterectomy on ano-rectal physiology*. 13: 116-118.

Kenefick NJ, Nicholls RJ, Cohen RG & Kamm MA (2002) Permanent sacral nerve stimulation for treatment of idiopathic constipation. *Br J Surg* 89: 882-888.

Kerremans R (1968a) Radiocinematografie van de ano-rectale streek. *Overdruk Tijdschr Gastroenterol* 11: 81-91.

Kerremans R (1968b) Radio-cinematographic examination of the rectum and the anal canal in cases of rectal constipation. *Acta Gastroenterol Belg* 31: 561-570.

Khubchandani IT, Sheets JA, Stasik JJ & Hakki AR (1983) Endorectal repair of rectocele. *Dis Colon Rectum* 26: 792-796.

Khubchandani IT, Clancy JP, Rosen L, Riether RD & Stasik JJ (1997) Endorectal repair of rectocele revisited. *Br J Surg* 84: 89-91.

Kiely EM, Ade-Ajayi N & Wheeler RA (1994) Caecal flap conduit for antegrade continence enemas. *Br J Surg* 81: 1215.

Kiely EM, Ade-Ajayi N & Wheeler RA (1995) Antegrade continence enemas in the management of intractable faecal incontinence. *J R Soc Med* 88: 103P-104P.

Klatt GR (1983) Role of subtotal colectomy in the treatment of incapacitating constipation. *Am J Surg* 145: 623-625.

Klein H (1982) Constipation and fecal impaction. *Med Clin North Am* 66: 1135-1141.

Knowles CH, Scott SM, Wellmer A et al (1999a) Sensory and autonomic neuropathy in patients with idiopathic slow-transit constipation. *Br J Surg* 86: 54-60.

Knowles CH, Scott M & Lunniss PJ (1999b) Outcome of colectomy for slow transit constipation. *Ann Surg* 230: 627-638.

Knowles CH, Gayther SA, Scott M et al (2000a) Idiopathic slowtransit constipation is not associated with mutations or the RET proto-oncogene or GDNF. *Dis Colon Rectum* 43: 851-857.

Knowles CH, Eccersley AJ, Scott SM, Walker SM, Reeves B & Lunniss PJ (2000b) Linear discriminant analysis of symptoms in patients with chronic constipation. *Dis Colon Rectum* 43: 1419-1426.

Knowles CH, Nickols CD, Scott SM et al (2001) Smooth muscle inclusion bodies in slow transit constipation. *J Pathol* 193: 390-397.

Koch A, Voderholzer WA, Klausr AG & Muller-Lissner S (1997) Symptoms in chronic constipation. *Dis Colon Rectum* 40: 902-906.

Koch TR, Carney JA, Go L & Go VLW (1988) Idiopathic chronic consti-pation is associated with decreased colonic vasoactive intestinal peptide. *Gastroenterology* 94: 300-310.

Kock NG, Darle N & Dotevall G (1967) Inhibition of intestinal motility in man by glucagon given intraportally. *Gastroenterology* 53: 88-92.

Koutsomanis D, Lennard-Jones JE, Roy AJ & Kamm MA (1995) Controlled randomised trial of visual biofeedback versus muscle training without a visual display for intractable constipation. *Gut* 37: 95-99.

Koyle MA, Kaji DM, Duque M et al (1995) The Malone antegrade continence enema for neurogenic and structural fecal incontinence and constipation. *J Urol* 2: 759-761.

Krevsky B, Malmud LS, D'Ercole F, Maurer AH & Fisher RS (1986) Colonic transit scintigraphy: a physiologic approach to the quantitative measurement of colonic transit in humans. *Gastroenterology* 91: 1002-1012.

Krishnamurthy S, Schuffler MD, Rohrmann CA & Pope CE (1985) Severe idiopathic constipation is associated with a distinctive abnormality of the colonic myenteric plexus. *Gastroenterology* 88: 26-34.

Kubota M, Suita S & Kamimura T (1997) Abnormalities in visceral evoked potentials from the anal canal in children with chronic constipation. *Surg Today Jpn J Surg* 27: 632-637.

Kuijpers HC & Bleijenberg G (1985) The spastic pelvic floor syndrome. A cause of constipation. *Dis Colon Rectum* 28: 669-672.

Kuijpers HC, Bleijenberg G & de Morree H (1986) The spastic pelvic floor syndrome. Large bowel outlet obstruction caused by pelvic floor dysfunction: a radiological study. *Int J Colorectal Dis* 1: 44-48.

Kumar D (1992) Symposium on constipation. *Int J Colorectal Dis* 7: 47-67.

Kumar D & Gustavsson S (1988) *Gastrointestinal System: Motility Disorders*. Chichester: Wiley.

Lane RHS & Todd IP (1977) Idiopathic megacolon: a review of 42 cases. *Br J Surg* 64: 305-310.

Lawson M, Keru F & Everson GT (1985) Gastrointestinal transit time in human pregnancy: prolongation in the second and third trimesters followed by postpartum normalization. *Gastroenterology* 89: 996-999.

Lea R, Houghton LA, Calvert EL et al (2003) Gut-focused hypnotherapy normalizes disordered rectal sensitivity in patients with irritable bowel syndrome. *Aliment Pharmacol Ther* 17: 635-642.

Lefebvre MP, Leape LL, Pohl DA, Safaii H & Grand RJ (1984) Total colonic aganglionosis initially diagnosed in an adolescent. *Gastroenterology* 87: 1364-1366.

Lehur PA, de Kerviler B, Rouyer J et al (1997) Intractable constipation in adults: value of antegrade colonic enemas. *Int J Colorectal Dis* 12: 121) (A19) (Abstract).

Lennard-Jones JE (1985) Pathophysiology of constipation. *Br J Surg* 72 (Suppl): S7-13.

Leon SH, Krishnamurthy S & Shuffler MD (1987) Subtotal colectomy for severe idiopathic constipation. *Dig Dis Sci* 32: 1249-1254.

Leroi AM, Bernier C, Watier A et al (1995) Prevalence of sexual abuse amongst patients with functional disorders of the lower gastrointestinal tract. *Int J Colorectal Dis* 10: 200-206.

Lesaffer L & Milo R (1988) Descending perineum syndrome: control defecogram with a 'perineum device', perspective in prevention and conservative therapy. *JBR-BTR* 71: 709-712.

Lestar B, Penninckx FM & Kerremans RP (1989) Defecometry: a new method for determining the parameters of rectal evacuation. *Dis Colon Rectum* 32: 197-201.

Lestar B, Penninckx FM & Kerremans RP (1991) Biofeedback defecation training for anismus. *Int J Colorectal Dis* 6: 202-207.

Loening-Baucke V (1984) Abnormal rectoanal function in children recovered from chronic constipation and encopresis. *Gastroenterology* 87: 1299-1304.

Loening-Baucke V (1989) Factors determining outcome in children with chronic constipation. *Gut* 30: 999-1006.

Loening-Baucke V (1991) Persistence of chronic constipation in children after biofeedback treatment. *Dig Dis Sci* 36: 153-160.

Loening-Baucke V (1993) Constipation in early childhood: patient characteristics, treatment and longterm follow up. *Gut* 34: 1400-1404.

Lowery SP, Srour JW, Whitehead WE & Schuster MM (1983) Bowel training as treatment of functional encopresis: long term follow up. *Gastroenterology* 84: 1234.

Lowsky R, Davidson G, Wilman S, Jeejeebhoy KN & Hegele RV (1993) Familial visceral myopathy associated with a mitochondrial myopathy. *Gut* 34: 279-283.

Lubowski DZ, King DW & Finlay IG (1992) Electromyography of the pubococcygeus muscles in patients with obstructed defecation. *Int J Colorectal Dis* 7: 184-187.

Lubowski DZ, Meagher AP, Smart RC & Butler SP (1995) Scintigraphic assessment of colonic function during defecation. *Int J Colorectal Dis* 10: 91-93.

Lubowski DZ, Chen FC, Kennedy ML & King DW (1996) Results of colectomy for severe slow transit constipation. *Dis Colon Rectum* 39: 23-29.

Lyford GL, He CL, Soffer E et al (2002) Pan-colonic decrease in interstitial cells of Cajal in patients with slow transit constipation. *Gut* 51: 496-501.

Lynn HB & Van Heerden JA (1975) Rectal myectomy in Hirschsprung's disease. A decade of experience. *Arch Surg* 10: 991-994.

McCready RA & Beart RW Jr (1979) The surgical treatment of incapacitating constipation associated with idiopathic megacolon. *Mayo Clin Proc* 54: 779-783.

MacDonald A, Shearer M, Paterson PJ & Finlay IG (1991) Relationship between outlet obstruction constipation and obstructed urinary flow. *Br J Surg* 78: 693-695.

MacDonald A, Baxter JN & Finlay IG (1993a) Idiopathic slow-transit constipation. *Br J Surg* 80: 1107-1111.

MacDonald A, Paterson PJ, Baxter JN & Finlay IG (1993b) Relationship between intra-abdominal and intrarectal pressure in the proctometrogram. *Br J Surg* 80: 1070-1071.

MacDonald A, Baxter JN, Bessent RG, Gray HW & Finlay IG (1997) Gastric emptying in patients with constipation following childbirth and due to idiopathic slow transit. *Br J Surg* 84: 1141-1143.

McLean RG, Smart RC, Lubowski DZ, King DW, Barbagallo S & Talley NA (1992) Oral colon transit scintigraphy using indium-Ⅲ DTPA: variability in healthy subjects. *Int J Colorectal Dis* 7: 173-176.

Malone PS, Ransley PG & Kiely EM (1990) Preliminary report: the antegrade continence enema. *Lancet* 336: 1217-1218.

Maria G, Brisinda G, Bentivoglio AR, Cassetta E & Albanese A (2000) Botulinum toxin in the treatment of outlet obstruction constipation caused by puborectalis syndrome. *Dis Colon Rectum* 43: 376-380.

Marsh PJ & Kiff ES (1996) Ileocaecostomy: an alternative surgical procedure for antegrade colonic enema. *Br J Surg* 83: 507-508.

Martelli H, Devroede G, Arhan P & Duguay C (1978a) Mechanisms of idiopathic constipation: outlet obstruction. *Gastroenterology* 75: 623-631.

Martelli H, Devroede G, Arhan P et al (1978b) Some parameters of large bowel motility in normal man. *Gastroenterology* 75: 612-618.

Matsuoka H, Wexner SD, Desai MB et al (2001) A comparison between dynamic pelvic magnetic resonance imaging and videoproctography in patients with constipation. *Dis Colon Rectum* 44: 571-576.

Matzel KE, Kamm MA, Stosser M, et al (2004) Sacral nerve stimulation for faecal incontinence: a multicentre study. *Lancet* 363: 1270-1276.

Meisel JL, Bergman D, Graney D et al (1977) Human rectal mucosa: proctoscopic and morphological changes caused by laxatives. *Gastroenterology* 72: 1274-1279.

Mellgren A, Bremmer S, Johansson C et al (1994a) Defecography: results of investigations in 2, 816 patients. *Dis Colon Rectum* 37: 1133-1141.

Mellgren A, Dolk A, Johansson C, Bremmer S, Anzen B & Holmstrom B (1994b) Enterocele is correctable using the ripstein rectopexy. *Dis Colon Rectum* 37: 800-804.

Mellgren A, Johansson C, Dolk A et al (1994c) Enterocele demonstrated by defecography is associated with other pelvic floor disorders. *Int J Colorectal Dis* 9: 121-124.

Mellgren A, Anzen B & Nilsson B-Y et al (1995) Results of rectocele repair. *Dis Colon Rectum* 38: 7-13.

Menardo G, Bausano G, Corazziari E et al (1987) Large bowel transit in paraplegic patients. *Dis Colon Rectum* 30: 924-928.

Metcalf AM, Phillips SF, Zinsmeister AR, MacCarty RL, Beart RW & Wolff BG (1987) Simplified assessment of segmental colonic transit. *Gastroenterology* 92: 40-47.

Meunier P, Rochas A & Lambert R (1979) Motor activity of the sigmoid colon in chronic constipation: comparative study with normal subjects. *Gut* 20: 1095-1101.

Meunier P, Louis D & de Beauje MJ (1984) Physiologic investigation of primary chronic constipation in children: comparison with the barium enema study. *Gastroenterology* 87: 1351-1357.

Milla PJ (1991) Chronic intestinal pseudoobstruction. In Kamm MA & Lennard-Jones JE (eds) *Gastrointestinal Transit*, pp 57-170. Peterfield: Wrightson Biomedical.

Miller R, Duthie GS, Bartolo DCC, Roe AM, Locke-Edmunds J & Mortensen MJMcC (1991) Anismus in patients with normal and slow transit constipation. *Br J Surg* 78: 690-692.

Milner P, Crowe R, Kamm MA, Lennard-Jones JE & Burnstock G (1990) Vasoactive intestinal polypeptide levels in sigmoid colon in idiopathic constipation and diverticular disease. *Gastroenterology* 99: 666-675.

Minocha A, Katragadda R, Rahal PS & Ries A (1995)

Erythromycin shortens orocaecal transit time in diabetic male subjects: a double-blind placebo-controlled study. *Aliment Pharmacol Ther* 9: 529-533.

Misiewicz JJ (1975) Colonic motility. *Gut* 16: 311-314.

Mitchell ME (1986) Use of bowel in undiversion. *Urol Clin North Am* 13: 349-358.

Mitrofanoff P (1980) Cystomie continente trans-appendiculaire dans le traitment des vessies neurologiques [Trans-appendicular continent cystostomy in the management of the neurogenic bladder]. *Chir Pediatr* 21: 297-305.

Mollen RM, Kuijpers HC & Claassen AT (2001) Colectomy for slowtransit constipation: preoperative functional evaluation is important but not a guarantee for a successful outcome. *Dis Colon Rectum* 44: 577-580.

Moore-Gillon V (1984) Constipation: What does the patient mean? *J R Soc Med* 77: 108-110.

Mor Y, Quinn FMJ, Carr B et al (1997) Combined Mitrofanoff and antegrade continence enema procedures for urinary and fecal incontinence. *J Urol* 158: 192-195.

Moynihan BGA (1903) A brief experience in abdominal surgery. *Lancet* (21) November): 1429-1430.

Murthy VK, Orkin BA, Smith LE & Glassman LM (1996) Excellent outcome using selective criteria for rectocele repair. *Dis Colon Rectum* 39: 374-378.

Muzzio PC, Pomerri F, Locatelli R, del Borrello M & Pittarello F (1984) Defecographic and tonometric aspects in idiopathic anorectal constipation. *J Belge Radiol/Belgisch Tijdschr Radiol* 67: 87-91.

Nehme AE (1984) Constipation: an uncommon etiology. *Dis Colon Rectum* 27: 819-821.

Neuman PZ, deDomenico IJ & Nogrady MB (1973) Constipation and urinary tract infection. *Pediatrics* 52: 241-245.

Notghi A, Hutchinson R, Kumar D, Smith NB & Harding LK (1994) Simplified method for the measurement of segmental colonic transit time. *Gut* 35: 976-981.

Notghi A, Mills A, Hutchinson R, Kumar D & Harding LH (1995) Reporting simplified colonic transit studies using radionuclides: clinician friendly report. *Gut* 36: 274-275.

Nyam DCNK, Pemberton JH, Ilstrup DM & Rath DM (1997) Long-term results of surgery for chronic constipation. *Dis Colon Rectum* 40: 273-279.

Nylund G, Öresland T, Fasth S & Nordgren S (2001) Long-term outcome after colectomy in severe idiopathic constipation. *Colorectal Disease* 3: 245-252.

Ornstein MH, Littlewood ER, Baird IM, Fowler J, North WRS & Cox AG (1981) Are fibre supplements really necessary in diverticular disease of the colon? A controlled clinical trial. *BMJ* 282: 1353-1356.

Orr WC & Robinson MG (1981) Motor activity of the rectosigmoid in patients with chronic constipation. *Gastroenterology* 80: 1244.

Orrom WJ, Bartolo DCC, Miller R, Mortensen NJMcC & Roe AM (1991) Rectopexy is an ineffective treatment for obstructed defecation. *Dis Colon Rectum* 34: 41-46.

Panagamuwa B, Kumar D, Ortiz P & Keighley MRB (1994) Motor abnormalities in the terminal ileum of patients with chronic idiopathic constipation. *Br J Surg* 81: 1685-1688.

Papachrystostomou M & Smith AN (1994) Effects of biofeedback on obstructive defecation—reconditioning of the defecation reflex? *Gut* 35: 252-256.

Papachrystostomou M, Stevenson AJM, Ferrington C, Merrick MV & Smith AN (1993) Evaluation of isotope proctography in constipated subjects. *J Colorectal Dis* 8: 18-22.

Papachrystostomou M, Smith AN & Merrick MV (1994) Obstructive defecation and slow transit constipation: the proctographic parameters. *Int J Colorectal Dis* 9: 115-120.

Park HJ, Kamm MA, Abbasi AM & Talbot IC (1995) Immunohistochemical study of the colonic muscle and innervation in idiopathic chronic constipation. *Dis Colon Rectum* 38: 509-513.

Park UC, Choi SK, Piccirillo MF, Verzaro R & Wexner SD (1996) Patterns of anismus and the relation to biofeedback therapy. *Dis Colon Rectum* 39: 768-773.

Parker MC & Phillips RKS (1993) Repair of rectocele using Marlex mesh. *Ann R Coll Surg Engl* 75: 193-194.

Parks TG & Connell AM (1969) Motility studies in diverticular disease of the colon. *Gut* 10: 534-542.

Partiquin H, Mortelli H & Devroede G (1978) Barium enema in chronic constipation: is it meaningful? *Gastroenterology* 75: 619-622.

Parys BT, Haylen BT, Hutton JL & Parson KF (1989) The effects of simple hysterectomy on vesicourethral function. *Br J Urol* 64: 694-699.

Passmore AP, Wilson-Davies K, Stoker C & Scott ME (1993) Chronic constipation in long-stay elderly patients: a comparison of lactulose and a senna-fibre combination. *BMJ* 307: 769-771.

Payler DK, Pomare EW, Heaton KW & Harvey RF (1975) The effect of wheat bran on intestinal transit. *Gut* 16: 209-213.

Pemberton JH, Rath DM & Ilstrup DM (1991) Evaluation and surgical treatment of severe chronic constipation. *Ann Surg* 214: 403-413.

Pena JP, Heine JA, Wnog WD, Christienson CE & Balcos EG (1992) Subtotal colectomy for constipation—a long term follow up study. *Dis Colon Rectum* 35: 19 (Abstract).

Penning C, Vu MK, Delemarre JB & Masclee AA (2001) Proximal gastric motor and sensory function in slow transit constipation. *Scand J Gastroenterol* 36: 1267-1273.

Pennington CR (1985) Laxative abuse in the elderly. *Geriatr Med Today* 4: 65-69.

Pezim ME, Pemberton JH, Levin KE, Litchy WJ & Phillips SF (1993) Parameters of anorectal and colonic motility in health and in severe constipation. *Dis Colon Rectum* 36: 484-491.

Pfeifer J, Agachan F & Wexner SD (1996) Surgery for constipation. *Dis Colon Rectum* 39: 444-460.

Piccirillo MF, Reissman P, Carnavos R & Wexner SD (1995) Colectomy as treatment for constipation in selected patients. *Br J Surg* 82: 898-901.

Picon L, Lemann M, Flowie B, Rambaud J-C, Rain J-D & Jian R (1992) Right and left colonic transit after eating assessed by a dual isotopic technique in healthy humans. *Gastroenterology* 103: 80-85.

Pikarsky AJ, Singh J, Weiss EG, Nogueras JJ & Wexner SD (2001) Long-term follow-up of patients undergoing colectomy for colonic inertia. *Dis Colon Rectum* 44: 179-183.

Piloni V, Bassotti G, Fioravanti P, Amadio L & Montesi A (1997) Dynamic imaging of the normal pelvic floor. *Int J Colorectal Dis* 12: 246-253.

Pinho M, Yoshioka K & Keighley MRB (1991a) Are pelvic floor movements abnormal in disordered defecation? *Dis Colon Rectum* 34: 1117-1119.

Pinho M, Yoshioka K & Keighley MRB (1991b) Long term results of anorectal myectomy for chronic constipation. *Br J Surg* 76: 1163-1164.

Pluta H, Bowes KL & Jewell LD (1996) Long-term results of total abdominal colectomy for chronic idiopathic constipation. *Dis Colon Rectum* 39: 160-166.

Poisson J & Devroede G (1983) Severe chronic constipation as a surgical problem. *Surg Clin North Am* 63: 193-217.

Porter NH (1961) Megacolon: a physiological study. *Proc R Soc Med* 54: 1043-1047.

Preston DM (1985) Arbuthnot Lane's disease: chronic intestinal stasis. *Br J Surg* 72 (Suppl): S8-S10.

Preston DM & Lennard-Jones JE (1982) Does failure of bisacodylinduced colonic peristalsis indicate intrinsic nerve damage? *Gut* 23: A891.

Preston DM & Lennard-Jones JE (1986) Severe chronic constipation of young women: idiopathic slow transit constipation? *Gut* 27: 41-48.

Preston DM, Lennard-Jones JE & Parks AG (1982a) Balloon proctogram: a new technique for the study of disorders of defecation. *Gut* 23: A437.

Preston DM, Hawley PR & Lennard-Jones JE (1982b) Results of colectomy for slow transit constipation. *Gut* 23: A903.

Preston DM, Barnes PRH & Lennard-Jones JE (1983a) Proctometrogram: does it have a role in the evaluation of adults with chronic constipation? *Gut* 24: A1010-1011.

Preston DM, Adrian TE, Lennard-Jones JE & Bloom SR (1983b) Impaired gastrin release in chronic constipation. *Gut* 24: A481.

Preston DM, Rees LH & Lennard-Jones JE (1983c) Gynaecological disorders and hyperprolactinaemia in chronic constipation. *Gut* 24: A480.

Pucciani F, Rottoli RL, Bologna A et al (1996) Anterior rectocele and anorectal dysfunction. *Int J Colorectal Dis* 11: 1-9.

Radley S, Keighley MRB, Radley SC & Mann CH (1999) Bowel dysfunction following hysterectomy. *Br J Obstet Gynaecol* 106: 1120-1125.

Read NW (1987) Constipation. *Surgery (Medicine Group)* 1: 1160-1163.

Read NW, Timms JM, Barfield LJ, Donnelly TC & Bannister JJ (1986) Impairment of defecation in young women with severe constipation. *Gastroenterology* 90: 53-60.

Redmond JM, Smith GW, Barofsky I, Ratych RE, Goldsborough DC & Schuster M (1995) Physiological tests to predict long-term outcome of total abdominal colectomy for intractable constipation. *Am J Gastroenterol* 90: 748-753.

Rees WDW & Rhodes J (1976) Altered bowel habit and menstruation. *Lancet* ii: 475-477.

Rendtorff RC & Kashgarian M (1967) Stool patterns of healthy adult males. *Dis Colon Rectum* 10: 222-228.

Rentsch M, Paetzel Ch, Lenhart M, Feuerbach S, Jauch KW & Fürst A (2001) Dynamic magnetic resonance imaging defecography. A diagnostic alternative in the assessment of pelvic floor disorders in proctology. *Dis Colon Rectum* 44: 999-1007.

Report from the International Agency for Research on Cancer Intestinal Microecology Group (1977) Dietary fibre, transit time, faecal bacteria, steroids and colon cancer in two Scandinavian populations. *Lancet* ii: 207-211.

Rhee P-L, Choi MS, KIm YH et al (2000) An increased rectal maximum tolerable volume and long anal canal are associated with poor short-term response to biofeedback therapy for patients with anismus with decreased bowel frequency and normal colonic transit time. *Dis Colon Rectum* 43: 1405-1411.

Rieger NA, Wattchow DA, Sarre RG et al (1997) Prospective study of biofeedback for treatment of constipation. *Dis Colon Rectum* 40: 1143-1148.

Roarty TP, Weber F, Soykan I & McCallum RW (1997) Misoprostol in the treatment of chronic refractory constipation: results of a longterm open label trial. *Aliment Pharmacol Ther* 11: 1059-1066.

Roberts DP, Waldron DW, Newell M, Garvie PN & Williams NS (1988) Comparison of radioopaque marker and radioisotopic assessment of whole bowel transit time in constipated patients. *Gut* 29: A441.

Roberts JP, Womack NR, Hallan RI, Thorpe AC & Williams NS (1992) Evidence for dynamic integrated proctography to redefine anismus. *Br J Surg* 79: 1213-1215.

Roberts JP, Newell MS, Deeks JJ, Waldron DW, Garvie NW & Williams NS (1993) Oral [^{111}In] DTPA scintigraphic assessment of colonic transit in constipated subjects. *Dig Dis Sci* 8: 1032-1039.

Roberts JP, Moon S & Malone PS (1995) Treatment of neuropathic urinary and faecal incontinence with synchronous bladder reconstruction and the antegrade continence enema procedure. *Br J Urol* 75: 386-389.

Roe AM, Bartolo DCC & Mortensen NJMcC (1986a) Techniques in evacuation proctography in the diagnosis of intractable constipation and related disorders. *J R Soc Med* 79: 331-333.

Roe AM, Bartolo DCC & Mortensen NJMcC (1986b) Diagnosis and surgi-cal management of intractable constipation. *Br J Surg* 73: 854-861.

Roe AM, Bartolo DCC & Mortensen NJMcC (1988) Slow transit constipation. Comparison between patients with and without previous hysterectomy. *Dig Dis Sci* 33: 1159-1163.

Roman H & Michot F (2005) Long-term outcomes of transanal rectocele repair. *Dis Colon Rectum* 48: 510-517.

Ron Y, Avni Y, Lukovetski A et al (2001) Botulinum toxin type-A in therapy of patients with anismus. *Dis Colon Rectum* 44: 1821-1826.

Rongen MJGM, Gerritsen van der Hoop A & Baeten CGMI (2001) Cecal access for antegrade colon enemas in medically refractory slowtransit constipation. A prospective study. *Dis Colon Rectum* 44: 1644-1649.

Roy AJ, Emmanuel AV, Storrie JB, Bowers J & Kamm MA (1999) Behavioural treatment (biofeedback) for constipation following hysterectomy. *Br J Surg* 87: 100-105.

Ryan JA & Oakley WC (1985) Cecoproctostomy. *Am J Surg* 149: 636-639.

Sarles JC, Arnaud A, Selezneff I & Oliver S (1989) Endo-rectal repair of rectocele. *Int J Colorectal Dis* 4: 167-171.

Saunders JR, Williams NS & Eccersley AJ (2004) The combination of electrically stimulated gracilis neoanal sphincter and continent colonic conduit: a step forward for total anorectal reconstruction? *Dis Colon Rectum* 47: 354-363; discussion 363-366.

Schang JC, Devroede G & Pilote M (1993) Effects of trimebutine on colonic function in patients with chronic idiopathic constipation: evidence for the need of a physiologic rather than clinical selection. *Dis Colon Rectum* 36: 330-336.

Schouten WR, Briel JW, Auwerda JJA et al (1997) Anismus: fact or fiction? *Dis Colon Rectum* 40: 1033-1041.

Scott SM, Picon L, Knowles CJ et al (2003) Automated quantitative analysis of nocturnal jejunal motor activity identifies abnormalities in individuals and subgroups of patients with slow transit constipation. *Am J Gastroenterol* 98: 1123-1134.

Sehapayak S (1985) Transrectal repair of rectocele: an extended armamentarium of colorectal surgeons. A report of 355) cases. *Dis Colon Rectum* 28: 422-433.

Senagore AJ, Duepree HJ, Delaney CP, Brady KM, Fazio VW (2003) Results of a standardized technique and postoperative care plan for laparoscopic sigmoid colectomy: a 30-month experience. *Dis Colon Rectum* 46: 503-509.

Sentovich SM, Rivela LJ, Thorson AG, Christensen MA & Blatchford GJ (1995) Simultaneous dynamic proctography and peritoneography for pelvic floor disorder. *Dis Colon Rectum* 38: 912-915.

Shafik A (1995) Electrorectography in chronic constipation. *World J Surg* 19: 772-775.

Shandling B, Chait PG & Richards HF (1996) Percutaneous cecos-tomy: a new technique in the management of fecal

incontinence. *J Pediatr Surg* 4: 534-537.
Shatila AH & Ackerman NB (1977) Stercoraceous ulcerations and perforations of the colon: report of cases and survey of the literature. *Dis Colon Rectum* 20: 524-527.
Sheldon CA, Minevich E, Wacksman J et al (1997) Role of the antegrade continence enema in the management of the most debilitating childhood rectourogenital anomalies. *J Urol* 158: 1277-1279.
Shorvon PJ, McHugh S, Diamant NE, Somers S & Stevenson GW (1989) Defecography in normal volunteers: results and implica-tions. *Gut* 30: 1737-1749.
Shouler P & Keighley MRB (1986) Changes in colorectal function in severe idiopathic chronic constipation. *Gastroenterology* 90: 414-420.
Sielezneff I, Malouf A, Cesari J, Brunet C, Sarles JC & Sastre B (1999) Selection criteria for internal rectal prolapse repair by Delorme's transrectal excision. *Dis Colon Rectum* 42: 367-373.
Silverberg M (1984) Constipation in children. *Curr Concepts Gastroenterol* 86: 14-22.
Siproudhis L, Dautreme S, Ropert A et al (1993) Dyschezia and recto-cele—a marriage of convenience? *Dis Colon Rectum* 36: 1030-1036.
Sladen GE (1972) Effects of chronic purgative abuse. *Proc R Soc Med* 65: 288-290.
Slater BJ, Varma JS & Gillespie JI (1997) Abnormalities in the contractile properties of colonic smooth muscle in idiopathic slow transit constipation. *Br J Surg* 84: 181-184.
Sloots CE & Felt-Bersma RJ (2003) Rectal sensorimotor characteristics in female patients with idiopathic constipation with or without paradoxical sphincter contraction. *Neurogastroenterol Motil* 15: 187-193.
Smith AN, Varma JS, Binnie NR & Papachrysostomou M (1990) Disordered colorectal motility in intractable constipation following hysterectomy. *Br J Surg* 77: 1361-1366.
Smith B (1968) Effects of irritant purgatives on the myenteric plexus in man and the mouse. *Gut* 9: 139-143.
Smith B (1972) Pathology of cathartic colon. *Proc R Soc Med* 65: 288.
Smith B (1973) Pathologic changes in the colon produced by anthraquinone purgatives. *Dis Colon Rectum* 16: 455-458.
Smith B, Grace RH & Todd IP (1977) Organic constipation in adults. *Br J Surg* 64: 313-314.
Smith V, Lake BD, Kamm MA & Nicholls RJ (1992) Intestinal pseudoobstruction with deficient smooth muscle alpha-actin. *Histopathology* 21: 535-542.
Snooks SJ, Swah M, Mathers SE & Henry MM (1990) Effect of vaginal delivery on the pelvic floor: a five year follow-up. *Br J Surg* 77: 1358-1360.
Solana A, Roig JV, Villoslada C, Hinojosa J & Lledo S (1996) Anorectal sensitivity in patients with obstructed defecation. *Int J Colorectal Dis* 11: 65-70.
Sonnenberg A & Koch TR (1989) Epidemiology of constipation in the United States. *Dis Colon Rectum* 32: 1-8.
Speakman CTM, Kamm MA & Swash M (1993) Rectal sensory evoked potentials: an assessment of their clinical value. *Int J Colorectal Dis* 8: 23-28.
Squire R, Kiely EM, Carr B et al (1993) The clinical application of the Malone antegrade colonic enema. *J Pediatr Surg* 28: 1012-1015.
Stabile G, Kamm MA, Hawley PR & Lennard-Jones JE (1991) Colectomy for idiopathic megarectum and megacolon. *Gut* 32: 1538-1540.
Stanmore Bishop E (1905) Report of a meeting of the Manchester Medical Society. *BMJ* (18 March): 598.
Starling JR, Croom RD III & Thomas CG Jr (1986) Hirschsprung's disease in young adults. *Am J Surg* 151: 104-109.
Stivland T, Camilleri M, Vassallo M et al (1991) Scintigraphic measurement of regional gut transit in idiopathic constipation. *Gastroenterology* 101: 107-115.
Stock JA & Hanna MK (1996) Appendiceal cecoplication: a modification of the Malone antegrade colonic enema procedure. *Tech Urol* 2: 40-42.
Sutphen J, Borowitz S, Ling W, Cox DJ & Kovatchev B (1997) Anorectal manometric examination in encopretic-constipated children. *Dis Colon Rectum* 40: 1051-1055.
Takada H, Hioki K, Ambrose NS, Alexander-Williams J & Keighley MRB (1993) Potentially explosive colonic gas is not eliminated by successful mechanical bowel preparation. *Dig Surg* 10: 20-23.
Takahashi T, Fitzgerald SD & Pemberton JH (1994) Evaluation and treatment of constipation. *Rev Gastroenterol Mex* 59: 133-138.
Talley NJ, Weaver AL, Zinsmeister AR & Melton J (1993) Functional constipation and outlet delay: a population-based study. *Gastroenterology* 105: 781-790.
Talley NJ, Jones M, Nuyts G & Dubois D (2003) Risk factors for chronic constipation based on a general practice sample. *Am J Gastroenterol* 98: 1107-1111.
Tanner MS, Smith B & Lloyd JK (1976) Functional intestinal obstruction due to deficiency of argyrophil neurones in the myenteric plexus. *Arch Dis Child* 51: 837-841.
Taylor I, Duthie HL, Smallwood R & Linkens D (1975) Large bowel myoelectrical activity in man. *Gut* 16: 808-814.
Taylor T, Smith AN & Fulton PM (1989) Effect of hysterectomy on bowel function. *BMJ* 299: 300-301.
Taylor T, Smith AN & Fulton M (1990) Effects of hysterectomy on bowel and bladder function. *Int J Colorectal Dis* 5: 228-231.
Teichman JMH, Rogenes VJ & Barber DB (1997) The Malone antegrade continence enema combined with urinary diversion in adult neurogenic patients. Early results. *Urology* 49: 963-967.
Thompson WS & Heaton KW (1980) Functional bowel disorders in apparently healthy people. *Gastroenterology* 79: 283-288.
Thorpe AC, Williams NS, Badenoch DF, Blandy JP & Grahn MF (1993) Simultaneous dynamic electromyographic proctography and cystometrography. *Br J Surg* 80: 115-120.
Thorpe AC, Evans RE & Williams NS (1994) Constipation and spina bifida occulta: is there an association? *J R Coll Surg Edinb* 39: 221-224.
Thornton MJ, Lam A & King DW (2005) Laparoscopic or transanal repair of rectocele? A rectrospective matched cohort study. *Dis Colon Rectum* 48: 792-798.
Tjandra JJ, Ooi B-S, Tang C-L, Dwyer P & Carey M (1999) Transanal repair of rectocele corrects obstructed defecation if it is not associated with anismus. *Dis Colon Rectum* 42: 1544-1550.
Todd IP (1985) Constipation: results of surgical treatment. *Br J Surg* 72 (Suppl): S12-S13.
Tomita R, Fujisaki S, Ikeda T & Fukuzawa M (2002) Role of nitric oxide in the colon of patients with slow-transit constipation. *Dis Colon Rectum* 45: 593-600.
Tomlin J & Read NW (1988) Laxative properties of indigestible plastic particles. *BMJ* 297: 1175-1176.
Toogood GJ, Bryant PA & Dudley NE (1995) Control of faecal incontinence using the Malone antegrade continence enema procedure: a critical appraisal. *Pediatr Surg Int* 10: 37-39.
Tsang TM & Dudley NE (1995) Surgical detail of the Malone antegrade continence enema procedure. *Pediatr Surg Int* 10: 33-36.
Tucker DM, Sandstead HH, Logan GM Jr et al (1981) Di-

etary fiber and personality factors as determinants of stool output. *Gastroenterology* 81: 879-883.

Turnbull GK & Ritvo PG (1992) Anal sphincter biofeedback relaxation treatment for women with intractable constipation symptoms. *Dis Colon Rectum* 35: 530-536.

Turnbull GK, Lennard-Jones JE & Bartram CI (1986) Failure of rectal expulsion as a cause of constipation: why fibre and laxatives sometimes fail. *Lancet* i: 767-769.

Turnbull GK, Thompson DG, Day S, Martin J, Walker E & Lennard-Jones JE (1989) Relationships between symptoms, menstrual cycle and orocaecal transit in normal and constipated women. *Gut* 30: 30-34.

Tyrell CA (1907) *The Royal Road to Health*, 45th edn. New York: Tyrell's Hygienic Institute.

Vaccaro CA, Cheong CMO, Wexner SD, Salanga VD, Phillips RC & Hanson MR (1994) Role of pudendal nerve terminal motor latency assessment in constipated patients. *Dis Colon Rectum* 37: 1250-1254.

Vaccaro CA, Cheong DMO, Wexner SD et al (1995a) Pudendal neu-ropathy in evacuatory disorders. *Dis Colon Rectum* 38: 166-171.

Vaccaro CA, Wexner SD, Teoh T-A, Choi SK, Cheong DMA & Salanaga VD (1995b) Pudendal neuropathy is not related to physiologic pelvic outlet obstruction. *Dis Colon Rectum* 38: 630-634.

Vaizy CJ, Kamm MA, Turner IC, Nicholls RJ, Woloszko J (1998) Effects of short term sacral nerve stimulation on anal and rectal function in patients with anal incontinence *Gut* 44: 407-412.

van Baal JG, Leguit P Jr & Brummelkamp WH (1984) Relaxation biofeedback conditioning as treatment of a disturbed defecation reflex: report of a case. *Dis Colon Rectum* 27: 187-189.

van Dam JH, Schouten WR, Ginai AZ, Huisman WM & Hop WCJ (1996) The impact of anismus on the clinical outcome of rectocele repair. *Int J Colorectal Dis* 11: 238-242.

van Dam JH, Gosselink MJ, Drogendijk AC, Hop WCJ & Schouten WR (1997) Changes in bowel function after hysterectomy. *Dis Colon Rectum* 40: 1432-1437.

van der Sijp JRM, Kamm MA, Nightingale JMD et al (1993) Radioisotope determination of regional colonic transit in severe constipation: comparison with radio opaque markers. *Gut* 34: 402-408.

Van Laarhoven CJHM, Kamm MA, Bartram CI, Halligan S, Hawley PR & Phillips RKS (1999) Relationship between anatomic and symptomatic long-term results after rectocele repair for impaired defeca-tion. *Dis Colon Rectum* 42: 204-211.

Varma JS, Bradnock J, Smith RG & Smith AN (1988) Constipation in the elderly: a physiologic study. *Dis Colon Rectum* 31: 111-115.

Voderholzer WA, Neuhaus DA, Klauser AG, Tzavella K, Muller-Lissner SA & Schindlbeck NE (1997) Paradoxical sphincter contraction is rarely indicative of anismus. *Gut* 41: 258-262.

Wald A, Van Thiel DH, Hoechstetter L et al (1981) Gastrointestinal transit: the effect of the menstrual cycle. *Gastroenterology* 80: 1497-1500.

Walsh PV, Peebles-Brown DA & Watkinson G (1987) Colectomy for slow transit constipation. *Ann R Coll Surg Engl* 69: 71-75.

Wasserman IF (1964) Puborectalis syndrome. Rectal stenosis due to anorectal spasm. *Dis Colon Rectum* 7: 87-97.

Watier A, Devroede G, Duguay C, Duranceau A, Arhan P & Toppercar A (1979) Mechanisms of idiopathic constipation: colonic inertia. *Gastroenterology* 76: 1267.

Waxman SW, Koyle MA, Johnstone M et al (1996) Applications and modifications of the Malone antegrade continence enema (MACE) with coincidental urinary tract reconstruction. *J Urol* 155: 485A, Abstract 698.

Webb HW, Barraza MA & Crump JM (1997) Laparoscopic appendicostomy for management of fecal incontinence. *J Paediatr Surg* 32: 457-458.

Weber J, Ducrotte P, Touchai JY, Roussignol C & Denis P (1987) Biofeedback training for constipation in adults and children. *Dis Colon Rectum* 30: 844-846.

Wedel T, Spiegler J, Soellner S et al (2002) Enteric nerves and interstitial cells of Cajal are altered in patients with slow-transit constipation and megacolon. *Gastroenterology* 123: 1459-1467.

Wegman EA, Aniss AM, Bolit TD, Davis AE & Gandevia SC (1989) Human rectosigmoid electromyography: a new approach and some pitfalls. *J R Soc Med* 82: 88 - 90.

Weingarten JL & Cromie WJ (1988) The Mitrofanoff principle: an alternative form of continent urinary diversion. *J Urol* 140: 1529-1531.

Weir RF (1902) *New York Medical Record* (9 August): 201.

Wexner SD, Daniel N & Jagelman DG (1991) Colectomy for constipation: physiologic investigation is the key to success. *Dis Colon Rectum* 34: 851-856.

Wheeler RA & Malone PS (1991) Use of the appendix in reconstructive surgery: a case against incidental appendicectomy. *Br J Surg* 78: 1283-1285.

Whitehead WE & Delvaux M (1997) Standardization of barostat procedures for testing smooth muscle tone and sensory thresholds in the gastrointestinal tract. The Working Team of Glaxo-Wellcome Research, UK. *Dig Dis Sci* 42: 223-241.

Williams NS, Hughes SF & Stuchfield B (1994) Continent colonic conduit for rectal evacuation in severe constipation. *Lancet* 343: 1321-1324.

Winship DH (1975) Gastrointestinal disease. In Burrow GN & Ferris TF (eds) *Medical Complications During Pregnancy*, pp 275-350. Philadelphia: WB Saunders.

Womack NR, Williams NS, Holmfield JHM, Morrison JFB & Simpkins KC (1985) New method for the dynamic assessment of anorectal function in constipation. *Br J Surg* 72: 994-998.

Yamamoto T, Kubo H & Honzumi M (1996) Fecal incontinence successfully managed by antegrade continence enema in children: a report of two cases. *Surg Today* 26: 1024-1028.

Yoshioka K & Keighley MRB (1989) Clinical results of colectomy for severe constipation. *Br J Surg* 76: 600-604.

Yoshioka K, Matsui Y, Yamada O et al (1991) Physiologic and anatomic assessment of patients with rectocele. *Dis Colon Rectum* 34: 704-708.

Ziegler MM, Royal RE, Brandt J, Drasnin J & Martin LW (1993) Extended myectomy-myotomy: a therapeutic alternative for total intestinal aganglionosis. *Ann Surg* 28: 504-511.

19

第 19 章　成人巨结肠和巨直肠

许多不同的原因均可能导致大肠扩张伴随严重的便秘。在儿童中，主要的原因是 Hirschsprung 症，直肠内压测定法和肛门直肠活检显示缺乏神经节细胞能够诊断本病（Robertson 和 Kernohan，1938；Fairgreave，1963；Lawson 和 Nixon，1967；Aronson 和 Nixon，1972；Udassin 等，1983）。Hirschsprung 症偶发于青春期（Todd，1977），但大部分成人巨结肠的病例没有新生儿梗阻的发生。

不像 Hirschsprung 症通常多发于男婴，特发性巨结肠和巨直肠两性均受累。症状通常开始于童年的早期或晚期，主要受影响的是直肠。结肠的变化通常是继发的现象（Stewart 等，1994；Kim 等，1995；Gattuso 等，1996a，b，c，1997；Gattuso 和 Kamm，1997）。导致成人巨肠的另一些异常包括：慢性特发性假性肠梗阻，肠扭转，反复发作的退化性异常，往往伴随着神经系统疾病或长期服用精神治疗药物，影响结肠和直肠内在的神经支配（Palmer 和 McBirnie，1967；Krishnamurthy 等，1985；Stabile 等，1992a，b；Crowe 等，1992；Boeckxstaens 等，1993；Keef 等，1993）。与有定义明确的组织学异常的 Hirschsprung 症和慢性原发性假性肠梗阻相反，特发性巨结肠或巨直肠的潜在病理基础还不是很清楚（Gattuso 等，1997）。

特发性巨结肠和巨直肠通常出现在青春期，伴随有便失禁并有直肠粪块堵塞。少数患者由于直肠发育不全或 Hirschsprung 症在童年时有手术史。手术治疗是需要的，因为扩张部位的不同手术技巧也不同。

成人 Hirschsprung 症

病因

Hirschsprung 症的特点是肠肌丛神经节先天缺乏神经细胞（Cameron，1928；Tiffin 等，1940；Whitehouse 和 Kernohan，1948）（图 19.1）。病变肠段长度不同，但通常终止在齿状线以上 1～2cm。无神经节肠段的近端范围从直肠至降结肠。两种情况得到确认：一种是病变局限在直肠交界处（30%），一种是病变延伸到左半结肠（Lorenzo 等，1985）。偶然，无神经节段可能涉及整个大肠（Boley，1984；Lefebvre 等，1984），全部大肠和小肠均涉及的病例鲜有报道（Furness 和 Costa，1980，1987）。在少数情况下，无神经细胞段可能不会超过 1cm 或 2cm 的长度。这种情况很难诊断，因为没有通常的临床表现，但伴有便秘和粪便污染。齿状线以上 2cm 黏膜下层的神经节细胞正常状态很稀疏，这可能会导致活检后诊断困难。短节段 Hirschsprung 症是否发生于成人颇具争议。

肛门过渡区以上节段，总的神经细胞损失可导致无神经节细胞肠的功能障碍，肠管痉挛（Shuster 等，1970）。结果是，近端肠变得肥厚和扩大以试图克服功能障碍。Earlam（1985）报道认为 Hirschsprung 病的神经节细胞缺乏和小动脉壁增厚，伴有平滑肌成纤维细胞转化，导致 1/3 的病人发生局部缺血。Hirschsprung 症大部分病例均是由于肠肌层神经丛成神经细胞迁移失败导致的，这种情况似乎具有家族聚集性。多达 40%患有本病的儿童被发现有 *Ret* 基因突变（Robertson 等，

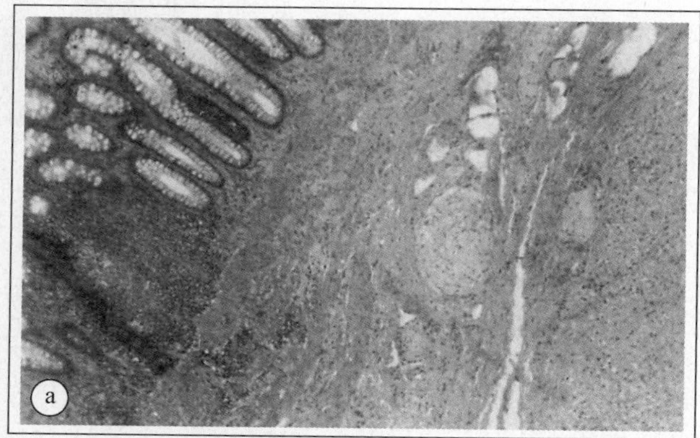

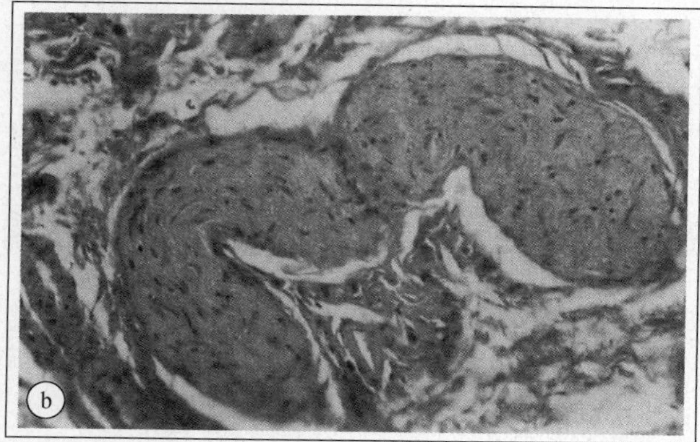

图 19.1 Hirschsprung 症的组织病理学。两张高倍显微照片显示 Hirschsprung 症的特征包括厚的神经和神经元缺乏。

1997)。*Endr-B*（内皮素受体 B）基因突变也同样被发现（详见第 59 章）。尽管有神经节的缺乏，但并没有药理性的原因造成痉挛，因为对乙酰胆碱、去甲肾上腺素、异丙肾上腺素和组胺的敏感性是正常的。对于氯贝胆碱和毛果芸香碱有正常的收缩反应，对五羟色胺有正常的抑制反应（Penninckx 和 Kerremans，1975b)。

有关本病病因和病理的更多细节可参见 59 章。

发病率

Hirschsprung 症在成人中并不多见，许多病例在童年时错过了治疗（San Filippo 等，1972；Swenson 等，1973；Lynn 和 Van Heerden，1975)。Metzgar 等（1978）报道了 536 例病人中的 69 例病人，首次出现症状都在 10 岁以上。McCready 和 Beart（1980）报道了 Mayo 诊所在 1950 年到 1978 年间 50 例成人病人，平均发病年龄 21 岁（范围：10～59 岁）。Todd（1977）报道了 1954 年到 1976 年间 St Mark 医院 35 例病例。Madsen（1964）报道了丹麦 157 例无神经节疾病中的 9 例成人病人。Barnes 等（1986）报道了 22 例新生儿时即患病、需要成人时手术治疗，以及 29 例成人才发作的病例。成人型 Hirschsprung 症可能累及妇女，Elliot 和 Todd（1985）报道 39 例中有 26 例是男性。本病往往有家族史，受累家庭中本病的发生率高于人群的平均发病率（Luukkonen 等，1990)。

临床特点

Hirschsprung 症的一个显著特点是直到成年都不能被确诊，但有顽固性便秘的病人必须考虑本病（Luukkonen 等，1990)。大约 2/3 成人患者的主要症状是便秘和腹胀，1/3 的病人会有下腹部绞痛，症状常常开始于儿童早期。粪便嵌塞和尿路症状是罕见的。多数患者需要泻药，只有 1/4 的人不需要在重复灌肠的帮助下排便。成人患者额外的症状包括厌食，呕吐，精神不振，体重减轻和疲劳。可能有亢进的肠鸣音。如果有全腹胀，可能导致心脏症状或呼吸窘迫（Metzgar 等，1978)。短节段或超短段 Hirschsprung 症病人的临床特征可能不典型。腹胀以及由腹胀引起的心肺症状罕见。可能有便失禁史。出口梗阻导致的慢性便秘很常见，巨直肠的临床表现则变化多样。

检查

放射学检查

腹部平片和胸部 X 线片，可能提示临床医生 Hirschsprung 症的可能。结肠扩张在降结肠或直肠乙状结肠处有截止点是典型无神经细胞段表现（图 19.2)。钡灌肠往往用于本病的诊断。典型情况下，会出现巨结肠通过锥形移行区连接到狭窄段，这种情况会在骨盆的侧位片中有很好的显现。狭窄段的大小是不同的（Starling 等，1986)。严重的粪块堆积在近端扩张的结肠非常明显（图 19.3)。26 例成人 Hirschsprung 症患者中仅有 11 例可见典型的狭窄段（Elliot 和 Todd，1985)。成人 Hirschsprung 症病人并不能常常发现有狭窄的直肠（Horovitz 和 Baier，1974；Taylor，1984)。在短段或超短段 Hirschsprung 症病人钡灌肠可能是完全正常的，或者有可能结肠延迟通过或者直肠排空受损。

肛门测压

直肠肛门反射缺乏被认为是诊断 Hirschsprung 症的条件，但是在没有发生无神经节的肠段的病人有时并不如此。Hirschsprung 症的肛门直肠反射抑

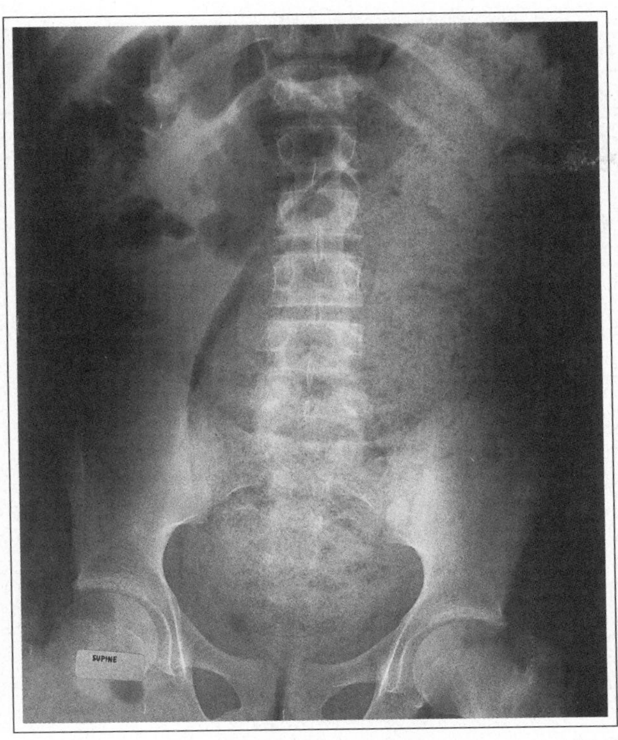

图 19.2　Hirschsprung 症的腹部平片显示严重的巨直肠中充满着固体粪便。

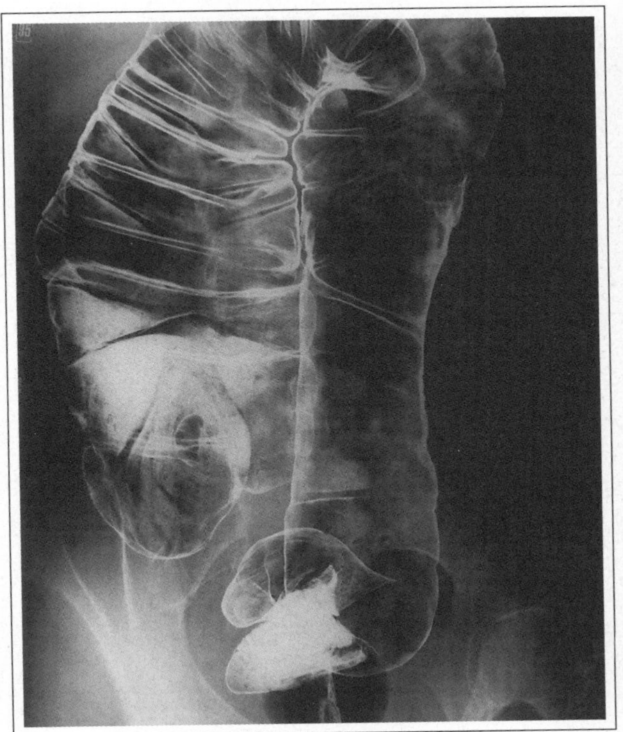

图 19.3　钡剂灌肠检查成人 Hirschsprung 症（轻症）。钡剂灌肠显示结肠扩张和直肠肛门连接部的一处狭窄。

制缺乏并不依赖于无神经节肠管近端的范围（Lawson 和 Nixon，1967；Schuster 等，1968；Arhan 等，1972）。然而，在极短节段病变时直肠肛门抑制反射可能存在（Penninckx 和 Kerremans，1975a；Barnes 等，1986；Yoshioka 和 Keighley，1987）（表 19.1）。典型的 Hirschsprung 症病人不仅存在直肠肛门抑制反射，而且当直肠囊性扩张，直肠壶腹压力明显高于正常时，由此直肠容纳粪便时无法适应，不能应对蠕动波而扩大（图 19.4，图 19.5）。测量扩张的直肠内的压力已被用来评估预后和是否需要手术治疗（Arhan 等，1979）。Faverdin 等（1981）发现，41％Hirschsprung 症病人有超慢波以致直肠肛门抑制反射有时会被大便堵塞所掩盖。相比之下，Penninckx 和 Kerremans（1975a）报道本病肛门的压力是正常的，而超慢波，不像特发性巨直肠，很罕见。

活检

鉴于先前的评论，如果 Hirschsprung 症尤其是超短段的类型不能确诊时，那么给病理学家提供全层的活检组织，或肛门直肠肌切除术的标本是必要的。如果应用对乙酰胆碱酯酶和酸性磷酸酶组织化学染色，同时黏膜下层包括在标本内的话，黏膜活检是可靠的。获得满意活检组织的理想途径是，在不同水平切除全层直肠壁或切除肛门直肠肌的一条。唯一的问题是应用肛门直肠肌切除术用于诊断时有失禁的风险，虽然该风险较小。然而，肛门直肠肌切除术对于短节段的 Hirschsprung 症病人来说是唯一的确诊方法（表 19.1）。染色法，特别是乙酰胆碱酯酶，以及酸性磷酸酶、儿茶酚胺和非特异性酯酶均可能有助于诊断（Garrett 和 Howard，1981）。组织化学方法真正的优势的是：这种诊断通过黏膜活检，从而避免了需要麻醉的侵入性的活检。一旦获得全层活检组织，要把它分成两部分。其中一部分用甲醛固定，石蜡包埋，切片，HE 染色。诊断依赖于神经细胞缺乏和异常神经干的存在。其余的活检标本低温冷冻，用乙酰胆碱酯酶（AChE）染色。Hirschsprung 症，无神经节细胞肠段的肌层和黏膜固有层的乙酰胆碱酯酶显著增加，粗的褐色/黑色胆碱能神经明显。

鉴别诊断

鉴别诊断包括南美锥虫病，低位和高位囊肿，特发性巨结肠症和慢性特发性假性肠梗阻。

表 19.1 Hirschsprung 症：分类及特征

类型	神经节细胞缺乏症	直肠活检	直肠肛管抑制反射	钡灌肠
经典疾病	在肛管直肠连接部以上	神经节细胞缺乏症	缺乏	直肠侧位片可见狭窄节段
短节段疾病	终止于肛管直肠连接部周围	神经节细胞缺乏症	缺乏	正常
超短节段疾病	局限于肛管	不可靠	可能存在	正常

来源自：Poisson 和 Devroede（1983）。

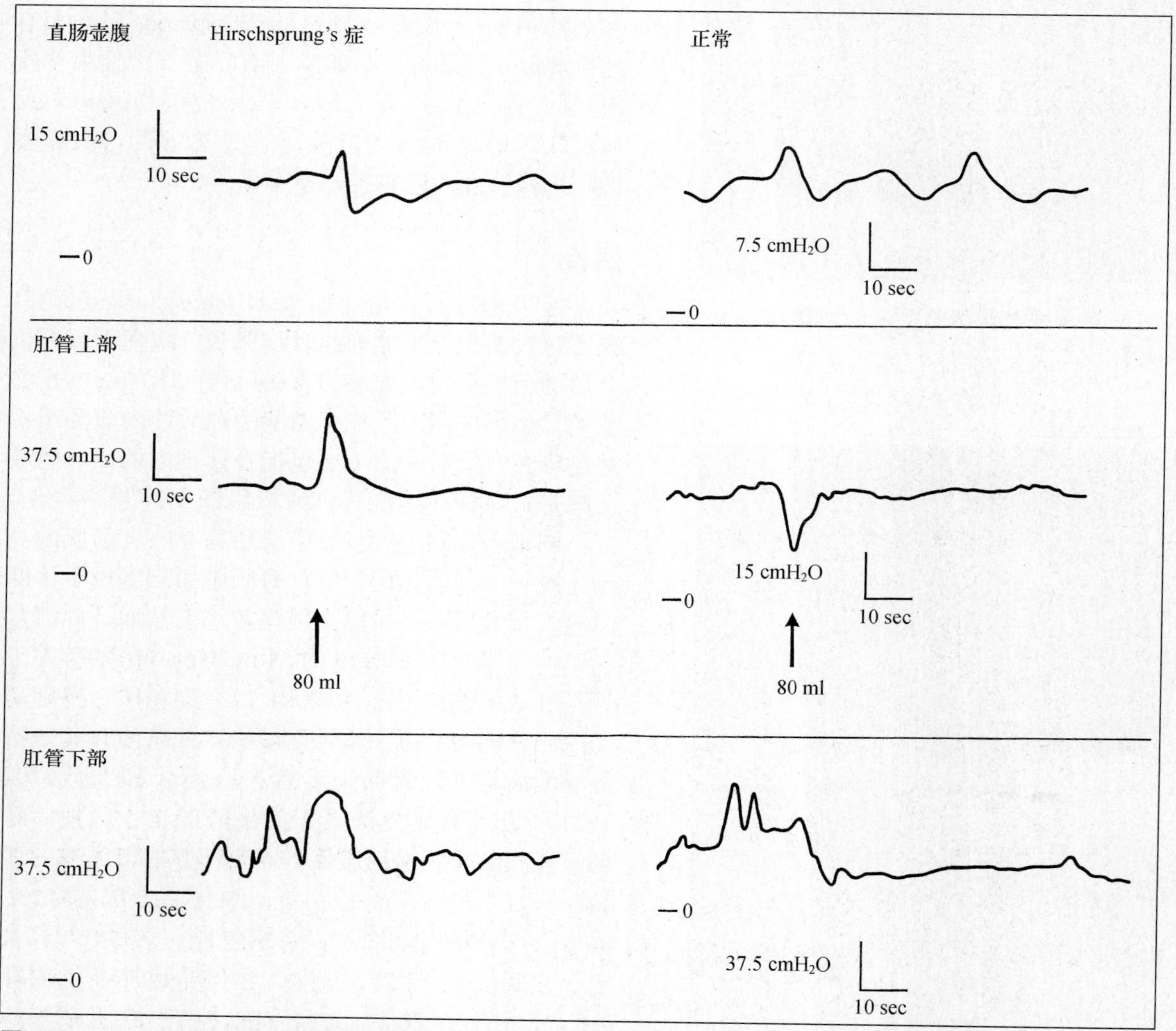

图 19.4 Hirschsprung 症的直肠-肛门抑制反射。在直肠壶腹和肛管上下同步记录（注意不同的比例尺）。对比经直肠导管注入 80ml 空气后 Hirschsprung 症（左侧描迹）和正常受试者的反应（右侧描迹）。

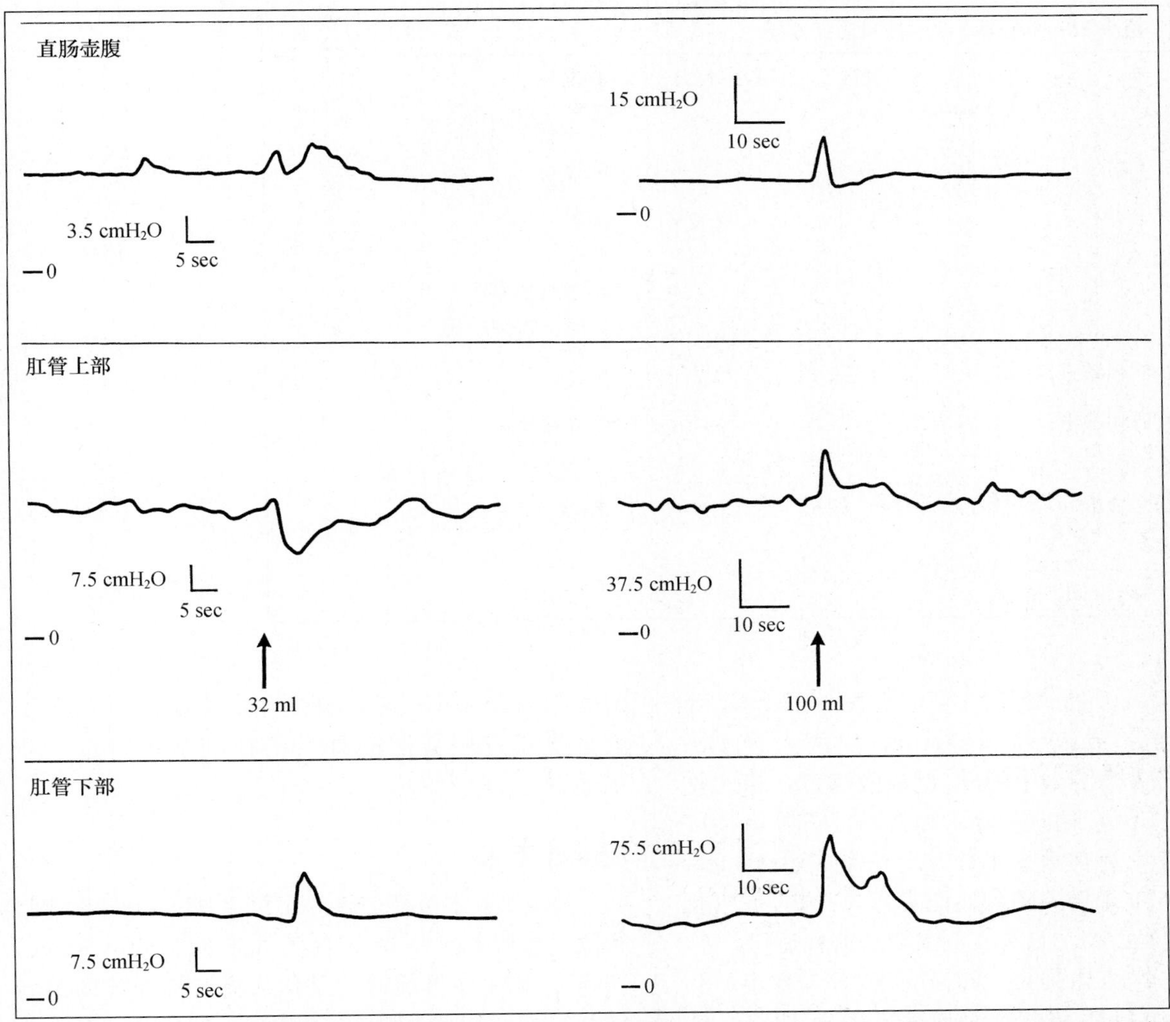

图 19.5　Hirschsprung 症的直肠-肛门抑制反射。在直肠壶腹和肛管上下同步记录显示经直肠导管注入不同体积空气的反应。

手术治疗

总体考虑

成人 Hirschsprung 症手术治疗的结果报道很少。通常情况下，临床病例可以经历很长的时间，其中许多种不同的手术方法可能被使用。对于儿童能够达到满意效果的手术对成人来说并不是必然的选择。最大的一组成人病例是 Mayo 诊所 1950－1978 年间的 50 个病例（McCready 和 Beart，1980）。结果见表 19.2。能获得最佳功能恢复的手术方法是 Soave 手术、Duhamel 手术和结肠次全切除术。Swenson 手术并发症发病率高，然而，16 个病人中的 14 位最终获得了满意的功能恢复。直肠前切除术结果是 1 个病人死亡，剩余 5 个病人中有一个效果很差。肛门直肠肌切除术的结果令人失望，13 个的病人中仅 7 个能得到满意的结果。令人有几分惊奇的是，结肠次全切除术会获得明显的满意的结果，即使部分无神经节细胞肠段并没有切除。保留无神经节细胞的直肠至少会有两个并发症导致持续的直肠功能性阻塞。然而，有人提出，直肠前切除术和结肠次全切除术的效果并无差异（Rosin 等，1950；Jennings，1967）。Hamdy 和 Scobie（1984）建议，直肠前切除联合肛门直肠肌切除手术可能是有益的，但根据大部分权威的说法，无神经细胞段必须全部切除或应用 Duhamel 手术旁路（Fairgreave，1963；State，1963；Todd，1977；Elliot 和 Todd，1985；Natsikas 和 Sbarounis，1987）。Duhamel 手术可能需要一个有覆盖的造口减压，或将近端结肠通过直肠残端作为会阴结肠造口。Kim 等（1995）报道了 Duhamel 手术治疗 11 例病人的结果。两例在吻合口位置发生了肛瘘。他们因此指出，有覆盖的造口往往是必需的。

表 19.2 成人 Hirschsprung 症的外科治疗效果

术式	例数	效果良好	并发症
Soave 手术	3	3	瘘+瘘管周围脓肿
Duhamel 手术	4	4	尿潴留
Swenson 手术	16	14	脓肿（3） 狭窄 阳痿+尿潴留 阳痿+血肿+瘘
肛门直肠肌切除术	13	7	阳痿
经腹骶直肠切除术	6	4	漏导致死亡
结肠次全切除 加回结肠吻合术	7	7	盆腔脓肿 粪瘘
其他手术	1		

来源自：McCready 和 Beart（1980）。

韩国这一组的功能恢复结果非常好。Barnes 等（1986）报道：成人 Hirschsprung 症病人经 Duhamel 手术治疗 20 个中的 17 例疗效满意，相比较而言，接受 Soave 袖状切除术和大肠直肠吻合术 11 个病人中的 7 例有满意的结果。一组经 Duhamel 手术治疗的 39 个病人的综述证明有 36 例的肠功能满意，没有死亡率，只有 6 例需要功能性造口。

一篇文献综述提出 Duhamel 程序，Soave 手术，Swenson 手术和肛肠肌切除术（表 19.3）是成人 Hirschsprung 症广泛应用的治疗方法。因此，有必要对这些方法的外科治疗细节进行进一步描述。

Soave 手术

Soave 手术包括切除尽可能多的无神经节细胞肠段，然后剥除保留的直肠残端的黏膜（Soave，1964）。该手术目前通常是作为将有神经节的结肠与肛门直肠肌管袖状吻合术的一期操作（Boley，

表 19.3 四种治疗成人 Hirschsprung 症的外科手术效果回顾

手术	例数	有效	并发症
Soave 手术	16	9	勃起功能障碍（2） 便失禁（4）
Swenson 手术	37	33	直肠阴道瘘（1） 勃起功能障碍（2） 脓肿（3） 切口裂开（3）
Duhamel 手术	53	47	便失禁（2） 切口裂开（3）
肛门直肠肌切除术	30	15	血肿（1） 重复切除（1） 后续需经腹骶直肠切除术（3）

来源自：Metzgar 等（1978），McCready 和 Beart（1980），Hamdy 和 Scobie（1984），Elliot 和 Todd（1985），Barnes 等（1986）以及 Natsikas 和 Sbarounis（1987）。

1968)。肛门结肠吻合采取的是肛内操作。这一手术治疗 Hirschsprung 症的缺点是一段无神经节的直肠肌管留在原位，即使其黏膜病变可能已被切除。尽管有这些理论上的缺点，这一手术治疗成人 Hirschsprung症的结果仍是令人鼓舞的。

San Filippo 等（1972）报道了应用 Soave 手术治疗 18 例患者，尽管大部分是儿童而且并发症发病率高，包括吻合口漏（17%）和后期狭窄(11%)。在他们的研究中，Soave 手术效果比 Swenson 手术或 Duhamel 手术要好。另外两个独立的报告指出，Soave 手术对于成人 Hirschsprung 症患者会有良好的功能恢复（McGavity 和 Cody，1974）。必须小心以避免损坏骨盆边缘的骨盆神经，但接近痔核的上方切除直肠可能是不必要的，重建性直肠结肠切除术中可以切除直肠系膜。

手术操作

术前准确评估无神经细胞段的长度是非常重要的。这些患者术前通常已经有一个建立的瘘口，位于乙状结肠或横结肠。因此，术前从瘘口和肛门直肠处获取活检标本是明智的做法。如果在直肠有神经节，就不需要活检，因为神经节长度是已知的。如果在乙状结肠造口术有神经节，则不需要手术活检，建议应用瘘口近端肠管做直肠肛门吻合术。如果上部直肠无神经细胞，病人有横向的结肠造口术或者病人根本没瘘口，那么就有手术取活检的必要。在这种情况下，大多数医生希望保留结肠造口减压，并确定左侧结肠正常神经节的位置，用于吻合。通过钡灌肠术前可以判断无神经细胞节段的长度，黏膜下层活检手术是必需的。如果患者没有瘘口，肠道的准备往往是相当困难的，可能要超过 2 天或 3 天。如果病人保证流质饮食，给予吡苯氧磺钠，然后灌肠，肠道准备通常是令人满意的。然而，准备的质量必须仔细检查，如果不足，则需要采取进一步的措施。如果有瘘口，要做标准的造口近端结肠准备，同时要做造口远端的结肠冲洗。

手术要在全麻下进行，病人被放置成 Lloyd Davies 体位，插尿管并把一个沙袋放在臀部下。整个会阴部必须放置在手术台的尾端。应用皮下肝素和加压袜以及附腿尿袋。建议在围术期预防应用抗生素。如果患者没有瘘口，回肠造口术的位置必须在术前就标记清楚。用一个长的正中切口打开腹部。选择要切除或吻合的肠近端的范围，如果有必要，采取 $1\times1cm^2$ 黏膜下组织快速活检（图 19.6a)。如果冰冻切片活检的结果是必需的，则在等待这些结果时可以做其他方面的一些操作。全部左半结肠和脾曲可以游离，精心保护左结肠的血管和中结肠动脉之间的血管。如果做乙状结肠造口术，可以从皮肤和前腹壁分离，在造瘘口上方和下方应用贴膜容纳结肠内容物（图 19.6b)。到了这个阶段，应该已经知道无神经细胞段精确的长度，在包含神经节的区域切断结肠。用闭合器关闭切开的肠管以保护切开的结肠近端。远端大肠（通常是降结肠，乙状结肠和直肠）游离，注意不要损伤盆腔自主神经丛。应切断乙状结肠的血管，但上部痔的血管应被保留。远端游离延续至盆底腹膜，靠近直肠处。从这一点开始，如何操作有不同的意见。一种观点是：应避免骨盆内直肠进一步切除，以防止损坏自主神经。如果持这种观点，需要在直肠肌层与整个直肠黏膜之间分离出一个平面。为了达到这一目的，肾上腺素解决方案可用于分离黏膜下平面，以减少麻烦的出血。更可取的是不要分离直肠，而是使用直肠黏膜作为一种方便的牵引器，这样使黏膜下界面可以在直肠周围打开。有时这是无法做到的而不得不分离直肠。组织钳用于夹持直肠黏膜和黏膜下的切缘。解剖的目的是从直肠肌层表面剥除整个黏膜。通常可以将黏膜游离到距肛缘 5cm，其余黏膜切除将从低位进行。我们不建议将黏膜管通过肛管外翻，如 Coran 和 Weintraub（1976）所描述的那样，因为我们认为这种技术会危及肛门功能。上述过程操作繁琐，而且经常可能导致肌管破损以及缺血。我们现在倾向于分开上部直肠血管，并切除直肠到盆底低于直肠系膜处。如果剥离保持在直肠固有筋膜与骶前筋膜之间，不会损害自主神经丛。黏膜剥除延续到肛提肌平面，切断直肠，从下方进行完整的直肠黏膜切除（图 19.6c)。应用自动牵开器才能舒适地完成会阴直肠黏膜切除。在黏膜下注入肾上腺素溶液后开始切除黏膜。在齿状线上方环行切开肛门黏膜。切缘用多个夹子固定。Gelp 拉钩或 Lone Star 拉钩的牵引钩从黏膜与括约肌之间插入。用左手食指牵拉黏膜上的夹子可以更好地完成直肠黏膜切除。下部黏膜切除是最困难的，因为其与内括约肌紧密相连。这也是最容易出血的区域。一旦到达直肠，黏膜切除将更容易，弯 Kocher's 牵引器为横断的直肠提供了良好的固定。至此黏膜可以移除，通常呈一个完整的筒状，应用浸透肾上腺素的纱布置入直肠控制出血。现在必须关注近端结肠。肠系膜下动脉应从其

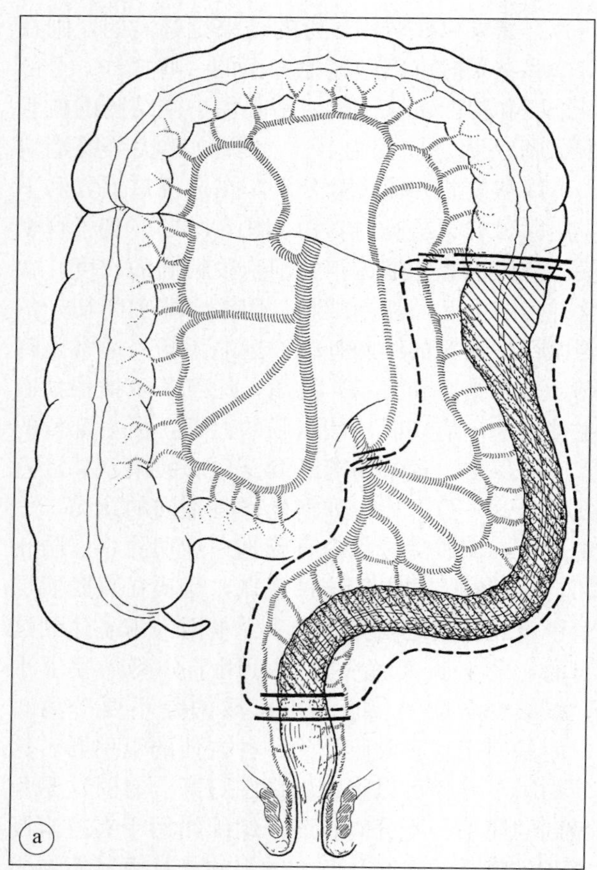

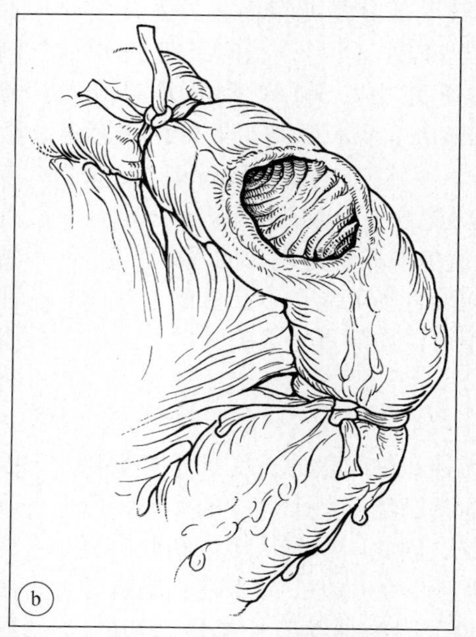

图 19.6 Soave 手术。(**a**) 切除范围取决于无神经节肠段的长度。此图中无神经节肠段从降结肠延续到直肠肛门，因此切除范围包括切除全部无神经节肠段直到盆底，同时切除脾曲上方 5cm 正常神经支配的结肠。(**b**) 如果有近端结肠造口用带子隔离其两侧肠管以减少污染是合适的。(续)

主动脉起始处下方 2cm 处分离，以避免损伤交感神经。肠系膜下静脉自胰腺下方汇入脾静脉处分离。整个左半结肠游离至脾曲，其切端牵拉至骨盆，以评估是否有足够的长度与肛管进行无张力吻合。在近端结肠缝置 2 根支持缝合线。重新插入自动肛门牵开器，支持缝线穿过直肠肌管，并通过肛管引出（图 19.6d）。近端结肠经过直肠肌管被牵下来以便进行翻转吻合。切除钉合的结肠远端（图 19.6e）。在开始吻合之前，通过肌管放置 2 根引流管经肛管引出是明智的，因为在稍后阶段安置引流管将是困难的。如果是不存在的已有瘘口的话，通常建议做临时造口。当一位手术者在做吻合的时候另一位手术者可以方便地完成造口术。吻合的方式与应用与直肠肛管癌手术的吻合方法类似。

两个自动 Gelpi 拉钩互相垂直地放置在肛门，或应用 Park 牵引器放置在肛门两侧。也可以选择使用 Lone Star 牵引器。使用 2／0 Vicryl 或类似的缝线（25mm 针）间断缝合，将肛门内括约肌、黏膜与有神经节结肠的全层吻合。于肛门上下一周缝合约 10～12 针，然后打结。在降结肠和肛门外侧缝合 8～10 针完成吻合（图 19.6 f，g）。如果使用 Gelpi 拉钩或 Lone Star 牵引器，在整个吻合过程中不需要再调整。由腹部组医生放置两个引流管，使它们的位于降结肠与直肠肌管之间。必要时另外两个引流管放置在盆腔（图 19.6h）。如果回肠造口术已完成，可以关闭腹壁。如果操作时间超过 4 小时，最好是给予第二个剂量的抗生素。腹部皮肤切口缝合完成之前不开放预防造瘘口。用 Vicryl 直接缝合皮肤与黏膜完成造口的操作。

除了败血症，另一个令人担心的并发症是由于黏膜切除后止血不充分导致直肠肌管出血。如果发生这种情况，最好的方案是回到手术室，在吻合口放置浸透麻黄碱的纱条同时在缝合处远端放置 2 根引流管。这比气囊压迫更容易让病人耐受（McCourtney 等，1996）。一个比较麻烦的感染来源于直肠肌管内，出现这种情况有时可能需要拆除结肠

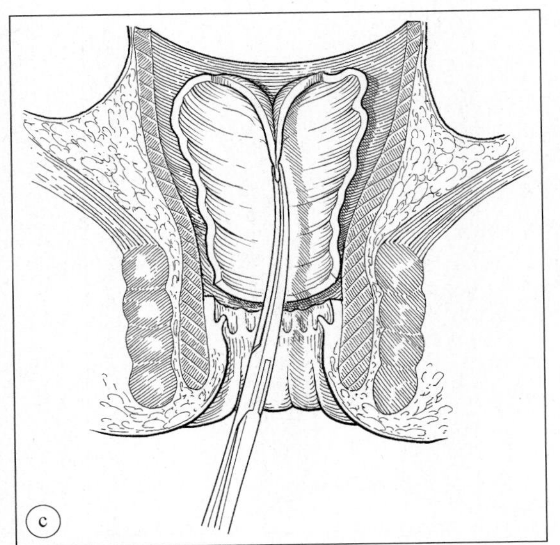

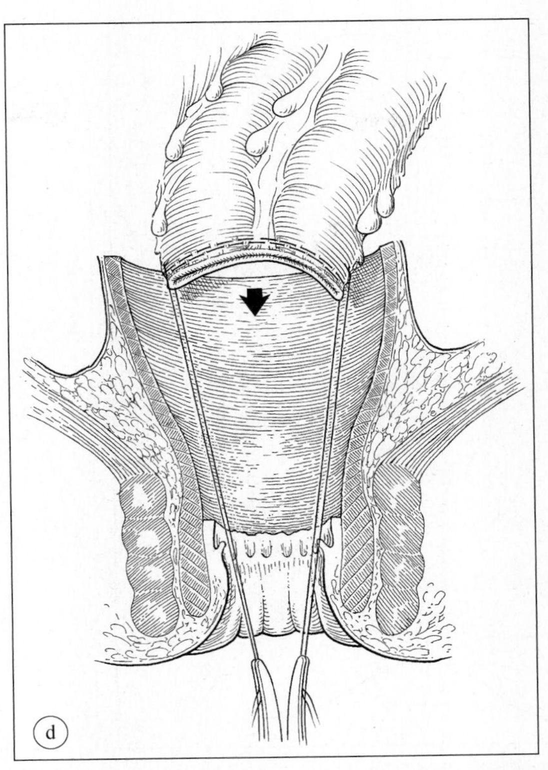

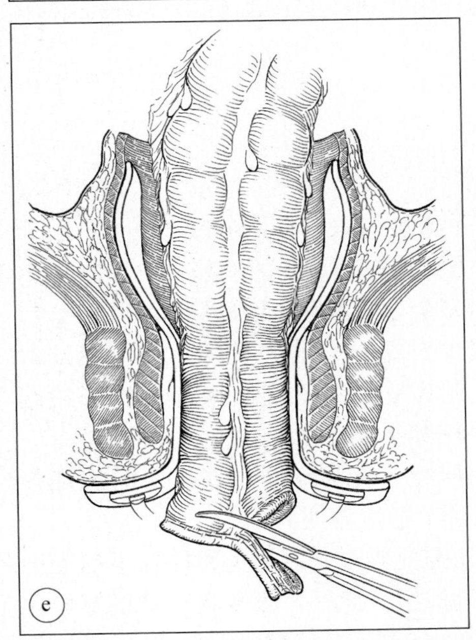

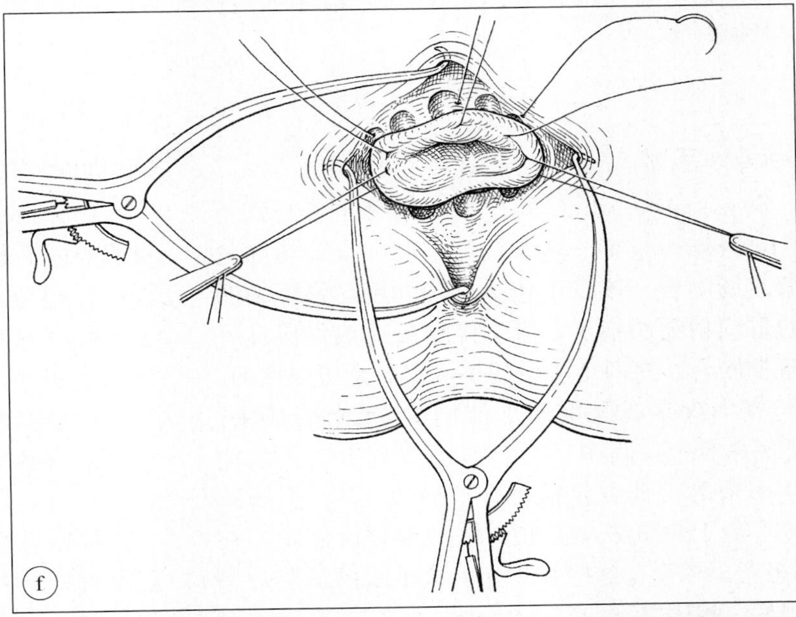

图 19.6（续）（**c**）直肠在盆底横断。保留的直肠残端的黏膜游离到齿状线之上，留下直肠肌鞘。（**d**）近端有神经支配的结肠钉合横断以减少粪便污染。结肠切缘缝置两根牵引线，以之将结肠经直肠肌鞘牵引至肛周皮肤。（**e**）在直肠肛门内置入一把 Park 牵开器并切除近端结肠的钉合处。（**f**）结肠肛门吻合术可以在两把互成直角的 Gelpi 拉钩辅助下完成。这样可以越过肛门在直视下进行结肠肛门吻合。（续）

肛管吻合处的一针来引流。然而，严重的盆腔败血症很少发生，因为手术部位有预防性造瘘保护。

患者手术后需要复诊一次或两次，通常 3～4 个月后再次入院关闭造瘘。，关闭瘘口前对结肠肛管吻合术进行仔细的评估是重要的，以排除任何持续败血症，确定有没有狭窄，并测压评估肛门括约肌功能。造瘘关闭后，病人应随访，对肠道功能进行评估。

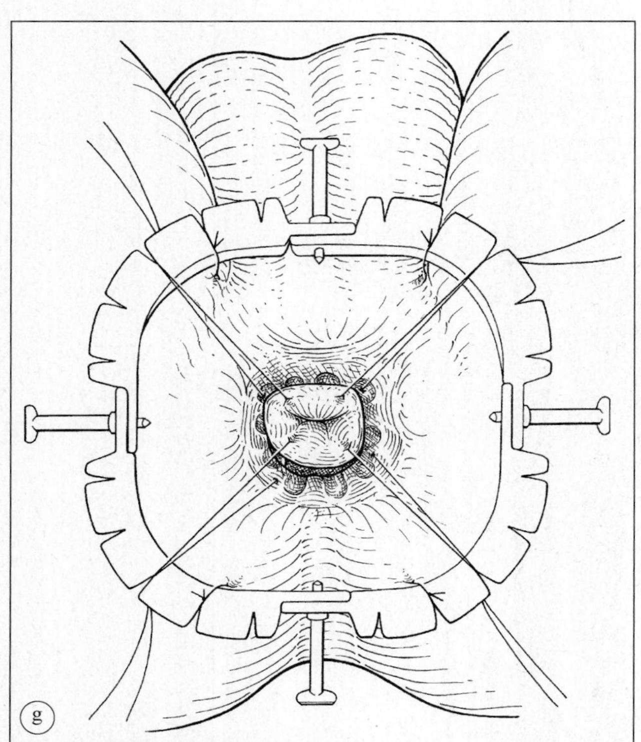

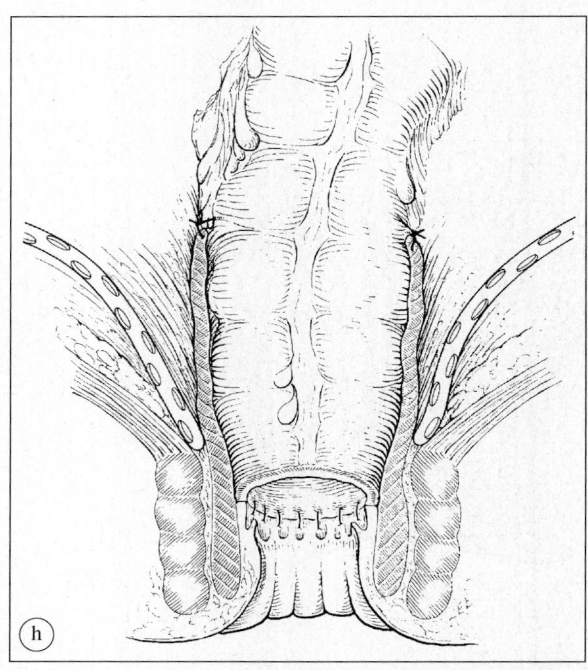

图 19.6（续）（**g**）结肠肛门吻合的另一种方法是使用 Lone Star 拉钩。（**h**）Soave 手术完成：在直肠肌鞘内已经缝好的结肠肛门端端吻合线。

Swenson 手术

Swenson 和 Bill（1948）提出了不同的方法治疗 Hirschsprung 症。这涉及完整肛门直肠切除的肛管直肠吻合。该技术包括肛管外翻，将降结肠通过肛门括约肌拖出，直至降结肠血液供应良好后延期吻合。这两个阶段的手术仅仅是历史性的。1975 年 Swenson 等报道了他们 25 年来的成果。282 例患者中，其中 71 人为 10 岁以上。并发症发生率中等，其中包括吻合口破裂 5%，直肠狭窄 6%和 4%需要人工肛门。严重败血症发生在 3%患者。尽管有这些并发症，该手术的长期效果相当好。相比之下，Mayo 诊所关于这个手术的经验表明结果却远远不能令人满意（McCready 和 Beart，1980）。17 名病人中 6 例有严重并发症，2 例阳痿；3 个病人需结肠造口术；因为吻合口破裂，2 例由于功能差需要二次手术。我们没有这个手术的经验，我们使用 Soave 和 Duhaml 手术治疗成人 Hirschsprung 症。即使熟手操作 Swenson 手术结果似乎不能令人满意（Clausen 和 Davis，1963）。肛门直肠外翻的风险不完全可控，因此我们不进行细节的描述。

Duhamel 手术

Duhamel 手术被引入（Duhamel，1960）用于克服前述手术方式的三个重要的缺陷：

1. 避免因完全分离盆腔导致的阳痿；
2. 尽量减少对端吻合的并发症，由于瘘是常见的，尤其是当试图直接将近端扩张的结肠与肛管吻合的时候；
3. 保存无神经节直肠，以建立排便前的储存库，以调节适应排便。

早先的方法需要修改，以避免大便在早前无神经节直肠袋中的滞留。此外，侧侧吻合口狭窄导致两个肠腔的刺激（Soper 和 Miller，1968）。无神经节肠段逐步趋于扩张。San Filippo 等（1972）报道在 5 例病人为了清除更多无神经节直肠和减少刺激的二次手术导致功能的改善。Todd 关于 Duhamel 手术的经验（1977）是令人鼓舞的，没有严重并发症。基于其丰富的个人经验，他认为这是成人 Hirschsprung 症的首选手术。该手术的整体效果普遍良好（Louw，1961；Ehrenprei 等，1966），并且随着吻合设备的应用，操作更快而且要求不高。此外，没有必要保留很大部分的之前的直肠（Gordon，1983）。Natsikas 和 Sbarounis（1987）发现，如果近端结肠有扩张，预防造瘘是明智的。Elliot 和 Todd（1985）报道了 39 例无死亡结果：13%患者裂开，但是除了 3 例需要后续随访，其余均形成每周至少 3 次排便的习惯。我们遇到了一例狭窄，通过再次缝合闭合轻易解决（图 19.7a，b）。

外科操作

原来的操作包括直肠游离与横断，除了低位直肠外切除整个无神经节直肠。后路的端侧吻合术当时采用传统的缝合技术构建，钳子刺入直肠与结肠之间，留在原位压榨，直到它坏死脱离。Gordon（1983）描述了使用吻合设备进行整个重建的操作，此技术是目前的首选。

无神经节肠管长度的评估与 Soave 手术相同。病人平卧置于 Lloyd Davi 体位，插尿管并给予抗生素。通过中线剖腹切口游离左半结肠及乙状结肠。左半结肠在一个吻合方便的点横断，并通过结肠有神经节段（图 19.8a）。近端结肠荷包缝合。直肠需经过精心游离和保留痔上血管。游离至肛提肌，与直肠后方建立隧道，耻骨直肠肌悬吊（图 19.8b）。经肛门直肠置入圆形吻合器杆部。然后外科医生引导吻合器上端伸入，直到经直肠中下 1/3 耻骨直肠肌悬吊处可以看到吻合器头部（图 19.8c）。吻合器中央钉穿出直肠背面，吻合器砧部置于近端有神经节肠管内，通过荷包缝合固定。对合吻合器中央钉与砧部（图 19.8d）。圆形吻合器关闭，击发并移除（图 19.8e）。稍后的直肠和降结肠侧侧吻合必须使用 GIA90 或 TLC75 闭合器。GIA 或 TLC 从下方经圆形吻合口置入（图 19.8f）。一排吻合钉用来构造低位吻合。如果长度不足以达到令人满意的功能结果，那么可能需要从下方做第

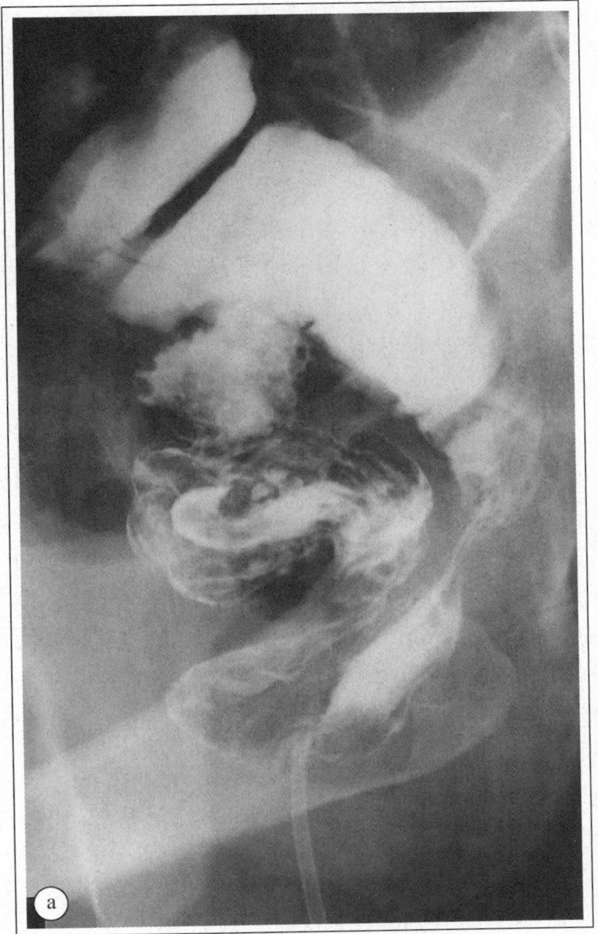

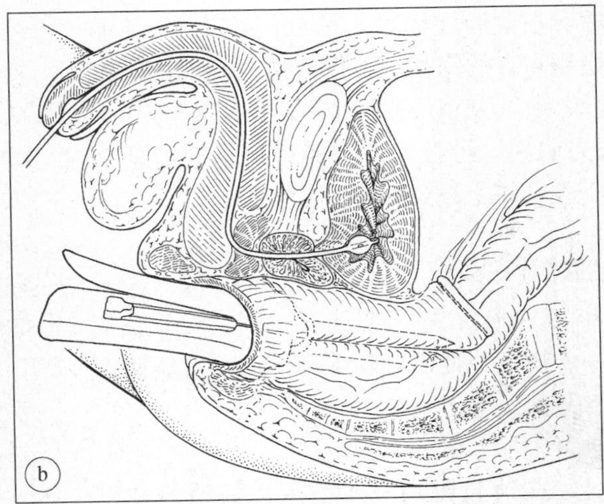

图 19.7　Duhamel 术后狭窄。（**a**）Duhamel 术后的狭窄通过切割分开瘢痕来解决（见 b）。（**b**）直肠后壁与结肠前壁间的瘢痕用长的线性切割闭合器分开，长度至少 90mm。

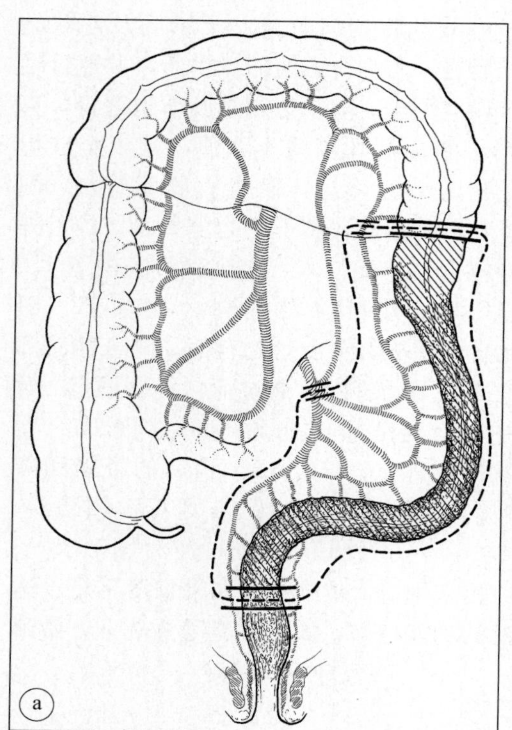

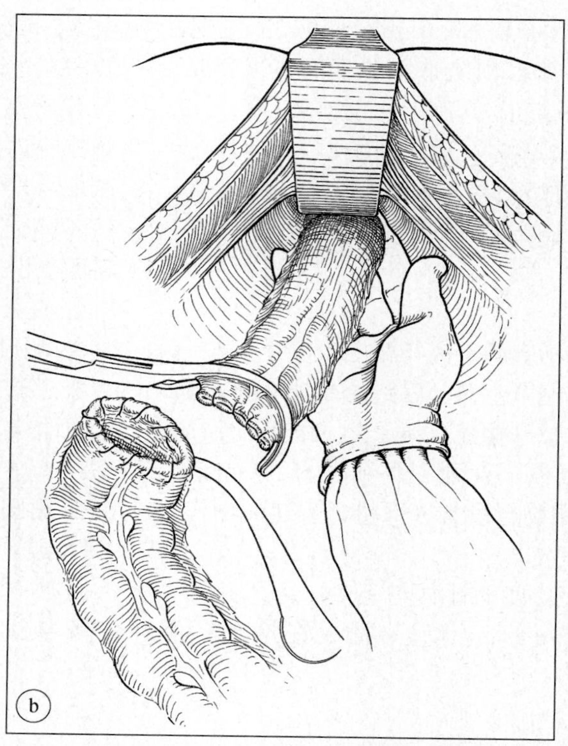

图 19.8 Duhamel 手术。(**a**) 无神经节肠段与大约 5cm 的有神经支配的近端结肠一起切除，远端切除线位于骨盆边缘。(**b**) 无神经支配的直肠残端游离至尾骨尖，有神经支配的结肠远端荷包缝合。(续)

二排的切割钉合，在这种情况下，从腹部操作完成低位钉合线上方 10cm 的直肠和结肠两个小的肠切开是不太可能的（图 19.8g）。第二个钉合器向远端第一排插入，这两个肠切开处必须关闭（图 19.8h）。低位的吻合应仔细检查和触诊。如果结肠和直肠之间存在一个较大的尖嘴样盲袋的话，可以使用组织钳抓牢中间肠管，使用 GIA 从下面做第三排钉以切开中间组织（图 19.7a，b）。整个重建工作完成后，在盆腔注满水，从肛门注入 50ml 的空气，以检测吻合的完整性。任何空气泄漏应该都很容易被发现，从而显露吻合缺陷。Gordon（1983）认为使用这种技术，在肠道准备充分的情况下预防性造口并非必要。

肛门直肠肌切除术

1966 年 Lynn 首先介绍了应用此术式治疗 Hirschsprung 症。他提出，切除部分肛管直肠肌肉可能使三类患者获益：

1. 无神经节段较短；
2. 低位经腹骶直肠切除术治疗无神经节性巨结肠症后有残留症状的；
3. 经康复程序后排便功能依然很差的。

Lynn 和 van Heerden 于 1975 年总结了其治疗的结果时，8 例超过 10 岁的患者接受此术式，5 例结果良好。所有切除标本上缘发现神经节细胞的患者术后无症状。然而，Lee 和 Koh（1977）报告了令人失望的结果，3 名病人中 2 个效果不佳，虽然切除的无神经节肠段比预期更长。Mayo 诊所的结果也不尽如人意，13 例病人中仅 7 例效果良好（McCready 和 Beart，1980）。5 例切除标本近端神经节阳性患者中 2 例治疗失败。这意味着切除到有神经节肠管的平滑肌并不总是保证手术成功。我们认为，肛门直肠肌切开术是一个诊断手术，可能对短节段先天性巨结肠有一定治疗价值，但可能并发机制受损（Yoshioka 和 Keighley，1987；Pinho 等，1989）。目前此手术应谨慎地应用于那些强烈怀疑直肠肛门抑制反射缺失的短节段 Hirschsprung 症的患者。

手术操作

采取标准的肠道准备和单剂量的抗生素预防。

虽然操作可以使用进行骶管或脊髓麻醉，但在全身麻醉下更容易进入直肠平滑肌平面，同时肌肉松弛，可以放置自动牵引器以保持肛门括约肌扩张。

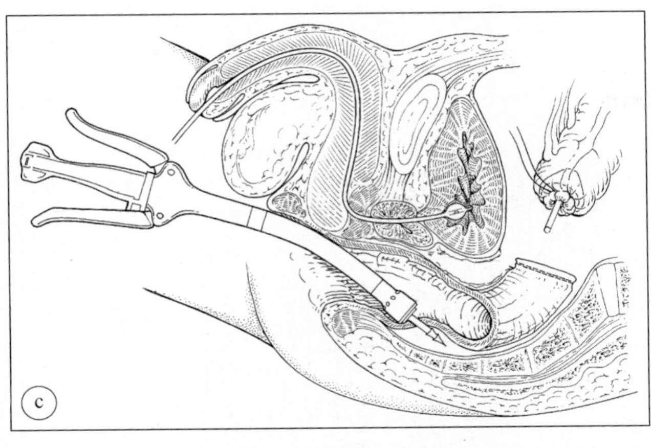

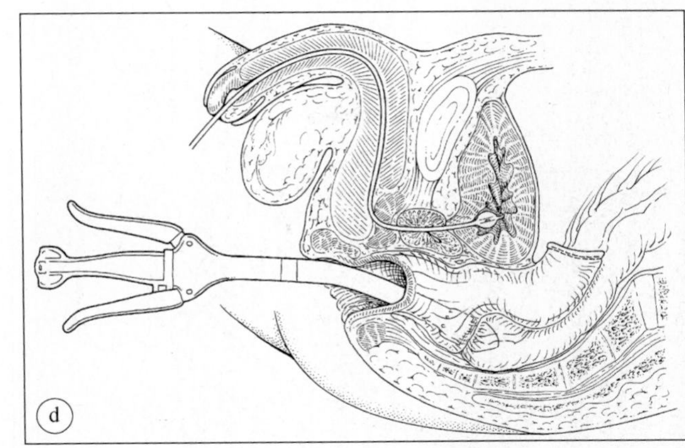

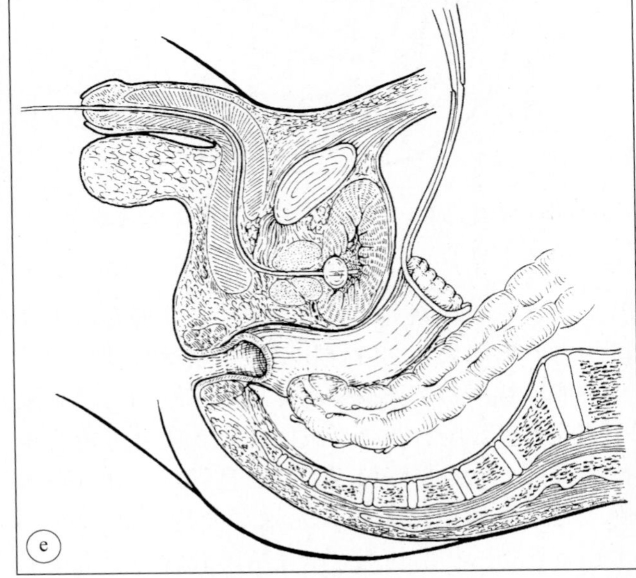

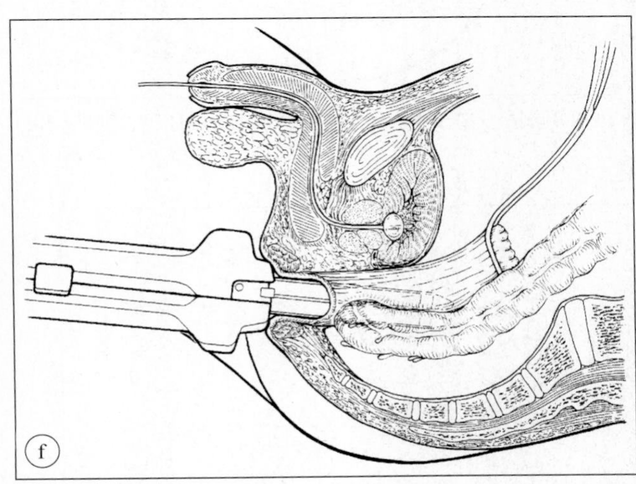

图 19.8（续）（**c**）直肠上端用 TL55 闭合。圆形吻合器经直肠壶腹低位引入，吻合器中央钉穿出直肠背面，吻合器砧部置于近端结肠，通过荷包缝合固定。（**d**）通过圆形吻合器完成结肠直肠的端侧吻合。（**e**）如果线性切割闭合器太短不足以完成侧侧吻合，可能需要二次切开以完成吻合。（**f**）两侧肠壁形成的脊用线性切割闭合器钉合后切开。侧侧吻合的下侧通过结肠直肠吻合处完成。（续）

病人采取截石位，臀部下放置沙袋。

推荐使用头灯。Parks' 自动肛门拉钩插入肛管。生理盐水或 1∶300 000 肾上腺素溶液 20ml 用于浸润中线后方的黏膜下层与括约肌间平面（图 19.9a）。齿状线以上 2cm 从 4 点到 8 点位做横切口。肛门黏膜自内括约肌纤维以及随后的直肠环形肌纤维的表面游离 10cm（图 19.9b），应用剪刀和细解剖镊，电刀止血。应顺利剥离到直肠壶腹（图 19.9c），充分暴露和牵拉是必不可少的。在这个位置上，在游离的黏膜下方放置三叶肛门拉钩。一旦黏膜下平面被开发出来，必须通过切除平滑肌表面的黏膜低位以明确内括约肌的下缘（图 19.9c）。此时使用剪刀解剖，于内外括约肌之间建立第二个平面，此平面必须经肛门直肠环延伸至直肠（图 19.9d）。游离宽约 1cm 的内括约肌和直肠平滑肌（图 19.9e），尽可能接近直肠（图 19.9f）。然后应仔细止血和标本送病理检查。黏膜缺损应关闭以达到止血的目的（图 19.9g）。手术后前几个小时可以在肛门直肠内放置海绵或凡士林油纱防止局部出血的。除了避免粪便阻塞必要时使用轻泻药之外，不需要特殊的术后处置措施。

成人特发性巨结肠和巨直肠

成人巨结肠症是特发性的并且可能是长期便秘

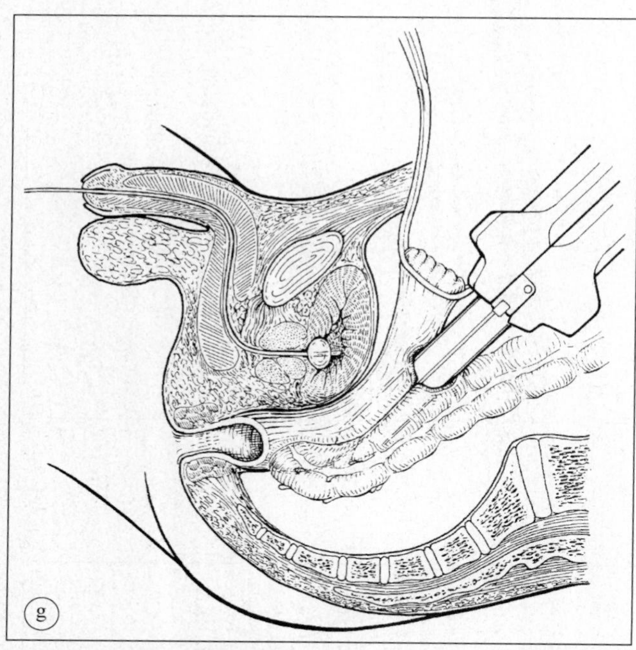

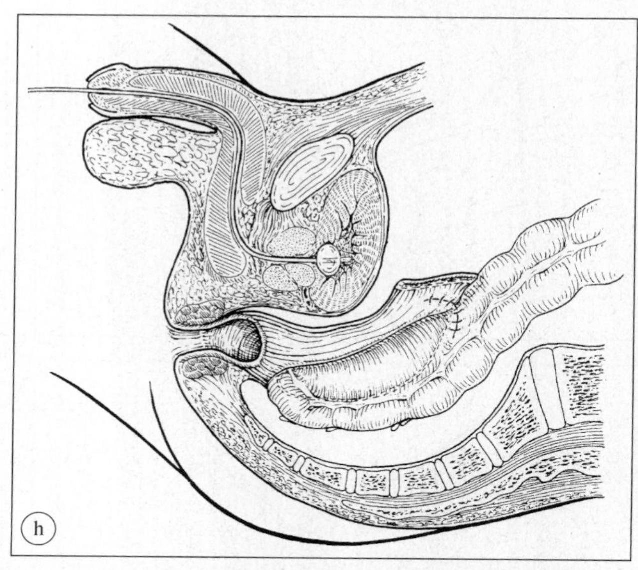

图 19.8（续）（**g**）侧侧吻合的上侧通过如图示的直肠切开处及结肠切开处完成。（**h**）关闭直肠和结肠切开处，完成手术。

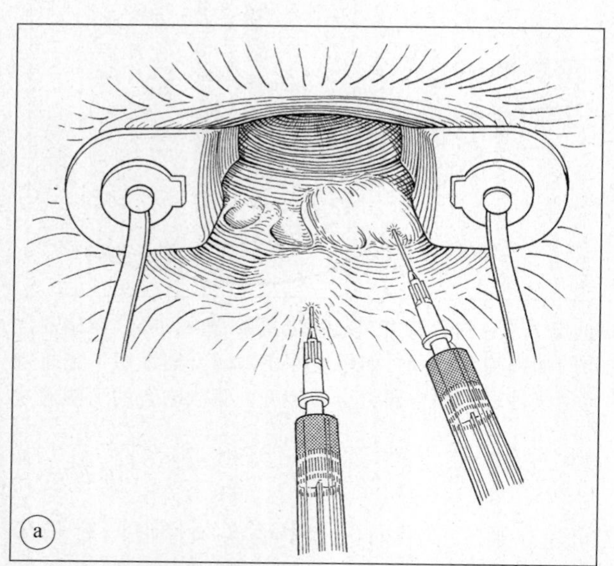

图 19.9 肛门直肠肌切除术。（**a**）括约肌间平面和黏膜下平面用 1∶300 000 的肾上腺素盐水溶液浸润。（续）

的最终结果。直到最近，这种疾病还不能与 Hirschsprung 症完全区别开来。事实上，我们认为短节段和超短节段 Hirschsprung 症可能是特发性巨肠症的一种形式，由于没有直肠肛门抑制反射不一定能诊断神经元缺乏症，特发性巨肠症只能依靠直肠全层活检与 Hirschsprung 症相鉴别。去除粪块阻塞和泻药等保守治疗有时有效，而手术治疗往往有效（Watkins，1966）。肛门扩张，括约肌切开术或肛门直肠肌切除术都被用于治疗肛管静息压力高的患者，但如果存在巨直肠则很少获得长期缓解并且可能导致失禁。如果扩张症局限于结肠，结肠次全切除术和盲肠直肠吻合或回肠直肠吻合可能有较好的结果。如果扩张仅仅局限在直肠，部分直肠切除或旁路手术值得推荐，无论是使用 Duhamel 手术还是直肠乙状结肠切除以及结肠肛管吻合。在某些情况下，比如整个大肠都是扩张和无功能的，则全结肠切除回肠肛管吻合术是明智的选择，只要括约肌功能正常。然而，上述每一个手术都有严重的缺点，因此我们开发了减少创伤的垂直直肠成形术，这与传统方法相比可能具有一定的优势（Williams 等，2000）。

病因学

特发性巨结肠和巨直肠是一种罕见的疾病，病因未确定。我们发现，这样的病人往往在童年或幼年时有原发的扩张疾病。多数患者有长期的便秘（Belliveau 等，1982），有一些人可能会有先天的或获得性的大肠自主神经节异常变性（Smith，1968）。我们曾经认为这些病人并没有 Hirschsprung 症，这种病变通常主要发生在直肠近端，并很快向剩余的结肠延伸（Stewart 等，1994）。然而，最近的研究表明纵肌神经支配紊乱（Gattuso 等，1996a），结果导致与直肠圆形肌相比纵肌增厚

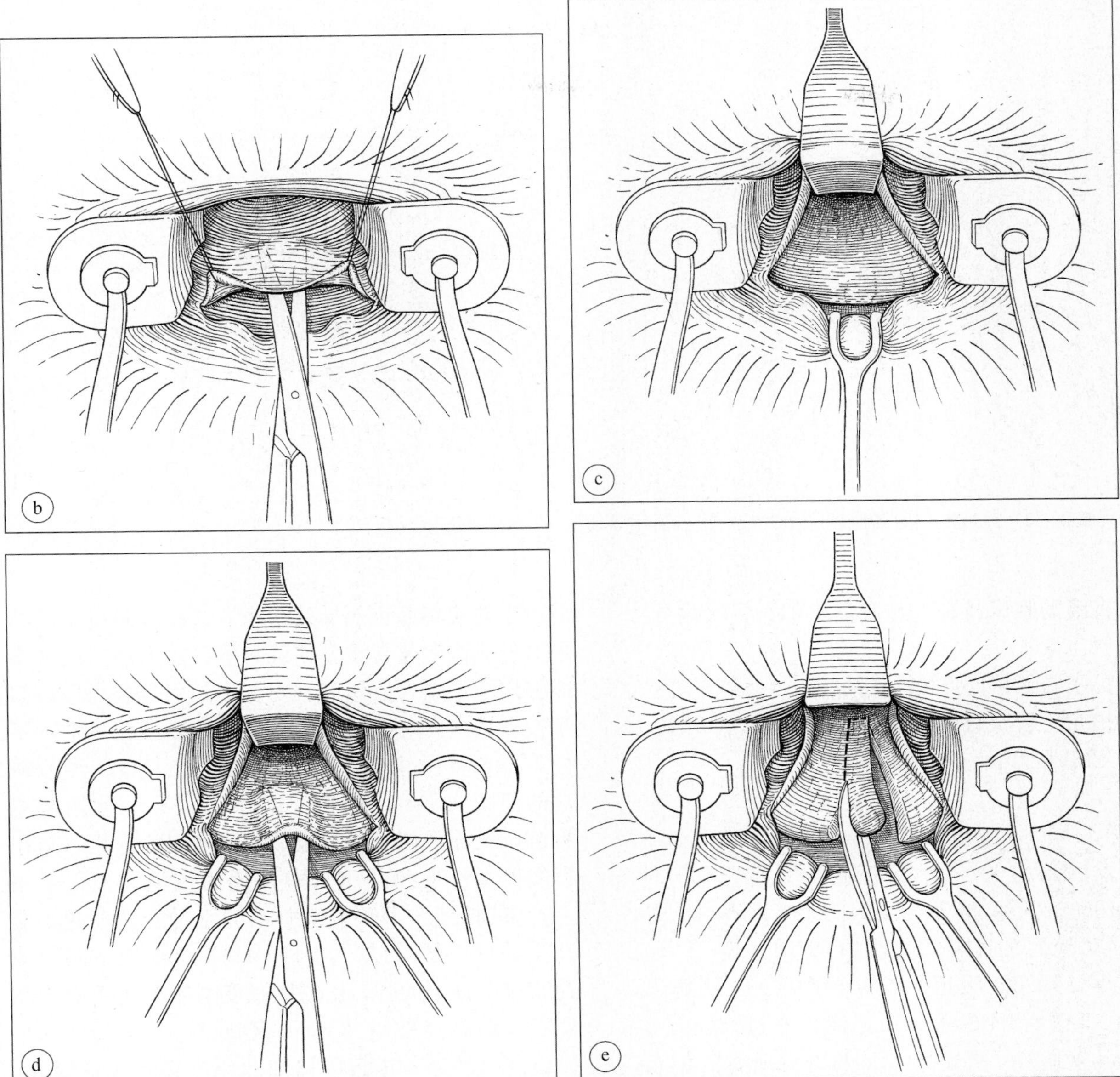

图 19.9（续）（**b**）齿状线上方做横切口，分离肛门直肠黏膜与内括约肌。（**c**）切开的黏膜下缘向下牵拉以显露内括约肌的下面部分。游离的肛门直肠黏膜下方放置 Kocher 拉钩。也可以用 Park 三叶拉钩代替。（**d**）扩展括约肌间平面，在后正中线游离肛门内括约肌与直肠环状肌。（**e**）纵行片状切除肛门内括约肌和直肠环状肌长度 8～10cm。（续）

（Gattuso 等，1997）。其他研究表明抑制性神经递质，一氧化氮的释放有改变，其在正常结肠内调节平滑肌收缩（Koch 等，2000）。这些发现表明，一些病人至少有潜在的大肠神经异常，类似 Hirschsprung 症。实际上，我们已经发现无论是 Hirschsprung 症，还是一些先天性巨结肠和巨直肠病人的结肠酪氨酸激酶 C 的表达减少，而这对于消化道神经的发育是很重要（Facer 等，2001）。但是，就我们的经验来看，另外一些病人，他们或有长期精神科药物治疗史，或有其他潜在的问题，如长期脑变性、脑积水、产伤或癫痫，这可能会导致心理障碍，然后可依次导致严重的便秘和结直肠的扩张。有一些病人会有膀胱和输尿管扩张。直肠和结肠扩张的患者，往往有反复发作的盲肠及乙状结肠扭转史。是否原发或继发于扩张尚不明确。

这样看来可以将病人分为两组：①症状首发于童年；②成人发病（Barnes 等，1986）。

前一组可能和肛门疾病有关，如肛门闭锁或漏斗型肛门（Jarvinen 和 Rintala，1985）。

Gattuso 和 Kamm（1997）描述了特发性巨结

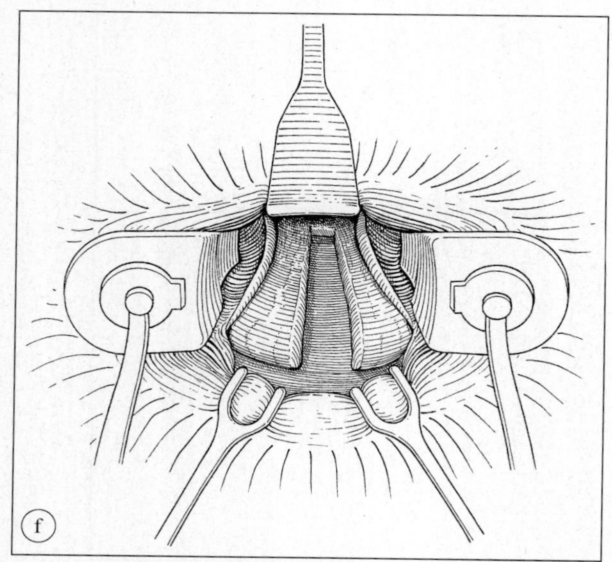

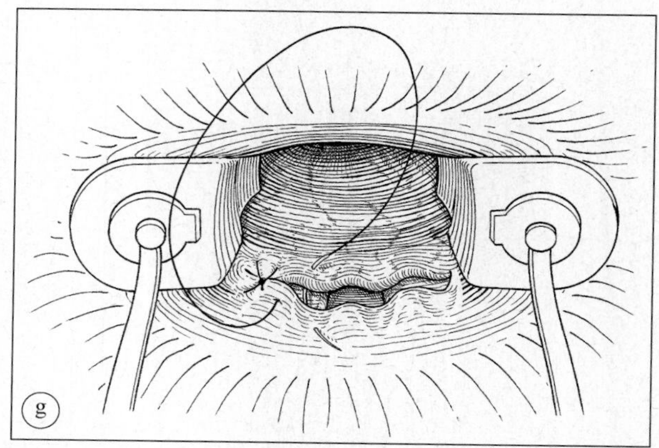

图 19.9（续）（f）完成肛门直肠肌切除术。（g）止血后用肠线或 Vicryl 风险连续缝合肛门黏膜切口。

肠和巨直肠的临床特征，与我们类似，将疾病分为三种类型：

①扩张局限在直肠和乙状结肠（$n=22$）；

②扩张不涉及直肠，局限在结肠（$n=18$）；

③ 巨直肠和巨结肠都有（$n=23$）。

发病率

特发性巨直肠/巨结肠症是罕见的：1994 年 Birmingham 小组报道了 34 例（Stewart 等，1994），在随后的 4 年又增加了 6 例（表 19.4）。Barnes 等（1986）报道了在 15 年中 134 例病人，其中的 51 例有 Hirschsprung 症。不过，Gattuso 和 Kamm（1997）查了 St Mark 医院所有的记录，发现在 1969 年和 1991 年间只有 63 例真正的病例。Goligher 在他全部外科手术经历中仅报道了 18 例（Goligher，1984）。与常见于女性的特发性便秘不同，Hirschsprung 症更常见于男性，男女发病率几乎相等（Lane 和 Todd，1977；Barnes 等，1986）。绝大多数巨结肠和巨直肠患者年龄在 30 岁以下（Taylor，1984），家族史罕见。

病理

肉眼可见结肠壁增厚同时显著扩张。直肠所见相当独特。巨直肠中通常有一个粪块，直肠旁的静脉显著扩张。直肠壁很厚，主要是由于纵行纤维的肥大，直肠壶腹与肛管之间并没有正常的“腰”。扩张的直肠延续到宽短的肛门。黏膜看起来正常，但由于粪块堵塞可能导致溃疡。这些肉眼可见的结果对外科医生非常重要。肛门壁可能太厚，以致不能够用圆形吻合器做肛管吻合术。用常规病理组织学检查技术做的结肠标本显示神经节细胞正常，不像 Hirschsprung 症，没有神经束肥大和神经节缺乏的证据（Garrett 和 Howard，1981）。使用银渍染色，大部分切除标本显示嗜银细胞的退化，与在特发性慢性便秘的患者中描述的结果类似。事实上，直到最近，两种疾病所有异常神经病理的改变几乎是难以区分的。与 Hirschsprung 症不同，神经节遍布整个大肠，乙酰胆碱酯酶组织化学染色证明没有胆碱能神经（Meier-Ruge 等，1972）。Gattuso 等（1996）进行了详细的免疫组织化学研究，从特发性巨结肠症患者 5 份切除的标本中检验了肠道神经分布的变化。他们应用黄递酶细胞化学染色蛋白基因产物 9.5（PGP9.5），S100 蛋白，血管活性肠肽（VIP），降钙素基因相关肽（CGRP）和辅酶染色的蛋白基因检验了神经分布。标本与对照组相比，巨肠病人显示肥厚的黏膜肌层和肌外层炎。对 PGP9.5 和 S100 蛋白的免疫反应是正常的。直肠纵行肌的神经密度下降，神经含有更少的血管活性抑制肽和 NADP 黄递酶的分布。在巨直肠患者的直肠标本的黏膜肌层和固有层，血管活性抑制肽免疫反应性更高，神经含有更多的 NADPH 黄递酶。降钙素基因相关肽阳性的神经纤维仅见于肌间神经丛，无降钙素基因相关肽免疫反应阳性的细胞体被发现。因此，似乎在巨直肠的黏膜固有层和黏

表 19.4　34 例病人外科治疗的效果

切除后重建	既往手术				效果				
	例数	全切	经肛门手术	前切除	可控	粪便污染	便秘	不可控	不满意（切除储袋）
巨直肠伴或不伴巨乙状结肠									
结肠远端与直肠直接吻合	8	1	0	0	6（1 例仍有回肠袢造口）	0	1（经历过回肠袢造口）	0	1
结肠肛管直接吻合	2	0	0	0	2	0	0	0	0
结肠肛管吻合伴结肠储袋	8	1	1[a]	0	6	1（经历过回肠袢造口）	1（经历过重建性直肠结肠切除术）	0	1
仅巨结肠									
结肠切除回肠直肠吻合术	1	0	0	0	1	0	0	0	0
巨结肠及巨直肠									
仅回肠袢造口	1	0	0	0	0	—	—	—	—
重建性直肠结肠切除及 J 形储袋回肠肛管吻合术	14	11	2[a]	9（均为以往有巨结肠或肠扭转）	12	1	0	1（经历过股薄肌成形术）	4

[a]每组中有 1 例病人肛门直肠缺失，1 例病人死亡。

来源自：Stewart 等（1994）。

膜肌层 VIP 和一氧化氮神经纤维增多而在纵肌内则减少。常规病理还显示，特发性巨直肠有着显著增厚的黏膜肌层、环肌和纵肌。纵肌比环肌增厚更明显。而且纤维化在纵肌（58%），比环肌（38%）和黏膜肌层（29%）更常见。此外，巨直肠的纵肌神经组织的密度似乎减少（Gattuso 等，1997）。

临床表现

有时特发性巨结肠和巨直肠与 Hirschsprung 症很难区别。尤其是在包含两类病人的成人病例报告中更为复杂。

关于特发性巨结肠症 Barnes 等（1986）做了一个有用的临床说明。这篇文章中以 29 例成人期发病的 Hirschsprung 症病人作为对照。所有有无神经节肠段的成年病人均有便秘的主诉，通常是从出生开始，需要灌肠实现排便。在这一组中，腹痛、腹胀均常见，直肠通常是空的。其余 65 例病人直肠活检正常，按特发性巨结肠进行分类，尽管 41 例病人中 7 例直肠肛门抑制反射异常（17%）。35 例在童年开始便秘，28 例存在污粪，并存在粪便嵌塞和明显的腹部包块（表 19.10）。本组中 6 人有社会心理方面的异常，2 人智能发育迟缓。其余 30 例特发性巨结肠病人成年以后被发现，虽然他们已经有很多年的便秘，7 例伴有假性腹泻。腹痛和腹胀常见（图 19.11），但只有 9 人有粪便堵塞导致的污染。本组中的 11 人有手术史（直肠固定或大肠切除术）。两名患有癫痫病，2 例心理障碍需镇静剂，3 人智力低下。特发性巨结肠可能不伴有巨直肠，但在这些患者中一部分人的直肠功能受损而且可能发展为巨直肠，尽管巨结肠是作为一个独立的结肠疾病存在（图 19.12）。在某些患者巨结肠和巨直肠可能并存。另外一些则是初起于直肠及乙状结肠，然而这部分病人的近端结肠可能没有正常功能，如果手术只针对乙状结肠，术后可能出现近端结肠的扩张和淤滞。如果巨结肠症局限在乙状结肠，患者可出现非典型乙状结肠扭转。然而，如果肠扭转仅仅是采取乙状结肠切除治疗，由于剩下的结肠功能通常有异常，往往需要的进一步手术切除（Kune，1966）。

Lane 和 Todd（1977）报道了 42 例巨结肠症或巨直肠，没有一个人有 Hirschsprung 症。所有患者都有便秘，但其中 13 例（31%）有失禁也是一个特点。假如病人没有巨直肠，腹痛、腹胀是常见的（表 19.5）。不像慢性便秘患者，这些患者没有尿道症状。相当部分的巨直肠患者有学习困难，构成了医疗和手术治疗的特殊问题；此外，粪便嵌塞患者同时也有肛门松弛 容易导致粪便污染。

Gattuso 和 Kamm（1997）描述了 63 例排除了 Hirschsprung 症诊断的病人。将他们分为三组：特发性巨直肠，特发性巨结肠和巨直肠和特发性巨结肠。该巨结肠症组年龄明显比有巨直肠的患者

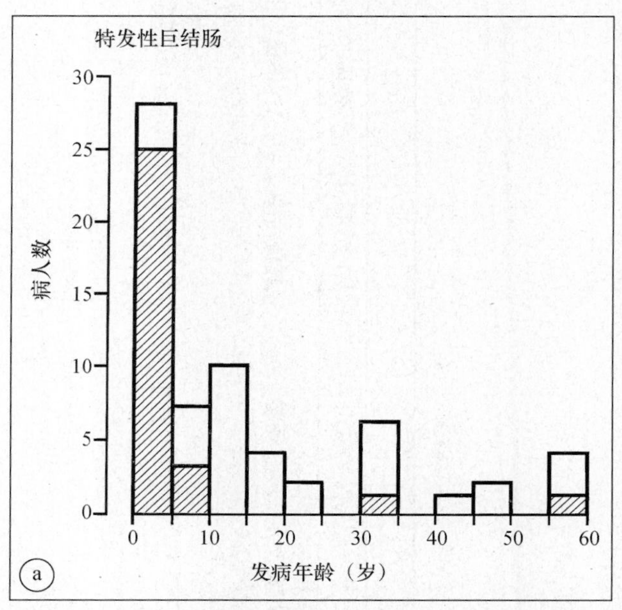

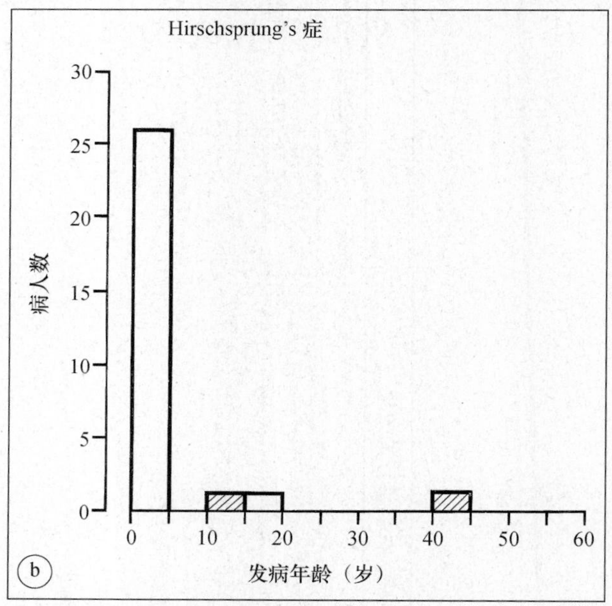

图 19.10 特发性巨结肠和 Hirschsprung 症的症候的发病年龄。(**a**) 特发性巨结肠：症候的发病年龄。（▨），有大便失禁史的病人；（□）没有失禁的病人。(**b**) Hirschsprung 症：症候的发病年龄。（▨），主诉有大便失禁的病人；（□）没有失禁的病人。

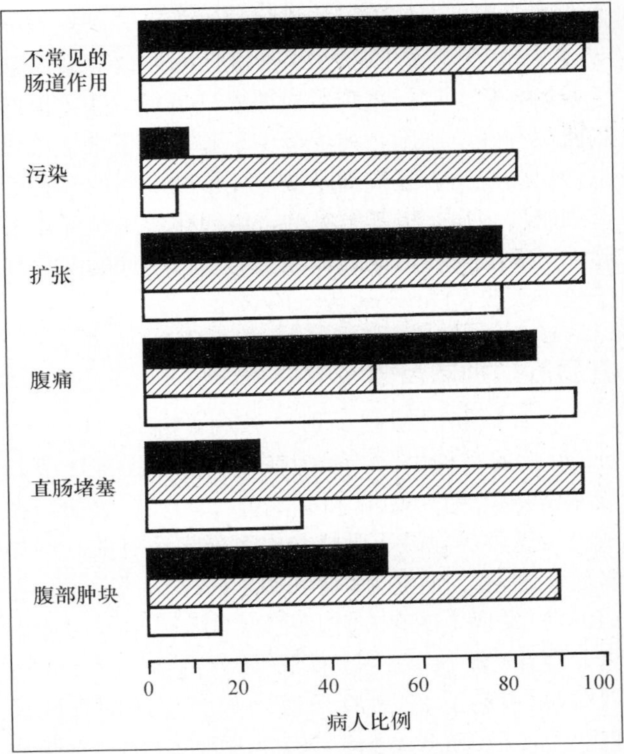

图 19.11　不同类型的巨结肠病人的临床特征。（■）成人 Hirschsprung 症；▨童年起发病的巨结肠；（□）成人巨结肠。

（82%的人在 10 岁以下）偏大。18 例巨结肠患者中 6 例有肠扭转。排便习惯是可变的；大便失禁总是与直肠粪便嵌塞相关，发生在 77%巨直肠患者和 57%的巨直肠巨结肠并存的患者。患者 60%有腹胀及 40%有腹痛。精神发育迟滞和精神疾病在巨直肠患者中远比巨结肠症患者中常见。作者进一步前瞻性研究了 29 例患者（7 女）的临床表现：

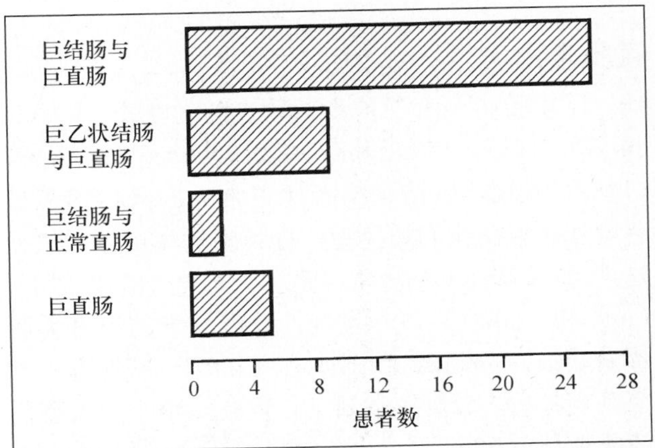

图 19.12　Lane 和 Todd（1977）描述的 42 例巨结肠和巨直肠病人的分布比较。

22 例巨直肠，仅 6 例巨结肠，1 例两者均有。同样，巨结肠症患者比别的组的患者年龄大。巨直肠和巨结肠之间存在着显著的症状差异。粪便嵌塞在所有 22 例巨直肠患者存在，其中 17 例有过先前的全身麻醉下手工去除阻塞的经历。在巨直肠病人，腹痛、腹胀，通常与粪便嵌塞有关，排便后缓解。巨结肠症的症状存在差异。22 例巨直肠病患中 5 例有严重的学习困难，1 例有严重的自闭症和另一例有躁狂抑郁症。基于后面的发现，皇家公费医院的 103 例自闭症儿童的放射学研究表明巨直肠明显多于正常对照组（Afzal 等，2003）。

检查

放射平片

腹部 X 线平片通常可以作为巨结肠和巨直肠的诊断依据。腹部透视还可以确定部分巨结肠和巨直肠患者伴有腰骶部隐性脊柱裂，但目前还没有确定两者的相关性。一些病人的诊断可以由胸片作出，显示为膈肌双向抬高，其下方为充气的结肠（Taylor 等，1980）。在这种情况下，必须排除结肠机械梗阻。腹部平片比任何其他检查可提供更多的信息，而且它是相对非侵入性的。它可以清楚确定巨直肠内的粪块，通常还可以了解近端结肠是否充满粪便，是否有扩张。

对比技术

巨直肠或巨结肠的确诊只能由钡剂灌肠完成。然而，钡剂灌肠不能重复性测量结肠的直径，因为测量结果取决于检查过程中松弛剂的使用量和注入空气的量。Lane 和 Todd（1977）曾经尝试不做肠道准备，以稀钡或泛影葡胺灌肠，仅仅是判定的结

表 19.5　巨结肠的临床表现

便秘	42/42
腹痛	21/42
失禁	13/42
腹胀	12/42
精神障碍	7/42
肛门松弛	3/42
泌尿系症状	0/42

来源自：Lane 和 Todd（1977）。

肠壁扩张情况。如果应用单一对比技术，总体扩张通常可用于初步筛选。如果是这种情况，必须十分小心注意避免结肠钡剂过满，因为钡剂非常难以清除，除非冲洗和灌肠。

即使使用一个标准化的技术，测量结肠直径也是非特异的，只有总体扩张可以被可靠地诊断（Partiquin 等，1978）。Lane 和 Todd（1977）根据放射结果将他们的病人分为四组（图 19.12）。多数人同时有巨结肠和巨直肠（69%），21%有巨乙状结肠和巨直肠；孤立的巨直肠或巨结肠是罕见的。钡剂灌肠是排除 Hirschsprung 症的重要手段，因为 Hirschsprung 症无神经节的直肠显著狭窄，近端结肠扩张。然而，这些放射线的特征并非始终存在，尤其是在短段或极短节段病变（Taylor，1984；Barnes 等，1986）。钡剂灌肠还可以完成此病与梗阻病变的鉴别诊断（图 19.13a）。Gattuso 和 Kamm（1997）的前瞻性研究证据表明上消化道造影研究均正常，没有病人出现十二指肠扩张。但是，同位素传输研究巨直肠 10 例中 6 例确定有胃排空障，小肠传输正常，扩张的结肠传输延迟。腹胀与胃排空延迟没有相关性（Gattuso 等，1996b）。

乙状结肠镜和结肠镜检查

在巨直肠中，乙状结肠镜进入了一个巨大宽敞的直肠（图 19.13b），然而许多巨直肠病人由于粪便梗阻无法使用内镜检查。如果患者已经做好了准备，乙状结肠镜可以提供是否存在巨直肠一个很好的证据，虽然它对直肠容量、扩张性或直径很少提供准确的信息。结肠镜检查同样是不可靠的，尤其是需要大量的空气以扩张结肠。

直肠活检

通过经肛门多点取直肠全层活检可以确切排除无神经节段。在齿状线上面 2cm 神经节通常稀疏，甚至没有。因此，成人活检应最低距肛缘 4cm 以上。我们建议在 4cm、8cm、12cm 活检。该过程必须在全身麻醉下进行缝合缺损。另一种方法是通过执行肛门直肠肌切除术切除切除一条 8cm 的直肠内括约肌和环形肌（Yoshioka and Keighley，1987）。然而，有失禁的风险，尤其是当括约肌功能受到损害的时候（Gattuso 等，1996b），因此开放活检是首选。黏膜活检抗胆碱酯酶染色提供了 Hirschsprung 症可靠的替代传统的诊断方法，但正如前面所说，它们也不能排除超短段等。一些 Hirschsprung 症患者可能会出现肠肌丛神经节细胞缺乏或增多症。肛门直肠活检如果只是有一些零散的肠肌层神经节细胞，神经节少于和小于正常，就可以做出肠肌丛神经节细胞缺乏症诊断。肠肌丛神经节细胞增多症是极其罕见的，组织化学染色显示黏膜下肠肌层内有广泛的神经节组织。这种病变存在于整个大肠（Howard 等，1982）。

直肠肛门抑制反射

在直肠肛门抑制反射已被用作排除 Hirschsprung 症的一种手段，因为在儿童它与无神经节肠段紧密相关（Lawson 和 Nixon，1967）。然而，在成人，这种反射缺乏可能与一系列疾病有关，例如特发性便秘、直肠脱垂和肛门失禁。Barnes 等（1986）发现 1 例存在此反射的 Hirschsprung 症患者，在 41 例特发性巨直肠中 7 例缺乏。Taylor（1984）报道了 23 例特发性巨直肠 4 例缺乏此反射。Gattuso 和 Kamm（1997）发现 22 例巨直肠病人中 14 例，以及 6 例巨结肠病人中 5 例存在直肠肛门抑制反射。

肛门压力

特发性巨结肠的肛管静息压力经常升高和超短波很常见（Barnes 等，1986）。Taylor 等（1980）报告说，15 例特发性巨直肠患者中有 7 例持续性肛管静息压力增高（图 19.14），于是他们提出了反复扩张肛门作为一个治疗手段。但与此相反，Gattuso 和 Kamm（1997）报告说，22 例巨直肠病人中在 12 例病人肛管静息压力值低于正常，但没有异常会阴下降的证据。

直肠感觉

巨直肠病人由于扩张导致直肠的受损（Faverdin 等，1981；Luukkonen 等，1990）。Taylor 等（1980）发现，巨结肠患者比正常人的入口容积显著增加。根据我们的经验，直肠感觉较正常人似乎是严重受损（Gladman 等，2005a）。相比之下，Lane 和 Todd（1977）发现，只有一半的患者直肠感觉受损。Gattuso 和 Kamm（1997）报告说，五个巨直肠病人直肠感觉缺乏，但是，每个患者肛门的感觉是正常的。

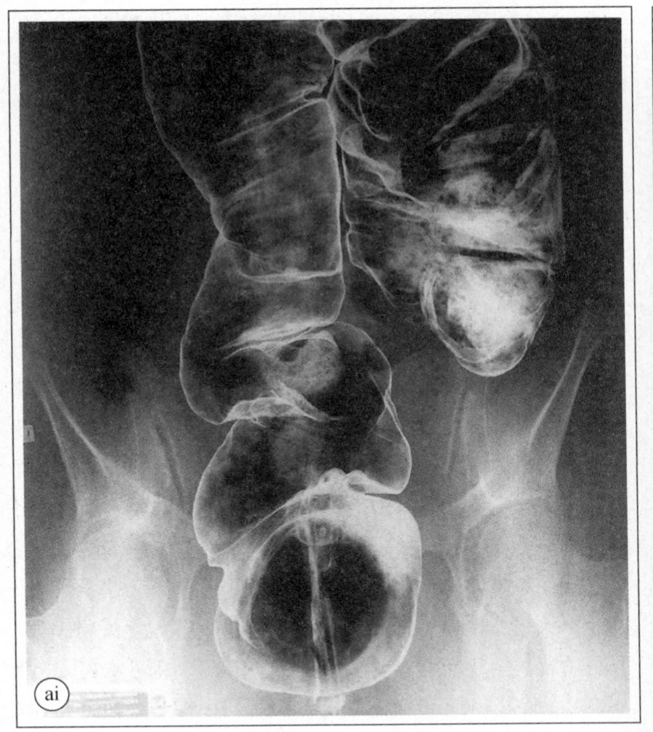

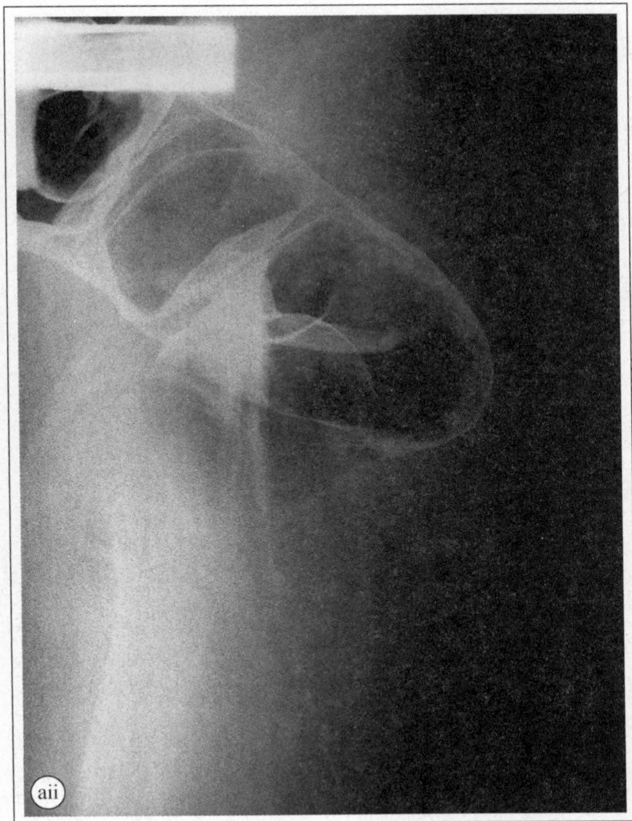

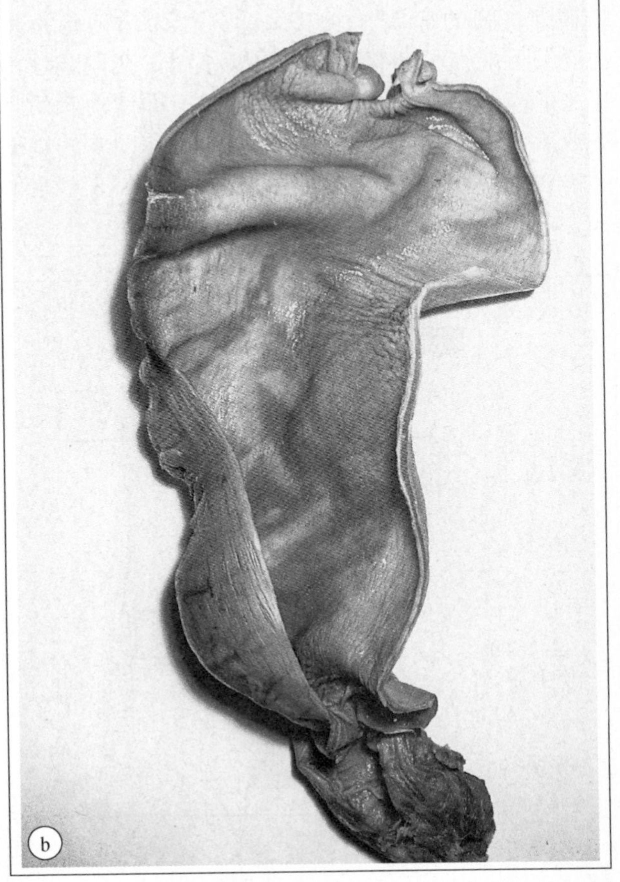

图 19.13　巨结肠和巨直肠的放射学和病理学特征。（**a**）钡灌肠检查显示肛门直肠连接部的狭窄（前后和侧位相）。（**b**）巨结肠及直肠的大体病理学标本：一例巨直肠及巨乙状结肠的病人的切除标本。

肌电图

特发性巨直肠患者往往有耻骨直肠肌和外括约肌的异常收缩（Barnes 等，1986）。Gattuso 和 Kamm（1997）发现这在巨直肠患者中占一半。然而在他们的前瞻性研究中，阴部神经潜伏期均正常。

直肠传输研究

使用模拟大便糊，可以记录到除了 1 例外其余巨直肠病人均有直肠传输障碍，而在 6 例巨结肠病人中只有 2 例（Gattuso 和 Kamm，1997）。

鉴别诊断

成人巨直肠症必须排除 Hirschsprung 症和 Chagas 病。其他疾病引起的自主神经病变，如铅中毒、糖尿病、马尾神经病变、长期药物治疗（Prout，1984）也应排除在外。远端阻塞病变，如肿瘤、克罗恩病、缺血性狭窄或者肠扭转亦可能貌似巨直肠或巨结肠。受损神经支配的后肠可能与先天性巨结肠症有关。Garrett 和 Howard（1981）描述的直肠肛门中肠肌丛神经节细胞缺乏或增多症有可能影响结肠，必须与 Hirschsprung 症区别（Pescatori 等，1986）。慢性假性肠梗阻通常但不总是涉及小肠。大多数患者有终身肠道梗阻症状并几乎都有剖腹手术史。确切诊断一般由切除标本病理检查或活检证实。

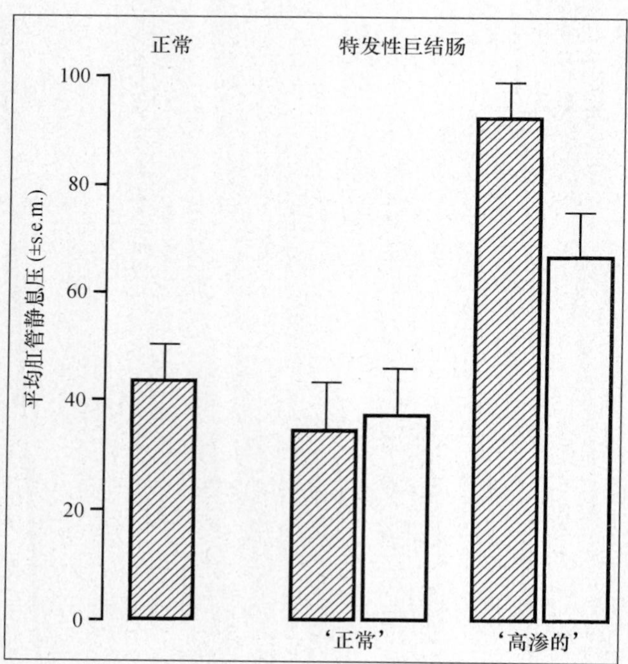

图 19.14 特发性巨结肠与正常病人的肛管测压发对比。显示平均肛管静息压（cmH_2O）。可以鉴别出特发性巨结肠的两个亚群病人：肛管压力正常的病人和肛管高压的病人。(▨) 初测值；(□) 15 个月后的值。

保守治疗

泻药治疗、反复直肠冲洗和灌肠可以控制便秘，但它通常需要在保守治疗前在全麻下将直肠手法复位。在清理直肠后，重复使用泻药可控制排便习惯。然而，关于去除粪便阻塞，应谨慎行事。该治疗可以对括约肌造成永久性破坏。这可以通过肛门超声检查确认，有报道 14 例去除阻塞的病人有 9 例被发现这种现象。由于巨直肠患者经常有肛门静息压力低，建议患者在全身麻醉下去除粪便块阻塞需要特别慎重（Gattuso 等，1996c）。

有些病人使用比沙可啶栓可成功地控制便秘。药物治疗在儿童期开始出现粪便嵌塞和粪水的患者中效果最好。Lane 和 Todd（1977）保守治疗 35 例患者 17 例有效。保守治疗有效组似乎是巨乙状结肠和巨直肠的病人（图 19.15）。行为培训包括生物反馈可能在长期管理发挥重要作用，在侵袭性治疗之前应尝试（Mimura 等，2002）。即使前者治疗失败后需手术治疗，术后也可以使用相同方法以使手术效果最大化和减少复发的概率。如果有严重的

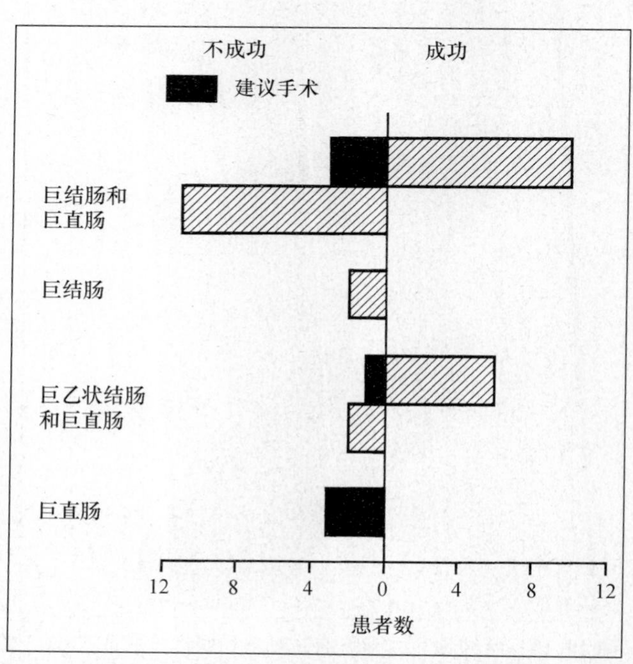

图 19.15 Lane 和 Todd（1977）描述的 42 例巨结肠和巨直肠病人保守治疗的结果。

腹部疼痛发作，不应该继续保守治疗，因为这可能意味着肠扭转，如果并发梗死和败血症可能是致命的。有严重腹痛的病人应该做腹部 X 线伴或不伴水剂检查对比以证明肠扭转，一旦发现应该行外科手术。

手术治疗

保守性手术治疗

肛门扩张或括约肌切开术

肛门扩张已用于特发性巨直肠，据称对伴有高静息肛门压力和超慢波的病人是有益的（Taylor，1984）。但是，我们不推荐使用，特别是对于那些低肛门压力的病人。肛门内括约肌切开术已被用于一些肛门高压患者，但关于这种治疗模式全面的后续数据缺乏，我们也不推荐使用。

肛门直肠肌切除术

慢性便秘和一小部分巨直肠的病人接受肛门直肠肌切除术的远期效果令人失望，同时有小的失禁风险（Pinho 等，1989）。我们不建议使用此手术，而且，如果要排除神经节细胞缺失症，多点直肠活检将是首选。

切除术

St Mark 医院报告超过半数的病人需要接受切除术（Lane 和 Todd，1977；Gattuso 和 Kamm，1997）。更激进的根治性切除一般效果较好。34 例手术单独切除乙状结肠的病人没有一个获得令人满意的结果。只有 8 个患者接受了次全结肠切除术，其中 5 例为盲肠直肠吻合，3 例为回肠直肠吻合。盲肠直肠吻合效果略好于回肠直肠吻合。回肠直肠吻合术后有少数的患者有间断失禁而盲肠直肠吻合后则没有。盲肠直肠吻合后有些患者需要继续间歇性泻药治疗。

Barnes 等（1986）报道，16 例成人期发病的特发性巨结肠和巨直肠症病人接受次全结肠切除盲肠直肠吻合或回肠直肠吻合 11 例效果良好。另一方面，4 例儿童期发病的特发性巨结肠症患者接受次全结肠切除术只有 2 例取得了效果。一个病人接受 Soave 手术效果不佳，但两人接受 Duhamel 手术后症状改善。Belliveau 等（1982）报道了即使有些病人伴有神经精神障碍，结肠次全切除回肠直肠吻合术后效果良好。切除术治疗慢性便秘的数据也表明任何短于结肠次全切除的术式是不太可能控制症状的。我们相信，假如直肠正常，全结肠切除是巨结肠病人的最佳选择。

巨直肠的病人提出了一个特殊的问题。这些病人尽管做了回肠直肠吻合，直肠粪块梗阻还经常存在。如果没有近端结肠扩张，解决的办法之一是经腹行低位直肠前切除，甚至全直肠切除，如 Soave 手术，只留下肛门残端与结肠吻合。一些左半结肠看似正常的患者最好的治疗方式可能与 Hirschsprung 症相同，采取 Swenson 手术或者，最好是 Duhamel 手术（Stabile 等，1991）。然而，这些手术经常存在失禁风险，尤其是存在慢性粪便梗阻导致的肛门扩张的时候。

如果有全直肠和结肠扩张，可行重建性直肠结肠切除术，选择一个部位做肠储袋与肛门吻合（Hosie 等，1990）。Boley（1984）描述了结肠做储袋的类似的方法，但功能的结果类似，如果不是更好，建议使用重建性直肠结肠切除术。重建性直肠结肠切除术很少作为一期操作除非全结肠直肠扩张，同时必须警告患者有失禁风险。所有因为巨直肠切除直肠的术式在技术上都具有挑战性，并可能是危险的。不仅由于直肠扩张导致解剖扭曲，而且经常会遇到超大尺寸的直肠血管，使得直肠游离困难。一个非根治性术式，垂直面直肠复位成形术，被设计出来，其原理是切除直肠前壁的一半，从而减少它的容量，可望恢复直肠充满的感觉，提高敏感性和改善肠道功能（Williams 等，2000）。

所有患者接受上述任何术式时必须明白，结果是不可预测的，他们可能会需要一个永久性造口。因此，他们可能更愿意从一开始就选择一个造口，这必须经过适当的讨论。如果有全结肠和直肠扩张以及肛门扩展，一个袢式回肠造口术可能是最好的选择——它明显优于结肠造口。如果仅有直肠扩张，无论是袢式结肠造口或结肠残端与直肠吻合都可以考虑。然而，在鉴于结肠无力的风险，我们还是比较喜欢回肠造口术。

结肠次全切除术

通常巨结肠和巨直肠病人的肠道准备比单纯性慢性便秘的病人困难得多。手法疏通可能损害括约肌，甚至以后使用泻药和灌肠，也无法去除粪块梗阻。因此，我们的策略是不尝试为这些病人做肠道准备，而是在术中将粪块从直肠挤入拟切除的结肠，同时做台上直肠灌洗。

手术操作

所有的病人都给予围术期抗生素治疗，术前皮下肝素注射。次全结肠切除的病人取仰卧位。除非用腹腔镜，做一个长的正中切口是有用的。

经过仔细剖腹探查，显露所有病变，保护小肠。结肠游离通常是从右边开始，切开侧腹膜和肝曲与肝右叶之间腹膜，小心不要损伤十二指肠。保留大网膜，横结肠系膜在结肠中血管处与其余的腹膜之间解剖。结肠中血管在近肠管处结扎两三支。游离脾曲之前，我们建议切开左结肠侧腹膜。从卵巢血管和左侧输尿表面游离管乙状结肠。然后助手在肋缘下放置拉钩，露出脾曲。游离脾曲腹膜，注意不要进入肾周围筋膜，将脾曲显露在切口内。接近肠管处结扎结肠血管，包括左结肠和中结肠血管。乙状结肠系膜内乙状结肠血管通常分为两个或三个分支，保留痔上血管。乙状结肠系膜在直乙交界处切断到肠管附着处。如果有残留的粪便残渣应该从直肠挤到要切除的乙状结肠内。一把无创伤钳或横向的闭合器放置在直肠，以方便直肠冲洗。至此，需要做决定是切除盲肠做回肠直肠吻合术（图 19.16）还是保留盲肠做盲肠直肠吻合术。

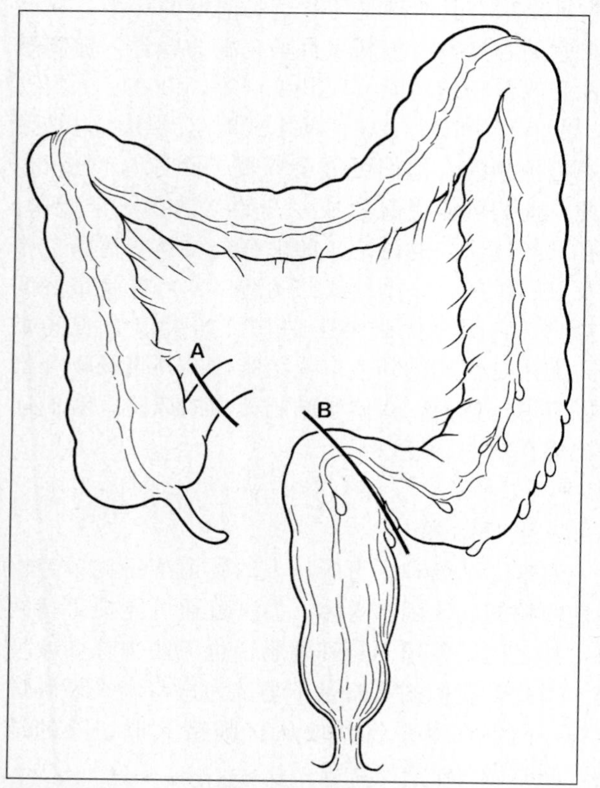

图 19.16 结肠次全切除及回肠直肠吻合术。回肠在盲肠近端横断。假如没有巨直肠的证据，直肠通常在骨盆边缘横断。

结肠切除及盲肠直肠吻合术

如果要保存盲肠，通常保留 5～7cm 的升结肠，切断肠系膜至其附着肠道处（图 19.17a），结扎回结肠动脉和结肠中血管的剩余血管。压榨钳或横向闭合器放置在切断系膜的拟切除肠管处（图 19.17b），然后取出结肠。通常在这一阶段切除阑尾，用荷包缝合包埋残端。虽然最近有联合 ACE 程序切除术的概念，阑尾保留可能要重新考虑（Lee 等，2002）。

吻合时最好将盲肠旋转使回肠末端从右侧进入盲肠。采取全层额外加强浆膜的缝合行一个端至端吻合术（图 19.17c）或功能性的端至端吻合器技术（图 19.17d，e）。关闭肠系膜的缺损。

结肠次全切除及回肠直肠吻合术

如果盲肠与结肠一起切除，通过切断回肠末端侧腹膜和下侧腹膜游离盲肠，阑尾，回肠末端（图 19.18a)。结扎从回结肠动脉发出到盲肠的血管，直到回肠末端被切断处。保留尽可能多的回肠末端。压榨钳或横向闭合器放置在拟切除肠管处（图 19.18b）。移除结肠，行回肠直肠吻合术，吻合可以是端端或端侧。端端吻合术采取全层额外加强浆膜的缝合（图 19.18c）或做流行的端侧吻合术：用 Vicryl 连续缝合或钉合回肠末端，纵向打开末端回肠对系膜缘（图 19.18d），然后单层或双层技术完成吻合（图 19.18e）。用可吸收缝线关闭肠系膜缺损。今天，许多医生更愿意钉合回肠与直肠的侧壁，然后切除结肠和关闭切除处同时进行，从而创造出一个钉合的功能性端至端吻合术图（19.18f）。

鼓励病人术后早期活动。尿管通常于术后 48 小时拔除，肠鸣音恢复后尽快进流食。大便通常术后 4～6 天开始，早期腹泻是预料之中的。因此，经常需要给病人服用可待因洛哌丁胺。大多数患者术后 8～10 天可以安全地出院。应告知患者，腹泻是可能会持续 6～10 周，此后 4 个月或 5 个月大便次数缓慢下降到每天 2～4 次。

直肠乙状结肠切除及结肠肛管吻合术

巨直肠病人近端降结肠正常的，可以做直肠和乙状结肠切除（Kusunoki 等，1991）。正常口径的降或横结肠能与肛管吻合，无论是直接吻合或做一个结肠储袋（Stabile 等，1992b；Pelissier 等，1992）（图 19.19a）。我们（Stewart 等，1994）报

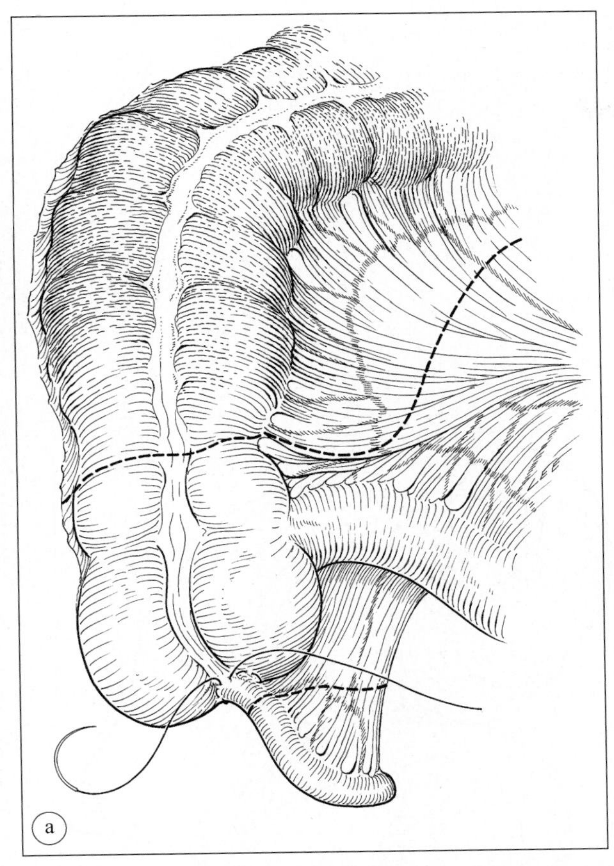

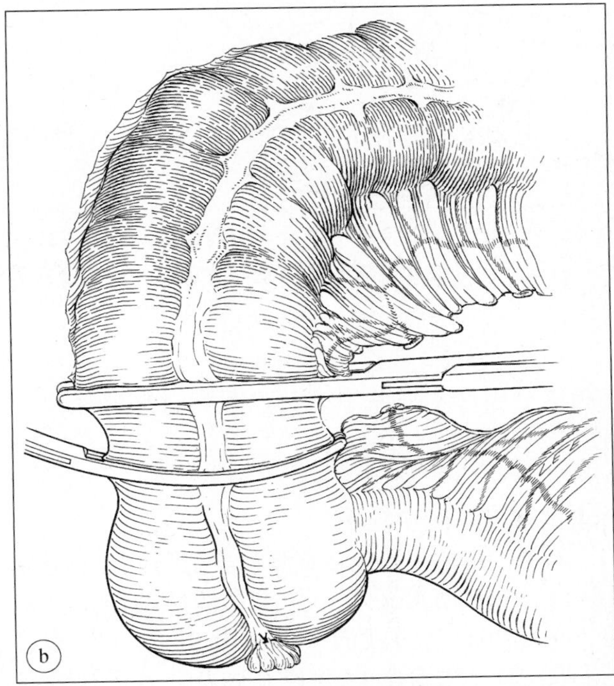

图 19.17 结肠次全切除及盲肠直肠吻合术。（a）升结肠的切断线。肠管在盲肠上方切断同时切除阑尾。（b）盲肠上极切断，同时切除肠系膜。（续）

道了 18 例巨直肠和乙状结肠的病人接受此手术，8 例做了储袋，其中 6 人效果非常好，但 2 例后续出现便秘复发，1 例做了重建性直肠与结肠切除术，另一例做了功能性造口。有些患者结肠看上去似乎正常但存在结肠动力障碍，而另外一些则在若干年后发生结肠无力。此手术只适合那些肠道扩张仅限于直肠而结肠运动活动正常的病人（Lewis 等，1992）。结肠储袋不再推荐应用于巨直肠的病人，因为病人的传输功能受损，而且已经在一些病例中发现储袋的后期扩张（Stewart 等，1994）。我们剩余的 10 例病人（Stewart 等，1994）做了结直肠切除，非常低位的结肠直肠吻合或结肠肛管吻合。其中 8 例效果显著，得到充分的控制。因此，我们的意见是使用结肠肛管吻合术。最初我们（Birmingham 小组）相信，由于肛管壁的厚度，重建只适合经肛门手工缝合。后来我们发现，应用电刀切断肛管或低位直肠的大部分纵肌后（图 19.19b），可以使用吻合器。游离到黏膜层后肠管可以用线性闭合器横断（TL 55 或 TL 30）（图 19.19c），然后使用圆形吻合器做双层钉合的端端结肠肛管吻合术。但是，我们指出需要特别小心不要过度用力推吻合器圆形手柄否则残留肠壁薄会撕裂（图 19.19d）那么手工缝合将是必要的（图 19.19f-h）。

手术操作

病人采取 Lloyd Davies 体位，显露会阴部至关重要，臀部应该放在手术床之外。使用会阴部托架将会方便会阴部操作，头灯是必不可少的。正中长切口入路。由于有盆腔出血的风险，不推荐腹腔镜的方法。通常的探查结果是一个巨大扩张的直肠和一些扩大的乙状结肠，有时也有膀胱扩张，与巨输尿管相关。近端结肠直径正常，肛门往往相当松弛，尤其是有粪便嵌塞的情况下。在这种情况下，肠道准备也许是不可能的，而粪块嵌塞手法解除是有禁忌的，因此，粪块必须在手术时挤入被切除乙状结肠。

游离脾曲，于直肠上血管下方游离直肠，注意在骨盆边缘不要损坏骨盆神经。肠系膜下动脉在其第一分支之前结扎，但离开主动脉前的交感神经丛一段距离（图 19.19a）。肠系膜上静脉在它进入脾静脉处结扎，保留左结肠弓。由于巨大直肠静脉和直肠尺寸，直肠切除往往是困难的且易出血。直肠应切除到肛提肌水平。肛管可能非常扩张，在这种情况下，传统的闭合器横断可能失败，因为肛门直

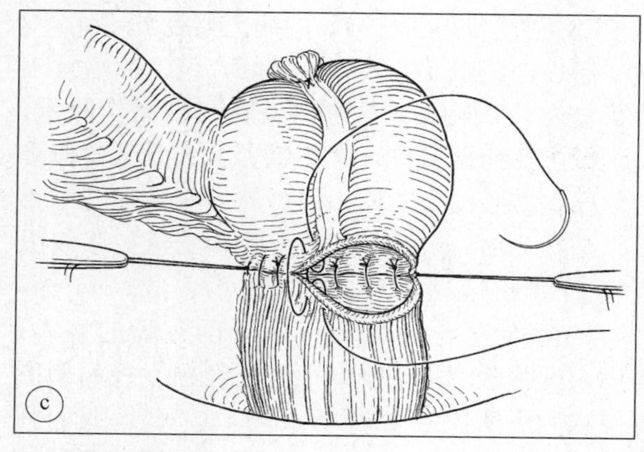

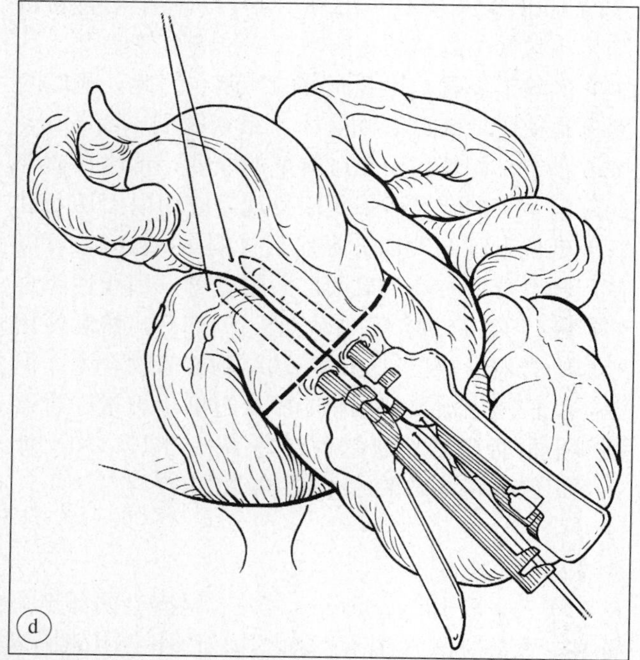

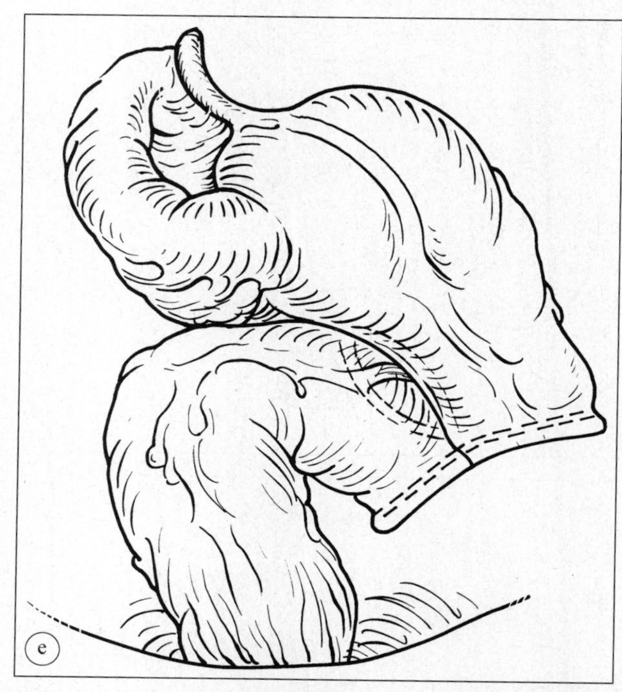

图 19.17（续）（**c**）完成全层盲肠直肠吻合。（**d**）盲肠直肠吻合的另一种方法是功能性端端吻合。游离结肠和直肠上段完成后，分别切开乙状结肠下部和升结肠中部以完成侧侧吻合。（**e**）在两处肠切开处上方横断升结肠和直肠，关闭肠管残端并切除标本，完成吻合。

肠非常厚。如果是这样的情况下，应采用上述技术，即切除肛管直肠纵行肌直至黏膜（图 19.19b，c）。或者仅切开肛管，经肛门缝合完成结肠肛管吻合术（图 19.19f-h）。近端结肠可以用闭合器关闭以尽量减少污染，但吻合之前通常需要做台上灌洗，以清除近端残留的粪便。结肠灌洗一旦完成后，在结肠远端横断几 cm，插入吻合器钉砧的荷包缝合或与闭合器横断结肠，以在将结肠拖入会阴的过程中尽量减少污染。

预防性回肠造口术是明智的，即使台上的评估表明吻合是完整的。

一个晚期并发症是高位肛门直肠狭窄。如果出现这种情况，解决的方法是俯卧位在骶骨旁做肛门直肠狭窄成形术（图 19.20）。虽然这样操作之后有失禁的风险。

重建性直肠结肠切除术

如果扩张的大肠包括直肠和全结肠，偶尔考虑重建性直肠结肠切除术，如果括约肌功能是良好的。在 Birmingham 我们（Stewart 等，1994）报告了采取这种办法治疗 15 例巨结肠及巨直肠症的病人 5 例直肠初始接受重建性直肠结肠切除术，而余下的 10 例前期接受了各种治疗性手术。除了 2 例之外其余病人的功能性结果是可接受的（图 19.20）。

Brown 和 Shorthouse（1997）报告两例重建

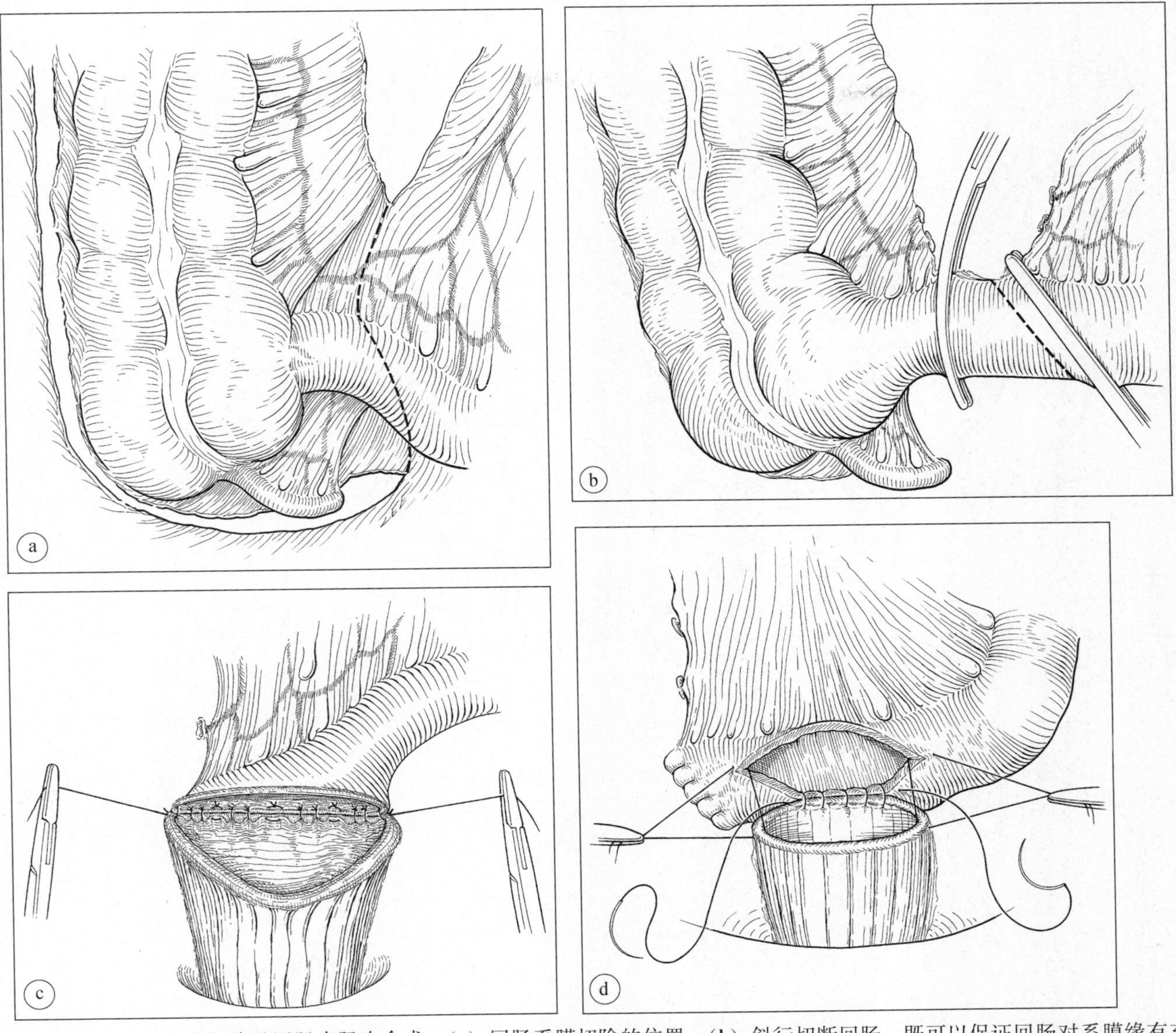

图 19.18　结肠次全切除及回肠直肠吻合术。(**a**) 回肠系膜切除的位置。(**b**) 斜行切断回肠，既可以保证回肠对系膜缘有充足的血供又可以克服回肠与直肠的肠管口径的差异。(**c**) 完成回肠直肠端端吻合。(**d**) 关闭回肠末端，在回肠对系膜缘行直肠回肠端侧吻合。也可以使用钉合技术。(续)

性直肠结肠切除术治疗后肛门功能差的病例，但经过清除粪块后括约肌功能恢复，取得了成功的疗效。

重建性直肠结肠切除术技术将在别处讨论（参见第 41 章）。在巨结肠和巨直肠病人直肠切除是困难的，扩张的静脉出血会很可观。此外，由于很厚的肛肠壁，肛门吻合器横断几乎是不可能的，除非肛门直肠黏膜纵行肌被切除到靠近黏膜处。还有一种危险，即由于可能是肛门直肠交界处切除不好界定和肛门过分扩张导致肛管被过多地切除。对于这些病人用吻合器做回肠肛管吻合术往往不适用，因此用剪刀游离直肠肛管，缝合回肠肛管吻合，留下一段段的肛管直肠套囊（图 19.21），可能是可取的。基于这个原因，大多数患者需要一个临时性回肠造口术。偶尔回肠肛管吻合术并发狭窄，可采取骶骨旁肛门直肠狭窄成形术（图 19.21）。

垂直面直肠复位成形术（VRR）

另一种更保守的方法治疗巨直肠的新技术——垂直面直肠复位成形术由皇家伦敦医院开发出来（Williams 等，2000）。该术式是基于以下概念：大多数巨直肠病例伴有直肠正常感觉缺乏。直肠感觉障碍和排便冲动的缺失可能是盆腔自主神经损伤的结果（Gunterberg 等，1976），可能会出现盆腔手

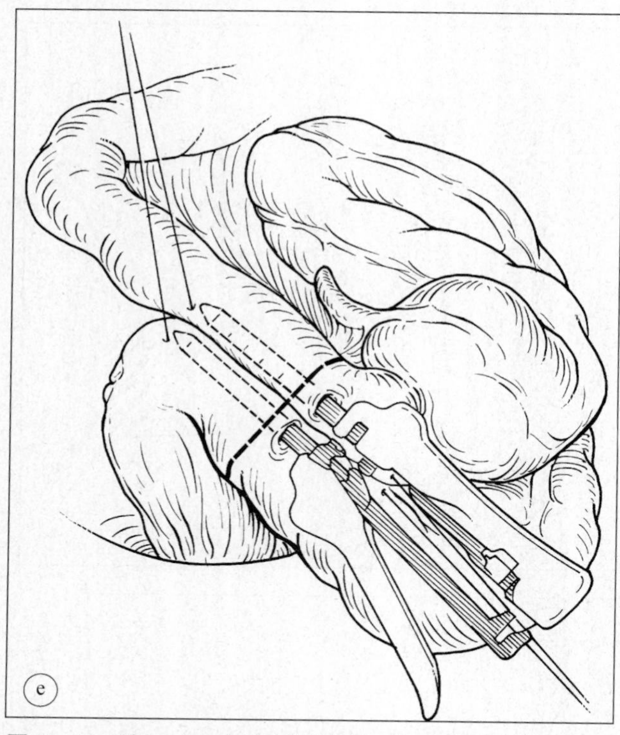

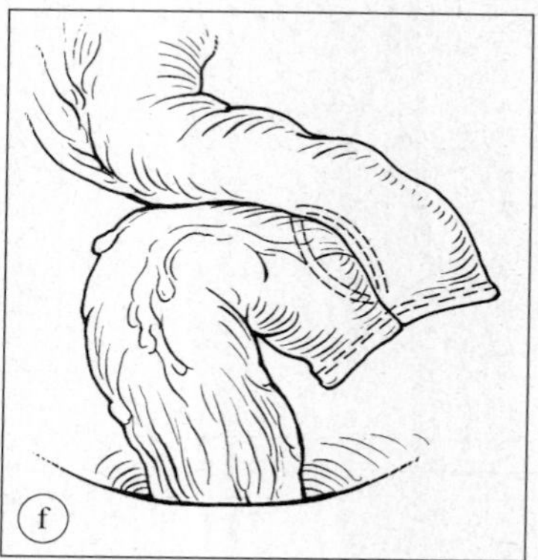

图 19.18（续） （**e**）钉合回肠直肠。（**f**）完成吻合。

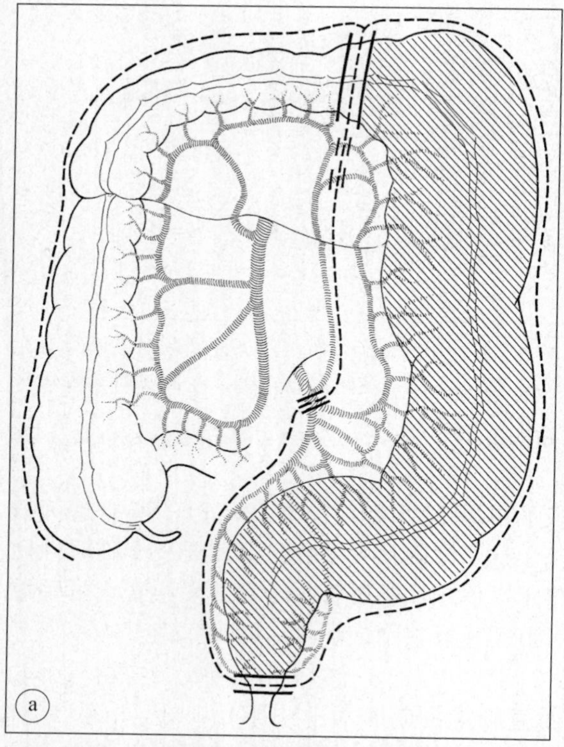

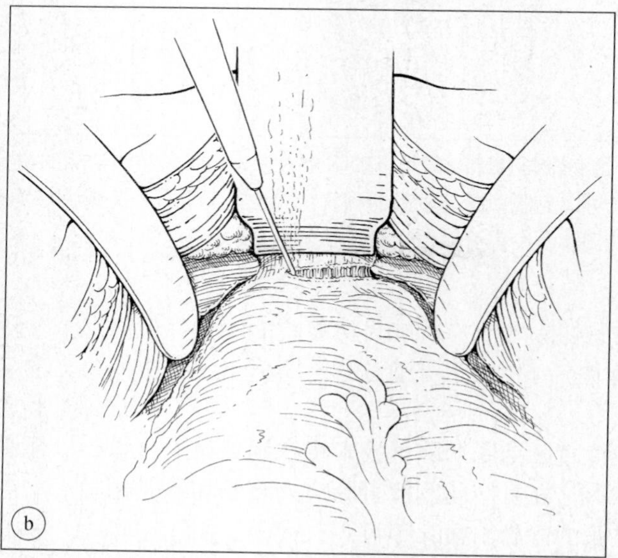

图 19.19 直肠乙状结肠切除及结肠肛门吻合治疗巨直肠。（**a**）结直肠的切除范围：切除全部的扩张结直肠直到齿状线水平。仔细保留结肠边缘动脉使近端结肠有足够的血管以恢复肠道的连续性。（**b**）如果可能可以通过钉合技术完成结肠肛管吻合，但是结肠肛管吻合术可能存在技术困难（见图 19. 19）。由于肠壁太厚可能无法按常规方法完成结肠肛管或结肠下段直肠吻合。如果粪便被挤到切除的标本里，就可能通过电切的方法游离直肠肛管壁直至黏膜。（续）

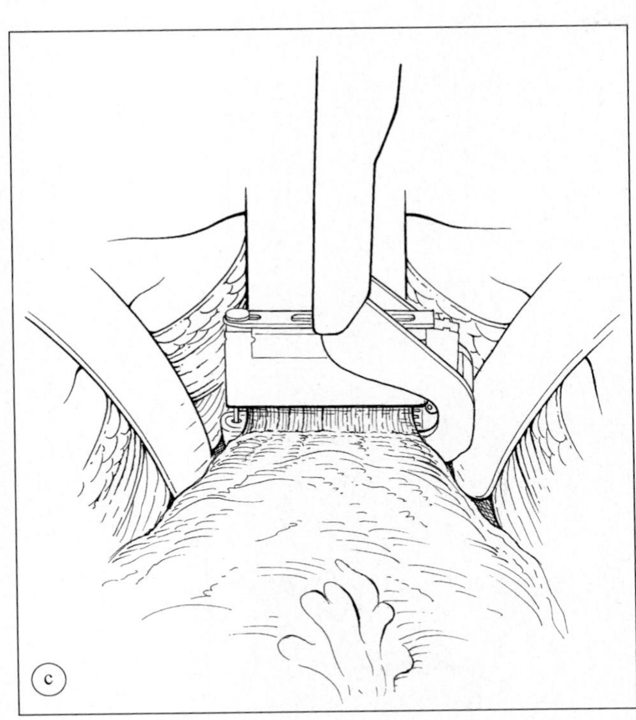

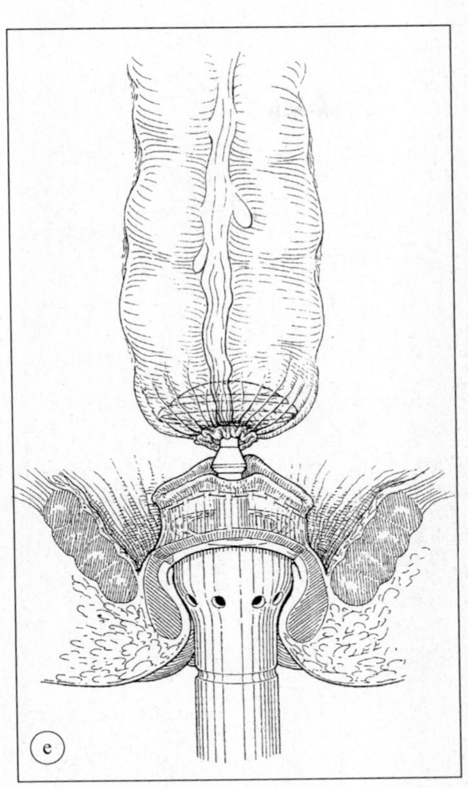

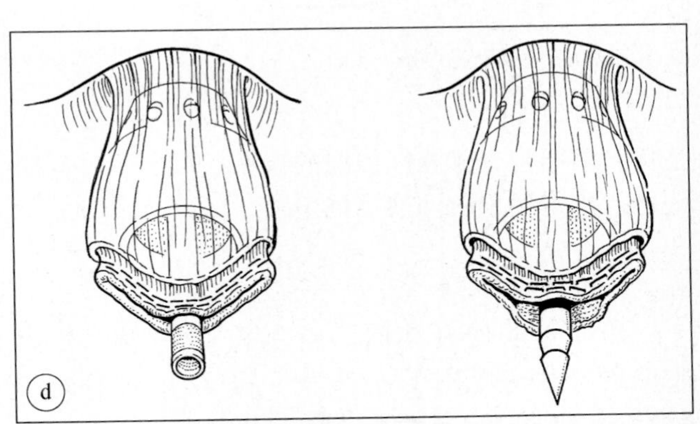

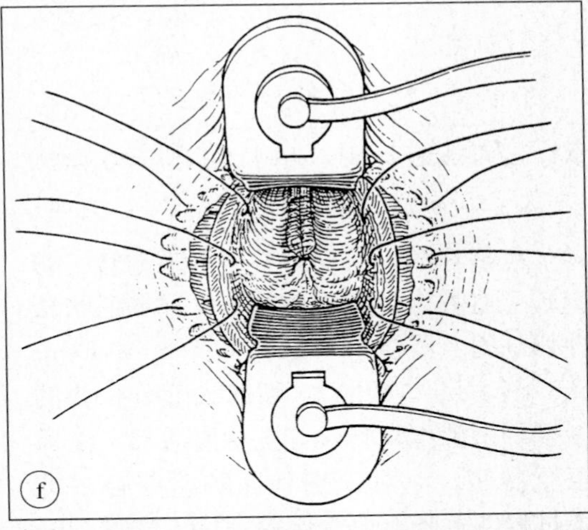

图 19.19（续）（**c**）这样就可以使用 TL30 或 TL55。（**d**）将圆形吻合器引入直肠肛门时要非常小心因为横向钉合线非常薄弱。如果过度用力将圆形吻合器推入盆腔，可能会撕裂钉合线。（**e**）由腹部组医生控制圆形吻合器手柄，完成一个成功的结肠肛门或结肠远端直肠直接吻合。（**f-h**）由于巨直肠的宽度，对部分病人无法完成钉合式的结肠肛门吻合术。在这种情况下，用剪刀横断直肠肛门，经肛门置入 Park 拉钩，缝合结肠肛门吻合口。（以往可见的结肠 J 形钉合储袋现已不再推荐使用）。（续）

术中，如子宫切除术（Taylor 等，1990）。在其他个体中，这种现象可能是从出生时出现，来源于可能的感觉神经元遗传异常（Knowles 等，1999）。减少直肠体积如 Duhamel 手术的目的是触发这些术后保留在直肠壁内或外的对于正常排便至关重要的感觉感受器。此外，它的目的是通过调节在疾病状态下增高了的顺应性，使其接近正常，以提高直肠的感觉运动功能（Bassotti 等，1988）。由于乙状结肠往往是扩张的并有自主传输障碍，VRR 通常与乙状结肠切除结合，相结合的技术目的是减少传输时间。

手术操作

手术采取 Lloyd Davies 体位。通过正中切口，

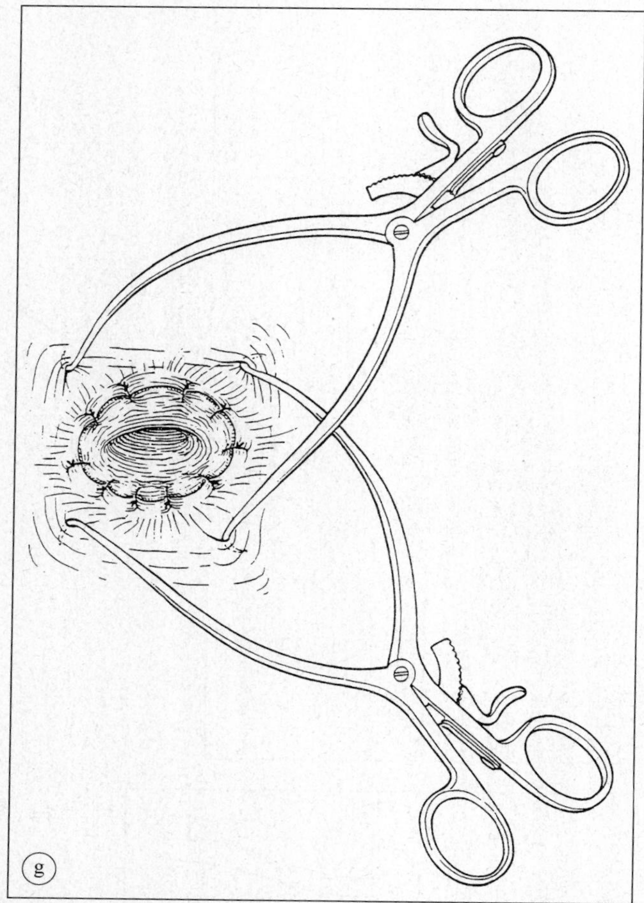

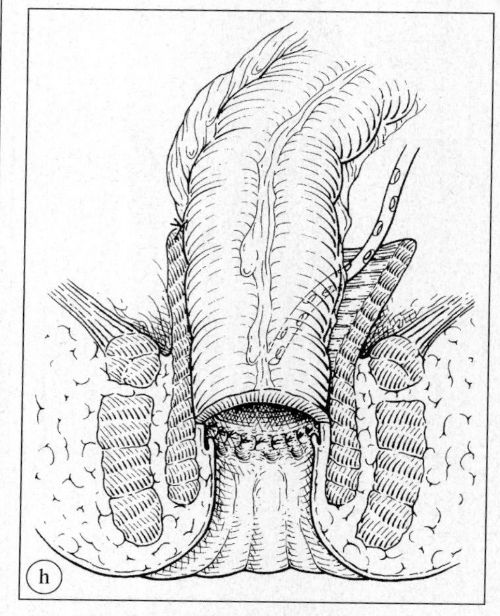

图 19.19（续） 也可以使用一对 Gelpi 拉钩以便于缝合吻合口（**g**）。完成的手工缝合式吻合（**h**）。

游离左结肠，包括脾曲，注意保护左侧输尿管。肠系膜下和直肠上血管得到确认和保护。远端乙状结肠采用线性切割闭合器横断（TCT～75 mm；Ethicon，Cincinnati，Ohio，USA），切除大部分扩张的乙状结肠。接下来游离直肠，首先游离后部，然后前外侧，下至盆底，注意识别和保护盆腔自主神经。在整个过程的直肠上血管保持完好，降低神经损害的风险。继直肠游离后，于直肠对系膜缘垂直方向应用 100mmTCT 线性切割闭合器（Ethicon），减少直肠一半的容量，将其前后两等分（图 19.22）。如果直肠壁异常增厚，切割闭合器钉合困难或偶尔可能裂开，需要手工缝合。用 60 mm TLH 在下极与垂直钉合线成直角方向切除直肠前壁部分（图 19.23）。钉合线用 3/0 聚葡糖酸酯缝线连续缝合。使用 31～33mm 圆形吻合器吻合直肠和降结肠近端，完成结直肠吻合（图 19.23）。经肛门通过大号 Foley 导管注入空气检查钉合线的完整性。

预防性回肠袢造口以保护吻合口，如果水溶性造影剂灌肠检查排除任何漏的存在，可于术后 6 周还纳。围术期预防性使用抗生素。

结果

1997 年至 2001 年间，10 例病人（4 男，年龄中位数 33 岁，范围 16～76 岁）接受 VRR 联合乙状结肠切除预防回肠造口术（Gladman 等，2005a）。所有患者手术前后通过详细的症状问卷调查并对肛门直肠生理进行了评估。病人的满意度评估是独立的一个 5 点量表（从非常失望到很高兴）。术后使用恒压器和透视详细评估直肠感觉功能、顺应性及容量。在适当情况下，生理数据与 25 例健康志愿者进行了比较。平均随访 60 个月（范围 28～74个月），8 例避免了造瘘（80%）。两名患者因症状复发行永久性回肠造口术。并发症包括 1 例关闭回肠造口后出现肠外瘘需要切除；1 例钉合的直肠经放射线检查发现瘘，无临床症状，经保守治疗治愈。目前还没有膀胱功能或性功能相关的并发症。

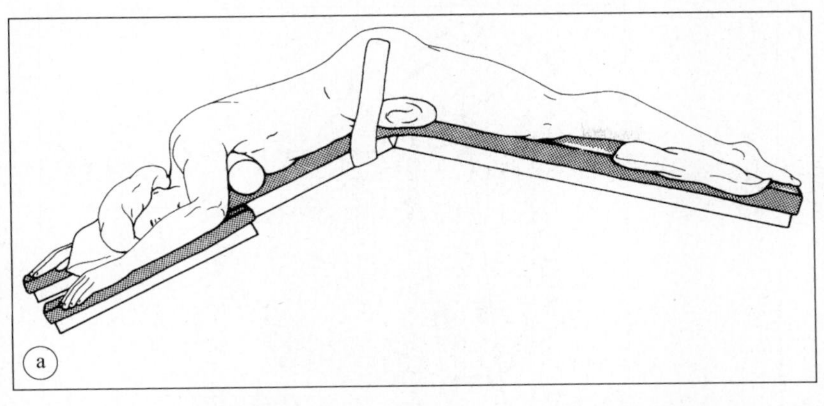

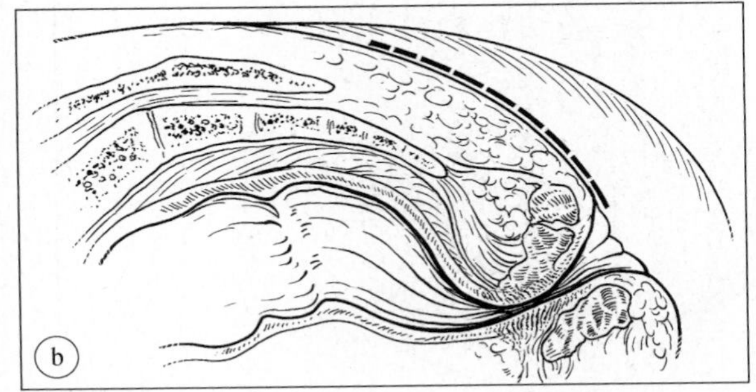

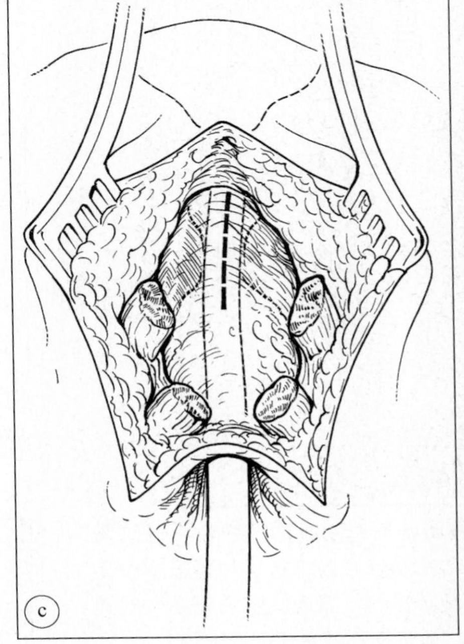

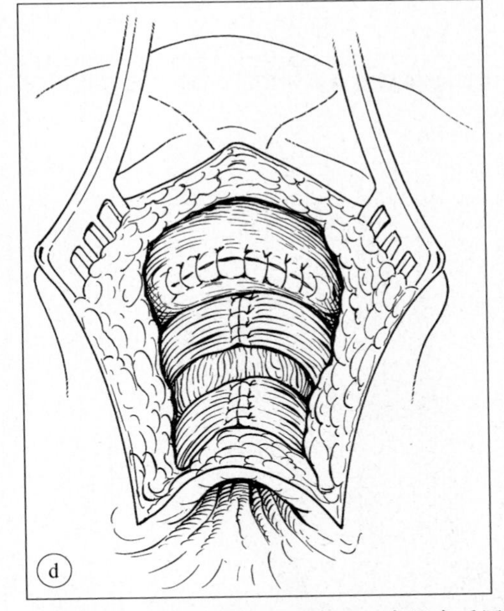

图 19.20　骶骨旁狭窄成形术。巨直肠术后回肠肛门吻合口狭窄可以通过骶骨旁狭窄成形术来解决。(**a**) 病人采取折刀俯卧位，取正中切口到达吻合处。(**b**) 在尾骨尖水平。(**c**) 用 Hegar 扩张器可以容易地找到狭窄部位。(**d**) 直肠纵切横缝通常可以解决狭窄问题。是否需要加固盆底和括约肌，取决于狭窄的高度。

除了 1 例病人外所有病人术后 Wexner 便秘评分改善（22*vs.* 10）。术后排便次数明显增加（每周 1.5～7 次）及泻药使用量显著减少。术后所有未做回肠造口的病人感觉到正常的便意，而术前仅 2 例。未做回肠造口的 8 例病人除了 1 例外对效果至少满意，占全部的 70%。在生理学结果总结在表 19.6。它们的起始容量术后明显下降，除一人外所有病人的直肠感觉功能正常包括胀感、电、热感觉。7 例病人顺应性正常或低，除了 2 例病人容积均在正常范围内，结肠传输功能仅 2 例正常，但 7 例病人排便功能改善。

因此，我们可以得出这样的结论：垂直面直肠复位成形术是相对安全有效的手术，大多数患者满意。从中期来看症状改善，直肠感觉正常化，容积

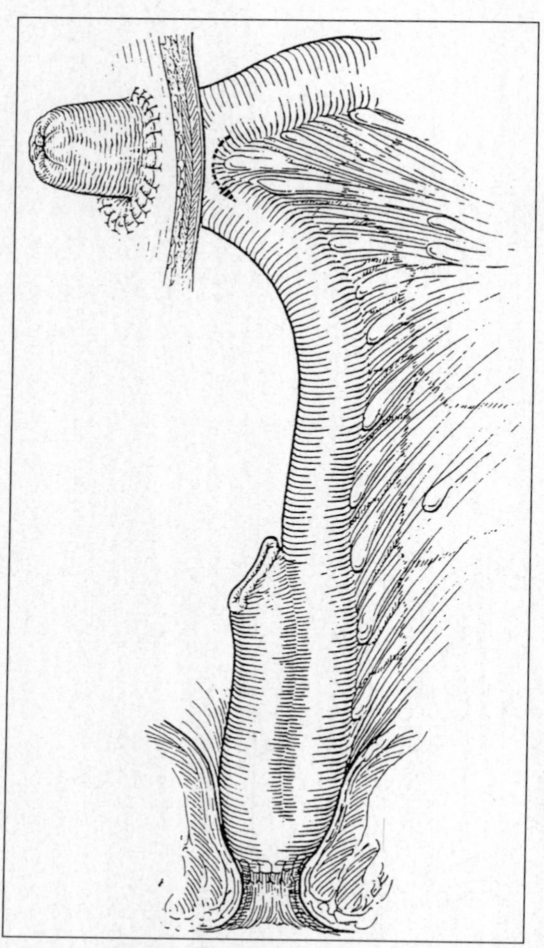

图 19.21 使用J形储袋回肠肛管吻合的重建性直肠结肠切除术偶尔用于治疗巨结肠和巨直肠。在这种情况下手工缝合回肠肛管吻合可能是必需的，因为肠壁的厚度导致通常不可能钉合横断肛管。通常推荐做套式回肠造瘘。

和顺应性下降，客观评估结直肠蠕动功能有一定比例的提高。对于此类疾病，此术式基于坚实的生理学原则并且损伤较以前的大多数手术少。因此它应该被认为如必须手术的话，即使不是最佳至少也是一个合适的选择。

永久性造口

对于一些成人巨结肠巨直肠症患者来说永久造口可能是必要的。如果病人的宁愿造瘘而不是重建，或者重建手术失败或有禁忌，此选项必须被视为一种初始的治疗方法（Stabile 等，1992a）。在 Birmingham 系列中只有一名患者选择造口作为最初的和最终手术，但 7 例因为重建手术失败而永久性造口。

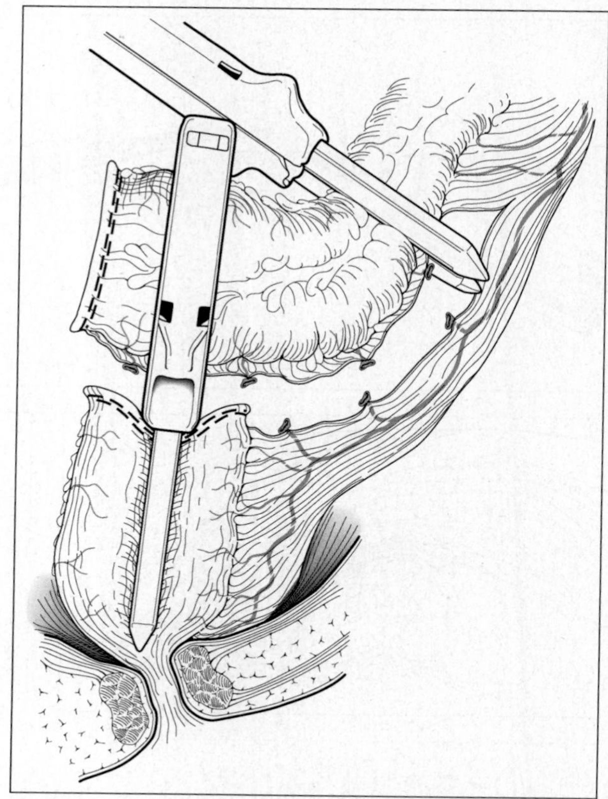

图 19.22 应用直线切割闭合器进行直肠垂直减容并切除多余的乙状结肠。

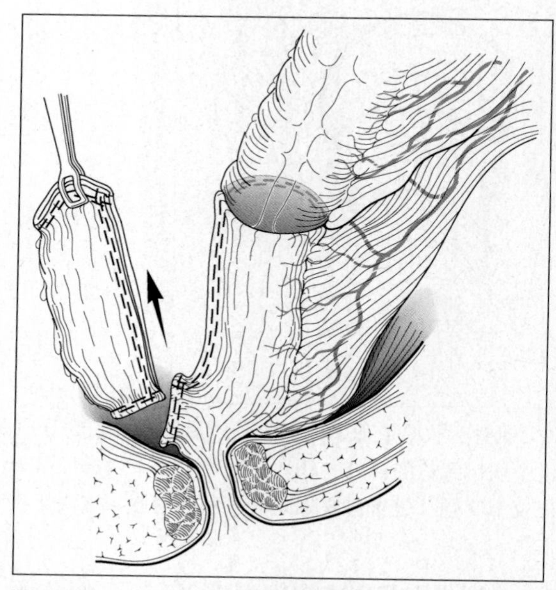

图 19.23 在切断其远端与直肠肛管连接部分后，将直肠的前半部分移除。然后将“垂直减容”的直肠与近端的降结肠吻合。

表 19.6　VRR 对直肠生理学的影响的总结

	术前			术后		
	中位值	正常个数	异常个数	中位值	正常个数	异常个数
RS：FS（ml）	140（10－>400）	3	5	52（10～160）[a]	6	2
RS：DD（ml）	300（150－>400）	2	6	137（50～240）[b]	6	2
RS：MT（ml）	360（200－>400）	1	7	217（130～280）[c]	8	0[d]
RS：ES（mA）	—	—	—	18.5（5.8～23.6）	7	1
直径（cm）	—	—	—	4.2（2.1～6.5）	7	1
顺应性（ml/mmHg）	—	—	—	10.3（3.7～20.4）	7	1
Evac 时间（s）	270（30～360）	1	7	75（45～210）[c]	3	5
Evac（%）	42.5（5～85）	1	7	65（40～85）	3	5

RS：FS＝对气球扩张的最初感觉；RS：DD＝对气球扩张产生便意；RS：MT＝对气球扩张的最大耐受值；RS：ES＝直肠黏膜电敏感性

[a]符号秩检验：$P=0.04$

[b]符号秩检验：$P=0.008$

[c]符号秩检验：$P=0.02$

[d]精确检验：$P=0.001$

摘要和作者的意见

巨结肠巨直肠症病人在考虑手术之前必须用尽各种保守治疗方式。病人还必须认识到，手术有风险，他们可能最终做一个永久性的造口。

决策是困难的，但是最近由 Gladman 等（2005b）做了出色的综述，帮助我们把想法落实到行动上。此外科数据的综述显示，手术报告结果必须谨慎阐释，不同研究之间比较是有问题的，因为研究设计的局限性，难于通过客观评估肠管的扩张度严格区别各个项目。此外还有不同的方法获得的结果数据，成功率，功能性的结果以及术后合并症。特别是，有关远期疗效和生活质量影响的数据缺乏，研究往往不可避免地只包括患病人数中的少数。目前，基于肠管扩张度或者更恰当地，排便功能障碍来选择手术方式的相关数据缺乏，而这是一个值得进一步研究的领域。毕竟，这样的做法似乎符合逻辑，并可能最终改善治疗结果。可以尝试的建议包括：

- 巨结肠的病人如果有非扩张的有功能的直肠，次全结肠肠次全切除术和 IRA 是可选的，肠段切除的结果是术后便秘的高发。不过，必须告知患者这种治疗有一定死亡率，其中 20%的病人需要进一步手术治疗。这常常继发于肠梗阻。
- 扩张影响到全部结肠和直肠（大肠）的病人，最适当的治疗应该是重建性直肠结肠切除联合回肠储袋重建。成功率在 70%～80%，虽然操作很复杂，应警告患者回肠储袋功能欠佳的风险，特点是频繁排便，夜间粪便污染。
- 肠远端扩张（巨直肠± 巨乙状结肠）的病人，似乎以成功率（70%～80%）来选择，在垂直面直肠复位成形术和直肠切除结肠肛管吻合术之间差异很少。然而，与直肠切除相关的死亡率则建议 VRR，涉及不那么激进盆腔解剖，是一种更安全的选择，虽然接受这个术式的病人较少而且随访有限。
- Duhamel 和直肠拖出式手术不能被推荐，因为他们的不确定的结果，和令人无法接受的高并发症率，很多病人由于多种并发症或持续性便秘需要进一步手术治疗。盆底手术对于这些病人似乎完全无效。

- 病人希望避这些复杂手术所造成的风险的最终选择是造口。当一种手术没有成功，也可能有另外一种手术可供选择。然而，这必须建立在扩张/无功能肠管的近端，并且需警告病人这可能导致腹部疼痛和腹胀。

很明显，手术治疗巨肠是复杂的，但对于症状顽固并导致生活质量下降的病人必须手术治疗。由于病人需要全面的临床、心理和生理的评价，这最好由专门的外科团队进行。目前，没有任何一种手术能够提供100%的治愈率，术前咨询是必需的，这样能够使病人明白手术可以改善而不是治愈病症，一旦手术失败，结果可能是需要一个永久性造口。

（彭正 译 彭正 校）

参考文献

Afzal N, Murch S, Thirrupathy K, Berger L, Fagbemi A & Heuschkel R (2003) Constipation with acquired megarectum in children with autism. *Pediatrics* 112: 939-942.

Arhan P, Faverdin C & Thouvenot J (1972) Anorectal motility in sick children. *Scand J Gastroenterol* 7: 309-314.

Arhan P, Persoz B, Faverdin C, Revillon Y & Pellerin D (1979) Le coefficient d'elasticite de la paroi rectale (CEPR): un test pronostic de la maladie de Hirschsprung. *Chir Pediatr* 20: 185-191.

Aronson I & Nixon HH (1972) A clinical evaluation of anorectal pressure studies in the diagnosis of Hirschsprung's disease. *Gut* 13: 138-146.

Barnes PRH, Lennard-Jones JE, Hawley PR & Todd IP (1986) Hirschsprung's disease and idiopathic megacolon in adults and adolescents. *Gut* 27: 534-541.

Bassotti G, Gaburri M, Imbimbo BP, Rossi L, Farroni F, Pelli MA et al (1988) Colonic mass movements in idiopathic chronic constipation. *Gut* 29: 1173-1179.

Belliveau P, Goldberg SM, Rothenberger DA & Nivatvongs S (1982) Idiopathic acquired megacolon: the value of subtotal colectomy. *Dis Colon Rectum* 25: 118-121.

Boeckxstaens GE, Pelkmans PA, Herman AG & Maercke YMV (1993) Involvement of nitric oxide in the inhibitory innervation of the human isolated colon. *Gastroenterology* 104: 690-697.

Boley SJ (1968) An endorectal pull-through operation with primary anastomosis for Hirschsprung's disease. *Surg Gynecol Obstet* 127: 353-362.

Boley SJ (1984) A new operative approach to total aganglionosis of the colon. *Surg Gynecol Obstet* 159: 481-484.

Brown SR & Shorthouse AJ (1997) Restorative proctocolectomy for idiopathic megarectum: Postoperative recovery of hypotonic anal sphincters: Report of two cases. *Dis Colon Rectum* 40: 625-627.

Cameron JAM (1928) On aetiology of Hirschsprung's disease. *Arch Dis Child* 3: 210.

Clausen EG & Davis VG (1963) Early and late complications of the Swenson pull-through operation for Hirschsprung's disease. *Am J Surg* 106: 372-376.

Coran AG & Weintraub WH (1976) Modification of the endorectal procedure for Hirschsprung's disease. *Surg Gynecol Obstet* 143: 277-282.

Crowe R, Kamm MA, Burnstock G & Lennard-Jones JE (1992) Peptidecontaining neurons in different regions of the submucous plexus of human sigmoid colon. *Gastroenterology* 102: 461-467.

Duhamel B (1960) A new operation for the treatment of Hirschsprung's disease. *Arch Dis Child* 35: 38-39.

Earlam R (1985) A vascular cause for Hirschsprung's disease. *Gastroenterology* 88: 1274-1279.

Ehrenpreis T, Livaditis A & Okmian L (1966) Results of Duhamel's operation for Hirschsprung's disease. *J Paediatr Surg* 1: 40-46.

Elliot MS & Todd IP (1985) Adult Hirschsprung's disease: results of the Duhamel procedure. *Br J Surg* 72: 884-885.

Facer P, Knowles CH, Thomas PK, Tam PKH, Williams NS & Anand P (2001) Decreased tyrosine kinase C expression may reflect developmental abnormalities in Hirschsprung's disease and idiopathic slow-transit constipation. *Br J Surg* 88: 545-552.

Fairgreave J (1963) Hirschsprung's disease in the adult. *Br J Surg* 50: 506-514.

Faverdin C, Dornic C, Arhan P et al (1981) Quantitative analysis of anorectal pressures in Hirschsprung's disease. *Dis Colon Rectum* 24: 422-427.

Furness JB & Costa M (1980) Types of nerves in the enteric nervous system. *Neuroscience* 5: 1-20.

Furness JB & Costa M (1987) *The Enteric Nervous System*. Edinburgh: Churchill Livingstone.

Garrett JR & Howard ER (1981) Myenteric plexus of the hind-gut: developmental abnormalities in humans and experimental studies. *Ciba Found Symp* 83: 326-354.

Gattuso JM & Kamm MA (1997) Clinical features of idiopathic megarectum and idiopathic megacolon. *Gut* 41: 93-99.

Gattuso JM, Hoyle CHV, Milner P, Kamm MA & Burnstock G (1996a) Enteric innervation in idiopathic megarectum and megacolon. *Int J Colorectal Dis* 11: 264-271.

Gattuso JM, Kamm MA, Morris G & Britton KE (1996b) Gastrointestinal transit in patients with idiopathic megarectum. *Dis Colon Rectum* 39: 1044-1050.

Gattuso JM, Kamm MA, Halligan SM & Bartram CI (1996c) The anal sphincter in idiopathic megarectum. *Dis Colon Rectum* 39: 435-439.

Gattuso JM, Kamm MA & Talbot IC (1997) Pathology of idiopathic megarectum and megacolon. *Gut* 41: 252-257.

Gladman MA, Williams NS, Scott SM, Ogunbiyi OA & Lunniss PJ (2005a) Medium-term results of vertical reduction rectoplasty and sigmoid colectomy for idiopathic megarectum. *Br J Surg* 92: 624-630.

Gladman M, Scott SM, Lunniss PJ, Williams NS (2005b) Systematic review of surgical options for idiopathic megarectum and megacolon. *Ann Surg* 241: 562-574.

Goligher JC (1984) In *Diseases of the Anus, Colon and Rectum*, 5th edn, pp 340-341. London: Baillière Tindall.

Gordon PH (1983) An improved technique for the Duhamel operation using the EEA stapler. *Dis Colon Rectum* 26: 690-692.

Gunterberg B, Kewenter J, Petersen I, Stener B (1976) Anorectal function after major resections of the sacrum with bilateral or unilateral sacrifice of sacral nerves. *Br J Surg* 63: 546-554.

Hamdy MH & Scobie WG (1984) Anorectal myectomy in adult Hirschsprung's disease: a report of six cases. *Br J Surg* 71: 611-613.

Horovitz IL & Baier I (1974) An unusual case of aganglionic megacolon. *Dis Colon Rectum* 17：249.

Hosie KB, Kmiot WA & Keighley MRB (1990) Constipation：another indication for restorative proctocolectomy. *Br J Surg* 77：801-802.

Howard ER, Garrett JR & Kidd A (1982) Congenital neuronal disorders of the hind-gut：the value of anorectal biopsies. *Scand J Gastroenterol* 17：151-153.

Jarvinen HJ & Rintala R (1985) Funnel anus and megacolon in an adult. *Dis Colon Rectum* 28：957-959.

Jennings PJ (1967) Megarectum and megacolon in adolescents and young adults. Results of treatment at St Mark's Hospital. *Proc R Soc Med* 60：805-806.

Keef KD, Du C, Ward SM, McGregor B & Sanders KM (1993) Enteric inhibitory neural regulation of human colonic circular muscle：role of nitric oxide. *Gastroenterology* 105：1009-1016.

Kim CY, Park J-G, Park KW, Park KJ, Cho MH & Kim WK (1995) Adult Hirschsprung's disease：Results of the Duhamel's procedure. *Int J Colorectal Dis* 10：156-160.

Knowles CH, Scott SM, Wellmer A, Misra VP, Pilot MA, Williams NS et al (1999) Sensory and autonomic neuropathy in patients with idiopathic slow-transit constipation. *Br J Surg* 86：54-60.

Koch TR, Otterson MF & Telford GL (2000) Nitric oxide production is diminished in colonic circular muscle from acquired megacolon. *Dis Colon Rectum* 43：821-828.

Krishnamurthy S, Schuffler MD, Rohrmann CA & Pope CE (1985) Severe idiopathic constipation is associated with a distinctive abnormality of the colonic myenteric plexus. *Gastroenterology* 88：26-34.

Kune GA (1966) Megacolon in adults. *Br J Surg* 53：199-205.

Kusunoki M, Shoji Y, Yanagi H et al (1991) Function after abdominal rectal resection and colonic J pouch-anal anastomosis. *Br J Surg* 78：1434-1438.

Lane RHS & Todd IP (1977) Idiopathic megacolon：a review of 42 cases. *Br J Surg* 64：305-310.

Lawson JON & Nixon HH (1967) Anal canal pressure in the diagnosis of Hirschsprung's disease. *J Paediatr Surg* 2：544-552.

Lee SL, DuBois JJ, Montes-Garces RG, Inglis K & Biediger W (2002) Surgical management of chronic unremitting constipation and fecal incontinence associated with megarectum：A preliminary report. *J Pediatr Surg* 37：76-79.

Lee YK & Koh YB (1977) Anorectal excision myomectomy for distal short segment Hirschsprung's disease. *Am J Proctol* 28：52-58.

Lefebvre MP, Leape LL, Pohl DA, Safaii H & Grand RJ (1984) Total colonic aganglionosis initially diagnosed in an adolescent. *Gastroenterology* 87：1364-1366.

Lewis WG, Holdsworth PJ, Stephenson BM, Finan PJ & Johnston D (1992) Role of the rectum in the physiological and clinical results of coloanal and colorectal anastomosis after anterior resection for rectal carcinoma. *Br J Surg* 79：1082-1086.

Lorenzo MD, Yazbech S & Brochu P (1985) Aganglionosis of the entire bowel：four new cases and review of the literature. *Br J Surg* 72：657-658.

Louw JH (1961) The Duhamel type operation for Hirschsprung's disease. *S Afr Med J* 35：1033-1036.

Luukkonen P, Heikkinen M, Huikuri K & Harvinen H (1990) Adult Hirschsprung's disease：clinical features and functional outcome after surgery. *Dis Colon Rectum* 33：65-69.

Lynn HB (1966) Rectal myectomy for aganglionic megacolon. *Mayo Clin Proc* 41：289-296.

Lynn HB & van Heerden JA (1975) Rectal myectomy in Hirschsprung's disease：a decade of experience. *Arch Surg* 110：991-993.

McCourtney JS, Hussain N & Mackenzie I (1996) Balloon tamponade for control of massive presacral haemorrhage. *Br J Surg* 83：222.

McCready RA & Beart RW (1980) Adult Hirschsprung's disease. Results of surgical treatment in the Mayo Clinic. *Dis Colon Rectum* 23：401-407.

McGavity WC & Cody JE (1974) Complications of Hirschsprung's disease in adults. *Am J Gastroenterol* 61：390-393.

Madsen CM (1964) *Hirschsprung's Disease：Congenital Intestinal Aganglionosis*, p 245. Copenhagen：Munksgaard.

Meier-Ruge W, Lutterbek PM, Herzog B, Morger R, Moser R & Scharli A (1972) Acetylcholinesterase activity in suction biopsies of the rectum in the diagnosis of Hirschsprung's disease. *J Paediatr Surg* 7：11-15.

Metzgar PP, Alvear DT, Arnold GC & Stoner RR (1978) Hirschsprung's disease in adults：report of a case and review of the literature. *Dis Colon Rectum* 21：113-117.

Mimura T, Nicholls T, Storrie JB & Kamm MA (2002) Treatment of constipation in adults associated with idiopathic megarectum by behavioural retraining including biofeedback. *Colorectal Dis* 4：477-482.

Natsikas NB & Sbarounis CN (1987) Adult Hirschsprung's disease：an experience with the Duhamel-Martin procedure with special reference to obstructed patients. *Dis Colon Rectum* 30：204-206.

Nissan S, Barr-Maor JA & Levy E (1971) Anorectal myectomy in the treatment of short segment Hirschsprung's disease and idiopathic megacolon. *J Paediatr Surg* 6：738－741.

Palmer JA & McBirnie JE (1967) Atonic megacolon. *Can J Surg* 10：15-20.

Partiquin H, Martelli H & Devroede G (1978) Barium enema in chronic constipation：is it meaningful? *Gastroenterology* 75：619-624.

Pelissier EP, Blum D, Bachour A & Bosset JF (1992) Stapled coloanal anastomosis with reservoir procedure. *Am J Surg* 163：435.

Penninckx FM & Kerremans R (1975a) Evaluation of anorectal motility and rectoanal reflex in Hirschsprung's disease and functional constipation. *Acta Paediatr Scand* 148：47-51.

Penninckx F & Kerremans R (1975b) Pharmacological characteristics of the ganglionic and aganglionic colon in Hirschsprung's disease. *Life Sci* 17：1387-1394.

Pescatori M, Mattana C & Castiglioni GC (1986) Adult megacolon due to total hypoganglionosis. *Br J Surg* 73：765.

Pinho M, Yoshioka K & Keighley MRB (1989) Long term results of anorectal myectomy for chronic constipation. *Br J Surg* 76：1163-1164.

Poisson J & Devroede G (1983) Severe chronic constipation as a surgical problem. *Surg Clin North Am* 63：193-217.

Prout BJ (1984) Constipation. *Gastroenterol Pract* 17-24.

Robertson HE & Kernohan JW (1938) The myenteric plexus in congenital megacolon. *Proc Staff Meetings Mayo Clin* 13：123-125.

Robertson K, Mason I & Halls I (1997) Hirschspring's disease：genetic mutations in mice and men. *Gut* 41：436-441.

Rosin JD, Bargen JA & Waugh JM (1950) Congenital megacolon of aman 54 years of age. Report of a case. *Mayo Clin Proc* 25：710.

San Filippo JA, Allen JE & Jewett TC (1972) Definitive surgical management of Hirschsprung's disease. *Arch Surg* 105：245-247.

Schuster MM, Tobon F, Reid NCRW & Talbert JL (1968) Nonsurgical test for the diagnosis of Hirschsprung's disease. *N Engl J Med* 278：188-194.

Shuster G, Kim IC & Barbero GJ (1970) Rectal motility patterns in infants and children with aganglionic megacolon. *Am J Dis Child* 119: 494-499.

Smith SB (1968) Effect of irritant purgatives on the myenteric plexus in man and the mouse. *Gut* 9: 139-142.

Soave F (1964) Hirschsprung's disease: a new surgical technique. *Arch Dis Child* 39: 116-119.

Soper RT & Miller FE (1968) Congenital aganglionic megacolon (Hirschsprung's disease): diagnosis, management and complications. *Arch Surg* 96: 554-561.

Stabile G, Kamm PR, Hawley PR & Lennard-Jones JE (1991) Results of the Duhamel operation in the treatment of idiopathic megarectum and megacolon. *Br J Surg* 78: 661-663.

Stabile G, Kamm MA, Hawley PR & Lennard-Jones JE (1992a) Results of stoma formation for idiopathic megarectum and megacolon. *Int J Colorect Dis* 7: 82-84.

Stabile G, Kamm MA, Phillips RKS, Hawley PR & Lennard-Jones JE (1992b) Partial colectomy and coloanal anastomosis for idiopathic megarectum and megacolon. *Dis Colon Rectum* 35: 158-162.

Starling JR, Croom RD III & Thomas CG Jr (1986) Hirschsprung's disease in young adults. *Am J Surg* 151: 104-109.

State D (1963) Segmental colon resection in the treatment of congenital megacolon (Hirschsprung's disease). *Am J Surg* 105: 93-98.

Stewart J, Kumar D & Keighley MRB (1994) Results of anal or low rectal anastomosis and pouch construction for megarectum and megacolon. *Br J Surg* 81: 1051-1053.

Swenson O & Bill AH (1948) Resection of rectum and rectosigmoid with preservation of the sphincter for benign spastic lesions producing megacolon: an experimental study. *Surgery* 24: 212-220.

Swenson O, Sherman JO & Fisher JH (1973) Diagnosis of congenital megacolon: an analysis of 501 patients. *J Paediatr Surg* 8: 587-593.

Swenson O, Sherman JO, Fisher JH & Cohen E (1975) The treatment and postoperative complications of congenital megacolon. 25 year follow up. *Ann Surg* 182: 266-272.

Taylor I (1984) Assessment of anorectal motility measurements in the management of adult megacolon. *Clin Gastroenterol* 51: 61-68.

Taylor I, Hammond P & Darby C (1980) An assessment of anorectal motility in the management of adult megacolon. *Br J Surg* 67: 754-756.

Taylor T, Smith AN & Fulton M (1990) Effects of hysterectomy on bowel and bladder function. *Int J Colorectal Dis* 5: 228-231.

Tiffin ME, Chander LR & Faber JH (1940) Localized absence of myenteric plexus in congenital megacolon. *Am J Dis Child* 59: 1071-1073.

Todd IP (1977) Adult Hirschsprung's disease. *Br J Surg* 64: 311-312.

Udassin R, Nissan PJ, Lerrnau O & Hod G (1983) The mild form of Hirschsprung's disease (short segment). *Ann Surg* 194: 767-770.

Watkins GL (1966) Operative treatment of acquired megacolon in adults. *Arch Surg* 93: 620-624.

Whitehouse FR & Kernohan JW (1948) Myenteric plexus in congenital megacolon. Study of eleven cases. *Arch Intern Med* 82: 75.

Williams NS, Fajobi OA, Lunniss PJ, Scott SM, Eccersley AJP & Ogunbiyi OA (2000) Vertical reduction rectoplasty: a new treatment for idiopathic megarectum. *Br J Surg* 87: 1203-1208.

Yoshioka K & Keighley MRB (1987) Anorectal myectomy for outlet obstruction. *Br J Surg* 74: 373-376.

第 20 章　直肠脱垂

50%～70%的直肠脱垂患者有大便失禁（Andrews 和 Jones，1992）。大便失禁在老年人中尤其多见（Stenchever，1984；Watts 和 Thompson，2000）。直肠脱垂令人感觉很尴尬，特别是在社交场合。出血和黏液分泌是直肠脱垂的常见症状。直肠脱垂在女性中较为常见；一般情况下，如无潜在的易感因素，男性不会发生此病。直肠脱垂的年轻患者常有多年的排便用力史。

直肠脱垂是直肠通过括约肌形成的真性肠套叠。直肠脱垂的原因包括：直肠阴道陷凹或直肠膀胱陷凹过深，外侧韧带松弛，直肠与骶骨不固定；最后可同时出现生殖器脱垂和尿失禁（Hudson，1988；Gonzalez-Argente 等，2001；Altman 等，2006）。在直肠脱垂中，可以见到典型的会阴下降和肛门松弛。盆底肌被拉长，同时在拉力作用下，阴部神经常发生神经性病变。

儿童直肠脱垂

儿童直肠脱垂比较罕见。儿童发生此病，常有一些易感因素。儿童直肠脱垂在本质上具有自限性，很少有病例需要手术治疗（Antao 等，2005）。

易感因素

直肠脱垂常发生于患有慢性呼吸系统疾病的儿童，例如囊性纤维化。Stern 等（1982）报道，在 605 例囊性纤维化患儿中，112 例发生了直肠脱垂（18%）。1/3 患儿直肠脱垂的发生早于囊性纤维化。Kulczycki 和 Shwachman（1958）等报道 28% 的囊性纤维化患儿发生了直肠脱垂。营养不良是直肠脱垂的另一易感因素，特别好发于阿米巴病、贾第虫病、蠕虫病等腹泻疾病引起的营养不良患儿（Soriano 等，1966；Taynor 和 Michener，1966；Narasanagi，1973；Nwako，1975；Bhandari 和 Ameta，1977）。在非洲和印度地区，营养不良是特别重要的易感因素，一般认为直肠缺乏支撑是导致直肠发生脱垂的原因。在卢旺达，难民营中儿童的直肠脱垂发病率非常高（Chaloner 等，1996）。有研究发现儿童的直肠黏膜较成人更为松弛，所以儿童更易发生直肠脱垂（Santulli，1983）。此外，直肠呈垂直状态，骶骨较为扁平，缺乏提肌和盆内筋膜的支持也是儿童直肠脱垂的解剖易感因素。

发病率

儿童直肠脱垂一般发生在 3 岁以下儿童，特别是一岁以内的儿童。在这个年龄阶段，直肠黏膜往往很松弛，因此，黏膜下脱较直肠全层下脱更常见。大多数研究表明男女发病率相等（Datta 和 Das，1977；Corman，1985）。

症状和体征

患儿可能会表现出用力及疼痛的样子；在尿布上可见血迹和黏液。患儿阵发性尖叫可能提示腹部绞痛或便秘。患儿用力时可见黏膜脱出或直肠全脱垂。肛门括约肌很松弛。直肠脱垂患儿经常会表现出易感因素的特征，如囊性纤维化或营养不良。患儿如果经常性用力过度，还可导致肛裂，在肛门望诊时，可见到这种症状。

直肠完全脱垂与回-结肠套叠或结肠-结肠套叠的鉴别诊断较为困难。肠套叠在套叠顶部常有息肉。如果脱出的是回肠或结肠套叠，在肠套叠和肛管之间往往能触及凹陷。直肠脱垂也应与息肉或痔相鉴别。

治疗

对于儿童直肠脱垂，保守治疗一般均能获得成功，所以我们建议应采用保守治疗。随着幼儿年龄增长，直肠周围组织的支持会越来越牢固。可以采用束臀法使直肠维持在正常位置。严重营养不良的儿童需要营养支持及直肠脱垂复位术。

针对儿童直肠脱垂，应该治疗相关的呼吸系统疾病，采用容积性泻药防止便秘，并鼓励儿童养成正常的排便习惯。儿童排尿时不得久坐。

如果使用束臀法、积极改善体质和使用软便药后，直肠脱垂仍未治愈，建议使用注射硬化疗法（Kay 和 Zachary，1970）。使用酚甘油，亦可注入70%的酒精或 30%的生理盐水。经肛管注射或经肛提肌周围皮肤注射入坐骨直肠窝。在注射前，应给患儿服用镇静剂，注射后，特别是使用的硬化剂量超过 35ml，偶尔会出现肛周脓肿或坐骨直肠窝脓肿（Corman，1985）。Datta 和 Das 于 1977 年报道，一次性注射后 30 例患儿的治愈率为 83%；对于仍未治愈的患儿，重复注射即可治愈。Malyshev 和 Gulin（1973）报道 353 例患儿使用 70%的酒精注射治愈率达到了 96%。

绝大部分患儿均可通过保守治疗治愈，只有极少数需要手术治疗。黏膜脱垂切除术一直在使用，但由于手术可能会在肛缘形成一段无支撑的黏膜，所以不建议采用。肛门环缩术可临时用来作为权宜之计。Narasanagi（1973）报道，在 3 例采用本手术的患儿中，一例由于破损出现失败。与此相反，Groff 和 Nagaraj（1990）指出，环缩术总体上可以相当令人满意地控制脱垂，并且经过一段时间之后，还经常可以去掉环缩材料。其他一些有记载的手术方法包括：直肠肛门线性烧灼术（Hight 等，1982），使用纱布或明胶海绵填充骶骨前腔，切除骨盆腹膜陷凹的经骶直肠固定术与提肌成形术，骨盆底修复的经骶尾直肠固定术（Ashcroft 等，1977；Chino 和 Thomas，1984）以及会阴直肠固定术（Heald，1926）。不过，如果环缩术失败，最好采用会阴直肠固定术（Nash，1972）。

表 20.1 总结了手术治疗的结果。有点令人惊奇的是，Hight 等（1982）发现，在 102 例患儿中，只有 29 例经保守治疗治愈，其他 73 例接受了直肠肛门线性烧灼术，成功 71 例。

表 20.1 儿童直肠脱垂的治疗结果

	数量	治愈率（%）
硬化性注射		
Kay 和 Zachary（1970）	51	100*
Malyshev 和 Gulin（1973）	353	96*
Datta 和 Das（1977）	30	83*
肛门环缩术		
Narasanagi（1973）	30	97
Groff 和 Nagaraj（1990）	10	100*
骶骨前填充		
Nwako（1975）	100	100*
线性烧灼		
Hight 等（1982）	73	97*
直肠固定术		
Ashcroft 等（1977）	4	100*
Chino 和 Thomas（1984）	4	100*

* 两年后需要替换。

如需手术治疗，我们建议采用肛周环缩术作为稳定骶骨附近直肠的临时性措施。如果在环缩材料去除后，再次发生直肠脱垂，我们便会通过直肠乙状结肠切除术，去除多余的直肠乙状结肠部组织，修复骨盆底，并闭塞 Douglas 陷凹。

成年人直肠脱垂

病原学

对于直肠脱垂的发病原因，颇有一些争议，有人认为是由于滑动性疝，有人认为是由于肠套叠，也有人认为是两个原因的综合。Alexis Moscowitz 于 1912 年将直肠脱垂描述成一个滑动性疝，并以此为基础，希望建立一个合理的治疗解剖学原则。据此，他建议修复提肌裂孔，闭塞腹膜盲囊，同时切除脱垂部分。遗憾的是，采用这些方法，复发率高达 48%，有人也因此对滑动性疝理论提出质疑（Porter，1962）。

Broden 和 Snellman（1968）采用 X 线电影照相术研究方法，并在后来通过排便造影确认，直肠脱垂不是一个滑动性疝，而是一个肠套叠，有关的解剖学异常是脱垂的结果，而不是其诱因（Thauerkauf等，1970；Womack 等，1987；Broden 等，1988a，b；Yoshioka 等，1989a）。这些继发性的解剖学异常包括：腹膜盲囊较深，提肌脱离，肛门括约肌松弛及去神经化，直肠乙状结肠冗长，直肠无水平位置及骶骨与骨盆连接减弱，失去子宫及膀胱支撑及会阴下垂。因为根据并存的功能性疾病及患者年龄的不同，完全的直肠脱垂会导致不同的后果，所以需要对于上述这些因素的相对重要性进行简要的说明。

肠套叠

通过X线电影照相术，对患者的排钡过程所进行的研究催生出了肠套叠理论（Broden 和 Snellman，1968）。对于直肠脱垂的患者，在肛缘之上6～8cm 可见到周缘套叠的顶点（Devadhar，1965）。脱垂的前壁与后壁长度相等。有时候，脱垂为不完全脱垂，特别是有过直肠疼痛、里急后重、出血以及黏液分泌史的年轻患者（White 等，1980）。不完全脱垂在临床上较难诊断，在会阴下降不严重、肛道不松弛的情况下，较难见到骨盆底的异常。使用电视直肠排便造影，便可见到不完全脱垂是上直肠折叠到肛管或下部直肠壶腹。不过，由于无症状的人也常见这种套叠，所以放射表现的意义值得怀疑（Hoffman 等，1984；Berman 等，1987）。

Mellgren 等（1997）也对不完全直肠套叠的意义提出质疑，他使用重复的排便造影术，发现在41 例患者中，38 例在第二次检查时没有见到直肠套叠。并且，在所有患者中，最后只有一例发展为完全直肠脱垂。由此可见，尽管肠套叠理论是脱垂发病机制的一个最合理的理论，但套叠本身的显著性却极低。同时，对于单纯性肠套叠患者使用直肠固定术的效果也不尽如人意（Briel 等，1997）。最后，使用直肠固定术治疗肠套叠，还经常会影响直肠的排空能力（Schultz 等，2000）。

在完全直肠脱垂中，套叠一直通过肛门，外翻向会阴（Womack 等，1987）。有研究表明，不完全肠套叠可能与排便时骨盆底收缩不当有关，导致一般有前直肠肛门溃疡表现的综合征，也就是所谓的直肠孤立性溃疡综合征（Rutter 和 Riddell，1975）。有关这些疾病的详细描述请参阅第 18 章与第 21 章。与此相对，完全直肠脱垂一般与骨盆底脆弱有关，整个直肠肛门通过肛门括约肌外翻。也可以用下列方法确认肠套叠理论：在距肛缘 6cm及 10cm 处的直肠黏膜四个象限上，放置不透 X 线的小夹子；在患者用力排便时，通过 X 线照相术扫描，可见到小夹子下降并最终出现在会阴部或出现在肛管内（Pantanowitz 和 Levine，1975）。

与直肠乙状结肠切除术相比，直肠固定术较成功的原因是：在将直肠与骶骨固定后，它便无法套叠（Blatchford 等，1989），只要用于固定直肠及骶骨的材料不脱离，直肠脱垂便不会复发（Hool等，1997）。

滑动性疝

过去曾一度认为，完全直肠脱垂实际上就是一个滑动性疝，是由于前腹膜返折流动范围大引起的骨盆底缺陷，导致直肠脱垂（Moscowitz，1912）。如果该理论正确，那么前侧脱垂便应较长，或前侧脱垂先发生。不过，在因用力发生肠脱垂时，脱出部分为环形，顶点在整个肠脱垂的中心。更有可能的是，前直肠阴道腹膜陷凹较长是由于重复性的肠套叠引起的。另外，如果直肠脱垂是由于骨盆腹膜的滑动性疝引起的，那么后直肠固定术能够防止脱垂复发的原因便很难得到一个合理的解释。连续性肠套叠理论的另一个证据是，尽管闭塞了滑动性疝，直肠乙状结肠切除术也无法治愈所有的肠脱垂（Friedman 等，1983）。

骨盆底缺陷

大部分完全直肠脱垂患者，特别是老年患者，骨盆底均较脆弱。一度有人认为，肛提肌缺陷是直肠脱垂的主要原因。不过，有些直肠脱垂患者的骨盆底功能并无异常（Keighley 等，1980；Neill 等，1981；Keighley 和 Shouler，1984；Snooks 等，1985）。其中包括年轻男性患者，一些大小便控制能力正常的年轻女性患者，以及绝大部分未经产的老年女性。一方面，对完全肠套叠患者的肌电检查可见骨盆底及肛门外括约肌活动过度（Womack等，1987）。而另一方面，很多患者也会出现骨盆底问题，特别是那些同时存在大便失禁的患者（Agachan 等，1997）。这些大便失禁患者无论是在不用力时，还是在用力而导致骨盆底收缩时，肛管内的压力均较低（Penninckx 等，1978；Hiltunen等，1986；Metcalf 和 Loening-Baucke，1988；Sun等，1989；Hamalainen 等，1996；Aitola 等1999a）。这种异常与阴部神经传导时间延迟

（Parks 等，1977；Agachan 等，1997）及肛门直肠角度过大（Parks 等，1966）有关。有大便失禁的患者，可能由于反复下坠，骨盆底及外括约肌会出现神经性病变。骨盆底及括约肌异常问题是可逆转的，因为患者经过仅针对肠套叠的治疗后，约70%患者的大便失禁问题会得到改善（Keighley 等，1983；Tjandra 等，1993；Schultz 等，1996；Tolwinski 等，1997；Lechaux 等，2001）。因此，上述发现表明，对于大部分患者而言，骨盆底缺陷不是脱垂的原因，而是脱垂的结果。当然，对于截瘫或马尾受损的患者，如脊柱裂患者，骨盆底薄弱可能会导致直肠脱垂（Nash，1972）。

相关异常

除了腹膜盲囊及直肠与骨盆的骨盆内筋膜（特别是后部韧带）的连接松弛之外，还常见一些其他的继发性解剖学特征（图 20.1a～d），如子宫下垂，老年患者尤其多见（Altman 等，2006）。很多直肠脱垂患者均有经阴道或腹部的子宫切除术或阴道修复术手术史。根据一项来自爱丁堡的研究，在50 例女性直肠脱垂患者中，8 例有子宫下垂，20 例有过子宫切除术史，12 例有过一定形式的阴道修复术史（Vongsangnak 等，1985a）。Loygue 等（1984）报道，200 例女性直肠脱垂患者中，54 例有相关的生殖器脱垂。同时，还可并存尿失禁及大便失禁。尿失禁经常与膀胱突出相关（Altman 等，2005）。在爱丁堡研究的 30 例女性大便失禁患者中，9 例同时患有尿失禁（Vongsangnak 等，1985a）。Cleveland 诊所研究组发现，34%的直肠脱垂患者出现了生殖器脱垂，而正常人群同一年龄组的生殖器脱垂发病率则为 12%。与此类似，直肠脱垂患者并存尿失禁的概率为 65%，对照人群的尿失禁发生率则为 30%（Gonzalez-Argente 等，2001）。

直肠脱垂患者的肛门直肠角度显著地大于对照研究对象，实际上，即使临床未检查出直肠脱垂，如果肛门直肠相互垂直，即几乎可以断定脱垂的存在。直肠脱垂患者的肛管较正常人短，未用力时会阴及骨盆底通常也有下垂（Yoshioka 等，1989a）。但在尽力排便时，骨盆底的运动常会明显加剧，即使是老年患者，也会出现骨盆底提高，肛门直肠角变小的现象。在用力时，通过电视直肠排便造影，不仅可见到肠套叠及脱垂，并且可见到明显的会阴下垂现象。

结肠蠕动迟缓（结肠壅滞）患者常见乙状结肠冗长，可导致乙状结肠膨出，这在直肠脱垂患者中不太常见（参阅第 18 章）。

发病率

性别，年龄，经产状况

女性

女性直肠脱垂发病率远高于男性，年龄越大，这种趋势越明显（表 20.2）。超过 50%的直肠脱垂女性患者的年龄超过 70 岁（Loygue 等，1984）。直肠脱垂并不限于经产女性，1/3 的直肠脱垂老年患者未婚未育（Mortensen 等，1984；Watts 等，1985）。1976—1984 年间伯明翰的直肠脱垂患者中，随机挑选 120 例，40 例（33%）未经产，其中 87%的年龄超过 60 周岁。在挑选出的患者中，女性患者患失禁的总概率为 64%，未经产女性失禁发生率则只有 22%，而有阴道分娩史的女性，85%患有失禁。不过，失禁并不仅限于老年患者；实际上，年轻女性患者中有一个特定人群，其中有些患摄食障碍，具有用力时直肠脱垂的终生病史，这些患者的一个重要特征是肠动力障碍（Malik 等，1997）。

男性

与女性相比，男性的直肠脱垂发生率较低（Huber 等，1995）。在我们按顺序抽取的 269 例直肠脱垂患者中，只有 17 例男性患者，并且只有 3 例患者的年龄超过 50 周岁。17 例男性患者中，7 例来自英国以外的其他国家，1 例是尼日利亚的留学生，2 例为牙买加人，4 例来自埃及。其他 10 例英国患者中，2 例来自精神病治疗单位，4 例年轻患者有习惯性劳损，2 例来自监狱，因绝食而住院治疗。所有直肠脱垂男性患者的骨盆底功能正常，只有 2 例报道有失禁史。1 名患者在外伤性截瘫后，由于经常用手按膀胱协助排便，导致直肠脱垂。上述发现与皇家伦敦医院及其他在英国的研究机构的研究发现类似。与英国的情况不同，在埃及，由于血吸虫病及阿米巴痢疾，年轻男性出现直肠脱垂比较常见（Abou-Enein，1978）。

易感因素

老年痴呆

过去的教科书曾认为很多直肠脱垂患者患有心

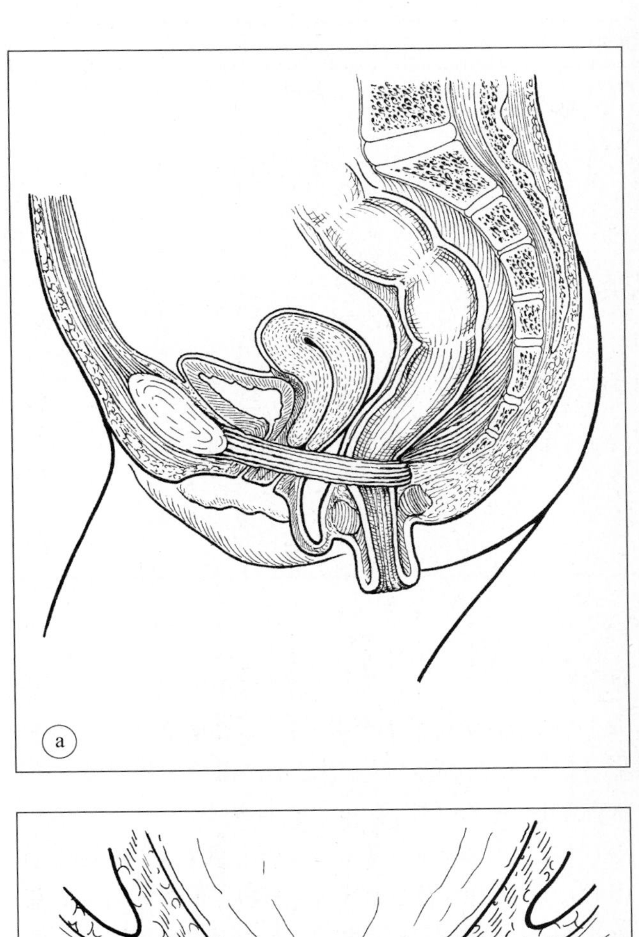

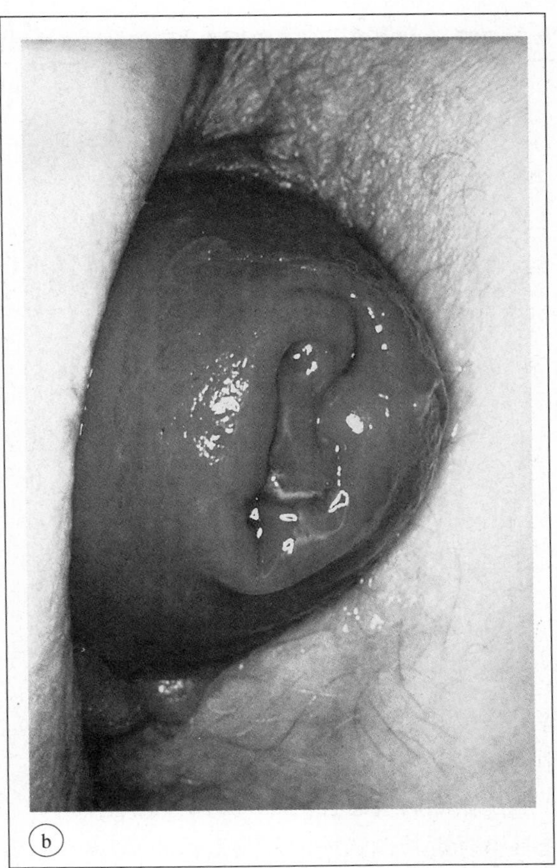

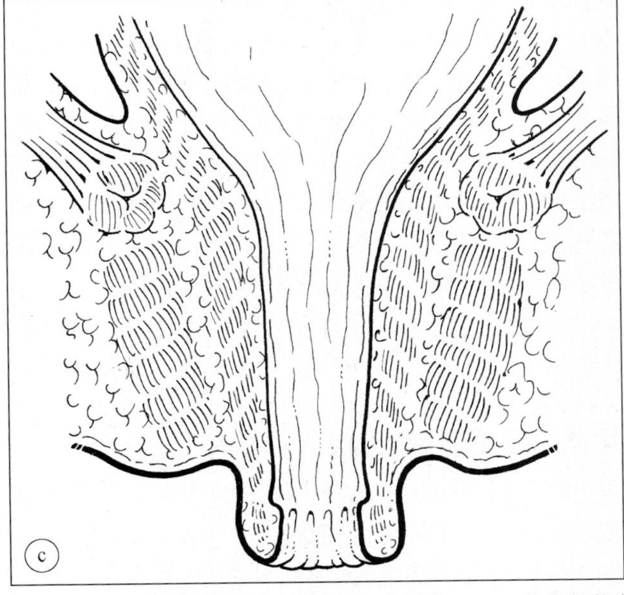

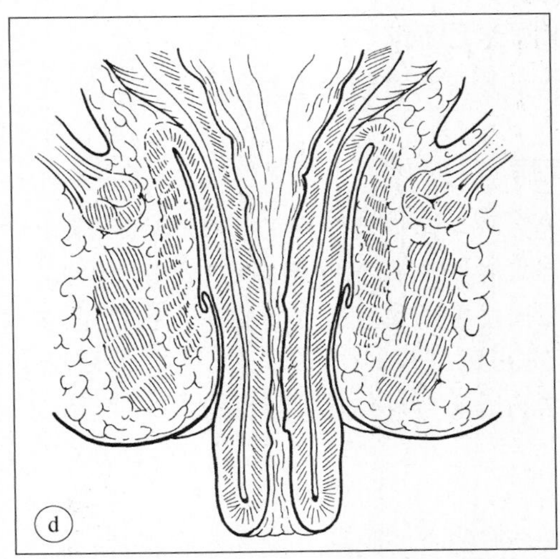

图 20.1　直肠脱垂患者的病理生理学异常。(**a**) 骨盆矢状断面，可见直肠脱垂患者所表现出的解剖学缺陷。请注意较长的直肠阴道陷凹，下垂的子宫及阴道，松弛的骨盆底，变细的侧向韧带，肛门直肠角度变大，以及肛门外括约肌无力。(**b**) 全层直肠脱垂的肉眼可见特征。请注意这是一个环状脱垂，但由于直肠阴道陷凹随着脱垂一起下降，所以可见到脱垂的前部较肥大。(**c**，**d**) 特别注意鉴别环状黏膜脱垂 (**c**) 与直肠通过肛管的完全套叠 (**d**)。对于环状黏膜脱垂，可采用 Délorme 术治疗。

理疾病或年龄太大（Altemeier 等，1971）。Vongsangnak 等（1985a）报道，53%的直肠脱垂患者患有心理疾病。我们承认，很多患者的年龄确实很大，体质虚弱，但只有极少数患者表现出真正的老年痴呆症状。因此，我们不认为痴呆是直肠脱垂的易感因素。

表 20.2 1976—1984 年间，在伯明翰出现的女性直肠脱垂患者

年龄	总数	失禁病例	未经产	失禁病例	经产	失禁病例
总计	120	77（64%）	40	9（22%）	80	68（85%）
10～19	1	0	1	0	0	0
20～29	4	3	1	0	3	3
30～39	2	0	0		2	0
40～49	7	4	1	0	6	4
50～59	17	10	2	0	15	10
60～69	26	19	8	1	18	18
70～79	38	24	14	3	24	21
80～89	24	17	12	5	12	12
90～100	1	0	1	0	0	0

排便用力

有些男性患者及大部分年轻女性患者均有较长的排便用力史，有些患者同时患有直肠孤立性溃疡。实际上，在伯明翰研究的 17 例男性患者中，7 例患者同时患有直肠孤立性溃疡及直肠脱垂。

血吸虫病和阿米巴病

这两种疾病均可与直肠脱垂并存。

神经系统疾病

神经系统疾病可能是男性和女性直肠脱垂的易感因素。尽管直肠脱出在脊髓痨患者中很少出现，不少马尾神经损伤患者会发生直肠脱垂，特别是一些患脊柱裂的儿童（Nash，1972）。在这些情况下，常发生结肠活动力紊乱及直肠无力。

阴道分娩

大部分未经产的直肠脱垂患者骨盆底正常，脱垂为真性肠套叠（Thauerkauf 等，1970）。与此相反，经产的直肠脱垂患者更容易发生失禁，不仅有肠套叠，而且骨盆底松弛（Anderson 等，1981）。很多都报道有产道创伤或甚至之前有过肛门扩张史（Bates，1972）。这些患者具有一些共同的特征，即肛提肌压力低，肛门直肠角度大（表 20.3）。阴部神经末端运动潜伏期延长，其生理缺陷类似于神经性大便失禁患者（Henry 等，1982；Keighley 和 Shouler，1984；Hamalainen 等，1996）。

便秘

有些直肠脱垂患者报道有长期便秘史。这部分患者以年轻人居多，他们虽没有相关的失禁史，但术前的便秘率可能高于一般认为的水平（Scaglia 等，1994；Lechaux 等，2001）。便秘的直肠脱垂患者，以及患有直肠孤立性溃疡或不完全肠套叠患者，常见直肠排空能力下降（Yoshioka 等，1989a）。直肠脱垂患者常见结肠传输延迟；有时候该症状继发于盆底失弛缓综合征。我们相信这些患者代表一类新的患者组别，这些患者的直肠脱垂继发于严重的结肠无力。对于有些患者，明尼阿波利斯市研究小组建议，在行直肠固定术时，应同时行次全结肠切除术（Watts 等，1985）。

并存的肠易激综合征

有一组直肠脱垂患者有肠易激综合征，乙状结肠运动过强，并常见大便失禁（见表 20.3）。该组患者与神经性失禁患者组类似，失禁的发作与不可预知的腹部绞痛及腹泻的发作重合（Keighley 和 Shouler，1984）。在经手术治疗后，由于潜在的动力缺陷仍存在，所以这些患者的这一综合征不会消除，仍会阵发腹泻与失禁。

其他

系统性硬化病可能与脱垂有关。由于括约肌作用及直肠顺应性低，会出现功能预后性不良的问题（Leighton 等，1993）。

表 20.3 直肠脱垂与大便失禁患者的肛门直肠功能对比

	仅脱垂			脱垂＋失禁			仅失禁		
	患者		对照组	患者		对照组	患者		对照组
未用力时最大肛压（cmH_2O）	46		74	34	*	72	50	*	84
最大收缩压（cmH_2O）	218		194	89	*	170	100	*	176
直肠肛门抑制无反射（n）	4		0	8	*	0	11	*	0
未用力时肛门直肠角度（°）	89		74	132	*	82	123	*	88
动力指数	505		630	750	*	260	680	*	320
乙状结肠峰压（cmH_2O）	44		36	43		27	34		24
对比物 1min 内的通过率（%）	80		75	91		81	94		78
标志物 5d 内的通过率（%）	55	*	82	68		72	72		78

*有显著性差异。

来源自：Keighley 和 Shouler（1984）。

症状

直肠脱垂的典型症状包括脱垂、黏膜脱出，偶发出血及腹泻或严重便秘，有用力史，也可没有用力史（Kupfer 和 Goligher，1970）。

患者常诉说有由于脱垂而导致的排便不尽史。有些患者出现明显的尿失禁，黏液失禁，甚至大便失禁。常见排尿，可有相关的直肠炎或肠易激综合征，特别是对于较年轻的患者（Lechaux 等，2001）。

直肠脱垂患者主诉的还是脱垂本身。尽管在这些患者中，50%～80%患有失禁（Penfold 和 Hawley，1972；Keighley 等，1983；Aitola 等，1999b），对于患者本身而言，失禁经常是一个次要的问题。很多老年患者经成功的直肠固定术后，尽管仍有持续性的失禁问题，但也不会考虑进一步接受治疗，因为他们的要求便是治愈主要的症状。很多患者对于能够治愈脱垂感到很满意，所以能够接受偶发的黏液或大便失禁。并且很多老年患者也愿意用衬垫。不过，少数患者还是对于持续性的失禁感到困扰。

对于一些女性直肠脱垂患者，最主要的临床表现不是脱垂，而是失禁。一般这些患者的肛门内括约肌无力（Spencer，1984；Hiltunen 等，1986；Metcalf 和 Loening-Baucke，1988；Aitola 等，1999a），同时由于外括约肌纤维密度增加，会阴神经传导也出现缺陷。有些患者的骨盆底也出现神经性病变，还有些患者的正常直肠感觉丧失，患者似乎无法区分大便与脱垂的下降。与此相对，有些患者的直肠过敏，对于膨出会作出过度反应，并常导致腹泻的发生（Sun 等，1989）。还有些患者，直肠对于膨起的适应能力受损，可导致失禁（Siproudhis 等，1998）。

脱垂引起的创伤可导致出血，或由于用力、直肠排空能力受损或真性便秘引起的黏膜静脉充血也可导致出血。脱垂时必然会分泌大量的黏液。黏液分泌是一个重要的症状，并可导致肛周表皮脱落。

不完全肠套叠或隐匿脱垂患者可能报道的病史包括：直肠排空能力受损，里急后重，直肠疼痛，黏液分泌及出血。对于典型综合征患者，可采用电视直肠排便造影进行诊断（Ihre 和 Seligson，1975；Mellgren 等，1997），并且患者也可出现孤立性溃疡。

体征

除非患者能够克服自己的害羞心理，并且在进行左侧位检查时尽力排便，否则便可能错过对于直肠外脱垂的诊断（图 20.1b）。有时可能需要让患者采取下蹲位并尽力排便，甚至坐在马桶上，以便于查看脱垂。如果不能在患者尽力用力时对其进行检查，自发性大便失禁可能会被错误地诊断为原发性疾病，而不是脱垂的继发性疾病。另外，我们认为，将环状黏膜脱垂与完全脱垂相鉴别也是非常重要的，完全脱垂是肠壁的全层脱垂。在黏膜脱垂中，最好采用折叠术治疗，如 Délorme 术，而对于完全脱垂，则更适合采用直肠固定术（图 20.1c，d）。

很多患者在未用力及用力时，均可见到典型的会阴下垂（表 20.4）。绝大多数情况下，均可见肛管的扩张；实际上，如果肛管不扩张，那么应该认真检查诊断的正确性。另外，对这些患者的阴道区域进行检查，常可见脱垂、膀胱膨出或直肠膨出（Altman 等，2006）。常见直肠阴道隔萎缩，会阴部缺陷及瘢痕。直肠检查可见近乎垂直的肛门直肠角度，这是由于耻骨直肠肌松弛，正常的肛门直肠角度丧失。在未用力时，括约肌无力，用力收缩常会导致一个相当弱的反应（图 20.1a）。实际上，由于肛门扩张，三到四根指头常可轻松地通过肛门。有时候，直肠脱垂可导致嵌顿，如果无法复位，可能需要紧急进行会阴切开术（Ramanujam 和 Venkatesh，1992；Tjandra 等，1993）。

检查

过去有人认为，对于老年直肠脱垂患者，除了乙状结肠镜检，排除息肉肠套叠或肿瘤外，没有必要再进行其他检查。尽管钡灌肠或结肠镜检查可以检出在肛门直肠其他地方存在的肉眼病理状况，但有人认为，对于生活在家中的老年患者，这样的检查并非必要，因为这些老年患者主要关心的是每次上厕所甚至站着便会脱出的直肠。

对于年轻患者而言，检查的意义则要重要得多，以发现可能存在的功能性肠紊乱。除非临床医师怀疑可能存在肠炎、息肉或恶性疾病，一般无需进行全结肠镜检查。无特殊情况，都应进行乙状结肠镜检查，以排除孤立性溃疡、息肉或黏膜疾病。对于这些患者，原发性的功能异常可能是脱垂的病因，也可能由此确定出需要改变手术治疗方法的人群。如果有孤立性溃疡存在，或如果患者有便秘史，通过造影术可获得相当重要的解剖信息，以对骨盆底运动与直肠排空效率进行评估。电视直肠排便造影与肛门直肠生理检查可以预测直肠固定术能否治愈患者的失禁（Yoshioka 等，1989a）。结肠传输检查有助于确定哪些患者能够从直肠固定术之外的乙状结肠切除或甚至次全结肠切除术中受益。

结肠动力检查可鉴别结肠动力过度的患者，这些患者可能有长期的阵发性腹泻。肛门测压及神经传导检查有助于鉴别出那些经直肠固定术，失禁仍会存在的患者。电视直肠排便造影有助于鉴别出并存乙状结肠膨出的患者，对于这些患者，建议同时进行乙状结肠切除术。

从大量的病例可以看出，直肠脱垂很容易治愈，但肠功能却可能在术后减弱（Loygue 等，1984；Schlinkert 等，1985；Watts 等，1985；Holmstrom 等，1986b；Mann 和 Hoffman，1988；Yoshioka 等，1989b），因此，我们需要选择一种最好的治疗方式，在治疗脱垂的同时修复肠功能。

表 20.4 伯明翰 120 例女性直肠脱垂患者发生的相关疾病（1976—1984）

疾病	数量
肛门扩张	78
大便失禁	77
阴部下降	66
子宫脱垂，膀胱突出与直肠膨出	54
严重便秘	24
腹泻	18
尿失禁	9
结肠直肠息肉	7
孤立性直肠溃疡	5
绒毛状腺瘤	2
截瘫	1

乙状结肠镜检

直肠脱垂患者常见远端直肠炎，但这并不表示存在肠炎。在脱垂治愈后，直肠黏膜的炎症也可消除。如果患者有直肠炎，那么典型的乙状结肠镜检查结果是从肛缘开始，至 10～12cm 处突然消失的一段异常表现。黏膜呈散发性炎症，并有接触出血。组织变化不具体。通过活组织检查，可见黏膜下层出血，这是一种慢性的炎症浸润以及由纤维变性引起的固有层闭塞。还可见表层黏膜的溃疡，隐窝不规则，以及杯状细胞耗竭。有些患者还可能表现出孤立性直肠溃疡综合征的特征（见第 21 章）。

钡灌肠或结肠镜检查

钡灌肠通过对比扩张肛门的排出物进行检查，这可能是一种效果最差的检查方法。如果对于诊断结果或并存病理相当怀疑，则建议进行结肠镜检查。

电视直肠排便造影

肛门直肠角度大、肛道短、未用力或用力时骨盆底下垂的患者，在直肠固定术后，仍可能存在失禁（Yoshioka 等，1989a）（表 20.5）。同时进行骨盆底修复，不太可能减少术后失禁患者的数量。直肠排空能力受损及骨盆底运动能力差的一组患者可能在术后仍有便秘。通过电视直肠排便造影，可见不完全肠套叠，这在直肠孤立性溃疡患者中较常见，但没有症状的患者也会发生（Shorvon 等，1989）。对于孤立性溃疡及不完全肠套叠的直肠固定术一般效果不佳，详见第 18 章及第 21 章的讨论。

生理检查

常规上很少进行此项检查，但该项检查有助于找到最好的手术方法，并可预测功能结果，特别是对于年轻患者。在脱垂的手术修正后，可能需要进行生理检查以了解持续性的功能疾病。

肛门测压

直肠脱垂患者如有失禁症状，未用力肛门压力及最大收缩压（图 20.2）很低。直肠脱垂会导致肛门内括约肌及横纹肌的损伤（Hancock，1976；Keighley 等，1983；Hiltunen 等，1986）。另外，手术前的肛压还具有预测哪些患者会在直肠固定术后仍有失禁症状。直肠固定术后恢复节制能力的年轻患者，术前的肛压均很高（Aitola 等，1999a）。

盐水输注试验

从液体节制能力试验（Read 等，1979）中可以看出，直肠脱垂患者的盐水泄漏量远低于正常人（Metcalf 和 Loening-Baucke，1988）。

直肠感觉及顺应性

直肠脱垂患者的直肠感觉一般无异常，但管腔膨大可能导致不正常的直肠收缩，意味着黏膜容易过敏（Sun 等，1989）。直肠炎及孤立性直肠溃疡患者常见这种症状。并发失禁的患者，最大可容忍量一般也较少（图 20.2）。脱垂还减弱了直肠的顺应性。

肛门反射

由于压力过低，有很大一部分直肠脱垂患者缺乏直肠肛门抑制反射及肛皮反射。

肌电描记术及神经传导

失禁与脱垂患者的外括约肌及耻骨直肠肌单纤维肌电描记术，可为神经损失及神经移植术准备提供依据。失禁脱垂患者的阴部神经末端运动潜伏期会延长（Parks 等，1977；Kiff 等，1984）。

结肠功能研究

便秘的直肠脱垂患者的结肠运输时间可能会出现大幅延长。在所有其他直肠脱垂患者组中，结肠功能均为正常。同样，便秘直肠脱垂患者的未用力乙状结肠压力也较低，并且对于直肠内的比沙可啶没有反应（Preston 和 Lennard-Jones，1982）。通过运输研究及结肠测压，有助于鉴别哪些患者可通过部分或次全结肠切除术，以消除术后的便秘。运输时间延长的一组患者，在直肠固定术后可能会在第一时间出现便秘。门诊研究应有助于鉴别直肠收缩频繁、肛门压力低的患者，这些患者可能会在以后出现阵发腹泻与失禁的问题。不过，Farouk 等（1994）发现，直肠固定术经常能够克服这一压力下降问题。Glasgow 研究组的研究结果表明，患者

表 20.5　直肠固定术后节制能力恢复的预测因素

	节制能力改善（n=6）	术后失禁（n=3）
第一次泄漏量（cm^3）	80（40～300）	30（10～40）
肛门直肠角度（未用力）（°）	115（109～134）	147（121～151）
骨盆底下垂（用力）（cm）	2.0（0.9～4.3）	4.8（3.8～6.8）
肛管长度（未用力）（cm）	3.7（3.6～6.2）	2.3（1.2～3.1）

来源自：Yoshioka 等（1989a）。

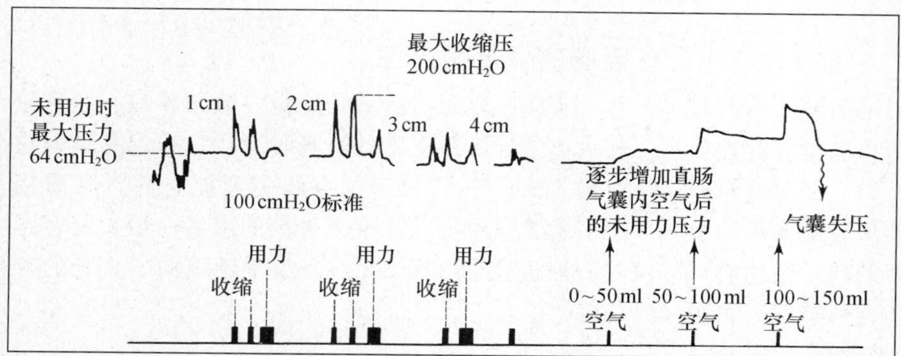

图 20.2 直肠脱垂及失禁患者的肛门测压。在左侧，探头经标准化处理。分别记录离肛缘 1cm、2cm、3cm、4cm 处的未用力、收缩、用力时的肛压。第二次记录的压力为在直肠球囊内通入 50ml 空气后，距肛缘 1cm 处的压力。注意，在通入 150ml 的空气后，直肠肛门抑制反射消失，球囊失压。

还可发生后肠动力障碍，在 7 例患者的直肠手术前检查中，6 例患者的脊髓受损，餐后压力反应缺乏，这些患者也发生了类似的问题（Brown 等，1999）。

鉴别诊断

黏膜脱垂

黏膜脱垂不是一种肠套叠，应在患者用力时认真检查，将其与完全直肠脱垂相鉴别（Allen-Mersh 等，1989）（图 20.1c，d）。约 20％的黏膜脱垂患者在未用力时，有明显的会阴下降，1/3 报道有用力史。出血（56％）、疼痛（32％）以及便秘（47％）是主要的特征，特别是女性。在完全脱垂中，持续用力可先见到环状黏膜，过一会儿即可见到直肠通过扩张的肛门完全地向外翻出。脱出的直肠需要患者通过骨盆底的运动或在推动力的作用下才能归位。与此相对，黏膜脱垂一般是向前的，尽管也有环状的情形，但它很少与肛门扩张有关，并且在患者停止用力后，绝大部分都能自动归位。向前脱出的黏膜脱垂可能与会阴下降综合征有关。在没有治疗手段干预的情况下，89％的前壁脱垂病例不会进一步发展。不过，一小部分病例会发展为会阴下降，其中 30％会出现失禁，1/5 的患者最终发展为直肠外脱垂（Allen-Mersh 等，1989）。

括约肌和骨盆底缺陷

由于外括约肌缺陷而导致失禁的患者，常可见一部分黏膜覆盖在括约肌的缺陷部位（Pescatori 等，1998）。只有在缺陷部位才可见到黏膜，但在用力时，黏膜可下降 1～2cm。在直肠检查中，如果能够容易地在括约肌内感觉到沟道，那么便可容易地将其与完全脱垂相鉴别。在临床检查中，如果患者因害羞而未用力，那么将很难将自发性失禁与直肠脱垂相鉴别。肛门括约肌受损的患者，经成功直肠固定术后，失禁仍会存在（Woods 等，2003）。

痔

有些情况下，很难将痔（或痔疮）与完全直肠脱垂相鉴别。黏液分泌、流血、脱垂、会阴下降都是两种疾病的重要特征。脱垂部位的鳞状化生实际上是痔的症状。在用力的情况下，逐渐地可见 2 个或 3 个痔出现在正常括约肌的位置，而在直肠脱垂的情况下，会见到一个环状的蘑菇状脱垂。在造影术中，患者用力，有助于将脱垂性痔与完全直肠脱垂相鉴别。这两种疾病很少会并存。

息肉状肿瘤

通过乙状结肠镜检查，可容易将肠套叠顶点处的肿瘤息肉或绒毛状腺瘤与直肠脱垂相鉴别。在用力时，很容易在肠套叠顶点处看到这些肿瘤。

直肠炎

远端直肠炎经常与脱垂有关。如果未见脱垂症状，并且也没有会阴下降，那么应注意查找直肠炎的其他病因。

孤立性溃疡

孤立性直肠溃疡与直肠外脱垂一起发生的可能性不是太大，因为由于周围组织的纤维化，能够将前壁黏膜固定到周围组织上，防止脱垂的发生。孤立性溃疡常是由于直肠不完全脱垂引起的。在并存肠套叠的情况下，直肠固定术对于治疗基础的肠道症状没有什么效果（van Tets 和 Kuijpers，1995）。

心理疾病

有些直肠外脱垂患者也同时报道有会阴疼痛、

肠功能紊乱、焦虑、忧郁史。有些并存摄食障碍的患者可因营养不良而出现直肠脱垂。便秘患者的直肠脱垂或直肠套叠及孤立性溃疡也可能是由于潜在的心理疾病引起的。老年护理院的直肠脱垂患者也可发生老年精神病。

隐性直肠脱垂

必须记住，在常规临床检查中，见不到脱垂的情形相当常见，如果患者报道有脱垂史，在未经重复检查前，不能断定患者的精神有问题，最好是在患者采取下蹲位并用力时或在排便造影时进行检查。有时候，即使无法见到脱垂，也可将肛门扩张、黏液过多、在电视直肠排便造影时见到的直肠套叠作为手术治疗的依据。

保守治疗

除了儿童之外，对于成年患者进行保守治疗的成功率极低。尽管如此，仍需注意提醒患儿，在大便时不要用力过度，防止直肠周的纤维组织对直肠的固定作用由于重复过度用力受到破坏，导致术后复发直肠脱垂。

对于便秘患者，应通过膳食建议及使用温和的缓泻剂，以及有些情况下采用生物反馈疗法，帮助患者建立一个正常的排便习惯。有些失禁患者已忘记如何收缩盆底。在直肠固定术后，盆底锻炼及生物反馈恢复训练有助于这些患者恢复节制能力。虽然可以使用肛门装置，通过其发出的电流刺激来帮助治疗直肠脱垂（Hopkinson 和 Lightwood，1966），但根据我们的经验，这些装置并不能从根本上治疗直肠脱垂（Hopkinson 和 Hardman，1973）。不过，这些装置可用来帮助那些在直肠固定术后，仍出现失禁的患者。Hamalainen 等（1996）发现，生物反馈疗法的作用有限，即使是基础压力较低的患者，在成功的脱垂手术治疗后，仍会出现失禁。

手术治疗

原则

手术的主要目的是控制脱垂，另外，还需注意修正所有相关的肠道功能失调，特别是对于儿童患者（Kuijpers，1992）。老年直肠脱垂患者由于害怕直肠脱出，可能会出现不愿出门的情形。有些因为害怕失禁，也不敢参加社会活动。另外，有些老年患者之所以不愿考虑寻求医生的建议，可能是因为害怕手术或可能需要进行的结肠造口术，或者是由于不知道手术治疗脱垂的成功率极高。

手术治疗的目的有两个方面：①控制脱垂；②恢复节制能力，防止由于排空能力受损出现便秘。外科医师在选择手术时，首先要考虑采用发病率及死亡率最低的手术方法，注意考虑患者的年龄及体质，并保证手术能够控制脱垂；其次，外科医师要考虑患者对于可能出现的功能效果的期望。经会阴的直肠乙状结肠切除术，复发率在 20%左右，最适合于预期寿命较短的老年患者。对于这些患者，主要的是控制脱垂，因为他们可能在未来 2 年内死于其他疾病。在行直肠固定术的同时，进行部分或次全结肠切除术，可能适用于确定存在运输能力差的便秘患者。同样，对于体质极弱，或只出现小规模直肠环状部分脱垂的患者，Délorme 术可能是理想之选。

下文将对直肠脱垂的主要治疗方法进行讨论，特别涉及死亡率、复发率、并发症与功能效果。重点是我们所运用过的具有良好效果的手术方法。大部分直肠脱垂患者为老年患者，生活在养老院内；手术后的 2 年或 3 年时间内，这些患者中的大部分可能会死于并存的其他疾病。因此，对于这些报道病例的跟踪调查常常是不完全的，有关真正的复发率或存在的排便问题的资料相当不充分。如果跟踪时间少于 5 年，那么得到的复发率结果便可能过于乐观；Tjandra 等（1993）报道，术后 3～14 年，有 1/3 的患者会复发直肠脱垂。

用于治疗直肠脱垂的手术方法很多。这些方法可分为以下 4 类：折叠术、切除术、直肠固定术以及开腹术。这些手术一般是经腹部或会阴部进行。有些手术方法如今已很少采用，无需进行详细讨论。

手术发现

对于大部分女性直肠脱垂患者，最突出的特征是前腹膜陷凹较长，从直肠处一直延伸到骨盆底。男性患者很少见这种较长的腹膜陷凹（见图 20.1a）。

直肠的运动过大，而直肠系膜则较细，不能提供足够的支持。并且，侧部韧带也出现严重缺陷。因此，直肠后隙很大，从后部及侧部的解剖相当容易，出血极少。另外，骨盆底萎缩，特别是耻骨直肠肌吊带，萎缩情况尤其严重。直肠阴道隔也出现萎缩。会阴体常见缺陷。除了乙状结肠可移动的冗余部分外，大肠的其他部分一般均正常。

会阴手术

环缩术

会阴缝合或在肛门周围放置惰性的支持环，这种手术方法的优点是没有生命危险，可重复进行这种手术，避免进行大手术。可使用的环缩装置包括钢丝、硅橡胶带环、可植入的硅酮环或肌肉（表20.6）。现代的结肠直肠医师很少使用环缩术，尽管为了保证介绍内容的完整性，本节对于环缩术的效果进行了描述，但对其技术本身不再介绍，且本版删除了有关的进一步说明及示图。

黏膜缩短术

Délorme 术

直肠脱垂的会阴折叠术，一般也称为 Délorme 术，已变得越来越流行，特别是对同时存在其他疾病的老年高危患者（Nay 和 Blair，1972；Uhlig 和 Sullivan，1979；Christiansen 和 Kirkegaard，1981；Gundersen 等，1985；Monson 等，1986；Houry 等，1987；Abulafi 等，1990；Oliver 等，1994；Senapati 等，1994；Tobin 和 Scott，1994；Lechaux 等，1995；Plusa 等，1995）。手术的优点是不涉及肠切除及吻合术，完全经会阴进行手术（Ejaife 和 Elias，1977），死亡率低，缺点是复发率较高（表20.7）。如果预期寿命少于 2 年，那么这种高复发率不会对患者产生什么影响。Délorme 术还可以与括约肌修复术一起进行（Pescatori 等，1998）。

在进行 Délorme 术时，患者取膀胱结石碎石术体位，呈较陡的 Trendelenburg 倾斜，或采取俯卧折刀体位。导管插入术可根据情况选用，可用来防止术后的失禁或排空困难问题。将脱垂放到最大长度，如进行直肠乙状结肠切除术，以组织钳或留置缝合线固定（图 20.3a）。以 1：300 000 倍的肾上腺素溶液浸润黏膜下层平面，以便于进行黏膜切除术，并减少流血量。另外，也可在整个过程中使用透热疗法，便可大幅减少对于肾上腺素的需要量。接着，在紧靠肛缘的地方，使用透热切除法，以环状从齿状线切开黏膜，对于众多的黏膜下层脉管，可采用结扎或透热疗法处理（图 20.3b）。然后，将黏膜从下层肠壁上拉开，一直拉到脱垂的顶点，并尽量从脱垂的内部切开。一系列径向排列的 PDS、Vicryl 或 Prolene 缝线用来将脱垂部分折叠起来，缝线大约在直肠肌肉上咬合四次（图 20.3c）。6 条径向缝线，缝合 4 次，然后将它们连接在一起（图 20.3c）。对于有些患者，在将脱垂折叠后，还可在脱垂外对骨盆底肌肉进行修复（图 20.3d）。然后，使用间断或连续缝合法，将肛门内的黏膜与齿状线处的切割线缝合在一起（图

表 20.6 治疗结果：肛周缝合

作者	患者数量	死亡率	脱垂复发	备注
Porter（1962）：钢丝	82	0	54（67）	断裂 18 例；过紧 7 例
Vongsangnak 等（1985b）：钢丝	25/62†	0	24（39）	断裂 8 例；切断 4 例；脓毒症 12 例；大便嵌塞 9 例
Baker（1970）：尼龙	62	0	14（22）	切断 11 例；感染 7 例
Jackman 等（1980）*：硅酮橡胶	44	0	8（18）	感染 5 例；便秘 4 例；破碎 4 例
Hunt 等（1985）：硅橡胶圈	41	0	6（15）	脓毒症 7 例；切断 8 例；破碎 3 例
Sainio 等（1991b）：网	14	0	2（15）	无脓毒或破裂状况，嵌塞 3 例
Ladha 等（1985）：Angelchick 环	8	1	0	脓毒症 1 例
Khanduja 等（1988）：改良型 Angelchick 环	16	0	0	破裂 3 例；糜烂 1 例；脓毒症 2 例
Atri（1980）：股薄肌	15	0	NS	跟踪效果差

括号内为百分数。

* 最新情况由 Earnshaw 和 Hopkinson（1987）提供。

† 手术数量：25 名患者接受了分析。

NS 表示未说明。

表 20.7 治疗结果：折叠术

作者	手术方法	患者数量	死亡率	脱垂复发	备注
Nay 和 Blair（1972）	Délorme	30	0	3（10）	
Uhlig 和 Sullivan（1979）	Délorme	44	0	3（7）	
Christiansen 和 Kirkegaard（1981）	Délorme	30	0	2（6）	
Gundersen 等（1985）	Délorme	18	0	1（5）	出血 2 例
Monson 等（1986）	Délorme	27	0	2（7）	
Houry 等（1987）	Délorme	18	0	3（16）	直肠狭窄 1 例
Abulafi 等（1990）	Délorme	22	0	1（5）	
Muto 等（1984）	Gant-Miwa	11	0	2（18）	
Tobin 和 Scott（1994）	Délorme	49	0	11/43（26）	老年痴呆患者的治疗效果差，需再次进行 Délorme 术。
Senapati 等（1994）	Délorme	32	0	4（12.5）	手术时间短；很多患者之前接受过直肠脱垂的手术。无严重便秘病例；46%的患者失禁得到改善。
Oliver 等（1994）	Délorme	40	1（0.5%）	9（22）	25%的患者出现轻微并发症；身体衰弱病人的耐受性好。
Lechaux 等（1995）	Délorme 及骨盆底修复	85	1（1.2）	11（13.5）	老年患者复发率为 22%；年轻患者的复发率为 5%。
Plusa 等（1995）	Délorme	19	0	NS	感觉能力改善。
Pescatori 等（1998）	Délorme	33	0	6	12 例患者同时进行了括约肌修复。
Watts & Thompson（2000）	Délorme	113	4	30（27）	33 例患者在死亡前无复发，12 例患者进行了追踪调查，追踪时间小于 12 个月。

括号内为百分数。
NS 表示未说明。

20.3e）。最后，在手术结束时，通过指诊，确保肛门直肠的连接不存在狭窄部位。

由于该手术方法只需要局部麻醉，并且不涉及吻合术，所以安全性相当高。并且，如果以后脱垂复发，还可再次进行该手术（Monson 等，1986；Watts 和 Thompson，2000）。由于并存疾病，常见晚期死亡，所以很难实现长期跟踪。主要的症状包括出血（Gundersen 等，1985）或偶见肛管狭窄（Houry 等，1987）。失禁常可得到改善，很少出现排空困难的后期问题。Senapati 等（1994）报道，32 例患者中，46%患者的失禁得到改善，没有一例出现便秘加重，无死亡病例，有 4 个病例复发（12.5%）。

Plusa 等（1995）对 Délorme 术后的生理变化进行了研究，并报道手术对于肛门压力或直肠排空能力没有不利影响，并且手术还改善了肛门直肠的感觉能力。Tobin 和 Scott（1994）报道，在连续 49 例手术中，无一例死亡，由于患者年龄都很高，所以这一结果的取得是相当不容易的。不过，在 43 例可追踪患者中，有 11 例出现了复发（26%）。大部分复发病例都发生在身体虚弱、痴呆的老年患者中；对于较年轻的患者，复发的病例很少。Oliver 等（1994）报道，在 40 例患者中，1 例出现死亡，9 例复发（22%）。

在 85 例患者中，Lechaux 等（1995）综合运用骨盆底修复术与标准的 Délorme 术。1 例死亡，

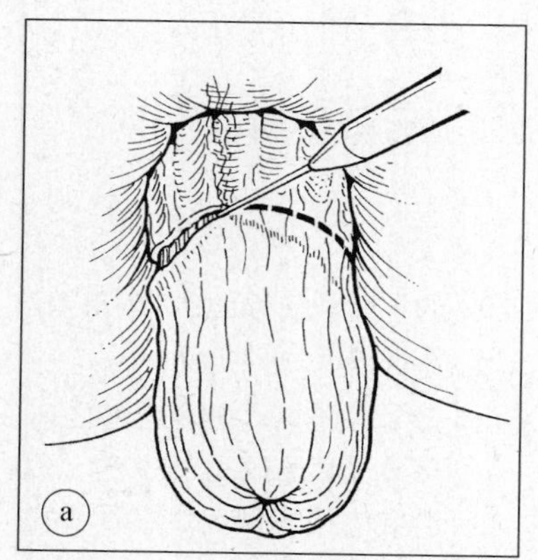

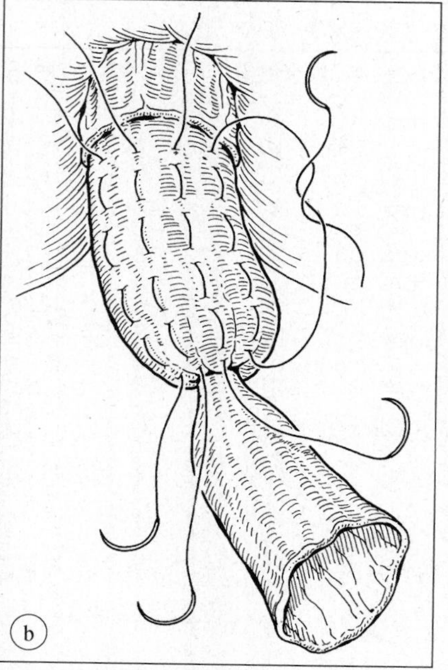

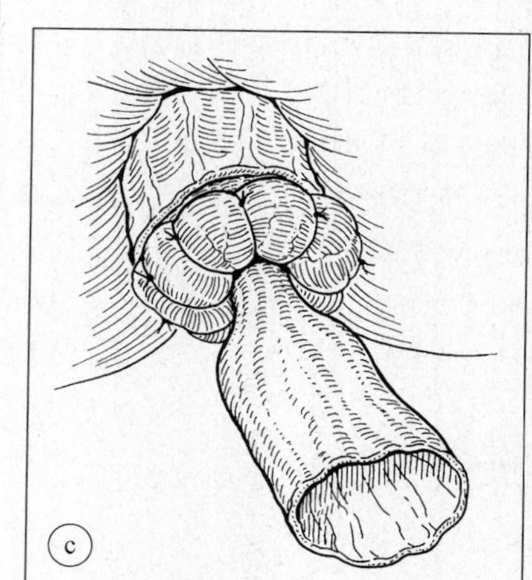

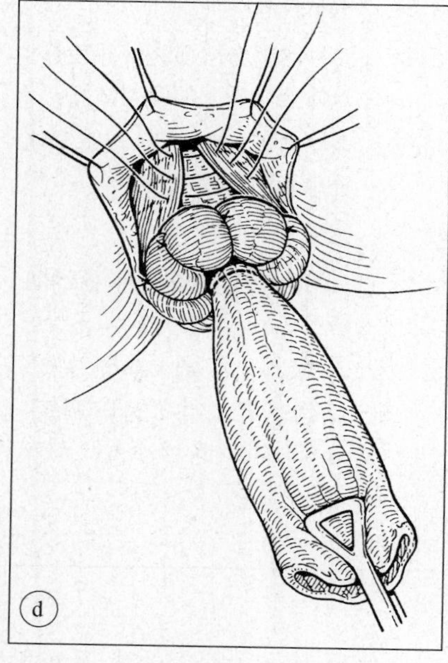

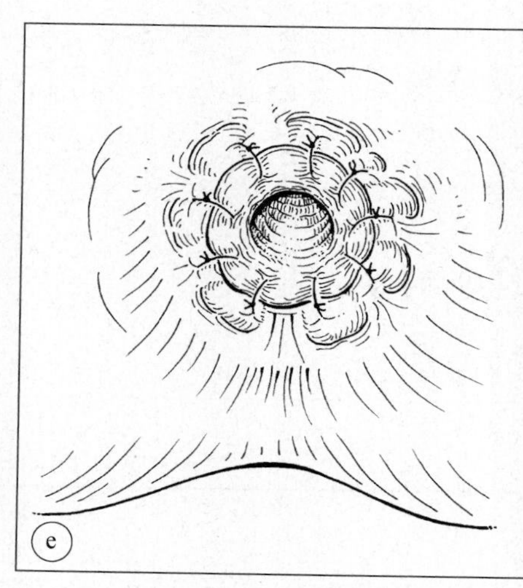

图 20.3 Délorme 术。(**a**) 将脱垂外翻。在齿状线处将黏膜与肠壁分开。将整个外层脱垂从环状肌肉层上拉开，一直拉到脱垂顶点。(**b**) 用几条可吸收缝合线折叠直肠壁。8 条缝合线分别缝 6 次，以折叠肠壁，减少残余的脱垂。(**c**) 缝合线扎在一起后的情形。(**d**) 在将脱垂黏膜从肠壁内切除前，可进行骨盆底修复。(**e**) 将切断后的黏膜与皮肤通过直接的黏膜皮肤缝合术缝合，完成手术。

11 例复发（13.5%）。对于高龄患者，复发率为 22%，对于较年轻的患者，复发率为 5%。Pescatori 和其同事（1998）报道了 33 例患者的治疗结果，12 例同时进行括约肌修复。短期而言，脱垂得到了控制，同时节制能力得到改善，6 例患者复发。

Watts 和 Thompson（2000）报道的接受 Délorme 术的人数最多。他们发现，无法提供有关复发率的完全数据，因为在 113 例患者中，很多患者在术后 2～3 年内死亡。研究结果显示，手术的安全性较高，但由于并存疾病，3 例患者死亡，1 例患者死于手术并发症，并有 30 例复发。由于患者同年龄组群的预期寿命较短，Watts 和 Thompson 用预测 50%患者无复发的时间来分析复发率（log rank）。在经过首次 Délorme 术后，预测 50%患者的无复发期为 91 个月，对于复发后采用该手术方法治疗的患者，无复发期则只有 27 个月。术后节制率由 10%提高到 30%（图 20.4）。

Finlay 和 Aitchison（1991）指出 Délorme 术的效果不如直肠乙状结肠切除术，如果直肠乙状结肠切除术与骨盆底修复术相综合，则效果更佳（Agachan 等，1996）。我们认为，对于不适合接受直肠固定术的患者，Délorme 术非常有用，并且在

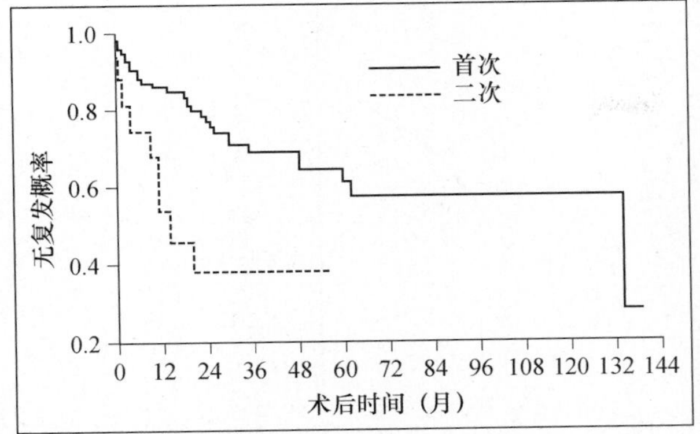

图 20.4 术后按时间分布的无复发概率，对第一次（首次）Délorme 术及第二次（二次）Délorme 术进行比较。来源自：Watts 和 Thompson（2000）。

复发后，还可以再次进行该手术（Tobin 和 Scott，1994）。不过，由于复发率较高，所以对于预期寿命超过 2～3 年的患者，不建议采用该方法。一种改良的手术方法，被称为 Express 术，该方法结合了直肠悬吊与折叠术（如下文所述），可能在未来改变上述观点。

Gant-Miwa 折叠术

这种手术方法与 Délorme 术的不同之处在于黏膜的切除与直肠的折叠。这种术式被称为 Gant-Miwa 折叠术，在欧洲的部分地区及日本得到广泛应用（Arakawa，1979）。

将直肠脱垂拉到会阴部；可使用浸润法，在黏膜下进行局部麻醉。从肌肉层上拉起一块黏膜，并以缝线结扎。重复这一简单的操作，在整个脱垂部位形成 20～30 个结扎点。然后将脱垂归位（Muto 等，1984），结扎点会在 4 个月的时间内最终消失。据说复发率低于 10%，但在日本进行的研究（尚未报道）表明，复发率相当高。

Express 术（外部骨盆直肠悬吊）

这是在 Délorme 术的基础上，一种新的手术方法，用于克服 Délorme 术复发率高的问题。该手术的主要原理是，在黏膜切除与有限折叠术的基础上，将胶原条插入露出的脱垂端部。然后将这些胶原条向上植入脱垂肠壁之间，将胶原条向上拉，然后在皮下将其缝合到耻骨上支的骨膜上。通过这种手术方法，可将脱垂拉回到直肠内，并恢复到原本位置上。该手术方法在 Délorme 术的基础上，增加了“矫正架”，对常规的“环绕体”（黏膜切除术及肌肉折叠术）进行了加强。

手术技术　在完成肠道的所有准备工作，并让患者服用预防性抗生素后，让患者采取 Lloyd-Davies 体位，插入导尿管。使用稀释后的 Betadine 充分灌洗直肠，然后正确地处理皮肤，铺上铺巾，露出会阴及耻骨上部。使用 Babcock 钳尽量将脱垂向外翻，同时以 1∶300 000 倍的肾上腺素-盐水溶液浸润黏膜下层。使用手持透热疗机，在齿状线近侧 1～2cm 的地方，沿环向切开黏膜，拉长脱垂的暴露部分，使其超出内腔表面顶点 3～4cm。

使用透热疗机，在露出的脱垂顶点肌肉左右前外侧象限上，分别切开一个长度约 4～5cm 的环向切口，以露出直肠浆膜的内表面。使用一个专用的尖锐的隧道成形器（Tunneller），经右切口向上穿过（图 20.5a）。该隧道成形器穿过脱垂直肠壁的夹层，在肛门外括约肌上通过骨盆底，继续穿过皮下层，绕开阴唇/阴囊的外侧，出现在耻骨右上支侧部的一个（预切）短切口外，注意让隧道成形器保持在长收肌腱的表面。去掉隧道成形器顶部的可分离的针尖形部件，换上一个小的塑料橄榄体。Permacol™条的 T 形顶点通过一根 1.0 尼龙缝线与橄榄体相连（图 20.5b）。负责会阴部位的医师将隧道成形器向下拉，一直拉到露出脱垂的顶点，并带出 Permacol™条的 T 形部分（图 20.5c）。切断尼龙线，将 Permacol™条与隧道成形器分离。在该操作中，应严格确保灭菌处理，杜绝一切感染的可能。因此，在使用前，应将 Permacol™条浸在庆大霉素溶液中，第二名医师切开耻骨弓上的切口，并用单独的无菌器具夹持 Permacol™条。脱垂左前外侧部分的操作同右前外侧。

以间断法用 2.0 的 PDS 缝合线，将 Permacol™条的 T 部分缝合到脱垂顶点的两层肌肉间，使 T 部分形成一个略小于脱垂顶点的半圆（图 20.5d）。这样，便可封闭脱垂顶点切开所形成的切口，Permacol™条被植入到顶点肌肉层内。在该缝合线上，再以间断法，用 PDS 缝合线形成第二道缝合层（图 20.5e）。黏膜缺口以间断法，使用 2.0 Monocryl 缝合线沿环向缝合，并将脱垂拉到直肠管腔内。第二名医师通过耻骨弓上的切口，用力将 Permacol™条向上拉，接下来，让患者头向下，用间断法，通过 1.0 PDS 缝合线缝合两次，以中等力度将 Permacol™条分别缝合到耻骨上支的骨膜上。耻骨弓切口以皮下 Dexon 缝合整理（图 20.5f）。

结果　在我们的原始研究中（Williams 等，

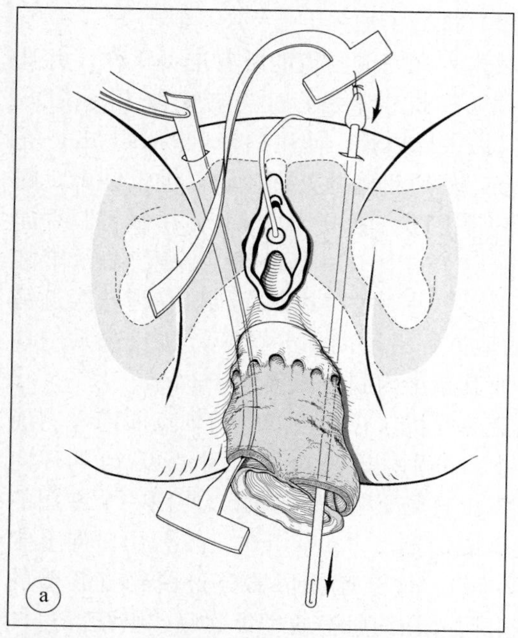

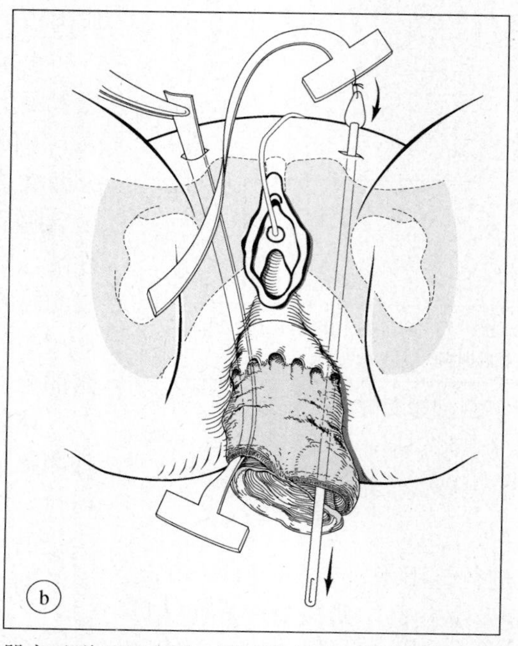

图 20.5 Express 手术。(**a**) 一根尖锐的隧道成形器穿过脱垂的夹层，到达耻骨弓上的切口。(**b**) 以塑料橄榄体替代隧道成形器的尖端，连接 Permacol™条。

2005)，入选连续 20 例全层直肠脱垂患者［2 名男性，平均年龄 69 周岁，平均追踪时间为 14 个月(10～19 个月)］，进行植入 Permacol™的标准 Express 手术方法。将该组患者与发病较早的一组患者［1 名男性，平均年龄 56.5 周岁，平均追踪期为 25 个月 (21～32 个月)］相比较，后一组患者使用了 GoreTex™。这两组患者的临床与生理评定比较结果如表 20.8 至表 20.11 所示。

这些数据表明，只要使用胶原植入材料，这种新手术方法安全性较高，发病率低。在 14 个月的追踪期间，复发率为 15%，相对于传统 Délorme 术治疗的患者，这一复发率是较低的。由于新手术的手术对象未经特别选择，有些还是复发的病例，所以手术的结果相当鼓舞人心。通过一定的改良方法，能够进一步减少复发率，但其真正价值还有待于小规模试验进行确认。

直肠乙状结肠切除术

直肠乙状结肠切除术使用得很普遍，特别是在北美地区，该手术可用来切除脱垂，闭塞较深的腹前陷凹，并在必要时修复老年患者的骨盆底肌肉，由于吻合术在会阴部进行，可避免进行剖腹术，所以很适合不宜进行经腹部手术的老年患者（Altemeier 等，1952，1971；Altemeier，1972）。这种手术方法具有发病率低，并可同时进行骨盆底修复的优点（Finlay 和 Aitchison，1991）。复发率的变动较大，为 3%～43%，并且部分由于直肠储存空间的丧失、对未用力时肛门括约肌活动的损害，术后失禁的问题仍可出现（Williams 等，1992；Johansen 等，1993；Deen 等，1994）。

在进行直肠乙状结肠切除术时，患者可采取夸张的膀胱结石碎石术体位，也可采取俯卧位折刀体位，一般需进行全身麻醉。有些外科医师使用脊髓或硬膜外麻醉，而有些医师则更喜欢让患者全身放松，在睡眠状态下接受手术。应对患者行导管插入术。用 3 对 Allis 组织钳，通过肛管，将直肠向外拉，翻出会阴部（图 20.6a)。使用透热切除法，切开脱垂部位的前侧（图 20.6b)，分开黏膜下层的直肠肌肉层（图 20.6c)。应用透热法结扎或固定黏膜下脉管。在直肠切开边缘的侧部缝合两道留置缝线，一方面防止直肠滑回肛管内，一方面可以用来作为标志物。

接下来，将直肠尽量地拉向会阴（图 20.6d)。然后，便可见到直肠阴道腹膜陷凹，腹膜从脱垂的前后侧脱开（图 20.6e)。其近侧边缘用两根极细的留置缝线拉住。然后，便可以通过滑动性疝腹膜盲囊拉出整个直肠及大部分乙状结肠（图 20.6f，g)。乙状结肠系膜以夹子拉开，脉管以贯穿术缝扎，将肠道部分切开（图 20.6h，i)。骨盆底的前侧也可露出来，在肠道完全游离后，使用留在两侧

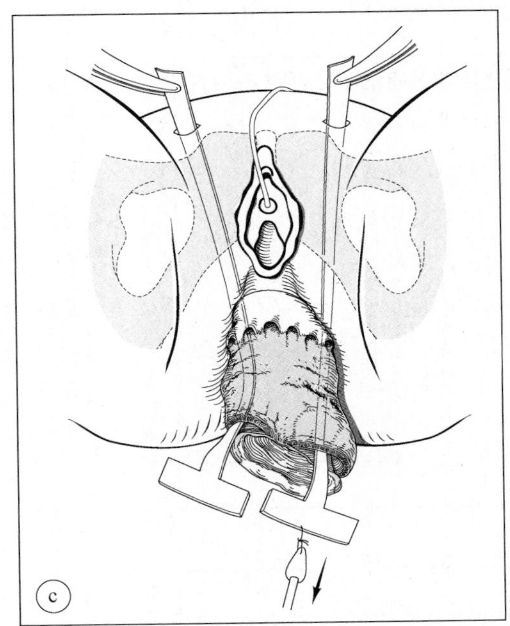

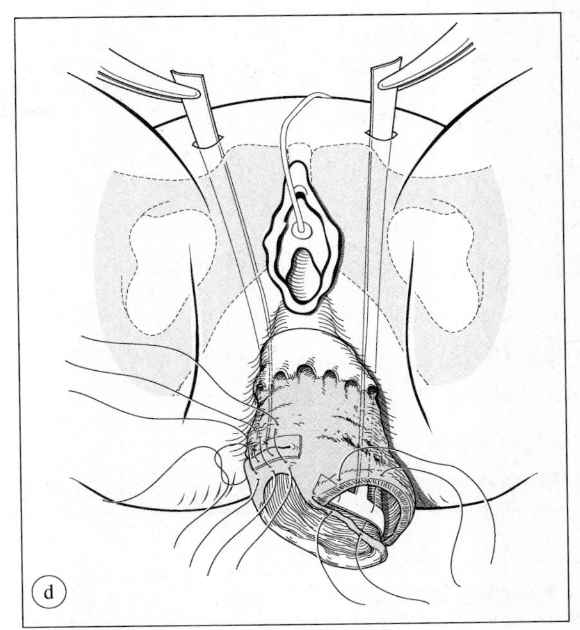

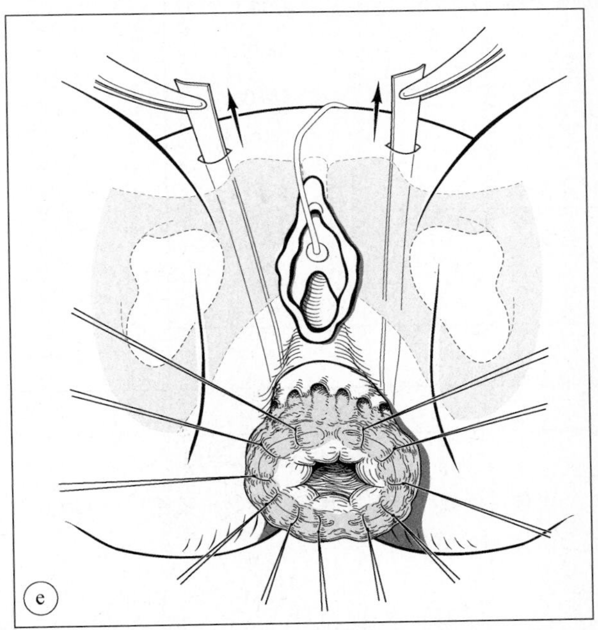

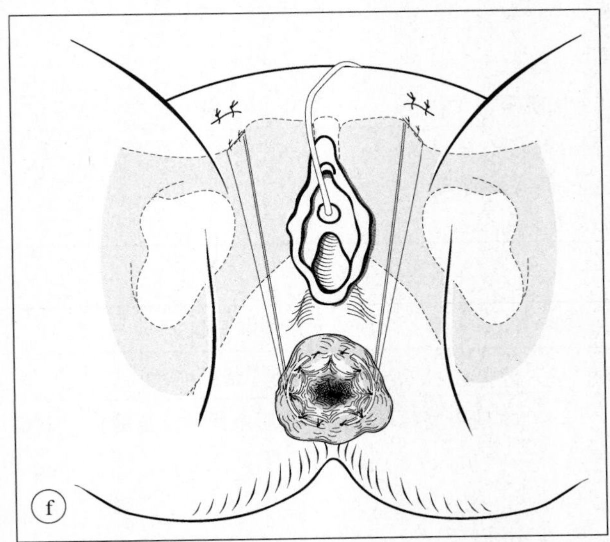

图 20.5（续）（**c**）会阴处的医师将隧道成形器向下拉，从露出的脱垂顶点处拉出隧道成形器，并将 Permacol™条的 T 部分带出。（**d**）将 Permacol™条的 T 部分缝合到脱垂顶点的两层肌肉间，使 T 部分形成一个略小于脱垂顶点的半圆。（**e**）在缝合线上再做一道缝合层。（**f**）修复直肠肛门黏膜，减少脱垂，将 Permacol™条缝合到耻骨的骨膜上，并利用 Permacol™条产生向上的拉力。

的缝线进行骨盆底修复（图 20.6j）。然后，将脱垂向上拉，露出后部分，使用透热法切开肛门直肠的连接部（图 20.6k）。游离整个直肠壁，横向切开 Waldeyer 筋膜（如后肛门修复时的解剖），露出耻骨直肠肌及提肌（图 20.6l）。最后分开直肠系膜。

此时，在肠道没有完全切开前，扎好前后提肌成形术的缝线。缝线不得过紧，否则会在结肠肛门吻合处形成狭窄。接下来，用透热法横向切开乙状结肠，远端乙状结肠可以用 U 形钉关闭（图 20.6m）。手术的最后一步是将近侧乙状结肠吻合到肛管上，形成肛内的结肠肛门吻合（图 20.6n）。特别注意在骨盆底上的缝线不得过多，防止堵塞大肠；同时必须为术后形成的结肠肛门吻合以上的大

表 20.8 Express 术后的生理结果

生理参数	Permacol™组（除非另有说明，否则 $n=11$）
最大未用力时压力（cmH_2O）	25（11～60）
最大缩榨压力（cmH_2O）	43（13～90）
第一稳定感觉（first constant sensation，FCS）	70（10～160）
产生便感的大便量（desire to defecate volume，DDV）	120（60～210）
最大可容忍量（maximum tolerable volume，MTV）	190（100～270）
阴部神经末端运动潜伏期延长（prolonged pudendal nerve terminal motor latency，PNTML）（>2.2）	7（$n=8$）
肛内超声检查发现括约肌缺陷	5

除了 PNTML 及括约肌缺陷的数值表示比例外，其他数值表示中间数（范围）。

表 20.9 Express 手术的发病率及复发率

	Gore-Tex™条（$n=8$）	Permacol™条（$n=20$）	*P* 值*
皮肤糜烂	7（88%）	0	<0.0001
脓毒症#	7（88%）	1（5%）	<0.002
挤压	7（88%）	0	<0.0001
复发全层脱垂	1（13%）	3（15%）	NS

NS 表示不显著。

* Fisher 的实际测试。

#需要手术介入。

表 20.10 Express 术：术前与术后症状分值

	Gore-Tex™条（$n=8$）			Permacol™条（$n=13$）		
	术前中间数（范围）	术后中间数（范围）	*P* 值	术前中间数（范围）	术后中间数（范围）	*P* 值*
脱垂	16（7～19）	2（0～15）	0.02	12（4～18）	2（0～9）	0.0002
排空	5（0～5）	2（0～5）	0.06	5（1～12）	4（1～9）	0.001
失禁	10.5（1～16）	4（0～12）	0.06	9（2～16）	11（0～15）	0.9

* Wilcoxon signed rank 检验。

表 20.11 Express 术：术前与术后生活质量分值

	Gore-Tex™条（$n=8$）			Permacol™条（$n=13$）		
	术前中间数（范围）	术后中间数（范围）	*P* 值	术前中间数（范围）	术后中间数（范围）	*P* 值*
脱垂	8.5（3～13）	1（0～12）	0.05	10（4～16）	2（0～9）	0.002
排空	1.5（0～10）	1（0～6）	0.44	7（1～11）	2（0～7）	0.002
失禁	7（0～20）	1（0～9）	0.09	9（0～18）	5（0～12）	0.16

* Wilcoxon signed rank 检验。

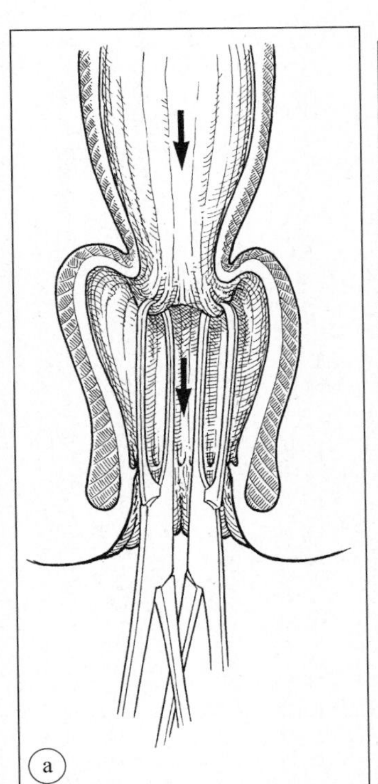

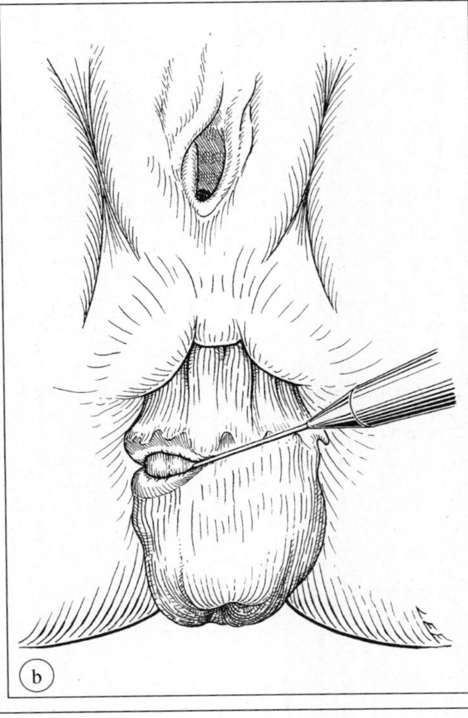

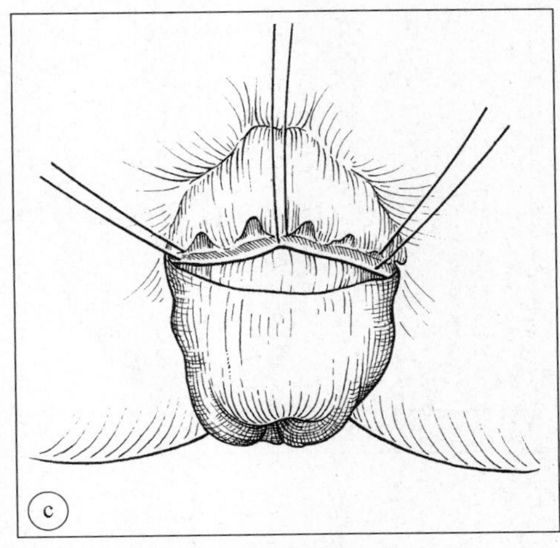

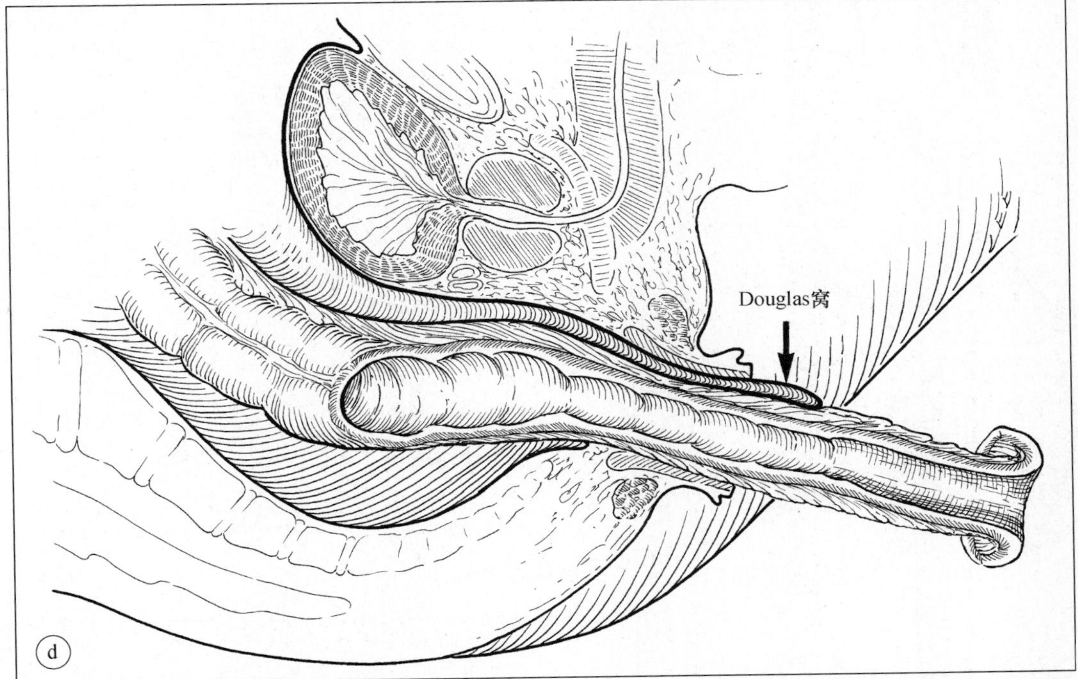

图 20.6　经会阴的直肠乙状结肠切除术（膀胱结石碎石术体位）。(**a**) 将直肠脱垂拉到会阴部位。(**b**) 在齿状线处，将黏膜的前侧横向切开。(**c**) 将直肠脱垂的前壁也切开。(**d**) 在切开前壁后，便可容易地见到直肠阴道陷凹。

肠留出足够的空间。

很多外科医师目前使用环形吻合器来形成结肠肛门吻合（Schultz，2001）。将一根束紧线放在横切后的乙状结肠近侧，以适应砧（anvil）的放置（图 20.6o）。将第二根束紧线绕在切开的肛门四周，确保有足够长的肛管，以适应缝钉盒（cartridge）固定（图 20.6p）。砧轴通过下部的束紧线，然后将线束紧，卡上缝钉盒，合上钉枪，打上缝钉（图 20.6q）。Schultz（2001）对 31 例患者使用吻合器技术，并对这些患者平均随访了 7.8 年。

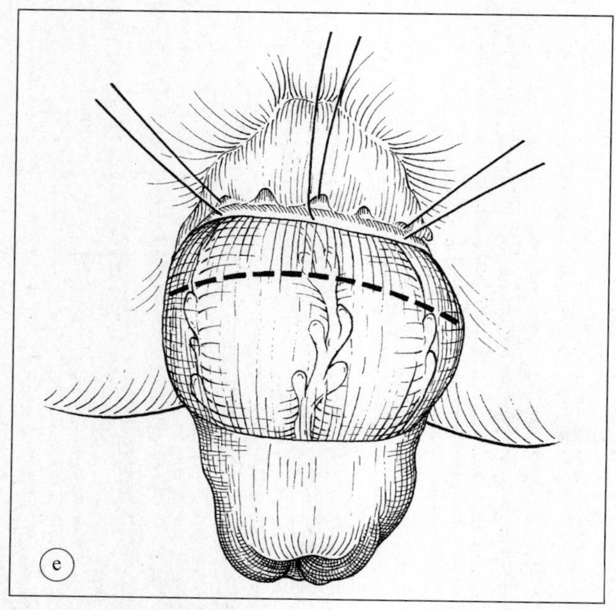

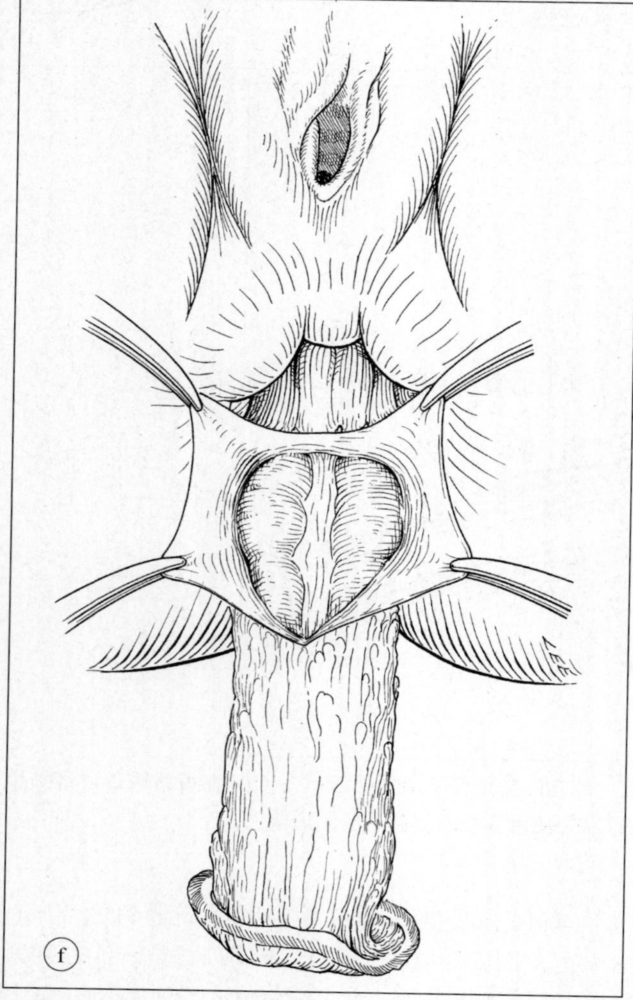

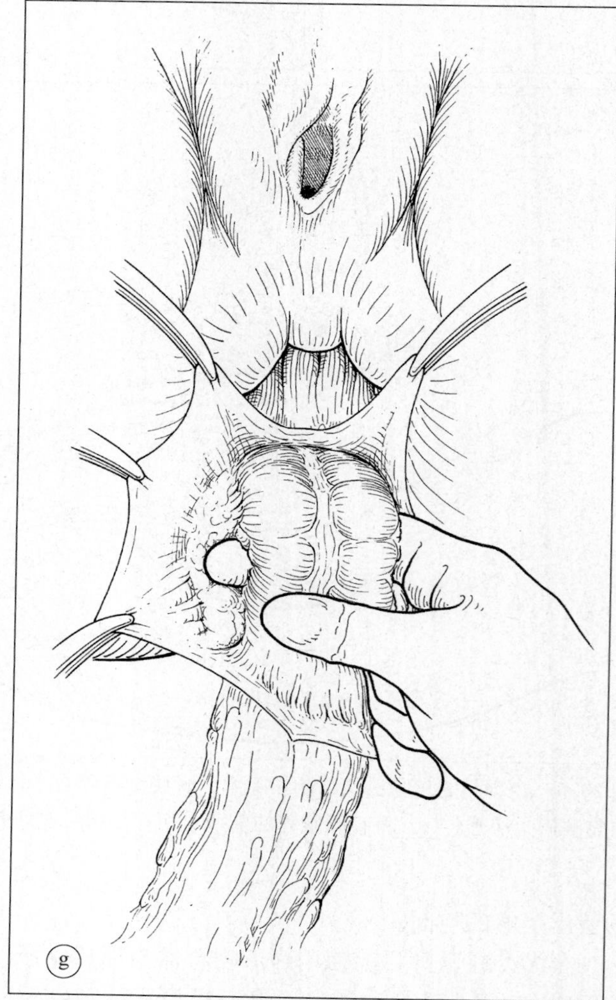

图 20.6（续）（e）横向切开腹膜层。（f）可见到乙状结肠。（g）通过切开的腹膜陷凹，可将乙状结肠拉出。

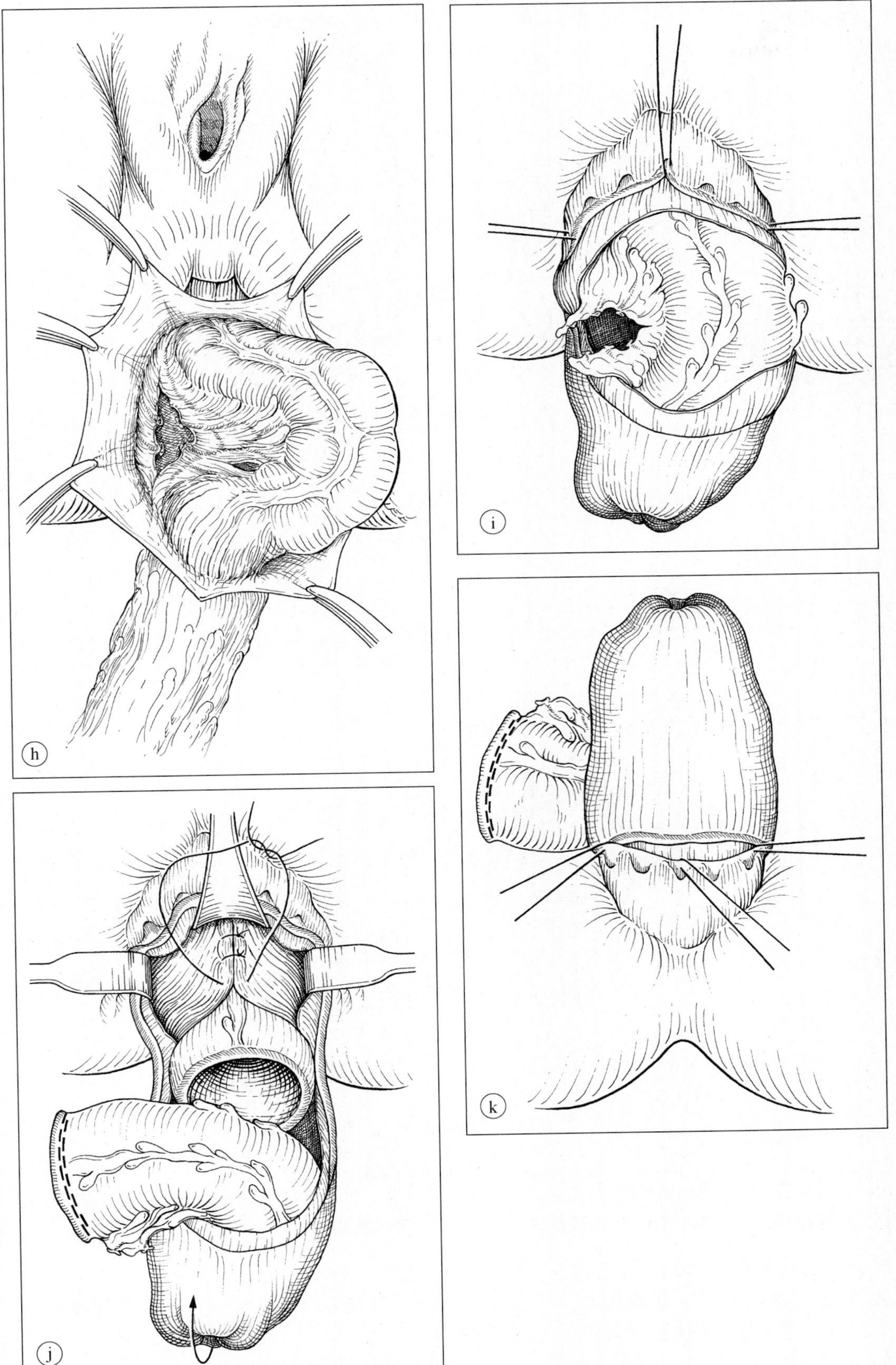

图 20.6（续）（**h**）切开结肠系膜上血管并结扎。（**i**）脱垂较短的情形。（**j**）在将乙状结肠向下拉时，一般可容易地鉴别并折起肛提肌的前部纤维，然后沿横向切断乙状结肠的近侧端。（**k**）将直肠脱垂向上拉，露出脱垂的后部。将脱垂后侧部分的黏膜及直肠壁切开。

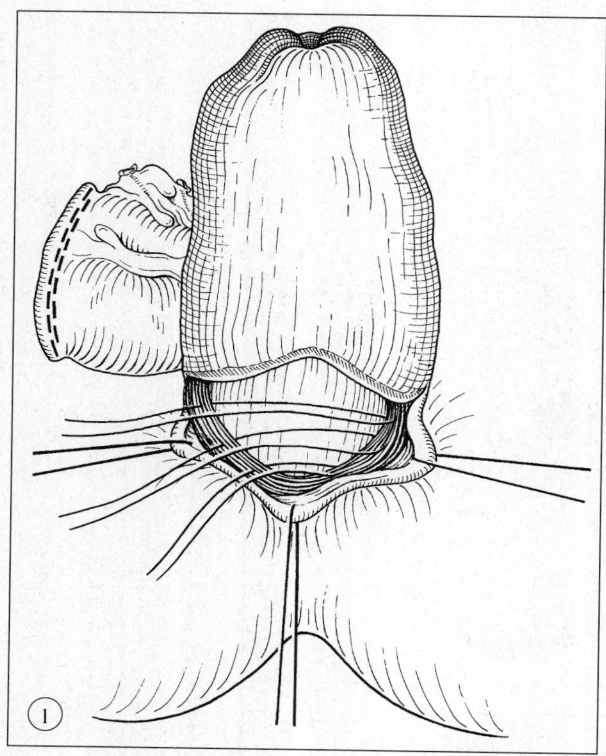

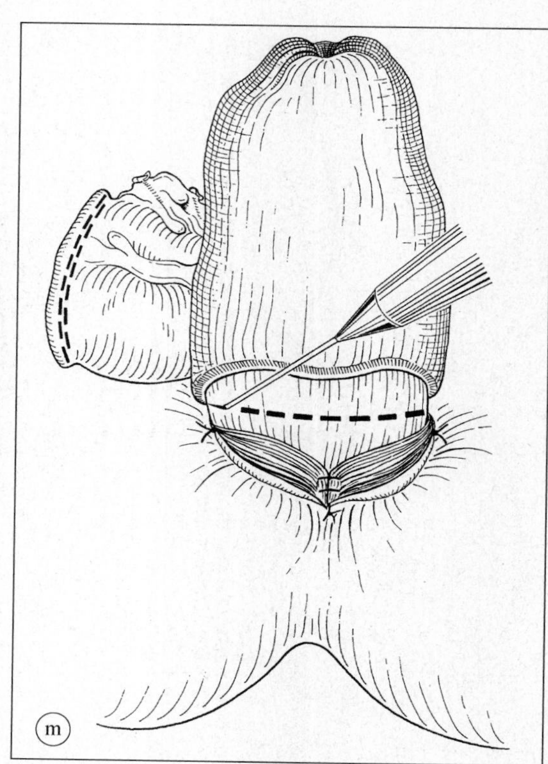

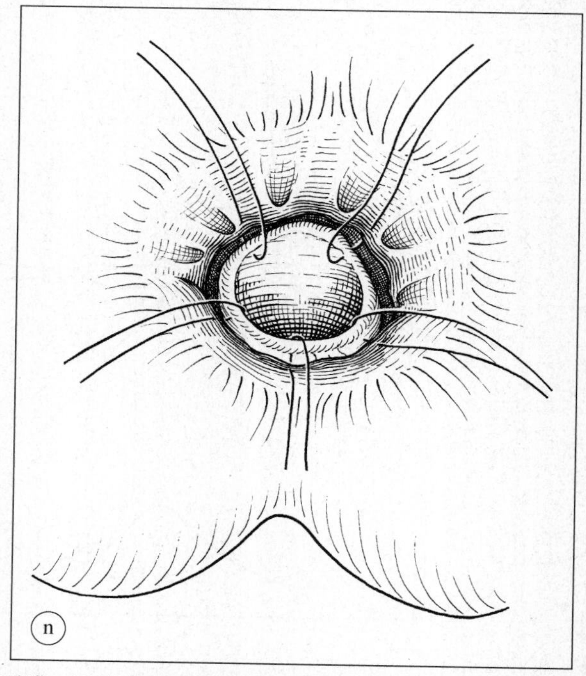

图 20.6（续） **(l)** 露出的直肠系膜，耻骨直肠肌悬带的后部相当明显地显现在外，可进行修复。**(m)** 切开直肠系膜，在动脉夹之间结扎，切除整个直肠脱垂及乙状结肠。**(n)** 使用缝合技术，将大肠分开的两端吻合。

有 1 例死亡，但无复发的记录。同样，西雅图的 Kimmins 和其同事（2001）报道了 63 例接受经会阴直肠乙状结肠切除术（Altemeier 术）的患者。62%的手术在日间病房内完成，83%采用了结肠肛门吻合器吻合术；无死亡病例。3 名患者出现 4 次复发，所有的复发均再次进行了直肠乙状结肠切除术进行治疗。

在英国，由于报道的直肠脱垂复发率较高，直肠乙状结肠切除术的使用并不常见（表 20.12）。尽管一些医师在使用该手术方法时复发率较高

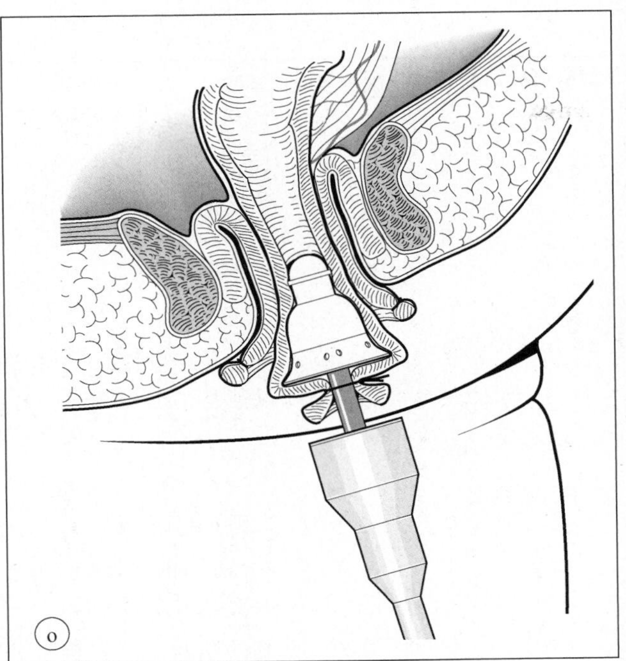

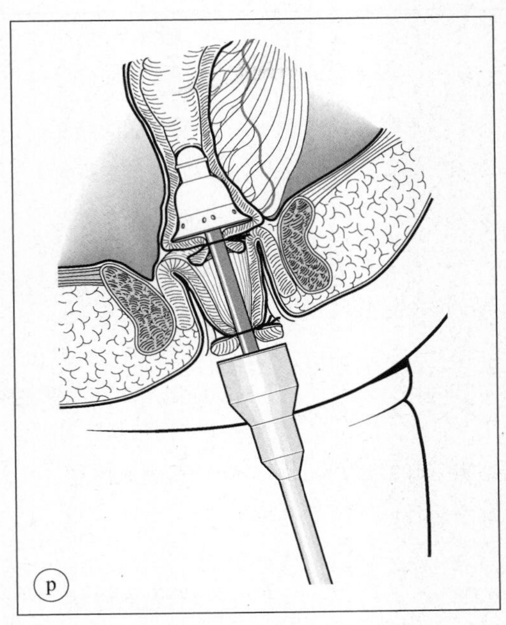

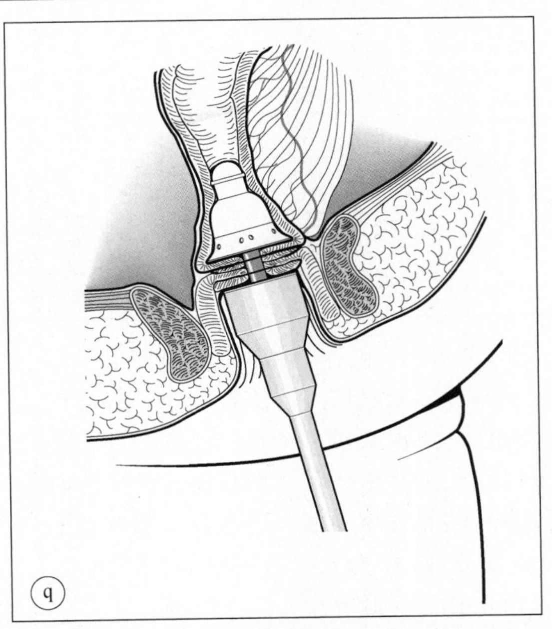

图 20.6（续）（**o**）采用吻合器结肠肛门吻合术时，需要在切开的乙状结肠近侧放置束紧缝线，并将缝线紧贴着砧的轴系紧。（**p**）第二根束紧线沿齿状线，围绕在切开的肛管上。在实际操作中，两根束紧线都是在大肠没有完全切除时放置，以便于拉紧切开线。（**q**）完成吻合的最后一步是：将第二根系线系在砧轴的中心，装上缝钉盒，合上吻合器，打上圆缝钉。来源自：Schutz（2001）。

（Porter，1962；Thauerkauf 等，1970；Friedman 等，1983），但 Altemeier 等（1971）、Gopal 等（1984）和 Prasad 等（1986）均报道，当该手术方法与骨盆底修复相结合时，能够取得非常好的治疗结果。根据 Prasad 等（1986）的报道，在修复了骨盆底后，节制能力可得到大幅改善。对于经保守治疗，脱垂仍持续存在不能改善的儿童患者，这种综合的手术方法可能非常有用。Johansen 等（1993）报道，20 例患者经会阴的直肠乙状结肠切除术及骨盆底修复术后，无复发；另外，90%的失禁得到改善。同样，Ramanujam 等（1994）报道，72 例患者中，只有 4 例复发（5.5%），无死亡病例，2 例患者的结肠肛门吻合处破裂，还有 1 例需要进行结肠造口术。

表 20.12 治疗结果：直肠乙状结肠切除术

作者	额外手术	数量（*n*）	死亡率	脱垂复发	备注
Porter（1962）		110	1	64（58）	
Altemeier 等（1971）	＋前骨盆底修复	106	0	3（3）	4 例脓肿
Friedman 等（1983）	＋前骨盆底修复	27	0	12（44）	
Gopal 等（1984）	＋前骨盆底修复	18	0	1（5）	2 例黏膜脱垂
Thauerkauf 等（1970）	＋骨盆底修复	34	0	13（38）	
Finlay 和 Aitchison（1991）	＋骨盆底修复	17	1	1（5）	均为老年患者，3 例容量功能差
Prasad 等（1986）	＋直肠固定术＋前后骨盆底修复；4 例结肠肛门吻合	25	0	NS	
Ramanujam 等（1994）	＋骨盆底修复	72	0	4（5.5）	2 例吻合处泄漏
Johansen 等（1993）		20	1	0	90%患者的节制能力得到改善
Kimm 等（1999）	＋骨盆底修复	183	0	29	经试卷调查，26 例有并发症
Kimmins 等（2001）		63	0	4	83%的患者使用了环状吻合器，62%在日间病房内完成手术
Schultz（2001）		31	1	0（22）	使用环状吻合器进行结肠肛门吻合

括号内的值为百分数。
NS 表示未说明。

对于直肠脱垂的老年患者，使用直肠乙状结肠切除术并进行完全的骨盆底修复术的医师越来越多。一份回顾分析报道，Délorme 术的复发率为 37%，单独进行直肠乙状结肠切除术后的复发率为 12%，综合进行骨盆底修复后的复发率为 4%（Agachan 等，1996）。因此，综合使用骨盆底修复术，不仅可取得良好的手术结果，而且结肠肛门吻合处开裂的风险也较低。从理论上而言，该手术的主要缺点是直肠的储存空间被去除后，有些患者可能会出现里急后重。

在一项小规模前瞻性随机试验中，我们对比经会阴的直肠乙状结肠切除术与经腹部的直肠修复术（Deen 等，1994）。临床的结果类似，例外的是在直肠乙状结肠切除术后出现一例复发。不过，经腹部的直肠固定术后的节制能力更佳，里急后重的情形也得到大幅改善。我们还发现，在经会阴的直肠乙状结肠切除术后，患者的肛压及顺应性均下降，而在经腹的直肠固定术后，这些参数均得到改善或维持不变（表 20.13）。从该试验中，我们的结论是：经腹的直肠固定术后，患者的功能恢复较好，而直肠乙状结肠切除的复发率较高，所以后一方法更适合于那些进行直肠固定术不安全的老年患者（Kim 等，1996）。

陷凹会阴直肠乙状结肠切除术及直肠固定术

考虑到上述试验的结果，伯明翰（Birmingham）的外科医师们在标准 Altemier 手术的基础上，发明了一种新的手术方法，以克服经会阴直肠乙状结肠切除术后导致的肛门未用力压力及缩榨压力的大幅下降，以及新直肠容量减少的问题。另外，由于括约肌虚弱，新直肠容量小，患者也抱怨会有里急后重及便污的情形。因此，我们希望找到一种减少大肠的切除长度、保持乙状结肠及其系膜的手术方法，形成一个吻合器的乙状结肠陷凹，同时将陷凹固定到骶前筋膜上，并进行完全的骨盆底修复。

我们对 7 例接受陷凹会阴直肠乙状结肠切除术

表 20.13　老年患者直肠脱垂治疗随机控制试验结果（伯明翰）

	经会阴直肠乙状结肠切除术（n=10）	经腹直肠固定术（n=10）
死亡	0	0
吻合口漏	0	0
复发脱垂/黏膜脱垂	1/2	0/2
便污	6	2
大便频繁（每日大便次数）	3（1～6）	1（1～3）

来源自：Deen 等（1994）。

的患者的功能结果与传统的手术方法进行了比较。采用陷凹法的患者，出现便污及里急后重的情形较传统手术患者少（Yoshioka 等，1998）。尽管研究的对象数量较少，但我们认为研究结果表明，对于计划进行直肠乙状结肠切除术的老年患者，并且患者预期寿命较短的，应采用这种改良方法。患者采取俯卧折刀体位，两臀分开（图 20.7a）。我们选择从后部开始切开。脱垂直肠通过外阴向前缩。肛道在齿状线处分开（图 20.7b）。在分开 Waldeyer 筋膜后，露出直肠后面，可容易见到骨盆底，继续分离骶前筋膜，一直到达骶骨岬。一系列的 0 号 Prolene 缝线被放到耻骨直肠肌的两路分支间（图 20.7c）。分开夹子与系带间的直肠系膜，露出直肠的径向纤维。在该步骤上，最重要的是在直肠近侧与骶前筋膜间留下至少 1 条，最好 2 条缝线，进行会阴直肠固定。在没有形成陷凹前，这些缝线先留得长一些，不要打结（图 20.7d）。现在，将脱垂向后拉，露出脱垂的前部，以在齿状线处分开直肠肛门（图 20.7e）。将直肠阴道窝内的乙状结肠凸向切口，打开腹膜，从切口将乙状结肠拉出（图 20.7f）。用留置线标出乙状结肠环的顶点，并小心地保留有血供的乙状结肠系膜。此时，可以间断法，在肛提肌的前叶间留下一系列的缝线，形成前提肌成形术（图 20.7g）。

从侧面看，脱垂已被拉出，在切除前，其血管在上段直肠处被分开。缝线留在骨盆底内，用于修复，并形成在新直肠与骶前筋膜的缝线固定；保留到乙状结肠环的供血（图 20.7h）。下一步是在上段直肠处，使用线性订书机式切割器（PLC 75 或 GIA 70），在固定点的远端，切除脱垂。一系列的留置线留在乙状结肠系膜的对侧，在准备的结肠肛门吻合处打开一个尖的肠切口（图 20.7i）。使用线性订书机式切割器（PLC 75 或 GIA70），形成一个侧到侧的结肠陷凹袋（图 20.7j），去掉留置的缝线，陷凹袋在骨盆处被替换，“固定”缝线打结。接下来，重要的是要检查骨盆底修复不要太紧，因为它不能影响陷凹的容量或血液供应。完成上述步骤后，可将骨盆底的缝线打结。使用间断法，3/0Vicryl 缝线，进行端到端的结肠肛门吻合术（图 20.7k）。再造完成后如图 20.7l 所示。

经会阴直肠乙状结肠切除术（Altemier 术）的改良方法还需要大规模的进一步评估，但我们相信，这种改良方法具有控制脱垂、实现更好的功能效果的作用。

我们正在等待更好的试验数据，以便于将 Altemeier 术（经会阴直肠乙状结肠切除术）与其他手术方法进行比较，特别是经腹部的直肠固定术。可得到的回顾性非随机性比较数据表明，经会阴的手术复发率较高（Kim 等，1999；图 20.8）。不过，由于接受 Altemeier 术的一般都是老年患者，随访期较短，所以病例的选择不可避免地要影响复发率的结果。我们认为，对于不适合经腹部直肠固定术的患者，经会阴的直肠乙状结肠切除术非常有用，因为其相关的发病率较低，并且即使患者出现复发，还可再次进行该手术。不过，上述的 Express 手术方法也具有类似的特性，如果其最初的预期效果能够实现，那么不久的将来，可能成为一种更具吸引力的手术方法。

仅进行骨盆底修复

仅使用骨盆底修复治疗直肠脱垂，其根本观点是认为盆膈薄弱是导致直肠脱垂的原因。现在已几乎没有人持有这样的观点，因为单独的骨盆底修复不能治愈脱垂。即使是在直肠游离后的经腹部骨盆底修复术，结果也令人失望（表 20.14），经会阴

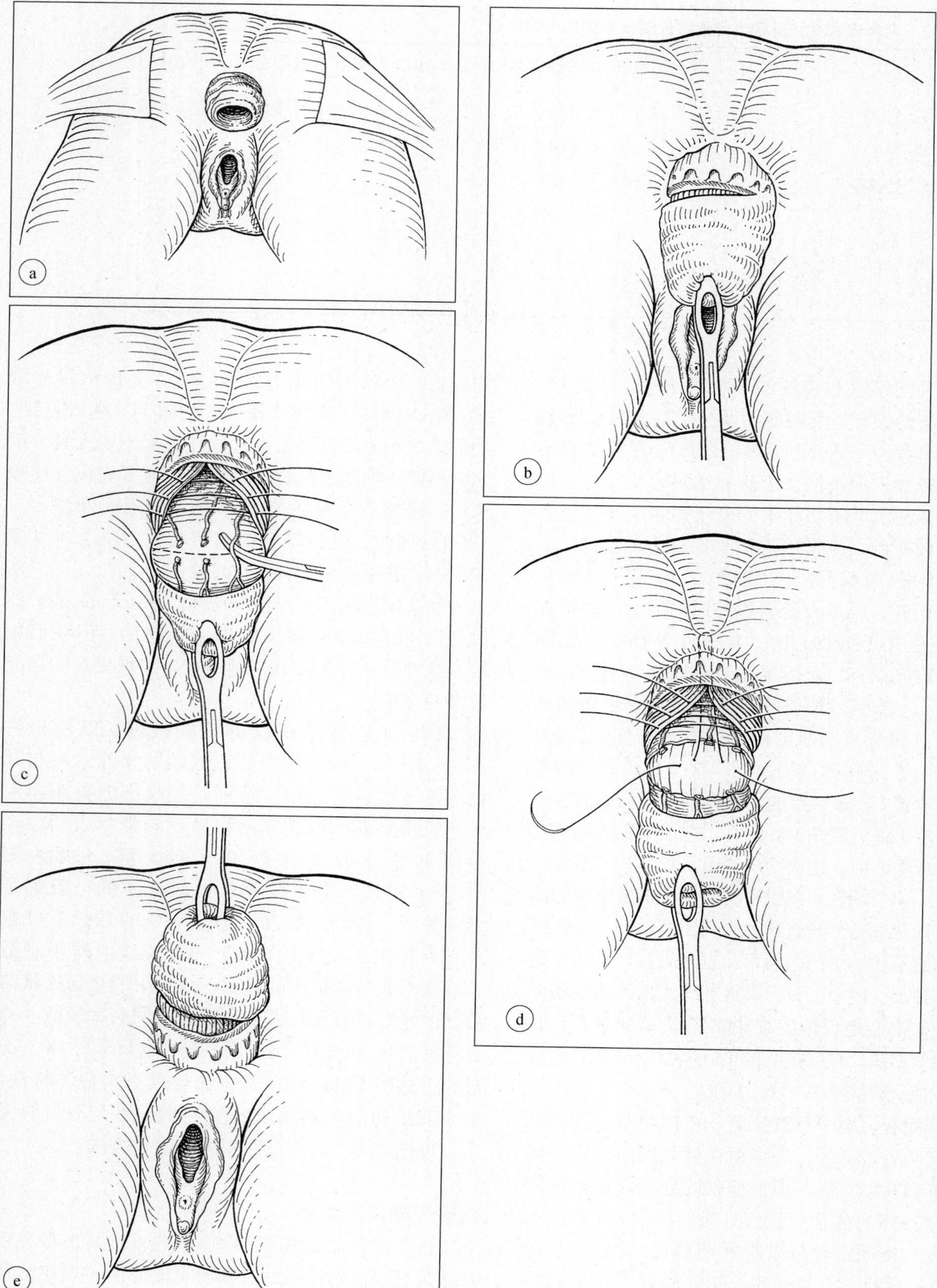

图 20.7 陷凹会阴直肠固定术及直肠乙状结肠切除术（俯卧折刀式体位）。(**a**) 将脱垂拉到会阴部。(**b**) 分开脱垂的后部。(**c**) 露出直肠系膜，将血管打结，修复耻骨肛提肌的后吊带。(**d**) 用于直肠固定的缝线留在骶骨与直肠的上部。(**e**) 分开直肠的前壁。

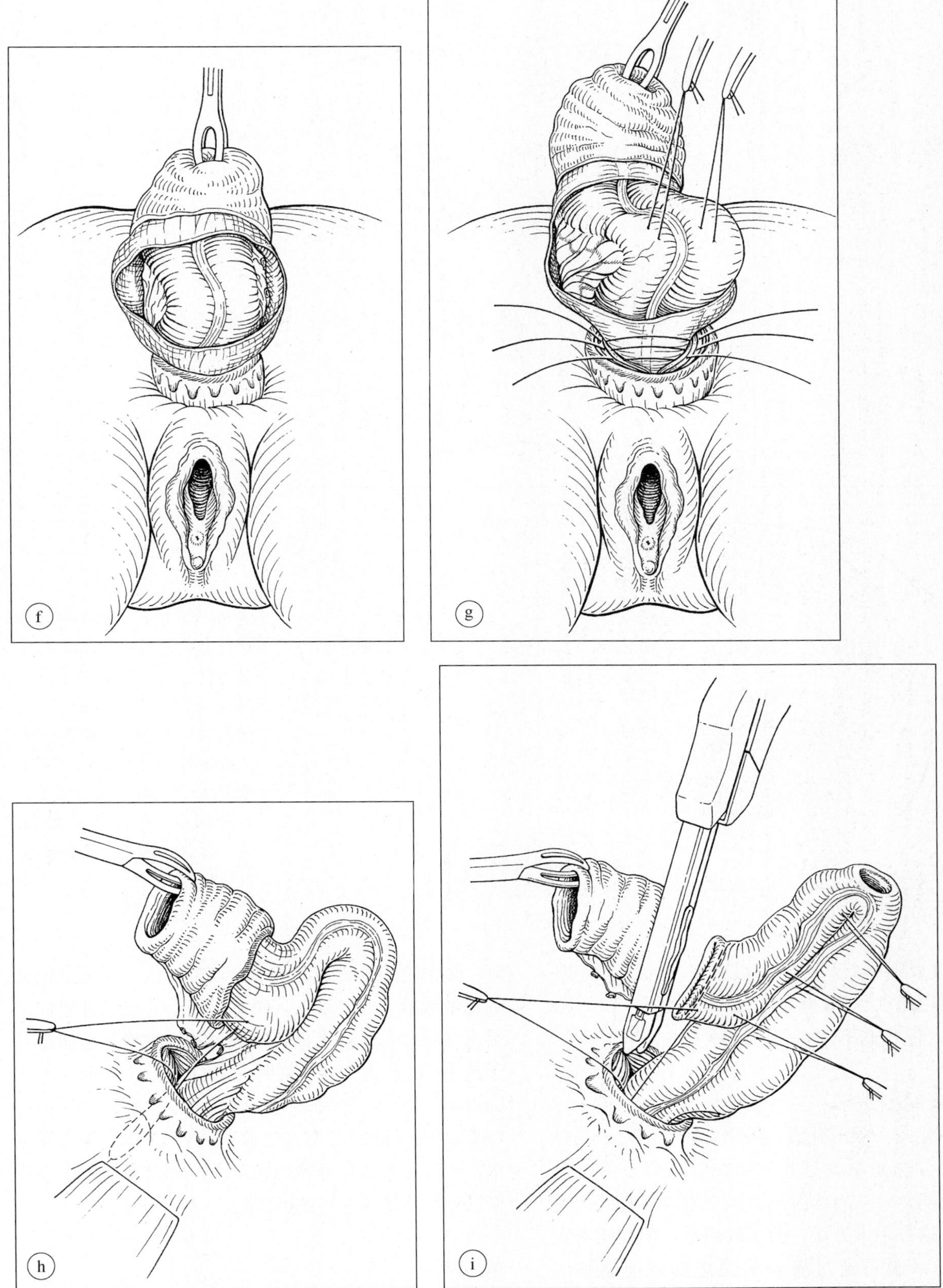

图 20.7（续）（**f**）打开腹膜陷凹。（**g**）以留置的缝线拉出乙状结肠环顶点。（**h**）仅完全分离直肠系膜，乙状结肠系膜保持不动。（**i**）用线性订书机式切割机沿横向切开直肠，在乙状结肠顶点处做一个肠开口。

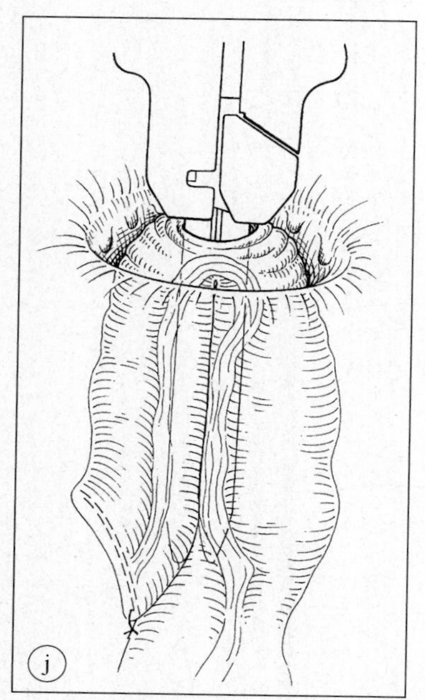

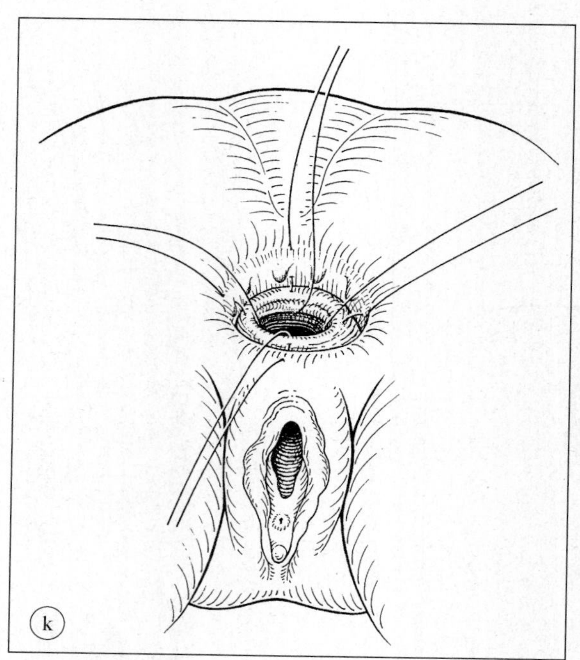

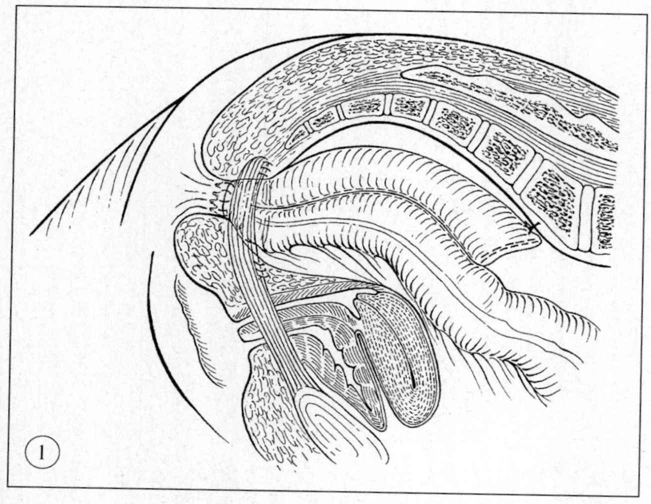

图 20.7（续） （**j**）使用线性订书机式切割器，以及边到边的结肠-结肠吻合术，形成一个陷凹袋。（**k**）手术的最后一步是结扎好直肠固定缝线后，完成结肠肛门吻合术。（**l**）最后的再造术：直肠固定，结肠 J 形陷凹袋，骨盆底修复，以及结肠肛门吻合术。

的修复术效果则更差。尽管有报道称，对 20 例患者使用阔筋膜法治疗，取得令人鼓舞的效果（El-Sibai 等，1997），但我们不建议使用这种手术方法。

经会阴的直肠固定术

直肠固定术一般需开腹，游离直肠，但对于高危患者，这种方法便不太理想。如在肛后修复术中一样，通过会阴，并从后部游离直肠，也可将直肠固定到骶骨上。这种手术方法，游离较简单，但固定有点困难。直肠系膜可通过缝合法固定到骶前筋膜上（Thomas，1975），或通过中间材料固定，如 Teflon（Wyatt，1981）或聚乙烯醇海绵（Rogers 和 Jeffery，1987）。经会阴的直肠固定术一般会与肛后修复相结合。经会阴的直肠固定术结果较难评估，原因是报道的患者数量一般均较少（表 20.15），并且额外增加的手术（骨盆底修复或直肠乙状结肠切除术）也使得对于这种手术方法的说明更加困难（Hagihara 和 Griffen，1975；Woods 和 DeCosse，1976；Nichols，1982）。因为我们已不再建议进行经会阴的直肠固定术，不管是否结合骨盆底修复术，所以在本版中，我们没有对该技术进行图示说明。

结论

我们认为，传统的经会阴手术效果比经腹部直肠固定术的差，不管是否涉及切除术，不过，对于那些不适合开腹术的老年患者，经会阴的手术便是

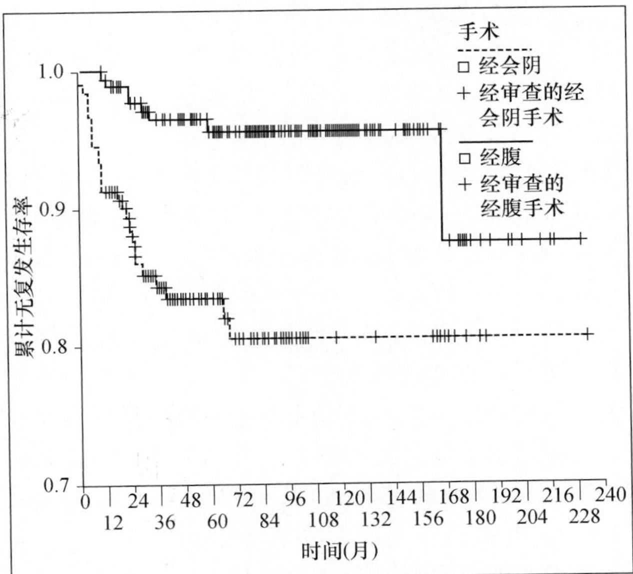

图 20.8　复发率：经会阴直肠乙状结肠切除术与经腹直肠固定术的比较。来源自：Kim 等（1999）。

不错的选择。最简单的手术是 Délorme 术，但其复发率也较高，对于体质虚弱的患者，其复发率更高。不过，在复发脱垂后，可再次进行 Délorme 术，Délorme 术的最新改良手术方法——Express 手术，可大幅减少复发率。经会阴的直肠乙状结肠切除术是较大的手术，应包括骨盆底的修复，并可在日间病房内完成（Kimmins 等，2001），相比于传统的 Délorme 术，其复发率大幅减少。然而，如果患者身体足够适合，并且预期寿命长于 5 年，那么最好还是采用经腹部的手术。

经腹的手术

对于年轻、适合的直肠脱垂患者，经腹部的手术总体而言要优于经会阴的手术（参阅表 20.15）。如果认为直肠脱垂是由于直肠支撑组织不佳，经骨盆底形成肠套叠，那么采用经腹部的手术便更加合理。因为采用经腹的手术，不仅可以游离直肠，对其进行固定，防止套叠的再次发生；同时，还可闭塞腹膜滑动性疝，修复骨盆底，并一起进行需要的切除术。相关的解剖缺陷，如尿道膀胱角度缺陷、子宫或阴道下降，也可得到修正（Mann 和 Hoffman，1988）（Barham 和 Collopy，1993）。

有研究者对综合经腹手术及经会阴手术的优点的方法进行了探讨（Hughes 和 Gleadell，1962）。不过，这种综合方法现在已被认为不适合治疗直肠脱垂。

在过去，经腹的手术均涉及分离手术，有时候还与骨盆底修复相结合。而目前的做法主要限定在前后直肠固定术以固定直肠，进行单纯的切除术或将切除术与直肠固定术相结合。下文将涉及这几种手术方法。由于经腹手术的死亡率稍高于经会阴手术，所以特别要注意，在考虑治疗直肠脱垂时，也要考虑有关的风险因素。另外，对于预期寿命长的患者，对任何并存的肠功能紊乱进行修正也很重要，因为这些患者不仅希望治愈肠脱垂，也希望提高肠功能。

表 20.14　治疗结果：骨盆底修复

作者	手术	数量（*n*）	死亡率	脱垂复发	备注
Snellman（1961）	经腹前部修复	42	0	4（10）	
Porter（1962）	经腹前部修复	46	0	23（50）	
Kupfer 和 Goligher（1970）	经腹后部修复	63	1	5（8）	8 例黏膜脱垂
Klaaborg 等（1985）	经腹后部修复	23	0	3（13）	
Hughes 和 Gleadell（1962）	经腹会阴前后部修复	84	1	5（6）	2 名外科医师
Parks（1975）	会阴：肛后修复	18	0	9（50）	
Rogers 和 Jeffery（1987）	会阴：肛后修复＋经会阴直肠固定术	24	0	1（4）	
El-Sibai 等（1997）	耻骨直肠吊带及阔筋膜修复	20	0	0	

括号中的值为百分数。

乙状结肠分离（表 20.15）

Lahaut 术

在该手术中，直肠从骨盆内完全游离，将直肠乙状结肠缝合到后直肠鞘上，乙状结肠在直肠肌后进行外腹膜化。Mortensen 等（1984）对该手术对于 Bristol 地区的 33 例患者的治疗结果进行了考查。在 12 例患者中，11 例未出现复发，且节制能力得到改善；不过，2 例患者出现大便嵌塞，1 例出现大便瘘（可能是由于缺血），以及 1 例出现堵塞。

对于该手术，我们没有实践经验，但认为相比简单的直肠固定术，该手术方法的发病率会较高。因此，我们认为这种方法并不比直肠固定术更具优势。

乙状结肠外腹膜化

这种方法不是将直肠乙状结肠放在后直肠鞘内，而是放在骨盆边上后腹膜壁层所形成的隧道体内。在一份对 32 例患者的调查报道中，报道了这种手术方法的结果。只有 1 例患者复发，但之后的肠功能未见报道（Ananthakrishnan 等，1988）。Tolwinski 等（1997）报道了接受该手术方法的 41 例患者，1 例出现死亡，1 例复发，24％的患者出现便秘或便秘持续存在。

经腹骨盆底修复

几乎没有外科医师仅依靠骨盆底修复来治疗直肠脱垂（Graham，1942）。当手术经腹部完成后，报道的复发率在 6％～50％之间（参阅表 20.15）。很多过去依赖骨盆底修复的医师均改变为采用直肠固定术（Goligher，1984）。经腹的骨盆底修复较困难，尽管女性的骨盆较宽，但要进行修复并不容易，并且由于肌肉薄弱，对缝线的固定能力也差。

在进行经腹手术时，需要将直肠的前后完全游离。开始时，耻骨直肠肌是从直肠的前面修复（Graham 等，1984）。后来，大部分外科医师均从直肠后修复整个骨盆底（图 20.9a，b）。另外，骨盆底的修复也可与其他经腹与经会阴的手术相结合（Hughes 和 Gleadell，1962）。根据我们的经验，从下面修复骨盆底比从上面修复要容易得多（Snellman，1961）。

Porter（1962）对 46 例接受单纯骨盆底修复患者进行了整体性系列研究：50％患者出现脱垂复发。这些数据可能不具有代表性，因为之后的独立研究报道显示的复发率只有 8％～13％（Snellman，1961；Kupfer 和 Goligher，1970；Klaaborg 等，1985）。在最近一份有关该技术的报道中，2/3 失禁患者重新获得节制能力，但 1/3 患者在骨盆底修复后出现便秘（Klaaborg 等，1985）。因此，我们不再建议采用该手术方法。

直肠固定术

目前，很多外科医师认为直肠固定术也适合于老年患者（Kirkman，1975；Wise 等，1991）（见表 20.16）。如果直肠脱垂是由于肠套叠引起的（Wedell 等，1980），在骨盆上固定游离的直肠便可解决这一问题。文献与直肠固定术后的复发率数据均为上述观点提供了有力支持，因为不管采用何种固定方法，术后的复发率均低于 2％（见表 20.16）。仅进行直肠修复术，60％～80％患者的节制能力得到恢复，肛管压得到大幅提高（Hiltunen 和 Matikainen，1992）。唯一需要回答的问题是：以何种方法固定直肠（异物或缝线），固定术什么时候需与结肠切除术相结合？

表 20.15 治疗结果：乙状结肠分离手术

手术及作者	*n*	死亡率	脱垂复发	备注
Lahaut 术				
Mortensen 等（1984）	33	1（3）	1（3）	1 例瘘；2 例大便嵌塞；1 例阻塞
乙状结肠外腹膜化				
Ananthakrishnan 等（1988）	32	0（2）	1（3）	
Tolwinski 等（1997）	41	1（2）	1（3.4）	便秘率为 24％，只有 1 例患者仍失禁

括号中的值为百分数。

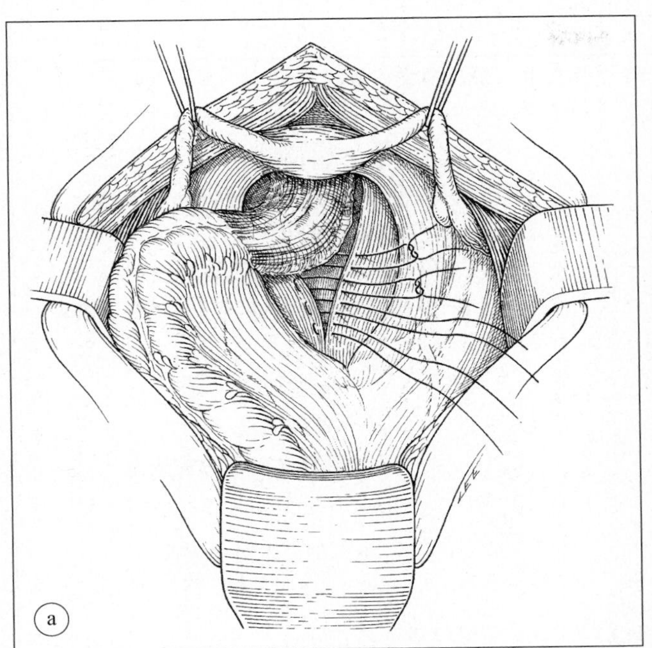

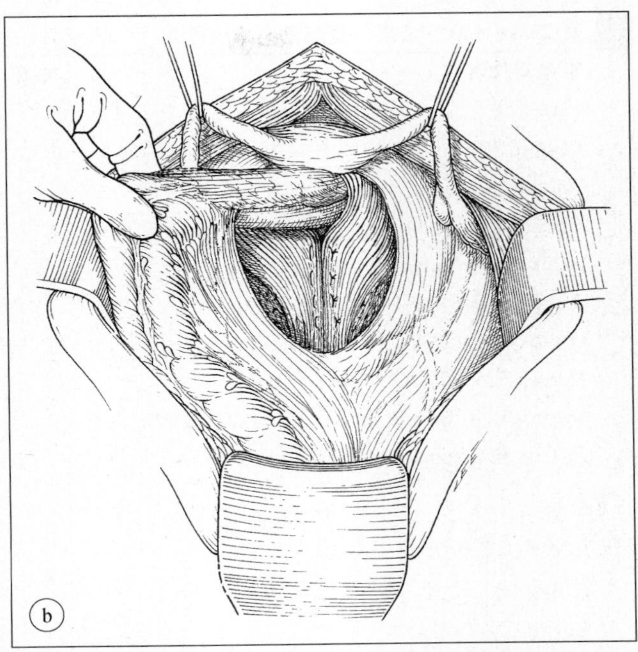

图 20.9 Ruscoe-Graham 骨盆底修复。(**a**)骨盆腹膜从直肠的前侧分开。将直肠游离，从上端痔血管后面下降到尾骨尖处。分开侧韧带。从上面可见到耻骨直肠肌吊带里纤维，用一系列的间断缝线修复骨盆底。(**b**)骨盆底修复完成后的状况。

表 20.16 治疗结果：直肠固定术

手术与作者	数量（*n*）	死亡率	脱垂复发	备注
经腹/前直肠固定术				
Ripstein 术				
Gordon 和 Hoexter（1978 考查）	1111	4（0.3）	26（2）	14 例大便嵌塞；20 例狭窄
Morgan（1980）	64	2（1.6）	2（3）	狭窄
Launer 等（1982）	54	0	4（7）	9 例狭窄
Holmstrom 等（1986b）	108	3（2.8）	5（4）	4 例狭窄
Tjandra 等（1993）	142	1（0.1）	10（8）	术后 3～14 年，1/3 复发
经腹/后直肠固定术				
Teflon				
Jurgeleit 等（1975）	55	0	4（7）	
Eisenstat 等（1979）	30	0	0	
Lescher 等（1979）	88	0	2（2）	2 例狭窄
Kuijpers 和 Morree（1988）	30	0	0	
尼龙带				
Loygue 等（1984）	275	2（0.7）	12（4.3）	
聚丙烯(*Marlex*)				
Notarus（1979）	32	0	0	
Romero-Torres（1979）	24	1	0	
Hilsabeck（1981）	17	0	0	
Keighley 等（1983）	100	0	0	
Aitola 等（1999b）	93	0	6（6）	11 例出现黏膜脱垂

表 20.16 治疗结果：直肠固定术（续）

手术与作者	数量（*n*）	死亡率	脱垂复发	备注
Ivalon				
Penfold 和 Hawley（1972）	101	0	3（3）	31 例黏膜脱垂；2 例脓毒症
Naughton-Morgan 等（1972）	150	4（2.6）	3（2）	12 例黏膜脱垂
Anderson 等（1981）	40	1（2.5）	1（2.5）	2 例感染
Atkinson 和 Taylor（1984）	40	0	4（10）	12 例黏膜脱垂；1 例大便嵌塞
Anderson 等（1984）	42	0	1（2）	1 例骨盆脓毒症；4 例黏膜脱垂
Boulos 等（1984）*	32	0	5（16）	
Vongsangnak 等（1985a）	53	0	0	3 例黏膜脱垂
Mann 和 Hoffman（1988）（扩大的直肠固定术）	66	0	0	6 例黏膜脱垂
McCue 和 Thomson（1991）	53	0	2（4）	2 例感染；2 例大便嵌塞
聚酯				
Lechaux 等（2001）	35	0	0	81%的患者便秘改善
仅用缝线				
Loygue 等（1971）	146	2（1.3）	5（3）	
Carter（1983）	32	0	0	
Goligher（1984）	52	0	1（2）	
Graham 等（1984）	23	1（4.3）	0	
Blatchford 等（1989）	42	0	2（5）	
Keighley（未发表）	27	0	0	
Sayfan 等（1997）	19	0	0	37%的患者轻度便秘，术前有68%的患者便秘
Kimm 等（1999）	176	1	9（5）	问卷调查，35 例有并发症：21 例由于小肠阻塞引起
冻干硬脑膜				
Schwemmel 和 Hunger（1973）	62	0	5（8）	2 例脓毒症
可吸收网				
Araat 和 Pircher（1988）	62	0	4（7）	
钢丝吊带				
Soliman（1994）	28	0	0	
Polypropylene（*Marlex*）+阴道悬挂 Collopy & Barham（2002）	89	0	0	适合于并存穹窿脱垂的患者
会阴后直肠固定术				
Teflon				
Wyatt（1981）	22	0	1（4）	3 例黏膜脱垂
缝线+*PAR*				
Thomas（1975）	44	0	0	4 例黏膜脓毒症
+直肠乙状结肠切除术+*PAR* Prasad 等（1986）	25	0	NS	
Ivalon+*PAR*				
Rogers 和 Jeffery（1987）	24	0	1（4）	

括号中的值为百分数。PAR：肛后修复；NS 表示未说明。* 仅适用于年轻患者。

前直肠固定术

Ripstein 术是较早的直肠固定术（Ripstein，1965，1969，1972）。手术的主要原理是完全游离直肠，使用吊带材料（聚丙烯、Teflon 或者甚至是筋膜）将直肠固定到骶骨岬上，实现在前侧对通向骶骨的直肠进行固定（图 20.10）（Launer 等，1982）。前直肠固定术的问题是，由于直肠被异物环绕，如果发生较强的纤维反应，直肠会受到压缩（Ahlbaack 等，1979）。偶见狭窄，导致无法控制的便秘，有时需重新手术处理。

Gordon 和 Hoexter（1978）在一次信函式调查中，收到了多位外科医师的回复，涉及 Ripstein 术治疗直肠脱垂的 1000 例病例。尽管该调查似乎低估了真实的并发症发病率，14 例（7%）报道出现大便嵌塞，20 例患者出现较紧的纤维化直肠狭窄。环绕着直肠前侧部的网环将直肠拉向骶骨，造成了狭窄的发病率较高的结果，并不是太令人感到意外（McCue 和 Thomson，1991）。Launer 等（1982），在个人的系列病例中，报道 17%的患者在术后出现狭窄。Morgan（1980）使用 Teflon 绕在直肠的前侧，在 6 例病例中，报道有一例出现狭窄病。有一份研究结果令人意外，在 100 例接受 Ripstein 术的患者中，报道的复发率为 4%，狭窄发病率只有 3%（Holmstrom 等，1986b），72%的患者节制能力得到改善，不过，便秘的情况较普遍，直肠固定术前为 27%，术后为 43%。

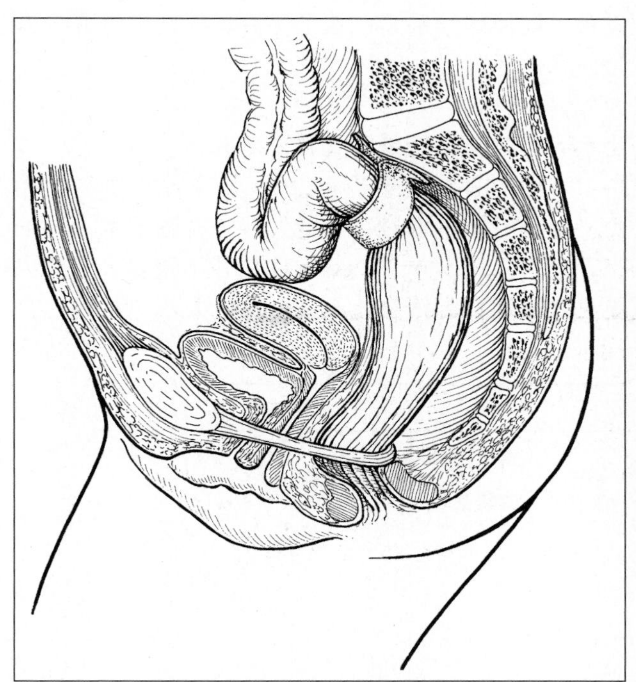

图 20.10　前直肠固定术。在直肠完全游离后，可使用多种异物将直肠固定到骶骨上。环状材料绕住直肠的上部。该治疗方法常会在固定位置并发狭窄。

Ohio Cleveland 诊所的 Tjandra 等（1993）报道了 142 例 Ripstein 术的结果。有 1 例死亡，10 例复发（8%）。术后 3～14 年，1/3 患者出现复发，这就意味着要获得真正的复发率，就需要进行足够长时间的随访。Scaglia 等（1994）报道，如果 Ripstein 直肠固定术保留侧部韧带，直肠的排空能力不会受到影响。不过，如果分开侧部韧带，直肠的感觉阈值便会上升，导致便秘更加常见。

后直肠固定术

后直肠固定术的优点是，直肠的后部与骶骨的固定一般是通过合成材料固定网（Ihre，1972）或缝线（Loygue 等，1971）实现的，直肠前部不固定。固定网与骶骨相连，同时，将直肠侧部附件分开到固定网的两边，然后用缝线将直肠的两侧与固定网相连，留出一个后部空间（见图 17.14）。这种手术方法不会导致对于直肠前部的限制，大便时，直肠能够膨胀（Efron，1977）。今天，大部分外科医师都不用固定网，直接用缝线将直肠系膜固定到骶前筋膜上。

对于额外的修正性手术，存在的意见分歧很大：有些外科医师提倡恢复直肠阴道隔，还有些则切除并闭合前部直肠阴道腹膜陷凹，也有一些强调侧部韧带的重要性，更有一些甚至修复肛提肌（Mann 和 Hoffman，1988）。我们认为，在经腹直肠固定术中，这些额外手术都是不必要的。实际上，手术越简单越好，只需分开侧部腹膜，直肠的游离应限制在后部，到尾骨尖即可，同时分离侧部韧带。

我们怀疑异物的种类并不是太重要。目前对于异物的使用很少。Teflon、聚丙烯（Marlex），聚乙烯醇海绵以及 Gore-Tex™ 是过去经常使用的材料。Teflon 相当软，但对于缝线的固定能力却相当好（Jurgeleit 等，1975；Eisenstat 等，1979；Lescher 等，1979；Kuijpers 和 Morree，1988）。聚丙烯较硬，惰性似乎较好（Notarus，1979；Greene，1983）。我们从未遇见过因使用这两种材料而导致脓毒症的病例，文献中也没有脓毒症的报道（Romero-Torres，1979；Hilsabeck，1981）。

聚乙烯醇海绵似乎是一种最不好的材料，它在湿润的情况下非常软，对于缝线的固定能力差，并有导致感染的风险（Naughton-Morgan 等，1972；Penfold 和 Hawley，1972；Anderson 等，1981，1984；Atkinson 和 Taylor，1984；Boulos 等，1984；Vonsangnak 等，1985a；Mann 和 Hoffman，1988；Athanasiadis 等，1996）。另外，在我们自己的系列病例中，10 例患者从其他医院转入，也是由于使用聚乙烯醇海绵，导致直肠固定术后复发脱垂。在对这些患者进行重新手术时，发现海绵嵌在骨盆内的纤维组织上，常常松弛地与直肠连接，但已与骶骨脱开。我们认为，如果患者在术后早期用力，便存在着缝线从固定网上脱离的真实风险。

除了传统的材料（如聚丙烯、Teflon、Ivalon 或甚至是尼龙带）（Loygue 等，1984）之外，还可以使用由聚羟基乙酸或琼脂制成的可吸收网。Araat 和 Pircher（1988）报道 62 例使用可吸收网进行的直肠固定术；复发率为 7%，但没有患者出现骨盆脓毒症。Gore-Tex™似乎会导致一个较低的脓毒症发病率。

Athanasiadis 等（1996）考查了他们使用 Ivalon、Vicryl 或 Gore-Tex™进行直肠固定术的治疗结果，145 例同时进行了切除术，77 例未接受。仅有 3 例复发，所有复发均发生于仅进行直肠固定术的病例。4 例患者因植入物而发生感染（表 20.17），接受切除术的一组中感染更常见。使用 Gore-Tex™的患者无感染报道，使用 Vicryl 的患者有 1 例感染，Ivalon 导致 3 例感染。

仅使用缝线，将直肠固定到骶前筋膜上的后直肠固定术，报道的结果相当令人鼓舞（Loygue 等，1971；Carter，1983；Goligher，1984；Graham 等，1984；Watts 等，1985）。在伯明翰，我们在 1988 年开始采用缝合式直肠固定术，原因有两个：第一，在将缝合式直肠固定术与乙状结肠切除术结合时，这种方法似乎更加安全（Sayfan 等，1990）；第二，在将 Marlex 网换为缝合法后，我们的复发率一直保持在 2%的范围内。在伦敦，自 1986 年以来，我们一直使用该方法来修正所有直肠脱垂病例，复发率同样较低。我们仅将直肠游离到骨盆底，使用一系列的 Prolene、PDS 或 Ethibond 缝线，通过直肠系膜及中心线处的骶骨骨膜，将直肠固定到骶骨上。

对于男性患者，标准的后直肠固定术可能需要作一些改动。因为这种手术方法可能会导致患者阳痿。因此，在手术过程中，需要注意保持骶骨前的神经，避免从前部损伤 Denonvilliers 筋膜。有报道称，最少需要保留一条侧部韧带，因为直肠两边的侧向组织中有副交感神经纤维，这些纤维沿着直肠中部血管走行，到达男性的生殖器，对于保持正常的射精功能相当重要（Abou-Enein，1978）。不过，这样的做法似乎也没有必要，因为在直肠结肠切除术中，尽管两侧韧带均被切断，但患者的性功能并没有受到损害。保留侧部韧带的做法是 Speakman 等（1991）通过随机试验而得出的结论。保留侧部韧带，便秘发病率极低，但复发率却升高很多（表 20.18）。在一个非随机对比中，Scaglia 等（1994）发现了同样的结果，也就是保留侧部韧带可降低发生便秘的风险。

手术步骤：单独的经腹直肠固定术

术前的大肠准备有助于防止术后的便秘及用力。在进行该手术时，与绝大部分直肠手术不同的是，是否采用 Lloyd-Davies 体位并不重要，有些人更喜欢采用仰卧体位。不过，其他人，包括我们自

表 20.17 使用不同网状植入材料，进行直肠固定术的感染率

网状材料	切除术		未进行切除术		
	数量（*n*）	感染数量	数量（*n*）	感染数量	总感染率（%）
Ivalon	54	2（3.7）	33	1（3.0）	3.4
Vicryl	84	1（1.2）	25	0	0.9
Gore-Tex	7	0（00）	19	0	0
总计	145	3（2）	77	1（1.3）	

括号中的数值为百分比。
来源自：Athanasiadis 等（1996）。

表 20.18　在聚丙烯后直肠固定术中，保留侧部韧带的影响

	侧部韧带分开（n=12）		侧部韧带保留（n=14）	
	术前	术后	术前	术后
节制能力分值	3	2	4	2
里急后重（%）	54	54	12	56
无便秘	6	7	3	10
直肠脱垂	12	0	14	6

来源自：Speakman 等（1991）。

己，认为 Lloyd-Davies 体位更容易进行手术。一般而言，需要进行全身麻醉，但在我们的系列患者中，也有一些老年患者在脊髓或硬膜外麻醉后接受手术。我们的一贯做法是在术前进行单剂量的抗生素涂抹。

一般使用低中线切口，但对于年轻的女性患者，常采用横向切口，但不得影响直肠的游离。用腹部器件将小肠从骨盆内拉出，保持在上腹部。患者采取较陡的头向下 Trendelenburg 倾斜。将直肠两边的骨盆腹膜分开，游离直肠。对于直肠阴道或直肠膀胱凹陷较长的患者，一般认为不需要分开前腹膜（图 20.11a）。将上端痔血管后的骶骨前空间打开，从后部游离直肠，一直到达尾骨尖；然后将变薄的侧部韧带分开（图 20.11b）。将一小块长方形的 Marlex 网（聚丙烯）附到骶骨上，用缝线将直肠拉直并固定到网上（图 20.11c），也可以使用间断缝线，沿着骶前筋膜固定直肠。在使用聚丙烯的直肠固定术中，4 条间断分布的 Prolene 缝线被插到骶骨岬之上或之下的中心线内（图 20.11d），通过聚丙烯网，留出两个自由的线头（图 20.11e）。将自由的线头缝到直肠分开的侧部韧带上。不能让固定网完全绕住直肠，至少保持直肠的前部半圆不受阻挡。Collopy 和 Barham（2002）对 89 例直肠脱垂并存子宫切除术后阴道穹窿脱垂的患者使用结直肠固定术。固定网被用来固定游离的直肠。骨盆腹膜盲囊采用一系列的腹部紧束线闭塞，将同样的固定网向前伸，悬挂阴道穹窿。无脱垂复发。36 例大便失禁患者中，7 例大便失禁持续存在，50 例小便失禁患者中，14 例小便失禁持续存在，62 例便秘病例中，9 例便秘持续存在。

在缝合法直肠固定术中，如上所述，Prolene 缝线仅通过骶骨前筋膜，然后再通过中心线处的直肠系膜，为避免接触上端痔血管，需将其从中心线处分成两支（图 20.12a）。我们认为将缝线放在骶骨的中心线处更加安全，因为这样不太可能会伤及骶骨前血管或骨盆神经（图 20.12b）。不需缝合骨盆腹膜，在骨盆内放置 2 根吸引管后，腹部以正常的方法闭合。据报道，如果从骶骨前血管中流出大量血液，一个非常有价值的控制方法是通过出血点使用无菌的图钉（Lucarotti 等，1991；Stolfi 等，1992）。另外，由于采用填塞及较陡的 Trendelenburg 倾斜体位，降低了骨盆血管的压力，可有效地阻止出血。图钉及缝线经常不能阻止出血。进一步阻止血管出血的措施易导致血小板及凝血因子的消耗。我们的观点是，不要尝试。通过倾斜角度较大的头向下体位，降低血管内的压力，同时填塞骨盆即可。如果流血未在半小时内停止，重新填塞骨盆，24h 后再将患者带入手术室，此时患者的流血应已停止。

最近在英国，流行使用 Ivalon（聚乙烯醇海绵）进行后直肠固定术（Wells，1959；Ellis，1966）。死亡率较低，复发率在 0～8%之间。Boulos 等（1984）指出这种材料对于年轻患者的功能结果较差，复发率达到 25%。应避免对年轻患者使用 Ivalon 直肠固定术，因为很多需要重新进行手术。与 Ripstein 术不同的是，由于直肠狭窄而导致的大便嵌塞相当少见（Atkinson 和 Taylor，1984）。也许弃用 Ivalon 的真正原因是在该异物的周围易发生脓毒症（Penfold 和 Hawley，1972；Lake 等，1984；Wedell 等，1987；Athanasiadis 等，1996）。

8 例患者在 Ivalon 直肠固定术（Wells 术）后，出现慢性的骨盆脓毒症，Ross 和 Thomson（1989）描述了对这 8 例患者的治疗过程。脓毒症总是在 3 个月内出现，患者出现骨盆疼痛，阴道或肛门有分泌物，间歇性发热或腹泻。8 例患者中，5 例通过阴道或通过直肠取出感染物，未导致其他疾病的发生或脱垂的复发。他们建议，如果大肠在手术中受损，

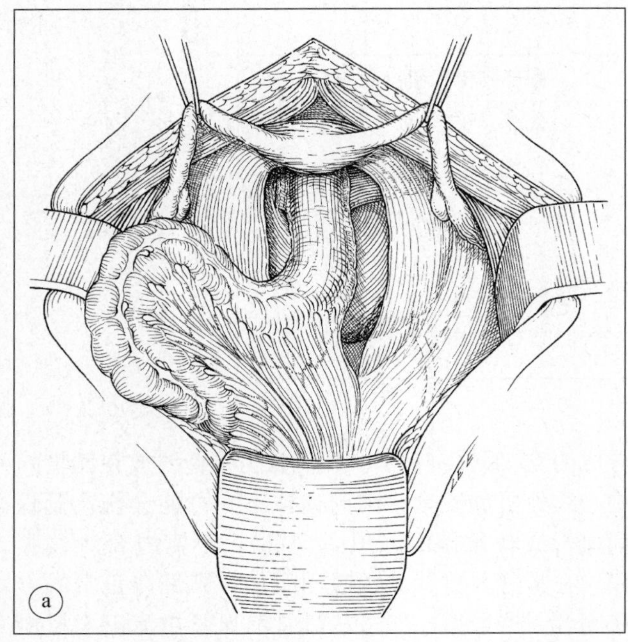

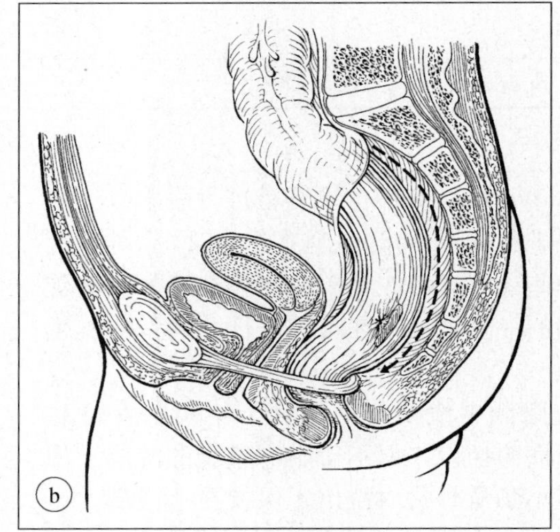

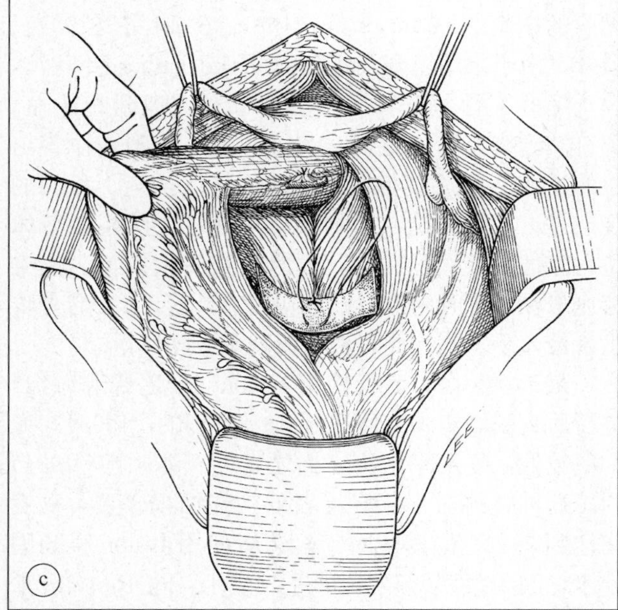

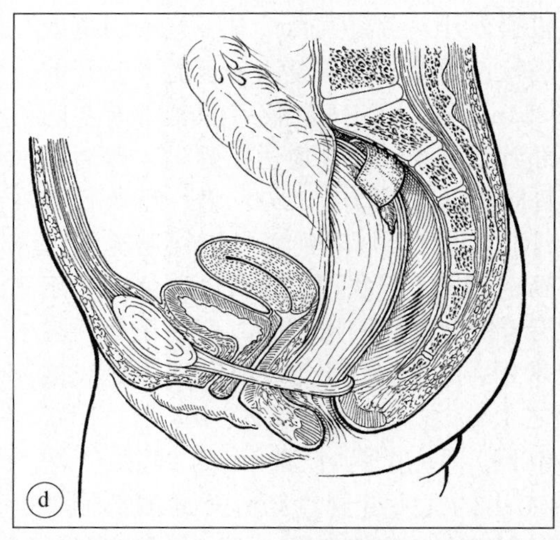

图 20.11 聚丙烯后直肠固定术。**(a)** 做一个中心线切口。乙状结肠侧面腹膜游离。分开直肠侧面的腹膜，但不分开直肠阴道陷凹内的前腹膜。在上端痔血管后将直肠的后部分开，一直到达尾骨尖部，分开侧部韧带。**(b)** 后面分离的范围及分开的侧部韧带。**(c)** 切一块 3.5cm×2.0cm 长方形聚丙烯网条。用 3 针间断的 Prolene 缝线，将聚丙烯网的中心固定到骶前筋膜上。注意将缝线放在中心线上，防止伤及骶骨前血管。**(d)** 从该矢状视角中，可见完全游离的直肠及缝合到骶前筋膜上的聚丙烯网，网的侧面固定到分开的侧部韧带上。

或有导致骨盆出血的风险，便不应使用 Ivalon。

Ivalon 直肠固定术后肠功能紊乱的发病率与其他直肠后固定术的结果相当。约 25%的失禁患者在术后仍有大便失禁，在成功的直肠固定术后，仍有半数的患者有尿失禁（Anderson 等，1984）。与此相反的报道是，50%的患者节制能力得到大幅提高（Kim 等，1999）。Ivalon 直肠固定术后，便秘的发病率从 29%增加到 47%（Mann 和 Hoffman，1988；McCue 和 Thomson，1991）。其他可用的异物包括：聚丙烯网（Marlex），Gore-Tex™（Soliman，

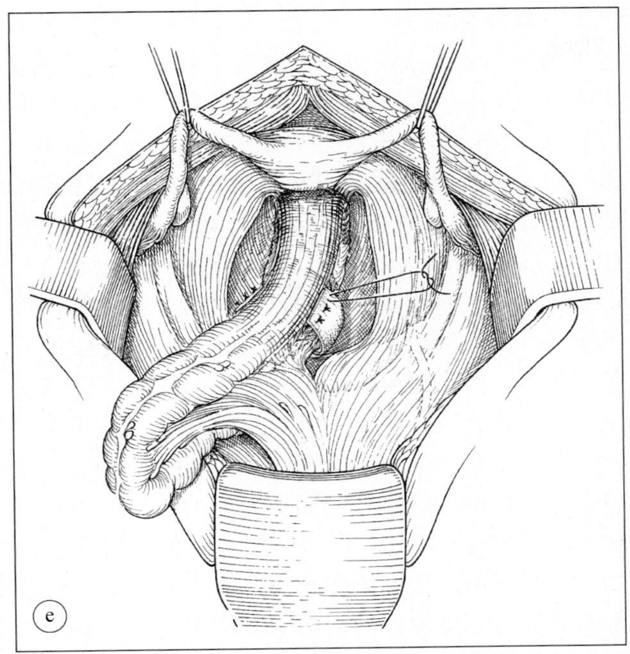

图 20.11（续）（e）完成后的后直肠固定术。注意聚丙烯网的侧边与分开的侧部韧带连接较松弛，直肠的前部未受到阻碍。

1994），冻干硬脑膜（Schwemmel 和 Hunger，1973），尼龙带（Loygue 等，1984）以及 Teflon（Kuijpers 和 Morree，1988），无论使用何种材料，都会导致便秘发病率的增加，除非同时进行切除术（Aitola 等，1999a，b；Lechaux 等，2001）。Lechaux 和其同事（2001）报道，接受直肠网状固定切除术的患者，72%的节制能力得到改善，81%的便秘得到改善。

为了避免使用异物，摆脱发生脓毒症的风险，Araat 和 Pircher（1988）报道了使用可吸收固定网（Vinyl 或 Dexon）的试验。以这种方法治疗的 62 例患者，未发现脓毒症，但出现 4 例（7%）复发。在使用 Vicryl 网直肠固定术的 109 例患者中，有 1 例出现脓毒症（Athanasiadis 等，1996）。

在 20 世纪 80 年代，由于脓毒症，出现了弃用 Ivalon 的趋势；同时也有人认为便秘是 Ivalon 的一个问题。很多研究中心报道了使用聚丙烯直肠固定术的结果。发病率及复发率均相当低（见表 20.15）。我们对其中的 165 例病例结果进行了考查（Yoshioka 等，1989b）。其中只有 10 名男性患者，39 例之前曾有过失败的直肠脱垂手术，无死亡，固定网周围未

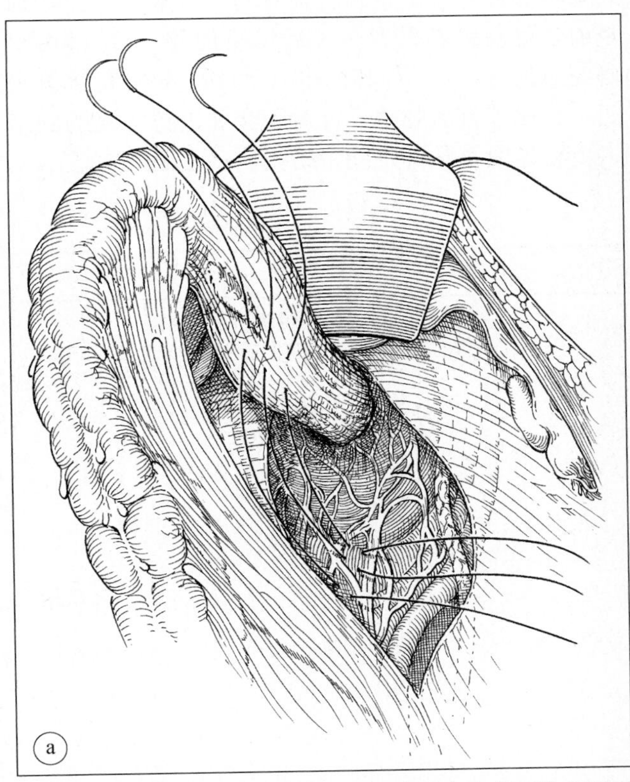

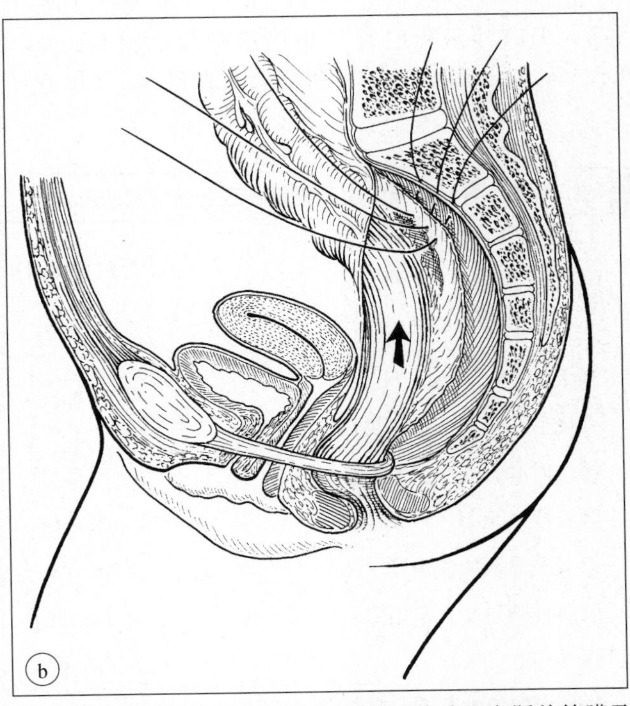

图 20.12 缝线法直肠固定术。（a）直肠完全向下游离到尾骨尖，侧部韧带已分开。连续间断 3 针缝线放置在骶前筋膜及直肠系膜间，用力将直肠向上缩，离开骨盆。（b）矢状视图，游离后的直肠通过系列间断缝线，固定到骶前筋膜上。

出现感染，轻微疾病发病率为22%。对135例患者成功地进行了随访：2年内死亡的有22例，8例的随访时间过短。确定的复发只有2例（1.5%），但出现7例黏膜脱垂，所有的病症均通过橡胶带结扎术得到控制。失禁率从58%下降到16%，但便秘率从24%上升到44%。术后未用力时肛门压力出现小幅上升，但顺应性出现一定的下降，盐水的节制能力得到改善，但直肠排空的百分数从83%下降到58%（Yoshioka等，1989b）（表20.19）。

对于高龄老年患者，失禁问题不会构成太大的困扰，他们的目标只是能够控制脱垂。少数的患者经后肛修复术后，效果很差，我们现在不建议对失禁进行进一步的手术治疗。持续的或新出现的便秘是一个更严重的问题，有些患者不得不进行结肠切除术，但这些手术的效果都相当令人失望。

根据这些数据，我们认为应寻找聚丙烯直肠固定术的替代方法，如仅以缝线进行固定。幸运的是，伦敦的Royal Free医院通过前瞻性的随机试验，对该问题进行了明确（Novell等，1994）；表20.20复制了试验的结果。仅以缝线进行的直肠固定术具有并发症少、术后失禁发病率低、便秘发病率低的优点。出现2例复发，每组有1例。根据这些数据，我们认为Ivalon及其他所有固定网式手术都应淘汰，因为缝线法不仅有效，而且功能结果更佳。

很多作者使用不可吸收的缝线（尼龙或Prolene），但有些现在已开始采用可吸收的材料，如PDS。Loygue等（1971）研究的患者最多：146名患者，复发率为3%。不过，由于某些原因，他们已不再使用缝线法，而改为使用尼龙带进行直肠固定术（Loygue等，1984）。很多外科医师，包括我们自己，仍使用一开始提议的缝线法进行直肠固定术，对于传统的尼龙或聚丙烯直肠固定术已不抱希望（Efron，1977；Carter，1983；Goligher，1984；Graham等，1984），主要原因是可以在进行切除术时，不再出现使用固定网时所存在的脓毒症风险（Athanasiadis等，1996）。使用缝线法的直肠固定术，术后复发率极低，并可与结肠切除术安全地同时进行（Sayfan等，1990）。

Sayfan等（1997）之后在以色列报道了19例患者经单独的缝线法直肠固定术后的结果。便秘率从68%下降到37%，并且在所有病例中，便秘的病状都很轻微。他们因此相信，并不是所有的时候都需要综合切除术。他们的观察结果后来得到了大规模研究结果的证实（Sayfan，1999）。

经腹直肠固定术的真正问题不是成功控制脱垂后的持续失禁问题，而是持续的或术后发生的便秘（Speakman等，1991；Madden等，1992；Tjandra等，1993）。考虑到这一问题，外科医师们需要注意，对于隐性脱垂或单纯性肠套叠，直肠固定术的效果不如针对完全直肠脱垂时的手术效果好，特别是前者更易引起患者在术后发生便秘。Karolinska研究所的Schultz和其同事（2000）的研究结果表明，相比于直肠脱垂，针对肠套叠进行的直肠固定术更易导致直肠排空能力的损伤（表20.21）。

表20.19 直肠脱垂的生理异常及直肠固定术的影响

	对照组（$n=15$）		直肠脱垂（$n=12$）术前	直肠脱垂（$n=12$）术后
未用力时最大肛门压力（cmH_2O）	86（53～113）	*	50（21～80）	57（18～80）
最大缩榨压力（cmH_2O）	129（60～171）	*	79（33～121）	82（30～110）
直肠肛门抑制反应丧失	0	*	4	4
排便时耻骨直肠肌肌电活动增强	2		2	2
顺应性（cmH_2O/ml）	13.1（6.0～26）	*	9.18（4.3～20）	7.89（5.4～16）
第一次泄漏的盐水量（cm^3）	800（80～1500）	*	60（5～1500）	120（30～1500）
肛门直肠角度（未用力）（°）	112（85～134）	*	124（109～151）	126（100～154）
直肠排空（%）	75（0～100）		83（42～100）*	58（0～100）

括号内的值为范围。来源自：Yoshioka等1989a。
*显著差异。

表 20.20　海绵直肠固定术与缝线法固定术的随机试验（无切除术）

	Ivalon 海绵（$n=31$）	单独使用缝线（$n=32$）
住院时间（d）	14（8～52）	14（8～50）
死亡率	0	0
并发症	6（19%）	3（9%）
脱垂复发	1（3%）	1（3%）
术后失禁	6/10	2/10
术后便秘	15（48%）	10（31%）

来源自：Novell 等（1994）。

表 20.21　直肠固定术功能结果：脱垂与不完全肠套叠的对比

	直肠脱垂（$n=46$）	不完全肠套叠（$n=29$）
直肠排空		
改善	17	4
不变	21	12
恶化	8	13
大便失禁		
改善	20	7
不变	16	8
恶化	10	4

来源自：Schultz 等（2000）。

单独切除术

对于以开腹手术治疗直肠脱垂的方法，最具有争议性的问题可能是：是否仅进行乙状结肠或部分直肠切除术，而不同时进行直肠固定术。Mayo 诊所至少在十年的时间内，一直使用高前位切除术，并仍然相信，这是一种最好的方法，尽管其他地方正在流行直肠固定术（Schlinkert 等，1985）。Muir（1962）是单独切除术最初的提倡者，据报道，50 例接受前位切除术的患者，无 1 例复发。Thauerkauf 等（1970）报道，在 62 例患者中，3 例出现复发，在他们的文献综述中，发病率为 3.5%，复发率为 2%。

仅进行切除术的问题是，存在着发生致命性的吻合口开裂的可能，同时也有人担心患者会发生失禁（表 20.22）。Schlinkert 等（1985）报道，23 例（20%）患者的失禁得到改善，13 例（11%）不变，10 例（9%）出现恶化。单独进行切除术后的节制能力要低于直肠固定术。也许反对切除术最有力的证据便是由于脓毒症导致的潜在发病率的增加（吻合口漏、骨盆溃疡、败血病、伤口感染），低前位切除术后，52%患者出现上述疾病，高前位切除术后，19%的患者出现上述疾病。在切除术后初期，复发率较低，但随着时间的推移，复发率会逐步增加，10 年后，高前位切除术的复发率高于低前位切除术：分别为 14%与 9%（Schlinkert 等，1985）。这些数据进一步强调，如果要得到真实的复发率结果，进行长期跟踪是很重要的。

考虑到前切除术后，累积增加的复发率及吻合口泄漏的风险，很多外科医师目前认为，对于要求长期摆脱便秘，同时要求复发率低的患者，在进行乙状结肠切除术的同时，应进行直肠固定术。

切除术加直肠固定术

同时进行直肠固定术及乙状结肠切除术并不是一个新概念（图 20.13），最初由 Frykman 和 Goldberg（1969）提出。Watts 等（1985）在明尼苏达大学对直肠脱垂的手术治疗结果进行考查时，138 例患者接受了 Frykman-Goldberg 术。报道的吻合口泄漏有 5 例（4%），只有 2 例出现复发（1.4%）。

除了 1 例患者，其他患者的节制能力均得到改善，56%的患者便秘得到改善，35%保持不变，9%出现恶化。Huber 等（1995）报道，42 例患者接受切除术加直肠固定术的治疗结果，无死亡，无复发。失禁率从 67%下降到 23%，便秘率从 43%下降到 26%（参阅表 20.22）。

我们将切除术加直肠固定术与仅进行聚丙烯直肠固定术的结果进行了比较（表 20.23）。没有患者出现复发，没有吻合口泄漏，未因切除而导致失禁的上升，切除术与直肠固定术的第一次结合未导致便秘（Sayfan 等，1990）。这些数据及其他数据（表 20.24）表明，对于特定的年轻患者，如果已经或可能出现便秘的，通过将切除术与直肠固定术结合，有可能获得更好的功能结果（Luukkonen 等，1992）。Duthie 和 Bartolo（1992）对切除术加直肠固定术与缝线法或固定网法直肠固定术进行了比较，未发现大的差异，除了仅使用 Ivalon 后，便秘的发病率会升高。

表 20.22 治疗结果：切除术

手术及作者	*n*	死亡率	脱垂复发	备注
前位切除术				
Muir（1962）	50	1（2）	0	黏膜脱垂常见
Thauerkauf 等（1970）	62	3（4）	3（4）	
综述（来源自：Thauerkauf 等，1970）	202	7（3.5）	4（2）	
Schlinkert 等（1985）	113	1（1）	8（7）	8 例麻醉并发症；2 例狭窄
高位切除	52	1（2）	3/27*（11）	发病 10 例（19）
低前位切除	29	0	2/24*（9）	发病 22 例（76）
乙状结肠切除＋直肠固定术	138	0	2（1.4）	5 例吻合口泄漏
Watts 等（1985）	42	0	0	并发症发生率为 7%；
Huber 等（1995）				便秘率从 43%降至 26%；失禁率从 67%降至 23%

括号内的数值为百分数。

* 并没有随访所有的患者。

在 Cleveland Clinic，Ohio，Tjandra 等（1993）对 Ripstein 直肠固定术与切除术加直肠固定术的功能结果进行了考查。在改善节制能力方面，两种手术方法的结果类似，但切除术加直肠固定术后的便秘发病率更加少见（表 20.25）。Kim 等（1999）及 Lechaux 等（2001）也报道了有关切除术加直肠固定术的类似结果。

我们怀疑，切除的长度在很大程度上依赖于术

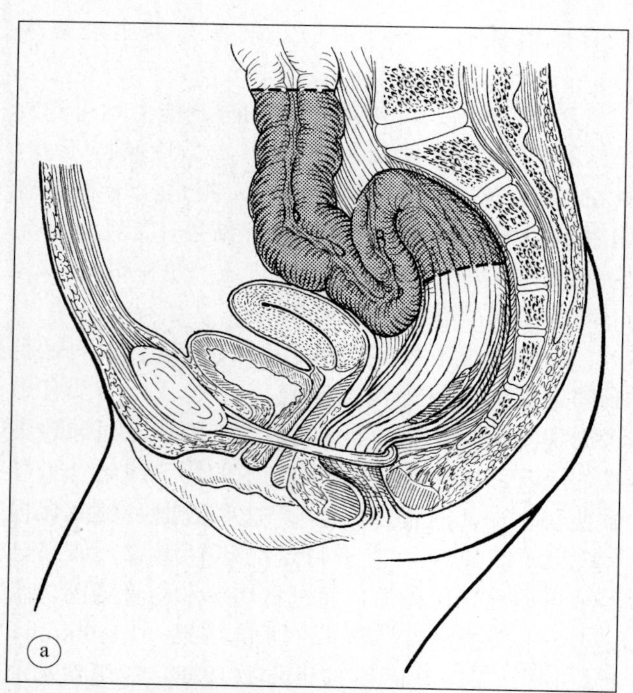

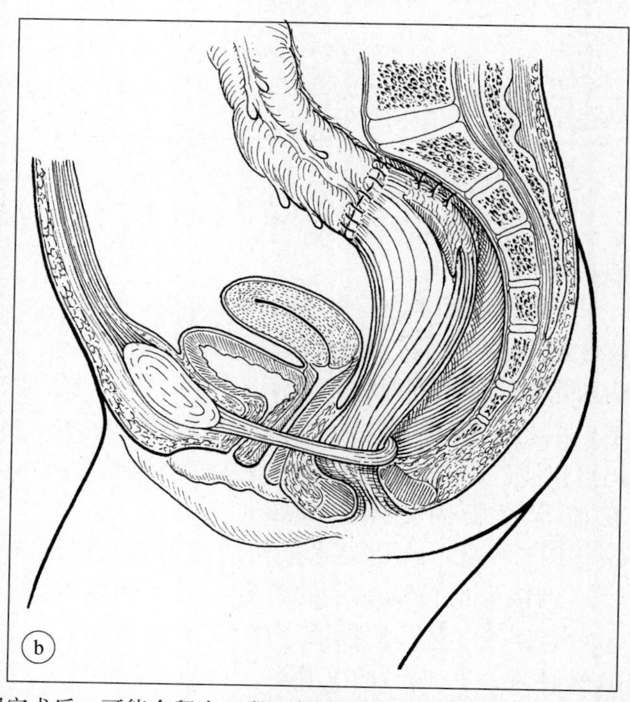

图 20.13 直肠固定术及乙状结肠切除术。(**a**) 在完成直肠固定术后，可能会留出一段冗长的乙状结肠部分，这部分大肠可能会从直肠固定点折向骨盆。我们目前的做法是在直肠固定术中，切除这部分冗长的乙状结肠。乙状结肠横切点的位置如图所示。(**b**) 完全以缝线实现的直肠固定术，以及在乙状结肠切除术后，以缝线吻合的结肠直肠吻合口。

表 20.23 切除术加直肠固定术与仅进行直肠固定术的比较

术前状态及结果	仅进行聚丙烯直肠固定术（$n=16$）	直肠固定术及乙状结肠切除术（$n=13$）
术前有失禁	12	9
未变化或恶化	3	3
节制能力恢复	9	6
术前有便秘	3	5
未变化或恶化	3	1
便秘得到改善	0	4
术前大便习惯正常	13	8
未改变	9	8
便秘	4	0

来源自：Sayfan 等（1990）。

表 20.24 直肠固定术及其他手术方法后的节制能力与便秘

作者	失禁			手术	便秘			
	同样	改善	恢复		同样	改善	恶化	结果
Kimm 等（1999）（$n=44$）	45	54	NS	切除术加直肠固定术	45	52	NS	NS
Aitola 等（1999a）（$n=50$）	34	38	0	直肠固定术	16	8	6	22
Sayfan（1999）（$n=57$）	30	NS	46	直肠固定术	40	24	NS	24
Lechaux 等（2001）（$n=35$）	9	11	51	切除术加直肠固定术	6	47	3	0
Broden 等（1988b）（$n=15$）	30	70	0	Ripstein	NS	NS	NS	NS
Broden 等（1988b）（$n=15$）	0	0	0	Ripstein	20	NS	NS	NS
Holmstrom 等（1986a）（$n=108$）	28	72	NS	Ripstein	27	NS	NS	43
Mortensen 等（1984）（$n=34$）	8	92	NS	Lahaut	NS	NS	NS	6
Klaaborg 等（1985）（$n=23$）	25	75	NS	Roscoe Graham	27	NS	NS	30
Schlinkert 等（1985）（$n=113$）*	28	50	0	前部切除术	NS	NS	NS	NS
Watts 等（1985）（$n=138$）	40	60	0	直肠固定术＋乙状结肠切除术	35	56	9	0
Mann 和 Hoffman（1988）（$n=66$）	26	34	38	Ivalon	29	NS	NS	47
Yoshioka 等（1989b）（$n=135$）	16	12	72	Ivalon	24	0	22	18
Sayfan 等（1990）（$n=13$）	23	0	77	缝线固定的乙状结肠切除术	8	31	0	0

数值为百分数。

* 22％术后出现失禁或失禁情况恶化。

NS 表示未说明。

前的症状。在一项小规模的随机研究中，乙状结肠切除术与左半结肠切除术的比较结果表明，后者的结果与前者类似，并没有大的功能优势，同时节制率也相当。我们认为切除术加直肠固定术适合于大部分直肠脱垂患者。

腹腔镜直肠固定术联合或不联合切除术

Brisbane 的 Stevenson 和其同事（1998）通过

表 20.25 功能结果：直肠固定术与切除术加直肠固定术

	便秘		失禁	
	术前	术后	术前	术后
直肠固定术（n=129）	47（36）	42（33）	48（37）	25（19）
切除术加直肠固定术（n=18）	12（67）	2（11）	5（28）	3（17）

括号内的数值为百分数。

来源自：Tjandra 等（1993）。

对 34 例接受切除术加直肠固定术患者中的连续前 10 例与后 10 例进行对比，研究了学习曲线对于手术时间及住院时间的影响（表 20.26）。手术时间缩短到少于 3h，患者平均的住院时间为 4 天。请注意，我们并没有在最近的手术上附加过大的权重，手术住院时间正变得越来越短，Basse 和其同事（2002）的 Danish 多模态康复计划表明，通过使用横向切口，硬膜外麻醉，避免使用阿片制剂，以及早期进食，平均术后住院时间减少到只有 3 天。

表 20.26 腹腔镜切除术加直肠固定术：学习曲线（34 例患者：15 例未行切除术）

	前 10 位患者	后 10 位患者
手术时间，单位分钟（范围）	220（150～270）	163（110～270）
住院时间，单位天数（范围）	7（4～10）	4（4～7）

来源自：Stevenson 等（1998）。

在直肠脱垂的治疗中，外科医师们不可避免地希望使用腹腔镜技术来协助治疗（Vassilakis 等，1997）。在未来的直肠脱垂治疗中，腹腔镜手术的作用一定会越来越重要（图 20.14）。采用该技术，我们已为几位希望避免切口的患者进行了手术，这些患者不适合进行切开手术，同时也不适合进行经会阴的直肠乙状结肠切除术。

问题是，在使用腹腔镜手术时，脱垂的治疗效果是否受到影响？腹腔镜直肠固定术并不困难，但开腹进行结直肠手术的外科医生关心的是：直肠是否能够被充分地拉起，以实现适当的固定？固定点能否达到标准，以防止复发？尽管腹腔镜直肠固定术的手术时间比开腹直肠固定术要长（Solomon 和 Eyers，1996），但两者的差别并不是太大，并且前者可减少住院时间（表 20.27）。然而，腹腔镜切除术加直肠固定术的手术时间（Baker 等，1995）至少是开腹进行手术的 2 倍，尽管前者可减少住院

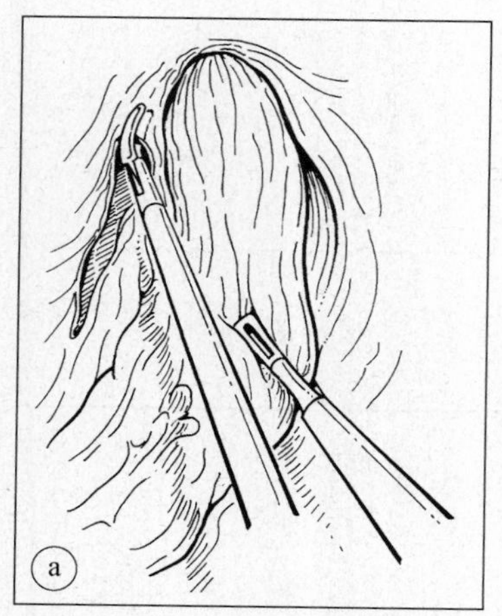

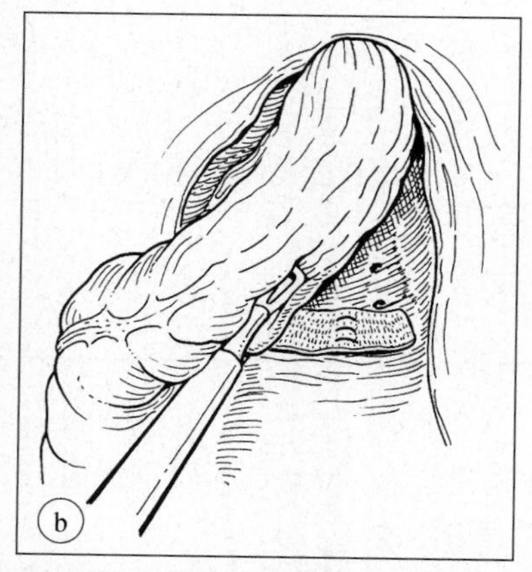

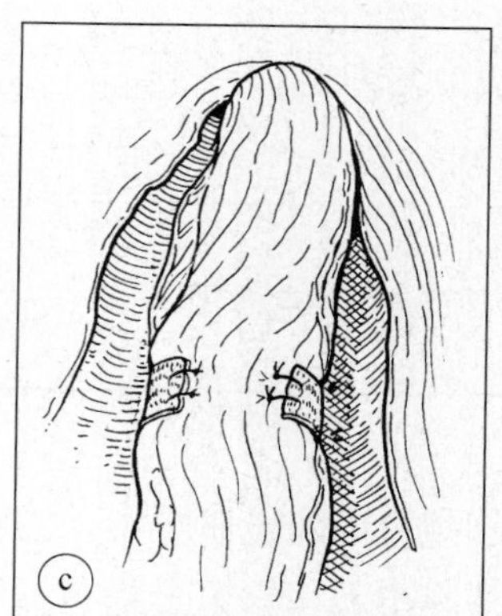

图 20.14 腹腔镜直肠固定术。(**a**) 使用谐波解剖刀游离直肠。露出整个直肠后平面。(**b**) 使用 Babcock 钳将直肠向上拉。(c) 固定网以 U 形钉固定到骶前筋膜上，分开的侧部韧带与固定网的两边固定。

表 20.27 腹腔镜下单独的直肠固定术（聚丙烯固定网）的效果

	腹腔镜（n=21）	开腹（历史数据）（n=21）
手术时间（min）	198（90～280）	130（90～185）
术后可吃固体食物（d）	2.7（1～5）	5.8（4～8）
术后住院时间（d）	6.3（4～12）	11.0（6～42）
30 天死亡率	0	1
30 天发病率	4	6
血肿	3	—
假膜性结肠炎	1	—
深部静脉血栓形成	—	1
开裂	—	1
肠梗阻	—	3
胸部感染	—	1
早期复发	0（随访时间极短）	0

来源自：Solomon 和 Eyers（1996）。

时间，腹腔镜切除术直肠固定术的成本效益太差（表 20.28）。

对于腹腔镜直肠固定术或切除术加直肠固定术，真实的复发率数据还有待于时间的检验。早期的结果相当鼓舞人心（Baker 等，1995；Hainsworth 和 Bartolo，1996；Stitz 和 Lumley，1996）。最近的结果如表 20.29 所示。至今为止，只报道了 1 例复发，1 例死亡。在 Hull 的系列患者中，仅进行直肠固定术的时间为 96min（Heah 等，2000），悉尼研究组的时间为 199min（Solomon 等，2002），Luebeck 试验的时间为 227min（Bruch 等，1999）。同时进行切除术时，手术时间一般会较长，Brisbane 系列的时间为 185min（Stevenson 等，1998），Luebeck 的时间为 259min（Bruch 等，1999）。功能结果几乎与开腹手术相当，至少 50% 患者的失禁得到改善，便秘发病率减少，且报道的新发便秘病例非常少。在腹腔镜骶骨阴道固定术后，有报道出现感染性腰椎间盘炎病例（Kapoor 等，2002），因此在直肠固定术后可能出现该疾病，但开腹与腹腔镜手术的风险必须相当。Solomon 等（2002）进行了一个随机性的试验，20 例患者接受腹腔镜治疗，19 例接受开腹直肠固定术。腹腔镜的手术时间为 153（95～215）min，开腹直肠固定术为 102（59～185）min。不过，前者的出院时间较早，为 3.9（3～6）天，而后者的则为 6.6（3～15）天。1 例复发出现在开腹组。功能结果相当。来自 Helsinki 的回顾性对比研究得出了类似的结果（Kairaluoma 等，2003）。

最近的荟萃分析（Purkayastha 等，2005）得到的结论是：在复发率与发病率方面，腹腔镜直肠固定术是一种安全可行的手术方法，能够与开腹手术方法相媲美。但是，他们承认，还需要大规模的试验来对此进行证实。复发率数据（图 20.15）所依据的随访时间较短；因此，相比于长期随访的结果，估计复发率会增加。

我们相信，只要在未来 10 年不出现过高的复

表 20.28 腹腔镜切除术加直肠固定术的效果

	腹腔镜（n=8）	开腹（n=10）
血液流失（估计量，ml）	184±31	285±35
手术时间（min）	177±23	86±8
住院时间（h）	95±16.7	183±8.9
排出肠胃气时间	2.8±1.9	3.9±1.1
食物经口摄入	2.8±1.9	4.5±0.7
复发	未说明	未说明

来源自：Baker 等（1995）。

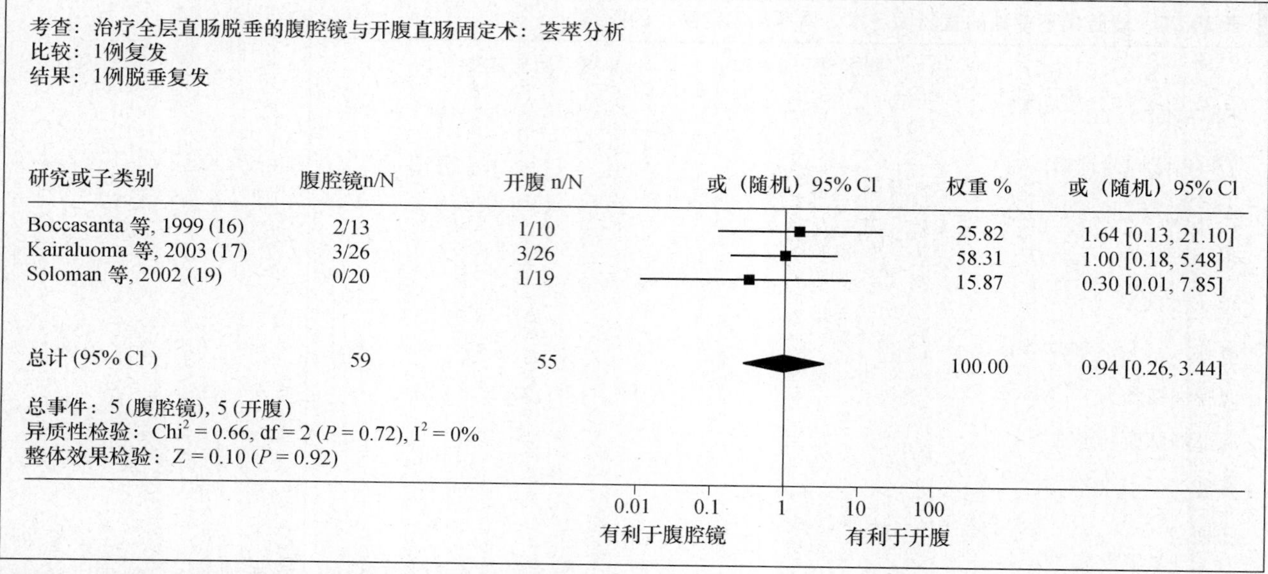

图 20.15 开腹手术与腹腔镜经腹直肠固定术的荟萃分析：复发率分析。来源自：Purkayastha 等（2005）。

发率，腹腔镜直肠固定术及切除术加直肠固定术将成为经腹直肠脱垂治疗手术的主要选择。

复发直肠脱垂的治疗

专业医疗中心不可避免地要接收之前手术失败、从其他医院转来的患者。在过去，很多复发病例都是由于环缩钢丝或硅酮管约束能力不足导致的。目前，我们看到很多复发病例都是经传统的 Délorme 术或直肠乙状结肠切除术治疗的患者（Fengler 等，1997；Hool 等，1997；Araki 等，1999；Pikarsky 等，2000）。当然，我们也遇到过使用 Ivalon 海绵直肠固定术而出现的复发病例，出现复发的原因是海绵虽然还与直肠保持连接，但已与骶骨脱开，或是因为固定网已与大肠分开（表 20.30）。

对重复进行的腹部手术要求很严格，如果最初的 Délorme 术失败，那么再次进行手术时，可采用 Express 法，或如果是失败的经会阴直肠乙状结肠切除术，可再次进行同样的手术，特别是对于体质虚弱的老年患者（Senapati 等，1994；Tobin 和 Scott，1994；Pikarsky 等，2000；Watts 和 Thompson 2000）。不过，对于年轻患者，特别是那些由于持续用力，直肠固定术失败的患者，可能需要重复进行骨盆分离。在上述情形下，必须准备充足的时间，因为这些手术的要求一般都很严格。必须仔细识别输尿管。需要特别小心，不得损伤骶骨前血管，在需要保留直肠的情况下，对于直肠的医源性损伤需要使用手术用气源吹扫。对于复发脱垂，我们一般是采用重复直肠固定术，切除上直肠及乙状结肠的方法。对于某些特别的情形，最好切除大部分直肠与乙状结肠，进行低结肠直肠或结肠肛门吻合术。在上述情形下，建议采用转流性造口。

术后生理变化

在对直肠脱垂患者进行详细的生理检查后，我们发现，相比于正常人群，患者的未用力时压力、缩榨压力、顺应性、盐水节制能力以及肛门直肠角度均受到重大损伤。不过，直肠固定术前与术后（见表 20.19）的研究结果表明，聚丙烯直肠固定术未能修正任何异常（Yoshioka 等，1989b）。与此相对，Broden 等（1988a）和 Farouk 等（1992）报道在直肠固定术后，未用力时的压力得到改善，特别是异常的直肠肛门压力变化（Farouk 等，1994），Sainio 等（1991a）和 Holmstrom 等（1986a）也得出了类似的结论。目前有充分的证据表明，仅进行直肠修复术，直肠排空能力及结肠运输能力均可能受到损伤（Broden 等，1988b；Sayfan 等，1990；Scaglia 等，1994）。

我们及其他人发现，未用力时的压力低、会阴下降过度、肛道短的一组患者，在直肠固定术后，失禁可能会持续存在（Agachan 等，1997）。Sainio 等（1991a）发现，肛门压力没有预测价值，对于未用力时的压力低的患者，不需要对手术方法进行

表 20.29 腹腔镜直肠固定术

	数量	‡	恢复	黏膜恢复	住院天数（范围）	手术时间，单位分钟（范围）	切除	失禁：前，后，新出现	便秘：前，后，新出现
Bruch 等（1999）	72*	0	0	NS	15（6～47）	227（125～360） 259（150～380）	40 例以上切除	34，16，0	37，8，4，
Stevenson 等（1998）	34	1	0	2	5（3～66）	185（135～270）	30	18，6，0	14，5，2
Boccasanta 等（1999）	10	0	1	NS	7（5～12）	273（190～300）	0	3，1，0	1，1，0
Heah 等（2000）	25	0	0	NS	7（3～23）	96（50～150）	0	20，0，0	9，9，2
Solomon 等（2002）	20	0	0	NS	4（3～6）	199（135～255）	0	*	*

*仅为视觉模拟量分值。

表 20.30 直肠脱垂复发率

	初始手术					最终手术（有些患者的超过一次）				
	Hool 等（1997）	Pikarsky 等（2000）	Fengler 等（1997）	Araki 等（1999）	自有系列	Hool 等（1997）	Pikarsky 等（2000）	Fengler 等（1997）	Araki 等（1999）	自有系列
肛门环束法	3	3	2	4	26	2	—	1	2	—
Délorme 术	1	—	1	7	7	—	—	1	2	—
经会阴直肠乙状结肠切除术	5	2	10	7	3	2	—	7	14*	2+
直肠固定术	12	—	—	7	13	19	5	3	8*	8+
切除术加直肠固定术	2	—	—	2	—	3	—	2	1	37
前部切除术	1	—	1	—	2	3	—	—	—	3
总计	23	5	4	27	10	29	5	14	27	50

*2 例腹腔镜。

+复发。

修正。与此相反，Williams 等（1991）发现，未用力时的压力低于 50mmHg 的患者，易患持续性失禁，建议对这些患者同时进行骨盆底修复术。最近关于直肠固定术及切除术加直肠固定术前后肛门直肠的生理研究也报道了类似的结论（Siproudhis 等，1998；Aitola 等，1999a）。

合理选择手术方法

我们认为在选择直肠脱垂手术方法时，必须综合考虑患者年龄、性别、总体健康状况以及寿命预期，以及任何现有的或在手术后可能发生的并存肠功能紊乱（Madden 等，1992）。英国的 Prosper 试验有望为直肠脱垂手术治疗方法的选择提供一个科学依据。初步结果显示，经会阴直肠乙状结肠切除术与 Délorme 术的结果相当，单独进行直肠固定术似乎比切除术加直肠固定术更加安全。

对于不适合进行经腹手术的老年患者，应进行某种经会阴手术。在伯明翰，经会阴手术可能是直肠乙状结肠切除术联合骨盆底修复，可能伴陷凹术，当然，也有人认为对于高危的患者，安全性更高的 Délorme 术可能是最适合的手术方法。在伦敦，我们目前建议采用 Express 术，并且这种手术方法也适合自身风险较低的患者。幸运的是，对于复发患者，两种手术方法均可重复进行。这两种手术方法的结果均优于任何肛门环缩术的结果。

如果患者的健康水平高，可以承受腹腔镜术，或腹腔镜疗法，那么治疗脱垂的最好方法便可能是后部缝合切除术（乙状结肠切除术）加直肠固定术，以同时避免出现医源性便秘。对于严重便秘、结肠活动性明显较低的年轻患者，可采取结肠切除术。不过，如果直肠排空能力受损，那么便难以获得较好的症状改善预后。

很多并存失禁的患者，经单独进行切除术加直肠固定术，节制能力可得到改善，但少数未用力时肛门压力低、肛门直肠角度大、会阴明显下降的患者，最好仅采用直肠固定术治疗。因为仅采用直肠固定术的安全性比切除术加直肠固定术的安全性更高，适合于老年患者，不会对直肠排空能力造成损伤。未来，单独的直肠固定术及切除术加直肠固定术均可采用腹腔镜进行。

对于男性患者，在经腹的直肠固定术后，必须向其解释阳痿的风险。尽管男性脱垂患者的数量少，性功能障碍的风险也很小，但大部分男性患者还是会优先选择经会阴的手术。

（张艳君 译 张艳君 校）

参考文献

Abou-Enein A (1978) Prolapse of the rectum in young men: treatment with a modified Roscoe Graham operation. *Dis Colon Rectum* 22: 117-119.

Abulafi AM, Sherman IW, Fiddian RV and Rothwell-Jackson RL (1990) Délorme's operation for rectal prolapse. *Ann R Coll Surg Engl* 72: 382-385.

Agachan F. Nogueras JJ and Wexner SD (1996) The comparison of three perineal procedures for the treatment of rectal prolapse (RP). *Int J Colorect Dis* 11: 138.

Agachan F, Pfeifer J, Reissman P et al (1997) Anorectal physiology in the rectal prolapse patient. *Techniques Coloproctol* 5: 1-5.

Ahlbaack S, Broden B, Broden G et al (1979) Rectal anatomy following Ripstein's operation for prolapse studied by cineradiography. *Dis Colon Rectum* 22: 333-339.

Aitola PT, Hiltunen K-M and Matikainen MJ (1999a) The effect of abdominal rectopexy with mesh on anal sphincter and bowel function in patients with complete rectal prolapse; special reference to age of patient. *Colorectal Disease* 1: 222-226.

Aitola PT, Hiltunen K-M and Matikainen MJ (1999b) Functional results of operative treatment of rectal prolapse over an 11-year period. *Dis Colon Rectum* 42: 655-660.

Allen-Mersh TG, Henry MM and Nicholls RJ (1989) Natural history of anterior mucosal prolapse. *Br J Surg* 74: 679-682.

Altemeier WA (1972) One stage perineal surgery for complete rectal prolapse. *Hosp Pract* 7: 102-108.

Altemeier WA, Ginsefi J and Hoxworth P (1952) Treatment of extensive prolapse of the rectum in aged or debilitated patients. *Arch Surg* 65: 72-80.

Altemeier WA, Culbertson WR, Schowengerdt C and Hunt J (1971) Nineteen years' experience with the one-stage perineal repair of rectal prolapse. *Ann Surg* 6: 993-1001.

Altman D, Zetterstrom J, Schultz I, et al (2006). Pelvic organ prolapse and urinary incontinence in women with surgically managed rectal prolapse: a population study. *Dis Colon Rectum* 49: 28-35.

Ananthakrishnan N, Parkash S and Sridher K (1988) Retroperitoneal colopexy for adult procidentia, a new procedure. *Dis Colon Rectum* 31: 104-106.

Anderson JR, Kinninmonth AWG and Smith AR (1981) Polyvinyl alcohol sponge rectopexy for complete rectal prolapse. *J R Coll Surg Engl* 26: 292-294.

Anderson JR, Wilson BG and Parks TG (1984) Complete rectal prolapse: the results of Ivalon sponge rectopexy. *Postgrad Med J* 60: 411-414.

Andrews NJ and Jones DJ (1992) Rectal prolapse and associated conditions. *Br Med J* 305: 243-245.

Antao B, Bradley V, Roberts JP and Shawis R (2005) Management of rectal prolapse in children. *Dis Colon Rectum* 48: 1620-1625.

Araat M and Pircher W (1988) Absorbable mesh in the treatment of rectal prolapse. *Int J Colorectal Dis* 3: 141-143.

Arakawa K (1979) Procidentia of the rectum in Japan. *J Jpn Soc Coloproctol* 224-229.

Araki Y, Isomoto H, Tsuzi Y et al (1999) Transsacral rectopexy for recurrent complete rectal prolapse. *Jpn J Surg* 29: 970-972.

Ashcroft KW, Amoury RA and Holder TM (1977) Levator repair and posterior suspension for rectal prolapse. *J Paediatr Surg* 12: 241-245.

Athanasiadis S, Weyand G, Heiligers J et al (1996) The risk of infection of three synthetic materials used in rectopexy with or without colonic resection for rectal prolapse. *Int J Colorect Dis* 11: 42-44.

Atkinson KG and Taylor DC (1984) Wells procedure for complete rectal prolapse: a ten year experience. *Dis Colon Rectum* 27: 96-98.

Atri SP (1980) The treatment of complete rectal prolapse by graciloplasty. *Br J Surg* 67: 431-432.

Baker WNW (1970) Results of using monofilament nylon in Thiersch's operation for rectal prolapse. *Br J Surg* 57: 37-39.

Baker R, Senagore AJ and Luchtefeld MA (1995) Laparoscopicassisted vs. open resection; rectopexy offers excellent results. *Dis Colon Rectum* 38: 199-201.

Barham K and Collopy BT (1993) Post hysterectomy rectal and vaginal prolapse, a commonly overlooked problem. *Aust NZ J Obstet Gynaecol* 33: 300.

Basse L, Billesbolle P and Kehlet H (2002) Early recovery after abdominal rectopexy with multimodal rehabilitation. *Dis Colon Rectum* 45: 195-199.

Bates T (1972) Rectal prolapse after anorectal dilatation in the elderly. *Br Med J* 2: 505.

Berman IR, Harris MS and Leggett JT (1987) Rectal reservoir reduction procedures for internal rectal prolapse. *Dis Colon Rectum* 30: 765-771.

Bhandari B and Ameta DK (1977) Etiology of prolapse rectum in children with special reference to amoebiasis. *Indian J Paediatr* 14: 635-637.

Blatchford GJ, Perry RE, Thorson AG and Christensen MA (1989) Rectopexy without resection for rectal prolapse. *Am J Surg* 158: 574-576.

Boccasanta P, Venturi M, Reitano MC et al (1999) Laparotomic vs. laparoscopic rectopexy in complete rectal prolapse. *Dig Surg* 16: 415-419.

Boulos PB, Stryker SJ and Nicholls RJ (1984) The long term results of polyvinyl alcohol (Ivalon) sponge for rectal prolapse in young patients. *Br J Surg* 71: 213-214.

Briel JW, Schouten WR and Boerma MP (1997) Long-term results of suture rectopexy in patients with fecal incontinence associated with incomplete rectal prolapse. *Dis Colon Rectum* 40: 1228-1232.

Broden B and Snellman B (1968) Procidentia of the rectum studied with cineradiography: a contribution to the discussion of consecutive mechanism. *Dis Colon Rectum* 11: 330-347.

Broden G, Dolk A and Holmstrom B (1988a) Recovery of the internal anal sphincter following rectopexy: a possible explanation for continence improvement. *Int J Colorectal Dis* 3: 23-28.

Broden G, Dolk A and Holmstrom B (1988b) Evacuation difficulties and other characteristics of rectal function associated with procidentia and the Ripstein operation. *Dis Colon Rectum* 31: 283-286.

Brown AJ, Horgan AF, Anderson JH et al (1999) Colonic motility is abnormal before surgery for rectal prolapse. *Br J Surg* 86: 263-266.

Bruch H-P, Herold A, Schiedeck T and Schwandner O (1999) Laparoscopic surgery for prolapse and outlet obstruction. *Dis Colon Rectum* 42: 1189-1195.

Carter AE (1983) Rectosacral suture fixation for complete rectal prolapse in the elderly, the frail and the demented. *Br J Surg* 70: 522-523.

Chaloner EJ, Duckett J and Lewin J (1996) Paediatric rectal prolapse in Rwanda. *J R Soc Med* 90: 688-689.

Chino ES and Thomas CG Jr (1984) Transsacral approach to repair of rectal prolapse in children. *Am Surg* 50: 70-75.

Christiansen J and Kirkegaard P (1981) Délorme's operation for complete rectal prolapse. *Br J Surg* 68: 537-538.

Collopy BT and Barham KA (2002) Abdominal colporectopexy with pelvic cul-de-sac closure. *Dis Colon Rectum* 45: 522-529.

Datta BN and Das AK (1977) Treatment of prolapsed rectum in children with injections of sclerosing agents. *J Indian Med Assoc* 69: 275-276.

Deen KI, Grant E, Billingham C and Keighley MRB (1994) Abdominal resection rectopexy with pelvic floor repair versus perineal rectosigmoidectomy and pelvic floor repair for full-thickness rectal prolapse. *Br J Surg* 81: 302-304.

Devadhar DSC (1965) A new concept of mechanism and treatment of rectal procidentia. *Dis Colon Rectum* 8: 75-81.

Duthie GS and Bartolo DCC (1992) Abdominal rectopexy for rectal prolapse: a comparison of techniques. *Br J Surg* 79: 107-113.

Earnshaw TJ and Hopkinson BR (1987) Late results of silicone rubber perianal suture for rectal prolapse. *Dis Colon Rectum* 30: 86-88.

Efron G (1977) A simple method of posterior rectopexy for rectal procidentia. *Surg Gynecol Obstet* 145: 75-76.

Eisenstat TE, Rubin RJ and Salvati EP (1979) Surgical treatment of complete rectal prolapse. *Dis Colon Rectum* 22: 522-523.

Ejaife JA and Elias EG (1977) Délorme's repair for rectal prolapse. *Surg Gynecol Obstet* 144: 757-758.

El-Sibai O, Badawi M and Abbas MA (1997) Puborectoplasty in the treatment of complete rectal prolapse. *Dig Surg* 14: 34-38.

Ellis H (1966) The polyvinyl sponge wrap operation for rectal prolapse. *Br J Surg* 53: 675-676.

Farouk R, Duthie GS, Bartolo DCC and MacGregor AB (1992) Restoration of continence following rectopexy for rectal prolapse and recovery of the internal and sphincter electromyogram. *Br J Surg* 79: 439-440.

Farouk R, Duthie GS, MacGregor AB and Bartolo DCC (1994) Rectoanal inhibition and incontinence in patients with rectal prolapse. *Br J Surg* 81: 743-746.

Fengler SA, Pearl RK, Prasad ML et al (1997) Management of recurrent rectal prolapse. *Dis Colon Rectum* 40: 832-834.

Finlay IG and Aitchison M (1991) Perineal excision of the rectum for prolapse in the elderly. *Br J Surg* 78: 687-689.

Friedman R, Muggia-Sulum M and Freund HR (1983) Experience with the one stage perineal repair of rectal prolapse. *Dis Colon Rectum* 26: 789-791.

Frykman HM and Goldberg SM (1969) The surgical treatment of rectal procidentia. *Surg Gynecol Obstet* 129: 1225-1230.

Goligher JC (1984) In *Surgery of the Anus, Rectum and Colon*, 5th edn, pp 267-279. London: Baillière Tindall.

Gonzalez-Argente FX, Jain A, Nogueras JJ et al (2001) Prevalence and severity of urinary incontinence and pelvic genital prolapse in females with anal incontinence or rectal prolapse. *Dis Colon Rectum* 44: 920-926.

Gopal KA, Amshel AL, Shonberg IL and Eftaiha M (1984) Rectal prolapse in elderly and debilitated patients: experience with the Altemeier procedure. *Dis Colon Rectum* 27: 376-381.

Gordon PH and Hoexter B (1978) Complications of the Ripstein procedure. *Dis Colon Rectum* 21: 277-280.

Graham RR (1942) The operative repair of massive rectal prolapse. *Ann Surg* 115: 1007-1012.

Graham W, Clegg JF and Taylor V (1984) Complete rectal prolapse repair by a simple technique. *Ann R Coll Surg Engl* 66: 87-89.

Greene FL (1983) Repair of rectal prolapse using a puborectal sling procedure. *Arch Surg* 118: 398-401.

Groff DB and Nagaraj HS (1990) Rectal prolapse in infants and children. *Am J Surg* 160: 531-532.

Gundersen AL, Cogbill TH and Landercasper J (1985) Reappraisal of Délorme's procedure for rectal prolapse. *Dis Colon Rectum* 28: 721-724.

Hagihara PF and Griffen WO (1975) Transsacral repair of rectal prolapse. *Arch Surg* 110: 343-344.

Hainsworth PJ and Bartolo DCC (1996) Outcome after laparoscopic and open resection rectopexy. *Int J Colorectal Dis* 11: 155.

Hamalainen K-PJ, Raivio P, Antila S et al (1996) Biofeedback therapy in rectal prolapse patients. *Dis Colon Rectum* 39: 262 - 265.

Hancock BD (1976) Measurement of anal pressure and motility. *Gut* 17: 645-651.

Heah SM, Hartley JE, Hurley J et al (2000) Laparoscopic suture rectopexy without resection is effective treatment for full-thickness rectal prolapse. *Dis Colon Rectum* 43: 638-643.

Heald CL (1926) A simple bloodless operation for anorectal prolapse in children. *Surg Gynecol Obstet* 42: 840-841.

Henry MM, Parks AG and Swash M (1982) The pelvic floor musculature in the descending perineum syndrome. *Br J Surg* 69: 470-472.

Hight DW, Hertzler JH, Philippart AI and Benson CD (1982) Linear cauterisation for the treatment of rectal prolapse in infants and children. *Surg Gynecol Obstet* 154: 400-402.

Hilsabeck JR (1981) Transabdominal posterior proctopexy using an inverted T of synthetic material. *Arch Surg* 116: 41-44.

Hiltunen KM and Matikainen M (1992) Improvement of continence after abdominal rectopexy for rectal prolapse. *Int J Colorectal Dis* 7: 8-10.

Hiltunen KM, Matikainen M, Auvinen O and Hietanen P (1986) Clinical and manometric evaluation of anal sphincter function in patients with rectal prolapse. *Am J Surg* 151: 489-492.

Hoffman MJ, Kodner JJ and Fry RD (1984) Internal intussusception of the rectum: diagnosis and surgical management. *Dis Colon Rectum* 27: 435-441.

Holmstrom B, Broden G, Dolk A and Frenckner B (1986a)

Increased anal resting pressure following the Ripstein operation: a contribution to continence? *Dis Colon Rectum* 29: 485-487.

Holmstrom B, Broden G and Dolk A (1986b) Results of the Ripstein operation in the treatment of rectal prolapse and internal rectal procidentia. *Dis Colon Rectum* 29: 845-848.

Hool GR, Hull TL and Fazio VW (1997) Surgical treatment of recurrent complete rectal prolapse. *Dis Colon Rectum* 40: 270-272.

Hopkinson BR and Hardman J (1973) Silicone rubber perianal suture for rectal prolapse. *Proc R Soc Med* 66: 1095-1098.

Hopkinson BR and Lightwood R (1966) Electrical treatment of anal incontinence. *Lancet* i: 297-298.

Houry S, Lechaux JP, Huguier M and Molkhou JM (1987) Treatment of rectal prolapse by Délorme operation. *Int J Colorectal Dis* 2: 149-152.

Huber FT, Stein H and Siewert JR (1995) Functional results after treatment of rectal prolapse with rectopexy and sigmoid resection. *World J Surg* 19: 138-143.

Hudson CN (1988) Female genital prolapse and pelvic floor deficiency. *Int J Colorectal Dis* 3: 181-185.

Hughes ESR and Gleadell LW (1962) Abdominoperineal repair of complete prolapse of the rectum. *Proc R Soc Med* 55: 1077-1080.

Hunt TM, Fraser IA and Maybury I (1985) Treatment of rectal prolapse by sphincteric support using silastic rods. *Br J Surg* 72: 491-492.

Ihre T (1972) Internal procidentia of the rectum: treatment and results. *Scand J Gastroenterol* 7: 643-646.

Ihre T and Seligson U (1975) Intussusception of the rectum-internal procidentia. Treatment and results in 90 patients. *Scand J Gastroenterol* 18: 391-396.

Jackman FR, Francis JN and Hopkinson BR (1980) Silicone rubber band treatment of rectal prolapse. *Ann R Coll Surg Engl* 62: 385-387.

Johansen OB, Wesner SD, Daniel N et al (1993) Perineal rectosig-moidectomy in the elderly. *Dis Colon Rectum* 36: 767-772.

Jurgeleit HC, Corman ML, Coller JA and Veidenheimer MC (1975) Procidentia of the rectum: Teflon sling repair of rectal prolapse. Lahey Clinic experience. *Dis Colon Rectum* 18: 464-467.

Kapoor B, Toms A, Hooper P et al (2002) Infective lumbar discitis following laparoscoic sacrocolpopexy. *J R Coll Surg Edinb* 47: 709-710.

Kairaluoma MV, Viljakka MT and Kellokumpu IH (2003) Open *vs* laparoscopic surgery for rectal prolapse. A case controlled study assessing short term outcome. *Dis Colon Rectum* 46: 353-360.

Kay NR and Zachary RB (1970) The treatment of rectal prolapse in children with injections of 30 per cent saline solutions. *J Paediatr Surg* 5: 334-337.

Keighley MRB and Shouler PJ (1984) Abnormalities of colonic function in patients with rectal prolapse and faecal incontinence. *Br J Surg* 71: 892-895.

Keighley MRB, Makuria T, Alexander-Williams J and Arabi Y (1980) Clinical and manometric evaluation of rectal prolapse and incontinence. *Br J Surg* 67: 54-56.

Keighley MRB, Fielding JWL and Alexander-Williams J (1983) Results of Marlex mesh abdominal rectopexy for rectal prolapse in 100 consecutive patients. *Br J Surg* 70: 229 - 232.

Khanduja KS, Hardy TG, Aguilav PS et al (1988) A new silicone prosthesis in the modified Thiersch operation. *Dis Colon Rectum* 31: 380 - 383.

Kiff ES, Barnes PRH and Swash M (1984) Evidence of pudendal neuropathy in patients with perineal descent and chronic straining at stool. *Gut* 25: 1279-1282.

Kim D-S, Wong WD, Lowry AC et al (1996) Complete rectal prolapse evolution of management and results. *Int J Colorectal Dis* 11: 136.

Kim D-S, Tsang CBS, Wong WD et al (1999) Complete rectal prolapse. Evolution of management and results. *Dis Colon Rectum* 42: 460-469.

Kimmins MH, Evetts BK, Isler J and Billingham R (2001) The Altemeier repair: Outpatient treatment of rectal prolapse. *Dis Colon Rectum* 44: 465-570.

Kirkman NF (1975) Procidentia of the rectum. Results of abdominal rectopexy in the elderly. *Dis Colon Rectum* 18: 470-472.

Klaaborg KE, Qvist N and Kongburg O (1985) Rectal prolapse and anal incontinence treated with a modified Roscoe Graham opera-tion. *Dis Colon Rectum* 28: 582-584.

Kuijpers HC (1992) Treatment of complete rectal prolapse: to narrow, to wrap, to suspend, to fix, to encircle, to plicate or to resect? *World J Surg* 16: 826-830.

Kuijpers JHC and Morree H de (1988) Towards a selection of the most appropriate procedure in the treatment of complete rectal prolapse. *Dis Colon Rectum* 31: 355-357.

Kulczycki LL and Shwachman H (1958) Studies in cystic fibrosis of the pancreas: occurrence of rectal prolapse. *N Engl J Med* 259: 409-412.

Kupfer CA and Goligher JC (1970) One hundred consecutive cases of complete rectal prolapse of the rectum treated by operation. *Br J Surg* 57: 481-487.

Ladha A, Lee P and Berger P (1985) Use of Angelchik antireflux prosthesis for repair of total rectal prolapse in elderly patients. *Dis Colon Rectum* 28: 5-7.

Lake SP, Hancock BD and Lewis AAM (1984) Management of pelvic sepsis after Ivalon rectopexy. *Dis Colon Rectum* 27: 589-590.

Launer DP, Fazio VW, Weakley FL et al (1982) The Ripstein procedure: a 16-year experience. *Dis Colon Rectum* 25: 41-45.

Lechaux JP, Lechaux D and Perez M (1995) Results of Délorme's procedure for rectal prolapse. *Dis Colon Rectum* 38: 301-307.

Lechaux JP, Atienza P, Goasguen N et al (2001) Prosthetic rectopexy to the pelvic floor and sigmoidectomy for rectal prolapse. *Am J Surg* 182: 465-469.

Leighton JA, Valdovinos MA, Pemberton JH and (1993) Anorectal dysfunction and rectal prolapse in progressive systemic sclerosis. *Dis Colon Rectum* 36: 182-185.

Lescher TJ, Corman ML, Coller J and Veidenheimer MC (1979) Management of late complications of Teflon sling repair for rectal prolapse. *Dis Colon Rectum* 23: 445-467.

Loygue J, Huguier M, Malafosse M and Biotois H (1971) Complete prolapse of the rectum. A report on 140 cases treated by rectopexy. *Br J Surg* 58: 847-848.

Loygue J, Nordlinger B, Malafosse M et al (1984) Rectopexy to the promontory for the treatment of rectal prolapse: report of 257 cases. *Dis Colon Rectum* 27: 356-359.

Lucarotti ME, Armstrong CP and Bartolo DCC (1991) Control of presacral bleeding in rectal surgery. *Ann R Coll Surg Engl* 73: 289-290.

Luukkonen P, Mikkonen V and Jarvinen H (1992) Abdominal rectopexy with sigmoidectomy vs. rectopexy alone for rectal prolapse: a prospective, randomized study. *Int J Colorectal Dis* 7: 219-222.

McCue JL and Thomson JPS (1991) Clinical and functional results of abdominal rectopexy for complete rectal prolapse. *Br J Surg* 78: 921-923.

Madden MV, Kamm MA and Santhanam AN (1992) Abdominal rectopexy for complete prolapse: prospective study evaluating changes in symptoms and anorectal function. *Dis Colon Rectum* 35: 48-55.

Malik M, Stratton J and Sweeney, W Brian (1997) Rectal prolapse associated with bulimia nervosa. *Dis Colon Rectum* 40: 1382-1385.

Malyshev YI and Gulin VA (1973) Our experience with the treatment of rectal prolapse in infants and children. *Surg Gynecol Obstet* 24: 470-472.

Mann CV and Hoffman C (1988) Complete rectal prolapse: the anatomical and functional results of treatment by an extended abdominal rectopexy. *Br J Surg* 75: 34-37.

Mellgren A, Schultz I, Johansson C and Dolk A (1997) Internal rectal intussusception seldom develops into total rectal prolapse. *Dis Colon Rectum* 40: 817-820.

Metcalf AM and Loening-Baucke V (1988) Anorectal function and defecation dynamics in patients with rectal prolapse. *Am J Surg* 155: 206-210.

Monson JRT, Jones NAG, Vowden P and Brennan TG (1986) Délorme's operation: the first choice in complete rectal prolapse? *Ann R Coll Surg Engl* 68: 143-145.

Morgan B (1980) The Teflon sling operation (Ripstein) for repair of complete rectal prolapse. *Aust N Z J Surg* 50: 121-123.

Mortensen NJ McC, Vellacott KD and Wilson MG (1984) Lahaut's operation for rectal prolapse. *Ann R Coll Surg Engl* 66: 17-18.

Moscowitz AV (1912) The pathogenesis and anatomy and care of prolapse of the rectum. *Surg Gynecol Obstet* 15: 7-21.

Muir EG (1962) The surgical treatment of rectal prolapse in the adult. *Proc R Soc Med* 55: 105-109.

Muto T, Konishi F, Kamiya J et al (1984) Gant-Miwa technique (mucosal plication of prolapsed rectum) with Thiersch operation in the treatment of rectal prolapse. *Coloproctology* 6: 310-314.

Narasanagi SS (1973) Rectal prolapse in children. *J Indian Med Assoc* 62: 378-380.

Nash DF (1972) Bowel management in spina bifida patients. *Proc R Soc Med* 65: 70-71.

Naughton-Morgan C, Porter NH and Kugman DJ (1972) Ivalon (polyvinyl alcohol) sponge in the repair of complete rectal prolapse. *Br J Surg* 59: 846-848.

Nay HR and Blair CR (1972) Perineal surgical repair of rectal prolapse. *Am J Surg* 123: 577-579.

Neill ME, Parks AG and Swash M (1981) Physiological studies of the anal sphincter musculature in faecal incontinence and rectal prolapse. *Br J Surg* 68: 531-536.

Nichols DH (1982) Retrorectal levatorplasty for anal and perineal prolapse. *Surg Gynecol Obstet* 154: 251-254.

Notarus MJ (1979) A technique of abdominal repair for rectal prolapse. *Proctology* 1: 35-37.

Novell JR, Osborne MJ, Winslet MC and Lewis AAM (1994) Prospective randomized trial of Ivalon sponge versus sutured rectopexy for full-thickness rectal prolapse. *Br J Surg* 81: 904-906.

Nwako F (1975) Rectal prolapse in Nigerian children. *Int Surg* 60: 284-285.

Oliver GC, Vachon D, Eisenstat TE et al (1994) Dé procedure for complete rectal prolapse in severely debilitated patients. *Dis Colon Rectum* 37: 461-467.

Pantanowitz D and Levine E (1975) The mechanism of rectal pro-lapse. *S Afr J Surg* 13: 53-56.

Parks AG (1975) Anorectal incontinence. *Proc R Soc Med* 68: 681-690.

Parks AG, Porter NH and Hardcastle J (1966) The syndrome of the descending perineum. *Proc R Soc Med* 59: 477-479.

Parks AG, Swash M and Urich H (1977) Sphincter denervation in anorectal incontinence and rectal prolapse. *Gut* 18: 656-659.

Penfold JCB and Hawley PR (1972) Experiences of Ivalon-sponge implant for complete rectal prolapse at St Mark's Hospital, 1960-1970. *Br J Surg* 59: 846-848.

Penninckx F, Kerremans R and Beckers J (1978) Evaluation manometrique et myographique de la continence anale en cas de prolapsus rectal. *Ann Gastroenterol Hepatol* 14: 305-311.

Pescatori M, Interisano A, Stolffl VM and Zoffoli M (1998) Délorme's operation and sphincteroplasty for rectal prolapse and fecal incontinence. *Int J Colorect Dis* 13: 223-227.

Pikarsky AJ, Joo JS, Wexner SD et al (2000) Recurrent rectal prolapse. *Dis Colon Rectum* 43: 1273-1276.

Plusa SM, Charig JA, Balaji V et al (1995) Physiological changes after Délorme's procedure for full-thickness rectal prolapse. *Br J Surg* 82: 1475-1478.

Porter NH (1962) Collective results of operation for rectal prolapse. *Proc R Soc Med* 55: 1087-1091.

Prasad ML, Pearl RK, Abcarian H et al (1986) Perineal proctectomy, posterior rectopexy and postanal levator repair for the treatment of rectal prolapse. *Dis Colon Rectum* 29: 541-552.

Preston DM and Lennard-Jones JE (1982) Does failure of bisacodyl induced colonic peristalsis indicate intrinsic nerve damage? *Gut* 23: A891.

Preston DM, Lennard-Jones JE and Thomas BM (1984) The balloon proctogram. *Br J Surg* 71: 29-32.

Purkayastha S, Tekkis P, Athanasiou T, et al (2005). A comparison of open vs. laparoscopic abdominal rectopexy for full-thickness rectal prolapse: a meta-analysis. *Dis Colon Rectum* 48: 1930-1940.

Ramanujam PS and Venkatesh KS (1992) Management of acute incarcerated rectal prolapse. *Dis Colon Rectum* 35: 1154-1156.

Ramanujam PS, Venkatesh KS and Fietz MJ (1994) Perineal excision of rectal procidentia in elderly high-risk patients. *Dis Colon Rectum* 37: 1027-1030.

Read NW, Harford WV, Schmulen AC et al (1979) A clinical study of patients with faecal incontinence and diarrhoea. *Gastroenterology* 76: 747-756.

Ripstein CB (1965) Surgical care of massive rectal prolapse. *Dis Colon Rectum* 8: 34-38.

Ripstein CB (1969) A simple effective operation for rectal prolapse. *Postgrad Med J* 45: 201-204.

Ripstein CB (1972) Procidentia: definitive corrective surgery. *Dis Colon Rectum* 15: 334-336.

Rogers J and Jeffery PJ (1987) Post anal repair and intersphincteric Ivalon sponge rectopexy for the treatment of rectal prolapse. *Br J Surg* 74: 384-386.

Romero-Torres R (1979) Sacrofixation with Marlex mesh in massive prolapse of the rectum. *Surg Gynecol Obstet* 149: 709-711.

Ross AH and Thomson JPS (1989) Management of infection after prosthetic abdominal rectopexy (Wells' procedure). *Br J Surg* 76: 610-612.

Rutter KRP and Riddell RH (1975) The solitary rectal ulcer syndrome of the rectum. *Clin Gastroenterol* 4: 505-509.

Sainio AP, Voutilainen PE and Husa AI (1991a) Recovery of anal sphincter function following transabdominal repair of rectal prolapse: cause of improved continence? *Dis Colon Rectum* 34: 816-821.

Sainio AP, Halme LE and Husa AI (1991b) Anal encirclement with polypropylene mesh for rectal prolapse and incontinence. *Dis Colon Rectum* 34: 905-908.

Santulli TV (1983) Rectal prolapse in children. In Rudolph AM and Hoffman JI (eds) *Paediatrics*, 17th edn, pp 990-991. Norwalk, CT: Appleton-Century-Crofts.

Sayfan J, Pinho M, Alexander-Williams J and Keighley MRB (1990) Sutured posterior abdominal rectopexy with sigmoidectomy compared with Marlex rectopexy for rectal prolapse. *Br J Surg* 77: 143-145.

Sayfan J, Koltun L and Orda R (1997) Constipation in rectal prolapse-the key to choosing the appropriate rectopexy. *Techniques Coloproctol* 5: 38-41.

Sayfan J (1999) Bowel function following sutured abdominal rectopexy. *Tech Coloproctol* 3: 135-138.

Scaglia M, Fasth S, Hallgren T et al (1994) Abdominal rectopexy for rectal prolapse; influence of surgical technique on function outcome. *Dis Colon Rectum* 37: 805-813.

Schlinkert RT, Beart RW, Wolf BG and Pemberton JH (1985) Anterior resection for complete rectal prolapse. *Dis Colon Rectum* 28: 409-412.

Schultz I (2001) Extracorporal resection of the rectum in the treatment of complete rectal prolapse using a circular stapling device. *Dig Surg* 18: 274-278.

Schultz I, Mellgren A, Dolk A et al (1996) Continence is improved after the Ripstein rectopexy; different mechanisms in rectal prolapse and rectal intussusception? *Dis Colon Rectum* 39: 300-306.

Schultz I, Mellgren A, Dolk A et al (2000) Long-term results and functional outcome after Ripstein rectopexy. *Dis Colon Rectum* 43: 35-43.

Schwemmel K and Hunger J (1973) Der ano-rektale Prolaps. *Dtsch Med Wochenschr* 98: 1125-1129.

Senapati A, Nicholls RJ, Thomson JPS and Phillips RKS (1994) Results of Délorme's procedure for rectal prolapse. *Dis Colon Rectum* 37: 456-460.

Shorvon PJ, McHugh S, Diamant NE et al (1989) Defecography in normal volunteers: results and implications. *Gut* 30: 1737-1749.

Siproudhis L, Bellissant E, Juguet F et al (1998) Rectal adaptation to distension in patients with overt rectal prolapse. *Br J Surg* 85: 1527-1532.

Snellman B (1961) Pelvic floor repair for rectal prolapse. *Dis Colon Rectum* 4: 199-202.

Snooks SJ, Nicholls RJ, Henry MM and Swash M (1985) Electrophysiological and manometric assessment of the pelvic floor in the solitary rectal ulcer syndrome. *Br J Surg* 72: 131-133.

Soliman SM (1994) Triple suspension rectopexy for complete rectal prolapse. *Ann R Coll Surg Engl* 76: 115-116.

Solomon MJ and Eyers AA (1996) Laparoscopic rectopexy using mesh fixation with a spiked chromium staple. *Dis Colon Rectum* 39: 279-284.

Solomon MJ, Young CJ, Eyers AA and Roberts RA (2002) Randomized clinical trial of laparoscopic versus open abdominal rectopexy for rectal prolapse. *Br J Surg* 89: 35-39.

Soriano LR, del Mundo F and Naguit-Sim L (1966) Rectal prolapse in children with trichariasis. *J Philippine Med Assoc* 42: 843-848.

Speakman CTM, Madden MV, Nicholls RJ and Kamm MA (1991) Lateral ligament division during rectopexy causes constipation but prevents recurrence: results of a prospective randomized study. *Br J Surg* 78: 1431-1433.

Spencer RJ (1984) Manometric studies in rectal prolapse. *Dis Colon Rectum* 27: 523-525.

Stenchever MA (1984) Management of genital prolapse in the geriatric patient. *Ger Med Today* 3: 75-78.

Stern RC, Izant RJ Jr, Boat TF et al (1982) Treatment and prognosis of rectal prolapse in cystic fibrosis. *Gastroenterology* 82: 707-710.

Stevenson ARL, Stitz RW and Lumley JW (1998) Laparoscopicassisted resectionrectopexy for rectal prolapse. *Dis Colon Rectum* 41: 46-54.

Stitz RW and Lumley JW (1996) Laparoscopic colorectal surgery for cancer 1996. *Int J Colorectal Dis* 107: 139.

Stolfi VM, Milsom JW, Lavery IC et al (1992) Newly designed occluder pin for presacral hemorrhage. *Dis Colon Rectum* 35: 166-169.

Sun WM, Read NW, Carmel Donelly T et al (1989) A common pathophysiology for full thickness rectal prolapse and solitary rectal ulcer. *Br J Surg* 76: 290-295.

Taynor LA and Michener WM (1966) Rectal procidentia—a rare complication of ulcerative colitis; report of 2 cases in children. *Cleveland Clin Q* 33: 115-117.

Thauerkauf FJ, Beahrs OH and Hill JR (1970) Rectal prolapse: causation and surgical treatment. *Ann Surg* 171: 819-835.

Thomas CG (1975) Procidentia of the rectum. Transsacral repair. *Dis Colon Rectum* 18: 473-477.

Tjandra JJ, Fazio VW, Church JM et al (1993) Ripstein procedure is an effective treatment for rectal prolapse without constipation. *Dis Colon Rectum* 36: 501-507.

Tobin SA and Scott IHK (1994) Délorme's operation for rectal prolapse. *Br J Surg* 81: 1681-1684.

Tolwinski W, Dadan H, Zalewski B and Okulczyk B (1997) Surgical treatment of complete rectal prolapse by the Moore procedure—short and long term results. *Dig Surg* 14: 409-412.

Uhlig BE and Sullivan ES (1979) The modified Délorme operation: its place in surgical treatment for massive rectal prolapse. *Dis Colon Rectum* 22: 513-514.

Van Tets WF and Kuijpers JHC (1995) Internal rectal intussusception-fact or fancy? *Dis Colon Rectum* 38: 1080-1083.

Vassilakis JS, Chalkiadakis G, Zoras OJ and Xynos E (1997) Laparoscopically assisted excision rectopexy for rectal prolapse. *Techniques Coloproctol* 1: 68-72.

Vongsangnak V, Varma JS, Watters D and Smith AN (1985a) Clinical, manometric and surgical aspects of complete prolapse of the rectum. *J R Coll Surg Edinb* 30: 251-254.

Vongsangnak V, Varma JS and Smith AN (1985b) Reappraisal of Thiersch's operation for complete rectal prolapse. *J R Coll Surg Edinb* 30: 185-187.

Watts JD, Rothenberger DA, Buls JG et al (1985) The management of procidentia: 30 years experience. *Dis Colon Rectum* 28: 96-102.

Watts AMI and Thompson MR (2000) Evaluation of Délorme's procedure as a treatment for full thickness rectal prolapse. *Br J Surg* 87: 218-222.

Wedell J, Neier P and Fiedler R (1980) A new concept for the management of rectal prolapse. *Am J Surg* 139: 723-725.

Wedell J, Schlageter M, Meier zu Eissen P et al (1987) Die Problematic der Pelvinen Sepsis nach Rectopexie mittels Kunstoff und ihre Behandlung. *Chirurg* 58: 423-427.

Wells C (1959) New operation for rectal prolapse. *Proc R Soc Med* 52: 602-604.

White CM, Findlay JM and Price JJ (1980) The occult rectal prolapse syndrome. *Br J Surg* 67: 528-530.

Williams JG, Wong WD, Jensen L et al (1991) Incontinence and rectal prolapse: a prospective manometric study. *Dis Colon Rectum* 34: 209-216.

Williams JG, Rothenberger DA, Madoff RD and Goldberg SM (1992) Treatment of rectal prolapse in the elderly by perineal rectosig-moidectomy. *Dis Colon Rectum* 35: 830-834.

Williams NS, Giordano P, Dvorkin LS et al (2005) External pelvic rectal suspension (the Express procedure) for full-thickness rectal prolapse: evolution of a new technique. *Dis Colon Rectum* (in press).

Wise WE Jr, Padmanabhan A, Meesig DM et al (1991) Abdominal colon and rectal operations in the elderly. *Dis Colon Rectum* 34: 959-963.

Womack NR, Williams NS, Holmfield HJM and Morrison JFB (1987) Pressure and prolapse: the cause of solitary rectal ulcer. *Gut* 28: 1228-1233.

Woods JH and DeCosse JJ (1976) A parasacral approach to rectal prolapse. *Arch Surg* 111: 914-915.

Woods R, Voyvodic F, Schloithe AC et al (2003) Anal sphincter tears in patients with rectal prolapse and faecal incontinence. *Colorectal Disease* 5: 544-548.

Wyatt AP (1981) Perineal rectopexy for rectal prolapse. *Br J Surg* 68: 717-719.

Yoshioka K, Hyland G and Keighley MRB (1989a) Anorectal function after abdominal rectopexy: parameters of predictive value in identifying return of continence. *Br J Surg* 76: 64-68.

Yoshioka K, Heyen F and Keighley MRB (1989b) Functional results after posterior abdominal rectopexy for rectal prolapse. *Dis Colon Rectum* 32: 835-838.

Yoshioka K, Ogunbiyi OA and Keighley MRB (1998) Pouch perineal rectosigmoidectomy gives better functional results than conventional rectosigmoidectomy in elderly patients with rectal prolapse. *Br J Surg* 85: 1525-1526.

第 21 章　孤立性直肠溃疡综合征

孤立性直肠溃疡综合征是指有由直肠出血、黏液便、里急后重、会阴或腹部疼痛、排便梗阻感、排便不尽感等症状组成的一组症候群，从而导致患者频繁入厕，一些患者有大便习惯改变（Martin 等，1984；Vaizey 等，1998）。核心提问显示几乎所有患者都有强迫大便，每天入厕可高达 20 次。这是由于当频繁出现便不出任何东西时，肠道松弛感缺失所致。患者总感到直肠有东西需要排出，一天要花数小时来徒劳地尝试排便（Kang 等，1995）。一些患者有完全的直肠脱垂。目前我们所知，更多的患者有不完全的肠套叠、会阴下降、排粪造影显示的直肠排空功能受损。溃疡也可能存在，常常位于距离肛门口 6～10cm 的直肠前壁；但是，无溃疡并不能排除此诊断，因为一些患者仅仅是在低位直肠有红斑或息肉。

导致这种隐匿病变可能是多种因素使然。一些患者在排便时不能松弛他们的耻骨直肠肌，会发展成肠套叠，套叠的前端会发生缺血（Lonsdale，1993）。这些过度活动的外括约肌会产生较高的肠内压力，导致静脉淤血和损伤处黏膜溃疡。溃疡或息肉部位活检具有典型的组织学特征：黏膜溃疡、上皮细胞增生、隐窝变形、硫酸黏蛋白与唾液黏蛋白比倒置、固有层血管纤维肌性闭塞、炎症和毛细血管扩张伴黏膜下纤维化以及黏膜肌增厚（Tjandra 等，1993）。

除了告诫患者不要强迫排便外，大部分治疗方案并无明显效果（Malouf 等，2001）。

病因学

孤立性直肠溃疡的病因尚不清楚（Snooks 等，1985；Johansson 等，1992），但是可以肯定其由多种因素所致，讨论如下（Tjandra 等，1992）。

前黏膜脱垂和盆底紊乱

大多数孤立性直肠溃疡综合征患者有长期强迫大便、里急后重和排便不尽史（Tjandra 等，1992）。一些患者因急迫便意，每天要花费 2 小时以上的时间，20 多次坐在马桶上排便，而实际上直肠是空虚的（Nicholls 和 Simson，1986）。Rutter 和 Riddell（1975）提出，这种便意是由于直肠前黏膜脱垂所致，随后若干年发展成强迫排便，这种特征同样在会阴下降综合征患者中较普遍（Parks 等，1966）。事实上，许多孤立性直肠溃疡患者因强迫大便，导致静息时和尝试排便期间会阴显著下降（Pescatori 等，1985；Kang 等，1995）。前脱垂给患者的感觉是直肠有东西需要排出，患者因此会用力排便，由此导致两种结果：排不出任何东西以及导致直肠黏膜脱垂加重。

前黏膜脱垂可导致盆底收缩反射，这种反射是不协调的，因为在正常排便时盆底应是松弛的。然而，前黏膜脱垂常常表现为简单的长期强迫排便。

所以，从长远看，脱垂部位局部切除或硬化治疗对于改善症状效果甚微（Tsiaoussis 等，1998）。肌电图和直肠排粪造影的研究可证实盆底收缩不协调（Halligan 等，1995b）。肌电图证实，一些患者在静息状态和排便时耻骨直肠肌都表现为过度兴奋状态（Rutter，1974）。一种理论认为，耻骨直肠肌不协调的收缩会创伤脱垂黏膜，进而引起缺血（图 21.1～图 21.3）（Johansson 等，1992；Siproudhis 等，1992）。慢性缺血导致固有层血管纤维肌化闭塞，进而形成溃疡。一旦溃疡形成，会导致恶性循环，溃疡本身会强化排便的欲望；更多的创伤施加在直肠肛门前黏膜上，使得溃疡持续存在。

直肠排粪造影显示，尽管盆底的下降，一些患者在排便时持续存在闭合的直肠肛门角。然而，这种发现比较少见，Holland（Kuijpers 等，1986）报道 19 例患者中有 5 例，Belgium（Mahieu，1986）报道 43 例中有 4 例。结合前黏膜脱垂和耻骨直肠肌不协调的活动可以解释为何溃疡会位于在距离肛门口 4～7cm 的处的直肠前壁。不过，前黏膜脱垂并非是在直肠排粪造影上看见的唯一异常，而耻骨直肠肌收缩不协调也不能肯定患者为孤立性直肠溃疡综合征（Shouler 和 Keighley，1986）。在伦敦皇家医院（the Royal London Hospital），孤立性直肠溃疡患者中发现耻骨直肠肌功能失常者相当少见（Womack 等，1987）。同样，Snooks 等（1985）记录，仅有一半的患者在强迫排便期间，其耻骨直肠肌电活动增加。在伯明翰，我们也证实在 26 例患者中，尽管有 1/3 患者存在前黏膜脱垂，但仅有 4 例患者在试图排便时有盆底收缩异常（Keighley 和 Shouler，1984a）。

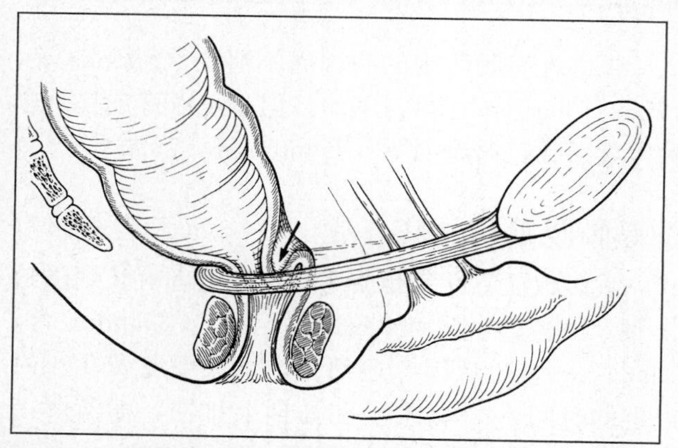

图 21.1 前脱垂和孤立性直肠溃疡的机制。

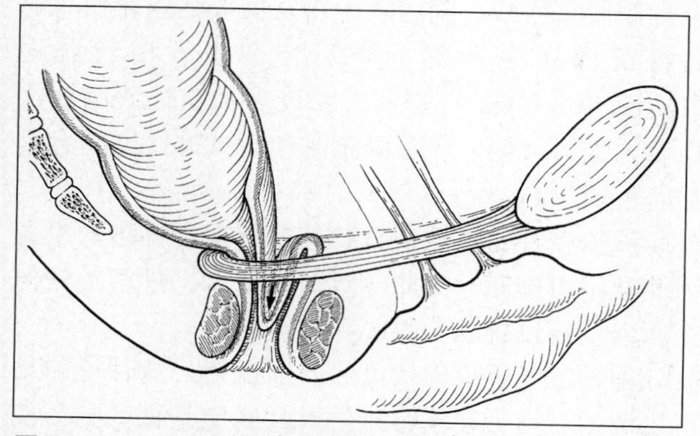

图 21.2 不全套叠中孤立性直肠溃疡机制。

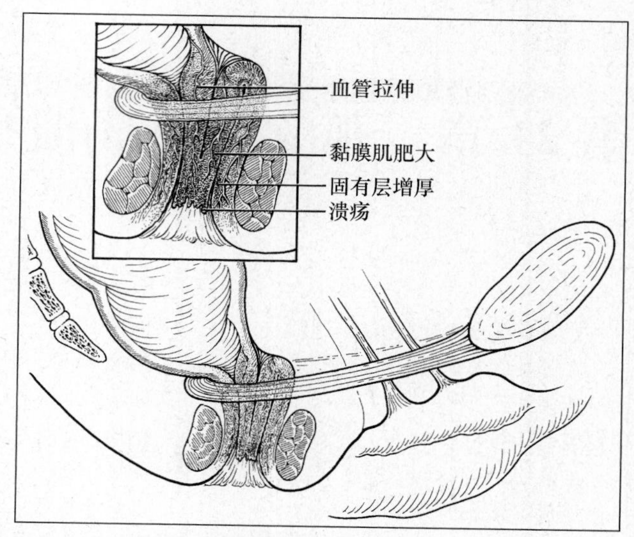

图 21.3 孤立性直肠溃疡机制。

直肠显性脱垂或隐性套叠

一些孤立性直肠溃疡患者有直肠显性脱垂，有时只能在蹲位强迫排便时才能被发现（White 等，1980）。据推测，多数患者的溃疡是由于脱垂前端创伤所致。当脱垂到达肛门，无论是患者用手指或依靠肛门外括约肌收缩试图使脱垂复位，均可导致创伤。依据不同的检查方法，直肠显性脱垂的发病率范围从 6%～39%不等（表 21.1）。显性直肠脱垂可能是隐性肠套叠的最终结局，但肠套叠的自然病史是不同的。一些学者报道，重复排粪造影对不全性肠套叠诊断经常失败。相反，也有学者指出，它们可能发展成全层脱垂（参见第 20 章）。

直肠排粪造影是发现孤立性直肠溃疡患者隐性肠套叠的重要手段（Ihre，1972；Lewis 等，1977；Feczko 等，1980）（图 21.4）。在伦敦皇家医院，94%的孤立性直肠溃疡患者要么在直肠排粪造影发

表 21.1　孤立性直肠溃疡与年龄、部位和与之相关的脱垂

作者	平均年龄（岁）	男性	溃疡	单个	前方	息肉	黏膜	脱垂	
								不全	完全
Madigan 和 Morson（1969）	32	48	100	71	38	0	a	a	16
Martin 等（1981）	31	35	57	67	33	25	18	39	34
Ford 等（1983）	34	42	67	47	67	10	12	7	25
Keighley 和 Shouler（1984a）	32	27	91	88	70	10	33	6	18
Stuart（1984）	34	40	100	a	a	0	a	17	55
Britto 等（1987）	51	70	100	80	40	0	a	a	a
Sitzler 等（1998）	66	13	83	a	a	6	28	44	19

百分比值（%）。
[a] 无记录。

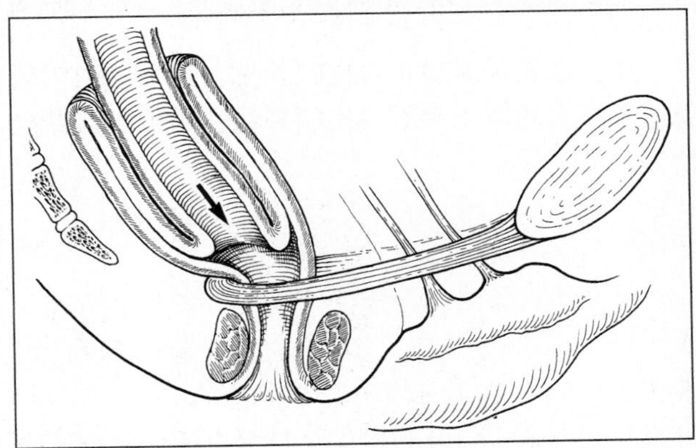

图 21.4　孤立性溃疡不全性肠套叠。

现肠套叠，要么有显性直肠脱垂。来自 St Mark 的 Kang 等（1995）报道，52 例患者，24 例无肠套叠或脱垂，14 例仅有肠套叠，14 例有全层脱垂。为何隐性肠套叠患者会发展成孤立性结肠溃疡？其原因还不清楚。不同于显性直肠脱垂，隐性肠套叠患者尽管存在会阴下降，但通常没有肌电图异常或盆底神经病变的组织学证据，其肛门静息压高于完全脱垂患者，但低于既无脱垂又无肠套叠组（Kang 等，1995）。其他患者，尤其是有溃疡者，肌电图证实排便期间肛门外括约肌活动增加，导致排便时高压。这可导致直肠高压，套叠相邻的直肠，进而形成溃疡。套叠的存在可激发便意。但是，由于直肠是空虚的，无便可排，会致使强迫排便，通常相当猛烈，从而导致套叠直肠前端淤血、缺血和随后的溃疡形成（参见图 21.3）。事实上，这些患者是在企图排出自己的直肠。这个假说完全能够解释溃疡位于高位直肠的原因；同样可以解释直肠固定术后较少有显性直肠脱垂出现（Schweiger 和 Alexander-Williams，1977）。孤立性直肠溃疡综合征患者在直肠排粪造影中表现为最普通的放射学特征是隐性肠套叠（Womack 等，1987）。Kuijpers 等（1986）证实，19 例患者有 12 例肠套叠。Mahieu（1986）观察到 43 例患者 34 例肠套叠：19 例脱出肛门外，10 例肛门内，5 例直肠内。我们在伯明翰发现 21 例孤立性直肠溃疡无完全直肠脱垂的患者有 14 例肠套叠。应用乙状结肠镜，Martin 等（1981）证实，在他们的患者中，隐性脱垂仅有 14%（图 21.5）。Marshall 和其同事（2002）用直肠排粪造影研究 20 例患者，2 例没有坚持测试，在余下的 18 例患者中，13 例有不全性肠套叠。Yang 和其他人（1996）发现他们的一些患者直肠壁增厚，这与肛门内括约肌宽度有关。肛门超声揭示 13 例（65%）患者中肛门内括约肌增厚；这之中，2 例不能排便，余下 11 例中的 10 例有直肠套叠。而与之对比，正常内括约肌的 7 例中仅有 3 例肠套叠（Marshall 等，2002）。

其他原因

其他一些关于孤立性直肠溃疡综合征的发病机制的理论也相应提出。有些仅仅是推测，如果他们是导致孤立性直肠溃疡综合征的原因的话，也是十分少见的。其重要性在把导致溃疡的原因同导致孤立性结肠综合征的原因区分开来。比如放射性和麦角胺栓剂可以导致直肠溃疡，但是患者并没有与孤

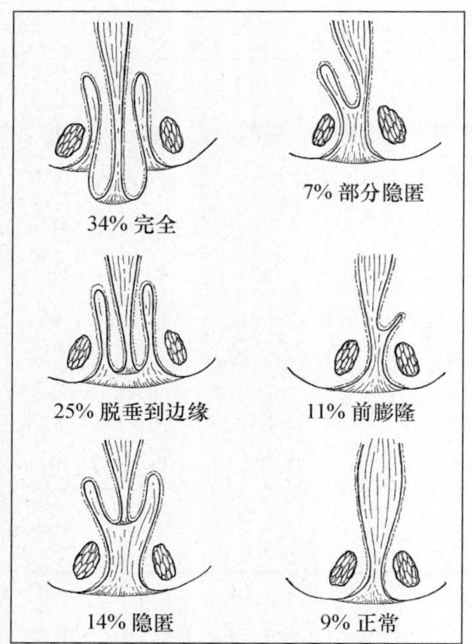

图 21.5 孤立性直肠溃疡潜在的直肠异常。来源自：Martin 等（1981）with permission from Blackwell Publishing.

立性直肠溃疡综合征相关的症状群（Potel 等，1985；Levine，1987）。

缺血

局部缺血发生在套叠的前端或者直肠脱垂的前部，这在孤立性溃疡的形成机制上十分重要，如前面所述（Devroede 等，1973；Martin 等，1981；Lonsdale，1993；Kang 等，1996）。Devroede 等（1982）报告，36 例有直肠疼痛、出血和里急后重的患者，突出表现为大便失禁；他们指出有 3 例患者溃疡和纤维化是由从痔核到髂血管的盗血综合征所致。

手指排便

Thompson 和 Hill（1980）指出，孤立性溃疡可能是由手指排便所致的创伤引起。一些患者不能排空直肠，除非增加的压力超过阴道后穹隆或者用手指排除粪渣。由于直肠是空虚的，这些方法只能导致直肠局部创伤。反对这种理论理由是，那些肛交的同性恋者并未形成直肠溃疡，同样那些肛门梗阻患者使用手指排便的也没有溃疡（Keighley 和 Shouler，1984b）。同样不能解释的是，为何许多截瘫患者或伴有慢性便秘的患者，他们必须用手指帮助排便，他们却并不一定发展为孤立性直肠溃疡；但许多这些患者出现了直肠溃疡。51%～73%的孤立性直肠溃疡综合征患者有手指排便的记录。

其他致伤原因

一些孤立性直肠溃疡患者有放进不同的物体到直肠里来获得性满足的经历，但这些信息很难从患者的病史中获得。另一些患者故意对自己的直肠施加损伤，作为寻求关注的一种形式。性虐待可能会是原因之一。

其他理论

其他可能导致孤立性直肠溃疡的原因包括炎性肠病和各种药物，如抗生素、抗代谢药物和某些栓剂制品。

发病率

孤立性直肠溃疡相对比较少见。然而，因为排粪造影技术的应用和对该病的警惕性增加，诊断已较为常见。

年龄

孤立性直肠溃疡综合征可以发生在几乎所有年龄（Tjandra 等，1993）。其特征表现是在诊断前可能已经持续存在若干年了（Ford 等，1983；Saul 和 Sollenberger，1985），但是最突出的症状可能出现在 10 年或 20 年之后（图 21.6）。在英国，初次诊断的平均年龄集中在 31～51 岁（Haskel 和 Rovner，1965；Madigan 和 Morson，1969；Martin 等，1981；Ford 等，1983）（见表 21.1）。大多数患者，在最后诊断前有症状的时间平均为 4 年。据 Cleveland 临床诊所的经验诊断延迟是显著的特点（Tjandra 等，1993）。此病在 10 岁以下儿童较少见，但均可在 70 岁前的其他年龄组存在（Goodall 和 Sinclair，1957；Howard 等，1971；Tedesco 等，1976；Kennedy 等，1977；Boulay 等，1983）.

性别

不同于几乎都发生在女性中的直肠脱垂，孤立性直肠溃疡综合征男女均可受累。男性中的比率差异非常大，范围为 27%～70%，但大多数研究中女性与男性比率为 3∶1（Madigan，1964；Stuart，1984；Levine，1987）。

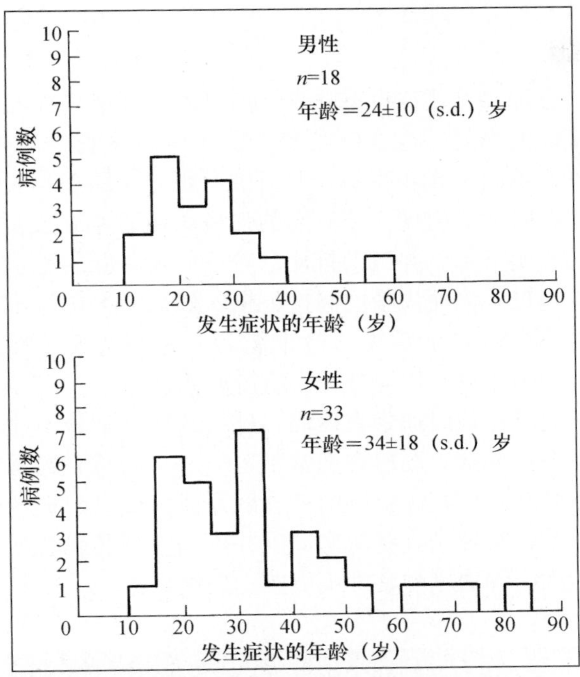

图 21.6 孤立性直肠溃疡中年龄与性别的分布。

家族史

孤立性溃疡在家族内部中的发病率增高，其原因还不清楚。

社会史

社会各阶层人士均可罹患孤立性直肠溃疡，但还不清楚发病的职业因素。

临床特征

症状

孤立性直肠溃疡综合征主要症状有：直肠出血、黏液便、直肠疼痛和排便梗阻感（表 21.2）。

出血主要特点为强迫排便期间少量的鲜红色血便（Madigan，1964；Rowland 等，1976；Stuart，1984）。孤立性直肠溃疡也可导致直肠大出血，需要重复输血，有时需要外科手术止血（Delaney 和 Hitch，1974；Alborti-Florr 等，1985；Barbier 等，1985）。在我们伯明翰组中，有 2 例患者为此种情况。但是，通常所见的是慢性直肠出血，这也是最频发的症状。出血可能为创伤、黏膜充血或缺血所致。

黏液便与前脱垂、不全性肠套叠或完全性直肠脱垂有关，除非脱垂本身被控制，否则黏液便症状很少能消失。

北爱尔兰组（the Northern Ireland series）显示症状轻微者为 18%，中度为 53%，29% 比较严重（Martin 等，1981）。在伦敦皇家医院，我们发现症状的不同与是否有溃疡有关（Womack 等，1987）（表 21.3）。

出血、疼痛、强迫大便、里急后重、排便困难、自行手指排便在有溃疡的患者中十分普遍。

大便习惯

在孤立性直肠溃疡综合征患者中，大便习惯改变相当常见。大多数（51%～84%）患者有强迫大便（Kumar 等，1992）。最为频发的异常是总有持续的便意，却无便可解出。如密切追问，患者常常陈述每天会有 10～20 次上厕所试图排便的经历。患者中 14%～64% 为真正的便秘（很少排便，且便干硬）（表 21.4）。腹泻不常见。

肛门失禁可能存在，当孤立性溃疡伴完全性直肠脱垂时尤其普遍（Kang 等，1995）。有报道，12%～57% 的患者中有肛门失禁。这有可能是阴部

表 21.2 主要症状

	Madigan 和 Morson（1969）	Martin 等（1981）	Ford 等（1983）	Keighley 和 Shouler（1984a）	Meka 等（1984）	Mahieu（1986）	Britto 等（1987）
直肠出血	91	98	97	89	67	88	80
黏液便	68	96	97	45	42	79	45
里急后重	24	93	62	42	22	86	30
疼痛	42	47	[a]	36	28	60	25

百分比值。

[a]无记录。

表 21.3 症状与溃疡和非溃疡

	溃疡（n=11）	非溃疡（n=7）
出血	100	71
疼痛	91	28
大便费力	82	43
大便开始时困难	82	28
里急后重	73	57
自我手指排便	73	43
明确脱垂	45	14

数字为百分比值。
来源自：Womack 等（1987）。

神经病变的结果，强迫排便所致的会阴下降可引起神经病变。

性格

孤立性直肠溃疡综合征的一些患者存在性格问题，而在另一些患者可能有性伤害、虐待儿童或独裁父母的病史（Jalan 等，1970；Gadd，1979）。许多患者有内疚感或神经质。大多数患者对自己的大便有强迫观念。大多数内科治疗方案和外科治疗均告失败，对他们只能从情绪调节和心理治疗着手。要区分患者是否是原发的性格异常或者因生活中频繁入厕导致的继发性性格改变是十分困难的。并且医学家对此也知之甚少，很少能治愈。

体征

腹部检查往往没有异常，但是乙状结肠可能充满坚硬的粪便。检查肛管和会阴也常常是正常的。并且，不同于直肠脱垂，肛门极少张开，除非与脱垂共存时才会出现。长时期的强迫大便通常导致明显的会阴下降，并试图排便。较小的前黏膜脱垂可能看得见。大便失禁的间接证据，如肛周大便流出或内裤粪污并不常见。检查患者，有必要要求蹲位，用力排便，以除外全层直肠脱垂。

直肠指检时通常有疼痛，外括约肌常常处于痉挛状态。深部直肠检查通常不可能。直肠黏膜通常有水肿感，可能在直肠前壁会触及溃疡或息肉损伤区。常常有硬结围绕溃疡周围并可感觉到黏膜襞增厚。因为疼痛剧烈常常不能感觉到溃疡。

病理学

大体（肉眼）表现

一个典型的孤立性溃疡大小为 1cm^2～5cm^2 不等，浅表覆盖灰白色污物。常常在弥漫性周围纤维化区域有明显水肿，导致直肠壁增厚（Kang 等，1996），导致局部包块甚至节段性直肠狭窄。有一些患者很少有纤维化反应，他们可能有多发溃疡或某区域颗粒样息肉形成和局部直肠炎。溃疡可以为圆形、卵圆形、线形、匍匐形或星形。可能有邻近的囊肿或炎性息肉；其他患者中可能没有溃疡，而有易碎的菜花样包块（Epstein 等，1960；Black 等，

表 21.4 大便习惯

	Martin 等（1981）	Ford 等（1983）	Keighley 和 Shouler（1984a）	Mahieu（1986）
直肠排空困难	90	70	61	33
肛门失禁	57	[a]	21	12
手指排便	51	73	52	21
大便费力	51	70	84	49
便秘	49	22	64	14
腹泻	20	42	15	86
易变性	4	22	9	[a]
正常大便习惯	27	12	22	[a]

数字为百分比值。
[a] 无记录。

1972；Mulder 和 Te Velde，1974；Franzin 等，1982）或远端直肠炎。大部分直肠孤立性溃疡为开口、表浅以及边缘无隆起的溃疡，可以与恶性溃疡相鉴别。

部位

典型的孤立直肠溃疡发生在直肠肛门前壁，耻骨直肠肌悬韧带对侧，距肛门口 5～8cm 处（图 21.7）。然而，目前的证据表明溃疡的位置是多变的，并且一些患有此症的患者根本没有溃疡。“孤立”一词也是不恰当的，因为实际上仅有 47%～88%的患者为单一溃疡。同样，在乙状结肠镜和结肠镜检查中发现，溃疡可以出现在距肛门口 3～17cm 的任何部位（Husa 等，1978；Hershfield 等，1984）。类似的溃疡可出现在结肠的任何部位和造口的前端。尽管有 38%～70%的溃疡在直肠肛门前壁，但也有相当比例患者其溃疡出现在侧壁或后壁（Madigan 和 Morson，1969；Martin 等，1981；Keighley 和 Shouler，1984a）（图 21.8）。

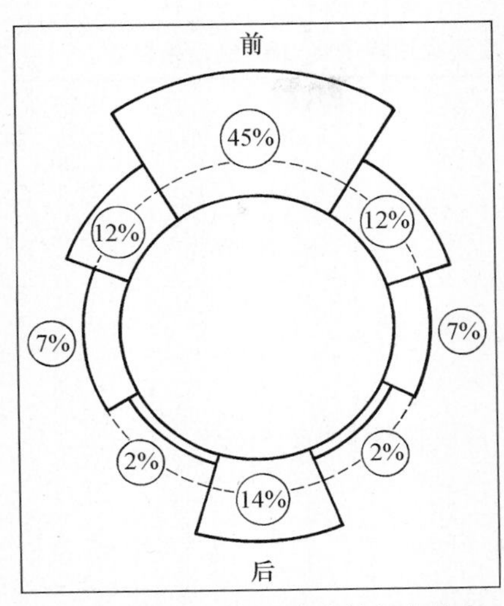

图 21.8 孤立性直肠溃疡的径向分布（文献研究）。

组织学特征

“孤立性直肠溃疡”和“深部囊状结肠炎”在本质上是同义的。固有膜被胶原取代，并且由纤维肌化取代黏膜（Levine，1987），以致密纤维和唾液蛋白为主。另外，可看到肌纤维伸入到固有层中。黏膜肌增生肥大，隐窝扭曲变形。上皮增生，并可延伸到黏膜肌，取代黏液腺，因此可解释其外观以及“深部囊状结肠炎”一词的含义。从 37 份连续活检显示，都有固有膜的纤维性闭塞，并且肌纤维消失；54%为黏膜糜烂或溃疡，22%有囊性改变，15%有绒毛结构。有时，有其他一些非特异性附加特征，如上皮再生、围绕溃疡的肉芽组织和多形性或嗜酸性粒细胞渗出（图 21.9）。Britto 等（1987）报道，此组织学表现同样可见于印度患者中（表 21.5）。此病固定层的组织学特征是固有膜纤维肌性闭塞和“硫黏膜蛋白：唾液黏蛋白”比率倒置。活检中只有一半能证实有溃疡。一些患者中有上皮增生和黏膜形态学改变。甚至，仅 70%的患者发现有黏膜下纤维化。然而，固有膜纤维化是区分孤立性溃疡和克罗恩病最有价值的特征（Levine 等，1986）。局限性深部囊状结肠炎特征是黏膜下囊肿，由柱状、鳞状或扁平上皮组成。有时，

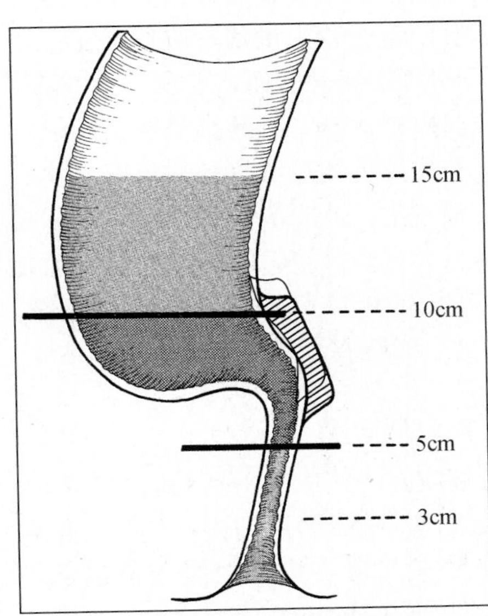

图 21.7 孤立性直肠溃疡常见部位▨。

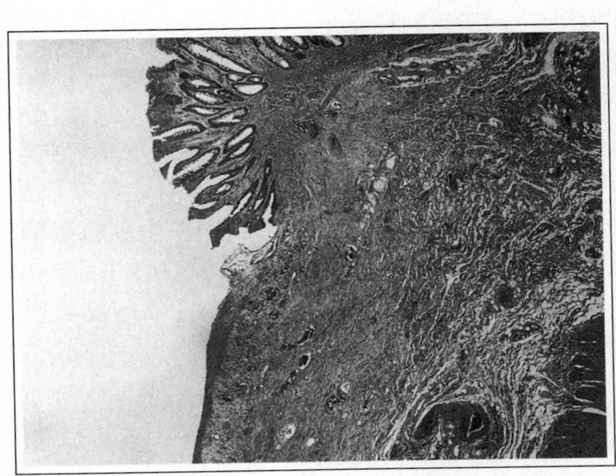

图 21.9 孤立性溃疡组织学。

表 21.5 孤立性溃疡活检表现（46 例活检标本）

表现	%
黏膜改变	100
溃疡（50%）	
上皮增生（65%）	
移行性黏膜（56%）化生	
囊性畸形（76%）	
硫黏膜蛋白：唾液黏蛋白倒置（100%）	
固有层改变	100
纤维肌性闭塞（100%）	
炎症渗透（39%）	
毛细血管扩张（65%）	
黏膜肌增厚	74
黏膜下纤维化	70

来源自：Britto 等（1987）。

囊状上皮完全消失，在黏膜下层中遗留下黏液湖。在孤立性溃疡中这些囊肿总是伴随固有膜被胶原取代，以及平滑肌细胞消失（Goodall 和 Sinclair，1957）。Kang 等（1996）发现，对比直肠脱垂，固有层和内环状肌增厚。

检查

乙状结肠镜

乙状结肠镜检查可能因为疼痛而无法进行，但是诊断常常需要依靠内镜检查结果。最常见的为硬结性溃疡创面，通常溃疡位于距肛门口 5～7cm 的直肠前壁。溃疡的特点是：大小不等、形态不一的表浅溃疡，覆盖着灰白色污苔；其周围常出现斑片状红斑和水肿。溃疡或其周围黏膜可出现接触性出血。患者也可出现如下情况之一：仅出现颗粒状黏膜区，单个或多发息肉，而没有溃疡；多发溃疡（Thomson 等，1981）。有时溃疡伴随于直肠狭窄。在行乙状结肠镜检查期间，嘱咐患者做用力排便状，也许可以发现隐性肠套叠，和溢出的黏液便。准确诊断肠套叠的唯一方法是直肠排粪造影检查。

钡灌肠

对比灌肠检查有利于孤立性溃疡与恶性肿瘤或炎性肠病的鉴别。Mahieu（1986）报道在 33 例患者中钡灌肠结果（表 21.6）。所有患者都有异常，尤其是直肠黏膜皱襞增厚，发现有溃疡患者不到一半。

表 21.6 孤立性直肠溃疡综合征放射性特征

检查发现	%
钡灌肠（n=33）	
直肠襞增厚	79
直肠痉挛	73
溃疡	48
结节襞（炎性息肉，炎性假瘤）	27
颗粒样改变	6
直肠狭窄	6
直肠排粪造影（n=43）	
直肠套叠	79
全直肠脱垂（44%）	
肛内套叠（23%）	
直肠内套叠（12%）	
耻骨直肠肌功能障碍	9
直肠脱出	5
完全不能排便	2

来源自：Mahieu（1986）。

直肠排粪造影

直肠排粪造影是诊断肠套叠最好的方法。尽管会阴下降，如果肛门直肠角为锐角，应怀疑在排便过程中盆底有不协调收缩；然而，要明确此诊断，需同时进行盆底肌电图检查。直肠排粪造影同样可用于患者直肠排空的评价和显示直肠的形态、盆底运动以及会阴下降范围。Halligan 等（1995b）报道，孤立性溃疡患者直肠排空时间明显延长，但是他们报道的 23 例患者中 19 例脱垂：12 例内脱垂，7 例完全脱垂，这会影响直肠排空。

肛门超声

肛门超声可证实在一些患者中括约肌缺损和内括约肌断裂。孤立性溃疡患者肛门内括约肌的增粗和少数患者外括约肌增厚，提示在之前有退行性变，随后有过度活动（Halligan 等，1995a）（图 21.10）。超声可发现在溃疡附近位置的直肠壁增厚

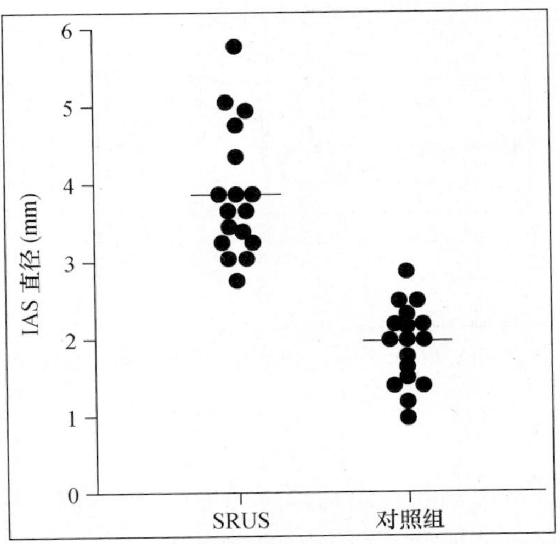

图 21.10　孤立性直肠溃疡综合征（SRUS）患者肛门内括约肌（IAS）直径，与无症状对照组对比。（来源自：Halligan 等（1995a），经 Springer Science and Business Media 允许）。

（Van Outryve 等，1993）。直肠壁增厚认为是孤立性直肠溃疡患者直肠套叠的“预警器”。

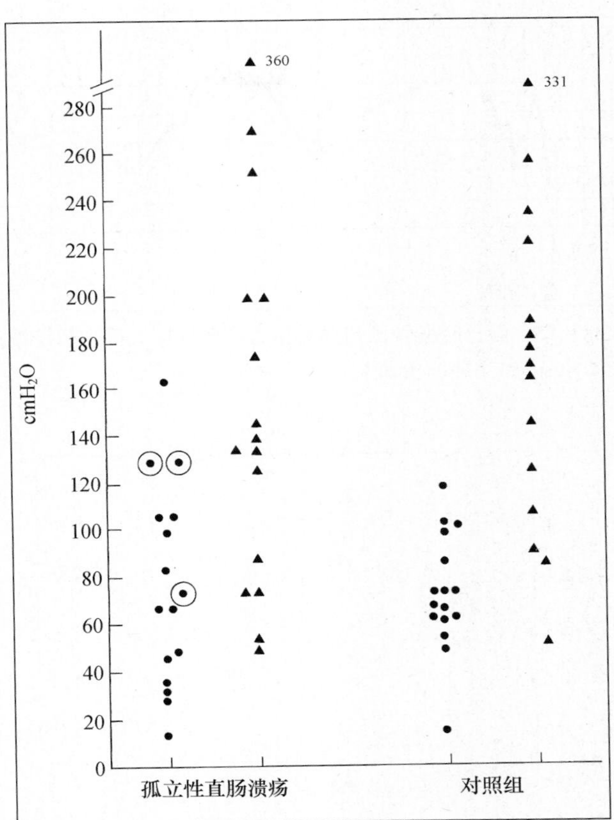

图 21.11　孤立性直肠溃疡肛门压。
●最大肛压；⊙静息时外括约肌活动增加；▲，最大挤压值。（来源自：Keighley 和 Shouler，1984a，经 Springer Science and Business Media 允许）。

生理学上异常

我们研究了 16 例孤立性溃疡患者，并设置年龄、性别与之匹配的对照组（Keighley 和 Shouler，1984a）。静息与用力时肛门压与对照组没有差异（图 21.11）。

尽管如此，有疼痛的 3 例溃疡患者在静息时外括约肌出现随意的不规则的棘波（图 21.12），而 1 例患者在用力后发展成超慢波活动（图 21.13）。孤立性直肠溃疡患者初始的直肠感觉（阈值）是正常的，要求产生恒定的直肠感觉的平均值是相同的。然而，3 例患者在直肠扩张后有外括约肌群的过度活动，这与比较严重的直肠疼痛有关。溃疡组患者的最大耐受值（the maximum tolerated volume）与对照组比较，有显著差异（图 21.14）。在溃疡组有一半最大耐受值小于 200ml，而对照组则无一人。16 例患者中 6 人直肠肛门抑制反射缺失。肌电图检查，在试图排便时 16 例患者中仅 4 例有耻骨直肠肌不协调收缩的证据（图 21.15）。

这些生理学上的改变不太可能代表最初的异

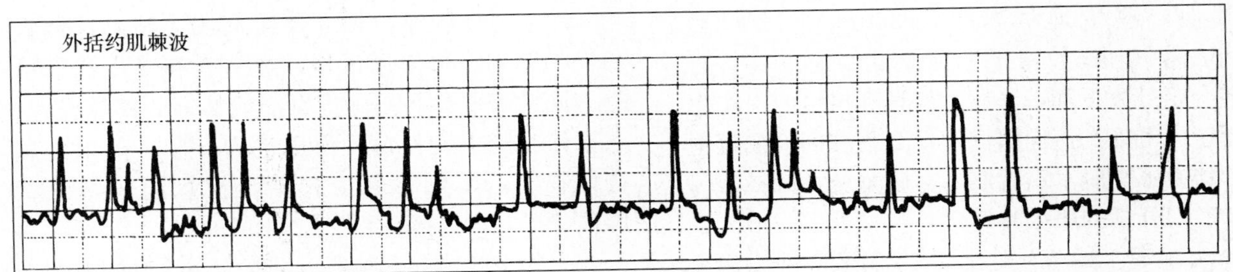

图 21.12　静息时肛管压扫描图显示，静息时外括约肌棘波。（来源自：Keighley 和 Shouler，1984a，经 Springer Science and Business Media 允许）。

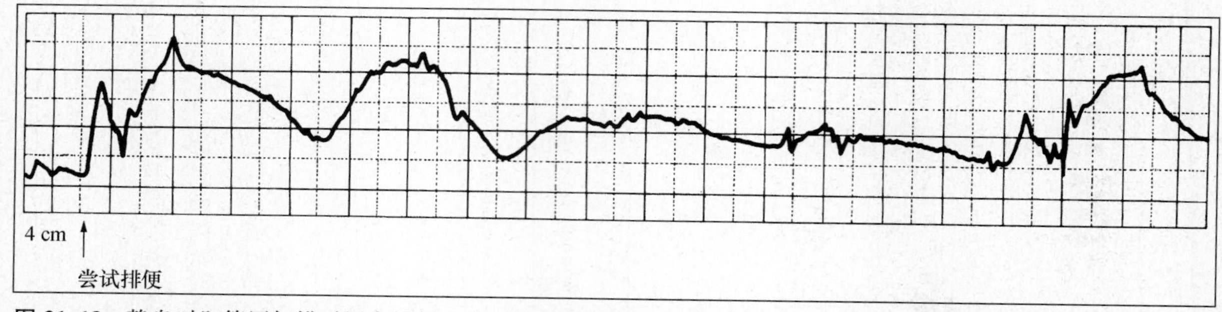

图 21.13 静息时肛管压扫描对用力排便反应，提示超慢波活动。（来源自：Keighley 和 Shouler，1984a，经 Springer Science and Business Media 允许）。

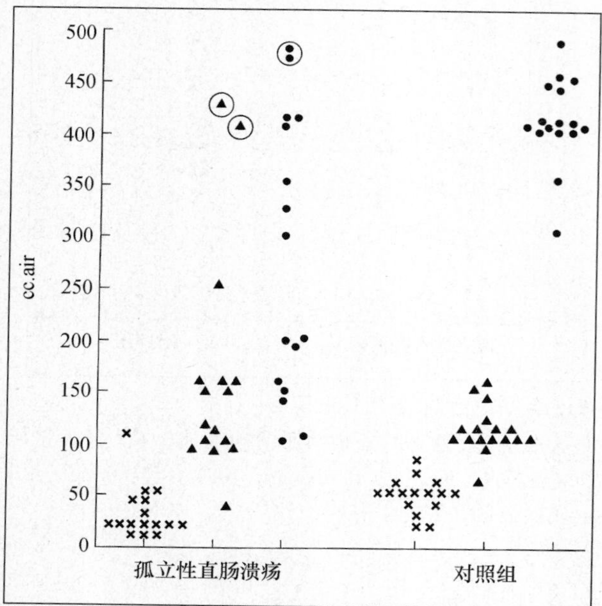

图 21.14 Results 孤立性直肠溃疡患者直肠感觉结果与对照组比较。

✖，感觉阈值；▲，恒定感觉；⊙巨结肠；●，容积耐受最大值；⊙未登记。（来源自：Keighley 和 Shoulder，1984a，经 Springer Science and Business Media 允许）。

常，因为作为导致疼痛伤害的原因的最多的压力和感觉改变发生在直肠肛门连接处。

其他的一些研究，揭示了孤立性直肠溃疡综合征的其他一些生理学异常（Morio 等，2005）。Pescatori 等（1985）肯定了孤立性结肠溃疡综合征患者会阴过分下降，并显示静息和挤压时一半患者肛管压力下降。他们同样发现直肠肛门抑制反射缺失、伴有不全脱垂患者肛门直肠角变为圆钝、一些患者肛门外括约肌去神经化。

Snooks 等（1985）对比了 20 例孤立性溃疡患者和对照组，尽管两组在静息时直肠肛管压力一样，但溃疡组的最大挤压值下降（表 21.7）。从会阴下降程度可以判断有阴部神经传导延迟和外括约肌去神经化，证据就是纤维密度增加。

在伦敦皇家医院（the Royal London Hospital），我们对 18 例患者应用直肠排粪造影录像技术、同时远程遥感胶囊直肠内测压法以及肌电图记录耻骨直肠肌与肛门外括约肌进行研究（Womack 等，1989）。除 1 例患者外，均有肠套叠（2 例直肠前壁脱垂，8 例不全套叠和 5 例完全脱垂），2 例不能排除。溃疡与外括约肌活动增加导致直肠内压力升高有关。Kang 等（1995）提出，孤立性溃疡有 3 种不同类型：溃疡无套叠，溃疡无脱垂（两组患者静息和用力挤压时直肠内压力均高，但直肠感觉下降）和溃疡同时存在脱垂（这组静息和用力时直肠内压下降）。

鉴别诊断

孤立性溃疡必须要与直肠癌相鉴别。对于一些相对年轻的患者，尽管溃疡的恶性可能性很小，也必须应用活检而不是排除法诊断。恶性病变可以发生在年青人中，并且经常因为诊断不能准确获得，误诊可长达数月之久。法医学显示对良性孤立性直肠溃疡行腹腔腹膜切除的患者是相当多的。

除了恶性肿瘤，孤立性溃疡还应与淋球菌直肠炎相鉴别。可使用活检、血清学和微生物学检查。同样需要检查排除梅毒瘤或梅毒的其他表现、衣原体直肠炎、性病性淋巴性肉芽肿。如果是息肉样损害，鉴别诊断应包括良性息肉与绒毛状腺瘤。

一些患者伴有直肠炎，可能为炎性肠病或创伤性直肠炎，应行活检和对比 X 线检查排除。对不典型病例，需要排除的疾病分列于表 21.8。除了

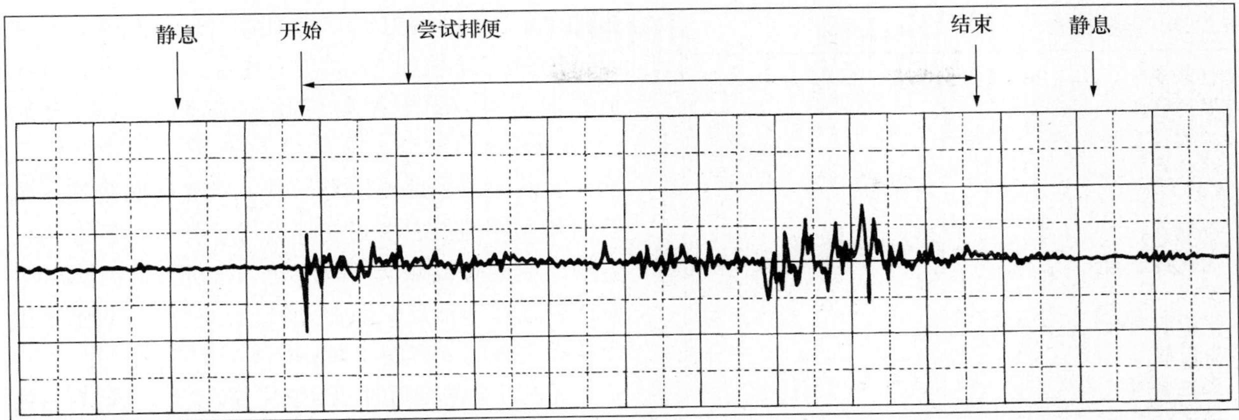

图 21.15　用力排便时耻骨直肠肌 EMG 活动增加。（来源自：Keighley 和 Shouler，1984a，经 Springer Science and Business Media 允许）。

与炎性肠病和良恶性肿瘤鉴别外，还应与排除慢性特异性感染（Levine，1987）。

自然病史

很显然我们对孤立性直肠溃疡综合征的自然病史知道得并不多，除非我们有大量的长时间症状患者。孤立性溃疡对治疗产生抵抗的比例较高，并在随访过程中似乎并无改观（Madigan 和 Morson，1969）。部分痊愈一段时期随后复发。Ford 等（1983）报道，尽管病变通常并未愈合，但患者的表现从单一症状到复杂症候，从溃疡到增生性病变时常发生改变。有些患者有典型症状但内镜下未发现溃疡（Thompson 和 Hill，1980；Womack 等，1987），这些患者一些发展成溃疡，而另一些并不出现溃疡。根据我们的经验，有少数患者的溃疡可自发性愈合；虽然进行治疗，但症状可持续存在。

治疗

保守治疗

主要的保守治疗是让患者停止花费数小时在厕所里强迫排便的企图。“快速反射”排便有时可以达到应用刺激性栓剂或磷酸盐灌肠一样的效果。一些临床医生偏爱高纤维膳食，并告诫患者避免过多地坐在马桶上，哪怕是多一分钟。Brandt-Gradel 等（1984）给予 21 位患者每天 30～40g 纤维，并告诫他们停止强迫排便：3 例患者症状依然无改善，

表 21.7　孤立性直肠溃疡生理学变化

	患者组（n=20）	对照组（n=20）
静息时肛门压（cmH_2O）	64（20～100）	68（50～96）
最大随意收缩压（cmH_2O）	73（20～200）	108（40～200）
用力排便时耻骨直肠肌反常收缩	10	0
外括约肌：纤维密度	1.73（±0.33）	1.4（±0.13）
阴部运动神经元末梢潜伏期（ms）	2.3（±0.3）	1.9（±0.2）
会阴位置（坐骨结节，＋上，－下，cm）		
静息时	＋1.3（±0.3）	＋2.5（±0.6）
用力排便时	－1.5（±1.0）	＋0.9（±1.0）

括号内值为范围或标准差。
来源自：Snooks 等（1985）。

表 21.8 鉴别诊断

炎性肠病
克罗恩病
缺血性直肠炎
溃疡性直肠炎
肿瘤
腺癌
腺瘤性息肉
类癌
平滑肌肉瘤
淋巴瘤
黑色素瘤
绒毛状腺瘤
感染
放线菌病
阿米巴病
疱疹
性病淋巴性肉芽肿
血吸虫病
梅毒
医源性
药物：5-氟尿嘧啶，避孕药，氨茶碱栓剂
伪膜性肠炎
放射性肠炎
其他
肛管囊肿
子宫内膜异位
淋巴管扩张
淋巴样息肉
肌上皮错构瘤
肠壁囊样积气症
粪污性和创伤性溃疡
黏膜下异物
黏膜下出血

来源自：Levine（1987）。

虽然余下 18 例有好转，但其中 14 例为暂时性改善；然而，21 例中 15 例溃疡愈合。Martin 同样报道声称 70％的患者在应用容积性泻药后好转（Martin 等，1981）。从远期效果看，保守治疗常常并无效果。局部甾体类药物、柳氮磺胺吡啶、硫糖铝和人纤维蛋白密封剂都进行了尝试，但并不比生物反馈更有效果（Vaizey 等，1998）。无论如何，应该鼓励保守治疗，因为外科治疗只能在非手术治疗全都失败时才考虑（Haray 等，1997）。

尤其在排便梗阻时，生物反馈在治疗上应有一席之地（Binnie 等，1992）。如同治疗大便失禁和肛门痉挛，生物反馈治疗结果必须依赖于患者的顺从性以及他们对于治疗的态度（Vaizey 等，1997）。那些迫切需要自我帮助和轻微强迫的个体做得很好，尤其那些在有“便意”时，随时能控制入厕习惯的患者。生物反馈值得提倡。我们的经验是，有 30％的患者改善，并且部分患者显示治愈了他们的症状。Vaizey 等（1997）报道，早期生物反馈试验的远期效果令人失望（表 21.9）。在中位数 36 个月的观察中，仅 1 例患者无症状，2 例患者有实质性改善和 8 例（67％）失败。持续强迫排便 9 例，手指排便 8 例，持续疼痛 11 例，9 例仍然有血便和黏液便（Malouf 等，2001）。

局部和全身治疗

目前的证据来看，并不推荐局部使用甾体类药物，因为几乎没有患者能治愈（Martin 等，1981）。口服柳氮磺胺吡啶曾经使用过，但很少患

表 21.9 孤立性结肠溃疡生物反射治疗远期效果

	生物反馈前	中位时间 9 个月随访	中位时间 36 个月随访
排便费力	12	5	9
肛门手指排便	10	3	8
肛门直肠疼痛	10	7	11
便不尽感	10	7	12
24 小时上厕所次数	5.5	2.0	4.0
出血	11	4	9
黏液便	11	4	9
依赖泻药	7	4	4
依赖排便辅助器	2	0	0

来源自：Malouf 等（2001）。

表 21.10　治疗结果

	有效（%）
容积性泻药	70
类固醇（局部）	12
柳氮磺胺吡啶	10
局部切除术	0
直肠固定术	83

来源自：Martin 等（1981）。

者治愈（表 21.10）。硫糖铝保留灌肠在 6 位患者中 5 位获得长期治愈（Zargar 等，1991）。我们在少数溃疡患者因反对其他治疗方法无效而用灭滴灵，但无一例治愈。

手术

局部切除

局部孤立性溃疡的切除很困难。可以实施横贯直肠或横贯括约肌术，其在直肠癌局部治疗中已经叙述。尽管局部切除术（图 19.20）有时是可行的，但常常会导致直肠扭曲和狭窄，致使症状长期存在。尽管如此，Ford 等（1983）报告 16 例实施局部切除的患者中 5 例完全缓解。我们对此术治疗的经验有限，但我们的一些患者参照以往行局部溃疡切除的方法。有报道局部激光切除 14 例患者中 13 例成功，但随访时间较短（Rau，1994）。

黏膜脱垂切除

过去对孤立性溃疡伴有前壁黏膜脱垂患者的治疗要么切除，要么注射性硬化治疗。因为如果切除脱垂，排便梗阻感觉会消失。实际上，黏膜脱垂局部治疗对于改变隐匿性疾病的基础毫无作用，前壁脱垂不可避免要复发，症状持续存在。

内括约肌切除术和肛门直肠部分肌肉切除术

建议存在肛门痉挛时行内括约肌束切除术可能是正确的（Poisson 和 Devroede，1983）。我们对少部分患者尝试用这种方法，因常常有持续性的功能紊乱，便放弃了括约肌切除术。肛门直肠部分肌肉切除术一直在使用，但对于肛门痉挛患者的远期疗效让人十分失望（Pinho 等，1989），并且有一定的大便失禁的风险。

耻骨直肠肌切除或肉毒杆菌毒素注射

如果导致孤立性溃疡的原因是在试图排便时盆底肌肉收缩不协调（Rutter 和 Riddell，1975；Dough 和 Wright，1981），从逻辑上讲，应尝试耻骨直肠肌韧带最内侧纤维部分切除来治疗（Kamm 等，1988）。Wasserman（1964）用相同的方法治疗 4 例患者获得很好的效果。Wallace 和 Madden（1969）报道了一个较大病例数的研究，72 例患者连续用同样的耻骨直肠肌内纤维分离术。然而，大多数患者有慢性便秘，而无孤立性直肠溃疡症状。无论如何，一些患者得到改善，无患者出现大便失禁。

我们尝试对 6 例肌电图证明在排便中有盆底收缩异常的患者使用这种方法，无患者出现大便失禁，1 例患者的治疗结果相当满意，其余 5 例患者无改善，我们不再主张用此术治疗孤立性直肠溃疡综合征。

另一方法是耻骨直肠肌内纤维注射肉毒杆菌毒素。我们在少数患者应用，但并无特别的远期效果，无推荐使用的理由。

肛门扩张术

应用肛门扩张术消除孤立性直肠溃疡综合征患者直肠内高压存在争论。因为几乎所有患者均有明显的会阴下降和阴部神经病变，所以肛门扩张术易导致大便失禁，我们认为不应使用。

直肠固定术

建议用直肠固定术治疗孤立性直肠溃疡综合征，其原因是有较高比例的患者伴有不全或全层直肠脱垂。大多数直肠固定术报道其随访结果令人鼓舞，但病例要么是溃疡伴有全层脱垂，要么随访时间较短（Madigan，1964）。Martin 等（1981）报道，6 例有孤立溃疡和全层脱垂患者实施直肠固定术，其中 5 例未再出现症状。见于 Ehlangen 和 Birmingham 应用直肠固定术治疗，Schweiger 和 Alexander-Williams（1977）报道，12 例患者症状改善。这些患者随访时间短，并且许多 Birmingham 患者随后症状复发。在 Birmingham 较近期的直肠固定术治疗中的 14 例患者的回顾性研究中，结果不容乐观（表 21.11），仅 7 例（50%）患者术后改善。直肠固定术的结果较大程度上依赖于是

表 21.11 治疗结果

	n	无症状	溃疡愈合
自发性愈合：无症状	8	8	6
饮食忠告和再训练	33	2	9
直肠固定术	14	0	7
全层脱垂	6	0	5
不全肠套叠	8	0	2
腹腔腹膜切除	1	1	离体
肛肠袖状切除	1	0	0
前壁黏膜切除	1	0	0
结肠造瘘	2	2	0

来源自：Keighley 和 Shouler（1984a；updated）。

否有全层直肠脱垂：已证实 6 例全层脱垂中 5 例溃疡愈合，对比 8 例内套叠患者仅 2 例正在愈合。此外，与排便功能损伤相关的症状在这些患者中持续存在，推测可能与他们强迫大便有关。

单独直肠固定术的结果也见于其他人的报道，对于直肠套叠效果均不满意（Kruyt 等，1990；McCue 和 Thomson，1990）。较少数溃疡能愈合，但是几乎无例外的是有症状持续存在（Hoffman 等，1984；Holmstrom 等，1986；Christiansen 等，1992）。

因为如此，Nicholls 和 Simson（1986）在治疗无显性直肠脱垂的 14 例孤立性直肠溃疡综合征的经验十分惊讶。他们叙述应用典型的直肠固定术治疗孤立性溃疡患者，这些患者曾经采取多种常规方法治疗其直肠脱垂。直肠的活动的前壁与后壁一样，能下降到肛管。一张较长的聚丙烯网放置在后壁；另外，第二张网悬吊在前壁。术后 2 例失败，12 例改善，2 例发展成便秘。所有患者的出血得到控制。仅 1 例主诉持续黏液便，3 例强迫排便消失。平均花费在卫生间的时间由 146min 下降到 15min。上厕所的次数由 87 下降到 34。作者也承认随访时间短，但这是唯一的一篇文章主张直肠固定术，对于控制没有复杂直肠脱垂的孤立性溃疡患者症状有作用。

在 Sitzler 等（1996）的研究中，直肠固定术的结果对于合并出血脱垂和大便失禁以及排便受阻的患者效果最好。Sitzler 与他人 998）随后报道了所有远期疗效（表 21.12）。49 例患者中 22 例（45%）失败，在 Délorme 的实践中 9 例中有 4 例失败（41%）。

表 21.12 外科治疗 SRU 结果

	失败
49 例直肠固定术	22
9 例 Délorme's 术	4
7 例前壁黏膜切除术	4
4 例直肠切除和肛结肠吻合术	3

来源自：Sitzler 等（1998）。

低位前壁黏膜切除术

不成功的直肠固定术后少数伴有顽固性症状和出血患者，可以用低位直肠前壁黏膜切除术和 U 形肛结肠吻合术处理。改良的低位前壁黏膜切除术包括切除到齿状线的所有黏膜和低位的结肠肛门吻合术。Guy 和 Ham（1988）报道，使用这种方法效果满意。在 Birmingham 我们对 10 例患者实施直肠全切包括或不包括结肠造口和肛结肠吻合术：8 例虽然有轻微症状，但获实质性改善；1 例在结肠造口处发展成孤立性溃疡。St Mark's 组报道，前壁黏膜切除术常常是一种补救性手术，7 例患者中 4 例失败。同样，连同直肠切除并肛结肠吻合术在 4 例患者中 3 例失败（Sitzler 等，1998）。然而，这样糟糕的结果并未出现在我们伯明翰病例中。

结肠造口术

结肠造口术是处理患者无法忍受的里急后重、便血和黏液便而实施的最后手段（Stavorovsky 等，1977）。不幸的是尽管便血停止，但其余绝大部分症状并未减轻。就我们所知，最近有 5 例患者因其他所有方法都无效后实施了结肠造口术，所有 5 例患者尽管行结肠造口术，但症状依旧持续存在；无一例患者对造口能长时间接受，都愿意恢复原先的排便通道。其他作者得到相同的经验（Kennedy 等，1977；Ford 等，1983）。结肠造口术作为因孤立性溃疡引起的直肠大出血临时性措施，尽管溃疡未愈合，患者停止强迫排便，结果出血不再继续（Stavorovsky 等，1977）。在 St Mark's 的系列中全部造口率为 30%，他们中的大部分比未行肠道改道者有更好的生活质量（Sitzler 等，1998）。

腹会阴联合切除术

腹会阴联合直肠切除术显然是最后的手段，此手术绝对不会对不明原因的良性病变患者轻易实施。尽管这种手术对那些仔细挑选的患者得到乐观的效果，患者将会接受永久的结肠造口。对于直肠切除和括约肌修复失败的患者应选择此术。同样可用于持续性大出血，但尽可能保留括约肌，已期随后恢复重建肠道。

其他方法

Délorme's 术是肛内多处结扎套叠黏膜（Gant-Miwa procedure）和固定以减少黏膜脱垂，获得较多的支持，但是功能改善令人失望（Berman 等，1985）。这种方法在结肠钡灌肠检查中发现有内套叠时，有一定疗效，并可替代结肠造口术等治疗方法（详见第 18 章）。

作者的外科治疗观点

我们相信外科治疗决不能轻易用于导致反复的长期强迫大便的基础疾病。迄今为止，所发表的唯一有效的外科治疗是经腹直肠固定术。我们自己的经验表明，经腹直肠固定术的效果唯一能在对完全直肠脱垂患者中得到证实。此外，如果有证据表明结肠通过延迟，直肠固定联合乙状结肠切除术可能比单独的直肠固定术更合适。直肠固定术对于不全性肠套叠的远期效果通常很差。此外，不全性肠套叠如此常见，我们不建议直肠固定术治疗溃疡合并内套叠。然而，我们接受对那些因肠套叠阻碍直肠排空，又有强烈的治疗动机的患者，可偶尔实施直肠固定术。对于反复出血患者实施全直肠切除术和肛肠接合部或腹会阴联合直肠切除术可以获得长期的效果。

（蒲朝煜　译　蒲朝煜　校）

参考文献

Alborti-Florr JJ, Halters S & Dunn GD (1985) Solitary rectal ulcer as a cause of massive lower gastrointestinal bleeding. *Gastrointest Endosc* 31: 53-54.

Barbier P, Luder P, Triller J, Ruchti Ch, Hassler H & Stafford A (1985) Colonic haemorrhage from a solitary minute ulcer. *Gastroenterology* 88: 1065-1068.

Berman IR, Manning DH & Dudley Wright K (1985) Anatomic specificity in the diagnosis and treatment of internal rectal prolapse. *Dis Colon Rectum* 28: 816-826.

Binnie NR, Papachrysostomou M, Clare N & Smith AN (1992) Solitary rectal cancer: the place of biofeedback and surgery in the treatment of the syndrome. *World J Surg* 16: 836-840.

Black HC, Gardner WA & Weidner MG (1972) Localised colitis cystica profunda, a benign lesion simulating malignancy. *Am Surg* 38: 237-239.

Boulay CED, Fairbrother J & Isaacson PG (1983) Mucosal prolapse syndrome: a unifying concept for solitary ulcer syndrome and related disorders. *J Clin Pathol* 36: 1264-1268.

Brandt-Gradel V, Huibregtse K & Tytgat GNJ (1984) Treatment of solitary rectal ulcer syndrome with high fibre diet and abstention of straining at defecation. *Dig Dis Sci* 29: 1005-1008.

Britto E, Borges AM, Swaroop VS, Jagannath P & DeSouza LJ (1987) Solitary rectal ulcer: 20 cases seen in an oncology centre. *Dis Colon Rectum* 30: 381-386.

Christiansen J, Zhu B-W, Rasmussen O & Sorensen M (1992) Internal rectal intussusception: results of surgical repair. *Dis Colon Rectum* 35: 1026-1029.

Delaney H & Hitch WS (1974) Solitary rectal ulcer: a cause of lifethreatening haemorrhage. *Surgery* 76: 830-832.

Devroede G, Beaudry R, Haddad H et al (1973) Discrete ulcerations of the rectum and sigmoid. *Am J Dig Dis* 18: 695-702.

Devroede G, Vobecky S, Mosse S et al (1982) Ischaemic faecal incontinence and rectal angina. *Gastroenterology* 83: 970-980.

Dough JH & Wright FF (1981) Acute and chronic benign ulcers of the rectum. *Surg Gynecol Obstet* 153: 398-402.

Epstein SE, Ascari WQ, Ablow RC, Seaman WB & Lattes R (1960) Colitis cystica profunda. *Am J Clin Pathol* 45: 186-201.

Feczko PJ, O'Connell DJ, Riddell RH & Frank PH (1980) Solitary rectal ulcer syndrome: radiological manifestations. *Am J Roentgenol* 35: 499-506.

Ford MJ, Anderson JR, Gilmour HM, Holt S, Sircus W & Heading RC (1983) Clinical spectrum of 'solitary ulcer' of the rectum. *Gastroenterology* 84: 1533-1540.

Franzin G, Dina R, Scarpa A & Fratton A (1982) The evolution of the solitary ulcer of the rectum: an endoscopic and histopathological study. *Endoscopy* 14: 131-134.

Gadd A (1979) Benign idiopathic recurrent rectal ulceration. *Scand J Gastroenterol* 14 (Suppl 54): 111-113.

Goodall HB & Sinclair ISR (1957) Colitis cystica profunda. *J Pathol Bacteriol* 73: 33-42.

Guy PJ & Ham M (1988) Colitis cystic profunda of the rectum treatment by mucosal sleeve resection and coloanal pull through. *Br J Surg* 75: 289.

Halligan S, Sultan A, Rottenberg G & Bartram CI (1995a) Endosonography of the anal sphincters in solitary rectal ulcer syndrome. *Int J Colorectal Dis* 10: 79-82.

Halligan S, Nicholls RJ & Bartram CI (1995b) Proctographic changes after rectopexy for solitary rectal ulcer syndrome and preoperative predictive factors for a successful outcome. *Br J Surg* 82: 314-317.

Haray PN, Morris-Stiff GJ and Foster ME (1997) Solitary rectal ulcer syndrome- an underdiagnosed condition. *Int J Colorect Dis* 12: 313-315

Haskell B & Rovner H (1965) Solitary ulcer of the rectum. *Dis Colon Rectum* 8: 333-336.

Hershfield NB, Langevin JE & Kelly JK (1984) Endoscopic and histological features of the solitary rectal ulcer syndrome. *Gastrointest Endosc* 30: 162-163.

Hoffman MJ, Kodner IJ & Fry RD (1984) Internal intussusception of the rectum. Diagnosis and surgical management. *Dis Colon Rectum* 27: 435-441.

Holmstrom B, Broden G & Dolk A (1986) Results of the Ripstein operation in the treatment of rectal prolapse and internal procidentia. *Dis Colon Rectum* 29: 845-848.

Howard RJ, Mannax SJ, Eusebio EB, Shea MA & Goldberg SM (1971) Colitis cystica profunda. *Surgery* 69: 306-308.

Husa A, Santavirta S & Makinen J (1978) Colitis cystic profunda. *Ann Chir Gynaecol* 67: 25-26.

Ihre T (1972) Internal procidentia of the rectum: treatment and results. *Scand J Gastroenterol* 7: 643-646.

Jalan KN, Brunt PW, Maclean N et al (1970) Benign solitary ulcer of the rectum: a report of 5 cases. *Scand J Gastroenterol* 5: 143-147.

Johansson C, Nilsson BY, Mellgren A, Dolk A & Holmstrom B (1992) Paradoxical sphincter reaction and associated colorectal disorders. *Int J Colorectal Dis* 7: 89-94.

Kamm MA, Hawley PR & Lennard-Jones JE (1988) Lateral division of the puborectalis muscle in the management of severe constipation. *Br J Surg* 75: 661-663.

Kang YS, Kamm MA & Nicholls RJ (1995) Solitary rectal ulcer and complete rectal prolapse: one condition or two? *Int J Colorectal Dis* 10: 87-90.

Kang YS, Kamm MA, Engel AF & Talbot IC (1996) Pathology of the rectal wall in solitary rectal ulcer syndrome and complete rectal prolapse. *Gut* 38: 785-790.

Keighley MRB & Shouler P (1984a) Clinical and manometric features of the solitary rectal ulcer syndrome. *Dis Colon Rectum* 27: 507-512.

Keighley MRB & Shouler P (1984b) Outlet obstruction: is there a surgical option? *J R Soc Med* 77: 559-563.

Kennedy DK, Hughes ESR & Masterton JP (1977) The natural history of benign ulcer of the rectum. *Surg Gynecol Obstet* 144: 718-720.

Kruyt RH, Delemarre JBVM, Gooszen HG & Vogel HF (1990) Selection of patients with internal intussusception of the rectum for posterior rectopexy. *Br J Surg* 77: 1183-1184.

Kuijpers HC, Schreve RH & Hoedemaker TC (1986) Diagnosis of functional disorders of defecation causing the solitary rectal ulcer syndrome. *Dis Colon Rectum* 29: 128-129.

Kumar D, Bartolo DCC, Devroede G et al (1992) Symposium on constipation. *Int J Colorect Dis* 7: 47-67.

Levine DS (1987) Solitary rectal ulcer syndrome and localised colitis cystica profunda, analogous syndromes caused by rectal prolapse. *Gastroenterology* 92: 243-253.

Levine DS, Surawicz CM, Ajer TN & Rubbin CE (1986) Demonstration of mucosal fibrosis differentiates solitary rectal ulcer syndrome from idiopathic inflammatory bowel disease. *Clin Res* 34: 30A.

Lewis FW, Mahoney MP & Heffernan CK (1977) The solitary ulcer syndrome of the rectum: radiological features. *Br J Radiol* 50: 227-228.

Lonsdale RN (1993) Microvascular abnormalities in the mucosal prolapse syndrome. *Gut* 34: 106-109.

McCue JL & Thomson JPS (1990) Rectopexy for internal rectal intussusception. *Br J Surg* 77: 632-634.

Madigan MR (1964) Solitary ulcer of the rectum. *Proc R Soc Med* 57: 403-404.

Madigan MR & Morson BC (1969) Solitary ulcer of the rectum. *Gut* 10: 871-881.

Mahieu PHG (1986) Barium enema and defecography in the diagnosis and evaluation of the solitary rectal ulcer syndrome. *Int J Colorectal Dis* 1: 85-90.

Malouf AJ, Vaizey CJ & Kamm MA (2001) Results of behavioural treatment (biofeedback) for solitary rectal ulcer syndrome. *Dis Colon Rectum* 44: 72-76

Marshall M, Halligan S, Fotheringham T, Bartram C & Nicholls RJ (2002) Predictive value of internal anal sphincter thickness for diagnosis of rectal intussusception in patients with solitary rectal ulcer syndrome. *Br J Surg* 89: 1281-1285.

Martin CJ, Parks TG & Biggard JD (1981) Solitary rectal ulcer syndrome in Northern Ireland 1971-1980. *Br J Surg* 68: 744-747.

Martin JK, Culp CE & Welland LH (1984) Colitis cystica profunda. *Dis Colon Rectum* 27: 153-156.

Meka R, Trinkl W, Sassaris M & Hunter F (1984) Colitis cystica profunda. *Curr Concepts Gastroenterol* 6: 18-20.

Morio O, Meurette G, Desfourneaux V, et al (2005) Anorectal physiology in solitary ulcer syndrome: a case-matched series. *Dis Colon Rectum* 48: 1917-1922.

Mulder H & Te Velde J (1974) Colitis cystica profunda: pseudotumours in the rectum. *Radiol Clin Biol* 43: 529-539.

Nicholls RJ & Simson JNL (1986) Anterior posterior rectopexy in the treatment of the solitary ulcer syndrome without overt prolapse. *Br J Surg* 78: 222-224.

Parks AG, Porter NH & Hardcastle J (1966) The syndrome of the descending perineum. *Proc R Soc Med* 59: 477-482.

Pescatori M, Marta G, Mattana C, Vulpio C & Vecchio F (1985) Clinical picture and pelvic floor physiology in the solitary rectal ulcer syndrome. *Dis Colon Rectum* 28: 862-867.

Pinho M, Yoshioka K & Keighley MRB (1989) Long term results of anorectal myectomy for chronic constipation. *Br J Surg* 76: 1163-1164.

Poisson J & Devroede C (1983) Severe chronic constipation as a surgical problem. *Gastroenterology* 63: 192-217.

Potel F, Bogomotetz WV & Fenzy A (1985) Syndrome du prolapsus magneux anorectal: un concept modernet unitaire de l'ulcere solitaire due rectum et lesions du meme type. *Gastroenterol Clin Biol* 9: 561-563.

Rau BK, Harikrishnan KM & Krishna S (1994) Laser therapy for solitary rectal ulcers: a new concept. *Ann Acad Med Singapore* 23: 27-8.

Rowland R, Hecker R, Willing R et al (1976) Solitary ulcer of the rectum. A report of 15 cases. *Med J Aust* 1 (Suppl): 21-23.

Rutter KRP (1974) Electromyographic changes in certain pelvic floor abnormalities. *Proc R Soc Med* 67: 53-56.

Rutter KRP & Riddell RH (1975) The solitary ulcer syndrome of the rectum. *Clin Gastroenterol* 4: 505-530.

Saul SH & Sollenberger LC (1985) Solitary rectal ulcer syndrome: its clinical and pathological underdiagnosis. *Am J Surg Pathol* 9: 411-412.

Schweiger M & Alexander-Williams J (1977) Solitary ulcer syndrome of the rectum. Its association with occult rectal prolapse. *Lancet* i: 170-171.

Shouler P & Keighley MRB (1986) Changes in colorectal function in severe idiopathic constipation. *Gastroenterology* 90: 414-420.

Siproudhis L, Ropert A, Lucas J et al (1992) Defecatory disorders, anorectal and pelvic floor dysfunction: a polygamy? Radiologic and manometric studies in 41 patients. *Int J Colorectal Dis* 7: 102-107.

Sitzler PG, Nicholls RJ & Kamm MA (1996) Surgery for solitary rectal ulcer syndrome. *Int J Colorectal Dis* 11: 136.

Sitzler PJ, Kamm MA, Nicholls RJ & McKee RF (1998) Long-term clinical outcome of surgery for solitary rectal ulcer syndrome. *Br J Surg* 85: 1246-1250.

Snooks SJ, Nicholls RJ, Henry MM & Swash M (1985) Electrophysiological and manometric assessment of the pelvic floor in the solitary rectal ulcer syndrome. *Br J Surg* 72：131-133.

Stavorovsky M, Weintroub S, Patan J & Rozen P (1977) Successful treatment of a benign solitary rectal ulcer by temporary diverting sigmoidostomy: report of a case. *Dis Colon Rectum* 20：347-350.

Stuart M (1984) Proctitis cystica profunda: incidence, aetiology and treatment. *Dis Colon Rectum* 24：153-156.

Tedesco FJ, Sumner HW & Kassens WD (1976) Colitis cystica profunda. *Am J Gastroenterol* 65：339-343.

Thompson H & Hill D (1980) Solitary rectal ulcer: always a selfinduced condition? *Br J Surg* 67：784-785.

Thomson G, Clark A, Handyside J & Gillespie G (1981) Solitary ulcer of the rectum- or is it? A report of 6 cases. *Br J Surg* 68：21-24.

Tjandra JJ, Fazio VW, Church JM et al (1992) Clinical conundrum of solitary rectal ulcer. *Dis Colon Rectum* 35：227-234.

Tjandra JJ, Fazio VW, Petras RE et al (1993) Clinical and pathologic factors associated with delayed diagnosis in solitary rectal ulcer syndrome. *Dis Colon Rectum* 36：146-153.

Tsiaoussis J, Chrysos E, Glynos M, Vassilakis J-S & Xynos E (1998) Pathophysiology and treatment of anterior rectal mucosal prolapse syndrome. *Br J Surg* 85：1699-1702.

Vaizey CJ, Toy AJ & Kamm MA (1997) Prospective evaluation of the treatment of solitary rectal ulcer syndrome with biofeedback. *Gut* 41：817-820.

Vaizey CJ, van den Bogaerde JB, Emmanuel AV, Talbot IC, Nicholls RJ & Kamm MA (1998) Solitary rectal ulcer syndrome. *Br J Surg* 85：1617-1623.

Van Outryve MJ, Pelckmans PA, Fierens H & Van Maercke YM (1993) Transrectal ultrasound study of the pathogenesis of solitary rectal ulcer syndrome. *Gut* 24：1422-1426.

Wallace WC & Madden WM (1969) Partial puborectalis resection. *South Med J* 62：1123-1129.

Wasserman IF (1964) Puborectalis syndrome. *Dis Colon Rectum* 7：87-92.

White CM, Findlay JM & Price JJ (1980) The occult rectal prolapse syndrome. *Br J Surg* 67：528-530.

Womack NR, Williams NS, Holmfield JHM & Morrison JFB (1987) Anorectal function in the solitary rectal ulcer syndrome. *Dis Colon Rectum* 30：319-323.

Womack NR, Williams NS, Holmfield JHM & Morrison JFB (1989) Pressure and prolapse: the cause of solitary rectal ulceration. *Gut* 28：1225-1233.

Yang YS, Kamm MA, Engel AF & Talbot IC (1996) Pathology of the rectal wall in solitary rectal ulcer syndrome and complete rectal prolapse. *Gut* 38：587-590.

Zargar SA, Khuroo MS & Mahajan R (1991) Sucralfate retention enemas in solitary rectal ulcer. *Dis Colon Rectum* 34：455-457.

22

第 22 章　肠道易激综合征

肠道易激综合征（irritable bowel syndrome，IBS）可导致许多种胃肠道症状但又无器质性病变的证据（Christensen，1992）。有人认为其是由弥散性平滑肌功能紊乱所引起的，最先受到影响的是胃肠动力。诊断主要通过排除法获得。有情绪激动或压力相关性事件者中发病率较高（Weber 和 McCallum，1992）。IBS 常常可以仅仅依靠症状确诊，但是对于那些症状特征不典型的患者要仔细检查，排除恶性肿瘤和炎性肠病方可诊断。

在一些病例中，需要进行全面检查，以保证患者没有严重的隐匿性疾病（Camilleri 和 Choi，1997）。对症治疗主要是内科处理，包括解痉药物和（或）心理治疗（Spiller，1994）。即使对以便秘为主要症状的患者，也极少考虑手术（Aggarwal 等，1994）。然而，由于 IBS 在有肠道症状的患者中如此普遍，简要回顾相关研究文献十分必要。此外，IBS 也可以与器质性病变如炎性肠病、结直肠癌和盆底紊乱共存。

定义

尽管 IBS 常常与弥散性平滑肌功能失常有关联，但其诊断需要依靠“没有什么”来确定，即没有器质性病变（Moriarty，1992；Gorard 等，1994）。IBS 不是单一的症状，而是由几组症状群组成，如：痉挛性结肠、痉挛性便秘、无痛性便秘、无痛性腹泻、胀气、慢性腹痛以及各种泌尿系症状（Heaton，1983；Creed，1994）。痉挛性结肠特征是排便相关性腹痛，便秘可以单独发生或伴随急性腹泻和交替性腹泻（Aggarwal 等，1994）。腹泻和便秘二者可共同存在，可伴发有或没有腹痛。有时，IBS 表现为以腹部胀满、胃肠积气性消化不良或肛门排气过多等腹部不适为主要症状；也可以有与大便习惯无关的慢性腹痛；排便不尽感、强迫大便和黏液便也较常见（Doshi 和 Heaton，1994）。

由于一些研究仅限于在痉挛性结肠患者，而另一些则包括所有亚组，导致有关病理生理学和治疗方面的文献进一步复杂化，使诊断困难，从而有碍于对过去的流行病学和治疗性临床试验资料的收集。缺乏器质性疾病的腹部症状含糊不清。Manning 等（1978）证实 4 个症状出现可确诊为 IBS，它们是：①腹胀；②排便后腹痛减轻；③腹痛发生后溏便和大便次数增加；④黏液便伴有排便不尽感（表 22.1）。随后，一个更精炼的症状组合被采用，参考罗马标准（Rome criteria）（Thompson 等，1989），

22.1　IBS 的诊断标准

排便后腹痛减轻
腹痛发生后大便次数增加
腹痛发生后溏便
明显腹胀
黏液便
排便不尽感

来源自：Manning 等（1978）。

并在最近进行更新补充（Drossman 等，2000）（表22.2）。Francis 等（1997）设计了一个评分系统，此评分系统是以腹痛、腹胀、大便习惯改变和生活方式为基础，且与其严重程度和重复性相关。

患病率

IBS 较常见，按过去的标准患病率为 3%～25%（表 22.3）。在 301 例健康成人中，14%的人有每年 6 次以上的便后腹痛缓解的症状（Thompson 和 Heaton，1980）。他们的症状包括排便次数增多，排便疼痛，黏液便和排便不尽感。7%主诉无大便习惯改变的疼痛，6%有无痛性便秘，4%有无痛性腹泻。因此，31%的正常人有胃肠道症状。也有其他相似的报道（Drossman 等，1982；Whitehead 等，1982）。Manning 等（1978）指出 IBS 患者症状出现的频率要远远多于器质性疾病患者。近 37%的便秘患者有 IBS（Probert 等，1994）。

Harvey 等（1983）在 1 000 名参加胃肠病学临床研究的患者中调查 IBS 的患病率。发现 44.9%有痉挛结肠综合征的特点（表 22.4）；IBS 是导致非特异性腹痛的原因，在调查的人群中 27%的女性和 19%的男性患有 IBS（Doshi 和 Heaton，1994）。子宫切除后更易导致症状出现（Heaton 等，1993）。Jones 和 Lydiard（1992）报道不分年龄组的患病率为 22%。Thompson 和 Heaton（1980）发现，在主动寻医者中仅有 20%为 IBS。Eastwood 等（1987）指出，所有胃肠门诊患者 30%～40%具有 IBS 特征。医学咨询可以消除对严重隐匿性疾病的担忧，免费健康保健作用在于启动筛选程序或宣传健康查体的重要性。

目前的争论在于：IBS、功能性消化不良

表 22.2　IBS 的罗马Ⅱ标准

在过去的 12 个月，腹痛或不适 12 周并有下列 3 项中的 2 项表现：

- 排便后缓解
- 大便松软或次数增加
- 大便变硬或次数减少

症状越多越支持诊断：

- 大便次数不正常（每天大便>3 次和每周大便<3 次）
- 大便性状不正常（块状/硬结便或溏便）
- 排便异常（强迫排便，里急后重，或排便不尽感）
- 黏液便
- 腹胀或异常腹胀感

来源自：Talley 和 Spiller（2002），© Elsevier。

表 22.3　IBS 的患病率

城市/州	国家	人群	发病率（%）	参考文献
Householders	USA	白人为主的中产阶级	9.4	Drossman 等（1993）
Olmstead Co.，Minnesota	USA	98%为白人，中产阶级	17.0	Talley 等（1991）
San Diego，California	USA	健康促进机构	19.5	Longstreth & Wolde-Tsadik（1993）
El Paso，Texas	USA	美籍西班牙人	16.9	Zuckermann 等（1990）
Baltimore，Maryland	USA	美国黑人	16.9	Taub 等（1995）
Uppsala	Sweden	白人为主	12.5	Agreus 等（1994）
Bristol	UK	白人为主	13.6	Heaton 等（1991）
Southampton	UK	白人为主	22.0	Jones 和 Lydiard（1992）
Copenhagen	Denmark	白人为主	6.6	Kay 等（1994）
—	The Netherlands	白人为主	9.0	Schlemper 等（1993）
—	China	中国人	22.8	Bi-zhen & Qi-ying（1988）
—	Japan	日本人	25.0	Schlemper 等（1993）
—	Iran	游民和城市男性	3.5	Massarrat 等（1995）

来源自：Camilleri 和 Choi（1997）。

表 22.4 1 000 例参加胃肠病学临床研究患者的诊断			
器质性		**非器质性**	
消化性溃疡	197	IBS（疼痛，大便习惯改变）	449
胃-食管反流	188		
炎性肠病	168	无痛性腹泻	107
胆石症	48	内镜阴性消化不良	77
结肠癌	28	抑郁和腹痛	50
腹腔疾病	26	无痛性便秘	39
肝硬化	21	大便习惯失常	34
感染性腹泻	21	伴随肠道症状焦虑	24

来源自：Harvey 等（1983）。

(FD)、慢性疲劳性纤维肌痛和其他无法解释的慢性症状是否代表同一种“功能-躯体综合征”？即为同源性躯体化障碍，或者完全不同？（Wessely 等，1999）也许只有分子学和疾病标记物的发展才能解决这种争论（Talley 和 Spiller，2002）。

年龄和性别发生率

无器质性病变的肠道症状可以出现在任何年龄段（Hahn 等，1997a）。Chaudhary 和 Truelove（1962）发现大多数患者年龄为 20～60 岁。Waller 和 Misiewicz（1969）发现 40 岁以下患者最多。许多患者病程较长，常常超过 10 年。儿科医生同样认识到功能性腹泻或伴发腹痛的便秘也可发生在 1 岁以上的儿童中（Davidson 和 Wasserman，1966）。然而，还不清楚是否是从儿童一直发展到成人 IBS 或儿童症状随年龄增长而改善（Stone 和 Barbero，1970；Dimson，1971）。因为中年以上患者大肠器质性病变发病率较高，如不经检查就诊断为 IBS 会有潜在的风险。

女性功能性肠道紊乱比男性更常见（Goulston，1972），女性与男性之比为 2∶1（Harvey 等，1983），儿童阶段性别影响相当。年龄与性别间 IBS 的发生率见表 22.5。

症状

尽管依靠这种症状的诊断方法会漏掉严重的疾病，超过 70％的 IBS 患者的确可以仅仅凭病史来诊断（Harvey 等，1987）。症状通常长期存在，30％的患者有家族史，大剂量咖啡因史、吸烟和因小病经常缺席工作者较常见。不典型症状常见，尤其是以背痛、疲劳、泌尿和生殖系统症状，头痛、恶心、吞咽困难以及腹部不适为多（Thompson 和 Heaton，1980）。一些非特征性症状，如体重减轻、贫血和近期大便习惯改变并伴有便中带血，往往提示大肠恶性病变，需要进一步检查。主要症状是便后缓解的腹痛、与腹痛有关的溏便和大便次数增加、腹胀、黏液便和排便不尽感（Oettle 和 Heaton，1987）。由于 IBS 患者通常有 4～5 种症状，症状的数量会改变临床的诊断，多种症状在器质性病变者中并不常见（Manning 等，1978）。IBS 患者痉挛性肛周疼痛的发生率也较高（Thompson 和 Heaton，1980）。

疼痛严重程度的差异很大，从轻微不适到比较强烈的疼痛再到绞痛均有可能出现。疼痛可以位于下腹部或左髂窝，通常部位固定。当使用氢呼气试验测定，餐后位于右髂窝的疼痛似乎与食物到达盲肠有关（Cann 等，1983b）；在一些患者中，其回

表 22.5 IBS 年龄患病率和咨询率

	20～29 岁		30～39 岁		40～49 岁		50～59 岁		60～69 岁		70～79 岁		>80 岁	
	男	女	男	女	男	女	男	女	男	女	男	女	男	女
调查问卷回收例数	89	92	120	137	150	161	142	130	153	140	106	116	25	59
IBS 比率（%）	26(29)	25(27)	34(28)	43(31)	26(17)	48(30)	14(10)	29(22)	25(16)	24(17)	17(16)	23(20)	5(20)	11(19)
IBS 咨询比率（%）	5(19)	9(36)	12(35)	12(28)	7(27)	13(27)	2(14)	10(34)	10(40)	11(46)	6(35)	9(39)	2(40)	9(82)

来源自：Jones 和 Lydiard（1992）。

盲部排空功能受损（Trotman 和 Price，1986）。Cook 等（1987）发现 IBS 患者比正常人对疼痛的耐受性更好。疼痛通常可由疝气引起，但这是持续的，常常伴有腹胀和胃肠积气。

大便习惯的特征性改变包括间断发作的腹泻或伴有排硬结和羊粪样便的便秘。症状与大便在肠内通过时间、大便重量或容积改变无关（Oettle 和 Heaton，1987）。患者时常有直肠排便不尽感（Hunt，1957；Oettle 和 Heaton，1986）。尤其在清晨，可以发生急性腹泻，腹泻后腹痛得到缓解。尽管有 10%的患者伴发有痔疮，IBS 患者的腹泻很少有便血（Waller 和 Misiewicz，1969）。IBS 腹泻患者的直肠对扩张过敏，但这对有便秘的患者而言尚无证据（Prior 等，1990b）。腹痛病史、腹胀、强迫排便和硬结便在 IBS 患者中较炎性肠病（IBD）或消化性溃疡（PU）患者更为普遍（Thompson，1984a）。其他非特异症状包括注意力不集中、抑郁、焦虑、性欲下降、进行性疲劳、情感变化和睡眠障碍（Hislop，1971）。社会史有时会发现患者有婚姻不和谐或者近期因情感或财务问题带来的压力（Mendeloff 等，1968）。许多患者，尤其是女性患者承认无法处理这些压力（Johnsen 等，1986）。性功能障碍在 IBS 患者中较在 PU 或 IBD 中普遍（Thompson，1984b）。另外，非特异症状还有尿频、夜尿症、背痛、口腔以金属味多见的不悦异味以及性交困难（Whorwell 等，1986b）。患者对严重程度的认知能力与严重程度评分或心理因素无关，但会影响其生活质量。这样，如果让患者对病情放心，会极大地改善生活质量（Hahn 等，1997b）。

临床检查

尽管患者经常会有紧张和焦虑，但检查通常是正常的。对腹部的检查因患者不能放松，通常情况下会变得比较困难。乙状结肠有时可以触及，当行直肠检查时会有疼痛。Fielding（1981）报道，轻叩直肠后壁黏膜可以引出的疼痛，在 IBS 患者中较对照组有统计学意义的增多（分别为 70%和 5%）。尤其当以腹泻为主要症状时，在对患者右髂窝触诊中，接近 1/3 可以听到来自其扩张的盲肠中的肠气声。曾经做过手术的患者较普遍，包括：阑尾切除术、子宫切除术、子宫悬吊术、正常胆囊切除术或因粘连问题腹膜切除术，这些患者普遍有腹部瘢痕（Goulston，1972；Fielding，1981；Prior 等，1992）。对诊断而言，乙状结肠镜检查是必需的，应对患者告知，乙状结肠镜检查可排除任何严重的直肠疾病。即使随后需要结肠镜检查，甚至病理证实其他大肠有病变，正常的直肠会让患者相当的放心，可以告诉患者，没有实施永久性的结肠造口术的担心。

病理生理学

动力

IBS 表现为广泛的平滑肌动力障碍，不单是大肠，而且小肠、膀胱、胃-食管连接处和胆囊同样受累（Kumar 和 Wingate，1985；Preston 等，1985；Whorwell 等，1986a；Sciarretta 等，1987；Smart 和 Atkinson，1987）。Whorwell 等（1981）报道，患者食管括约肌压力低于对照组；此外，腹压增加可导致胃-食管反流。Smart 和 Atkinson（1987）证实，患者食管对胰岛素诱导的低血糖反应异常，对腹压增加保护性反应不良以及呼吸相关的异常脉搏，提示平滑肌自主功能弥散性损伤。

Cann 等（1983b）虽未证实在小鼠中胃排空的变化，但使用氢呼气实验测定小肠通过异常（图 22.1）。呼出的氢升高，与未吸收的碳水化合物残基进入结肠并导致右髂窝疼痛有关。小肠通过时间（Thompson 等，1979）比有腹痛无便秘的对照组明显缩短（图 22.2）。Kumar 和 Wingate（1985）报道尤其男性 IBS 患者小肠自发和压力诱发的不规则收缩活动。累及空肠的异常小肠活动与回肠一样，发生在夜间；推进性蠕动波伴随着腹痛（Kellow 和 Phillips，1987）。IBS 患者有十二指肠和空肠动力异常，但是“口-盲”通过时间的减少与腹泻并无相关（Gorard 等，1994）。

全消化道通过时间随症状而变化（Cann 等，1983b）：腹泻患者全肠通过时间比对照组短，相反，便秘患者延迟（表 22.6）。全肠通过时间与便后缓解的腹胀、胃胀气和腹痛有关（Marcus 和 Heaton，1987）。动力紊乱的差异较大，在神经症患者中更为常见（Creed，1994）。

便秘患者乙状结肠动力增强，但伴有腹泻的 IBS 患者下降（Chaudhary 和 Truelove，1961；Connell，1962）。然而，依靠压力测定法，以前的肠道准备和临床亚组进行乙状结肠动力研究会出现矛盾的结果。有腹泻和腹痛患者乙状结肠活动过强，尤其在使用苯巴比妥松弛和进食后（Connell 等，1965；Holdstock 等，1969；Whitehead 等，1980；Trotman 和

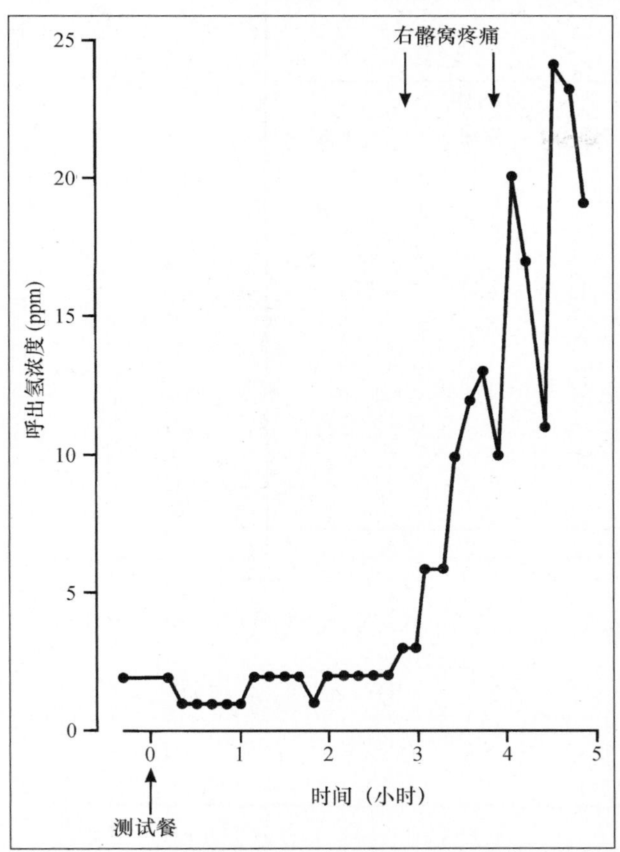

图 22.1　IBS 氢呼气试验。典型症状者呼出氢浓度峰值和进食到达结肠表现。

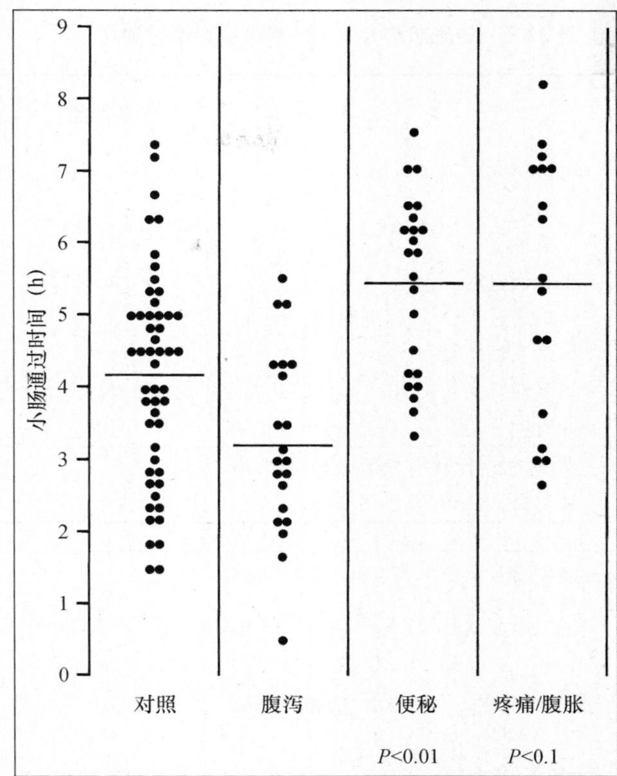

图 22.2　3 组 IBS 与对照组小肠通过时间。有便秘或疼痛腹胀较腹泻小肠通过时间明显延迟。

Misiewicz，1988；Rogers 等，1989；Bassotti 等，1998）；无痛性腹泻常伴有通过结肠的迁移性长爆发棘波，尤其在进食后明显。

肌电活动

直乙状结肠有两种类型的慢波。大部分为频率为 6～12 次/分（图 22.3a）；第二类为较少的，频率为 3 次/分（Snape 等，1976）（图 22.3b）。静息时出现 3 次/分的慢波类型是 IBS 的特征（Snape 等，1977），即使当患者无症状时仍可持续存在（Taylor 等，1978a）。Taylor 等（1978b）发现 50%的 IBS 出现 3 次/分的慢波，对比器质性病变的腹泻患者仅为 14%（图 22.4）。低锋电位丛起源于平滑肌环肌纤维，并且与发作性腹痛有关（Bueno 等，1980；Frexinos 等，1987）。给予 IBS 患者胆囊收缩素和五肽胃泌素后（图 22.5），3 次/分的收缩活动增加，而正常人没有此现象（Snape 等，1976）。这种类型的慢波在没有肠道症状的神经症患者中同样可以发现（Latimer 等，1981）。最近，使用同位素技术定位食物通过加快和延迟的区域，使得研究费用与侵入性更少（Stivland 等，1991）。

内脏过敏

IBS 患者对直肠充气膨胀的敏感性在 30 年前首次被发现，并可导致一些症状，尤其是疼痛、急的大便和腹胀（Ritchie，1973）。Swarbrick 等（1980）证实，29/48 名患者结肠充气膨胀后出现其疾病的特征性疼痛，多位于远端。Ritchie（1977）证明充气膨胀对无症状憩室病并未引发症状，但在那些有症状的憩室病患者中可导致疼痛。这些证据和其他证据提示，不复杂的憩室病患者的症状可能为 IBS 所致，而与放射性钡餐显示的憩室无关（Thompson 等，1982）。肛门直肠的敏感度增加与直肠过度的运动反射活性有关，这可解释排便前的疼痛症状（Camilleri 和 Choi，1997）。一项直肠壁神经受体研究显示，与正常对照组对比，不明原因直肠紧迫患者直肠壁存在辣椒素或香草精样受体增益调节（图 22.6）。这种升高与神经纤维增殖有关，并提示患者的症状是由多种模式的内脏传入增高所致，可被以前的创伤或感染顺次激活（Chan 等，2003）。

表 22.6 健康志愿者和 IBS 患者胃肠通过测量

	对照组	IBS 组		
		腹泻	便秘	疼痛
胃排空时间（+0.5h）				
女性	1.6	1.6	1.8	1.4
男性	1.3	1.3	—	—
小肠通过时间（h）	4.2	3.3[a]	5.4[a]	5.4[a]
全肠通过 50%示踪剂时间（h）	54	35[a]	87[a]	61
每日大便重量（g）				
女性	112	128	61[a]	86
男性	166	230[a]	—	—

[a]与对照组比较有显著差异，$P<0.05$。

来源自：Cann 等（1983b）。

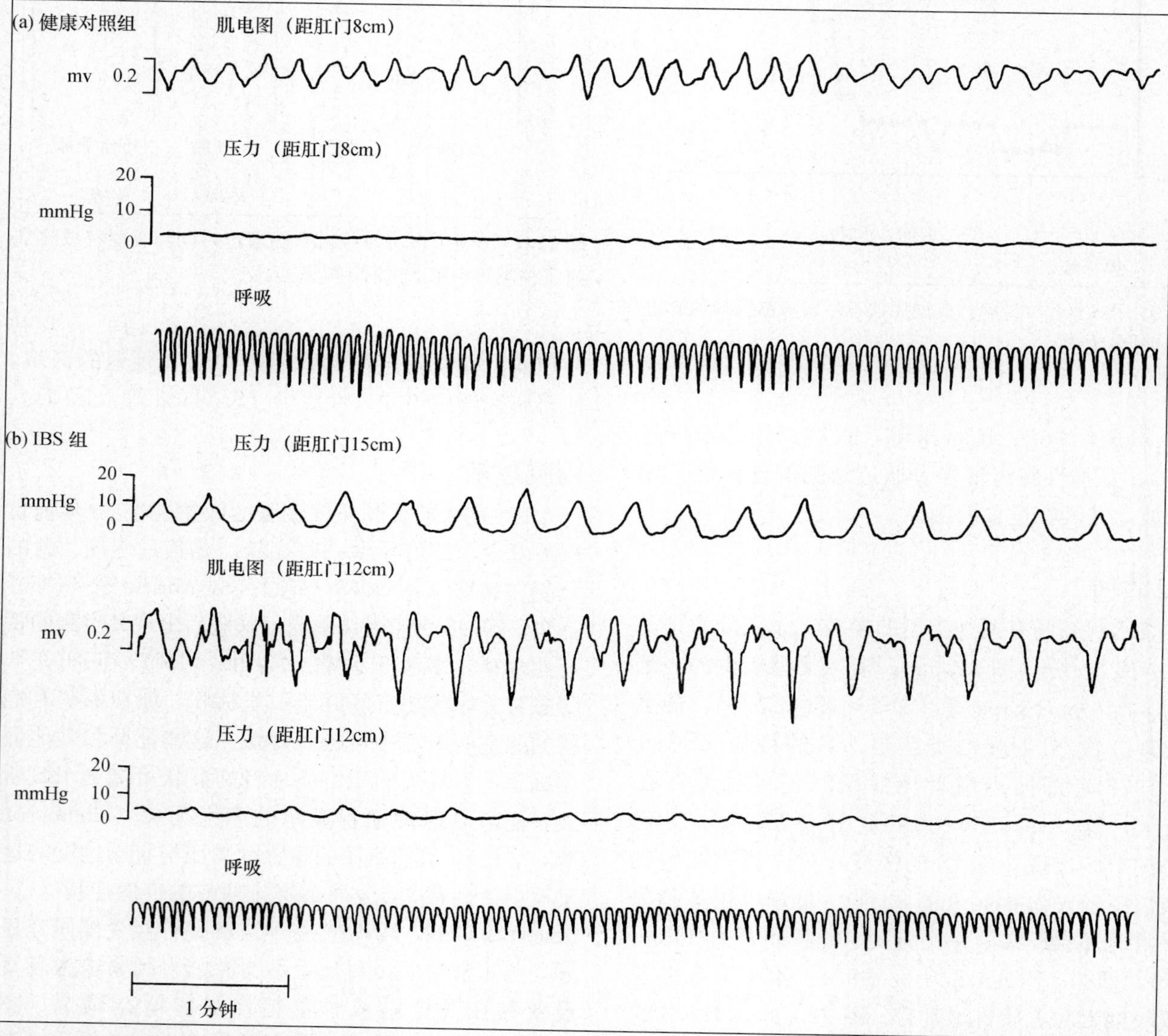

图 22.3 IBS 患者的结直肠压力和肌电活动。（**a**）同时测量健康志愿者距肛门口 8cm 的直肠肌电活动和压力。（**b**）IBS 患者有发作性腹痛期间的直肠压力和肌电活动资料。来源自：Snape 等（1976），© The American Gastroenter logical Association Institute。

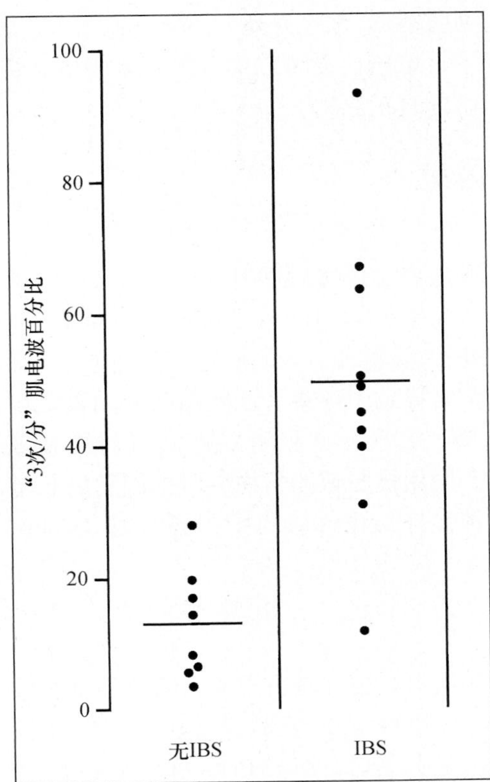

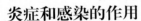

图 22.4　IBS 和健康对照组"3 次/分"肌电波百分比（来源自：Taylor 等，1978b，经 BMJ Publishing Group 允许）。

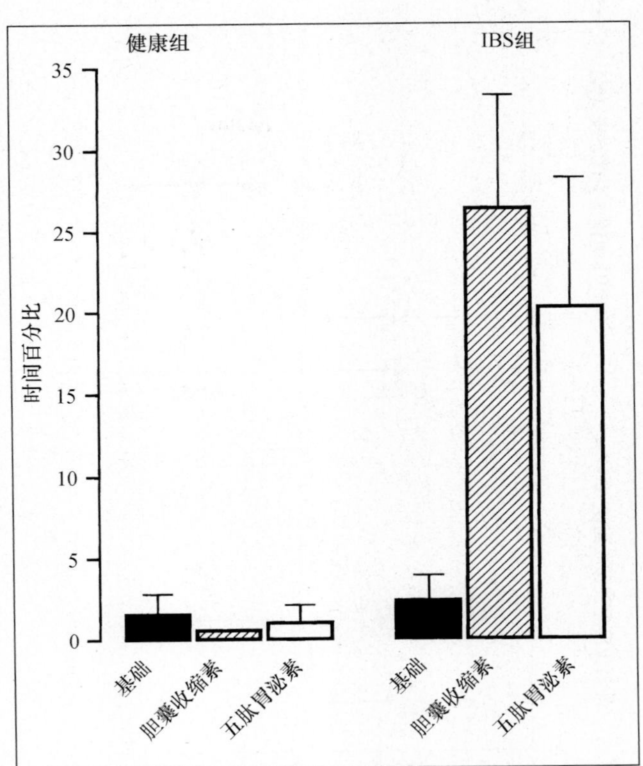

图 22.5　给予胆囊收缩素或五肽胃泌素后，健康对照组和 IBS 组 10 分钟内"3 次/分"结肠收缩波所占时间百分比。（来源自：Snape 等，1977）。

炎症和感染的作用

即使当重复的便培养没有发现肠道病原证据时，患者遭遇感染性肠炎后不规律的大便习惯和腹痛会持续存在（Neal 等，1997）。Chaudhary 和 Truelove（1962）报道约 1/4 的 IBS 患者有痢疾症状，但是缺乏微生物病原学的证据（Connell 等，1964）。肠道炎症产生的 5-羟色胺和其他炎症介质导致内脏过敏，肠道动力反应和分泌增加（Bueno 和 Fioramonti，1999）。有兴趣的发现是，有报道 IBS 患者弯曲杆菌和其他病菌感染后，血清素——包括肠道内分泌细胞增多（Dunlop 等，2001），这可能是导致部分 IBS 患者症状的机制。

神经内分泌异常

IBS 与胆囊收缩素动力反应之间的可能关系已经被提及（Harvey 和 Read，1973）。Preston 等（1985）证实了内分泌异常的变化；许多便秘的患者胰多肽水平增高，这些患者证实有胃动素和胃泌素释放障碍（Vantrappen 等，1979）。一个更早期的研究提示，IBS 患者禁食和餐后胃肠激素水平正常（Besterman 等，1981）。尽管便秘可由腺功能减低症或甲状腺功能亢进症所致，腹泻可由甲状腺素毒血症、类癌、胰高血糖素瘤、甲状腺髓样瘤或胰岛细胞瘤所致，二者均与 IBS 无关。腹泻和 IBS 患者肾上腺素活性增高，并增加拟副交感神经药物的敏感性（Wright 和 Das，1969）。

乳糖耐受不良

乳糖吸收不良可导致腹泻、腹痛和腹胀，这些常常与 IBS 不能区分。症状在使用奶产品后出现，这是因为降低了空肠黏膜乳糖酶的活性。Weser 等（1965）对 27 例有症状患者做了空肠活检研究，13 例乳糖酶活性降低并伴有低平的乳糖耐受曲线。Gudmand-Hoyer 等（1973）证实，在 98 例 IBS 患者中有 20 例出现低平的乳糖耐受曲线。然而，在正常人群中乳糖耐受不良的发病率可能与 IBS 人群相同（Pena 和 Truelove，1972）。有趣的是，有报道乳糖耐受不良在北欧人中有 10%，而在中国人

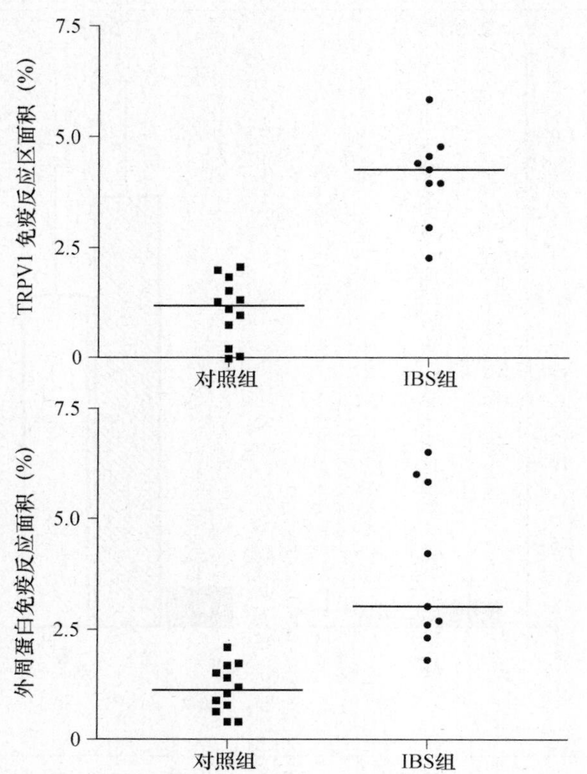

图 22.6 这些资料显示直肠过敏症患者黏膜内神经纤维增多（指征为外周蛋白染色百分比增高），这是由于香草精样（TRPV1）受体增益调节所致（来源自：Chan 等，2003，经 Elsevier 允许）。

中高达 90%（Surrenti 等，1995）。患者的治疗靠排除相应食物，食物免疫反应提示在此类患者中食物耐受不良十分普遍，症状大多因乳制品所致（Nanda 等，1989）。同样涉及果糖或山梨醇吸收不良，但在 IBS 患者中的比例与正常人群并没有差异（Hyams，1983；Rumessen 和 Gudmand-Hoyer，1988）。有些人还提及胆汁酸吸收不良（Oddson 等，1978）。

食物过敏

食物耐受不良可能是导致 IBS 的一个病原学因素（Nanda 等，1989）。在 21 例 IBS 患者中发现有 14 例对小麦、奶制品、饮料和柑橘类果汁耐受不良（Bentley 等，1983）。已经证实一些 IBS 患者对谷蛋白（麸质）十分敏感，其特征为小肠黏膜绒毛正常但上皮内淋巴细胞增多（Wahnschaffe 等，2001）。其他食物过敏是潜在的致病因素，一项食物排除使用显示，91 例患者有 72 例改善，并超过 15 个月（Nanda 等，1989）。进食导致腹泻的食物后，正常前列腺素 E_2 水平升高（Jones 等，1982）。大多数情况下，苯巴比妥可以加重潜在的 IBS，而不是导致 IBS 的真正原因。

其他饮食因素

胃肠反射

许多 IBS 患者主诉餐后疼痛，这与乙状结肠压力加大（Holdstock 等，1969；Chey 等，2001）和食物导致肌电活动增加（Snape 等，1978）有关。进食脂肪后常常导致 IBS 患者乙状结肠活动紊乱增加（Wright 等，1980）并且可以抑制蛋白质和氨基酸的摄取。服用抗胆碱能药物后可抑制餐后肠道运动，提示神经介质也许参与了胃肠反射（Snape 等，1979）。

纤维

一些人相信 IBS 也许是由于缺乏膳食纤维所致（Burkitt 等，1972），进而麦麸成功用于长时间控制症状（Harvey 等，1987；Prior 和 Whorwell，1987）。然而，纤维可使得一些症状变得更糟，尤其是腹胀（Thompson，1984a）。不过，纤维可改善便秘，尤其是短时间，且男性好于女性（Harvey 等，1987）。

药物

毫无疑问，药物可导致一些症状。这些药物包括：抑酸药、抗生素、镇痛药、利尿药、通便药和各种 β 受体阻滞剂（Read 等，1980）。

心理因素

心理因素与 IBS 之间互相影响引起了许多学者的兴趣（Whitehead 等，1992）。心理学上的症状包括躯体化症状、焦虑、恐惧和偏执。IBS 患者似乎存在处理压力的能力不足，而且抑郁的发病率较高，尤其在女性为显著（Johnsen 等，1986）。有趣的是，IBS 的发病率在临近二战结束时增高（Peters 和 Bargen，1944）。紧张是大多数成人患者的一个特征，这一特征同样被证实在儿童 IBS 患者中存在（Stone 和 Barbero，1970），咬甲癖普遍存在（Heaton 和 Mountford，1992）。尽管紧张时常导致 IBS 症状加重，但不是说紧张就是引发 IBS 的一个病因（Welch 等，1985）。然而，在这些患者中，精神异常的发病率较高，尤其是压抑（Rose等，1986）。婚姻不和谐、性交困难和性欲不能满足较之炎性肠病和消化性溃疡患者要普遍（Ford等，1982；Creed和Guthrie，1987）。身体和性不适在IBS发展中的作用是有争议的（Drossman，1997；Delvaux等，1997；Ali等，2000）。IBS患者比正常人要更为神经质、焦虑、抑郁（Ford等，1987）。然而，尝试对IBS这些症状的评价的一些研究存在缺陷，因为：①评价IBS患者精神症状的积分并不总是有效；②IBS分类常常不准确；③研究的人群有选择性（Mendeloff等，1970；Hislop，1971；Creed和Guthrie，1987）。事实上，Whitehead等（1980）报道，有疼痛性腹泻的IBS患者精神病理学上的发病率并没有增加以及与症状的严重程度无关。严重的潜在性精神异常患者预后不佳，这常常被自我封闭和不能处理应付紧张和危险状态的患者证明（Creed等，1988）。精神疾病增加（Creed和Guthrie，1987）在主动求医的患者中得到证实（Sandler等，1984）；相反，那些从不咨询医疗机构的IBS患者发病率很低。

遗传因素

有两项研究报道，单卵双胞胎的IBS发病率是双卵双胞胎的2倍（Morris-Yates等，1998；Levy等，2001）。这种遗传联系是否可以解释IBS患者重叠的抑郁或其他疾病还不清楚。也可能是遗传异常使得个体对导致IBS的环境因素更为敏感。

检查和鉴别诊断

患者与外科医生两者共同的观点是，最重要的是排除严重的疾病。一些临床医生反对过度检查的理由是这会使患者变得封闭，而症状加重。大多数的临床判断需要患者接受一些特定的检查，参见Sheffield组推荐（表22.7）。病史、临床检查和可弯曲性乙状结肠镜检查可充分排除左半结肠癌和炎性肠病。在过去，非器质性疾病患者在第一次会诊时就会明确诊断（Thompson，1984a，b）。现在的情况是，即使在无肠道病史的年轻患者被建议行乙状结肠镜检查以及必要时行结肠镜并多处活检，目的是使患者得到无严重的器质性疾病保证。更多的检查仅仅是由于对治疗无反应或在长时间的随访中症状类型的改变而实施（Wells等，1997）。

表22.7 筛选检查

全血计数＋红细胞沉降率（ESR）
血浆尿素氮/电解质/钙
肝功能检查
直肠活检
大便镜检＋培养
钡餐＋通过测定
钡灌肠（现在结肠镜）
甲状腺功能检查
脂肪便检测
血清叶酸＋维生素B_{12}
Schilling试验
[^{14}C]肝胆酸盐呼吸试验
乳糖耐受试验
尿5-羟吲哚乙酸

来源自：Cann等（1983b）。

必须记住，盆腔器质性疾病可以增加患者的肠道症状。在一些患者中，需要行妇科、整形外科、泌尿外科的检查评估。

IBS不同于结直肠癌和炎性肠病，需要排除内分泌性疾病、上胃肠疾病、胰胆管病和严重的精神疾病。排除的内分泌性疾病包括甲状腺功能紊乱、甲状旁腺功能亢进症、类癌、肾上腺皮质和髓质肿瘤、胰岛细胞瘤、胰高血糖素瘤和甲状腺髓样癌。慢性胰腺炎、胆结石、胰腺癌或胆囊运动障碍与IBS鉴别比较困难，需要行超声波、胆囊造影术、胆囊收缩素诱发试验、内镜逆行胆胰管造影（ERCP）和CT扫描等检查。诊断特发性胆盐吸收不良需行SeHCAT试验，对这种稀少的疾病的筛选，消胆胺治疗试验是两种价格便宜的方法之一（Niaz等，1997）。上胃肠疾病如胃-食管反流、消化性溃疡、胃癌和克罗恩病可以用内镜和钡餐检查随访排除，后者需要慎重使用以避免不必要的照射。在英国有IBS症状的患者高达5%有腹部疾病（对照组为0.5%）（Sanders等，2001），可以应用抗内膜抗体。饮食排除法证实有效，尤其在一些有腹泻症状的患者（Parker等，1995）。如果便秘严重，常规要求进行结肠通过和肛门直肠生理试验包括直肠排粪造影，排除结肠通过缓慢和（或）直肠排空紊乱（Surrenti等，1995；Awad等，1997；Thompson，1997）。

内科治疗

概述

概述 IBS 的治疗需要长时间、有耐心以及了解患者的性格和生活方式。一旦患者被确认无器质性疾病，大多数外科医生会让患者回到他们的初诊内科医生那里或者建议其咨询有经验的胃肠病学专家。基于这种原因，我们并不建议完全使用药物治疗，但主张应与外科医生保持联系，保持个体化的监督。

IBS 的自然病程是反复发作性的肠道症状，常常因情绪紧张时出现，其间有症状完全消除的时期。Holmes 和 Salter（1982）回顾分析了 77 例患者确诊 IBS 后最初 6 年情况来评估其预后，44 例患者遗留有症状，因此作者得出结论：IBS 是慢性反复的状态，很少能治愈。Harvey 等（1987）持更乐观的看法，报道有 85%的患者对高纤维膳食和膨胀剂有短期反应，并有 68%的患者在随后 5 年没有出现症状。

安慰剂

安慰剂对照试验提示近 1/3 的 IBS 患者用安慰剂可以改善症状（Moriarty，1992）。这暗示，应该使用没有潜在的伤害性治疗，除非其有比安慰剂更好的效果。进而，考虑到治疗利益，促使医生与患者之间沟通，医患沟通的重要性在于明确没有潜在的严重疾病，并且让患者理解有人对他（她）的疾病感兴趣。医生满意的解释对心身疾病导致的症状患者同样非常重要（Creed 和 Guthrie，1987；Harding 等，1997）。

饮食

并没有证据支持对 IBS 患者应单独使用麦麸。麦麸已经显示可改善不复杂憩室病的症状，但这些症状可能为 IBS 所致而不是在乙状结肠所见的放射学检查的异常（Brodribb，1977）。Although Lucey 等（1987）指出，麦麸对症状改善要优于安慰剂，目前的证据建议麦麸治疗应当用于以便秘为主要症状的患者。尽管一些研究显示麦麸的好处，大多数认为服用麦麸或高纤维素会加重症状（Soltoff 等，1976；Manning 等，1977；Cann 等，1984；Snook 和 Shepherd，1994；Francis 和 Whorwell，1994）。

低脂、高蛋白饮食可以改善症状。如果有任何乳糖不耐受症的证据，应该排除使用奶制品。其他食物也对食谱提出挑战，尤其是谷类食品可以加重症状，并应该排除内在的原因（Nanda 等，1989）。使用排除饮食的确有风险，使患者时常内省，并且食物选择性摄入和食物固有习惯之间的平衡将发生紊乱。

药物

车前子（ispaghula）单用，20～30g 剂量显示可以增加 IBS 患者的大便重量和改善症状（Kumar 等，1987）。车前子结果优于安慰剂，但不能控制腹痛和胃胀气（Prior 和 Whorwell，1987）。

腹痛是 IBS 常见的症状。Poynard 等（2001）用最新的荟萃分析包括 23 个随机试验，得出的结论是抗胆碱能药和解痉药止痛效果好于安慰剂。然而，这些研究在分析方面质量较差，结论的可信度值得怀疑。

考虑到 IBS 患者肠道传输紊乱，能增加胃排空和小肠传输的药物如外周多巴胺拮抗剂多潘立酮可以考虑使用（Fielding，1982）。然而，Cann 等（1983a）证实此药并没有任何临床效果。

Ritchie 和 Truelove（1980）比较了应用大便膨胀剂（车前子或麦麸）、治疗精神病类药（劳拉西泮或 Motival）和平滑肌松弛药（东莨菪碱或美贝维林）联合治疗，最佳的结果是车前子、Motival 和美贝维林的联合应用。

钙离子拮抗剂尼卡地平能抑制餐后胃肠动力和肠腔内压力，因而在治疗 IBS 上应有其一席之地（Prior 等，1987）。钙通道阻滞剂有降低结肠动力的作用（Maxton 和 Whorwell，1990）。多羧基钙在治疗上也有一定作用（Toskes 等，1993）。内科治疗 IBS 应直接针对动力紊乱或内脏感觉的改变（图 22.7）。抗毒蕈碱类药物 5-羟色胺（5-hydroxytryptamine，5-HT）拮抗药 α_2 肾上腺素能药或生长抑素类似物直接用于动力异常。

Evans 等（1996）报道，美贝维林标准化用于动力失常患者并能改善症状。Maxton 等（1996）研究 5-HT 拮抗药，尤其是 Ondansetron，可降低肠道运动频率。部分 5-HT 拮抗剂和促胃肠运动药物 Tegaserod（Talley，2001；Camilleri，2001）显示了对以便秘为主要症状 IBS 患者最后的疗效，但现今应作为饮食疗法和缓泻药失败之后的二线药物。

调整胃肠受体药物和影响心理社会因素药物如三环类药、选择性 5-HT 摄取抑制剂、血清素源性拮抗剂、kappa 鸦片拮抗剂、α_2 肾上腺素能药和生长抑素类似物，低剂量时显示有效（图 22.8）。

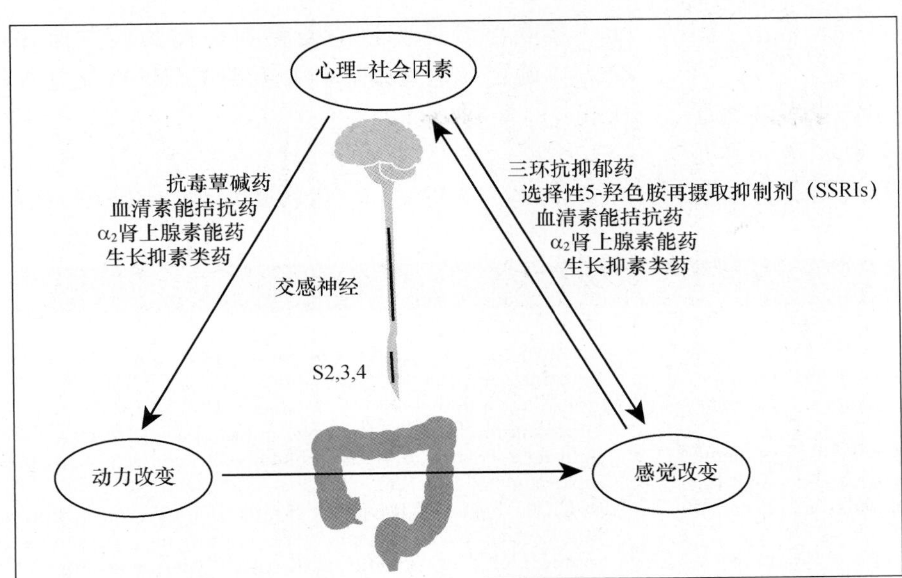

图 22.7 基于对健康志愿者或 IBS 患者的试验研究结果，治疗 IBS 的潜在新药。来源自：Camilleri 和 Choi（1997），获 Blackwell 出版社允许。

心理治疗和催眠疗法

Swedlund 等（1983）报道，101 例 IBS 患者心理治疗结果，患者同时给予标准内科治疗包括大便增量剂、抗胆碱能药、制酸剂和缓和的安定剂。患者随机分为心理治疗组（10 周期，每次 1 小时，超过 3 个月）或非心理治疗组。尽管在心理治疗组有好转，但症状差异 1 年后才明显。心理治疗组的患者比对照组，学会了如何更有效去处理他们的症状和生活方式。Harvey 等（1989）报道，使用催眠疗法，33 例患者中有 20 例获得长期的改善。催眠疗法可能与被催眠者直肠肛门的生理性改变有关（Prior 等，1990a）。

Houghton 等（1996）报道，催眠疗法可以减轻腹痛、胃胀气、恶心、腹胀、泌尿系症状、大便习惯、嗜睡、背痛和性交困难（图 22.9）。同样可以改善情绪、注意力的控制、幸福感、工作态度和减少请假时间，这些结果在随访期间持续存在。

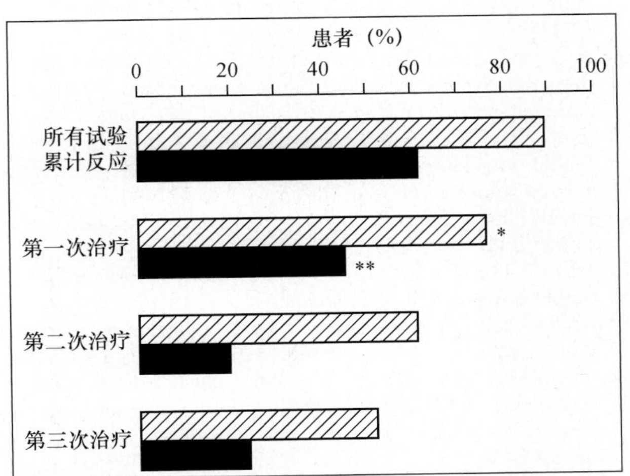

图 22.8 IBS 患者抗抑郁治疗期间改善（▨）或完全缓解（■）百分比（$n=138$）。$^{*}P<0.05$；$^{**}P<0.01$。［来源自：Clouse 等（1994），经 Blackwell Publishing 允许］。

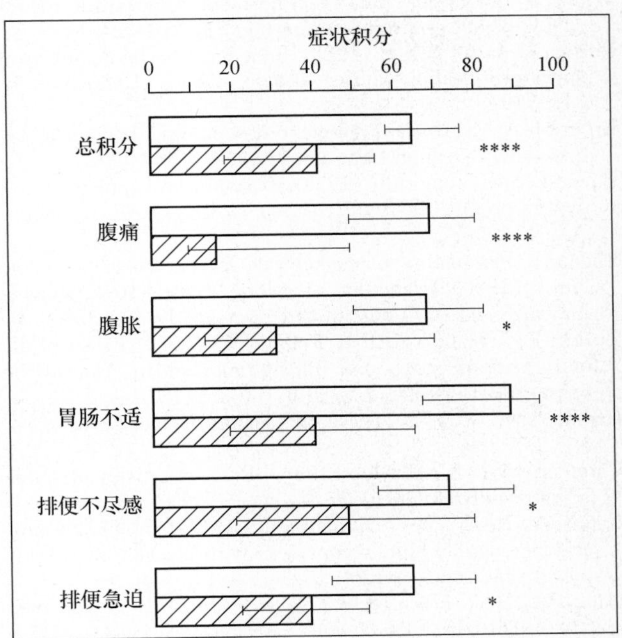

图 22.9 对比经催眠治疗后的 IBS 患者和对照组的典型症状。结果用均值和四分位距表示。$^{****}P<0.0001$；$^{*}P<0.05$。［来源自：Houghton 等（1996），获 Blackwell Publishing 允许］。

外科考虑事项

大多数外科医生不会单独对 IBS 患者实施手术，但是考虑到许多患者有排便紊乱，这同样是 IBS 的特征，仔细对所有患者行便失禁、直肠脱垂、孤立性溃疡所致的便秘和炎性肠病方面评估，以确定在这些临床异常表现中 IBS 特征是否突出。

（蒲朝煜　译　蒲朝煜　校）

参考文献

Aggarwal A, Cutts SF, Abell TL et al (1994) Predominant symptoms in irritable bowel syndrome correlate with specific autonomic nervous system abnormalities. *Gastroenterology* 106: 945-950.

Agreus L, Svardsudd K, Nyren O et al (1994) The epidemiology of abdominal symptoms: prevalence and demographic characteristics in a Swedish adult population. *Scand J Gastroenterol* 29: 102-109.

Ali A, Toner BB, Stuckless N, et al (2000) Emotional abuse, self-blame and self-silencing in women with irritable bowel syndrome. *Psychosom Med* 62: 76-82.

Awad RA, Martin J, Guevara M, et al (1997) Defecography in patients with irritable bowel syndrome and healthy volunteers. *Int J Colorectal Dis* 12: 91-94.

Bassotti G, Crowell MD, Cheskin LJ, Chami TN, Schuster MM & Whitehead WE (1998) Physiological correlates of colonic motility in patients with irritable bowel syndrome. *Z Gastroenterol* 36: 811-817.

Bentley SJ, Pearson DJ & Rix KJ (1983) Food hypersensitivity in irritable bowel syndrome. *Lancet* ii: 296-298.

Berthelot J & Centonze M (1981) Etude contrôllée en double aveugle Duspatalin (Mébévérine) contre placebo, dans le traitement du côlon irritable. *Gaz Med Fr* 88: 2343.

Besterman HS, Sarson DL, Ramband JC, Stewart JS, Guerin S & Bloom SR (1981) Gut hormone responses in the irritable bowel syndrome. *Digestion* 21: 219-224.

Bi-zhen W & Qi-ying P (1988) Functional bowel disorders in apparently healthy Chinese people. *Chin J Epidemiol* 9: 345-349.

Brodribb AJM (1977) Treatment of symptomatic diverticular disease with a high fibre diet. *Lancet* i: 664-666.

Bueno L & Fioramonti J (1999) Effects of inflammatory mediators on gut sensitivity. *Can J Gastroenterol* 13 (suppl A): 42A-46A.

Bueno L, Fioramonti J, Ruckebusch Y, Frexinos J & Coulom P (1980) Evaluation of colonic myoelectrical activity in health and functional disorders. *Gut* 21: 480-485.

Burkitt DP, Walker ARP & Painter NS (1972) Effect of dietary fibre on stools and transit times and its role in the causation of disease. *Lancet* ii: 1408-1412.

Camilleri M (2001) Tegaserod. *Aliment Pharmacol Ther* 15: 277-289.

Camilleri M & Choi MG (1997) Review article: irritable bowel syndrome. *Aliment Pharmacol Ther* 11: 3-15.

Cann PA, Read NW & Holdsworth CD (1983a) Oral domperidone: double blind comparison with placebo in irritable bowel syndrome. *Gut* 24: 1135-1140.

Cann PA, Read NW, Brown C, Hobson N & Holdsworth CD (1983b) Irritable bowel syndrome: relationship of disorders in the transit of a single solid meal to symptom patterns. *Gut* 24: 405-411.

Cann PA, Read NW & Holdsworth CD (1984) What is the benefit of coarse wheat bran in patients with irritable bowel syndrome? *Gut* 25: 168-173.

Capurso L, Koch M, Tarquini M et al (1984) The irritable syndrome: A cross-over study of octilonium bromide, mebeverine and placebo. *Clin Trials J* 21: 285-291.

Centonze V, Imbimbo BP, Campanozzi F et al (1988) Oral cimetropium bromide, a new antimuscarinic drug, for long-term treatment of irritable bowel syndrome. *Am J Gastroenterol* 83: 1262-1266.

Chan CLH, Facer P, Davis JB, Smith GD, Egerton J, Bountra C et al (2003) Sensory fibres expressing capsaicin receptor TRPV1 in patients with rectal hypersensitivity and faecal urgency. *Lancet* 361: 385-391.

Chaudhary NA & Truelove SC (1961) Human colonic motility. A comparative study of normal subjects, patients with ulcerative colitis and patients with irritable bowel syndrome. I. Resting patterns of motility. II. The effect of Prostigmin. III. Effects of emotions. *Gastroenterology* 40: 1-89.

Chaudhary NA & Truelove SC (1962) The irritable colon syndrome. A study of the clinical features, predisposing causes and prognosis in 130 cases. *Q J Med* 31: 307-312.

Chey WY, Jin HO, Lee MH, Sun SW & Lee KY (2001) Colonic motility abnormality in patients with irritable bowel syndrome exhibiting abdominal pain and diarrhea. *Am J Gastroenterol* 96: 1499-1506.

Christensen J (1992) Pathophysiology of the irritable bowel syndrome. *lancet* 340: 1444-1447.

Clouse RE, Lustman PJ, Geisman RA & Alpers DR (1994) Antidepressant therapy in 138 patients with irritable bowel syndrome: a five year clinical experience. *Aliment Pharmacol Ther* 8: 409-416.

Connell AM (1962) The motility of the pelvic colon. II. Paradoxical motility in diarrhoea and constipation. *Gut* 3: 342-348.

Connell AM, Gaafer M, Hassanein MA & Khayal MA (1964) Motility of the pelvic colon. III. Motility responses in patients with symptoms following amoebic dysentery. *Gut* 5: 443-448.

Connell AM, Jones FA & Rowlands EN (1965) Motility of the pelvic colon. IV. Abdominal pain associated with colonic hypermotility after meals. *Gut* 6: 105-112.

Cook IJ, van Eeden A & Collins SM (1987) Patients with irritable bowel syndrome have greater pain tolerance than normal subjects. *Gastroenterology* 93: 727-733.

Creed F (1994) Psychological treatment is essential for some. *BMJ* 309: 1647.

Creed F & Guthrie E (1987) Psychological factors in the irritable bowel syndrome. *Gut* 28: 1307-1318.

Creed F, Craig T & Farmer R (1988) Functional abdominal pain, psychiatric illness, and life events. *Gut* 29: 235-242.

Davidson M & Wasserman R (1966) The irritable colon of childhood: chronic non-specific diarrhoea syndrome. *J Pediatr* 69: 1027-1032.

Delvaux M, Denis P, Allemand H et al (1997) Sexual abuse is more frequently reported by IBS patients than by patients with organic digestive diseases or controls: results from a multicentre inquiry. *Eur J Gastroenterol Hepatol* 9: 345-352.

Dew MJ, Evans BK & Rhodes J (1995) Peppermint oil for

the irritable bowel syndrome: a multicentre trial. *Br J Clin Pract* 38: 394.

Dimson SB (1971) Transit time related to clinical findings in children with recurrent abdominal pain. *Paediatrics* 47: 666-669.

Dobrilla G, Imbimbo BP, Piazzi L & Bensi G (1990) Long-term treatment of irritable bowel syndrome with cimetropium bromide: a double-blind placebo-controlled trial. *Gut* 31: 355-358.

Doshi M & Heaton KW (1994) Irritable bowel syndrome in patients discharged from surgical wards with non-specific abdominal pain. *Br J Surg* 81: 1216-1218.

Drossman DA (1997) Irritable bowel syndrome and sexual/physical abuse history. *Euro J Gastroenterol Hepatol* 9: 327-330.

Drossman DA, Sandler RS, McKee DC & Lovitz AJ (1982) Bowel dysfunction among subjects not seeking health care. *Gastroenterology* 83: 529-534.

Drossman DA, Li Z, Andruzzi E et al (1993) U. S. householder survey of functional gastrointestinal disorders. *Dig Dis Sci* 38: 1569-1580.

Drossman DA, Corrazziari E, Talley NJ, Thompson WG & Whitehead WE (2000) *Rome II: The Functional Gastrointestinal Disorders*, 2nd edn. McLean: Degnon.

Dunlop SP, Jenkins D & Spiller RC (2001) Distinctive clinical and histological features of post-infectious IBS. *Gut* 48 (suppl III): A44.

Eastwood MA, Eastwood J & Ford MJ (1987) The irritable bowel syndrome: a disease or a response? *J R Soc Med* 80: 219-222.

Evans PR, Bakk YT & Kellow JE. (1996) Mebeverine alters small bowel motility in irritable bowel syndrome. *Aliment Pharmacol Ther* 10: 787-793.

Fielding JF (1980) Double-blind trial of trimebutine in the irritable bowel syndrome. *Ir Med J* 73: 377-379.

Fielding JF (1981) The diagnostic sensitivity of physical signs in the irritable bowel syndrome. *J Irish Med Assoc* 74: 143-144.

Fielding JF (1982) Domperidone treatment in the irritable bowel syndrome. *Digestion* 23: 125-127.

Ford MJ, Eastwood J & Eastwood MA (1982) The irritable bowel syndrome: soma and psyche. *Psychol Med* 12: 705-707.

Ford MJ, Miller PMcC, Eastwood J & Eastwood MA (1987) Life events, psychiatric illness and the irritable bowel syndrome. *Gut* 28: 160-165.

Francis CY, Morris J & Whorwell PJ (1997) The irritable bowel severity scoring system: a simple method of monitoring irritable bowel syndrome and its progress. *Aliment Pharmacol Ther* 11: 395-402.

Francis CY & Whorwell PJ (1994) Bran and irritable bowel syndrome: time for reappraisal. *Lancet* 344: 39-40.

Frexinos J, Fioramonti J & Bueno L (1987) Colonic myoelectrical activity in IBS painless diarrhoea. *Gut* 28: 1613-1618.

Gorard DA, Libby GW & Farthing (1994) Ambulatory small intestinal motility in 'diarrhoea' predominant irritable bowel syndrome. *Gut* 35: 203-210.

Goulston K (1972) Clinical diagnosis of the irritable colon syndrome. *Med J Aust* 1: 1122-1125.

Gudmand-Hoyer E, Rus P & Wulff HR (1973) The significance of lactose malabsorption in the irritable colon syndrome. *Scand J Gastroenterol* 8: 273-277.

Hahn BA, Kirchdoerfer LJ, Fullerton S & Mayer E (1997a) Evaluation of a new quality of life questionnaire for patients with irritable bowel syndrome. *Aliment Pharmacol Ther* 11: 547-552.

Hahn BA, Kirchdoerfer LJ, Fullerton S & Mayer E (1997b) Patient perceived severity of irritable bowel syndrome in relation to symptoms, health resource utilization and quality of life. *Aliment Pharmacol Ther* 11: 553-559.

Harding JP, Hamm LR, Ehsanullah RSB et al (1997) Use of a novel electronic data collection system in multicenter studies of irritable bowel syndrome. *Aliment Pharmacol Ther* 11: 1073-1076.

Harvey RF & Read AE (1973) Effect of cholecystokinin on colonic motility and symptoms in patients with the irritable bowel syndrome. *Lancet* i: 1-3.

Harvey RF, Salih SY & Read AE (1983) Organic and functional disorders in 2000 gastroenterology outpatients. *Lancet* ii: 623-634.

Harvey RF, Mauad EC & Brown AM (1987) Prognosis in the irritable bowel syndrome: a 5-year prospective study. *Lancet* i: 963-969.

Harvey RF, Hinton RA, Gunary RM & Barry RE (1989) Individual and group hypnotherapy in treatment of refractory irritable bowel syndrome. *Lancet* ii: 424-429.

Heaton KW (1983) Irritable bowel syndrome: still in search of its identity. *BMJ* 287: 852-853.

Heaton KW & Mountford RA (1992) Nail-biting in the population and its relationship to irritable bowel syndrome. *J R Soc Med* 85: 457.

Heaton KW, Ghosh S & Braddon FEM (1991) How bad are the symptoms and bowel dysfunction of patients with the irritable bowel syndrome? A prospective, controlled study with emphasis on stool form. *Gut* 32: 73-79.

Heaton KW, Parker D & Cripps H (1993) Bowel function and irritable bowel symptoms after hysterectomy and cholecystectomy—a population based study. *Gut* 34: 1108-1111.

Hislop IG (1971) Psychological significance of the irritable colon syndrome. *Gut* 12: 452-459.

Holdstock DJ, Misiewicz JJ & Walker SL (1969) Observations on the mechanism of abdominal pain. *Gut* 10: 19-31.

Holmes KM & Salter RH (1982) Irritable bowel syndrome—a safe diagnosis? *BMJ* 285: 1533-1534.

Houghton LA, Heyman DJ & Whorwell PJ (1996) Symptomatology, quality of life and economic features of irritable bowel syndrome- the effect of hypnotherapy. *Aliment Pharmacol Ther* 10: 91-95.

Hunt T (1957) The spastic colon. *Practitioner* 179: 561-579.

Hyams JS (1983) Sorbitol intolerance: an unappreciated cause of functional gastrointestnal complaints. *Gastroenterology* 84: 30-33.

Johnsen R, Jacobsen BK & Forde OH (1986) Associations between symptoms of irritable colon and psychological and social conditions and lifestyle. *BMJ* 292: 1633-1639.

Jones R & Lydiard S (1992) Irritable bowel syndrome in the general population. *BMJ* 304: 87-90.

Jones VA, McLaughlin P, Shorthouse M & Workman E (1982) Food intolerance: a major factor in the pathogenesis of the irritable bowel syndrome. *Lancet* ii: 1115-1117.

Kay L, Jorgensen T & Jensen KH (1994) The epidemiology of irritable bowel syndrome in a random population: prevalence, incidence, natural history and risk factors. *J Intern Med* 236: 23-30.

Kellow JE & Phillips SF (1987) Altered small bowel motility in irritable bowel syndrome is correlated with symptoms. *Gastroenterology* 92: 1885-1893.

Kruis W, Weinsierl M, Schussler P & Holl J (1986) Comparison of the therapeutic effect of wheat bran, mebeverine and placebo in patients with the irritable bowel syndrome. *Digestion* 34: 196-201.

Kumar A, Kumar N, Vij JC, Sarin SK & Anand BS (1987) Optimum dosage of ispaghula husk in patients with irritable bowel syndrome: correlation of symptom relief with gut transit time and stool weight. *Gut* 28: 150-155.

Kumar D & Wingate DL (1985) The irritable bowel syndrome: a paroxysmal motor disorder. *Lancet* i: 973-980.

Latimer P, Sarna S, Campbell D, Latimer M, Waterfall W & Daniel EE (1981) Colonic motor and myoelectrical activity: a comparative study of normal subjects, psychoneurotic patients and patients with the irritable bowel syndrome. *Gastroenterology* 80: 893-901.

Levy RL, Jones KR, Whitehead WE, Feld SI, Talley NJ & Corey LA (2001) Irritable bowel syndrome in twins: hereditary and social learning both contribute to etiology. *Gastroenterology* 121: 799-804.

Longstreth GF & Wolde-Tsadik G (1993) Irritable bowel-type symptoms in HMO examinees. *Dig Dis Sci* 38: 1581-1589.

Lucey MR, Clark ML, Lowndes J & Dawson AM (1987) Is bran efficacious in irritable bowel syndrome? A double blind placebo controlled crossover study. *Gut* 28: 221-225.

Manning AP, Heaton KW, Harvey RF & Uglow P (1977) Wheat fibre and the irritable bowel syndrome. *Lancet* ii: 417-418.

Manning AP, Thompson WG, Heaton KW & Morris AF (1978) Towards positive diagnosis of the irritable bowel. *BMJ* 2: 653-654.

Marcus SN & Heaton KW (1987) Irritable bowel-type symptoms in spontaneous and induced constipation. *Gut* 28: 156-159.

Massarrat S, Saberi-Firoozi M, Soleimani A et al (1995) Peptic ulcer disease, irritable bowel syndrome and constipation in two populations in Iran. *Eur J Gastroenterol Hepatol* 7: 427-433.

Maxton DG & Whorwell PJ (1990) Effect of intra-colonic nicardipine on colonic motility in irritable bowel syndrome. *Aliment Pharmacol Ther* 4: 305-308.

Maxton DG, Morris J & Whorwell PJ (1996) Selective 5-hydroxytryptamine antagonism: a role in irritable bowel syndrome and functional dyspepsia? *Aliment Pharmacol Ther* 10: 595-599.

Mendeloff AI, Monk M, Siegel CI & Lilienfield A (1968) Comparison of characteristics of patients with ulcerative colitis and with irritable colon in metropolitan Baltimore 1960-1964. *Gastroenterology* 54: 1257.

Mendeloff AI, Monk M, Siegel CI & Lilienfield A (1970) Illness experiences and life stresses in patients with irritable colon and ulcerative colitis. *N Engl J Med* 282: 14-17.

Moriarty KJ (1992) The irritable bowel syndrome. *BMJ* 304: 1166-1169.

Morris-Yates A, Talley NJ, Boyce PM, Nandurkar S & Andrews G (1998) Evidence of a genetic contribution to functional bowel disorder. *Am J Gastroenterol* 93: 1311-1317.

Moshal MG & Herron M (1979) A clinical trial of trimedbutine (Mebutin) in spastic colon. *J Int Med Res* 7: 231-234.

Nanda R, James R, Smith H, Dudley CRK & Jewell DP (1989) Food intolerance and the irritable bowel syndrome. *Gut* 30: 1098-1104.

Nash P, Gould SR & Bernardo DE (1986) Peppermint oil does not relieve the pain of irritable bowel syndrome. *Br J Clin Pract* 40: 292-293.

Neal KR, Hebden J & Spiller R (1997) Prevalence of gastrointestinal symptoms six months after bacterial gastroenteritis and risk factors for development of the irritable bowel syndrome: postal survey of patients. *BMJ* 314: 779-782.

Niaz SK, Sandrasegaran K, Renny FH & Jones BJ (1997) Postinfective diarrhoea and bile acid malabsorption. *J R Coll Physicians Lond* 31: 53-56.

Oddson E, Rask-Madsen J & Krag E (1978) A secretory epithelium of the small intestine with increased sensitivity to bile acids in irritable bowel syndrome associated with diarrhoea. *Scand J Gastroenterol* 13: 409-416.

Oettle GJ & Heaton KW (1986) 'Rectal dissatisfaction' in the irritable bowel syndrome. A manometric and radiological study. *Int J Colorectal Dis* 1: 183-185.

Oettle GJ & Heaton KW (1987) Is there a relationship between symptoms of the irritable bowel syndrome and objective measurements of large bowel function? A longitudinal study. *Gut* 28: 146-149.

Parker TJ, Naylor SJ, Riordan AM & Hunter JO (1995) Management of patients with food intolerance in irritable bowel syndrome: the development and use of an exclusion diet. *J Hum Nutr Diet* 8: 159-166.

Pena AS & Truelove SC (1972) Hypolactasia and the irritable colon syndrome. *Scand J Gastroenterol* 7: 1257-1263.

Peters GA & Bargen JE (1944) The irritable bowel syndrome. *Gastroenterology* 3: 399-410.

Pial G & Mazzacca G (1979) Prifinium bromide in the treatment of the irritable colon syndrome. *Gastroenterology* 77: 500-502.

Pial G, Visconti M, Imbimbo B et al (1987) Long-term treatment of irritable bowel syndrome with cimetropium bromide, a new antimuscarinic compound. *Curr Ther Res* 41: 967-977.

Poynard T, Regimbeau C & Benhamou Y (2001) Meta-analysis of smooth muscle relaxants in the treatment of irritable bowel syndrome. *Aliment Pharm Ther* 15: 355-361.

Preston DM, Adrian TE, Christofides ND, Lennard-Jones JE & Bloom SR (1985) Positive correlation between symptoms and circulating motilin, pancreatic polypeptide and gastrin concentrations in functional bowel disorders. *Gut* 26: 1059-1064.

Prior A & Whorwell PJ (1987) Double blind study of ispaghula in irritable bowel syndrome. *Gut* 28: 1510-1513.

Prior A, Harris SR & Whorwell PJ (1987) Reduction of colonic motility by intravenous nicardipine in irritable bowel syndrome. *Gut* 28: 1609-1612.

Prior A, Colgan SM & Whorwell PJ (1990a) Changes in rectal sensitivity after hypnotherapy in patients with irritable bowel syndrome. *Gut* 31: 896-898.

Prior A, Maxton DG & Whorwell PJ (1990b) Anorectal manometry in irritable bowel syndrome: differences between diarrhoea and constipation predominant subjects. *Gut* 31: 458-462.

Prior A, Stanley KM, Smith ARB & Read NW (1992) Relation between hysterectomy and the irritable bowel: a prospective study. *Gut* 33: 814-817.

Probert CSJ, Emmett PM, Cripps HA & Heaton KW (1994) Evidence for the ambiguity of the term constipation: the role of irritable bowel syndrome. *Gut* 35: 1455-1458.

Read NW, Krejs GJ, Read MG, Santa Ana CA, Morawsky G & Fortrand JS (1980) Chronic diarrhoea of unknown origin. *Gastroenterology* 78: 264-271.

Rees WD, Evans BK & Rhodes J (1979) Treating irritable bowel syndrome with peppermint oil. *Br Med J* 2: 835-836.

Ritchie J (1973) Pain from distension of the pelvic colon by inflating a balloon in the irritable colon syndrome. *Gut* 6: 105-112.

Ritchie J (1977) Similarity of bowel distension characteristics in the irritable colon syndrome and diverticulosis. *Gut* 18: A990.

Ritchie J & Truelove SC (1980) Comparison of various treatments for irritable bowel syndrome. *BMJ* 281: 1317-1319.

Rogers J, Henry MM & Misiewicz JJ (1989) Increased segmental activity and intraluminal pressures in the sigmoid colon of patients with the irritable bowel syndrome. *Gut* 30: 634-641.

Rose JDR, Troughton AH, Harvey JS & Smith PM (1986) Depression and functional bowel disorders in gastrointestinal outpatients. *Gut* 27: 1025-1028.

Rumessen JJ & Gudmand-Hoyer E (1988) Functional bowel disease: malabsorption and abdominal distress after ingestion of fructose, sorbitol and fructose-sorbitol mixtures. *Gastroenterology* 95: 694-700.

Sanders DS, Carter MJ, Hurlstone DP, et al (2001) Association of adult coeliac disease with irritable bowel syndrome: a case-control study in patients fulfilling ROME II criteria referred to secondary care. *Lancet* 358: 1504-1508.

Sandler RS, Drossman DA, Nathan HP & McKee DC (1984) Symptom complaints and health care seeking behaviour in subjects with bowel dysfunction. *Gastroenterology* 87: 314-318.

Schafer E & Ewe K (1990) Efficacy and toleration of Buscopan plus buscopan, paracetamol and placebo in ambulatory patients with IBS. *Fortschr Med* 108: 488 - 492.

Schlemper RJ, van der Werf SDJ, Vandenbroucke JP, Biemond I & Lamers CB (1993) Peptic ulcer, non-ulcer dyspepsia and irritable bowel syndrome in The Netherlands and Japan. *Scand J Gastroenterol* 28: 33-41.

Sciarretta G, Fagioli G, Furno A et al (1987) [75e] HCAT test in the detection of bile acid malabsorption in functional diarrhoea and its correlation with small bowel transit. *Gut* 28: 970-975.

Smart HL & Atkinson M (1987) Abnormal vagal function in irritable bowel syndrome. *Lancet* ii: 475-478.

Snape WJ, Carlson GM & Cohen S (1976) Colonic myoelectric activity in the irritable bowel syndrome. *Gastroenterology* 70: 326-330.

Snape WJ, Carlson GM, Matarazzo SA & Cohen S (1977) Evidence that abnormal myoelectrical activity produces colonic motor dysfunction in the irritable bowel syndrome. *Gastroenterology* 72: 383-387.

Snape WJ, Matarazzo SA & Cohen (1978) Effect of eating and gastrointestinal hormones on human colonic myoelectrical and motor activity. *Gastroenterology* 75: 373-378.

Snape WJ, Wright SH, Cohen S & Battle WM (1979) The gastrocolonic response: evidence for a neural mechanism-neural versus hormonal mediation. *Gastroenterology* 77: 1235-1240.

Snook J & Shepherd HA (1994) Bran supplementation in the treatment of irritable bowel syndrome. *Aliment Pharmacol Ther* 8: 511-514.

Soltoff JI, Gudmand-Hoyer E, Kreg B, Kristensen E & Wolff HR (1976) A double blind trial of wheat bran on symptoms of irritable bowel syndrome. *Lancet* 1: 270-272.

Spiller RC (1994) Irritable bowel or irritable mind? Medical treatment works for those with clear diagnosis. *BMJ* 309: 1646-1647.

Stivland T, Camilleri M, Vassallo M, et al (1991) Scintigraphic measurement of regional gut transit in idiopathic constipation. *Gastroenterology* 101: 107-115.

Stone RT & Barbero GJ (1970) Recurrent abdominal pain in childhood. *Paediatrics* 45: 732-733.

Surrenti E, Rath DM, Pemberton JH & Camilleri M (1995) Audit of constipation in a tertiary referral gastroenterology practice. *Am J Gastroenterol* 90: 1471-1475.

Swarbrick EDT, Hegarty JE, Bat L, Williams CB & Dawson AM (1980) Site of pain from the irritable bowel. *Lancet* ii: 443-446.

Swedlund J, Sjodin I, Otto Ottosson J-O & Dotevall G (1983) Controlled study of psychotherapy in irritable bowel syndrome. *Lancet* ii: 589-592.

Talley NJ, Zinsmeister AR, Van Dyke C & Melton LJ (1991) Epidemiology of colonic symptoms and the irritable bowel syndrome. *Gastroenterology* 101: 927-934.

Talley NJ (2001) Serotoninergic neuroeteric modulators. *Lancet* 358: 2061-2068.

Talley NJ & Spiller R (2002) Irritable bowel syndrome: a little understood organic bowel disease? *Lancet* 360: 555-564.

Tasman-Jones C (1973) Mebeverine in patients with the irritable colon syndrome: double blind study. *NZ Med J* 77: 232-235.

Taub E, Cuevas JL, Cook EW, Crowell M & Whitehead WE (1995) Irritable bowel syndrome defined by factor analysis: gender and race comparisons. *Dig Dis Sci* 40: 2647-2655.

Taylor I, Darby C & Hammond P (1978a) Comparison of recto-sigmoid myoelectrical activity in the irritable colon syndrome during relapses and remissions. *Gut* 19: 923-929.

Taylor I, Darby C, Hammond P & Basu P (1978b) Is there a myoelectrical abnormality in the irritable colon syndrome? *Gut* 19: 391-395.

Thompson WG (1984a) The irritable bowel. *Gut* 25: 305-320.

Thompson WG (1984b) Gastrointestinal symptoms in the irritable bowel compared with peptic ulcer and inflammatory bowel disease. *Gut* 25: 1089-1092.

Thompson WG (1997) Gender differences in irritable bowel symptoms. *Eur J Gastroenterol Hepatol* 9: 299-302.

Thompson WG & Heaton KW (1980) Functional bowel disorders in apparently healthy people. *Gastroenterology* 79: 283-288.

Thompson WG, Laidlow JM & Wingate DL (1979) Abnormal small bowel motility demonstrated by radiotelemetry in a patient with irritable colon. *Lancet* ii: 1321-1323.

Thompson WG, Patel DG, Tao H & Nair R (1982) Does uncomplicated diverticular disease cause symptoms? *Dig Dis Sci* 27: 605-608.

Thompson WG, Dotevall G, Drossman DA, Heaton KW & Kruis W (1989) Irritable bowel syndrome: guidelines for the diagnosis. *Aliment Pharmacol Ther* 11: 3-15.

Toskes PP, Connery KL & Ritchey TW (1993) Calcium polycarbophil compared with placebo in irritable bowel syndrome. *Aliment Pharmacol Ther* 7: 87-92.

Trotman IF & Misiewicz JJ (1988) Sigmoid motility in diverticular disease and the irritable bowel syndrome. *Gut* 29: 218-222.

Trotman IF & Price CC (1986) Bloated irritable syndrome defined by dynamic [(99m) Tc] bran scan. *Lancet* i: 364-365.

Vantrappen F, Janssens J, Peeters TL, Bloom SR, Christofides ND & Hellemans J (1979) Motilin and the interdigestive migrating motor complex in man. *Dig Dis Sci* 24: 497-500.

Wahnschaffe U, Ullrich R, Riecken EO & Schulzke JD (2001) Celiac disease-like abnormalities in a subgroup of patients with irritable bowel syndrome. *Gastroenterology* 121: 1329-1338.

Waller SL & Misiewicz JJ (1969) Prognosis in the irritable bowel syndrome. A prospective study. *Lancet* ii: 753-759.

Weber FH, McCallum RW (1992) Clinical approaches to irritable bowel syndrome. *Lancet* 340: 1447-1452.

Welch GW, Hillman LC & Pomare EW (1985) Psychoneurotic symptomatology in the irritable bowel syndrome: a study of reporters and non-reporters. *BMJ* 291: 1382-1384.

Wells NEJ, Hahn BA & Whorwell PJ (1997) Clinical economics review: irritable bowel syndrome. *Aliment Pharmacol Ther* 11: 1019-1030.

Weser E, Rubin W, Ross L & Sieisenger MH (1965) Lactase deficiency in patients with the 'irritable colon syndrome'. *N Engl J Med* 273: 1070.

Wessley S, Nimnuan C & Sharpe M (1999) Functional somatic syndromes: one or many? *Lancet* 354: 936-939.

Whitehead WE, Engel BT & Schuster MM (1980) Irritable bowel syndrome. Physiological and psychological differences between diarrhoea-predominant and constipation-predominant patients. *Dig Dis Sci* 25: 404-413.

Whitehead WE, Winget C, Fedaravicius AS, Wooley S & Blackwell B (1982) Learned illness behaviour in patients with irritable bowel syndrome and peptic ulcer. *Dig Dis*

Sci 27：202-208.

Whitehead WE，Crowell MD，Robinson JC，Heller BR & Schuster MM（1992）Effects of stressful life events on bowel symptoms：subjects with irritable bowel syndrome compared with subjects without bowel dysfunction. *Gut* 33：825-830.

Whorwell PPJ，Clouter C & Smith CL（1981）Oesophageal motility in the irritable bowel syndrome. *BMJ* 282：1101-1103.

Whorwell PJ，Lupton EW，Erduran D & Wilson K（1986a）Bladder smooth muscle dysfunction in patients with irritable bowel syndrome. *Gut* 27：1014-1017.

Whorwell PJ，McCallum M，Creed FH & Roberts CT（1986b）Noncolonic features of irritable bowel syndrome. *Gut* 27：37-40.

Wright JT & Das AK（1969）Excretion of 4-hydroxy-3-methoxy mandelic acid in cases of ulcerative colitis and diarrhoea of nervous origin. *Gut* 10：628-630.

Wright SH，Snape WJ，Battle W，Cohen S & London RL（1980）Effect of dietary components on gastrocolonic response. *Am J Physiol* 238：228-232.

Zuckerman MJ，Guerra LG，Foland JA，Drossman DA & Gregory G（1990）Comparison of bowel patterns in Hispanics and whites. *Gastroenterology* 98：A403（Abstract）.

23

第 23 章　慢性自发性会阴部疼痛

慢性自发性会阴部疼痛病患者有原因不明的盆腔疼痛症状，检查却无异常发现。患者主诉会阴部或直肠有剧烈且持续的不适感，针对性治疗后改善的可能性很小。

该病通常存在强烈的潜在精神因素和情感因素，虽然这些因素之间没有必然的因果联系，但对治疗起到负面影响。患者疑似患有肛门疾病，尤其是肛裂、痔疮、慢性肛门直肠脓毒或直肠炎，因此这类病人往往转诊于直肠专科门诊。有些患者是由其他专科医生转诊过来的，泌尿专科医生认为症状不是由前列腺炎引起，骨外科医生在腰椎和尾骨的X线片上也没有发现异常，妇科医生也认为会阴部疼痛具有直肠病变的特征，而不是源于阴道病变。偶尔有些患者也已经看过神经科医生或精神病医生。患者常常由胃肠专科转诊过来，因为在胃肠病专科接受肠道蠕动的检查后，发现病人患有潜在的肠易激综合征和慢性便秘（Bleijenberg 和 Kuijpers，1987）。其中一些患者自行转诊到结直肠外科医生处，因为其他专科的医生一直无法改善他们症状。

在没有对症状做出明确诊断之前，外科医生应谨慎对待这些患者。一些患者主诉肛门疼痛，或是深部的会阴疼痛，但无任何明显的异常状况，然而他们会有主观的肛门紧张感且可能反复发作。许多患者治疗后不仅没有改善，反而留下严重的并发症，尤其是大便失禁。这类病人面临的另一种危险是，他们被贴上了无法完全排除器质性疾病如恶性肿瘤的标签。

临床综合征

据报道有五组主要的综合征：痉挛性肛部疼痛、尾骨痛、慢性自发性肛门疼痛、直肠切除术后综合征和阴部神经卡压综合征。虽然这种分类过于人为化，且其病理生理机制是不同的，但其潜在的自然史、情感因素、检查方法以及临床方法都是可以相比较的（Ger 等，1993）。

痉挛性肛部疼痛或提肌综合征

Thaysen（1953）首次描述了痉挛性肛部疼痛，这是一个相对症状明确、病因模糊的综合征。该病普遍好发于青年男性（Thompson，1979），并可能晚年自愈（Abrahams，1935）。患者主诉突发性的肛门、直肠、会阴部剧烈疼痛，通常是自限性的，且很少持续超过 30 分钟以上（Ewing，1953；Ibrahim，1961）。他们指出，疼痛在痉挛时发生，髋关节屈曲则会缓解疼痛。这些症状在医疗工作者（Penny，1970）或其他职业如教师人群当中可能会更加普遍。

Thompson（1984）发现，症状往往与黏性渗出物和腹腔膨胀有关。约有 2/3 的患者主诉白天有痛感，只有 1/3 患者排便时感知疼痛。90%的病例疼痛局限于肛门，偶尔在性交后加重（Thompson，1981）。

“提肌综合征”一词很可能与痉挛性肛部疼痛同义，适用于触诊骨盆底侧面引发疼痛、按摩提肌则缓解的病人（Grant 等，1975）。北美地区广泛使用此术语，在那里这种综合征似乎女性比男性更常见（Hull，1993），此外，症状往往在夜间更严重，疼痛常使病人从睡眠中醒来（Corman，1984）。

尾骨痛

这一组症状包括剧烈的直肠和会阴部疼痛，局限于骶骨和尾骨，坐下常常加剧疼痛。通常描述为持续性烧灼感或钝痛并伴急性加重。常见疼痛辐射至臀部和大腿。Simpson（1859）首次描述了此种病症并认识到此病更常见于女性。Thiele（1936）发现，手术治疗通常无效，尾骨切除术后结果表明效果不佳（Thiele，1950）。在 324 例病人当中，85%是妇女，且年龄大部分在 50 岁或 60 岁年龄段（Thiele，1963）。

慢性自发性肛门疼痛

该病比上述疾病症状更加病因不明。虽然 Neill 和 Swash（1982）认为，这些病人中出现情绪不稳，具有抑郁、焦虑和神经过敏的特点，可以用一个集体名词来称呼这些群体。Todd（1985）也认识到这种综合征，其特点是骨盆、会阴或肛门直肠痛并有种异物阻塞直肠的感觉。女性患者往往主诉有盆腔下坠感，类似分娩痛，或类似球阻塞肛门直肠的感觉。患者可能有一个里急后重的病史；不适感长久站立时通常最明显，躺下则缓解。有人怀疑症状可能是由于直肠不完全套叠引起的，但直肠 X 线检查通常是正常的。即使确诊患有肠套叠，也可能不是引起症状的原因，因为高达 30%无症状个体的直肠扫描证明患有直肠套叠。

在 Neill 和 Swash（1982）的研究报告中，对 35 例症状与综合征描述一致的患者进行了彻底调查，未有任何明显的病理学发现。57%的患者曾经有盆腔手术病史：包括子宫切除术、阴道修复术和各种肛门手术，尤其有过痔切除术、骨盆底修复术、直肠固定术和肛门扩张术。有些病人还有椎板切除术的病史，11%的患者曾经做过脊髓 X 线造影，37%的患者有坐骨神经痛的病史。有些妇女把这些症状的出现归咎于难产。据我们的经验，其中一些患者只是为了会阴撕裂伤和轻微的大便失禁在寻求赔偿。

直肠切除术后综合征

类似的症状可能发生在直肠腹会阴切除术后。病人主诉有疼痛不适感，感觉似乎直肠肛管仍然存在，这种综合征被称为“幻影直肠”，类似于在截肢后发生的“幻肢”。有时腹部会阴直肠切除术后会阴部疼痛归因于会阴疝。这是由于疝修复后持续性疼痛、小肠梗阻或泌尿系统症状引起的（Beck 等，1987）。

阴部神经卡压综合征

也被称为阴部管综合征，由于肛提肌下纤维悬韧带压迫阴部神经或阴部神经慢性缺血所致（Shafik，1997；Robert 等，1998）。这种综合征的特点是坐下时会阴疼痛；疼痛也可能发生在阴唇，肛门或阴茎。如果病人站立，疼痛就会消失，因为肛提肌紧张，减轻了对外阴神经的压迫，这种综合征更常见于肛提肌松懈的女性（通常是分娩后）。切断阴部神经或对 Alcock 管纤维悬韧带进行减压手术可能会减轻疼痛。

发病率

这些综合征发病率唯一的数据来源于 Thompson（1979）的一项研究。通过直接问询英国 301 位健康被访者，Thompson 发现 41 人（14%）有与上述综合征之一相一致的特征。Manning 等（1978）与其他一些研究者认为，痉挛性肛部痛更多与肠易激综合征有关（Bensande，1965；Thompson，1979）。为了进一步论证这一假设，Thompson（1984）采访了 50 例肠易激综合征的患者，他们均有腹痛病史以及排便习惯的改变，经广泛的肠道检查均显示正常。此外，他还研究了 49 例消化性溃疡患者和 49 例 X 线显示有炎性肠病的患者（表 23.1），痉挛性肛部痛明显更常见于肠易激综合征的患者，但当他的分析仅限于女性时却无显著的差异。

诱发因素

文献提及这样一个事实，即许多病人情绪不稳定或心理失常。有些人有精神失常的病史，经常服用各种药物（Granet，1954）。虽然许多病人在转诊之前治疗过精神疾病，但是服用三环类抗抑郁药、苯二氮草类、酚噻嗪类和止痛剂往往不能缓解症状。许多患者有明显的抑郁症状，伴有失眠和家庭生活的混乱。有些病人主诉性生活失常或无法进行。一些妇女因丈夫退休长时间在家无事可做，情绪似乎变得更加烦躁不安。一些人利用疼痛借机索取病残救济金或寻求他人关心。然而，精神治疗通常是无效的。

真正的恐惧可能源于恶性疾病、性传播疾病或结肠炎。有些患者始终担心最终会肛门切除、体外造口。尽管消除恐惧是治疗的一个重要方面，但症

表 23.1　痉挛性肛部痛：发病率

	所有病人			女性		
	n	痉挛性肛部痛	*P*	*n*	痉挛性肛部痛	*P*
肠易激综合征	50	25（50%）	<0.05	39	22（56%）	NS
消化性溃疡	49	10（20%）	<0.05	15	8（53%）	NS
炎性肠病	49	14（29%）	NS	26	11（42%）	NS

生理盐水（NS）不是必需的。

来源自：Thompson，1984。

状通常会持续。

肛门紧缩无疑是症候群一个重要组成部分。但是，许多病人内心的恐惧是如此根深蒂固以至于再多的治疗和生物学反馈都没有长远效益。美国佛罗里达州 Cleveland 诊所报告的易感因素见表 23.2（Ger 等，1993）。

临床表现及检查发现

所有综合征的主要特征是临床检查均正常，但是临床检查必须彻底。评估必须包括神经学检查，特别注意腰骶丛。骨盆检查当然必不可少，但重点应检查括约肌和盆底的功能。会阴部在放松和紧张后进行仔细检查（Parks 等，1966；Henry 等，1982；Ambrose 和 Keighley，1985）。仔细的直肠乙状结肠镜检是排除肛管和直肠病理必需的。构成慢性特发性会阴痛的综合征的主要临床特点列于表 23.3。

检查和生理学异常

肛门紧缩时，通过仔细的乙状结肠镜检和可视直肠检查排除隐性直肠脱垂。Cleveland 诊所对病例的排便造影结果列于表 23.4。对肠道进行彻底的内镜检或放射检查是非常重要的，积极排除器质性病理学，尤其会阴部症状往往伴随胃肠胀气性消化不良、胃灼热和大便习惯改变的症状（Thompson 和 Heaton，1980）。特殊检查包括会阴部神经反应滞后时间（首选肛门或直肠黏膜的敏感性）。肌电描计术对该病有诊断价值（Hardcastle 和 Parks，1970）；静息肌电描计可以监测疼痛发作时横纹肌活动脉冲（Douthwaite，1962）。Neill 和 Swash（1982）通过单纤维肌电图研究发现 24 位患者中 11 位患者出现纤维密度增加。在 L_1～L_4 水平经腰刺激可出现会阴部痛感。肛门直肠、乙状结肠运动和感觉神经的检查可排除感觉神经损伤、神经节细胞缺乏症的可能，间接排除阴部神经损伤的可能和直肠乙状结肠部运动增加的可能。Harvey（1979）记录患有痉挛性肛部痛的患者在疼痛发作期间出现的高压力波。肛门平滑肌往往存在有重大异常（Eckardt 等，1996）。应对会阴膨出做临床评估，如果有必要应通过可视直肠检查来确诊（Henry，1985）。

如果髋关节屈曲、直腿抬高有任何障碍或足背屈疼痛，则需对腰椎、骶髂关节和臀部进行彻底的 X 线放射学检查评估。仔细检查骶孔有助于排除神经纤维瘤。尾骨高质量 X 线片可以查明任何引发疼痛的骨异常，尤其如 Paget 病、骨质转移或局部骨质疏松症。不过，Boisson 等（1966）提出，骶神经根周围纤维化也许是造成以上症状的原因，脊髓 X 线照片或胚根 X 线片往往使症状恶化，并可能导致医源性并发症。如果怀疑脊髓或神经根，有必要做核磁共振成像。

表 23.2　慢性顽固性直肠痛的相关因素（n=60）

相关因素	患者数量	百分比（%）
便秘或者是大便困难	34	57
曾行盆腔手术	26	43
曾行肛门手术	19	32
焦虑抑郁	15	25
肠易激综合征	6	10
曾行脊柱外科手术	5	8

来源自：Ger 等（1993）。

表 23.3 肛门和会阴痛的类型

疾病	平均发病年龄	性别优势	疼痛性质	部位	辐射	发病时间	加重因素	缓解因素	相关功能
痉挛性肛部痛	年轻成年人	男性	突然增强，持续几分钟，自发停止	肛管上，连续部位	无	大多在晚上	焦虑	拉伸肛门，收缩大腿	紧张的内省人格，肠易激综合征
尾骨痛	成年人	女性	连续模糊疼痛伴加重	下骶，会阴肛管	大腿和尾骨	一天任何时候	坐姿? 排便，创伤尾骨?	骶尾部触痛，肛提肌痉挛	
降序会阴综合征	任何年龄	女性	会阴部持续深度钝疼，有时伴有锐痛	会阴及肛管	无，可能下腹部	通常在每天晚上	站立，走路，排便后	躺下	不正常的排便习惯排便出血
慢性特发性肛门疼痛	58 岁	女性	持续钝性悸痛，灼痛如球堵肛管，间歇性或持续性	肛管中部，局域性，可能是单侧的	骶骨，大腿，下腹部，会阴部和阴道前壁	任何时候，通常在每天晚上	坐着	躺下	盆腔或脊柱手术，脊髓造影会阴膨出

表 23.4　慢性直肠痛患者排便造影结果（$n=40$）

结果	患者数目	百分比（%）
脱肛	21	40
会阴膨出加剧	15	30
耻骨直肠肌紧张	12	24
不完整肠套叠	9	18

来源自：Ger 等（1993）。

鉴别诊断

确定没有潜在的器质性疾病至关重要。那些可能类似慢性自发性会阴部疼痛的肛门疾病包括慢性肛裂、括约肌内或提肌上确定性小脓肿、血栓性痔疮或者是在肛门直肠部位的空洞性血管瘤。神经学疾病必须被排除在外，尤其是马尾硬膜内或硬膜外挤压、脱髓鞘性疾病、神经纤维瘤或盆腔淋巴瘤。甚至会阴神经病变可能与痉挛性直肠痛表现一致。结肠直肠癌、肠套叠息肉、直肠脱垂、单纯性溃疡和直肠结肠炎应该通过乙状结肠镜检来排除。会阴疝应通过 CT 排除（So 等，1997）。

对性传播疾病的恐惧往往存在很大的心理暗示，有时表现出奇怪的会阴部症状。这些疾病应对肛门直肠、阴道和尿道的进行血清学检查、活检或拭子来排除。妇科疾病，尤其是细菌和真菌性阴道炎、子宫内膜异位症、卵巢肿瘤和周期性荷尔蒙失调，可能与慢性会阴部疼痛有关。前列腺炎、前列腺结石和膀胱肿瘤可能出现轻度持续性会阴部不适。

医源性会阴部疼痛的原因很多，应该被排除。其中包括骨盆慢性辐射性损害、骨盆神经外科手术和骨外科手术、肛管手术和产伤。关键是要排除恶性肿瘤，特别是盆腔手术过后。

临床治疗

最重要的步骤或许是排除器质性疾病，最好采用非侵入性的方法。这些问题不可能在繁忙的门诊进行。慢性特发性会阴部疼痛的患者需要一段时间的治疗，期间要接受临床医生不间断的治疗。经过全面的病史了解和详细的临床检查后，回顾先前所有的 X 线光片。简单的肛门直肠生理检查也将有助于确保患者无功能性疾病。在检查和谈话期间完全有可能全面了解病人的情况、焦虑和精神状态。如果所有的检查包括可视直肠检查都显示正常，那么患者就可以打消顾虑了，但并不是说没有任何问题，而是没有严重的潜在疾病。因此患者可以接受这种自发性疼痛并不是一种疾病，而是一个小小的麻烦。

曾经也尝试过某些特殊治疗，但通常没有一个成功的；事实上，尤其是外科手术治疗往往会使事情变得更糟。肠套叠的放射学发现符合尾骨切除术以及直肠固定术。不提倡骶神经根切断术；Albrektsson（1981）通过这个方法治疗了 24 名患者，仅有 6 位得到改善，25%的患者出现术后并发症。根据我们的经验医生不应对肛管正常的患者做肛门扩张，特别是出现会阴下降体征的患者，因为存在医源性大便失禁的危险。

微创治疗通常完全无效包括使用硝酸甘油、盐浴、盆底练习、肛提肌按摩、经皮振动和生物反馈。可尝试局部用类固醇和局部麻醉剂，但疗效通常是短暂的。Sohn 等（1982）对患有痉挛性肛部痛的患者给予高压直流电刺激。该小组报道 69%的患者在至少 1 年随访的时间里的收到极好效果：疼痛未复发。他们推断是由于治疗导致了肛提肌肌肉疲劳。相反，Hull 等（1993）报告说，直流电刺激改善了 19%的患者，但在 57%的患者中没有任何缓解。

使用生物反馈后，短期随访表明患者往往从中获益颇多（Grimaud 等，1991）。Ger 等（1993）发现生物反馈是最有效的治疗方法，受益率为 43%（表 23.5）。临床医生被迫为这些病人做一些治疗，可能会探查出会阴部神经阻滞的潜在性，但我们提醒读者 Neill 和 Swash（1982）通过该种治疗未能取得任何成果。非类固醇抗炎药物可能有一

表 23.5　慢性直肠痛的治疗结果（$n=38$）

	优秀	良	差
直流电刺激（$n=29$）	2（7）	9（31）	18（62）
生物反馈（$n=14$）	2（14）	4（29）	8（57）
类固醇尾侧阻滞（$n=11$）	0	2（18）	9（82）

括号中的值是百分比。
来源自：Ger 等（1993）。

些好处，但不建议继续使用麻醉性镇痛药，这是因为其具有便秘效应和成瘾的危险。

如果有慢性便秘史，疏松剂或刺激性栓剂可改善排便习惯并使症状得到改善。

阴部神经挤压的患者可对 Alock 管道进行减压，但这种操作只限于世界范围内少数病例，应谨慎行事（Bascom，1998）。

总之，这些综合征是难以治疗的，临床医师在处理患者时必须老练、有耐心和同情心。还必须时刻提醒自己，虽然患者的症状目前没有明显的表现，但并不意味着症状不存在。

（王宇 译 王宇 校）

参考文献

Abrahams A (1935) Proctalgia fugax. *Lancet* ii: 444.

Albrektsson B (1981) Sacral rhizotomy in cases of anococcygeal pain: a follow up of 24 cases. *Acta Orthop Scand* 52: 187-190.

Ambrose MS & Keighley MRB (1985) Outpatient measurement of perineal descent. *Ann R Coll Surg Engl* 67: 306-308.

Bascom JU (1998) Pudendal canal syndrome and proctalgia fugax: a mechanism of creating pain. *Dis Colon Rectum* 41: 406.

Beck DE, Fazio FW, Jagelman DG, Lavery IC & McGonagle BA (1987) Postoperative perineal hernia. *Dis Colon Rectum* 30: 21-24.

Bensande A (1965) Proctalgies fugaces. *Acta Gastroenterol Belg* 28: 594-604.

Bleijenberg G & Kuijpers HC (1987) Treatment of the spastic pelvic floor syndrome with biofeedback. *Dis Colon Rectum* 30: 108-111.

Boisson J, Debbasch L & Bensande A (1966) Les algies anorectales essentielles. *Arch Fr Mal App Dig* 55: 3-24.

Corman ML (1984) *Colon and Rectal Surgery*, pp 733-734. Philadelphia: JB Lippincott.

Douthwaite AH (1962) Proctalgia fugax. *BMJ* 2: 164-165.

Eckardt VF, Dodt O, Kanzler G & Bernhard G (1996) Anorectal function and morphology in patients with sporadic proctalgia fugax. *Dis Colon Rectum* 39: 755-762.

Ewing MR (1953) Proctalgia fugax. *BMJ* 1: 1083-1085.

Ger GC, Wexner SD, Jorge MN et al (1993) Evaluation and treatment of chronic intractable rectal pain—a frustrating endeavor. *Dis Colon Rectum* 36: 139-145.

Granet E (1954) *Manual of Proctology*. Chicago: Year Book Publishers.

Grant SR, Salvati EP & Rubin RJ (1975) Levator syndrome: an analysis of 316 cases. *Dis Colon Rectum* 18: 161-163.

Grimaud J-C, Bouvier M, Naudy B, Guien C & Salducci J (1991) Manometric and radiologic investigations and biofeedback treatment of chronic idiopathic anal pain. *Dis Colon Rectum* 34: 690-695.

Hardcastle JD & Parks AG (1970) A study of anal incontinence and some principles of surgical treatment. *Proc R Soc Med* 63: 116-118.

Harvey RF (1979) Colonic motility in proctalgia fugax. *Lancet* ii: 713-714.

Henry MM (1985) Descending perineum syndrome. In Henry MM & Swash M (eds) *Coloproctology and the Pelvic Floor*, pp 299-302. London: Butterworth.

Henry MM, Parks AG & Swash M (1982) The pelvic floor musculature in the descending perineum syndrome. *Br J Surg* 69: 470-472.

Hull TL, Milsom JW, Church J, Oakley J, Lavery I & Fazio V (1993) Electrogalvanic stimulation for levator syndrome: How effective is it in the long term? *Dis Colon Rectum* 36: 731-733.

Ibrahim H (1961) Proctalgia fugax. *Gut* 2: 137-140.

Manning AP, Thompson WG, Heaton KW et al (1978) Towardspositive diagnosis of the irritable bowel. *BMJ* 2: 653-654.

Neill ME & Swash M (1982) Chronic perianal pain: an unsolved problem. *J R Soc Med* 75: 96-101.

Parks AG, Porter NH & Hardcastle JD (1966) The syndrome of the descending perineum. *Proc R Soc Med* 59: 477-482.

Penny RW (1970) The doctor's disease: proctalgia fugax. *Practitioner* 204: 843-845.

Robert R, Prat Pradal D, Labat JJ, et al (1998) Pudendal nerve entrapment. *Surg Radiol Anat* 20: 93-98.

Shafik A (1997) Pudendal canal syndrome and proctalgia fugax. *Dis Colon Rectum* 40: 454.

Simpson JY (1859) Clinical lectures on the diseases of women. Lecture XVII. On coccygodynia and the diseases and deformities of the coccyx. *Med Times Gaz* 40: 1-7.

So JB-Y, Palmer MT & Shellito PC (1997) Postoperative perineal hernia. *Dis Colon Rectum* 40: 954-957.

Sohn N, Weinstein MA & Robbins RD (1982) The levator syndrome and its treatment with high-voltage electrogalvanic stimulation. *Am J Surg* 144: 580-582.

Thaysen ThEH (1953) Proctalgia fugax: a little known form of pain in the rectum. *Lancet* ii: 243 - 246.

Thiele GH (1936) Tonic spasm of the levator ani, coccygeus and piriformis muscles: its relationship to coccygodynia and pain in the region of the hip and down the leg. *Trans Am Procol Soc* 37: 145-155.

Thiele GH (1950) Coccygodynia: the mechanism of its production and its relationship to anorectal disease. *Am J Surg* 79: 110-116.

Thiele GH (1963) Coccygodynia: cause and treatment. *Dis Colon Rectum* 6: 422-434.

Thompson WG (1979) *The Irritable Gut*, pp 125-130. Baltimore: University Park Press. Thompson WG (1981) Proctalgia fugax. *Dig Dis Sci* 26: 1121-1124.

Thompson WG (1984) Proctalgia fugax in patients with the irritable bowel, peptic ulcer or inflammatory bowel disease. *Am J Gastroenterol* 79: 450-452.

Thompson WG & Heaton KW (1980) Proctalgia fugax. *J R Coll Physicians Lond* 14: 247-248.

Todd IP (1985) Clinical evaluation of the pelvic floor. In Henry MM & Swash M (eds) *Coloproctology and the Pelvic Floor*, pp 187-188. London: Butterworth.

24

第 24 章　结直肠癌的分子生物学

引言

结直肠癌是一种基因病，它通过表观遗传累积和基因突变在癌细胞的不同位点有所改变。肿瘤细胞从正常细胞转变为癌前细胞、癌细胞、局部浸润到最后转移，这个进展过程是克隆扩增的细胞获得的选择性生长优势并使得它们的数量多于邻近细胞的结果（图 24.1）。这种优势是控制细胞增殖和细胞死亡的基因突变的结果，包括特殊靶点基因的突变。突变一般主要分为以下三类：

1. 激活原癌基因的突变（e.g. *K-ras* 和 *H-ras*），从而导致细胞增殖或抑制细胞死亡。
2. 灭活肿瘤抑制基因的突变（如 *APC* 和 *TP*53），导致抑制细胞增殖，促进细胞死亡。
3. DNA 错配修复基因的突变，导致微小卫星不稳定性并加速肿瘤细胞的发展。

结直肠癌成为肿瘤发生的基因学理论的范例有很多的原因。首先，结直肠癌是一种非常常见的癌症，它的发展停留在相对一致的一系列病理前体（腺瘤-腺癌过程）。其次，通过结肠镜检查容易获得癌症及其前体的标本，是采集分子分析所需要的材料。最后，有明显的症状表明个体展现出明显的向肠癌发展的倾向。家族性结肠息肉病（FAP）和遗传性非息肉性大肠癌（HNPCC）中的基因损伤，是目前阐述得比较清楚的，关于它们的研究对我们理解散发性大肠癌的分子病理学有巨大贡献。最近，*STK11*（*LKB*1）基因的突变被认定为家族性 Peutz-Jeghers 综合征（PJS），即常染色体显性遗传性综合征的基因基础，增加了肠道和身体的其他部位发生癌症的风险（Hemminki 等，1998；Jenne 等，1998）。*STK11* 是一个丝氨酸/苏氨酸激酶，是导致截断蛋白产生的重要突变（Launonen，2005）。*STK11* 被认为是参与染色体重组、细胞周期阻滞、细胞极性和能量代谢等活动的多激酶，所有这些活动需要这种激酶的肿瘤抑制功能和/或其催化活性（Marignani，2005）。有趣的是，突变的 *STK11* 不能激活 GSK-3b 激酶，这种激酶能够上调 β-连接蛋白并抑制 wnt 信号通路（Lin-Marq 等，2005）。因此 *STK11* 的突变能够使 wnt/β-连接蛋白通路被不正常地激活。

癌基因

癌症发展到最高峰是一个极其复杂的过程，与环境、饮食及遗传因素有关，由单个因素或者综合因素造成，致使重要的基因结构发生改变而导致细胞功能障碍。在癌症中，这种现象表现为细胞阻抗正常的体内稳态信号、不正常的细胞增殖和获取侵袭肿瘤转移恶性分型并最终导致病人死亡。

基因的改变导致了癌症的发生，这已经不是一

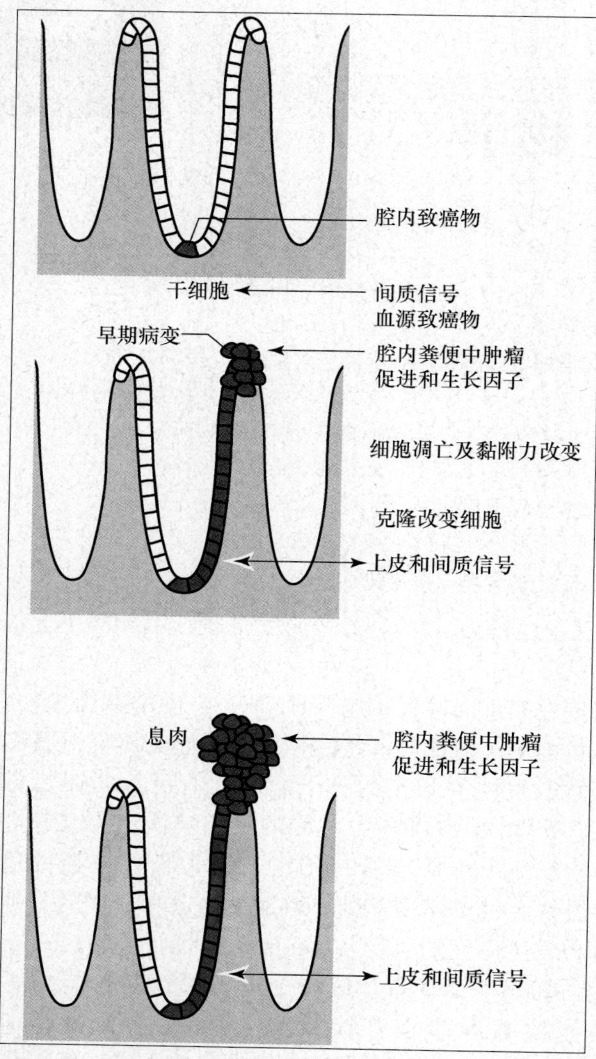

图 24.1 结直肠癌的发生。结肠息肉源于单个上皮干细胞的克隆扩增。扩增发生于上皮细胞表面且能够蔓延至未受影响的邻近隐窝。它们的表达谱和行为受到多种细胞外因子影响。这些因子导致表观遗传及基因改变引起细胞改变，逐渐导致克隆改变的上皮细胞移入隐窝。基因改变调整了细胞凋亡及黏附力，能够干扰正常的细胞脱落入肠腔，导致异常细胞的保留和生长。为了说明这里展示了发生于隐窝顶端的病变，但实际并不限于这个位置。这里显示了肠腔内肿瘤促进及生长因子结合周围间质信号能够导致细胞进一步改变引起腺瘤，最终成为癌肿。

个新的概念。支持这一假设的证据，已从过去几十年的家族史、流行病学和细胞遗传学研究中获得。然而，过去的十多年里分子生物学技术的飞速发展，确定了癌症发生中的遗传学变化，为其提供了直接证据（Bishop，1991；Marshall，1991；Weinberg，1991；Ponder，1992；Bodmer，1994；Chung和Rustgi，1995）。

癌基因

“原癌基因”和“癌基因”的区别与蛋白质产物的活性相关。原癌基因发生改变时，其有能力产生导致细胞转化的蛋白质；而癌基因是指基因已经受到了损害，产生了能诱导细胞转化的蛋白质产物。原癌基因根据其独特不同的功能可以分为以下几类，包括：生长因素，受体和膜相关非受体酪氨酸激酶，G 蛋白受体，膜结合 G 蛋白受体，丝氨酸/苏氨酸激酶和核 DNA 结合/转录因子。

癌基因最初从禽流感病毒和鼠疫致癌病毒中发现。现在明确的是，决定致癌性变化的基因，是病毒的染色体组中正常 DNA 片段的异常表达。多数原癌基因功能在细胞激增方式中起决定作用，而且基因突变使这些基因在增强或增强细胞功能从而导致细胞的增殖失控。原癌基因表现为占主导地位的模式功能，是在一个个等位基因突变足以发挥其细胞不仅表达的正常运作的影响或“野生型”蛋白质从剩下的等位基因主要模式。

超过 70 个原癌基因已经被确定，其中许多在不同肿瘤类型中表达。其中一个最好被研究的癌基因是 ras 家族。ras 家族编码参与膜结合和信号转导途径的 G 蛋白质相关的蛋白质。*K-ras* 基因位于长臂的 12 号染色体（12Q）和包含点突变在 40%～50%的结直肠癌，激活其他在结直肠癌中的癌基因已检测到包括转录因子 c-myc 和非受体酪氨酸激酶 Src。

肿瘤抑制基因

肿瘤抑制基因是维持正常细胞的基因，其功能在于维持细胞内环境的稳定、抑制细胞增殖、促进细胞分化。这组等位基因组将显示一个隐性的作用方式，有前突变或基因缺失而失活。失活的肿瘤抑制基因存在于遗传或体细胞突变的基因，并导致损失控制细胞增殖和肿瘤形成相关。这不是在原癌基因中发生突变的原因，而且这种基因是所有体细胞的性质且未被遗传（见下面的“遗传性癌症综合征”）。定义一种肿瘤抑制基因是复杂的。以往，它们被定义为基因，其中一个等位基因的突变诱发肿瘤的形成，获得的体细胞突变成第二个等位基因，导致肿瘤的发生/发展。但是，在一些已知的肿瘤抑制基因的体细胞突变基因常常不能与遗传性癌症综合征或易患癌症的体质联系到一起。例如，在一些结直肠癌中的突变基因 *BUB1* 和 *BUBR1*，导致染色体不稳定和异变体通过有丝分裂过程时缺失，但这些都不与任何已知的癌综合征的基因在遗传上共分离（Cahill 等，1998）。

新出现的证据表明，一个惊人的信号转导通路相交于共同的点和共同终止目标基因。通过研究对单通道的隔离，我们可能被误导为关于通道的“开/关”转换时，事实上证据表明，一个通路的信号传到是随机将结果传导到中间体或者衰减。

肿瘤抑制基因已被分类为类似“看门人”，“看守”和“园艺师”的功能。“看门人”的概念最初被提出来解释为扮演着腺瘤性息肉病（APC）肿瘤的抑制作用的基因，其中在其他位点的突变，如 p53 和 Ki-ras 基因，如果 APC 的功能失调，

促进肿瘤的生成（Kinzler 和 Vogelstein，1996）。然而，有后续的“看门人”模拟监测进展或转移，Kinzler 和 Vogelstein 把合格的“看门人”定义为肿瘤抑制基因，包括所有直接影响细胞生长的抑制剂（抑制细胞增殖，诱导凋亡和促进分化）（Kinzler 和 Vogelstein，1998）。作为 APC 通常突变在结直肠肿瘤发生的早期，而现在称为“看守”，而 p53 是最好的来形容看门的基因。

看门基因肿瘤的抑制剂可以从以下来区分看守或园艺师的事实：①多级肿瘤的发生的特定步骤限制其功能丧失的速率；②它们直接作用，防止肿瘤的生长；③重建的看门基因抑制肿瘤的细胞的增殖减少肿瘤发生。对比之下，看守基因起到肿瘤抑制基因的作用，通过间接抑制，有效保证了高纯度的 DNA 代码修复的基因组，减少对不稳定性的 DNA 损伤或预防（例如微卫星基因或染色体不稳定性）。因此，大量看守肿瘤抑制基因可以修复 DNA，如 HNPCC 基因 MSH2 和 MLH1。看守基因的功能丧失，诱发癌症的 DNA 突变率增加，从而导致看门基因的功能丧失的概率增加。如果看门基因的突变已经发生了，即便是还原看守基因的功能，如 HNPCC 基因，仍然不会阻止肿瘤的生长。

p53 肿瘤抑制基因可以被归类为看门或一个看守肿瘤抑制基因。作为细胞凋亡的抑制剂，P53 似乎充当看门基因的角色，但是，又像是“基因组的守护者”，p53 可以清楚地被定义为一个守护者，其主要功能维护基因组的不稳定性（Lane，1992）。从不确切的程度上来讲这些功能的 p53 基因是可分的，当适用于 p53 时，这表明定义的看门基因和看守基因是有缺陷的。

园艺师基因现象被第一次描述是在幼年性息肉病综合征（JPS），分析了组织学和基因突变后，其中的引发病变出现在病变的基质细胞肿瘤周围的，不是在上皮肿瘤细胞本身（Kinzler 和 Vogelstein，1998）。对园艺师肿瘤抑制基因功能进行了预测，是通过调节肿瘤细胞生长的微环境发生作用的，可能是通过直接/间接调节细胞外的基质蛋白，细胞表面标志物，黏附蛋白或生长/生存因子的因素。一个园艺师基因功能损失会导致肿瘤抑制基因两个函数的微环境异常的增长，促进肿瘤相邻上皮细胞转化。因此，肿瘤会出现的多克隆突变。

视网膜母细胞瘤基因 Rb 是第一个被分离出来的肿瘤抑制基因。其肿瘤抑制功能被发现，认为是一个正常的 Rb 基因引入到一个 Rb-阴性废止体内，致瘤性的另一个细胞致瘤细胞系。其中研究最多的肿瘤抑制基因在大肠癌中的是 APC 基因，位于染色体 5qP53 17P。APC 蛋白的细胞功能的还不完全清楚，尽管有证据表明，在细胞-细胞间的信号传导方面和调节细胞分化的早期具有重要的作用（见下文）。

肿瘤转移抑制基因

有关可以具体调控抑制肿瘤细胞转移的基因的概念是新颖的。转移过程中需要一组复杂的细胞功能，许多可以由多个、冗余的刺激所激发。最近得知，细胞从原发肿瘤脱离，被认为是具有特定速率限制的过程。然而，我们现在已经很清楚，肿瘤细胞可以很容易地离开原发肿瘤体，在循环中生存，并达到次级站点。但是，这些基因通常对生长控制具有主观性，并在次级位点增殖失败（Goldberg 等，1999；Yoshida 等，1999；MacDonald 等，2002；Kauffman 等，2003）。细胞在次级位点的增殖，被视为一个潜在的限速转移的步骤，细胞内的信号转导通路必须畅通，转移导致了细胞在避开生长调控机制的辅助站点。适应细胞的转移性增长新的信号和展示的重要性肿瘤细胞和它们之间的相互作用微环境。因此，成功的成长所必需的基因所需的辅助站点可能导致了不同的原发肿瘤的形成。因此，基因在辅助位点的增长可能不同于那些原发肿瘤的形成。鉴定肿瘤抑癌基因的功能丧失在肿瘤的发生过程中是一个重要的假设，即功能的基因损失也同样让疾病发展（Shevde 和 Welch，2003）。目前为止，至少有 11 种转移抑制基因能特异性的抑制基因编码的蛋白质的形成，而没有明显的影响原发肿瘤的增长。了解这些新的临床重要性，使我

们的能力为靶细胞时或之前活动的限速步骤。例如，如果当癌症被诊断时，已经有相当大比例的原发肿瘤接种辅助站点，那么这种用来抑制原发肿瘤的转移的药物就没有了临床实用价值。近年来，采用逆转录聚聚合酶链反应（RT-PCR）和免疫化学反应实验表明，在疾病的发生过程中，肿瘤细胞很早就开始了传播，经常潜伏在辅助位点，而临床诊断时检测不到这些微小转移.（Bustin 和 Dorudi，2004）。

DNA 错配修复基因和微不稳定

关于 DNA 错配和修复的研究，已经在大量原核细胞，如大肠埃希菌中被标记。在细菌中，这些基因编码的酶，在 DNA 复制的过程中参与识别和修复未配对的碱基片段。此外，此系统可以识别和纠正在 DNA 螺旋链中的小的片段缺失或插入。在整个进化历史过程中，这些基因是高度保守的。然而同源错配修复基因系统已经在人类细胞（真核）和真核生物中被发现。上述基因产物的功能障碍，表现出来的现象被称为微不稳定。

非编码区域内的 DNA 基因片段（蛋白质编码区域 DNA 只占人类基因组的约 3%）含有高度被称为 DNA 重复序列的 DNA。最常见的重复是（CA）*n* 后连接（A）*n*，其中 n= 10～60。由于是非编码区域，它们的变化在整个进化过程中无关紧要，并且耐受性良好。这增强了这些区域的遗传多样性。它们的模式可以从任何特定个体的有核细胞中获得，并形成 DNA 指纹图谱的基础成。

这些重复的序列被称为“微卫星”：在基因中单核苷酸或短链 DNA 序列中被重复。在微卫星序列的复制过程中，由于 DNA 聚合酶的“滑动”，可能会导致子代的遗传物质过多或太少。这可以通过扩大 DNA 序列的检测方法，如 PCR 技术检测微卫星序列的大小来发现（图 24.2）。因此，基因突变可能发生在一些微卫星序列，导致插入或缺失。这些错配突变通过修复蛋白修复。低效的修复并不能修复基因错位。主要错配修复（MMR）基因有：hMSH2 蛋白，位于 2p16 上；hMLH1，位于 3p21 上；hPMS1，位于 2q31-33 上；RPMS2，位于 7p22 上。这些基因负责单碱基对的错配修复和短误匹配在新合成的 DNA 中的环路。目前已发现超过 400 个不同的错配修复基因突变，诱发 HNPCC. 虽然在 hMSH2 和 hMLH1 在 HNPCC 中占 60% 和 30% 的 HNPCC（Lynch 和 de la Chapelle，2003）。然而，虽然 hMSH2 基因的失活与 HNPCC 基因突变的存在密切关联（Lynch 等，2004）。hMLH1 基因的失活与启动子甲基化有关（Herman 等，1998）。另一个基因，hMSH6，占了近 10% 的情况下，负责非典型的和良性的 HNPCC（Miyaki 等，1997）。

这种修复 DNA 突变能力的下降，可能增加传统的癌基因或肿瘤抑制基因的特定突变不被修复的概率，导致受影响的细胞无法控制的生长。HNPCC 患者在某些癌基因的突变上通常有一个积

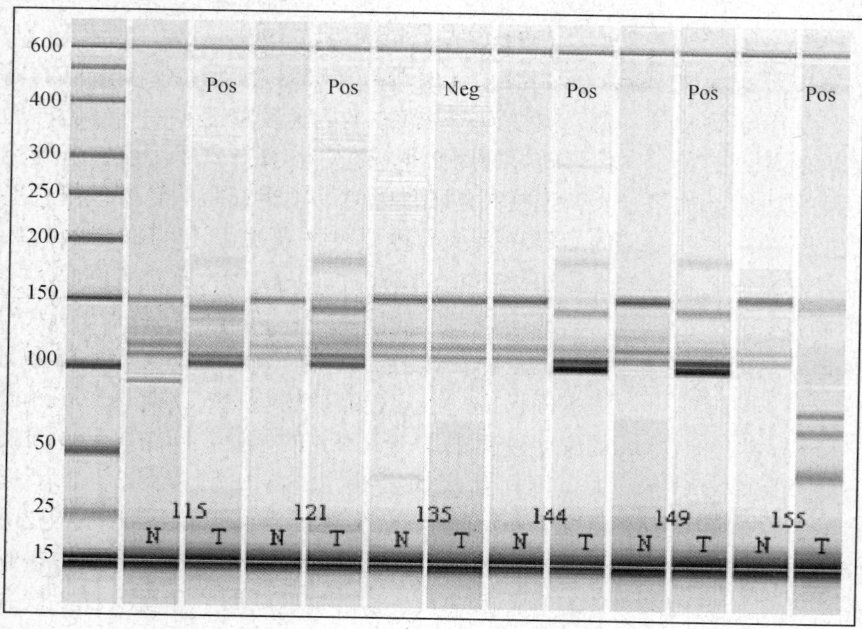

图 24.2 结直肠癌微卫星不稳定性：分析 BAT-26 中（A）*n* 微卫星。在病例 115，121，144，149 和 155 中正常组织和肿瘤组织中微卫星类型不同。在病例 135 中，正常组织和肿瘤组织中可见相同（A）*n* 重复类型。

累。发生这种突变的基因通常在其管辖范围内的编码区有单核苷酸重复，如 β-II 型受体（TGFβRII），胰岛素样生长因子 II 受体，AXIN2 和 BAX 基因。细胞周期调控，细胞凋亡，衰老和癌症。

细胞周期的调控、凋亡、衰老和肿瘤

细胞周期

本章中所描述的许多癌基因，直接作用于细胞周期的调控（即细胞复制所必需的），或侵犯其他重要的细胞内信号转导通路。细胞周期的表达和其调控在肿瘤正常基因功能的缺失方面起到非常重要的作用。

在简单的形式中，细胞周期包括四个阶段：DNA 合成期（S 期），有丝分裂（M 期），间歇期（G1 期和 G2 期）（图 24.3）。四个阶段以周期性的方式发生于组织与细胞的快速周转过程中。细胞复制最终的目的是产生两个相同的子细胞，与一个完整的基因组结构。这个过程非常复杂，涉及了很多来自于细胞外微环境到细胞核的整合和转导过程。信号传导的过程中分子的重要性被保守的进化序列所支持，例如生物的进化是从从最简单的生物如酵母，进化为无脊椎动物、哺乳动物，并最终到发展为人类。

细胞周期的进程，是通过“关键点”控制的（见图 24.2）。在这个位置上，是细胞的复制是否要进行，决定必须在另一个循环开始前作出。这些关键点位于 G1/S 和 G2/M。第一个关键点（G1/S）通常被称为“开始”，通过这个点完成细胞周期并且生产两个子细胞。p53 基因在这个检查站的行

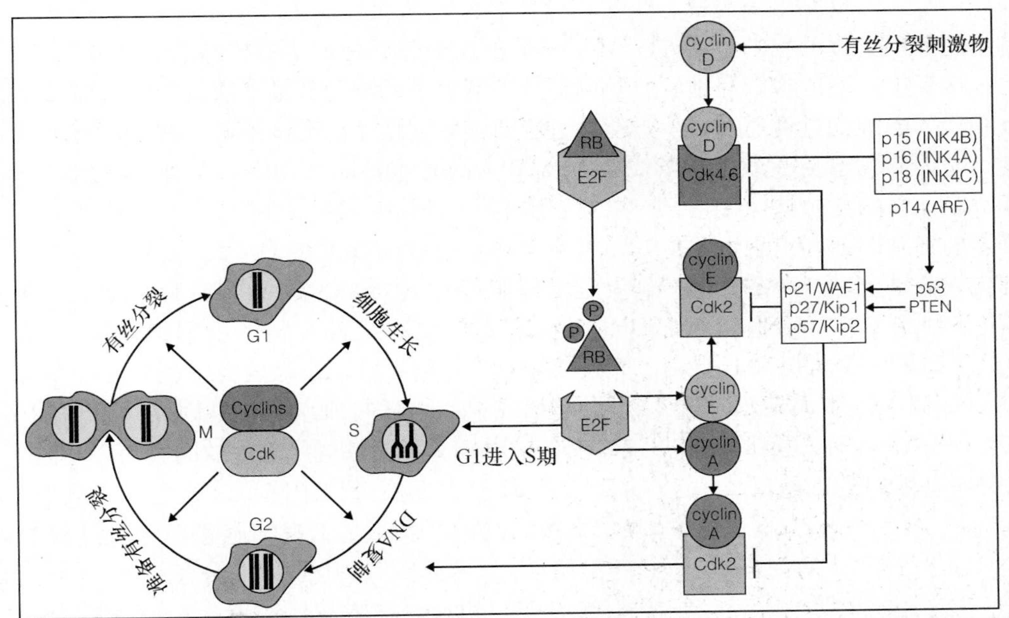

图 24.3 细胞周期蛋白依赖激酶（Cdk）通过磷酸化其他蛋白介入细胞周期。Cdk 特异作用于 G1 期（Cdk4），S 期（Cdk2）或 M 期（Cdk1）。细胞周期蛋白呈周期性下降，与 Cdk 结合，通过选择性的蛋白磷酸化调节细胞功能。分为 G1 特异性细胞周期蛋白（D），S 期特异性细胞周期蛋白（E 和 A）及有丝分裂细胞周期蛋白（B 和 A）。Cdk 分子可以被比作发动机，细胞周期蛋白就好像变速器，控制着发动机是空转或是驱动细胞进入细胞周期。Cdk 分子和细胞周期蛋白的基因可以充当癌基因，结直肠癌中 Cdk 和细胞周期蛋白的表达通常上调。丝裂信号，特别是那些作用于 K-ras 途径中的，刺激细胞周期蛋白 D 亚型的转录，导致 Cdk4、Cdk6 和细胞周期蛋白 D 之间复合物形成增加。视网膜母细胞瘤基因产物 pRB，在其未磷酸化状态，和 E2F 家族转录因子正常结合及分离。连续以 Cdk4、Cdk6（结合细胞周期蛋白 D）和 Cdk2（结合细胞周期蛋白 E）磷酸化 pRB，可以限制其与 E2F 结合及分离。随着 E2F 从 pRB 中释放出来，E2F 成为对包括细胞周期蛋白 E 和 A 在内的对 DNA 合成及进入 S 期有重要作用的多基因转录的激活开关。所有 Cdk 抑制因子 INK4 和 Cip/Kip 的家族成员抑制细胞周期蛋白 D/Cdk4/6 复合体的功能，同时 Cip/Kip 的家族成员也抑制细胞周期蛋白 E/Cdk2 和细胞周期蛋白 A/Cdk2 复合体的功能。如上所示，p53 和 PTEN（一些幼年性息肉病家族的变种）的产物能够强烈诱导某些 Cdk 抑制因子的表达。在一些结直肠癌中 p53 和 PTEN 功能的丢失导致 Cdk 抑制因子 p21/WAF1 和 p27/Kip1 分别表达减少。Cdk 抑制因子也作用于这里没有显示的细胞周期其他阶段。

为是DNA复制前检测DNA损伤，并延伸入S期直到损伤被修复。第二个关键点发生前有丝分裂(G2/M)前。细胞周期关键点被细胞周期依赖性激酶(CDK)所控制，它是一种由两种蛋白质构成的结构蛋白(细胞周期蛋白和激酶)。当细胞从G1期向S期，G2期和M期进展时，连续的激酶(CDK4，CDK2，CDC2)被一系列的细胞周期蛋白(D，E，A，B)所表达。每一个细胞周期蛋白依赖性激酶都与特定的细胞周期蛋白形成复合物，这个激酶加入把各种蛋白质磷酸化以保证细胞周期进程的完成。这个磷酸化去除转录因子的抑制剂从而激活了转录因子。转录因子然后激活特定所需的基因，细胞进入下一个细胞周期阶段，其中包括下一个细胞周期蛋白激酶基因的转录。这种短暂性的控制，是通过周期相关蛋白可调控的蛋白水解而迅速降解。

细胞周期调节蛋白质降解是一个反复出现的现象，因为蛋白质降解控制细胞周期过程的方向：通过蛋白水解破坏周期蛋白，确保细胞不能很容易地返回到以前的阶段。与此相反，磷酸化过程通过磷酸酶的作用是很容易可逆，是因此它不是一个很好的途径，以确保细胞周期仅在向前的方向进行。

细胞是能够长时间抑制的细胞周期的出现，并且可以在G0‘休息’。细胞周期是密切与一些其他监管过程联系：DNA修复，细胞分化，细胞衰老和程序性细胞死亡(凋亡)。如果一个细胞对外界刺激无法作出适当的回应，抑制了细胞周期出现，以修复受损的DNA。或者，如果它是不发生凋亡，异常的DNA和一个不稳定的基因组的细胞后代也不会出现。

细胞凋亡

细胞凋亡不同于坏死性细胞死亡，它是一个高度被调节和活跃的过程。细胞进行程序性细胞死亡，在特定的细胞质蛋白控制下进行的(Wylie，1980)。细胞增殖失控一直被公认为是肿瘤的一个重要特征，但最近已明确，受损的凋亡在肿瘤发生过程中也同样重要。凋亡细胞的DNA被切割到180个碱基对的倍数，在琼脂糖凝胶检测中表现特性的DNA梯形图案(Vaux和Strasser，1996)。细胞凋亡是一种发生在正常胚胎发育过程中的生理过程，在老龄化和防御过程中一般会消除受损的细胞。此过程是对于组织的平衡是必需的，它是通过维持细胞分化和死亡达到的。它也可以作为一般的防御机制消除死亡的细胞，可能在衰老过程中有的作用。

肿瘤形成过程中，细胞增殖和细胞死亡之间的平衡是紊乱的。这种紊乱反映在组织生长的优势，同时可能是与受影响的细胞的寿命增长相关。这两种过程协助细胞克隆选择和细胞数量增长，在这个过程中，其他基因的变异促进向恶性表型的转变(McDonnell，1993)。从正常的生长的上皮细胞，通过腺瘤形成癌过程中，凋亡细胞片段逐渐下降(Bedi等，1995)。诱导细胞凋亡涉及的分子机制并不完全清楚，但了解一些关键调控分子。由于电离辐射或诱变剂曝光中产生的DNA损伤导致*p*53基因表达增加，激活细胞凋亡(见下文)。在大肠癌中观察到的细胞凋亡指数的下降很可能是与*APC*和*p*53的突变失活有关，或者因为其他未被发现的基因。当然，导入人结肠癌细胞*p*53基因并不能诱导细胞凋亡(Shaw等，1992)。然而，*p*53基因突变一般在癌的形成发生后都会检测出(见下文)。*APC*基因的功能障碍是更重要的肿瘤发生的因素，它的部分功能是维持细胞数量平衡的作用，而且还能通过激活细胞凋亡途径维持平衡。同样，有活性的*APC*转入缺乏该基因产物的大肠肿瘤细胞也会导致细胞凋亡(Morin等，1996)。

人类研究最多的基因是*Bcl*-2，该基因编码的蛋白质抑制凋亡(Vaux等，1992；hengartner和Horvita，1994)。在正常大肠上皮细胞，*Bcl*-2的表达仅限于迅速将在基部小穴内的细胞分化。在恶性肿瘤形成中，小窝的顶点内该基因表达量增加。*Bcl*-2的这种模式的活性同小窝内的凋亡密切相关，在结直肠癌发生发展过程中降低。这些结果表明，*Bcl*-2蛋白的过度表达是上皮细胞恶性转化过程中的早期事件，而且，与其他早期分子改变(例如APC突变)相比，细胞凋亡的害处更便于肿瘤起始(Giardello等，1995)。

细胞衰老和端粒酶

在细胞分裂过程中，染色体的完整性的保持由每一端的专门DNA序列来维持，称为端粒。然而，DNA复制，仅局限于染色体内部的DNA，在连续几轮的细胞分裂，体细胞内的端粒逐渐缩短(Harley等，1990)。只有在生殖细胞由于端粒酶的作用能维持端粒长度。端粒酶的表达仅限于这些类型的细胞。这些细胞的整个的生活中的都有这种复制功能。端粒逐渐缩短超过一个临界长度，可能是导致细胞周期阻滞的信号，并在衰老过程中激活衰老的途径。

令人惊讶的是，最近的证据表明，瘤形成此过程受到干扰。已观察到的端粒酶异常表达同 80%～90%的人类癌症相关，并且可以使体细胞不发生死亡（NW Kim 等，1994 年；Haber，1995；Morin，1996）。在结直肠癌发生，多数腺瘤不表达端粒酶，而浸润性癌却拥有这种活性（Li 等，1996）。

有趣的是，细胞不死性不一定是内在的所有大肠癌的特征。hTERT-阳性细胞（人端粒酶逆转录酶细胞）系建立的转移性大肠癌，由于缺乏端粒酶活性表现出一个增长潜力有限，虽然它们由于 hTERT 基因可以永生化（Dalerba 等，2005）。这表明，许多肿瘤没有组成性的激活维持端粒的生化途径，肿瘤细胞系有被人工自主选择有自发的属性并且能在体外无限生长。这些观察结果能够被以下事实解释，即在体内 hTERT 的表达是被多个组织环境因素控制，包括激素，生长因子和细胞因子（Kyo 和 Inoue，2002）。因此，肿瘤微环境在调节 hTERT 基因表达起着重要的作用，结直肠癌（CRC）原代培养可能会失去端粒酶逆转录酶，其在体外培养单独表达的作用。此外，最近的癌干细胞概念的扩展到实体肿瘤（Reya 等，2001），表明 hTERT 基因也许只激活癌症干细胞亚群。事实上，目前已经证明 Bmi-1 是所涉及干细胞的自我更新的控制基因之一，也可以上调上皮细胞中端粒酶逆转录酶（Dimri 等，2002）。因此，不稳定的 CRC 原代培养缺乏癌症干细胞小部分的原发肿瘤，并且只包含分化短命的定向祖细胞。这些解释同下面事实是一致的，即非突变能够决定端粒酶的组成活性，迄今已在人类肿瘤中描述（Zhang 等，2000）。

克隆和体细胞突变引发的肿瘤

克隆性是所有人类癌症的基本特征。失活的 X 染色体调查研究支持这个概念。随机失活的一个副本的 X 染色体发生在早期所有的女性胎儿细胞的发育阶段。随后的所有子细胞从亲代细胞继承同一个特定的失活 X 染色体，这种模式可以被确定。结直肠腺瘤（并因此形成癌）从一小部分细胞的克隆表达，克隆起源于一个单一的小肠隐窝细胞。所有这些细胞具有相同的遗传变化，从母本细胞中获得最初的增长优势，而在随后的遗传病变积累子细胞，供了进一步的增长优势。这些基因的突变往往与腺瘤-癌顺序一致，相关事件的顺序一致（图 24.4）。与此相反，正常结肠黏膜是多克隆的起源。肿瘤细胞克隆并不意味着同质化，肿瘤可表现出单

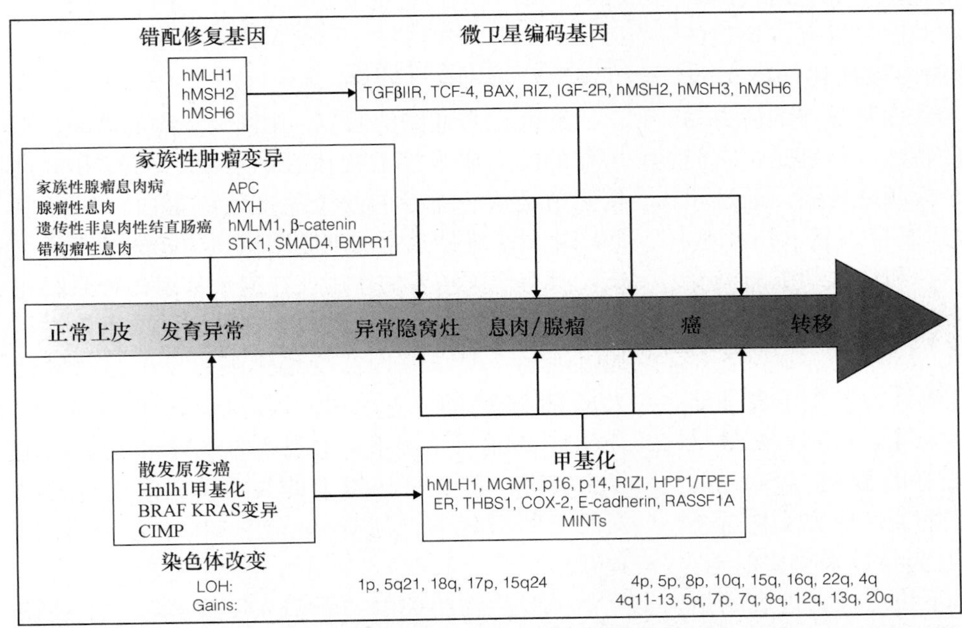

图 24.4　作为多通路疾病的结直肠肿瘤发生的分子描述。结直肠癌的显著异质性是定位的广泛变化、组织学、微卫星不稳定性程度、甲基化水平、染色体不稳定性程度及种系或体细胞突变出现的反应。不同的肿瘤是这些变量不同组合的结果，是肿瘤诱导和进展不同通路的结果。包括 APC、K-ras 和 p53 在内的肿瘤发生和发展的最初模型随着大多数肿瘤的发生不再被公认为是唯一的。大部分结直肠癌可能是通过涉及细胞凋亡和 DNA 修复在内的不同基因表观遗传沉默产生的。

克隆的组合物，但在一些多样化的方式无关。对肿瘤细胞克隆性的间接证据，进一步证明，使用由特殊技术检测肿瘤细胞中提取的 DNA 的遗传变化。这些技术通常需要至少所有的待调查肿瘤细胞 30%～50%。因此，这意味着它们存在于在大多数的细胞并导致发生克隆的选择和随后膨胀的结果（Kern，1993）。

肿瘤恶化：原癌基因和肿瘤抑制基因的基因突变

结直肠癌发生的形态学阶段，从正常上皮细胞，包括畸变隐窝灶，腺瘤，最终成癌。这些形态每个阶段将要讨论其典型分子病变。然而，对这些遗传事件的两个一般性评论成为可能。首先，通过沿每个阶段形态的进展，遗传改变逐渐增加。其次，其中的这些基因在时间模式的的改变，意味着它们可能有一个在恶性肿瘤的启动或进展具有举足轻重的作用。最后，肿瘤转移的一些重要的机制相关的生物学，更加明确，这些都还在讨论。

畸变隐窝灶

1987 年，首次发现畸变隐窝灶（ACF）病变后，亚甲蓝染色的应用于整个致癌物质处理过的啮齿动物的结肠黏膜的预处理（Bird，1987；McLellan 和 Bird；1988）。异常隐窝比正常的隐窝大两到三倍，并且在显微镜比周围组织明显升高。类似的病变现已经在人典型的大肠癌中被描述（Pretlow 等，1991）。这些人的 ACF 与致癌物质在啮齿类动物中引起的病变有许多共同的特点。特别是，它们发生在大肠癌的增加风险的个人频率更高，通过频谱的显示蜂窝结构接近正常到发育不良（Pretlow 等，1991；Ronucci 等，1991），和包含细胞的突变 DNA（Jen 等，1994；AJ Smith 等，1994；Yamashita 等，1995；Heinen 等，1996）。

人类的 ACF 突变体，已被认为发育不良和非增生（Roncucci 等，1991；Jen 等，1994）是最早在结肠肿瘤性病变的发展前的腺瘤（Siu 等，1999）。在进行的 ACF 内分子病变的研究支持这个观点，为结直肠癌发生的基因变异带来重要启迪。例如，在 ACF 内发生微卫星不稳定性，这表明结直肠癌发生中有早期的体细胞 DNA 的突变错配修复事件（Heinen 等，1996）。我们所理解的在结直肠癌发生 ACF 的作用，最近引发了显著的重新思考。有人建议，发育不良 ACF 都是由 APC 基因突变，然后可能会进展到腺瘤，而 K-ras 突变体同 ACF 发育不良相关（Jen 等，1994）。因此，如果 ras 基因突变是第一个遗传事件，非增生 ACF 没有进一步恶性发展的能力。因此，虽然与 K-ras 突变体细胞是非常一致（Pretlow 等，1993），但这些细胞被认为在无 APC 突变的情况下不会发生典型增生，将回到细胞凋亡。相反，*APC* 突变体发生的第一次突变会导致发育不良病变，并且会带动其他遗传性事件的积累（Jen 等，1994；AJ Smith 等，1994 年）。然而，这种模式中的其他问题的关键分子和病理检查结果表明，非增生 ACF 可能通过性腺瘤转变（Nascimbeni 等，1999）。更重要的是，最近的一项发育不良和无 FAP 非增生的 ACF 从受试者的研究，在任何一组没有发现 APC 突变体，但在两组中的 K-ras 基因突变频率更高（Takayama 等，2001）。这些数据表明，APC 的突变可能无法启动散发性结直肠肿瘤的早期事件中，尽管这样做并不意味着 APC 基因突变不是一个 ACF 非典型增生或腺瘤性非增生的 ACF、转型的早期驱动事件。当然，K-ras 基因不能一开始突变，大多数大肠癌缺乏 K-ras 基因的突变。大多数非增生的 ACF 有锯齿隐窝上皮细胞形态，其中折叠并采用锯齿形轮廓。最近组织分子数据表明，一些增生性息肉早于锯齿状腺瘤，反过来，早于 MSI 阳性肿瘤（Jass，2001）（见下文）。

下游信号和信号通路

Wnt 信号通路的调节，中断大肠癌的启动，在肿瘤的发生成为接近规律性的步骤。APC 和 β-连接蛋白是这一途径的两个关键效应蛋白。APC 基因产物对于维持正常的细胞结构和功能的结直肠上皮，具有至关重要的作用。在这个基因的种系突变导致 FAP 综合征（见下文）。这种基因的重要性是通过观察，APC 基因突变绝大多数发生由散发性大肠癌确定的（Miyoshi 等，1992；Powell 等，1992）。在这种情况下，所观察的 FAP 的患者确定发生突变，其中 90%以上的失活基因时由过转录提前中断引起的（Miyoshi 等，1992；Powell 等，1992）。

APC 生物相关的"看门人"模式，被上述研究 ACF 的分子病变影响在结果所支持（Jen 等，1994；AJ Smith 等，1994）。这些研究表明，它不仅仅是积累遗传事件，同时还是有顺序的，可以用来判断肿瘤发生的过程。并非所有的影响细胞生长的基因，都一定引发肿瘤。有趣的是，在大肠癌细胞表达野生型（即功能 APC 蛋白），含有突变的 APC 诱导凋亡细胞（Morin 等，1996）。这表明，APC 可能是能够启动或控制细胞凋亡。APC 基因的举足轻重的作用可能是组织特异性的，因为虽然它是表示无处不在，但只有在大肠上皮细胞中有“看门人”的功能。这表明大肠癌上皮细胞中的管腔微环境的组件可能是能够调节 APC 的活性。

APC 基因产物在结直肠上皮控制细胞增殖的机制影响已经很清楚。蛋白质在大肠癌上皮细胞聚集基底膜增加表达，成熟后迁移到顶点的隐窝（Smith 等，1993；Miyashiiro 等，1995）。它是已知的野生型 APC 基因与微管细胞骨架蛋白相结合，这种互作是依赖蛋白质羧基末端（Munemitsu 等，1994；KJ Smith 等，1994）。绝大多数 APC 突变体缺乏这种羧基端子结构（Powell 等，1992），所以无法完成这种相互作用。APC 基因编码一个 2843 个氨基酸的大型蛋白质，功能已知蛋白质与其没有高度同源性。然而，确定与 APC 蛋白相互作用的蛋白有许多线索。最重要一个是确定它的自身功能。APC 与 β-连环蛋白相互作用（Rubinfeld 等，1993；Su 等，1993b）。连环蛋白复合体是胞质蛋白，是钙依赖的细胞-细胞上皮相互黏的附必不可少黏的蛋白（Kemler，1993）。β-连环蛋白紧密结合细胞质中的 I 型钙黏素在形成连接蛋白的结构和功能中起着至关重要的作用吗，它是通过将 α-连环蛋白连接到肌动蛋白骨架来完成的。钙黏蛋白复合体的结构和功能的完整性受磷酸化影响（Lilien 等，2002）。β-连环素或上皮钙黏蛋白的丝氨酸/苏氨酸磷酸化（Bek，2002；Kemler，1993）或 E-cadherin 的（Lickert 等，2000）增加钙黏蛋白复合体的稳定性。然而，胞质激酶 FER 使得 β-连环蛋白的酪氨酸磷酸化，破坏 β-链蛋白和 α-连环素的结合（Piedra 等，2003），而由 Src 或表皮生长因子（EGF）受体的磷酸化（Roura 等，1999），会破坏 β-连环蛋白和钙黏蛋白的结合。更重要的是，结合作用的定量或定性下调是癌症的发展过程中早期关键事件（Dorudi 和 Hart，1993）。APC 基结合力因含有 β-连环蛋白的结合位点（Rubinfeld 等，1996），可以通过磷酸化调制，但 APC 突变体缺失这一绑定作用的必要的蛋白质序列。

β-链蛋白的连接指示出，APC 有两个区域有重要细胞的功能，第一个是细胞黏附，这里 APC 可以是能够通过调节细胞-细胞黏附网作为“看门人”功能。在这方面，可能 APC 在下游的连通的黏附作用中其作用，所以钙黏着蛋白-连环蛋白连接轴到其他组件参与细胞-细胞信号转导作用。第二个过程链接 APC 和 β-链蛋白直接到 Wnt。这是进一步加强了链接 APC /β-连环蛋白与另一个蛋白关系，例如蛋白激酶称为 GSK3-β（Rubinfeld 等，1996）。

Wnt 信号通路能通过中断 APC-介导的 β-链蛋白/T-细胞因素（TCF）转录，是大肠癌发生的关键所在。在存在高细胞质水平的 β-连环蛋白，该蛋白易位到细胞核，它能结合 TGF-核淋巴的成员增强因子（LEF）转录因子家族形成的复合物，能够激活靶基因的转录（Korinek 等，1997）。核结肠癌细胞非功能性的 APC 包含稳定 β-catenin/TCF4 络合物的是活性结构；APC 移除其复杂的 TCF4 和 β-catenin 复合物丢失其转录激活能力。它最初是认为所有的 TCFs 结合 β-catenin 的基因转录。然而，至少有两个 TCF，LEF-1 和 TCF1 目前已知存在的，抑制 β-链蛋白/TCF 转录活性（Roose 等，1999；Hovanes 等，2001）。靶标 APC/β-链蛋白的途径包括许多有重要的基因，影响到大肠癌的发生和发展，例如 c-myc 基因，生存素，胃泌素，环氧合酶（COX-2），基质金属蛋白酶（MMP）-7，尿激酶类型纤溶酶原激活剂受体（APAR），CD44 蛋白，血管内皮生长因子和 P-糖蛋白（黄和波尼亚蒂，2002）。这一途径的重要性也表明发现，大肠肿瘤完整 APC 基因都含有活性的 β-连环蛋白突变结构（Morin 等，1997）。

细胞周期蛋白 D1，调节细胞进入增殖阶段的重要的细胞周期调节蛋白，并且，虽然在人类结肠癌细胞中，周期蛋白 D1 基因在克隆中不上调，但是细胞周期蛋白 D1 在人类腺癌和腺瘤性息肉的结肠中的表达升高约 30%（Bartkova 等，1994）。此外，表达反义细胞周期蛋白 D1 的 cDNA，抑制裸鼠 SW480 结肠癌细胞生长，表明细胞周期蛋白 D1 在肿瘤发生过程中起着举足轻重的作用（Arber 等，1997）。细胞周期蛋白 D1 作为经典的 Wnt 通路的直接靶标是通过 β-链蛋白/Tcf 复合物转录激活的（Shtutman 等，1999；Tetsu 和 McCormick，1999）。有趣的是，最近的一份报告表明，不像细胞周期蛋白 D1 受体的检测，内源性细胞周期蛋白 D1 水平不受影响 Wnt 信号通路在体外的拮抗作用，也不会体内试验中，在缺失 APC 时候立即上调。作者认为，肠瘤细胞周期蛋白 D1 的上调对肿瘤生长很重要，对其发生作用不大（Sansom 等，2005）。

在正常的肠上皮细胞，核β-链蛋白增殖区域表达较高，而它在隐窝的上部表达则下降 2/3。相反，隐窝上部细胞复制后，细胞质内的 APC 染色显着增加，表明成熟后表达水平增加，而在细胞活跃分裂的区域几乎是不存在（Smith 等，1993；Midgley 等，1997）。β-链蛋白这种模式的表达与其在信号通路中维持干细胞的特性和控制肠中细胞分化的作用是保持一致的。

考虑在肿瘤中 APC 的失活后的这些生物学后果，它很可能是 APC 基因产物能结合细胞外信号并且通过β-链蛋白和相关的蛋白质转导它们到细胞核。新出现的图片表明 APC 作为主分子内的细胞内信号转导通路，它能控制细胞的增殖和早期分化（图 24.5）。即使与现有的资料我们并不感到惊讶，为什么 APC 功能障碍将在癌细胞恶性转化的早期阶段对细胞的行为一个重要的影响。

有趣的是，这些研究结果仍然没有揭示任何关于在大肠癌组织上皮细胞 APC 基因功能障碍的特异性。然而，这项工作一个重要的教训，对人类肿瘤的发生复杂的信号转导途径真相的了解，只有在无脊椎动物和真核生物中通过使用功能强大的实验系统发现。这将使下面 HNPCC 的讨论再次变得显而易见，会看到怎样聚集人类联合系统分析在非人类系统中的分析和实验研究提供了大肠癌的最重要的机制之一发生的重要信息。

腺瘤和癌的形成

腺瘤通常其大小，绒毛结构的量和不典型增生程度的基础上归类为早期（Ⅰ型），中期（Ⅱ型）或晚期（Ⅲ型）。这是一个有用的分类，考虑在恶性基因变异大肠上皮细胞的转型的逐步积累。如前面讨论的，APC 基因的突变发生在 AC，F 现在被认为是最早明显的大肠癌前兆。当然，APC 突变是在早期腺瘤为 5mm 的无息肉病的患者中的一个共同发现（Vogelstein 等，1988）。K-ras 基因的突变，可以在 50%的中间体腺瘤检测到（> 1cm），并在 50%结肠癌中发生（Bos 等，1987；Forrester 等，1987）。腺瘤直径小于 1cm，被认为不具有重大恶性进展的风险，有趣的 RAS 只能确定大约 10%的突变病变。然而，在高度发育不良增生的腺瘤中，ras 突变体更频繁（Miyaki 等，1990）。这

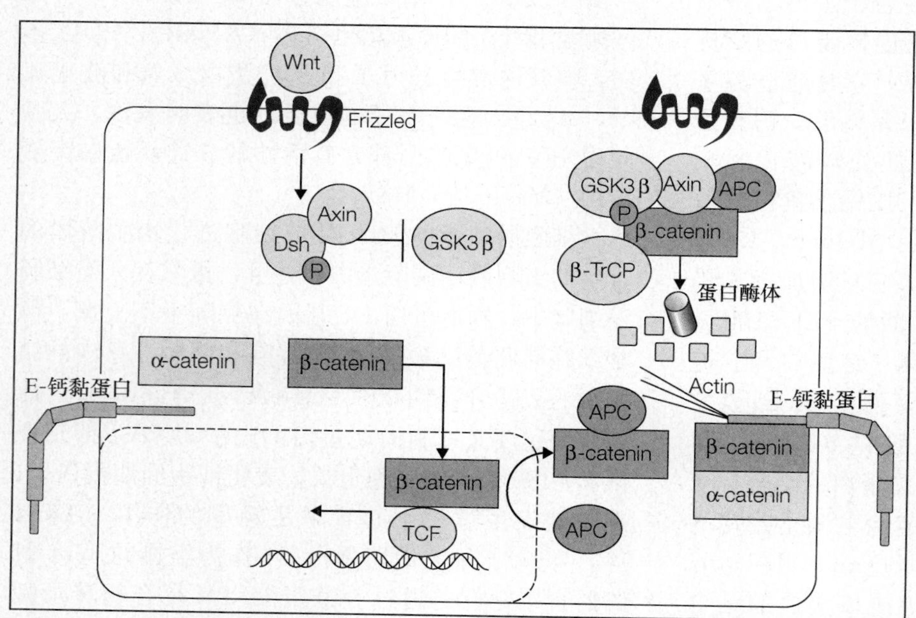

图 24.5 wnt 信号系统中β-连环蛋白和 APC 的重要角色。β-连环蛋白存在于三个功能区：(1) 钙黏蛋白结合形式调节粘附；(2) 与 axin，APC 和 GSK-3β 形成复合体，在此被磷酸化并被β-TrCP 定点降解；(3) 同 TCF/LEF 转录因子一起位于细胞核内。除了破坏复合体可以影响β-连环蛋白的功能，APC 的变异也会影响由其调节的β-连环蛋白在细胞核内的功能。APC 包含出核转运和入核转运的信号，使其充当细胞核-细胞质穿梭的角色。一旦进入细胞核，APC 即促进β-连环蛋白转出，因此抑制 TCF 介导的转录，APC 变异后性能消失。

些研究结果与 ras 基因突变不会引发恶性转化但属于诱发肿瘤发所生必要的遗传改变的假设一致。

有趣的是，最近的一份报告显示，大肠癌基因在 β-链蛋白或在 K-ras 基因突变。这表明，K-ras 突变体癌症进程不需要 β-链蛋白的突变，这两个基因产物在细胞周期蛋白 D1 的转录激活中发挥功能相当的角色（Shitoh 等，2004）。

Ras 蛋白是一个称为鸟苷三磷酸的调节蛋白大家族，控制许多细胞过程。如之前提到的，它们在调制信号与细胞表面受体及其细胞核有举足轻重的作用。这些蛋白质进化的重要性强调，ras 基因存在同系物，即使在较低的有机体中也存在。三个 ras 癌基因同系物（H-ras 基因 ras 癌基因，K-ras 和 N-ras 基因）已在哺乳动物确定。然而，三个突变蛋白中，只有 K-ras 基因在大肠肿瘤出现频率较高。同其他肿瘤分子生物学不同，K-ras 基因演示了一个明显的突变“热点”即在结直肠肿瘤中检测到 K-突变体单碱基替换密码子 12 或 13 达到 90%。这增加了有助于 ras 基因突变的检测，相比等位基因在其他的癌基因和抑癌基因的改变。这些突变保持 K-ras 蛋白在持续有活性的状态，不断的激活控制细胞增殖和分化的途径下游的信号（Boguski 和 McCormick，1993）。最近，研究显示突变的 K-ras 基因是维护细胞骨架降解必需的，使转移性结肠癌细胞发生黏附和运动，从而维持其转化和侵袭的表型（Pollock 等，2005）。

17p 和 18q 的等位基因损失是大肠肿瘤的常见事件。令人惊讶的是，这些地区被怀疑含有肿瘤抑制基因（Vogelstein 等，1988，1989）。发生 18q 染色体上的杂合性缺失（LOH），在结直肠癌发生的事件中相对较晚，可以用来检测到约 70%的癌症，50% 的后期（类型Ⅲ）腺瘤，只有很少（10%），在早期的腺瘤。18q 的最小共同缺失单位定位 18q21 周围位点和一个被克隆的候选抑癌基因称为 DCC（在大肠癌中没有）（Fearon 等，1990）。该基因编码一个同细胞黏附分子蛋白质的大家族非常接近的同源性的大蛋白，其功能作为发育中的神经系统中的跨膜导素受体，导素是轴突导向的关键因子（Keino-Masu 等，1996）。然而，尽管细胞黏附功能失活在癌症生物学的作用明确（Edelman，1988），该基因产物在大肠癌肿瘤最近不明确。虽然 DCC 的表达大多数大肠癌细胞系是缺失或大大减少（Fearon 等，1990），特异性等位基因 DCC 基因的改变，在大肠癌癌症是一个罕见的发现（Cho 等，199 年）。同样，转换 18 号染色体到人类结直肠癌系可以抑制器致瘤性，但特意的转化 DCC 基因本身并不影响这些细胞生物学特征。

然而，沉默的 DCC 的表达有助于逃离子宫内膜癌细胞脱离 DCC 调控细胞凋亡程序，从而促进恶性表型（Kato 等，2004）。

最近研究缺乏小鼠同系物的催化裂解（DCC）的转基因小鼠表明，这些动物有正常的肠道，显示结肠肿瘤的发病率没有增加（Fazeli 等，1997）。虽然失活的小鼠 DCC 导致动物在出生后不久死亡，这是由于神经系统发育不健全导致的。其他数据表明，DCC 和 netrin-1 作为一种新型的肿瘤的发展负调控因子（Mehlen 和 Llambi，2005）。不像经典的肿瘤抑制基因，DCC 有条件地诱导细胞凋亡，即在无 netrin-1 存在时候，DCC 的表达诱导细胞凋亡诱导，在有 netrin 存在下，其会阻止 DCC 诱导的细胞死亡（Mehlen 等，1998）。在小鼠胃肠道，netrin-1 强制表达可以抑制细胞死亡，导致的自发形成增生性肿瘤病变（Mazelin 等，2004）。此外，在突变的 APC 的存在下，能够促进 netrin-1 表达诱导腺癌恶性肿瘤的发展。所有这些研究结果，都有助于进一步研究 DCC 失活和癌症治愈之间的联系。显然，需要额外的数据，以支持这个结论，DCC 在结肠上皮细胞具有重要的负调控作用，它们的失活过程同肿瘤的发生有着密切的联系，能够强劲促进癌细胞的增长和生存。

18q21 区域是足够大可以包含其他候选的肿瘤抑制基因。最近被鉴定的一个候选肿瘤抑癌基因被称为 DPC（在胰腺癌中不存在）位于 18q21（Hahn 等，1996）。此基因与 Smad4 同源和病情并且编码为一个转录因子介导 TGFβ 通路（转化生长因子）信号的转导，（Eppert 等，1996）。DPC4/Smad4 的 mRNA 突变失活被确定在大肠癌只占一个小的比例（MacGrogan 等，1997）。DPC4/Smad4 有非常显著的 MAD 基因家族的序列同源性，这个家族的基因介导的 TGFβ 的信号转导，最早在无脊椎动物中确定的（Riggins 等，1996）。TGFβ 的信号抑制上皮组织的生长（Massague，1990）。这种信号转导通路失活的重要性最近在大肠癌中被证实，由于发现 TGFβⅡ型基因受体在多数 HNPCC 患者中发生突变（TGFβRⅡ）（见下文），并在零星的患者中显示复制错误的表型（Parsons 等，1995 年）。在阐明大肠癌分子发病机制中，一个反复出现的主题给带遗传性大肠癌的研究来了巨大的启示。例如，通过深入调查 HNPCC 发现 TGFβ 途径在调节细胞增值的重要性，只出现在结肠上皮细胞。额外的候选 18 号染色体上的肿瘤抑制基因现在已被克隆，它们的突变可能代表在大肠癌中有其它为 TGFβ 失活情况下发生的（Thiagalingam 等，1996）。

17 号染色体的短臂等位基因缺失，发生在超过 75%的大肠癌病例中，但 17P 上发生等位基因缺失在腺瘤患者中不常见。事实上，即使在伴有高度异型增生、包含癌症病灶的大腺瘤中，17P 上发生杂合性缺失也是罕见的。17P 号染色体上的等位基因缺失，在晚期结直肠癌发生中的重要性已经被多次证实，这种遗传病变与腺瘤的癌变相关。本单位的共同缺失区域含有 p53 基因（之所以被称为 p53，是因为它是一个 53-kDa 蛋白），人们迅速地明白指向 p53 的 17P 等位基因缺失是本区域主要（如果不是唯一）的肿瘤抑制基因。大多数 p53 变异会生产的一种蛋白质，它有着更长的半衰期，可以用免疫组织化学检测，而野生型的基因产物通常是不可检测的。如今，人们已经明确，p53 基因是人类癌症中最常见的突变基因，它在癌症恶变中起核心作用。

P53 基因产物是一种核磷蛋白，这是一种结合在特定 DNA 序列中的转录因子，激活下游的基因的转录。p53 基因至少编码 6 个不同 p53 基因亚型，其中有一些在不同的肿瘤细胞中存在调节差异。所有这些 mRNA 都可在正常的人体组织样品中，通过组织特异性方法检测到，可以通过检测特异抗体的方式检测到这些 mRNA 引发的蛋白表达。这些异构体具有不同的生物功能。p53β 亚型比 MDM2 启动子更容易结合 BAX，而 P53 比 BAX 更优先结合 MDM2。另一个异构体，Δ133p53 抑制 p53 介导的细胞凋亡，表明，它也可以充当显性阴性蛋白。此外，至少在乳腺癌，p53 亚型的表达的调控是变化的。

p53 结合一个重要的下游目标是 p21 蛋白（WAF1，CIP1 和 SDI1）。WAF1 是一个细胞周期调节蛋白，在驱动和控制细胞周期中有着举足轻重的作用。抑制肿瘤的 p53 蛋白的重要性在细胞的 DNA 持续损伤反应中被观察到，例如由环境诱变剂或暴露于电离辐射导致的 DNA 损伤。DNA 损伤诱导 p53 蛋白的过度表达，反式激活 p21 基因，导致细胞周期阻滞。通常这种阻滞发生在 G1 和 S 期之间的细胞周期（图 24.2），可以修复受损的 DNA，通过 DNA 修复酶的激活。然而，如果细胞遭受的损失实在是太大了，会发生凋亡，防止包含突变的 DNA 的细胞的增殖。因此，任何由突变失活导致的 p53 功能的丢失，将出现在允许 DNA 损伤后和外观进展肿瘤细胞种群的未受抑制的细胞周期。

只发生在结直肠癌的最后阶段的背后的选择突变 P53，其分子基础仍然是未知之数。有趣的是，在李-佛美尼综合征中，其中个体会发生生殖细胞的 p53 基因突变，但患大肠癌的风险并没有增加。当然，这看来，p53 基因突变不是结直肠癌发生的启动阶段必须的限速病变。李-佛美尼综合征患者的“癌谱”（通常是乳腺癌，肉瘤和脑）表明，在大肠癌细胞的 p53 功能异常的影响，由其它基因的表达而停止。因此，通过其他组织特异性基因产物的表达，受 p53 的调控的增长途径很可能在大肠癌细胞有大量的冗余。这些失活 p53 基因修饰的基因可能是必要的，表现变得明显改变了细胞的 p53 的损失。

转移

肿瘤细胞转移是肿瘤发生转移的前提。它可能与上皮细胞分化减少及细胞表型发生变化有关，而这些正是肿瘤恶化的表现。导致恶性肿瘤激化的上皮细胞内平衡失调与上皮细胞特征丢失和表型改变有关。这种从上皮样细胞转化为间质细胞的现象是肿瘤恶化的重要过程。然而，肿瘤的形态和功能是多种多样的，这表现在肿瘤的种间基因异质性上。事实上，肿瘤在细胞增殖、细胞周期捕获、上皮细胞分化、上皮样细胞向间质细胞转化、细胞黏附以及转移方面都具有明显的分区。另外，癌细胞的转移不能单独依靠不可逆的基因改变来解释（Brabletz 等，2001），我们越来越清晰知道在结直肠癌的入侵、转移以及膨胀过程中往往发生着可逆的动态的变化，比如说在细胞黏附以及 β-链蛋白定位的时候。

特别值得强调的是，肿瘤所处的环境对肿瘤的转化起到调控的作用。综上所述，我们可以明确知道：细胞外信号传导途径异常激活在肿瘤激发和转化阶段都起到非常重要的作用。尤为重要的是，细胞外信号传导途径在胚胎形成过程中起关键作用。另外，它还参与干细胞形成和上皮细胞向间质细胞转化的过程。从生理学方面讲，干细胞是胚胎发育过程中所有组织的始祖细胞，同时也是成年个体组

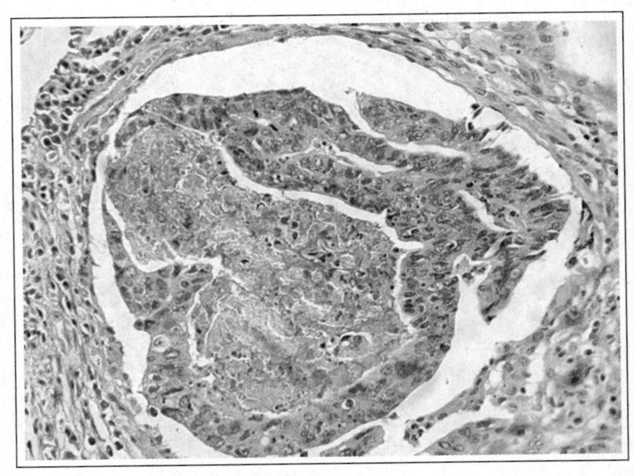

图 24.6 完全被血管包围的大肠癌。血管内原发肿瘤细胞进入周围毛细血管是癌症转移的重要一步。

织内稳态的根本。干细胞的特点是能够进行不对称分化，从而导致干细胞自我复制以及第二代子细胞的增殖和分化。正常的体内发育依赖于细胞外途径的作用。它通过对细胞外阻止干细胞自我复制的信号进行抑制，并消耗转录因子，从而造成上皮干细胞的减少。间质组织向上皮组织转化是胚胎发育的一个重要过程。细胞外信号参与感应正常生理过程（如原肠胚形成）的转化。然而，当细胞外信号异常激活时，它可以使肿瘤的上皮样细胞向间质细胞转化，从而具有恶变质的细胞表型。上皮样细胞向间质细胞转化的一个重要特征是黏着连接处膜钙黏蛋白的丢失。这一过程由黏着连接处的β-链蛋白向细胞核转移而引发。另外，β-链蛋白可直接正向调控操纵上皮样细胞向间质细胞转化的靶基因（如：钙粘连蛋白基因抑制物 SLUG）。因此，细胞外途径异常激活是否会致癌与肿瘤恶化的两个重要因素（癌干细胞和上皮样细胞向间质细胞转化的激发）有关。肿瘤细胞通过血液和淋巴管扩散是肿瘤发生转移的先决条件。有人认为肿瘤来源细胞分化减少可造成细胞分离、扩散，并最终导致转移。在结直肠癌组织染色切片上，我们可以看到核连环蛋白在游离的去分化的肿瘤细胞中显著聚集。这些部位不表达钙粘连蛋白，并通过增加细胞周期依赖激酶抑制剂——INK4a 的表达来阻止细胞生长。在大多数中等分化的结直肠癌中，中央分化良好区域的核β-链蛋白逐渐减少。这种不分布差异性在不同肿瘤个体中也存在。在腺瘤恶化成癌的过程中核β-链蛋白量出现一个明显的增加。开始是在一定范围内的低级别腺瘤中出现小数量核β-链蛋白，然后在癌组织与宿主进行接触过程中、上皮细胞转化为间叶细胞相关的癌细胞里β-链蛋白逐步达到最大化。显然，这一转化过程是可逆的、表达大量的钙粘连蛋白，而核β-链蛋白表达减少，从而使原有肿瘤的表型持续分化。此外，我们在相应的转化阶段可检测到分布异质性（中心区域的分化程度和外周上皮样细胞向间质细胞转化）和细胞内β-链蛋白表达差异（Brabletz 等，2001）。

结直肠癌发生的遗传模型的局限性

近二十年来，在散发性直肠癌的分子病理机制方面的大力研究取得了重要的成果。在直肠癌发展进程中，一个用来描述大量的遗传学改变，必然推动腺癌向癌转变的模型作为直肠癌发展的遗传学基础的示例已经普遍被接受（Vogelstein 等，1988；Fearon 和 Vogelstein，1990）。这个模型的基本理念为从正常上皮向癌转变的进程中，伴随着大量关键基因的突变，而这些关键基因，在维持直肠组织的稳态，细胞周期的调控和抑制凋亡等方面发挥重要作用。这些年许多基因被证实，但这个模型和它的核心结构依然是范例，并且 APC，K-ras 和 P53 被认为是直肠癌发展的重要因素。然而近来许多资料表明，现有的模型将只能解释很小一部分的直肠癌的肿瘤形成。少于 10%的直肠癌同时有 APC，K-ras 和 p53 突变，而接近 40%的直肠癌只有其中一个基因发生突变。在直肠癌中，p53 和 APC 同时发生突变的现象最常见，而 p53 和 K-ras 同时发生突变的现象却极其少见（Calistri 等，2005）。肿瘤突变的多样性提示了这些基因中的多个发生突变并不是肿瘤发展的先决条件，而多个选择性遗传途径能引起直肠癌的发生（Hermsen 等，2002；Giaretti 等，2003；Giaretti 等，2004）（图 24.7）。更重要的是这个模型并不能包含其他的伴随恶性转变的重要表型改变，如生长因子的表达，血管形成和黏附分子的活性等。这些特征和癌的许多其他特征都受到表观遗传学改变的严重影响，表观遗传学的改变是很难评估的，但其和任何上述描述的遗传学的改变或等位基因的改变一样在肿瘤的生成中有着重要的作用。

直肠癌发展过程中的表观遗传学改变

我们现在所知甚少的表观遗传变化，即非由原发性 DNA 序列介导的基因功能的遗传变化，在肿

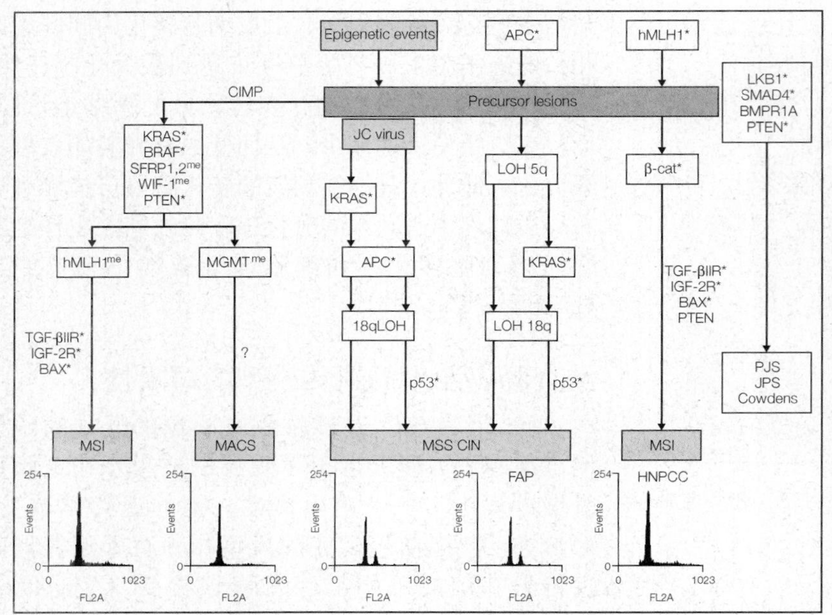

图 24.7 引发结直肠癌的多通路。* 表示基因（突变）结果，me 表示表观遗传（甲基化）结果。病毒在结直肠癌发生中作用尚属推测。不同通路引发的肿瘤具有不同预后特征。结直肠癌分三个亚群：二倍体 MSI 肿瘤（流式细胞仪单峰），二倍体 MACS 肿瘤（流式细胞仪单峰）和非整倍体 MSS 肿瘤（流式细胞仪双峰）。MACS 肿瘤预后最差，MSI 肿瘤预后最佳。

瘤发生的过程中也很重要。DNA 甲基化和染色质构造的模式在肿瘤过程中发生了极大的变化，包含 DNA 甲基化的全基因组流失和局部性获得。在哺乳动物的基因组，只有在磷酸胞苷鸟苷（CpG）的二核苷酸中，当胞核嘧啶碱着位于鸟嘌呤核苷时（5′ ），才会促发甲基化作用。该二核苷酸在诸多基因组中的含量都很低，但在 0.5～4kb 的短基因组区域，即 CpG 区，CpG 的含量极高。在哺乳动物基因组，几乎一半的基因中的启动子区的近端，都有 CpG 区，这些 CpG 区占总体 CpG 区的大多数，且一般来说这些 CpG 区在正常细胞中是未甲基化的。但是，在肿瘤中，这些启动子区的超甲基化是肿瘤中分化得最好的表观遗传学变化，且几乎能够在人体的每一种肿瘤中找到，它与基因的不当转录沉默有关。启动子甲基化的普遍程度，与人体肿瘤中诱变引起的典型肿瘤抑制基因的分裂相比，有过而无不及。当基因种系发生突变时，即在各种散发性肿瘤中的甲基化相关沉默，近 50％的情况下会引发家族性肿瘤。此外，在一些肿瘤中，有大量的潜在肿瘤抑制基因被启动子甲基化抑制了。根据这些潜在基因的功能来看，它们对肿瘤发生可能很重要，但在这些肿瘤中它们不会发生突变（Jones 和 Baylin，2002）。

近来对染色体组调控基因转录的知识的了解，已经进一步突出了后天机制对于人类癌症的起源和发展的重要性。这些表观遗传变化，特别是与不正常基因沉默相关的启动子甲基，几乎影响着肿瘤的每一步发展。积极转录基因在它们合适的 DNA 甲基化的区域拥有较低的水平，然而转录沉默基因却在它们 5 秒钟的时间内严重甲基化。因此，DNA 甲基化的基因拥有潜在的非突变机制，这种机制能够抑制肿瘤的基因的表达功能并且能增强原癌基因表达。另一个能够影响基因表达的表观遗传变化是基因组印记，它是一种可逆修改的 DNA，并且能导致与母亲不同的表达，以及继承父亲的同源基因。印记的缺失（LOI）涉及到基因表达异常，通常是由于在父母亲的区域内无法以特定方式表达造成的，这个特定的基因仅仅从两个等位基因的一个中表达，具体选择哪个等位基因是由父母本的遗传决定。印记缺失包括有生长潜力的沉默基因副本的激活，或者抑制肿瘤转录基因副本。基因表达的重要性以及甲基化状态在最近不多见的结肠直肠癌中被发现。

CpGhypermethylation 和与之相关的 hMLH1 促甲基化是在大部分 MSI-H 结肠直肠癌的研究中一起发现的，这个与 hMLH1 蛋白质表达缺失有关（Herman 等，1998）。CpG 富含在大部分人类基因胞嘧啶 0.5～2kb 的区域中。在中央的胞核嘧啶甲基化群岛是损失相关的基因的表达和镇压转录的变化引起的染色质结构由于绑定的特定蛋白质甲基化 DNA 和减少一些转录因子的亲和力对甲基 CpG 网站。

遗传性的癌症综合征

体细胞不再是基因突变的唯一靶点（目标），突变也可能发生在卵细胞和精母细胞，并且通过种系的传递导致可遗传性的癌症综合征。FAP 与 HNPCC 就是遗传损伤的例子。然而，只有发生在肿瘤抑制基因的突变才会通过这种方式传递。致癌基因并不是导致可遗传的癌症综合征的主要原因，大概是因为它们作用的主要方式与正常的胚胎发育方式不相容（不一致）。如果双亲中有一人的肿瘤抑制基因中单个位点的突变被子代所继承，则该子代中的每一个细胞都可能会是这个突变基因的杂合子。在有癌症倾向的组织中，这将会增加至少一个细胞获得突变等位基因的风险，而这种突变会使基因完全失活，后续又会导致个体在较年轻时患癌症。因此根据 Knudson’s 的两步假设，在肿瘤的发生中必须有两次突变。第一个是通过种系的传递使得该个体有患癌症的倾向，而第二个突变则会在日后的生活习惯中获得。

Knudson 最初是通过成视网膜细胞瘤来阐述他的两步突变理论的。那时候他的假设，主要是建立在对遗传性的或不定时发生的成视网膜细胞瘤患者的发病年龄和肿瘤的多样性的观察基础上的。在遗传的病例中，每一个成视网细胞都含有一个突变的等位基因，因此在有癌症倾向性的细胞中，若剩余的另一个等位基因也发生了第二次体细胞的突变，则成视网膜细胞瘤就会发生。如果在多个成视网膜细胞的剩余等位基因中发生互不相关的基因失活，则会导致多病灶的肿瘤，通常在双眼都会出现。相比之下，在偶发疾病中，如果同一个成视网膜细胞要形成肿瘤，需要两个失活的体细胞突变。因此，不定时发生的成视网膜细胞瘤倾向于在年纪较大的患者中发生，通常是单侧或者是单一的。

值得指出的是，由于表型的形成需要两个等位基因同时失活，而体细胞的突变是隐性遗传。然而，可遗传的成视网膜细胞瘤却是以一种常染色体显性性状的方式传递。因为，在至少一个成视网膜细胞中，第二次体细胞的突变很可能使另一个等位基因失活了。这种种系突变后的肿瘤抑制基因的失活模式，在后续被证实是正确的，而且在 FAP 中解释得通。

遗传性直肠癌

一个遗传基因的突变可以明显倾向于发生直肠癌，主要有两种不同症状：家族性大肠息肉和遗传性非息肉病。事实上，流行病学资料显示多达 15%的结直肠癌发生在一项主导性继承模式（Houlston 等，1992）。

家族性大肠息肉

家族性腺瘤息肉病（FAP）有不到 1%的患者患有结肠直肠癌并且在二三十岁时发展为成千上万的腺瘤。这些主要发生在大肠，但是腺瘤也在上消化道常见。若不经处理，大多数腺瘤将发展为癌症。因为频繁的光学观察，FAP 可以被视为一个普遍增长障碍疾病，包括视网膜病变，骨瘤，硬纤维瘤。其中一些描述非结肠特性的同名综合征将在这一卷的其他地方讨论。

尽管这种病很早就已被人们认知，FAP 的分子生物学机制最近才有所了解。Herrera 等（1986）报道在一个病人 FAP 中存在删除染色体 5q。随后遗传连锁研究了 5q21 的局部 APC 基因染色体（Bodmer 等，1987；Leppert 等，1987）。使用定位克隆技术基因被迅速克隆，并且它在 FAP 里面的作用被共分离突变的等位基因的 APC 受影响的家庭证实（Groden 等，1991；Joslyn 等，1991；Kinzler 等，1991；Nishisho 等，1991）。结果表明如遗传性视网膜母细胞瘤，引发腺瘤形成 FAP，需要一个体细胞突变在剩下遗传自不受影响的父母的野生型等位基因。无论在人类还是在鼠模型的 FAP 的研究（鼠类同系物的 APC 的突变是多个肠道肿瘤（Min）鼠标）现已证实肿瘤形成的限速步骤是剩余功能基因的失活（Ichii 等，1992；Levy 等，1994；Luongo 等，1994）。这些观测为 Knudson 的二次蜕变假说提供了有力的证据，二次蜕变假说最初是解释肿瘤发展成视网膜细胞瘤。APC 基因的结果和功能已经在上下文中的结肠直肠癌中讨论过。

基因型和表型在家族性腺瘤息肉病

FAP 行为作为一种常染色体显性遗传特质，具有几乎完全的穿透性和引人注目的表达式变化。大多数突变积累在中部的 APC 基因，被称作集群地区的突变（MCR），导致 COOH 终端截断蛋白质的表达。分布不均匀的临床特点源自这些突变的不同表型效应。此外，有证据表明，表观遗传和环境因素的影响是显著的，例如，存在视网膜病变（先天性视网膜色素上皮肥大；CHRPE）与463和1387之间的主题突变外显子9码有关（Olschwang等，1993），然而另一端的截断突变（在1403和1578之间基码）与频繁的光学特性有关，如硬纤维瘤肿瘤和骨瘤，但不是CHRPE（Spirio等，1993）。而突变基因的中央区域关系到成千上万的年轻人的严重表型以及额外的结肠症状（Nagase和Nakamura，1993）。APC基因MCR上的突变和突变与严重表型的关系表明：这部分的基因是特别容易变异或者肿瘤感应一定程度上由于MCR上的突变（Polakis，1995）。后者可能指向主导负机制的市中心APC基因突变而导致更大的肿瘤生长的习性。的确，有证据表明，一个占主导地位的负面效应的APC基因产品是伴有严重息肉病（Dihlmann等，1999）。在β-连环蛋白野生型/tcf介导转录强烈抑制突变体APC，1309号密码对被截断。相比之下，突变APC基因产品相关的减毒息肉病，如涉及密码子386年或1465年，干扰与APC活动只有较弱的野生型。这些结果提供一个分子的解释基因型表型相关在FAP患者和支持这个想法，结直肠肿瘤增长的推动作用，至少在某种程度上，通过选择一个突变在MCR。这些后者观测是符合公认的互动的模式的APC蛋白质，作为正常的APC分子被认为作为二聚体（i. e. two identicalprotein chains linked together）。此外，有证据表明，突变APC蛋白质可以通过结合活性蛋白质灭活野生型蛋白质（Su等，1993a）。一个近端突变造成的非常截断蛋白质，可能无法与野生型蛋白质交互导致轻微的表现型；而一个完整的突变蛋白附近，非常远端产生的突变，将绑定和野生型活性蛋白质和导致一个更激进的形式的疾病。老鼠胚胎干细胞为纯合子或APC1638T等位基因显示广泛的染色体和主轴畸变，提供遗传证据表明在染色体分离的APC的角色（Fodde等，2001），这有助于在癌症细胞染色体不稳定（Kaplan等，2001）。大部分的表型变异密切相关的生物中是由于基因表达的变化，而不是改变蛋白质序列。

因此，有趣的是，APC基因的表达水平在没有任何序列变化时会降低，除了先前描述的多态性（Laken等，1999；Yan等，2000），并且，这种低表达可以关联到一个明显的遗传易感性结肠肿瘤（Yan等，2002）。确定突变剖面的患者可能会在临床管理有一些重要的FAP应用。如果有可能预见一些精度表型的疾病，那么精确的形式提供给病人的手术可以选择。比如说，有激进疾病的患者，包括重大直肠病变，可以通过直肠结肠切除术很好地治疗，并可能恢复。

相反，有回肠直肠的吻合的全直肠切除术是一个适当的选项对于个人与减毒FAP和相对直肠爱惜。进一步的描述表型效应不同的APC突变将巨大的治疗价值，目前这一领域研究很热。

环境因素

环境和表观遗传学因素也是FAP表现型的重要修改者，因为有同样的截断突变的病人也依然有可能获得疾病的不同临床特征。例如，不可区分的截断突变将会引起Gardener's综合征（下颚骨瘤和硬纤维瘤），但是这种突变只有一部分而不是全部患FAP的病人都有。阐明FAP的环境和表观调整的精确机制是一个非常复杂的过程。在肿瘤形成之前需要其他的基因变更，FAP病人的种系变异的遗传才能使得其更容易患上结肠癌。这些额外突变的结果反过来受环境因素的影响而且基因本身会受到其他修改基因的影响。因而，在多基因疾病例如直肠癌中，即使是单个种系变异引起肿瘤，其一旦开始后，分子路径依然会非常复杂。这跟一个经典的单基因疾病的基因型-表现型关系十分不同，如：囊胞性纤维症。在囊胞性纤维症中，一个单一的遗传损害通常导致相同的疾病状态以可再生的形式发展。

相同的表现型存在时，调节FAP表现型的细胞腔环境的精确成分仍然未明确。因为食物因素和直肠癌有关联，所以膳食是表现型的环境调整的明显目标。由于人类膳食很复杂，因而把膳食的一个特殊成分归因于这个调整的有害因素是非常困难的，许多肠瘤老鼠的研究为这个问题提供了很有趣的线索。由于APC基因的鼠科同族发生截断突变，这些老鼠患上了多肠肿瘤。在隐藏了这个突变的不同近交品系之间，息肉的数量发生很大的改变。连锁分析已经阐明一个事实：一个单独的位点，即位于第四号染色体上的MOM1与这些表现型的差异有关。

一个强有力的候选MOM1基因，它能为磷脂酶的分泌编码。然后，它就从这些位置被克隆了。在膳食磷脂成分与直肠癌有关联的条件下，MOM1

基因为磷脂酶的分泌编码，这一发现非常有启发性。此外，在人体或者老鼠身体上，非类固醇抗炎药可以防止或者引起结肠腺瘤的逆行。非类固醇抗炎药抑制环氧酶，而环氧酶与花生四烯酸脂质的新陈代谢有关。因而，Min 老鼠模型为表现型如何被修改者基因的行为所改变提供了一个非常好的例子。而这些基因很容易受细胞腔环境成分调整的影响。

遗传性非息肉病性结直肠癌

遗传性非息肉病性结直肠癌是一个个体具有较高的罹患癌症的风险的常染色体显性遗传疾病，术语“非息肉病性”仅仅和 FAP 综合征区别。同期的腺瘤性息肉是 HNPCC 的一个常见特征，与 FAP 所不同的是，这种疾病不是以所存在的数以百计的腺瘤为特征的。一直以来，人们怀疑 HNPCC 患有一种遗传基础，但直到 1980 年代和 1990 年代临床流行病学家的家族的密集研究才被完全描述（Lynch 等，1996）。通常，个人发展直肠癌的 HNPCC 癌症的平均年龄为 45 岁，HNPCC 患者占所有患结肠直肠癌患者的 2%～5%。然而，严格用于 HNPCC 履行的标准只是最初用来识别分析家族遗传码的（Vasen 等，1991）。因此，如果这些标准被严格执行，真正的流行 HNPCC 的可能就被大大低估了。事实上，证据是累积的，结肠直肠癌的遗传易感性是一种比先前承认的组件开发过程时更常见的功能（Cannon-Albright 等，2005，1988；Hall 等，1994，1996）。

对 HNPCC（遗传性非息肉性结肠直肠癌）遗传发病机制的描述代表着许多学科的一个极其富有成效的融合，从肿瘤学到分子生物学以及遗传学。用微卫星标记法对来自南美、欧洲以及新西兰的大家族进行详细的连锁分析为这个调查提供了第一条重要的线索。通过努力发现了两条染色体上的基因 2p16 和 3p21，这两个基因与受影响的家庭有着紧密的联系（Lindblom 等，1993；Pelkomaki 等，1993）。通过对这些杂合性缺失的研究，一个新的现象变得明显。在肿瘤组织中，额外的新的等位基因可以与从正常组织提取的 DNA 区别开来，而不是仅仅发现在肿瘤组织中有一经典的等位基因删除（Aaltonen 等，1993；Ionov 等，1993；Thibodeau 等，1993）。它们在尺寸方面的差异非常小，这些差异经常出现在每 2 000～5 000 相连成组的碱基对中。这些改变被发现发生在包含简短的核苷酸重复的区域，称作“微随体”。这些观测到的微卫星不稳定是由于肿瘤组织和正常结肠之间的一核苷酸、二核苷酸和三核苷酸的 DNA 复制的数量不同而出现，术语称为微卫星不稳定性或是表型复制错误。在对来自患有遗传性非息肉性结肠直肠癌患者的肿瘤组织和正常结肠组织进行进一步的研究发现，在遗传性非息肉性结肠直肠癌患者的大部分肿瘤组织中，出现了表型复制错误，但在其他的癌症中这种现象则非常罕见。有趣的是，在结肠直肠癌的表型复制错误零星的出现在基部肿瘤组织（接近于结肠左曲）的特点，这也是非息肉性结肠直肠癌所特有的。这些发现很快的被其他团队所证明，表型复制错误作为很多其他固体癌症的的一个恒定值性能也变得明显。

这种模式相当微小的等位基因变更不符合经典的肿瘤抑制基因发生突变的范例，其中一个等位基因的缺失，表现为 LOH。此外，在家系研究中进一步的连锁分析表明，联动到一个不同的位点数目在不同的染色体上（Pelkomaki 等，1993）。一些生物学家在研究原核生物复制的保真度，为发现基因对 MSI 表型负有责任提供了便利。这些研究者发现，在人大肠癌症的微卫星不稳定性的 MutS 蛋白与 mutL 的编码基因的 DNA 错配修复酶中，观察到含有突变的细菌和酵母中的类似的图案（Strand 等，1993）。此外，有人认为，生殖细胞突变在人类同源的 MutS 蛋白和 MutL 可以解释为 HNPCC 综合征（Strand 等，1993）。这些 HNPCC 分子基础，敏锐的洞察力刺激了强烈的原核 DNA 错配修复基因的人类同源搜索最终在五个候选人类基因的鉴定（reviewed in Marra 和 Boland，1995）。

HNPCC 的发病机制中的可能参与，MutS 的同源的概念，至少在与 2 号染色体的类型，由发现一个酮（hMSH2 的）的位于染色体上的 2p 被大大加强（Fishel 等，1993）。然而，DNA 错配修复基因功能障碍和 HNPCC 之间的因果联系的直接证据，然后提供经鉴定 hMSH2 和 mutL 同源基因在 HNPCC 家系的突变（Leach 等，1993；Marraand Boland，1995）。实验研究也产生了强烈的证据支持 MutS 蛋白和 MutL 同源基因在 HNPCC 的作用。例如，MSI 阳性肿瘤提取物缺乏在体外错配修复活动（Umar 等，1994）。此外，为人类结肠癌细胞株的 hMLH1 突变的人类染色体含有一个正常的拷贝中 hMLH1 废止转让的 MSI 表型错配修复和恢复活动（Koi 等，1994）。现在被认为占绝大多数 HNPCC 家系种系突变在人类的 DNA 错配修复基因（hMSH2，hMLH1，hPMS1 及 hPMS2）（Kinzler 和 Vogelstein，1996）。基于以上的研究，预计将被发现的其它基因，考虑到不窝藏在上述基因突变的其他 HNPCC 亲缘族的。

微卫星不稳定性与肿瘤形成

存在 MSI（微卫星不稳定性）表型和错配修复缺陷的肿瘤细胞基因，表达的自发突变率明显高于正常细胞（Battacharyya 等，1994；Eshelman 等，1995）。错配修复功能缺失的结肠癌细胞系囊括一些突变类型：包括大范围缺失和全部外显子丢失（Battacharyya 等，1994；Eshelman 等，1995）。另外，这些改变并不局限于 DNA 微卫星序列。

整体突变基因表型导致基因组不稳定性，并为经过多种必要突变所形成的遗传性非息肉性结直肠癌（HNPCC）患者，提供了一种促进肿瘤发展的机制。DNA 错配修复基因的发现，增加了在 HNPCC 以及其他显示出微卫星不稳定性的散发结直肠癌形成中存在其他旁路途径的可能性。确实有证据支持这一观点。在 HNPCC 中很少观察到以杂合子丢失（LOH）为表现的抑癌基因。但是，点突变引起的等位基因缺失导致 DNA 阅读序列的蛋白截断提前和框移突变（Konishi 等，1996）。而且，普遍认为在散发性结直肠癌中，抑癌基因和原癌基因（APC，K-ras 和 p53）的累积突变频率低于 HNPCC（Konishi 等，1996）。但在存在微卫星不稳定性和 APC，K-ras、p53 突变缺失二者之间的反相关关系并非恒定现象（Huang 等，1996）。明确的是，不存在微卫星不稳定性的结直肠癌大约丢失了 25% 的随机选择的等位基因，但在具有微卫星不稳定性的结直肠癌中却没有任何丢失（Aaltonen 等，1993）。因此，可以想象的是结直肠癌形成所必须的多基因改变/多步骤遗传改变至少存在两个途径：在 HNPCC 中 DNA 修复基因缺失引起的精细改变以及在小部分散发结直肠癌肿瘤中等位基因的随机缺失。

微卫星不稳定结直肠肿瘤，除错配修复基因的突变外，其他基因的突变并没有出现在偶发性的 MSI 阴性的癌症中。大肠癌一般对上皮细胞增殖的细胞因子 TGF-β 的抑制效果不敏感。在 MSI 阳性癌症，常见的情况是一个 10-腺嘌呤微卫星序列的移码突变重复嵌入的 TGFβRII 基因中的编码区（Markowitz 等，1995 年）。同样的，突变也重复出现在一个 8-鸟嘌呤中的胰岛素样生长因子 II（IGF IIR）受体（Souza 等，1996）。水溶性 IGFIIR 与 TGFβ 的分泌和 TGFβ 通路的充分激活有关，进一步证实后者（Souza 等，1996）。此外，微卫星不稳定大肠癌往往含有 HLA 位点基因缺陷，这可能让免疫监视失效。

偶发性大肠癌患者中约有 12%～15% 呈 MSI 表型，但在已知的人类错配修复基因中只有一部分这样的病例。而在其余的微卫星不稳定性的分子基础尚未被定义。此外，40%～50% 的大肠癌中为年轻的患者（35 岁以下），原因可能为遗传、缺乏微卫星不稳定性（Liu 等，1995）。所有的这些 MSI 阳性肿瘤患者和 HNPCC 患者癌症有许多共同的临床病理特征（H Kim 等，1994）。在 HNPCC 和 MSI 阳性偶发性癌症中，均出现右路肿瘤占主导地位、组织学图片差异很少、大量的黏蛋白产生和明显的淋巴细胞浸润（H Kim 等，1994）。

虽然遗传性非息肉病性结直肠癌的和散发性微星阳性肿瘤遗传途径重叠到大的程度，也可以是不同的。最近的一份报告调查了 β-连环蛋白的活化突变外显子 3 在小的零星腺瘤，遗传性非息肉病性结直肠腺瘤和在散发性 MSI 阳性和 MSI 阴性大肠癌，以及在遗传性非息肉病性结直肠癌中的频率（Johnson 等，2005）。大多数外显子 3β-连环蛋白的突变，包括 GSK3β 的磷酸化区域中的错义改变，并导致了 β-连环蛋白水平的提高及相关 TCF4 转录激活（Morin 等，1997）。虽然这样的腺瘤和散发性癌症的基因突变是罕见的，但它们在遗传性非息肉病性结直肠癌中发生频率显著增加。此外，突变是更常见于癌症的晚期阶段，同时表明一般来说 β-连环蛋白突变不启动肿瘤。相反，它们在遗传性非息肉病性结直肠腺瘤中发生在腺瘤进展至癌期间或之后，同时影响和早期肿瘤进展和启动有关的基因中已经窝藏突变的肿瘤细胞的生存。遗传性非息肉病性结直肠腺瘤 β-连环蛋白的频率增加，但不是在零星的 MSI 阳性突变癌症中没有，这其中原因目前还不清楚，但它是可能的 β-连环蛋白突变在遗传性非息肉病性结直肠腺瘤选择，而不是突变的结果。

已经描述了另一组大肠癌，其特征在于由微稳定，近二倍体表型（Georgiades 等，1999；Curtis 等，2000）。这一组，也称为 MACS（微卫星和染色体稳定），构成了质的不同的组其他类型的癌症

(Jones 等，2005)，可能占最多到肠癌的 1/3。它具有侵略性行为比预期更常发生在一个家族上下 (Hawkins 等，2001；Giaretti 等，2003)。

微卫星不稳定性的早期报告指出 MSI 改善患者的生存 (Lothe 等，1993；Thibodeau 等，1993)。虽然一些小的研究没能重现这一发现 (Feeley 等，1999；Salahshor 等，1999；Curran 等，2000)，MSI-H 协会与改善生存在零星的癌症更大规模的研究证实，最近一次是在一个系统审查结果公布日期 (Popat 等，2005)。一个有吸引力的解释，改善病人的生存是一个增强宿主的免疫反应。免疫组化研究报告指出，改善 MSI-H 的患者生存和这些肿瘤浸润的淋巴细胞激活的高频率有关 (Dolcetti 等，1999)。因此，曾有人建议，这些淋巴细胞实际上可能代表了宿主的免疫反应，有助于改善生存 (Takemoto 等，2004)。最近的一些研究支持这些假设。一研究结果表明 MSI-H 肿瘤活化的细胞毒性比 MSS 肿瘤浸润淋巴细胞更大 (Phillips 等，2004)。另一项研究表明，与 MSS 肿瘤比，在 MSI-H 大肠癌中大量前炎症基因的表达上调。(Banerjea 等，2004)。这些数据有力地说明，这些肿瘤免疫反应被激活，并支持这一概念，即这些淋巴细胞浸润癌症免疫激活作用，而不是简单淋巴细胞的增殖。这个解释是非常有吸引力，因为这些癌症的研究可能提供大肠癌免疫学的重要依据。进一步阐明大肠癌的免疫反应在体内的持续发展是至关重要的免疫治疗。

大肠癌遗传基础的临床意义

散发性和遗传性大肠癌的分子发病机制取得的巨大的进展具有潜在的深远的临床意义。然而，这些遗传学的发现的在常规临床实践中的应用受限于技术问题和对问题缺乏解释。概括地说，大肠癌的遗传突变的发现有三方面的临床可能在临床管理中有 3 方面的应用：①基因检测；②早期检测；③分期和预后分层。

大肠癌遗传性基因检测

基因技术的发展作出是一种遗传性大肠癌综合征的诊断，对病人和他们的家人有至关重要的影响，尽管一些的致病识别基因检测还没能应用在常规的临床中。基因是非常大的 (APC) 或多个 (DNA 错配修复基因)。此外，在两个 FAP 和 HNPCC，有没有突变的热点区域的技术已被用来检测在这些基因中的改变，包括 DNA 直接测序，异源双链分析和 SSCP 或单链的链多态性。但是，这些技术的每一个都有其特定的局限性，特别它们是不敏感的，或者是适当的仅用于研究小的 DNA 片段。

尽管有这些限制，在体外转录实验可用于检测突变约 85%的 FAP 和 HNPCC 的亲族的 50%～60%。借助于计算机，这种技术得到了发展，几乎所有的 APC 突变，和那些在 HNPCC 发生的至少 50%的突变，导致截短的蛋白的产生。基因转录被放大并随后在一个在体外系统转录和翻译。在存在一个突变，蛋白截断，然后通过改变电泳显示的反应产物的流动性，与截短的蛋白迁移速度比全长的基因产物。例如，一个人是这样的杂突变会显示两个频段，缩短多肽产生的突变型等位基因和一个完整长度的蛋白质从野生型等位基因。现在已经开发这种测试 FAP 和 HNPCC。

在这些测试可以定期提供给病人之前，很多问题仍然需要克服。第一，他们不检测所有的 FAP 和 HNPCC 族。第二，一个阴性结果的有效性不能保证这个可能是由于要么相对敏感性的技术或存在的一个仅仅是不通过试验检测的突变。最后，这些条件的基因检测，用适当的管理是非致命性，具有显着的伦理方面的考虑。例如，应该提供产前测试吗？这些问题突出了在家庭癌症诊所，通过那些受过训练的能够解决病人和家属医疗和心理问题的遗传咨询师的显著输入来进行任何此类试验的重要性。然而，这些技术的潜在价值不应被低估了，因为它们可能不再需要反复检查家庭成员谁不具有类似的特异性突变。

大肠癌的早期发现

大肠癌的治疗干预措施取决于肿瘤的早期检测。在结直肠癌中，各种基因目标已被开发利用，以便及早发现策略：

1. 如前所述，在 K-ras 基因的密码子 12 处存在的一个突变热点可使等位基因改变的检测相对轻松，而分析 APC 基因，这将是一个艰巨的任务。用于结直肠癌患者的初步检查配对的原发肿瘤和粪便样本。粪便检验，有几个有价值的特点：它是非侵入性的，不需要肠道准备，可能筛查的整个结肠和直肠，并提供运输的标本。从粪便样本中提取和纯化DNA，然后通过使用PCR来放大了少量的目标DNA来检查出现的ras突变，其次是一个ras斑块杂交试验。本研究结果显示，9名原发肿瘤中存在K-ras突变的患者中有8名从脱落的肿瘤细胞的粪便DNA中也表现出类似的ras基因突变。没有ras基因突变的癌症患者和那些没有癌症的人演示了一个负面测试。其他调查人员随后在K-ras基因突变的大肠癌患者以及p53基因中证实了这些结果，虽然在后一种情况下灵敏度是非常低的（28%）。此外，除了K-ras基因突变，有报告指出在胰腺癌患者粪便中有p53基因突变，这将再次降低特异性大肠癌的检测。

2. 与K-ras基因中少数特定的基因突变不同，APC基因突变可以发生在第一个1600密码子的基因的几乎所有的网站，与该类型的突变也变化很大。一些团体专注于经常发生突变的特定地区。一个数字蛋白质截断检测，这依赖于放大一个小数量的APC模板和检测截断多肽所产生的体外转录、翻译的PCR产物，具有基于粪便检测大肠癌瘤的57%的灵敏度，没有假阳性。
3. 结直肠肿瘤特有不使细胞凋亡的正常结肠黏膜，不像通常揭示细胞凋亡的结肠。作为一个不死细胞的标志的完整的DNA的存在被推定为结肠，与正常黏膜脱落细胞凋亡的DNA片段相比，可以识别大肠癌患者。事实上，在粪便中长的DNA片段的存在已被证明与大肠癌有关。
4. 在肿瘤发生的一个重要的早期缺陷是不平衡，表现为高甲基化的胞嘧啶甲基化的CpG岛和基因组甲基化。检测甲基化的DNA标记可能通过大肠癌和粪便前兆来帮助识别患者。该基因编码分泌型卷曲相关蛋白2（SFRP2），Wnt信号通路的拮抗剂，通常是甲基化结直肠癌症，已被确定为一个潜在的粪便大肠癌标志物。使用基于荧光RT-PCR检测的77%～90%的敏感性和特异性为77%的大肠癌（49个样品）以实现，包括成功的近五分之三的癌症检测SFRP2，粪便检测。检测DNA甲基化有希望作为一个关键组件的目标化验，尤其是针对其潜在的贡献检测近端癌症。
5. 大肠肿瘤是基因异构，然而没有一个突变被确认，这是普遍的事实。例如，突变K-ras基因存在在不到一半的结直肠肿瘤中，这将使最高感光度为大肠癌的这个测试低于50%，如果它在筛查粪便化验中作为唯一的标志物。此外，突变型K-ras基因可能出现非肿瘤性的来源，如胰腺增生，该标记物可能缺乏特异性。这导致了针对多个DNA的改变来增加总体敏感性。报道敏感性使用这种方法在最初的小型研究范围从63%～100%。作为检测远端癌症，该方法已成功用来检测近端癌症，也可能检测到近端结肠部位的某些癌症，如胃和胰腺。

迄今为止，大多数研究都使用了一个单一的粪便样本分析，最近的数据表明，可能是没有额外的优势进行多目标DNA检测一个以上的患者的粪便标本。显然，基于粪便分析存在有前景的开发测试，从而保证更高的精度，安全性，经济性和患者的依从性。然而，与所有的分子标记一样，没有DNA测试演示了一个减少结直肠癌的发病率和死亡率，并且DNA多项测试的可靠性目标仍不确定。进一步前瞻性设计的研究清楚地证实了这些早期结果。与此同时，在这些方法可以转换成大筛查无症状患者的协议之前，需要重要的技术开发。

分期和预后

常规组织病理分期，通过一些手术标本为肿瘤的扩散程度的解剖提供了详尽的描述。如今，这种肿瘤分期，如果运用的好的话，将为那些经历了根治性切除大肠癌的病人的预后提供很好的指导作用。传统分期的局限性，在一些病人的一定的肿瘤阶段所表现的预后异质性表现的越发明显。例如，并不是所有的患有淋巴结阴性的癌症的人都能够治愈。相反，治疗失败并不是腹腔镜直肠癌C阶段患者的唯一结果。越来越重要的明显的证据表明，更精确的分层的预后在辅助化疗组的临床价值方案。

对新的预后策略的迫切需求，要求寻找新的替代技术，这种技术能够快速、准确和个性化检测临床意义上的疾病。人们已经付出了巨大努力，在个别病人的淋巴结，骨髓RNA（mRNA的RT-PCR）或外周血中检测存在肿瘤相关抗原（免疫组织化学），遗传标记（PCR）和特定组织的信使

RNA（mRNA；rt-pcr）。近来，对肿瘤基因组或转录组分析变的越来越具有可行性。未来，对蛋白质，甚至是代谢的分析可能应用到对大肠癌的理解当中。在这个问题上，结直肠癌的分子转变的知识真的能应用到吗？尽管到目前为止，肿瘤进展级联中的许多变更已被确定，但没有任何一个人的癌症被完全的描述了癌症的所有基因改变。此外，即使是在一个给定的癌症中的一个完整的配置文件的突变仅仅代表一个单一的时间点。随着癌症的发展，突变开始积累，细胞的异样性也在发展，使静态分析的组织样本变的复杂。癌症也可能在有设置缺陷的领域发展，周围出现病理正常的，包含异常的组织，会加重肿瘤并影响其行为。完全正常的基质在肿瘤的侵袭和转移中起重要作用（图 24.8）。这种效应可能取决于肿瘤细胞中的分子改变，添加了导致癌症的又一层复杂性。

最近的和最明确的免疫组化研究得出结论，这种技术没有发现重大的作为临床试验患者的淋巴结阴性的大肠癌的预后信息，因此是不可靠的。DNA 有针对性的 PCR 技术已被用来通过检查，提高传统的肿瘤分期存在基因发现癌转移的淋巴结。然而，从这些研究中没有得出明确的结论，其中，从常见的遗传性大肠癌中观察到的改动中，可以得出调查的许多预后的意义。有适当的统计分析的细心的前瞻性研究是必须的，以此来确定是存在还是不存在这些基因的改变是独立的预后指标。

一些有限的数据对遗传分期大肠癌是有用的。在 K-ras 基因和 p53 基因中的突变已被用在此上下文。哈耶史等的一项研究表明，通过常规的病理组织学评估，为无瘤的大肠癌的淋巴结癌症的特定的遗传改变的存在与递减的生存率相关。这表明，这种突变是一种淋巴结隐秘性转移，传统的组织病理学是无法识别的。然而，K-ras 基因突变在大肠癌中出现的几率仅有百分之四五十，而 p53 的突变更为常见，且并不仅限于一个单一的位置。因此，大肠癌的淋巴结转移诊断时，除目标基因外，其他基因等也不容忽视。

将组织特异的 mRNA 放大也是评估肿瘤发病阶段及复发率的一种广泛运用方法。然而，由于诸多技术及理论的限制，这种方法不能运用于临床实践中及成为一种医学原则，仅停留于一种具一定可信度的医学理论。通过反转录提出的变异性使得我们很难界定全球公认的定量切除方法，此外，标准协议的缺失导致了实验室再生性的缺失。更重要的

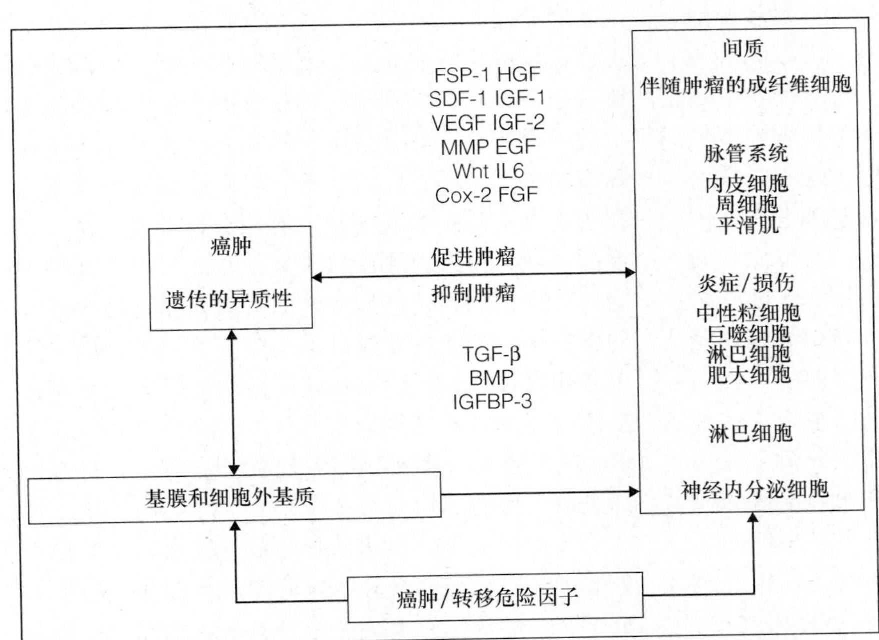

图 24.8 微环境对肿瘤的影响作用。肿瘤微环境明显影响肿瘤形成，为数众多的正常细胞组成了肿瘤周围的供养组织（包括间质成纤维细胞、浸润免疫细胞、血液和淋巴血管网以及细胞外基质）被癌细胞补养。这些细胞产生多种生长因子，炎症趋化因子和基质降解酶能够增强肿瘤的增殖及侵袭。此外，这些正常细胞能够提供肿瘤细胞的支持系统，可以减少抗癌药物的有效递送。

是，大肠癌没有特别的发病标志。因此，一些被用于发现病人血液，骨髓及淋巴结中癌细胞的特殊组织标识，我们很难定义这些标识到底应该是多组织特殊。

很多的研究提出在不同的组织间发现 mRNA，例如发现癌胚抗原，细胞角蛋白，黏蛋白，CD44，鸟苷酸环化酶等，并企图赋予其大肠癌诊断意义。一项研究表明，通过计算有癌胚抗原的细胞数，是可以区分组织正常及组织特殊的淋巴结的。然而，这两种组织有许多相似之处，此外，细胞数的计算是以有癌胚抗原为准的，忽略了癌胚抗原 mRNA 水平的变动。第二项研究通过计算淋巴结中和 18SRNA 相关的癌胚抗原数量，对比推测过高癌胚抗原含量将是癌症复发的征兆。第三项研究同样通过计算病人淋巴结中的癌胚抗原数量进而得出诊断信息。不幸的是，计算 mRNA 的数量并不等同于计算循环肿瘤细胞的数目，因为多数基因的表现形式，在不同人的肿瘤中是差好几个数量级的，且常常在同一个人的肿瘤中，也是相差甚多。还值得一提的是，没有一位学者提出了应如何将这种方法应用于实践。

与此相反，使用常规和实时 RT-PCR 的研究都表明，在 CEA mRNA 检测中有长达 85%控制淋巴结肿大，并且组织学上参与和健侧之间的拷贝数淋巴结中有显著的重叠 CEA。CEA 拷贝数和预后之间不存在相关性，这表明一个基于 CEA 的检测是无法确定患者疾病复发的风险。至少有一个理由，试图检测在淋巴结的疾病：组织学检测隐匿性疾病分期是影响患者预后的重要指标。这不是血液的缘故。然而，一些报告表明，大肠癌患者血液中的 CEA mRNA 水平与疾病阶段有关，并可能有预后价值。这些与那些质疑其特异性的观点形成对比，表明外周血不是一个合适的检测肿瘤细胞的隔间，或提倡另一个组织隔间的分析。类似的，其他组织特异性标记物的相互矛盾的结果已报告。这种不一致是典型的，当对结果进行了详细分析，在各种标记的特异性上几乎没有协议。有相当比例的检测阳性标记的病人还存活了 5 年，或不显阳性的病人在 5 年内死去。典型地，通常的结论是，相应的标记尚未被充分地评价以将其列入一个临床试验。这并不奇怪，考虑到取样的血液，骨髓或淋巴结代表一个复杂的动态过程的快照，且很少有大量的癌细胞从原发肿瘤脱落，前所未有地成为转移性肿瘤。因此，尽管付出了大量的努力，以 PCR 为基础的技术还没有在前瞻性研究中得到临床验证，循环肿瘤细胞的存在也不认为是一个可靠的预后指标。

这表明了一种潜意识的尝试，即是运用 RT-PCR 方法去诊断远距离转移，因为这是基于肿瘤细胞淋巴循环及转移运动的简单生物学和运动学原理。若 RT-PCR 在某患病阶段检测出肿瘤细胞无生物学意义或变异，不仅表示未检测出后遗症，还表明我们并未理解肿瘤细胞在淋巴和体内循环中的停留，释放及运动。没有任何一篇关于 RT-PCT 方法的文章解答了在淋巴结和血液中检测肿瘤细胞的生物相关性，同样也没有文章指出肿瘤细胞的转移趋势，或是把病人个人的基因是促进还是抑制转移考虑在内。动物实验表明，血液中只有 0.01%的肿瘤细胞会发展成可转移的，而对人类来说，肿瘤细胞转移的可能性也很低。另外，一半以上的病人的淋巴结转移的基因型与早期瘤变发生的克隆反应都不同，其中有一小部分在瘤变早期根本就发现不到。人类的基因是多元化的，淋巴结的转移主要由瘤细胞和主体的各种因素的相互作用引起的，例如器官的微环境，这个环境对于癌变的发展、血管生成以及淋巴结转移都有很大影响。因而不难解释为什么隐匿疾病的发现对于预知疾病并没有什么作用。

对于国际上 mRNA 模式的描述，有助于我们更好地理解疾病病理并提高诊断的准确性。转录分析有望帮助我们识别出转移过程中产生的多种基因中的主要部分，并且找出它们和之前检测不到个体肿瘤的分子特征有什么联系。然而差动基因表现力和表现模式对疾病的预判价值并没有多大联系。最近的一项有关组织芯片的研究，并没有表明几种细胞循环规则的表达谱或者之前与预知相关性想联系的增殖标记物和单独通过手术存活下来的直肠癌患者之间有什么联系。那些转移性相对较高的细胞链接体的表达谱，已经识别出了 70 种基因的转移表现模式的变化，而细胞黏着性标记物对于各种基因都是最重要的因素。

最近一项有关疾病预测的报告指出，大肠癌的表达谱可以将转移性和非转移性瘤在临床上分成几个子群。文章作者发现一个 200-odd 基因组，能将患者的存活年限提高五年。最重要的是，大多数接近转移型的非转移性瘤最终都会发生转移，这也就证明了转移性是可以在瘤变早期判断出来的。鉴别基因和很多细胞活动有关，然而和其他很多发现一样，鉴别基因并没有提出一个明显的转移机制。尽管很多基因在识别淋巴结转移以及预测即将发生的转移方面起着相同的作用，它们也有不同之处。这是一项临床观察得出的结论：这两者并不是完全关联的，要重视其中潜在的生物学上的不同。

最近还有一个研究检查了患有大肠癌二期的 74 名患者的表现谱，发现了一种 23 号基因谱，它可以预测疾病的复发。这个发现在 36 名患者身上得到验证，实验的准确率达到 78%。18 名患者中有 13 位，十八名无病的人员中有 15 位都预测成功。

总的来说，这些实验仅是识别潜在基转移性因表现谱的开端。要想更好得了解转移，需要先了解癌细胞离开起始地来到一个更利于它们繁殖的地方，并在这重塑瘤组织的途径。是否有癌细胞的特定改造途径，还是不同的癌症中细胞转移使用相似的表达模式，这一问题还有待研究。后者有一定的理论依据，但不适用于大肠癌。大肠癌癌细胞转移的主要场所是肝。主要是因为它的毛细管网络困住了大多数通过门静脉进入循环系统的瘤细胞结块。当然也并不排除大肠癌早期的基因型会影响成功转移的最终目的地。同一病人的肝脏和淋巴结并不总是表现出相似的基因像差，这也表明了大肠癌转移有多种发生途径。

这些问题影响了把相关技术引用并确定以后的临床使用方法。把 DNA 寡核苷酸放在微芯片中进行平行杂交的新技术有助于提高我们同时分析多种突变基因的能力。然而如果辅助治疗领域没有相应的进步，单凭这些新技术并不会改善大肠癌患者的病情。

结论

近几年，我们见证了在大肠癌的分子构成研究上取得几项重大突破。临床研究和分子分析数据表明大肠癌有很多诱发因素，而在肿瘤发展过程中很多种易致瘤基因发挥着不同的作用。很多大肠癌是由患癌过程中持续发生的体细胞突变引起的。很小的一部分但是起着关键作用的体细胞发生突变，感染了生殖细胞，导致了后代先天性的致癌体质。高外显率突变主要导致遗传性非息肉病性结直肠癌的发作。这些突变表现为错配修复基因以及家族腺瘤性息肉病，这种病主要是由癌抑制基因的突变引起的。由以上这些因素致癌的患者不到所有患者的百分之五，而低外显率突变无论是对家族遗传性大肠癌还是偶发性大肠癌都是最大诱因。由于这些突变很难发现，所以它们在诊断和预防方面的研究价值目前比较有限。与其相比，修饰性等位基因在致癌性的外显率和表现力上有着更大的影响。尽管如此，对高低外显率突变的发现为我们更好了解癌变过程中的发生的分子基因变化发挥着重大作用，它推进了治疗药物和预防措施的研究和发展。

后生变化，定义为没有随附的变化主要表达的克隆基因的变化编码序列的 DNA，也可以是肿瘤转型一个驱动力。在结肠，异常的 DNA 甲基化很早就出现，最初是出现在正常的黏膜，并可能与年龄相关的视野缺损的一部分散发性结直肠肿瘤中观察到的。通过异常甲基化的形成和发展与结肠癌的恶化正相关。表型称为：胞嘧啶（CPG）岛甲基化表型（CIMP），这似乎出现在大约一半的散发肿瘤。在散发性大肠癌中，CIMP 具有明显的流行病学和临床特征和负责大多数微卫星不稳定性与 hMLH1 基因失活的案件。对大肠癌潜在的临床表观遗传学影响的研究最令人振奋的含义的概念。从广义上讲，DNA 甲基化是疾病风险和肿瘤标志物的筛选和预测的标志物。最重要的，表观遗传变化可能会通过药物被逆转，将引领结肠癌治疗新概念。

对受分子机制影响的这些变化的了解将确定哪些细胞增殖，凋亡，细胞迁移和分化的功能受到影响，特定基因如何与临床预后差相关。这里未来有三个主要的挑战：首先是发现新的基因，有一个因果关系的作用，肿瘤，特别是那些启动过程和那些驱动器转移。第二个是划分的途径，通过哪些基因的作用。不幸的是，肿瘤生物学没有跟上癌症的步伐，分子遗传学和我们的理解已成为太多的基因的鉴定所笼罩，互动蛋白质和潜在功能。第三个挑战涉及利用这方面的知识的利益大肠癌患者。这种转换带来的最显著的问题，因为在肿瘤细胞中多个遗传异常，每一个都能够迅速不断变化的变种，以打击任何治疗干预。然而，事实上，日进对癌症有效的疗法有限，癌症的发展是不断在变化的结果，在原则上我们可以通过有限的方法和新药进行治疗，但我们对它持谨慎乐观的态度。

（吴欣 译 吴欣 校）

参考文献

Aaltonen LA, Pelkomaki P, Leach FS et al (1993) Clues to the patho-genesis of familial colorectal cancer. *Science* 260: 812-816.

Ahlquist DA, Skoletsky JE, Boynton KA et al (2000) Colorectal cancer screening by detection of altered human DNA in stool: feasibility of a multitarget assay panel. *Gastroenterology* 119: 1219-1227.

Al-Mulla F, Keith WN, Pickford IR et al (1999) Comparative genomic hybridization analysis of primary colorectal carcinomas and their synchronous metastases. *Genes Chromosomes Cancer* 24: 306-314.

Arber N, Hibshoosh H, Moss SF et al (1996) Increased expression of cyclin D1 is an early event in multistage colorectal carcinogenesis. *Gastroenterology* 110: 669-674.

Arber N, Doki Y, Han EK et al (1997) Antisense to cyclin D1 inhibits the growth and tumorigenicity of human colon cancer cells. *Cancer Res* 57: 1569-1574.

Baker SJ, Fearon ER, Nigro JM et al (1989) Chromosome 17 deletions and p53 mutations in colorectal carcinomas. *Science* 244: 217-221.

Banerjea A, Ahmed S, Hands RE et al (2004) Colorectal cancers with microsatellite instability display mRNA expression signatures char-acteristic of increased immunogenicity. *Mol Cancer* 3: 21.

Barker N and Clevers H (2001) Tumor environment: a potent driving force in colorectal cancer? *Trends Mol Med* 7: 535 - 537.

Bartkova J, Lukas J, Strauss M et al (1994) The PRAD-1/cyclin D1 oncogene product accumulates aberrantly in a subset of colorectal carcinomas. *Int J Cancer* 58: 568-573.

Battacharyya NP, Skandalis A, Ganesh A et al (1994) Mutator pheno-types in human colorectal carcinoma cell lines. *Proc Natl Acad Sci USA* 91: 6319 - 6323.

Beach R, Chan AO, Wu TT et al (2005) BRAF mutations in aberrant crypt foci and hyperplastic polyposis. *Am J Pathol* 166: 1069-1075.

Bedi A, Pasricha PJ, Akhtar AJ et al (1995) Inhibition of apoptosis during development of colorectal cancer. *Cancer Res* 55: 1811-1816.

Bek S and Kemler R (2002) Protein kinase CKII regulates the interac-tion of beta-catenin with alpha-catenin and its protein stability. *J Cell Sci* 115: 4743-4753.

Bertucci F, Salas S, Eysteries S et al (2004) Gene expression profiling of colon cancer by DNA microarrays and correlation with histoclinical parameters. *Oncogene* 23: 1377-1391.

Bird RP (1987) Observation and quantification of aberrant crypts in the murine colon treated with a colon carcinogen: preliminary find-ings. *Cancer Lett* 37: 147 - 151.

Bishop JM (1991) Molecular themes in oncogenesis. *Cell* 64: 235-248.

Bissell MJ and Radisky D (2001) Putting tumours in context. *Nat Rev Cancer* 1: 46-54.

Bodmer WF (1994) Cancer genetics. Br Med Bull 50: 517-526.

Bodmer WF, Bailey C, Bodmer J et al (1987) Localisation of the gene for familial adenomatous polyposis on chromosome 5. *Nature* 328: 614-616.

Boguski MS and McCormick F (1993) Proteins regulating Ras and its relatives. *Nature* 366: 643-654.

Boolbol SK, Dannenberg AJ, Chadurn A et al (1996) Cyclooxygenase-2 overexpression and tumour formation are blocked by sulindac in a murine model of familial adenomatous polyposis. *Cancer Res* 56: 2556-2560.

Bos JL, Fearon ER, Hamilton SR et al (1987) Prevalence of ras gene mutations in human colorectal cancer. *Nature* 327: 293-297.

Bostick PJ, Chatterjee S, Chi DD et al (1998) Limitations of specific reverse-transcriptase polymerase chain reaction markers in the detection of metastases in the lymph nodes and blood of breast cancer patients. *J Clin Oncol* 16: 2632 - 2640.

Bourdon JC, Fernandes K, Murray-Zmijewski F et al (2005) p53 isoforms can regulate p53 transcriptional activity. *Genes Dev* 19: 2122-2137.

Boynton KA, Summerhayes IC, Ahlquist DA et al (2003) DNA integrity as a potential marker for stool-based detection of colorectal cancer. *Clin Chem* 49: 1058-1065.

Brabletz T, Herrmann K, Jung A et al (2000) Expression of nuclear beta-catenin and c-myc is correlated with tumor size but not with proliferative activity of colorectal adenomas. *Am J Pathol* 156: 865-870.

Brabletz T, Jung A, Reu S et al (2001) Variable beta-catenin expression in colorectal cancers indicates tumor progression driven by the tumor environment. *Proc Natl Acad Sci USA* 98: 10356-10361.

Brand RE, Ross ME and Shuber AP (2004) Reproducibility of a multi-target stool-based DNA assay for colorectal cancer detection. *Am J Gastroenterol* 99: 1338-1341.

Bustin SA (2002) Quantification of mRNA using real-time reverse transcription PCR (RT-PCR): trends and problems. *J Mol Endocrinol* 29: 23-39.

Bustin SA and Dorudi S (1998) Molecular assessment of tumour stage and disease recurrence using PCR-based assays. *Mol Med Today* 4: 389-396.

Bustin SA and Dorudi S (2004) Gene expression profiling for molecu-lar staging and prognosis prediction in colorectal cancer. *Expert Rev Mol Diagn* 4: 599-607.

Bustin SA, Gyselman VG, Williams NS et al (1999) Detection of cytok-eratins 19/20 and guanylyl cyclase C in peripheral blood of colorec-tal cancer patients. *Br J Cancer* 79: 1813-1820.

Bustin SA, Siddiqi S, Ahmed S et al (2004) Quantification of cytoker-atin 20, carcinoembryonic antigen and guanylyl cyclase C mRNA levels in lymph nodes may not predict treatment failure in colorec-tal cancer patients. *Int J Cancer* 108: 412-417.

Cahill DP, Lengauer C, Yu J et al (1998) Mutations of mitotic check-point genes in human cancers. *Nature* 392: 300 - 303.

Calistri D, Rengucci C, Seymour I et al (2005) Mutation analysis of p53, K-ras, and BRAF genes in colorectal cancer progression. *J Cell Physiol* 204: 484-488.

Cameron EE, Bachman KE, Myohanen S et al (1999) Synergy of demethylation and histone deacetylase inhibition in the re-expres-sion of genes silenced in cancer. *Nat Genet* 21: 103-107.

Cannon-Albright LA, Skolnick MH, Bishop DT et al (1988) Common inheritance of susceptibility to colonic adenomatous polyps and colorectal cancers. *N Engl J Med* 319: 533-537.

Chambers AF, Groom AC and MacDonald IC (2002) Dissemination and growth of cancer cells in metastatic sites. *Nat Rev Cancer* 2: 563-572.

Chan AO, Issa JP, Morris JS et al (2002) Concordant CpG island methylation in hyperplastic polyposis. *Am J Pathol* 160: 529-536. Chan TL, Zhao W, Leung SY et al (2003)

BRAF and KRAS mutations in colorectal hyperplastic polyps and serrated adenomas. *Cancer Res* 63：4878-4881.

Cho KR, Oliner JD, Simons JW et al (1994) The DCC gene: structural analysis and mutations in colorectal carcinomas. *Genomics* 19：525-531.

Chung DC and Rustgi AK (1995) DNA mismatch repair and cancer. *Gastroenterology* 109：1685-1699.

Clark EA, Golub TR, Lander ES et al (2000) Genomic analysis of metas-tasis reveals an essential role for RhoC. *Nature* 406：532-535.

Compton C, Fenoglio-Preiser CM, Pettigrew N et al (2000) American Joint Committee on Cancer Prognostic Factors Consensus Conference: Colorectal Working Group. *Cancer* 88：1739 - 1757.

Conacci-Sorrell M, Simcha I, Ben-Yedidia T et al (2003) Autoregulation of E-cadherin expression by cadherin-cadherin interactions: the roles of beta-catenin signaling, Slug, and MAPK. *J Cell Biol* 163：847-857.

Costello JF, Fruhwald MC, Smiraglia DJ et al (2000) Aberrant CpG-island methylation has non-random and tumour-type-specific patterns. *Nat Genet* 24：132-138.

Cunningham JM, Christensen ER, Tester DJ et al (1998) Hypermethylation of the hMLH1 promoter in colon cancer with microsatellite instability. *Cancer Res* 58：3455 - 3460.

Curran B, Lenehan K, Mulcahy H et al (2000) Replication error phnotype, clinicopathological variables, and patient outcome in Dukes' B stage II (T3, N0, M0) colorectal cancer. *Gut* 46：200-204.

Curtis LJ, Georgiades IB, White S et al (2000) Specific patterns of chromosomal abnormalities are associated with RER status in sporadic colorectal cancer. *J Pathol* 192：440-445.

Dalerba P, Guiducci C, Poliani PL et al (2005) Reconstitution of human telomerase reverse transcriptase expression rescues colorectal carci-noma cells from in vitro senescence: evidence against immortality as a constitutive trait of tumor cells. *Cancer Res* 65：2321-2329.

Davies D, Armstrong J, Thakker N et al (1995) Severe Gardner syn-drome in families with mutations restricted to a specific region of the APC gene. *Am J Hum Genet* 57：1151-1158.

Davies RJ, Miller R and Coleman N (2005) Colorectal cancer screen-ing: prospects for molecular stool analysis. *Nat Rev Cancer* 5：199-209.

Dietrich WF, Lander ES, Smith JS et al (1993) Genetic identification of Mom-1, a major modifier locus affecting Min-induced intestinal neoplasia in the mouse. *Cell* 75：631-639.

Dihlmann S, Gebert J, Siermann A et al (1999) Dominant negative effect of the APC1309 mutation: a possible explanation for geno-type-phenotype correlations in familial adenomatous polyposis. *Cancer Res* 59：1857-1860.

Dimri GP, Martinez JL, Jacobs JJ et al (2002) The Bmi-1 oncogene induces telomerase activity and immortalizes human mammary epithelial cells. *Cancer Res* 62：4736-4745.

Dolcetti R, Viel A, Doglioni C et al (1999) High prevalence of activated intraepithelial cytotoxic T lymphocytes and increased neoplastic cell apoptosis in colorectal carcinomas with microsatellite instabil-ity. *Am J Pathol* 154：1805 -1813.

Dorudi S and Hart IR (1993) Mechanisms underlying invasion and metastasis. Curr Opin Oncol 5：130-135.

Edelman GM (1988) Morphoregulatory molecules. *Biochemistry* 27：3533-3543.

Eguchi S, Kohara N, Komuta K et al (1996) Mutations of the p53 gene in the stool of patients with resectable colorectal cancer. *Cancer* 77：1707-1710.

Eppert K, Sche MSI SW, Ozcelik H et al (1996) MADR2 maps to 18q21 and encodes a TGF-β-regulated mad-related protein that is func-tionally mutated in colorectal carcinoma. *Cell* 86：543-552.

Eshelman JR, Lang EZ, Bowerfind GK et al (1995) Increased mutation rate at the hprt locus accompanies microsatellite instability in colon cancer. *Oncogene* 10：33-37.

Fazeli A et al (1997) Phenotype of mice lacking functional Dcc. *Nature* 386：798-804. Fearon ER and Vogelstein B (1990) A genetic model for colorectal tumorigenesis. *Cell* 61：759-767. Fearon ER, Hamilton SR and Vogelstein B (1987) Clonal analysis of human colorectal tumours. *Science* 238：193-197.

Fearon ER, Cho KR, Nigro JM et al (1990) Identification of a chromo-some 18q gene that is altered in colorectal cancers. *Science* 247：49-56.

Feeley KM, Fullard JF, Heneghan MA et al (1999) Microsatellite instability in sporadic colorectal carcinoma is not an indicator of prognosis. *J Pathol* 188：14-17.

Feinberg AP and Tycko B (2004) The history of cancer epigenetics. *Nat Rev Cancer* 4：143-153.

Ferretti G, Bria E, Carlini P et al (2005) Is stool DNA multitarget testing an unreliable strategy for colorectal cancer screening? *Gut* 54：891.

Fidler IJ (1990a) Critical factors in the biology of human cancer metastasis: twenty-eighth G. H. A. Clowes memorial award lecture. *Cancer Res* 50：6130-6138.

Fidler IJ (1990b) Host and tumour factors in cancer metastasis. *Eur J Clin Invest* 20：481-486.

Fishel R, Lescoe MK, Rao MR et al (1993) The human mutator gene homolog MSH2 and its association with hereditary nonpolyposis colon cancer. *Cell* 75：1027-1038.

Fodde R, Kuipers J, Rosenberg C et al (2001) Mutations in the APC tumour suppressor gene cause chromosomal instability. *Nat Cell Biol* 3：433-438.

Forrester K, Almoguera C, Han K et al (1987) Detection of high inci-dence of K-ras oncogenes during human colon tumorigenesis. *Nature* 327：298-303.

Fuchs E, Tumbar T and Guasch G (2004) Socializing with the neigh-bors: stem cells and their niche. *Cell* 116：769 -778.

Gaudet F, Hodgson JG, Eden A et al (2003) Induction of tumors in mice by genomic hypomethylation. *Science* 300：489-492.

Georgiades IB, Curtis LJ, Morris RM et al (1999) Heterogeneity studies identify a subset of sporadic colorectal cancers without evidence for chromosomal or microsatellite instability. *Oncogene* 18：7933 - 7990.

Giardello FM, Zehnbauer BA, Hamilton SR and Jones RJ (1995) Inhibition of apoptosis during the development of colorectal cancer. *Cancer Res* 55：1811-1816.

Giardello FM, Hamilton SR, Krush AJ et al (1993) Treatment of colonic and rectal adenomas with sulindac in familial adenomatous polyposis. *N Engl J Med* 328：1313 -1316.

Giaretti W, Venesio T, Sciutto A et al (2003) Near-diploid and near-triploid human sporadic colorectal adenocarcinomas differ for KRAS2 and TP53 mutational status. *Genes Chromosomes Cancer* 37：207-213.

Giaretti W, Venesio T, Prevosto C et al (2004) Chromosomal instability and APC gene mutations in human sporadic colorectal adenomas. *J Pathol* 204：193-199.

Goldberg SF, Harms JF, Quon K et al (1999) Metastasis-suppressed C8161 melanoma cells arrest in lung but fail to proliferate. *Clin Exp Metastasis* 17：601-607.

Groden J, Thliveris A, Samowitz W et al (1991) Identification and characterization of the familial adenomatous polyposis coli gene. *Cell* 66：589-600.

Guller U, Zajac P, Schnider A et al (2002) Disseminated single tumor cells as detected by real-time quantitative polymerase chain reac-tion represent a prognostic factor in patients undergoing surgery for colorectal cancer. *Ann Surg* 236: 768-75; discussion 775-776.

Guo J, Xiao B, Zhang X et al (2004) Combined use of positive and negative immunomagnetic isolation followed by real-time RT-PCR for detection of the circulating tumor cells in patients with colo-rectal cancers. *J Mol Med* 82: 768-774.

Haber DA (1995) Telomeres, cancer, and immortality. *N Engl J Med* 332: 955-956.

Hahn SA, Schutte M, Hoque AT et al (1996) DPC4, a candidate tumour suppressor gene at human chromosome 18q21. 1. *Science*
271: 350-353. Hall NR, Finan PJ, Ward B et al (1994) Genetic susceptibility to colorectal cancer in patients under 45 years of age. *Br J Surg* 81: 1485 - 1489.

Hall NR, Bishop DT, Stephenson BM and Finan PJ (1996) Hereditary susceptibility to colorectal cancer. Relatives of early onset cases are particularly at risk. *Dis Colon Rectum* 39: 739 - 743.

Harley CB, Futcher AB and Greider CW (1990) Telomeres shorten during ageing of human fibroblasts. *Nature* 345: 458-460.

Hartwell LH and Kastan M (1994) Cell cycle control and cancer. *Science* 266: 1821-1828.

Haug U and Brenner H (2005) New stool tests for colorectal cancer screening: A systematic review focusing on performance character-istics and practicalness. *Int J Cancer* 117: 169-176.

Hawkins NJ, Tomlinson I, Meagher A et al (2001) Microsatellite-stable diploid carcinoma: a biologically distinct and aggressive subset of sporadic colorectal cancer. *Br J Cancer* 84: 232-236.

Hayashi N et al (1995) Genetic diagnosis of lymph-node metastasis in colorectal cancer. Lancet 345: 1257-1259.

He XC, Zhang J, Tong WG et al (2004) BMP signaling inhibits intes-tinal stem cell self-renewal through suppression of Wnt-beta-catenin signaling. *Nat Genet* 36: 1117 - 1121.

Hegde P, Qi R, Gaspard R et al (2001) Identification of tumor markers in models of human colorectal cancer using a 19, 200-element complementary DNA microarray. *Cancer Res* 61: 7792-7797.

Heinen CD, Shivapurkar N, Tang Z et al (1996) Microsatellite instabil-ity in aberrant crypt foci from human colons. *Cancer Res* 56: 5339-5341.

Hemminki A, Markie D, Tomlinson I et al (1998) A serine/threonine kinase gene defective in Peutz - Jeghers syndrome. *Nature* 391: 184-187.

Hengartner MO and Horvita HR (1994) Prevention of programmed cell death in *Caenorhabditis elegans* by human Bcl-2. *Cell* 76: 665-676.

Herrera L, Kakati S, Gibas L et al (1986) Gardner syndrome in a man with an interstitial deletion of 5q. *Am J Med Genet* 25: 473-476.

Herman JG, Merlo A, Mao L et al (1995) Inactivation of the CdkN2/p16/MTS1 gene is frequently associated with aberrant DNA methylation in all common human cancers. *Cancer Res* 55: 4525-4530.

Herman JG, Umar A, Polyak K et al (1998) Incidence and functional consequences of hMLH1 promoter hypermethylation in colorectal carcinoma. *Proc Natl Acad Sci USA* 95: 6870-6875.

Hermsen M, Postma C, Baak J et al (2002) Colorectal adenoma to carcinoma progression follows multiple pathways of chromosomal instability. *Gastroenterology* 123: 1109-1119.

Ho SB, Hyslop A, Albrecht R et al (2004) Quantification of colorectal cancer micrometastases in lymph nodes by nested and real-time reverse transcriptase-PCR analysis for carcinoembryonic antigen. *Clin Cancer Res* 10: 5777-5784.

Hollstein M, Sidransky D, Vogelstein B and Harris CC (1991) p53 mutations in human cancers. *Science* 253: 49-53.

Hoos A, Nissan A, Stojadinovic A et al (2002) Tissue microarray molecular profiling of early, node-negative adenocarcinoma of the rectum: a comprehensive analysis. *Clin Cancer Res* 8: 3841-3849.

Hori H, Fujimori T, Fujii S et al (2005) Evaluation of tumor cell dissociation as a predictive marker of lymph node metastasis in submucosal invasive colorectal carcinoma. *Dis Colon Rectum* 48: 938-945.

Houlston RS, Collins A, Slack J and Morton NE (1992) Dominant genes for colorectal cancer are not rare. *Ann Hum Genet* 56: 99-103.

Hovanes K, Li TW, Munguia JE et al (2001) Beta-catenin-sensitive isoforms of lymphoid enhancer factor-1 are selectively expressed in colon cancer. *Nat Genet* 28: 53-57.

Huang J, Papadopoulos N, McKinley AJ et al (1996) APC mutations in colorectal tumours with mismatch repair deficiency. *Proc Natl Acad Sci USA* 93: 9049-9054.

Ichii S, Horii A, Nakatsuru S et al (1992) Inactivation of both APC alleles in an early stage of colon adenomas in a patient with familial adenomatous polyposis (FAP). *Hum Mol Genet* 1: 387-390.

Ionov Y, Peinado MA, Malkhosyan S et al (1993) Ubiquitous somatic mutations in simple repeated sequences reveal a new mechanism for colonic carcinogenesis. *Nature* 363: 558-561.

Ito S, Nakanishi H, Hirai T et al (2002) Quantitative detection of CEA expressing free tumor cells in the peripheral blood of colorectal can-cer patients during surgery with real-time RT-PCR on a LightCycler. *Cancer Lett* 183: 195-203.

Jass JR (2001) Serrated route to colorectal cancer: back street or super highway? *J Pathol* 193: 283-285.

Jen J, Powell SM, Papadopoulos N et al (1994) Molecular determinants of dysplasia in colorectal lesions. *Cancer Res* 54: 5523-5526.

Jenne DE, Reimann H, Nezu J et al (1998) Peutz-Jeghers syndrome is caused by mutations in a novel serine threonine kinase. *Nat Genet* 18: 38-43.

Johnson V, Volikos E, Halford SE et al (2005) Exon 3 beta-catenin muta-tions are specifically associated with colorectal carcinomas in heredi-tary non-polyposis colorectal cancer syndrome. *Gut* 54: 264-267.

Jones PA and Baylin SB (2002) The fundamental role of epigenetic events in cancer. *Nat Rev Genet* 3: 415-428.

Jones PA and Buckley JD (1990) The role of DNA methylation in cancer. Adv *Cancer Res* 54: 1-23.

Jones AM, Douglas EJ, Halford SE et al (2005) Array-CGH analysis of microsatellite-stable, near-diploid bowel cancers and comparison with other types of colorectal carcinoma. *Oncogene* 24: 118-129.

Joslyn G, Carlson M, Thliveris A et al (1991) Identification of deletion mutations and three new genes at the familial poylposis locus. *Cell* 66: 601-613.

Jung A, Schrauder M, Oswald U et al (2001) The invasion front of human colorectal adenocarcinomas shows co-localization of nuclear beta-catenin, cyclin D1, and p16INK4A and is a region of low proliferation. *Am J Pathol* 159: 1613-1617.

Kambara T, Simms LA, Whitehall VL et al (2004) BRAF mutation is associated with DNA methylation in serrated

polyps and cancers of the colorectum. *Gut* 53：1137-1144.
Kane MF, Loda M, Gaida GM et al (1997) Methylation of the hMLH1 promoter correlates with lack of expression of hMLH1 in sporadic colon tumors and mismatch repair-defective human tumor cell lines. *Cancer Res* 57：808-811.
Kaplan KB, Burds AA, Swedlow JR et al (2001) A role for the Adenomatous polyposis coli protein in chromosome segregation. *Nat Cell Biol* 3：429-432.
Kato HD, Kondoh H, Inoue T et al (2004) Expression of DCC and netrin-1 in normal human endometrium and its implication in endometrial carcinogenesis. *Gynecol Oncol* 95：281-289.
Kauffman EC, Robinson VL, Stadler WM et al (2003) Metastasis sup-pression：the evolving role of metastasis suppressor genes for regu-lating cancer cell growth at the secondary site. *J Urol* 169：1122-1133.
Keilholz U, Willhauck M, Rimoldi D et al (1998) Reliability of reverse transcription-polymerase chain reaction (RT-PCR) -based assays for the detection of circulating tumour cells：a quality-assurance initia-tive of the EORTC Melanoma Cooperative Group. *Eur J Cancer* 34：750-753.
Keino-Masu K, Masu M, Hinck L et al (1996) Deleted in Colorectal Cancer (DCC) encodes a netrin receptor. *Cell* 87：175-185.
Kemler R (1993) From cadherins to catenins：cytoplasmic protein interactions and regulation of cell adhesion. *Trends Genet* 9：317-321.
Kern SE (1993) Clonality：more than just a tumour progression model. *J Natl Cancer Inst* 85：1020-1021.
Kern SE, Kinzler KW, Bruskin A et al (1991) Identification of p53 as a sequence-specific DNA binding protein. *Science* 252：1708-1711.
Kim H, Jen J, Vogelstein B and Hamilton SR (1994) Clinical and patho-logical characteristics of sporadic colorectal carcinomas with DNA replication errors in microsatellite sequences. *Am J Pathol* 145：148-156.
Kim K, Lu Z and Hay ED (2002) Direct evidence for a role of beta-catenin/LEF-1 signaling pathway in induction of EMT. *Cell Biol Int* 26：463-476.
Kim NW, Piatyszek MA, Prowse KR et al (1994) Specific association of human telomerase activity with immortal cells and cancer. *Science*
266：2100-2115. Kinzler KW and Vogelstein B (1996) Lessons from hereditary colorec-tal cancer. *Cell* 87：159-170. Kinzler KW and Vogelstein B (1998) Landscaping the cancer terrain. *Science* 280：1036-1037. Kinzler KW, Nilbert MC, Su L-K et al (1991) Identification of FAP locus genes from chromosome 5q21. *Science* 253：661-665. Knudson AG (1971) Mutation and cancer：statistical study of retinoblastoma. *Proc Natl Acad Sci USA* 68：820-822. Knudson AG (1993) Antioncogenes in human cancer. *Proc Natl Acad Sci USA* 90：10914-10921.
Koi M, Umar A, Chauhan DP et al (1994) Human chromosome 3 cor-rects mismatch repair deficiency and microsatellite instability and reduces N-methyl-N′-nitro-N-nitrosoguanidine tolerance in colon tumour cells with homozygous hMLH1 mutation. *Cancer Res* 54：4308-4312.
Konishi M, Kikuchi-Yanoshita R, Tanaka K et al (1996) Molecular nature of colon tumours in hereditary nonpolyposis colon cancer, familial polyposis, and sporadic colon cancer. *Gastroenterology* 111：307-317.
Korinek V, Barker N, Morin PJ et al (1997) Constitutive transcriptional activation by a beta-catenin-Tcf complex in APC-/- colon carci-noma. *Science* 275：1784-1787.
Korinek V, Barker N, Moerer P et al (1998) Depletion of epithelial stem-cell compartments in the small intestine of mice lacking Tcf-4. *Nat Genet* 19：379-383.
Kyo S and Inoue M (2002) Complex regulatory mechanisms of telomerase activity in normal and cancer cells：how can we apply them for cancer therapy? *Oncogene* 21：688-697.
Laken SJ, Papadopoulos N, Petersen GM et al (1999) Analysis of masked mutations in familial adenomatous polyposis. *Proc Natl Acad Sci USA* 96：2322-2326.
Lane DP (1992) p53, guardian of the genome. *Nature* 358：15-16.
Lane DP and Benchimol S (1990) p53：oncogene or antioncogene? *Genes Dev* 4：1-8.
Launonen V (2005) Mutations in the human LKB1/STK11 gene. *Hum Mutat* 26：291-297.
Lee S, Hwang KS, Lee HJ et al (2004) Aberrant CpG island hyperme-thylation of multiple genes in colorectal neoplasia. *Lab Invest* 84：884-893.
Leppert M, Dobbs M, Scambler P et al (1987) The gene for familial adenomatous polyposis maps to the long arm of chromosome 5. *Science* 238：1411-1413.
Lev Z, Kislitsin D, Rennert G et al (2000) Utilization of K-ras muta-tions identified in stool DNA for the early detection of colorectal cancer. *J Cell Biochem* 77：35-39.
Levine AJ, Momand J and Finlay CA (1991) The p53 tumour suppres-sor gene. *Nature* 351：453-456.
Levy DB, Smith KJ, Beazerp-Barclay Y et al (1994) Inactivation of both APC alleles in human and mouse tumours. *Cancer Res* 54：5953-5958.
Li ZH, Salovaara R, Aaltonen LA and Shibata D (1996) Telomerase activity is commonly detected in hereditary nonpolyposis colorectal cancers. *Am J Pathol* 148：1075-1079.
Lickert H, Bauer A, Kemler R et al (2000) Casein kinase II phosphoryl-ation of E-cadherin increases E-cadherin/beta-catenin interaction and strengthens cell-cell adhesion. *J Biol Chem* 275：5090-5095.
Lilien J, Balsamo J, Arregui C et al (2002) Turn-off, drop-out：func-tional state switching of cadherins. *Dev Dyn* 224：18-29.
Lindblom A, Tannergard P, Werelius B and Nordenskjold M (1993) Genetic mapping of a second locus predisposing to hereditary non-polyposis colon cancer. *Nat Genet* 5：279-282.
Lin-Marq N, Borel C and Antonarakis SE (2005) Peutz-Jeghers LKB1 mutants fail to activate GSK-3beta, preventing it from inhibiting Wnt signaling. *Mol Genet Genomics* 273：184-196.
Liu B, Farrington SM, Petersen GM et al (1995) Genetic instability occurs in the majority of young patients with colorectal cancer. *Nat Med* 1：348-352.
Liu B, Parsons R, Papadopoulos N et al (1996) Analysis of mismatch repair genes in hereditary non-polyposis cancer patients. *Nat Med* 2：169-174.
Losi L, Baisse B, Bouzourene H et al (2005) Evolution of intratumoral genetic heterogeneity during colorectal cancer progression. *Carcinogenesis* 26：916-922.
Lothe RA, Peltomaki P, Meling GI et al (1993) Genomic instability in colorectal cancer：relationship to clinicopathological variables and family history. *Cancer Res* 53：5849-5852.
Lu X, Xu T, Qian J et al (2002) Detecting K-ras and p53 gene mutation from stool and pancreatic juice for diagnosis of early pancreatic cancer. *Chin Med J (Engl)* 115：1632-1636.
Luce MC, Binnie CG, Cayouette MC and Kam-Morgan LNW (1996) Identification of DNA mismatch repair gene mutations in heredi-tary nonpolyposis colon cancer patients. *Int J Cancer* 69：50-52.
Luongo C, Moser AR, Gledhill S and Dove WF (1994) Loss of Apc+ in intestinal adenomas from Min mice. *Cancer Res* 54：5947-5952.

Lynch HT and de la Chapelle A (2003) Hereditary colorectal cancer. *N Engl J Med* 348: 919 - 932.

Lynch HT, Smyrk T and Lynch JF (1996) Overview of natural history, pathology, molecular genetics and management of HNPCC (Lynch syndrome). *Int J Cancer* 69: 38-43.

Lynch HT, Coronel SM, Okimoto R et al (2004) A founder mutation of the MSH2 gene and hereditary nonpolyposis colorectal cancer in the United States. JAMA 291: 718-724.

MacDonald IC, Groom AC and Chambers AF (2002) Cancer spread and micrometastasis development: quantitative approaches for in vivo models. *Bioessays* 24: 885-893.

MacGrogan D, Pegram M, Slamon D and Bookstein R (1997) Comparative mutational analysis of DPC4 (Smad4) in prostatic and colorectal carcinomas. *Oncogene* 15: 1111-1114.

MacPhee M, Chepenik K and Liddell R (1995) The secretory phospho-lipase A2 gene is a candidate for the Mom1 locus, a major modifier of ApcMin-induced intestinal neoplasia. *Cell* 81: 957-966.

Makin D, Li FP, Strong LC et al (1990) Germ line p53 mutations in a familial syndrome of breast cancer, sarcomas, and other neo-plasms. *Science* 250: 1233-1237.

Mariadason JM, Bordonaro M, Aslam F et al (2001) Down-regulation of beta-catenin TCF signaling is linked to colonic epithelial cell dif-ferentiation. *Cancer Res* 61: 3465-3471.

Marignani PA (2005) LKB1, the multitasking tumour suppressor kinase. *J Clin Pathol* 58: 15-19.

Markowitz S, Wang J, Myeroff L et al (1995) Inactivation of the type II TGF-beta receptor in colon cancer cells with microsatellite instabil-ity. *Science* 268: 1336-1338.

Marra G and Boland C (1995) Hereditary nonpolyposis colorectal cancer: the syndrome, the genes, and historical perspectives. *J Natl Cancer Inst* 87: 1114-1125.

Marshall CJ (1991) Tumour suppressor genes. *Cell* 64: 313-326.

Massague J (1990) The transforming growth factor-a family. *Ann Rev Cell Biol* 6: 597 - 641.

Mazelin L, Bernet A, Bonod-Bidaud C et al (2004) Netrin-1 controls col-orectal tumorigenesis by regulating apoptosis. *Nature* 431: 80-84.

McDonnell TJ (1993) Cell division versus cell death: a functional model of multistep neoplasia. *Mol Carcinog* 8: 209-213.

McLellan EA and Bird RP (1988) Aberrant crypts: potential preneo-plastic lesions in the murine colon. *Cancer Res* 48: 6187-6192.

Mehlen P and Llambi F (2005) Role of netrin-1 and netrin-1 depend-ence receptors in colorectal cancers. *Br J Cancer* 93: 1-6.

Mehlen P, Rabizadeh S, Snipas SJ et al (1998) The DCC gene product induces apoptosis by a mechanism requiring receptor proteolysis. *Nature* 395: 801-804.

Meltzer SJ (1995) Dr Strange DNA, or how I learned to stop cloning and love the computer. *Gastroenterology* 109: 611-614.

Midgley CA, White S, Howitt R et al (1997) APC expression in normal human tissues. *J Pathol* 181: 426-433.

Miura M, Ichikawa Y, Tanaka K et al (2003) Real-time PCR (TaqMan PCR) quantification of carcinoembryonic antigen (CEA) mRNA in the peripheral blood of colorectal cancer patients. Anti*cancer Res* 23: 1271 - 1276.

Miyake Y, Fujiwara Y, Ohue M et al (2000) Quantification of micrometastases in lymph nodes of colorectal cancer using real-time fluorescence polymerase chain reaction. *Int J Oncol* 16: 289-293.

Miyaki M, Seki M, Okamoto M et al (1990) Genetic changes and histopathological types in colorectal tumours from patients with familial adenomatous poylposis. *Cancer Res* 50: 7166-7173.

Miyaki M, Konishi M, Tanaka K et al (1997) Germline mutation of MSH6 as the cause of hereditary nonpolyposis colorectal cancer. *Nat Genet* 17: 271-272.

Miyashiro I, Senda T, Matsumine A et al (1995) Subcellular localiza-tion of the APC protein: immunoelectron microscopy study of the association of the APC protein with catenin. *Oncogene* 11: 89-96.

Miyoshi Y, Nagase H, Ando H et al (1992) Somatic mutations of the APC gene in colorectal tumours: mutation cluster region in the APC gene. *Hum Mol Genet* 1: 229-233.

Mocellin S, Rossi CR, Pilati P et al (2003) Quantitative real-time PCR: a powerful ally in cancer research. *Trends Mol Med* 9: 189-195.

Morin GB (1996) Telomere integrity and cancer. *J Natl Cancer Inst* 88: 1095-1096.

Morin PJ, Vogelstein B and Kinzler KW (1996) Apoptosis and APC in colorectal tumorigenesis. *Proc Natl Acad Sci USA* 93: 7950-7954.

Morin PJ, Sparks AB, Korinek V et al (1997) Activation of beta-catenin-Tcf signaling in colon cancer by mutations in beta-catenin or APC. *Science* 275: 1787-1790.

Muller T, Bain G, Wang X et al (2002) Regulation of epithelial cell migration and tumor formation by beta-catenin signaling. *Exp Cell Res* 280: 119-133.

Muller HM, Oberwalder M, Fiegl H et al (2004) Methylation changes in faecal DNA: a marker for colorectal cancer screening? *Lancet* 363: 1283 - 1285.

Munemitsu S, Souza B, Muller O et al (1994) The APC gene product associates with microtubules in vivo and promotes their assembly in vitro. *Cancer Res* 54: 3676-3681.

Nagase H and Nakamura Y (1993) Mutations of the APC (adenoma-tous polyposis coli) gene. *Hum Mutat* 2: 425-434.

Naishiro Y, Yamada T, Takaoka AS et al (2001) Restoration of epithe-lial cell polarity in a colorectal cancer cell line by suppression of beta-catenin/T-cell factor 4-mediated gene transactivation. *Cancer Res* 61: 2751-2758.

Nakamura N and Takenaga K (1998) Hypomethylation of the metasta-sis-associated S100A4 gene correlates with gene activation in human colon adenocarcinoma cell lines. *Clin Exp Metastasis* 16: 471-479.

Nascimbeni R, Villanacci V, Mariani PP et al (1999) Aberrant crypt foci in the human colon: frequency and histologic patterns in patients with colorectal cancer or diverticular disease. *Am J Surg Pathol* 23: 1256-1263.

Nishikawa T, Maemura K, Hirata I et al (2002) A simple method of detecting K-ras point mutations in stool samples for colorectal cancer screening using one-step polymerase chain reaction/restriction frag-ment length polymorphism analysis. *Clin Chim Acta* 318: 107-112.

Nishisho I, Nakamura Y, Miyoshi Y et al (1991) Mutations of chromo-some 5q21 genes in FAP and colorectal cancer patients. *Science* 253: 665-669.

Noura S, Yamamoto H, Ohnishi T et al (2002) Comparative detection of lymph node micrometastases of stage II colorectal cancer by reverse transcriptase polymerase chain reaction and immunohisto-chemistry. *J Clin Oncol* 20: 4232-4241.

Oberg AN, Lindmark GE, Israelsson AC et al (2004) Detection of occult tumour cells in lymph nodes of colorectal cancer patients using real-time quantitative RT-PCR for CEA and CK20 mRNAS. *Int J Cancer* 111: 101-110.

Olschwang S, Tiret A, Laurent-Puig P et al (1993) Restriction of ocular fundus lesions to a specific subgroup of APC mutations in adenomatous polyposis coli patients. *Cell* 75: 959-968.

Otsuka M, Kato M, Yoshikawa T et al (2001) Differential expression of the L-plastin gene in human colorectal cancer progression and metastasis. *Biochem Biophys Res Commun* 289: 876-881.

Park SJ, Rashid A, Lee JH et al (2003) Frequent CpG island methyla-tion in serrated adenomas of the colorectum. *Am J Pathol* 162: 815-822.

Parsons R, Myeroff L, Liu B et al (1995) Microsatellite instability and mutations of the transforming growth factor beta type II receptor gene in colorectal cancer. *Cancer Res* 55: 5548-5550.

Pelkomaki P, Aaltonen LA, Sistonen P et al (1993) Genetic mapping of a locus predisposing to human colorectal cancer. *Science* 260: 810-812.

Peltomaki P (2003) Role of DNA mismatch repair defects in the patho-genesis of human cancer. *J Clin Oncol* 21: 1174-1179.

Phillips SM, Banerjea A, Feakins R et al (2004) Tumour-infiltrating lymphocytes in colorectal cancer with microsatellite instability are activated and cytotoxic. *Br J Surg* 91: 469-475.

Piedra J, Miravet S, Castano J et al (2003) p120 Catenin-associated Fer and Fyn tyrosine kinases regulate beta-catenin Tyr-142 phosphoryl-ation and beta-catenin-alpha-catenin Interaction. *Mol Cell Biol* 23: 2287-2297.

Polakis P (1995) Mutations in the APC gene and their implications for protein structure and function. *Curr Opin Genet Dev* 5: 66-71.

Pollock CB, Shirasawa S, Sasazuki T et al (2005) Oncogenic K-RAS is required to maintain changes in cytoskeletal organization, adhe-sion, and motility in colon cancer cells. *Cancer Res* 65: 1244-1250.

Ponder BA (1992) Molecular genetics of cancer. *Br Med J* 304: 1234-1236.

Popat S, Hubner R and Houlston RS (2005) Systematic review of microsatellite instability and colorectal cancer prognosis. *J Clin Oncol* 23: 609-618.

Powell SM, Zilz N, Beazer-Barclay Y et al (1992) APC mutations occur early during colorectal tumorigenesis. *Nature* 359: 235-237.

Pretlow TP, Barrow BJ, Ashton WS et al (1991) Aberrant crypts: puta-tive preneoplastic foci in human colonic mucosa. *Cancer Res* 22: 287-294.

Pretlow TP, Brasitus TA, Fulton NC et al (1993) K-ras mutations in putative preneoplastic lesions in human colon. *J Natl Cancer Inst*

85: 2004-2007. Ramaswamy S, Ross KN, Lander ES et al (2003) A molecular signature of metastasis in primary solid tumors. *Nat Genet* 33: 49-54. Rengucci C, Maiolo P, Saragoni L et al (2001) Multiple detection of genetic alterations in tumors and stool. *Clin Cancer Res* 7: 590-593. Reya T, Morrison SJ, Clarke MF et al (2001) Stem cells, cancer, and cancer stem cells. *Nature* 414: 105 - 111. Riggins GJ, Thiagalingam S, Rozenblum E et al (1996) Mad-related genes in the human. *Nat Genet* 13: 347-349.

Roncucci L, Medline A and Bruce WR (1991) Classification of aberrant crypt foci and microadenomas in human colon. *Cancer Epidemiol Biomarkers Prev* 1: 57-60.

Ronucci L, Stamp D, Medline A et al (1991) Identification and quan-tification of aberrant crypt foci and microadenomas in the human colon. *Human Pathol* 22: 287-294.

Roose J, Huls G, van Beest M et al (1999) Synergy between tumor suppressor APC and the beta-catenin-Tcf4 target Tcf1. *Science* 285: 1923-1926.

Roura S, Miravet S, Piedra J et al (1999) Regulation of E-cadherin/Catenin association by tyrosine phosphorylation. *J Biol Chem* 274: 36734-36740.

Rubinfeld B, Souza B, Albert I et al (1993) Association of the APC gene product with beta-catenin. *Science* 262: 1731-1734.

Rubinfeld B, Albert I, Porfiri E et al (1996) Binding of GSK3-beta to the APC-beta-catenin complex and regulation of complex assembly. *Science* 272: 1023-1025.

Saha S, Bardelli A, Buckhaults P et al (2001) A phosphatase associ-ated with metastasis of colorectal cancer. *Science* 294: 1343-1346.

Salahshor S, Kressner U, Fischer H et al (1999) Microsatellite instabil-ity in sporadic colorectal cancer is not an independent prognostic factor. *Br J Cancer* 81: 190-193.

Salz LB and Kelsen DP (1997) Adjuvant treatment of colorectal cancer. *Ann Rev Med* 48: 191-202.

Sansom OJ, Reed KR, van de Wetering M et al (2005) Cyclin D1 is not an immediate target of beta-catenin following Apc loss in the intestine. *J Biol Chem* 280: 28463-28467.

Schuster R, Max N, Mann B et al (2004) Quantitative real-time RT-PCR for detection of disseminated tumor cells in peripheral blood of patients with colorectal cancer using different mRNA markers. *Int J Cancer* 108: 219-227.

Shaw P, Bovey R, Tardy S et al (1992) Induction of apoptosis by wild-type p53 in a human colon tumour-derived cell line. *Proc Natl Acad Sci USA* 89: 4495-4499.

Shevde LA and Welch DR (2003) Metastasis suppressor pathways- an evolving paradigm. *Cancer Lett* 198: 1-20.

Shitoh K, Koinuma K, Furukawa T et al (2004) Mutation of beta-catenin does not coexist with K-ras mutation in colorectal tumori-genesis. *Dig Dis Sci* 49: 1631-1633.

Shpitz BHK, Medline A, Bruce WR et al (1996) Natural history of aberrant crypt foci. *Dis Colon Rectum* 39: 763-767.

Shtutman M, Zhurinsky J, Simcha I et al (1999) The cyclin D1 gene is a target of the beta-catenin/LEF-1 pathway. 96: 5522-5527.

Sidransky D, Tokino T, Hamilton SR et al (1992) Identification of ras oncogene mutations in the stool of patients with curable colorectal tumour. *Science* 256: 102-105.

Siu IM, Robinson DR, Schwartz S et al (1999) The identification of monoclonality in human aberrant crypt foci. *Cancer Res* 59: 63-66.

Smith KJ, Johnson KA, Bryan YM et al (1993) The APC gene product in normal and tumour cells. *Proc Natl Acad Sci USA* 90: 2846-2850.

Smith AJ, Stern HS, Penner M et al (1994) Somatic APC and K-ras codon 12 mutations in aberrant crypt foci from human colons. *Cancer Res* 54: 5527-5530.

Smith KJ, Levy DB, Maupin P et al (1994) Wild-type but not mutant APC associates with the microtubule cytoskeleton. *Cancer Res* 54: 3672-3675.

Smith G, Carey FA, Beattie J et al (2002) Mutations in APC, Kirsten-ras, and p53- alternative genetic pathways to colorectal cancer. *Proc Natl Acad Sci USA* 99: 9433-9438.

Souter RG, Wells C, Tarin D et al (1985) Surgical and pathologic com-plications associated with peritoneovenous shunts in management of malignant ascites. *Cancer* 55: 1973-1978.

Souza RE, Appel R, Yin J et al (1996) Microsatellite instability in the insulin-like growth factor II receptor gene in gastrointesinal tumours. *Nat Genet* 14: 255-257.

Spirio L, Oschwang S, Groden J et al (1993) Alleles of the APC gene: an attenuated form of familial polyposis. *Cell* 75: 951-957.

Steeg PS, Bevilacqua G, Kopper L et al (1988) Evidence for a novel gene associated with low tumor metastatic potential. *J Natl Cancer Inst* 80: 200-204.

Strand M, Prolla TA, Liskay RM and Petes TD (1993) Destabilization of tracts of simple repetitive DNA in yeast by mutations affecting DNA mismatch repair. *Nature* 365: 274-276.

Su L-K, Johnson KA, Smith KJ et al (1993a) Association between wild type and mutant APC gene products. *Cancer Res* 53: 2728 - 2731.

Su L-K, Vogelstein B and Kinzler KW (1993b) Association of the APC tumour suppressor protein with catenins. *Science* 262: 1734-1737.

Suzuki H, Gabrielson E, Chen W et al (2002) A genomic screen for genes upregulated by demethylation and histone deacetylase inhibi-tion in human colorectal cancer. *Nat Genet* 31: 141-149.

Takayama T, Ohi M, Hayashi T et al (2001) Analysis of K-ras, APC, and beta-catenin in aberrant crypt foci in sporadic adenoma, cancer, and familial adenomatous polyposis. *Gastroenterology* 121: 599-611.

Takemoto N, Konishi F, Yamashita K et al (2004) The correlation of microsatellite instability and tumor-infiltrating lymphocytes in hereditary non-polyposis colorectal cancer (HNPCC) and sporadic colorectal cancers: the significance of different types of lymphocyte infiltration. Jpn *J Clin Oncol* 34: 90-98.

Tetsu O and McCormick F (1999) Beta-catenin regulates expression of cyclin D1 in colon carcinoma cells. *Nature* 398: 422-426.

Thiagalingam S, Lengauer C, Leach FS et al (1996) Evaluation of can-didate tumour suppressor genes on chromosome 18 in colorectal cancers. *Nat Genet* 13: 343 - 346.

Thibodeau SN, Bren G and Schaid D (1993) Microsatellite instability in cancer of the proximal colon. *Science* 260: 816-819.

Thiery JP (2003) Epithelial-mesenchymal transitions in development and pathologies. *Curr Opin Cell Biol* 15: 740-746.

Tobi M, Luo FC and Ronai Z (1994) Detection of K-ras mutation in colonic effluent samples from patients without evidence of colorec-tal carcinoma. *J Natl Cancer Inst* 86: 1007-1010.

Toyooka S, Toyooka KO, Harada K et al (2002) Aberrant methylation of the CDH13 (H-cadherin) promoter region in colorectal cancers and adenomas. *Cancer Res* 62: 3382-3386.

Toyota M, Ahuja N, Ohe-Toyota M et al (1999) CpG island methylator phe-notype in colorectal cancer. *Proc Natl Acad Sci USA* 96: 8681-8686.

Toyota M, Ohe-Toyota M, Ahuja N et al (2000) Distinct genetic pro-files in colorectal tumors with or without the CpG island methylator phenotype. *Proc Natl Acad Sci USA* 97: 710-715.

Traverso G, Shuber A, Levin B et al (2002) Detection of APC muta-tions in fecal DNA from patients with colorectal tumors. *N Engl J Med* 346: 311 - 320.

Tsavellas G, Patel H and Allen-Mersh TG (2001) Detection and clinical significance of occult tumour cells in colorectal cancer. *Br J Surg* 88: 1307-1320.

Umar A, Boyer JC, Thomas DC et al (1994) Defective mismatch repair in extracts of colorectal and endometrial cancer cell lines exhibiting microsatellite instability. *J Biol Chem* 269: 14367-14370.

van der Luijt R, Khan PM, Vasen H et al (1994) Rapid detection of translation-terminating mutations at the adenomatous polyposis coli (APC) gene by direct protein truncation test. *Genomics* 20: 1-4.

Vasen HFA, Mecklin J-P, Meera-Khan PM and Lynch HT (1991) The International Collaborative Group on Hereditary Nonpolyposis Colorectal Cancer (ICG-HNPCC). *Dis Colon Rectum* 34: 424-425.

Vaux DL and Strasser A (1996) The molecular biology of apoptosis. *Proc Natl Acad Sci USA* 93: 2239-2244.

Vaux DL, Weissman IL and Kim SK (1992) *C. elegans* cell survival gene ced-9 encodes a functional homolog of the mammalian proto-onco-gene Bcl-2. *Science* 258: 1955-1957.

Villa E, Dugani A, Rebecchi AM et al (1996) Identification of subjects at risk for colorectal carcinoma through a test based on K-ras deter-mination in the stool. *Gastroenterology* 110: 1346-1353.

Vlems FA, Ladanyi A, Gertler R et al (2003) Reliability of quantitative reverse-transcriptase-PCR-based detection of tumour cells in the blood between different laboratories using a standardised protocol. *Eur J Cancer* 39: 388-396.

Vogelstein B, Fearon ER, Hamilton SR et al (1988) Genetic alterations during colorectal-tumor development. *N Engl J Med* 319: 525-532.

Vogelstein B, Fearon ER, Kern SE et al (1989) Allelotype of colorectal carcinomas. *Science* 244: 207-211.

Wallace RW (1997) DNA on a chip: serving up the genome for diagnostics and research. *Mol Med Today* 3: 384-389.

Wang Y, Jatkoe T, Zhang Y et al (2004) Gene expression profiles and molecular markers to predict recurrence of Dukes' B colon cancer. *J Clin Oncol* 22: 1564-1571.

Ward RL, Cheong K, Ku SL et al (2003) Adverse prognostic effect of methylation in colorectal cancer is reversed by microsatellite insta-bility. *J Clin Oncol* 21: 3729-3736.

Weinberg RA (1991) Tumour suppressor genes. *Science* 254: 1138-1145.

Whitehall VL, Wynter CV, Walsh MD et al (2002) Morphological and molecular heterogeneity within nonmicrosatellite instability-high colorectal cancer. *Cancer Res* 62: 6011-6014.

Wong NA and Pignatelli M (2002) Beta-catenin – a linchpin in colorectal carcinogenesis? 160: 389-401.

Wong IH, Yeo W, Chan AT et al (2001) Quantitative relationship of the circulating tumor burden assessed by reverse transcription-polymerase chain reaction for cytokeratin 19 mRNA in peripheral blood of colorectal cancer patients with Dukes' stage, serum carcinoembryonic antigen level and tumor progression. *Cancer Lett* 162: 65-73.

Wylie AH (1980) Glucocorticoid-induced thymocyte apoptosis is asso-ciated with endogenous endonuclease activation. *Nature* 284: 555 - 556.

Yamashita N, Minamoto T, Ochia T, Onda M and Esumi H (1995) Frequent and characteristic K-ras activation and absence of p53 protein accumulation in aberrant crypt foci of the colon. *Gastroenterology* 108: 434-440.

Yan H, Papadopoulos N, Marra G et al (2000) Conversion of diploidy to haploidy. *Nature* 403: 723-724.

Yan H, Dobbie Z, Gruber SB et al (2002) Small changes in expression affect predisposition to tumorigenesis. *Nat Genet* 30: 25-26.

Yoshida BA, Dubauskas Z, Che*km*areva MA et al (1999) Mitogen-acti-vated protein kinase kinase 4/stress-activated protein/Erk kinase 1 (MKK4/SEK1), a prostate cancer metastasis suppressor gene encoded by human chromosome 17. *Cancer Res* 59: 5483 - 5487.

Young J, Barker MA, Simms LA et al (2005) Evidence for BRAF muta-tion and variable levels of microsatellite instability in a syndrome of familial colorectal cancer. Clin Gastroenterol Hepatol 3: 254-263.

Zetter BR (1990) The cellular basis of site-specific tumor metastasis. *N Engl J Med* 322: 605-612.

Zhang A, Zheng C, Lindvall C et al (2000) Frequent amplification of the telomerase reverse transcriptase gene in human tumors. *Cancer Res* 60: 6230-6235.

25

第 25 章　息肉样疾病

分类

息肉（polyp）一词，通常被描述为肠内黏膜的外生性病变。这个词来源于拉丁语的“polypus”，意思是指多足类动物，比如章鱼，其实这只是息肉常规分类中的一种。息肉可以无蒂，即平坦生长；也可以呈绒毛状，即有许多小分支在肠腔里自由摆动，就如同海藻一般。由此可见，对息肉仅有这样的一个笼统的描述在临床上是很局限的。若从组织学角度来描述，则能实显其重要性及前瞻性。比如，将息肉定义为腺瘤样息肉或错构瘤样息肉。

息肉可以在大小、形状以及生长方式上各不相同。它们可以是后天获得或者先天遗传，可以是良性的或者恶性的，可以伴随症状或者不伴有任何症状；它们可以单发、群集，甚至侵犯几乎所有的结肠黏膜。后者常定义为“息肉病综合征”。各种不同的综合征详见第二十六章。

虽然息肉和腺瘤经常被等同化，但是必须明确，尽管基本相同，但是腺瘤绝不是息肉的唯一组织学类型。表 25.1 将各种不同类型的息肉分为两组：肿瘤性的和非肿瘤性的。大多数过去的文献经常混淆这两个概念，因为无法从组织学上明确区分。虽然偶尔会在非肿瘤性息肉中发现肿瘤组织又或者在肿瘤性息肉中发现非肿瘤组织，但这种分类方式还是适用于大部分的息肉。当然，最确切的方法仍然是进行活检以及资深的病理学家做出的组织学病理报告，即使有些类型可能单从外观上就很容易进行区分（比如，一个巨大的绒毛状腺瘤）。这一点对于发现不典型增生以及有恶性转化倾向的病例相当重要。

表 25.1　息肉样疾病

肿瘤性
单发息肉
1. 腺瘤（管状、管状绒毛，绒毛状）
2. 类癌
3. 结缔组织息肉（纤维瘤，脂肪瘤，平滑肌瘤，淋巴来源的）

多发息肉（参见表 26.1）

非肿瘤性
错构瘤性息肉
1. Peutz-Jephers 息肉
2. 幼年性息肉

炎性息肉（假息肉病）
例如：溃疡性结肠炎，克罗恩病，痢疾
化生性（增生性）息肉

非肿瘤性息肉

化生性或增生性息肉

化生性或增生性息肉通常较小（直径 2～5mm），呈斑片状，且与正常黏膜颜色相同。可见于任何年龄，但老年人做乙状结肠镜常可发现。这种类型是直肠息肉中最常见的，男女比例约 4∶1（Williams 等，1980，1994）。然而，在结肠中发现的小息肉（直径＜5mm）中，只有 10％为化生性的，绝大部分为腺瘤（Grundquist 等，1979；Waye 等，1980）。流行病学研究显示，不同地区化生性息肉的发生率有所区别，在西方国家发生率较高。“增生性”一词最早是在 1934 年由美国的 Westhues 最先描述，之后被学界认可。在英国，由 Morson 在 1962 年提出的“化生性”一词更常被应用，指生长行为上的变异而不单是异常的核分裂活动和细胞再生（Williams 等，1980）。

这种类型的息肉一般为小圆形，偶尔有蒂。在显微镜下（图 25.1）可见其由细长的小管组成，并且常伴有囊性扩张；内层上皮细胞呈锯齿状，缺乏平整的细胞，杯状细胞的数量也很少（Morson 和 Dawson，1990）。在固有层可见到少量的圆形细胞增生，黏膜肌层的纤维扩张可突入固有层。息肉整体上类似于小肠上皮，除了基底部呈增生性（沿用美国术语）的滤泡细胞。尽管标准有点混乱，但两者还是可以区分开的。杂乱的成熟细胞和未分化的腺瘤样息肉都是可加以区分的。另外，这两者都不会（目前为止所知）发展为异常分化或者肿瘤性改变。

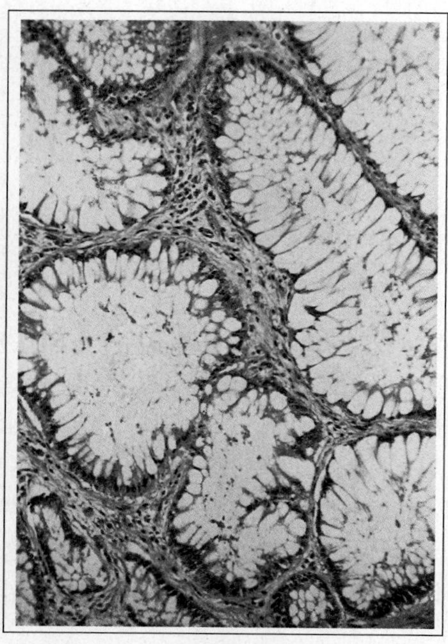

图 25.1 化生性息肉显微镜下表现为交错的杯状细胞。

目前病因尚不明确，但是移居夏威夷的日本人中化生性息肉的发生率上升表明环境也是一个重要致病因素（Stemmermann 和 Yatani，1973）。关于发病机制，有人曾指出，这些形成息肉的细胞生长得更缓慢且比正常的黏膜细胞寿命更长（Hayashi 等，1974）。这些上皮细胞未能成功分化，变成了“过成熟细胞”。有许多组织学的研究表明化生性息肉影响了黏膜滤泡的表型选择。这些影响包括杯状细胞的唾液黏蛋白上的邻位乙酰基的减少（Jass 等，1984），结肠隐窝上 IgA（Jass 和 Faludy，1985）、癌胚抗原（CEA）（Jass 等，1984）以及其结合位点（Boland 等，1982）免疫染色的降低。这些改变大部分都可见于增生性黏膜中，但其意义尚不明确。Hanby 等（1992）描述了锯齿状上皮组织中两种选择性表达的三叶肽：pS2 和 hSP，即表皮生长因子和抑制因子。二者都在胃肠道细胞中表达并且与慢性溃疡相关。这就引发了这样一种可能性，即化生性息肉确实是由化生性上皮构成，并不是对局部黏膜损伤的修复反应过度或者缺乏溃疡因子所出现的一种中间类型（Williams 等，1994）。尽管有报道这种息肉可能与癌的形成有关，但缺乏有力的证据支持这一观点。这些息肉与癌同时出现或许仅仅表明它们随着年龄的增长发病率更高。然而，也有另外的观点认为化生性息肉与癌之间的关系密切并不只是一种预测，这些观点的支持者引用了息肉在远端结肠和直肠中发生率较高，而在人群中这些部位癌变的发生率也很高。在同年龄组的尸检报告中，化生性息肉患者结直肠癌的发病率比普通人群高 18 倍（Eide，1986），并且无论是在近端或者远端结肠，它们常常群集生长在腺瘤和癌变的周围（Cappell 和 Forde，1989）。

Jass（1983）根据这些研究结果进一步提出化生性息肉与癌存在着某些共同致病因素，因此化生性息肉在人群中也许会被标记为癌症的高危因素（尽管在个体的意义不大）。然而，并没有什么证据可推翻或支持这一假设。事实上，有两份对有远端结直肠化生性息肉的患者进行结肠镜下肿瘤筛查的文献研究，其中一份显示腺瘤的发生率升高而另一份却显示没有升高（Blue 等，1991；Rex 等，

1992)。

化生性息肉一般没有症状，通常是在常规乙状结肠镜检查发现的。尽管大部分的息肉都很小也不需处理，但结肠内偶尔还是会形成比较大的息肉。这些亚蒂或无蒂的组织，可引起类似于腺瘤的临床症状。

处理

虽然普遍认为化生性息肉是无害的，但是问题在于一旦被发现是否应该切除。最让人困扰的是，即使从宏观很容易辨认出化生性息肉的特点，但只有组织学检查才能真正确认其性质。

将每一个息肉都清除干净自然可以避免遗留腺瘤样息肉的风险，同时也可以减少继发癌变的危险。然而，化生性息肉往往是多发的，仅仅靠切除是一个耗时、耗力的过程。所以，推荐清除息肉的技术是冷冻套切术，可以避免肠穿孔的危险。由于这些增生性息肉容易复发，所以建议术后常规随访，以确保完全根除，尤其是对于有神经质倾向或者癌症恐惧的患者更要加强随访教育。无论如何，我们对于这种病变的策略是：一旦发现一个或一组化生性息肉，那么就应该切除其中一个典型的息肉并进行组织学评估。一旦临床猜测被证实没有什么必要进一步诊治，那么病人就应该被告知无需顾虑。对于增生性息肉，英国胃肠病协会指南支持不进行随访（Atkin 和 Saunders 2002)。

错构瘤性息肉

错构瘤是一种肿瘤样的畸变组织，是由机体的某种组织杂乱排列而成，并且常伴有一种或多种组分的扩张。这一术语是由 Albrecht（1904）为了将其与真正的肿瘤性病变区分而提出的。这种病变没有过度生长的倾向，其生长方式与周围的组织相对协调并且在青春期后基本就停止生长了（Walter 和 Israel，1967)。结直肠息肉中有两种类型属于这一范畴：幼年性息肉和 Peutz-Jeghers 息肉（Welch 和 Hedberg，1975)。

幼年性息肉

幼年性息肉常见于婴儿以及 10 岁以下的儿童，但是在成人也可发病。这种息肉最初是由 Verse（1908）描述，其典型的外观以及显微镜下的特征很容易和其他类型的息肉区分开来。

大部分的幼年性息肉直径为 1～2cm，表面光滑。通常有一条覆盖着正常结肠黏膜的细长蒂将其与结肠相连，随着息肉的生长，上皮组织慢慢地被肉芽组织所替代。尽管如此，仍有 25%的幼年性息肉是无蒂的（Mazier 等，1982)。

幼年性息肉通常在镜检前很容易从外观分辨出来。其典型的特征为充满黏液的囊性扩张。这一外观曾经使某些病理学家认为其是“黏液潴留性囊肿”（Roth 和 Helwig，1963)。在显微镜下，这些囊性扩张是由柱状上皮细胞排列而成的（图 25.2)。然而，大部分的息肉都是由结缔组织构成的，伴随急慢性炎症细胞的浸润。其中嗜酸性细胞很活跃，这一表现导致了部分学者认为幼年性息肉是一种过敏反应的结果。有趣的是，患有幼年性息肉的儿童及其家人过敏症的发病率升高具有统计学意义（Alexander 等，1970)。

尽管普遍认为约 90%的幼年性息肉位于离肛门 20cm 以内的部位（Mazier 等，1982)，但是结肠镜研究表明超过 50%的儿童患幼年性息肉常为多发，且遍布几乎大肠的所有部位（Mestre，1986；Latt 等，1993；Lehmann 和 Elitsur，1996)。

这种息肉常伴发各种各样的临床症状。最常见的主诉就是便血伴息肉脱垂。若便血和息肉脱垂严重时，可能会发生蒂扭转（发生率约为 10%)，出血性肠套叠或者肠梗阻症状比较少见（Holgersen 等，1971；Franklin 和 McSwain，1972)。

另外，也有其他与结直肠肿瘤相类似的症状，

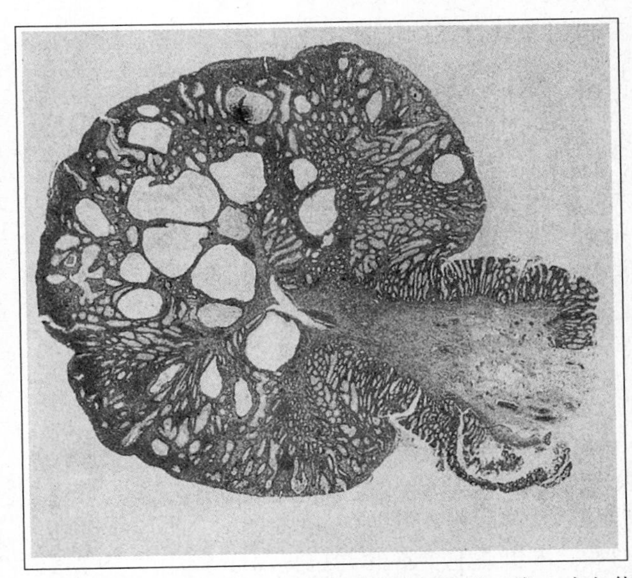

图 25.2 幼年性息肉的显微镜下表现。注意正常上皮包绕的囊状扩张的腺体。

如腹泻、里急后重和大便疼痛、直肠脱垂等（Cabrera 等，1959）。

大部分的病人（约 70%）息肉为单发，但另外 30%的病人常为多发。息肉数量超过 10 个的病人很少见，不过一旦出现就应考虑幼年性息肉病（详见第 26 章）（McColl 等，1964；Smilow 等，1966；Veale 等，1966，Mestre，1986）。

直肠内的息肉也许可以直接切除或者在乙状结肠镜下套扎并且可同时确诊。在结肠镜出现之前，对于乙状结肠的病变假如活检证实为幼年性息肉，则其近端的息肉常常不予处理（Goligher，1984）。因为其选择只有剖腹术或者结肠切开术。如今，这一类病人常可在结肠镜下行息肉摘除术。事实上，对于以直肠出血为唯一的或者主要的症状的年轻患者，结肠镜检查应作为首选检查手段。由于这项检查是在麻醉下进行，过程会比钡剂灌肠更加舒适而快捷并且可以同时移除息肉。

幼年性息肉复发并不少见，大概为 10%～20%（Ko 等，1995）。尽管如此，幼年性息肉既不是恶性的也不能算是癌前病变，所以并不推荐常规的随访（Nugent 等，1993）。

炎性息肉

炎性息肉可见于任何患有慢性结肠炎的病人，其本质为正常的黏膜，呈杆状或线状（丝状）。以前，这类息肉被看作“伪息肉”，以和肿瘤性息肉相区分。现在才运用“炎性息肉”这一术语。这种疾病最常见于溃疡性结肠炎、克罗恩病、阿米巴病和血吸虫病，偶尔也见于炎性憩室。尽管没有公认的炎症病因，但缺血性结肠炎或许与息肉的产生相关。炎性息肉是由于溃疡侵蚀其邻近的黏膜，然后黏膜碎片再生而形成不同形状和大小的息肉。通常情况这些息肉不发红，尽管有少部分的表面会因溃疡而覆盖少许白色的坏死组织。较大的息肉一般主要由结缔组织构成。这类息肉本身不具有恶性倾向。

良性淋巴样息肉

良性淋巴样息肉是淋巴样异形增生的一种形式。这种类型由 Cohnheim（1865）最先描述，他运用“胃肠道伪白血病”这一术语来区别于淋巴细胞性白血病。淋巴滤泡丰富的部位更易于局灶性或弥散性地出现此类息肉（即常见于末端回肠、盲肠或直肠）。这一类异常增生被称为“良性淋巴样息肉”。

这类息肉常常被归类于炎性息肉的范畴，因为淋巴样异形增生被认为是由感染或局部炎症引起的免疫反应过程中的一个阶段。因此，病理学家也曾称其为“直肠的扁桃体”（Morson 和 Dawson，1990）。然而，必须指出的是并非所有学者都同意炎症是致病因素。也有人指出这类息肉是先天畸形或者错构瘤（Gruenwald，1942）。偶尔的家族性发病（Granet，1949；Keeling 和 Beatty，1956）及相关家族性息肉病的报道（Gruenberg 和 Mackman，1972；Venkitachalam 等，1978）都支持这一观点。

良性淋巴样息肉常出现在直肠的下 1/3，通常为光滑、圆形的黏膜下病变（Cornes 等，1961）（图 25.3）。尽管大部分息肉都是无蒂的，但偶尔也可出现带蒂的息肉。这类息肉通常为单发，但也可同时出现 4～5 个。常见于 30～40 岁的人群，男性多于女性（Cornes 等，1961；Price，1978；Byrne 等，1982）。息肉大小从几毫米到 3cm 不等。

显微镜下，这一类息肉由较正常的淋巴组织构成，只是中央有一个界限清晰的原始滤泡。有时候可看到肉瘤样病变。这些结构通常在黏膜下，表面覆盖一层薄薄的黏液。尽管其表面可能有突起，但表层黏膜的溃疡并不是其特征表现。息肉侵犯肌肉层相当罕见。其接近正常的组织结构以及缺乏对深层组织的侵犯性可与恶性淋巴瘤相区分。这类息肉可以完全没有症状，当然部分患者也会因此出现某些症状（比如直肠出血、腹痛和肠套叠等）。假如息肉位于肛管则很大可能引起局部疼痛。在气钡双重对比造影检查中，息肉中央钡斑是特征性的

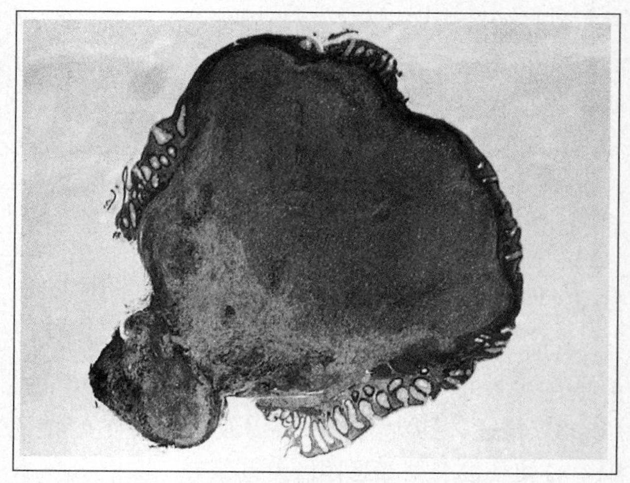

图 25.3 直肠淋巴息肉。病变呈反应性的而非恶性。

(Johnson 等，1978)。这类息肉通常会自发萎缩(Morson 和 Dawson，1990)，因而这类息肉诊断时应该区分于其他息肉 (Cornes 等，1961)。同时，这一类息肉的复发率也较低，大概为 5% (Cornes 等，1961)。因为恶变的可能性极低，所以对于这一类型的残留息肉没有必要急于清除。

肿瘤性息肉：腺瘤

从临床上看，腺瘤是最主要的息肉类型。它不仅能产生症状，而且目前认为，大肠癌主要由腺瘤发展而来 (Smith 等，2006)。过去对于与腺瘤相关的命名很模糊，主要是因为病理学家和外科医生从不同的方面对腺瘤进行分类。在外科医生中形成了一个普遍的共识，那就是腺瘤性息肉和绒毛状腺瘤是完全独立的，但从组织学上来看，两者都在腺瘤的范围内。在此有一种中间形式，那就是管状绒毛状腺瘤。因此，这三种病变是一种肿瘤的不同发展过程，"腺瘤"一词则能涵盖其含义。

为了避免术语上的混淆，世界卫生组织 (Jass 和 Sobin，1989；Morson 和 Sobin，1976) 推荐使用组织学上的分类：腺瘤性息肉称作"管状腺瘤"，绒毛乳头状腺瘤称为"绒毛状腺瘤"，而中间形式则被称为"管状绒毛状腺瘤"。必须清楚的是，这些分类并没有明确的界限，有些可能会有重叠。但从实用性的角度看，把息肉分为管状腺瘤和绒毛状腺瘤会很方便。

病因

很多因素与息肉的形成相关，这些因素是大肠癌发展的重要病原学依据，相关信息参见 24 章和 27 章。

病理

大体形态

典型的管状腺瘤呈小球形、带蒂，表面光滑，内部呈分叶状 (图 25.4)。其直径可从小至 1mm 到大于 5cm 不等。小的肿瘤通常都有光滑的轮廓，较大的则常为分叶状。虽然大部分都是带蒂的，但也可有无蒂的。这些肿瘤通常颜色都比其周围的黏膜要暗，因为其血管很丰富，并常常会出现内出血。对于较小的病变来说，这种颜色上的差别也许并不明显。对于那些带蒂的肿瘤，其蒂通常为 1～3cm，甚至更长。蒂的基底处通常比较宽而与息肉相连接的部位就变得较窄。

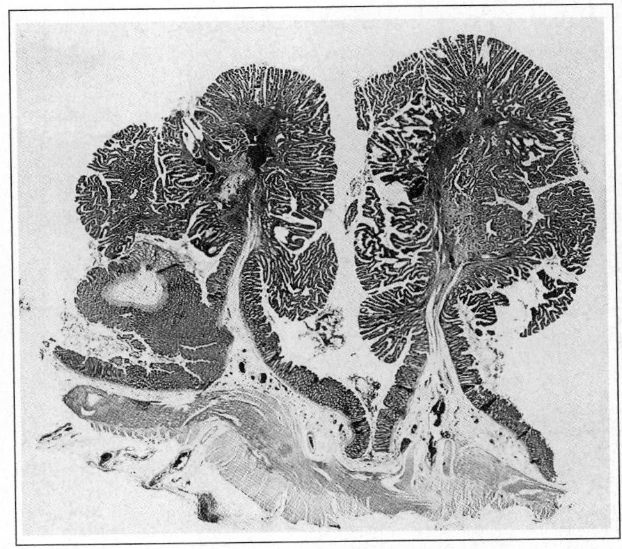

图 25.4 管状腺瘤：低倍显微镜下表现。

很重要的一点是，并非所有的腺瘤都是呈突出的息肉状。近几年，关于扁平腺瘤已经有了相关描述 (图 25.5)。这类腺瘤是在内镜下辨别或者其大致形态在组织病理学检查下被描述为突出度小于其周围黏膜的厚度。Muto 等 (1985) 描述这些病变为直径小于 10mm 的小盘状病变，且通常伴有中央凹陷。另外，也有关于凹陷性腺瘤比周围黏膜组织更薄的描述 (Muto 等，1985；Kuramato 等，1990；Kobayashi 等，1992；Hamilton，1993；Yao 等，1994)。这一类病变在某些人群中很常见

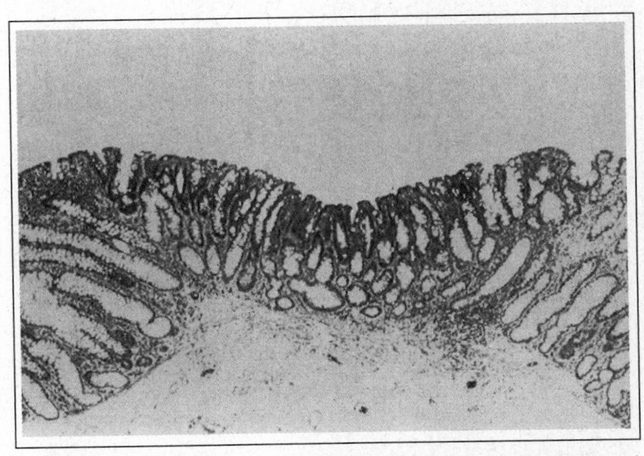

图 25.5 扁平管状腺瘤表现出非肿瘤性上皮向腺瘤性上皮的突然转变。腺瘤的腺体直径增大，上皮中散在残留的杯状细胞。不典型增生腺体并不高出周围的黏膜表面。

（比如日本人），但是在西方则相对较少见。这些扁平和凹陷的病变的自然史被认为比常规的腺瘤要短。

绒毛状腺瘤通常较大、无蒂，表面粗糙，由许多分叶组成，形似海藻（图 25.6）。其质地通常比较柔软，边界不清。可能呈扁平状或者突入肠腔。这类腺瘤通常在肠壁上广泛延伸，被称为地毯状病变，并且常呈圆周状。其颜色与管状腺瘤类似，比周围的黏膜要暗。

显微镜下形态

管状腺瘤由密集的小管上皮细胞组成，中间由正常的固有层隔开，平整地长入黏膜肌层（Day 和 Morson，1978）（图 25.7）。小管可能呈规则或者不规则的分枝状，也可能出现病灶性囊状扩张，并且继发感染或者出现息肉内出血。带蒂息肉的蒂由正常的黏膜和黏膜下层构成。

绒毛状腺瘤是由结缔组织围绕一个核心所形成的许多柔软的、叶状的分支或绒毛。覆盖绒毛的上皮细胞构成其表面并垂直地向肠腔内生长。在绒毛中间的黏膜直接贴着黏膜肌层，中间没有结缔组织相隔（图 25.8）。

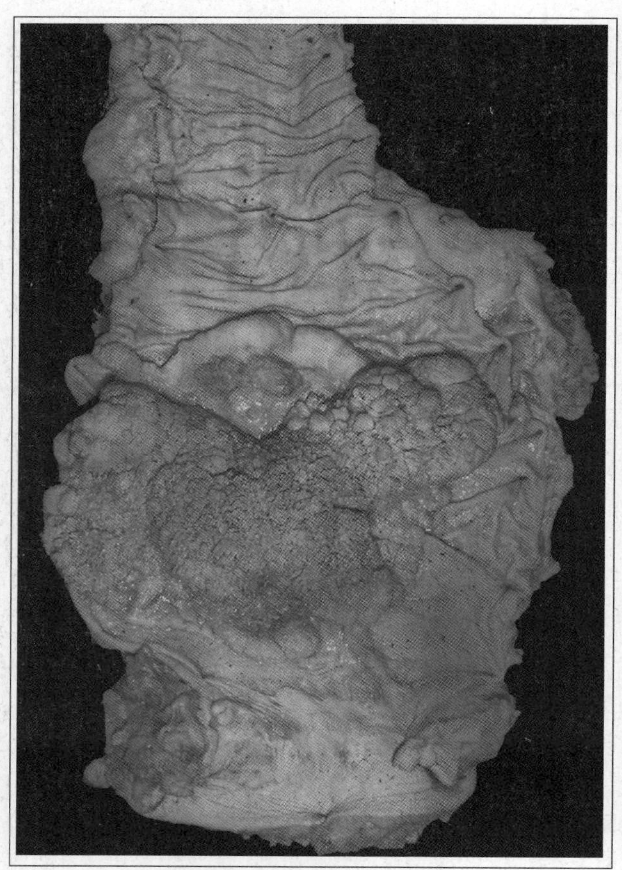

图 25.6 大绒毛状腺瘤恶性变的肉眼下表现。

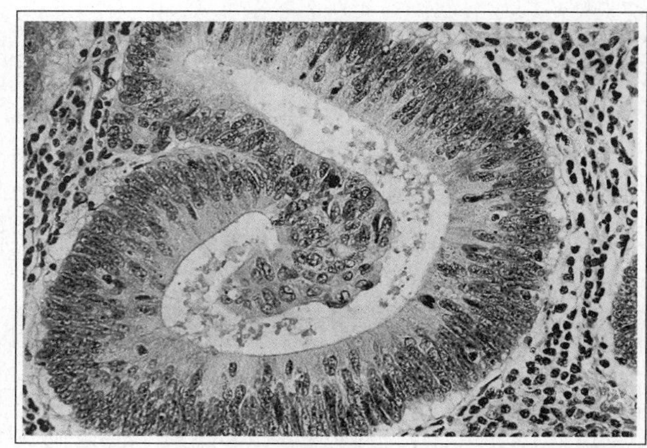

图 25.7 管状腺瘤：高倍显微镜下表现。

管状绒毛状腺瘤是一种中间类型的腺瘤，通常在不同程度上兼有管状和绒毛的特点。然而，一般情况下这种腺瘤在组织学上都比较统一，由宽而短的绒毛和类似于管状腺瘤的上皮小管组成（Morson 和 Dawson，1990）。“异常的隐窝病灶”这一词语被用于描述腺瘤形成前的早期的组织学改变（Pretlow 等，1992）。结直肠黏膜由亚甲蓝染色后，在肉眼或者显微镜下观察这种隐窝病灶，可见其特点是由成群扩张的隐窝、增厚的柱状黏液上皮细胞组成。然而，组织病理学上异常的隐窝病灶是多变的。很多男性患者的这一类病变并不是由异常上皮组成的，而更类似于增生性（化生性）息肉，因为其具有特征性的锯齿状的腺体和上皮以及扩张的杯状细胞（Nucci 等，1993）。

扁平腺瘤是由非肿瘤性上皮细胞向腺瘤性上皮细胞突然转化而形成的（图 25.5）。腺瘤的腺体扭曲变形并伴随直径增大。而发育不良的腺体则没有突出于周围黏膜的表面（Muto 等，1985；Jarmillo 等，1995；Stolte 和 Bethke，1995）。

异常增生

无论是管状腺瘤或者绒毛状腺瘤，覆盖在其上面的上皮组织都是类似的。这些细胞也许与构成结直肠的正常黏膜很像，但其细胞核通常为深染且常为多核，因而显得很拥挤。所以，即使在某些绒毛状腺瘤中可能会出现黏液增多的情况（Gramlich 等，1988），这类细胞的细胞质中的黏液通常较少或者缺乏。此外，有丝分裂也可能增加，因而细胞

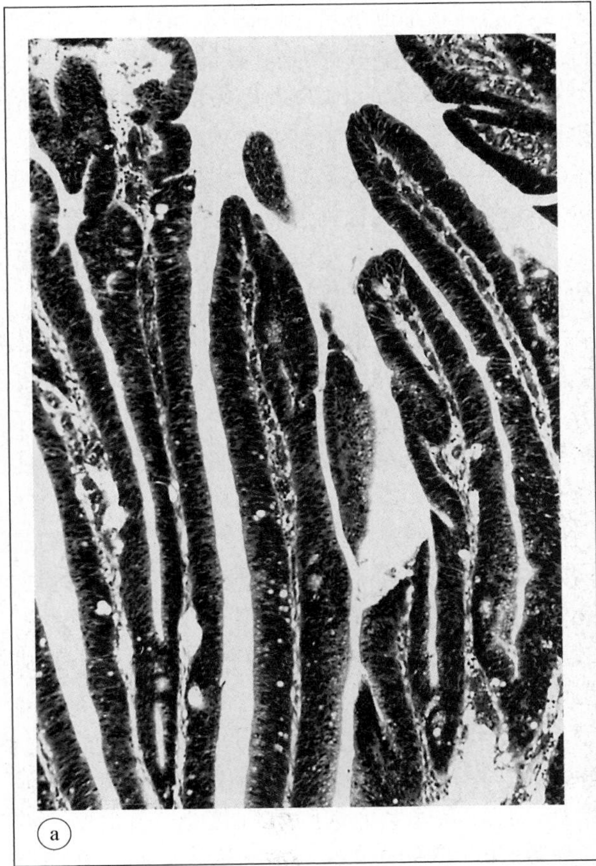

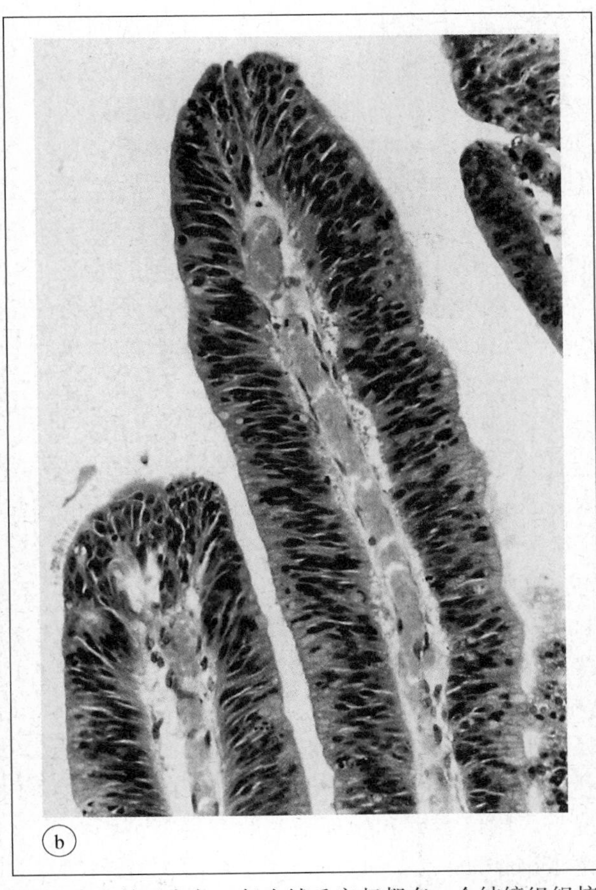

图 25.8　绒毛状腺瘤显微镜下表现：(**a**) 低倍显微镜下显示出细小的绒毛突起，每个绒毛突起都有一个结缔组织核心；(**b**) 高倍显微镜下显示出不典型增生的细胞，一些绒毛突起表面覆盖着黏液。

会呈现多层次甚至团块聚集状，比如管状腺瘤，突向小管的管腔，或者对于绒毛状腺瘤，长进结缔组织的核心。这些发育不良或者异型性的特征，不仅可见于不同的腺瘤，甚至在相同的腺瘤中也可见到 (图 25.9)。

很多学者试图将这类异常增生分为轻、中、重度三个等级，按照细胞核的改变，比如核增大、多形性核以及有丝分裂增多等来划分 (Potet 和 Soullard，1971；Ekelund 和 Lindstrom，1974；Ko-

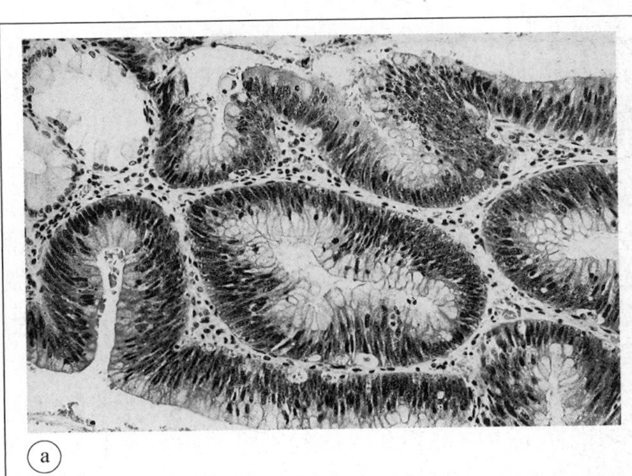

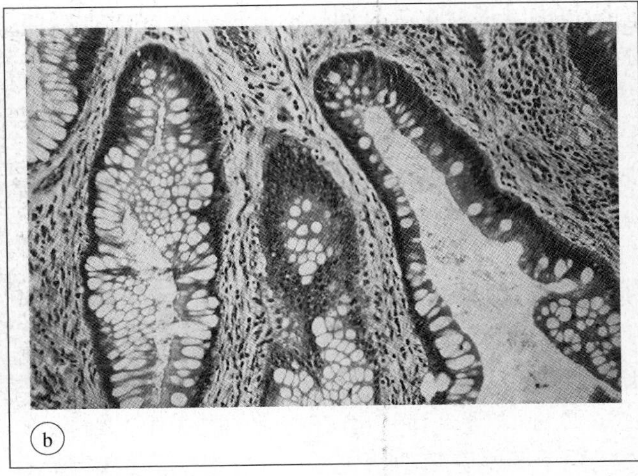

图 25.9　(**a**) 重度绒毛管状腺瘤不典型增生。(**b**) 轻度到中度的管状腺瘤不典型增生。

zuka，1975)。重度异型增生基本上被认为等同于原位癌，如何鉴别良性息肉、原位癌以及恶性息肉相当重要。后者通常癌细胞已经入侵黏膜肌层，这样的息肉肯定是恶性病变。从临床的观点来看，息肉可能是原位癌的前期表现。临床上60%的腺瘤有轻度异形增生，30%为中度异形增生，剩下10%为重度异形增生。然而，关于这一比例的严谨度比较一般，因为必须取决于息肉的大小以及组织学改变是否为非典型，而这些判断都是比较主观的。有些学者（Ekelund 和 Lindstrom，1974）发现异型增生的分度高低与息肉与肛门的距离相关，并且男性患者通常比女性患者分度要高。另外一些学者（Kozuka，1975）则发现异形增生与年龄相关。Muto 等（1985）发现在扁平腺瘤中重度异形增生有较高的发生率。

关于息肉的异型增生，最重要的问题是，从不同的分级到癌是否存在一个必然的发展过程。关于腺瘤-腺癌进展的这一概念详见第24章。在某些病例中，区分原位癌和恶性息肉相当困难，并且其可能取决于观察者的水平（Komuta 等，2004）。在这种情况下，内镜专家和病理学家的意见就可能对治疗方案很有帮助。

除了上皮细胞的异形增生，组织病理学家还关注另外一种组织学改变：即从一开始就有腺瘤状上皮渗入到黏膜肌层。这种表现被称为“伴有黏膜下囊肿的腺瘤状息肉”（Frechner，1973）或“伴异位上皮的腺瘤状息肉”(Greene，1974)。更恰当的术语应该是“表皮假瘤性浸润”(Muto 等，1973)，因其更准确地表达了这一病变的本质。大约有2.4%的腺瘤状息肉患者出现这一表现（Muto 等，1973)。腺体样结构出现在黏膜下层并且常常和息肉表皮的异形增生具有同样的分度。在黏膜下腺体的周围常常出现血铁黄素的沉积以及局部出血。有观点认为表皮假瘤性改变可能是由于息肉的内出血造成，或者源于息肉的蒂扭转。显然，这种改变更常见于乙状结肠部位那些蒂较长的大息肉，而乙状结肠又是结肠中肌肉最发达也最活跃的部位。

细胞代谢和腺瘤的来源

运用氚标记的胸腺嘧啶可以证明健康人类的结肠黏膜表面的上皮细胞每4～8天就更新一次(MacDonald 等，1964)。在正常的黏膜中，细胞分裂局限于肠腺隐窝的下1/3；且分裂完的细胞移至表层要9天时间。随着向上移动，这些细胞慢慢分化为成熟的杯状细胞或者吸收细胞。细胞脱落和细胞分裂以及移动有一种很完善的平衡。Elias 等(1981）发现腺瘤状息肉的上皮表面增厚了226倍且细胞数增加了370倍。这两种改变最初是由 Lipkin（1974）在正常黏膜表面发现的。首先，一些细胞在移向表层的过程中继续分裂，而后，除了分裂，这些细胞还持续分化以避免脱落。这两个过程被认为导致了腺瘤的形成。

要评估人类结肠细胞的更新，可对黏膜活检组织进行器官培养。应用长春新碱等药物后，对停止于分裂中期的细胞进行计数。这一伟大技术显示了管状腺瘤的周围以及家族性息肉病中隐窝细胞增多(Barsoum 等，1992；Hall 等，1992)。

因此，腺瘤性息肉可能是由于结肠隐窝内的过度增殖形成的。虽然，这种假设忽略了因细胞凋亡而死亡的结肠隐窝（Gavrieli 等，1992；Hall 等，1994)，目前对于腺瘤的细胞增殖和细胞死亡都进行了研究。这两种研究都发现，正如经典的 Lipkin 模型，在正常的黏膜中，细胞增殖被局限于下1/3的隐窝中。然而，在腺瘤中，不仅细胞增殖活动显著增加，连正常隐窝的细胞质活动也显著增多。并且，肠腔侧的细胞增殖占主导地位，反而在基底层出现细胞凋亡，是一种完全相反的代谢模式(Moss 等，1996；Sinicrope 等，1996)。

对于这些发现的一种解释就是：在腺瘤中，基因改变首先出现于隐窝的底层，细胞凋亡消除了受损细胞。减弱肠腔侧的细胞凋亡意味着受损细胞不受约束，因而腺瘤可以疯狂地向外生长，从而形成了息肉样病变（Shiff 和 Rigas，1997)。又或者，腺瘤性息肉向内生长（Moss 等，1996)，因而细胞增殖侵向隐窝的底层。正常的隐窝都是向外生长，以此类推，当细胞凋亡和细胞增殖相互逆转时，腺瘤性隐窝的细胞就会反向移动。这一奇特的观点有待进一步论证。

细胞亚结构、染色体和多倍体异常

在正常结肠黏膜中有四种基础细胞：未分化细胞、肠嗜铬细胞、杯状细胞和吸收细胞。电子显微镜也进一步发现四种细胞类型：三种部分分化细胞(中间细胞、未成熟杯状细胞和未成熟吸收细胞）和一种过熟的或者衰老的杯状细胞。尽管这些细胞类型在腺瘤中都存在，但各等级的隐窝中的成熟细胞与非成熟细胞的比例都与正常的组织不相同。在正常的组织中，细胞从基底层到表层是渐进的，底层以未分化细胞为主，到了表层则有丰富的成熟的吸收细胞和衰老的杯状细胞。而在腺瘤中由于细胞分化失败缺乏这种有序的变化，所以在表层以中间型细胞为主（Fisher 和 Sharkey，1962；Imai 等，1965；Pittman 和 Pittman，1966；Lorenzsonn 和 Trier，1968；Kavin 等，1970；Kaye 等，1973；Fenoglio 等，1975）。

染色体畸形也在早期研究中被发现（Enterline 和 Arvan，1967），尽管这些发现不算很普遍（Messinetti 等，1968）。Enterline 和 Arvan（1967）证明一个或多个染色体出现三倍体很普遍，假二倍体也很常见。尽管在个体中缺乏异型性时异常染色体很少见，但随着异型性的增加异常染色体的出现率也会提高。多倍体在异常增生中出现并且更常见于绒毛状病变。进一步的研究运用流式细胞仪，可以更精确地测量细胞的 DNA 和 RNA 的数量，得到了相反的结果。腺瘤中非整倍数染色体的发生率，即 DNA 的数量异常从 6% 到 30% 不等（Goh 和 Jass，1986；Quirke 等，1986；Van 和 Ingh 等，1986）。当非整倍体的发生率似乎有所增高时，与之相关的组织学类型和异型增生却并没有明显的表现。

随着生物化学技术的发展，染色体结构的异常能被更精确地发现，这些基因方面的相关信息详见第 24 章。

发病率

大肠息肉的真正发病率是很难确定的。在筛查前，很少对无症状个体进行研究。即使有，也只进行了直肠及乙状结肠镜检查，剩余部分结肠并未进行检查。在过去一些研究中，也会使用到钡剂检查，但是，这些钡剂检查只是应用单相而不是双相检查。单单用一种方法去研究，息肉（腺瘤）的发病率从 2.9%～11.5% 不等（Miller 等，1950；Wilson 等，1955）。Enquist 的 7 608 个病人中，年龄超过 45 岁的患者如果每年都做检查，发病率增加至 20%（Enquist，1957）。将组织学类型考虑在内的完整资料并不适用于这些旧式研究。

大多数较为精确的数据是从双相钡剂检查及结肠镜检查中所得的。Welin（1967）通过双相钡剂检查从 24 783 个病人中发现 2 897 个有早期息肉，该研究同样无法得到病理结果。有大量的结肠镜检查的调查报告，但是调查中的大部分病人都有症状。因此，国家息肉（腺瘤）研究所—这个最大的腺瘤防治所—发现已行结肠镜的 9 112 个病人中，2 632（28.9%）人有最少一种组织类型的腺瘤（Winawer 等，1992）。由于并非所有息肉都有症状，因而不能得出这一人群的息肉真正发病率。

目前，无症状者的研究都需行粪便潜血实验进行筛查。这些结果显示腺瘤的发病率在 0.2%～1.4%（Lee，1983；Dybahl 等，1984；Lallemand 等，1984，Kewenter 等，1994；Hardcastle 等，1996；Kronborg 等，1996）。但是这个数据并没有反映真实的腺瘤患病率，因为并非所有息肉腺瘤会在检查时出血，而且筛查是针对那些高风险人群而不是所有人群（如超过 50 岁者）。这点能从无症状病人的结肠镜研究得到充分说明，该研究表明 65 岁以上人群中腺癌的患病率是 30%～60%（Di Sario 等，1991；Lieberman 和 Smith，1991；Rex 等，1991），50 岁人群的患病率为 11%～28%。

唯一正确的数据可能是尸体病理解剖检查。然而，研究结果却差异很大（从 2.4% 到 69%）：Dukes（1926）报告为 9.4%；Stewart（1931）报告为 4.2%；Susman（1932）报告为 6%；Lawrence（1936）报告为 2.4%；Mayo 和 Schlicke（1942）报告为 16%；Atwater 和 Bargen（1945）报告为 69%；Helwig（1947）报告为 9.5%；Swinton 和 Haug（1947）报告为 7%；Moore（1960）报告为 27%，Berge 等（1973）报告为 12.5%。有几种理由可以解释这种不同。很多研究是回顾性的，而且是根据大量调查观察合并起来的（Chapman，1963）。这样由于最小的息肉也包括在内，从而缺少了一致性。有些数据则连小孩也包括在内（Lawrence，1936）。

在那些结肠直肠癌高发区，越来越多的尸体解剖结果证实了人群中的腺瘤高发率。AR Williams 等（1982）发现 198 个男性中有 73 人是有一种或者多种腺瘤，发病率为 36.9%，而 167 个女性中有 48 人，发病率为 28.7%。Wagner 等（1996）通过计算需要筛查的病人数目评估出，30% 的无症状病人在 50 岁左右将罹患某些类型的息肉（包括腺瘤和增生性息肉），50% 的病人则在 65 岁左右罹患。为了与从尸体解剖病理中得出的横截面数据一致，那么 65 岁之后的息肉发病率是缓慢上升，70 岁之后就每年下降 1%。

解剖分布

临床研究对象和尸体解剖研究来自于不同的人

群，不可避免存在差异。很多早期大规模研究（Grinnell 和 Lane，1958；Enterline，1976）的外科论文指出，大部分腺瘤发生在乙状结肠和直肠，但是剩余的结肠并不常被发现，这些数据资料很明显是存在偏倚的。

现在，越来越多的临床资料来源于结肠镜研究。因此 Shinya 和 Wolff（1979）分析了连续的5 786例内镜下去除腺瘤的病例。最多的腺瘤发生在乙状结肠，其次是降结肠。在所有的类型里，管状腺瘤是最常见的，其次是管状绒毛腺瘤和绒毛状腺瘤。一个有趣的现象是，这与先前的绒毛状腺瘤是直肠乙状结肠腺瘤最常见类型的观点截然相反（Spratt 等，1958；Olsen 和 Davis，1969）。与此分布相似的还有 Gillespie 等（1979）从 620 例患者中取下的 1049 个腺瘤中发现，47.5％的肿瘤是发生在乙状结肠。Tedesco 等（1980）从结肠镜研究中得出的数据与 Minopoulos 等（1983）、Tripp 等（1987）和 Grossman 等（1989）是相似的，尽管样本比较小。国家息肉研究所从 1 867 例病人中得出的腺瘤分布情况使那些小型研究得以证实，详见表 25.2。所有这些研究显示直肠息肉百分率较低，毫无疑问反映了通过硬式乙状结肠镜去除病损能减轻病变。

尸体解剖得出的解剖分布与结肠镜得出的结果是很相似的，但是仍有所差异，特别是几种腺瘤并存时。在单一腺瘤中，AR Williams 等（1982）发现其不成比例地发生在近端 10％和远端 20％的结肠。瑞士 Malmo 研究显微结构的 Ekelund（1963）得出相同的结论。Ekelund 发现 56.1％的单个腺瘤是在乙状结肠和直肠，18.8％是在盲肠。如果考虑多发腺瘤在内，这些部位的腺瘤发生反而会减少，均匀分布就比较明显。有些研究（Chapman，1963；Eide 和 Stalsberg，1978；Vatn 等，1985；Ozick 等，1995）则证实了年老病人的腺瘤好发部位转变为右半结肠。这些发现也是很有意思的，因为有报道已经证实老人的升结肠腺癌的发生在增长（Haenszel 和 Correa，1971；de Jong 等，1972；Snyder 等，1977），因此为腺瘤-腺癌的发展提供了客观的证据。

表 25.2 结直肠腺瘤肠镜下分布

部位	百分比（%）
盲肠	8
升结肠	9
结肠肝曲	4
横结肠	10
结肠脾曲	4
降结肠	14
乙状结肠	43
直肠	8

来源自：O'Brien 等（1990）。

总之，大约 2/3 的腺瘤发生在远端直肠与结肠脾曲之间，1/3 发生在该部位的近端，但如果为多发腺瘤或在老年人中，这一模式则并不显著。

年龄与性别

腺瘤可发生于任何年龄，但以老年人和男性更常见。AR Williams 等（1982）在他们的病理解剖中发现，年龄在 54 岁以下的男性发病率为 20％，超过 75 岁的则上升至 52.4％。这与女性病人的14.8％～32.8％发病率相似。所有人群的发病率则是男性 36.9％，女性 28.7％。各种结肠镜检查研究同样证实了男性的发病率高于女性。结肠镜镜检查中病人平均年龄为 55～60 岁（Gillespie 等，1979；Minopoulos 等，1983；Winawer 等，1992），这与内镜使用前的外科手术报道是一致的（Grinnell 和 Lane，1958）。

大小与组织学类型

结肠镜检查研究对于大小是有所偏差的，实际上很多情况下一般不去除那些非常小的息肉（直径小于 3mm），其中有些可能不是腺瘤。同样，在其他范围内，不是所有大的息肉（大于 30mm）都能通过内镜去除的。因此，大部分息肉的大小直径从 5～20mm 不等（Gillespie 等，1979；Shinya 和 Wolff，1979；Minopoulos 等，1983；O'Brien 等，1990）。以往外科记录则偏向于那些较大的病变。Grinnell 和 Lane（1958）发现 1 335 个病人中的1 856个管状和管状绒毛状腺瘤的平均大小是12mm，范围为 2～70mm。绒毛状腺瘤则为37mm，范围为 5～90mm。

所有这些数据可能通过尸体解剖能得到更准确的数值，尸体解剖研究发现绝大多数（大约85％）的腺瘤直径小于 10mm，只有 10％～15％

是大于这个直径的。直径越大，恶变可能性就越大。息肉大小同样与年龄增长有关（O'Brien 等，1990）。组织类型的相关比例取决于采用何种研究方法。绒毛状腺瘤通常比其他类型大，这种腺瘤就更容易在手术文章中被描述，较少在结肠镜研究文章中被提及。

一种特定息肉的组织学定位可能是有一定主观性的。正确的分类取决于检查时的认真程度和组织切片的多少，因为如果出现大于 20%～25%的绒毛结构，息肉将则定位为管状绒毛状腺瘤；如果少于 15%则归类于管状腺瘤（Morson 和 Dawson，1990）。尽管如此，大多数调查者还是同意管状腺瘤是最常见的组织类型（70%～80%），管状绒毛状次之，绒毛状腺瘤最少。

表 25.3 结肠镜切除腺瘤恶性比例

作者	例数	恶性息肉百分比(%)
Coutsoftides 等（1978）	416	4.3
Nivatvongs 和 Goldberg（1978）	580	4.0
Gillespie 等（1979）	1047	4.7
Shinya 和 Wolff（1979）	5786	4.9
Colacchio 等（1981）	729	5.3
Minopoulos 等（1983）	180	4.4
Winawer 等（1991）(National Polyp Study)	3002	4.2
Watanabe 等（1997）	1365	2.4

恶变发生率

区分原位癌（局部癌，黏膜内癌）和确切的浸润性癌是很有必要的。后者必定是侵犯了黏膜肌层（Fisher 和 Turnball，1952；Grinnell 和 Lane，1958），而原位癌中这一层是完整的（图 25.10）。

总的恶变率取决于研究的类型。通过结肠镜研究所得到的报告，息肉的恶变率为 2.4%～5%（表 25.3）。但这并不是真实的发病率，因为并非所有息肉都能通过结肠镜摘取，个别较小的息肉会被遗漏。由于恶变的可能性随着息肉大小的增大而提高，所以这一恶变率的估算有可能会偏高。然而，通过结肠镜检查所得到的恶变率相对于以往的传统外科筛查方法还是更准确。Grinnell 和 Lane（1958）通过手术方式所获得的 1856 例病变研究所得的恶变率为 6.3%，而 Muto 等（1985）通过同样的研究所得到的恶变率则为 8%。尸检结果所得到的恶变率为 1%～2%。

最新的研究得出了几个较重要的观点。普遍承认了恶变率随着息肉的增大而提高（Enterline 等，1962；Muto 等，1973；Morson 和 Dawson，1990；O'Brien 等，1990；Chapman 等，2000）。表 25.4 摘自 Shinya 和 Wolff（1979）的一篇论文，

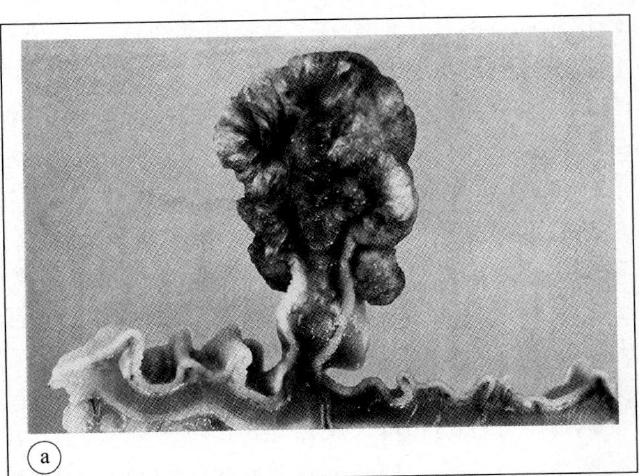

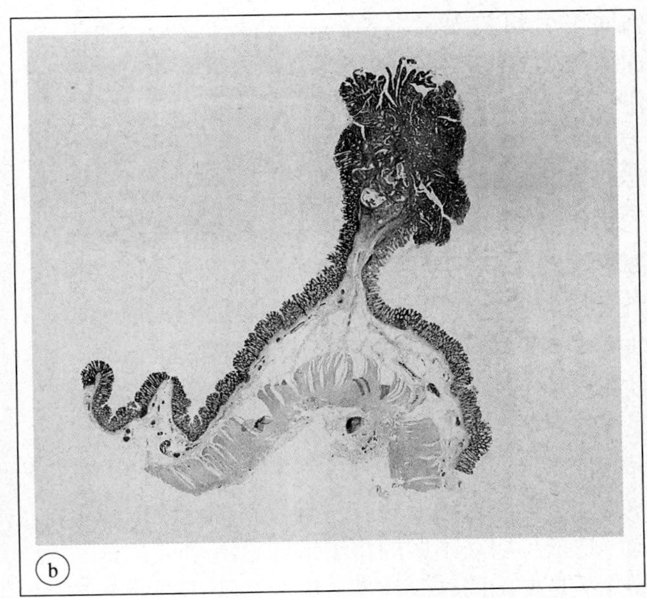

图 25.10 （a）腺瘤性息肉，癌组织侵入蒂。（b）恶性息肉。

表 25.4 腺瘤大小与浸润癌相关性

腺瘤大小 cm	管状腺瘤浸润癌			绒毛管状腺瘤浸润癌			绒毛状腺瘤浸润癌		
	数量	数量	%	数量	数量	%	数量	数量	%
0.5～0.9	1 489	5	0.3	132	2	1.5	40	1	2.5
1.0～1.9	1 713	61	3.6	776	50	6.4	249	14	5.7
2.0～2.9	432	28	6.5	475	54	11.4	100	17	17.0
3.0+	91	10	11	159	24	15	130	17	13.1
合计	3 725	104	2.8	1 542	130	8.4	519	49	9.5

来源自：Shinya 和 Wolff（1979）。

阐明了因息肉增大而升高的恶变风险可通过结肠镜移除而降低。起先认为直径小于或者等于 1cm 的息肉都可不做处理，因为这类息肉很少恶变。然而现在却发现这种大小范围内的三种组织类型的息肉都可出现浸润性癌。

几乎所有学者都认同的另外一个事实是，绒毛状病变的恶变率更高，尽管通过结肠镜摘除的腺瘤这一趋势并不明显（表 25.4）。由于绒毛状病变通常比较大而很难通过结肠镜摘除，所以通过手术方式能得到更确切的恶变率。手术切除术后的绒毛状腺瘤的癌变率为 11%～42%。这些数据是通过 50 多例病例中估算出来的（表 25.5）。

很难确定绒毛状腺瘤本身就具有较高的癌变率，又或者仅仅只是反映了病变的大小与癌变率的相关性。

组织病理学家之间的差异或许也是恶性息肉评估的一个相关因素（Komuta 等，2004），所以更深入准确的研究需要病理学家和内镜学家之间的合作（Smith 等，2006）。

恶性息肉的扩散

从实用性的角度考虑，关注“恶性息肉”的扩散程度显得相当重要。虽然通过临床检查可以判定出直肠上一个大的绒毛状腺瘤是恶性的，但是通过内镜观察一些较小的病变就很难直接判定出来，而且在内镜下所发现的病变通常在确定恶性之前就已经被摘除了。关于更彻底的治疗措施（如切除术），只能依靠检测淋巴结转移的相关数据来解决。然而这是一个有争议的方法，尽管现在都希望内镜下的超声扫描可以在不久的将来解除这些争议。这一章节并不是要阐明这些技术，因为后面还会对各类技术做详尽的探讨。

要想获得淋巴结累及的相关数据，只有通过对外科切除下来的一系列的恶性息肉才可进行有价值的检查。在某些地方或科室，由于严格的治疗政策约束，需先将息肉在内镜下摘除确诊为恶性后再通过手术切除根治。许多报道并没有评论内镜摘除和手术切除的时间关系，认为这对于扩散的探讨并不重要。外科切除的指征才是更加重要的。因此在一些单位（Morson 等，1984；Chapman 等，2000），只有那些病理报告内镜摘除不完全的病人才会被建议进行手术切除；而诊断不明确的病例则需要更深入的讨论，其治疗方案也取决于组织变异、年龄以及总体的健康状况。在其他单位（Colacchio 等，1981）患恶性息肉的病人都被建议手术，但最后并非都进行了手术，一些患者拒绝或者认为手术风险过大。另外还有一些单位根本不确定患有恶性息肉的患者能通过手术治疗的比例是多少。

由于一些学者的研究中包含带蒂息肉而有些学者包含无蒂息肉，这一问题就显得更加复杂。进一步说，有多少是绒毛状病变并不清楚。也许在结肠镜出现前的时代，即所有恶性息肉都通过手术切除所得到的数据更有价值。然而，这一类报道几乎全部都只与直肠病变相关。各种各样的研究所存在的不足无疑就可以解释关于淋巴结转移发生率的不同（表 25.6）。然而，较一致的观点认为大约有 10% 的恶性结直肠息肉在通过结肠镜摘除的时候已经扩散到了附近的淋巴结。以下几个病理特征有助于提示恶性扩散：无蒂息肉、不良分化、血管和淋巴的侵犯。

很多关于绒毛状腺瘤的淋巴结转移的数据都是从外科手术病例获得。尽管这些病例大部分都是在结肠镜时代之前，但几乎所有这些病变的大小都很难通过结肠镜息肉切除术治疗。如表 25.7 所示，

表 25.5 绒毛状腺瘤恶变的比例

作者	检查绒毛状腺瘤例数	浸润癌百分比（%）
Grinnell 和 Lane（1958）	216	31.8
Wheat 和 Ackerman（1958）	50	16.0
Enterline 等（1962）	81	55.0
Southwood（1962）	180	11.7
Bacon 和 Eisenberg（1971）	261	30.7
Hanley 等（1971）	217	11.0
Quan 和 Castro（1971）	215	24.0
Orringer 和 Eggieston（1972）	65	42.0
McCabe 等（1973）	169	28.0
Nivatvongs 等（1973）	72	4.0
Jahadi 和 Baldwin（1975）	264	18.0
Welch 和 Welch（1976）	331	29.0
Chiu 和 Spencer（1978）	331	29.0
Brunetaud 等（1989）	208	5.7
Steele 等（1996）	82*	6.1

* 包含全部腺瘤组织学类型。

表 25.6 结肠镜普及前后，恶性息肉淋巴结转移的比例

作者	恶性息肉数量	淋巴结转移百分比（%）
结肠镜普及前		
Lockhart-Mummery 和 Dukes（1952）	23	7（23）
Grinnell 和 Lane（1958）	27	1（3.7）
Enterline 等（1962）	61	0
结肠镜普及后		
Coutsoftides 等（1978）	15	1（6.6）
Nivatvongs 和 Goldberg（1978）	23	2（8.8）
Gillespie 等（1979）	16	0
Shinya 和 Wolff（1979）	46	1（2.1）
Colacchio 等（1981）	24	6（2.5）
Cooper（1963）	56	5（8.9）
Webb 等（1985）	10	0
Cranley 等（1986）	38	3（7.9）
Richards 等（1987）	44	6（7.5）
Muto 等（1991）	27	1（3.7）

表 25.7 手术切除恶变的绒毛状腺瘤淋巴结转移比例

作者	切除例数	淋巴结转移例数
Grinell 和 Lane (1958)	52	15 (29)
Enterline 等 (1962)	45	13 (29)
Southwood (1962)	12	3 (25)

括号内为百分比。

至少 25%通过手术切除的恶性绒毛状腺瘤有淋巴结受累。

腺瘤-腺癌进展的相关证据

现在有大量的证据证明腺癌与腺瘤相关。虽然这些证据是不太详尽的，但基因分子学证实了其连续发展的过程。然而，认为癌症改变生活的信念一直存在争议，特别是对于直肠癌而言（Smith 等，2006）。腺瘤进展为结肠直肠癌的一种方式是通过 Muto 等（1985）描述的那种小扁平状腺瘤。分子基因学证据可以支持这种腺瘤-腺癌进展，详细见第 24 章。相关的证据将在以下进行讨论。

解剖分布

大部分学者发现腺瘤和腺癌在大肠内的存在是有特点的。大多数是在大肠远端，其次是盲肠。Ekelund（1963）的尸体解剖报告就是一个很好的例子。他发现他的病人当中有半数是在直肠和乙状结肠发现有腺瘤，该比例仅小于那些发现有癌肿的。Helwig（1959）和 Berge 等（1973）得出的结论与此相似。大部分结肠镜检查结果显示，所发现的腺瘤绝大多数是位于结肠脾曲。但是，有些学者证明腺癌的好发部位有从左至右的转换（Greene，1983；Rabenek 等，2003）。而且，随着癌肿位置分布的改变，腺瘤也有类似的位置改变，进一步的研究支持两者的相关性。腺癌好发右侧是存在争议的，但提示了结肠直肠肿瘤检查不能仅只检查左侧结肠（Rabenek 等，2003）。

同时性多原发肿瘤

大部分结直肠癌患者同时有 1 种或多种腺瘤，通常发生在肿瘤附近。在诊断有 1 种癌肿的病人中，通过结肠镜检查相关腺瘤比例为 28%～30%（Langevin 和 Nivatvongs，1984；Maxfield，1984；Pagana 等，1984）。有 3%～7%的病人在大肠有另一处癌肿。患有两种或者更多的同时性原发性肿瘤的人中，相关腺瘤的发现率为 75%。(Heald 和 Bussey，1975)。

异时性多原发肿瘤

有与结肠或直肠肿瘤相关性腺瘤的病人，在切除腺瘤后发展成癌肿的概率是那些没有息肉的病人的两倍（Bussey 等，1967）。同样，Olsen 等（1988）也发现，那些息肉复发的风险持续增高的病人数目也持续上升，超过 79%的复发息肉有恶变。这些发现在芬兰的一些研究中被证实（Kellokumpu 和 Husa，1987）。

流行病学史

结肠直肠癌的流行病学资料同样适用于腺瘤。这问题在本书的其他地方再作讨论。而且由于低纤维、高热量饮食使得其在西方社会更为普遍（详见第 24 章）。

年龄

如果腺瘤早于腺癌出现，那么病人出现良性病变的年龄将更年轻，特别是那些家族遗传性腺瘤性息肉病人。在这种情况下，那些拒绝手术或已行有限治疗但遗留大部分结肠息肉的病人出现息肉与发展为腺癌的年龄有显著差异。除此之外，有关年龄的数据都无法证实腺瘤病人与腺癌病人的差异（Grinnell 和 Lane，1958；Enterline 等，1962）。这一结论可被以下发现所证实，即腺癌患者有特异性症状可明确记录的时间，而腺瘤患者症状不典型（特别是腺瘤仍小时）且开始数据不能被正确记录。这种解释，特别是根据进一步的研究来看，是合理的。因此，临床上来自不典型症状的癌症病人的数据显示，腺瘤病人比腺癌病人大约年轻 8 岁（Enterline，1976）。但目前更深入的证据来自于结肠镜的研究，它显示腺瘤病人的平均年龄大约比腺癌病人小 5 岁，结果提示腺瘤是先出现的（Winawer 等，1991）。Morson（1974）发现息肉-肿瘤的一般演变大约需要 10 年（范围可以从 5 年到 25 年）。这些新的数据引起更大的争论。肿瘤生长率的相关信息可参考第 27 章。

实验致癌物

大多数用于诱异结直肠癌的实验致癌物（如二甲肼和氧化偶氮甲烷）可使实验动物先产生微腺瘤，然后出现腺瘤和侵袭性腺癌（参考第 27 章）。

组织学证据

腺瘤进展为腺癌的支持者用腺癌周边有连续的腺瘤组织作为这种假设的证据。恶性肿瘤的组织学研究显示，显微镜下有浸润性腺癌残留的腺瘤能发展为明显的腺癌。Muto 等（1985）发现 1961 例结直肠癌患者中有 278 例有不同比例的腺瘤状组织，而且三种组织学类型出现的概率相同。结肠镜检查的研究证实 3%～4%的腺癌很明显是从腺瘤发展而来的，这就为组织学改变提供了进一步证据。

总结

除了上述情况证据和分子生物学证据，现在仍没有绝对证据说明大肠腺癌是从腺瘤发展而来的。然而，很少胃肠病理学家会怀疑这个观点。可能最有效的证据是通过腺瘤切除术来影响其自然史。因此 Gilbertsen（1974）报道了一个长达 25 年的随访，它由美国明尼苏达大学癌症防治所随访 1 800 个病人所得。这些病人进行规律的结肠镜检查，一旦发现息肉就被清除。在随访期间，有 11 例发现有大肠肿瘤，虽然根据年龄和分布，预期数目会是 75～80 例。所发现的病变都是早期癌变，没有病人因此而死亡，癌症的发病率也与统计学上预期的结果一致。国家息肉研究所发现，与对照组相比，结肠癌的发病率减少大于 75%（Winawer 等，1992）。同样，其他结肠镜研究也发现在息肉切除术后癌症发生率有下降（Murakam 等，1990；Atkin 等，1992）。

肿瘤性息肉的临床特征

肿瘤性息肉的症状和体征在一定程度上取决于息肉的大小、数量、部位和绒毛结构。在常规直肠指诊，或者是行内镜检查和大便隐血常规筛查时，可能病人并无任何症状。症状不常见，但还是包括以下几种：

- 出血：出血的性质取决于息肉的位置。病变越靠近大肠远端，出血就越鲜艳。排便的时候通常会出血，而且出血量相对较少。如果有慢性出血，病人可能会出现贫血貌。很少会出现大出血的情况。
- 腹泻和黏液便：更多的息肉病人会出现这种症状，特别是病变位于直肠和来源于绒毛结构时（详见下面解释）。
- 脱垂：有时会出现，低位的息肉会通过变形从肛门脱出。病人经常以为是痔疮，并认为其无关要紧。相对罕见的是，脱垂可能会导致息肉的局部缺血或者坏疽改变。
- 腹部绞痛：因为肠套叠造成的腹部绞痛很少发生。

位于直肠的大绒毛状腺瘤导致的症状通常是一组症候群（图 25.11）。病人会诉有里急后重感和常排黏液便，而大便可能由于少量出血而成淡红色。黏液与腹泻有着密切的关系。随着时间的推移，出血可能会越来越严重。虽然总体健康情况恶化，症状很严重，但有些病人还是能在一定时间内会保持惊人的健康水平。Southwood（1962）指出病人体重会普遍下降，这可能是因为水电解质的丢失。据报道，水电解质的丢失会导致肾衰竭。尽管大部分的绒毛状腺瘤发生在直肠和乙状结肠，仍有 1/3 发生在大肠的中段。而发生在中段的大肠，黏液、腹泻及里急后重感等症状会少些。

水电解质紊乱症状

McKittrick 和 Wheelock（1954）首次指出，由于严重的黏液腹泻，绒毛状腺瘤可导致严重的代谢紊乱。1 年之后，Fitzgerald（1955）在英国的一篇名为《绒毛乳头状瘤所致的水电解质丢失》的文

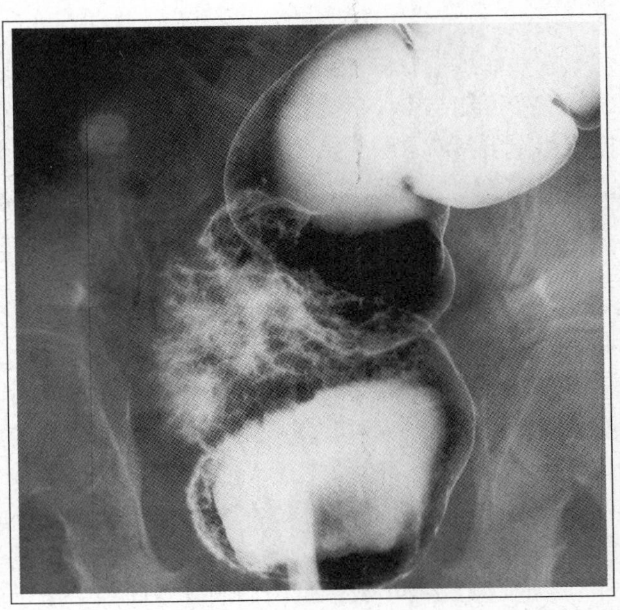

图 25.11　钡灌肠双重对比显示的一个大的绒毛状腺瘤延伸到直肠下段右侧。

章里描述了第一个有相关症状的病例。自此之后，尽管症状还是相对罕见，但大量的病例被报道，大约有 2% 的病人是这种类型的肿瘤（Pheils，1979）。

Shnika 等（1961）收集了 18 个病例，这些病人有大量的症状和体征，包括严重的失水、嗜睡、虚弱、少尿、深大呼吸、意识模糊和低血压。尽管腹泻很平常，但并不普遍。低钾血症、低钠血症、酸中毒和尿毒症也很平常。

尽管这些肿瘤患者体液丢失的组成是明确的，但是其丢失机制却是未知的。在一个绒毛状腺瘤的单纯结肠循环的经典实验中，Duthie 和 Atwell（1963）测量出双向流动的水、钠和钾。他们证实水钠有从血管流向肠腔的增强移动，但反向流动却不受影响。双向流动的钾没变化。Lee 和 Keown（1970）通过比较这些肿瘤病人正常结肠和血清中液体丢失中电解质的含量而得出相同的结论，这些结果表明，绒毛状腺瘤细胞不发挥正常作用。因此液体丢失并非主要由表面积增大引起，而是由于不正常表达的细胞。

诊断

直肠指诊

很大一部分绒毛状腺瘤患者的病变位于低位直肠，指诊就可以发现病变。肛诊必须要仔细地做，因为肿瘤很柔软，也可能难触及，而且经常被描述为“柔软的”。

有些非绒毛状腺瘤可能在直肠可触及。带有长蒂的病变可能与干结的粪便相混淆，但是用手指牵拉就能作出判断。

硬式乙状结肠镜检查

硬式乙状结肠镜适合于大部分绒毛状腺瘤。Southwood（1962）发现 180 例绒毛状腺瘤患者中有 174 例（97%）的肿瘤位于肛门上 30cm 范围内。但即使使用乙状结肠镜，诊断依然会因为在检查过程中由于病损导致大量浆液分泌或者因为是血液的干扰而变得困难。而且，乙状结肠镜很容易经过绒毛状病变而错过发现肿瘤。在某些病例里，病变渐趋向于周边的黏膜从而难以确定某些肿瘤的确切范围。无论是无带蒂型或者息肉型的管状腺瘤，由于很少出血和分泌黏液，所以比绒毛状腺瘤易于辨认；但是，如果镜子进入速度太快或者操作者退出镜子检查时没有特别仔细，也会造成漏诊。息肉型病变由于病变突入肠腔因而在镜子退出时更容易被发现。

可屈性乙状结肠镜检查

目前，可屈性乙状结肠镜是广泛用于门诊有大肠癌症状病人排除疾病的首选方法。应用可屈性器械，可研究直肠乙状结肠的功能并观察乙状结肠甚至远至降结肠。由于大部分息肉位于脾曲远端（Grinnell 和 Lane，1958；Gillespie 等，1979），所以用可屈性肠镜发现病变的数量是硬式的 3 倍也就不觉得奇怪（Marks 等，1979；McCallum 等，1984）。对于病人来说，可屈性肠镜检查还是相对舒服一些，而且检查只需 5～10 分钟（Marks 等，1979）。磷酸盐灌肠剂适合在检查前使用。如果肉眼可见息肉，可以在检查的时候钳夹切除。由于在未作准备的肠道存在爆炸的危险，所以注入的气体要包括非燃性气体，如二氧化碳。肠镜的设计也在逐步提高且更新颖、更简单结实，花费越来越低的乙状结肠镜也能更好地应用于门诊病人（Reynolds 等，1983）。现在，我们一般是先用硬式肠镜，当不能诊断出来的时候才进一步用可屈性的结肠镜。但是这种方式可能会发生巨大的变化，如果当更牢固的可屈性肠镜的应用，特别是因为这种肠镜的消毒更容易时。

无论息肉是否是通过以上的方法被诊断出来，超过 50 岁的病人，都需要检查结肠。如果发现息肉，其他部位可能也会有，或者存在肿瘤。超出硬式肠镜所能到达范围的息肉发生率大约为 50%（O'Brien 等，1990）。如果没发现息肉，那排除剩下肠管的病理病变就显得很重要了。结肠镜检查就是下一个检查方法。

毫无疑问，双重对比钡剂灌肠在发现息肉方面优于单纯造影检查（图 25.12）。CB Williams 等（1982）发现 70%～80%直径大于 1cm 的息肉能用双重对比灌肠被发现，而只有 50%是通过单纯造影检查发现的。尽管双重钡剂灌肠比大肠镜便宜和快捷，但由于乙状结肠襻的重叠和憩室病，使得这项检查对乙状结肠病相对不够精确。同样，由于粪便残渣的存在和辨别回盲瓣息肉的困难，钡剂灌肠在盲肠病诊断中也并不可靠。钡剂灌肠还有较高的假阳性率，而且一旦发现息肉，并不能立刻把息肉切除，只有等到结肠中的钡剂清除了才能容许行息肉切除术（Durdey 等，1987）。

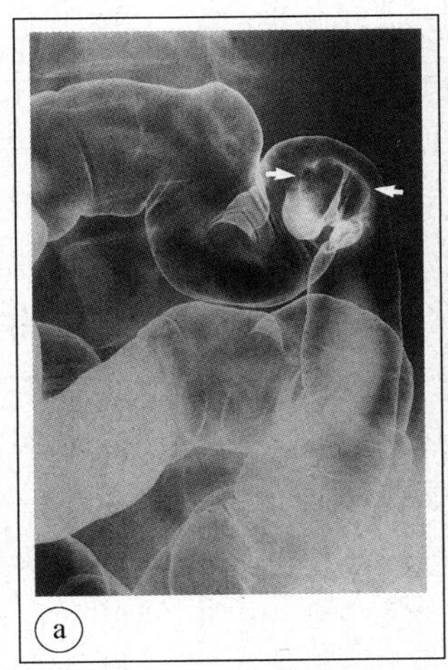
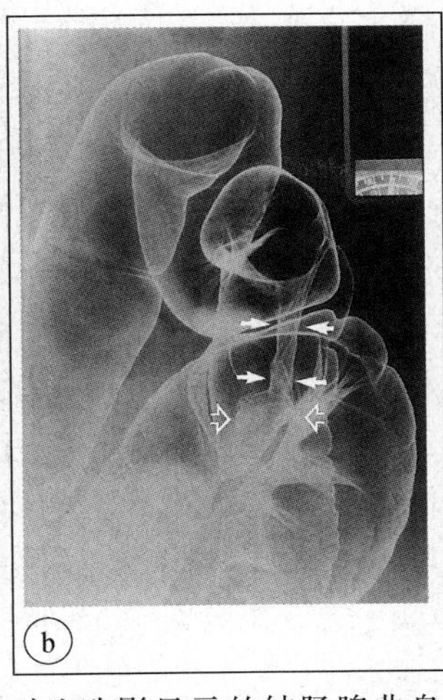

图 25.12 (**a**) 钡剂灌肠双重对比造影显示的结肠脾曲息肉（箭头）；(**b**) 立位片显示出息肉的长蒂（箭头）。息肉位于降结肠。

结肠镜检查比钡剂灌肠稍微危险一些，但在活体组织活检方面有更大的优势。而且，一旦发现息肉，一般可以切除。当然，器械准备要充分。Tan 和 Tjandra (2006) 建议用磷酸钠代替聚乙二醇。但是，在北美的文献中，两者都被认为比其他物品好（Wexner 等，2006）。虽然假阳性率低，但由于肠道是狭窄或是弯曲，有些病人即使用最好的内镜也无法检查全结肠（Obrecht 等，1984；Durdey 等，1987）。如今，结肠镜的结果是需要专业健康管理人员管理和保险公司严密审核的。严格的指导和训练是必需的。反复引发并发症或是遗漏病变的临床医生，如果再培训而未纠正错误将被调离一线。

结肠镜在诊断息肉上是首选的检查方法。我们连续调查了 76 个有直肠症状的病人，这些病人都做了钡剂灌肠和结肠镜检查（Durdey 等，1987）。有 11 个病人随后发现有结肠息肉，其中只有 2 个（18%）是通过钡剂灌肠被正确诊断出来的，10 个（91%）则是通过结肠镜诊断出来。如果没有结肠镜这项检查或者病人不能耐受检查，我们可能会推荐使用以下方法代替：如果可屈性肠镜检查是阴性的，但又高度怀疑，病人应该行双重钡剂检查。如果结果还是阴性而病人并无症状，就不需要进一步检查了。若病人症状未缓解，这时就需要结肠镜检查了。

无论是通过硬式或是可屈性乙状结肠肠镜检查而发现有息肉的病人，都应该在第一时间行结肠镜检查，原因是可能存在深部的息肉并且需要切除。特别是如果直肠或乙状结肠的息肉直径大于 1cm，或者是息肉有绒毛结构，或者是多发息肉（Atkin 等，1992）。这些检查同样适用于息肉高风险人群，例如有家族性结肠肿瘤病史或者是家族性息肉病史。

扁平状腺瘤

这种类型通常没症状，只能通过结肠镜被发现出来（或者是可屈性乙状结肠镜）。这种类型的息肉很特别，它通常很小而且扁平，中心经常凹陷（Muto 等，1985）。即使用结肠镜也很难发现，切除出来的结直肠标本亦是如此。90%的扁平状腺瘤小于 1cm，超过 50%的腺瘤直径小于 5mm（Muto 和 Watanabe，1993）。2～4mm 的扁平状腺瘤发生癌变的概率有 5.8%；癌变率随着腺瘤增大而增大，当腺瘤直径达 9～10mm 时其恶变率增高到 36.4%。Muto 等（1985）描述的腺瘤中有大于 10%的腺瘤是扁平状腺瘤。它们通常位于左半结肠和直肠（Muto 和 Watanabe，1993）。扁平状腺瘤以前曾被认为只会发生在日本民族，但现在发现，澳大利亚、加拿大、欧洲和英国也会有这种类型的腺瘤发生。所谓的肿瘤可能是从扁平状腺瘤的癌前病变发展而来的。扁平状腺瘤的处理与无蒂型腺瘤一样，但因其快速癌变潜能很高，而且扁平状腺瘤基底广，无蒂可深达黏膜下层。需行完全切除和彻底病理学诊断。

扁平状腺瘤的病理学分析提示这些表浅病变的病因与其他腺瘤性肿瘤不同，*K-gas* 基因的突变率较少（扁平状腺瘤为 16%，其他大肠肿瘤则为 50%），而且不会在同一密码子表达。扁平状腺瘤的发生率和在西部人群的自然病程仍存在争议。大部分学者认为，扁平状腺瘤在西部人群中有一加速的自然病程，但发生率和流行率仍未确定，而有些学者则认为大于 30%的大肠癌可能源于扁平状腺瘤。确定发生率的真正问题在于检测方法，并促进了计时表技术的发展。

染色肠镜

联合黏膜喷染的放大内镜是除传统结肠镜之外使用最多的检查方法。在欧洲人群中扁平状腺瘤的发生率仍存在争议，排除高危扁平状腺瘤使得利用内镜去除息肉成为可能，从而避免了结肠切除术。

放大结肠镜和染料喷染能鉴别和分类异常的凹

陷。Kudo 分类法根据组织学、大体形态学和大小描述了五种类型。类型Ⅰ和类型Ⅱ局限于增生性和炎性息肉，类型Ⅲ、Ⅳ、Ⅴ则发生于腺瘤性和肿瘤性息肉。

有两种染色剂常与放大图像一起使用：靛蓝胭脂红和结晶紫。靛蓝胭脂红是一种蓝色染色剂，能显示病变的轮廓和形状。通常是使用 0.2%～2% 的浓度，而且并非全身吸收。结晶紫潜在毒性较大，应该限制用量。结晶紫（0.05%的浓度）在区分微小凹陷上很有效果（Hurlstone 等，2002）。最近有报道显示，在欧洲染色结肠镜是被推荐使用的，但在辨别侵蚀性与非侵蚀性病变上，灵敏度却不高，组织病理学则是金标准（Hurlstone 等，2004；Hurlstone 和 Cross，2005）。尽管存在局限性，但这项技术在发现扁平状腺瘤和其他恶性病变上却很有发展空间。

处理原则

总体来说，一旦发现息肉就应该去除它，因为没有组织学检查是不能确诊其类型的。炎性肠病的假性息肉是个例外。而微小化生性息肉因为过于常见，所以大部分临床医生亦按本原则进行处理。另外，病人的健康水平、年龄还有息肉的大小也应该考虑在内。切除一个存在严重潜在生理病变、息肉直径小于 1cm 的 80 岁无症状患者的息肉是不明智的。随着现代技术的发展，大部分息肉都能通过低风险的结肠镜切除掉。

大部分直肠息肉都能运用各种方法去除，如果比较小就用硬式或可屈式乙状结肠镜；如果比较大或者息肉带蒂就用乙状结肠镜；如果又大又无蒂，则可用经肛门手术方法切除，如 TEM（经肛门内镜下显微手术）。位于近端的息肉的治疗方法因为结肠镜的使用而发生重大变革。超过 98% 直肠近端息肉适合用结肠镜息肉切除术。一些在钡剂灌肠下看起来是无蒂或是恶性的病变在结肠镜下证实仍是有一小柄结构的。由于结肠镜的审核、培训和产品质量控制，全球许多医院已经能完整切除相对较大甚至是广基底的结肠息肉，所以不论在私人或公共服务中，它都可作为高危人群和正常人群的一种检查手段。新的内镜技术，比如生理盐水注射和止血夹，黏膜下层切除增加了可以让熟练的医生内镜下切除的息肉的比例（Atkin 和 Saunders，2000）。

对于良性结肠息肉，剖腹探查、人工造瘘或外科切除的适应证很少。如果息肉太大以致无法用内镜切除，或者使息肉导致了肠套叠，可能就需要采取外科切除了。但是，如果是技术上的问题导致内镜无法切除息肉，我们仍推荐结肠镜下操作，而不是外科切除或人工造瘘。

息肉切除的相关技术

肛周带蒂息肉的切除

位于直肠较低位置的长蒂大息肉往往可以通过肛门口显露在外。一种叫作 Park 肛门拉钩的出现使得肛周带蒂息肉更容易脱出。息肉蒂的基底部缝扎后将息肉在结扎线远侧 10～15mm 处切除（图 25.13）。息肉的基底在切除前应被双重结扎。在广基底的情况下，Goodsall 针的应用可增加安全性。

通过硬式乙状结肠镜的息肉切除

随着结肠镜检查专业知识的积累，以及经肛门内镜显微手术（TEM）技术的发展，硬式乙状结

表 25.8　扁平腺瘤大小与不典型增生的级别

大小（mm）	轻度	中度	重度	合计	恶性率（%）
2～4	43	6	3	52	5.8
5～6	31	6	4	41	9.8
7～8	12	6	6	24	25.0
9～10	5	2	4	11	36.4
合计	91	20	17	128	13.3

来源自：Muto 和 Watanabe（1993）。

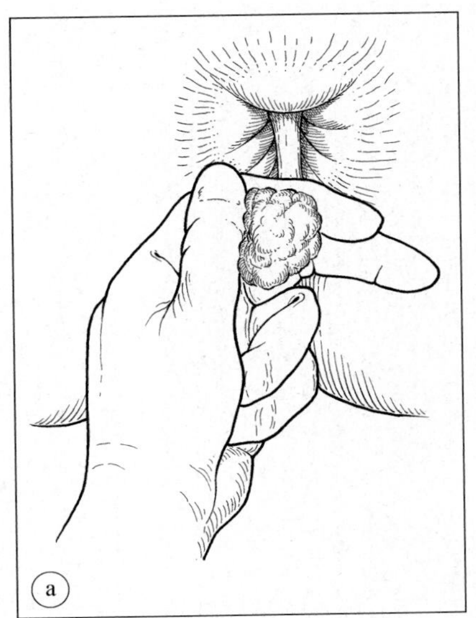

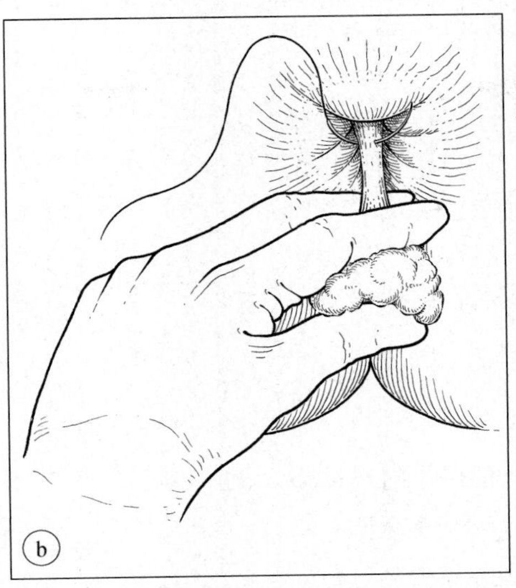

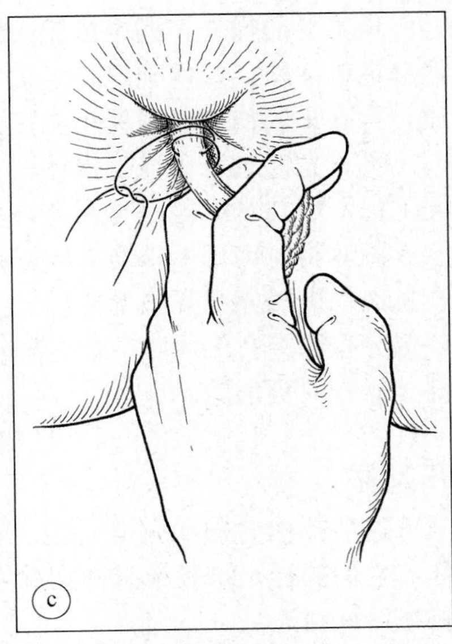

图 25.13　经肛门带蒂直肠息肉切除。(**a**) 息肉夹住拖出肛门口；(**b**) 基底贯穿缝扎；(**c**) 结扎然后切除。

肠镜在手术方面的应用较以往有所减少。不能通过结肠镜治疗的绒毛状直肠病变的患者应被送到能够施行 TEM 的医疗中心进行治疗。通过硬式乙状结肠镜的息肉切除术适用于距离肛门边缘少于 10cm 的带蒂直肠病变；采用这种技术的建议见下文。由于手术用乙状结肠镜直径（2.5cm）通常比在门诊部门使用的仪器更大，因此这个操作需要麻醉状态下进行。

技术

尽管全身麻醉是可取的，但如果病人不适合全麻，可以在腰麻或硬膜外麻醉下行手术。该手术体位可采取左外侧或截石位（我们更喜欢后者）。手术用乙状结肠镜插入肛管，鉴于其较大的直径，在其插入前可能需要扩张括约肌。用通常的方式将封闭器移除，然后定位息肉的位置。然后，将乙状结肠镜末端的吸引管置于息肉的远端。

一种套圈被用于带蒂息肉切除（图 25.14）。这是一个带有绝缘手柄的刚性器械。在多种设计方案中，我们更喜欢 Frankfeldt 圈套。通过镜腔插入前，应当检查圈套能否打开和关闭。然后将它连在透热设备上，选择适当的电流达到一个缓慢的凝固效果。在圈套关闭状态下插入器械在到达息肉时，圈套器被打开，在息肉的头部上方操作使其在落在息肉蒂的基底部。然后圈套逐渐关闭，施加向下牵引力以确保蒂的基底被套在内，但下方黏膜不在其内。接通电流来切割直到息肉基底部被贯穿，息肉

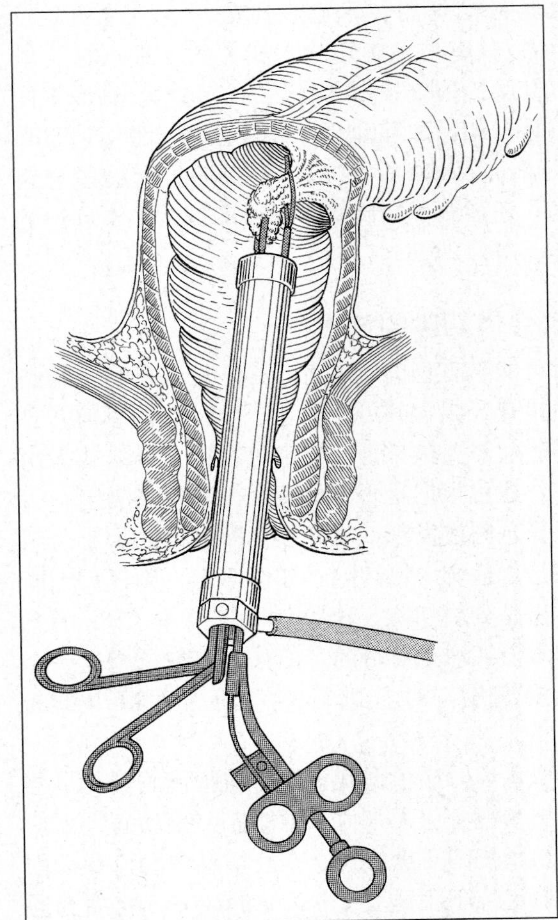

图 25.14　通过硬质乙状结肠镜应用 Frankfeldt 圈套行息肉切除术。

脱落与肠道管腔分离。用活检钳将切下的息肉取出

是一项容易的操作。如果可能的话，残余的基底仍然应该被活检，以便确定其组织学特性。手术结束后，检查黏膜伤口以确保止血完全。

无蒂息肉难以用以上描述的方法消除。这种情况下另一项技术可能是有用的，它通过使用抓钳的开放圈套将息肉切下来当适度施加牵引力时，圈套在息肉周围的盘状黏膜上闭合。虽然有很小的腹膜外部分直肠穿孔的风险，但这种技术在腹膜内直肠部分操作时更危险。

并发症

这项技术的并发症是穿孔、出血和腔内气体爆炸，它们同样是结肠镜息肉切除术后的并发症，这将在后面讨论。

结肠镜息肉切除

结肠镜检查的技术已在别处讨论（参见第 2 章），所以只有与息肉切除术相关的才重点在这里讨论。结肠镜检查技术本身是一门艺术，有许多优秀的书籍、录像和互动软件涉及这个主题（Cotton 和 Williams，2002）。这些资料描述了大肠镜息肉切除术，还强调了高质量的肠道准备是必不可少的（Wexner 等，2006）。

结肠镜息肉切除的技术

对可能长有息肉的患者，必须设法进行全结肠结肠镜检查，因为其可能存在一个以上的息肉并且相关的癌症需要被排查。息肉可在镜子插入或撤出时切除，这可根据是否方便或个人喜好来决定。

一旦息肉被发现，就必须判断息肉的大小及组织形态是否适合内镜切除，如果适合，则还需判断应整体还是分块切除。切除一个直径 4～5cm 的息肉在技术上往往是可行的，但如果它被认为是一个息肉样浸润癌，对它进行多点活检并退出更为合适。

套取息肉时应根据其位置将结肠镜放置在最佳位置，结肠镜身应无张力。可能需要移动病人来使息肉在结肠镜的 5 点位置。在套切息肉时应保证内镜的尖端定位于距病变 2～3cm 的地方，将圈套通过内镜的通道进入。然后在结肠腔内打开圈套的环，将环从息肉上方套过直到蒂的基底部（图 25.15）。操纵结肠镜尖、部分开启和关闭圈套在这个操作中是非常重要的，因为圈套重复动作可能会导致圈套屈曲并缠绕住息肉的头部。让助手帮助转

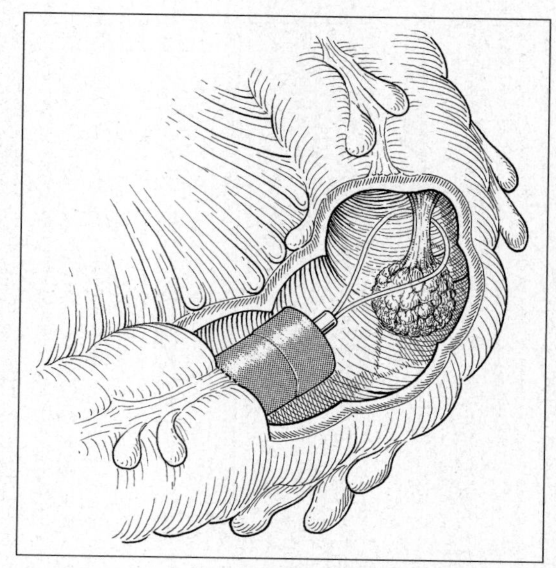

图 25.15 结肠镜下息肉切除。圈套通过结肠镜进入，张开圈套套过息肉头部从而结扎息肉基底部。

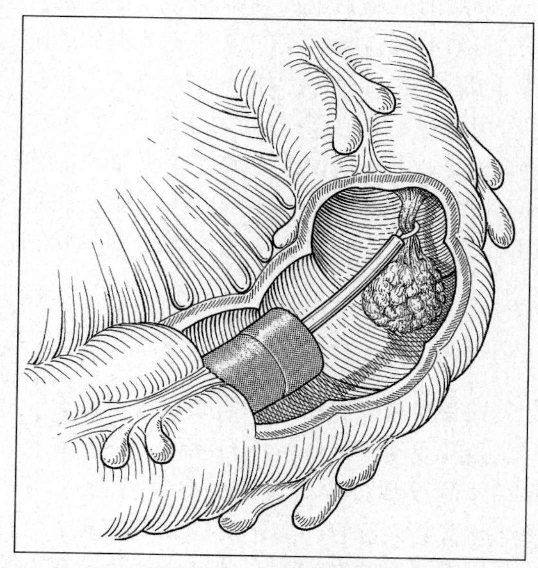

图 25.16 圈套鞘向息肉反方向推进并收紧。

动结肠镜身可能更有助于圈套器套过息肉（Waye，1980）。由于圈套是封闭的，因此应将圈套推向息肉的基底部（图 25.16）。否则，圈套鞘在距离息肉几厘米的地方进行操作往往造成圈套关闭时息肉头从圈套中滑脱。

一旦圈套紧贴围绕息肉的基底部，息肉头的颜色应该变得暗淡。放置圈套应确保息肉远离结肠壁。这种操作可确保息肉已被成功捕获，并最大限度地减少热力损伤肠壁。然后通电流并且圈套慢慢封闭，切断息肉。切除有足够长度蒂的息肉时保留

一部分蒂是明智的，留下的残株可被重新捕获，以便处理术后出血。在处理无蒂息肉时，捕获病变总是在其基底部。向息肉基底部注入 0.5ml 0.9%生理盐水可形成一个“盐水垫”（图 25.17）从而创造一个覆盖正常黏膜的“伪柄”。在病变位置下方的黏膜下注射生理盐水可使扁平息肉突起。这个操作增加了息肉切除的安全性，使原先需外科手术切除的病灶可在结肠镜下切除（Inoue 等，1993）。

一旦息肉被切除并掉落在肠管内，应该被取出。可通过两种方式实现这一目标。第一种，抓钳，圈套器本身或篮子都可以使用（图 25.18）。不需将抓钳从结肠镜通道撤出。第二种方法包括使用吸引器。如果息肉很小，可以通过吸引器通道；如果回收装置安装在该通道内，息肉可被收集。如果息肉太大而不能通过吸引通道，应提高负压并持续应用可使息肉附着在内镜尖端取出。

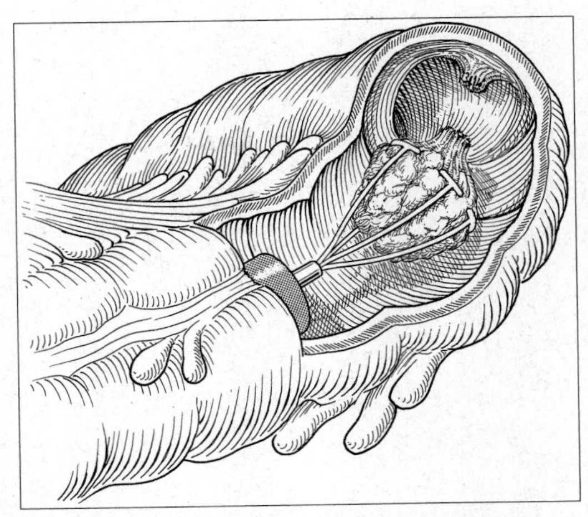

图 25.18 抓钳分离息肉基底部之后切除息肉。

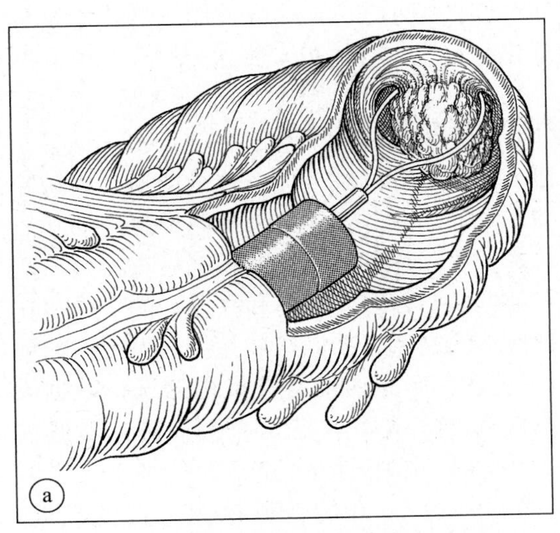

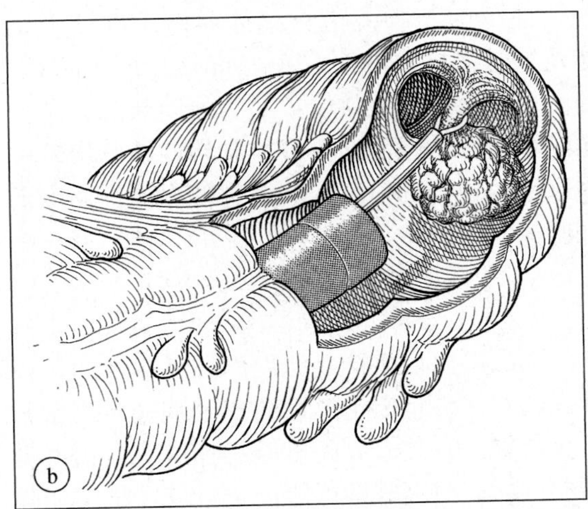

图 25.17 结肠镜切除广基底息肉。**(a)** 套住息肉基底部，包括 2～3cm 正常黏膜；**(b)** 收紧圈套器后，牵拉圈套器使得正常黏膜也被形成假息肉。

对于直径小于 1cm 的无蒂息肉，提倡不透热挖取，即所谓的“冷挖取”。这种技术减少了热损伤结肠壁的风险，并且根据我们的经验，失血量很小。

大息肉，特别是无蒂的，往往只能分块切除。这种技术是将套圈放置息肉头部周围，而不是试图完全围绕基底部（图 25.19）。目前应用的电刀圈套在闭合时可切除息肉的一部分。切除的部分或大或小，其取决于圈套的位置。这个过程不断被重复，直到所有的息肉被切除。最佳功率设置应根据圈套来决定。这种特殊的技术需要相当的技巧和经验，因为它很容易诱发结肠出血或穿孔。此外，还必须回收分块切除的所有标本送病理检查，以尽可能确认息肉的完整性。

息肉切除后，在切除部位应仔细检查并确切止血。切除可疑为浸润性腺癌样息肉时在息肉基底部注入印第安墨汁是明智的，这样可以辨别基底部是否被浸润。基底部的染色可保证肠道适当段被切除。几个息肉通常可以在一次操作中切除。标本的回收可能是困难的，需要反复插管和撤离。因此一次切除三、四个息肉是合理的，但如果有更多的息肉可能需要给予手术后灌肠，并尽可能地收集回收液中的标本。

近年来，黏膜下注射生理盐水的方法使无蒂病变的内镜切除术得到了改进，使随后的息肉切除术变得安全和方便。虽然注射技术需要一些实践练习，但这种技术有许多值得被赞扬的地方。放大结肠镜和电子结肠镜在恶性潜在性评估（染色肠镜）方面的应用使该技术得到进一步完善（Hurlstone

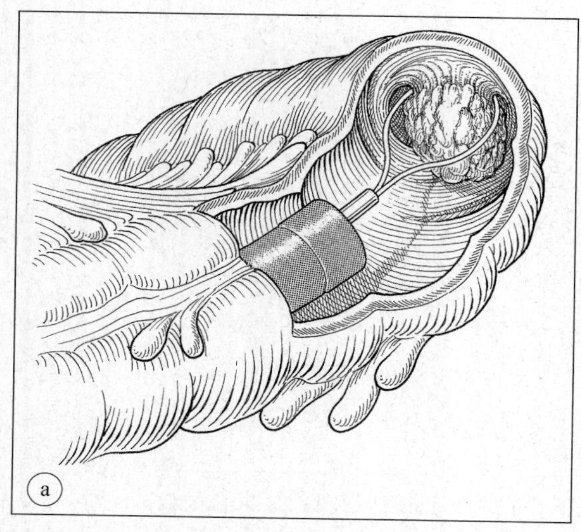

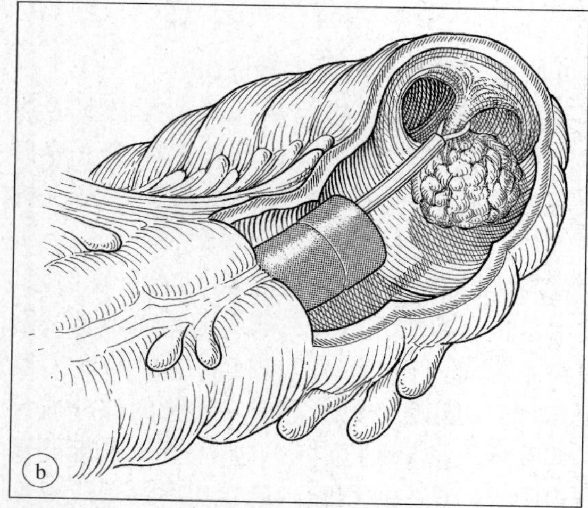

图 25.19 (a) 大的广基底息肉应用热圈套一块一块切除。

等，2004；Hurlstone 和 Cross，2005）。Katsinelos 和他的同事（2006）建议在黏膜下注入盐水肾上腺素。他们对 59 例病例中的 39%进行了完整切除，其余被分块切除。尽管没有已知的复发和组织学的证据显示无残余肿瘤。

热活检钳

这种技术（Williams，1973）是在一个绝缘护套中使用标准活检钳。活检过程中，应用电流使其传递至钳杯上，凝固息肉基底部。这种技术因热损伤范围的不确定性及因过热而导致结肠晚期穿孔等后续问题而逐渐受到冷落。在右半结肠应用热活检钳更为危险，因为右半结肠较左半结肠更薄，更易穿孔。对于小于 1cm 直径的息肉“冷挖取”技术是提倡的。

内镜超声

无蒂腺瘤的黏膜下切除术（有时称为内镜下黏膜切除术，EMR）的出现，需要我们对这些病变进行准确分期以防止对息肉癌的不适当切除（约 10%早期癌涉及黏膜下层，并有淋巴转移；Tanaka 等，2004）为了衡量浸润的垂直距离（从黏膜肌层向下浸润），可使用高频超声内镜探头（15～20MHz 径向扫描的奥林巴斯和富士探头）。这些扫描结果与浸润深度的组织病理学评估相关性很高（Tanaka 等，2004）。目前，这些技术正在开发，在未来数年将得到更广泛的应用。运用内镜技术对这些息肉进行适当的治疗可能会成为人群筛查的主要手段。

日本结肠和直肠癌协会提出了关于 EMR 黏膜下切除术后病理组织学根治性切除的新的标准：黏膜下浸润深度必须小于 1 000μm，而且肿瘤有良好或中度分化并且无血管侵犯（Tanaka 等，2004）。

息肉切除术的并发症

出血、穿孔、偶发性气体爆炸是肠镜息肉切除最常见的并发症。此外，还有一种叫作息肉切除后综合征的并发症。尽管诊断性结肠镜检查得到广泛使用，有证据表明，将完成率和并发症的发生率作为结肠镜检查的判断标准仍然是一个值得关注的问题。最近英国的 68 家内镜检查机构的统计数据表明结肠镜检查的完成率只有 56.9%（到达盲肠）。对 9 000 个案例的统计表明，穿孔率为 1/769（Bowles 等，2004）。人们普遍认为，直到最近，英国公共部门的结肠镜检查整体质量不够让人满意。涉及结肠镜检查的医疗中心都经过严格审核，目前的完成率已可以被接受。对为保险服务为主的私人结肠镜检查的强制性质量控制将使结肠镜检查的整体水平很快得到提高。其需进行强制性回肠活检以证明完成检查。

出血

息肉切除后出血可能是原发的或反应性的，很少是继发的。通常是由于息肉的茎或基底部的血管未被完全电凝。有几个原因可以解释这一点：电凝设置可能过高；内镜医师可能过于自信，试图切除的息肉过大；息肉蒂部的血管直径较大，或存在潜在的未被电凝点。后一种情况应该是手术前可以预见的，但内镜医生最好在操作前做好准备。术前必须确保病人不接受抗凝药物，及干扰血小板功能和凝血功能药物的治疗。

原发的小型出血是常见的，通常消退也很快。Nivatvongs（1988）发现，1 576 例息肉切除病例中发生轻微出血占 53%。需要输血的大出血是很少见的，文献回顾表明，这一问题的发生率为 1%～2%（Roseman，1973；Berci，1974；Geenan 等，1974；Rogers 等，1975；Fruhmorgen 和 Demling，1979；Williams 和 Tam，1979，Nivatvongs，1988；Habr-Gama 和 Waye，1989；Waye 等，1992；Jentschura 等，1994）。继发出血发生频率则甚至更低。由 Williams 和 Tam 完成的 1 500 例息肉切除术中（1979）术后 7～10 天该并发症只有 4 例（0.3%）。

息肉切除术后出血的治疗

严重的搏动性出血虽然罕见，但可能发生于息肉茎的切除。在这种情况下，最明智的做法是在圈套中钳夹残余的茎或出血的血管并保持数分钟。然后轻轻释放圈套器，并观察基底部。如果出血持续，应重新套扎。止血实现之前的"圈套套扎"可能需要重复几次。进一步电灼是不明智的，因为这可能造成结肠穿孔。

如果上述措施失败，一些作者（Carlyle 和 Goldstein，1975；Cotton 和 Williams，1980）曾建议行选择性动脉导管加压素灌注或栓塞。我们认为，这种技术不应该使用在严重出血的病例中，它往往会失败，浪费宝贵的时间。向息肉周围的基部注射稀释肾上腺素溶液（200 000：1）可能会有所帮助。我们发现一个有用的操作，具体为通过聚乙烯导管将含有大量肾上腺素的冰水注入出血部位。另一种方法是用电热水探头（Matek 等，1979）。该仪器结合了灌洗和电凝的功能。它可获得更佳视野并且可防止电极黏在凝固点，因此可以将能量更加准确地定位于出血点。虽然我们暂时还没有使用这个仪器的经验，但有人热衷于此（Fruhmorgen，1981）。一个新的选择是结扎或剪切息肉基底部的设备，这些应在切除息肉前放置，在某些特定的情况下会非常有用，如当试图套扎较大的息肉时。

如果上面讨论的措施失败而病人继续出血，没有其他选择，只能进行剖腹探查术。可行结肠切开、血管缝扎术。如有必要，可行术中肠镜定位。在这些情况下这种方法比结肠切除术并发症发生率低。

穿孔

这是一种罕见但严重的并发症，发生在不到 1%的诊断性操作中（Roseman，1973；Wolff 和 Shinya，1973；Berci 等，1974；Greenen 等，1975；Rogers 等，1975；Williams 和 Tan，1979；Fruhmorgen，1981；Waye 等，1992；Damore 等，1996；Gedebou 等，1996；Jentschura 等，1994；Lo 和 Beaton，1994 年；Bowles 等，2004），但在治疗性操作中可上升到 3%（Damore 等，1996）。这可能是由于过度的牵拉或旋转切除前的息肉。在息肉切除区域的穿孔可能是由结肠镜的尖、钳、圈套器或抓取器造成，也可能是由组织坏死导致。病人在穿孔时可能不会报怨额外的疼痛，特别是在使用大量镇静剂时。内镜医师可能只有当看到大网膜，脾或其他腹内器官表面时才意识到这种并发症的发生。镇静过后的持续腹痛应使临床医生警惕。腹部检查，腹部 X 线有助于腹膜炎的发现，将确认诊断。如果诊断是明确的，通常需要立即剖腹手术单纯缝合缺口；择期手术的患者因为结肠往往是空的，如果症状轻微可能行保守治疗，抗生素治疗可立即开始。在少数表现较晚的患者，一些专家建议保守治疗（Smith 和 Nivatvongs，1975；Carpio 等，1989；Christie 和 Marazzo，1991；Hall 等，1991）。这样的决定可能会考虑到以下情况：病情稳定，诊断较晚，良好的肠道准备；气腹不扩大，无腹膜炎的证据，没有远端梗阻，支持治疗后缓解和没有不利的病理学证据。治疗计划的制定必须根据病人的具体情况。如果病人出现腹膜炎症状和体征需行剖腹探查术。发热和白细胞增多单独或联合出现，这不一定是手术干预的绝对指征，但医生将承担延误治疗的责任风险（Corman，1993）。近日，有报道称腹腔镜下修补可作为一种结肠镜检查引发穿孔的治疗手段（Chardavoyne 和 Wise，1994；Schlinkert 和 Rasmusson，1994；Mehdi 等，1996；Miyahara 等，1996）。这在一些简单情况下似乎是合理的，但如穿孔合并粪便污染或在腹腔镜下看不到穿孔，谨慎的做法是施行一个正式的剖腹手术。如果追求保守疗法，腹部 X 线片和后续的日常定期的腹部超声扫描监测将是必需的，以检测气腹增加情况和腹腔脓肿的存在。结肠镜检查后皮下、腹膜后和纵隔肺气肿以及气胸，阴囊气肿均有报道（Lezak 和 Goldhamer，1974；Yassinger 等，1978；Fishman 和 Golman，1981；Amshel 等，1982；

Schmidt 等，1986；Goerg 和 Duber，1996）。这些报告并不一定意味着结肠穿孔，因此不是手术探查的直接指征。

气体爆炸

息肉切除术中发生结肠内气体爆炸的患者似乎在肠道准备时使用了甘露醇。在这种危险发生之前，这种低聚糖在除结肠镜检查（Newstead 和 Morgan，1979）之外，如接受结肠手术（Donovan 等，1980）和钡剂灌肠检查（Palmer 和 Khan，1979）在内的肠道准备中均受到广泛欢迎。甘露醇不可吸收，高渗和适于口服的性质，使它被认为是理想的肠道准备药物。不幸的是，它可被某些细菌发酵，可为微生物提供营养素（Williams 等，1979；Keighley 等，1981）。由于肠道准备使用甘露醇的患者发生的肠道爆炸的致命结果（Bigard 等，1979），使得我们像许多其他中心一样，已经放弃了它的使用，转而使用比较传统的肠道准备。但仍有产生治疗性爆炸的可能性，这是因为正常肠道内细菌可以产生可燃性氢和甲烷的混合气体。然而，结肠镜检查时这些气体在结肠内的浓集度只够很短时间的燃烧。假设在包含少量粪便残渣的肠道中使用电凝，爆炸的危险应该仅仅停留在理论上。即便如此，一些结肠镜医师依然常规用二氧化碳预先充满结肠以便息肉切除。这种技术也有优势，二氧化碳被吸收的速度比空气快，似乎使病人更加舒适（Hussein 等，1984）。

息肉切除后综合征

这种罕见的综合征可发生在息肉切除或热活检后（Sugarbaker 等，1974；Rogers 等，1975）。病人抱怨腹痛和明显腹胀，并伴有短暂的发热。但这些症状是暂时的，通常 1 天左右就会消退。这种临床表现提示可能存在穿孔，但腹部 X 线检查显示没有腹腔游离气体。有人认为，可能原因是切除位置电凝对腹膜的刺激（Sugarbaker 等，1974；Rogers 等，1975；Cohen 和 Waye，1986），但密封穿孔不能完全排除，尽管 X 线检查为阴性结果。

总体死亡率

息肉切除术后穿孔和出血的总体死亡率大约为 0.05%（范围 0～0.1%）（Roseman，1973；Wolff 和 Shinya，1973；Berci 等，1974；Geenan 等，1974；Rogers 等，1975；Prorock 等，1977；Schwesinger 等，1979；Fruhmorgen，1981；Macre 等，1983）。

减少并发症的方法

如上所述，甘露醇不应该用于肠道准备，尤其如果需行息肉切除术。如果使用甘露醇后进行息肉切除，结肠内应充满二氧化碳。所有操作应在适当的镇静下进行：如果病人焦躁不安，穿孔的风险非常大。由于 2cm 以上的息肉似乎出血的风险最大，预先进行血液检查是明智的。使用最低的凝血电流，低功率设置（15～30W），轻柔地关闭圈套，避免切割速度过快可以使出血的风险降到最低（Macrae 等，1983）。出血通常立即发生，内镜医师必须有足够的经验来套扎息肉的柄。如果失败，应该送血交叉配型，病人最好立即送到外科病房。尽管大多数患者通过保守治疗可达到满意效果，但手术治疗有时是必要的。二次出血是罕见的，但可能会出现在息肉切除术后多达 14 天。所有患者应被告知这种可能性，并建议如果发生出血应该立即返回。

任何接受结肠镜息肉切除后持续腹痛的患者应该观察并拍腹部 X 线光片以排除穿孔。

腺瘤息肉切除后的随访

有关息肉切除术后息肉复发率的资料很少，所以没有基于息肉自然病程基础上的明确指导来规范如何对这些患者随访。以前的证据表明，仅有一个息肉并初次接受结肠镜治疗的患者后来出现新病灶的比例为 20%～30%，但时间间隔未被记录。因此 Williams 等（1982）试图重新调查 800 例经历了息肉切除术并被认为后来有一个“干净”的结肠的患者。而事实上，只有 330 例患者接受了结肠镜操作后平均 3.6 年的研究观察。钡剂灌肠和结肠镜检查显示，这些患者中 1.5%有癌，8.5%有直径大于 1cm 的腺瘤和 27%患者腺瘤小于 1cm。Olsen 等（1988）发现，在 457 例最初有 1 个息肉患者中，5 年复发率为 28%，而如果病人最初有 4 个以上的息肉复发率提高到 59%。

这些结果强调了对大多数患者进行随访的重要性。对仅有 1 个或 2 个小腺瘤的老年患者定期结肠镜检查看来不必要的。文献中建议在有正常的生活的患者中随访的频率亦各不相同，Theuerkauf（1978）和美国癌症协会（Winawer，1980）提出每 2～3 年作一次完整的结肠镜检查，而其他学者和机构（Buntain 等，1972；Welch 和 Hedberg，

1975）建议更频繁的检查。然而，美国国家息肉研究的结果有助于制订随访的方案。

国家息肉研究是一个多中心前瞻性随机对照设计，以评估新确诊为腺瘤病患者结肠镜检查随访的合适时间（Winawer 等，1992，1993）。炎性肠病、结肠癌病史、家族性腺瘤性息肉、恶性息肉与基底大于 3cm 的无蒂腺瘤或不完整的结肠镜检查（3%）的患者被排除在研究外。患者被随机分为两组：一组在初次结肠镜检查后 1 年和 3 年接受 2 次结肠镜随访检查；一组仅在初次结肠镜检查后 3 年接受一次结肠镜随访。两组均提供 6 年后的结肠镜检查随访。1980 年至 1990 年总共有 1 418 例患者随机分配入研究。被诊断为腺瘤的平均年龄为 61.2 岁。在最初的结肠镜检查中，超过 1/3 患者有腺瘤，直径超过 1cm，43%有两个或多个腺瘤发现，10%有重度不典型增生或浸润癌。起初的随访，无论是在第 1 年或第 3 年，47%的患者均发现息肉，29%有腺瘤，但只有 3%的有病理学上进展的腺瘤（定义为腺瘤超过 1cm，或重度不典型增生或浸润癌）。两组随访的随访结果见表 25.9。结果表明，尽管有额外息肉（和腺瘤）在随访中被发现，极少数患者有腺瘤病理性进展。3 年之内进行两次检查，检测到一个或多个腺瘤患者的比例提高到 42%，但无论 3 年之内做两次肠镜或只在最初肠镜检查后 3 年做一次肠镜，病理学上进展的腺瘤的比例均是 3.3%（表 25.10）。因此，结肠镜检查做得越多发现的腺瘤越多。然而，3 年内两次或 3 年后一次肠镜均能发现腺瘤病理的进展。基于这些结果，建议在初次结肠镜检查后 3 年内进行随访，以证实已将在最初检查中发现的所有息肉清除干净。

从国家息肉研究得到的数据还显示，在初次随访结肠镜检查的结果可以预见随后的检查结果。第一次随访结肠镜检查发现腺瘤的患者，在随后随访结肠镜检查发现腺瘤病理进展的可能性更大。这些数据表明，在随访结肠镜检查（Zauber 等，1996）未发现腺瘤的患者有一个较长的随访间期（如 5 年以上）是合理的。

基于国家息肉研究结果的监测协议见表 25.11。这些建议表明，有些人腺瘤复发的风险低于他人，而且随访的时间间隔比全国息肉研究的时

表 25.9 "国家息肉研究"息肉切除术后肠镜随访发现

随访发现	初次随访检查		再次随访检查
	1 年后（*n*=545）	3 年后（*n*=428）	1 年后随访组在 3 年后再次随访检查（*n*=338）
息肉	262（48.1）	194（45.3）	131（38.8）
腺瘤	150（27.5）	137（32.0）	73（21.6）
腺瘤组织学类型			
管状腺瘤	135（24.8）	117（27.3）	66（19.5）
绒毛状腺瘤	15（2.8）	20（4.7）	7（2.1）
最大腺瘤大小（cm）			
小（≤0.5）	92（16.9）	87（20.3）	55（16.3）
中（0.5～1.0）	46（8.4）	38（8.9）	15（4.4）
大（>1.0）	12（2.2）	12（2.8）	3（0.9）
不典型增生及浸润癌			
低度不典型增生	147（27.0）	132（30.8）	71（21.0）
高度不典型增生	3（0.6）	3（0.7）	1（0.3）
浸润癌	0（0）	2（0.5）*	1（0.3）+
病理学进展的腺瘤++	14（2.6）	14（3.3）	3（0.9）

括号内数值为百分比。

* Dukes A 期（$T_1N_0M_0$）；+ Dukes B 期（$T_2N_0M_0$）；++ 大腺瘤（>1.0cm）或者高度不典型增生或浸润癌的腺瘤。

来源自：Winawer 等（1992）。

表 25.10 比较“国家息肉研究”中 1 年及 3 年两次肠镜随访和 3 年一次肠镜随访发现

随访结果	1 年，3 年 2 次肠镜随访（n=338）	3 年 1 次肠镜随访*（n=428）	RR	P 值（95%置信区间）
全部发现的腺瘤	141（41.7）	137（32.0）	1.3（1.1～1.6）	0.006
进展期病理表现的腺瘤†	11（3.3）‡	14（3.3）	1.0（0.5～2.2）	0.99

括号内数值为百分比或 95%置信区间。

* 参考组别。†大的腺瘤（>1.0cm）或有高度不典型增生或浸润癌。

‡基于 1，3 年随访均参加的病人的数据。

来源自：Winawer 等（1992，1993）。

表 25.11 腺瘤病人初次检查及随访复查的建议*

初次检查

1. 发现一个或多个腺瘤的病人行全结肠镜检查。
   所有被发现的息肉必须切除并送病理检查。
2. 发现不伴有直肠乙状结肠交界处腺瘤的增生性息肉，即使可能遗漏一些右半结肠病变患者也不需行全结肠镜检查。

完全随访复查

1. 初次结肠镜发现多发腺瘤或腺瘤>0.5cm 或有结直肠癌家族史病人，3 年后行结肠镜复查。
2. 初次结肠镜发现单发小管状腺瘤（<0.5cm）并且无结直肠癌家族史可以在初次结肠镜后 5 年行再次结肠镜复查。

后续随访复查

1. 如果初次结肠镜随访发现腺瘤，应当进行 3 年后结肠镜随访复查。
2. 如果初次结肠镜复查未发现腺瘤，下次随诊复查可延长至 5 年。

提出随访建议时应当考虑患者的合并症及对于疾病的焦虑情绪。

* 基底部大于 3cm 的广基底息肉病人和恶性息肉病人排除在本建议外。

来源自：Zauber 等（1996）。

间长是可以接受的。然而，息肉干预可以显著降低大肠癌的发病率表明，在较高风险的人群应结肠镜检随访。高风险包括多个腺瘤、大腺瘤、60 岁或以上、一个或多个一级亲属大肠癌阳性家族史的患者。该监测时间周期应直至患者表现症状时停止（Zauber 等，1996）。

在英国有一种趋势，追求一种低密集度腺瘤切除后内镜随访（Atkins 和 Sannders，2002）。这种趋势是基于 Winawer 和其他人的证据，但也基于腺瘤-癌发生序列的自然史。Atkins 和 Sannders 的草案也有优势，它能够辨别那些需要进行监视的高风险息肉和不会引起肿瘤的低风险息肉（图 25.20）。

腺瘤低密度监测方案的潜在致命弱点是他们的成功或失败是由提供延长结肠镜检查的时间间隔证据的结肠镜的质量决定的。质量较差的肠道准备或患者依从性也降低了其可行性。因此，临床判断和钡剂或 CT 结肠扫描来辅助不完整或不充分的结肠镜检查的使用在这些制度中发挥着重要的作用。

手术切除腺瘤

在前结肠镜时代，对于这种病人如果息肉不能通过乙状结肠镜达到或切除，常见的做法是开腹手术。结肠切除术和息肉切除术除了在某些情况下现在很少用到。但如果结肠镜医师无法达到息肉，而息肉引起症状并且直径大于 2cm，重复结肠镜检查失败，手术则是必要的。同样，如果息肉过大或无蒂，亦可能需要手术切除。如果息肉只是被部分切除且病理检查证实它是一种浸润性癌，手术切除也是必要的。多发性息肉的患者可能也需要切除，是否手术要考虑手术操作的风险和遗留息肉的风险。在高风险的情况下，特别是不满足手术指征时，可重复结肠镜检查，病灶在某一天可能无法达到但另外的时间可能达到，特别是由一个有经验的医师操作执行或行全身麻醉时。

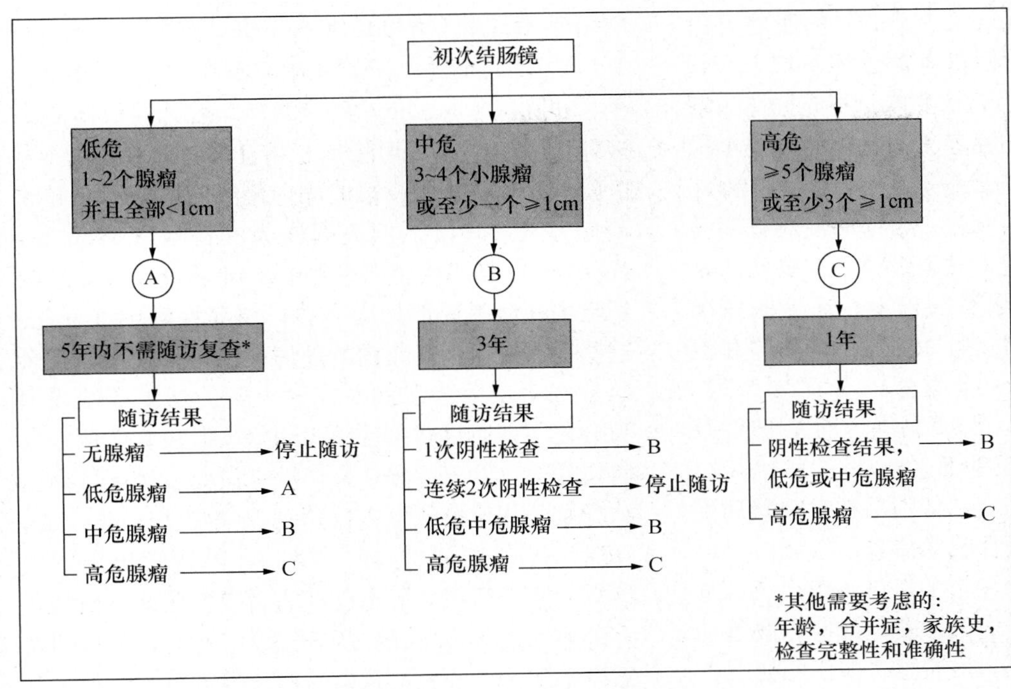

图 25.20　腺瘤切除后的随访。来源自：Atkin 和 Saunders（2002）。

手术的类型取决于手术指征。对于结肠切开术和息肉切除术的唯一指征是息肉无柄、发育不良、直径小于 2cm 且引起相关症状，且无法通过重复结肠镜切除。其他指征需要一些其他形式的切除，并且在大多数情况下，应该是分段的。结肠镜医师通过使用墨汁着色需要切除的部分。这对腹腔镜下切除尤为重要。与结肠切开息肉切除术 0.6%的风险相比，分段息肉切除有 6%～7%的手术风险（Grinnell 和 Lane，1958）。这些数据都是 40 年前获得的，但在麻醉和抗生素使用后手术风险现在低很多。腹腔镜结肠切除术（有时被称为“袖状”切除术）一直被认为是一种在治疗绒毛病变时对内镜切除术的有力补充（Baig 和 Wexner，2003）。触觉的缺乏使得术中息肉定位变得至关重要。有许多关于切除健康肠道的轶事。技术提高和术中结肠镜应用染色技术减少了这种尴尬的发生。

偶尔，结肠切除和回直肠吻合术也适用于那些除家族性腺瘤性息肉病以外的多发息肉。我们为那些息肉不能通过结肠镜切除、息肉众多、有复发或有严重发育不良迹象或被认为存在高复发风险使患者焦虑以避免重复检查及不能忍受结肠镜的患者实施这种手术。

结肠镜息肉切除后恶性息肉患者的治疗

这个问题在结肠癌手术治疗中最有争议。核心问题围绕着结肠镜息肉切除后有残留病灶（尤其是在结肠壁或淋巴结）的患者的数量。如果组织学检查显示含有浸润癌，许多团体建议患者手术切除。显然，这一政策将会导致很多不必要的切除术。存在两个问题：第一在于当恶变来自蒂部或为无蒂病变时的息肉及肠壁切除程度；第二在于直肠旁或结肠旁淋巴结转移的风险。关键问题在于是否侵及黏膜肌层。

仔细确认息肉的组织学类型是必不可少的，特别是大蒂和无蒂息肉。应取足够数量的标本以及时发现任何恶性变化的存在。行更多切片以确定恶性变化是否局限在黏膜内（过去被称为原位癌），在癌细胞具有浸润性病例中应确定是否有侵及黏膜肌层的情况。息肉切除术作为一种治疗手段对于恶性息肉的治疗是否充足由息肉的形态决定。对于息肉状病变，问题不仅涉及肌层及黏膜下层的浸润深度，而且与息肉蒂的位置有关。因此，假如息肉蒂周围切缘与息肉峰之间至少有一个 1mm 间隙的未被浸润区域，当癌细胞浸润到黏膜下层如果分化良好并且没有淋巴血管浸润可以通过息肉切除术治愈。如果另一方面，恶性变化是在息肉基底附近，毗邻蒂部，甚至轻微侵及肌层可能在息肉切除术切缘 1mm 范围内遗留恶变组织为局部复发提供了基础。Haggitt 将侵及肌层的有蒂息肉分为三个层次；Haggitt 1（Sm1），最低限度浸润，Haggitt 2

（Sm2）中间浸润和 Haggitt 3（Sm3）的肌层更深一层的浸润。因此，T_1 肿瘤通常分为 Sm1，Sm2 或 Sm3。如果我们考虑为无蒂息肉，不充分切除息肉风险要大得多。局限于黏膜①的恶化概率要小得多。而当侵及肌层②时肠壁癌残留的风险高得多。在这种情况下，无论是否有蒂，蒂部的浸润程度已经不再重要。如果没有进入黏膜下层，主要问题是浸润深度和黏膜肌层被累及的程度。在这些情况下，T_1 病变的亚型更为关键。因此，Kikuchi 和他的同事（1995）描述了一个类似的分区划系列。Sm1 黏膜肌浅层被侵及，Sm2 黏膜肌全层被侵及和 Sm3 病变超出黏膜肌层基部。

病理学家报告恶性病变，特别是在息肉状病变恶变必须提供可获得的最佳临床信息使临床医生可以作出决定，这通常需要一个多学科小组会议，从而决定内镜随访下保留肠道是否安全或应行肠管切除或是否是结节病。因此，最后报告应说明如下：

- 有蒂或无蒂
- 不典型增生程度
- 恶性变化的微观形态。
- 浸润的表现和深度（Haggitt 或 Kikuchi）侵及或超过黏膜肌层。
- 分化程度。
- 淋巴管浸润程度。
- 蒂的浸润程度（距切缘的清洁组织间隙的宽度）。

今后，可能会加入微卫星体不稳定性，非整倍体，染色体缺失和 P53 基因突变的信息（以及其他遗传和分子标记）以完善结肠息肉切除的标准。

如果恶性肿瘤只侵及浅表的黏膜肌层，不论大小，淋巴管被浸润和转移性病灶发生的可能性很小。这是原位癌，可以安全地切除息肉或单独行黏膜下层切除。问题出现在恶性病变穿透黏膜肌层。（即侵袭性癌）侵及黏膜下层的淋巴管的风险很小，但存在现实的可能性。如果切缘完整，肿瘤分化良好或中等分化，其风险较小。因此，对于切除术常用标准是：浸润灶分化差，淋巴管或血管侵犯和浸润灶侵及或非常接近切缘。在这种情况下，残留病灶的风险较高，这将导致未能切除恶性肿瘤且 5 年死亡率达到 10%～15%。如果预期寿命少于 5 年不建议切除手术。如果预期寿命为 5 年以上，可行结直肠切除术，但存在 1%～4%的死亡率。

淋巴结转移率各不相同。一些研究并没有大量应用手术切除（Wolff 和 Shinya，1975；Gillespie 等，1979），而另一个研究中有 25%的患者进行了手术切除（Colacchio 等，1981）。后者的数据使许多外科医生坚信，切除是有指征的。然而 St Mart 医院的外科医生在一段时间内仍然保留更为保守的治疗方案，并以下例数据作为支持（Morson 等，1984）：60 例恶性息肉患者中，46 例仅仅接受息肉切除术并认为局部切除完整，浸润性癌中度分化。这些病人在后续 5 年内的随访中没有人复发。其余 14 例患者或因为浸润性癌侵入蒂的切缘末端或因为分化不良而重新接受手术切除，但只有 2 例在息肉切除部位发现肿瘤残余，没有任何一例区域淋巴结受累。其他权威也支持这种保守疗法（Christie，1984，1988；De Cosse，1984），但通常提出它应该只适用于组织学形态良好的病变。在这方面特别有价值的是 Cooper 的工作成果（1983），他试图对需要手术治疗的恶性息肉的特点进行分类。他主张除了低分化癌长蒂恶性息肉单独切除，或在息肉切除边缘有淋巴管浸润的息肉。癌变局限于息肉头部的短蒂息肉也可接受同样的治疗，但无蒂息肉应在息肉切除术后接受手术切除。不过，现在从积累更多的数据中可以清楚得到无蒂息肉可以以有蒂息肉类似的方式处理，特别是自从结肠镜黏膜下切除术越来越多地使用后（Zauber 等，1996）。

上述研究和其他数据能帮助我们制订恶性息肉的治疗方案（Lipper 等，1983；Fucini 等，1986；Nivatvongs 等，1991；Cooper 等，1995），并且与（Zauber 等，1996）其他权威的意见有广泛的相同之处。因此，各种有利和不利的标准已经确定，如表 25.12 总结。

表 25.12 恶性息肉标准

有利标准（不需要手术切除）
完整内镜下切除
非低分化肿瘤
无脉管淋巴浸润
边缘无瘤
不利标准（考虑手术切除）
不确定内镜下切除
低分化肿瘤
脉管淋巴浸润证据
切缘阳性

来源自：Zauber 等（1996）。

在一对 9 个系列研究的综述中，Cranley 等（1986）表明，无不利条件的病例中恶性病变残留于肠壁或局部淋巴结的发生率为 0.3%，而有不利条件的病例中为 1.5%，不论它们是有蒂息肉或无蒂息肉。相比之下，Coverlizza 等（1989）发现，无不利条件的恶性息肉患者有蒂及无蒂息肉的淋巴结转移率分别为 8.5%和 14.4%。选择性结肠切除术的死亡率平均为 1%～2%，年轻健康患者为 0.2%而老年有明显合并症的患者为 5%（Greenburg 等，1981；Richards 等，1987）。我们认为，一个无不利条件的恶性息肉患者通常不应接受手术切除，因为手术的危险性超过了残留癌。但大多有不利条件的高风险患者，应接受腹部手术，除非息肉是在低位直肠，局部切除可能是一个可以接受的办法。应该指出的是，我们不使用组织分化程度作为预后的标准（Langer 等，1984）。我们发现组织学的解释由于肿瘤的遗传特性和病理学家之间的不同看法（Komuta 等，2004）而变得不可靠。

必须考虑到涉及淋巴结的癌症外科治愈率达不到 100%。由于淋巴结扩散的风险很低，即使存在不利条件，有手术高风险的患者不建议进行肠切除术。相反，由于总有淋巴结转移的风险，因此即使有着预后有利标准，更激进的做法对于一些年轻的或特殊的患者可能是可行的。

息肉切除后有证据表明存在残余癌症，或者有无蒂恶性息肉不能在肠镜下彻底清除，或者不适合进行外科手术的患者可以通过激光进行治疗。有些病人曾经尝试使用过钕钇铝石榴石（钕 YAG）激光（Mathus-Vliegen 和 Tytgat，1986）进行治疗，但是这不是没有风险，数据表明主要并发症如出血，穿孔或狭窄等有着 10%的发病率。

随访

如果一个恶性息肉具有预后有利条件并且没有进行进一步的手术治疗，当息肉较大，无蒂或短蒂时，在后续治疗中应在 3～6 个月内进行结肠镜检查，以确保完全切除息肉（Zauber 等，1996）。任何在息肉切除处残留下的不规则物体都应进行活体检查。此后，建议术后 3 年应进行结肠镜检查，如果是阴性的，每 5 年进行检查（Bond 等，1993），虽然我们仍然主张 3 年检查一次。息肉切除后如果有在肠壁或淋巴管中的残留肿瘤，结肠镜检查本身不能检测残留物。在这种情况下可有针对性地进行结肠镜超声或 CT 检测残留物，但是最主要应充分考虑的还是初始息肉。任何具有侵入性或原位恶性息肉，必须组织多学科的团队，包括病理学家、结肠科医生、放射科医生和外科医生进行讨论。每一个恶性息肉都需要在这种会议上进行讨论，之后病人应充分了解后遗症和淋巴结疾病的风险，以及保守的治疗方案和外科手术的风险和好处。

直肠绒毛状腺瘤的治疗

直肠绒毛状腺瘤往往过于庞大且广泛，用乙状结肠镜或结肠镜一般难以清除，需要一定形式的手术切除。此外，多达 1/4 的病变是恶性的。因为样本的选取有误，即使是一个有经验的病理学家做出的报告，恶变亦往往可能被忽略（Taylor 等，1981）。切片的最佳形式是将病灶完全清除，但这通常要经过肛门途径或跨括约肌途径才能完成。对于那些病变广泛或高位病变而不能通过以上途径处理的患者，则需要行前切除术或结肠切除术。

除了常规的术前准备外，水电解质失衡需要被特别注意。偶尔，患者会因为大量的黏液性腹泻而出现以脱水、低血容量及休克为表现的暴发性综合征。这些患者大部分都表现为直肠广泛的地毯样病变。在这种情况下，复苏是必要的，然后再进行手术。所有的病人术前准备均应行全结肠镜检查，因为该病变常伴发结肠其他部位的肿瘤。Thomson 等（1977）发现在 121 名无蒂直肠绒毛状腺瘤患者中有 30 名（25%）伴发了一个或多个其他肿瘤。Jahadi 和 Baldwin（1975）发现，264 例患者中的 32 例（12%）有相关的病灶；Adair 和 Everett（1983）和 Christiansen 等（1979）也得出了相似的结果。

包括肛门内镜显微手术的经肛门切除术

许多低位直肠绒毛状腺瘤可以用常规切除术经肛切除；这也是活检的最佳方法。即使肿瘤位于近端或高位，有时也可因近端肠腔的蠕动而将肿瘤运送到手术范围内（Park，1966）。由 Buess 等（1984）介绍的肛门内镜显微手术（TEM）大大拓宽了肛门手术的范围。应用 TEM 可比常规途径切除更大、更广泛的肿瘤（Middleton 等，2005）。

常规经肛门手术技术

患者无论取膀胱截石位或折刀状卧位，该手术的操作都同样简单，而后者可以更好地暴露前部肿瘤。缓缓扩张肛门括约肌将适当的牵引器插入肛门。我们通常喜欢用Parks设计的牵引器，因为它可以自动维持张力，而且又有第三个刃片以供必要时扩大术野。牵引器插入以后，首先评估病灶在直肠壁上的范围及位置。然后用牵开器给予最大限度的暴露。虽然第三个刃片有时是有用的，但也不是总是需要用到。有时一个右直角形狭窄的Lane's或Kocher's牵开器更加有优势。由于这些肿瘤十分易碎且手术视野通常较暗，因此从外部的一个很好的暴露就显得十分必要。考虑到这一点，一个可以利用有效吸引器及时清除遍布术野的烟雾以及血液的第二助手也就显得尤为重要。一旦拉钩到位，可以填塞住病灶上方的直肠腔。这样可以有效地防治残留的大便侵入手术区域；也有助于显露肿瘤的上方区域。

根据肿瘤大小，在其黏膜下及边缘周围浸润注射10～20ml生理盐水及1∶300 000肾上腺素（图25.21）。该溶液可迅速扩散，并将腺瘤从其下方的肌层上抬起。为了有助于切除后的修复工作，我们推荐在距预定切缘旁1～2cm处预置支持线（图25.22）。针可留在这些缝线上，以便修复肿瘤切除后遗留的缺损。然后用剪刀或电刀在距肿瘤边缘1cm处，通过直肠黏膜做一个切口。将水肿的黏膜下层结缔组织分离至黏膜及肿瘤下方(图25.23a)。

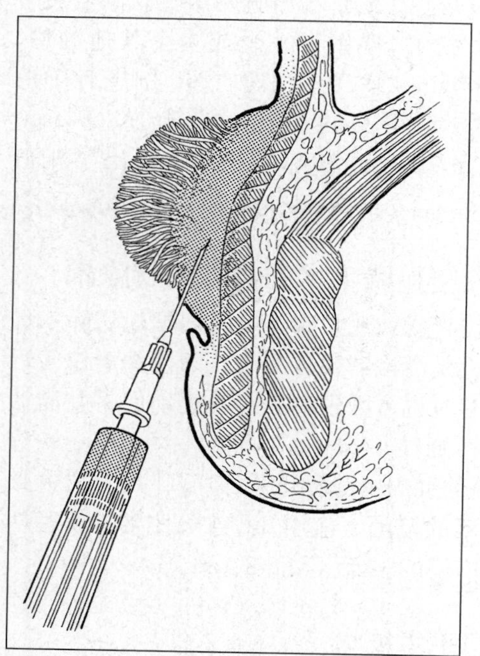

图25.21 经肛门绒毛状腺瘤切除。腺瘤下及周边黏膜下层以1∶300 000肾上腺素/生理盐水浸润。

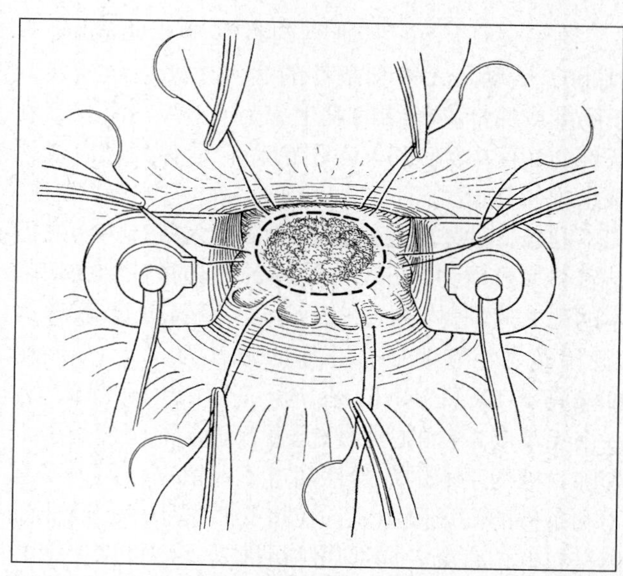

图25.22 绒毛状腺瘤的切除。这张图显示出全部留置缝线的位置，虚线代表黏膜切除线。

黏膜下层通常含有一些小血管，其中有些是易见的，有些却不是，所以最好在分离前尽可能多地电凝表浅组织，因为即使是少量的血都可能使解剖层次变得模糊不清(图25.23a，b)。

在整个解剖过程中应当始终努力止血，尤其在尝试整块移除肿瘤时应时刻保持高度警惕。当处理大病灶时，有时需要多次移开并重新定位牵开器，以达到最佳的视野暴露（参见下文）。有时还需要注射更多的生理盐水和肾上腺素，因为当切开黏膜

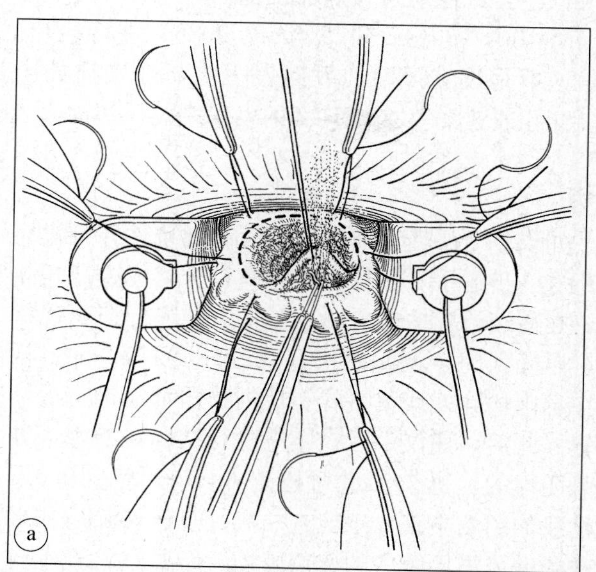

图25.23 经肛门绒毛状腺瘤切除。（**a**）切开黏膜，分离前电凝黏膜下血管。

层的时候它们可渗漏至黏膜下层。

移除后（图 25.23c），缺损处需进行检查以及触诊，以确定是否有恶性浸润的证据。进一步止血以确保安全。虽然遗留小点颗粒样缺损不处理是合理的，但即使是最小的缺损我们宁愿进行缝合，因为这样可以确切止血并且黏膜恢复后会更加光滑。因有支持线作指示，缺损边缘很容易界定，缝合亦容易完成。因为针留在这些缝线上，所以关闭缺损是件很简单的事（图 25.23d）。大的缺损，特别是特殊的环形缺损（见下文）缝合黏膜是必需的，否则纤维化及狭窄都可能发生。

切除及缺损修复后，移除并重置直肠上方的填塞物，以填塞肠腔并对肠壁加压，其目的是防止血肿形成。

广泛环周病变的常规经肛门切除术

该移除术和上述方法几乎是一样的，唯一的区别在于不能一次性暴露整个肿瘤组织。因此，有必要撤回牵引器并重新在一个不同的角度插入，从而达到从一开始不可见的部位切除肿瘤的目的。虽然这样可以切除整个肿瘤（但这并不是总能实现的，有些情况下需要分段切除）。如果经过辅助可以经肛看到病损上缘，那么就可能通过壁内缝合的折叠裸露区域，从而关闭缺损（Parks 和 Stuart，1973）。先找到切口下缘，顺着直肠环肌多次下拉，直到达到上缘（图 25.24a），在此过程中，我们使用 2/0 小圆针和聚乙醇酸缝线（Dexon）。大概在直肠周围需要缝 10 针左右，打结时产生一种六角风琴样的效果，将黏膜边缘拉拢到一起。再将黏膜边缘缝合，这样就没有张力了（图 25.24b）。如果这无法实现（尽管这在我们的经验中很少见），可以通过将游离的黏膜缝至裸露的直肠壁上的方法来使切缘尽量靠近，从而最后形成一个非常狭小的裸

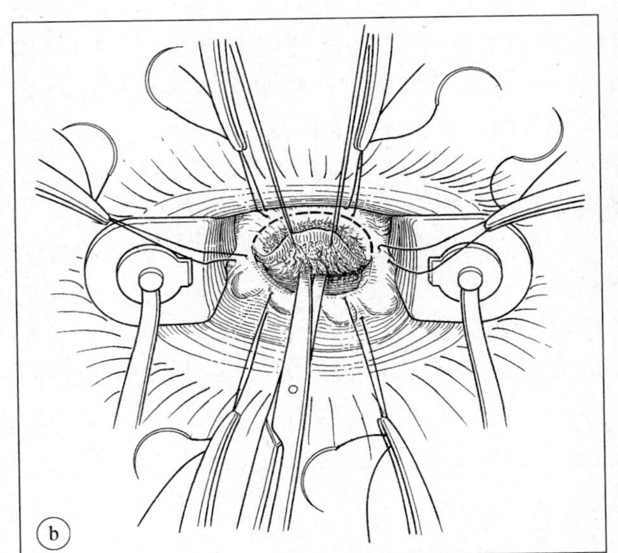

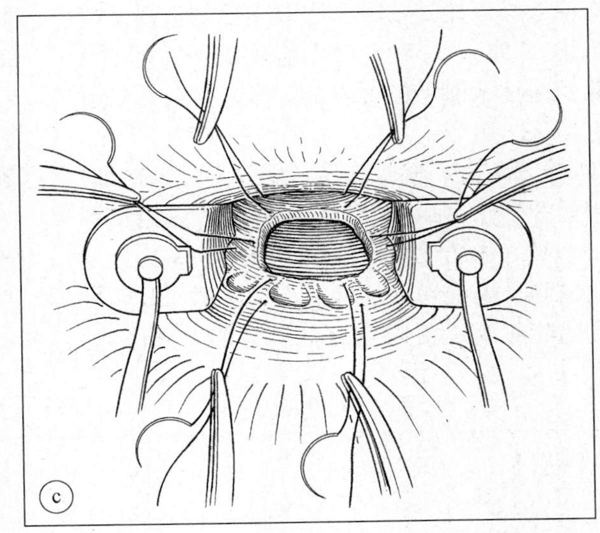

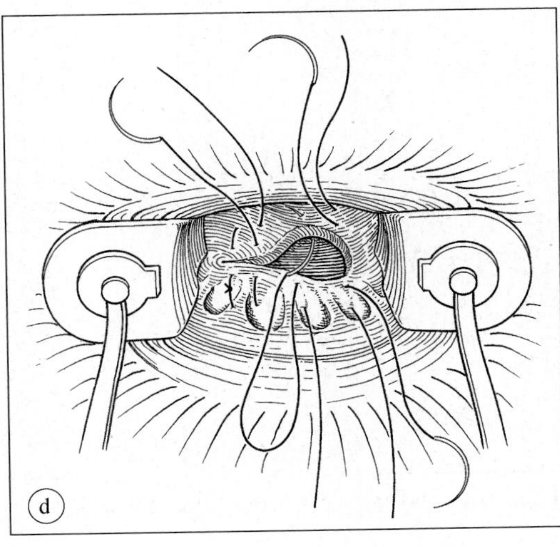

图 25.23（继）（**b**）锐性分离黏膜下层，肿物逐渐被切除；（**c**）肿物完整切除，显示其下肌肉层；（**d**）黏膜缺损，黏膜下以留置缝线修复。

露区。

Park（1983）认为，这种方法可应用于长度达10～12cm的环周缺损，这并不总是可能的，且关闭缺损的可行性取决于缺损大小以及病人本身的直肠结构。如果初步评估认为，病变延伸太远而无法仅通过经肛切除达到修复目的，则需要应用经肛门拖出行结肠肛门吻合技术的直肠切除术，用或不用结肠造袋重建。

肛门内镜显微手术

肛门内镜显微手术（TEM）是第一个应用到胃肠道手术的内镜技术（Buess，1996）。它的发展始于1980年，第一次应用于临床是在1983年（Buess等，1984；Buess，1994）。应用该项技术的原因在于通过常规途径难以到达高位直肠，后入路具有侵袭性，经肛途径视野受限，而这些都导致了腺瘤的高复发率。一些外科医生运用该技术为那些身体虚弱的病人切除较小的直肠癌，但是其局部高复发率使人难以接受，除非非常谨慎的选择适应证（参见第30章）。一种经过术前放化疗后再进行局部切除的新技术似乎很有前景，但是目前还没有文献研究结果出版。

TEM技术复杂，成本高昂，需要大量的培训。专业课程的教学已在几个中心同时开展，这给培训提供了一个极好的出发点。虽然Buess和一些人从直肠乙状结肠交界处切除病灶，但大多数TEM外科医生在切除腹膜反折以上的息肉时都十分谨慎，因为即使是一小部分的息肉全层切除都可能导致直肠穿孔（Buess，2001；Lloyd等，2002；Palma等，2004；Endreseth等，2005）。

该技术非常适合于直肠中下1/3的绒毛样病变。偶尔，面积超过2个象限的绒毛样损害将需要使用这一技术在两个位置上进行切除（Whitehouse等，2006）。

TEM技术要求一个清空的直肠。在实践中，我们发现任何的粪便污染都将限制该项技术，充分的肠道准备很好地解决了这一问题。在直肠镜操作中，手术操作的面积约为2cm^2，因此当直肠镜插入时，息肉必须在6点位置。这意味着，息肉的准确定位，包括确定在直肠壁的哪个象限是最主要的障碍，所以让病人在手术台上摆准确的体位是必不可少的。举例来说，如果息肉位于前方，病人的最佳位置是俯卧位；如果息肉主要在直肠左侧壁，病人最佳的位置是左侧卧位。

轻柔扩肛后，插入直肠镜，息肉便可在操作窗中显现（就像在常规乙状结肠镜中一样）（图25.25）。息肉一旦确定，用巾钳将直肠镜钳夹固定。充气后，可以建立立体范围及成像。而操作人员对设备功能的熟悉以及对设备的清洁对于延长设备寿命和病人的安全是至关重要的。

一旦二氧化碳对直肠充气被建立，并且内镜视野稳定，实体切除就可以开始了。第一步就是用电刀标记切除范围；由于术野被放大了（×6），一个5mm的范围看上去都很巨大，1～2mm的范围可

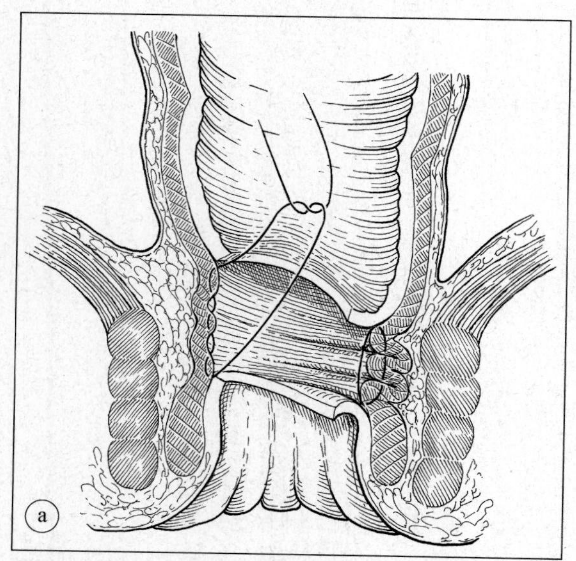

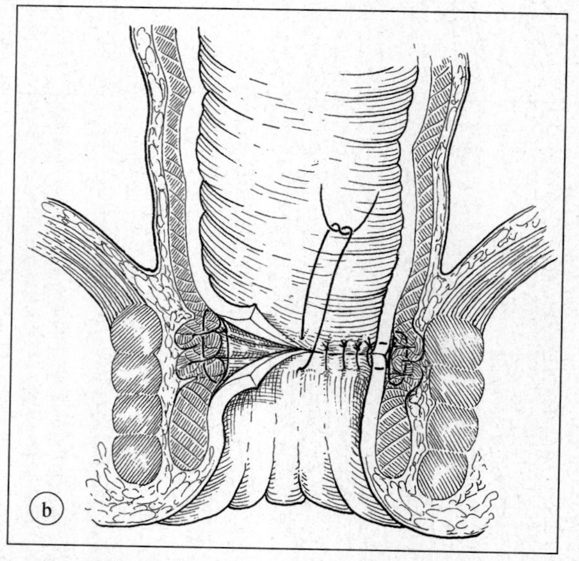

图25.24 环形绒毛状腺瘤经肛门切除后黏膜缺损的修复。**(a)** 肌肉层折叠缝合；**(b)** 折叠黏膜下的肌肉层后关闭黏膜缺损。

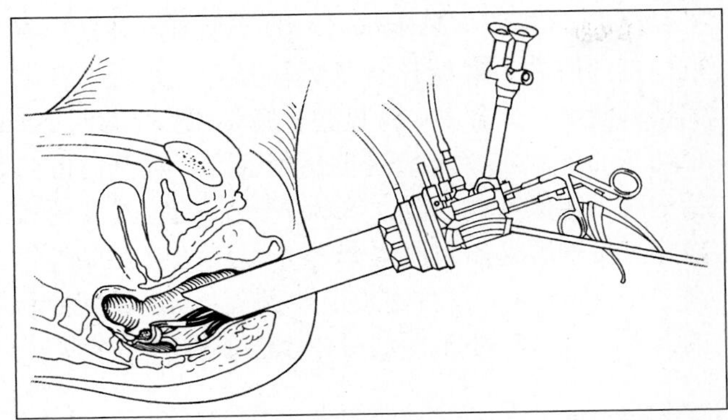

图 25.25 经肛门内镜下微小手术。直肠内置入直肠镜并充气，再次引入专用工具。

能已经足够了（图 25.26）。用高频电刀切除肿瘤，可以行黏膜下切除（适用于良性息肉）或全层切除（适用于恶性病变）。操作过程中的确切止血是非常有必要的；快速不可控制的出血会使术野变暗并且影响手术的进行。超声刀的应用极大程度地降低了出血的风险（Platell 等，2004）。直肠壁上遗留的缺损可以使其开放（甚至是腹膜反折以下的小的全层缺损）或内镜下用专门设计的银夹将伤口关闭以确保安全（图 25.27）。是否应该对缺损进行缝合受到质疑，尽管人们普遍认为黏膜切除时没有必要缝合的，但全层切除是否需要缝合存在更多的争议。在一个对 44 个经 TEM 全层切除患者的单中心随机试验中，Ramirez 等（2001）证明对缺损是否进行缝合并没有显著差别。

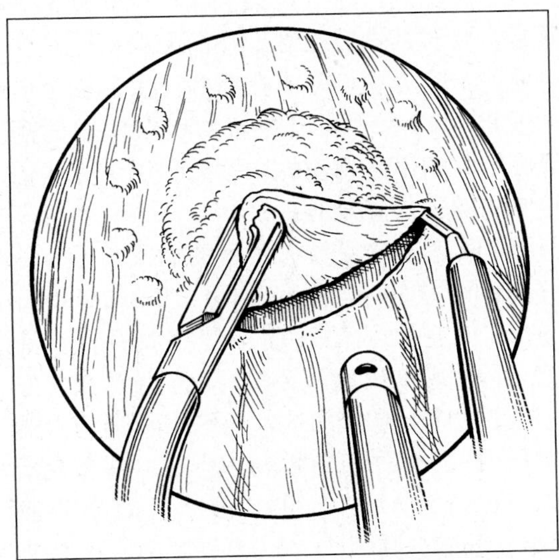

图 25.26 TEM。热灼烧点画出足够切缘，热刀游离供血血管，向上翻起肿物并逐渐游离。

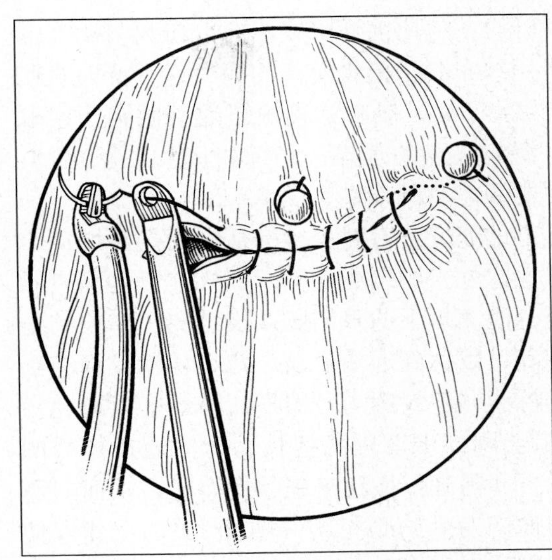

图 25.27 TEM 。缺损可以连续缝合修补。缝线结扎可以用银夹代替打结。

可以预料，这一技术的学习是一个漫长的过程。然而，一旦掌握这种技术则能给那些不能用常规经肛门技术切除的直肠绒毛状腺瘤患者带来实实在在的好处。根据经验，其临床上和功能上的结果都是好的（Dafnis 等，2004）。TEM 早期并发症的产生与结肠镜息肉切除术相似，即穿孔和出血。出血可能是原发的或者继发的。在 Buess 组和 Cologne 组的大量系列研究中，6%的患者发生出血并发症（Buess 等，1992；Said 等，1993）。原发性出血应尽量再次插入直肠镜用电刀止血。替代方案包括直肠填塞或充气球囊压迫（但作者还没有发现这些技术是必要的）。穿孔可在直视下被发现，并经直肠镜对缺损进行缝合。如果直到手术后都未被发现，剖腹手术进行缝合是优先的选择。一种长期未被使用的结肠造口术在我们看来，是很有必要的辅助措施。较大的绒毛状病变切除术后有一种罕见的晚期并发症，即直肠狭窄。尽管有报道称狭窄症可发生在不到 3% TEM 治疗的病例中（Ramirez 等，2001），但在多中心使用该技术的实践经验中发现这些狭窄很小，相对来说很少会引起症状。

环周病变的直肠切除及经肛门拖出式结肠肛管吻合术

患者应该为头低脚高截石位，并做好经腹直肠前切除术的准备。然后按照上述方法，尽可能地从下向上分离肿瘤下部，从而裸露 6～7cm 的直肠环肌。然后开腹，应用前切除技术充分游离直肠。会阴部术者用纱布脱脂棉将游离的病变远端推向直肠近端（图 25.28a），然后置直角钳或动脉夹于经肛门黏膜下游离终点的远端。切除直肠和乙状结肠，遗留裸露黏膜的直肠残端（图 25.28b）。

在更近的病变，有时更容易从上面把肿瘤完全切除，像重建性直肠结肠切除术那样连续切除直肠黏膜，充分游离剩下的降结肠及横结肠。牵拉结肠脾曲，使其可以达到远端骨盆，并在切断的降结肠残端缝支持线（建议用吻合器横断降结肠以避免污染）。然后会阴部术者用两把长动脉钳通过裸露的直肠肌袖，并需确保抓住正确的支持线，从而避免在穿过肌袖后发生结肠扭转（图 25.28c）。建议使用不同的颜色来标识左右两侧的支持线。会阴部术者将结肠拉至肛管黏膜切除线同一水平面并检查该段结肠否有额外的张力。如果有明显的张力，需进一步游离结肠，但需注意不能损伤边缘动脉。如果结肠在直肠肌切口处位置合适，可经肛门途径施行结肠肛管吻合术。结肠钳夹残端应被切除（图 25.28d）。如果有必要的话，可在吻合口较高平面缝支持线以辅助牵引，如果可能应尽量通过肛门括约肌重新插入肛门拉钩进入结肠。该操作将使被分离的结肠端暴露在上面而邻近的肛门直肠黏膜在下面。以 2/0 或 3/0 Dexon 或 polygalactin（Vicryl）缝线穿过肛门黏膜边缘，然后在深层通过内括约肌，最后通过结肠（图 25.28f）全层行间断缝合。建议首先在四个象限分别放置一根缝线，再完成它们之间的进一步缝线吻合：通常需要 12～20 次缝合（图 25.28g）。吻合完成后，将直肠肌袖上缘与拉下的结肠浆膜松松缝合数针。于被拉下的结肠和直肠肌袖的两侧各置一根负压引流管（图 25.28g）。有时可以执行低位结肠肛管钉合术，甚至是结肠造袋肛门吻合术（参见第 30 章）。

然后，需要进行转流以确保吻合。虽然袢式横结肠造口术常是可行的，但我们更倾向于使用充分的肠道准备后的袢式回肠造口术。在建立和终止袢式横结肠造口术的过程中，有一定的风险：结肠末端的血供可能被破坏。由于总是担心被牵拉的结肠可能出现血供不足，所以在大多数病例中使用类似的回肠造口术似乎是更明智的选择。此外，患者发现袢式回肠造口术明显比横结肠造口术更容易管理。

York Mason 的经括约肌术式

经括约肌术式最初由 Bevan 提出（1917），而由 York Mason 完善（Mason，1970）。手术原理是：将肛门括约肌和直肠壁让直肠纵轴分开，然后切开肛门括约肌缘，像翻书一样显露直肠。（图 25.29）。如果切开的层次在手术最后被精确缝合，愈合后肛门括约肌仍能保持其功能。York Mason 的术式导致败血症、瘘管形成和大便失禁等并发症的潜在风险很高。在我们看来，这种术式很大程度上已经被其他新的技术所取代，例如“经肛门内镜显微外科手术”。

术后管理

无论使用哪种术式，切除的组织应该小心地取出并且准确定位来源，然后固定标本，以便于做详细的组织学检查。如果发现有环状黏膜缺损，建议做常规内镜检查，直到暴露的肌层完全被上皮组织覆盖，这样可以保证不会发生肠道狭窄。如果发生肠道狭窄，通常需要使用 Hegar's 扩张器定期扩张肠道，因为不充分的扩张可能会导致狭窄的形成（Jackson 和 Mason，1984）。不必等到上皮组织完全覆盖直肠再关闭造瘘口。由于切除后的黏膜再生，这些操作很少使用。

直肠绒毛状腺瘤治疗的其他技术

偶尔，较小低位的病变可通过肛门括约肌脱出并以类似处理管状腺瘤的方式进行处理，如以盐水黏膜下注射形成“人工蒂”后缝扎及横断结扎。较大的病变可通过电灼治疗。经肛门应用一“扣状”电极可处理广泛病变。这种方法有一定的缺点，那就是不可能完全消灭肿瘤。而一旦肿瘤无法完整切除，如果其是恶性的，疗效就无法保证。此外，一些研究通常需要对其进行控制。我们无法接受其作为一种主要的治疗方法，除非在那些无法耐受经肛门切除术或更大的手术取出肿瘤的年老体弱的病人。如果确定腺瘤不是恶性的，那么利用该方法治疗术后复发病例还是有效的。

对于那些不适合接受较大手术的病人，另外一种可以选择的方法是激光凝固。Brunetaud 等（1989）在 56 例直肠绒毛腺瘤治疗中使用了 Nd-YAG 激光，除了晚期出血和轻微的狭窄无严重并发症发生。治疗总体上是成功的，但平均每个病人需要 6 次治疗；特别不幸运的患者接受了 26 次激光治疗。同样，Hyser 和 Gan（1996）治疗了 34 例结肠和直肠绒毛状腺瘤，其中 23 例为良性肿瘤，11 例为原位癌。平均年龄为 70 岁，平均每个病人接受 3.3 次治疗。并发症为 5 例（15%），轻度狭窄（2 例），

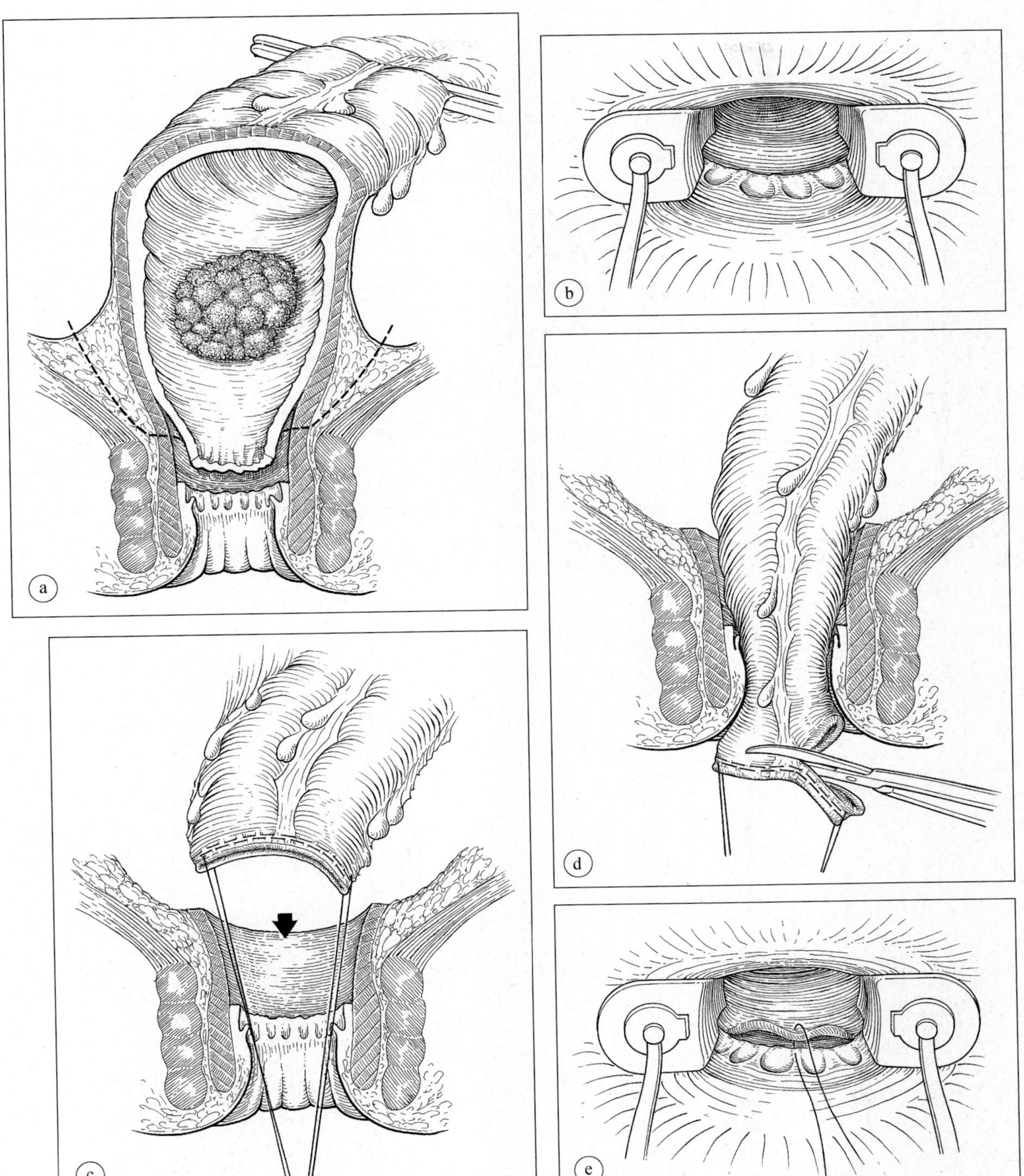

图 25.28　经肛门结肠直肠拖拽式绒毛状腺瘤切除术。(**a**) 直肠黏膜经肛门环形切除，虚线表示直肠肌层和周围组织的横断线；(**b**) 直肠黏膜及黏膜下层环形切除后直肠肌层沟的经肛门观；(**c**) 降结肠断端通过留置缝线以正确的角度经直肠肌层沟向下牵拉；(**d**) 远端结肠断端切除。如果留置缝线处需要被切除，需要留置另外两根支持线于更近端以避免回缩；(**e**) 间断 2/0Vicryl 或 Dexon 缝线缝合拖拽结肠的边缘及肛门黏膜，并且要深深缝入直肠内括约肌。

自限性出血（2 例）和结肠瘘（1 例）。经平均 32 个月的随访，只有 1 例原位癌的患者复发，但 Mathus-Vliegen 和 Tytgat（1991）使用 Nd-YAG 激光治疗了 241 例大肠腺瘤患者，发现复发是常见的，特别是较大病灶。最终作者认为激光治疗腺瘤似乎只是为了适当缓解症状（Banerjee 等，1995）。

光动力疗法已用于治疗（Loh 等，1994）绒毛状腺瘤。在接受治疗的八个患者中的 7 位，腺瘤消

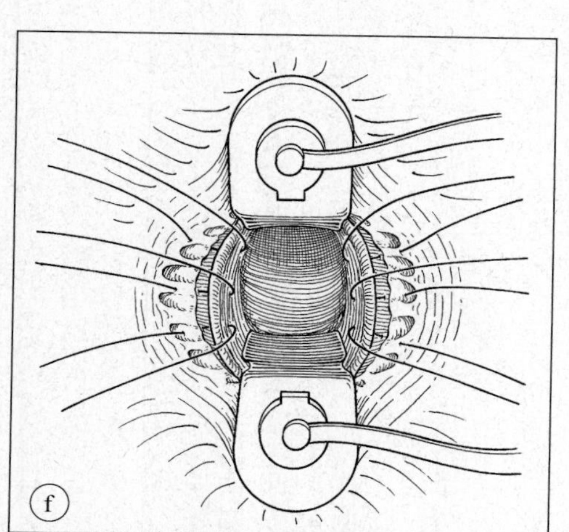

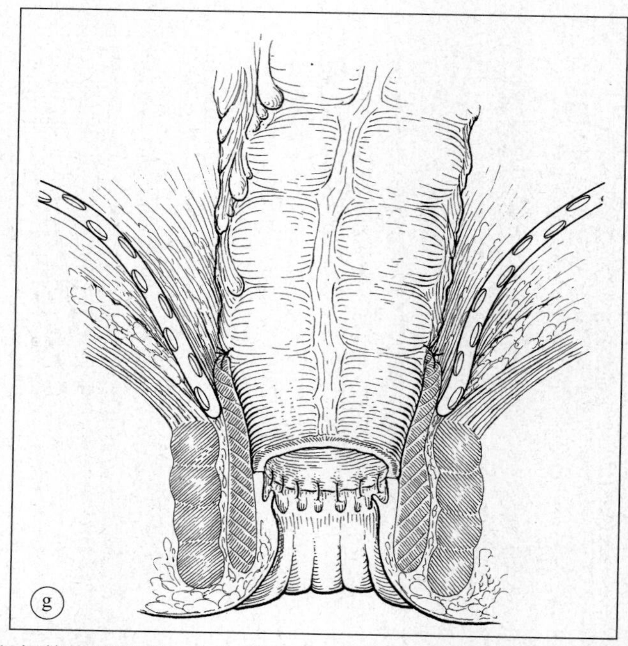

图 25.28（续）（**f**）吻合结束；（**g**）经肛门结肠钢管拖拽技术。吻合完毕，注意拖拽结肠和直肠肌层沟上缘固定缝线。盆腔留置两条负压引流管。

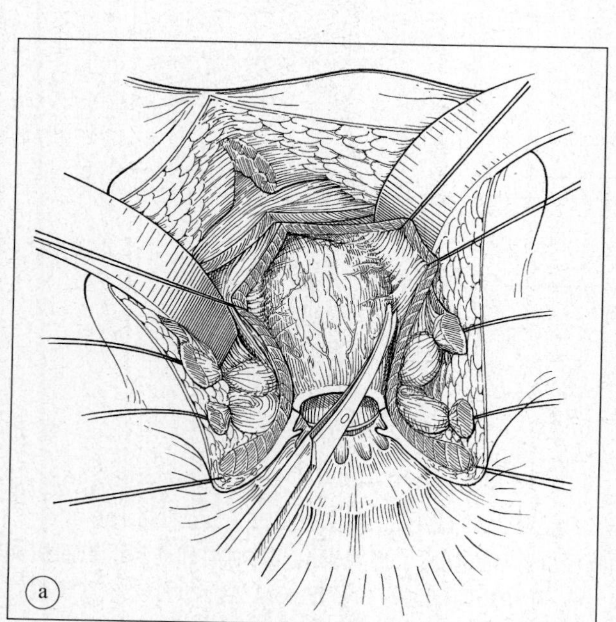

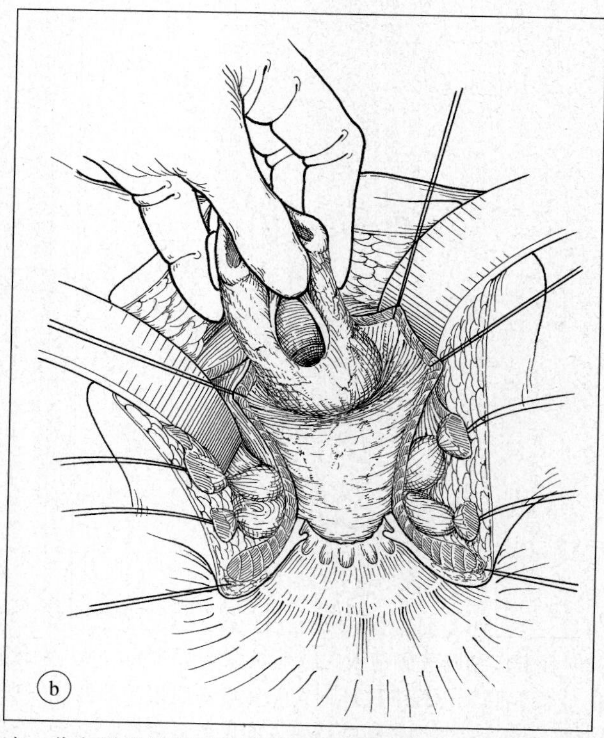

图 25.29 （**a**）改良的经括约肌直肠后或环形病变的切除方法，分离括约肌但不进入直肠。锐性分离开肛管直肠和覆盖其的肌层（**b**）环形病变：包含病变的管状黏膜被游离。

除的中位时间为 12 个月。这些病变主要是在以前接受了不完全的 Nd-YAG 激光治疗的患者。尽管这两种类型的激光治疗取得了优异的成绩，但多数专家认为这种疗法和电疗只能减轻症状。激光切除和电烧切除显著的缺点是病理学上的阐述，因为送检的碎块标本不可能提供准确的定位。

在过去，那些位于指诊无法触及的直肠上段的肿瘤通常行直肠前切除术，就像治疗癌一样。因为只有当病灶切除后才能明确其真正性质。今天，许多绒毛状腺可通过 TEM 治疗（Middleton 等，2005）。这种高度的病变有时可行乙状结肠镜使其套叠成低位直肠，然后用如前所述的方法将其经肛取出。通过肛门扩张器置入乙状结肠镜并到达病变部位，以长组织钳抓住肿瘤或邻近黏膜，将乙状结肠镜及组织钳一并缓慢退出并导致肠套叠，然后对目前已位于低位直肠的肿瘤施加组织钳式支持线，最后接上文所述方法切除肿瘤。应该指出的是，很少有肿瘤适合这项操作并有穿孔的危险。

并发症

经肛门切除

常规经肛门切除术（Parks 术）是相对比较安全的手术，手术死亡率为 0～5%（Parks 和 Stuart，1973；Welch 和 Welch，1976；Thomson 等，1977；Chiu 和 Spencer，1978；Adair 和 Everett，1983，Heimann 等，1992；Whitlow 等，1996）。在手术案例中反应性和继发性出血可能的发生率是 5%（Adair 和 Everett，1983）。穿孔的预期发生率也相似肠狭窄可发生手术后不同时期：Tomson（1985）在 24 例手术中报告了一例狭窄案例（发生率 4.2%），Adair 和 Everett（1983）在 22 例手术中也报告一例狭窄案例（发生率 4.5%）。所有这些并发症的发生率在各个研究中环周病变的数量及在近侧肠壁的部位不同而不同。

保守治疗通常是反应性出血的有效治疗措施。用纱布填塞直肠通常有效，如果止血失败，气囊压迫可能会有效。有时，病人需要再次手术以清除血凝块和出血血管的结扎手术。继发性出血也可采取类似的治疗方式。应该记住的是，这种性质的直肠内出血，就像痔切除术后的出血，经常是隐匿性

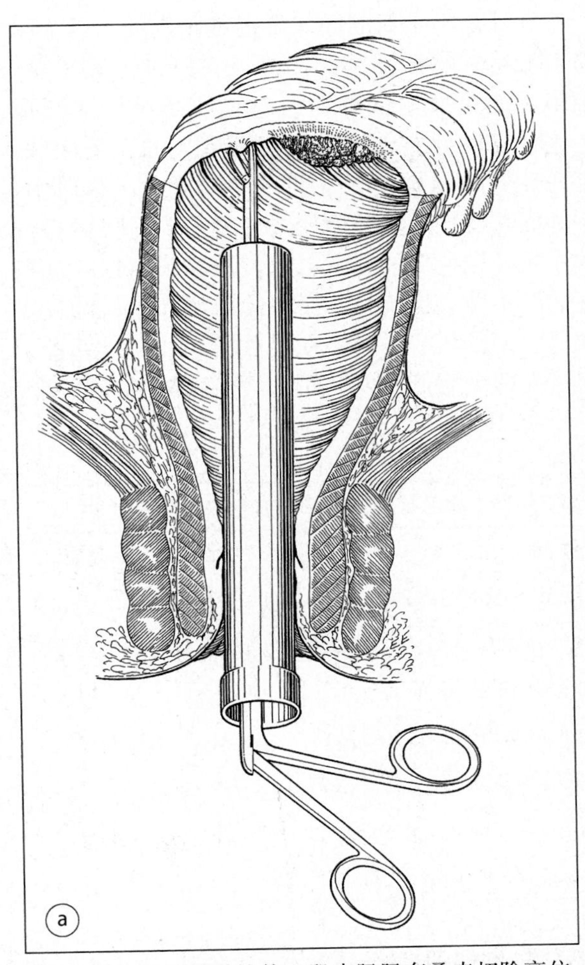

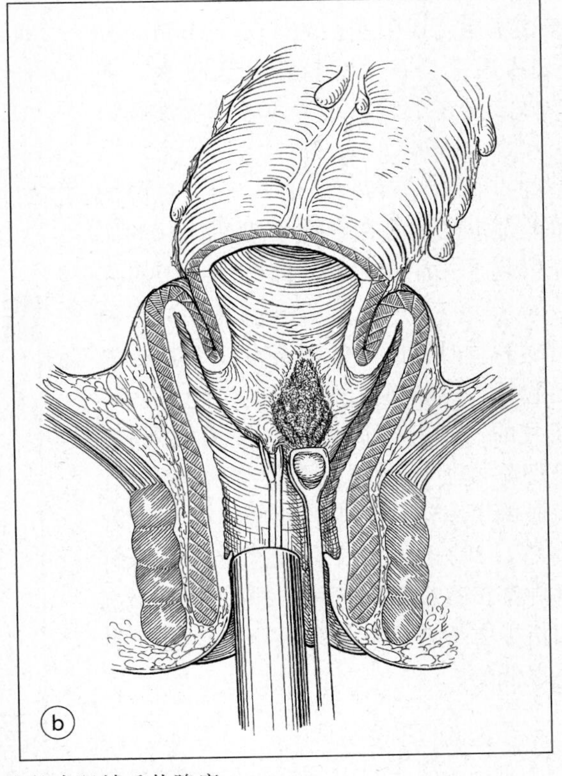

图 25.30 乙状结肠镜使上段直肠肠套叠来切除高位，小的直肠绒毛状腺瘤。

的。所有经过治疗后发生休克的患者都必须接受直肠指检以排除这种并发症的可能性。通常，如果引起了腹膜刺激征则可能已经发生了全层穿孔，一般都需要剖腹手术治疗。这可以更充分地评估病变的程度，比经肛门途经的修复更加确切，并且可以行结肠造口术。

手术后导致的狭窄通常都可以通过阶段性扩张来治疗。

经肛门内窥镜显微手术

经肛门内窥镜显微手术（TEM）导致的并发症据称低于传统方法。Buess（1996）记录 11 年间手术的死亡率为 0.5%，其中包括 T_1 和 T_2 癌切除手术。并发症将在第 30 章详细讨论，包括出血、发热、缝合线裂开和暂时性尿失禁。Buess 报告中描述了 1989 年和 1993 年之间 190 腺瘤手术，只有 3%的患者因并发症而要求再次手术。Buess 等（1992）以及 Said 等（1993）报道的比较大型系列的案例中并发症的发生率为 6%。这两个系列都包括他们一些早期的经验。

诸多经验表明，最常见的并发症是急性尿潴留，因此我们常规在手术中为病人留置导尿管并在术后 24 小时内拔除（Whitehouse 等，2006）。细致的止血不仅对于保持足够的手术视野是很必要的，并且能够让术后出血限制在约 4%（Middleton 等，2005）。病人通常会在术后持续几天低热，我们在临床上的做法是在术后给予病人甲硝唑连续口服 5 天（Steele 等，1996）。

由于大型的直肠镜（直径 45mm）和大息肉的手术过程导致的经肛门内窥镜显微手术使用后的尿失禁问题已经引起了关注。在一项回顾性病历研究中，Banerjee 等（1995）声称，所有情况下，这种大小便失禁引起的暂时性的不适都会在 3 个月内消失。我们的经验是，胃肠道气体引起的轻度不适可能会在未来长久的一段时间内持续。从长远来看，大型绒毛病变切除术后导致的直肠狭窄偶有报告。经肛门内窥镜显微手术治疗后直肠狭窄发生率约为 3%（Ramirez 等，2001）。在我们超过 100 个的病例中这样的事件都没有发生，同样，也没有治疗这些术后狭窄的指导方案，这从另外一个侧面也证明了其发生率是很低的。

局部治疗后复发

肛门切除

绒毛状腺瘤经透热疗法或通过肛门使用常规技术通路切除后复发率位于 11.5%～27%（Southwood，1962，Quan 和 Castro，1971；Jahadi 和 Baldwin，1975；Chiu 和 Spencer，1978；Adair 和 Everett，1983）（表 25.13）。

Christiansen 等（1979）治疗的 174 例结肠和直肠绒毛状腺瘤患者中：120 名有良性病变，其中 99 人病变位于直肠，21 人病变位于结肠。直肠病变的主要治疗方式是经肛门手术，总共的复发率是 30%。在他们的原始论文中，Parks 和 Stuart（1973）描述了 26 个案例中三个经肛门直肠肿瘤切除后良性复发的案例，随访时间为 6 个月至 10 年。这些复发中，有一位患者虽然原本是良性病变，复发后成为了恶性肿瘤。Heimann 等（1992）治疗了 46 位患者治疗中有 23 人是经肛门切除治疗，23 人行直肠后切除术，其中只有两名患者局部复发。

复发灶是不是新的病灶是很难确定的，因为很容易就能给肿瘤留下小的局灶。在所谓的复发中，有很多可能是残留的肿瘤组织体积继续增大形成的。这种复发可能导致肿瘤占据更大的直肠区域。对于恶性变的肿瘤，复发的可能性更大。临床中，对于肿瘤恶变侵及黏膜肌层的患者需要行更为根治性的手术。原位癌的患者（未侵及黏膜肌层）远期生存情况不佳。据统计，经括约肌切除术后的复发率较低。Mason（1974）在他治疗的 26 例患者中只记录有两个病例复发，而这两个病例后来都发现

表 25.13 绒毛状腺瘤经肛门或电热切除后复发

作者	*n*	复发
Southwood（1962）	113	13（11.5）
Quan 和 Castro（）1971）	72	9（12.5）
Parks 和 Stuart（1973）	26*	3（11.5）
Jahadi 和 Baldwin（1975）	24*	3（12）
Thomson 等（1977）	20*	3（15）
Chiu 和 Spencer（1978）	26*	7（27）
Adair 和 Everett（1983）	40	7（17.5）

* 仅切除。
括号内数值为百分比。

原发病灶是浸润性癌。由于大多数病例较小，随访受限，因此很难确定平均复发率。由于外科医生应用经括约肌的术式可给获得更直接的视野，复发率低于经肛门切除是可以理解的，但仅仅因为这个原则，是不太可能说服医生冒着高并发症的风险去应用经括约肌术式的。

TEM

目前经肛门内镜显微手术（TEM）只是最近才应用于临床，复发的资料很少。Said 和 Stippel（1995）报告了从 1983 年至 1993 年的 286 例手术。所有患者都是宽蒂（直径＞2cm）的直肠腺瘤。1 年期和 5 年复发率分别为 1.2%±7.0%和 7.0%±1.9%。Steele 等（1996）用经肛门内镜显微手术对 77 例良性直肠腺瘤患者进行了手术，其中 70 例（91%）切除完全。在随访的平均时间 7.4 个月内（范围 0～24 个月），检测出了 4 例复发（5.2%），其中三位患者已因为疾病复发而行手术。Buess 和 Mentges（1992）在 1983 年和 1991 年报告，在 229 例直肠腺瘤手术中复发率为 8.7%，3%在原发病变部位，5.7%在直肠近端。Chiavelati 等（1994）报道的 24 例直肠良性肿瘤的经肛门内镜显微手术治疗肿瘤患者没有复发，虽然随访时间很短。Whilehead 和他的同事（2006）进行了文献综述（表 25.14），发现复发率波动在 2.73%左右。唯一影响复发的因素是环周切缘。年龄，病变大小，已行的治疗和异型增生的程度对复发并没有很大影响。

作者的建议

大部分低位直肠的绒毛状腺瘤可以应用常规经肛门技术很好进行治疗，尤其是对距肛缘大约 8cm 以内的前壁病变采取俯卧位的话。对于距离肛门。5～10cm 的病变现在治疗的核心技术是经肛门内窥镜显微外科手术（TEM）。电热消融和激光切除术对于不适合开腹手术和经肛门显微外科手术的病人可以减轻其病痛。

（乔治　译　乔治　校）

表 25.14 良性腺瘤 TEM 切除术后复发的大宗病例（*n*＞50）报道

参考	No	随访（月）	复发率（%）
Lirici 等，1994	66	16	10.5
Salm 等，1994	1411	NS	NS
Said 等，1995	286	60	7
Smith 等，1996	82	NS	11
Mentges 等，1996	236	24	2
Steele 等，1996	77	7.4	5.2
Winde 等，1997	98	NS	NS
Morschel 等，1998	226	67.5	3.6
Guerrieri 等，1999	57	NS	NS
Nagy 等，1999	80	NS	2.5
Araki 等，2001	91	NS	NS
Buess 和 Raestrup 2001	362	24	1.7
LIOYD 等，2002	68	28.7	5.9
Langer 等，2003	57	21.6	8.8
Palma 等，2004	71	30	5
Platell 等，2004	62	18	2.4
Endreseth 等，2005	64	24	13
Whitehouse 等，2006	146	39	4.8

NS，未提及。

参考文献

Adair HM and Everett WG (1983) Villous and tubulovillous adenomas of the large bowel. *J R Coll Surg Edin* 28: 318-323.

Albrecht E (1904) *Verch Disch Path Ges* 7: 153.

Alexander RH, Beckworth JB, Morgan A and Bill AH (1970) Juvenile polyps of the colon and their relation to allergy. *Am J Surg* 120: 222-225.

Amshel AL, Shonberg IL and Gopal KA (1982) Retroperitoneal and mediastinal emphysema as a complication of colonoscopy. *Dis Colon Rectum* 25: 167-168.

Araki Y, Matono K, Nakagawa M et al. Evaluation of transanal endoscopic surgery for rectal tumours. *Jpn J Gastroenterol Surg* 2001; 34: 370-374 (in Japanese).

Atkin W and Saunders BP (2002) Surveillance guidelines after removal of colorectal adenomatous polyps. *Gut* 51 (suppl V): V6-V9.

Atkin WS, Morson BC and Cuzick J (1992) Long-term risk of colorectal cancer after excision of rectosigmoid adenomas. *N Engl J Med* 326: 658-662.

Atwater JS and Bargen JA (1945) The pathogenesis of intestinal polyps. *Gastroenterology* 45: 395.

Bacon HE and Eisenberg SQ (1971) Papillary adenoma or villous tumour of the rectum and colon. *Ann Surg* 174: 1002.

Baig MK, Wexner SD. (2003) Laparoscopic treatment of colonic polyps A review *Minerva Chir* 58: 447-457.

Banerjee AK, Jehle EC, Shorthouse AJ and Buess G (1995) Local excision of rectal tumours. *Br J Surg* 82: 1165-1173.

Barsoum GH, Hendrickse C, Winslet MC et al (1992) Reduction of mucosal crypt cell proliferation in patients with colorectal adenomatous polyps by dietary calcium supplementation. *Br J Surg* 79: 481-583.

Beck DE and Margolin DA (2004) Laparoscopic treatment of colonic polyps. *Semin Laparoscopic Surg* 11: 23-26.

Berci G, Pannick JF, Schapiro M and Corlin R (1974) Complications of colonoscopy and polypectomy. *Gastroenterology* 67: 584-585.

Berge T, Ekelund G, Mellner C et al (1973) Carcinoma of the colon and rectum in a defined population: an epidemiological clinical and post mortem investigation of colorectal carcinoma and co-existing benign polyps in Malmo, Sweden. *Acta Chir Scand* 4 (Suppl): 38.

Bevan AD (1917) Carcinoma of the rectum: treatment by local excision. *Surg Clin N Am* 1: 1233.

Bigard MA, Gaugher P and Lasalle C (1979) Fatal colonic explosion during colonoscopic polypectomy. *Gastroenterology* 77: 1307.

Blue MG, Sivak MV, Achkar E et al (1991) Hyperplastic polyps seen at sigmoidoscopy are markers for additional adenomas seen at colonoscopy. *Gastroenterology* 100: 564-566.

Boland CR, Montgomery CK and Kim YS (1982) A cancer-associated mucin alteration in benign colonic polyps. *Gastroenterology* 82: 664-672.

Bond JH Jr and Levitt MD (1974) Factors affecting the concentration of combustible gases in the colon during colonoscopy. *Gastroenterology* 68: 1445.

Bond JH and the Practice Parameters Committee of the American College of Gastroenterology (1993) Polyp guidelines: diagnosis, treatment and surveillance for patients with non-familial colorectal polyps. *Ann Intern Med* 119: 836-843.

Bowles CJ, Leicester R, Romaya C et al (2004). A prospective study of colonoscopic practice in the UK today: are we adequately prepared for national colorectal cancer screening tomorrow? *Gut* 53; 277-83.

Brunetaud JM, Maunoury V, Cochelard D et al (1989) Endoscopic laser treatment for rectosigmoid villous adenoma: factors affecting the results. *Gastroenterology* 97: 272-277.

Buess GF (1994) Endoluminal rectal surgery (TEM). In Buess G, Cuschieri A and Perisat J (eds) *Operative Manual of Endoscopic Surgery*, Vol 1, pp 303-325. Heidelberg: Springer Verlag.

Buess GF (1996) Local procedures, including endoscopic resection in colorectal cancer. In Williams NS (ed) *Colorectal Cancer*. London: Churchill Livingstone.

Buess GF and Mentges B (1992) Transanal endoscopic microsurgery (TEM). *Minim Invas Ther* 1: 101-109.

Buess GF, Hutterer F, Theiss J et al (1984) Das system fur die transanale endoskopische Rektum-operation. *Chirurg* 55: 677-680.

Buess GF, Mentges B, Manncke K et al (1992) Technique and clinical results of endorectal surgery. *Am J Surg* 163: 63-70.

Buess G. Transanal endoscopic microsurgery. *Surg Oncol Clin N Am* 2001; 10: 709-731.

Buntain WL, Remine WH and Farrow GM (1972) Pre-malignancy of polyps of the colon. *Surg Gynecol Obstet* 134: 499.

Bussey HJR, Wallace MH and Morson BC (1967) Metachronous carcinoma of the large intestine and intestinal polyps. *Proc R Soc Med* 60: 208.

Byrne WJ, Jimine ZJF, Euler AR and Golladay ES (1982) Lymphoid polyps (focal lymphoid hyperplasia of the colon in children). *Pediatrics* 69: 598-600.

Cappell MS and Forde KA (1989) Spatial clustering of multiple hyperplastic, adenomatous and malignant colonic polyps in individual patients. *Dis Colon Rectum* 32: 641-652.

Carlyle DR and Goldstein HM (1975) Angiographic management of bleeding following transcolonic polypectomy. *Dig Dis* 20: 1196-1201.

Carpio G, Albu E, Gumbs MA and Gerst PH (1989) Management of colonic perforation after colonoscopy: report of three cases. *Dis Colon Rectum* 32: 624 - 626.

Chapman I (1963) Adenomatous polypi of large intestine: incidence and distribution. *Ann Surg* 157: 223-226.

Chapman MC, Scholefield JH, Hardcastle JD (2000) Management and outcome of patients with malignant colonic polyps identified in the Nottingham Screening Study. *Colorectal Disease* 2: 8-12.

Chardavoyne R and Wise L (1994) Exploratory laparoscopy for perforation following colonoscopy. *Surg Laparosc Endosc* 4: 241-243.

Chiavellati L, D'Elia G, Zerilli M et al (1994) Management of large malignant rectal polyps with transanal endoscopic microsurgery. Is there anything better for the patient? *Eur J Surg Oncol* 20: 658-666.

Chiu YS and Spencer RJ (1978) Villous lesions of the colon. *Dis Colon Rectum* 22: 493-495.

Christiansen J, Kirkegaard P and Ibsen J (1979) Prognosis after treatment of villous adenomas of the colon and rectum. *Ann Surg* 189: 404-409.

Christie JP (1984) Malignant colon polyps: cure by colonoscopy or colectomy? *Am J Gastroenterol* 79: 543-547.

Christie JP (1988) Polypectomy or colectomy? Management of 106 consecutively encountered colorectal polyps. *Ann Surg* 54: 93-99.

Christie JP and Marrazzo J III (1991) Miniperforation of the colon: not all post-polypectomy perforations require laparotomy. *Dis Colon Rectum* 34: 132-135.

Cohen LB and Waye JD (1986) Treatment of colonic polyps: practical considerations. *Clin Gastroenterol* 15: 359-376.

Cohnheim J (1865) Ein Foll von Pseudoleukamie. *Virchows Arch (Path Anat)* 33: 451-454.

Colacchio TA, Forde KA and Scantlebury VP (1981) Endoscopic polypectomy: inadequate treatment for invasive colorectal carcinoma. *Ann Surg* 194: 704-707.

Cooper HS (1983) Surgical pathology of endoscopically removed malignant polyps of the colon and rectum. *Am J Surg Pathol* 7: 613-623.

Cooper HS, Deppisch LM, Gourley WK et al (1995) Endoscopically removed malignant colorectal polyps: clinicopathologic correlations. *Gastroenterology* 108: 1657-1665.

Corman ML (1993) *Colon and Rectal Surgery*. Philadelphia: Lippincott. Cornes JS, Wallace MH and Morson BC (1961) Benign lymphomas of the rectum and anal canal: a study of 100 cases. *J Pathol Bacteriol* 82: 371-382.

Cotton PB and Williams CB (1980) *Practical Gastrointestinal Endoscopy*. Oxford: Blackwell Scientific. Cotton PB and Williams CB (2002) *Practical Gastrointestinal Endoscopy*. Oxford: Blackwell Scientific.

Coutsoftides T, Sivak MV, Sanford PB and Jagelman D (1978) Colonoscopy and the management of polyps containing invasive carcinoma. *Ann Surg* 188: 638-641.

Coverlizza S, Risio M, Ferrari A et al (1989) Colorectal adenomas containing invasive carcinoma: pathologic assessment of lymph node metastatic potential. *Cancer* 64: 1937-1947.

Cranley JP, Petras RE, Carey WD et al (1986) When is endoscopic polypectomy adequate therapy for colonic polyps containing invasive carcinoma? *Gastroenterology* 91: 419-427.

Dafnis G, Pahlman L, Raab Y et al (2004) Transanal microsurgery: clinical and functional results. *Colorectal Dis* 6: 336-342.

Damore LJ, Rantis PC and Vernava AM (1996) Colonoscopic perforations: etiology, diagnosis, and management (review). *Dis Colon Rectum* 39: 1308-1314.

Day DW and Morson BC (1978) Pathology of adenomas. In Morson BD (ed) *The Pathogenesis of Colorectal Cancer*, pp 43-57. Philadelphia: WB Saunders.

De Cosse JJ (1984) Malignant colorectal polyp. *Gut* 25: 433-436.

De Jong UW, Day NE, Muir CS et al (1972) The distribution of cancer within the large bowel. *Int J Cancer* 10: 463-477.

Di Sario JA, Foutch PG, Mai HD et al (1991) Prevalence and malignant potential of colorectal polyps in asymptomatic average risk men. *Am J Gastroenterol* 86: 941-945.

Dodds WJ, Stewart ET and Hogan WJ (1977) Role of colonoscopy and roentgenology in the detection of polypoid colonic lesions. *Am J Dig Dis* 22: 646-649.

Donovan IA, Arabi Y, Keighley MRB et al (1980) Modification of the physiological disturbances produced by whole gut irrigation by preliminary mannitol administration. *Br J Surg* 67: 134-137.

Douglas JR, Campbell CA, Salisbury DM et al (1980) Colonoscopic polypectomy in children. *Br Med J* 3: 1386.

Dukes CE (1926) Simple tumours of the large intestine and their relation to cancer. *Br J Surg* 13: 720.

Durdey P, Weston P and Williams NS (1987) Colonoscopy or barium enema as the first line investigation of colonic disease. *Lancet* ii: 549-551.

Duthie HL and Atwell JD (1963) The absorption of water, sodium and potassium in the large intestine with particular reference to the effects of villous papillomas. *Gut* 4: 373.

Dybahl JH, Haug K, Bakkevold K et al (1984) Screening for occult faecal blood loss in a community by means of Hemoccult II slides and tetramethylbenzidine test. *Scand J Gastroenterol* 19: 343-349.

Eide TJ (1986) Prevalence and morphologic features of adenomas of the large intestine in individuals with and without colorectal cancer. *Histopathology* 10: 111-118.

Eide TJ and Stalsberg H (1978) Polyps of the large intestine in northern Norway. *Cancer* 42: 2839-2848.

Ekelund G (1963) On cancer and polyps of colon and rectum. *Acta Pathol Microbiol Scand* 59: 165-170.

Ekelund G and Lindstrom C (1974) Histopathological analysis of benign polyps in patients with carcinoma of the colon and rectum. *Gut* 15: 654.

Elias H, Hyde DM, Mullens RS and Lambert FC (1981) Colonic adenomas: stereology and growth mechanisms. *Dis Colon Rectum* 24: 331-342.

Endreseth BH, Wibe A, Svinsås M, Mrvik R, Myrvold HE. Postoperative morbidity and recurrence after local excision of rectal adenomas and rectal cancer by transanal endoscopic microsurgery. *Colorectal Dis* 2005; 7: 133-137.

Enquist IF (1957) The incidence and significance of polyps of the colon and rectum. *Surgery (St Louis)* 42: 681.

Enterline HT (1976) Polyps and cancer of the large bowel. *Curr Top Pathol* 63: 95-141.

Enterline HT and Arvan DA (1967) Chromosome constitution of adenoma and adenocarcinoma of the colon. *Cancer* 20: 1764.

Enterline HT, Evans GW, Mercado-Lugo R et al (1962) Malignant potential of adenomas of colon and rectum. *JAMA* 179: 322-330.

Farrands PA, Vellacott SD, Amar SS et al (1983) Flexible fiberoptic sigmoidoscopy and double contrast barium enema examination in the identification of adenomas and carcinoma of the colon. *Dis Colon Rectum* 26: 725-727.

Fenoglio CM, Richart RM and Kaye GI (1975) Comparative electronmicroscopic features of normal hyperplastic and adenomatous human colonic epithelium. II: variations in surface architecture found by scanning electron microscopy. *Gastroenterology* 69: 100.

Fisher ER and Sharkey DA (1962) The ultrastructure of colonic polyps and cancer with special reference to the epithelial inclusion bodies of Leuchtenberger. *Cancer* 15: 160.

Fisher ER and Turnball RB Jr (1952) Malignant polyps of rectum and sigmoid: therapy based on pathological considerations. *Surg Gynecol Obstet* 94: 619.

Fishman EK and Golman SM (1981) Pneumoscrotum after colonoscopy. *Urology* 18: 171-172.

Fitzgerald MG (1955) Extreme fluid and electrolyte loss due to villous papilloma. *Br Med J* 1: 831-832.

Fork FT (1983) Reliability of routine double contrast examination of the large bowel: a prospective study of 259 patients. *Gut* 24: 672-677.

Franklin R and McSwain B (1972) Juvenile polyps of the colon and rectum. *Ann Surg* 175: 887-891.

Frechner RE (1973) Adenomatous polyp with submucosal cysts. *Am J Clin Path* 59: 498.

Fruhmorgen P and Demling L (1979) Complications of diagnostic and therapeutic colonoscopy in the Federal Republic of Germany. *Endoscopy* 11: 146-150.

Fruhmorgen P (1981) Therapeutic colonoscopy. In Hunt RH and Waye JD (eds) *Colonoscopy*. London: Chapman and Hall.

Fuji T, Hasegawa RT, Saitoh Y et al (2001) Chromoscopy during colonoscopy *Endoscopy* 33: 1036-1041.

Fucini C, Wolff BG and Spencer RJ (1986) An appraisal of

endoscopic removal of malignant colonic polyps. *Mayo Clin Proc* 61：123-126.

Gavrieli Y, Sherman Y and Ben-Sasson SA (1992) Identification of programmed cell death *in situ* via specific labeling of nuclear DNA fragmentation. *J Cell Biol* 119：1402-1430.

Gedebou TM, Wong RA, Rappaport WD et al (1996) Clinical presentation and management of iatrogenic colon perforations. *Am J Surg* 172：454-457.

Geenan JE, Schmidt MG and Hogan WJ (1974) Complications of colonoscopy (abstract). *Gastroenterology* 66：812.

Gilbertsen V (1974) Proctosigmoidoscopy and polypectomy in reducing the incidence of rectal cancer. *Cancer* 34：936-939.

Gillespie PE, Chambers TJ, Chan KW et al (1979) Colonic adenomas：a colonoscopy survey. *Gut* 20：240-245.

Goerg KJ and Duber C (1996) Retroperitoneal, mediastinal and subcutaneous emphysema with pneumothorax after colonoscopy [in German] *Dtsch Med Wochenschr* 121：693-696.

Goh HS and Jass JR (1986) DNA content and the adenoma carcinoma sequence in the colorectum. *J Clin Pathol* 39：387-392.

Goligher J (1984) *Surgery of the Anus, Rectum and Colon*, 5th edn. London：Baillière Tindall.

Gramlich TL, Hennigar RA and Schulte BA (1988) The incidence and carbohydrate histochemistry of dystrophic goblet cells in colon. *Mod Pathol* 1：366-371.

Granet E (1949) Simple lymphomas of the sphincteric rectum in identical twins. *JAMA* 141：990-991.

Greenburg AG, Saik RP, Coyle JJ et al (1981) Mortality and gastrointestinal surgery in the aged：elective vs emergency procedures. *Arch Surg* 116：788-791.

Greene FJ (1974) Epithelial misplacement in adenomatous polyps of the colon and rectum. *Cancer* 33：206.

Greene FL (1983) Distribution of colorectal neoplasms：a left to right shift of polyps and cancer. *Am J Surg* 49：62-65.

Greenen JE, Schmitt MG Jr, Wu WC and Hogan WT (1975) Major complications of colonoscopy：bleeding and perforation. *Am J Dig Dis* 20：231.

Grinnell RS and Lane N (1958) Benign and malignant adenomatous polyps and papillary adenomas of colon and rectum：an analysis of 1856 tumours in 1335 patients. *Int Abstr Surg* 106：519-538.

Grossman S, Milos ML, Tekawa IS and Jewell NP (1989) Colonoscopic screening of persons with suspected risk factors for colon cancer. II：Past history of colorectal neoplasms. *Gastroenterology* 96：299-306.

Gruenberg J and Mackman S (1972) Multiple lymphoid polyps in familial polyposis. *Ann Surg* 175：552-554.

Gruenwald P (1942) Abnormal accumulation of lymph follicles in the digestive tract. *Am J Med Sci* 203：823-829.

Grundquist S, Gabriellson B and Sundelin P (1979) Diminutive colonic polyps：clinical significance and management. *Endoscopy* 11：36-42.

Guerrieri M, Paganini AM, Feliciotti F, Lezoche E. Combination instruments：A report on 95 transanal endoscopic microsurgical operations. *Minim Invasive Ther* 1999；8：83-87.

Habr-Gama A and Waye JD (1989) Complications and hazards of gastrointestinal endoscopy. *World J Surg* 13：193-201.

Haenszel W and Correa P (1971) Cancer of the colon and rectum and adenomatous polyps：a review of epidemiological findings. *Cancer* 28：14-24.

Hall C, Dorricott NJ, Donovan IA and Neoptolemos JP (1991) Colon perforation during colonoscopy：surgical versus conservative management. *Br J Surg* 78：542-544.

Hall C, Youngs D and Keighley MRB (1992) Crypt cell production rates at various sites around the colon in Wistar rats and humans. *Gut* 33：1528-1531.

Hall PA, Coates PJ, Ansari B and Hopwood D (1994) Regulation of cell number in the mammalian gastrointestinal tract：the importance of apoptosis. *J Cell Sci* 107：3569-3577.

Hamilton SR (1993) Flat adenomas：what you can't see can hurt you. *Radiology* 187：309-310.

Hanby AM, Poulsom R, Singh S et al (1992) Hyperplastic polyps：a cell lineage which both synthesizes and secretes trefoil-peptides and has phenotypic similarity with the ulcer-associated cell lineage. *Am J Pathol* 141：663-668.

Hanley PH, Hines MO and Ray JE (1971) Villous tumours：experience with 217 patients. *Ann Surg* 37：190.

Hardcastle JD, Chamberlain JO, Robinson MHE et al (1996) Randomised controlled trial of faecal occult blood screening for colorectal cancer. *Lancet* 348：1472-1477.

Hayashi T, Yatani R, Apostol J and Stemmerman GN (1974) Pathogenesis of hyperplastic polyps of the colon：a hypothesis based on ultrastructure and *in vitro* kinetics. *Gastroenterology* 66：347-356.

Heald RJ and Bussey HJR (1975) Clinical experiences at St Mark's Hospital with multiple synchronous cancers of the colon and rectum. *Dis Colon Rectum* 18：6-10.

Heimann TM, Oh C, Steinhagen RM et al (1992) Surgical treatment of tumours of the distal rectum with sphincter preservation. *Ann Surg* 216：432-436.

Helwig EB (1959) Adenomas and the pathogenesis of cancer of the colon and rectum. *Dis Colon Rectum* 2：5-17.

Helwig EB (1947) Evolution of adenomas of large intestine and their relation to carcinoma. *Surg Gynecol Obstet* 84：36.

Holgersen LO, Miller RE and Zintell HA (1971) Juvenile polyps of the colon. *Surgery* 69：288-293.

Hurlstone DP, Cross SS, Adam I et al (2002) Early detection of colorectal cancer using high magnification chromoscopic colonoscopy *Br J Surg* 89：272-282.

Hurlstone DP, Cross SS, Adam I et al (2004) Efficacy of higher magnification chromoscopic colonoscopy for the diagnosis of neoplasia and depressed lesions of the colorectum *Gut* 53：284-290.

Hurlstone DP, Cross SS (2005) Role of aberrant crypt foci detected using high magnification chromoscopic colonoscopy in colorectal carcinogenesis. *J Gastroenterol Hepatol* 20：173-181.

Hussein AMS, Bartram CI and Williams CB (1984) Carbon dioxide insufflation for more comfortable colonoscopy. *Gastrointest Endosc* 30：68-70.

Hyser MJ and Gau FC (1996) Endoscopic Nd：YAG laser therapy for villous adenomas of the colon and rectum. *Am Surg* 62：577-581.

Imai H, Saito S and Stein AA (1965) Ultrastructure of adenomatous polyps and villous adenomas of the large intestine. *Gastroenterology* 47：188.

Inoue H, Takeshita K, Hori H et al (1993) Endoscopic mucosal resection with a cap-fitted panendoscope for esophagus, stomach, and colon mucosal lesions. *Gastrointest Endosc* 39：58-62.

Jackson BT and Mason AY (1984) Trans-sphincteric resection. In Todd IP and Fielding LP (eds) *Rob and Smith's Operative Surgery. Vol. 3：Colon, Rectum and Anus*, pp 366-380. London：Butterworth.

Jahadi MR and Baldwin A (1975) Villous adenomas of the colon and rectum. *Am J Surg* 130：729-732.

Jass JR (1983) Relation between metaplastic polyp and carcinoma of the colorectum. *Lancet* i：28-30.

Jass JR and Faludy J (1985) Immunohistochemical demonstration of IgA and secretory component in relation to epithelial cell differentiation in normal colorectal mucosa and metaplastic polyp: a semiquantitative study. *Histochem J* 17: 373-380.

Jass JR and Sobin LH (eds) (1989) *International Histological Classification of Tumors*. Berlin: Springer.

Jass JR, Filipe MI, Abbas S et al (1984) A morphologic and histochemical study of metaplastic polyps of the colorectum. *Cancer* 53: 510-515.

Jentschura D, Raute M, Winter J et al (1994) Complications in endoscopy of the lower gastrointestinal tract: therapy and prognosis. *Surg Endosc* 8: 672-676.

Johnson RC, Bleshman MH and Deford JW (1978) Benign lymphoid hyperplasia manifesting as a caecal mass. *Dis Colon Rectum* 21: 510-513.

Katsinelos P, Kountouras J, Paroutoglou G et al (2006) Endoscopic mucosal resection of large sessile colorectal polyps with submucosal injection of hypertonic 50 percent dextrose-epinephrine solution. *Dis Colon Rectum* 49: 1384-1392.

Kavin H, Hamilton DG, Greasley RE et al (1970) Scanning electron microscopy: a new method in the study of rectal mucosa. *Gastroenterology* 59: 426.

Kaye GI, Fenoglio CM, Pascal PR and Lane N (1973) Comparative electron microscopic features of normal hyperplastic and adenomatous human colonic epithelium: variations in cellular structure relative to the process of epithelial differentiation. *Gastroenterology* 64: 926.

Keeling WM and Beatty GL (1956) Lymphoid polyps of the rectum: report of three cases in siblings. *Arch Surg* 73: 753-756.

Keighley MRB, Taylor EQ, Hares MM et al (1981) Influence of oral mannitol preparation on colonic microflora and the risk of explosion during endoscopic diathermy. *Br J Surg* 68: 554.

Kellokumpu I and Husa A (1987) Colorectal adenomas: morphologic features and the risk of developing adenomas and carcinomas in the colorectum. *Scand J Gastroenterol* 27: 833-841.

Kewenter J, Brevinge H, Engaras B et al (1994) Results of screening, rescreening and follow-up in a prospective randomised study for detection of colorectal cancer by faecal occult blood testing: results for 68, 308 subjects. *Scand J Gastroenterol* 29: 468-473.

Kikuchi R, Takano M, Takagi K et al (1995) Management of early invasive colorectal cancer: risk of recurrence and Clinical guidelines. *Dis Colon Rectum* 38: 1286-1295.

Kim WH, Suh JH, Kim TI et al, (2003) Colorectal flat neoplasia. *Dig Liver Dis* 35: 165-171.

Ko FY, Wu TC and Hwang B (1995) Intestinal polyps in children and adolescents: a review of 103 cases. *Acta Paediatr Sin* 36: 197-202.

Kobayashi M, Watanabe H, Ajioka Y et al (1992) PCNA-positive cell distribution in depressed types of early carcinoma and adenoma of the large intestine. *Gastroenterol Jpn* 27: 684.

Komuta K, BattsK, Jessurun J et al (2004) Interobserver variability in the pathological assessment of malignant colorectal polyps. *Br J Surg* 91: 1470-1484.

Kozuka S (1975) Premalignancy of the mucosal polyp in the large intestine. I: histological gradation of the polyp on the basis of epithelial pseudostratification and glandular branching. *Dis Colon Rectum* 18: 483.

Kronborg O, Fenger C, Olsen J et al (1996) Randomised study of screening for colorectal cancer with faecal occult blood test. *Lancet* 348: 1467-1471.

Kudo S (1996) In: Early colorectal cancer: detection of depressed types of colorectal cacner. Igaku- Shoin, Tokyo.

Kuramoto S, Ihara O, Sakai S et al (1990) Depressed adenoma in the large intestine: endoscopic features. *Dis Colon Rectum* 33: 108-112.

Lallemand RC, Vakil PA, Pearson P and Box V (1984) Screening for asymptomatic bowel cancer in general practice. *Br Med J* 288: 31-32.

Langer JC, Cohen Z, Taylor BR et al (1984) Management of patients with polyps containing malignancy removed by colonoscopic polypectomy. *Dis Colon Rectum* 27: 6-9.

Langer C, Liersch T, Süss M, Siemer A, Markus P, Ghadimi BM, Füzesi L, Becker H (2003). Surgical cure for early rectal carcinoma and large adenoma: transanal endoscopic microsurgery (using ultrasound or electrosurgery) compared to conventional local and radical resection. *Int J Colorectal Dis*, 18: 222-229.

Langevin JM and Nivatvongs A (1984) The true incidence of synchronous cancer of the large bowel. A prospective study. *Am J Surg* 147: 330-333.

Latt TT, Nicholl R, Domizio P et al (1993) Rectal bleeding and polyps. *Arch Dis Child* 69: 144-147.

Lawrence JC (1936) Gastrointestinal polyps: statistical study of malignancy incidence. *Am J Surg* 31: 499.

Lee FI (1983) Screening for colorectal cancer in a factory based population with Fecatest. *Br J Cancer* 48: 843-847.

Lee RO and Keown D (1970) Villous tumours of the rectum associated with severe fluid and electrolyte disturbance. *Br J Surg* 57: 197-201.

Lehmann CU and Elitsur Y (1996) Juvenile polyps and their distribution in pediatric patients with gastrointestinal bleeding. *W V Med J* 93: 133-135.

Lezak MB and Goldhamer M (1974) Retroperitoneal emphysema after colonoscopy. *Gastroenterology* 66: 118-120.

Lieberman D and, Smith FW (1991) Screening for colon malignancy with colonoscopy. *Am J Gastroenterology* 86: 946-951.

Lipkin M (1974) Phase I and phase II proliferative lesions of colonic epithelial cells in diseases leading to colonic cancer. *Cancer* 34: 378.

Lipper S, Kahn LB and Ackerman LV (1983) The significance of microscopic invasive cancer in endoscopically removed polyps of the large bowel. *Cancer* 52: 1691-1699.

Lirici MM, Chiavellati L, Lezoche E et al (1994) Transanal endoscopic microsurgery in Italy. *Allied Technol* 2: 255-258.

Lloyd GM, Sutton CD, Marshall LJ, Baragwanath P, Jameson JS, Scott AD. Transanal endoscopic microsurgery - lessons from a single UK centre series. *Colorectal Dis* 2002; 4: 467-472.

Lo AY and Beaton HL (1994) Selective management of colonoscopic perforations. *J Am Coll Surg* 179: 333-337.

Lockhart-Mummery HE and Dukes CE (1952) The surgical treatment of malignant rectal polyps. *Lancet* ii: 751-755.

Loh CS, Bliss P, Bown SG and Krasner N (1994) Photodynamic therapy for villous adenomas of the colon and rectum. *Endoscopy* 26: 243-246.

Lorenzsonn V and Trier JS (1968) The fine structure of human rectal mucosa: the epithelial lining of the base of the crypt. *Gastroenterology* 55: 88.

MacDonald WC, Trier JS and Everett NB (1964) Cell proliferation and migration in the stomach, duodenum and rectum of man: radi-ographic studies. *Gastroenterology* 46: 405.

Macrae FA, Tan KG and Williams CB (1983) Towards safer colonoscopy: a report on the complications of 5000 diagnostic or therapeutic colonoscopies. *Gut* 24: 376-383.

Marks G, Boggs HW, Castro AF et al (1979) Sigmoidoscopic examination with rigid and flexible fiberoptic sig-

moidoscopes in the surgeon's office. *Dis Colon Rectum* 22：162-168.
Mason AY (1970) Surgical access to the rectum：a trans-sphincteric exposure. *Proc R Soc Med* 65 (Suppl)：1.
Mason AY (1974) Trans-sphincteric surgery of the rectum. *Progr Surg* 13：66-69.
Matek W，Fruhmorgen P，Kaduk B et al (1979) Modified electrocoagulation and its possibilities in the control of gastrointestinal bleeding. *Endoscopy* 11：253-258.
Mathus-Vliegen EM and Tytgat GN (1986) Laser photocoagulation in the palliation of colorectal malignancies. *Cancer* 57：2212-2216.
Mathus-Vliegen EM and Tytgat GN (1991) The potential and limitations of laser photoablation of colorectal adenomas. *Gastrointest Endosc* 37：9-17.
Maxfield RG (1984) Colonoscopy as a routine preoperative procedure for carcinoma of the colon. *Am J Surg* 147：477-480.
Mayo CW and Schlicke CP (1942) Carcinoma of the colon and rectum：a study of metastases and recurrences. *Surg Gynecol Obstet* 74：825.
Mazier PW，Mackeigan JM，Billingham RP and Dingnan RD (1982) Juvenile polyps of the colon and rectum. *Surg Gynecol Obstet* 154：829-832.
McCabe SC，McSherry BCK，Sussman EB et al (1973) Villous tumours of the large bowel. *Am J Surg* 126：336.
McCallum RW，Meyer CT，Marignani P et al (1984) Flexible sigmoidoscopy：diagnostic yield in 1015 patients. *Am J Gastroenterol* 79：433-437.
McColl I，Bussey HJR，Veale AMO and Morson BC (1964) Juvenile polyposis coli. *Proc R Soc Med* 57：896.
McKittrick LS and Wheelock FCJ (1954) *Carcinoma of the Colon*，pp 61-63. Springfield，IL：CC Thomas.
Mehdi A，Closset J，Gay F et al (1996) Laparoscopic treatment of a sigmoid perforation after colonoscopy：case report and review of literature. *Surg Endosc* 10：666-667.
Mentges B，Buess G，Raestrup H et al (1994) TEM results of the Tubingen Group. *Endosc Surg Allied Technol* 2：247-250.
Mentges B，Buess G，Schafer D et al (1996) Local therapy for rectal tumours. *Dis Colon Rectum* 39：886-892.
Messinetti S，Zelli GP，Marcellino LR and Alcini E (1968) Benign and malignant tumours of the gastrointestinal tract：chromosome analysis in study and diagnosis. *Cancer* 21：1000.
Mestre J (1986) The changing pattern of juvenile polyps. *Am J Gastroenterol* 81：312-314.
Middleton PF，Sutherland LM，Maddern GJ et al (2005) Transanal endoscopic microsurgery：a systematic review. *Dis Colon Rectum* 48：270-284.
Miller CJ，Day E and L'Esperance ES (1950) Value of proctoscopy as routine examination in preventing deaths from cancer of large bowel. *NY State J Med* 50：2023.
Minamoto T，Sawaguchi K，Mai M et al (1994) Infrequent *K-ras* activation in superficial-type (flat) colorectal adenomas and adenocarcinomas. *Cancer Res* 54：2841-2844.
Minopoulos GL，McIntyre RLE，Lee ECG and Kettlewell MGW (1983) Colonoscopic polypectomy in a regional teaching hospital. *Br J Surg* 70：51-53.
Miyahara M，Kitano S，Shimoda K et al (1996) Laparoscopic repair of a colonic perforation sustained during colonoscopy. *Surg Endosc* 10：352-353.
Moore JM (1960) The incidence and importance of polyps of the large intestine. *Scott Med J* 5：83.
Morschel M，Heintz A，Bussmann M，Junginger T. Follow-up after transanal endoscopic microsurgery or transanal excision of large benign rectal polyps. *Langenbecks Arch Surg* 1998；383：320-4.
Morson BC (1962) Precancerous lesions of the colon and rectum. *JAMA* 179：316-321.
Morson BC (1974) Evaluation of cancer of the colon and rectum. *Cancer* 34：845-849.
Morson BC and Dawson MP (1990) *Gastrointestinal Pathology*，3rd edn. Oxford：Blackwell Scientific.
Morson BC and Sobin LH (1976) *International Histological Classification of Tumours*. 15：*Histological Typing of Intestinal Tumours*. Geneva：WHO.
Morson BC，Whiteway JE，Jones EA et al (1984) Histopathology and prognosis of malignant colorectal polyps treated by endoscopic polypectomy. *Gut* 25：437-444.
Moss SF，Liu TC，Petrotos A et al (1996) Inward growth of colonic adenomatous polyps. *Gastroenterology* 111：1425-1432.
Murakami R，Tsukuma H，Kanamori S et al (1990) Natural history of colorectal polyps and the effect of polypectomy on occurrence of subsequent cancer. *Int J Cancer* 46：159-164.
Muto T and Watanabe T (1993) Flat adenomas and minute carcinomas of the colon and rectum. *Persp in Colon Rectal Surg* 6：117-132.
Muto T，Bussey HJR and Morson BC (1973) Pseudocarcinomatous invasion in adenomatous polyps of the colon and rectum. *J Clin Path* 26：25.
Muto T，Kamiya J，Sawada T et al (1985) Small 'flat adenoma' of the large bowel with special reference to its clinicopathologic features. *Dis Colon Rectum* 28：849-851.
Muto T，Sawada T and Gugihara K (1991) Treatment of carcinoma in adenomas. *World J Surg* 15：35-40.
Nagy A，Kovacs T，Berki C，Jano Z. Surgical management of villous adenomas of the rectum. *Orv Hetil* 1999；140：2215-2219 (in Hungarian).
Newstead GL and Morgan BP (1979) Bowel preparation with mannitol. *Med J Austr* 2：581.
Nivatvongs S (1988) Complications in colonoscopic polypectomy. *Ann Surg* 54：61-63.
Nivatvongs S and Dorudi S (1996) Colorectal polyps and their management. In Williams NS (ed) *Colorectal Cancer*，pp 39-54. London：Churchill Livingstone.
Nivatvongs S and Goldberg SM (1978) Management of patients who have polyps containing invasive carcinoma removed via colonoscope. *Dis Colon Rectum* 21：8-11.
Nivatvongs S，Balcos EG，Schottler JL et al (1973) Surgical management of large villous tumours of the rectum. *Dis Colon Rectum* 16：508.
Nivatvongs S，Rojanasakul A，Reiman HM et al (1991) The risk of lymph node metastasis in colorectal polyps with invasive adenocarcinoma. *Dis Colon Rectum* 34：323-328.
Nucci M，Robinson R and Hamilton SR (1993) Phenotypic characterization of abberant crypt foci in the human colorectum. *Mod Pathol* 6：50A.
Nugent KP，Talbot IC，Hodgson SV and Phillips RK (1993) Solitary juvenile polyps：not a marker for subsequent malignancy. *Gastroenterology* 105：698-700.
O'Brien MJ，Winawer SJ，Zauber AG et al (1990) The National Polyp Study：Patient and polyp characteristics associated with high-grade dysplasia in colorectal adenomas. *Gastroenterology* 98：371-379.
Obrecht WR Jr，Wu WC，Gelfand DW and Ott DJ (1984) The extent of successful colonoscopy：a second assessment using modern equipment. *Gastrointest Radiol* 9：161-162.
Olsen RO and Davis WC (1969) Villous adenomas of the colon：benign and malignant. *Arch Surg* 98：487.
Olsen HW，Lawrence WA，Snook CW and Mutch WM (1988) Review of recurrent polyps and cancer in 500 patients with initial colonoscopy for polyps. *Dis Colon Rec-*

tum 31：222-227.

Orringer MB and Eggleston JC（1972）Papillary（villous）adenomas of the colon and rectum. *Surgery* 62：378.

Ozick LA，Jacob L，Donelson SS et al（1995）Distribution of adenomatous polyps in African－Americans. *Am J Gastroenterol* 90：758-760.

Pagana TJ，Ledesma EJ，Mittelman A and Nava HR（1984）The use of colonoscopy in the study of synchronous colorectal neoplasms. *Cancer* 53：356-359.

Palma P，Freudenberg S，Samel S，Post S. Transanal endoscopic microsurgery：indications and results after 100 cases. *Colorectal Dis* 2004；6：350-355.

Palmer KR and Khan AN（1979）Oral mannitol：a simple and effective bowel preparation for barium enema. *Br Med J* 3：1038.

Parks AG（1966）Benign tumours of the rectum. In Rob C，Smith R and Morgan CN（eds）*Abdomen of Rectum and Anus：Clinical Surgery*，Vol 10，pp 541-458. London：Butterworth.

Parks AG（1983）Peranal endorectal operative techniques. In Tod IP and Fielding LP（eds）*Rob and Smith's Operative Surgery. Vol 3：Colon，Rectum and Anus*，4th edn. London：Butterworth.

Parks AG and Stuart AE（1973）The management of villous tumours of the large bowel. *Br J Surg* 60：688-695.

Pheils MT（1979）Villous tumours of the rectum. *Dis Colon Rectum* 22：406-407.

Pittman FE and Pittman JC（1966）An electron microscopic study of the epithelium of normal human sigmoid colonic mucosa. *Gut* 7：644.

Platell C，Denholm E，Makin G. Efficacy of transanal endoscopic microsurgery in the management of rectal polyps. *J Gastroenterol Hepatol* 2004；19：767-772.

Potet F and Soullard J（1971）Polyps of the rectum and colon. *Gut* 12：468.

Pretlow TP，O'Riordan MA，Pretlow TG et al（1992）Abberant crypts in human colonic mucosa：putative preneoplastic lesions. *J Cell Biochem Suppl* 16G：55-62.

Price AB（1978）Benign lymphoid polyps and inflammatory polyps. In Morson BC（ed）*The Pathogenesis of Colorectal Cancer*，pp 33-42. Philadelphia：WB Saunders.

Prorock JJ，Stahler EJ，Hartzell GW and Sugarman HJ（1977）Surgical management of colonoscopic perforation. *Gastrointest Endosc* 23：

238. Quan SHQ and Castro EB（1971）Papillary adenomas（villous tumours）：a review of 215 cases. *Dis Colon Rectum* 14：267-280.

Quirke P，Fozard JBJ，Dixon MF et al（1986）DNA aneuploidy in colorectal adenomas. *Br J Cancer* 53：477-482.

Rabenek L，Davila JA，El-Serag HB.（2003）Is there a true shift to the right colom in the incidence of colorectal cancer? *Am J Gastroenterol* 98：1400-1409.

Ramirez，JM，AguilellaV，Arribas D and Martinez M.（2001）Transanal full thickness excision of rectal tumours：should the defect be sutured? A randomised controlled trial. *Colorectal Disease* 4：51-55.

Ragins J，Shinya H and Wolff WI（1974）The explosive potential of colonic gas during colonoscopic electrosurgical polypectomy. *Surg Gynecol Obstet* 138：554.

Rex DK，Lehman GA，Hawes RH et al（1991）Screening colonoscopy in asymptomatic average－risk persons with negative faecal occult blood tests. *Gastroenterology* 100：64-67.

Rex DK，Smith JJ，Ulbright TM and Lehman GA（1992）Distal colonic hyperplastic polyps do not predict adenomas in asymptomatic average-risk subjects. *Gastroenterology* 102：317-319.

Reynolds KR，Armitage NC，Balfour TW et al（1983）Flexible sigmoidoscopy as outpatient procedure. *Lancet* ii：1072.

Richards WO，Webb WA，Morris SJ et al（1987）Patient management after endoscopic removal of the cancerous colon adenoma. *Ann Surg* 205：665-672.

Rogers BHG，Silvis E，Nebel OT et al（1975）Complications of flexible fiberoptic colonoscopy and polypectomy. *Gastrointest Endosc* 23：73-75.

Roseman DM（1973）Report from San Diego. *Gastrointest Endosc* 20：36.

Roth SI and Helwig EB（1963）Juvenile polyps of the colon and rectum. *Cancer* 16：468.

Said S and Stippel D（1995）Transanal endoscopic microsurgery in large，sessile adenomas of the rectum：a ten-year experience. *Surg Endosc* 9：1106-1112.

Said S，Huber P and Pichlmaier H（1993）Technique and clinical results of endorectal surgery. *Surgery* 113：65-75.

Salm R. Lampe H，Bustos A and Matern U（1994）Experience with TEM in Germany. *Endosc Surg Allied Technol* 2：251-254.

Schlinkert RT and Rasmussen TE（1994）Laparoscopic repair of colonoscopic perforations of the colon. *J Laparoendosc Surg* 4：51-54.

Schmidt G，Borsch G and Wegener M（1986）Subcutaneous emphysema and pneumothorax complicating diagnostic colonoscopy. *Dis Colon Rectum* 29：136-138.

Schwesinger WH，Levine BA and Ranies R（1979）Complications in colonoscopy. *Surg Gynecol Obstet* 148：270-281.

Shiff SJ and Rigas B（1997）Colon adenomatous polyps：do they grow inward? *Lancet* 349：1853-1854.

Shinya H and Wolff WI（1979）Morphology，anatomic distribution and cancer potential of colonic polyps：an analysis of 7000 polyps endoscopically removed. *Ann Surg* 190：679-683.

Shnika TK，Friedman MHW，Kidd EG and MacKenzie WC（1961）Villous tumours of the rectum and colon characterised by severe fluid and electrolyte loss. *Surg Gynecol Obstet* 112：609-612.

Sinicrope FA，Roddey G，McDonnell TJ et al（1996）Increased apoptosis accompanies neoplastic development in the human colorectum. *Clin Cancer Res* 2：1999-2006.

Smilow PC，Pryor CA and Swinton NW（1966）Juvenile polyposis coli. *Dis Colon Rectum* 9：248.

Smith D，Ballal M，Hodder R et al（2006）The adenoma carcinoma sequence：an indoctrinated model for tumorigenesis，but is it always a clinical reality? *Colorectal Dis* 8：296-301.

Smith LE，Ko ST，Saclarides T et al（1996）Transanal endoscopic microsurgery：initial registry results. *Dis Colon Rectum* 39：79-84

Smith LE and Nivatvongs J（1975）Fiberoptic colonoscopy：complications of colonoscopy and polypectomy. *Dis Colon Rectum* 19：407.

Snyder DN，Heston JF，Meigs JW and Flannery JT（1977）Changes in site distribution of colorectal carcinoma in Connecticut 1940-73. *Am J Dig Dis* 22：791-797.

Southwood WFM（1962）Villous tumours of the large intestine：their pathogenesis，symptomatology，diagnosis and management. *Ann R Coll Surg Engl* 30：23.

Spratt JS，Ackerman LV and Mayer CA（1958）Relationship of polyps of the colon to colonic cancer. *Ann Surg* 148：682.

Steele RJC，Hershman MJ，Mortensen NJ et al（1996）Transanal endoscopic microsurgery：initial experience from three centres in the United Kingdom. *Br J Surg* 83：207-210.

Stemmermann GN and Yatani R（1973）Diverticulosis and polyps of the large intestine. *Cancer* 31：1260-1270.

Stewart MJ (1931) Precancerous lesions of the alimentary tract. *Lancet* ii: 617-619.

Stolte M and Bethke B (1995) Colorectal mini *de novo* carcinoma: a reality in Germany too. *Endoscopy* 27: 286-290.

Stout AP (1959) Tumours of the colon and rectum (excluding carcinoma and adenoma). In Turell R (ed) *Diseases of the Colon and Anorectum*, p 295. Philadelphia: WB Saunders.

Sugarbaker PH, Vineyard GC, Lewicki AM et al (1974) Colonoscopy in the management of diseases of the colon and rectum. *Surg Gynecol Obstet* 139: 341-349.

Susman W (1932) Polypi coli. *J Path Bact* 35: 29.

Swinton NW and Haug AD (1947) The frequency of precancerous lesions in the rectum and colon. *Lahey Clin Bull* 5: 84.

Tan JJY & Tjandra JJ (2006) Which is the optimal bowel preparation for colonoscopy- a meta-analysis. *Colorectal Dis* 8, 247-258.

Tanaka S, Yishida S, Chayama K (2004) Clinical usefulness of high frequency ultrasound probes for new invasion depth diagnosis in submucosal colorectal carcinoma *Digestive Endoscopy* 16: S161-164.

Taylor EW, Thompson H, Oates GD et al (1981) Limitations of biopsy in preoperative assessment of villous papillomas. *Dis Colon Rectum* 24: 259-261.

Tedesco FJ, Waye SD, Avella JR and Villabos MM (1980) Diagnostic implications of the spatial distribution of colonic mass lesions (polyps and cancers): a prospective colonoscopic study. *Gastrointest Endosc* 26: 95-97.

Theuerkauf FJ (1978) Rectal and colonic polyp relationships via colonoscopy and fibersigmoidoscopy. *Dis Colon Rectum* 21: 2-8.

Thomson JPS (1985) St Mark's 150th Centenary Meeting.

Thomson WO, Gillespie G and Blumgart LH (1977) The clinical significance of pneumatosis cystoides intestinalis: a report of five cases. *Br J Surg* 64: 590-592.

Tripp MR, Morgan TR, Sampliner RE et al (1987) Synchronous neoplasm in patients with diminutive colorectal adenomas. *Cancer* 60: 1599-1603.

Van den Ingh HF, Griffoen G and Cornelise CJ (1986) Flow cytometric detection of aneuploidy in colorectal adenomas. *Cancer Res* 45: 3392-3397.

Vatn MH, Myren J and Serck-Hanssen A (1985) The distribution of polyps in the large intestine. *Ann Gastroenterol Hepatol (Paris)* 21: 239-245.

Veale AMO, McColl I, Bussey HJR and Morson BC (1966) Juvenile polyposis coli. *J Med Genet* 3: 5.

Venkitachalam PS, Hirsch E, Elguezabai A and Littman L (1978) Multiple lymphoid polyposis and familial polyposis of the colon: a genetic relationship. *Dis Colon Rectum* 21: 336-341.

Verse M (1908) Ueber die Histogenese der Schleimhautcarcinome. *Verch Disch Ges Pathol* 12: 95.

Wagner JL, Tunis S, Brown M et al (1996) Cost-effectiveness of colorectal cancer screening in average-risk adults. In Young G, Rozen P and Levin B (eds) *Prevention and Early Detection of Colorectal Cancer*. London: WB Saunders.

Walter JB and Israel MS (1967) *General Pathology*, 2nd edn. London: Churchill Livingstone.

Watanabe T (1997) *Colorectal Surgical Course: Management of Malignant Polyps*. Fort Lauderdale: Cleveland Clinic.

Waye JD (1980) *Colonoscopy Techniques, Landmarks and Polypectomy*. Westwood, NJ: Medc.

Waye JD, Frankel A and Braunfield SF (1980) The histopathology of small colon polyps. *Gastrointest Endosc* 26: 80.

Waye JD, Lewis BS and Yessayan S (1992) Colonoscopy: a prospective report of complications. *J Clin Gastroenterol* 15: 1-4.

Webb WA, McDaniel L and Jones L (1985) Experience with 1000 colonoscopic polypectomies. *Ann Surg* 201: 626.

Welch CE and Hedberg SE (1975) *Polypoid Lesions of the Gastrointestinal Tract*, pp 186-199, 2nd edn. Philadelphia: WB Saunders.

Welch JP and Welch CE (1976) Villous adenomas of the colorectum. *Am J Surg* 131: 185-191.

Welin S (1967) Results of the Malmo technique of colon examination. *JAMA* 199: 369.

Westhues M (1934) *Die pathologisch: anatomischen Grundlagen der Chirurgie des Rektumkazin ans*. Leipzig: Thieme.

Wexner SD, Beck DE, Baron IH et al (2006) A consensus document on bowel preparation before colonoscopy: prepared by a task force from the American Society of Colon and Rectal Surgeons (ASCRS), the American Society for Gastrointestinal Endoscopy (ASGE), and the Society of American Gastrointestinal and Endoscopic Surgeons (SAGES). *Dis Colon Rectum* 49: 792-809.

Wheat MW Jr and Ackerman LV (1958) Villous adenomas of the large intestine. *Ann Surg* 147: 476.

Whitehouse PA, Tilney HS, Armitage, JN and Simson JNL (2006) Transanal endoscopic microsurgery: risk factors for local recurrence of benign rectal adenomas *Colorectal Dis* 8, 795-799.

Whitlow CB, Beck DE and Gathright JB (1996) Surgical excision of large rectal villous adenomas (review). *Surg Oncol Clin N Am* 5: 723-734.

Williams AR, Balasoorya BAW and Day DW (1982) Polyps and cancer of the large bowel: a necropsy study in Liverpool. *Gut* 23: 835-842.

Williams CB (1973) Diathermy biopsy: technique for the endoscopic management of small polyps. *Endoscopy* 5: 215.

Williams CB and Tan G (1979) Complications of colonoscopy and polypectomy. *Gut* 20: A903.

Williams CB, Bartram CL, Bat L et al (1979) Bowel preparation with mannitol is hazardous. *Gut* 20: A933.

Williams CB, Macrae FA and Bartram CI (1982) A prospective study of diagnostic methods in polyp follow-up. *Endoscopy* 14: 74-78.

Williams GT (1994) Metaplastic polyposis. In Phillips RKS, Spigelman AD and Thomson JPS (eds) *Familial Adenomatous Polyposis and Other Polypoid Syndromes*, pp 174-186. London: Edward Arnold.

Williams GT, Arthur JF, Bussey HJR and Morson BC (1980) Metaplastic polyps and polyposis. *Histology* 41: 155-170.

Williams NS, Nasmyth DG, Jones D and Smith AH (1984) Comparison of defunctioning stomas: a prospective controlled trial. *Br J Surg* 71: 909.

Wilson GS, Dale EH and Brines OA (1955) Symposium on early diagnosis of tumours of rectum and colon: evaluation of polyps detected in 20, 847 routine sigmoidoscopic examinations. *Am J Surg* 9: 834.

Winawer SJ (Chair) (1980) *International Work Group in Colorectal Cancer*. Geneva: WHO.

Winawer SJ, Zauber AG, Stewart E et al (1991) The natural history of colorectal cancer: opportunities for intervention. *Cancer* 67: 1143-1149.

Winawer SJ, Zauber AG, O'Brien MJ et al (1992) The National Polyp Study Work Group. Design, methods and characteristics of patients with newly diagnosed polyps. *Cancer* 70: 1236-1245.

Winawer SJ, Zauber AG, Ho MN et al (1993) Prevention of colorectal cancer by colonoscopic polypectomy. *N Engl J*

Med 329: 1977-1981.

Winde G, Blasius G, Herwig R, Lugering N, Keller R, Fischer R (1997) Benefit in therapy of superficial rectal neoplasms objectivised: transanal endoscopic microsurgery (TEM) compared to surgical standards. *Min Invasive Ther* 6: 315-323.

Wolff WI and Shinya H (1973) Polypectomy via the fiberoptic colonoscope. *N Engl J Med* 288: 329.

Wolff WI and Shinya H (1975) Definitive treatment of malignant polyps of the colon. *Ann Surg* 182: 516.

Yao T, Tada S and Tsuneyoshi M (1994) Colorectal counterpart of gastric depressed adenoma: a comparison with flat and polypoid adenomas with special reference to the development of pericryptal fibroblasts. *Am J Surg Pathol* 18: 559-568.

Yassinger S, Midgley RC, Cantor DS et al (1978) Retroperitoneal emphysema after colonoscopic polypectomy. *West J Med* 128: 347-350.

Zauber AG, Bond JH and Winawer SJ (1996) Surveillance of patients with colorectal adenomas or cancer. In Young GP, Rozen P and Levin B (eds) *Prevention and Early Detection of Colorectal Cancer*, pp 195-215. London: WB Saunders.

26

第 26 章　息肉病综合征

息肉病综合征应当根据息肉的组织学进行分类。当前所用的根据基因型和表型信息的分类标准见表 26.1。对于外科医生来说，家族性腺瘤性息肉病是最重要的。因为其比较常见，且早期诊断和手术对防止恶变至关重要。

肿瘤性息肉病

家族性腺瘤性息肉病

家族性腺瘤性息肉病（familial adenomatous polyposis，FAP）是一种常染色体显性遗传综合征，其特征表现为多发性结直肠腺瘤的早期发病，如果不及时治疗，其中的一个或多个腺瘤将不可避免地转化为恶性肿瘤（图 26.1）。这种疾病是由于位于 5q21 染色体长臂上的 *APC* 基因［结肠腺瘤样息肉基因（adenomatous polyposis coli）］突变引起的（Groden 等，1991）。本病曾被命名为"家族性结肠息肉病"，但随着认识到息肉也可发生在胃和十二指肠，目前更倾向于称之为"家族性腺瘤性息肉病"。该综合征的经典定义为存在 100 枚以上的结直肠腺瘤（Bussey，1975a），或 FAP 患者后代中发生任何数量的结直肠腺瘤。*APC* 基因突变在结直肠中的表达不定，其腺瘤数量可从轻表型 FAP 的少于 100（Leppert 等，1990；Hernegger 等，2002）直至成千上万。大肠息肉通常在青少年时期即可表现出来（Church 等，2004），如未进行结肠切除术则常转为恶性（恶变平均年龄为 39 岁）。不过，轻表型 FAP 的结肠癌似乎较典型的 FAP 发病年龄较晚，恶变平均年龄为 50 岁（Hernegger，2002）。

对 FAP 的文献中第一次描述是 19 世纪中叶的两例病例报道（Corvisart，1847；Chargelaigue，1859），而其家族特性是由 Cripps（1882）所认识并记载的。其后 Handford（1890）发表文章报道了息肉的恶性倾向，随后由 Lockhart-Mummery（1925）所证实。从那时起，大量出版物已经证明这些患者的高度恶性风险。

该病的一个变种，是以肠外损害（如骨肿瘤、表皮样囊肿和软组织肿瘤）为特征的，由 Gardner 在 20 世纪 50 年代早期所描述（Gardner，1951；Gardner 和 Plenk，1952；Gardner 和 Richards，1953）。虽然他不是第一个描述这种情况的人（Devic 和 Bussey，1912；McKittrick 等，1935），但该变种仍被称为 Gardner 综合征。同时，Turcot 等于 1959 年描述了该病的另一变种，后来亦被其他人陆续报道（Camiel 等，1968；Baughman 等，1969）。该变种被命名为 Turcot 综合征，其特点为并发中枢神经系统的恶性肿瘤。有时，神经系统肿瘤在确诊息肉前即可表现出来（Rothman 等，1975）。最近有些关于 Turcot 综合征的困惑被澄清：即有些病人为错配修复基因突变而表现为遗传性非息肉病性结直肠癌综合征（HNPCC），而其他病人为 *APC* 基因突变并表现为结直肠腺瘤性息肉病（Hamilton 等，1995）。HNPCC 相关脑肿瘤往往是多形性胶质母细胞瘤，而 *APC* 基因突变与脑胶质瘤、星形细胞瘤和室管膜瘤相关（Hamilton 等，1995；Hamada 等，1998）。

FAP 遗传学（同时参见第 27 章）

FAP 及其变种临床罕见。由于它是常染色体

表 26.1 息肉病综合征的基因型和表现型

综合征	息肉类型	致病基因	基因位点	遗传性	受累器官
家族性腺瘤性息肉病	腺瘤	*APC*	5q21-23	常显	胃肠道，皮肤，骨骼，肝，甲状腺，纤维组织，视网膜
少息肉病	腺瘤	*APC*，外显子 3，4	5q21-23	常显	胃肠道
	腺瘤	*MYH*	19p13.3	常隐	结直肠
P-J 综合征	P-J 错构瘤	*LKB1/STK11*		常显	皮肤黏膜色素沉着，胃肠道，卵巢，睾丸，胰腺，乳腺
Cowder 综合征	幼年型错构瘤	*PTEN*	10q23.3	常显	
Ruvalcaba Myrhe-Smith（Bannayan-Ruvalcaba-Riley）综合征	幼年型错构瘤	*PTEN*	10q23.3	常显	胃肠道，脂肪瘤，血管瘤，阴茎斑点，巨颅畸形
幼年型息肉病	幼年型错构瘤	*SMAD4* *BMPR1A*	18q21.1	常显	胃肠道
Gorlin 综合征	幼年型结构瘤	*PTCH*	10q23	常显	胃肠道，皮肤，骨骼，头颅
化生型息肉病	增生，化生	?	?	?	结直肠
Cronkhite-Canada 综合征	幼年型息肉	?	9q22.1	不遗传	面部
遗传性混合性息肉病	增生性，腺瘤，错构瘤	*CRAC1*	? 15q13-14	常显	结直肠（不典型幼年型息肉表现混合型腺瘤及错构瘤特征）

常显：常染色体显性遗传；常隐：常染色体隐性遗传，P-J 综合征：Peutz-Jeghers 综合征

显性遗传，因此两性发病率相同。该基因缺陷显率接近 100%，这意味着该突变遗传特性几乎完全保证疾病的表达。在了解 FAP 遗传基础方面目前已取得很大进展。Herrera 等（1986）描述了一例弱智的息肉病病人，其 5 号染色体长臂缺失。另有人（Augenlicht 等，1987；Law 等，1988）亦指出该病患者有基因结构和表达的改变。帝国癌症研究基金会的 Bodmer 等人着眼于 5 号染色体，发现主要缺陷是长臂的等位基因缺失（Bodmer 等，1987），这一发现随后得到其他研究团队的证实（Leppert 等，1987）。在此发现后的 4 年内，该基因被鉴定并被命名为 *APC*（Groden 等，1991；Burt 和 Groden，1993；Smith 等，1993）。另据测定，大部分 FAP 的家庭有独立并独特的基因突变。然而，这些突变的共同特点是，它们几乎均由 APC 蛋白截断所造成。截断是由一个突变所导致的终止密码子所引发。单碱基对的突变有时会改变一个特定的氨基酸密码子到终止密码子。更常见的是，一个或两个碱基对的删除或增加导致阅读三联子的“移码”，从而产生下一个突变游的终止密码子。这样的突变被称为“无意义突变”。最近，Fodde 等（2002）报告了有息肉病表型但无 *APC* 基因突变的家庭：基因表达极度减少。这可能解释一些未发现基因突变的 FAP 家庭。另一种导致遗传性息肉病的遗传原因是一种涉及碱基切除修复的基因突变：*MYH* 双等位基因突变（Sampson 等，2003）。

对于 APC 功能已有很多发现（Fearnhead 等，2000；Fodde，2002）。它是一个 Wnt 信号/无翅的信号转导通路的关键蛋白，其与另外两个蛋白（axin，GST）形成复合体以结合并降解 β-连环蛋白。细胞质 β-连环蛋白可进入细胞核并刺激有利于细胞生长的下游基因的表达。正常的 APC 可防止这一点。APC 亦具有其他功能，包括染色体分离、细胞黏附（通过 E 钙黏蛋白，Rubinfeld 等，1993；Su 等，1993a；Hamilton 等，1995）、细胞凋亡和细胞骨架的维持。从广义上讲，APC 是一种肿瘤抑制基因，其主要功能是抑制细胞生长。突变及功能障碍的基因将导致增长失控。在分子水平上，“肿瘤抑制基因”一词意味着一个基因的两个等位基因均需发生突变从而导致其功能完全丧失。事实上，多个研究发现，仅在部分结直肠息肉病及 FAP 恶变患者中发现 APC 的双等位基因均失活（Ichii 等，1992；Su 等，1993b）。通常情况下，一个等位基因的功能丧失是由于遗传性种系突变引起

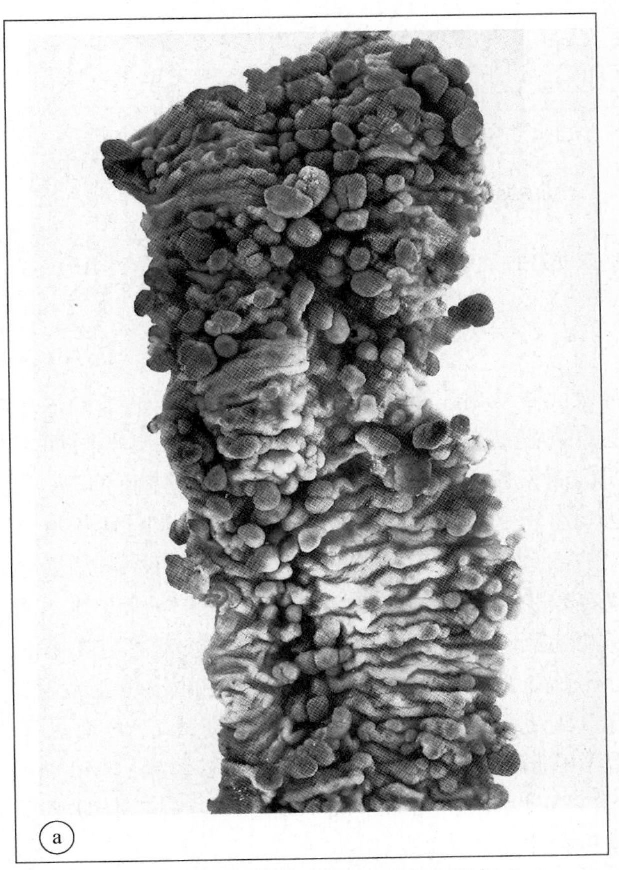

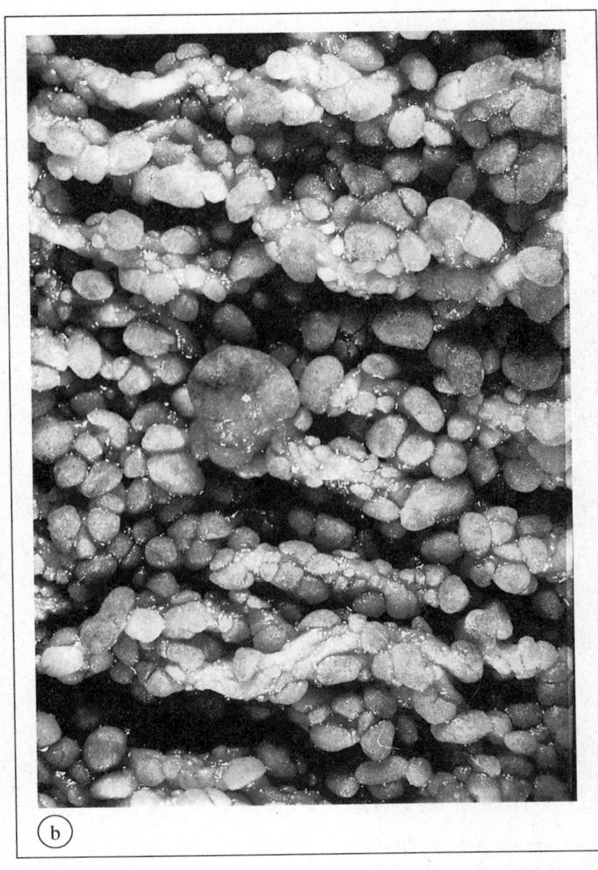

图 26.1　家族性腺瘤性息肉病患者结肠切除标本。

并最终导致综合征。而另一个等位基因在出生时常是正常的，其可以在生活中因零星的突变或杂合性丢失（LOH）而丧失功能。LOH 是指由于染色体不稳定，如重组、移位或删除导致失去一个等位基因（Church 和 Casey，2003）。它不遗传并只在肿瘤中发生。而无论 FAP 患者的 *APC* 第二个等位基因失活是 LOH 或突变似乎均与种系突变位置相关（Crabtree 等，2003）。

FAP、Gardner 综合征、部分 Turcot 综合征及 AAPC 均来自于 *APC* 的基因突变。迄今为止已有超过 800 个不同的突变报道，突变点沿 *APC* 全长分布，但有两个明显的“热点”。在所有导致 FAP 的 *APC* 突变中，1 309 位密码子（exon 15G）突变占 20%，1049 密码子也是一个常见突变点。在常见的大肠肿瘤中发现 *APC* 的一段常发生突变，即所谓的突变集群区域（MCR；Groves 等，2002a）。这段区域从 1286 密码子至 1513 密码子，可导致散发癌而非 FAP。另有几个基因型/表型被报道可能与 FAP 相关（Church，1995b）。硬纤维瘤则最常见于 15 外显子 1 444 密码子 3′突变（Bertario 等，2001）。事实上，越接近远端的突变，发生硬纤维瘤的风险越高。目前报道三个家庭有着 1 900 密码子 3′突变，其主要表型表达为纤维性肿瘤，而最少发生结直肠息肉病（Eccles 等，2001；Ponz de Leon 等，2001）。Gardner 综合征（表现为息肉病、硬纤维瘤、表皮囊肿、骨瘤和额外的牙齿）则最常见于 1440 密码子 3′突变。当 *APC* 基因突变位于外显子 9 远端时常发生先天性视网膜色素上皮肥大（CHRPE），而当这种突变位于该位置近端时则不会（Olschwang 等，1993）。多发大量息肉（>5 000 个腺瘤）常见于突变点位于 1 309 密码子热点区的病人（Nagase 等，1992）（图 26.2），而较少息肉（<100 个腺瘤）的突变则常见于基因远端（3、4、15 外显子，1444 密码子 3′端；Spirio 等，1993，Hernegger 等，2002）。然而，这种联系并不是绝对的。具有相同的 APC 基因突变的同一家庭的成员可以有不同的息肉表型（Giardiello 等，1994）。一些受累病人有着散布整个结肠的数以百计的结肠腺瘤，而另一些病人的腺瘤主要仅限于远端结直肠。突变修饰或环境因素似乎改变了一些致

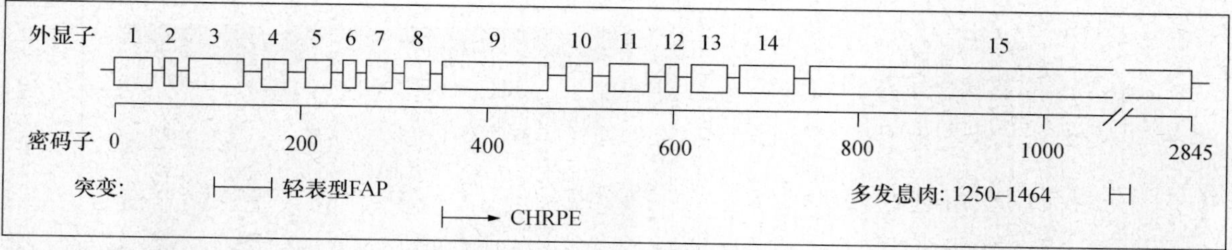

图 26.2 结肠腺瘤性息肉病基因（*APC*）。*APC* 基因突变位点与临床表型的关系：冗长型家族型腺瘤性息肉病（FAP），先天性视网膜上皮增生（CHRPE），轻型家族型腺瘤性息肉病（*APC*）。

病基因突变的影响。

尽管这种疾病有着明确的遗传特性，但仍有大约 20%的患者没有明显的家族史。虽然有家谱不完整、私生或收养的可能性，但部分病例仍似乎由自发 *APC* 基因突变导致（Fraser-Roberts，1959；Veale，1965a；Morson 和 Dawson，1990），而其他人可能是继发于种系镶嵌现象（Davidson 等，2002）。

FAP 发病率及病理

FAP 及其亚型的新发病率估计在 1/7 000 至 1/10 000左右（Reed 和 Neel，1955；Alm 和 Licznerski，1973；Jarvinen，1992；Rustgi，1994；Burt，1995）。因情况不同，这些估计并不确切，甚至在个别情况下可能只能代表四五十年的情况。患病率估计也各不相同，但可多达 1/21 000 人（Bulow，2003）。

FAP 最早值得注意的内镜下表现是异常滤泡聚集（aberrant crypt focus，ACF）。由数个增大滤泡所引起的小而平坦的集落在标准结肠镜下常是不可见的，但当喷洒染料时则容易见到（Nucci 等，1997；Cummings，2000）。放大结肠镜检查可更容易地识别 ACF。ACF 对于诊断十分重要，Wallace 等（1999）应用喷洒染料内镜将 4 个病人的轻表型 FAP 诊断升级为典型 FAP，同时它在化学预防方面亦有着重要意义。化学预防策略是探索出预防疾病表现的概念，也就是说，无论是抑制还是维持抑制肿瘤，在 ACF 阶段比可见性息肉更为容易。

虽然典型 FAP 的息肉数目几乎总是大于 100 个，但是每宗个案之间可能有很大差异。例如，Bussey（1975a）报道息肉数为 157～3 673 个，平均 981 个。息肉的大小也各不相同，但通常只有 1%的人息肉直径超过 1cm。息肉形状有差异，有蒂或无蒂均可出现，发病年龄也不相同。不同家族的息肉发病年龄以及生长速度因基因型不同而不同，而家族内表现则因未知的修饰因素而不同。当然，自然病程中外科干预的时机也将影响到所见息肉的数量。在受累个体的后代中的早期检测常会导致在较少及较小的息肉情况下的早期外科干预，而晚期检测将导致更多的息肉发现。息肉在结肠内的分布是令人感兴趣的。虽然结肠各部均可能受累，但息肉更多见于左半结肠，而轻表型 FAP 常见于右半结肠。少数病例报告直肠并不受累（Moertel 等，1970；Dick 等，1984）。在一些病人中似乎盲肠和右半结肠未发息肉。

组织学上，FAP 患者的腺瘤性息肉与非息肉病患者所见相类似。其主要是管状腺瘤，但管状绒毛状腺瘤和绒毛状腺瘤亦常见。所有肿瘤起先均非恶性且其中大部分持续如此，但数年后其中一个或多个部位将恶变为癌（图 26.3）。有症状进展则通常提示已发生恶变。因此 Alm 和 Licznerski（1973）发现 65%有症状的病人恶变，Morson 和 Bussey（1970）指出了类似的发生率（67%）。这些病人常为多发癌。在 151 例手术切除标本分析中，47.5%的人为多发癌（Bussey，1975a），其中 1 例甚至多达七处。

FAP 的结肠外息肉

结肠外息肉最初被认为是罕见的，尽管有许多病例报告证明其在胃和十二指肠中可见存在（Gardner 和 Richards，1953；McKusick，1962；Duncan 等，1968；Hoffman 和 Goligher，1971），但其总发病率仍被认为极低。然而，随着内镜的推广及前瞻性研究的开展，胃和十二指肠息肉的发生率证实较高（Church 等，1992；Spigelman 等，1995），但似乎存在地域差异。在三个日本研究中，胃腺瘤发病率约为 36%（Utsunomiya 等，1974；

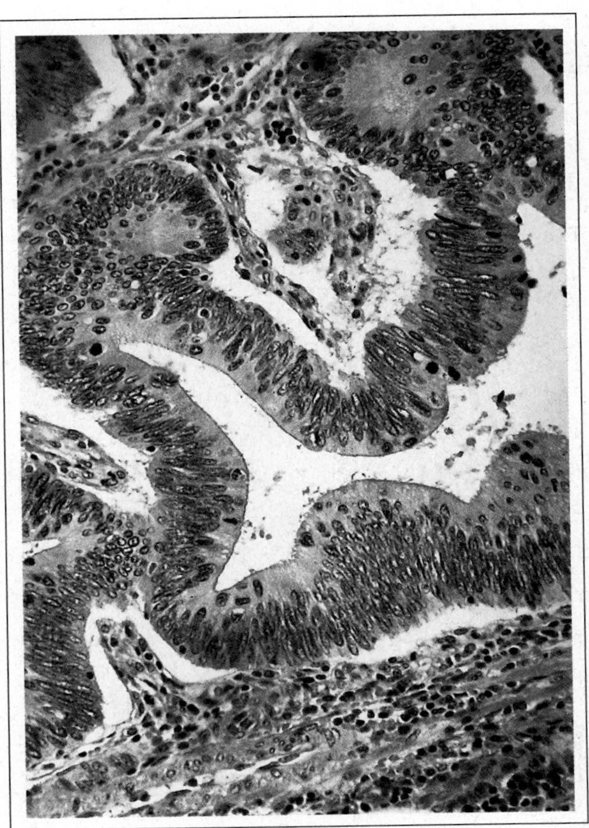

图 26.3 家族性腺瘤性息肉病，重度不典型增生腺瘤性息肉的组织学表现。

Ohsato 等，1977；Watanabe 等，1978）。而在三个非日本研究中，71 例病人中只有 6 例确诊为胃腺瘤（8.4%）（Jarvinen 等，1983a；Burt 等，1984；Bulow 等，1985）。还有一种常见于 FAP 患者中称为“胃底腺性息肉病”的情况。胃底腺息肉是在胃底的无蒂息肉，由囊状扩张的胃底腺所组成，既往常被认为是错构瘤（Watanabe 等，1978；Burt，1995）。最近的基因及组织学研究表明，FAP 的胃底腺息肉是肿瘤（Abraham 等，2000）或至少是上皮异常增生（Wu 等，1998c；Bertoni 等，1999）。胃底腺息肉首先报道见于日本人群（Watanabe 等，1978），但目前已证实为全球性疾病（Jarvinen 等，1983a；Burt 等，1984），被认为存在于 50%～100% 的受累个体中（Church 等，1992；Burt，1995）。虽然有一段时间胃底腺性息肉被认为是 FAP 的一种特殊情况，但在无结肠息肉病的患者中可见类似的内镜和病理检查结果（Nishiura 等，1984）。

然而 Abraham 等（2000）证实 FAP 的相关胃底腺息肉与散发的胃底腺息肉的基因不同。FAP 相关胃底腺息肉与胃癌有着密切的联系（Attard 等，2001），考虑到上皮异常增生的报道，这并不奇怪。实际上 FAP 的胃癌在西方国家是罕见的，因此其不典型增生到癌的转变是缓慢和不常见的。然而，如内镜下发现有胃底腺息肉应该行结肠镜检查以排除 FAP，并且对 FAP 的胃底腺息肉行随机活检以确定是否发生上皮不典型增生是可行的。

十二指肠腺瘤的发病率远高于胃腺瘤，在世界各地均是如此。来自各国的初步报告显示在 7 至 33 位病人中发病率为 61%～100%（Ushio 等，1976；Ohsato 等，1977；Jarvinen 等，1983a；Burt 等，1984；Ojerskog 等，1987）。24 例病人中有 12 例诊断十二指肠乳头腺瘤（Iida 等，1981），亦有胆管腺瘤的报道（Jarvinen 等，1983a）。有趣的是，通常只有腺瘤性改变的组织学证据而无肉眼可见的息肉形成（Ranzi 等，1981；Burt 等，1984；Bulow 等，1985）。

这些回顾性研究的发现引发了一系列应用旁视及前视内镜的前瞻性研究。这些前瞻性研究往往揭示出更高的十二指肠及壶腹周围息肉发病率。因此，在 1987 年克利夫兰诊所发现 100 例病人中只有 33 例发生十二指肠息肉（Sarre 等，1987a），而在 1992 年 Church 等报告在 147 例病人中发现了 129 例腺瘤（88%）。类似的研究结果见于 St Mark 医院（Spigelman 等，1989b，1994）的一项前瞻性研究，90%的病人有十二指肠息肉，而在更早的回顾性研究中发病率只有 49%。St Mark 医院的研究人员还发现 90%的患者有壶腹周围区域异常，其中 75%有明确的腺瘤，其余 15%的人为增生或偶发炎症。这些胃十二指肠损害有高度的恶变风险。Jagelman 等（1988）发现，1 255 例 FAP 患者中上消化道恶变的发病率为 4.5%。在对 29 例伴有壶腹周围癌的 FAP 患者的回顾性研究中，从诊断息肉到发生癌的平均间隔为 16 年。而在这些病例中，50%在初次就诊时就已同时发现十二指肠腺瘤（Sugihara 等，1982），这表明壶腹周围癌从预先存在的腺瘤发展而来。有结肠外病变的 FAP 患者中壶腹周围癌的发病率至少为 12%（Bussey，1975b）。Church 等（1992）估计，FAP 患者发生壶腹周围癌的风险是非息肉病人群的 100 倍。约翰霍普金斯医学院的 Offerhaus 等（1992）计算，FAP 患者发生上消化道恶性肿瘤的相对危险度（发生癌的病例数除以正常人群中该病的预期发病人数）如下：十二指肠癌为 331，壶腹周围癌为

124，而胃癌没有额外的风险。然而，有趣的是在胃癌高发国家中，FAP 患者发生胃癌的风险较正常人群癌症为高。据统计，在韩国该风险较非 FAP 人群为 3 倍（Park 等，1992），在日本为 7 倍（Iwama 等，1993）。

空肠和回肠腺瘤也被发现，但其真正的发病率难以确定。如果没有取得活检材料，可能会出现混淆。在一项前瞻性研究中，Watanabe 等（1977）发现 16 例病人中有 9 人在末端回肠有多发小息肉样病变，并被证明是良性淋巴样息肉。然而，8 例为空肠腺瘤，3 例为回肠腺瘤。Hamilton 等（1979）发现在 9 例曾行结肠切除术的患者中有末端回肠腺瘤，并认为该病变的发生与患者的结肠切除术相关。在另一项研究中（Burt 等，1984），对 9 例病人进行末端回肠的内镜检查并发现 6 例有腺瘤。Spigelman 和 Phillips（1994）估计空肠腺瘤的发病率为 40%，而回肠腺瘤的发病率为 10%。目前逐渐开始有息肉病患者胶囊内镜检查的结果报道出现，确认 50% 的病人可以找到空肠腺瘤，但回肠腺瘤相对少见（Burke 等，2003）。此外，空回肠腺瘤似乎与十二指肠息肉的严重程度相关。FAP 家庭的空回肠腺瘤的潜在恶性风险与小肠腺癌一样低下。

粪便淤滞与 *APC* 基因突变的联合作用是发生肠道上皮性肿瘤的重要因素。这方面证据相对少见，但经常可见回肠造口术中发现腺瘤和癌，以及储袋发生腺瘤的问题日益增加。对于 FAP 患者来说，回肠造口术中导致的严重肿瘤性病变形成大约需要 20 年（Johnson 等，1993；Iizuka 等，2002）。因为末端回肠造口术本身不常见，所以相当报道较为少见（至 2002 年报告 35 例）。更严重的问题是回肠造袋中形成的腺瘤（Polese 和 Keighley，2003），其可在相对较短的时间内发生，有报道称约 42% 的病人平均 7 年左右发生腺瘤（Wu 等，1998b；Parc 等，2001；Thompson-Fawcett 等，2001）。目前正在进行一项关于大型绒毛性病变（Beveridge 等，2004）和造袋癌（Cherki 等，2003）的研究显示腺瘤到癌的演变可以发生于造袋，就像在结肠、十二指肠和回肠造口术中所见一样。由于回肠壁薄且黏膜与肌层的相对固定性，内镜切除造袋息肉是很困难的。但有报道称舒林酸（奇诺力）对造袋腺瘤有效（Church 等，1996）。

FAP 的胰腺肝胆肿瘤

大量的文献报道称 FAP 患者可发生胆道及胰腺肿瘤，且较正常人群有着明显更高的发病风险（Lees 和 Hermann，1981；Jarvinen 等，1983b；Komorowski 等，1986；Walsh 等，1987；Giardiello 等，1993b；Futami 等，1997）。胰腺肿瘤有时可表现为胰腺炎（Berk 等，1985）。也有特殊病例发展为肝母细胞瘤（Kingston 等，1982；Li 等，1987；Garber 等，1988；Hughes 和 Michels，1991），其中以男性 FAP 儿童更为显著。没有特定的 *APC* 基因型与肝母细胞瘤相关，但血清甲胎蛋白测定可能有助于诊断（Hughes 和 Michels，1991；Schneider 等，1992）。其他 FAP 患者常见的肝肿瘤为肝细胞瘤（Veale 等，1965b）和肝细胞癌（Zeze 等，1983；Laferla 等，1988；Gruner 等，1998）。

FAP 的临床特点

FAP 的特点是青春期发生腺瘤，并在成年早期发展为癌（癌症发病平均年龄为 39 岁）。本病的自然史非常多变。虽然有些报告提到有病人在青春期前发生息肉和癌，但总体来讲癌在 20 岁之前发生仍是罕见的。Church 等（2002）报告在一个包括至少 2 500 个家庭的多库调查中只有 12 例于青少年发生癌变，一个少年死于癌症。在另一项研究中，Church 等（2004）报告了对 111 例预计发展为 FAP 患者的内镜监测结果。超过 90% 的病例在 14 岁时通过可屈性乙状结肠镜发现腺瘤，除 4 例外其余所有人在 20 岁时均发生腺瘤。这 4 例中，2 例发展为轻表型 FAP。晚期发病的息肉是轻表型 FAP 的典型特征。其在患病初期没有症状，诊断有赖于从青春期开始的可屈性乙状结肠镜检查，或由基因检测发现 *APC* 基因突变（或 *APC* 基因突变的其他证据）。有时该病可由注意到下颌角骨瘤的牙医或发现其他结肠外病变的医生偶然发现。

一旦诊断无症状 FAP，应进行全结肠镜检查以确诊其息肉负荷的严重程度和癌症的风险。这些信息将用于手术计划。有症状的 FAP 患者往往在症状出现时即已处于疾病进展期，超过 50% 的病人已发生癌。出血和腹泻是最常见的主诉，其后出现腹痛和黏液便。如果出现体重减轻、贫血或肠道梗阻，已极可能发生癌。

Gardner 综合征

Gardner 综合征起初被描述为伴有皮肤囊肿、骨瘤及纤维瘤的息肉病。随着时间推移，有更多的结肠外病变被发现。Gardner 综合征是 FAP 的一种变种，正如先前所解释，是由与典型 FAP 的同一基因突变所引发。当孩子出现预示着 Gardner 综合征诊断的结肠外表现时，可能会导致家庭陷入恐慌。这些结肠外病变还有助于辨别轻表型息肉病患者的可能突变区域及发生硬纤维瘤的风险预测。

皮肤病灶

与 FAP 相关的皮肤病灶曾被描述为皮脂腺囊肿、毛发囊肿或表皮样囊肿。Leppard（1974）发现其组织学为表皮样囊肿。它们最常发生在头部、颈部和手臂，也可以发生在身体的任何一部分。虽然这些囊肿在正常人群中极为常见，但罕发于青春期之前。在这个年龄组的病人发生皮肤囊肿，特别是表皮样囊肿或多发囊肿均提示临床医师应注意到 FAP 的可能性（Leppard，1974；Bussey，1975b）。

骨瘤

骨瘤的典型发生部位是下颌骨和上颌骨。长管状的骨皮质局限性增厚在一些研究中是最常见的表现（Watne 等，1975），且骨病变可能是唯一的结肠外病变（Utsunomiya 和 Nakamura，1975；Watne 等，1975）。因此，Utsunomiya 和 Nakamura（1975）使用曲面摄像术调查了 29 例确诊为 FAP 患者的上颌骨和下颌骨。他们报告了直径 3～10mm 的密度增高影这一特征性发现。这种改变见于 8 例已知结肠外病变的患者及没有其他结肠外表现的 21 例息肉病患者中的 19 例。类似的结论亦见于 Jarvinen 等（1982）和 Iida 等（1981）的研究。这些骨肿瘤可于肠道症状出现前多年即表现出来（Bussey，1975b），同时由于这些骨异常的高发病率，Schuchardt 和 Ponsky（1979）认为放射性检查最终可能成为高风险家庭成员的补充检查手段。不过基因检测方法的出现已逐渐将其淘汰。

牙齿异常

虽然牙齿异常，如阻生多余牙、未出牙、早期蛀牙及含牙囊肿（图 26.4）已被描述与 Gardner 综合征（Gardner，1969）相关，但一些作者（Jarvinen 等，1982）认为其较一般人群无明显改变。不过警觉的牙医或矫形牙医在常规牙科 X 线检查时发现这些异常后仍然会建议患者进行结肠镜检查。

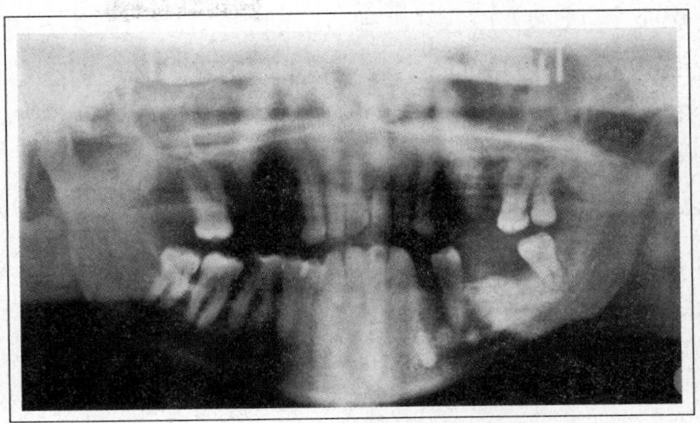

图 26.4　家族性腺瘤性息肉病患者下颌 X 线片显示出多发性牙囊肿（Gardner's 型变异）。

其他相关病变

另有很多文献报道认为 FAP 与以下各种情况相关：皮肤色素沉着（Weston 和 Weiner，1967）、胆囊癌（Burney 和 Asser，1970）、小肠类癌（Heald，1967）、肾上腺癌（Marshall 等，1967）和膀胱移行细胞癌（Capps 等，1968）。

壶腹周围恶性疾病

Cabot（1935）也许是第一个将 FAP 与壶腹周围癌建立可能相关的人，他描述了一例 36 岁 FAP 患者发生的 Vater 壶腹癌。MacDonald 等（1967）证实了该联系，随后出现了更多的个案报告（Melmed 和 Bouchier，1972；Schnur 等，1973）。Jones 和 Nance（1977）以及 Sugihara 等（1982）均对已有文献进行回顾，发现壶腹癌的诊断平均年龄为 45 岁。确诊息肉病与发现十二指肠病变的平均时间间隔为 15.1 年（Jones 和 Nance，1977）。目前对十二指肠息肉及壶腹周围病变的认识，以及前视及旁视内镜的专业进展，有助于减少这一发现时间间隔（Church 等，1992；Spigelman 和 Phillips，1994）。结肠切除对壶腹周围癌没有保护作用，12%的结肠切除术后生存 5 年的患者随后发生了十二指肠癌、Vater 壶腹癌或胰腺癌（Bussey，1975b）。

胆管癌

十二指肠息肉（特别是十二指肠第二段）、胆管癌和壶腹癌的关系引起了对胆汁成分改变在这些癌及结肠癌的发病机制方面的关注。Barker 等（1994）发现与对照组相比，FAP 患者的次要胆汁酸（12 酮基石胆酸）仅略有增加，表明胆汁酸改变不可能与壶腹周围癌发病相关（Barker 等，1994）。

甲状腺癌

Crail（1949）和 Camiel 等（1968）首先描述了甲状腺癌与 FAP 的关联。随后还有几个案例报告（Smith 和 Kern，1973；Keshgegian 和 Enterline，1978；Lee 和 MacKinnon，1981）。来自从 St Mark 医院（Plail 等，1985）的课题研究证实 449 名息肉病妇女中 7 人（1.6%）发生甲状腺癌，而 524 例男性未见发病。FAP 女性患者的甲状腺癌发病率大约为正常人群的 40～50 倍。Perrier 等（1998）报告了在梅奥和克利夫兰诊所治疗的 12 例 FAP 的甲状腺癌病例。这些病人的平均年龄为 28 岁（15～61 岁），其中 11 名为女性。所有癌症均为乳头状癌，其中多中心性癌 8 人，5 人为双侧癌，2 人伴局部淋巴结转移，术后 5 年生存率为 90%。Truta 等（2003）调查了 1 194 例在多伦多和旧金山登记的 FAP 病人。他们发现了 16 例未被阐述关联的甲状腺癌，平均年龄为 33 岁（17～55 岁）。这 16 例患者均有典型的息肉病（>100 个腺瘤），13 例（81%）有其他结肠外表现。遗传研究结果尚无定论，但在部分肿瘤中发现了 *ret/PTC* 致癌基因的激活（Soravia 等，1999；Cetta 等，2000）。不过，乳头状甲状腺癌和 FAP 的关联仍不明确。

先天性视网膜色素上皮肥大

在 Gardner 综合征和 FAP 患者中，先天性视网膜色素上皮肥大（CHRPE）发病率相当高（87.5%～100%）（Traboulsi 等，1987；Berk 等，1988；Lewis 等，1988；Chapman 等，1989）（图 26.5）。

眼底检查可发现三种病变类型并可归属于两个类别之一，即有晕或无晕。这 3 种观察到的色素性病变包括：①带黑边的卵圆形或圆形病变或中央色素病变；②卵圆形或圆形的单一黑色病变；③点状或聚集点状深色病变（Iwama 等，1990）。在一般人群中可见孤立的色素性视网膜病变，但总共至少四种病变（包括双眼）对 FAP 相关性 CHRPE 是敏感和特异的（Romania 等，1989）。Traboulsi 等（1987）报告 90.2% 的 Gardner 综合征患者有 CHRPE。Chapman 等（1989）在来自 25 个家系的 40 例 FAP 患者中均观察到 CHRPE，而 Berk 等（1988）发现 40 例 FAP 患者中 87.5%有类似病变。Heyen 等（1990）发现患者可分为两组：其中 34 个家庭中的所有 61 个受累病人有 4 个或更多的

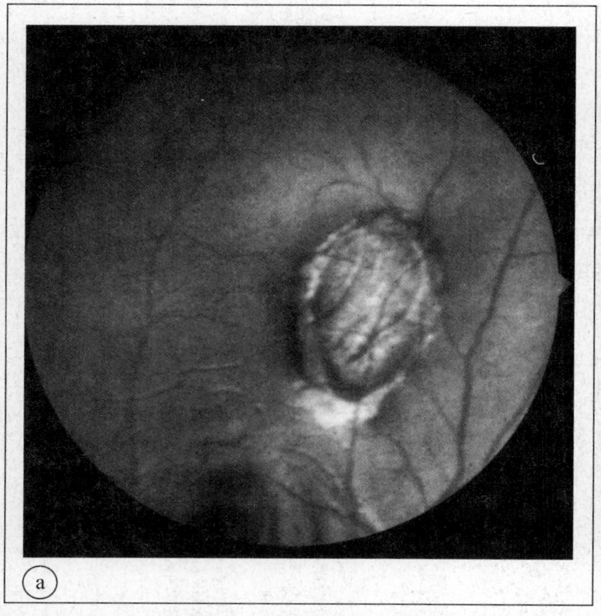

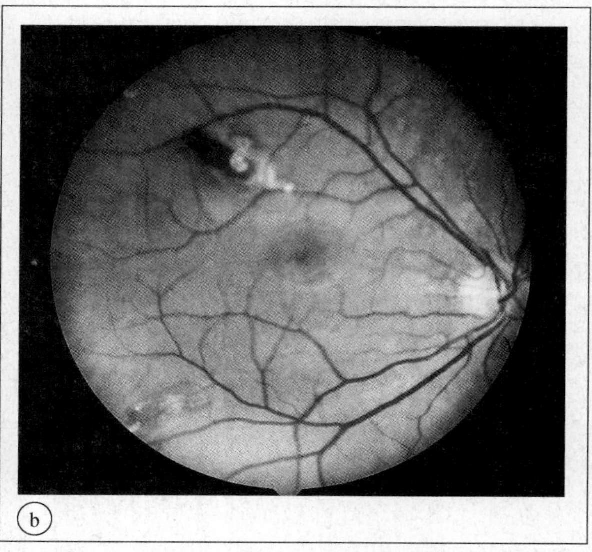

图 26.5 家族性腺瘤性息肉病患者先天性视网膜色素上皮增生。

CHRPE 病变；另 18 个家庭中 32 个受累病人都没有 4 个或更多的病灶。这反映了病变的遗传基础。在阳性家庭中，对受累个体进行检查以发现 CHRPE 是合理的（Morton 等，1992）。

肾上腺肿瘤

2000 年，Smith 等报告了 107 例 FAP 患者螺旋 CT 扫描结果。14 例有直径≥1cm 的肾上腺肿瘤，其中 1 例为双侧肿块。Marchesa 等（1997）发现 15 例病人有肾上腺肿块，其中两人有皮质醇分泌过多的证据并进行了手术（1 例为癌，1 例增生）。在 162 例患者中发现了 13 例“偶发瘤”，其中 12 例为 CT 扫描发现，一例为剖腹术中发现。无症状肾上腺肿块的发病率为 7.4%。

硬纤维瘤

Gardner 认为以其命名的综合征中发现的纤维性肿块最难以归类。Smith（1958，1959）首先称之为“硬纤维瘤”。在对既往文献的回顾中，他发现 4 例与结肠息肉病相关的纤维性肿瘤，包括 Gardner 报道的 1 例硬纤维瘤原始病例。近年来对这些肿瘤得了解更为深入，尤其是其与 FAP 的关系。这个主题已由 Clark、Phillips（1996）和 Soravia 等（2000）进行广泛综述。

流行病学

硬纤维瘤在一般人群中非常罕见，在所有肿瘤中发病率小于 0.1%（Pack 和 Ehlich，1944；Dahn 等，1963）。然而，大约 2% 的硬纤维瘤与 FAP 相关，FAP 患者发生硬纤维瘤的风险大约为一般人群的 1 000 倍（Gurbuz 等，1994）。不同中心报道其发生率为 3.6%～13%（Lockhart-Mummery，1967；Lotfi 等，1989）。发病年龄从 5 个月至 80 岁不等，其中在 28～31 岁时有一个发病高峰。80% 的病人发生在腹部手术后，提示在有纤维瘤倾向的病人，手术创伤有诱发硬纤维瘤的可能性。女性发病率为男性的 2 倍，提示激素在疾病进展中的刺激作用以及激素拮抗的治疗作用。硬纤维瘤是导致 FAP 患者死亡的常见原因，部分研究显示其是第二位致死原因，仅次于大肠癌（Arvanitis 等，1990；Iwama 等，1993；Bertario 等，1994）。FAP 患者中，硬纤维瘤以手术困难著称（Penna 等，1993a，b；Mao 等，1995；Hartley 等，2004）。不幸的是，硬纤维瘤亦可能被过度治疗。最近对 33 例硬纤维瘤切除术的研究显示，无手术死亡病例，无患者死亡，但平均 46cm 的小肠被切除（10～300cm），有 8 例复发（Latchford 等，2006）。如果硬纤维瘤位于骨盆，其可能是储袋重建的禁忌证。

病因学和遗传学

在有极度硬纤维瘤倾向家庭，结肠外硬纤维瘤可发生于非常年幼的儿童。该纤维化倾向根据不同的基因型有着不同的临床表现。但是，它通常是由手术所导致（Clark 和 Phillips，1996；Soravia 等，2000）。68%～86% 的 FAP 患者的腹内和腹壁硬纤维瘤在腹部手术后 5 年内发生（Richards 等，1981；Hayry 等，1982；Jones 等，1986；Lotfi 等，1989；Penna 等，1993a；Gurbuz 等，1994；Rodriguez-Bigas 等，1994）。腹内硬纤维瘤通常与手术创伤相关，在两项研究中显示只有 4% 见于初次腹部手术中（Penna 等，1993a；Hartley 等，2004）。与此相反，散发的腹壁硬纤维瘤约 30% 发生在手术后（Beradi 和 Canlas，1973；Hayry 等，1982）。FAP 患者的硬纤维瘤与雌激素之间的关系主要是根据间接证据。女性在生育年龄高发病率及怀孕时易发硬纤维瘤（Pack 和 Ehlich，1944；Dahn 等，1963；Brasfield 和 Das-Gupta，1969；Harvey 等，1979；Kinzbrunner 等，1983）。也有更年期后和卵巢切除术后硬纤维瘤退化的报告（Strode，1954；Kollevold，1973；Caldwell，1976；Reitamo 等，1982）。雌激素结合位点已在 25%～75% 的混合性硬纤维瘤患者中得到确认（Hayry 等，1982；Rivadeneyra 和 Santiago Payan，1982；Lim 等，1986），而一些培养的硬纤维细胞对雌激素刺激有反应并可被他莫昔芬抑制。Church 等（2000）发现经产的病人较未生产者有着更长的良性病程。怀孕所导致的激素变化可能或多或少地导致硬纤维瘤程度较轻。

对 FAP 遗传事件的更多认识导致将其与硬纤维瘤形成联系起来。一些 FAP 患者家族性集中发生硬纤维瘤已被注意到（Gardner 和 Richards，1953；Kinzbrunner 等，1983；Klemmer 等，1987；Lofti 等，1989；Kitamura 等，1991；Berk 等，1992；Brooks 等，1992；Eden 等，1992），同时已确认其一级亲属中发生硬纤维瘤的风险增加（Gurbuz 等，1994）。这些发现证实了硬纤维瘤发病与基因型的关系。该关系最终被证实为 1 444 密码子 3′APC 突变（Caspari，1995；Bertario 等，2001），同时 1900 密码子的 3′突变的家庭将有着更严重的硬纤维瘤病而最少的息肉病（Couture 等，2000）。

来自 FAP 患者皮肤活检的成纤维细胞培养显示出与成纤维细胞性肿瘤类似的细胞质肌动蛋白组织缺陷（Pfeffer 等，1976；Kopelovich 等，1977；Rasheed 和 Gardner，1981；Kopelovich，1984），包括异常的增长方式以及对病毒转化的易感性增加。这些结果表明，硬纤维瘤是一种 FAP 的表型变异，由种系突变引起的成纤维细胞异常反应所导致。

FAP 的腺瘤癌变过程中的重要一步是结肠上皮中仍正常的 *APC* 基因的体细胞突变（二次打击）（Levy 等，1994；Smith 等，1994）。在一例腹内硬纤维瘤 FAP 患者中已证实其承载正常 APC 的 5q 缺失（Dangel 等，1994）。5q21-22 杂合性缺失已被证实，意味着野生型 APC 的缺失。（Okamoto 等，1990）。Bridge 等（1992）描述了散发及 FAP 相关硬纤维瘤患者的常见克隆性染色体排列，特别是成纤维细胞的 5q 缺失。这些证据表明，硬纤维瘤可能来自“第二次打击性”突变并随后导致克隆扩增，因此是真正的肿瘤。

病理

FAP 患者 70%的硬纤维瘤为腹内，15%发生在腹壁，15% 在腹外（McAdam 和 Goligher，1970；Richards 等，1981；Jones 等，1986；Gurbuz 等，1994）。约 80%的腹内硬纤维瘤位于小肠肠系膜。其他部位包括横结肠系膜、圆韧带及腹膜后。5%～38%为多灶性（McAdam 和 Goligher，1970；Reitamo 等，1986；Burke 等，1990a，b；Einstein 等，1991；Gurbuz 等，1994）。

硬纤维瘤的外观表现大体类似。一般来说，腹壁硬纤维瘤常包膜完整，切面呈漩涡样外观（图 26.6a）。它们可能表现出囊性变或出血的证据。硬纤维瘤大小从 1～30cm 不等。肠系膜及腹膜后硬纤维瘤常包膜不完整，常呈边界不清的致密纤维瘤病表现。常无真性包膜，随生长逐渐压迫并浸润周围组织，因此其浸润性边缘常达肉眼可见的肿瘤边界外数厘米。最后，小肠、输尿管和肠系膜血管可被包裹并导致梗阻（Farmer 等，1994；Clark 和 Phillips，1996）。硬纤维瘤类切除术（硬纤维瘤前病变）已被描述为一种扁平白色病变，可致肠系膜皱缩，并且对手术策略产生影响。Hartley 等（2004）报道 13%FAP 患者接受了第二次腹部手术，但在随访中发现没有患者发生硬纤维瘤。St-Marks 研究小组认为这些扁平病变可能是硬纤维瘤前病变（Clark 等，1998），因此在这两个有经验的团队之间有一定分歧。

散发的硬纤维瘤往往生长缓慢，但发生在 FAP 患者中则往往进展较为迅速（Burke 等，1990b）。Church（1995）认为 FAP 患者的腹内硬纤维瘤 10%可完全退化，29%处于成长与消退循环中，47%在诊断后保持稳定，10%增长迅速。硬纤维瘤不发生转移。

显微镜下，硬纤维瘤包括成熟的、高度分化的成纤维细胞，胶原基质丰富。淋巴细胞聚集经常位于边缘。其细胞构成广泛，肿瘤中心常为无细胞区，边缘区则细胞密集，其中多数为肌原细胞（Kiryu 等，1985；Hasegawa 等，1990）。其构成细胞的胞质不清、细胞核苍白，罕见有丝分裂，未见核异型性。

临床特点

硬纤维瘤往往无症状，常于体检、腹部 CT 扫描或剖腹术中被发现（Hartley 等，2004）。其在导致症状前可以长到相当规模，且可能只表现为包块。在大约 1/3 的病例以疼痛为主要症状。束缚及压迫小肠压缩可以造成梗阻，从而可能导致恶病质。肠系膜血管可能闭塞并导致肠缺血及随之而来的瘘及败血症（Waddell，1975；Keusch 和 Bauer，1989；Doi 等，1993）。

腹膜后硬纤维瘤可能压迫输尿管并导致肾积水和肾衰竭。Penna 等（1993）报告 27%的腹内硬纤维瘤可引起肾积水、穿孔、梗阻或肾功能受损并需要剖腹手术治疗。术中发现的硬纤维瘤可能干扰已计划好的手术预案（Kyle 和 Keenan，1992；Penna 等，1993b；Hartley 等，2004）。

值得注意的是某些 FAP 患者可能在发现结肠息肉前即发现硬纤维瘤。因此，在散发硬纤维瘤病例确诊后应行结肠镜检查，同时病人需相应进行随访（McAdam 和 Goligher，1970；Halata 等，1989；Lotfi 等，1989）。

检查

对确诊腹内硬纤维瘤 CT 是首选（Baron 和 Lee，1981；Magid 等，1984，1988；Einstein 等，1991；Brooks 等，1994）（参见图 26.6b）。肠系膜

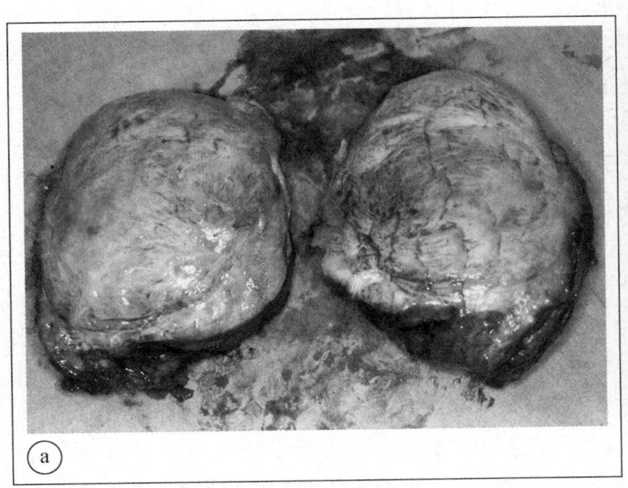

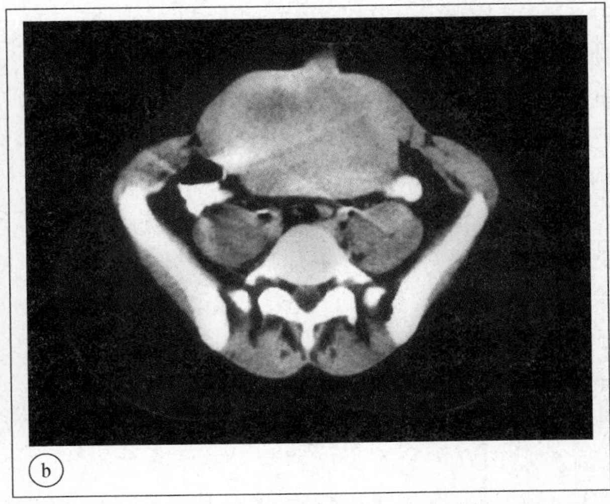

图 26.6 （**a**）硬纤维瘤肉眼下表现；（**b**）一例家族性腺瘤性息肉病患者腹壁 CT 显示硬纤维瘤。

病变的早期表现为界限不清的肠系膜脂肪软组织浸润。后期可见包块，伴有浸润性生长、压迫及小肠的包裹。肿瘤呈混合性衰减和不同程度的增强。

MRI 在调查腹外硬纤维瘤时具有优势。它不仅具有多平面成像能力，且对比分辨率优于 CT，尤其是在术后或放疗后改变方面（Sundaram 等，1988）。St Marks 研究小组认为活动性硬纤维瘤与非活动性硬纤维瘤可从其 MRI T_2 加权像区别开来（Healy 等，1997）。

硬纤维瘤可摄取多种放射性同位素。^{99m}TC（V）二巯基丁二酸较^{97}镓枸橼酸盐可被更多摄取并具有更多优势：其在注射后数小时而不是数天即可进行扫描。同位素扫描在鉴别瘢痕与活动性疾病方面较 CT 具有更高的敏感性，因此对治疗后随访可能更有帮助（Hudson 等，1984；Hardoff 等，1988；Kobayashi 等，1994）。

治疗

对硬纤维瘤的治疗将在随后章节中详细探讨。

Turcot 综合征

Turcot 综合征是指与中枢神经系统恶性肿瘤相关的家族性息肉病。该综合征最先由 Turcot 等人描述（1959），并被其他人所证实（Camiel 等，1968；Baughman 等，1969）。有些作者指出，神经系统疾病可能在息肉病之前表现出来（Rothman 等，1975）。

Turcot 综合征曾被认为是一个独立的临床综合征，独立于 FAP 之外。但是，现在已经证明在临床诊断为 Turcot 综合征的大部分家庭中都存在 *APC* 基因突变（Hamilton 等，1995）。这些家庭发生的脑肿瘤通常为成神经管细胞瘤型肿瘤。其他恶性病变包括间变性星形细胞瘤和室管膜瘤。少数临床确诊为 Turcot 综合征的家庭被发现其有一个错配修复基因的突变：HNPCC 基因复合子突变。这些人中最常见的大脑肿瘤是多形性胶质母细胞瘤。虽然有些重叠观察，但在诊断 Turcot 综合征的病例中具有 *APC* 基因突变的家庭的结肠表现通常与典型的 FAP 患者相同，而错配修复基因突变的家庭与 HNPCC 突变者相似：较少的大腺瘤和常见多发的原发性腺癌。

FAP 及其变种的诊断

许多息肉病患者无症状，其诊断往往是在对一个已知的病人家属进行筛查时做出的。由于直肠很少幸免，通常可通过直肠指诊、乙状结肠镜检查和活检来确诊。有时，一个年轻患者可表现为直肠出血和排便习惯的改变，通过仔细询问可揭示肠道问题的家族史。在 20％无 FAP 家族史的病人中，同时发生超过 100 个腺瘤是 FAP 的诊断标准。较少数量的腺瘤可能是 FAP，但常有其他原因导致息肉数量较少，包括 MYH 突变，HNPCC 或只是运气不好。Sieber 等（2003）研究了未发现 *APC* 基因突变的典型 FAP 患者与寡息肉病患者。每组均有约 5％可见双等位 MYH 突变，反映了以多发腺瘤和及大肠癌高风险为特点的隐性遗传性状。因此腺瘤性息肉病的基因鉴别诊断应包括 APC 和 MYH 性息肉病。发现胃十二指肠息肉或多个结肠异常隐窝灶可证实为 APC 突变。MYH 被认为是隐性遗传模式。结直肠息肉病的病理鉴别诊断包括腺瘤性息肉、错构瘤性息肉、增生性息肉、假息肉和淋巴性息肉。通过对代表性数量的息肉（$n=4$）进行活检可较容易建立正确的诊断。

一旦诊断成立后，所有患者均应行大肠镜检查以评估息肉数量和癌症风险。随后进行预防性结直肠手术的类型及时机探讨。如果结肠疾病较为温和，预期不会立即发生癌症，可以推迟手术直到病人身体和精神上对该操作已足够成熟，以及在教育、社会和家庭中的财务方便的时候。如果病人有症状或无症状但病人具有大而严重发育不良或令人担忧的息肉时，则应尽早进行手术。

当病人年龄低于 20 岁时，建议行侧视上消化道内镜检查，并应当对结肠外病变进行临床检查。如果有危及生命的家族史（如 Turcot 综合征或肝母细胞瘤），推荐进行适当的筛查。对初次发病提示有胃肠道外病变的病人询问其排便习惯及家族病史是必要的。这对于那些具有少见临床表现如硬纤维瘤或多发皮脂腺囊肿的病人，特别是后者发生于年轻人中的尤为重要。检查方法中应包括直肠指诊和乙状结肠镜检查，并应行结肠镜检查以除外大肠息肉。

FAP 及其变种的基因检测

通过 *APC* 基因鉴定技术已经允许进行基因检测以诊断 FAP。常用两种检测方法：体外蛋白合成检测和序列分析。

体外蛋白合成检测

体外蛋白合成（IVSP）检测［也称为蛋白截断检测（PTT）］利用的是大多数 FAP 患者的致病突变导致 *APC* 基因的截断原理（Powell 等，1993）。通过 RNA 合成和聚合酶链反应扩增互补 DNA（cDNA），将其与含有将 cDNA 翻译成蛋白质所需的所有蛋白的无细胞提取液进行混合。所产生的蛋白质通过凝胶电泳以按大小进行分离。如果双 *APC* 等位基因均是正常的，其产生的蛋白质具有相同长度，则在凝胶电泳上只出现一个带。如果可见到两个不同的带，这意味着一种蛋白质异常变短并因此在凝胶电泳中移动更远。IVSP 缺点之一是它并不能反映该突变的位置。然而，可通过异常蛋白质的大小估算大致位置。IVSP 的优点之一是不需要任何其他家庭成员的信息。这种方法可以检测多达 87％的 FAP 患者的突变。然而一旦突变在一个家庭成员中观察到，则对其他家庭成员的检测准确度接近 100％。

测序

测序法较 PTT 的优势在于其可确定突变位点。全 *APC* 基因将于自动测序机器上测序，只要有一个小的异常碱基即可以被检测出来。如果某个特定的突变已被确定在一个家庭中，检查其风险成员比最初的突变识别要容易和便宜得多。直接定序收效达不到 100％。*APC* 可能因不能被测序技术所检测到的大型缺失而灭活，从而可能只是见到正常或野生型等位基因。用于单独检测 *APC* 等位基因的转换分析可以检测这些大型缺失。Fodde 和 Smits（2002）的研究显示在一个等位基因的表达水平很低的情况下，FAP 可能发生于任何 *APC* 基因突变。这与正常表达的等位基因丢失以致没有足够的 *APC* 蛋白以维持功能的灭活突变相似。无论是转换分析还是表达测定在目前均尚未能商业应用。

基因检测 FAP 的战略是对一个明显受累的家庭成员进行检测。一旦在一个病人中检测阳性，即可对其他危险的家庭成员进行测试。如果一名成员结果阴性，其即不会发生 FAP，不需要进行大肠癌监视，直到从 50 岁开始的平均风险筛查。如果不能在已明显发病 FAP 的患者中发现突变或截断蛋白，那么对其他风险亲属就没有必要再进行检测，他们必须按通常方式进行内镜筛查。理想的基因检测应在遗传性肿瘤综合征专业中心开展，并获得检测前后咨询。基因检测涉及病人及其家庭的重要心理问题，并对其就业、健康和人寿保险产生重要影响。此外，Giardiello 等（1997）显示当检测医师仅为卫生保健人员时，错误检测结果率惊人。

FAP 的治疗原则

治疗目的在于防止病人发展为癌症，并安排受影响的亲属进行鉴别和治疗。为达以上目的，考虑家庭的社会教育和经济状况是很重要的，同时还应考虑到很多病人年轻且无症状这一事实。因此保持生活质量是达到良好的临床结果的关键。

家庭成员的筛选

建立家族谱以使所有家庭成员的风险可以被查明，这一点极为重要。但这是很困难的，现在可从临床遗传学家和遗传咨询人员获得帮助。准确的两三代家庭的记录工作可能涉及相当数量的检测工作，但临床遗传部门在这项任务的能力极强。口述家族史需要得到文件的支持，因此应获得正式签署的医疗记录（手术记录，出院摘要和死亡证书）。家族史需要不断更新并成为每年互访的一部分。

FAP 患者和家属的治疗最好在注册中心进行，在那里可对复杂的治疗工作进行协调并获得各有关专业人士通力合作（Church 和 Casey，2003）。

FAP 患者的孩子有 50%的机会发病。当在疾病诊断通常有临床意义的时间即青春期时应当常规进行基因检测。因为如果已发现突变或找到突变的证据，家庭应进行基因检测从而可以对未受累的儿童免行内镜监控。这对父母来说是极具吸引力的。检测阳性的亲属应该每年或每两年进行一次大肠镜检查以发现结肠腺瘤的出现。如果未行基因检测，或者如果基因检测为阳性，应在青春期开始进行结肠检查。所有现有的数据表明，如果在这个年龄开始结肠监控，没有 1 例癌会被漏诊。

因 FAP 患者直肠未受累的情况极为罕见，软乙状结肠镜是一种理想的内镜检查方法。小儿胃镜检查对大多数儿童耐受性良好，并在大多数情况下允许进行远端乙状结肠检查。对轻表型 FAP 的筛查，因其息肉往往位于右半结肠，故应行大肠镜检查，但与典型 FAP 患者相比常可在较晚年龄开始检查。重复检查的次数取决于息肉的数量和大小。有单位建议对病人每年进行两次检查直至 40 岁（Bulow，1991）。如果确实这样做，那么多数病人会在 20 岁前发现息肉（Church 等，2004），但也有少数病人会在 40 岁后才发现息肉（Lockhart-Mummery，1967）。因此尽管可不那么频繁，也应当持续进行结肠监督直至 60 岁。胃和十二指肠监测可在 20 岁的时候开始。重要的是要使用一个侧视内镜以获取足够的壶腹检查。上消化道内镜检查的频率取决于 Spigelman 分期（参见下文）。

由于 2/3 的 FAP 家庭的 CHRPE 高诊断敏感性和特异性，应用广角眼底摄影技术的眼底镜可以作为用于发生 CHRPE 家庭中一代亲属的一种补充检查方法。

患者会经常咨询有关生孩子的意见。生育的决定最好听取遗传学家意见。进行体外受精以追求健康胚胎可导致伦理问题并需该领域专家进一步讨论。Burn 等（1991）对一组病人进行了未出生的胎儿产前检查。他们发现，66 例（25 例受累，27 例配偶和 14 例风险个人）中约 70%的人会要求产前检查。然而只有 12 例（18%）会考虑终止妊娠。

息肉病登记

现已建立 FAP 登记处以优化息肉病患者的治疗。首家是由 Lockhart-Mummery 于 1925 年在圣马可医院成立的（Bussey，1975a）。随后，瑞典、丹麦、挪威、芬兰、荷兰、波兰和日本建立了国家登记处（Alm 和 Licznerski，1973；Jarvinen 等，1984；Bulow，1986；Gedde-Dahl 等，1989；Krokowicz，1989；Vasen，1989；Utsunomiya 等，1990），同时世界各地成立了数个区域性登记处（Rhodes 等，1991；Morton 等，1993）。单机构登记处也很普遍并对 FAP 的管理及治疗作出了重要贡献（Church 和 Casey，2003）。然而，尽管最近遗传性大肠癌登记人数有所增加，但仍需做出更多努力以便让所有受影响的家庭能够获得最佳的治疗（Church 等，2004）。由发现症状而行检查确诊的 FAP 患者与由预防性检查诊断的病例结直肠癌发病率之间的高度显著性差异说明了登记注册的重要意义（Bulow，1986；Vasen，1989；Krush 和 Giardello，1990；Neale 等，1990）。例如，在丹麦的一项研究中，67%的 FAP 患者发生癌而在随访病例中仅有 2%（Bulow，1991）。此外，来自丹麦的数据显示，在建立登记后全组息肉病患者预后显著改善（Bulow，1991）。为了提高对该病的认识，主要息肉中心的代表已成立了一个国际研究论坛（Thomson，1988；Herrera，1990）。成立于 1985 年的利兹堡息肉病研究组已计划开展临床和基础方面的多中心研究（Neale 和 Bulow，2003）。2003 年，这个研究组与国际遗传性非息肉病性大肠癌协作组合并成立了 InSiGHT（International Society for Gastrointestinal Hereditary Tumors，国际遗传性胃肠道肿瘤协会）。

结肠息肉病的治疗

对 FAP 的治疗受该疾病的自然病史影响，并不是一成不变的。尽管有证据表明，通过长期应用非甾体抗炎药（NSAIDs）可引起 FAP 息肉的部分退化（Waddell 和 Loughry，1983；Waddell 等，1989；Labayle 等，1991；Rigau 等，1991；Giardiello 等，1993a；Nugent 等，1993a；Spagnesi 等，1994；Winde 等，1995），手术仍是主要的治疗办法。如果病人未行结肠切除术达足够长的时间，其最终都将发展为癌。症状出现的平均年龄为

20 岁，检测到癌的平均年龄为 39 岁。然而在部分病例中恶变发生于 15～20 岁（Bussey，1975a；Church 等，2002）。因此，对于大多数患者来说，在此年龄之前进行预防性手术切除似乎是明智的（Mills 等，1997）。

FAP 的手术选择仍然是争论的主题。其包括结直肠切除储袋成形术（restorative proctocolectomy，RPC）（Parks 和 Nicholls，1978），结肠切除术、回肠直肠吻合术（IRA），结直肠切除、回肠造口术。

直肠结肠切除并回肠造口已消除所有大肠黏膜，从而在消除大肠癌风险方面有积极意义。但此操作并不消除壶腹或小肠恶性肿瘤发生的风险。此外，还增加了回肠造口术的负担，同时患者存在骨盆神经损伤的可能性，虽然这种可能性不大，但一旦出现将造成膀胱和性的功能障碍。另外，会遗留一个会阴部伤口。这比肠道炎性疾病直肠结肠切除并回肠造口术后发生的概率小，但它可能会留下一个持久窦道。直肠内括约肌切除术降低了会阴切口引发其他问题的风险。然而其最大的缺点是，维持一个稳定的回肠造瘘口对其他家庭成员是一种负担。尽管回肠造口患者可以过上接近正常的生活，但很难说服一个无症状的年轻患者接受这样一种术式。正因如此，保留括约肌的术式例如结肠切除、回肠直肠吻合术和结直肠切除储袋成形术已成为流行的术式种类。支持与反对直肠结肠切除并回肠造口术的各项指标列于表 26.2。

结肠切除术和结肠切除、回肠直肠吻合术是一种相对简单的手术操作，它具有胃肠连续性不受影响和肠道功能得到保留的优点。它的缺点在于直肠内的息肉有癌变的可能性。为了阻止癌变的发生，患者需要每年行直肠镜检查以追踪其发展情况，并将原有与再发息肉切除。对那些息肉较小、较稳定的患者行结肠切除、回肠直肠吻合术可以减少直肠检查的次数。结肠切除、回肠直肠吻合术对于那些易于发生直肠息肉的患者可造成多次的息肉切除，最终导致直肠切除。重复的息肉切除使直肠黏膜瘢痕化，造成直肠梗阻，并且引起里急后重，这为肿瘤的探查带来了困难。癌变同样可发生在平坦的黏膜，可疑区域必须行组织活检。对于由 NSAID 类药物引起的直肠息肉的可以被有效地抑制，但并不能阻止其癌变，这个结论在 Niv 和 Fraser（1994），Lynch 等（1995）和 Tonelli 等（2000）的研究中得到证实。

结直肠切除储袋成形术拥有在保持胃肠道连续性的条件下消除直肠癌发生风险的优势。结直肠切除储袋成形术后肠管功能的保持依赖于肠管吻合的方法，吻合器钉合的回肠造袋-肛前吻合术相对于

表 26.2 家族型腺瘤性息肉病手术适应证及禁忌证

	优点	缺点	适应证	禁忌证
结肠切除，回直肠吻合（IRA）	手术简单，并发症低，功能良好	直肠癌风险	直肠息肉<20 个，不可根治肿瘤	直肠息肉>20 个，结直肠癌，直肠重度不典型增生
保留肛管的储袋型直肠结肠切除，回肠储袋-肛管钉合（IPAA）	无直肠癌风险，经肛门排便。保留直肠肛管转变区可控制排气排液体，比黏膜下切除技术更简单	高并发症风险，包括神经损伤，生育能力降低，有时需回肠造瘘，增加大便次数	直肠息肉>20 个，结直肠癌，直肠重度不典型增生，直肠肛管移行区无腺瘤	直肠腺瘤<20 个，低位需腹会阴根治直肠癌，括约肌功能不良，术前失禁
保留肛管的储袋型直肠结肠切除，回肠储袋肛管手工吻合（IPAA）	无直肠癌风险，保留肛门排便，减低肛管肿瘤风险	术后并发症发生率最高，肠功能最差，常需要回肠造瘘	直肠息肉>20 个，结直肠癌，直肠重度不典型增生，直肠癌达齿状线	直肠腺瘤<20，极低位直肠癌需腹会阴根治术，括约肌功能极差，术前失禁
全结肠直肠切除术	无大肠肛管肿瘤风险	永久回肠造瘘，神经损伤，生育能力降低	需全结肠切除但因硬纤维瘤、括约肌功能差或肿瘤无法回肠储袋与肛管吻合	可以行 IPA 或 RPC 的病例

黏膜切除、手工缝合吻合术有较好的功能保护作用。两种吻合术后发生新生肿瘤均有文献报告（van Duijvendijk 等，1999b；Remzi 等，2001），再加上储袋内息肉探查的需要，长期的随访是必需的。

RPC 是一项复杂的操作，在一个骨盆狭窄的肥胖男性尤其困难。虽然死亡率非常低，但并发症发病率可能会很高。当 RPC 应用于溃疡性结肠炎时，分流性回肠造口术是各个医学中心常规操作，这样可以尽量减少储袋吻合口漏的发生，使储袋在接触粪便前愈合。FAP 的患者，一般健康状况良好，也没有使用慢性免疫抑制药物。因此，适合于一期 RPC，省去了回肠造口。这一点尤其适用于青少年和年轻人，而且在以下情况下看起来是安全的：手术进行顺利，无吻合口瘘的风险（无肛周脓肿，营养状况良好，无贫血，无大量失血，储袋无张力，吻合圈完整，吻合口无瘘口与空气相通）。一期 RPC 患者的早期肠功能恢复较回肠造袋后 3 个月再关闭回肠造瘘的患者为差。一期吻合的患者住院时间似乎更长。

RPC 代替 IRA 的主要原因是考虑到直肠癌的发生。回肠直肠吻合术后直肠癌发病的风险与结肠直肠息肉病术前直肠癌发生的风险相当。回顾性地看，这部分取决于基因型（Wu 等，1995，1998；Friedl 等，2001；Bertario 等，2001）。Church 等（2001）的研究表明当患者在术前有不到 20 枚直肠息肉和不到 1 000 枚结肠腺瘤时，0/88 例接受结肠切除、回直肠吻合术的患者需要接受直肠切除的治疗。但是，当有超过 20 枚直肠息肉，13/37 例的患者需要切除直肠来解决息肉增加和癌变的问题。尽管息肉计数有明确的预后预测的价值，它可以提供 RPC 和 IRA 的选择指标，但 IRA 术后直肠癌发生概率变化较大（表 26.3）。然而大多数引用的数据是不适合的，这些数据是在 FAP 预防性治疗的术式选择中产生的，这些术式仅仅包括结肠切除、回肠直肠吻合术与全结肠直肠切除、回肠造口术。

表 26.3　回直肠吻合后直肠癌风险病理报告

第一作者	*n*	随访时间	直肠癌
Hubbard（1957）	17	8 年	5.8%
Moertel 等（1970）	145	23 年	59%
Bussey（1975a）	89	20 年	2.2%
Schaupp 和 Volpe（1972）	36	10～20 年	3%
Glingold 等（1979）	25	10～20 年	0
Bess 等（1980）	143	20 年	32%
Watne 等（1983）	32	14 年	22%
Sarre 等（1987a，b）	133	20 年	12%
Slors 等（1989）	44	10 年	7%
Iwama 等（1993）	320	20 年	37%
De Cosse 等（1992）	294	25 年	13.1%
Nugent 等（1995）	222	20 年	12%
Heiskanen 和 Jarvinen（1997）	100	20 年	25%
Soravia 等（1999）	60	7.7 年	8.3%
Bulow 等（2000）	659	11 年	7%
Bertario 等（2000）	371	20 年	23%（直肠切除术）
Church（2003a）（pre-pouch）	62	15 年	13%
Church（2003a）（Pouch ear）	135	5 年	0

当然患者更加倾向于结肠切除、回肠直肠吻合术，从而在很多直肠严重受累的病例中，本应行 RPC，而进行了 IRA 手术。这种现象导致了直肠癌的发病率提高，高于其预期发病率。Church 等（2003）报告的数据支持了这样的结论。Church 等将患者分为两组：一组为在结肠切除术储袋成形术（RPC）成为可选术式之前接受手术治疗的患者，另一组为 RPC 成为可选术式之后接受手术治疗的患者，在开展 RPC 之前 9/62 患者发展为直肠癌，15/62 患者需要直肠切除术。在开展 RPC 之后，没有患者发展为直肠癌和 1/135 患者需要接受直肠切除术。尽管每一组有不同长度的随访时间，但这些数据表明，功能保护性较强的结肠切除、回肠直肠吻合术（IRA）术式适用于那些发展为直肠癌或需直肠切除的风险较小的轻度直肠和结肠息肉患者。并且这客观分析了两种术式在 FAP 治疗中的结果，为 FAP 预防性治疗选择最好的术式有着较大帮助，这是因为储袋的功能在 FAP 的治疗和结肠炎的治疗中是不同的。因此，Lovegrove 和 colleagues（2006）在一份总结性的 Meta 分析中罗列了 5 199 份储袋成形术患者的资料，其中 728 人有 FAP，表明仅仅频发性肠储袋炎和储袋相关性瘘管在结肠炎患者中高发，储袋成形失败等术后并发症发生的概率是相同的。FAP 患者 IRA 所导致的大便频数情况要好于结肠炎患者。如果我们现在对比 RPC 和 IRA 在 FAP 患者中的结果，他们的差异将没有以往提到的那么大。Aziz 和其他来自 London 和 the Ohio Cleveland Clinic 的研究者（2006）在一份 Meta 分析中发现仅仅肠道蠕动频率、对护垫的需求和夜间排便在 RPC 术后较 IRA 术后多。他们发现两种术式对性功能、饮食限制及术后并发症的影响是相同的。然而 5/271 的患者在 IRA 术后发展为直肠残端癌，与此同时 RPC 术后无患者发展为此种癌。

腹腔镜技术已被应用到 FAP 的预防性手术治疗中并取得了良好的效果（Milsom 等，1997；Church 等，2003b）。结肠切除和 IRA 完全可以通过腹腔镜施行，而 RPC 可在腹腔镜结肠松解术后通过 Pfannenstiel 切口完成。疼痛较轻，残疾发生率低，更好的美容效果和较短的住院时间对于年轻的、健康的无症状患者是非常重要的。微创的方式是否可以减少硬纤维瘤的发生风险目前未知。

在瘢痕体质的病人手术应该由息肉病的严重程度来决定。高硬纤维瘤风险的患者一般为轻度息肉的患者，所以 RPC 并无指征，以后直肠切除的可能性也不是很大。

结论和建议

RPC 和 IRA 两种术式的取舍主要由息肉的严重程度和分布情况决定。术式的选择还受到以下三方影响：①患者对随访的依从性；②患者想要得到一次性而不是阶段性的治疗方式的愿望；③得到综合咨询后患者的选择。有直肠腺瘤＞20 个，最大直肠腺瘤＞3cm，腺瘤中有重度不典型增生和大肠任意部位的浸润性癌的患者都应接受结直肠切除储袋成形术。直肠腺瘤＜20 个的患者，只要息肉体积小，结肠腺瘤＜1 000 个，依存性好就是 IRA 术式的候选者。适应于 RPC 术式的患者应具有良好的括约肌功能。这些患者应被告知，RPC 术后功能恢复的结果不可预知。这一点在某些群体尤其重要，例如拥有较强好奇心个性的 FAP 患者和低智能患者。此外，那些从来没有肠道症状经验的患者也要引起注意。因此，对癌症的预防性治疗的预期与对溃疡性结肠炎治疗的预期是十分不同的，溃疡性结肠炎患者已经有长期的腹泻和里急后重感经历。低位直肠癌患者如果为Ⅲ期或Ⅱb 期术前应接受新辅助治疗，对回肠储袋的放射治疗可引起严重的并发症，导致储袋切除。无论手术的情况如何，所有患者必须定期复查。

结肠切除术和回肠直肠吻合术

结肠切除术和回肠直肠吻合术实际上与第 40 章溃疡性结肠炎中描述的操作是相同的。但是，当手术用于治疗多发息肉病时有一些要点需要强调：必须特别注意乙状结肠远端和上端直肠的游离以避免损伤盆腔自主神经。远端切除线位于肛门以上 15cm，可以通过术中硬性直肠镜测量。直肠残余部分应当能够提供充分的储纳功能同时直肠黏膜要能够容易被日常门诊乙状结肠镜所探查。小的直肠息肉没有必要进行治疗，因为 2/3 的案例中小的直肠息肉会自动消退（Feinberg 等，1988）。大的直肠息肉应在手术前被摘除，它们可以被用来作切片检查排除重度不典型增生或癌症。

术前结肠镜检在识别大型息肉或有癌变可能的息肉中有重要作用。如果大型息肉或癌变息肉得到证实，那么应当像在切除癌那样行高位血管结扎、肠系膜切除，大网膜应当包括在标本中。

应在回盲交界处斜形切开回肠，从而减少回肠远端与结肠断端之间的不相称。应检查该段回肠管腔是否存在息肉。淋巴结常常可见，应当与相对不常见的腺瘤相区别。如果腺瘤存在，且局限于远段小肠，息肉大小中等，可行相应肠管切除或单纯息肉切除。可行手工缝合或吻合器钉合的端端吻合术。

腹腔镜下 IRA 涉及双吻合技术，用直线闭合器将直肠横行切断，将管状吻合器置入末段回肠，经肛门置入中心杆行回肠直肠吻合。双吻合技术最大限度地减少了肠管末端口径不一致的问题。端-侧吻合术（回肠侧与直肠端）也是合理的。吻合可以为一层或两层，这取决于外科医生的喜好。使用直肠镜向直肠内灌注一定压力的空气，将吻合口浸没，通过观察是否有气泡从吻合口漏出来判断是否存在吻合口，这是一种较为明智的操作（详情请参阅第 40 章）。腹腔镜下 RPC 可以改善手术切口的美观；同时提高无症状 FAP 患者对预防性手术治疗的接受程度（Dunker 等，2001）。结肠切除分为 3 个阶段：右结肠切除，左结肠切除，然后横结肠切除。对于溃疡性结肠炎患者，直肠剥离必须精确。用 Endo GIA 网形 45mm 吻合器将肛管横断。应用 Pfannensteil 切口进行储袋重建，圆形吻合器近端通过穿刺锥到达预定位置，关闭切口，重建气腹和吻合器肛门吻合（参见 41 章）。

结果

死亡率和发病率

Bess 等（1980）报告 203 例病例中有 11 例死亡（死亡率 5%），有 13%的患者发生了非致命性并发症。St Mark 医院的数据更加令人鼓舞，虽然发病率（11%）类似于 Bess 和其他机构的报道，但其 174 例患者中死亡率仅为 1.6%，11 例出现肠阻，5 例发生吻合口破裂（Bussey 等，1985）。最新的数据显示最低死亡率和并发症发生率波动在 16%～26%。由于骨盆未被解剖，性功能并没有被损伤（Jagelman，1991；Ambroze 等，1992）。

肠功能和生活质量

Alm（1975）对 48 位接受结肠切除，回肠直肠吻合术来治疗的肠息肉患者进行了长时间的肠功能和生活质量的调查。所有患者都未发生大便失禁。术后 2～3 个月内超过 50%的患者一天的排便次数少于 5 次，5 年后几乎 60%的患者 24 小时排便次数为 1～2 次，没有患者一天排便次数超过 4 次。虽然粪便逐渐成形，但其性状在很大程度上受到患者日常饮食的影响。没有发现由手术造成性功能障碍证据。所有患者在术后都能够返回学校，继续他们的职业或教育，或在术后 1～2 个月后回到全职工作中。这份报告得到了其他一些最新研究的支持，其中一些总结在表 26.4。最近的报告发现在功能方面 IRA 较 IPAA 具有优势（van Duijvendijk，1999a；Gunther 等，2003），尽管这些差异由于双吻合器储袋肛管吻合技术的使用而缩小（Saigusa 等，2000；Remzi 等，2001）。此外，研究表明 IRA 患者术后生活质量与常规手术术后并

表 26.4　家族性腺瘤性息肉病回直肠吻合后功能及并发症

作者	*n*	病死率	并发症	大便次数/日	失禁	漏出
Madden 等（1991）	62	0	21%	3	28%	NS
Ambroze 等（1992）	21	0	17%	4	17%	NS
Gunther 等（2003）	48	0	14%	3*	*	*
Church 等（1996）	51	0	16%	3.6	17%	7%
Soravia 等（1999）	60	0	23%	75%<6	10%（日），13%（夜）	6%（日）13%（夜）
Bjork 等（未发表的数据）	30	3%	26%	17%>5	0	
Kartheuser 等（1996）	23			3	2%（夜）	

NS，不明显。

* 由排便功能分数分析得出。

无差异（Lynch 等，2003）。但是，如患者需要长期对直肠内连续性剩余息肉进行电灼，肠功能可能恶化。这大概是由于直肠纤维化和其扩张性与通畅性的减低所致。

回肠直肠吻合术的术后随访

复诊应该至少每年一次，而且必须持续终生。对大量息肉手术治疗后的患者，检查应该每 6 个月进行一次。乙状结肠镜在两次 Fleet 灌肠后能够提供良好的直肠视野，而且大多数患者能够耐受。肠镜可以通过吻合以对吻合口及末端回肠进行检查。虽然可以在门诊患者清醒的情况下对其进行常规检查，但有些患者需要全身麻醉。如果直肠息肉的直径较小（<5mm）可以暂予保留，但当它们变大时可以行圈套切除。接受远距离 IRA 且直肠进行过多次灼烧的患者可能呈现黏膜瘢痕化和难以辨识的扁平瘤变。对可疑黏膜区域进行仔细的活组织检查是有指征的。患者不一定遵循这样的方案，如果常规复诊较困难，那么推荐行结直肠切除储袋成形术。

IRA 术后的直肠残端癌并不是直肠切除的主要原因。在一项对 297 例斯堪的纳维亚人的研究中，经过 25 年的长期随访显示，直肠残端被切除的有 47 例（15.8%）（De Cosse 等，1992），其中 34 例（11.4%）的手术指证为多发、大型的腺瘤，重度不典型增生，狭窄和大便失禁。仅有 13 例（4.4%）手术指征为癌变。二次储袋成形术适用于这类大部分的患者，除非直肠癌位置较低、括约肌功能障碍导致大便失禁而不适合二次成形。腹腔内的硬纤维瘤有时可以避免行直肠切除和 IPAA（Madden 等，1991；Penna 等，1993a；Hartley 等，2004）。

这些患者随访主要包括每年一次的直肠镜和定期的胃肠镜检查（能提供侧向视野），其检查的频率取决于十二指肠的状态。

残余直肠息肉的自然消失

虽然对 IRA 术后患者长期规律的随访是有益的，但息肉的退行变是一个值得关注的现象（Hubbard，1957；Cole 和 Holden，1959；Localio，1962；Shepherd，1971；Feinberg 等，1988；Nicholls 等，1988）。其机制尚未明确，但有些作者认为较低 pH 值的粪便通过残余直肠对息肉生长可起抑制作用（Bennett 等，1953）。息肉消失似乎只发生在那些接受真正的回肠直肠吻合术的患者，而不是回肠乙状结肠吻合术患者。同时还要注意息肉消失通常只是暂时的现象。

复发性息肉的治疗

药物治疗

有证据表明长期服用非甾体类抗炎药（NSAIDs）可导致结直肠腺瘤的退变，这同时在结肠完整的患者和接受回直肠吻合术后患者中得到证实（Waddell 和 Loughry，1983；Waddell 等，1989；Labayle 等，1991；Rigau 等，1991；Giardello 等，1993a；Nugent 等，1993a；Spagnesi 等，1994；Heiskanen 和 Jarvinen，1997）。在两个对照试验中（Nugent 等，1993a；Spagnesi 等，1994），舒林酸可以减慢细胞增殖，降低腺瘤的数目和大小。Hirata 等研究表明在 IRA 术后直肠残端使用吲哚美辛，1～3 个月内腺瘤的数目和大小明显发生退变（Hirata 等，1994），而温德等（1995）的研究显示，长达 6 年的小剂量舒林酸栓剂可以完全抑制直肠腺瘤。但 20%口服舒林酸的患者由于环氧化酶-1（COX1）受到抑制而产生了许多副作用。COX1 是一种在花生四烯酸转化为前列腺素过程中必不可少的酶。它是维持多种细胞功能所必需的，如血小板功能、肾功能及胃黏膜保护作用。有 20%的患者因为 COX1 酶的阻断，出现肠胃道症状。COX2 的是环氧化酶亚型，只在炎症或肿瘤组织中表达。选择性 COX2 酶阻断药现已出现。这些药物有抑制炎症与肿瘤的作用而没有 COX1 受抑制的副作用。一项随机双盲前瞻性研究中对一种选择性 COX2 抑制剂（塞来昔布）进行了评估。每天接受 800mg 塞来昔布的患者，其息肉数量平均减小 28%（Steinbach，2000）。塞来昔布是唯一一种得到批准治疗 FAP 的辅助药物，然而息肉的退变并不能被认为其从残余肠段消失了，从而消除了直肠癌的发生风险（Niv 和 Fraser，1994；Lynch 等，1995）。药物治疗必定是一个长期的过程，其依从性令人失望。

IRA 术后息肉未能发生自然消退，不适合储袋成形患者使用 NSAIDs 可能在其治疗中起到一定作用，但对该治疗的依从性可能仍是一个问题，癌变的发生也值得关注。报道显示，舒林酸似乎对壶腹周围息肉患者无任何治疗效果（Richard 等，1997），然而塞来昔布可能起一定作用

(Phillips，2002)。然而，NSAIDs 在 FAP、储袋腺瘤和硬纤维腺瘤的治疗中仍扮演着一个重要的角色。

手术治疗

<5mm 的息肉并不需要接受治疗，只需患者按照计划每年进行常规检查。对微小息肉进行电灼可造成不必要的直肠黏膜瘢痕。息肉直径>5mm 可行圈套切除干净并会造成轻微瘢痕。如果大量息肉存在，或者通过每年的检查发现息肉数目逐渐增加，必须考虑直肠切除。对于多次电疗而造成直肠纤维化的患者，行直肠切除术有一定困难。

结肠直肠切除储袋成形术

RPC 是>20 个直肠息肉的患者首选的术式。该术式与治疗溃疡性结肠炎时所采用的术式相同。当有越来越多的息肉向直肠齿状线方向生长时，将齿状线以上的肛管黏膜切除并手工行回肠肛管吻合（如第 41 章所述）。当超低位直肠或上段肛管存在息肉时，使用吻合器的 IPAA 术值得考虑。

RPC 手术的预后

表 26.5 中列出了 FAP 患者接受 RPC 的术后死亡率和并发症发生率。虽然死亡率非常低，但是并发症发生率比较高，尤其是与接受 IRA 术式的患者相比较（见表 26.4）。虽然吻合口和储袋瘘可能发生，但这些都是罕见的。最常见的并发症是肠梗阻。与溃疡性结肠炎患者不同，当 FAP 患者接受 RPC 治疗后很少发生储袋炎。虽然对于良性疾病，精细的直肠切除术后罕有性功能障碍发生，但最新的证据表明 RPC 术后存在生殖力下降的问题，而在 IRA 术后的患者中未发现（Olsen 等，2003)。这会牵连家庭的生育计划，术前需要与女性患者进行商讨。在一些研究中，肠功能与吻合类型有关（如吻合器吻合、手法缝合）。有证据表明，黏膜切除会降低肛门敏感性并增加患者渗漏的倾向（Saigusa 等，2000；Remzi 等，2001)。最近的研究也表明，RPC 术后比 IRA 术后肠道功能差，每天的肠道运动也增加 1～3 次（Gunther 等，2003；van Duijvendijk，1999a)。然而，肠道功能情况在各个研究机构各不相同。由于对行 RPC 的 FAP 患者其术后功能不可预知，这使得诊疗咨询变得困难。

RPC 术后对储袋的监测

随着储袋随访技术变得成熟，有关储袋内腺瘤性息肉形成，大小和数量增加的报告有所增多（Wolfstein 等，1982；Myrhoj 等，1989；Nugent 等，1993b；Wu 等，1998b；Parc 等，2001；Thompson-Fawcett 等，2001)。已有关于储袋内大型绒毛样变（Beveridge 等，2004）甚至癌变的报告（Cherki 等，2003)。由于回肠壁薄，回肠黏膜更加紧密地固定在底层肌肉，内镜下切除储袋内息肉较切除结肠息肉困难。口服舒林酸在储袋息肉退变方面有显著效果（Church 等，1996)，这提供了一种非手术的治疗方式。此外，也有定期的病例报道：末端回肠造口处（Hamilton 等，1979；Attanoos 等，1995；Iizika 等，2002；Johnson 等，1993)，回-直肠吻合口之上（Iida 等，1989）大范围的回肠造口周（Stryker 等，1987）出现腺瘤和腺癌。RPC 手术吻合直肠与肛管，无论是手法缝合还是使用吻合器后出现侵袭性腺癌也已有报告（Hoehner 和

表 26.5　家族性腺瘤性息肉病储袋式全结肠切除术后功能及并发症

作者	*n*	病死率	并发症	排便/日	失禁	漏出
Madden 等（1991）	37	0	57%	4.5	40%	NS
Ambroze 等（1992）	94	0	26%	5	13%	NS
Soravia 等（1999）	50	0	26%	70%<6	25%日 49%夜	23%日 49%夜
Bjork 等（未公布数据）	59	0	51%	37%>5	11%日 26%夜	
Kartheuser 等（1996）	23			4.2	4%夜	

NS，不明显。

Metcalf，1994）。尽管两种吻合方式均有出现新生肿瘤的风险，但使用吻合器的IPAA术后更容易检查。Remzi等（2001）研究表明，肠黏膜切除术行吻合器吻合发生分化不良的新生肿瘤潜在风险较手法缝合高1倍（28% *vs.* 14%）。如果担心肛管异常分化，通常可将剩余直肠或变异黏膜剥除，并用储袋覆盖缺损。

直肠结肠切除、回肠造口术

虽然对直肠结肠切除、回肠造口术已有详细描述，但应当强调的是这种术式很少作为治疗FAP的一线手术操作。如果直肠必须被切除，最好施行经括约肌间切除保留肛门括约肌，以备未来做储袋的需要。

结肠外消化道息肉的治疗

在对FAP患者进行剖腹探查时，应对小肠进行仔细检查。大的多发性息肉较少发生在回肠末端，如有发现其存在应在手术时一并治疗。如果在其他部位小肠发现息肉，可通过肠切开术将其切除，并定期作小肠造影，小肠内镜或胶囊内镜进行复诊。息肉定位于小肠的FAP很少恶变，所以他们的治疗需依靠经验。这同样适用于胃息肉，应对其进行定期内镜检查直到发现重度不典型增生。胃腺瘤可以电凝切除。目前没有证据支持对这些患者的进行预防性全胃切除。

十二指肠黏膜*APC*基因的突变和胆汁似乎是促成肿瘤形成的重要联合因素。如果这两个因素存在，腺瘤将会复发。Burke等（1999）对114例FAP患者的上消化道进行了定期内镜检查。通过平均51个月，两次或两次以上的检查追踪发现，26%患者的十二指肠息肉增大，32%患者息肉的数量增加，11%患者的息肉组织学特性恶化。14%的十二指肠乳头形态发生改变，11%组织学特征恶化。Saurin等（2004）报告了一个小规模的侵袭性息肉案例。35名患者在48个月内，接受了两次或更多的上消化道内镜检查，60%的患者Spigelman分级增加，34%发生高分化。在这个研究小组，60岁段患者发生Ⅳ级十二指肠息肉病的风险为43%，70岁段患者发生Ⅳ级十二指肠息肉病的风险是50%。Groves等（2002b）对Ⅳ级十二指肠息肉病的危险性进行了报告，指出36%Ⅳ级十二指肠息肉病发展为了癌症，而对于Ⅱ-Ⅲ级仅有20%。因此，必须不断对FAP患者十二指肠进行监测，当发生Ⅳ级息肉病时及时应对其进行干预。

没有证据表明药物对治疗十二指肠腺瘤成功。对舒林酸（Richard等，1997；Seow-Choen等，1996）、塞来昔布（Phillips等，2002）和胃酸抑制剂（Wallace等，2001）的研究并未显示其有效。因此十二指肠息肉需行内镜或外科手术治疗，包括内视镜下息肉切除术，经十二指肠息肉切除术，保留胰腺的十二指肠切除术和胰十二指肠切除术。这些技术后复发率和并发症的发生率在表26.6中列出。内镜下十二指肠息肉切除术或消融术后几乎100%的病例复发。最有效的切除高风险十二指肠腺瘤的手法是根治切除包括胰腺保留十二指肠切除术（PPD）及胰十二指肠切除术（Whipple术）。这都是治疗良性疾病的复杂方法，伴随着较高的并发症发生率，但在癌变发生后进行切除，患者的生存率将变得很低。

硬纤维瘤的治疗

外科手术是治疗腹壁或腹腔外硬纤维瘤的常规手段。根治性切除硬纤维瘤以及无包括肿瘤攻其周围正常组织可以在短期内控制病变，但有一定的局部复发风险（Latchford等，2006）。人工合成材料在修补大的筋膜缺损中很有必要（Holyoke等，1973；Sheridan等，1986；Weinstein等，1986）。对腹壁复发性硬纤维瘤的患者可行进一步切除术。然而，并非所有肿瘤都需要切除，对于体积较小无症状且不增大者可以保留切除一个小的瘤体相对切除大的瘤体容易，所以任何增大的瘤体需要及时切除。

腹腔内硬纤维瘤会造成更多严重的问题，因为它难以应用广泛整块切除的原则。当病变发生在肠系膜周围，它们可以简单地被切除，伴有或不伴有部分肠管的切除。但更常见的是这些病变发生在肠系膜近端并涉及大段肠管的血液供应，如果切除病变将累及几乎全部的肠管（Hoover，1983），或者病变发生在盆腔，有损伤直肠系膜和盆腔储袋的风险。围术期死亡率为10%～60%，通常的死亡原因为大量失血，主要并发症的发生率为22%～60%（Kim等，1971；Johnson等，1972；Jones等，1986；Jarvinen，1987；Farmer等，1994）。腹腔内硬纤维瘤切除后复发率很高，大约为65%～88%。大多数的作者建议应该避免肠系膜硬纤维瘤手术，因为手术有较高的加速生长和复发的风险（Lotfi

表 26.6 十二指肠息肉治疗结果

作者	手术方式	n	复发	并发症
Penna 等（1998）	十二指肠切除，息肉切除	12	100%	0
Cahen 等（1997）	十二指肠切除，息肉切除	12	58%	12%
Bleau 和 Gostout（1996）	十二指肠切除，息肉切除	11	100%	NS
Iwama 和 Mishima（1994）	十二指肠切除，息肉切除	7	0	28%
de Vos tot Nederveen Cappel 等（2003）*	十二指肠切除，息肉切除	21	81%	—
Alarcon 等（1999）	保留胰腺的十二指肠切除术	3	0	33%
Lundell 等（2002）	保留胰腺的十二指肠切除术	2	0	33%
Kalady 等（2002）	保留胰腺的十二指肠切除术	3	33%	33%
Sarmiento 等（2002）	保留胰腺的十二指肠切除术	8	25%	62.5%
de Vos tot Nederveen Cappel（2003）*	保留胰腺的十二指肠切除术	6	0	—
Cahen 等（1997）	胰十二指肠切除术	11	0	63%
Penna 等（1998）	胰十二指肠切除术	7	0	28%
Causeret 等（1998）	胰十二指肠切除术	5	0	40%
Ruo 等（2002）	胰十二指肠切除术	7	1	14%
de Vos tot Nederveen Cappel（2003）*	胰十二指肠切除术	25	24%	—
Alarcon 等（1999）	内镜下息肉切除术	6	67%	16%
Bleau 和 Gostout（1996）	内镜下息肉切除术	19	89%	—
de Vos tot Nederveen Cappel（2003）*	壶腹部切除术	8	75%	

* 回顾研究。
NS，不明显。

等，1989；Church，1995a）。然而，对小肠梗阻进行分流或减轻输尿管阻塞可能必须手术治疗。Middleton 等（2003）被迫对 4 名并发症危及生命的患者进行手术，成功挽救了其中的 3 人。Chatzipetrou 等（2001）报告了 12 例因硬纤维瘤而进行小肠移植的病例，这意味着完全或接近完全的肠切除术是一种治疗选择。其他患者因其没有足够的肠段可用而使用长期的静脉营养维持。

硬纤维瘤可表现出从自然消退到快速增长等一系列生物学行为。尽管它们可能因影响邻近器官而出现症状，但大多数是相对缓慢。大部分死于硬纤维瘤的病例瘤体都有快速生长的特点。

尽管一些可喜的短期报告显示，放射治疗对硬纤维瘤是有疗效的（Ewing，1940；Pack 和 Ariel，1958），然而其他治疗手段并没有取得显著的效果（Cole 和 Giuss，1969）。硬纤维瘤对辐射相对敏感，但腹内邻近器官限制了其放射的剂量（Nuyttens 等，2000）。有报道说，作为手术后的辅助治疗，辐射可以减少复发的风险。有报道显示其复发率由单纯手术后 40%～70%下降到 20%～40%（Rock 等，1984；Khorsand 和 Karakousis，1985）。一种由 Waddell（1975）推荐的使用药物的替代疗法显示出一定疗效，其机制为影响环磷酸腺苷的代谢。Waddell 和 Gerner（1980）联合应用吲哚美辛和抗坏血酸治疗三例患者取得了成功，而另一名患者对这类药物有抗药性，但舒林酸对其有效（Waddell，1982）。自从首次报道后，许多人陆续报告了各种 NSAIDs 类药物有效。但大多数报告是没有对照的，显示其整体的客观反应率约为 50%（Waddell，1983；Klein 等，1987）。Tsukada 等（1992）报告了唯一一个关于舒林酸的对照试验并显示舒林酸具有显著有效性。最近的数据显示，COX2 抑制剂可能对治疗硬纤维瘤有效（Poon 等，2001）。大约 40%的硬纤维瘤雌激素受体阳性

(Lim 等，1986)，这提示他莫昔芬及其类合物如托瑞米芬，可能在治疗抗药性或复发性硬纤维瘤中有作用。雌激素受体阻断剂抑制了 RNA 的合成和肿瘤生长的基因的转录。然而，他莫昔芬对前列腺素代谢亦有影响，并可能通过基质内上皮细胞的相互作用 (Benson 和 Baum，1993) 诱导间质成纤维细胞产生转化生长因子 (TGF)。大多数接受他莫昔芬或托瑞米芬治疗的是妇女，这些患者往往另外接受口服 NSAIDs 类药物或其他疗法 (Kinzbrunner 等，1983；Klein 等，1987；Procter 等，1987；Wilson 等，1987；Gansar 和 Krementz，1988；Eagel 等，1989；Brooks 等，1994)。单独使用雌激素拮抗剂对腹腔内硬纤维瘤的治疗有效率似乎约为 50%。最近的研究显示，大剂量他莫昔芬 (每天 120mg) (Hansman 等，2004) 和雷洛昔芬 (Tonelli 等，2003) (后者似乎较少引起卵巢囊肿) 可获得令人鼓舞的疗效，且副作用较低。其他药物如茶碱、螺内酯、氢氯噻嗪、维生素 C 和其他类固醇药物，都被证明有效，尽管报告缺乏客观性。虽然使用这些药物的理由似乎合理，但数据仍难以令人信服 (Waddell，1975；Harvey 等，1979；Gansar 和 Krementz，1988；Lotfi 等，1989；Gadson 等，1990；Umemoto 等，1991)。这同样适用于华法林 (Waddell 和 Kirsch，1991)、白细胞介素-2 (Seiter 和 Kemeny，1993)、吡非尼酮 (Lindor 等，2003) 和干扰素 α (Geurs 和 Kok，1993；Hardell 等，2000)。

许多种化疗方案已被用作复发后、不可切除的或侵袭性硬纤维病治疗的最后手段。几乎所有方案，包括联合使用放线菌素 D、环磷酰胺、长春新碱、长春碱和甲氨蝶呤 (Hutchinson 等，1979；Weiss 和 Lackman，1991；Skapek 等，1998；Azzarelli 等，2001)，都显示出了客观疗效，但仅有极少数的病例报告。阿霉素和达卡巴嗪联合的抗肉瘤化疗方案似乎最有希望的。大多数小范围研究显示其较高的敏感性，但毒性严重 (Tsukada 等，1991；Lynch 等，1994；Poritz 等，2001；Okuno 等，2003)。最近，有 2 例应用 iminitab (Gleavac) 治疗非 FAP 硬纤维瘤病有效的报告引发了人们应用这种药物对 FAP 的相关疾病试验性治疗的兴趣。表 26.7 总结了依据临床表现而治疗硬纤维瘤的方法。

良性淋巴性息肉病

良性淋巴性息肉是淋巴极端增生的一种表现。这种疾病很罕见，通常发生在儿童。虽然大多数患者的息肉会自然消退，但这种疾病无疑表现了超常生理性淋巴增生 (Louw，1958)。典型的表现是在青春期前后，它可能演变为一种病态的实体。这种状况可能是家族遗传性的 (Louw，1958) 或发生在免疫缺陷疾病的患者 (Shaw 和 Hennigar，1974)。因为它可以由感染引起，通常归类为炎性息肉的类型。

肉眼观察可见许多灰色无蒂结节状表面黏膜隆起，直径可达到 6mm。在显微镜下，这些病变与大多数局灶性病变没有什么不同。这种状况必须与 FAP 相鉴别，因为这些息肉并非癌前病变。

虽然许多并发症如出血，需要手术治疗 (Swartley 和 Stayman，1962)，但在没有确切诊断的前提下行择期根治性手术是没必要的 (Cosens，1958；Freeman，1964；Collins 等，1966)。同样，我们的观点认为对良性淋巴性息肉行放疗或化疗 (Symmers，1948；Cosens，1958；Cornes 等，1961) 是没有根据的。只要息肉不引起症状，对于年轻患者应进行保守治疗。通常息肉会自然消退。

MYH 相关性息肉病

2002 年，文献开始出现关于遗传性大肠癌综合征的报道。此综合征被称作 MAP (*MYH* 相关

表 26.7 硬纤维瘤治疗选择

肿瘤表现此案	一线治疗	二线治疗	三线治疗
偶然发现/无症状	无	舒林酸	他莫昔芬
有症状的/稳定的/小的	舒林酸/他莫昔芬	长春碱/甲氨蝶呤	肉瘤型化疗
有症状的，增大的	他莫昔芬	肉瘤型化疗	放疗/手术
快速增长的，严重并发症的	肉瘤型化疗	放疗	手术

性息肉病），它是由一种隐性遗传基因的突变引起的，这种基因涉及 DNA 的碱基切除修复（Al-Tassan 等，2002；Jones 等，2002）。*MYH* 基因是修复 DNA 的氧化损伤这一生化系统中的一部分。鸟嘌呤的氧化产生了一种化合物（G^o），与腺嘌呤结合取代了胞嘧啶，导致子代 DNA 的 T-A 碱基对代替 G-C 碱基对。*MYH* 是阻止和修复这一转化途径（碱基切除修复途径，BER）的三个基因之一。*MYH* 的等位基因突变破坏了这一途径的功能。在一些 FAP 患者中已经观察到这一途径中 *APC* 基因的突变。同时通过对 BER 途径的研究证实，一小部分 FAP 患者与 *MYH* 基因功能的丧失有关（Cheadle 等，2003；Kim 等，2004）。因此，临床中 FAP 可能没有 *APC* 的种系突变。

MAP 的临床境况

MAP 患者的表现为多发腺瘤（±结肠癌）和较少的结直肠腺瘤和癌的家族史。同时发生的腺瘤的数目从 1 个或 2 个到超过 400 个不等（Al-Tassan 等，2002；Jones 等，2002）这些癌症是错配修复能力和微卫星序列发生紊乱的表现，其家族史显示了一个隐性遗传的模式。MAP 中胃和十二指肠息肉也可发生。

MAP 和 FAP 的差异

MAP 和 FAP 的主要区别在于遗传模式。FAP 为几乎 100%表达率的显性遗传。这种疾病是单基因遗传病，每个人携带一个这样的突变等位基因即可发病。其突变基因携带者子女有 50%的机会继承这种突变的等位基因而发病。MAP 显示为阴性遗传，这种疾病只有来自父母的两个突变的等位基因同时表达时才会发生（图 26.7）。每个患者的子女有 25%的机会继承两个突变的等位基因，25%的机会不继承突变的基因，50%的机会成为突变基因的携带者。在家族树中遗传模式的差异很明显表现出来。家族性遗传性患者中（注意有 20%的 FAP 患者没有家族病史），FAP 患者必定有一方的父母受到这种疾病的危害。对于 MAP，父母双方可都无临床表现，但是这种疾病却在第二代和第三代亲属中表现出来。

MYH 的基因突变

大多数对于 *MYH* 的早期研究出现在北欧，发现了两种常见的 *MYH* 的突变基因：Y165C 和

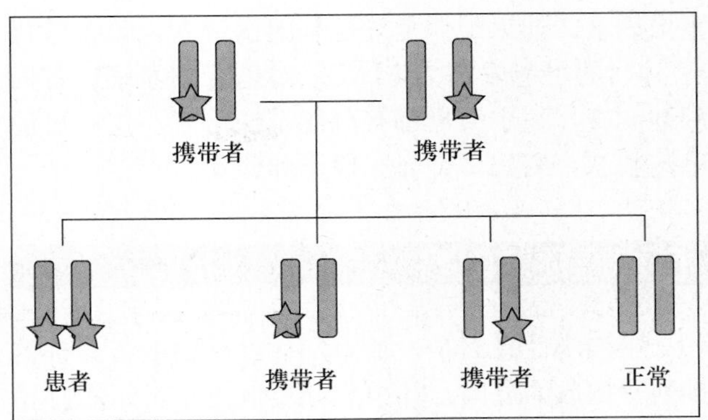

图 26.7 MYH 相关息肉病隐性遗传。

G382D。最近，其他可能致病的突变基因已被发现，这表明只监测两种常见的突变基因可能低估了受其影响的患者的数量（Eliason 等，2005）。受影响的个人分别从父母各继承一个突变基因，从而成为纯合子或一个复合杂合子。父母是不受影响的突变基因携带者（尽管可能使其患结肠腺瘤和癌症风险的轻度增加）（Eliason 等，2005）。杂合子（携带者）的频率在英国和美国的人口中估计约为 2%（Sieber 等，2003；Eliason 等，2005）。

近来对关于不同患者群体中携带有 *MYH* 单突变或双突变等位基因概率的文献的回顾显示，对照组结肠癌患者的没有 *MYH* 双等位基因突变率为 0（0/2 592）（Church 等，出版过程中）。有 *MYH* 双等位基因突变而没有息肉及家族史患者有 0.5%的可能患结直肠癌（18/3 313），然而有 14%的 APC 阴性腺瘤性息肉患者等位基因突变并致癌变。（119/864）。患者腺瘤越多，就越有可能找到 *MYH* 双等位基因突变。与对照组相比 *MYH* 单等位基因突变在散发性结直肠癌患者中更常见（5/754）。

MYH 相关性息肉病（MAP）的临床治疗

对 MYH 双等位基因突变的患者可采用与 FAP 相同的治疗方法。通常通过结肠镜发现多发腺瘤而诊断为此病，其 *APC* 基因测试为阴性，没有家族病史。如果可行，腺瘤可以通过内镜治疗。如果不可行，可行结肠切除、回肠直肠吻合术。化学预防治疗是第三种选择但未被证实有效。在 20 岁以内患者需要行上消化道内镜检查并且根据第一次检查结果而反复检查。MYH 家族咨询与 FAP 的不同，患者配偶的状况是决定孩子们患病风险的

重要因素。如果配偶是等位基因携带者，每个后代有50%的可能发展为MAP。对患者的家庭进行回溯性调查，每个父母都有可能是携带者。这有可能牵连叔叔，姨妈，堂兄，侄子和侄女。

错构瘤性息肉病

错构瘤性息肉是一种由发育过程中由于异常的排列所构成的息肉，其内成分类似于正常组织。错构瘤性息肉的特点为多分叶状外观，而且往往有蒂。它们有明亮的红色外观，导致内视镜医师容易怀疑该病。结肠内发现了主要两种类型的错构瘤性息肉：幼年性息肉和黑斑息肉。幼年性息肉多被发现在幼年性息肉病、Cowden综合征、Ruvalcaba-Myrhe-Smith综合征（也称为Bannayan-Ruvalcaba-Riley综合征）、Gorlin综合征与Cronkhite-Canada综合征中。显微镜下，它们有明显的囊性空间和不含平滑肌的固有基质。黑斑息肉有不同的表现，其固有基质内含有平滑肌。错构瘤性息肉通常不被认为是癌前病变，尽管错构瘤性息肉综合征会增加患大肠癌发生风险（和其他器官癌症）。

幼年性多发性息肉症

幼年性多发性息肉症被定义为在全部肠道中出现五个或更多的幼年性息肉。这种病非常罕见（McColl等，1964；Smilow等，1966；Veale等，1966）。这些息肉通常只累及大肠，尽管它们可能会发生在胃肠道的其他部位（McColl等，1964；Bussey 1975b）。1/3的幼年性息肉病例观察到常染色体显性的家族遗传模式。70%有幼年性息肉病家庭中存在SMAD 4或BMPR 1A的基因突变。这两种基因在TGF信号转导通路中起一定作用，而这个信号转导通路涉及向普通结直肠癌的发展非常关键。与其他遗传性幼年性结直肠息肉综合征相关的基因也与该通路相关（PTEN与Cowden综合征，PTCH和Gorlin综合征）。非家族性幼年性息肉病也可能与其他先天性异常相关（McColl等，1964；Bussey，1975b；Erbe，1976；Morson和Dawson，1990）。

起初人们认为幼年性息肉病与结直肠癌之间不存在相关性（Roth和Helwig，1963；Smilow等，1966；Sachatello等，1970；Romer等，1971；Williams等，1980）。然而，后来的报告已经表明，有些息肉表现出腺瘤潜在恶变的特征（Kaschula，1971；Enterline，1976；Goodman等，1979；Ramaswamy等，1981；Read和Vose，1981），此外，据报道有幼年性息肉病出现在有腺瘤性息肉和结肠癌家族遗传病的家系中（Lynch和Krush，1967；Grigioni等，1981），另外个别案例中患者仅患结肠癌，而其亲属仅患有幼年性息肉病（Veale等，1966；Stemper等，1975；Restrepo等，1978；Grigioni等，1981；Rozen和Baratz，1982）。最近，一些研究表明这类患者息肉存在显著恶性（Jarvinen和Franssila，1984）。Murday和Slack（1989）通过对87例幼年性息肉患者的研究分析了结直肠癌发生的累积风险，发现这种导致风险到60岁时为68%。基于这些原因，幼年性息肉现在被认为是一种类似于腺瘤性息肉的癌前病变。然而，对于如何处理存在争议。

尽管Jarvinen和Fransilla（1984）主张对受累患者做预防性结肠切除，Giardiello等（1991）认为，现有数据并不支持将预防性结肠切除术的唯一指征，其患症状如腺瘤性出血亦是手术的指征。没有接受预防性结肠切除术的患者，定期接受结肠镜检查是非常必要的。没有关于检查频率的一致意见，但其受到幼年性息肉的数量和息肉形成速率的影响。一级亲属也应行基因检测或内镜检查（Jass，1994）。Oncel等（2004）最近报告了他们对幼年性息肉手术治疗的经验。由于侵袭性息肉的快速生长，IRA向RPC有很高的转换率。幼年性息肉也可以在回肠储袋内快速生长，但用舒林酸治疗反应良好。

黑斑息肉综合征（Peutz-Jeghers综合征）

Peutz首次报道了该综合征，它极为罕见，常呈家族性，表现为胃肠道息肉并发口腔或身体其他部位的色素沉着（1921）。Jeghers（1944）后来又报道一些患该病的其他患者。虽然这是一种常染色体显性遗传病，常呈家族聚集性发作，但散发病例也存在（Neely和Gillespie，1967）。Jenne等（1998）测绘出黑斑息肉综合征的基因定位于染色体19p13.3。该基因已被确定为*LKB1/STK11*，它是一种抑癌基因，在细胞周期抑制、血管生成以及p53通路中起作用。10%的FAP患者被认为可发生黑斑息肉综合征（Burt等，1985）。

息肉好发于高位小肠，但也可能发生在胃和大肠。偶尔有报道发生于胃肠道外的息肉，如鼻腔和支气管（Hafter，1954）。肉眼下，息肉可以是无蒂的，但多数是有蒂且宽基底。表面粗糙，分叶状，但不同于腺瘤性息肉，其分叶更大（图 26.8a）。息肉的直径从几 mm 到 5cm 不等。其镜下表现具有特征性（图 26.8b）。

组织学主要特征为起源于黏膜肌层的肌肉组织分叶核，从息肉内部到边缘细胞，分叶逐渐减少并消失。每个分叶均被覆正常的上皮细胞。幼年性息肉不会超过固有层，而在真正的腺瘤中也没有核的过度染色和腺体的不规则。错构瘤表现出这样的外观（Bartholomew 和 Dahlin，1957；Rintala，1959），可能是黏膜肌层的过度增生造成的（Morson 和 Dawson，1990）。

此病的男女发病率相同。发病年龄不一，但大部分发生在在儿童期或青春期。并不是所有的特征都同时出现或出现在每个病例中（Bartholomew 和 Dahlin，1957）。皮肤色素沉着常发生于息肉形成之前，并可能在青春期后消失（Welch 和 Hedburg，1975）。色素沉着表现为成簇存在的雀斑样斑点，黑色或深棕色，直径 1～2cm，分别于口唇周围及口腔黏膜，类似的斑点还会发现于手指和脚趾上（Bussey，1978）。息肉往往相继发生于肠道的不同部位，而不是同时发生。最常见的两个症状是腹痛和肠道出血。前者的特点是发生于餐后的短暂的严重绞痛。这可能与间歇性肠套叠有关。肠套叠导致完全性肠梗阻是比较少见的，而此时往往需要手术治疗。出血可能是大量的或少量的，后者将导致慢性贫血。其他症状，如直肠脱垂，扭转后脱落排出可能发生。

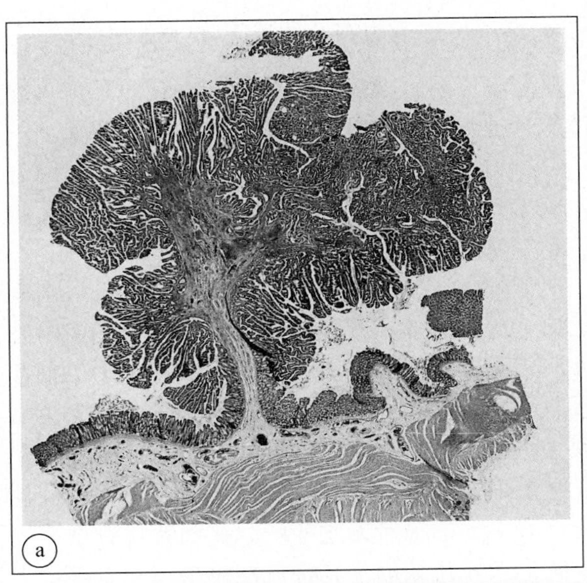

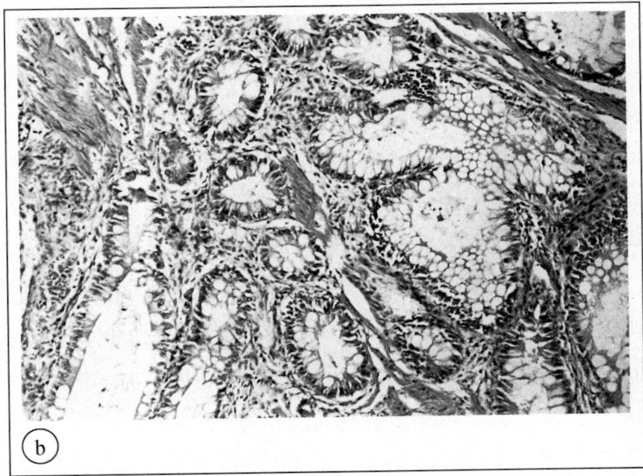

图 26.8　（**a**）P-J 综合征息肉典型表现；（**b**）P-J 综合征息肉显微镜下观：隐窝内包含杯状细胞，Paneth 细胞，可见交织的肌肉束。

对于该息肉是否恶变潜力有争议。最初，人们认为，其没有任何恶变风险（Bartholomew 和 Dahlin，1957；Dormandy，1957；Rintala，1959），但一些报告表明，这些息肉的恶变率是升高的（Bussey，1970；Reid，1974；Utsunomiya 等，1975；Cochet 等，1979）。这些报道被两个来自大西洋两岸，包括了 103 个患者的大型研究所证实。均证明该病与肠内及肠外的恶性肿瘤均有相对危险（Giardiello 等，1987；Spigelman 等，1989a）。此外，到达 40 岁后生存将受到威胁，癌症死亡率可达 40%（Spigelman 等，1989a）。同时也证明了错构瘤，腺瘤和癌症的转化（Spigelman 等，1989a；Perzin 和 Bridge，1982；Settaf 等，1990；Niimi 等，1991）。恶性肿瘤可原发也可继发于腺瘤（Spigelman 等，1995）。而肠外的恶性肿瘤发生风险似乎也有所增加。

妇科肿瘤，尤其是环状小管性索瘤和宫颈的恶性腺瘤似乎特别常见（Young 等，1982；Choi 等，1993；Srivatsa 等，1994）。分泌雌激素的睾丸支持细胞瘤极其罕见，但也会发生在该综合征中（Wilson 等，1986），同样，两侧乳腺癌（Trau 等，1982）和胰腺癌（Giardiello 等，1987 年；Spigelman 等，1989a）也可发生于该综合征中。

保守治疗曾经是最主要的治疗方式，只有在发生严重并发症如肠套叠或大量出血而保守治疗无效的情况下才考虑手术治疗。如果大部分的小肠均受累，广泛切除显然是不可能的。然而，随着内镜检查技术的出现，一个更加积极主动的治疗方案被提出。对于直径>0.5cm 的胃、十二指肠、结肠息肉均可以通过每 2 年的内镜检查发现并予以切除，从而防止了出血、肠套叠和恶变等并发症的发生（Williams 等，1982；Spigelman 和 Phillips，1989）。

同时还建议，任何直径>1.5cm的小肠息肉均应在手术中切除（Williams 等，1982）。这种方法的原理一是基于其随时可能发生恶变，二是基于很多小肠息肉会自然消失，并且这种息肉形成的倾向在25～30岁时会逐渐下降（Williams，1984）。对有症状性的黑斑息肉病传统的手术手法是通过小肠切开术切除小肠息肉（Utsunomiya 等，1975）。但围手术肠镜（Mathus-Vliegen 和 Tytgat，1985）的应用使其治疗途径扩展，可以在内镜下尝试切除任何大小的息肉（Spigelman 等，1990）。小肠内镜目前被发展应用于非手术的情况。这种技术对黑斑息肉综合征，以及其他小肠息肉病人的治疗是革命性的。目前肠镜最远可看到的充其量到距离十二指肠第一部分100cm的地方。不过，即使是现在这种方法仍然是有用（图26.9）。胶囊肠镜有望成为一个重要的筛选方法，监视小肠，诊断和确定是否需要手术。由于发现在黑斑息肉综合征的患者中有25%的错构瘤患者表达COX2，预防性化疗对该综合征可能有效（De Leng 等，2003）。

对于伴有其他器官的黑斑息肉综合征的患者的监控建议是，每两年行病变EGD，小肠X线，结肠镜等检查，每年1次行乳房体检及X线检查，睾丸检查，盆腔超声，盆腔检查等，并于30岁之后每1～2年一次行胰腺的腹部B超检查（Dunlop，2002）。

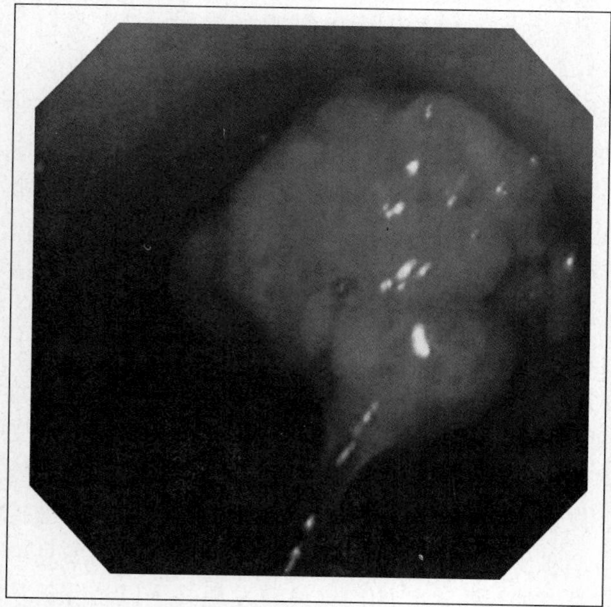

图 26.9 P-J综合征患者小肠镜下空肠错构瘤性息肉。图片由伦敦皇家医院 C P Swain 医生提供。

全身性幼年性胃肠道息肉病

全身性幼年性胃肠道息肉病是指遍布整个胃肠道的多发性息肉，它十分罕见并被认为是幼年性息肉病的独立遗传形式（Sachatello 等，1970）。

Cronkhite-Canada 综合征

Cronkhite-Canada 综合征是一种罕见的非遗传性，全身性胃肠道息肉综合征，其主要特征为：

- 呈现多发错构瘤息肉的并幼稚性（滞留性）多形性（图26.10）。
- 外胚层改变表现为秃头症，甲床炎（图26.11）和色素沉着。
- 无息肉病的家族史。
- 成年发病。
- 最终发展为腹泻及体重下降。

这些临床特征及病理特征共同存在时，就可以将该综合征与其他类型胃肠道息肉病区别开来。

Cronkhite 和 Canada 在1955年报道了该综合征。到1982年为止又另有54例病例在文献中被报道，是广泛被回顾的话题（Daniel 等，1982）。

典型的临床表现为发生于30岁以后经常出现的乏力、腹泻和体重减轻。味觉丧失，口干，呕吐和外周感觉异常较为少见。贫血，水肿和手足抽搐是吸收不良的结果。低钾血症较为常见。色素沉着表现为褐色斑块损害，最常见的发生部位顺序为上肢、下肢和面部。指甲常常营养不良、易碎及褪色，但有1/5的患者无此症状。在钡餐检查中多发的、圆形的充盈缺损是其特征性表现。在有些患者因发现胃内巨大的褶皱而被初步诊断为Menetrier's病。事实上，有很多学者提出了Canada-Cronkhite综合征和Menetrier's病两者之间存在关联（Martini 和 Dolle，1961；Gill 和 Wilken，1967；Kindbloom 等，1977；Rubin 等，1980）。形态上，这两种病在胃黏膜紊乱表现是相似（Gill 和 Wilken，1967 等；Palmer，1968），而且这两种病都和蛋白缺失有关。然而，Menetrier's 症仅局限于胃且通常与外胚层变化无关。而在 Cronkhite-Canada 综合征中，几乎所有的患者均有胃及结肠受累，75%的患者有十二指肠受累，50%的患者有空回肠受累。

最初认为，这种疾病是恶性进展的，并最终致命，但现在认为不正确。有记录，有数个患者存活了18年，期间无症状或仅有轻微症状。然而，预

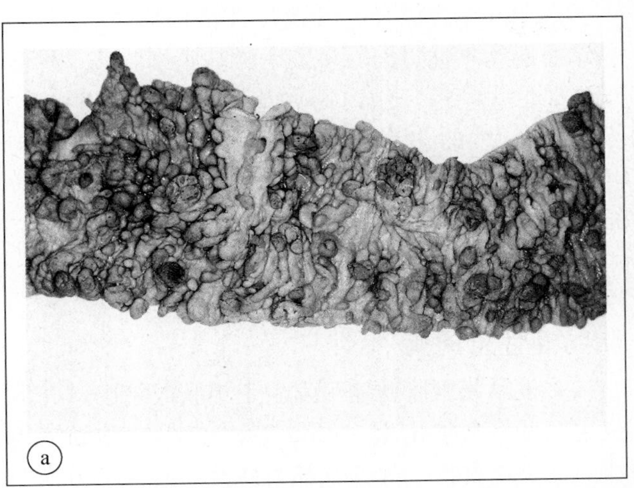

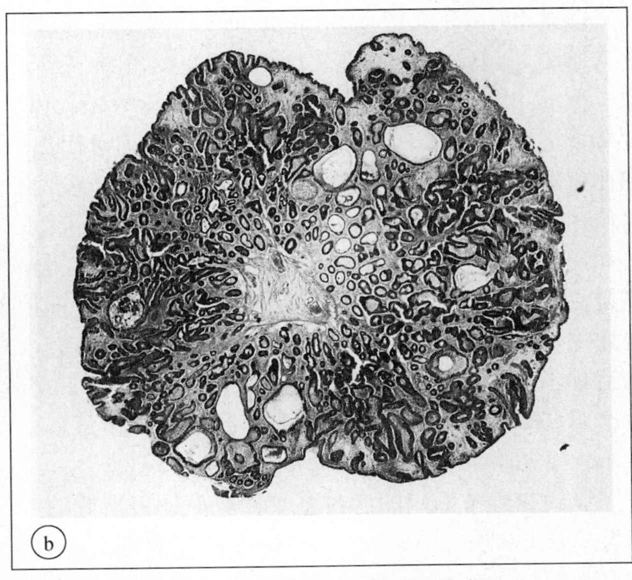

图 26.10　Canada-Cronkhite 综合征（**a**）结肠切除标本可见完整的和溃疡的息肉。（**b**）囊状扩张的直肠息肉。

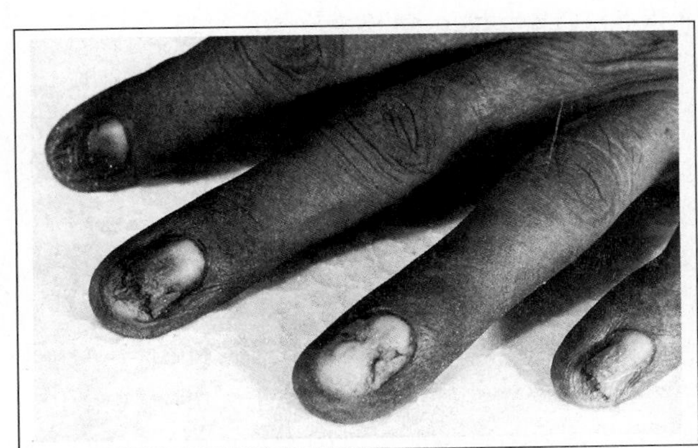

图 26.11　Canada-Cronkhite 综合征患者手指甲萎缩。

后大多较差。

尽管一般认为，患者幼年性息肉不会发生恶变，但最近的证据表明，事实并非如此（见上文）。已发现约 13%的病例出现单发或多发癌。因此，对所有直径>1cm 的息肉进行活检比较明智（Daniel 等，1982）。有个别报道称 Cronkhite-Canada 综合征患者可发生胃肠道癌，但由于其极其罕见，两者之间具体的关系仍是未知（Katayama 等，1985）。

这些患者表现为缓慢进展，他们需要维持水电解质平衡，补充营养，纠正贫血及凝血障碍，预防和治疗消化性溃疡。

抗生素（如四环素，氨苄西林及甲氧苄啶与磺胺的合剂）的应用似乎使一些患者病情有所好转：它们尤其适用于已被证实或高度怀疑有细菌高度繁殖的患者。有人宣称对严重的病例患者使用类固醇药物有效，但我们建议应当谨慎使用该类药物，只有在其他治疗措施无效的情况下才考虑使用。

通常对非常虚弱病人进行手术存在较高的风险。手术的指征仅仅是对并发症的治疗，如脱垂，肠套叠，肠梗阻，恶性肿瘤，而不是减缓症状。目前，不建议因为有癌变的风险而行预防性结肠切除术。

肠道神经节瘤病

肠道神经节瘤病定义为肠道内神经节细胞，突起（轴突和树突）和其支持细胞的增生（Haggitt 和 Reid，1986）。可累及胃肠道的各层，单发或与相邻性复发。增生的神经类细胞大量聚集，可向肠腔内突出形成息肉，黏膜弥漫性增厚，肠壁结节样增生或向浆膜面突出。遗传性肠道神经节瘤病的发生有 3 种不同的形式：①作为 von Recklinghausen's 病的一种组成部分；②与多发性内分泌腺瘤病 2B 型和 3 型相关；③作为一个孤立的异常病变（Hochberg 等，1974；Carney 等，1976；Mendelsohn 和 Diamond，1984）。

几乎所有关于 2 型多发性内分泌肿瘤的报道都显示其胃肠道受累均早于发现其内分泌损害（Garney 等，1976）。受累患者可主诉为腹泻或便秘。腹泻可能与产生过多的降钙素，前列腺素和 5-羟色胺有关，而便秘则是由于过度增生的神经节细胞分泌的血管活性肠肽导致胃肠蠕动减弱有关。

多达25%的von Recklinghausen's病患者可累及胃肠道，包括结肠。多数肠道病变为纤维神经瘤，但也可表面为神经节瘤病（Raszkowski和Hufner，1971；Hochberg等，1974）。息肉可以出现在胃肠道的任何部位。遗传方式为常染色体显性遗传，与孤立的*NFI*基因以及连续的17号染色体（17q）有关。*NFI*负责编码神经纤维瘤蛋白。与该蛋白同源的p120[GAP]，是GTPase激活酶，是*ras*致癌瘤基因的产物（Mccormick，1992）。据报道，肠道神经节瘤病也缺乏多发性内分泌肿瘤综合征或von Recklinghausen's病（Mendelsohn和Diamond，1984）的家族特征。

肠道神经节瘤病的潜在恶变性似乎是相当低的，但在von Recklinghausen's病中纤维神经瘤可在肠道的其他部位发生恶变（Hochberg等，1974）。

Ruvalcaba-Myrhe-Smith综合征

Ruvalcaba-Myrhe-Smith综合征（也称为Bannayan-Ruvalcaba-Riley综合征）表现为巨颅，智力障碍，异常面容，错构瘤性肠息肉病和龟头色素斑（Ruvalcaba等，1980；DiLiberti等，1983）。该综合征被认为是常染色体显性遗传，其中60%的家庭已被证明与*PTEN*基因有关，该基因与Cowden综合征相关（Eng，2003）。这种息肉，仅发生在结肠和舌头上，是一种幼年性错构瘤，一些学者认为这是幼年性息肉病的一种变异。

Cowden综合征

1963年，Lloyd和Dennis报道了一个患者，患有多发性肛区错构瘤、乳房纤维囊肿、非毒性甲状腺肿、乳腺癌和甲状腺癌。从那时起，其他类似病例也被描过而被冠名为“Cowden综合征”（Weary等，1970；Gentry等，1974；Burnett等，1975；Siegel，1975）。1978年，报道了一个类似的患者发现其胃及直肠乙状结肠的多发息肉。胃息肉的活检提示为增生性的，但结肠息肉没有做病理检查。Cowden综合征目前被认为是常染色体显性遗传病（Allen等，1980）。最近证实与*PTEN*基因突变有关。PTEN是一种作用于TGF信号传导通路上的肿瘤抑制基因。家族中发现有80%其基因突变（Eng，2003）。国际Cowden联盟已经公布了Cowden综合征的诊断要点。

Gorlin综合征

Gorlin综合征是一种遗传性错构瘤性息肉病，其结直肠幼年性息肉与多发痣样基底细胞癌、骨骼畸形、巨头畸形、颅内钙化及颅面畸形密切相关。只有约40%的患者会有结肠息肉。该综合征与PTCH（一种参与转化生长因子信号转导通路的肿瘤抑制基因）的种系突变遗传相关。

未分类息肉病

脂肪瘤性息肉病

多发黏膜下脂肪瘤可发生于小肠或结肠，并最终引起肠套叠或出血（Ling等，1959）。结肠镜检查具有诊断价值。因其全部为良性，通常不需择期手术治疗。

化生性（增生性）息肉病

多发性化生息肉是最近才被提出的一种疾病，其非常罕见并且难以和腺瘤性息肉病区分（Williams等，1980；Williams，1994）。虽然人们认识到化生性息肉可以多发，但要能定义为“息肉病”的还是很少见，因为其要达到一定的大小和数量。在Williams等（1980）所回顾的244例化生息肉患者中，7例患者有超过50枚结肠息肉，并均被临床诊断为腺瘤性息肉病。传统上，并不认为化生息肉是发生结直肠癌的危险因素，但最近的研究表明并非如此。

Leggett莱格特等（2001）报道了12例化生息肉，其中7人发展为结直肠癌。虽然大部分息肉为化生息肉，但11例为混合性息肉。混合性息肉发生癌变的患者较不发生癌变的患者具有显著差异（35% *vs.* 11%）。Hawkins等（2000）报告了一例化生息肉相关性结直肠癌患者，该患者在两处同时存在结直肠癌，其中一处是在化生息肉的基础上发展而来。Renaut等（2002）报道了一组类似患者，其主要为化生性息肉，部分为混合型息肉。这些患者中大部分有结直肠癌的家族史。建议这些患者密切随访，因为在这些患者中一部分人将来可能发展成腺瘤和癌，而要在大量的息肉中将其鉴别出来也是相当困难的。

遗传性混合息肉病综合征

1997年曾报道在德系犹太人种中混合型结直

肠腺瘤及癌的发病率较高。这些息肉包括腺瘤、错构瘤（未成熟息肉）和增生性息肉（Whitelaw 等，1997；Rozen 等，2003），而有个别息肉中同时包含以上三种组织学类型。最初认为其表型与 6 号染色体相关（Thomas，1996），但最近在至少三个德系家族中证明与 15 号染色体（15q13-14）上的片段相关（Jaeger 等，2003）。这个片段包括 *CRAC*1，而该片段与其他家族遗传性结直肠癌和腺瘤也相关。Jaeger 等（2003）认为 *CRAC*1 是遗传性混合息肉病综合征的基因型。另一种可能的基因解释由 Hohenstein 等于 2003 年提出，其报告了 *Smad* 4 突变与小鼠中发生的锯齿状腺瘤和混合性息肉病相关。

（乔治　译　乔治　校）

参考文献

Abraham SC, Nobukawa B, Giardiello FM et al (2000) Fundic gland polyps in familial adenomatous polyposis: neoplasms with frequent somatic adenomatous polyposis coli gene alterations. *Am J Pathol* 159: 381-382.

Alarcon FJ, Burke CA, Church JM & van Stolk RU (1999) Familial adenomatous polyposis: efficacy of endoscopic and surgical treatment for advanced duodenal adenomas. *Dis Colon Rectum* 42: 1533-1536.

Allen BS, Fitch MH & Smith JG (1980) Multiple hamartoma syndrome. *J Am Acad Dermatol* 9: 65-71.

Alm T (1975) Surgical treatment of hereditary adenomatosis of the colon and rectum in Sweden during the last 20 years. *Acta Chir Scand* 141: 228-237.

Alm T & Licznerski G (1973) The intestinal polyposis. *Clin Gastroenterol* 1973 2: 577.

Al-Tassan N, Chmiel NH, Maynard J et al (2002) Inherited variants of MYH associated with somatic G : CØT : A mutations in colorectal tumors. *Nat Genet* 30: 227-232.

Ambroze WL Jr, Dozois RR, Pemberton GH et al (1992) Familial adenomatous polyposis: results following ileal pouch-anal anastomosis and ileorectostomy. *Dis Colon Rectum* 35: 12-15.

Arvanitis ML, Jagelman DG, Fazio VW et al (1990) Mortality in patients with familial adenomatous polyposis. *Dis Colon Rectum* 33: 639-642.

Attanoos R, Billings PJ, Hughes LE, & Williams GT (1995) Ileostomy polyps, adenomas, and adenocarcinomas. *Gut* 37: 840-844.

Attard TM, Giardiello FM, Argani P & Cuffari C (2001) Fundic gland polyposis with high grade dysplasia in a child with attenuated familial adenomatous polyposis and familial gastric cancer. *J Pediatr Gastroenterol Nutr* 32: 215-218.

Augenlicht LH, Wahrman MZ, Halsey H et al (1987) Expression of cloned sequences in biopsies of human colonic tissue and in colonic carcinoma induced to differentiate in vitro. *Cancer Res* 47: 6017-6021.

Aziz Q, Athanasiou T, Fazio VW et al (2006) Meta-analysis of observational studies of ileorectal *versus* ileal pouch-anal anastomosis for familial adenomatous polyposis. *Br J Surg* 93: 407-417.

Azzarelli A, Gronchi A, Bertulli R et al (2001) Low-dose chemotherapy with methotrexate and vinblastine for patients with advanced aggressive fibromatosis. *Cancer* 92: 1259-1264.

Ballhausen WG & Gunther K (2003) Genetic screening for Peutz-Jeghers syndrome. *Expert Rev Mol Diagn* 3: 471-479.

Barker GM, Radley S, Bain I et al (1994) Biliary bile acid profiles in patients with familial adenomatous polyposis before and after colectomy. *Br J Surg* 81: 441-444.

Baron RL & Lee JK (1981) Mesenteric desmoid tumors: sonographic and computed tomographic appearance. *Radiology* 140: 777-779.

Bartholomew JG & Dahlin DC (1957) Intestinal polyposis associated with mucocutaneous melanin pigmentation (Peutz-Jeghers syndrome). *Gastroenterology* 34: 434.

Baughman EA, List CF, Williams JR et al (1969) The glioma polyposis syndrome. *N Engl J Med* 281: 1345-1346.

Bennett LR, Connon FE, Gouze M & Schenberg MD (1953) Further studies on the effects of small intestinal microsomal fraction upon transplantable tumours. *Proc Soc Exper Biol Med* 82: 655.

Benson JR & Baum M (1993) Breast cancer, desmoid tumours and familial adenomatous polyposis: a unifying hypothesis. *Lancet* 342: 848-850.

Beradi RS & Canlas M (1973) Desmoid tumor and laparotomy scars. *Int Surg* 58: 254-256.

Berk T, Friedman LS, Goldstein SD et al (1985) Relapsing acute pancreatitis as the presenting manifestation of an ampullary neoplasm in a patient with familial polyposis coli. *Am J Gastroenterol* 80: 627-629.

Berk T, Cohen Z, McCleod RS & Parker JA (1988) Congenital hypertrophy of the retinal pigment epithelium as a marker for familial adenomatous polyposis. *Dis Colon Rectum* 31: 253-257.

Berk T, Cohen Z, McLeod RS & Stern HS (1992) Management of mesenteric desmoid tumours in familial adenomatous polyposis. *Can J Surg* 35: 393-395.

Bertario L, Presciuttini S, Sala P et al (1994) Causes of death and postsurgical survival in familial adenomatous polyposis: results from the Italian Registry. *Semin Surg Oncol* 10: 225-234.

Bertario L, Russo A, Radice P et al (2000) Genotype and phenotype factors as determinants for rectal stump cancer in patients with familial adenomatous polyposis *Ann Surg* 231: 538-543.

Bertario L, Russo A, Sala P et al for the Hereditary Colorectal Tumours Registry (2001) Genotype and phenotype factors as determinants of desmoid tumors in patients with familial adenomatous polyposis. *Int J Cancer* 95 (2): 102-107.

Bertoni G, Sassatelli R, Nigrisoli E et al (1999) Dysplastic changes in gastric fundic gland polyps of patients with familial adenomatous polyps. *Ital J Gastroenterol Hepatol* 31: 192-197.

Bess MA, Adson MA, Elveback LR & Moertel CG (1980) Rectal cancer following colectomy for polyposis. *Arch Surg* 115: 460-467.

Beveridge IG, Swain DJ, Groves CJ et al Large villous adenomas arising in ileal pouches in familial adenomatous polyposis: report of two cases. *Dis Colon Rectum* 2004; 47: 123-126.

Bleau BL & Gostout CJ (1996) Endoscopic treatment of ampullary adenomas in familial adenomatous polyposis. *J Clin Gastroenterol* 22: 237-241.

Bodmer WF, Bailey CJ, Bussey HJR et al (1987) Localisation of the gene for familial adenomatous polyposis on chromosome 5 [letter]. *Nature* 328: 614-616.

Brasfield RD & Das-Gupta TK (1969) Desmoid tumors of the anterior abdominal wall. *Surgery* 65: 241-246.

Bridge JA, Sreekantaiah C, Mouron B et al (1992) Clonal chromosomal abnormalities in desmoid tumors: implications for histopathogenesis. *Cancer* 69: 430-436.

Brooks MD, Ebbs SR, Colletta AA & Baum M (1992) Desmoid tumours treated with triphenylethylenes. *Eur J Cancer* 28A: 1014-1018.

Brooks AP, Reznek RH, Nugent K et al (1994) CT appearances of desmoid tumours in familial adenomatous polyposis: further observations. *Clin Radiol* 49: 601-607.

Bulow S (1986) Clinical features of familial polyposis coli. *Dis Colon Rectum* 29: 102-107.

Bulow S (1991) Diagnosis of familial adenomatous polyposis. *World J Surg* 15: 41-46.

Bulow S (2003) Results of national registration of familial adenomatous polyposis. *Gut* 52 (5): 742-746.

Bulow S, Wauristen DKB, Johansen A et al (1985) Gastroduodenal polyps in familial polyposis coli. *Dis Colon Rectum* 28: 90-93.

Bulow S, Holm NV, Sondergaard JO et al (1986) Mandibular osteomas in unaffected sibs and children of patients with familial polyposis coli. *Scand J Gastroenterol* 21: 744.

Bulow C, Vasen H, Jarvinen H et al (2000) Ileorectal anastomosis is appropriate for a subset of patients with familial adenomatous polyposis. *Gastroenterol* 119: 1454-1460.

Burke AP, Sobin LH & Shekitka KM (1990a) Mesenteric fibromatosis: a follow-up study. *Arch Pathol Lab Med* 114: 832-835.

Burke AP, Sobin LH, Shekitka KM et al (1990b) Intra-abdominal fibromatosis: a pathological analysis of 130 tumours with comparison of clinical subgroups. *Am J Surg Pathol* 14: 335-341.

Burke CA, Beck GJ, Church JM & van Stolk RU (1999) The natural history of untreated duodenal and ampullary adenomas in patients with familial adenomatous polyposis followed in an endoscopic surveillance program. *Gastrointest Endosc* 49: 358-364.

Burke C, Santisi J, Levinthal G & Church J (2003) The use of capsule endoscopy to detect small bowel polyps in patients with FAP. *Familial Cancer* 2: 29.

Burn J, Chapman P, Delhanty J et al (1991) The UK Northern Region genetic register for familial adenomatous polyposis coli: the use of age of onset, congenital hypertrophy of retinal pigment epithelium and DNA markers in risk calculations. *J Med Genet* 28: 289-296.

Burnett JW, Goldner R & Calton GJ (1975) Cowden disease. *Br J Dermatol* 93: 329-336.

Burney B & Asser D (1970) Polyposis coli with adenocarcinoma associated with carcinoma in situ of the gall bladder. *Am J Surg* 132: 100-102.

Burt RW (1995) Polyposis syndromes. In Yamada T, Alpers DH, Owyang C et al (eds) *Textbook of gastroenterology*, 2nd edn. Philadelphia: JB Lippincott.

Burt RW & Petersen GW (1996) Familial colorectal cancer: diagnosis and management. In Young G, Rozen P & Levin B (eds) *Prevention and early detection of colorectal cancer*. London: WB Saunders.

Burt RW, Berenson MM, Lee RG et al (1984) Upper gastrointestinalpolyps in Gardner's syndrome. *Gastroenterology* 86: 295-301.

Burt RW, Bishop DT, Cannon LA et al (1985) Dominant inheritance of adenomatous colonic polyps and colorectal cancer. *N Engl J Med* 312: 1540-1544.

Bussey HJR (1970) Gastrointestinal polyposis. *Gut* 11: 970.

Bussey HJR (1975a) *Familial polyposis coli*. Baltimore, MD: Johns Hopkins University Press.

Bussey HJR (1975b) Extra colonic lesions associated with polyposis coli. *Proc R Soc Med* 2: 577-602.

Bussey HJR (1978) Polyposis syndrome. In Morson BC (ed) *The pathogenesis of colorectal cancer*, pp 81-94. Philadelphia: WB Saunders.

Bussey HJR, Eyers AA, Ritchie SM & Thomson JPS (1985) The rectum in adenomatous polyposis: the St Mark's policy. *Br J Surg* 72 (Suppl): 529-531.

Cabot RC (1935) Case records of the Massachusetts General Hospital. *N Engl J Med* 212: 263.

Cahen DL, Fockens P, de Wit LT et al (1997) Local resection or pancreaticoduodenectomy for villous adenoma of the ampulla of Vater diagnosed before operation. *Br J Surg* 84 (7): 948-951.

Caldwell EH (1976) Desmoid tumor: musculoaponeurotic fibrosis of the abdominal wall. *Surgery* 79: 104-106.

Camiel MR, Mule JE, Alexander IL & Benninghoff DL (1968) Association of thyroid carcinoma with Gardner's syndrome in siblings. *N Engl J Med* 278: 1056-1058.

Capps WF, Lewis MI & Gazzaniga DA (1968) Carcinoma of the colon, ampulla of Vater and urinary bladder associated with familial multiple polyposis. *Dis Colon Rectum* 11: 298.

Carney JA, Go VLW, Sizemore GW & Hayles AB (1976) Alimentary tract ganglioneuromatosis: major component of the syndrome of multiple endocrine neoplasia, type 2b. *N Engl J Med* 295: 1287-1291.

Caspari R, Friedl W, Mandl M et al (1994) Familial adenomatous polyposis: mutation of codon 1309 and early onset of colon cancer. *Lancet* 343: 629-632.

Caspari R, Olschwang S, Friedl W et al (1995) Familial adenomatous polyposis: desmoid tumors and lack of of ophthalmic lesions (CHRPE) associated with APC mutations beyond codon 1444. *Hum Mol Genet* 4: 337-340.

Causeret S, Francois Y, Griot JB et al (1998) Prophylactic pancreaticoduodenectomy for premalignant duodenal polyposis in familial adenomatous polyposis. *Int J Colorectal Dis* 13 (1): 39-42.

Chapman PD, Church W, Burn J & Gunn A (1989) Congenital hypertrophy of retinal pigment epithelium: a sign of familial adenomatous polyposis. *Br Med J* 298: 353-354.

Chargelaigue A (1859) Des polyps du rectum. Thesis, Paris.

Chatzipetrou MA, Tzakis AG, Pinna AD et al (2001) Intestinal transplantation for the treatment of desmoid tumors associated with familial adenomatous polyposis. *Surgery* 129: 277-281.

Cheadle JP, Sampson JR (2003) Exposing the MYtH about base excision repair and human inherited disease. *Hum Mol Genet* 12 (special no. 2): R159-165.

Cherki S, Glehen O, Moutardier V et al (2003) Pouch adenocarcinoma after restorative proctocolectomy for familial adenomatous polyposis. *Colorectal Dis* 5: 592-594.

Choi CG, Kim SH, Kim JS et al (1993) Adenoma malignum of the uterine cervix in Peutz-Jeghers syndrome: CT and US features. *J Comput Assist Tomogr* 17: 819-821.

Chung RS, Church JM & van Stolk R (1995) Pancreas-sparing duodenectomy: Indications, surgical technique and results. *Surgery* 117: 254-259.

Church JM (1995a) Desmoid tumours in patients with familial adenomatous polyposis. *Sem Colon Rectal Surg* 6: 29-32.

Church JM (1995b) Anatomy of a gene: functional correlations of APC mutation. *Sem Colon Rectal Surg* 6. 1: 61-66.

Church J (in press) MYH-associated polyposis. In Church JM & Burke C (eds) *The Cleveland Clinic approach to hereditary colorectal cancer*. New York: Blackwell.

Church JM and Casey G (2003) *In Molecular genetics of colorectal cancer; a primer for the clinician*. New York: Kluwer.

Church J & McGannon E (2000) Pregnancy ameliorates the clinical course of intra-abdominal desmoid tumors in patients with familial adenomatous polyposis. *Dis Colon Rectum* 43: 445-450.

Church JM, McGannon E & Hull-Boiner S et al (1992) Gastroduodenal polyps in patients with familial adenomatous polyposis. *Dis Colon Rectum* 35: 1170-1173.

Church JM, Oakley JR, and Wu JS (1996) Pouch polyposis after ilealpouch-anal anastomosis for familial adenomatous polyposis—report of a case. *Dis Colon Rectum* 39: 584-586.

Church J, Burke C, McGannon E et al (2001) Predicting polyposis severity by proctoscopy: how reliable is it? *Dis Colon Rectum* 44: 1249-1254.

Church JM, McGannon E, Burke C & Clark B (2004) Teenagers with FAP: what is their risk for colorectal cancer? *Dis Colon Rectum* 45: 887-889.

Church J, Burke C, McGannon E et al (2003a) Risk of rectal cancer in patients after colectomy and ileorectal anastomosis for familial adenomatous polyposis: a function of available surgical options. *Dis Colon Rectum* 46: 1175-1181.

Church J, Milsom J, Marcello P et al (2003b) Prophylactic surgery in patients with familial adenomatous polyposis: A report on the impact of minimally invasive techniques. *Familial Cancer* 2: 48.

Church J, LaGuardia L, Kiringoda R (2003c) Inherited colorectal cancer registries in the United States. *Dis Colon Rectum* 46: A55.

Church J, McGannon E, Burke C & Clark B (2006) What age do rectosigmoid adenomas develop in FAP? *Dis Colon Rectum* in press.

Clark SK & Phillips RKS (1996) Desmoids in familial adenomatous polyposis. *Br J Surg* 83: 1494-1504.

Clark SK, Smith TG, Katz DE et al (1998) Identification and progression of a desmoid precursor lesion in patients with familial adenomatous polyposis. *Br J Surg* 85: 970-973.

Cochet B, Carrol J, DesBaillets L et al (1979) Peutz-Jeghers syndrome associated with gastrointestinal carcinoma: report of two cases in a family. *Gut* 20: 169.

Cohen PR & Kohn SR (1991) Association of sebaceous gland tumors and internal malignancy: the Muir-Torre syndrome. *Am J Med* 90: 606-613.

Cole JW & Holden WD (1959) Postcolectomy regression of adenomatous polyps of the rectum. *Arch Surg* 79: 385-392.

Cole NM & Giuss LW (1969) Extra-abdominal desmoid tumours. *Arch Surg* 98: 530.

Coletta AA, Wakefield LM, Howell FV et al (1990) Antioestrogens induce the secretion of active transforming growth factor beta from human fetal fibroblasts. *Br J Cancer* 62: 405-409.

Collins JD, Falk M & Guibone R (1966) Benign lymphoid polyposis of the colon: case report. *Paediatrics* 38: 897-899.

Cornes JS, Wallace MH & Morson BC (1961) Benign lymphomas of the rectum and anal canal: a study of 100 cases. *J Pathol Bacteriol* 82: 371-382.

Corvisart L (1847) Hypertrophie partielle de la muqueuse intestinale. *Bull Soc Anat* 22: 400. Cosens CG (1958) Gastrointestinal pseudoleukaemia: a case report. *Ann Surg* 148: 129-133.

Couture J, Mitri A, Lagace R et al (2000) A germline mutation at the extreme 3′ end of the *APC* gene results in a severe desmoid phenotype and is associated with overexpression of beta-catenin in the desmoid tumor. *Clin Genet* 57: 205-212.

Crabtree M, Sieber OM, Lipton L et al (2003) Refining the relation between 'first hits' and 'second hits' at the APC locus: the 'loose fit' model and evidence for differences in somatic mutation spectra among patients. *Oncogene* 22 (27): 4257-4265.

Cripps WH (1882) Two cases of disseminated polyps of the rectum. *Trans Path Soc Lond* 33: 165-168.

Cronkhite LW & Canada WJ (1955) Generalised gastrointestinal polyposis: an unusual syndrome of pigmentation, alopecia and onychotrophia. *N Engl J Med* 252: 1011-1015.

Cummings OW (2000) Pathology of the adenoma-carcinoma sequence: from aberrant crypt focus to invasive carcinoma. *Semin Gastrointest Dis* 11: 229-237.

Dahn I, Jonsson N & Lundh G (1963) Desmoid tumours: a series of 33 cases. *Acta Chir Scand* 126: 305-314.

Dangel A, Meloni AM, Lynch AT & Sandberg AA (1994) Deletion (5q) in a desmoid tumor of a patient with Gardner's syndrome. *Cancer Genet Cytogenet* 78: 94-98.

Daniel ES, Ludwin SL, Lewis KJ et al (1982) The Cronkhite-Canada syndrome: an analysis of clinical and pathological features and therapy. *Medicine (Balt)* 61: 293-309.

Davidson S, Leshanski L, Rennert G et al (2002) Maternal mosaicism for a second mutational event—a novel deletion—in a familial adenomatous polyposis family harboring a new germ-line mutation in the alternatively spliced-exon 9 region of APC. *Hum Mutat* 19: 83-84.

Davies SW, Scarrow GD & McCauley MB (1970) Multiple lymphomatous polyposis of the gastrointestinal tract. *Br J Surg* 57: 125-131.

De Cosse JJ, Adams MD, Kuzama J et al (1975) Effect of ascorbic acid on rectal polyps of patients with familial polyposis. *Surgery* 78: 608. De Cosse JJ, Adams MB & Condon RE (1977) Familial polyposis. *Cancer* 39: 267-273.

De Cosse JJ, Bulow S, Neale K et al (1992) Rectal cancer risk in patients treated for familial adenomatous polyposis. *Br J Surg* 79: 1372-1375.

De Leng WW, Westerman AM, Weterman MA et al (2003) Cyclooxygenase 2 expression and molecular alterations in Peutz-Jeghers hamartomas and carcinomas. *Clin Cancer Res* 9: 3065-3072.

Deen KI, Hubscher S, Bain I, Patel R & Keighley MRB (1994) Histological assessment of the distal 'doughnut' in patients undergoing stapled restorative proctocolectomy with high or low anal transection. *Br J Surg* 81: 900-903.

Devic A & Bussey NM (1912) Un cas de polypose adenomateuse generalisée a tout l'intestine. *Arch Mal App Digest Par* 6: 278.

de Vos tot Nederveen Cappel WH, Jarvinen HJ, Bjork J et al (2003) Worldwide survey among polyposis registries of surgical management of severe duodenal adenomatosis in familial adenomatous polyposis. *Br J Surg* 90: 705-710.

Dick JA, Owen, WJ & McColl I (1984) Rectal sparing in familial polyposis coli. *Br J Surg* 71: 664.

Dickinson AJ, Savage AP, Mortensen NJMcC & Kettlewell MGW (1993) Long-term survival after endoscopic transanal resection of rectal tumours. *Br J Surg* 80: 1401-1404.

DiLiberti JH, Weleber RG & Budden S (1983) Ruvalcaba-Myre-Smith syndrome: a case with probable autosomal dominant inheritance and additional manifestations. *Am J Med Genet* 15: 491-495.

Doi K, Iida M, Kohrogi N et al (1993) Large intra-abdominal desmoid tumors in a patient with familial adenomatosis coli: their rapid growth detected by computerized tomography. *Am J Gastroenterol* 88: 595-598.

Dormandy TL (1957) Gastrointestinal polyposis with mucocutaneous pigmentation. *N Engl J Med* 256: 1093, 1141, 1186.

Duncan BP, Dohner VA & Priest JH (1968) The Gardner's syndrome: need for early diagnosis. *J Paediatr* 72: 497.

Dunker MS, Bemelman WA, Slors JF et al (2001) Functional outcome, quality of life, body image, and cosmesis in patients after laparoscopic-assisted and conventional restorative proctocolectomy: a comparative study. *Dis colon Rectum* 44: 1800-1807.

Dunlop MG (2002) Guidance on gastrointestinal surveillance for hereditary non-polyposis colorectal cancer, familial adenomatous polyposis, juvenile polyposis and Peutz-Jeghers syndrome. *Gut* 51 (suppl V): v21-27.

Eagel BA, Zentler-Munro P & Smith IE (1989) Mesenteric desmoid tumours in Gardner's syndrome: review of medical treatments. *Postgrad Med J* 65: 497-501.

Eccles D, Harvey J, Bateman A & Ross F (2001) A novel 3′ mutation in the *APC* gene in a family presenting with a desmoid tumour. *J Med Genet* 38 (12): 861-863.

Eden CG, Breach NM & Goldstraw P (1992) Treatment of desmoid tumours in Gardner's syndrome. *Thorax* 47: 662-663.

Edwards DP, Khosraviani K, Stafferton R & Phillips RK (2003) Long-term results of polyp clearance by intraoperative enteroscopy in the Peutz-Jeghers syndrome. *Dis Colon Rectum* 46: 48-50.

Einstein DM, Tagliabue JR & Desai RK (1991) Abdominal desmoids: CT findings in 25 patients. *Am J Roentgenol* 157: 275-279.

Eliason K, Hendrickson BC, Judkins T et al (2005) The potential for increased clinical sensitivity in genetic testing for polyposis colorectal cancer through the analysis of *MYH* mutations in North American patients. *J Med Genet* 42: 95-96.

Enterline HT (1976) Polyps and cancer of the large bowel. *Curr Top Pathol* 63: 95-141.

Enzinger FM & Shiraki M (1967) Musculo-aponeurotic fibromatosis of the shoulder girdle (extra-abdominal desmoid). Analysis of 30 cases followed up for 10 or more years. *Cancer* 20: 1131-1140.

Erbe RW (1976) Inherited gastrointestinal polyposis syndromes. *N Engl J Med* 294: 1101-1104.

Ewing J (1940) *Neoplastic diseases: a treatise on tumours*, 4th edn. Philadelphia: WB Saunders.

Farmer KCR, Hawley PR & Phillips RKS (1994) Desmoid disease. In Phillips RKS, Spigelman AD & Thomson JPS (eds) *Familial adenomatous polyposis and other polyposis syndromes*, pp 128-142. London: Edward Arnold.

Fearon ER & Vogelstein B (1990) A genetic model for colorectal tumorigenesis. *Cell* 61: 759-767.

Fearnhead NS, Britton MP, Bodmer WF (2001) The ABC of APC. *Hum Mol Genet* 10: 721-733.

Feinberg SM, Jagelman DG, Sarre RG et al (1988) Spontaneous resolution of rectal polyps in patients with familial polyposis following abdominal colectomy and ileorectal anastomosis. *Dis Colon Rectum* 31: 169-175.

Fodde R (2002) The APC gene in colorectal cancer. *Eur J Cancer* 38: 867-871.

Fodde R & Smits R (2002) Cancer biology. A matter of dosage. *Science* 298: 761-763.

Fraser-Roberts JA (1959) *An introduction to medical genetics*. Oxford: Oxford University Press. Freeman FJ (1964) Lymphoid hyperplasia and gastrointestinal bleeding in children. *Guthrie Clin Bull* 33: 175-179.

Friedl W, Caspari R, Sengteller M et al (2001) Can APC mutation analysis contribute to therapeutic decisions in familial adenomatous polyposis? Experience from 680 FAP families. *Gut* 48: 515-521.

Futami H, Furuta T, Hanai H et al (1997) Adenoma of the common human bile duct in Gardner's syndrome may cause relapsing acute pancreatitis. *J Gastroenterol* 32: 558-561.

Gadson P, McCoy J, Wikstrom AC & Gustafsson JA (1990) Suppression of protein kinase C and the stimulation of glucocorticoid receptor synthesis by dexamethasone in human fibroblasts derived from tumor tissue. *J Cell Biochem* 43: 185-198.

Gansar GF & Krementz ET (1988) Desmoid tumors: experience with new modes of therapy. *South Med J* 81: 794-796.

Garber JE, Li FP, Kingston JE et al (1988) Hepatoblastoma and familial adenomatous polyposis. *J Natl Cancer Inst* 80: 1626-1628.

Gardner EJ (1951) A genetic and clinical study of intestinal polyposis, a predisposing factor for carcinoma of the colon and rectum. *Am J Hum Genet* 3: 167-176.

Gardner EJ (1969) Gardner's syndrome re-evaluated after twenty years. *Proc Utah Acad* 46: 1-11.

Gardner EJ & Plenk HP (1952) Hereditary pattern for multiple oesteomas in a family group. *Am J Hum Genet* 4: 31-36.

Gardner EJ & Richards RC (1953) Multiple cutaneous and subcutaneous lesions occurring simultaneously with hereditary polyposis and oesteomatosis. *Am J Hum Genet* 5: 139.

Gedde-Dahl T, Heim S, Loth ER et al (1989) Polyposeprojektet. *Nord Med* 12: 104.

Gedebou TM, Wong RA, Rappaport WD et al (1996) Clinical presentation and management of iatrogenic colon perforations. *Am J Surg* 172: 454-457.

Gentry WC Jr, Eskritt NE & Gorlin RJ (1974) Multiple hamartoma syndrome (Cowden disease). *Arch Dermatol* 109: 521-525.

Geurs F & Kok TC (1993) Regression of a great abdominal desmoid tumor with doxorubicin. *J Clin Gastroenterol* 16: 264-265.

Giardiello FM, Welsh SB, Hamilton SR et al (1987) Increased risk of cancer in the Peutz-Jeghers syndrome. *N Engl J Med* 316: 1511-1514.

Giardiello FM, Hamilton SR, Kern SE et al (1991) Colorectal neoplasia in juvenile polyposis or juvenile polyps. *Arch Dis Child* 66: 971-975.

Giardiello FM, Hamilton SR, Krush AJ et al (1993a) Treatment of colonic and rectal adenomas with sulindac in familial adenomatous polyposis. *N Engl J Med* 328: 1313-1316.

Giardiello FM, Offerhaus GJ, Lee DH et al (1993b) Increased risk of thyroid and pancreatic carcinoma in familial adenomatous polyposis. *Gut* 34: 1394-1396.

Giardiello FM, Krush AJ, Petersen GM et al (1994) Phenotypic variability of familial adenomatous polyposis in 11 unrelated families with identical APC gene mutations. *Gastroenterology* 106: 1542-1547.

Giardiello FM, Petersen GM, Brensinger JD et al (1996) Hepatoblastoma and *APC* gene mutation in familial adenomatous polyposis. *Gut* 39: 867-869.

Giardiello FM, Brensinger JD, Petersen GM et al (1997) The use and interpretation of commercial APC gene testing for familial adenomatous polyposis. *N Engl J Med* 336: 823-827.

Gill W & Wilken BJ (1967) Diffuse gastrointestinal polyposis associated with hypoproteinaemia. *J R Coll Edinb* 12: 149.

Gingold BS, Jagelman D & Turnbull RB (1979) Surgical management of familial polyposis and Gardner's syn-

drome. Am J Surg 137：54.

Goodman ZD, Yardley JH & Milligan FD (1979) Pathogenesis of colonic polyps in multiple juvenile polyposis: report of a case associated with gastric polyps and carcinoma of the rectum. *Cancer* 43：1906-1913.

Grigioni WF, Alampi G, Martinelli G & Piccaluga A (1981) Atypical juvenile polyposis. *Histopathology* 5：361-376.

Groden J, Thliveris A, Samowitz W et al (1991) Identification and characterization of the familial adenomatous polyposis coli gene. *Cell* 66：589-600.

Groves C, Lamlum H, Crabtree M et al (2002a) Mutation cluster region, association between germline and somatic mutations and genotype-phenotype correlation in upper gastrointestinal familial adenomatous polyposis. *Am J Pathol* 160：2055-2061.

Groves CJ, Saunders BP, Spigelman AD & Phillips RK (2002b) Duodenal cancer in patients with familial adenomatous polyposis (FAP): results of a 10 year prospective study. *Gut* 50：636-641.

Gruner BA, DeNapoli TS, Andrews W et al (1998) Hepatocellular carcinoma in children associated with Gardner syndrome or familial adenomatous polyposis. *J Pediatr Hematol Oncol* 20：274-278.

Gunther K, Braunrieder G, Bittorf BR et al (2003) Patients with familial adenomatous polyposis experience better bowel function and quality of life after ileorectal anastomosis than after ileoanal pouch. *Colorectal Dis* 5 (1)：38-44.

Gurbuz AK, Giardiello FM, Petersen GM et al (1994) Desmoid tumours in familial adenomatous polyposis. *Gut* 35：377-381.

Hafter E (1954) Gastrointestinal polyposis mit melanose der hippenund Mundschleinhaut (Peutz - Jeghersches syndrom). *Gastroenterologia* 84：341.

Haggitt RC & Reid BJ (1986) Hereditary gastrointestinal polyposis syndromes. *Am J Surg Pathol* 10：871-887.

Halata MS, Miller J & Stone RK (1989) Gardner syndrome: early presentation with a desmoid tumor: discovery of multiple colonic polyps. *Clin Pediatr (Phila)* 28：538-540.

Hamada H, Kurimoto M, Endo S et al (1998) Turcot's syndrome presenting with medulloblastoma and familiar adenomatous polyposis: a case report and review of the literature. *Acta Neurochirurgica* 140：631-632.

Hamilton SR, Bussey HJR, Mendelsohn G et al (1979) Ileal adenomas after colectomy in patients with adenomatous polyposis coli/Gardner's syndrome. *Gastroenterology* 77：1252-1257.

Hamilton SR, Liu B, Parsons RE et al (1995) The molecular basis of Turcot's syndrome. *New Engl J Med* 332：839-847.

Hamilton L, Blackstein M, Berk T et al (1996) Chemotherapy for desmoid tumours in association with familial adenomatous polyposis: a report of three cases. *Can J Surg* 39：247-252.

Handford H (1890) Disseminated polypi of the large intestine becoming malignant. *Trans Path Soc Lond* 41：133.

Hansmann A, Adolph C, Vogel T et al (2004) High-dose tamoxifen and sulindac as first-line treatment for desmoid tumors. *Cancer* 100：612-620.

Hardell L, Breivald M, Hennerdal S et al (2000) Shrinkage of desmoid tumor with interferon alfa treatment: a case report. *Cytokines Cell Mol Ther* 6：155-156.

Hardoff R, Ben-Dov D & Front A (1988) Gallium 67 scintigraphy in the evaluation of Gardner's syndrome. *Cancer* 61：2353-2358.

Hartley J, Gupta S, McGannon E et al (in press) The significance of incidental desmoids identified during surgery for familial adenomatous polyposis. *Dis Colon Rectum*.

Harvey JC, Quan SH & Fortner JG (1979) Gardner's syndrome complicated by mesenteric desmoid tumors. *Surgery* 85：475-477.

Hasegawa T, Hirose T, Kudo E et al (1990) Cytoskeletal characteristics of myofibroblasts in benign neoplastic and reactive fibroblastic lesions. Virchows Arch A: *Pathol Anat Histopathol* 416：375-382.

Hawkins NJ, Gorman P, Tomlinson IP et al (2000) Colorectal carcinomas arising in the hyperplastic polyposis syndrome progress through the chromosomal instability pathway. *Am J Pathol* 157：385-392.

Hayry P, Reitamo JJ, Totterman S et al (1982) The desmoid tumor. II: analysis of factors possibly contributing to the etiology and growth behavior. *Am J Clin Pathol* 77：674-680.

Heald RJ (1967) Gardner's syndrome in association with two tumours of the ileum. *Proc R Soc Med* 60：914-915.

Healy JC, Reznek RH, Clark SK et al (1997) MR appearances of desmoid tumors in familial adenomatous polyposis. *Am J Roentgenol* 169：465-472.

Heiskanen I & Jarvinen HJ (1997) Fate of the rectal stump after colectomy and ileorectal anastomosis for familial adenomatous polyposis. *Int J Colorect Dis* 12：9-13.

Hernegger GS, Moore HG, Guillem JG (2002) Attenuated familial adenomatous polyposis: an evolving and poorly understood entity. *Dis Colon Rectum* 45：127-134.

Herrera L (1990) The Leeds Castle Polyposis Group. In Herrera L (ed) *Familial adenomatous polyposis*, pp 155-158.

New York: Alan R Liss. Herrera L, Kekati S, Gibas L (1986) Gardner syndrome in a man with interstitial deletion of 5q. *Am J Med Genet* 25：473-476.

Heyen F, Jagelman DG, Romania A et al (1990) Predictive value of congenital hypertrophy of the retinal pigment epithelium as a clinical marker for familial adenomatous polyposis. *Dis Colon Rectum* 33 (12)：1003-1008.

Hirata K, Itoh H & Ohsato K (1994) Regression of rectal polyps by indomethacin suppository in familial adenomatous polyposis: report of two cases. *Dis Colon Rectum* 37：943-946.

Ho HC, Burchell S, Morris P & Yu M (1996) Colon perforation, bilateral pneumothoraces, pneumopericardium, pneumomediastinum, and subcutaneous emphysema complicating endoscopic polypectomy: anatomic and management considerations. *Am Surg* 62：770-774.

Hochberg FH, Dasilva AB, Galdabini J & Richardson EP (1974) Gastrointestinal involvement in von Recklinghausen's neurofibromatosis. *Neurology* 24：1144-1151.

Hoehner JC & Metcalf AM (1994) Development of invasive adenocarcinoma following colectomy with ileoanal anastomosis for familial polyposis coli. Report of a case. *Dis Colon Rectum* 37：824-828.

Hoffmann DC & Goligher JC (1971) Polyposis of the stomach and small intestine in association with familial polyposis coli. *Br J Surg* 58：126.

Hohenstein P, Molenaar L, Elsinga J et al (2003) Serrated adenomas and mixed polyposis caused by a splice acceptor deletion in the mouse Smad4 gene. *Genes Chr Cancer* 36：273-282.

Holyoke ED, Leafstedt S & Douglass H Jr (1973) Desmoid tumors of abdominal wall: wide excision and repair with woven mesh. *NY State J Med* 73：2588-2590.

Hoover HC (1983) Surgical aspects of hereditary intestinal polyposis. *Dis Colon Rectum* 26：409-412.

Howe JR, Bair JL, Sayed MG et al (2001) Germline mutations of the gene encoding bone morphogenic protein receptor 1A in juvenile polyposis. *Nature Genet* 28：184-187.

Hubbard TB (1957) Familial polyposis of the colon: the fate of the retained rectum after colectomy in children. *Am*

Surg 23：557-586.
Hudson TM，Vandergriend RA，Springfield DS et al (1984) Aggressive fibromatosis：evaluation by computed tomography and angiography. *Radiology* 150：495-501.
Hughes LJ & Michels VV (1991) Risk of hepatoblastoma in familial adenomatous polyposis. *Am J Med Genet* 43：1023-1025.
Hunt LM，Robinson M，Hugkulstone CE et al (1994) Congenital hypertrophy of the retinal pigment epithelium and mandibular osteomata as markers in familial colorectal cancer. *Br J Cancer* 70：173-176.
Hutchinson RJ，Norris DG & Schnaufer L (1979) Chemotherapy：a successful application in abdominal fibromatosis. *Pediatrics* 63：157-159.
Ichii S，Horii Nakatsuru S et al (1992). Inactivation of both APC alleles in an early stage of colon adenomas in a patient with familial adenomatous polyposis (FAP). *Human Mol Genet* 1：387-390.
Iida M，Yao T，Itoh H et al (1981) Endoscopy features of adenoma of the duodenal papilla in familial polyposis of the colon. *Gastrointest Endosc* 27：6-8.
Iida M，Itoh H，Matsui T et al (1989) Ileal adenomas in postcolectomy patients with familial adenomatous polyposis coli/Gardner's syndrome：incidence and endoscopic appearance. *Dis Colon Rectum* 32：1034-1038.
Iizuka T，Sawada T，Hayakawa K et al (2002) Successful local excision of ileostomy adenocarcinoma after colectomy for familial adenomatous polyposis：report of a case. *Surg Today* 32：638-641.
Itoh H，Ohsato K，Yao T et al (1979) Turcot's syndrome and its mode of inheritance. *Gut* 20：414-419.
Iwama T & Mishima Y (1994) Factors affecting the risk of rectal cancer following rectum preserving surgery in patients with familial adenomatous polyposis. *Dis Colon Rectum* 37：1024-1026.
Iwama T，Mishima Y，Okamoto N & Inou EJ (1990) Association of congenital hypertrophy of the retinal pigment epithelium with familial adenomatous polyposis. *Br J Surg* 77：273-276.
Iwama T，Mishima Y & Utsunomiya J (1993) The impact of familial adenomatous polyposis on the tumorigenesis and mortality at the several organs：its rational treatment. *Ann Surg* 217：101-108.
Iwama T，Tomita H，Kawachi Y et al (1994) Indications for local excision of ampullary lesions associated with familial adenomatous polyposis. *J Am Coll Surg* 179：462-464.
Jaeger，EE，Woodford-Richens KL，Lockett M et al (2003) An ancestral Ashkenazi haplotype at the HMPS/CRAC1 locus on 15q13-q14 is associated with hereditary mixed polyposis syndrome. *Am J Hum Genet* 72：1261-1267.
Jagelman DG (1991) Choice of operation in familial adenomatous polyposis. *World J Surg* 15：47-49.
Jagelman DG，De Cosse JJ & Bussey HJR (1988) Upper gastrointestinal cancer in familial adenomatous polyposis. *Lancet* i：1149-1150.
Jarvinen HJ (1987) Desmoid disease as a part of familial adenomatous polyposis coli. *Act Chir Scand* 153：379-383.
Jarvinen HJ (1992) Epidemiology of familial adenomatous polyposis in Finland：impact of family screening on the colorectal cancer rate and survival. *Gut* 33：357-360.
Jarvinen HJ & Fransilla KO (1984) Familial juvenile polyposis coli：increased risk of colorectal cancer. *Gut* 25：792-800.
Jarvinen HJ，Peltokallio P，Landtman M & Wolff J (1982) Gardner's stigmas in patients with familial adenomatous coli. *Br J Surg* 69：718-721.
Jarvinen H，Nyberg M & Peltokallio P (1983a) Upper gastrointestinal tract polyps in familial adenomatosis coli. *Gut* 24：333-339.
Jarvinen HJ，Nyberg M & Peltokallio P (1983b) Biliary involvement in familial adenomatous coli. *Dis Colon Rectum* 26：525-528.
Jarvinen HJ，Husa A，Aukee S et al (1984) Finnish registry for familial adenomatous coli. *Scand J Gastroenterol* 19：941.
Jass JR (1994) Juvenile polyposis. In Phillips RKS，Spigelman AD & Thomson JPS (eds) Familial adenomatous polyposis and other polyposis syndromes，pp 203-14. London：Edward Arnold.
Jeghers H (1944) Pigmentation of skin. *N Engl J Med* 231：88-100.
Jelinek JA，Stelzer KJ，Conrad E et al (2001) The efficacy of radiotherapy as postoperative treatment for desmoid tumors. *Int J Rad Oncol Biol Phys* 50：121-125.
Jenne DE，Reimann H，Nezu et al (1998) Peutz-Jeghers syndrome is caused by mutations in a novel serine threonine kinase. *Nat Genet* 18：38-44.
Jishage K，Nezu J，Kawase Y et al (2002) Role of LKB1，the causative gene of Peutz-Jeghers syndrome，in embryogenesis and polyposis. *PNAS* 99：8903-8908.
Johnson JG，Gilbert E，Zimmerman B & Watne AL (1972) Gardner's syndrome：colon cancer and sarcoma. *J Surg Oncol* 4：354.
Johnson JA 3rd，Talton DS，Poole GV (1993) Adenocarcinoma of a Brooke ileostomy for adenomatous polyposis coli. *Am J Gastroenterol* 88：1122-1124.
Jones JR & Nance FC (1977) Periampullary malignancy in Gardner's syndrome. *Ann Surg* 185：565.
Jones IT，Jagelman DG，Fazio VW et al (1986) Desmoid tumors in familial polyposis coli. *Ann Surg* 204：9497.
Jones S，Emmerson P，Maynard J et al (2002) Biallelic germline mutations in MYH predispose to multiple colorectal adenoma and somatic G：CØT：A mutations. *Hum Mol Genet* 11：2961-2967.
Kalady MF，Clary BM，Tyler DS & Pappas TN (2002) Pancreas-preserving duodenectomy in the management of duodenal familial adenomatous polyposis. *J Gastrointest Surg* 6 (1)：82-87.
Kartheuser AH，Parc R，Penna CP et al (1996) Ileal pouch-anal anastomosis as the first choice operation in patients with familial adenomatous polyposis：a ten year experience. *Surgery* 119：615-623.
Kaschula RO (1971) Mixed juvenile adenomatous and intermediate polyposis coli：report of a case. *Dis Colon Rectum* 14：368-374.
Katayama Y，Kimura M & Konn M (1985) Cronkhite-Canada syndrome associated with rectal cancer and adenomatous changes in colonic polyps. *Am J Surg Pathol* 9：65-71.
Keshgegian AA & Enterline HT (1978) Gardner's syndrome with duodenal adenomas，gastric adenomyoma and thyroid papillary follicular adenoma. *Dis Colon Rectum* 21：255-260.
Keusch CF & Bauer J (1989) Mesenteric fibromatosis in Gardner's syndrome. *Mt Sinai J Med* 56：318-320.
Khii S，Horii A，Nakatsuru S et al (1992) Inactivation of both APC alleles in an early stage of colon adenomas in a patient with familial adenomatous polyposis (FAP). *Human Mol Genet* 1：387-390.
Khorsand J & Karakousis CP (1985) Desmoid tumours and their management. *Am J Surg* 149：215-218.
Kim DH，Goldsmith HS，Quan SH & Huvos AG (1971) Intra-abdominal desmoid tumor. *Cancer* 27：1041-1045.
Kim] IJ，Ku JL，Kang HC et al (2004) Mutational analysis of OGG1，MYH，MTH1 in FAP，HNPCC and sporadic colorectal cancer patients：R154H OGG1 polymorphism is associated with sporadic colorectal cancer patients. *Hum*

Genet 115 (6): 498-503.

Kindbloom LG, Angervall L, Santesson B & Selander S (1977) Cronkhite-Canada syndrome. *Cancer* 39: 2651.

Kingston JE, Draper GJ & Mann JR (1982) Hepatoblastoma and polyposis coli. *Lancet* i: 457.

Kinzbrunner B, Ritter S, Domingo J & Rosenthal CJ (1983) Remission of rapidly growing desmoid tumors after tamoxifen therapy. *Cancer* 52: 2201-2204.

Kiryu H, Tsuneyoshi M & Enjoji M (1985) Myofibroblasts in fibromatoses: an electron microscopic study. *Acta Pathol Jpn* 35: 533-547.

Kitamura A, Kanagawa T, Yamada S & Kawai T (1991) Effective chemotherapy for abdominal desmoid tumor in a patient with Gardner's syndrome: report of a case. *Dis Colon Rectum* 34: 822-826.

Klein WA, Miller HH, Anderson M & De Cosse JJ (1987) The use of indomethacin, sulindac and tamoxifen for the treatment of desmoid tumors associated with familial polyposis. *Cancer* 60: 2863-2868.

Klemmer S, Pascoe L & De Cosse J (1987) Occurrence of desmoids in patients with familial adenomatous polyposis of the colon. *Am J Med Genet* 28: 385-392.

Kobayashi H, Sakahara H, Hosono M et al (1994) Soft-tissue tumors: diagnosis with Tc-99m (V) dimercaptosuccinic acid scintigraphy. *Radiology* 190: 277-280.

Kollevold T (1973) Desmoid tumour and carcinoma mamma in the same patient. *Acta Chir Scand* 139: 573-576.

Komorowski RA, Tresp MG, Wilson SD (1986) Pancreaticobiliary involvement in familial polyposis coli/Gardners syndrome. *Dis Colon Rectum* 29: 55-58.

Kopelovich L (1984) Skin fibroblasts from humans genetically predisposed to colon cancer are abnormally senstive to SV40. *Cancer Invest* 2: 333-338.

Kopelovich L, Colom S & Pollack R (1977) Defective organisation of actin in cultured skin fibroblasts from patients with inherited adenocarcinoma. *Proc Natl Acad Sci* 74: 3019-3022.

Krokowicz P (1989) Management of familial polyposis in Poland. Proceedings of the Fourth International Symposium on Colorectal Cancer. Hereditary Colorectal Cancer, Kobe.

Krush AJ & Giardello FM (1990) Development of a genetics registry: hereditary intestinal polyposis and hereditary colon cancer registry at the Johns Hopkins Hospital 1973-88. In Herrera L (ed) Familial adenomatous polyposis, pp 43-60. New York: Alan R Liss.

Kyle SM & Keenan RA (1992) Mesenteric fibromatosis preventing restorative proctectomy. *Aust NZ J Surg* 62: 240-241.

Labayle D, Fischer D, Vielh P et al (1991) Sulindac causes regression of rectal polyps in familial adenomatous polyposis. *Gastroenterology* 101: 635-639.

Laferla G, Kaye SB & Crean GP (1988) Hepatocellular and gastric carcinoma associated with familial polyposis coli. *J Surg Oncol* 38: 19-21.

Latchford AR, Sturt NJH, Neale K et al (2006) A 10-year review of surgery for desmoid disease associated with familial adenomatous polyposis. *Br J Surg* 93: 1258-1261.

Latt TT, Nicholl R, Domizio P et al (1993) Rectal bleeding and polyps. *Arch Dis Child* 69: 144-147.

Law DS, Olschwang S & Monpelat SP (1988) Concerted nonsyntenic allelic loss in human colorectal carcinoma. *Science* 241: 961-964.

Lee FI & MacKinnon MP (1981) Papillary thyroid carcinoma associated with polyposis coli. *Am J Gastroenterol* 76: 138-140.

Lees CD & Hermann RE (1981) Familial polyposis coli associated with bile duct cancer. *Am J Surg* 141: 378-380.

Leggett BA, Devereaux B, Biden K et al (2001) Hyperplastic polyposis: association with colorectal cancer. *Am J Surg Pathol* 25: 177-184.

Leppard B (1974) Epidermoid cysts and polyposis coli. *Proc R Soc Med* 67: 1036-1037.

Leppert M, Dobbs M, Scambler P et al (1987) The gene for familial polyposis coli maps to the long arm of chromosome 5. *Science* 238: 1411-1412.

Leppert M, Burt R, Hughes JP et al (1990) Genetic analysis of an inherited predisposition to colon cancer in a family with a variable number of adenomatous polyps. *N Engl J Med* 322: 904-908.

Levy DB, Smith KJ, Beazer-Barclay Y et al (1994) Inactivation of both APC alleles in human and mouse tumors. *Cancer Res* 54: 5953-5958.

Lewis RA, Crowder WE, Eierman LA et al (1988) The Gardner syndrome: significance of ocular features. *Ophthalmology* 91: 916-925.

Li FP, Thurber WA, Seddon J & Holmes GE (1987) Hepatoblastoma in families with polyposis coli. *J Am Med Assoc* 257: 2475-2477.

Lim CL, Walker MJ, Mehta RR & Das-Gupta TK (1986) Estrogen and antiestrogen binding sites in desmoid tumors. *Eur J Cancer Clin Oncol* 22: 583-587.

Lin BP, Scott GS, Loughman NT & Newland RC (1989) Mesenteric fibromatosis: cytologic, histologic, and ultrastructural findings in a case. *Diagn Cytopathol* 5: 69-74.

Lindor NM, Dozois R, Nelson H et al (2003) Desmoid tumors in familial adenomatous polyposis: a pilot project evaluating the efficacy of treatment with pirfenidone. *Am L Gastroenterol* 98: 1868-1874.

Ling CS, Leagus C & Stahlgren LH (1959) Intestinal lipomatosis. *Surgery* 46: 1054-1059.

Lloyd KM & Dennis M (1963) Cowden disease: a possible new symptom complex with multiple system involvement. *Ann Intern Med* 58: 136-142.

Localio SA (1962) Spontaneous disappearance of rectal polyps following subtotal colectomy and ileoproctostomy for polyposis of the colon. *Am J Surg* 103: 81-82.

Lockhart-Mummery JP (1925) Cancer and heredity. *Lancet* i: 427-429.

Lockhart-Mummery HE (1967) Intestinal polyposis: the present position. *Proc R Soc Med* 60: 381.

Lotfi AM, Dozois RR, Gordon H et al (1989) Mesenteric fibromatosis complicating familial adenomatous polyposis: predisposing factors and results of treatment. *Int J Colorect Dis* 4: 30-36.

Louw JH (1958) Polypoid lesions of the large bowel in children with particular reference to benign polyposis. *Paediat Surg* 3: 195.

Lovegrove RE, Tilney HS, Heriot AG et al (2006) A comparison of adverse events and functional outcomes after restorative proctocolectomy for familial adenomatous polyposis and ulcerative colitis. *Dis Colon Rectum* 49: 1293-1306.

Lundell L, Hyltander A & Liedman B (2002) Pancreas-sparing duodenectomy: technique and indications. *Eur J Surg* 168 (2): 74-77.

Lynch HT & Krush AJ (1967) Hereditary polyposis and adenocarcinoma of the colon. *Gastroenterology* 53: 517-527.

Lynch HT, Fitzgibbons R, Chong S et al (1994) Use of doxorubicin and dacarbazine for the management of unresectable intra-abdominal desmoid tumors in Gardner's syndrome. *Dis Colon Rectum* 37: 260-267.

Lynch HT, Thorson AG & Smyrk T (1995) Rectal cancer after prolonged sulindac chemoprevention. A case report. *Cancer* 75: 936-938.

Lynch AC, Church JM & Lavery IC (2003) Quality of life following partial or total colectomy: relevance to hereditary non polyposis colorectal cancer. *Fam Cancer* 2: 53.

MacDonald JN, Davis WC, Crago HR & Berk AD (1967) Gardner's syndrome and periampullary malignancy. *Am J Surg* 113: 425.

Mace J, Biermann JS, Sondak V et al (2002) Response of extraabdominal desmoid tumors to therapy with imatinab mesylate. *Cancer* 95: 2373-2379.

Madden MV, Neale KF, Nicholls RJ et al (1991) Comparison of morbidity and function after colectomy with ileorectal anastomosis or restorative proctocolectomy for familial adenomatous polyposis. *Br J Surg* 78: 789-792.

Magid D, Fishman EK, Jones B et al (1984) Desmod tumors in Gardner syndrome: use of computed tomography. *Am J Roentgenol* 142: 1141-1145.

Magid D, Fishman EK, Wharam M Jr & Siegelman SS (1988) Musculoskeletal desmoid tumors: CT assessment during therapy. *J Comput Assist Tomogr* 12: 222-226.

Mao C, Huang Y & Howard JM (1995) Carcinoma of the ampulla of Vater and mesenteric fibromatosis (desmoid tumour) associated with Gardner's syndrome: problems in management. *Pancreas* 10: 239-245.

Marshall WH, Martin FIR & MacKay IR (1967) Gardner's syndrome with adrenal carcinoma. *Aust Ann Med* 16: 242-244.

Martini GA & Dolle W (1961) Ménétrier syndrom Polyadenomatosis des margens mit Eiweissverlust in den Mazen-Darm-Kanal. *Dtsch Med Wschr* 86: 2524.

Mathus-Vliegen EMH & Tytgat GNJ (1985) Peutz-Jeghers syndrome: clinical presentation and new therapeutic strategy. *Endoscopy* 17: 102-104.

McAdam WAF & Goligher JC (1970) The occurrence of desmoids in patients with familial polyposis coli. *Br J Surg* 57: 618.

McColl I, Bussey HJR, Veale AMO & Morson BC (1964) Juvenile polyposis coli. *Proc R Soc Med* 57: 896.

McCormick F (1992) Coupling of ras p21 signalling and GTP hydrolysis by GTPase activating proteins. *Phil Trans R Soc Lond B* 336 (1276): 43-47.

McKittrick LS, Malory TB & Talbott JH (1935) Case records of the Massachusetts General Hospital. *N Engl J Med* 212: 263.

McKusick UA (1962) Genetic factors in intestinal polyposis. *JAMA* 182: 281.

Melmed RN & Bouchier IAD (1972) Duodenal involvement in Gardner's syndrome. *Gut* 13: 524.

Mendelsohn G & Diamond MP (1984) Familial ganglioneuromatous polyposis of the large bowel: report of a family with associated juvenile polyposis. *Am J Surg Pathol* 8: 515-520.

Middleton SB, Clark SK, Matravers P et al (2003) Stepwise progression of familial adenomatous polyposis-associated desmoid precursor lesions demonstrated by a novel CT scoring system. *Dis Colon Rectum* 46: 481-485.

Mills SJ, Chapman PD, Burn J & Gunn A (1997) Endoscopic screening and surgery for familial adenomatous polyposis: dangerous delays. *Br J Surg* 84: 74-77.

Milsom JW, Ludwig KA, Church JM & Garcia-Ruiz A (1997) Laparoscopic total abdominal colectomy with ileorectal anastomosis for familial adenomatous polyposis. *Dis Colon Rectum* 40: 675-678.

Moertel CG, Hill JR & Adson MA (1970) Surgical management of multiple polyposis: the problem of cancer in the retained bowel segment. *Arch Surg* 100: 521-525.

Morson BC & Bussey HJR (1970) Predisposing causes of intestinal cancer. In Ravitch MM et al (eds) *Current problems in surgery*. Chicago: YearBook Medical. Morson BC & Dawson MP (1990) *Gastrointestinal pathology*, 3rd edn. Oxford: Blackwell Scientific.

Morton DG, Gibson J, MacDonald F et al (1992) Role of congenital hypertrophy of the retinal pigment epithelium in the predictive diagnosis of familial adenomatous polyposis. *Br J Surg* 79: 689-693.

Morton DG, MacDonald F, Haydon J et al (1993) Screening practice for familial adenomatous polyposis: the potential for regional registers. *Br J Surg* 80: 255-258.

Muir E, Yates-Bell A & Barlow K (1967) Multiple primary carcinoma of the colon, duodenum and larynx associated with keratoacanthomata of the face. *Br J Surg* 54: 191-195.

Murday V & Slack J (1989) Inherited disorders associated with colorectal cancer. *Cancer Surveys* 8: 139-157.

Myrhoj T, Bulow S & Mogensen AM (1989) Multiple adenomas in terminal ileum 25 years after restorative proctocolectomy for familial adenomatous polyposis: report of a case. *Dis Colon Rectum* 32: 618-620.

Nagase H, Miyoshi Y, Horii A et al (1992) Correlation between the location of germline mutations in the APC gene and the number of colorectal polyps in familial adenomatous polyposis patients. *Cancer Res* 52: 4055-4058.

Naylor EW, Gardner EJ & Richards RC (1979) Desmoid tumours and mesenteric fibromatosis in Gardner's syndrome. *Arch Surg* 114: 1181-1185.

Neale K, Ritchie S & Thompson JPS (1990) Screening of offspring of patients with familial adenomatous polyposis: the St Mark's Hospital Polyposis Register experience. In Herrera L (ed) *Familial adenomatous polyposis*, pp 61-6. New York: Alan R Liss.

Neale K & Bulow S (2003) Leeds Castle Polyposis Group. Origins of the Leeds Castle Polyposis Group. *Fam Cancer* 2 (suppl 1): 1-2.

Neely MG & Gillespie G (1967) Peutz-Jeghers syndrome: sporadic and familial. *Br J Surg* 54: 378.

Nicholls RJ, Springall RG & Gallager P (1988) Regression of rectal adenomas after colectomy and ileorectal anastomosis for familial adenomatous polyposis. *Br Med J* 296: 1707-1708.

Niimi K, Tomada H, Furusawa M et al (1991) Peutz-Jeghers syndrome associated with adenocarcinoma of the cecum and focal carcinomas in harmartomatous polyps of the colon: a case report. *Jpn J Surg* 21: 220-223.

Nishiura M, Hirota T, Itabashi M et al (1984) A clinical and histopathological study of gastric polyps in familial polyposis coli. *Am J Gastroenterol* 79: 98-103.

Niv Y & Fraser GM (1994) Adenocarcinoma in the rectal segment in familial polyposis coli is not prevented by sulindac therapy. *Gastroenterology* 107: 854-857.

Nucci MR, Robinson CR, Longo P et al (1997) Phenotypic and genotypic characteristics of aberrant crypt foci in human colorectal mucosa. *Hum Pathol* 28: 1396-1407.

Nugent KP & Phillips RKS (1992) Rectal cancer risk in older patients with familial adenomatous polyposis and an ileorectal anastomosis: a cause for concern. *Br J Surg* 79: 1204-1206.

Nugent KP, Farmer KCR, Spigelman AD et al (1993a) Randomized controlled trial of the effect of sulindac on duodenal and rectal polyposis and cell proliferation in patients with familial adenomatous polyposis. *Br J Surg* 80: 1618-1619.

Nugent KP, Spigelman AD, Nicholls RJ et al (1993b) Pouch adenomas in patients with familial adenomatous polyposis. *Br J Surg* 80: 1620.

Nugent KP, Spigelman AD & Phillips RKS (1995) Colorectal cancer: surgical prophylaxis and chemoprevention [review]. *Ann R Coll Surg Engl* 77: 372-376.

Nuyttens JJ, Rust PF, Thomas CR Jr, Turrisi AT 3rd (2002). Surgery versus radiation therapy for patients with aggressive fibromatosis or desmoid tumors: A comparative review of 22 articles. *Cancer* 88: 1517-1523.

Nyam DC, Brillant PT, Dozois RR e tal (1997) Ileal pouch-anal canal anastomosis for familial adenomatous polyposis: early and late results. *Ann Surg* 226 (4): 514-519.

Offerhaus GJA, Giardiello FM, Krush AJ et al (1992) The risk of gastrointestinal cancer in familial adenomatous polyposis. *Gastroenterology* 102: 1980-1982.

Ohsato K, Yao T, Watanabe H, Iida M & Itoh H (1977) Small intestinal involvement in familial polyposis diagnosed by operative intestinal fiberoscopy: a report of four cases. *Dis Colon Rectum* 20: 414-420.

Ojerskog B, Myrvold LO, Philipson BM & Ahren C (1987) Gastroduodenal and ileal polyps in patients treated surgically for familial polyposis coli with protocolectomy and continent ileostomy. *Acta Chir Scand* 153: 681-686.

Okamoto M, Sato C, Kohno Y et al (1990) Molecular nature of chromosome 5q loss in colorectal tumors and desmoids from patients with familial adenomatous polyposis. *Hum Genet* 85: 595-599.

Okuno SH & Edmonson JH (2003) Combination chemotherapy for desmoid tumors. *Cancer* 97: 1134-1135.

Olsen KO, Juul S, Bulow S et al (2003) Female fecundity before and after operation for familial adenomatous polyposis. *Br J Surg* 90: 227-231.

Olschwang S, Tiret A, Laurent-Puig P et al (1993) Restriction of occular fundus lesions to a specific subgroup of APC mutations in adenomatous polyposis coli patients. *Cell* 75: 959-968.

Oncel M, Church JM, Remzi FH & Fazio VW (2005). Colonic surgery in patients with juvenile polyposis syndrome: a case series. *Dis Colon Rectum* 48: 49-55.

Ording Olsen K, Juul S, Berndtsson I et al (2002) Ulcerative colitis: female fecundity before diagnosis, during disease, and after surgery compared with a population sample. *Gastroenterology* 122: 15-19.

Pack GT & Ariel IM (1958) Tumours of the soft somatic tissues. London: Cassell.

Pack GT & Ehlich HE (1944) Neoplasms of the anterior abdominal wall with special consideration of desmoid tumours: experience with 391 cases and a collective review of the literature. *Int Abstr Surg* 79: 177-198.

Palmer ED (1968) What Ménétrier really said. *Gastrointest Endosc* 15: 83.

Parc YR, Olschwang S, Desaint B et al (2001) Familial adenomatous polyposis: prevalence of adenomas in the ileal pouch after restorative proctocolectomy. *Ann Surg* 233 (3): 360-364.

Park JG, Park KJ, Ahn YO et al (1992) Risk of gastric cancer among Korean familial adenomatous polyposis patients: report of three cases. *Dis Colon Rectum* 35: 996-998.

Parks AG & Nicholls RJ (1978) Proctocolectomy without ileostomy for ulcerative colitis. *Br Med J* 2: 85-88.

Patel SR, Evans HL & Benjamin RS (1993) Combination chemotherapy in adult desmoid tumors. *Cancer* 72: 3244-3247.

Penna C, Kartheuser A, Parc R et al (1993a) Secondary proctectomy and ileal pouch-anal anastomosis after ileorectal anastomosis for familial adenomatous polyposis. *Br J Surg* 80: 1621-1623.

Penna C, Tiret E, Parc R et al (1993b) Operation and abdominal desmoid tumors in familial adenomatous polyposis. *Surg Gynecol Obstet* 177: 263-268.

Penna C, Bataille N, Balladur P et al (1998) Surgical treatment of severe duodenal polyposis in familial adenomatous polyposis. *Br J Surg* 85 (5): 665-668.

Perzin KH & Bridge MF (1982) Adenomatous and carcinomatous changes in hamartomatous polyps of the small intestine (Peutz-Jeghers syndrome): report of a case and review of the literature. *Cancer* 49: 971-983.

Peterson GM, Francomano C, Kinzler K & Nakamura Y (1993) Presymptomatic direct detection of adenomatous polyposis coli (APC) gene mutations in familial adenomatous polyposis. *Human Genet* 91: 307-311.

Peutz JLA (1921) Very remarkable case of familial polyposis of mucous membrane of intestinal tract and nasopharynx accompanied by peculiar pigmentations of skin and mucous membrane. *Nederl Maandschr V Geneesk* 10: 134-146.

Pfeffer L, Lipkin M, Stutman O & Kopelovich L (1976) Growth abnormalities of cultured human skin fibroblasts derived from individuals with hereditary adenomatosis of the colon and rectum. *J Cell Physiol* 89: 29-38.

Phillips RK, Wallace MH, Lynch PM et al (2002) FAP Study Group. A randomized, double blind, placebo controlled study of celecoxib, a selective cyclooxygenase 2 inhibitor, on duodenal polyposis in familial adenomatous polyposis. *Gut* 50: 857-860.

Plail RO, Glazier G, Thomson JPS & Bussey HJR (1985) *Adenomatous polyposis: an association with carcinoma. Frontiers in colorectal cancer*. St Mark's 150th Anniversary, London.

Polese L & Keighley MRB (2003) Adenomas at resection margins does not influence the long term development of pouch adenomas after restorative proctocolectomy for FAP (familial adenomatous polyposis). *Am J Surg* 186 (1): 32-34.

Ponz de Leon M, Varesco L, Benatti P et al (2001) Phenotype-genotype correlations in an extended family with adenomatosis coli and an unusual APC gene mutation. *Dis Colon Rectum* 44 (11): 1597-1604.

Poon R, Smits R, Li C, Jagmohan-Changur S et al (2001) Cyclooxygenase-two (COX-2) modulates proliferation in aggressive fibromatosis (desmoid tumor). *Oncogene* 20: 451-460.

Poritz LS, Blackstein M, Berk T (2001) Extended followup of patients treated with cytotoxic chemotherapy for intra-abdominal desmoid tumors. *Dis Colon Rectum* 44: 1268-1273.

Powell SM, Petersen GM, Krush AJ et al (1993) Molecular diagnosis of familial adenomatous polyposis. *N Engl J Med* 329: 1982-1987.

Procter H, Singh L, Baum M & Brinkley D (1987) Response of multicentric desmoid tumours to tamoxifen. *Br J Surg* 74: 401.

Ramaswamy F, Elhosseinny AA & Tchertkoff V (1981) Juvenile polyposis of the colon with atypical adenomatous changes and carcinoma in situ. *Dis Colon Rectum* 24: 393-398.

Ramsden KL & Thompson H (1994) The Cronkhite-Canada syndrome: a seldom recognized entity. *Endoscopy* 26: 331-332.

Ranzi T, Castagnone D, Velio P & Polli EE (1981) Gastric and duodenal polyps in familial polyposis coli. *Gut* 22: 363-373.

Rasheed S & Gardner MB (1981) Growth properties and susceptibility to viral transformation of skin fibroblasts from individuals at high generic risk for colorectal cancer. *J Natl Cancer Inst* 66: 43-49.

Raszkowski HJ & Hufner RF (1971) Neurofibromatosis of the colon: a unique manifestation of von Recklinghausen's disease. *Cancer* 27: 134-142.

Read K & Vose PC (1981) Diffuse juvenile polyposis of the colon: a premalignant condition. *Dis Colon Rectum* 24: 205-210.

Reale MA & Fearon ER (1994) Molecular genetics of hereditary colorectal cancer. *Haematol Oncol Ann* 2: 129.

Reed TE & Neel JV (1955) A genetic study of multiple polyposis of the colon (with an appendix deriving a method of eliminating relative fitness). *Am J Hum Genet* 7: 236.

Reid JD (1974) Intestinal carcinoma in the Peutz-Jeghers syndrome. *JAMA* 170: 633.

Reitamo JJ, Hayry P, Nykyri E & Saxen E (1982) The desmoid tumour. I: Incidence, sex-, age- and anatomical distribution in the Finnish population. *Am J Clin Pathol* 77: 665-673.

Reitamo JJ, Scheinin TM & Hayry P (1986) The desmoid syndrome: new aspects in the cause, pathogenesis and treatment of the desmoid tumor. *Am J Surg* 151: 230-237.

Remzi FH, Church JM, Bast J et al (2001) Mucosectomy vs. stapled ileal pouch-anal anastomosis in patients with familial adenomatous polyposis: functional outcome and neoplasia control. *Dis Colon Rectum* 44: 1590-1596.

Renaut AJ, Douglas PR, Newstead GL (2002) Hyperplastic polyposis of the colon and rectum. *Colorectal Dis* 4: 213-215.

Restrepo C, Moreno J, Duque E et al (1978) Juvenile colonic polyposis in Columbia. *Dis Colon Rectum* 21: 600-612.

Rhodes M, Chapman PD, Burn J & Gunn A (1991) Role of a regional register for familial adenomatous polyposis: experience in the Northern Region. *Br J Surg* 78: 451-452.

Richard CS, Berk T, Bapat BV et al (1997) Sulindac for periampullary polyps in FAP patients. *Int J Colorect Dis* 12: 14-18.

Richards RC, Rogers SW & Gardener EJ (1981) Spontaneous mesenteric fibromatosis in Gardner's syndrome. *Cancer* 47: 597-601.

Rigau J, Pique JM, Rubio E et al (1991) Effects of long-term sulindac therapy on colonic polyposis. *Ann Intern Med* 115: 952-954.

Rintala A (1959) The histological appearance of gastrointestinal polyps in the Peutz-Jeghers syndrome. *Acta Chir Scand* 117: 366.

Rivadeneyra J & Santiago-Payan H (1982) The estrogenic receptor in desmoid tumors: preliminary report. *Arch Invest Med (Mex)* 13: 105-108.

Rock MG, Pritchard DJ, Reiman HM et al (1984) Extra-abdominal desmoid tumors. *J Bone Joint Surg (Am)* 66: 1369-1374.

Rodriguez-Bigas MA, Mahoney MC et al (1994) Desmoid tumors in patients with familial adenomatous polyposis. *Cancer* 74: 1270-1274.

Romania A, Zakov ZN, McGannon E et al (1989) Congenital hypertrophy of the retinal pigment epithelium in familial adenomatous polyposis. *Ophthalmology* 96: 879-884.

Romer H, Cotle C & Essenfeld-Yahr R (1971) Behaviour of the rectal juvenile polyps in vitro. *Gut* 12: 194-199.

Roth SI & Helwig EB (1963) Juvenile polyps of the colon and rectum. *Cancer* 16: 468.

Rothman D, Su CP & Kendall AB (1975) Dilemma in a case of Turcot's (glioma polyposis) syndrome: report of a case. *Dis Colon Rectum* 18: 514-515.

Rozen P & Baratz M (1982) Familial juvenile colonic polyposis with associated colon cancer. *Cancer* 49: 1500-1503.

Rozen P, Samuel Z & Brazowski E (2003) A prospective study of the clinical, genetic, screening and pathologic features of a family with hereditary mixed polyposis syndrome. *Am J Gastroenterol* 98: 2317-2320.

Rowntree AC, Allardice JT, Woods WW et al (1993) Prospective clinical trial to determine the influence of sulindac on the formation of recurrent colonic adenomatous polyps. *Br J Surg* 80: 1477.

Rubin M, Tuthill RJ, Rosato EF & Cohen S (1980) Cronkhite-Canada syndrome: report of an unusual case. *Gastroenterology* 79: 737.

Rubinfield B, Souza B, Albert I et al (1993) Association of the APC gene product with B catenin. *Science* 262: 1731-1734.

Ruo L, Coit DG, Brennan MF & Guillem JG (2002) Long-term follow-up of patients with familial adenomatous polyposis undergoing pancreaticoduodenal surgery. *J Gastrointest Surg* 6 (5): 671-675.

Rustgi AK (1994) Hereditary gastrointestinal polyposis and nonpolyposis syndromes. *N Engl J Med* 331: 1694-1702.

Ruvalcaba RHA, Myrhe J & Smith DW (1980) Sotos syndrome with intestinal polyposis and pigmentary changes of genitalia. *Clin Genet* 18: 413-416.

Sachatello CR, Pickren CA & Grace JT (1970) Generalized juvenile gastrointestinal polyposis: a hereditary syndrome. *Gastroenterology* 58: 699-708.

Saigusa N, Kurahashi T, Nakamura T et al (2000) Functional outcome of stapled ileal pouch-anal canal anastomosis versus handsewn pouch-anal anastomosis. *Surg Today* 30 (7): 575-581.

Sarre RG, Frost AG, Jagelman DG et al (1987a) Gastric and duodenal polyps in familial adenomatous polyposis: a prospective study of the nature and prevalence of upper gastrointestinal polyps. *Gut* 28: 306-314.

Sarre RG, Jagelman DG, Beck GJ et al (1987b) Colectomy with ileorectal anastomosis for familial adenomatous polyposis: the risk of rectal cancer. *Surgery* 101: 20-26.

Sarmiento JM, Thompson GB, Nagorney DM et al (2002) Pancreassparing duodenectomy for duodenal polyposis. *Arch Surg* 137 (5): 557-562.

Saurin JC, Gutknecht C, Napoleon B et al (1999) The natural history of untreated duodenal and ampullary adenomas in patients with familial adenomatous polyposis followed in an endoscopic surveillance program. *Gastrointest Endosc* 49: 358-364.

Scates DK, Venitt S, Phillips RKS et al (1995) High pH reduces in vitro DNA adduct formation by bile from patients with familial adenomatous polyposis: Might antacids reduce duodenal polyposis? *Gut* 36: 918-921.

Schaupp WC & Volpe PA (1972) Management of diffuse colonic polyposis. *Am J Surg* 124: 218.

Schneider BL, Haque S, van Hoff J et al (1992) Case report: familial adenomatous polyposis following liver transplantation for a virilizing hepatoblastoma. *J Pediatr Gastroenterol Nutrit* 15: 198-201.

Schnur PL, David E, Brown PW et al (1973) Adenocarcinoma of the duodenum and Gardner's syndrome. *JAMA* 233: 1229.

Schuchardt WA & Ponsky JL (1979) Familial polyposis and Gardner's syndrome. *Surg Gynecol Obstet* 148: 97-103.

Schwartz RA, Goldberg DJ, Mahmood F et al (1989) The Muir-Torre syndrome: a disease of sebaceous and colonic neoplasms. *Dermatologica* 178: 23-28.

Seiter K & Kemeny N (1993) Successful treatment of a desmoid tumor with doxorubicin. *Cancer* 71: 2242-2244.

Seow-Choen F, Vijayan V & Keng V (1996) Prospective randomized study of sulindac versus calcium and calciferol for upper gastrointestinal polyps in familial adenomatous polyposis. *Br J Surg* 83: 1763-1766.

Settaf A, Mansori F, Bargash S & Saidi A (1990) Peutz-Jeghers syndrome with carcinomatous degeneration of a duodenal harmatomatous polyp. *Ann Gastroenterol Hepatol (Paris)* 26: 285-288.

Setti-Carraro P & Nicholls RJ (1996) Choice of prophylactic surgery for the large bowel component of familial adenomatous polyposis. *Br J Surg* 83: 885-892.

Shaw EB & Hennigar GR (1974) Intestinal lymphoid polyposis. *Am J Clin Path* 61: 417.

Shepherd A (1971) Familial polyposis of the colon with special reference to regression of rectal polyposis after subtotal colectomy. *Br J Surg* 58: 85-91.

Sheridan R, D'Avis J, Seyfer AE & Quispe G (1986) Massive abdominal wall desmoid tumor: treatment by resection and abdominal wall reconstruction. *Dis Colon Rectum*

29：518-520.

Sieber OM，Lipton L，Crabtree M et al (2003) Multiple colorectal adenomas，classic adenomatous polyposis，and germline mutations in MYH. *New Engl J Med* 348：791-799.

Siegel MJ (1975) Cowden disease：a report of a case with malignant melanoma. *Cutis* 16：258.

Skapek SX，Hawk BJ，Hoffer FA et al (1998) Combination chemotherapy using vinblastine and methotrexate for the treatment of progressive desmoid tumor in children. *J Clin Oncol* 16：3021-3027.

Slors JF，den Hartog Jager FC，Trum JW et al (1989) Long-term followup after colectomy and ileorectal anastomosis in familial adenomatous polyposis coli. Is there still a place for the procedure? *Hepatogastroenterology* 36 (2)：109-112.

Smilow PC，Pryor CA & Swinton NW (1966) Juvenile polyposis coli. *Dis Colon Rectum* 9：248.

Smith WG (1958) Multiple polyposis：Gardner's syndrome and desmoid tumours. *Dis Colon Rectum* 1：323.

Smith WG (1959) Desmoid tumours in familial multiple polyposis. *Mayo Clin Proc* 34：31.

Smith WG & Kern BB (1973) The nature of the mutation in familial multiple polyposis：papillary carcinoma of the thyroid，brain tumours and familial multiple polyposis. *Dis Colon Rectum* 16：264-271.

Smith KJ，Johnson KA，Bryan TM et al (1993) The APC gene product in normal and tumour cells. *Proc Natl Acad Sci* 90：2846-2850.

Smith AJ，Stern S，Penner M et al (1994) Somatic APC and K-ras codon 12 mutations in aberrant cryptic foci from human colons. *Cancer Res* 54：5527-5530.

Soravia C，Klein L，Berk T et al (1999) Comparison of ileal pouch-anal anastomosis and ileorectal anastomosis in patients with familial adenomatous polyposis. *Dis Colon Rectum* 42：1028-1034.

Soravia C，Berk T，McLeod RS & Cohen Z (2000) Desmoid disease in patients with familial adenomatous polyposis. *Dis Colon Rectum* 43：363-369.

Spagnesi MT，Tonelli F，Dolara P et al (1994) Rectal proliferation and polyp occurrence in patients with familial adenomatous polyposis after sulindac treatment. *Gastroenterology* 106：362-366.

Spigelman AD (1995) Familial adenomatous polyposis and the upper gastrointestinal tract. *Semin Colon Rectal Surg* 6：26-28.

Spigelman AD & Phillips RKS (1989) Management of the Peutz-Jeghers patient. *J R Soc Med* 82：681.

Spigelman AD & Phillips RKS (1994) The upper gastrointestinal tract. In Phillips RKS，Spigelman AD & Thomson JPS (eds) *Familial adenomatous polyposis and other polyposis syndromes*，pp 106-127. London：Edward Arnold.

Spigelman AD，Murday V & Phillips RKS (1989a) Cancer and the Peutz-Jeghers syndrome. *Gut* 30：1588-1590.

Spigelman AD，Williams CB，Talbot IC et al (1989b) Upper gastrointestinal cancer in patients with familial adenomatous polyposis. *Lancet* ii：783-785.

Spigelman AD，Thomson JPS & Phillips RKS (1990) Towards decreasing the relaparotomy rate in the Peutz-Jeghers syndrome：the role of peroperative small bowel endoscopy. *J Surg* 77：301-302.

Spigelman AD，Arese P & Phillips RKS (1995) Polyposis：the Peutz-Jeghers syndrome. *Br J Surg* 82：1311-1314.

Spirio L，Olschwang S，Groden J et al (1993) Alleles of the *APC* gene：an attenuated form of familial polyposis. *Cell* 75：951-957.

Srivatsa PJ，Keeney GL & Podratz KC (1994) Disseminated cervical adenoma malignum and bilateral ovarian sex cord tumors with annular tubules associated with Peutz-Jeghers syndrome. *Gynecol Oncol* 53：256-264.

Steinbach G，Lynch PM，Phillips RK et al (2000) The effect of celecoxib，a cyclooxygenase-2 inhibitor，in familial adenomatous polyposis. *N Eng J Med* 342：1946-1952.

Stemper TJ，Kent TH & Summers RW (1975) Juvenile polyposis and gastrointestinal carcinoma：a study of a kindred. *Ann Intern Med* 83：639-646.

Strode JE (1954) Desmoid tumours particularly as related to surgical removal. *Ann Surg* 139：335-363.

Stryker SJ，Carney JA & Dozois RR (1987) Multiple adenomatous polyps arising in a continent reservoir ileostomy. *Int J Colorect Dis* 2：43-45.

Su LK，Johnson KA，Smith K et al (1993a) Association between wild type and mutant *APC* gene products. *Cancer Res* 53：2728-2731.

Su LK，Vogelstein B & Kinzler K (1993b) Association of the APC tumour suppressor proteins with catenins. *Science* 262：1734-1737.

Sugihara K，Muto T，Kamiya J et al (1982) Gardner's syndrome associated with periampullary carcinoma，duodenal and gastric adenomatosis. *Dis Colon Rectum* 25：766-771.

Sundaram M，McGuire MH & Herbold DR (1988) Magnetic resonance imaging of soft tissue masses：an evaluation of fifty-three histologically proven tumors. *Magn Reson Imaging* 6：237-248.

Swartley RN & Stayman JW (1962) Lymphoid hyperplasia of the intestinal tract requiring surgical intervention. *Ann Surg* 155：238-240.

Symmers D (1948) Lymphoid disease：Hodgkin's granuloma，giant follicular lymphadenopathy，lymphoid leukaemia，lymphosarcoma and gastrointestinal pseudo leukaemia. *Arch Pathol* 45：73-131.

Thomas HJ，Whitelaw SC，Cottrell SE et al (1996) Genetic mapping of hereditary mixed polyposis syndrome to chromosome 6q. *Am J Hum Genet* 58：770-776.

Thomson JPS (1988) Leeds Castle Polyposis Group Meeting. *Dis Colon Rectum* 31：613.

Thompson-Fawcett MW，Marcus VA，Redston M et al (2001) Adenomatous polyps develop commonly in the ileal pouch of patients with familial adenomatous polyposis. *Dis Colon Rectum* 44 (3)：347-353.

Thorson AG，Lynch HT & Smyrck TC (1994) Rectal cancer in FAP patient after sulindac. *Lancet* 343：180.

Tiainen M，Vaahtomeri K，Ylikorkala A & Makela TP (2002) Growth arrest by the LKB1 tumor suppressor：induction of p21WAF/CIP1. *Hum Mol Genet* 11：1497-1504.

Tonelli F，Valanzano R & Brandi ML (1994) Pharmacologic treatment of desmoid tumors in familial adenomatous polyposis：results of an in vitro study. *Surgery* 115：473-479.

Tonelli F，Valanzano R，Monaci I et al (1997) Restorative proctocolectomy or rectum-preserving surgery in patients with familial adenomatous polyposis：results of a prospective study. *World J Surg* 21 (6)：653-658.

Tonelli F，Valanzano R，Messerini L & Ficari F (2000) Long-term treatment with sulindac in familial adenomatous polyposis：is there an actual efficacy in prevention of rectal cancer? *J Surg Oncol* 74：15-20.

Tonelli F，Ficari F，Valanzano R & Brandi ML (2003) Treatment of desmoids and mesenteric fibromatosis in familial adenomatous polyposis with raloxifene. *Tumori* 89：391-396.

Traboulsi EI，Krush AJ，Gardner EJ et al (1987) Prevalence and importance of pigmented ocular fundus lesions in Gardner's syndrome. *N Engl J Med* 316：661-667.

Trau H，Schewach-Millet M，Fisher BK & Tsur H (1982) Peutz-Jeghers syndrome and bilateral breast cancer. *Cancer* 50：788-792.

Tsukada K, Church JM, Jagelman DG et al (1991) Systemic cytotoxic chemotherapy and radiation therapy for desmoid in familial adenomatous polyposis. *Dis Colon Rectum* 34: 1090-1092.

Tsukada K, Church JM, Jagelman DG et al (1992) Noncytotoxic drug therapy for intra-abdominal desmoid tumor in patients with familial adenomatous polyposis. *Dis Colon Rectum* 35: 29-33.

Tsunoda A, Talbot IC & Nicholls RJ (1990) Incidence of displasia in the anorectal mucosa in patients having restorative proctocolectomy. *Br J Surg* 77: 506-508.

Turcot J, Depres JP & St Pierre F (1959) Malignant tumours of the central nervous system associated with familial polyposis of the colon. *Dis Colon Rectum* 2: 465-466.

Umemoto S, Makuuchi H, Amemiya T et al (1991) Intra-abdominal desmoid tumors in familial polyposis coli: a case report of tumor regression by prednisolone therapy. *Dis Colon Rectum* 34: 89-93.

Ushio K, Sasagawa M, Doi H et al (1976) Lesions associated with familial polyposis coli: studies of lesions of the stomach, duodenum, bones and teeth. *Gastrointest Radiol* 1: 67-68.

Utsunomiya J & Nakamura T (1975) The occult osteomatous changes in the mandible in patients with familial polyposis coli. *Br J Surg* 62: 45.

Utsunomiya J, Maki T, Iwama T et al (1974) Gastric lesions of familial polyposis coli. *Cancer* 34: 745-754.

Utsunomiya J, Gocho H, Miyanga T et al (1975) Peutz-Jeghers syndrome: its natural course and management. *Johns Hopkins Med J* 136: 71-82.

Utsunomiya J, Miki Y, Juroki T & Iwama T (1990) Phenotypic expression of Japanese patients with familial adenomatous polyposis. In Herrera L (ed) *Familial adenomatous polyposis*, pp 61-6. New York: Alan R Liss.

Van Duijvendijk P, Slors JF, Taat CW et al (1999a) Functional outcome after colectomy and ileorectal anastomosis compared with proctocolectomy and ileal pouch-anal anastomosis in familial adenomatous polyposis. *Ann Surg* 230: 648-654.

Van Duijvendijk P, Vasen HF, Bertario L et al (1999b) Cumulative risk of developing polyps or malignancy at the ileal pouch-anal anastomosis in patients with familial adenomatous polyposis. *J Gastrointest Surg* 3: 325-330.

Van Duijvendijk P, Slors JF, Taat CW et al (2000) Quality of life after total colectomy with ileorectal anastomosis or proctocolectomy and ileal pouch-anal anastomosis for familial adenomatous polyposis. *Br J Surg* 87 (5): 590-596.

Vasen HFA (1989) The value of screening and central registration of familial adenomatous polyposis: a study of 82 families in the Netherlands. In: *Screening for hereditary tumours* (thesis), p 51. Utrecht: Drukkerij Elink.

Veale AMO (1965a) Intestinal polyposis genetics. In: *Laboratory memoirs*, *vol* 15. Cambridge: Cambridge University Press.

Veale AMO (1965b) Intestinal polyposis. In: *Eugenics laboratory memoirs*, *vol* 40. Cambridge: Cambridge University Press.

Veale AMO, McColl I, Bussey HJR & Morson BC (1966) Juvenile polyposis coli. *J Med Genet* 3: 5.

Waddell WR (1975) Treatment of intra-abdominal and abdominalwall desmoid tumours with drugs that affect the metabolism of cyclic 35 adenosine monophosphate. *Ann Surg* 181: 299.

Waddell WR (1983) Non-steroidal anti-inflammatory drugs and tamoxifen for desmoid tumours and carcinoma of the stomach. *J Surg Oncol* 22: 197-211.

Waddell WR & Gerner RE (1980) Indomethacin and ascorbate inhibit desmoid tumours. *J Surg Oncol* 15: 85.

Waddell WR & Kirsch WM (1991) Testolactone, sulindac, warfarin, and vitamin K1 for unresectable desmoid tumors. *Am J Surg* 161: 416-421.

Waddell WR & Loughry WR (1983) Sulindac for polyposis of the colon. *J Surg Oncol* 24: 83-87.

Waddell WR, Ganser GF, Cerise EJ & Loughry WR (1989) Sulindac for polyposis of the colon. *Am J Surg* 157: 175-179.

Waite KA, Eng C (2002) Protean PTEN: form and function. *Am J Hum Genet* 70: 829-844.

Waite KA, Eng C (2003) BMP2 exposure results in decreased PTEN protein degradation and increased PTEN levels. *Hum Mol Genet* 12: 679-684.

Wallace MH, Frayling IM, Clark SK et al (1999) Attenuated adenomatous polyposis coli: the role of ascertainment bias through failure to dye-spray at colonoscopy. *Dis Colon Rectum* 42: 1078-1080.

Wallace MH, Forbes A, Beveridge IG et al (2001) Randomized, placebo-controlled trial of gastric acid-lowering therapy on duodenal polyposis and relative adduct labeling in familial adenomatous polyposis. *Dis Colon Rectum* 4: 1585-1589.

Walsh N, Qizilbash A, Banerjee R & Waugh GA (1987) Biliary neoplasia in Gardner's syndrome. *Arch Pathol Lab Med* 111: 76-77.

Watanabe H, Enjoji M, Yoa T et al (1977) Accompanying gastroenteric lesions in familial adenomatosis coli. *Acta Pathol Jpn* 27: 823-839.

Watanabe H, Enjoji M, Yao T & Ohasato K (1978) Gastric lesions in familial adenomatous coli, their incidence and histological analysis. *Hum Pathol* 9: 269-283.

Watne AL, Core SK & Carrier JM (1975) Gardner's syndrome. *Surg Gynecol Obstet* 141: 53.

Watne AL, Carrier JM, Durham JP et al (1983) The occurrence of carcinoma of the rectum following ileoproctostomy for familial polyposis. *Ann Surg* 197: 550-553.

Waye JD, Lewis BS & Yessayan S (1992) Colonoscopy: a prospective report of complications. *J Clin Gastroenterol* 15: 1-4.

Weary PE, Gorlin RJ & Gentry WC Jr et al (1970) The multiple hamartoma syndrome (Cowden disease). *Arch Dermatol* 106: 682-690.

Weinstein LP, Kovachev D & Chaglassian T (1986) Abdominal wall reconstruction. *Scand J Plast Reconstr Surg* 20: 109 - 113.

Weinstock JV & Kawanishi H (1978) Gastrointestinal polyposis with anocutaneous hamartomas (Cowden disease). *Gastroenterology* 74: 890-895.

Weiss AJ & Lackman RD (1991) Therapy of desmoid tumors and related neoplasms. *Compr Ther* 17: 32-34.

Welch CE & Hedberg SE (1975) *Polypoid lesions of the gastrointestinal tract*, *2nd edn*, pp 186-99. Philadelphia: WB Saunders.

Weston SD & Weiner M (1967) Familial polyposis associated with a new type of soft tissue lesion (skin pigmentation). *Dis Colon Rectum* 10: 311.

Whitelaw SC, Murday VA, Tomlinson IP et al (1997) Clinical and molecular features of the hereditary mixed polyposis syndrome. *Gastroenterology* 112: 327-334.

Williams CB (1984) Benign tumours. In Bouchier I, Hodgson A & Keighley MRB (eds) *Textbook of gastroenterology*, pp 823-841. London: Baillière Tindall.

Williams GT (1994) Metaplastic polyposis. In Phillips RKS, Spigelman AD & Thomson JPS (eds) *Familial adenomatous polyposis and other polypoid syndromes*. London: Edward Arnold.

Williams CB & Tan G (1979) Complications of colonoscopy and polypectomy. *Gut* 20: A903.

Williams GT, Arthur JF, Bussey HJR & Morson BC (1980) Metaplastic polyps and polyposis. *Histology* 41: 155-170.

Williams AR, Balasoorya BAW & Day DW (1982) Polyps and cancer of the large bowel: a necropsy study in Liverpool. *Gut* 23: 835-842.

Wilson DM, Pitts WC, Hintz RL & Rosenfeld RG (1986) Testicular tumors with Peutz-Jeghers syndrome. *Cancer* 57: 2238-2240.

Wilson AJ, Baum M, Singh L & Kangas L (1987) Antioestrogen therapy of pure mesenchymal tumour. *Lancet* i: 508.

Winde G, Schmid KW, Schlegel W et al Complete reversion and prevention of rectal adenomas in colectomized patients with familial adenomatous polyposis by rectal low-dose sulindac maintenance treatment. *Dis Colon Rectum* 1995; 38: 813.

Wolfstein IH, Bat L & Neumann G (1982) Regeneration of rectal mucosa and recurrent polyposis coli after total colectomy and ileoanal anastomosis. *Arch Surg* 117: 1241-1242.

Woodford-Richens K, Bevan S, Churchman M et al Analysis of genetic and phenotypic heterogeneity in juvenile polyposis. *Gut* 2000; 46: 656-660.

Wu JS, Paul P, McGannon E et al (1995) Association of APC mutations with polyp number in familial adenomatous polyposis. *Dis Colon Rectum* 38: A4.

Wu Js, Paul P, McGannon EA & Church JM (1998a) APC genotype, polyp number and surgical options in familial adenomatous polyposis. *Ann Surg* 227: 57-62.

Wu JS, McGannon ES, Church JM (1998b) Incidence of neoplastic polyps in the ileal pouch of patients with familial adenomatous polyposis after restorative proctocolectomy. *Dis Colon Rectum* 41: 552-557.

Wu TT, Kornacki S, Rashid A et al (1998c) Dysplasia and dysregulation of proliferation in foveolar and surface epithelia of fundic gland polyps from patients with familial adenomatous polyposis. *Am J Pathol* 22: 293-298.

Young RH, Welch WR, Dickersin R & Scully RE (1982) Ovarian sex cord tumour with annular tubules: review of 74 cases including 27 with Peutz-Jeghers syndrome and four with adenoma malignum of the cervix. *Cancer* 50: 1384-1402.

Zeze F, Ohsato K, Mitani H et al (1983) Hepatocellular carcinoma associated with familial polyposis of the colon: report of a case. *Dis Colon Rectum* 26: 465-468.

27

第 27 章　结直肠癌：流行病学、病因学、病理学、分期系统、临床特点和诊断

流行病学

1997 年英国约 17 000 人死于结直肠癌，32 000 人被诊断为新的结直肠癌患者（CRC，1999）。结直肠癌目前在最常见的恶性致死性疾病中，仅次于肺癌，排名第二位（OPCS，1992；CRC，1999）。在西欧，该病的每年发病率约为 0.7%，5 年患病率约为 150/100 000（Gatta 等，1999；Benhamiche-Bouvier 等，2000；Wichman 等，2001）。在欧洲，结直肠癌比肺癌和乳腺癌更为常见（Keighley，2003）。

同样，在美国结直肠癌是仅次于皮肤恶性肿瘤最常见的实体瘤。据估计 1992 年美国约有 156 000 新病例被诊断，58 300 人死于该病（Boring 等，1992）。类似的统计数据在 1999 年也出现过（Landis 等，1999）。在澳大利亚，每年因此死亡人数约 3 500，同样它也是澳大利亚恶性疾病中第二大致死病因（McDermott，1983）。

总体而言，尽管手术比率在提高，并且超过 2/3 的患者接受根治性手术，但是仍有一半以上的术后病人死于该病（Schwenk 和 Stock，1994，Rosen 等，1998）。然而，各国的数据之间存在相当大的差异。例如，在 1985—1989 年期间接受手术的患者的比例，从瑞士、斯堪的纳维亚、荷兰和法国的 85%到爱沙尼亚和波兰的 60%不等，相应的术后存活率从大于 45%到 35%不等（Berrino 等，1999）。虽然总体上患者存活率在过去 20 年有所改善，但在一些国家中尚无起色。未来的挑战，在于进一步提高相对新的技术和方法的应用，并确保这些新技术、新应用、新方法的可持续性进步和发展（Gatta 等，2000）。

地理分布

结直肠癌在人口中的分布并不是一致的。欧洲西部和北美是高发地区，其次是东欧（表 27.1）。最低的比率发生在除外阿根廷的南美洲、非洲和亚洲。然而，有一些证据表明，在亚洲和非洲该病的发病率正在增加，可能与生活水平（Iliyasu 等，1996）的提高有关。直肠癌发病率在各国间的差异小于结肠癌。有兴趣的是，其他肿瘤性疾病也有类似的全球性分布，包括乳腺癌、前列腺癌（Howell，1976；Stemmerman，1979）和腺瘤性大肠息肉病（这在目前的大背景下是显而易见的）。国家之间的发病率的变化比每个国家内部的差异更大。然而，

表 27.1 不同国家结直肠癌发病率（每 10 万人，根据世界人口进行过年龄校正）

	结肠癌	直肠癌	结直肠癌
尼日利亚	1.3	1.2	2.5
印度	4.6	4.4	9.0
日本大阪	6.3	6.9	13.2
东德	13.6	12.0	25.6
Vas（匈牙利）	9.1	11.0	20.1
Connecticut（美国）	30.1	18.2	48.3
Detroit（美国）			
白人	26.2	16.0	42.2
黑人	24.5	13.8	38.2
Birmingham（英国）	16.5	16.1	32.6
Oxford（英国）	15.7	15.4	31.1
Ayrshire（英国）	16.6	14.0	30.0
丹麦	16.2	16.7	32.9
芬兰	7.9	7.7	15.6
新西兰			
Maori	7.4	4.6	12.0
Non-Maori	23.0	15.4	38.4
夏威夷			
日本	22.4	16.3	38.7
高加索人	23.9	13.5	37.4
夏威夷人	14.1	9.4	23.5

来源自：Waterhouse 等（1976）。

在高发的国家内部，发病率仍有显著的差异。Blot 等（1976）在一项研究中研究该病的发病率，在美国 3 056 个县中，他们发现在之前高发的东北部和高收入、高教育水平、人口稠密的地区，肿瘤发病率一直在升高。此外这种疾病发生率城市高于农村（Waterhause 等，1976；Clemmesen，1977）。

在地域分布差异中，有些低发病率地区可能与当地诊断技术有关，例如当地诊断技术落后，或是病人的对疾病的忍受力过强。然而，这样的解释可能只对其中的一小部分起到解释作用，例如丹麦和芬兰发病率的差异，以及日本的低发病率。

年龄和性别因素

直肠癌的发生最常见的 10 年是 60～69 岁，该病的发病率往往随着年龄的增加而上升（Goligher，1941，1984；Chu 等，1994）。结肠癌与此类似。但大部分的注意力都集中在了年轻患者的发病率和预后上。据报道 40 岁以下的患者的发病率在 2%～4%（Coffey 和 Cardenas，1964；Falterman 等，1974；Hsu 和 Guzman，1982；Lundy 等，1983；Pitluk 和 Poticha，1983；Umpleby 等，1984；Marble 等，1992 年；O'Connell 等，2003）。这些患者大部分是 20～40 岁；然而，自 Steiner（1865）报道了一例 9 岁的男孩患结肠癌后，20 岁以下患者的病例报告相继出现（Fraser，1938；Saner，1946；Johnson 等，1959，Mayo 和 Pagtalunan，1963；McCoy 和 Parks，1984）。有报道指出（Bulow，1980），在年轻的患者中，男性多为右侧病变，女性多为左侧病变，但是这一结果此没有被他人的证实（Umpleby 等，1984）。

在英格兰和威尔士，结直肠癌的整体性别分布大致一致。在美国（Silverberg，1981；Mostafa 等，2004）和在澳大利亚（McPermott，1983；Keating 等，2003）也是如此。然而，所有这些数据都隐藏一定的差异。当结肠癌和直肠癌的发病率分别计算时，性别相关的发病率差异就很显著。结肠癌患者在英国男性和女性之间的比例大约是 2∶3，而直肠癌约为 8∶7。斯堪的纳维亚国家情况与此类似。美国相应的数据，结肠癌和直肠癌分别为 7∶9 和 9∶5（Silverberg，1981）。然而，年轻患者中两性间结直肠癌发病率无明显差异，在年龄较大患者中，女性更为多见（Dos Santos Silva 和 Swerdlow，1996）。

病变的分布

多年来，有关结直肠癌解剖分布的研究数据显示，直肠损害最为多见。1978 年英格兰和威尔士因结直肠癌死亡的 14 430 例患者中，10 381 例为结肠癌，6 049 例为直肠癌。来自澳大利亚的统计数据与此相似（McDermott 等，1981）。

在美国许多有关疾病解剖分布变化的报告已经出版。美国国家癌症研究所的最终结果组（Axtell 和 Chiazzi，1966），以及其他肿瘤登记组的经验证明结肠癌与直肠癌的比值于 1940—1962 年间逐年升高。这些结果被康涅狄格州肿瘤登记机构（Meigs 等，1977）的研究结果证实。其他私人研究机构的结果也证实了这一趋势（Cady 等，1974，Rosato 等，1977；Morganstern 和 Lee，1978；Welch，1979；Rosato 和 Marks，1981）。尽管美国的研究结果是这样，但是英国和澳大利亚的情况却与其不同（Chapuis 等，1981；McDermotl 等，1981）。

大多数学者同意结肠癌的分布，即大约 50% 的结肠肿物生长在乙状结肠，25%在右半结肠（盲肠和升结肠），其余 25%依次分布于横结肠、脾曲、降结肠和肝曲（Judd，1924；Fraser，1938；Smiddy 和 Goligher，1957；McDermott 等，1981）。但是，仍有证据表明，虽然上述分布情况基本保持不变，但从 20 世纪 60 年代后期以来，结肠癌分布的构成比已经发生显著变化，右半结肠病变比例在显著升高（Slater 等，1984；Eide，1986；Loffeld 等，1996；Mensink 等，2002；Jubelirer 等，2003；Mostafa 等，2004）。肿物在肠道内的生长分布难以确定，因为先前的学者们进行此项研究时往往采用不同的衡量标准，例如将肠道分为上、中、下段。然而另一个问题是，大多数数据是基于手术标本，因此一些病理就被排除掉了。除了一些小的变化，直肠癌在三段肠段（Dukes，1940；Goligher，1941）之间的分布大概是相同的。

伴发的癌症

Warren 和 Gates（1932）定义了大肠伴发癌的标准：每个肿瘤必须是不同的，必须排除转移癌的可能性。伴发癌不是必须于同一时间诊断。Moertel 等（1958）认为伴发肿瘤必须要在 6 个月之内诊断出来，才能称为伴发肿瘤。伴发肿瘤的报道是多样的，这与检测发生在发现肿瘤之后有关，尤其适用于那些早期发现直肠癌的患者。

伴发癌的发病率为 1.5%～8%（Botsford 等，1965；Diamente 和 Bacon，1966；Devitl 等，1969；Traviesco 等，1972；Heald 和 Bussey，1975；Reilly 等，1982；Nottle 等，1983；Langevin 和 Nivatvongs，1984；Passman 等，1992；Rosen 等，1992；Chen 等，2000；Cubiella 等，2003；Oya 等，2003），高发病例见于一系列用结肠镜检查并评估患病情况的病人当中。据报道，12%～60%单一癌症的患者被检出患有良性息肉（Floyd 等，1966；Reilly 等，1982；Cuquerella 等，2001）而多发癌的患者中有 57%～86%的人被检出患者有良性息肉（Swinton 和 Pashley，1962；Ekelund 和 Pihl，1974；Heald 和 Bussey，1975；Lasser，1978；Welch，1981；Reilly，1982）。

早先的研究强调同步癌症发生在同一手术分部的频率（Moertel 等，1958；Swinton 和 Pashley，1962；Heald 和 Bussey，1975；Welch，1981）。在 261 多种同步原发癌中，Moertel 等（1958）发现，68% 被证实限于相同的手术标本。Lasser（1978）在他一系列的 1 002 例中发现 62 例同步原发癌，发病率为 6.2%。虽然它们之间的距离大多超过 5cm，至少有 60%的人是在相同的手术节段上发现的。最新的研究显示，在手术前或结肠镜检查后 6 个月内应用肠镜，肿瘤生长在标准手术切除的肠段之外的比例要高得多。有趣的是，在一项研究中的两位病人的肿瘤被对比钡灌肠检查错过了，这两位病人都患有同步癌（Reilly 等，1982）。因此，这些结果促使我们接受这样的要求，即所有结直肠癌患者应接受全面的结肠镜检查，且最好在手术前进行。

一项对 389 名患者同步癌症检测的研究表明，钡灌肠的误诊率达 50%，因此其中大多数患者也未被列入手术切除计划之中（Barillari 等，1990）。病变狭窄的患者，由于肠镜通过狭窄的肠段比较困难，完全的结肠镜检查应在手术切除的 6 个月内进行。同步结肠癌症患者似乎和孤癌患者有相同的预后。Passman 等（1996）发现，在一项有 18 年历史的多机构研究表明，160 位患有 339 种同步肿瘤的患者的每个阶段的预后与 4 718 位孤立癌症患者的预后基本相同。Oya 等（2003）获得了类似的结果。

病因

尽管我们还不完全理解结直肠肿瘤发展的基本过程。然而，人类已经大步迈向对该病更加完整的理解，特别是分子生物学技术的问世更是促进了这个过程。

虽然有很明显的遗传因素，但环境因素仍是非常重要的。对于这一说法最有说服力的证据表明结直肠癌的高发病率与社会化程度高度相关。这不是单纯的遗传差异，因为从低发病率地区到高发病率地区的移民发生该病的风险会更大。因此，第一代和第二代的夏威夷和加利福尼亚的日本移民比自己仍然居住在日本的同胞（Haenszel 和 Correa，1971）癌症的发病率要高。同样，迁移到美国的波多黎各人获得该病（Stubbs，1983）的风险性增加。同样的事发生在美国和澳大利亚的波兰移民身上（Staszewski 等，1971）。此外，欧洲的犹太人移民到以色列后，癌的发病率高于亚洲和非洲出生的犹太人（Modan，1979）。

影响因素，如脂肪、纤维、蛋白质、钙和其他生活方式因素，如吸烟可能是通过多重复杂的路径来影响上皮细胞的环境。这种环境包括暴露于管腔，局部和全身的那些可能会根据外源性（环境）及内源性（如生理）的影响而发生变化的因子。环境因素可能会以各种方式影响结直肠癌的分子事件，包括甲基化的DNA，通过细胞膜的信号转导，与化学物质相关的上皮细胞相互作用，发酵产生的丁酸及其对基因组的影响，上皮细胞的生物学复制和食物中的芳香胺类及其新陈代谢产物。因此，这很可能是遗传因素和环境因素之间通过多种方式复杂的相互作用改变了导致结直肠癌变的风险（Dotter 等，1993；Potter，1996）。

不同的研究最终表明，某些确定的饮食成分与疾病的地域差异息息相关，研究的重点在于导致这些变化的因素（表 27.2）。

膳食因素

纤维

最流行的理论是西方的饮食缺乏纤维与该病高发的风险相关。这一假说源于在南非对班图人的调查结果，与他们的白人邻居相比，结直肠癌发病率较低的班图人的饮食中纤维摄入量高，排香蕉便。Burkitt（1971）普及了这个简单而又合乎逻辑的理论，高纤维的摄入减少了肠道转运时间，从而减少了肠道黏膜与潜在致癌物的接触。此外，肠道细菌产生致癌因子的机会减少，稀释作用导致了大便容量的增加（Burkitt，1971）。有大量的间接证据支持这一理论。

一些病例对照研究显示结直肠癌与饮食中摄入的蔬菜和谷物纤维呈负相关（Howe 等，1992），低风险群体的平均体重粪便量重于高危人群（Stemmerman 等，1981）。此外，高纤维的摄入和更快速的肠蠕动多发生于低风险群体（Burkitt，1971）。与这些支持性证据不同，也有对这一观点进行批评并持有与此相反意见的报道，质疑其效力。因此，在前面提到的研究中，人群的不同在于其他方面，比如膳食摄入，而这些因素可能已经成为不同疾病发病的原因。只有一个大型的流行病学对照研究证明了发病的低风险与高纤维的摄入量（Modan，1975）呈正相关，而一些国际调查已无法证实这一发现（Drasar 和 Irving，1973；Armstrong 和 Doll，1975），这些发现被在一些人群中的横断面研究结果证实。调查膳食纤维作用的实验研究也产生了一些相互矛盾的证据。一项研究未能证明任何麦麸对实验诱发结肠癌的保护作用（Cruse 等，1978）。

因此，虽然关于膳食纤维的理论很有吸引力并且得到旁证的支持，但尚没有科学的证据来证实它的作用。进一步的研究不断被发表并否定以前的观点。Fuchs 等（1999）跟踪 88 000 名 16 岁以上的护士的饮食习惯，并没有发现纤维的保护作用。另外几项流行病学研究，通过在一个合理的时间内对膳食中纤维进行补充也得出了类似的结论（Alberts 等，2000；Michels 等，2000；Schatzkin 等，2000）（参见下文）。这样的研究可能会受到批判，但如果直接否定则为时过早，较好的方式是对其保持一种开放的态度（Goodlad，2001）。

如果纤维对结直肠癌起保护作用，这种保护可能来自植酸，这是谷物、豆类和种子的一个主要成分。植酸是纤维的一种重要的抗氧化成分，已被证实在结直肠癌的动物模型中有抗肿瘤的作用（Owen 等，1996）。整个结直肠癌发生过程中发生的各种致突变事件，例如，APC，MCC，DCC 和 p53 等抑癌基因的杂合性缺失，可能会受抗氧化剂的影响（Greenwald 等，1995a，b）。

动物脂肪和粪便的微生物群落

有证据表明，富含动物脂肪的饮食像大多数西方饮食那样，也是一个重大的危险因素（Potter 等，1993；Mathew 等，2004）。在西方饮食中，动物脂肪的比例明显比在低风险人群的饮食中（Wynder 和 Reddy，1974）更大。据统计营养脂肪和肉类消费量与结肠癌的发病率成正相关（Drasar 和 Irving，1973；Armstrong 和 Doll，1975；Nigro 和 Bull，1987），有病例对照研究支持此结论（Haenszel 等，1973；Dales 等，1978；mathew 等，2004）。此外，一些作者发现结直肠腺瘤的患者与正常的对照组相比，黏膜组织 n3 和 n6 的脂肪酸状态的会发生变化，从而表明这些膳食成分可参与结直肠癌发生的早期阶段（Fernandez-Banares 等，1996）。

然而，这些意见都受到了挑战。Enstrom（1975）指出，在牛肉消费量稳步增长的年代，即

表 27.2　可能参与结肠癌形成的外源性因素

成分	来源	作用	假定的作用阶段	机制	事件[a]
长链脂肪酸	脂肪饮食	刺激	促进	细胞毒性↑ 细胞增殖↑	+
胆汁酸	内生性 (脂肪饮食刺激产生)	刺激	促进	细胞毒性↑→ 细胞增殖↑	+
二酰甘油	脂肪饮食	刺激	促进	蛋白激酶 C 活性↑→ 细胞增殖↑	±
Thermolysed caesin	蛋白饮食	刺激	促进	促进	?
氨	蛋白质 (食物发酵作用)	刺激	?	?	—
血红素	内生性/肉类	刺激	促进	细胞毒性↑ 细胞增殖↑	± ?
杂环胺	熟肉	刺激	引发	遗传毒性	±
Fecapentaenes	肠道菌群	刺激	引发	遗传毒性	—
羟基蒽醌类	草本泻药	刺激	引发	遗传毒性 细胞增殖↑	± ±
非淀粉多糖	纤维饮食	抑制	引发	吸附水， 致癌物→ 暴露时间↓	+
短链脂肪酸	纤维膳食 抵制淀粉	抑制	促进	分化↑ 细胞增殖↓ 下游调节 一定的基因	+ ±
鱼油	食物中的鱼	抑制	促进	前列腺素类↓→ 细胞增殖↓	 ±
非甾体类抗炎药	药物	抑制	促进	前列腺素类↓→ FAP 息肉↓ 细胞增殖↓	+
抗氧化剂	饮食（蔬果）	抑制	引发	氧自由基↓→ 细胞损伤↓	±
维生素 D	饮食，晒太阳	抑制	促进	细胞增殖↓	±

[a]事件：+，有力地证明了在人体中的作用，至少有作用机制和流行病学方面的依据；±，不确定作用；—，没有证据显示在人体中有作用；?，缺少数据。

来源自：Kleibeuker 等（1996）。

从 1940 年至 1970 年，美国结直肠癌的发病率和死亡率则保持稳定甚至下降。如果拿低发病率的芬兰和高发病率的丹麦人口相比，脂肪的摄入量与结直肠癌之间没有明确的关联（Jensen 和 Maclennan，1979）。一项严格的病例对照研究，作为日本、夏威夷癌症研究的一部分，也无法确认二者之间的联系（Stemmerman，1979）。最近 Flood 等（2003）在一项前瞻性研究表明 45 000 名妇女在 40 万人年中的研究中，增加膳食脂肪和结直肠癌发病率之间并没有关联。

脂肪作为一个可能的病因因素，与下面的观点密不可分的，即西方的饮食能够将胆盐降解并生成致癌物的菌群繁殖（Nagengast 等，1995）。同一类型的饮食能够导致粪便中含有更多的胆盐，风险可能会因此加剧。Wynder 和 Reddy 证实更多的胆汁酸和中性类固醇激素在正常的杂食性人的粪便中的含量比吃很少或根本不食用肉类（Reddy 和 Wynder，1973；Reddy 等，1974）的人群多。此外，这些作者发现癌症患者的粪便中这些物质的浓度比对照组（Reddy 和 Wynder，1977）要多。其他作者也发现，高危人群的胆汁酸排出量比那些低风险人群要多（Hill，1975，1983；Crowther 等，1976）。实验研究也表明，食用植物油或牛脂的大鼠用二甲肼治疗时比对照组更易发生结肠肿瘤（Reddy 等，1976）。此外，一些作者发现血清中脱氧胆酸（DCA）的含量与结直肠腺瘤（Bayerdorffer 等，1994，1995）呈正相关关系。这一结果源于对结肠吸收 DCA 的分数。

胆盐/细菌理论获得了相关证实，一般认为胆汁酸的化学结构与甲基胆蒽等致癌物类似。此外，已知的某些细菌，尤其是副腐化梭状芽胞杆菌可以脱氢产生某种物质，后者可能在生成与已知的致癌物质的结构类似的化合物的过程中起重要作用。这是特别令人感兴趣的，因此一些学者（Drasar 等，1976）发现，副腐化梭状芽胞杆菌的确多见于高危人群。此外，Hill 等（Hill 等，1975）注意到结肠癌患者的粪便中发现它的概率往往比正常人的要多。Hill 等（1971）也指出，结直肠癌高发的国家人群中粪便中胆汁酸的排泄以及厌氧-好氧菌的比例高于低发病率的国家人群。某些厌氧菌在降解胆汁酸的过程中充满活力。据发现，与低发病率的人群相比，高发病率人群排出的胆汁酸更多地被降解了。因此，大肠中的细菌在结直肠癌变的过程中起重要作用。尽管某些生物体已确定在高危人群中，但尚没有明确的数据表明特定的细菌与结直肠癌的发展有明确的联系。许多研究涉及的只有少数患者，任何病人都可能有多达 400 种细菌在肠道中，这种结果难以让人信服。

据推测脂肪的一个组成部分很可能与结直肠癌的发生关系密切；n3 脂肪能抑制肿瘤细胞增殖而且发现其在结直肠癌患者中水平提高（Imray 等，1990；Hendrickse，1991；Hendrickse 等，1991）。脂肪饮食导致癌变的理论，先前认为是丰富的饮食可以调节肠道菌群，而富含脂肪或肉类的饮食，则容易使细菌产生更多致癌物质，并在肠道内泛滥成灾。然而，几项关于生活在同一个国家的不同饮食的人群的粪便菌群的研究，未能显示其中存在显著性差异。有些作者试图通过控制饮食（Drasar 和 Jenkins，1976）来改变粪便的菌群，但是未能成功。

低蔬菜摄入

低蔬菜摄入，尤其是十字花科蔬菜如白菜，已经被指出是一种可能导致结直肠癌的饮食模式。Bjelke（1973）是第一个提醒人们对此种可能性加以注意的，他曾在对患者和对照组进行饮食调查的过程中发现，癌症患者组明显比对照组食用蔬菜要少得多。这些结果在他的两项研究中保持一致，其中一个在明尼苏达州，另一个在纽约，这两项独立的研究证实了上述观点（Modan 等，1975；Graham 等，1978）。

一些实验结果有力地支持了“蔬菜”理论。Wattenberg（1971）研究了啮齿类动物结肠中芳烃羟化酶（AHH）的活性。在正常情况下，这种酶是一种生成有毒物质的抑制物。Wattenberg 发现一些十字花科蔬菜，能大大增加这种酶的活性。提取（这种蔬菜）中的活性成分（吲哚）后，他认为，将这些物质喂养老鼠后可以抑制致癌物质导致消化道肿瘤的过程。他通过喂给实验动物喂饲生的或熟的蔬菜，抑制了肿瘤的形成。

其他膳食成分

其他膳食成分和结直肠癌的病因。亦有关联。几位学者（Yudkin，1972；Cleave，1974）试图将结直肠癌的发生与高糖饮食联系起来。过量饮酒同样被认为是一个可能的危险因素（Enstrom 和 Breslow，1974），但病例对照研究一直无法证实这一关联。茶叶消费被认为是一种化学保护成分，但对过去 30 年的 Meta 分析未能确认这种联系（Dora 等，2003；Arab 和 Il'yasova，2003）。

微量营养素已经引起了大家的注意。Davies 和 Daly（1984）建议，低钾饮食有增加息肉发生恶性的可能性。Nelson（1984）指出，缺硒或锌和氟的摄入量增加，可能造成结直肠癌的发生，众所周知后二者具有拮抗硒的作用。Giovannucci 等（1995）曾报道，低叶酸、蛋氨酸摄入的人群患病风险升高，而这些人群一般与高酒精的摄入量有关。缺钙，也可能在结直肠癌变中发挥的作用（参见下文）。Satia-Abouta 等（2003）也指出多种微量营养素与结直肠癌发病率之间的相关性，而且这种现象可能存在于不同的民族之间。

胆汁酸和钙的摄入量

有证据表明，除了胆汁酸可能转化为潜在的致癌物质，胆汁酸可能也对结肠黏膜有直接的毒性作用，这可能会导致肿瘤生成（Barker 等，1994）。因此，Rainey 等（1984）声明，每当经直肠给药时，胆汁酸能促进二甲基肼诱发实验大鼠发生肿瘤的作用。同样，Wilpart 等（1983）表明，二级胆酸、去氧胆酸和石胆酸是致癌物质。鉴于这些令人振奋研究结果，一些作者（Summerton 等，1983）发现去氧胆酸受体存在于约 1/3 的结直肠肿瘤中。其他人（Turjman 等，1982）也在这些肿瘤中发现石胆酸的受体。一些研究表明，胆汁酸的直接毒性作用可能与饮食中钙的含量相关。因此，Wargovich 等（1983）表明，去氧胆酸在结肠黏膜上的不利影响可以通过促使胆汁酸转换为钙皂而减轻，Vahouny 等（1984）获得了类似的结果。

Newmark 等（1984）试图解释这些研究结果，并假设胆汁酸和脂肪酸是有毒的，因为它们是强有力的钙清扫剂。一次性食用足量的足够到达结肠的钙，可以使所有的胆汁酸和脂肪酸都与其结合。黏膜细胞钙的缺乏则可以导致的脱屑和增殖，在这些情况下，胆汁酸仍然未能与钙结合，它们可以自由地影响细胞 DNA 的改变，甚至会导致肿瘤的发生。另一项研究也表明隐窝细胞增高的生产效率，可通过补充钙剂（Barsoum 和 Bhavanandan，1989 年；Barsoum 等，1992，B；Hall 等，1992）来改变。这些实验结果以及各种前瞻性随机试验，已经被用来测试在饮食中补充钙是否有益（Lipkin 和 Newmark，1995）。但是，结果并不令人鼓舞（CATS 等，1995）。

胆囊切除术

之前已有叙述，认为结直肠癌和先前的胆囊切除术之间存在关联，但学术上对此看法意见并不统一。Vernick 和 Kuller（1981）发现，胆囊切除术后右半结肠癌发病的相对危险度无论男女都有显著增加。然而，Linos 等（1981）证明只有在妇女中才存在这个风险，这被由 Allende 等（1984）对 864 例患者进行尸检的研究所证实。Allende 及其助手还认为，胆囊疾病可能是一个危险因素，而胆囊手术则进一步增加了这一风险。尽管一些作者（Adami 等，1983；Blanco 等，1984）没有能够证明这一联系，这可能与他们的病人并没有被随访足够长的时间有关。这有一个很好的例子，Mannes 等（1984）调查 331 例胆囊切除术的病人，并将其与对照组进行比较研究。他们发现在术后第一个 10 年没有增加腺瘤携带的风险，但曾接受该手术超过 10 年并且超过 60 岁的病人腺瘤的携带率则明显增加。Reid 等（1996）试图对 95 个相关研究进行 Meta 分析，发现 35 个年龄和性别匹配的对照研究适合做这样的评价。他们的结论是，虽然是胆囊切除术和结直肠癌发生之间存在一个小的联系，这可能由于发表偏倚或是研究本身的偏倚导致。如果确实是有真正的关联，个人的风险也是非常小的。

一个很好的尸体解剖研究支持了这些数据的结果，其来自 Kent 郡的 Ashford（Mercer 等，1995）的结果，但也无法确认结直肠癌和胆囊切除术或癌和胆结石之间的关联。

吸烟

吸烟被证实是本病的病因。因此，Anderson 等（2003）在美国人结肠镜检查尤其是左边病变的患者中发现这是一个重要的危险因素。但这样的一种联系，在一项大型的日本人口研究中却并未发现（Wakai 等，2003）。

继发于腺瘤的癌

腺瘤和癌之间的关系已在第 24 章，25 章和 26 章中（分子生物学，息肉和息肉病综合征）得到了充分的讨论。

炎症性疾病

关于长期溃疡性结肠炎患者患结直肠癌的风险将在第 38 章中进行广泛的讨论。克罗恩肠病和癌之间的关系在过去被认为是脆弱、有争议的；但是，在本书 42 章中所述的三个中心的研究数据显示，克罗恩肠病的患者患结直肠癌的风险是正常人群的 6 倍。

憩室病和癌虽然经常共同存在，给结直肠肿瘤造成诊断困难（Stewart，1931），有一些证据显示两种疾病存在关联。瑞典的一项研究显示已诊断憩室病的患者结肠癌的发生风险加倍（Stefánsson 等，1993）。在一项嵌套的人口为基础的病例对照研究中，我们也证明了如果患者有憩室病，这种风险更加突出（Stefánsson 等，2004）。阿米巴病瘤样肉芽肿、肺结核或很少见的梅毒，可能会与癌混淆，这些疾病都被证实会导致癌症。

虽然日本血吸虫感染会引发膀胱癌，但感染的大肠似乎并不会引起肠癌（Dimmette 等，1956；Zaky 和 Hashem，1962）。另一方面，有一项研究表明，在该病流行的国家，血吸虫感染可能会导致结直肠癌（Cheng 等，1980）。例如，在中国，这两个条件是常见的，并经常并存。此外，恶性病变的组织学变化与溃疡性结肠炎的变化相似。根除感染可以降低癌的发病率（Cheng 等，1980，1981）。

输尿管乙状结肠吻合术

虽然今天尿流改道的首选方法是行一个独立的回肠膀胱术（参见第 57 章），但有些病人仍有一些残留，即那些有或没有行完全的膀胱切除术的患者，他们双侧输尿管与乙状结肠吻合。许多案例表明，做此类手术的患者，患结直肠癌的风险增加。肿瘤往往是在吻合口周围被发现的，潜伏期往往超过 20 年（Urdaneta 等，1966；Kille 和 Glick，1967，Whitaker 等，1971；Mogg，1977；Thompson 等，1979 年；Harford 等，1984）。

Stewart 等（1982）在结肠镜检查的研究已经证实，这些病人患有癌症和腺癌的概率很高，这些证据支持了腺瘤-癌的顺序以及输尿管乙状结肠吻合术后恶性肿瘤的危险性增加。有些作者也证实了息肉，可能使少年型发生恶变。该理论认为，慢性尿路感染的发生，细菌的 *N*-亚硝基化合物出现在尿液中。这些 *N*-亚硝基化合物是潜在的致癌物质，这一理论尤其适用于肠道上皮。

胃的手术

几项回顾性的研究表明消化性溃疡术后的结肠癌患者的死亡率较高（Ross 等，1982；Inokuchi 等，1984；Watt 等，1984；Bundred 等，1985；Caygill 等，1987），尽管这一结论仍存在争议。整体风险一般会增加一倍，但可能因所进行的手术的性质不同而有所不同。一个亚组分析报告女性行 Billroth I 式胃切除的患者具有 9.5 倍额外死亡风险，女性十二指肠溃疡（Caygill 等，1988）行迷走神经切断术的患者则有超过 8 倍额外死亡率。如果风险确实存在，它可能与改变胆汁酸代谢有关，因为这在胃切除术后（Watt 等，1984；Bundred 等，1985）和迷走神经切断术后得到证实（Mullan 等，1990）。Mullan 及其同事证明，迷走神经切除的个人比对照组容易发生大肠腺瘤和癌症，而且它们也显著提高鹅去氧胆酸和石胆酸的比例。无论消化性溃疡和手术是否与结直肠癌是相关的，然而，仍有待确定由于手术后的疾病发病率确实在下降，这个问题是不太可能回答的。加倍的死亡率已被证明是发生于胃手术后 15～20 年。

遗传易感性

遗传和环境因素在结肠和直肠癌变的过程中发挥一定的作用。遗传因素的地位比以前更重要。除了家族性腺瘤性息肉病（FAP）及其变种，一种遗传倾向发展结直肠癌的主要群体是那些患有遗传性非息肉性结肠直肠癌（HNPCC）的人群。

HNPCC 这一名词最初被创造出来是为了区别于家族性腺瘤性息肉病（FAP）（Utsunomiya 等，1981）。FAP 和 HNPCC 的遗传基础，已在第 24 章和第 25 章有详细的介绍。应该认识到，在某些条件下出现的遗传异常可能会导致一些散发的癌症出现。因此，Nishisho 等（1991）指出，既然 FAP 的表现型可以有很大的不同，一些患有结直肠癌但没有息肉病的患者存在 APC 基因变异。APC 的基因突变是一个息肉和癌症病人中常见的早期改变（Powell 等，1992），这支持下面的观点，即对于一些人来说第一次打击是胚胎时的基因突变，对其他人而言这是一种早期的突变活动。

辐照

盆腔放疗的患者，发展成为乙状结肠癌的风险高于正常人群。

放射所诱发的肿瘤分类标准是由 Black 和 Ackerman（1965）建立的，此标准建立在严格的病理学研究基础上。在完成放疗和发生肿瘤之间的前驱期应达 10 年或更长。照射量应当被严格考虑，邻近肿瘤的组织被损伤是很严重的。

Castro 等进行了此方面最大的系列报道（1973），确定有 26 名子宫颈癌的患者进行照射治疗后患上了结直肠肿瘤。超过 50%的患者从症状上和临床上均证实了在肿瘤发生部位出现慢性放射性直肠结肠炎，69%的患者有超过 10 年的放射后间隔期，58%的患者有组织学证明的辐射相关性肠段损伤。58%的辐射相关肿瘤为胶体癌，这一比例比通常的非辐照相关结直肠癌中的比例明显提高。虽然，像这样和许多其他的报告表明，照射和结直肠癌之间存在联系，但是尚不能证明二者之间的因果关系，因此从这些报告并不能得出结论，当大家意识到妇科恶性肿瘤患者似乎更可能发展为肠癌时，他们对这些患者是否应接受放疗而感到困惑（Bailar，1963；Schoenberg 等，1969；Schottenfeld 等，1969，Schoenberg 和 Christine，1979）。

为了评估结直肠癌的危险，有必要将妇科肿瘤接受放射治疗的患者与未接受放射治疗的患者之间的风险进行比较。此外，患者的年龄和疾病阶段需要进行匹配。由于具有广泛病变的患者往往进行照射治疗，这样的研究可能很难执行。然而，有人尝试通过将良性疾病（如强直性脊柱炎或月经过多）照射治疗后癌症的发病与正常人群进行比较，而对其风险进行评估（Palmer 和 Spratl，1956；Stander，1957；Court Brown 和 Doll，1965；Smith 和 Doll，1976）。Sandler（1983）在完成综述后指出盆腔照射治疗后发生结直肠癌的风险是确实存在的，是正常人群的 1～8 倍。对于患有妇科肿瘤接受放疗的病人，他们的发病风险升高 2.0～3.6 倍。在 10 年的潜伏期中，在一个合理长的时期内这些患者应在放疗后规律经胃镜筛查结直肠癌。

分子事件和环境因素

Vogelstein 和他的同事（Baker 等，1989；Vogelstein 等，1989 年，Fearon 和 Vogelstein，1990，Fearon 等，1990；Kinzler 等，1991）提供了大量的证据表明（但不一定是线性的），正常胃肠黏膜转变为转移癌的过程中的染色体和基因的变化存在一系列累积效应（可能发挥的因果作用）（参见第 24 章）。最常见的变化涉及已知的癌基因 K-*ras* 基因；5q 的杂合性丢失（5q 已经由已知的 APC 基因的网站认证）和染色体 18q 和 17p 杂合性缺失。DNA 甲基化的变化似乎是这些遗传变化的早期步骤。某些环境和饮食因素均可影响 DNA 甲基化。因此，慢性缺乏蛋氨酸和胆碱将导致 DNA 甲基化的改变，并在啮齿类动物产生肿瘤（Hoffman，1984）。更重要的是对于人类本身，叶酸缺乏可能有类似的效果（Yunis 和 Soreng，1984）。动物研究表明，十字花科蔬菜中的大量发现的异硫氰酸抑制癌变和 DNA 甲基化（Wattenberg，1977，1978；Steinmetz 和 Potter，1991；Howe 等，1992）。

还有证据表明，膳食因素在分子水平上影响其他进程。因此，脂肪是酰基甘油的重要原料，通常作为细胞内信使，参与激活蛋白激酶、磷酸化和细胞更新。Weinstein 和助手（Guillem 和 Weinstein，1990；Morotomi 等，1990）建议、脂肪、胆汁酸和细菌的相互作用产生过量的肠道内酰基甘油，这将模仿并将细胞复制的信号放大。

纤维素在管腔内发酵可生成挥发性脂肪酸，特别是丁酸盐。挥发性脂肪酸已被证明会诱发结肠肿瘤细胞株凋亡。这又是一个可能解释为什么食用发酵纤维丰富的饮食可降低癌症发病风险（Hague 等，1993）。

膳食成分也可以通过对基因表达的影响从而影响早期和晚期阶段的致癌过程。例如，在实验模型中食物的脂肪水平已被证明可改变花生酸类物质的产量，这反过来又可以影响 DNA 合成和促癌作用，并可以诱导基因编码第一和第二阶段代谢酶的（Rosenthal，1987；Rutten 和 Flake，1987；Nicosia 和 Patrono，1989；Kim 等，1990）。此外，节食和暴饮暴食会导致染色质中参与代谢调控的基因位点的结构变化。变化的程度和种类都依赖于饮食中的脂肪和蛋白质的量；这可能通过内分泌和旁分泌机制产生对细胞复制率产生重大影响。

饮食因素具有直接的 DNA 损伤作用，包括芳胺类。K-*ras* 基因高频率的突变可能与芳胺和 DNA（Beland 和 Kadlubar，1985）之间的相互作用有关。

结论

最近的证据证明环境和生理因素之间存在明显的联系，并影响结直肠癌发生过程中的分子生物学的变化。不幸的是，目前的研究结果不是很连贯。很显然，结直肠癌的发生是极其复杂的，需要时间去揭开迷雾，但现在令人乐观的是这一谜团也许将在不久的将来解开。

饮食预防

由于各种饮食因素与结直肠肿瘤的发展关系密切，各种各样前瞻性研究已经启动，以确定改变饮食是否可以防止疾病的发展。

De Cosse 等（1989）进行了小型的随机对照试验，研究对行结肠切除和回肠直肠吻合的 FAP 患者进行纤维和维生素的补充的效果。试验组与对照组相比，直肠残端内肿物的大小和数量没有显著减少。然而，只有 62 例患者进入试验，从而难以确认任何微小的差异。

Alberts 等（1990）设立了试验，以调查在亚利桑那州约1400名受试者麸皮的补充对腺瘤复发的影响。现在，这项研究报告并没有发现纤维的保护作用（Alberts 等，2000）。欧洲癌症预防组织（ECP）进行了一项类似的研究，纳入800个病人（Faivre 等，1990）。这项研究也没有表明纤维的任何有益作用，但明确证明纤维补充可诱导腺瘤形成，因而是有害（Bonithon-Kopp 等，2000）。

另一方面 Schatzkin 等（1996）将424参与者随机分为三组：低脂肪饮食，25g的麦麸饮食，或20mg β-胡萝卜素饮食。在2年和4年的随访期间用结肠镜检查确定腺瘤的复发情况。作者认为低脂肪饮食减少了大腺瘤的发生，并建议低脂肪饮食加上麸皮可以增强效果。但有学者们仍然不排除膳食纤维对结直肠癌发生有预防效果。

化学药物预防

药物预防是目前的流行方式，它通过给予病人干扰致癌发生途径的药物阻止癌症在人口中的发展。药物预防已被定义为使用特定的化学化合物，以预防、抑制或逆转癌变（Greenwald 和 Kelloff，1993；Greenwald 等，1995a，b；Kelloff 等，1994，1995）。现在已建立了从腺瘤到结直肠癌和结直肠癌的转移途径，科研工作者已经针对这一途径进行了科研研究。

从广义上来讲，药物预防应包括饮食预防癌症。然而，现在对药物预防的定义更严格限于药物应用、处理，以及转运到目标靶位（Raju 和 Cruz-Correa，2006）。

许多因子被认为可能是预防性药物，表27.3中列出的是目前最为认可的，以及它们可能的作用机制。许多对照试验研究了这些药物，但尚未有对其疗效进行明确的解答。由于这些是对其本质的长期研究，需要许多年才能得出有意义的结果。最有影响力的药物将在下面讨论。

若干实验使用了钙剂，以防止结直肠腺瘤和癌症的进展（Alberts 等，1992；Hofstad 等，1992；Rozen，1992 年；Bostick 等，1993；Faivre 等，1993）。流行病学研究提示高钙膳食的摄入可以减少结肠癌的发病风险或死亡率。钙的预防性作用与它结合游离胆汁酸如去氧胆酸的能力有关，去氧胆酸具有致癌作用。钙也可降低总蛋白激酶C、酪氨酸激酶和脱羧酶的活性，这几种物质都参与有关肿瘤生长的重要信号转导通路。钙已被证明能减少看似正常结肠细胞的增殖的风险（如以前的结肠肿瘤，家族相关的）和一些早期的癌前病变（如管状腺瘤）。在隐窝水平的增殖细胞的分布也可能改变，特别是在FAP的病人。在大鼠结肠癌模型中钙盐治疗可以总蛋白激酶C，酪氨酸激酶和鸟氨酸脱羧酶（ODC）的活性。腺瘤患者的钙剂治疗疗可以降低ODC的活性。

某些非甾体抗炎药（NSAIDs）也可以起到药物预防作用。非甾体抗炎药通过抑制环氧化酶活性减少前列腺素（PG）的合成。阿司匹林是特别有效的，它能不可逆地抑制该酶，结果抑制了前列腺素的形成。前列腺素可通过增殖、诱导、活性氧诱变和免疫系统抑制（Marnett，1992）而起到致癌作用。流行病学证据表明，阿司匹林和胃肠癌的风险降低相关（Kune 等，1988b；Rosenberg 等，1991；Thun 等，1991，1992，1993；Gridley 等，1993；Suh 等，1993）。结肠的癌前病变的风险下降也与使用阿司匹林有关。已有2项前瞻性随机研究证实了阿司匹林作为预防药物的效果。Sandler 等（2003）将结直肠癌患者随机分为两组，一组每天接受325mg阿司匹林，另一组每天服用安慰剂。经过31个月，阿司匹林组的平均腺瘤数量更低，其相对再发危险度为0.65。Baron 等（2003）研究的1121腺瘤患者被分配为三组，分别服用81mg阿司匹林，325mg阿司匹林和安慰剂。数字内镜检查的32个月后，结肠镜检查显示，一个以上腺瘤的发生率在服用81mg阿司匹林组的患者为38%，在服用325mg阿司匹林组的患者为45%，安慰剂组则为47%。所有这些研究表明适量的服用阿司匹林在人群中的药物预防作用对发生结直肠癌的风险的影响（Huls 等，2003）。显然，在作出一个明确的判断之前，我们还需要其他研究的结果。

正在研究的其他NSAIDs中，舒林酸是最被看好的。舒林酸由于其代谢生成舒林酸硫化物可抑制环氧化酶，并产生一个长期的抗炎作用。案例研究表明，它可以防止或导致FAP患者息肉的退化（Waddell 等，1989；Charneau 等，1990；Friend，1990；Earnest 等，1991；Labayle 等，1991；Winawer 等，1991；Schusshein 等，1993）。三个小型FAP患者的随机对照研究表明，舒林酸可使息肉减小并降低其发生频率（Nugent 等，1993 年；Winde 等，1993；Spagnesi 等，1994）。然而，在一项前瞻性随机对照试验中，散发性腺瘤的患者被分为两组分别接受舒林酸或安慰剂，他们都接受了结肠镜下息肉切除术作为对初始病变的治疗。我们

表 27.3　可能的结直肠癌化学预防药物的作用机制

成分	机制	对结直肠癌的作用
钙剂	抑制致癌物质的摄取 （结合胆汁和脂肪酸）	抑制细胞增殖
非甾体类抗炎药	抑制前列腺素合成 抑制致癌物质的活性 （抑制 PGH 合成酶的共氧化作用）	抑制细胞增殖、基因突变和损伤 （eg APC，MSH2，MLH1，MCC，DCC，K-*ras*，p53）
β-胡萝卜素	转化为维生素 A 抗氧化和清扫自由基和损伤	抑制细胞增殖，促进细胞分化 抑制细胞增殖，基因突变
叶酸	抑制低甲基化	抑制基因突变和损伤 抑制细胞增殖（如抑制癌基因的过度表达）
维生素 C	抑制致癌物质的活性	抑制基因突变和损伤
维生素 E	抗氧化和清扫自由基	抑制细胞增殖，基因突变和损伤
DFMO	抑制 ODC	抑制细胞增殖
奥替普拉	致癌物的解毒 （促进 GST 活性）	抑制基因突变和损伤
熊去氧胆酸	抑制胆汁酸的生成	抑制细胞增殖
HMG-CoA 还原酶抑制剂	抑制蛋白质异戊二烯化 抑制胆汁酸的生成 抑制胆固醇合成	通过抑制变异的 *ras* 基因的表达抑制细胞增殖
紫苏子醇	抑制蛋白质异戊二烯化 抑制致癌物质的活性 （抑制细胞色素 P450）	通过抑制变异的 *ras* 基因的表达抑制细胞增殖 抑制基因突变和损伤

APC，腺瘤性结肠息肉病（基因）；DCC，结肠癌中删除的（基因）；DFMO，2-二氟甲基鸟氨酸；GST，谷胱甘肽 S-转移酶；HMG-CoA，3-羟基 -3-甲戊二酰辅酶 A；MCC，结直肠癌丢失的（基因）；MLH1，MSH2，突变基因；NSAID，非甾体类抗炎药；ODC，鸟氨酸脱羧酶；PG，前列腺素。
来源自：Kleibeuker 等（1996）。

发现两组之间无显著差异（Rowntree 等，1993）。而且，我们发现，即使在相对较短的 2 年随访中这样的设计都是难以遵守的。此外，700 例患者中很大一部分病人，要么拒绝参与或是被研究者认为有禁忌证。这些研究结果强调任何药物预防的方案都是困难的，特别是使用非甾体抗炎药。有趣的是，最近一项关于 NSAIDS 化学药物预防的 Meta 分析显示：阿司匹林可能有效果，但是没有任何证据表明舒林酸或塞来昔布有类似的作用（Wang 等，2004）。有几个随机试验从 2000 年期间就开始测试 COX-2 抑制剂的药物预防作用。由于 COX-2 抑制剂具有心肌毒性，所有试验均在 2004 年被叫停，但某些阶段的数据已经得出。

对患者而言维生素可能更好被耐受和接受。β-胡萝卜素代谢后转化为维生素 A。维生素 A 酸类通过抑制增殖和分化而影响癌变的始动阶段。叶酸对维持正常细胞的甲基化和基因表达是非常重要的。维生素 C 已被证明能够抑制 DMH 在大鼠结肠诱发癌症的作用（Reddy 等，1982；Colacchio 和 Memoli，1986；Colacchio 等，1989）。维生素 E 可以与各种氧化自由基及单线态氧发生反应。自由基有致癌作用。此外，维生素 E 也被证明能够抑制 DMH 诱发小鼠癌变的作用（Cook 和 McNamara，1980）。因此，我们有理由认为，而且一些实验数据也表明，这些维生素可以用于药物预防，但用以证实或驳斥这些观点的对照试验的结果是必要的。

病理

大体表现

病理有四个结直肠癌的大体表现类型。

1. 溃疡型（图 27.1）：作为一个典型的恶性溃疡，周围环绕着隆起的边缘，常常有一个坏死的基底部。可能是圆形或椭圆形的，可以占据肠管周长的 1/4 以上。这种类型的病变，往往会浸润到肠壁深处，因此比其他类型更有可能导致穿孔。
2. 息肉（菜花）型（图 27.2）：是一种增殖型病变，向肠道管腔突出，通常与肠壁浸润无关。它往往呈分叶状，具有大小各异的小叶。表面溃烂并不常见，但随着时间的推移，溃疡的表面积可能会增加。许多溃疡病灶开始是以息肉生长的形式出现的。多见于盲肠和升结肠。
3. 环型或狭窄型（图 27.3）：是一种程度不同的圆周病变。环形病灶往往有一个溃疡面。根据以往未经治疗的患者的自然病程（Miles，1926），一般认为，环形病变开始为小的、离散的溃疡，之后逐步生长成为环绕肠壁的环形溃疡。环形

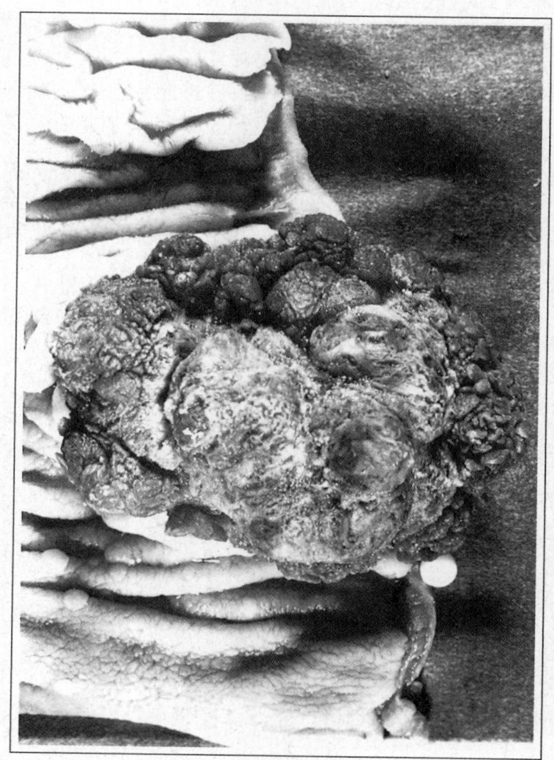

图 27.2 乙状结肠息肉样癌。

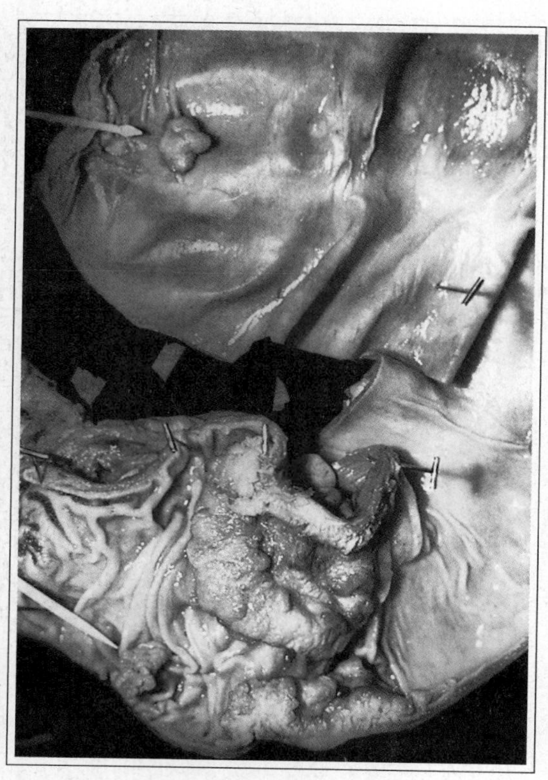

图 27.1 溃疡型结肠癌，伴有息肉。

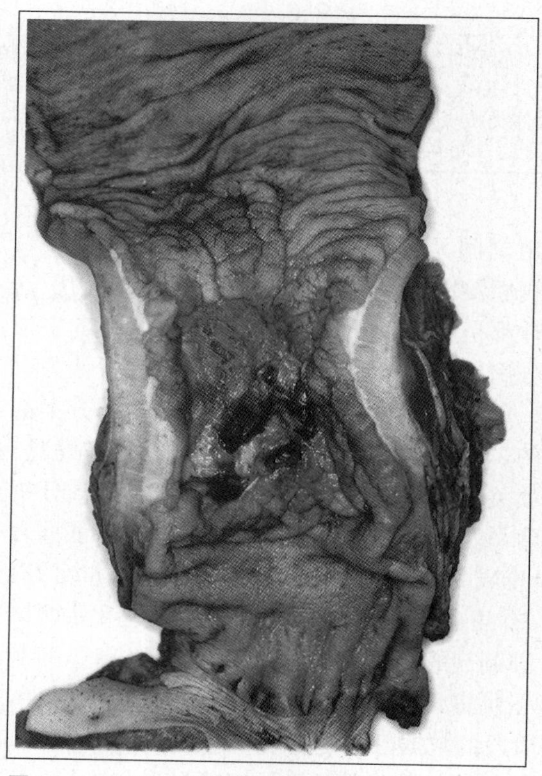

图 27.3 环型或狭窄型的结直肠癌。

病变可在肠道纵轴上延伸数厘米，也可能会很短。较长的病变往往会出现在直肠，较短病变常见于横结肠和左半结肠。非常短的病变，通常见于乙状结肠，这给我们的印象是肠道已经缩窄，如同被环状物紧紧捆起来。这种外观引出了一种描述性术语："串珠状"癌。这种类型的病变显然比其他形式的病变更有可能造成肠梗阻。更长的病变可以表现出典型的苹果核心样外观，并可能导致阻塞。

4. 弥漫浸润性癌：通常是一个广泛的病变，浸润肠壁，往往至少有 5～8cm。类似于皮革样胃黏膜通常表面保持完整，但某些部位最终发展为溃疡。它发生的频率比其他类型要少。

一些学者还介绍了胶质的增加。该术语用于描述产生大量的黏蛋白的病变部位，因此这一部位会有一种凝胶状的外观。其结构可能是息肉或溃烂，浸润可能存在或不存在。这个病灶是否应作为一个单独的实体分类还是一个有争议的问题。

有作者认为肉眼的外观与预后有关，溃疡或浸润的病灶比息肉样病变的预后更差（Grinnell，1939；Coller 等，1941）。然而，这些研究只考虑了肉眼病变类型为单一变量，差异仅仅表现在局部以及突向肠道管腔而不是透过肠壁的息肉样病变附近的扩散的淋巴结。

剩余肠道的相关变化

结直肠癌可以导致剩余肠管的肉眼病理变化。这种变化通常会依赖于肿瘤的肉眼病变类型：收缩性病变可导致肠梗阻，其余结肠观察到的变化程度将取决于梗阻已存在的时间长度。如果是慢性阻塞，由于肥厚的肌肉层近端结肠往往扩张、增厚，而此时结肠又试图推动其内容通过阻塞的病变部位，则会导致阻塞。如果阻塞急性发生，扩张的结肠壁就会变薄。如果回盲瓣功能不全，小肠将会扩张。如果梗阻已有段时日，结肠管腔内的粪便可能会导致黏膜溃烂，最终可能穿孔。这种变化被称为"粪性溃疡"和由压迫性坏死导致。然而，穿孔未必只发生在粪性溃疡的部位，任何扩张的近端结肠都可能会受到影响，特别是盲肠，可能会裂开。此外，肿瘤本身可能穿孔，穿孔在这种情况下，有可能由大网膜和小肠包埋，形成结肠周围脓肿。有时也可能会导致弥漫性腹膜炎。

第 25 章中讨论的，腺瘤相关性息肉往往出现在剩余的结肠，可能是单发或多发的，或大或小。存在一个或多个伴发癌的频率不高，在切除的标本显示其发病率约 3%（Goligher 等，1951）。

镜下特征和肿瘤的分级

结直肠癌的分化程度多种多样，其不同不仅存在于肿瘤与肿瘤之间，同一种肿瘤在不同的区域之间也存在分化的区别。这使得分类变得相当的主观，并取决于所取病变部位的数量。病理学家试图通过一个整体的印象来决定病变的分化程度。大部分都使用一个基于 Broders（1925）所描述的编号系统（1 至 3 或 4），或一系列描述性用语，如"分化良好"，"中度分化"，"低分化"或"未分化"。Dukes（1940）使用的编号系统，原先为五个等级，但随后修改为四个等级，从而与 Grinnell（1939）的系统保持一致，其内容如下：

- Ⅰ级（图 27.4a）：类似于腺瘤，但上皮细胞增殖活跃和恶性组织破坏黏膜肌层。
- Ⅱ级（图 27.4b）：特点是恶性细胞挤在一起，但仍排列成一个具有一层或两层细胞壁厚的腺体的形态。细胞核染色深，不规则的有丝分裂不常见。
- Ⅲ级（图 27.4c）：描述了一个分化的范围。在最好情况下的细胞排列成不规则、折叠的环状结构，通常两行或三行深，围绕着空腔或固体团块，核分裂频繁。在最坏的情况下，肿瘤由未分化的细胞组成，并且不能形成腺体的结构形式。
- 胶样或黏液性肿瘤（图 27.5）：分化程度不同，但它们共同的一个特点是，它们生产的丰富的黏蛋白占肿瘤至少 60%的体积。当肿瘤的黏液大于 50%的肿瘤体积时，应列为黏液瘤（Jass 和 Sobin，1989）。有报道称它们的预后较差。

将描述分级系统应用于数字分级系统中，"分化良好"是指Ⅰ级，"中度分化"是指Ⅱ级，"分化较差"或"未分化"是指Ⅲ级，而"胶样癌"单独作为一组。另外，它们的类别也可被分为"高"，"中"或"低"三档。

这些分级方式在每个系统中都有所不同，这是由于分级的主观性和肿瘤的异质性造成的。一般情况是这样：20%分化良好，60%中度分化，20%低分化（Morson 和 Dawson，1990）。

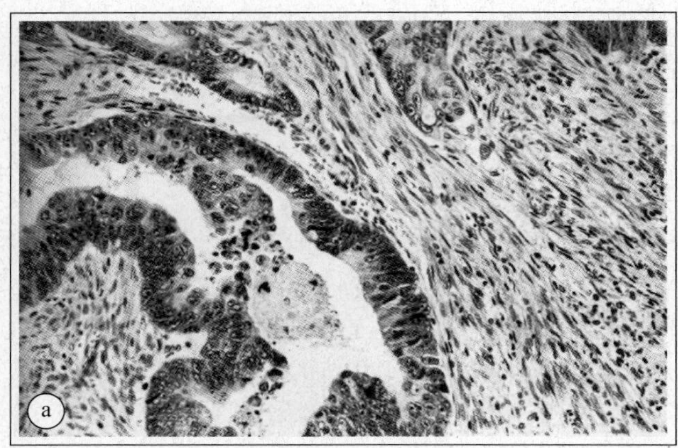

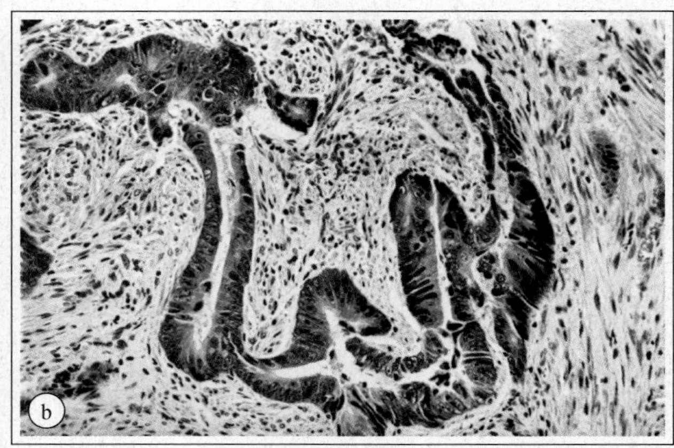

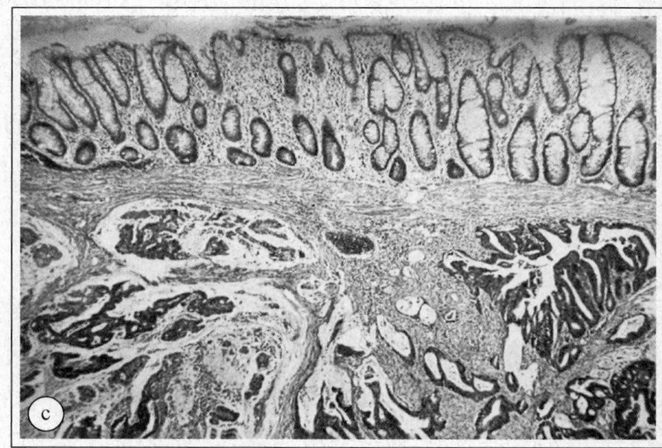

图 27.4 结直肠癌的微观表现。(**a**)(上左) Ⅰ级或分化良好的病灶；(**b**)(上右) Ⅱ级或中等分化病灶；(**c**)(下) Ⅲ级或分化差的病灶。

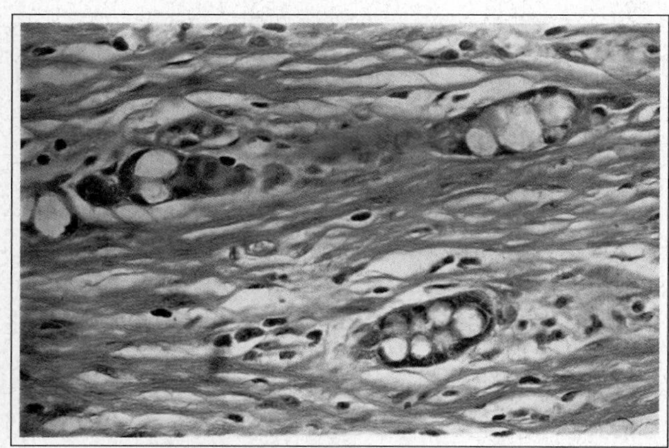

图 27.5 胶体或黏液腺癌。

肿瘤性质异质性和病理观察者组织分级报告的不同会造成理解上的困难。在活检的方面尤其明显。我们发现，从 70 个直肠癌患者中获取的一个或两个活检标本的病理分级报告一致性的比率是 56%（Thomas 等，1983；Williams 等，1985）。这是由一位有经验的病理学家检查这些结果时获得的。如果相同的人研究同一肿瘤多个（至少 5 个）深部或浅部的活检标本，一致性占总例数的 86%。然而，当同样的多点活检是由 3 个独立的病理学家评估的，一致性下降到只占总例数的 44%。

肿瘤的组织学分级、镜下特征与病人的预后关系密切。

Spratt 和 Spjut（1976）表明，肿瘤边缘的特征与生存率相关。边界局限的或具有混合界限的肿瘤，其预后比界限不清的并侵犯周围正常组织的肿瘤要好得多。

另一个肿瘤组织学标准反映了宿主与肿瘤之间的相互作用，其包括是否存在炎症浸润及对肿瘤内淋巴细胞的识别。Ackerman 和 Del Regato（1970）发现，边缘由浆细胞和淋巴细胞炎症浸润并包围的肿瘤其转移的发生率低于周围无炎性浸润的肿瘤。这种浸润，被认为是一个病人的抗肿瘤免疫反应。Mascarel 等（1981）认为这比细胞的分化程度更重要。Jass 等（1986，1987），将边缘的性质（无论是集聚或浸润）和炎症反应，以及肿瘤的分级特征，组成一个分期系统（图 27.6）；一个缺乏炎症反应的炎症浸润边界其应答较差。这种分期系统还没有被广泛采用，并且没有被大型的前瞻性系列研究验证（Quirke 和 Shepherd，1997）。

结直肠癌细胞 DNA 含量也可能与预后关系密切。Wolley 等（1982）利用流式细胞仪，将结直肠肿瘤细胞分为二倍体和非整倍体（图 27.7a）。非整倍体肿瘤的患者明显比二倍体肿瘤（图 27.7b）患者的预后差。这一结果由两个进一步的研究证实（Armitage 等，1985 年；Kokal 等，1986）。我们的研究，仅限于对直肠癌患者（Quirke 等，1986）的调查，结果同 Wolley 及其同事的结果一致。此外，由于 DNA 含量是定量评估，我们发现，使用流式细胞仪测定 DNA 含量时，活检和切除标本（96%）之间具有高度的一致性。

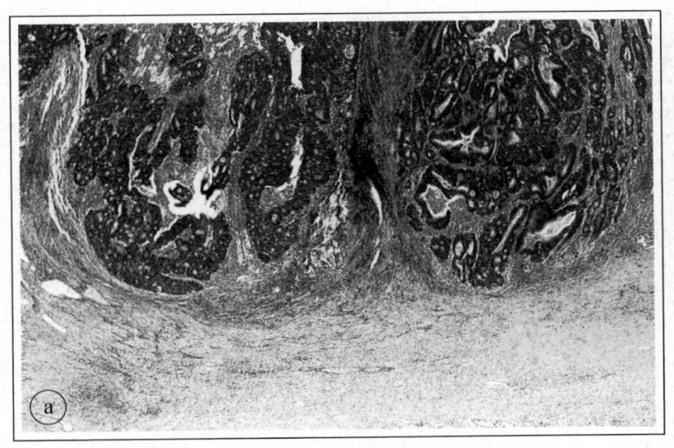

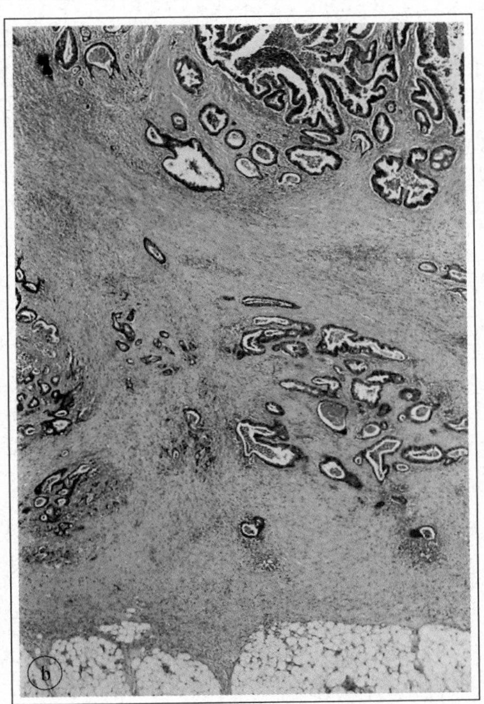

图 27.6 （a）带有一个“挤压”切缘的直肠癌。肿瘤的下界被很好地局限了；（b）肿瘤切缘被“浸润”。下界未被局限且不规则。由 Dr R Feakins，Royal London Hospital 提供。

从染色体倍数和存活方面的工作开展以来，已经进行了许多进一步的研究（Koha 等，1992；Tsuchiya 等，1992；Kouri 等，1993；Foggi 和 Carbognani，1993；Silvestrini 等，1993；Yamazoe 等，1994；Zaras 等，1994；Chapman 等，1995；Sanguedolce 等，1995；Tang 等，1995；Vijayen 等，1995；Baretton 等，1996；Pietra 等，1996）。虽然大多数同意染色体的倍数具有一定的预后价值，但比较折中的意见是其并不是一个独立的变量，并不比 Dukes 或 TNM 分期更好。

病理学和遗传学的关系

如第 24 章所述，结直肠癌发生的分子遗传学机制正在逐渐被理解。它们与病理变化的关系正被揭开，而这种关系可能会提供更准确的预后指标。

最强的病理与分子改变之间的关系，是 APC 基因（腺瘤性息肉）的突变与结直肠上皮异常增生之间的关系（图 27.8）（Fearon 和 Vogelstein，1990）。

目前的数据表明，APC 基因突变是腺瘤变为癌症的初始事件，这由小腺瘤 APC 基因突变患者的高患病率（60%）（Powell 等，1992）和 APC 基因突变存在于不典型增生的异常隐窝灶所证实（Jen 等，1994）。类似的 APC 基因突变率在结直肠癌患者中也被发现。

K-ras 基因 12 位密码子的突变发生在散发性结直肠癌患者，其突变频率为 40%左右（Bell 等，1991；Laurent-Puig 等，1992）。K-ras 突变与大的腺瘤一样常见，但 K-ras 基因的突变是一个小腺瘤的偶发事件（Vogelstein 等，1988；Scott 等，1993）。这表明 K-ras 突变可能会涉及从一个小腺瘤的转变到一个大腺瘤的过程或可能是一小部分腺瘤转变的初始事件，然后迅速进展为较大的腺瘤（Fearon 和 Vogelstein，1990）。Ras 基因突变也与结直肠癌的外部生长有关（Redston 等，1995）。

在 17p13 位的 p53 基因的突变经常发生在结直肠肿瘤，但很少发生在腺瘤（Kikuchi-Yanoshita 等，1992），因此是后发事件，而不是初始事件，

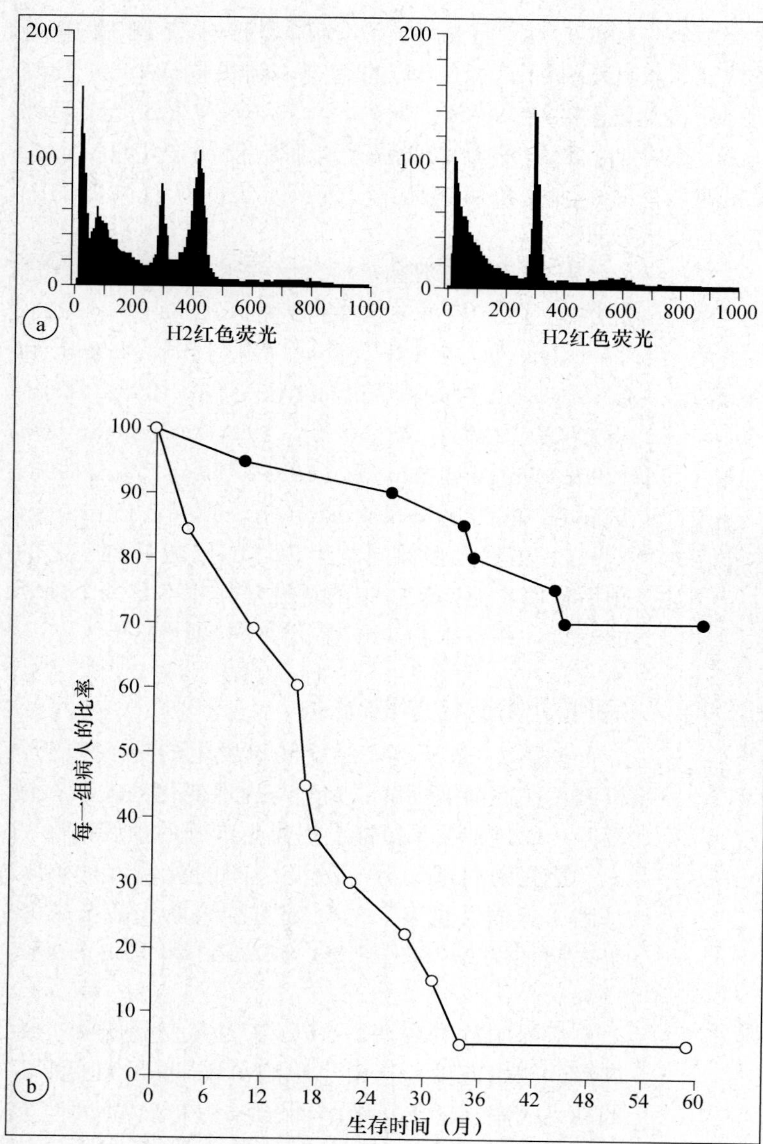

图 27.7 流式细胞仪测定结直肠癌染色体倍数。(**a**) 右侧的二倍体肿瘤和左侧的非整倍体肿瘤。(**b**) 非整倍体肿瘤（○）被证明预后明显差于二倍体肿瘤（●）(Wolley 等，1982)。

它可能伴发从腺瘤到癌的进展。大多数的突变是点突变，发生在基因最保守的地区（Lothe 等，1992；Hamelin 等，1994)。p53 基因的等位基因缺失也经常见于结直肠肿瘤（Campo 等，1991；Cawkwell 等，1994；Iacopetta 等，1994）（高达 75%的病例)，但很少见于腺瘤（Kikuchi-Yanoshita 等，1992)。在一些研究中，p53 基因突变 (Cawkwell 等，1994) 和表达，通过免疫组织化学 (检测稳定，即突变型 p53）检测，已发现与散发性结直肠癌的预后差有关（Sun 等，1992；Auvinen 等，1994)。我们发现，在 21 例散发性结直肠癌中的 10 例（48%)，用单克隆抗体 Pab 1801 检测可发现 p53 基因表达异常（Taylor 等，1993)。这类似于其他检测的结果（Van den Berg 等，1989；Scott 等，1991)。然而，我们无法证明对于存活而讲这一表达的是一个独立的变量。

18q21 上的 DCC 基因，是一个候选的抑癌基因，这是由于 18q 上确定存在一个高频率的等位基因丢失（Fearon 等，1990)。最初报道涉及 DCC 基因的等位基因缺失在结直肠癌高达 71%（Fearon 等，1990)。但是，使用基因内标记后这个频率则大幅降低（29%～33%）(Huang 等，1993；Cawkwell 等，1994)。DCC 等位基因缺失似乎是在结直肠癌进展的后期事件，Ookawa 等（1993）发现最高频率的等位基因缺失存在于进展阶段的肿瘤和转移。

微卫星不稳定性也已在散发腺癌（Ionov 等，1993；Thibodeau 等，1993）和腺瘤中发现（Shi-

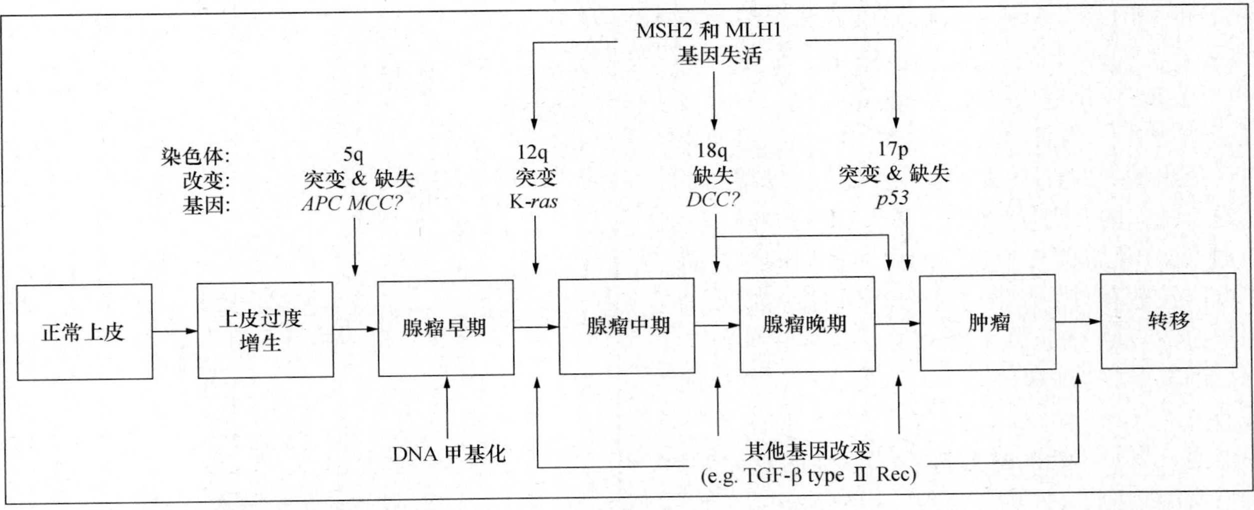

图 27.8　结直肠肿瘤形成的基因缺陷（Fearon 和 Vogelstein，1990）。

bat 等，1994）。尚不清楚这是由于引起 HNPCC（非息肉性结肠癌）的错配修复基因突变所致［散发的 MSI 癌症，在 MMR 基因的改变是后发事件，即 MMR 基因的甲基化（Katabuchi 等，1995；Esteller 等，1998；Herman 等，1998；Fleishen 等，2000）］，还是因为这些散发病例数据不足而实际上没有确定为 HNPCC。这个想法被下面的结果支持，具有微卫星不稳定性的散发性结直肠癌往往出现于结肠右侧（Lothe 等，1992；Thibodeau 等，1993），这也是 HNPCC 的一个特点。同样，这些肿瘤往往很大，为黏液性或低分化，有强烈的宿主免疫反应、促纤维增生性淋巴聚集或类似克罗恩病的淋巴反应（Kim 等，1994）。微卫星不稳定性在 HNPCC 的肿瘤中有较好的预后（Lothe 等，1992；Thibodeau 等，1993），虽然目前尚不清楚，但确实存在于散发结直肠癌患者（Kruschewski 等，2002）。

公认的肿瘤转移抑制基因 NM23（Steag 等，1988）的作用尚不清楚。然而，有一些证据表明，仅在晚期转移相关肿瘤（Cohn 等，1991）存在明显等位基因丢失、突变和相对的 RNA 和蛋白质表达降低（与非转移性肿瘤比较表明表达增加）（Cohn 等，1991；Wang 等，1993；Yamaguchi 等，1993）。

这是一个迅速发展的领域，这些以及其他的基因事件，很可能有助于解释结直肠肿瘤的发病机制，以及其病理表现。此外，数据支持特定的基因变异可以表明存在对辅助治疗的抵抗。例如直肠癌患者存在一个突变的 p53 基因的肿瘤对放疗反应不佳。此外，微卫星不稳定性患者的 5-FU 为基础的化疗（Ribic 等，2003）效果较差。

同样，对 5-氟尿嘧啶反应良好的肿瘤其二氢嘧啶脱氢酶、胸苷酸合成酶和胸苷磷酸化酶（Salonga 等，2000）等基因表达水平较低。

扩散

结直肠癌可能通过以下五种之一的路线扩散：①直接蔓延；②淋巴道转移；③静脉转移；④腹腔内转移；⑤种植性转移。

直接蔓延

直接蔓延可出现于肠壁横向的平面和纵向平面。小的、局部的病变的横向扩散，可能导致完全的肠道管腔的包绕，尤其是在结肠。在直肠上部，专家认为这种增长是缓慢的，它需要大约 2 年的时间（Miles，1926）。在肠壁内纵向扩散可能发生，但不如横向扩散多见，可能发生在近端或远端的方向。然而，只有远端蔓延被详细了解，并且这些相关研究主要局限于直肠肿瘤；原因是当进行直肠切除术时，外科医生需要获得足够的远端清扫。这个主题在当今时代是恰当的，尤其我们正在努力保留直肠癌病人的括约肌。

Handley（1910）是第一个证明远端壁内发生扩散的人。他描述了 12 例患者中有 2 例病人，在距离肿瘤相当距离的近端和远端肠壁观察到了镜下浸润的癌细胞。这些结果的公布引起了相当大的争议，并持续多年。Cole 在 1913 年，没有发现 19 例患者癌细胞浸润超过肉眼边缘的任何证据。在

1920 年和 1931 年，Miles 从临床研究和组织学得出结论，这种类型的扩散是轻微的。Westhues（1934）发现 74 例壁内扩散只有一个实例，并只发生在近端方向。然而，Connell 和 Rottino（1949）报道，展出的 9 例直肠癌中的 4 例发生远端壁内扩散。这个惊人的发现导致 Quer 等（1953）和 Grinnell（1954）重新调查了这个问题。他们的结论是远端壁内扩散有时会发生，因此必须将距离肉眼肿瘤组织至少 5cm 的正常组织切除，这样才能避免切除后的复发。“远端切除 5cm”的规则就这样诞生了。

然而，当对早期的数据进行了详细的研究后，这种广义的规则似乎不太合理。举例来说，虽然 Grinnell 发现 12%的根治性切除后发生的远端扩散的病例，但这些患者几乎都有“高度恶性的晚期肿瘤”。由于这样只可以做姑息性切除。即使用根治性切除术，病人的预后仍较差（Grinnel，1954）。事实上，Grinnell 发现壁内扩散患者之间没有幸存者，尽管这些患者大部分接受了治疗经腹直肠切除术（APER）。同样 Penfold（1974）研究了 546 例经腹直肠切除标本的病理，发现沿壁内和淋巴途径蔓延的发生率为 8.8%。令人感兴趣的是，那些病人向下扩散大于 1cm 的患者，几乎没有存活超过 5 年的，大多数都死于癌症。

我们的研究结果强烈支持这样的观点，即远端壁内蔓延大于 1cm 并不常见，但是当它发生时，患者的肿瘤在现有的治疗方案下已经是不治之症（Williams 等，1983）。在 50 例经腹直肠切除的标本中，仔细检查肿瘤远端组织是否存在镜下远端扩散（图 27.9a），其中 5 例患者（10%）扩散超过 1cm（图 27.9b）。这些患者每个人都有一个低分化 Duke's C 期病变，并且死于或将死于术后 3 年发生的远处转移，尽管手术中已进行了至少远端 5cm 的清扫术。我们的研究还表明，远端扩散最常见的是通过黏膜下层的淋巴管，虽然肌间、浆膜下和筋膜下层可能与此有关。虽然血管也可传播，但淋巴管往往是侵犯的主要通道。壁内扩散往往是连续的，向四周扩散的模式形成鲜明对比，这往往是不连续的（参见后文）。

壁内广泛扩散，在进行根治性切除直肠癌的患者（表 27.4）中较少见。Quer 等（1953）也对此进行了强调，他们发现 89 例切除远端的患者中只有一例扩散超过 1.5cm。因此，这些学者建议分化良好或中分化时远端切缘清扫 2.5cm，分化差的时

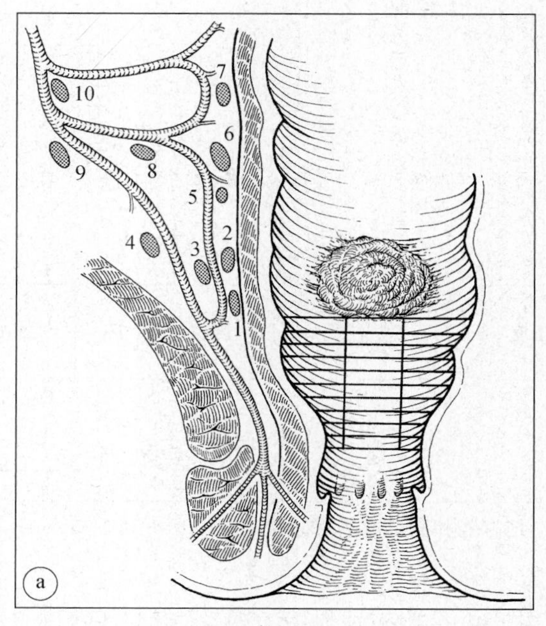

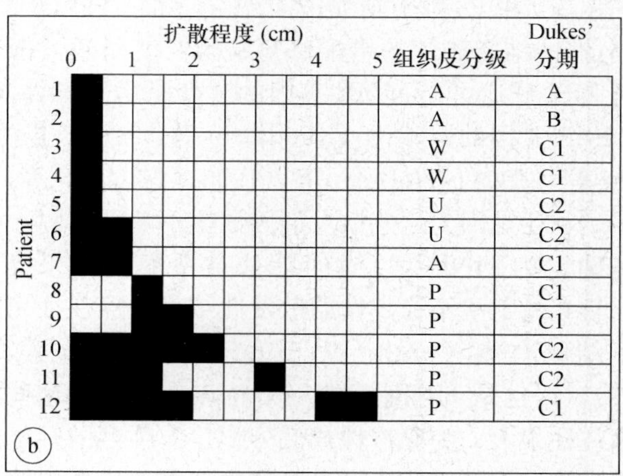

图 27.9 远端肠壁内蔓延的范围。**(a)** 描绘的是一个腹会阴联合直肠癌切除术切除的直肠。显示出肿瘤和淋巴结的位置。肿瘤远端的肠道被连续切片取样。每一个切片厚 5mm。每一个区域以 10mm 为间距。染色后做镜下检查。**(b)** 远端肠壁内扩散发现于 12 个 APER 区域。只有 5 个区域的扩散范围大于 1cm，并且每一个都是 Dukes 分期的 C 期，分化差的肿瘤。A，中分化；P，分化差；U，未分化；W，分化良好（来源自：Williams 等，1983，with permission from Blackwell）。

候则为 6cm。

这些意见得到了许多支持者的赞同，他们无法找到远端切除的范围和局部复发之间的相关性（Baker 等，1955；Beal 和 Cornell，1956；Lofgren 等，1957；Williams 等，1966；Copeland 等，1968；Slanetz 等，1972；Manson 等，1976；Wilson 和 Beahrs，1976）（表 27.5）；一个 556 例随访的研究中，Wilson 和 Beahrs（1976）报道在 Mayo

表 27.4 远端壁内扩散数据

参考	例数	扩散例数
Clogg（1908）	25	0
Handley（1910）	10	2
Cole（1913）	20	1
Westhues（1934）	74	0
Black 和 Waugh（1948）	103	4
Quer 等（1953）	91	5
Grinnell（1954）	76	9
Williams 等（1983）	50	12
总数	449	33（7.4%）
远端扩散超过 2cm		11（2.5%）

诊所进行直肠癌前下部切除的患者，2～3cm 远端切除缘患者的预后与更广泛清扫的患者一样好。其他人，包括我们自己（Pollett 和 Nicholls，1981；Williams 等，1983）也证实了这些结果。

这些临床病理学研究的结果是广泛且深入的。在这里我只想说，我们相信有足够多的证据证明，直肠切除的过程中直肠远端肠壁最小切缘可以从 5cm 减少至 2cm。这并不是说在所有的情况下，都与此相同。在可能某些情况下，清扫得越多，效果越好。但是，如果在直肠切除过程中，采取远端直肠 5cm 切除，将危及肛门括约肌，只要安全地将其减少至 2cm，就可以保留正常的括约肌功能。最近的研究表明，选择合适的病人和短期术前短疗程放疗，甚至可以获得更短的远端切除范围从而保留肛门括约肌功能，且不会影响肿瘤疾病的控制（Phillips，1992；Moore 等，2003；Tiret 等，2003）。

直肠系膜远端扩散则是一个不同的问题。大部分以上提到的组织学研究都集中在远端壁内扩散，而不是直肠系膜远端蔓延。其实我们的研究（Williams 等，1983）也包括这个组织。然而，Heald 等（1982）的研究表明，直肠系膜远端蔓延大于 2cm，仍有治愈的可能。这一发现被 Scott 等（1995）证实，他们发现在 20 例直肠癌切除标本，4 例患者发生肿瘤远端直肠系膜转移。Heald 因此建议，所有直肠系膜直至盆底都应该被清扫，但 2cm 以下的肿瘤可以被从肠壁上“剃掉”。如果这样做，括约肌可幸免。这样的手术技巧是被称为“全直肠系膜切除术”（TME）。

通过肠壁辐射状扩散也伴发着圆周式的增长。传统认为，这种类型的入侵，会影响肠道的连续性。肿瘤侵及黏膜，然后按顺序通过黏膜下层、肌肉层和浆膜扩散。如果听任其生长，肿瘤将侵犯直肠或结肠周围的脂肪或腹膜。进一步蔓延以及侵犯

表 27.5 比较远端切缘清除率，局部复发率和 5 年生存率

参考	清除长度（cm）			
	<4	>4	<5	>5
复发				
Deddish 和 Stearns（1961）	4/62（6.5）	4/39（10）		
Manson 等（1976）			9/76（11.8）	3/30（10）
Wilson 和 Beahrs（1976）			56/400（14）	20/156（13）
Pollett 和 Nicholls（1981）			15/232（6.5）	8/102（7.8）
Williams 等（1983）			7/48（15）	3/31（10）
5 年生存率				
Copeland 等（1968）			46/141（32.6）	86/206（41.8）
Pollett 和 Nicholls（1981）			159/232（68.5）	71/102（69.6）
Williams 等（1983）			33/48（69）	18/31（58）

括号之内的为百分比（%）。

其他结构，取决于肿瘤的部位。

腹膜后结肠癌的辐射状或环结肠癌的扩散将涉及后腹壁，如十二指肠、输尿管、肾和髂腰肌肌肉的结构。结肠前壁的肿瘤可能会从腹膜侵犯至小肠、胃或盆腔脏器。

位于直肠后壁癌症的径向扩散可能通过直肠系膜筋膜向网膜孔蔓延。后者可抑制进一步的蔓延，但扩散却仍不少见，在这种情况下可能涉及骶丛，骶骨和尾骨亦可能受累。

从低于男性的腹腔反射的肿瘤的前壁扩散可能导致入侵 Denonvillier 筋膜、前列腺、精囊和膀胱筋膜。在女性这样的扩散，会先穿透宫颈和阴道后壁，除非病人有过子宫切除术，这时可能会浸润膀胱。

虽然径向的扩散被认为是连续的，随后每一层肠壁都会被侵犯，一些研究表明，这事未必如此。我们认真搜索镜下径向扩散直肠癌手术切除标本（Quirke 等，1986）。整个肿瘤 5～10mm 间隔做成切片，并在横向平面（图 27.10）直肠系膜周围。在滑动式切片机上切成 10mm 厚切片，被苏木素-伊红染色。对每节进行组织病理学检查时寻找肿瘤的径向侵袭。52 例中的 14 例（27%）被发现有这种形式的扩散。8 例发现连续的原发性肿瘤，而在 6 例中，它被证明是不连续的。扩散途径多种多样：蔓延的标本中的 7 个，扩散是肉眼可见的，但在余下的 7 个目前只有在显微镜检查才能发现（图 27.11）。后者的研究结果强调确定是否做到了根治性切除。毫无疑问，外科医生高估了他们的直肠癌根治的数目。我们 85% 的术后的病人，和证明存在径向扩散的病人，最终会局部复发，而只有 3% 的患者不存在这种形式扩散的证据。

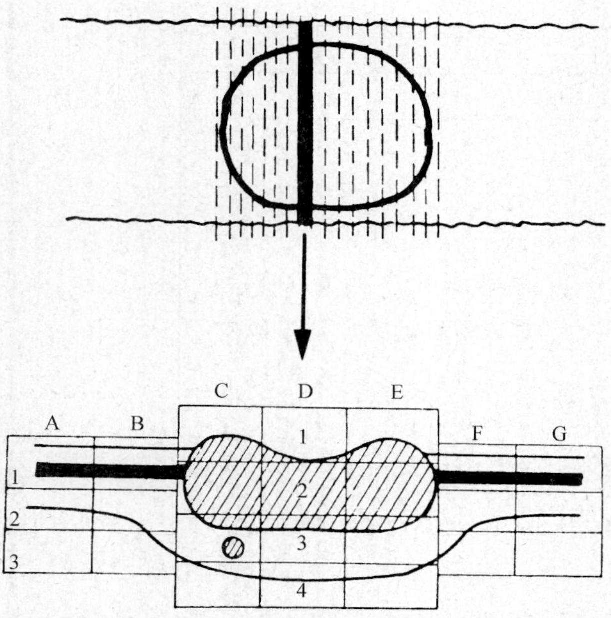

图 27.10 研究直肠癌径向（周围的）扩散的一个研究中的梗阻现象（Quirke 等，1986）。

这些数据被一个更大的 Leeds 的前瞻性研究所证实，这些切除的标本做了切缘肿瘤侵犯的检测，并随访了 5 年（Quirke 和 Scott，1992；Adam 等，1994）。额外的数据表明，如果涉及圆周边缘，局部复发风险增加了 12 倍，死亡的风险增加了 3 倍。这些研究结果被其他研究者证实（Ng 等，1993；Nachtegaal 等，2002）。

调查结果清楚地说明，残留于骨盆的病灶是直肠癌切除术后局部复发最主要的原因。从我们最初的研究中出现的另一个重要的观点是，病理学家，以及外科医生低估了径向的扩散程度。如果采用常规方法检测径向扩散，52 个样本（12%）中只有 6 个被发现，当多种技术被应用时，则 52 个样本中会发现 14 个（27%）。

淋巴转移

结直肠癌患者淋巴结增大并不一定意味着恶性入侵。结直肠癌通常在引流淋巴结内产生炎症反应。相反，镜下入侵的淋巴结也不一定会增大。这些结果与外科医生和病理学家关系尤为密切。外科医生不应该只因为淋巴结肿大而假想这个位置已经没有希望了。

病理学家理论上需要找到并切除标本中的每个淋巴结进行分析，以确定病理分期。但在实践中，这是一个非常困难的技巧，但提高淋巴结检出的技术已经被开发。这种技术是设计用来溶解肠系膜脂肪的，最初由 Westhues（1930）、Monroe（1949）、Pickren（1956）、Durkin 和 Haagensen（1980）等人开发。使用这些技术时，Jinnai（1982）发现，淋巴结的检出率与传统方法相比，增加了约 50%。因此并不意外，相当一部分认为是无淋巴转移的患者，其实存在镜下淋巴结受累。因此，给追求完美的病理学家的劝告是应尽可能多地检查淋巴结，而且在报告中应该显示到底有多少个淋巴结被发现。目前公认的起码数据是在结肠直肠癌的报告中径向切除的标本至少应该有 10 个淋巴结被检查（Guidance on Commissioning Cancer Services：Improving

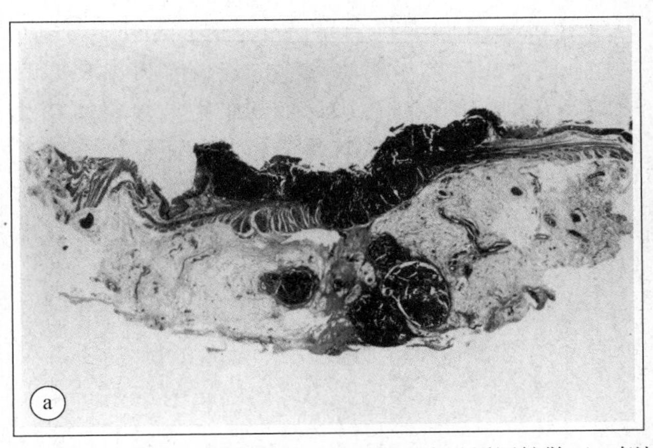
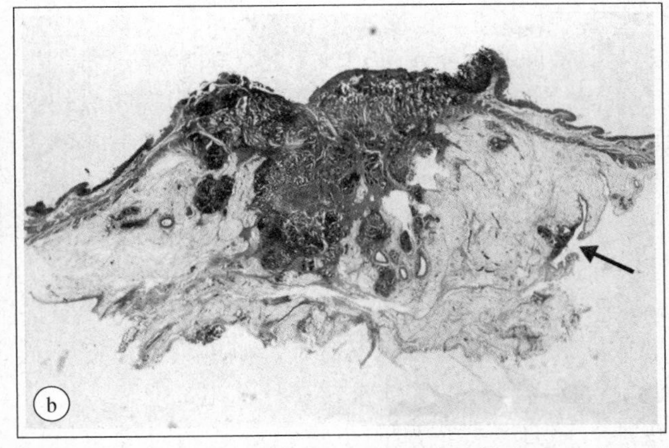

图 27.11　(**a**) 肉眼下直肠癌呈辐射状或沿周围扩散至一侧切缘。(**b**) 直肠癌呈辐射状扩散至侧切缘（箭头），这是在众多切片中镜检被发现的。

Outcomes in Colorectal Cancer. NHS Executive 1997；Guidelines for the Management of Colorectal Cancer，2001）。

结肠癌相关淋巴结转移

许多解剖验尸报告和手术标本研究都描绘了结肠癌扩散的淋巴途径（Clogg，1908；Rankin，1933；Coller 等，1940；Dukes，1945，1951；Gilchrist 和 David，1947）。虽然这些想法基本上是正确的，但有证据表明例外也不少见。

结肠旁淋巴结是最先受累的观点是被普遍接受的。随着病情进展，较低位的主要结肠血管腺体受累，并逐步沿这些血管延伸向上。根据肿瘤部位，沿直肠肛门上部、肠系膜下或肠系膜上动脉的腺体受累，病变侵犯主动脉旁淋巴结的可能亦会发生。

这是一个假设，即淋巴结侵犯是一个循序渐进的过程。Jinnai（1982）表明，在大约 1/3 的情况下，疾病能"跳过"下一个淋巴结，扩散至远处的淋巴结上。另一个普遍被接受的观点是，只有当淋巴结受累时才会发生远处转移。Finlay 和 McArdle's的数据清楚地表明，这种观点是不对的（Finlay 等，1982）。隐匿性和显性肝转移可能会在淋巴结未受累的情况下发生。当原发病灶并没有渗透到浆膜的时候，是否发生淋巴结受累很难被辨别。很少有相关研究。Jinnai（1982）的研究和直肠癌的结果相反，他发现，在这些条件下淋巴结节受累，只有在少数情况下发生。同样的研究也已在"恶性"息肉患者中开展。关于这些病变患者的淋巴结转移的发生率是有争议的（参见第 25 章），但大多数作者同意，镜下受累会发生。但这种入侵在临床上是否重要则是另一回事。T_1 期肿瘤淋巴结转移的风险，并不随着肿瘤浸润的深度而发生变化（Floyd 和 Saclarides，2006）。如果深度分为三个层次，只是一些细胞层，即 Sm1、Sm2 和 Sm3，淋巴结转移的风险的升幅为 0～15%（Kikuchi 等，1995）。

正如读者会明白，结肠癌淋巴结受累的检出率会根据病理学家技术细致的不同而不同。如果对手术切除标本进行调查，手术清扫的程度也是一个限制因素。Dukes（1951）报道，由他处理的样本中，只有 38%有淋巴结转移；而 Jinnai（1982）发现，在他的病例中有 60%的淋巴结转移。如果在第二期的癌症标本中检测到小于 12 个阴性淋巴结，则生存将从 80%降至 70%，这表明某些转移性淋巴结尚未被发现（Prandi 等，2002；Swanson 等，2003；Le Voyer 等，2003）。

直肠癌相关淋巴转移

直肠癌扩散的淋巴途径最初是由 Miles 发现的（1910，1926）。从他的手术和尸检的研究中，他得出结论扩散形式发生在三个方向：向上、横向和向下。向上蔓延包括沿着直肠和肠系膜下动脉的淋巴管和腺体，这是因为它们位于结直肠系膜附近。从这些结构进一步向上扩散可导致主动脉旁淋巴结受累。在 Miles 的经验中，横向扩散亦是比较常见的，在外侧韧带因扩散而最初受累的淋巴管和淋巴结，最终会侵犯骨盆侧壁的髂内血管周围。向下扩散则涉及肛门括约肌的淋巴管、肛周皮肤和坐骨直肠陷窝的脂肪。如果扩散涉及肛管周围组织，腹股沟淋巴结也可能受到影响。

Miles认为向上扩散是最常见的淋巴途径转移模式，但横向和向下扩散也发生得比较频繁。出于这个原因，他主张治疗应为经腹联合会阴直肠癌切除术，这是唯一的可以满意地解决所有三种模式的淋巴扩散。这种观点被接受了多年，但Dukes（1930），Westhues（1930，1934），Wood和Wilkie（1933）和Gabriel等（1935）的调查结果对此表示质疑。这些作者发现，向上蔓延是常见的，但横向或向下蔓延罕见。向下蔓延，似乎只有在发生直肠上部沿着血管的腺体被转移灶梗阻的时候，才出现逆行蔓延。横向和向下淋巴蔓延相对少见被Goligher在Dukes的实验室研究结果所证实（Goligher等，1951）：解剖1 500例腹会阴联合切除术的标本，发现98例标本有原发肿瘤水平以下的淋巴结受累（6.5%）。在这些标本中，68例腺体位于肿瘤生长下缘的6mm之内，只有30例（2%）扩散大于20mm。所有这些情况下，直肠血管周围淋巴结存在广泛受累。Glover和Waugh（1945）发现向下沿淋巴扩散的发病率甚至更低。在我们自己的较小的远端壁内扩散的研究中，我们也找了壁外的，50例腹切除患者沿着淋巴向下蔓延（Williams等，1983）。在3例（6%）中，单一受累的淋巴结被发现远离肿瘤的远端切缘。在每一种情况下，肿瘤都是低分化的，Duke' C_2 分期的，所涉及的淋巴结距离远端切缘都很近（分别为7mm，10mm和13mm）。其中一个病例显示，5cm的远端壁间扩散。因此，这项研究支持这一观点：远端淋巴扩散很少发生，只有当向上的路线是广泛受累时才发生。

横向淋巴扩散的情况更复杂一些。迄今进行的几乎所有的研究都采用手术标本，以评估这种形式的扩散。由于在腹会阴联合直肠切除术或括约肌保留的切除术中，髂内血管周围的淋巴结清扫并不常用，因此很可能低估了横向淋巴扩散的方式，只有淋巴结受侵及才能被发现。很显然，从我们自己的研究来看（Quirke等，1986）（研究了多个横向部分），在手术标本中发现横向淋巴管入侵比以前认为得更为频繁。此外，还有外科医生，特别是在日本，已经开展了根治性淋巴结清扫术，常规切除髂内血管周围的淋巴结。淋巴结是否受肿瘤侵及依赖于其部位是高于或低于腹腔反射。因此，Sauer和Bacon（1952）发现，21例根治性淋巴结清扫术的肿瘤生长于腹膜外，6例累及髂内血管周围的淋巴结。他们的病例中有11例生长于腹膜反射的上面，但是并未有横向淋巴管受累。Takahashi和Kajitani在一个更大的系列研究中（1982）得出类似的结论，在507例低于腹膜反射的肿瘤，转移的被发现在髂内淋巴结为83个（16.4%），而在236例腹膜反射以上的肿瘤，只有8人（3.4%）涉及髂内淋巴结。Hojo等（1982）和Jinnai等（1982）都同意这些调查结果。

这些研究表明，无论腹膜外直肠癌横向淋巴管扩散发生与否，位于腹膜反射上面的肿瘤较为少见。应该记住的是，不能为了淋巴结的清扫而认为这是这些研究的最终目的。从这些手术标本上采集多个横向部分，毫无疑问更多的情况下会发现有淋巴管入侵。有待回答的关键问题则是通过扩大横向切除是否可以改善生存。

括约肌保留的直肠癌切除术或腹会阴联合直肠癌切除术的标准技术（Quirke等，1986）在横向组织的切除数量中没有不同。可以预料，生存率和局部复发率是相似的（Williams，1985；Wibe等，2004）。采用扩大的盆腔淋巴结清除术的医师，发现生存获益效应，但没有对照试验以验证他们的声明。关于这个题目将在后续章节中讨论（参见第30章）。

像结肠癌淋巴扩散一样，直肠癌的扩散被假设为按一种有序的方式从一个淋巴结转移到另一个。间断的扩散被认为是不寻常的。然而，Jinnai（1982）和其同事用更加精细的技术识别淋巴结受累，他们发现间断扩散在超过30%的病例上发生。与结肠肿瘤的情况一样，他们也发现淋巴结可以在一些尚未通过肠壁扩散的直肠癌患者中受累。因此，10%的病例涉及淋巴结受累，原发肿瘤没有在黏膜下进一步蔓延，23.7%的病例肿瘤已经扩散到直肠的肌层，但没有入侵直肠周围组织。在Hojo等（1982）的研究中，相应的数据分别为17%和36.2%，分别对应 T_1 和 T_2 期肿瘤。这些数据对直肠癌的局部治疗似乎有相当大的影响。

从上述情况可以看出，直肠癌淋巴转移是难以精确分期的，除非对所有淋巴结都做活检。即使如此，直肠癌淋巴受累的可能性是可以被预测的，当考虑局部切除或TEMS（经肛内镜显微外科手术）时，可以由直肠的原发肿瘤（Mellgren等，2000；Lee等，2003）的大小和浸润深度来确定。必须谨慎对待以前的数据、相关性及临床症状。在采用传统的染色技术后手术标本淋巴结受累为50%～60%。Dukes发现在他的1 000例采用经腹会阴直肠癌切除术的病例中则为 50%；Jinnai（1982）和他的同事发现 60%的病例会有淋巴结受累。然而，无论哪个研究都并不包括髂内血管周围的淋巴结。

前哨淋巴结

与阴茎癌、黑色素瘤和乳腺癌相似，检测和追踪前哨淋巴结在结肠癌中亦有开展。前哨淋巴结的概念是指离原发肿瘤在特定区域首先达到的淋巴结。两种不同的技术，染料及放射性示踪剂都已被使用。一些研究同时使用这两种方法，将染料和放射性示踪剂注入肿瘤周围（Joosten 等，1999；Waters 等，2000；Merrie 等，2001）。这些染料与示踪剂都将经过毛细淋巴管，在前哨淋巴结的巨噬细胞中因其吞噬作用而积累。理想的情况下，前哨淋巴结在手术过程中会被摘除，在某些病例中其结果会改变治疗策略。

在 Uppsala 的一个小型系列研究中，前哨淋巴结技术在 30 例结肠癌手术的患者中进行。其中 24 例用专用的蓝色染料，8 例则同时使用锝-白蛋白和专利蓝染色。术中确定的前哨淋巴结的平均数量是 2（范围 0～6）。30 例中的 28 例（93%）其前哨淋巴结的病理状态，对于整个淋巴区域具有诊断意义。检测淋巴结的数量，平均为 17 个（范围 4～35）。只有两例前哨淋巴结阳性。得出的结论认为，该技术是可行的，但需要大量的试验来证明其价值（Thörn 等，手稿）。

最近的几个系列性研究，也已经证明了类似的高诊断率（>95%），证实了跳跃性转移或实际上假阴性淋巴结的存在。他们的结论是，前哨淋巴结路径是一个重要的工具，但真正的预后或治疗价值仍是未知的（Wood 等，2000；Bilchik 等，2001；Saha 等，2004）。然而，转移的前哨淋巴结（胸膜顶）在结肠癌和直肠癌中通常与很差的预后相关（Steup 等，2002；Kanemitsu 等，2006）。

淋巴结转移的基因检测

上述数据是从用传统的染色技术检测淋巴结转移性疾病的研究中得出的结论。然而，传统的染色技术可能不够灵敏。现在令人感兴趣的是，使用新的基因工程技术来检测受累淋巴结。

Hayashi 等（1995）使用突变的等位基因特异性扩增（MASA），对 120 名在手术时没有病理检测到淋巴结转移的结直肠癌患者进行 *K-ras* 基因或 *p*53 基因的突变检测。71 例肿瘤体细胞突变被 MASA 确定。他们下一步研究，保留相应的区域淋巴结组织，使用 MASA 以寻找原发的特定的突变。37 例基因阳性的淋巴结患者中，有 27 人在手术 5 年后肿瘤复发。相比而言，MASA 阴性的 34 例患者无一例复发。

其他已采用反转录-聚合酶链式反应（RT-PCR 检测）来检测淋巴结肿瘤细胞 CEA 的表达（Mori 等，1995）。他们已经证明，该方法检测的 DNA，比常规技术中检测微小转移更为灵敏。PCR 技术也已被采用来检测 *K-ras* 和 *APC* 基因类似结果的基因突变（McKinley 等，1997）。不幸的是，并不是所有的肿瘤表达这些基因突变，CEA 的表达并不特异。因此我们在皇家伦敦采用一种替代路径，在结直肠癌患者切除标本的淋巴结中用 RT-PCR 技术进行定量检测细胞角蛋白 20（CK-20）（Dorudi 等，1998）。之所以选择细胞角蛋白 20 是因为它被认为是来源于大肠上皮细胞有选择性表达的，因此如果其被检测到则证实是受源于结直肠癌的癌细胞侵犯。最初的热情是因为 CK-20 检测灵敏度高，而其他的分子标记物缺乏特异性使得它们作为检测隐匿性转移（Öberg 等，1998）的手段并不切实际。然而，芯片技术可能是一个更有前景的技术。

血源性转移

结肠癌和直肠癌的肿瘤可以通过多种器官的血流扩散至不同的器官。最常见涉及的器官是肝，转移通过门静脉到达。肝转移的发生率取决检测方法。肝脏触诊在手术时已被证明是不准确的。因此 Goligher（1941）发现，在 893 例直肠癌患者，外科医生检测出的肝转移只占 11.5%。30 例在剖腹探查被认为肝未受累死于手术后期的患者，在验尸报告中显示，其中 5 例证明存在肝转移。

手术中肝转移的检测的准确性取决肝脏检查的仔细程度。这或许可以解释为什么如 Cedermark 等（1977）研究人员发现，37.1%的患者在剖腹探查术中存在肝转移。在我们 70 个直肠癌患者中，双手触诊发现 10 例（14.2%）有明显的转移（Williams 等，1985）。但无论在手术中如何仔细肝脏，甚至应用手术中超声，转移的数量都将被低估。因此，即使在 Cedermark 等（1977）肝转移的验尸系列报告中，456 例患者的发生率为 48%，超过术中发现约 10%。尸检中发现肝转移的发生率与病理学家的用功程度有关。另有说明，30%术中肝脏被认为无转移的患者存在隐匿性肝转移（Finlay 等，1982）。这些转移往往在术前扫描中无显示，因为它们的直径小于 2cm。因此，可以这样理解，用尸检的方式确定存在这样小的转移是很困难的。然而，存在隐匿性肝转移对结直肠癌（Merrie 等，2003）的生存和预后上有深远的影响。

肺是第二个最常见的血源性转移的部位。据估计，几项研究表明结肠和直肠腺癌患者中约 10％将在一段时间内发生肺部转移（McCormack 和 Attiyeh，1979；Penna 和 Nordlinger，2002）。这些患者大部分肺部病变发展作为他们的全面疾病的一个方面的表现。然而，约 10％（即总额的 1％）将仅在肺部转移。Schulten 等（1976）随访根治性切除 185 例患者 4～14 年后，发现 28 例（15.1％）产生肺转移，其中 4 人（2.2％）为孤立性肺转移。

结直肠癌其他可能少见的转移部位是肾上腺、肾、骨骼和卵巢。Cedermark 等（1977）在 457 例死于原发结直肠癌患者的尸体解剖中发现，卵巢转移的发病率是 18.2％，肾上腺为 14％，大脑为 8.3％，肾为 6.6％。Bacon 和 Jackson（1953）发现，临床上骨骼转移检测率为 6％，大脑为 1.3％。总体上直肠癌骨转移发病率要高于结肠癌（Buirge，1941；Abrams，1950；Besbeas 和 Stearns，1978）。Memorial Sloan Kettering 癌症中心在 1960 年和 1970 年之间 765 例发生转移的结肠癌和直肠癌患者中，直肠癌骨转移的发生率是 8.9％（32 例），结肠癌为 5.1％（21 例） （Besbeas 和 Stearns，1978）。

静脉入侵

肿瘤为了转移，其中一部分必须从血流获得途径。如果包含结直肠癌的肠壁被切除，静脉受累较为常见，可能这是到肝门和随后全身血行转移的路线。这样看来，静脉入侵和 Dukes 分期之间存在关系，肝转移和生存率（Talbot 等，1980；Kotanagi 等，1995）之间也存在显著相关性，因此局部静脉入侵的发生率和受侵程度越大，患者的预后越差。但是，应该强调肝转移仍然可以在没有静脉受累的情况下发生，虽然从一个角度上讲静脉侵犯是预后的一个重点，它不是一个独立的变量（Tsuchiya 等，1995）。在手术切除标本中的静脉入侵的发生率大约为 50％。壁内和壁外静脉也可能受累，壁外静脉受累越重其预后期望越差。当评估切除标本的静脉受累时，壁外侵犯也应当计入其内（Talbot 等，1980；Quirke 和 Shepherd，1997）。Kotanagi 等（1995）也声明，转移淋巴结的静脉侵犯是存在肝转移的一个特异指标。最近的证据表明，血管内皮生长因子（VEGF）涉及这个过程（Onogawa 等，2004）。

肿瘤释放到血液循环中

各种研究表明，结直肠癌的肿瘤细胞经常进入血液循环中（Cole 等，1954；Moore 等，1957；Long 等，1960；Sellwood 等，1965）。确定这些细胞是否有活力以及是否会产生远处转移是比较困难的。一些研究已将结直肠癌的血液引流中发现癌细胞与预后不良联系起来。Moore 和 Sako（1959）在 16 例不能进行手术的癌症患者中的 6 例（37％）发现癌细胞，44 例可切除的癌症患者中有 7 例（16％）发现有癌细胞。其他一些研究者则在长期随访后认为肿瘤引流的静脉血液中存在肿瘤细胞并不影响肿瘤的发展和转移。

这些研究都会被认真对待，但与现有其他技术相比其显得落后。研究这个问题时需要更精致的培养技术。必须使用特殊的染色剂，以区分癌细胞、巨噬细胞和成纤维细胞。除了证明细胞的活力外，研究人员必须证明癌细胞在组织培养器中或在植入免疫剥夺动物后（即作为异种移植）依然可以生长。这些标准仍然需要结直肠肿瘤的引流肿瘤细胞来满足。这种技术是从 Warren Cole 和他的同事们的研究结果中发展出来的（Cole 等，1954），其认为当肿瘤被动员的时候，大量能够被种植的癌细胞就会被调动进入血液循环。接受此概念，需要使用现代技术重复检测细胞的活力。

腹腔内转移

腹腔内的扩散会发生。在早期阶段的腹腔内转移会侵及肿瘤邻近的腹膜，肿瘤为体积小、白色、离散结节。这些斑块最终能广泛转移，累及网膜及腹膜。当肿瘤在腹腔内广泛的转移，腹水就产生了。细胞也可侵犯到达卵巢，并产生二次肿瘤称为 Krukenberg's 肿瘤。

有一些关于腹腔内扩散是如何发生的争论。一种理论认为肿瘤细胞可以通过原发肿瘤的淋巴管进行转移（Miles，1926）。另一种理论认为是有活力的细胞从穿透肠壁的肿瘤的浆膜表面脱离并被腹膜液和肠道运动运输到远处的腹膜（Pomeranzand Garlock，1955）。植入理论再次取决于这些脱落细胞是否具有活力并且有能力生长。一些研究表明在恶性细胞可以在腹腔液培养中获得（Quan，1959；Moore 等，1961）。然而，通过腹腔洗涤来获得生长的细胞的尝试都不约而同地失败了。这与恶性腹水培养肿瘤细胞形成了鲜明对比。通过腹腔冲洗获得细胞的失败可能是由于过去技术不足之处。再次，这些实验需要依据讨论过的标准来重复。

腹膜转移的增长速度已经从一系列计算断层扫描（CT）的测量中获得。不同的肿瘤倍增时间从 58～74 天（平均 70 天）不等（Havelaar 等，1984）。这个比率与在肝脏和腹膜后淋巴结转移瘤相似，但远高于肺转移灶（Collins，1962；Welin 等，1963）。

正如所预期，腹膜表面的受累对预后会产生非常不利的影响，即使受累部位只限于在局部。Shepherd 等（1995）前瞻性评估 209 例 1988—1993 年间进行的直肠癌切除患者病变的预后因素。局部腹膜受累在 54 例患者中检测出来（25.8%）。多变量分析表明，此功能对所有患者来讲是一个独立的不利的预后因素。此外肿瘤浆膜受累应与不涉及浆膜的 T_3 病损区分开来，因为二者预后不同（Shepherd 等，1997）。

种植性转移

通过种植可以发生腹腔转移。也有其他部位，种植在转移的过程中发挥一部分作用。在这方面令人感兴趣的是，缝合线处的复发是由于在切除和吻合的时候细胞从肿瘤脱落进入肠道管腔造成的。在某些情况下腹部伤口，先前的痔疮切除瘢痕处以及最近的腹腔镜手术打孔部位出现的复发也可用种植转移理论说明（Morgan，1950；Goligher 等，1951；Killingback 等，1965；Zmora 和 Weiss，2001）。

脱落的肿瘤细胞可以种植于手术造成的粗糙表面并可以增长，关于此观点一直存有争议，尤其是考虑到缝合线处复发的问题。这一概念最初在 20 世纪初由 Ryall 提出（Ryall，1907，1908）。他记录了几起病例，其中种植似乎是复发唯一的解释。几名工作者已经证明在被切除了的结直肠癌肠道存在脱落的恶性细胞（Cole 等，1954；Rosenberg，1979）。种植理论认为种植平衡需要细胞具有活性。虽然 Vink（1954）和 Cohn 等（1963）的动物工作支持这一概念，但 Rosenberg（1979）的研究对此提出相当大的疑问。他利用锥虫蓝染色、非特异性酯酶活性和氚胸腺嘧啶摄取来进行细胞活性测试，但无法在大多数情况下证明，进入肠道管腔的脱落细胞还具有活性。这也许是其中的问题所在。但 Umpleby 和他的同事在 Bristol（Umpleby 等，1984）的报告中以假设为前提，认为恶性细胞可以抵抗锥虫蓝染色，并认为这是一个不可靠的检测活力的试验。在一系列实验他们使用先进的培养技术，将这些脱落细胞注入免疫剥夺的小鼠中，结果认为这种细胞是有活力的。但是关于这些细胞是否可以种植和在粗糙表面上成长，目前仍然具有争议。

关于缝合线处复发，我们相信绝大多数情况下是由于肿瘤的复发并长入到肠腔中（Yiu 等，2001）。令人兴奋的是 Umpleby 等（1984）在进行右半结肠切除的右结肠标本中发现肠腔内存在具有活性的细胞，而此后缝合线复发却很不常见。在我们看来，比较常见的直肠切除后缝合线复发的原因是，残余的微观病灶更经常地由于肿瘤的辐射状浸润而残留于骨盆（Quirke 等，1986），而在最弱的吻合点处生长并进入肠道管腔。

我们认为，真正种植转移的癌细胞仍然可以发生在缝合线和其他粗糙表面，但很少发生。这种理论可以解释为什么这样的复发也可能会出现在切除病理早期病变灶的术后（Morson 等，1963）。实验研究还表明，缝合材料的类型，可能会影响吻合口复发的概率。小鼠实验表明，使用基于蛋白质和复丝的缝线更容易导致结直肠癌肿瘤细胞脱落并附着于吻合口缝线处（UFF 和 Phillips，1993）。

虽然种植似乎是缝合线复发少见的原因，但手术过程中确保分离脱落的癌细胞在进入肠道管腔后要被灭活应是很谨慎的。各种物质，如碘伏和次氯酸钠溶液似乎在这种情况下要有效得多，我们倾向于使用 1%溴棕三甲胺溶液。虽然对此的证据可能较弱，但是这项操作很容易做，需要时间也少。此外，从瑞典直肠癌注册协会（Swedish Rectal Cancer Register）（2004）的数据表明如果远端直肠在缝合前不冲洗局部复发率将从 7%上升至 11%。

种植引起吻合口远处的复发，最近受到了特别的关注，这与在早期的“学习”腹腔镜下结直肠癌切除的年代术后发生的戳卡孔处的复发有关。这表明戳卡孔处的复发报告也出现于其他腹部肿瘤切除术，比如卵巢、胃和胆道（Nduka 等，1994）。直到腹腔镜手术的时代，种植作为腹壁复发的原因才被确认，但被认为是非常罕见的，认为仅发生在广泛腹腔内转移性疾病的患者。因此，Hughes 等

(1983）发现，1 630 例患者中的 11 例接受结直肠癌切除术后出现手术切口处复发，这其中的大部分患者已经出现腹腔内弥漫性转移的疾病。Reilly 等（1996）在 1711 例已进行了根治性切除原发肿瘤的患者进行了切口局部复发发生率的研究，记录了 11 例患者（0.6%）切口处复发（9 例腹部伤口，1 例会阴伤口和 1 造口伤口）。11 例患者中，有 2 例患有原发 B2 期肿瘤，9 例为原发的 C 期肿瘤。因此，在常规手术后，真正的种植引发的伤口处复发已被证实是非常罕见的。

最初认为腹腔镜手术后复发的发生率会更大。虽然没有前瞻性对照实验的数据，但大多数作者对发生率感到震惊（Fusco 和 Paluzzi，1993；Berends 等，1994；Berman 等，1995；Jaquet 等，1995）。在这个课题的一篇综述中，Wexner 和 Cohen（1995）发现在 1993—1995 年文献报道的平均发生率为 6.3%（1.5%～21%）。

这些发生在最初切除的 3～26 个月后（平均 7.2 个月）（表 27.6）。这些作者还突出报道 Wade 等（1994）报道的一例接受了胆囊结石腹腔镜胆囊切除术的病人的情况。病理标本显示出一个意外的息肉癌。病人 21 天后接受了剖腹探查并在脐部戳卡伤口处发现几个淋巴结，其中一个含有转移性胆囊癌癌巢。Jacobi 等（1994）也报道了一个类似的病例。

这些数据和进一步的报道肯定使大多数学者相信腹壁种植在结直肠癌腹腔镜术后的发生率似乎比传统手术术后更为常见。然而，落后的技术必须对此进行负责，因为从已有的美国、澳大利亚和西班牙等国有经验的单位的报道上来看，戳卡孔处复发率确实很低（Fielding 等，1997；Khalili 等，1998；Lacy 等，1998）。研究表明，CO_2 吸入法引发气腹的烟雾化作用和受污染的仪器是引起复发的重要因素（Jones 等，1995；Bouvy 等，1996；Hewett 等，1996）。虽然戳卡孔处结直肠癌腹腔镜下切除术后的复发，在早先的研究中存在问题，但最近的证据表明这是一个可以避免的并发症，如果采取明智的预防措施，其发病率应不超过传统开放式手术。专业医师的术后戳卡孔处复发的发生率较低，正确的腹腔镜结直肠手术人员的训练，考虑到腹腔镜与开腹结直肠癌手术后局部复发对比的随机试验的证据，美国结直肠外科学会声明，参与手术的个人已经过了适当训练，腹腔镜技术应用于恶性肿瘤本质上没有引起肿瘤的风险，腹腔镜结直肠癌手术可以允许用于治疗。这种观点现在已经被英国 NICE（National Institute for Health and Clinical Excellence）所认可（Guidance 105，2006）。此外，现在有足够的临床证据表明，与开放手术切除（Lacy，2005；Veldkamp 等，2005；COLOR Study Group，2005；Guillon 等，2005；The Clinical Outcomes of Surgical Therapy Study Group，2004；Kienle 等，2006）相比其临床疗效相似。无论如何，在我们可以确保给出回答之前，需要更长远的对照试验来证明这一问题。

肿瘤的生长动力学研究

不幸的是，诊断结直肠癌往往较为延迟（Goodman 和 Irvin，1993；Nillson 等，1982；Potter 等，1992）。有些延迟是由于钡剂灌肠检查（Brady 等，1994；Bolin 等，1998）或结肠镜检查造成的（Heaper 等，2004）。为了尝试改善预后，避免转诊延迟，相继出台了一系列基于症状（Thompson 等，2003）和逻辑思考的指南（Guidelines，1996；Department of Health，2000，2002）。然而，有人担心这样的指南并不一定适用，它们可能不影响生存，因为其中许多是相对缓慢生长的肿瘤（Eccersley 等，2003；Bharucha 等，2005）。为了评估误诊对于肿瘤的大小和分期影响，各种研究都试图计算原发性和转移性结直肠癌的生长率（Bolin 等，1983；Nomura 等，1998；Tada 等，1984；Finlay 等，1988）。这些研究基于一系列的结肠镜检，或是重复的影像学检查来检测那些错过的因此未经治疗的肿瘤，以及应用 CT 检查未经治疗的晚期转移性疾病。对于这些研究数据的解释必须十分谨慎，因为生物学不同的肿瘤生长率有很大的不同，而这目前尚无法确定或预测。结直肠癌的生长似乎符合 Gompetzian 曲线，即在息肉肿瘤转化期间肿瘤早期快速增长，疾病进展阶段肿瘤过度生长超过其血液供应能力（Steel，1977）时则放缓生长速度。然而，报告的倍增时间需要用肿瘤体积增长指数（Matsui 等，2000）的知识来理解。目前，从各种系列报道得出，原发肿瘤的平均倍增时间从 10.5～55.4 个月不等。最快的倍增时间发生于转移肿瘤和早期恶性息肉。以我们目前的知识水平，在早日诊断作出后再反过来试图评估肿瘤的大小或分期，还是不太可能。

表 27.6　结直肠癌术后戳卡孔部位的复发

作者	Dukes 分期	复发间隔（月）	事件发生率（%）
Alexander 等（1993）	C	3	NS
Walsh 等（1993）	C	6	NS
Fusco 和 Paluzzi（1993）	C	10	NS
Guillou 等（1993）	C	NS	NS
O'Rourke 等（1993）	B	2.5	NS
Stitz（1993）[a]D	NS	NS	
Cirocco 等（1994）	C	9	NS
Wilson 等（1994）	NS	NS	NS
Nduka 等（1994）	C	3	NS
Prasad 等（1994）	B	6	4
	A	26	—
Berends 等（1994）	B	NS	21
	C	NS	—
	D	NS	—
Lauroy 等（1994）	A	9	NS
Boulez 和 Herriot（1994）	3—	NS	3.5
	NS		
Ramos 等（1994）	C	NS	1.5
	C	NS	—
	C	NS	—
Ngoi（1994）[a]	B	NS	4.5
Gionnone（1994）[a]	C	2	NS
Gould（1994）[a]	NS	4	NS
Newman 等（1994）[a]	C	6	NS
Cohen 和 Wexner（1994）	B	3	NS
	B	6	NS
	C	6	NS
	C	9	NS
	C	12	NS
Fingerhut（1995）	A	NS	3.3
	B	NS	—
	B	NS	—
总计			
	3A		
	8B	7.2	6.3
	15C	（范围	（范围
	2D	3～26）	1.5～21）
	5NS		

[a]个人交流；NS，未说明。

来源自：Wexner 和 Cohen（1995）。

结直肠癌外科的分期系统

多年的结直肠癌的分期系统依赖于病理学家详细检查手术标本后对肿瘤蔓延的评估。Dukes 分期最先被接受，并最早用于直肠癌（Dukes，1930，1940）。到 1932 年的分期采取以下形式（图 27.12）：

- A 期：生长局限于直肠壁上，没有扩展到直肠外的组织，淋巴结没有转移。
- B 期：生长蔓延到肠外组织，但淋巴结没有转移。
- C 期：有淋巴结受累。

到 1935 年近端切除的肠系膜淋巴结受累的重要性变得明显（Gabriel 等，1935）。对 C 期进行了修改，以反映出这种差异：C1 期被用来描述只涉及区域淋巴结受累或向上蔓延且没有达到血管结扎点的情况下；C2 期被用来描述淋巴结蔓延至血管结扎点的近端。

使用这种分类其临床可操作性强，对于非转移性直肠癌 Dukes（1940）分期发现，15%的属于 A 期，35%是 B 期，50%为 C 期。大约 2/3 的 C 期患者属于 C1 期，其余的 1/3 属于 C2 期。这种分期方法的有效性被 Dukes 和 Bussey 在 1958 年证实，每个阶段的 5 年生存率存在显著性差异。1939 年，原 Dukes 分期扩大了应用范围，既用于结肠癌也应用于直肠癌（Simpson 和 Mayo，1939）。

虽然许多外科医生和病理学家认为 Dukes 分期是令人满意的，但美国的各种修改则被认为是重要的。Kirklin 等（1949），Astler 和 Coller（1954）提出的 Dukes 修改分期，试图将肠壁浸润的预后与

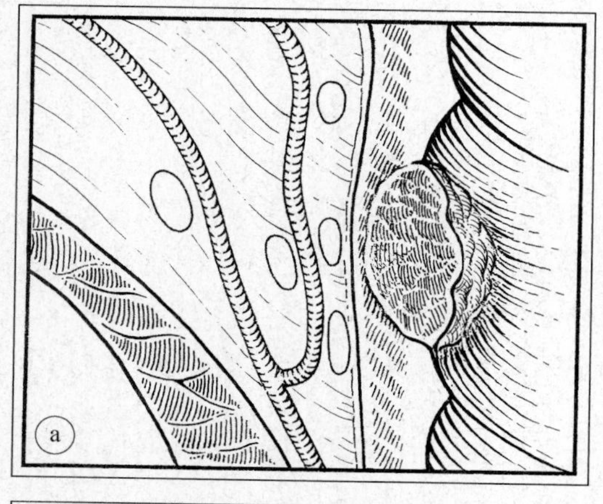

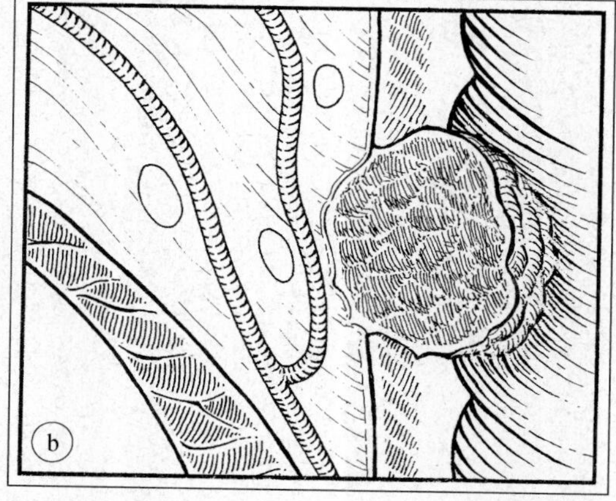

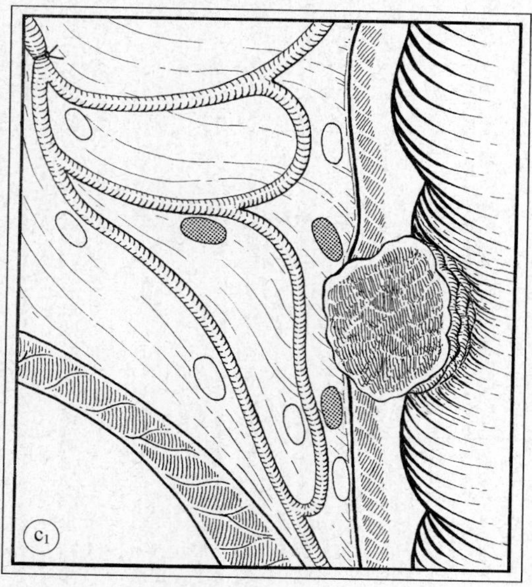

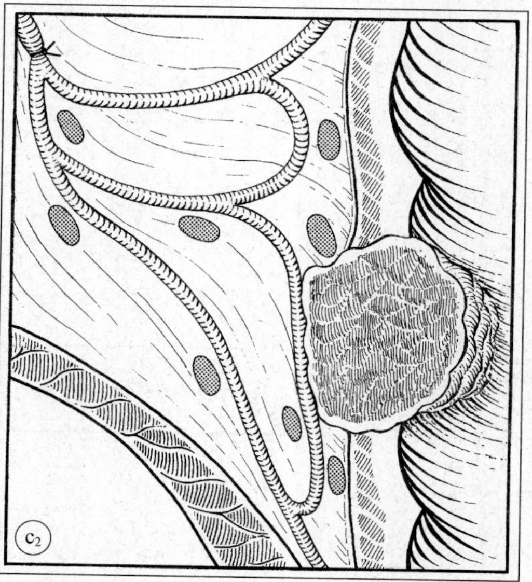

图 27.12 结直肠癌 Dukes 分期。

淋巴结的受累相结合。

Kirklin 及其同事所采用的分期为：A 期指的是肿瘤尚未穿透黏膜肌层。事实上，这指的是原位癌，Dukes 则视其为非真正意义的浸润性癌。Kirklin 将 B 期分为两大类，B1 期和 B2 期，根据肿瘤是否已经渗透到直肠壁表面或深层。B 期不包括已侵犯直肠周围组织的肿瘤。因此，他们的 B 期，相当于 Dukes 分期的 A 期。

Astler Coller 修改方案中，B1 和 B2 分别代表整个肠壁肌层筋膜（或浆膜如果存在）的不完整的和完整的浸润。C1 和 C2 期代表淋巴结受累：C1，缺乏肠壁浸润；C2，则存在肠壁浸润。Astler-Coller 分期的 5 年生存率为 A 期（1 例）100%；B1（48 例）66.6%；B2（164 例）53.9%；C1（14 例）42.8%；C2（125 例）22.4%。

美国修改原 Dukes 分期实际上支持以下事实：即肠壁对于淋巴结受累的患者预后存在显著影响。但是，学术上仍然存在相当大的混乱，因为它不是一直被赞同的，不同的研究使用了不同的分期系统。这些病理分期方法包括 Dukes 分期系统，没有一个考虑到了远处转移的存在。随着时间的推移，包括一个 D 期成为了一个习惯，即代表患者有广泛的转移（Turnbull 等，1967）。这一分类，根据解释的不同而不同。有些人认为它只指有远处转移的病人，而其他人则认为应当包括有局部残留肿瘤的术后病人。后者常常得不到病理证实，即证实剩余的组织是恶性的。

为了规范病理报告和提供更多的临床分期方案，TNM（肿瘤，淋巴结，转移）分期被建议使用（Beart 等，1978；Wood 等，1979）。美国联合委员会结肠和直肠专业小组分析了 1 826 例患者，并参考国际抗癌联盟（UICC）标准，证实术后分期的重要性。TNM 分期系统提供了结肠癌和直肠癌分期的统一性，并考虑到远处转移的存在。原来的 TNM 分期系统中忽略了一些观察结果，如肠壁浸润对预后的重要性。然而，近年来它已被修改，包括以下因素（表 27.7）。

日本结肠和直肠癌症研究协会开发了一个类似的分期系统，这个系统比 TNM 分期系统更为复杂，并且是参照胃癌分期系统制订的。如今，它已被应用于超过 5 000 名患者（Hojo 等，1982），但由于其复杂性，并不被国际接受。

为了保留一个简单的分期系统，同时也认识到临床因素的重要性，澳大利亚人建议临床病理分期（Davis 和 Newland，1982）。该系统正式承认存在的转移，还包括肿瘤局部切除的特定亚组。后者由 A 类局限于黏膜的癌组成，XA 指的是肿瘤不超过肌层筋膜，XB 指的是肿瘤扩散至肌层筋膜以外。

很显然，多年来仅靠病理特征为基础进行分期是不够的；转移必须包含在内。引入了 D 期后，必须有对其统一的临床评估。D 期的患者过去主要指那些在剖腹探查时发现肉眼肝转移的患者。然而，引进先进的成像技术后，肝转移不再是通过触诊来发现，而是同时应用术前 CT 平扫（Munikrishnan 等，2003）和超声检查以及术中使用平面肝超声探头检查。正如以前指出，患者可能被列入 D 期，如果他们有局部切除后留下的残余病变；有时列入这一类的病人是无残留病变病理证据的，而仅是依据外科医生的印象。即使这样的证据被应用了，依然可能会漏诊，除非进行了非常详细的手术标本病理检查（Quirke 等，1986）。因此，很显然，虽然结直肠癌患者的临床特点需要被考虑在分期当中，但是进行统一的评估是必需的。转移或残留病变的存在的标准还需要由临床医生和病理学家定义。应用简单一致的数据库（最小数据集）来记录手术所见和病理结果是重要的（Guidelines，2001）。如果在国际上制订了统一的意见，患者可被分为高风险亚组和试验治疗亚组，这会更具有可比性，更有意义。这种方法在证明先前存在治疗抵抗的其他肿瘤的治疗上取得了巨大成功。

由于这些原因，英国癌症研究中心（UKCCCR）协调委员会成立一个工作小组，目的是规范的结直肠癌患者的临床评估。这个工作小组包括外科医生、病理学家、放射学家、放射治疗学家和统计人员，每一位都具有处理这个疾病的相应的知识。本小组亦邀请了由美国结直肠外科医生学会建立的结直肠肿瘤的临床病理分期委员会的主席，目的是实现国际协议的学术和分类的一致性。工作组有关的手术切除的结直肠肿瘤的病理报告的建议，首次出版于 1988 年（Williams 等，1988），现已被更新和总结于表 27.8 中。这试图获取病理学家之间的统一性，但必须强调在确定一个真正的预后之前必须考虑这些病理特征与临床标准化，以工作组关于手术结果和有关的临床方面的建议。考虑所有的临床病理特征后，病人的治疗方案可被分为：根治性的，非根治性的或治疗不确定的。

表 27.7 结直肠癌 TNM 分期系统

pT	镜下描述原发肿瘤的程度
pT_x	未达到原发肿瘤的最低条件
pT_0	未证明存在原发肿瘤
pT_{is}	原位癌（上皮内或侵犯肌层黏膜且/或限于黏膜固有层）
pT_1	肿瘤从黏膜基层浸润到黏膜下层
pT_2	肿瘤侵犯但没超过肌层筋膜
pT_3	肿瘤穿过基层筋膜进入浆膜下层或没有腹膜披覆的结肠周围组织或直肠周围组织
pT_4	肿瘤直接侵犯其他组织或结构和/或脏层腹膜穿孔
pN	局部淋巴结状况
pN_x	未达到局部淋巴结受累的最低条件
pN_0	未发现局部淋巴结转移
pN_1	1～3 个结直肠周围淋巴结转移
pN_2	结直肠周围 4 个以上淋巴结转移
pM	局部治疗后发生远处转移
pM_x	远处转移的最低标准未达到
pM_0	未发现远处转移
pM_1	病理学检查已经记录远处转移（包括肠外或髂总淋巴结转移）

分期	T	N	M
0	Tis	0	0
Ⅰ	1 或 2	0	0
Ⅱ	3 或 4	0	0
Ⅲ	任意	1 或 2	0
Ⅳ	任意	任意	1

* 来源自：Henson 等（1994）。

非根治性的手术

这些手术中，肿瘤已被留在体内。这种手术分为两类：

- 非治疗性手术在远处转移存在时应用：只要有可能，必须由组织学证实。当转移令人信服地出现在影像资料上时，如果活检没有发现（例如胸片检测发现肺转移），则后者需要被放弃。
- 非治疗手术在局部存在残留病灶时应用：这必须由病理检验证实。在这个类别中包括组织学检查显示在任何肿瘤手术切除的标本的边缘发现了肿瘤细胞。

根治性手术

治疗性手术被定义为通过术前影像学检查已排除转移，外科医生切除所有的肿瘤，并通过术后全面病理学标本检验证实的过程。

治疗不确定的手术

如果有任何疑问，患者接受的手术应被列为治疗不确定的手术。在此期间，会因自发地或手术造成穿孔，这应被列为治疗不确定的手术。“根治”的定义只适用于该肿瘤和一段肠管已被切除及其相

表 27.8 病理报告（由 UKCCCR 结直肠癌分期工作组建议使用，1997）

病理学家应当记录如下特征：

1. 大体描述
   (a) 肿瘤上缘距离近端切缘的距离和下缘距离远端切缘的距离（cm）。描述是否固定或新鲜。
   (b) 肿瘤的横向及纵向的直径（cm）。
   (c) 肿瘤中点所在肠道的管径周长。
   (d) 肿瘤外观（溃疡，隆起，弥漫性浸润，穿孔）。
2. 局部扩散
   (a) 沿肠壁蔓延。
      (i) 不能被评估（例如先前被局部切除或接受局部放疗）。
      (ii) 局限于黏膜层的新生物（在英国经常被称为重度非典型性增生）。
      (iii) 局限于黏膜下层。
      (iv) 局限于肌筋膜层（外部）。
      (v) 超越肌筋膜层但是没有累及腹膜或邻近结构。
      (vi) 累及腹膜，同时/或。
      (vii) 侵犯邻近组织。
   (b) 蔓延范围超过肠壁（mm），并进行深部清扫，大体标本需要检查切缘（mm）并确认组织结构。
   (c) 当切缘距离肿瘤太近（＜5cm）或肿瘤高度浸润的时候，标本的近端和远端切缘受累需要组织学证实。
   (d) 描述肿瘤切除是否完整
3. 淋巴途径转移
   (a) 引流肿瘤所在肠段的淋巴结的数量。
   (b) 肿瘤转移累及的淋巴结数量。
   (c) 顶端淋巴结转移（紧靠血管结扎下缘）。
   (d) 明显不在淋巴结内的肠壁外肿块。
   (e) 淋巴结或周围神经受累（有/无）。
4. 血行转移
   肠壁外静脉受累
5. 组织学
   (a) 分型（腺癌，黏液腺癌，印戒细胞癌等）。
   (b) 分化（差或其他）。
   (c) 切缘受累（扩展或浸润）。
   (d) 肿瘤周围淋巴细胞（明显或不明显）。
6. 其他病理
   (a) 并发肿瘤
   (b) 腺瘤
   (c) 其他

关淋巴引流区清除的手术。肿瘤局部切除术可仅被归类为非根治性手术或治疗不确定的手术。TNM 分期的Ⅰ～Ⅳ期还采用了根治性手术的评分。采用了三个不同的层次：R0，局部根治性手术；R1，微观非根治性手术，R2，微观和肉眼下的非根治性手术之外的手术。

临床特征

结直肠癌的临床的特征，取决于以下几个因素。从广义上讲分两类，急性或危急性，慢性或择期性。当病人部分地表现出肿瘤所在部位的症状时，往往其主诉会使症状显得复杂。危急情况下，常表现为一种肿瘤的并发症，通常是梗阻、穿孔或出血。外科医生接收的患者表现出上述两种症状之一的比例取决于实际情况。在一家私人诊所或专科医院如果没有急诊室则将看到很少的急性病例。另一方面，如果外科医生是在一个大的国有卫生服务或社区医院，服务于一个比较大的人群，约 1/4 的病人将是紧急病例。

在本节中，慢性结直肠癌的临床特点将被介绍；急性或危急性的临床特点将在其他章节讨论：47 章（阻塞），49 章（出血），52 章及 53 章（穿孔的形式）。尽管结直肠癌的急诊入院会在其他章节讲述，但这里值得简单地总结一下。出血为表现的结直肠癌一般与较差的术后生存关系不大，同时不存在误诊和合并症对手术死亡率的影响。梗阻或穿孔的病人则与此相反，相比结直肠癌择期入院的患者其初始住院死亡率上升2～3倍。较高的手术死亡率是因为存在心肺败血症（Morton等，1999；McArdle和Hole，2004）。如果穿孔发生在肿瘤所在的部位，则因为肿瘤清扫不足或有活性的恶性细胞种植局部复发的风险会增加。这种增加局部复发的危险性并不适用于远离肿瘤的穿孔位置（通常在盲肠）。结肠癌造成梗阻的患者30天主要因为败血症及心肺疾病而死亡。术后存活也会因为恶性肿瘤清除不足而大打折扣，在某些情况下这是不可避免的（McArdle等，2006）。因此，一般预后较差（Phillips等，1985）。另一方面，如果病人术后存活，经过阶段性治疗，如果切缘是完整的，一个阶段接着一个阶段的治疗后，癌症术后存活率与没有梗阻的病人无区别（Jestin等，2005）。

结肠癌的选择性表现

一般来讲，病变越远，阻塞症状越严重。原因是由于左半结肠比右半结肠管腔口径要窄，其内容物往往缺少液体。此外，右侧的肿瘤往往柔软、易碎，左侧的肿瘤往往较硬、为环形。这些意见被广泛接受，并有相当大的重叠。一般患者只表现原发肿瘤的临床特征，但有时他们可能会主诉有与转移有关的症状，并否认任何腹部或肠胃的问题。以下是可能遇到的一般临床特点，也可能表现出一个或多个症状的任意组合。

排便习惯改变

排便习惯的改变可能是最常见的症状，尤其是左侧病变。发病的主诉往往是轻微的，例如排便的频率从每2天一次增加到每天一次。令人忧虑的是这种症状的发作，病人经常忽视它而不求医。

随着时间的推移，问题会变得更糟。无论是便秘或腹泻，可能是常见的，但通常只表现为其中一个症状。这使得患者使用泻药或促便秘的药以缓解主要症状。

腹部疼痛

腹部疼痛并不是一个罕见的主诉，但它的表现多种多样，可从中央或下腹部的绞痛到恒定的深层定位的腹部疼痛。绞痛多源自梗阻的左侧病变。疼痛不断可能说明局部病变扩展到邻近的器官。常见腹部绞痛的患者主诉恶心、腹胀，这些症状可通过便溏或排气缓解数天。这种症状多是由大肠慢性梗阻造成的。

腹痛偶尔辐射到背部，这可能是病人为升结肠肿瘤造成了腹膜后蔓延。腰椎疼痛可能是由于降结肠肿瘤腹膜后蔓延造成的。

出血

出血可以是明显的或是隐匿的。血的颜色从鲜红色到黑色能会有所不同。越近端的病变，血液就会有越多的变化。在乙状结肠或降结肠肿瘤可能会产生少量的鲜红色的血。病人可能会忽略此症状，或准备把它归结于痔。应该强调，即使医生用直肠镜检发现了直肠上的痔疮，患者依然必须做一个更彻底的检查，来查看余下的结肠和直肠。

当发生隐匿性出血时患者常表现为贫血的症状，如疲劳或呼吸困难。这种形式的表现常见于病变在盲肠和右半结肠的病人。贫血确实可能是潜在结直肠癌的唯一表现。贫血是低色素小细胞性贫血，由于缺铁，它见于任何没有对结肠产生足够重视且未要求进行全面的检查整个消化道。

黏液便

黏液便是常见的，它可能会从大便中分离出来或与大便混合。患者常描述为“排黏液”的症状。黏液量丰富是少见的，一个有大量绒毛病变的患者，极不寻常。然而这样的结肠肿瘤引起这种综合征，可能会发生于以脱水和低钾血症为特征的直肠绒毛状肿瘤。

体重减轻

虽然体重减轻1～2kg可能发生，特别是在腹痛存在的时候，但在不复杂的结肠癌患者中并不常见。严重的体重减轻应高度怀疑扩散。偶尔横结肠肿瘤侵入胃，并可产生类似原发性胃癌的症状，如厌食、恶心和消瘦等症状。

腹部包块

有时病人可能意识到腹部包块，但通常都是由临床医生触诊发现的。其在腹部的位置取决于肿瘤在结肠中的位置：盲肠病变常发现于右下腹，横结肠病变通常是发现于上腹部。肿块通常位置深在，可能移动或固定。固定则表明局部蔓延累及了邻近的器官。如果乙状结肠病变可移动并进入了骨盆，它可能通过直肠指诊在直肠前壁感觉到。

转移相关的临床症状

上述的特征性的症状，通常由原发性的肿瘤引起。然而，在约 5％的病例（Corman，1984）中，病人可能只表现出转移相关的症状，而原发性肿瘤依然保持“沉默”。骨痛、黄疸、病理性骨折、神经系统症状、人格改变、移动性血栓性静脉炎和皮肤结节（特别是在肚脐的 Sister Joseph 结节）都被描述为主要症状。其他原发性结直肠癌相关的有症状的或无症状的皮肤病学的问题可能为是黑棘皮病、皮肌炎、类天疱疮和坏疽性脓皮病（Rosato 等，1969）。

其他形式的表现

其他不太常见表现形式可能与脓肿和造瘘有关。乙状结肠或降结肠的病变可形成通向膀胱的瘘管并产生结肠膀胱瘘。这些症状和体征与由憩室病引起的瘘是相同的（参见第 52 章）。极其少见的是结肠癌溃疡穿透腹壁产生的结肠癌皮肤瘘。进入其他肠道的瘘管也可能发生，可引起多种临床特点。因此，结肠和小肠之间的瘘可偶尔导致盲袢综合征，胃结肠瘘可能会导致严重腹泻和消瘦。

直肠癌的选择性表现

上文所述的许多症状和体征，尤其是那些归于左侧病变的，可能与直肠癌一起出现。不过，直肠癌具有特征性的症状复杂，往往因为它位置较远，往往可以通过直肠指诊而被摸到。

出血可能是最常见的症状，常被病人忽略。对直肠出血的病人，如果医务人员认为其仅为“痔疮”并且检查不足也可能将其忽略。出血往往是红色的，但不是鲜红的血液，可能混在大便中或分别排出。一般出血量不大，但有时量可能令人惊讶。虽然出血可能单独出现，排便习惯则总是改变。病人经常有排便的冲动，但去洗手间后，只排出血液和黏液。这种“里急后重”往往在清晨最严重，病人一从床上起来就会产生。它可能会在一天的前段时间持续出现，然后消退。出于这个原因，这种症状被称为“早上腹泻”。应该强调，它不是腹泻，因为通常粪便并不排出。还应当指出，这种症状并不总限于清晨，并可能持续一天，甚至在夜间使病人醒来。

如果肿瘤挤压直肠，腹部绞痛可成为主诉。然而局部肛门直肠疼痛，则是不寻常的，这可能意味着肿瘤已扩散到局部组织结构，尤其当已向后侵及骶丛。如果发生这种情况，病人可能会觉得在骶部，或在一个或两个坐骨神经分布区有强烈的不适感。疼痛也可能发生，这是因为肿瘤向下蔓延并侵犯肛管或肛周皮肤；这种疼痛通常是由与肛裂类似的方式排便加重。

肛管和肛门括约肌的入侵可能会导致大小便失禁，会阴部皮肤的受累可能会导致肛瘘。病人偶尔可以感到通过肛门突出的肿瘤。

其他结构可能被侵及，并引起特征性的症状。膀胱或尿道可能受累，导致直肠尿道瘘或直肠膀胱瘘。患有这种并发症的患者经常会有排尿困难和尿频。向前蔓延的女性可能会导致直肠阴道瘘，或不常见的直肠子宫瘘。这些瘘往往会导致通过阴道排出黏液和血，偶尔粪便也会排出。极少情况下直肠肿瘤可具有很强的局部侵袭性，形成大的盆腔肿物，挤压或侵入盆腔血管和淋巴管，并导致单侧或双侧下肢水肿。

评估

全身及腹部检查

完整的临床检查对所有怀疑是结直肠癌的病例都是必要的。临床医生不仅应寻找可能有助于诊断的体征，而且在已经取得诊断的情况下，还应仔细评估扩散的程度和是否适合手术治疗。

肌肉损失和严重的恶病质提示转移存在。黄疸表明肝存在转移灶。应寻找皮肤结节，病人通常未意识到它们的存在。腹腔内转移的证据可通过上腹部触诊查到。腹胀、移动性浊音表明存在继发腹膜种植的腹水。不规则的肝大暗示肝转移的存在。肝转移灶必须足够广泛才能被触诊检测到。我们发现，常规临床检查并没能发现 7 例源于直肠癌肝转移中的任何一例（Williams 等，1985）。

排气问题导致的腹胀，在肿瘤引发的亚急性肠梗阻的患者中较为常见。肿瘤本身可被触及；右侧病变往往比左侧的病变容易触及（Goligher，1984），虽然这不是作者的经验。扪及左侧病变要与浓缩的粪块区分，肿瘤是无法用手指的压力来分割的。

位于脾曲和肝曲的癌可被扪及，但为了能够发现它们，临床医师必须有针对性地在病人吸气和呼气的时候进行腰部的双手触诊。腹股沟区检查淋巴结对直肠癌用处较少。扩散到这些淋巴结的直肠癌是不寻常的，只有发生在肛周的肿瘤或肿瘤已侵犯到肛管远端的时候才会发生。锁骨上淋巴结肿大可能会在晚期病例中发生。

一般进行全身及腹部专科检查后，有必要进行影像学检查，以及乙状结肠镜和通常的结肠镜检查。即便如此，由于不确定性，结肠CT或钡灌肠仍是必要的。病变初步调查中如果发现肿瘤的存在，对其余结肠仍需进行全面检查，以排除并发肿瘤的存在。

指诊

如果肿瘤出现在移动的乙状结肠节段中，它可能脱出到Douglas凹和并通过肛诊触及。否则，结肠癌不会通过肛诊触到，除非它产生肠套叠（这是非常少见的）。另一方面，约75%的位于后2/3的直肠的肿块通过肛诊（距离肛门外缘0～12cm）可被扪及（Williams等，1985）。出于诊断的目的，直肠检查通常是在病人清醒并取左侧卧位，无肠道准备的时候进行。检查时肿块的位置、活动性、侵犯的深度和可能的淋巴结转移都应记录下来。更多的信息，可以通过病人麻醉前适当的肠道准备来获得，特别是在病变程度较高或病人紧张的情况下。在膀胱结石位麻醉状态下可以更好地执行所有检查，双手也可以进行检查，以评估肿块在骨盆局部的固定性。

在病理的部分已经指出，直肠癌可能表现出不同的肉眼病变形式，其特点可通过指诊辨别。早期病变可能会感觉类似光盘样损伤，像小高原一样隆起，边缘扁平明确。另一种类型的病变是脆弱的息肉样肿块，在某些部位存在硬结和溃疡。更典型的是，边缘隆起外翻和中央较深的火山口样溃疡。另一种常见的病变是环形的病损，如果这种类型的肿瘤位于直肠低位，通常容易确认它是环形的；然而，坐落在更高位置上的环形病变可能不那么容易被估计出。因此，如果它的一部分与其他的部位相比，在一个较低的位置，这可能是手指可触及的唯一部分；结果这可能被错误地认为是位于直肠前壁一部分的溃疡病灶。从诊断角度看，这样的错误是无关紧要的；但另一方面，在制订最佳手术方案时全面的评估是必不可少的。

肿瘤距离肛管直肠环、宫颈、前列腺或尾骨尖的相对位置是确定的。病灶的大小，应通过测量其上下距离肛缘的距离，和周围直肠受累的情况来看。对固定性的程度也应进行评估。早期的病变在直肠的肌肉层是可移动的；但是，这点是很难确定的，往往只能检测肿瘤是否与邻近结构无粘连。如果固定性被发现，其程度应予以记录。这种肿瘤可能会附着到前列腺、精囊、膀胱、后阴道壁或子宫前方或后方的骶骨及尾骨。除了肿瘤的固定性，其他症状可能表明肿瘤蔓延。因此肿瘤周围可能会感觉到硬结，这是由于黏膜下扩散，或直肠外蔓延到直肠周围组织造成的。偶尔硬的、大的直肠背面的淋巴结可以在骶骨对面摸到，或可在一个或其他的外侧韧带触及广泛的硬结。

尽管所有的上述特点，应例行寻找，但必须认识到指诊是一个比较粗略的检查，并不能对它过多地依赖。因此，虽然触及可能固定的肿块，即局部侵袭的肿瘤，固定性可能因炎症反应造成的，而不是恶性肿瘤本身造成的，从而影响了治疗。此外，当观察者确定肿瘤（Nicholls等，1982年，Williams等，1985）的活动性时它们之间还有差错。我们发现，在检测距离肛门边缘0～12cm的恶性肿物的固定性的整体精度为63%（Williams等，1985）。此外，17%的情况下，两个观察员报告的固定性是相当不同的。非常重要的信息在低位直肠癌术前评估放疗，括约肌保留切除的可行性和可操作性的时候可以获得重要信息。

直肠镜检查和乙状结肠镜检查

所有可以指诊触及的直肠肿瘤的病人需要全面评估结肠。然而，在初步的门诊诊所，它通常只需要快速建立诊断。这是可以通过直肠镜检查和乙状结肠镜检查来做到。一旦诊断确定病人可以在门诊接受结肠镜检查或入院后经术前准备进行内镜检查后行切除手术。

如果肿瘤不能指诊扪及，乙状结肠镜检查则是强制性的。还有一些争议关于是否应采用硬式或软式的乙状结肠镜。大肠息肉的章节（参见第25章）已经对利弊进行了讨论。我们认为，对于那些之前每一次检查都怀疑存在肿瘤但应用硬式乙状结肠镜却没有发现的第一次的转诊病人如果可以的话，应当使用软式乙状结肠镜（Painter等，1999；Ramakrishnan等，2005）。软式乙状结肠镜的优势在于，它可以被送到结肠管腔更远的水平，其视野远远优于硬式的乙状结肠镜。此外，在许多情况下，活检是更可能是阳性的。因此可以建立快速诊断。有几篇论文证明了相比硬式乙状结肠镜软式仪器的良好的诊断视野。McCallum等（1984）使用软式乙状结肠镜发现了所有检查中35%异常。78位患者中 85 例肿瘤病变被确诊。腺瘤在年轻的年龄组病人中发现。其中 60 岁以上的患者，3.3%患有癌症，与此相比 60 岁以下的患者为 0.8%。更重要的是，超过 50%的肿瘤性病变位于距离肛门边缘 20cm 以上，并且不太可能在使用硬式仪器时检测出来。一项 1 333 例的检查证实 Audit 实验（Armitage 和 Hardcastle，1984）公布了类似的结果。

还有一些外科医生不太愿意接受软式乙状结肠镜作为一种常规门诊检查设备。该仪器被认为过于昂贵，并要求较高的操作技术水平，且不能像硬式乙状结肠镜一样容易消毒。虽然这是事实，软式仪器比硬式更昂贵，但较高的诊断率会减少需要做进一步检查的门诊病人的数量。新的技能是必要的，且容易获得。目前，制造商制造的产品比他们前辈们制造得更结实，并可以很容易消毒。

肿瘤乙状结肠镜检查的结果具有特征性。检查者通常会先注意到外翻的、较低的病变边缘，比正常的淡粉色黏膜要暗。肿瘤通常是红色或紫色的。癌的肉眼特征是溃烂的，环形的或息肉状的。偶尔，仪器可以经过肿瘤去检查近端结肠，但是这可能会导致出血，且可能是不必要的。活检应从病变中心和周边取样。可用软式设备进行脱落细胞学检查。手术视野可能被血液、黏液或粪便遮蔽，但可以通过使用一个单独的吸管（如果使用硬式仪器），或通过吸和洗涤（软式内镜）获得令人满意视野。谨慎的做法是采几个活组织样本进行检查，因为临床医生错过病变而取了正常黏膜是较为常见的。软式仪器有一个缺点，即活检样本小，需要有经验的病理学家来解读标本片。

尽管乙状结肠镜检查也可能无法发现肿瘤，但管腔内的血液和黏液的存在要引起我们的怀疑，肿瘤是否位于超出仪器达到范围更近端的位置。这一发现使得进一步检查必须强制进行。直肠乙状结肠镜检查能使检查者确定肛门部是否有病变，此类病变引发这些症状。然而，必须强调，即使其他病理学结果出现，结直肠癌也不能被排除在外，直到其余结肠被仔细地检查过后才可。我们必须强调钡灌肠检查或是结肠镜单独检查都不能充分排除直肠癌，直肠指诊及乙状结肠镜检查的重要性超过前两项检查。

钡剂灌肠检查

结肠镜检查是目前结直肠癌诊断中进一步的检查方法，但有时仍推荐对虚弱的病人进行双重对比钡剂灌肠检查，即使“实际上结肠镜检查”正在迅速获得广泛应用（Sosna 等，2003）。

钡剂灌肠后肿瘤可能会形成一个“串”型或“餐巾环”型的狭窄。串型很短，通常约 2cm，而餐巾环型可达 8cm（图 27.13）。较长狭窄的类型往往是特征性的。钡线在狭窄的部分往往是稍有偏心的，因为肿瘤在其肠壁起源侧的体积往往更大。肿瘤可以形成“肩托”状，有一个“苹果核”的畸形的外观，后者有时会引起这种类型的狭窄。

癌性狭窄可以与痉挛区分开来，它们的位置固定，甚至服用丁溴东莨菪碱后肠道也不会扩张，且会破坏黏膜。这些特征有助于区别于憩室病引起狭窄病变。但是，必须指出，存在憩室病变的部位，特别是在乙状结肠的憩室病，排除潜在的癌症是非常困难的。

除了憩室病，其他疾病引起的狭窄性病变，可以表现的如同肿瘤病灶。与克罗恩病的区分偶尔存在困难，但通常其他影像学证据可以帮助诊断，例如跳跃性病变或其他狭窄的病变，肠黏膜“鹅卵石”样表现，线性溃疡灶或裂隙以及回肠末端受累。缺血性狭窄可能被误认为癌：前者具有 4 种影像学特征，“拇指印”，凹凸不平的“锯齿”状的不规则的肠道轮廓，管状狭窄和囊形成（Boley 等，1963）。以前的放疗，特别是用于治疗妇科骨盆恶

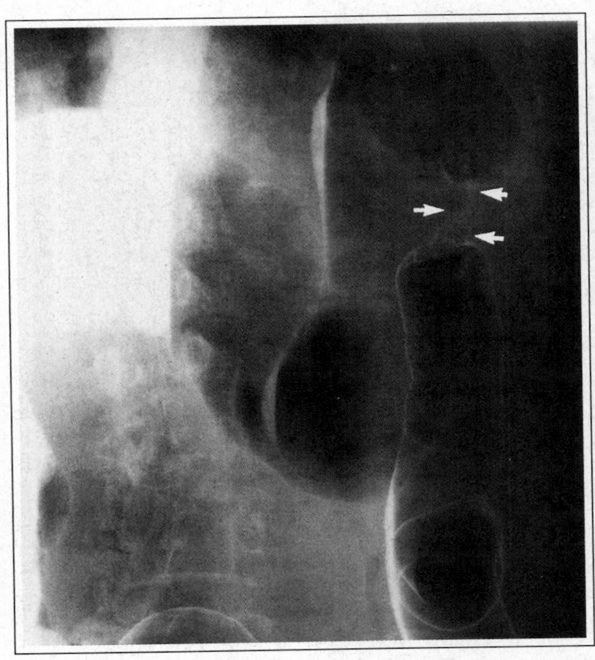

图 27.13　双重对比气钡灌肠造影显示脾曲附近环状狭窄（餐巾环状）的肿瘤。

性肿瘤的放疗，可能会导致左半结肠或直肠上部狭窄。病史会提示诊断，放射学显示病变节段是远远比癌症情况下更广泛的。此外，这样一个独立存在的病灶是罕见的，通常小肠袢也同样受累。其他少见的结肠狭窄病变，偶尔可能与癌混淆，包括淋巴瘤、结核、阿米巴病、系统性硬化症和网膜附件的扭转（导致一个典型的“印戒样”外观）（Cummack，1969）。

除了狭窄，另一种影像学异常为大的息肉状充盈缺损（图 27.14）。如果肠道准备较差，息肉样病变必须要与粪便区别开来。通常，在不同片子中，粪便群结构复杂，位置多变。有时阑尾包块或脓肿，可产生软组织阴影，如同盲肠肿瘤。如果存在脓肿强烈建议询问病史和做临床检查来诊断，在直立的位置发现阴影包含的气体以及液平，则符合该病。通常存在回肠末端扭转及盆腔结肠。盲肠肿块更加难以被区分，结合病史和临床，则可以解决难题。肠套叠可以产生类似肿瘤的充盈缺损，但这很少见。但在成人下息肉或癌（图 27.14）可能是这种异常的常见原因。

当进行逆行钡剂造影时，放射科医生的注意力被吸引到狭窄的病变上。一段时间后，钡剂通常穿过狭窄的管腔，并显示出病变的轮廓。有时，尽管没有临床梗阻症状，钡剂也不能通过肿瘤。这表明肠梗阻即将出现，放射科医生应迅速告知手术医师，以将病人急诊收入院。这种的射线发现还表明，应避免积极的术前肠道准备。

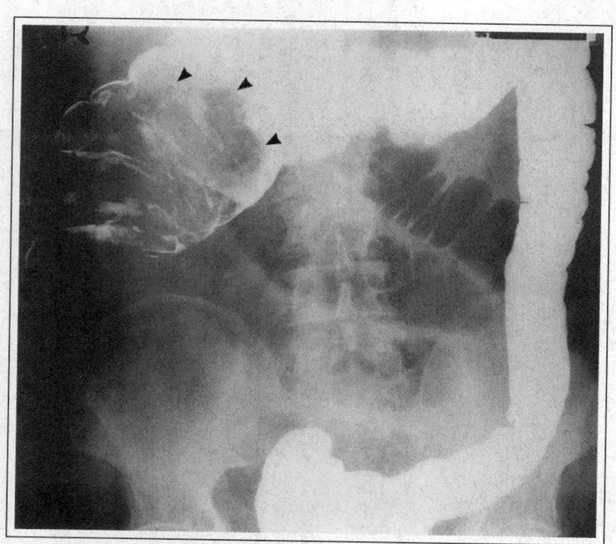

图 27.14 钡剂灌肠造影显示出升结肠大的息肉状肿瘤，钡剂流向横结肠（箭头处）。小肠存在显著的胀气，表明小肠梗阻。

大的病变在放射检查很少会被错过。造成检查困难的是干扰视野的重叠肠道，不充分的肠道准备和广泛的憩室病。肠道重叠是一个严重的问题，尤其在乙状结肠和脾曲的时候，而斜位像有助于清楚地显示病变部位。病灶较小，很难被发现，可能难以被排除，即使是对有经验的放射科医生来讲也是如此。

放射科医师经常会提出，活检后什么时候行钡剂灌肠检查是安全的。这是处理直肠癌患者时特别重要的事。肿瘤活检经常在钡剂灌肠检查之前进行。过去有些放射科医生拒绝活检后过早地做检查，理由是有钡剂腹膜炎的危险。Harned 等（1982）、Culp 和 Carlson（1984）使问题得到澄清。他们的研究表明，等到结直肠镜活检之后至少 7 天，再行钡剂灌肠才是合理的。然而，可曲式内镜进行的浅表活检是安全的，无需推迟钡剂灌肠检查。

结肠镜检查

现已承认即使在专家的手中，影像学检查也可能会产生错误。Lauer 等（1965）从 Mayo 诊所一项大型系列研究中记录得到 0.8%假阳性率和 6.9%假阴性率。与结肠镜检查（Farrands 等，1983）相比，钡剂灌肠检查息肉和癌症约有 25%的误诊率。

该错误通常是由于病变位于盲肠或乙状结肠造成的。现在被接受的是，如果怀疑病人有肠道肿物，给病人提供足够舒适的结肠镜检查，是第一线的检查方法，其重要性已超过了钡剂灌肠在检查中的角色（Durdey 等，1987）。

少数临床医生仍然相信，进行结肠镜检查风险要大大超过钡剂灌肠（Williams 等，1985），但这是不明智的。漏气事件有时报道，这是由于内镜检查时产生的高压造成的，尤其是当尖部在闭合的肠袢内撞到黏膜的时候（Ehrlich 等，1984；Humphreys 等，1984）。此外，尽管使用现代化仪器设备肠镜检查总是不可能的。即使是最熟练的操作者也有大约 10%的失败率，经验不足的操作者成功概率要更少一些（MacCarty，1992）。Obrecht 等（1984）发现，在上级管理监督下高级住院医师只能对 83%的患者完成全套内镜检查。尽管存在这些疑虑，但是目前世界各地多个中心的丰富研究证明诊断了性肠镜检查的安全性（Dafnis 等，2001；

Wexner 等，2001；Nelson 等，2002），并证明了由相对经验丰富的内镜医师执行这项检查时所获得的诊出率，远远大于钡剂灌肠的诊出率。

CT 结肠成像（CT 结肠充气术，虚拟结肠镜检查）

多层螺旋 CT 结肠成像（CTC）是一种新技术，使用容积 CT 数据，结合先进的图像处理软件，创建二维和三维的结肠图像（Johnson 等，1997）（图 27.15）。该技术使用三维图像模拟结肠镜腔内的视图情况，以及产生轴向和格式化的二维图像，它们形成相辅相成的关系。检查在完全洁净且被空气的充盈的结肠内进行。一些研究表明，CTC 有一个可调节的精确度（灵敏度：55%～100%，特异性为 85%～100%），对结肠肿瘤的检测精度大于 10mm（Dachman，2002；Laghi 等，2002；Gallo 等，2003；Iannaccone 等，2003；Munikrishnan 等，2003；Heuschmid 等，2004）。Cotton 等（2004）从一个大型的多中心研究结果中总结出，虽然这项技术是有很大前景的，但是它还没有被广泛地应用于临床，并且技术和培训仍需要改进。然而，如果当地拥有设备和技术人才，这也不失为一个非常有用的方法，它能够使结肠可视化，特别是结肠镜检查禁忌的时候。它在某些中心被认为与钡剂灌肠一样精确和耐受性一样好（Taylor 等，2003）。我们相信，随着更多的经验的积累，但它将被更为广泛的应用，不仅限于诊断，而且也会被应用于筛查。

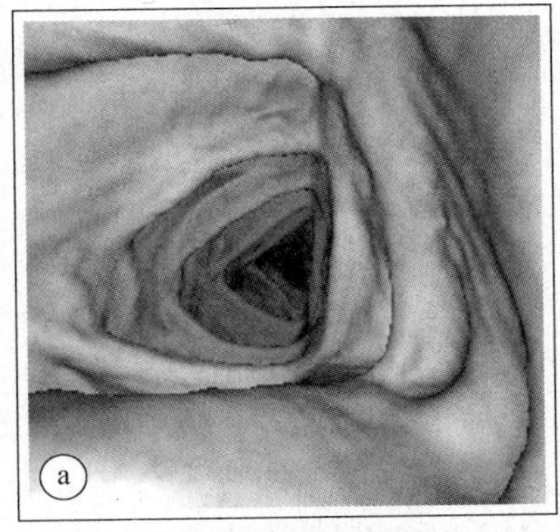

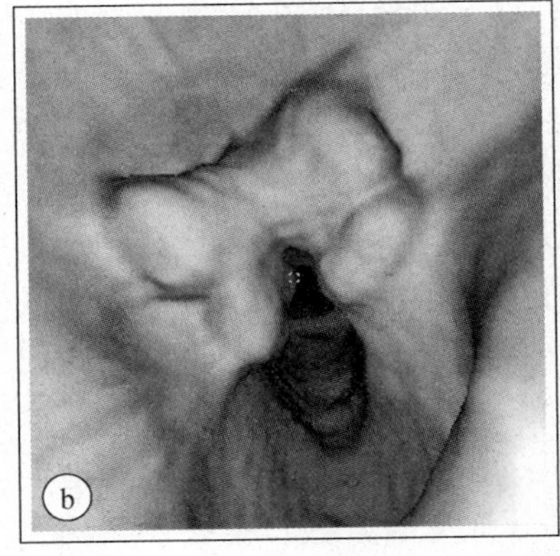

图 27.15　CT 乙状结肠成像三维图像展示（**a**）（左图）正常横结肠和（**b**）（右图）包含肿瘤的横结肠（Courtesy of Dr Steven Halligan，St Mark's Hospital）。

如果结肠镜检查和/或钡灌肠检查都是阴性，病人仍然有可疑症状，下一步应该采取什么行动？这一定程度取决于我们对放射学和结肠镜检查的信心。如果是肠道准备差，或操作者相对缺乏经验造成的，适当检查程序应当被重复并纠正以前的错误。如果重复检查之后仍为阴性，CT 扫描（Okada 等，1994）［如果有的话最好是 CT 结肠成像］，应该被执行。对胃肠道的其余部分应彻底检查，要排除末端回肠克罗恩病。如果仍然没有发现引起病人的症状的原因，医生可能会被强制执行腹腔镜检查合并术中结肠镜检查。随着腹腔镜的问世，剖腹探查已经过时。

诊断工具的使用必须符合医院的实际情况。检查年轻患者时不仅应检查肿瘤，也应寻找腺瘤，如果可能的话，还应判断它的活动性。因此，大肠镜检查是 75 岁以上患者的首选。这个年龄段以上的患者，癌症会是最重要的发现，而小于 10cm 的腺瘤则不是那么重要。双对比钡剂灌肠（DCBE）在这些情况下是足够的检查手段。然而最近公布的实验结果表明，DCBE 是逊色于结肠镜检查的。Rockey 和其他人（2005）在一项研究中对 614 例粪便潜血试验阳性或强烈提示肠癌病史的患者进行了调查，使用了 CT 结肠成像，DCBE 和结肠镜检查。结肠镜检查在检测到＜5cm 病变的能力，和发现 6～10cm 腺瘤的能力是优于其他两种方法。DCBE 对于大腺瘤（＞10cm）和癌症的灵敏度为 48%，CT 结肠成像为 59%，结肠镜检查为 98%。对肿瘤大小的特异性，分别为 90%，96% 和 99.6%。

早期诊断

为了提高结直肠癌最终预后的评估，在尽可能早的阶段检查到它似乎是顺理成章的。这涉及对有症状患者进行早期诊断或对无症状患者进行筛查。

毫无疑问，在许多有症状的患者中诊断可能会被加快（Spurgeon 等，2000）。所以，通常在出现症状和检测到癌之间存在 6～12 个月甚至更长时间的（Holliday 和 Hardcastle，1979）间隔。然而，有持怀疑态度者认为一旦出现症状，通常表明肿瘤处于进展期，其早期发现和治疗将不会改变最终的预后。具有相对较短病史的病人随后被发现有广泛转移是正常的。这种情况的发生，导致许多经验丰富的结直肠癌的外科医生（Goligher，1984）认为活跃的肿瘤一旦被发现就是不治之症，其预后取决于其病理组织学特征，而不是由它们被检测的时间决定的。虽然这种观点可能有一些道理，但它没有考虑到现在普遍接受的腺瘤-癌综合征。毫无疑问的是，即使所有的癌不是源于腺瘤，但是其中一部分绝对是。它们的进化需要时间，如果积极检查可以发现由它们或由它们的前体腺瘤所产生的症状，则早期发现和治疗可以改善预后。

对有症状患者提高检查效率的方法

有三个方面可能导致延误诊断：病人延误，家庭医生延迟和医院延迟。要加快诊断，应对这些问题进行分开处理。

病人延误

当第一次出现症状时，患者未能就诊于自己的家庭医生。导致的病人延误通常有两个原因。首先是恐惧，第二是对他们的症状可能意味着什么一所无知。感到恐惧患者的比例是很难确定的，而改善他们的处境则更加困难。更广泛的公众教育，可以抵消这种无知，但对于已经怀疑他们可能患病的病人则是不太可能的，他们害怕去做关于该疾病的任何事情。

在 Holliday 和 Hardcastle 的一项研究中（1979），299 例结直肠癌患者中有 99 位说，他们不知道症状意味着什么，而 86 位则并没有把它们当作严重的事。31 位认为他们的症状是由于饮食不洁造成的，只有 13 人（4.3%）提到癌症的可能性。30%直肠肿瘤患者认为他们有痔疮。医生和媒体的公共教育可能改善这种状况。当然，这些措施促成了可能的乳腺癌患者进行早前的咨询（Eardley 和 Wakefield，1976）。然而仍需对以下事物之间进行权衡：引发神经衰弱症的风险，导致不必要的咨询，和早期发现癌症的好处。

家庭医生延误

在英国一般病人出现症状后就诊于全科医生，再转诊到一名外科医生，约需 14 周（Holliday 和 Hardcastle，1979）。尽管诊所提供了快速可屈式乙状结肠镜检查的状况有所改善（Macadam 等，2003），但这毫无疑问仍然出现延迟。对于一个直肠癌患者延误往往是由于未能进行直肠指诊。这显然有改进的余地，它是所有本科生教师的责任，对学生强调的体格检查，在没有直肠指诊的时候体检是不完整的。然而，由于直肠癌中约 1/3 位于指诊所能到达的范围之外，且直肠指诊不能诊断结肠肿瘤，因此即使直肠指诊为阴性的可疑症状的病人，亦需要转诊到适当的专科门诊。

转诊到另一个部门有时也导致延误的原因。这个错误并不总是很容易被纠正，如同听了结肠癌患者的主诉后的不可以将病人转诊到胃肠道门诊一样，又如由出血性盲肠癌导致贫血一样。当务之急是，如果此错误确实发生了，最初诊治病人的部门，要确保立即咨询一个适当的专家。

医院延误

一旦病人已转诊至医院，医院延误可能会出现在以下三个方面：等待门诊预约；门诊检查和调查；和病人入院相关的治疗设施齐全之前的延误。如果预约的话，就是结肠镜检查和活检或成像检查的短暂的延误。一旦诊断确定，病人应尽快被收入院，并被提供住院设施。越来越多的结直肠癌门诊提供快速访问“一站式诊所”，来获得一个更快速的诊断服务与调查。

开放式乙状结肠镜检查是旨在加快转诊到医院的方法。因此，全科医生如果认为必要的话，可以让他们的病人进行可屈式乙状结肠镜检查，此程序不需要正式的转诊。如果在开放式诊所的工作人员认为，尽管乙状结肠镜检查为阴性，但病人需要进一步检查时，这可以安排这样的检查。这样的安排减少了门诊预约的等待时间，在某些地区这个时间可以相当长，甚至比我们自己的机构的平均等待时间长两周。Donald 等（1985）在 Gloucester 证明了这样的安排的价值。在其存在的前 3 年内，他们的开放式诊所接待了 1 458 例患者。总共 516 例患者中，有 506 例发现异常，诊断率达 35%。44 例良性肿瘤和 38 例恶性肿瘤被确定。如果患有出血而硬式直肠乙状结肠镜检查没有表现引发原因，病人应接受可屈式乙状结肠镜检查。这样调查的 41 例患者中，32 例发现出血的原因，最常见的是恶性肿瘤。其他研究（Vellacott 等，1987；Kalra 等，1988）都强调，有直肠出血和/或腹泻的 40 岁以上的患者开放的可屈式乙状结肠镜门诊的检出率最高。这些数据充分说明了开放式门诊的价值。

（赵允杉 译 赵允杉 校）

参考文献

Abrams HL (1950) Skeletal metastases in carcinoma. *Radiology* 55: 534.

Ackerman LV & Del Regato JA (1970) *Cancer: Diagnosis, Treatment and Prognosis*, 4th edn, p 484. St Louis: CV Mosby.

Adam IJ, Mohamdee MO, Martin IG et al (1994) Role of circumferential margin involvement in the local recurrence of rectal cancer. *Lancet* 344: 707-711.

Adami H-O, Melrik O, Gustavsson S, Nyren O & Krusems U-B (1983) Colorectal cancer after cholecystectomy: absence of risk increase within 11-14 years. *Gastroenterology* 85: 859-865.

Alberts DS, Einsphar J, Rees-McGee S et al (1990) Effects of dietary wheat bran fiber on rectal epithelial cell proliferation in patients with resection for colorectal cancers. *J Natl Cancer Inst* 82: 1280-1285.

Alberts DS, Rees-McGee S, Einsphar J et al (1992) Double-blind placebo-controlled study of wheat bran fiber versus calcium carbonate in patients with resected adenomatous polyps. *Pro Am Assoc Cancer Res* 33: 207.

Alberts DS, Martinez ME, Roe DJ et al (2000) Lack of effect of a highfiber cereal supplement on the recurrence of colorectal adenomas. *N Engl J Med* 342: 1156-1162.

Alexander RJT, Jaques BC & Mitchell KG (1993) Laparoscopically assisted colectomy and wound recurrence (letter). *Lancet* 341: 249-250.

Ali MH, Satti MB & Al-Nafussi A (1984) Multiple benign colonic polypi at the site of ureterosigmoidostomy. *Cancer* 53: 1006-1010.

Allende HD, Ona FV & Davis HT (1984) Gall bladder disease: risk factor for colorectal carcinoma. *J Clin Gastroenterol* 6: 51-56.

Anderson JC, Attam R & Alpern Z (2003) Prevalence of colorectal neoplasia in smokers. *Am J Gastroenterol* 12: 277-283.

Arab L & Il'yasova D (2003) The epidemiology of tea consumption and colorectal cancer incidence. *J Nutr* 133: 3310S-3318S.

Armitage NC & Hardcastle JD (1984) Flexible fibreoptic sigmoidoscopy in an outpatient setting. *Gut* 25: 562.

Armitage NC, Robins RA, Evans DP et al (1985) The influence of tumour cell DNA abnormalities on survival in colorectal cancer. *Br J Surg* 72: 828-830.

Armitage NC, Rooney PS, Gifford K-A et al (1995) The effect of calcium supplements on rectal mucosal proliferation. *Br J Cancer* 71: 186-190.

Armstrong BK & Doll R (1975) Environmental factors and cancer incidence and mortality in different countries with special reference to dietary practices. *Int J Cancer* 15: 167-172.

Astler VB & Coller FA (1954) The prognostic significance of direct extension of carcinoma of the colon and rectum. *Ann Surg* 139: 846.

Atkin WS, Cuzick J, Northover JMA & Whynes DK (1996) Pilot study for a multicentre randomized trial of 'once only' flexible sigmoidoscopy for prevention of bowel cancer. *Gut* 38: A9.

Auvinen A, Isola J, Visakorpi T et al (1994) Overexpression of p53 and long-term survival in colon carcinoma. *Br J Cancer* 70: 293-296.

Axtell LM & Chiazzi L (1966) Changing relative frequency of cancer of the colon and rectum in the United States. *Cancer* 19: 750-754.

Bacon HE & Jackson CC (1953) Visceral metastases from carcinoma of the distal colon and rectum. *Surgery (St Louis)* 33: 495.

Bailar JC (1963) The incidence of independent tumours among uterine cancer patients. *Cancer* 16: 842-853.

Baker JW, Margetts LH & Schutt RP (1955) The distal and proximal margin of resection in carcinoma of the pelvic colon and rectum. *Ann Surg* 141: 693-706.

Baker S, Fearon E, Nigro J et al (1989) Chromosome 17 deletions and p53 gene mutations in colorectal carcinomas. *Science* 244: 217-222.

Baretton GB, Vogt M, Muller C et al (1996) Prognostic significance of p53 expression, chromosome 17 copy number, and DNA-ploidy in non-metastasized colorectal carcinomas (stages IB and II). *Scand J Gastroenterol* 31: 481-489.

Barillari P, Ramacciato G, De Angelis R et al (1990) Effect of preoperative colonoscopy on the incidence of synchronous and metachronous neoplasms. *Acta Chir Scand* 156: 163-166.

Barker GM, Radley S, Bain I et al. (1994) Biliary bile acid profiles in patients with familial adenomatous polyposis before and after colectomy. *Br J Surg* 81: 441-444.

Baron JA, Cole BF, Sandler RS et al (2003) A randomized trial of aspirin to prevent colorectal adenomas. *N Eng J Med* 348: 891-899.

Barsoum AL & Bhavanandan VP (1989) Detection of glycophorin A-like glycoproteins on the surface of cultured human cells. *Int J Biochem* 21: 635-643.

Barsoum GH, Hendrickse C, Winslet MC et al (1992a) Reduction of mucosal crypt cell proliferation in patients with colorectal adenomatous polyps by dietary calcium supplementation. *Br J Surg* 79: 481-583.

Barsoum GH, Thompson H, Neoptolemos JP & Keighley MRB (1992b) Dietary calcium does not reduce experimental colorectal carcinogenesis after small bowel resection, despite reducing cellular proliferation. *Gut* 33: 1515-1520. 9

Bayerdorffer E, Mannes GA, Ochsenkuhn T, Dirschedl P & Paumgartner G (1994) Variation of serum bile acids in patients with colorectal adenomas during a one-year follow-up. *Digestion* 55: 121-129.

Bayerdorffer E, Mannes GA, Ochsenkuhn T et al (1995) Unconjugated secondary bile acids in the serum of patients with colorectal adenomas. *Gut* 36: 268-273.

Beal JM & Cornell GW (1956) A study of the problem of recurrence of carcinoma at the anastomotic site following resection of the colon for carcinoma. *Ann Surg* 143: 1-7.

Beart RW Jr, Van Heerden JA & Beahrs OH (1978) Evolution in the pathologic staging of carcinoma of the colon. *Surg Gynecol Obstet* 146: 257.

Beland FA & Kadlubar FF (1985) Formation and persistence

of arylamine DNA adducts *in vivo*. *Environ Health Perspect* 62：19-30.

Bell SM，Kelly SA，Hoyle JA et al（1991）c-Ki-*ras* gene mutations in dysplasia and carcinomas complicating ulcerative colitis. *Br J Cancer* 64：174-178.

Benhamiche-BouvierAM，Clinard F，Phelip JM，Rassiat E & Faifre J（2000）Colorectal cancer prevalence in France. *Eur J Cancer Prev* 9：303-307.

Berends FJ，Kazemier G，Bonjer HJ & Lange JF（1994）Subcutaneous metastases after laparoscopic colectomy（letter）. *Lancet* 344：58.

Berman IR（1995）Laparoscopic colectomy for cancer：some cause for pause（editorial）. *Ann Surg Oncol* 2：1-2.

Berrino F，Capocaccia R，Estève et al（1999）Survival of cancer patients in Europe：the EUROCARE Study II. IARC Scientific Publication No 151. Lyon：International Agency for Research on Cancer.

Besbeas S & Stearns MW（1978）Osseous metastases from carcinomas of the colon and rectum. *Dis Colon Rectum* 21：266-268.

Bharucha S，Hughes SW，Kenyon V et al（2005）Targets and elective colorectal cancer：outcome and symptom delay at surgical resection. *Colorectal Disease* 7：169-171.

Bilchik AJ，Saha S，Badin J et al（2001）Molecular staging of early colon cancer on the basis of sentinel node analysis：a multicenter phase II trial. *J Clin Oncol* 19：1128-1129.

Bjelke E（1973）Epidemiologic studies of cancer of the stomach，colon and rectum with special emphasis on the role of diets. Vols I-IV. Thesis，University of Minnesota.

Black WA & Waugh JM（1948）The intramural extension of carcinoma of the descending colon，sigmoid and rectosigmoid：a pathologic study. *Surg Cynecol Obstet* 87：457-464.

Black WC & Ackerman LV（1965）Carcinoma of the large intestine as a late complication of pelvic radiotherapy. *Clin Radiol* 16：278-281.

Blanco D，Ross RK，Paganini-Hill A & Henerson BE（1984）Chole-cystectomy and colonic cancer. *Dis Colon Rectum* 27：290-292.

Blot WJ，Fraumeni JF，Stone BJ & McKay FW（1976）Geographic patterns of large bowel cancer in the United States. *J Natl Cancer Inst* 57：1225.

Boley SJ，Schwartz S，Lash J & Sternhill V（1963）Reversible vascular occlusions of the colon. *Surg Gynecol Obstet* 116：53.

Bolin S，Nilsson E，Sjodahl R（1983）Carcinoma of the colon and rectum—growth rate. *Ann Surg* 198：151-158.

Bolin S，Franzen L，Sjodahl R，Nilsson E（1998）Carcinoma of the colon and rectum — tumours missed by radiological examination in 68 patients. *Cancer* 61：1999-2008.

Bonithon-Kopp C，Kronborg O，Giacosa A et al（2000）Calcium and fibre supplementation in prevention of colorectal adenoma recurrence：a randomised intervention trial. *Lancet* 356：1300-1306.

Boring CC，Squires TS & Tong T（1992）Cancer statistics. *CA Cancer J Clin* 42：19-38.

Bostick RM，Potter JD，Fosdick L et al（1993）Calcium and colorectal epithelial cell proliferation：a preliminary randomized，double-blinded placebo-controlled clinical trial. *J Natl Cancer Inst* 85：132-141.

Botsford TW，Aliopoulios MA & Curtis LE（1965）Results of treatment of colorectal cancer at the Peter Brent Brigham Hospital. *Am J Surg* 109：566-567.

Boulez J & Herriot E（1994）Multicentric analysis of laparoscopic colorectal surgery in FDCL group：274 cases. *Br J Surg* 81：527.

Bouvy ND，Marquet RL，Jeekel J et al（1996）Impact of gas（less）laparoscopy and laparotomy on peritoneal tumor growth and abdominal wall metastases. *Surg Endosc* 10：551.

Brady AP，Stevenson GW & Stevenson I（1994）Colorectal cancer overlooked at barium enema examination and colonoscopy：a continuing perceptual problem. *Radiology* 192：373-378.

Bralow SP & Kopel J（1979）Hemoccult screening for colorectal cancer：an impact study on Sarasola，Florida. *J Fla Med Assoc* 66：915-919.

Breslow NE & Enstrom JE（1974）Geographic correlations between cancer mortality rates and alcohol-tobacco consumption in the United States. *J Natl Cancer Inst* 53：631-639.

Broders AC（1925）The grading of carcinoma. *Minn Med* 8：726.

Buirge RE（1941）Carcinoma of the large intestine：review of 416 autopsy records. *Arch Surg* 42：801.

Bulow S（1980）Colorectal cancer in patients less than 40 years of age in Denmark 1943-1967. *Dis Colon Rectum* 23：327-336.

Bundred NJ，Whitfield BCS，Stanton E et al（1985）Gastric surgery and the risk of subsequent colorectal cancer. *Br J Surg* 72：618-619.

Burkitt DP（1971）Epidemiology of cancer of the colon and rectum. *Cancer* 28：3-13.

Burnett KR，Greenbaum EI（1981）Rapidly growing carcinoma of the colon. *Dis Colon Rectum* 24：282-286.

Bustin SA，Siddiqi S，Ahmed S，Hands R & Dorudi S（2004）Quantification of cytokeratin 20，carcinoembryonic antigen and guanylyl cyclase C mRNA levels in lymph nodes may not prevent treatment failure in colorectal cancer patients. *Int J CancerI* 108：412-417.

Cady B，Pearson AV，Manson DO et al（1974）Changing patterns of colorectal carcinoma. *Cancer* 33：422.

Cameron AD（1960）Gastrointestinal blood loss measured by radioactive chromium. *Gut* 1：177-182.

Campo E，de la Calle-Martin O，Miquel R et al（1991）Loss of heterozygosity of p53 gene and p53 protein expression in human colorectal carcinomas. *Cancer Res* 51：4436-4442.

Castro CE（1987）Nutrient effects on DNA and chromatin structure. *Annual Rev Nutr* 7：407-421.

Castro EB，Rowen PP & Quan SAQ（1973）Carcinoma of large intestine in patients irradiated for carcinoma of cervix and uterus. *Surg Gynecol Obstet* 31：45-52.

Cats A，Kleibeuker JH，van der Meer R et al（1995）Randomized double-blinded placebo-controlled intervention study with supplemental calcium in families with hereditary nonpolyposis colorectal cancer. *J Natl Cancer Inst* 87：598-603.

Cawkwell L，Lewis FA & Quirke P（1994）Frequency of allele loss of DCC，p53，Rb1，WT1，NF1，NM23 and APC/MCC in colorectal cancer assayed by fluorescent multiplex polymerase chain reaction. *Br J Cancer* 70：813-818.

Caygill CPJ，Hill MJ，Hall CN，Kirkham JS & Northfield TC（1987）Increased risk of cancer at multiple sites after gastric surgery for peptic ulcer. *Gut* 28：924-928.

Caygill CPJ，Hill MJ，Kirkham JS & Northfield TC（1988）Mortality from colorectal and breast cancer in gastric surgery patients. *Int J Colorectal Dis* 74：1066.

Cedermark BJ，Shultz SS，Bakshi S et al（1977）The value of liver scan in the follow-up study of patients with adenocarcinoma of the colon and rectum. *Surg Gynecol Obstet* 144：745.

Chambers KJ & Morgan BP（1980）Colorectal cancer and Hemoccult. *Aust NZ J Surg* 50：464-467.

Chapman MA，Hardcastle JD & Armitage NC（1995）Five-year prospective study of DNA tumor ploidy and colorectal cancer survival. *Cancer* 76：383-387.

Chapuis PH，Newland RC，Jennifer C et al（1981）The distribution of colorectal carcinoma and the relationship of tumour site to the survival of patients following resection. *Aust NZ J Surg* 51：127.

Charneau J，D'Aubigny N，Burtin P et al（1990）Rectal micropolyps after total colectomy for familial polyposis：effectiveness of sulindac therapy. *Gastroenterol Clin Biol* 14：153-157.

Chen HS & Sheen-Chen SM（2000）Synchronous and "early" metachronous colorectal adenocarcinoma：analysis of prognosis and current trends. *Dis Colon Rectum* 43：1093-1099.

Cheng MC，Chuang CY，Chan PY et al（1980）Evolution of colorectal cancer in schistosomiasis：transitional mucosal changes adjacent to larger intestinal carcinoma in colectomy specimens. *Cancer* 46：1661-1670.

Cheng MC，Chuang CY，Wung FP et al（1981）Colorectal cancer and schistosomiasis. *Lancet* ii：971-973.

Chu KC，Tarone RE，Chow WH，Hankey BF & Ries LA（1994）Temporal patterns in colorectal cancer incidence，survival，and mortality from 1950 through 1990. *J Natl Cancer Inst* 86：997-1006.

Cipolla R & Garcia RI（1984）Colonic polyps and adenocarcinoma complicating ureterosigmoidostomy：report of a case. *Am J Gastroenterol* 79：453-457.

Cirocco WC，Schwartzman A & Golub RW（1994）Abdominal wall recurrence after laparoscopic colectomy for colon cancer. *Surgery* 116：842-846.

Cleave（1974）*The Saccharine Disease*，pp 28-43. Bristol：Wright.

Clemmesen J（1977）Statistical studies in the aetiology of malignant neoplasms. V：Trends and risks in Denmark 1942-72. *Acta Pathol Microbiol Immunol Scand Suppl*：261.

Clogg HE（1908）Cancer of the colon：a study of 22 cases. *Lancet* ii：1007.

Coffey RJ & Cardenas F（1964）Cancer of the bowel in the young adult. *Dis Colon Rectum* 7：491-492.

Cohen SM & Wexner SM（1994）Laparoscopic colorectal surgery：are we being honest with our patients? *Dis Colon Rectum* 37：858-861.

Cohn I Jr，Floyd E & Atik M（1963）Control of tumour implantation during operations on the colon. *Ann Surg* 157：825.

Cohn KH，Wang F，Desoto-Lapaix F et al（1991）Association of nm23-H1 allelic deletions with distant metastases in colorectal carcinoma. *Lancet* 338：722-724.

Colacchio TA & Memoli VA（1986）Chemoprevention of colorectal neoplasms：ascorbic acid and beta-carotene. *Arch Surg* 121：1421-1424.

Colacchio TA，Memoli VA & Hildebrandt L（1989）Antioxidants versus carotenoids：inhibitors or promoters of experimental colorectal cancers. *Arch Surg* 124：217-221.

Cole PP（1913）The intramural spread of rectal carcinoma. *BMJ* 1：431-433.

Cole WH，Packard D & Southwick HW（1954）Carcinoma of the colon with special reference to prevention of recurrence. *JAMA* 155：1549.

Coller FA，Kay EB & MacIntyre RS（1940）Regional lymphatic metastases of carcinoma of the rectum. *Surgery（St Louis）* 8：294-311.

Coller FA，Kay EB & MacIntyre RS（1941）Regional lymphatic metastases of carcinoma of the colon. *Ann Surg* 114：56-67.

Collins VP（1962）Time of occurrence of pulmonary metastases from carcinoma of colon and rectum. *Cancer* 15：387-395.

COLOR Study Group（2005）Impact of hospital case volume on shortterm outcome after laparoscopic operation for colonic cancer. *Surg Endosc* 19：687-692.

Connell JE Jr & Rottino A（1949）Retrograde spread of carcinoma of the rectum and rectosigmoid. *Arch Surg* 59：807-813.

Cook MG & McNamara P（1980）Effect of dietary vitamin E on dimethylhydrazine-induced colonic tumors in mice. *Cancer Res* 40：1329-1331.

Copeland EM，Millar LD & Jones RS（1968）Prognostic factors in carcinoma of the colon and rectum. *Am J Surg* 116：875-881.

Corman ML（1984）*Colon and Rectal Surgery*. London：Lippincott.

Cotton PB，Durkalski VL，Pineau BC et al（2004）Computed tomographic colonography（virtual colonoscopy）：multicenter comparison with standard colonoscopy for detection of colorectal neoplasia. *JAMA* 291：1713-1719.

Court Brown WM & Doll R（1965）Mortality from cancer and other causes after radiotherapy for ankylosing spondylitis. *BMJ* ii：1327-1332.

CRC（Cancer Research Campaign）（1999）*Cancer Stats：Large Bowel*-UK.

Crowther JS，Drasar BJ，Hill MJ et al（1976）Faecal steroids and bacteria and large bowel cancer in Hong Kong by socioeconomic groups. *Br J Cancer* 34：191-196.

Cruse JP，Lewin MR & Clark CC（1978）Failure of bran to protect against experimental colon cancer in rats. *Lancet* ii：1278-1279.

Cubiella J，Gomez R，Sanchez E，Diez MS & Vega M（2003）Endoscopic follow-up of patients after curative surgery for colorectal cancer：results of a medical assistance protocol. *Rev Esp Enferm Dig* 95：278-281，273-277.

Culp CE & Carlson HC（1984）Is there a safe interval between diagnostic invasive procedure and the barium enema study of the colorectum? *Gastrointest Radiol* 9：69-72.

Cummack DH（1969）*Gastrointestinal X-ray Diagnosis：A Descriptive Atlas*. Edinburgh：Livingstone.

Cuquerella J，Orti E，Canelles P et al（2001）Colonoscopic follow-up of patients undergoing curative resection of colorectal cancer. *Gastroenterol Hepatol* 24：415-420.

Dachman AH（2002）Diagnostic performance of virtual colonoscopy. *Abdom Imaging* 27：260-267.

Dafnis G，Ekbom A，Pahlman L & Blomqvist P（2001）Complications of diagnostic and therapeutic colonoscopy with a defined population in Sweden. *Gastrointest Endosc* 54：302-309.

Dales LG，Friedman GD，Ury HK et al（1978）A case-control study of relationships of diet and other traits to colorectal cancer in American Blacks. *Am J Epidemiol* 109：132-144.

Davies RJ & Daly JM（1984）Potassium depletion and malignant transformation of villous adenomas of the colon and rectum. *Cancer* 53：1260-1264.

Davis NC & Newland RC（1982）The reporting of colorectal cancer：the Australian clinicopathological staging system. *Aust NZ J Surg* 52：395.

De Cosse JJ，Miller HH & Lesser ML（1989）Effect of wheat fiber and vitamins C and E on rectal polyps in patients with familial adenomatous polyposis. *J Natl Cancer Inst* 81：1290-1297.

Deddish MR & Stearns MW（1961）Anterior resection for carcinoma of the rectum and rectosigmoid area. *Ann Surg* 154：961-966.

de Mascarel A，Loindre JM，de Mascarel I et al（1981）The prognostic significance of specific histologic features of carcinoma of the colon and rectum. *Surg Gynecol Obstet* 153：511.

Department of Health：London. Referral Guidelines for suspected cancer 2000.

Department of Health：London. Referral Guidelines for Bowel Cancer 2002.

Devitt SE, Roth Mayo LA & Brown FN (1969) The significance of multiple adenocarcinomas of the colon and rectum. *Ann Surg* 169: 364-367.

Diamente M & Bacon HE (1966) Primary multiple malignancy of the colon and rectum: report of 230 cases. *Dis Colon Rectum* 9: 441-446.

Dimmette RH, Elwi A & Sproat HF (1956) Relationship of schistosomiasis to polyposis and adenocarcinoma of the large intestine. *Am J Clin Path* 26: 266.

Donald P, Fitzgerald Frazer JS & Wilkinson SP (1985) Sigmoidoscopy/proctoscopy clinic with open access to general practitioners. *BMJ* 290: 759-761.

Dora I, Arab L, Martinchik A, Sdvizhov A, Urbanovich L & Weisger U (2003) Black tea consumption and risk of rectal cancer in Moscow population. *Ann Epidemiol* 13: 405-411.

Dorudi S, Kinrade E, Marshall NC et al (1998) Genetic defection of lymph node micrometastases in patients with colorectal cancer. *Br J Surg* 85: 98-100.

dos Santos Silva I & Swerdlow AJ (1996) Sex differences in time trends of colorectal cancer in England and Wales: the possible effect of female hormonal factors. *Br J Cancer* 73: 692-697.

Drasar BS & Irving D (1973) Environmental factors and cancer of the colon and breast. *Br J Cancer* 27: 167-172.

Drasar BS & Jenkins DJA (1976) Bacteria, diet and large bowel cancer. *Am J Clin Nutr* 29: 1410-1416.

Drasar BS, Goddard P, Heaton S et al (1976) Clostridia isolated from faeces. *J Med Microbiol* 9: 63-72.

Dukes CE (1930) The spread of cancer of the rectum. *Br J Surg* 17: 643-648.

Dukes CE (1940) Cancer of the rectum on analysis of 1000 cases. *J Path Bact* 50: 527.

Dukes CE (1945) Discussion on the pathology and treatment of carcinoma of the colon. *Proc R Soc Med* 38: 381.

Dukes CE (1951) The surgical pathology of tumours of the colon. *Med Press* 226: 512.

Dukes CE & Bussey HJR (1958) The spread of rectal cancer and its effect on prognosis. *Br J Cancer* 12: 309.

Durdey P, Weston P & Williams NS (1987) Barium enema or colonoscopy as the initial investigation for colonic disease. *Lancet* ii: 549-551.

Durkin K & Haagensen CD (1980) An improved technique for the study of lymph nodes in surgical specimens. *Ann Surg* 191: 419.

Eardley A & Wakefield J (1976) Long consultation by women with a lump in the breast. *Clin Oncol* 2: 33-39.

Earnest DL, Hixson LJ, Fennerty MB et al (1991) Inhibition of prostaglandin synthesis: potential for chemoprevention of human colon cancer. *Cancer Bull* 43: 561-568.

Eccersley AJ, Wilson EM, Makris A, Novell JR (2003) Referral guidelines for colorectal cancer-do they work? *Ann R Coll Surg Engl* 85: 107-10.

Ehrlich CP, Hall FM & Joffe N (1984) Post endoscopic perforation of normal colon in an area remote from instrumentation with secondary tension pneumoperitoneum. *Gastrointest Endosc* 30: 190-191.

Eide TJ (1986) The age, sex and site specific occurrence of adenomas and carcinomas of the large intestine within a defined population. *Scand J Gastroenterol* 21: 1083-1088.

Ekelund GR & Pihl B (1974) Multiple carcinomas of the colon and rectum. *Cancer* 35: 1630-1634.

Ekelund G, Linstrem C, Rosengren J-E (1975) Appearance and growth of early carcinoma of the colon-rectum. *Acta Radiol* 15: 670-679.

Enstrom JE (1975) Colorectal cancer and consumption of beef and fat. *Br J Cancer* 32: 432-437.

Esteller M, Levine R, Baylin SB, Ellenson LH & Herman JG (1998) MLH1 promoter hypermethylation is associated with the microsatellite instability phenotype in sporadic endometrial carcinomas. *Oncogene* 17: 2413-2417.

Faivre J (1990) Preliminary results of a mass screening program for colorectal cancer in France. In Hardcastle JD (ed) *UKCCCR Screening for Colorectal Cancer*. Hamburg: Normed.

Faivre J, Doyon F & Boutron MC for the European Cancer Prevention Colon Group (1991) The ECP calcium fiber polyp prevention study. *Eur J Cancer Prev* 1 (Suppl 2): 83-89.

Faivre J, Boutron MC, Doyon F et al (1993) The ECP calcium fibre polyp prevention study preliminary report. *Eur J Cancer Prev* 2 (Suppl 2): 99-106.

Falterman KW, Hill CB, Markey JC et al (1974) Cancer of the colon, rectum and anus: a review of 2313 cases. *Cancer* 34: 951-959.

Farrands PA, Vellacott JD, Amar SS, Balfour TW & Hardcastle JD (1983) Flexible fibreoptic sigmoidoscopy and double contrast barium enema examination in the identification of adenomas and carcinoma of the colon. *Dis Colon Rectum* 26: 725-727.

Fearon E & Vogelstein B (1990) A genetic model for colorectal tumorigenesis. *Cell* 61: 759-767.

Fearon E, Cho K, Nigro J et al (1990) Identification of a chromosome 18q gene that is altered in colorectal cancers. *Science* 247: 49-56.

Feinberg A & Vogelstein B (1983) Hypomethylation of *ras* oncogenes in primary human cancers. *Biochem Biophys Res Commun* 111: 47-54.

Fernandez-Banares F, Esteve M et al (1996) Changes of the mucosal n3 and n6 fatty acid status occur early in the colorectal adenomacarcinoma sequence. *Gut* 38: 254-259.

Fielding GA, Lumley J, Nathanson L et al (1997) Laparoscopic colectomy. *Surg Endosc.* 11: 745-749.

Figiel LS, Figiel SJ, Wietersen FK (1965) Roentgenologic observation of growth rates of colonic polyps and carcinoma. *Acta Radiol Diag* 3: 417-429.

Fingerhut A (1995) Laparoscopic colectomy: the French experience. In Jager R & Wexner SD (eds) *Laparoscopic Colorectal Surgery*. New York: Churchill Livingstone.

Finlay JG, Meek DR, Gray HW, Duncan JG & McArdle CS (1982) Incidence and detection of occult hepatic metastases in colorectal carcinoma. *BMJ* 284: 803-805.

Finlay IG, McArdle CS (1986) Occult hepatic metastases in colorectal carcinoma. *Br J Surg* 73: 732-735.

Finlay IG, Meek D, Brunton F, McArdle CS (1988) Growth rate of hepatic metastases in colorectal carcinoma. *Br J Surg* 75: 641-644.

Finlay IG, McArdle CS (1989) Growth rates in hepatic metastases. *Br J Surg* 76: 652.

Fleisher AS, Esteller M, Harpaz N et al (2000) Microsatellite instability in inflammatory bowel disease-associated neoplastic lesions is associated with hypermethylation and diminished expression of the DNA mismatch repair gene, hMLH1. *Cancer Res* 1: 4864-4868.

Flood A, Velie EM, Sinha R et al (2003) Meat, fat, and their subtypes as risk factors for colorectal cancer in a prospective cohort of women. *Am J Epidemiol* 158: 59-68.

Floyd CE, Stirling CT & Cohn J Jr (1966) Cancer of the colon, rectum and anus: review of 1687 cases. *Ann Surg* 163: 829-837.

Floyd N & Saclarides TJ (2006). Transanal endoscopic microsurgical resection of pT1 rectal tumors. *Dis Colon Rectum* 49: 164-168.

Foggi E & Carbognani P (1993) The value of ploidy in the prognosis of the colorectal cancer. *Acta Biomed Ateneo Parmense* 64: 185-194.

Fraser J (1938) Malignant disease of the large intestine. *Br J Surg* 25: 647.

Friend WG (1990) Sulindac suppression of colorectal polyps in Gardner's syndrome. *Am Fam Physician* 41: 891-894.

Fuchs CS, Giovannucci EL, Colditz GA et al (1999) Dietary fiber and the risk of colorectal cancer and adenoma in women. *N Engl J Med* 340: 169-176.

Fusco MA & Paluzzi MW (1993) Abdominal wall recurrence after laparoscopic-assisted colectomy for adenocarcinoma of the colon: report of a case. *Dis Colon Rectum* 36: 858-861.

Gabriel WB, Dukes C & Bussey HJR (1935) Lymphatic spread in cancer of the rectum. *Br J Surg* 23: 395.

Gallo TM, Galatola G, Fracchia M et al (2003) Computed tomography colonography in routine clinical practice. *Eur J Gastroenterol Hepatol* 15: 1323-1331.

Garrick DP, Close JR & McMurray W (1977) Detection of occult blood in faeces (letter). *Lancet* ii: 820-821.

Gatta G, Francisci S & Ponz de Leon M (1999) The prevalence of colorectal cancer in Italy. *Tumori* 85: 387-390.

Gatta G, Capocaccia R, Sant M et al (2000) Understanding variations in survival for colorectal cancer in Europe: a EUROCARE high resolution study. *Gut* 47: 533-538.

Gilchrist RK & David VC (1947) A consideration of pathological factors influencing five year survival in radical resection of the large bowel and rectum for carcinoma. *Ann Surg* 126: 421.

Giovannucci E, Colditz GA, Stampfer MJ et al (1994a) A prospective study of cigarette smoking and risk of colorectal adenoma and colorectal cancer in US women. *J Natl Cancer Inst* 86: 192-199.

Giovannucci E, Rimm EB, Stampfer MJ et al (1994b) A prospective study of cigarette smoking and risk of colorectal adenoma and colorectal cancer in US men. *J Natl Cancer Inst* 86: 183-191.

Giovannucci E, Rimm EB, Ascherio A et al (1995) Alcohol, lowmethionine low-folate diets, and risk of colon cancer in men. *J Natl Cancer Inst* 87: 265-273.

Giovannucci E, Chen J, Smith-Warner SA et al (2003) Methylenetetrahydrofolate reductase, alcohol dehydrogenase diet, and risk of colorectal adenomas. *Cancer Epidemiol Biomarkers Prev* 12: 970-979.

Glover RP & Waugh JM (1945) Retrograde lymphatic spread of carcinoma of the 'rectosigmoid' region: its influence on surgical procedures. *Surg Gynecol Obstet* 80: 434.

Glynn SA, Albanes D, Pietinen P et al (1996) Alcohol consumption and risk of colorectal cancer in a cohort of Finnish men. *Cancer Causes Control* 7: 214-223.

Gnauck R (1980) Occult blood tests (letter). *Lancet* i: 822.

Goligher JC (1941) The operability of carcinoma of the rectum. *BMJ* 2: 393.

Goligher JC (1984) *Surgery of the Anus, Rectum and Colon*, p 468. London: Baillière Tindall.

Goligher JC, Dukes CB & Bussey NJR (1951) Local recurrences after sphincter saving excision for carcinoma of the rectum and rectosigmoid. *Br J Surg* 39: 199.

Goodlad RA (2001) Dietary fibre and the risk of colorectal cancer. *Gut* 48: 587-589.

Goodman MJ (1977) Mass screening for colorectal cancer. *Cancer* 40: 945-949.

Goodman D, Irvin TT (1993) Delay in the diagnosis and prognosis of carcinoma of the right colon. *Br J Surg* 80: 1327-1329.

Graham S, Dayal JI, Swanson M et al (1978) Diet in the epidemiology of cancer of the colon and rectum. *J Natl Cancer Inst* 61: 709-714.

Greenberg ER, Baron JA, Freeman DH Jr et al (1993) Reduced risk of large-bowel adenomas among aspirin users. *J Natl Cancer Res* 85: 912-916.

Greenwald P & Kelloff GJ (1993) The chemoprevention of cancer. In General Motors Research Foundation (eds) *Accomplishments in Cancer Research*, 1992, pp 242-265. Philadelphia: JB Lippincott.

Greenwald P, Kelloff GJ, Boone CW & McDonald SS (1995a) Genetic and cellular changes in colorectal cancer: proposed targets of chemopreventive agents (review). *Cancer Epidemiol Biomarkers Prev* 4: 691-702.

Greenwald P, Kelloff GJ, Burch-Whitman C & Kramer BS (1995b) Chemoprevention. *CA Cancer J Clin* 45: 31-49.

Gridley G, Mclaughlin JK, Ekbom A et al (1993) Incidence of cancer among patients with rheumatoid arthritis. *J Natl Cancer Inst* 85: 307-311.

Grinnell RS (1939) The grading and prognosis of carcinoma of the colon and rectum. *Ann Surg* 109: 500.

Grinnell RS (1954) Distal intramural spread of carcinoma of the rectum and rectosigmoid. *Surg Gynecol Obstet* 99: 421-430.

Guidance on commissioning cancer services. Improving outcomes in colorectal cancer–the manual. November 1997.

Guidelines for the Management of Colorectal Cancer (1996) London: Royal College of Surgeons of England and Association of Coloproctologists of Great Britain and Ireland.

Guidelines for the Management of Colorectal Cancer (2001) London: Royal College of Surgeons of England and Association of Coloproctologists of Great Britain and Ireland.

Guillem JG & Weinstein IB (1990) The role of protein kinase C in colon neoplasia. In Herrera L (ed) *Familial Adenomatous Polyposis*, pp 325-332. New York: Alan R Liss.

Guillou PJ, Darzi A & Monson JRT (1993) Experience with laparoscopic colorectal surgery for malignant disease. *Surg Oncol* 2 (Suppl 1): 43-49.

Guillou PJ, Quirke P, Thorpe H et al (2005) Short-term endpoints of conventional versus laparoscopic-assisted and open coloctomy for colon cancer (MRC CLASSIC trial): multicentre, randomised controlled trial. *Lancet* 365: 1718-1726.

Habba SJ & Doyle JS (1983) Colorectal cancer screening of asymptomatic patients in Ireland. *Ir J Med Sci* 152: 121-124.

Haenszel W & Correa P (1971) Cancer of the colon and rectum and adenomatous polyps: a review of epidemiologic findings. *Cancer* 28: 14-24.

Haenszel W, Berg JW, Segi M et al (1973) Large bowel cancer in Hawaiian Japanese. *J Natl Cancer Inst* 51: 1765-1779.

Hague A, Manning AM, Hanlon KA et al (1993) Sodium butyrate induces apoptosis in human colonic tumour cell lines in a p53-independent pathway: implications for the possible role of dietary fibre in the prevention of large bowel cancer. *Int J Cancer* 55: 498-505.

Hall C, Youngs D & Keighley MRB (1992) Crypt cell production rates at various sites around the colon in Wistar rats and humans. *Gut* 33: 1528-1531.

Hamelin R, Laurent-Puig P, Olschwang S et al (1994) Association of p53 mutations with short survival in colorectal cancer. *Gastroenterology* 106: 42-48.

Handley WS (1910) The surgery of the lymphatic system. *BMJ* 1: 922-928.

Harford FJ, Fazio VW, Hpstein LM & Hewitt CB (1984) Rectosigmoid carcinoma occurring after ureterosigmoidostomy. *Dis Colon Rectum* 27: 321-324.

Harned RK, Consigny PM, Cooper NB, Williams SM & Woltjen AJ (1982) Barium enema examination following biopsy of the rectum or colon. *Radiology* 145: 11-16.

Havelaar IJ, Sugarbaker PH, Vermes M & Miller D (1984)

Rate of growth of intra-abdominal metastases from colorectal cancer. *Cancer* 54: 163-171.

Hayashi N, Ito I, Yanagisawa A et al (1995) Genetic diagnosis of lymphnode metastasis in colorectal cancer. *Lancet* 345: 1257-1259.

Heald RJ & Bussey HJR (1975) Clinical experiences at St Mark's Hospital with multiple synchronous cancers of the colon and rectum. *Dis Colon Rectum* 18: 6-10.

Heald RJ, Husband EM & Ryall RD (1982) The mesorectum in rectal cancer surgery: the clue to pelvic recurrence? *Br J Surg* 69: 613-616.

Heeb MA & Ahlvin RC (1978) Screening for colorectal carcinoma in a rural area. *Surgery* 83: 540-541.

Heineman EF, Zahm SH, McLaughlin JK & Vaught JB (1995) Increased risk of colorectal cancer among smokers: results of a 26-year follow-up of US veterans and a review. *Int J Cancer* 59: 728-738.

Helfrich GB, Petrucel P & Webb H (1977) Mass screening for colorectal cancer. *JAMA* 238: 1502-1503.

Hendrickse CW, Radley S, Davis A et al (1991) Fatty acids in the phospholipid and neutral lipid fractions in colorectal cancer. *Gut* 32: A1241.

Hendrickse RG (1991) Clinical implications of food contaminated by aflatoxins. *Ann Acad Med (Sing)* 20: 84-90.

Henson DE, Hutter RVP, Sobin LH et al (1994) Protocol for the examination of specimens removed from patients with colorectal carcinoma: a basis for check lists. *Arch Pathol Lab Med* 118: 122-125

Herman JG, Umar A, Polyak K et al (1998) Incidence and functional consequences of hMLH1 promoter hypermethylation in colorectal carcinoma. *Proc Natl Acad Sci USA* 9: 6870-6875.

Heuschmid M, Luz O, Schaefer JF, Kopp AF, Claussen CD & Seemann MD (2004) Computed tomographic colonography (CTC): Possibilities and limitation of clinical application in colorectal polyps and cancer. *Technol Cancer Res Treat* 3: 201-207.

Hewett PJ, Thomas WN, King G et al (1996) Intraperitoneal cell movement during abdominal carbon dioxide insufflation and laparoscopy. *Dis Colon Rectum* 39: 562-566.

Hill MJ (1975) The role of colon anacrobes in the metabolism of bile acids and steroids and its relation to colon cancer. *Cancer* 36: 2387-2400.

Hill MJ (1983) Bile bacteria and bowel cancer. *Gut* 24: 871-875.

Hill MJ, Drasar BS, Aries V et al (1971) Bacteria and the aetiology of cancer of the large bowel. *Lancet* i: 95-100.

Hill MJ, Drasar BS, Williams RR et al (1975) Faecal bile acids and clostridia in patients with cancer of the large bowel. *Lancet* i: 535-538.

Hoffman RM (1984) Altered methionine metabolism, DNA methylation and oncogene expression in carcinogenesis. *Biochem Biophys Acta* 738: 49-87.

Hofstad B, Vatn M, Hoff G et al (1992) Growth of colorectal polyps: design of a prospective, randomized, placebo-controlled intervention study in patients with colorectal polyps. *Eur J Cancer Prev* 1: 415-422.

Hojo K, Koyam Y & Moriya Y (1982) Lymphatic spread and its prognostic value in patients with rectal cancer. *Am J Surg* 144: 350.

Holiday HW & Hardcastle JD (1979) Delay in diagnosis and treatment of symptomatic colorectal cancer. *Lancet* i: 309.

Houghton PW, Mortensen NJ & Williamson RC (1987) Effect of duodenogastric reflux on gastric mucosal proliferation after gastric surgery. *Br J Surg* 74: 288-291.

Howe GR, Benito E, Castellato R et al (1992) Dietary intake of fiber and decreased risk of cancers of the colon and rectum: evidence from the combined analysis of 13 case-control studies. *J Natl Cancer Inst* 84: 1887-1896.

Howell MA (1976) The association between colorectal cancer and breast cancer. *J Chron Dis* 29: 243.

Hsu Y-H & Guzman LG (1982) Carcinoma of the colon, rectum and anal canal in young adults. *Am J Proctol Gastroenterol Colon Rect Surg* 33: 7-12.

Huang TH-M, Quesenberry JT, Martin MB, Loy S & Diaz-Arias AA (1993) Loss of heterozygosity detected in formalin-fixed, paraffinembedded tissue of colorectal carcinoma using a microsatellite located within the deleted-in-colorectal-carcinoma gene. *Diagn Mol Pathol* 2: 90-93.

Hughes ES, McDermott FT, Poliglase AI & Johnson WR (1983) Tumor recurrence in the abdominal wall scar after large bowel cancer surgery. *Dis Colon Rectum* 26: 571-572.

Huls G, Koornstra JJ, Kleibeuker JH (2003) Non-steroidal anti-inflammatory drugs and molecular carcinogenesis of colorectal carcinomas. *Lancet* 362: 230-232.

Humphreys F, Hewetson KA & Dellpiani AW (1984) Massive subcutaneous emphysema following colonoscopy. *Endoscopy* 16: 160-161.

Iacopetta B, DiGrandi S, Dix B et al (1994) Loss of heterozygosity of tumour suppressor gene loci in human colorectal carcinoma. *Eur J Cancer* 30A: 664-670.

Iannaccone R, Laghi A, Catalano C et al (2003) Detection of colorectal lesions: lower-dose multi-detector row helical CT colonography compared with conventional colonoscopy. *Radiology* 229: 775-781.

Ikeda Y, Saku M, Kawanaka H et al (2004) Distribution of synchronous and metachronous multiple colorectal cancers. *Hepatogastroenterology* 51: 443-446.

Iliyasu Y, Ladipo JK, Akang EE et al (1996) A twenty-year review of malignant colorectal neoplasms at University College Hospital, Ibadan, Nigeria. *Dis Colon Rectum* 39: 536-540.

Imray C, Sakaguchi M, Davis A et al (1990) Reduction of low density lipoprotein by N-3 fats is associated with impaired growth of human colonic cancer cell growth *in vivo*. *Gut* 31: A1162.

Inokuchi K, Toludome S, Ipeka M et al (1984) Mortality from carcinoma after partial gastrectomy. *Jpn J Cancer Res (Gann)* 75: 588-594.

Ionov Y, Peinado MA, Malkhosyan S, Shibata D & Perucho M (1993) Ubiquitous somatic mutations in simple repeated sequences reveal a new mechanism for colonic carcinogenesis. *Nature* 363: 558-561.

Jacobi C, Keller HW & Said S (1994) Implantation metastasis of unsuspected gallbladder carcinoma after laparoscopy. *Br J Surg* 81 (Suppl): 82 (abstract).

Jaffe RM, Kasten B, Young DS et al (1975) False negative stool circuit blood tests caused by ingestion of ascorbic acid (vitamin C). *Ann Intern Med* 83: 824-826.

Jaquet P, Averbach AM & Jaquet N (1995) Abdominal wall metastasis and peritoneal carcinomatosis after laparoscopic-assisted colectomy for colon cancer (review). *Eur J Surg Oncol* 21: 568-570.

Jarvinen H & Franssila KO (1984) Familial juvenile polyposis coli: increased risk of colo-rectal cancer. *Gut* 25: 792-800.

Jass JR & Sobin LH (eds) (1989) *International Histological Classification of Tumors*. Berlin: Springer-Verlag.

Jass JR, Atkin WS, Cuzick J et al (1986) The grading of rectal cancer: historical perspectives and a multivariate analysis of 447 cases. *Histopathology* 10: 437-459.

Jass JR, Love SB & Northover JMA (1987) A new classification of rectal cancer. *Lancet* i: 1303-1306.

Jen J, Powell SM, Papadopoulos N et al (1994) Molecular determinants of dysplasia in colorectal lesions. *Cancer Res*

54：5523-5526.

Jensen OM & MacLennan R (1979) Dietary factors and colorectal cancer in Scandinavia. *Israel J Med Sci* 15：329-334.

Jestin P, Nilsson J, Heurgren M et al (2005) Emergency surgery for colonic cancer in a defined population. *Br J Surg* 92：94-100.

Jinnai D (1982) quoted in Goligher JC (ed) (1984) *Surgery of the Anus, Rectum and Colon*, 4th edn, p 447. London：Baillière Tindall.

Johnson CD, Hara AK & Reed JE (1997) Computed tomographic colonography (virtual colonoscopy)：new method for detecting colorectal neoplasms. *Endoscopy* 29：454-461.

Johnson JW, Judd ES & Dahlin DC (1959) Malignant neoplasms of the colon and rectum in young patients. *Arch Surg (Chicago)* 79：365.

Jones DB, Guo LW, Reinhard MK et al (1995) Impact of pneumoperitoneum on trocar site implantation of colon cancer in hamster model. *Dis Colon Rectum* 38：1182-1188.

Joosten JJA, Strobbe LJA, Wauters CAP, Pruszczynski M, Wobbes TH & Ruers TJM (1999) Intraoperative lymphatic mapping and the sentinel node concept in colorectal carcinoma. *Br J Surg* 86：482-486.

Jubelirer SJ, Wells JB, Emmett M & Broce M (2003) Incidence of colorectal cancer in West Virginia from 1993-1999：an update by gender, age, subsite and stage. *W V Med J* 99：182-186.

Judd ES (1924) A consideration of lesions of the colon treated surgically. *5th Med J (Nashville)* 17：75.

Kalra PA, Price WR, Jones BJM & Hamlyn AN (1988) Open access fibre sigmoidoscopy：a comparison audit of efficacy. *BMJ* 296：1095-1096.

Kanemitsu Y, Hirai T, Komori K & Kato T (2006) Survival benefit of high ligation of the inferior mesenteric artery in sigmoid colon or rectal cancer surgery. *Br J Surg* 93：609-615.

Katabuchi H, van Rees B, Lambers AR et al (1995) Mutations in DNA mismatch repair genes are not responsible for microsatellite instability in most sporadic endometrial carcinomas. *Cancer Res* 55：5556-5560.

Keating J, Pater P, Lolohea S & Wickremesekera K (2003) The epidemiology of colorectal cancer：what can we learn from the New Zealand Cancer Registry? *NZ Med J* 116：U437.

Keighley MRB (2003) *Gastrointestinal cancers in Europe*. Aliment Pharmacol Ther 18 (Suppl. 3)：7-30.

Kelloff GJ, Boone CW, Steele VE et al (1994) Progress in cancer chemoprevention：perspectives on agent selection and short-term clinical intervention trials. *Cancer Res* 54：S2015-2024.

Kelloff GJ, Johnson JR, Crowell JA et al (1995) Approaches to the development and marketing approval of drugs that prevent cancer. *Cancer Epidemiol Biomarkers Prev* 4：1-10.

Khalili TM, Fleshner PR, Hiatt JR et al (1998) Colorectal cancer：comparison of laparoscopic with open approaches. *Dis Colon Rectum* 41：832-838.

Kienle P. Weitz J. Koch M & Büchler MW (2006) Laparoscopic surgery for colorectal cancer. *Colorectal Disease* 8 (Suppl. 3), 33-36.

Kikuchi R, Takano M, Takagi K et al (1995) Management of early invasive colorectal cancer *Dis Colon Rectum* 38：1286-1295.

Kikuchi-Yanoshita R, Konishi M, Ito S et al (1992) Genetic changes of both p53 alleles associated with the conversion from colorectal adenoma to early carcinoma in familial adenomatous polyposis and non-familial adenomatous polyposis patients. *Cancer Res* 52：3965-3971.

Kille JN & Glick S (1967) Neoplasia complicating ureterosigmoidostomy. *BMJ* 3：783.

Killingback M, Wilson E & Hughes ESR (1965) Anal metastases from carcinoma of the rectum and colon. *Aust NZ J Surg* 34：178.

Kim HJ, Choi ES & Wade AE (1990) Effect of dietary fat on the induction of hepatic microsomal cytochrome P450 isozymes by phenobarbital. *Biochem Pharmacol* 39：1423-1430.

Kim HJ, Jen J, Vogelstein B et al (1994) Clinical and pathological characteristics of sporadic colorectal carcinoma with DNA replication errors in microsatellite sequences. *Am J Pathol* 145：148-156.

Kinzler K, Nilbert M, Vogelstein B et al (1991) Identification of a gene located at chromosome 5q21 that is mutated in colorectal cancers. *Science* 251：1366-1370.

Kirklin JW, Dockerty MB & Waugh JM (1949) The role of peritoneal reflection in the prognosis of carcinoma of the rectum and sigmoid colon. *Surg Gynecol Obstet* 88：326.

Kleibeuker JH, Nagengast FM & R van der Meer (1996) Carcinogenesis in the colon：In Young GP, Rozen P, Levin B (eds) *Prevention and Early Detection of Colorectal Cancer*, Ch 3, p 57. London：WB Saunders.

Koha M, Wikstrom B & Brismar B (1992) Colorectal carcinoma：DNA ploidy pattern and prognosis with reference to tumor DNA heterogeneity. *Anal Quant Cytol Histol* 14：367-372.

Kokal W, Sheibain K, Terz J & Harrada JR (1986) Tumour DNA content in the prognosis of colorectal carcinoma. *JAMA* 255：3123-3127.

Kotanagi H, Fukuoka T, Shibata Y et al (1995) Blood vessel invasion in metastatic nodes for development of liver metastases in colorectal cancer. *Hepatogastroenterology* 42：771-774.

Kouri M, Nordling S, Kuusela P & Pyrhonen S (1993) Poor prognosis associated with elevated serum CA 19-9 level in advanced colorectal carcinoma, independent of DNA ploidy or SPF. *Eur J Cancer* 29A：1691-1696.

Kruschewski M, Noske A, Haier J, Runkel N, Anagnostopoulos Y & Buhr HJ (2002) Is reduced expression of mismatch repair genes MLH1 and MSH2 in patients with sporadic colorectal cancer related to their prognosis? *Clin Exp Metastasis*. 19：71-77.

Kune GA, Kune S, Watson LF & Brough HW (1988a) Peptic ulcer surgery and colorectal cancer risk. *Br J Surg* 75：187.

Kune GA, Kune S & Watson LF (1988b) Colorectal cancer risk, chronic illnesses, operations, and medications：case control from the Melbourne colorectal cancer study. *Cancer Res* 48：4399-4404.

Kurnick JB, Walley LB, Jacob HH et al (1980) Colorectal cancer detection in a community hospital screening program. *JAMA* 243：2056-2057.

Labayle D, Fischer D, Vielh P et al (1991) Sulindac causes regression of rectal polyps in familial adenomatous polyposis. *Gastroenterology* 101：635-639.

Lacy AM, Delgado S, Garcia-Valdecasas JC et al (1998) Port site metastases and recurrence after laparoscopic colectomy. A randomized trial. *Surg Endosc* 12：1039-1042.

Lacy AM (2005) Colon cancer：laparoscopic resection. *Ann Oncol* 16：ii88-92

Laghi A, Iannaccone R, Carbone I et al (2002) Computed tomographic colonography (virtual colonoscopy)：blinded prospective comparison with conventional colonoscopy for the detection of colorectal neoplasia. *Endoscopy* 34：441-446.

Landis SH, Murray T, Bolden S & Wingo PA (1999) Cancer statistics. *CA Cancer J Clin* 49：8-31.

Langevin JM & Nivatvongs S (1984) The true incidence of synchronous cancer of the large bowel. *Am J Surg* 147：

330-334.
Larkin KK (1980) Mass screening in colorectal cancer. *Aust NZ J Surg* 50: 467-469.
Lasser A (1978) Synchronous primary adenocarcinomas of the colon and rectum. *Dis Colon Rectum* 21: 20-22.
Lauer JD, Carlson HL & Wollaeger EE (1965) Accuracy of roentgenologic examination in detecting carcinoma of the colon. *Dis Colon Rectum* 8: 190.
Laurent-Puig P, Olschwang S, Delattre O et al (1992) Survival and acquired genetic alterations in colorectal cancer. *Gastroenterology* 102: 1136-1141.
Lauroy J, Champault G, Risk N & Boutelier P (1994) Metastatic recurrence at the cannula site: should digestive carcinomas still be managed by laparoscopy? *Br J Surg* 81 (Suppl): 31 (abstract).
Le Voyer TE, Sigurdson ER, Hanlon AL et al (2003) Colon cancer survival is associated with increasing number of lymph nodes analyzed: a secondary survey of intergroup trial INT-0089. *J Clin Oncol* 21: 2912-2919.
Leaper M, Johnston MJ, Barclay M, Dobbs BR, Frizelle FA (2004) Reasons for failure to diagnose colorectal carcinoma at colonoscopy. *Endoscopy* 36 (6): 499-503.
Lee W, Lee D, Choi S, Chun H (2003) Transanal endoscopic microsurgery and radical surgery for T1 and T2 rectal cancer. *Surg Endosc* 17: 1283-1287.
Linos DA, Beard CM, O'Fallon WM et al (1981) Cholecystectomy and carcinoma of the colon. *Lancet* ii: 379-381.
Lipkin M & Newmark H (1995) Calcium and the prevention of colon cancer (review). *J Cell Biochem Suppl* 22: 65-73.
Loffeld R, Putten A & Balk A (1996) Changes in the localization of colorectal cancer: implications for clinical practice. *J Gastroenterol Hepatol* 11: 47-50.
Lofgren EP, Waugh JM & Dockerty MB (1957) Local recurrence of carcinoma after anterior resection of the rectum and the sigmoid. *Arch Surg* 74: 825-838.
Logan RFA, Little J, Hawtin PG & Hardcastle JD (1993) Effect of aspirin and non-steroidal anti-inflammatory drugs on colorectal adenomas: case-control study of subjects participating in the Nottingham faecal occult blood screening programme. *BMJ* 307: 285-289.
Long L, Jonasson O, Robertson S et al (1960) Cancer cells in blood: results of a simplified isolation technique. *Arch Surg (Chicago)* 80: 910.
Lothe RA, Fossli T, Danielsen HE et al (1992) Molecular genetic studies of tumor suppressor gene regions on chromosomes 13 and 17 in colorectal tumours. *J Natl Cancer Inst* 84: 1100-1108.
Lovett E (1976) Family studies in cancers of the colon and rectum. *Br J Surg* 63: 13-18.
Lundy S, Welch JP & Berman M (1983) Colorectal cancer in patients under 40 years of age. *J Surg Oncol* 24: 11-14.
Macadam RC, Lovegrove JE, Lyndon PJ, Byrne P & Baldo O (2003) Effect of a rapid access flexible sigmoidoscopy clinic on the yield of early stage rectal cancer. *Gut* 52: 1229.
MacCarty RL (1992) Colorectal cancer: the case for barium enema (review). *Mayo Clin Proc* 67: 253-257.
Mannes AG, Weinzierl M, Stellard F et al (1984) Adenomas of the large intestine after cholecystectomy. *Gut* 25: 863-866.
Manson PN, Corman ML, Collar JA et al (1976) Anterior resection for adenocarcinoma: Lahey Clinic experience 1963-69. *Am J Surg* 131: 434-443.
Marble K, Banerjee S & Greenwald L (1992) Colorectal carcinoma in young patients. *J Surg Oncol* 51: 179-182.
Marnett LJ (1992) Aspirin and the potential role of prostaglandins in colon cancer. *Cancer Res* 52: 5575-5589.
Mathew A, Peters U, Chatterjee N, Kulldorff M & Sinha R (2004) Fat, fiber, fruits, vegetables, and risk of colorectal adenomas. *Int J Cancer* 108: 287-292.
Matsui T, Tsuda S, Yao K et al (2000). Natural history of early colorectal cancer: evolution of a growth curve. *Dis Colon Rectum* 43 (10 Suppl): S18-22.
Mayo CW & Pagtalunan RSG (1963) Malignancy of colon and rectum in patients under 30 years of age. *Surgery (St Louis)* 53: 711.
McArdle CS, Hole DJ (2004) Emergency presentation of colorectal cancer is associated with poor 5-year survival. *Br J Surg* 91: 605-609.
McArdle CS, McMillan DC & Hole DJ (2006) The impact of blood loss, obstruction and perforation on survival in patients undergoing curative resection for colon cancer. *Br J Surg* 93: 483-488.
McCallum RW, Meyer CT, Marignani P & Cane Contino C (1984) Flexible sigmoidoscopy diagnostic yield in 1015 patients. *Am J Gastroenterol* 79: 433-437.
McCormack PM & Attiyeh FF (1979) Resected pulmonary metastases from colorectal cancer. *Dis Colon Rectum* 22: 553-557.
McCoy GF & Parks TG (1984) Colorectal carcinoma in young patients. *J R Coll Surg Edinb* 29: 130-133.
McDermott FT (1983) In Hughes ESR, Cuthbertson AM & Killingback MK (eds) *Colorectal Surgery*, p 336. Edinburgh: Churchill Livingstone.
McDermott FT, Hughes PSR, Pihl E, Milne BJ & Price AB (1981) Comparative results of surgical management of single carcinomas of the colon and rectum: a series of 1939 patients managed by one surgeon. *Br J Surg* 68: 850-855.
McKinley AJ, Wyllie AH & Dunlop MG (1997) Development of a genetic detection assay for colorectal cancer micrometastases. *Br J Surg* 84: 715 (Abstract).
McMichael AJ & Bonnet T (1981) Cancer profiles of British and Southern European migrants: exploring South Australia's Cancer Registry data. *Med J Austr* 1: 229-232.
Meigs J, Synder D, Heston J & Flannery J (1977) Changes in site distribution of colorectal carcinoma in Connecticut 1940-73. *Dig Dis Sci* 22: 791-797.
Mellgren A, Sirivongs P, Rothenberger DA, et al (2000) Is local exci-sion adequate therapy for early rectal cancer? *Dis Colon Rectum* 43: 1064-1074.
Mensink PB, Kolkman JJ, Van Baarlen J & Kleibeuker JH (2002) Change in anatomic distribution and incidence of colorectal carcinoma over a period of 15 years: clinical considerations. *Dis Colon Rectum* 45: 1393-1396.
Mercer PM, Reid FD, Harrison M & Bates T (1995) The relationship between cholecystectomy, unoperated gallstone disease, and colorectal cancer: a necropsy study. *Scand J Gastroenterol* 30: 1017-1020.
Merrie AE, van Rij AM, Phillips LV, Rosaak JL, Yun K & Mccall JL (2001) Diagnostic use of the sentinel node in colon cancer. *Dis Colon Rectum* 44: 410-417.
Merrie AE, van Rij AM, Dennett ER et al (2003) Prognostic significance of occult metastases in colon cancer. *Dis Colon Rectum* 46: 221-231.
Michels KB, Fuchs CS, Giovannucci E, Colditz GA, Hunter DJ, Stampfer MJ et al (2000) Fiber intake and incidence of colorectal cancer among 76, 947 women and 47, 279 men. *Cancer Epidemiol Biomarkers Prev* 14: 842-849.
Miles WE (1910) The radical abdomino-perineal operation for cancer of the rectum of the pelvic colon. *BMJ* 2: 941.
Miles WE (1920) Discussion on the surgical treatment of cancer of the rectum. *BMJ* 2: 730-742.
Miles WE (1926) *Cancer of the Rectum*. London: Harrison.
Miles WE (1931) The pathology of the spread of cancer of the rectum and its bearing upon the surgery of the cancer-

ous rectum. *Surg Gynecol Obstet* 52：350-359.

Modan B (1979) Patterns of gastrointestinal neoplasms in Israel. *Israel J Med Sci* 15：301-304.

Modan B, Barell V, Lubin F et al (1975) Low fibre intake as an aetiological factor in cancer of the colon. *J Natl Cancer Inst* 55：15-18.

Moertel CG, Bargwen JA & Dockerty MB (1958) Multiple carcinoma of the large intestine：a review of the literature and a study of 261 cases. *Gastroenterology* 34：85-98.

Mogg RA (1977) Neoplasms at the site of ureterocolic anastomosis. *Br J Surg* 64：758.

Monroe CW (1949) Lymphatic spread of carcinoma of the breast. *Arch Surg (Chicago)* 57：479.

Moore GE & Sako K (1959) The spread of carcinoma of the colon and rectum：a study of invasion of blood vessels, lymph nodes and the peritoneum by tumour cells. *Dis Colon Rectum* 2：92.

Moore GE, Sandberg A & Schubarg JR (1957) Clinical and experimental observations on the occurrence and fate of tumour cells in the blood stream. *Ann Surg* 76：755.

Moore GE, Sako K, Kondo T et al (1961) Assessment of the exfoliation of tumour cells into the body cavities. *Surg Gynecol Obstet* 112：469.

Moore HG, Riedel E, Minsky BD et al (2003) Adequacy of 1-cm distal margin after restorative rectal cancer resection with sharp mesorectal excision and preoperative combined-modality therapy. *Ann Surg Oncol* 10：80-85.

Morgan JN (1950) Discussion on conservative resection in carcinoma of the rectum. *Proc R Soc Med* 43：701.

Morganstern L & Lee SE (1978) Spatial distribution of colonic carcinoma. *Arch Surg* 113：1141.

Mori M, Mimori K, Inoue H et al (1995) Detection of cancer micrometastases in lymph nodes by reverse transcriptase-polymerase chain reaction. *Cancer Res* 55：3417-3420.

Morotomi M, Guillem J, LoGerfo P & Weinstein IB (1990) Production of diacylglycerol, an activator of protein kinase C, by human intestinal microflora. *Cancer Res* 50：3595-3599.

Morson BC & Dawson IMP (1990) *Gastrointestinal Pathology*, 3rd edn. Oxford：Blackwell Scientific.

Morson BC, Vaughan EG & Bussey HJR (1963) Pelvis recurrence after exclsion of rectum for carcinoma. *BMJ* 2：13.

Morton D, Radley S, Mohammed M (1999) Reducing delays and emergencies in colorectal cancer. *Br J Surg* 86, Suppl：SRS Abstracts.

Mostafa G, Matthews BD, Norton HJ, Kercher KW, Sing RF & Heniford BT (2004) Influence of demographics on colorectal cancer. *Am Surg* 70：259-264.

Mullan FJ, Wilson HK & Majury CW (1990) Bile acids and the increased risk of colorectal tumours after truncal vagotomy. *Br J Surg* 77：1085-1090.

Munikrishnan V, Gillams AR, Lees WR, Vaizey CJ & Boulos PB (2003) Prospective study comparing multislice CT colonography with colonoscopy in the detection of colorectal cancer and polyps. *Dis Colon Rectum* 46：1384-1390.

Nagengast FM, Grubben MJ & van Munster IP (1995) Role of bile acids in colorectal carcinogenesis (review). *Eur J Cancer* 31A：1067-1070.

Nagtegaal ID, Marijnen CA, Kranenberg EK et al (2002) Circumferential margin involvement is still an important predictor of local recurrence in rectal carcinoma：not one millimeter but two millimeters is the limit. *Am J Surg Pathol* 26：350-357.

Nakaji S, Shimoyama T, Wada S et al (2003) No preventive effect of dietary fiber against colon cancer in the Japanese population：a cross-sectional analysis. *Nutr Cancer* 45：156-159.

Nduka CC, Monson JRT, Menzies-Gow N & Darzi A (1994) Abdominal wall metastases following laparoscopy. *Br J Surg* 81：648-652.

Nelson DB, McQuaid KR, Bond JH, Lieberman DA, Weiss DG & John TK (2002) Procedural success and complications of large-scale screening colonoscopy. *Gastrointest Endosc* 55：307-314.

Nelson RL (1984) Is the changing pattern of colorectal cancer caused by selenium deficiency? *Dis Colon Rectum* 27：459-461. Newmark HI, Wargovich MJ & Bruce WR (1984) Colon cancer and dietary fat, phosphate and calcium：a hypothesis. *J Natl Cancer Inst* 72：1323-1326.

Ng IOL, Luk ISC, Yuen ST et al (1993) Surgical lateral clearance in resected rectal carcinomas：a multivariate analysis of clinicopathological features. *Cancer* 71：1972-1976.

NICE technology appraisal guidance 2006. Laparoscopic surgery for colorectal cancer. Review of NICE technology appraisal 17.

Nicholls RJ, Mason AY, Morson BC, Dixon AK & Kelsey Fry I (1982) The clinical staging of rectal cancer. *Br J Surg* 69：404-409.

Nicosia S & Patrono C (1989) Eicosanoid biosynthesis and action：novel opportunities for pharmacological intervention. *FASEB J* 3：1941-1948.

Nigro ND & Bull AW (1987) The impact of dietary fat and fiber on intestinal carcinogenesis. *Prev Med* 16：554-558.

Nillson E, Bolin S, Sjodahl R (1982) Carcinoma of the colon and rectum. Delay in diagnosis. *Acta Chir Scand* 148：617-622.

Nishisho I, Nakamura Y, Miyoshi Y et al (1991) Mutations of chromosome 5g21 genes in FAP and colorectal cancer patients. *Science* 253：665-669.

Nomura K, Miyagawa S, Harada H et al (1998) Relationship between doubling time of liver metastases from colorectal carcinoma and residual primary cancer. *Digestive Surgery* 15：21-24.

Nottle PD, Polgrase AL, Hughes ESN et al (1983) Synchronous carcinoma of the large intestine. *Aust NZ J Surg* 53：329-332.

Nugent KP, Farmer KCR, Spigelman AD et al (1993) Randomized controlled trial of the effect of sulindac on duodenal and rectal polyposis and cell proliferation in patients with familial adenomatous polyposis. *Br J Surg* 80：1618-1619.

Öberg Å, Stenling R, Tavelin B & Lindmark G (1998) Are lymph node micrometastases of any clinical significance in Dukes' stage A and B colorectal cancer? *Dis Colon Rectum* 41：1244-1249.

Obrecht WR Jr, Wu WC, Gelfand PW & Ott DJ (1984) The extent of successful colonoscopy：a second assessment using modern equipment. *Gastrointest Radiol* 9：161-162.

O'Connell JB, Maggard MA, Liu JH, Etzioni DA, Livingston EH & Ko CY (2003) Rates of colon and rectal cancers are increasing in young adults. *Am Surg* 69：866-872.

Okada Y, Kusano S & Endo T (1994) Double-contrast barium enema study with computed radiography：assessment in detection of colorectal polyps. *J Digit Imaging* 7：154-159.

Onogawa S, Kitadai Y, Tanaka S, Kuwai T, Kimura S & Chayama K (2004) Expression of VEGF-C and VEGF-D at the invasive edge correlates with lymph node metastasis and prognosis of patie with colorectal carcinoma. *Cancer Sci* 95：32-39.

Ookawa K, Sakamoto M, Hirohashi S et al (1993) Concordant p53 and DCC alterations and allelic losses on chromosomes 13q and 14q associated with liver metastases of colorectal carcinoma. *Int J Cancer* 53：382-387.

OPCS (Office of Population Censuses and Surveys) (1992) *Cancer Mortality Statistics：Review of the Registrar-General on Deaths in England and Wales*, 1990 (DH1-24). London：HMSO.

O'Rourke N, Price PM, Kelly S & Sikora K (1993) Tumour inoculation during laparoscopy (letter). *Lancet* 342: 368.

Owen RW, Weisgerber UM, Spiegelhalder B & Bartsch H (1996) Faecal phytic acid and its relation to other putative markers of risk for colorectal cancer. *Gut* 38: 591-597

Oya M, Takahashi S, Okuyama T, Yamaguchi M & Ueda Y (2003) Synchronous colorectal carcinoma: clinicopathological features and prognosis. *J pn J Clin Oncol* 33: 38-43.

Painter J, Saunders DB, Bell GD et al (1999) Depth of insertion at flexible sigmoidoscopy: implications for colorectal cancer screening and instrument design. *Endoscopy* 31: 227-231.

Palmer JP & Spratt DW (1956) Pelvic carcinoma following irradiation of benign gynecologic diseases. *Am J Obstet Gynecol* 62: 497-505.

Passman MA, Pommier RF & Vetto JT (1996) Synchronous colon primaries have the same prognosis as solitary colon cancers. *Dis Colon Rectum* 39: 329-334.

Peleg I, Maibach HT & Wilcox CM (1993) Aspirin and non-steroidal anti-inflammatory drug use and the risk of subsequent colorectal polyps. *Gastroenterology* 104: A440.

Peleg I, Maibach HT, Brown SH & Wilcox CM (1994) Aspirin and non-steroidal anti-inflammatory drug use and the risk of subsequent colorectal cancer. *Arch Intern Med* 154: 394-399.

Penfold JB (1974) A comparison of restorative resection of carcinoma of the middle third of the rectum with abdomino-perineal excision. *Aust NZ J Surg* 44: 354-356.

Penna C & Nordlinger B (2002) Colorectal metastasis (liver and lung). *Surg Clin North Am* 82: 1075-1090.

Phillips RKS, Hittinger R, Fry JS, Fielding LP (1985) Malignant large bowel obstruction. *Br J Surg* 72: 296-302.

Pickren JW (1956) Lymph node metastasis in carcinoma of the female mammary gland. *Bull Roswell Park Mem Inst* 1: 79.

Pietra N, Sarli L, Sansebastiano G, Jotti GS & Peracchia A (1996) Prognostic value of ploidy, cell proliferation kinetics, and conventional clinicopathologic criteria in patients with colorectal carcinoma: a prospective study. *Dis Colon Rectum* 39: 494-503.

Pitluk H & Poticha SM (1983) Carcinoma of the colon and rectum in patients less than 40 years of age. *Surg Gynecol Obstet* 157: 335-337.

Pollett WJ & Nicholls RJ (1981) Does the extent of distal clearance effect survival after radical anterior resection for carcinoma of the rectum? *Gut* 22: 872.

Pomeranz AA & Garlock JH (1955) Postoperative recurrence of cancer of the colon due to desquamated malignant cells. *JAMA* 158: 1434.

Potter JD (1996) Epidemiologic, environmental and lifestyle issues in colorectal cancer. In Young GP, Rozen P & Levin B (eds) *Prevention and Detection of Early Colorectal Cancer*, pp 23-43. London: WB Saunders.

Potter JD, Slattery ML, Bostick RM & Gapstur SM (1993) Colon cancer: a review of the epidemiology. *Epidemiol Rev* 15: 499-545.

Potter MA, Wilson RG (1999) Diagnostic delay in colorectal cancer. *J R Coll Surg Edinb* 44: 313-316.

Powell SM, Zilz N, Beazer-Barclay Y et al (1992) APC mutations occur early during colorectal tumorigenesis. *Nature* 359: 235-237.

Prandi M, Lionetto R, Bini A et al (2002) Prognostic evaluation of stage B colon cancer patients is improved by an adequate lymphadenectomy: results of a secondary analysis of a large scale adjuvant trial. *Ann Surg* 235: 458-463.

Prasad A, Avery C & Foley RJE (1994) Abdominal wall metastases following laparoscopy (letter). *Br J Surg* 81: 1697.

Quan SHQ (1959) Cul de sac smears for cancer cells. *Surgery (St Louis)* 45: 258.

Quer RA, Dablin DC & Mayo CW (1953) Retrograde intramural spread of carcinoma of the rectum and rectosigmoid. *Surg Gynecol Obstet* 96: 24-30.

Quirke P & Scott N (1992) The pathologist's role in the assessment of local recurrence in rectal carcinoma. *Surg Oncol Clin N Am* 1: 1-17.

Quirke P & Shepherd N (1997) Guidance notes on pathological assessment and reporting. In *Handbook for the Clinico-Pathological Assessment and Staging of Colorectal Cancer*. London: UKCCCR.

Quirke P, Durdey P, Dixon MF & Williams NS (1986) Local recurrence of rectal adenocarcinoma due to inadequate surgical resection: a histopathological study of lateral tumour spread and surgical excision. *Lancet* ii: 993-996.

Rainey JB, Maeda M, Williams C & Williamson RCN (1984) The co-carcinogenic effect of intrarectal deoxycholate in rats is reduced by oral metronidazole. *Br J Cancer* 49: 631-636.

Ramakrishnan K, Scheid DC (2005) Selecting patients for flexible sigmoidoscopy. *Cancer* 103: 1179-1185.

Ramos JM, Gupta S, Anthone GJ et al (1994) Laparoscopy and colon cancer: is the port site at risk? A preliminary report. *Arch Surg* 129: 897-899.

Rankin FW (1933) Curability of cancer of the colon, rectosigmoid and rectum. *JAMA* 101: 491.

Raju R & Cruz-Correa M (2006) Chemoprevention of colorectal cancer. *Dis Colon Rectum* 49: 113-125.

Reddy BS & Wynder EL (1973) Large bowel carcinogenesis: faecal constituents of populations with diverse incidence rates of colon cancer. *J Natl Cancer Inst* 50: 1437-1442.

Reddy BS & Wynder EL (1977) Metabolic epidemiology of colon cancer: faecal bile acids and neutral steroids in colon cancer patients and patients with adenomatous polyps. *Cancer* 39: 2533-2539.

Reddy BS, Weisburger JH & Wynder EL (1974) Faecal bacterial B glucuronidase: control by diet. *Science* 183: 416-417.

Reddy BS, Narisawa T & Weinberger JH (1976) Effect of diet with high levels of protein and fat on colon carcinogenesis in F344 rats treated with 112-dimethylhydrazine. *J Natl Cancer Inst* 57: 567-569.

Reddy BS, Hirota N & Kayayama S (1982) Effect of dietary sodium ascorbate on 1, 2-dimethylhydrazine- or methylnitrosourea-induced colon carcinogenesis in rats. *Carcinogenesis* 3: 1097-1099.

Redston MS, Papadopoulos N, Caldas C et al (1995) Common occurrence of APC and K-*ras* gene mutations in the spectrum of colitisassociated neoplasias. *Gastroenterology* 108: 383-392.

Reid FD, Mercer PM, Harrison M & Bates T (1996) Cholecystectomy as a risk factor for colorectal cancer: a meta-analysis. *Scand J Gastroenterol* 31: 160-169.

Reilly JC, Rusin LC & Theuerkauf FJ Jr (1982) Colonoscopy: its role in cancer of the colon and rectum. *Dis Colon Rectum* 25: 532-538.

ReillyWT, Nelson H, Schroeder G et al (1996) Wound recurrence following conventional treatment of colorectal cancer. A rare but perhaps underestimated problem. *Dis Colon Rectum* 39: 200-207.

Rhodes FB, Holmes FF & Clark GM (1977) Changing distribution of primary cancers in the large bowel. *JAMA* 238: 1641-1643.

Ribic CM, Sargent DJ, Moore MJ et al (2003) Tumor microsatelliteinstability status as a predictor of benefit from fluorouracil-based adjuvant chemotherapy for colon cancer. *N Engl J Med* 349: 247-257.

Riches M, Perez-Giminez ME, Layrisse M et al (1957 Study of urinary and faecal excretion of radioactive chromium Cr51 in man: its use in the measurement of intestinal blood loss associated with hookworm infection. *J Clin Invest* 36: 1183-1193.

Rockey DC, Paulson E, Niederzwiecki et al (2005) Analysis of air contrast barium enema, computed tomographic colonography and colonoscopy: a prospective comparison. *Lancet* 365: 275-279.

Rosato FE & Marks G (1981) Changing site distribution patters of colorectal cancer at Thomas Jefferson University Hospital. *Dis Colon Rectum* 24: 93.

Rosato FE, Shelley WB, Fitts WT et al (1969) Non-metastatic cutaneous manifestations of cancer of the colon. *Am J Surg* 177: 277-281.

Rosen L, Abel ME, Gordon PH et al (1992) Practice parameters for the detection of colorectal neoplasms: supporting documentation. *Dis Colon Rectum* 35: 391-394.

Rosen M, Chan L, Beart RW Jr, Vukasin P & Anthone G (1998) Followup of colorectal cancer: a meta-analysis. *Dis Colon Rectum* 41: 1116-1126.

Rosenberg IL (1979) The aetiology of colonic suture line recurrence. *Ann R Coll Surg* 61: 251-257.

Rosenberg L, Palmer JR, Zauber AG et al (1991) A hypothesis: nonsteroidal anti-inflammatory drugs reduce the incidence of largebowel cancer. *J Natl Cancer Inst* 83: 355-358.

Rosenthal MD (1987) Fatty acid metabolism of isolated mammalian cells. *Prog Lipid Res* 26: 87-124.

Ross AHMCC, Smith MA, Anderson JR & Small WP (1982) Late mortality after surgery for peptic ulcer. *N Engl J Med* 307: 519-522.

Rowntree AC, Allardice JT, Woods WW et al (1993) Prospective clini-cal trial to determine the influence of sulindac on the formation of recurrent colonic adenomatous polyps. *Br J Surg* 80: 1477 (Abstract).

Rozen P (1992) An evaluation of rectal epithelial proliferation measurement as biomarker of risk for colorectal neoplasia and response in intervention studies. *Eur J Cancer Prev* 1: 215-224.

Rutten AAJJL & Flake HE (1987) Influence of high dietary levels of fat on rat hepatic phase I and II biotransformation enzyme activities. *Nutr Rep Int* 36: 109.

Ryall C (1907) Cancer infection and cancer recurrence: a danger to avoid in cancer operations. *Lancet* ii: 1311.

Ryall C (1908) The technique of cancer operations with reference to the danger of cancer infection. *BMJ* 2: 1005.

Saha S, Monson KM, Bilchik A, Beutler T, Dan AG et al (2004) Comparative analysis of nodal upstaging between colon and rectal cancers by sentinel lymph node mapping: a prospective trial. *Dis Colon Rectum* 47: 1767-1772.

Salonga D, Danenberg KD, Johnson M et al (2000) Colorectal tumors responding to 5-fluorouracil have low gene expression levels of dihydropyrimidine dehydrogenase, thymidylate synthase, and thymidine phosphorylase. *Clin Cancer Res* 6: 1322-1327.

Sandler RS & Sandler DP (1983) Radiation induced cancers of the colon and rectum: assessing the risks. *Gastroenterology* 84: 51-57.

Sandler RS, Halabi S, Baron JA et al (2003) A randomized trial of aspirin to prevent colorectal adenomas in patients with previous colorectal cancer. *N Engl J Med* 348: 883-890.

Saner FD (1946) A case of carcinoma coli in a child. *Br J Surg* 33: 398.

Sanguedolce R, Brumarescu I, Dardanoni G et al (1995) Thymidylate synthase level and DNA-ploidy pattern as possible prognostic factors in human colorectal cancer: a preliminary study. *Anticancer Res* 15: 901-906.

Satia-Abouta J, Galanko JA, Martin CF, Potter JD, Ammerman A & Sandler RS (2003) Associations of micronutrients with colon cancer risk in Africans, Americans and whites; results from the North Carolina Colorectal Cancer Study. *Cancer Epidemiol Biomarkers Prev* 12: 747-754.

Sauer L & Bacon HE (1952) A new approach for excision of carcinoma of the lower portion of the rectum and anal canal. *Surg Gynecol Obstet* 94: 229.

Schatzkin A (1996) Dietary prevention of colorectal cancer. In Young GP, Rozen P & Levin B (eds) *Prevention and Early Detection of Colorectal Cancer*. London: WB Saunders.

Schatzkin A, Lanza E, Corle D et al (2000) Lack of effect of a low-fat, high-fiber diet on the recurrence of colorectal adenomas. *N Engl J Med* 342: 1149-1155.

Schoenberg BS & Christine BW (1979) The association of neoplasms of the colon and rectum with primary malignancies of other sites. *Am J Proctol* 25: 41-60.

Schoenberg BS, Greenberg RA & Eisenberg H (1969) Occurrence of certain multiple primary cancers in females. *J Natl Cancer Inst* 43: 15-32.

Schottenfeld DM, Berg JW & Bilsky B (1969) Incidence of multiple primary cancers. II: Index cancers in the stomach and lower digestive system. *J Natl Cancer Inst* 43: 77-86.

Schreinemachers DM & Everson RB (1994) Aspirin use and lung, colon, and breast cancer incidence in a prospective study. *Epidemiology* 5: 138-146.

Schulten MF, Heiskell CA & Shields TW (1976) The incidence of solitary pulmonary metastases from carcinoma of the large intestine. *Surg Gynecol Obstet* 143: 727-729.

Schussheim A, Gold DM & Levine JJ (1993) Sulindac-induced regression of adenomatous colonic polyps in a child with a history of hepatoblastoma. *J Pediatr Gastroenterol Nutr* 17: 445-448.

Schwartz FW, Holstein H & Brocht JG (1980) Preliminary report of faecal occult blood testing in Germany. In Winawer SJ, Schottenfeld D & Sherlock P (eds) *Colorectal Cancer: Prevention, Epidemiology and Screening*, pp 267-270. New York: Raven Press.

Schwenk W & Stock W (1994) Effectiveness of regular after-care in R -resected rectal carcinoma. *Zentralbl Chir* 119: 805-811.

Scott N, Sagar P, Stewart J et al (1991) p53 in colorectal cancer: clinicopathological correlation and prognostic significance. *Br J Cancer* 63: 317-319.

Scott N, Bell SM, Sagar P et al (1993) p53 expression and K-*ras* mutation in colorectal adenomas. *Gut* 34: 621-624.

Scott N, Jackson P, al-Jaberi T et al (1995) Total mesorectal excision and local recurrence: a study of tumour spread in the mesorectum distal to rectal cancer. *Br J Surg* 82: 1031-1033.

Sellwood RA, Kaper SWA, Burn JI & Wallace EN (1965) Circulating cancer cells: the influence of surgical operation. *Br J Surg* 52: 69 (abstract).

Shepherd NA, Baxter KJ & Love SB (1995) Influence of local peritoneal involvement on pelvic recurrence and prognosis in rectal cancer. *J Clin Pathol* 48: 849-855.

Shepherd NA, Baxter KJ, Love SB (1997) The prognostic importance of peritoneal involvement in colonic cancer: a prospective evaluation. *Gastroenterology* 112: 1096-1102.

Shibata D, Peinado MA, Ionov Y, Malkhosyan S & Perucho M (1994) Genomic instability in repeated sequences is an early somatic event in colorectal tumorigenesis that persists after transformation. *Nature Genet* 6: 273-281.

Siba S (1983) Experience with Haemoccult screening in Hungary: a multicentre trial. *Hepatogastroenterology* 30: 27-29.

Silverberg E (1981) *Cancer Statistics*. New York: American

Cancer Society.

Silvestrini R, D'Agnano I, Faranda A et al (1993) Flow cytometric analysis of ploidy in colorectal cancer: a multicentric experience. *Br J Cancer* 67: 1042-1046.

Simpson WC & Mayo CW (1939) The mural penetration of the carcinoma cell in the colon: anatomical and clinical study. *Surg Gynecol Obstet* 68: 872.

Slanetz CA, Herter FP & Grinnell RS (1972) Anterior resection versus abdomino-perineal resection for cancer of the rectum and rectosigmoid. *Am J Surg* 123: 110-117.

Slater GI, Haber RH & Aufses AH (1984) Changing distribution of carcinomas of the colon and rectum. *Surg Gynecol Obstet* 158: 216-218.

Smiddy FG & Goligher JC (1957) Results of surgery in treatment of cancer of the large intestine. *BMJ* i: 793.

Smith PG & Doll R (1976) Late effects of X-irradiation in patients treated for metropathic haemorrhagia. *Br J Radiol* 49: 224-232.

Sosna J, Morrin MM, Copel L, Raptopoulos V & Kruskal JB (2003) Computed tomography colonography (virtual colonoscopy): update on technique, applications and future developments. *Surg Technol Int* 11: 102-110.

Spagnesi MT, Tonelli F, Dolara P et al (1994) Rectal proliferation and polyp occurrence in patients with familial adenomatous polyposis after sulindac treatment. *Gastroenterology* 106: 362-366.

Spurgeon P, Barwell F, Kerr D (2000) Waiting times for cancer patients in England after general practitioners' referrals: retrospective national survey. *Br Med J* 320: 838-839.

Spratt JJ & Spjut HJ (1976) Prevalence and prognosis of individual clinical and pathological variables associated with colorectal carcinoma. *Cancer* 20: 1967.

Stander RW (1957) Irradiation castration: a follow-up study of results in benign pelvic disease. *Obstet Gynecol* 10: 323-329.

Staszewski J, McCall MG & Stenhouse NS (1971) Cancer mortality in 1962-66 among Polish migrants to Australia. *Br J Cancer* 25: 599.

Steeg PS, Bevilacqua G, Kopper L et al (1998) Evidence for a novel gene associated with low tumour metastatic potential. *J Natl Cancer Inst* 80: 200-204.

Stefánsson T, Ekbom A, Sparén P & Påhlman L (1993) Increased risk of left sided colon cancer in patients with diverticular disease. *Gut* 34: 499-502.

Stefánsson T, Ekbom A, Spàren P & Påhlman L (2004) The association between sigmoid diverticulitis and left-sided colon cancer. A nested population based case control study. *Scand J Gastroenterol* 39: 743-747.

Steel GG (1977) Growth kinetics of human tumours. Clarendon Press, Oxford.

Steiner J (1865) Areolan Krebs des pickolams beweinem neunjahrlgen Knaben. *Jahrb Kitdcrh* 7: 61-64.

Steinmetz K & Potter J (1991) Vegetables, fruit, and cancer. II: Mechanisms. *Cancer Causes Control* 2: 427-442.

Stemmerman GN (1979) Patterns of disease among Japanese living in Hawaii. *Arch Envir Health* 20: 260.

Stemmerman GN, Nomura AMY, Mower H & Glober G (1981) Clues to the origin of colorectal cancer. In De Cosse JJ (ed) *Large Bowel Cancer*. Edinburgh: Churchill Livingstone.

Steup WH, Moriya Y, van de Velde CJ. Patterns of lymphatic spread in rectal cancer. A topographical analysis on lymph node metastases. *Eur J Cancer* 2002; 38: 911-918.

Stewart M, Macrae FA & Williams CB (1982) Neoplasia and ureterosigmoidostomy: a colonoscopy survey. *Br J Surg* 69: 414-416.

Stewart MJ (1931) Precancerous lesions of the alimentary canal. *Lancet* ii: 669-674.

Stuart M, Killingback MJ, Sakker S et al (1981) Hemoccult II test: routine screening procedure for colorectal neoplasm? *Med J Aust* i: 629-631.

Stubbs RS (1983) The aetiology of colorectal cancer. *Br J Surg* 70: 313-316.

Suh O, Mettlin C & Petrelli NJ (1993) Aspirin use, cancer, and polyps of the large bowel. *Cancer* 72: 1171-1177.

Summerton J, Flynn M, Cooke T & Taylor I (1983) Bile acid receptors in colorectal cancer. *Br J Surg* 70: 549-551.

Sun X-F, Carstensen JM, Zhang H et al (1992) Prognostic significance of cytoplasmic p53 oncoprotein in colorectal adenocarcinoma. *Lancet* 340: 1369-1373.

Swanson RS, Compton CC, Stewart AK & Bland KI (2003) The prognosis of T3N0 colon cancer is dependent on the number of lymph nodes examined. *Ann Surg Oncol* 10: 65-71.

Swedish Rectal Cancer Register (2004) http://www.SOS.se/mars/kvaflik.htm [in Swedish].

Swinton NW & Pashley PF (1962) Multiple cancers of the colon and rectum. *Dis Colon Rectum* 5: 378-380.

Tada M, Misaki F, Kawai K (1984) Growth rates of colorectal carcinoma and adenoma by roentgenologic follow-up observations. *Gastroenterol Jpn* 19: 550-555.

Takahashi T & Kajitani T (1982) Some considerations on the lateral lymphatic metastases from rectal cancer. Quoted in Goligher JC (1984) *Surgery of the Anus, Rectum and Colon*. London: Baillière Tindall.

Talbot IC, Ritchje S, Leighton MH et al (1980) The clinical significance of invasion of veins by rectal cancer. *Br J Surg* 67: 439.

Tang R, Ho YS, You YT et al (1995) Prognostic evaluation of DNA flow cytometric and histopathologic parameters of colorectal cancer. *Cancer* 76: 1724-1730.

Taylor HW, Boyle M, Smith SC, Bustin S & Williams NS (1993) Expression of p53 in colorectal cancer and dysplasia complicating ulcerative colitis. *Br J Surg* 80: 442-444.

Taylor SA, Halligan S, Saunders BP, Bassett P, Vance M & Bartram C (2003) Acceptance by patients of multidetector CT colonography compared with barium enema examinations, flexible sigmoidoscopy, and colonoscopy. *AJR Am J Rontgenol* 181: 913-921.

The Clinical Outcomes of Surgical Therapy Study Group (2004). A comparison of laparoscopically assisted and open colectomy for colon cancer. *N Engl J Med* 350: 2050-2059.

Thibodeau SN, Bren G & Schaid D (1993) Microsatellite instability in cancer of the proximal colon. *Science* 260: 816-819.

Thomas GPIJ, Dixon MF, Smeeton NC & Williams NS (1983) Observer variation in the histological grading of rectal carcinoma. *J Clin Pathol* 36: 385-391.

Thompson PM, Hill JT & Packham DA (1979) Colonic carcinoma at the site of ureterosigmoidostomy: what is the risk? *Br J Surg* 66: 65.

Thompson MR, Heath I, Ellis BG et al (2003) Identifying and managing patients at low risk of bowel cancer in general practice. *BMJ* 327: 263-265.

Thun MJ, Namboodiri MM, Heath CW Jr (1991) Aspirin use and reduced risk of colon cancer. *N Engl J Med* 325: 1593-1596.

Thun MJ, Calle EE, Namboodiri MM et al (1992) Risk factors for fatal colon cancer in a large prospective study. *J Natl Cancer Inst* 84: 1491-1500.

Thun MJ, Namboodiri MM, Calle EE et al (1993) Aspirin use and risk of fatal cancer. *Cancer Res* 53: 1322-1327.

Tiret E, Poupardin B, McNamara D, Dehni N, Parc R (2003) Ultralow anterior resection with intersphincteric dissection-what is the limit of safe sphincter preservation? *Colorectal Dis* 5: 454-457.

Toft Gaard C (1987) Risk of colorectal cancer after surgery

for benign peptic ulceration. *Br J Surg* 74：513-515.

Traviesco CR, Knoepp LF & Hanley PH (1972) Multiple adenocarcinomas of the colon and rectum. *Dis Colon Rectum* 15：1-6.

Tsuchiya A, Ando Y, Ishii Y, Yoshida T & Abe R (1992) Flow cytometric DNA analysis in Japanese colorectal cancer：a multivariate analysis. *Eur J Surg Oncol* 18：585-590.

Tsuchiya A, Ando Y, Kikuchi Y et al (1995) Venous invasion as a prognostic factor in colorectal cancer. *Surg Today* 25：950-953.

Turjman N, Guldry C, Jaegar B & Nair PP (1982) Faecal bile acids and neutral steroids in Seventh-Day Adventists and the general population of California. In Kaspar H & Goebell H (eds) *Colon and Nutrition*, pp 291-298. Lancaster：MTP Press.

Turnbull RB, Kyle K, Watson FB & Spratt J (1967) Cancer of the colon：the influence of the no-touch isolation technique of survival rates. *Ann Surg* 166：420.

Uff CR & Phillips RK (1993) Effect of suture material on tumor cell adherence at sites of colonic injury. *Br J Surg* 80：1354.

Umpleby HC, Femor B, Symes MO & Williamson RCN (1984) Viability of exfoliated colorectal carcinoma cells. *Br J Surg* 71：659-663.

Urdaneta LF, Duffell D, Creevy CD & Aust JB (1966) Late development of primary carcinoma following ureterosigmoidostomy：report of three cases and literature review. *Ann Surg* 164：503.

Ushio K. Ishikawa T (1992) Natural history of colorectal carcinoma. *Ad Gastrointest Radiol* 83-97.

Utsunomiya J, Iwama T & Hirayama R (1981) Familial large bowel cancer. In De Cosse JJ (ed) *Large Bowel Cancer*, pp 16-33. Edinburgh：Churchill Livingstone.

Vahouny GV, Satchithandams S, Lightfoot F et al (1984) Morphological disruption of colonic mucosa by free or cholestyramine-bound bile acids. *Dig Dis Sci* 29：432-442.

Van den Berg FM, Tigges AJ, Schipper MEI et al (1989) Expression of the nuclear oncogene p53 in colon tumours. *J Pathol* 157：193-199.

Veldkamp R, Kuhry E, Hop WC et al (2005). Laparoscopic surgery versus open surgery for colon cancer：short-term outcomes of a randomised trial. *Lancet Oncol* 6：477-484.

Vellacott KD, Roe AM & Mortensen NJMcC (1987) An evaluation of a direct access flexible fibre optic sigmoidoscopy service. *Ann R Coll Surg Engl* 69：149-152.

Vernick LJ & Kuller LH (1981) Cholecystectomy and right-sided colon cancer：an epidemiologic study. *Lancet* ii：381-383.

Vijayan V, Ho J & Goh HS (1995) Comparison study of DNA content of primary and metastatic lymph node lesions of colorectal cancer. *Ann Acad Med Singapore* 24：347-352.

Vink M (1954) Local recurrence of cancer in the large bowel：a role of implantation metastases and bowel disinfection. *Br J Surg* 41：431.

Vogelstein B, Fearon ER, Hamilton SR et al (1988) Genetic alterations during colorectal tumour development. *N Engl J Med* 319：525-532.

Vogelstein B, Fearon E, Kern S et al (1989) Allelotype of colorectal carcinomas. *Science* 244：207-212.

Waddell WR, Ganser GF, Cerise EJ & Loughry RW (1989) Sulindac for polyposis of the colon. *Am J Surg* 157：175-179.

Wade TP, Comitalo JB, Andrus CH, Goodwin MN & Kaminski DL (1994) Laparoscopic cancer surgery：lessons from gallbladder cancer. *Surg Endosc* 8：698-701.

Wakai K, Hayakawa N, Kojima M et al (2003) Smoking and colorectal cancer in a non-Western population：prospective cohort study in Japan. *J Epidemiol* 13：323-332.

Walsh DCA, Wattchow DA & Wilson TG (1993) Subcutanous metastases after laparoscopic resection of malignancy. *Aust NZ J Surg* 63：563-565.

Wang L, Patal U, Ghosh L, Chen H-C & Banerjee S (1993) Mutation in the mn23 gene is associated with metastasis in colorectal cancer. *Cancer Res* 53：717-720.

Wang YP, Wang Q, Gan T, Pan T & Yang JL (2004) Nonsteroidal antiinflammatory agents for chemoprevention of colorectal polyps：a meta-analysis. *Zhonghua Nei Ke Za Zhi* 43：10-12.

Wargovich MJ, Eng VWS, Newmark HI & Bruce WR (1983) Calcium ameliorates the toxic effect of deoxycholic acid on colonic epithelium. *Carcinogenesis* 4：1205-1207.

Warren S & Gates O (1932) Multiple primary malignant tumours：a survey of the literature and a statistical study. *Am J Cancer* 16：1358-1414.

Waterhouse JAH, Muir CS, Carrea P & Powell J (eds) (1976) *Cancer Incidence in Five Continents*, Vol. 3 (IARC Scientific Publications 15). Lyon：International Agency for Research in Cancer.

Waters GS, Geisinger KR, Garske DD, Loggie BW, Levin EA (2000) Sentinel lymph node mapping for carcinoma of the colon：a pilot study. *Am Surg* 66：943-945.

Watt PCH, Patterson CC & Kennedy TI (1984) Late mortality after vagotomy and drainage for duodenal ulcer. *BMJ* 228：1335-1338.

Wattenberg LW (1971) Studies of polycyclic hydrocarbon hydroxylases of the intestine possibly related to cancer. *Cancer* 28：99-102.

Wattenberg LW (1977) Inhibition of carcinogenic effects of polycyclic hydrocarbons by benzyl isothiocyanate and related compounds. *J Natl Cancer Inst* 58：395-398.

Wattenberg LW (1978) Inhibition of chemical carcinogenesis. *J Natl Cancer Inst* 60：11-18.

Welch JP (1979) Trends in the anatomic distribution of colorectal cancer. *Conn Med* 43：457.

Welch JP (1981) Multiple colorectal tumours：an appraisal of natural history and therapeutic options. *Am J Surg* 142：274-280.

Welin S, Youker J & Spratt JS (1963) The rates and patterns of growth of 375 tumours of the large intestine and rectum observed serially by double contrast enema study (Malmo technique). *AJR* 90：673-687.

Westhues H (1930) Uber die Enlstehung and Vermeldung des localen Rektumkarzinom-Rezidius. *Arch Klin Chir* 161：582.

Westhues H (1934) *Die Pathologisch-anatomischen Grundlagen der Chirurgie des Rektumkarzinomas*. Leipzig：Thieme. Wexner SD & Cohen SM (1995) Port site metastases after laparoscopic colorectal surgery for cure of malignancy. *Br J Surg* 82：295-298.

Wexner SD, Garbus JE, Sing JJ & SAGES Colonoscopy Study Outcome Group (2001) A prospective analysis of 13, 580 colonoscopies. Reevaluation credentialing guidelines. *Surg Endosc* 15：251-261.

Whitaker RH, Puch RCB & Dow D (1971) Colonic tumours following ureterosigmoidostomy. *Br J Urol* 43：562.

Wibe A, Syse A, Andersen E, Tretli S, Myrvold HE & Soreide O— Norwegian Rectal Cancer Group (2004) Oncological outcomes after total mesorectal excision for cure for cancer of the lower rectum：anterior vs. abdominoperineal resection. *Dis Colon Rectum* 47：48-58.

Wichmann MW, Müller C, Hornung HM, Lau-Werner U, Schildberg FW & the Colorectal Cancer Study Group (2001) Gender differences in long-term survival of patients with colorectal cancer. *Br J Surg* 88：1092-1098.

Williams CB (1985) Colonoscopy. *Curr Opin Gastroenterol* 1：54-59.

Williams NS, Dixon MF & Johnston D (1983) Reappraisal of the 5cm rule of distal excision for carcinoma of the rectum: a study of distal intramural spread and of patients' survival. *Br J Surg* 70: 150-154.

Williams NS, Durdey P, Quirke P et al (1985) Preoperative staging of rectal neoplasm and its impact on clinical management. *Br J Surg* 72: 868-874.

Williams NS, Jass J & Hardcastle SH (1988) Clinicopathological assessment and staging of colorectal cancer. *Br J Surg* 78: 648-652.

Williams RD, Yurko AA, Kerr G et al (1966) Comparison of anterior and abdomino-perineal resections for low pelvic colon and rectal carcinoma. *Am J Surg* 11: 114-119.

Wilpart M, Mainguet P, Maskens A & Roberfroid M (1983) Mutagenicity of 12 dimethylhydrazine towards *Salmonella typhimurium*: co-mutagenic effect of secondary bile acids. *Carcinogenesis* 4: 45-48.

Wilson JP, Hoffman GC, Baker JW, Fichett CW & Vansant JH (1994) Laparoscopic-assisted colectomy: initial experience. *Ann Surg* 219: 732-743.

Wilson SM & Beahrs OH (1976) The curative treatment of carcinoma of the sigmoid, rectosigmoid and rectum. *Ann Surg* 183: 556-565.

Winawer SJ, Schottenfeld D & Flehinger BJ (1991) Colorectal cancer screening. *J Natl Acad Sci* 83: 243-251.

Winde G, Gumbinger HG, Osswald H et al (1993) The NSAID sulindac reverses rectal adenomas in colectomized patients with familial adenomatous polyposis: clinical results of a dose-finding study on rectal sulindac administration. *Int J Colorect Dis* 8: 13-17.

Wolley RC, Schreiber K, Koss LG, Karas M & Sherman A (1982) DNA distribution in human colon carcinomas and its relationship to clinical behaviour. *J Natl Cancer Inst* 69: 15-22.

Wood DA, Robbins GF, Zippin C, Lum D & Stearns MW Jr (1979) Staging cancer of the colon and rectum. *Cancer* 43: 961-968.

Wood TF, Tsioulias GJ, Morton DL et al (2000) Focused examination of sentinel nodes upstages early colorectal carcinoma. *Am Surg* 66: 998-1003.

Wood WQ & Wilkie DPD (1933) Carcinoma of rectum on anatomic pathological study. *Edinb Med J* 40: 321-343.

Wynder EL & Reddy ES (1974) Metabolic epidemiology of colorectal cancer. *Cancer* 34: 801-806.

Yamaguchi A, Urano T, Fushida S et al (1993) Inverse association of nm23-H1 expression by colorectal cancer with liver metastasis. *Br J Cancer* 68: 1020-1024.

Yamazoe Y, Maetani S, Nishikawa T et al (1994) The prognostic role of the DNA ploidy pattern in colorectal cancer analysis using paraffinembedded tissue by an improved method. *Surg Today* 24: 30-36.

Yiu R, Wong SK, Cromwell J et al (2001) Pelvic wall involvement denotes a poor prognosis in T4 rectal cancer. *Dis Colon Rectum* 44: 1676-1681.

Yudkin J (1972) *Pure White and Deadly*. London: Davis-Poynter.

Yunis JJ & Soreng AL (1984) Constitutive fragile sites and cancer. *Science* 226: 1199-1204.

Zaky SA & Hashem M (1962) Distribution of bilharzial lesions and complications in various organs: a study of 1220 autopsies of bilharzial cases. *Gros Kasr-el-Ainy Fac Med* 30: 15.

Zaras OI, Curti G, Cooke TG et al (1994) Prognostic value of ploidy of primary tumour and nodal secondaries in colorectal cancers. *Surg Oncol* 3: 345-349.

Zmora O & Weiss EG (2001) Trocar site recurrence in laparoscopic surgery for colorectal cancer. Myth or real concern? *Surg Oncol Clin N Am* 10: 625-638.

28

第 28 章　结直肠癌的筛查

前言

不像其他的许多恶性疾病，结直肠癌在疾病早期即有机会被发现、诊断及彻底治疗。

结直肠癌的个体风险由遗传因素（基因方面）和居住环境因素（比如饮食）决定。这些危险因素的分子作用已经在别处讨论过了（参见第 24 章）。已明确结直肠癌易感性的基因遗传模式，比如家族性腺瘤息肉病（FAP）和遗传性非息肉性结肠直肠癌（HNPCC），占结直肠癌总计不到 2%～3%。这些遗传模式以及推荐给结直肠癌高遗传风险的家族的相关筛查要点，在这一章后面部分讨论。这一章的开始部分主要讲述结直肠癌的群体筛查。

恶性肿瘤的发展过程包括多个步骤（Knudson，1971）。在结直肠癌中，一些癌前病变（腺瘤）在侵袭前期在临床上是可以识别的，恶性转变是一个长期的过程，绝大多数病例大概是 10～20 年（一些病变可能有加速的时间过程，而没有明显的息肉样病变的过渡形式）（Stryker 等，1987；Smith 等，2006）。

结直肠癌在筛查的适合性上符合 WHO 的要求（Watson 和 Junger，1968），如下：

- 结直肠癌是导致死亡一个常见病因，但其有一个可识别的早期阶段和定义明确的自然病程。
- 早期结直肠癌手术受益远比晚期受益大，早期结直肠癌可以通过外科手术治愈；此外，结肠镜切除癌变前的腺瘤也是可行的。
- 有各种可利用的筛查手段，并且花费不高，早期病变容易被检测出来。

尽管在美国和英国，结直肠癌总体死亡率在下降，死亡率的下降可能归咎于对结直肠癌认识的增加以及在美国由于筛查方法如可弯曲的乙状结肠镜和粪便潜血实验使用的增加。

结直肠癌筛查实验累积的证据表明，对于这种疾病的筛查确实降低了结直肠癌的死亡率，如同乳腺筛查一样有意义。全国性的筛查在德国、奥地利、法国、波兰、挪威、澳大利亚和其他的国家的引入现在看来是迫切的，在英国已经开始实施了。

结直肠癌筛查项目的设计

1967 年，当 Greegor 描述了粪便潜血实验用在结直肠癌和腺瘤的早期检测的时候，群体筛查第一次具备了可行性。随后，内镜检查和放射学检查也被应用为部分大肠的筛查工具。尽管筛查方法的选择（粪便隐血实验、可弯曲的乙状结肠镜检查等）是筛查成功的关键，但只是一个部分，其他的还包括：

1. 确定筛查对象
2. 项目注册
3. 筛查方法的选择
4. 异常实验结果的处理

方法包括：大规模筛查（群体筛查），分类筛查（对家族史忧心忡忡者的筛查）和医生建议的筛查。

群体筛查通常针对相对广泛的、常常是当地的人群。群体筛查由医疗保健机构（卫生当局、医院、癌症协会、药房、学院）甚至媒体机构发起，因为它的特点，群体筛查不是针对个人的但是方法上可能是系统的，因此更可能早期发现疾病，降低结直肠癌的发病率和死亡率。

纵观全球，各国政府在结直肠癌筛查中所表现的主观能动性各不相同，其筛查方法总体上是正确的（Ransohoff 和 Lang，1991；Hardcastle 等，1996），但是筛查项目的使用和随之而来的内镜检查工作量等问题有待解决。

初级保健医师在鼓励受试者参加筛查实验上有优势，这个观点一直被认可。然而，也有被筛查人群中的一些会被挑选作为患者来筛查的风险，而不是真的筛查活动。2006 年英国针对 60～70 岁的人群引进了群体筛查实验，但是实施的细节不完善。这个被许多其他的欧洲国家引进的项目，已经造成了筛查人群纳入时带有了选择性或者机会性。那些高风险的人却很可能不参加，部分原因是教育的缺乏和贫乏的社会条件。这种选择对直肠结肠癌是没有特异的，而是任何恶性肿瘤筛查规划的主要障碍。

筛查实验

结直肠癌的群体筛查实验包括粪便潜血实验、内镜检查部分或全部大肠，实验被证实是有效的，因此目前看来是合情合理的。

肿瘤出血的生物学特性提示了粪便潜血实验使用的正确性，粪便潜血实验功效一定程度上切中了肿瘤的要害。相似地，乙状结肠镜的使用使得对结直肠肿瘤的解剖分布了如指掌。只检查左半结肠就会有漏掉发现右半结肠病变的风险，有证据表明，右半结肠癌呈逐渐增多的趋势（McAllion 等，2000；Macafee 等，2002）。

被废弃的筛查实验

经过深思熟虑后，症状和直肠指诊不再用作为结直肠癌筛查实验。直肠癌的典型临床表现（如直肠出血、排便习惯的改变、缺铁性贫血等）均不特异。这些症状都可以由其他的疾病引起，所以，如果将症状作为结直肠癌筛查实验在疾病早期是一个很差的指标，使得症状不适合作为筛查工具。

然而，关于近期肠道出血以及 50 岁以上排便习惯改变的公共教育的潜在意义，从健康教育的远景来看是适宜的。让初级卫生保健医师知道对病人的这些症状怎样采取合适的措施是重要的。初级保健医师常常会低估了直肠出血的意义（Goulston 等，1986；Weller 等，1994a），低估了息肉-癌症转变时间延长的重要性以及早期诊断对直肠癌治疗结果的影响。

直肠指诊只能发现直肠下 1/3 的恶性肿瘤，尽管它可能揭示更高部位直肠病变的出血，但直肠指诊从未用在大规模的筛查，因为它对直肠下 1/3 之上部位的损伤缺乏敏感性。

尽管比起直肠指诊，硬质乙状结肠镜有轻微的创伤性，但它可检查距肛门大约 20cm 的范围。在很多病例中，硬质乙状结肠镜无法通过直乙交界部，该局限性导致乙状结肠镜对结直肠癌的检出率减少 30%。因为这个实验的敏感性低，这个操作也让人感觉不舒服，硬质乙状结肠镜在很大程度上也不被用于筛查实验，也没有大型的临床实验使用硬质乙状结肠镜。

群体筛查中使用的筛查实验

粪便潜血实验（FOB）

粪便潜血实验（FOB）在一些国家的筛查项目里被用作初步的筛选。关于 FOB 实验作为筛查工具的评价是复杂的，但是广泛认为其对评价群体筛查的潜在缺陷是有帮助的。这节将讨论出血的生物学原理怎样与可利用的筛查实验类型相关，概括出这实验在处理和完成方面的细微差异，探测它在理论意义和临床应用之间的关系。

实际上，当前可利用的 FOB 有三种类型：①基于愈创木脂过氧化酶实验；②免疫化学实验；③血卟啉测定（Young 和 St John，1992）；这三种实验特性比较列在了表 28.1（Young 和 StJohn，1991）。

愈创木脂实验工作通过检测与游离血红素或结合在蛋白（球蛋白、肌红蛋白）的血红素发生发应的过氧化物酶类，愈创木脂实验不检测血红素的裂

表 28.1　现在所用的粪便潜血实验技术的主要特征

	愈创木脂试验	免疫化学实验	溶血-卟啉实验
生物化学基础	过氧化物酶活性	血红蛋白免疫反应	
检测到的复合物	血红蛋白（总） 肌红蛋白（总） 总溶血素 非溶血性过氧化物酶类	血红蛋白（人） 珠蛋白（人）	血红蛋白（总） 肌红蛋白（总） 总血红素 来自血红素的卟啉
方法	发色团标识	血细胞凝集，ELISA，乳胶，PBID	溶剂萃取和荧光测定法
定量	不是	有时是	是
药物干扰化学实验	是*（维生素 C）	不是	不是
结果被药物干扰	是	不是	是*
结果被饮食干扰	是†‡	不是	是*
需要装备	不需要	依方法而定	荧光计
样本测试时间	几分钟	依方法而定	4～8 小时

* 任何药物引起出血；† 摄入肉类；‡ 植物过氧化酶类。
ELISA，酶联免疫分析，PBID，微粒免疫检测。
来源自：Young 和 St John（1991）。

解产物（肠道过氧化酶缺乏活性的时候发生）（Schwartz 等，1983，Young 等，1990）。然而，因为它们与红色肉类、饮食来源的植物过氧化酶中的血红素发生反应，所以愈创木脂实验可以有假阳性结果。愈创木脂实验对消化道出血的特异度很高（大约 95%），但是敏感度很低（标本未水化时，仅约 50%）。在使用过氧化酶前把样本再水化，会明显地提高敏感度。然而，不幸的是，这样同样也显著增加了阳性率。在我们看来，这导致了与结肠镜相比的不可接受的高阳性率。依据我们的经验，再水化会使结肠镜检查的需求增加，从未水化的 2%左右增加到 9%。由于愈创木脂没有敏感性，所以检测需要更频繁：1 年一次比 2 年一次的检查更合适。

免疫化学实验有物种特异性，只能检测人类的血红蛋白，一些病例里能检测到早期的已经退化了的血红蛋白形式（Adams 和 Layman，1974；Songster 等，1980；Armitage 等，1985；Frommer 等，1988）。早期的免疫反应基于酶联免疫吸附分析（ELISA）和双向免疫扩散技术（Songster 等，1980；Armitage 等，1985）。更新的方法，如血细胞凝集的定性分析和乳胶凝集实验现在已很大程度上取代了这些老的实验。尽管免疫化学实验比愈创木脂实验花费高，但是更敏感，还能保持一个高水平的特异性。免疫实验也带给它们带来一个自动的阅读系统，这个系统能根据要求调整敏感性和特异性，它们也被证实是在行结肠镜检查前鉴别愈创木脂阳性结果的有用方法（Towler 等，1998；Fraser 等，2006）。

血卟啉测定检测二羧基的卟啉、任何形式的完整的血红素（游离的或结合的）和血红素的降解产物，要求用荧光光谱测定法来显示读数，开发和结果显示的复杂性限制它了在群体筛查中的使用。

血液在消化道里的降解

血液在消化道里降解后主要以血红蛋白和肌红蛋白的形式存在，球蛋白在胃里通过胃酸降解，然后血色素从球蛋白中释放出来。大约 10%的血红素在小肠里吸收（Young 等，1989），其余的进入结肠。然而，这不是结肠内血色素的唯一来源。结肠内血红素也可源于结肠出血产生的完整的血红蛋白（图 28.1）。血红素可以被结肠腔中的微生物群降解，导致有一定量的血色素衍生的二羟卟啉的存在。这样产生的自由铁卟啉没有过氧化酶活性，所

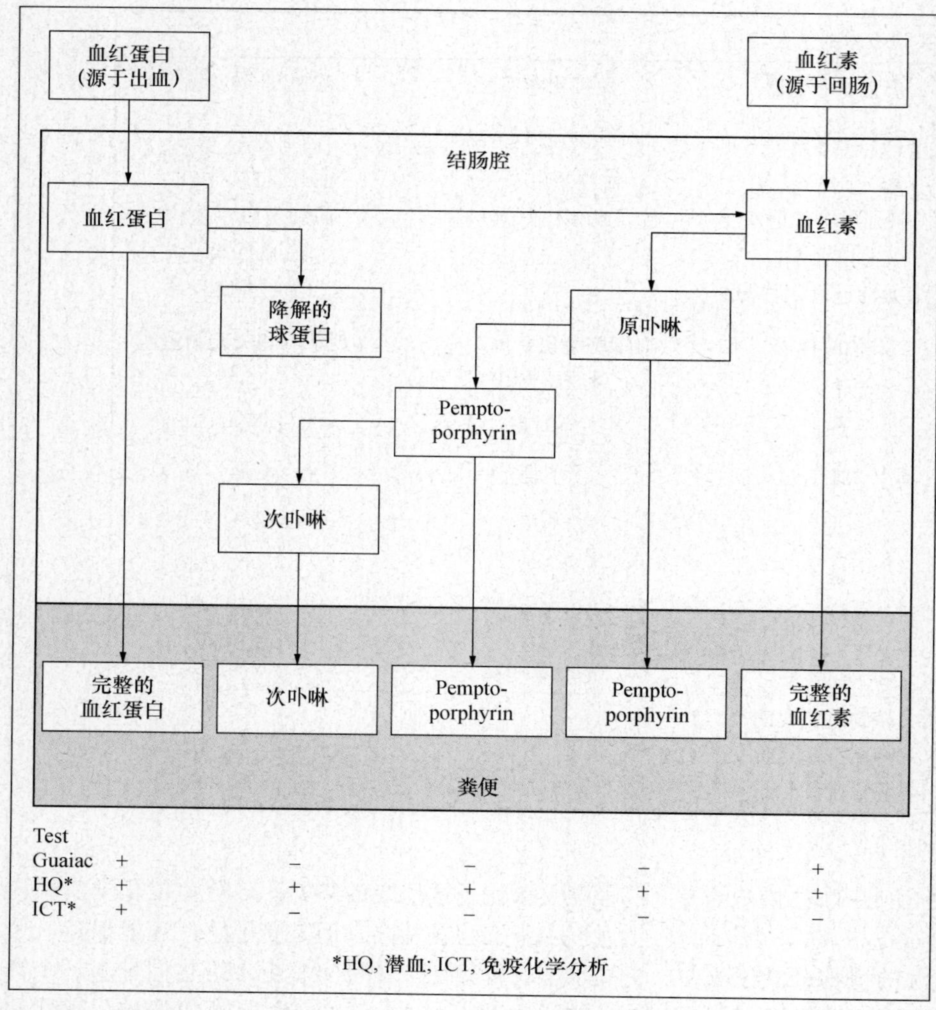

图 28.1 大肠内的血红蛋白和血红素的结局：其产物存在于粪便中，并能被检验技术检测到。饮食来源的血红素以及源于出血的血红蛋白，在大肠内细菌的作用下生成一系列的血红素产物并出现在粪便中。产物的形成取决于何种侧链修饰，若含铁的侧链保留，则仍具有过氧化酶活性。本图转绘自 Young 和 St John（Young 等，1996）。

以愈创木脂实验对结肠病变比对胃病变敏感（Dybdahl 等，1984）。

血红蛋白可在大便中降解，但是过程比在胃腔和小肠腔慢得多，血红蛋白的免疫反应性在人粪便中 24 小时后会失去一半（McDonald 等，1984）。

摄入血红蛋白的测定

志愿者通过摄入 10～100ml 自身血液来模拟近端胃肠出血后（McDonald 等，1984），大便能检测出没有免疫反应性的血红蛋白。然而，血红素可通过愈创木脂实验和血卟啉实验检测，大概因为血红素在肠道中抵抗降解的能力比球蛋白强，在检测近端出血的时候，倚赖血红素的实验相对更敏感。抗凝剂的使用与 FOB 实验的假阳性结果相关（Clarke 等，2006）。

尽管阿司匹林和非甾体类消炎药被 50 岁以上的人普遍服用，但是至今完成的对服用这类药物的人群的研究好像并没有发现它们对愈创木脂实验有明显相关的影响（Pye 等，1987；Lynch 等，1989）。

粪便中可检测到的血色素衍生物，取决于消化道的血位置（表 28.2）（Young 和 St John，1991）。

结肠直肠肿瘤出血

健康个体生理失血量，在粪便中可测量到每天 0.5～1ml（Pierson 等，1961）。结肠直肠肿瘤患者粪

表 28.2 粪便中血红蛋白衍生物取决于出血部位

衍生物	胃	出血部位	
		近端大肠	远端大肠
完整的血红蛋白	−	+	++
完整的血红素	+	+	++
血红素衍生的卟啉类	+++	++	+

来源自：Young 和 St John（1991）。

便血可与正常出血量交错重叠（0.3～30ml/d）（Herzog 等，1982；Macrae 等，1982；Dybdahl 等，1984）。因此，以失血量或者依赖粪便血色素的实验，不能完全辨别正常受试者和癌症患者。

肿瘤引起的失血量不是恒定的，也不依赖病程长短（Macrae 等，1982），而是肿瘤所在的位置和肿瘤的大小有关。普遍认为，近端大的恶性肿瘤出血大概是最多的（右半结肠癌普遍有贫血症状）。腺瘤可能是间歇性出血，出血量少于恶性肿瘤。测量小腺瘤（>1cm）出血用 FOB 三种类型中的任何一种都是少见的（Herzog 等，1982；Macrae 等，1982；Dybdahl 等，1984；St John 等，1992）。

由于大肠肿瘤引起的出血每天都不同，粪便潜血实验通常反复进行，通常选用三个粪便样品。粪便样本不足 3 个，使用愈创木脂会降低灵敏度；但是测试样品数超过 3 个，不但不会获益而且还会降低特异性（Herzog 等，1982；Macrae 等，1982；Thomas 等，1990）。

粪便潜血实验的检验效果

三种类型的 FOB 实验的检验效果，能帮助明确每一种筛查实验的益处和缺陷。

检验特异性

基于愈创木脂反应的 FOB 实验的一个问题是，植物过氧化酶类能与实验用的化学物品发生相互反应而导致假阳性结果，但是使用免疫化学实验就不会。表 28.1 总结了愈创木脂实验的致混淆因素，植物性过氧化酶能产生假阳性结果而维生素 C 能引起假阴性结果（Jaffe 等，1975；Macrae 等，1982）。饮食的和药用中的铁制剂可能不会引起阳性结果。尽管常说红色肉类食品可能引起假阳性反应，但这个假阳性反应不是由于缺乏特异性。由于红色肉类食品而产生阳性在特异性上是个问题，因为异常的结果不是因为病理性的出血。对于更敏感的愈创木脂试验，比如潜血检测试纸 SENSA，这个实验的关键是红色肉类食品的消费受到限制；红色肉类进食限制对敏感性低的愈创木脂实验比如潜血检测试纸是合乎需要的，尤其对红色肉类食品消耗量很高的人群，比如美国、加拿大、新西兰。免疫化学实验对人类血红蛋白有特异性，不会和动物血红蛋白、肌红蛋白发生交叉反应。

血卟啉测试对二羟卟啉是特异的；粪便血卟啉的增加不仅来自出血还来自含血液食品的消费，比如红色肉类食品，如果使用这种类型实验的测试，那么就应该避免这些食物。

血红蛋白的检验敏感性

粪便中血液浓度是一个实验可靠地检测到出血性病变的一个主要的决定因素。表 28.3 总结了基于不同出血部位的不同类型 FOB 实验的检验敏感性。

粪便潜血实验的群体筛查

任何 FOB 筛查操作需要考虑一系列关于粪便收集和处理的因素。因为筛查过程对于大部分的筛查人而言是索然无味的，所以实验应尽可能简单。需要考虑的因素包含如下：

- 样品应该取粪便表面部分（血液位于粪便表面的可能性最大）和任何怀疑有血液存在的区域。
- 粪便不应该与便池里的水接触，因为血红蛋白可能被水溶解，用纸巾或者碗来取粪便被证明是不错的方法。
- 粪便样品越大，阳性反应可能性越大。但是粪便量的多少会导致对数处理问题和处理困难，样品容器制造商通常会想方设法控制样品量的变化。

表 28.3　根据特殊部位的出血量来估计三种粪便隐血实验的灵敏度

实验类型（分析物）	出血（ml/d）	
	结肠的	胃的
愈创木脂（血红蛋白，血红素）	>0.5	10～20
免疫化学（血红蛋白）	>0.25	>100
血红素-卟啉（血红蛋白，血红素，HDPs）	>2	>2

- 直肠指诊会引起小创伤，因此不是一个理想的获取粪便样品的方法。
- 硬便的阳性结果比软便少（Ahlquist 等，1984）。
- 结肠直肠癌出血是间断的，因此样本应该取自三次不同的粪便（Macrae 等，1982）。

多种取样方法均可以被采用，包括用一根棍、勺子把大便涂抹到测试卡上或者把探针插入到大便里然后放在带螺旋帽的广口瓶里、在便盆里放测试垫，用一个样品衬垫擦拭肛门（后者具有较差的临床特异性）（Pye 等，1990）。尽管在便盆里放测试垫被报道能改进顺应性（Hunter 等，1991），但是也有它自身的困难，因为它依靠被筛查者自己读本人的测试结果，这个需要经过培训。如果没有对筛查人员阅读实验结果进行有效的培训，这个实验的准确性就会受到影响。

粪便潜血实验的质量控制

粪便里的血红素和血红蛋白在转运的时候会发生降解。影响降解率的因素通常不完全地为人所知，但在潮湿的环境中降解的发生要快得多，所以免疫实验中要求做成薄的粪便涂片，容易干燥（Sinatra 等，1994），愈创木脂实验的可能要稠厚些。

目视判断实验结果会产生观察误差，潜血检测试纸，蓝颜色提示的阳性结果可能是模糊的。潜血检测试纸 SENSA 使用显影剂来增加颜色的稳定性，将影响关于清晰度的问题降到最小。培训提高阅片者的准确性（Fleisher 等，1991），自动化的阅读器也正变得可供利用，尤其是基于免疫实验，可能在质量保证上提供一个大的进步。

结直肠癌的放射学筛查

钡灌肠

钡灌肠是第一个被考虑作为大肠癌筛查工具的放射学检查，尽管灵敏度和特异性都要比 FOB 实验好，但是成本大，而且需要肠道准备，肠道准备引起的不方便也需要被考虑。双重对比造影对较小的息肉不敏感（可能是个优点而不是缺点），如果筛查方式需要反复使用，可能需要慎重考虑放射线暴露的问题。FOB 实验，阳性结果必须用结肠镜检查来确定恶性肿瘤的诊断，或者通过切除的息肉来诊断。关于钡灌肠的大型实验从未开展过，因此钡灌肠作为筛查工具的顺应性还是不确定，双重对比钡剂灌肠法的数学模型显示它是合理的有效的筛查模式（Eddy，1990）。

许多对钡灌肠作为结直肠癌筛查实验可能性的争议，随着 CT 结肠成像时代的到来而被废弃了（虚拟结肠镜）。

CT 结肠成像

CT 和 MRI 作为直肠结肠癌潜在的筛查工具正在研究中。现在，注意力集中在 CT 技术上，但是 MRI 技术是引人注目的。MRI 避免了 CT 结肠成像检查要求的相当的辐射剂量，但 MRI 的困难是不擅长在一个充满空气的环境里鉴别病灶（比如结肠）。由于 MRI 结肠成像检查仍在实验阶段，这节将集中探讨 CT 结肠成像检查上。

CT 结肠成像检查要求全肠道准备，并把一根导管从肛门插进到结肠用来灌注不定量的空气（灌注尽可能多的空气，直到患者患者能忍受而没有强烈不适感）。一些权威人士用丁溴东莨菪碱松弛结肠，其他人不主张。采用两个 CT 扫描序列，一个是俯卧位，一个是仰卧位。

尽管装备价格昂贵，但 CT 结肠成像检查对结肠直肠癌和腺瘤是敏感的（直径 1cm 以上腺瘤的检出率是 90%，假阳性率是 17%） （Fenlon，2002）、精确的，只需要花费 5 分钟就完成。此外，它是非侵袭性的，不适感没有结肠镜那么强烈。

消极的方面是，实施这两次腹部 CT 扫描需要较长的学习曲线和相当剂量的射线暴露，要花费一个有经验的放射学工作者 20 分钟的时间来解释影像，而患者确诊需要通过结肠镜检查或者活检或者切除病灶来决定。对小息肉而言，敏感性与特异性均较低。此外，高达 20%的患者有异常的结肠外异常，比如肾盂积水或者卵巢囊肿，需要进一步的检查。但这许多不足随着技术的精细化会得到改进，减影技术在将来可能不需要肠道准备，但是在群体筛查中的作用是不确定的。

技术仍在进步和精细化，一些研究者用口服造影剂以降低对肠道准备的依赖（Lauenstein 和 Goehde，2002）。最终，依靠软件可以从组织中去除粪便，这样就可以避免肠道准备，这是与内镜检查相比的一个巨大优势。但是这项技术离应用还有很长的路要走，使用电脑计算方法实现息肉的自动检测被认为是潜在可行的方法，它在缩短报告的时间方面有明显的优点。

这项技术能否应用到群体筛查或者仅仅应用到特殊小群体里，决定于成本和仪器的可靠性、便利性。目前，这种筛查方法仅仅局限于那些能支付检查费用的人群——高选择性的合适的亚群。

内镜检查

可弯曲的乙状结肠镜检查

尽管能使用 60cm 长的仪器，但是许多中心限制使用普通的结肠镜（一个 60cm 长仪器的成本没有比结肠镜低很多）。大约 2/3 的结直肠肿瘤在这个 60cm 长仪器能够探及范围内（Lehman 等，1983；Austoker 1994）（图 28.2）。它要求患者检查前在家或在检查前立即服用磷酸盐。患者经常采取左侧卧位这样一个检查体位，检查是在直视下进行，目的是到达降结肠和乙状结肠的交界处。在有些病例里，能快速地检查到脾曲，在绝大多数病例里，现在都在视频内镜的引导下进行。镇静药物能够减少检查人员的工作量，但并不是非用不可。考虑到操作的质量控制，记录视频影像是很重要的（尽管麻烦）。

可弯曲的乙状结肠镜是有效的检查方法吗?

可弯曲的乙状结肠镜的使用效果有赖于操作者，在鉴别左半结肠息肉和癌症中相当地有效。近期的来自英国多中心实验的报道显示（Atkin 等，2001），左半结肠癌症的检出率是相当令人满意的，可弯曲的乙状结肠镜用做群体筛查的主要缺点是复查结肠镜检查的比率高。

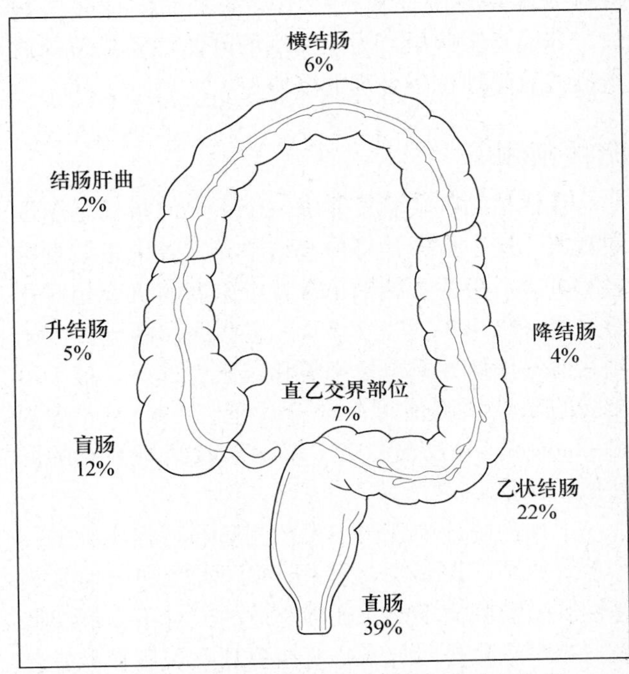

图 28.2 英国 1998 年确诊的结肠肿瘤部位分布比例。来源自：Austoker（1994）。

尽管绝大多数 FOB 筛查实验的阳性率只有 2%（所以结肠镜筛查率是 2%左右），使用可弯曲的乙状结肠镜检查能检测出大量的肠息肉，是结肠镜检查的参照。但在英国可弯曲的乙状结肠镜实验中，结肠镜检查率是 5%（Atkin 等，2001）。可弯曲的乙状结肠镜筛查的支持者主张结肠检查率作为参考指南可以去掉，但其他人认为非医学人员来执行这个检查时，结肠镜检查率可能会高于 5%。

由于结肠镜参考率可能限制了在大规模筛查项目中的应用，5%的结肠镜检查率，在可弯曲的乙状结肠镜筛查实验里是一个严重的限制。

在第六个 10 年（50～60 岁之间）时单用可弯曲的乙状结肠镜进行个体筛查，能抵消建立和运行内镜检查的大部分开支。

最早提示可弯曲的乙状结肠镜筛查的潜在好处之一，可能是结直肠癌死亡率下降的数据。英国可弯曲的乙状结肠镜实验直到 2006 年 7 月才提出了可靠的死亡率数据。然而，从提供的这些数据我们可以说可弯曲的乙状结肠镜是可以接受的结直肠癌筛查工具，但是依从率可能在 40%左右（FOB 实验在 55%）。可弯曲的乙状结肠镜筛查看起来是安全的，使用这种方法群体筛查可能会使结肠直肠癌的死亡率下降，也许发病率也下降了。尽管没有可参考的死亡率数据，来自一个设计良好的病例对照研究的信息提示使用可弯曲的乙状结肠镜把结直肠癌的死亡率减少了 30%左右，但只做一次检查的数据可能少于 30%（Selby 等，1992）。

在一定程度上，通过使用训练过的技师和内镜护士，可以克服可弯曲的乙状结肠镜检查使用的人员问题（Maruthachalam 等，2006）。对这些人员进行培训和资格认证，尽管需要花费几年的时间。然而，关于该项目的若干长期可持续发展的建议同样重要（Levin，2004），对于结肠镜检查，后勤的和人力的问题更困难，结肠镜群体筛查的要点在于如何配置资源（Levin，2004；Seef 等，2004）。

就像上面解释的那样，尽管绝大多数 FOB 筛查都有 2%的结肠镜检查率，对可弯曲的乙状结肠镜筛查发现的大量的小息肉的鉴别，使得结肠镜的检查率为5%～10%，尤其是如果是由非医学专业的工作人员做了大量的这种检查。尽管可以设计限制结肠镜的条文，但是5%的结肠镜参考率可能给筛查组人员带来大量的工作负荷。资源问题可能限制了许多国家引进这种筛查模式。

可弯曲的乙状结肠镜只检查左半结肠，批评者认为，这就如在乳腺筛查中，乳房X线照相术只检查左乳。这种比喻有点牵强，因为如果右半结肠有明显息肉或恶性肿瘤的患者，在左半结肠也会有一些类似的肿瘤病变的症状出现。可弯曲的乙状结肠镜仅仅能漏诊右半结肠大约为3%～5%的疾病(Ransohoff，2001)

在美国，可弯曲的乙状结肠镜检查被美国胃肠病学会（Rex和Johnson，2000）和美国癌症协会(Smith等，2001）推荐。不幸的是，医疗保险制度不认同可弯曲的乙状结肠镜作为群体筛查工具，其中高风险的病人不采用这种筛查工具。

结肠镜筛查

结肠镜是结肠黏膜检查的金标准，同时还有治疗的作用，没有其他的肠癌筛查手段能与之匹配(Jameel等，2006)。然而，它是一个有创性的检查，有显著的、潜在的威胁生命的并发症，要求全面的肠道准备，因此它是否是一个合适可行的筛查手段是有争议的（Levin，2004；Seef等，2004)。

对从事结肠镜检查的人员多方面培训的需要及人员和设备的高成本，限制了结肠镜作为群体筛查工具的作用。无论如何，它是这些最高危的结直肠癌，如家族性遗传性非息肉性结直肠癌的理想的筛查工具。非专业操作员的普遍使用结肠镜理所当然可能导致并发症的发生率增加和数量上不可接受的不彻底的检查。一些研究报道结肠镜筛查并发症的发生率是可以接受的，12000个检查患者中11例发生并发症（Mandel等，1993)。然而，在近来的英国多个中心对结肠镜的审核显示，检查完成的比率是60%，发生并发症的比率是1/500～1/1000。这些数据引起对使用结肠镜作为基于群体筛查项目的高度关注。

结直肠癌筛选项目有效性的判断

通过筛查实验的关键信息比较各种筛查工具的性能特征。

定义

- 灵敏度：结直肠癌/腺瘤息肉阳性（或异常的）实验的比率。
- 特异性：结直肠癌/腺瘤息肉阴性（或正常）实验的比率。
- 假阳性百分比率：100减去特异性，也就是说，一个实验有90%的特异度，就有10%的阳性结果。
- 阳性预测值：实验阳性或异常结果中真正有恶性肿瘤或腺瘤的概率。
- 阴性预测值：实验阴性或正常结果中真正无疾病的概率。

敏感性和特异性

真阳性对假阳性或者真阴性对假阴性的可接受比率，有一定地客观性，决定于筛查人群。预测值受受试人群患病情况的影响（Sackett等，1985)。

对任何疾病的传统群体筛查都应该是简单、廉价、有可接受的敏感性和特异性的早期筛查，在实验时最有可能鉴别出结直肠肿瘤，这种方法会尽可能减少使用鉴别大多数病灶需要的侵入性诊断方法。

筛查实验如粪便潜血实验和乙状结肠镜检查不可避免地会因检查敏感性不够完美而漏掉一些病灶。在筛查实验里，为了使用的方便性和或节约成本牺牲敏感性也是合理的妥协。

阳性预测值

在评估筛查实验效能中一个重要的指标是阳性预测值。这一指标是将检查结果异常者中患结直肠癌的机会，与检查结果正常者中患癌的机会相对比而生成（Sackett等，1985)。这些癌症的预测因子比其他的任何方式包括年龄和家族史都好。最小可接受的阳性预测值可以公开讨论。Adamson等提出Haemoccult反馈回来748例乙状结肠筛查的阳性似然比是25。

上面的统计中强调了大范围肠癌筛查实验的一个重要原则，即是通过使用FOB实验和内镜发现恶性肿瘤和腺瘤不能保证筛查过的人群不发展成肠癌，减少风险是门技术，要让公众意识到在日常基础上期待出现医学奇迹是个挑战，需要使用富有想象力的广告和媒体报道。

筛查项目中的顺应性

诊断敏感性和项目顺应性对任何筛查实验的成功都是关键的。它们是发现病灶的关键因素，因此也就影响了项目的死亡率。为了降低结直肠癌的死亡率，筛查程序必须增加早期肠癌治疗比率，被筛查出来的大量腺癌也不可避免地会被切除。这些因素的相关影响取决于初始筛查工具的选择。然而，仅依靠检出早期恶性肿瘤和腺瘤不能保证对死亡率的影响：需要高质量的乙状结肠镜和外科治疗来确保腺瘤和早期恶性肿瘤有效地和安全地切除。

顺应性的定义是首先愿意参加筛查实验，愿意反复参加实验以检出肿瘤（如 FOB 实验）。

评估筛查实验价值的金标准是随机对照研究。群体筛查实验需要在规模上足够大，通常使用疾病相关死亡率的降低作为实验的终点，而发病率的降低是一个更好的终点，因为这样就表明筛查实验使得疾病在癌前病变期就被切除了（Winawer 等，1991；Hardcastle 等，1996）。从息肉到恶性肿瘤这样一个长的自然疾病史，意味着这个实验持续时间将很长，花费也将很大。

内镜筛查的随机研究尚未给出死亡率相关的数据。另一方面，Minnesota（Mandel 等，2000）、Funnel（Romberg 等，1987）、Nottingham（Hardcastle 等，1989，1996）的 FOB 随机对照实验表明结直肠癌早期发现没有减少死亡率，只有 Minnesota 经过 18 年的中位随访时间后的研究显示结直肠癌的发病率降低了。发病率的降低是否归功于 FOB 实验是有争议的，因为 40%的 Minnesota 研究组里的患者接受了结肠镜检查，不论是在实验期间还是在随访时期。

尽管 FOB 实验灵敏度低，但在以筛查为目的的实验里，结果是非常好的，因为顺应性普遍较高，反之结肠镜检查——尽管灵敏度很高——顺应性低的话效果也是很差的。

粪便潜血实验的敏感性

愈创木脂实验

据报道 Haemoccult 实验敏感性为 53%～82%（Griffith 等，1981；Doran 和 Hardcastle，1982；McDonald 和 Goulston，1984），如此高的敏感性数据是通过将检验标本再水化得到的。再水化通过溶解红细胞提高了灵敏度。增加实验的灵敏度必然降低实验的特异度。在瑞典的试验里，当 Haemoccult 水化后阳性率增加了 3 倍（Kewenter 等，1988）。

愈创木脂实验在无症状癌症患者的灵敏度准确反映了这个筛查实验的敏感性。任何确诊的癌肿在 2 年之内 FOB 实验阴性（癌肿处于间歇期）应被认为是漏诊，但根据结直肠癌的自然病史特点，这还是合乎情理的。表 28.4 显示的是 Haemoccult 研究中的间歇期癌肿的比率，研究显示其范围从瑞典小规模实验的 78%到诺丁汉的 24%（Kewenter 等，1988；Hardcastle 等，1989）。总的说来，Haemoccult Ⅱ在筛查实验中的灵敏度大概是 50%～75%，在水化 Haemoccult Ⅱ高达 90%。

免疫化学实验

愈创木脂实验相对较低的特异度，必然导致免疫化学实验作为群体筛查工具具有临床价值。当评估结肠直肠癌患者（多为有症状的）时，免疫化学实验的灵敏度范围为 80%～97%，这个特点优于愈创木脂实验（Kappatis 和 Frommer，1985；McDonald 等，1985；Shimizu 等，1987）。

Weller 等（1994b）报道了一项免疫实验的灵敏度，在这个实验里评估 6 200 参与筛查者并随访了 1 年，他们报道了 82%的灵敏度，没有关于间歇期癌症的免疫化学实验的灵敏度大规模长期随访试验。

哪种粪便潜血实验最好?

一项研究直接比较了愈创木脂实验、免疫化学实验、血卟啉测定法（St John 等，1993）；表 28.5 总结了研究结果。潜血筛查试剂（血凝集免疫化学实验）在对恶性肿瘤或腺瘤的筛查中灵敏度最好。一些研究比较了愈创木脂和免疫化学实验，但结果是矛盾的。总体上，在大规模筛查实验中比较了免疫化学实验和 Haemoccult 实验，免疫化学实验检测出了更多的恶性肿瘤，显示了比较好的灵敏度（Frommer，1992；Iwase，1992）。

从可以得到的信息来看，免疫化学实验（HemeSelect/Immudia-HemSp）比 Haemoccult 灵敏度更高（St John 等，1993；Petrelli 等，1994）。

粪便潜血实验和其对腺瘤的敏感性

愈创木脂实验对腺瘤的敏感性明显地比对恶性肿瘤低，或许因为腺瘤出血比恶性肿瘤少；对直径小于 1cm 的腺瘤尤其如此（St John 等，1993）。因

表 28.4 通过潜血检测试纸检测结直肠癌筛查的对照研究和前瞻性分析队列研究

地理位置	完成的实验例数	潜血试纸阳性检测结果（%）	肿瘤的预测值（%）	初次筛查发现癌症的例数	随访期发现癌症的例数
对照研究					
Nottingham（Eddy，1990）	27 651	2.3	53	63	20
Funen（Rozen，1992）	20 672	1.0	59	37	33
Goteborg（Lazovich 等，1995）	9 040				
标准		1.9	32	4	14
水合的		5.8	22	12	2
前瞻性队列研究					
USA（Dong 等，2001）	15 188	1.4	29	19	25

表 28.5 结直肠癌的（四种）不同类型的粪便潜血实验的灵敏度比较

病灶	患者例数	Haemoccult	Haemoccult SENSA	HemeSelect	HemoQuant
癌症	107	95（89）	100（93）	104（97）	76（71）
腺瘤					
≥1cm	45	19（42）	27（60）	34（76）	19（42）
≤1cm	36	6（17）	9（25）	13（36）	11（31）

括号内为百分比。
来源自：St John 等（1993）。

此，FOB 实验阳性后行结肠镜检查出来腺瘤息肉，可能归因于大的腺瘤（Ransohoff 和 Lang，1990；Lang 和 Ransohoff，1994）。Radiochromium s 研究表明大腺瘤的确有出血（Herzog 等，1982；Macrae 等，1982）。

免疫化学实验对腺瘤的检测普遍比 FOB 实验敏感，免疫化学实验（HemeSelect）对 1cm 或更大腺瘤的阳性率是 75%，而 Haemoccult 的阳性率是 42%（St John 等，1993）。因此，FOB 实验阳性（如 Haemoccult）后使用免疫实验能提高乙状结肠镜检查的效果，从而减少内镜筛查实验的各种资源负担（Fraser 等，2006）。

因为从腺瘤到腺癌的过程是缓慢的（90%的腺瘤在随后的生存期内可能不会发展成腺癌），FOB 实验对小腺瘤相对的不敏感性在群体筛查中有显著的优势。

粪便潜血实验的灵敏度与病灶的位置有关

在结肠蠕动的过程中，血红素慢慢失去其过氧化物酶活性，血色素失去其免疫反应性（Ahlquist 等，1984），这或许可以解释 FOB 实验对近端病灶的灵敏度下降的原因。然而，在肠蠕动过程中的降解效应或许可以由近端癌肿比远端癌肿出血更多来补偿（Macrae 等，1982）。在 Nottingham 的实验里，间歇期癌与筛查检测到的癌的分布没有不同。

内镜检查的敏感性

癌症在大肠中的自然分布决定了可弯曲的乙状结肠镜作为筛查工具的灵敏度，可弯曲的乙状结肠镜筛查同样依靠操作员的技术、受试者充分准备、受试者的肠道解剖和使用仪器的长度。图 28.2 显示的是基于 1988 年英国新诊断出的结直肠癌的分布（Austoker，1994），一个长达 10 年的研究项目显示，可弯曲的乙状结肠镜对腺瘤和癌的敏感度分别为 70%和 33%（Rozen 1992）。

作为初步筛查工具，可弯曲的乙状结肠镜用作鉴别腺瘤并使用乙状结肠镜随访和鉴别癌症，起着双重作用。可弯曲乙状结肠镜单独检查不能确诊息肉是否是腺瘤，因此息肉组织的组织病理学检查是内镜筛查的重要组成部分，这种筛查检测带来的病理的工作负担也是巨大的。依靠所使用的乙状结肠镜的类型，10%～25%的被筛查者会被要求乙状结肠镜随访其腺瘤（Cannon Albright 等，1994）。

Atkin 等（2001）声称他们只有 5%的患者需要推荐接受结肠镜检查，因为乙状结肠镜检查到腺瘤的同时也可以将这些病灶切除，这个就要依靠操作员的技术了，根据乙状结肠镜筛查规模对护士和技术员进行培训。许多人相信，期望这些操作员成为技术熟练的息肉切除者是不切实际的。可弯曲的乙状结肠镜和结肠镜检查结果之间的关系分析，在 1994 年由 Selby 总结过。大约 30%的位于结肠脾曲近端的恶性肿瘤，在其远端结肠内还有病灶。基于上面的评估，可弯曲的乙状结肠镜检查的灵敏度大约是 55%～70%。

粪便潜血实验加乙状结肠镜检查

Bennett 和 Robinson（1994）报道了一项包括 29 000 人的可弯曲的乙状结肠镜结合 FOB 实验，比较了 Haemoccult、Haemoccult 加上可弯曲的乙状结肠镜两种方法，结果显示附加的可弯曲的乙状结肠镜提高了癌症的检出率，尽管顺应性从 66%降到了 35%。

筛查实验的特异性

一个筛查实验的阳性率（真阳性加上假阳性）很大程度上决定了这个筛查程序的成本，因为它决定了要求诊断研究的所需的样本数量。假阳性结果会给被筛查者带来不便和担忧。

特异度的准确测定只能通过数百个正常受试者经过乙状结肠镜检查后确保正常来决定。因为有人认为这种研究不符合伦理，因此另一个评估特异度的方法是排除那些肿瘤患者，假定阴性测试结果的是正常人群（StJohn 等，1993）。当那些有阴性结果的人被随访 2 年后排除了漏诊癌症的可能性后，这种评估变得很准确。在这个讨论里，“特异度”这个词用在了粗略的“评估”一词中。

粪便潜血实验：假阳性结果

FOB 实验由于各种原因会产生假阳性结果，包括筛查人员拙劣的测试技术（如 Haemoccult 卡片粪便涂片较厚）和测试结果阅读的不正确。阅读延迟也会引起假阳性结果，尤其是在乳胶凝集实验。正常范围内的偶然的生理失血也会引起假阳性结果。

痔和其他的非肿瘤的条件也会偶然地引起假阳性结果，如用力排便。对愈创木脂和血卟啉实验所要求的限制饮食和药物的顺应性较差，可能也会引起假阳性结果，尤其是使用再水化的 Haemoccult 检测法。

愈创木脂实验阳性结果的标本再经免疫化学实验检测证实为假阳性，能降低结肠镜检查的使用率，这个已经被 Fraser 等所证实（2006）。

饮食和药物治疗的影响

愈创木脂实验要求低过氧化物酶饮食（Caligiore 等，1982；Macrae 等，1982）。表 28.6 列举了用在筛查实验的典型说明（St John 等，1993）。尽管关于实验前理想的限制饮食和药物的时间的建议不同，但是 2 天是必需的，3 天更好（Macrae 等，1982）。因为免疫化学实验对人类血色素是特异的，食谱限制对这些实验没有必要。

维生素 C 的摄取能引起假阴性结果，口服铁剂对愈创木脂实验的影响甚小，非甾体抗炎药增加了粪便血红素和血卟啉，尽管对愈创木脂实验的阳性率的影响甚微。不同于愈创木脂实验，免疫化学实验检测不到非甾体抗炎药引起的出血，但是可能的话排除非甾体抗炎药是明智的。这个建议须与停止小剂量阿司匹林对心血管疾病治疗引起的风险相权衡。

表 28.6　愈创木脂潜血实验对饮食的限制要求

以下是标本取样时以及取样前 72 小时应该禁止摄入的：

- 红色肉类，如牛肉、羊肉
- 源自于血液的食品，如黑布丁
- 哈密瓜（糙皮甜瓜）
- 未烹煮过的绿花椰菜、大头菜、萝卜、辣根
- 可食用的物品包括：
  - 鱼、鸡肉、猪肉、培根肉、火腿
  - 除了甜瓜之外的水果
  - 任何烹煮过的蔬菜

在 Denmark（Kronborg 等，1987）和 Nottingham（Hardcastle 等，1996）开展的最大的对照实验里，Haemoccult Ⅱ实验的灵敏度为 50%～70%和特异度大于 98%，这显示了实验高度特异度，强调了这个特异度是在没有使用饮食限制和未水化实验而取得的。

相比之下，在 Minnesota 实验里 13 年来每年一次水化 Haemoccult 检查，结果 39%的受试者在随后的时间内做了乙状结肠镜检查，这是因为水化 Haemoccult 实验开展的是大样本的研究，灵敏度降到了 90.4%。尽管水化提高了 Minnesota 研究的灵敏度（从 80%到 92%），然而是以更低的特异性为代价的（Mandel 等，1993）。

免疫化学实验的筛查阳性率没有像愈创木脂实验那样被很好地阐述，但是大体上可与 Haemoccult Ⅱ相媲美。如在澳大利亚群体里（遵从排外的饮食），Haemoccult SENSA 的特异度大致为 96%。相比之下，HemeSelect 特异度为 97%（St John 等，1993；Robinson 等，1994）。

可弯曲的乙状结肠镜

在筛查项目里通过使用可弯曲的乙状结肠镜通过组织病理学评估和鉴别癌肿和息肉，意味着特异性不是个问题。但由于被筛查出有息肉的患者对需要长期随访息肉的组织病理学性质心存焦虑和倦怠，这是该项目的明显耗资之处。不使用病理组织学检查来证实息肉的选择使得特异性是个很大的问题，它的工作量很大，因为大量的息肉筛查者会优先选用结肠镜检查。

尽管癌症可以从病灶的外观相当准确地推测出来，可是息肉病灶不是很容易确认的。大约 50%的息肉是非肿瘤的，即增生的（Leiberman，1994）。根据发表的研究报道，可弯曲的乙状结肠镜筛查发现的腺瘤性息肉，提示需行结肠镜检查，因为 20%～50%的患者还有近端的腺瘤，少数 1%～2%的患者还有近端的恶性肿瘤（Ransohoff 和 Lang，1993；Leiberman，1994）。通常认为，增生性息肉不是近端肿瘤的预测指标。

CT 结肠成像检查的特异性

CT 结肠成像对小于 1cm 的息肉检出率较低，而且不能区别腺瘤息肉和增生息肉。Fenlon（2002）等报道 CT 结肠成像检查的假阳性率为 17%。

CT 结肠镜检查还存在的一个问题是，高达 20%的患者可能需要进一步的病理来确诊，这就增加了筛查的工作量，也给筛查者带来担忧。

群体筛查实验

世界范围内发表的三个最大的群体筛查实验均使用了潜血实验方法［明尼苏达州的 Mandel（2000）、丹麦的 Kronborg 等（1987）和诺丁汉的 Hardcastle（1996）］。欧洲的法国和瑞典另外两个实验也与这三个大型实验结果相似（Kewenter，1990；Faivre，1991）。

这几项实验的每一个都显示，与对照组相比，潜血实验似乎能降低筛查组的结直肠癌死亡率，所有实验里的初始顺应性都是 60%（接受了第一次筛查实验的患者再次筛查顺应性是 90%）。采用未水化的方法显示，在群体筛查中大约有 2%的阳性结果。

结肠直肠癌的敏感性只能由间歇期癌来确定，但是潜血实验只有 50%～60%的敏感性，漏诊盲肠和直肠恶性肿瘤的可能性最大。敏感性是潜血实验的核心要害之处。未水化实验保持了对恶性肿瘤和大息肉的大约 95%的特异度。

英国提出的另外两项群体筛查研究使用了与潜血实验类似的方法，这两项实验都显示了与 Nottingham 实验（Steele 等，2001）相似的敏感性和特异性。历经 10 年的随访，疾病特异性的死亡率在 Nottingham（Hardcastle，1996）和 Danish（Kronborg 等，1987）实验中下降了 15%。Minnesota 实验比较了 2 年一次和 1 年一次的 FOB 筛查实验，发现 1 年一次优于 2 年一次，因为前者的敏感性相对较低。Minnesota 实验采用了水化的潜血实验，也显示死亡率的下降。只有结肠直肠癌筛查实验显示了显著的统计学意义，其发病率下降了 18%（18 年的随访）。(Mandel 等，2000)。

然而，应该注意的是——Minnesota 实验里，38%的筛查人群在实验的最后做了乙状结肠镜检查（可能因为潜血实验的再水化），这样使得 FOB 实验看起来比实际的好，使用乙状结肠镜后比 FOB 实验检测到了更多的腺瘤（Mandel 等，2000）。

除了以上的随机实验外，还公布了 5 个 FOB 病例对照筛查实验：2 个来自美国，另外 3 个分别来自德国、意大利和日本（Wahrendorf 等，1993；Lazovich 等，1995；Saito 等，1995；Zappa 等，

1997）。最大的是德国的研究，所有的实验都显示了筛查人群里结直肠癌死亡风险下降了 31%～58%。这些病例对照实验必须慎重对待，因为所有实验都会受到可能的选择偏倚的影响。

病例对照研究表明，使用可弯曲的乙状结肠镜检查能降低结肠直肠癌的死亡率、发病率（Selby 等，1992；Atkin 等，2001）。然而，这些数据必须慎重对待，因为病例对照研究容易出现选择的偏倚。目前，可弯曲的乙状结肠镜大规模的群体筛查实验还没有结果，尽管这三个实验在英国、意大利、美国正在开展之中。美国可弯曲的乙状结肠筛查实验推荐的时间间隔为 5 年，而英国和意大利实验注重内镜检查 50～60 岁年龄阶段的人群。

群体筛查方法的引进最终是一项政治上的决定，这就意味着群体筛查必须既经济又要有良好的效果。Nottingham 和 Funen 实验已表明，通过基于潜血实验的筛查，每人一生可节约大约 3000 英镑，这个数据与发表的乳腺和宫颈筛查数据相类似，群体筛查实验在英国始于 2006 年。

新出现的和将来的可能性

FOB 实验目前是唯一有死亡率的数据的筛查实验，并且这些数据在大规模的临床实验中得到评估。然而，看起来可弯曲的乙状结肠镜筛查或许是安全和有效的，尽管关于死亡率的数据至今还没有。

新的基于基因技术来鉴定粪便中 DNA 突变，逐渐克服了在粪便样本使用初级链式反应的一些基本困难，这些技术现在变得更可靠。三个研究组的结果显示 DNA 标记物，包括 *k-ras*，*APC* 和 *P53*，*BAT26*（Ahlquist 等，2000；Dong 等，2001），对结直肠癌的高敏感性。除了 *k-ras*，其余都表现出了高的特异性。是否这些实验会取代或补充现有的筛查模式有待决定。

DNA 技术对结直肠癌筛查实验的敏感性和特异性的发展有很高的期望，但是这些实验的发展还处于自身的初级阶段。

短期内，自动化的基于免疫化学的粪便潜血实验是个饶有兴趣的发展项目，正被澳大利亚开展大规模实验评估。联合使用可弯曲的乙状结肠镜和粪便潜血实验也极具吸引力，因为这两项实验在许多方面是互补的。不幸的是，这两个实验的联合使用可能降低顺应性，从这一点来说，这个策略是不可接受的，尽管，至今还没有进行评估。

结直肠癌遗传风险评估（根据家族史筛查）

许多研究中心已能提供较一般普通人群风险更高的人群的筛查实验，这导致遗传咨询、基因测试、内窥镜监测等资源的使用上各不相同，许多领域中一致性的缺乏，引起了家庭成员、私人开业医生、医院专科医生对此的混淆及焦虑。

结直肠癌患者估计有 20%或更多的个人遗传倾向。在这些人群当中，家族性腺瘤性息肉病（FAP），所占比例少于 1%，遗传性非息肉性结直肠癌（HNPCC）所占比例为 2%～3%，它们由 *APC* 基因的种系突变引起，这些个体都有结直肠癌的高遗传风险（Songster 等，1980；来源自：mer 等，1988）。在结直肠癌的剩余人群里（大于 95%），遗传倾向很不明显，可能是由于基因突变和低外显率的多态性（还有待确定），这些是中等和低风险组，在这些组的人群里环境“触发”和其他的“修饰”基因的作用仍待确定。

高危人群

家族性腺瘤性息肉病

家族性腺瘤性息肉病（FAP）是第一个被描述的遗传性肠癌综合征。它是常染色体显性遗传，几乎是完全外显。一年一次的可弯曲的乙状结肠筛查（硬质乙状结肠镜检查不被患者接受），对高风险的个体应该在青少年的早期就开始。对 FAP 患者实行预防性的结肠切除/结直肠切除并继续内镜监测需要经过讨论方可决定。

FAP 基因于 1987 年被定位于染色体 5q 上，并于 1991 年被克隆。大多数家系的基因突变方式都得以确认，这使得进一步解释表型成为可能。例如，当结肠息肉数量更少时，往往认为是 FAP 基因的 3′端发生突变（Armitage 等，1985）。这种变异个体的结肠息肉数目往往少于 100 枚，而且结肠癌的发病年龄通常延后 10～20 年。通过合理的筛查，降低 FAP 家系的死亡率以及并发症发生率还是有希望的。依照 FAP 家系成员的经验及意愿，也可以开展产前诊断。

遗传性非息肉性结肠直肠癌

遗传性非息肉性结直肠癌（HNPCC）也是显性遗传性疾病（外显率为 85%～90%），和家族性腺瘤性息肉病相比其结肠息肉数量更少，结直肠癌的平均发病年龄约为 40 多岁，2/3 的癌症发生于右半结肠，这与家族性腺瘤性息肉病及一般人群显著不同。身体的其他部位亦可患有腺癌，子宫内膜是其常见部位。有研究表明子宫内膜癌与 HNPCC 家族中的结直肠癌相似。其他相关的癌症包括胃、肾、卵巢、输尿管和大脑的癌肿。

HNPCC 的临床诊断比较困难，一系列诊断标准 1991 年于阿姆斯特丹制定。现在认为这些诊断标准过于苛刻，许多病例被排除了，特别是那些患子宫内膜癌的病例，该标准现已改为表 28.7 的标准。

HNPCC 的筛查包括使用结肠镜或者钡餐灌肠对全结肠进行检查。由于 HNPCC 主要发生于右半结肠，使得全结肠镜检查尤为重要。结肠监测应从 30 岁开始，2～3 年重复一次直到 70 岁为止。

对于 HNPCC 的家族而言，其检查的频率至少 2～3 年一次是适宜的。从荷兰的记录数据来看，这样的筛查确实降低了此类人群中结直肠癌的发病率，成本低且效果好。

HNPCC 家族中的女性应建议其行妇科监测，包括每年一次的子宫内膜采样检查和卵巢的超声检查。如果其家族成员中有胃或肾相关的肿瘤发生，这些部位的监测检查也是必需的。

HNPCC 的 DNA 突变分析也是有帮助的，例如如果突变确实发生于一个错配修复基因（大多为 *MLH*1 和 *MSH*2），那么家族中一半的成员检查阴性，并不需要内镜检查。这极大地减少了这些家族的内镜检查与妇科监测。到目前为止共发现六个错配修复基因，每条基因都可能会有上百个基因突变。几乎 HNPCC 家族的所有肿瘤（与散发结肠直肠癌的 12%～16%相比）在分子检测中都表现为微卫星不稳性或粗面内质网阳性（复制错误）。对于基因不稳定的测试表明错配修复基因突变的存在，这对于有些 HNPCC 家庭史不甚明确者的基因突变检测是非常有用的。

表 28.7 阿姆斯特丹标准（修订版）

1. 家系中至少有 3 例结直肠癌或者 HNPCC 相关的癌症患者。
2. 一个患者应与其他两个是直系亲属。
3. 家系中至少有两代人连续发病。
4. 至少有一名癌症患者的确诊年龄小于 45 岁。
5. 排除 FAP 的诊断。

有些家系中的一些少见相关情况应当被考虑，如皮脂腺瘤伴内脏肿瘤综合征有典型的皮肤病损（HNPCC 变异型），Turcot 综合征中小脑髓母细胞瘤的发生与 FAP 相关，或者恶性胶质瘤与 HNPCC 相关。

中度危险人群

这是一个比高危人群更大的人群，包括那些有不止一名患病亲属（或者有一个不超过 45 岁的患者），但还达不到阿姆斯特丹标准。根据患病亲属的数量、与其血缘关系的远近、发病时的年龄等因素，来决定是否推荐其接受筛查实验。若要使用上述标准则必须获得详细的家族史，但其往往不全面。取得活着的亲属的同意并获取相关记录或者从相关癌症登记处确认死者的信息是非常必要的，因为从亲属得来的 10%～15%病例的诊断是不正确的，进而会影响危险度评估和对终生检查的建议。

对于这些人群而言，如果此前的结肠检查没问题，那么每 5 年一次的结肠镜检查就足够了。这样的监测开始年龄（比家族中最小发病年龄提前 5 年）和终止年龄（大于 75 岁）是有争议的，应当综合考虑各种合并症并与个人讨论监测期限。

目前，在此人群中尚无有效的分子基因学试验，但或许储存相关成员的 DNA 作将来检测之用是有价值的。

低危险人群

在英国各地，对于低危人群的确切定义还有些差别。一般而言，这包括那些没有家族史，或只有一个 45 岁以上的患病亲属，或两个超过 70 岁的患病亲属。后两组的发病风险高于一般人群的风险（1/7：1/35），但不足以需要接受常规行结肠镜检查。对于低危险人群的建议仍有争议，但可提供饮食、生活方式、肠道症状方面的建议。

对于焦虑严重的亲戚一般通过家庭医生在门诊介绍手术或基因学的检查。超过 1/3 这样被介绍过来的人根据其家族史在我们诊所评定为低危险而不适宜行常规结肠镜检查。理想状态是，负责初级医疗的医生和护士应接受病史采集的培训，并能完成风险评估，这样的话，低风险个体就无需去医院接

表 28.8 结直肠癌的遗传风险及对结肠的监测策略

风险组别	家族史组别	动作
低风险	1 FDR>45 岁	无需筛查
	2 FDR>70 岁	无需筛查
低到中等风险	2 FDR 平均 60～70 岁	在 55 岁时做一次结肠镜检查
中等风险	1 FDR<45 岁	每 5 年做一次结肠镜检查（开始时间：较先证者发病年龄再提早 5 年）
	2 FDR 平均 50～60 年	参考基因检测结果，35 岁开始每 5 年一次结肠镜检查
中到高风险	2 FDR 平均<50 岁	参考基因检测结果，30～40 岁开始每 3～5 年一次结肠镜检查（根据家族史）
	3 FDR（Amsterdam －ve）	参考基因检测结果，30 岁开始每 3～5 年一次结肠镜检查（根据家族史） 女性需增加妇科筛查
高风险	3 FDR（Amsterdam ＋ve）	参考基因检查结果，30～40 岁开始每 2～3 年一次结肠镜检查（根据家族史）
	FAP	参考基因检测结果，每年一次乙状结肠镜检查

根据个体健康与合并症情况，内镜筛查应止于 75 岁以后。
FAP，家族性腺癌性息肉病；FDR，一级亲属。

受评估了。

多学科的合作

结直肠外科医生、初级护理人员、遗传学家对于上述不同危险人群评定标准的认同至关重要。一个管理良好的有效的数据库对于追踪家族史每个人，并保证每个人的检查需要是很重要的。此项检查的持续性和发展性也是很重要的。

临床遗传学家应参与协调这个计划，与其他各个部门保持联系，特别是在需要多学科检查时。他们也可以建议高危人群行相关基因学检查，并解释检查的相关意义。

针对 FAP 及 HNPCC 的发病前的基因突变检测，是相对较新的筛查项目，但这也是遗传学家相对有经验的领域。即便是一名患病的家庭成员被检出存在基因突变，也不要认为这些“存在风险”者都会从检测中获益。懂些遗传病的知识会对保险、就业、抵押都有帮助。开展上述业务前，此类咨询是不可或缺的。虽然你会认为选择筛查实验能够降低患癌症的风险，但是有远见的雇主和保险公司却不这么想。人们往往不想知道过多的风险指数，而只是关心是否需要相关的检查。预测性的基因测试的时机必须小心选择。例如，最近丧亲或年龄相对较轻是相对禁忌，通知相关个人或其家庭医生，以建议其在恰当的时间再行检查。

小结

- 使用 FOB 实验进行结直肠癌群体筛查是可行的，越来越多的研究据表明这些实验能降低直肠结肠癌的死亡率，其成本与现有的乳腺癌筛查实验相近。
- 只有可弯曲的乙状结肠镜有希望替代 FOB 筛查实验，但是它对死亡率的影响的结论性数据在接下去的 5～7 年也不可能得到。
- 一些国家，包括美国，已利用这些模式中的一个或全部建立起选择性筛查程序。
- 英国的筛查项目在结肠镜设施上需要有额外的投入，要求增加结肠镜及病理方面的专家。
- 许多中心采用结肠镜检查作为有结直肠癌家族史（高中危人群）的最合适筛查方法。
- 针对有家族史的筛查，可用多学科方法把个体分层在合适风险组里，利用世界上现有的有限的资源为他们提供尽可能好服务。

（王新友 译 姚宏伟 校）

参考文献

Adams E & Layman K (1974). Immunochemical confirmation of gastrointestinal bleeding. *Ann Clin Lab Sci* 4: 343-349.

Adamsen S, Kronborg O, Hage E et al (1985). Reproducibility and diagnostic value of Hemoccult II test. *Scand J Gastroenterol* 20: 1073-1077.

Ahlquist D, McGill D, Schwartz S et al (1984). HemoQuant, a new quantitative assay for fecal hemoglobin. Comparison with Hemoccult. *Ann Intern Med* 101: 297-302.

Ahlquist D, McGill D, Schwarts S et al (1985). Faecal occult blood levels in health and disease: a study using HemoQuant. *N Engl J Med* 312: 1422-1428.

Ahlquist D, McGill D, Fleming JL et al (1989). Patterns of occult bleeding in asymptomatic colorectal cancer. *Cancer* 63: 1826-1830.

Ahlquist D, Skoletsky J, Boyntonk K et al (2000). Colorectal cancer screening by detection of altered human DNA in stool: feasibility of a multi-target assay panel. *Gastroenterology* 119: 1219-1227.

Armitage N, Hardcastle J, Amar S et al (1985). A comparison of an immunological faecal occult blood test, Fecatwin sensitive/FECA EIA with Haemoccult in popultion screening for colorectal canter. *Br J Cancer* 51: 799-804.

Atkin W, Edwards R, Wardle J et al (2001). Design of a multicentre randomised trial to evaluate flexible sigmoidoscopy in colorectal cancer screening. *J Med Screen* 18: 137-144.

Austoker J (1994). Cancer prevention: setting the scene. *Br Med J* 308: 1415-1420.

Bennett D, Robinson M, Preece P et al (1995). Colorectal cancer screening: the effect of combining flexible sigmoidoscopy with a faecal occult blood test. *Gut* 37: T91 [abstract].

Bowles CJ, Leicester R, Romaya C et al (2004). A prospective study of colonoscopy practice in the UK today: are we adequately prepared for national colorectal cancer screening tomorrow? *Gut* 53: 277-283.

Caligiore P, Macrae F, St John DJB et al (1982). Peroxidase levels in food: relevance to colorectal cancer screening. *Am J Clin Nutr* 35: 1487-1489.

Cannon Albright L, Bishop D, Samowitz W et al (1994). Colonic polyps in an unselected population: prevalence, characteristics and associations. *Am J Gastroenterol* 89: 827-831.

Clarke P, Jack F, Carey FA & Steele RJC (2006). Medications with anticoagulant properties increase the likelihood of a negative colonoscopy in faecal occult blood test population screening. *Colorectal Dis* 8, 389-392.

Dent O & Goulston K (1982). Community attitudes to cancer. *J Biosoc Sci* 14: 359-372.

Dinning J, Hixson L, Clark LC et al (1994). Prevalence of distal colonic neoplasia associated with proximal colon cancers. *Arch Intern Med* 154: 853-856.

Dong S, Traverso G, Johnson C et al (2001). Detecting colorectal cancer in stool with the use of multiple genetic targets. *J Nat Cancer Inst* 93.

Doran J & Hardcastle J (1982). Bleeding patterns in colorectal cancer: the effect of aspirin and the implications for faecal occult blood testing. *Br J Surg* 69: 711-713.

Dybdahl J, Daae L, Larson S et al (1984). Occult faecal blood loss determined by a 51Cr method and chemical tests in patients referred for colonoscopy. *Scand J Gastroenterol* 19: 245-254.

Eddy D (1990). Screening for colorectal cancer. *Ann Intern Med* 113: 373-384.

Farrands P & Hardcastle J (1983). Accuracy of occult blood tests over a six-day period. *Clin Oncol* 9: 217-225.

Fenlon H (2002). Virtual colonoscopy. Br J Surg 359: 403-404.

Fleisher M, Winawer S, Zauber AG et al (1991). Accuracy of faecal occult blood test interpretations. *Ann Intern Med* 114: 875-876.

Fraser CG, Matthew CM, Mowat NA et al (2006). Immunohistochemical testing for individuals positive for guaiac faecal occult blood test in a screening programme for colorectal cancer: an observational study. *Lancet Oncol* 7 (2): 127-131.

Frommer D (1992). Comparison of bowel cancer screening costs using immunological and Hemoccult techniques for detecting fecal occult blood. In: Young GP, Saito H (eds) Faecal occult blood tests, pp. 46-49. San Jose CA: SmithKline Diagnostics.

Frommer D, Kapparis A, Brown MK et al (1988). Improved screening for colorectal cancer by immunological detection of occult blood. *Br Med J* 296: 1092-1094.

Goulston K, Cook I, Dent DF et al (1986). How important is rectal bleeding in the diagnosis of bowel cancer is polyps? *Lancet* ii: 261-266.

Greegor D (1967). Diagnosis of large-bowel cancer in the asymptomtic patient. *JAMA* 201: 943-945.

Griffith C, Turner D, Saunders JH et al (1981). False-negative results of Hemoccult test in colorectal cancer. *Br Med J* 283: 472.

Hardcastle J, Thomas W, Chamberlain J et al (1989). Randomised controlled trial of faecal occult blood screening for colorectal cancer: results for the first 107, 349 subjects. *Lancet* i: 1160-1164.

Hardcastle J, Chamberlain J, Robinson MH et al (1996). Randomised controlled trial of faecal occult blood screening for colorectal cancer. *Lancet* 348: 1472-1477.

Herzog P, Holtermuller KH, Preiss J et al (1982). Fecal blood loss in patients with colonic polyps: a comparison of measurements with 51chromium-labelled erythrocytes and with the Haemoccult test. *Gastroenterology* 83: 957-962.

Hunter W, Farmer A, Mant D et al (1991). The effect of self-administered faecal occult blood tests on compliance with screening for colorectal cancer: results of a survey of those invited. *Fam Pract* 8: 367-372.

Iwase T (1992). The evaluation of an immunochemical occult blood test by reversed passive haemagglutination compared with Hemoccult II in screening for colorectal cancer. In Young GP, Saito H (eds) Faecal occult blood tests, pp. 90-95. San Jose CA: SmithKline Diagnostics.

Jaffe R, Kasten B, Young DS et al (1975). False-negative stool occult blood tests caused by ingestion of ascorbic acid (vitamin C). *Ann Intern Med* 83: 824-826.

Jameel JKA, Pillinger SH, Moncur P et al (2006). Endoscopic mucosal resection (EMR) in the management of large colo-rectal polyps. *Colorectal Dis* 8: 497-500.

Johnson PM, Gallinger S & McLeod RS (2006). Surveillance colonoscopy in individuals at risk for hereditary nonpolyposis colorectal cancer: an evidence-based review. *Dis Colon Rectum* 49: 80-95.

Kapparis A & Frommer D (1985). Immunological detection of occult blood in bowel cancer patients. *Br J Cancer* 52: 857-861.

Kewenter J, Bjork S, Maglind E et al (1988). Screening and re-screening for colorectal cancer: a controlled trial of fecal occult blood testing in 27, 700 subjects. *Cancer* 62: 645-651.

Knudson J (1971). Mutation and cancer: statistical study of

retinoblastoma. *Nat Acad Sci USA* 68：820-823.

Kronborg O, Fenger C, Søndergaard O et al (1987). Initial mass screening for colorectal cancer with fecal occult blood test：a prospective randomised study at Funen in Denmark. *Scand J Gastroenterol* 22：677-686.

Lang C & Ransohoff D (1994). Fecal occult blood screening for colorectal cancer. Is mortality reduced by chance selection for screening colonoscopy? *JAMA* 271：1011-1013.

Lauenstein T & Goehde S (2002). MR colonography with barium based faecal tagging：initial clinical experience. *Radiology* 223：248-254.

Lazovich D, Weiss N, Stevens NG et al (1995). A case-control study to evaluate efficacy of screening faecal occult blood. *J Med Screen* 2：84-89.

Lehman G, Buchner D Lappas JC et al (1983). Anatomical extent of fibreoptic sigmoidoscopy. *Gastroenterology* 84：803-808.

Leiberman D (1994). Colon cancer screening：beyond efficacy. *Gastroenterology* 106：803-807.

Levin TR (2004). Colonoscopy capacity：we build it? Will they come? *Gastroenterology* 127：1841-1849.

Lynch N, McHutchison J, Young GP et al (1989). Gastrointestinal blood loss from a new buffered aspirin (Ostoprin)：measurement for radiochromium and HemoQuant techniques. *Aust NZ J Med* 19：89-96.

Macrae F, St John D, Caligiore P et al (1982). Optimal dietary conditions for Hemoccult testing. *Gastroenterology* 82：899-903.

Mandel JS, Bond JH, Church, TR et al (1993). Reducing mortality from colorectal cancer by screening for fecal occult blood. Minnesota Colon Cancer Control Study. *N Engl J Med* 328：1365-1371.

Mandel JS, Church TR, Bond, JH et al (2000). The effect of faecal occult blood screening on the incidence of colorectal cancer. *N Engl J Med* 343：1603-1607.

McDonald C & Goulston K (1984). Colo-rectal test for occult blood. *Med J Aust* 140：183.

McDonald C, Walls R, Burford Y et al (1984). Immunochemical detection of faecal occult blood. *Aust NZ J Med* 14：105-110.

McDonald C, Burford Y, Walls R et al (1985). Immunochemical testing for faecal occult blood in patients with colorectal cancer. *Med J Aust* 143：141-143.

Maruthachalam K, Stoker E, Nicholson G & Horgan AF (2006). Nurse led flexible sigmoidoscopy in primary care—the first thousand patients. *Colorectal Dis* 8：557-562.

Nivatvongs S & Fryd D (1980). How far does the proctosigmoidoscope reach? *N Engl J Med* 303：380-382.

Norfleet R, Ryan M, Wyman JB (1988). Adenomatous and hyperplastic polyps cannot be reliably distinguished by their appearance through the fibreoptic sigmoidoscope. *Dig Dis Sci* 33：1175-1177.

Petrelli N, Michalek A, Freedman A et al (1994). Immunochemical versus guaiac occult blood stool tests：results of a community-based screening program. *Surg Oncol* 3：27-36.

Pierson R, Holt P, Watson RM et al (1961). Aspirin and gastrointestinal bleeding. *Am J Med* 31：259-265.

Pye G, Ballantyne K, Armitage NC et al (1987). Influence of nonsteroidal anti-inflammatory drugs on the outcome of faecal occult blood tests in screening for colorectal cancer. *Br Med J* 294：1510-1511.

Pye G, Jackson J, Thomas WM et al (1990). Comparison of Coloscreen Self-Test and Haemoccult faecal occult blood tests in the detection of colorectal cancer in symptomatic patients. *Br J Surgery* 77：630-631.

Ransohoff D & Lang C (1990). Small adenomas detected during fecal occult blood test screening for colorectal cancer. The impact of serendipity. *JAMA* 264：76-78.

Ransohoff D & Lang C (1991). Screening for colorectal cancer. *N Engl J Med* 325：37-41.

Ransohoff D & Lang C (1993). Sigmoidoscopic screening in the 1990s. *JAMA* 269：1778-1781.

Ransohoff D & Pignone M (2001). The effect of faecal occult blood screening on the incidence of colorectal cancer. *N Engl J Med* 344：1022-1023.

Rex D & Johnson D (2000). Colorectal cancer prevention 2000：screening recommendations of the American College of Gastroenterology. *Am J Gastroenterol* 95：868-877.

Robinson M, Marks C, Farrands PA et al (1994). Population screening for colorectal cancer：comparison between guaiac and immunological faecal occult blood tests. *Br J Surg* 81：448-451.

Rozen P (1992). Screening for colorectal neoplasia in the Tel Aviv area：cumulative data 1979-89 and initial conclusions. *Isr J Med Sci* 28 (S1)：8-20.

Sackett D, Haynes R, Tugwell P et al (1985). Clinical epidemiology. A basic science for clinical medicine, pp. 76-126. Boston：Little, Brown and Company.

Saito H, Soma Y, Koeda J et al (1995). Reduction in risk of mortality from colorectal cancer：a case control study. *Int J Cancer* 61：465-469.

Schwartz S, Dahl J, Ellefson M et al (1983). The 'HemoQuant' test：a specific and quantitative determination of haem (haemoglobin) in faeces and other materials. *Clin Chem* 29：2061-2067.

Seef LC, Manninen DL, Dong FB et al (2004). Is there capacity to provide colorectal cancer screening to the unscreened population in the United States? *Gastroenterology* 127：1661-1669.

Selby J (1994). Targeting colonoscopy. *Gastroenterology* 106：1702-1705.

Selby J, Friedman G, Quesenberry CP et al (1992). A case-control study of screening sigmoidoscopy and mortality from colorectal cancer. *N Engl J Med* 326：653-657.

Shimizu S, Tada M, Kawai K et al (1987). Evaluation of the utility of an immunological fecal occult blood test, OC-Hemodia-Eiken. *J Kyoto Pref Univ Med* 96：881-888.

Simon J (1985). Occult blood screening for colorectal carcinoma：a critical review. *Gastroenterology* 88：820-837.

Sinatra M, Young G, St John DJB et al (1994). A study of laboratory practices for faecal occult blood tests in Melbourne. *J Gastroenterol Hepatol* 9：A101.

Smith D, Ballal M, Hodder R et al (2006). The adenoma carcinoma sequence：an indoctrinated model for tumorigenesis, but is it always a clinical reality? *Colorectal Dis* 8：296-301.

Smith R, von Eschenbach A, Wender R et al (2001). American Cancer Society Guidelines for the early detection of cancer：update of early detection guidelines for prostate, colorectal and endometrial cancers. *CA Cancer J Clin* 51：38-75.

Songster C, Barrows G, Jarrett DD et al (1980). Immunochemical detection of faecal occult blood. *Cancer* 45：1099-1102.

St John D, Young G, McHutchinson JG et al (1992). Comparison of the specificity and sensitivity of Hemoccult and HemoQuant in screening for colorectal neoplasia. *Ann of Intern Med* 117：376-382.

St John D, Young G, Alexeyeff MA et al (1993). Evaluation of new occult blood tests for detection of colorectal neoplasia. *Gastroenterology* 104：1661-1668.

Steele R, Parker R, Patnick J et al (2001). A demonstration pilot trial for colorectal cancer screening in the United Kingdom：a new concept in the introduction of healthcare strategies. *J Med Screen* 8：197-203.

Stryker S, Wolff B, Culp CE et al (1987). Natural history

of untreated polyps Gastroenterology 93：1009-1013.

Summers R，Johnson C，Pusanik LM et al (2001). Automated polyp detection at CT colonography：feasibility assessment in a human population. *Radiology* 219：51-59.

Thomas W，Pye G，Hardcastle JD et al (1990). Faecal occult blood screening for colorectal neoplasia：a randomized trial of three days or six days of tests. *Br J Surgery* 77：277-279.

Towler B，Irwig L，Glasziou P et al (1998). A systemic review of the effects of screening for colorectal cancer using faecal occult blood test，Haemoccult. *Br Med J* 317：559-565.

Wahrendorf J，Robra B，Wiebelt H et al (1993). Effectiveness of colorectal cancer screening：results from a population based case control evaluation in Saarland，Germany. *Eur J Cancer Prev* 2：221-227.

Watson J & Junger G (1968). Principles and practice of screening for disease. World Health Organization Public Health Papers No 34，Geneva：WHO.

Weller D，Thomas D，Hiller J et al (1994a). Screening for colorectal cancer using an immunochemical test for faecal occult blood：results of the first 2 years of a South Australian programme. *Aust NZ J Surg* 64：464-469.

Weller D，Hiller J，Beilby J et al (1994b). Screening for colorectal cancer. Knowledge，attitudes and practices of South Australian GPs. *Med J Aust* 160：620-624.

Winawer S，Schottenfeld D，Flehinger BJ et al (1991). Colorectal cancer screening. *J Natl Cancer Inst* 83：243-253.

Young G & St John D (1991). Selecting an occult blood test for use as a screening tool for large bowel cancer. *Front Gastrointest Res* 18：135-156.

Young G & St John D (1992). Faecal occult blood tests：choice，usage and clinical applications. *Cin Biochem Rev* 13：161-167.

Young G，Rose I，St John DJB et al (1989). Haem in the gut. I：the fate of haemoproteins and the absorption of haem. *J Gastroenterol Hepatol* 4：537-545.

Young G，St John D，Rose IS et al (1990). Haem in the gut. II：Faecal excretion of haem and haem-derived prophyrins and their detection. *J Gastroenterol Hepatol* 5：194-203.

Young G，Levin B & Rozen P (1996). Prevention and early detection of colorectal cancer，p. 244. London：Saunders.

Zappa M，Castiglione G，Grazzini G et al (1997). Effect of faecal occult blood testing on colorectal cancer mortality：results of a population based case control study in the district of Florence，Italy. *Int J Cancer* 73：208-210.

29

第 29 章 结肠癌的治疗

结肠癌的治疗一直处于不断发展的过程中。尽管外科手术仍然是治疗结肠癌的基石，但是微创技术已经是目前普遍接受的治疗方法。此外，自从20 世纪 70 年代（Dukes，1957；Eisenberg 等，1967；Lockhart-Mummery 等，1976）建立了目前所用的治疗方法后，通过对近 20 年内辅助化疗的精确评估发现，结肠癌治疗的预后一直没有明显改观。目前，无数对照测试正在进行或已经完成，所得到的成果也都在影响着对病人的治疗，但对这些试验结果具有重要影响的一个问题，就是确诊的病人没有得到合适、统一的肿瘤病理分期。目前主要工作还是致力于为结肠癌提供更精确的分期标准。随着技术的进步，结肠癌的分期除了依据肿瘤的扩散蔓延程度外，将参考更为详细、精确的分子生物学指标。精确的分期信息不仅可以帮助医务人员更加合理地选择辅助治疗手段，也会使外科医生可以对不同病人实时个体化的腹腔镜手术。如果能早期就对肿瘤进行精确的分期将有利于腹腔镜切除术病人的科学选择。临床上，把时间用在对病人的分期比充满困惑地分析病人快速进展的病情更有价值（Hemingway 等，2006；Rupassara 等，2006）。已有报道对不同分期病人进行适当的手术范围会提高病人的术后生存率。（Sakamoto 等，2006；O'Lorcain 等，2006）。

术前评估

术前评估应包括两个方面：身体耐受和肿瘤扩散程度。

术前身体耐受评估和术前准备

判断病人是否适合手术需要的细致评估，就像明确病人是否患有结肠癌或直肠癌一样。它需要全面、彻底的临床检查，尤其要特别注意并存的呼吸系统和心血管系统疾病，还要对病人的一般营养状况做到心中有数。外科医生必须全面、细致地掌握患者既往的病史和手术史，也要足够重视同时伴有的糖尿病和高血压等疾病，能提前征求专科医师的会诊意见将会很有帮助。如果病人曾有深静脉血栓形成或肺栓塞病史，则需要提前采取相应的预防措施。有贫血症状者应予以提前纠正，必要时还可输血。术前认真评估病人泌尿系统功能也是非常必要的，要提前注意病人的输尿管情况和肾功能。另外，前列腺有问题的病人在术后可能会出现排尿困难，尤其是需要盆腔清扫术的患者。所以，这种情况一般需要行静脉尿路造影。

病人的营养状况同样也很重要，任何营养不良都应在手术前予以最好的调整（Smith 等，2006）。营养状况的评估需要详细地询问既往的营养状况并结合细致的体格检查。体重下降是很重要的方面，短期的体重变化反映机体体液平衡情况的改变，而数周或数月的变化则表明机体组织的受损情况。如需详细地评价预后的危险因素，术前营养方面的作用见第 3 章。

扩散程度评估

肿瘤扩散程度的评估一般需要依靠临床检查。美国规范化要求检查的内容包括：肝脏的 CT 或超声成像、结肠肿瘤区域的 CT 扫描和全程结肠镜检查、胸部 X 线或肺部 CT 检查排除肺转移。

临床检查

临床检查首先应包括确诊肿瘤是否发生了转移。无论有无黄疸、肝大都表明肝已经被累及，尤其是肝脏形状不规则或出现了硬节。腹水的存在则强烈提示已经出现了腹膜种植。多发性皮肤结节，特别是在肚脐部出现的结节，一般被叫做 Sister Joseph 结节，说明有肿瘤扩散的可能。腋下或锁骨上窝淋巴结出现肿大偶尔可见于广泛扩散的病人。

通过腹部触诊获得的腹部柔软程度、与邻近组织的粘连程度等可以推断结肠的受损情况。而直肠和阴道指诊在结肠肿瘤中也很有用，因为在乙状结肠肿瘤时，直肠壁壁的瘤体和道格拉斯窝的转移结节可以通过直肠和阴道指诊而被触及。

胸部影像学诊断

以前，胸部 X 线片曾经是必需的检查，来排除继发性肺转移和较少见的骨转移。这些现在往往可以被省略，因为计算机断层扫描（CT）可以同时检查病人的肺和肝的情况。

静脉肾盂造影

静脉肾盂造影在结肠癌术前评估中是否有价值存在争议。一些外科专家认为如病灶位于左半结肠和直肠时，需要进行静脉肾盂造影（Cameron，1977），而还有一些外科专家认为这样获得的信息没有意义，因为常规的静脉肾盂造影结果并不客观（Phillips 等，1983 年，Kettlewell，1988）。我们主张，当病人的输尿管可能被累及情况下，建议进行静脉肾盂造影检查。事实上，转移到输尿管的肿瘤一般比较小，而且这些转移肿瘤通常是首先行超声波或 CT 检查时发现的。静脉尿肾盂造影的意义在于进一步确定肿瘤是否已经侵犯了输尿管，如果出现了侵犯，其程度如何。或许更重要的是，静脉肾盂造影可以显示对侧肾脏的状态，这个信息是至关重要的，因为它决定了在手术中是否可以进行肾切除术。虽然类似的资料也可以通过其他方法获得，但那需要更先进的设备和花更长的时间。我们认为最好的外科医生就是要预先掌握尽可能全面的临床资料，这样就可以在手术前对手术切除的范围等胸有成竹。随着医学的发展，静脉肾盂造影所取得的大部分信息已经可以通过术前 CT 检查来获得（参见下文）。

超声检查

结肠癌患者术前应常规评估肝转移的可能，可行超声或 CT 扫描来检查。有报道称，超声检测对此的准确度可以达到 85%（Lamb 和 Taylor，1982）。我们自己的结果稍逊（Williams 等，1985）：主要是假阳性率高，特异性和准确性分别为 86%和 80%，但敏感性仅为 57%（表 29.1）。令人高兴的是，随着对比增强超声造影扫描技术的发展，这项技术的灵敏度和特异性都大幅提高（Albrecht 等，2003；Strobel 等，2003）。现在存在的问题已经主要是检查医师的技术水平了。

一般认为，10%～15%的病人中肠道气体会干扰或完全阻止超声的检查结果，但实时扫描技术的广泛应用和分辨技术的改进大大有助于这个问题的解决（图 29.1）。

所有对肝转移的研究都受阻于影像学的检查结果与剖腹手术的结果不成正比。外科医生往往低估

表 29.1 45 例直肠癌病人超声波和 CT 扫描检查肝转移结果

	敏感性（%）	特异性（%）	准确性（%）
超声	57	86	80
CT 扫描	100	90	97

来源自：Williams 等（1985）。
$P<0.05$。

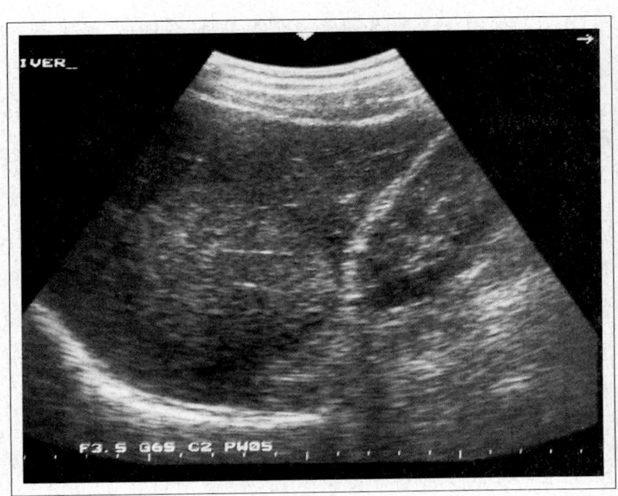

图 29.1　肝脏超声波扫描显示一个大的由原发结肠肿瘤转移至肝脏的转移结节。

了手术导致的开放性肝转移的存在。因此，Goligher 1941 年发现，31 例在进行手术时被认为肝脏正常的病人，在术后在 1 个月内的尸体解剖中，5 例（16%）都存在深层次的肝转移。

不过，结合仔细的触诊，外科医生检测肝转移的能力明显提高。基于此，外科医师 Gray（1980）获得了假阳性率和假阴性率仅为 8%和 6%的准确率，Hogg 和 Pack（1955 年）则达到了 95%的整体准确度。他们两者的研究具有一个共同点，就是他们比较的是术中和尸解的结果。研究存在的另一个主要缺陷就是设计评估影像检测准确度时不得不面对这样一个事实：一些 CT 扫描可以检测到体积很小的肝脏转移灶，但术中仔细探查也根本无法发现（Finlay 等，1982）。这种“隐性”转移通过超声检查也不能被检测到。

关于这一点，就有必要在术中对肝脏进行超声检查。我们对连续 50 例原发性结肠癌病人采用了这一技术（Johnston 等，1989）。通过在术中使用一个特别设计的 T 形 5-MHz 的探针，检测出 10 例直径在 0.5cm 以上的肝转移（图 29.2）。而术前常规 B 超和 CT 扫描只发现了其中 7 例，这就证明了这种术中的检查更加准确。类似的报道还有很多（Boldrini 等，1987；Russo 等，1989；Olsen，1990；Machi 等，1991；Charnley 等，1991；Paul 等，1994）。虽然所有结肠癌肿瘤切除术都建议采用这种术中检查的方法，但只有在检查结果会影响治疗方案的时候，这种方法才完全必要（Stone 等，1994 年）。由于它不能检测到直径小于 5mm

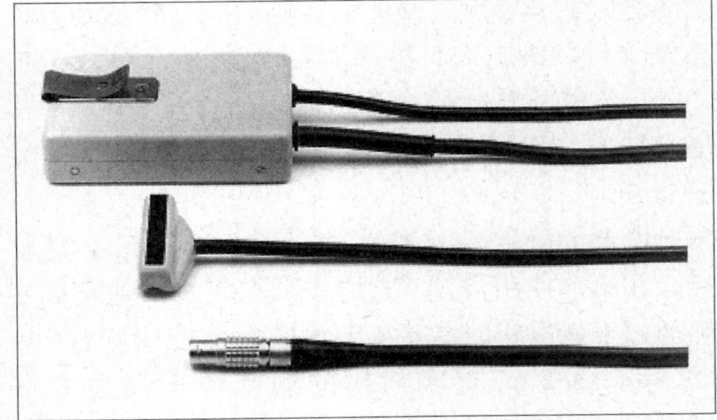

图 29.2　术中探测肝转移的超声探头。

的转移病灶，所以这项技术将如何影响未来结肠癌的治疗还有待观察，至少目前这种方法在考虑肝转移的病人进行肝切除术时还是一个必不可少的工具（Clarke 等，1989 年；Parker 等，1989 年；Rafaelsen 等，1995）。

计算机断层扫描（CT）

常规肝脏 CT 扫描对于检查直径 1.5cm 以上的肝转移是非常准确的（Levitt 等，1977 年）（图 29.3）。扫描的准确性取决于扫描的厚度（我们的研究采用 12mm）和是否采用增强扫描。CT 扫描另一优势是可以在 CT 引导下直接把活检匙或穿刺针引入肝脏可疑转移的部位取材进行活检。

螺旋 CT 扫描的应用，结合静脉注射对比的快速成像，大大提高了肝转移病灶的显像。理想的肝脏扫描时间应在血管和血管外部位差别重新分部的平衡阶段之前即行扫描。这个时候正常实质和转移

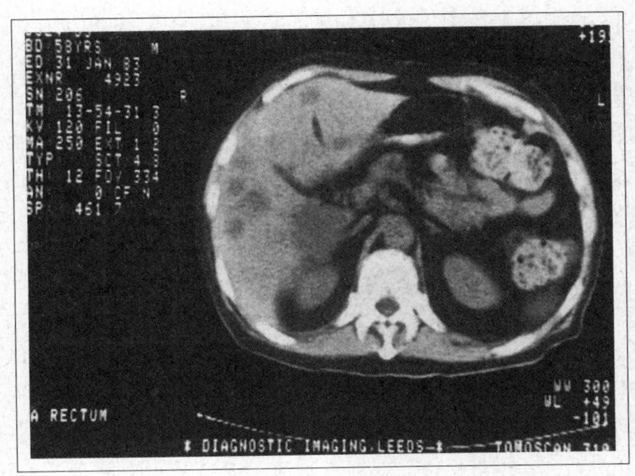

图 29.3　CT 扫描显示多个结肠癌转移到肝的转移灶。

灶的衰减差异最大，晚些差异则骤减至转移灶难以显像。利用螺旋 CT 技术具体方法是：静脉注射 100ml 非离子型造影剂开始后 40 秒进行第一片扫描。扫描一般采用在 1 或 1.3 节间隔，扫描厚度 5～8mm（Bartram 和 Reznek，1996 年）。

所谓的隐匿性转移病灶，即小于 1.5cm 转移灶，在术前使用常规 CT 检查即可发现，但它们必须通过术后复查时常规 CT 检查后才能明确（Finlay 等，1982）。首次扫描的假阳性率高达 33%（信息来自 IG Finlay 的个人交流，1985 年），如此大的误差使常规 CT 扫描技术在隐匿性转移灶的临床诊断中毫无价值。今天我们发展了可以连续扫描的螺旋 CT，拥有更好的成像效果而且多探头的 CT 扫描仪配有有 2～16 个探头。多探头的螺旋 CT 极大地增加了扫描速度，减少了扫描厚度，提高了扫描范围（Horton 等，2000）。

尽管 CT 还不能检查出体积微小的肝转移，它还是明显优于常规超声检查（Wernecke 等，1991）；而超声检查又明显优于放射性同位素扫描（Bryan 等，1977；Finlay 等，1982；Williams 等，1985）。无论超声还是 CT 检查都还未能达到尽善尽美。^{99m}锝同位素扫描不再作为检查转移性病灶的常规手段。

CT 是否应该用于检测肺转移一直存在争议。主张应用的理由主要是考虑 CT 可以同时扫描肝脏和肺部。然而事实上，CT 虽能检出肺部的转移灶，但仍有许多很难发现的其他转移病灶，这就需要更彻底的全面检查才能发现。

磁共振成像

核磁共振成像（MRI）技术可用于肝转移的检查。与 CT 相比，MRI 的优势主要是可以区分肿瘤组织和肝纤维化（Siegelman 和 Outwater，1999）。但是，目前还没有研究数据证明 MRI 在术前肝脏转移筛查中有明显优势。相比于 MRI 已成为直肠癌局部分期诊断的金标准，它在肝转移的诊断中却无此作用（参见第 30 章）。

动脉造影

某些时候，进行动脉造影检查会很有帮助。肝转移病灶的血供主要来源于肝动脉。肝动脉造影，尤其是应用数字血管成像技术，可以显示出非常小的肝转移病灶。它主要是用来排除门静脉是否受侵和是否存在其他血管变异，例如起自肠系膜上动脉的肝右动脉，这为选择肝切除，肝动脉栓塞还是肝内注射等方法提供参考依据（Bartram，1985）。

肝动态显像

肝动态显像被认为是可以提高诊断的特异性和灵敏度的肝成像方法（Sarper 等，1981；Wraight 等，1982 年，Carter 等，1996）。它的理论前提是当肿瘤在肝脏中生长和生存必须依赖于肝的动脉血液。不过，由于 CT 和 MRI 比超声具有更高的可靠性，肝显像今天已很少使用。

单克隆抗体

近年来研究热点一直集中于得到可以和肿瘤高度特异结合的单克隆抗体，然后就可以把化疗药物和这些抗体偶联，从而达到靶向治疗的目的，现在初步工作主要是把抗体标记上放射性同位素，使肿瘤及其转移灶可以通过外部扫描成像（Mach 等，1983；Zalcberg 等，1983；Armitage 等，1984；Rilinger 等，1991；Yamaguchi 等，1991；Yiu 等，1991；Granowska 等，1993；Behr 等，1995）。尽管现在已经取得了相当大的进展，但到目前为止还没有足够特异的抗体可以应用于临床常规检查。

正电子发射断层扫描（PET）

这种相对无创的扫描方法已被发展应用于研究局部组织功能。标记在生化物或药物化合物上的放射性同位素进入体内后发出的 γ 射线（发射正电子），其在体内分布区域的情况就可以被外部辐射探测器检测到。这样就可以得到体内的放射自显影图像。虽然 PET 也可以作为一个简单的成像检测设备，但它的最终目标是检测肿瘤和正常组织生物学指标的差异。这项技术已应用于检测结肠癌的肝脏转移，因为它们对 2-脱氧葡萄糖的摄取能力都明显增加（Strauss 等，1989 年）。^{18}氟标记的 2-氟-2-脱氧葡萄糖（FDG）是目前最常用的检测结肠肿瘤的同位素。

PET 是一种检测转移成像非常精确的方法（Bohdiewicz 等，1995）。当准备手术切除转移灶时，PET 扫描对于检测手术区域外的隐匿转移具有重要价值。如果使用 PET-CT 就可以显示出复发的确切位置。PET-CT 已被证明在检测结肠癌转移时比用 PET 具有更高的特异性和敏感性（见第 31 章）。

肿瘤标记物：癌胚抗原与急性期蛋白

术前血清癌胚抗原（CEA）反映了肿瘤的扩散程度（Logerfo 和 Herter，1975；Herrera 等，1976；Wanebo 等，1978；Lewi 等，1984）。在 Lewi 等的研究中（1984），只有 25%的根治性手术的术后病人的 CEA 出现了升高，而姑息性手术的术后病人升高的有 56%。另外，在 Dukes'B 和 C 期的肿瘤病人中，约有 25%的病人术前 CEA 出现了升高而 Dukes'D 期的病人升高的占 70%。

我们的研究结果（Williams 等，1985）也表明当 CEA 水平大于 45ng/L 时，一般都会有广泛的局部转移或微小的肝转移，或两者兼而有之。因此，在血清 CEA 的浓度水平达到此水平时，即使没有 CT 和超声检查证明转移灶存在的证据，也高度怀疑病人已有肝转移病灶。

尽管血清 CEA 能够检测到肿瘤发生发展的程度，但术前的血清 CEA 水平能否成为预测预后的指标还存在一定的争议。Waneboet 等（1978 年）的研究结果表明，Dukes'B 期病人在根治术后如果 CEA 水平低于 5μg/L，有 78%的病人治愈期能达到 30 个月，而术后 CEA 水平升高的病人中这一比例却只有 44%。在 Dukes'C 期的病人中也发现了类似的结果。但是，Lewi 等（1984 年）没有发现术前 CEA 水平与预后有明显的相关，并且把此归因于发生了隐性转移的病人并没有明显血清 CEA 水平的升高。正如我们已经看到的那样，这些病人可能原发灶已经被切除并进行了常规病理检查，但他死亡的原因是术后早期就出现的肝转移（Ståhle 等，1988a，1988b）。更多的 CEA 在复发早期的作用分析见第 31 章。

其他经过临床实践检验的肿瘤标记物包括 CA19-9、CA50、CA125 和 CA250，都还远远不能像 CEA 一样对预后的评估意义重大（Persson 等，1988；Ståhle 等，1988b）。

某些急性期蛋白，特别是 α_1-糖蛋白和 C-反应蛋白，已被证明有助于检测局部转移（Durdey 等，1984）。这些蛋白的检测有助于区分是炎症反应还是肿瘤浸润引起的组织粘连。另外，检测这些血清标志物对解释影像学检查所获得的结果具有重要的价值，然而，仅仅依靠这些指标本身却不足以做出诊断。

同时性肿瘤的检测

原发性结肠癌出现同时性癌的比例在 3%～9%，而出现同时性腺瘤的比例可高达 30%（Traviesoet 等，1972；Ekelund 和 Pihl，1974；Lasser，1978；Reilly 等，1982；Cunliffe 等，1984；Kaibara 等，1984；Chu 等，1986；Finan 等，1987 年，Greig 和 Miller，1989）。由于这些病变（尤其是息肉）可能在手术中遗漏，所以对于所有结肠癌病人都建议进行全结肠的术前检查。

许多医院的常规做法是，所有病人在术前都进行气钡双重对比灌肠检查（图 29.4）（Durdey 等，1987）。这种检查尤其适用于结肠镜检查发现的乙状结肠远端以及直肠存在病变的病人，因为这些患者一般缺乏完整的常规影像学检查结果。对于发现的癌、息肉或任何可疑物，都应该进行结肠镜检查。我们认为，结肠镜检查是目前最可取的检查手段，所有病人术前都应进行结肠镜的检查。如果不能进行这样的检查，就需要进行钡剂灌肠造影。结肠镜检查的优点显而易见，它可以在计划切除的区域以外方便地取材活检。然而，对于发生在结肠近端的肿瘤，可能结肠镜检查和钡灌肠都不能得到令

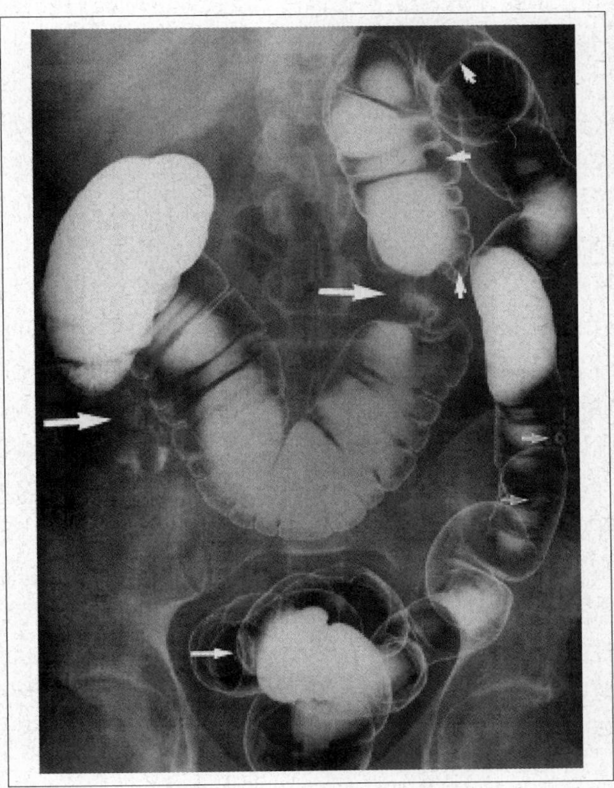

图 29.4 双对比钡灌肠显示出 2 个大的同步癌（大箭头），在乙状结肠一个大息肉（长箭头）和几个较小的息肉（小箭头）。

人满意的效果，尤其在肿瘤导致肠腔狭窄或阻塞的情况下。有报道称 50%的近端结肠病例都出现了这种问题（Finan 等，1987；Tate 等，1988），但我们的结果显示这种问题的比例只有不到 25%。对于术前不能做结肠镜检查或做了结肠镜检查但有一些区域没检查到的病人在术后 6 个月内必须进行结肠镜检查明确有遗留的病灶。

结论

结肠癌的术前评估已经有了相当大的进展。例如，改进后选择适合的病人进行腹腔镜辅助的切除手术就是一个重大进展的例子：

- 肿瘤不大
- 未与其他内脏粘连
- 最有限的淋巴结受累
- 肿瘤无固定
- 腹膜无种植结节
- 肝转移不是禁忌

也许有人会设想因为基层缺乏这些特殊的设备，就有理由把这类病人都转诊到专门的医学中心，但由于这种疾病的高发病率，这样的设想完全不切实际且难以赞同。

另一个重要的问题是当影像学检查明确结肠癌诊断后，如何选择治疗方案。一个多学科团队（MDT）会议现已成为一个癌症服务的基本组织，在英国已有指定致力于结肠癌诊疗的地点。这意味着能准确分期的诊断设施已经普及。该多学科团队包括有外科专家、消化科专家、肿瘤科专家、放射治疗学家、保健小组，放射诊断学专家、病理学家，以及涉及护理结肠癌患者的护士（即营养师，辅导员，结肠直肠癌护理专家）。所有涉及的人员都应该参加这个团队以尽可能使每个病人都能得到个体化的联合治疗，只靠外科医生无法单独完成这项工作。术前由多学科团队共同决定治疗方案：采取内镜黏膜下切除还是结肠切除术，是否需要术前放疗，最初造口的依据，从腹腔镜进入还是从开放性切口进入以及所有有关的治疗细节。所有病人的数据都应统一规范整理好。在手术后病理结果报告后，多学科团队必须再次联合讨论病人的辅助治疗方案。

为了达到结肠癌患者的诊治规范化，英国癌症研究协作委员会（UKCCCR）在 1988 年成立一个工作小组来统一临床和病理的标准。其目的是制定适用于全国各个医院的指导性建议。该委员会在审查病人术前期和手术期连同病理检查等所有临床评估体系后，在 1996 年发布了更新，有关这个结肠癌患者在术前评估表见表 29.2。需要强调的是，不能仅仅孤立地按照评估表进行术前评估，而必须结合患者手术中的发现和病理结果综合考虑。在大多数国家，结肠癌防治指南一般不是只服务于外科医生，而且面对整个社会。

手术适应证

结肠癌治疗的一般原则是，几乎所有的病人都应该考虑进行手术。即使对于已经发生了转移的病例，原发肿瘤的切除也会明显减轻患者的症状。对于无法手术的晚期病人，可以考虑进行短路手术或造口以减轻肠道的阻塞。

但是，也有病人可能因为情况极差而无法耐受任何手术，所以，外科医生要结合每个病人的具体情况来进行决策。

术前准备

病人在手术前应尽可能处于最好的身体和精神状态。他们应该被全面告知治疗的所有情况。任何可能出现的情况都应积极准备好应对预案。术前准备的具体方面包括：肠道准备，预防性抗生素的应用，造口告知和生活辅导。

肠道准备

肠道准备在第 3 章已有较大篇幅的阐述，但是，肠癌手术的肠道准备有几点需要强调。许多数据表明，肠道准备可能会增加合并症的发病率。其原因可能不在于肠道内容物的变化，而是因为老年患者在极易使人疲惫的术前准备后发生了脱水和虚脱。

另一个问题是癌呈缩窄性生长的患者肠道准备时容易出现肠梗阻的危险。因此，如果病人主诉慢性肠道阻塞症状，或在钡剂灌肠或结肠镜检查时发现存在狭窄的病变，禁忌剧烈的肠道准备，特别是全肠道灌洗。

如果在术中医生发现肠道准备不足有可能在切除和吻合术中发生并发症，可以采用 Dudley 等报道（1980）使用的术中灌肠法进行肠道灌洗。有这一现成的设施在结肠癌病人动手术时总是一个好主意。然而，最近的报道表明，在未进行肠道准备的

表 29.2　术前临床评估：英国癌症研究协作委员会分会建议的结肠癌分期（1996）

1～5 只适用于直肠癌

1. 清醒状态下进行触诊，如果确定在病人清醒状态下不能进行适当的检查可以实施麻醉。
2. 在测量肿瘤下缘与肛门的距离时应确定使用的是刚性乙状结肠镜并且病人意识清醒、处左侧卧位。
3. 周围情况。标记清楚肿瘤的数量和在肠道圆周象限的位置。
4. 固定性。触诊的固定性包括：
   (a) 活动（只局限于肠壁上的肿瘤）
   (b) 部分粘连（贯穿肠壁全层和部分固定）
   (c) 固定（与相邻组织粘连和不能活动）这种情况可以考虑麻醉。
5. 局部浸润的扫描技术评估。
   对不易活动或体积比较大的肿瘤，结合当地条件采用计算机断层扫描（CT），磁共振成像（MRI），超声内镜或直肠腔内核磁共振来评估肿瘤局部浸润的程度，同时进行腹部 CT 扫描辅助诊断。如果考虑应用局部切除，建议进行直肠腔内超声检查。
6. 肿瘤的病理分级。
   (a) 活检组织报告为腺癌或不典型增生。
   (b) 分化程度报告为“低”或“其他”
7. 肺部评估。常规进行胸部透视检查是否存在肺转移。如果胸部 X 线片不典型，应考虑进行 CT 或 MRI 扫描。
8. 肝转移的检测。
   (a) 所有结肠癌的病人都应进行肝扫描。
   (b) 最好是通过 CT 或 MRI 进行扫描。如果没有 CT 或 MRI 可以考虑使用超声波扫描。
   (c) 扫描结果分为三类：
      (ⅰ) 明确存在肝转移
      (ⅱ) 可疑
      (ⅲ) 肝无转移病灶。
   (d) 有条件的单位应检测血清癌胚抗原（CEA）的浓度，如果血清癌胚抗原（CEA）大于 50ng/ml，即使肝脏影像学检查呈阴性也提示存在肝转移。
9. 肝转移的评估。
   (a) 肝转移的数目应表示为“单个”或“多个”。如果单个，应该指出在左叶还是右叶。如果有多个，应该指出，单叶还是双叶存在。
   (b) 累及肝脏百分比应由放射科医师进行量化为：
      0　0%
      1　<50%
      2　>50%
   如果癌转移到肝脏出现了相应的症状，则需要在等级数值旁边标记“S”符号。
10. 同时性病灶的排除。所有的结肠癌病人术后都要保留部分结肠，最好在手术前进行肠镜检查，但如果没有条件或技术上不可用（如存在狭窄的病例），可以进行双对比钡剂灌肠造影。如果术前评估不能排除同步病变，应采取以下措施：
   (a) 术中补充触诊，如果认为适当，进行台上结肠镜检查（这两种方法都可能是不可靠或不令人满意的）
   (b) 术后 6 个月内进行结肠镜或钡剂灌肠造影。
11. 泌尿系的评估。术前一般不要求进行常规静脉肾盂造影，但可在特殊情况下可以应用。

情况下行肠吻合更安全（Guenaga 等，2003；Slim 等，2004；Boyce 等，2007）。

预防性抗生素的应用

肠道抗生素，伤口消毒剂及全身抗生素的作用已在第 3 章讨论过。癌症手术的患者与其他群体的预防措施无特殊。

深静脉血栓和肺栓塞的预防

这个问题已讨论过很多，而且再对各种治疗方案褒贬一番也超出了本章的范围（这个问题读者可以参考本书第 3 章）。但应当强调指出，结肠癌患者存在血栓形成的风险极高。患者年龄通常较大，在手术前需要经过数日的检查，如果病人有慢性肠梗阻，还会长时间的灌肠。结肠癌本身也是另一个重要的危险因素（Kakkar 等，1970）。直肠或乙状结肠癌患者的结肠或许面临更大的风险，因为他们在手术台上所处的特殊体位，常导致小腿受压。

常用两种方法预防深静脉血栓形成：物理方法和抗凝血药。物理方法包括：肢体活动，腿抬高，使用弹性袜和手术后早期的步行。在手术中可以使用电流刺激使小腿肌肉产生收缩或被动足部运动，但我们更喜欢采用充气套筒间歇性外部压迫小腿。抗凝血药预防有多种形式，大致可以分为凝血酶抑制剂、血小板功能抑制剂、低剂量肝素。凝血酶抑制剂是维生素 K 拮抗剂、华法林和苯茚二酮衍生物。血小板功能抑制剂包括右旋糖酐、阿司匹林、磺吡酮、双嘧达莫和羟氯喹。在这些药物中只有两种已被证明可以有效地预防肺栓塞：低分子肝素和右旋糖 70（Kline 等，1975；Kakkar 等，1977）。^{125}I 标记的纤维蛋白原检测显示葡聚糖对肺动脉栓塞和肝素一样有效，但作为预防深静脉血栓形成时没有肝素有用。基于这些原因，我们在预防结肠癌深静脉血栓形成时会使用皮下注射肝素，但是，由于每天 3 次给肝素 5 000 个单位时会增加伤口血肿的风险（Gruber 等，1980），我们一般每天给予 2 次。同时，我们喜欢使用低分子量肝素（LMWH），因为大规模腹部手术随机研究结果表明，虽然疗效与标准分子量肝素类似，但较少引起出血相关的并发症（Kakkar 等，1993）。然而，最近很多研究结果表明，应提高癌症患者应用抗凝药物的剂量，建议应用平时用量的两倍。这显著降低了深静脉血栓形成的发生率且并没有增加出血并发症的额外风险（Enoxacan 研究小组，1997 年）。在应用时间上，有报道建议，髋关节置换手术后预防深静脉血栓形成应该在出院继续用药 1 个月。

由于这些病人在整个住院期间都存在深静脉血栓和肺栓塞的危险，在他们术后最好早期开始身体活动锻炼直到能充分活动后。如果病人存在出血的危险或有肝素禁忌，我们会要求病人在整个住院期间穿着抗血栓的 TED 长筒袜（Kendall）（Scurr 等，1977；Bolton，1978），并在手术中应用充气套筒间歇性外部压迫小腿。鼓励所有病人都要在术后尽早开始活动（详见第 31 章快速康复方案）。

结肠癌的外科治疗

历史背景

首次成功进行大肠癌切除吻合术是由在里昂工作的 Reybard 于 1833 年完成的，这一手术在当时受到了严重的批判（Rankin，1926）。因此，一段时间以来，姑息性结肠造口术被主张为手术治疗这种疾病的唯一可能手段。后来，切除病灶及双管造口被应用，而且在某些情况下，打破常规进行肠吻合术建立消化道的连续性。然而，随着越来越多的外科医生可以进行肠缝合手术，结肠切除术被越来越多地应用。腹腔内切除吻合术的死亡率逐渐降低，但在 19 世纪末仍高达约 40%（Morgan，1952）。其原因在于腹内吻合口漏和败血症。

1894 年，在哥本哈根，Bloch 为了试图避免这些腹腔内并发症的发生，提出了腹膜外切除并吻合的概念。他报道了两例结肠癌患者通过腹壁外被切除的个案。一根管插入到结肠环近端以达到引流的目的。几天后，当结肠与腹壁紧密相连时，含癌结肠段被切除。由此产生的双管造口在经过一段时间后，通过肠造口关闭术而关闭。在利物浦的工作的 Paul（1895）也独立地提出了与此非常类似的操作，尽管在他的操作中，结肠环突出是在肠外置术时进行的，而且使用大的直角玻璃管分别绑在结肠的远端腔和近端腔。经过一段时间后，通过使用结肠闭瘘，结肠造口被关闭。这一操作被称为 Paul-Mikulicz 操作（尽管 Bloch 的名字应该被加进去），并在世界各地广泛流行。

由于这种创新，结肠切除的死亡率明显下降。然而，其主要的问题在于，由于只能切除有限的结肠系膜，肿瘤的淋巴引流就不能彻底清除。由于术中转移淋巴结被切开或肿瘤种植，这往往引起肿瘤切口的局部复发（Rankin，1926；Sistrunk，1928）。为此，一些外科医生坚持腹腔内吻合术，并改进了以前的操作，使手术更加安全。其中一个方案就是在无菌操作中先不开放肠道，完成所有操作后，才开放肠腔。为达到此目的，术中使用肠钳尽可能关闭肠腔，以期达到最小的腹腔内污染的可能性。另外一种减少腹腔内感染的方案是在手术前几周先行肠道造口术，旷置要切除的肠道。Devine（1931，1935）是这种方法的主要倡导者。他的理由是，粪便转流以及远端结肠灌洗会使肠道失功能和相对无菌，这样更适合肠道的切除吻合。

虽然这些技术可以减少腹内感染，但却没有降低死亡率。磺胺类药物和抗生素的发明，使外科医生可以放心地进行腹腔内结肠切除吻合术，因为这外科医师在术前可进行充分的肠道准备，并能有效地治疗脓毒血症。这项突破，加上麻醉的发展，输血的引进以及更深入的水电电解质平衡的认识，使结肠癌手术治疗发生了革命性的变化。外科学从此放弃了 Bloch，Mikulicz 和 Paul 所推崇的腹腔内切除吻合术（Lloyd Davies 等，1953）。

现代手术原则

现在，腹腔镜或开腹治疗结肠癌的手术很普遍，但其在一定程度上取决于是否是治愈（根治术）还是治愈是不可能的（姑息疗法）。根治术要求切除足够的肿瘤边缘的正常结肠以及其相关的血管蒂和淋巴结。而姑息性治疗的目的是为了减轻病人的症状。不论是腹腔镜手术还是开腹手术，均应遵循这些原则。

切除肿瘤后，接下来的工作就是吻合肠道的近端和远端来恢复胃肠连续性。实际的操作因医生个人的喜好以及方法的可行性而有所不同（参见第 4 章）。无论进行何种操作，都应该尽量地减少粪便的污染，仔细地处理组织，彻底止血以及准确地复位组织。这种操作必须仔细有加，因为一旦吻合处发生漏，其导致的并发症将引起 5%～15%的病人死亡率。

根治切除的范围

结肠癌根治手术切除的范围在很大程度上取决于为了清除肿瘤的淋巴引流而需要分离结扎的血管。淋巴引流清除的范围越大、越干净，越多的结肠就将被切除。关于这类对照性研究的报告很少，所以外科医生在做出应该切除多少结肠的决定时，不可避免地存在着意见分歧。

在肠道切除之前，是否需要使用所谓的非接触隔离技术来分离肿瘤细胞的供应血管存在着争议。克利夫兰诊所的 Turnbull 首次提出了这一观点并取得了较好的结果（Turnbull 等，1967）。然而，随机对照试验的结果表明这一观点并无明显的统计学意义（Wiggers 等，1988）。外科手术中更重要的一个理念可能是找到正确的解剖平面（事实证明，直肠癌切除解剖必须在胚胎平面进行）（Heald，1988）。这样做意味着肿瘤周围的筋膜将保持完整，从而尽可能地减少肿瘤的扩散。同样，在结肠癌治疗中也支持了这一点，即用腹腔镜进行手术时应该在无血管平面进行。这种方法的优势在于遵循解剖平面，可以很容易地发现并结扎血管，从而可以提供一个无血的良好视野。

对于右半结肠肿瘤的手术（图 29.5），一般需要分离盲肠、升结肠、肝曲和近一半的近端横结肠、回结肠动脉、右结肠动脉和中结肠动脉的右支，并切除远端 10cm 的回肠、盲肠、升结肠及近端 1/3 的横结肠。这是标准的右结肠切除术。一些

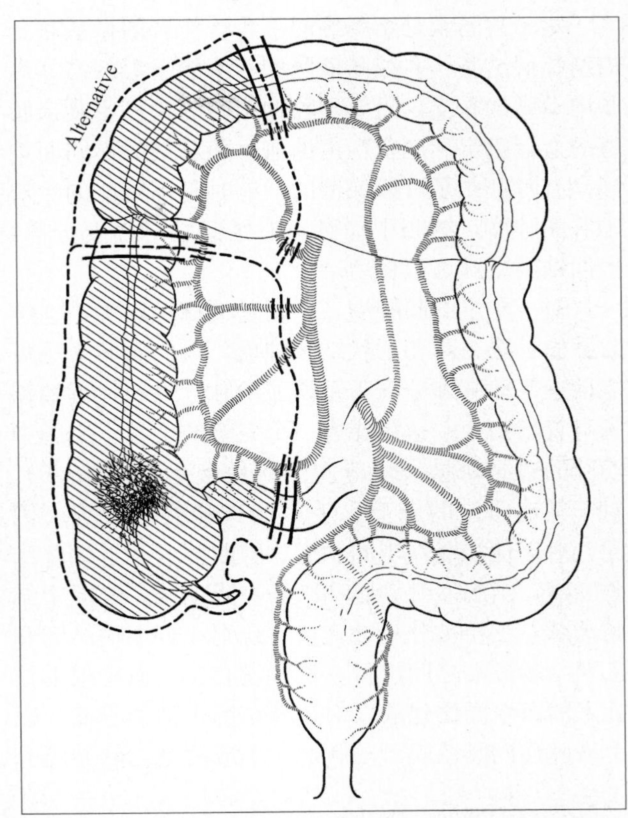

图 29.5 标准右半结肠切除术和替代扩大右半结肠切除术的切除范围。

外科医生认为，真正的根治性手术还需要分离结肠中动脉的主要分支，而且要尽量地接近肠系膜上血管结扎。这一操作（扩大的右半结肠切除术）将切除更多的横结肠，只保留其远端的 1/3 以供吻合。这种更加根治性的操作将确保整个右结肠淋巴引流被切除。但只有间接证据表明，这种方法较标准的操作更有效（Gall，1991）。然而，Erlangen 的一项非对照研究表明，这种操作可以使病人总的 5 年存活率从 55%提高到 67%。来自日本的数据显示，如果不进行扩大的切除术，那么切除肿瘤两侧至少各 10cm 的肠道是至关重要的（只要将肿瘤两侧转移的淋巴结清除干净）（Hida 等，1997）。

与此相反，在 20 世纪 70 年代，另一些人认为切除回盲部癌时应采取比标准操作更保守的方法（Lockhart-Mummery，1983）。这些医生倾向于保留结肠肝曲（图 29.5），尽管他们也承认升结肠癌应该切除肝曲。这一观点现在已被废弃，作者认为应该采取右半结肠切除术。在过去，右半结肠切除术的预后因为切除不足和吻合口漏发生率高而受到影响（MacDermid 等，2007）。

对于盲肠及升结肠癌的手术，作者的做法是分离结扎回结肠、右结肠动脉和尽可能于根部结扎结肠中动脉的右支。需要切除的结肠的长度由剩余肠道的血运决定。剩余肠道的血运随病例的不同而不同。有时肝曲是可以保留的，有时是不可能的。对于肝曲肿瘤，结肠中动脉与右结肠动脉需要分离，但回结肠动脉可以保留。

对于左半结肠肿瘤，包括远端横结肠肿瘤、脾曲肿瘤、降结肠和乙状结肠肿瘤，我们倾向于尽可能接近主动脉来分离肠系膜下动脉，以便使近端结肠与直肠吻合；这需要有一个完整的来源于结肠中动脉的边缘动脉来供应左结肠的血运（图 29.6）。对于其他部位的肿瘤，手术的选择性就更大。因此，对于横结肠左半的肿瘤、脾曲肿瘤和近端降结肠肿瘤，结肠左升动脉和结肠左降动脉，连同中结肠动脉左支将被分离结扎，吻合则在近端横结肠和乙状结肠近端之间进行。那些没有做过血管根部结扎术的医生同样建议，对于降结肠中部的肿瘤，以上动脉连同肠系膜下动脉的一个或两个乙状结肠分支需要被分离，但中结肠动脉左支则需要保留。对于乙状结肠肿瘤，方法更具选择性，只需要分离肠系膜下动脉的乙状结肠分支，然后将降结肠和直肠上段进行吻合（图 29.7）。

许多外科医生，不论肿瘤位于左半结肠的什么部位，都喜欢采取更加根治性的操作，即在十二指肠第三段下方的紧贴腹主动脉分离肠系膜下动脉（图 29.6）。由于肠系膜下血管通过直肠上动脉来供应乙状结肠远端及直肠上段，远端吻合通常是在直肠上段近骨盆水平进行的。确切的吻合位置取决于直肠中血管和边缘动脉的血供，这可以通过组织血氧饱和度仪或激光多普勒超声仪来检测。无论哪种方式，解剖的需要远比局限性切除的需要更为重要。因此，一些外科医生（Goligher，1984），包括我们自己，只要条件允许就倾向于选择根治术，但对于老年人以及身体虚弱的病人则首选局限性切除。

应该强调的是，没有证据表明左半结肠的根治性切除比局限性切除的生存和预后要好。事实上，

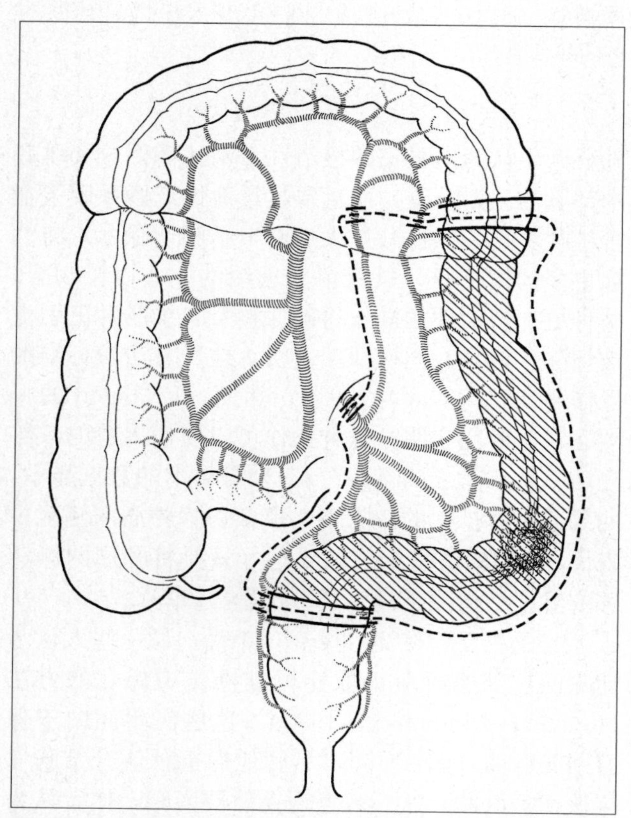

图 29.6 肿瘤位于乙状结肠的标准左半结肠切除术的切除范围。分离肠系膜下动脉时距离主动脉越近越好。如果肿瘤还位于近端则结肠肝曲也需要切除。

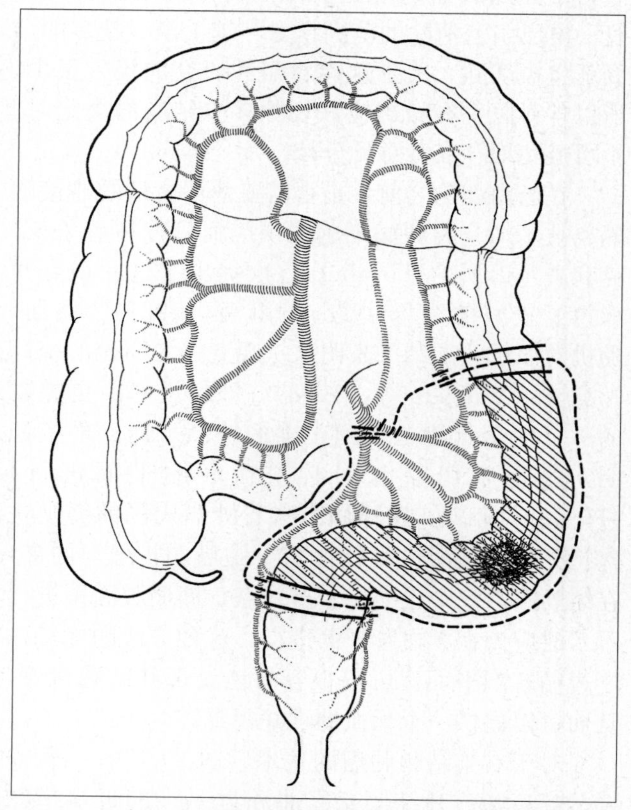

图 29.7 肿瘤位于乙状结肠的局限性左半结肠切除术的切除范围。在靠近肠系膜下动脉的乙状结肠支的末端进行分离。

有证据表明，结果是与此相反的。1955 年到 1970 年之间，Busuttil 及其同事治疗了 107 例乙状结肠癌和直肠乙状结肠交界处癌症患者（Busuttil 等，1977）。其中，16 人采取了左半结肠切除术，91 人采取了部分切除术；这两组病人的年龄与肿瘤的扩散程度是基本一致的。结果表明，局限性切除术患者与根治术患者相比，住院时间缩短，手术死亡率降低，5 年生存率也提高。

法国外科研究协会所进行的多中心随机对照试验支持了这一回顾性的研究结果（Rouffet 等，1994）。1980—1985 年，270 例左结肠癌患者被随机分成两组，分别接受左半结肠切除术和部分结肠切除。排除 10 个违反协议的病人，他们对 131 例左半结肠切除术患者和 129 例部分结肠切除术患者进行了分析。两组之间唯一的区别就在于左半结肠切除术病人切除了更多的肠道。结果表明，两组间的生存率并无显著差异。然而，左半结肠切除术患者的排便次数显著增加（表 29.3）。虽然血管高位结扎术对预后可能没有优势，但彻底的的淋巴结清扫为病理学家提供了丰富的淋巴结，使他们能够更好地掌握病人的资料，并帮助临床医生判断病人的预后（Schofield 等，2006 年）。

在本书中，十分有趣的是肠系膜下动脉是否进行高位或低位结扎并不影响直肠癌患者术后的复发和预后（Pezim 和 Nicholls，1984）。此外，左半结肠切除术影响吻合口的愈合，正如乙状结肠憩室炎的研究结果一样，结扎肠系膜下动脉将导致更多的吻合口并发症（Tocchi 等，2001）。

包括结肠和肿瘤在内，整块切除以及部分或完全切除邻近被肿瘤侵袭的器官往往是必要的。因此，横结肠肿瘤可能涉及胃大弯；脾曲肿瘤可能侵犯脾、肾、胰和膈肌；左结肠或右结肠肿瘤可能涉及前（或更多是）后腹壁。很多时候，小肠襻容易附着于结肠病变处。此外，远端的膀胱、输尿管、子宫或卵巢也可能被涉及。如果有可能，就应该尽量切除与结肠及其肿瘤相连的器官。因此，外科医生应该随时做到尽可能根治，虽然人们发现肿瘤好像侵犯别的结构，而实际上是通过炎症反应与其粘连（Cooke，1956；Jensen 等，1970；Ellis，1971），而且在这种情况下预后要相对好得多（Bonfanti 等，1982；Durdey 和 Williams，1984）。即使肿瘤浸润到邻近组织，淋巴结也不一定有转移，所以采取局限性根治术也是可以治愈的。事实上，即使肿瘤很大，只要和周围组织切缘干净，也可以取得较高的存活率（Goligher，1984；Hotta 等，2006）。除了 80 岁以上患者外，对于梗阻性和穿孔性结肠肿瘤患者也有同样的疗效（Kreisler 等，2007；Tan 等，2007）。

根治性还是姑息性切除？

如上所述，即使肿瘤明显侵犯周围组织，只要没有发生远处扩散，还是有必要进行根治术的。在这种操作下，患有恶性肿瘤侵及周围固定的患者术后 5 年存活率可达 28.5%（Durdey 和 Williams，1984）。

广泛性的腹膜转移（Rekhraj 等，2007），和广泛的肝转移，是采取姑息性治疗的适应证之一。在发生腹膜转移时，术中必须做冰冻切片病理检查，以确认是否是真正的转移结节。如果病人以前做过剖腹手术，那么这尤其必要。由于手套上的粉末引起的淀粉肉芽肿往往被误认为腹膜种植肿瘤。但是，如果肿瘤不是太大，腹膜扩散面积也在切除范

表 29.3　左侧结肠肿瘤患者分别采用左半结肠切除术和部分结肠切除术的结果对比

	左半结肠切除术（n=131）	部分结肠切除术（n=129）
术后死亡率	8（6%）	3（2.3%）
病人有一种或者更多的并发症	27（20.6%）	29（22.5%）
住院时间中位值（天）	14（10.7%）	14（10.9%）
10 年生存率	47%	54%
在 12 个月时病人每天有 2 次或更多的肠道活动	7（5.3%）	1（0.8%）

来源自：Rouffet 等（1994）。

围之内，现代的方法是将整块腹膜切除并同时给予腹腔化疗（Mahteme 等，2004；Farquharson 等，2007）。

当肝发生广泛转移时，其外观是比较明显的：它们呈现出珍珠样灰色肝表面脐状病变。有时候它们非常小，以至于外科医生都怀疑它们是不是肿瘤。这时候，冰冻切片或细针抽吸细胞学是非常有用的，只要不存在取样偏差，偶尔的一个阴性结果也将是一大惊喜。虽然肝多处转移是采取姑息性治疗的绝对适应证，但如果只存在一个孤立的结节或存在不多于 3 个较小的结节，而且只限于特定的部位，那么肝切除术也是可行的（见第 31 章）。

直肠上段肿瘤或乙状结肠肿瘤侵及卵巢也未必是根治性切除的禁忌。但是，如果是由远离盆腔的结肠肿瘤扩散而来的（Krukenberg 肿瘤），则只能采取姑息性治疗。2%～6%的结肠癌女性患者在进行剖腹手术时可发现肉眼可见的卵巢转移（Stearns 和 Deddish，1959；Burt，1960 年；MacKeigan 和 Ferguson，1979；Blamey 等，1981）；另外，约 2%则发生微小转移。这些数据，来源于一些一系列结肠癌手术时常规切除卵巢的报道（Quan 和 Sehdev，1974；MacKeigan 和 Ferguson，1979）。对结直肠癌女性病人进行预防性卵巢切除术存在着争议。并没有前瞻性的研究数据来支持这一做法。如果常规采取这样的方案，那么每 100 个病人中可能有一两个患者治愈。但是，这种预防性切除导致的高发病率和死亡率将抵消这一益处。我们认为应该这样，在没有更可靠的前瞻性研究数据出来前，不要采取卵巢切除术。荷兰研究人员最近发起了一项随机试验来研究这一问题。

多处肺转移也是采取姑息性治疗而不是根治术的适应证。当刚发现结肠癌时，发生肺转移的概率很小。Bacon 和 Jackson（1953 年）研究发现，在 600 例远端结肠癌和直肠癌患者中，有 5%的患者发生了肺转移；我们的经验表明，肺转移发生率比这要低得多。虽然某些作者主张对结直肠癌患者的肺转移灶进行同时切除（Schulten 等，1976；Attiyeh，1980；Muhe 等，1981；Takita 等，1981），实际上几乎所有的数据都来源于原发病灶切除术后几个月或几年才出现肺部转移的病人。因此，对于结直肠癌最初确诊时就伴发有肺转移的患者如何处理并不得而知。一般来说，原发病灶切除术和发生肺转移之间的时间间隔越长，病人的预后就越好。现有的文献似乎表明，只要肺转移灶小而且是孤立的，那么同时切除肺转移病灶是值得的（参见第 31 章）。

一旦作出姑息性治疗的决定，那么所有的操作旨在最大程度地减轻病人的肿瘤负荷。如果可能的话，最好的方案是通过姑息性切除来去除肿瘤。然而，必须承认没有证据表明这方法可以提高存活率（Baigrie 和 Berry，1994）。有时候，肿瘤扩散的程度是如此之大，病人是不可能存活那么长时间的，因此进行这样的操作来减轻病人的负担和改善病人的生活质量似乎是毫无意义的。如果患者有症状并在技术上无法切除肿瘤，那么进行旁路或旷置的操作是有必要的。当无症状的结肠癌病人发生转移时，很难判断是否对原发灶进行姑息性治疗。每个个案必须考虑到它自身的特点，但总的来说，对于没有症状的结肠癌，我们宁愿等到症状出现时再选择最适当的操作。如果肿瘤出现症状，但肿瘤并不固定，那么腹腔镜姑息切除术将是一个非常有价值的选择，因为住院时间短，术后疼痛少，与开腹手术相比，病人可以更早的出院（Moloo 等，2006）。

肝同步转移灶的切除

如果在结直肠癌手术中发现病人有孤立的肝转移灶或密集的小转移灶（在 8%～25%的患者发生；Babineau 和 Steele，1996），那么则应考虑结肠切除术同时进行肝切除。如果肝转移病灶位于肝边缘附近，那么楔形切除术往往是可行的。对于其他病灶，局部切除术就足够了。如果做不到这一点，往往需要进行左半肝切除或右半肝切除。对于这种操作，尤其是右半肝切除，即使是专家主刀，也带有较大的风险，因此需要考虑这种风险是否是值得的。如果值得，还要考虑是否将肝切除和结肠切除同时进行。

所有患者都应该事先进行超声或 CT 扫描来判断是否有肝转移及其是否是孤立的。如果有任何疑问，那么应该进行 PET/CT 扫描，这可同时发现是否有肝外的转移病灶（Bohdiewicz 等，1995）。这些资料具有巨大的价值，它可以帮助外科医生判断是否进行术前化疗，从而避免对初次手术时间做出不当的判断决定。此外，术中超声可以更加明确这一决定（Stewart 等，1993；Stone 等，1994）。另外，由于结肠肿瘤的病理不会影响患者肝切除后的预后（Adson，1983），因此没有必要等待明确的病理报告。

近年来，由于结直肠癌肝转移进行肝切除的结果逐步改善，我们的理念也发生了改变。因此，如果肿瘤直接侵及肝脏边缘，可以将肿瘤原发灶连同肝楔形整块切除。如果 3 个或 4 个小型转移灶或一个确实利于切除的孤立转移灶位于肝脏边缘，而且术前扫描显示没有其他转移的证据，那么也可以进行楔形切除。如果转移灶是孤立的，且转移病灶较深在，术前经过超声和 CT 扫描确认，只要病人能耐受，我们建议结肠切除同时行肝叶切除。近来，我们对一些作者（Machi 等，1987；Olsen，1990；Stone 等，1994）进行的术中超声印象深刻，而且认为术中超声诊断对处理这种病人十分重要。术中超声扫描确保患者确实只有一个孤立的肝转移病灶，此外还可帮助我们明确切除的边缘。术前动脉造影对这种病例也比较有帮助。如果对患者疾病分期及扩散程度不明确，我们不建议进行同步肝转移切除术，我们宁愿把病人转移给肝脏外科医生，待病人情况明确后，再进行二次手术。然而，尽管肝脏外科取得了比较大的进步，我们仍然应该记住，只有一小部分病人适合肝切除并取得治愈。结直肠癌肝转移进行肝切除的技术和进一步的结果将在第 31 章进行讨论。

结肠同时性肿瘤和多发息肉的切除

如果术前或术中发现同时性肿瘤的存在，手术的方案应根据第二病灶是良性或是恶性而定。如果是多发息肉，息肉的数量和部位将决定切除的范围。临床上常见在距原发癌较远的部位存在第二个或第三个同时性癌病灶。基于此，加上结肠黏膜已经发生多个癌肿已十分不稳定，并处在再发癌肿的高危状态，建议行全结肠切除、回肠直肠吻合术，只要患者能够耐受这么大范围的手术以及肿瘤和息肉并未侵及直肠。同一结肠段中偶有两个癌肿存在的情况，外科医师可根据癌肿所在的部位选择根治术或如情况允许，行扩大的右半结肠切除、横结肠切除和左半结肠切除术。这种术式是否能像全结肠切除术一样有效尚无定论，因为目前没有临床数据来支持。由于大部分的病人可以通过结肠镜监测，这种术式已有许多改良。可能根治性全结肠切除后回肠直肠吻合术仍适合于年轻病人，尤其是存在多发性息肉时，因其有较长的生存期，保留的直肠可进行内镜检测。另一种适于根治性全结肠切除后回肠直肠吻合术的病人是遗传性非息肉性结直肠癌，原因同上（即保留的直肠方便检查）。

该手术方式用于同时伴有多发息肉的患者存在争议。息肉数目不是一成不变的，因此即使所有的息肉在手术时被切除，但随后仍有可能再发息肉恶变，虽然这些息肉并不都转变成癌。因此，Bussey 等（1967）随访 20 年的研究发现，5%的伴有多发息肉的结直肠癌患者术后会发生异时癌。正是这个原因，包括 Lillehei 和 Wangensteen（1955），Teicher 和 Abrahams（1956），Rosenthal 和 Baronofsky（1960）在内的诸多专家倡导结直肠癌同时伴有结肠多发息肉时应行全结肠切除后回肠直肠吻合术。但是，随着纤维肠镜技术的发展这种观点也在改变。此外，虽然这些病人经过 20 年的随访发生结肠异时癌的风险较高，但许多患者初诊时并未考虑其高龄的因素，且腹泻和潜在的失禁发病率也未加入。Bussey 等（1967）发现癌症的 10 年发病率仅为 0.7%。基于这些原因，我们一般是在术前行结肠镜切除伴发的结肠息肉，随后的手术切除就不再处理了。这种措施的实施是在结肠里有 1～5 个单个息肉，且直径小于 2cm。有时有些患者结肠息肉数目很多（但＜100 个），但又不够诊断为家族性腺瘤样息肉病时，对于这些为数不多的病例我们的策略是采用结肠切除后回肠直肠吻合术，尤其是对年轻患者。

结肠癌伴发息肉的病人在手术切除和结肠镜息肉切除后，需要进行严密的结肠镜检查随诊。如果病人不能进行没有常规的随访，而癌症的预后较好，则可以考虑进行扩大根治性切除。同样，对于年轻病人（＜40 岁），尤其是有大肠恶性疾病家族史的，也应进行扩大根治手术。

手术细节

手术的切口和体位的选择

术前插尿管导尿，上肢静脉建立输液通道。如果同时患有严重的心肺疾病和肾病，则需要检测中心静脉压和动脉压。一些病人愿意自体输血，如果没有贫血，可在择期手术前 2 周采一单位的血量；如需要，自体血可在术中或术后回输。我们认为，这种方式并不是必须的，因为大部分病人并不需要输血。较好的方法是术前备 2 个单位库血，以防术中扩大根治性切除受侵的相邻组织器官时的需求。

大部分的术式要求患者在手术台上是仰卧位。左半或右半结肠手术时，应将患者向对侧倾斜 20～25 度，这有利于小肠襻远离手术操作视野，便于显露。如果肿瘤在左半结肠，术者则站在患者的左侧，反之亦然。但这些都不是一成不变的。例如，在行左半结肠切除游离结肠脾曲时，术者经常从患者左侧换到右侧进行操作。

对于乙状结肠远端或直乙交界处肿瘤，需要患者取截石位，以便于进行盆腔操作（图 29.8）。多数人主张在左半结肠部位的肿瘤手术时如要行高位结扎，均应采用截石位，这是因为术中结直肠吻合时，环形吻合器必须经肛门置入才行。

无论肿瘤位于结肠何处，我们都选择腹正中切口并按肿瘤的位置和患者的体型来调整切口的长度。切口的选择是个人习惯，正中切口的优点是简单快捷。此外，还可将造口部位放在腹部切口的任意一侧。主要的担忧是切口愈合的强度会稍逊于标准的旁正中切口。Westminster 医院的 Ellis 和他的同事在前瞻性随机对照研究中，并未发现上述两种切口的切口裂开和切口疝发生率有显著差异（Ellis 等）。不过，Guillou 等（1980）的研究表明，偏向外侧的旁正中线切口（即距正中线至少 5cm）引起的切口疝发病率显著低于正中线的切口。偏外侧的旁正中线切口的缺点是手术操作繁琐且易引起感染，由于这些原因，大肠手术时通常并不常选择这种切口。另一个争议是旁正中切口较难选择一个理想的人工造口位置。

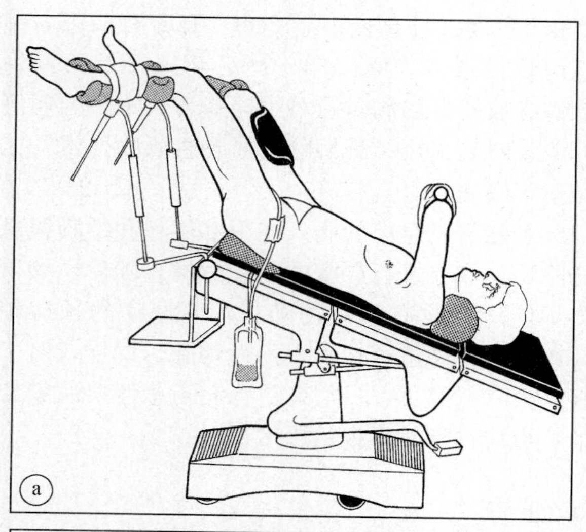

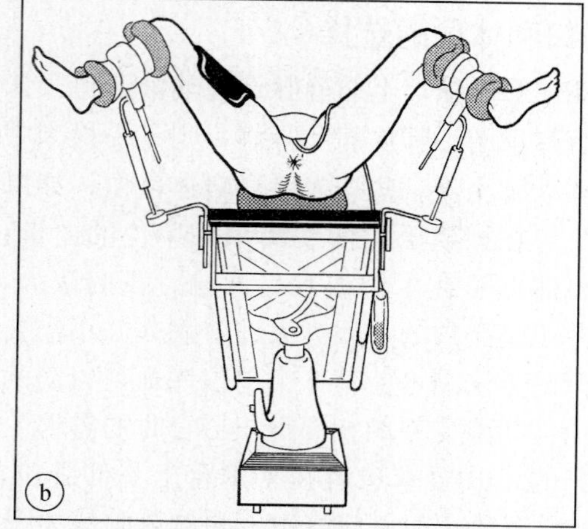

图 29.8 在乙状结肠远端或直乙交界处肿瘤患者术中采用截石位。用 Allen 箍筋来固定腿部。

大多数的医生喜欢腹部直切口，有些外科医生过去习惯于用切断肌肉的斜切口（Lockhart-Mummery，1934；Turner，1955）或横向切口（Douglas，1969；Goldberg 等，1980）。斜切口已失去了先前的流行，尽管它对操作结肠肝曲和脾曲是很好的入路，但是却不能很好地显露重要的大血管。横向切口仍有拥趸，因为它比任何一种直切口更牢靠和更舒服。然而，对照研究结果并不支持这种说法。Greenall 等（1980a，b）和 Ellis 等（1984）并未证实横切口优于直切口（参见第 4 章）。

腹部探查和可切除性的评估

术者开腹后的第一件事是探查触摸肝脏左右叶以确定是否有转移。最好用双手触诊以确保能探测到大的、明显的转移灶（Cedermark 等，1977；Williams 等，1985）。术中不管术者多么细致地探查肝脏，仍会漏掉小转移灶和肝实质深部内的大病灶。尽管术前的 CT 和超声检查是值得信赖的，但术中仍需要做肝脏超声检查。这些影像技术的应用可帮助术者选择最佳的手术方式。

肝脏探查完成后，其他器官也需要认真探查评估。尤其要应注意的是否有腹水、腹膜种植、网膜种植和其他脏器表面有无种植。结肠原发肿瘤需要最后探查，遵循这样的探查原则是要确保完全彻底地评估远处是否存在播散转移病灶。最后，仔细检查结肠是否存在同时性肿瘤，然后探查原发灶的部位、大小与活动度并进行评估。如果肿瘤侵及其他脏器，要评估肿瘤及肿瘤侵及的组织器官的固定程度。常规要看肿瘤附近的淋巴结是否肿大。要仔细探查肿大淋巴结的情况，但绝不能主观判断肿大的淋巴结就是肿瘤转移所致。对于固定的淋巴结，是炎症而不是肿瘤转移所致是十分常见的。

接下来术者要做的是判断肿瘤是否能够被切除，如果能够被切除，是行根治性切除还是姑息性手术切除。从现有的技术水平来看，结肠肿瘤都能被切除。但是病人的年龄和一般身体状况也要加以考虑。因此，尽管盲肠或乙状结肠部位的较大肿瘤侵犯双侧输尿管，仍可考虑进行切除和随后行输尿管膀胱再建，但是若病人高龄且其他伴随严重疾病的病人则不予考虑。所以，最好的手术方式是：即使有远处扩散，也应尽可能地切除病灶。毫无疑问，切除是最好的缓解方式，扩大切除对局部侵袭性肿瘤也有治愈的可能。如果术者认为无论如何都不能切除或切除不是明智的选择，那需要考虑其他形式的短路或造口术。人工造口术仅是在症状较为严重或造口时有较好的生活质量的病人进行。做出这种困难的决定一定要认真考虑到病人的身体、情绪和社会状况。

为了规范术中发现，UKCCCR 分会对结直肠癌的分期做了些改进，以期规范报告标准（Williams 等，1988）。这些改进已列于表 29.4（UKCCCR，1996）。将这些改进与术前和病理检查发现相结合，一台手术就可分为可治愈，不可治愈或不确定能否治愈三种类型。

右半结肠切除术

一旦确定右半结肠的肿瘤可以切除，可从游离盲肠、升结肠和肝区开始手术。将右半结肠牵向中间，沿升结肠旁沟游离交汇处腹膜（图 29.9a）。腹膜内有较多的小血管，在切割之前一定要先电凝之。这对较为肥胖的病人操作就困难一些，因为肥胖病人很难看到血管，在这种情况下最好的做法是在动脉血管钳之间分开腹膜。结肠旁沟侧腹膜的分离始于盲肠，直到结肠肝区附近（图 29.9a）。结肠肝区远侧的分离要进入小网膜囊内继续。

之后将胃提起，牵拉网膜，沿胃网膜血管弓下

表 29.4　术中评判：UKCCCR 结直肠癌的分期推荐

医生需注意以下细节：

1a. 手术要强调的是：择期的和急诊的，若是急诊，原因要陈述（如穿孔、梗阻和出血等）

1b. ASA 分级

2. 肿瘤部位，若是在直肠，看其是位于腹膜反折之上还是之下。

3. 同时性癌肿或息肉的存在。

4. 肿瘤固定程度

   a. 可移动

   b. 活动受限

   c. 固定

   如果肿瘤固定或受限，那么要标明受侵的组织或器官。医生同时也要注明受侵处是否做了活检。

5. 与肿瘤相关的局部脓肿、手术穿孔或腹水。

6. 腹膜转移。若存在则需活检。

7. 腹主动脉前、结肠系膜淋巴结或其他范围的淋巴结肿大。若不包括在清扫范围内，则需活检。

8. 肝转移。要确定部位及数目，并活检。

9. 其他器官。描述对其他器官的侵袭，是部分或整体切除。

10. 治愈性或姑息性。治愈性或姑息性手术的选择取决于微转移灶是否能切除。若有疑问，要陈述其不确定性。若残存的肿瘤仍在，则活检之。

11. 输血。看是否要输血，需要则要确定输血数量。

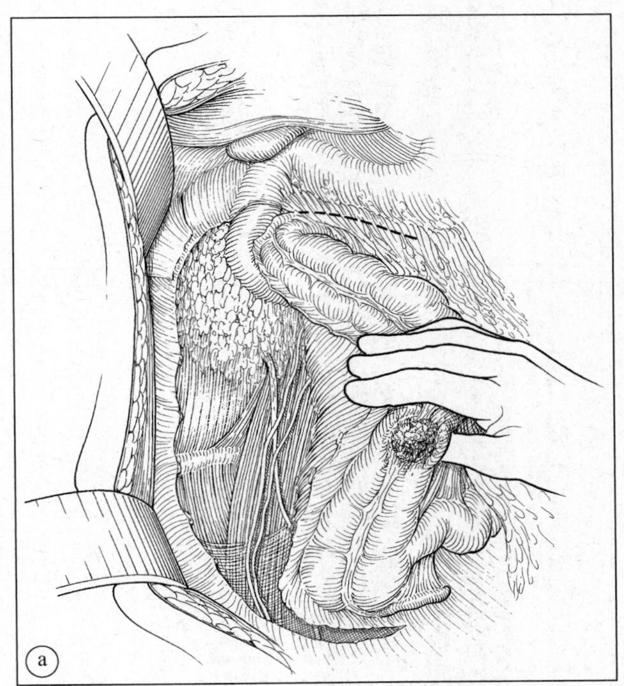

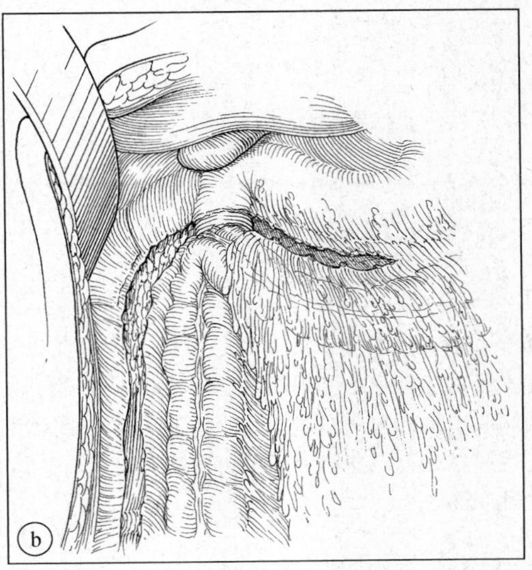

图 29.9　右结肠切除术。（**a**）盲肠和升结肠牵向左侧，腹膜从盲肠下端向上分离到肝区。（**b**）分离肝区远端的大网膜，进入小网膜囊（续）。

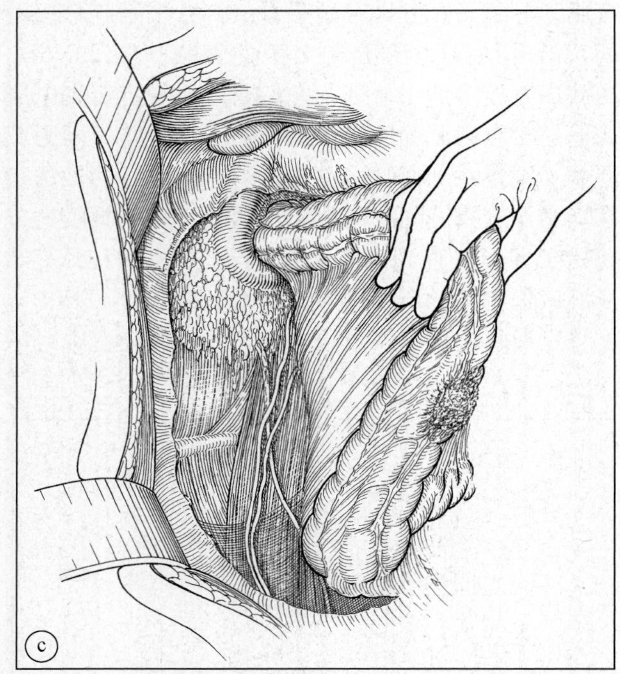

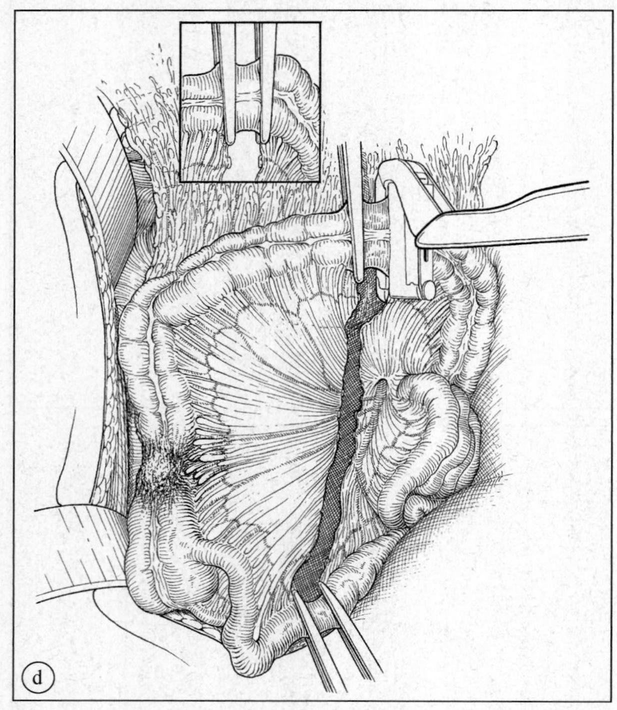

图 29.9（续） （**c**）向内侧推开盲肠、升结肠和肝曲以充分暴露十二指肠、生殖血管和右输尿管。（**d**）肠系膜、回结肠、右结肠和中结肠血管分离并结扎。用残端关闭器断闭横结肠远端或在无创压挫钳之间分离切断（内置）。用同样的方法处理回肠。

方开始分离大网膜，直到结肠被分开为止（图 29.9b）。该部分的游离范围大约是横结肠的近端 1/3 到远端的 2/3。

之后将右结肠牵向内侧，此时它被腹膜间的中叶和结肠的血管牵拉着（图 29.9c）。然后用小方纱轻柔地将腹膜后组织推向术者对侧加以游离。充分暴露右侧性腺血管（卵巢血管）、输尿管和十二指肠的第二部分，并注意不能损伤它们（图 29.9c）。有时肿瘤会粘连侵及到一个或多个以上的器官，但没必要分离开它们。在这种情况下，会选择整体切除结肠及其侵及的部分。随后的解剖结构的重建和术式的选择取决于根治切除后余下的组织结构。

一旦右半结肠被全部游离，接下来就分离结扎结肠系膜和血管了。通过透光作用对结肠系膜进行分离结扎有很大帮助，因其可以帮助术者尽可能在血管根部附近结扎切除。在回盲部，右结肠和结肠中动脉被血管钳分开，并用非吸收性材料来行双重结扎。其余的肠系膜以同样的方式处理，不过仅一次结扎就够了，有时较瘦的病人可免于这种分离。结肠系膜的分离范围是到距回盲瓣约 10～15cm 回肠末段。在此过程中，必须分离肠系膜上动脉的回肠分支和回结动脉之间的交通动脉弓（图 29.9d）。同样，结肠系膜还要分离到横结肠的附近，在此过程中要注意分离结肠中动脉的左右两个分支间边缘血管或结肠中动脉和左结肠动脉升支间的边缘血管并确保安全。

可用肠钳或残端吻合器断离回肠，如果要行回肠结肠端端吻合，要把肠钳倾斜一些以确保肠腔足够的口径。在横断横结肠之前一定要将该部位的大网膜分离断开至横结肠横断处。然后横断结肠，其吻合技术取决于重建的方式（参见 45 章）。

当吻合完成后，用可吸收缝线间断缝合关闭肠系膜缺损的裂孔，但注意避免缝扎血管。

横结肠切除术

结肠肝区的肿瘤可行根治性右半结肠切除术，而脾曲的肿瘤则行根治性左半结肠切除术，在两者之间的结肠肿瘤则行横结肠切除。但是要想达到一个较好的效果，建议行扩大右半结肠或左半结肠切除术。横结肠切除的目的是切掉绝大部分的横结肠、与之相连的大网膜和清除结肠中动脉周围的淋巴结。

游离大网膜先从胃大弯开始断离，分别向左右延续到结肠的肝曲和脾曲（图 29.10a）。将结肠肝曲或脾曲向下和中间牵拉，显露游离由腹膜形成膈结肠韧带并断离。当游离处理结肠脾曲时，通常是将切口用力向左上牵拉以获得充分暴露的视野。偶尔有些患者的横结肠较长和切除的范围也相对于根治性切除要小一些时，就不必结肠的肝曲或脾曲了。下一步是分离结肠中动脉并于根部结扎切断，横结肠系膜要在腹后壁附着处断离。结肠的横断的部位要仔细选择，以便使断端两侧的结肠血运良好。

肠系膜和边缘的血管要分离结扎直到结肠壁处（图 29.10b），随后在两肠钳之间横断结肠。除了

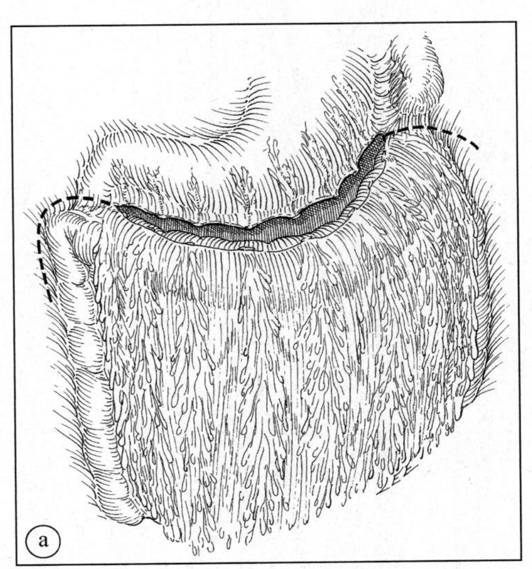

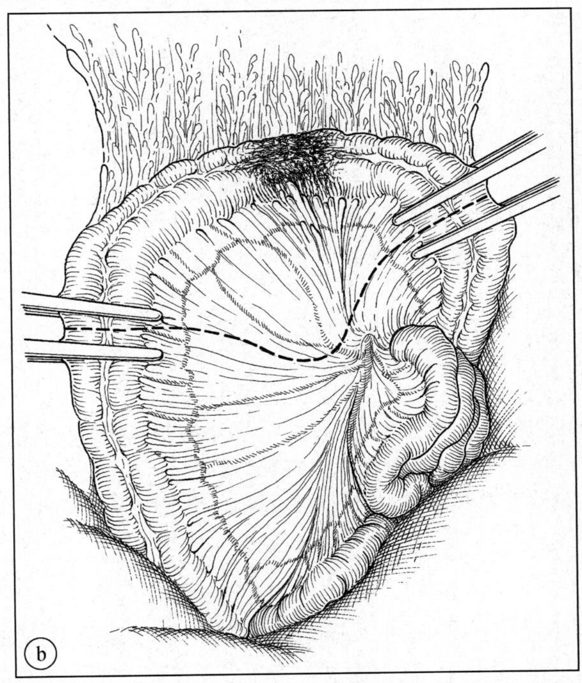

图 29.10 横结肠切除术。**(a)** 游离大网膜从胃大弯开始断离直到结肠肝、脾曲。**(b)** 分离结肠系膜和边缘的血管，结肠在两肠钳间横断。

有梗阻等因素的存在时，通常结肠的两个断端直径大小相同，所以端端吻合（缝合两层）是很容易的。最后缝合关闭破损的结肠系膜。如果结肠两端的断端口径大小不等，可将口径小的一侧横结肠的行斜形横断，再进行端端吻合重建。如果这种方法难以施行，可行端侧吻合或侧侧吻合。用吻合器进行结肠吻合极为方便但较昂贵。

根治性左半结肠切除术

一般要将左半结肠游离到乙状结肠的水平。断开结肠旁沟的侧腹膜并把结肠往中间推移（图 29.11a）。

在开始游离时，应把左侧的输尿管先找到并推向一侧加以保护，以免损伤。在无法确认其走行方向时，最好用乳胶管缠绕一下并提起，这样使之能够很容易区分出来。游离降结肠和乙状结肠，显露肾周脂肪、生殖血管、主动脉下段和左髂总动脉以及左侧输尿管和左侧髂静脉（图 29.11b）。这时，通常就可以看到结肠系膜内血管的走行了。

下一步是要游离整个脾曲。首先在胃网膜血管弓下断离胃结肠韧带，从横结肠的中外 1/3 的交点处开始，这样就可以将胃结肠韧带和结肠一起切除（图 29.11b）。网膜从胃网膜血管弓以下被分开，之后向脾的方向继续游离。十分小心地将脾曲往下牵拉，因其紧贴脾脏。简单粗暴的操作会造成脾包膜撕裂，引起出血以致不得已行脾切除。同样，对脾曲的粗暴操作会对供应近侧结肠的边缘动脉造成破坏。

用力向外侧牵拉左侧肋缘，使得光线能直接照向左上腹腔内（图 29.11c）。脾与结肠之间的血管必须电凝，或者用血管钳结扎。将结肠向内下牵拉，显露腹膜和血管间隙，并在此平面游离，可确保不损伤结肠和脾。这个间隙里包含了汇入脾静脉的肠系膜下静脉，可以用深部血管钳钳夹后分离并结扎。这样整个左半结肠就可以随意游离了，仅在横结肠系膜的左端、降结肠后腹膜间隙和乙状结肠系膜连于腹后壁。这时可以看到主要血管行走于此“系膜”内。

下一个要分离的是主动脉表面的后腹膜壁层，从十二指肠的第三段的末端开始游离十二指肠空肠韧带，直到达主动脉分叉处。这个过程可以暴露结肠系膜下的血管（图 29.11d），要分开处理动静脉；肠系膜下动脉分离要在主动脉水平，而在之前游离脾曲时没有结扎时，肠系膜下静脉应在脾静脉

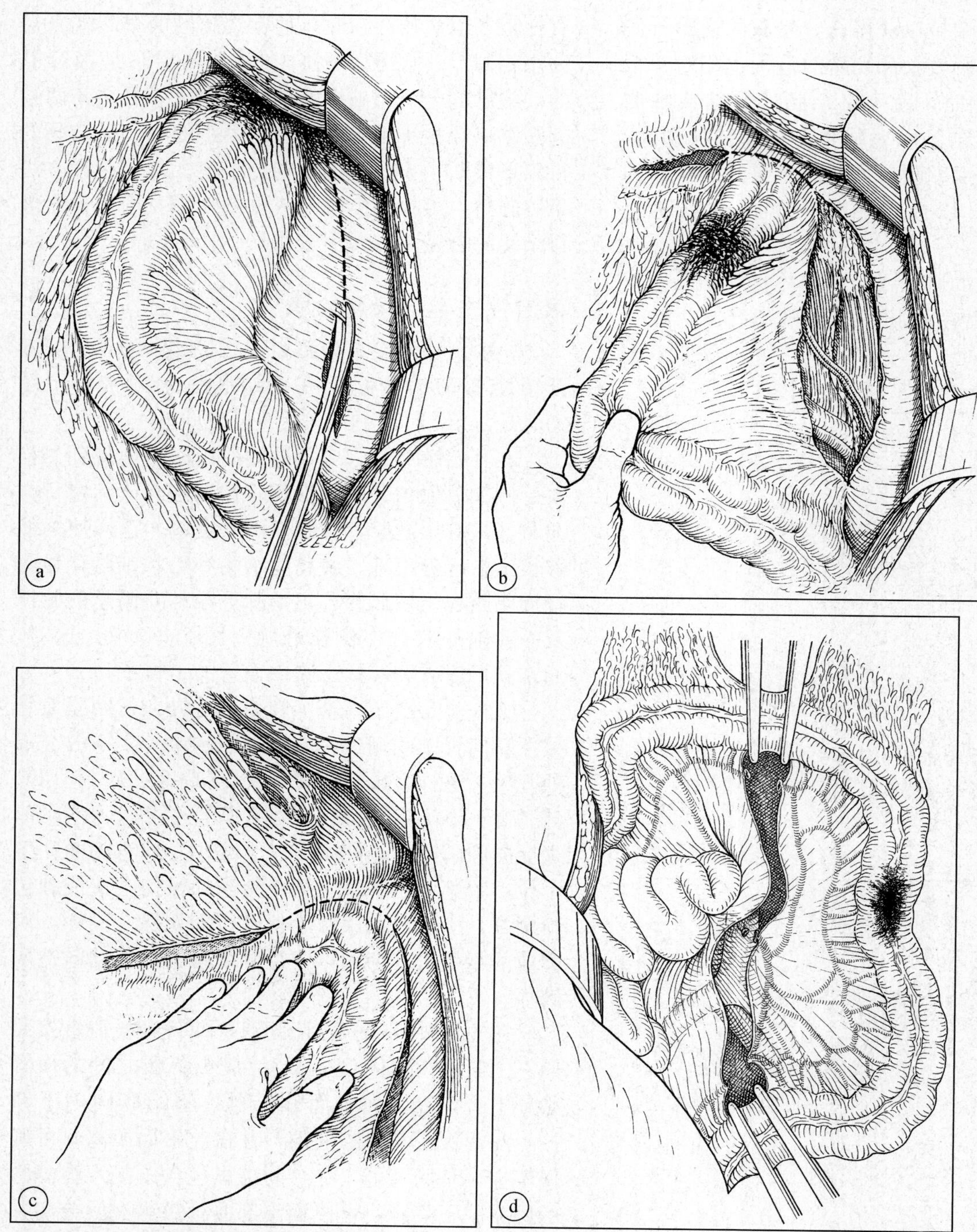

图 29.11 左半结肠切除。(**a**) 分离结肠侧腹膜。(**b**) 分离胃结肠韧带和侧腹膜到脾曲（点线），游离结肠和脾曲。显露腹膜后的性腺血管、左输尿管和左髂总动（静）脉。(**c**) 将左肋缘向外侧牵拉，游离脾曲以显露脾的近端。(**d**) 切除附于主动脉的壁层腹膜，在动脉起始水平分离肠系膜动脉和静脉，切除腹膜以分离和暴露左结肠和边缘血管到横结肠的中部，同法处理远端乙状结肠。

水平结扎。只有把这些血管断离结扎后，才有可能移开它们以及它们相关的淋巴结，并向前与主动脉分离。这样就可以清除更多的主动脉周围的淋巴结了。

上方的系膜表面的腹膜分离是通过在十二指肠空肠韧带的外侧进入横结肠系膜。系膜表面腹膜的切口继续向上与结肠中血管平行，然后在最合适的水平结扎结肠边缘动脉，并在此钳夹断离结肠（图29.11d）。断离血管和结肠的位置取决于肿瘤的具体位置。因此如果肿瘤位于脾曲，通常会在横结肠的中段离断。如果肿瘤位于降结肠那么就必须在横结肠的脾曲或是接近脾曲的地方切断。

系膜远端的分离是从主动脉分叉处到骶岬和向前到直肠系膜处即直、乙状结肠交界处。游离直肠系膜时应用血管钳分离结扎，这样直肠上血管就可以分离结扎。如果病人的直肠系膜肥厚，那么游离结扎直肠系膜就十分困难。如果小血管回缩到直肠系膜内，那处理就会很难。为了改善术中在这个部位的操作，可以把病人置于头向下倾斜低 20 度的体位。这样就可以轻而易举地移开其余的肠子。直肠乙状结肠交界处用肠钳或者残端关闭器断离，这样带瘤的结肠就可以被切除了。根据术者的习惯，可以选择端端吻合术；通常可以采用一层或者两层的缝合术，或者是用圆形缝合器进行吻合，吻合方法与经腹直肠前切除术相同，但是如果吻合的位置较高，手工缝合就轻而易举了。我们习惯采用两层缝合方法进行吻合就像以前描述的右半结肠切除术的缝合方法一样，但是单层缝合的吻合术也是完全可以接受的，同样，用吻合器进行其他方式进行吻合在第四章也描述过了。

乙状结肠切除术

绝大多数乙状结肠的肿瘤的切除范围与左半结肠切除术的范围相比要小一些（图 29.12）。技术很相近，只是在处理直肠上血管和乙状结肠血管时要在它们肠系膜下动脉起始处分离结扎（即是在结肠左动脉的下面进行）。这样可以保证左侧结肠有良好的血运，然后将左侧结肠在骶岬的水平用前述的方法与直肠上端进行吻合。

开腹手术的其他注意事项

术中结肠灌洗

如果术中发现结肠肠腔里存有粪便的话，多数情况下可能是由于术前肠道准备不够理想所致。在这种情况下，最好的办法是术中结肠灌洗。如果操作得当，粪便是不会漏出污染腹腔的（参见第 3 章）。

完全游离要切除的结肠后，在拟切除结肠段的近端的位置用肠钳夹住结肠，并在两肠钳之间做一横切口（图 29.13a）。从结肠这一横切口内插入全身麻醉用的螺纹管。螺纹管用细线固定在结肠上；

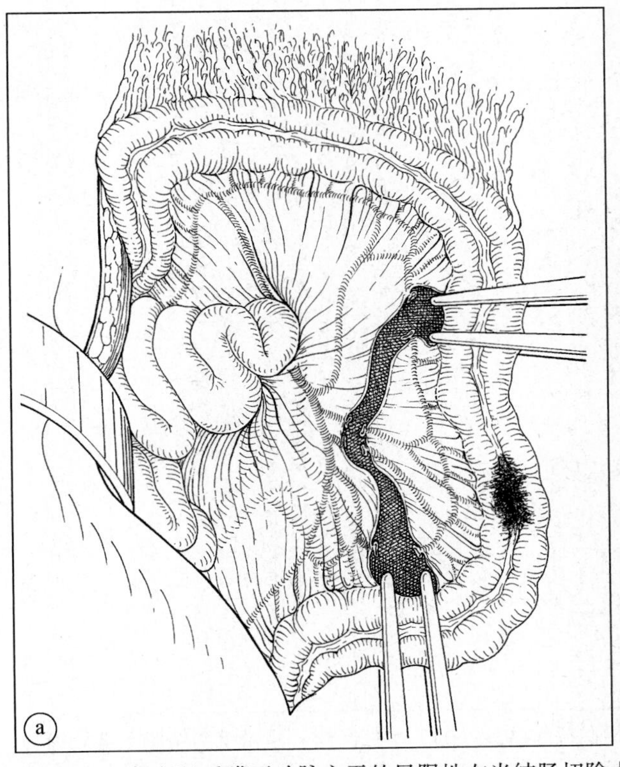

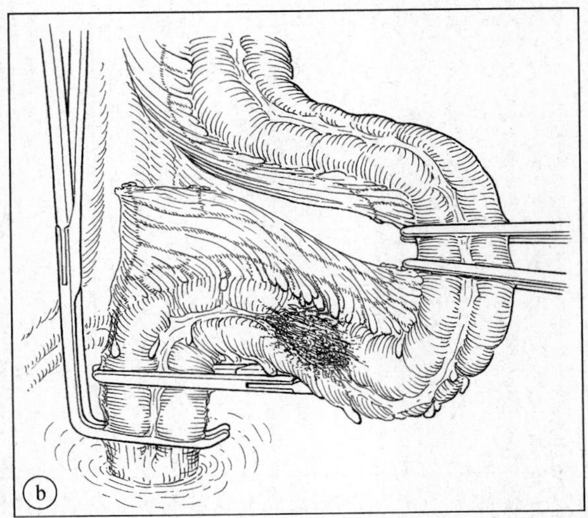

图 29.12　保留肠系膜下动脉主干的局限性左半结肠切除术或乙状结肠切除术，分离左结肠动脉和第一支乙状结肠动脉时要靠近主干。

螺纹管是十分理想的引流管，因为管周的螺纹可以使管子安全的固定到结肠肠腔中。一个护理人员把螺纹管的另一端放进一个远离手术台的容器中，或者可以把一个黑塑料袋子系在管子上。然后在回肠（或者阑尾切除术后的阑尾残端）做荷包缝合。大号气囊导管（大概 24F）通过荷包缝合处插入盲肠（图 29.13b）。然后气囊导管的气囊充气，导管向回牵拉，收紧荷包缝线。气囊导管的近端与装有1L 哈特曼溶液的输液器相连。将 3～4L 液体灌入结肠内，压力适当和小心操作，这样结肠就可以进行灌洗了。当清亮的液体通过螺纹管从结肠远端流出，冲洗就可以结束了，在螺纹管的近端上肠钳切除结肠，然后进行常规吻合。

预防性造口

在结肠癌患者择期进行各种类型的结肠切除手术中，各种预防性造口是不必要的。但是如果病人有意外的感染、术中情况不稳定或者有严重的营养不良，由于吻合技术较难，就必须旷置吻合口了。一般采用回肠襻式造口术。吻合口在左半结肠时，有一些外科医师喜欢采用横结肠襻式造口术。我们认为不应再用盲肠造口术。我们将在别处讨论这些附加操作的利弊。

有关处理结肠癌的其他技巧

关于处理结肠癌的其他技术很少是必需的。有时候一个扩大的右半结肠切除术可能合适，但是对于用回肠直肠或回肠乙状结肠吻合术的结肠次全切除术或者结肠全切除术来说很少是合适的。同样，我们认为对晚期肿瘤切除中的横结肠造口术也无必要。另一方面，特别是出现败血症或者是手术部位已被溢出的粪便污染时，左侧的病灶可以采用哈特曼手术。

首先结扎结肠血管和分离带瘤的肠段（Turnbull 无瘤操作原则）

通常所说的 Turnbull 无瘤操作为：首先结扎结肠血管，在阻断肿瘤两端肠段后再进行分离肿瘤，最早由 Cole 等（1954）提出。由 Cole 和其他一些学者提出（Miles，1926；Fisher 和 Turnbull，

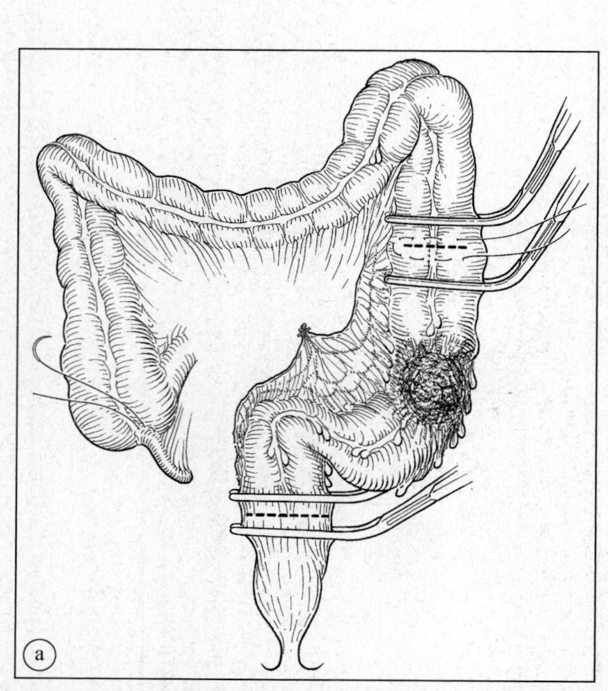

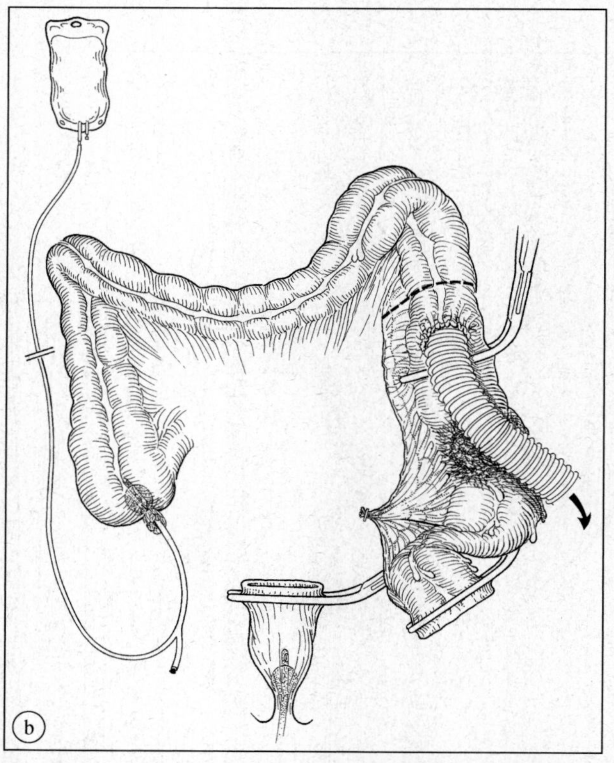

图 29.13 术中结肠灌洗。**(a)** 全部游离需要切除的病变结肠段后，在拟断结肠近侧上两把肠钳，两钳子间结肠上缝合荷包线，荷包缝合中间做横切口。**(b)** 将麻醉用的螺纹管插入结肠内并收紧荷包缝合线固定。管子的远端用尼龙带子绕肠管固定。大的福利导管通过 purse-string 到达盲肠，并用荷包缝合固定好。导管与输液装置连接号，接着 3～4L 液体就进入了结肠。

1955；Long 等，1960）。这一无瘤操作原则的基本理论是：在游离肿瘤时，肿瘤可能向血液循环系统和肠管腔内释放大量肿瘤细胞，这些肿瘤细胞散布到全身，播种并成长为转移灶。结扎供应肿瘤的营养血管和回流血管，用带子将肿瘤周围的肠管结扎，并将抗肿瘤细胞的药物注入肠管。这可能是预防肿瘤扩散的第一个步骤。但这一理论，并不是所有结直肠外科医师都相信的理论。

从科学的角度来说，确实存在结直肠癌的癌细胞脱落释放到血流循环中的现象，但这种现象发生在整个肿瘤发生发展的过程中（Engell，1955；Moore 和 Sako，1959；Sellwood 等，1965）。如果在正常情况下，很多肿瘤细胞释放到血循环中，那么在术中预防相对少数的肿瘤细胞扩散似乎不会有太大的差别。另一点要考虑的是这些细胞的活力；组织培养时并不总是成功（Moore，1960）。

支持首先结扎血管的临床证据也仍然不能令人信服。大多数均来自回顾性研究报告，而 Tumbull 等（1967）的研究看起来是最有说服力的。在这项研究中，Tumbull 将首先结扎血管的手术结果与他的 5 个在同一机构但没有采用这种技术的同事的手术结果进行比较。在应用了无瘤操作技术的病人中，5 年生存率为 68.5%，而用更常规的操作的病人的 5 年生存率是 52.1%。在 Dukes'C 期的病例中，差异更为惊人：采用无瘤技术的生存率为 57.8%，而用常规方法的生存率为 28.1%。但是，这种可比性是不全面的：该对比不仅没有采用随机对照的方式进行研究，而且将 5 个各自技术不同的外科医生与一个外科医生进行比较。但是，在对 236 名结肠癌手术患者的随机研究中，Wiggers 等（1988）表明，接受首先结扎血管操作方法的患者，肝脏转移出现的时间较晚，但整体生存率并未明显提高。

大网膜包裹加强吻合口

许多医生认为用带蒂大网膜包绕吻合口可以加固吻合并减少吻合口漏的危险。事实上，除了结直肠外科以外，这个操作在食管以及各种泌尿手术吻合中也被建议采用（Turner-Warwick 等，1967；Localio 和 Eng，1975；Turner-Warwick，1976；Goldsmith，1977）。尽管对此操作大家都表示赞同，但目前并无客观数据证明其外科应用价值。同样，实验研究也很少而且目前仍无结果。Carter 等（1972）的实验表明：在家兔中，游离的大网膜包绕吻合口的确增加了吻合口漏的可能性，但是带蒂大网膜包绕吻合口却没有增加动物的存活率。McLachlin 和 Denton（1973）并没有对犬进行游离大网膜包绕吻合口的实验，但却证实当用带蒂大网膜包围无血运的小肠吻合口时可以减少小肠吻合口漏的危险（McLachlin 等，1976）。虽然我们希望所有结肠吻合都有良好的血运，但确有吻合口边缘肠壁存在缺血的可能性。然而，作者认为，在结肠吻合口周围用大网膜包裹是多余的，因为缺乏其发挥有利作用的证据。

腹腔引流

虽然有一些前瞻性对照研究已经证实了胆囊切除术后腹腔放置引流管并无益处（Gordon 等，1976；Stone 等，1978；Johnson 和 Gilsdorf，1981），但是很少有数据显示结肠切除术后放置引流的好处或者是其他方面的问题（Lennox，1984）。已完成的研究主要在动物实验中进行的，并证明腹腔开放引流可能无用，而是有害的（Berliner 等，1964；Manz 等，1970）。某些材料，如橡胶乳胶比其他材质更容易产生问题（Smith 等，1982）。几项在患者中进行的研究显示：没有采用腹腔引流和采用腹腔引流的患者之间术后并发症发生率并无显著差别（Goligher，1984），另外，来自询证医学数据库的最近一篇综述清楚地指出：结肠切除术后不应该使用腹腔引流（Jesus 等，2004）。

脾损伤

结肠手术时，尽管采用最谨慎的预防措施，游离左半结肠和结肠脾曲仍有可能损伤脾。损伤脾最常见的原因是牵拉脾腹膜间的韧带和膜性粘连造成的，导致医源性脾被膜撕脱伤。尤其是在断离脾网膜韧带情况时最易撕破脾被膜，因脾网膜韧带往往隐藏在胃脾韧带的深面（Kusminsky 等，1984）。结肠手术中，脾损伤率约为 2%（Devlin 等，1969；Langevin 等，1984）。但是，当肿瘤位于结肠脾曲时脾损伤率就会更高。如果有任何局部根治性切除疑问时，脾脏就必须连同结肠肿瘤整块切除。

外科医生曾经认为，结肠手术时只要脾脏有损伤，不论损伤大小，都要行脾切除术。近年来，由于发现脾脏具有重要的免疫作用，观点发生了变化，在条件允许的情况下应尽可能保住脾脏。脾被膜撕破出血现在可以用多种止血药物或方法中的一种方式进行处理，如用明胶海绵、可吸收止血纱布或电喷止血。脾门部出血时，首先将脾脏完全游离。这样出血情况就能更好的判断，脾动脉也可暂时夹闭。控制失血量，脾血压也会明显下降，从而为止血药物止血或脾缝合术创造条件（Langevin等，1984）。另一种方法是使用直线切割闭合器切除受损的脾下极（Raschbaum 等，1988）。然而必须强调的是，在结肠切除术中出现脾损伤，如果危及患者生命安全时，即使有保留脾的可能性，也应该立即行脾切除术。上述是我们对脾包膜有轻微损伤时保留脾脏的一些经验。如果病人必须切除脾脏，那么术后就要用肺炎球菌疫苗来预防肺炎球菌败血症。

结肠癌伴梗阻

在过去 10～15 年中，左半结肠癌伴梗阻的手术治疗已经发生了变化。在此之前，采用的是一个典型的分三个阶段的手术治疗方案：首先病人要急症行横结肠造口术旷置远端阻塞的结肠。2～3 周后，当患者从急症手术中康复后，进行第 2 次手术，切除病变结肠并行结肠吻合，而横结肠造口并不还纳。同样，在第二次手术康复后，再进行第三次手术将横结肠造口还纳（Kronborg 等，1975）。

这是否是最好的手术方案一直是外科讨论的主题。另外一种可选的方法是在急症手术时进行术中灌洗结肠，完成一期结肠吻合，并行或者不行预防性造口术。这方案已被证明是一种理智的选择（Kressner 等，1994）。其他方法包括要么行扩大右半结肠切除术，要么行结肠次全切除术并行回直肠吻合术。在这种特殊的情况下，有些人支持行结肠次全切除术的原因是为了避免将病变结肠与扩张的结肠进行吻合。我们也知道小肠和结肠的吻合比结肠与结肠吻合更安全，因此结肠次全切除后行回肠乙状结肠吻合或回肠直肠吻合是可取的。另外结肠次全切除术还可减少结肠同时性病灶发生的机会。但患者术后排便次数多是主要问题，因为大多数患者是老年人。一项随机试验对术中灌肠、分段切除、一期吻合和采用结肠次全切除术进行比较。在这个小样本随机试验中（SCOTIA 实验，1995 年），短期随访没有任何数据支持这两种操作方式。然而，从远期结果来看，结肠次全切除术的患者在肠道功能方面比那些采用分段切除的患者更差。由于恐惧或社会因素，梗阻性结肠癌患者的分期通常较晚。许多梗阻性结肠肿瘤患者并发局部穿孔和局部分期较晚，短期死亡率很高，但长期预后可能并不像原来想象得那么糟糕（McArdle 等，2006）。

在 20 世纪 90 年代，开始试行用支架撑开肿瘤引起狭窄的肠段。在急诊情况时，患者病情严重，手术的死亡率很高。在肿瘤引起的狭窄肠段处放置支架可扩张狭窄的肠腔，肠道也因此恢复畅通。这种方法可使病人摆脱危急情况，为几个星期后的择期手术做好准备。然而，大多数关于放置肠道支架的数据只是几个临床报告，还没有随机对照研究的试验，可信度较差。对所有发表关于支架的论文的分析表明：它可能只在肠道功能恢复方面有一定帮助（Knot 等，2002）。但是，必须强调的是，如在放置支架的地方，由于支架周围肠管的穿孔有肿瘤播散的风险。在欧洲，目前正在进行一项关于支架置入术与急诊结肠切除术随机的对照实验（如需更详细了解急性恶性肿瘤引起肠梗阻的治疗，读者可以参考本书第 47 章）。

其他受侵脏器组织的切除

不同的脏器组织可能被肿瘤侵犯或黏附。在肿瘤黏附其他组织结构时，如果根治性切除可以采用，那就千万不要把肿瘤从黏附的器官上撕下来。一般情况下都建议假定肿瘤已经侵犯了组织结构，这样就可以采用整块切除的方法。

盲肠及升结肠肿瘤最常侵犯的结构是右输尿管、肾、十二指肠、肝、小肠和腹壁。右输尿管受侵，可行右肾切除术。有时，在受侵的输尿管切除后，输尿管的缺损可以修复因而肾的功能也可以保存。实际修复的类型取决于外科医生的经验和观点。我们在这些情况下的做法是与泌尿外科的同事讨论我们的治疗。首先考虑的常常是输尿管膀胱吻合术（用 psoas hitch 技术或者 Boari 瓣）。如果这在技术上并不可行，那么可以考虑输尿管端端吻合、输尿管造口，或者输尿管回肠吻合造口术。有时，这些操作在技术上都无法实现，只要对侧肾功能正常，就可以采用肾切除术。

如果患者的一般情况不好，可用输尿管内插管的“造口术”来暂时避免手术风险，即用大小合适的带导丝导管（如双 J 管或者硅橡胶导管）置入受侵输尿管的近侧。结扎输尿管在术后几天会引起输尿管梗阻和感染。对于这些泌尿外科并发症的治疗将在第 51 章详细讨论。

连同受侵的小肠整块切除一般情况下是没有什

么问题的，但如果受侵的是十二指肠，情况就有所不同了。虽然可行 Whipple's 手术，但如果十二指肠广泛受浸润，根治性切除通常是不可能的。对于中等程度的浸润，可以采用结肠切除连同十二指肠肠壁楔形切除术。尽管如此，在这种情况下缝合修补十二指肠缺失会有一定困难。端端吻合可能有吻合口的张力而不可行。在这种情况下，应考虑将十二指肠缺损与 Roux 空肠襻的侧壁缝合，或用空肠壁修补。我们更喜欢使用空肠 Roux 肠袢。

如果结肠肝曲、脾曲或横结肠的肿瘤直接侵犯肝脏，也许可以采取包括楔形切除肝左、右叶在内的整块切除手术（参见上文）。侵犯胆囊同样可以采取胆囊切除术。然而浸润肝外胆管或胰头时，采取根治术的可能性就不大。

横结肠肿瘤常侵犯胃。在这种情况下，胃大弯侧和/或胃窦常受侵犯，可采取连同切除远端 2/3 胃的整块切除手术。胃肠道的连续性的重建可行结肠后胃空肠吻合术（Polya）。结肠脾曲肿瘤侵及脾时，手术不存在什么问题，可将脾与结肠一同切除。如果侵及胰尾亦可用类似方法进行处理，但需结扎胰管，并仔细缝合胰腺的包膜。

降结肠、乙状结肠癌比右半结肠肿瘤更易侵及输尿管和肾。如果肿瘤侵及腹膜后组织，同样需行肿瘤的整块切除手术方式。如肿瘤较大时，侵及腰大肌、耻骨直肠肌、腹横肌或髂腰肌也并不少见。切除肿瘤时，侵犯的肌肉应同时切除。

乙状结肠和直、乙交界处结肠肿瘤可能侵犯膀胱。当肿瘤侵及膀胱引起结肠/直肠膀胱瘘时，尿路感染和气尿等临床症状就十分常见。在这种情况下，术前进行膀胱检查是必不可少的步骤，这可明确肿瘤是来源于膀胱或结肠。侵及膀胱顶时通常行膀胱壁楔形切除或部分切除，然后行膀胱双层缝合及术后至少保留 7 天导尿管。肿瘤侵及与未侵及泌尿道的患者行根治性切除，两者预后相似（Hotta 等，2006）。

对女性患者而言，肿瘤亦可侵犯子宫或卵巢。侵及一侧卵巢时，可行卵巢切除和输卵管切除，但侵及子宫时，必须行子宫切除术。由于直肠癌患者易侵及盆腔脏器，该章节内容详见第 30 章内容。

遗传性结肠癌综合征的外科处理

对于一个遗传性结肠癌综合征患者，例如遗传性非息肉结直肠癌综合征（HNPCC）的患者，我们知道其余结肠发展成异时性结肠癌的风险非常高。因此，建议大部分患者行次全结肠切除加回肠直肠吻合术。这样，患者出现异时性结肠癌的风险将明显下降，同时残留的直肠也容易监测。此外，这些患者患直肠癌的概率比较少见（Jarvinen 等，2000）。众所周知，就女性而言，子宫肿瘤和卵巢癌患者通常伴随有 HNPCC，因此在绝经后患者手术时，应建议行子宫、卵巢切除。对于 HNPCC 患者，腹腔镜下结肠次全切除、回肠直肠吻合争议较大。该技术是在腹腔镜下重建回肠储袋，不游离直肠并行回肠直肠吻合术（这个问题已在第 26 章详细讨论过）。

结肠癌腹腔镜手术切除

在 20 世纪 80 年代末期和 90 年代初，腹腔镜手术，尤其是胆囊切除术，逐渐流行起来，特别是在欧洲和在英国、美国私立医院。1991 年，报告了第一例结肠良性肿瘤的腹腔镜结肠切除手术，后来很快运用于结肠癌。相对于传统手术而言，腹腔镜手术的一个明显的优势就是患者术后恢复较快。然而，在该项创新技术推出后不久，就有几份报告报道了手术穿刺孔的肿瘤复发（Wexner 和 Cohen，1995）。穿刺孔肿瘤复发现象经过广泛讨论并用实验设备检测试了几种假说（参见第 4 章）。穿刺孔肿瘤复发现象可能和不良手术操作方法有关，如使用腹腔镜钳抓肿瘤，CO_2 气腹引起的肿瘤细胞扩散现象，开放手术时肿瘤细胞污染切口以及选择病例等可能是引起穿刺孔肿瘤复发的一些因素。我们也清楚地看到，在一些医院由于外科医师在导师的指导下经过大量实践练习，达到学习曲线后，那么在第 4 章中提到了腹壁穿刺孔肿瘤复发的情况就不会发生。

显然，进行腹腔镜结肠切除术和开腹结肠切除术的随机对照研究很有必要。3 个大宗随机对照研究同时在美国（COST 研究，Nelson 等，1995）、英国（CLASSIC 对照研究，Stead 等，2000）和欧洲（COLOR 对照研究，结肠研究组，2000）进行。目前 3 个试验已完成部分研究（COST 研究组 800 人，CLASSIC 组 800 人，COLOR 组 1 200 例），并报道了其术后死亡率和发病率的结果以及早期存活的情况。到目前为止，与开腹手术比较，腹腔镜患者术后恢复更快（Weeks 等，2002）。然而，腹腔镜技术在癌症方面是否能提高生存率这一重要问题上仍尚无结论。COST 研究的实验数据报道两组肿瘤术后 3 年存活率无明显差异（COST，2004）。有人相信，与开腹手术相比，腹腔镜结肠切除术有较高的生存率可能与腹腔镜手术创伤小，使得机体术后的免疫力受到影响较小有关（Eggermont 等，1987；Kirman 等，2002）。然而，事实上一个更简单的解释是腹腔镜手术可在胚胎学层面进行精确解剖，减少术中出血，这可能是一个更精准且更有利于肿瘤切除的手术方法。2002 年发表的小宗病例研究结果表明，腹腔镜结肠切除术（Lacy 等，2002）具有更高的生存率。在这个研究中（巴塞罗那）211 例结肠癌患者被随机分为开腹手术组或腹腔镜手术组。实验结果显示腹腔镜组术后 5 年生存率明显增高，而且对肿瘤分期分析时，Duke 分期 C 期患者获利最为明显。就短期结果评估而言，在所有的随机实验进行 Meta 分析显示结肠癌开腹手术或腹腔镜术，其术后发病率或死亡率无明显差异（Abraham 等，2004）。

所有这些实验都存在同样问题——选择性偏差。虽然结肠直肠癌腹腔镜手术在过去 5 年里已明显增多，但仅仅限于热衷于腹腔镜技术的医师开展手术。而且从一个国家的层面上讲，并不是所有择期手术的结直肠癌患者都行腹腔镜手术。三个大宗对照研究的病例仅占大约 30%的病人。因此，即使研究结果表明腹腔镜手术是有益的，亦不能推广到所有结肠癌患者。

由于得出了这一最新的研究结论，有关腹腔镜结直肠手术情况发生了较大变化。北美研究报告表明腹腔镜结直肠手术和开腹手术相比，术后生存率相同，但术后恢复更快。此外，美国结肠直肠外科医师协会坚持严格的手术培训计划和审核制度，美国医学会然后发表了的共识性文件，批准如果经过专业培训和持续审核的程序后，医师可用腹腔镜技术对结直肠癌进行手术治疗（共识声明，2006）（参见第 4 章）。这份文件发表在 2006 年初，病种包括结直肠良性和恶性肿瘤。仅几个月后，英国 NICE 协会同意给腹腔镜结直肠癌切除术提供研究基金（NICE，2006）。突然间，普通外科的腹腔镜手术例数大幅增加，特别是在结肠癌方面，尽管增加了手术时间及手术室费用。我们有一种感觉，在欧洲、美国、英国各大医院正在被私人医院所取代。具有讽刺意义的是，直到腹腔镜手术患者参加快速康复计划的患者比开放组患者具有更快的术后恢复率这一观点变得清晰以前，人们还认为参加快速康复计划的开放手术与腹腔镜结直肠切除术后恢复是完全一样的（KING，2006 年；Kelet 和 Kennedy，2006）。

2006 年，有三个结肠癌腹腔镜手术和开腹手术的 Meta 分析。英国伦敦的 Tilney 和他的同事（2006）报道的结肠次全切除病人包括结肠良、恶性疾病。一共有 8 个研究报告，336 例患者符合纳入标准。腹腔镜组手术时间明显延长，平均 86.2 分钟（平均 $P<0.001$）；但最近的研究显示手术失血量减少，平均为 57.5ml；有一超过 40 个病例的研究平均出血量为 65.3ml。就早期或长期并发症而言，并没有显著差异，术后住院天数下降了 2.9 天（$P<0.001$）。

第二个 Meta 分析是墨尔本的 Tjandra 和 Chan 报道的结肠和直肠乙状结肠癌病例，包括 17 个随机对照试验和 29 篇已发表论文，共有 513 个病例。其换算率差异很大，但在单中心试验中差异确是最低的。整体和手术并发症发生率，吻合口漏或肿瘤清除率没有显著差异（表 29.5 及表 29.6）。但腹腔镜手术死亡率显著降低（$P<0.005$）（表 29.7），以及较低的伤口并发症发生率（$P<0.01$），出血量下降（$P<0.00001$），术后疼痛评分指数下降 12.6%，所需麻醉镇痛量减少了 30.7%。腹腔镜手术的患者排气更快（38.8%），肠道蠕动功能恢复更快（21.0%），饮食恢复更快（28.3%）和出院更早 19.1%（1.7 天，$P<0.0001$）[Hazebroek 等，2002；Kang 等，2004；Janson 等，2004；Weeks 等，2002；Curet 等，2000；Hasegawa 等，2003；Hewitt 等，1998；Lacy 等，1995；Wu 等，2004；Delgardo 等，2001；Lacy 等，2002；Leung 等，2000；Leung 等，2004；Kaiser 等，2004；Neudecker 等，2002；Schwenk 等，1998；Schwenk 等，1999a；Schwenk 等，1999b；Schwenk 等，2000；Stage 等，1997；Tang 等，2001；Winslow 等，2002；Woo 等，2003；Braga 等，2002a；Braga 等，2002b；外科治疗研究组的临床结果（COST）2004；Milsom 等，1998；结肠研究小组，2005；Guillou 等（CLASSIC），2000]。最后的一个 Meta 分析（Ressa，2006）是 2000 年以来开展的 12 个随机对照试验（Guillou 等，2005；Color，2005；Jansen 等，2004；Leung 等，2004；COST，2004；Zhou 等，2004；Hasegawa 等，2003；Lacy 等，2002；Weeks 等，2002；Winslow 等，2002；Ordemann 等，2002；Curet 等，2000）。其中一项研究包括对直肠癌的研究及两项多中心的研究。总的研究结

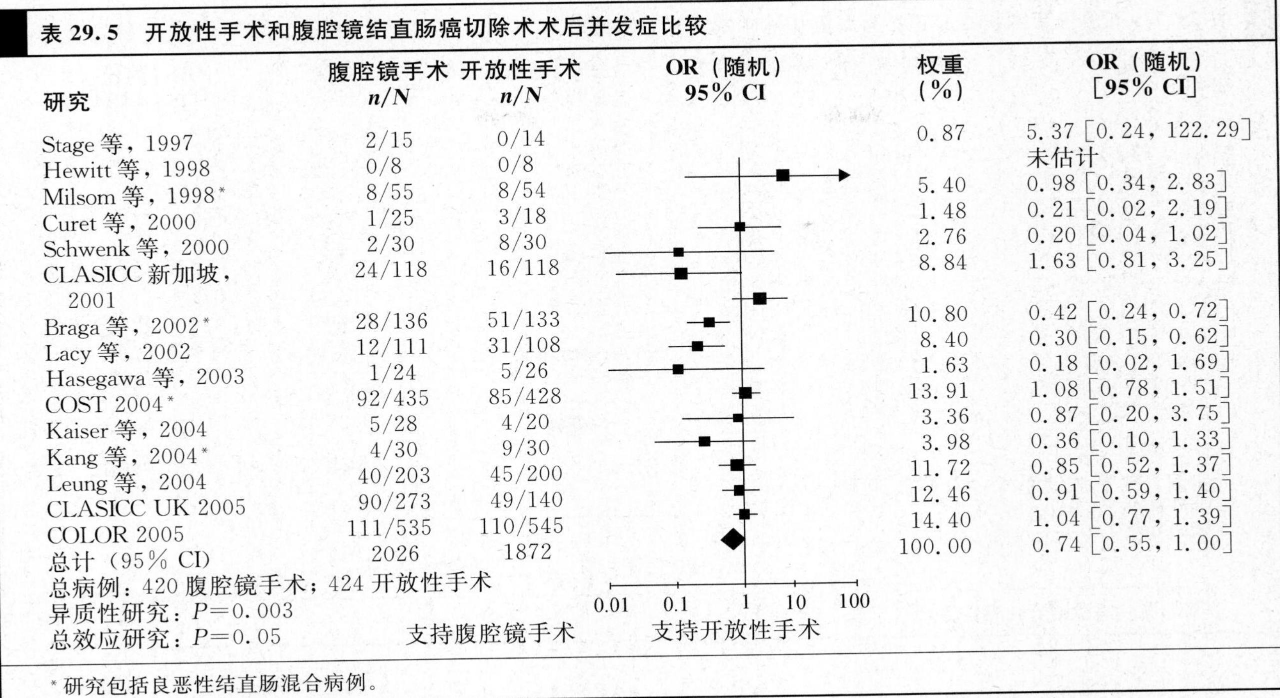

表 29.5　开放性手术和腹腔镜结直肠癌切除术术后并发症比较

研究	腹腔镜手术 n/N	开放性手术 n/N	权重（%）	OR（随机）[95% CI]
Stage 等，1997	2/15	0/14	0.87	5.37 [0.24，122.29]
Hewitt 等，1998	0/8	0/8		未估计
Milsom 等，1998*	8/55	8/54	5.40	0.98 [0.34，2.83]
Curet 等，2000	1/25	3/18	1.48	0.21 [0.02，2.19]
Schwenk 等，2000	2/30	8/30	2.76	0.20 [0.04，1.02]
CLASICC 新加坡，2001	24/118	16/118	8.84	1.63 [0.81，3.25]
Braga 等，2002*	28/136	51/133	10.80	0.42 [0.24，0.72]
Lacy 等，2002	12/111	31/108	8.40	0.30 [0.15，0.62]
Hasegawa 等，2003	1/24	5/26	1.63	0.18 [0.02，1.69]
COST 2004*	92/435	85/428	13.91	1.08 [0.78，1.51]
Kaiser 等，2004	5/28	4/20	3.36	0.87 [0.20，3.75]
Kang 等，2004*	4/30	9/30	3.98	0.36 [0.10，1.33]
Leung 等，2004	40/203	45/200	11.72	0.85 [0.52，1.37]
CLASICC UK 2005	90/273	49/140	12.46	0.91 [0.59，1.40]
COLOR 2005	111/535	110/545	14.40	1.04 [0.77，1.39]
总计（95% CI）	2026	1872	100.00	0.74 [0.55，1.00]

总病例：420 腹腔镜手术；424 开放性手术
异质性研究：$P=0.003$
总效应研究：$P=0.05$

* 研究包括良恶性结直肠混合病例。

表 29.6　开放性手术和腹腔镜结直肠癌切除术术后并发症比较

并发症	腹腔镜手术 并发症数量	腹腔镜手术 患病数量	开放性手术 并发症数量	开放性手术 患病数量	OR [95% CI]	P
外科并发症*	178	2012	201	1876	0.75 [0.49，1.16]	0.19
伤口并发症†	73	1547	103	1418	0.65 [0.46，0.91]	0.01
功能性肠梗阻	16	643	43	649	0.39 [0.21，0.72]	0.003
感染	3	40	10	39	0.24 [0.06，0.93]	0.04
出血	33	1840	31	1701	0.81 [0.37，1.74]	0.59
吻合口瘘	35	1400	32	1270	1.00 [0.60，1.67]	1.00
腹内积液或脓肿	7	598	12	589	0.60 [0.24，1.50]	0.27
肠梗阻	12	719	20	721	0.61 [0.30，1.26]	0.18
伤口感染	71	1492	93	1364	0.68 [0.46，1.02]	0.06
伤口裂开	2	700	10	706	0.27 [0.08，0.98]	0.05
肠道缺血/穿孔/损伤	15	1089	3	952	2.59 [0.90，7.46]	0.08
肠瘘	2	203	0	200	4.98 [0.24，104.28]	0.30
呼吸系统并发症	43	1590	39	1452	0.91 [0.57，1.46]	0.70
DVT/PE	8	865	7	719	0.89 [0.28，2.82]	0.84
外科性气肿	1	203	0	200	2.97 [0.12，73.35]	0.51
泌尿系感染	29	1216	26	1202	1.06 [0.62，1.81]	0.82
心血管并发症	28	1212	27	1071	0.86 [0.49，1.51]	0.59
其他并发症	6	389	6	382	1.03 [0.32，3.37]	0.96

* 外科并发症包括漏，出血，肠缺血/穿孔/损伤，腹内积液或脓肿，肠梗阻，肠瘘，泌尿系损伤和伤口感染。† 伤口并发症包括伤口感染、伤口裂开。

果与他人的研究结果类似：失血量减少和痛苦减轻，肠道功能恢复更快以及更快地恢复到正常饮食，住院时间缩短两天。术后并发症或死亡率亦没有明显的差异，手术时间延长半个到 1 小时。然而，西班牙研究者报告，如果随访时间足够长，三项研究提供的癌症相关的死亡率（表 29.8）以及

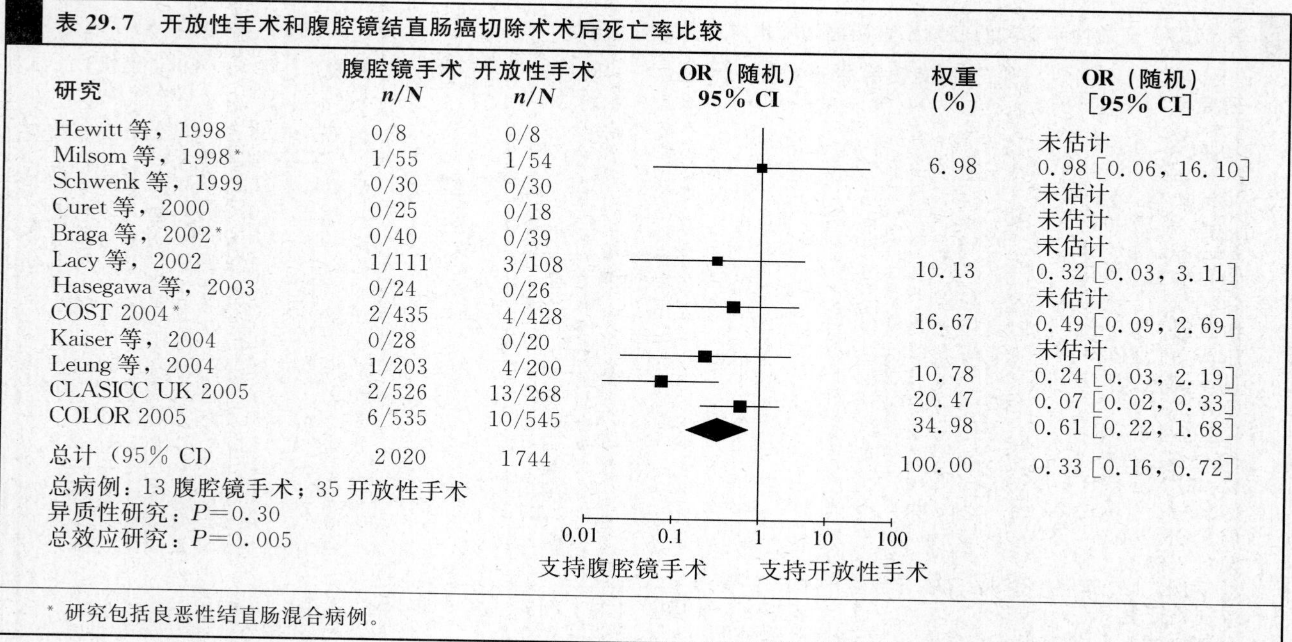

表 29.7 开放性手术和腹腔镜结直肠癌切除术术后死亡率比较

研究	腹腔镜手术 n/N	开放性手术 n/N	权重（%）	OR（随机）[95% CI]
Hewitt 等，1998	0/8	0/8		未估计
Milsom 等，1998*	1/55	1/54	6.98	0.98 [0.06，16.10]
Schwenk 等，1999	0/30	0/30		未估计
Curet 等，2000	0/25	0/18		未估计
Braga 等，2002*	0/40	0/39		未估计
Lacy 等，2002	1/111	3/108	10.13	0.32 [0.03，3.11]
Hasegawa 等，2003	0/24	0/26		未估计
COST 2004*	2/435	4/428	16.67	0.49 [0.09，2.69]
Kaiser 等，2004	0/28	0/20		未估计
Leung 等，2004	1/203	4/200	10.78	0.24 [0.03，2.19]
CLASICC UK 2005	2/526	13/268	20.47	0.07 [0.02，0.33]
COLOR 2005	6/535	10/545	34.98	0.61 [0.22，1.68]
总计（95% CI）	2020	1744	100.00	0.33 [0.16，0.72]

总病例：13 腹腔镜手术；35 开放性手术

异质性研究：$P=0.30$

总效应研究：$P=0.005$

* 研究包括良恶性结直肠混合病例。

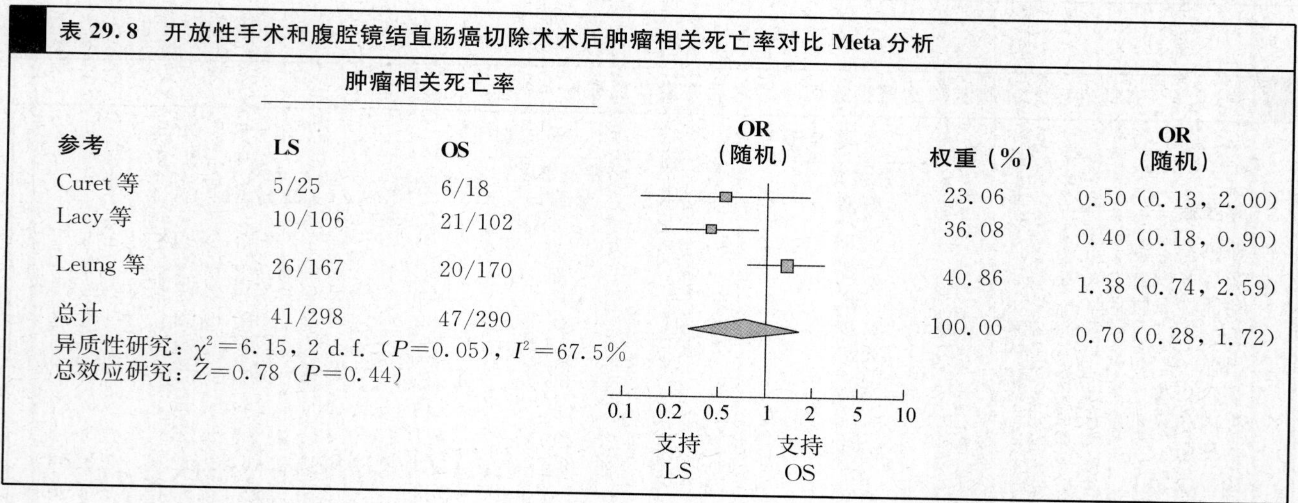

表 29.8 开放性手术和腹腔镜结直肠癌切除术术后肿瘤相关死亡率对比 Meta 分析

参考	肿瘤相关死亡率 LS	肿瘤相关死亡率 OS	权重（%）	OR（随机）
Curet 等	5/25	6/18	23.06	0.50（0.13，2.00）
Lacy 等	10/106	21/102	36.08	0.40（0.18，0.90）
Leung 等	26/167	20/170	40.86	1.38（0.74，2.59）
总计	41/298	47/290	100.00	0.70（0.28，1.72）

异质性研究：$\chi^2=6.15$，2 d.f.（$P=0.05$），$I^2=67.5\%$

总效应研究：$Z=0.78$（$P=0.44$）

肿瘤复发时间（4 项研究；表 29.9）都有可比性。

腹腔镜结肠切除术

生理学

长时间的气腹引起血流动力学的变化已是众所周知。气腹压力等于或小于 8mmHg 不会影响心输出量的变化或由于循环静脉回流量心输出量而导致心输出量心输出量。当腹内压力进一步上升，下腔静脉受压导致静脉回流明显下降可引起的心输出量降低。

血流动力学的研究表明，当平均动脉压增加时，中心静脉压会上升，肺动脉压升高，同时肺毛细血管楔形压也会增加。即使气腹弥散后，周围血管阻力仍然持续存在。

同时气腹存在时，抗利尿激素的释放增加。尿量减少主要源于肾灌注量不足，并非心输出量的下降所致。

二氧化碳气腹造成人体对二氧化碳的吸收。另外，通气灌注比亦会发生变化（参见第三章）。

适应证的选择

严重冠状动脉疾病和心输出量受损患者是腹腔镜结直肠手术的相对禁忌。患有严重呼吸疾病的患者常因气腹会不可避免引起 CO_2 的吸收，所以不适宜于腹腔镜结直肠手术，青光眼患者亦是腹腔镜

表 29.9　开放性手术和腹腔镜结直肠癌切除术术后复发率 Meta 分析

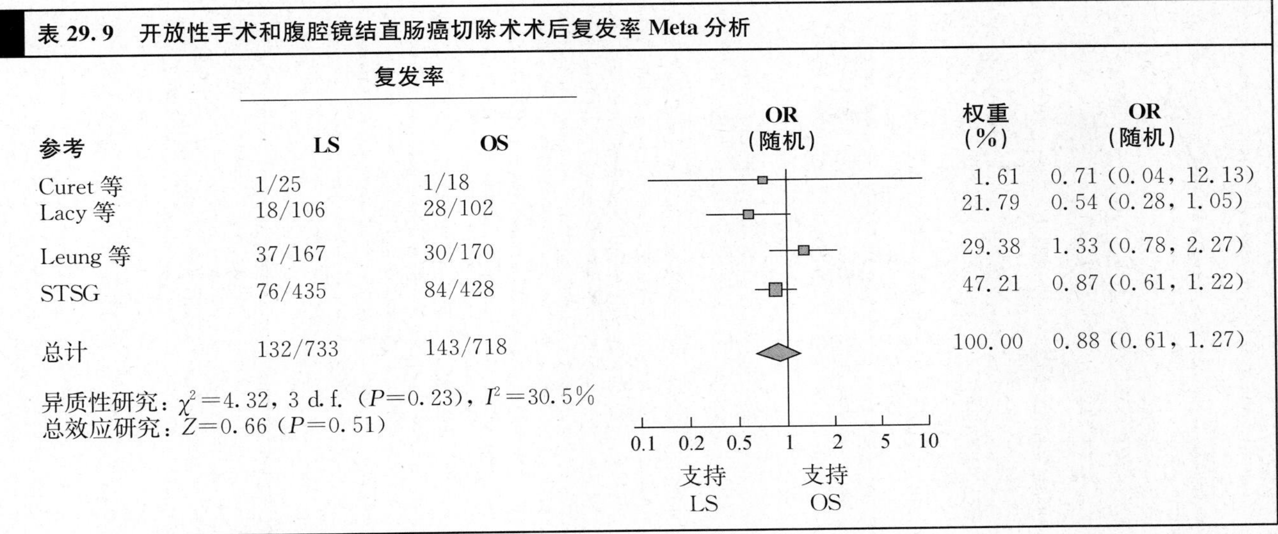

参考	复发率 LS	复发率 OS	权重（%）	OR（随机）
Curet 等	1/25	1/18	1.61	0.71（0.04，12.13）
Lacy 等	18/106	28/102	21.79	0.54（0.28，1.05）
Leung 等	37/167	30/170	29.38	1.33（0.78，2.27）
STSG	76/435	84/428	47.21	0.87（0.61，1.22）
总计	132/733	143/718	100.00	0.88（0.61，1.27）

异质性研究：$\chi^2=4.32$，3 d.f.（$P=0.23$），$I^2=30.5\%$
总效应研究：$Z=0.66$（$P=0.51$）

结直肠手术的禁忌证。任何可致颅内压升高的疾病也是其禁忌证。

患者行腹腔镜治疗应考虑潜在的心肺并发症以及空气栓塞。皮下气肿是一种常见的并发症，然而，这些潜在的并发症可能会影响微创手术后的快速康复。

肿瘤的适应证在手术前应对肿瘤尽可能准确地进行分期。原发肿瘤发生转移肺或肝时，其原发病灶已有或有可能出现出血或梗阻等症状。如症状明显缓解时，采用腹腔镜手术是比较适合的。即使肿瘤发生转移，原发肿瘤的适宜切除亦有必要的。腹腔镜切除肿瘤的适应证：

- 肿瘤不固定
- 体积不宜太大
- 无明显的腹膜炎
- 肿瘤与乙状结肠或小肠襻无粘连
- 腹膜后无浸润
- 与膀胱无粘连
- 肠系膜无明显肿大的淋巴结

因此原发肿瘤应相对局限但亦可推动。腹腔镜的一般禁忌因素：腹水、心力衰竭、慢性阻塞性肺疾病、凝血功能障碍、服用引起出血或支气管痉挛的药物。

右半结肠切除术

全麻条件下，患者取截石位，双腿置于 Allen 镫上，导尿。这种体位可使手术助手有较好的操作空间，同时如术中需要，也利于结肠镜的检查操作（图 29.14）。腹部皮肤消毒铺单，仅显露出从耻骨联合到剑突、两髂骨棘间的腹部手术区域，患者头低，右侧高，各穿刺孔的位置如图所示（图 29.15）。

采用 Hassan 开放建气腹的方法，第一个 12mm 穿刺孔的位置处于左脐下腹直肌外侧。接下来的两个 5mm 穿刺孔位于左手边，与第一个穿刺孔等距。在游离右侧肿瘤上方时需要另外一个穿刺孔，体外吻合时的横切口就可利用这一穿刺孔。

手术操作的第一步，全面探查腹腔内情况，评估是否适合用腹腔镜技术切除肿瘤。探查肝、腹壁腹膜、盆腔以及膈肌腹膜有无病灶，然后探查肿瘤是否侵及邻近的大网膜、膀胱及其他器官组织，特别是小肠和乙状结肠。判断肿瘤及系膜淋巴结的活动度，如果适合行腹腔镜手术并且很安全，术者就可开始游离右半结肠。手术方式可采用传统的外侧

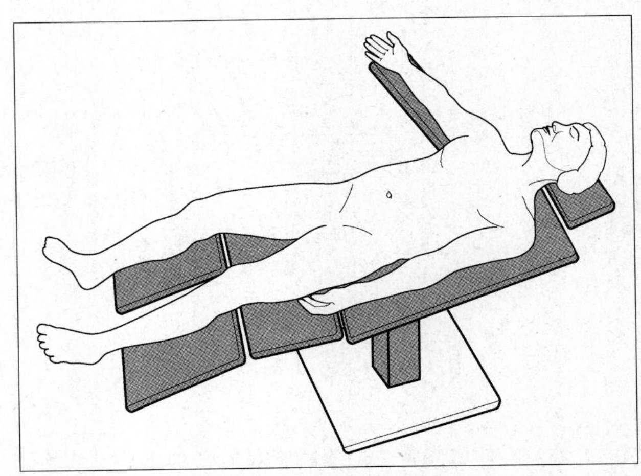

图 29.14　右半结肠切除术患者体位。

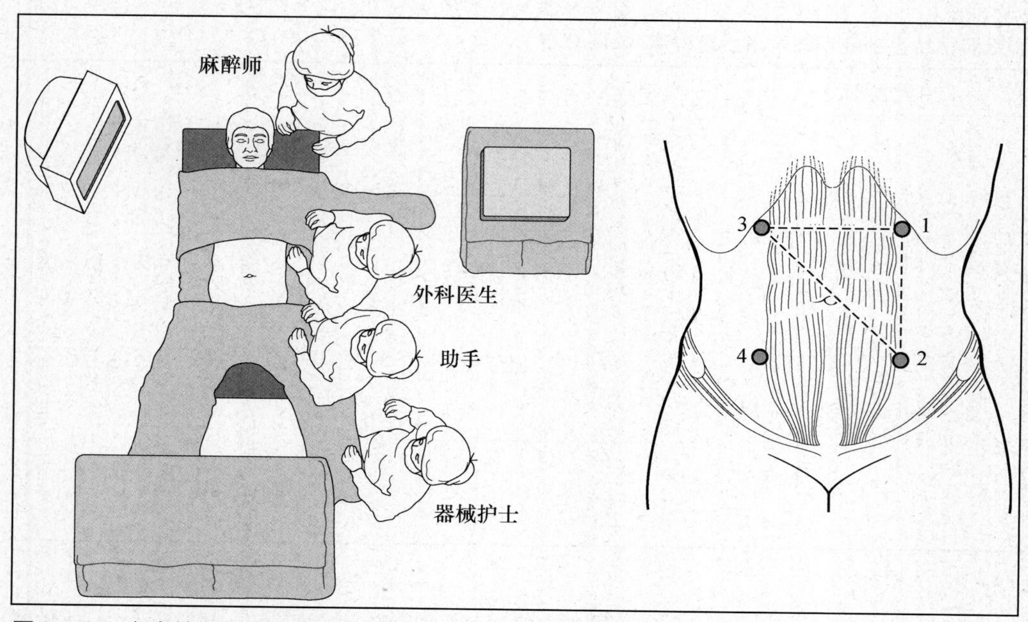

图 29.15 右半结肠切除术。患者的位置和右半结肠切除的入路。

入路或中间入路进行操作。

传统外侧入路

用艾利斯钳或组织抓钳提起回盲部和右半结肠，超声刀游离回盲部及右半结肠外侧的侧腹膜，将回盲部及右半结肠从腰大肌表面轻轻分离，保留性腺血管和输尿管（图 29.16）。然后将患者改变体位，头高脚底，抓起大网膜，游离结肠肝曲。从横结肠的右侧开始游离大网膜，这样便于提起整个右半结肠显露回盲部区域的血管（图 29.17）。打开肠系膜上静脉末段和回结肠动脉之间的肠系膜，游离回肠系膜，分离并结扎回肠血管弓至拟切除回肠处。接下来需分离出右结肠动脉两侧和邻近的升结肠附着处。

可以用可吸收夹结扎处理血管，把右结肠、回结肠动静脉，以及其边缘的血管予以结扎。使用超声刀也许能成功凝固和分离边缘血管弓。此处用于体外肠道切除和吻合的横切口可以将游离的肠段取出，但小切口操作十分困难。因此，通常根据肿瘤部位和回肠的情况，用腔内胃肠切割吻合器断离右半结肠或横结肠（图 29.18）。腹横肌切口在腹部

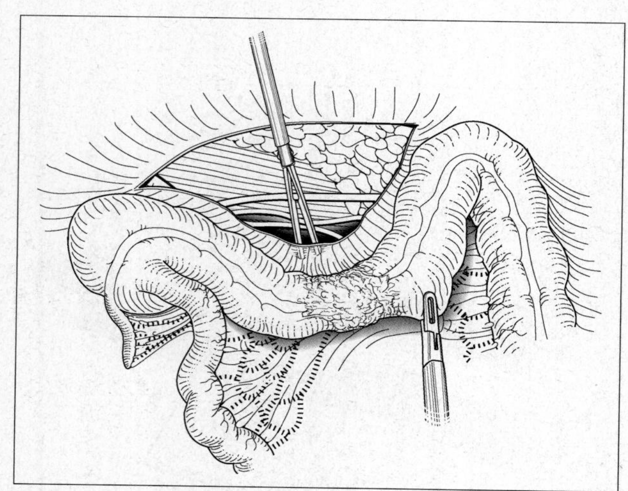

图 29.16 在分离侧腹膜和暴露腹膜后结构之后，从外侧向中间游离右半结肠。

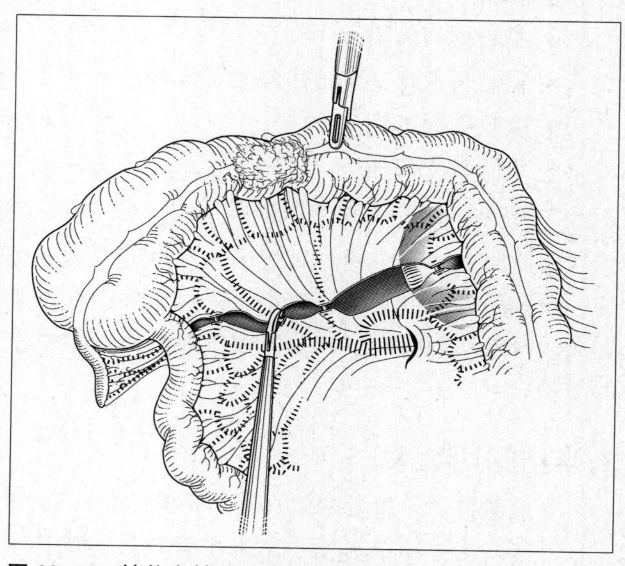

图 29.17 结扎右结肠动脉和回结肠动脉。

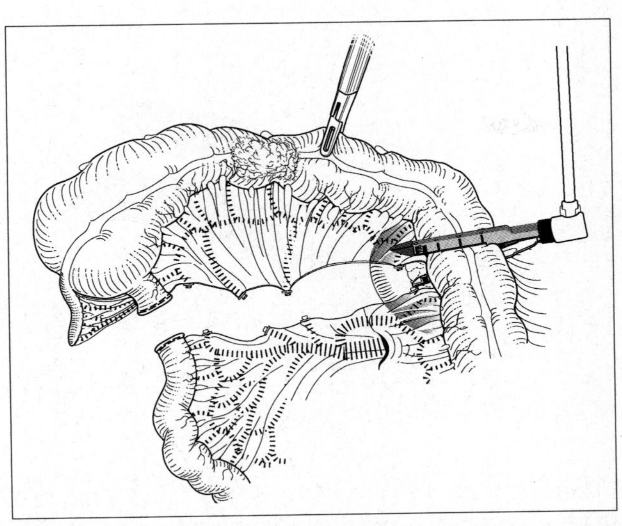

图 29.18 右半结肠切除术。用直线切割器将回肠末端断离，游离右半结肠至横结肠，横结肠的右端用可旋转 45mm 直线切割器断离。

的右侧，用标准的抓钳抓住肠管的一侧断端。打开腹腔，用切口保护器保护切除，将游离的肠道拉出腹腔外。两个肠断端然后在腹腔外行侧侧吻合术。一旦完成了肠吻合，将肠管放回腹腔，分层关闭缝合腹壁横切口，重新建立气腹检查有无出血，冲洗腹腔，放置引流，缝合各个穿刺口。

中间入路的手术方法

体位采取头低右侧高的体位，该体位使小肠襻垂向腹腔左侧，并使小肠远离右半结肠。最重要的是尽量让小肠襻远离手术操作区域，否则不仅会妨碍手术者操作，而且还容易受电刀或超声刀的无意损伤。然后用无损伤钳提起大网膜并置于肝脏处（图 29.19），这样横结肠就可远离手术区域，并使横结肠系膜展平；这样横结肠系膜后方可见十二指肠。然后用无创钳抓住回肠末端，向下牵拉，使得回盲部根部与十二指肠的第三部分下缘之间的肠系膜像教鞭一样。

切开回盲部的腹膜暴露回结肠血管，可使用直角分离钳予以分离（图 29.20）；这些血管可单独结扎或用外科铗夹闭；这样就可打开右半结肠系膜和肾前筋膜之间的间隙平面。用长叶无创抓钳分离此筋膜间隙平面，将右半结肠系膜与后腹膜间隙分离；并在该间隙平面向外侧分离，保留右侧性腺血管和输尿管，直到升结肠外侧的腹膜反折处（图 29.21）。此时并不分离升结肠外侧的侧腹膜。在同一平面继续向头侧解剖，注意勿损伤十二指肠，直到整个右半结肠及其系膜完全从后腹膜分离。只有

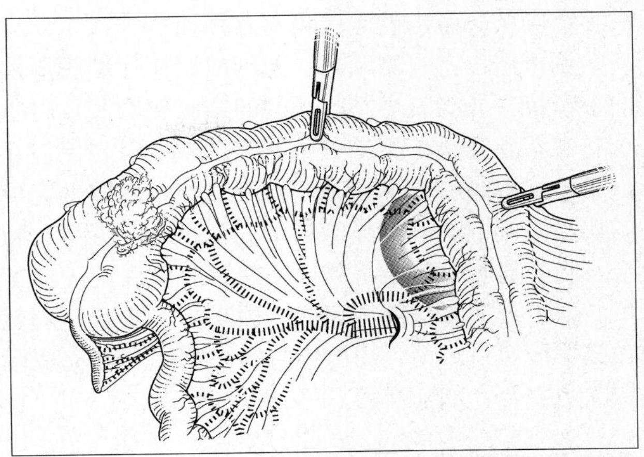

图 29.19 右半结肠切除术。从中间向外侧入路。网膜右侧用无创抓钳抓住并提起结肠肝曲暴露出十二指肠的第二三段。

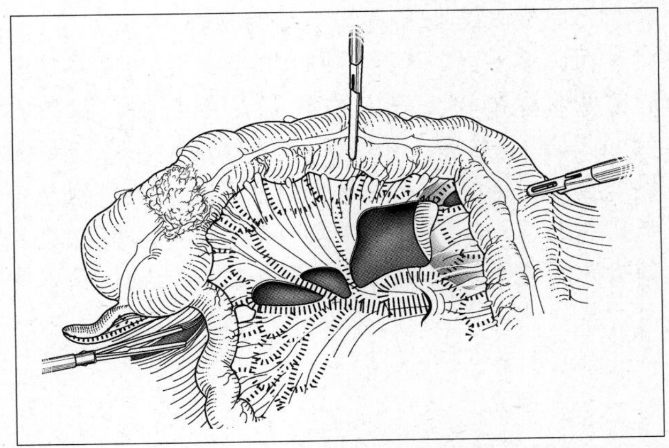

图 29.20 右半结肠切除术。抓起回肠末端并向下牵拉使回结肠动脉拉紧。在肠系膜上动脉近右结肠、回结肠动脉处打开肠系膜表面的腹膜。

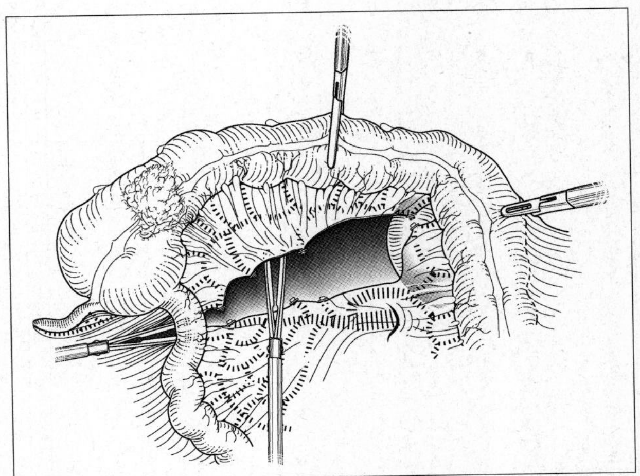

图 29.21 右半结肠切除术。分离血管，打开在右结肠血管下方的腹膜后结构暴露腰大肌、右输尿管和右性腺血管。

右半结肠结肠旁沟的侧腹膜与之相连。

调整体位，右侧调高。无创抓钳抓住结肠肝曲向下牵拉，分离右半结肠旁沟的结肠侧腹膜，将整个右半结肠完全游离。右侧髂窝行横切口，保护切口后，将游离的右半结肠拉出腹腔外，腹腔外完成肠切除及吻合（图 29.22）。一旦完成肠切除及吻合（吻合器吻合）就将肠放回腹膜腔内并关闭横切口。如果习惯在腹腔内完成肠段切除、吻合，那就在腹壁横切口之前，用腔内直线切割闭合器完成肠切除与吻合，如前所述。

左半结肠切除术（常规方法）

左半结肠切除术

左半结肠切除术的适应证是位于降结肠或乙状结肠的肿瘤，必须游离乙状结肠、左半结肠、结肠脾曲，完成降结肠和直肠上端的吻合。

在许多方面，左半结肠切除像是右半结肠切除的镜像对称操作。病人被放置在截石位，腿放在 Allan 马镫上并插入导尿管（图 29.23）。广泛暴露整个腹部包括腰部。如图所示手术人员的位置及穿刺孔的部位。病人是放置在一个头部明显低并且左侧抬高的体位，穿刺孔的位置与右半结肠切除术中所描述的相反（图 29.24）。有时，病人的左侧还需要一个穿刺孔。唯一不同的是左半结肠切除时腹壁要行 Pfannensteil 切口用于切除标本取出，肠道吻合是结直肠的吻合。

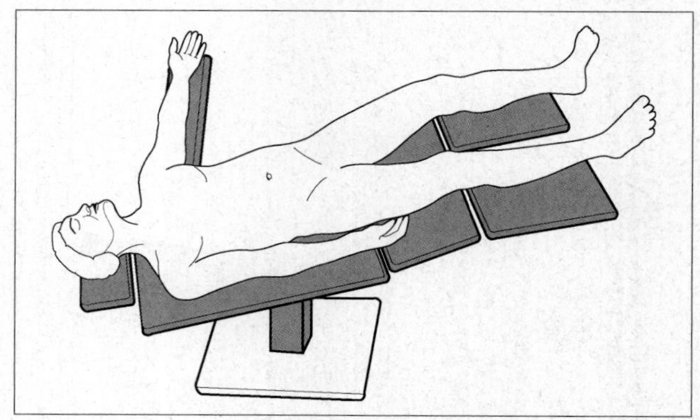

图 29.23 左半结肠切除。病人的体位。

常规方法

常规的做法与一般的开腹左半结肠切除术没有什么不同。将大网膜和小肠推离手术视野。大网膜放在胃上，将小肠置于肝下。

用无创抓钳提起直肠乙状结肠交界处，向下和内侧牵拉使之越过大血管和正中线，用超声刀打开

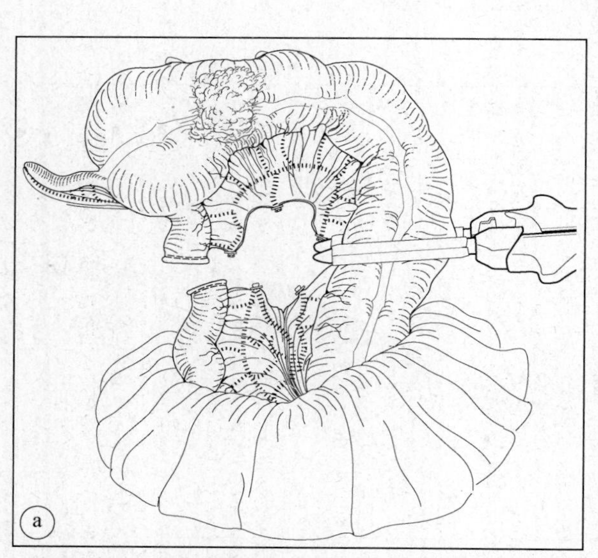

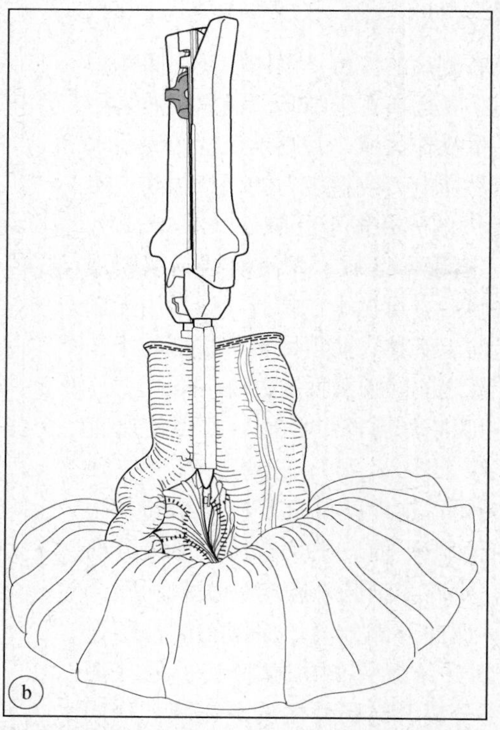

图 29.22 右半结肠切除术。(**a**) 将包含结肠癌的右半结肠从切口保护器保护的横向切口拉出。末端回肠及横结肠在血管系膜游离处用线性切割器横断。(**b**) 完成回结肠侧侧吻合。

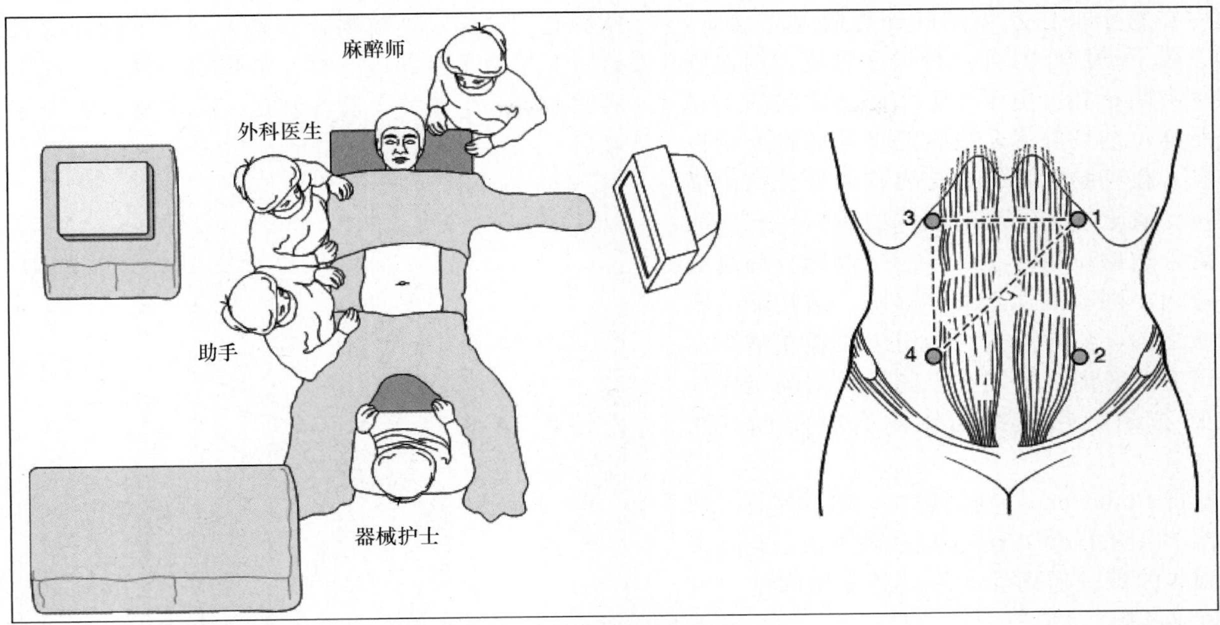

图 29.24　左半结肠切除术。病人的体位和左半结肠切除术的腹壁穿刺点。

直肠乙状结肠侧腹膜并沿 toldt 间隙游离。继续向下游离直肠左侧腹膜，显露左侧性腺血管和输尿管，将两者向外侧牵拉使之远离直肠、乙状结肠（图 29.25）。一旦完全游离整个左半结肠和直肠上段，即可开始游离结肠脾曲。

此时，病人体位转为头高脚低位，提起大网膜，用 ACE 超声刀分离结扎左侧横结肠和大网膜间的血管，与小网膜囊相通。结肠脾曲的侧腹膜用超声刀游离，这样整个左半结肠仅与系膜血管蒂相连（图 29.26）。

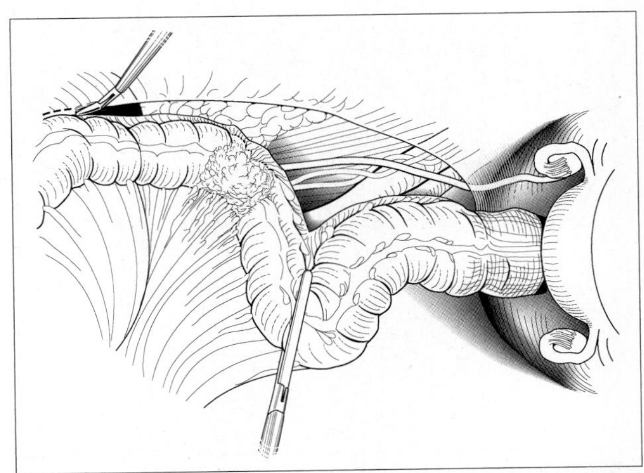

图 29.25　左半结肠切除术。左半结肠切除术外侧到中间的方法。直肠乙状结肠和左半结肠外侧的侧腹膜，用超声刀进行分离。

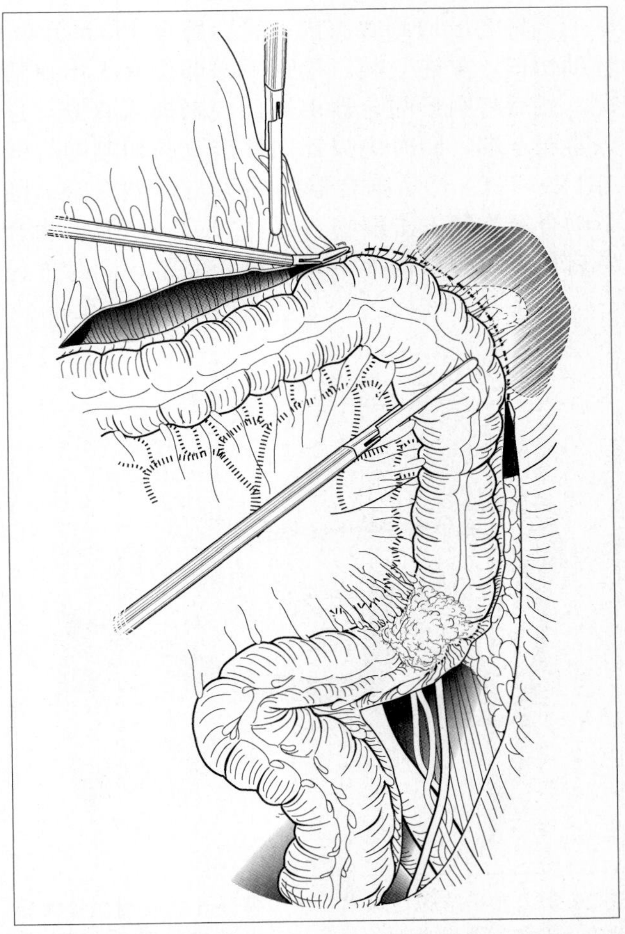

图 29.26　左半结肠切除术。左半结肠已游离。超声刀断离左侧横结肠的大网膜，进入小网膜囊。下一步是游离结肠脾曲和脾门间的腹膜。

随后在易于抓住左半结肠处提起左半结肠，暴露肠系膜下动脉。打开血管周围腹膜，用血管铗于根部夹闭结扎。由于左半结肠切除实质上是一种直肠高位前切除术，故直肠上动脉也要予以分离结扎，在直肠乙状结肠交界拟断处分离出横断面即可。清除左半结肠后侧的组织，在与脾静脉汇合处合适的位置结扎肠系膜下静脉。分离大网膜，进入小网膜囊，显露脾静脉。结扎降结肠边缘动脉之前，清除周围结缔组织。现在整个左半结肠已完全游离，分别在直肠乙状结肠交界处和降结肠拟断处用直线切割吻合器横断（图 29.27）。

腹壁行 Pfannensteil 辅助切口，切口处放置切口保护器，以防止其污染或肿瘤播散种植。解除气腹。将游离的带肿瘤病灶的降结肠拖出腹壁切口外，切除降结肠。

降结肠近侧断端荷包缝合，置入圆形吻合器的砧头（图 29.28）。收紧荷包线并紧绑在中央针砧上，将之放回到腹腔内。缝合腹壁 Pfannensteil 辅助切口，重建气腹。检查手术部位有无出血情况。然后将圆形吻合器由肛门轻轻插入直肠，进入直肠上端，同时中央针砧穿出直肠切割吻合线（图 29.29）。然后吻合器的砧头与针砧对合。圆形吻合器旋紧、击发吻合器（29.30）。撤出吻合器后检查吻合器内上下切缘是否完整，同时进行结肠充气试验，了解吻合口是否漏气，就像检查自行车轮胎是否漏气一样。如果吻合满意，冲洗腹腔后置入引流管，腹部减压，关闭缝合各个穿刺口。

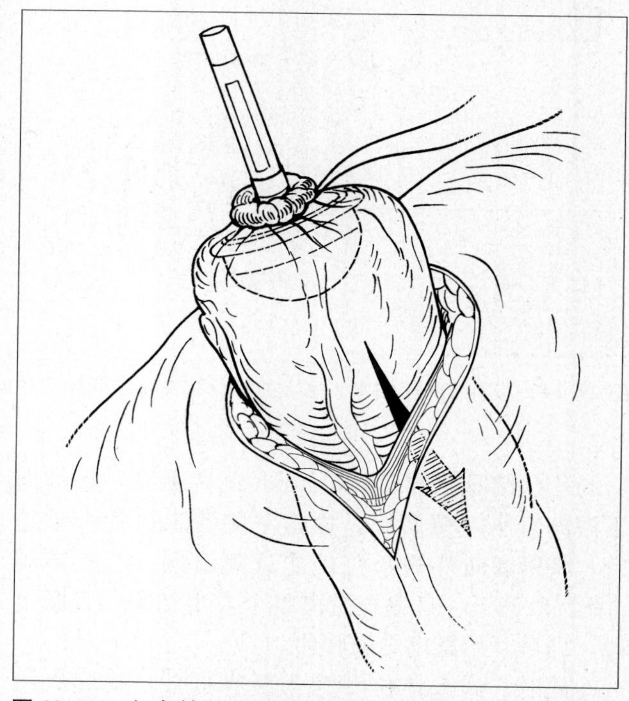

图 29.28 左半结肠切除术。腹壁行 Pfannensteil 辅助切口，结肠近侧断端荷包缝合，插入圆形吻合器的砧头。

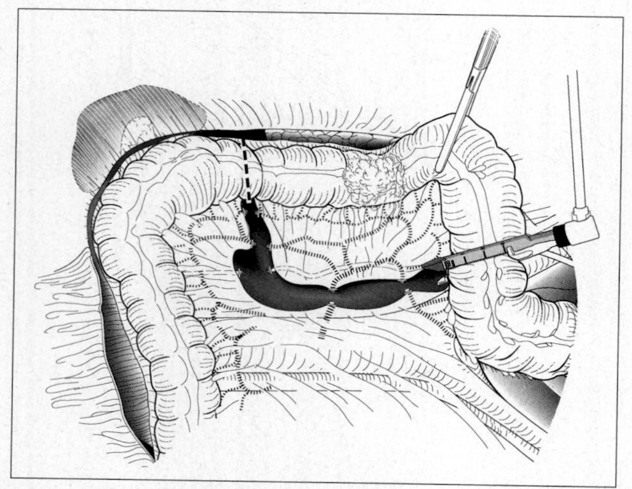

图 29.27 左半结肠切除术。在腹膜分开之后用血管铗结扎各个血管，结扎边缘血管。用可旋转切割吻合器在直肠乙状结肠交界处将左半结肠断离。

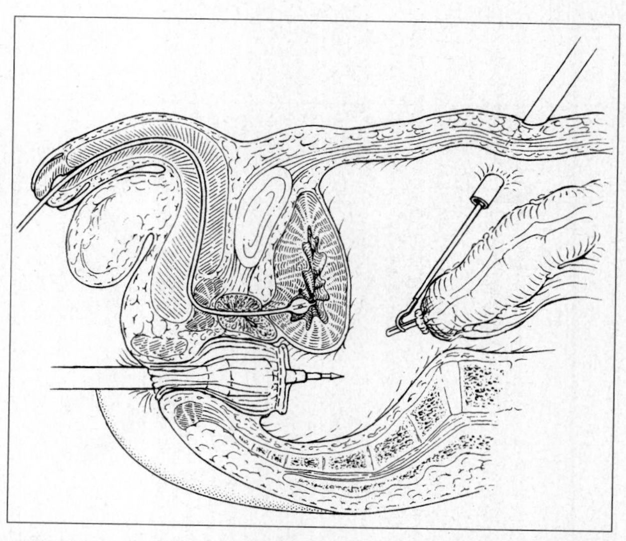

图 29.29 吻合器已通过肛门和直肠残端插入。中央针砧穿出与吻合器的砧头对合。

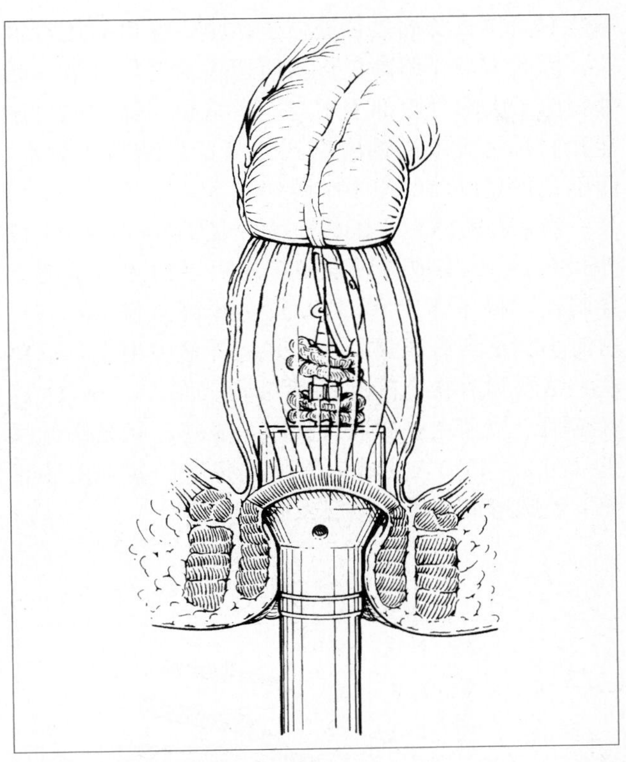

图 29.30　吻合器完成结直肠吻合。

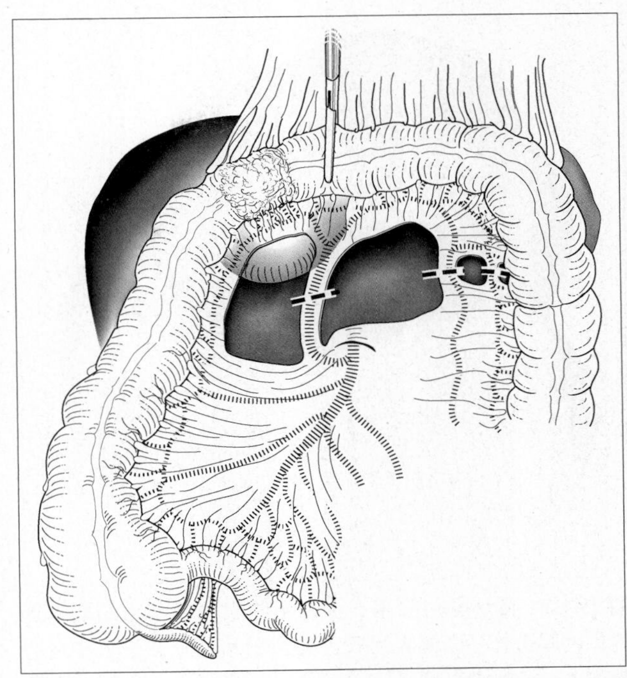

图 29.31　横结肠切除术。抬起横结肠，打开结肠中动脉两侧腹膜，游离、结扎，显露出结肠中动脉后侧的腹膜后结构。

横结肠切除术

腹腔镜下完成横结肠切除十分困难，因为横结肠十分游离。直接将结肠中动脉分离结扎可能是较容易方法，可以快速进入小网膜囊内。

提起横结肠，尽可能将之向上向后牵拉，患者的头高脚低位，使小肠尽可能坠入骨盆内。将横结肠系膜尽可能拉直，显露结肠中动脉，打开两侧的腹膜，分离结肠中血管，血管铗夹闭结扎（图 29.31）。

继续解剖游离横结肠后侧，清除小网膜囊内的结肠系膜。然后，维持头向上的姿势，提起右结肠，分离结肠肝曲（图 29.32）。同法游离结肠脾曲。

如果良性疾病要保留大网膜，最后一步操作比较繁琐，但如果准备实施大网膜切除则相对简单。如果将大网膜与横结肠一起切除，应将大网膜向骨盆方向牵拉，这样便可从已分离的网膜血管之间的间隙处理大网膜血管，从胃结肠大网膜的上方进入小网膜囊内（图 29.33）。

一旦所有的网膜血管已用 ACE 结扎，即可横

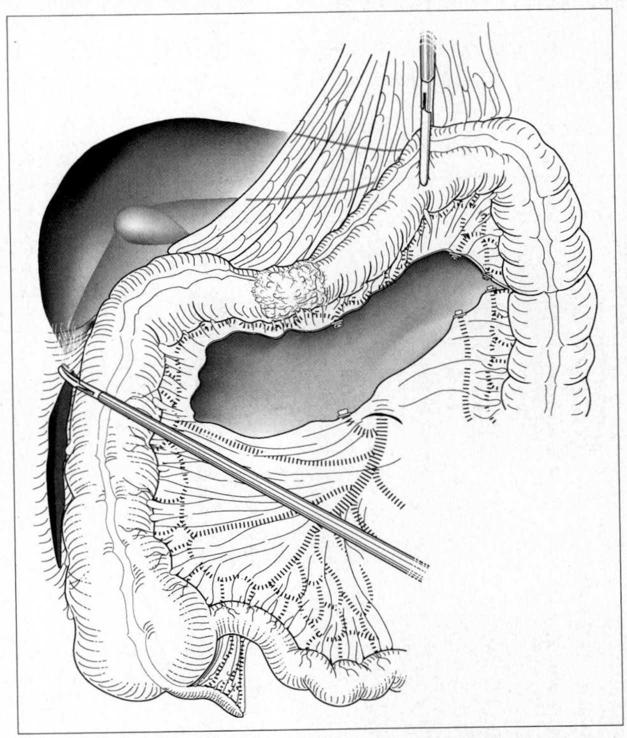

图 29.32　横结肠切除术。游离脾曲下的中段结肠和边缘血管后再游离结肠肝曲。

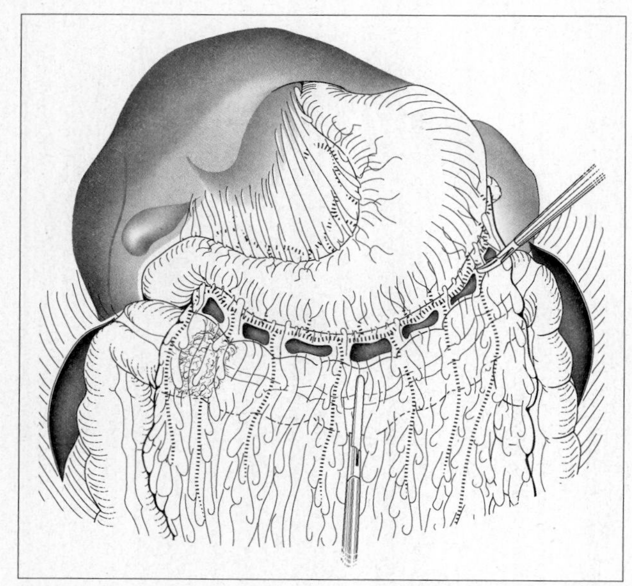

图 29.33 横结肠切除术。正在切除大网膜与横结肠；远离胃网膜血管弓断离大网膜内的血管从其上方进入小网膜囊内。

断结肠，腹壁行合适辅助切口，解除气腹后将肠标本取出。体外完成肠吻合后，将结肠放回腹腔，冲洗腹腔，放置引流管，缝合各穿刺口。

前入路左半结肠切除术（从内侧到外侧）

前入路左半结肠切除术是左侧结肠直肠癌常用的手术方式，特别是在直肠乙状结肠交界处的肿瘤。对高位直肠癌是否进行全系膜切除目前还有争议，因此本章介绍高位直肠前切除术比较合适。此外，由于大部分腹部手术与左半结肠切除类似，这让我们有机会来描述内侧到外侧左半结肠切除术，而不是重复以前的左半结肠切除术。

病人在手术台上的体位为改良 Lloyd-Davies 位（图 29.34）。完成各种准备工作后，如图所示建立穿刺孔，将手术台调成头低左侧高（图 29.35）。这使小肠垂到右侧腹腔内，并从骨盆中出来，远离左半结肠和直肠。提起乙状结肠（图 29.36a）。乙状结肠牵拉到左侧髂血管表面，显露乙状结肠的系膜（图 29.36b），明确骶骨岬的位置。找到由肠系膜下动脉形成的乙状结肠系膜突起。

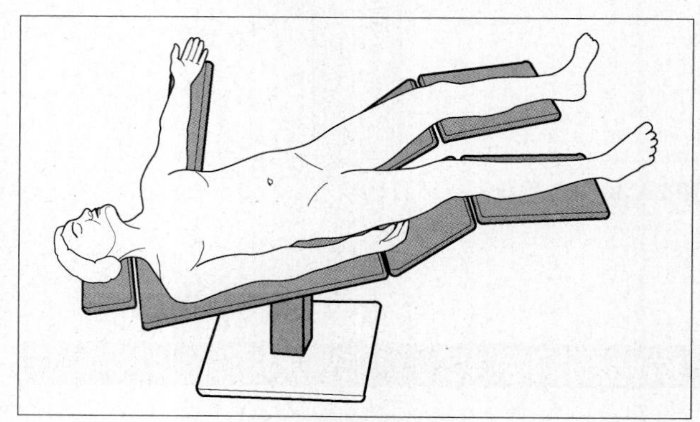

图 29.34 高位前切除术病人的体位。

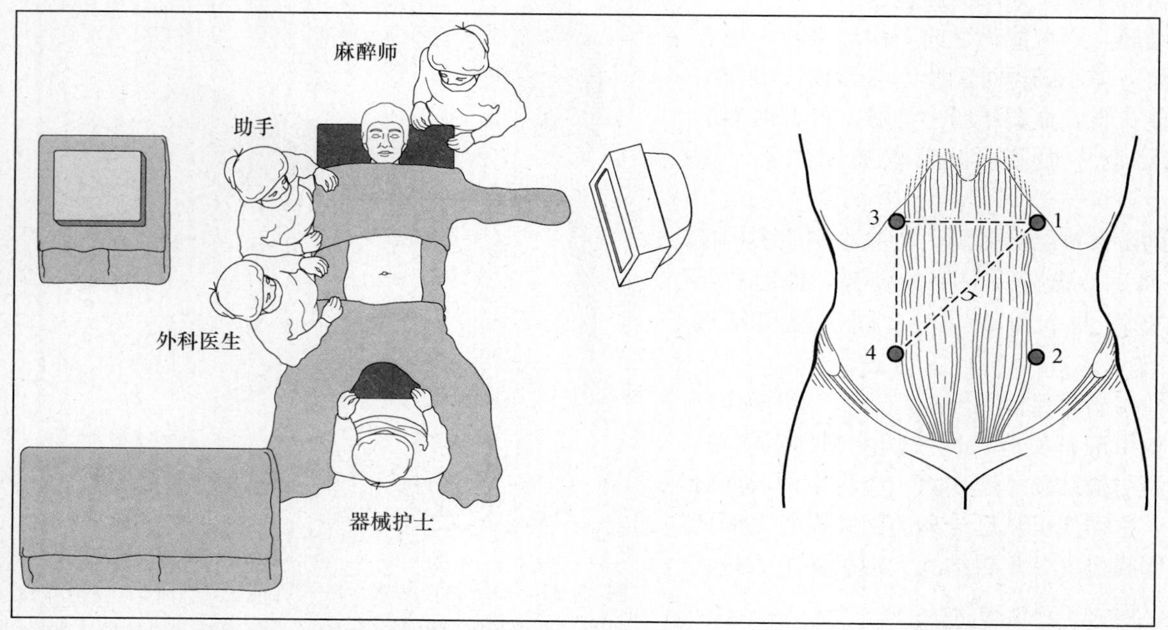

图 29.35 高位前切除术者位置分布和各穿刺点的位置。

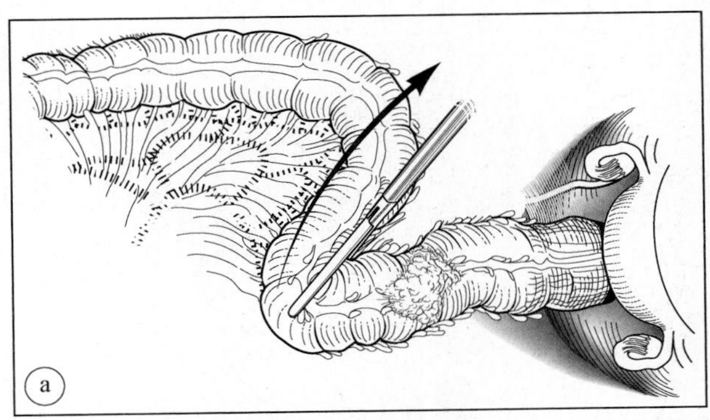

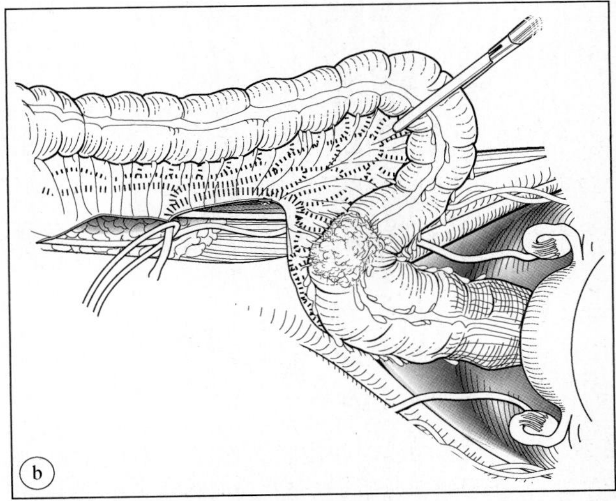

图 29.36　高位前切除术（内侧到外侧）。(**a**) 将乙状结肠牵拉到左髂窝，暴露血管。(**b**) 提起乙状结肠使乙状结肠系膜拉紧，暴露肠系膜下动脉及其分支。

在平行肠系膜下动脉的后方切开乙状结肠系膜的腹膜，显露肠系膜下动脉，到骶岬水平即可。于根部结扎或外科铗夹住结扎肠系膜下动脉。

用长叶无创抓钳在此平面将左半结肠肠系膜与腹膜后结构分离。在此平面继续向两侧分离，显露腰大肌表面的性腺血管及输尿管。沿此间隙继续解剖，直到结肠和侧腹壁的腹膜反折处（图 29.37）。在此时并不断离侧腹膜，因为它有利于固定左半结肠。向头侧继续游离肠系膜直到胰腺下缘。这时可见肠系膜下静脉并发现它与肠系膜下动脉有一定距离。这条静脉向头侧方向走行，在胰腺下缘当它进入脾静脉时用外科铗结扎。血管一旦结扎，提起结肠便可进入小网膜囊。左半结肠现在只与左结肠旁沟的腹膜反折连接（图 29.38）。

手术台现在为头高同时保留左侧高的体位。分离大网膜，从前面进入小网膜囊。将结肠脾曲向内下侧牵拉。游离结肠脾曲周围的脾结肠韧带和结肠旁沟的侧腹膜，使整个左半结肠包括结肠脾曲完全

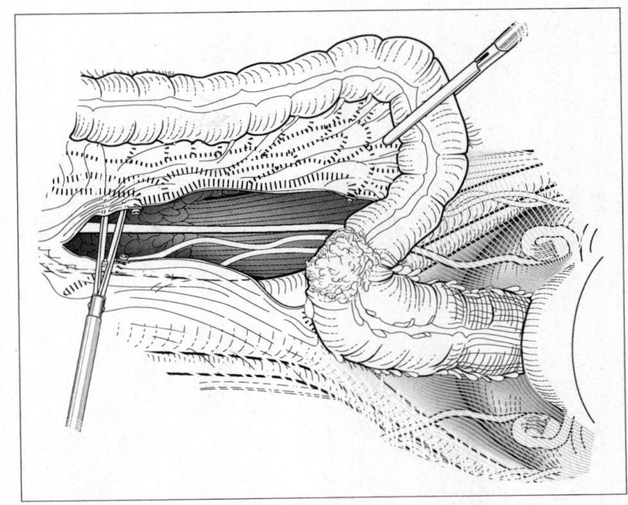

图 29.37　高位前切除术（内侧到外侧）。肠系膜下动脉在它的起始处分离结扎，显露出左结肠血管后侧的结构。朝着骶岬方向继续解剖，在直肠上血管的后侧找到正确的层次。

游离（图 29.39）。

重新调整手术台取头低位，以便进行盆腔分离。肠系膜下动脉断端可作为进入盆腔的层面的标记。解剖分离层面介于肠系膜下血管与骶前神经之间。早先游离的乙状结肠系膜层面继续向下越过骶岬进入盆腔以暴露直肠后的层面，打开直肠两侧侧腹膜于直肠膀胱（或直肠子宫）凹会师（图 29.40）。

用超声刀分离后侧间隙直到盆底。到达盆底之前，在盆腔中分离方向变成向前上方（图 29.41）。盆腔后侧的解剖在最后阶段时 30°腹腔镜转向上看。

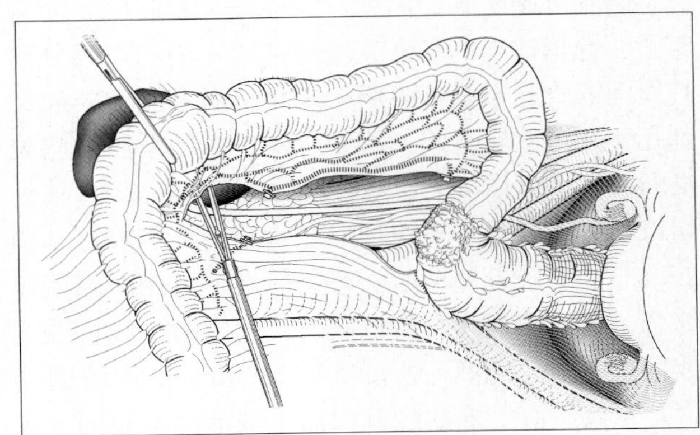

图 29.38　高位前切除术（内侧到外侧）。在以分离的肠系膜下动脉向头侧分离到胰腺下缘以暴露肠系膜下静脉，结扎肠系膜下静脉。然后暴露腹膜后的腰大肌，性腺血管和输尿管。

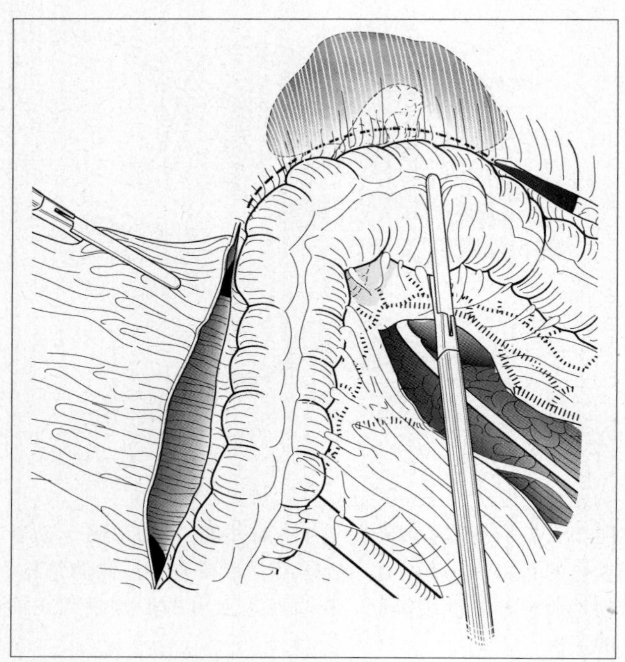

图 29.39 高位前切除术（内侧到外侧）。打开左侧胃结肠韧带，分离左侧侧腹膜和及脾结肠韧带，结肠脾曲即可完全游离。

同时游离直肠两侧间隙。

分离直肠前方的层面在男性位于前列腺和精囊后方、女性则是阴道后方。腹膜反折打开后，用无创抓钳向前挑起男性前列腺或女性阴道，即可进入该层面进行分离。再用另一个无创抓钳在前列腺后间隙或阴道后间隙分离，同时助手将直肠前壁轻轻向后牵拉（图 29.42）。

在将整个直肠游离过程中，部分钝性分离，部分用超声刀分离（图 29.43），左侧结肠旁沟侧腹膜游离到直肠膀胱凹陷处。这样整个直肠就完全游离了。选择适当的横断直肠的位置，用超声刀分离其周围的直肠系膜使直肠壁裸化。右下腹 12mm 穿刺孔置入可旋转直线切割吻合器在直肠系膜裸化处横断直肠壁（图 29.44）。腹壁行 Pfannensteil 辅助切口，解除气腹，保护切口，将游离标本取出（图 29.45）。结肠近侧横断，移去标本，近侧断端荷包缝合，置入圆形吻合器钉砧头，收紧荷包线打结并放回腹腔内。然后关闭腹壁 Pfannensteil 辅助切口，重建气腹。然后经肛门插入圆形吻合器向上进入直肠残端，轻轻固定在直肠残端切割线上。吻合器的中央针栓通过直肠残端切割线穿出与钉砧头对合，旋紧吻合器（图 29.46）。击发吻合器后从肛门直肠取出吻合器。检查吻合口切环是否完整，然后进行充气试验判断吻合口有无漏气。如果止血满意，放置引流并缝合关闭各穿刺孔。

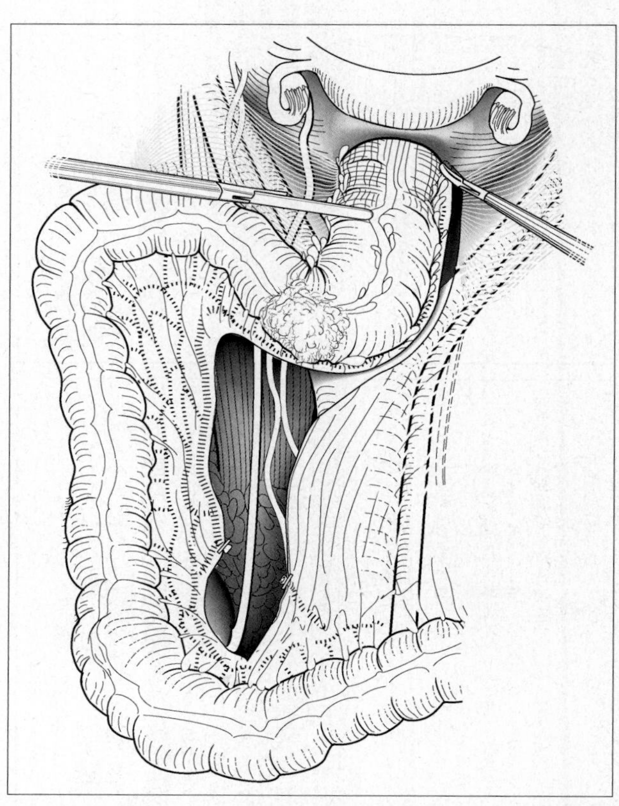

图 29.40 高位前切除术（内侧到外侧）。手术开始骨盆操作阶段。从肠系膜下动脉分离结扎处向骶岬下方右侧和骨盆两侧分离，直到显露出精囊或阴道为止。

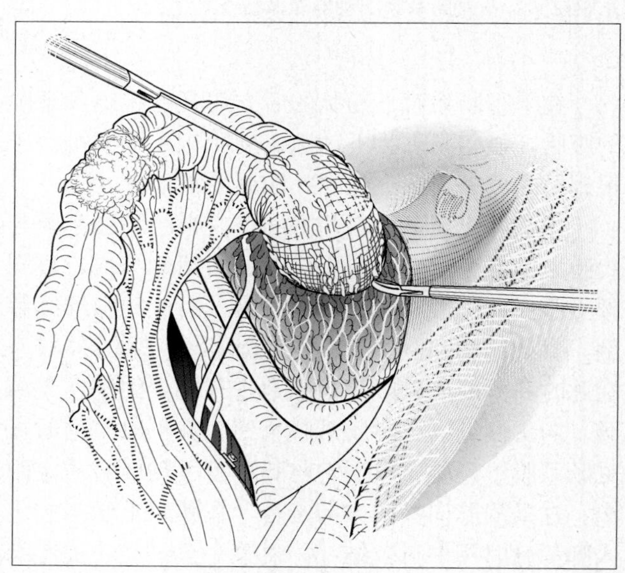

图 29.41 高位前切除术（内侧到外侧）。在直肠系膜后间隙用超声刀继续分离直肠后方。

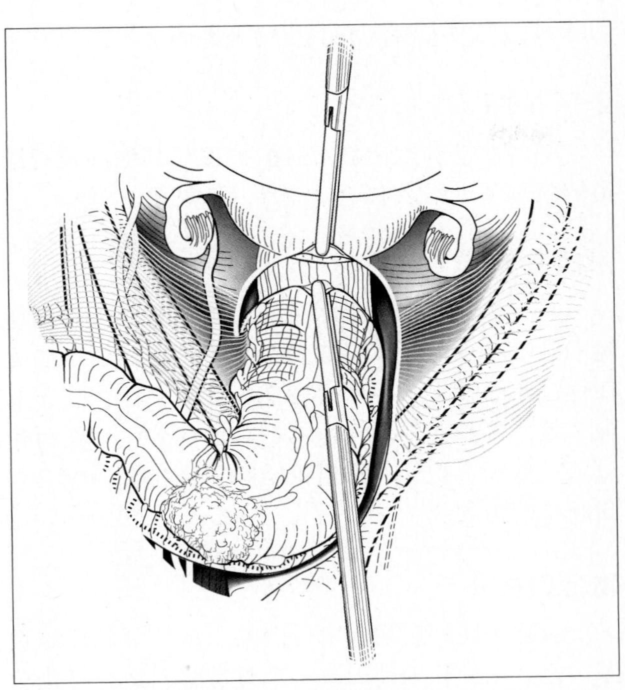

图 29.42 完成直肠前切除。直肠前壁分离很困难，需要向下牵拉精囊腺或阴道，向上、向头侧牵拉直肠以暴露 Denonvilliers' 筋膜。

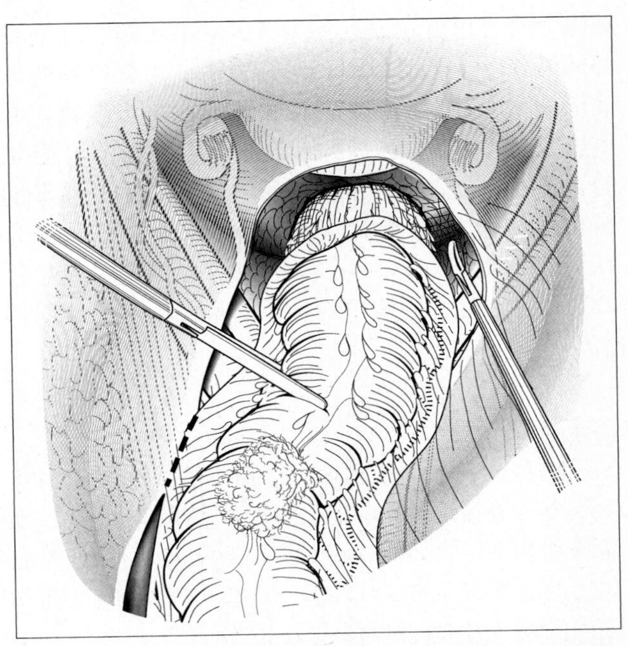

图 29.43 前切除（已完成）。游离直肠系膜外侧的结构，分离直肠前侧腹膜与游离的左结肠侧腹膜汇合。

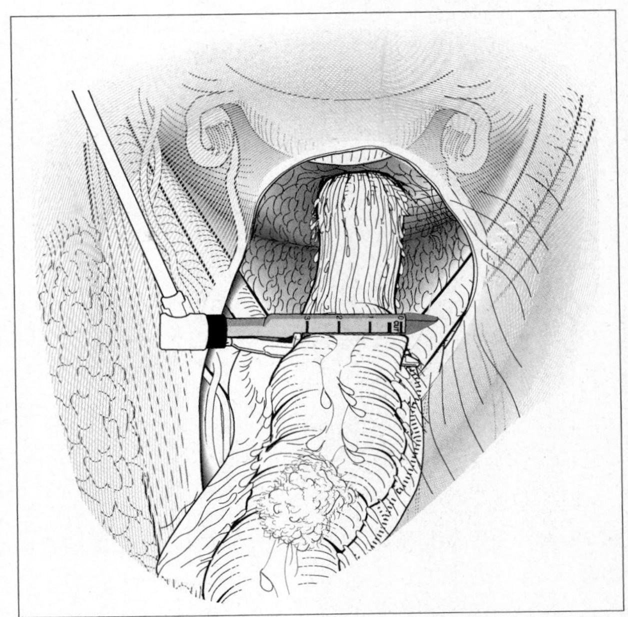

图 29.44 直肠前切除术（已完成）。用可转头切割吻合器断闭直肠下端。

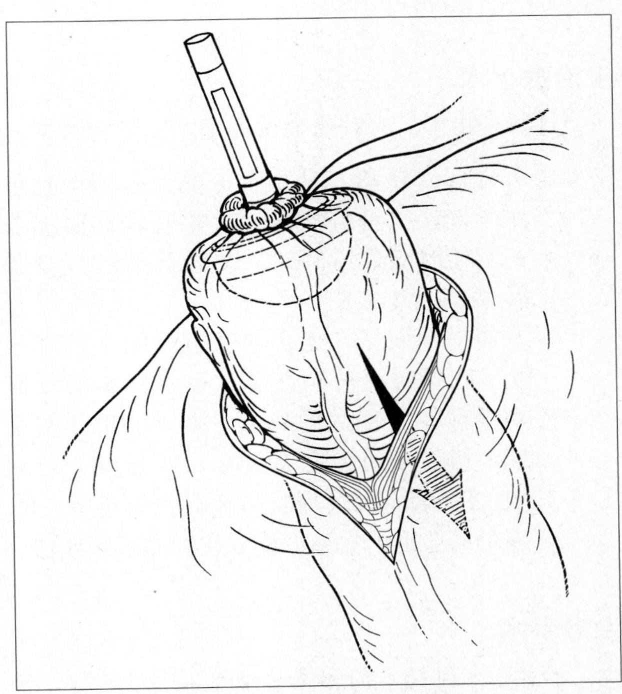

图 29.45 直肠前切除（已完成）。腹壁行 Pfannensteil 辅助切口，切口保护器保护切口，将游离的降结肠拉出腹外，圆形吻合器的砧头置入荷包缝合的降结肠断端，收紧荷包线。

手术疗效分级

手术后，最重要的是要知道手术是否治愈或缓解。一直以来，肿瘤是否被切除主要以外科医生的主观意见为基础。有时能被组织学证实，但情况往往不是这样。为了将手术程序标准化，致力于结直肠癌的 UKCCCR 委员会提出了建议。基于标准化

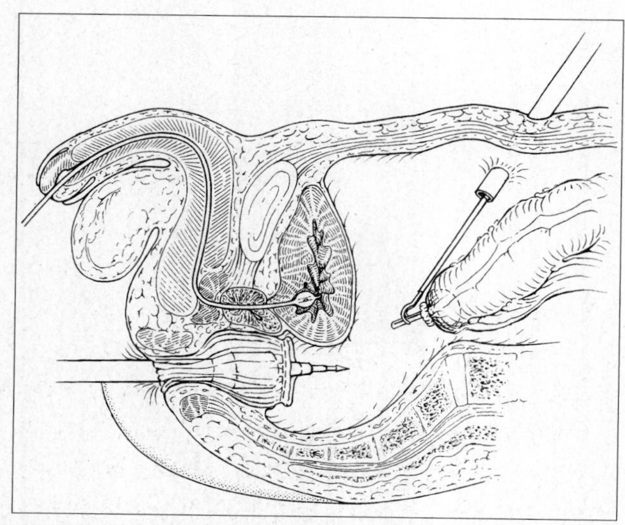

图 29.46 直肠前切除术（已完成）。用吻合器完成结直肠吻合。

的术前、术中及病理评估，结直肠癌的手术结果被分为治愈、未治愈或不确定（Williams 等，1988；UKCCCR，1996）。

未治愈手术

这些是指术后有肿瘤残留的手术。分为两类：

1. 存在远处转移。只要有可能，必须得到组织学确认，但当影像学支持有转移而无法行活检时除外（例如，胸部 X 线片发现肺转移）。
2. 肿瘤局部残留。这必须经过组织学检查证实。包括组织学检查显示手术标本的任何切缘有肿瘤存在的病人。据 TNM 分期系统，切除术可以分为 R0，R1 或 R2 切除术，R2 表示肉眼判断局部有肿瘤残留，R1 表示局部组织学镜下检查有肿瘤组织残留。

治愈手术

治愈手术是指术前影像学排除了远处转移，经过术后病理组织学检查标本确认外科医生切除了所有肿瘤，例如根据 TNM 分期系统的 R0 切除术。

不确定性手术

如果有任何疑问，病人就应被列为不确定性手术。手术期间，标本自发性穿孔或手术引起穿孔应列为不确定性。手术治愈这个定义只适用于肿瘤连同相应肠段及淋巴引流区切除的手术。肿瘤的局部切除只能视为未治愈或治疗结果不确定。

术后护理

结肠恶性肿瘤切除术后的护理与其他涉及胃肠道的腹部大手术没有明显差异（参见第三章）。

术后并发症

与大多数腹部大手术一样，结肠恶性肿瘤的切除术后都有可能发生局部和全身并发症。由于病人往往是年龄较大，手术并发症的发生率往往高于其他手术。各种并发症在这本书其他部分已详细讨论过了。然而，在这一章讨论结肠吻合相关的吻合口问题是恰当的。

吻合口裂开

引起恶性肿瘤切除术后的吻合口裂开的原因很多，包括全身和局部因素。全身易感因素包括蛋白质-能量缺乏、维生素 C 缺乏、尿毒症、激素依赖和糖尿病。特殊的全身因素包括年龄、贫血和恶性疾病本身。局部易感因素包括手术部位的感染、血肿或坏死。特殊的局部易感因素包括吻合口张力或梗阻。吻合口近端或远端血液供应不足是吻合口裂开的另外一个重要原因。研究表明，吻合口处的血液供应大大减少，任何其他方式的血小板聚合、低血压或低血容量症，吻合口裂开几乎是不可避免的。早期吻合失败可能是由于吻合不成功。局部创伤和感染时抑制吻合口周围胶原含量和拉伸力（Irvin 和 Hunt，1974）。术前放疗也极易引起吻合口裂开，在这些因素中最重要的是血运不足或局部感染。

临床特点

吻合口裂开十分常见并且临床特征明显。因此 Goligher 等报道（1970），用乙状结肠镜检查、钡灌肠和指诊，发现 47 例直肠高位前切除病人有 40%的患者发生吻合口漏，在 26 例直肠低位前切除术的病人中吻合口漏的发生率不低于 69%。虽然没有单独的结肠切除术可比数据，但似乎相比临床吻合口漏而言，亚临床（隐性）吻合口漏发生率更高。在一项大型、多中心的研究中，Fielding 等（1980）发现临床上重要吻合口漏发生率在所有大肠吻合术中大约要占 10%。

吻合口裂开形式多样并可能开始时十分隐匿。前驱症状包括腹部疼痛、腹胀、体温升高和脉搏加速，随即可能伴有局限性腹膜炎、弥漫性腹膜炎或腰部粪瘘。局限性腹膜炎病人状态常常良好，但腹痛逐渐加重和切口附近的压痛越来越明显，体温仍然持续升高，常伴随麻痹性肠梗阻。在这一阶段，有时难以区分是简单的切口感染还是局部吻合口漏。随后是脓液，之后粪便通过切口、引流道或肛旁流出腹外后，病人的全身状况可能会好转。

弥漫性腹膜炎病人可能表现出下述的所有症状和体征：弥漫性剧烈腹痛，弥漫性腹部压痛，板状腹，肠鸣音消失。虽然病人有时会逐步由非特异性临床特征发展至明显的裂开，但并非所有都遵循这一进程。因此，在没有明显的全身症状或局部症状的情况下，病人会由腹壁排出粪便。同样，病人在接受手术并且进展顺利时，可能会突然因休克以及弥漫性腹膜炎而病危。证据显示在革兰阴性菌休克的患者中少见。有时，病人没有经历迹象明显的裂开，但仍然表现出非特异性临床特点，导致其健康逐渐恶化。由于这些原因，必须要考虑到吻合口裂开可能发生在于任何结肠切除术进展并非那么令人满意的病人。而外科医生，无论是多么资深，他的责任是证明病人并不存在这种并发症。只有接受吻合口裂开总是有可能的，诊断才能尽快，治疗也将尽早开始。

检查

检查可能有助于实现对吻合口裂开的诊断，而它们是否有效，某些程度上取决于临床特点。白细胞计数一直升高，表明存在腹腔败血症。有时，当病人因为内毒素休克而衰竭时，白细胞计数可能低得出奇。腹部站位和卧位平片以及直立胸部透视，将十分有助于解决这一问题。膨胀的大肠及小肠，以及液平面可证实麻痹性肠梗阻的存在。膈下气体，几乎可以肯定存在，但它的量很关键。腹部手术后，腹腔内的气腔是不可避免的，但它 48 小时后开始被吸收，到第 5 天，通常完全消失。常常在大家认为腹腔内只有少量气体时发生吻合口裂。因此，对一个做了结肠切除术的病人来说，术后 7～10天腹腔内存在大量气体并提示肠道有泄漏是发生吻合口破裂的有力证据。然而，有时吻合口发生破裂并不会增加腹腔内气体。

对于仅有一个腹腔内脓肿的病人来说，临床上有时是很难区分谁有一个裂口。人们曾用腹部超声，但这项检查并非很有用，因为肠腔内充满了气体，游离气体很难被发现。CT 扫描能提供更多的信息，在怀疑漏口造成的组织捻发音及肠外阈上游离气体时可选此检查。

如果诊断仍不确定，在病人的一般状况允许的情况下，泛影葡胺或优路芬灌肠可能有作用。这应由一位有经验的放射科专家来实施，并有外科队伍的一名成员出席，以确保避免过度扩张所造成的结肠腔内高压。许多结肠吻合会表现出一定的放射性证据表明泄漏，但如果泄漏小而局限，并不一定意味着它是导致该问题的原因。然而，若一个病人有肠漏症状，并且在肠吻合区有大量对比剂逸出，毫无疑问，这就是原因。普通的泛影葡胺灌肠能提供很好的阴性信息。然而，在一项正常的对比研究中，我们看到吻合口漏显影的临床表现，提示这一检查并不能证明所有的漏口，并且可能还要为吻合口漏负责。

应当强调，如果吻合口裂开的临床症状很明显，病人一般条件差，外科医生不应该浪费时间在可能会错过最佳治疗的调查上，在这样的情况下，迅速再次剖腹，常常是救命的。对吻合口瘘延误治疗其破坏性后果可能是危及生命的。对于有临床症状的吻合口漏延迟再次手术，可能导致以下后果：

- 死亡
- 弥散性血管内凝血
- 多器官衰竭
- 持续性腹腔脓毒症
- 全身炎症反应性败血症
- 长期呼吸支持和气管切开术
- 营养支持导致的败血症
- 延长重症监护治疗和创伤后应激
- 延迟恢复到正常工作和社会职能

吻合口破裂的治疗

治疗取决于裂开的临床表现。病人可以大致可分为那些全身性腹膜炎和局部腹膜炎的。

广泛性腹膜炎

由吻合口瘘导致广泛性腹膜炎的病人可能有生命危险，首要任务就是进行复苏。中心静脉压通路行应尽快建立。通过一条单独的静脉输血扩容是有必要的。应立即给予有效的全身性的抗生素：我们通常使用甲硝唑和庆大霉素。如果血压仍然很低，可能需要大剂量的氢化可的松，以及升压药，如多巴胺。一旦病人情况稳定，应进行剖腹手术。确定该手术的时间可能有困难。长时间复苏病人可能是浪费时间，因为使病人濒危的往往是腹腔内的粪便。除非清除这些污染物，否则改善病人的病情可能是不可能的。在这种情况下我们的策略是，继续进行积极的不超过 1 小时的复苏，即使没有好转，也应将病人转移到手术室（参见第 53 章）。

腹部经之前的切口打开，腹膜炎可以得到证实。小肠、大肠往往由乱蓬蓬的纤维素粘连在一起。这些很容易被扯破，要小心地让吻合口暴露于视野。破裂的程度可以被确定。术后腹膜炎可以由于各种原因引发，如果吻合口看上去完整无漏，应找找其他原因。在这种情况下，应特别注意无意损伤的肠道，或应考虑存在胃或十二指肠应激性溃疡穿孔的可能。

如果发现吻合口裂开，软夹应该放在整个小肠远端约 5cm 和吻合口近端，以防止进一步的泄漏。不论是多么小的裂口，外科医生都不能简单地将其缝合。缝合吻合口漏注定是要失败的。有人建议，对有小漏洞，且一般情况良好，发生轻度污染的病人，可以通过在裂口缝线或切除再吻合来重新设计吻合口（White 和 Harrison，1975）。发现医源性肠损伤可能会想对其进行缝合，但我们强烈建议不要这样做。

最安全的治疗方法就是完全打开吻合口，切除肠道两端，如果长度足够，进行造口——近端造口（回肠造口术或结肠造口术）、远端造瘘。如果可能的话，两端尽量接近，做成双孔，这样以后封闭会更容易。有时候，由于肠和肠系膜的干扰，重塑结肠末端很困难，特别是在左侧结肠吻合的情况下更是如此。在这种情况下，最好远端关闭放回腹腔内。通过医源性孔腔来排泄比临时循环造口要好得多。

处理完吻合口后，应将注意力放在腹膜炎上，要用外科类冲洗液冲洗腹膜腔，在皇家伦敦医院，我们习惯用头孢呋辛（750mg 溶于 1L 的生理盐水）。有些团队（基于沉着在腹膜上的纤维蛋白是细菌不断繁殖病灶的原因），主张将所有腹腔内渗出的纤维蛋白切除。我们一直认为这样做是不必要的，由 Polk 和 Fry（1980）做的一项临床对照实验证实了这一点。

因为切口，剖腹手术后医生总会放置引流物，但是是否需要进行持续的腹腔灌洗却有争议。对于有粪源性腹膜炎的患者，一些医生热衷于此类治疗（McKenna 等，1970；Stephens 和 Loewenthal，1979；O'Brien，1981）。尽管有这些报告，但并没有对照试验支持他们的观点，直到有研究表明我们仍然怀疑的这种技术确实有好处。如果腹部有严重败血症或肠的活力不确定，那么最好是做剖腹造口术，暂时关闭腹腔，以便于再发切除或这是再次腹膜冲洗（参见第 53 章）。

局部腹膜炎

有局部腹膜炎迹象的病人，最好进行适当的治疗。当然，对于相对较轻、系统性疾病较少的病人而言，尽可能遵循非手术治疗的原则。对年老病人，这一方案尤为适用。如果实行，必须定时仔细观察病人的基本体征，就算没有脓液，细微的恶化的提示亦有可能要做经皮引流或紧急剖腹手术引流。

保守的治疗部分包括建立早期静脉营养支持，这样可以使病人保持正氮平衡。然而，进行性低白蛋白血症提示局限性脓毒症，应该除去病灶。如果有相关性的麻痹性肠梗阻，应停止经口和经鼻胃管给液，同时也应使用全身抗生素治疗。此时超声和 CT 扫描是非常有用的，如果检查发现有局部脓肿，应尝试经 X 线引导的经皮穿刺引流。如果脓液局限，放射科医生可在脓腔内放置引流管（参见第 53 章）。

经皮穿刺引流并非一定可行，也非绝对禁忌，数天后脓和粪便可能从伤口或之前粪瘘遗漏的瘘管排出。在这种情况下病人的一般状况通常会好转，此时治疗方案应该继续下去。只要没有远端肠道梗阻或是持续腹腔败血症的脓腔毗邻，瘘管通常会自发地关闭。

有时，尽管会自发性排脓，病人的病情没有好转，那么就有必要建立更有效的排脓系统。同样，如果病人的病情恶化，或者如果有证据表明，裂口周围的脓肿不再是局部性时，紧急手术治疗是必要的。在这种情况下，不仅需要引流，还应采取前述吻合术。

选择性手术治疗结肠癌的结果

有许多出版物发表大肠癌的外科治疗结果，相比而言，很少有报道指出结肠癌与直肠癌的区别。看上去，这些肿瘤可能有不同的表现，但本节只考虑与结肠癌有关的结果。因此，在此提供的数据只占大肠癌可获得数据的一小部分。

治愈率及手术死亡率

随着麻醉技术的发展，强化治疗护理及现代抗生素治疗的引进使得结肠癌手术治疗的直接结果大为改善。从 1910 年至 1960 年，随着手术死亡率下降，治愈率稳步提高（表 29.10）。一些作者（Grinnell，1953）的数据显示，治愈率大约由 50%升至 90%，而手术死亡率则不断下降，大概减少到原先的 1/6。1950 年至 1980 年死亡率变化不大（表 29.11）。

Pihl 等（1980）报道从 1950 年到 1977 年，他们有 615 例病人在墨尔本的 Monash 大学进行手术，手术死亡率为 7.2%。类似，Abrams（1980）记录有 516 例结肠癌患者的在 1971 年至 1975 年在 Vermont 进行手术，总死亡率为 6.5%。在这项研究中，右半结肠切除术的死亡率（6.8%）与左半结肠切除术的死亡率（6.1%）并无显著差别。Turunen 和 Peltokallio（1983）报告说与手术治疗的 215 名结肠癌病人，手术死亡率为 5%；这再次表明右侧和左侧切除并无显著区别。其他一些作者（Miller 和 Allbritten，1976；Corman 等，1979）亦取得了类似的结果。在苏格兰某地区进行的一项研究中，有 490 例结肠癌经过 2 年期的病人进行了结肠切除术，手术死亡率为 4.8%（Lothian 和 Borders，1995）。Sales 和 Parc（1994）在巴黎发现，其 1981 年死亡率为 4.3%。Bokey 等（1995）在澳大利亚发现，从 1971 年到 1991 年，在 971 例进行选择性切除术的结肠癌病人中，手术死亡率为 3.6%，并且左右结肠切除结果并无区别。来自瑞典的人口数据为基础的登记册显示，在选择性切除术中，吻合口瘘占 2%（Jestin 等，2004）和紧急手术占 10%（Jestin 等，2005），表明结果仍在改善。有趣的是在这个非公共机构的人口登记的结果表明，总体结果已经改善。它被强调，主要是因为结直肠疾病承认一个特定的专业和由于癌症而导致的审计，其结果现在已可由公共渠道获得。

表 29.10　1910—1960 年结肠癌的治愈率及手术死亡率

作者	时期	治愈率（%）	死亡率（%）
Allen 等（1947）	1925—1942	51	17.5
	1943—1946	95	2
McKittrick（1948）	1932—1941		11
	1942—1949		5.4
Grinnell（1953）	1915—1920	50	31.3
	1945—1950	92	5.3
Morgan（1957）	1928—1942		14.9
	1943—1955		7.4
Smiddy 和 Goligher	1938—1943	41	21
（1957）	1947—1955	55	9.5

仅包括左侧结肠癌。

表 29.11　1950—1980 年结肠癌手术死亡率

作者	人数	死亡率（%）
Pihl 等（1980）	615	7.2
Abrams（1980）	516	7.5
Turunen 和 Peltokallio（1983）	215	5.0

虽然近来所有的研究并不总是能够确定治愈率，但其平均为 90%。在过去的 10～15 年里治愈率保持相对稳定，病人的年龄手术却在此情况下已普遍增加。另外的困难在于，有些人没有到底是姑息治疗和还是根治性切除的特征。虽然这种区别有部分是外科医生的主观因素，但它有无依据让人难以解释。这一评论亦用于生存数据。

在评估这些结果时，将这点列入考虑范围是非常重要的：在非紧急情况时，病人常已接受过特殊中心的治疗。在将该地区的每一位结肠癌手术病人的术死亡率和治愈率列入统计时，情况多少有所不同。因此，康涅狄格州肿瘤登记处的数据显示（有自 1935 年该地区 12 727 例结肠癌手术病人的详情），虽然在多年来治愈率一直在增加，但在 1960 年至 1962 年只有 77%（Eisenberg 等，1967）。来自英国癌症所西南地区的数据更不那么振奋人心，它显示在 1962 年到 1964 年，在已登记的 2 030 例结肠肿瘤的病人，只有 59%做了肿瘤切除术。同样 Slaney（1971）发现，在伯明翰癌症登记处登记的 6 694 结肠癌患者中只有 46.2%接受根治手术，而 23.3%的人只是接受某种形式的姑息治疗。更多来自伯明翰的最新资料显示，在 1940 年和 1985 年手术率仅有轻微的改善。最近在 Trent/Wales 和 Wessex 地区，英国的两个最大结直肠癌患者审计处指出，总根治性切除率分别为 60%和 53%。这些审计处的治疗手术切除率地区的差异可从 31%

到 72%，这也是很有趣的（Royal College of Surgeons，1996）。

因此，这种情况甚至在今天的英国仍很明显：就算所有的病人都被考虑，大约仅有 1/3 到 1/2 的患者不接受癌症根治性切除术。推测起来，这主要是因为病程太晚，这种治疗是不可行。其中许多患者，出血、阻塞或穿孔已成为目前的紧急情况（McArdle 等，2006）。这在专门治疗中心之外更容易见到。随着对普查计划的强调，内镜及快速诊疗的推广，有希望能实现早期诊断，提高手术切除率和改善生存率。

发病率

正如人们预料，随着手术死亡率的改善，结肠癌切除术后的术后发病率也有大幅下降。

最引人注目的是败血症的减少。虽然有数据对此表示怀疑（Irving 和 Scrimgeour，1987），能否获得一个干净、空虚的肠道被认为对此有影响（Keighley，1977）。引入全身抗生素管理是改善的原因之一，它使手术期间和术后得抗生素血药浓度达到最大。此外，1975 年引进的有效抗厌氧菌药物治疗能大大降低败血症发生率（Goldring 等，1975）。如果适时给予适当的抗生素，结肠直肠疾病择期手术术后的创口感染率可以为 2.5%～10%（Åberg 等，1984；Lindhagen 等，1984；Peck 等，1984；Matheson 等，1985；Rowe-Jones 等，1990；Page 等，1993）。和以前相比，在过去这一比例为 40%～70%（Shorey，1979）。同样，全身感染和腹腔脓肿也减少了。

因为大部分研究同时包含了结肠与直肠的切除，因此很难单独对结肠癌病人进行切除术后确定吻合口裂开率。临床上择期手术裂开率为 1%～5%（Bokey 等，1995；Docherty 等，1995；Flyger 等，1995；Lothian 和 Borders，1995）。对左、右结肠进行了比较，但没有显著差异。大多数研究都是针对手工缝合，但对结肠吻合钉已与手工吻合相比，泄漏率也有没有显著临床差异，虽然放射性检测手工吻合的泄漏率要明显升高（Docherty 等，1995）。我们相信术后并发症减少的真正原因在是改善技术并且将结肠癌手术认同是一种专业。在未来十年随着向微创切除的趋势发展，术后并发症会更加减少。

存活率

有很多因素影响结肠癌手术患者的生存率。大量的研究数据都是关于 5 年存活率的（表 29.12）。这一方法是统计同类病人在 5 年之后是否仍存活。它包括除癌症之外的死亡，对无法随访的病人亦无修正。

为了克服由其他原因死亡的问题，人们提出“校正” 5 年生存率这一说法。参照适当表格，可知道同一年龄、性别的病人的正常寿命，一次可以修正存活数据。为实现更高的精确度，有人使用特定癌症存活率。这一技术似乎是最准确的，但它只适用于每个死因都很明确的病人。显然，即使追踪观察再严格，这也并不总是可能的。并不能对每个病人都进行尸体解剖，死亡证明书上的信息亦不完全精准。

可以看出，每个用来计算生存率的方法，无论是未纠正的、纠正的，还是特定癌症存活率，都有其自身的缺陷。为了克服这一缺陷，应该绘制类似于 Kaplan 和 Meier（1978）的生存曲线。这也是在比较各组病人生存率分析完整的曲线，而非仅仅 5 年情况时的明智之举。例如 Gehan（1965）所描述的统计方法可用来做到这一点。不幸的是，直到最近人们才意识到用这些精益求精的方法来评估生

表 29.12 结肠癌“可能根治术”术后 5 年存活率

作者	5 年存活率（%）
Rankin 和 Olsen（1933）	51
Grinnell（1953）	<55.2
Gilbertsen（1959）	60
Hughes（1966）	62.2
Turnbull 等（1967）	68.8
Murray 等（1975）	64
Welch 和 Donaldson（1974a，b）	50
Miller 和 Allbritten（1976）	54
Wield 等（1985）	47
Allum 等（1994）	56.2
Hall 等（1996）	80
Diaz-Plasencia 等（1996）	53
Tominaga 等（1996）	76.3

存率的需要。

在对不同的中心对手术后近期死亡的病人的结果进行比较还有另外的困难。虽然大多数研究者将这些死亡从他们的数据中剔除，其他人尤其是癌症登记中引用数据的人并非如此。因此结肠癌结肠切除术后的数据登记结果看上去会比实事让人郁闷。此外，一些研究还包括了进行姑息治疗的病人。

由此可见，研究在结肠癌手术后生存情况时，其数据以各种形式呈现，各有优劣。在解释结果以及进行总结时这些因素都要考虑到。

其中未校正的 5 年生存曲线仅包括术后存活的病人，可能的治愈率在 50%～70%。这一比例在过去数十年似乎都没什么改变。

用校正生存率或癌症特异性生存率来评估类似的根治术后病患组，预期寿命会更为乐观。Pihl 等（1980 年）报告说，在 434 例经过手术的病人中，癌症特异性生存率在根治性切除后的 5 年，10 年，15 年和 20 年的分别为 76%，73%，71%和 67%，同样，在英国 Bristol 的报告中称校正存活率大约为 65%（Umpleby 等，1984）。另一方面，当 5 年生存率包括了在手术期间死亡的病人时，令人沮丧的情况出现了，特别是如果姑息治疗的病例也被包括在内时更为如此。因此，Turunen 和 Peltokallio（1983）报告说，他们的 305 患者存活率为 42%，这批病例包括接受根治治疗和姑息治疗的患者。从更大规模的调查看，癌症登记处的数据是相似的。Milnes Walker（1971）报告说由西南部地区癌症处得到结果，在 1 194 例接受姑息治疗以及根治性治疗的病人中，其未校正 5 年生存率为 37%。同样，Slaney（1971）发现在伯明翰癌病症处的 3094 根治切除术并记录 5 年生存率为 42.3%（校正 5 年生存率 52.1%）。从 1981 年和 1985 年在伯明翰之间进一步收集的数据显示未校正 5 年生存率为 39%（West Midlands Cancer Registry，1990；Allum 等，1994）。

在未校正 5 年生存率中，所有患者不论研究其接受手术与否，情况都更令人沮丧。Grinnell（1953）在纽约的长老会医院发现在 1941 年和 1945 年之间整体的或绝对的 5 年生存率为 30.8%。当某区域的结果来源包括专业和非专业单位时，存活率更低。因此，Milnes Walker（1971）报告说，在英格兰西南部治疗的 2 036 例病人中，绝对生存率为 22%；Slaney 从伯明翰癌症登记的数据非常相似，从 1950 年至 1961 年的 6 694 例病人总数得到未校正 5 年生存率为 20.5%（校正率为 27%）（Slaney，1971）。

来自美国的数字似乎比英国的要好些。康涅狄格肿瘤登记记录了在 1955 年到 1959 年有 1 582 名男性和 1 824 名女性登记结肠癌，生存率分别为 38.4%和 44.8%。然而，美国数据并没有与来自英国的数据进行严格对比，这些生存率并未与其一样经过校正。然而，在 20 世纪 50 年代和 60 年代英国的外科医生的确未能取得美国外科医生个方面的成就。其中的一个主要原因似乎是，英国的病人通常迟于会诊或者不会诊。近来在英国癌症研究运动的数据显示结肠癌的 38%的 5 年整体生存率有所改善（CRC，1993）。然而，这些数据仍然是令人沮丧的，人们希望，随着对普查的重视和对公共及医疗的问题的关注，总体生存率能得到改善。

多年来从斯堪的纳维亚国家的人口登记册显示癌症绝对或相对生存率呈现大幅上升。从瑞典的数据明确显示，相等条件下，5 年生存率由 20 世纪 60 年代的 40%上升至 20 世纪 90 年代的 60%（Enblad 等，1988；Birgisson 等，2005）。这些数据解释起来很困难，但是生存率最重要的提高是在术后的第 1 个月内，提示现代的术后护理的到改进。然而，在最新的研究组也发现了对生存率的晚期影响，即整体的更好的照顾和治疗。

年龄

人们普遍认为，患病情况相似时，年轻人的预后要比年纪大的人要差。如果情况属实，应该牢记这些数据源自回顾性研究，且很少有人常会试图将有类似的个人情况和肿瘤患病特征的病人做比较。另一点重要的批评是，患这种疾病的年轻病人数量很少，这让进一步的任何比较研究更为复杂（Enblad 等，1990）。

尽管有这些批评，但毫无疑问，在一些中心年轻患者的预后实在是骇人听闻。Miller 和 Liechty（1967）在他们 33 例 30 岁以下的病人中发现其未校正 5 年生存率为 18.2%。同样，Recalde 等（1974）报告说，在 40 位年龄小于 35 岁的患者中 5 年生存率为 13%。这些作者还发现，在有淋巴结转移或者肿瘤直径大于 5cm 时，没有能活下来的。更让人沮丧的是由 Mills 和 Allen（1979）记录的：小于 30 岁的患者其 5 年生存率仅为 7%。然而，另外的研究者报告尽管这些患者的生存率低于平均值，其结果相对比较乐观。Sanfelippo 和 Beahrs（1974）报告了 118 例在 40 岁以下的患者其总的 5 年生存率为 39%。患者在 Dukes Ⅲ期时 5 年生存率为 21%。在 Mayo 诊所，Mayo 和 Pagtalunan（1963）发现，有 35%的 30 岁以下并进行了根治性切除术的病人能生存 5 年或以上。

在年轻患者的结果摘要在表 29.13 上。应该时刻记得这些关于病人直肠癌以及结肠肿瘤的数据。

尽管对于研究年轻患者的批评往往适用于老年人（70 岁以上），但老年人可能会有不良预后，这一点是毋庸置疑的。这一事实并不令人吃惊，因为在老年患者可能由于伴随疾病，导致手术切除率低，手术死亡率高。相当一部分的老年患者达不到外科手术条件，或者表现为相关的急性并发症，因此死亡率和发病率都很高。如果一位老年人患者其结肠肿瘤进行择期手术，并且度过术后急性期，则其预后结果与年轻的年龄组有可比性。Jensen 等（1970b）在他们超过 70 岁的病人中发现未校正及校正 5 年生存率分别为 42.3%和 53.8%；这一结果仅稍低于这个年龄以下的患者。同样，Whittle 等（1992）在超过 65 岁，经历了结肠肿瘤切除术的病人中发现，未校正 2 年生存率为 63%。因此看来，老年患者挺过手术后，在所有其他因素一样时，没有任何理由说他们的预期寿命（从癌症的角度点）与年轻患者性比会差很多。然而，急症手术

表 29.13　对年轻结直肠癌患者的选择性研究

作者	最大年纪（岁）	病人数量	5 年生存率（%）	5 年治疗（%）
Elzo 等（1958）	39	32	<22	
Mayo 和 Pagtalunan（1963）	29	126	54	
Coffey 和 Cardenas（1964）	40	86	<35	<16
Rosato 等（1969）	35	35	40	34
Miller 和 Liechty（1967）	29	33	18	
Sanfelippo 和 Beahrs（1974）	39	118	39	
Recalde 等（1974）	35	38	3	11
Howard 等（1975）	39	137	31	
Walton 等（1976）	39	70	41	
Walton 等（1976）（世界文献综述）	39	717	28	
Scarpa 和 Hartmann（1976）	40	46	37	
Vezzoni 等（1977）	29	28	<28	
Simstein 等（1978）	39	41	24	
Mosley 等（1979）	30	14	34	
Mills 和 Allen（1979）	30	16	7	7
Bulow（1980）	40	951	32	
Recent（1963—1967）		181	39	
Fantelli 和 Sebek（1980）	39	78	43	42
Ahlberg 等（1980）	30	27	41	
Bedikian 等（1981）	39	183	31	
Martin 等（1981）	40	37	57	
Klempa 等（1981）	35	29	22	
Ohman（1982）	39	40	33	
Beckman 等（1984）	39	69	59	51

后的老年患者预后较年轻患者差很多（Lindmark 等，1988）。

儿童的结肠癌罕见，但在儿童的结肠是胃肠道中最易长肿瘤的结构。当这样的肿瘤发生于儿童，其预后尤其差，以致与 Pemberton（1970）甚至没能找到一例长期存活的病人的文字报告。

癌肿的病理特征

大多数对病人最终生存相关阶段以及病理分级工作都是针对病人的直肠或直肠与结肠的癌肿。然而，从结肠癌病人得到的数据也同意这些研究。尽管对某一结肠肿瘤做出精确的病理分期有困难，在分类上亦有差异，如用 Dukes 原始分类方法，很明显 Dukes A 期和 B 期的癌症存活率很明显要高于 Dukes C_1 和 C_2 期的病人。因此，Hawley（1972）发现，Dukes A 期病人的未校正和校正 5 年生存率分别为 82% 和 99.3%；Dukes B 期为 69% 和 84.4%；Dukes C_1 期为 59.6% 和 66.3%；Dukes C_2 期为 26.3%和 35.1%。这些发现报道与 Shepherd 和 Jones（1971）和等（1975 年）的类似。

最近的论文运用了更多的先进的方法，它们亦证实了以前的研究结果。Pihl 等（1980），使用特定癌症生存曲线分析 Hughes 的 1966 年的数据，令人信服地证实了病理分期对生存率的影响（图 29.47）。然而，这些数据在很早的时候，辅助化疗前结直肠癌手术时即被收集。同样，从伯明翰 1977 年至 1981 年的癌症登记的数据表明，根治术后，结肠癌 Dukes A、B、C 期的 5 年校正存活率分别为 85%，67%和 37%（Slaney 等，1991；Allum 等，1994）。

前述的研究工作也有研究关于肿瘤组织学分级影响到生存的类似的结论，即组织学上低分化的患者情况明显比一般的和高分化的病人要好。不过，组织学分级是一个高度主观的参数，如前面提到的，有相当部分的观察者间的变异，这往往使分类不准确、不统一。为此，研究者们努力寻找可衡量并且有预后标志的细胞因子。这些因子之一是细胞内的 DNA 含量。流式细胞术可以确定某一肿瘤细胞中是含有正常含量的 DNA（二倍体肿瘤）或异常数量的 DNA（非二倍体或异倍体肿瘤）。一些工作人员，包括我们自己（Quirke 等，1987），证明二倍体肿瘤的结肠癌患者肿异倍体肿瘤的结肠癌患者生存率有明显的改善（Wooley 等，1982；Armitage 等，1984；Nori 等，1996）。

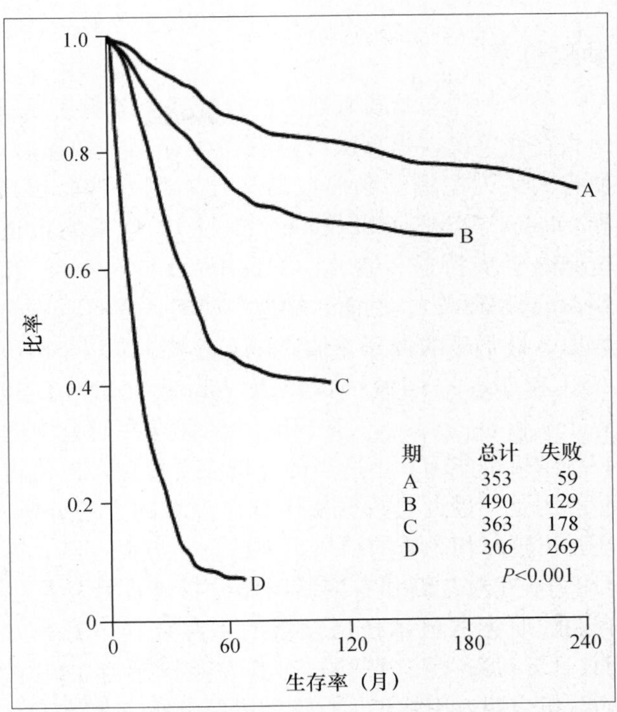

图 29.47 据 Dukes 分期，结肠癌病人的癌症特定存活率。来源自：Pihl 等（1980）。

另一种对生存率有决定性影响的病理特征是是否累及血管。尽管各种报告，都强调了结肠癌中这个因素的重要性，但几乎没有单独检查结肠癌的研究。此类研究（例如，Wield 等，1985 年）报道了相似的研究结果。有趣的是这些调查发现癌肿浸润神经者有同样的不良预后。这两个特点也许是不论淋巴结是否累及，累及周围组织的结肠癌比不累及周围组织的结肠癌预后显著要差的原因（Jensen 等，1970a；Habib 等，1983；Durdey 和 Williams，1984）。

在最近对散发性结肠癌的遗传学研究取得重大进展后，人们进行了大量与此相关的预后研究，发现 p53 基因突变和过度表达与低存活率相关，不过这似乎不是一个独立的因素（Sun 等，1992 年；Auvinen 等，1994；Hamelin 等，1994）。其他异常的基因，如 *NM23*（被公认是转移抑制基因）（Steeg 等，1988；Cohn 等，1991）和 *DCC* 基因（Fearon 和 Vogelstein，1990）可能与预后密切相关，但尚需更进一步的研究。另一个重要的预后相关因素是微卫星不稳定性，目前看来它似乎表明更好的预后（Lothe 等，1992；Thibodeau 等，1993）。

肿瘤位置

关于肿瘤在结肠所处的位置是否会影响其预后一直存在争议。当首次可以获得生存相关数据时，便有人认为左侧结肠癌以后要比右侧好（Rankin 和 Olsen，1933；Gilbertsen，1959）。后来的报道也倾向于支持这一观点（Hughe，1966；Irvin 和 Greaney，1977）。然而，在这一期间，亦有矛盾的数据，最明显的例子来自 Morgan（1957），Shepherd 和 Jones（1971），以及 Slaney（1971）和 Welch 和 Donaldson（1974b）。尽管这些研究中的一些结果可能因其不适当的分析而受批评，但值得注意的是，最近对数据使用寿命列表的方法分析，还是出现互相矛盾的结果。因此，一方面，Pihl 等（1980）在对左侧和右侧结肠癌分析癌症特异性生存曲线时无法显示任何显著的生存差异。另一方面，Umpleby 等（1984）对其在英国治疗的患者的分析表明，用校正生存率的进行分析，与位于右半结肠肿瘤患者的比较，左侧结肠癌患者的预后更好。St Mary 大肠癌项目也有一些证据表明位于脾曲可作为一独立因素与一组患者的预后差相关（Fielding 等，1986），但人数不多，这一发现并没有被他人证实。

由这些互相矛盾的报道看来，肿瘤的解剖位置即使与病人的生存相关，也并不起到主导作用。

临床特点

许多研究者证明，患者病史越长，预后越好（Copeland 等，1969；Slaney 1971；Umpleby 等，1984）。无症状患者比有症状的患者预后明显要好（Mzabi 等，1976）。此外，有直肠出血的病人似乎比那不出血的病人预后更好（Mzabi 等，1976；Umpleby 等，1984）。

其表现方式——择期或急性——与预后关系密切。肿瘤表现为急性梗阻或穿孔的病人手术死亡率要多得多。此外，对梗阻患者进行根治性切除后其长期生存率明显低于择期手术治疗的患者（Welch 和 Donaldson，1974b；Kronborg 等，1975；Peloquin，1975；Dutton 等，1976；Irvin 和 Greaney，1977；Turunen，1983；Runkel 等，1991，Jestin 等，2004）（图 29.48）

在对癌肿程度相似的病人进行比较发现，其预后的差异比较稳定。Willet 等（1984）发现，对梗阻进行切除的病人其 5 年存活率只有病人择期手术治疗的一半，由于快速的腹腔和全身扩散，表明这是一种特殊的阻碍肿瘤的生物行为。同样，经历了穿孔切除术的结肠癌患者 5 年存活率比择期手术患者低 20% 左右（图 29.48）（Donaldson，1958；Miller 等，1966；Glenn 和 McSherry，1971；Raftery 和 Samson，1980；Kelley 等，1981；Ravo，1988，Jestin 等，2004）。然而，这些分组中梗阻和穿孔的肿瘤患者其如此差的存活率由附加 30 天死亡率决定。

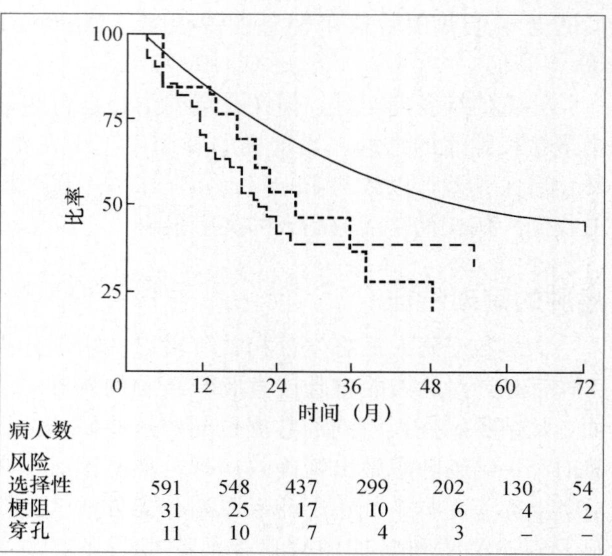

图 29.48 结肠择期手术（——）或梗阻紧急手术（- - -）或穿孔（……）的总体生存曲线（Kaplan-Meier）（Runkel 等，1991）。

切除的程度

虽然许多医生认为，应尽可能广泛地切除肿瘤淋巴系统，但目前还没有数据及对照试验验证这一看法。现有结肠癌的回顾性数据表明，有限的切除与根治性切除效果一样。

Busuttil 等（1977）比较了左半结肠切除以及用于治疗乙状结肠及上段直肠的切除结果。虽然组间类似关于年龄和性别分布，但遗憾的是各组患者的人数存在显着差距。因此，16 例患者经历了左半结肠切除和 91 例经过乙状结肠切除。这种差异使分析结果非常困难，但值得注意的是，5 年存活率在左半结肠切除后为 56.3%，而乙状结肠结肠切除术是 70.3%。然而，法国外科协会研究显示，在前瞻性对照多中心试验中，左半结肠切除与乙状结肠切除术相比，死亡率与生存率没有显著性差异（Rouffet 等，1994）。

更彻底地进行淋巴清扫，可能更有效地治疗直肠癌。不过，如果回顾性研究的数据可信，那么关于近端淋巴扩散这还没有得到证实。因此，在比较高位与低位结扎肠系膜下动脉在切除直肠癌中，证明任何一组都没有生存优势（Surtee 等，1990）。虽然日本研究已经证实了盆腔淋巴结清扫术可提高存活率，这些都没有在对照试验中得到证实（参见第 30 章）。

输血和生存

有数据表明，围术期输血，可能由于其免疫抑制特性，会增加结肠癌术后复发的风险（Parrott 等，1986；Creasy 等，1987；Voogt 等，1987；Benyon 等，1989）。Marsh 等（1990）认为，这种风险与全血中血浆蛋白而非细胞内成分相关。然而，必须强调的是，有没有发现这种输血后肿瘤复发增加的证据（Nathanson 等，1985；Wieden 等，1987；Jakobsen 等，1990）。最有可能的解释是，在输血的增加可以反映出手术更为困难。在一项荷兰的随机试验中，对输入自体血液进行对比，发现有关癌症特异性生存率方面，输入自体血不会优于库存血（Busch 等，1993）。另一项荷兰实验中，这对病人随机输入有或没有异体白细胞的血液，证明这对长期的生存和/或癌症复发没有任何影响（van de Watering 等，2001）。

放射治疗和化学治疗

结肠癌的辅助性放射治疗

一些研究者报道用辅助放射疗法治疗直肠癌对生存率有帮助，对此人们开始研究放射疗法对结肠癌的作用（Coltman，1982；Moertel，1982）。初步的结果令人振奋（Balslev 等，1986；Willett 等，1987），但更多数据是必要的。然而，即使事实证明放射治疗是有益的，小肠因辐射而产生的并发症很有可能会成为一个问题，这将限制其使用。有没有更多的试验探索放射治疗在结肠癌治疗中的作用。

结肠癌的辅助化疗

自 20 世纪 50 年代以来，试图单靠外科手术改善比较静态生存率已取得成功后，各种形式的辅助化疗已被试用于结肠癌的治疗（Lawrence 等，1978；Davis，1982 等）。来自 Cole 等（1954）的大量的刺激结果证实了以前的意见，即癌症患者外周血中可能有类似初期癌症的肿瘤细胞，在手术操作时，外周血中的肿瘤细胞的数量大大外周血增加。不论是单独还是成团，这些细胞的一个优势是存在于血液中，流经向肿瘤区域。究竟这些细胞是否存在，以及有否对种植能力，是否能在肝、肺中增殖生长形成转移是有争议的。然而的辅助化疗的目的便是将这些离开癌灶并进入循环的细胞杀死。在大多数的研究中，在程序结束和术后早期给予辅助细胞毒性药物。但也有一些研究也试图在治疗手术治疗期间给予这些药物（Taylor，1978，1981，1982；Taylor 等，1979，1985）。

用单种药物的研究

第一项研究是 Cole 和他的同事使用甲基二氯乙基胺盐酸盐，他们将其在一个疗程结束时立即注入门静脉的支流和外周静脉（Cruz 等，1956；Mrazek 等，1959）。对照临床试验则首次使用塞替派。两个大型组成的合作团体退伍军人治疗局（VA）医院和在美国大学医院涉及使用此药（Holden 等，1967；Dixon 等，1971）。在手术时和术后给予塞替派静脉注射和腹腔注射。近 1 900 例结肠癌患者参加这两个试验，但是没有显示该辅助治疗有任何好处。

弗吉尼亚州手术组在病人进入实验结束后，又开展另一项运用 5-氟脱氧核苷酸的研究。在术后第头 3 天每天静脉注射三剂 20mg/kg，在第 4 和第 5 周静脉注射 5 剂（Dwight 等，1973）。再一次，在这次实验中整体或各小组中没有任何结果显示这一方法对预后有帮助。

在昨晚上述实验后，VA 组又开始使用氟尿嘧啶（Higgins 等，1976），术后 1～2 周超过 5 天及 6 周后的 5 天给予 5-氟尿嘧啶（5-FU）。患者照下列病理标准分为三组：根治性切除，病理证实姑息性切除，和临床姑息性切除。随机总数达 496 名病人。进一步的研究，“治疗”患者在术后尽快给予 5 天疗程的 5-氟尿嘧啶，并且在未来 18 个月中每 6 周继续，将这些患者与对照组比较。患者组织学也证明，残余的病变也接受同剂量的药物并与对照组相比。有总共 685 名病人参与这个第二项研究。因此，这 1 181 例病人在这两项研究实际上是参加了 5 个独立的实验，在每一种情况下统计学表明结合化疗病人的存活率高于单纯手术（表 29.14）（Hig-

表 29.14　弗吉尼亚州肿瘤外科组 1159 位用 5-FU 治疗进行辅助化疗大肠肿瘤患者的存活率数据

病人组	人数	化疗时间	治疗组存活率（%）	观察组存活率（%）
5-FU 治疗				
根治性切除	308	5 年	58.2	48.0
被证明为姑息治疗	70	18 个月	35.7	16.7
临床姑息治疗	55	18 个月	53.6	31.3
5-FU PIT 治疗				
根治性切除	522	5 年	49.1	33.7
被证明为姑息治疗	163	18 个月	37.7	26.8

来源自：Higgins（1983）。

gins 等，1978）。

中央肿瘤组还开展了患者接受手术切除时使用 5-氟尿嘧啶的随机试验（Grage 等，1979）。给予在 12mg/kg，持续 4 天，后改为 6mg/kg 给予 5 天，此后每周注射 12mg/kg 给予 1 年。有 289 例病人被认为在最后合适分析。这些病人有一个小而稳定的好的结果是他们的缓解期及生存率。该优点突出表现在淋巴结阳性及直肠原发灶的患者上。

另一个研究根治性切除术后的辅助氟尿嘧啶报告来自纽约的 Nassau 医院（Li 和 Ross，1976）。其证明接受药物治疗的病人有切实的利益。但是这些结果必须谨慎对待，因为对照亦来自同一家医院。

门静脉输液治疗

南安普敦的 Taylor 和他的同事们用不同的方式进行了系统性 5-FU 的治疗，在结直肠癌根治性切除术的期间及之后将药物直接注入门静脉。除了希望能杀死手术时进入循环的癌细胞，人们还希望这种疗法可以摧毁任何可能已在肝脏内形成微转移。据悉，外科医生认为接受大约有 20%切除术的病人在手术时肝脏已有微转移灶，他们最终因此死亡（Finlay 和 McArdle，1982）。这些小小的癌灶生长得很快，因此比大块的癌肿对细胞毒性化疗药物更加敏感。本次实验在 1975 年提出，在 1985 年有后续报道（Taylor 等，1979，1985；Taylor，1981）。在这个阶段，257 名患原发性大肠癌但没有明显的肝转移的患者参与随机研究。在随机治疗手术之前，所有的病人都需接受 ^{99m}锝硫胶肝脏扫描或超声扫描，以排除肝转移的存在。按照标准的手术切除原发肿瘤，患者随机接受单纯手术或手术联合辅助治疗。将 1g 的 5-FU 及 5000 单位肝素融于 5%的葡萄糖溶液，从门静脉灌注。灌注应立即开始，并每天 24 小时持续 7 天。

研究者在第 1 年的 3 个月和 6 个月后进行随访。每次随访都进行肝扫描。127 例病人为对照组，117 例病人为接受辅助化疗组。辅助化疗组与对照组比较，整体存活率和复发情况有着显著改善。对患者所患是直肠还是结肠肿瘤进行对比显示，直肠癌患者并没有显着受益。当患者根据 Dukes分期进一步分析时，似乎只有 Dukes B 期的大肠癌患者有明显的统计学上的意义（图 29.49）。

虽然在灌注组由于细胞内毒素的监管不完善导致了一例死亡病例，但是门静脉灌注技术仍是相对安全的灌注方法。腹泻在化疗组里是很常见的，但能被控制得很好。这种化疗形式有益于结肠癌患者，特别是 Dukes B 期的患者。但是，作者认为该患者的数字相当小，要得出该结论必须要有更多的实验中心进行证实。之后至少有 10 个后续研究证实，一些研究应用了其他药物。在这些实验之后在 1991 年（Gray 等，1991；见表 29.15）分析的时候这样显示，虽然最初 Taylor 在 1985 年的报道中死亡率减低的结果没能被证实，但是仍旧显现出了使用 5-FU 门静脉灌输的益处。随后的报告也证实

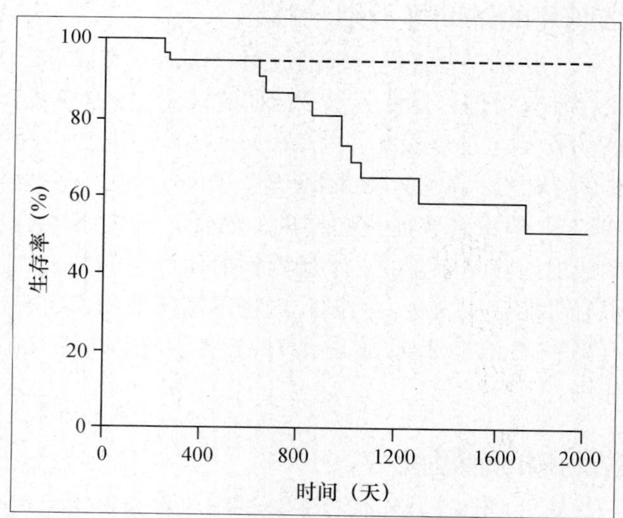

图 29.49　Dukes B 期结肠癌门静脉灌注 5-FU 的生存率分析。——对照组；---，灌注组；$P<0.002$. 来源自：Taylor 等（1985）。

表 29.15　门静脉灌注 5-FU 组（有时与丝裂要素联合）与无辅助治疗对照组治疗结直肠癌致死性评估

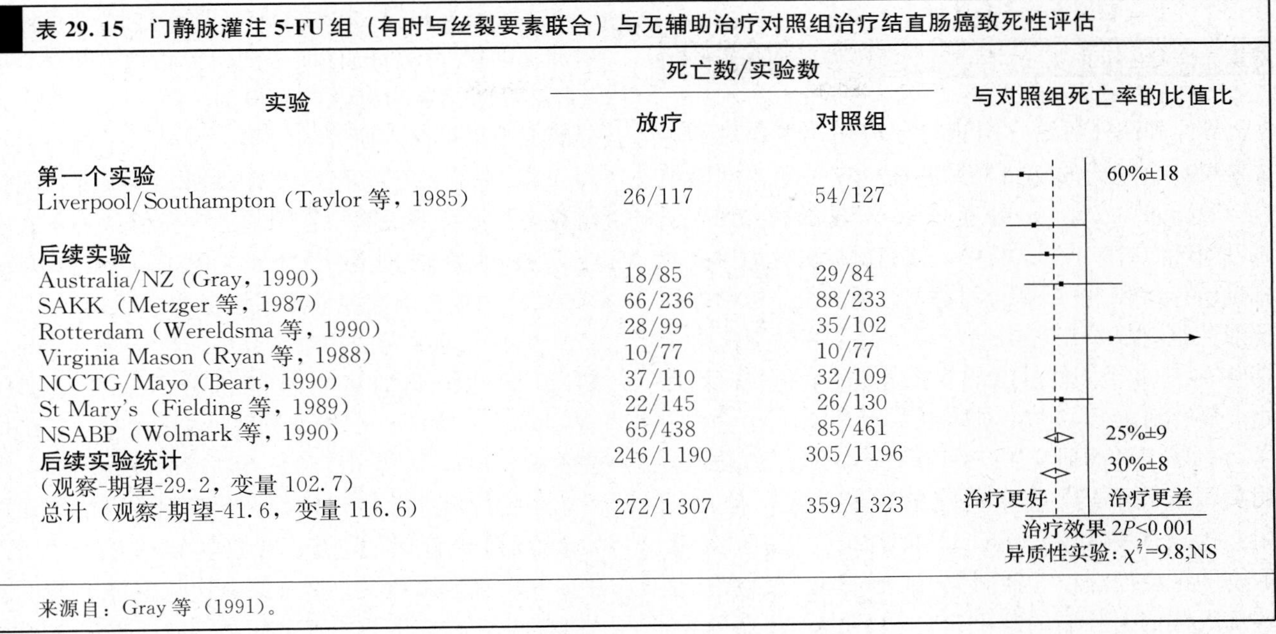

实验	死亡数/实验数		与对照组死亡率的比值比
	放疗	对照组	
第一个实验			
Liverpool/Southampton（Taylor 等，1985）	26/117	54/127	60%±18
后续实验			
Australia/NZ（Gray，1990）	18/85	29/84	
SAKK（Metzger 等，1987）	66/236	88/233	
Rotterdam（Wereldsma 等，1990）	28/99	35/102	
Virginia Mason（Ryan 等，1988）	10/77	10/77	
NCCTG/Mayo（Beart，1990）	37/110	32/109	
St Mary's（Fielding 等，1989）	22/145	26/130	
NSABP（Wolmark 等，1990）	65/438	85/461	
后续实验统计（观察-期望-29.2，变量 102.7）	246/1 190	305/1 196	25%±9
总计（观察-期望-41.6，变量 116.6）	272/1 307	359/1 323	30%±8

来源自：Gray 等（1991）。

了这一点好处，特别是对于 DukesⅢ期病例。瑞士集团（SAKK，1995）报告了在对照组肝脏复发率为 25%，在淋巴结阴性的门静脉灌注组复发率为 12%。总体而言，门静脉灌注减少了 21%的复发风险和 26%的死亡风险。对于 DukesⅢ期疾病来说，最大的风险降低就是绝对生存率的提高。

在 10 个门静脉细胞毒素灌输实验的报道中，包括 3 499 个患者，证实了是有效的。总体而言，门静脉灌注已是将大肠癌的死亡率的原因（标准差在每个实例 6%）。显著的现象出现在 Dukes C 期的病人的比 Dukes B 期病人多。

在英国进行了期待值很高的测试，门静脉灌注 5-FU 给 4 000 个病人。结果在 2003 年进行了报告，在存活率上，显示了非常小的效果。研究者总结说 5-FU 门静脉灌输化疗法对于结直肠癌病人不能应用，当有更好的代替品的时候。

腔内治疗

Roussel 在 1972 年提出了一种替代方法辅助治疗。他们将 5-FU 注射到结肠切除段的内腔内。在他们最后的报道中（1977），超过 7 年间，有 500 个病人，在存活率上没有显著的差别。然而，若病人伴有浆膜渗透和淋巴结节、Dukes C 期或以上联合的迹象，似乎可以受益于这种形式的辅助治疗。

Lawrence 在 1975 年进行了一个包括 203 名病人的，类似于 Rousselot 和同事的实验，不仅如此，他还设置了在术后阶段口服 5-FU 的治疗组。在存活率方面，没有显著差异。

腹腔化疗

辅助腹腔化疗被提出，有两个原因：很好的给药途径使得药物通过门静脉快速吸收至肝脏，但是没有系统性的影响。这个概念已经在瑞典进行了随机试验的可行性研究。在双盲试验中，100 例患者被随机分到术后接受腹腔 5-FU 结合静脉亚叶酸的治疗组，或者生理盐水组。在这个小试验中，在腹腔化疗药物作用后并没有显著增加毒性。

Sugarbaker 和他的团队认为腹腔内 5-FU 的使用减少了腹膜癌复发的概率，而且该方法比静脉辅助化疗能够更有效（Sugarbaker 等，1985）。在他的初期工作后，一些其他组也采用了这种技术（Elias，2001；Zoetmulder，2002）。不幸的是，很少有循证的数据。一个随机试验证实了这项结合了根治手术和腹腔化疗技术的联合是有益的（Zoetmulder，2002）。相似的结论也从瑞典 Uppsala 的研究中得到了证实（Mathteme，2004）。瑞典正在进行的实验，比较了手术治疗后的静脉化疗和前期静脉化疗，这有望获得更多的希望和知识。

几种新型制剂的研究

VA 肿瘤外科治疗组进行了应用司莫司汀和氟尿嘧啶联合用药的随机对照实验，在一年内间断给药（Higgins，1984）。处于 Dukes C 期的病人加入了 1973 年和 1979 年的试验中，他们被随机分为接受非辅助治疗组和 5-FU 联合司莫司汀治疗组。被治疗组比对照组有显示出轻微治疗率。但是，差别仅限于那些有 1～4 个阳性淋巴结节被切除的病例中（治疗组 5 年存活率 51.3%，对照组为 31.0%）。

胃肠道肿瘤研究组（GITSG，1984）也报道了司莫司汀和 5-FU 联合化疗的重要研究。他比较了：①只有手术治疗组；②辅助 BCG 甲醇残渣提取物的免疫疗法；③辅助免疫疗法和化疗结合。这些病人被依据肿瘤的解剖定位和 Dukes 分期分类，连续追踪观察 5 年。各组在存活率方面，没有显著差别。这个发现可能与仅外科手术组 5 年的高存活率有关（68%）。一个重要的事情是，在仅接受化疗的患者中有 7 例出现了白血症。这种令人担忧的化疗联合治疗法也被 VA 肿瘤治疗组所强调（Boice 等，1983）。在 2067 例接受司莫司汀作为胃肠道癌症治疗试剂的病人，其中 14 例出现白血病；反之，在 1566 例只经过其他治疗方法的人中，只发生一例白血病患者。因此，化疗的辅助烷化剂可能有增加白血病的危险。

无论是 GITSG 和 VASOG 都未能证明有任何增加辅助化疗结合的存活率的研究价值。虽然 1～4 个淋巴结受累的患者可能得到一些好处。当大部分研究结果被深入研究的时候，它显示了司莫司汀和 5-FU 联合对于生存率没有差别。事实上，因为司莫司汀潜在的危险，直到最近，我们认为，它不应该被列为辅助治疗方案。然而，来自美国 NSABP 的报道引起我们重新思考这个问题。

在 Wolmark 等的初次研究中，1166 例 Dukes B 期，C 期的结肠癌患者被随机分到三个组别中（Wolmark，1983）。一组没有进一步的治疗；一组接受术后 5-FU，司莫司汀和长春新碱的联合治疗；另一组术后持续进行 BCG 治疗。化疗组在存活率和复发率上面有着重大的进步。在接受 BCG 治疗的病人中，并没有显著意义。这是第一次从整体上展示系统辅助化疗在存活率上面的重要意义。在第二项相同的组别设置的研究中，555 例 Dukes B、C 期直肠癌患者被随机分到手术组，术后化疗组（与之前结肠癌研究所用化疗药物相同）和放射疗法组。在辅助化疗组有显著的统计学意义，虽然这仅限于男性。其他研究如长期接受系统辅助化疗司莫司汀和 5-FU 联合，或者没有长春新碱组，正在进行中（表 29.16）。这些研究让我们从不同角度审视辅助化疗方法。但是，我们仍然认为应用司莫司汀的治疗的弊端超过了优势，所以这项治疗还不应被利用。

表 29.16 比较系统性、混合应用辅助化疗组与非化疗组（包括放疗组或者对照组）的致死率

实验	治疗和周期	死亡数/实验数				（与对照组死亡率相比）比值比
		化疗	对照组	O—E	变量	
VASOG-27	5FU＋MeCCNU 1 年	148/327	160/318	−8.1	40.3	
GITSG-6175	TFU＋MeCCNU 16 个月	70/156	71/159	0.2	19.5	
Vienna	5FU＋MMC＋AraC 3 个月	25/59	21/62	2.6	7.2	
GITSG-7175	5FU＋MeCCNU 18 个月	30/58	37/62	−2.4	7.5	
SWOG-7510	5FU＋MeCCNU 1 年	48/95	48/94	−0.3	11.9	
NSABP R-01	5FU＋V＋MeCCNU 18 个月	78/187	95/184	−9.2	23.1	
NSABP C-01	5FU＋V＋MeCCNU 18 个月	141/358	162/383	−5.4	44.8	
分类小计：多因素		540/1240	594/1262	−22.5	154.3	14%±7%

好转　恶化

联合 5-FU 和左旋咪唑应用于结肠癌患者算是一个真正的突破（Moertel 等，1990）。在美国的共识声明指出，5-FU 及左旋咪唑应当成为淋巴结阳性患者的标准治疗（NIH，1990），确切机制仍有待解决（参见下文）。

很快，相似的数据证实了 5-FU 和亚叶酸联合治疗的益处。亚叶酸通过调节 FdUMP 和胸腺酸合成酶，提高了酶的抑制程度并加强因为胸腺嘧啶缺失的细胞死亡的可能性（图 29.50）。在分析了这些结果后，5-FU/FA 联合作用的反应率是 23%，单独应用 5-FU组是 9%，是在 5-FU/FA 组的生存率有一个全面上升的趋势（晚期结肠癌分析项目，1992 年）。这些数据导致这种辅助治疗更多地被使用。更多最近的研究显示了该方法对存活率的益处，研究征集了接近 3 000 例病人，比较了非结合治疗组与 6 个月的结合化疗组。首先，来自意大利、法国、加拿大的三个随机实验的研究概况是测试了 6 个月使用高剂量 5-FU 和 FA（250mg/m^2）联合治疗，结果在非复发生存上有显著益处。但迄今为止，在存活率上还没有数据支持。第二，美国社会团体间对于 5-FU 联合低剂量 FA（20mg/m^2）的研究中，已经证实了在非复发存活率上有显著减少，但不是在生存率上（O'Connell，1993）。最后，NSABP 研究了 5-FU 和非常高剂量 FA（500mg/m^2）结合与司莫司汀＋长春新碱＋5-FU 结合组别的结果显示，5-FU/FA 结合组别在非复发存活率和存活率上有显著益处（Wolmark 等，1993）。此外，试验比较 5-FU/FA 和 5-FU/左旋咪唑，结果显示了 5-FU/FA 的优越性，现在已被认为是第三期癌症病人的标准治疗法。（o'Connell 等，1998）。

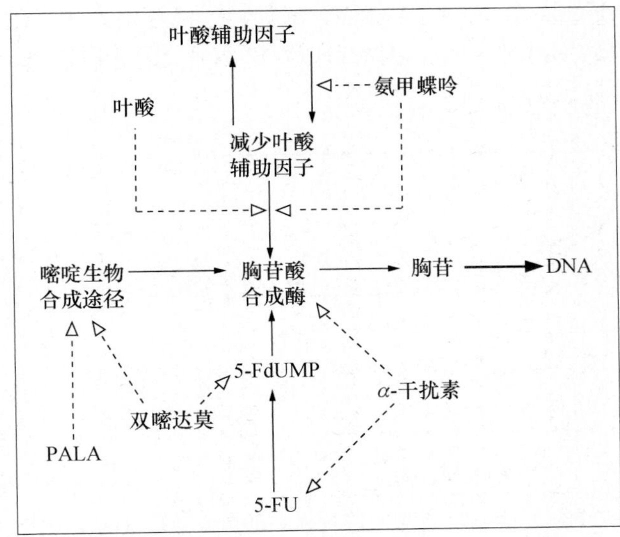

图 29.50 5-FU 生物化学调节机制。

这些成果是令人鼓舞的，并认为 5-FU 和亚叶酸结合比有司莫司汀的结合治疗毒性更低。然而，未知的是低剂量的 FA 是否和高剂量的 FA 一样有效，或者还是增加左旋咪唑（参见下文）。此外，仍然有很多的疑问关于生存利益与毒性大小的关系，生活质量和健康服务资源的使用。由英国联合调查协调癌症研究（UKCCCR）委员会的调查显示在当时（1994 年），在英国只有不到 50%的结肠癌受访者被临床医生建议提供的辅助化疗。当然现在情况变了。几乎所有淋巴结切除术后合并积极化疗和新药物的治疗患者生存率高于没有淋巴结切除术治愈的病人，但是新药仍被公共部门限制使用。

亚叶酸剂量关注的焦点是选择高剂量（200mg/m^2）还是低剂量的亚叶酸（60mg/m^2）进行治疗。对于这些问题的焦点，UKCCCR 机构的 QUASAR 实验尝试找出问题的答案。将没有转移或者残留疾病的病人，随机分为对照组和术后化疗组。病人有一个明确的化疗指示，但是给他们不确定化疗药物选择。化疗测试是包括静脉使用 5-FU 和低或者高剂量的 *L*-亚叶酸，或是左旋咪唑及安慰剂的门诊方案。QUASAR 组织支持 2000 年的报道，报道认为低剂量亚叶酸和高剂量亚叶酸和左旋咪唑一样，没有额外的优势（QUASAR，2000）。

也有人认为乐观的作用也表现在辅助化疗和免疫治疗的结肠癌患者上。Mortel 团队进行了关于左旋咪唑组联合 5-FU 与亚叶酸联合 5-FU 的实验。现在看来，5-FU/叶酸组合比 5-FU 和左旋咪唑的组合更为有效。因此，建议 Dukes C 期结肠癌患者可以考虑进行 5-FU/叶酸的辅助化疗。迄今为止，还没有试验显示，一个令人信服的在第二阶段有有益作用的方式（Dukes B，非淋巴结病）。QUASAR 不定实验随机选取了处于第二阶段的 3 238 例结肠癌患者（结肠癌 91%），分成单独手术组或 5-FU/FA 联合治疗组。来自这项试验的初步报告表明，无病存活率显著减少（RR 0.82；0.70～0.97），对于总体生利益有一定意义（GRAY 等，2004）。

如今的这场辩论主题是如何进行 5-FU/叶酸治疗。应连续输液还是口服？研究的数据显示，输液治疗的效率比口服治疗效率高。此外，试验表明，

6个月的疗程是足够的，而不用整整一年，这是在第一次试验中提出的建议。

在大多数的研究中，辅助治疗病人组比其他组治疗效果更好（Gérard等，1986；Hafström等，1990）。

对于辅助治疗有很好效果的患者的另一个选择方法就是在体外进行敏感性测试，方式与抗生素选择细菌性感染的治疗相似。多种技术进行了评估，最流行的是软琼脂技术，即将病人的肿瘤生长在蘸有不同抗生素的单层琼脂上（Salmon等，1978）。裸鼠肿瘤异种移植瘤也可以使用（Carter，1982），但这两种方法都具有局限性，费用高昂。更实用的体外系统是使用肿瘤球状体细胞（Flowerdew等，1987；Britten等，1989）。这是肿瘤细胞生长的团块，它有一个好处，即比人工单层技术更近于模拟亲代肿瘤。因此，球状体细胞有一个缺氧中心与活细胞的外层。我们已经通过流式细胞术表明直肠癌细胞的团块（即脱氧核糖核酸/核糖核酸复合体）是相同亲代肿瘤。此外，当球状体细胞注入裸鼠能够转移到肝脏。来自球体结肠癌的球状团块的成活率接近大约为70%～75%，这是远高于一般单层琼脂技术。它可以展示辅助治疗病人的治疗效果的有效性（Hunt等，1990）。

选择可以通过肿瘤特异性单独或共轭单克隆抗体，或者有毒物质进行，如长春花生物碱（Embleton等，1983，Ford等，1983）、植物蓖麻毒素、白喉毒素（Gilliland等，1980）和氨甲蝶呤和阿霉素（Ghose等，1981）。这些都已经发现特异性的对应肿瘤（Davies，1981；Carter，1982）。最近，关于单克隆抗体的作用在治疗结肠癌中有很多怀疑。事实上，仍有很多问题需要进行解答。不过，最近使用抗原17-1A的单克隆抗体的试验显示有可能是这方面的治疗作用。因而，德国的Riethmüller等（1994），通过了一项令人耳目一新不同的方法使用这种抗体。以前的研究使用单克隆抗体治疗晚期疾病。Riethmüller和他的同事认为：第一，抗原大负荷和抗体呈递的障碍，使得抗体效果被限制了。因此，早期的微小转移提供了更好的靶向目标。第二，这些病人的临床良好，使用有潜在的严重副作用是不恰当的。第三，正常上皮细胞的靶抗原可能部分被抗体或辅助分子和细胞保护，而相同抗原容易在癌细胞的间叶组织内转移（Nossal，1994）。

Riethmüller和同事随机选取Dukes C期的结肠癌患者189例，他们已经历了手术治疗，分为手术并接受了鼠IgG2α 17-1A单克隆抗体组和手术单独组。患者术后，接受500mg的抗体，然后4个月为100mg注射。经过随访5年，对照组51%的患者和治疗组36%的患者死亡，具有统计意义上的减少。这种治疗也使5年复发率由66.5%降至48.7%（图29.51）。这项研究的结果是非常令人鼓舞的。它推测如果这一单克隆抗体被给予那些化疗组，将会更大程度上增加效果（Nossal，1994）。但是，有两个确证试验，一个在欧洲和一个在美国，还没有表现出和由Riethmüller试验表现出的良好的效果。欧洲试验随机将2和3期的患者分为三组：5-FU/FA，抗体17-1A或5-FU/FA＋抗体17-1A型（Punt等，2002）。在这次试验中，单纯化疗结果明显优于17-1A型单独或联合治疗。美国试验也是三组类似试验设计。与欧洲的相反，这个结果显示化疗结合抗体17-1A型有小小的优势（Fields等，2002）。然而，这种特定治疗的方式，已经失去其吸引力，因为可以有更多强大的化疗组合。

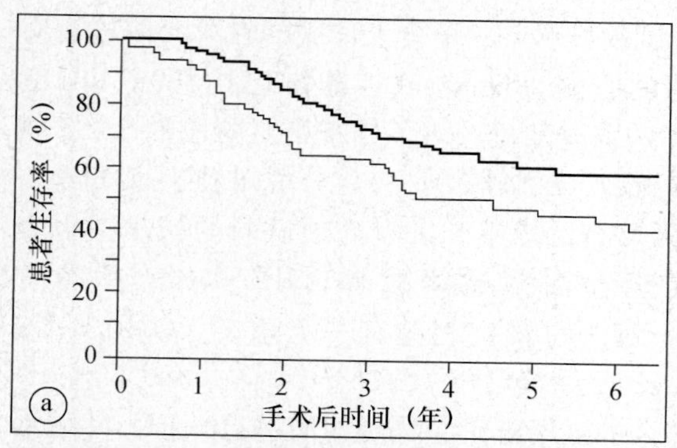

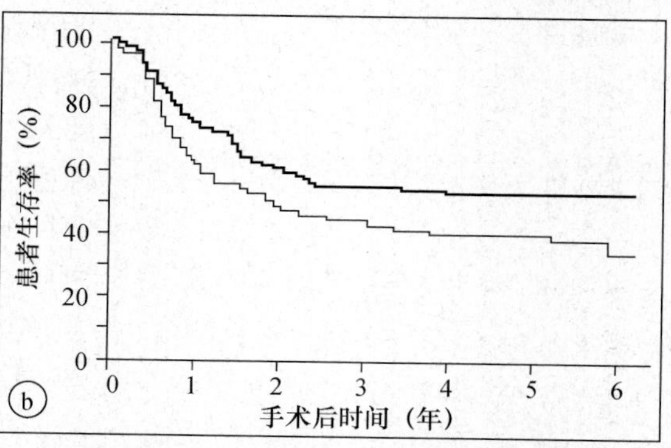

图29.51 （**a**）应用17-1A单克隆抗体辅助免疫治疗组的生存曲线。（**b**）应用17-1A单克隆抗体辅助免疫治疗组的复发率。来源自：Reithmuller等（1994）的报道。加粗线为应用17-1A单抗组，不加粗线为只有手术治疗组。

其他创新的治疗方法也在被开发应用于结肠癌的辅助治疗。有几个强大的胸苷酸合成酶抑制剂应用于第二阶段和三期的结肠癌，这可能比 5-FU/FA 有更好的治疗率。新型分子的目标已经确定在结肠癌治疗上：拓扑异构酶Ⅰ，伊立替康，是一种在解旋 DNA 复制过程中的一种酶，蛋白激酶 C 和某些在生长因子参与受体激酶信号转导途径的酪氨酸（Kerr 和 Workman，1994）。

伊立替康已被证明是和 5-FU/FA 一样有效的中晚期结肠癌治疗的药物，关于应用将它作为辅助疗法的各种实验也已经开始。一个实验是伊立替康结合 5-FU 亚叶酸与单独使用 5-FU 亚叶酸的对比。两份研究报告结果极为相似，这种综合治疗已经被进行了测试（CALGB—C89803 和 PETACC 3）。关于辅助治疗提高生存率目前还无数据，对抗结肠癌的基因治疗策略的工作正在进行中（Huber 等，1993）。

另一种药物是第三代铂衍生物奥沙利铂。这种药物和 5-FU 亚叶酸结合对于晚期结肠癌治疗有显著作用。同样这已经过随机试验的检测。一个是在美国的实验（NSABP C-07）和一个是在欧洲（MOSAIC）的实验。MOSAIC 实验已经报道于 2003 年的 ASCO 和 ECCO 会议上。奥沙利结合 5-FU/FA，实验结果支持有提高存活率的效应（Andre 等，2004 年）。

口服氟嘧啶，具有和持续 5-FU 注射相同的活性，亦是另一个有效辅助化疗方法。由于使用了经口给药途径可以延长作用时间，并可能降低毒性。同时，在中晚期癌症患者口服卡培他滨药物的测试中，已经表现出了与 5-FU/FA 治疗晚期结肠癌相同的效果。另一种口服药物，UFT（优福定）也展示了和 5-FU/FA 丸剂类似的效果。两个随机测试了口服氟嘧啶的试验中，验证了与常规 5-FU/FA 的辅助治疗类似的效果，在欧洲的 X-ACT 和美国的 NSABP C-06 试验中，也显示了口服具有类似的良好疗效（Cassidy 等，2004；Wolmark 等，2004）。对于晚期疾病的化疗，读者可参见第 3 章。

辅助免疫治疗

无论是 GITSG（1984）和 NSABP（Wolmark 等，1988）都进行了应用免疫治疗作为辅助治疗的研究。其是卡介苗（BCG）甲醇提取残留物（MER）。但源于这种形式的任何治疗试验都没有很好的疗效。对于将免疫治疗作为辅助治疗结肠癌的方式，实验也得出了类似的结论。在 Mayo 诊所或安德森医院，进行了 Dukes C 期肿瘤病人联合应用 5-FU 和免疫疗法（MER BCG 或 BCG）相结合的方式治疗，但结果也显示没有效果（Mavligit 等，1976；Moertel，1978）。

除了卡介苗还有其他免疫治疗剂正用于辅助治疗。另一种非特异性免疫刺激剂，短小棒状杆菌正在被研究（Gill，1980）。初步结果显示，它没有多大用处。在大鼠结肠癌模型的动物实验中显示，左旋咪唑是有用的药剂（House 和 Maley，1983）。一些临床研究开始使用左旋咪唑（Bancewicz 等，1980；Laurie，1982；Shiraki 等，1982）。两项机构（Windle 等，1987；Moertel 等，1990）都显示联合左旋咪唑和 5-FU 在提高患者的生存率上有一定优势。

美国的 Moertel 的研究（1990）引起了医疗界和广大公众的兴奋。在这项研究中，1 296 名结肠癌患者被随机分为左旋咪唑和 5-FU 组，左旋咪唑单独治疗组和对照组。左旋咪唑单独治疗组存活延续了一年，联合治疗组延续了 2 年。这项研究表明，左旋咪唑和氟尿嘧啶联合治疗组降低了 41%的复发率（图 29.52），它也降低了 33%的总死亡率，但只有在与Ⅲ期（第三阶段）癌患者中有明显效应。在这项实验的最新分析中（随访 5 年），复发率和存活率方面的提高具有显著性意义（Moertel，1992，1994）。因此，国立卫生研究院（NIH）认为，辅助化疗应被作为 3 期 Dukes 结肠癌患者的标准治疗法，它不用再设置无治疗的对照组以示验证（NIH，1990）。这一声明导致美国大部分外科医生使用氟尿

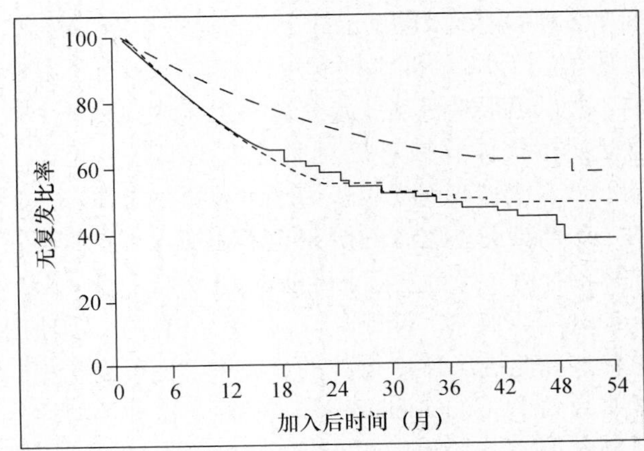

图 29.52 1990 年 Moertel，对病人使用 5-FU 和左旋咪唑后的无复发率的研究。左旋咪唑＋5-FU：－－－；左旋咪唑：----；观察：——。

嘧啶及左旋咪唑或亚叶酸作为辅助治疗结肠癌的方法（Mayer，1990；Vanchieri，1990）。

欧洲人对此的态度多变（Editorial，1990；Wills 和 Wagener，1990）。虽然大多数医生至今对这种辅助治疗结肠癌的方式表示乐观，但大多数研究仍尚未报道过降低死亡率比其治疗毒性和治疗方便性更为重要。因此，在试验中仍应包括未经处理的对照组（Slevin 和 Gray，1991）。早期 QUASAR 的研究，它遵循临床不确定原则，尊重各方意见，认为这为临床医师解决了难题。在斯堪的纳维亚国家以及在荷兰，在 Moertel 报道发表之后开始了验证性试验。得出的结论是 5-FU/FA 联合或 5-FU/左旋咪唑对于增加第三期肿瘤患者的生存率方面具有相同的效应（Glimelius 等，2004；Taal 等，2001）。然而，这两项用药方法在直肠癌患者治疗方面没有优势。QUASAR 研究的结果证实，左旋咪唑的无效性，5-FU 和亚叶酸联合作用优于各种辅助治疗单线应用。

在免疫治疗方面，重组白细胞介素 2 技术的发展是令人兴奋的，随后 IL-2 产生了淋巴因子激活的杀伤细胞（LAK 细胞）。虽然采用免疫治疗似乎对于黑色素瘤和肾细胞癌是有效的，但在治疗结肠癌方面不仅没有效果，而且毒性很大。

结论和发展前景

所有第三阶段的肿瘤患者（即淋巴结阳性患者）都应被提供辅助化疗。在晚期癌症患者的治疗上，一种新的观念被称为“分子肿瘤学”或“靶分子定位”药物，但尚未达到辅助治疗的阶段。COX2 抑制剂在缓和病情况及辅助治疗上，都是一个新的概念。但现在，COX2 酶抑制剂有可能在对心脏有不良影响，所以也很难将这些研究短期内完成。另一个概念是使用抗体直接对抗对血管内皮细胞生长因子（VEGF）受体或内皮生长因子（EGF）受体。一个对于晚期结肠癌患者的研究显示在加入了抗-VEGF 抗体治疗后，患者生存率可延长 15～20 个月（Kabbinavar 等，2003；Willett 等，2004）。在另一项使用抗体选择性结合 EGF 受体的试验中，也得到了相同的有效效果(Cunningham 等，2004)。这种类型的分子靶向治疗能否用于辅助治疗这一问题是不得而知的，但我们正期待着后续结果被发表。

结肠癌治疗近期的文献和推荐

结肠癌的预后在很大程度上取决于手术的各个阶段。风险取决于各种因素：年龄，淋巴浸润，神经浸润，分化程度，术后梗阻、穿孔或出血等（McArdle 等，2006；Kang 等，2005）。

急救报告显示不良预后会导致高致死率和败血

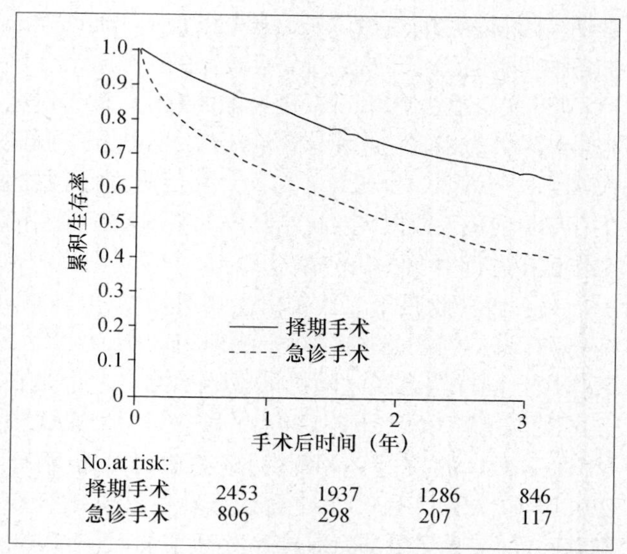

图 29.53 急诊结肠癌手术和择期手术治疗的生存率概况（Jestin 等，2005）。

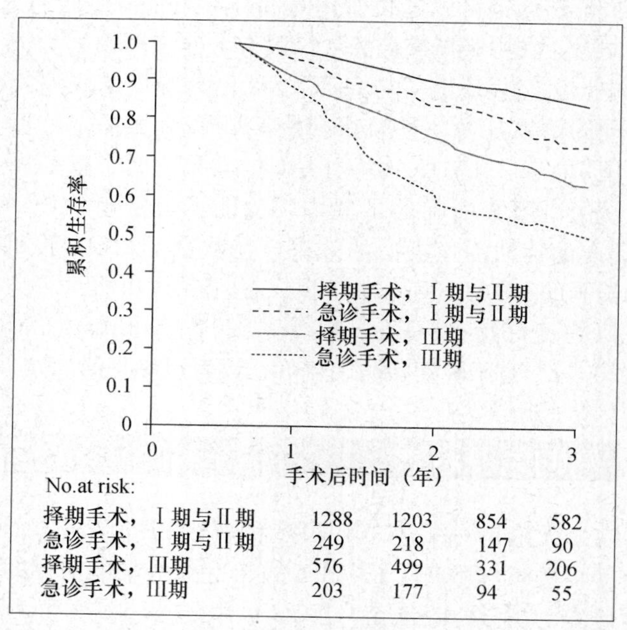

图 29.54 急诊结肠癌手术和择期手术治疗各分期（Ⅰ，Ⅱ，Ⅲ期）5 年内的生存概况（Jestin 等，2005）。

症的发生。此外，阻碍或穿孔的肿瘤通常体积更大，在肿瘤局部浸润或脱落恶性细胞会造成早期复发。急诊手术的结肠癌预后较差（图 29.53，图 29.54）(Jestin 等，2005)。中老年人的预后不佳与同时患有其他疾病有关（Iversen 等，2005）。

令人信服的数据表明，整体肠癌的存活率在过去 20 年有显著提高（图 29.55）(Iversen 等，2005)。因此，对于淋巴结阳性患者术后 5 年里，30%～40%人的生存率受到挑战（McArdle 等，2005）。公众意识的提高有助于预后（参见第 28 章）。

目前没有足够的证据表明高位结扎有助于提高生存率。事实上，在如何提高生存率上，淋巴结节的数量比其分布更影响生存率（Kang 等，2005）。4 个或者 4 个以上淋巴结阳性比肿瘤大小更值得被重视。少于 4 个阳性淋巴结，不考虑术后辅助治疗，可以达到 5 年 50%～60%的存活率。

根治手术治疗仍然是最重要治疗结肠癌的方法。有大量的数据认为局部淋巴结阴性的患者行切除受累腹壁、腹膜及邻近脏器（胃、小肠、十二指肠、大网膜、输尿管、膀胱癌或卵巢）根治术，可

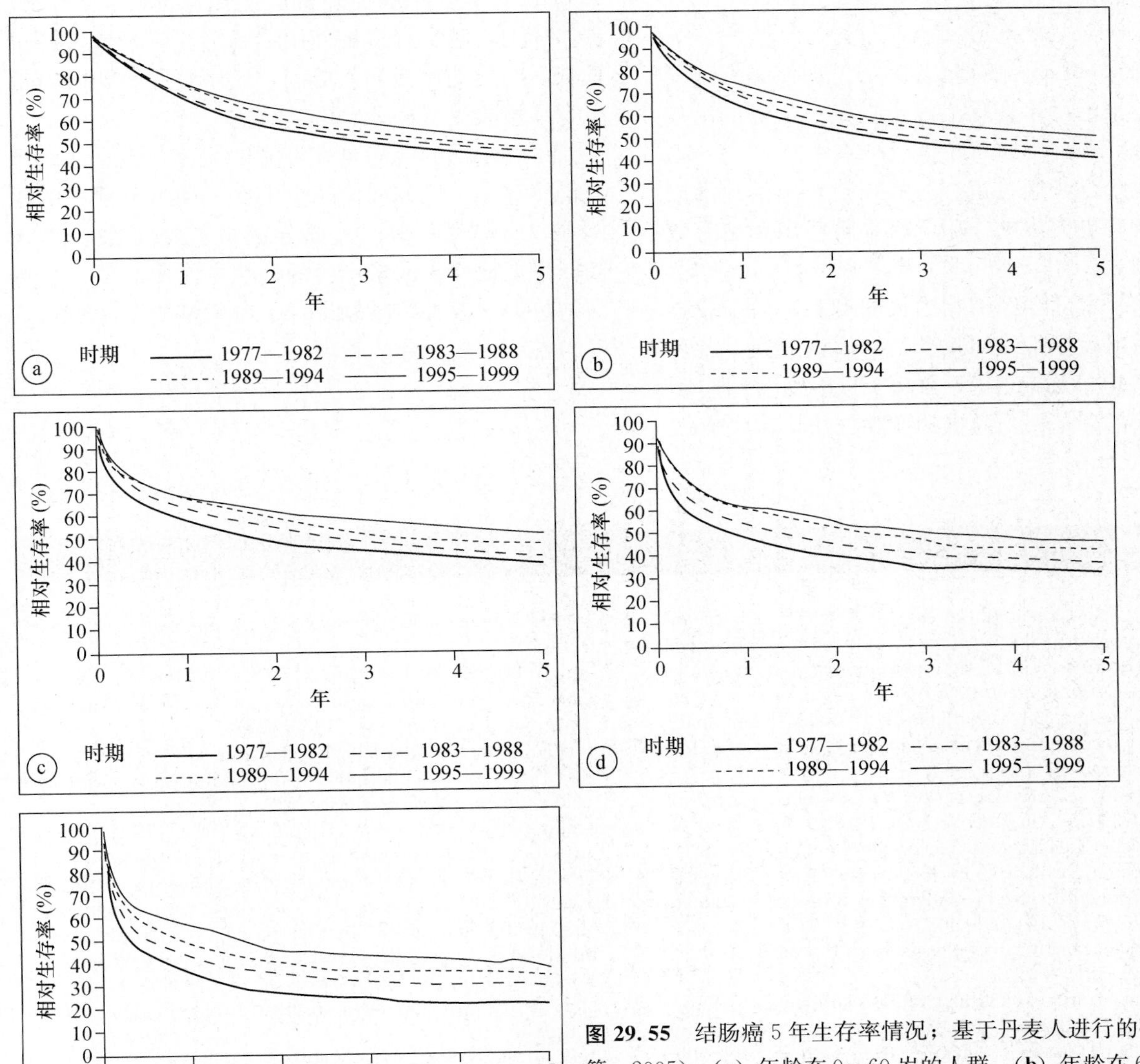

图 29.55　结肠癌 5 年生存率情况；基于丹麦人进行的研究（lversen 等，2005）。(**a**) 年龄在 0～60 岁的人群。(**b**) 年龄在 61～75 岁的人群。(**c**) 年龄在 76～80 岁的人群。(**d**) 年龄在 0～60 岁的人群。(**e**) 年龄在 81～85 岁的人群。(**f**) 年龄在 86 以上岁的人群。

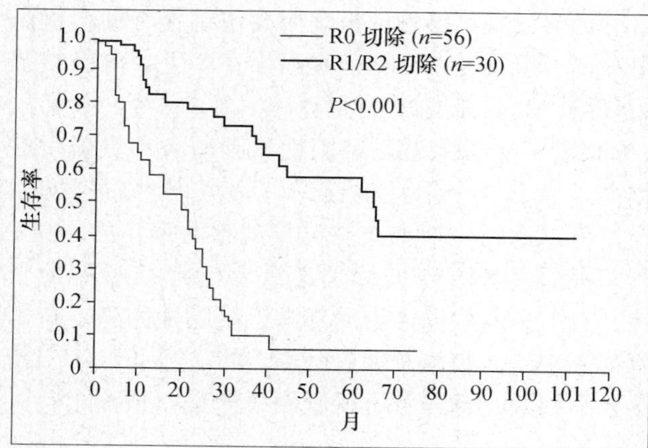

图 29.56 结肠癌患者经过手术后，抢救有效的生存率的状况（Browne 等，2005 年）。

达到长期治疗（Bartous 等，2005）。即使是局部复发性疾病，根治手术切除治疗也提供了最好的治疗前景（图 29.56）（Browne 等，2005）。

辅助化疗已经通过审查，特别是对于治疗淋巴结阳性患者有更突出的作用，将来希望出现更有效果的新试剂。

腹腔镜手术已经经历相当长的考验，由于较高的成本、手术后住院时间减少、术后恢复快，各种利弊均要考虑（Liang 等，2005）。开放性和腹腔镜手术治疗都算是相当激进的切除方法，也没有肿瘤细胞的动员和扩散（Motson，2005；Reza 等，2006）。然而微创技术独立应用，加快了术后恢复，大大减低了康复期的并发症或再入院率，提高了返回工作岗位后的生活质量，并容易更快恢复到术前状态（Wind 等，2006；Gatt 等，2005）。

也许最令人兴奋的治疗结肠癌的治疗前景是进行结肠癌的筛查（Thompson 等，2006）。在高风险群体，如符合 HNPCC 的息肉患者、长期肠炎以及有家族病史的患者中，监测已经成为临床实践的一部分（Church，2005；Johnson 等，2006）。筛选 55～65 岁年龄组，他们往往可以进行早期病变的治疗，即经肠内镜切除（Floyd 和 Saclardes，2006）。因此，结肠癌外科医生比以前在进行检查和治疗上，越来越多地使用结肠镜。对于这些经过筛查后的早期病变的人群们，应用腹腔镜切除治疗更容易被接受（Rezza 等，2006）。

尽管早期的疾病更有可能被治疗，但真正的挑战仍然存在，比如如何减少出血、梗阻及穿孔的比例等。这些病人中，大部分都被忽略了来自于无知、恐惧或社会因素产生的症状。因而需要一个专门的致力于改善结肠癌患者生命质量的多学科团队参与各级疾病治疗的管理。

（郑伟 刘伟 译 郑伟 校）

参考文献

Åberg C，Olin B，Öresland J et al（1984）Comparison of metronidazole with doxycycline prophylaxis in elective colorectal surgery：a prospective randomized multicentre study. *Acta Chir Scand* 150：79-83.

Abraham NS，Young JM & Solomon MJ（2004）Meta-analysis of short-term outcomes after laparoscopic resection for colorectal cancer. *Br J Surg* 91：1111-1124.

Abrams JS（1980）Elective resection for colorectal cancer in Vermont 1971-75. *Am J Surg* 139：78-83.

ACCMP（Advanced Colorectal Cancer Meta-analysis Project）（1992）Modulation of 5FU by leucovorin in patients with advanced col-orectal cancer：evidence in terms of response rates. *J Clin Oncol* 10：896-903.

Adson M（1983）Hepatic metastases in perspective. *Am J Roengen* 140：695-700.

Ahlberg J，Bergstrand O，Holmstrom B，Ullman J & Wallberg P（1980）Malignant tumours of the colon and rectum in patients aged 30 and younger. *Acta Chir Scand* 500（*Suppl*）：29-31.

Albrecht T，Blomley MJ，Burns PN et al（2003）Improved detection of hepatic metastses with puls-inversion US during the liver-specific phase of SHU 508A：*multicenter study Radiology* 227：361-370. Allen AW，Welch CE & Donaldson GA（1947）Carcinoma of the colon：effect of recent advances on the surgical management. *Ann Surg* 126：19.

Allum WH，Slaney G，McConkey CC & Powell J（1994）Cancer of the colon and rectum in the West Midlands，1957-81. *Br J Surg* 81：1060-1063.

Andre T，Boni C，Mounedji-Boudiaf L et al（2004）Oxaliplatin，fluo-rouracil，and leucovorin as adjuvant treatment for colon cancer. *N Engl J Med* 350：2343-2351.

Armitage NC，Perkins MV，Pimm MV et al（1984）The localisation of an antitumour monoclonal antibody（791T/36）in gastrointestinal tumours. *Br J Surg* 71：407-412.

Attiyeh FF（1980）Surgery for metastasis from carcinoma of the rec-tum and colon. In Stearns M（ed）*Neoplasms of the colon，rectum and anus*. New York：John Wiley.

Auvinen A，Isola J，Visakorpi T et al（1994）Overexpression of p53 and long-term survival in colon carcinoma. *Br J Cancer* 70：293-296.

Babineau TJ & Steele Jr G（1996）Treatment of colorectal liver metas-tases. In Williams NS（ed）*Colorectal cancer*. London：Churchill Livingstone.

Bacon HE & Jackson CC（1953）Visceral metastases from carcinoma of the distal colon and rectum. *Surgery*（*St Louis*）33：495.

Baigrie RJ & Berry AR（1994）Management of advanced rectal cancer. *Br J Surg* 81：343-352.

Balslev J，Pedersen M，Teglbjaerg PS et al（1986）Postoperative radio-therapy in Dukes B and C carcinoma of the rectum and rectosig-moid：a randomised multicentre study. *Cancer* 58：22-28.

Bancewicz J，Calman K，Macpherson SG et al（1980）Adjuvant chemotherapy and immunotherapy for colorectal cancer，prelimi-nary communication. *J R Soc Med* 73：197-199.

Bartram I（1985）Imaging. *Br J Surg* 72（suppl）：549-550.

Bartram I & Reznek RH（1996）Imaging techniques in preoperative assessment. In *Handbook for the clinicopathological assessment and staging of colorectal cancer*. UKCCCR Sub-Committee for Colorectal Cancer.

Baxter NN，Rothenberger PA，Morris AM，Ballard KM（2005）Adjuvant radiation for rectal cancer. Dowe measure up to the standard of care? An epidemiologic analysis of trends over 25 years in the United States. *Dis Colon Rectum* 48：9-15.

Bayly JH & Garbalhaes OG（1964）The umbilical vein in the adult：diagnosis，treatment and research. *Am Surg* 30：56-60.

Beart RW（1990）Personal communication，cited by Gray R，James R & Mossman J（1991）Axis：a suitable case for treatment. AXIS：a suitable case for treatment. *Br J Cancer* 63：841-845.

Beckman EN，Gathright JB & Ray JE（1984）A potentially brighter prognosis for colon carcinoma in the third and fourth decades. *Cancer* 54：1478-1481.

Bedikian AY，Kantarijian H，Nelson RB，Stroehlein JR & Bodey GP（1981）Colorectal carcinoma in young adults. *South Med J* 74：920-923.

Behr T，Becker W，Hannappel E et al（1995）Targeting of liver metas-tases of colorectal cancer with IgG，F（ab'）2，and Fab' anti-carci-noembryonic antigen antibodies labeled with 99mTc：the role of metabolism and kinetics. *Cancer Res* 55（Suppl 23）：5777-5785.

Benyon J，Davies PW，Billings PJ et al（1989）Perioperative blood trans-fusion increases the risk of recurrence in colorectal cancer. *Dis Colon Rectum* 29：975-979.

Berliner SD，Burson LC & Lear PE（1964）The use and abuse of intraperitoneal drains in colon surgery. *Arch Surg* 89：686-690.

Birgisson H，Talbäck M，Gunnarsson U et al（2005）Improved survival of cancer of the colon and rectum in Sweden. *Eur J Surg Oncol*. 31（8）：845-853.

Blamey S，McDermott F，Pihl E et al（1981）Ovarian involvement in adenocarcinoma of the colon and rectum. *Surg Gynecol Obstet* 153：42.

Bohdiewicz PJ，Scott GC，Juni JE et al（1995）Indium-111 OncoScint CR/OV and F-18 FDG in colorectal and ovarian carcinoma recur-rences：early observations. *Clin Nucl Med* 20：230-236.

Boice JD，Greene MH & Killen JY（1983）Leukaemia and pre leukaemia after adjuvant treatment of gastrointestinal cancer with Semustine（methyl CCNU）. *N Engl J Med* 309：1074-1084.

Bokey EL，Chapuis PH，Fung C et al（1995）Postoperative morbidity following resection of the colon and rectum for cancer. *Dis Colon Rectum* 38：480-486；discussion 486-487.

Boldrini G，de Gaetano AM，Giovannini I et al（1987）The systematic use of operative ultrasound for detection of liver metastases during colorectal surgery. *World J Surg* 11：622-627.

Bolton J（1978）The prevention of postoperative deep venous throm-bosis by graduated compression stockings. *Scot Med J* 23：333-337.

Bonfanti G，Rozetti F，Doci R et al（1982）Results of extended surgery for cancer of the rectum and sigmoid. *Br J Surg* 69：305-307.

Box B，Lindsey I，Wheeler JM et al（2005）Neoadjuvant therapy for rec-tal cancer：improved tumour response，local recurrence and overall survival in non-anaemic patients. *Dis Colon Rectum* 48：1153-1160.

Boyce S，Kallachil T，Ansari B & Camilleri-Brown J（2007）Mechanical bowel preparation for elective colorectal cancer surgery based in Scotland：are the guidelines and is current practice evidence-based? *Colorectal Dis* 9（Suppl 3）：13-60.

Braga M，Vignali A，Zuliani W et al（2002a）Metabolic and functional results after laparoscopic colorectal surgery：a randomized，controlled trial. *Dis Colon Rectum* 45：1070-1077.

Braga M，Vignali A，Gianotti L et al（2002b）Laparoscopic versus open colorectal surgery：a randomized trial on short-term outcome. *Ann Surg* 236：759-767.

Britten AJ，Flowerdew DAS，Hunt TM et al（1989）A gamma camera method to monitor the use of degradable starch microspheres in hepatic arterial chemotherapy. *Eur J Nucl Med* 15：649-654.

Bryan PJ，Dinn MW，Grossman ZP et al（1977）Correlation of com-puted tomography，gray scale ultrasonography and radionuclide imaging of the liver in detecting space occupying processes. *Radiology* 124：387-393.

Bulow S（1980）Colorectal cancer in patients less than 40 years of age in Denmark，1943-67. *Dis Colon Rectum* 23：327-336.

Bujko K，Nowacki MP，Nasierowska-Guttmejer A et al（2006）Long term results of a randomized trial comparing preoperative short course radiotherapy with preoperative conventionally fractionated chemoradiation for rectal cancer. *Br J Surg* 93：1215-1223.

Burt CAV（1960）Carcinoma of the ovaries secondary to cancer of the colon and rectum. *Dis Colon Rectum* 3：352.

Busch OR，Hop WC，van Papendrecht HMA et al（1993）Blood trans-fusions and prognosis in colorectal cancer. *N Engl J Med* 328：1372-1376.

Bussey HJR，Wallace MH & Morson BC（1967）Metachronous carci-noma of the large intestine and intestinal polyps. *Proc R Soc Med* 60：208. Busuttil RW，Foglia RP & Longmire WP Jr（1977）Treatment of carcinoma of the sigmoid colon and upper rectum. *Arch Surg* 112：920.

Cameron A（1977）Left colon resection. *Br J Hosp Med* 17：281-289.

Carter SK（1982）Future directions in the therapy for large bowel can-cer. *Cancer* 50：2647-2656.

Carter DC，Jenkins DHR & Whitfield HN（1972）Omental reinforce-ment of intestinal anastomoses. *Br J Surg* 39：10.

Carter R，Hemingway D，Cooke TG et al（1996）A prospective study of six methods for detection of hepatic colorectal metastases. *Ann R Coll Surg Engl* 78：27-30.

Cassidy J，Scheithauer W，McKendrick J et al（2004）Capecitabine（X）vs bolus 5FU/leucovorin（LV）as adjuvant therapy for colon cancer（the X-ACT）study：efficacy results of a phase III trial. *Proc Am Soc Clin Oncol abstr* 3509.

Cedermark BJ，Schultz SS，Bakshi S et al（1977）The value of liver scan in the follow-up study of patients with adenocarcinoma of the colon and rectum. *Surg Gynecol Obstet* 144：745-748.

Chu DZJ，Giacco G，Martin RG & Guinee VF（1986）The significance of synchronous carcinoma and polyps in the colon and rectum. *Cancer* 71：941-943.

Chuwa EWL，Seon-Choen F（2006）Outcomes of abdominoperineal resections are not worse than those of anterior resection. *Dis Colon Rectum* 49：41-49.

Clarke MP, Kane RA, Steele G Jr et al (1989) Prospective comparison of preoperative imaging and intraoperative ultrasonography in the detection of liver tumors. *Surgery* 106：849-855.

Coffey RJ & Cardenas F (1964) Cancer of the bowel in the young adult. *Dis Colon Rectum* 7：491-492.

Cohn KH, Wang F, Desoto-Lapaix F et al (1991) Association of nm23-H1 allelic deletions with distant metastases in colorectal carcinoma. *Lancet* 338：722-724.

Cole WH, Packard D & Southwick HW (1954) Carcinoma of the colon with special reference to the prevention of recurrence. *JAMA* 155：1549.

COLOR Study Group (2000) Color-a randomized clinical trial com-paring laparoscopic and open resection for colon cancer. *Dig Surg* 17：617-622.

COLOR Study Group (2005) Laparoscopic surgery versus open sur-gery for colon cancer：short term outcomes of a randomized trial. *Lancet Oncol* 6：477-484.

Coltman CA (1982) Compilation of experimental cancer therapy pro-tocol summaries, edn 6PB, 82-158262, no 20121, p 120. Bethesda, MD：National Institutes of Health.

Cooke RV (1956) Advanced carcinoma of the colon with emphasis on the inflammatory factor. *Ann R Coll Surg Engl* 18：46.

Copeland EM, Miller LD & Jones RJ (1969) Prognostic factors in carci-noma of the colon and rectum. *Am J Surg* 116：875.

Corman ML, Veidenheimer MC & Coller JA (1979) Colorectal carci-noma：a decade of experience at the Lahey Clinic. *Dis Colon Rectum* 22：477-479.

COST Trial (2004) A comparison of laparoscopically assisted and open colectomy for colon cancer. *N Engl J Med* 350：2050-2059.

COST Study Group (2005) A Comparison of laparoscopically assisted and open colectomy for colon cancer. *N Engl J Med* 350：2050-2059.

CRC (Cancer Research Campaign) (1993) *Facts on cancer (factsheets)* 18. 1-18. 4. London：CRC.

Creasy TS, Veitch PS & Bell PR (1987) A relationship between peri-operative blood transfusion and recurrence of carcinoma of the sigmoid colon following potentially curative surgery. *Ann R Coll Surg Engl* 69：100-103.

Cruz EP, McDonald GO & Cole WH (1956) Prophylactic treatment of cancer：the use of chemotherapeutic agents to prevent tumour metastasis. *Surgery (St Louis)* 40：291.

Cunliffe WJ, Hasleton PS, Tweedle DEF & Schofield PF (1984) Incidence of synchronous and metachronous colorectal carcinoma. *Br J Surg* 71：941-943.

Cunningham D, Humblet Y, Siena S et al (2004) Cetuximab monotherapy and cetuximab plus irinotecan in irinotecan-refrac-tory metastatic colorectal cancer. *N Engl J Med* 351：337-345.

Curet MJ, Putrakul K, Pitcher DE, Josloff RK, Zucker KA (2002). Laparoscopically assisted colon resection for colon carcinoma：peri-operative results and long-term outcome. *Surg Endosc* 14：1062-1066.

Davis HL (1982) Chemotherapy of large bowel cancer. *Cancer* 50：2638-2646.

Davies J (1981) Magic bullets. *Nature* 289：12-13.

Delgado S, Lacy AM, Filella X et al (2001). Acute phase response in laparoscopic and open colectomy in colon cancer：randomized study. *Dis Colon Rectum* 44：638-46.

Devine HB (1931) Safer colon surgery. *Lancet* i：627.

Devine HB (1935) Carcinoma of the colon. *Br Med J* 2：1245.

Devlin HB, Evans DS & Birkhead JS (1969) The incidence and morbid-ity of accidental injury occurring during abdominal surgery. *Br J Surg* 56：446-448.

Diaz-Plasencia J, Tantalean E, Urtecho F, Guzman C & Angulo M (1996) Colorectal cancer：its clinical picture and survival (in Spanish). *Rev Gastroenterol (Peru)* 16：48-56.

Dixon WJ, Longmire WP Jr & Holden WD (1971) Use of thiotepa as an adjuvant to the surgical treatment of gastric and colorectal carci-noma：ten year follow-up. *Ann Surg* 173：26.

Docherty JG, McGregor JR, Akyol AM et al (1995) West of Scotland and Highlands Anastomosis Study Group：comparison of manually constructed and stapled anastomoses in colorectal surgery. *Ann Surg* 221：176-184.

Donaldson CA (1958) The management of perforated carcinoma of the colon. *N Engl J Med* 258：201-207.

Douglas DM (1969) Right hemicolectomy with anastomosis. In Rob C & Smith R (eds) Operative surgery：abdomen and rectum and anus, part II, pp 648-654. London：Butterworth.

Dudley HAF, Radcliffe AG & McGeehan D (1980) Intraoperative irriga-tion of the colon to permit primary anastomosis. *Br J Surg* 67：80.

Dukes CE (1957) Discussion on major surgery in carcinoma of the rectum with or without colostomy excluding the anal canal and including the rectosigmoid. *Proc R Soc Med* 50：1031-1035.

Durdey P & Williams NS (1984) The effect of malignant and inflam-matory fixation of rectal carcinoma on prognosis after rectal exci-sion. *Br J Surg* 71：787-790.

Durdey P, Williams NS & Brown DA (1984) Serum carcinoembryonic antigen and acute phase reactant proteins in the preoperative detection of fixation of colorectal tumours. *Br J Surg* 71：881-884.

Durdey P, Weston PMT & Williams NS (1987) Colonoscopy or barium enema as initial investigation of colonic disease. *Lancet* ii：549-551.

Dutton JW, Hreno A & Hampson LG (1976) Mortality and prognosis of obstructing carcinoma of the large bowel. *Am J Surg* 131：36-41.

Dwight RW, Humphreys WE, Higgins GA et al (1973) FUDR as an adjuvant to surgery in cancer of the large bowel. *J Surg Oncol* 5：243.

Editorial (1990) Mixed European reactions to American colorectal data. *Ann Oncol* 1：239-240.

Eggermont AM, Steller EP & Sugarbaker PH (1987) Laparotomy enhances intraperitoneal tumor growth and abrogates the anti-tumor effects of interleukin-2 and lymphokine-activated killer cells. *Surgery* 102：71-78.

Eisenberg H, Sullivan PD & Foote FM (1967) Trends of survival of digestive system cancer patients in Connecticut 1935-62. *Gastroenterology* 53：528-546.

Ekelund GR & Pihl B (1974) Multiple carcinomas of the colon and rec-tum. *Cancer* 33：1630-1634.

Elias D, Blot F, El Osmany A et al (2001) Curative treatment of peri-toneal carcinomatosis arising from colorectal cancer by complete resection and intraperitoneal chemotherapy. *Cancer* 92：71-76.

Ellis H (1971) Curative and palliative surgery in advanced carcinoma of the large bowel. *Br Med J* 3：29.

Ellis H, Coleridge-Smith PD, Joyce AD et al (1984) Abdominal inci-sions：vertical or transverse? *Postgrad Med J* 60：407-410.

Elzo JA, Sullivan MD & Mack RE (1958) Carcinoma of the colon under the age of 40. *Ann Intern Med* 49：321-325.

Embleton MJ, Rowland GF, Simmonds RG et al (1983) Selective cyto-toxicity against human tumour cells by a vindesine-monoclonal antibody conjugate. *Br J Cancer* 47：43-49.

Enblad P, Adami H-O, Bergström R et al (1988) Improved survival in cancer of the colon and rectum? A study of 61. 769 cases reported to the Swedish Cancer Registry 1960–1981. *JNCI* 80: 586-594.

Enblad G, Enblad P, Adami H-O et al (1990) Relationship between age and survival in cancer of the colon and rectum with special reference to patients less than 40 years of age. *Br J Surg* 77: 611-616.

Endreseth BH, Myrvold HE, Romundstad P et al (2005) Transanal excision γ major surgery for Ti rectal cancer. *Dis Colon Rectum* 48: 1380-1388.

Engell HC (1955) Cancer cells in the circulating blood: a clinical study on the occurrence of cancer cells in the peripheral blood and in venous blood draining the tumour area at operation. *Acta Chir Scand* 201 (Suppl).

Enoxacan Study Group (1997) The efficacy and safety of enoxaparin vs unfractionated heparin in prevention of deep vein thrombosis in elective cancer surgery. A double-blind randomized multicentre trial in 1116 patients with venographic assessment. *Br J Surg* 84: 1099-1103.

Faerden AE, Naimy N, Wiik P et al (2005) Total mesorectal excision for rectal cancer: Difference in outcome for low and high rectal cancer. *Dis Colon Rectum* 48: 2224-2231.

Fantelli FJ & Sebek BA (1980) Adenocarcinoma of the colon and rectum in the young adult. *Lab Invest* 42: 19 (abstract).

Farquharson A, Renehan A, Fulford P, Sherlock D, Wilson M & O'Dwyer S. Peritonectomy procedures for peritoneal carcinomatosis of colorectal origin. *Colorectal Dis* 9 (Suppl 3): 2-7.

Fearon ER & Vogelstein B (1990) A genetic model for colorectal tumorigenesis. *Cell* 61; 759-767.

Fielding LP, Stewart-Brown S, Blesovsky L & Kearney G (1980) Anastomotic integrity after operations for large bowel cancer: a multicentre study. *Br Med J* 281: 411-414.

Fielding LP, Phillips RKS, Fry JS & Huttinger R (1986) Prediction of outcome after curative resection for large bowel cancer. *Lancet* ii: 904-907.

Fielding LP, Hittinger R & Fry J (1989) Intraportal adjuvant chemotherapy for colorectal cancer. In Proceedings of Tripartite Meeting, Birmingham, 19-21 June (abstract).

Fields ALA, Keller AM, & Schwartzberg L (2002) Edrecolomab (17-1A antibody) (EDR) in combination with 5-fluorouracil (FU) based chemotherapy in the adjuvant treatment of stage III colon cancer: results of a randomised north american phase III study. *Proc Am Soc Clin Oncol* 21: 128. Abstract

Finan PJ, Ritchie JK & Hawley PR (1987) Synchronous and early metachronous carcinomas of the colon and rectum. *Br J Surg* 74: 945-947.

Finlay JG, Meek DR, Gray HW, Duncan JG & McArdle CS (1982) Incidence and detection of occult hepatic metastases in colorectal carcinoma. *BMJ* 284: 803-805.

Fisher ER & Turnbull RB (1955) The cytologic demonstration and sig-nificance of tumour cells in the mesenteric venous blood in patients with colorectal carcinoma. *Surg Gynecol Obstet* 100: 102.

Flowerdew ADS, Richards HK & Taylor I (1987) Temporary blood flow stasis with degradable starch microspheres (DSM) for liver metas-tases in a rat model. *Gut* 28: 1201-1207.

Floyd DN, Saclarides TJ (2006) Transanal endoscopic microsurgical resection of pTi rectal tumours. *Dis Colon Rectum* 49: 164-168.

Flyger HL, Hakansson TU & Jensen LP (1995) Single-layer colonic anastomosis with a continuous absorbable monofilament polygly-conate suture. *Eur J Surg* 161: 911-913.

Ford CHJ, Newman CE, Johnson JR et al (1983) Localization and toxic-ity study of a vindesine-anti-CEA conjugate in patients with advanced cancer. *Br J Cancer* 47: 35-42.

Gall FP (1991) Cancer of the rectum: local excision. *Int J Colorect Dis* 6: 84-85.

Garcia-Aquilar J, Herandez de Arida E, Rothenberger DA et al (2005) Endorectal ultrasound in management of patients with malignant rectal polyps. *Dis Colon Rectum* 48: 910-917.

Gehan EA (1965) Generalised Wilcoxon test for comparing arbitrarily censored samples. *Biometrika* 52: 203. Gérard A, Berrod J-L & Loygue J (1986) EORTC trials in large bowel cancer. *Int J Colorectal Dis* 1: 116-120.

Ghose T, Ramakrishnan S, Kulkarni P et al (1981) Use of antibodies against tumour associated antigens for cancer diagnosis and treat-ment. *Transplant Proc* 13: 1970-1972.

Gilbertsen VA (1959) Adenocarcinoma of the large bowel: 1340 cases with 100 per cent follow-up. *Surgery (St Louis)* 46: 1027.

Gill PG (1980) Compilation of Cancer Therapy Protocol Summaries, edn 4-PB, 80-151368, no 20124, p 125. Bethesda, MD: National Institutes of Health.

Gilliland DG, Steplewski Z, Collier RJ et al (1980) Antibody-directed cytotoxic agents: use of monoclonal antibody to direct the action of toxin A chains to colorectal carcinoma cells. *Proc Natl Acad Sci* 77: 4539-4543.

GITSG (Gastrointestinal Tumor Study Group) (1984) Adjuvant ther-apy of colon cancer: results of a prospectively randomized trial. *N Engl J Med* 310: 737-743.

Glenn G & McSherry CK (1971) Obstruction and perforation in colorectal cancer. *Ann Surg* 173: 983-992.

Glimelius B, Cedermark B, Dahl o et al (2004) Adjuvant chemother-apy in colorectal cancer. Joint analyses of randomised trials by the Nordic Gastrointestinal Tumour Adjuvant Group. *Eur J Canc ECCO* 12, abstract 1066.

Goldberg SM, Gordon PH & Nivatvongs S (1980) Essentials of anorec-tal surgery. Philadelphia: Lippincott.

Goldring J, Scott A, McNaught W & Gillespie G (1975) Prophylactic oral antimicrobial agents in elective colonic surgery. *Lancet* ii: 997-999.

Goldsmith HS (1977) Protection of low rectal anastomosis with intact omentum. *Surg Gynecol Obstet* 144: 584.

Goligher JC (1941) The operability of carcinoma of the rectum. *Br Med J* ii: 393-397.

Goligher JC (1984) Surgery of the Anus, *Rectum and Colon*, 4th edn. London: Baillière Tindall.

Goligher JC, Graham NG, De Dombal FT et al (1970) Anastomotic dehiscence after anterior resection of rectum and colon. *Br J Surg* 57: 109-118.

Gordon AB, Bates T & Fiddian RV (1976) A controlled trial of drainage after cholecystectomy. *Br J Surg* 63: 278-282.

Graf W, Westin J-E, Påhlman L & Glimelius B (1994) Adjuvant intraperitoneal 5-fluorouracil and intravenous leucovorin after col-orectal cancer surgery: a randomized phase II placebo-controlled study. *Int J Colrect Dis* 9: 35-39.

Grage TB, Vassilopoulos PP, Shingleton WW et al (1979) Results of a prospective randomized study of hepatic artery infusion with 5-fluorouracil versus intravenous 5-fluorouracil in patients with hepatic metastases from colorectal cancer: a Central Oncology Group study. *Surgery* 86: 550-555.

Granowska M, Britton KE, Mather SJ et al (1993) Radioimmunoscintigraphy with technetium-99m labelled monoclonal antibody, 1A3, in colorectal cancer. *Eur J Nucl Med* 20: 690-698.

Gray BN (1990) Personal communication, cited by Gray R, James R & Mossman J (1991) AXIS: a suitable case for treatment. *Br J Cancer* 63：841-845.

Gray B (1980) Surgeon accuracy in the diagnosis of liver metastases at laparotomy. *Aust NZ J Surg* 50：524-526.

Gray R, James R, Mossman J & Stenning S (1991) AXIS：a suitable case for treatment. *Br J Cancer* 63：841-845.

Gray RG, Barnwell J, Hills R et al (2004) A randomized study of adju-vant chemotherapy (CT) vs observation including 3238 colorectal cancer patients. *Proc Am Soc Clin Oncol* 21. abstr 3501.

Greenall MJ, Evans M & Pollock AV (1980a) Midline or transverse laparotomy? A random controlled clinical trial. 1：Influence on healing. *Br J Surg* 67：188.

Greenall MJ, Evans M & Pollock AV (1980b) Midline or transverse laparotomy? A random controlled clinical trial. 2：Influence on postoperative pulmonary complications. *Br J Surg* 67：191.

Greig JD & Miller DF (1989) Synchronous and early metachronous car-cinomas of the colon and rectum. *Acta Chir Scand* 155：287-289.

Grinnell RS (1953) Results in treatment of carcinoma of the colon and rectum. *Surg Gynecol Obstet* 96：31.

Grossi CE, Wolff WI, Nelson TF et al (1977) Intraluminal fluorouracil chemotherapy adjunct to surgical procedures for resectable carci-noma of the colon and rectum. *Surg Gynecol Obstet* 145：549-554.

Gruber UF, Saldeen T, Brokopt Eklof B et al (1980) Incidence of fatal postoperative pulmonary embolism with dextran 70 and low-dose heparin：an international multicentre study. *Br Med J* 280：69-72.

Guillou PJ, Hall TJ, Donaldson D et al (1980) Vertical abdominal inci-sions：a choice. *Br J Surg* 67：395.

Guillou P, Quirke P, Thorpe H et al (2005) Short term endpoints of conventional versus laparoscopic-assisted surgery in patients with colorectal cancer (MRC CLASSIC trial)：multicentre, randomized controlled trial. *Lancet* 6：477-484.

Guenaga KF, Matos D, Castro AA et al (2003) Mechanical bowel preparation for elective colorectal surgery. *Cochrane Database Syst Rev* (2) CD001544.

Gustinger I, Marusch F, Steinert R et al (2005) Protecting defunction-ing stoma in low anterior resection for rectal carcinoma. *Br J Surg* 92：1137-1142.

Habib NA, Peck MA, Sawyer CN et al (1983) Does fixity affect progno-sis in colorectal tumours? *Br J Surg* 70：423-424.

Hafström L, Domellöf L, Rudenstam C-M et al (1990) Adjuvant chemotherapy with 5-fluorouracil, vincristine and CCNU for patients with Dukes' C colorectal cancer. *Br J Surg* 77：1345-1348.

Hahnloser D, Wolff BG, Larson DW et al (2005) Immediate radical resection after local excision of rectal cancer：an oncological compromise. *Dis Colon Rectum* 48：429-437.

Hall NR, Tsang CS, Brown T, Al Jaberi T & Finan PJ (1996) Eight-year colorectal cancer audit：breaking the myth that rectal cancer car-ries a poorer prognosis than colon cancer. *Int J Colorectal Dis* 11：137 (abstract).

Haller D, Catalano P, MacDonald J, Mayer RJ (1996) Fluorouracil, leucovorin and levamisole adjuvant therapy for colon cancer：preliminary results of INT-0089. *Proc ASCO* 15：486.

Hazebroek EJ (2002) Colon Study Group. COLOR：a randomized clinical trial comparing laparoscopic and open resection for colon cancer. *Surg Endosc* 16：949-53.

Hamelin R, Laurent-Puig P, Olschwang S et al (1994) Association of p53 mutations with short survival in colorectal cancer. *Gastroenterology* 106：42-48.

Hasegawa H, Kabeshima Y, Watanabe M et al (2003) Randomized controlled trial of laparoscopic versus open colectomy for advanced colorectal cancer. *Surg Endosc* 17：636-640.

Hau T & Simmons RL (1978) Heparin in the treatment of experimen-tal peritonitis. *Ann Surg* 187：294.

Hawley PR (1972) Quoted in Goligher JC (1984) Surgery of the anus, rectum and colon, 4th edn, p 549. London：Baillière Tindall.

Heald RJ (1988) The 'holy plane' of rectal surgery. *J R Soc Med* 81：503-508.

Hemingway DM, Jameson J & Kelly MJ for the Leicester Colorectal Specialist Interest Group Project Steering Committee (2006). Straight to test：introduction of a city-wide protocol driven investiga-tion of suspected colorectal cancer. *Colorectal Diseases* 8：289-295.

Herrera MA, Chu TM & Holyoke ED (1976) Carcinoembryonic antigen (CEA) as a prognostic and monitoring test in clinically complete resection of colorectal carcinoma. *Ann Surg* 183：5-9.

Hewitt PM, Ip SM, Kwok SPY et al (1998) Laparoscopic-assisted vs. open surgery for colorectal cancer：comparative study of immune effects. *Dis Colon Rectum* 41：901-909.

Hida J-I, Yasutomi M, Maruyama T et al (1997) The extent of lymph node dissection for colon cancer. *Cancer* 80：188-192.

Higgins GA, Humphrey EW, Juler GL et al (1976) Adjuvant chemotherapy in the surgical treatment of large bowel cancer. *Cancer* 38：1461-1468.

Higgins GA, Lee LE, Dwight RW et al (1978) The case for adjuvant 5-fluorouracil in colorectal cancer. *Cancer Clin Trial* 1：35-41.

Higgins GA (1983) Current status of adjuvant therapy in the treat-ment of large bowel cancer. Symposium on Colon and Rectal Surgery. *Surg Clin North Am* 63：137-151.

Higgins GA, Amadeo JH, McElhinney J et al (1984a) Efficacy of pro-longed intermittent therapy with combined 5-fluorouracil and methyl CCNU following resection for carcinoma of the large bowel：a Veterans Administration Surgical Oncology Group report. *Cancer* 53：1-8.

Higgins GA, Donaldson RC, Rogers LS et al (1984b) Efficacy of MER immunotherapy when added to a regimen of 5-fluorouracil and methyl-CCNU following resection for carcinoma of the large bowel：a Veterans Administration Surgical Oncology Group report. *Cancer* 54：193-198.

Higgins L, Jeyarajah S, Leather A & Papagrigoriadis S (2007) Prospective evaluation of a nurse clinic for follow-up of colorectal cancer shows high efficiency for detection of recurrence and refer-ral for treatment. *Colorectal Dis* 9 (Suppl 3)：13-60.

Hogg L & Pack GT (1955) Diagnostic accuracy of hepatic metastases at laparotomy. *Arch Surg* 72：251-252.

Holden WD, Dixon WJ & Kuzma JW (1967) The use of thiotepa as an adjuvant to the surgical treatment of colorectal carcinoma. *Ann Surg* 165：481.

Horton KM, Abrams RA, Fishman EK (2000) Spiral CT of colon can-cer：imaging features and role in management. *Radiographics* 20：419-430.

Hotta T, Takifuji K, Yokoyama S, et al (2006) Survival in colorectal cancer patients with urinary tract invasion. *Dis Colon Rectum* 49：1399-1409.

House AK & Maley MAL (1983) Clinical and in vivo response follow-ing surgery or surgery plus adjuvant chemotherapy or immunotherapy for colorectal carcinoma in a rat model. *J R Soc Med* 76：833-840.

Howard EW, Cavallo C, Hovey LM & Nelson TG (1975) Colon and rectal carcinoma in the young adult. *Am Surg* 41：260-265.

Huber BC, Austin EA, Good SS et al (1993) In vivo antitumour activity of 5-flucytosine on human colorectal cancer cells geneti-cally modified to express cytosine deaminase. *Cancer Res* 53：4619-4626.

Hudspeth AS（1975）Radical surgical debridement in the treatment of generalised bacterial peritonitis. *Arch Surg* 110：1233.

Hughes ESR（1966）Carcinoma of the right colon，upper left colon and sigmoid colon. *Aust NZ J Surg* 35：183.

Hunt TM，Flowerdew ADS，Birch SJ et al（1990）Prospective random-ized controlled trial of hepatic arterial embolization or infusion chemotherapy with 5-fluorouracil and degradable starch micros-pheres for colorectal liver metastases. *Br J Surg* 77：779-782.

Irvin TT & Greaney MG（1977）The treatment of colonic cancer pre-senting with intestinal obstruction. *Br J Surg* 64：741-744.

Irvin TT & Hunt TK（1974）The effect of trauma on colonic healing. *Br J Surg* 61：430.

Irving AD & Scrimgeour D（1987）Mechanical bowel preparation for colonic resection and anastomosis. *Br J Surg* 74：580-581.

Jakobsen EB，Eickhoff JH，Andersen J et al（1990）Perioperative blood transfusion and recurrence and death after resection for cancer of the colon and rectum. *Scand J Gastroenterol* 25：435-442.

James RD，Donaldson D，Gray R et al（2003）Randomized clinical trial of adjuvant radiotherapy and 5-fluorouracil infusion in colorectal cancer. *Br J Surg* 90：1200-1212.

Janson M，Bjorholt I，Carlsson P，Haglind E，Henriksson M，Lindholm E et al（2004）Randomized clinical trial of the costs of open and laparoscopic surgery for colonic cancer. *Br J Surg* 91：409-417.

Jayne DC，Brown JM，Thorpe H et al（2005）Bladder and sexual function following resection for rectal cancer in a randomized clinical trial of laparoscopic versus open technique. *Br J Surg* 92：1124-1132.

Järvinen HJ，Aarnio M，Mustonen H et al（2000）Controlled 15-year trial on screening for colorectal cancer in families with hereditary nonpolyposis colorectal caner Gastroenterology 118：829-834.

Jensen HE，Balslev I & Nielson J（1970a）Extensive surgery in the treat-ment of carcinoma of the colon. *Acta Chir Scand* 136：431-434.

Jensen HE，Nielsen J & Balslev I（1970b）Carcinoma of the colon in old age. *Ann Surg* 171：107.

Jestin P，Heurgren M，Påhlman L et al（2004）Elective surgery for colorectal cancer in a defined population. *Eur J Surg Oncol* 30；26-33.

Jestin P，Nilsson J，Heurgren M，et al（2005）Emergency surgery for colon cancer in a defined population. *Br J Surg* 92：48-53.

Jesus E，Karliczek A，Matos D et al（2004）Prophylactic anastomotic drainage for colorectal surgery. *Cochrane Database Syst Rev*（4）：CD002100.

Johnson G & Gilsdorf R（1981）Routine versus selective drainage of the gall bladder bed after cholecystectomy. *Am J Surg* 142：6.

Johnston D，Williams N，Durdey P & Blacklay P（1989）Assessment of intraoperative ultrasonography by a surgeon for detection of col-orectal liver disease（abstract）. Meeting of the Association of Surgeons，Edinburgh.

Kaibara N，Koga S & Jinnai D（1984）Synchronous and metachronous malignancies of the colon and rectum in Japan with special refer-ence to a coexisting early cancer. *Cancer* 54：1870-1874.

Kaiser AM，Kang JC，Chan LS et al（2004）Laparoscopic-assisted vs. open colectomy for colon cancer：a prospective randomized trial. *J Laparoendosc Adv Surg Tech* 14：329-334.

Kabbinavar F，Hurwitz H，Ferenbacher L et al（2001）Phase II，ran-domized trial comparing bevacizumab plus fluorouracil（FU）/leu-covorin（LV）with FU/LV alone in patients with metastatic colorectal cancer. *J Clin Oncol* 21：60-65.

Kakkar VV，Howe CT，Micolaides AN et al（1970）Deep vein thrombo-sis of the leg：is there a high-risk group? *Am J Surg* 120：527-530.

Kakkar VV，Corrigan TP，Fossard DP et al（1977）Prevention of fatal post-operative pulmonary embolism by low doses of heparin：reappraisal of results of international multicentre trial. *Lancet* i：567-569.

Kakkar VV，Cohen AT，Edmonson RA et al（1993）Low-molecular-weight versus standard heparin for prevention of venous thromboembolism after major abdominal surgery. The Thromboprophylaxis Collaborative Group. *Lancet* 341：259-265.

Kang JC，Chung MH，Chao PC et al（2004）Hand-assisted laparoscopic colectomy vs open colectomy：a prospective randomized study. *Surg Endosc* 18：577-581.

Kaplan EL & Meier P（1978）Non-parametric estimation from incom-plete observations. *J Am Stat Assoc* 53：457.

Kehlet H，Kennedy RH（2006）Laproscopic colonic surgery-mission accomplished or work in progress. *Colorectal Disease*
8：514-517. Keighley MRB（1977）Prevention of wound sepsis in gastrointestinal surgery. *Br J Surg* 64：315-321.

Kelley WE Jr，Brown PW，Laurence W Jr & Terz JJ（1981）Penetrating，obstructing and perforating carcinomas of the colon and rectum. *Arch Surg* 116：381-384.

Kerr DJ（1995）Adjuvant chemotherapy and immunotherapy for col-orectal cancer. In Williams NS（ed）*Colorectal cancer*，p 151-158. Edinburgh：Churchill Livingstone.

Kerr DJ & Workman P（1994）*New molecular targets for cancer chemotherapy*. Philadelphia：Cancer Reserach Campaign Press.

Kettlewell MGW（1988）Neoplasm：present surgical treatment. Current opinion. *Gastroenterology* 4：19-27.

King PM，Blazeby JM，Ewings P et al（2006）Randomized clinical trial comparing laparoscopic and open surgery for colorectal cancer within an enhanced recovery programme. *Br J Surg* 93：300-308.

Kirman I，Cekic V，Poltaratskaia N et al（2002）Plasma from patients undergoing major open surgery stimulates in vitro tumor growth：Lower insulin-like growth factor binding protein 3 levels may，in part，account for this change. *Surgery* 132：186-192.

Klempa I，Menzel J & Rheinheimer R（1981）Das Kolorectalkarzinom des Jungen erwachsene unter 35 Jahre. *Zentralbl Chir* 106：1033-1041.

Kline A，Hughes LF，Campbell H et al（1975）Dextron 70 in prophy-laxis thromboembolic disease after surgery：a clinically orientated randomised double blind trial. *Br Med J* ii：109-112.

Kneist W，Heintz H，Junginger T（2005）Impact of surgical training programme on rectal cancer outcomes in Stockholm. *Br J Surg* 92：225-229.

Knot UP，Lang AW，Murali K et al（2002）Systematic review of the efficacy and safety of colorectal stents. *Br J Surg* 89：1096-1102.

Kreisler E，Biondo S，Millan M，Fraccalvieri D，Golda T，Marti-Rague T，Salazar R & Jaurrieta（2007）Is perforation worse than obstruction? An analysis of outcomes of complicated colon cancer. *Colorectal Dis* 9（Suppl 3）：2-7.

Kressner U，Antonsson J，Ejerblad S et al（1994）Intraoperative colonic lavage and primary anastomosis-an alternative to Hartmann pro-cedure in emergency surgery of the left colon. *Eur J Surg* 160; 287-292.

Kronborg O, Backer O & Sprechler M (1975) Acute obstruction in cancer of colon and rectum. *Dis Colon Rectum* 18: 22-27.

Kusminsky RE, Perry LG, Rushden RO et al (1984) Colonic surgery: the splenic connection. *Dis Colon Rectum* 38: 35-37.

Kuo LJ, Chern M-C, Tsou MH et al (2005) Interpretation of magnetic resonance imaging for locally advanced rectal carcinoma after pre-operative chemoradiation therapy. *Dis Colon Rectum* 48: 23-28.

Lacy AM, Garcia-Valdecasas JC, Pique JM et al (1995) Short-term out-come analysis of a randomized study comparing laparoscopic vs open colectomy for colon cancer. *Surg Endosc* 9: 1101-1105.

Lacy AM, Garcia-Valdecasas JC, Delgado S et al (2002) Laparoscopic-assisted coloectomy versus open colectomy for treatment of non-metastatic colon cancer: a randomised trial. *Lancet* 359: 2224-2229.

Lamb G & Taylor I (1982) An assessment of ultrasound scanning in the recognition of colorectal liver metastases. *Ann R Coll Surg Engl* 64: 391-393.

Langevin JM, Rothenberger DA & Goldberg SM (1984) Accidental splenic injury during surgical treatment of the colon and rectum. *Surg Gynecol Obstet* 159: 139-143.

Lasser A (1978) Synchronous primary adenocarcinomas of the colon and rectum. *Dis Colon Rectum* 21: 20-22.

Laurie JA (1982) Compilation of experimental cancer therapy proto-col summaries, edn 6-PB, 82-158262, no 20101, p 112. Bethesda, MD: National Institutes of Health.

Laurie JA, Moertel CG, Fleming TR et al 1989 Surgical adjuvant therapy of large bowel carcinoma: an evaluation of levamisole and combination of levamisole and fluorouracil. *J Clin Oncol* 7: 1447-1456.

Law WL, Ho JW, Chan R et al (2005) Outcome of anterior resction for stage II rectal cancer without radiation: The role of adjuvant chemotherapy. *Dis Colon Rectum* 48: 218-226.

Lawrence W, Terz JJ, Horsley S et al (1975) Chemotherapy as an adju-vant to surgery for colorectal cancer. *Ann Surg* 181: 616-623.

Lawrence W, Terz JJ, Horsley JS et al (1978) Chemotherapy as an adju-vant to surgery for colorectal cancer: a follow-up report. *Arch Surg* 113: 164-168.

Lee S-H, Hernandez de-Anda EH, Finne CO et al (2005) The effect of circumferential tumour location in clinical outcomes of rectal cancer patients treated with total mesorectal excision. *Dis Colon Rectum* 48: 2249-2257.

Lennox MS (1984) Prophylactic drainage of colonic anastomoses. *Br J Surg* 71: 10-11.

Leung KL, Kwok SP, Lam SC, Lee JF, Yiu RY, Ng SS et al (2004) Laparoscopic resection of rectosigmoid carcinoma: prospective ran-domised trial. *Lancet* 363: 1187-1192.

Levitt RG, Dagel SS, Stanley RJ & Jost RG (1977) Accuracy of com-puted tomography of the liver and biliary tract. *Radiology* 124: 123-128.

Lewi H, Blumgart LH, Carter DC et al (1984) Preoperative carcino-embryonic antigen and survival in patients with colorectal cancer. *Br J Surg* 71: 206-208.

Lewis RT, Allan CM, Goodall RG et al (1983) Are first generation cephalosporins effective for antibiotic prophylaxis in elective surgery of the colon? *Can J Surg* 26: 504-507.

Li MC & Ross ST (1976) Chemoprophylaxis for patients with colorectal cancer: postoperative study with five year follow up. *JAMA* 235: 2825-2827.

Lillehei RC & Wangensteen OH (1955) Bowel function after colectomy for cancer, polyps and diverticulitis. *JAMA* 159: 163.

Lindhagen J, Andåker L & Höjer H (1984) Comparison of systemic prophylaxis with metronidazole/placebo and metronidazole/fos-fomycin in colorectal surgery: a clinical study demonstrating the need for additional anti-aerobic prophylactic cover. *Acta Chir Scand* 150: 317-323.

Lindsey I, Warren BF, Mortensen NJ (2005) Denon villiers Fascia lies anterior to the Fascia propria and rectal dissection plane in total mesorectal excision. *Dis Colon Rectum* 48: 37-42.

Lindmark G, Påhlman L, Enblad P & Glimelius B (1988) Surgery for colorectal cancer in elderly patients. *Acta Chir Scand* 154: 659-663.

Lloyd Davies OV, Morgan CN & Goligher JC (1953) The treatment of carcinoma of the colon. In Roch Carling E & Paterson Ross J (eds) *British surgical practice: progress volume*, p 71. London: Butterworth.

Localio SA & Eng K (1975) Malignant tumours of the rectum. *Curr Probl Surg* 12: 1.

Lockhart-Mummery JP (1934) *Disease of the rectum and colon*, 2nd edn. London: Baillière Tindall.

Lockhart-Mummery H (1983) Colectomy for malignant disease. In Todd IP & Fielding LP (eds) *Rob & Smith's operative surgery, vol. 3: colon, rectum and anus, 4th edn*, pp 283-292. London: Butterworth.

Lockhart-Mummery HE, Ritchie JK & Hawley PR (1976) The results of surgical treatment for carcinoma of the rectum at St Mark's Hospital 1948-72. *Br J Surg* 63: 673-677.

Logerfo P & Herter FP (1975) Carcinoembryonic antigen and progno-sis in patients with colon cancer. *Ann Surg* 181: 81-84.

Long L, Jonasson O, Roberts, S et al (1960) Cancer cells in blood: results of simplified polation technique. *Arch Surg* 80: 910.

Lothe RA, Fossli T, Danielsen HE et al (1992) Molecular genetic stud-ies of tumor suppressor gene regions on chromosomes 13 and 17 in colorectal tumours. *J Natl Cancer Inst* 84: 1100-1108.

Lothian and Borders (consultant surgeons and pathologists of the Lothian and Borders health boards) (1995) Lothian and Borders large bowel cancer project: immediate outcome after surgery. *Br J Surg* 82: 888-890.

MacDermid E, MacKay G, Hooton G, MacDonald M & Porteous C (2007) The colorectal cancer multi-disciplinary team (MDT) meet-ing fails to improve patient survival. *Colorectal Dis* 9 (Suppl 3): 8-12.

Mach JP, Chatal JF, Lumbrusco JP et al (1983) Tumour localisation in patients by radiolabelled monoclonal antibodies against colon carci-noma. *Cancer Res* 43: 5593-5600.

Machi J, Isomoto H, Yamashita K et al (1987) Intraoperative ultra-sonography in screening for liver metastases from colorectal cancer: comparative accuracy with traditional procedures. *Surgery* 101: 678-684.

Machi J, Isomoto H, Kurohiji T et al (1991) Accuracy of intraoperative ultrasonography in diagnosing liver metastasis from colorectal can-cer: evaluation with postoperative follow-up results. *World J Surg* 15: 551-557.

MacKeigan JM & Ferguson IA (1979) Prophylactic oophorectomy and colorectal cancer in premenopausal patients. *Dis Colon Rectum* 222: 401.

Madbouly KM, Remz FH, Erkek BA, et al (2005) Recurrence after transanal excision of T1 rectal cancer: should we be concerned? *Dis Colon Rect* 48: 711-718.

Mahteme H, Hansson J, Berglund Å et al (2004) Improved survival in patients with peritoneal metastases from colorectal cancer. *Br J Cancer* 90：403-407.

Manz CW，La Tendresse C & Sako Y（1970）The detrimental effects of drains on colonic anastomoses：an experimental study. *Dis Colon Rectum* 13：17.

Martin EW，Joyce S，Lucas J，Clauren K & Cooperman M（1981）Colorectal carcinoma in patients less than 40 years of age. *Dis Colon Rectum* 24：25-28.

Marsh J，Donnan PT & Hamer-Hodges DW（1990）Association between transfusions with plasma and the recurrence of colorectal carcinoma. *Br J Surg* 77：623-626.

Matheson NA，McIntosh CA & Krukowski ZH（1985）Continuing experience with single-layer appositional anastomosis in the large bowel. *Br J Surg* 72：104-106

Mayer RJ（1990）Does adjuvant therapy work in colon cancer? *N Engl J Med* 322：399-401.

Mayo CW & Pagtalunan RJG（1963）Malignancy of colon and rectum in patients under 30 years of age. *Surgery*（*St Louis*）53：711.

Mavligit GM，Burgess MA，Seibert GB et al（1976）Prolongation of postoperative disease-free interval and survival in human colorectal cancer by BCG and BCG plus 5-fluorouracil. *Lancet* i：871-885.

McArdle CS，McKee RF，Finlay TG et al（2005）Improvement in survival following surgery for colorectal cancer. *Br J Surg* 92：1008-1013.

McArdle CS，McMillan DC & Hole DJ（2006）The impact of blood loss，obstruction and perforation on survival in patients undergoing cur-ative resection for colon cancer. *Br J Surg* 93：483-488.

McKenna JP，Currie DJ，Mahoney LJ et al（1970）The use of continu-ous postoperative peritoneal lavage in the management of diffuse peritonitis. *Surg Gynecol Obstet* 130：254.

McKittrick LS（1948）Principles old and new of resection of colon for carcinomas. *Surg Gynec Obst* 87：15-25.

McLachlin AD & Denton DW（1973）Omental protection of intestinal anastomoses. *Am J Surg* 125：134.

McLachlin AD，Olsson LS & Pitt DF（1976）Anterior anastomosis of the rectosigmoid colon：an experimental study. *Surgery*（*St Louis*）80：306.

Metzger U，Memillod B，Aeberhaard P et al（1987）Intraportal chemotherapy in colorectal carcinoma as an adjuvant modality. *World J Surg* 2：452-458.

Miles WE（1926）*Cancer of the rectum*. London：Harrison.

Miller DR & Allbritten FF（1976）Carcinoma of the colon and rectum. *Arch Surg* 111：692-696.

Miller FE & Liechty RD（1967）Adenocarcinomas of the colon and rec-tum in persons under thirty years of age. *Am J Surg* 113：507.

Miller LD，Borouchow IB & Fitts WT（1966）An analysis of 284 patients with perforated carcinoma of the colon. *Surg Gynecol Obstet* 123：1212-1218.

Mills SE & Allen MS Jr（1979）Colorectal carcinoma in the first three decades of life. *Am J Surg Pathol* 3：443-448.

Milnes Walker R（1971）Annual Report of South Western Regional Cancer Bureau. Bristol：South Western Regional Board.

Milsom JW，Bohm B，Hammerhofer KA et al（1998）A prospective，randomized trial comparing laparoscopic versus conventional tech-niques in colorectal cancer surgery：a preliminary report. *J Am Coll Surg* 187：46-55.

Moertel CG（1978）Chemotherapy for colorectal cancer. In Grandmann E（ed）*Colon cancer*，pp 207-216. New York：Fischer.

Moertel CG（1982）Compilation of experimental cancer therapy protocol summaries，edn 6-PB，82-158262，no 20081，p 104. Bethesda，MD：National Institutes of Health.

Moertel CG（1994）Chemotherapy for colorectal cancer [Review]. *N Engl J Med* 330：1136-1142.

Moertel CG，Fleming TR & MacDonald JS（1990）Levamisole and fluo-rouracil for surgical adjuvant therapy of colon carcinoma. *N Engl J Med* 322：352-358.

Moertel C，Fleming T，MacDonald J，Haller D & Laurie JA（1992）The intergroup study of fluorouracil plus levamisole and levamisole alone as adjuvant therapy for stage C colon cancer：a final report. *Proc Am Soc Clin Oncol* 11：161.

Moloo H，Bédard ELR，Poulin EC，et al（2006）Palliative laparoscopic resections for stage IV colorectal cancer. *Dis Colon Rectum* 49：213-218.

Moore GE（1960）The circulating cancer cell. *Lancet* ii：814.

Moore GE & Sako K（1959）The spread of carcinoma of the colon and rectum：a study of invasion of blood vessels，lymph nodes and the peritoneum by tumour cells. *Dis Colon Rectum* 2：92.

Morgan CN（1952）The management of carcinoma of the colon. *Ann R Coll Surg Engl* 10：305-323.

Morgan CN（1957）In Jones A（ed）*Modern trends in gastroenterology*，*2nd edn*，p 340. London：Butterworth.

Mosley EL，Chung EB，Cornwell EE，Anderson J & Leffal LD（1979）Colorectal carcinoma in young persons：experience at Howard University Hospital 1955-77. *J Natl Med Assoc* 71：449-451.

Mrazek R，Economou S，McDonald GO et al（1959）Prophylactic and adjuvant use of nitrogen mustard in the surgical treatment of cancer. *Ann Surg* 150：745.

Muhe E，Gall EP & Angermann B（1981）Surgical treatment of metas-tases to the lung and liver. *Surg Gynecol Obstet* 152：2111. Murray D，Hreno A，Dutton J et al（1975）Prognosis in colon cancer：a pathologic reassessment. *Arch Surg* 110：908-913.

Mzabi R，Himal HS，Demers R et al（1976）A multiparameter com-puter analysis of carcinoma of the colon. *Surg Gynecol Obstet* 143：959-964.

Nathanson SD，Tilley BC，Schultz L & Smith RF（1985）Perioperative allogeneic blood transfusions：survival in patients with resected carcinomas of the colon and rectum. *Arch Surg* 120：734-738.

Nelson H，Weeks JC & Wieand HS（1995）Proposed phase III trial com-paring laparoscopic-assisted colectomy versus open colectomy for colon cancer. *J Natl Cancer Inst Monogr* 51-56.

Neudecker J，Junghans T，Zeimer S et al（2002）Effect of laparoscopic and conventional colorectal resection on peritoneal fibrinolytic capacity：a prospective randomized clinical trial. *Int J Colorectal Dis* 17：426-429.

NIH（National Institutes for Health）（1990）NIH Consensus Conference. Adjuvant therapy for patients with colon and rectal cancer. *JAMA* 264：1444-1450.

Nori D，Merimsky O，Saw D et al（1996）Tumor ploidy as a risk factor for disease recurrence and short survival in surgically treated Dukes' B2 colon cancer patients. *Tumor Biol* 17：75-80.

Nossal GV（1994）Minimal residual disease as a target for immunotherapy of cancer. *Lancet* 343：1172-1174.

O'Brien PE（1981）Continuous lavage of the contaminated peri-toneum. In Watts JM，McDonald PJ & O'Brien RE（eds）*Infection in surgery*. Edinburgh：Churchill Livingstone.

O'Connell M，Mailliard J，MacDonald J et al（1993）An intergroup trial of intensive course 5FU and low-dose leucovorin as surgical adju-vant therapy for high-risk colon cancer. *Proc Am Soc Clin Oncol* 12：552（abstract）.

O'Connell MJ，Mailliard JA，Kahn MJ et al.（1998）Controlled trial of fluorouracil and low-dose leucovorin given for 6 months as postoperative adjuvant therapy for colon cancer. *J Clin Oncol* 15: 246-50.

O'Connell MJ, Laurie JA, Kahn M et al (1998) Prospectively random-ized trial of postoperative adjuvant chemotherapy in patients with high-risk colon cancer. *J Clin Oncol* 16: 295-300.

Öhman U (1982) Colorectal carcinoma in patients less than 40 years of age. *Dis Colon Rectum* 25: 209-214.

O'Lorcain P, Deady S & Comber H (2006) Mortality predictions for colon and anorectal cancer for Ireland, 2003-17. *Colrectal Dis* 8: 393-401.

Olsen AK (1990) Intraoperative ultrasonography and the detection of liver metastases in patients with colorectal cancer. *Br J Surg* 77: 998-1002.

Ordemann J, Jacobi CA, Schwenk W, Stosslein R, Muller JM (2001) Cellular and humoral inflammatory response after laparoscopic and conventional colorectal resections. *Surg Endosc* 15: 600-608.

Ortholan C, Francois E, Thomas O et al (2006) Role of radiotherapy with surgery for T3 and resectable T4 rectal cancer: evidence from randomized trials. *Dis Colon Rectum* 49: 302-310.

Page CP, Bohnen JMA, Fletcher JR et al (1993) Antimicrobial prophy-laxis for surgical wounds: guidelines for critical care. *Arch Surg* 128: 79-88.

Parker GA, Lawrence W Jr, Horsley JS III et al (1989) Intraoperative ultrasound of the liver affects operative decision making. *Ann Surg* 209: 569-577.

Parrott NR, Lennard TWJ, Taylor RMR et al (1986) Effect of perioper-ative blood transfusion on recurrence of colorectal cancer. *Br J Surg* 73: 970-975.

Paul FT (1895) Colectomy. *Br Med J* i: 1136.

Paul MA, Mulder LS, Cuesta MA et al (1994) Impact of intraoperative ultrasonography on treatment strategy for colorectal cancer. *BrJSurg* 81: 1660-1663.

Paul MA, Blomjous JGA, Cuesta MA & Meijer S (1996) Prognostic value of negative intraoperative ultrasonography in primary colorectal cancer. *Br J Surg* 83: 1741-1743

Peck IJ, Fuchs PC & Gustafson ME (1984) Anti-microbial prophylaxis in elective colon surgery: experience of 1035 operations in a community hospital. *Am J Surg* 147: 633-637.

Peloquin AB (1975) Factors influencing survival with complete obstruction and free perforation of colorectal cancers. *Dis Colon Rectum* 18: 11-21.

Pemberton M (1970) Carcinoma of the large intestine with survival in a child of nine and his father: a study of carcinoma of the colon with particular reference to children. *Br J Surg* 57: 841-846.

Persson B, Ståhle E, Påhlman L et al (1988) CA-50 as a tumour marker for monitoring of colorectal cancer: Antigen rises in patients post-operatively precede clinical manifestations of recur-rence. *Eur J Cancer Clin Oncol* 24: 241-246.

Pezim ME & Nicholls RJ (1984) Survival after high or low ligation of the inferior mesenteric artery during curative surgery for rectal cancer. *Ann Surg* 200: 729-733.

Phillips R, Hittinger R, Saunder V et al (1983) Preoperative urography in large bowel cancer: a useless investigation. *Br J Surg* 70: 425-427.

Piedbois P, Buyse M, Gray R et al (1995) Portal vein infusion as an effective adjuvant treatment for patients with colorectal cancer. *Proc Am Soc Clin Oncol* 14: 192.

Pihl E, Hughes ESR, McDermott FT et al (1980) Carcinoma of the colon: cancer-specific long-term survival in a series of 615 patients treated by one surgeon. *Ann Surg* 192: 114-117.

Pittam MR, Thornton H & Ellis H (1984) Survival after extended resection for locally advanced carcinomas of the colon and rectum. *Ann R Coll Surg* 66: 81-84.

Polk HC & Fry DE (1980) Radical peritoneal debridement for estab-lished peritonitis. *Ann Surg* 192: 350.

Punt C Nagy A Douillard J et al (2002) Edrecolomab alone or in combination with fluorouracil and folinic acid in the adjuvant treatment of stage III colon cancer: a randomised study. *Lancet* 360: 671-676.

Quan SH & Sehdev MK (1974) Pelvic surgery concomitant with bowel resection for carcinoma. *Surg Clin North Am* 54: 881.

QUASAR Collaborative Group (2000) Comparison of flourouracil with additional levamisole, higher-dose folinic acid, or both, as adjuvant chemotherapy for colorectal cancer: a randomised trial. *Lancet* 355: 1588-1596.

Quirke P, Dixon MF, Clayden AD et al (1987) Prognostic significance of DNA aneuploidy and cell proliferation in rectal adenocarcinomas. *J Pathol* 151: 287-291.

Rafaelsen SR, Kronborg O, Larsen C & Fenger C (1995) Intraoperative ultrasonography in detection of hepatic metastases from colorectal cancer. *Clin Radiol* 49: 515-523.

Raftery TL & Samson N (1980) Carcinoma of the colon: a clinical cor-relation between presenting symptoms and survival. *Am Surg* 46: 600-606.

Rankin FW (1926) Surgery of the colon. New York: Appleton.

Rankin FW & Olsen PF (1933) The hopeful prognosis in cases of carci-noma of the colon. *Surg Gynecol Obstet* 56: 366.

Raschbaum G, Harman TJ & Canizaro PC (1988) The use of stapler in splenic salvage as an alternative to the sutured partial splenectomy or splenorrhaphy. *Surg Gynec Obst* 166: 179-180.

Ravo B (1988) Colorectal anastomotic healing and intracolonic bypass procedure. *Surg Clin North Am* 68: 1264-1294.

Recalde M, Hoyyoke ED & Elias EG (1974) Carcinoma of the colon, rectum and anal canal in young patients. *Surg Gynecol Obstet* 139: 909-913.

Reilly JC, Rusin LC & Theuerkauf FJ (1982) Colonoscopy: its role in cancer of the colon and rectum. *Dis Colon Rectum* 25: 532-538.

Rekhraj S, Aziz O, Prabhudesai S, Zacharakis E, Athanasiou T, Darzi A & Ziprin P (2007) Does the detection of intraperitoneal free cancer cells predict recurrence in patients undergoing curative colorectal cancer resection? *Colorectal Dis* 9 (Suppl 3): 2-7.

Renwick AA, Bokey EL, Chapuis PH et al (2005) Effect of supervised surgical training on outcomes after resection of colorectal cancer. *Br J Surg* 92: 631-636.

Reza MM, Blasco JA, Andradas E, Cantero R & Mayol J (2006) Systematic review of laparoscopic *versus* open surgery for colorectal cancer. *Br J Surg* 93: 921-928.

Ribic CM, Sargent DJ, Moore MJ et al (2003) Tumor microsatellite-instability status as a predictor of benefit from fluorouracil-based adjuvant chemotherapy for colon cancer. *N Engl J Med* 349: 247-257.

Riethmüller G, Schneider-Gadicke E, Schlimok G et al (1994) Randomized trial of monoclonal antibody for adjuvant therapy of resected Dukes' C colorectal carcinoma. *Lancet* 343: 1117-1183.

Rilinger N, Munz DL, Neimann H et al (1991) Immunoscintigraphy using different methods of applying a 99mTc labeled monoclonal anti-CEA-antibody in the staging of patients with liver metas-tases before partial hepatectomy. *Int J Rad Appl Instrum B* 18: 65-68.

Rosato FE, Frazier TG, Copeland EM & Miller LP (1969) Carcinoma of the colon in young people. *Surg Gynecol Obstet* 129: 29.

Rosenberg SA, Lotze MT, Muyl LM et al (1987) A progress report on the treatment of 157 patients with advanced cancer using lym-phokine activated killer cells and interleukin 2 or high dose inter-leukin 2 alone. *N Engl J Med* 316: 889-897.

Rosenthal I & Baronofsky IK (1960) Prognostic and therapeutic impli-cations of polyps in metachronous colic carcinoma. *JAMA* 172: 37.

Rouffet F, Hay JM, Vacher B et al (1994) Curative resection for left colonic carcinoma: hemicolectomy versus segmental colectomy. A prospective, controlled, multicentre trial for the French Association for Surgical Research. *Dis Colon Rectum* 37: 651-659.

Rousselot LM, Cole DR, Grossi CE et al (1972) Adjuvant chemother-apy with 5-fluorouracil in surgery for colorectal cancer: eight year progress report. *Dis Colon Rectum* 15: 169.

Rowe-Jones DC, Peel ALG, Kingston RD et al (1990) Single-dose cefo-taxime plus metronidazole versus three-dose cefuroxime plus metron-idazole as prophylaxis against wound infection in colorectal surgery: multicentre prospective randomised study. *Br Med J* 300: 18-22.

Royal College of Surgeons (RCS) (1996) *Guidelines for the management of colorectal cancer*. London: RCS.

Runkel NS, Schlag P, Schwarz V & Herfarth C (1991) Outcome after emergency surgery for cancer of the large intestine. *Br J Surg* 78: 183-188.

Rupassara KS, Ponnusamy S, Withanage N and Milewski PJ (2006) A paradox explained? Patients with delayed diagnosis of sympto-matic colorectal cancer have good prognosis. *Colorectal Disease* 8: 423-429.

Russo A, Sparacino G, Plaja S et al (1989) Role of intraoperative ultra-sound in the screening of liver metastases from colorectal carci-noma: initial experiences. *J Surg Oncol* 42: 249-255.

Ryan J, Heiden P, Crowley J & Bloch K (1988) Adjuvant portal vein infusion for colorectal cancer: a 3-arm randomised trial (abstract 361). *Proc ASCO* 7: 95.

Sakamoto K, Machi J, Prygrocki M, et al (2006) Comparison of charac-teristics and survival of colorectal cancer between Japanese-Americans in Hawaii and native Japanese in Japan. *Dis Colon Rectum* 49: 50-57.

SAKK (Swiss Group for Clinical Cancer Research) (1995) Long-term results of adjuvant intraportal chemotherapy for colorectal cancer. *Lancet* 345: 349-353.

Sales JP & Parc R (1994) Did the stage of diagnosis and the surgical management of colonic cancers change over the last ten years: a look at 303 patients (in French). *Ann Chir* 48: 591-595.

Salmon SE, Hamburger AW & Soehnlen B (1978) Quantitation of dif-ferential sensitivity of human-tumor stem cells to anticancer drugs. *N Engl J Med* 298: 1321-1327.

Sanfelippo PM & Beahrs OH (1974) Carcinoma of the colon in patients under forty years of age. *Surg Gynecol Obstet* 138: 169-176.

Sarper R, Fajman WA, Tarcan YA & Nixon DW (1981) Enhanced detection of metastatic liver disease by computerised flow scinti-grams. *J Nucl Med* 22: 318-321.

Scarpa FJ & Hartmann WH (1976) Adenocarcinoma of the colon and rectum in young adults. *South Med J* 69: 24-27.

Scheissel R, Novi G, Holzer B et al (2005) Technique and long term results of further sphincteric resection of low rectal cancer. *Dis Colon Rectum* 48: 1858-1867.

Schiessel R, Wunderlich M & Herbst F (1986) Local recurrence of colorectal cancer: effect of early detection and aggressive surgery. *Br J Surg* 73: 342-344.

Schofield JB, Mounter NA, Mallett R et al (2006) The importance of accurate pathological assessment of lymph node involvement in colorectal cancer. *Colorectal Disease* 8: 460-470.

Schulten MF, Heiskell CA & Shields TW (1976) The incidence of soli-tary pulmonary metastases from carcinoma of the large intestine. *Surg Gynecol Obstet* 143: 722.

Schwenk W, Bohm B, Haase O et al (1998) Laparoscopic versus conventional colorectal resection: a prospective randomized study of postoperative ileus and early postoperative feeding. *Langenbeck's Arch Surg* 383: 49-55.

Schwenk W, Bohm B, Witt C et al (1999) Pulmonary Function Following Laparoscopic or Conventional Colorectal Resection: a Randomized Controlled Evaluation. *Arch Surg* 134: 6-12.

SCOTIA Trial (1995) Single-stage treatment for malignant left-sided colonic obstruction: a prospective randomised clinical trial comparing subtotal colectomy with segmental resection following intraoperative irrigation *Br J Surg* 82: 1622-1627.

Scurr JH, Ibrahim SZ, Faber RG & Le Quesne CP (1977) The efficacy of graduated compression stockings in the prevention of deep vein thrombosis. *Br J Surg* 64: 371-373.

Sellwood RA, Kaper SWA, Burn JI & Wallace EN (1965) Circulating cancer cells: the influence of surgical operation. *Br J Surg* 52: 69.

Shepherd JM & Jones JSP (1971) Adenocarcinoma of the large bowel. *Br J Cancer* 25: 680.

Shiraki S, Mori H, Kadomoto N et al (1982) Adjuvant immunotherapy of carcinoma coli with levamisole: prevention of immune depres-sion following surgical therapy and radiotherapy. *Int J Immunopharmacol* 4: 73-80.

Shorey BA (1979) Systemic antibiotic prophylaxis. In Strachan CJL & Wise R (eds) *Gastrointestinal surgery in surgical sepsis*. New York: Grune & Stratton.

Siegelman ES & Outwater EK (1999) Tissue characterization in the female pelvis by means of MR imaging. *Radiology* 212: 5-18.

Simstein NL, Kovalcik PJ & Cross GH (1978) Colorectal carcinoma in patients less than 40 years old. *Dis Colon Rectum* 21: 169-171.

Sistrunk WE (1928) Mikulicz operation for resection of the colon and rectum: its advantages and disadvantages. *Ann Surg* 88: 563.

Slaney G (1971) Results of treatment of carcinoma of the colon and rectum. In Irvine WT (ed) *Modern trends in surgery*, 3rd edn. London: Butterworth.

Slevin ML & Gray R (1991) Adjuvant therapy for cancer of the colon. *Br Med J* 302: 1100-1102.

Slim K, Vicaut E, Panis Y, Chipponi J (2004) Meta-analysis of random-ized clinical trials of colorectal surgery with or without mechanical bowel preparation. *Br J Surg* 91: 1125-1130.

Smedh K, Khani MH, Kraaz W et al (2006) Abdomino-perineal excision with partial anterior en bloc resection in multimodal management of colorectal cancer: a strategy to reduce local recurrence. *Dis Colon Rectum* 49: 833-840.

Smiddy FG & Goligher JC (1957) Results of surgery in the treatment of cancer of the large intestine. *BMJ* i: 793.

Smith JJ, Tilney HS, Heriot AG, Darzi AW, Forbes H, Thompson MR, Stamatakis JD, and Tekkis PP on behalf of the Association of Coloproctology of Great Britain and Ireland (2006) Social deprivation and outcomes in colorectal cancer. *Br J Surg* 93: 1123-1131.

Smith SRG, Connolly P, Crane PW et al (1982) The effect of surgical drainage materials on colonic healing. *Br J Surg* 60: 153.

Stage JG, Schulze S, Moller P et al (1997) Prospective randomized study of laparoscopic versus open colonic resection for adenocarci-noma. *Br J Surg* 84：391-396.

Ståhle E，Glimelius B，Bergström R & Påhlman L（1988a）Preoperative serum markers in carcinoma of the rectum and rectosigmoid；I. Prediction of tumour stage. *Eur J Surg Oncol* 14：277-286.

Ståhle E，Glimelius B，Bergström R & Påhlman L（1988b）Preoperative serum markers in carcinoma of the rectum and rectosigmoid；II. Prediction of prognosis. *Eur J Surg Oncol* 14：287-296.

Stead ML，Brown JM，Bosanquet N et al（2000）Assessing the relative costs of standard open surgery and laparoscopic surgery in colorec-tal cancer in a randomised controlled trial in the United Kingdom. *Crit Rev Oncol Hematol* 33：99-103.

Stearns MW Jr & Deddish MR（1959）Five year results of abdominopelvic lymph node dissection for carcinoma of the colon and rectum. *Dis Colon Rectum* 2：169.

Steeg PS，Bevilacqua G，Kopper L et al（1988）Evidence for a novel gene associated with low tumor metastatic potential. *J Natl Cancer Inst* 80：200-204.

Stephens M & Loewenthal J（1979）Continuing peritoneal lavage in high risk peritonitis. *Surgery* 85：603.

Stewart PJ，Chu JM，Kos SC et al（1993）Intraoperative ultrasound for the detection of hepatic metastases from colorectal cancer. *Aust NZ J Surg* 63：530-534.

Stone HH，Hooper CA & Millikan WJ（1978）Abdominal drainage following appendicectomy and cholecystectomy. *Am J Surg* 187：606-610.

Stone MD，Kane R，Bothe A Jr et al（1994）Intraoperative ultrasound imaging of the liver at the time of colorectal cancer resection. *Arch Surg* 129：431-436.

Strauss LG，Clorius JH，Schlag P et al（1989）Recurrence of colorectal tumours PET evaluation. *Radiology* 170：329-332.

Strobel D，Reaker S，Martus P et al（2003）Phase inversion harmonic imaging versus contrast-enhanced power Doppler sonography for caracterisation of focal liver lesions *Int J Colorectal Dis* 18：63-72.

Sugarbaker PH，Gianola FJ，Speyer JC et al（1985）Prospective，ran-domized trial of intravenous versus intraperitoneal 5-fluorouracil in patients with advanced primary colon or rectal cancer. *Surgery* 98：414.

Sun X-F，Carstensen JM，Zhang H et al（1992）Prognostic significance of cytoplasmic p53 oncoprotein in colorectal adenocarcinoma. *Lancet* 340：1369-1373.

Surtees P，Ritchie JK & Phillips RKS（1990）High versus low ligation of the inferior mesenteric artery in rectal cancer. *Br J Surg* 77：618-621.

Taal BG，Van Tinteren H & Zoetmulder FA（2001）Adjuvant 5FU plus levamisole in colonic or rectal cancer：improved survival in stage II and III. *Br J Cancer* 85：1437-1443.

Takita H，Edgerton F，Karakouss C et al（1981）Surgical management of metastases to the lung. *Surg Gynecol Obstet* 152：191.

Talbot IC，Ritchie S，Leighton MH et al（1980）The clinical significance of invasion of veins by rectal cancer. *Br J Surg* 67：439.

Tan E，Tilney H，Thompson M & Tekkis P（2007）The national bowel cancer project；epidemiology and surgical rick in the elderly. *Colorectal Dis* 9（Suppl 3）：8-12.

Tang CL，Eu KW，Tai BC et al（2001）Randomized clinical trial of the effect of open versus laparoscopically assisted colectomy on systemic immunity in patients with colorectal cancer. *Br J Surg* 88：801-807.

Tate JJT，Rawlinson J，Royle GT et al（1988）Preoperative or postopera-tive colonic examination for synchronous lesions in colorectal can-cer. *Br J Surg* 75：1016-1018.

Taylor I（1978）Cytotoxic perfusion for colorectal liver metastases. *Br J Surg* 65：109-114.

Taylor I（1981）Studies in the treatment and prevention of colorectal liver metastases. *Ann R Coll Surg Engl* 63：270-276.

Taylor I（1982）A critical review of the treatment of colorectal liver metastases. *Clin Oncol* 8：149-158.

Taylor I，Rowling J & West C（1979）Adjuvant cytotoxic liver perfusion for colorectal cancer. *Br J Surg* 66：833-837.

Taylor I，Machin D，Mullee M et al（1985）A randomized controlled trial of adjuvant portal vein cytotoxic perfusion in colorectal cancer. *Br J Surg* 72：359-364.

Teicher I & Abrahams JI（1956）The treatment of selected cases of multiple polyps，familial polyposis and diverticular disease of the colon by subtotal colectomy and ileoproctostomy. *Surg Gynecol Obstet* 103：136.

Thibodeau SN，Bren G & Schaid D（1993）Microsatellite instability in cancer of the proximal colon. *Science* 260：816-819.

Tilney HS，Lovegrove RE，Purkayastha S et al（2006）Laparoscopic vs open subtotal colectomy for benign and malignant disease. *Colorectal Disease* 8：441-450.

Tjandra JJ，Kilkenny JW，Bure WD et al（2005）Practice parameters for the management of rectal cancer（revised）. *Dis Colon Rectum* 148：411-423.

Tjandra JJ，Chan MKY（2005）Systematic review on the short-term outcome of laparoscopic resection for colon and rectosigmoid can-cer. *Colorectal Disease* 8：375-388.

Tocchi A，Mazzoni G Fornasari V et al（2001）Preservation of the inferior mesenteric artery in colorectal resection for complicated diverticulitis. *Am J Surg* 182：162-167.

Tominaga K，Nakanishi Y，Nimura S et al（2005）Predictive histopathologie factors for lymph node metastasis in patients with nonpedunculated submucosal invasive colorectal carcinoma. *Dis Colon Rectum* 48：92-100.

Tominaga T，Sakabe T，Koyama Y et al（1996）Prognostic factors for patients with colon or rectal carcinoma treated with resection only：five-year follow-up report. *Cancer* 78：403-408.

Travieso CR，Knoepp LF & Hanley PH（1972）Multiple adenocarcino-mas of the colon and rectum. *Dis Colon Rectum* 15：1-6.

Turnbull RB Jr，Kyle K & Watson FR（1967）Cancer of the colon：the influence of the no-touch isolation technic on survival rates. *Ann Surg* 166：420.

Turner GG（1955）Operations for intestinal obstruction. In *Modern operative surgery*，4th edn，vol 1，p 1017. London：Cassell.

Turner-Warwick RT（1976）The use of the omental pedicle graft in urinary tract reconstruction. *J Urol* 116：341.

Turner-Warwick RT，Wynne EJC & Handley Ashken M（1967）The use of the omental pedicle graft in the repair and reconstruction of the urinary tract. *Br J Surg* 54：55.

Turunen MJ（1983）Colorectal cancer obstruction：a challenge to improve prognosis. *Ann Chir Gynaecol* 72：317-323.

Turunen MJ & Peltokallio P（1983）Surgical results in 657 patients with colorectal cancer. *Dis Colon Rectum* 26：606-612.

UKCCCR Sub-Committee on Staging of Colorectal Cancer（1996）Handbook for the clinicopathological assessment and staging of colorectal cancer，2nd edn. Available from PO Box 123，Lincoln's Inn Fields，London WC2A 3PX.

Umpleby HC，Bristol JB，Rainey JB & Williamson RCN（1984）Survival of 727 patients with single carcinomas of the large bowel. *Dis Colon Rectum* 27：803-809.

van de Watering LMG，Brabd A，Houbiers JGA el al（2001）

Perioperative blood transfusions, with or without allogenic leucocytes, relate to sur-vival, not to cancer recurrence. *Br J Surg* 88: 267-272.

Vanchieri C (1990) Colon cancer update triggers change in practice. *J Natl Cancer Inst* 82: 898.

Veno M, Oya M, Azekura K et al (2005) Incidence and prognostic significance of lateral lymph node metastasis in patients with advanced low rectal cancer. *Br J Surg* 92: 756-763.

Vezzoni P, Clemente C & Gennari L (1977) Adenocarcinoma of the large intestine in young adults. *Tumori* 63: 565-573. von Mikulicz J (1903) Small contributions to the sur-gery of the intestinal tract. *Boston Med Surg J* 148: 608.

Voogt PJ, van de Velde CJ, Brand A et al (1987) Periopera-tive blood transfusion and cancer prognosis: different as-pects of blood transfu-sion on prognosis of colon and breast cancer patients. *Cancer* 59: 836-834.

Walton WW, Hagihara PF & Griffin WO (1976) Colorectal adenocarci-noma in patients less than 40 years old. *Dis Co-lon Rectum* 19: 529-534.

Wang H. S., Liang W-Y, Lin TQ et al *Dis. Colon. Rect* (2005) Curative resection of T_1 colorectal carcinoma: risk of lymph node metastases and long term prognosis 48: 1182-1192.

Wanebo HJ, Bhaskar R, Pinsey CM et al (1978) Preopera-tive carci-noembryonic antigen level as a prognostic indica-tor in colorectal cancer. *N Engl J Med* 299: 448-451.

Weh HJ Zschaber R Braumann D et al (1998) A randomized phase III study comparing weekly folinic acid (FA) and high-dose 5-fluoro-uracil (5FU) with monthly 5FU/FA (days 1-5) in untreated patients with metastatic colorectal carcinoma. *Onkologie* 21: 403-407.

Weeks JC, Nelson H, Gelber S et al (2002) Short-term quality-of-life outcomes following laparoscopic-assisted co-lectomy vs open colectomy for colon cancer; a randomized trial *JAMA* 287: 321-328.

Welch JP & Donaldson GA (1974a) Recent experience in the man-agement of cancer of the colon and rectum. *Am J Surg* 127: 258-265.

Welch JP & Donaldson GA (1974b) Management of severe obstruc-tion of the large bowel due to malignant disease. *Am J Surg* 127: 492-521.

Wereldsma JCT, Bruggink EDM, Melser WJ et al (1990) Adjuvant por-tal liver infusion in colorectal cancer with 5-fluorouracil/heparin versus urokinase versus santrol. *Cancer* 65: 425-432.

Wernecke K, Rummeny E, Bongartz G et al (1991) Detec-tion of hepatic masses in patients with carcinoma: compar-ative sensitivi-ties of sonography, CT and MR imaging. *Am J Roentgenol* 157: 731-739.

West Midlands Cancer Registry (1990) *Cancer in the West Midlands* 1981-85, pp 37-50.

Wexner SD & Cohen SM (1995) Port site metastases after laparoscopic colorectal surgery for cure of malignancy. *Br J Surg* 82: 295-298.

White TT & Harrison RC (1975) *Reoperative gastrointesti-nal surgery*, *2nd edn*, p 286. Boston: Little, Brown.

Whittle J, Steinberg EP, Anderson GF & Herbert R (1992) Results of colectomy in elderly patients with colon cancer, based on Medicare claims data. *Am J Surg* 163: 572-576.

Wieden PL, Bean MA & Schultz P (1987) Perioperative blood transfu-sion does not increase the rate of colorectal cancer recurrence. *Cancer* 60: 870-875.

Wield U, Nilsson T, Knudsen JB et al (1985) Postoperative survival of patients with potentially curable cancer of the colon. *Dis Colon Rectum* 28: 332-335.

Wiggers T, Jeekel J, Arends JW et al (1988) No-touch iso-lation tech-nique in colon cancer: a controlled prospective trial. *Br J Surg* 75: 409-415.

Willet CG, Tepper JE, Cohen AM et al (1984) Failure pat-terns following curative resection of colonic carcinoma. *Ann Surg* 200: 685-690.

Willett CG, Tepper, JE, Skates SJ et al (1987) Adjuvant postoperative radiation therapy for colonic carcinoma. *Ann Surg* 206: 694-698.

Willett CG, Boucher Y, di Tomaso E et al (2004) Direct evi-dence that the VEGF-specific antibody bevacizumab has antivascular effects on human rectal cancer. *Nat Med* 10: 145-147.

Williams NS, Durdey P & Quirk P (1985) Preoperative staging of rectal neoplasm and its impact on clinical man-agement. *Br J Surg* 72: 868-874.

Williams NS, Jass JR & Hardcastle DJD (1988) Clinico-pathological assessment and staging of colorectal cancer. *Br J Surg* 75: 649-652.

Wills J & Wagener DJTH (1990) Adjuvant treatment of co-lon cancer: where do we go from here? *Ann Oncol* 1: 329-331.

Windle R, Bell PRF & Shaw D (1987) Five-year results of a random-ized trial of adjuvant 5FU and levamisole in color-ectal cancer. *Br J Surg* 74: 569-572.

Winslow ER, Fleshman JW, Birnbaum EH et al (2002) Wound complications of laparoscopic *vs* open colectomy. *Surg Endosc* 16: 1420-1425.

Wolmark N, Wieand HS, Rockette HE et al (1983) The prognostic significance of tumor location and bowel ob-struction in Dukes' B and C colorectal cancer: fndings from the NSABP clinical trials. *Ann Surg* 198: 743-752.

Wolmark N, Fisher B & Rockette H (1988) Postoperative adjuvant chemotherapy or BCL for colon cancer: results from NSABP proto-col C-01. *J Natl Cancer Inst* 80: 30-36.

Wolmark N, Rockette H, Wickerman DL et al (1990) Adju-vant ther-apy of Dukes' A, B and C adenocarcinoma of the colon with portal vein 5-FU hepatic infusion: preliminary results of NSABP protocol C-02. *J Clin Oncol* 8: 1466-1475.

Wolmark N, Rockette H, Fisher B et al (1993) The benefit of leucov-orin modulated fluorouracil as postoperative adju-vant therapy for primary colon cancer: results from the National Surgical Adjuvant Breast and Bowel Project pro-tocol C-03. *J Clin Oncol* 1: 1879-1887.

Wolmark N, Wieand S, Lembersky B et al (2004) A phase III trial com-paring oral UFT to FULV in stage II and III carcinoma of the colon: Results of NSABP Protocol C-06. *Proc Am Soc Clin Oncol abstr* 3508.

Wood CB, Gillis CR, Hole D et al (1981) Local tumour in-vasion as a prognostic factor in colorectal cancer. *Br J Surg* 68: 326-328.

Wooley RC, Schreiber K, Koss LG et al (1982) DNA distri-bution in human colon carcinoma and its relation to clinical behaviour. *J Natl Cancer Inst* 69: 15-22.

Wraight EP, Barber RW & Ritson A (1982) Relative hepatic arterial and portal flow in liver scintigraphy. *Nucl Med Commun* 3: 273-279.

Wu FPK, Sietses C, von Blomberg BME et al (2003) Sys-temic and peritoneal inflammatory response after laparo-scopic or conven-tional colon resection in cancer patients: a prospective, randomized trial. *Dis Colon Rectum* 46: 147-155.

Wu FPK, Hoekman K, Sietses C et al (2004) Systemic and peritoneal angiogenic response after laparoscopic or con-ventional colon resec-tion in cancer patients: a prospective, randomized trial. *Dis Colon Rectum* 47: 1670-1674.

Yamaguchi A, Kurosaka Y, Ishida T et al (1991) Clinical significance of tumour markers NCC-JT 439 in large bowel cancers. *Dis Colon Rectum* 34：921-927.

Yiu CY，Baker LA & Boulos PB (1991) Antiepithelial monoclonal anti-bodies and radioimmunolocalisation of colorectal cancer. *Br J Surg* 35：3523-3525.

Zalcberg JR，Thompson CH，Lichenstein M et al (1983) Localisation of human colorectal tumour xenografts in the nude mouse with the use of radiolabelled monoclonal antibody. *J Natl Cancer Inst* 71：801-808.

Zaniboni A，Ehrlichman C，Seitz JF et al (1993) FU/FA increased dis-ease-free survival in resected B2C colon cancer：results of a prospective pooled analysis of three randomized trials. *Proc Am Soc Clin Oncol* 12：555 (abstract).

Zhou ZG，Hu M，Li Y et al (2004) Laparoscopic *versus* open total mesorectal excision with and sphincter preservation for low rectal cancer. *Surg Endosc* 18：1211-1215.

Zoetmulder FAN，Verwaal V & Ruth S (2002) Hyperthermic intra peri-toneal chemotherapy (HIPEC) with mitomycin C significantly improves survival in patients with peritoneal carcinomatosis of colorectal origin *Proc Am Soc Clin Oncol* 21：abstr 586.

30

第 30 章　直肠癌的治疗

术前评估

术前需要对病人进行两项评估：健康状况评估和肿瘤局部或远处的扩散程度评估。

健康状况评估

无论病人是患有结肠癌还是直肠癌，对其健康状况的评估是类似的。它是指一个全面的临床检查，要特别注意呼吸系统和心血管系统的状况以及病人正常的营养状况。外科医生需要了解以往疾病及手术的细节，常见的疾病如糖尿病和高血压术前需要注意，并应适当听取专家的意见。如果之前有深静脉血栓或肺栓塞，需要特殊的预防措施，必要的话要对贫血患者进行输血治疗。对于直肠癌和左半结肠癌病变的患者，仔细评估泌尿系统功能是很必要的。病人术前如有前列腺问题，术后很可能出现排尿困难，特别会出现在盆腔清扫后。静脉尿路造影作为评估方式比较有效，还能帮助判断直肠病变或者左侧结肠病变是否侵犯了一侧或两侧的输尿管。

对具有明显营养不良的患者的评估很重要，然而轻度的营养不良其表现并不明显，尤其是在那些体重并没有下降的结直肠肿瘤患者中。只有对营养指标的评估付出巨大的努力，那些亚临床状态的营养不良才可能被检测出来。前白蛋白的血清浓度和视黄醇结合蛋白、免疫评估、热卡和身体成分分析都曾被作为研究对象。这些测量需要复杂和昂贵的设备，因此对于它们的价值很多存在争议。忙碌的外科医生仍然要依靠敏锐的临床嗅觉去判断哪些大肠癌患者营养不足以及哪些患者需要术前营养（参见第3章）。

扩散评估

评估肿瘤扩散的程度曾依靠临床检查和一些简单的影像学评价。然而，成像技术的最新进展，使得进行更全面的术前评估成为可能。

临床检查

临床检查需要包括检查肿瘤是否已发生了转移，出现肝大（有或无黄疸）表明肝脏受累，尤其是如果肝的外形是不规则且硬的。腹水是发生腹膜种植的强烈提示。多发性皮肤结节，特别是在肚脐上的多发性皮肤结节（Sister Joseph 结节）是帮助诊断转移的证据。恶性肿瘤患者偶尔会大面积地出现腋下或锁骨上窝淋巴结肿大。直肠癌位置很低，则可能会在腹股沟区域出现淋巴结转移。

在评估直肠癌的局部浸润上，直肠检查是很重要的，虽然其准确性还有待商榷（Williams 等，1985）。在理想的情况下，检查应在麻醉下进行。虽然指检能够判断肿块是固定的还是活动的，但却不能判断固定的肿块是由于炎症反应引起的还是由于肿瘤浸润引起的。根据直肠检查的评价，局部分期的下一步检查应该是直肠内超声（早期病灶 T_1～T_2 期）或磁共振成像（MRI；$>T_2$ 期）。

胸部X线片

胸片能帮助排除继发性肺病变和少数的骨转移，如果同时使用 CT 检查，则 X 线片可以被忽略。

静脉尿路造影

静脉尿路造影（IVU）的价值是值得商榷的。一些医生总是要求左半结肠或直肠病变患者术前行尿路造影检查（Cameron，1977），而有些人则认为，常规的 IVU 所获得的信息价值不大，也就是说例行 IVU 检查是没有意义的（Phillips 等，1983；Kettlewell，1988）。我们认为 IVU 检查是有用的，建议在一侧或两侧输尿管可能受侵时进行检查。在实践中，肿瘤侵及输尿管的病例数很小，而且这些病例通常可以通过发现肾盂扩张明确诊断。IVU 检查会告诉我们肿瘤是否侵犯了输尿管，并且评估其侵犯的程度。更重要的是，它能够显示对侧肾脏功能是否能够代偿。如果必须行患侧肾切除时，这样的信息是至关重要的。我们认为，医生应该事先有所了解，这样可以提前规划好手术切除范围。CT 成像技术的进步在很大程度上使得 IVU 变得有些过时。

超声波检查

对所有的直肠癌患者都必须进行肝脏评估，CT 是发现肝转移的好方法（参见 29 章）。直肠内超声检查在评估直肠癌局部蔓延上来说是一项重要的工具（Hildebrandt 和 Feifel，1985；Benyon 等，1986；Lindmark 等，1992；Akbari 和 Wong，2003）。使用最初是为检查泌尿系统而设计的超声探头，它有可能测出直肠壁的受侵程度。直肠腔内超声检查分成5层，它是由超声探头与直肠黏膜接触的界面的反射层以及直肠各组织层的反射层组成的（图 30.1）。

1. 黏膜界面的明亮反射。
2. 黏膜深层的低回声区。
3. 黏膜下层的高回声区。黏膜肌层的明亮界面似乎有助于诊断，超声显像比其组织学更厚。这是由于从黏膜下层和固有肌层，延伸到肌肉层（Kimmey 等，1989）之间的一个突出的界面反射。界面反射的厚度与传感器轴向分辨率相关。
4. 肌层的低回声区。高分辨率传感器（10MHz 或以上）可见内环肌和外纵肌之间的筋膜，所以这层出现一分为二。
5. 固有肌层和外膜间的界面的明亮反射（Bartram 和 Reznek，1996）。

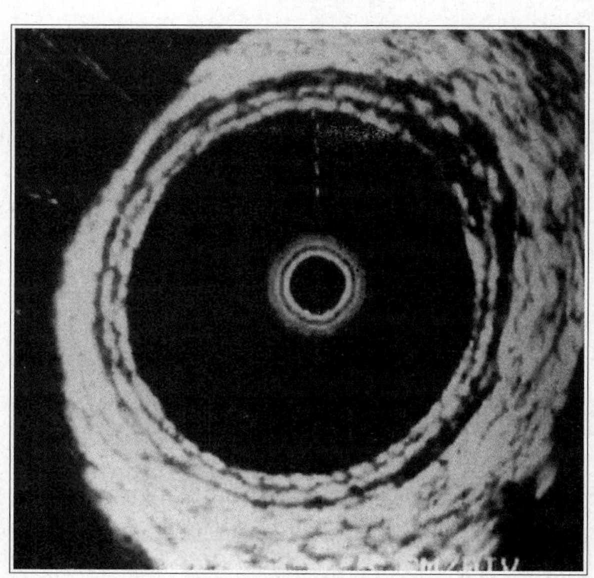

图 30.1 直肠内超声内镜。显示探头位于直肠中央及直肠壁的五层结构。

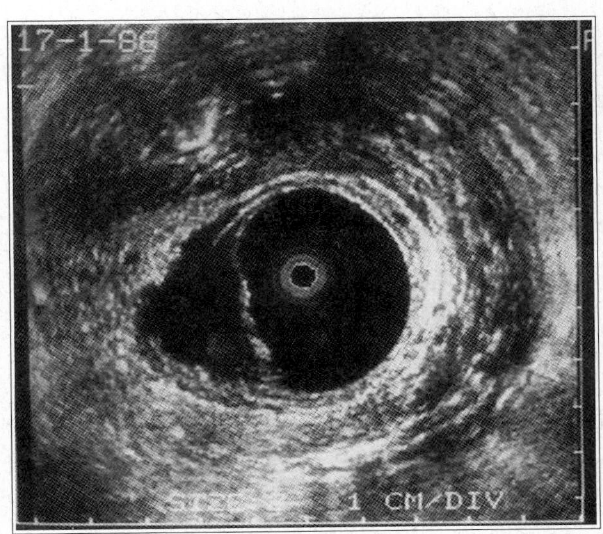

图 30.2 直肠内超声显示直肠右侧壁肿瘤侵犯直肠壁全层。

肿瘤根据浸润程度进行 T 分期，表现为回声差和低回声肿块（图 30.2）。T_1 期表示病灶侵及第三层，但尚未侵及第四层低回声区。侵及第四层肌层的病灶为 T_2 期，穿透肌层的病灶为 T_3 期病变。在病变晚期，可见第五层被毛刺样突起中断并侵及直肠周围的脂肪组织内。

与病理分期进行比较表明腔内超声检查术前 T 分期的准确率为 79%～96%（Goldman 等，1991；Hildebrandt 等，1994；Thaler 等，1994）。在检查低位直肠壶腹部的病变时，如果超声检查的探头角度不正确，分期可能会出现错误。由于超声检查无法区分是肿瘤浸润还是肿瘤周围的炎症反应，T_2 期病变可能会出现过高分期（Katsura 等，1992）。此外直肠壁外的小沉积物也很难加以区分（Lindmark 等，1992）。

虽然腔内超声检查可以判断膀胱和前列腺是否受侵，但 MRI 和螺旋 CT 更适合对 T_4 期肿瘤进行评估。超声检查无法明确盆腔内是否有淋巴结转移和播散。虽然可以检测到直肠周围肿大的淋巴结，低回声也提示有转移的可能性，但研究者还是不能确定这种图像是否是由于非特异性炎症所致（Hildebrandt 等，1990；Solomon 等，1994；Detry 等，1996）。同样，扫描显示正常表现的淋巴结，也不能排除有微小转移的存在。

尽管有这些缺点，一些学者发现该技术在判断直肠壁受侵程度上比 CT 扫描更准确（表 30.1）。然而，应当指出，放疗增加了原发肿瘤病灶的超声反射程度，使得超声检查分期不够准确（Glaser 等，1993）。现在最常见的用途是对较大的绒毛状腺瘤和较小的早期病变进行局部根治性切除的术前评估。

CT

常规肝脏 CT 检测肝转移是非常准确的（参见第 29 章），盆腔 CT 也已用于检测直肠癌的局部浸润程度（图 30.3）。然而，个别肠壁层在 CT 上无

表 30.1 直肠内超声及 CT 检查评价直肠壁受侵准确程度

主要研究者	*n*	敏感性（%）	特异性（%）	PPV	NPV
内镜超声					
Romano 等（1985）	23	86.7	100	100	80
Benyon 等（1986）	42	94	87	97	78
Rifkin 和 Wechsler（1986）	81	83	84	76	90
Hildebrandt 等（1990）		100	75	92.5	100
Goldman 等（1991）	32	90	67	82	81
Herzog 等（1993）	87	98.3	75	89.2	95.4
CT 检查					
Romano 等（1985）	23	86.7	100	100	80
Benyon 等（1986）	42	86	62	91	50
Rifkin 和 Wechsler（1986）	81	55	79	64	50
Hildebrandt 等（1990）		91.9	33.3	80.9	57.1
Goldman 等（1991）	32	67	27	60	33
Herzog 等（1993）	87	68.9	86.2	90.9	58.1

所有数据皆为百分数。PPV，阳性预测率；NPV，阴性预测率。

表 30.2 CT 检查评价肿瘤侵犯的深度

主要调查者	*n*	准确性（%）
Dixon 等（1981）	47	77
Thoeni 等（1981）	39	92
Zaubauer 等（1981）	11	100
van Waes 等（1983）	21	81
Grabbe 等（1985）	155	79
Thompson 等（1986）	25	79
Herzog 等（1993）	87	74.7

法看见，因此 CT 诊断 T_1、T_2 和 T_3 早期肿瘤的准确度低于腔内超声（Goldman 等，1991），CT 检查有助于确定直肠肿瘤盆腔是否有扩散。与大多数成像技术一样，其准确性取决于现有的设备和操作的技能和经验（表 30.2）。

大家普遍认为 CT 在检查肿瘤广泛转移方面比临床检查更准确。Nicholls 等（1982）认为病理上确诊的转移被 CT 证实的比例是 89%，而临床检查仅有 53%（平均三个检查者）。使用更现代化的设备，我们能在探测更小的转移方面有更好的准确性。我们对所有浸润程度的诊断的总准确率为 93%（Williams 等，1985）。CT 对直肠癌的评估比直肠指诊也有优势，即不论病灶在直肠的什么位置，都可以进行检测。我们还可以用 CT 检查来鉴别直肠肿瘤的固定是由于肿瘤浸润或是炎症导致的。

如果用盆腔 CT 扫描检测直肠壁外的转移时，我们使用肠内对比造影剂来明确结肠的位置，用静脉造影剂是用来区分血管和淋巴结。CT 在检查结肠肿瘤时，建议服用一些泻药清洁肠道并在检查时对结肠进行灌气使结肠充盈（Amin 等，1996）。肿瘤表现出一些不规则局部肿块并且密度稍强，CT 还可以准确测量肿瘤大小。测量肿瘤的数据可分为：

- 局限于肠腔和肠壁内
- 穿透肠壁并播散到周围脂肪，但不侵犯直肠筋膜
- 侵及直肠筋膜，但没有侵及其他的盆腔结构
- 侵及骶骨、尾骨，或者膀胱、前列腺、精囊、阴道、子宫、盆腔侧壁、盆底肌肉或输尿管。

CT 检查亦可显示肿大的淋巴结，但无法确定是否是由肿瘤浸润而引起的（表 30.3）。肉眼发现肿大表明是恶性浸润，但是在盆腔内淋巴结肿大>1.5cm，可以是反应性增生。盆腔淋巴结短轴最大直径为 10mm（Vinnicombe 等，1995）。如淋巴结<10mm 可能是正常的，而 10～15mm 淋巴结就可疑了，>15mm 的淋巴结视为异常。淋巴结的大小和数量应记录如下：

- 直肠筋膜内的
- 直肠筋膜外
- 沿髂内淋巴结走行
- 沿髂外淋巴结走行
- 主动脉和下腔静脉周围的淋巴结群（Bartram 和 Reznek，1996）。

CT 检查总的诊断准确率，T 分期为 65%～75%，N 分期为 25%～73%（Mehta 等，1994）。直肠腔内超声检查对早期病灶的 T 分期和直肠系

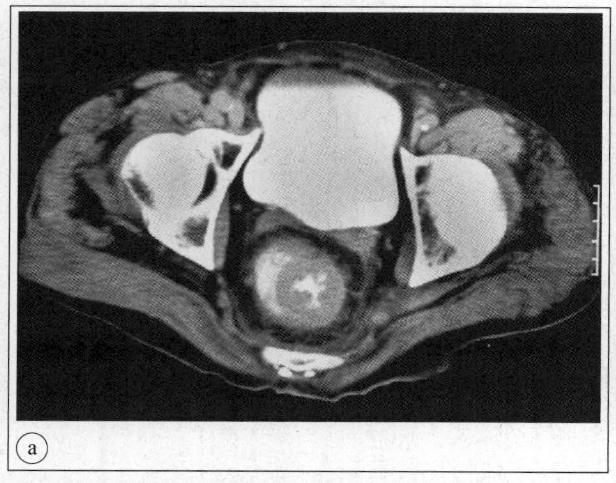

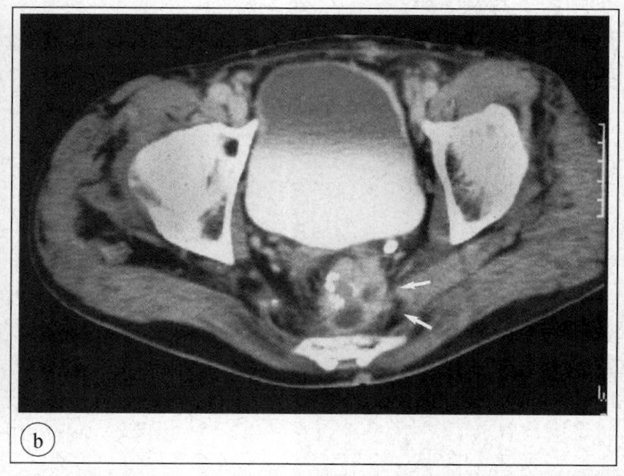

图 30.3 直肠癌盆腔 CT 扫描。**(a)** 盆腔脂肪瘤结节显示直肠癌外侵；**(b)** 直肠恶性已侵入周围组织，盆腔侧壁受侵。

表 30.3　CT 检查评价淋巴结转移情况

主要调查者	*n*	敏感性（%）	特异性（%）
Dixon 等（1981）	47	36	96
Zaubauer 等（1981）	11	100	100
Grabbe 等（1985）	154	34	92
Thompson 等（1986）	25	22	75

膜淋巴结的定性更准确，但对骨盆侧壁的晚期肿瘤定性却不准确，病灶引起肠腔狭窄可能无法完成完整的检查。腔内超声检查也会漏掉腹部大血管周围的淋巴结，大约有 14%的局限于肠壁肿瘤的患者出现淋巴结转移。

磁共振成像检查

各种 MRI 扫描技术是利用不同组织中氢原子核密度和分子环境不同而成像。大多数研究都采用主体线圈技术来完成图像采集的，早期影像学检查的结果汇总见表 30.4。随着腔内线圈的发展，准确区分直肠壁各层的效果和直肠腔内超声是一样的（Kim 等，1999）。

随着现代主体线圈技术的发展，我们可以在 MRI 成像上看见直肠筋膜。因 MRI 在鉴别纤维化和肿瘤时比 CT 更有优势，故 MRI 已成为比 T_1 期浸润更深的肿瘤分期更好的选择。直肠肿瘤与筋膜的关系已变得至关重要了，因为大多数研究数据表明手术切除标本边缘的浸润，不仅增加了局部复发的风险，也是一个重要的生存预后因素（Beets-Tan 等，2001）。MRI 检查在术前就有可能判断出肿瘤是否侵及直肠筋膜以及是否存在淋巴结转移。这一点在术前需要放疗是至关重要的。因此，术前盆腔的核磁共振成像检查是决定术前新辅助放疗的最重要方法（见下文）。MRI 不仅是直肠癌术前分期的检查方法，还有助于在放疗学和解剖学上重新评估直肠癌。直肠系膜情况在 MRI 矢状面上可以被很清楚地看见（图 30.4）。括约肌、盆底括约肌间的平面和肛管也能很好地在 MRI 冠状面上显示（图 30.5）。MRI 检查能精确评估直肠与 Waldeyer's 筋膜、Denonvilliers 筋膜以及和膀胱，前列腺和精囊或阴道的关系（Salerno 等，2006a）。MRI 检查为显示清晰的解剖层次和关系提供路径（图 30.6，30.7，30.8）。如此高清的图像为手术切除提供了精准的解剖游离层面。图 30.9 显示了标准的经腹直肠癌腹会阴根治术与切除整个盆底的切除范围的不同（Salerno 等，2006b）。MRI 对直肠癌分期的意义的一个典型例子是为选择辅助化疗提供标准（图 30.10）。图 30.11 显示了肿瘤复发。

现在采用主体线圈技术的 MRI 检查，通过大

表 30.4　利用 MRI 扫描进行肿瘤分期的发表文献结果

		准确性（%）		受累淋巴结探测		
参考	*n*	总数	T 分期	准确性（%）	敏感性（%）	特异性（%）
Hodgman 等（1986）	27	59		39	13	88
Butch 等（1986）	16	94		94		
Guinet 等（1990）	19	79		84	40	100
Waizer 等（1991）	13	77				
Okizuka 等（1993）	33		88	88	57	95
Ou（1992）	35	74				
Golfieri 等（1993）	18	44		83	57	100
McNicholas 等（1994）	20	95		95		
Cova 等（1994）	22	67		90	89	92
Thaler 等（1994）	34	48	82	60	36	91
Kusunoki 等（1994）	33	88		58	40	

来源自：Hadfield 等（1997）。

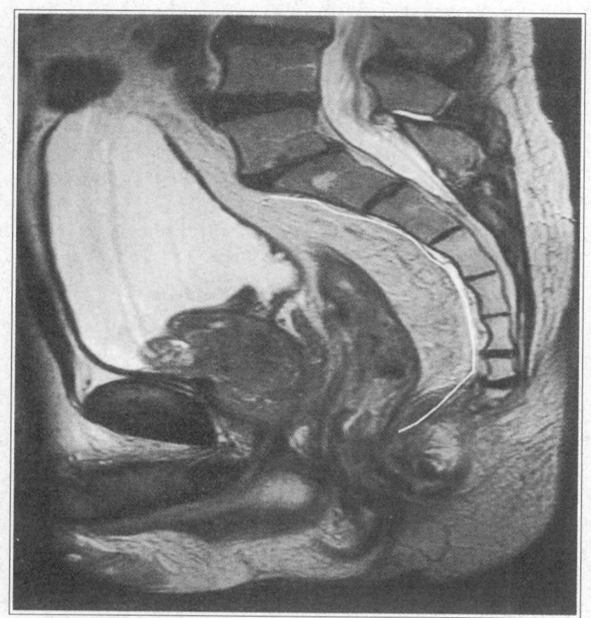

图 30.4 矢状面 MRI 平扫显示沿骶骨下行的直肠系膜。

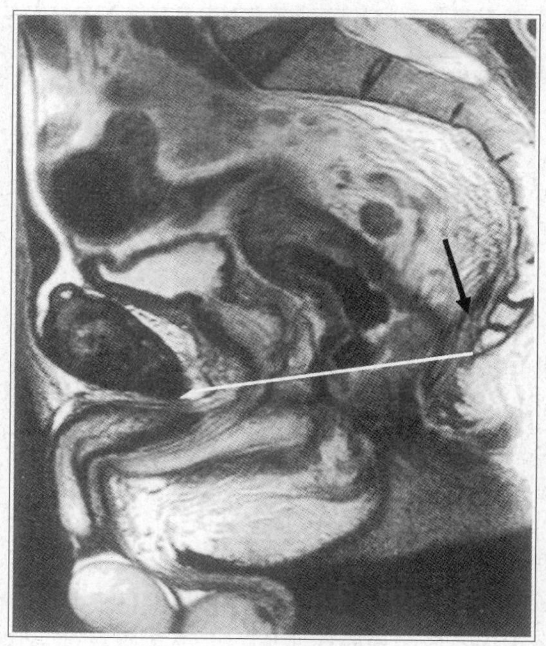

图 30.6 矢状面 MRI 显示肛提肌起点（白线），其下方为低位直肠。直肠骶骨筋膜（黑色）箭头，可见肛直肠连接处。

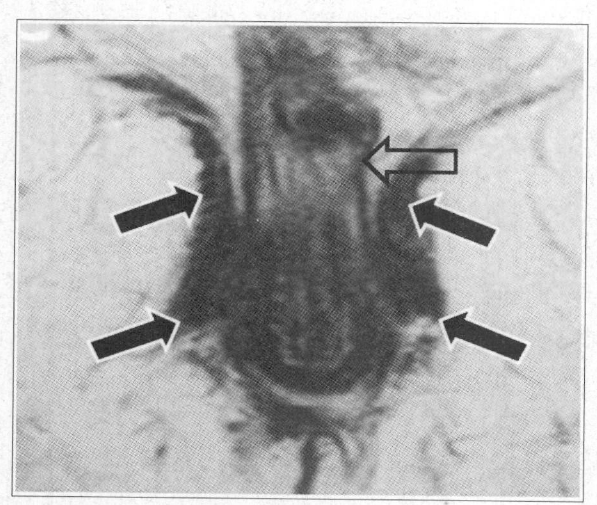

图 30.5 冠状面 MRI 显示肛门内括约肌（白箭头）及外括约肌（黑箭头）。

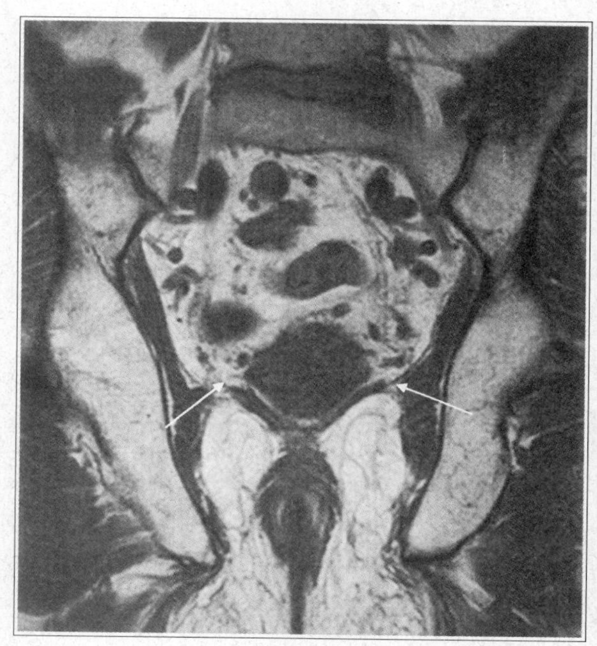

图 30.7 冠状位及轴位 MRI T_2 加权期显示肛提肌起始部（白色箭头）及直肠系膜筋膜，外肛提肌及内肛提肌。

量病人检测，在直肠癌的 T 分期上表现出很高的灵敏度和特异性（Brown 等，1999，Beets-Tan 等，2000，Blomqvist 等，2002）。此外，通过对比增强 MRI 检查，也能准确进行 N 分期（Padhani，2002）。因此，目前大多数中心都依靠 MRI 检查进行直肠癌局部分期。由 Brown 和 Marsden 医院的一些研究者领导的 Mercury 研究小组已经根据核磁共振扫描成像制成软件，用以术前判断直肠癌全系膜切除手术是否能达到病理组织学上的切缘阴性。如果判断环周切缘为阴性，术前则不需要行放疗，局部切净的概率就很高。这个小组（Mercury 研究小组，2006）报道了 4 个欧洲国家 11 个结直肠中心的 408 例直肠癌患者术前 MRI 检查结果，结果（表 30.5）表明高分辨率 MRI 能准确预测手术切除边缘是否切除干净或有肿瘤残留，而且该技术可以

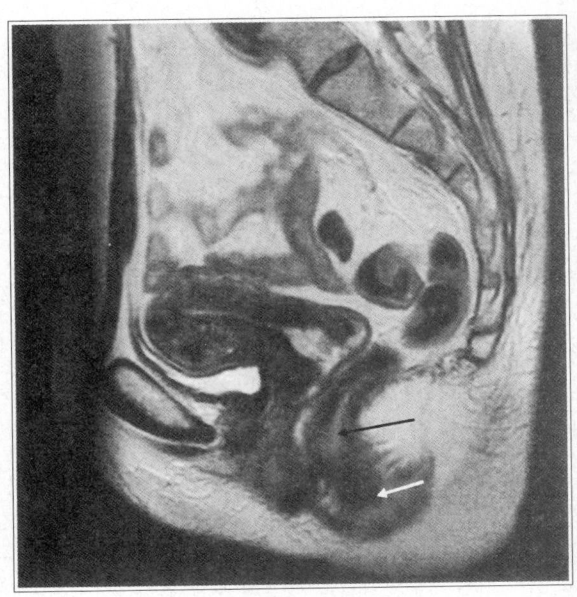

图 30.8　矢状面 MRI 显示弯曲肛柱的下缘即齿状线（白箭头）及耻骨直肠肌（黑色）箭头。

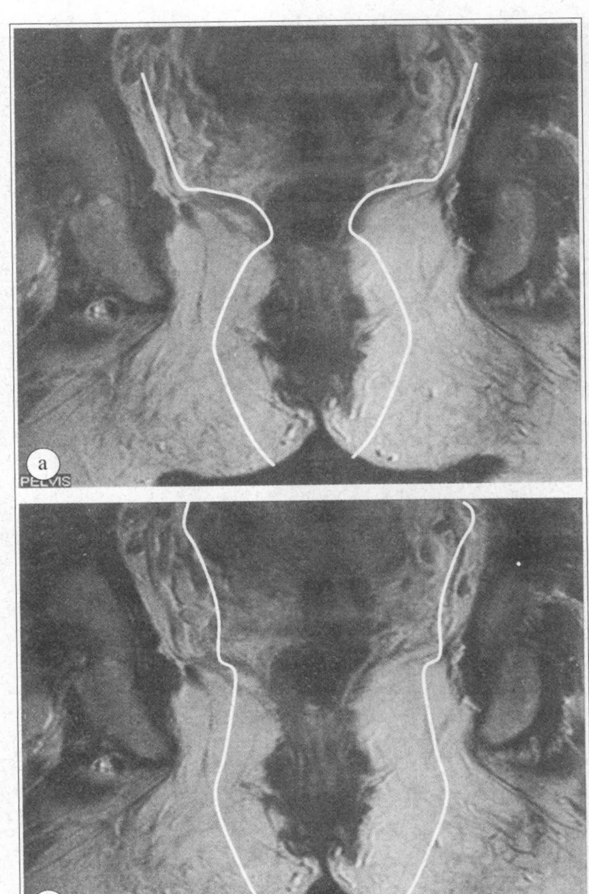

图 30.9　T_2 加权冠状位 MRI 显示标准腹会阴直肠癌切除的全直肠系膜切除平面，因此形成了一个外科腰（上图），T_2 加权冠状位 MRI 显示如经腹直肠癌切除平面止于肛提肌以上（下图）。

在不同的研究中心进行重复。

单克隆抗体

具体参见 29 章。

正电子发射断层扫描（PET）

正电子发射断层扫描（PET）是相对非侵入性检查方法，最近已发展到能检查局部的组织功能。用能发射 γ 射线（正电子发射）的放射性同位素标记生化或药物化合物，注入体内，然后用体外辐射探测器测量其在体内的分布。由此获得的图像就是体内的放射显影图。虽然 PET 是一个简单的探测成像设备，但却能达到测量肿瘤和正常组织之间的生物差异的目的。该技术已用于大肠癌肝转移的检测，肿瘤已被证明能增加 2-脱氧葡萄糖的摄取（Strauss 等，1989）。^{18}F-标记的 2-氟-2-脱氧葡萄糖（葡萄糖）是最常见的检测大肠肿瘤的同位素。

PET 成像能准确发现转移病灶，并可能早期发现有直肠癌的早期局部复发。但是，它能否成为临床常规检查方法仍有待观察（Bohdiewicz 等，1995）。

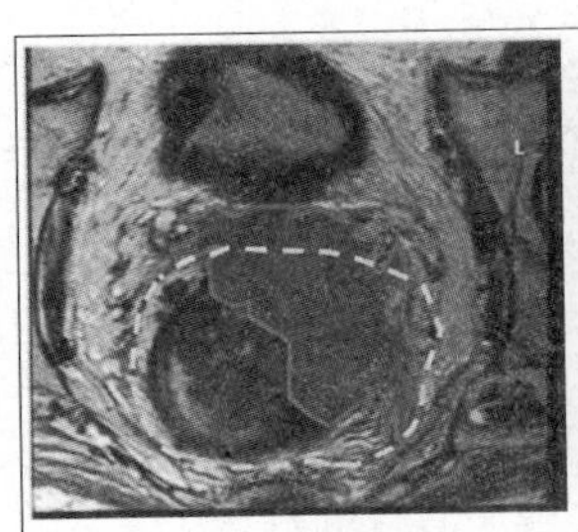
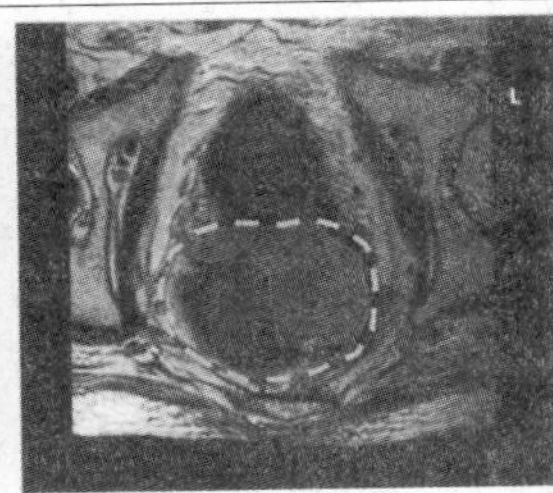
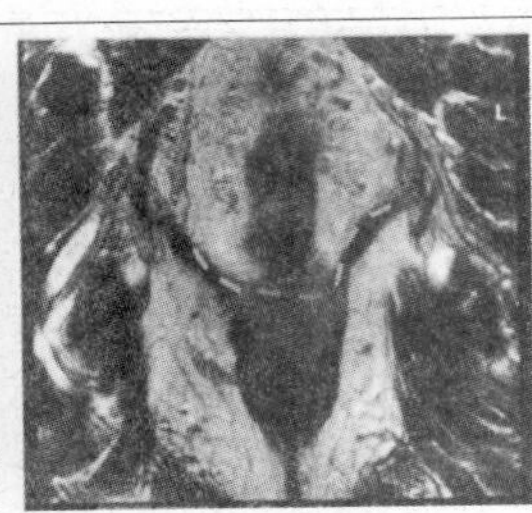

图 30.10　CORE 试验中 MRI 的评价标准。虚线显示直肠系膜带及原发肿瘤影。

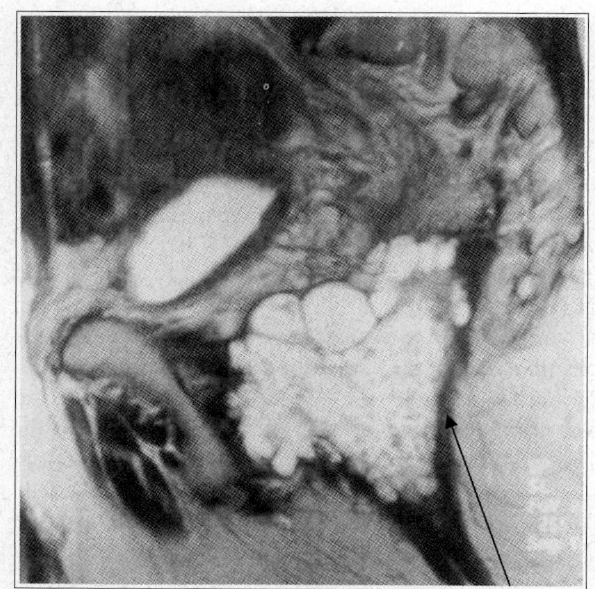

图 30.11 复发直肠癌侵及盆壁及会阴。

目前在复发肿瘤进行根治性切除的术前筛选检查中，PET/CT 检查已在很大程度上取代了 PET 检查，因 PET/CT 检查可以检测到手术切除范围以外是否存在转移病灶。

癌胚抗原和急性期蛋白检测

术前血清癌胚抗原（CEA）和其他肿瘤标志物浓度的检测可反映出肿瘤扩散的程度，已被临床广泛使用（参见第 29 章）。

同时性肿瘤的检测

原发性大肠癌有 3%～9%的患者会发生同时性癌；而同时性腺瘤的比例可高达 30%。因此很有必要尽可能在术前行结肠镜检查，排除结肠是否存在其他息肉或同时性病灶（参见第 29 章）。

结直肠疾病诊治水平的质量控制：多学科协作小组（MDT）的作用

直肠癌术前评估已取得相当大的进展，并对英国、瑞典、法国和其他欧洲国家在临床治疗上产生了重要影响。虽然还需要更多的大宗病例研究，尤其是关于新的影像方法方面的研究，我们期待着现代影像学能提高生存率。然而，不管 MRI 和腔内超声检查如何准确，也无法让所有的医院都拥有这样的设备和相关的专家，而且一些人认为这样做的性价比也不高。要求各个指定的研究中心必须具备这些特殊的研究设备也很有争议。由于直肠癌的发病率很高，大家一致认为这种要求既不切实际，大多数也不支持。无论如何，是否在所有医院都能进行这些检查（放射学检查、超声检查、肝脏 CT 检查），还是有待商榷的。

英国有一个关于直肠癌术前分期的全国协议，所有癌症中心都应遵守这个协议。直肠癌术前影像学检查应当包括胸部 X 射线、肝脏 CT 检查、结肠镜检查和 MRI 检查。检查完成后所有的病例都要在多学科协作组（MDT）会议上讨论决定治疗方案。团队应该包括外科医师、消化科专家、肿瘤学家、放射治疗学专家、放射科专家、疼痛治疗人员、组织病理学家和参与结直肠癌患者护理的护士（例如造口护士和咨询师，内镜检查护士和结直肠癌的护理专家）。MDT 的会议仔细考察所有患者的结果，以便做到治疗个体化。会议为本科生教学和研究生培养提供了一个很好的机会，理想的情况下，所有病人的数据都应进入一个有审计程序的数据库，并能够持续研究下去。基于现有的模式，患者的新辅助放疗是否要加用化疗是由 MDT 会议决

表 30.5 MERCURY 研究结果：直肠癌 MRI 检查

408 例 MRI：
354 例周边未受侵（87% CI：83%～90%）
预测特异性 92%（CI：90%～95%）
扫描效果满意的 93%（379/408）
术后组化病理评估效果满意 80%
手术淋巴结清扫平均数目 12（0～49）
MRI 预测病理切缘阴性 349 例
手术切缘阴性的占 327 例（94% CI：91%～96%）

定的，而不能由外科医生单独决定。手术后，病理报告出来时，需要在 MDT 会议上再次讨论病人的辅助治疗方案。

为提高结直肠癌患者的评估水平，英国癌症研究统筹委员会（UKCCCR）于 1988 年成立了一个工作小组，以规范需要被记录的临床和病理参数。其目的是要提出一个可以在英国各地的大多数医院应用的切实可行的建议，工作小组对病人的术前和手术期间连同病理标准进行临床评估。直到 1996 年有关结直肠癌患者术前评估才得出结论（表 30.6）。应当强调在对结直肠癌病人进行分期时，术前评估不能片面，必须考虑到手术和病理的结果。在大多数国家，行业指南不仅满足了外科医生的要求，也顺应了整个社会的期望。

因为直肠癌的治疗比较复杂，而且需要进行个性化治疗，因此需要一个认证系统，使所有的直肠癌患者能够在专科医院由受过专门训练的外科医生治疗。一个包括所有直肠癌患者的特有登记系统的开发，使质量控制得以确保。在英国，有一个国家 MDT 的督导小组和咨询服务中心对英格兰的 186 个结直肠癌多学科小组提供指导和服务，区域性小组可以交流彼此的最佳实践，并定期参加课程培训，以确保临床实践的标准和规范是一致的（Jessop 等，2006）。

直肠癌外科技术的历史发展

直肠经腹会阴切除术

最早的直肠癌手术方法是经会阴切除术（Faget，1739；Lisfranc，1826；Verneuil，1873）。所有操作都在腹膜外完成，尽管如此，手术存活的患者很少，会阴感染使他们生活难以承受。St Mark 医院的 Allingham（Allingham，1879；Allingham and Allingham，1901）对直肠癌的手术做出了巨大的贡献，他采用腹股沟结肠造口术来控制会阴部感染；还有 Lockhart-Mummery（1926）不仅采用结肠造口术，同时在手术过程中，他使用了无菌技术。

在 St Mark 医院改进的手术分为两个部分。先在左髂窝行结肠襻式造口，这样允许评估腹腔是否存在转移病灶以及直肠肿瘤是否可以切除。然后通过造口反复对结肠和直肠灌溉洁净 2～3 周，再行腹会阴联合切除术。在会阴部手术进行操作需要病人取左侧卧位，游离直肠并尽可能高位结扎直肠上血管之后，切除直肠。要从下面尽可能多的切除直肠（一般为 20～25cm），直乙状结肠切除远端封闭并包埋残端，而左腹股沟造口永久保留。

在当时人们认为这种手术方式存在两个主要缺点。首先是它无法充分游离直肠上 1/3 的肿瘤，其次是结肠远侧断端的盲端，粪便能进入盲端而经常会出现结肠盲端漏。尽管有这些反对意见，一直到 20 世纪 30 年代初为止，经会阴行直肠切除术在英国和美国都是直肠癌的标准术式。在没有输血和抗生素的时代，这种术式的主要优点是相对简单和安全。在 1932 年 Gabriel 报道，这种术式的直肠癌手术切除率为 50%，手术死亡率为 11.6%，5 年存活率为 40%（Gabriel，1932）。

Ernest Miles，一个年轻的 St Mark 医院外科医生和解剖学家，给直肠癌的手术治疗带来了最重要的变化。他也是 Allingham 同一时代的人。他惊奇地发现，那些接受过经会阴切除的直肠癌患者大约有 95%的复发，这大大刺激他寻找肿瘤扩散的精确病理途径及其特征。他把从手术室和尸检的得来的标本进行了详细的病理学研究，发现直肠癌的淋巴结扩散可能发生在三个方向：向上，两侧及向下（Miles，1910，1926）。他得出的结论是：为防止直肠癌术后复发，必须切除整个直肠、肛管和括约肌，以及大部分的肛提肌和坐骨直肠窝的脂肪组织、大部分的乙状结肠及相应系膜，包括系膜上的淋巴结，还得切除痔上和肠系膜下血管以及部分盆腔腹膜（Miles，1908）。要做到这一点，必须经腹部和会阴部切除直肠才行。因此诞生了直肠癌经腹会阴切除术，这即是通常被称为“Miles 手术”。

当 Miles 首先介绍这种操作过程时，似乎这些原则听起来还不错，但还是经历了很长一段时间大家才接受这种术式作为直肠癌的首选方法。毫无疑问，由于这种手术给病人造成了巨大的外科创伤，使得 61 例病人中就有 22 例死亡（36.2%）。这些患者要么死在手术台上，要么术后很快死亡。Miles 手术是先行腹部手术操作，然后行会阴部手术。正因为这个原因，Gabriel（1934）开发了直肠癌经会阴部腹部切除术，而经会阴部腹部切除术会按照先前所描述的包括先经会阴部腹膜外游离直肠，痔上血管在这个阶段不结扎，必须游离到与腹部手术时能到达的水平，从而彻底清除向上蔓延的淋巴结组织。这种操作非常安全（Gabriel，1957），因为游离直肠实质上几乎都是从会阴部腹膜外进行的，腹部创伤极小。

表 30.6 术前临床评估：UKCCCR 推荐结直肠癌分期（Bartram 和 Reznek，1996）

1～5 仅适用于直肠癌

1. 如确认在患者清醒时不能充分检查应在麻醉状态下进行触诊；
2. 患者清醒状态下左侧卧位，应用硬性乙状结肠镜检测肿瘤下缘距肛门距离
3. 肠周受侵。指明受侵的肠周的范围及位置
4. 活动性。触诊时活动性分为
   (a) 活动（限于肠壁）
   (b) 受限（侵入肠壁部分固定）
   (c) 固定（侵入邻近组织不可移动）
   此时需麻醉状态下检查
5. 影像学技术评估局部进展情况
   如肿瘤固定或较大，尽可能行 CT、MRI、直肠超声内镜或腔内 MRI 评估局部进展程度，同时行腹部 CT 检查。
   如考虑局部切除需行直肠内超声
6. 肿瘤病理分级
   (a) 活检应指明是否为腺癌
   (b) 分化程度应分为分化差或其他
7. 评估肺部情况。应常规性胸部 X 线片检查，发现可能的肺部转移结节。如胸片上异常，需行 CT 或 MRI 检查。
8. 肝脏转移检查
   (a) 结直肠癌患者应行肝脏影像学检查
   (b) 可选用 CT 或 MRI 进行检查，如 CT 或 MRI 不可行，则行超声检查
   (c) 影像学检查后，肝脏可出现以下几种情况：
      (ⅰ) 明确的肝脏转移
      (ⅱ) 可疑
      (ⅲ) 无肝脏转移
   (d) 如条件允许，应检测血清癌胚抗原（CEA）。水平高（＞50 ng/mL）及时肝脏影像学检查为阴性，也提示存在肿瘤转移
9. 评估肝脏转移灶
   (a) 肝脏转移灶的数目应描述为“单发”或“双发”。如单发，应指明转移灶在右叶或左叶。如多发，应指明是在单叶或双叶。
   (b) 放射人员应对扫描中受侵的肝脏定量化为百分比：
      0　　0%
      1　　＜50%
      2　　＞50%
   如已出现可能与肝转移相关的症状，应在每级前标记“S”
10. 同时病变排除。所有结直肠肿瘤患者应评估其余的大肠，术前最好行结肠镜检查；但如结肠镜检查不能或难以进行（如病变狭窄），需行双重对比钡剂灌肠法。
    如术前评估不能除外同时性病变，应通过以下方法再行明确
    (a) 术中探查，如认为必要，可增加术中结肠镜检查（但二者均不可靠或不满意）
    (b) 术后 6 个月内结肠镜或钡灌肠检查
11. 尿路评估。术前静脉尿路造影不需常规进行，但可在特定情况下予以考虑

尽管有这些优势，但这种手术方式从未被大多数人所接受，这主要是由于麻醉和术后监护的发展和进步，使得更广泛的腹部分离、解剖成为可行。由于经腹部解剖游离直肠更容易操作，这样 Miles 所描述的经腹会阴术式也就慢慢得到得了外科医师的青睐。

由于同时联合切除直肠，即在腹部和会阴部阶段由两个外科医生同时进行，使直肠癌腹会阴切除术的术式得以更加完善。Kirschner（1934）首先

证实腹会阴同时手术的方法是可行的，但随即他放弃了这种方法，因为在无输血技术的时代，手术死亡率很高。Devine（1937）重新将此术式引入英国和美国，Lloyd Davies（1939）随后将此技术进行了推广和普及。在许多其他技术改良中，他设计了可调节的腿架，使病人可在手术时取截石位并头低脚高位，这是腹部和会阴部同时手术必需的体位。所有这些技术改良，大大减少了手术时间，并使晚期肿瘤的切除更容易了。

然而，仍然有人反对腹会阴同时进行手术这种方法，声称病人在手术台上的这种体位使其腹部和会阴部手术都很困难。也有人认为腹会阴同时手术的方法比让病人分两个阶段进行手术更“令人恐惧”。随着时间的推移，这些批评的声音减少了。外科医生对患者手术时取截石位头低脚高位已经习惯了并没有发现它的不便。输血技术和硬膜外麻醉的发展使得手术相对安全多了。不论肿瘤距肛门边缘的距离多大，这种术式从而成为英国所有直肠癌患者手术治疗过程中的第一选择。在美国，这种被称为两组手术技术的同时联合手术的方法，从来没有达到像在英国一样的普及，北美的外科医生倾向于最初 Miles 描述的那样，首先对腹部进行操作然后再对会阴部进行解剖，而且越来越多的外科医生将患者翻转成俯卧折刀位置后再进行会阴部手术。

经骶入路手术切除

在欧洲，情况就有所不同。外科医师不是从会阴部手术游离直肠，而是经骶骨入路进行手术。Kocher 在 1875 年描述了该术式，由 Kraske 在 1885 年加以推广。病人取侧卧位，从肛门后面的骶骨表面行垂直切口，通常倾斜到中线的一侧或对侧。切除尾骨和一到两个骶骨，是显露肛提肌以上的直肠后面很好的方法。在直肠的一侧打开腹膜，尽可能地向下牵拉直肠，游离直肠上血管并结扎。然后尽可能的向下游离直肠，在初期手术时，是将直肠和肛管一并切除并在骶骨区将结肠拖出重建成“骶肛门”。在游离直肠的方式上被外科医生 Bordenheuer，Rose，Hochenegg，Billroth，Rehn，Heineke 和 Rydygier（Rankin 等，1932），做了各种修改描述，然后立即被欧洲大陆作为直肠癌手术的第一选择。

但是时间不长人们就意识到，直肠高位肿瘤患者的肛管和括约肌可以在技术上保留，然后可以实现胃肠道的连续性重建。这间接导致了保留括约肌直肠癌切除术的发展。

保留括约肌切除术

Kraske 本人就是第一位尝试通过骶骨入路行直肠切除后，完成结肠和肛门直肠残端吻合术的人。他最初只将乙状结肠与直肠残端的周长 1/3 缝合；几个星期后再关闭粪瘘从而恢复消化道的连续性。虽然另有几个外科医师重复了这种手术，但其结果都是灾难性的，因为手术吻合口都会不可避免的裂开，而且粪瘘无法修补上。

为了提高成功的机会，Hochenegg（1888，1889）设计了结肠和肛门直肠残端之间进行吻合的安全方法。先经骶骨将直肠及肿瘤切除，然后通过肛门经直肠残端外翻。然后将近端结肠游离通过外翻肛门拖出，再在肛门外行结肠肛管吻合重建。虽然这种方法比 Kraske 的方法更成功，但吻合口仍然以惊人的具有规律性地裂开了。这使 Hochenegg 设计出了 Durchzug 方法（Hochenegg，1900），即直肠还是通过肛管外翻，但将其黏膜剥离后，并重新送回到盆腔内。然后将结肠通过无黏膜的直肠肛管拖出与肛缘皮肤吻合，希望无黏膜的直肠肛管与结肠浆膜融为一体。

这种手术方法做得相对成功的是 Mandl（1929），他发现 Hochenegg 临床中心经骶切除术治疗的 984 例患者的总死亡率的 11.6%。这些患者中有一半恢复了消化道的连续性。不幸的是，手术后 5 年生存率很低（在 Mandl 的系列只有 30%）而且局部复发率很高。其原因在于无法彻底清除癌症向上蔓延的转移，当经腹切除手术更加安全时，经骶骨手术就被摒弃了。保留肛门括约肌的概念永远不会消亡，但因为 Miles 的癌肿扩散学说，人们普遍认为保留部分直肠肛管都是不明智的。经腹部手术的方法能确保彻底清除向上扩散的癌细胞，但大家仍然认为只有通过会阴部切除直肠，才能清除侧向和向下蔓延的癌细胞。

Miles 关于直肠癌淋巴结转移的病理学发现对直肠癌治疗方法的影响统治了近 30 年。他们坚信无论癌肿位于直肠的哪个位置，直肠癌病人都应接受经腹会阴手术并行永久性结肠造口术。这些观点一直未受到任何质疑，直到有几个外科医师指出 Miles 的观点并不是完全是正确的（Dukes，1930；Westhues，1930，1934；Wood 和 Wilkie，1933；Gabriel 等，1935；Gilchrist 和 David，1938；Coller 等，1940）。

他们将经骶部、经会阴部或经腹部手术入路取出的直肠标本进行了细致的研究，却很少能够发现肿瘤细胞存在侧向或向下蔓延的现象。他们同意Miles关于肿瘤细胞向上蔓延是普遍的观点，但又不同于他关于向上扩散的途径的观点；因为他们发现，直肠癌的肿瘤细胞向上蔓延是有序进展的，即从直肠旁后侧的淋巴结开始，沿痔上血管周围的腺体生长转移，再至肠系膜下周围淋巴结，最终转移到腹主动脉旁淋巴结。跳跃式淋巴结转移少见。在很少见的情况下肿瘤细胞向下和侧向蔓延，有证据表明肿瘤很晚期时，而且沿着直肠上血管的淋巴管被肿瘤细胞所堵塞时，推测可能发生淋巴逆流而导致侧向或向下转移。罕见的向下蔓延后来被Glover和Waugh（1946）还有Goligher等（1951）所证实。Goligher和其他人发现经腹会阴切除的直肠标本1 500例中，只有30例（2%）能证明是远侧的淋巴扩散，而且他们大部分有明显的向上蔓延扩散的倾向（Goligher等，1951）。

这些病理研究发现的结果导致人们很快就认识到，直肠癌手术切除并非总是必须切除直肠肛管牺牲肛门括约肌来才能治疗直肠癌。因此，在20世纪40年代初，涌现了大量关于重现胃肠道的连续性和保留肛门括约肌的新技术以及重新评估以往方法的热潮。然而这个时候，保留肛门括约肌的理念被认为只适合直乙交界处结肠癌和直肠上1/3的肿瘤。这样做的原因是至少要保留6～8cm的直肠才能控制排便。此外，虽然远侧淋巴扩散被认为是很罕见的，镜下微小的远端壁内扩散被认为是更加常见的，要充分认识到这个潜在的问题，有人认为如果是要达到治愈性切除的目的，就必须肉眼下切除直肠癌远端最少5cm的正常直肠。对于大多数位于直肠下2/3直肠肿瘤，远端至少切除5cm，并至少要保留6～8cm直肠肛管，这两个目标是无法同时满足的。

要在此时制定设计出保证肿瘤根治时，既要保护胃肠道的连续性，又要有最精巧的控制排便功能，这为现代实践奠定了基础。

最早尝试通过经骶骨入路手术保留肛门括约肌的方法，现在重新实施这样的方法也并不稀奇。然而经腹部手术对彻底清除向上扩散的淋巴结很有利，经腹部手术结合经骶骨手术的经腹骶直肠切除术从此就诞生了，而欧洲的Finsterer（1941），Goetze（1944）和d'Allaines（1956）还有英国的Pannett（1935）将此术式加以推广。经腹部的手术操作和Miles的手术时是以同样的，将主要血管分离结扎以及游离直肠，但远端乙状结肠并不横断，结肠被推进盆腔内，并关闭盆底腹膜。然后病人重新取侧卧位，经骶骨入路切除直肠如前所述。切除直肠后行端端吻合。

尽管事实上这种手术被证明是一个合适的“癌症手术”，但它没有得到普及。经骶切口仍然存在着粪瘘的危险，切口本身也会引起患者明显不适感。在20世纪70年代，纽约的Localio（Localio和Stahl，1969；Localio和Baron，1973；Localio和Eng，1975；Localio等，1978），对该术式进行了改良，使病人在同样的体位完成整个手术（在整个过程中的右侧）。这样这个术式又起死回生。尽管Localio的成就优异，但由于其他方面技术的发展使得这是术式在英国就成为过去时。

与经腹骶手术同一时期的其他术式，还有像经腹部前切除与吻合术等主要术式。以前在经腹部直肠切除后重建肠道连续性方面已有许多失败的尝试。Rutherford Morrison（Turner，1943），Balfour（1910）还有Lockhart-Mummery（1934）试图尝试着“套筒式”技术，将足够粗的金属或橡胶管捆绑在近端结肠，并通过肛门直肠残端拖出。在此管通过肛门施加牵拉时，将结肠浆膜和直肠切缘进行缝合。这项技术被证明是灾难性的，直至Dixon和他的同事在Mayo诊所（Dixon，1939，1940）设计出的经腹部吻合的前切除术是可行的，直肠切除后结肠与直肠残端通常是通过双层缝合完成端端吻合。多年来，Mayo诊所手术被大家多熟知，直到它成为直乙状结肠交界处和直肠上1/3的癌手术的首选之后逐渐得到了推广和普及。因为许多研究表明，这个部位的肿瘤的前切除术与经腹会阴切除手术有同样的安全性和疗效（Morgan，1955；Waugh等，1955；Mayo和Fly，1956；Mayo等，1958；Lockhart-Mummery等，1976；Whittaker和Goligher，1976；Wilson和Beahrs，1976）。

一旦上1/3段直肠癌的前切除的方法获得了信心，再将该技术扩大到较低的位置的直肠癌治疗也就十分自然了。吻合术也可仅行一层缝合就可放心，这一技术又促进了它的发展（Everett，1975）。

与低位直肠前切除术一并发展的术式是直肠拖出式吻合术。人体肠道的连续性如不能在Dixon标准前切除术取得的情况下，这种手术方法往往被应用到一些适合的患者。手术原理是将结肠从肛门拖出与直肠肛管残端进行吻合完成消化道的连续性，由于直肠肛管和结肠吻合的具体方法不同，因此此术式也就不一样。因此在操作的过程中，肛管内层

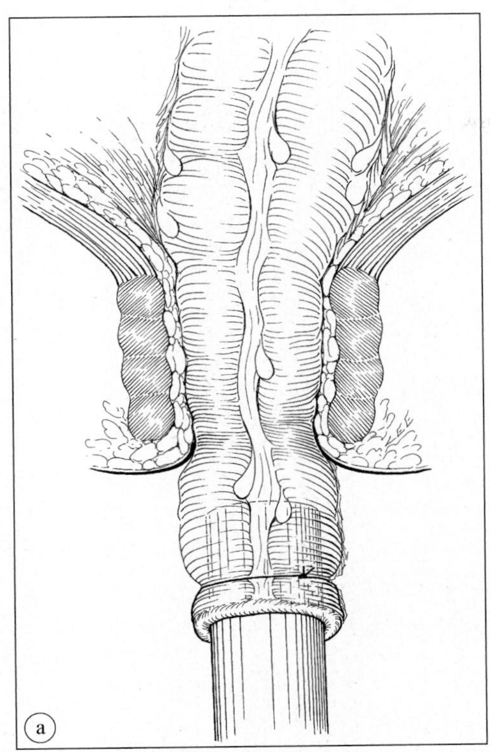
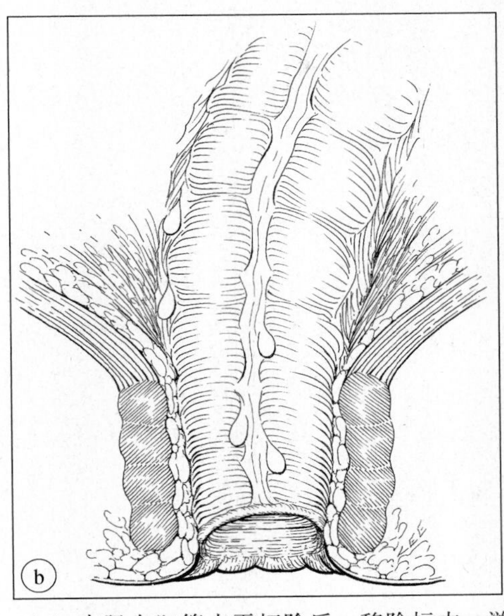

图 30.12　Baco 描述的经腹经肛门拖出式切除。（**a**）直肠在肛管水平切除后，移除标本，游离的结肠下拉通过肛管，突出约 50cm。此前分离出的肛管括约肌在突出的结肠周围缝合一周。（**b**）2～3 周后切除突出的结肠，留下结肠肛管吻合口。

被剥离，将游离的结肠通过肛管拖出约 5cm 长（图 30.12）。将游离好的肛门括约肌与拖出的结肠进行缝合，大约 10 天之后，多余的结肠被切除。Black（1952）对拖出式手术进行了修改，肛门括约肌不用分离，但应充分扩张（图 30.13）。

在 Maunsell-Weir 手术操作中（Maunsell，1892；Weir，1901）肛门直肠残端通过肛门外翻结肠通过它被拉下来，使两个残端自由边面对面放置，然后再肛门外缝合（图 30.14）。然而，另一个改良是由 Turnbull 和 Cuthbertson（1961）以及 Cutait 和 Figlioni（1961）独立设计的手术，被称作是 Turnbull-Cutait 手术。这和 Maunsell 与 Weir 所描述的术式是同样的，但分两个阶段完成。第一阶段是将结肠从外翻直肠肛管残端拖出，留 10～14 天；在第二阶段切除多余的结肠，将结肠与肛管切缘缝合完成吻合，然后将吻合口回纳入盆腔。

虽然直肠拖出式手术方法比经腹前切除术能处理更低的直肠肿瘤，但却始终没有达到被普遍并被广泛接受的程度。在技术上难以操作，患者们没有理由去冒这样大的风险和困难却获得较差的控便功能。1972 年 Mann 证明了即使是在专家技术人员手中，结果也没好到哪去（Mann，1972）。他研究了在 1937 年到 1970 年之间 St. Mark 医院行 Maunsell-Weir 和 Babcock-Bacon 手术的一组病人，手术死亡率为 13%，无严重的发病率治愈的患者只有 28%。41%的患者发生盆腔脓肿并发症，吻合口破裂 31%，26%吻合口狭窄，癌局部复发率在 24% 和 10%的大便失禁。其他一些工作者的报告与 Turnbull-Cutait 的手术结果一样令人失望（Cutait 和 Figlioni，1961；Turnbull 和 Cuthbertson，1961）。由于这些原因大部分医生（除热衷者外）放弃了拖出式吻合术，他们宁愿在前切除手术不可行的情况下实行腹会阴切除手术。

20 世纪 50 年代末和 60 年代的技术变化不大。在此期间，大多数对结直肠癌特别有兴趣的临床中心的治疗策略是相对比较标准的。对上 1/3 段的直肠肿瘤（距肛门边缘 12cm 以上的肿瘤），只要肿瘤远侧切除 5cm 以上的直肠并保留足够合理的肛门直肠残端长度，经腹直肠前切除并行端端手工吻合是完全可行的。然而，这一治疗策略的临床应用却因不同中心而有所不同，一些外科医生为了行直肠前切除手术的一个极端做法是，在某些情况下为了实现低位吻合，导致下切缘切除距离不够。其他外科医生认为，如果在直肠前切除术时不能从容进

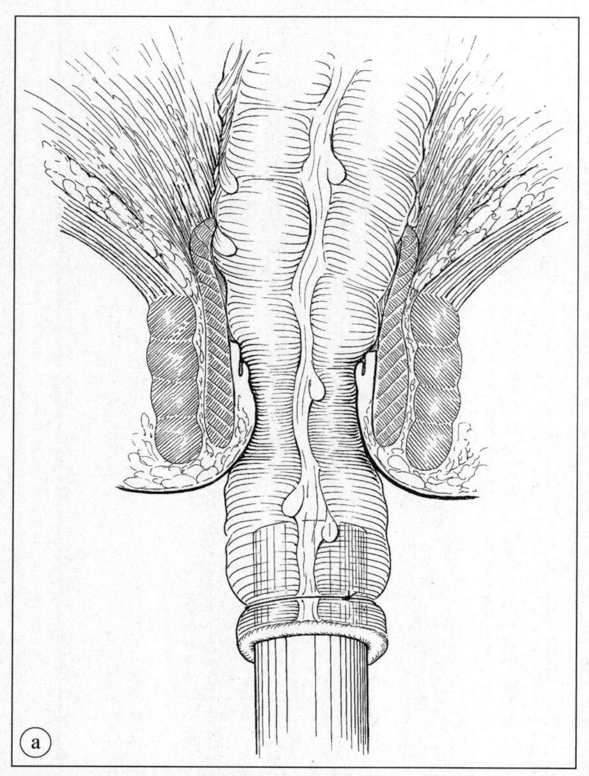

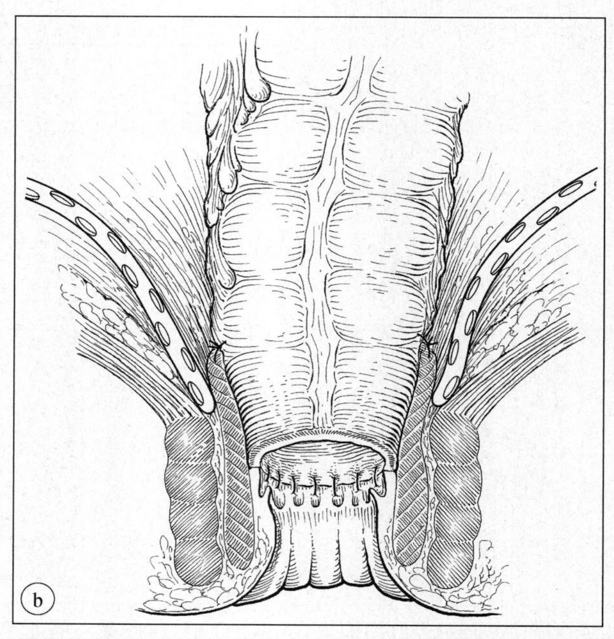

图 30.13 Black 描述的经腹经肛门拖出式切除。(**a**) 肛管拉伸以便于行拖出式吻合，但保留肛管齿状线及括约肌。(**b**) 切除多余的结肠后的最终状态。

行双层缝合吻合，病人必须有一个经腹会阴切除术。大多数医生也这么做了，然而医生们认为低位1/3段直肠肿瘤，经腹会阴切除则是强制性的。

在1970年和1980年开始的技术创新改变上述治疗策略。1972年Parks提出了关于经腹拖出式结肠肛管吻合的重要改良前切除术（Parks，1972）。通过充分扩张的肛管进行结肠直肠肛管吻合术，从而避免在外翻拖出吻合时潜在的破坏性损伤（图30.15）。这不仅是一个技术上的进步，这也表明排便控制能力不受影响，即使切除整个直肠，结肠直接与肛管进行吻合（Lane和Parks，1977）。这一发现是非常重要的，因为它表明保留6～8cm长度的肛门直肠残端对排便控制能力并不是必要的。进一步的研究工作表明，排便控制能力的受体位于直肠以外：不在直肠壁内而在盆底肌肉内（Lane和Parks，1977；Williams等，1980b）。如果在操作过程中不破坏盆底肌肉，排便控制力通常可以得以保留。

Mason在同一时间里，描述了一个旨在进行非常低位吻合的经腹骶直肠癌切除术（Mason，1976）。在此操作中，被称为经腹部经括约肌的直肠切除术，将肛门外括约肌和肛提肌分离，显露直肠下端（图30.16）。将经腹部手术时部分游离的直肠继续游离直至肛门内括约肌终点并在此切除直肠，行结肠肛管吻合术，仔细缝合分层缝合肛门外括约肌和肛提肌。虽然Mason（1976，1977）积极的报道其疗效，但此手术操作从未被广泛采用。

更重要的是技术革新却是圆形自动吻合器的出现。Fain和他的同事们于1975年首先在说英语的国家里介绍了该仪器（Fain等，1975）。1967年和1972年之间在莫斯科直肠病研究所，他们用了俄罗斯的模型249个圆形吻合器给169位直肠癌患者行结直肠吻合术。不是所有的操作都是低位吻合，但确实有一定比例。他们报告了6例吻合口裂开，其中2位患者死亡，4个完全恢复。有趣的是，没有吻合口狭窄或后期狭窄形成的实例。

在另一组病例数量类似的研究中，Goligher等（1979）使用同一型号吻合器也获得了类似的结果。他强调吻合器完成的结直肠吻合和手工缝合的吻合手术安全度是一样的。他同时也表明，这些吻合器能做到比以前经腹在盆腔内进行手工吻合位置要低得多。Heald（1980）也表明，当他在社区性医院

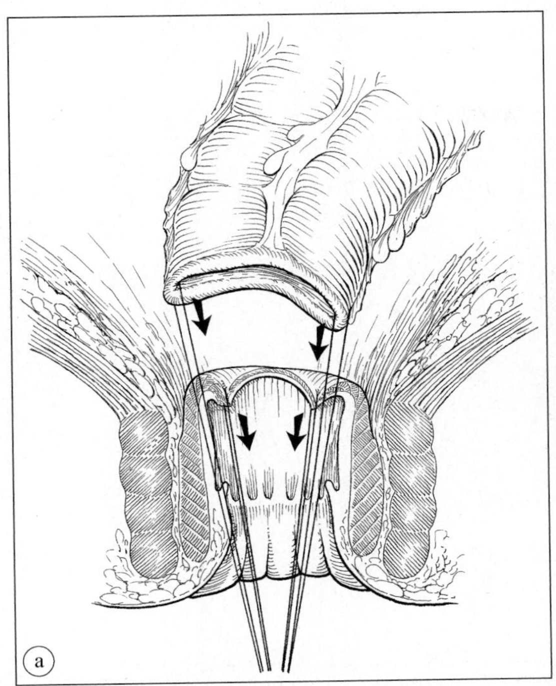

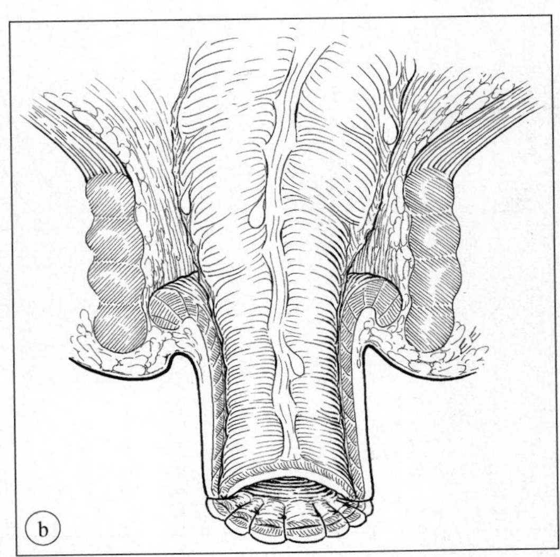

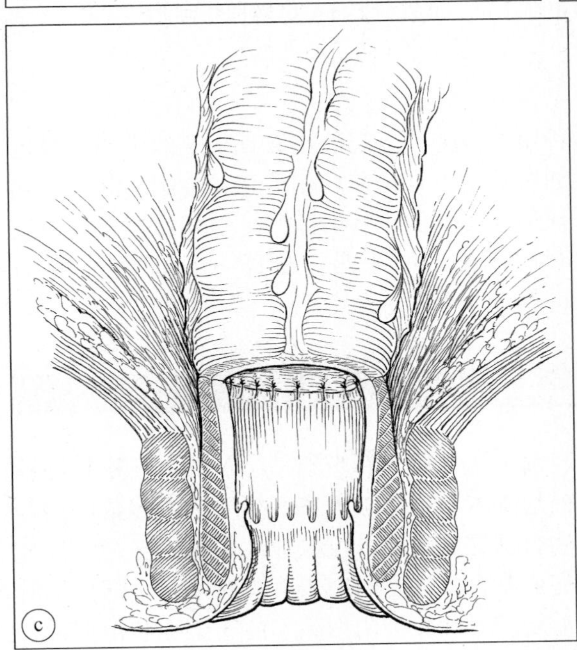

图 30.14　Maunsell-Weir 型经腹经肛门拖出式切除。(**a**) 切除肿瘤段直肠，翻转残余的肛门直肠残端。结肠自翻转的残端内拖出。(**b**) 行体外吻合。(**c**) 将完成的吻合口与翻转的肛直肠残端送回盆腔。

成功使用俄罗斯 SPTU 吻合枪治疗部分直肠癌患者被报道后，这些结果同样可以在主要中心地区以外的医院得到。这些发现非常重要，因为它们表明大部分医生都可用这种仪器完成低位保留括约肌的结直肠吻合术。随着美国 EEA 吻合器的出现时，各种一次性使用的吻合器，让这种技术更加可靠了。由于这些工具的使用并能实现低位吻合保留控制排便能力和正常的排便功能，引起外科医生重新评估自己的执行保留括约肌切除的标准，导致在治疗低位 2/3 段直肠癌戏剧性的变化，我们比以前能给更多的病人提供没有造口的生活。自从圆形吻合器和结肠储袋替代直肠的成功应用（Hallbook 等，1996），其他的一些发展有助于提高直肠癌手术的疗效，这些将在下面做详细讲解。第一，让我们更

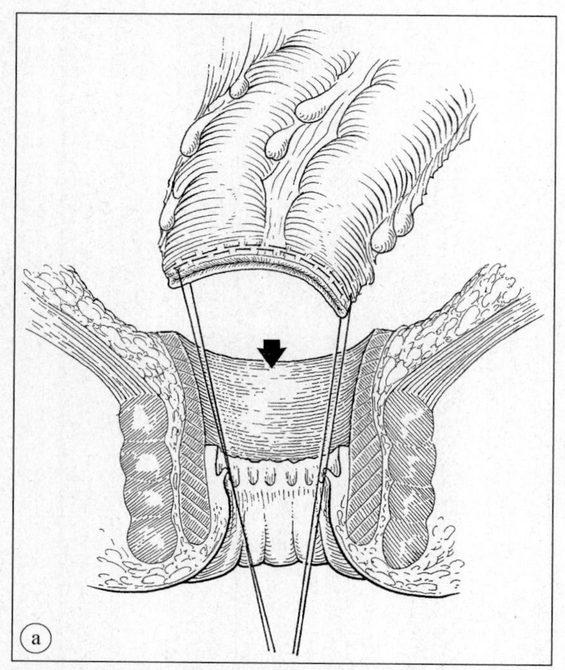

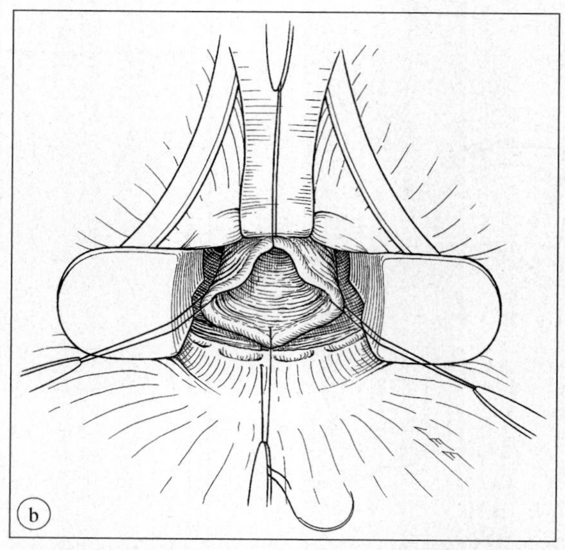

图 30.15 Parks 的经腹经肛管吻合技术原则。(**a**) 癌灶直肠被切至肛提肌水平。肛管的上部分已通过肛管剥离显露出黏膜层。结肠自裸露的肛管拖出。(**b**) 通过肛管在齿状线吻合。

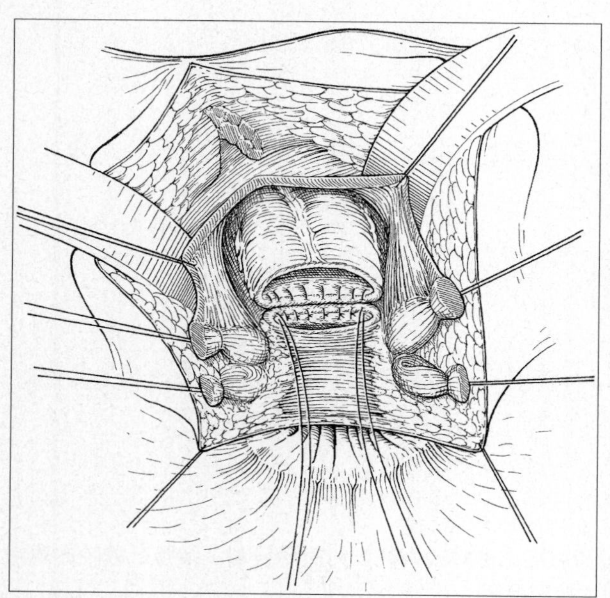

图 30.16 经腹经括约肌直肠癌切除原则。切断括约肌，将切断的直肠拖入肛管。行结肠与肛管吻合，再小心逐层修补横断的括约肌。

好地了解了直肠解剖，以及直肠全系膜切除术能带来较低的局部复发率并保留括约肌功能（MacFarlane 等，1993）。第二，术前放疗显著降低局部复发率，即使是在常规进行 TME 切除后（Minsky 等，1995；Bakx 等，2006）。第三是建立大肠癌治疗各种服务咨询，专门治疗结直肠癌的中心。最近出现的腹腔镜下直肠前切除术和腹会阴切除术，如果选择适当的病例，其治疗的结果和治疗中心所进行的开放性手术结果是一样的（Cecil 等，2006；Kienle 等，2006）。

直肠癌根治术式的选择

目前上 1/3 段（距肛缘 12cm 以上）直肠癌首选为前切除术。这已被大家所接受。大多数医生是利用吻合器完成吻合，仅少数人用手工缝合一层或两层完成吻合。许多研究表明，对于这个部位的肿瘤，前切除术和腹会阴切除术的安全性和治愈性是一样的（Morgan，1955；Waugh 等，1955；Mayo 和 Fly，1956；Mayo 等，1958；Cullen 和 Mayo，1963；Lockhart-Mummery 等，1976；Whittaker 和 Goligher，1976；Wilson 和 Beahrs，1976）。切除这个部位的肿瘤非常必要，并确保远端切缘 5cm 以及侧向淋巴结清除和腹会阴切除手术是相同的。

大约从 1980 年以来，中段 1/3 直肠癌和位于下段 1/3 近侧的直肠癌的外科治疗引来了很大的争议。如前所述，这些部位的肿瘤行保留肛门括约肌的直肠前切除在技术上是可行的。然而要做到这一点，有时就必须减少远端切缘的距离，要少于通常情况下 5cm 的"安全"距离。除此之外，加上认为侧向清扫不能像经腹会阴切除手术那样广泛，人们就担心这种术式比传统的腹会阴手术有更高的复发率，生存时间会减少。还有一种担心就是不管保留括约肌手术技术多有效或外科医生的技术多熟练，盆腔内仍有可能出现吻合口漏，因此发病率和死亡率会很高。再者，还有一种普遍的观点，就是虽然经腹会阴切除导致永久性人工肛门，但病人的生活质量并没有受到严重影响。正是由于这么多的原因，使一些外科医师在治疗这些部位的肿瘤时，在采用保留肛门括约肌的手术操作上相对比较保守。如果要想使保留肛门括约肌的直肠癌手术广泛使用被认为是合理的，唯一的办法就是与经腹会阴切除手术进行前瞻性、对照试验研究比较。但这样的试验涉及伦理道德的约束，将永远无法实施。因此许多单位通过提供回顾性研究提供的数据来决定治疗方式。当仔细研究这些数据的时候（如下），我们有充分的理由相信保留肛门括约肌的术式，只要在技术上是可行的，就是合理的。

生存和复发的病理学考虑

人们认为保留肛门括约肌直肠切除和经腹会阴切除术后生存和复发的差异取决于有多少被肿瘤侵犯的组织被切除了。直肠癌的淋巴播散分为三个方向：向上，向下和向两侧（Miles，1926）。无人怀疑经腹会阴切除和保留肛门括约肌切除术将向上蔓延的组织彻底清扫了；但是保留肛门括约肌直肠癌切除对侧向和向下清扫的能力却有有争议。

壁内远侧转移

切除直肠肿瘤时，应至少切除肿瘤远侧 5cm 切缘，这一指南是基于早期的病理学研究的结果，这项研究表明仅在少数几例直肠癌患者中，远端的镜下转移达到远侧 5cm 或更多的距离。表 30.7 总结了主要解决这个问题的病理研究结果。

远侧直肠壁内扩散是罕见的，但如确实存在时，从肉眼观它通常距离小于 1cm。如出现更远距离的扩散，说明肿瘤病情已经很晚且预后较差。在我们的研究中，对 50 例经腹会阴手术的标本进行细致检查（Williams 等，1983），发现只有 5 名患者（10%）的远侧扩散距离大于 1cm，这些病例均在术后平均 2 年内死亡或死于转移。更有的意义是，这些患者都切除了至少 5cm 远侧切缘。同样，Pollett 和 Nicholls（1983）研究发现，没有文献记录直肠完全切除的病人远端扩散大于 1.5cm 的患者术后存活时间达到 5 年的，这些患者在局部复发之前就死于远处转移了。

直肠远侧（淋巴）转移

直肠壁内远侧的镜下扩散，不是"5cm 下切

表 30.7　镜下远端壁内延长

	例数	延长数目	延长距离（cm）
Clogg（1904）	25	0	—
Handley（1910）	10	2	NS
Cole（1913）	20	1	NS
Westhues（1934）	74	0	—
Block 和 Waugh（1948）	103	4	所有<1.2
Quer 等（1953）	91	5	2：0～1.5 3：>1.5
Grinnell（1954）	76	9	7：0～1 2：1～4
Williams 等（1983）	50	12	5：0～1 3：1～2 4：2～5
总计	449	33 （7.4%）	>2 in 11 cases* （2.5%）

*包括未显示例数。

NS，未报道。

缘”唯一的理论依据。如果不清除直肠壁外面远侧淋巴扩散，生存亦会受到影响。回顾文献显示远端壁内扩散相关的学说也适用于淋巴扩散。因此 Goligher 等（1951）仔细解剖了 1 500 例经腹会阴切除的手术标本，发现有 98 例（6.5%）出现淋巴转移病灶低于原发肿瘤的部位。其中 68 例转移灶距原发肿瘤下缘的距离在 6mm 之内，98 例中只有 32 例（占总数的 2%）呈现向下扩散到 20mm 或更远的距离。事实上几乎所有这些病例都存在向上方向非常广泛的淋巴扩散。Dukes（1943）报道了他研究的 1 500 例经腹会阴切除的直肠标本的结果，其结果也很相似。只有 4.5%淋巴结扩散到肿瘤下缘 6mm 内，2%的病例达到 18mm 或更远的距离。这些仍然是晚期病例。Glover 和 Waugh（1946）在晚期肿瘤的病例中也有类似的发现。因此，在 100 例中只有 3 例（3%）出现肿瘤远端的淋巴转移。尽管我们研究的是小综病例（Williams 等，1983），但是我们的研究结果表明我们赞同以往那些仔细的研究。50 例中只有 3 例（6%）是涉及一个远侧淋巴结转移。这些患者都是晚期肿瘤患者，远侧转移的距离都小于 2cm。

病理资料显示，在保留肛门括约肌手术过程中，下切缘小于 5cm 这样的规则，并不会发生过高的复发率。临床数据支持了这一结论，表 30.8 总结了各种直肠前切除术下切缘与复发率的关系。可以发现下切缘低于这一标准的情况与超过 5cm 的下切缘病例之间无显著性差异。如果在保留肛门括约肌手术中，5cm 的下切缘无法完成胃肠道的连续性重建的话，下切缘可以安全地被减少到最小 2cm。

侧向扩散

侧向扩散被定义为肿瘤向两侧盆壁转移，包括髂淋巴结。Miles（1926）认为侧向转移具有至关重要的意义。Sauer 和 Bacon（1952）证实这些属于腹膜外肿瘤的范畴。他们发现，在 21 例低于腹膜反折下的直肠癌患者中，6 例有髂内淋巴结转移，而腹膜反折上的 11 例患者，都没有侧向扩散。与这些调查结果相比，Westhues（1930），Gabriel 等（1935）还有 Wood 和 Wilkie（1933），他们对经腹会阴切除的直肠标本详细的病理研究发现，极少出现侧向的淋巴结转移。而出现侧方淋巴结转移的病例都是肿瘤晚期患者，此外这些侧方转移的淋巴结都在癌肿同一水平或在其上方。因此虽然侧方淋巴结扩散确实发生了（Gilchrist 和 David，1940，1947；Sauer 和 Bacon，1952），但是他们很少在常规的经腹会阴直肠癌切除术中进行侧方淋巴结清扫。

然而侧方淋巴结转移并不是唯一的方式，直接浸润是很重要的方式。在我们（Quirke 等，1986）对 52 低位直肠癌的研究中，我们采取多种连续切片的方式搜索是否存在侧方直接浸润。在经腹会阴和保留肛门括约肌的手术切除的直肠标本进行细致搜索，发现 14 例患者出现直接侧方浸润（27%），而且两种术式出现的例数相同，因此侧方扩散确实有直接浸润和侧方淋巴结转移两种形式，但现代保

表 30.8 远端切缘清除与局部复发及 5 年生存率对比

作者	清除长度			
	<4cm	>4cm	<5cm	>5cm
复发				
Deddish 和 Stearns (1961)	4/62 (6.5%)	4/39 (10%)		
Manson 等 (1976)			9/76 (11.8%)	3/30 (10%)
Wilson 和 Beahrs (1976)			56/400 (14%)	20/156 (13%)
Pollett 和 Nicholls (1983)			15/32 (6.5%)	8/102 (7.8%)
Williams 等 (1983)			7/48 (15%)	3/31 (10%)
大约 5 年生存率				
Copeland 等 (1968)			46/141 (32.6%)	86/206 (41.8%)
Pollett 和 Nicholls (1983)			159/232 (68. 5%)	71/102 (69.6%)
Williams 等 (1983)			33/48 (69%) 0	18/31 (58%)

留肛门括约肌手术如同经腹会阴切除术一样，似乎能够消除这种转移方式，尤其是在行直肠全系膜切除术（TME）时（Heald 和 Karanjia，1992）。因此，保留肛门括约肌直肠切除术与经腹会阴直肠切除由于未行侧方清扫而导致复发可能性是一样的。有人认为（Sauer 和 Bacon，1952）侧方扩散只能通过扩大清扫范围包括髂内淋巴结在内才能根治。如果这被证明是有益的，正如一些学者（Stearns，1978；Enker 等，1979）建议的那样，这将有可能延长保留肛门括约肌的直肠癌根治术应行盆壁侧方清扫，包括清除这些淋巴结。然而切除髂内淋巴结相关的并发症，如阳痿的发病率很高。此外，肿瘤蔓延到髂内淋巴结往往预示晚期病变，具有非常低的 5 年生存率（Shirouzu 等，2004）。

存活及复发的临床研究

要进行试图比较保留肛门括约肌直肠切除术和经腹会阴直肠切除的临床疗效相关方面的研究十分困难。正如强调的那样，人们已经相信那些回顾性研究数据了。它不可能在这种性质的研究中获得具有相同特征的群体，不可避免的是，外科医生们已经在执行过程中的进行了选择。这种决定通常涉及各种因素。病人的组成和性别及外科医生以往的经验显然是重要的，局部扩散和肿瘤组织分化程度在过去是影响决策的主要因素。术前临床评估发现肿瘤局部扩散的就更趋向于经腹会阴直肠切除术，同样，直肠肿瘤位置越低，术后肿瘤复发风险就越大（Stearns 和 Binkley，1953；Gilbertsen，1962）。不考虑肿瘤距肛缘的距离而对不同手术方式进行比较，这对经腹会阴切除术不利。

很显然在比较两种手术操作时不必将前面所讲到的因素都考虑到，不过也有一些研究包含了必要的数据，可以做更合理的比较。

存活

表 30.9 列出了一系列距肛缘低于 15cm 的相同病理特征的肿瘤病例的两种术式的比较。保留肛门括约肌手术在早期的研究中往往是在一层或双层手工吻合的前切除术。两种术式之间的整体存活率没有显著性差异。根据 Dukes' 分期仍然没有出现显著性差异。有两项研究（Nicholls 等，1979；Williams 和 Johnston，1984）也在多个病理变量，很明显仍然没有显著的区别。

在表 30.9 中列出的一系列主要涉及肿瘤位于直肠中间 1/3，当更多的保留肛门括约肌的现代技术尚未公布的时候，在那个时代被报道过。

现在，这些更现代化的手术提供一些数量有限的数据往往证实了以前的研究结果。因此 30 例在

表 30.9　对中位直肠肿瘤行经腹直肠癌切除（APER）与保留括约肌切除（SSR）的 5 年生存率

作者	肿瘤距肛上缘的距离（cm）	APER（%）(*n*)	SSR（%）(*n*)
Mayo 等（1958）	6～90	69（108）	72（46）
Deddish 和 Stearns（1961）	6～10	62（106）	65（33）
Williams 等（1966）	6～15	57	46
Slanetz 等（1972）	8～13	47	56（61）
Patel 等（1977）	<10	56（279）	64（105）
Strauss 等（1978）	7～15	44（34）	55（49）
†Nicholls 等（1979）	8～12	57（106）	73（81）
Jones 和 Thomson（1982）	<15	52（73）	67（125）
†McDermott 等（1982）	6～11	71（141）	68（170）
†Williams 和 Johnston（1984）	7.5～12	62（78）	74（66）
Dixon 等（1991）	低	52（215）	64（224）
Konn 等（1993）	低	68（100）	80（203）
Alleman 等（1994）	5～10	54（37）	53（40）

* *n*，手术后幸存的患者数。

† 特指术后生存率，其余为 5 年生存率。

St Mark 医院接受过 Parks 的经腹会阴切除手术粗略的 3 年生还率为 70%（Parks 和 Percy，1982）。有相当大比例的患者肿瘤距肛缘 4～8cm，这些存活率与 2 083 例在同一机构经历了经腹会阴直肠癌切除术的患者 67.9%的 3 年存活率相比，毫不逊色（Lockhart-Mummery 等，1976）。

Localio（1978）报告了他十年的经腹骶直肠癌切除手术经验，尽管这种术式很少在其他地方实施，但在涉及癌症清扫的原则上是一样的。因此他的研究结果具有重要的意义。他将他的结果与经腹会阴切除术和前切除术进行了比较。根治性切除手术后 5 年存活率前切除术为 67.3%；经腹骶切除手术 5 年存活率 58.3%；经腹会阴切除术 5 年存活率为 50%。这些研究病例没有严格的可比性，因为那些经腹会阴切除的直肠肿瘤位置比经腹骶切除患者们位置要低一些。然而 30 例距肛缘 5～8.5cm 直肠肿瘤切除术，经腹骶切除术后 5 年存活率为 61%；经腹会阴切除术后存活率为 58.3%。对两组病例术后有无淋巴结转移的进行比较，虽然病例数较少，但是两组手术并无明显差异。

在我们自己的研究中（Williams 等，1985），在 1978—1982 年对直肠中下 2/3 直肠癌（肿瘤距肛缘 3～12cm）行现代肛门括约肌保留直肠癌手术，将之与 1977 年的一个小组对做过经腹会阴切除手术病人进行回顾性比较。所有的病人都做了根治性手术，最近一段时间我们改变了直肠癌的手术策略（与许多其他中心一样），到目前为止，肿瘤位于肛门括约肌以上的大部分患者只要能够确保 2cm 的远侧切缘，就行保留肛门括约肌直肠切除术。对于肿瘤组织的分化程度，我们并没有做出选择，虽然广泛的局部浸润是一个相对禁忌证，它并不排除保留肛门括约肌的直肠切除术。病人的体型和性别偶尔会影响术式的决定，但远不及之前那么重要。我们试图尽可能将保留肛门括约肌直肠切除术患者的年龄、性别、肿瘤病理特征和扩散程度尽可能准确地与经腹会阴切除病人匹配。在保留肛门括约肌直肠切除术这组病患中，66 位病人进行了前切除手术，其中 35 例（47%）的病人使用吻合器吻合术，32 例（43%）的病患使用的是手工吻合术。经肛门结肠肛管吻合已完成 7 例（9%），1 例（1%）经腹骶切除术。同时对 74 例患者实行了腹会阴联合切除术（对照组），如图 30.17 所示是两组纠正后的 5 年生存率曲线，两组之间没有显著性差异。经腹会阴切除总的 5 年生存率为 68%；保留肛门括约肌直肠切除术后 74%。

Wolmark 和 Fisher（1986）通过对国家乳腺和肠道外科辅助治疗研究项目中的前瞻性直肠癌辅助治疗试验结果的分析也得出了同样的结论。在这项研究中有 232 例患者行腹会阴切除术，181 例进行了保留肛门括约肌直肠切除术。虽然低位直肠癌患者所占比例并没有提及，但大约有 50%的保留肛门括约肌直肠切除术采用吻合器吻合。两组手术的生存率没有显著性差异。

复发

试图探讨复发率的研究困难重重。患者可能会有静息性的转移病灶，而临床或常规放射学方法又可能检测不出来。即使死亡之后也不能够确定它的程度和转移方式，除非对每个病人进行细致的尸检，这显然这是不切实际的。计算机断层扫描（CT）增强了发现肝脏和盆腔复发的可能性（Adalsteinsson 等，1981；James 等，1983）。即使进行连续扫描，使将来的研究数据更加准确也是不可能的。目前，比较两个术式复发的连续 CT 或 MRI 扫描等研究尚未报道，对于低位直肠前除术后另一种检查局部复发的选择是肛门内超声检查，但是这种情况下没有 MRI 检查准确。

有了这些了解就不难发现，可供比较的检查数

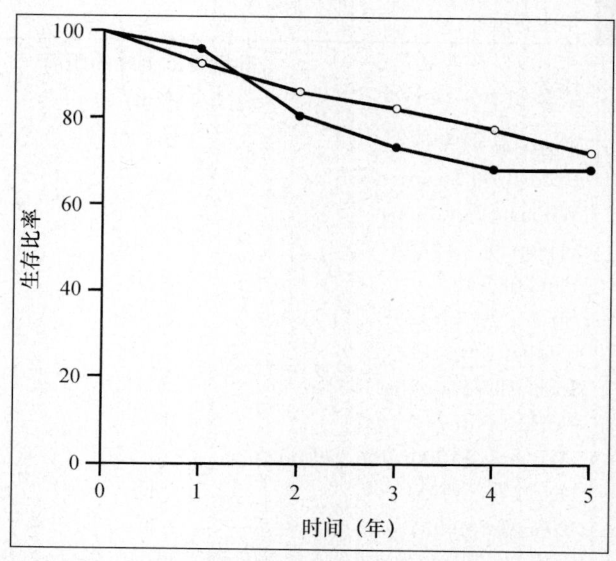

图 30.17 保留括约肌直肠癌切除及经腹直肠癌切除的累积 5 年生存率对比。来源自：Williams 等（1985）。○—○，保留括约肌切除术；●—●，经腹直肠癌切除术。

据显示，两个术式之间的局部复发率无显著性差异。表 30.10 是作者对中 1/3 段直肠癌（肿瘤距肛缘 7.0～13cm）患者得出的比较结果的总结。

然而这两项研究表明保留肛门括约肌直肠切除术后肿瘤复发率比经腹会阴切除术要高。因此 Phillips 等（1984a，b）发现保留肛门括约肌直肠切除术后局部复发率 18%，腹会阴直肠切除术后复发率为 12%（$P<0.01$）。然而更令人吃惊的是 Neville 等（1987）发现保留肛门括约肌直肠切除术后复发率为 32%，腹会阴直肠切除术后复发率为 13%。这两项研究都进行了仔细的检查。两者都回顾了大量不同类型的医院的外科医生的经验。其中很多医生并不是擅长结直肠手术的普通外科医生。对直肠残端灌洗是否能阻止癌细胞种植，在研究中是否使用这一常规方法尚不清楚，也不清楚在两组间的肿瘤局部扩散的程度上是否有任何差异。然而对保留肛门括约肌的直肠切除术后的局部复发率高予以了特别关注，特别是 Neville 等的报道的复发率（32%）。这个数据比其他保留肛门括约肌直肠切除术研究系列报道（见表 30.10）要高得多。同样的，如果检查最近的系列研究数据（见表 30.11），不难发现在距肛缘低于 7.5cm 的直肠肿瘤保留肛门括约肌直肠切除术复发率中，Neville 的数据也是最高的。事实上，他们最近的“对手”是 Hurst 等（1982）。他报道了在他早期使用吻合器进行手术的一小批病人的局部复发率为 33%。

在我们看来复发率的差异在于相关医生的差异与术式不相关，即归咎于专业化培训的这一观点上。病例组成的差异是不太可能解释清楚的。医生手术技术的可变性算是一个方面，最近已强调过，避免“圆锥切除”。保留肛门括约肌直肠切除术的分离平面可能比腹会阴直肠切除要更接近直肠壁一些（Anderberg 等，1983a；Reid 等，1984；Salerno 等，2006b）。圆锥切除残留下的直肠系膜可能会有微转移，如果遗留下来了就会导致局部复发。Heald（1988）描述到如果从所谓的“神圣平面”游离，切除全直肠系膜，就可以大大减少这种风险。这一点很重要，在探索辅助放疗意义的所有随机试验中，单纯手术组平均局部复发率是 29%（Camma 等，2000，结直肠癌协作组 2001，Glimelius 等，2003a）。尽管有一些关于直肠癌外科的新观点，但直肠癌术后的局部复发率将始终是决定的疗效是否良好的最佳参考标准。

最近很少有人报道关于低位保留肛门括约肌直肠切除和类似病人进行的腹会阴切除术后局部复发率的比较研究。我们之前提到的研究报告（Williams 等，1985）试图做到这一点，为两组病人进行相同的技术操作和精心匹配。到目前为止对于两种术式有关局部复发的手术操作没有太大的差异。2 年后，10 例行保留肛门括约肌直肠切除术的病人（14%）出现了局部复发，有 14 例（19%）行腹会阴切除术的病人复发。保留肛门括约肌直肠切除术

表 30.10 中位直肠癌腹会阴联合直肠切除术（APER）与保留括约肌切除术（SSR）术后局部复发率

作者	患者（*n*）		局部复发率	
	APER	SSR	APER	SSR
Morson 等（1963）	1596	177	155（9.7）	13（7.3）
Slanetz 等（1972）				
Dukes'B	—	—	（25）	（23）
Dukes'C	—	—	（38）	（33）
Patel 等（1977）	326	142	52（16.0）	23（16.2）
Williams 和 Johnston（1984）	83	71	7（8）	8（11）
Phillips 等（1984a，b）	478	370	57（12）	67（18.1）
Neville 等（1987）			（13）	（32）
Fick 等（1990）	27	31	4（15）	4（13）
Amato 等（1991）	69	78	7（10）	9（12）
Dixon 等（1991）	61	150	3（5）	6（4.0）
Konn 等（1993）	100	203	（83.5）	（9）

括号内为百分比值。

后，肿瘤距肛缘小于 9cm 的 36 例患者局部复发的人数为 3 例（11%），接受经腹会阴切除术的 40 例患者中，复发人数为 8 例（20%）。这两组在 5 年累计局部复发率很相似（图 30.18），术后 2 年的远处复发率也很相似，保留肛门括约肌直肠切除术为 15%，经腹会阴切除术为 20%。我们注意到一些保留括约肌直肠切除术的病人随访期仍然小于 5 年（27%），我们认为这些数据仍然有效。原因如下：首先，80%～90%直肠切除术患者术后复发的时间都在术后第 24 个月内（Goligher 等，1951；Morson 等，1963）；第二，对于累计复发率有助于修正那些研究对象随访时间不满 5 年期限的复发率。操作专业化的结果，即全直肠系膜切除术全面培训，开始对局部复发具有一定的影响（Daniels 等，2006）。然而有些人可能认为，这些明显改善的结果可能是由于有更好的术前评估方法，从而将一些侵及正常层面外的病例排除在外而被列为姑息性切除。到目前为止接受保留肛门括约肌直肠切除术的患者占总患者的 76%～83%。与腹会阴切除术复发率 17%相比，低位直肠前切除术的局部复发率可能低至 7%（MacFarlane 等，1993；Minsky 等，1995；Heald 等，1997；Marr 等，2005）。事实上低位直肠前切除术后局部复发的范围现在是 4%～8%（Dehni 等，2003）；腹会阴切除出现的范围是 10%～33%。因此目前的证据表明，要么是经腹会阴切除术在直肠环周切缘方面没有前切除好（Daniels 等，2005），要么需要腹会阴切除术的肿瘤病情更晚一些（Quirke 等，1999；Birbeck 等，2002；Brown 和 Daniels，2005）。

死亡率和发病率

许多研究都分析了低位直肠癌经腹会阴切除术和保留括约肌的前切除术的手术死亡率，但很少有人将它们直接进行比较。因此在 1947—1954 年 Deddish 和 Stearns（1961）对 65 例距肛缘 6～10cm 直肠癌患者进行了手工吻合前切除术，手术死亡率为 9%（6 例），距肛缘 11～13cm 的肿瘤患者手术死亡率为 4%（3/80）。他没有报道腹会阴切除术的死亡率是多少，无可比性的数字。他们后来的临床研究发现总的手术死亡率不到 2%。同样，Goligher（1977）报道其个人操作的 535 例直肠癌前切除术的手术死亡率为 7.3%，他虽然说明略低于 2/5 的病人接受了低位直肠癌切除术，但他没有详细地说明其死亡率；经腹会阴切除术 876 例中，死亡率为 6.7%（Goligher，1977）。来自 St Mark 医院 Lockhart-Mummery 等（1976）的报告指出，两种类型的手术安全性相似。1958 年到 1972 年间，直肠癌腹会阴切除术的手术死亡率为 1.9%，保留肛门括约肌前切除术的死亡率为 2.9%。然而在这项研究中，距肛缘距离相似的

表 30.11 1980 以来低位直肠癌行保留括约肌切除术后局部复发率

作者	手术方法*	随访时间（年）	治疗例数	复发数目
Keighley 和 Matheson（1980）	Abd—transanal	1～3	7	3（43）
Hurst 等（1982）	Ant resection with stapler	1/2～2	34	11（32）
Parks 和 Percy（1982）	Abd—transanal	1～5	73	6（8）
Andersberg 等（1983a，b）	Ant resection with stapler	?	39	9（24）
Luke 等（1983）	Ant resection with stapler	21/2～5	44	10（22.7）
Goligher（1984）	Abd—transanal	2～6	18	2（11）
Lasson 等（1984）	Ant resection with stapler	1/2～3	40	8（20）
Reid 等（1984）	Ant resection with stapler	2～6	29	8（28）
Oates（1985）	Ant resection with stapler	1/2～4	60	4（7）
Heald 和 Ryall（1986）	Ant resection with stapler	12～61/2	115	3（2.6）
Braun 等（1992）	Most anterior resection with stapler	1～14	401	（11）
Liguori 等（1992）	Anterior resection with stapler	—	147	（16）†
Leo 等（1994）	Coloanal anastomosis with pouch	1～3	47	6（15）
Paty 等（1994a，b）	Coloanal anastomosis with stapler	中位时间为 4 年	144	13（11）
Cavaliere 等（1995）	Coloanal anastomosis with stapler	4～14	117	8（7）

括号内为百分数。

* Abd，腹部的；Ant，前。†仅指 4～8cm 的肿瘤。

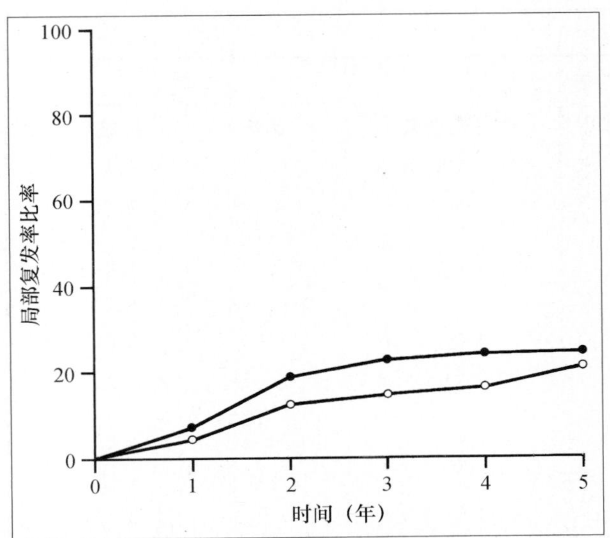

图 30.18 保留括约肌切除术与腹会阴联合直肠切除术患者局部复发率对比。来源自：Williams 等（1985）。○—○，保留括约肌切除术；●—●，腹会阴联合直肠切除术。

肿瘤患者之间没有作比较，更具有可比性的数据记录在下面讨论的四个文献中。

Williams 等（1966）总结了 182 例距肛缘 6cm 和 15cm 的直肠癌患者。1950 年至 1961 年之间，共有 89 例进行了手工吻合的前切除术，93 名进行了腹会阴切除术。每组的肿瘤大小平均为 5cm，Dukes 的分期实际上是相同的。手术死亡率虽然没有统计学意义，但术后死亡率降低了。此外，行腹会阴切除术的病人术后有 53％出现一个或多个的并发症，40％保留肛门括约肌前切除术的患者术后出现问题，腹会阴切除术后并发症的发生率较高是由于尿路问题的发生率较高。

在一范围更大的类似研究中，Slanetz 等（1972）报道了 524 例患者的手术结果：1944 年和 1963 年之间连续有 277 例腹会阴切除和 247 例前切除。所有肿瘤均距肛缘 8～18cm，两者 24 年期间死亡率 5.4％。有趣的是，腹会阴直肠切除术的死亡率在此期间逐渐升高（从 1944 年到 1950 年为 3.5％，从 1956 年至 1963 年为 6.8％），而同期的前切除术的死亡率在明显下降（从 7.9％降至 2.4％）。关于术后并发症，44％的前切除手术患者无并发症发生，32％的病人腹会阴切除后术后无并发症。

Jones 和 Thomson（1982）报道了类似的结果，距肛缘低于 15cm 直肠癌行根治性直肠切除术 271 例。保留肛门括约肌前切除术总死亡率 177 例中有 3 例（1.7％），腹会阴切除术 92 例中有 4 例（4.4％）。两组 Dukes 分期没有显著性差异。虽然实施了 10 例结肠肛管吻合术，手工缝合是保留肛门括约肌前切除的主要吻合方法，100 名距肛缘 2cm 和 7cm 的直肠癌患者接受了保留肛门括约肌前切除，但是对于这组病例没有详细数据。

我们（Williams 和 Johnston，1984）小综病例研究的结果也表明，距肛缘 7.5cm 和 12cm 之间的直肠肿瘤患者的两种术式术后的死亡率也没有表现出任何差异。

在上述那些研究中，通常是使用手工缝合进行吻合的。自从一些作者报道了使用自动吻合器的发病率和死亡率后，很少有人拿这些和直肠癌经腹会阴切除后并发症的发生率进行比较了。表 30.12 列出了一系列使用吻合器的低位保留肛门括约肌前切除术的死亡率，总死亡率约为 2.5％，这与其他作者报道同一位置的直肠肿瘤腹会阴切除术相比也毫不逊色。表 30.13 比较了经腹会阴切除直肠和低位保肛前切除的手术死亡率的一些研究。保留肛门括约肌前切除术和直肠腹会阴切除术在这些研究中其安全性好像十分相似。自 1944 年以来，在瑞典已超过 15 000 名直肠癌患者登记注册。全年参加登记的病例超过所有病患的 99％，其术后死亡率不超过 2.5％，而且保留肛门括约肌前切除和腹会阴切除直肠手术之间不存在差异（Swedish Rectal Cancer Registry，2004）。

低位保留肛门括约肌前切除术后，严重的并发症吻合口漏可能降临到病人身上。使用吻合器吻合后出现临床吻合口漏的概率是介于是 3％和 18％之间，但这并没有显著增加死亡率（表 30.11）。并发症的出现很难控制，很难区分腹会阴切除后盆腔内并发症的发生率和会阴部感染的发生率，虽然也有吻合口狭窄和吻合口后期漏的发生，但在大多数系列研究中，其发病率很低。

生活质量

许多研究已经证明了经历了腹会阴切除术后的患者有相当大的心理创伤，其中许多患者是由人工肛门的存在而造成的社会问题（Bukh，1954；Grier 等，1964；Druss 等，1969；Prudden，1971；Pryse-Phillips，1971；Balslev，1973；Morrow，1976；Williams 和 Johnston，1983）。低位保留肛门括约肌前切除术无需行一个永久性造口，它对手术造成的排尿失禁和性功能问题没有什么帮助：即用肛门代替腹部造口对能否减少上述的并发症发生无济于事

表 30.12 低位结直肠钉合吻合的死亡率与吻合口瘘的发生率

作者	患者数	肿瘤或吻合口距肛缘距离（cm）	死亡率	漏	
				临床	亚临床
Fain 等（1975）	165	7～16	4（2.4）	6（3.6）	NS
Goligher 等（1979）	24	低位	1（4）	0	6（25）
Ling 等（1979）	18	小于 5	0	3（17）	6（33）
Adolff 等（1980）	26	平均 12	1（3.8）	2（7.7）	NS
Bolton 和 Britton（1980）	22	平均 14	0	1（4.5）	NS
Kirkegaard 等（1980）	30	7～12	1（3.3）	2（6.7）	3（10）
Beart 和 Kelly（1981）	35*	平均 13	1（2.9）	1（2.9）	NS
	10	小于 6	0	1（10）	NS
Cade 等（1981）	32	小于 8	NS	3（9.4）	NS
Heald 和 Leicester（1981）	73*	2.5～12	NS	13（17.8）	4（5.4）
Kirwan（1981）		平均 8	1（3.3）	NS	6（20）
Shahinian 等（1981）	29*	低位	0	1（3.4）	NS
Blamey 和 Lee（1982）	8～14	NS	3（6）	5（10）	
Brennan 等（1982）	10	低位	0	1（10）	4（40）
Lazorthes 和 Chiotasso（1986）	57	小于 8	NS	3（5.3）	3（5.3）
Braun 等（1992）	389	低位	（4.6）	16（4.3）	NS
Laxamana 等（1995）	189	中位和低位	3（1.6）	14（7.3）	NS

*包括一些憩室患者。

NS，未陈述。括号内为百分数。

(Fisher 和 Daniels，2006)。过去人们一直担心如果保留的肛门直肠残端小于 6～8cm，必然会引起大便失禁。我们现在知道由于现代的外科技术的发展，整个直肠切除后可以行结肠肛管吻合而保留控便能力；此外，肛门直肠功能通常也是适合的。表 30.14 列出了几大系列研究中非常低位的保留肛门括约肌前切除术对肛门直肠功能影响的详细信息。

几乎所有的患者术后都能控制成形的粪便，而一些患者在控制排气和液体粪便时有不足之处。但也有一个恢复期，持续 6～18 个月，在此期间肛门功能逐渐恢复正常。许多患者最初出现频繁排便，

表 30.13 低位直肠癌 SSR 与 APER 的手术死亡率

作者	患者数（n）		死亡率	
	APER	SSR	APER	SSR
Liguori 等（1992）	71	147	7（9.9）	5（3.4）
Konn 等（1993）	100	203	1（1）	3（1.5）

括号内为百分数。

但随着时间的推移会明显改善（Williams 等，1985）。不过也有一些病人持续存在便急、便频以及偶尔大便失禁等症状，也就是所谓的前切除术后综合征（Paty 等，1994a，b）。吻合口距离肛管越近，这种症状也就越常见（McDonald 和 Heald，1983；Batignani 等，1991；Carmona 等，1991）。2 年后的随访，这些问题的发生率是很难确定的。根据我们的经验，其发生率较小。大部分患者宁愿保持肠道连续性而承受这些症状而不希望过一种有永久性人工肛门造口的生活。此外结肠袋的形成可以改善这些症状（见后面），最近关于这个问题的两项研究，都强调了保留肛门括约肌前切除术后便频、新直肠排空障碍以及新膀胱症状和性生活障碍对生活的影响。研究还强调永久性人工肛门并不总是影响生活质量最重要的因素，主要强调了放疗对肠功能障碍，影响生活的质量（Vironen 等，2006；Hassan 等，2006）。

经腹会阴直肠切除后病人遭遇的困难，在 Devlin 等（1971）出版了他们大量的研究成果后，才被人们充分认识到。在 83 位接受了腹会阴直肠切除术的患者中，这些研究人员发现大部分比例的

表 30.14　保留括约肌对性欲的影响

	患者数	肿瘤或吻合口距肛缘距离（cm）	失禁		
			完全	部分	缺乏
钉合吻合					
Cade 等（1981）	50	8～13*（32 below 8）	48（96）	—	2
Heald（1980）	40	3～8*	39（98）	1	—
Goligher 等（1979）	24	小于 7*	5	3	2
		7.7～10*	14（79）	—	—
Kirkegaard 等（1981）	29	7～12*	29（100）	0	0
Horgan 等（1989）	15	5～12*	12（80）	2	1
Ekkehard 等（1995）	55	3～10*	12（22）	23	20
钉合与手缝吻合结合					
Williams 和 Johnston（1983）	40	5－12	30（75）	10†	—
Enker 等（1985）	41	6.7（平均）	18（64）	?	?
Paty 等（1994a，b）	81	—	41（51）	36‡	4
通过肛管行结肠肛管吻合					
Parks 和 Percy（1982）	70	大多数小于 12	69（99）	—	1
Sweeney 等（1989）	60	低位	43（00）	9	8
Keighley 和 Matheson（1980）	6	—	4（66.7）	1	1
Castrini 等（1985）	17	—	17（100）	0	0
Drake 等（1987）	25	—	21（84）	4	0
Hautefeuille 等（1988）	31	—	30（97）	—	—
Bernard 等（1989）	30	—	26（87）	2	2
经腹骶骨吻合					
Localio 等（1978）	100	5.5～11	100（100）	—	—

* 吻合口的高度。† 包括 4 例单纯排气失禁。
括号内为百分数。
‡17 例仅为排气失禁。

患者在就业、住房、饮食、社会隔离和性心理行为方面存在大量问题。作者拿这些病人和那些已经在术后恢复过来的病人相比较发现，发现后者术后出现的问题较少，这项研究是在 30 年前进行的，直肠癌前切除的患者肿瘤位置要比腹会阴切除的那些病人的肿瘤位置要高得多。我们试图通过一项研究来纠正这个缺陷（Williams 和 Johnston，1983），将接受过腹会阴切除术的病人和类似的患者接受过低位保留括约肌前切除术的进行比较，两组病患的肿瘤都是距肛缘 5～12cm。Devlin 等（1971）的研究结果在各个方面被证实（表 30.15）。一组来自瑞典的数据表明，接受过腹会阴切除术的患者的生活质量要比接受过前切除术患者生活质量要高（Frigell 等，1990）。这一发现表明，患者不同文化背景对社会生活和生活质量的影响也不同：造口在一些文化中被视为灾难。然而前切除术后尿失禁也是一种可怕的情况。因此，要病人知道非常低的前切除手术可能带来的副作用是很重要的。

结论

目前治疗中 1/3 段直肠癌和下 1/3 段的上半部分直肠癌有各种切除的手术技术，并要恢复胃肠道的连续性和保留其控制排便能力。这些手术操作是相对安全的，而且死亡率和并发症的发生率与腹会阴切除后相同。如果控制排便能力可以被患者接受的话，那么接受这种手术的患者的生活质量似乎远远优于腹会阴切除后的患者。最重要和最有争议的问题即相关的复发率和生存率尚未完全解决，然而所有关于中 1/3 段直肠癌的对比数据表明保留肛门括约肌前切除术和腹会阴切除之间没有显著性差异。此外迅速扩大的数据中也包含了一些有关低位直肠癌的类似数据。

表 30.15 低位直肠癌行腹会阴切除（APER）或保留括约肌切除（SSR）术后患者生活质量

	APER（n=38）		SSR（n=40）	
	n	%	n	%
肠道功能				
>3次/24小时	21	55	14	35
过多排气	19*	50	6	15
存在气味	24*	63	8	20
膳食限制				
受限种类：				
0～2	16*	42	30	75
3～5	16	42	6	15
>6	6	16	4	10
心理评估				
压抑得分	4. 6±3.6*		2.8±2.9	
焦虑得分	4.0±3.2*		3.8±3.9	
身体外观变化	25*（66%）		2（5%）	

* P=0.05。

来源自：Williams 和 Johnston（1983）。

不同病例研究发现低位直肠癌保留肛门括约肌前切除术的局部复发率千差万别，这个是事实。必须记住，这样的研究（保留肛门括约肌前切除的结果）却很少与腹会阴联合切除后获得的结果进行比较。当实验一种新技术的时候，出现不同的研究结果并不少见。事实上，即使研究一种发展十分成熟的外科术式，出现不同的研究结果在结直肠癌外科领域也是司空见惯的。出现问题的关键不在于术式上而是在外科医生身上（Phillips 等，1984a，b；McArdle 和 Hole，1991；McArdle 和 Hole，2004；Martling 等，2002）。

以我们目前的知识水平，探讨下 2/3 段直肠癌的外科治疗策略是很合理的。某些类型的直肠癌都应考虑行保留肛门括约肌前切除术，比如说如果肿瘤未侵及肛门括约肌 如果临床检查或影像检查发现肿瘤不固定等。分离直肠时要分离全部直肠连同其肿瘤和直肠系膜，应小心尽量避免损害自主神经。尽量大范围地向上和侧向分离解剖，游离直肠肿瘤之后，直肠就可以在距肿瘤远端 5cm 切除，完成消化道连续性良好的重建。但是如果由于距离括约肌太近，这样的手术不可行，直肠远端横断缘就可以降低到 1～2cm。在这种情况下，保留肠管远侧的所有直肠系膜都会被切除，尽管这样确实会增加缺血和吻合口漏的风险（见后面）。所以在这种情况下预防性肠造口术就是必要的。我们中的一员（MRBK）认为，如果进行一个完整的 TME 切除术，整个直肠都应该被切除，因为残留的直肠残端会有缺血的风险。因此他在治疗距肛缘 12cm 以内的直肠癌时，实施了保留肛门括约肌前切除术，并采用结肠储袋与肛管行结肠肛管吻合手术。他认为直肠中间横断吻合与肛管横断吻合在功能上是相同的，除非做一个结肠储袋与肛管吻合。他还认为下切缘 1cm 的距离对于大多数直肠小的活动性肿瘤来说是可以接受的。

直肠切除后，肠道的连续性可以通过前面讲过的手工吻合术或者是吻合器吻合来完成。具体的方法还是要根据吻合口的高度和外科医生的偏好。最近大部分医生比较喜欢吻合器进行吻合而不顾吻合口的高度。如果不能做到这点，就应该考虑用更专业的技术了。我们主张采用经腹部经肛门行结肠肛管吻合术，但是如果这也不能完成，就只有进行腹会阴切除手术了。

有时从一开始就很明显保留肛门括约肌切除术是禁忌的。如果一个肿瘤巨大的直肠癌患者，肿瘤又在盆腔深处而且又有局部扩散，在这种情况很少有人认为应该做腹会阴切除术，然而这类的病人却很少见。我们想强调的是，病人不应该仅通过临床检查就否定实施保留肛门括约肌前切除术的机会，只有待剖腹探查，充分游离直肠后才能做出决定。在盆腔内较低位置直肠肿瘤上经过游离后可能会上升几 cm，这就使保留肛门括约肌前切除术在技术上又可行了。肛门括约肌无力的病人应该禁止进行保留肛门括约肌前切除术。所以出于这个原因，我们要对进行保留肛门括约肌切除术的病人进行常规的肛门直肠压力测定。一些人认为在检查肛门外括约肌功能时，数字检查和肛门测压是一样的灵敏（Hallan 等，1989），这样有临床检查就足够了。然而临床检查是很主观的；观察员有相当大的变化，肛门括约肌功能的评估需要多年的经验而且相关的肛管测压计还很不完善，对在肛门括约肌无力的病人，进行低位 Hartmann 手术通常是比较好的选择。如果切除正好在肛管上方，术后恢复就会容易得多因为不涉及会阴部愈合的问题。

局部广泛或远处转移对保留肛门括约肌前切除术的影响

无论什么时候切除肿瘤的原则都是好的（特别

是在这不涉及到永久性造口的情况下），而且理想情况下行直肠前切除术并行结肠直肠吻合。医生想要使这些病人的胃肠道恢复连续性这一限制要取决于很多因素的。渴望不行结肠造口术对由于疾病的扩散和存在内科疾病的病人来说自然是强烈的，当医生想要重建已经转移的低位直肠肿瘤的病人胃肠道连续性的时候，有两个因素需要考虑到：

1. 直肠前切除术可以通过一层手工吻合或吻合器吻合，或更多的是经腹经肛结肠肛管吻合，可能会需要一个预防性造口，病人可能永远无法回纳造口从而进行另一个不必要的手术。
2. 无论保留肛门括约肌前切除术进行得多么顺利，肠功能最初都会受到损伤。比如经常性便稀和偶尔的大小便失禁。虽然随着时间的推移，功能在 6～18 个月会得以改善。对于肝转移的病人来说，可能没有时间来享受保留肛门括约肌前切除术或造口回纳的好处了，所以对于生命时间为数不多的病人来说进行这两个手术是错误的。

医生努力实现病人胃肠功能连续性的恢复取决于外科医生的个人经验和病人的偏好。考虑到要实施肠道连续性恢复手术，结肠袋的重建将会在功能上改善这一结果。如果肿瘤能切除，病人胃肠的连续性重建则非常困难和危险，最好的手术方式就是进行 Hartmann 手术。虽然腹会阴切除术是推荐的姑息性手术方式（Goligher，1984），但是我们很少看到这种手术作为姑息性手术，除非肿瘤的位置很低、很广泛，而 Hartmann 手术又无法清除局部病灶。当然将肿瘤留在骨盆里是最不可取的，这会使病人在去世之前出现非常痛苦的症状。然而在实践中，有少数直肠肿瘤不能被 Hartmann 手术完全切除。腹会阴切除术后会在会阴部留下一个切口，这会让病人觉得很不舒服，特别是在切口发生裂开时。将病人的疼痛降低到最低程度是医生的责任，要让病人在余数不多的日子里活得有尊严。

目前手术操作细节

在讲解腹腔镜和肛周手术方式前，先详细地讲解开放性手术的细节。

括约肌保留切除术

前切除术

病人取改良截石位，也就是大家所熟知的 Lloyd Davies 姿势。骶骨下应该放置一个小沙包提升其与手术台面的距离。取下手术台尾侧部分，病人的腿放置在马镫，后者应被放在手术台末尾相同水平。这样可以使双腿抬高，髋关节可以弯曲到最低程度。一个大的神经外科使用拉钩框架被放置在手术区头侧，一旦摆好体位，就可以导尿，手术台重新调整成头低 15 度的位置。要控制住肩膀以防病人从手术台上滑落，一只手臂进行静脉插管输液，为避免损害臂丛神经而不要将手臂外展，病人的双臂要放置在病人的两侧并用特殊的工具将其固定住（麻醉师也经常进行中央静脉置管）。所有的受压部位都要用垫子加以保护，各种导管和管道都要很好地固定在病人身上，外生殖器也要加以固定防止它们坠入会阴区域。尿袋必须放在醒目的位置好，这样麻醉师可以在整个手术看见它，易于观测尿量。

大多数临床中心使用一个尿道导尿管，但为了减少尿路感染的风险，一些医生提倡膀胱造瘘术（Rasmussen 等，1977）。当病人麻醉后腹部开始手术前，即可以进行膀胱造瘘术。一些外科医生虽然建议耻骨上插入导管，但最好是在开腹后在直视下放置较大的导管（Christensen 和 Kronberg，1981）。第三种选择是，在手术结束时用膀胱造瘘取代尿道导尿管，这使患者在术后的前几天会感觉比较方便。

腹部及会阴部会常规消毒铺单，两腿用特殊的腿套套上，腿部和腹部铺上无菌单后，会阴部铺上无菌单，这样可以让助手站在病人的两腿之间，使其在盆腔深部操作解剖的时候，便于协助牵拉显露。

手术时建议都取头低截石位，它具有一定的优势，因为如果不能经腹部吻合时，医生可以不改变病人的体位，就可在肛门区域进行手术操作，如进行经肛门手工吻合或（如果是禁忌的话）进行腹会阴切除术。

如果病人被固定的小腿在手术过程中外展和弯曲，小腿就存在受伤的危险。因此很多医生都喜欢先把病人的两条腿平行水平固定，只有当手术需要接近肛门区域的时候才将腿外展和弯曲。

切口

采用下腹正中切口。切口应从耻骨联合延长到肚脐以上至少 5cm（见图 30.19）。为什么我们喜欢

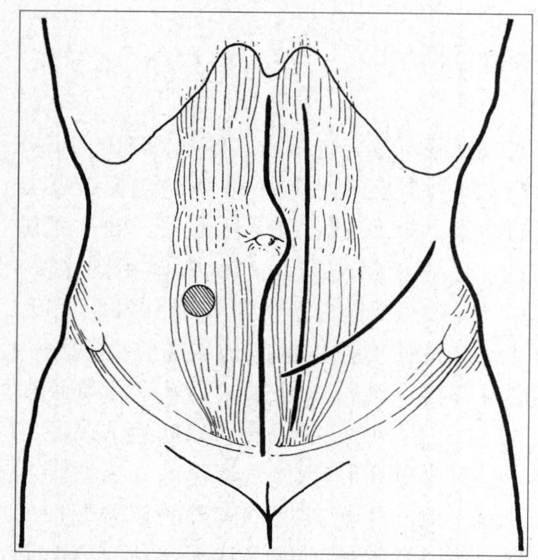

图 30.19 正中或旁正中切口，常用于保留括约肌切除术中。偶尔使用左斜切口。图亦示回肠造口术的位置。

用正中切口而不是旁正中切口，其原因是有利于随后的造口护理。有些医生建议有右侧旁正中切口，因为可能还需要做腹会阴切除术。这种做法也有助于在左髂窝的造口的操作。腹部切口离造口越远，切口感染的风险越小。然而如果因任何原因造瘘要放在右侧，右旁正中切口会干扰造口护理。因此，我们建议始终应采用正中切口。

另一种切口选择是在左髂窝的腹外斜肌切口。虽然过去在对于一些医生（Bacon，1945；d'Allaines，1956）它很流行，但是它从来没有得到普遍的推广普及。当进行盆腔深处操作时，这种切口就很难使用自动牵开器，如果要行经腹会阴切除术，造口旁疝就很容易发生（Goligher，1984）。

最近有人强烈推荐使用横切口（Goldberg，1980）。虽然横切口在美观上更容易被接受，但可能会产生巨大的创伤，与正中切口相比术后会感觉不适。而且进入盆腔操作时会受到限制，而且如果要行结肠造口的话，可能会受到影响。

腹腔探查和手术评估

在结肠癌的手术中，对腹部需要进行仔细的探查，仔细了解有无转移扩散。尤其是肝需要用双手触诊，如果有可能的话术中用超声检查。有任何可疑的地方应进行活检送至病理检查。怀疑肝上有转移，最好进行冰片病理切片检查。这样在手术的过程中医生就能判断是施行根治还是姑息性手术。同样，应在整个腹腔进行探查，了解是否有转移，要对各种可疑病灶进行活检。淋巴结肿大往往是在术前分期检测，但应在肠系膜内和侧方盆壁中仔细寻找，尽管我们必须意识到这种扩大的淋巴结并不一定意味着是肿瘤转移。如果有怀疑，就应行冰冻切片检查来解决两难的局面。

下一步应将注意力转向直肠肿瘤本身，在直肠肿瘤的位置内应予以确定，特别要注意的是要明确肿瘤是位于腹膜反折上还是腹膜反折下。如果是位于腹膜反折下，就无法经腹部触及病变，完全游离直肠后才可能探及肿瘤。评估肿瘤的活动度，如果肿瘤完全是游离的，就完全可能将它切除，如无远处扩散则需行根治性切除。另一方面如果肿瘤和其他组织固定，则根除性切除的可能性就不大。重点要强调的是肿瘤固定对于进行手术的外科医生来说并不奇怪。应该在术前评估和分期过程中检测出来。对于此类病人术前必须给予新辅助放疗，也可同时辅助化疗。然而无论肿瘤与其他组织如何固定，尝试着切除肿瘤还是很值得的。肿瘤固定病变大约 25％的病例是由于炎症而非肿瘤浸润引起（Durdey 和 Williams，1984）。对肿瘤固定的组织进行评估是十分必要的，这利于判断计划如何切除和重建。有时局部扩散的程度特别是在盆腔深处，不可能切除肿瘤。无论肿瘤固定在何种组织上，对于有过这样手术经验的外科医生来说不能切除直肠癌是很少见的。下一步要解决的问题是判断保留肛门括约肌前切除术是否可行。对于肿瘤很容易被切除的患者，只有等到肿瘤切除后再决定是否行前切除术。现在的 MRI 检查应该可以把这个问题解决了。术中如果要将前切除改为腹会阴切除术（APER），通常要在 TME 完成并保留肛提肌之后才能做出判断。在这个阶段将手术改为 APER，表明切除的直肠标本会有一个“腰部”；从另一方面来看，如果 MRI 影像显示盆腔反折部位的解剖特点只有 APER 才能使手术达到彻底根治的程度，就要尽量做到彻底切除盆底组织从而避免切除的直肠标本出现“腰部”现象，达到减少 APER 术后局部复发的目的（Heald 等，1997）。

如果术前认为保留肛门括约肌前切除术可行，手术医生不能因为腹腔探查时发现病灶很低就放弃这种术式。将直肠充分游离后，很多直肠肿瘤就可以在盆腔内触及到了，保留肛门括约肌的手术就可以进行。

游离结肠

探查腹腔完成后，上腹部自动拉钩以便最大程度地显露手术视野。当探查直肠肿瘤时，应将小肠从盆腔推移开。有两种方式可以将小肠推开：用纱垫将小肠推向上腹部然后固定腹腔自动拉钩的中间拉钩挡住小肠使其不要坠入手术视野内；另外一种方法就是将整个小肠移出腹腔，放入温盐水袋中或者放入Aldon塑料袋中。

然后切开结肠系膜与侧腹壁交汇处的腹膜皱褶，游离结肠髂窝部分（图30.20）。在这一特殊的阶段，最重要的就是找到正确的无血管解剖层面，不要分破包绕直肠系膜脂肪的筋膜。最好的办法就是让助手抓住乙状结肠然后向右侧牵拉维持一

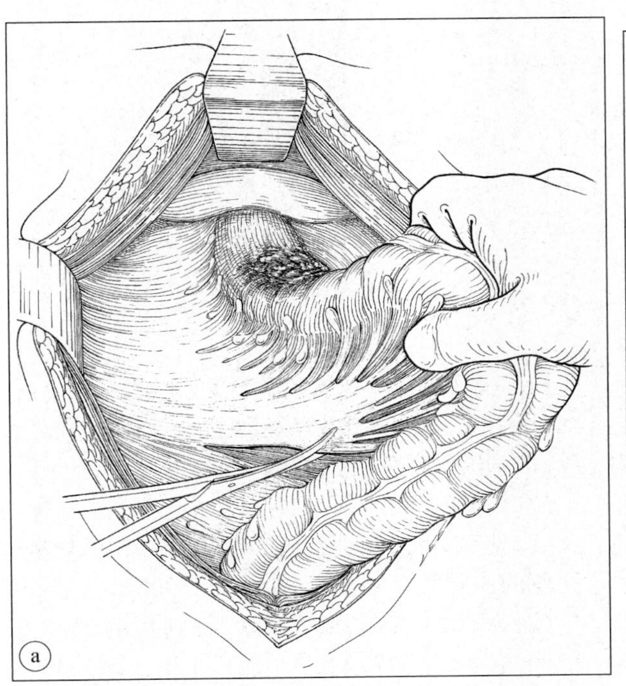

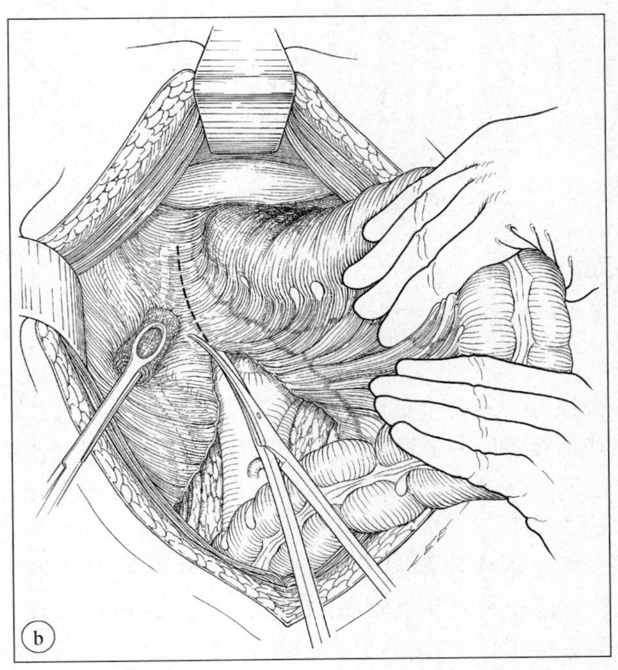

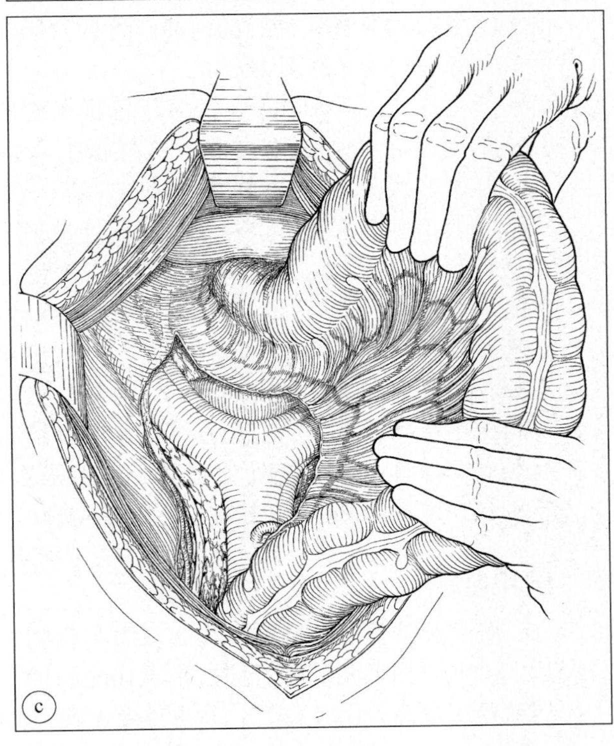

图30.20　保留括约肌切除术中游离左半结肠。(**a**) 分离髂部结肠发育性粘连与结肠系膜；(**b**) 打开乙状结肠系膜左侧基底部并延伸；(**c**) 显露输尿管并向侧方推开或用乳胶管提起。

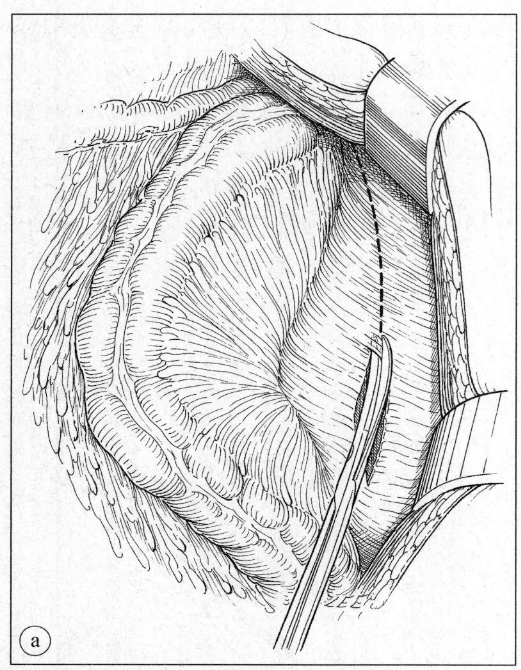

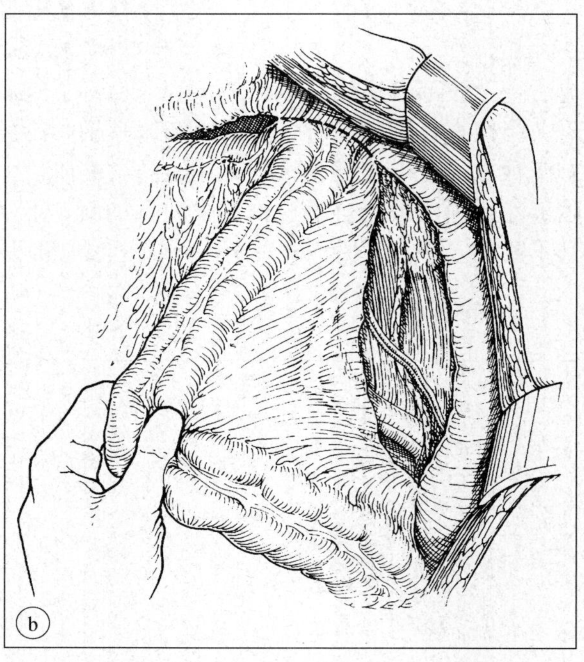

图 30.21 保留括约肌切除术中游离脾区。

定张力。通常情况下，从乙状结肠近端水平开始切开侧腹膜，并达脾曲处。切开腹膜后就能看见左侧输尿管，通过其蠕动的特点（最好是用无齿镊轻轻地“掐”一下输尿管刺激其蠕动），将其与外侧的性腺血管或卵巢血管区分开。一旦看到左侧输尿管，就应将其从血管蒂侧面游离，有些情况下难以确定输尿管走行时，比较好的办法就是用乳胶带将它提起，提起乳胶带就比较容易地顺其走行找到盆腔内输尿管的位置。

对于一些高位直肠癌，左输尿管有时会因被腹膜后肿瘤浸润或粘连而向中间移位，在这种情况下，需要仔细锐性解剖分离出输尿管；如果肿瘤生长直接侵犯输尿管，在这种情况下根治性肿瘤切除术将涉及输尿管的部分切除。如果有必要游离整个左半结肠，凯利拉钩将置于左肋缘有助于向上和向外牵拉，显露脾曲。然后主刀将结肠轻轻地向下和向内牵拉，继续切开结肠脾曲外侧的侧腹膜（图30.21）。这个动作必须非常小心以免损伤脾脏。继续游离横结肠系膜与大网膜到横结肠的中点。我们的策略是在保留肛门括约肌根治性手术时，都要游离结肠脾曲。只有这样，才能将降结肠直肠和直肠进行无张力吻合。此外，如果实行血管高位结扎，从结肠中动脉供应乙状结肠的血运和血管弓都很差，就必须切除乙状结肠。

乙状结肠侧腹膜反折处切开后，最重要的是找到解剖层面。找到输尿管之后，确认包绕乙状结肠和直肠系膜周围的筋膜，直肠主要血管的下方继续游离直肠，切勿损伤腹下神经丛。完成这个操作之后，医生将乙状结肠向左侧牵拉，在中线处切开右侧的侧腹膜，向上延长至十二指肠第三部分的下缘（图 30.22）。和左侧一样，找到正确的解剖层面，例如在不损伤神经的前提下寻找正确的解剖平面。显露右髂总动脉和主动脉的前面，这样直肠的血管可在肠系膜任意一侧处理了。

有些医生（Goligher，1984）主张在游离之前用粗的尼龙带结扎近端结肠，这样做的原因是认为，从肿瘤脱落入肠腔内的肿瘤细胞具有活性，可引起吻合口肿瘤复发。虽然这种细胞已被证明具有活性（Umpleby 等，1984b），但这些细胞造成的吻合口复发是偶然的。现在怀疑这种谨慎的做法是否有必要，目前我们不再这样做了。但我们认为这个操作不是禁忌证，或许还有一定好处。然而很多外科医生在结肠游离后使用直线切割闭合器断闭乙状结肠。这种做法的好处就是便于盆腔操作显露，特别是在游离直肠后侧的时候（参见下文）。

结扎血管

肠系膜下血管的结扎可高（从腹主动脉表面结扎）可低。如果我们的目标是根治切除的话，那我们就要选择高位结扎血管。姑息性手术则可低位结

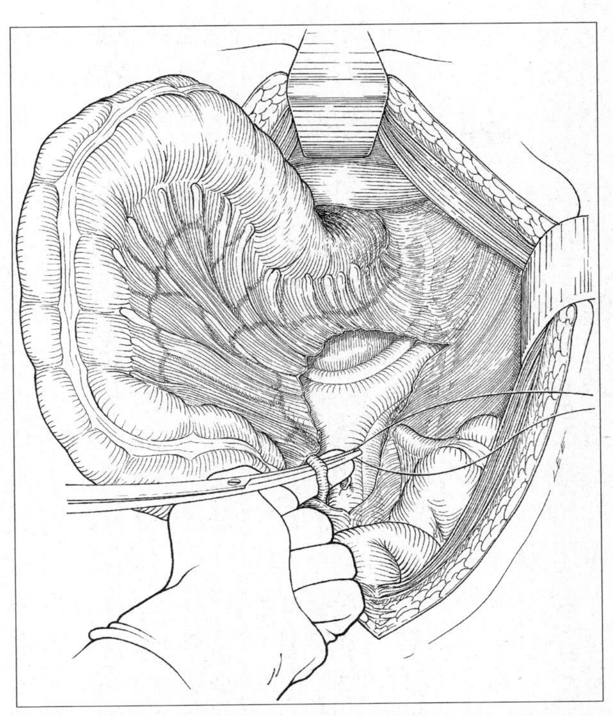

图 30.22　腹主动脉水平显露并结扎切断肠系膜下血管（高位结扎后）。

扎血管，如病人一般状况很不良并需要尽快救治的话，或患有广泛性的动脉疾病且伴有结肠中动脉根部闭塞的病人，亦可行低位结扎血管。应该说明一点，认为高位结扎血管才能达到治愈的观点是有争议的，而且还有一些人认为根部淋巴结转移的病人预后较差。此外，于腹主动脉表面高位结扎肠系膜下动脉，还有损伤腹下神经丛的风险。

如果要采用高位结扎肠系膜下动脉，外科医生的左手食指和中指移动到病人的左边，即位于肠系膜下血管和腹部大动脉之间，也就是如前所述的直肠周围筋膜两侧时显露的位置（图 30.23）。首先，指尖穿过这个间隙，然后逐渐扩大到整个手掌可以穿过，拇指在前而食指和中指在后轻轻地捏住血管，于肠系膜下动脉根部主动脉表面切开其腹膜，进行这个操作时，很有可能将骶前神经中央根与血管一起被撕裂或剥离，但是如果操作仔细的话，可以避免神经损伤得以保留。然而如果此处淋巴结肿大很明显，为了保持神经完好无损而影响了淋巴结的清扫是极不明智的做法，在这种情况下就应牺牲神经了。

一旦游离出血管，于腹主动脉表面肠系膜下动脉根部用吸收性材料双重结扎（图 30.22）。每一根血管一定要被单独结扎，因为肠系膜下静脉在向脾静脉汇合的过程中一直处在动脉的左侧，游离十二指肠空肠曲之后，在胰腺下缘结扎肠系膜静脉。这有利于结肠脾曲的游离。结扎的血管一般要留 0.5～1cm 残端，以防结扎滑脱。分离结扎切断血管之前，明智的做法是再次明确左侧输尿管的位置，确保左侧输尿管不被损伤。

那些需要行低位结扎的病人（图 30.23），肠系膜下动脉的结扎一般要在左结肠动脉发出处下方或乙状结肠的第一支动脉的下方结扎。左手食指置于血管蒂的后侧，切开血管表面的腹膜，借助于分离钳或胆囊钳等恰当的工具，逐一结扎血管。双重结扎血管并确保未损伤左侧输尿管后，切断血管。腹腔镜手术时大多数外科医生采用从中间向外侧游离的方式进行手术（后面会有详细介绍），这种方式也被许多开腹手术的外科医师所采用。

断离结肠

这时可以断离结肠或在解剖分离盆底后在断离结肠，我们建议现在这个阶段断离结肠比较合适。

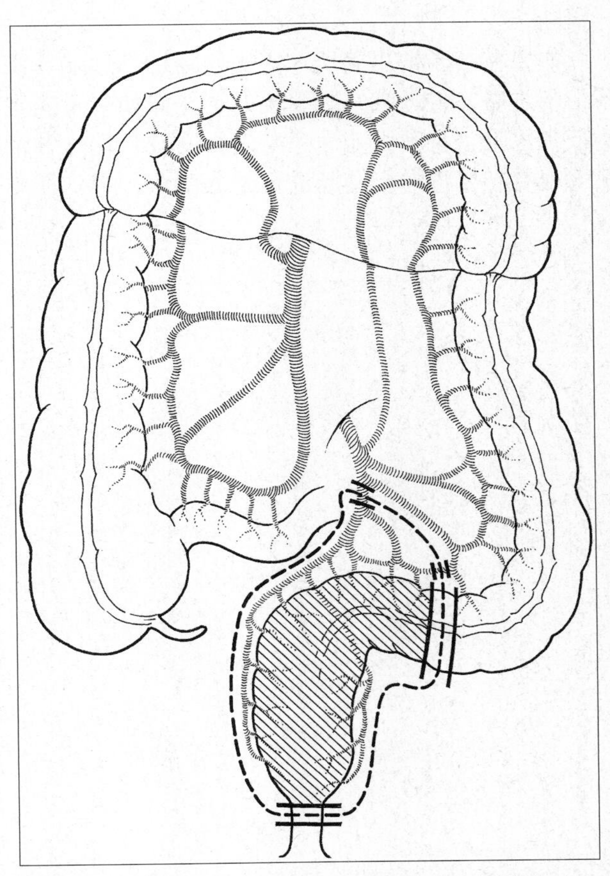

图 30.23　低位结扎肠系膜下血管的位置。阴影代表切除的组织范围。在乙状结肠远段切断结肠。

乙状结肠系膜从肠系膜下动脉结扎处开始斜行游离到拟横断的左结肠处（图 30.24），断离结肠系膜时，如果行低位结扎，就要结扎断离三根血管。它们是走向结肠脾曲的左结肠升动脉、左结肠动脉和左结肠动脉和第一支以后状结肠动脉间的结肠缘动脉，如果是高位结扎，仅要结扎结肠缘动脉。

一旦这些血管被分离和结扎后，用 Parker-kerr 钳或类似的钳将结肠横断，而现在多用直线切割关闭器横断结肠。钳子或切割器应从结肠系膜对侧缘到结肠肠系膜缘进行横断。首先要确保横断后结肠近端供血充足，其次可以很容易地将近侧断端拽入盆腔，在没有张力的情况下进行吻合。结肠保持正常的粉红色即充分说明供血是充足的。然而，如果有怀疑存在血运问题，可以在拟吻合处用皮试注射针扎一下结肠壁小动脉，然后观察它是否会引起动脉出血。一些外科医生（MRBK 支持这个）仔细地分离拟横断结肠对侧的边缘动脉，以确保结扎之前有明显出血。如果血供不足，拟横断的结肠位置不得不提高。这时选择降结肠有充足血供的位置进行横断。

如果在结肠常用的地方（例如降结肠远端）横断结肠之后，将近端结肠缓慢向下拉伸如果不能到达趾骨水平，就不可能满意地进行吻合。在这种情况下很有必要把左半结肠进行充分游离，直到横结肠中段。如果长度仍然不足，那么结肠肝曲一定要被完全游离，以确保唯一的固定点是肠系膜上血管的起点。这样左半结肠可以在没有张力的情况下向下拉到盆腔内。如果结肠长度还有问题，就只好于根部结扎结肠中动脉，回结肠动脉和边缘动脉将是结肠近侧断端唯一血供。

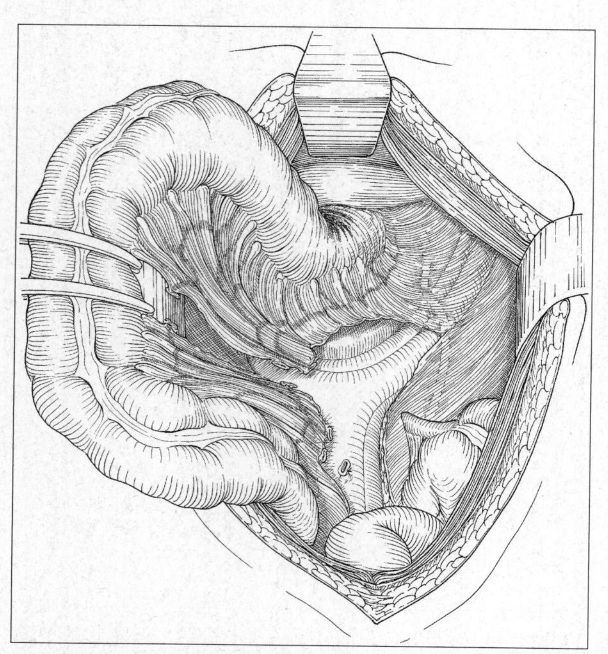

图 30.24 切断乙状结肠系膜。两把肠钳夹住预切除结肠。

解剖盆腔

盆腔解剖的程度将取决于肿瘤距肛缘的距离。如下描述的游离是低位直肠肿时使用的方法。然而应意识到这是不是在所有情况下（除非是在所有情况下都行 TME 和肛管横断），因此直肠外侧的组织，即所谓的“直肠侧韧带”，在直肠上 1/3 段肿瘤时，就无需分离。

在女性患者开始分离直肠前，先将子宫和输卵管缝合固定在腹壁上（如图 30.25）。这使得游离直肠，特别是分离直肠前外侧层面容易得多。继续切开直肠两侧侧腹膜，在直肠筋膜外正确层面尽可能向下游离直肠后侧面。尽量不要分破直肠筋膜（图 30.26）。主刀用左手将直肠乙状结肠轻轻地向前方牵拉（图 30.27），直肠和乙状结肠系膜连同被结扎断离的血管，从较低的主动脉表面、右髂总静脉及第五腰椎、骶骨岬前仔细游离。这时应小心谨慎，如果分离过分，就易损伤右侧髂总静脉。

如果先前已游离骶前神经丛（因肿瘤的原因），神经丛将与结肠系膜一起向前推开。如果此处尚未损伤神经丛，在以后的分离的过程中，有可能在骨盆两侧分成两个分支的位置，还有损伤的风险。在

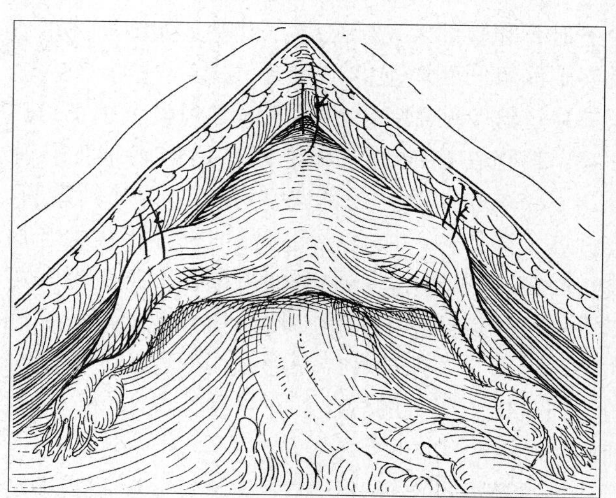

图 30.25 女性患者将子宫与输卵管缝合于切口下部可更好显露直肠。

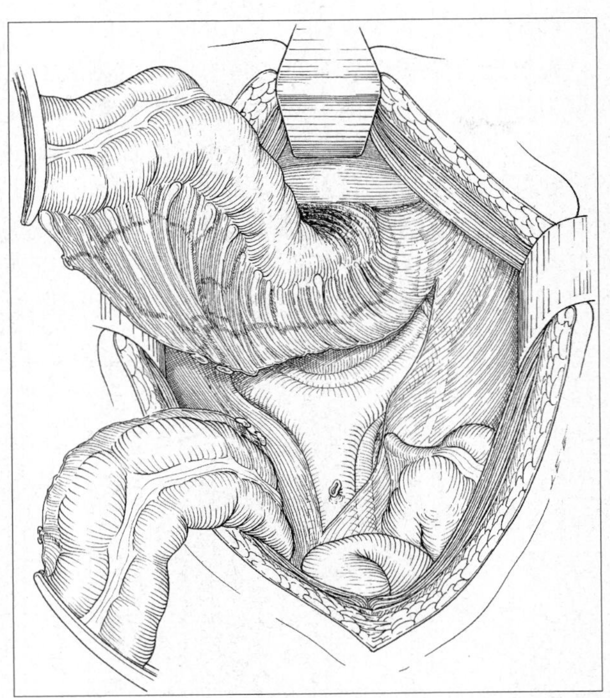

图 30. 26　保留括约肌直肠切除，解剖盆腔。继续沿直肠两侧切开腹膜。

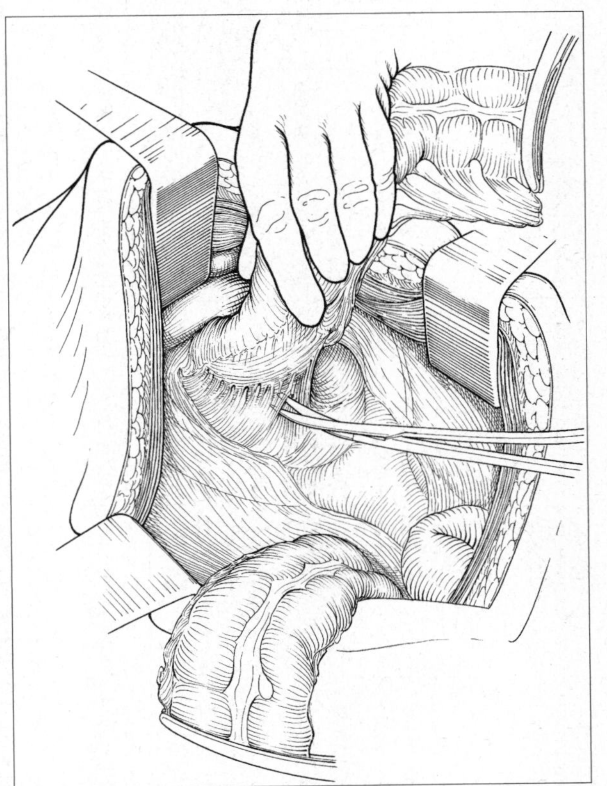

图 30. 27　骶骨水平游离乙状结肠系膜根部与直肠系膜。

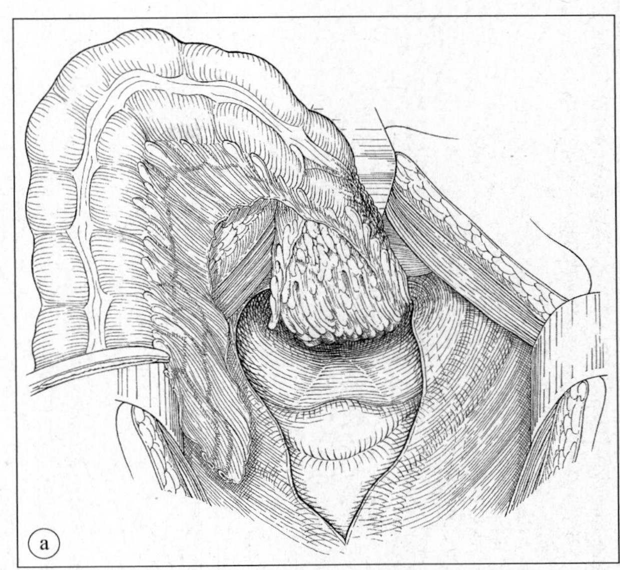

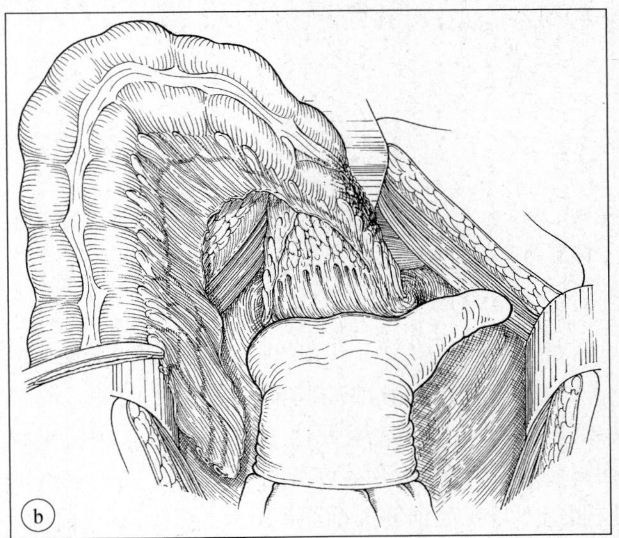

图 30. 28　(**a**) 直视下游离直肠后方至尾骨；(**b**) 在某些特定情况下需在直肠后插入一只手以便于前方操作。

此处，神经主干在分支之前趋于紧贴直肠筋膜，分支后向盆腔的两侧走行。找到这两个分支后，将之与直肠系膜后壁轻轻分离。完成这一步操作之后，用钝端剪刀或用电凝在中线处轻轻地向下和向后打开第一块骶骨的前面和直肠系膜后面之间的层面。这样就显露了骶前间隙，并允许从骶前筋膜前面游离直肠和直肠系膜。双极电凝和深部纳尔逊剪刀是最好的分离工具。从直肠后壁汇入骶骨正中静脉之间的横穿骶前间隙的任何小静脉，在分离之前都要先电凝止血。

继续向下游离后侧尽可能到达尾骨处，这样可以将全部的直肠系膜与标本一同切除。重要的是要在直视下完成直肠后侧的分离，有时无法做到这一

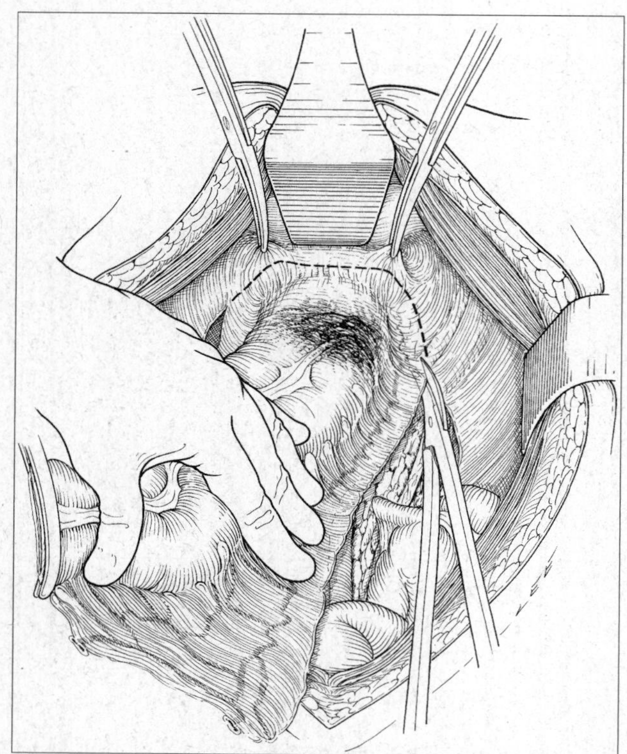

图 30.29 在直肠前壁与膀胱后壁之间的腹膜连接处开始双侧游离前部平面。

点，如果真是这样，可将手伸到骶前间隙（图 30.28），将直肠从骶前筋膜前面和盆壁两侧，向前轻轻推开尽量向下达尾骨处。这种操作方法极易损伤直肠筋膜并影响环周切缘的完整性。只要解剖的层面仍然是在骶前筋膜前面，并不会引起不出血的。

偶尔在分离直肠后侧时，特别是当肿瘤是位于直肠后方或侵及骶骨时，或者当骶前筋膜无意中被分破时，骶正中静脉本身可能被损伤。在这种情况下止血可能会很困难，可能需要从血管后面缝合才行。有时静脉回缩到骶孔内可以用骨蜡或无菌的图钉堵塞控制出血，现代止血材料例如 Floseal® 或 Coseal® 对此很有帮助。偶尔在必要时将病人放置成极大角度的 Trendelenburg 头低位，用纱垫填塞盆腔控制出血。

一旦直肠后侧分离完成后，注意力就要转向分离直肠前方。如果不使用头灯，则需调整光线，盆腔深部拉钩置于直肠前壁与膀胱后壁之间。如没有盆腔 Lloyd Davies 深部拉钩，盆腔深部分离就比较困难，站在病人双腿之间的第二个助手将膀胱向前拉开。从两侧切开的腹膜和分离的腹膜外组织直肠前会师，即腹膜反折最低处前方 1～2cm 处切开腹膜（图 30.29）。

在膀胱后壁和直肠前壁之间的直肠前侧层面可用剪刀进行分离（图 30.30a）。在开始分离时，让助手用两个或三个深部血管钳提起盆腔切开的腹膜的边缘并向上牵拉，对盆腔深部的显露十分有用。顺着这个层面逐渐向深部游离，直到显露出膀胱基底部及精囊或阴道后壁。顺着直肠后侧分离的层面往往很容易就能找到前面正确的解剖平面，用盆腔

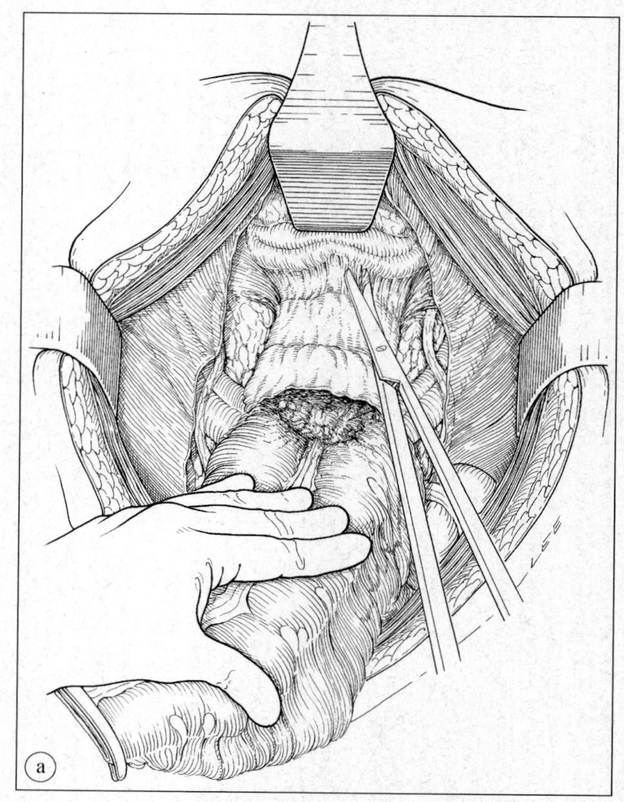

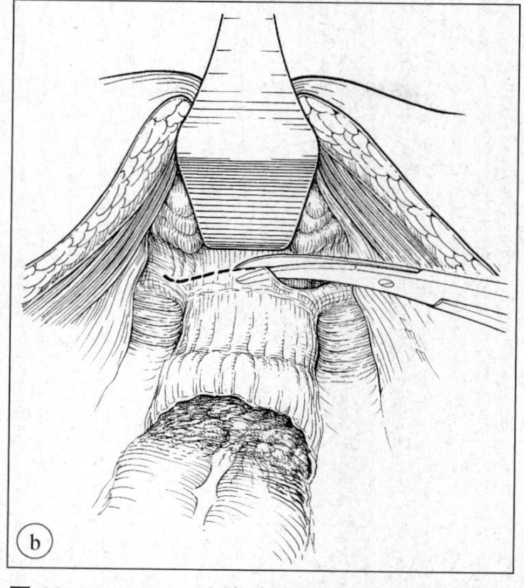

图 30.30 （**a**）继续分离在直肠与膀胱之间的前部平面。（**b**）就在精囊腺水平之下，分离 Denonvilliers 系膜。

深部拉钩（S 拉钩）伸入前侧的层面，让助手向前方和向上牵拉，就能在直肠前壁和前列腺之间显露 Denonvilliers 筋膜。尽量避免分离 Denonvilliers 筋膜，除非从肿瘤根治上是必要的。通过与直肠纵向纤维保持非常近，从而远离解剖层面清扫筋膜和它前方的前列腺。在肿瘤学的角度上切除部分 Denonvilliers 筋膜是必要的（图 30.30b）。用 Roberts 钳子夹住小纱布球（花生米）或中指和食指沿层面分离到前列腺的顶点。同样也可以用弯曲的，钝边的 Lloyd Davies 剪刀来分离此处的层面。而在这个间隙里，用手指或小纱布球向两侧分离，找到前外侧的界线。有时分离这个层面会造成很麻烦的出血，尤其是在分离前列腺的背面时，如果分离的层面太靠向前时。直肠两侧的组织，通常被称为直肠侧韧带，其内可能有直肠中动脉。然而只有 15%～20%的患者侧韧带内有动脉。仔细电凝直肠中动脉可控制出血，如果没有最佳的显露和灯光照明，要完成这一步可能是很困难。

分离两侧往往需要借助于第二个盆腔拉钩，由于其牵拉显露，可以进行盆腔侧面深部的分离。直肠侧韧带就是直肠连接盆腔侧壁的一些疏松的结缔组织。用“韧带”来定义这些结构属于用词不当，其中除了有时含有直肠中血管外，包含盆腔自主神经的分支。看来直肠侧韧带是直肠系膜的一部分。在旧教科书中，侧韧带是用来向上和向对面方向固定直肠的。在确保输尿管从这个领域后分开后，建议钳夹直肠侧韧带，然后结扎断离他们。如今我们建议使用剪刀或电凝进行联合分离直肠筋膜外侧的侧韧带。最重要的一点是要确保在此范围内，没有损伤输尿管。这一点对位于骨盆中段的巨大肿瘤患者尤为重要。在这种情况下，输尿管走行到膀胱的整个过程都应避免损伤，如果不能确定输尿管的位置，膀胱镜检查是一个不错的方法，两侧输尿管可以被插入输尿管导管并保留，以帮助在分离的过程中识别输尿管的位置。

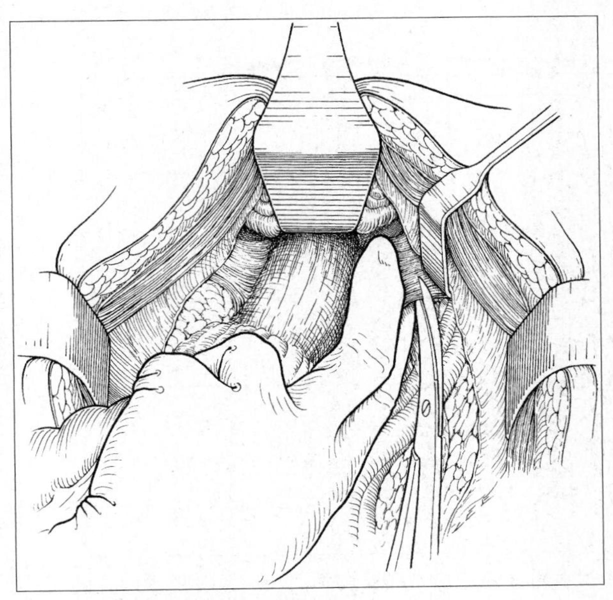

图 30.31　切断患者右外侧韧带。

然后将直肠向上和向对侧牵拉，使直肠侧韧带”处于有张力的状态。用长剪刀或最好是手持电凝（图 30.31），尽可能靠近直肠系膜边缘小心地予以分离，以避免在盆腔侧壁可以看到的勃起神经。用电凝仔细止血，并不要损伤任何盆腔自主神经，如能看见的话。一些医生认为直肠中动脉，需要单独的分离和结扎。这些组织在过去被称为直肠侧韧带的组织，正如前所述事实上是直肠系膜的组成部分。在完全无血管的层面裸化整个直肠系膜两侧脂肪只留下直肠的两个中动脉蒂是可能的，这亦即是肛门直肠交界处周围的前外侧。这个过程被称为直肠全系膜切除（TME）。这种方式可能切除勃起神经。

分离直肠两侧组织后将直肠充分游离，然后将注意力转向直肠切除上来。如要行腹会阴切除术，经腹的盆腔解剖不必分离过深。分离到盆底后就应停止了，这是为了避免沿盆底曲线分离成锥形（腰部形成）。如果从会阴部分离完成这种可能性几乎是零，因为从会阴部入路可切除盆底侧面更多的组织，并确保无锥形形成。这样的策略是赞成腹腔镜行 APER 的论点之一，因为腹腔镜手术时，盆底和会阴部的分离都是从会阴部进行的。

直肠全系膜切除术

直肠癌手术直肠全系膜切除（TME）值得仔细分析。技术及其合理性已在本章前面讨论过。

简而言之，它是对包绕整个后肠的后肠系膜精确而完整的锐性分离。经过如此操作，是希望将隐藏在直肠系膜内的任何微小转移病灶和直肠及直肠癌一并整块切除（MacFarlane 等，1993）。如果肿瘤局限于直肠壁内，小心地分离就可以使手术达到最小程度地损伤盆腔神经（Havenga 等，1996a）。

TME 的概念最早是由 Heald 提出来（Heald 等，1982；Heald 和 Ryall，1986），用他的观点解释了其极低复发率的原因。最初有一些人怀疑这一点，因为大多数结直肠癌外科医生认为他们多年来一直开展着 Heald 描述的完全相同的手术方式。虽然这可能是事实，但是毫无疑问，Heald 和他的学生们集中了所有结直肠癌外科医生的想法，就是要确保大多数直肠癌在直视下进行完整的直肠系膜切除术。

MacFarlane 等（1993）通过对 Heald 在 1978 年至 1991 年 13 年间的数据分析表明，根治性前切除术后 5 年的准确局部复发率为 4%，总复发率为 18%；10 年则分别为 4%和 19%（MacFarlane 等，1993）。

Sloan Kettering 癌症中心的 Enker 和他的同事们发现，TME 在治疗直肠癌连续 246 例的局部复发率 7.3%。这个复发率还包括有无远处转移的患者，这些数据明显好于他们用传统的手术结合辅助治疗的方法（Enker 等，1995）。

在 McCall 等的文献回顾中（1995），随访 10465 例患者局部复发率的中位数为 18.5%。这些患者中，1033 经历了 TME（8 篇），这个“组”的局部复发率为 7.1%。

来自 Scandinavia 的数据强化了 TME 已经在世界上对这一部分所造成的影响。瑞典 Norrkoping 的 Arbman 等（1996）比较 1984—1986 期间（第 1 组）和 1990—1992 期间（第 2 组）所作的直肠癌患者，在第二个时期，他们采用了 TME 技术。在第 1 组，有 134 人实施了前切除或腹会阴切除术，这些治疗都是根治术。第 2 组的 128 直肠癌患者行根治性切除术。在肿瘤分期、根治率、术后死亡率或并发症等方面两组之间无显著差异。一年研究结束后，在第 1 组局部复发 19 例（14.3%），2 组 8 例（6.3%）（P 值均＜0.03）。准确分析后发现，4 年后第 2 组比第 1 组在局部复发率显著减少（P 值＜0.03）和粗略生存率明显增加（P 值＜0.03）相比（图 30.32）。挪威的数据表明，TME 在全国范围内实施以来，发生了巨大的变化（Wibe 等，2002a；Nesbakken 等，2002），在瑞典也有类似结果的数据（Dahlberg 等，1999；Martling 等，2000；Birgisson 等，2005a）。

TME 确实已大大减少了局部复发，但还需注重一些细节以防止并发症的发生。现在我们对盆腔神经的解剖已有充分的了解，应尽量避免损伤膀胱功能和性功能。读者可参考 Havenga（1996a）等写的关于盆腔神经解剖方面的非常优秀的综述。在另一项研究中，Havenga 和他的同事们研究发现，如果术中保留这些神经，超过 86%的 60 岁以下的男性患者将保留其功能（Havenga 等，1996b）。

关于 TME 可能导致吻合口漏的发生率较高的问题已受到关注。因此在 Heald（Karanjia 等，1994）的系列研究中 219 例有 24 例（11%）接受保留括约肌低位 TME 切除术后吻合口漏。此外结肠对比造影发现另外 14 例（6.4%）无症状吻合口漏。这可能是 TME 对直肠肛门残端血运影响的结果。出于这个原因，预防性肠造口已被推荐作为 TME 手术的常规做法（Karanjia 等，1991）。其他人认为，TME 手术应在肛管直肠交界处横断。

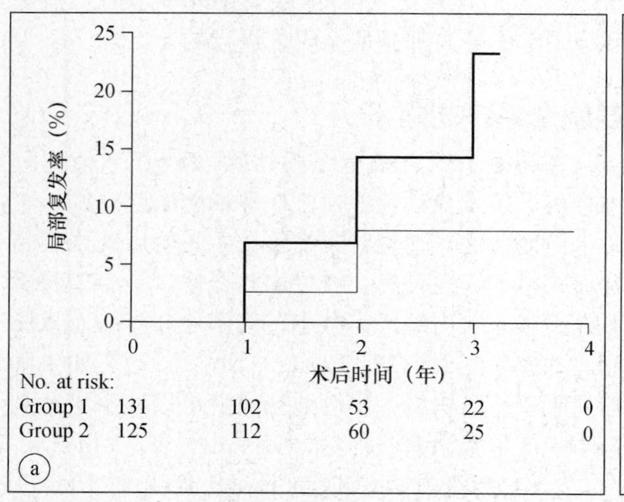

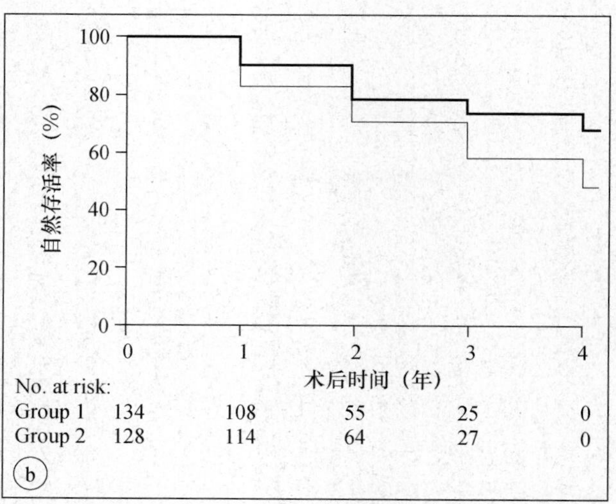

图 30.32 （**a**）保险公司计算的经肛门内镜下微创手术术前（—）及术后（—）的局部复发率；（**b**）保险公司计算的 TME 术前（—）及术后（—）的生存率。来源自：Arbman 等，1996。

作者的观点

我们认为 TME 很适合中下段直肠癌的治疗。这并不意味着肠管在每一种情况下都需要分离到同一水平。远端直肠系膜可游离达到肠管壁，这样可在肿瘤下缘 2cm 以下的肠壁处进行分离裸化肠壁，如果这样可以确保保留肛门括约肌的情况下。然而这样的操作很可能因为肛门直肠残端缺血而增加吻合口漏的风险。因此如果将肠道分离到距齿状线 2cm，应考虑行肠造口术。而在直肠结肠吻合时，因缺血引起吻合口漏的风险就会减少而且并不总是需要行肠造口术。在直肠上 1/3 段的肿瘤，直肠系膜及肠道管可以安全地分离到距肿瘤 5cm 以下，而且不增加术后复发率。用这种方法尽可能保留多一点直肠肛管残端，术后的功能会提高，而不增加复发率。

盆腔侧方“扩大”清除

上面的描述是指传统的盆腔解剖和侧韧带切除，在西欧和美国的大多数地方实行的手术。正如在别处讨论过的数据表明，髂血管淋巴结存在可能与癌有关。因此少数中心提倡盆腔侧方扩大清扫，即紧贴盆壁切除侧韧带，清扫在这个过程中髂内及其他侧方淋巴结（Enker，1978；Hojo 和 Koyama，1982）（图 30.33），该操作描述如下：

术者可以站在任何一侧开始手术，如果站在右边，右侧盆腔腹膜外侧叶向上切开和向外侧牵拉，暴露输尿管，因为它位于腰大肌表面一直向下跨越髂总动脉分叉处。游离输尿管并用带子将之吊起（图 30.33a）。吊起输尿管后，就可以清扫髂总、髂内外血管及盆腔侧壁周围的纤维脂肪组织。继续向下和向后侧清扫（图 30.33b），首先看到的是从髂内动脉分出的直肠中动脉，予以分离、结扎。紧接着就能看见膀胱上动脉，予以保留。逐渐裸化所有血管，清除周围组织。盆腔侧壁清除后，在闭孔内肌表面就可见闭孔神经，同样保留下来。继续分离直到看到肛提肌表面。这时，整个侧韧带应该是游离的，连同直肠一起可以推向对侧。然后检查盆

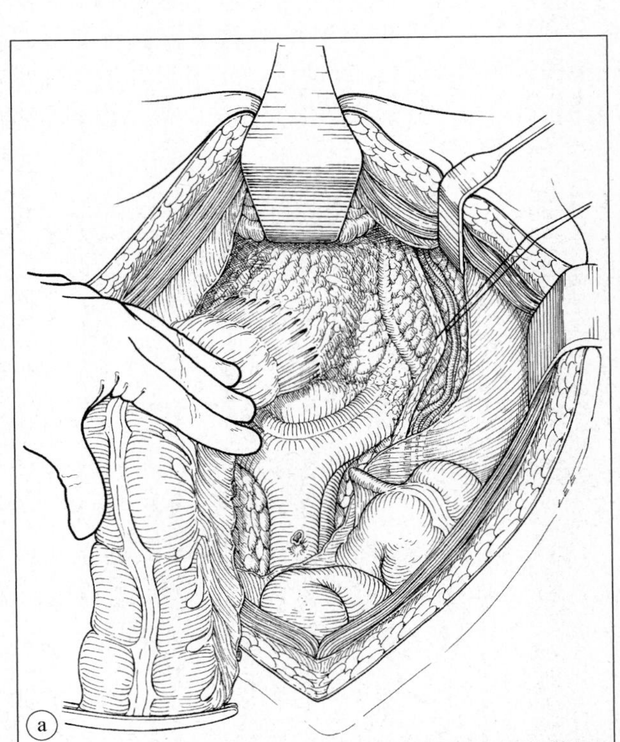

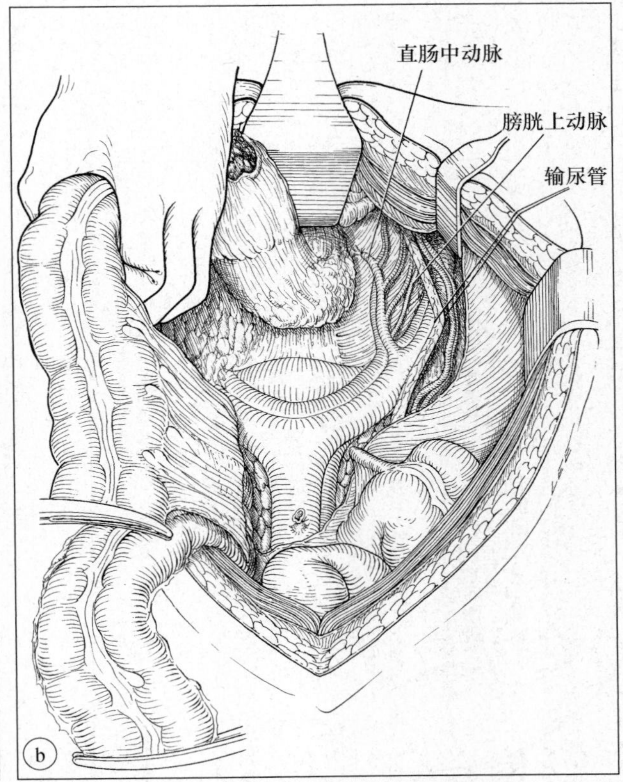

图 30.33　继续盆腔侧面分离。(**a**) 牵拉并向外牵引盆腔腹膜右侧叶，显露髂总血动脉，可见输尿管自分叉处越过。进一步向下向后分离，将髂内外血管及盆壁的筋膜及脂肪组织分离。(**b**) 自盆壁分离侧韧带根部并继续向盆壁分离，显露髂动脉内外血管，直肠中段，膀胱上动脉及闭孔神经、闭孔内肌。

腔侧壁和血管，以确保止血彻底并没有组织残留。同法处理左侧。

分离直肠远端

上 1/3 段直肠癌手术时，将直肠轻轻地拉向术者方向，分离肿瘤以下的直肠系膜。肿瘤位置较高的手术，分离直肠系膜至拟断肠壁处，至少距离肿瘤远端下缘 5cm。对于直肠中和下 1/3 处的肿瘤，我们认为，如果要做保留肛门括约肌前切除术，直肠系膜需全部切除，远端应距肿瘤下缘至少为 1～2cm。在过去，对于这些患者，我们分离直肠系膜的水平与肠壁横断的水平相同。然而 Heald 等（1982）和其他一些人（Scott 等，1995）发现了在距直肠癌下缘远端几厘米处直肠系膜内存在微小癌灶。这些发现说服了结直肠病学会对直肠中段癌和低位直肠癌要实施 TME 手术。向下分离到肛管上方的另一个原因，就是在这个位置放置吻合器比分离的直肠系膜更容易一些。

在经典的 TME 技术中，远端直肠系膜的分离，是用小纱布球（花生米）将系膜向上推开，再用剪刀从直肠肌肉层分离开的。因此该角度的最后残留的脂肪淋巴组织被清扫干净了（图 30.34）。然后在距肿瘤下缘 2cm 以下横断直肠，留下几 cm 长的无系膜的裸化的远端直肠进行吻合。如前所述，我们有些人喜欢将直肠分离到肛管齿状线以上 2～3cm 位置，即直肠系膜最下端。如果肿瘤很低，可继续向远端分离，分离肛门内括约肌周围进入括约肌间层面，在齿状线水平断离肛管。用剪刀剪断肛管之前，用碘伏经肛冲洗肛管。对于超低位括约肌间切除时，不可能在肿瘤下缘放置肠钳。然后缝合结肠肛管吻合口，如有可行结肠储袋重建。缝合肛管吻合术的详细情况将在本章后面介绍。如果作此选择，预防性肠造口是必需的，因为这种术式吻合口漏的风险明显增加。

如果直肠系膜被横断而不分离裸化，断端的组织可能很多，如果可行的话最好用动脉钳分分离裸化系膜，或者将使用必要的电凝（图 30.35）。一旦游离完直肠系膜裸露出直肠壁，在距离肿瘤下缘适当的位置用直角或弯腹主动脉血管钳从右侧向左侧钳夹直肠（图 30.36）。有些医生喜欢从前后方向或矢状面方向钳夹直肠，如果这样作为一种常规操作，我们认为这并没有任何特别的优势，但在个别情况下使用它可能是必要的。一旦钳夹到位，助手将直肠镜插入肛门内冲洗直肠残端的（图 30.37）。用直径较大的导管连接一套装有 1％溴棕三甲铵溶液冲洗设备通过直肠镜插入到直肠内进行冲洗，先用 1 升生理盐水冲洗之后再用 1 升这样的溶液冲洗，最后用纱布擦

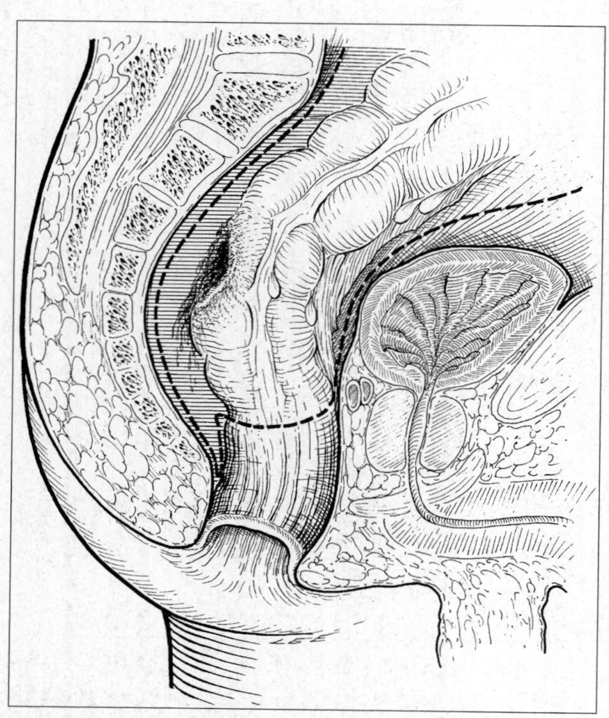

图 30.34 直肠全系膜切除的切除平面。

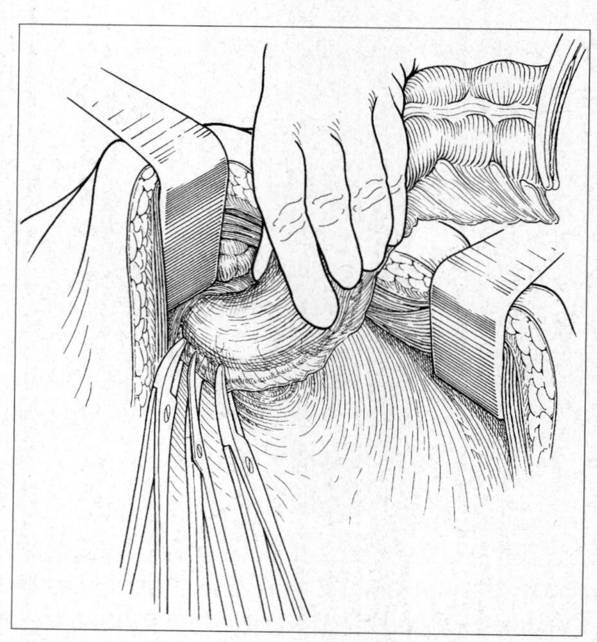

图 30.35 切断直肠系膜。

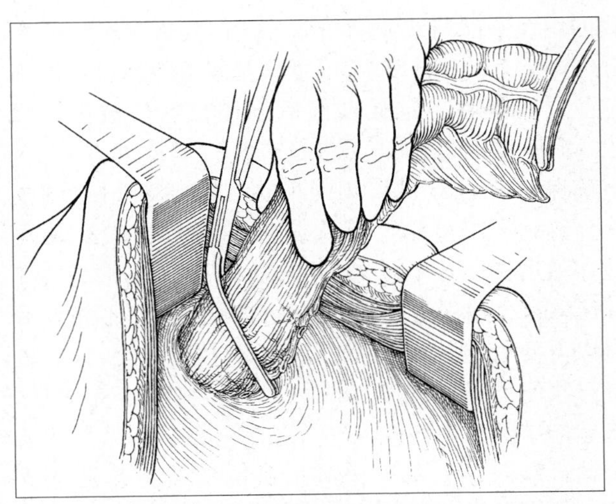

图 30.36 直肠系膜切断后可用直角挤压钳在肿瘤下方钳闭直肠。现常用直线切割缝合器。

拭干。这个操作是为了杀掉在直肠腔内任何可能存活的肿瘤细胞。许多医生都采用“三重吻合”技术，先在肿瘤以下实实际切除部位以上用吻合器横断，然后从下面对远端直肠残端进行冲洗，然后再用吻合器在拟切除的地方切断直肠，再用吻合器行端端吻合。

吻合

经腹进行近端结肠和肛门直肠残端吻合有三种方法：

1. 双层手工缝合
2. 一层手工缝合
3. 圆形吻合器吻合

吻合的最佳方法经过公开辩论，有几点是值得强调的。与一个层和双层的反相缝合吻合相比较的对照试验中，两者之间没有任何差异（Everett，1975；Goligher 等，1977）。尽管有这样的发现，Goligher 等（1977）仍然相信双层缝合要安全些，有几个实验比较了吻合器和手工吻合，有证据证明在骨盆低位吻合时，吻合器和手工吻合是一样的安全（McGinn 等，1985；West of Scotland and Highland Anastomosis Study Group，1991；Fingerhut 等，1994）。不过有人提出在这一位置使用吻合器吻合柔韧度很小，比手工吻合更容易导致吻合口狭窄。吻合器吻合的主要优势就在于可以在低位时进行盆腔内吻合，而在这个位置是不可以进行任何形式的手工吻合的。

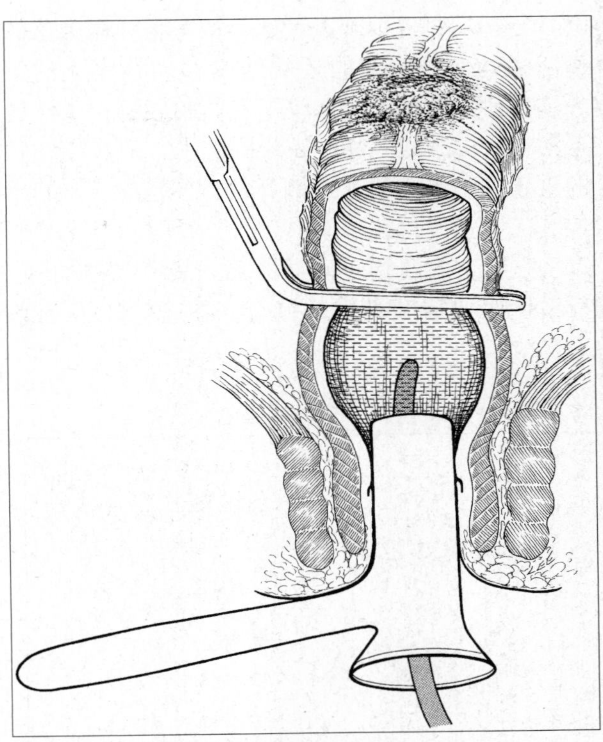

图 30.37 用抗癌药溶液灌洗直肠残端。

出于这些原因，有些人演变出了下面的方法。在直肠高位肿瘤吻合时，我们直接采用单或两层内翻缝合吻合。对于低位肿瘤，我们现在采用三重吻合器技术（Moran，1996）。其他人认为吻合器吻合技术是所有大肠癌以及结肠肛管吻合术在肛管上方进行吻合的首选。

双层缝合吻合

直角钳或主动脉钳以上的近端结肠和直肠被牵拉向上并置于腹腔外。固定钳子外翻，从上向下看盆腔时使肛门直肠残端的浆膜面面向术者。Parker-Kerr 或 Schumacker 钳夹控制的近端结肠残端置于腹部切口的左边，其肠系膜置于肠道的后方。距直肠 10～12cm 的距离分离结肠系膜。吻合之前，有些医生喜欢在结肠残端注入抗肿瘤药物剂，以确保杀死任何脱落的肿瘤细胞。用肠钳在距结肠残端 10cm 处夹住，然后将抗肿瘤药物注入这段结肠腔内，一直保留到吻合时；去掉近侧结肠末端阻断钳，吸净肠内抗肿瘤药物。

直到最近我们认为，在手术过程中即使恶性细胞从直肠癌脱落，他们无法到达近端切除范围，因此冲洗结肠残端是不必要的。然而 Umpleby 等

(1984b) 却反对这个观点，认为从直肠肿瘤脱落的肿瘤活细胞似乎能够向近端结肠移动相当大的距离。这些研究结果已经修改了我们的做法，虽然我们不常规将抗肿瘤药物注入结肠腔内，但我们在吻合的重建时，将结肠道近侧开放端浸泡在1%的十六烷基三甲基溴化铵溶液中。

一旦肠道的两端正确对齐后，就开始吻合了。先行后壁浆肌层间断褥式缝合（图 30.38）：以前我们用 3/0 丝线或亚麻布缝合，但我现在更倾向用 3/0 Vicryl 或 MAXON 可吸收缝线进行缝合，因为这些材料既有一定强度但最终还很容易被机体吸收。每次缝合之前都要将缝合线打蜡或润滑一下，以确保它缝合穿过组织时顺滑，减少对组织的损伤。缝线无需打结，每次缝合的线头用蚊式钳夹住，然后按序串在大钳子的长轴上（通常是 Roberts 钳）。这样做的目的是为了确保缝线不相互缠绕以方便打结。每针都在距断端控制钳约 1cm 处缝合浆肌层并间隔 0.5cm。后侧一排缝合完成后，将近端结肠滑向盆腔内与直肠后壁紧贴。然后将各个缝合线打结，第一个和最后的缝线留长并钳夹住，在中间的那些被剪断。牵拉两个长的浆肌膜缝线，这样在缝合时更方便。

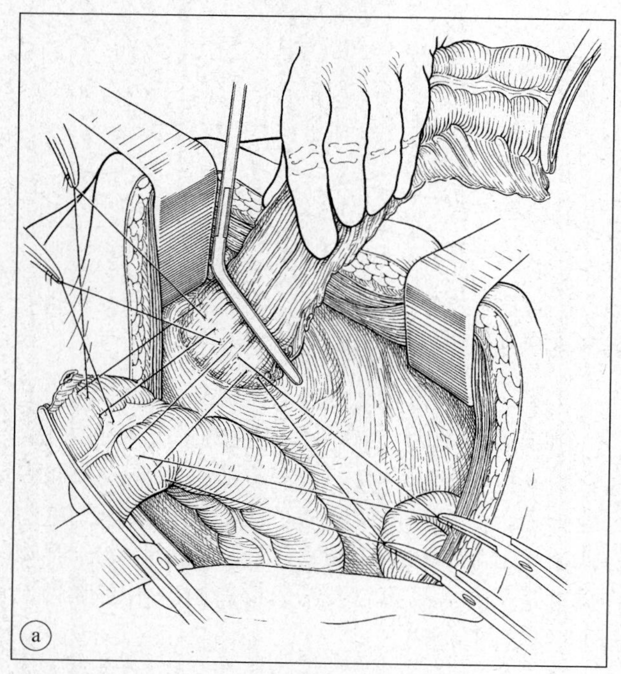

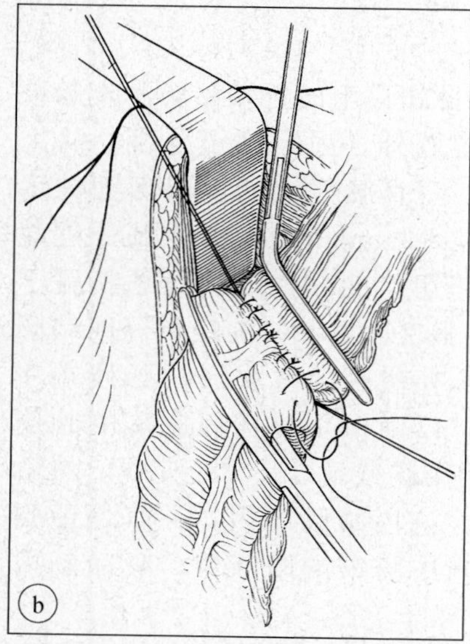

图 30.38 经腹直肠癌前切除两层缝合吻合。(**a**) 后壁浆肌层 LEMBERT 缝合；(**b**) 结肠靠近直肠残端，打紧后壁浆肌层肌膜缝线并剪线。

直角钳向上牵拉固定，紧贴钳子远侧用长柄手术刀切断直肠肛管残端，切勿损伤刚刚缝合的浆肌层缝合线（图 30.39）。同样，在距结肠近侧断端约 10cm 钳夹无创肠钳，紧贴直角钳近侧切除结肠残端。

一旦取出标本，助手应打开标本并让术者确定下切缘的距离，以确保至少有 2cm 的远端切缘但最好是 5cm。如满足意，继续进行吻合。

接下来进行全层缝合（图 30.40），用可吸收或不吸收线进行连续或间断缝合这一层，我们喜欢用 3/0 Vicryl 或者 Monocryl 非创伤性小圆针线进行缝合。

这一层从前侧或系膜对侧的两端开始，先从直肠壁外侧进直肠内缝出，再从结肠黏膜进结肠浆膜

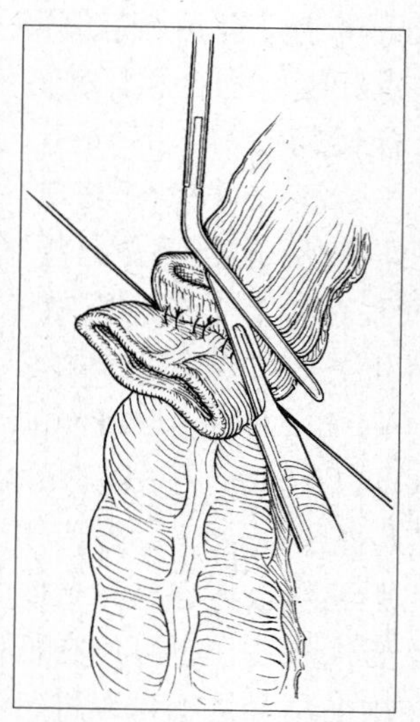

图 30.39 在钳下切断结肠。

出针，进行全层缝合。然后在肠腔外打结。线头保留 10～15cm 长，以备缝合完成时打结，用小动脉钳夹住。然后将针缝入肠腔内，连续缝合直肠和结肠的后壁完成吻合口后壁的吻合。虽然我们不太主张锁边缝合，其他医生这样做。当缝合达到肠系膜侧外侧时，缝合的类型改为 Connell 或黏膜内翻缝合。这样做的好处在于，在缝合吻合口前壁直到达到系膜对侧时，能将黏膜内翻入肠腔内。然后将缝合与之前留下的近端缝合线打结，前壁进行间断浆肌层缝合，完成吻合（图 30.41）。这些缝合都是褥式缝合以便更好更有力地缝住直肠前壁。每个缝合线的末端留长，由助手握住以利以后的缝合。

单层缝合技术

进行单层吻合之前，在直角钳远侧肛门直肠残端壁缝合两针牵引固定线。这便于在直角钳移去后进行牵引，利于缝合。然后切除直角钳处直肠壁，近端结肠 从 Parker-Kerr 钳处切除。通常两侧断端会出血，这自然让外科医生对肠的血运感到放心。尽管如此，用电凝进行止血十分重要。

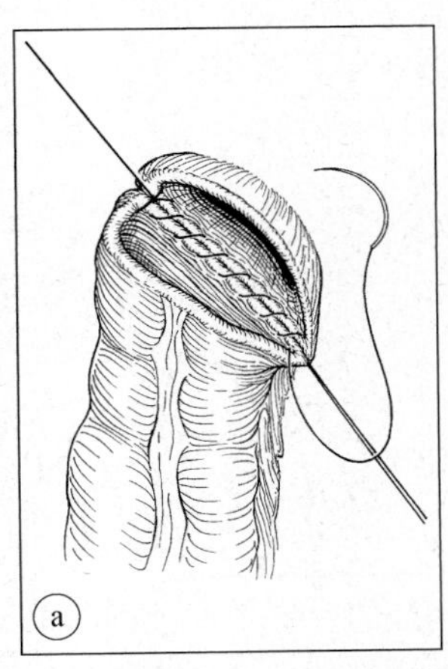

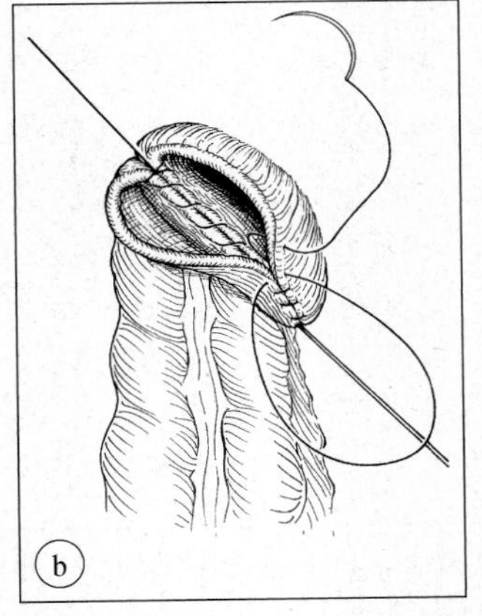

图 30.40 (a) 连续全层贯穿缝合后壁 (b) 连续全层贯穿缝合前壁。

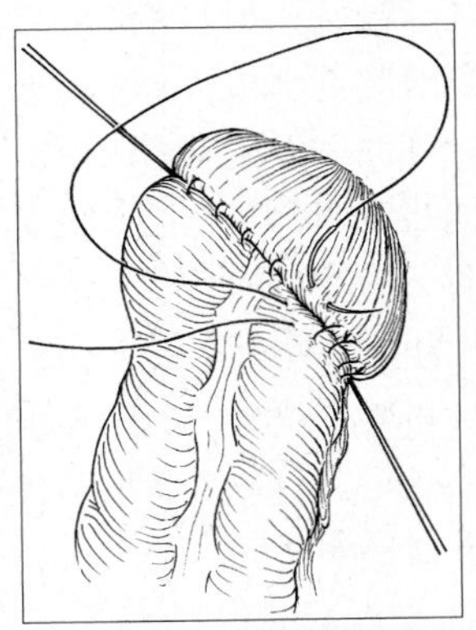

图 30.41 前壁浆肌层缝合。

然后用缝线间断缝合肠道的两个断端（图 30.42）。肠道两个断端在分开的状态下，要缝合后壁的 1/2 到 2/3。然后利用这些缝合将近侧结肠残端拉到盆腔打结，这使得在缝合吻合口前壁时相对简单些。

大多数医生缝合此吻合口时，采用非吸收性缝线，如 Ethiflex，Tevdek，丝线，亚麻线等。我们常用既有一定强度最终还能降解的 2/0 或 3/0 Vicryl，Monocryl 或 Maxon 线。在双层吻合时，如果不用单丝缝线，缝线应打蜡让它们顺滑地通过组织。第一针缝在后壁中点，相当于结肠和直肠残端肠系膜的位置。距结肠切缘 5mm 左右从结肠黏膜面进针，穿过结肠壁和直肠壁，在距直肠切缘相似的距离，从直肠黏膜面穿出。然后缝针返回从第一针缝合处的直肠黏膜边缘进针，从结肠黏膜边缘出针。缝线的两端用小动脉钳提起，取走缝针。虽然这种褥式缝合是目前最流行的方法，一些医生认为这是缝线最好不要穿过黏膜，建议缝合浆肌层，而不是缝合黏膜。

完成中点缝合后，由此向两侧继续缝合肠周约 1/3，剩下的肠壁还是用相同的方法进行缝合，每针间距 4～5mm。当吻合口的后壁和外侧壁缝合 2/3 时，术者将这些线用左手拉紧，将结肠近侧端轻轻地拉入盆腔，与直肠残端对合。然后从中间第一个开始，将缝线打结。所有缝线打结后，肠壁前 1/3 使用 Gambee 间断缝合关闭肠腔。有时候以正确的方式缝合后者不太可能，但水平褥式缝合就足够了。吻合完成后，将吻合口旋转以便检查后壁缝合情况，如有任何缺陷，重新加强缝合。拆除牵拉固定缝合线。

另外一种单层吻合方法是一种连续缝合。为此，我们使用像 PDS 或 Monocryl 双针的单丝缝合线。在盆腔内将肠道两个断端相互靠近，用能够穿透肠壁所有层的缝针在直肠后壁中点处黏膜侧进针，穿透肠壁从结肠黏膜侧出针。缝线打结，两端留同样长的缝线。由于我们使用双针缝合线，两个针可以分别向两个方向缝合。然后分别向左和右两侧连续全层缝合。缝到两边最外侧时，将两边的角翻转，再从双侧向中间进行全层连续缝合前壁，缝线两端中点前方打结。虽然没有进行随机试验研

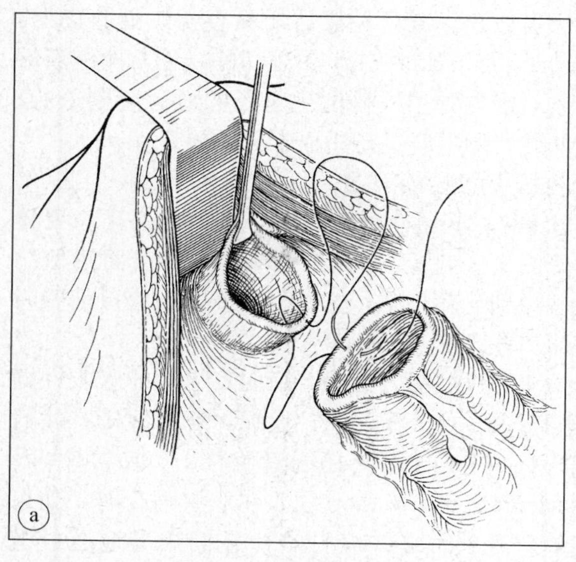

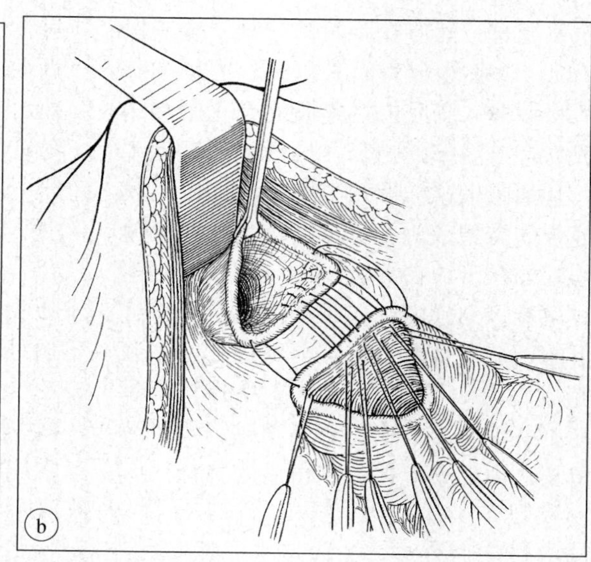

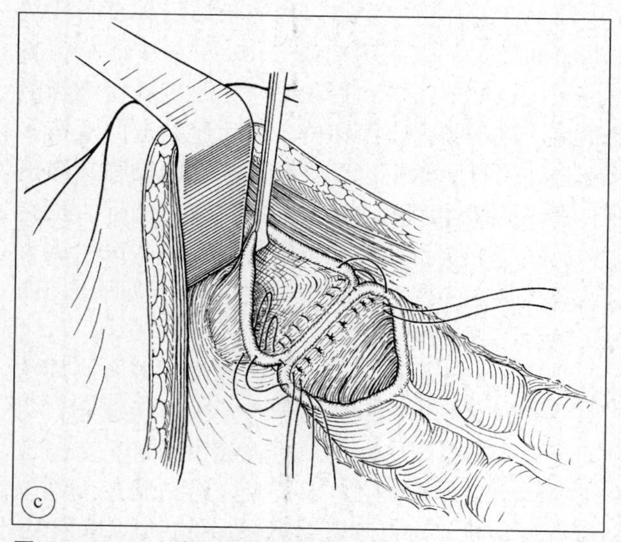

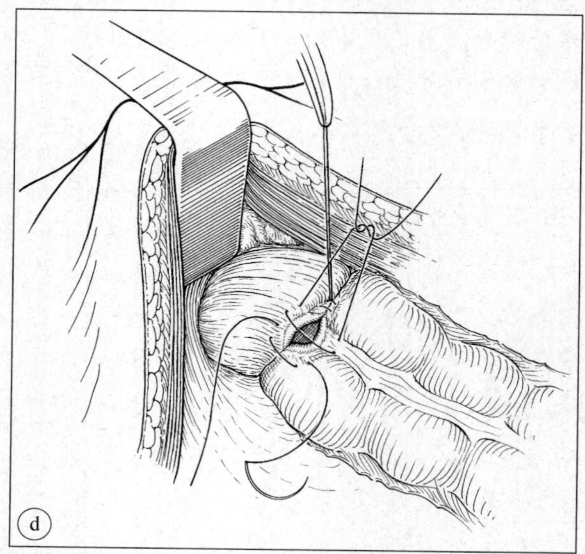

图 30.42 经腹直肠癌切除单层吻合。(**a**) 后壁中线全层间断褥式缝合；(**b**) 缝合剩余约 2/3 肠周长的后壁；(**c**) 结肠残端与直肠残端靠拢，打结，结线位于结肠黏膜。(**d**) 完成前壁缝合。

究，但这种缝合技术与其他单层缝合技术一样安全。

圆形吻合器吻合技术

自从 Fain 等（1975）向西方国家外科界介绍使用吻合器进行低位直肠吻合手术以来，它已成为目前最流行的吻合方法。Fain 用的最原始的吻合器是俄罗斯 SPTU 吻合枪。它的主要缺点是每次吻合都必须一个一个地进行手工装钉，这是一项很繁琐无聊的操作。因此，它虽然使用便宜，但迅速被美国升级版所取代，即美国外科公司（USSC）生产的 EEA 吻合器。这是一个安全可靠的工具，因为它是由一个一次性钉砧和枪身部分组成，它不再需要手工装钉了。另一个好处是它实现了双层吻合，而不是俄罗斯枪的单层吻合。但是必须指出，对照研究表明两种类型的吻合器的安全性同样可靠（Blamey 和 Lee，1982）。美国吻合器的主要缺点是它的成本较高。金属 EEA 的一次性砧和枪身，最后被完全一次性吻合器所取代。USSC 生产的完全一次性的 EEA 有两个设计，一种是直的，另外一种是弯曲的，后者正是为骶前吻合设计的。Ethicon 也生产了完全一次性的吻合器，与 ILS 相似，也配备了直的和弯曲的两种。根据肩片外径有各种各样的枪：ILS 的设计有四种尺寸（21mm，25mm，29mm 和 33mm），而 EAA 的设计只有三个尺寸（26mm，28mm 和 31mm）。设备也有“肠腔大小检测器”，先可以用它插入肠腔来判断需要吻合器的大小。Ethicon 销售的一次性吻合器钉舱的高度也是多种多样的。

美国外科公司在试图进一步改进这种吻合器，介绍了另一种设计，即升级版 CEEA。这种设计能够使作为一个整体连接到枪身的钉砧完全拆下来。这样就使得近侧肠腔更容易固定在钉砧上，并且使荷包缝线能更安全地收紧打结（见下文）。最近升级版 CEEA 吻合器的改进是高级版 CEEA，在钉砧上加载一个弹簧，吻合器击发后翻转成水平位置。这种辅助装置使得吻合器击发后能够更容易将吻合器从肠道取出来。Ethicon 也做了类似的改进，可使枪身的中央钢针和一个可拆卸的钉砧对合。这些设计取代了其他所有的设计，如图 30.43 所示。

吻合器的所有设计都是由钉砧和与枪身相连的肩部组成，它们都安装到吻合器枪身的末端（图 30.43a）。这些部件与其近端手柄旋转轮的轴相连。钉砧可从旋轴尖取下。吻合器肩部包含内侧环的环形刀具和外侧环的吻合钉。通过枪身的旋转钮可以关闭或打开钉砧和肩部之间的缝隙。CEEA 吻合器有自动检查装置，防止钉砧和肩部之间的缝隙小于 2.0mm，从而防止结肠和直肠的肠壁挤压受损。一个完善的 ILS 吻合器，可以根据不同的组织厚度来调节钉砧和肩部之间间隙的距离。组织的厚度可以用一种特殊装置进行测量。还没有研究数据表明，这种吻合器是否有优势。

吻合器经肛门插入肠腔后，拧松旋转轮，使钉砧与肩部分开。将近端和远端肠管切缘预先缝合的荷包线收紧、打结，捆绑在吻合器中心杆上。旋转旋钮调节钉砧和肩部之间的间隙到适当的距离。打

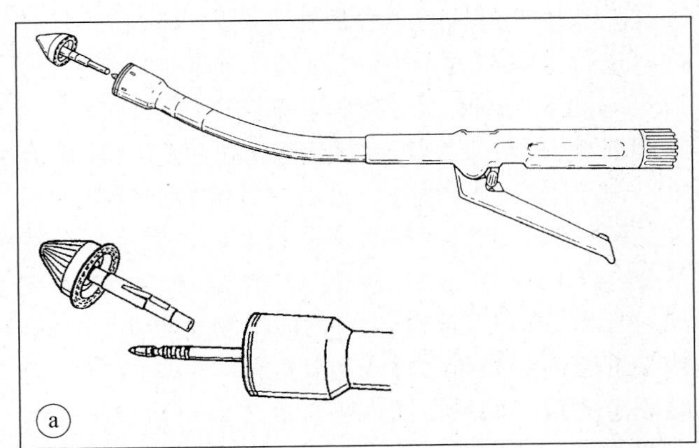

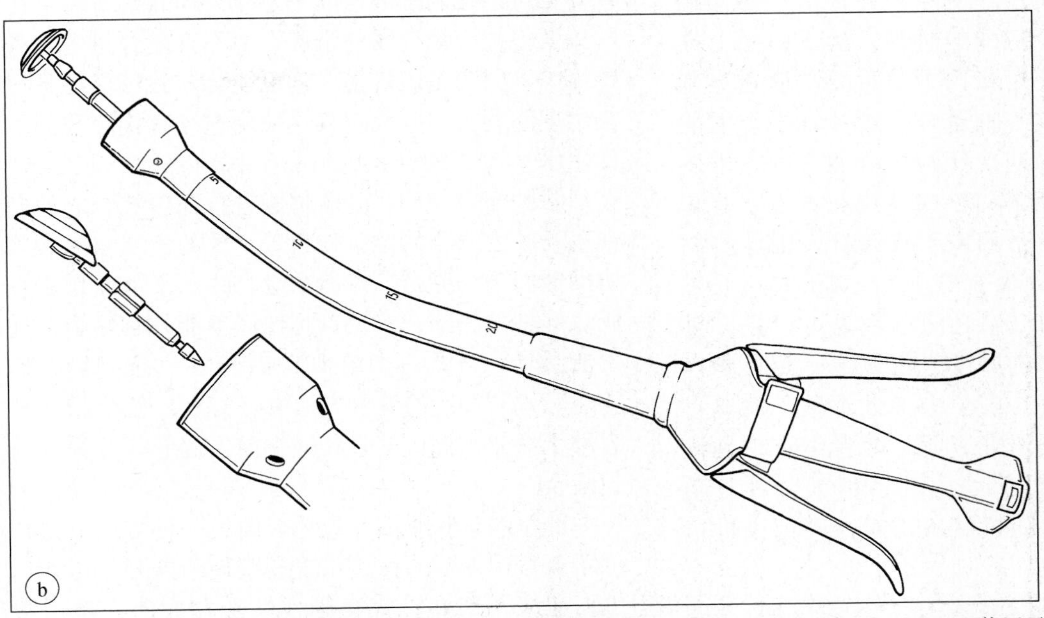

图 30.43　(**a**) Ethicon ILS 圆形缝合器枪身，配以可拆卸砧板；(**b**) 自动缝合保险，CEEA 装置及可拆卸顶部可倾斜砧板。

开安全锁扣，捏握手柄击发吻合器。在击发过程中，肩部内侧周径环形圆刀具向上移动，切除荷包线外侧的直肠和结肠端的肠壁。随着刀具运动的同时，吻合钉从枪身肩部外侧周径的钉舱推出。吻合钉置于吻合器枪身肩部使钉腿开口向上对着钉砧。在一定压力下，吻合钉从钉舱中出来时，与钉砧接触之前，吻合钉穿透结肠和直肠边缘处肠壁。与钉砧碰撞的力量，使每个钉脚向内弯曲，形成类似于一个大写字母 B。这样的结肠和直肠的环周就被吻合钉钉在一起完成吻合。轻微拧开钉砧和含有回缩的环形刀片以及切除的环状组织的枪身肩部之间的间隙，轻轻旋转整个吻合器，直到整个吻合器可以在肠腔内自由移动，然后轻轻地退出整个吻合器。

对这些升级版 CEEA，高级级版 CEEA 以及 ILS 吻合器钉砧及其连接的轴砧可以从枪身肩部完全松开。然后可以将钉砧插入到近侧断端的肠腔内和收紧荷包缝合线，打结固定在钉砧的轴上。将钉砧的轴插入到枪身肩部的空心轴内。肩部空心轴占据肩部的中心，通过吻合器旋钮旋转可以使其伸出或回缩。通常情况下升级版 CEEA 或 ILS 吻合器使用时，直肠残端已用残端关闭器横断关闭（即双吻合技术）。在这种情况下吻合器枪身肩部通过肛管插入空心轴。ILS 吻合器中央杆的作用像一个穿刺针一样。升级版吻合器本身包含一个穿刺针，它可以插在中央杆也可以完全取下，与 ILS 吻合器的用法相同。吻合器插入直肠残端靠近封闭线处，以正确的方向旋转旋钮，使穿刺针穿出直肠残端顶点的封闭线。这个特殊的时刻，从下向向上推动圆形吻合器维持一定张力十分重要。取走穿刺针，钉砧轴与肩部空心轴对合。然后将吻合器的两部分拧紧，就像早期设计的吻合器一样，击发吻合器。Ethicon 可拆卸钉砧的使用在本质上是相同的，唯一的区别是不用取下穿刺针，因此钉砧与砧轴（空心）本身带有穿刺针（图 30.43b）。与 ILS 一样，肩部和钉砧之间的距离可以是多种多样的，根据肠道壁的厚度进行调节。两种吻合器在市场上从来没有在安全方面的评估。瑞典直肠癌统计中心的数据研究表明，两者中有一种优于另一种（Folkesson 等，2004）。由于各种复杂的因素，国际多中心随机试验正对这种结论进行研究。

手术细节

常规将直角钳以上的直肠分离，像单层手工吻合技术描述的分离方法一样。分离后进行止血和直肠残端切缘荷包缝合，可用各种材料完成这个重要的荷包缝合：无论选择何种材料应顺滑地穿过组织并且有足够的强度，以便在荷包线打结的关键得时刻没有突然折断的风险。由于这些原因我们更倾向于使用 1 /0 无创细针聚丙烯缝线。如果直肠壁薄的话，偶尔我们会使用 0/0 缝合。我们也会润滑缝线，以确保打结时，缝线不会发涩。如果直肠残端是非常低的，难以进行荷包缝合时，其壁可用 Babcock 或 Allis 组织钳提起，但我们要尽量避免由于过度牵拉而将直肠前壁撕裂。

荷包线应在前壁的中点开始缝合，这有利于随后的荷包线打结。缝针从距肠壁切缘 5mm 处肠腔外侧进针，内侧出针。缝合线一侧留长并用血管钳夹住。然后针再从肠腔内到外，然后再从肠腔外到内，进行连续性横向褥式缝线，每针间距约 4～5mm（图 30.44a）。环绕整个直肠壁缝合一周直到直肠前壁开始缝合点。继续缝合超过第一针缝合处，以至于有部分重叠。最后一针缝合应让缝线留在肠腔外侧。缝线两端必须适当牵拉，以确保缝线活动自如并评估荷包线打结是否容易（图 30.44b）。这一点很重要，一旦将吻合器置入直肠残端管腔内，如荷包缝线遇到故障，可能会导致打结固定失败。如果在插入吻合器之前对荷包进行检查并觉得不是满意的情况下，应去掉并重新缝合。

荷包线应缝合肠壁全层，但不宜缝合过多的肠壁组织，因为组织过多，这可能会导致环形刀具切割出现问题。一些医生喜欢采用连续直接缝合而不使用水平褥式缝合。Bokey 和 Pheils（1980）喜欢在切除肿瘤之前，在肿瘤远侧进行荷包缝合。他们在直肠腔内缝合的位置处留着开放的乙状结肠镜以协助他们进行缝合。然后在缝合线水平上面切断直肠。这种方法唯一的缺点是他们不能外翻黏膜，这可能会导致环形刀具在切除时存在一定问题。但 Bokey 和 Pheils 的缝合方法有一好处，乙状结肠镜有助于将非常低位的直肠残端向上提起，并协助荷包缝合。

低位的直肠残端荷包缝合的另一种方法，是在低于直角钳处紧贴钳子将直肠壁逐渐剪开，边剪边缝荷包线。这样可将直肠残端从盆底向上牵引提升。但如果肿瘤较大时，上述操作可能较困难。荷

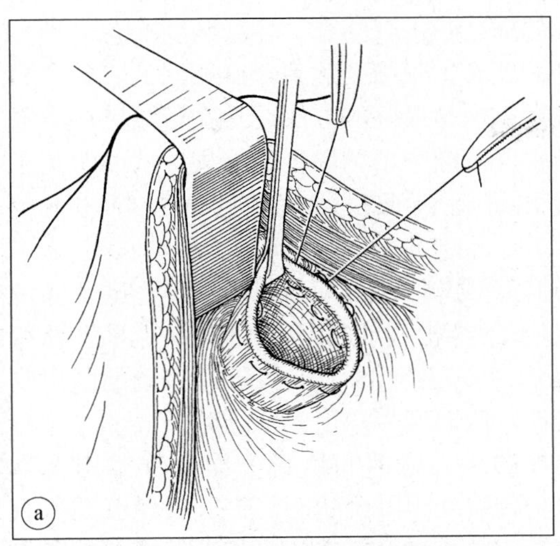

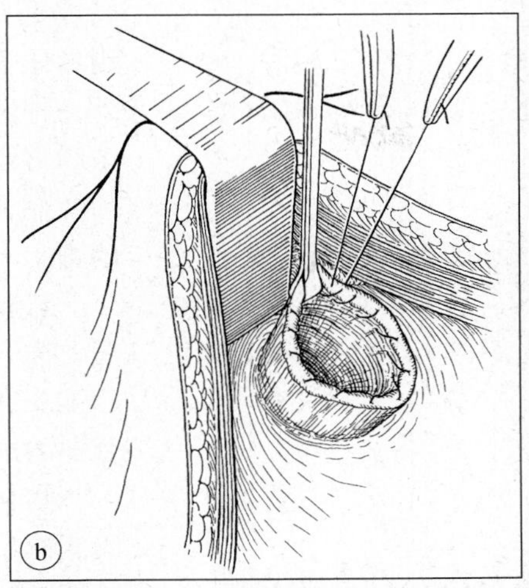

图 30.44　(a) 荷包缝合直肠残端，应越过起始针，有部分重叠；(b) 牵拉荷包线，保证其可以在组织内轻松滑动，并能封住缝合器枪身周围的肠道管腔。

包缝合困难的另一个关键是要有强有力的助手。助手握紧他/她的拳头，将拳头放在坐骨结节之间的会阴处，用力向上推，盆底和直肠残端将升高 2～3cm。然而这样长时间的手臂肌肉收缩，必须允许助手有休息时间。

在非常困难的情况下经肛门进行直肠残端荷包缝合是可行的。经肛门用三叶窥器或将肛门直肠残端外翻进行缝合都可以。这两种方法有其缺点，都可能导致肛门直肠环的断裂或过度拉伸。必须指出肛门内缝合方法在技术上是非常困难的。此外，在这种情况下荷包线打结固定往往也是盲目的。将直肠肛管外翻进行荷包缝合的方法，争议的焦点就是对肛门括约肌造成的潜在损害，因为外翻直肠肛门残端需要全面游离和向下牵拉。根据我们的经验如果荷包缝合不能在直视下经腹缝合，考虑经肛门进行手工结肠肛管吻合是比较安全的。

吻合器习惯与双 Furniss 钳（荷包钳）一起使用，将直的荷包针带 2/0 聚丙烯缝线穿过荷包钳两边末端的一排洞孔（图 30.45），这样就完成了直肠残端的荷包缝合。这种技术听起来简单直接，但实践中，在盆腔低位深处进行操作几乎是不可能实现的。我们从来没有用这种方法进行过直肠残端荷包缝合，即使有新的改进型的荷包钳出现。因为经腹腔内使用它是可行的，我们更愿意使用手工吻合而不是吻合器吻合。

直肠残端荷包缝合完成后，就开始结肠断端的荷包缝合。像缝合直肠残端荷包线一样，我们喜欢采用方法水平褥式缝合，但在这种情况下使用荷包钳或类似的设备缝合荷包这是十分明智的。

选择吻合器的大小型号是接下来的要做的事。尽可能使用最大型号的吻合器，即 33mm（ILS）或 31mm（CEEA）。在实践中，如果用吻合器进行结肠肛管吻合，吻合器大小的型号要受结肠肠腔或肛门直径大小的限制。游离结肠脾曲和切除所有的乙状结肠和部分降结肠及肿瘤，尽可能用较大的结肠肠腔进行吻合是最强游离的论据之一。虽然降结肠的肠腔总比直肠腔小，结肠在横断时可能会痉

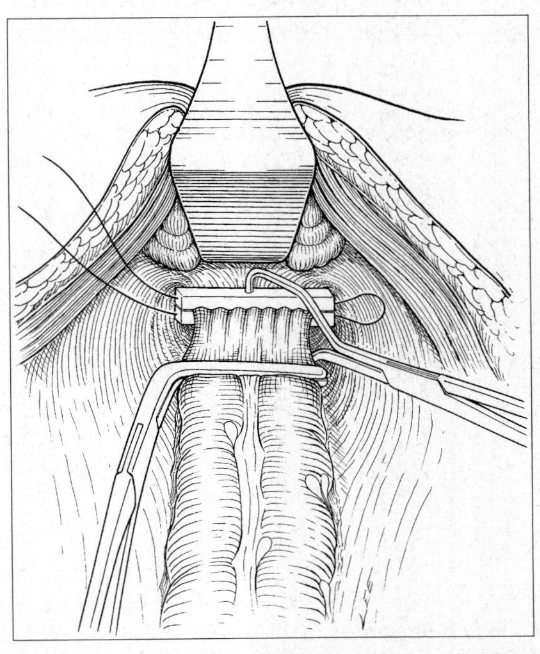

图 30.45　用 Furniss 钳直肠荷包缝合。现在几乎不再应用了。

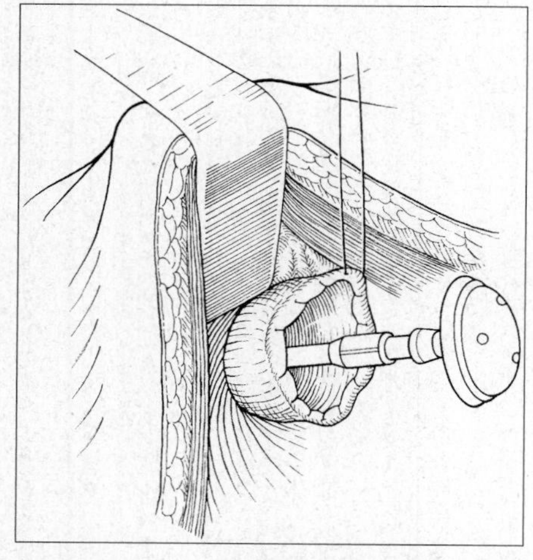

图 30.46 缝合器枪身自肛管插入从开放的直肠残端探出。打开器械以使砧板进入盆腔。

挛，特别是血液供应比较微弱的时候。如果发生这种情况，结肠的直径会远小于没有经验的医生所想象的那样大。大胆的外科医生希望用吻合器大的抵钉头来扩大结肠壁。相反胆小点的医生使用小口径吻合器的抵钉头，从而会导致吻合口狭窄的形成和吻合失败这样的风险，因为在吻合器中心轴和外周吻合钉之间没有足够的肠壁。为了克服这些问题，我们在伦敦皇家医院使用大小为 22 或 24F Hegar 扩张器逐渐扩张结肠残端。这种操作通常是害的。用最大的 Hegar 扩张器置于肠腔内保留几分钟。将中号扩张器插入结肠腔内，之后如果可行的话，将最大的扩张器插入，一直保留在肠腔内直到准备插入吻合器。在伯明翰，我们总是游离结肠脾曲，用肠腔更大的降结肠进行吻合，在结肠缝荷包的地方用导尿管的气囊扩张结肠达到针砧相同的直径。另外一种选择，也是最好的方法，是在行结肠肛管或结肠直肠吻合时做一个结肠 J 型储袋，从而避免了因针砧超出缝荷包肠段的直径置入肠腔的任何困难。

直肠肛管残端（见后面结肠 J 袋重建）冲洗后，插入吻合器枪身的准备就完成了。升级版 CEEA 和 Ethicon 生产的 ILS 可拆卸钉砧的圆形吻合器的出现，使旧型号几乎完全过时了。

吻合器的头、肩部和枪身上面部分要用 K-Y 胶润滑，吻合器处于闭合状态。扩肛后经肛插入直肠肛管残端。完成吻合器的插入和击发吻合的助手应进行适当的技术培训。吻合器是经肛进入肛门直肠残端并向上推进，直到吻合器的头刚刚从顶部穿出（图 30.46）。腹部手术者很有必要把手放在直肠肛管残端后侧，协助吻合器在残端内通过骶前向前移动。腹部手术医生一旦看见吻合器头的顶部，就要告诉助手停止向前推进吻合器，同时通过旋转钮或轴轮逆时针方向尽可能充分拧松它。这个操作使得在直肠残端上方，钉砧与肩部保持 6～8cm 以上的距离，还要确保肩部和枪身上缘仍然留在直肠肛管残端内，整个吻合器的向前的角度由助手调整，即向下按吻合器的尾部，这样才能较方便地操作针砧。

取下针砧，置入结肠腔内。先取出扩张器或导尿管，然后在结肠壁切缘用三个长柄的 Babcock 钳或 Allis 钳等距离地牵开（图 30.47）。一个钳子要

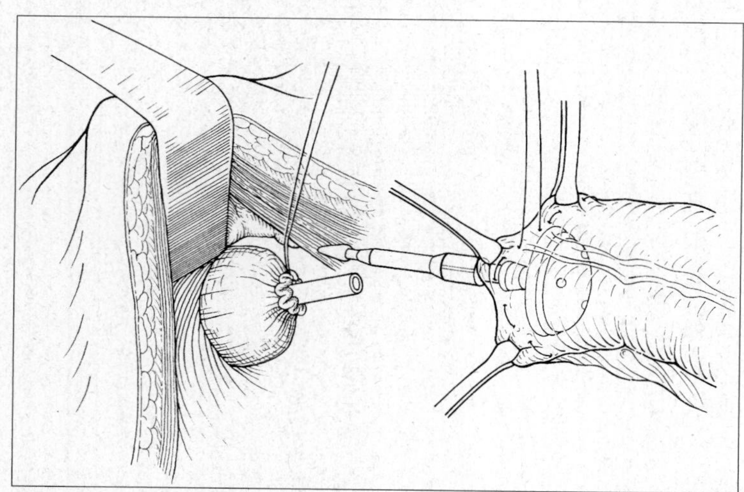

图 30.47 砧板自枪身分离，用三把 Allis 或 Babcock 组织钳敞开近段结肠管腔。就位后，在器械枪身周围打紧荷包缝线，直肠荷包线也同样收紧。

放在对系膜缘，另两个放在两边的后外侧壁上。牵拉这些钳子，将肠腔撑开足够大使针砧能够轻轻插入肠腔内。然后将荷包线绑在吻合器的中心杆上，直肠残端的荷包线应绑在针砧中心轴上。收紧荷包线并打结这个过程需要非常小心，既要避免把缝合线打折，还要避免打滑结。

与针砧连接的中心杆，与枪身肩部空心轴对合或在 Ethicon 吻合器上套上穿刺针（图 30.48）。重要的是要将它们对合到位，在此期间还应注意不要按针砧一侧的按钮，因为这样做的话，针砧可能脱离其轴。

当荷包缝合线打结捆紧后，按顺时针方向转动吻合器轴末尾的旋转钮或转动盘使针砧和肩部之间的空间关闭。在此期间确保只有肠壁在此间隙内是很有必要的，特别要预防阴道被夹在内，为此助手向上轻轻推动整个吻合器，使肛门直肠残端的顶点从中心杆周围绑紧处的荷包向外呈放射状拉伸，同样，术者将降结肠向上牵拉和延伸结肠顶紧吻合器的肩部（图 30.48）。顺时针方向旋转 CEEA 吻合器的螺母关闭吻合器，直到位于组织近似厚度指标的绿点在黑色标记范围内明显可见。同样 ILS 吻合器的关闭按顺时针方向旋转旋钮，直至调节黑线在绿色标记范围内。

现在吻合器准备击发了。打开保险，一只手牢牢抓住吻合器的枪身，另一只手紧紧稳定地握住手柄，击发。听到嘎吱嘎吱的声音，这就是吻合钉穿过肠壁顶到针砧，并且还有环形刀具切除肠壁边缘形成的声音。如术者对吻合器击发吻合很满意，轻轻松开吻合器枪，然后将吻合器按顺时针和逆时针旋转直到吻合器完全活动自如，撤除吻合器。

吻合器撤除后，要确保吻合口是完整的而没有缺损。有些医生建议通过检查吻合切环是否完整来确定吻合是否令人满意。这些可以通过拧下针砧，从针砧和肩部取出吻合切缘。把他们放在一个平面上，看见荷包缝合线被切掉（Buchmann 和 Uhlschmid，1980）（图 30.49）。如果这两个“油炸圈饼”是完整的，外科医生就可以有理由高兴起来，因为吻合是安全的。但是，如果一个或两个“油炸圈饼”是不完整的，则说明吻合是失败的。

如果可能的话，应检查吻合口缺损的地方。不幸的是通常在这些低位吻合时，查看吻合口的整个范围是不太可能的。一个检查吻合口完整性的方法是用生理盐水或无菌水填充盆腔内，然后经肛门向直肠残端充气，吻合口的近端上肠钳；如果吻合口有缺陷，就会看见气泡从里面冒出来，我们称此为“气泡浴”阳性。发现缺损后，如果有可能，应当从上面缝合浆肌层加固。有时候这是不可能的，但在这种情况下可以通过经肛进行缝合加固。当吻合口加强后，应在水中再次测试。如果直肠内充气，直肠明显扩张时，也未观察到不漏气就没有必要进行近端造口。作为一般规则，在任何存在吻合不顺利的病人和医生不确定吻合是否完整的病人中，应该进行预防性造口术（见后）。

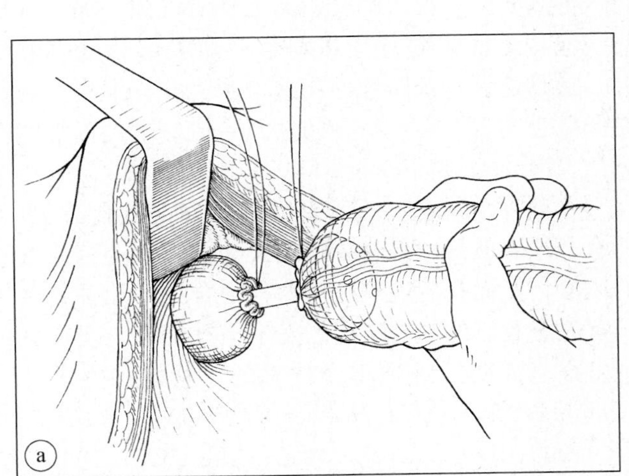

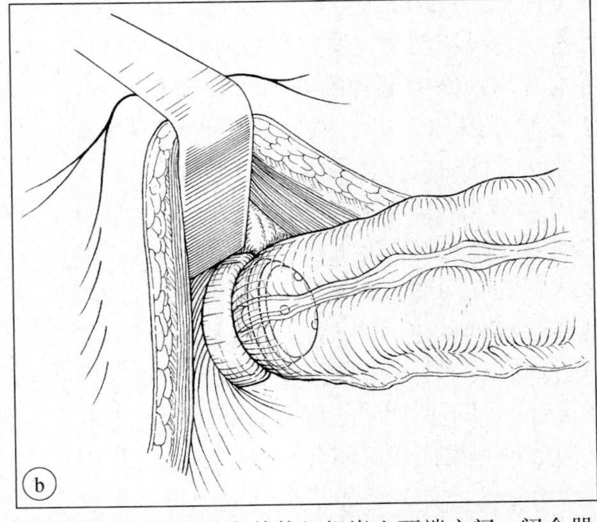

图 30.48　(**a**) 砧板的枪身插入底座的中空杆内；(**b**) 向上轻提结肠以确保没有其他组织嵌入两端之间，闭合器械。器械完全闭合，击发然后移除。

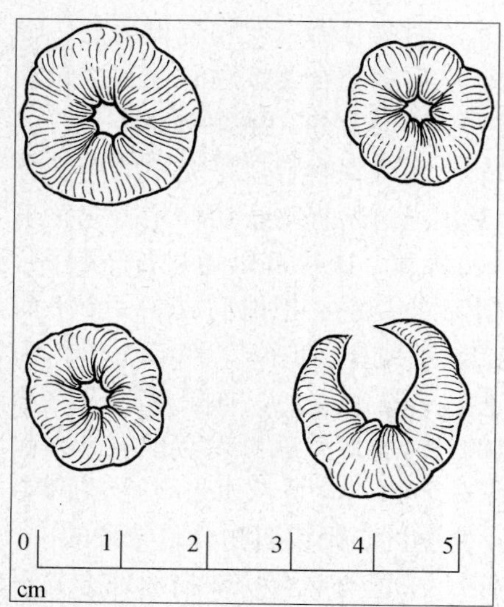

图 30.49 击发并移除器械后，切缘应成面包圈状。不完整的面包圈意味着吻合口不完整。

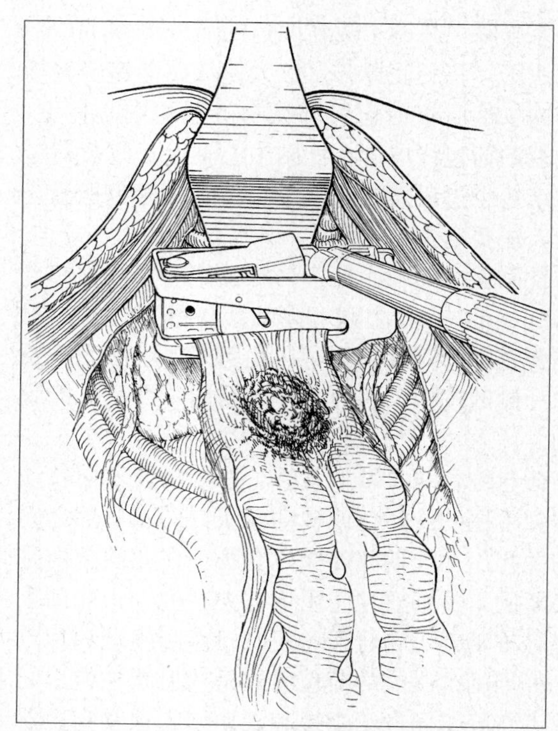

图 30.50 在用带保险的 CEEA 器械吻合之前，在肿瘤下方使用 Roticulator 器械交叉缝合直肠。Roticulator 器械不适用于肛管切断（TA30，TL30 或 PI30 更适合）。

吻合器交叉吻合技术

肛门直肠残端冲洗后的一种替代技术（Knight 和 Griffen，1980；Yule 和 Fiddian，1983）是用 TA55，TA45，TA30 或 PI30（Autosuture）关闭整个肛门或直肠残端，或用 TL60 或 TL30（Ethicon）吻合器或 Roticulator（Autosuture）或直线性切割吻合器断闭直肠肛管残端。有时候也可用 TA30，TL30 或 PI30，但只适用于切断肛管。现在大多数医生切除中 1/3 和下 1/3 直肠癌时，都采用全直肠系膜切除术，从而比较倾向于使用肛管吻合器交叉吻合技术，能减少吻合口漏的风险。在这样的情况下，TL30 是最适合的，尤其适用于狭窄的男性骨盆。直线切割吻合器和旋转切割器对低位直肠癌特别有用，因为这种吻合器可以转换角度，使吻合更容易（图 30.50）。然而这些吻合器很难适用于女性和男性的低位直肠癌中。

残端闭合器击发后，在其上约 1cm 处上直角钳。用长柄刀直接在吻合器上将直肠横断切割。移除大体标本，从肛门或直肠残端取下残端闭合器，完成直肠残端横向闭合。然后用升级版 CEEA 或 Ethicon 进行吻合（图 30.51）。这些吻合器是专门为此操作设计的。不带针砧的枪身肩部轻轻进入肛管，将其向上推到横向切割闭合线上。在此过程中操作必须十分小心。如果将枪身肩部向上推用力过猛，切割闭合线可能会撕裂开，特别是切割闭合线仅位于肛管上方的时候。打开吻合器，用肩部内的中心杆穿刺针穿透肛门或直肠残端切割闭合线的中点（图 30.51a）。然后从空心轴上取出穿刺针套管（升级版 CEEA）或留在原处（Ethicon）。结肠残端肠腔内插入针砧，荷包线固定在其连接轴上。然后将针砧插入枪身肩部空心轴里，或在使用 Ethicon 时套上穿刺针，对合入位（图 30.51b）。然后拧紧旋钮并击发吻合器（图 30.51c）。如前所述进行气泡浴实验，检查吻合口有无外溢气体。如果看见气泡，即使很满意地将吻合口缺失部分缝合修补，还是建议行预防性回肠造口术为好。事实上在结肠肛管吻合之后，行预防性回肠造口术是正常的做法（Morton 和 Sebag-Montefiore，2006）。

这种吻合技术不再需要在直肠残端缝合荷包，但有个缺点就是两条吻合线交叉处在理论上有缺血的风险。然而我们现在应用这种吻合技术几乎完全没有注意我们的吻合口漏的发生率在增加。现在有许多报道证明了这种吻合技术的可行性和安全性（Feinberg 等，1986；Nogueras 等，1991；Griffen 等，1992；Redmond 等，1993；Moran 等，1994）。Moran（1996）在关于吻合技术的一篇优秀综述中，只能找到一个随机试验。在这项研究中，70

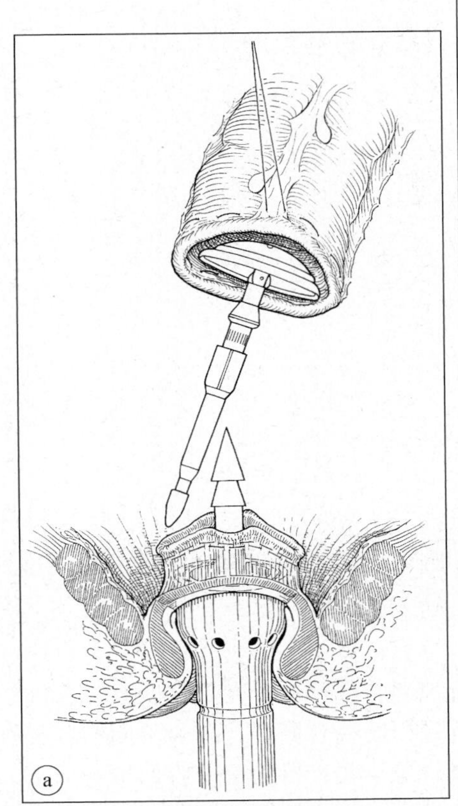

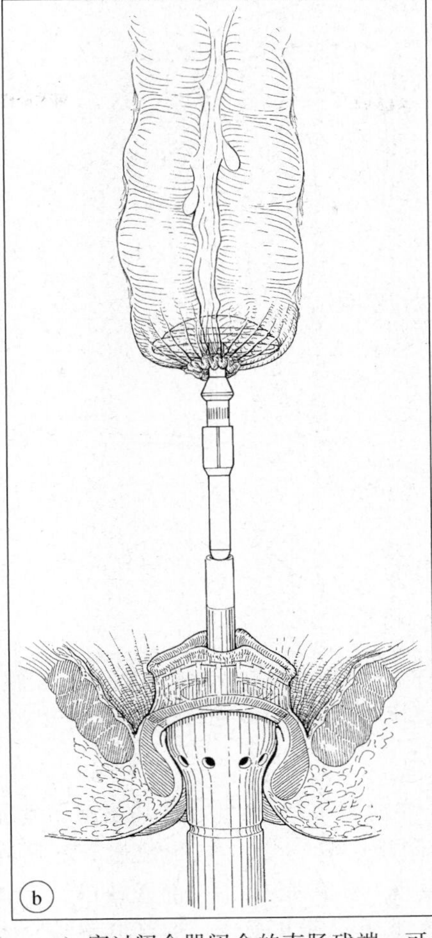

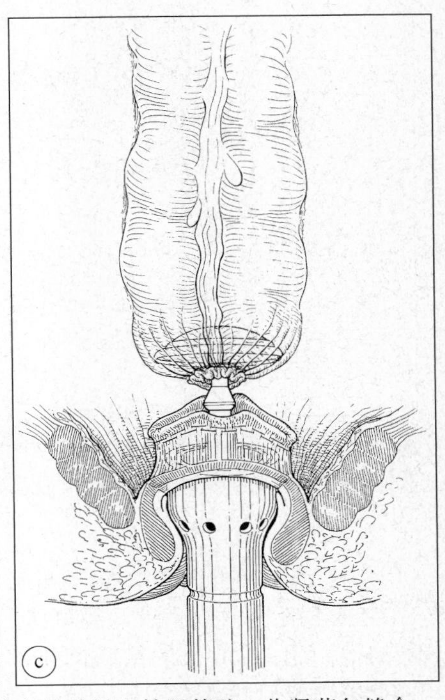

图 30.51 （**a**）CEEA 器械的枪身套针（trocar）穿过闭合器闭合的直肠残端。可分离针砧插入结肠管腔，收紧荷包缝合。（**b**）套针自枪身端移除，针砧插入枪身端的中孔。（**c**）旋紧枪身，结肠残端靠近直肠残端。

例患者随机使用单或双吻合器技术，在所有检查中两组没有显著差异，但使用双吻合器组有吻合口漏发生率减少的趋势（Moritz 等，1991）。

另一种反对这种吻合技术的依据是，恶性肿瘤患者即便在横断直肠之前用抗肿瘤药物冲洗直肠残端，脱落的肿瘤细胞也会挤压进入周围组织，造成盆腔早期复发。理想的情况下，直肠残端灌洗应低于吻合前阻断钳的位置。

如果应用双吻合技术，在直角钳以下用直线切割器，操作往往很困难，尤其在狭小的盆腔中。因此有了另一种方法（Moran 等，1994）。将直线切割器 30，55（Autosuture）或 TL30，60（Ethicon）放置在充分游离后的直肠肿瘤远侧，然后对合关闭并击发。打开并移走直线切割闭合器，留下一排闭合吻合钉。直肠残端进行灌洗并检查。重新装上 TA55 钉舱，然后在冲洗过的直肠残端闭合线的远侧再次进行击发吻合（图 30.52）。在 TA55 吻合器以上切断直肠，进行标准的双吻合技术操作。这种技术被称为“三重吻合”（Moran，1996），它是我们在伦敦皇家医院通常建议使用的方法，但如果可以在肿瘤以下用直角钳阻断整个肠道进行冲洗的话，我们往往使用简单地双吻合方法。

结肠储袋

低位前切除后的肛门功能变化较大，不管吻合口是用手工缝合或使用吻合器完成的，尤其是那些经肛行结肠肛管低位吻合患者遭受便急和时不时的大便失禁（Kakodkar 等，2006）。我们自己的调查研究表明（Williams 等，1980b）功能不佳的主要原因是由于新直肠的低容量和肛门静息压减小所引起的。

几个研究者试图在切除后，重建结肠储袋来增加肛管直肠的容量。在 Toulouse 的 Lazorthes 等

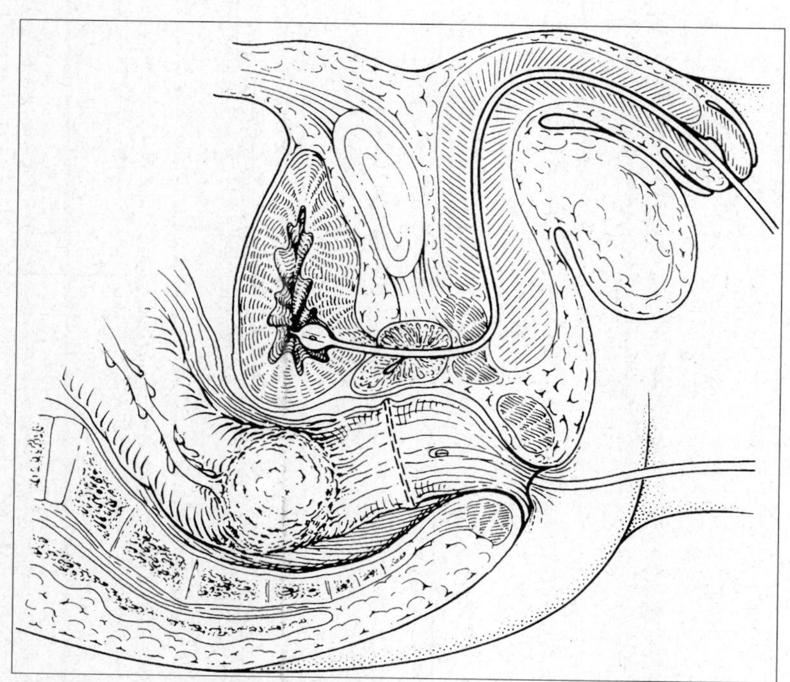

图 30.52 三吻合器器联合技术。在肿瘤下方闭合器横断直肠，通过肛门以杀肿瘤细胞溶液灌洗直肠残端。在闭合端下方再次横断清洗后的直肠残端，直肠分为近端和远端的闭合线，之后再行标准的双吻合器吻合。

(1986a) 和巴黎的 Parc 等 (1986) 分别用 GIA 吻合器重建结肠 J 型储袋，经肛进行储袋肛管吻合。最初他们用 12cm 长的结肠储袋，发现与直结肠肛管直接吻合后的状态相比，该技术在术后早期几个月能减少腹泻的频率和减轻大便失禁的发病率。然而由 Parc 等 (1986) 治疗的 24 例患者中，1/4 的患者在存在排便困难，不得不求助于灌肠剂和栓剂来排空大便。Parc 将结肠储袋的长度减少至 6cm，排便次数就明显增多。

对于低位直肠癌我们也用结肠 J 储袋。我们在伦敦皇家医院的理念和 Parc 与 Lazorthes 的有些不同。虽然结肠储袋纠正新直肠容量不足的问题，但经肛结肠肛管吻合增加了损伤肛门内括约肌的风险。在结肠肛管吻合时牵拉肛管也加剧了肛门括约肌的损伤。为了减少这种损害，我们选择使用 TA30，TL30 或 Pi30 吻合器在肛管上方横断保留肛管，然后再用圆形吻合器 (ILS 或 CEEA) 在肛管上方以缝合或吻合器的形式进行储袋肛管吻合。最初，我们的操作可以完全不用荷包缝合 (Williams，1989) (图 30.53)。

像低位前切除术一样，将直肠游离解剖到盆底。用适当的吻合器横断闭合肛管。双层手工缝合结肠 J 型储袋，但前壁中间部分留着先不缝合。CEEA 吻合器的针砧及中心杆放入储袋内，中心杆从其顶点尽量远离缝合线穿出。在针砧两侧进行间断缝合，然后固定以防缝合撕裂。缝合关闭结肠袋前壁缺口。穿刺针置于吻合器前端并收回枪身肩部后经肛置入直肠残端。旋出穿刺针刺穿肛门直肠残端，取下穿刺针，吻合器的针砧的中心杆枪身肩部中心的空心轴对合。拧紧吻合器击发，完成吻合，移除吻合器。然后检查两个切缘“油炸圈饼”是否完整。在结肠储袋上方用肠钳阻断，盆腔内注入生理盐水，经肛门充气，检查吻合口及结肠储袋是否漏气。然后在右髂窝行回肠襻式造口，旷置远端结肠。

除结肠 J 型储袋的重建外，我们现在统一的操作与上述相似。我们现在使用直线切割吻合器构建结肠储袋，肛门直肠残端与结肠储袋顶点的吻合使用圆形吻合器进行 (图 30.54)。

在伦敦皇家医院，我们 (如 Parc) 最初重建的结肠 J 型储袋约长 10～12cm。在 8 例患者接受过此手术中，有 3 例出现结肠储袋排空困难。动态直肠排粪造影表明，这些患者结肠储袋无法排空的原因，在于它的体积太大从而造成储袋倒向盆底，使肛门结肠储袋间夹角成锐角，无法完成排空。因此我们将结肠储袋的长度降低为 6cm，并确保在肛管上方进行吻合。这虽然改善了功能，但有相当比例的患者仍需要经常使用灌肠剂和栓剂帮助排空。

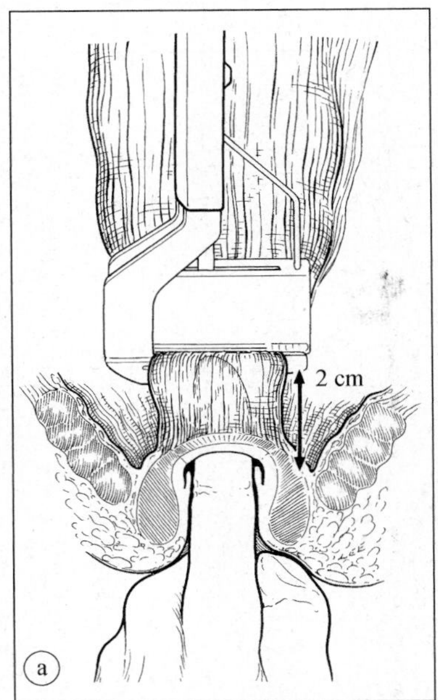

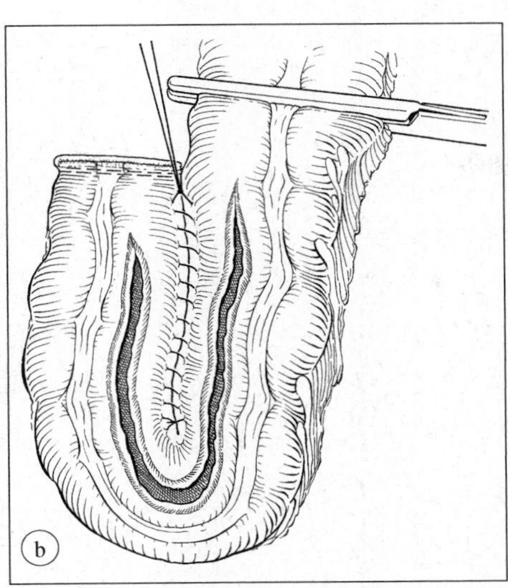

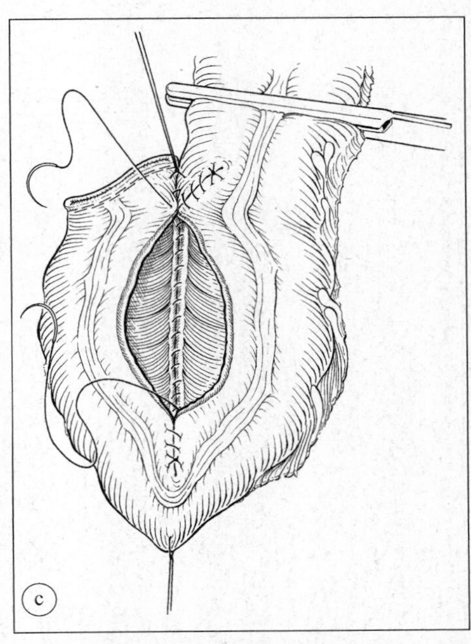

图 30.53　J 型结肠储袋的构建与无荷包缝合的肛管储袋吻合。(**a**) 在直肠肿瘤下方以直线切割闭合器切断肛管。(**b，c**) 手工构建 AJ 结肠储袋，但前壁敞开。(续)

有几项实验进一步探讨了结肠储袋肛管吻合术的应用（Nicholls 等，1988；Leo 等，1993；Seow-Choen，1993；Gross 和 Amir-Kabirian，1994；von Flüe 等，1994；Mortensen 等，1995），大多数都使用吻合器进行结肠储袋肛管吻合。

有些人与结肠肛管直接吻合进行了回顾性的比较分析（表 30.16），也有几个随机对照试验（Hallböök 等，1996；Ho 等，1996；Seow-Choen，1996；Lazorthes 等，1997）。从这些研究的结论上来看，有了结肠储袋，排便的频率、紧迫感和可控性均有所改善，更重要的是手术并发症的发病率和死亡率似乎并没有增加。当然有一些研究报告仍然有排空问题，当袋长不超过 7～8cm 长，使用 7.5cm 的直线切割吻合器时，我们和其他一些研究都没出现这一问题（Nicholls 等，1988；Leo 等，1993；Seow-Choen，1993；Gross 和 Amir-Kabirian，1994；von Flüe 等，1994；Mortensen 等，1995）。此外，结肠大储袋（7～8cm 长）和小储袋（5cm 长）的随机对照研究表明，两组效果一样良好，都没有疏散困难（Hida 等，1996）。有人认为对功能的影响只与术后第一年有关，但一些长期研究结果表明，结肠储袋是有利的（Lazorthes 等，1997；Dehni 等，1998；Barrier 等，1999；Harris 等，2001；Hida 等，2004）。

瑞典（Machado 等，2003）最近的一项随机对照试验显示，结肠与肛管的端侧吻合术与重建结肠小储袋的效果是一样好。如果结肠的长度不够，对重建一个结肠小储袋有碍的情况下可采用此种手术方式，在很狭窄的男性盆腔也可应用这种方式。在非常狭窄的盆腔中手术的另一个选择是结肠成形术，即在结肠肛管直接吻合的上方将结肠纵切横缝（Mantyh 等，2001；Z'graggen 等，2001）（图 30.54c）。目前有几个随机试验研究，正在对传统的J型储袋和结肠成形术进行对比评估。小样本试验研究报告表明两者在功能上没有差异（Ho 等，2002），但人们正期待着其他几个正在进行的试验研究的结论。

直肠重建的第三种方法就是将回盲部旋转后与直肠吻合。应包括一小部分回肠末端并与乙状结肠吻合（图 30.54）。虽然从 Flue 和 Harder（1994）的报道出的很有希望的初步数据，但这种手术并没有被广泛接受，这也完全不足为奇，因为它是非常复杂的手术，需要三个肠道吻合才能完成重建。然而最近报道了 44 例患者的长期结果。虽然没有与其他重建的结果相比，作者得出这样的结论是：无论出于何种原因，如果结肠J型储袋不适用时，回盲部重建可以替代结肠 J 型储袋（Hamel 等，2004）。

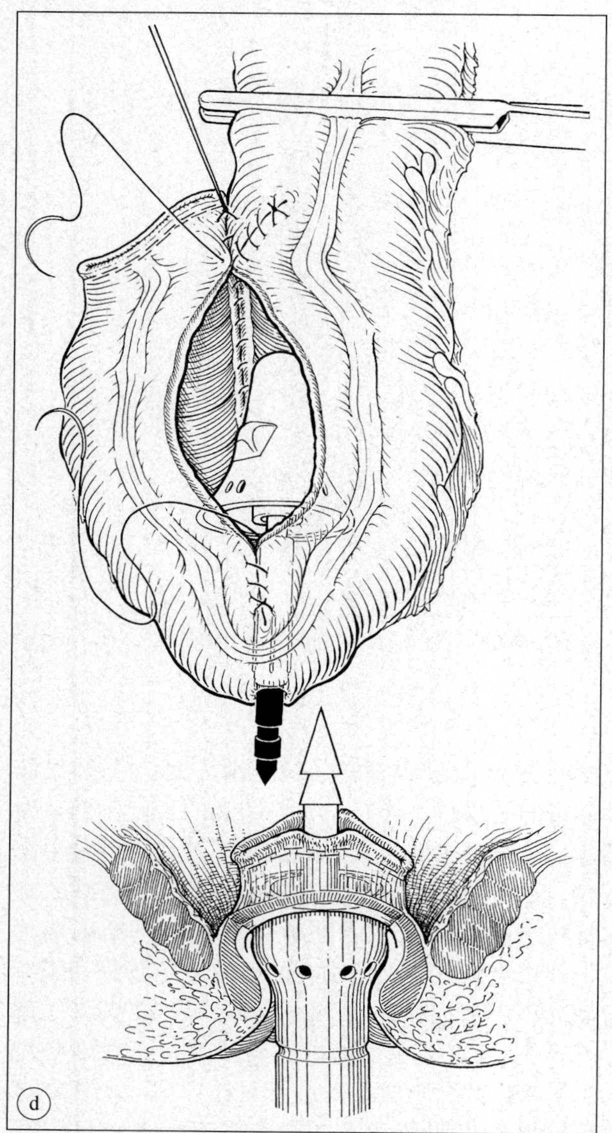

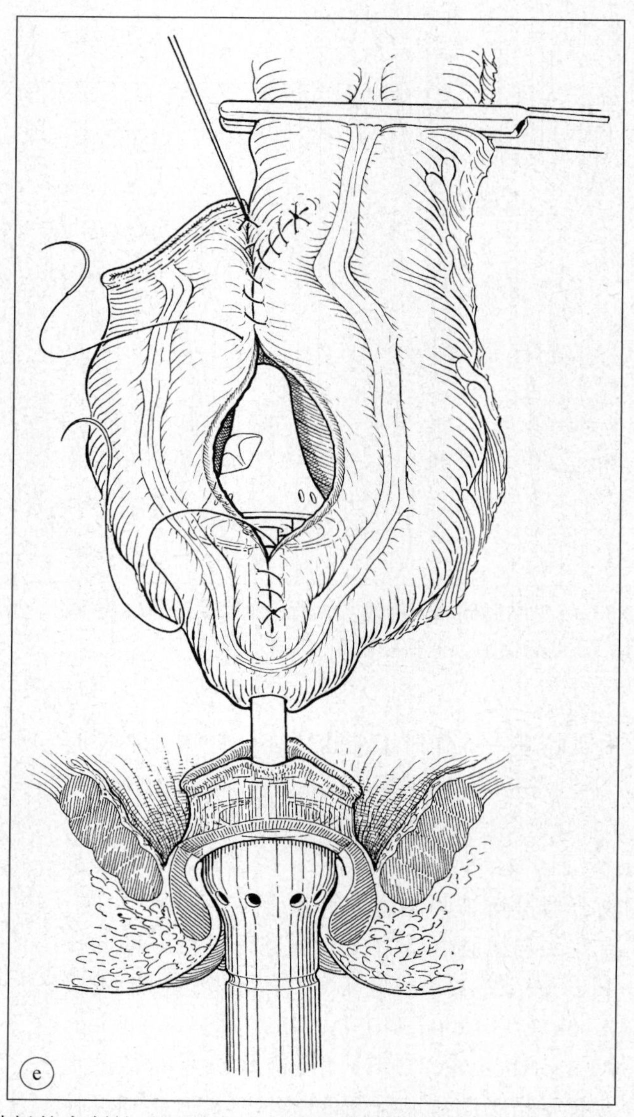

图 30.53（续）　（**d**）CEEA 的针砧通过前壁插入储袋。砧板的穿刺针避开缝合线自储袋顶端穿出。（**e**）关闭前壁开口，吻合器枪身自横断的直肠残端顶端穿出后，砧板穿刺针插入吻合器枪身的中空杆。（续）

直肠前切除和结直肠吻合术后的其他注意事项

不管采用什么方式完成低位吻合后，还要考虑其他一些问题。首先是关闭盆底腹膜的问题。多年来这是常规做法，以确保吻合口以上封闭盆腔腹膜。这个操作背后的逻辑是，如果吻合口发生泄漏，它还是在腹腔外不会对病人造成大的危险。然而目前大多数外科医生将腹膜开放并不关闭盆底腹膜，这就使得小肠及大网膜下降到吻合口周围的盆腔内。一些人认为这些结构的存在与吻合口利于愈合存在密切联系。如果没有进行对照试验，支持或驳斥这些观念是不可能的。我们经常不关闭盆腔腹膜，我们也对这个问题保持开放的心态。坚持这样做的原因不是我们坚信是它正确的，而是因为在进行侧方淋巴结清扫后，所剩的珍贵的腹膜无法缝合关闭。吻合口周围被大网膜包裹也被认为有助于吻合口的愈合，减少渗漏。对此我们并没有足够的证据来建议大家把它视为常规操作。

大多数外科医生同意低位前切除后盆腔放置引流管，如果认为这样做是最好的方法，那是有相当多的辩论的。目前有多种引流方法可供选择使用，包括在 Cleveland 诊所所常用的双套管冲洗吸引

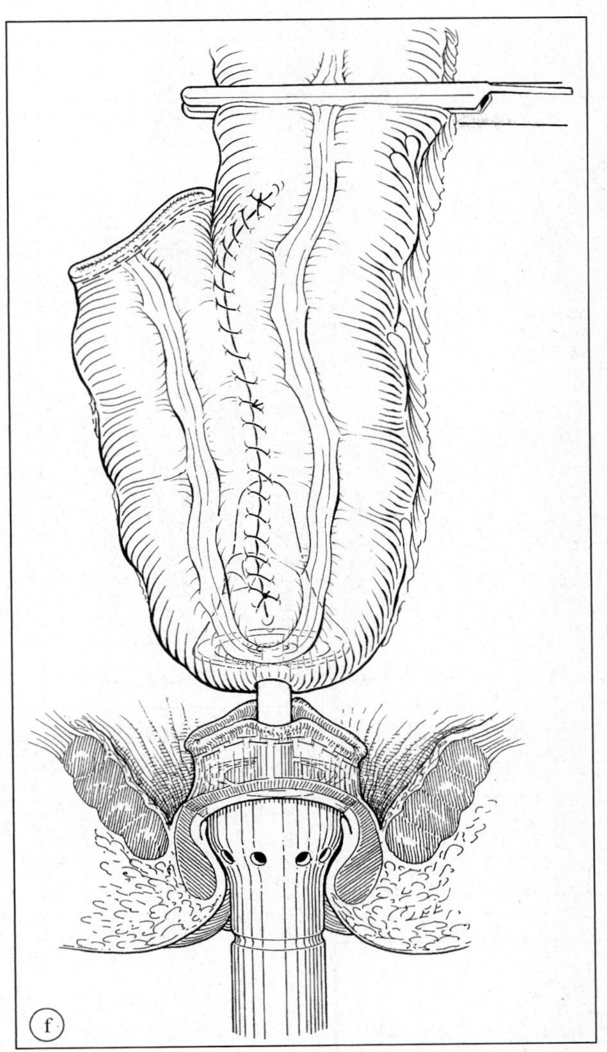
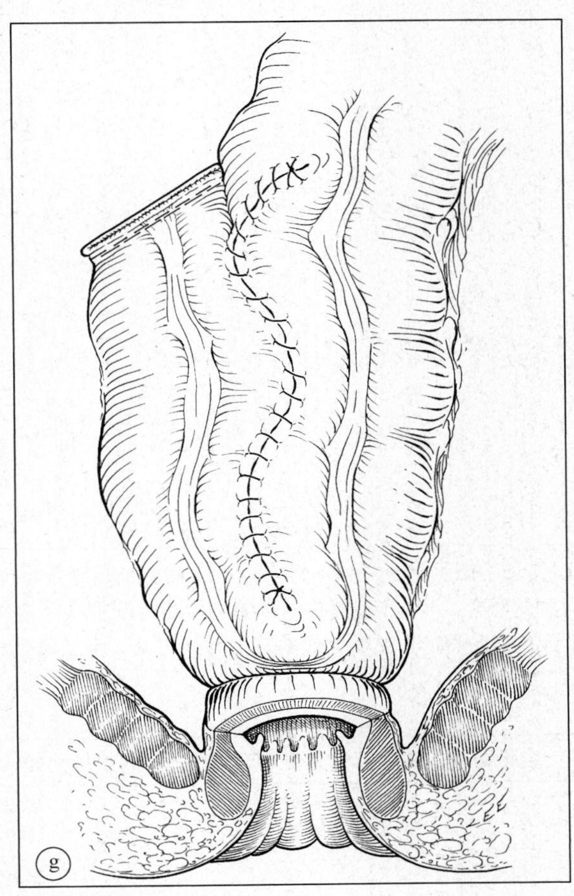

图 30.53（续） （f）旋紧枪身，将储袋拉近直肠残端；（g）击发，完成结肠肛门吻合。

(Fazio，1978）和耻骨上深部引流。我们喜欢选用一个无负压吸引的封闭引流管，腹腔内的压力足以将液体压出体外。

过去一些医生建议在完成手术后（Mayo 等，1958)，扩张肛门来麻痹肛门括约肌，从而防止气体或粪便在直肠内积聚，否则可能会损坏吻合口。我们认为这样的操作应避免，尤其是低位吻合时。肛门括约肌的损害无论多么轻微都可能会导致这些患者出现大便失禁这样严重的问题，虽然损伤可能只是暂时的，在某些情况下它可能是永久性的并会使患者意志受到挫折。

直肠前切除低位吻合后需要预防性造口来保护吻合口是一个有争议的问题。有一些人相信预防性造口对吻合口漏的发生率没有差异，是完全不必要的（Bolton 和 Britton，1980；Cady 等，1980；Mittal 和 Cortez，1980）。而另外一些人相信，对于所有低于腹膜反折的吻合，需要做预防性造口（Kirwan，1981；Goligher，1984；MacFarlane 等，1993）。我们倾向于采取折中的方式：如果对吻合口的完整性有疑问，我们行近端预防性造口，如果进展顺利，术中测试显示没有泄漏的迹象，（在吻合器使用的情况下）两个“油炸圈饼”都是完整的，就不用预防性造口了。这一策略被其他单位广泛应用（Nicholls 等，1988；Leo 等，1993；Seow-Choen，1993；Gross 和 Amir-Kabirian，1994；von Flüe 等，1994；Mortensen 等，1995），尤其是在

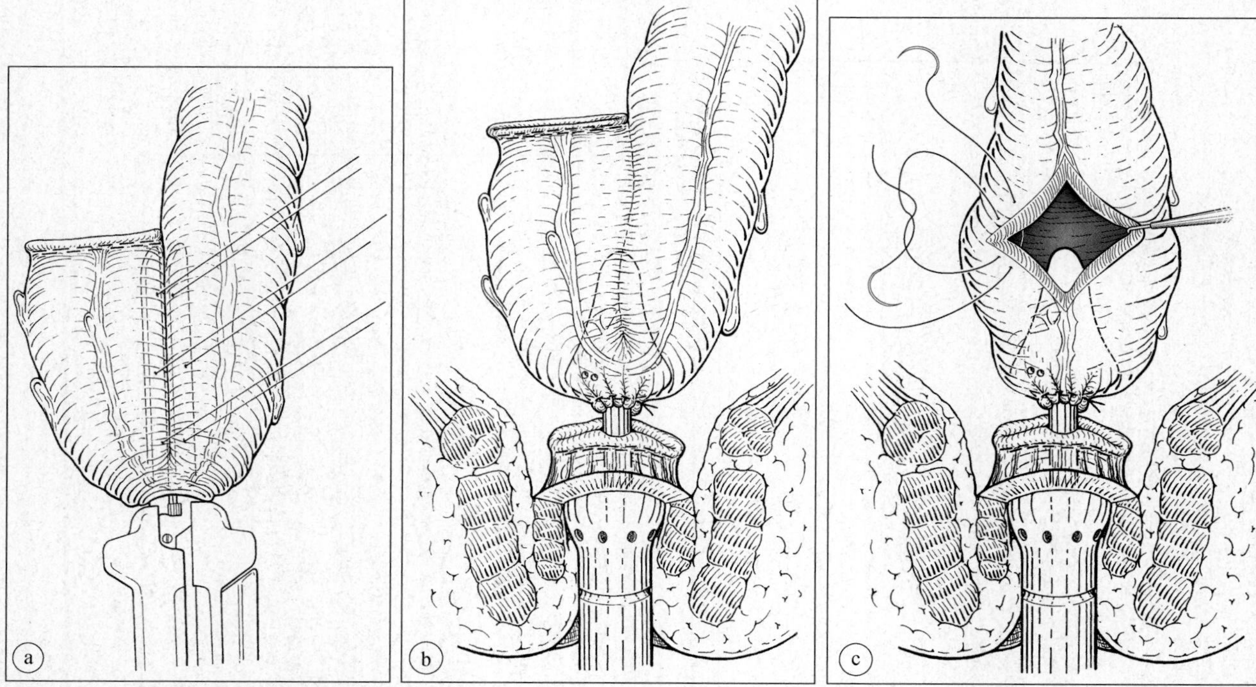

图 30.54 J 型储袋的侧侧吻合。(a) 两段 6cm 结肠行加强缝合靠拢。在 J 型肠袢顶部切开一个小口。以直线切割闭合器在两支肠管间行侧侧吻合。(b) J 型储袋的顶端与横断的肛管吻合器吻合。如因长度不能构建结肠储袋，可行结肠塑形来达到储存功能。(c) 结肠塑形：结肠储袋构建的替代方法。沿结肠带纵行切开结肠肠壁长约 4～6cm，横行单层或双层关闭。

表 30.16 结肠储袋与结肠肛管直接吻合（SCA）的功能比较

作者	患者数（*n*）	失禁：完好	失禁：轻度缺损	失禁：差	24h 平均排便次数
Lazorthes 等（1986）					
SCA	15	12	3	0	3.0
储袋	36	28	8	0	1.7
Nicholls 等（1988）					
SCA	15	9	6	1	2.3
储袋	13	10	3	0	1.4
Gross 和 Amir-Kabirian（1994）					
SCA	11	2	7	2	6.0
储袋	10	9	0	1	3.0
Hallböök 等（1996）*		**失禁评分中位值†**			
SCA	51		5		3.6
储袋	47		1		1.6

* 随机前瞻性试验；1 年内。

†失禁评分 0～8；0＝无失禁。

目前吻合器的应用已经取得了相当丰富的经验。需要强调的是直肠癌手术的死亡率经常是由于吻合口漏造成的（Matthiessen 等，2004）。

瑞典正在进行的一个随机对照试验来验证，预防性造口是否可以降低吻合口漏的发生率，或至少它能减少吻合口漏引起生活质量差的影响。

在过去术中一旦决定行预防性造口，大多数外科医生都选择行横结肠襻式造口。然而我们现在更喜欢行回肠襻式造口来旷置并保护吻合口。我们发现这在美观上更让病人赏心悦目，比横结肠造口更易于管理和更安全地回纳关闭（Williams 等，1986）（表 30.17），如其他作者一样（Fasth 和 Hulten，1984；HB Devlin，1986；Romero 等，2007）。不用横结肠襻式造口的另一个原因是在缝合结肠造口时容易损坏远侧结肠血供。

为了避免行预防性造口术，Ravo 和他的同事们描述了一个旁路技术（Ravo 和 Ger，1985），即为众所周知的结肠保护罩设备（Derknatel Pfizer Hospital Products Co.，Inc）。此设计将吻合口与粪便隔开而不中断胃肠道的连续性（图 30.55）。吻合口以上的结肠腔内缝入一根乳胶管，通过吻合口从肛管外引出，接入大便袋。乳胶引流管在原处保留 15～30 天，粪便被收集在袋子里。从理论上讲，这给了吻合口愈合的时间，乳胶管移除或自行脱落。乳胶引流管可用手工缝合或用吻合器吻合到结肠上。Ravo 在 29 位病人中的使用这种方法：有三例病人术后恢复漫长，有 1 例是由于这种术式造成的。

表 30.17　横结肠袢式造口与回肠袢式造口相关并发症对比

	结肠造口（n=20）	回肠造口（n=19）
出血	6（30%）	2（11%）
脱垂	2（10%）	1（5%）3
皮肤灼伤	10（50%）	5（26%）
渗漏	8（40%）	7（37%）
气味	13（65%）*	0（37%）
器具更换频率：平均（范围）	2 天†（1～5）	3 天（1～4）

* $P<0.01$。

† $P<0.05$。

来源自：Williams 等（1986）。

Keane 等（1988）也描述了在 6 例左半结肠梗阻切除和接受一期吻合治疗的患者使用了该结肠隔离罩。罩子在术后平均 13 天就自行脱落了，没有出现吻合口漏或与结肠罩相关的并发症发生。我们没有这方面的经验。然而这本教科书的第一版出版时，我们还没有看到使用该设备的对照试验。同样的，世界各地的同事似乎并没有应用这项技术，我们怀疑它已经过时了。

经腹经肛结肠肛管吻合术

此手术的原则是以常规方法切除直肠癌，将近端结肠经直肠肛门残端拖出，重建胃肠道的连续性，将其上部黏膜剥脱作为一个“肌套”进行吻合。经肛行结肠肛管吻合，吻合时并不将直肠肛管残端外翻。这对肛门括约肌的损害最小，由于负责控便能力的受体似乎位于直肠外，这样就可能保留肛门正常的功能。虽然理想的状态是保留足够长的肛门直肠残端来完成带肌套的结肠肛管吻合，这并不是必需的，结肠可以和肛管上方进行直接吻合。术前准备和病人术中的体位与低位直肠前切除术完全相同。

腹部手术

充分游离结肠是这个手术要点。用降结肠，而非乙状结肠进行吻合。乙状结肠更易在术后的早期阶段出现坏死（尤其是高位结扎血管根部时），因为它易造成局部贫血，尤其是在向下拉到盆底的时候。为了获得足够的长度与肛管吻合，必须游离脾曲和远侧横结肠，有时候还要游离结肠肝曲。因为在直肠前切除术中，末端动脉应该被很小心地保留。

很重要的一点就是结肠在进入盆腔内进行吻合时其内不能有大便。因为这会吻合时造成污染。如果术前肠道准备不充分，最好的解决方法就是术中灌洗（Dudley 等，1980）。

当结肠充分游离后，我们更喜欢用 TA55 或 TL60 吻合器，而不是在拟横断结肠处上肠钳。这样可以使结肠在密封的情况下被拉到盆腔。如果这里使用肠钳的话，结肠被拉入盆腔的时候就必须去除肠钳，如果肠腔内有残留的液体就会污染盆腔，而且增加感染的风险。

直肠的游离和切除与直肠癌低位前切除术是一样的。游离直肠必须游离至肛提肌的位置，这样才能达到肛管上端（图 30.56a）。在女性分离更简单

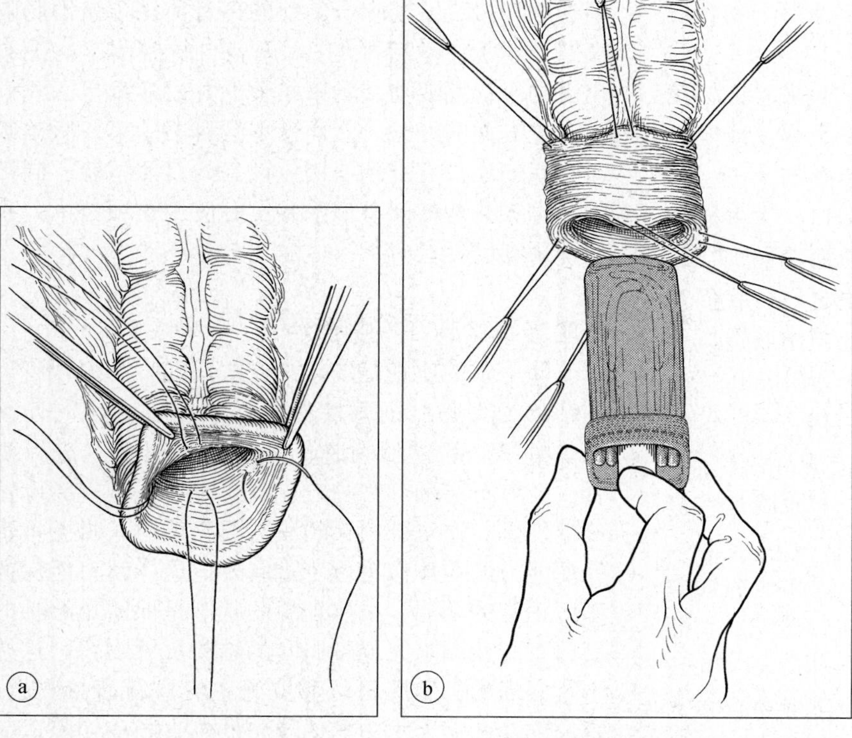

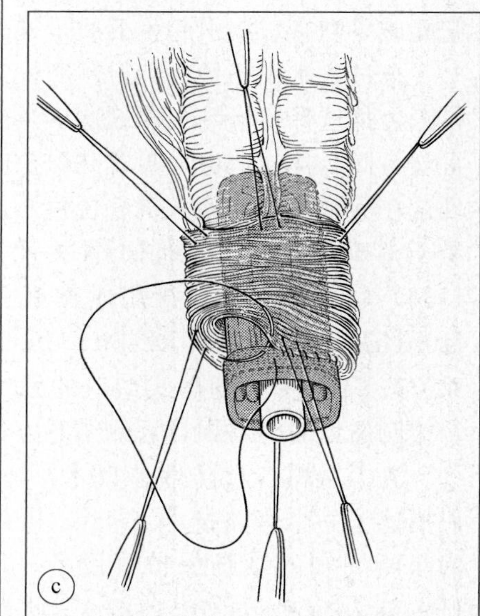

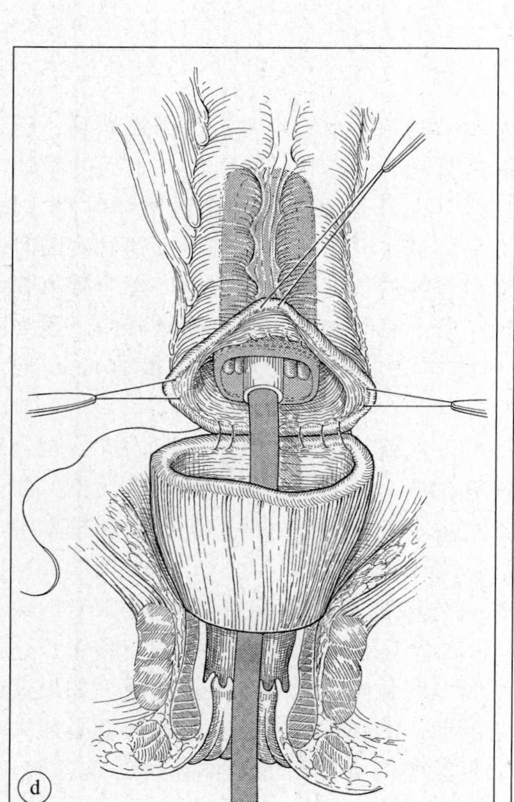

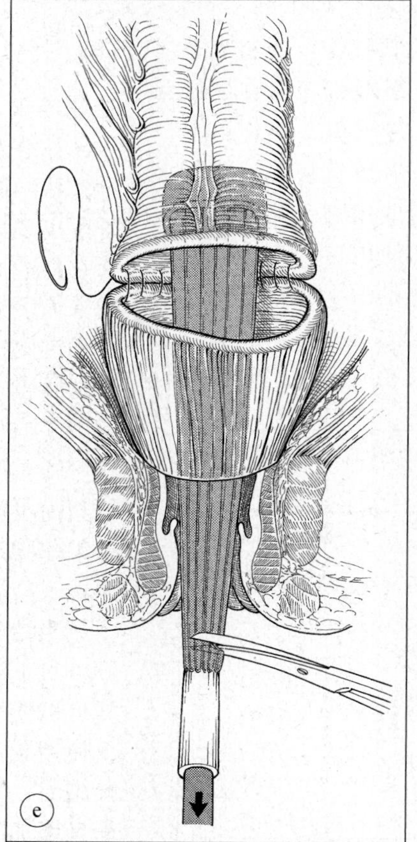

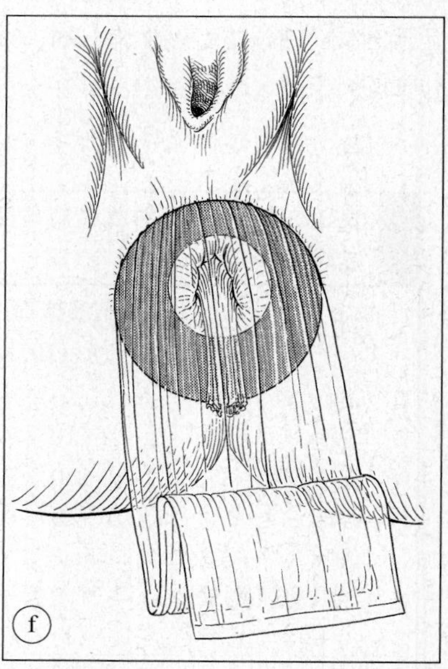

图 30.55 结肠内旁路技术。(**a**) 近段结肠缝合四针牵拉线翻转 7～10cm。(**b**) 腔内管润滑后插入结肠。(**c**) 聚酯纤维的袖口与结肠行连续可吸收缝合。(**d**) 手工缝合后壁吻合口，肛管探入结肠罩内，并吻合越过之后完成的吻合口。(**e**) 导管自肛门退出，切断其末端的连接条，尾端插入液体收集袋。(**f**) 固定于肛周皮肤。

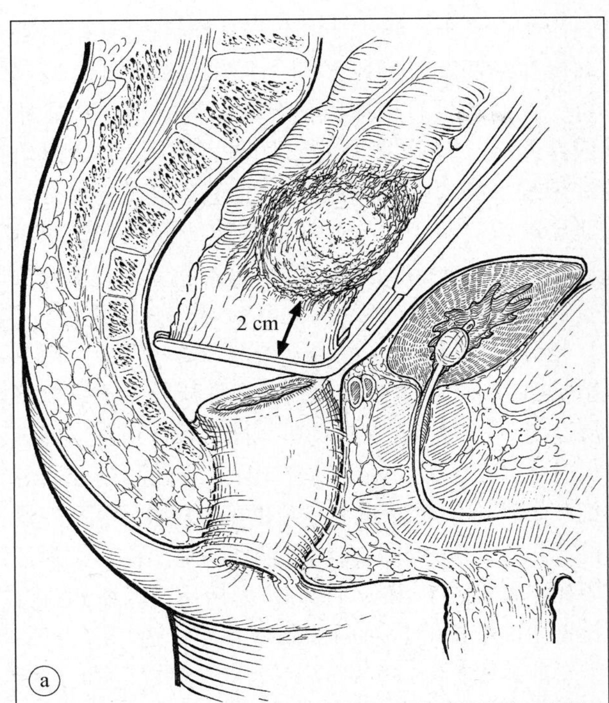

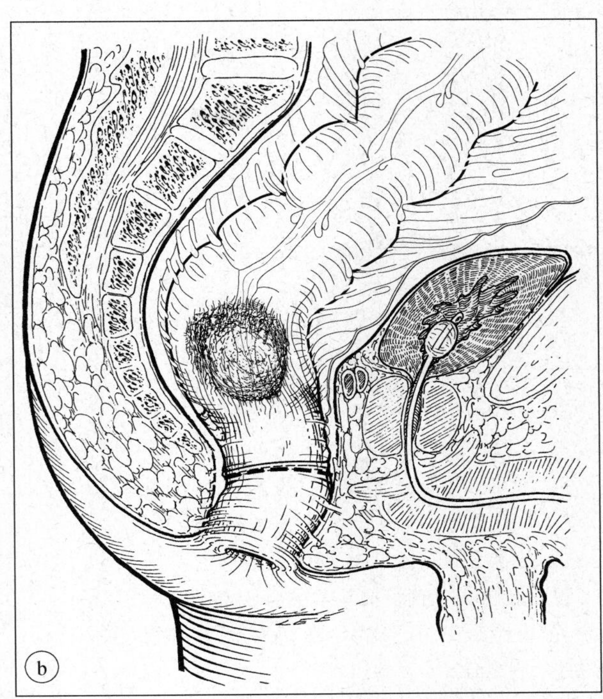

图 30.56　（**a**）腹腔肛内联合直肠切除术的腹部过程。直肠在肿瘤下方 2cm 处盆底横断。（**b**）括约肌间极低位切除包括切开直肠肛门周围外被肌肉进入括约肌间水平，在大约齿状线水平钝性分离直肠黏膜。

一些，因为直肠阴道间隙可以很容易找到至肛管水平。保证阴道的完整性是很重要的，因为如果阴道黏膜暴露在外的话，直肠阴道漏就可能发生。肠钳夹住直肠肛管残端，用抗肿瘤药物灌洗残端。必须在肠钳之下肛提肌水平，也即是在直肠肛管交汇点下横断肛管。

如果用括约肌间的超低位前切除术来治疗一个距肛缘约 4～5cm 相对活动而小的直肠癌，就不可能用残端吻合器或者肠钳钳夹肛管了，否则可能会挤破肿瘤导致细胞播散。在肛提肌内游离到肛门顶端到达盆底的最底部，通过肠壁纵行或环形肌（内括约肌）做一个圆周的切口，进入仅包含有松弛细小的结缔组织和肛门腺的括约肌间的间隙。用力向上牵拉，将肛管黏膜从齿状线以上的水平剥离（图 30.5b）。这与曾经用于结肠炎和家族性腺瘤性息肉病的经腹黏膜切除术的操作相似（参见第 41 章）。在结肠闭合的两侧缝合两针固定牵引线，利用牵引线将结肠断端拉入盆腔内。缝线应采用不同的颜色，便于区分，也可防止结肠在穿过肛门直肠残端时发生扭转。继而会阴组手术同时进行，术者准备结肠肛管吻合。同时，助手在腹部行预防性回肠造口，保护吻合口。

会阴部手术

术者开始进行会阴部手术。用 Parks 肛门自动牵开器或 Lone Star 牵开器插入肛管，来撑开肛管壁及残余的直肠壁（图 30.57a）。要是肛管的上端保留了下来，就有必要行端端吻合。然而，最理想的方式还是重叠或者肌套吻合术。为了达到这个目的，经肛将肛管直肠残端残留的黏膜剥离是一个聪明的做法。齿状线以上的黏膜层以下的平面注入含有肾上激素的生理盐水溶液（1：300 000）（图 30.57a）。残存的黏膜用尖头剪刀剥离切除。Parks 牵开器把黏膜分成三到四条，但是我们更愿意将黏膜完全剥离成像圆桶形一样，完整切除（图 30.57b，c）。这样可以保证所有的黏膜都被去除掉。在理论上有这样的风险，就是如果直肠肌鞘上残留黏膜细胞巢的话，那么直肠肌鞘和结肠壁之间就容易形成囊肿，这会对以后的直肠肛门功能产生负面影响。尽管这个手术剥离黏膜时应该尽量离黏膜越近越好，避开黏膜下层的血管，但是少许的出血仍然是不可避免的。细致的止血是手术成功的关键。

现在将结肠或结肠储袋，经过已被剥离黏膜的直肠肛管残端拖入盆底进入会阴部。会阴部组术者

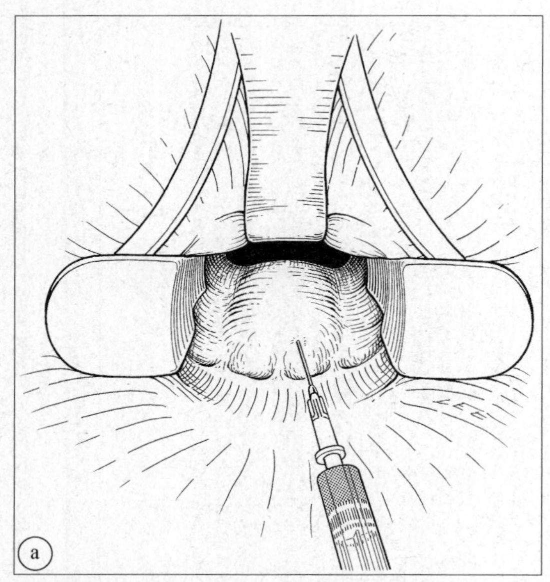

图 30.57 腹腔肛内联合直肠切除术的会阴部分过程。(**a**) Parks固定牵开器插入肛管内，在黏膜下层水平注入1：300 000肾上腺素盐水。

用长动脉钳，轻柔穿过直肠肛管残端，将结肠断端的两个缝合固定线拖出，并确保结肠不被扭转或旋转（图 30.58）。结肠必须在无张力的情况下抵达会阴部，如果游离了结肠脾曲和远侧横结肠，那做到这一点几乎就不是什么问题。开放结肠之前，我们在结肠浆膜和直肠肌肉之间的四个方位间断缝四针；用细叶 Lane 或 Gelpi 牵开器将四点向相反的方向牵拉结肠和肛门括约肌。用 Lone Star 牵开器亦可。在结肠没有被拖出盆腔前，进行结肠直肠肌肉四针缝合，操作更容易（图 30.59）。如果留下的针带线足够长，就用这些针线直接连续缝合结肠浆肌层就很简单了。浆肌层缝合使结肠在肛管肌鞘处成角，更利于结肠肛管浆肌层的缝合。切除残端吻合器钉合的肠壁，吸净肠腔内残留的任何液体。

吻合是从四个方向缝合开始的，每一次缝合都穿过结肠切缘的全层、直肠肛管肌鞘深层及穿透肛管浆肌层（图 30.60）。这些缝线都不打结，直到全部缝合结束时才打结。为了便于吻合操作，在结肠内腔用肛门细叶牵开器牵开是非常有帮助的。Parks 用自己设计的肛门自动牵开器。在伦敦皇家医院，我们找到了这个相当繁琐的牵开器，我们宁愿使用西姆斯妇科直角拉钩协助牵拉缝合对面的肠壁。四个边角缝合后，将前壁的缝线打结，右（或左）侧的缝线然后向下牵拉，两者之间再缝合四五针即可。当这些缝合完后将缝线打结，其他边以同样的方式进行处理，直到整个肠周缝合完毕。此吻合可用不同的缝合线，我们的选择是 25mm 半圆针 2/0 的 Vicryl 线。

在伯明翰，我们缝合结肠肛管的方法略有不同。拉钩的两叶置于肛管内的 3 点和 9 点处。开放的降结肠或结肠储袋通过肛门拉钩拖入会阴部，先缝合前侧和后侧，缝线不打结，直到把它们的位置

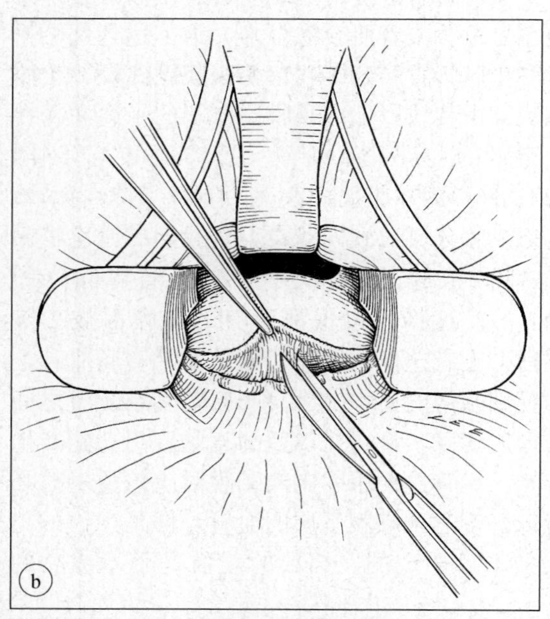

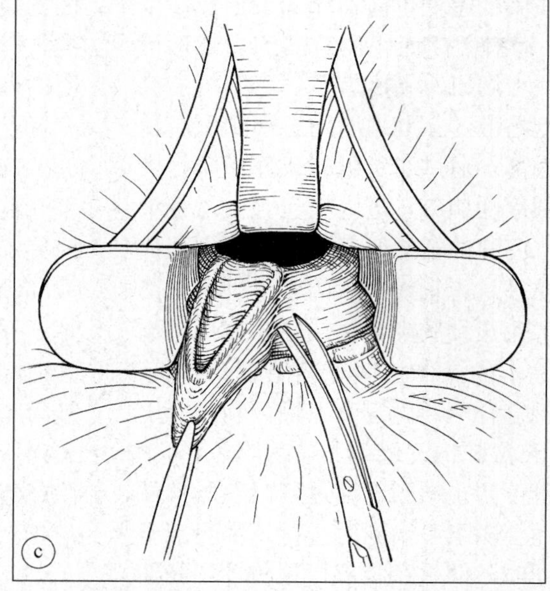

图 30.57 (**b，c**) 分离解剖黏膜下层，将剩余的肛门直肠黏膜自直肠肌层剥离。在齿状线处开始，将黏膜层完整的剥离成一个圆环状。

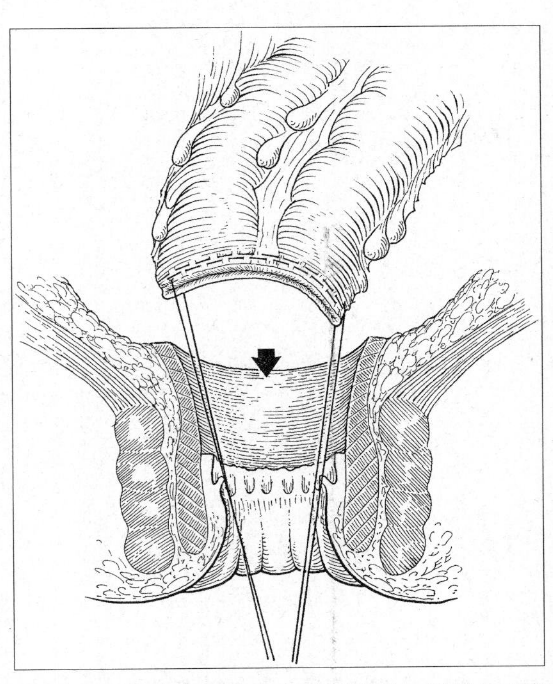

图 30.58 腹腔肛内联合直肠切除术。使用长固定牵引线将闭合的结肠末端下拉通过裸化的肛门直肠袖。

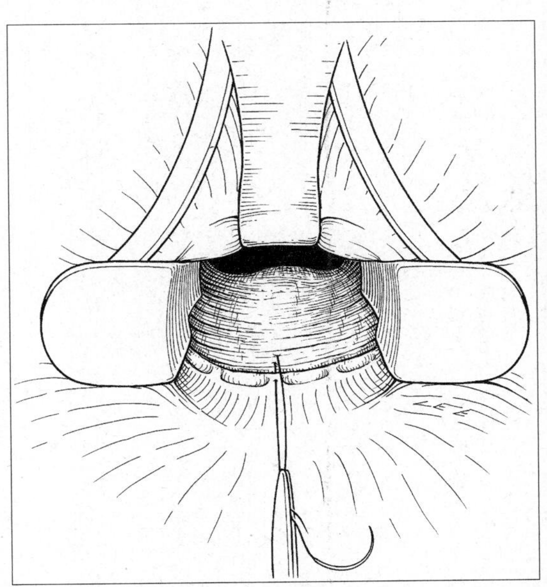

图 30.59 在结肠下拉前，先缝合直肠肌层与切断的肛肠黏膜。在四个方向各缝合一针，每针均保留。

放置正确后才打结。除了四个留得比较长的牵拉固定缝合线外，将穿透整个结肠壁壁和肛管黏膜和肛门内括约肌的缝线打结。撤除肛门自动牵开器，关闭并旋转 90 度后再轻轻地插入到已缝合完的前侧和后侧结肠内。撑开拉钩显露结肠两侧，然后在四个牵拉固定缝合线之间用相同的缝合方法完成吻合。

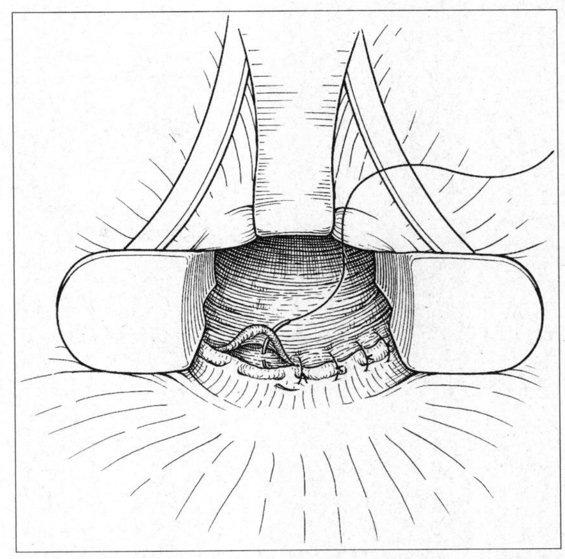

图 30.60 通过肛肠行结肠肛肠吻合。注意每针均需缝至直肠肌层。

我们现在越来越多地只用两个相互成直角的 Gelpi 拉钩来完成会阴部的手术（图 30.61）。这样显露肛管极佳，并能结肠肛管吻合时显露良好，无论是结肠和齿状线的肌鞘吻合，还是结肠壁肛门括约肌之间的端端直接吻合。另外，在乌普萨拉，Lone Star 拉钩可用于相同的操作（图 30.62）。

吻合完成后，腹部术者将结肠放在小肠的右侧，使小肠系膜和结肠系膜都附着在后腹壁的腹膜上（图 30.63），这个动作可能会降低张力。盆底放置引流（有或无负压）是必不可少的。此外，所有病例都要行预防性肠造口；我们选择回肠襻式造口。Parks 采用盲肠造口，但我们发现，术后无论多么认真护理，它总是在几天之内就无功能了。这种手术不应采用横结肠造口，术后结肠回纳往往比较困难和远侧结肠的血供可能受到损害，吻合也十分危险，因为结肠活力的决定因素-边缘动脉可能与腹壁粘连并压缩。

应该注意到在某些情况下，距肛缘 5～7cm 的直肠癌，现在可以用双吻合技术从腹部完成结肠肛管的吻合，如前所述。在这种情况下，肛管上缘可用 TA30 或 TL30 横断，再用圆形吻合器完成结肠肛管吻合。应游离充分结肠，让我们能够重建结肠 J 型储袋，以提供更好的储存功能。

当肿瘤在盆腔内位置非常低时，甚至侵及耻骨直肠肌时，可选择超低位括约肌保留切除术。术前放化疗后几个作者声称保留括约肌手术是可

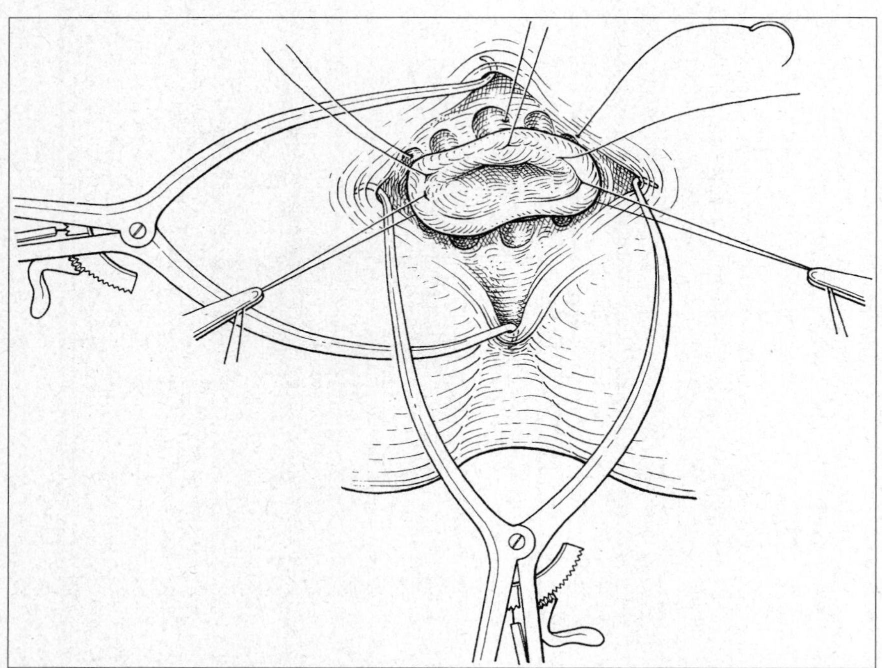

图 30.61 Gelpi 牵开器垂直牵开肛门行结肠肛管吻合。

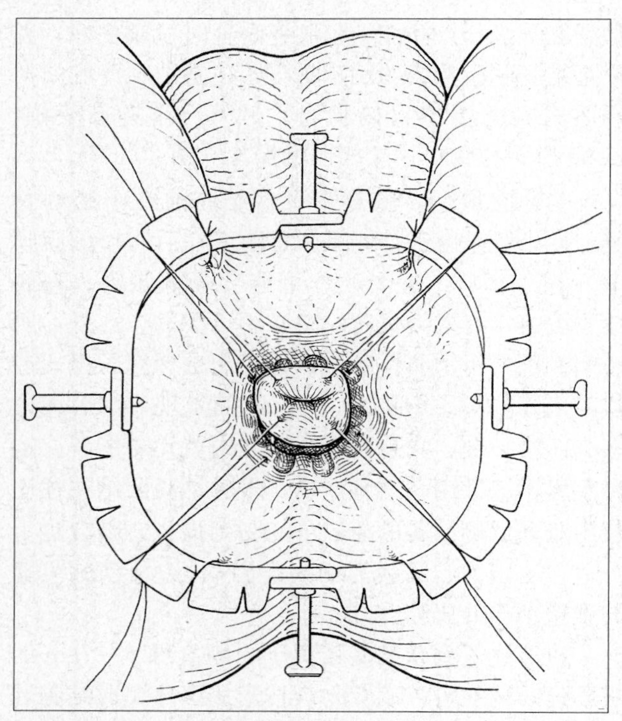

图 30.62 用长的辐状牵开器行经肛门结肠肛管吻合。

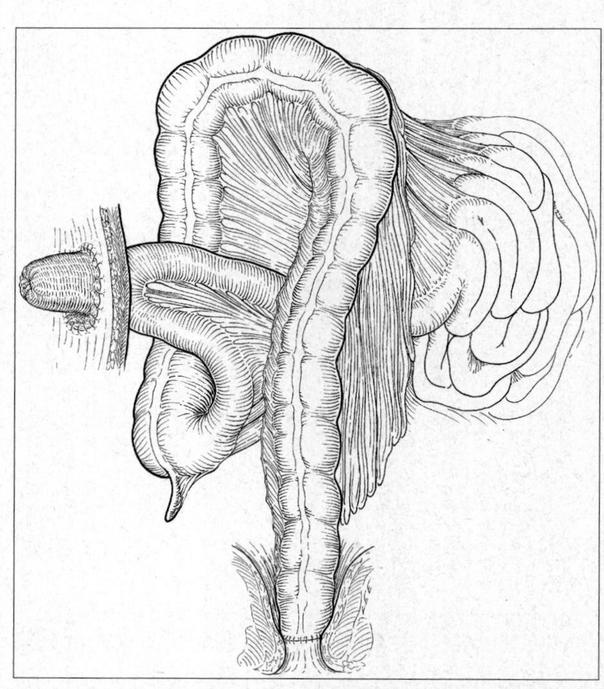

图 30.63 腹腔肛门联合直肠切除手术完成。结肠位于小肠右侧，建立回肠袢式造口。

行的。只要内括约肌不被切除，吻合如上所述经肛完成。关于肛门功能的结果是可以接受的，虽然有20%的患者可能或多或少出现大便失禁的现象（Rullier 等，2001；Fucini 等，2002；Tytherleigh & Mortensen 2003；Bretagnol 等，2004）。

使用圆形吻合器进行低位吻合时，特别是进行双吻合操作时，插入吻合器可明显损伤括约肌的风险（Farouk 等，1998；Ho 等，1999，2000）。治疗肛瘘时，外用硝酸盐来松弛肛门内括约肌，与此相同，Winter 等（2004）已经证明，如果在低位吻合插入吻合器之前，使用硝酸甘油软膏同样可以使内括约肌松弛。

保留括约肌直肠前切除的其他方法

在文献中已有各种拖出式手术方式的描述，每种都有自己的细小差别。拖出式手术现在已很少应用，只是在过去有人对这种手术感兴趣。虽然这种手术在技术上可行的，但其术后的功能往往并不理想，因此术者往往就改行腹会阴手术了。这些操作不可避免地需要将肛肠外翻及牵引并损害肛门括约肌的机制；然而，他们为经腹经肛吻合铺平了道路，由于肛肠没有外翻，导致了很满意的结果。拖出式手术的操作细节这里没有被描述；如果读者有兴趣，可以去参考这些手术原始文献的精彩讲解（Cutait 和 Figlioni，1961；Turnbull 和 Cuthbertson，1961）。

这里还要简单介绍其他两种术式：经腹经骶前切除和经腹经肛门括约肌切除术。两种术式都有支持者，但两种术式除了几个中心进行外，其他医院都没有正规进行。我们相信只有在吻合器无法使用的时候，即我们无法经腹经肛吻合时，才用这两种方式。然而，纽约的 Localio 和他的同事们（Localio 和 Eng，1985）认为，对于低位直肠癌，经腹骶切除优于前切除，应常规进行。他们认为肿瘤的远侧和外侧都能更好地清除，比经腹前切能更准确地进行吻合。尽管他们的说法如此肯定，但这种术式也从未得到推广普及。

经腹骶切除术

患者取右侧卧位，背部和臀部处于手术床的边缘。留置导尿，用生理盐水灌洗直肠。标记切口，备皮，消毒铺单，为同时进行腹部和骶部手术做好准备。

腹部手术

取平行腹股沟韧带的斜切口，自左肋缘到髂脊，然后斜跨腹直肌达耻骨，切开腹壁各层。其腹部手术部分与低位前切除是相同的，但术者要重新适应垂直操作转向水平操作。

斜切口能很好地显露结肠脾曲和盆腔脏器。腹腔全面探查后，将小肠从腹腔移出，游离左半结肠。先从结肠脾曲向下游离，游离隔结肠韧带和结肠外侧的侧腹膜反折处。大网膜从横结肠系膜锐性剥离，尽量向右侧游离，使横结肠可以结肠中动脉为中心进行旋转。分离大网膜和脾之间的粘连，在这个时候，如果术者想用它来加强覆盖以后做的吻合口的话，可让大网膜游离能够达到盆腔。将左半结肠向右下侧牵拉，用常规方式游离侧腹膜反折处。操作时，注意保护左性腺血管和输尿管。

然后将左半结肠向患者的左上侧牵拉，于根部切开乙状结肠肠右侧系膜。找到右侧输尿管推向外侧，含有痔上血管和淋巴组织的乙状结肠系膜从腹主动脉解剖下来，略低于左结肠动脉分支后将肠系膜下动脉切除、结扎。左半结肠完全游离后，术者应该确保是足以将降结肠无张力地达到盆底。如果还需进一步游离左半结肠，左结肠动脉就应于根部结扎切除，在这种情况下，应必须非常谨慎地保护边缘动脉弓，因为现在结肠的血供仅来源于结肠中动脉。

切除结扎乙状结肠系膜到拟选定为近端断端的位置。结肠可以在此处用肠钳钳夹。用 De Martel's 或 Potts' 钳钳夹结肠容易使近端结肠通过相对较小的骶尾切口。可用吻合器密封结肠断端。缝线标记结肠断端左侧，以防止其通过骶尾切开时发生旋转。有些人先不横断近端结肠，而在结肠通过骶尾切口之后横断。像直肠前切除一样游离直肠。由于病人是右侧卧位，故游离左侧比右侧容易。经腹部尽可能将直肠游离很低的位置，通常可以看到精囊腺或阴道上段，通常还能显露尾骨、提肛隔膜和耻骨直肠悬肌。在进行骶尾切口之前，冲洗盆腔、彻底止血。

骶尾部手术

在骶尾关节处行横切口（图 30.64）。尾骨尖定义为软骨交界处。然后分离骶尾关节，钳夹尾骨向后牵拉。用剪子将肛提肌肉后侧与尾骨分开及进入骶前间隙（图 30.64a）。然后切除尾骨。钝性分离骶前间隙，分裂肛提肌肉纤维。如有必要可以延长横切口，分离臀肌，进一步得以暴露。

直肠下端现在可尽可能游离。从盆腔侧壁分离最低的侧韧带，直肠前壁从前列腺或阴道下段分离，直肠后侧从耻骨直肠悬吊肌表面剥离。

将直肠及其肿瘤从骶尾部切口拉出，清除周围脂肪组织直到显露出纵行肌纤维，也即是横断的位置。远端清除的距离有所不同，取决于外科医生的想法。就像我们在其他地方讨论的一样，我们认为应该尽可能切除多一些，但 2cm 应足矣，如果再长就会危及吻合和肛门括约肌。直角钳置于远侧横断处（图 30.64b）。近端结肠经骶尾部切口拖出，并在直角钳之间横断，如果这些在腹部手术时未进

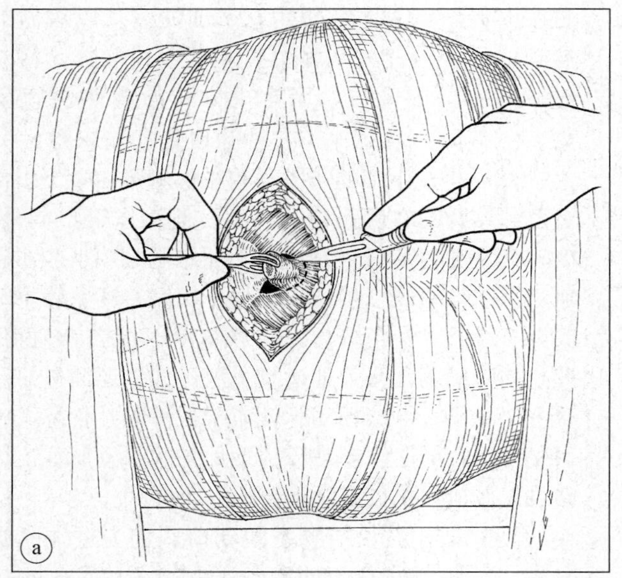

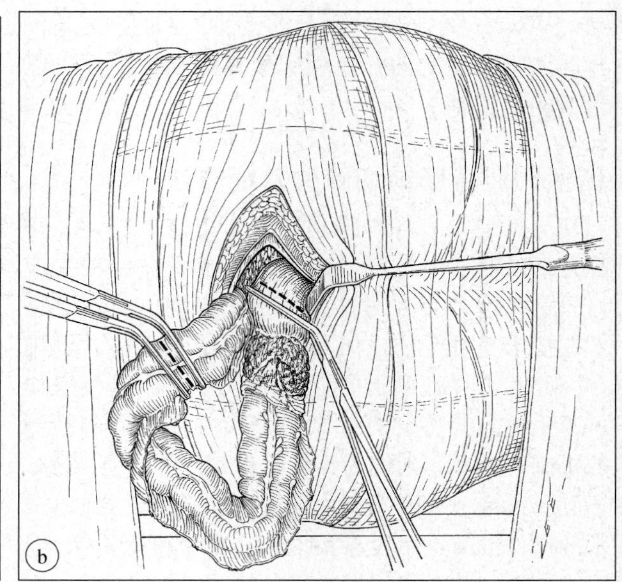

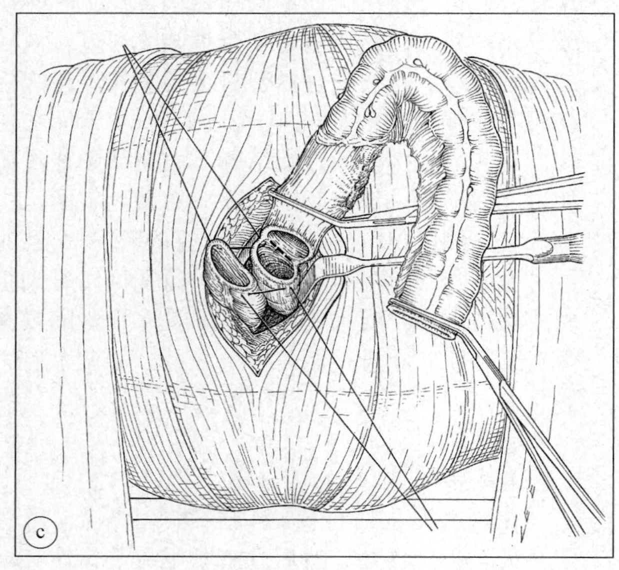

图 30.64 经腹腔经骶骨联合技术。**(a)** 在骶尾关节处行一横切口。肛提肌及附着组织自随后切除的尾骨上分离。**(b)** 游离的结肠与直肠自后方入路拉出，并行相应切除。**(c)** 单层间断缝合，吻合结直肠。

行的话。如果在腹部手术时已完成近端结肠横断或吻合器关闭，就直接从骶尾部切口拖出，但应避免旋转，标记线对达到这一目的非常有用。将近端结肠拖出切口外 3～4cm，使吻合容易进行。

吻合的方式多种多样。我们在进行为数不多的这类手术时，我们采用是标准的双层缝合进行结肠肛管吻合（图 30.64c）。

盆腔内和骶尾部切口用生理盐水灌洗，彻底止血。在这一点上，大网膜可以用通过骶尾部切口包绕吻合口，如果术者想这样做的话，并可将之缝合在肛提肌上固定其位置。

盆底腹膜的缺陷无法关闭，但盆腔置一个封闭的引流管引流。关腹前，应考虑到是否行预防性造口术。

经腹经括约肌切除术

腹部的手术操作部分，与直肠前切除术完全相同，一直到直肠横断切除。直肠肿瘤切除后，经肛管和直肠残端插入气囊导尿管到近端结肠。近端结肠断端荷包缝合，固定在气囊尿管的导管上。扩张气囊，将导管向下牵拉，使结肠残端接触到肛门直肠残端上部。必须注意，拖出的结肠不要发生扭转并无张力。盆腔放置引流后，关腹。然后患者重新摆体位，取头低位，同 25 章直肠绒毛状腺瘤切除一样，经肛门括约肌进行分离，显露肛门直肠残端。分离括约肌后和横断直肠，近端结肠的两侧缝合两针牵拉固定线。撤出结肠内气囊导管，然后进行端端吻合，可采用单层缝合或双层缝合（图 30.65）。

本术式的改良对直肠肿瘤巨大时十分有用，特别是在经腹游离直肠远端和横断直肠比较困难时。在这种情况下，游离的结肠和直肠留在盆腔内，近侧横断处缝线标记，以确保正确的位置。然后关腹，重新调整体位。骨骼肌和内脏肌管被打开。这样就可在直视下准确地将直肠肿瘤远侧的肠壁横断。然后从下向上进一步分离病灶及直肠，对非常低位的直肠癌十分有用。直肠被充分游离后，将它拉到到切口处，直到看到近端结肠标记缝合线。切除直肠肿瘤，常规进行结肠肛管吻合。

仔细修复肛门外括约肌及耻骨直肠肌的肌肉层，确保实现原位修复并保留其功能。

我们必须强调一下，目前由于吻合器的应用，使得临床上治疗直肠癌时几乎不再实施这种手术，它已过时了。

直肠癌腹会阴切除术

尽管技术的最新进展使得保留括约肌切除术比以往更加可行，但仍有部分直肠癌患者需要行腹会阴切除术。直肠下 2/3 的肿瘤患者的做腹会阴切除术的比例有所不同，它取决于外科医生对此所持的观念。由于我们对保留括约肌切除的新技术操作越来越有信心，使我们行腹会阴切除术的比例减少了 2/3（Williams 等，1985）。看来，结直肠肠外科医生已经慢慢接受了保留括约肌切除治疗低位直肠癌的理念。因此，在从伯明翰癌症中心登记的报告表明，1957 年和 1981 年之间的腹会阴切除治疗直肠肿瘤的比例是 68%，而在英国特伦特/威尔士地区的 1992 年到 1993 年的腹会阴切除率为 37%（RCS/AC，1996）。除了专科中心的报告外，最重要的是我们认识到，仍然有 25%直肠癌患者需要实施腹会阴切除术（瑞典直肠癌登记中心，2004）。

腹会阴切除术式常见的变化是同步联合切除技术，描述如下。

如果术前根据肿瘤的部位、大小评估后认为无法切除，应考虑术前化疗，行造口术或不行造口术，之后重新进行评估。如果认为肿瘤能够切除，即实施手术。

患者的体位

患者取截石位，骶部垫高，留置导尿管。男性患者的阴囊和导尿管一并绑在右侧大腿上，使会阴部的外科医生手术时有较好的视野。腹部及会阴部皮肤常规消毒铺单，两腿套上腿套。

腹部手术

取腹部正中长切口，剖腹探查（图 30.66），左半结肠和直肠的游离与低位前切除术所述的方式完全相同，除了脾曲不游离外。分离盆腔到肛提肌水平，但不必游离太低。直肠后侧的分离必须由腹

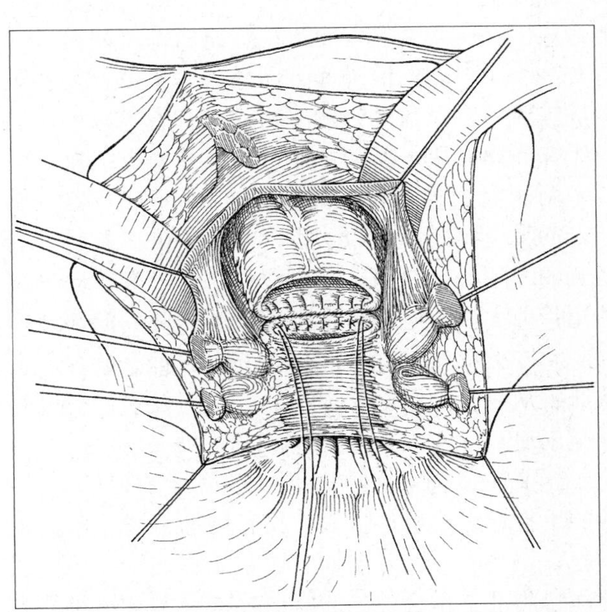

图 30.65 经腹及经括约肌技术。括约肌已被切除，结肠下拉至肛管；单层间断缝合，吻合结肠肛管。

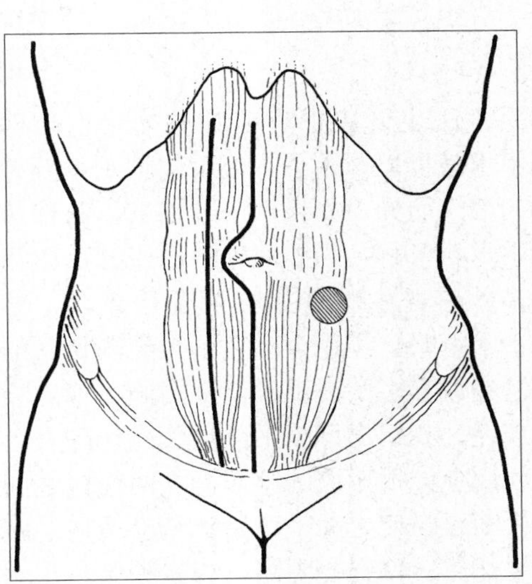

图 30.66 经腹直肠癌切除。行长正中切口；但如事先明确行经腹直肠癌切除，采用右旁正中切口便于结肠造口位置远离切口。

部手术组的术者完成，游离到肛管直肠交界处，即腹部组手术和会阴组手术在直肠系膜后侧会师的部位，从腹部向下游离直肠就算完成。然后在直肠前壁与膀胱基底部（或子宫）平面之间游离直肠前壁，继续向下游离至精囊或阴道后壁的水平。圣马克拉钩置于精囊腺后侧向上向前牵拉 Denonvilliers 筋膜，这样就可以紧贴直肠前壁继续向下游离。继续向下剥离至前列腺水平，通常用手指或长钝头剪刀进行游离此处。在这个层面上，用手指或钳夹纱球向外侧分离到直肠侧韧带的前缘，离开盆腔侧壁一定距离用电凝在直肠系膜缘断侧韧带。这时可以看见勃起神经，予以保留，以免损伤膀胱和性器官的神经支配。另外，直肠侧韧带也可用剪刀断离，如有出血，予以钳夹结扎；同法处理直肠中血管。腹部此过程的操作不宜游离过深。如果游离过深，由于盆底解剖的原因容易使切除的标本形如圆锥。如果从会阴部解剖、靠外侧断肛提肌即可避免标本形成“腰部”。由于盆底的形状特点，从会阴部分离时会自然而然地尽量靠外侧分离。

大约在乙状结肠中点处，结扎左结肠动脉和第1支乙状结肠动脉之间的血管弓后，横断结肠。关键是要确保有足够的结肠穿过腹壁供结肠造口用。用小钳子如 Zachary Cope 钳完全夹闭结肠造口端，这样在结肠穿过腹壁时可不必移去钳子，从而降低了腹壁感染的危险；或者，更常见的是用横向切割吻合器关闭结肠。继结肠游离和会阴部解剖完成后，切除的结肠和直肠标本经会阴部切口取出。结肠造口术见第5章。

会阴部手术

当腹部手术医生开腹探查认为肿瘤可以切除时，会阴部手术就可以开始了，但会阴部手术开始的适当时刻却因人而异。如果从一开始就认为保留括约肌切除手术不可行，当腹部外科医生开始游离直肠时，许多外科医生就开始会阴部手术了。然而，我们的手术策略已经完全改变了腹会阴切除的做法。我们已经放弃了两个手术组试图同时切除直肠的方式。现在，我们尽可能采取从腹部切除直肠的方法，但要避免标本形成圆锥形，在两肠钳之间或用切割器横断结肠后，助手开始行结肠造口。腹部组外科医生然后转移到会阴部，切除肿瘤与足够的周围组织。用电刀切除周围足够的边界，如果有必要，应切除邻近组织和器官。解剖分离的层面是在腹部手术时，盆底实施整块切除时就确定了。我们描述的分离层面与常规方式相同，只是主刀医师既要进行盆腔分离解剖，又要完成会阴部的手术切除，因为只有他知道腹部分离的具体情况。

首先用一针或两针粗缝线缝合关闭肛门。皮下荷包缝合线完全包绕肛门口，打结后剪断缝线，线头留长一点。牵拉缝线头，使松松弛的会阴皮肤舒展，这利于会阴部切口的实施和在随后的分离时更容易一些。或者，将缝合的肛门口皮肤用两个或三个的 Littlewood 钳夹住。环绕肛门边缘行椭圆形切口，切口从肛门和后阴唇系带或尿道球部之间的中点开始，由前向后延伸到骶尾关节（图 30.67）。加深切口，暴露在坐骨直肠窝和尾骨周围的分叶状脂肪，可以切断尾骨。如果要切断尾骨，可解剖手术刀更确切地解剖显露尾骨，然后用左手拇指向前推压其尖端（图 30.68）。这个动作显露了尾骨间的关节，然后用手术刀切断尾骨。尾骨的末端向前移位，或从其肌肉的附着处完全游离了。在离断尾骨的时候，通常会遇到骶中或外血管出血，电凝或结扎即可。

此外，尾骨也可不用脱节。我们习惯在尾骨前面切断肛尾脊，打开进入盆腔的通道（图 30.68）。必须小心谨慎，以确保在此期间勿进入直肠腔内。我们认为，如果保留尾骨病人会感觉更舒适一些，肿瘤根治不必切除尾骨，切除后只是在进行盆腔操作时更容易一些。

用组织钳提起封闭肛门及其周围皮肤牵向患者的右侧。左边的切口边缘用类似组织钳向患者的左侧牵拉。在尾骨两侧，穿过尾骨肌肌纤维附着处各打开一个小口，向前外侧方向插入手指分开筋膜下的肛提肌。紧贴盆腔外侧壁清除坐骨直肠窝的脂肪组织并断髂尾肌，直肠下血管在此处显露结扎。

两侧完成此步操作之后，上自动牵开器（图 30.69a）。将肛管和直肠用力向前牵拉，显示直肠后侧的 Waldeyer 筋膜。用手术刀或剪刀在已分离的尾骨前面横断此筋膜，扩大直肠两侧的游离范围（图 30.69b）。如果骶前筋膜分离层面不清，就会将筋膜从骶骨上撕脱，损伤盆腔神经及引起骶前静脉丛出血。

骶前筋膜被完全游离后（这可能是很厚），右手的手指通过骶前伸进去，将直肠即直肠系膜向前举起，使之离开骶骨前面。通常是在这个阶段，腹部和会阴部手术会师。通常情况下，两者不可能在完全相同的平面，所以在会师前，进行一些钝性分离是很有必要的。为了协助分离，腹部手术组手术

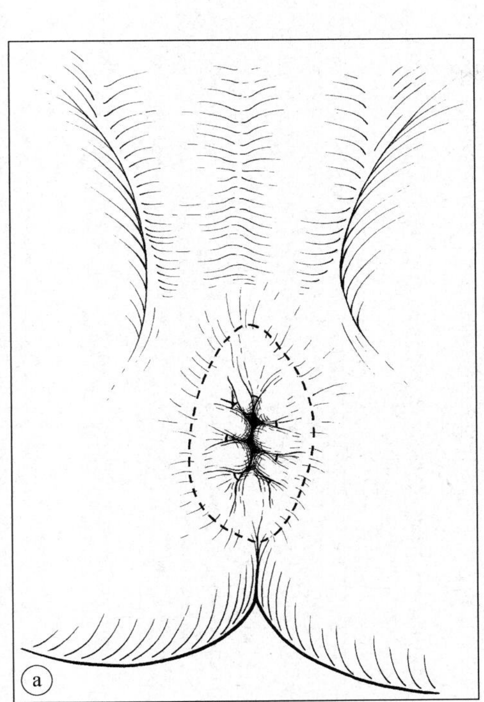

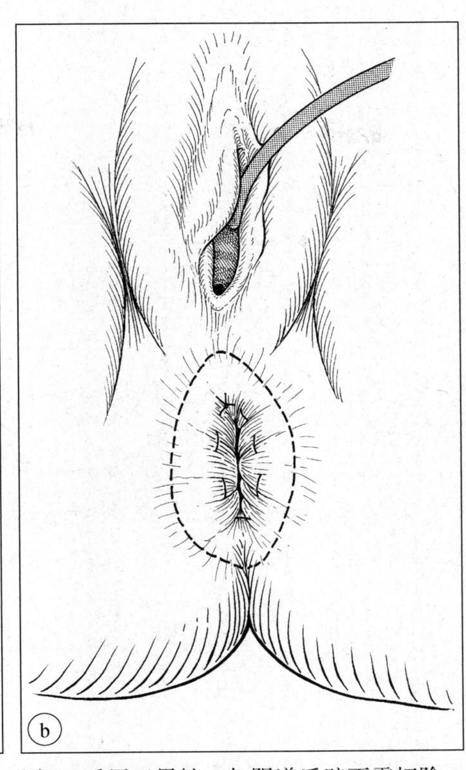

图 30.67　直肠切除同时行会阴部切除。(**a**) 此切口适用于男性，如阴道后壁不需切除。(**b**) 适用于女性。

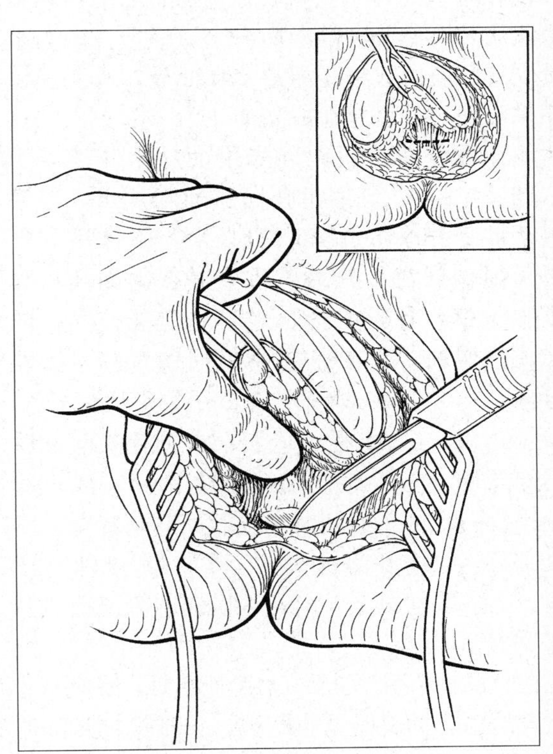

图 30.68　尾骨的末端部分切除。插图显示另一种现今更常用的方法，通过肛尾缝入路。

者将食指和中指尽可能在后侧分离的层面向下推。两个手指应稍微分开，会阴组术者可从两指之间切开，完成会师。现在直肠后侧已完全游离。

现在开始游离直肠前壁。将肛管向后牵拉，前侧切口用剪刀剥离会阴中心。两侧横行切口，然后显露会阴浅肌肌阴部肌肉（图 30.70）。必须在这些肌肉的后面进行分离，以免伤到尿道或阴道，如果要保留这些组织或器官。将会阴横肌肉从肛门外括约肌的前面分开。此时，可见直肠前壁的纵向肌纤维。

遇到深一层的肌肉，是在前后走行的肌肉，从耻骨支至直肠，中间包绕尿道或阴道后再至尾骨周围。它们包括肛提肌两侧的耻骨尾骨肌和耻骨直肠肌部分，在中心的直肠尿道肌以及未命名的从耻骨到直肠的肌纤维。现在将手指插入到耻骨尾骨肌上界和耻骨直肠肌之间（图 30.71）。从骨盆筋膜的底层分离这些肌肉，有利于这些肌肉从其两侧起源处断离，分离筋膜暴露直肠壁。前列腺会就在前方，找到前列腺与直肠之间的平面。如果找不到分离筋膜的层面，就会分离到错误的层面，导致出血。

现在直肠前方只留下一束肌肉，这束肌肉从肛管直肠角水平的前壁发出，到达前列腺顶部和尿道

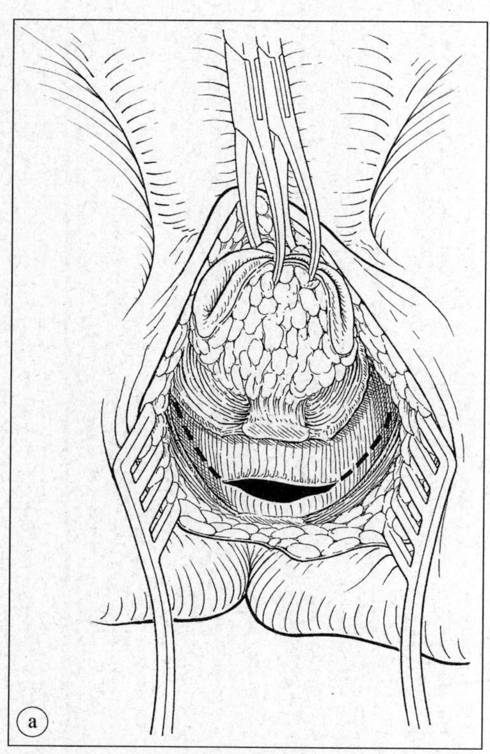

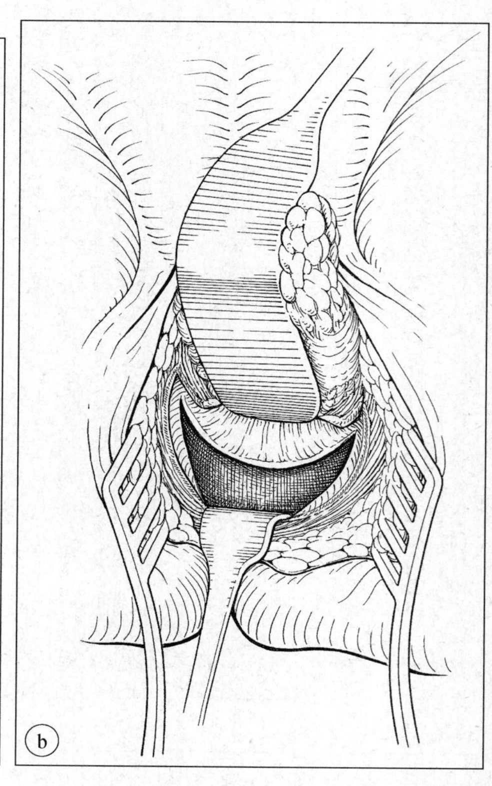

图 30.69 切开 Waldeyer 筋膜。

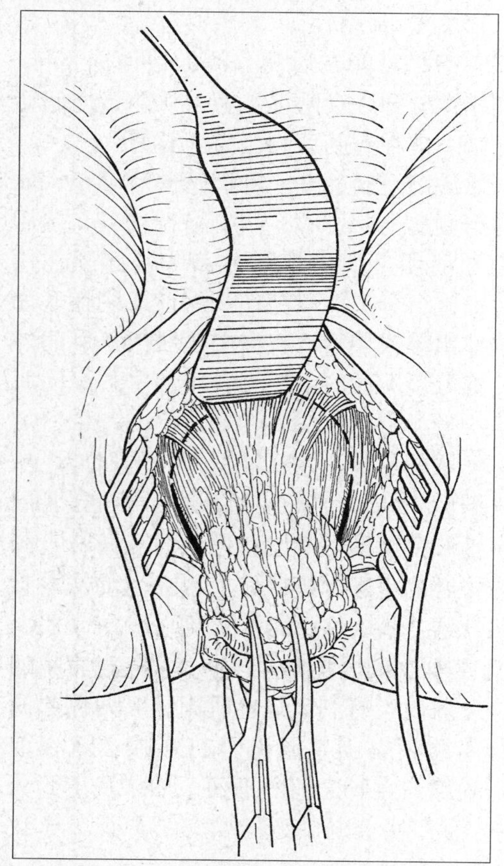

图 30.70 会阴部切除部分的前部切除。虚线代表横切口，可显露浅部及深部的横行会阴肌肉。

膜部和盆腔侧壁处，它包括耻骨直肠肌的下界和直肠尿道肌肌。在此分离的层面应十分谨慎，因为很容易进入直肠腔内或损伤尿道。在此处，直肠成锐角，如果不注意就可能造成损伤。为了防止出现这个问题，直肠前面的肌肉屏障用动脉钳钝性分为两束（图 30.72）。分离钳朝向前列腺顶点，左手食指置于此处作引导，分离钳必须与腺体后方平行，以免损伤尿道。分离各肌束并依次断离，显露前列腺包膜。有时前列腺包膜还应覆盖纵行的肌束，无法看清，如果是要避免损伤直肠，需要仔细分离。

Denonvilliers 筋膜的盆腔脏层在前侧聚集和跨过前列腺外侧面，将脏层筋膜向上牵拉，离开直肠。这让我们容易观察到前列腺后面和精囊腺。至此，腹部与会阴组手术在直肠前侧会师（图 30.73）。大多数情况下，前列腺后侧的分离应当从会阴部手术完成。

现在直肠前方和后方都已完全游离。消瘦而骨盆又宽大的患者的直肠系膜组织，包括侧韧带通常会在腹部手术时完全游离，这时直肠就已完全游离了。通常情况下，还是要由会阴部手术者分离残余的侧韧带（图 30.74）。缩回到直肠可牵拉到任意一侧，在断离拉伸的侧韧带时，不要太靠近盆壁以

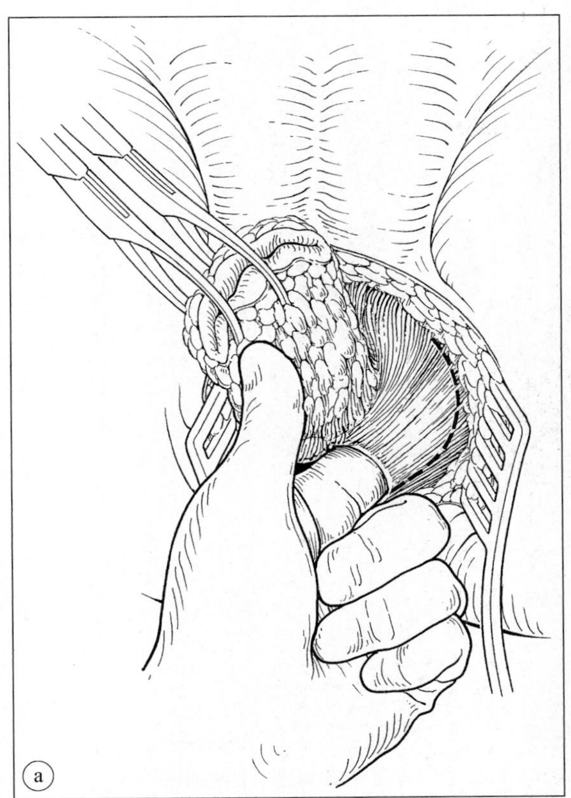

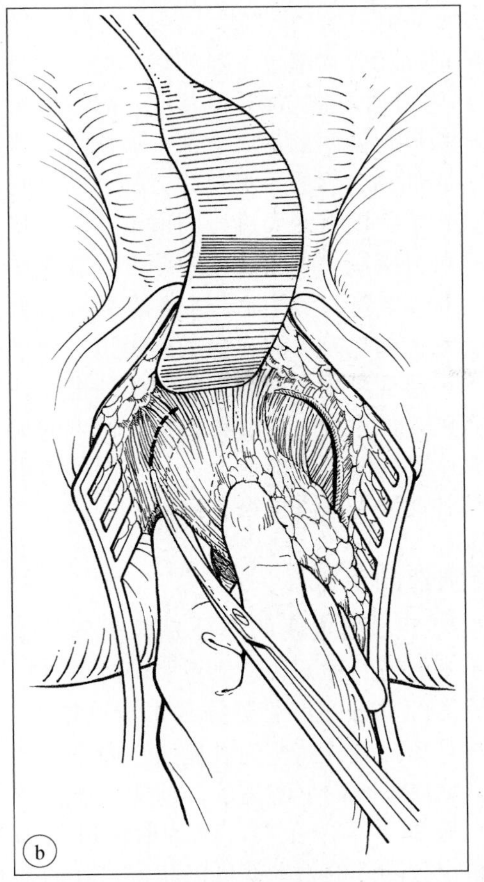

图 30.71　耻尾肌及耻骨直肠肌的分离及切除。

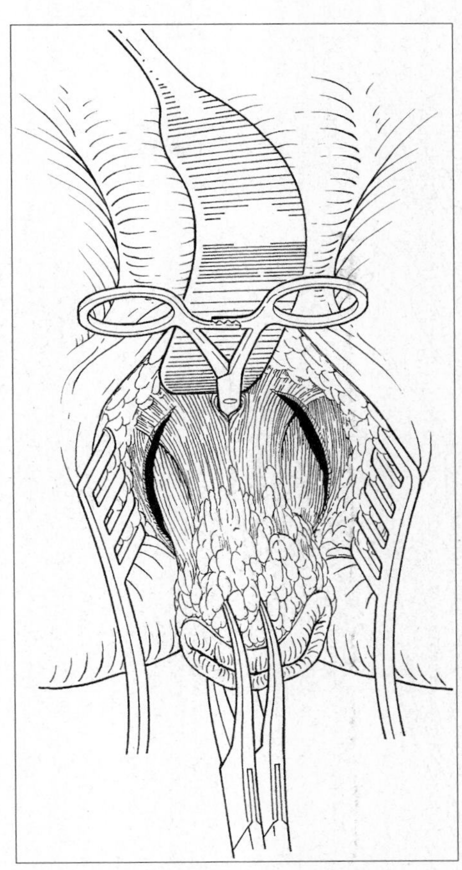

图 30.72　前部纤维既束的分离与切开。

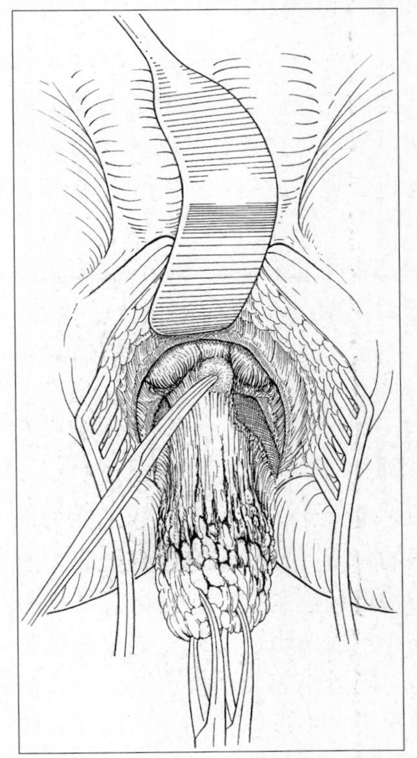

图 30.73　切断及分离前部的 Denonvilliers 筋膜，显露前列腺及精囊腺的后部。此时腹部组与会阴组汇合。

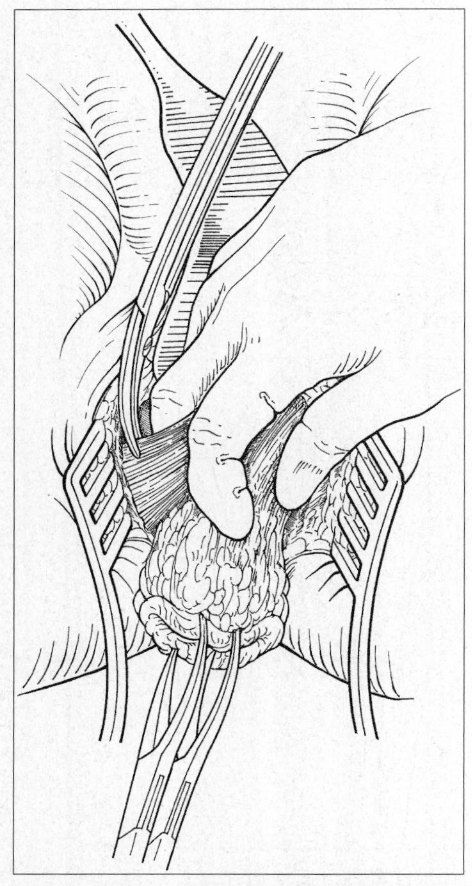

图 30.74 切断剩余的外侧韧带游离直肠。

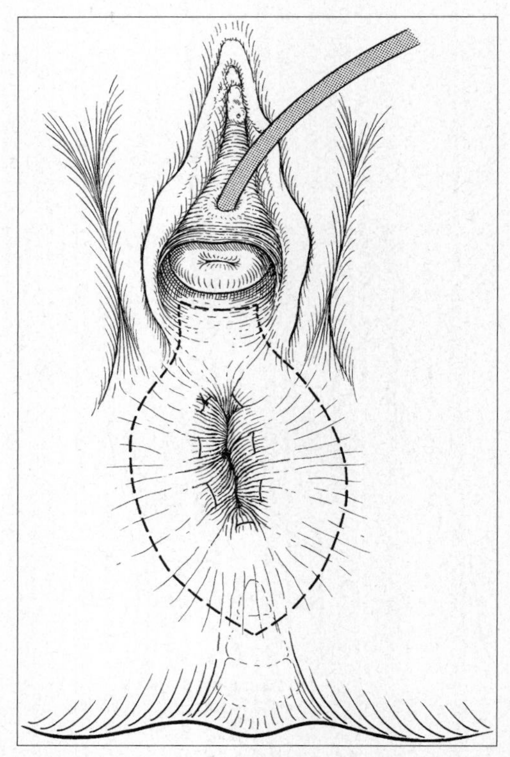

图 30.75 当女性阴道后壁需切除时的会阴部切口。

免损伤勃起神经。游离完成后，直肠和乙状结肠标本通过会阴伤部切口取出。如果乙状结肠腹部操作时未游离，用橡皮手套套住肛门并结扎，经会阴部递到腹部，继续操作。

从腹部和会阴部都可进行盆腔及会阴部止血。当肿瘤侵及前列腺时，前列腺背面出血十分常见。仔细检查发现出血点，彻底止血后缝合会阴部切口。

女性患者的会阴部手术

女性会阴部的手术操作，与前面描述不同的地方只在于直肠前壁的分离，即从阴道后壁上将直肠前壁分离。直肠与阴道粘连紧密，仔细分离才能将直肠与阴道壁分开并不损伤阴道后壁。如果肿瘤位于直肠前方，或是与阴道毗邻，阴道后壁应与直肠一起切除直到宫颈水平。不过，我们并不同意，腹会阴切除时常规将后阴道壁切除（Goligher, 1984）。如果要切除后阴道壁，会阴部切口应从阴唇后外侧开始，包绕肛门直到尾骨。在男性，继续切除直肠直到前面的分离部位。前侧切口向上通过阴道侧壁直到阴道后穹窿（图 30.75）。在阴道后穹窿处行一横切口，使两侧切口会师。加深切口暴露直肠前壁，腹部和会阴部手术在此会师。断直肠侧韧带，移去标本。没有必要进行阴道重建，但将阴道两侧切缘可分别用可吸收线连续缝合，有明显的止血作用（图 30.76）。然而，这会留下一个大洞。在某些情况下如果有可能，应关闭阴道。如果它是不可能的，那么可用大网膜下移到此处来填补这一缺失，否则，如果病人术后要放疗，留下的大洞可能需要几个月的时间才能愈合。一些人可考虑用股薄肌来填补此缺失（参见第六章）。

俯卧位时会阴部的手术

腹会阴切除手术最重要的部分是会阴部的手术，会阴部手术的另一种方法是患者取俯卧位进行的。经腹部分离的部分在肛管处极易形成圆锥型。因此，术者将直肠两侧分离达到肛提肌、向后侧到尾骨水平时，就应停止向下游离了。前侧不能低于前列腺下缘。腹部手术停止后，患者取俯卧折刀位。这样，整个会阴部的手术就可以获得较好的视野，这不仅对术者有利，同时也对助手有益。对于这部分如此棘手的操作，就可以得到充分显露和良

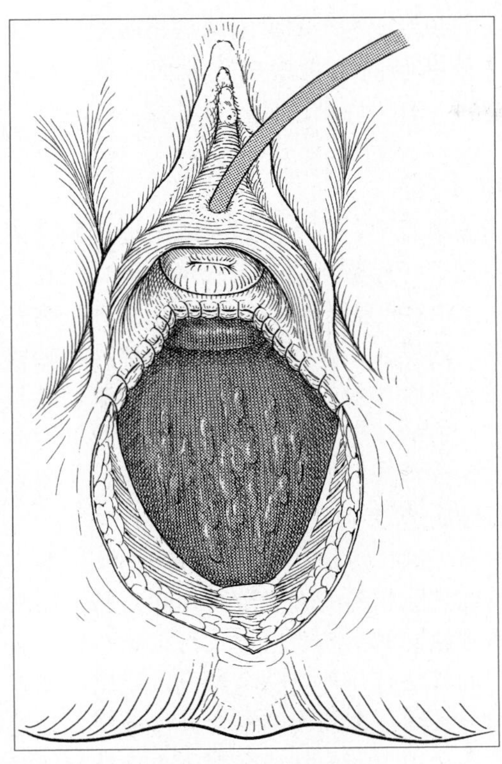

图 30.76 对缝切开的阴道后壁止血。

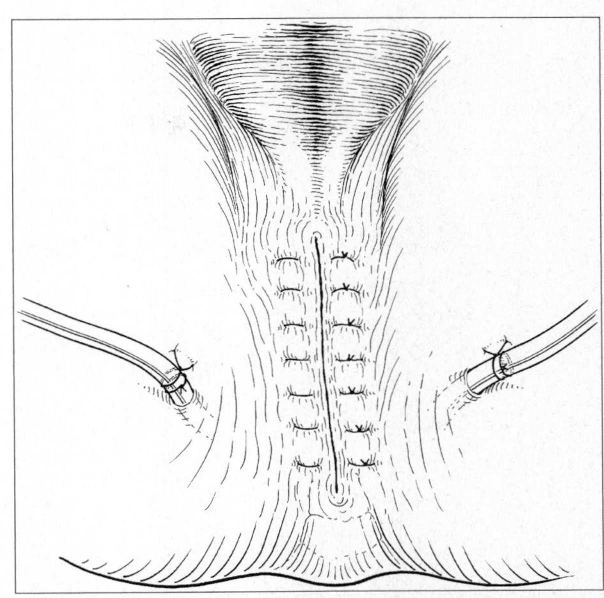

图 30.77 男性会阴部切口的一次性闭合。注意负压引流管。

好的视线。在本质上，这与其他手术方式并无特别不同，除了能获得良好的照明外；然而，在特定的情况下，例如肿瘤侵及前列腺时，这种体位就使手术更容易操作。

会阴部切口的缝合关闭

在过去，腹会阴切除术中关于会阴部切口处理的最佳手段有相当大的争议。争论主要是围绕是否应缝合切口并放置引流，或是应该是部分或完全敞开切口，填充材料或引流。大多数人的意见（其中包括我们自己）是，只要有可能，应该直接缝合切口，并从腹部放置负压引流。这样患者术后感觉更舒适，并缩短了住院时间。只要止血彻底，并没有发生粪便污染的病人并在术后接受全身预防性抗生素，会阴切口裂开远比预计的要低得多。然而，即使是最近的抗生素研究报告，也有超过 40%的患者出现会阴部切口问题。局部的抗生素治疗（庆大霉素）已明显减少切口的感染（Gruessner 等，2001），详情见第 3、6 章。但是，如果止血不彻底、或不能达到完全止血目的或有粪便污染，就应该毫不迟疑地在暂时敞开切口，等待二次缝合时机。

一期关闭切口通常是用可吸收线缝合两层脂肪，聚丙烯或尼龙线缝合一层皮肤（图 30.77）。盆底肌肉无法关闭，我们喜欢从耻骨上区放置盆腔引流，而不是通过会阴部放置引流。这样会阴部切口感染的风险要少得多。如果切口过大无法单纯缝合，可将腹直肌、股薄肌或臀大肌皮瓣转移缝合。

如果决定要开放会阴部切口，可用宽纱布卷填塞或从会阴部放置波纹引流。在通常情况下，切口应部分关闭切口前侧和后侧。

在女性患者，如果阴道后壁已被切除，一期关闭切口时，应间断褥式缝合阴道切缘，尽量向前缝合至阴唇（图 30.78）。盆腔内放置波纹引流管从重建的阴道口引出，但如前所述我们喜欢从腹部放置封闭式引流。

结肠造口和关腹

需要关闭盆底腹膜，如果要一期缝合会阴部切口，这一点有争议。一些外科医生宁愿不关闭盆底腹膜，让小肠和大网膜坠入入盆腔，填充“死腔”，从而减少血肿形成的机会。有人（Ruckley 等，1970）将此做了改进，将游离的大网膜缝到盆腔内。我们一直担心，如果小肠坠入盆腔，会引起肠梗阻，这就是为什么我们喜欢尽可能关闭盆底腹膜的原因。但是，应该指出的，往往因为现在进行的更广泛的盆腔侧方淋巴结清扫，很少有盆腔腹膜能够缝合关闭。在这个问题上唯一的对照试验，Irvin 和 Goligher（1975）发现盆底腹膜是否缝合关闭在术后并发症方面没有显著差异。然而，如果术后考虑放疗，应尽量采取一些措施防止小肠襻坠入盆

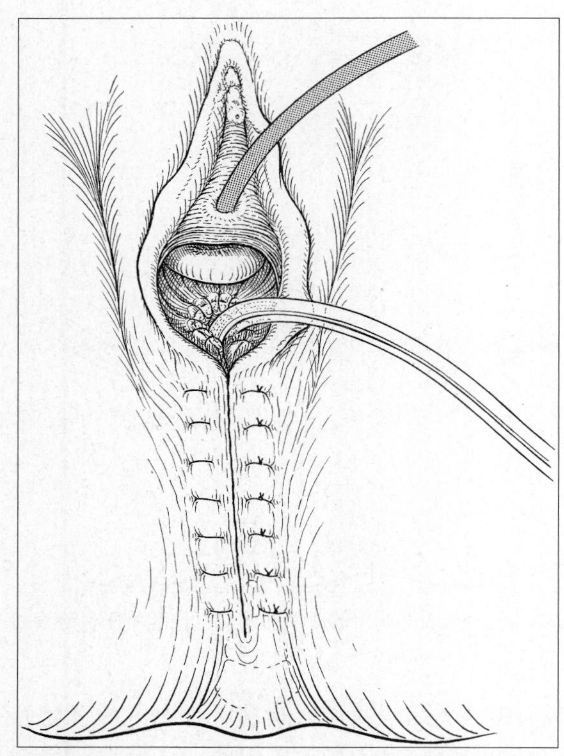

图 30.78 女性患者阴道后壁切除后会阴部切口的一次性闭合。

腔。在可能的情况下，我们倾向于使用大网膜来实现这一目标。

腹部切口以常规方式缝合关闭，覆盖无菌敷料，防止结肠造口时污染。

结肠上的肠钳或吻合器横断缘提出腹壁外，予以切除，并使结肠高出腹壁皮肤表面 1.5～2cm，进行结肠造口。有关详细信息，参见第 5 章。

Hartmann 手术

在直肠癌患者中，有一些病人既不适合腹会阴切除术也不适合行保留括约肌切除术。例如，在上 1/3 直肠癌合并盆腔脓肿时高位前切除并进行吻合是不明智的。同样，在合并有广泛的局部种植转移的直肠癌患者行腹切除或直肠或保留括约肌切除是不明智及不人道的，患者复发是不可避免并且寿命大大减少。在这种情况下，切除直肠肿瘤、关闭直肠残端并行结肠造口可能是合适的选择。

Hartmann 手术就是类似上面描述的手术方式：用直肠前切除相同的方式游离切除直肠，用腹会阴切除术中相同的结肠造口方式行结肠造口。直肠残端封闭的方法有几种。吻合器可以使用，或者可以手工缝合关闭。直肠残端缝合通常采用双层缝合，一种方法是用 Vicryl 线直角钳下方连续褥式缝合（图 30.79a），然后切除直角钳钳夹的肠段，用非吸收缝合线间断缝合将第一层缝线包埋（图 30.79b）。另一种方式是两层都用间断缝合。如果有必要，可以使用 T A 或 TL 吻合器（图 30.80）来关闭盆腔较低水平直肠残端。在极其少见的情况下，直肠残端无法关闭，应开放直肠残端，置入引流管并从肛管引出。

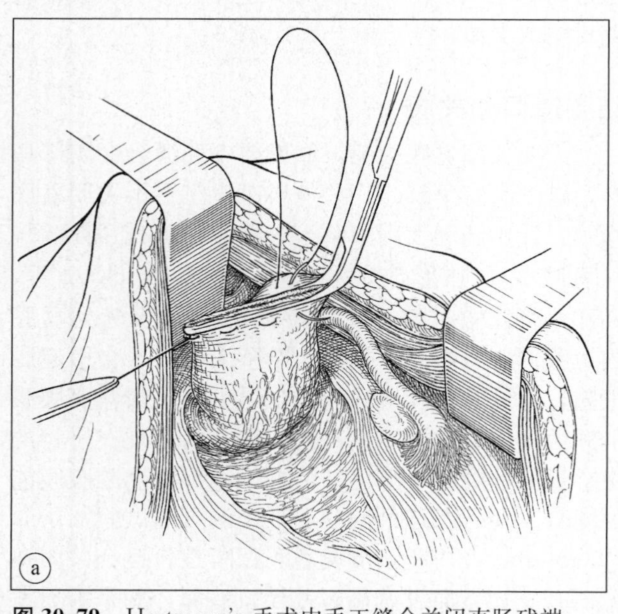

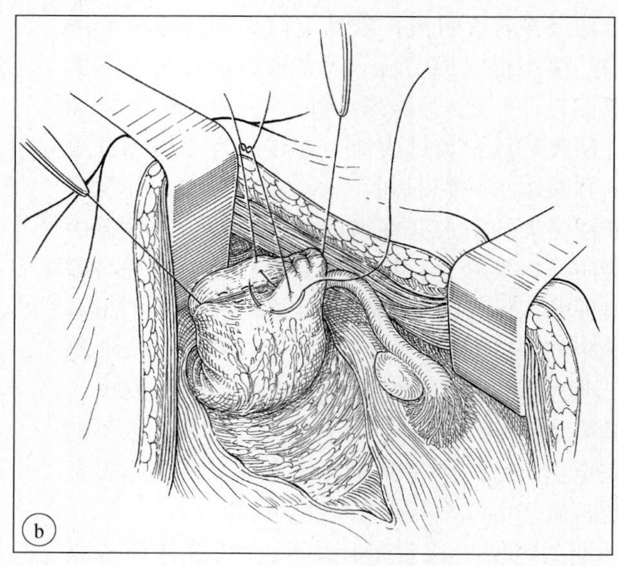

图 30.79 Hartmann's 手术中手工缝合关闭直肠残端。

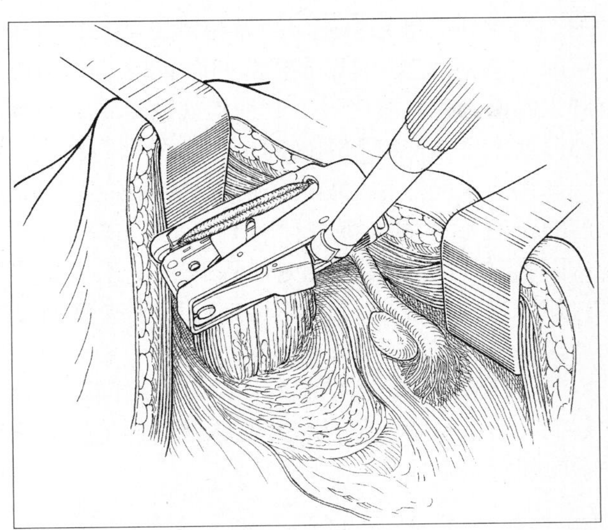

图 30.80 使用 Roticulator 关闭直肠残端。

Hartmann 术后进行重新关瘘吻合并不常见，因为该术式通常被认为是最终的手术方式。尽管如此，有时仍有可能恢复其肠道连续性，手术方式与结肠憩室病那部分描述的相同（参见第 33 章）。

直肠癌腹腔镜手术：腹腔镜前切除术和腹腔镜腹会阴根治术

腹腔镜直肠癌切除术

腹腔镜直肠癌切除术的作用不及腹腔镜结肠癌切除术那么明确。腹腔镜有操作技术上的困难，特别是男性患者的前切除术比开腹手术要难一些。腹腔镜直乙交界处结肠癌的切除与吻合与腹腔镜结肠癌切除没有什么不同，这已在前面的章节中详细描述过（参见第 29 章）。Leung 及其他人（2004）表明，对于直乙交界处的肿瘤，腹腔镜下切除与吻合，与开腹手术相比，能到达类似的结果。此外，腹腔镜手术的优势是显而易见的：减少术后疼痛，术后能早期下床活动，快速恢复正常的胃肠道功能，减少肠梗阻，缩短住院时间而并发症发生率与开腹相似。然而，由于在结肠研究中发现，手术时间延长会造成总费用的增加。

直肠癌腹腔镜手术困难较多，需要单独分析。Hartley 和其他人（2001）表明，腹腔镜下进行直肠全系膜切除术是可行的。随后也被其他人所证实（Leroy 等，2004；Morino 等，2003；Law 等，2004 a）。

不过，盆腔内吻合器横断肛管直肠交界处在技术上有一定困难，在男性尤为如此（Cecil 等，2006 年），这可能会留下一个不规则的残端像狗耳朵一样，因为可能需要几个订舱才能横断肠道。此外，还有报道前切除术后吻合口漏的发生率较高，范围为 9%～20%（Kienle 等，2006；Law 等，2000，2004b）。Morino 等（2003）报道总的吻合口漏发生率为 17%，如果没有行预防性肠造口时，吻合口漏高达 25%。同样，Leroy 等（2004）报道了腹腔镜直肠全系膜切除术后吻合口漏发生率为 20%。尽管有这些研究结果，其他人仍然看好腹腔镜下直肠低位前切除术的作用（Feliciotti 等，2003），所以现在我们需要更多的数据来评估腹腔镜低位直肠癌前切除术的作用。

现在较少出现争议是腹腔镜辅助下直肠癌腹会阴根治术治疗低位直肠癌的作用，这在任何情况下都需要行腹会阴根治术。Fleshman 等（1999）研究的结果也一样，腹腹腔镜切除低位直肠癌与开腹手术相比，虽然手术时间增加，但减少住院时间和发病率也减少了。因此，关于腹腔镜辅助下腹会阴切除的作用的争议比前切除术似乎少了许多（Kockerling 等，2000）。

现有数据表明，腹腔镜下直肠癌切除术的失血量比开腹手术明显较少（Kienle 等，2005）。此外，气腹的出现有助于在盆腔找到无血管的分离层面，与腹部其余部位的方法是一样的。但也有不足之处。常有的问题：在狭小的盆腔内使用电凝产生的雾气，向上牵拉直肠显示 Denonvilliers 筋膜以及直肠后结构特别困难，尤其是在男性盆腔内。由于盆腔狭小，腹腔镜各种器械在腹腔内相互拥挤并打架。一个特别的问题是，腹腔镜下由于触觉的丧失，直肠癌病灶的定位十分困难，而大肠癌往往是可以看见的，而直肠癌无法看见。甚至在有角度的腹腔镜下直肠横断也是特别困难，在某些情况下镜下使用垂直吻合器比在水平方向更容易。当然，前面所描述的三重吻合技术很具有挑战性（O'Rourke 等，1994）。

一项典型的试验研究（Kienle 等，2005），即腹腔镜手术与开腹手术的随机试验，提供了最佳可用的数据，因为在这一研究中，近 50%的患者是直肠癌而非结肠癌。虽然腹会阴根治术切除率两组相同，但环周切缘阳性率却高 1 倍；在腹腔镜组为 12%，开腹手术组为 6%。随后另一项经典研究也表明，膀胱功能受损和性功能障碍的发生率腹腔镜组远远高于开腹组，在腹腔镜手术组为 41%，开腹手术组为 23%。新加坡的研究报道（Quah 等，

2002），15 例行腹腔镜切除术的患者中有 7 例出现性功能障碍，而开腹手术的 22 例患者只有 1 例出现。虽然经典的试验表明，如果不中转开腹，腹腔镜手术组患者比开腹手术组患者早 3 天出院，但这些数据是基于对结肠癌和直肠癌切除术而言。由于快速康复计划的出现，Basse 等（2005）研究发现，现在腹腔镜直肠切除与开腹手术相比，住院时间已没有优势了。

显然，腹腔镜下直肠切除比结肠局部切除有更大的技术问题。毫无疑问有外科医生相关的变数（Hermanek 等，1995），同时病例数对研究结果也有影响（Harmon 等，1999）。因此，外科医师的培训对结直肠癌腹腔镜手术的结果也有非常可观的影响（Porter 等，1998；Leonard 和 Pennickx，2007，Madini 等，2007）。机器人在直肠癌切除手术中的作用，无疑也将探索培训的意义（Gutt 等，2004）。

中国香港地区最近的一项非随机研究（Law 等，2006）显示，腹腔镜直肠癌切除术与开腹手术相比，除了腹腔镜手术组吻合口漏率较低和住院短外，其他结果相同。Ⅰ期和Ⅱ期直肠癌腹腔镜手术与开腹手术相比，局部复发率和患者术后 3 年生存率都相同。

这个阶段的直肠癌，我们认为低位直肠癌腹会阴切除毫无疑问地有减少发病率的作用，切除肿瘤的过程都是从会阴部完成的（Korner 等，2007）。然而，腹腔镜下直肠前切除术的作用仍需要密切关注。腹腔镜切除后环周切缘阳性发生率以及膀胱和性功能障碍的发病率都很高，这一点目前很受关注。在外科的所有领域里，病例适应证的选择是必不可少的。保留括约肌的腹腔镜前切除术是恰当的选择。外科医生在决定最佳治疗方案时，不得不考虑患者的因素、肿瘤因素以及与外科医生相关的因素。不过，对于疑难病例应考虑做一些修改。因此开腹手术时，延长手术切口，以便于进行直肠横断和吻合器吻合，在这方面将有很大的优势（Kienle 等，2006）。此外，如果用吻合器在盆腔进行低位吻合比较困难，可用腹腔镜辅助下经肛门拖出行结肠肛管吻合替代，甚至延期吻合（Faucheron 等，2007）。

前切除术

适应证

考虑做腹腔镜直肠前切除的患者，肿瘤应是活动的、与相邻结构无粘连，肿瘤相对较小，直径在 2～5cm；直肠系膜内或肠系膜下血管根部周围没有肿大的淋巴结。腹腔没有其他疾病的证据，而且术前分期，必须严格和准确的。

如果病人以往有盆腔内任何重大手术，甚至是以前的子宫切除术，都可伴有直肠与阴道残端粘连，因此明智的做法是避免采用腹腔镜手术。当然，如果以前患者患过腹腔感染或腹膜炎波及盆腔，这将是腹腔镜方法的禁忌。

严重肥胖患者可能使腹腔镜手术面临问题。骨盆狭窄、肠系膜脂肪肥厚的男性患者也将是腹腔镜手术的相对禁忌证。

手术方法

患者插管、取截石位，头侧低位、左侧抬高。

前切除术通常穿刺口包括脐部水平直肠右侧旁、右髂窝口以及脐部和剑突之间穿刺口。切除时可能需要左髂窝穿刺口和在盆腔分离解剖时可能需要位置更低的左髂窝穿刺口。术者站在患者的右侧，助手在左侧和洗手护士位于患者双腿之间（图 29.34）。

手术的第一步，腹腔镜下探查腹腔。检查盆腔、大网膜，了解腹膜病灶和肝脏转移等情况。

由内向外（中间向外侧）游离左半结肠。这种情况下，无创抓钳提起乙状结肠，尽可能牵向左髂窝，向前靠近腹壁（图 30.81a）。其目的就是将乙状结肠系膜根部以及与之相连的左半结肠系膜附着处展平。通常情况下很容易看到肠系膜下动脉的根部，因为此处的腹主动脉搏动将覆盖表面的腹膜向上举起。确定肠系膜下动脉根部后，打开血管鞘上的腹膜，顺其走行在乙状结肠系膜下游离至骶骨岬，然后顺直肠上血管游离直肠上段后侧的腹膜（图 30.81b）。打开肠系膜下动脉上方的腹膜到胰腺下缘（图 30.81c）。如果游离是从外到内（传统外侧向中间）开始，像开腹前切除和左结肠切除术一样，抓起乙状结肠向右侧季肋部牵拉。这样乙状结肠与左侧髂窝之间的腹膜粘连就可用超声刀分离，从而显露左输尿管和左侧性腺血管。像开腹手术一样，切开左侧腹膜就可游离左半结肠了（图 30.82a）。第二个无创抓钳抓起降结肠和乙状结肠向内侧牵拉，钝性剥离左半结肠和乙状结肠与腹膜后的结构的血供，特别是与腰大肌和腰方肌的血液供应（图 30.82b，c）。

紧接着游离肠系膜下动脉和静脉。肠系膜下动

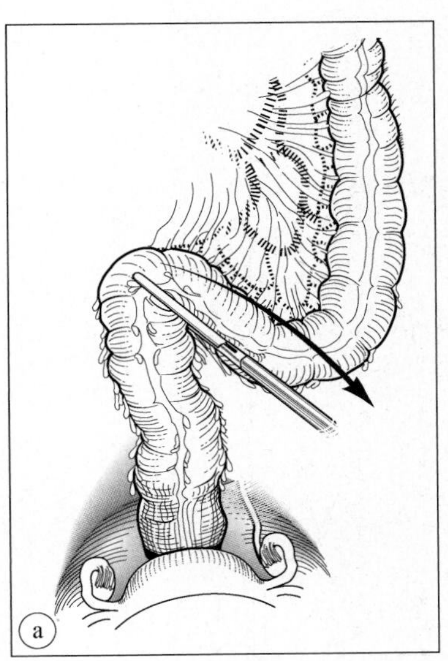

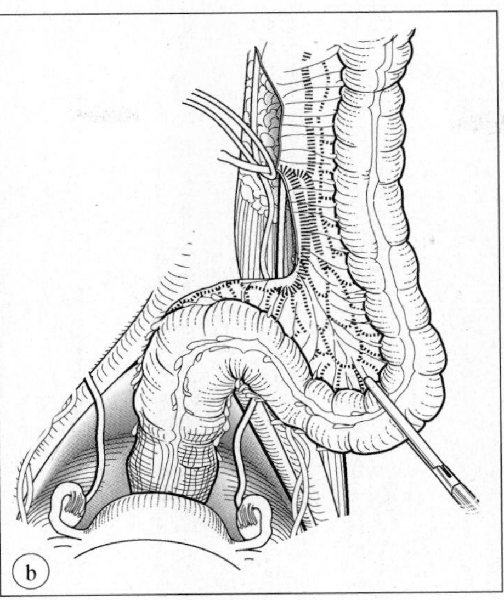

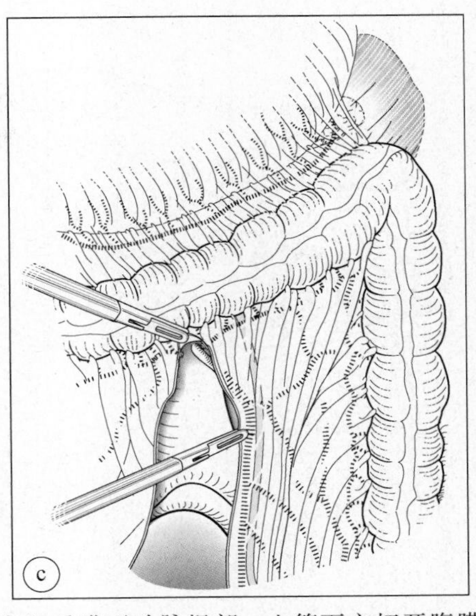

图 30.81　低位前切除。(**a**) 用创伤钳提起乙状结肠，显露左侧髂窝；(**b**) 确定肠系膜下动脉根部，血管下方切开腹膜。(**c**) 在动脉上方切开腹膜。

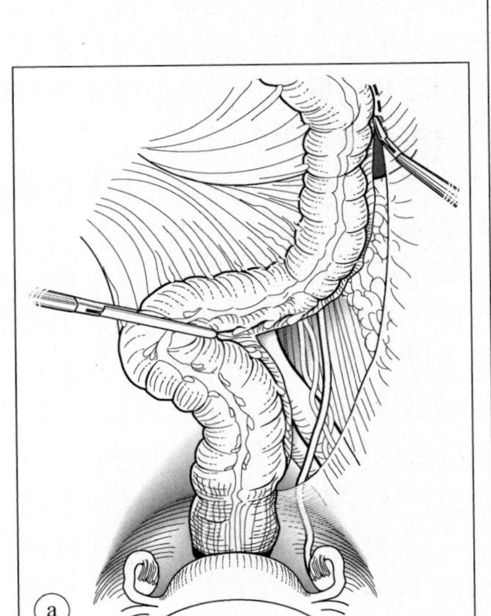

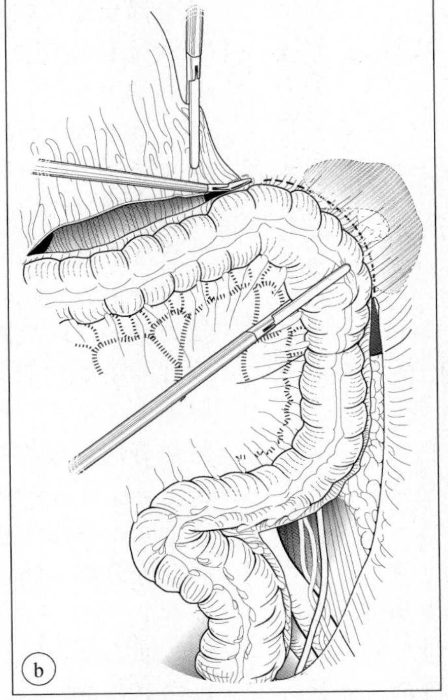

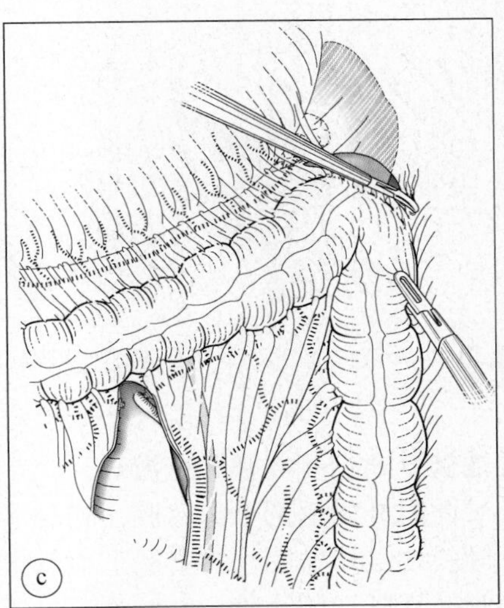

图 30.82　低位前切除。(**a**) 切开侧腹膜游离左半结肠。(**b，c**) 切开侧腹膜自外向内游离左半结肠。

脉分离后用腹腔镜外科夹结扎（图 30.83a）。无创抓钳在肠系膜下动脉后侧分离找到正确的腹膜后层面至腰大肌。钝性分离后，肠系膜下动脉应在分离层面的上方。发现腹膜后的结构即输尿管及性腺血管进入盆腔后，将注意力转向肠系膜下动脉的根部，以便找到位于外侧的肠系膜下静脉。向上游离肠系膜下静脉至对脾静脉处，分离后外科夹结扎（图 30.83）。

腹膜后的结构游离完成后，游离结肠脾曲。患者取头高位，用 ACE 超声刀将左侧大网膜从横结肠左侧游离开，完成结肠脾曲的游离（图 30.84）。

如果从中间入路游离，左半结肠只剩下侧腹膜与之相连。沿降结肠和乙状结肠侧腹膜游离左半结肠，使左半结肠及其相应的系膜（系膜的血管已在

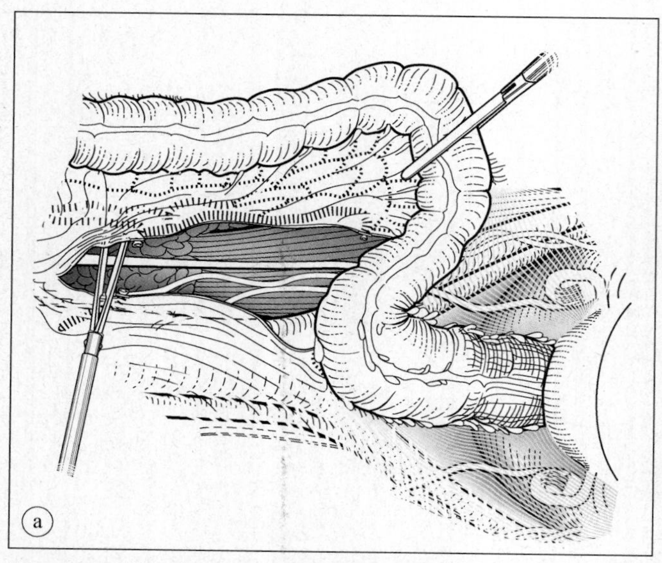

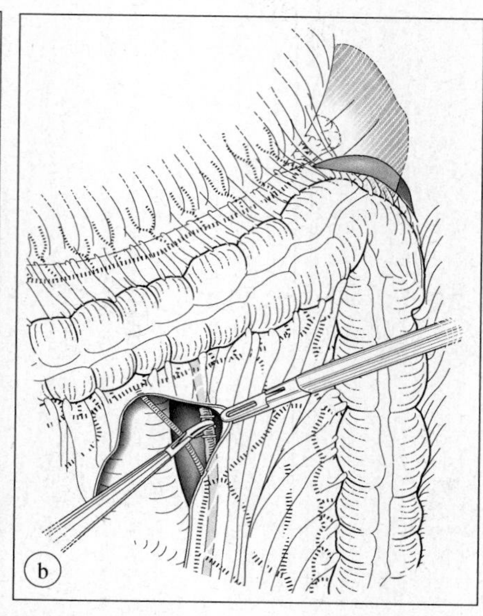

图 30.83 低位前切。(**a**) 切断肠系膜下动脉。(**b**) 钳夹并切断肠系膜下静脉。

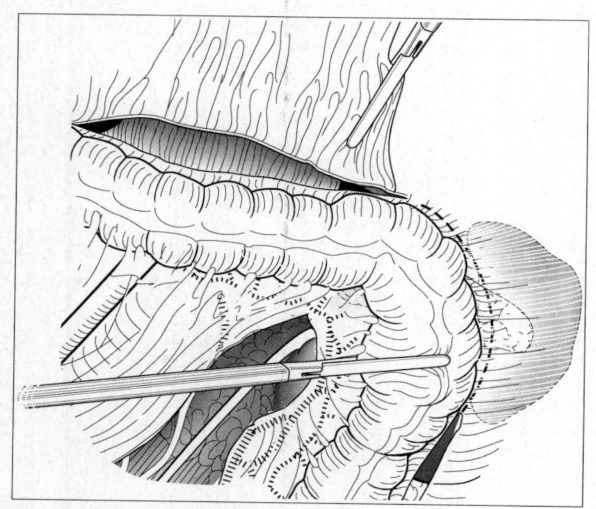

图 30.84 低位前切除。切开左侧大网膜及脾区。

近端被分离结扎）被完全游离。

此时开始解剖分离盆腔。将患者大角度将头朝下倾斜，显露盆腔。沿直肠上血管继续游离乙状结肠肠及直肠后侧系膜。腹腔盆腔交界处的手术操作尤其重要，将直乙状结肠及直肠上段向上牵拉，在分离直肠上血管后侧层面时，减少对主动脉分叉处和腰椎神经周围的交感神经链的损伤。直肠和直乙状结肠向上牵拉，用超声刀游离结肠右侧腹膜，直肠和直乙状结肠牵拉到患者的左侧，打开直肠与右侧盆壁的腹膜，在层面内分离直到显露出阴道右侧壁或右侧精囊（图 30.85）。同样，将直肠和直乙状结肠牵拉到患者的右侧，打开直肠与左侧盆壁间腹膜，分离显露阴道左侧或左侧精囊腺。

下一阶段的操作是分离直肠系膜后侧的层面，此分离层面应在骶前神经进入盆腔的前面，分别支配膀胱和性功能的器官（图 30.86）。直肠后间隙分离到尾骨尖，显露肛提肛，然后转到分离直肠两侧。肠系膜外侧的脂肪组织很少，除非分离的层面位于脂肪层面之外。一般情况下，勃起神经可以在骨盆侧壁看到，应小心避免损伤。气腹使层面的分离更加容易，然后继续游离直肠两侧。

开始直肠前壁的分离，这可能是手术最困难的操作部分。膀胱基底部附近的结构，女性的阴道，男性的精囊和前列腺，用力向上向前方牵拉，而直肠则向后牵拉。在此，手术操作的空间狭小，但必须使分离层面保持在 Denonvillier 筋膜的背侧的层面上，除非在肿瘤学的角度上必须谨慎地这样做。在这时，显露直肠肛管的纵向纤维，尽可能靠近直肠肛管分离直肠前壁，除非直肠肿瘤不在低位直肠前壁上（图 30.87）。当然，如果肿瘤位于直肠前壁，那么就必需分离 Denonvillier 筋膜，这可能会影响性功能，但是从肿瘤学的角度上如果是需要的，那就是至关重要的。因此，在这种情况下，在女性阴道后壁，在男性的前列腺和精囊的后方必须用作解剖平面的标志。在某些情况下，这些组织器官的部分切除是必要的。

下一阶段的操作涉及的直肠肛管的游离。如果是高位直肠癌，它允许游离到距肿瘤下缘约 5cm 以下的直肠系膜处，并在此处横断直肠。但是，如果直肠肿瘤的位置不理想，明智的做法是直肠全系膜切除，并在肛门直肠交界处横断，这是目前在大

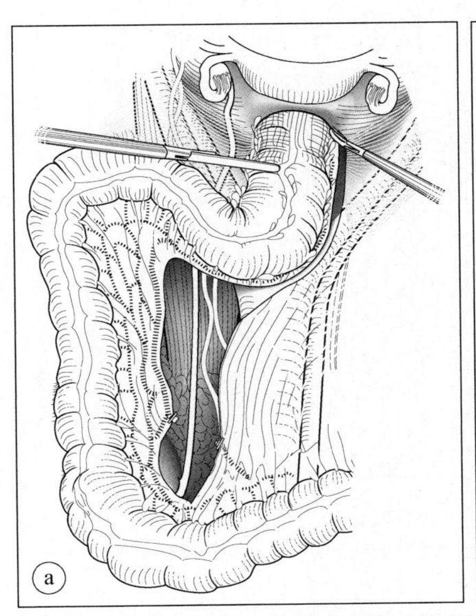

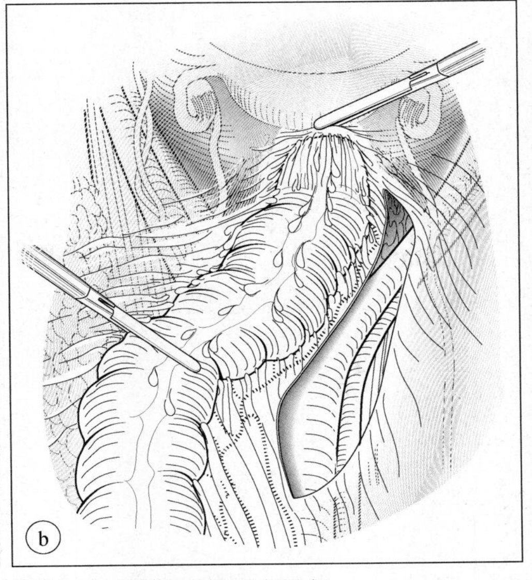

图 30.85　低位前切除。开始在右侧解剖盆腔，在直肠上动脉后方进行。

多数情况下的首选术式。横断肠道可用直线或弯曲的 GIA 45mm 吻合器吻合（图 30.88a）。

如果分离直肠远端存在任何困难，或腹腔镜下吻合器横断直肠肛管很困难，这时最好是终止腹腔镜操作。这样决定后，然后在降结肠与乙状结肠交界处用腔镜下 GIA 横断切割，用抓钳抓住结肠两侧断端，这样使肠道可以很容易地经过腹部横弧形切口（Pfannenstiel 切口）拖出腹外（图 30.88b，c）。如有必要则切断腹直肌横向扩大切口。自动拉钩牵开腹部切口，术者左手提起直肠，这样就可以完成远端直肠横断，在肛门直肠交界处用 TA30 或 PI30 吻合器横断（图 30.88d）。软钳夹住直肠切割线以上的直肠，保护切口后，将直肠及肿瘤通过腹部 Pfannenstiel 切口移去体外。继此之后，用开腹手术的标准吻合器完成结肠肛管吻合，这在以前开腹前切除术中已经描述了（图 30.48）。

另一方面，如果远端直肠分离能够正常进行和直肠远侧可以很容易地用腹腔镜下切割闭合器横断直肠远侧，腹部辅助开口（Pfannenstiel 切口）之前，近侧结肠在直肠乙状结肠交界处用另一腔镜切割闭合器横断。在这种情况下，腹部辅助切口

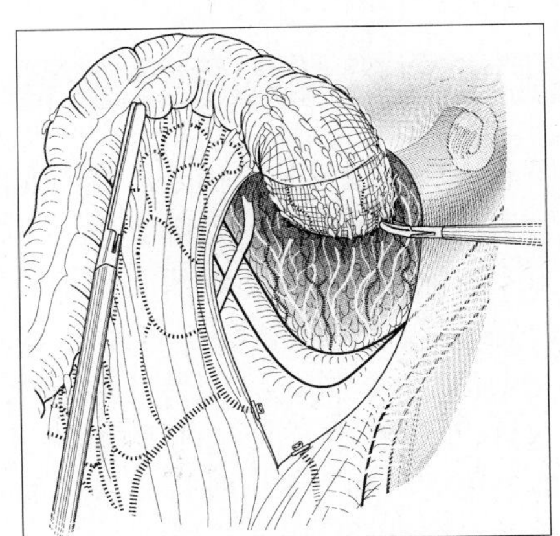

图 30.86　低位前切除。在肠系膜后方解剖后方平面。

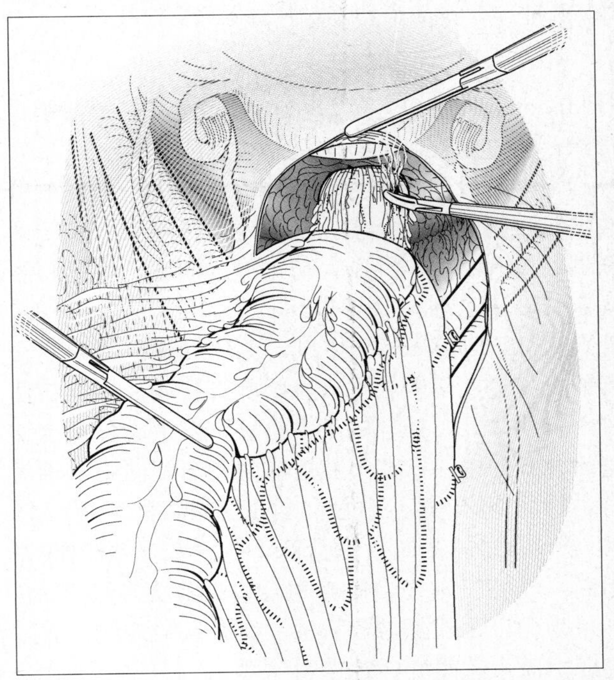

图 30.87　低位前切除。在直肠及 Denonvilliers 筋膜之间解剖前方平面。

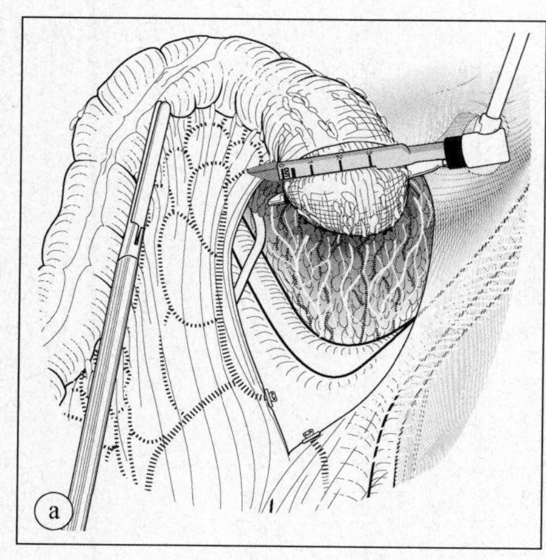

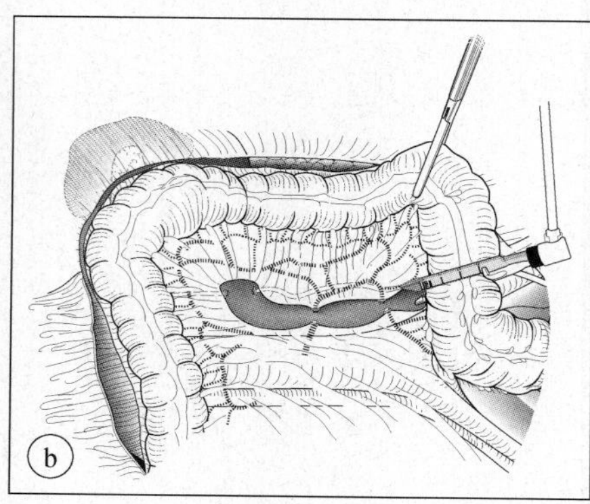

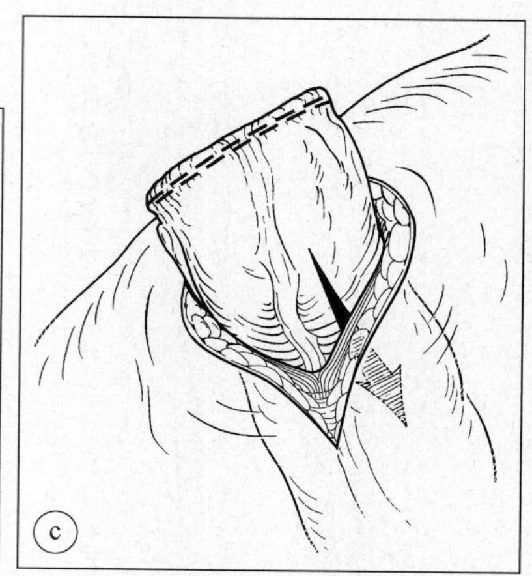

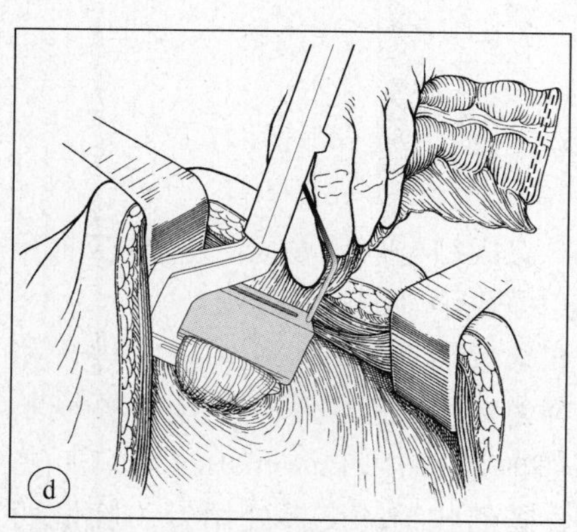

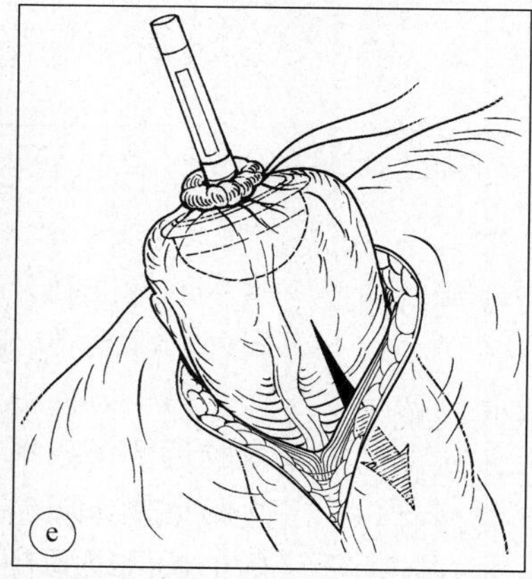

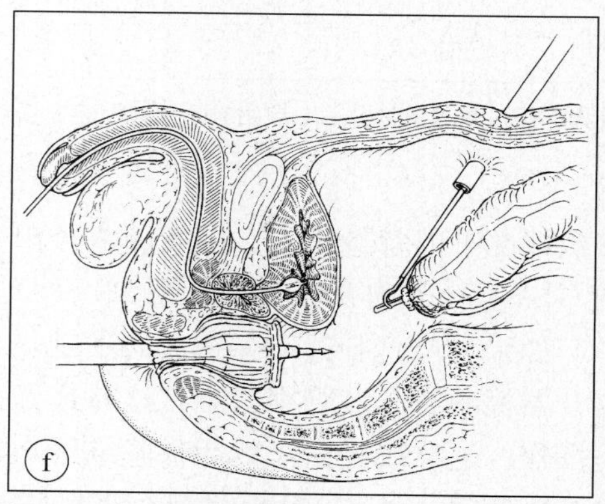

图 30.88 低位前切除。**(a)** 用 GIA 45mm 缝合切断直肠。**(b)** 直肠乙状结肠近段肠管闭合切断后自 Pfannenstie 切口外提。**(c)** 肠管已切断并自 Pfannenstie 切口提出；**(d)** 如决定行远端切除，通过扩大的 Pfannenstie 切口横断，常用更传统的横切。此例通过 Pfannenstie 切口低位游离直肠后以 PI30 切断。**(e)** 如采用腹腔镜手术，针砧插入近端肠管后回纳盆腔。重新建立气腹。**(f)** 腹腔镜下吻合器完成结肠肛管吻合。

(Pfannenstiel 切口）可以小一些，切口保护器切口边缘，将直肠及肿瘤经辅助切口移出体外。

下一阶段的操作是用圆形吻合器进行结肠肛管或结肠直肠端端吻合术。切开降结肠吻合器关闭的断端，置入吻合器针砧，荷包缝合断端，收紧打结固定针砧中心轴（图 30.88e）。降结肠放入腹腔，缝合腹部 Pfannenstiel 切口，重建气腹。圆形吻合器的枪身经肛门轻轻置入直肠肛管残端，不要将切割闭合线撑开，拧开枪身中心杆，使中心杆穿出切割闭合线的中心，在腹腔镜辅助下与针砧中心轴对合，拧紧吻合器，击发，经肛撤除吻合器（图 30.88f）。盆腔注入生理盐水，吻合口近侧用肠钳阻断，经肛门充气，检查吻合口处有无气体外溢。如果吻合口无外漏吻合满意，吸尽盆腔液体，放置盆腔引流，关闭缝合各穿刺口。

常规行预防性回肠襻式造口，特别是在腹腔镜辅助下直肠前切除术。腹腔镜下回肠襻式造口术可参见第 5 章中描述的标准操作进行。找到回肠末端，摆好位置，使回肠远侧端容易识别。右侧腹直肌上切开环形切口，进入腹腔，缓慢解除气腹，回肠末段远端肠袢经环形切口提出腹外，将近端回肠用普理灵或非吸收线缝合造口。

直肠癌腹会阴根治术

腹腔镜辅助下腹会阴根治术是为位于肛提肌水平以下的下 1/3 直肠癌而实施的，这是肿瘤学上不建议或在解剖学上不可能实施的保留括约肌手术的位置。这些肿瘤位置低，也许肿瘤较大，但在肛提肌以上的直肠是完全正常的。除了可能会有腹膜种植，而这种几乎又不可能发生，或有肿大的淋巴结，这也不太可能，因此从肿瘤学上唯一要考虑的问题就是肝脏转移的可能性。

就像前面的直肠前切除术一样，患者置管后，取截石位头要向下倾斜。腹会阴根治术的穿刺孔的位置及手术入路和先前所描述的直肠前切除术的方法是完全相同的。术者站在患者的右侧，助手和洗手护士的位置也和直肠前切除术的安排完全相同（图 30.81a）。

除了会有肝脏转移外，无需进行腹膜转移病灶的评估，因为在低位直肠癌不太可能会有腹膜转移。

然而，血管的分离结扎与前切除术并不相同（图 30.89）。肠系膜下动脉的结扎在左结肠动脉的下方进行。结扎乙状结肠的第 1 个动脉弓和乙状结肠中段的边缘动脉，此处即是结肠横断并造口的位置。肠系膜下静脉也不必在脾静脉汇合处结扎，可以在靠近肠系膜下动脉的地方结扎。肠系膜下动脉和静脉分离结扎后，分开血管后侧的腹膜，将乙状结肠从腹膜后的组织分开，特别是生殖血管和输尿管。然后顺此间隙向下游离至骶骨岬，在乙状结肠的两侧切开腹膜，在邻近肠系膜下血管结扎处，用腔镜下 GIA 横断切割关闭乙状结肠是一个不错的主意（图 30.88b）。

盆腔的解剖分离过程与前切除术完全一样。向左侧提起断离乙状结肠，进入直肠后间隙（见图 30.86），顺此间隙分离直肠后侧到尾骨尖的水平。在这里，直肠肛管突然向后形成弯曲形状，很难清晰显露，看到直肠末段。转向分离清除直肠两侧的组织。这个过程的最重要的一点就是分清直肠系膜两侧的层面，这个层面无血管平面，并位于在勃起神经的内侧，而勃起神经经常能在盆壁侧面上看到。这样，在腹膜切开之前，先游离直肠系膜的右侧，然后分离左侧。

腹部手术最难的部分是分离直肠前面的平面（见图 30.87）。将直肠向后牵拉，阴道和精囊被抓紧向前推开。用超声刀游离在直肠壁前面和精囊、前列腺或阴道后侧之间的平面分离。有可能的话，应在 Denonvilliers 筋膜后侧解剖分离，但是如果肿瘤较大并位于前壁，Denonvilliers 筋膜就需要同直肠一起被切除。

会阴部手术切除和前面所描述的开腹手术相同。肛门荷包缝合，如肿瘤较大，就应切除肛门周围范围较宽的皮肤。用电刀在外括约肌切除，是否切除尾骨由直肠肿瘤的位置而定（见图 30.90），断 Waldeyer 筋膜，将耻骨直肠肌的后一部分连同直肠一起切除，这样使整个盆底的后部分被切除掉（见图 30.91）。

沿直肠两侧将围绕直肠的肛提肌从盆骨侧面断离，一直到直肠前壁的分离层面。直肠前壁前面的分离层面相对靠近肛管，断离会阴横肌和存在于前列腺后面的剩余耻骨直肠肌。这时，腹部和会阴部手术会师，气腹迅速解除，分离所有残余的附着在直肠上的组织，然后将肿瘤及肛门直肠标本经会阴部切口移去。左下腹直肠肌肉环形切口，顺腹直肠肌纤维将其纵行分开，将用钳夹的降结肠断端从此切口取出，行降结肠断端造口术，造口缝合时用可

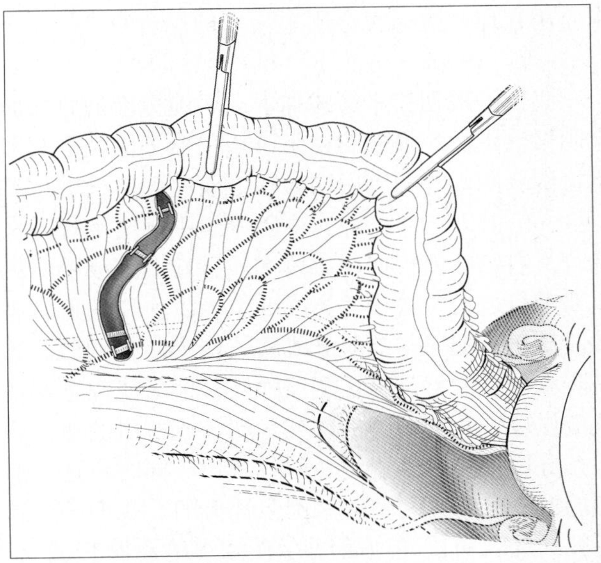

图 30.89　腹会阴切除。腹部手术中的血管处理，切断左结肠下方的肠系膜下动脉，切断第一支乙状结肠及结肠动脉弓。

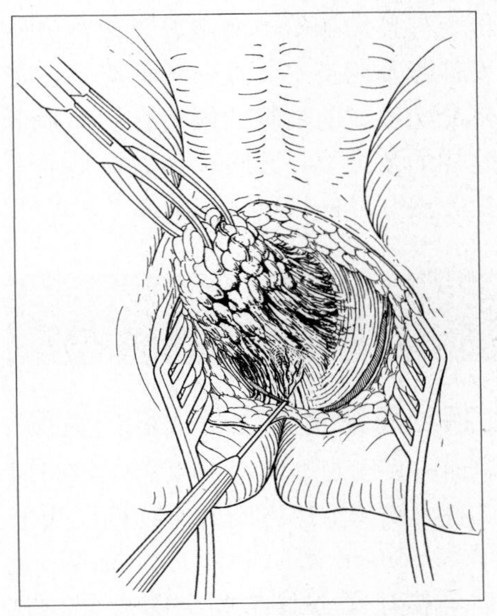

图 30.90　腹会阴切除。会阴后方解剖。

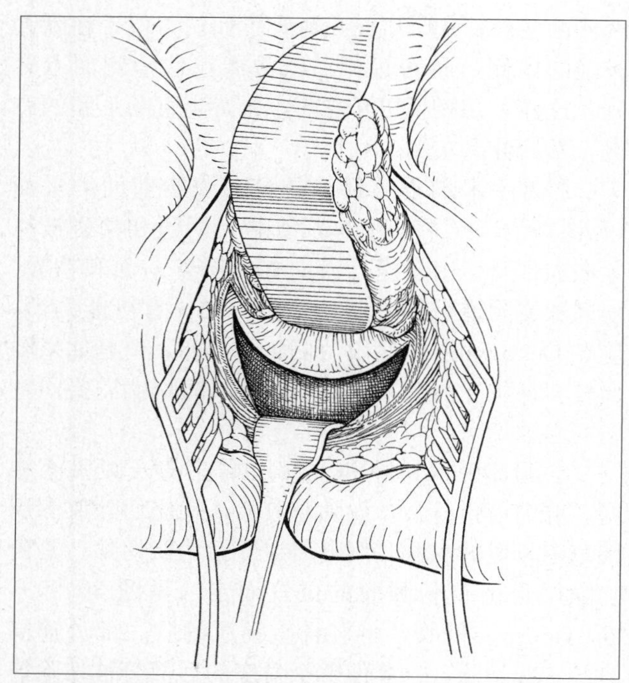

图 30.91 腹会阴切除。继续会阴后方解剖，将肛提肌自盆底分离。

吸收或不可吸收缝合线均可。

会阴组手术医生彻底止血。将网膜移入盆底和会阴底部应十分谨慎，但这不总是可行的。通常根治性切除后，盆底可供缝合的组织很少，仅将皮肤间断缝合后放置雷氏引流管。缝合穿刺口，结束手术。在选择适当的患者当中，开腹和腹腔镜辅助下的腹会阴根治术后患者的生活质量实际上要比那些做了低位前切除的患者要好（Cornish 等，2007）。

很明显，腹腔镜辅助下的直肠癌腹会阴根治术不适合于肿瘤巨大侵及前侧组织的患者，像在男性侵及前列腺，女性侵及阴道等。在这种情况下，带或不带膀胱的部分阴道或前列腺的根治性切除是十分必要的。在这样的情况下，开腹手术通常是唯一较为安全的治疗方法（Harris 等，2007）。

腹会阴根治术和永久性结肠造口术的另一种方法

用电刺激新生括约肌完全重建替代肛门直肠

因为直肠癌而行直肠腹会阴根治术后，不同的研究者已经尝试着去恢复重建胃肠的连续性。为了达到这一目的，Simonsen 等（1976）以及 Wong 和 Wee（1984）等描述了一种结肠会阴吻合和股薄肌移植的手术方法。尽管他们声称取得了一些成功，但是这个术式从来没有得到广泛认可。Cavina 和他的同事在比萨尝试了另一个相似的术式，但进行了修改，在手术后的一段时间内，通过电极来刺激移植的股薄肌。电刺激每次 10 分钟，一天 1 次或 2 次，希望能够移植的肌肉恢复其张力（Cavina 等，1985）。

移植后的股薄肌肌肉能够像肛门括约肌一样运行是不太可能的。这块肌肉是快速收缩肌，极易疲劳。肛门括约肌是由慢收缩肌纤维组成，它能够持续收缩而不会疲劳，但在完全舒张时即可允许排便。来自动物实验的证据表明，通过长期低频电刺激，可以将快速收缩易疲劳的肌纤维可转化为慢收缩不易疲劳的肌纤维。过去，大量的这种工作都集中在心脏急救设备的发展，这种设备能够增加或替代衰弱的心脏。背阔肌就曾被用来达到此目的。对狗胸背神经的进行频率为 2～10Hz 慢刺激，持续 6 周的时间可以将其支配的快收缩肌转化为慢收缩肌并拥有更强的抗疲劳性（Mannion 等，1986）。

大多的研究在实验动物身上实施的，但有些报导描述，在人类身上用电刺激的背阔肌来作为心肌缺陷的代替物（Carpentier 和 Chachques，1985；Magovern 等，1986）。这项实验的成功鼓励我们在伦敦皇家医院运用慢性电刺激来重建肛门括约肌。在最初的动物实验中（Hallan 等，1990），我们证明这种方法是可行的，因此进而运用到常规治疗无效的括约肌失禁的患者身上。在这组患者身上取得一点成功后（Williams 等，1991），我们将这种技术应用在那些进行腹会阴根治术的患者身上（Williams 等，1990a，b）。

我们的最初技术简述如下。实施标准的直肠腹会阴根治术后，横切的结肠已切割器关闭，将其向下拉到会阴，并与会阴吻合在之前肛门所处的位置（见图 30.92a，b）。剩余的会阴部切口用常规方法缝合。右侧髂窝行回肠末段襻式造口。完成手术的主要部分之后，将带 2 个或 3 个提供血供的血管蒂的股薄肌远端一半的肌纤维移植作为新括约肌。这一步骤的目的就是为了能增强被移植后肌肉远端的血液供应。我们的解剖研究发现，股薄肌的血液供给是分段供应的（Patel 等，1991），同时将远端肌肉的血管分离，移植的肌肉会缺血的。我们的尸检研究同样表明段间血管间存在微小的动脉交通支。肌肉的段间血管的分离并移植后，这些动脉交通支会开放，保证这些肌肉被移植后能存活。当会阴部切口和结肠会阴吻合口愈合后，进行第二个阶段的

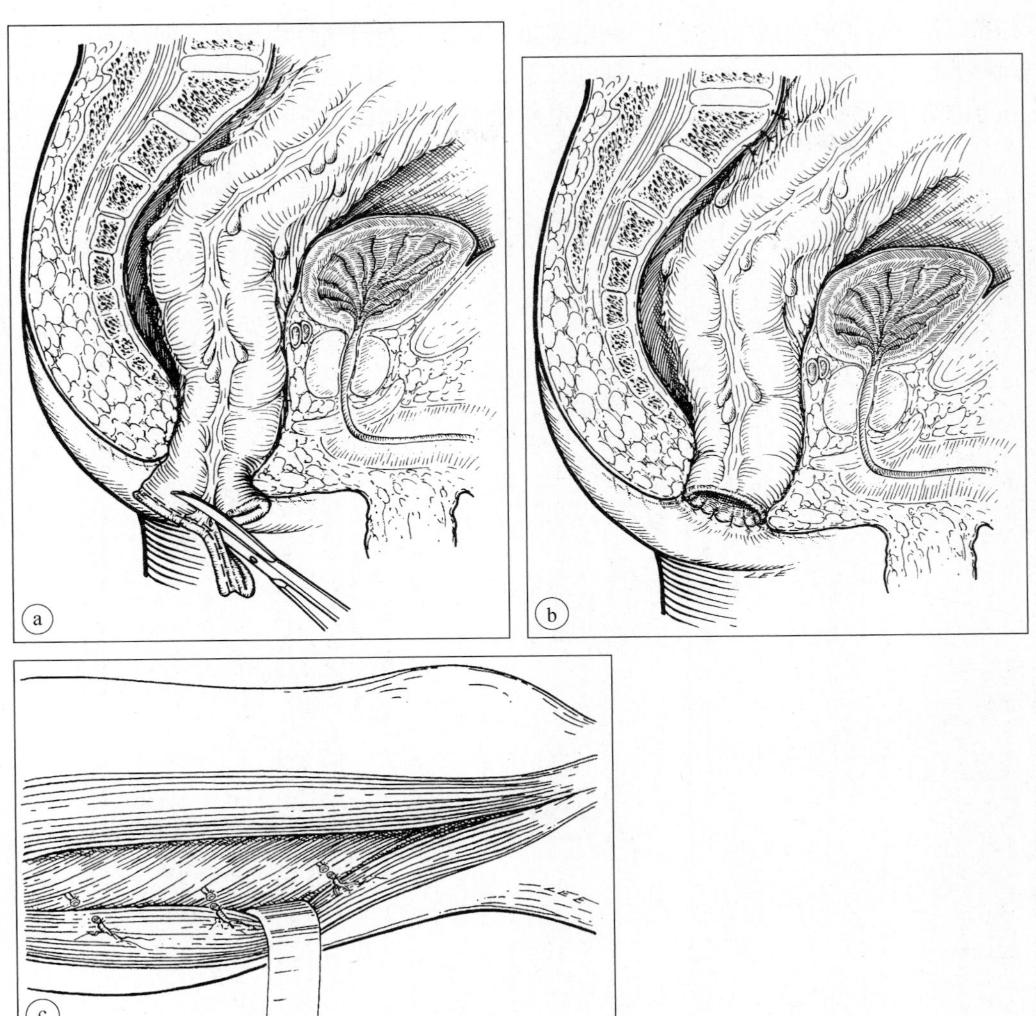

图 30.92　腹会阴直肠切除后，结肠肛门吻合，电刺激股薄肌重建新的括约肌来行全肛门直肠重建（TAR）。（**a，b**）第一步移除直肠，下拉结肠至会阴部并与肛门吻合。（**c**）第二步，切断股薄肌的远端两支或三支血管，在靠近插入部分切断远端肌腱。

手术，这通常要 4～6 周。然而，其他一些外科医生运用股薄肌一期移植，在肌肉末端并没有出现缺血。而现在大量报告认为这种延期手术是不必要的。因此，我们取消了最初的末梢血管的分离，而无缺血现象。

在第二阶段，股薄肌从大腿胫骨上游离下来，肌腱游离得越低越好。仔细找到近端的神经血管束，并在其近端和远端 2/3 交界处外侧予以保留。肌肉的主要神经干找到后，将用神经刺激器专用电极（最初由纳爱斯公司生产，佛罗里达州，美国；现在由美敦力生产，MN，美国）定位在神经主干（图 30.93a）。电极的位置进行了调整，直到整个肌肉收缩的电压阈值为最低（通常为 2V 时，0.2ms，每秒 1～2 脉冲）。确定位置后，将电极用细丝线间断缝合在这个位置上，注意不要损伤神经或肌肉的血液供应。左侧坐骨结节上行 3cm 的纵形切口，加深切口，直到大腿和会阴之间的筋膜。用剪刀剪断部分筋膜产生足够大的缺失，能让股薄肌穿过而不受压。含肾上腺素的生理盐水浸润后，距肛管左外侧缘约 3cm 处行肛周小切口。加深切口后通过皮下脂肪到坐骨直肠窝。在对侧正好毗邻以前的切口再行类似的切口，环绕新肛管周围皮下进行钝性加锐性游离，形成皮下隧道。这条皮下隧道必须足够宽而深，足以容纳移植的股薄肌而不受压。

同样，在大腿和会阴切口之间建立皮下隧道，游离的股薄肌通过此皮下隧道进入会阴部，并像图 30.93b 描绘的方式环绕新肛管一周。左腿内收，将股薄肌肌腱用 0 号 Ethibond 线间断缝线 2～3 针，固定到右坐骨结节骨膜上。与电极相连的电线，然后皮下隧道与定位预埋的刺激器连接，最初刺激器第 8 和第 9 肋骨锁骨中线处，但现在埋在腹部的外下象限。在此处，钝性游离皮下形成一个口袋，电刺激器（最初由 Neuromed 公司生产，佛罗

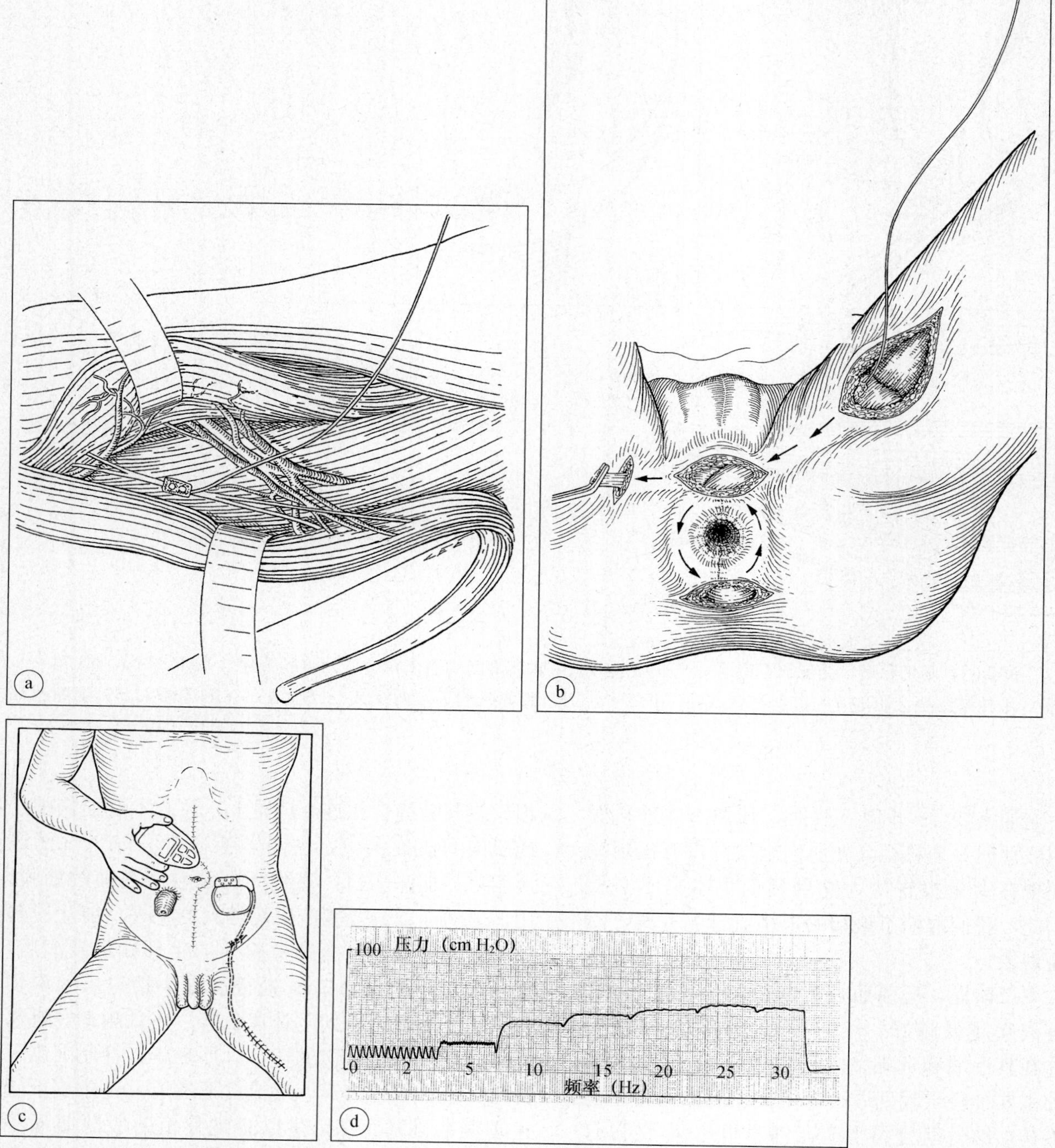

图 30.93 全肛门直肠重建（TAR）。(**a**) 游离股薄肌，更近的主要神经已证实位于短收肌之上，将预建立的电极在其上缝合。(**b**) 肌肉以“gamma”型转移覆盖至新肛管，并缝合于对侧的耻骨支。(**c**) 电极与埋植于右髂窝的刺激器相连。(**d**) 靠新肛管内导管的微传感器，刺激频率可以增加。可产生一个激发的强直收缩的最小频率为“强直激发频率”，此患者为 25Hz。

里达州，美国；现由美敦力公司生产，美国明尼苏达州）与电极的电线连接好后埋入口袋中（图 30.93c）。患者已康复和切口愈合后，电刺激器设计程序，提供 2V、0.2ms 频率和振幅每秒 12 个的脉冲。病人出院后，一直持续刺激直到有明显证据证明肌肉收缩已发生转换。肛管内压力微传感器检测肛门新括约肌收缩的频率，刺激频率可逐渐增加，直到括约肌出现稳定、强直的收缩（图 30.93d）。产生这种强直收缩的最小频率被称为融合频率。低频刺激开始之前，融合频率通常是每秒 25 个脉冲。低频刺激 6～8 周后，融合频率通常下降到约每秒 15 个脉冲，肌肉疲劳的时间间隔明显延长。这些发现表明从某种程度上讲，移植肌肉已转换成慢收缩肌。出现这种情况后，回纳关闭肠造口，电刺激器重新设计程序，以产生肛门新括约肌不完全强直收缩，但收缩足以让肛管关闭。患者想要排便时通过磁力关闭电刺激器，新括约肌放松，排空发生后，通过磁力再次开启电刺激器（参见第 17 章）。

最初，我们对 12 例直肠或肛管肿瘤而保留括约肌手术又是禁忌的患者（Mander 等，1996）实施了此种手术，8 例患者关闭了预防性肠造口，其中 7 例完成了生理测量。在开始刺激时，新括约肌收缩的基础压的中位数和最大压分别为 30cmH_2O 和 122cmH_2O，1 年后分别为 22.5cmH_2O 和 76.2cmH_2O。术后 1 年时，新括约肌功能压的中位数是 36cmH_2O。所有的患者有不同程度的成形大便失禁，穿带护垫。然而，尽管控便能力并不理想，但没有患者愿意过从前的有造口的生活。

有几组患者应用了这种刺激股薄肌成形术，其结果是非常有应用前景的，虽然大多数患者需要带护垫和灌肠（Cavina 等，1990；Rosen 等，1997；和 Ho & Seow-Choen，2005）。

在此期间，出现了各种改良的新括约肌技术。最初，是刺激支配股薄肌的外周神经。然而，现在我们如上所述，刺激主要神经的优点在于能使新括约肌一起收缩，确保更多的 2 型纤维转换为 1 型纤维，从而增加新括约肌的压力。仅此改良就会使手术在未来更加成功。然而，这项技术的缺陷就是对功能方面有一定的影响。因此，新括约肌失去了正常的感觉，患者无法感知区别是否有粪便或完全是空的。所有 8 例患者都有排空困难。

其结果是我们已经改良了完全重建肛肠的操作，即添加结肠导管的控便能力（参见第 18 章）。定期插入导管，新建直肠可以通过结肠顺行灌洗排空（Williams 等，1994；Hughes 和 William，1995）。使用近端横结肠构建结肠导管（图 30.94）。通过肠套叠瓣来控制排便，类似于可控性回肠膀胱术。它用吻合器和缝线混合固定（图 18.27）。腹壁上的小孔是用皮瓣做成，以防止狭窄（图 18.32a-c）。

将结肠导管和电刺激新括约肌相结合，完全重建肛肠，改善了这个手术的结果（Saunder 等，2004）。除非患者准备接受进一步的手术治疗，现在有另一个选择一个永久性人工肛门的生活。这个新的术式与传统方法相比如何更有利，仍有待观察。已有一项前瞻性研究，对此进行评估。

术后护理

这种手术的术后护理同所有其他腹部重大手术相似。但是保留括约肌切除术和腹会阴根治术后的护理工作有些不同，需引起注意，特别是结肠造口术后的护理工作更是如此。

建议用硬膜外置管进行定期止痛。如果这种方法行不通，通常可用患者自控式注射止痛泵来进行镇痛。一般情况下，术后不再需要鼻胃管。患者可

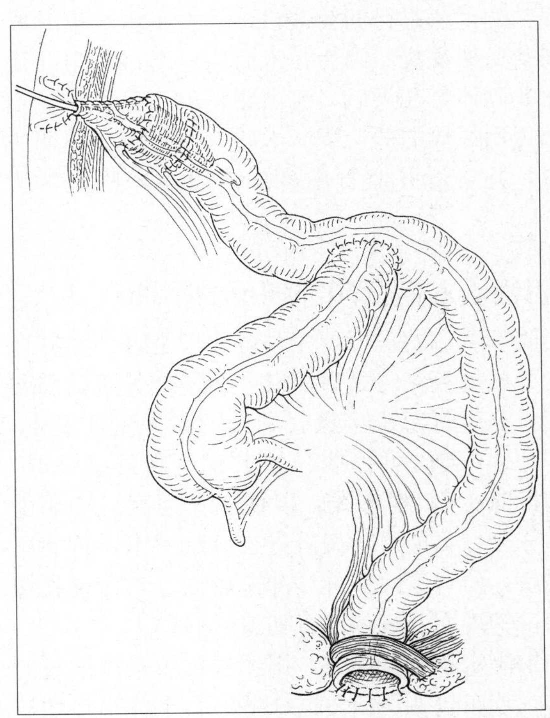

图 30.94　全肛门直肠重建（TAR），结肠会阴吻合术，电刺激新括约肌及横结肠导管。新括约肌保留节制功能，同时通过导管行顺行灌洗以逐步后撤导管。

以尽早进食一些食物和液体，但要补充足够的液体，可通过静脉输注4%的葡萄糖和0.18%的加钾盐水。术后48～72小时内，可以逐渐进食。术后抗生素的应用每个外科医生使用的方法不同，一般情况下，我们会在术前针对需氧和厌氧菌给予一次抗生素，如果术中出现严重污染或是感染的情况，术后要使用3～5天的抗生素。

术后几天需要留置导尿管，直到患者可以活动后才可拔除。通常拔除导尿管后可以正常排尿。如果无法正常排尿，需要重新插入导尿管。之后用0.25mg卡巴胆碱进行自主神经刺激试验（除非最近没有肠吻合术，因为肠吻合可能是禁忌证，见57章）。在Uppsala，我们通常使用耻骨上导尿管。这样，在拔除尿管之前，可以夹住尿管测试排尿情况。

只要闭式引流管无血性液体引出，就要拔除。如果肠蠕动恢复较慢，要继续进行静脉补液，如果持续出现肠梗阻症状，还需要提供能源。不要给那些想通过刺激排便的患者使用灌肠剂或刺激蠕动的栓剂。如果结肠断端造口的患者术后造口无排气或排便，用手指插入造口腔内，确定有无造口狭窄。手指拿出后，有助于排气和粪便，因而解决了问题。

现在的做法是行回肠造口，并在手术结束时放置回肠造口引流袋。因为在术后内，造口流出的是液体而非固体，几天后，流出物变稠，患者和护士可以选择用最佳的造口袋。术后应鼓励患者早期关注造口，并告诉并监管患者如何更换这些造口引流袋。

腹会阴根治术后会阴部切口的护理

会阴部切口的护理首先要看切口是否一期缝合愈合，开放或填充。如果切口一期缝合关闭，则要观察切口是否有感染迹象。如无切口并发症发生，术后10～14天内可拆线。如出现血肿或感染时，应提前拆除1～2根缝线，以便引流通畅。如果引流不够充分，可能要对患者进行麻醉手术，拆除所有缝线后，便可清除血肿，冲洗创面。然后包扎切口，切口护理同开放未缝合切口时一样。

如果决定不缝合切口，用经过抗生素浸泡过的宽型带状纱布包扎切口，这样就不会干并黏在切口边缘。而我们更喜欢用碘仿油纱。术后48～72小时内拆除原包扎纱布。拆除时，会产生疼痛，需对患者注射大剂量止痛剂。换敷料时，同样也可以吸入氧化亚氮和空气中的混合物。但我们更愿意将患者带入手术室更换敷料。通常情况下，患者在术后会置入硬膜外导管，因此更换敷料可在病房进行。拆除包扎后，创面先用1升过氧化氢稀释溶液冲洗，然后再用1升生理盐水冲洗。然后轻轻地重新包扎会阴部创面，每天在病房重复上述操作。在此期间，会阴部创面缩小，并有肉芽生长。如果创面的中央部分在缩小的过程中，形成死腔并感染。为预防此种危险的发生，外科医生要每4～5天对腔内进行检查，并用手指分开残腔内的粘连物。只要患者能够活动，拆除包扎后，应鼓励患者经常洗澡，然后重新更换敷料。

而对于那些阴道后壁已切除，会阴部关闭的女性患者，如果会阴切口一期愈合的话，是最令人满意的结果。因此医生要通过阴道对腔内定期进行检查，并用手指分开腔内的粘连物。通常腔内会快速生长出肉芽组织，而且阴道后壁会迅速再生。如果会阴部切口裂开，结果就会不尽如人意。如果前侧裂开，会形成大的阴道裂口，如果切口在中部或后方裂开，从阴道到会阴部就会出现一个瘘道。有必要将会阴切口重新打开至瘘道口处。常规方法包扎切口，通过二期愈合。愈合后，如果阴道裂口仍然很大，后期则需进行某种形式的阴道成形术或肌肉移植修补。

如果阴道后壁完整，术后阴道和会阴部切口间可能出现缺损。直肠阴道隔中间非常薄，因此会经常出现坏死现象，也有可能是电凝和手术创伤带来的结果。会阴部同阴道间的瘘道无法愈合，除非通过切开阴道后壁和会阴组织到瘘管出口来开放瘘管。通过这种方法，阴道和会阴部下部会形成残腔，就可向前面描述的那样冲洗和包扎。

另外的手术技巧

如果肿瘤侵及邻近结构，有可能要联合直肠和受侵器官一起切除。有时仍有可能进行保留括约肌切除术。但是实践中，更有可能进行腹会阴根治术或是外科医生满意的Hartmann术式，只会留下很短的直肠残端。

伴随子宫切除术

通常情况下，直肠前壁巨大肿瘤会侵入女性子宫，阔韧带或卵巢等生殖器官。因此要整块切除直肠、子宫、卵巢、输卵管和阔韧带（Smedh 等，2006）。

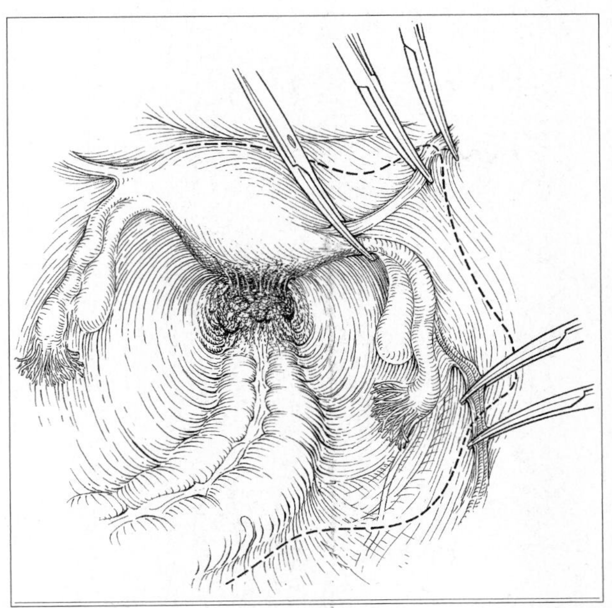

图 30.95　全子宫切除及直肠切除术。一侧的子宫附件已用动脉钳夹住，向上及对侧提起。圆韧带及卵巢韧带已用上钳夹住，虚线标注为腹膜切割线。

游离左半结肠，找到左输尿管，长血管钳夹紧左侧子宫附件物位于它们与子宫体的交界处。将这些向上和向右牵拉，从而拉紧圆韧带和卵巢韧带（图 30.95），这些组织结构游离结扎并在它们之间切开盆腔腹膜。

腹膜前方切口延伸到膀胱和阴道前壁之间，再到乙状结肠系膜左侧。然后找到左输尿管并在其上面系上悬吊带，从而可以牵向盆腔内。输尿管向前通到子宫血管后侧，而子宫血管从髂内血管走向子宫侧壁（图 30.96a）。此时，钳夹子宫血管、分离并在直视下结扎（图 30.96b）。顺输尿管走行游离至膀胱三角区，右侧采用相同的操作。其余的阔韧带分离缝扎，分离前侧达到阴道水平。

如果进行前切除术或 Hartmann 手术，通常是在低于子宫颈和肿瘤的位置横切阴道。如果行腹会阴根治术，则需切除阴道后壁。这种情况下，在略低于宫颈水平横断阴道前壁，但要避免损伤输尿管（图 30.97a）。从此切口两端纵向切开阴道两侧壁，越低越好（图 30.97b）。然后会阴部医生就可以从

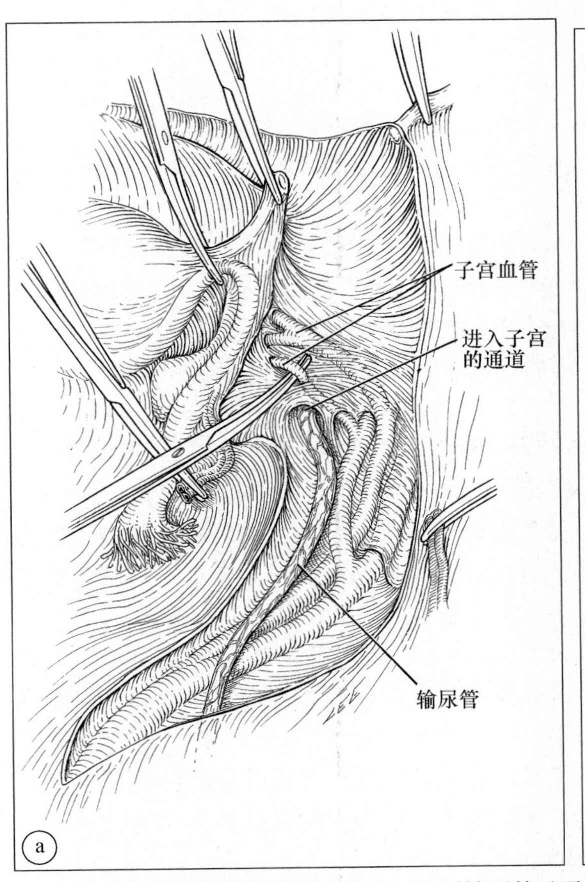

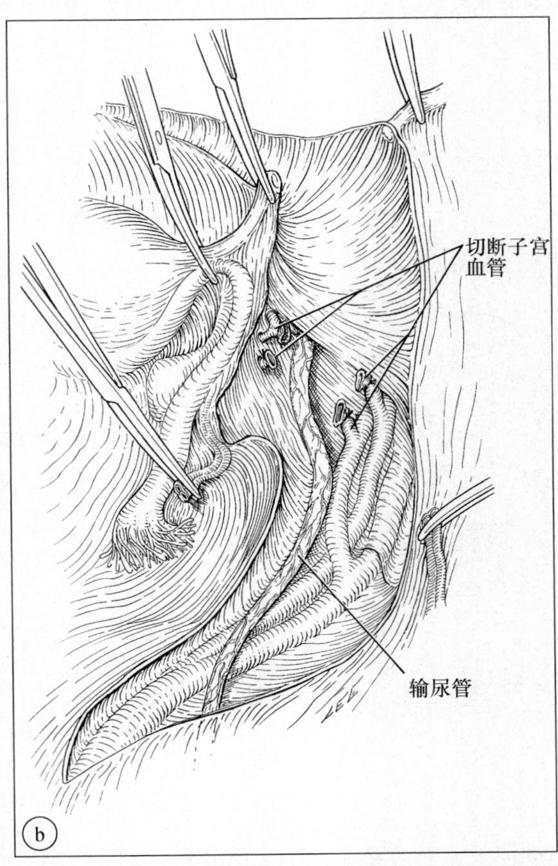

图 30.96　全子宫切除及直肠切除术：显露输尿管及子宫动脉。(**a**) 切断圆韧带及卵巢血管，切开组织显露输尿管及与子宫腔交叉的子宫动脉。(**b**) 切断子宫血管后完全显露输尿管直至膀胱。

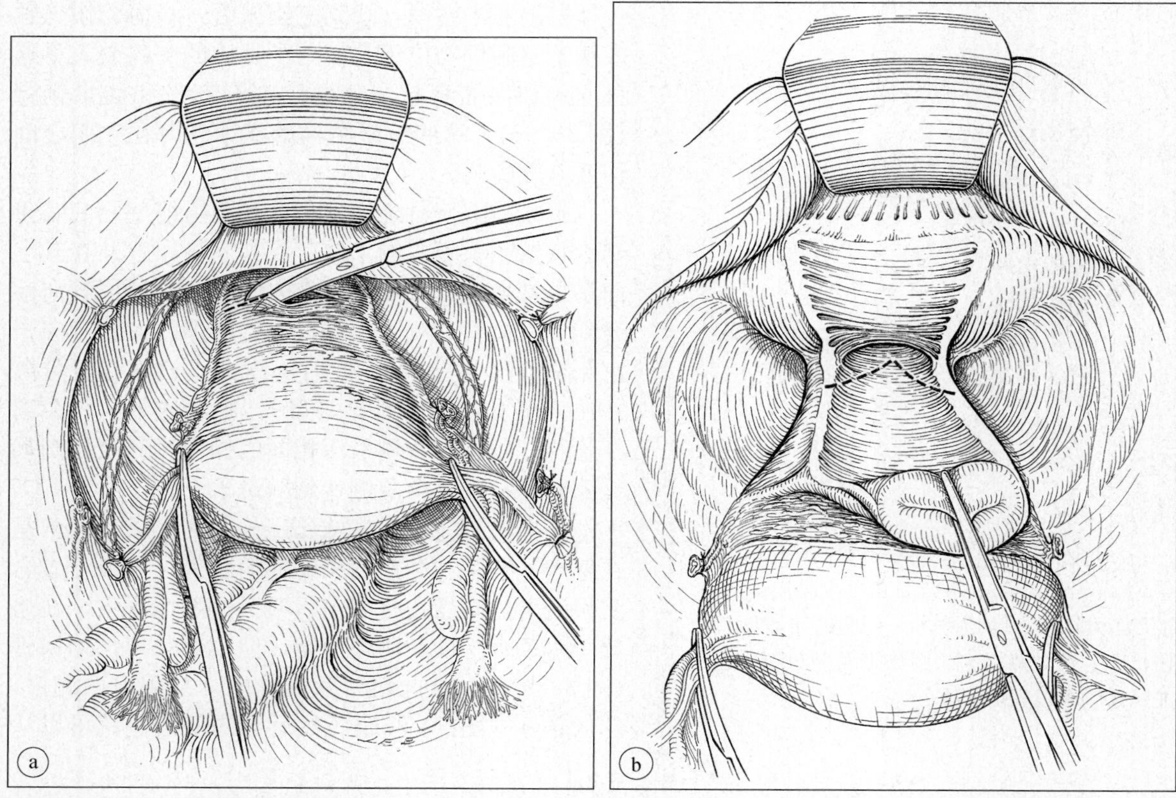

图 30.97 全子宫切除及直肠切除术。**(a)** 自前壁切开阴道。**(b)** 延长切口，切断阴道前壁及后壁。

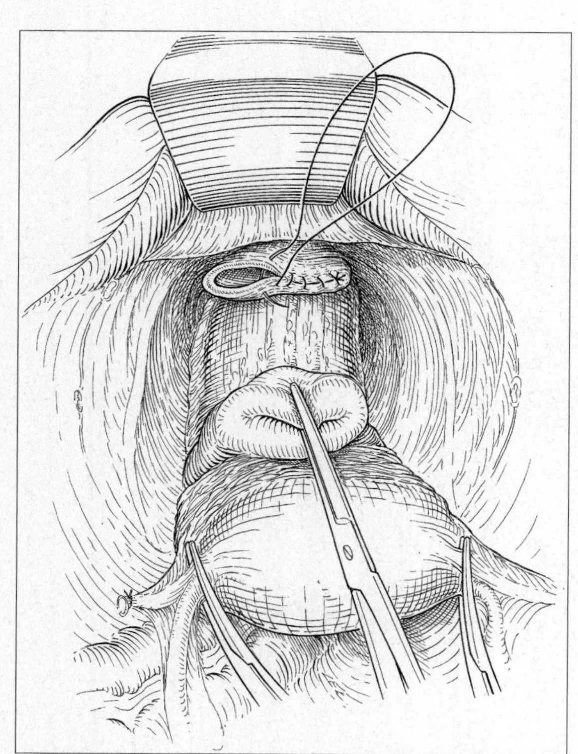

图 30.98 全子宫切除及直肠切除术。阴道已横断，Denonvilliers 筋膜已切开。直肠游离完毕，阴道关闭。

下方完全切除阴道后壁了。

常规方法游离直肠，同时可以与子宫整块切除。

如果阴道被完全横断，缝合关闭穹窿时，可用 30mm 或 40mm 的可吸收半圆针缝合线，连续或间断缝合，并埋入盆腔腹膜下方（见图 30.98）。如果已切除阴道后壁，前壁开放，其边缘应缝合止血。

淋巴结扩大清扫术或根治性淋巴结清扫术

是指广泛的侧方和上方淋巴结清扫，范围包括，肠系膜下动脉高位结扎腹主动脉和腹主动脉旁的淋巴清扫，盆腔淋巴结清扫术从十二指肠开始进行延伸到腹主动脉旁和髂血管周围（Orkin，1992）。日本医生是这种手术的主要支持者，但是由于这种技术存在很高的并发症发生率，所以在西方国家，一直存在很大的争论，他们认为效果甚微。此术式需要剥离髂血管或部分切除髂血管及其分支，这就是说，损伤支配膀胱和性功能的神经分支（Hojo 等，1989）。

然而，东京国家癌症中心医院最近几年发表了一些令人瞩目的数据，迫使西方国家的医生正视这一手术。本章后面将会详细讨论根治性淋巴清扫术的结果。

下面我们讲述的是东京国家癌症中心医院对盆腔可能有重淋巴结转移的患者进行的手术。如果主要局部区域淋巴转移扩散很少，那么淋巴清扫就没有必要像下面描述的那么彻底，并努力去保留自主神经。下面讲述的是来自 Willem Hans Steup（1994）撰写了关于这个手术的优秀论文。

游离乙状结肠，向右牵拉，显露左侧腹腔后结构。左肾静脉是淋巴清扫的上界，找到肠系膜下静脉，并在左肾静脉水平处结扎之，向下清除所有的淋巴脂肪组织。这样，就可以从前方和侧面显露腹主动脉和下腔静脉外膜层，并在两血管间显露椎前筋膜，同时，腰部血管要精心保护，以防出血，切除交感神经干。

先从右侧（左侧）开始，找到卵巢或睾丸血管，视为向上清扫的外侧界线。这个阶段，乙状结肠应该向右牵拉，从而很好地显露左侧后腹膜。右边的界线是相对的，因为右侧卵巢或睾丸血管解剖变异较多。清扫切除范围没有必要超出这个范围。切除脂肪组织前，最好找到右侧输尿管。操作要很小心，不要将输尿管撕脱，用吊带牵拉输尿管显露其后侧的结构。找到输尿管血管与性腺血管之间的血管交通支（通常有 4 支到 5 支），予以分离、结扎。

继续向下清扫，找出肠系膜下动脉，于腹主动脉表面根部结扎（图 30.99）。最好在解剖结肠系膜后，确定近端结肠切断水平。透视结肠系膜，保护边缘动脉，获得充足的血液供应，为防止吻合时产生张力，用常规方法游离结肠脾曲。游离足够后，就应该用直线切割吻合器横切乙状结肠。建议用厚钉舱闭合末端，这是因为接下来需要频繁处理远端部分肠道。因此，这样会降低远端残端穿孔和泄漏的风险。现在就可以清扫左、右侧交汇处腹膜后结构了。

接下来术者要清扫腰大肌、下腔静脉和主动脉周围，同时保护生殖股神经（位于腰大肌和两侧输尿管之后）。将腹主动脉分叉和髂静脉汇入腔静脉处与周围组织分离其外膜层，分离骶骨岬显露椎前筋膜，腹下神经上丛会完全切除。

在近盆壁的左，右两侧分离膀胱子宫间的腹膜。

牵拉远端直肠残端，并使用直角形拉钩和钝性分离，打开直肠后间隙。分离骨盆筋膜和直肠系膜间直到尾骨尖。切开 Waldeye 薄筋膜，用“花生米”分离膀胱旁的间隙，先左后右，显露肛提肌。

输尿管用吊带牵拉后，显露髂右髂外动脉和髂内动脉。切除这些血管周围所有的脂肪组织。分离、结扎所有的髂外动脉的分支，保留膀胱上动脉，但是髂内动脉从头到尾予以切除、结扎。

而髂内动脉的外侧，是闭孔窝，切除所有的脂肪组织，达到闭孔水平，结扎闭孔动脉，只保留闭孔神经（图 30.100）。

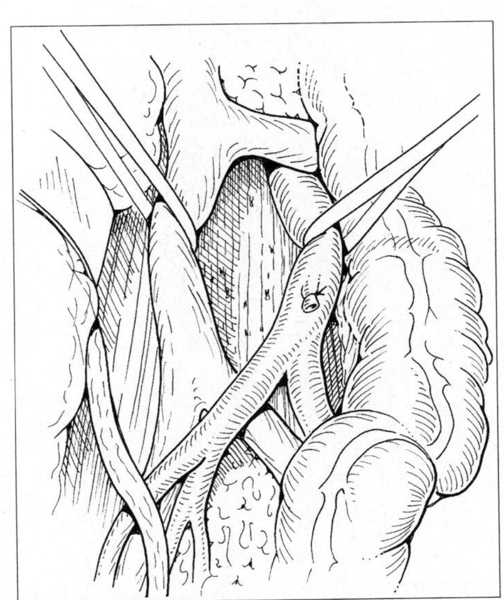

图 30.99　根治性淋巴结清扫术：向上解剖腹主动脉，在其根部结扎肠系膜下动脉（IMA）。

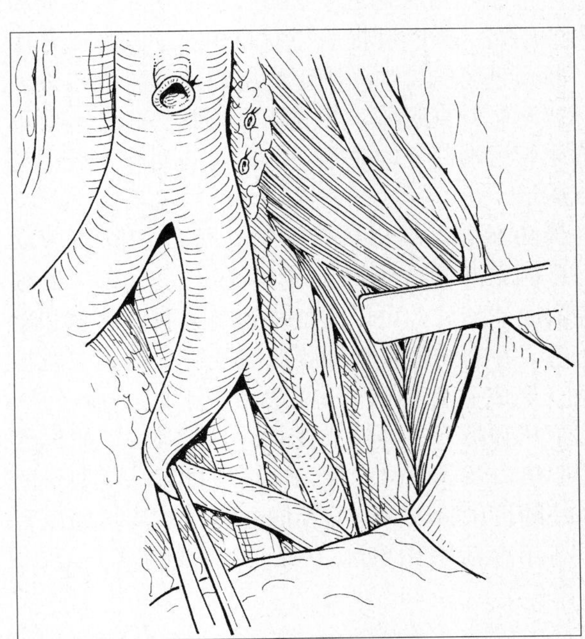

图 30.100　根治性淋巴结清扫术：向上解剖腹主动脉，在其根部结扎肠系膜下动脉（IMA）。

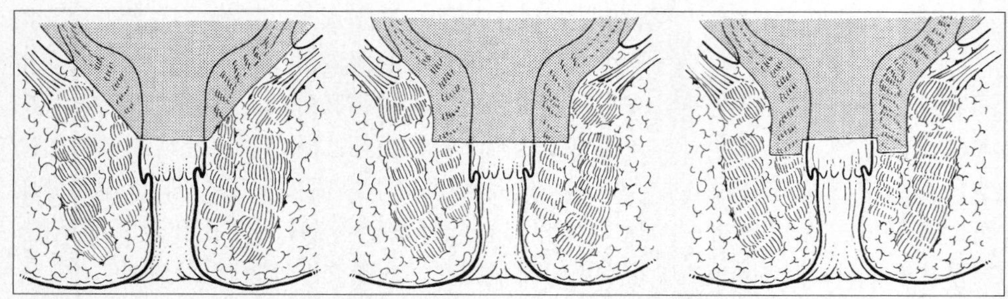

图 30.101 根治性淋巴结清扫术：全直肠系膜切除。盆腔内直肠周围的可能切除范围矢状面概图。应行 W 型切除，V 及 U 型切除可能会出现直肠系膜癌残留。

在左、右髂内静脉与髂外静脉汇合处结扎髂内静脉。然后，打开骶前筋膜，显露出腰骶部神经根及骶神经根。找到并结扎穿过这些神经丛的臀肌血管。之后，通过轻微的牵引后，同时小心处理，保留骶神经根。

然后切除直肠。在保留括约肌切除术中，只要找到正确的解剖层面，并从盆底水平横断直肠，直肠系膜就自动完全切除。矢状面图 30.101 显示了直肠系膜切除的方法。V 形和 U 形分离还不够彻底，要用 W 形分离法来彻底切除直肠系膜所有的淋巴血管和脂肪组织。吻合器横断直肠残端后，可安全地进行吻合。

在腹会阴根治术中，解剖分离腹部手术最深的阴部血管。会阴部皮肤大切口，切除肛门，用电刀切除所有的坐骨直肠窝的脂肪组织。找到直肠下血管，尽量靠外侧结扎之。在臀肌水平切除包括筋膜在内的脂肪。横断肛提肌与盆腔相通。紧贴骶骨用电刀断离直肠骶骨中间固定的组织，尽可能接近盆腔侧壁断耻骨直肠肌，然后切除直肠。注意不要剥离输尿管远端部分的血管，不损伤前列腺，后阴道壁或尿道。

当侧方淋巴结出现转移时，可以切除髂内动脉，进侧方淋巴结清扫（图 30.102）。进行广泛根治性盆腔清扫后，可以清楚看到腰大肌、髂总和髂外血管、左右侧输尿管和腰骶部及第一和第二骶神经根（形成坐骨神经）。这意味着上腹下神经丛，下腹下丛和腹下神经严重受损，造成 100% 的男性患者阳痿以及导致男女性无法正常排尿。莫斯科的前瞻性随机试验表明，盆腔侧方淋巴结清扫的患者术后 3 年存活率比单纯 TME 切除要高（Tsarkov 等，2007）。

伴有膀胱切除和盆腔脏器切除

位于直肠上 1/3 的肿瘤可侵及膀胱的上端。在这种情况下，整块切除直肠和膀胱受侵的部分相对比较简单。直肠前切术后，通过手缝合工或吻合器吻合可以恢复胃肠道的连续性。如膀胱容量不受影响，直接缝合膀胱缺口，或用第 57 章描述的方法对膀胱进行扩容。术后留置导尿管。

如果低位肿瘤侵及膀胱时，有可能会影响膀胱三角区或一侧到两侧输尿管，整块切除往往需要切除全膀胱以及腹会阴根治术。将输尿管植入孤立旷置的回肠，代膀胱的回肠一端行造口术。

Pyrah 和 Raper（1955）描述了膀胱全切除的手术操作。在过去 40 年中改良的内容几乎都是对输尿管回肠襻吻合的回肠代膀胱这种手术进行的

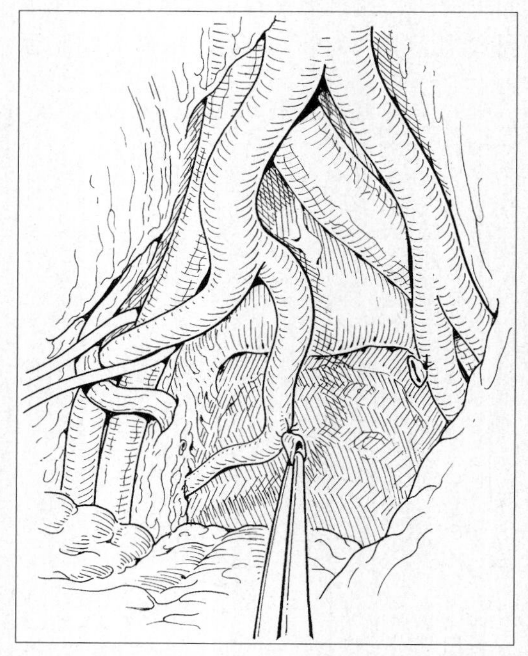

图 30.102 根治性淋巴结清扫术：完整的扩大右盆腔清扫。髂外血管以索带牵拉。镊子指示为切除的右髂内动脉残端。

（Nesbit，1948；Cordonnier，1950；Leadbetter，1951；Goodwin 等，1953）。这种手术变化的最基本原则是获得输尿管和回肠黏膜之间更好融合，而不是像之前 Coffey 手术那样，仅将输尿管拖入回肠壁内（Coffey，1931），这不可避免地引起管腔狭窄。用现代的吻合技术和支架方法，管腔也就很少出现狭窄。尽管输尿管上段仍出现扩张，这可能是因为回肠通过腹壁时出现狭窄（Neal 等，1985）。

肿瘤侵入骶骨局部时仍可切除。切除骶骨到 S3 神经根水平，患者仍有合理的功能（Sagar 和 Pemberton，1996；Wanebo 等，1992；Bozzetti 等，1997；Boyle 等，2005；Miller 等，2000）。如果保留一侧的神经根，患者有排尿功能，如果两侧都受损，就会完全丧失功能。如果同时切除骶骨和膀胱，这种担心就没有意义了。31 章进一步讲述了骶骨切除和直肠切除术与局部复发的关系。

显而易见，手术操作十分困难。膀胱全切除后，会给患者留下 2 个腹壁造口，并无数据证实这可以延长寿命。然而，尽管有人反对广泛实施这种手术，但是这种手术可能是唯一控制盆腔局部受侵的方法（Sagar，2006）。在这些患者中，特别是没有远处转移的迹象，肿瘤仅侵及前面，那这种手术就非常值得。然而，就是在这些患者中，其并发症的发生率也是相当高的。因此，Touran 等（1990）研究了 20 例接受这种手术的患者中，虽无手术死亡发生，但 35% 的患者出现泌尿系统并发症，25%切口裂开，失血中位数为 1 600ml。长期存活很少，但大多数患者获得疾病局部控制和症状缓解。其他人同样也发现了并发症高发生率和预后差的现象（Eldar 等，1985；Williams 等，1988；Hafner 等，1991；Yeung 等，1993；Petros 和 Lopez，1994）。Liu 等（1994）对于无骶骨受侵的患者术后的结果比较乐观，因此在 26 名接受了原发肿瘤及全盆腔脏器切除的患者中，有 56%存活 5 年。

我们认为，前盆腔脏器切除是相对适宜的，只要他们可以接受有 2 个造口。然而，应仔细考虑，骶骨切除术可能会弊大于利。减少心理疾病的方法之一是考虑实施保留肛门括约肌的手术并在保留括约肌的同时，重建结肠储袋。尿流改道的另外的方法，是可控性回肠代膀胱术或原位代膀胱尿道吻合术。后种术式患者无需造口。我们曾在乌普萨拉的一些患者身上使用了这种技术，效果良好。

切除手术的并发症

腹部大手术引起的并发症在直肠切除术后都有可能出现，包括出血、呼吸道感染、麻痹性肠梗阻、切口感染、切口裂开、尿路感染、下肢深静脉血栓和肺栓塞。我们在这里只讨论直肠切除术常见的并发症以及一些特别的并发症。一些并发症是腹会阴根治和保留括约肌术所共有的，也有些是由其中一种所引发。

普通并发症

肠梗阻

肠梗阻可能是麻痹性肠梗阻或机械性肠梗阻。手术后肠梗阻是不可避免的，但其持续时间很少超过 5～6 天，其治疗一般是胃肠减压及静脉输液。虽然有人建议用拟副交感神经药物来促进肠蠕动（Catchpole，1969），但经验告诉我们，这些药物作用不大。肠梗阻长期不缓解是由于盆腔脓肿、吻合口部分裂开、缺血、代谢紊乱或共用的药物等因素所致。治疗这些并发症最好的方法就是保守治疗，直到肠道重新恢复功能。这可能需要进行完全肠外营养。偶尔进行经口进食也可治愈。

相对大多数腹部手术而言，直肠切除后发生机械性肠梗阻的现象较为普遍，可能与术后小肠在腹腔内有更多的地方可以钻进有关，腹会阴根治术后更是如此。因此，如果侧方尚未完全缝闭，小肠可能会钻入造口与腹壁之间。小肠有可能与盆底腹膜关闭处粘连或肠袢通过缝合处进入盆腔内。回肠末端可能由于回肠在盆底腹膜缝合处牵拉而扭曲，导致肠梗阻发生。保留括约肌术后，可能会出现吻合处小裂口，而吻合口小裂口因小肠的粘连而堵塞吻合口漏，防止了腹膜炎的发生，但在这个过程中，小肠可能会出现梗阻。

诊断

开始，麻痹性肠梗阻和机械性梗阻区别并不明显，都会出现腹胀。虽然经典的机械性梗阻会出现腹痛，而麻痹性肠梗阻不会这样。然而在术后，由于其他因素的影响，如术后镇痛等，症状很少出现这样的情况。如果肠蠕动恢复一会之后，又很快消失，就要高度怀疑机械性肠梗阻。腹部立卧位 x 光片显示液小肠扩张并有气液平面。如果气液平面局限于小肠，而不涉及结肠时，可能就是机械性肠梗阻。在临床实践中，两者很难区分。

治疗

通常，无论是机械性或麻痹性肠梗阻，如果没有出现肠绞窄，开始治疗时都采取保守治疗。静脉输液可补充水、维持电解质平衡，胃肠减压会减轻腹胀。患者要经常进行检查直到确定是麻痹性肠梗阻还是机械性肠梗阻。如果是机械性肠梗阻而对保守治疗无缓解，患者就要进行剖腹手术。手术的方式取决于术中探查的结果。如果小肠通过侧方空间发生梗阻（腹会阴根治术后，肠造口和腹壁之间的空间），应将小肠推回腹腔内（而不是拉回）。如果由于肠胀无法复位，应进行减压之后，然后复位。还有其他一些操作，如分离肠管的粘连或切除坏死的肠管等。

急性尿潴留

急性尿潴留是直肠切除后出现的常见并发症。通常，患者可以活动后第 4～5 天，可拆除导尿管。拔出尿管后，尽管尝试了所有的治疗措施，患者还是无法排尿。重新放置导尿管，在移除导尿管前，用耻骨上导尿管测试膀胱功能。在乌普萨拉，这种技术很常用。经过更长一段时间引流后，排尿便可恢复正常。但还有部分病例仍无法恢复正常排尿。即使患者经过长时间置管后可以恢复尿道排尿，但也会出现泌尿系统症状。原因有很多种，可能由以下原因引起。

由于解剖位置改变的机械性因素

过去人们认为，腹会阴根治术后排尿功能障碍是由于前列腺尿道和膀胱在没有直肠的情况下，向骶骨方向倾斜，造成尿道成锐角（Watson 和 William s，1952；Konturri 等，1974）。虽然这可能是患者在腹会阴根治术后的一个原因，这显然不是保留括约肌切除术后的问题，因为术中结肠填满了直肠留下的空间。

前列腺肥大

术前就有前列腺症状的患者，术后就更容易出现梗阻。前列腺肥大患者，术前可以代偿因此没有出现症状。术后，由于一些因素抑制了正常的代偿机制，患者就无法克服梗阻了。同样，术前出现中等前列腺肥大也不会压迫尿道。盆腔分离引起前列腺和尿道膜水肿和纤维化，导致排尿受阻。很难确定前列腺梗阻的发病率，几乎没有关于术前和术后患者的研究调查。因此，排尿困难很难确定哪些病人前列腺梗阻引起，哪些是在分离盆腔时损伤神经，使膀胱失去神经支配引起的。

膀胱去神经化

在直肠切除术中盆腔自主神经的损害，是比较常见的。副交感神经损伤比损害交感神经易引起更多的问题。支配膀胱和尿道的副交感神经通常负责膀胱颈部逼尿肌和膀胱颈松弛，以及携带纤维受体感受膀胱的膨胀（见第七章）。

神经通常是部分损伤，但无法确定具体位置。支配膀胱的副交感神经源于由 S2，S3，S4 神经纤维组成的勃起神经。神经向两侧走行，与骶前神经在盆腔侧壁形成盆腔神经丛。盆腔神经丛中，混合有交感神经和副交感神经纤维，从中间进入各种盆腔器官，包括膀胱、前列腺和尿道。它们位于盆腔两侧壁，很难看见对神经造成的损伤，除非进行侧方淋巴结清扫，或一同进行髂淋巴结切除术。还无法证实，膀胱去神经化患者在切除直肠后，进行了侧方淋巴结清扫。神经损伤不会发生在勃起神经的位置，因为此处神经丛位于骶前筋膜后方。有人提出，在某些情况下，腹会阴根治术中的会阴部医生有可能从下方进入了错误的分离层面。术者不在尾骨尖顶端的分离 Waldeyer 筋膜，却进入筋膜和骶骨之间的层面进行分离，因此在接近骶神经的位置损伤了勃起神经。虽然这种情偶有发生，但极少见，这也无法解释为什么实施保留括约肌切除术时分离解剖都从腹部进行不从会阴部分离也会损伤神经。我们同意 Rankin 的观点，他认为神经损伤最有可能发生的部位是在神经向前走行到直肠和膀胱后壁和膀胱颈之间（Rankin，1969）。

去神经支配的程度取决于神经破坏的程度，但是完全去神经支配很少见。最初的临床发现，大部分患者都一样。拔出导尿管后，患者无法排尿，膀胱肿胀，但无疼痛。如果患者不及时治疗，就会出现尿失禁。随时时间的推移，患者可能可以通过提高腹内压和剩余逼尿肌的活动恢复排尿。排尿的效果取决于神经损伤的程度，但患者通常会抱怨排尿困难、尿流很小、排尿后滴尿。患者往往有大便失禁和过多的残留尿会导致频繁的尿路感染。

直肠切除后，部分和全部膀胱去神经化发生率为 8%～50%（Rankin，1969；Eickenberg 等，1976；Fowler 等，1978；Gerstenberg 等，1980）。

发生率差异大的原因是大部分为回顾性的研究中，而且对去神经化的标准也不相同。手术前后对每一个患者，在缺乏协调逼尿肌活动时，检测膀胱充盈和排空时膀胱内压十分重要（Murnaghan 等，1979）。我们采用这些标准后发现低位保留括约肌手术后膀胱去神经化的发生率为 15%（Neal 等，1981）。之前我们的数据（Williams 等，1980a）显示，接受了这种手术的患者效果优于接受腹会阴根治术的患者。但是进一步的研究发现，如果肿瘤位于盆腔下方，发生率就会增加，同腹会阴根治术后的发病率一样。因此，骨盆神经损害可能同盆腔解剖的深浅相关。TME 手术时神经清晰可见，从而避免了神经受损。

尿潴留治疗

就算患者可以活动，直肠切除后拔出导尿管后患者无法排尿也很常见。通常在 12 小时后会恢复正常排尿。如果情况不是这样，就要像第 57 章描述的那样进行保守治疗。保守治疗无效时，需要泌尿外科会诊，了解尿潴留的原因。患者最好接受充盈和排尿膀胱内压检测以及膀胱镜检查。明确尿潴留是机械性的或是神经性的原因。要做到这一点很困难，最好要在术前和术后进行研究检查，但很少会是这种情况。然而一个有丰富经验的泌尿科医生借助术后的检查通常可以决定哪个因素是主要的。

诊断一旦明确，应依照 57 章讲的方法去治疗。

泌尿系的直接损伤

输尿管损伤

外科医生进行直肠切除时最大的恐惧也许就是在手术过程中，损伤一侧到两侧输尿管。尽管这让人很沮丧，但是当时及时发现进行补救的话，也可以恢复正常的功能。如果没有及时发现的话，就意味着推迟修复。这种治疗结果远远糟于及时处理的情况。

输尿管损伤一般发生在三个位置。其中第一个位置就是分离肠系膜下血管蒂时，特别是集束结扎系膜时，左侧输尿管可能就与系膜血管一起，结扎、离断。因此，在游离直肠和左半结肠之前，找到左侧输尿管，推向外侧，远离系膜血管。同时应单独分开结扎肠系膜下静脉和肠系膜下动脉。

第二个容易损伤输尿管的地方位于骨盆深处分离直肠侧韧带时。如果同时切除子宫，那就更容易损伤输尿管。在盆腔解剖相当困难时（以前有腹部手术史的患者），最好是先解剖输尿管，直到其进入膀胱。有时，在极其困难的情况下，需要在游离结肠前可置入输尿管支架。

腹会阴根治性直肠切除时，腹部及会阴部同步手术时，比单一手术组完成的方法和前切除术更容易导致输尿管受损（Graham 和 Goligher，1954）。如果从会阴部分离直肠侧韧带，或是盲目使用剪刀的解剖，在外科医生毫无意识的情况下，就会导致输尿管受损。

第三个地方容易受损的地方是盆腔边缘。游离直肠时，或在手术结束时，缝合关闭盆底腹膜时，引起输尿管损伤。腹膜上提分离时可能分断输尿管，或缝合关闭盆底腹膜时将输尿管一起缝合。

由于医生不愿发表关于输尿管受损的数据，因此我们很难得出准确的发生率。然而，通过一些勇敢的医生发表的结果显示，发病率为 0.7%～6%（平均值为 3.7%）（Baumrucker 和 Shaw，1953；Sankey 和 Heller，1967；Thorsoe，1971；Tank 等 1972；Ward 和 Nay，1972；Sakkas 等，1974；Andersson 和 Bergdahl，1976）。根据瑞典直肠癌登记中心（2004）报道的发病率显示，由于现代医学技术的发展，输尿管受损已很少发生。

20%～30%的输尿管受损患者在手术期间就发现了（Zinman 等，1978），这种损伤包括结扎、完全或不完全断离。

膀胱损伤

在直肠切除术中，很少出现膀胱损伤，发生率大约只有 2%（Baumrucker 和 Shaw，1953）。在男性，当直肠肿瘤侵及膀胱后壁并企图从受侵的膀胱后壁游离开时，最有可能引起膀胱损伤。另外，如果切除很短的直肠残端或吻合时，膀胱常易受损。如果医生确定膀胱内没有肿瘤浸润，那可以用 2/0 Vicryl 双层缝合膀胱缺损处。如果出现肿瘤浸润，那就需要整块切除。如果损伤了膀胱颈部或三角区，要尽量避免将输尿管远端一同缝合。置入输尿管导管可防止此并发症。膀胱缝合后，尿管放置 10～14 天。如果出血过多，或三角区需要修补，应实施耻骨上膀胱造瘘。在任一情况下，缝合处应放置引流并从耻骨上引出。

尿道损伤

腹会阴根治术时，可能有许多种途径损伤尿道膜部和前列腺部尿道。为了达到止血的目的，在前列腺后方用太强的电凝止血也有可能导致随后的前列腺尿道损伤。在会阴部手术中，外科医生在分离直肠前方时，不注意碰到了错误的层面，或是肿瘤向前扩散，必须从前列腺后方剥离下来时，也会损伤尿道。外部创伤会使尿道狭窄。后者有可能需要进行扩张手术、尿道内切开术、尿道成形术，根据病情的严重性和病变性质来选择手术方式（Zollinger 和 Sheppard，1971）。在手术中，如果发现部分尿道壁无意被打开或是尿道被完全切断，直接修复并留置一根导尿管是最好的办法。如果上述的情况没有被察觉，有可能形成尿道吻合口瘘，也会引发尿道皮肤漏。对于这种情况，需要进行尿道成形手术。

因为每次都无法得知是怎样造成这些损伤的，很难确定腹会阴根治术引发尿道损伤的发病率。Ward 和 Nay（1972）报道 150 名患者在接受腹会阴根治性手术后，有 3 人引发了尿道狭窄（2%）。不管是在术前还是术后，他们也不能完全排除使用检查仪器造成的。Andersson 和 Bergdahl（1976）指出 111 位患者中有 3 例患者（3.7%）在腹会阴手术过程中，出现尿道破开现象。以上情况，都是外科医生在术中发现并及时治疗的。其中有 1 例患者出现尿道狭窄，另外的出现尿瘘，采取了保守治疗法。尿道损伤总体发病率是 0.7%～6.7%（Baumrucker 和 Shaw，1953；Sankey 和 Heller，1967；Thorsoe，1971；Tank 等，1972；Ward 和 Nay，1972；Sakkas 等，1974）。

尿瘘

因术中未能发现输尿管、膀胱和尿道的直接损伤，可能会导致尿液聚集在后腹腔和骨盆内。这样尿液就会从其中一个切口或是引流处排出，从而形成尿瘘。由于尿液通常混有血清血液，所以在刚开始时，无法肯定流出的是尿液。随着这种液体持续大量排出，并且其颜色逐渐清晰，就应怀疑是尿瘘。一般通过检测引流液中的尿素和电解质浓度可以证实是否是尿瘘。详情请见 57 章。

性功能障碍

第 7 章详细介绍了腹会阴直肠切除手术对性功能的影响，大部分并发症是由结肠造口和盆腔自主神经损伤造成的。每当直肠广泛游离时就会有神经损伤。因此保留括约肌切除术后，也可能会出现神经受损的性功能障碍，但比腹会阴直肠切除手术的发生率要低。我们的一项研究显示（Williams 和 Johnston，1984），70 例中段直肠癌患者在接受了经腹会阴切除手术和保留括约肌切除术后，接受了性功能调查，其中 67%的患者（术前性功能正常）在接受腹会阴切除手术后，性生活受到影响。而接受保留括约肌间切除术的只有 30%的患者性生活受到影响（$P>0.06$）后。接受保留括约肌切除术的患者中，有 14%出现了阳痿，接受腹会阴切除手术则为 47%（$P<0.05$）。这同 Devlin 等（1971）在 10～12 年前的调查结果类似。两项研究调查的病人，肿瘤位置都处于直肠的上 2/3 处。目前，保留括约肌切除术越来越多的用来治疗处于下 1/3 直肠的上半部分的病变。随着深入而广泛的盆腔解剖分离不断进行，我们相信保留括约肌切除术后，性功能障碍的发生率会更为普遍。

一些中心已经认识到了这些危险，并改进了手术技术，分出并保留自主神经丛（Enker，1992；Wang 等，1992；Cosimelli 等，1994；Nesbakken 等，2000）。因此，Enker（1992）对 42 名接受了保留括约肌切除术后的男性进行了自主神经盆腔侧壁的解剖。38 例的评估患者中有 33 例（86.7%）仍然强而有力，29 例（87.9%）的人射精正常。应仔细考虑下腹下神经丛的损害只会引起轻微性功能障碍。大部分的机构报告都是关于男性患者性功能障碍，女性也同样会受到性功能障碍的不利影响（Banerjee 1999；Platell 等，2004）。

腹会阴根治术特有的并发症

会阴部切口并发症

出血

手术过程中不断出血，或是继发感染导致出血。

腹会阴根治术中切除直肠后，会阴部有轻微出血较为常见，特别是会阴部切口敞开不缝合时。如果患者生命体征都趋于稳定，应该给患者镇静，交叉备血，切口更换新敷料。切口一期缝合时，要密切观察引流量，同时还要经常观察由于盆腔内积血会阴部是否肿胀。如果患者心血管状况有任何变化，或是大量出血时，要立即送回手术室，注射麻醉剂，取截石位。然后移去会阴部包扎，打开切口。清除腔内血块，并用消毒盐水进行冲洗，仔细寻找出血血管并予以处理。通常情况下会发现轻微渗血点，在这种情况下，我们要清除血块、冲洗，我们的经验是用纱布进行重新加压包扎，完全可以止血。

术后 7～10 天因切口感染会出现继发性出血。在这种情况下，建议放置有效引流管引出感染物，止血后反复冲洗，覆盖抗生素敷料。

感染

感染是影响会阴切口最常见的问题。如果切口敞开没有缝合，会阴部切口会无一例外感染。按时进行冲洗和包扎更换敷料是令人满意而有效的处理措施，医生需要对患者进行定期检查，清除所有已腐烂的组织有利于切口的愈合。如果会阴切口一期缝合了，轻微感染时切口缝线周边会泛红，尽快拆除缝合线。严重感染时会出现高热、会阴部压痛等，一些会阴部切口会肿胀流脓。有时不会出现这些反应，但病人的康复情况没有预期的那么好。这时外科医生首先要对会阴部切口进行检查。会阴部压痛和肿胀是会阴部积液的征兆。拆除缝线 1～2 针，并轻轻插入鼻窦钳可以明确诊断。如果发现脓液，最好的方法将患者推回手术室，打开切口，分开各个小腔间的分隔，用双氧水冲洗，冲洗包扎。有时会阴部会出现协同性坏死，特别是糖尿病患者更是如此。一旦发生，要尽快进行扩创治疗。

切口边缘压迫性坏死

对患者进行定期翻身可避免压迫性组织坏死。不管护理人员如何精心，总会有一些年龄较大或体质较弱的病人会得这些并发症。治疗起来就很困难。要切除坏死组织。

会阴部窦道形成

会阴部切口没有完全愈合，从而留下了一个窦道的情况很常见，其直径和长度各不相同。如果窦道无法愈合，有可能就是特发性的窦道，但也有可能是由外来异物引起，比如药棉，骶骨死骨感染形成或是肿瘤复发。诊断癌症复发请见 31 章。治疗包括打开窦，清除窦道形成的根源，敞开切口，用常用方法包扎。如果创面很大，用腹直肌瓣进行填充，帮助愈合（见第 6 章）。

狭窄

会阴部切口在中心收缩，形成沙漏一样的畸形，并将会阴部创面分成了上下两腔，并导致脓液积聚在上层凹槽。外科医生需要定期检查会阴部切口避免出现这种并发症，即用食指伸入切口内分离粘连，保持引流通畅，让积液引出。

会阴部疝

腹会阴根治术后，患者在咳嗽时，造成会阴部皮下局部突起，即在切口腹膜愈合时由于一些原因导致了肠疝。患者抱怨有下坠感和肿胀感，有时也会出现亚急性肠梗阻症状和迹象。如有可能，要对这类病人进行保守治疗。可让患者穿紧身内裤或用 T 字形绷带进行控制，有时需要进行手术。

修补的方法各种各样，疗效也各不相同。修补可从会阴进行（Gabriel，1948；Ego-Aguirre 等，1964），要么从腹部，或是二者同时进行。分离疝囊之后，将网格状的筋膜片，或网状的聚羟基乙酸或聚丙烯补片进行修补。对于女性而言，可将子宫向后折叠，基底部缝合在骶骨和骨盆两侧壁（Bach-Nielson，1967）。后一个治疗方法看上去很有效，我们在少数病例中无法取得成效。现在，大部分的会阴部切口都采用皮瓣移植技术，如腹直肌皮瓣或股大肌皮瓣等（参见第 6 章）。

“虚幻直肠”

“虚幻直肠”是类似于截肢后患者虚幻自己的肢体存在一样的症状。患者在切除直肠后仍感觉直肠的存在，经常感到不适，想要排便，有些还会出现严重的反应，对于病人而言这种不适的感觉很正常。并发症的发生率取决于外科医生仔细询问患者的情况，因为这种症状不容易被承认。一些深度研究调查了患者在接受腹会阴根治术后生活质量时发现，其发生率近 50%（Farley 和 Smith，1968；Devlin 等，1971；Williams 和 Johnston，1984）。但原因尚不明确。唯一的治疗方法是进行轻度止痛和安慰。

局部复发

如果会阴部切口和盆腔局部复发，会出现局部、骶骨或坐骨区域疼痛。有时出现肿胀、硬结，或出现脓肿或窦道。如果盆腔内复发肿瘤较大，就会出现双腿水肿，如侵及膀胱和前列腺会导致泌尿系症状。如果出现以上任何症状，都要高度怀疑肿瘤复发的诊断，特别是对于那些会阴部持续性疼痛的患者更是如此，尽管这种疼痛也可能是由其他原因造成的。复发的证据要有组织病理学确认，要对所有的明显病灶进行活检。CT 扫描（图 30.103）（Adalsteinsson 等；1981，James 等，1983）和 MRI 或 PET/CT 等检查诊断十分有用（Blomqvist，2003）。复发病灶常表现为软组织肿块，在影像检查引导下对肿块进行穿刺活检，获得组织病理学证据。影像学检查显示，局部复发病灶可能是静止不变的，一般是很难被发现，所以发病率要比我们检查发现的要高。我们希望，在未来常规影像检查可以早期检测出这个阶段的复发病灶，从而提高盆腔复发的治疗效果。复发的诊断和治疗将在 31 章详细讨论。

结肠造口术并发症

结肠造口术并发症参见第 5 章。

保留括约肌切除术的特殊并发症

直肠前切除手术（手工吻合和吻合器吻合）

吻合口裂开

吻合口漏的形式多样。如果吻合口漏口较大，腹腔内就会积聚很多粪便污染腹腔，患者便会出现腹膜炎症状和体征。手术后，刚开始一段时间腹膜炎的表现只是出现持久性麻痹性肠梗阻，而其他症状被术后镇痛治疗所掩盖。而这个漏口也被相邻的小肠、网膜和盆腔器官包绕形成囊壁。在这种情况下，就会在吻合口旁形成脓肿。患者将会出现中毒症状，即持续性盆腔疼痛，但并不十分明显。有时盆腔脓肿会破裂脓液进入腹腔，导致腹膜炎。另一方面，盆腔脓肿也会通过吻合口漏口流入直肠腔，会加重患者的中毒症状，经肛排出恶臭的液体。直肠指检时，如果吻合口位置较低，可触及吻合口的漏口，并且手指可通过漏口进入脓腔。这些脓肿也可经皮肤引出，一般通过切口和引流口排出。这时，如果脓液排出后，又会有粪便排出，就形成了瘘道，有些脓肿会出现在远离切口的腹壁上，切开脓肿，引流脓液和分泌物，随即形成瘘道。

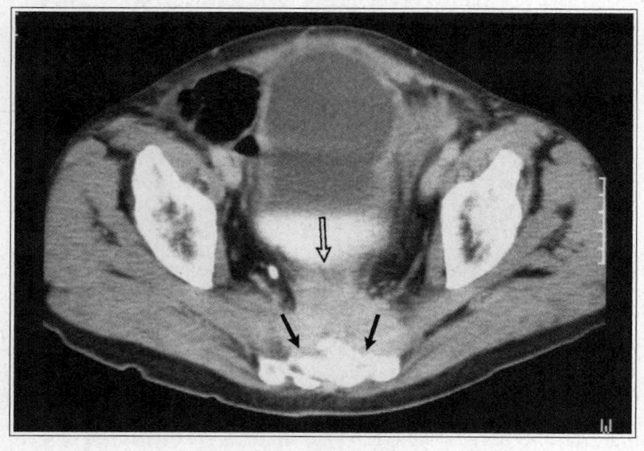

图 30.103 腹会阴联合直肠切除术术后 CT 盆腔扫描。复发肿瘤侵犯骶骨（黑色箭头）及膀胱（白色箭头）。

对于是否有吻合口漏而且食指无法触摸到，可用泛影葡胺和优露芬灌肠检查。在术后早期，我们不建议用内窥镜检查，早期的仪器检查可能会让情况变得更糟。泛影葡胺灌肠检查后，每隔大约十天就要进行复查，了解吻合口漏愈合的情况。这种检查方法检测到吻合口漏灵敏度率是临床检测的 4～5 倍。除了需要进行客观的对照试验外，需对常规用 X 射线检测吻合口缝合处漏的合理性做出怀疑。也许这些信息的唯一价值是帮助外科医生决定何时关闭肠造口（如果已有预防性造口）。术后的 6～8 周获得这些信息是最佳时机，也即是回纳关闭造口术之前而不是在术后期间。除了要承担术后立即实施泛影葡胺灌肠检查的费用外，还有可能患上败血症的风险。尽管采取了各种预防措施，泛影葡胺灌肠检查直接导致吻合口裂开的时有发生。因腔内压力升高将漏口邻近的网膜或其他组织“吹”开，无法帮助漏口愈合，这是最大的可能性。

发病率

使用吻合器后，许多临床研究发现吻合口漏发生率达到 8%，而如果使用常规放射性检查，吻合口漏发生率增加 1 倍（表 30.18 和表 30.19）。

回顾性临床病例对照研究对手工吻合和吻合器吻合进行了比较。一些具有代表性的历史性研究见表 30.20。

数据显示，吻合器吻合要比手工吻合导致的吻合口漏发生率要低很多，而对照试验结果并没有显示两者的吻合口漏的发生率有显著差异。Beart 和 Kelly（1981）用 EEA 吻合器吻合同双层手工吻合技术进行了对比。吻合口没有进行放射性检查评估，但其临床吻合口漏发生率并无太大差异。对照性试验证实了这一结果（Brennan 等，1982；Akyol 等，1991；Sarker 等，1994）（表 30.21）。

苏格兰西部和高地吻合研究小组（Akyol 等，1991）随机对 224 例接受结直肠切除手术的患者进行研究。其中 113 名患者使用的是手工缝吻合，5 人（4.4%）发生吻合口漏；111 名患者使用了吻合器吻合，9 人（8.1%）发生吻合口漏，其发生

表 30.18　器械吻合吻合口瘘的发生几率

各种漏	吻合器	病例	漏	比例
仅临床证实				
Fain 等（1975），Lepreau（1978），Bervar 等（1977），Beckers 和 Deldime（1978），Andalkar（1979），Polglase 等（1979），Ravitch 和 Steichen（1979），Wheeless（1979），Adolff 等（1980），Bolton 和 Britton（1980），Cady 等（1980），Laitinen 等（1980），Mittall 和 Cortez（1980），Shahinian 等（1980），Beart 和 Kelly（1981），Cade 等（1981），Cutait 等（1985），Rothenberger 和 Finne（1990）	STPU EEA 总计	235 465 700	21 30 50	9 7 7

表 30.19　器械吻合吻合口瘘的发生几率的回顾性研究

各种漏	吻合器	病例	漏	比例
临床及影像学证实				
Goligher 等（1979）	SPTU	129	16	12
Ling 等（1979）				
Berthold 等（1980）	EEA	369	59	16
Buchmann 和 Uhlschmid（1980）				
Duch 等（1980）				
Kirkegaard 等（1980）				
Stoller 等（1980）				
Heald 和 Leicester（1981）				
Kirwan（1981）				
Blamey 和 Lee（1982）				
Killingback（1985）				
Tuson 和 Everett（1990）	Total	498	75	15

表 30.20　器械吻合与手工缝合吻合瘘的发生率对比-回顾性研究

作者	手工缝合吻合		器械吻合	
	数量	漏	数量	漏
Andalkar（1979）	6	1	10	—
Goligher 等（1979）	135	48	62	6
Adolff 等（1980）	25	4	20	1
Bolton 和 Britton（1980）	10	1	20	1
Buchmann 和 Uhlschmid（1980）	13	4	22	2
Cady 等（1980）	56	16	10	1
Killingback（1985）	87	16	57	5
所有研究	332	90（27%）	201	17（8.5%）

表 30.21 低位结直肠吻合器械与手工吻合的随机对照研究

	吻合器吻合			手工吻合		
		漏的数量			漏的数量	
作者	总计	临床	影像学	总计	临床	影像学
Beart 和 Kelly (1981)	35	1	—	35	1	—
Brennan 等 (1982)	9	2	1	10	4	1
McGinn 等 (1985)	58	7	14	60	2	4
Everett 等 (1986)	44	0	7	50	2	6
West of Scotland 和 Highland Anastomosis Study Group (1991)	111	9	5	113	5	13
Fingerhut 等 (1994)	54	2	4	59	5	6

率并无统计学差异。只有一项研究（McGinn 等，1985）显示了两种吻合方法吻合口漏发生率有显著差异，即吻合器吻合发生漏的概率明显高于手工缝合。所有研究最重要的一点是，采用吻合器吻合可以抵达狭小的骨盆进行低位吻合，而手工吻合无法达到这一效果。这些吻合器低位吻合会降低吻合口漏的发生率（Enker 等，1995；Silen，1993；Marusch 等，2002；Luna-Perez 等，2001）。在前瞻性随机对照试验中，低位肿瘤患者并没有被纳入研究中，这是因为低位手工吻合无法完成。可以得知，在两种操作都是可行的情况下，吻合器吻合同手工吻合同样安全。但是吻合器吻合最大的一个好处是，可以进行低位吻合，而手工无法完成。通过以上所有的随机试验得出的数据表明，吻合器吻合可以降低吻合口漏发生率（MacRea 和 McLeod R，1998）。

最近大家担心，广泛使用直肠 TME 术会增加低位吻合器吻合后吻合口漏的发生率。Karanjia 等（1994）发现，接受直肠 TME 术的 219 名患者中，24 名患者（11.0%）发生重度吻合口漏，出现腹膜炎和盆腔积液；14 名患者（6.4%）发生轻度吻合口漏，只能通过灌肠检查才能发现而无临床症状。所有的重度吻合口漏都距肛缘不到 6cm。在挪威和瑞典的癌症统计中，吻合口漏的发生率从 90 年代中期的约 15%降至 2002—2003 年间的 8%～10%（数据来自 Karanjia 等，1991，1994；Swedish Rectal Cancer Registry，2004；Nesbakken 等，2001）。作者还推荐，所有接受直肠全系膜切除低位结直肠吻合的患者都应预防性造口。

治疗

根据患者的临床表现来决定如何治疗吻合口漏。如果仅在泛影葡胺灌肠检查时发现吻合口漏，而患者也没有什么临床症状，就无需采取进一步治疗。如果患者已行预防性造口，只要重复泛影葡胺灌肠检查表明漏口已经愈合，最好关闭它。

如果患者仅经肛门排出分泌物，且全身没有出现任何症状，有必要用一根导管置入肛管内，用抗感染液冲洗，这样脓腔会逐渐缩小，而吻合口后方的皱褶是唯一证明曾发生过漏的证据。如果漏口没有愈合，要注意患者早期复发的可能性。最初手术时，如果行预防性造口，明智的做法是在此阶段实施肠造口术。通过防止粪便进入腔内会提高吻合口漏的愈合速度。不是所有的吻合口漏都需要进行近端分流，每例患者都应根据其具体情况而定。如果患者出现发热，漏的腔体大难以冲洗的话，有必要进行近端造口。如果患者一般状况良好，冲洗可以达到目的，就可避免造口。可以调整患者进要素饮食，减少结肠里残留物的容量。

以前，出现粪瘘需要立即进行近端结肠造口术。而现在许多外科医生，停止经口进食，而改为静脉营养支持。使用这种方法，如果远端没有梗阻，结肠瘘一般会在 3～4 周内愈合。如果这个时间内还是没有缩小，要进行近端结肠造口术。从肠造口到吻合口漏口进行肠灌溉很重要。通过这种方法，粪便不会再感染瘘区域。

如果吻合口漏后形成盆腔脓肿，就必须要引流。对于低位结肠直肠吻合口漏，可经肛门冲洗引流，用手指伸入吻合口漏口处，分开脓腔的小分隔，然后定期冲洗漏腔。如果吻合口漏的位置较高，则无法采用此种方法。以前，只能通过剖腹手术来完成排脓引流，并行近端肠造口。无论是超声或是 CT

引导下经皮穿刺引流术已彻底改变了脓肿的治疗方法（参见 53 章）。脓腔内置入一根导管进行腔内冲洗，同时在局麻下或腹腔镜的情况下行结肠造口术，没有必要行剖腹手术。即使脓肿全部引流，患者要是一直身体状态不佳的话，剖腹手术仍有必要。

吻合口漏合并严重的腹膜炎需要进行紧急手术。患者需要抢救，接受紧急剖腹手术，帮助其快速恢复。不用腹腔镜手术，这是因为气腹在吻合口漏的情况下可加重内毒素血症的风险（见 53 章）。彻底冲洗腹腔，分开肠吻合，取出近侧结肠行结肠造口术，直肠残端敞开口，经肛置入引流管从开放的残端进入盆腔进行引流。如果吻合口漏口很小盆腔污染较轻的情况下，可以缝合漏口，或用网膜来修补漏口，同时行肠造口术。如有任何的担心，我们还是建议拆除吻合口。

预防性肠造口术

当进行直肠前切除术时，都要遵循任何大肠道吻合的相关原则，包括良好的肠道准备、结肠两断端的血运要充足，吻合口无张力。

结肠造口术也一个备受争议的问题。Maingot（1969）认为，如果由于技术困难或是吻合过程中出现粪便污染而无法遵循以上原则的情况下，必须进行结肠造口术。虽然这个建议感觉挺明智，但是 Maingot 尚未找到证据证实这一点。对于许多外科医生而言，预防性肠造口并不是用来预防吻合口漏的，而是便于一旦发生吻合口漏时，便于管理和预防吻合口漏引起的症状。

Graffner 等在 1983 年进行了一项随机对照研究，评估了临时造口在低位结直肠吻合中的利弊。所有患者都采用端端吻合器进行吻合。研究表明，如果预防性造口用来旷置所有的吻合口，是不会有什么作用的，甚至对于那些少数被怀疑吻合口漏的患者而言，预防性造口所发挥的作用也让人怀疑（Graffner 等，1983）。已经完成的一项随机试验（Gooszen 等，1998）和荷兰的一项小型试验（Pakkastie 等，1997）也得出了相同结论。几项非随机试验也没有显示临时减压的好处（Poon 等，1999；Law 等，2000；Rullier 等，2001；Machado 等，2002）。从负面上来讲，结肠造口增加了患者的住院时间同时一些患者由于关闭造口后引起了并发症。在回顾性研究中，Fielding 等（1984）表示，没有必要在低位吻合时常规行预防性造口术。然而最近瑞典的一项研究显示，低位前切除术后死亡的大部分原因是由于吻合口漏所致（Matthiessen 等，2004），而预防性造口可以降低术后死亡率。吻合口漏还有一个最重要是原因是吻合器的类型造成的，这在最近瑞典的研究中进行了报道（Folkesson 等，2004）。正在进行的前瞻性试验对 ILS 吻合器和 CEEA 吻合器进行比较。

虽然我们都同意低位直肠吻合术不需要常规进行预防性造口术，我们也相信，如果我们怀疑吻合口的完整性，或是有大量的粪便污染时，应行造口术。由于术中灌洗的应用，肠道准备不佳不再是预防性造口的指证。然而，直肠全系膜切除术的广泛运用（Karanjia 等，1994），而这种手术出现吻合口漏风险概率会增大，因此应该放宽预防性造口的指证。瑞典的一项评估预防性造口的研究将不久得出结论。希望这个研究的结果能够帮助我们确定哪些患者需要行预防性造口术。

吻合口狭窄

直肠前切除术后会引发与局部复发无关的狭窄和狭窄形成。术后初期往往会感觉结直肠吻合口狭窄，但粪便排出后，肠腔会逐渐扩张。有时吻合口狭窄会持续存在，甚至有的患者出现重度狭窄。尤其对于那些吻合口漏出现局部感染，或是那些缺血患者而言，更是如此。

对于手工缝合前切除术后的狭窄很少有报道做出评论。吻合器导致吻合口狭窄并发症引起了极大的兴趣，有人认为，吻合器会提高狭窄发生的概率。由于缺乏对狭窄的定义标准，在文献上分析起来相对困难。

结直肠吻合器吻合后，吻合口狭窄总的发生率

表 30.22　经腹直肠切除器械吻合的吻合狭窄发生率

吻合器	病例	狭窄	比例
STPU	318	16	5
EEA	426	36	9
总计	744	52	7

来源自：Cutait 和 Figlioni（1961），Fain 等（1975），Beckers 和 Deldime（1978），Andalkar（1979），Goligher 等（1979），Ravitch 和 Steichen（1979），Adolff 等（1980），Bolton 和 Britton（1980），Duch 等（1980），Kirkegaard 和（1980），Shahinian 等（1980），Smith（1981），Cade 等（1981），Heald 和 Leicester（1981），Blamey 和 Lee（1982），Killingback（1985），Rothenberger 和 Finne（1990）。

为5%～9%（表30.22）。相比之下，Goligher报道553例手工吻合的患者中，有6例需要手术治疗吻合口狭窄（Goligher，1984）来治疗狭窄。从表30.21显示来看，SPTU吻合器相比EEA系列出现的问题要少一些。出现这种现象可能存在一定的偏差，因为SPTU吻合器数据中包括了Fain等（1975）的数据，在Fain等（1975）的数据中，对此数据是否进行了全部随访还很怀疑（Waxman，1983）。事实上，还没有随机对照研究的信息证实器械吻合要比手工吻合引发的狭窄更为常见。只有一项研究报道解决了这一问题，显示狭窄率没有什么差异（Akyol等，1991），但随访时间很短，研究的病例数也很少。

用圆形吻合器后吻合口狭窄的病因尚不清楚。动物实验组织学的研究表明，这可能与瘢痕愈合有关，即与浆肌层暴露在肠腔内没有上皮连接（Polglase等，1981）以及组织压碎、缺血等有关。SPTU吻合器可降低吻合口狭窄的发生率的原因，可能与吻合器几何形态有关，这是因为压碎的环形组织比EEA少，而且只有单层的吻合钉吻合。

Waxman等（1995）报道，进行2 680例单层圆形吻合器吻合接受者中，33例出现吻合口狭窄，吻合口狭窄率为8%。同时他们也发现狭窄发生在双层吻合钉吻合器中的概率要比俄罗斯老式单层吻合枪的概率更频繁。Waxman和他的同事设想，理想的圆形吻合器应该是一个装有一层可吸收吻合钉的大直径的圆形器。虽然圆形吻合器的管腔直径不是引起吻合口狭窄发生的主要原因，我们同意Moran（1996）的说法，在进行任何吻合时，尽可能选用大直径的吻合器，是明智之选。这一点瑞典的研究也给予了肯定（Graf等，1991）。

吻合口狭窄的治疗扩张狭窄的吻合口。要么盲目地用黑格尔的扩张器或是乙状结肠镜直视下用橡皮球囊进行扩张，一般不需要进行手术。

出血

手工缝合后吻合口出现反应性出血或继发性出血少见，发生率几乎只有1%（Manson等，1976；Goligher，1984），这可能是由于缝合止血不彻底或吻合口破裂所致。止血不彻底发生的出血一般出现在第一个24小时，而吻合口裂开出血，10～14天内一般不会显现出来。吻合器吻合造成的原发性出血比手工缝合引起的更危险。吻合器的设计原理不是用来止血，而是让血液能够顺血管运送到吻合器里的组织中去。事实上，结直肠吻合器吻合的出血率只有0.5%（Smith，1981）。因此，在实践中，结肠直肠吻合时，吻合器的止血效果与手工缝合一样安全。

术后吻合口出血在开始时可保守治疗，如果流血不止的情况下，患者应该重新回到手术室，麻醉，使用肛门牵开器，要清除血块，并仔细检查吻合口，通常可以看到出血位置，比较容易缝合止血。如果无法进行，应用敷料加压包扎直肠，或者可以考虑用气囊帮助局部压迫止血。

局部复发

直肠癌切除术后，局部复发的原因可参见31章。根据我们关于侧方或环周转移的组织学研究（Quirke等，1986），我们认为，90%～95%局部复发最主要的原因是盆腔内的初次手术时残留的微小病灶。事实上，一项前瞻性研究结果强化了上述观点，该实验通过对190名直肠癌患者的研究证实了肿瘤侵及环周的程度和局部复发的关联（Adam等，1994）。对保留括约肌切除术后大多数局部复发的患者而言，肿瘤已经穿透肠壁。只有在很少见的一些情况下，吻合口附近的肿瘤复发，可能是由于从肿瘤组织上脱落的恶性细胞种植在肠壁上所致。吻合口的复发常伴有直肠外的复发。

保留括约肌切除术后，局部复发的症状和腹会阴根治术后复发的症状相同。患者的主诉是持续性的盆腔疼痛，而且疼痛可能会放射到下肢。如果膀胱或尿道也受侵，泌尿系症状就会是主要症状了。保留括约肌切除术后，可以通过排便习惯的改变和便血来判断是否出现了局部复发。保留括约肌切除术后比腹会阴根治术后，盆腔检查更易发现肿瘤复发。保留括约肌切除术除了这个明显的好处外，但相比腹会阴根治术后局部复发的概率，两者并没有显著不同，但腹会阴根治术后复发相对要高一些。

局部复发率各有不同，大部分取决于外科医生的操作技术，即是否将肿瘤从盆腔内彻底清除，在手术中有无防止肿瘤细胞脱落的措施等（Phillips等，1984a，b；McArdle和Hole，1991；Hermanek等，1995）。有人认为 有了吻合器后，保留括约肌切除术后局部复发率升高了，因为一些潜在受侵的组织清除得不够。可事实并非如此，低位直肠癌术后复发率和腹会阴根治术患者的复发率相似。避免局部复发最好的办法就是，切除整个直肠系膜和直肠肿瘤。直肠系膜有可能含有小卫星肿瘤病灶（Heald 等，1982）。Enker 等（1979）提出的广泛的盆腔切除和根治性髂淋巴结清扫会降低局部复发，还尚有争论，没有随机对照的数据来证实它。毫无疑问，中低位直肠癌可能会出现髂内淋巴结转移（Hojo 和 Koyama，1982），但是如果出现这种情况，肿瘤已属晚期，无论做什么样的根治手术，通常也无法达到根治的目的。一些回顾性研究中的许多数据也证实了这一观点（Glass 等，1986）。本章已在别处讨论过全直肠系膜切除术和扩大淋巴清扫对生存和复发的影响。

预防局部复发的方法之一就是用抗肿瘤药物冲洗直肠肛管残端。大部分的局部复发是由于肿瘤未能彻底切除所致，而有一小部分是由于有活性的肿瘤细胞种植到吻合口及其周围所致。从肿瘤上脱落的细胞并没有活性（Rosenberg 等，1978），这一观点已被人们接受了几年了，但进一步的证据证实事实并非如此（Umpleby 等，1984b），这种细胞会在粗糙的表面种植并生长。一直提倡用聚维酮碘，水，1%溴棕三甲铵，1%～2%氮芥盐酸和过氯化钾作为术中抗肿瘤药物。最有效、毒性最小的是聚维酮碘。

我们认为，患者应该定期做检查，最好是进行腔内超声检查，能早期发现局部复发，但检查的间隔存在争议。我们的患者在术后 3 年内要每 6 个月检查 1 次，以后的 4～5 年内就 1 年检查 1 次。每次要进行乙状结肠镜检查和活检任何可疑的位置，患者同样每隔三年进行结肠镜检查排除异时性病灶。如果之前有出现过复发的症状，但乙状结肠镜检查或其他临床检查并没有检测到，就要进行盆腔 CT 或 MRI 扫描（图 30.83）。一般盆腔 CT 更为常用，但现在一些中心发现腔内超声检查更为可靠。尽管如此，在保留括约肌切除术后，大部分医院会用盆腔 CT 检测局部复发（Benyon 等，1986；Blomqvist 等，1996）。如果连续出现血清中 CEA 浓度的上升，也就表明出现复发现象。但是我们发现，这只是一个特别平常的检测复发的指标。到 CEA 浓度上升时，复发的肿瘤是如此巨大，而无法治愈的希望。这一观点被最近的关于 CEA 的试验结果所证实（Northover，1996，个人通信）。现在有证据表明，PET 扫描是确定复发最为准确的方法（Lunniss 等，1999）。

31 章详细介绍了关于局部复发诊断和治疗情况。值得注意的是，尽管定期监测能够发现更多的局部复发病例，但现有的治疗只能缓和病情，很少会治愈成功。有人认为目前繁琐随访检测并未改变预后。我们希望，随着更好分辨率的 CT 和 MRT 的出现，常用 CT 和 MRI 检查，争取在早期检测到局部复发和及时治疗，使患者的预后得到改善。

排便频繁和失禁

很长一段时间里，人们都认为直肠前切除术后必然会出现大便失禁，除非结肠与保留了 6～8cm 的直肠吻合。人们相信控制排便的受体位于直肠壁上，如果没有它们，排便就会失禁。Parks 和他的同事（Lane 和 Parks，1977）表示，切除整个直肠，行结肠肛管吻合，患者仍有控便能力。生理学研究（Lane 和 Parks，1977；Williams 等，1980b）证实，直肠切除后控便的反射仍然存在，说明促进这项功能的受体位于直肠外，推测位于肛提肌上。

现在，在数千名患者中发现，如果肛管直肠残留远不及 6～8cm，仍有能力控制排便。然而，一部分患者在低位前切除术后确实存在一段时间的大便失禁现象。

一项详细评估结直肠吻合后生活质量的研究发现，吻合口距肛缘 10cm 或以下的 40 名患者中，6 名患者（15%）出现大便失禁现象，4 名（10%）患者出现不能控制排气（Williams 和 Johnston，1983）。所有患者术后都出现排便频率增加，术后平均 40 个月期间内，每 24 小时平均排便 3 次。但随着时间的推移，这些症状有所改善，患者也会承受这种不可能达到完美的状态，从而避免结肠造口术。自此，许多作者证实了这些结果（Bernard 等，1989；Vernava 等，1989；Batignani 等，1991；Carmona 等，1991；Williamson 等，1993，1995；Ortiz 和 Armendariz，1996）。事实上，直肠前切除综合征就是指术后直肠肛门功能的障碍（Williamson 等，1995；Ortiz 和 Armendariz，1996）。

排便频率和吻合口距肛缘的距离有关，这一点并不奇怪（McDonald 和 Heald，1983；Batignani 等，1991；Carmona 等，1991）。还与新直肠的容量大小有关，特别与大幅度降低了的肛门静息压有关。出于这些原因，巴黎的 Parc 和他的同事，图卢兹的 Lazorthes 等，带头并让许多医生相信，结肠储袋将减少这些症状（Lazorthes 等，1986；Parc 等，1986）。他们和其他人（Nicholls 等，1988；Seow-Choen，1993；Seow-Choen 和 Goh，1995）的研究结果显示，从功能的角度上讲，结肠储袋比常规方法优越得多，尽管如果储袋长度不到 7～

8cm 的话，有可能出现排空障碍（见前面）（Benoist 等，1997；Hallbook 等，1996；Joo 等，1998；Barrier 等，1999；Harris 等，2001；Ho 等，2001；Hida 等，2004a；Tida 等，2004b；Hassan 等，2006）。

手术切除的结果

手术死亡率

在过去的 70 年里，直肠癌切除手术变得越来越安全了。手术死亡率（手术后 30 天内死亡）和发病率已经逐渐降低，同时手术切除率在逐渐升高。

St Mark 医院从 1920 年到 1970 年期间得出的数据极好地证实了这一点（Lockhart-Mummery 等，1976）（表 30.23）。1948 年到 1972 年期间，2948 名原发性直肠癌患者接受直肠手术治疗后，1948—1952 年的死亡率为 7.0%，1968—1972 年的死亡率为 2.1%，手术切除率分别是 92% 和 95%。这些患者接受了腹会阴根治术或保留括约肌切除术。通过分别对每一次手术进行死亡率统计，结果都相同。这些数据都有可信性，但是这些数据都是由专科医院得出，但不包括急症手术。而在一些综合性的医院，死亡率要高一些。1955—1968 年间，Whittaker 和 Goligher（1976）发现，在 Leeds 总医院的一个病房里，550 例癌症治疗，总的死亡率为 10.6%。接受直肠前切除术的患者，死亡率为 6.8%，而接受腹会阴根治术的患者，死亡率为 12.5%。由于两种手术针对不同的症状，所以很难解释它们造成不同死亡率的原因。

表 30.23 ST MARK'S 医院 1928—1972 期间直肠癌患者手术率与手术死亡率

时期	接受切除手术患者的死亡率（包括姑息性切除）	手术死亡率（%）
1928—32	46.5	12.8
1933—37	57.6	11.0
1938—42	69.4	11.1
1943—47	79.0	7.9
1948—52	92.7	6.8
1953—57		4.0
1958—62	93.2	3.1
1963—67		2.3
1968—76		2.1

来源自：Dukes（1957）和 Lockhart-Mummery 等（1976）。

毫无疑问，随着预防性抗生素的应用、麻醉技术的提高、对深静脉血栓形成的预防措施、全肠外营养的实施以及对并发症的早期检测诊断设备的改善，死亡率和发病率也逐渐得到了改善。但在以前的研究中，并不包括接受了保留括约肌切除术的低位直肠癌患者。尽管潜在风险很大，死亡率和发病率也没有明显的改变，推测其原因是由于吻合器的应用。

当我们研究 Leeds 总医院的数据发现，1978—1982 年间的后 Goligher 时代，接受保留括约肌切除术的患者，和前 Goligher 时代接受了腹会阴根治术的患者，死亡率和发病率没有明显不同（Williams 等，1985）。而那些肿瘤位置距肛缘 3～12cm 的患者没有参加此次调查。159 名患者中有 153 名进行了切除手术。手术切除率达 96%，总死亡率为 7%，4 人在接受保留括约肌切除术后死亡（5%）。我们将保留括约肌切除术的结果同 1977 年的腹会阴根治术的结果进行很好回顾性对照研究发现，两者的死亡率没有显著差异。这一研究结果和其他广泛引用的研究结果都显示，保留肛门括约肌手术不会导致死亡率上升。

St Mary 医院的大肠癌研究项目能让我们更准确地了解直肠癌的总死亡率（Phillips 等，1984a，b）。此项目旨在进行多中心前瞻性大肠癌的治疗和疗效的研究。参加这个研究项目的有英国 23 家医院 94 名外科医生以及他们所有的结直肠癌患者。1976 到 1980 年间调查了 4 425 名大肠腺癌患者，而这些患者中有 1 988 例（47%）发生了直肠原发癌（1 292 例，65%）和直乙交接处癌（696 例患者，35%）。1 700 例患者接受了手术切除。778 例（46%）患者接受了腹会阴直肠切除手术，598 例（35%）患者接受直肠前切除手术。两种手术共死亡 107 例，总的死亡率为 6.3%，直肠腹会阴根治切除术 63 例死亡（8%），保留括约肌切除术死亡 44 例（7%）。

术后死亡的病因有很多种，许多老年患者多死于心肺疾病。因此在 Whittaker 和 Goligher 的研究中发现，63%的患者死亡心肺并发症（Whittaker 和 Goligher，1976）。严重的感染是造成死亡的另一个主要原因。因为存在吻合口漏的风险，所以保留括约肌切除术后并发症似乎比腹会阴根治术更为常见。但从有限的数据来看，情况并非如此，保留括约肌切除术和腹会阴根治切除术后感染造成的死亡率是相同的。除了手术技术外，与死亡率有关的因素是患者的年龄和性别，以及进行的是姑息还是根治性手术等。显然，老年患者的死亡风险高于年轻患者，但 Gabriel（1948）认为女性患者的死亡风险要高于男性值得怀疑。

外科医生个人技能和手术经验对死亡率也会造成直接影响。虽然很难统计数据，但还是有证据来支持这一观点。St Mary 医院大肠癌研究项目的结果显示，外科医生的个人手术经验对死亡率、住院天数、吻合口漏发生率、输血量、局部复发以及患者生存都造成直接的影响。苏格兰地区也进行了同样的研究，对 251 例直肠癌患者（96.5%）接受直肠切除术，其中 179 例患者（71.3%）恢复了肠道连续性（Lothian 和 Borders 大肠癌研究项目，1995）。28 名外科顾问医生中，有 5 名负责一半的患者。5 位医师实施的吻合各不相同，但将他们的某种吻合方式与其他 23 名外科医生之一进行相同的吻合方式进行比较，发现吻合口漏的发生率大不相同。但是现在与各个外科医生个人有关的死亡率的差异已经越来越小了，主要是因为 TME 严格的培训和培训期间有关吻合的演示会。

大部分调查得出死亡率与采用姑息手术或是根治手术有关。这有一定的偏差，因为如果仅采用姑息性治疗造成的围手术期的死亡风险要高于根治性治疗的风险。患者在进行姑息性手术时身体状况已经很差。Goligher 也通过调查个人系列的 896 例腹会阴直肠切除也证实了这一点（Goligher，1984）。对 710 例实施根治性肿瘤切除术的患者术后死亡率为 2.8%，而对 186 例仅行姑息性手术的患者术后死亡率为 21%。

去年挪威和瑞典直肠癌登记处的数据显示，术后死亡率为 3%左右，这证明了在少数中心实施的专业化直肠癌手术治疗的价值。

存活时间

关于直肠癌手术后患者的存活情况，已有许多报道。不幸的是，许多数据都很难引用。直到最近，才有 5 年自然存活率可以引用。这是通过手术 5 年后，患者仍然存活的数字与最初治疗人数的百分比来计算的。所以自然生存率并没有考虑到因其他原因导致死亡的因素。许多直肠癌患者为老年人，有可能合并有其他疾病，因此自然存活率很不准确。校正存活率可以解决这一问题。从生命表分析进行数字校正，这也考虑了研究人群中由其他疾病引起患者死亡的因素。尽管它是更精准的分析，但还是个近似，因为这没有考虑失访的患者。

表达和分析存活最准确的方法是用至少超过 5 年的修正率来制定生存曲线。最近大部分的曲线图都是按照这种方法制作的，直肠癌术后生存图会越来越多。另一个需要评估的因素是，研究数据哪些是采取了根治性手术，哪些采用了姑息性和根治性手术这两种疗法。大部分研究只是调查了接受手术的患者。不幸的是，我们从伯明翰，布里斯托尔和康涅狄格的研究发现，很多患者不适合动手术。因此他们的分析没有加入这些患者，所以这个分析存在偏差。如果要得出正确的结果，需要调查分析所有患者，不管他们是否接受了手术治疗。

虽然很难解释生存数据，但用相同方法进行的对照研究为以上提供有用的信息，假如已经认识到上面存在的不足并允许存在。

总体绝对生存率

Grinnell（1953）首次报道了直肠癌患者绝对生存率。1916—1945 年期间，纽约 Presbyterian 医院共有 1026 例患者。手术切除率从 1916—1920 年的 57.5%到 1946—1950 年的 68.3%。手术死亡率从 40.9%降到 6.7%。而 5 年绝对生存率从 1916—1920 年的 17.5%提高到 1941—1945 年的 28.6%。

从癌症登记中心得到了同样的数据。康涅狄格肿瘤登记中心的数据显示，手术切除率从 1935—1939 年的大约 35%增长到 1955—1959 年的约 72%。修正后的 5 年绝对生存率也在这一时间内从 13%增长到 37%（Eisenberg 等，1967）。

同样，伯明翰地区癌症登记的结果显示，1950—1961 年间有 5800 例直肠癌患者自然生存率为 21.9%，纠正的 5 年生存率是 29.2%（Slaney，1971）。西南地区癌症局记录的 1346 例患者中，5 年自然生存率为 23.5%（Milnes-Walker，1971）。而西米德兰注册表最近的数据显示，整体存活率没有明显增加趋势（West Midlands Cancer Registry，1990；Slaney 等，1991；Allum 等，1994），这是对所有的直肠癌患者进行检查得出的数据，不管他们是否进行了手术，因为许多患者不适合做手术，所以生存图的结果很不理想，特别是当这些数据中不包括无法到医院进行治疗的患者时。瑞典癌症登记处数据显示，肿瘤特异性生存率有很大改善，从

1960年代的约40%到1990年代末的60%（Birgisson等，2005a）。因为筛查和提高公众意识导致的早期诊断可以明显改善生存率结果。此外，术前适当的放疗、化疗也同样开始影响生存率。

术后患者的生存

只对那些接受手术治疗的患者的结果进行分析时，得出的数据图就很乐观（表30.24）。康涅狄格的数据显示，所有接受手术治疗的患者术后校正5年生存率从1935—1939年的约32%增长到1955—1959年的49%（与此相比较，绝对生存率分别是13%和37%）。伯明翰癌症登记处显示，接受手术治疗患者的5年自然存活率为39.8%，纠正的5年存活率为48.6%（绝对率分别21.9%和29.2%，）（Slaney，1971）。从1977—1981年间，该地方的报道又显示，根治性切除手术后，Dukes的A期，B期 and C期肿瘤患者校正的5年生存率分别为80%，55%和32%（Slaney等，1991；Allum等，1994）。西南地区癌症局记录的数据（Milnes-Walker，1971）表明，自然5年生存率为34.1%（绝对率为23.5%），但这包括接受姑息性治疗的患者。

这些登记中心的生存率数据图显示了直肠癌患者术后的整体生存的情况。这些数据既来自专科和非专科医院，来自进行规范手术的外科医师或是不常进行这种手术的外科医生手中，大多数报告包括了接受姑息性和根治性手术的患者。

如果数据来自专科医院，将患者分成接受根治性切除和接受姑息性手术2组，登记中心的结果就完全不同。St Mark医院的Lockhart-Mummery等（1976）在这方面报道的数据很有意思。1948—1967年间，2410例患者术后存活，全组中，自然生存率和校正的5年生存率分别为47.1%和56.7%；1931例接受根治性手术的患者，相应生存率分别为56.6%和68.4%，这包括接受不同类型手术的所有患者。Leeds总医院在1955—1968年的数据显示，相应生存率比St Mark医院少10%（Whittaker和Goligher，1976）。407例进行了根治性手术的直肠癌患者的自然生存率和校正的5年生存率分别为48.8%和56%。墨尔本的休斯中心，得出的结果更令人鼓舞（McDermott等，1981），867例直肠癌患者中，67%进行了根治性手术，手术死亡率为5.2%，男性校正的5年生存率为67%，女性为74%。在亚伯丁治疗中心的治疗结果更为可信（Jones和Thomson，1982），其中276例接受了根治性切除患者，校正的5年生存率为84%。

McArdle和Hole（1991）的研究结果再一次强调了专业化规范化治疗的好处。他们对645例在1974—1979年间接受13名外科医生手术治疗的结直肠癌患者进行了前瞻性研究。接受根治性手术的患者比率随不同的外科医师而有所不同，从40%～60%。术后总的死亡率为8%～30%，局部复发率为0～21%，而接受根治性切除患者，10年校正生存率为20%～63%。作者认为，有些外科医生达不到最佳的手术水平，一些外科医生的技术比不上他们的同事，甚至有些外科医生未能监督好对下级医师的培训。这些因素都影响了患者的生存率，当

表30.24 直肠手术患者整体生存率，包括根治性手术及姑息性手术患者

作者	机构	5年原始生存率(%)	5年修正生存率(%)
Eisenberg等（1967）	特异的和非特异的		49.0
Milnes-Walker（1971）	特异的和非特异的	34.1	
Slaney（1971）	特异的和非特异的	39.8	48.8
Lockhart-Mummery等（1976）	特异的	47.1	56.7
Whittaker和Goligher（1976）	特异的	36.3	
McArdle等（1990）	非特异的	36.0	

时他们建议像现在这样进行专业化手术。虽然调查包括了结肠和直肠癌患者，但切除直肠肿瘤需要更高的外科技能，更专业化的医师。

专科医院得出的数据显示，不应该像登记中心的数据而对预后失去希望。早期诊断，早些从家庭医生转到专科医生进行治疗，登记中心的数据可以得到改善。为达到此目标，公众和开业医生都需要意识到症状的重要性，如直肠出血、大便习惯改变等。随着诊断服务和诊断结果的有效性的提高，特别是结肠镜检查，可以改善这些局面。全科医生的开放式访问也会有利于这些局面的改善。同样，全科医师将患者转诊到专业的结直肠癌疾病顾问医师，从而取得较高的手术切除率和较低的死亡率。

一个更加严格的外科医生培训体制和质量保证的准入登记制，可以改变这一趋势。在瑞典，正在进行的直肠癌手术登记制已经明显改变了这一结果。现在，直肠癌的相对生存率为 60%。在 2000 年到 2004 这 4 年间，直肠癌患者生存率比结肠癌患者要高。这意味着，培训、中心专业化和质量管理可以提高生存率（Birgisson 等，2005a）。挪威的报告也显示了生存率得到提高的现象（Wibe 等，2002a）。

影响预后的因素

手术的类型和范围

手术的选择也许是辩论最激烈的问题，最关键的问题是，在与之前腹会阴根治术所取得的结果相比较的话，最近盛行的对于低位直肠癌的保留括约肌手术是否危及了患者的生存率。在本章的前面已经讨论过此问题，下面有几点需要强调一下。

首先，对于接受保留括约肌切除术和腹会阴根治术的直肠癌患者的命运，目前还没有前瞻性的对照研究，只有一些回顾性的研究数据可查。当仔细分析那些回顾性研究的数据时，可以发现那些肿瘤类型相同、距肛缘位置类似的患者，这两种手术之间没有明显的差异。然而大多数研究并未不包括那些肿瘤长在直肠 1/3 的患者。在我们的研究中，我们试图将 1978—1982 年间对肿瘤较低接受了保留括约肌切除术的患者和 1977 之前（Williams 等，1985）接受过腹会阴根治术的类似患者相匹配后进行比较研究。用寿命表分析两组（图 30.9）时发现它们之间没有显著差异。渐渐的，文献中出现了其他人关于低位直肠癌患者保留括约肌切除术后生存率的报道。因此，Heald 和 Ryall（1986）在 Basingstoke 区医院对 115 例患者进行了保留括约肌切除术，术后有 3 例（2.6%）死亡，69 例患者吻合口距肛缘少于 5cm，86%患有直肠癌的患者接受了保留括约肌切除术，校正 5 年累积生存率为 87%，而且那些肿瘤位置较低并行保留括约肌切除术的患者效果与那些肿瘤位置较高的患者差不多。虽然这些结果并无接受腹会阴根治术的患者作为对照，他们显然是很特殊的，事实上比文献报告的类似肿瘤行腹会阴根治术的结果要好。作者强调，他们成功的原因是采用了直肠整个系膜切除这种技术，因为系膜内可能包含微小癌病灶。这种技术被称为直肠全系膜切除（TME），并在近年来受到相当的重视，目前是治疗所有中下段直肠癌切除的公认方法。

乍一看这似乎不可能，前切除术居然比腹会阴根治术有更好的结果。作者解释了这一明显的矛盾的事实，即使是进行更好的根治手术时，部分直肠系膜仍有可能被遗留下来。技术上的考虑例如人为挤压、直视下缺乏解剖层面、会阴部手术平面不清、手术时间短以及许多外科医生从事相对而言较少的手术例数等一系列因素归结为其他系列研究失败的原因。无论如何解释，这项研究工作确实表明，如果手术做到根治，病例选择恰当，患者经过很好的鼓励，低位保留括约肌手术的生存率并不比腹会阴根治术差。Heald 和 Ryall（1986）所取得的研究结果是我们都很期望的。

直肠全系膜切除术对直肠癌治疗培训产生了影响，它对生存率和复发率的影响还需要进一步的分析，这个我们已经讨论过了。因此不仅是手术的类型会影响到生存率，清扫的范围也影响着生存率。所以必须要考虑的另外一个方面就是，是否像日本医生推荐的那样行根治性侧方淋巴结清扫。

大多数检查侧方淋巴结清除的研究都完成了侧方淋巴结清扫，并行腹会阴根治术。Enker 和他的同事（1979）还有各种日本的外科医生都是扩大淋巴结清扫的支持者，因此 Takahashi 和 Kajitani（1982）发现 24%的患者在盆腔侧壁上的淋巴结转移的情况下，根治术后能存活 5 年以上。同样，Koyama 等（1982）声称 Dukes B 期和 C 期患者根治术后 5 年存活率能提高 20%。这两项研究都是回顾性对照研究，因此很难确定组间的可比性。Moriya 等（1989）在日本研究了接受了盆腔根治性淋巴清扫术的直肠癌患者，局部复发率为 5%，无病生存率为 69%。对于盆腔局部病灶的患者进行双侧扩大淋巴结清扫术后，后者则上升到 76%。

然而在 Dukes'B 期和 C 期的患者中，只有 25%的患者（Scholefield 和 Northover，1995）进行双侧扩大淋巴结清扫术，而且实施这项手术的决定也是主观的。因此病例术式的选择与传统方法进行对照比较就更加困难了。

扩大淋巴结清扫术的缺点，其支持者必须面对的是并发症发生率的增加，特别是骨盆神经损伤的结果。Hojo 在 1982 年的早期数据中表明 437 例病患中有 170 例（39%）患者术后长期排尿困难。性功能障碍更是常见，60 岁以下的患者有 76%出现性无能，而且这种情况很少能够恢复（Hojo，1989）。导致排尿困难的神经损伤的主要部位是盆腔神经丛受损。但是如果 S4 前支的一侧保留完好，膀胱的感觉和排尿应该不会受到严重的影响（Hojo 等，1991）。另一方面，要保护性功能就困难得多（Hojo 等，1991）。这一并发症让人很不安，所以日本已经推出了“保留神经的手术”，其目的是要开展保留下腹下和盆腔神经丛而不影响肿瘤清除的手术。尽管如此，仍然有 20%的患者术后需要长期留置导尿管（Hojo，1989；Hojo 等，1989）。

西方的结直肠外科医生仍然相信，侧方淋巴结清扫增加了相关并发症证的发生。也有类似的回顾性研究，声称该技术并无好处。Deddish 和 Stearns（1961）发现，在 422 例接受过侧方淋巴结清扫术的前切除术和腹会阴根治术的直肠癌患者的生存率有所改善。伦敦皇家医院的 Glass 等（1985）未能证明 64 例接受外侧淋巴结清扫术患者的生存有任何改善。其他作者也有类似的结果（Gall 和 Hermanek，1988；Pol 等，1989；Cavaliere 等，1991）。迄今为止，在这个问题上的所有数据，我们可以很清晰地看到，我们不知道侧方淋巴结清扫术相关的发病率增加会不会导致生存率上的改善。这个问题只有通过前瞻性对照试验进行解答。

另一项可能影响生存率的技术因素是在直肠癌切除术时，肠系膜下动脉结扎的水平。这个问题自从 Miles（1908）推出肿瘤向上扩散概念的时候已经开始讨论了。Miles 他自己推荐在左结肠动脉支远侧分离结扎肠系膜下动脉，随即整块切除远端的淋巴结和肠道。然而 Moynihan（1908）认为肠系膜下动脉分离和结扎应该在腹主动脉发出处，以便去除更多的近端淋巴结。Dukes 随后表示癌症通过淋巴向上扩展与肠系膜下动脉紧密相关的淋巴结一直到腹主动脉处是一致的，Moynihan 的“高位结扎”成为直肠癌根治性切除的合理部分（Dukes，1930）。因此一直到现在 Moynihan 的理论被大多数结直肠外科医生认同，先拿高位结扎术后生存率不佳的报告使人们质疑这种操作（Rosi 等，1962；Grinnell，1965）。左结肠动脉上淋巴结受侵的患者，高位结扎恰恰是针对这些患者的，是相当有好处的，却没有比其他恰当的治疗获得更好的预后。Pezim 和 Nicholls（1984）提供了更多的数据支持相同的论点。他们回顾了 1 370 例直肠切除患者，784 例接受了肠系膜下动脉低位结扎；586 例接受了高位结扎术，两组在肿瘤组织学分级和静脉浸润程度方面都相似。Dukes A 期、B 期或 C 期患者的自然生存率或校正 5 年生存率两组没有差异。这似乎说明一旦受侵的淋巴结达到主动脉水平，肿瘤已发生广泛扩散，预后结果将不会受到肠系膜下动脉结扎水平的影响。不过只算是一个初步的结论，因为尚无前瞻性研究的结果。直到有一个明确的答案，否则我们将继续执行肠系膜下血管的高位结扎的方法，这不仅希望有改善生存率，还能更准确地分期和更容易的手术操作。

关于受侵的邻近结构切除对生存率的影响也要做一些注释。侵及其他组织的肿瘤比仍局限在直肠内的肿瘤预后差，然而一些发表了扩大手术切除数据的中心报道了让人鼓舞的结果。Bonfanti 等（1982）声称在 61 位患者中，有 8.1%的手术死亡率（腹会阴切除手术 41 例，保留括约肌保留术 18 例，Hartmann 手术 2 例），这 61 位患者都切除了被直肠浸润的一个或多个器官。那些肿瘤浸润邻近器官并有组织学证据的患者，术后 5 年精确生存率为 32%，而无此状况的生存率为 75%。这些数字表明应该尝试着建立一个观念，就是肿瘤即使侵犯临近器官也要大范围的切除。有些肿瘤没有浸润的微观证据，而对其余的而言，扩大范围切除可能是治愈的唯一的希望。Gilbertsen（1960）、Cooke（1956）、Van Prohaska 等（1953）以及 Pittam 等（1984）得出了同样的结果。我们是否应该采信这一理念作为合理的结论，即在肿瘤广泛存在的情况下，实施彻底盆腔清扫，是有争议的。Brunschwig 和 Daniel（1960）表明，他们对 21 例患者进行了此种手术，手术死亡率为 5%和 5 年后生存率为 31%。同样，纽约州布法罗市 Roswell Park 医院的 Ledesma 等（1981）也得出相同的结果。1955—1975 年他们对 30 例患者进行全盆腔脏器切除术，术后死亡率为 10%，术后 5 年自然生存率为 48%。Takagi 等（1985）用同样的方法治疗了 13 例晚期局部蔓延的患者，手术死亡率为 7.7%，校正 5 年生存率为 38.5%。Shirouzu 等（1996）对 26 例局部晚期直肠癌的全盆腔脏器切除术的患者进行回顾性分析。手术死亡率为 8%（2 例死亡），局部晚期而无淋巴结或其他转移病灶的情况下，患者的 5 年生存率是 71%。而有转移患者的预期寿命（用月来计算）毫无意外地大幅度减小。

作者得出这样的结论：全盆腔脏器切除术通过减轻症状和控制疾病，提高了患者的生活质量；对某些患者可以完全治愈。应该强调的是，有双重造口的生活对老年患者而言，比较厌烦；然而对年轻人的治疗又有新的进展，就是在不危及肿瘤根治切除的前提下，尽量保留括约肌的功能。或许对进行这种根治手术的患者要严格手术适应证。

患者的年龄和性别

一些作者已表明女性比男性患者的预后要略好一些。早期研究中用自然 5 年生存率的数据表明，不管肿瘤在直肠哪个位置，无论是何种手术，女性的生存率率比男性大约要高 5%（Mayo 和 Fly，1956；Dukes，1957）。这一结果得到 McDermott 和他的同事们的支持。在墨尔本他们发现男性和女性患者相应的生存率分别是 51% 和 57%（McDermott 等，1981）。然而这些数据包括了直肠癌与结肠癌的患者。Fitzgibbons 等（1977）对直肠癌腹会阴根治术患者寿命图进行分析，发现女性比男性有更好的预后。这个差异不能用男性病理晚期肿瘤的发病率高于女性来解释。

患者年龄对直肠切除术预后的影响也许更难以解释。老年患者在术后随访期间因合并其他疾病而死亡，故比年轻患者有更高的死亡率，5 年生存率表明老年患者预后较差。然而目前没有资料证实老年肿瘤患者在病理上比年轻患者更不利；另一方面，众所周知，年轻人（即 30 岁以下）的肿瘤恶性程度更高。然而有数据质疑这一论点，Umpleby 等（1984a）并没有发现患者校正 5 年生存率在不同年龄组存在差异。当 McDermott 等（1981）在观察 1 709 位直肠和结肠肿瘤患者癌症特异性生存率的时候，发现 40 岁以下患者的预后比老年患者更好；另一方面，如果高龄患者术后存活，其局部和远处复发率以及生存率和年轻患者是相似的（Endreseth 等，2006）。公众意识的缺乏仍然是影响直肠癌和结肠癌的癌症相关的生存率的主要影响因素（Tilney 等，2007）。

肿瘤的病理特点

很多研究已经证实了 Dukes 的原始观察：生存率与 Dukes 肿瘤分期息息相关。Duke 收集了 2256 例接受了直肠切除术的患者，其 Dukes A 期，B 期和 C 期校正后 5 年生存率分别为 97%，79% 和 32%（Dukes，1957）。由于 Dukes 分期不够精确，只能给生存率提供一个粗略的预测。因此淋巴结转移的数量和位置对预后的影响与肿瘤浸润程度是一样重要的；直肠上段肿瘤是否存在浆膜受累对预后十分重要（Supiot 等，2006；Cavaliere 等，1995；Wagman 等，1998）。

正如在第 27 章的病理切片的讨论一样，许多其他因素也影响着术后患者的预后。JASS（1986）表明，预后与淋巴结转移的数量和淋巴细胞浸润的存在有关系。预后标准的关键是分期的质量。淋巴结的获取仍然是个问题，除非病理科对切除的直肠癌标本有明确规定（Khatab 等，2007）。肿瘤组织分化程度、肿瘤是否是二倍体或非整倍体细胞 DNA 含量、局部浸润的程度、环周切缘受侵程度以及隐匿性肝转移的存在等因素都必须要充分考虑（Mercury Study Group，2006）。

直肠肿瘤的位置

早期研究原发肿瘤的位置对预后的影响发现，腹膜外直肠癌患者预后优于腹腔内直肠癌患者。直肠肿瘤的位置越低，预后越差（Gilchrist 和 David，1947；Waugh 和 Kirklin，1949；Stearns 和 Binkley，1953；Gilbertsen，1960，1962）。纽约的 Stearns 和 Binkley（1953）发现，距肛缘 0～6cm 的肿瘤患者，5 年生存率为 52.8%，6～11cm 的生存率为 61.8%，11cm 以上的生存率为 72.5%。Whittaker 和 Goligher（1976）证实肿瘤在直肠下 1/3 处要比上 2/3 的预后差（表 30.25）。

Quirke 等（1986）以及 Heald 和 Ryall（1986）的研究可以解释这种差异。直肠癌微小病灶向直肠系膜内快速转移的发生率比以前更为常见。肿瘤位于直肠上 1/3 时，切除这些组织相对比较容易的，而且也经常这么做。当直肠癌位于盆腔深处，切除直肠系膜更加困难。此外，因为这种转移模式发生的频率直到最近才认识到，所以外科医生可能不会尽其所能得切除系膜。随着直肠全系膜切除术的实施，这些与位置相关肿瘤存活率的差异

表 30.25 高位直肠肿瘤切除术后的 5 年生存率

高度	手术的直接幸存者	患者 5 年生存数	原始 5 年生存率（%）
上 1/3（13～19cm）	46	24	52.2
中 1/3（7～12.5cm）	200	111	55.5
下 1/3（0～6.5cm）	142	58	40.1

来源自：Whittaker 和 Goligher（1976）。

基本上消失了（Endreseth 等，2006）。

5 年后的生存率

用 5 年来表达生存活率是个惯例，原因是长期生存的数据显示死于复发的患者明显减少。在 St Mark 医院的总的校正 5 年生存率为 57.5%，10 年下降到 51.4%，15 年为 50.4%，20 年为 49.8%。因此术后 15 年期间只有不到 10%的患者在最初 5 年后死亡（Bussey，1963）。

复发

直肠癌直肠切除术后的复发率难以确定。理想的情况下，每一种情况下应该有复发的组织学证据，但在实践中这是很难获得的。在临床实践中，经常会出现临床高度复发，但影像学检查无法发现，而活检又不可行。这种情况在直肠腹会阴根治术后是特别常见，因为难以进入盆腔进行检查。复发也可能毫无症状，只有进行验尸报告才能发现。由于现代影像技术的应用，例如腔内超声检查，CT 扫描，MRI 和最近的 PET 扫描，希望能对肿瘤复发的检测更为容易，同时也希望能够早期发现复发。

即使患者出现局部复发，也不一定能确定是否有远处扩散。为了确保复发率准确的方法就是对每例患者死后进行尸检，这显然是不切实际的。目前发表的数据都是结合临床特点、影像学表现、有时依靠活检和尸检等得出的。所有的研究毫无疑问都低估了复发率，当以此为主题的报告进行评估时，这一点应始终牢记。复发的时间间隔对生存率也有一个影响，短期内的复发预后较差（Kaiser 等，2006）。

不同术式术后的相对复发率

这个主题在很早之前就已经讨论过了，但是有些重点需要重复一下。将直肠类似的肿瘤分别行保留括约肌手术和腹会阴根治术，即使是在直肠中 1/3 下部和直肠下 1/3 的上部，其两种术式的复发率相比相差不明显（图 30.10）。在预防肿瘤复发方面，低位保留括约肌切除术和腹会阴根治术是一样有效的，当认识到腹会阴根治术后出现复发更难检测时，这一概念得到进一步的强化。只有对外侧边缘尽可能广泛切除并且远端至少 1～2cm 切缘，这种可比性的复发率才能实现。无论采用哪种手术切除肿瘤，局部扩散的肿瘤比那些活动性好的肿瘤更有可能会复发。

伦敦 St Mary 医院（Phillips 等，1984A，B）的大肠癌项目研究了全英国肿瘤局部复发的总发病率，该项目包括由许多专科医院、教学医院与非教学综合性医院的外科医生进行的手术的结果，共 1376 例，其中腹会阴根治术（788 例）或保留括约肌切除术（598 例），根治性切除 897 例（505 例腹会阴根治术，393 例保留括约肌切除术）。局部复发 124 例（15%）。虽然腹会阴根治术（12%）和保留括约肌切除术（18%）的复发率存在统计的差异，但关于肿瘤的大小、位置、扩散程度等都未给予相关的数据进行对比，所以这种比较很难解释。例如，强调了外科医生间的局部复发率的差异，但并没有注意到这些外科医生实施两个手术的相对比例。

McCall 等（1995）回顾分析了 1982—1992 年间公布的尚未应用的直肠癌术前辅助治疗的手术系列结果。只有至少包含有 50 例接受过该治疗的患者的文献才被纳入文章进行分析。关于手术的特殊信息（保留括约肌切除术与腹会阴根治术）的患者有 6 188 例。3 577 例患者接受保留括约肌切除术的局部复发率为 16.2%（来自 30 篇文献）；对 2 601 例患者行腹会阴根治术复发率为 19.3%（来自 24 篇文献）。关于前切除术和腹会阴根治术最新比较研究，甚至与辅助化疗放疗或单纯放疗联合，表明局部发病率在这两个手术之间没有明显区别（Okaro 等，2006；Zolciak 等，2006；Chuwa 等，2006）。

影响复发率的其他因素

尽管用各种假说来解释直肠切除后引发局部复发的原因，但是到目前为止似乎最重要的因素是对肿瘤切除的不够彻底所致。这就是为什么那些固定的恶性肿瘤的切除术后复发率比那些游离活动的肿瘤切除后复发率要高得多的原因（Wood 等，1981；Durdey 和 Williams，1984）。复发的类型已经被人们认识了很多年，但问题比普遍认为的还要常见。在这之前，我们已经提到过 Quirke 等（1986）关于观察 52 例直肠癌侧方扩散程度的研究。这种转移的程度已被低估，在很大程度上是由于对切除标本的病理检查不够细致。通过对肉眼即可明确的最大肿瘤浸润的组织进行切片检查，只有 13 例（21%）侧方扩散被发现。评估侧方扩散时，通过肉眼判断受侵侧方切缘的单一切片检查法是许多病理学家的常规做法。侧方受侵的判断不能完全依靠病理学家；11 例（52%）患者进行根治性腹部手术时被医生确定分类。我们的数据还表明，不管患者是经历了腹会阴根治术或是保留括约肌切除手术，其侧向扩散的程度是相同的。研究的另一个非常重要的一点就是，无论腹会阴根治术和保留括约肌切除术，手术过程中侧向切除的组织数量没有明显的不同。从侧向切缘是否干净的角度而言，这两个手术都是根治性的手术切除。

所有这些结果都再次被一个更大的 Leeds 组的前瞻性研究所证实（Adam 等，1994）。该研究对 190 例直肠癌切除标本进行了圆周切缘扩散检查。与以往的研究相比该技术的使用更加简化了。141 例标本中有 35 例（25%）环周切缘受肿瘤浸润，而这些都被外科医生认为切缘是阴性的，所有 190 例标本中有 69 例（36%）。经过平均 5 年随访，潜在根治性切除后局部复发率为 25%，环周切缘阳性患者的局部复发率明显高于那些环周切缘阴性的患者（79%比 10%）。环周切缘阳性是直肠癌手术后局部复发和影响生存率的单独标记，其他作者也证实了这些结果（DeHass-Kock 等，1996；Wibe 等，2002b；Nagtegaal 等，2002；Birbeck 等，2002）。最近的一些出版物强调环周切缘阳性对局部复发的影响，悉尼直肠癌审查发现 8%的患者环周切缘为阳性，这与肿瘤的固定、局部粘连、穿孔、静脉浸润和肿瘤分化级别有关（Chapuis 等，2006）。环周切缘阳性的患者放疗后持续存在有很高的复发率（Glynne-Jones 等，2006）。

影响预后的因素也对复发有一定的影响。因此 Gilbertsen（1960，1962）表明复发率与 Dukes 分期有关。Dukes A 期局部和远处复发率分别为 9.1%和 13.6%，Dukes B 期是 16.7%和 29%，Dukes C 期是 40.8%和 28.5%。所有接受了直肠腹会阴根治术的患者，在 Gilbertsen 的系列研究中，总的局部和远处复发率分别为 24%和 19.7%。Morson 等（1963）证实了这些发现，其总的局部复发率为 9.7%。再次所有患者都接受腹会阴根治术，相应的 Dukes'A 期，B 期和 C 期患者局部复发率分别为 0.8%，5.2% 和 16%。McCall 等（1995）综述分析了 51 篇文献后，发现 10 465 例患者平均局部复发率为 18.5%，相应的 Dukes A 期，B 期和 C 期患者局部复发率分别为 8.5%，16.3% 和 28.6%。Morson 等（1963）发现复发与直肠肿瘤的位置有关，下 1/3 的复发率为 14.5%，中间 1/3 为 8.3%，上 1/3 为 5.2%。可以预料，直肠以外受侵的程度影响着复发率，没有局部扩散的患者复发率为 0.9%，轻微扩散为 5.9%，大范围扩散的患者为 16.8%。在我们自己的系列研究中（Durdey 和 Williams，1984），我们发现直肠切除后（包括腹会阴切除和保留括约肌切除），肿瘤直接扩散的患者局部复发率为 41.3%，肿瘤没有外侵的患者为 15%。这种差异有统计学意义（$P<0.01$）。

从 St Mary 医院项目的数据也证明了局部扩散程度和复发之间的相关性。其他一些影响复发的因素，St Mary 项目强调的是肿瘤分化程度、梗阻及癌肿穿孔（表 30.26）。输血也与复发率的增加有关（Jaqoditsch 等，2006）。无论是接受了腹会阴根治切除术还是前切除术，肿瘤分化程度、梗阻及穿孔都会影响其复发率（McArdle 等，2006）。本组研究发现，影响复发的另一个因素（不止是针对直肠癌）就是与外科医生本身有关的因素，从 4%～30%之间变化不等。同一作者（McArdle 和 Hole，1991）的早期研究发现，13 位医生做的手术局部复发率在 0～21%之间，尽管这些数据是针对结肠癌和直肠癌。外科医生相关的变量对吻合口漏和切口感染有一定的影响。这些数据说明并要全球都认识到，肛肠外科，由于其特殊性需要全面

表 30.26 St Mary 大肠癌计划中影响局部复发的因素

变量	APER*		AR*	
	No.	%	No.	%
Dukes' s 分期：				
A	4	7.0	2	3.0
B	21	36.8	33	49.3
C	32	56.1	32	47.8
肿瘤分化：				
高	13	22.8	12	17.9
中	33	57.9	45	67.2
低	11	19.3	10	14.9
梗阻：				
无	57	100	63	94.0
有	0	0	4	6.0
穿孔：				
无	54	94.7	65	97.0
明确	1	1.8	0	0.0
可疑	3	3.5	2	3.0
肿瘤活动度：				
活动	30	52.6	50	74.6
部分或完全固定	27	47.4	17	25.4

APER，腹会阴联合直肠切除术；AR，直肠癌前切。

*百分比为变量的频率，并非局部复发率。

来源自：Phillips 等（1984b）。

综合的培训和准入制度。

随访的时间也会影响复发率。然而许多研究表明 80%～90%的局部复发都发生在术后第 1 个 2 年内。这一观点再次证明了这一概念，就是大多数情况下局部复发是由于原发肿瘤切除时不够彻底所致。基于这种发现，肿瘤复发可能在术后 10 年期间内的任何一个时间发生（Rullier 等，2001）。

以前一直认为对远端清除的程度影响肿瘤的局部复发，特别是保留括约肌手术后。然而大量的数据显示远端切缘至少为 2cm 后，局部复发率不受远端切缘长度的影响（Pollett 和 Nicholls，1981；Williams 等，1983；Phillip 等，1984a，b）。

一直有种说法，就是用吻合器进行吻合比传统的手工吻合更有可能发生局部复发。因此 Rosen 等（1985）发现吻合器吻合和手工吻合对与直肠上 1/3 与下 1/3 的患者的复发率没有显著区别；但对直肠中 1/3 的肿瘤使用吻合器比手工吻合的复发率要高得多。然而 Leff 等（1985）、Bokey 等（1984）、Williams 等（1985）、Kennedy 等（1985）和 Wolmark 等（1986）均未能证实这些发现，有人认为这些比较是在非随机对照试验，没有可比性。用吻合器进行低位直肠癌保肛手术，这个在以前已经说过，手工缝合不能完成的手术，这个事实也许可以解释为什么一些人会认为用吻合器比手工吻合会导致更高的复发率的原因。然而一些其他的机制被提出来了，特别是在肠腔内，吻合器枪身刮脱肿瘤细胞然后可能在吻合口处种植（Rosen 等，1985）。在本书中，我们非常有趣地发现，复发率最高（32%）（Hurst 等，1982）的系列研究的作者强调，他们在用吻合器进行吻合时，直肠残端并不进行冲洗。然而经过对文献的详细分析，我们发现使用吻合器本身并不影响局部复发率（Abulafi 和 Williams，1994）。但是必须指出，确保这种说法是正确性的唯一办法是进行前瞻性对照试验。关于这个问题的唯一前瞻性对照试验是由苏格兰西部的外科医生（Akyol 等，1991）进行的，这个实验也包括了结肠癌患者。随访 24 个月后，发现手工缝合后的平均复发率是 29.4%，而吻合器吻合为 19.1%（$P<0.01$），表明吻合器吻合引起复发的可能性较小。然而这些复发率非常高，要求我们加快结直肠外科专业化进程（Martling 等，2000；Martling 等，2005；Kapiteijn 等，2002；Wibe 等，2002；Jessop 等，2006；Daniels 等，2006）。

局部切除包括 TEM（经肛门内镜显微手术）

适应证

对于将局部手术作为某些直肠癌的根治性切除治疗可选方式有不同的意见，经肛门内镜显微手术（TEM）的出现更增加了这种争论。少数早期、首诊为小的 Dukes A 期的直肠癌从技术上来讲适合这种治疗，毫无疑问这些患者通过这样的手术会被治愈。但在许多外科医生的头脑中存在的问题是如何准确选择病例，因为在这个方面 Dukes 分期不是很精确。这些恶性肿瘤局限于黏膜下层的息肉状病变，使用 Haggitt 分类应该是 Haggitt 1～3 级，也有部分 Haggitt4 级病变可以局部切除。但任何浸润固有肌层的病变，由于存在淋巴转移的可能，局部切除是禁忌（图 30.104）（McCloud 等，2006；Floyd Saclarides，2006）。

在这些病例中单纯的临床评价可能是不够准确的，局部切除可能会因此被患者拒绝。在 TEM 之前那些主张局部治疗的中心强调非常严格的选择标准（Madden 和 Kandalaft，1971；Crile 和 Turnbull，1972；Mason，1976；Salvati 和 Rubin，1976），尽管存在细微差别但中心之间用来判断传统的直肠癌局部切除标准有着惊人的一致。肿瘤应该是：

- 小型：直径小于 3cm
- 位于直肠腹膜外区域
- 活动和限于肠壁内
- 息肉状而非溃疡
- 良好或中度分化（Weakley，1983）。

然而我们的研究表明，用临床的方法评估肿瘤的活动性和术前活检评估病理分级通常是不准确的（Williams 等，1985）。虽然腔内超声对于测定癌症的侵袭深度（Benyon 等，1986）有一定的作用，但局部扩散和准确分期以往是通过 CT 扫描来评估的（Nicholls 等，1982；Williams 等，1985）。通过多处活检可以改善术前组织学分级，但主观的判读和组织异质性降低了这个参数在选择上的重要性。术前分期现在已经完全被高质量的 MRI 取代，MRI 在大多数情况下，对浸润的深度和淋巴结状态有非常准确的评估（Brown 等，2004a；Brown 等，2004b；Salerno 等，2004；Brown 等，2003；Mercury Study Group，2006）。然而外科医生不能肯定淋巴结没有发生转移，正是由于这些原因，折中的意见是局部手术仅用于根治性切除小的、活动的 T_1 期病变，或者是对无论其是否存在转移的局限性直肠癌，由于其他原因不适合做根治性手

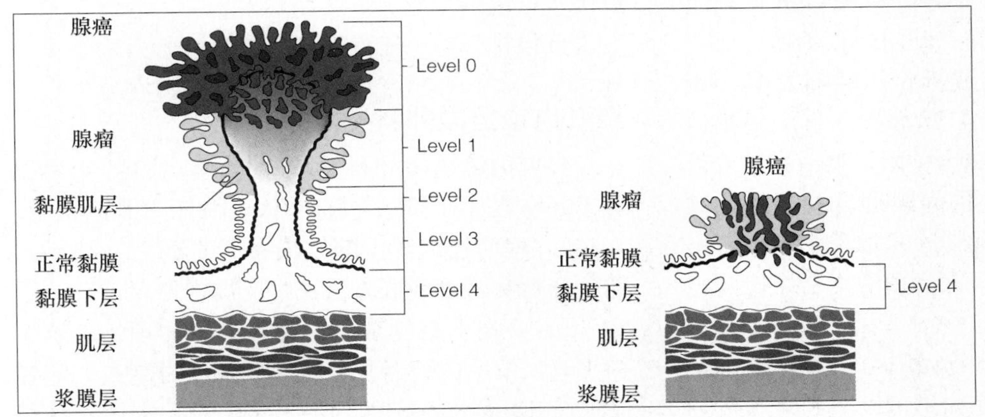

图 30.104　恶性息肉侵犯深度的分级。左侧为息肉状，右侧为无蒂息肉。

术者。

我们自己的观点是局部切除术，特别是 TEM，对经过严格选择的患者可以作为治疗的常用方法。局部切除是对低位、小的、活动的病变患者是有用的，否则唯一的选择就是腹会阴切除术和永久性结肠造口。如果在盆腔 MRI 或腔内超声的帮助下进行选择病例，且随访认真细致，我们发现传统的局部切除或 TEM 是一个可以接受的手术。虽然使用 TEM 局部切除的范围增加了，但仍然主要局限于直肠腹膜外区域的病灶，距肛缘起最大距离限于前壁 12cm，侧壁 15cm，后壁 20cm（Buess，1996）。波士顿团队研究了放化疗结合局部切除治疗 T_2 期病变，5 年结果支持了他们的观点，即局部切除是那些不接受腹会阴切除的小肿瘤患者的一种选择（Bleday 等，1997）。同样局部切除结合放化疗对那些临床状况禁忌行直肠前切除或腹会阴切除的患者来言也是一种选择。费城团队也取得了同样的研究结果（Fortunato 等，1995）。

局部治疗在直肠癌姑息治疗上的使用很少有争议，局部切除、电灼、冷冻、激光治疗和 TEM 均被使用。随着肝脏超声和 CT 扫描的频繁使用，更多伴有转移的患者被检测出来，因此有相当大一部分患者适宜这种治疗。

手术操作

传统的局部切除术

局部切除可以通过经肛或经括约肌途径进行，这种技术与绒毛状腺瘤的局部切除类似（参见第 25 章）。然而，对癌症进行的切除涉及全层，而不是黏膜下切除。

经括约肌切除现在是一个过时的手术了，这种手术最适合肿瘤位于距肛缘 8～12cm 的直肠前壁或前侧壁的患者。患者需要俯卧折刀位进行此手术，直肠肛管后壁纵向切开，肛门内括约肌、耻骨直肠肌和外括约肌分别缝线标记。肿瘤及其周围 1～2cm 的直肠壁全层切除，止血后，直肠缺损以 Dexon 或 Vicryl 缝线间断缝合关闭，然后直肠肛管以 Dexon 或 Vicryl 缝线逐层间断缝合重建。这项技术已基本被超低位直肠前切除术取代，当患者不适宜创伤大的手术或由于合并症预期生命短暂的患者，可改行 TEM。

传统的经肛切除对于距肛缘 8cm 以内的小型病变仍在使用，更高的病变如果可以坠到直肠下端也可以用这种方式治疗。截石位适于直肠后壁或后侧壁病变；当病灶位于前壁时更适合采用俯卧位。

传统的经肛门切除技术

患者肠道准备，预防性应用抗生素，标记造口点以备不时之需。根据肿瘤的位置，取截石位或俯卧折刀位，在全麻下施行手术，在我们的实践中也可采用硬膜外麻醉或脊髓麻醉。如果对局部切除的可行性有疑问，应采用头低脚高的截石位，且腹部和会阴都需要同时消毒准备。

肛门插入 Parks 拉钩，在病灶周围可标记 8 处缝线，在距肿瘤边缘 1.5cm 处深缝，以便最大限度地减少对病变的损害，并能保证足够的切缘。标志缝线末端应保留足够长，缠绕成一个中国结（图 30.105a）。牵拉标志缝线避免黏膜损伤，以这种方式可以将肿瘤拉低至肛管下部；如果不能实现，则有可能因为肿瘤累及直肠外，传统的局部切除应当摒弃。在肿瘤外周 3～4cm 再缝置 4 处标志缝线，然后在病灶周围缝置一周缝线作为牵引，末端缠绕在中国结内（图 30.105b），距病灶边缘 2cm 环形切开全层肠壁直至肠外脂肪。因为牵拉时容易显露，我们倾向于在逐渐切开直肠时采用电凝方法同时止血（图 30.105c）。整个肿瘤被切除后会形成一个相当大的缺损。标本应包含直肠旁淋巴结和这段直肠外脂肪组织。

由于缝合直肠壁缺损时很容易扭曲直肠腔，导致狭窄或挛缩引起失禁症状，因此仔细的直肠重建至关重要。为使缺损上缘可以无张力缝合到远侧切缘，应游离直肠上瓣（图 30.105d）。缺损应分一或两层横向缝合，我们喜欢连续全层缝合，但有时大碟形的缺陷应首选间断缝合（图 30.105e）。关闭缺损之前建议用碘伏灌洗直肠。缝合完成后移除牵引线，以便在直肠指诊和乙状结肠镜检查时，外科医生可以确定有无直肠变形发生。

肛门排气管一般没有必要放置。

经肛内镜显微外科手术

经肛内镜显微外科手术（TEM）1983 年由德国 Buess 及其同事首先应用于临床（Buess 等，1984）。这项技术产生的原因在于直肠后入路手术的破坏性和常规经肛方法视野的局限性。

TEM 技术是复杂的，需要充分的训练。这套由 Buess 发明的设备由德国 Wolf 公司制造。它包括一个 12 或 20cm 长、外径 4cm 的手术用乙状结肠镜，其配备了高清晰度的多达 6 倍放大的双目光

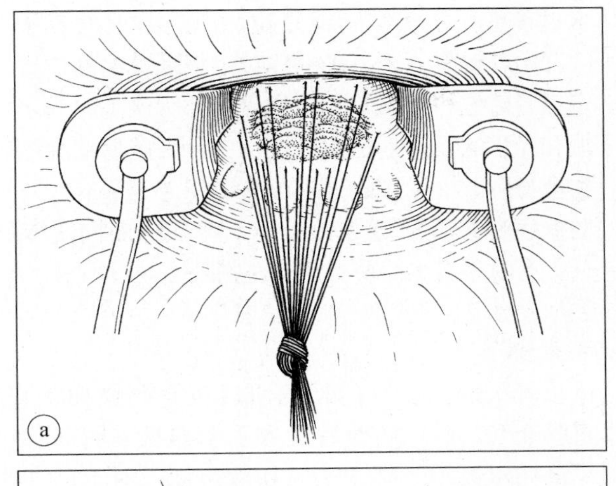

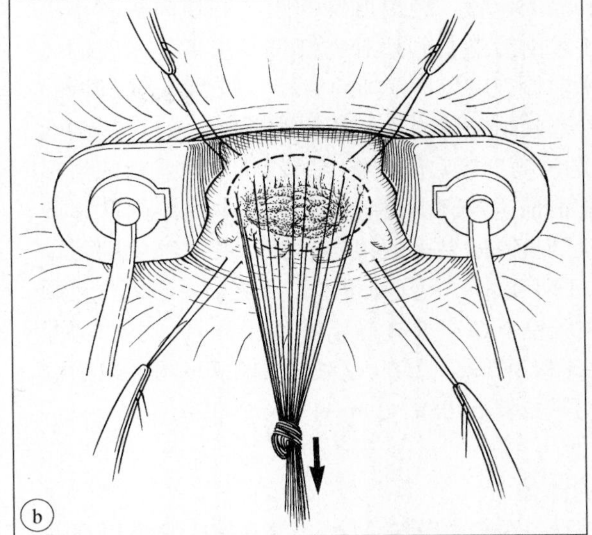

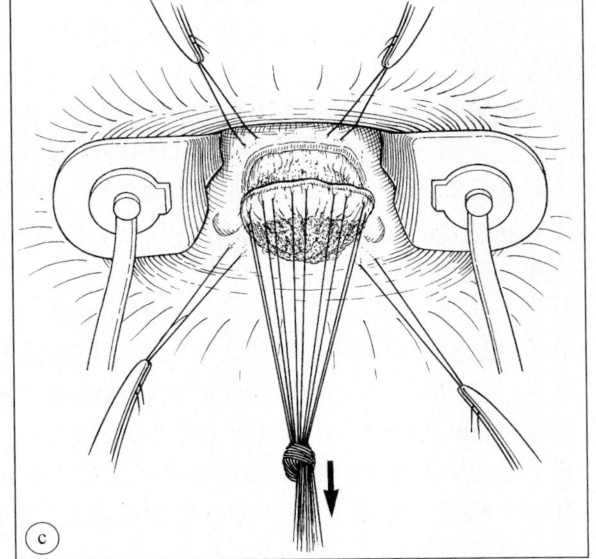

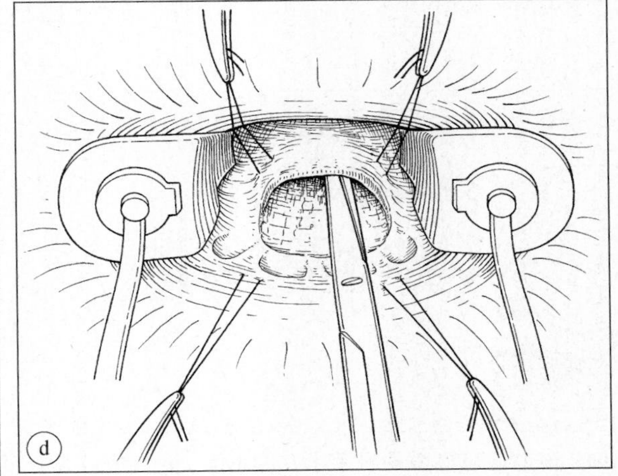

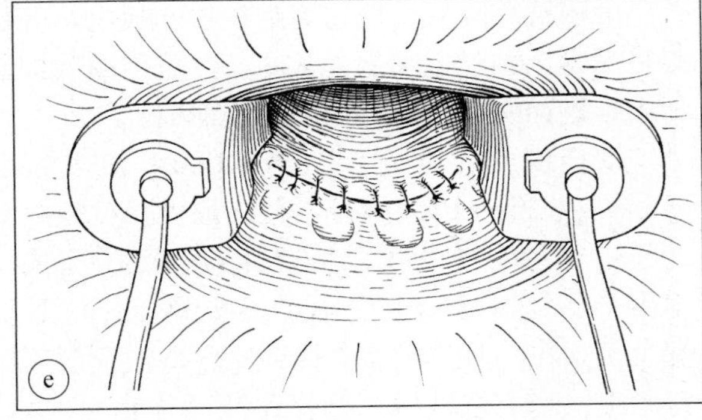

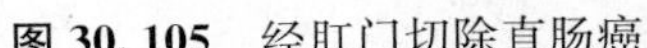
图 30.105　经肛门切除直肠癌。

学系统。通过安装在内镜内配有压力感受器的二氧化碳充气及吸引装置协调工作，直肠保持 10mmHg 低压扩张。电刀和抓持器通过封闭的乙状结肠镜末端操作平台上气密的操作孔完成肿瘤的黏膜下或全层切除。虽然很多医生现在不再修补直肠创面，但创面可以使用专门设计的持针器应用 3.0 聚二噁烷酮缝线关闭并用银夹固定缝线。在第 25 章可以详细了解该项技术，因为其更适用于较大的管状一绒毛状腺瘤。对于侵袭性的恶性肿瘤使用 TEM 仍然存在一些争议（McCloud 等，2006；Tsai 等，2006）。

术前检查

在使用 TEM 之前必须对肿瘤进行精确的术前评

估。肿瘤的位置，距离肛缘的距离和环周的大小决定了手术内镜能否到达肿瘤部位及患者手术时的体位。术前检查应包括仔细的指诊（如果可触及肿瘤）和硬性乙状结肠镜视诊。乙状结肠镜一般可达到约20cm的肿瘤上缘，但在狭窄的乙状结肠成角的情况下可能很难达到这个位置。一个基本的原则就是硬性乙状结肠镜如果可以很容易到达肿瘤部位则可以进行TEM手术。在任何手术进行之前，必须行直肠内或结肠镜下超声检查确定肿瘤浸润直肠壁的情况（Akbari和Wong，2003）；对较高的病变可能更适合行内镜下黏膜下切除（Jameel等，2006）。

患者的体位

该设备由多关节的Martin臂支撑，它可以在手术过程中让乙状结肠镜复位，但是要求患者从手术的开始就要有一个正确的体位。根据肿瘤的位置来决定患者体位，要求使肿瘤位于下部。这是因为手术器械和光学的设计都是向下操作的。因此后壁肿瘤患者在全身麻醉下被摆放成截石位或Lloyd Davis位，反之前壁病变患者放置成俯卧位，臀部弯曲同时双腿分开。有时患者也需要右侧或左侧卧位进行手术。

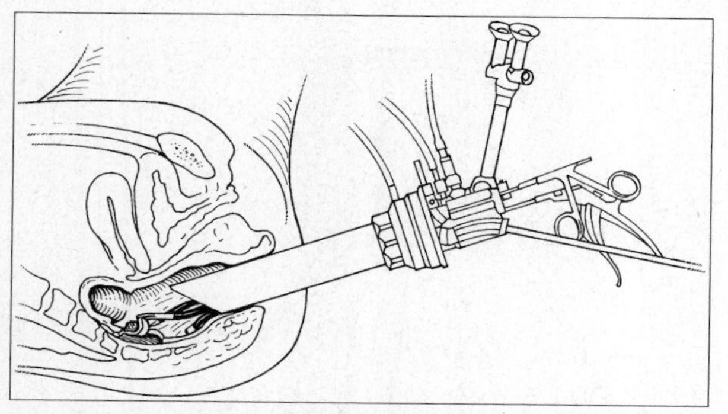

图 30.106 经肛内镜显微外科手术（TEM）。电切镜进入直肠，直肠内充气，需引进特殊设计的器械。

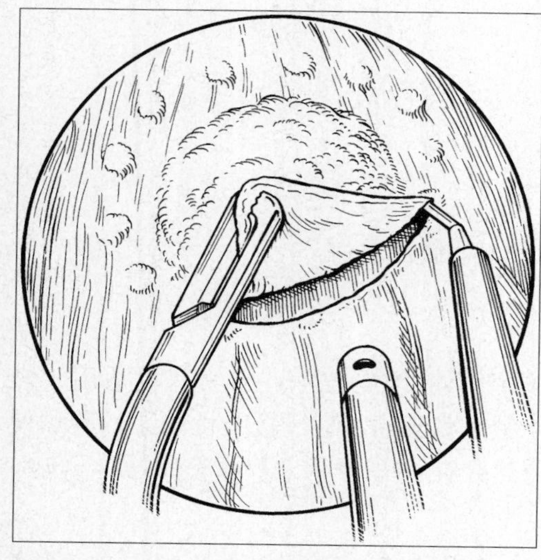

图 30.107 经肛内镜显微外科手术（TEM）。以电刀灼出一圈小点，标记切除边缘。向上掀起并切除肿瘤，以电刀烧灼肿瘤供血血管。

手术细节

轻柔地扩张肛门括约肌后将直肠镜插入直肠，直肠充气、确定病变后置入手术器械（图 30.106），用高频电凝设备标记确定切除边缘。对于已证实或怀疑的癌肿，建议距肿瘤边缘10mm的切缘，对于腺瘤建议5mm切缘。

通常从病变下缘开始环形切除，切开过程中电凝止血（图 30.107），将肿瘤向上翻转使基底能够更好的暴露剥离。直肠周围脂肪中较大的血管可以在切断前解剖并电凝。活动出血可以钳夹，使血管壁在凝固前被闭合。

全层切除的解剖平面是直接达肌层的背面。如果后壁是癌，应将肠周脂肪组织（包括淋巴结）与标本一并切除。对于这些后壁肿瘤，直肠系膜部分切除是合适的（图 30.108）（Zerz等，2006）。肿瘤上缘的解剖由于视野受限可能会很困难，标记点有助于确定上切缘，如果切口是沿着标记点进行的，遗留肿瘤的危险度会很小。

肿瘤被移除后，把它固定在软木板上，确保肉眼目测时，黏膜边缘是正常的，然后用癌肿抑制剂如聚维酮冲洗肠腔以防止癌细胞种植。

缺损横向连续缝合关闭。Buess使用的是在5H针尖规格的PDS缝合，缝线最大长度被缩短至10cm。传统手术中缝合用持针器和镊子完成。本术由于持针器活动度受限，一些缝合技巧需要掌握。例如在一些位置需要持针器保持位置而用镊子将肠组织套上持针器。缝合几针（5～8针）之后，缝线被拉紧然后用银夹固定（图 30.109）。银夹固定缝线是确切的，所以没有必要困难地打结。半周的缺损大约需要三根缝线连续缝合，而完整的节段切除有时需要多达八根缝线缝合。

术后处理

麻醉清醒并允许的情况下，鼓励患者尽早活动。只有当切除接近齿状线的时候，术后才会发生疼痛。虽然有时候由于插入40mm直肠镜扩张括约

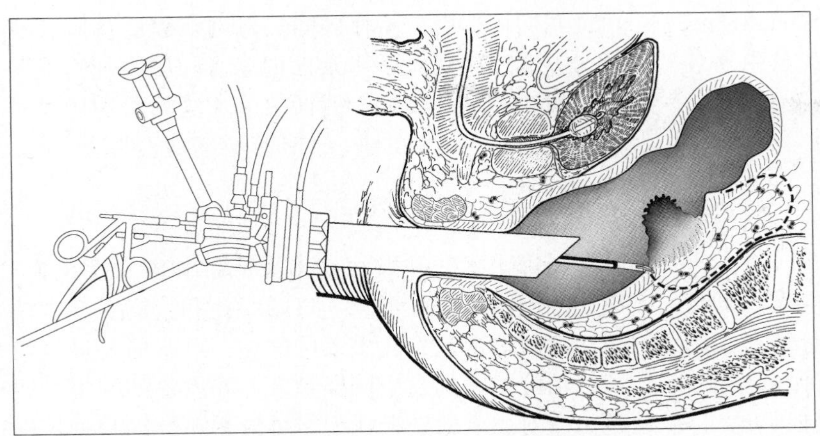

图 30.108　经肛内镜显微外科手术（TEM）切除后壁直肠癌时，需切除部分直肠系膜以清扫局部受侵淋巴结。

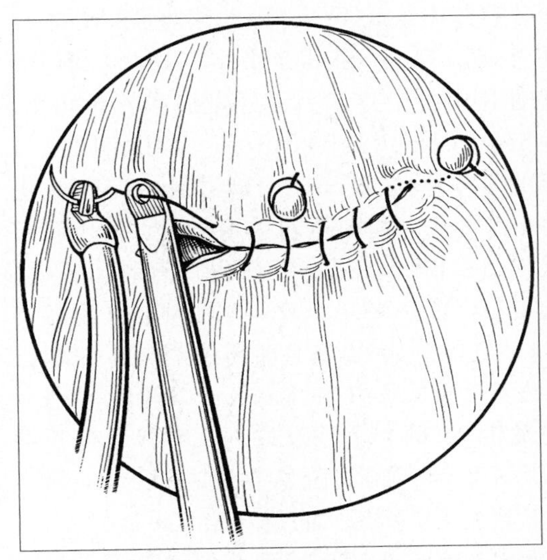

图 30.109　经肛内镜显微外科手术（TEM）。缺损可用连续缝合关闭。可用银夹固定缝线以代替打结。

肌而引起括约肌区域有压迫感，但较高位置的局部切除通常是完全无痛的。这是和传统的经括约肌途径手术方式一致的。大多数患者术后第一天会经历一些发热，但很少需要附加抗生素。

患者手术当天或随后一天可以开始进食，通常术后一天排便。最严重的并发症是继发性出血（Monson 的 Hull 组中 165 例患者有 7%发生）。因此患者必须被告知，并说明在家里如何处置。

肛肠生理研究表明该技术对控便没有任何持久的不良影响（Jehle 等，1992，1995），临床上术后大便失禁很少见（Alabi 等，2007）。

电凝术

电凝术可以是局部切除的一种替代方法，但一般应用于那些拒绝腹部大手术或被认为不适合腹部手术的肿瘤比较大的患者，还有那些只能做姑息治疗的患者。手术可在全麻、脊髓或硬膜外麻醉下进行。

根据肿瘤的部位和外科医生的习惯，可以将患者摆放为俯卧折刀位或截石位。偶尔有必要将患者摆放为左侧卧位以便用术中乙状结肠镜显露肿瘤。然而通常情况下手术可以在双叶或三叶的肛门牵开器下施行。

将电凝刀设置为中等功率，然后接触到肿瘤表面，由外科医生施行对全部肿瘤浅部的电凝，助手使用吸引器清除烟雾和碎屑。然后刮除肿瘤被损毁处，并重复这个步骤，每一步后医生都要用食指检查。虽然较大的病灶可以在一次手术中处理掉，但通常 2～3 周后有必要对患者进行重复治疗。由于这个原因，手术区域要进行指诊，并对可疑部位进行活检然后送冰冻病理切片组织学检查。如果是恶性需要进一步电凝。这是一个例外而不是一般规律。确保肿瘤已被彻底清除是很困难的，涉及的部位可能仍然存在病变但触诊表现却是相对正常的。

虽然有人把这种技术作为治愈性方法，但我们仅将其视为姑息性治疗方法（Madden 和 Kandalaft，1967，1971；Crile 和 Turnbull，1972）。对患者需要进行仔细的随访，使任何复发可以及时处置。

Berry 等 1990 年描述了电凝治疗肿瘤的另一种方法。他们将经尿道前列腺电切镜改装后，将其通过肛门括约肌插入直肠。甘氨酸溶液扩张直肠，移除内芯，置入透热圈。在直视下以类似经尿道切除前列腺或膀胱颈的方式切除肿瘤。我们将这种技术应用于少数患者，发现虽然存在缺点，但是比传统的电凝有很大的进步（Påhlman & Wickström，1988）。在斯德哥尔摩，3 个医院对 131 名患者使用这项技术的大系列研究中，大多数病变是腺瘤，有 2 例穿孔和 1 例严重出血需要再次手术治疗（Tsai 等，2006）。

冷冻疗法

通过冷冻破坏肿瘤是姑息性治疗中电凝术的替代方法，患者体位与局部切除相同，装载着大约－208℃液氮冷冻探头的尖端被放置到肿瘤中心。探头与肿瘤接触大约 60 秒后再放置到其他部位。

虽然有一些学者阐述无需全身麻醉就可以进行手术（Scholzell 和 Langer，1981），但是我们在数量有限的治疗中发现一定形式的麻醉是必要的。虽然探头对肿瘤作用时不太痛苦，但是肛门牵开器的使用让病人实在不舒适，除非是对病人进行脊髓或硬膜外麻醉。

冷冻后肿瘤坏死要持续几个星期，在这期间要排出大量的黏液和碎屑。大约一个月后对病变进行重新评估，如果需要安排进一步的治疗。

我们认为这项技术应该仅被作为姑息治疗手段。除其提倡者外，大多数专家认为，即使作为一种姑息性技术，它是逊色于其他替代方法的。

激光和光动力疗法

Fleisher（1982）和 Bown 等（1986）阐述了掺钕-钇铝石榴石激光对有症状直肠癌的姑息治疗作用，该技术主要适用于引起梗阻、流脓性分泌物或由于侵犯括约肌造成失禁且无法手术治疗的直肠癌。激光束一般用来增加管腔的大小。其切割组织同时提供止血的能力，对一些较小的原发肿瘤切除是一种很有吸引力的替代治疗方法。

可用于治疗小的直肠病变的类似技术还有光动力疗法。治疗时，一种光敏药物—通常是血卟啉衍生物（HpD）于治疗前 48 小时静脉给予，肿瘤组织优先摄取这种药物。从调色激光器产生的红光作用于患处，然后从 HpD 中释放出细胞毒性的单线态氧。这种疗法的优势在于肿瘤细胞选择性摄取血卟啉衍生物，正常组织不太可能被破坏。

我们在伦敦皇家医院使用过这项技术，将其作为 Nd-YAG 激光的替代方法姑息治疗直肠癌，光动力疗法在我们治疗的少数患者中症状得到了明显的改善，但由于光线穿透力是一个限制因素，我们认为该疗法更适合用于癌肿的深度只有几 mm 的情况。因此我们将其用于治疗肿瘤性息肉切除后基底有残留又不适宜接受大手术治疗的患者。虽然这些患者没有发生不良并发症，但评估该疗法的成功还为时过早。在这一领域的进一步研究会清楚表明这一点。

并发症

局部手术的并发症包括反应性和继发性出血、直肠周围感染脓肿形成、直肠穿孔和直肠狭窄。姑息治疗时局部复发几乎不可避免，可悲的是进行治愈性治疗时它的发生同样频繁，并发症的发生主要是由于对患者的选择，但有可能是恶性细胞种植引起的。往往很难确定这是真正的复发或是肿瘤未能切彻底后又长大引起的。

由于各研究中组成不同，因此很难获得并发症的总的发生率，Crile 和 Turnbull（1972）声称，62 例患者使用电凝治疗术后无并发症和死亡病例，然而 Madden 和 Kandalaft（1971）采用相同的技术并发症的发生率为 28.5%。最常见的问题是出血，其中 1/3 的患者需要重新手术止血。发生腹腔内穿孔 2 例（2.6%），另有 2 例出现直肠阴道瘘。同样，Hughes 等（1982）有 5 例因为出血而需要输血治疗；8%的患者出现了直肠狭窄。冷冻术也同样有并发症：Scholzell 和 Langer（1981）在 184 例病患中发生 18 例严重并发症（9.8%），有 6 例出血（3%），2 例直肠周围脓肿形成（1%）和 3 例穿孔（1.5%），7 例后续直肠狭窄（3.8%）。

可以预料，传统的直肠癌经肛门切除手术死亡率接近于零（表 30.27），这也适用于那些将局部

表 30.27 经肛直肠癌局部切除的手术死亡率

	手术死亡率（%）
Morson 等（1977）	0
Cuthbertson 和 Kaye (1978)	0
Lock 等（1978）	0
Hager 等（1983）*	0
Grigg 等（1984）	0
Stearns 等（1984）*	6.1
Killingback (1985)	0
Whiteway 等（1985）*	0
Rothenberger 和 Finne (1990)	0

* 本研究包括姑息治疗的高危患者。

切除作为一种姑息治疗的“高危”手术患者。此手术的并发症发生率在文献中没有仔细的描述，但似乎要低一些。然而穿孔和局部脓毒症完全有可能发生，特别是那些被发现比最初想象浸润更深的直肠前壁肿瘤。

与 TEM 有关的并发症发生率也相对较低，Salm 等（1994）报道了在德国 44 个诊所使用 TEM 的经验，1 900 例病人中，1 411 例腺瘤和 433 例癌被切除。在癌症患者中 246 例切除是治愈性的，6.3%的患者发生并发症，其中 4%通过保守治疗痊愈，只有 2.3%需要外科干预。

术后第 1 天，由于手术靠近括约肌区域，或在术前就存在控便问题的老年患者中，可能会出现大便失禁。Steele 等（1996）在三个中心用 TEM 治疗 100 例患者的研究中，对液体和气体暂时性失禁仅发生 2 例（2%）。失禁推测和手术器械引起的肛门直肠扩张程度有关，同时这些患者术后被检测到肛门静息压降低和直肠肛门抑制反射消失（Banerjee 等，1996）。然而应当指出，其他研究的结果表明术后生理测定是没有变化的（Jehle 等，1992）。

TEM 术后最初的 2～3 天大多数患者可见体温上升至 38℃。这可能是由于在全层切除时细菌污染直肠周围组织所致。在大多数情况下 2 天之后发热会消退，如果没有消退，应怀疑是否存在缝线裂开，后者可以通过轻柔的乙状结肠镜检查、CT 或者泛影葡胺灌肠造影来确定。如果发生这种并发症，建议应停止进食，进行静脉补液和抗生素治疗。如果保守治疗失败，应考虑进行肠造口（Buess，1996）。

轻微的术后出血是常见的，但有 1%可能是严重的，需要干预。这类患者需要返回手术室，冲洗直肠后在直视下电凝出血点。

远期并发症已知是罕见的。直肠狭窄，尤其是发生在肠壁环周都是病变切除后，显然可能是一个潜在的问题。然而，迄今为止这种并发症在文献中似乎是罕见的。例如，Steele 等（1996）在他们的 100 例患者中仅有 1 例直肠狭窄的报告，其对扩张治疗有效。

结果

传统的局部切除术

在 20 世纪 80 年代主要是由于 Morson（1966）和 Mason（1976）的强力拥护，包括经肛门途径和后方经括约肌途径的局部切除术被提倡作为低位直肠某些小的无蒂癌肿的初始治疗手段。这些肿瘤是经过临床和病理仔细挑选的：他们是小型、被认为是 Dukes A 期而且活检确定分化良好的病变。

其结果各不相同。Hawley 和 Ritchie（1980）报道了 42 例，1 例手术死亡。6 例因怀疑切除不完全而早期重新手术治疗。其余 36 例随访 1～30 年，20%复发和 6%死于癌症。

Hermanek 等（1980）报道，48 例病患中 10%的局部复发率和 2%癌症特异死亡率。Stearns 等（1981）在 16 例病患中得出灾难性结果，25%的患者出现复发和 25%死于癌症。

Mason（1976）报道了较为满意的结果，在 36 例施行治愈性局部切除的患者中只有 5 例（14%）局部复发，但有 3 例（8%）死于癌症。Killingback（1985）报告 25 例肿瘤局限于直肠壁内患者中有 5 例（18%）局部复发，同时在 11 例肿瘤蔓延至直肠壁外的患者中有 4 例复发（36%）。

Nothiger（1985）在 10 年期间追踪了 62 例接受过局部切除手术的患者，其中 24 例肿瘤浸润到肌层，28 例肿瘤局限于黏膜下层。8 例（13%）出现局部复发，这些患者当初都是侵及肌层的溃疡性病变。

Hermanek 和 Gall（1985）连续对 172 例纯粹黏膜下层癌肿患者经局部切除治疗后，进行 2～8 年的随访，只有 9 例（5.2%）局部复发。

局部切除术所得的不同结果可能是由于病例选择上的不同所致。而且肿瘤直接播散虽然完全局限于黏膜下层，但涉及的淋巴结可能存在转移。Cuthbertson 等（1984）指出 21%的患者表现为 Duck A 期肿瘤和 13%的仅局限黏膜下生长的肿瘤伴随淋巴结转移。这些受累淋巴结在临床检查中实际上是不可能被发现的，同时也很难通过更先进的腔内成像技术或 MRI 检测出来。

局部切除术后复发的病例后续治疗的结果是十分重要的，如果复发能通过后续的直肠切除得到有效治疗的话，它的发生就可以看做是一个暂时的麻烦。然而在这一点上的证据是有些矛盾和令人失望的。Killingback（1985）报告的 9 例局部切除后复发的案例中只有 5 例被视为适于行直肠切除术，其中 3 例术后再次复发。Stearns 等（1984）研究的 8 例局部切除后复发患者中有 4 例进行了直肠切除，但是只有 2 例术后生存了一段时间。Nothiger 的 8 例复发病例中有 7 例接受了腹会阴根治性直肠切除，但是有 2 例进行了进一步的局部复发

(Nothiger，1985)。

这些信息似乎说明传统的局部切除术应当仅被用于治疗精心挑选的病例，肿瘤必须是小型的，大概直径仅有2～3cm，应该是外生的而不是溃疡型。它们应局限于黏膜下层且组织分化良好。不幸的是这组织学的特征只能通过显微镜检查切除标本时才能确定。即使遵守这些指导方针，也有高达20%的患者有淋巴结受累并因此不会治愈。正是出于这个原因，大多数外科医生只在严格选择病例的情况下或者患者不适于更大手术时才选择实行局部切除术。然而随着TEM的出现和成像技术进步改善了肿瘤分期，这一方针已被修正。局部切除仅限于T_1病变，如果局部切除后被证明是一个T_2肿瘤，要取得良好的结果建议术后化放疗(Bleday等，1997)。

经肛门内镜显微手术

由于这项技术可以更准确地切除肿瘤，其比传统局部切除术被更频繁地使用在更大和更晚期的病变上，虽然如此，我们同意Steele等(1996)的观点，即目前TEM只适用于T_1肿瘤的根治性治疗。采用这样治疗时，尽管随访较短，但结果是合理的。

1989年到1993年间，Buess对34例T_1病变的患者实行TEM手术，仅检测到2例(5.9%)局部复发，但没有说明平均随访时间(Mentges等，1994)，随后这2例患者施行了治愈目的的根治性切除手术。同样，在一个只有7例T_1病变患者的研究中，追踪大约6个月，Steele等(1996)没有发现复发。然而Stipal等(1996)在治疗30例患者后发现局部复发率为9%。

在Uppsala，过去10年里我们已经使用这项技术，大多数癌症患者术前被误判。当TI病变累及深处(Sm3)或T_2病变时，补救手术被推荐给病人，如果对腹部手术存在禁忌或病人拒绝接受根治性手术，则建议病人术后化放疗(Dafnis等，2004)。

当该技术应用于更晚期病变时，其结果就更令人担忧。Steele等(1996)报道14例T_2病变患者中有13例完整切除肿瘤，但在平均6个月的随访中2例(15.4%)复发，肿瘤不完整切除患者接受了腹会阴联合直肠切除术。Floyd和Saclarides(2006)报道53例T_1病变中只有2例复发，1例接受腹会阴切除，另1例经腹直肠前切除。

对于术后放疗的使用是否可以改善这些更晚期病变的结果还有待观察，因此我们必须强调的是，我们坚信鉴于目前的知识状态，即使有这样先进的技术，出于治愈的目的，也要非常仔细的选择早期病例实施TEM治疗，宁愿将此类患者视为临床试验范围来治疗。该方法现已使用10年以上，长期的追踪报告是有希望的。对高危患者的更晚期肿瘤的治疗结果很出色，并发症发生率很低(Turler等，1997；Lezoche等，1998；Lev-Chelouche等，2000；Lloyd等，2002)。此外在一个比较TEM手术和腹会阴联合直肠切除手术治疗T_1病变的随机试验中，长期的结果无差异(Winde等，1996)。

电凝术

大体上电凝术被当作是一种姑息性疗法，但它也可用于那些不太适宜大型手术而又期待获得根治的患者，碰巧大多数报告没有将姑息病例从根治病例中分开，因而解释是很困难的。

Wittoesch和Jackman(1958)也许是首先报告了用电凝法治疗大批患者的结果。Mayo诊所在1945—1949年间，治疗了2028例直肠癌患者，128例进行了电凝治疗，这组患者中54例(42%)存活超过5年。同样，Madden和Kandalaft(1971)描述了他们对77例患者以此技术治疗后的满意结果，有42例治疗了4～17年，这其中20例(47%)仍健在。Crile和Turnbull(1972)发现在1952到1965年间被治疗的62例病患中42例(68%)存活了至少5年，Eisenstat等(1982)报告了48例接受了根治性电凝术后的结果，19例(39%)由于复发后来需要做腹会阴联合直肠切除术，这其中只有5例存活5年，其余29例仅接受电凝者，20例(68%)患者存活5年，全组总的5年生存率52%。

Hughes等(1982)描述了对39例病患使用电凝术根治治疗的结果，随访中只有27例(69%)没有复发证据，他们强调外生病变治疗结果远较溃疡病变为佳，在24例外生肿瘤中，22例(92%)在随访中无复发，相对而言，15例溃疡病变中仅有5例(33%)无复发。

上述报告的数据没有表明电凝可作为一种治愈性治疗手段使用。同局部切除一样，无论如何都需要精心挑选患者，英国和美国目前的一般看法是电凝术仅用于那些有治愈的可能但不适宜接受更为广泛手术的患者。

直肠癌的放射治疗

直肠癌比结肠癌更适合进行放射治疗，可用于以下 5 种方式之一：

1. 作为初始治疗
2. 作为新辅助疗法或辅助治疗
3. 择期以方便手术
4. 术中放疗
5. 作为姑息治疗

直肠癌的初始治疗：腔内放疗

多年来，虽然放疗已经作为无法治愈或复发直肠癌姑息治疗的方式，但最近放疗才被用作初始治疗。“腔内放疗”是指由位于直肠腔内的 X 线或 γ 射线发射器发出辐射，腔内放射有两种方式：接触 X 线照射及组织内放疗。

接触放疗

接触放疗自 1932 年以来作为宫颈癌治疗手段开始使用（Schaeffer 和 Witte，1932），但直到 20 世纪 70 年代初才用于直肠癌的治疗中。使用这种方法的先驱者是法国里昂的 Jean Papillon（Papillon，1973），他与他的同事们在这项技术上积累了相当丰富的经验。接触 X 射线照射的原则由 Chaoul（1936）订定。需要两个条件：①短焦距，即 X 射线焦点和对象之间的距离；②软辐射质。为了达到这些条件，可使用 Phillips 接触 X 线机。其具有低电压（50V），短焦距（4cm）和高输出（空气中 20Gy/min）的特点。射线通过一个很窄的管道（直径 3cm）发出，这个管道可以通过一个特殊的直肠镜插入肠腔内（图 30.110）。限光筒和直肠镜能够在肿瘤表面移动，在每个点可以进行直径为 3cm 的治疗。X 线的吸收限于 2cm 的深度。Papillon 建议每次治疗剂量管理在 3 分钟内 3～4Gy（Papillon，1974），重复治疗 1～3 周后给予为期 4～10 周的 80～150Gy 的总剂量，大部分患者可在门诊治疗，通常不要求麻醉。

腔内接触照射与传统的外照射技术比较，优势在于射线以高剂量主要照射到肿瘤组织。外照射时，正常组织被照射，能量因此被消耗。为了技术上的成功需要仔细选择病例。那些符合治疗要求的患者往往是那些可以通过局部切除取得满意治疗的患者，Papillon 制定了下列适合以这种形式治疗肿瘤的准则：

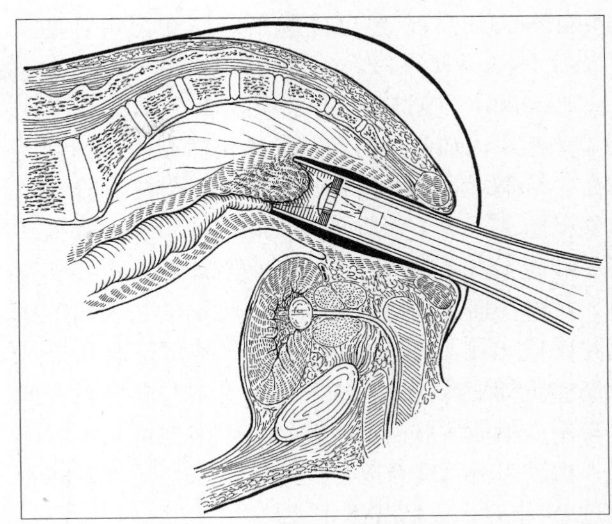

图 30.110　Papillon 方法：直肠癌腔内放疗。

1. 整个病变必须能被 29mm 的限光筒接触到，特别是病灶上缘。
2. 肿瘤不能太大，因为每个照射野的直径只有 3cm，但它对 5cm 长 3cm 宽的癌肿可以使用两个重叠射野。
3. 周围直肠壁特别是肿瘤上面，必须是完整的且绝不能有可触及的淋巴结。
4. 肿瘤突入肠腔的比浸润性病变更适合这种治疗方法。
5. 肿瘤分化良好。

组织内放疗

在肿瘤内插入放射性针进行放疗被称为“组织内放疗”，Binkley（1938）首次使用该技术治疗直肠癌，他将该技术与 3 周时间外照射相结合，间隔 2 周后采用镭或氡针进行组织内放疗。Binkley 治疗了许多类型的肿瘤，其中许多非常晚期不适合任何形式的治疗。在 18 例手术风险极大的患者的小型肿瘤治疗中，他取得了巨大的成功，15 例健康存活了 15 个月到 10 年不等。Mayo 诊所的 Ruff 等（1961）也报道了 96 例接受治疗患者中有 10 例肿瘤被这一方法治愈。这种治疗方法被大部分人摒弃是因为使用镭和氡放射剂量的测定及安全方面的困难。随着新的放射性同位素，尤其是铱-192 的引进，这些困难已经被克服。Papillon 提倡在接触照射后仍然存在小的肿瘤残留时，利用该项技术

(Papillon，1982)。也可以应用于局部切除后复发的治疗（Kozlova 和 Popova，1977）。

Papillon（1982）在肿瘤突出部分被去除 6 周后采用组织内放疗，将铱针插入仍然有硬结的瘤床部位，穿刺针由分别插入钢叉两个管脚中的两条[192]铱丝组成，两个管脚距离 16mm 或 12mm 焊接到一个底板上（图 30.111），每个管脚预装了 4cm 长的[192]铱丝。通过专用的直肠镜，将钢叉扎入到距离治疗区域 1cm 深的直肠壁。可以很容易地几乎与直肠壶腹轴平行着向上插入。铱叉不与肠壁缝合但是使用一根插入肛门的橡胶引流管来保持叉子的位置，橡胶引流管缝合到肛门边缘皮肤，治疗时间不超过 24 小时，之后移除钢叉。

腔内放疗结果

1982 年 Papillon 报告了自 1951 年以来他的团队在 Leon Berard 中心治疗的 280 例患者的结果（Papillon，1982）。他指出在此期间发生了几项改变。在最初 10 年中大多数治愈性肿瘤都是小的息肉样病变，治疗不包括接触 X 线照射。自 1960 年以来治疗了更多溃疡性病变，组织内放疗作为接触照射的补充扮演了重要角色。1972 年后，[192]铱针代替镭针用于组织内治疗。

大约 50%接受治疗的患者手术风险极大，平均年龄 62 岁（范围 25～88 岁），所有的肿瘤都是真正的浸润性癌；原位癌、息肉癌变和恶性绒毛状腺瘤均被排除在外。所有肿瘤多点活检提示分化良好或中度分化良好。胶质瘤也被排除在外。

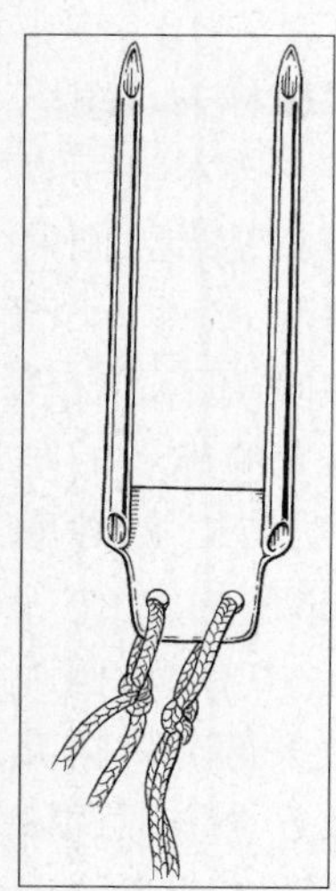

图 30.111 递送放射物至直肠癌的器材。钢叉插入肿瘤，每个分叉均预装入 4cm 长的铱丝。

共有 207 例患者随访 5 年以上（表 30.28)，病变治疗方面，150 例（72.5%）直径 3cm 及以下病变仅使用单照射野接触 X 线辐射治疗；57 例（27.5%）直径超过 3cm 肿瘤首次治疗使用两个重叠照射野的接触 X 线辐射治疗。最近 20 年内大约 50%的患者接受了综合治疗，即接触照射和组织内放疗。在随访 5 年以上的 207 例患者中 153 例健在，自然 5 年生存率为 73.9%。然而这些患者中有 8 例没有通过照射获得治愈需要手术治疗，因此真正的自然 5 年生存率必须考虑到这些患者，这一改变使比率略微超过 70%，其结果给人印象深刻。

肿瘤大小和治愈率之间存在联系，病灶直径 3cm 及以下的 5 年生存率为 80%，反之病灶直径超过 3cm 的为 61.5%。

所有的病例都进行了仔细的随访，除了通常的临床检查，患者在必要时也进行了肝脏 CT 扫描，直肠黏膜细胞学检查要常规反复进行。11 例（5.3%）患者直肠内复发被认为局部治疗失败，大多数复发在术后头 2 年之内被发现，被认为是由于最初的局部控制失败所致。在这 11 例患者中，有 3 例被认为不适合进一步手术治疗，其余 8 例接受了某种形式的'补救'直肠切除，其中 3 例存活 5 年或以上。

Papillon 描述的治疗失败的另一个原因是淋巴结转移，他着重强调指诊能够感觉到直肠系膜内受累淋巴结，这些结节在后续随访的时候可以进行重新查对。207 例患者中有 12 例（5.8%）发现了固定的淋巴结，分别在直肠系膜内（10 例）或在沿盆壁的腹下淋巴链（2 例）。在这 12 例患者中 10

表 30.28 腔内放疗治疗限制性直肠癌：LéON BéRARD 中心 5 年结果

	病例数	比率
治疗患者	207	100
健在超过 5 年	153	73.9
死亡	54	26.1
因癌症死亡	22	10.6
因并发症死亡	28	13.5
术后死亡	4	2
局部复发	11	5.3
转移瘤结节	12	5.8
远处转移	6	2.9

来源自：Papillon (1982)。

例在直肠壁内没有病变。12 例患者中有 6 例显然不能手术随后死亡，4 例后来施行了腹会阴直肠切除术，2 例接受了直肠周围淋巴结清扫术。

并发症可以说是微乎其微，没有出现与照射本身有关的死亡病例，无直肠腔缩小或狭窄的报道，治疗后黏膜毛细血管扩张偶尔出现直肠出血，但很少成为问题。

Gérard 等（1994）更新了 Papillon 的数据，他们描述了 1951 年到 1993 年间，在 Lyon 对 414 例小型 T_1 和 T_2 直肠腺癌患者进行腔内照射治疗的结果。局部控制率达到 91%，同时很少出现并发症。由于很少有这种治疗形式的大综病例资料报道，所以很难知道 Papillon 的华丽结果是否可在全球其他中心重现。

Sischy 和 Remington（1975）报告了 25 例使用这种技术治疗的结果，大约 2 年后 23 例反应满意，只有 2 例（8%）复发，这 2 例全都接受了腹会阴联合直肠切除手术。Fleshman 等（1985）在治疗的 8 例患者中有 1 例失败（13%）。在 Lyon 以外使用这种技术治疗的最大系列研究可能是由 Hull 等（1994）从 Cleveland 诊所报告的。1973 年到 1992 年间，他们使用腔内照射治疗了 199 例患者，其中 126 例是治愈性治疗。126 例患者中有 37 例出现复发，复发平均时间为 16.1 个月（范围 1～56 个月）；其中 10 例为远处转移、27 例为局部复发。作者得出结论在选择的患者中进行腔内照射最初获得 71%的治愈，伴随附加治疗后增加 11%获得病治愈。5 年复发率为 32%，附加治疗后减至 9%。虽然这些结果与 Lyon 团队结果不是完全一致，但也是相对令人鼓舞的。

因此目前看来只要谨慎选择病例，这种治疗方法就是可行的，并且可以达到良好的效果。尽管有这些令人鼓舞的结果，但是这项技术从未在英国或美国普及。这可能归咎于体制的差异，在这些国家直肠出血患者通常被送到诊所，在那里初始治疗通常是手术。最适合使用腔内辐照的肿瘤，也就是直径小于 3cm 者，也可以不费太多困难的行局部切除。外科医生倾向于选择一种他们感觉所有的肿瘤组织都能被切除的治疗方式，怀疑达不到这个目标的其他方法。

直肠癌的新辅助或辅助放疗

事实上，5 年生存率在过去的 40 年中并没有明显提高。激励人们去探索可以补充手术的辅助治疗方法。放疗采用了术前和术后的方式（Fortier 等，1986；Allen 等，1987；Mendenhall 等，1987，1988；Papillon，1987；Taylor 等，1987；Willett 等，1987；Gérard 等，1988；Reed 等，1988；Kodner 等，1989；Smith 等，1989；Horn 等，1990；P? hlman 和 Glimelius，1990，1992；Berard 和 Papillon，1992；Klimberg 等，1992）。

术前（新辅助）放疗

这一领域的早期工作是在动物模型中进行的，一个重要的观察结果就是作为手术辅助治疗使用的辐射剂量远低于单独根治肿瘤所需的剂量。Powers 和 Tolmach（1964）证明在切除移植的小鼠淋巴肉瘤前直接给予 5Gy 的单剂量放疗能将治愈率从 53%提高到 85%，这一研究成为随后进行的各种临床试验的主要激励因素，其中一些总结见表 30.29 和表 30.30 中。

Stearns 等（1974）报告了组约纪念医院进行的一项试验结果，患者随机接受术前放射治疗 2 个星期 20Gy 或只接受手术切除。总的 5 年生存率或局部复发率被证明没有改善。

退伍军人署肿瘤外科组（VASOG）也进行了一项 2 周应用 20Gy 术前放疗的随机试验（Higgins 等，1975），所有癌肿在距肛缘 8cm 以内的患者 2 周内额外增加 5Gy。只要原发肿瘤能够切除，即使有远处播散的患者也被包括在内。这项研究的随访报告显示，照射组和对照组间的 5 年生存率没有显著改善，然而显示了三个有趣的发现。首先是接受腹会阴联合直肠切除和放疗的患者较那些没有接受放疗的患者有显著的 5 年生存优势：41%比 28%（$P<0.02$）。然而在任何其他亚组中没有显著的生存率差异。第二点显示放疗后肿瘤受累淋巴结数目显著减少，是一个明显的肿瘤“降级”。最后是在进行尸检时发现放疗组盆腔复发率减少。

VASOG 启动了仅限于腹会阴联合切除术的患者的试验（Higgins 等，1981），辐射剂量 3 周 31.5Gy，然而 5 年生存率在接受辅助放疗与单纯手术组之间相比并没有显著差异（50%）（Higgins 等，1986）。

在多伦多进行的一项试验中患者随机分组，在手术日早晨接受 6 Gy 单剂量或假照射（Rider 等，1977）。总体 5 年生存率（36%比 38%）或局部复发率没有差异。然而在有肿瘤淋巴结转移的患者中，照射组有显著的 5 年生存优势（36%比 18%，$P<0.01$）。

表 30.29 非随机比对临床试验中术前放疗的直肠腺癌患者的整体生存率

研究	总剂量 (Gy)	患者数	5 年生存率 进行手术切除	5 年生存率 放疗加手术切除
Memorial I	可变	971	51	48
Cleveland	24	43	58	
Montpelier	40	116	59	44
Oregon	50～60	44	55	38

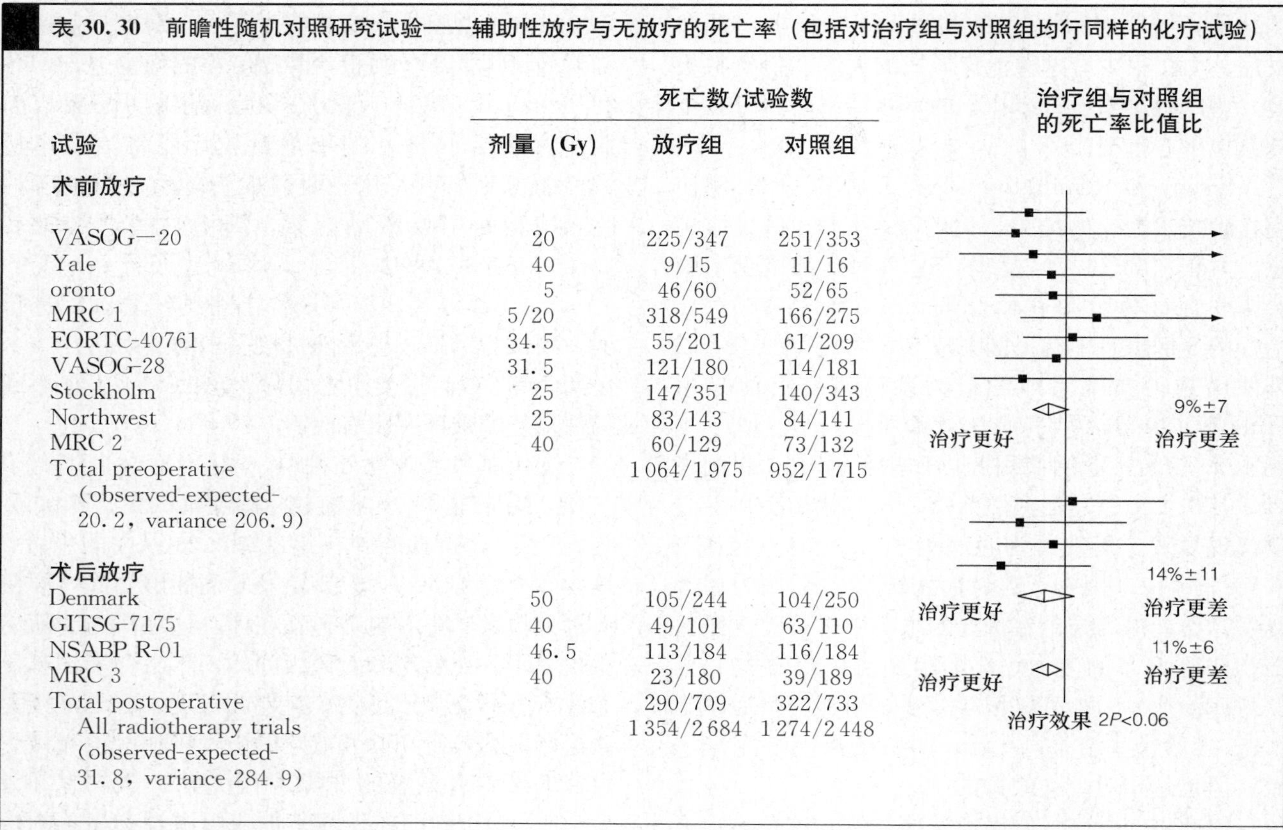

表 30.30 前瞻性随机对照研究试验——辅助性放疗与无放疗的死亡率（包括对治疗组与对照组均行同样的化疗试验）

试验	剂量（Gy）	死亡数/试验数 放疗组	死亡数/试验数 对照组
术前放疗			
VASOG－20	20	225/347	251/353
Yale	40	9/15	11/16
oronto	5	46/60	52/65
MRC 1	5/20	318/549	166/275
EORTC-40761	34.5	55/201	61/209
VASOG-28	31.5	121/180	114/181
Stockholm	25	147/351	140/343
Northwest	25	83/143	84/141
MRC 2	40	60/129	73/132
Total preoperative (observed-expected-20.2，variance 206.9)		1064/1975	952/1715
术后放疗			
Denmark	50	105/244	104/250
GITSG-7175	40	49/101	63/110
NSABP R-01	46.5	113/184	116/184
MRC 3	40	23/180	39/189
Total postoperative		290/709	322/733
All radiotherapy trials (observed-expected-31.8，variance 284.9)		1354/2684	1274/2448

来源自：Gray 等（1991）。

* 每个试验中，观察到的比值比下降均以黑色方块代表，99%的可信区间作为水平线。

菱形代表个别试验的概述中比值比下降，95%的可信区间。

在英国医学研究委员会（MRC）进行的一项前瞻性研究中，患者被随机分为三组，一组接受 5 Gy 的单剂量，第二组 2 周内接受 20Gy 剂量，第三组作为对照没有接受辅助放疗（MRC Working Party，1982，1984）。三组之间 5 年生存率或局部复发率无显著差异。然而在接受 20Gy 照射的组，从切除标本中收获的受累淋巴结数目减少。在 MRC 的后续试验中，279 例患者随机接收单纯手术（n＝140）或 40Gy（n＝139）术前放疗，经 5 年随访，单纯手术组 65 例局部复发，放疗组 50 例（$P<0.04$）（图 30.112a）；相应的远处转移分别为 67 例和 49 例（$P<0.02$）（图 30.112b）；然而，生存结果无明显差别（MRC 直肠癌工作组，1996）。

欧洲癌症治疗研究组织（EORTC）扩大了照射范围，覆盖骨盆和直肠肛门上方淋巴结直至第二腰椎的水平（Gérard 等，1985），使用剂量为 3 周 34.50Gy，完成放疗后 2 周进行手术。虽然照射组

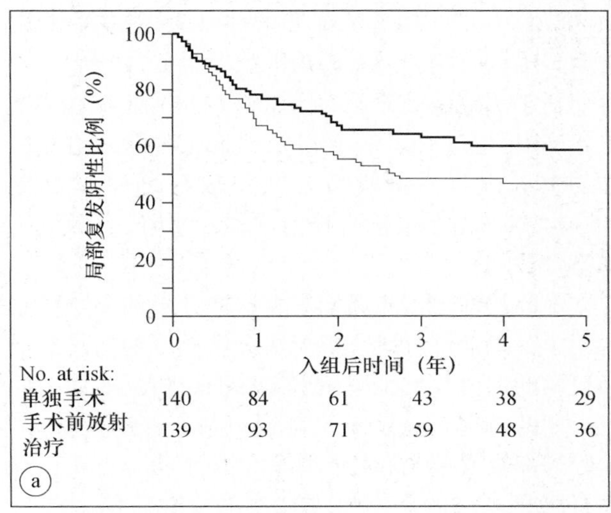

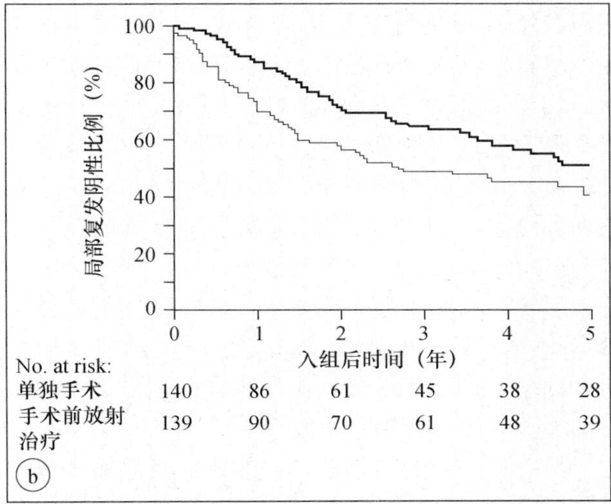

图 30.112 MRC 研究（1996）对比对局限性直肠癌术前放疗（粗线）与仅行手术（细线）。**(a)** 局部复发率；**(b)** 远处复发率。

和对照组的生存率没有明显不同，照射组 5 年局部复发率显著减少（65%比 85%，$P<0.001$）。

由耶鲁大学团队进行了与上述 EORTC 研究类似的试验，使用扩大辐射野和 4 周 46 Gy 的剂量（Kligerman 等，1972），4 周后进行手术切除，放疗组 5 年生存率为 41%，对照组为 25%，这种差异没有统计学意义，因为试验患者数量太小（$n=31$）导致统计分析无效。

斯德哥尔摩直肠癌研究组随机抽取 694 例直肠癌患者接受单纯手术或术前放疗，剂量 5～7 天 25Gy，于 1987 年报告了他们的研究结果。中位随访 34 个月，盆腔复发率显著减少，但整体存活率没有显著差异。这项试验随后被更新（斯德哥尔摩直肠癌研究组，1990），证实术前放疗组局部复发率显著减少（25%对 11%），但对 5 年生存率没有受益（放疗组 55%，对照组 50%）。

皇家癌症研究基金会（ICRF）在英国进行的一项术前研究中，468 例患者随机分成接受术前 25Gy 放疗或单纯手术（Goldberg 等，1994），放疗组的局部复发率显著减少（17%比 24%）。同样，在英格兰西北部的一项研究中，284 例局部晚期直肠癌患者随机以类似 ICRF 的方式试验（Marsh 等，1994）。放疗组的局部复发率再一次获得显著减少（18%比 41%）。

近期最具影响力的术前研究报告是瑞典直肠癌试验（1997 年），1168 例患者随机接受一个短程的放疗（1 周内分五次照射 25Gy）后 1 周内进行手术或者单纯手术，经 5 年随访，接受术前放疗组的局部复发率为 11%（553 例中有 63 例），单纯手术组为 27%（557 例中有 150 例）（$P<0.001$），根据 Dukes 分期确定的所有亚组中均发现这种差异。放疗加手术组的总体 5 年生存率为 58%，其余的为 48%（$P<0.004$）。

除了这些前瞻性、对照试验，还有几项非随机研究。美国俄勒冈州 Stevens 等（1976）使用仅指向原发肿瘤的小辐射野，在 6～7 周内进行 50～60Gy 照射，4～7 周后手术；5 年生存率为 55%，历史对照组为 38%。几项来自美国、瑞典和俄罗斯的应用短程、强化术前放疗的研究已经报告（Rodriguez-Antunez 等，1973；Simbirtseva 等，1975；Dedkov 和 Zibina，1976；Glimelius 等，1982），结果都表明与历史对照相比，放疗在生存和肿瘤局部控制方面提供了益处，这一观点在随后回顾总结中获得 Duncan（1987）的支持。

术前放疗的另一个问题是切除边缘和残留病变的病理学判读，这也是判读淋巴结转移的一个问题。术前全程放疗的反应变化极大，短程放疗后立即手术的变化不太明显，对切除组织学的判读影响较小（Wotherspoon，2006）。

争议

众多的争议聚焦在这些试验的设计上。由于发生Ⅱ型错误几个患者人数不足的试验提供了生存优势的证据。有时许多试验中登记的患者因为随访不足或违反协议在分析中被排除（Gérard 等，1985）。与组织学分级相关的分层，距肛门边缘的长度以及其他已知预后因子没有纳入，所以 MRC 和 EORTC 试验在处理组之间预后因素的统计失衡上进行了调整（MRC Working Party，1984；Gérard 等，1985）。通常构成直肠的肠管长度没有统一的定义，因此纳入标准差别很大。对患者是否可行手术的评估标准和纳入实验的标准也各不相同，因为临床上在某些方面肿瘤是否可行手术切除并没有固定的证据（Rider 等，1977）。同时无论是固定的还是移动的肿瘤都符合了入组条件（Duncan，1981）。辐射给予剂量和组织受照剂量在研究上差别很大，手术也没有标准化。尽管最近的数据表明保留括约肌切除和腹会阴联合切除后存活率类似，但手术技术和结果的影响尚未在大型多中心研究中阐明。此外在研究中许多医生没有施行 TME 手术。当初许多直肠手术都是由普通外科医生操作的，他们是在采用当前肿瘤学切除标准之前受训的。总之，结直肠手术不被认为是一个专科手术。在各研究中放疗终止和手术之间的间隔也各不相同。尽管在不同研究的设计上有这些明显的缺陷，并缺乏一致性，肯定的结论仍然可以得出。

结论

大量证据显示术前放疗既能使患者的原发肿瘤缩小，也能使淋巴结转移数目减少。肿瘤的病理分期降到何种程度随着使用的放疗计量的改变而改变。例如，MRC（临床试验工作组，1984）显示在接受剂量为 20Gy 的分级放疗后，受侵犯的淋巴结数以及未受累的淋巴结数均减少了 30%，这是有明显的统计学意义的。然而，接受剂量为 5Gy 的放疗后，该数据与对照组没有明显的差异。进行了剂量为 25Gy 的术前放疗并随后进行外科手术后，也发现了类似的减少情况。

这可能预示着，通过放疗改善患者病理分期，可以提高患者生存率及盆腔局部复发率。表 30.30 概括了大部分预期的随机研究的生存结果，表 30.29 则概括了那些数量更大，非随机的对照组。总的来说，目前从随机研究中还没找到证据证实低剂量术前放疗可提高患者的生存期。然而，瑞典直肠癌试验使得（直肠癌患者）生存率从 48% 提高到了 58%，是一个例外。随着时间的推移，那些应用更高（放疗）剂量的研究也表明取得了一些改善。根据患者肿瘤的病理学特性，将患者再细分，会碰到一个有趣的趋势。多伦多试验（Rider 等，1977 年）以及 VASOG 研究（Higgins 等，1981 年）都报道了有淋巴结转移的患者，如果接受了放疗，生存期都能得到提高。然而，MRC 应用了类似的放疗方式，却无法证实这些结果。MRC 确实表明，临床上确诊患有肿瘤的患者接受放疗后的生存期长于那些未确诊疾病的患者。为了证实这些结果，MRC 也进行了一项临床试验，对确诊患有肿瘤的患者进行术前放疗，并将放疗剂量增加到 40Gy，然而至今仍未有任何进展（MRC 直肠癌工作组，1996a）。

术前放疗在盆腔局部复发这一方面的影响已日益明了。以前许多研究都无法提供充分的信息对局部复发的部位及发生率做出详尽的分析。然而，经过近期的研究，这些不足都得以改善。即便如此，盆腔局部复发率及远处转移率依赖于检查方法，并随着研究方法的不同出现相应的变化。例如 CT、超声内镜等辅助检查不是总有效，尸检率可能不同。尽管存在这些不足，但是大部分近期的研究显示，接受术前短期高剂量（25～40Gy）放疗的病人，局部复发率会减少（表 30.31）。一项最重要发现就是短期放疗的长期利益，即便是目前为了预防局部复发，TEM 术式已应用于所有直肠癌患者（Kapiteijn 等，2001）。

尽管一项波兰的研究显示，放疗没明显的效果（Bujko 等，2006），但是，3 项法国的随机试验的组合数据，显示了术前放化疗联合使用以及单用放疗都能显著的降低局部复发率。

另一项一致的结果是，术前放疗可以减少局限进展性的病灶局部扩散的大小和范围，足够使得具有放疗后手术切除的机会。毫无疑问，1/3 病人的肿瘤能缩小，并能获得手术时机。然而，从以前 MRC 试验中（MRC 直肠癌工作组，1996a）得出的证据表明单用化疗无法延长生存期。

外科医生通常更关心放疗的危害性问题。术前低剂量照射会致病，目前尚未明确。所有使用 30Gy 或更高剂量放疗的研究表明，放疗导致腹泻时很常见的，但大部分病人对产生的病症有良好的耐受性。单用放疗导致的死亡在所有研究里非常罕见。Stevens 报道了 2 例患者（在 57 名接受放疗的患者当中）在放疗期间或做完放疗后死于肠穿孔，这些患者的放疗剂量都在 50Gy 或更高（Stevens 等，1976）。目前的大部分试验都证实，尽管放疗的剂量提高了，但放疗的致病性却未相应提高。然而，在 Stockholm-Malmo 的研究中（Stockholm 直肠癌研究小组，1990），在 75 岁以上的病人中，非癌症疾患的发病率较对照组明显的提高。大部分病人的死亡都归因于心血管疾病，并归因于一种目前

表 30.31　直肠癌患者术前放疗的局部复发率

* 试验	剂量 (Gy)	随机患者数	局部复发率		P 值
			* 放疗	仅手术	
MRC1	5 或 20	824	235/549	112/275	NS
EORTC2	.534.5	466	6/152	21/166	<0.01
			17/152	42/166	<0.01
VASOG2	.531.5	361	37/180	40/181	NS
Stockholm	25	694	23/271	54/274	$P<0.001$
MRC2	40	261	41/129	50/132	NS
ICRF	25	468	31/185	51/210	$P<0.05$
North West	25	284	26/143	58/141	$P<0.001$
Swedish Rectal Cancer Trial	25	1168	63/553	150/557	$P<0.001$

* 来源自：Gérard 等（1988），除了 MRC1 和 2（MRC Working Party，1984），Stockholm（Stockholm Rectal Cancer Study Group，1990），North West（James 等，1991）和 Swedish Rectal Cancer Trial (1997)。NS，未陈述。

无法解释的对体内大面积大剂量放疗的联合反应。这种危害性反应在随后的研究中被发现，该研究减少了照射面积（瑞典直肠癌实验，1993）。

令人惊讶的是，到目前为止，还没研究报告盆腔局部照射后的切除难度增加。同样，腹部或会阴伤口的愈合也未达到不可接受的水平。一项研究（Gary-Bobo 等，1979）建议，如果经历了放疗和行腹会阴联和切除术后，会阴部切口不应该一期缝合，两者之间需要一个短暂的时间间隔。EORTC 工作组报道了，在接受 34.5Gy 放疗后，如果在 14 天内进行腹会阴联合切除的患者，比 40 天内进行手术的患者，会阴伤口的愈合平均延迟 60 天（Gerard 等，1985）。同样，瑞典直肠癌实验报道了，放疗组会阴部伤口感染的概率显著增加（20% 比 10%，$P<0.001$）。其他研究（Kligerman 等，1972；Stevens 等，1976）显示，放疗后间隔 4 周或更长的时间，在进行腹会阴联合切除手术，则没有发现任何会阴伤口的愈合问题。因此，放疗后只要间隔足够的时间（至少 4 周）再进行手术，伤口愈合也不会受到影响。如果在术前放疗后间隔的时间太短，会阴部切口的愈合会受到显著的影响。术前放疗后，只有 74%的患者切口愈合良好，而没有接受放疗的患者则是 96%（Chadwick 等，2006）。

同样，照射后结直肠吻合口愈合的问题也受到关注。大多数的以往的研究对象都是腹会阴切除的患者，所以很难在这一点上进行评估。然而，最近的研究包括更多的患者接受了保留括约肌的手术。因此，在第一 MRC 试验（MRC 工作组，1982 年），对照组 70 例中 21 例（30%）发生了吻合口瘘，而照射 5Gy 组 53 例中 4 例（8%）和照射 20Gy 组 52 例中 8 例（16%）。这种照射后的吻合口愈合明显的改善，是难以解释的。但也许是外科医生知道患者曾接受辐射后，采取了特殊的措施。在瑞典直肠癌试验（1993），160 例中 26 例（11%）患者的保留括约肌切除术接受 25Gy 的术前放疗发生了 1 例吻合口裂开，相比 165 例患者中有 17 例在单纯手术组（8%）。

在非随机研究的剂量为 45Gy（25 分数超过 5 周），进行了恢复性的肠道吻合而未行结肠造口术的 24 例患者无吻合口瘘（Robertson 等，1985）。但是，Stevens 等（1978）报告，术前放疗 50Gy5 周后，9 例行保留括约肌切除术未行造口术的患者中有 2 例发生吻合口漏。在他们的回顾性对照组 79 例患者中，只有 1 例吻合口漏。因此，他们建议，所有接受大剂量辐射和保留括约肌切除术的患者应该实施临时的结肠造口术。在大多数报告中，没有足够的信息知道是否吻合口漏具有重要的临床意义，或他们是否是通过对比灌肠检查结果明确的。共识的是，患者接受 45Gy 以上超过 4～5 周的期间并保留括约肌切除术的患者应行预防性造口。

到现在为止，剂量为 25Gy 的术前放疗超过 1 周，对生存期似乎没有任何益处。然而，瑞典的直肠癌试验（1997），却提供了更乐观的结果。目前也从术前放疗的实验组中得到了一个有帮助的证据，术前大剂量的放疗可降低局部复发率。应用短期大剂量的放疗，切口愈合延迟以及吻合口漏这些并发症的发生率就似乎提高了。在保留括约肌的研究中，相对于对照组而言，放疗后手术切除，随之可伴随着大便次数增加、大便急、大便失禁（Pollack 等，2006；Kienle 等，2006），也增加了小肠梗阻以及伤口裂开的危险性（Bakx 等，2006）。通过局部控制，放疗的获得的利益，会超过它的治疗危害性，这一点仍在研究发现中。将来，根据患者的临床病理分期，以及通过常规扫描技术如果发现肿瘤复发，对于患者来说，这将是一项必不可少的治疗。

术后放疗

术后放疗也许比术前更合理，因为那时疾病分期更准确和治疗可以有选择地使用。在术前所有患者进行放疗的研究中，一些病例为 Dukes A 期，也有明显的肝转移的病例。在这两个群体进行放疗都是不合理的。也许给需要放疗的患者进行放疗才是更好的。这可以通过手术及病理结果来准确判断，虽然新的影像检查技术在术前可以比较准确地分期。

从术后辅助治疗的对照试验的结果提示仅改善了切缘的情况（表 30.32）。胃肠道肿瘤研究组进行了一项试验中，术后单纯放疗被包括在一个组内（GITSG，1985）。患者 Dukes 期 B 和 C 期肿瘤下缘 12cm 距肛缘以内的患者包括到实验中。对照组仅接受根治性手术，其中一组接受根治性手术加术后放疗（44Gy 或 48Gy），一组接受根治性手术及术后化疗与氟尿嘧啶甲基 CCNU，而第四组除了接受辐射、化疗外还行手术治疗。共 227 例患者被随机分配和 202 例至少随访 5 年。本试验的结果在辅助化疗部分时已总结过，但在这里只讨论单纯放疗组的结果。58 例对照病例，33 例（55%）复发，其中 20 例（34%）远处复发和 12 例（21%）局部复发。一组 50 例接收放疗的患者，复发 24 例（48%）：15 远处复发（30%）和 9 例局部复发（18%）。总生存期在放疗和未放疗之间没有显著差异。一个重要的研究表明，术后放化疗优于术后放射单纯治疗（Krook 等，1991）。O'Connell 等（1994）证明了一种结合放疗静脉持续滴注化疗（5-FU）优于放疗和静脉推注氟尿嘧啶为基础的化疗。

来自丹麦的 Balslev 等（1986）报道了术后放疗的随机临床试验：494 名 Dukes'B 期和 C 期的直肠癌患者，随机分为单纯手术组，以及手术联合术后 50Gy 放疗的实验组。10%的患者出现了放疗后的严重并发症。总生存期未受到影响，但可降低 Dukes'C 期肿瘤患者的局部复发率。NSABP 的 Fisher 等（1988）对 368 名患者进行了随机临床试验，那些术后接受剂量为 46.5 Gy 的放疗的患者，局部复发率以及生存期都没有显著降低。

英国 MRC 最近进行了一项试验（MRC 直肠癌工作组，1996b）。这是一个相对数量较小的活动性直肠癌的试验：235 例中有 145 例被分配到手术单独和 139 例接受术后放疗。剂量 20 次为 2Gy（40 Gy）的辐射超过 4 周。5 年后，79 例接受单纯手术以及 49 例接受放射治疗的患者出现局部复发（$P<0.001$）。然而，远处转移或生存率没有差异。

表 30.32 术后辅助放疗与无放疗组死亡率对比的前瞻性试验研究（包括对治疗组与对照组均行同样的化疗试验）

试验	死亡数/实验数			放疗组与对照组的死亡率比值比
	剂量（Gy）	放疗组	对照组	
Denmark	50	105/244	104/250	
GITSG-7175	40	49/101	63/110	
NSABP R-01	46	113/184	116/184	
MRC 3	40	23/180	39/189	
Total postoperative		290/709	322/733	14%±11
				治疗更好　治疗更差

来源自：Gray 等（1991）。

* 每个试验中，观察到的比值比下降均以黑色方块代表，99%的可信区间作为水平线。
  菱形代表个别试验的概述中比值比下降，95%的可信区间。

各种非随机试验已经完成。因此 Mohiuddin 等（1981）报道：37 例 Dukes B 期和 C 期被安排接受术后放疗。不幸的是，这些患者仅有 21 例患者接受规定的辐射剂量为 45Gy，其余患者要么被外科医生取消，要么就是患者拒绝接受。除了术后治疗，所有患者均接受术前 5Gy。这种“选择性夹层技术”难以说明问题因为病例数太少，而且没有对照组（Mohiuddin 等，1979，1985；Marks 等，1985，1990）。作者选择推出治疗的患者为对照组。他们报告说，接受术后放疗的 21 例中有 2 例复发（9.5%），都不是盆腔局部复发。16 例对照组患者中，3 例（19%）发生盆腔复发和 2 例远处转移（12.5%）。

其他没有对照组的试验也报告了关于盆腔局部复发率的令人鼓舞的相同结果。因此，Hoskins 等（1985）报道了，将美国马萨诸塞州总医院 97 例接受最低 50.4 Gy 术后放疗的患者与 103 例进行单纯手术治疗的患者进行比较。单纯手术治疗组局部总的复发率为 39%，而术后放疗组为 9%。然而，淋巴结转移与否，两组患者的无病生存期无差异。然而，术后放疗有可能提高淋巴结阳性的患者 2 年的生存期。放疗后除了常见的腹泻和排尿困难外，其他放疗并发症发生率也类似。

因此，这些没有对照组的研究结果表明，术后放疗可降低盆腔复发，这已被至少一个前瞻性研究所证实（MRC 直肠癌工作组，1996b）。如果放疗仅局限于证实有微小残余病灶而无远处转移的患者，这种差异可能会更加明显。然而，即使术后放射治疗被认为与术前放疗一样有效，也不可能将之推广。术后放疗时，患者的依从性似乎要差一些，而且早期发病率也很高。因此，在所述第二个 MRC 试验中 90%的患者术前放疗坚持到预定的时期，第三个 MRC（术后）的试验相应数字为 75%（MRC 工作组，1996b）。此外，实验中有两倍多的患者经历恶心、腹痛和泌尿系统症状。有过度腹泻（46%比 33%）、梗阻和结肠膀胱瘘。

缩小手术难度

缩小手术难度的理念是通过术前放疗，使肿瘤缩小。这已被用于两个目的：

1. 可以保留肛门括约肌
2. 将不可切除的肿瘤变得可切除（通过增加周围未受累组织的范围）。

保留肛门括约肌

从各个研究中得出，术前放疗，最好是放化疗联合，可缩小肿瘤的范围，这使得能保留括约肌的患者的数量增加（Minsky 等，1991；Grann 等，1997；Hyams 等，1997；Mohiuddin 等，1998；Janjan 等，1999 年；Valentini 等，1999；Rouanet 等，2002）。此外，有研究报道，甚至是 T_4 期肿瘤患者在接受放化疗后，能够完全缓解，该研究还报道了的一些患者尽管无法进行手术治疗，但仍然活得很好（Habr-Gama 等，1998；Habr-Gama，2006）。然而，所有这些临床Ⅱ期试验的问题是，所有的结果，都是与自己的单位的回顾性病例进行对照。重要的是要意识到手术技术和直肠癌治疗理念在过去几十年里已经发生了戏剧性的改变。例如，我们现在可以接受更短的切缘距离。如果用吻合器完成吻合，5～10mm 切缘距离也被认为是一种治愈性的手术（Karanjia 等，1990，Moore 等，2003）。因此，需要进行对接受不同治疗的患者进行随机研究了。

在里昂，R9001 一个随机试验，T_2 和 T_3 肿瘤患者进行了术前的 39Gy 放疗（13×3Gy），并随机立即进行手术或手术后 5 周照射。如果手术延迟，保留括约肌手术的例数轻微增多（Francois 等，1999）。总的复发率为 9%，但更重要的是，外科医生本计划行腹会阴切除，但由于放疗后肿瘤缩小，改行前切除的患者复发率为 12%。初步报告的结果在最近的更新与更长时间的随访后没有变化（Glehen 等，2003）。

德国（CAO/ARO/AIO 试验）关于术前或术后放化疗的随机试验最近已完成。初步数据都表现出了明确的倾向，患者在分期上，术前比术后放化疗更有利（Sauer 等，2003）。平均随访 5 年，术前放化疗局部复发率显著下降（6%比 13%），但总的生存率术前术后放化疗无明显差异（74%和 76%），肿瘤特异性生存率也无差异（68%比 65%）。在亚组分析中 194 例低位直肠癌外科医生计划行腹会阴切除术的患者，19%的患者术后放化疗组行保留括约肌手术，而术前放化疗组为 39%（Sauer 等，2004）。长期随访的报告认为在这个特定的保留肛门括约肌组局部复发率很重要。

另外一个非常重要的研究是波兰的试验，患者被随机分成两组，一组为短期放疗后立即手术，另一组接受长期放化疗，并延迟手术。此试验的纳入标准是指诊可触及肿瘤，括约肌无浸润，临床分期为 T_3 期或可手术切除的 T_4 期肿瘤。主要目的是保留肛门括约肌。在所有 300 名随机分配的患者中，接受短期放疗并立即做手术的患者中，有 61%保留了括约肌；接受长期放化疗，并推迟手术的患者中，有 59%保留了括约肌（Bujko 等，2004）。然而，即使放疗被证明是有益的，放疗后小肠疾病的发病率是制约其应用的一个问题。

现在有明确的证据表明，对可切除的直肠癌而言放化疗组使用 5-氟尿嘧啶/亚叶酸钙优于单纯放疗手术组。单纯放疗的局部复发率为 17%，而放化疗为 9%，但没有生存差异（Bosset 等，2005；Gerard 等，2005）。证据还建议术后应该继续进行化疗。也有证据表明，术前化疗其局部复发和药物毒性反应更少（Sauer 等，2004）。目前的观点是，T_3 期患者 MRI 上直肠系膜筋膜受侵和所有 T_4 期患者，都应给予放化疗。

总之，如果术前进行放化疗，就能实施更多的保存括约肌手术，这一结论下得太早了。很难说用肿瘤受侵的地区的用于吻合是正确的，即使放射治疗后该处肿瘤已经消失。然而，肿瘤缩小后将有利于外科手术的开展（Chua 和 Cunningham，2006）。

无法切除的直肠癌

辅以 5-FU 为基础的化疗可以作为放疗增敏剂，虽然是以增加血液系统和胃肠道毒性反应为代价。与术后放化疗的正效应相似，术前放化疗被推荐应用于进展期肿瘤（T_4，$N_{0\text{-}2}$），但仅有一个随机Ⅲ期研究，EORTC 22921 试验，在可切除的直肠癌中（$T_{2\text{-}3}$，$N_{0\text{-}2}$），比较了新辅助放化疗与新辅助放疗。在这个四组试验中，患者被随机分为 4 组：术前放疗，随后只进行手术；术前放疗，随后进行手术，术后辅助化疗；新辅助放化疗，随后只进行手术；新辅助放化疗，随后进行手术，术后辅助化疗（Bosset 等，2000）。该试验接纳了 1100 例患者，已于 2003 年结束。

然而，术前放化疗现在治疗非可切除直肠癌使用更多又不太标准的方法，减少肿瘤的大小以及将肿瘤转换到手术切除（Coco 等，2006）。非手术切除直肠癌是指肿瘤无法切除，但无局部复发的高风险。这表明肿瘤可能涉及直肠筋膜。因此，存在阳性环周切缘的高风险。这些肿瘤粘连或固定，但很难知道肿瘤固定是由于肿瘤浸润或是纤维所致。在文献中，很明显非手术切除的直肠癌没有统一的定义，但根据现有的资料，如此大的肿瘤患者术前受益于以缩小肿瘤为目的的放疗。约有 10%～15%的直肠癌患是晚期肿瘤，它可以被认为是不可切除，一半的患者没有转移，表明它有一个潜在的治愈方法（Påhlman 等，1985）。单纯手术切除治愈率很低，因此它或多或少地要求给这些患者进行放疗。现在的问题是，是否应该与化疗相结合。

很少有关于放化疗随机对照的试验。Moertel 等在 1969 年发表一篇关于胃肠道肿瘤的古老的阳性试验。此外，还有两个关于直肠癌毒性增加的阴性试验，20 世纪 80 年代末已发表（Wassif-Boulis，1982；Overgaard 等，1989）。2001 年发表的瑞典试验表明，患者被随机分成术前放化疗与单纯放疗随后外科手术两组，无论是局部复发率和生存率都出现了有利的影响（Frykholm 等，2001）。不幸的是，这个试验功率不足，需要新的试验。然而，一些Ⅱ期临床试验公布了局部复发率的降低，生存率的数据也同样引人注目（Janjan 等，1999；Bouzourene 等，2002）。问题是，在这些实验中的病例组合很难诠释，而且“非可切除”的定义也大相径庭。尽管如此，大多数的放射治疗和医疗肿瘤学家或多或少愿意接受在患有非可切除性直肠癌这个特定的病患群体当中使用放化疗治疗的理念（Sebag-Montefiore，2006）。然而结论的循证依据很少，有一项北欧研究，试验中随机选择患者接受 50Gy 的术前放疗或接受 50Gy 的术前放化疗，这项实验目前刚刚结束，所以尚无数据。尽管缺乏良好的佐证，很多患者依然会接受这种效果显著的放化疗治疗方法，也许将来不会再有放疗的实验。

必须强调的是，短期放疗并不是缩小肿瘤的有效选择。为了让肿瘤缩小，在这组患者中采用了放疗手段，因此需要进行长达 5 周以上的持久的常规放疗。在治疗的 6～8 周之后，肿瘤就会明显收缩（Glynne-Jones 和 Sebag-Montefiore 等，2006）。最新药剂的使用结果显示了在Ⅱ期临床试验治疗中的显著效果（Sebag-Montefiore 等，2006）。汇集回顾来自 6 个英国研究中心的研究表明，在局部晚期肿瘤和不能切除的直肠癌患者治疗上采用的 5-氟尿嘧啶/亚叶酸放疗取得了组织病理上的完全缓解反应，在 551 例中有 13%环周切缘切除病理结果为阴性，或 677 例中，有 70%手术切除率，并预测局部复发率为 10%。放疗并结合使用奥沙利铂和卡培他滨这两种抗肿瘤药的早期研究结果显示，比氟尿嘧啶/亚叶酸治疗取得出了更好的组织病理学阴性切除率及侧方切缘阴性率（Sebag-Montefiore 等，2005）。目前，正在探索在放疗中联合应用氟尿嘧啶、卡培他滨和奥沙利铂或无奥沙利铂（Sebag-Montefiore 等，2005）。

术前或术后放疗：最后的评论

主要的问题是如何在现代设备下进行放疗。美国国立卫生研究院（NIH）建议，所有Ⅱ期和Ⅲ期直肠癌患者术后应提供放化疗（NIH 共识会议，1990）。然而，我们目前了解到术前治疗比术后治疗更具有剂量效率，这一点在三大 Meta 分析研究中已被证实（Camma 等，2002；大肠癌协作组，2001；Glimelius 等，2003），并且这一结果被唯一的关于术前和术后放疗的试验，即乌普萨拉实验中得到证实（Påhlman 和 Glimelius，1990；Frykholm 等，1993）。在乌普萨拉实验中，474 例病患随机接受了 25Gy 计量的术前放疗和隔一周的手术治疗，Duke B 期或 C 期肿瘤的患者接受了 60Gy 的术后放疗。术前放疗组的局部复发率呈显著降低（13%），而术后放疗组为 22%。术前放疗小组的治愈率也许有些提高（Frykholm 等，1993）。美国所进行的 NSABP R-03 实验因为资金困难而过早停止，实验表明接受了术前放化疗的患者中，44%在一年之后病情治愈，接受术后放化疗的患者中 34%在一年后治愈（Hyams 等，1997）。这项实验有力证明了术前治疗方案比术后治疗方案更加有效，德国的 CAO/ARO/AIO 实验同样证实了一样的结论（Sauer 等，2004）。在德国进行的实验表明尽管在癌症的特性和治愈的数字上没有差异，但是在局部复发率上术前治疗方案有明显的下降（见上文）。

虽然数据支持术前放疗，只有晚期患者癌（T_{3-4}，N_{0-2}）但无远处转移的患者对术后放疗更受欢迎。然而，随着现代 MRI 术前分期技术的采用，会找到受益于术前辅助放疗的病患群体（Brown 等，1999；Beets-Tan 等，2000；Blomqvist 等，2002）。

关于为什么术前放疗要优于术后放疗的理论背景尚不清晰。有一种可能性是放射治疗需要氧气，而术后的纤维增生会阻碍治疗效果（Trotti 等，1993）。另一种解释是，癌细胞会在手术治疗到放疗开始这一期间会增殖（Withers 等，1995）。

关于辅助或新辅助放疗的所有实验中，受到了最严厉的批评最多是在非辐射患者的局部复发率上，在 Meta 分析中平均复发率为 30%（Glimelius 等，2003）。几个研究机构在报告中称大大减低了局部复发率，这表明手术治疗在这些试验中并没有被最优化（Moriya 等，1989；Enker，1992；Heald 和 Karanija，1992）。以挪威和瑞典数据为基础的 TME 技术同样证实了类似的结论（Arbman 等，1996；Dahlberg 等，1998a；Martling 等，2000；Wibe 等，2002a）。

荷兰的一项实验扩大了最优化手术治疗和辅助性放疗作用之间的争论。在这项实验中，采用了瑞典试验中同样的短程放疗。医生对患者强制采用了“金标准”进行直肠全系膜切除。在 1891 例病患当中，如果在直肠全系膜切除前进行术前放疗，2 年的局部复发率就从 8.2%降低到 2.4%，有明显改善（Kapiteijn 等，2001）。5 年的复发率分别为 11.4%和 5.6%（地区会议上报道）。迄今为止没有证明出其对治愈率的影响（C van de Velde，个人心得）。在瑞典直肠癌登记处，类似的数据也被证实（2004）。医学研究理事会的一项实验与荷兰的实验有一个类似的构思。这项实验的区别在于如果在非辐射组患者的环周切缘呈阳性，那么术后就进行放化疗。目前，这项实验仍然在招募患者。

术中辅助放疗

为了更好地控制局部结直肠癌，特别是控制病灶广泛的患者，美国、日本和欧洲等国家正在对术中电子束放射疗法进行评估。Gunderson 等在 1992 将 10～20Gy 的术中放疗与 45～55Gy 的外部辐射相结合。他们留意到，可以对局部进行控制，虽然这种治疗方法值得期待，但是毒性却很高。Sischy 与其同事们也在一小部分病患中进行了术中放疗治疗（Sischy 和 Remington，1975；Sischy，1982，1991；Sischy 等，1985，1988）。

Kallinowski 等在 1995 年报告了他们在海德尔堡的一次经历。他们对 40 例原发性直肠腺癌患者和 20 例复发性直肠腺癌患者进行了术中放疗。治疗结合了术前、术后放疗以及 5-氟尿嘧啶和亚叶酸治疗，42 例患者的肿瘤被完全切除。在显微镜的下，10 名患者的残留肿瘤被检测出来，8 名患者残余肿瘤明显。手术后，切口感染 6 例，吻合口漏 4 例。在接下来的 26 个月里，46 名患者治愈。局部复发和远处转移出现 2 例。10 例患者因病死亡。

Weinstein 等在休斯敦采用 10～20Gy 剂量的术中放疗治疗 11 例局部广泛的直肠癌患者。这项治疗同样也采用了放化疗。组织者称，与历史数据相比这种综合治疗降低了局部复发率，但是因为实验病例数太少，所以很难得出确切的结论。到那时为止没有任何前瞻性的实验报告，所以我们不知道是否这种形式的治疗将是否有益。然而，我们都知道这些早期临床研究和动物实验（Seifert 等，1995），术后的发病率均有增加。

据我们所知，没有已经进行的随机试验，今后类似的实验也不会进行。因此，术中放疗这种治疗方式的有效证据极少。

辅助放疗的危害性

采用辅助和新辅助放疗会产生急性和后期毒性，这一点已经被证实。在放疗期间会产生的急性并发症包括对周期器官的影响（腹泻，直肠炎，排尿困难）和皮肤反应，如红斑、坏死。在术后放疗之后，毒症会更加明显（Påhlman 等，1985）。除了 Stockholm-Malmö 试验（斯德哥尔摩直肠癌的研究组，1987）和 St Marks trial（Goldberg 等，1994）的实验外，术后放疗已被证明了增加死亡率。世人相信，接受放射的部位过大是影响死亡率的原因（Frykholm 等，1996）。关于术后发病率，接受术前放疗，然后进行腹会阴联合切除术的患者增加会阴切口感染发生率（斯德哥尔摩直肠癌的研究组，1987；瑞典直肠癌实验，1993）。术后出血也有轻微的上升（Kapiteijn 等，1999）。没有观察到吻合口漏的情况发生（Påhlman 等，1985；瑞典直肠癌实验，1993）。在放射治疗臀部和膝部的急性神经丛病变时会导致疼痛，这是由于在接受了 5×5Gy 的辅助性放疗而产生了不可预估的毒性，这一点已被证实（Frykholm 等，1996a）。尽管非常罕见，但是已经发现有一些患者无法行走。

在没有发生重大发病率的情况下放疗所产生的最严重的并发症可以得到解决，最严重的警示是放疗的延迟效应。术前和术后放疗会干扰肠功能，会导致失禁以及增加肠道蠕动，这一点已经被证实（Dahlberg 等，1998b；Kollmorgen 等，1994）。其他由辐射治疗所导致的不良的影响也在斯德哥尔摩试验中被证实（Holm 等，1996）。放射治疗的身体部分会发生骨折，也会增加血栓栓塞并发症及切口愈合问题。最近瑞典直肠癌实验分析指出，这些不利影响无法被证明（Birgisson 等，2005b）。尽管辐射剂量相同（5×5Gy），产生了差异的原因是辐射区域使用了避免辐射到健康的组织的隔离块，这样摧毁肿瘤就不可能失败。

直肠癌的辅助化疗

虽然有一些报告表明化疗在患者的治愈上有益的影响，但是实验数据依然很难对此做出解释。一项美国的实验表明，虽然不如放化疗，但是单独化疗却是有效的（GITSG 71～75，1985，NCCTG 794751 1991，NSABP R-01 1988）。挪威的研究支持了这些结果（Tveit 等，1997）。有荷兰和瑞典的两项大型试验，试验中患者随机接受了辅助性化疗（左旋咪唑或氟尿嘧啶＋5-氟尿嘧啶叶酸），无法证明其可以影响治愈率（Taal 等，2001；Glimelius 等，2003b）。这两项实验的规模都远远大于美国的实验，实验结果表明，在 20 世纪 90 年代初美国得出的数据可能有两个错误，错误的原因是实验的不足。尽管缺少在治疗直肠癌中采用的辅助性化疗的佐证，但是很多医疗肿瘤学家建议在癌症的第Ⅲ期患者采用这种治疗方法（不同治疗方案的细节，见第 29 章）。尽管现在又相关的医学实践，但是笔者认为在治疗直肠癌采用辅助性化疗是一项实验治疗。

直肠癌姑息性放疗

姑息性放疗在一开始就被认为对无法手术切除的直肠癌患者有效，或为治疗局部复发的患者，特别是在盆腔复发（见第 31 章）。

建议

这一领域发展迅速，各种层出不穷的实验结果会有助于澄清事实。然而，鉴于目前的知识，对于使用辅助放疗和化疗治疗直肠癌，我们提出如下建议。

如果采用额外的放疗治疗法，那么它给予新辅助治疗。为了避免过度治疗，使用直肠内超声及磁共振成像进行术前分期是非常必要的。以 T 分期为基础，采用放疗治疗有如下建议：

1. T_1、T_2 以及 T_3 早期，不建议采用放疗；
2. 接近 T_3 晚期，没有受威胁切缘，采用术前（短期或延长期）放疗；
3. T_3 晚期和 T_4 期：术前放化疗

对于非常低位的肿瘤，并计划进行腹会阴联合切除的患者例外。这种患者需要进行术前放疗，而不考虑 T 分期。

与结肠癌术后推荐化疗的情况类似，许多患者接受术后辅助化疗，这种治疗的有益之处并不清晰，这些患者应该被纳入随机试验中。

直肠癌的最新文献和当前方向：专科化和专业癌症治疗的影响

在过去的二十年里，如果说结肠癌生存率发生了适度的提高（Iversen 等，2005），那么直肠癌的结果就取得了更大的进步（Faerden 等，2005；McArdle 等，2005）。在 Glasgow，过去三十年里，淋巴结阴性疾病的发病率从 50%上升到 58%。手术死亡率从 14%下降到 8.5%，5 年生存率从 40.1%上升到 60.5%，肿瘤特异生存率从 47%上升到 72%（McArdle 等，2005）。

最大的进步可能是对那些威胁到固有筋膜导致环周切缘（CRM）受累的疾病的认识（Kuo 等，2005），这些疾病如果在二十年前治疗肯定会导致侧向边缘的切除不完全而导致不可避免的局部复发和肿瘤相关死亡。很多因素导致治疗方法发生了根本的改变。现在，在一些中心，含有任何威胁切缘安全因素的病变都采用了术前定向放疗和/或化疗，经过这些不同时间的治疗可达到直肠系膜边缘无瘤并抑制肿瘤在门静脉和淋巴循环的微转移（Bujko 等，2006）。现在有一些证据表明，术前化疗能够进一步减小局部复发的风险（ortholan 等，2006）

MRI 无疑对原发肿瘤更准确的分期起到重要作用，特别是在关系到直肠系膜筋膜缘时（Lindsey 等，2005；Mercury Study Group，2006）。因此对那些需要进行术前辅助放疗和/或化疗的患者出现了更大范围的定义。我们对筋膜缘的理解其是固定的，不认为直肠系膜是一个特殊的器官，其在根治性直肠癌切除术中是重要的。直肠全系膜切除（TME）是直肠癌根治手术的关键（Heald 等，1995；Fearden 等，2005）。TME 手术重要性的认识对欧洲和其他地区结直肠癌手术培训产生了重大影响（Renwick 等，2005；Kneist 等，2005）。有些人会说，TME 手术和个人外科审核准入制属于多学科癌症治疗（MDT）范围内，在过去二十年中已成为专业的结直肠癌手术的常规方法。我们当然承认许多机构在 60 年代和 70 年代开创了这种专长，其中包括美国诊所、澳大利亚大学、欧洲中心还有我们的团队，但在那个时候我们是偶尔而不是常规进行。专科化、专科训练和现在的专科微创外科手术培训已经对作为直肠癌治疗基础的外科手术的质量产生了深远的影响（Kang 等，2005；Chuwa 等，2006）。淋巴结阴性疾病目前有 70%～80%的 5 年生存率（图 30.113），其中包括一些出现症状时已是局部晚期的 T_4 期肿瘤。同样，除了有四个以上淋巴结转移的ⅢC 期病变，淋巴结阳性病例也有 50%～65%的 5 年生存率（表 30.33）。

我们首先考虑淋巴结阴性病变，过去体积庞大的 T_4 期病变，由于病变威胁着固有筋膜的边缘导致 CRM 边缘受累（Smedh 等，2006），局部复发率很高。现在根据先前已提到的在瑞典、英国、德国、波兰和荷兰进行的术前放疗结合根治性 TME 手术探索研究的结果，局部复发率被可靠的降低到 2%～8%，作为选择，单独的术前辅助化疗也可以达到类似的结果（Law 等，2005）。术前化放疗，特别是与新制剂共同治疗局部晚期疾病，显示很有前途（Seebag-Montefiore 等，2006）。和直肠系膜转移一样，淋巴结阳性情况术前难以识别，但现有证据表明如果阳性淋巴结，调整他们进入术后早期化疗的随机试验是恰当的。因为并发症发病率高术后放疗的作用存在争议（Ortholan 等，2006）。然而美国 2005 年修订的指南建议在所有淋巴结阳性疾病中进行术后放化疗（Tjandra 等，2005）。

更精确的分期可以更好说明在哪个亚组中术前辅助治疗能改善结果，但对远端切缘距离教条而死

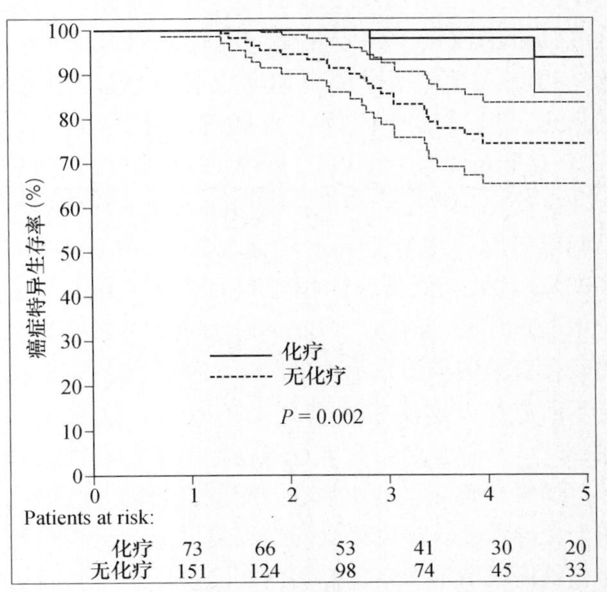

图 30.113　Ⅱ期直肠癌化疗而无放疗的 5 年生存率。来源自：Law 等，2005。

表 30.33 不同分期与病理分型的直肠癌 5 年生存率

	5 年相对生存率			P 值		
	黏蛋白状	印戒细胞	腺癌	MC vs. adeno	MC vs. SR	SR vs. adeno
Rectum overall	51 (0.02)	21.1 (0.03)	61.6 (0.01)	<0.0001	<0.0001	<0.0001
AJCC stage						
Ⅰ	88.8 (0.05)	55.5 (0.41[a])	93.7 (0.01)	NS	NS	NS
Ⅱa	77 (0.06)	57.4 (0.42[a])	83.8 (0.02)	NS	NS	NS
Ⅱb	68.7 (0.04)	45 (0.19[a])	72.4 (0.01)	NS	NS	NS
Ⅲa	74.5 (0.09)	67.7 (0.28[a])	82.6 (0.02)	NS	NS	NS
Ⅲb	54.9 (0.04)	54.1 (0.16[a])	60.1 (0.01)	NS	NS	NS
Ⅲc	31.2 (0.03)	21.1 (0.06)	33.8 (0.01)	NS	0.03	0.004
Ⅳ	6 (0.02)	1.8 (0.02)	7.5 (0.01)	NS	<0.0001	<0.0001

AJCC：美国癌症联合会；NS：不明显。
数据为百分比，括弧内为标准差。
[a]由于样本量较小标准差加大。

板的规定，目前受到了质疑，虽然现在建议对于大体积的直肠癌需要一个 2cm 的远端切缘，但是对于小型的活动的仅涉及部分直肠壁的肿瘤，远端切缘要求达到 0.5～1.0cm，从而保持良好的括约肌功能且局部复发率在 4%～5%（Scheissel 等，2005）。然而，在大多数低位前切除和保留括约肌间后结直肠吻合的病例，通常建议一个临时的肠造口（Gustinger 等，2005）。由于局部的控制和保留括约肌切除术的成功，对于腹会阴切除术（APER）的作用需要更多的思考。特别是因为现在它的手术比例不到专业化前时代 APER 率的一半。当前 APER 率取决于如何定义直肠以及肿瘤的形态，但是这个比例占直肠癌手术的 10%～15%（Chuwa 等，2006）。传统意义上低位直肠癌 APER 要比保存括约肌低位前切除术和括约肌间的结肠肛管吻合术有更高的局部复发率（Leigh 等，2005）。此外，低位、体积较大的肿瘤，并不都适合术前放疗和/或化疗（Box 等，2005）。通过腹会阴联合直肠癌根治术治疗的肿瘤，我们相信应该接受术前放疗，以便能达到根治的效果。这避免了“腰部”，一种腹会阴联合直肠癌根治术的特性。另外，如果从腹部尽量切除盆腔侧壁、会阴与肛提肌间，会导致让人难以接受的局部复发率。腹会阴联合直肠癌根治术中，良好的侧切除，可产生与前切除同样的局部复发率及生存期，不管是否重建结肠储袋（Chuwa 等，2006）（图 30.114，30.115）。如果邻近器官受侵犯，广泛切除可达到长期的生存期（Smedh 等，2006）。目前腹腔镜辅助下腹会阴联合直肠癌根治术，有一个严重的问题，就是切缘不干净，但创伤小。近 20 年里，主张保留肛门括约肌，像所有外科手术决策，必须要有非常仔细的选择标准。腹会阴联合直肠癌根治术的实施率可能降低，但是，放疗的实施率已明显提高，特殊是对于那些需要保留直肠括约肌的外科手术（Baxter 等，2005）。在贫血患者中，放疗反应会打折扣；依赖于 T 分期，缓解率已从 54%降至 28%，阳性切缘的从 15%升至 36%，并伴随更高的复发率，复发率已从 7%升至 38%，同时生存期降低了（Box 等，2005）。

改善分期是对结直肠癌手术治疗效果预测的另一个重要因素。尽管 DUKES 分期甚至已经可以大致的预测预后（图 30.116），目前 TNM 分期又改善了分期方法。然而，TNM 分期已经对特别是淋巴结转移的肿瘤的分期进行了修正（表 30.34）。指出，不但淋巴结转移数超过 4 个以及顶部淋巴结转移预示着预后不良，而且 17%的 T_3 或 T_4 的肿瘤患者中存在肠系膜淋巴结转移（图 30.117）。

应特别指出直肠癌的两个终点。逐渐的，归因于大量的社会认知和传播，早期局限性直肠息肉恶变可被查出，这些可通过经肛门切除，如果肿瘤距肛门超过 7cm，可通过经肛门内镜下切除术（TEM）（Wange 等，2005）。如果这个方法可取，肿瘤必须

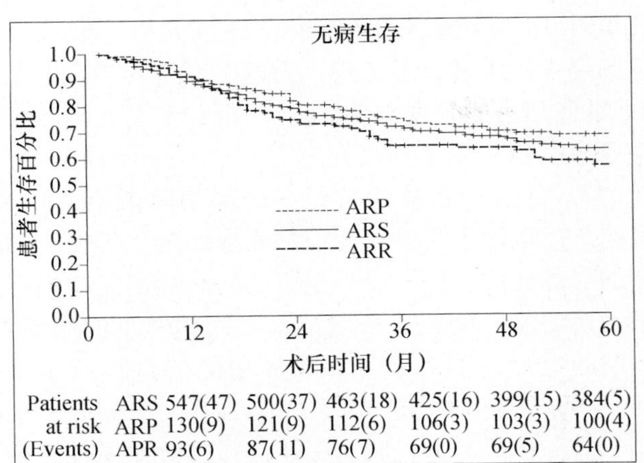

图 30.114　对比 APER 与直肠癌前切、行或不行储袋构建的 5 年生存率。ARS 直肠癌前切直线吻合，ARP，直肠癌前切储袋吻合；APR 腹会阴联合直肠切除术。

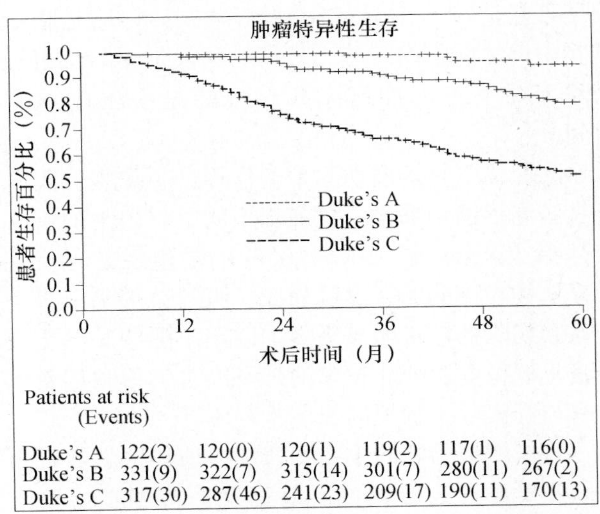

图 30.115　对比不同 DUKE 分期 APER 与保留括约肌直肠癌切除。虚线，APER；十字线，直肠癌前切；重叠线表示 20 例手术中生存率无区别。

依赖超声内镜或 MRI 仔细分期（Garcia-Aquilar 等，2005）。采用这两种手术方式治疗有一个问题，就是如果发现了直肠周淋巴结转移，这种手术方式就不可取了。淋巴结转移率与肿瘤浸润的深度、病灶大小、生物学特性密切相关。因此，黏膜下微小病灶，浸润至浅肌层，直径小于 2～3cm 的肿瘤发生淋巴结转移的概率仅为 6%～9%。更精确地说，SMⅠ期和Ⅱ期的肿瘤发生淋巴结转移的概率为 2%～3%，但 SMⅢ期的病灶发生淋巴结转移率却升至了 11%（Wange 等，2005）。反之，如果肿瘤为溃疡型或已浸润至肌层，淋巴结转移率则为 34%～40%（Endreseth 等，2005）。另外一些影响

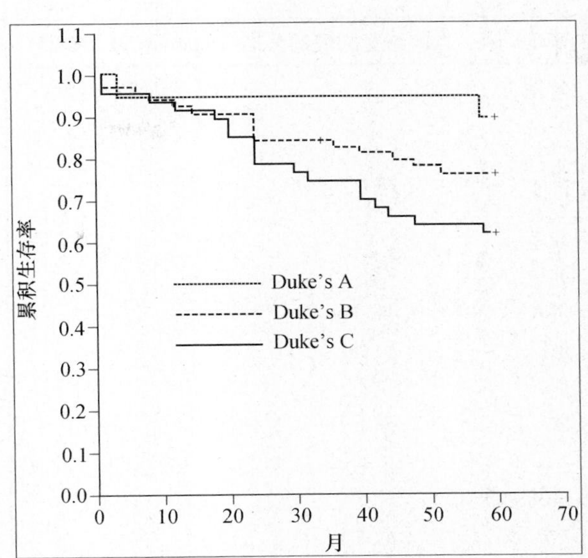

图 30.116　不同 Dukes 分期的直肠癌患者全直肠系膜切除的 5 年生存率。Duke's A 期，5 年生存率 90%；Duke's B 期，5 年生存率，76%；Duke's C 期，5 年生存率，62%。

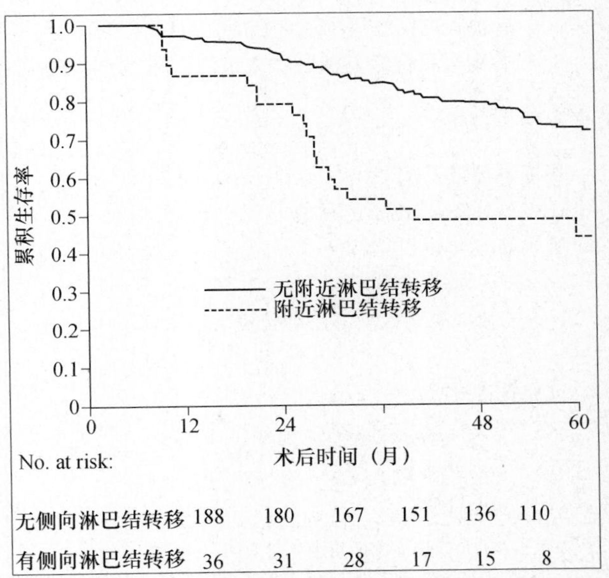

图 30.117　髂内淋巴结受侵对根治性直肠癌手术术后生存期的影响。

肿瘤复发的高危因素包括：低分化肿瘤、脉管癌栓、黏液腺癌（Tominaga 等，2005）。T_1 期肿瘤经过局部切除后平均复发率为 17%，然而一些 T_2 期肿瘤经过局部切除后平均复发率则升至了 24%。局部切除和 TEM 手术的问题在于，不但转移性的淋巴结未被切除，而且切除也可能不充分。局部切除需要切缘距肿瘤 1mm 以上，才能达到 R0 切除。如果切缘距肿瘤少于 1mm（R1 或 R2 切除）则建

表 30.34 当前结直肠癌的分期（Tjandra 等，2005）

分期	T	N	M
0	Tis	N_0	M_0
Ⅰ	T_1	N_0	M_0
T_2	N_0	M_0	
ⅡA	T_2	N_0	M_0
ⅡB	T_3	N_0	M_0
ⅢA	T_1-T_2	N_1	M_0
ⅢB	T_3-T_4	N_1	M_0
ⅢC	任何 T	N_2	M_0
Ⅳ	任何 T	任何 N	M_1

原发肿瘤（T）

TX 原发肿瘤无法评估

T_0 未发现原发肿瘤

TIS 上皮内原位癌或黏膜固有层受侵

T_1 肿瘤侵至黏膜下层

T_2 肿瘤穿过固有肌层

T_3 中路穿过固有肌层进入浆膜下层，或进入非腹膜覆盖的结肠周围或直肠周围组织

T_4 肿瘤直接侵犯其他脏器或组织，和/或穿透内脏腹膜

局部淋巴结（N）

NX 局部淋巴结不能评估

N_0 无区域淋巴结转移

N_1 1～3 枚区域淋巴结转移

N_2 4 枚或更多区域淋巴结转移

远处转移（M）

MX 远处转移不能评估

M_0 无远处转移

M_1 远处转移

来源自：AJCC 癌症分期指南（第 6 版）。

议立即进行腹会阴联合直肠癌根治术或经腹切除术。如果根治性手术推迟，则预后将变差（Madbouly 等，2005）。然而，Mayo 工作组争辩，对于那些局部切除后切缘阳性，边缘少于 1mm，T_3 期肿瘤以及有脉管癌栓的患者，腹会阴联合直肠癌根治术或经腹切除术应在局部切除术后 30 天内完成。在这些病例中，根治性切除术病理显示了大约 20%的患者体内还残留肿瘤，超过 20%的患者已发生了淋巴结转移，然而这些患者的整体预后与一开始就进行根治性切除的患者无明显差异。挪威研究组对 T_1 期肿瘤采用 TEM 手术还是腹会阴联合直肠癌根治术进行了比较，无瘤生存率相当，但是 TEM 术后肿瘤复发率为 12%，相对于腹会阴联合直肠癌根治术后平均复发率为 6%（Endreseth 等，2005）。目前一致的说法是，局部切除或者 TEM 术应广泛以用于腺瘤癌变但肿瘤浸润至 2 期或 SM2 期的局部病灶。任何浸润至肌层的病灶都需要进行根治性切除，除非有特殊情况，例如严重的病变，预期的生存期不到 2 年。局部切除的直径应小于 3cm，肠周径应少于 30%。

另一种情况是，局部病灶一开始被发现时已是局部广泛转移，已被认为是无法手术切除时。大部分这些类型的肿瘤，一旦到了晚期，都需要预防性的造口（Morton 和 Sebag-Montefiore，2006）。如果没有远处转移，主要治疗是最好的应用可行的化疗尽可能持续 6 个月（Box 等，2005），这是临床试验中仍然面临的问题。目前的建议是无需急着做切除术，手术可推迟 1 年，可能是手术的适宜时间。

腹腔镜下直肠前切除术的作用，不像腹会阴联合直肠癌根治术那样，目前仍不明了，因为随机临床试验（Jayne 等，2006）关心的是边缘是否足够和损伤神经等问题。尽管如此，腹腔镜手术组直肠全系膜切除的数量明显增多，以至于那些掌握了腹腔镜下低位盆腔切除技术的外科医生觉得微创手术会有与开腹手术媲美的长期生存率。

将来，结肠癌的生物学特性、遗传因素，可预测肿瘤对放疗、新型抗肿瘤药物，特别是免疫治疗、生长抑制剂和更特殊的化疗的反应，通过更好地了解这些可提高患者的预后信息。

治疗特殊位置的肿瘤让外科界接受结直肠外科是一项特殊专业有其特殊性。总之，对新医务人员以及治疗团队（外科、肿瘤科、放疗科、病理科、姑息性治疗、胃肠道肿瘤、造口护理、护理顾问），采用正确的指导作为培训课程已经提高了结直肠癌完整的手术规范。在 MDT 里积极讨论结肠癌的每一个患者，已确保了更好的护理一致性。同时也提供了机会去寻找那些值得做放疗的多发肿瘤的专业建议。

因此，我们同意美国近期的共识，即腹腔镜手术治疗仅适用于体积较小的肿瘤，并能获得与开腹手术取得同样的效果。以前，腹腔镜手术在低位盆腔手术及保留括约肌方面不如开腹手术，但目前可能不同了。我们同意，对于较小的低位直肠肿瘤，

切缘可从 2cm 减少至 0.5～1cm，从而保留了括约肌，而不会增加局部复发率。我们同意，高危结扎并没有延长生存期的优势，但能使肿瘤更好的分期。我们同意，切缘应该超过 2mm，因为如若不然，不但增加了局部复发率，也会增加远处转移的风险。广泛切除应包括邻近器官（前列腺，膀胱，输精管，阴道，卵巢，子宫和骶骨），但是我们在切除所有这些器官之前，患者应该接受术前放化疗。同时，手术切除的最佳时机仍未明了。我们同意，没必要做预防性的双附件切除。对于 T_1 期的病灶采用局部切除或 TEM，我们感到越来越焦虑，如果预期的生存期很短，SM3、T_1、T_2 期肿瘤可仅仅采用这种手术方法，除非立即采用放疗。我们认为，所有侵犯肛门、累及括约肌、体积较大的、位于直肠下 1/3 的肿瘤都应接受术前放疗，随后在进行腹腔镜下腹会阴联合直肠癌根治术，并可能需要肠道改道。我们同意术前放疗仅适用于侵犯固有筋膜层以及所有接受保留括约肌的 TEM 根治性切除的体积较大的 T_3 期病灶。对局部进展的 T_4 期的病灶或伴有淋巴结转移的肿瘤，以及无法手术切除的肿瘤进行化疗的时机和方案，仍然需要随即研究进行明确。

尽管直肠癌根治性手术方式已公布，对于外科医生来说，对每个肿瘤患者进行个体化治疗是很重要的，不但要遵循 MDT 指南，而且要遵循外科治疗指南。因此，直肠全系膜切除术可能仅适用于下 2/3 的直肠肿瘤，而对于上 1/3 直肠肿瘤的根治术，则应采用部分直肠系膜切除术。同样的，根治性前切除深达 Denonvilliers 筋膜适用于直肠前壁肿瘤。在低位盆腔，重要的原则是，肿瘤周围必须切除要达到 2mm 的范围。因此，我们相信在合适的手术中根治性清除术使平均寿命和危险因素避免了更有损害的手术方法。

（梁峰 郑伟 何远翔 译 郑伟 何远翔 校）

参考文献

Abercrombie JF, Rogers J & Williams NS (1994) Complete anorectal sen-sory loss following total anorectal recon-struction. *Br J Surg* 81: 761.

Abulafi AM & Williams NS (1994) Local recurrence of colo-rectal can-cer: the problem, mechanisms, management and adjuvant therapy. *Br J Surg* 81: 7 - 19.

Adalsteinsson B, Glimelius B, Graffman S et al (1981) Com-puted tomography of recurrent rectal carcinoma. *Acta Radiol (Diagn) (Stockh)* 22: 669-672.

Adam IJ, Mohamdee MO, Martin IG et al (1994) Role of circumferen-tial margin involvement in the local recurrence of rectal cancer. *Lancet* 344: 707-711.

Adolff M, Arnoud JP & Beehary S (1980) Stapled vs sutured colorectal anastomosis. *Arch Surg* 115: 1436-1438.

Akbari RP & Wong WD (2003) Endorectal ultrasound and the preoperative staging of rectal cancer *Scan J Surg* 92: 25-34.

Akyol AM, McGregor JR, Galloway OJ et al (1991) Recurrence of col-orectal cancer after sutured and stapled large bowel anastomosis. *Br J Surg* 78: 1297-1300.

Alabi A, Suppiah A, Sharp D, et al (2007) Transanal endoscopic microsurgery vs. radical surgery for rectal cancer: a quality of life analysis. *Colorectal Dis* 9 (Suppl 3): 2-7.

Alleman A, Barras JP & Wagner HE (1994) Low anterior resection versus rectum amputation for treatment of rectal cancer [in German]. *Helv Chir Acta* 60: 701-705.

Allen PIM, Fielding JWL, Middleton MD & Priestman TJ (1987) Rectal carcinoma: a new technique to allow safer postoperative irradiation of the pelvis. *Eur J Surg Oncol* 13: 21-25.

Allingham W (1879) *Fistula, haemorrhoids, painful ulcer stricture, prolapses and other disease of the rectum, their diagnosis and treatment*, 3rd edn. Philadelphia: Lindsay.

Allingham W & Allingham H (1901) *The diagnosis and treatment of diseases of the rectum*, 7th edn. London: Baillière.

Allum WH, Slaney G, McConkey CC & Powell J (1994) Cancer of the colon and rectum in the West Midlands. *Br J Surg* 81: 1060-1063.

Amato A, Pescatori M & Buti A (1991) Local recurrence following abdominoperineal excision and anterior resection for rectal carci-noma. *Dis Colon Rectum* 34: 317-322.

Amin Z, Boulos PB & Lees WR (1996) Technical report: spiral CT pneumocolon for suspected colonic neoplasms. *Clin Radiol* 51: 56-61.

Andalkar RR (1979) Comparative study of staple vs suture anastomo-sis in low anterior resection. *J Maine Med Assoc* 70: 429 - 431.

Anderberg B, Enblad P, Sjödahl R & Wetterfors J (1983a) The EEA stapling device in anterior resection for carcinoma of the rectum. *Acta Chir Scand* 149: 99-103.

Anderberg B, Enblad R & Sjödahl R (1983b) Recurrent rectal carcinoma after anterior resection and rectal stapling. *Br J Surg* 70: 104. Andersson A & Bergdahl L (1976) Urologic complications following abdominoperineal resection of the rectum. *Arch Surg* 111: 969-971.

Arbman G, Nilsson E, Hallböök O & Sjödahl R (1996) Local recur-rence following total mesorectal excision for rectal cancer. *Br J Surg* 83: 375 - 379. Babcock WW (1939) Experiences with resection of the colon and the elimination of colostomy. *Am J Surg* 46: 186 - 303.

Babcock WW (1947) Radical single-stage extirpation for cancer of the large bowel with retained functional anus. *Surg Gynecol Obstet* 85: 1-7.

Bach-Nielson P (1967) New surgical method of repairing sacral her-nia following abdominoperineal excision of the rectum. *Acta Chir Scand* 133: 67.

Bacon HE (1945) Evolution of sphincter muscle preservation and re-establishment of continuity in the operative treatment of rectal and sigmoidal cancer. *Surg Gynecol Obstet* 81: 113-127.

Bakx R, Emous M, Legemate DA et al (2006) Categorization of major and minor complications in the treatment of patients with resectable rectal cancer using short-term preoperative radiother-apy and total mesorectal excision: a Delphi round. *Colorectal Disease* 8: 302-308. Balfour DC (1910) A method of anastomosis between sigmoid and rectum. *Am J Surg* 51: 239.

Balslev IB (1973) Living with a colostomy. A long-term follow-up investigation of 110 patients submitted to operation for cancer of the rectum. *Ugeskr Laeger* 135: 2799-2804.

Balslev J, Pedersen M, Teglbjaerg PS et al (1986) Postoperative radio-therapy in Dukes B and C carcinoma of the rectum and rectosig-moid: a randomised multicentre study. *Cancer* 58: 22-28.

Banerjee AK (1999) Sexual dysfunction after surgery for rectal cancer. *Lancet* 353: 1900-1902.

Banerjee AK, Jehle EC, Kreis ME et al (1996) Prospective study of the proctographic and functional consequences of transanal endo-scopic microsurgery. *Br J Surg* 83: 211-213.

Barrier A, Martel P, Gallot D et al (1999) Long-term functional results of colonic J pouch versus straight coloanal anastomosis. *Br J Surg* 86: 1176-1179.

Bartram I & Reznek RH (1996) Imaging techniques in preoperative assessment. In *Handbook for the Clinicopathological Assessment and Staging of Colorectal Cancer*. London, UKCCCR Sub-Committee for Colorectal Cancer.

Bartus CM, Lipos T, Shahbaz Sarwar CM et al (2005) Colovesical fistula not a contraindication to elective laparoscopic colectomy. *Dis Colon Rect* 48: 233-236.

Basse L, Jakobsen DH et al (2005) Functional recovery after open versus laparoscopic colonic resection: a randomized, blinded study. *Ann Surg* 241: 416-423.

Batignani G, Monaci I, Ficari F & Tonelli F (1991) What affects conti-nence after anterior resection of the rectum? *Dis Colon Rectum* 34: 329-335.

Baumrucker GO & Shaw JW (1953) Urological complications follow-ing abdomino-perineal resection of the rectum. *Arch Surg* 67: 502-513.

Beart RW & Kelly KA (1981) Randomised prospective evaluation of the EEA stapler for colorectal anastomoses. *Am J Surg* 141: 143-147.

Beckers J & Deldime P (1978) A propos de 50 anastomoses colorec-tales basses par suture mécanique. *Acta Chir Belg* 77: 327-333.

Beets-Tan RG, Beets GL, Borstlap AC et al (2000) Preoperative assess-ment of local tumor extent in advanced rectal cancer: CT or high-resolution MRI? *Abdom Imaging* 25: 533-541.

Beets-Tan RG, Reets GL, Vliegen RFK et al (2001) Accuracy of mag-netic resonance imaging in prediction of tumour-free resection margin in rectal cancer surgery. *Lancet* 357: 497-504.

Benoist S, Panis Y, Boleslawski E et al (1997) Functional outcome after coloanal versus low colorectal anastomosis for rectal carcinoma. *J Am Coll Surg* 185: 114-119.

Benyon J, Foy DMA, Roe N et al (1986) Endoluminal ultrasound in the assessment of local invasion in rectal cancer. *Br J Surg* 73: 474-478.

Berard P & Papillon J (1992) Role of preoperative irradiation for anal preservation in cancer of the low rectum. *World J Surg* 16: 502-509.

Berger A, Tiret E, Parc R et al (1992) Excision of the rectum with colonic J pouch-anal anastomosis for adenocarcinoma of the low and mid rectum. *World J Surg* 16: 470-477.

Bernard D, Morgan S, Tasse D & Wassef R (1989) Preliminary results of coloanal anastomosis. *Dis Colon Rectum* 32: 580-584.

Berry AC, Souser RG, Cambell WB et al (1990) Endoscopic transanal resection of rectal tumours: a preliminary report of its use. *Br J Surg* 77: 134-137.

Berthold S, Alexander-Williams J, Hanni K & Eckmann L (1980) Erste Erfahrungen mit einem automatischen Klammernahtgerat fur enterale Anastomosen. *Chirurg* 51: 671-674.

Bervar M, Petrovic M, Gugic B & Scekic M (1977) Nasa askustva sa primenom mechanickog samosivatelja kod niskih kolorektalnih anastomoza. *Vojnosanit Pregl* 34: 266-268.

Binkley E (1938) Results of radiation therapy in primary operable rectal and anal cancer. *Radiology* 31: 724-728.

Birbeck KF, Macklin CP, Tiffin NJ et al (2002) Rates of circum-ferental resection margin involvement vary between surgeons and predict outcomes in rectal cancer surgery. *Ann Surg* 235: 449-457.

Birgisson H, Talbäck M, Gunnarsson U et al (2005a) Improved sur-vival of cancer of the colon and rectum in Sweden. Population-based survival analyses. *Eur J Surg Oncol* 31: 845-853.

Birgisson H, Påhlman L, Gunnarsson U & Glimelius B (2005b) Adverse effects of preoperative radiation therapy for rectal cancer: long-term follow-up of the Swedish Rectal Cancer Trial. *J Clin Oncol* 23: 8697-8705. Black BM (1952) Combined abdomino-endorectal resection: technical aspects and indications. *Arch Surg (Chicago)* 65: 406-416. Blamey SL & Lee PWR (1982) A comparison of circular stapling devices in colorectal anastomoses. *Br J Surg* 69: 19-22.

Bleday R, Breen E, Jessup M et al (1997) Prospective evaluation of local excision for small rectal cancers. *Dis Colon Rectum* 40: 388-392.

Block WA & Waugh JM (1948) The intramural extension of carci-noma of the descending colon, sigmoid and rectosigmoid: a patho-logic study. *Surg Gynecol Obstet* 87: 457-464.

Blomqvist L (2003) Preoperative staging of colorectal cancer-computed tomography and magnetic resonance imaging. *Scand J Surg* 92: 35-44.

Blomqvist L, Holm T, Göranson H et al (1996) MR imaging, CT and CEA scintigraphy in the diagnosis of local recurrences of rectal cancerinoma. *Acta Radiol* 37: 779-784.

Blomqvist L. Holm T, Nyren O et al (2002) MR imaging and computed tomography in patients with rectal tumours clinically judged as locally advanced. *Clin Radiol* 57: 211-218.

Bohdiewicz PJ, Scott GC, Juni JE et al (1995) Indium-111 OncoScint CR/OV and F-18 FDG in colorectal and ovarian carcinoma recur-rences: early observations. *Clin Nucl Med* 20: 230-236.

Bokey EL & Pheils MT (1980) An alternative technique of inserting the distal purse string for the EEA stapling device in a lower anterior resection. *Aust NZ J Surg* 50: 311.

Bokey EL, Chapuis PH, Hughes WJ et al (1984) Local recurrence following anterior resection for carcinoma of the rectum with a stapled anastomosis. *Acta Chir Scand* 150: 683-686.

Bolton RA & Britton DC (1980) Restorative surgery of the rectum with circumferential stapler. *Lancet* i: 850-851.

Bonfanti G, Bozzetti F, Doci R et al (1982) Results of extended surgery for cancer of the rectum and sigmoid. *Br J Surg* 69: 305.

Bosset JF, Pierat M, Van Glabbeke M (2000) Preoperative radiochem-otherapy versus preoperative radiotherapy with or without postopera-tive chemotherapy: progress report of the EORTC 22921 trial. *Radiother Oncol* 56: S52 (abstract).

Bosset JF, Calais G, Mineur, L et al (2005a) Preoperative radiation (Preop RT) in rectal cancer: effect and timing of additional chemotherapy (CT) 5 year results of the EORTC 22921 trial. *J Clin Oncol* 23 (Suppl): Abstract 3505.

Bosset JF, Calcus G, Mineur L et al (2005b) Pre-operative radiation in rectal cancer: effect and timing of additional chemotherapy 5-year results of the EORTC 22921 trial. *J Clin Oncol* 23 (Annual Meeting Proceedings: Abstract 3505).

Bouzourene H, Bosman FT, Seelentag W et al (2002) Importance of tumor regression assessment in predicting the outcome in patients with locally advanced rectal carcinoma who are treated with preoperative radiotherapy. *Cancer* 94: 1121-1130.

Bown SG, Barr H, Matthewson K et al (1986) Endoscopic treatment of inoperable colorectal cancers with the Nd-YAG laser. *Br J Surg* 73: 949-952.

Boyle K, Sagar PM, Chalmers A et al (2005) Surgery for locally recur-rent rectal cancer. *Dis Colon Rectum* 48: 929-937. Bozzetti F, Bertario L, Rossetti C et al (1997) Surgical treatment of locally recurrent rectal carcinoma. *Dis Colon Rectum* 40: 1421-1444.

Braun J, Pfingsten F, Schippers E & Schumpelick V (1992) Rectal cancer: results of continence-preserving resections [in German]. *Leber Magen Darm* 22 (2): 59-66, 69-70.

Brennan SJ, Pickford IR, Evans M & Pollock AV (1982) Staples or sutures for colonic anastomoses: a controlled clinical trial. *Br J Surg*
69: 722-724.

Bretagnol F, Rullier E, Laurent C et al (2004) Comparison of func-tional results and quality of life between intersphincteric resection and conventional coloanal anastomosis for low rectal cancer. *Dis Colon Rectum* 47: 832 - 838.

Brown G, Richards CJ, Newcombe RG et al (1999) Rectal carcinoma: thin-section MR imaging for staging in 28 patients. *Radiology* 211: 215-222.

Brown G, Radcliffe AG, Newcombe RG et al (2003) Preoperative assessment of prognostic factors in rectal cancer using high-resolu-tion magnetic resonance imaging. *Br J Surg* 90: 355-364.

Brown G, Kirkham A, Williams GT et al (2004a) High-resolution MRI of the anatomy important in total mesorectal excision of the rec-tum. *Am J Roentgenol* 182: 431-439.

Brown G, Davies S, Williams GT et al (2004b) Effectiveness of preoper-ative staging in rectal cancer: digital rectal examination, endolumi-nal ultrasound or magnetic resonance imaging. *Br J Cancer* 91: 23-29.

Brown G & Daniels IR (2005) Preoperative staging of rectal cancer: the MERCURY research project. *Recent Results Cancer Res* 165: 58-74.

Browne WB, Lee B, Wong D et al (2005) Operative salvage for loco-regional recurrent colon cancer after curative resection: an analysis of 100 cases. *Dis Colon Rect* 48: 897-909.

Brunschwig A & Daniel WD (1960) Pelvic exenteration operations with summary of sixty-six cases surviving more than five years. *Ann Surg* 151: 571.

Buchmann P & Uhlschmid G (1980) When are EEA 'stapler dough-nuts'really complete? *Lancet* ii: 94.

Buess GF (1996) Local procedures including endoscopic resection. In Williams NS (ed) *Colorectal cancer*. Edinburgh: Churchill Livingstone.

Buess GF, Hutterer F, Theis J et al (1984) Das System fur die transanale endoskopische Rektumoperation. *Chirurg* 55: 677-680.

Bujko K, Nowacki MP, Bebenek M et al (2004) Sphincter preservation following preoperative radiotherapy for rectal cancer: report of a randomised trial comparing short-term radiotherapy versus con-ventionally fractionated radiochemotherapy. *Radiation Oncol* 72 (1): 15-24.

Bujko K, Nowacki MP, Nasierowska-Guttmejer A et al (2006) Long-term results of a randomized trial comparing preoperative short-course radiotherapy with preoperative conventionally fractionated chemoradiation for rectal cancer. *Br J Surg* 93: 1215-1223.

Bukh H (1954) Clinical research on the permanent colostomy: its function and management. *Acta Chir Scand* 114 (Suppl): 190.

Bussey HJR (1963) The long-term results of surgical treatment of cancer of the rectum. *Proc R Soc Med* 56: 494.

Butch RJ, Stark DD, Wittenberg J et al (1986) Staging rectal cancer by MR and CT. *Am J Roentgenol* 146: 1155-1160.

Cade D, Gallagher P, Schofield PF & Turner L (1981) Complications of anterior resection of the rectum using the EEA stapling device. *Br J Surg* 68: 339 - 340.

Cady J, Godfroy J, Sibaud O et al (1980) La désunion anastomotique en chirurgie colique et rectale: étude comparative des procédés de suture manuelle et mécanique à propos d'une serie de 149 resec-tions. *Ann Chir* 34: 350 - 356.

Camma C, Giunta M, Fiorica F et al (2000) Preoperative radiotherapy for resectable rectal cancer: a meta-analysis. *JAMA* 284: 1008-1015.

Cameron A (1977) Left colon resection. *Br J Hosp Med* 17: 281 - 289.

Camma C, Giunta M, Fiorica F et al (2000) Preoperative radiotherapy for resectable rectal cancer: a meta-analysis. *JAMA* 284: 1008-1015.

Carmona JA, Ortiz H & Perez-Cabanas I (1991) Alterations in anorec-tal function after anterior resection for cancer of the rectum. *Int J Colorect Dis* 6: 108-110.

Carpentier A & Chachques JC (1985) Myocardial substitution with a stimulated skeletal muscle: first successful case. *Lancet* i: 1267.

Castrini G, Pappalardo G & Mobarhan S (1985) A new technique for ileoanal and coloanal anastomosis. *Surgery* 97: 111-116.

Catchpole BW (1969) Ileus: use of sympathetic blocking agents in its treatment. *Surgery (St Louis)* 66: 811.

Cavaliere F, Tedesco M, Giannarelli D et al (1991) Radical surgery in rectal cancer patients: what does it mean today? *J Surg Oncol* (Suppl 2): 24 - 31.

Cavaliere F, Pemberton JH, Cosimelli M et al (1995) Coloanal anasto-mosis for rectal cancer: long-term results at the Mayo and Cleveland Clinics. *Dis Colon Rectum* 38: 807-812.

Cavina di E, Secchia M, Chiarugi M et al (1985) Contineza di colostomie perineale dopo operazione di Miles: neosfintere elettrosi-molato. *Boll Soc It Chir* 6: 3-4, 23-29.

Cavina di E, Secchia M, Evangelsiat G et al (1990) Perineal colostomy and electrostimulated gracilis 'neosphincter' after abdominoper-ineal resection of the colon and anorectum: a surgical experience and follow-up study in 47 cases. *Int J Colorectal Dis* 5: 6 - 10.

Cecil TD, Taffinder N, Gudgeon AM (2006) A personal view on laparoscopic rectal cancer surgery. *Colorectal Disease* 8 (Suppl 3): 30-32.

Chadwick MA, Vieten D, Pettitt E et al (2006) Short course preopera-tive radiotherapy is the single most important risk factor for per-ineal wound complications after abdominoperineal excision of the rectum. *Colorectal Disease* 8: 756-761.

Chapuis PH, Lin BPC, Chan C et al (2006) Risk factors for tumour present in a circumferential line of resection after excision of rectal cancer. *Br J Surg* 93: 860-865.

Chaoul H (1936) Die Behandlung operation freigelegter Rektumkarzinome mit der Rontgennahbestralung. *Med Wochenschr* 83: 972. Christensen PB & Kronberg O (1981) Suprapubic bladder drainage in colorectal surgery. *Br J Surg* 68: 348. Chua YJ & Cunningham D (2006) Emerging therapies for rectal can-cer. *Colorectal Disease* 8 (Suppl 3): 18-20. Church JM (2005) A scoring system for the strength of a family history of colorectal cancer. *Dis Colon Rect* 889 - 896.

Chuwa EWL, Seow-Choen F (2006) Outcomes for abdominoperineal resections are not worse than those of anterior resections. *Dis Colon Rectum* 49: 41-49.

Clogg HS (1904) Some observations on carcinoma of the colon. *Practitioner* 72: 525-544.

Coco C, Valentini V, Manno A et al (2006) Long-term results after neoadjuvant radiochemotherapy for locally advanced resectable extraperitoneal rectal cancer. *Dis Colon Rectum* 49: 311-318.

Coffey RC (1931) Transplantation of ureters into large intestine. *Br J Urol* 3: 353.

Cole PP (1913) The intramural spread of rectal carcinoma. *Br Med J* i: 431-433.

Coller FA, Kay EB & Macintyre RS (1940) Regional lymphatic metas-tases of carcinoma of the rectum. *Surgery* 8: 294 - 311.

Colorectal Cancer Collaborative Group (2001) Adjuvant radiotherapy for rectal cancer: a systematic overview of 8, 507 patients from 22 randomised trials. *Lancet* 358: 1291-1304.

Cooke RV (1956) Advanced carcinoma of the colon with emphasis on the inflammatory factor. *Ann R Coll Surg Engl* 18: 46.

Copeland EM, Miller LD & Jones RS (1968) Prognostic factors in carci-noma of the colon and rectum. *Am J Surg* 116: 875-881.

Cornish J, Tilney H, Heriot A, et al (2007) A meta-data analysis of the quality of life after abdominoperineal excision vs. anterior resection for rectal cancer. *Colorectal Dis* 9 (Suppl 3): 2-7.

Cordonnier JJ (1950) Ureterosigmoid anastomosis. *J Urol* 63: 276.

Cosimelli M, Mannella E, Giannarelli D et al (1994) Nerve-sparing surgery in 302 resectable rectosigmoid cancer patients: genitouri-nary morbidity and 10-year survival. *Dis Colon Rectum* 37 (Suppl 2): S42-46.

Cova M, Frezza F, Pozzi-Mucelli RS et al (1994) Computed tomography and magnetic resonance in the preoperative staging of the spread of rectal cancer: a correlation with the anatomicopathological aspects. *Radiol Med (Torino)* 87: 82-89.

Crile G Jr & Turnbull RB Jr (1972) The role of electrocoagulation in the treatment of carcinoma of the rectum. *Surg Gynaecol Obstet* 135: 391 - 396. Cullen PK Jr & Mayo CW (1963) A further evaluation of the one-stage low anterior resection. *Dis Colon Rectum* 6: 415 - 421. Cutait DE & Figlioni FJ (1961) A new method of colorectal anastomo-sis in abdominoperineal resection. *Dis Colon Rectum* 4: 335-342. Cutait DE, Cutait R, Ioshimoto et al (1985) Abdominoperineal endoanal pull through resection. *Dis Colon Rectum* 28: 294.

Cuthbertson AM & Kaye AH (1978) Local excision of carcinomas of the rectum. *Aust NZ J Surg* 48: 412-415.

Cuthbertson AM, Hughes ESR & Pihl E (1984) Metastatic 'early' col-orectal cancer. *Aust NZ J Surg* 54: 549-552. d'Allaines F (1956) *Die Chirurgische Behandling des Rektumkarzinoms*. Leipzig: Borth.

Dafnis G, Påhlman L, Raab Y et al (2004) Transanal endoscopic microsurgery. Clinical and functional results. *Colorectal Disease* 6 (5): 336-342.

Dahlberg M, Glimelius B, Bergström R & Påhlman L (1998a) Improved survival in patients with rectal cancer: a population based register study. *Br J Surg* 85: 515 - 520.

Dahlberg M, Glimelius B, Graf W et al (1998b) Preoperative irradia-tion for rectal cancer affects the functional results after colorectal anastomosis - Results from the Swedish Rectal Cancer Trial. *Dis Colon Rectum* 41: 543-551.

Dahlberg M, Glimelius B & Påhlman L (1999) Changing strategy for rectal cancer is associated with improved outcome. *Br J Surg* 86: 379-384.

Daniels IR, Fisher SE, Brown G, et al (2006a) Complexities and contro-versies in the management of low rectal cancer: Proceedings of the 3rd Pelican Surgical Symposium 2005. *Colorectal Disease* 8 (Suppl 3): 3-4.

Daniels IR, Strassburg J & Moran BJ (2006b) The need for future surgi-cal low rectal cancer studies. *Colorectal Disease* 8 (Suppl 3): 25-29.

Deddish MR & Stearns MW (1961) Anterior resection for carcinoma of the rectum and rectosigmoid area. *Ann Surg* 154: 961-966.

Dedkov IP & Zibina MA (1976) Intensive preoperative gamma-therapy in combined treatment of cancer of the rectum. *Am J Proctol* 7: 43 - 47.

DeHaas-Kock DFM, Baeten CGM, Jager JJ et al (1996) Prognostic sig-nificance of radial margins of clearance in rectal cancer. *Br J Surg* 83: 781-785.

Dehni N, Tiret E, Singland JD et al (1998) Long-term functional out-come after low anterior resection: comparison of low colorectal anastomosis and colonic J-pouch-anal anastomosis. *Dis Colon Rectum* 41: 817-823.

Dehni N, McFadden N, McNamara DA et al, (2003) Oncologic results following abdominoperineal resection for adenocarcinoma of the low rectum. *Dis Colon Rectum* 46: 867-874.

Detry RJ, Kartheuser AH, Lagneaux G & Rahier J (1996) Preoperative lymph node staging in rectal cancer: a difficult challenge. *Int J Colorect Dis* 11: 217-221.

Devine H (1937) Excision of the rectum. *Br J Surg* 25: 351.

Devlin HB, Plant JA & Griffen M (1971) Aftermath of surgery for anorectal cancer. *Br Med J* ii: 413.

Dixon CF (1939) Surgical removal of lesions occurring in sigmoid and rectosigmoid. *Am J Surg* 46: 12-17.

Dixon CF (1940) Resection without permananent colostomy for carci-noma of the rectosigmoid and lower portion of the pelvic colon. In Pack GI & Livingstone EM (eds) *Treatment of cancer and allied diseases*, vol 2, p 1414. New York: PB Hoeber.

Dixon AK, Fry IK, Morson BC et al (1981) Preoperative computed tomography of carcinoma of the rectum. *Br J Radiol* 54: 655-659.

Dixon AR, Maxwell WA, Holmes JT & Thornton R (1991) Carcinoma of the rectum: a 10-year experience. *Br J Surg* 78: 308 - 311.

Drake DB, Pemberton JH, Beart RW Jr et al (1987) Coloanal anasto-mosis in the management of benign and malignant rectal disease. *Ann Surg* 206: 600-605.

Druss RG, O'Connor JF & Stern LQ (1969) Psychological response to colectomy. II: Adjustment to a permanent colostomy. *Arch Gen Psychiat* 20: 419-426.

Duch G, Axelsson CK & Ostergaard AH (1980) Koloreck-tale anasto-moser med autosuturapparat. *Ugeskr Laeger* 142: 1914-1916.

Dudley HAF, Radcliffe AG & McGeechan D (1980) Intraoperative irri-gation of the colon to permit primary anastomosis. *Br J Surg* 67: 80-81.

Dukes CE (1930) The spread of cancer of the rectum (subsection in a paper by Gordon Watson C & Dukes CE). *Br J Surg* 17: 643 - 648.

Dukes CE (1943) The surgical pathology of rectal cancer. *Proc R Soc Med* 37: 131.

Dukes CE (1957) Discussion on major surgery in carcinoma of the rectum with or without colostomy, excluding the anal canal and including the rectosigmoid. *Proc R Soc Med* 50: 1031.

Duncan WA (1981) A preliminary report on the MRC trial of preoper-ative radiotherapy in the management of rectal cancer. In Gerard A (ed) *Progress and perspectives in the treatment of gastrointestinal tumours*, pp 83 - 86. Oxford: Pergamon.

Duncan WA (1987) Preoperative radiotherapy in rectal cancer. *World J Surg* 11: 439-445.

Durdey P & Williams NS (1984) The effect of malignant and inflam-matory fixation of rectal carcinoma on prognosis after rectal exci-sion. *Br J Surg* 71: 787-790.

Ego-Aguirre E, Spratt JS, Butcher HR & Bricker EM (1964) Repair of perineal hernias developing subsequent to pelvic exenteration. *Ann Surg* 159: 66.

Eickenberg HU, Amin M, Klompus W & Lick R Jr (1976) Urologic com-plications following abdominoperineal excision of the rectum. *J Urol* 115: 180-182.

Eisenberg H, Sullivan PD & Foote FM (1967) Trends in survival of digestive system cancer patients in Connecticut 1935-62. *Gastroenterology* 53: 528.

Eisenstat TE, Deak ST, Rugin RJ et al (1982) Five year survival in patients with carcinoma of the rectum treated by electrocoagula-tion. *Am J Surg* 143: 127.

Eldar S, Kemeny M & Terz JJ (1985) Extended resections for carcinoma of the colon and rectum. *Surg Gynecol Obstet* 161: 319-322.

Endreseth BH, Romundstad P, Myrvold HE, et al (2006) Rectal cancer treatment of the elderly. *Colorectal Disease* 8: 471-479.

Enker WE (1978) Surgical treatment of large bowel cancer. In Enker WE (ed) *Carcinoma of the colon and rectum*, pp 73 - 106. Chicago: YearBook Medical.

Enker WE (1992) Potency, cure and local control in the operative treatment of rectal cancer (review). *Arch Surg* 127: 1396-1401.

Enker WE, Laffer UT & Block GE (1979) Enhanced survival of patients with colon and rectal cancer is based upon wide anatomic resec-tion. *Ann Surg* 190: 350-358.

Enker WE, Stearns MW & Janov AJ (1985) Peranal coloanal anasto-mosis following low anterior resection for rectal carcinoma. *Dis Colon Rectum* 28: 576-581.

Enker WE, Thaler HT, Cranor ML & Polyak T (1995) Total mesorectal excision in the operative treatment of carcinoma of the rectum. *J Am Coll Surg* 18: 335-346.

Eriksen MT, Wibe A, Norstein J et al (2005) Norwegian Rectal Cancer Group. Anastomotic leakage following routine mesorectal excision for rectal cancer in a national cohort of patients. *Colorectal Dis* 7: 51-57.

Everett WG (1975) A comparison of one layer and two layer tech-niques for colorectal anastomosis. *Br J Surg* 62: 135-140.

Everett WG, Friend PJ & Forty J (1986) Comparison of stapling and hand-suture for left-sided large bowel anastomosis. *Br J Surg* 73: 345-348.

Faget JL (1739) Quoted in Rankin FW, Barwen JA & Buie LA (1932) *The colon, rectum and anus*, p 768. Philadelphia: WB Saunders.

Fain SN, Patin S & Morgenstern L (1975) Use of mechanical suturing apparatus in low colorectal anastomosis. *Arch Surg* 110: 1079-1082.

Farley D & Smith I (1968) Phantom rectum after complete rectal exci-sion. *Br J Surg* 55: 40.

Farouk R, Duthie GS, Lee PW & Monson J (1998) Endosonographic evidence of injury to the internal anal sphincter after low anterior resection: long-term follow-up. *Dis Colon Rectum* 41: 888-891.

Fasth J & Hulten L (1984) Loop ileostomy: a superior diverting stoma in colorectal surgery. *World J Surg* 8: 401-407.

Faucheron JL, Voirin D & Dupuy S (2007) Technical results of totally laparoscopic rectal resection and delayed coloanal anastomosis for cancer: no scar, no stoma? *Colorectal Dis* 9 (Suppl 3): 2 - 7.

Fazio VW (1978) Sump suction and irrigation of the presacral space. *Dis Colon Rectum* 21: 401.

Feinberg SM, Parker F, Cohen Z et al (1986) The double stapling tech-nique for low anterior resection of rectal carcinoma. *Dis Colon Rectum* 29: 885-890.

Feliciotti F, Guerrieri M, Paganini AM et al (2003) Long-term results of laparoscopic versus open resections for rectal cancer for 124 unselected patients. *Surg Endosc* 17: 1530-1535.

Fick TE, Baeten CG, von Meyenfeldt MF & Obertop H (1990) Recurrence and survival after abdominoperineal and low anterior resection for rectal cancer without adjunctive therapy. *Eur J Surg Oncol* 16: 105-108.

Fielding LP, Stewart Brown S, Hittinger R & Blesovsky L (1984) Covering stoma for elective anterior resection of the rectum: an out-moded operation. *Am J Surg* 147: 524 - 530.

Fingerhut A, Elhadad A, Hay JM et al (1994) Infraperitoneal colorec-tal anastomosis: hand-sewn versus circular staples. A controlled clinical trial. *Surgery* 116: 484-490.

Finsterer H (1941) Zur chirgischen Behandlung des Rektumkarcinomas. *Arch Klin Chir* 202: 15.

Fisher B, Wolmark N, Rockette H et al (1988) Postoperative adjuvant chemotherapy or radiation therapy for rectal cancer: results of NSABP Protocol R-01. *J Natl Cancer Inst* 80: 21-29.

Fisher SE & Daniels IR (2006) Quality of life and sexual function fol-lowing surgery for rectal cancer. *Colorectal Disease* 8 (suppl 3): 40-42.

Fitzgibbons RJ, Harkrider WW & Cohn I (1977) Review of abdominoperineal resections for cancer. *Am J Surg* 134: 624-629.

Fleisher DE (1982) The current status of gastrointestinal laser activity in the United States. *Gastointest Endosc* 281: 157-161.

Fleshman JW, Kodner IJ, Fry RD et al (1985) Adenocarcinoma of the rectum: results of radiotherapy and resection, endocavitary irradia-tion, local excision and preoperative clinical staging. *Dis Colon Rectum* 28: 810-815.

Fleshman JW, Wexner SD, Anvari M et al (1999) Laparoscopic vs. open abdominoperineal resection for cancer. *Dis Colon Rectum* 42: 930 - 939. Floyd ND, Saclarides TJ (2006) Transanal endoscopic microsurgical resection of pT1 rectal tumors. *Dis Colon Rectum* 49: 164-168.

Folkesson J, Nilsson J, Påhlman L et al (2004) The circular stapling device as a risk factor for anastomotic leakage in rectal cancer surgery. *Colorectal Disease* 19: 365-368.

Fortier GA, Constable WC, Meyers H & Wanebo HJ (1986) Preoperative radiation therapy for rectal cancer: an effective therapy in need of a clinical trial. *Arch Surg* 121: 1380-1385.

Fortunato L, Ahmad NR, Yeung RS et al (1995) Long-term follow-up of local incision and radiation therapy for invasive rectal cancer. *Dis Colon Rectum* 38: 1193-1199.

Fowler JW, Bremner DN & Moffatt LEF (1978) The incidence and con-sequences of damage to the parasympathetic nerve supply to the bladder after abdominoperineal excision of the rectum for carci-noma. *Br J Urol* 50: 95 - 98.

Francois Y, Nemoz CJ, Baulieux J et al (1999) Influence of the interval between preoperative radiation therapy and surgery on downstag-ing and on the rate of sphincter-sparing surgery for rectal cancer: The Lyon R90-01 randomized trial. *J Clin Oncol* 17: 2396-2402.

Frigell A, Ottander M, Stenbeck H & Påhlman L (1990) Quality of life of patients treated with abdominoperineal resection or anterior resection for rectal carcinoma. *Ann Chir Gynaecol* 79: 26-30.

Frykholm G, Glimelius B & Påhlman L (1993) Preoperative or postop-erative irradiation in adenocarcinoma of the rectum: Final treat-ment results of a randomized trial and evaluation of late secondary effects. *Dis Colon Rectum* 36: 564-572.

Frykholm G, Sintorn K, Montelius A et al (1996a) Acute lumbosacral plexopathy during and after preoperative radiotherapy of rectal adenocarcinoma. *Radiother Oncol* 38: 121-130.

Frykholm G, Sintorn K, Montelius A et al (1996b) Preoperative radio-therapy in rectal carcinoma - aspects of adverse effects and radia-tion technique. *Int J Radiat Oncol Biol Phys* 35: 1039-1048.

Frykholm GJ, Påhlman L, Glimelius B (2001) Combined chemo and radiotherapy versus radiotherapy alone in the treatment of pri-mary, non-resectable adenocarcinoma of the rectum. *Int J Rad Onc Biol Phys* 50: 433-440.

Fucini C, Elbetti C, Petrol A & Casella D (2002) Excision of the leva-tor muscles with external sphincter preservation in the treatment of selected low T4 rectal cancers. *Dis Colon Rectum* 45: 1697-1705.

Gabriel WB (1932) The end results of perineal excision and of radium in the treatment of cancer of the rectum. *Br J Surg* 20: 234-248.

Gabriel WB (1934) Perineo-abdominal excision of the rectum in one stage. *Lancet* ii: 69.

Gabriel WB (1948) *Principles and practice of rectal surgery*, 4th edn. London: HK Lewis.

Gabriel WB (1957) Discussion on major surgery in carcinoma of the rectum with or without colostomy, excluding the anal canal and including the rectosigmoid. *Proc R Soc Med* 50: 1041.

Gabriel WB, Dukes CE & Bussey HJR (1935) Lymphatic spread in cancer of the rectum. *Br J Surg* 23: 395-413.

Gall FP & Hermanek P (1988) Expanded lymph node dissection in stomach and colorectal cancer - uses and risks [in German]. *Chirurg* 59: 202 - 210.

Gary-Bobo J, Pyoc H, Solassol C et al (1979) L'irradiation pré-operatoire du cancer rectal: résultats à 5 ans de 116 cas. *Bull Cancer* 66: 491-496.

Gatt M, Anderson DG, Reddy BS et al (2005) Randomized clinical trial of multimodal optimization of surgical care in patients undergoing major colonic resection. *Br J Surg* 92: 1354-1362.

Gérard A, Berrod J-L, Pene F et al (1985) Interim analysis of phase III study on preoperative radiation therapy in resectable rectal carci-noma. *Cancer* 55: 2373-2379.

Gérard A, Buyse M, Nordlinger B et al (1988) Preoperative radiother-apy as adjuvant treatment in rectal cancer: final results of a ran-domized study of the European Organization for Research and Treatment of Cancer (EORTC). *Ann Surg* 208: 606-614.

Gérard JP, Coquard R, Fric D et al (1994) Curative endocavitary irradi-ation of small rectal cancers and preoperative radiotherapy in T2 T3 (T4) rectal cancer: a brief review of the Lyon experience. *Eur J Surg Oncol* 20: 644-647.

Gerard J-P, Bonnetain F, Conroy T et al (2005a) Preoperative (preop) radiotherapy (RT) ±5FU/folinic acid (FA) in T3-4 rectal cancers: results of the FFCD 9203 randomized trial. *J Clin Oncol* 23 (Suppl): Abstract 3504.

Gerard JP et al, (2005b) Preoperative radiotherapy +5FU/folinic acid in T3-4 rectal cancers: results of the FFCD 9203 trial. *J Clin Oncol* 23 (Annual Meeting Proceedings: Abstract 3504).

Gerstenberg TC, Nielson ML, Clausen S et al (1980) Bladder function after abdominoperineal excision of the rectum for anorectal carci-noma. *Ann Surg* 191: 81-86.

Gilbertsen VA (1960) Adenocarcinoma of the rectum: a fifteen-year study with evaluation of the results of curative therapy. *Arch Surg (Chicago)* 80: 135.

Gilbertsen VA (1962) The results of the surgical treatment of cancer of the rectum. *Surg Gynecol Obstet* 114: 313-318.

Gilchrist RK & David VC (1938) Lymphatic spread or carcinoma of the rectum. *Ann Surg* 108: 621-642.

Gilchrist RK & David VC (1940) Fundamental factors governing lateral spread of cancer of the rectum. *Ann Surg* 111: 630.

Gilchrist RK & David VC (1947) A consideration of pathological fac-tors influencing five-year survival in radical resection of the large bowel and rectum for carcinoma. *Ann Surg* 126: 421.

GITSG (Gastrointestinal Tumor Study Group) (1985) A controlled trial of adjuvant chemotherapy, radiation therapy or combined chemoradiation therapy following curative resection for rectal carcinoma. *N Engl J Med* 312: 1465-1472.

GITSG (Gastrointestinal Tumor Study Group) (1992) Radiation and fluorouracil with or without semustine for the treatment of patients with surgical adjuvant adenocarcinoma of the rectum. *J Clin Oncol* 10: 549-557.

Glaser F, Kuntz C, Schlag P & Herfarth C (1993) Endorectal ultrasound for control of preoperative radiotherapy of rectal cancer. *Ann Surg* 217: 64-71.

Glass RE, Ritchie JL, Thompson HR & Mann CV (1985) The results of surgical treatment of cancer of the rectum by radical resection and extended abdomino-iliac lymphadenectomy. *Br J Surg* 72: 599-601.

Glass RE, Fazio VW, Jagelman DG et al (1986) The results of surgical treatment of cancer of the colon at the Cleveland Clinic from 1965 to 1975: classification of the spread of colon cancer and long-term survival. *Int J Colorect Dis* 1: 33 - 39.

Glehen O, Chapet O, Adham M et al (2003) Long-term results of the Lyon R90-01 randomized trial of preoperative radiotherapy with delayed surgery and its effect on sphincter-saving surgery in rectal cancer (short note). *Br J Surg* 90: 996 - 997.

Glimelius B, Graffman S, Påhlman L et al (1982) Preoperative irradia-tion with high-dose fractionation in adenocarcinoma of the rectum and rectosigmoid. *Acta Radiol Oncol* 21: 373-379.

Glimelius B, Grönberg H, Järhult J et al (2003a) A systematic overview of radiation therapy in rectal cancer. *Acta Oncologica* 42: 476-492.

Glimelius B, Cedermark B, Dakl O et al (2003b) Adjuvant chemother-apy in colorectal cancer: Joint analyses of randomised trials by the Nordic Gastrointestinal Tumour Adjuvant Therapy Group Eur J Cancer Supplement 1, ECCO 12, abstract 1066.

Glover RP & Waugh JM (1946) Retrograde lymphatic spread of carci-noma of the 'rectosigmoid region': its influence on surgical proce-dures. *Surg Gynecol Obstet* 82:

434-448.

Glynne-Jones R & Sebag-Montefiore D (2002) Chemoradiation schedules - what radiotherapy? *Eur J Cancer* 38: 258-269.

Glynne-Jones R, Sebag-Montefiore D, Samuel L et al (2005) Socrates phase II study results: capecitabine (CAP) combined with oxali-platin (OX) and preoperative radiation (RT) in patients (pts) with locally advanced rectal cancer (LARC). In: *Proceedings of ASCO* 2005 (eds Glynne-Jones R, Sebag-Montefiore D, Samuel L, Falk S, Maughan T, McDonald A). Abstract 3527.

Glynne-Jones R, Mawdsley S, Novell JR (2006) The clinical signifi-cance of the circumferential resection margin following preopera-tive pelvic chemo-radiotherapy in rectal cancer: why we need a common language. *Colorectal Disease* 8: 800-807.

Goetze O (1944) Die abdominosakrale Resektion des Mastdarms mit Wiederherstelling der naturlichen Kontinenz. *Arch Klin Chir* 206: 293. Goldberg SM (1980) Personal communication, cited in Goligher JC (1984) *Surgery of the anus, rectum and colon*. London: Baillière Tindall.

Goldberg PA, Nicholls RJ, Porter NH et al (1994) Long-term results of a randomized trial of short-course low-dose adjuvant preoperative radiotherapy for rectal cancer: reduction in local treatment failure. *Eur J Cancer* 30A: 1602-1606.

Goldman S, Arvidsson H, Norming U et al (1991) Transrectal ultra-sound and computed tomography in preoperative staging of lower rectal adenocarcinoma. *Gastrointest Radiol* 16: 259-263.

Golfieri R, Giampalma E, Leo P et al (1993) Comparison of magnetic resonance (0. 5 T), computed tomography, and endorectal elec-trosonography in the preoperative staging of neoplasms of the rectum-sigma: correlation with surgical and anatomopathologic findings. *Radiol Med (Torino)* 85: 773-783.

Goligher JC (1977) Current trends in the medical management of car-cinoma of the rectum. In Taylor S (ed) *Recent advances in surgery*, vol 9, pp 1 - 32. Edinburgh: Churchill Livingstone.

Goligher JC (1984) *Surgery of the anus, rectum and colon*. London: Baillière Tindall.

Goligher JC, Dukes CE & Bussey HJR (1951) Local recurrences after sphincter-saving excisions for carcinoma of the rectum and rectosigmoid. *Br J Surg* 39: 199 - 211.

Goligher JC, Simpkins KC & Lintott DJ (1977) A controlled comparison of one and two layer technique of suture for high and low colorec-tal anastomoses. *Br J Surg* 64: 609.

Goligher JC, Lee PWR, Macfie J & Lintott DJ (1979) Experience with the Russian model 249 suture gun for anastomosis of the rectum. *Surg Gynecol Obstet* 148: 517-524.

Goodwin WE, Harris AP, Kaufman JJ & Beal JM (1953) Open trans-colonic uretero-intestinal anastomosis. *Surg Gynecol Obstet* 97: 295.

Gooszen AW, Geelkerken RH, Hermans J et al (1998) Temporary decompression after colorectal surgery: randomized comparison of loop ileostomy and loop colostomy. *Br J Surg* 85: 76 - 79.

Grabham JA, Moran BJ & Lane RHS (1995) Defunctioning colostomy for low anterior resection: a selective approach. *Br J Surg* 82: 1331 - 1332.

Grabbe E, Bucheler E & Winkler R (1985) Stellenwert der Computertomographie in der Diagnostik und Verlaufskontrolle des Rektumkarzinoms. *Zentralbl Chir* 110: 80 - 88 (Engl. abstract).

Graf W, Glimelius B & Påhlman L (1991) Complications after double and single stapling in rectal surgery. *Eur J Surg* 157: 543-547.

Graf W, Dahlberg M, Osman M et al (1997) Short-term preoperative radiotherapy results in down-staging of rectal cancer: a study of 1316 patients. *Radiother Oncol* 43: 133-137.

Graffner H, Fredlund P, Olsen S et al (1983) Protective colostomy in low anterior resection of the rectum using the EEA stapling instru-ment: a randomized study. *Dis Colon Rectum* 26: 87-90.

Graham JW & Goligher JC (1954) The management of accidental injuries and deliberate resections of the ureter during excision of the rectum. *Br J Surg* 42: 151 - 160.

Grann A, Minsky BD, Cohen AM et al (1997) Preliminary results of preoperative 5-fluorouracil, low-dose leucovorin and concurrent radiation therapy for clinically respectable T3 rectal cancer. *Dis Colon Rectum* 40: 515-522.

Gray R, James R & Mossman J (1991) AXIS: a suitable case for treat-ment. *Br J Cancer* 63: 841-845.

Grier W, Robson V, Postel AH et al (1964) An evaluation of colonic stoma management without irrigation. *Surg Gynecol Obstet* 118: 1234-1242.

Griffen FD, Knight CD Sr & Knight CD Jr (1992) Results of the double stapling procedure in pelvic surgery. *World J Surg* 16: 866-871.

Grigg ML, McDermott FT, Pihl EA et al (1984) Curative local excision in the treatment of carcinoma of the rectum. *Dis Colon Rectum* 27: 81-83.

Grinnell RS (1953) Results in the treatment of carcinoma of the colon and rectum. *Surg Gynecol Obstet* 96: 31.

Grinnell RS (1954) Distal intramural spread of carcinoma of the rec-tum and rectosigmoid. *Surg Gynecol Obstet* 99: 421-429.

Grinnell RS (1965) Results of ligation of the inferior mesenteric artery at the aorta in resection of carcinoma of the descending and sig-moid colon and rectum. *Surg Gynecol Obstet* 120: 1031.

Gross E & Amir-Kabirian H (1994) Coloanal pouch after total rectum resection [in German]. *Zentralbl Chir* 119: 878-885.

Gruessner U, Clemens M, Pahlplatz PV et al (2001) Improvement of perineal wound healing by local administration of gentamicin-impregnated fleeces after abdominoperineal resection of rectal cancer. *Am J Surg* 142: 502-509.

Guinet C, Buy JN, Ghossain M et al (1990) Comparison of magnetic resonance imaging and computed tomography in the preoperative staging of rectal cancer. *Arch Surg* 125: 385-388.

Gunderson LL, O'Connell MJ & Dozois RR (1992) The role of intra-operative irradiation in locally advanced primary and recurrent rectal adenocarcinoma. *World J Surg* 16: 495-501.

Gutt CN, Oniu T, Mehrabi A et al (2004) Robot-assisted abdominal surgery. *Br J Surg* 91: 1390-1397.

Habr-Gama A, de Souza PM, Ribeiro U et al (1998) Low rectal cancer: impact of radiation and chemotherapy on surgical treatment. *Dis Colon Rectum* 41: 1087-1096.

Habr-Gama A (2006) Assessment and management of the complete clinical response of rectal cancer to chemoradiotherapy. *Colorectal Disease* 8 (Suppl. 3): 21-24.

Hadfield MB, Nicholson AA, MacDonald AW et al (1997) Preoperative staging of rectal carcinoma by magnetic resonance imaging with a pelvic phased-array coil. *Br J Surg* 84: 529-531.

Hafner GH, Herrrera L & Petrelli NJ (1991) Patterns of recurrence after pelvic exenteration for colorectal adenocarcinoma. *Arch Surg* 126: 1510-1513. Hager T, Gall FP & Hemanek P (1983) Local excision of cancer of the rectum. *Dis Colon Rectum* 26: 149 - 151.

Hallan RI, Marzouk DE, Waldron DJ et al (1989) Comparison of digital and manometric assessment of anal sphincter function. *Br J Surg* 76: 973-975.

Hallan RI, Williams NS & Hulten MRE (1990) Electrically stimulated sartorius neosphincter: canine model of activation and skeletal muscle transformation. *Br J Surg* 77: 208-213.

Hallbook O, Påhlman L, Krog M et al (1996) Randomized comparison of straight and colonic J pouch anastomosis after low anterior resection. *Ann Surg* 224: 58-65.

Hamel CT, Metzger J Curti, G et al (2004) Ileocecal reservoir recon-struction after total mesorectal excision: functional results of the long-term follow-up. *Int J Colorectal Dis* 19: 574-579.

Handley WS (1910) The surgery of the lymphatic system. *Br Med J* i: 922-928.

Harmon JW, Tang DG, Gordon TA et al (1999) Hospital volume can serve as a surrogate for surgeon volume for achieving excellent outcomes in colorectal resection. *Ann Surg* 230: 404-411.

Hartley JE, Mehigan BJ, Qureshi AE et al (2001) Total mesorectal exci-sion: assessment of the laparoscopic approach. *Dis Colon Rectum* 4: 315-321.

Harris DA, Davies M, Choukhari F, et al (2007) Pelvic exenteration for T4 rectal cancer: a single unit 15 year experience. *Colorectal Dis* 9 (Suppl 3): 8-12.

Harris GJ, Lavery IC & Fazio VW (2001) Function of a colonic J pouch continues to improve with time. *Br J Surg* 88: 1623-1627.

Hassan I, Larson DW, Cima RR et al (2006) Long-term functional and quality of life outcomes after coloanal anastomosis for distal rectal cancer. *Dis Colon Rectum* 49: 1266-1274.

Hautefeuille P, Valleur P. Perniceni T et al (1988) Functional and oncological results after coloanal anastomosis for low rectal cancer. *Ann Surg* 207: 61 - 64.

Havenga K, De-Ruiter MC, Enker WE & Welvaart K (1996a) Anatomical basis of autonomic nerve-preserving total mesorectal excision for rectal cancer. *Br J Surg* 83: 384-388.

Havenga K, Enker WE, McDermott K et al (1996b) Male and female sexual and urinary function after total mesorectal excision with autonomic nerve preservation for carcinoma of the rectum. *J Am Coll Surg* 182: 495-502.

Hawley PR & Ritchie JK (1980) Indications, technique and results of transanal tumour excision in cases of lower rectal carcinoma. In Reifferscheid H & Langer S (eds) Der Mastdarmkrebs. Stuttgart: Thieme.

Heald RJ (1980) Towards fewer colostomies: the impact of circular stapling devices on the surgery of rectal cancer in a district hospi-tal. *Br J Surg* 60: 198 - 200.

Heald RJ (1988) The 'holy plane' of rectal surgery. *J R Soc Med* 81: 503-508. Heald RJ & Karanjia ND (1992) Results of radical surgery for rectal cancer (review). *World J Surg* 16: 848-857. Heald RJ & Leicester RJ (1981) The low stapled anastomosis. *Br J Surg* 68: 333-337.

Heald RJ & Ryall RDH (1986) Recurrence and survival after total mesorectal excision for rectal cancer. *Lancet* i: 1479-1482.

Heald RJ, Husband EM & Ryall RDH (1982) The mesorectum in rectal cancer surgery: the clue to pelvic recurrence. *Br J Surg* 69: 613 - 616.

Heald RJ, Smedh RK, Kald A et al (1997) Abdominoperineal excision of the rectum- an endangered operation. Norman Nigro Lectureship. *Dis Colon Rectum* 40: 747-751.

Hermanek P & Gall FP (1985) Early colorectal carcinoma. *Br J Surg* 72 (Suppl): S134.

Hermanek P, Altendorf A & Gunselman W (1980) Pathomorphologische Aspekte zu kontinen zerhaltenden Therapievarfahren bei Mastdarmkrebs. In Reifferscheid H & Langer S (eds) *Der Mastdarmkrebs*. Stuttgart: Thieme.

Hermanek P, Wiebelt H, Staimmer D et al (1995) Prognostic factors of rectal carcinoma: experience of the German multicentre study. *SGCRC Tumori* 81 (Suppl): 60-64.

Herzog U, von Flue M, Tondelli P & Schuppisser JP (1993) How accu-rate is endorectal ultrasound in the preoperative staging of rectal cancer? *Dis Colon Rectum* 36: 127-134.

Hida J, Ysutomi M, Fujimoto K et al (1996) Functional oucome after low anterior resection with low anastomosis for rectal cancer using the colonic J-pouch. Prospective randomized study for determina-tion of optimum pouch size. *Dis Colon Rectum* 39: 986-991.

Hida J, Yoshifuji T, Tokoro T et al (2004a) Long-term functional out-come of low anterior resection with colonic J-pouch reconstruction for rectal cancer in the elderly. *Dis Colon Rectum* 47: 1448-1454.

Hida J, Yoshifuji T, Tokoro T et al (2004b) Comparison of long-term functional results of colonic J-pouch and straight anastomosis after low anterior resection for rectal cancer: a five-year follow-up. *Dis Colon Rectum* 47: 1578 - 1585.

Hida H, Okuno K, Yasutomi M et al (2005) Optimum ligation level of the primary feeding artery and bowel resection margin in colon cancer surgery: the influence of the site of the primary feeding artery. *Dis Colon Rect* 48: 2231 - 2337.

Higgins GA, Conn JH, Jordan PH Jr et al (1975) Preoperative radio-therapy for colorectal cancer. *Ann Surg* 181: 624-631.

Higgins GA, Humphrey EW, Juler GL et al (1981) Adjuvant therapy for rectal cancer: update of Veterans Administration Surgical Oncology Group Trials. In Gérard A (ed) *Progress and perspectives in the treatment of gastrointestinal tumours*, pp 62-67. Oxford: Pergamon.

Higgins GA, Humphrey EW, Dwight RW et al (1986) Preoperative radi-ation and surgery for cancer of the rectum: Veterans Administration Surgical Oncology Group Trial II. *Cancer* 58: 352-359.

Hildebrandt U & Feifel G (1985) Preoperative staging of rectal cancer by intrarectal ultrasound. *Dis Colon Rectum* 28: 42-46.

Hildebrandt U, Benyon J, Feifel G & McMortensen NJ (1990) Endorectal sonography. In Feifel G, Hildebrandt U & McMortensen NJ (eds) *Endosonography in gastroenterology, gynecology and urology*, pp 81-129. Berlin: Springer.

Hildebrandt U, Schuder G & Feifel G (1994) Preoperative staging of rectal and colonic cancer. *Endoscopy* 26: 810-812.

Ho KS & Seow-Choen F (2005) Dynamic graciloplasty for total anorectal reconstruction after abdominoperineal resection for rectal tumour. *Int J Colorectal Dis* 20: 38-41.

Ho Y-H, Tan M & Seow-Choen F (1996) Prospective randomized con-trolled study of clinical function and anorectal physiology after low anterior resection: comparison of straight and colonic J pouch anastomoses. *Br J Surg* 83: 978-980.

Ho Y-H, Tan M, Leong A et al (1999) Anal pressures impaired by stapler insertion during colorectal anastomosis: a randomized controlled trial. *Dis Colon Rectum* 42: 89-95.

Ho Y-H, Tsang C, Tang CL et al (2000) Anal sphincter injuries from stapling instruments introduced transanally: randomized, con-trolled study with endoanal ultrasound and anorectal manometry. *Dis Colon Rectum* 43: 169-173.

Ho YH, Scow-Choen F, Tan M (2001) Colonic J-pouch function at six months versus straight coloanal anastomosis at two years: random-ized controlled trial. *World J Surg* 25: 876-881.

Ho Y-H, Brown S, Heah SM et al (2002) Comparison of J-pouch and coloplasty pouch for low rectal cancers: a randomized, controlled trial investigating functional results and comparative anastomotic leak rates. *Ann Surg* 236: 49-55.

Hochenegg J (1888) Die sakrale Method der Exstirpation van Mastdarmkrebsen bach Prof Kraske. *Wien Klin Wschr* 1: 272-354.

Hochenegg J (1889) Beitrage zur Chirurgie des Rektums under der Beckenorgone. *Wien Klin Wschr* 2: 578.

Hochenegg J (1900) Mein Operation ser folge bei rektum Karcinom. *Wien Klin Wschr* 13: 399.

Hodgman CG, MacCarty RJ, Wolff BG et al (1986) Preoperative stag-ing of rectal carcinoma by computed tomography and 0. 15 T mag-netic resonance imaging. *Dis Colon Rectum* 29: 446-450.

Hojo K (1989) Extended wide lymphadenectomy and preservatiuon of pelvic autonomic nerves in rectal cancer surgery [editorial]. *G Chir* 10: 149-153.

Hojo K & Koyama Y (1982) The effectiveness of wide anatomical resection and radical lymphadenectomy for patients with rectal cancer. *Jap J Surg* 12: 111.

Hojo K, Sawada T & Moriya Y (1989) An analysis of survival and void-ing, sexual function after wide ileopelvic lymphadenectomy in patients with carcinoma of the rectum, compared with conven-tional lymphadenectomy. *Dis Colon Rectum* 32: 128-133.

Hojo K, Vernava AM III, Sugihara K et al (1991) Preservation of urine voiding and sexual function after rectal cancer surgery. *Dis Colon Rectum* 34: 532 - 539.

Holm T, Signomklao T Rutqvist LE et al 1996 Ajuvant preoperative radiotherapy in patients with rectal carcinoma: adverse effects dur-ing long term follow-up of two randomised trials. *Cancer* 78: 968-976.

Horgan PG, O'Connell PR, Shinkwin CA & Kirwan WO (1989) Effect of anterior resection on anal sphincter function. *Br J Surg* 76: 783-786.

Horn A, Halvorsen JF & Danl O (1990) Preoperative radiotherapy in operable rectal cancer. *Dis Colon Rectum* 33: 823-828.

Hoskins RB, Gunderson LL, Posoretz DE et al (1985) Adjuvant postop-erative radiotherapy in carcinoma of the rectum and rectosigmoid. *Cancer* 55: 61-71.

Hughes SF & Williams NS (1995) Continent colonic conduit for the treatment of faecal incontinence associated with disordered evacu-ation. *Br J Surg* 82: 1318-1320.

Hughes EP, Veidenheimer MC, Corman ML & Coller JA (1982) Electrocoagulation of rectal cancer. *Dis Colon Rectum* 25: 215-218.

Hull TL, Lavery IC & Saxton JP (1994) Endocavity irradiation: an option in select patients with rectal cancer. *Dis Colon Rectum* 37: 1266-1270.

Hurst PA, Prout WG, Kelly JM et al (1982) Local recurrence after low anterior resection using the staple gun. *Br J Surg* 69: 275-276.

Hyams DM, Mamounas EP, Petrelli N et al (1997) A clinical trial to evaluate the worth of preoperative multimodality therapy in patients with operable carcinoma of the rectum: a progress report of National Surgical Breast and Bowel Project Protocol R-03. *Dis Colon Rectum* 40: 131-139.

Irvin TT & Goligher JC (1975) A controlled trial of three methods of managing the perineal wound after abdominoperineal excision of the rectum. *Br J Surg* 62: 287.

Iversen LH, Pedersen L, Rus A et al (2005) Age and colorectal cancer with focus on the elderly: trends in relative survival and initial treatment from Danish population-based study. *Dis Colon Rectum* 48: 1755 - 1763.

Jagoditsch M, Pozgainer P, Klinger A et al (2006) Impact of blood transfusions on recurrence and survival after rectal cancer surgery. *Dis Colon Rectum* 49: 1116-1130.

Jameel JKA, Pillinger SH, Moncur P et al (2006) Endoscopic mucosal resection (EMR) in the management of large colo-rectal polyps. *Colorectal Disease* 8: 497-500.

James RD (1996) Adjuvant radiotherapy. In Williams NS (ed) *Colorectal cancer*. Edinburgh: Churchill Livingstone.

James RD, Johnson RJ, Eddlestone B et al (1983) Prognostic factors in locally recurrent rectal carcinoma treated by radiotherapy. *Br J Surg* 70: 469-472.

James RD, Haboubi N, Schofield PF et al (1991) Prognostic factors in colorectal carcinoma treated by preoperative radiotherapy and immediate surgery. *Dis Colon Rectum* 34: 546-551.

Janjan NA, Abbruzzese J, Pazdur R et al (1999) Prognostiic implica-tion of response to preoperative infusional chemoradiation in locally advanced rectal cancer. *Radiation Oncol* 51: 153-160.

Jass JR (1986) Lymphocytic infiltration and survival in rectal cancer. *J Clin Pathol* 39: 585 - 589.

Jayne DG, Brown JM, Thorpe H et al, (2005) Bladder and sexual function following resection for rectal cancer in a randomized clinical trial of laparoscopic versus open technique. *Br J Surg* 92: 1124-1132.

Jehle EC, Starlinger MJ, Kreis ME et al (1992) Alterations of anal sphincter function following transanal endoscopic microsurgery (TEM) for rectal tumours. *Gastroenterology* 102: 365 - 370.

Jehle EC, Haehnel T, Starlinger MJ & Becker HD (1995) Level of the anastomosis does not influence functional outcome after anterior rectal resection for rectal cancer. *Am J Surg* 169: 147 - 152; discus-sion 152 - 153.

Jessop J, Beagley C & Heald RJ (2006) The Pelican cancer foundation and the english national MDT-TME development programme. *Colorectal Disease* 8 (Suppl. 3): 1-2.

Jestin P, Nilsson J, Heurgren M et al (2005) Emergency surgery for colonic cancer in a defined population. *Br J Surg* 92: 94-100.

Johnson PM, Gallinger S, McLeod RS (2006) Surveillance colonoscopy in individuals at risk of hereditary nonpolyposis colon cancer: an evidence based review. *Dis Colon Rect* 49: 80-93.

Jones PF & Thomson HJ (1982) Long term results of a consistent policy of sphincter preservation in the treatment of carcinoma of the rectum. *Br J Surg* 69: 564-568.

Joo JS, Latulippe JF, Alabaz O et al (1998) Long-term functional evalu-ation of straight coloanal anastomosis and colonic J-pouch: is the functional superiority of colonic J-pouch sustained? *Dis Colon Rectum* 41: 740-746.

Kaiser AM, Kang J-C, Chan LS et al (2006) The prognostic impact of the time interval to recurrence for the mortality in recurrent colorectal cancer. *Colorectal Disease* 8: 696-703.

Kakodkar R, Gupta S & Nundy S (2006) Low anterior resection with total mesorectal excision for rectal cancer: functional assessment and factors affecting outcome. *Colorectal Disease* 8: 650-656.

Kallinowski F, Eble MJ, Buhr HJ et al (1995) Intraoperative radiother-apy for primary and recurrent rectal cancer. *Eur J Surg Oncol* 21: 191-194.

Kang H, O'Connell JB, Maggard MA et al (2005) A 10 year outcomes evaluation of mucinous and signet ring cell carcinoma of the colon and rectum. *Dis Colon Rectum* 48:

1161-1168.

Kapiteijn E, Klein Kranenbarg WM, Steup WH, et al (1999) Total mesorectal excision (TME) with or without preoperative radiotherapy in the treatment of primary rectal cancer. *Eur J Surg* 165: 410-420.

Kapiteijn E, Matijnen CA, Naggtegaal ID et al (2001) Preoperative radiotherapy combined with total mesorectal excision for resectable rectal cancer. *N Engl J Med* 345: 638-646.

Kapiteijn E, Putter H, van de Velde CJ (2002) Impact of the introduc-tion and training of total mesorectal excision on recurrence and sur-vival in rectal cancer in The Netherlands. *Br J Surg* 89: 1142-1149.

Karanjia ND, Schache DJ, Nort WR et al (1990) 'Close shave' in ante-rior resection. *Br J Surg* 63: 673-677.

Karanjia ND, Corder AP, Holdsworth PJ & Heald RJ (1991) Risk of peritonitis and fatal septicaemia and the need to defunction the low anastomosis. *Br J Surg* 78: 196-198.

Karanjia ND, Corder AP, Bearn P & Heald RJ (1994) Leakage from sta-pled low anastomosis after total mesorectal excision for carcinoma of the rectum. *Br J Surg* 8: 1224-1226.

Katsura Y, Yamada K, Ishizawa T et al (1992) Endorectal ultrasonog-raphy for the assessment of wall invasion and lymph node metasta-sis in rectal cancer. *Dis Colon Rectum* 35: 362-368.

Keane PF, Ohri SK, Wood CB & Sackier JM (1988) Management of the obstucted left colon by the one stage intracolonic bypass procedure. *Dis Colon Rectum* 31: 948-951.

Keighley MRB & Matheson D (1980) Functional results of rectal exci-sion and endoanal anastomoses. *Br J Surg* 67: 757-761.

Kennedy HL, Langevin JM, Goldberg SM et al (1985) Recurrence fol-lowing stapled coloproctostomy for carcinomas of the mid portion of the rectum. *Surg Gynecol Obstet* 160: 513-516.

Kettlewell MGW (1988) Neoplasm: present surgical treatment. *Curr Opin Gastroenterol* 4: 19-27.

Khatab A, Hyder P, Salmo E & Haboubi N (2007) The role of immuno-histochemistry in differentiating between pseudo-invasion and true invasion in colonic polyps. *Colorectal Dis* 9 (Suppl 3): 13-60.

Kienle P, Z'graggen K, Schimidt J et al (2005) Laproscopic restorative proctocolectomy. *Br J Surg* 92: 88-93.

Kienle P, Weitz J, Koch M et al (2006a) Laparoscopic surgery for col-orectal cancer. *Colorectal Disease* 8 (Suppl 3): 33-36.

Kienle P, Abend F, Dueck M et al (2006b) Influence of intraoperative and postoperative radiotherapy on functional outcome in patients undergoing standard and deep anterior resection for rectal cancer. *Dis Colon Rectum* 49: 557-567.

Killingback MJ (1985) Indications for local excision of rectal cancer. *Br J Surg* 72 (Suppl): S54-S56.

Kim NK, Kim MJ, Yun SH et al (1999) Comparative study of transrec-tal ultrasonography, pelvic computed tomography, and magnetic resonance imaging in preoperative staging of rectal cancer. *Dis Colon Rectum* 42: 770-775.

Kimmey MB, Martin RW, Haggit RC et al (1989) Histologic correlates of gastrointestinal ultrasound images. *Gastroenterology* 96: 433-441.

Kirkegaard P, Christiansen J & Hjartrup A (1980) Anterior resection for mid rectal cancer with the EEA stapling instrument. *Am J Surg* 140: 312-314. Kirkegaard P, Hjortrup A & Sanders S (1981) Bladder dysfunction after low anterior resection of mid rectal cancer. *Am J Surg* 141: 266-268. Kirschner M (1934) Das synchrone kombinierte Verfahren bei der Radikalbehandlung des Mastdarmkrebes. *Arch Klin Chir* 180: 296. Kirwan WD (1981) Integrity of low colorectal EEA-stapled anastomosis. *Br J Surg* 68: 539-540.

Kligerman MM, Urdaneta N, Knowlton A et al (1972) Preoperative irradiation of rectosigmoid carcinoma including its regional lymph nodes. *AJR* 114: 498-503.

Klimberg VS, Langston JD, Maners A et al (1992) Advantages of the Papillon protocol in the preoperative treatment of rectal carcinoma. *Am J Surg* 164: 433 - 436.

Knight CD & Griffen FD (1980) An improved technique for low sphinc-ter resection of the rectum using the EEA stapler. *Surgery* 88: 710.

Kocher T (1875) Quoted in Rankin FW, Bergen JA & Buie LA (eds) *The colon, rectum and anus*. Philadelphia: WB Saunders.

Kockerling F, Scheidbach H, Schneider C et al, (2000) Laparoscopic abdominoperineal resection: early post-operative results of a prospective study involving 116 patients. The Laparoscopic Colorectal Surgery Study Group. *Dis Colon Rectum* 43: 1503-1511.

Kodner IJ, Shemesh EI, Fry RD et al (1989) Preoperative irradiation for rectal cancer: improved local control and long-term survival. *Ann Surg* 209: 194-199.

Kollmorgen CF, Meagher AP, Pemberton JH et al 1994 The long-term effect of adjuvant postoperative chemoradiotherapy for rectal can-cer on bowel function. *Ann Surg* 220: 76-81.

Konn M, Morita T, Hada R et al (1993) Survival and recurrence after low anterior resection and abdominoperineal resection for rectal cancer: the results of a long-term study with a review of the litera-ture. *Surg Today* 23 (1): 21-30.

Konturri M, Larmi TKI & Tuononen S (1974) Bladder dysfunction and its manifestations following abdominoperineal extirpation of the rectum. *Ann Surg* 179: 179.

Korner L, Razbirin V, Vinogradov Y & Goncharov A (2007) Laparoscopic abdomino-perineal resection of the rectum. *Colorectal Dis* 9 (Suppl 3): 8-12.

Koyama Y, Moriya Y & Hojo K (1982) Problems in the surgical treat-ment of rectal cancer. *Jpn J Cancer Clin* 28: 632.

Kozlova AV & Popova TV (1977) Die Bedeutung der Strahlentherapie bein Rektumkarzinoma. *Radiobiol Radiother (Berlin)* 18: 571-576.

Kraske P (1885) Zur Exstirpation hochsitzender Mastdarmkrebse. *Verhdt Chir* 14: 464.

Krook JE, Moertel CG, Gunderson LL et al (1991) Effective surgical adjuvant therapy for high-risk rectal carcinoma. *N Engl J Med* 324: 709 - 715.

Kusunoki M, Yanagi H, Kamikonya N et al (1994) Preoperative detec-tion of local extension of carcinoma of the rectum using magnetic resonance imaging. *J Am Coll Surg* 179: 653-656.

Laitinen S, Huttunen R, Stahlberg M et al (1980) Experience with the EEA stapling instrument for colorectal anastomoses. *Ann Chir Gynaecol* 69: 102-105.

Lane RHS & Parks AG (1977) Function of the anal sphincters follow-ing coloanal anastomosis. *Br J Surg* 64: 596-599. Lasson ALL, Ekelund GR & Lindstrom CG (1984) Recurrence risks after stapled anastomosis for rectal carcinoma. *Acta Chir Scand* 150: 85-89.

Law W-I, Chu K-W, Ho J-W & Chan C-W. (2000) Risk factors for anas-tomotic leakage after low anterior resection with total mesorectal excision. *Am J Surg* 179: 92 - 96.

Law WL, Chu KW (2004a) Anterior resection for rectal cancer with mesorectal excision: a prospective evaluation of 622 patients. *Ann Surg* 240: 260-268.

Law WL, Chu KW, Tung HM (2004b) Early outcomes of 100 patients with laparoscopic resection for rectal neoplasm. *Surg Endosc* 18: 1592-1596.

Law WL, Lee YM, Choi HK et al (2006) Laparoscopic and open ante-rior resection for upper and mid rectal cancer: an evaluation of out-comes. *Dis Colon Rectum* 49: 1108-1115.

Laxamana A, Solomon MJ, Cohen Z et al (1995) Long-term results of anterior resection using the double-stapling technique. *Dis Colon Rectum* 38: 1246-1250.

Lazorthes F & Chiotasso P (1986) Stapled colorectal anastomoses: per-operative integrity of the anastomosis and rate of post operative leakage. *Int J Colorect Dis* 1: 96-98.

Lazorthes F, Fages P, Chiotasso P et al (1986) Resection of the rectum with construction of a colonic reservoir and coloanal anastomosis for carcinoma of the rectum. *Br J Surg* 73: 136-138.

Lazorthes F, Chiotasso P, Gamagami RA et al (1997) Late clinical out-come in a randomized prospective comparison of colonic J pouch and straight colorectal anastomosis. *Br J Surg* 84: 1449-1451.

Leadbetter WF (1951) Consideration of problems incident to performance of ureteroenterostomy: report of a technique. *J Urol* 65: 818.

Ledesma EJ, Bruno S & Mittelman A (1981) Total pelvic exenteration in colorectal disease: a 20-year experience. *Ann Surg* 194: 701-703.

Leff EI, Shaver JO, Hoexte R et al (1985) Anastomotic recurrences after low anterior resection: stapled or hand sewn. *Dis Colon Rectum* 28: 164-167.

Leo E, Belli F, Baldini MT et al (1993) Total rectal resection, colo-endoanal anastomosis and colic reservoir for cancer of the lower third of the rectum. *Eur J Surg Oncol* 19: 283-293.

Leo E, Belli F, Baldini MT et al (1994) Total rectal resection and coloanal anastomosis with colonic reservoir for low rectal cancer. *J Colorect Dis* 9: 82-86.

Leonard D & Penninckx F (2007) Candidate TME instructors: prelimi-nary results of PROCARE (PRoject On CAncer of the REctum). *Colorectal Dis* 9 (Suppl 3): 13-60.

Lepreau FJ (1978) Low anterior resection of the colon and anastomo-sis with staples. *Arch Surg* 113: 1479.

Leung KL, Kwok SP, Lam SC et al (2004) Laparoscopic resection of rectosigmoid carcinoma: prospective randomised trial. *Lancet* 363: 1187-1192.

Leroy J, Jamali F, Forbes L et al (2004) Laparoscopic total mesorectal excision (TME) for rectal cancer surgery: long-term outcomes. *Surg Endosc* 18: 281-289.

Lev-Chelouche D, Margel D, Goldman D & Rabau MJ (2000) Transanal endoscopic microsurgery: experience with 75 rectal neoplasms. *Dis Colon Rectum* 43: 662-668.

Lezoche E, Guerrieri M, Paganini AM & Feliciotti F (1998) Transanal endoscopic microsurgical excsision of irradiated and nonirradiated rectal cancer. A 5-year experience. *Surg Laparoscpy Endoscopy* 8 249-256.

Liang J-T, Lai HS, Lee P-H (2005) Laparoscopic medial and lateral approach for the curative left hemicolectomy. *Dis Colon Rect* 48: 2142-2143.

Liang J-T, Lai HS, Lee P-H (2005) Laparoscopic abdominoanal pull-through procedures for male patients with lower rectal cancer after chemoradiation theraphy. *Dis Colon Rect* 49: 259-260.

Liguori G, Roseano M, Balani A & Turoldo A (1992) Low anterior resection in the curative surgical treatment of rectal cancer. *Ann Ital Chir* 63: 271-277.

Lindmark G, Elwin A, Glimelius B & Påhlman L (1992) The value of endosonography in preoperative staging of rectal cancer. *Int J Colorectal Dis* 7: 162-166.

Ling L, Broom A & Ryden S (1979) Low anterior resection using sta-pling instrument. *Acta Chir Scand* 145: 487-489.

Lisfranc J (1826) Observation sur une affection cancereuse du rec-tume guérie par l'excision. *Rev Med Franc Etrang* 2: 380.

Liu SY, Wang YN, Zhu WQ et al (1994) Total pelvic exenteration for locally advanced rectal carcinoma. *Dis Colon Rectum* 37: 172-174.

Lloyd GM, Sutton CD, Marshall LJ et al (2002) Transanal endoscopic microsurgery- lessons from a single UK centre series. *Colorectal Dis* 4: 467-472. Lloyd Davies OV (1939) Lithotomy-Trendelenberg position for resec-tion of rectum and lower pelvic colon. *Lancet* ii: 74. Localio SA & Baron B (1973) Abdominotrans-sacral resection and anastomosis for mid-rectal cancer. *Ann Surg* 178: 540-546. Localio SA & Eng K (1975) Malignant tumours of the rectum. *Curr Prob Surg* 12: 1-48.

Localio SA & Eng K (1985) Abdominosacral resection. In Schwartz SI & Ellis H (eds) *Maingot's abdominal operations*, 8th edn, vol 2. Norwalk, CT: Appleton-Century-Crofts.

Localio SA & Stahl WM (1969) Simultaneous abdominotrans-sacral resection and anastomosis for mid rectal cancer. *Am J Surg* 117: 282.

Localio SA, Eng K, Gouge TH & Ransome JHC (1978) Abdominosacral resection for carcinoma of the mid-rectum: 10 years' experience. *Ann Surg* 188: 745-780.

Lock MR, Cairns DW, Ritchie JK et al (1978) The treatment of early colorectal cancer by local excision. *Br J Surg* 65: 346-349.

Lockhart-Mummery JP (1926) Two hundred cases of cancer of the rectum treated by perineal excision. *Br J Surg* 14: 110-124.

Lockhart-Mummery JP (1934) *Diseases of the rectum and colon*, 2nd edn. London: Baillière.

Lockhart-Mummery HE, Ritchie JK & Hawley PR (1976) The results of surgical treatment for carcinoma of the rectum at St Mark's Hospital from 1948 to 1972. *Br J Surg* 63: 673-677.

Lothian and Borders (consultant surgeons and pathologists of the Lothian and Borders health boards) (1995) Lothian and Borders large bowel cancer project: immediate outcome after surgery. *Br J Surg* 82: 888-890.

Luke M, Kirkegaard P, Lendorf A & Christiansen J (1983) Pelvic recur-rence rate after abdominoperineal resection and low anterior resec-tion for rectal cancer before and after introduction of the stapling technique. *World J Surg* 7: 616-619.

Luna-Perez P, Rodrigues-Ramirez S, Rodriguez-Coria DF et al (2001) Preoperative chemoradiation therapy and anal sphincter preserva-tion with locally advanced rectal adenocarcinoma. *World J Surg* 25: 1006-1011.

Lunniss PJ, Skinner S, Britton KE et al (1999) Effect of radio-immunoscintigraphy on the management of recurrent colorectal cancer. *Br J Surg* 86: 244-249.

MacFarlane JK, Ryall RD & Heald RJ (1993) Mesorectal excision for rectal cancer. *Lancet* 341: 457-460.

Machado M, Hallböök O, Goldman S et al (2002) Defunctioning stoma in low anterior resection with colonic pouch for rectal cancer. *Dis Colon Rectum* 45: 940-945.

Machado M, Hygren J, Goldman S & Ljungqvist O (2003) Similar out-come after colonic pouch and side-to-end anastomosis in low ante-rior resection for rectal cancer- a prospective randomized trial. *Ann Surg* 238: 214-220.

MacRae HM & McLeod RS (1998) Handsewn vs. Stapled anastomosis in colon and rectal surgery: a meta-analysis.

Dis Colon Rectum 41：180-189.

Madden JL & Kandalaft S (1967) Electrocoagulation：a primary and preferred method of treatment for cancer of the rectum. *Ann Surg* 166：413. Madden JL & Kandalaft S (1971) Clinical evaluation of electrocoagula-tion in the treatment of cancer of the rectum. *Am J Surg* 122：347.

Madini R，Gupta A，Oshowo，et al (2007) Does involvement of the circumferential margin correlate with the clinical prediction? *Colorectal Dis* 9 (Suppl 3)：13-60.

Magovern CJ，Park SB，Magovern CJ et al (1986) Latissimus dorsi as a functioning synchronously paced muscle component in the region of a left ventricular aneurysm. *Ann Thorac Surg* 41：116.

Maingot R (1969) *Abdominal operations*. Norwalk，CT：Appleton-Century-Crofts.

Mander BJ，Abercrombie JF，George BD & Williams NS (1996) The electrically stimulated gracilis neosphincter incorporated as part of total anorectal reconstruction following abdominoperineal excision of the rectum. *Ann Surg* 224：702-709.

Mandl F (1922) Uber den Mastdarmkrebs. *Dtsch Z Chirurg* 168：145.

Mandl F (1929) Uber 1000 sakrale Mastdarmkrebsexstirpationen (aus dem Hocheneggschen Material). *Dtsch Z Chirurg* 219：3.

Mann CV (1972) Results of 'pull-through' operations for carcinoma of the rectum. *Proc R Soc Med* 65：976.

Mannion JD，Bitto T，Hammond RL et al (1986) Histochemical and fatigue characteristics of conditioned canine latissimus dorsi muscle. *Circulat Res* 58：298-304.

Mantyh CR，Hull TL & Fazio VW (2001) Coloplasty in low colorectal anastomosis. Manometric and functional comparison with straight and colonic J-pouch anastomosis. *Dis Colon Rectum* 44：37 - 42.

Manson PN，Carmen ML，Collar JA & Veidenheimer MC (1976) Anterior resection for adenocarcinoma：Lahey Clinic experience from 1963 through 1969. *Am J Surg* 131：434-441.

Marks G，Mohiuddin M & Borenstein BD (1985) Preoperative radia-tion therapy and sphincter preservation by the combined abdomino-transsacral technique for selected rectal cancers. *Dis Colon Rectum* 28：565-571.

Marks G，Mohiuddin M，Masoni L & Pecchioli L (1990) High-dose pre-operative radiation and full-thickness local excision：a new option for patients with select cancers of the rectum. *Dis Colon Rectum* 33：735-739.

Marr R，Birbeck K，Garvican J et al (2005) The modern abdominoper-ineal excision：the next challenge after total mesorectal excision. *Ann Surg* 242：74-82.

Marsh PJ，James RD & Schofield PF (1994) Adjuvant preoperative radiotherapy for locally advanced rectal carcinoma：results of a prospective randomized trial. *Dis Colon Rectum* 37：1205-1214.

Martling AL，Holm T，Rutquist LE et al (2000) Effect of a surgical training programme on the outcome of rectal cancer in the county of Stockholm. *Lancet* 356：93-96.

Martling A，Cedermark B，Johansson et al (2002) The surgeon as a prognostic factor after the introduction of total mesorectal excision in the treatment of rectal cancer. *Br J Surg* 89：1008-1013.

Martling AL，Holm T，Rutqvist LE et al (2005) Impact of a surgical training programme on rectal cancer outcomes in Strockholm. *Br J Surg* 92：225-229.

Marusch F，Koch A，Schmidt U et al，(2002) Value of a protective stoma in low anterior resections for rectal cancer. *Dis Colon Rectum* 45：1164-1171.

Mason AY (1976) Selective surgery for carcinoma of the rectum. *Aust NZ J Surg* 46：322.

Mason AY (1977) In Matt R & Robinson F (eds) *Surgical techniques illustrated*，vol 2，p 71. Boston：Little，Brown.

Matthiessen P，Hallböök O，Rutegård J & Sjödahl R (2004) Intraoperative adverse events and outcome after anterior resection of the rectum. *Br J Surg* 91：1608-1612.

Maunsell HW (1892) A new method of excising the two upper por-tions of the rectum and the lower segment of the sigmoid flexure of the colon. *Lancet* ii：473-476.

Mayo CW & Fly OA (1956) Analysis of five year survival in carcinoma of the rectum and rectosigmoid. *Surg Gynecol Obstet* 103：94.

Mayo CW，Laberge MY & Hardy WM (1958) Five year survival after anterior resection for carcinoma of the rectum and rectosigmoid. *Surg Gynecol Obstet* 106：695-698.

McArdle CS & Hole D (1991) Impact of variability among surgeons on postoperative morbidity and mortality and ultimate survival. *Br Med J* 302：1501-1505.

McArdle CS & Hole DJ (2004) Influence of volume and specialization on survival following surgery for colorectal cancer. *Br J Surg* 91：610-617.

McArdle CS，Hole D，Hansell D et al (1990) Prospective study of col-orectal cancer in the West of Scotland：10-year follow-up. *Br J Surg* 77：280 - 282.

McArdle CS，McMillan DC & Hole DJ (2006) The impact of blood loss，obstruction and perforation on survival in patients undergoing cur-ative resection for colon cancer. *Br J Surg* 93：483-488.

McCall JL，Cox MR & Wattchow DA (1995) Analysis of local recurrence rates after surgery for rectal cancer. *Int J Colorect Dis* 10：126-132.

McCloud JM，Waymont N，Pahwa N et al (2006) Factors predicting early recurrence after transanal endoscopic microsurgery excision for rectal adenoma. *Colorectal Disease* 8：581-585.

McDermott FT，Hughes ESR，Pihl E et al (1981) Comparative results of surgical management of single carcinomas of the colon and rec-tum：a series of 1939 patients managed by one surgeon. *Br J Surg* 68：850-855.

McDermott FT，Hughes ESR，Pihl E et al (1982) Long term results of restorative resection and total excision for carcinoma of the middle third of the rectum. *Surg Gynecol Obstet* 154：833 - 837.

McDonald PJ & Heald RJ (1983) A survey of postoperative function after rectal anastomosis with circular stapling devices. *Br J Surg* 70：727-729.

McGinn FP，Gartell PC，Clifford PC & Brunton FJ (1985) Staples or sutures for low colorectal anastomoses：a prospective randomised trial. *Br J Surg* 72：603-605.

McNicholas MMJ，Joyce WP，Dolan J et al (1994) Magnetic resonance imaging of rectal carcinoma：a prospective study. *Br J Surg* 81：911-914.

Mealy K，Burke P & Hyland J (1992) Anterior resection without a defunctioning colostomy：questions of safety. *Br J Surg* 79：305 - 307.

Mehta S，Johnson RJ & Schofield PF (1994) Staging of colorectal cancer. *Clin Radiol* 49：515-523.

Mendenhall WM，Bland KI，Pfaff WW et al (1987) Initially unre-sectable rectal adenocarcinoma treated with preoperative irradia-tion and surgery. *Ann Surg* 205：41-44.

Mendenhall WM，Bland KI，Rout WR et al (1988) Clinically resectable adenocarcinoma of the rectum treated with preoperative irradia-tion and surgery. *Dis Colon Rectum* 31：287-290.

Mentges B，Buess G，Raestrup H et al (1994) TEM results of the Tubingen Group. *Endosc Surg Allied Technol* 2：247-250.

MERCURY Study Group. Diagnostic accuracy of preoperative mag-netic resonance imaging in predicting curative resection of rectal cancer: prospective observational study *BMJ* 333 14 October 2006 bmj. com

Miles WE (1908) A method of performing abdomino-perineal excision for carcinoma of the rectum and of the terminal portion of the pelvic colon. *Lancet* ii: 1812-1813.

Miles WE (1910) The radical abdomino-perineal operation for cancer of the rectum and of the pelvic colon. *Br Med J* ii: 941 - 942.

Miles WE (1926) *Cancer of the rectum*. London: Harrison.

Miller AR, Cantor SB, Peoples GE et al (2000) Quality of life and cost effectiveness of therapy for locally recurrent rectal cancer. *Dis Colon Rectum* 43: 1695-1703.

Milnes-Walker R (1971) *Annual Report of South Western Regional Cancer Bureau*. Bristol: South Western Regional Board.

Minsky BD, Kerney N, Cohen AM et al (1991) Pre-operative high dose leucovorin/5-fluorouracil and radiation therapy for unresectable rectal cancer. *Cancer* 67: 2859-2866.

Minsky BD, Cohen AM, Enker WE (1995) Sphincter preservation with preoperative radiation therapy and coloanal anastomosis. *Int J Radiat Oncol Biol Phys* 31: 553-559.

Mitson RW (2005) Laparoscopic surgery for colorectal cancer. 92: 519-520. Mittal VK & Cortez JA (1980) New techniques of gastrointestinal anastomoses using the EEA stapler. *Surgery* 88: 715-718.

Moertel C G, Childs D S, Reitemeier R J et al (1969) Combined 5-fluo-rouracil and supervoltage radiation therapy of locally unresectable gastrointestinal carcinoma. *Lancet* ii: 865-867. Mohiuddin M, Dobelbower RR, Turalba C et al (1979) A selective sandwich technique of adjuvant radiotherapy in the treatment of rectal cancer: a preliminary experience. *Dis Colon Rectum* 22: 3-4.

Mohiuddin M, Dobelbower RR, Kraker S & Marks G (1981) Adjuvant radiotherapy with selective sandwich technique in treatment of rectal cancer. *Dis Colon Rectum* 21: 76-79.

Mohiuddin M, Derdel J, Marks G & Kramer S (1985) Results of adju-vant radiation therapy in cancer of the rectum: Thomas Jefferson University Hospital experience. *Cancer* 55: 350-353.

Mohiuddin M, Regine WF, Marks GJ et al (1998) High dose preopera-tive radiation and the challenge of sphincter-preservation surgery for rectal cancer of the distal 2 cm of the rectum. *Int J Radiat Oncol Biol Phys* 40: 569-574.

Moore HG, Riedel E, Minsky BD et al (2003) Adequacy of 1 cm distal margin after restorative rectal cancer resection with sharp mesorec-tal excision and preoperative combined-modality therapy. *Ann Surg Oncol* 1: 80 - 85.

Moran BJ (1996) Stapling instruments for intestinal anastomosis in colorectal surgery. *Br J Surg* 83: 902-909. Moran BJ, Docherty A & Finnis D (1994) Novel stapling technique to facilitate low anterior resection for rectal cancer. *Br J Surg* 81: 1230. Morgan LN (1955) Trends in the treatment of tumours of the rectum, rectosigmoid and left colon. *J R Coll Surg Edinb* 1: 112-125. Morino M, Parini U, Giraudo G, et al (2003) Laparoscopic total mesorectal excision: a consecutive series of 100 patients. *Ann Surg* 237: 335 - 342.

Moritz E, Achleitner D, Holbling N et al (1991) Single versus double stapling technique in colorectal surgery: a prospective randomized trial. *Dis Colon Rectum* 34: 495-497.

Moriya Y, Hojo K, Sawada T & Koyama Y (1989) Significance of lateral lymph node dissection for advanced rectal carcinoma at or below the peritoneal reflection. *Dis Colon Rectum* 32: 307-315.

Morrow L (1976) Psychological problems following ileostomy and colostomy. *Mt Sinai J Med* 43: 368-370.

Morson BC (1966) Factors influencing the prognosis of early cancer of the rectum. *Proc R Soc Med* 59: 607.

Morson BC, Vaughan EG & Bussey HJR (1963) Pelvic recurrence after excision of rectum for carcinoma. *Br Med J* ii: 13.

Morson BC, Bussey HJR & Soomorian S (1977) Policy of local excision for early cancer of the colorectum. *Gut* 18: 1045-1050.

Mortensen NJM, Ramirez JM, Takeuchi N & Humphreys MMS (1995) Colonic J pouch-anal anastomosis after rectal incision for carci-noma: functional outcome. *Br J Surg* 82: 611-613.

Morton DG & Sebag Montefiore D (2006) Defunctioning stomas in the treatment of rectal cancer. *British Journal of Surgery* 93: 650-651

Moynihan BGA (1908) The surgical treatment of cancer of the sigmoid flexure and rectum. *Surg Gynecol Obstet* 6: 463.

MRC Working Party (1982) A trial of preoperative radiotherapy in the management of operable rectal cancer. *Br J Surg* 69: 513 - 519. MRC Working Party (1984) Second report. The evaluation of low-dose preoperative x-ray therapy in the management of operable rectal cancer: results of a randomly controlled trial. *Br J Surg* 71: 21 - 25.

MRC Rectal Cancer Working Party (1996a) Randomised trial of surgery alone versus surgery followed by radiotherapy for mobile cancer of the rectum. *Lancet* 348: 1610-1614.

MRC Rectal Cancer Working Party (1996b) Randomised trial of sur-gery alone versus radiotherapy followed by surgery for potentially operable locally advanced rectal cancer. *Lancet* 348: 1605 - 1610.

Murnaghan GF, Gowland SP, Rose M et al (1979) Experimental neuro-genic disorders of the bladder after section of cauda equina. *Br J Urol* 67: 411.

Nagtegaal ID, Marijnen CA, Kranenberg EK et al (2002) Cicumferential margin involvement is still an important predictor of local recurrence in rectal carcinoma: not one millimeter but two millimeters is the limit. *Am J Surg Pathol* 26: 350-357.

National Institutes of Health (NIH) Consensus Conference (1990) Adjuvant therapy for patients with colon and rectal cancer. *JAMA*
264: 1444 - 1450. Neal DE, Williams NS & Johnston D (1981) A prospective study of bladder function before and after sphincter-saving resection for low carcinoma of the rectum. *Br J Urol* 53: 558-564.

Neal DE, Hawkins, T, Gallaugher AS et al (1985) The role of the ileal conduit in the development of upper tract dilatation. *Br J Urol* 57: 520-524.

Nesbakken A, Nygaard K, Bull-Njaa T et al (2000) Bladder and sexual dysfunction after mesorectal excision for rectal cancer. *Br J Surg* 87: 206-210.

Nesbakken A, Nygaard K & Lunde OC (2001) Outcome and late func-tional results after anastomotic leakage following mesorectal exci-sion for rectal cancer. *Br J Surg* 88: 400-404.

Nesbakken A, Nygaard K, Westerheim O et al (2002) Local recurrence after mesorectal excision for rectal cancer. *Eur J Surg Oncol* 28: 126-134.

Nesbit RM (1948) Ureterosigmoid anastomosis by direct elliptical con-nection: preliminary report. *Univ Hosp Bull (Mich)* 14: 45.

Neville R, Fielding LP & Amendola C (1987) Local tumour recurrence after curative resection of rectal cancer: a ten-hospital review. *Dis Colon Rectum* 30: 12-17.

Nicholls RJ, Ritchie JK, Wadsworth J et al (1979) Total excision or restorative resection for carcinoma of the middle third of the rectum. *Br J Surg* 66: 625-627.

Nicholls RJ, Mason AY & Morson BC (1982) Clinical staging of the extent of rectal carcinoma. *Br J Surg* 60: 404.

Nicholls RJ, Lubowski DZ & Donaldson DR (1988) Comparison of colonic reservoir and straight coloanal reconstruction after rectal excision. *Br J Surg* 75: 318-320.

Nilsson PJ (2006) Omentoplasty in abdominoperineal resection: a review of the literature using a systematic approach. *Dis Colon Rectum* 49: 1354-1361.

Nogueras JJ, Whelan RL, Lowry AC et al (1991) The double staple technique for colorectal anastomosis. *Dis Colon Rectum* 34: 18-22.

Nothiger F (1985) Technique and results of peranal excision of the rectal malignoma. *Helv Chir Acta* 52: 325-327.

Oates GC (1985) Cited in Goligher JC (1985) Neoplasms: surgical treatment. *Curr Opin Gastroenterol* 1: 43.

O'Connell MJ, Martenson JA, Weiand HS et al (1994) Improving adju-vant therapy for rectal cancer by combining protracted infusion fluorouracil with radiation therapy after curative surgery. *N Engl J Med* 331: 502 - 507.

O'Leary DP, Fide CJ, Foy C et al (2001) Quality of life after low anterior resection with total mesorectal excision and temporary loop ileostomy for rectal carcinoma. *Br J Surg* 88: 1216-1220.

O'Rourke N, Moran BJ, Heald RJ (1994) A laparoscopic triple stapling technique that facilitates anterior resection for rectal cancer. *J Lapendo Surg* 4: 261-263.

Okaro AC, Worthington T, Stebbing JF et al (2006) Curative resection for low rectal adenocarcinoma: abdominoperineal *vs* anterior resec-tion. *Colorectal Disease* 8: 645-649.

Okizuka H, Sugimura K & Ishida T (1993) Preoperative local staging of rectal carcinoma with MR imaging and a rectal balloon. *J Magn Reson Imaging* 3: 329-335.

Ou YH (1992) Value of MR imaging in the staging of rectal carci-noma. *Chung-Hua Chung Liu Tsa Chih* 13: 442-445.

Orkin B (1992) Rectal carcinoma: treatment. In Wexner S (ed) *Fundamentals of anorectal surgery*. New York: McGraw-Hill.

Ortholan C, Francois E, Thomas O et al (2006) Role of radiotherapy with surgery for T3 and resectable T4 rectal cancer: evidence from randomized trials. *Dis Colon Rectum* 49: 302-310.

Ortiz H & Armendariz P (1996) Anterior resection: do the patients perceive any clinical benefit. *Int J Colorect Dis* 11: 191-195.

Overgaard M, Berthelsen K, Dahlmark M et al (1989) A randomized trial of radiotherapy alone or combined with 5FU in the treatment of locally advanced colorectal carcinoma. ECCO 5, meeting abstract 0-0626.

Påhlman L & Glimelius B (1990) Pre- or postoperative radiotherapy in rectal and rectosigmoid carcinoma: report from a randomized multicenter trial. *Ann Surg* 211: 187-195.

Påhlman L & Glimelius B (1992) Preoperative and postoperative radiotherapy and rectal cancer. *World J Surg* 16: 858-865.

Påhlman L & Wikström S (1988) Transanal resectoscopic excision of rectal adenoma: case report. *Acta Chir Scand* 154: 679-680.

Påhlman L, Enblad P, Glimelius B (1985a) Clinical characteristics and their relation to surgical curability in adenocarcinoma of the rec-tum and recto-sigmoid: a population-based study in 279 consecu-tive patients. *Acta Chir Scand* 151: 685 - 693.

Påhlman L, Glimelius B & Graffman S (1985b) Pre-versus postopera-tive radiotherapy in rectal carcinoma: an interim report from a ran-domized multicentre trial. *Br J Surg* 72: 961-966.

Påhlman L, Enblad P & Ståhle E (1987) Abdominal vs. perineal drainage in rectal surgery. *Dis Colon Rectum* 30: 372-375.

Padhani AR (2002) Dynamic contrast-enhanced MRI in clinical oncology: current status and future directions. *J Magn Reson Imaging* 16: 407 - 422.

Pakkastie TE, Ovaska JT, Pekkala ES et al (1997) A randomised study of colostomies in low rectal anastomoses. *Eur J Surg* 163: 929-933.

Pannett CA (1935) Resection of the rectum with restoration of conti-nuity. *Lancet* ii: 423.

Parc R, Tiret E, Frileux P et al (1986) Resection and coloanal anasto-mosis with colonic reservoir for rectal carcinoma. *Br J Surg* 73: 139-141.

Parks AG (1972) Transanal technique in low rectal anastomoses. *Proc R Soc Med* 65: 975-976.

Parks AG & Percy JP (1982) Resection and sutured coloanal anasto-mosis for rectal carcinoma. *Br J Surg* 69: 301 - 304.

Papillon J (1973) Endocavitary irradiation of early rectal cancer for cure: a series of 123 cases. *Proc R Soc Med* 66: 1179.

Papillon J (1974) Intracavitary irradiation in the curative treatment of early cancers. *Dis Colon Rectum* 17: 172-180.

Papillon J (1982) *Rectal and anal cancers*. Berlin: Springer.

Papillon J (1987) The future of external beam irradiation as initial treatment of rectal cancer. *Br J Surg* 74: 449-454.

Patel SC, Tovee BE & Langer B (1977) Twenty-five years of experience with radical surgical treatment of carcinoma of the extraperitoneal rectum. *Surgery* 82: 460-465.

Patel J, Shanahan D, Riches DJ et al (1991) The arterial anatomy and sur-gical relevance of the human gracilis muscle. *J Anat* 176: 270-272.

Paty PB, Enker WE, Cohen AM & Lauwers GY (1994a) Treatment of rectal cancer by low anterior resection with coloanal anastomosis. *Ann Surg* 219: 365-373.

Paty PB, Enker WE, Cohen AM et al (1994b) Long-term functional results of coloanal anastomosis for rectal cancer. *Am J Surg* 167: 90 - 94; discussion 94 - 95.

Peeters KC, Tollenaar RA, Marijnen CA et al (2005) Dutch colorectal cancer group. Risk factors for anastomotic failure after total mesorectal excision of rectal cancer. *Br J Surg* 92: 211-216.

Pélissier EP, Blum D, Bachour A & Bosset JF (1992) Functional results of coloanal anastomosis with reservoir. *Dis Colon Rectum* 35: 843-846.

Petros JG & Lopez MJ (1994) Pelvic exenteration for carcinoma of the colon and rectum. *Surg Oncol Clin N Am* 3: 257-266.

Pezim ME & Nicholls RJ (1984) Survival after high or low ligation of the inferior mesenteric artery during curative surgery for rectal cancer. *Ann Surg* 200: 729-733.

Phillips RKS, Hittinger R, Saunder V et al (1983) Preoperative urogra-phy in large bowel cancer: a useless investigation. *Br J Surg* 70: 425-427.

Phillips RKS, Hittinger R, Blesovsky L et al (1984a) Local recurrence following curative surgery for large bowel cancer. I: the overall picture. *Br J Surg* 71: 12-16.

Phillips RKS, Hittinger R, Blesovsky L et al (1984b) Local recurrence following curative surgery for large bowel cancer. II: The rectum and rectosigmoid. *Br J Surg* 71: 17-20.

Pittam MR, Thornton H & Ellis H (1984) Survival after extended resection for locally advanced carcinomas of the colon and rectum. *Ann R Coll Surg* 66: 81-84.

Platell CFE, Thompson PJ & Makin GB (2004) Sexual

health in women following pelvic surgery for rectal cancer. *Br J Surg* 91：465－468.

Pol B，Brandone JM，Le Treut YP et al（1989）Excision of colorectal cancers：what can be expected of lymph node excision? [in French]. *Ann Chir* 43：68-72.

Polglase AL，Hughes ESR，Masterton JP & Waxman BP（1979）The autosuture surgical stapling instruments：preliminary experience. *Aust NZ J Surg* 49：111-116.

Polglase AL，Hughes ESR，McDermott FT et al（1981）A comparison of end-to-end staple and suture colorectal anastomosis in the dog. *Surg Gynecol Obstet* 152：792.

Pollack J，Holm T，Cedermark B et al（2006）Long-term effect of preoperative radiation therapy on anorectal function. *Dis Colon Rectum* 49：345-352.

Pollett WG & Nicholls RJ（1981）Does the extent of distal clearance affect survival after radical anterior resection for carcinoma of the rectum? *Gut* 2：872.

Pollett WG & Nicholls RJ（1983）The relationship between the extent of distal clearance and survival and local recurrence rates after curative anterior resection for carcinoma of rectum. *Ann Surg* 70：159-163.

Poon R-T，Chu K-W，Ho J-W et al（1999）Prospective evaluation of selective defunctioning stoma for low anterior resection with total mesorectal excision. *World J Surg* 23：463-467.

Porter GA，Soskolne CL，Yakimets WW et al（1998）Surgeon-related factors and outcome in rectal cancer. *Ann Surg* 227：157-167.

Powers WF & Tolmach LJ（1964）Preoperative radiation therapy：biological basis and experimental investigation. *Nature* 201：272-273.

Prudden JF（1971）Psychological problems following ileostomy and colostomy. *Cancer* 38：236-238.

Pryse-Phillips W（1971）Follow-up study of patients with colostomies. *Am J Surg* 122：27-32.

Pyrah LH & Raper FP（1955）Some uses of an isolated loop of ileum in genitourinary surgery. *Br J Surg* 42：337.

Quah HM，Jayne DG，Eu KW et al（2002）Bladder and sexual dysfunc-tion following laparoscopically assisted and conventional open mesorectal resection for cancer. *Br J Surg* 89：1551-1556.

Quer EA，Dahlin DC & Mayo CW（1953）Retrograde intramural spread of carcinoma of the rectum and rectosigmoid：a microscopic study. *Surg Gynecol Obstet* 96：24－30.

Quirke P，Dixon MF，Durdey P & Williams NS（1986）Local recurrence of rectal adenocarcinoma due to inadequate surgical resection. *Lancet* i：996-998.

Quirke P & Dixon MF（1998）The prediction of local recurrence in rectal adenocarcinoma by histopathological examination. *Int J Colorectal Dis* 3：127-131.

Rankin JT（1969）Urological complications of rectal surgery. *Br J Urol* 41：655－659. Rankin FW，Barwen JA & Buie LA（1932）*The colon，rectum and anus*. Philadelphia：WB Saunders.

Rasmussen OV，Korner B，Moller-Sorenson P & Kronberg O（1977）Suprapubic versus urethral bladder drainage following surgery for rectal cancer. *Acta Chir Scand* 143：371-374.

Ravitch MM & Steichen FM（1979）A stapling instrument for end-to-end anastomoses in the gastrointestinal tract. *Ann Surg* 189：791-797.

Ravo B & Ger R（1985）Temporary colostomy：an outmoded proce-dure. *Dis Colon Rectum* 28：904－907.

Rayner HH（1935）Discussion on the conservative surgery of carci-noma of the rectum. *Proc R Soc Med* 28：1563－1565.

RCS/AC（Royal College of Surgeons of England/Association of Coloproctology of Great Britain and Ireland）（1996）Guidelines for the management of colorectal cancer，June.

Redmond HP，Austin OMB，Clery AP & Deasy JM（1993）Safety of double-stapled anastomosis in low anterior resection. *Br J Surg* 80：924-927.

Reed WP，Garb JL，Park WC et al（1988）Long-term results and com-plication of preoperative radiation in the treatment of rectal cancer. *Surgery* 103：161－167.

Reid JD，Robins RE & Atkinson KG（1984）Pelvic recurrence after ante-rior resection and EEA stapling anastomosis for potentially curable carcinoma of the rectum. *Am J Surg* 147：629-632.

Reza MM，Blasco JA，Andradas E et al（2006）Systematie review of laparoscopic versus open surgery for colonical cancer. *Br J Surg* 93：921-928.

Rider WD，Palmer JA，Mahoney LJ & Robertson CT（1977）Preoperative irradiation in operable cancer of the rectum：report of the Toronto trial. *Can J Surg* 20：335-338.

Rifkin MD & Wechsler RJ（1986）A comparison of computed tomogra-phy and endorectal ultrasound in staging rectal cancer. *Int J Colorectal Dis* 1：219－223.

Rink AD & Vestweber K-H（2007）The colon-J-pouch as a cause of evacuation disorders after rectal resection：myth or fact? *Colorectal Dis* 9（Suppl 3）：13-60.

Robertson SH，Heron HC，Kerman HE & Bloom TS（1985）Is anterior resection of the rectosigmoid safe after preoperative radiation? *Dis Colon Rectum* 28：254-259.

Rodriguez-Antunez A，Chernak FS et al（1973）Preoperative irradia-tion of carcinoma of the rectum. *Radiology* 108：689-690.

Romano G，deRosa P，Vallone G et al（1985）Intrarectal ultrasound and computed tomography in the pre- and post-operative assessment of patients with rectal cancer. *Br J Surg* 72（Suppl）：S117-119.

Romero R，Lamas S，Delgado S，et al（2007）Morbidity and mortality of loop ileostomy closure. *Colorectal Dis* 9（Suppl 3）：13-60.

Rosen CB，Beart RW & Ilstrup DM（1985）Local recurrence of rectal carcinoma after hand sewn and stapled anastomoses. *Dis Colon Rectum* 28：305-309.

Rosen HR，Urbarz C，Novi G et al（2002）Long-term results of modified graciloplasty for sphincter replacement after rectal excision. *Colorectal Dis* 4：266-269.

Rosenberg IL，Russell CW & Giles GR（1978）Cell viability studies on the exfoliated colonic cancer cell. *Br J Surg* 65：188.

Rosi PA，Cahill WJ & Carey J（1962）Ten-year study of hemicolectomy in the treatment of carcinoma of the left half of the colon. *Surg Gynecol Obstet* 114：15-20.

Rothenberger DA & Finne CO（1990）Radical surgery for early rectal cancer：the case against it. In Simmons R & Udekwu A（eds）Debates in clinical surgery. Chicago：YearBook Medical.

Rouanet P，Saint-Aubert B，Lemanski C et al（2002）Restorative and nonrestorative surgery for low rectal cancer after high-dose radia-tion. *Dis Colon Rectum* 45：305-315.

Ruckley CV，Smith AV & Balfour TW（1970）Perineal closure by omental graft. *Surg Gynecol Obstet* 131：300.

Ruff C，Dockerty M，Fricke R & Waugh J（1961）Preoperative radiation therapy for adenocarcinoma of the rectum and rectosigmoid colon. *Radiology* 106：389－396.

Rullier E，Le Toux N，Laurent C et al（2001a）Loop ileostomy versus loop colostomy for defunctioning low anastomoses during rectal cancer surgery. *World J Surg* 25：274-277.

Rullier E，Goffre B，Bonnel C，et al（2001b）Preoperative radiochemotherapy and sphincter-saving resection for T3 carcino-mas of the lower third of the rectum. *Ann Surg*

234: 633-640.

Sagar PM, Pemberton JH (1996) Surgical management of locally recurrent rectal cancer. *Br J Surg* 83: 293-304.

Sagar PM (2006) Extended surgery for local recurrence and advanced rectal cancer. *Colorectal Disease* 8 (Suppl 3): 43-46.

Sakkas JL, Mandrekas A, Androulakis J et al (1974) Urologic compli-cations in malignant disease of the rectosigmoid colon. *South Med J*, 287-291.

Salerno G, Daniels I, Heald RJ et al (2004) Management and imaging of low rectal carcinoma. *Surg Oncol* 13: 55-61.

Salerno G, Sinnatamby C, Branagan G et al (2006a) Defining the rec-tum: surgically radiologically and anatomically. *Colorectal Disease* 8 (Suppl 3): 5-7.

Salerno G. Daniels IR, and Brown G (2006b) Magnetic resonance imaging of the low rectum: defining the radiological anatomy. *Colorectal Disease* 8 (Suppl 3): 10-13.

Salm R, Lampe H, Bustos A & Matern U (1994) Experience with TEM in Germany. *Endosc Surg Allied Technol* 2: 251-254.

Salvati EP & Rubin RJ (1976) Electrocoagulation as primary therapy for rectal carcinoma. *Am J Surg* 132: 583.

Sankey NE & Heller E (1967) The urologic complications of abdomino-perineal resection. *J Urol* 97: 367 - 370.

Sarker SK, Chaudry R & Sinha VK (1994) A comparison of stapled versus handsewn anastomosis in anterior resection for carcinoma of the rectum. *Indian J Cancer* 31: 133-137.

Sauer I & Bacon HE (1952) A new approach for excision of carcino-mas of the lower portion of the rectum and anal canal. *Surg Gynecol Obstet* 95: 229.

Sauer R, Fietkau R, Wittekind C et al (2001) Adjuvant vs neoadjuvant radiochemotherapy for locally advanced rectal cancer: the German trial CAO/ARO/AIO-94. *Colorectal Dis* 5: 406-416.

Sauer R, Becker H, Hohenberger W et al (2004) Preoperative versus postoperative chemoradiotherapy for rectal cancer *N Engl J Med* 351: 1731-1740.

Saunder JR, Williams NS & Eccersley JP (2004) The combination of electrically stimulated gracilis neoanal sphincter and continent colonic conduit: a step forward for total anorectal reconstruction. *Dis Colon Rectum* 47: 354-366.

Schaeffer W & Witte E (1932) Uber eine neue Karperhohlenrantgen-rohr zur Bestrahlung van Uterustumaren. *Strahlentherapie* 44: 283. Scholefield JH & Northover JM (1995) Surgical management of rectal cancer. *Br J Surg* 82: 745-748. Scholzell E & Langer S (1981) Die Kryotherapie das Mastolarmkrebses. *Helv Chir Acta* 48: 867.

Scott N, Jackson P, al-Jaberi T et al (1995) Total mesorectal excision and local recurrence: a study of tumour spread in the mesorectum distal to rectal cancer. *Br J Surg* 82: 1031-1033.

Sebag-Montefiore D, Brown G, Rutten H et al (2005) An interna-tional phase II study of capecitabine, oxaliplatin, radiotherapy and excision (CORE) in patients with MRI-defined locally advanced rectal adenocarcinoma. Interim results. *Eur J Cancer* 3 (Suppl. 2): 170.

Sebag-Montefiore D (2006) Developments in the use of chemoradio-therapy in rectal cancer. *Colorectal Disease* 8 (Suppl. 3): 14-17. Sebrechts J (1935) Quoted by Rayner HH (1935) Discussions on the conservative surgery of carcinoma of the rectum. *Proc R Soc Med* 28: 1563-1565.

Seifert WF, Wobbes T, Hoogenhout J et al (1995) Intraoperative radia-tion delays anastomotic repair in rat colon. *Am J Surg* 170: 256-261.

Seow-Choen F (1993) Colonic pouch after low anterior resection of the distal third of the rectum. *Ann Acad Med (Sing)* 22: 229-232.

Seow-Choen F (1996) Colonic pouches in the treatment of low rectal cancer (leading article). *Br J Surg* 83: 881-882.

Seow-Choen F & Goh HS (1995) Prospective randomized trial compar-ing J colonic pouch-anal anastomosis and straight coloanal recon-struction. *Br J Surg* 82: 608-610.

Shahinian TK, Bowen JR, Dorman BA et al (1980) Experience with the EEA stapling device. *Am J Surg* 139: 549-553.

Shahinian TK, Bowen JR, Dorman BA et al (1981) Experience with the EEA stapler for colorectal anastomosis. *Am J Surg* 140: 325.

Shirouzu K, Isomoto H & Kakegawa T (1996) Total pelvic exenteration for locally advanced colorectal carcinoma. *Br J Surg* 83: 32-35.

Shirouzo K, Ogata Y & Araki Y (2004) Oncologic and functional results of total mesorectal excision and autonomic nerve-preserva-tion operation for advanced lower rectal cancer. *Dis Colon Rectum* 47: 1443-1447. Silen W (1993) Mesorectal excision for rectal cancer. *Lancet* 341: 1279 - 1280.

Simbirtseva LP, Sneshko LI & Smirov NM (1975) Results of intensive combined therapy for carcinoma of the rectum. *Vopr Onkol* 21: 12 - 15.

Simonsen OS, Stolf NAG, Aun F et al (1976) Rectal sphincter recon-struction in perineal colostomies after abdomino-perineal resection for cancer. *Br J Surg* 63: 389-391.

Sischy B (1982) The place of radiotherapy in the management of rectal adenocarcinoma. *Cancer* 50: 2631-2637.

Sischy B (1991) The role of endocavitary irradiation for limited lesions of the rectum. *Int J Colorectal Dis* 6: 91-94.

Sischy B & Remington JH (1975) Treatment of carcinoma of the rectum by intracavitary irradiation. *Surg Gynecol Obstet* 141: 562-564.

Sischy B, Graney MJ, Hinson EJ & Qazi R (1985) Preoperative radiation therapy with sensitizers in the management of carcinoma of the rectum. *Dis Colon Rectum* 28: 56-57.

Sischy B, Hinson EJ & Wilkinson DR (1988) Definitive radiation ther-apy for selected cancers of the rectum. *Br J Surg* 75: 901-903.

Slanetz CA, Herter FP & Grinnell RS (1972) Anterior resection versus abdominoperineal resection for cancer of the rectum and rectosig-moid. *Am J Surg* 123: 110-115.

Slaney G (1971) Results of treatment of carcinoma of the colon and rectum. In Irvine WT (ed) *Modern Trends in Surgery*, 3rd edn. London: Butterworth.

Slaney G et al (eds) (1991) *Cancer of the large bowel*. Basingstoke: Macmillan.

Smedh K, Khani HM, Kraaz W et al (2006) Abdominoperineal excision with partial anterior *en bloc* resection in multimodal management of low rectal cancer: a strategy to reduce local recurrence. *Dis Colon Rectum* 49: 833 - 840.

Smith LE (1981) Anastomosis with EEA stapler after anterior colonic resection. *Dis Colon Rectum* 29: 236-242.

Smith DE, Muff NS, Shetabi H et al (1989) Postoperative adjuvant chemotherapy and radiotherapy for cancer of the large bowel and rectum. *Am J Surg* 157: 508-511.

Solomon MJ, McLeod RS, Cohen EK et al (1994) Reliability and valid-ity studies of endoluminal ultrasonography for anorectal disorders. *Dis Colon Rectum* 37: 546-551.

Stearns MW Jr (1978) Benign and malignant neoplasms of the colon and rectum: diagnosis and management. *Surg Clin N Am* 58: 605-618.

Stearns MW & Binkley GE (1953) The influence of location on prog-nosis in operable rectal cancer. *Surg Gynecol Obstet* 96: 368.

Stearns MW Jr, Deddish MR, Quan SHQ & Leaming RH (1974) Preoperative roentgentherapy for cancer of the rec-tum and rec-tosigmoid. *Surg Gynecol Obstet* 138: 584-586.

Stearns MW Jr, Sternberg SS & De Cosse JJ (1981) Local treatment of rectal cancer. In De Cosse JJ (ed) *Large bowel cancer*. Edinburgh: Churchill Livingstone.

Stearns MW, Sternberg SS & De Cosse JJ (1984) Treatment alterna-tives: localised rectal cancer. *Cancer* 54: 2691-2694.

Steele RJ, Hershman MJ, Mortensen NJ et al (1996) Transanal endo-scopic microsurgery: initial experience from three centres in the United Kingdom. *Br J Surg* 83: 207-210.

Steup WH (1994) Colorectal cancer surgery with emphasis on lym-phadenectomy. MD thesis, the Hague, Netherlands.

Stevens KR Jr, Allen CV & Fletcher WS (1976) Preopera-tive radiother-apy for adenocarcinoma of the rectosigmoid. *Cancer* 37: 2866-2874.

Stevens KR Jr, Fletcher WS & Allen CV (1978) Anterior resection and primary anastomosis following high dose pre-operative irradi-ation for adenocarcinoma of the rectosig-moid. *Cancer* 41: 2065-2071.

Stipa S, Lucandri G, Stipa F et al (1995) Local excision of rectal tumours and transanal endoscopic microsurgery. *Tumori* 81 (3 suppl): 50-56.

Stockholm Rectal Cancer Study Group (1987) Short term preoperative radiotherapy for adenocarcinoma of the rec-tum: an interim analysis of a randomised multicentre trial. *Am J Clin Oncol* 10: 369 - 375.

Stockholm Rectal Cancer Study Group (1990) Preoperative short-term radiation therapy in operable rectal carcinoma. *Cancer* 66: 49-56.

Stoller JL, Dowell AJ & Atkinson KG (1980) Colorectal an-astomosis by transanal end-to-end stapling. *Can J Surg* 23: 461-464.

Strauss RJ, Friedman M, Platt M & Wise L (1978) Surgical treatment of rectal carcinoma: results of anterior resection versus abdominoperineal resection at a community hospi-tal. *Dis Colon Rectum* 21: 269-275.

Strauss LG, Clorius JH, Schlag P et al (1989) Recurrence of colorectal tumours PET evaluation. *Radiology* 170: 329-332.

Supiot S, Bennouna J, Rio E et al (2006) Negative influence of delayed surgery on survival after preoperative radiother-apy in rectal cancer. *Colorectal Disease* 8: 430-435.

Swedish Rectal Cancer Registry (2004) Online. Available: http: //www. SOS. se/mars/kvaflik. htm

Swedish Rectal Cancer Trial (1993) Initial report from a Swedish mul-ticentre study examining the role of preopera-tive irradiation in the treatment of patients with resectable rectal carcinoma. *Br J Surg* 80: 1333-1336.

Swedish Rectal Cancer Trial (1997) Improved survival with preopera-tive radiotherapy in resectable rectal cancer. *N Engl J Med* 336: 980-987.

Sweeney JL, Ritchie JK & Hawley PR (1989) Resection and sutured per anal anastomosis for carcinoma of the rectum. *Dis Colon Rectum* 32: 103-106.

Taal BG, Van Tinteren H, Zoetmulder FA et al 2001 Adju-vant 5FU plus levamisole in colonic or rectal cancer: im-proved survival in stage II or III. *Br J Cancer* 85: 1437-1443.

Takagi H, Morimoto T, Yasue M et al (1985) Total pelvic exenteration for advanced carcinoma of the lower colon. *J Surg Oncol* 28: 59-62.

Takahashi T & Kajitani T (1982) Some considerations on the lateral lymphatic metastases from rectal cancer. Per-sonal communication, quoted in Goligher JC (1984) Sur-gery of the anus, rectum and colon, 4th edn. London: Baillière Tindall.

Tank ES, Ernst CB, Woolson ST et al (1972) Urinary tract complica-tions of anorectal surgery. *Am J Surg* 123: 118-122.

Taylor RE, Kerr GR & Arnott SJ (1987) External beam ra-diotherapy for rectal adenocarcinoma. *Br J Surg* 74: 455-459.

Thaler W, Watzka S, Martin F et al (1994) Preoperative staging of rec-tal cancer by endoluminal ultrasound versus magnetic resonance imaging: preliminary results of a pro-spective, comparative study. *Dis Colon Rectum* 37: 1189-1193.

Thoeni RF, Moss AA, Schnyder P & Marguld AR (1981) Detection and staging of primary rectal and rectosigmoid cancer by computed tomography. *Radiology* 141: 135-138.

Thompson WM, Halvorsen RA, Foster WL Jr, Roberts L & Gibbons R (1986) Preoperative and postoperative CT staging of rectosigmoid carcinoma. *Am J Roentgen* 146: 703-710.

Thompson MR, Steele RJC, Atkin WS (2006) Effective screening for bowel cancer: a United Kingdom perspective *Dis Colon Rect* 49: 895-908.

Thorsoe H (1971) Urologiske Komplikationer til abdomino-perineal rectumeksstirpation. *Ugeskr Laeger* 133: 739-743.

Tilney HS, Lovegrove RE, Smith JJ, et al (2007) Social deprivation is an independent predictor of nonrestorative rectal cancer surgery. *Colorectal Dis* 9 (Suppl 3): 13-60.

Touran T, Frost DB & O'Connell TX (1990) Sacral resec-tion: operative technique and outcome. *Arch Surg* 125: 911-913.

Trotti A, Klotch D, Endicott J et al (1993) A prospective trial of accel-erated radiotherapy in the postoperative treat-ment of high risk squamous cell carcinoma of the head and neck. In Johnson JT & Didoklar MS (eds) *Head and neck cancer*, vol 26, pp 13 - 21. Amsterdam: Elsevier.

Tsai JA, Hedlund M, Sjoqvist U et al (2006) Experience of endoscopic transanal resections with a urologic resecto-scope in 131 patients. *Dis Colon Rectum* 49: 228-232.

Tsarkov P, Troitskiy A, Sekacheva M & Mudrov N (2007) 3 and 5 year survival in patients with low rectal cancer af-ter extended lateral lymphadenectomy vs total mesorectum excision. *Colorectal Dis* 9 (Suppl 3): 1.

Turler A, Schafer H & Pichlmaier H (1997) Role of transanal endo-scopic microsurgery in the palliative treat-ment of rectal cancer. *Scand J Gastroentrol* 32: 58-61.

Turnbull RB Jr & Cuthbertson FM (1961) Abdomino rectal pull-through resection for cancer and for Hirschprung's disease. *Cleveland Clin Quart* 28: 109-115.

Turner GG (1943) *Modern operative surgery*, 3rd edn, vol 1, p 960. London: Cassell. Tuson JRD & Everett WG (1990) A retrospective study of colostomies leaks and structures after colorectal anastomosis. *Int J Colorectal Dis* 5: 44-48.

Tveit KM, Guldvog I, Hagen S, et al 1997: Randomised controlled trial of postoperative radiotherapy and short-term time-scheduled 5-flu-orouracil against surgery alone in the treatment of Dukes' B and C rectal cancer. *Br J Surg* 84: 1130-1135.

Tytherleigh MG & Mortensen NJ (2003) Options for sphincter preservation in surgery for low rectal cancer. *Br J Surg* 90 (8): 922-933.

Umpleby HC, Bristol JB, Rainey JB & Williamson RCN (1984a) Survival of 727 patients with single carcinomas of the large bowel. *Dis Colon Rectum* 27: 803-810.

Umpleby HC, Fermor B, Symes MO & Williamson RCN (1984b) Viability of exfoliated colorectal carcinoma cells. *Br J Surg* 71: 659-663.

Valentini V, Coco C, Cellini N et al (1999) Preoperative chemoradia-tion with cisplatin and 5-fluorouracil for extraperitoneal T3 rectal cancer: acute toxicity tumor response, sphincter preservation. *Int J Radiat Oncol Biol Phys* 45: 1175-1184.

van Waes PF, Koehler PR & Feldberg MA (1983) Management of rec-tal carcinoma: impact of computed tomography. *Am J Roentgen* 140: 1137-1142.

Van Prohaska F, Govostis MC & Wasick M (1953) Multiple organ resection for advanced carcinoma of the colon and rectum. *Surg Gynecol Obstet* 97: 177.

Vernava AM, Robbins PL & Brabbee GW (1989) Coloanal anastomo-sis for benign and malignant disease. *Dis Colon Rectum* 32: 690-693.

Verneuil AA (1873) Quoted by Tuttle JP (1905) *A treatise on diseases of the anus, rectum and pelvic colon*, 2nd edn, p 963. New York: Appleton.

Vinnicombe SJ, Norman AR, Nicolson V & Husband JE (1995) Normal pelvic lymph nodes: evaluation with CT after bipedal lymphangiog-raphy. *Radiology* 194: 349-355.

Vironen JH, Kairaluoma M, Aalto A-M et al (2006) Impact of functional results on quality of life after rectal cancer surgery. *Dis Colon Rectum* 49: 568-578.

von Flüe M & Harder F (1994) A new technique for pouch-anal recon-truction after total mesorectal excision. *Dis Colon Rectum* 37: 1160-1162. von Flüe M, Rothenbuhler JM, Helwig A et al (1994) The colon-J pouch anal reconstruction following total rectum resection: functional aspects [in German]. *Schweiz Med Wochenschr* 124: 1056-1063.

Wagman R, Minsky BD, Cohen AM et al (1998) Sphincter preserva-tion in rectal cancer with preoperative radiation therapy and coloanal anastomosis: long term follow-up. *Int J Radiat Oncol Biol Phys* 42: 51-57.

Waizer A, Powsner E, Russo I et al (1991) Prospective comparative study of magnetic resonance imaging versus transrectal ultrasound for preoperative staging and follow-up of rectal cancer: preliminary report. *Dis Colon Rectum* 34: 1068-1072.

Wanebo HI, Koness I, Turk PS, Cohen SI (1992) Composite resection of posterior pelvic malignancy. *Ann Surg* 215: 685-695.

Wang HM, Chen SS, Liou TY & Chang MC (1992) Autonomic nerve-preserving operation for rectal carcinoma: preliminary postopera-tive urinary function in 15 cases [in Chinese]. *Chung Hua I Hsueh Tsa Chih (Taipei)* 49: 259-263.

Ward JN & Nay HR (1972) Immediate and delayed urologic complica-tions associated with abdomino-perineal resection. *Am J Surg* 123: 642-646.

Watson BC & Williams DI (1952) The urological complications of exci-sion of the rectum. *Br J Surg* 40: 19.

Waugh JM & Kirklin JW (1949) The importance of the level of the lesion in the prognosis and treatment of carcinoma of the rectum and low sigmoid colon. *Ann Surg* 129: 22.

Waugh JM, Block MA & Gage RP (1955) Three and five year survivals following combined abdomino-perineal resection, abdomino-resec-tion with sphincter preservation and anterior resection for carci-noma of the rectum and lower part of the sigmoid colon. *Ann Surg* 142: 752-757. Waxman BP (1983) Large bowel anastomoses. II: The circular sta-plers. *Br J Surg* 70: 64-67.

Waxman BP, Yii MK & Pahlman L (1995) Stapling in colorectal sur-gery. In Mazier WP (ed) *Surgery of the colon, rectum and anus*. Philadelphia: WB Saunders.

Wassif-Boulis S (1982) The role of preoperative adjuvant therapy in management of borderline operability of rectal cancer. *Clinical Radiology* 33: 353-358.

Weakley FL (1981) Symposium: the use and misuse of staples in colonic surgery. *Dis Colon Rectum* 24: 231-246.

Weakley FL (1983) Cancer of the rectum: a review of surgical options. *Surg Clin N Am* 63: 129-135.

Weinstein GD, Rich TA, Shumate CR et al (1995) Preoperative infu-sional chemoradiation and surgery with or without an electron beam intraoperative boost for advanced primary rectal cancer. *Int J Radiat Oncol Biol Phys* 32: 197-204.

Weir RF (1901) An improved method of treating high-seated cancers of the rectum. *Am J Surg Gynecol (St Louis)* 15: 134-135.

West Midlands Cancer Registry (1990) Cancer in the West Midlands 1981-85, pp 37-50.

West of Scotland and Highland Anastomosis Study Group (1991) Suturing or stapling in gastrointestinal surgery: a prospective ran-domised study. *Br J Surg* 78: 337-341.

Westhues H (1930) Uber die Enstehung und Vermeidung des lokalen Rektumkarzinom: Rezidivs. *Arch Klin Chir* 161: 582. Westhues H (1934) *Die Pathologisch-anatomischen Grundlagen der Chirurgie des Rektum Karzinomas*, p 68. Leipzig: Thieme. Wheeless CR Jr (1979) Avoidance of permanent colostomy in pelvic malignancy using the surgical stapler. *Obstet Gynecol* 54: 501-505. Whiteway J, Nicholls RJ & Morson BC (1985) The role of surgical local excision in the treatment of rectal cancer. *Br J Surg* 72: 694-697. Whittaker M & Goligher JC (1976) The prognosis after surgical treat-ment for carcinoma of the rectum. *Br J Surg* 63: 384-388. Wibe A, Møller B, Norstein J et al (2002a) A national strategy change in treatment policy for rectal cancer- implementation of total mesorectal excision as routine treatment in Norway. A national audit. *Dis Colon Rectum* 45: 857-866.

Wibe A, Rendedal PR, Svensson E et al (2002b) Prognostic signifi-cance of the circumferential resection margin following total mesorectal excision for rectal cancer. *Br J Surg* 89: 327-331.

Willett CG, Tepper, JE, Skates SJ et al (1987) Adjuvant postoperative radiation therapy for colonic carcinoma. *Ann Surg* 206: 694-698.

Williams NS (1989) Stapling technique for pouch anal anastomosis without the need for purse string sutures. *Br J Surg* 76: 348-349.

Williams NS & Johnston D (1983) The quality of life after rectal exci-sion for low rectal cancer. *Br J Surg* 70: 460-462.

Williams NS & Johnston D (1984) Survival and recurrence after sphincter-saving resection and abdominoperineal resection for carcinoma of the middle third of the rectum. *Br J Surg* 71: 278-282.

Williams RD, Yurko AA, Kerr G & Zollinger RM (1966) Comparison of anterior and abdominoperineal resection for low pelvic colon and rectal cancer. *Am J Surg* 111: 114-119.

Williams NS, Neal DE & Johnston D (1980a) Bladder function after excision of the rectum for low rectal carcinoma. *Gut* 21: A453-A454.

Williams NS, Price R & Johnston D (1980b) The long term effect of sphincter preserving operations for rectal carcinoma on the func-tion of the anal sphincters in man. *Br J Surg* 67: 203-208.

Williams NS, Dixon MF & Johnston D (1983) Reappraisal of the 5 cm rule of distal excision for carcinoma of the rectum: a study of distal intramural spread and of patients' survival. *Br J Surg* 70: 150-154.

Williams NS, Durdey P & Johnston D (1985) The outcome following sphincter-saving resection and abdominoperineal resection for low rectal cancer. *Br J Surg* 72: 595-598.

Williams NS, Nasmyth DG, Jones D & Smith AH (1986) Defunctioning stomas: a prospective controlled trial comparing loop ileostomy with loop transverse colostomy. *Br J Surg* 73: 566-570.

Williams LF, Huddleston CB, Sawyers JL et al (1988) Is total pelvic exenteration reasonable primary treatment for rectal carcinoma? *Ann Surg* 207: 670-678.

Williams NS, Hallan RI, Koeze TH & Watkins EJ (1990a) Restoration of gastrointestinal continuity and continence after abdominoper-ineal excision of the rectum using an electrically stimulated neoanal sphincter. *Dis Colon Rectum* 33: 561-565.

Williams NS, Hallan RI, Koeze TH et al (1990b) Construction of a neoanal sphincter by transposition of the gracilis and prolonged neuromuscular stimulation for the treatment of faecal inconti-nence. *Ann R Coll Surg Engl* 72: 108-113.

Williams NS, Patel J, George BD et al (1991) Development of an elec-trically stimulated neo-anal sphincter. *Lancet* 338: 1166-1169.

Williams NS, Hughes SF & Stuchfield B (1994) Continent colonic con-duit for rectal evacuation in severe constipation. *Lancet* 343: 1321-1324.

Williamson MER, Lewis WG, Holdsworth PJ et al (1993) Changes in anorectal function after low anterior resection of the rectum: a con-tinuous ambulatory study. *Dis Colon Rectum* 36: 19.

Williamson MER, Lewis WG, Finan P et al (1995) Recovery of physio-logical and clinical function after low anterior resection of the rectum for carcinoma: myth or reality? *Dis Colon Rectum* 38: 411 - 418.

Wilson SM & Beahrs OH (1976) The curative treatment of carci-noma of the sigmoid, rectosigmoid and rectum. *Ann Surg* 183: 556-565.

Wind J, Polle SW, Fung Kon Jin PH et al (2006) Systemic review of enhanced recovery programmes in colonic surgery. *Br J Surg* 93: 800 - 809.

Winde G, Nottberg H, Keller R et al (1996) Surgical cure for early rec-tal carcinomas (T1). *Dis Colon Rectum* 39: 969-976.

Winter DC, Murphy A, Kell MR, et al (2004) Perioperative topical nitrate and sphincter function in patients undergoing transanal sta-pled anastomosis: A randomized placebo-controlled, double-blinded trial. *Dis Colon Rectum* 47: 697-703.

Withers HR, Peter LJ & Taylor JMG (1995) Dose-response relationship for radiation therapy of subclical diseases. *Inter J Radiat, Oncol, Biolog, Physics* 31: 353-359.

Wittoesch JH & Jackman RS (1958) Results of conservative manage-ment of cancer of the rectum in poor risk patients. *Surg Gynecol Obstet* 107: 648.

Wolmark N & Fisher B (1986) An analysis of survival and treatment failure following abdominoperineal and sphincter-saving resection in Dukes' B and C rectal carcinoma. *Ann Surg* 204: 480-487.

Wolmark N, Gordon PH, Fisher B et al (1986) A comparison of stapled and hand-sewn anastomosis in patients undergoing resection for Dukes' B and C colorectal cancer: an analysis of disease-free sur-vival and survival from the NSA BP prospective clinical trials. *Dis Colon Rectum* 29: 344-350.

Wong SKC & Wee JTK (1984) Reconstruction of an orthotopic func-tional anus after abdominoperineal resection. *Aust NZ J Surg* 54: 575-578.

Wood WQ & Wilkie DPD (1933) Carcinoma of the rectum: an anatomic pathological study. *Edinb Med J* 40: 321-343.

Wood CB, Gillis CR, Hole D et al (1981) Local tumour invasion as a prognosis factor in colorectal cancer. *Br J Surg* 68: 326-328.

Wotherspoon AC (2006) Pathological assessment of rectal carcinoma after preoperative therapy. *Colorectal Disease* 8 (Suppl 3): 37-39.

Yeung RS, Moffat FL & Falk RE (1993) Pelvic excenteration for recur-rent and extensive primary colorectal adenocarcinoma. *Cancer* 72: 1853-1858.

Yule AG & Fiddian RV (1983) 'Two gun' surgery: low anterior resec-tion of the rectum avoiding the anorectal pursestring suture. *Br J Surg* 70: 100 - 115.

Z'graggen K, Maurer CA, Birrer S et al (2001) A new surgical concept for rectal replacement after low anterior resection: transverse colo-plasty pouch. *Ann Surg* 234: 780-785.

Zaubauer W, Haertel M & Fuchs WA (1981) Computed tomography in carcinoma of the rectum. *Gastrointest Radiol* 15: 79-84.

Zerz A, Müller-Stich BP, Beck J et al (2006) Endoscopic posterior mesorectal resection after transanal local excision of T1 carcino-mas of the lower third of the rectum. *Dis Colon Rectum* 49: 919-924.

Zinman LM, Libertino JA & Roth RA (1978) Management of operative ureteral injury. *Urology* 12: 290-303.

Zolciak A, Bujko K, Kepka L et al (2006) Abdominoperineal resection or anterior resection for rectal cancer: patient preferences before and after treatment. *Colorectal Disease* 8: 575-580.

Zollinger RM & Sheppard MH (1971) Carcinoma of the rectum and sigmoid: a review of 279 cases. *Arch Surg* 102: 335-338.